Greenspan
Skelettradiologie

Für meine Frau Barbara
und meine Kinder Michael, Samantha und Luddy,
die mein Leben erhellen.

Adam Greenspan

Skelettradiologie

Orthopädie, Traumatologie, Rheumatologie, Onkologie

3., neubearbeitete Auflage

übersetzt von Eduard M. Walthers

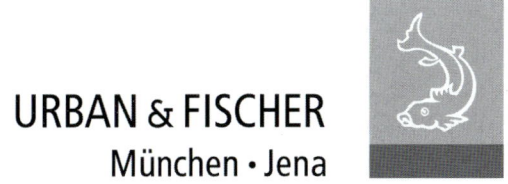

URBAN & FISCHER
München · Jena

Zuschriften und Kritik an:
Urban & Fischer Lektorat Medizin, Frau Dr. med. Felicitas Claaß, Karlstraße 45, 80333 München

Autor:
Adam Greenspan, M.D., F.A.C.R.
Professor, Departments of Radiology and Orthopedic Surgery
University of California, Davis School of Medicine
Chief, Section of Musculoskeletal Radiology
University of California, Davis Medical Center
Sacramento, California

Titel der amerikanischen Originalausgabe:
Orthopedic Radiology. A Practical Approach, 3rd edition
© 2000 by Lippincott, Williams & Wilkins, 227 East Washington Square, Philadelphia, PA 19106-3780 USA
Translated by arrangement with Lippincott, Williams & Wilkins
A Wolters Kluwer Company
Philadelphia – Baltimore – New York – London – Buenos Aires – Hong Kong – Sydney – Tokyo
Übersetzer:
Dr. med. Eduard M. Walthers, Arzt für Radiologie,
Universitätsklinikum Marburg/Lahn

Bibliografische Information Der Deutschen Bibliothek
Die Deutsche Bibliothek verzeichnet diese Publikation in der Deutschen Nationalbibliografie;
detaillierte bibliografische Daten sind im Internet über http://dnb.ddb.de abrufbar.

Für Copyright in Bezug auf das verwendete Bildmaterial siehe Abbildungsnachweis.
Das Werk einschließlich aller seiner Teile ist urheberrechtlich geschützt. Jede Verwertung außerhalb der engen Grenzen des Urheberrechtsgesetzes ist ohne Zustimmung des Verlages unzulässig und strafbar. Das gilt insbesondere für Vervielfältigungen, Übersetzungen, Mikroverfilmungen und die Einspeicherung und Verarbeitung in elektronischen Systemen.

Wichtiger Hinweis für den Benutzer
Die Erkenntnisse in der Medizin unterliegen laufendem Wandel durch Forschung und klinische Erfahrungen. Herausgeber und Autoren dieses Werkes haben große Sorgfalt darauf verwendet, daß die in diesem Werk gemachten diagnostischen und therapeutischen Angaben dem derzeitigen Wissensstand entsprechen. Das entbindet den Nutzer dieses Werkes aber nicht von der Verpflichtung, anhand der Beipackzettel zu verschreibender Präparate zu überprüfen, ob die dort gemachten Angaben von denen in diesem Buch abweichen und seine Verordnung in eigener Verantwortung zu treffen.

Alle Rechte vorbehalten
3. Auflage
© 2003 Urban & Fischer Verlag · München · Jena
ISBN: 3-437-23060-3

03 04 05 06 07   5 4 3 2 1

Planung: Dr. med. Felicitas Claaß, München
Lektorat: Dr. med. Gisela Heim, München
Redaktion: Pola Nawrocki, München
Herstellung: Dietmar Radünz, München
Einbandgestaltung: PrePress Ulm
Gesamtherstellung: MEDIEN PROFIS Leipzig

Aktuelle Informationen finden Sie im Internet unter:
Urban & Fischer: http://www.urbanfischer.de

Geleitwort zur deutschen Übersetzung der 3. Auflage

Unter den deutschen Radiologen ist „der Greenspan" längst ein arbeitsalltäglich vertrautes und weit verbreitetes Arbeitswerkzeug; eigentlich braucht ein solches Buch kein Geleitwort mehr. Es hat sich durch die Kraft der Mundpropaganda ohne große Werbemaßnahmen seinen Weg gebahnt; es steht in den meisten deutschen Röntgenpraxen und sicher auch an vielen radiologischen Arbeitsplätzen in Kliniken, bei denen Skelettradiologie und Notfallmedizin im Vordergrund stehen. Unser Marburger Exemplar in der Notfallradiologie des Universitätsklinikums teilt das Schicksal des im amerikanischen Geleitwort von Herrn Professor Michael W. Chapman für das Department of Orthopedic Surgery der University of California der Davis School of Medicine in Sacramento beschriebenen Exemplars: Es ist abgenutzt, hat Eselsohren und wird nur noch von etlichen medizinischen Klebestreifen zusammengehalten, damit es nicht vor lauter Gebrauch gänzlich auseinander fällt. Ein besseres Schicksal kann einem Buch nicht widerfahren.

Als der Übersetzer, der selbst Radiologe und begeisterter Ausbilder mit dem Schwerpunkt Bewegungsapparat an einer deutschen Universitätsklinik ist, im Jahr 1987 erstmals Kontakt mit diesem Buch hatte, war dies ein kurzer Dialog. Ein Kollege der orthopädischen Klinik trat an mich heran und sagte, er habe hier ein paar Seiten eines amerikanischen Buches und sei von einem Verlag gefragt worden, ob er es übersetzen könne. Er meinte zwar, es sei ganz nett, aber er habe nur das Kapitel Schulter zur Verfügung und sowieso keine Zeit für so etwas, er müsse forschen. Diese wenigen Seiten eines Umbruchs genügten mir zur sofortigen Entscheidung: Ein solches Buch fehlt. Die Marktanalyse ergab damals, daß eine breite Lücke zwischen einfachen Büchern dieses Fachgebiets für Studenten und ärztliche Anfänger und den großen akademischen Titeln klaffte. Inzwischen ist das Segment zwischen den großen Lehrbüchern besser besetzt, man denke nur an die exzellenten Bücher von Freyschmidt oder Reiser und Peters, doch hat „der Greenspan" einen großen Vorteil trotz seines Wachstums in die Breite bewahrt: Für einen von der Tagesarbeit müde gewordenen Kollegen ist dieses Buch immer noch leicht lesbar und fesselt das Auge mit seiner hervorragenden Illustration durch Bilder, Graphiken und erläuternde Strichzeichnungen. Es führt vor allem Ärzte in der Weiterbildung aus den Fächern Radiologie, Orthopädie und Unfallchirurgie, teils auch Onkologen und Rheumatologen in das radiologische Denken ein und zeigt ihnen die Krankheiten, die dann auch im wesentlichen ihren Arbeitstag ausmachen.

Besonders gelungen sind die einführenden Kapitel 1–4, ferner die Sektion Traumatologie (auch wenn der Leser hier die AO-Klassifikation der Frakturen vermissen wird; diese kann er anderswo nachschlagen), die Kapitel über Arthritiden und besonders herausragend die Einführung in die Knochentumoren und die tumor-like lesions.

Völlig im Gegensatz zum großen Erfolg dieses Buchs steht die Bescheidenheit von Herrn Professor Greenspan. Als ich ihn kennenlernte, war er sehr unglücklich über sein Werk; er wollte ein Lehrbuch für Studenten schreiben, sah dann diese herrliche Mischung aus Lehrbuch und Atlas und den Verkaufspreis und stellte betrübt fest: Das wird kein Student bezahlen können. Als er vom Erfolg seines Buchs in Deutschland hörte, war ihm dies auch kein Trost, denn „I forgot MRI". Dieses Vergessen ist inzwischen reichlich behoben, und ich bin gespannt, wie Professor Greenspan sein Werk im nächsten Jahr tadeln wird, um dann hoffentlich wieder eine neue Auflage anzugehen.

Ich wünsche allen Lesern Freude beim Nachschlagen und Lernen.

Dr. med. Eduard M. Walthers
Arzt für Radiologie

Marburg, im August 2002

Geleitwort

Auch in der dritten Auflage seines Buchs Orthopedic Radiology: A Practical Approach legt Dr. Adam Greenspan weiterhin den Schwerpunkt darauf, ein praktisches Werkzeug für Ärzte zur Verfügung zu stellen, deren tägliche Arbeit die bildgebende Diagnostik des Bewegungsapparats erfordert. Zu diesem Kreis zählen Medizinstudenten, Ärzte in der Weiterbildung und Fachärzte der Radiologie, der operativen Orthopädie und der Unfallchirurgie, Ärzte in Fächern der Primärversorgung und in Spezialfächern, die sich mit dem Bewegungsapparat beschäftigen, MTA-Personal in der Radiologie und Mitarbeiter anderer ärztlicher Hilfsberufe. Die Klarheit des Texts, die ausgezeichneten Tabellen, Graphiken, Abbildungen und Abbildungserläuterungen machen das Buch zu einer idealen Publikation für Ärzte in der Weiterbildung, die sich erstmals mit der bildgebenden Diagnostik des Muskel-Skelett-Systems auseinander setzen.

Am wichtigsten scheint mir, daß das Buch eine hervorragende Referenz für Allgemeinärzte und Spezialisten ist und ihnen Richtlinien für den sinnvollen Einsatz der vielfältigen bildgebenden Verfahren zur Abklärung des Traumas und anderer pathologischer Veränderungen des Bewegungsapparats an die Hand gibt. So sind beispielsweise Knochentumoren in der durchschnittlichen täglichen Arbeit auch eines Spezialisten eher selten, der dann auf sich allein gestellt ist. Stößt er auf einen solchen Befund, dann vermittelt das rasche Nachschlagen in der Orthopedic Radiology auch dem Praktiker eine hervorragende Leitschnur, welche bildgebenden Verfahren am nützlichsten sind und wie er diese interpretiert. Dies verschafft nicht nur eine schnellere und genauere Diagnose, sondern erspart auch den Aufwand überflüssiger bildgebender Diagnostik und schützt ferner den Patienten vor unnötiger Strahlenbelastung sowie zeitraubenden radiologischen diagnostischen Prozeduren.

In dieser dritten Auflage gibt es viele Änderungen und Neuerungen. Dr. Greenspan erweiterte die Abschnitte zu digitaler (Computer-)Radiographie, Spiral-CT und zu dreidimensionalen CT-Rekonstruktionen, Sonographie, Magnetresonanztomographie und Szintigraphie. Der Teil „Trauma" wurde vertieft, nicht nur mit einer nun größeren Zahl verschiedener Verletzungen, sondern auch durch weitergehende Beschreibungen zum Einsatz von MRT und CT bei der Abklärung sowohl von Knochen- als auch von Weichteilverletzungen. Der Teil zu den Tumoren und tumorähnlichen Läsionen des Knochens wurde neu organisiert, damit die Präsentation logischer wurde und auch mehr Läsionen als bislang abgehandelt werden können. Mit der zunehmenden Verfeinerung der Sonographie wurden auch deren Anwendungen am Bewegungsapparat zahlreicher; Dr. Greenspan stellt diese unter besonderer Betonung der dreidimensionalen Sonographie zur Beurteilung der Hüftdysplasie dar.

Dieses Lehrbuch sollte allen Medizinstudenten und allen Klinikärzten, die sich mit Krankheiten des Bewegungsapparats beschäftigen, zur Verfügung stehen. Die einleitenden Abschnitte zu den Grundlagen der Bildgebung in jedem Kapitel sind für Medizinstudenten und auf diesem Feld noch unerfahrene Ärzte in der Weiterbildung extrem nutzbringend. Gleichzeitig stellt dieser Text eine Standardreferenz zur bildgebenden Diagnostik des Bewegungsapparats dar, die in jeder Handbibliothek in Praxis oder Klinik stehen sollte. Ein Exemplar der zweiten Auflage, das bei uns in der orthopädichen Abteilung der University of California, Davis, vorhanden ist, hat schon viele Eselsohren und ist abgegriffen – Zeichen dafür, daß es in unserer Klinik in den letzten Jahren kräftig genutzt wurde. Nun möchten wir auch diese Auflage auf unserem Bücherbrett als wesentlichen Referenztitel für unsere tägliche Praxis in der operativen Orthopädie stehen haben.

Michael W. Chapman, M. D.
Professor and Chairman, Department of Orthopedic Surgery, University of California, Davis School of Medicine, Sacramento, California, USA

Vorwort zur 3. Auflage

Kontinuierliche Fortschritte auf dem Gebiet der Radiologie und technische Neuerungen der letzten Jahre revolutionierten die radiologische Bildgebung und versetzen uns immer besser in die Lage, die Krankheiten des Bewegungsapparats zu diagnostizieren. Insbesondere hatten die Fortschritte der Magnetresonanztomographie im letzten Jahrzehnt beträchtliche Auswirkungen auf die Bildgebung des Muskel-Skelett-Systems, so daß die MRT inzwischen ein diagnostisches Werkzeug der ersten Wahl wurde. Allerdings mindern diese technischen Fortschritte nicht die Rolle der konventionellen Radiographie als ein effizientes Verfahren zur Diagnose und Beurteilung der Pathologie des Knochens. In der dritten Auflage dieses Buchs sind die Erläuterungen zur Anwendung von Schnittbildverfahren zwar wieder umfangreicher geworden, und es wurden etliche neue Bilder aufgenommen, doch liegt der Fokus unverändert auf dem Nutzen der Radiographie als einer kostengünstigen bildgebenden Modalität. Hauptanliegen dieses Buchs ist es, die Verfügbarkeit der verschiedenen bildgebenden Methoden zur Beurteilung des jeweiligen Zustands aufzuzeigen, sei die Ätiologie nun angeboren, traumatisch, arthritisch/arthrotisch, metabolisch, infektiös oder neoplastisch, und die Effektivität der speziellen Techniken für die jeweiligen Anomalien des Bewegungsapparats aufzuzeigen.

Die dritte Auflage enthält viele Verbesserungen, Veränderungen und Weiterungen; so umfaßt zum Beispiel das Kapitel zu den bildgebenden Verfahren in der Orthopädie jetzt mehr Information zur digitalen (Computer-)Radiologie, zur Spiral-Computertomographie (Spiral-CT) und zur dreidimensionalen CT-Rekonstruktion. Neu sind auch Ausführungen zur Sonographie des Bewegungsapparats, die als effizientes und relativ kostengünstiges bildgebendes Verfahren zur Diagnose vieler pathologischer Veränderungen von Gelenken und Weichteilen immer wichtiger geworden ist. Ferner wurden aktualisierte Informationen zum Einsatz der Szintigraphie für die Abklärung von Infektionen und der MRT (z. B. als MR-Arthrographie) beim Trauma eingearbeitet.

Im Teil zur radiologischen Beurteilung des Traumas wurde die Abhandlung zu Frakturheilung und Frakturkomplikationen durch zusätzliche Tabellen und Schemazeichnungen erweitert; die Informationen zur Myositis ossificans, insbesondere zu deren MRT-Zeichen, wurde ausgeweitet. Der Abschnitt zur Osteonekrose ist auf neuen Stand gebracht und erweitert worden, auch hier unter Betonung der MRT und mit neuen Abbildungen zur MRT-Stadieneinteilung der Osteonekrose des Femurkopfs. Wegen des hohen Interesses an Sportverletzungen wurde ein neuer Abschnitt über Streßfrakturen hinzugefügt. In den Traumakapiteln zur oberen Gliedmaße stehen nun mehr Informationen zu den Typen des vorderen Schulterkapselansatzes gegenüber dem Labrum glenoidale und zu den morphologischen Varianten des Akromions wie auch zur Beurteilung einer Verletzung des knorpeligen Labrums zur Verfügung. Weitere Neuerungen sind die Klassifikation von Schlüsselbein- und Schulterblattfrakturen und anatomische Details zum Ellbogen (z. B. Schemazeichnungen von Muskeln und Bändern des Ellbogens). Neu ist auch die zusätzliche Frykman-Klassifikation der distalen Radiusfrakturen und die Russe-Klassifikation der Kahnbeinbrüche. Der Abschnitt zum Morbus Kienböck wurde um die Stadieneinteilung dieses Leidens erweitert. Sie finden nun auch mehr Information zur Abklärung von Verletzungen der karpalen Bänder mittels der MRT. In den Kapiteln zum Trauma der unteren Gliedmaße sind neu aufgenommen die Beurteilung der Komplikationen der Hüftgelenkluxation wie auch die CT-Abklärung der Tibiakopfbrüche und die MRT-Beurteilung von Verletzungen der Kniebänder sowie der Achillessehne; neu eingefügt wurde auch eine Schemazeichnung der Hawkins-Klassifikation der Talushalsbrüche. Das Kapitel zum Trauma der Wirbelsäule beinhaltet eine aktualisierte Klassifikation der Verletzungen der oberen Halswirbelsäule, basierend auf dem Mechanismus der Verletzung und auf der Stabilität. Neu abgehandelt werden die Frakturen der Hinterhauptkondylen und die okzipitozervikalen Luxationen, des weiteren findet der Leser neue Schemazeichnungen der verschiedenen Typen der Luxationsfrakturen von Brust- und Lendenwirbelsäule.

Im Teil Tumoren und tumorähnliche Veränderungen nahmen wir erhebliche Veränderungen vor; ein neues Kapitel zu den Läsionen der Gelenke umfaßt synoviale (Osteo-)Chondromatose, Synovialitis pigmentosa villonodularis, synoviales Hämangiom, synoviales Sarkom und synoviales Chondrosarkom. Die Abhandlung der benignen osteoblastischen und chondroblastischen Läsionen wurde unter Aufnahme zahlreicher Tabellen und Abbildungen zu zwei Kapiteln erweitert. In ähnlicher Weise trennten wir die Abhandlung der benignen fibrösen/fibroossären und der anderen benignen Veränderungen des Knochens in zwei erweiterte Kapitel. Jetzt widmet sich ein eigenständiges Kapitel den Osteosarkomen und Chondrosarkomen des Knochens, den häufigsten Primärtumoren des Knochens (abgesehen vom multiplen Myelom). Einige seltenere Läsionen, wie die fibrokartilaginäre Dysplasie, das fibrokartilaginäre Mesenchymom, der Morbus Gorham-Stout des Knochens und das intraossäre Lipom wurden neu aufgenommen, ebenso Informationen zur Histopathologie verschiedener Tumoren (z. B. das histologische Grading von Osteo- und Chondrosarkom). Der Teil zu den angeborenen und entwicklungsbedingten Anomalien enthält nun mehr Information zum Stellenwert der Sonographie, insbesondere bei der Beurteilung der angeborenen Hüftdysplasie, sowie deren neueste Variante, die dreidimensionale Sonographie. Um auf der Höhe der jüngsten Entwicklungen in der bildgebenden Diagnostik des Bewegungsapparats zu bleiben, erscheinen wiederum am Ende eines jeden Kapitels die Quellenangeben zu Referenzartikeln und die Literaturempfehlungen.

All diese Verbesserungen stärken den Nutzen dieses Lehrbuchs und damit die bereits im Vorwort zu den vorangehenden Auflagen festgestellte Absicht, nämlich den komplexen Prozeß der radiologischen Abklärung eines breiten Spektrums von Krankheiten des Bewegungsapparats zu erleichtern. Wir erwarten, daß die Beibehaltung als einbändige Ausgabe Nutzen und praktische Handhabbarkeit des Buchs und seine rasche Verfügbarkeit für Ärzte in der Weiterbildung zur Radiologen und Orthopäden/-Unfallchirurgen wie auch für eine breitere Leserschaft bewahrt, die sich für die derzeitigen Konzepte der bildgebenden Diagnostik von Anomalien des Bewegungsapparats interessiert.

Adam Greenspan, M.D., F.A.C.R.

Vorwort zur ersten Auflage

Dieses Buch wurde geschrieben, um den komplexen Vorgang der diagnostischen Abklärung eines breiten Spektrums von Krankheiten des Bewegungsapparats zu erleichtern. Zugrunde liegt ihm ein dreifaches Konzept: Es soll ein grundlegendes Verständnis der derzeit verfügbaren bildgebenden Verfahren verschaffen, die man einsetzt, um häufig anzutreffende Krankheiten der Knochen und Gelenke zu diagnostizieren; es soll bei der Wahl der effizientesten radiologischen Technik helfen, auch im Hinblick auf die Kostenminimierung der Untersuchung und die möglichst geringe Strahlenbelastung des Patienten, und es soll die Notwendigkeit betonen, daß der Operateur auch die erforderliche Information für die Wahl der richtigen Behandlung erhält. Hierbei wird nicht versucht, dieses Buch nach Größe und Umfang mit anderen Titeln zum gleichen Thema in Konkurrenz zu setzen. Viele seltene Leiden wurden ausgeschlossen, ebenso die genauen Anleitungen zur Durchführung der einzelnen Untersuchungen. Gleichermaßen erlaubt der Charakter des Buches auch nicht, alle Feinheiten einer bestimmten Krankheit oder die Erörterung umstrittener Aspekte mit einzuschließen. Dies bleibt dem weiteren Literaturstudium des Lesers und der Vielzahl der allgemeinen und speziellen Lehrbüchern überlassen, die sich jeweils am Kapitelende im Abschnitt „Literaturempfehlungen" finden.

Wie der Untertitel feststellt (im Original „Ein praktischer Ansatz"), ist dieses Buch darum bemüht, dem in erster Linie angesprochenen Leserkreis, Medizinstudenten und Ärzten in der Weiterbildung in den Fächern Radiologie, Orthopädie und Unfallchirurgie, zu diesem Thema einen praktischen Ansatz zu liefern. Zu diesem Zwecke sind wichtige Informationen im Text eines jeden Kapitels jeweils unter der Überschrift „Merkpunkte für die Praxis" am Kapitelende tabellarisch aufgelistet. Zahlreiche Originalzeichnungen und -tabellen wurden entwickelt, die beispielsweise die Einteilung der Frakturen, die morphologischen Kennzeichen arthritischer und neoplastischer Leiden sowie die Patientenlagerung für die verschiedenen Routine- und Spezialaufnahmen wie auch die effizientesten radiologischen Techniken zum Nachweis von Anomalien im Detail aufzeigen. Die Reproduktionen der Röntgenaufnahmen, von denen viele durch erklärende Strichzeichnungen begleitet werden, wurden speziell bearbeitet, um qualitativ hochwertige Beispiele der klassischen Darbietung eines breiten Spektrums der Krankheiten des Skeletts zu liefern. Darüber hinaus sind die meisten Abbildungslegenden in Form von Fallstudien abgefaßt, die zusammen mit dem System der diagnostischen Anmerkungen (erklärt in Kapitel 1) nach jeder Legende einen Einblick in den Vorgang der radiologischen Abklärung geben sollen. Zwar hat dieses Buch das Ziel zu lehren, doch soll es auch denjenigen Ärzten praktische Hinweise geben, die an Knochen- und Gelenkkrankheiten interessiert sind und die in der Alltagspraxis regelmäßig radiologische Untersuchungen einsetzen.

Adam Greenspan, M.D., F.A.C.R.

Danksagung

Ohne die Hilfe vieler meiner Freunde und Kollegen hätte ich dieses Vorhaben nicht erledigen können. Ich danke zahlreichen Radiologen, Pathologen und orthopädischen Chirurgen sowie Mitgliedern der International Skeletal Society, die für mich durch eine Vielzahl von Diskussionen und ihren Informationsaustausch mit mir eine große Quelle des Wissens, der Inspiration und intellektueller Anregung waren, insbesondere Ibrahim F. Abdelwahab, Michel E. Azouz, Javier Beltran, Franco Bertoni, Murray K. Dalinka, Arthur A. DeSmet, Frieda Feldman, Sandor Forgacs, Harry K. Genant, Louis Gilula, George B. Greenfield, Andrew G. Huvos, Herwig Imhof, Harold G. Jacobson, Gernot Jundt, Samuel Kenan, Michael J. Klein, Kazimierz Kozlowski, Mark J. Kransdorf, Roman Marciniak, Alex Norman, Wolfgang Remagen, Donald Resnick, Lee F. Rogers, Julius Smith, Lynne S. Steinbach, Murali Sundaram, German Steiner, Jamshid Tehranzadeh, Krishnan K. Unni, Daniel Vanel und Lester Wold, um nur einige von ihnen zu nennen. Auch möchte ich all den Autoren danken, die mir großzügig die Erlaubnis erteilten, einige Abbildungen aus ihren Büchern zu übernehmen; ich nenne sie alle gesondert am Ende des Buches.

Auch danke ich meinen vielen Freunden von Lippincott Williams & Wilkins, die mich bei der Vorbereitung dieses Buchs unterstützen und anleiteten. Besonders danke ich Jim Ryan, dem Vizepräsidenten und Verleger, für seine Weitsicht sowie seine dauerhafte Unterstützung und Ermutigung und für seinen verlegerischen Rat während der Arbeit an dieser Auflage; ich danke Rosemary Palumbo als Production Editor, die so viele Facetten der Herstellung dieses Buchs kontrollierte und koordinierte; ich danke Diana Andrews, Design Director, und Mark Lerner, dem Gestalter der Umschlagseiten, für das schöne Design. Besonderen Dank sage ich auch Christina Houston-Crute als Associate Development Editor, deren Enthusiasmus, Aufmerksamkeit und Zuwendung für dieses Projekt so wichtig waren, das Buch auch termingerecht fertigzustellen. Ferner möchte ich Deborah Hoang für ihre unschätzbaren und unermüdlichen Sekretariatsarbeiten und die nimmermüde Zusammenarbeit meinen Dank aussprechen; Dank an Laura Pardi Duprey für die meisterhaft gemachte medizinisch künstlerische Arbeit – die Schemazeichnungen und Graphiken zu diesem Buch, und an Terri L. Malmgren, Chefbibliothekarin des UC Davis Medical Center, sowie an Valerie Anderson aus der Abteilung für Radiologie für ihren Zeitaufwand und ihre Anstrengungen, mir bei den Quellenangeben zu helfen. Ohne die zugeneigten Anstrengungen all dieser Menschen wäre die dritte Auflage niemals zustande gekommen.

Inhaltsverzeichnis

Geleitwort zur deutschen Ausgabe	V	Danksagung	X
Geleitwort	VI	Abbildungsnachweis	1071
Vorwort zur dritten Auflage	VII	Sachverzeichnis	1073
Vorwort zur ersten Auflage	IX		

Teil I – Einführung in die Skelettradiologie

Kapitel 1 – Die Rolle des Radiologen in der Orthopädie	3
Kapitel 2 – Bildgebende Verfahren in der Skelettradiologie	19
■ Wahl des bildgebenden Verfahrens	19
■ Bildgebende Verfahren	20
Röntgenübersichtsaufnahmen	20
Vergrößerungsaufnahmen	20
Gehaltene Aufnahmen	20
Scanographie	20
Durchleuchtung und Videoaufzeichnung	21
Digitale Radiographie	21
Konventionelle Tomographie	23
Computertomographie	24
Arthrographie	28
Tenographie und Bursographie	29
Angiographie	29
Myelographie	30
Diskographie	30
Sonographie	30
Szintigraphie	31
– Diphosphonate	34
– Gallium-67	34
– Indium-111	34
– Nanokolloide	35
– Immunglobuline	35
– Chemotaktische Peptide	35
Single-Photon-Emission-Computertomographie	35
Magnetresonanztomographie	35
Literaturempfehlungen	41
Kapitel 3 – Bildung und Wachstum des Knochens	45
Literaturempfehlungen	49

Teil II – Trauma

Kapitel 4 – Radiologische Beurteilung von Verletzungen	53
■ Radiologische bildgebende Verfahren	53
■ Frakturen und Luxationen	60
Diagnostik	60
– Radiologische Beurteilung von Frakturen	62
– Indirekte Zeichen als diagnostische Schlüssel	67
– Radiologische Beurteilung von Luxationen	70
Kontrolle der Behandlungsergebnisse	70
– Bruchheilung und deren Komplikationen	72
– Weitere Komplikationen von Frakturen und Luxationen	79
Osteonekrose (ischämische oder avaskuläre Nekrose)	82
■ Streßfrakturen	94
■ Weichteilverletzungen	99
Merkpunkte für die Praxis	101
Literaturempfehlungen	102

Kapitel 5 – Obere Gliedmaße I: Schultergürtel und Ellbogen ... 105
- Schultergürtel ... 105
  - Anatomisch-radiologische Betrachtungen ... 105
  - Verletzungen des Schultergürtels ... 123
    - Frakturen im Schulterbereich ... 123
    - Schulterluxationen ... 131
    - Impingement-Syndrom ... 135
    - Rotatorenmanschettenruptur ... 136
    - Verletzungen des knorpeligen Labrums ... 139
    - Verschiedene krankhafte Veränderungen ... 140
- Ellbogen ... 143
  - Anatomisch-radiologische Betrachtungen ... 143
  - Verletzungen des Ellbogens ... 152
    - Frakturen der Ellbogenregion ... 152
    - Osteochondrosis dissecans des Capitulum humeri ... 165
    - Luxationen des Ellbogens ... 170
  - Merkpunkte für die Praxis ... 173
  - Literaturempfehlungen ... 174

Kapitel 6 – Obere Gliedmaße II: Distaler Unterarm, Handwurzel und Hand ... 179
- Distaler Unterarm ... 179
  - Anatomisch-radiologische Betrachtungen ... 179
  - Verletzungen des distalen Unterarms ... 184
    - Frakturen des distalen Unterarms ... 184
    - Verletzungen der Weichteile am distalen Radioulnargelenk ... 190
- Handwurzel und Hand ... 191
  - Anatomisch-radiologische Betrachtungen ... 191
  - Verletzung der Handwurzel ... 202
    - Frakturen der Handwurzelknochen ... 202
    - Morbus Kienböck (Lunatummalazie) ... 211
    - Luxationen der Handwurzelknochen ... 213
    - Karpale Instabilität ... 221
  - Verletzung der Hand ... 224
    - Frakturen der Mittelhandknochen ... 224
    - Verletzung der Handweichteile ... 224
  - Merkpunkte für die Praxis ... 228
  - Literaturempfehlungen ... 230

Kapitel 7 – Untere Gliedmaße I: Beckenring und proximales Femur ... 235
- Anatomisch-radiologische Betrachtungen ... 235
- Verletzung von Becken und Acetabulum ... 243
  - Einteilung der Beckenfrakturen ... 243
  - Frakturen des Beckens ... 245
    - Abrißfrakturen ... 245
    - Malgaigne-Fraktur ... 245
    - Weitere Beckenfrakturen ... 245
  - Frakturen des Acetabulums ... 246
- Verletzung des proximalen Femurs ... 252
  - Frakturen des proximalen Femurs ... 252
    - Intrakapsuläre Frakturen ... 253
    - Extrakapsuläre Frakturen ... 256
- Hüftluxationen ... 259
- Merkpunkte für die Praxis ... 262
- Literaturempfehlungen ... 262

Kapitel 8 – Untere Gliedmaße II: Knie ... 265
- Anatomisch-radiologische Betrachtungen ... 265
- Verletzung des Knies ... 281
  - Frakturen der Knieregion ... 281
    - Frakturen des distalen Femurs ... 281
    - Frakturen der proximalen Tibia ... 282
    - Segond-Fraktur ... 290
    - Frakturen und Luxationen der Patella ... 291
  - Morbus Sinding-Larsen-Johansson und Morbus Osgood-Schlatter ... 292
  - Verletzungen des Knorpels am Knie ... 293
    - Osteochondrale (chondrale) Fraktur ... 294
    - Osteochondrosis dissecans (Morbus König-von Axhausen) ... 294
    - Spontane Osteonekrose (Morbus Ahlbäck) ... 301
  - Verletzung der Weichteile in der Knieregion ... 302
    - Kniegelenkerguß ... 302
    - Meniskusverletzung ... 303
    - Sehnen- und Bänderverletzungen ... 308
  - Merkpunkte für die Praxis ... 315
  - Literaturempfehlungen ... 315

Kapitel 9 – Untere Gliedmaße III: Sprunggelenk und Fuß ... 321
- Anatomisch-radiologische Betrachtungen ... 321
  - Bildgebung von Sprunggelenk und Fuß ... 326
    - Sprunggelenk ... 326
    - Fuß ... 335
- Verletzungen des Sprunggelenks ... 344
  - Frakturen der Sprunggelenkgegend ... 344
    - Frakturen der distalen Tibia ... 345
    - Frakturen der Fibula ... 355
  - Verletzung der Weichteile an Sprunggelenk und Fuß ... 356
    - Riß des inneren Längsbands ... 359
    - Riß des äußeren Längsbands ... 360
    - Riß des Ligamentum tibiofibulare anterius ... 362
    - Sehnenrisse ... 363
- Verletzung des Fußes ... 366
  - Frakturen des Fußes ... 366
    - Fersenbeinfrakturen ... 366
    - Talusfrakturen ... 370
    - Osteochondrosis dissecans tali ... 374
    - Jones-Fraktur ... 375
  - Luxationen des Fußes ... 376
    - Luxationen im Subtalargelenk ... 376
    - Tarsometatarsale Luxation (Lisfranc-Luxation) ... 377
- Komplikationen ... 377
- Merkpunkte für die Praxis ... 378
- Literaturempfehlungen ... 379

Kapitel 10 – Wirbelsäule 383
- Halswirbelsäule 383
  - Anatomisch-radiologische Betrachtungen . . 383
  - Verletzung der Halswirbelsäule 389
    - Frakturen der Hinterhauptkondylen 399
    - Okzipitozervikale Luxationen 401
    - Frakturen von Atlas und Axis 402
    - Frakturen der mittleren und unteren Halswirbelsäule 410
    - Facettengelenkblockade (-luxation) 414
- Brust- und Lendenwirbelsäule 416
  - Anatomisch-radiologische Betrachtungen . . . 416
  - Verletzung von Brust- und Lendenwirbelsäule 426
    - Frakturen der Brust- und Lendenwirbelsäule 426
  - Spondylolyse und Spondylolisthesis 435
  - Verletzung der Bandscheiben-Wirbel-Verbindung 440
    - Vorderer Bandscheibenprolaps 441
    - Intravertebraler Bandscheibenprolaps 441
    - Dorsaler medialer oder mediolateraler Bandscheibenvorfall 442
- Merkpunkte für die Praxis 449
- Literaturempfehlungen 450

Teil III – Arthritis, Arthrose, Arthropathie

Kapitel 11 – Radiologische Abklärung der Arthritiden, Arthrosen, Arthropathien 455
- Radiologische bildgebende Verfahren 455
  - Konventionelle Röntgenaufnahmen 455
  - Vergrößerungsaufnahmen 455
  - Tomographie, Computertomographie und Arthrographie 455
  - Szintigraphie 458
  - Sonographie 466
  - Magnetresonanztomographie 466
- Arthropathieformen 466
  - Diagnostik 466
    - Klinische Information 466
    - Radiologische Merkmale 467
  - Weiteres Vorgehen 480
    - Kontrolle der Behandlungsergebnisse 480
    - Komplikationen der operativen Behandlung 485
- Merkpunkte für die Praxis 488
- Literaturempfehlungen 489

Kapitel 12 – Degenerative Gelenkkrankheiten 491
- Arthrose 491
  - Arthrose der großen Gelenke 491
    - Arthrose der Hüfte (Koxarthrose) 491
    - Arthrose des Knies (Gonarthrose) 495
    - Arthrose anderer großer Gelenke 497
  - Arthrose der kleinen Gelenke 503
    - Primäre Arthrose der Hand 503
    - Sekundäre Arthrose der Hand 503
    - Arthrose des Fußes 504
- Degenerative Erkrankungen der Wirbelsäule . . 506
  - Arthrose der der synovialen Gelenke 506
  - Degenerative Bandscheibenerkrankung 511
  - Spondylosis deformans 512
  - Diffuse idiopathische Skeletthyperostose (DISH) 512
  - Komplikationen degenerativer Wirbelsäulenleiden 515
    - Degenerative Spondylolisthesis 515
    - Spinalkanalstenose 516
- Neuropathische Arthropathie 518
- Merkpunkte für die Praxis 520
- Literaturempfehlungen 521

Kapitel 13 – Inflammatorische Arthritiden 523
- Erosive Osteoarthritis (Arthrose) 523
- Rheumatoide Arthritis 526
  - Rheumatoide Arthritis des Erwachsenen . . . 526
    - Rheumafaktoren 526
    - Radiologische Kennzeichen 526
    - Beteiligung großer Gelenke 528
    - Beteiligung kleiner Gelenke 528
    - Beteiligung der Wirbelsäule 531
    - Komplikationen der rheumatoiden Arthritis 533
  - Rheumatoide Nodulose (Knötchenkrankheit) . 534
  - Juvenile rheumatoide Arthritis 536
    - Morbus Still 536
    - Polyartikuläre juvenile rheumatoide Arthritis 536
    - Juvenile rheumatoide Arthritis mit oligoartikulärem Beginn 536
    - Andere Formen der juvenilen rheumatoiden Arthritis 537
    - Radiologische Kennzeichen 537
- Seronegative Spondylarthropathien 540
  - Morbus Bechterew (ankylosierende Spondylitis) 540
  - Morbus Reiter 541
  - Psoriasisarthropathie (Psoriasisarthritis) . . . 544
  - Enteropathische Arthropathien 548
- Merkpunkte für die Praxis 550
- Literaturempfehlungen 551

Kapitel 14 – Verschiedene Arthritiden/Arthropathien . 555
- Arthritiden bei Kollagenosen 555
  - Systemischer Lupus erythematodes 555
  - Sklerodermie 559
  - Polymyositis und Dermatomyositis 559
  - Mixed connective tissue disease (MCTD; Sharp-Syndrom) 561
  - Vaskulitis 561
- Metabolische und endokrine Arthritiden (Arthropathien) 562

Gicht	562	Amyloidose	573
Kristallgicht (Kalziumpyrophosphat-Ablagerungskrankheit; CPPD-Krankheit)	566	Multizentrische Retikulohistiozytose	573
		Hämophilie	574
CHA-Kristallablagerungskrankheit	568	Jaccoud-Arthritis	576
Hämochromatose	568	Arthritis in Kombination mit AIDS (Acquired Immune Deficiency Syndrome)	576
Alkaptonurie (Ochronose)	570		
Hyperparathyreoidismus	572	Infektiöse Arthritis	576
Akromegalie	572	Merkpunkte für die Praxis	577
■ Weitere Arthropathien	573	Literaturempfehlungen	578

Teil IV – Tumoren und tumorähnliche Läsionen (Tumor-like Lesions)

Kapitel 15 – Radiologische Beurteilung von Tumoren und tumorähnlichen Veränderungen (Tumor-like Lesions) ... 583
- ■ Einteilung der Tumoren und tumorähnlichen Veränderungen ... 583
- ■ Bildgebende radiologische Verfahren ... 586
- ■ Tumoren und tumorähnliche Knochenveränderungen ... 599
  - Diagnostik ... 599
    - – Klinische Information ... 599
    - – Bildgebende Verfahren ... 599
    - – Radiologische Merkmale von Knochenveränderungen ... 601
  - Vorgehen ... 616
    - – Kontrolle der Behandlungsergebnisse ... 617
    - – Komplikationen ... 617
- ■ Weichteiltumoren ... 622
- Merkpunkte für die Praxis ... 628
- Literaturempfehlungen ... 629

Kapitel 16 – Benigne Tumoren und tumorähnliche Veränderungen (Tumor-like Lesions) I: Knochenbildende Läsionen ... 633
- Benigne osteoblastische Läsionen ... 633
- Osteom ... 633
- Osteoidosteom ... 637
- Osteoblastom ... 650
- Merkpunkte für die Praxis ... 657
- Literaturempfehlungen ... 657

Kapitel 17 – Benigne Tumoren und tumorähnliche Veränderungen (Tumor-like Lesions) II: Chondrogene Läsionen ... 661
- ■ Benigne chondroblastische Läsionen ... 661
  - Enchondrom ... 661
  - Enchondromatose (Morbus Ollier) ... 669
  - Osteochondrom ... 673
  - Multiple kartilaginäre Exostoren ... 678
  - Chondroblastom ... 681
  - Chondromyxoidfibrom ... 684
- Merkpunkte für die Praxis ... 688
- Literaturempfehlungen ... 688

Kapitel 18 – Benigne Tumoren und tumorähnliche Veränderungen (Tumor-like Lesions) III: Fibröse, fibroossäre und fibrohistiozytäre Läsionen ... 693
- ■ Fibröser Kortikalisdefekt und nichtossifizierendes Fibrom ... 693
- ■ Benignes fibröses Histiozytom ... 696
- ■ Periostales Desmoid ... 696
- ■ Fibröse Dysplasie ... 697
  - Monostotische fibröse Dysplasie ... 698
  - Polyostotische fibröse Dysplasie ... 701
- ■ Osteofibröse Dysplasie ... 708
- ■ Desmoplastisches Fibrom ... 710
- Merkpunkte für die Praxis ... 713
- Literaturempfehlungen ... 714

Kapitel 19 – Benigne Tumoren und tumorähnliche Veränderungen (Tumor-like Lesions) IV: Diverse andere Läsionen ... 717
- ■ Einfache Knochenzyste ... 717
- ■ Aneurysmatische Knochenzyste ... 721
- ■ Riesenzelltumor ... 730
- ■ Fibrokartilaginäres Mesenchymom ... 737
- ■ Hämangiom ... 738
- ■ Intraossäres Lipom ... 745
- ■ Nichtneoplastische Läsionen, die Tumoren vortäuschen ... 745
  - Intraossäres Ganglion ... 745
  - „Brauner Tumor" bei Hyperparathyreoidismus ... 746
  - Langerhanszellhistiozytose (eosinophiles Granulom) ... 747
  - Morbus Erdheim-Chester ... 751
  - Knochenmarkinfarkt ... 751
  - Myositis ossificans ... 753
- Merkpunkte für die Praxis ... 754
- Literaturempfehlungen ... 755

Kapitel 20 – Maligne Knochentumoren I: Osteosarkome und Chondrosarkome ... 761
- ■ Osteosarkome ... 761
  - Primäre Osteosarkome ... 763
    - – Konventionelles (medulläres) Osteosarkom ... 763
    - – Niedriggradig malignes zentrales (medulläres) Osteosarkom ... 767

- Teleangiektatisches Osteosarkom 769
- Kleinzelliges Osteosarkom 773
- Fibrohistiozytäres Osteosarkom 773
- Intrakortikales Osteosarkom 773
- Osteosarkom des Kiefers 773
- Multizentrisches Osteosarkom 773
- Juxtakortikales Osteosarkom 773
  Sekundäre Osteosarkome 781
- Chondrosarkome 782
  Primäre Chondrosarkome 782
  - Konventionelles (medulläres) Chondrosarkom 782
  - Klarzelliges Chondrosarkom 783
  - Mesenchymales Chondrosarkom 786
  - Entdifferenziertes Chondrosarkom 786
  - Periostales Chondrosarkom 788
  Sekundäre Chondrosarkome 788
  Merkpunkte für die Praxis 790
  Literaturempfehlungen 790

Kapitel 21 – Maligne Knochentumoren II: Diverse andere Tumoren 797
- Fibrosarkom und malignes fibröses Histiozytom 797
- Ewing-Sarkom 800
- Lymphom des Knochens 805
- Myelom (Morbus Kahler) 808
- Adamantinom 812
- Chordom 812
- Benigne Veränderungen mit Malignisierungspotential 815
  Knochenmarkinfarkt 815
  Chronisch sezernierende Fistel bei Osteomyelitis 815
  Plexiforme Neurofibromatose 815
  Morbus Paget 818
  Strahleninduziertes Sarkom 818
- Skelettmetastasen 819
  Merkpunkte für die Praxis 824
  Literaturempfehlungen 825

Kapitel 22 – Tumoren und tumorartige Veränderungen (Tumor-like Lesions) der Gelenke 833
- Benigne Läsionen 833
  Synoviale (Osteo-)Chondromatose ... 833
  Synovialitis pigmentosa villonodularis .. 834
- Synoviales Hämangiom 841
- Maligne Tumoren 844
  Synoviales Sarkom 844
  Synoviales Chondrosarkom 844
  Maligne Synovialitis pigmentosa villonodularis 847
  Merkpunkte für die Praxis 847
  Literaturempfehlungen 847

Teil V – Infektionen

Kapitel 23 – Radiologische Beurteilung von Muskel- und Skelettinfektionen 852
- Infektionen des Muskel- und Skelettsystems .. 852
  Osteomyelitis 852
  Infektiöse Arthritis 852
  Zellulitis/Phlegmone 852
  Infektionen der Wirbelsäule 855
- Radiologische Beurteilung der Infektionen ... 856
- Behandlungs- und Komplikationsüberwachung bei Infektionen 861
  Merkpunkte für die Praxis 865
  Literaturempfehlungen 865

Kapitel 24 – Osteomyelitis, infektiöse Arthritis und Weichteilinfektionen 867
- Osteomyelitis 867
  Eitrige Knocheninfektionen 867
  - Akute und chronische Osteomyelitis 867
  - Subakute Osteomyelitis (Brodie-Abszeß) .. 867
  Nichteitrige Knocheninfektionen 867
  - Tuberkulöse Knocheninfektionen 867
  - Pilzinfektionen 868
  - Syphilitische Infektion 872
  Differentialdiagnose der Osteomyelitis .. 873
- Infektiöse Arthritis 875
  Eitrige (pyogene) Gelenkinfektionen ... 875
  - Nichteitrige Gelenkinfektionen 877
  - Tuberkulöse Arthritis 877
  - Andere infektiöse Arthritiden 879
- Infektionen der Wirbelsäule 880
  Eitrige Infektionen 880
  Nichteitrige Infektionen 885
  - Wirbelsäulentuberkulose 885
- Weichteilinfektionen 886
  Merkpunkte für die Praxis 887
  Literaturempfehlungen 888

Teil VI – Metabolische und endokrine Krankheiten

Kapitel 25 – Radiologische Beurteilung von metabolischen und endokrinen Störungen 891
- Zusammensetzung und Bildung des Knochens 891
- Radiologische Beurteilung metabolischer und endokriner Störungen 891
  Radiologische bildgebende Verfahren 891
  - Übersichts- und Vergrößerungsaufnahmen . 892
  - Konventionelle und Computertomographie . 897
  - Szintigraphie 900
  Merkpunkte für die Praxis 901
  Literaturempfehlungen 901

Kapitel 26 – Osteoporose, Rachitis und Osteomalazie . 903
- Osteoporose 903
  - Generalisierte Osteoporose. 903
  - Umschriebene Osteoporose 908
- Rachitis und Osteomalazie 908
  - Rachitis 908
    - Kindliche Rachitis 908
    - Vitamin D-resistente Rachitis 910
  - Osteomalazie 912
  - Renale Osteodystrophie 912
  - Merkpunkte für die Praxis 914
  - Literaturempfehlungen 915

Kapitel 27 – Hyperparathyreoidismus 917
- Pathophysiologie 917
- Physiologie des Kalziumstoffwechsels 917
- Radiologische Untersuchung 919
- Komplikationen 922
  - Merkpunkte für die Praxis 923
  - Literaturempfehlungen 923

Kapitel 28 – Morbus Paget 925
- Pathophysiologie 925
- Radiologische Beurteilung 925
- Differentialdiagnose 933
- Komplikationen 933
  - Pathologische Frakturen 933
  - Degenerative Gelenkveränderungen 935
  - Neurologische Komplikationen 935
  - Neoplastische Komplikationen 936
- Orthopädische Betreuung 939
  - Merkpunkte für die Praxis 940
  - Literaturempfehlungen 940

Kapitel 29 – Verschiedene metabolische und endokrine Störungen 943
- Familiäre idiopathische Hyperphosphatasie . . 943
- Akromegalie 943
- Morbus Gaucher 949
- Tumorkalzinose 951
- Hypothyreose 953
- Skorbut 955
  - Merkpunkte für die Praxis 957
  - Literaturempfehlungen 958

Teil VII – Angeborene und entwicklungsbedingte Anomalien

Kapitel 30 – Radiologische Beurteilung der Skelettanomalien 961
- Einteilung 961
- Radiologische bildgebende Verfahren 966
  - Merkpunkte für die Praxis 974
  - Literaturempfehlungen 974

Kapitel 31 – Anomalien der oberen und der unteren Gliedmaße 975
- Anomalien des Schultergürtels und der oberen Gliedmaße 975
  - Angeborener Schulterblatthochstand 975
  - Madelung-Deformität 977
- Anomalien des Beckengürtels und der Hüfte . 978
  - Angeborene Hüftluxation/Hüftdysplasie . . . 978
  - Proximaler umschriebener Femurdefekt . . . 990
  - Morbus Legg-Calvé-Perthes 992
  - Epiphysiolysis capitis femoris 996
- Anomalien der unteren Gliedmaße 1003
  - Tibia vara congenita 1003
  - Dysplasia epiphysealis hemimelica 1007
  - Angeborener Klumpfuß (Pes equinovarus) . . 1008
  - Angeborener Talus verticalis 1011
  - Coalitio tarsi 1013
    - Coalitio calcaneonavicularis 1013
    - Coalitio talonavicularis. 1013
    - Coalitio talocalcanearis 1013
  - Merkpunkte für die Praxis 1017
  - Literaturempfehlungen 1018

Kapitel 32 – Skoliose und Anomalien mit generalisierter Beteiligung des Skeletts 1023
- Skoliose 1023
  - Idiopathische Skoliose 1023
  - Angeborene Skoliose 1023
  - Verschiedene Skoliosen 1023
  - Radiologische Beurteilung 1023
  - Behandlung 1034
- Anomalien mit generalisierter Beteiligung des Skeletts 1035
  - Neurofibromatose 1035
  - Osteogenesis imperfecta 1041
  - Achondroplasie 1047
  - Mukopolysaccharidosen 1049
  - Fibrodysplasia ossificans progressiva (Myositis ossificans progressiva) 1053
  - Sklerosierende Skelettdysplasien 1054
    - Osteopetrose 1054
    - Pyknodysostose 1057
    - Enostose (Kompaktainsel), Osteopoikilie und Osteopathia striata 1057
    - Progressive diaphysäre Dysplasie . . . 1061
    - Melorheostose 1062
    - Weitere gemischte sklerosierende Dysplasien 1065
  - Merkpunkte für die Praxis 1066
  - Literaturempfehlungen 1068

TEIL 1

Einführung in die Skelettradiologie

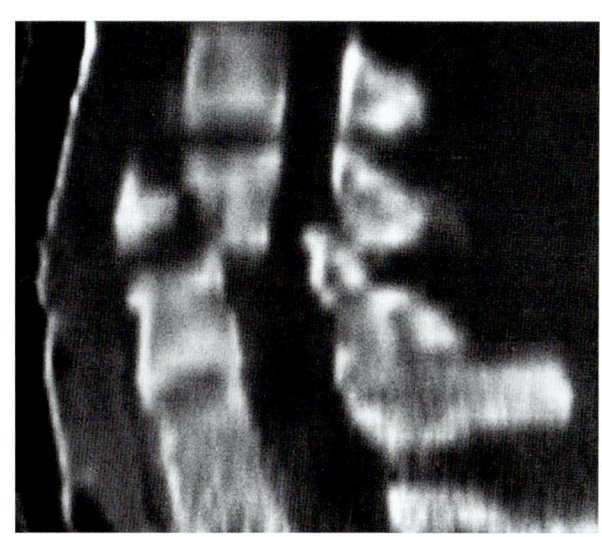

Kapitel 1

Die Rolle des Radiologen in der Orthopädie

Die Radiologie war und ist ein Feld spektakulärer Fortschritte; die Einführung und stete Verbesserung neuer bildgebender Verfahren – Computertomographie (CT) und Spiral-CT sowie deren dreidimensionale Variante (3D), digitale (Computer-) Radiographie (DR, CR) und deren Spielarten, die digitale Subtraktionsradiographie (DSR) und digitale Subtraktionsangiographie (DSA), Radionuklidangiographie und Perfusionsszintigraphie, Positronenemissionstomographie (PET), single photon emission computerized tomography (SPECT), Magnetresonanztomographie (MRT) und andere Verfahren – haben das Rüstzeug des Radiologen erweitert und erleichtern den manchmal schwierigen Prozeß der Diagnosestellung. Doch brachten diese neuen technologischen Entwicklungen auch einige Nachteile mit sich: Sie trugen auch zu einem dramatischen Kostenanstieg in der medizinischen Versorgung bei und verleiten die Kliniker oftmals dazu, zu viele und auch häufig unnötige radiologische Untersuchungen anzufordern.

Diese Situation gibt uns Anlaß, die ausnehmende Wichtigkeit der Rolle des Radiologen und den Stellenwert der konventionellen Radiologie in der Skelettdiagnostik hervorzuheben. Der Radiologe muß nicht nur Anforderungen zu verschiedenen Untersuchungen nachkommen, sondern – wichtiger noch – er muß diese sichten, um darunter die Verfahren aussuchen, die zur korrekten Diagnose und Beurteilung eines gegebenen Krankheitsbildes führen werden. Zu diesem Ziel sollte der Radiologe die folgenden Kriterien bei der Ausübung seiner Funktion im Auge behalten:

1. Zur *Diagnose einer bislang unbekannten Veränderung* sollte er vorzugsweise erst die Standardtechniken heranziehen, dies zusammen mit Spezialaufnahmen und Techniken, die die konventionelle Röntgendiagnostik beitragen kann, bevor er auf die heute verfügbaren hochverfeinerten bildgebenden Verfahren zurückgreift.
2. Er soll Untersuchungen in der *richtigen Reihenfolge* vornehmen und immer wissen, was er bei der radiologischen Abklärung *als nächstes* tun wird.
3. Er soll die bestimmenden *radiologischen Merkmale einer bekannten Krankheit* und die *Verteilung* einer Skelettveränderung sowie deren *Sitz* im Knochen nachweisen.
4. Er soll den *Behandlungsverlauf* und mögliche *Komplikationen* dokumentieren.
5. Er soll sich dessen bewußt sein, welche *spezifische Information* für den Orthopäden und den Unfallchirurgen wichtig ist.
6. Er soll die *Grenzen nichtinvasiver radiologischer Verfahren* kennen und wissen, wann er zu *invasiven Techniken* greift.
7. Er soll Veränderungen erkennen, die eine Biopsie erfordern, und solche, die man in Ruhe läßt („don't touch" lesions).
8 Er soll bei Gelegenheit auch eine aktivere Rolle in der therapeutischen Führung übernehmen, d. h. eine Embolisation vornehmen oder Zytostatika mittels selektiver Katheterisierung einbringen.

Die radiologische Diagnose vieler Knochen- und Gelenkkrankheiten läßt sich nicht allein auf der Basis bestimmter erkennbarer strahlendiagnostischer Muster stellen. Auch sind für den Radiologen klinische Angaben – wie Alter des Patienten, Geschlecht, Symptome, Anamnese und laborchemische Daten – wichtig, wenn er die radiologischen Befunde richtig interpretieren will. Mitunter ist für eine bestimmte Erkrankung die klinische Information so typisch, daß diese allein als Grundlage der Diagnose genügt. So ist z. B. ein Schmerz, der sich nachts verschlimmert und prompt auf Salizylate anspricht, so hochgradig auf ein Osteoidosteom verdächtig, daß oft die einzig verbleibende Aufgabe des Radiologen darin besteht, dieses auch zu finden. Dagegen können in vielen Fällen die klinischen Angaben ungenügend sein oder sogar irreführen.

Hat man einen Patienten vor sich, bei dem die Ursache der Beschwerden *unbekannt* ist (Abb. 1-1) oder auf der Basis

TEIL I - Einführung

der klinischen Daten nur *vermutet* wird (Abb. 1-2), dann sollte der Radiologe als Ausgangspunkt der Untersuchung die technisch eher aufwendigen Methoden zurückstellen und statt dessen, wo immer dies möglich ist, zunächst mit den einfachen konventionellen Aufnahmen beginnen. Dieser Ansatz ist ganz wesentlich, nicht nur um die Kosteneffektivität zu wahren, sondern auch um die Strahlenbelastung der Patienten zu mindern. Der Beginn mit der konventionellen Diagnostik hat auch eine solide Grundlage in der Biochemie und der Physiologie des Knochens. Die Kalziumapatitkristalle, mit die Hauptsubstanz des Knochens, sind ein von der Natur vorgegebenes Kontrastmittel, das der Skelettradiologie gegenüber anderen radiologischen Untergebieten einen großen Vorteil verleiht und leicht Informationen zur Knochenbildung und zum Knochenabbau mittels konventioneller Methoden verfügbar macht. Diese schlichte Beobachtung von Gestalt und Dichte normalen Knochens kann beispielsweise am Wirbel ein entscheidender Faktor sein, um zu einer spezifischen Diagnose zu gelangen (Abb. 1-3 u. 1-4).

Um dem Radiologen bei der Analyse radiologischer Muster und Zeichen zu helfen, von denen einige pathognomonisch und andere unspezifisch sein können, stehen eine Reihe von Optionen innerhalb der Grenzen der konventionellen Radiologie zur Verfügung. Bestimmte *Patientenlagerungen* bei der Aufnahme bieten dem Radiologen die Gelegenheit, auch ansonsten verborgene anatomische Regionen zu beurteilen und so eine bestimmte Anomalie

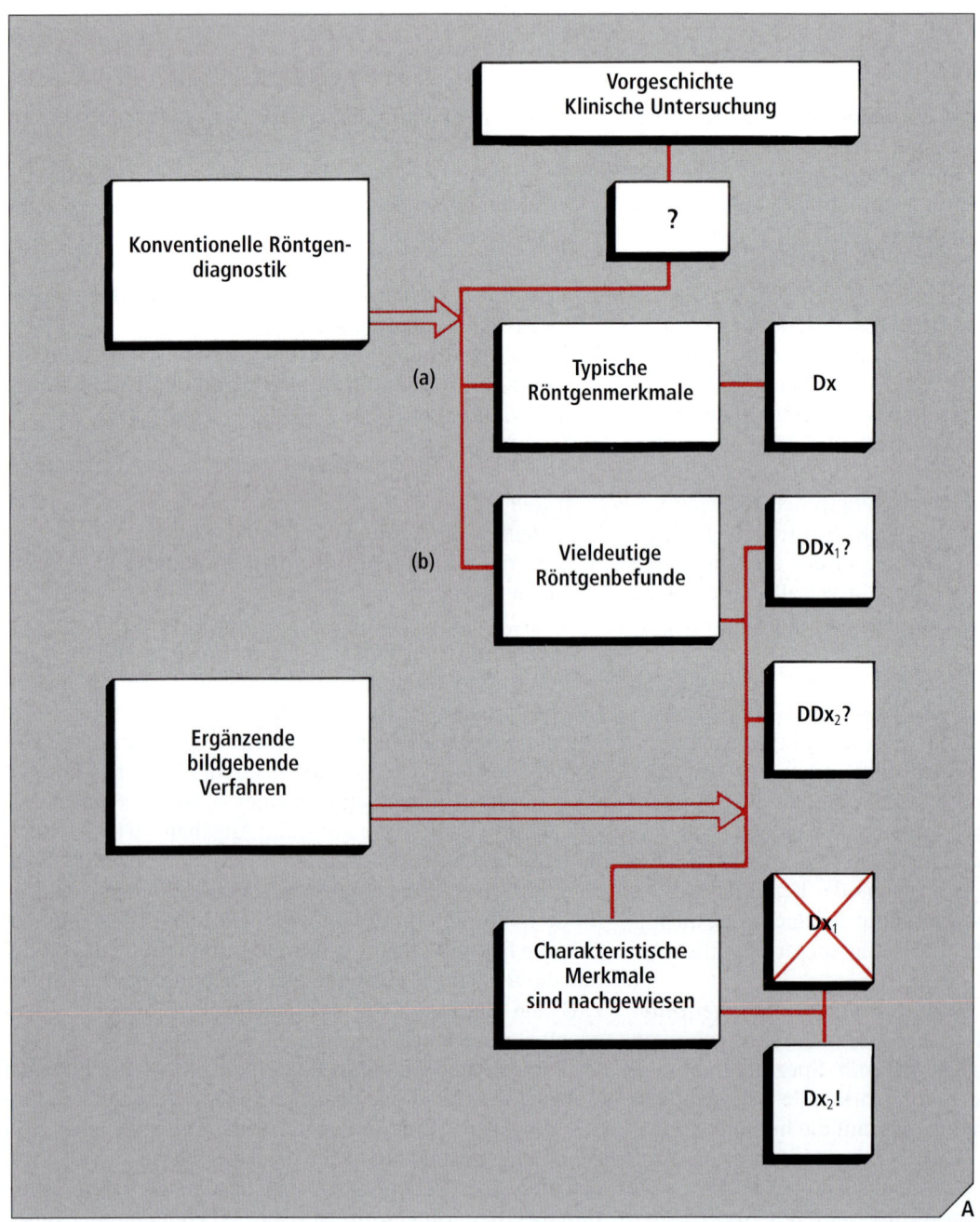

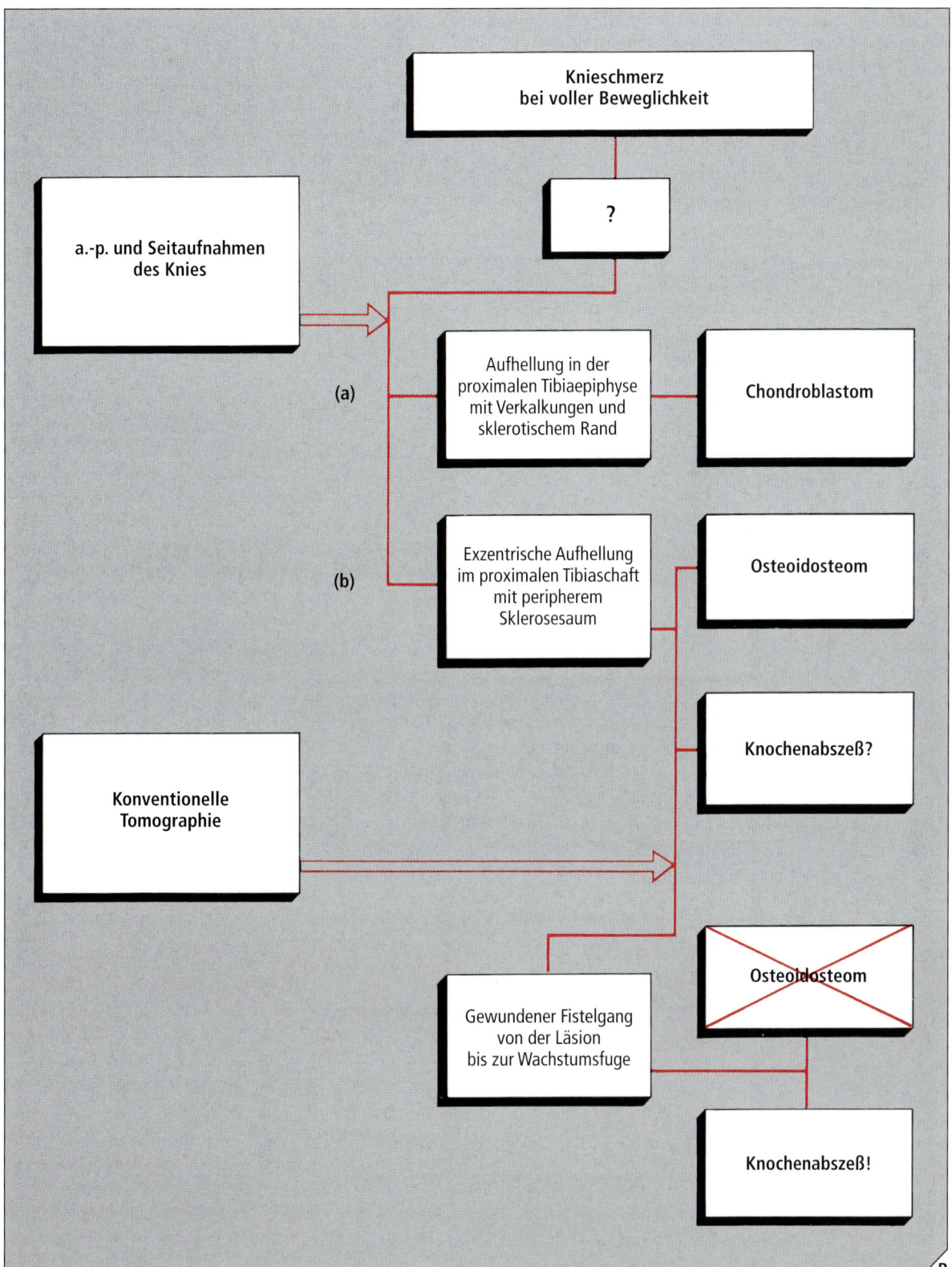

Abb. 1-1. A, B. Anamnese und die dem Radiologen vom zuweisenden Arzt vorgelegten Ergebnisse der klinischen Untersuchung reichen zur Diagnosestellung nicht aus (*?*). Auf der Basis der Übersichtsaufnahmen wird (a) die Diagnose erhoben (*Dx*), bzw. (b) können die Untersuchungen unterschiedliche Möglichkeiten nahelegen (*DDx*). In letzterem Falle greift man zu weiteren Hilfsuntersuchungen, wie Tomographie, Arthrographie, Szintigraphie, Computertomographie oder Kernspintomographie etc., um eine dieser Optionen zu bestätigen oder auszuschließen

TEIL I - Einführung

geeigneter darzustellen. So liefert beispielsweise die Lauenstein-Aufnahme der Hüfte besser als die a.-p. Aufnahme die Zeichen einer vermuteten Osteonekrose des Femurkopfs, indem sie das Sichelzeichen nachweist, eines der frühen röntgenologischen Merkmale dieses Zustands (vgl. Abb. 4-54). Diese Aufnahme ist auch sehr hilfreich bei der Diagnose der Epiphysiolysis capitis femoris (vgl. Abb. 30-31B). Ebenso kann der Einsatz von *Spezialtechniken* helfen, eine ansonsten in Routineübersichten schwierig nachweisbare Veränderung zu sichern. Frakturen so komplexer Strukturen wie des Ellenbogens, der Handwurzel, des Sprunggelenks und des Fußes kommen in den Standardprojektionen nicht immer zur Darstellung. Wegen der Überlagerung der Knochen, beispielsweise in der seitlichen Ellenbogenaufnahme, erfordert der Nachweis einer nicht oder nur gering fehlgestellten Fraktur des Radius-

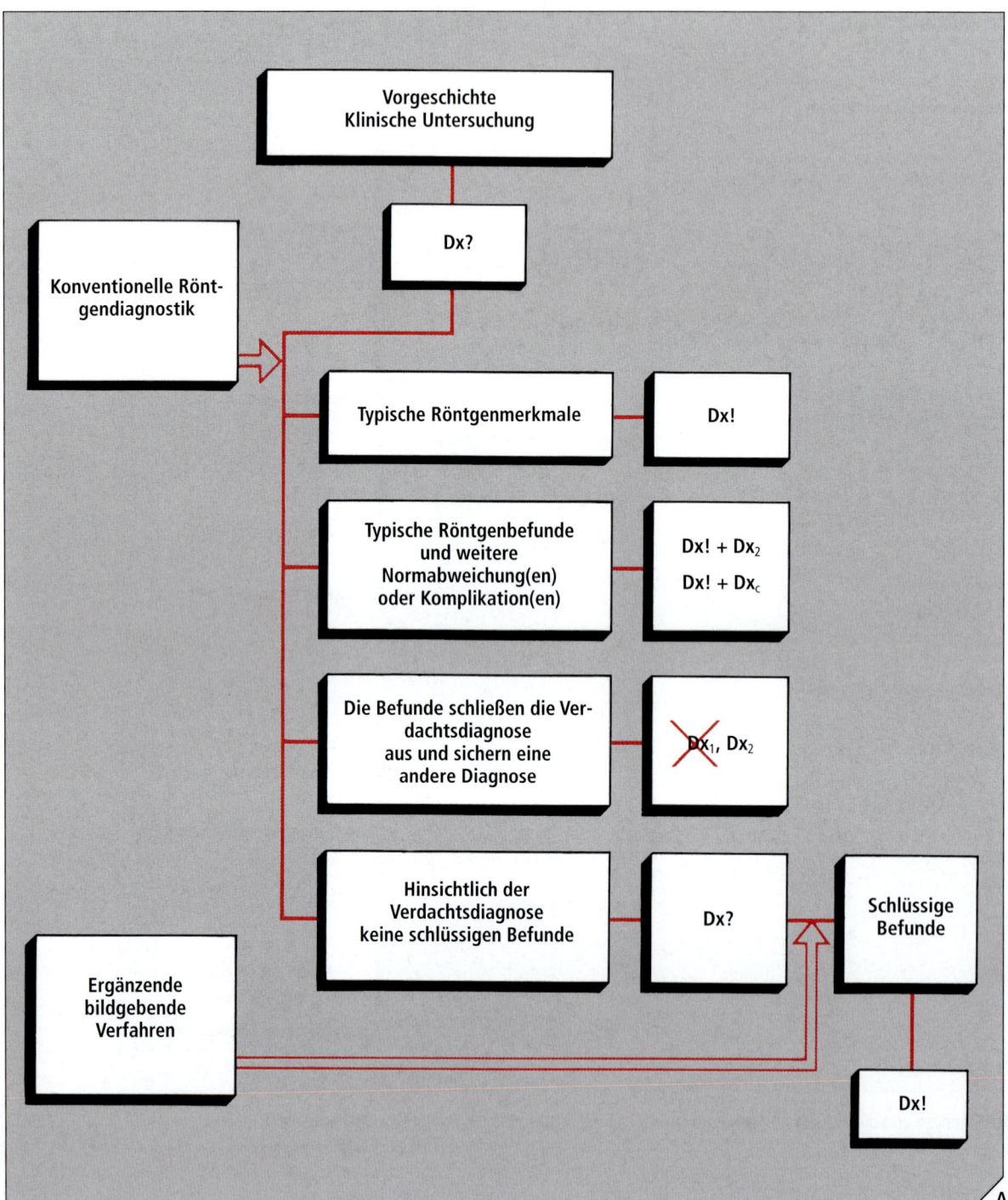

Abb. 1-2. A, B. Anhand der vom zuweisenden Arzt gelieferten Informationen kann der Radiologe eine Verdachtsdiagnose stellen (*Dx?*) und zunächst konventionelle Röntgenuntersuchungen einsetzen. Die Ergebnisse der gewählten Untersuchungen können die Verdachtsdiagnose bestätigen (*Dx!*), eine weitere Normabweichung (*Dx! + Dx2*) oder aber eine bislang nicht vermutete Komplikation (*Dx! + Dxc*) aufdecken bzw. die Verdachtsdiagnose aus-

köpfchens gelegentlich eine spezielle 45°-Aufnahme (die sog. Radiusköpfchen-Capitulum humeri-Aufnahme), die dann das Radiusköpfchen von den Nachbarstrukturen freiprojiziert darstellt und so eine ansonsten unsichtbare Verletzung sichtbar macht (vgl. Abb. 5.67). Ähnlich nützlich sind gehaltene Aufnahmen, besonders bei der Beurteilung der verschiedenen Bänder von Knie- und Sprunggelenk (vgl. Abb. 8-16, 8-17, 9-10 u. 9-11).

Die genaue Diagnose hängt dann von den aktuellen Beobachtungen des Radiologen und der sorgfältigen Analyse in Kenntnis der klinischen Informationen und von den radiologischen Befunden hinsichtlich Größe, Gestalt, Form und Dichte einer Veränderung, von deren Lokalisation im Knochen und deren Verteilung im Skelettsystem ab. Erst wenn der konventionelle Ansatz mit seinem Spektrum von Einzelentscheidungen nicht die radiologischen Merkmale, die zu einer korrekten Diagnose und zur genauen Beurteilung der Anomalien notwendig sind, erbringen kann, braucht sich der Radiologe den kostenträchtigeren Verfahren zuzuwenden.

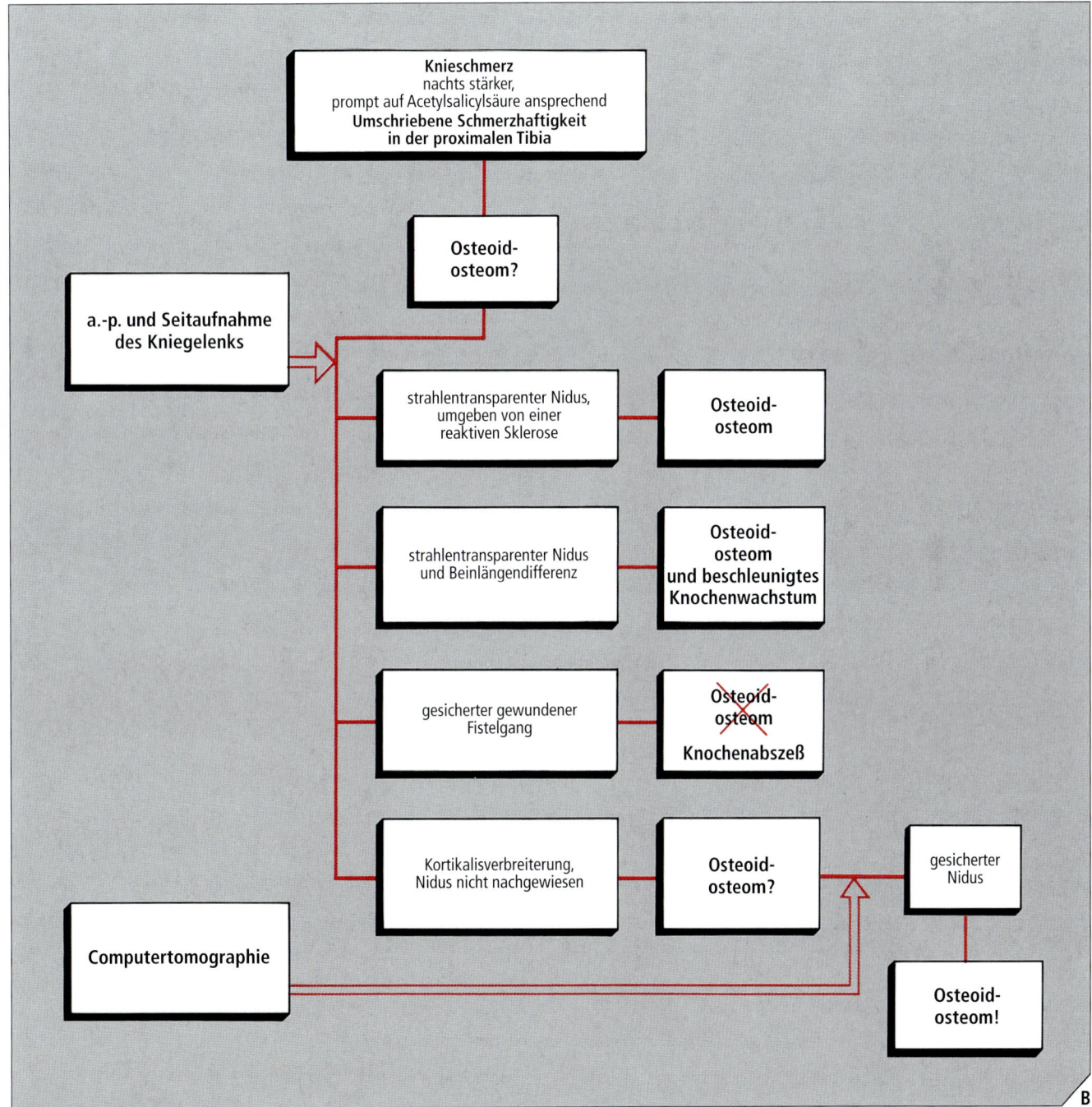

schließen und dafür eine andere Diagnose sichern (*Dx1, Dx2*). Ferner können die Untersuchungen auch hinsichtlich der ursprünglichen Verdachtsdiagnose unklar ausfallen, in welchem Falle man dann unter anderem zu weiterführenden Methoden wie Skelettszintigraphie, konventioneller Tomographie, Computertomographie oder Kernspintomographie, greift

TEIL I - Einführung

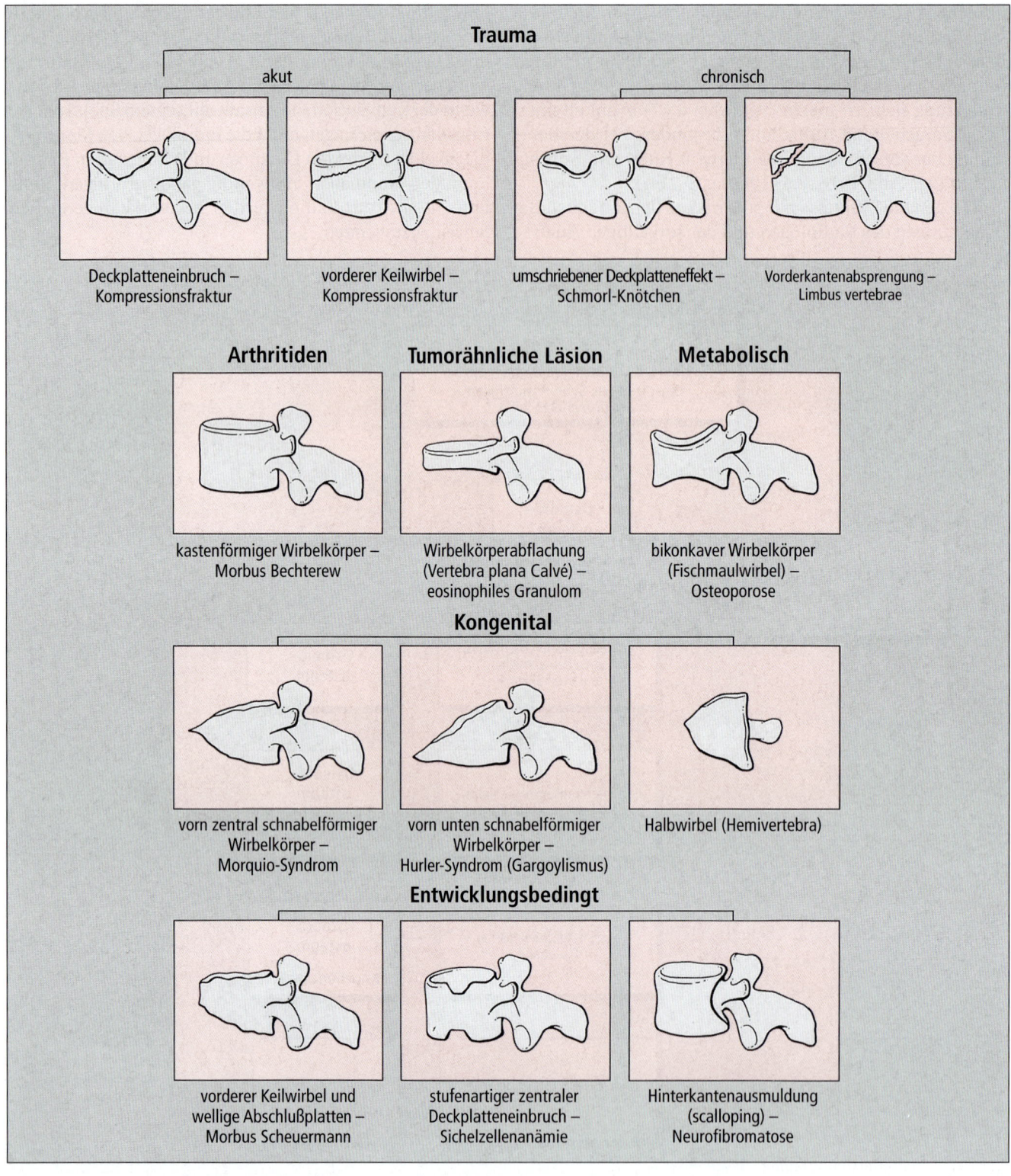

Abb. 1-3. Das Erfassen von Gestalt- und Konturveränderungen eines Wirbelkörpers in konventionellen Röntgenaufnahmen kann wesentliche Informationen liefern, die zur korrekten Diagnose führen

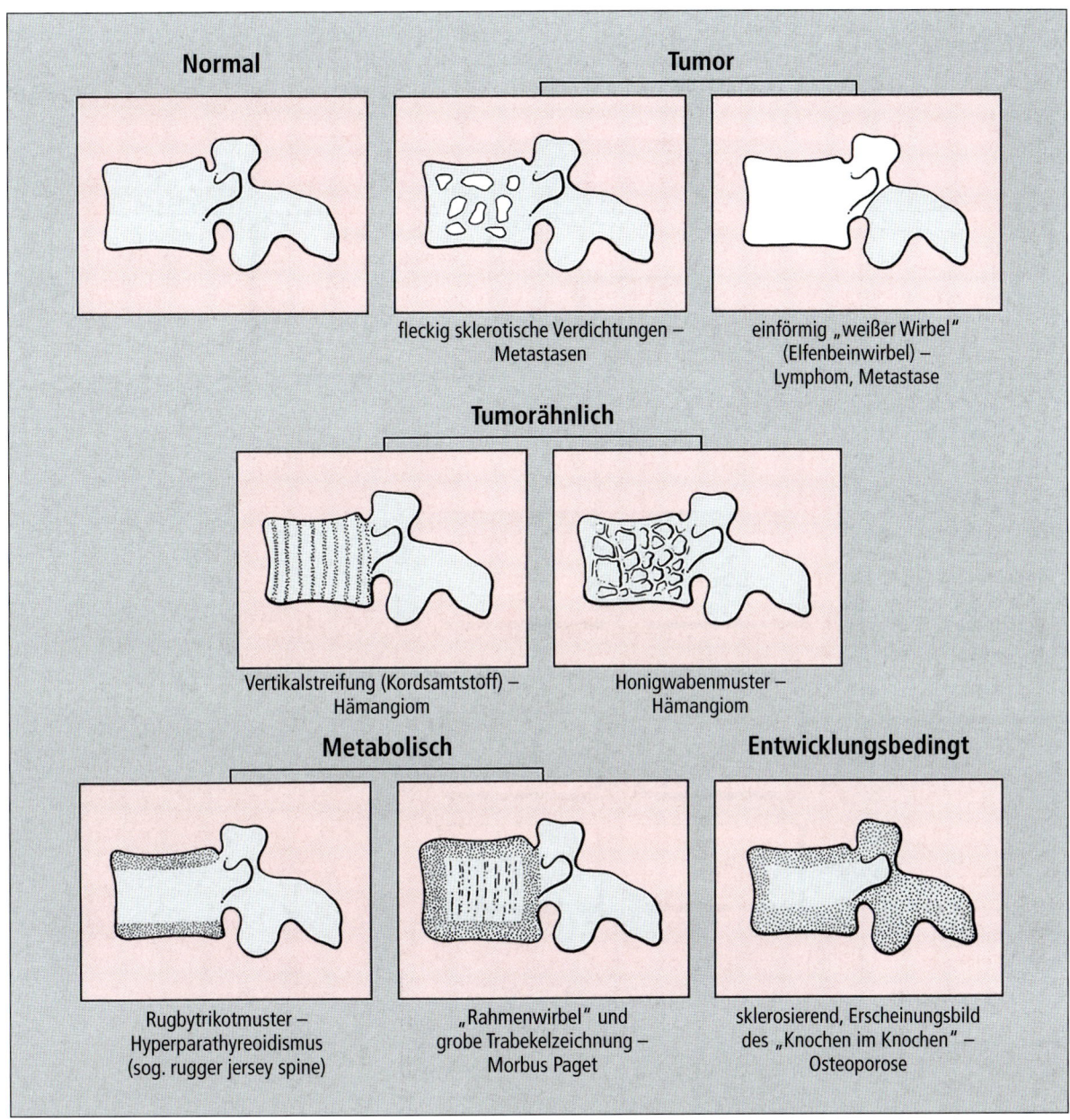

Abb. 1-4. Veränderungen von Dichte und der Binnenstruktur eines Wirbelkörpers in konventionellen Röntgenaufnahmen können nützliche Informationen liefern, die zur Diagnose beitragen

Die Kenntnis der *geeigneten Reihenfolge* der Verfahren der radiologischen Abklärung hängt zum großen Teil von der Qualität der Information ab, die der anfordernde Kliniker bereitstellt. Die Wahl eines oder mehrerer Verfahren zur Abbildung einer Läsion oder Untersuchung eines pathologischen Prozesses hängt sowohl vom klinischen Bild als auch von der apparativen Ausrüstung und deren Verfügbarkeit, der Erfahrung des Arztes und individuellen Einschränkungen beim Patienten ab. Das Wissen darum, wo *man beginnt* und *was man als nächstes tut*, mag zwar banal klingen, ist aber doch von außerordentlicher Wichtigkeit, will man auf kürzest möglichem Wege sowie mit geringstem Schaden für den Patienten eine exakte Diagnose erzielen. Überflüssige Untersuchungen sollte man also vermeiden. Stellt sich z. B. ein Patient mit Arthritis vor, und ist der Kliniker am Nachweis „stummer" Orte dieser Krankheit interessiert, so sollte der Radiologe nicht damit beginnen, Röntgenaufnahmen eines jeden Gelenks – den sog. Gelenküberblick – anzufertigen, sondern es ist hier wesentlich aussagekräftiger, ein Skelettszintigramm vorzunehmen und anschließend nur die Röntgenaufnahmen von Gelenken anzufordern, die eine vermehrte Anreicherung des Radionuklids zeigen. Daneben dient das einfache Skelettszintigramm besser noch als eine breit gestreute Knochenübersicht als vernünftige Ausgangsbasis anderer möglicherweise beteiligter Stellen, wenn eine Veränderung in einem einzigen Knochen entdeckt wird, die im Verdacht steht, nur Teil einer multifokalen oder gar systemischen Er-

TEIL I - Einführung

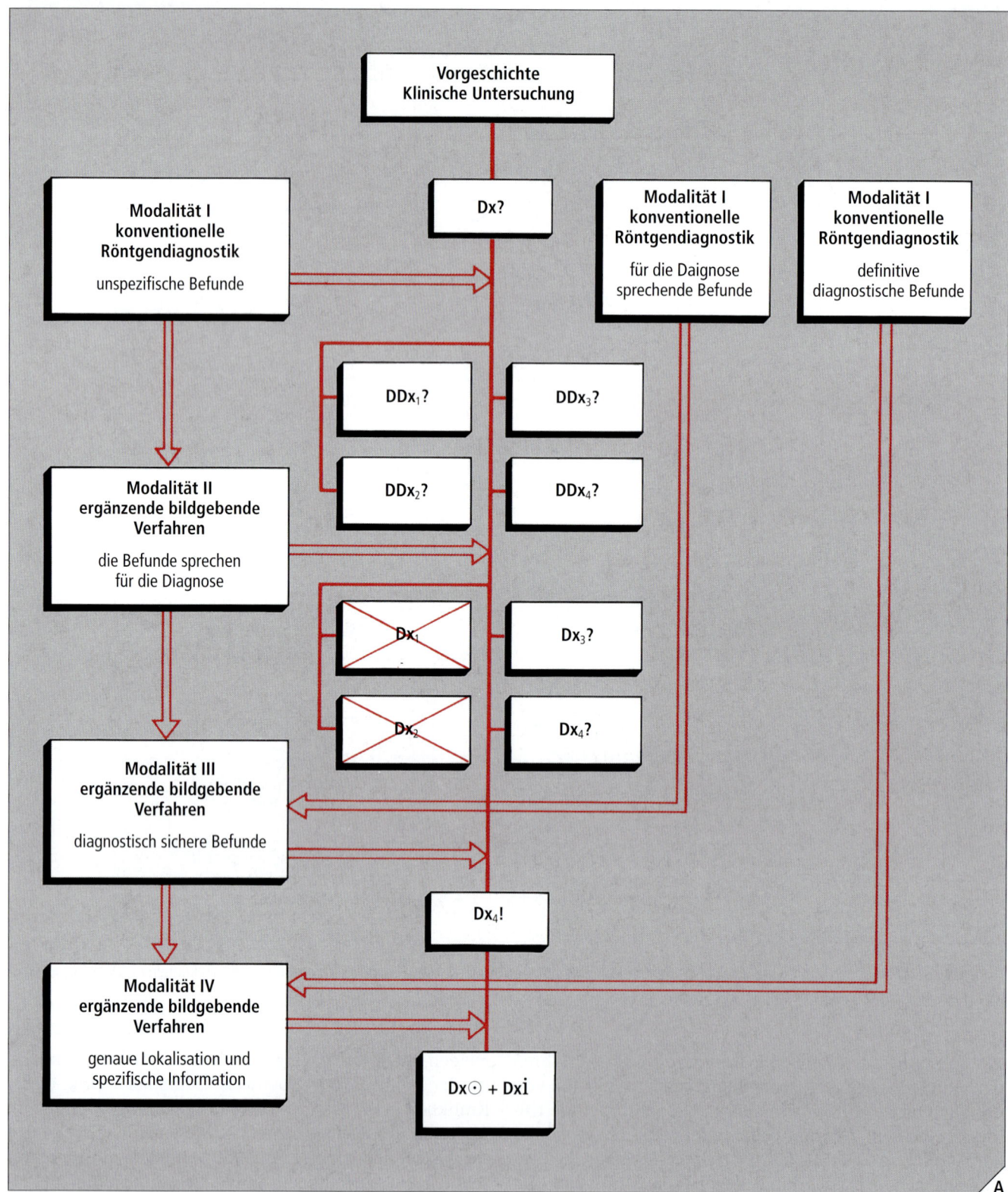

Abb. 1-5. A, B. Anamnese und Ergebnisse der klinischen Untersuchung lassen eine Verdachtsdiagnose stellen (*Dx?*). Der Radiologe schlägt eine sinnvolle Folge bildgebender Verfahren vor, schließt bei diesem Vorgehen verschiedene Krankheiten aus und engt die differentialdiagnostischen Möglichkeiten ein, bis die korrekte Diagnose erstellt ist (*Dx!*). Ferner liefert er die genaue Lokalisation (*Dx⊙*) und besondere Information, die zur korrekten Diagnose führt (*Dxi*)

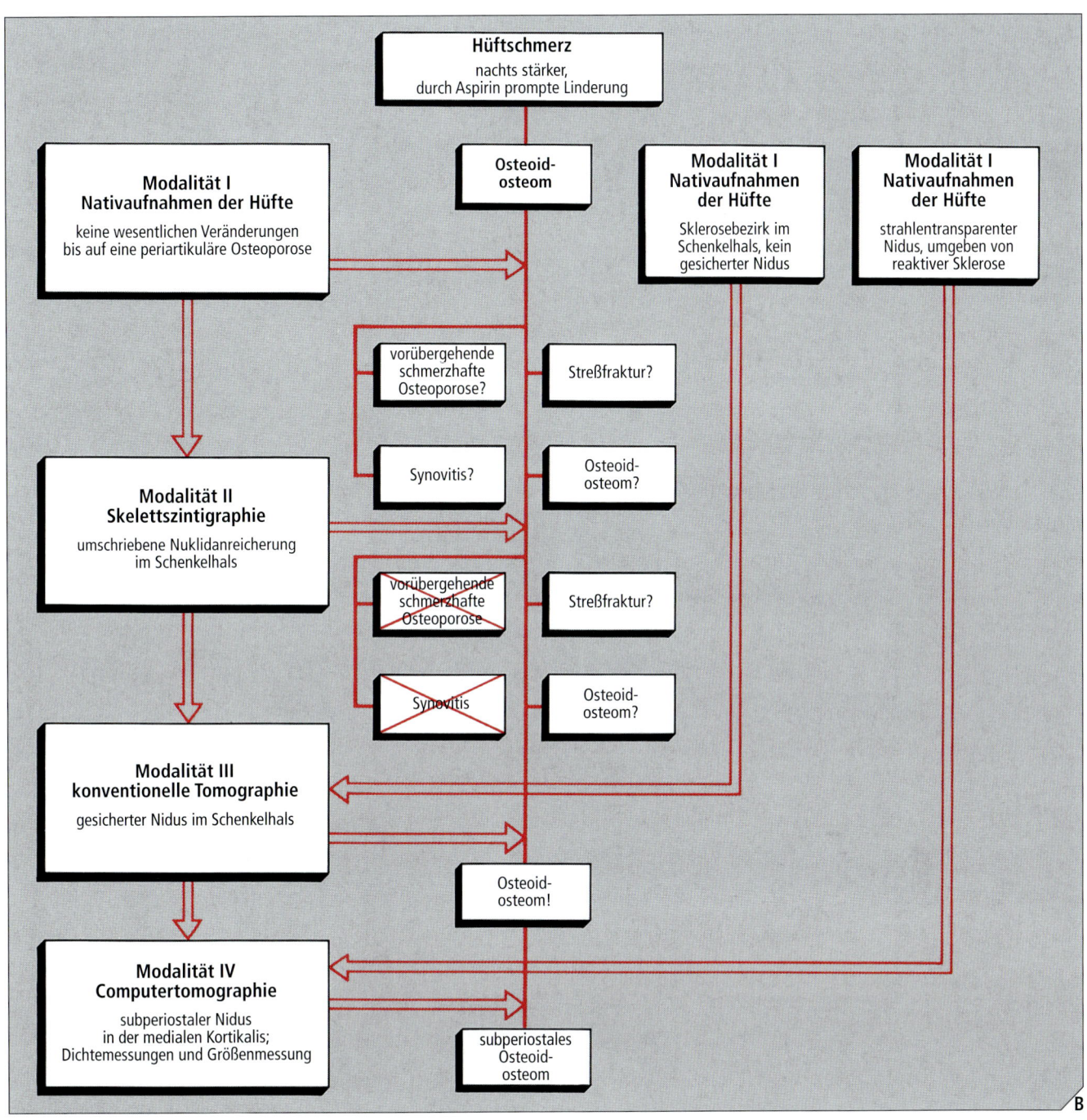

krankung darzustellen, wie z. B. die polyostotische fibröse Dysplasie oder Skelettmetastasen. Ähnlich sollte man bei einem Patienten mit dem Verdacht auf ein Osteoidosteom im Bereich der Hüfte ohne den Nachweis eines Nidus in den Übersichtsaufnahmen als nächsten Schritt ein Skelettszintigramm anfertigen, um den Ort der Läsion zu bestimmen. Erst dann sollten die konventionelle Tomographie und die Computertomographie sich anschließen, um den Sitz des Nidus im Knochen genauer zu lokalisieren. Deckt andererseits die Routineuntersuchung bereits den Nidus auf, so kann man in der Reihenfolge der Untersuchungen das Skelettszintigramm und die konventionelle Tomographie übergehen. An diesem Punkt angekommen, ist nur noch die CT erforderlich, um die genaue Lage der Veränderung im Knochen und spezifische Meßwerte zum Nidus zu erhalten (Abb. 1-5; vgl. auch Abb. 16-11). Vermutet man eine Osteonekrose des Femurkopfes und sind die konventionellen Übersichten unauffällig, sollte man als nächsten diagnostischen Schritt eine MRT machen lassen, da dieses bildgebende Verfahren sensitiver als die konventionelle Tomographie oder auch die Szintigraphie ist. Im nachfolgenden Text trifft der Leser auf viele ähnliche Situationen, wo die richtige Reihenfolge der bildgebenden Verfahren die Zeit für die diagnostische Abklärung dramatisch verkürzen kann.

TEIL I - Einführung

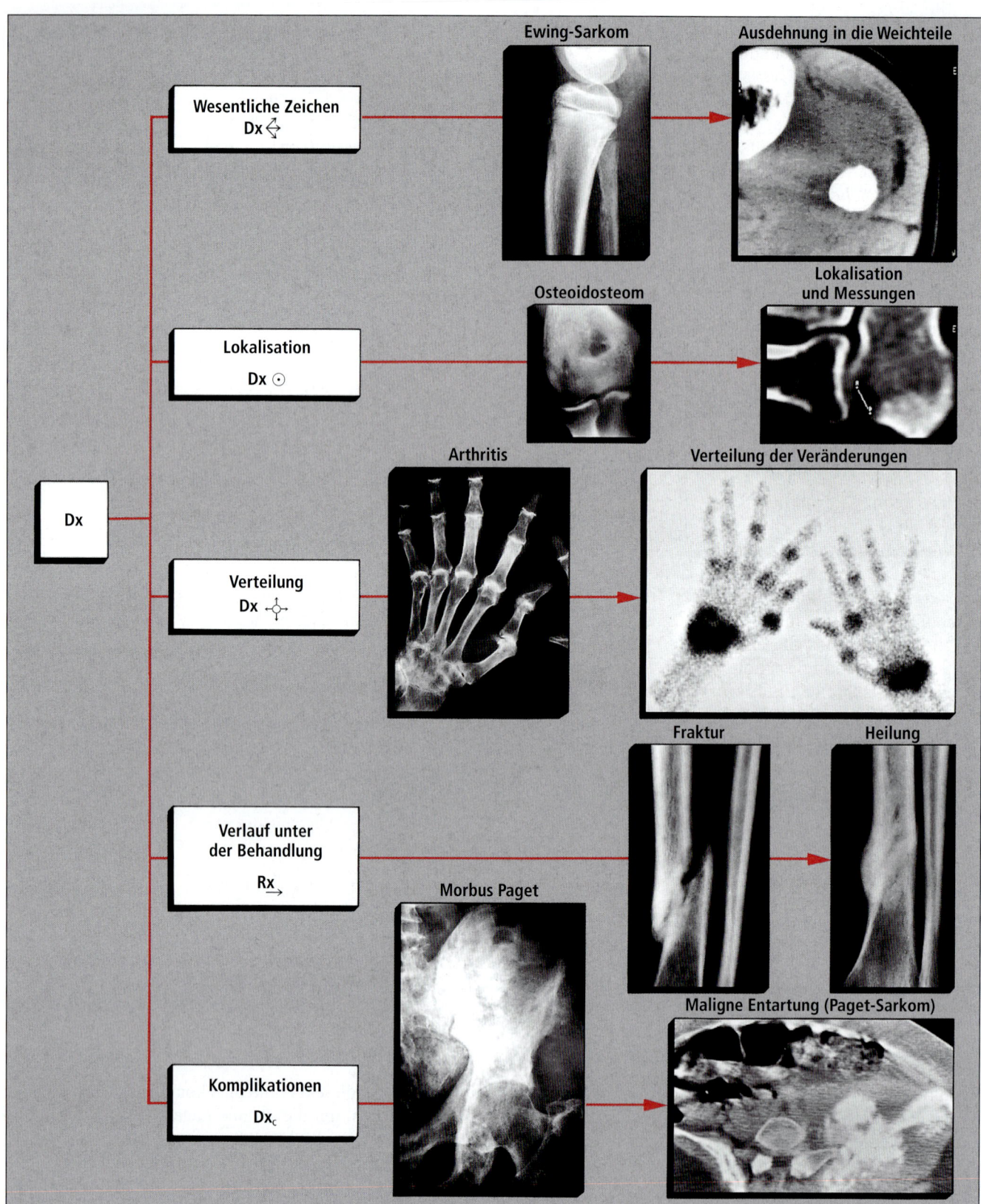

Abb. 1-6. Die Diagnose ist bekannt (*Dx*); den Kliniker interessieren 1. die entscheidenden Merkmale der Veränderung (Dx ⇔) – deren Charakter, Ausdehnung, das Stadium und andere zugehörige Daten; 2. die Lokalisation im Knochen (*Dx*⊙); 3. die Verteilung der Läsion im Skelett (Dx⊹); 4. der Verlauf unter der Behandlung (*Rx*→) und 5. das Auftreten von Komplikationen (*Dx$_C$*)

Eine korrekte Diagnose zu stellen bedeutet noch nicht den Endpunkt der radiologischen Abklärung, da der Behandlungsverlauf oft vom *Nachweis unterscheidender Merkmale einer gegebenen Krankheit* abhängt (Abb. 1-6). So ist beispielsweise die Diagnose eines Ewing-Sarkoms anhand der Röntgenübersichtsaufnahmen erst der Beginn der radiologischen Aufarbeitung bei dem Patienten. Die *Hauptkennzeichen* dieses Tumors sind dann zu sichern, wie dessen Ausdehnung im Knochen und in den Weichteilen (mittels CT/MRT) und ferner die Gefäßversorgung des Tumors (durch Arteriographie oder Magnetresonanzangiographie: MRA). Ähnlich muß auf die Diagnose eines Osteosarkoms die Bestimmung der genauen Tumorausdehnung im Knochen und des Zustands des Knochenmarks in der Nachbarschaft des Tumors folgen. Dies läßt sich durch die genaue Messung der Knochenmarkdichte mittels der Hounsfield-Dichtezahlen während der CT-Untersuchung erreichen (vgl. Abb. 2-7), oder aber durch MRT-Aufnahmen mit oder ohne Kontrastmittel. Die Diagnose eines Morbus Paget kann bei der Abklärung einer unbekannten Erkrankung ein wichtiger Erfolgsschritt sein, doch wichtiger noch ist die weitere Suche nach einer Antwort auf die wesentlichste Frage: Sind Zeichen einer malignen Entartung vorhanden (vgl. Abb. 28-18)? Die *Lokalisation* einer Veränderung im Skelett oder in einem bestimmten Knochen kann häufig bedeutsamer sein als die Diagnose selbst: Bestes Beispiel hierfür ist wiederum die genaue Lokalisation des Nidus bei einem Osteoidosteom, da die unvollständige Entfernung desselben unweigerlich zum Rezidiv führen wird. Für die Behandlungsplanung der verschiedenen Arthritiden und für die Führung eines Patienten mit Skelettmetastasen ist es hilfreich, die *Verteilung von Läsionen im Skelett* zu bestimmen, wofür die Skelettszintigraphie von hohem Wert ist.

Die Kontrolle des *Behandlungsverlaufs* und das Auftreten möglicher *Komplikationen* sind die wichtigsten dem Radiologen vom Orthopäden und Unfallchirurgen gestellten Fragen. Zum Zeitpunkt, da die Diagnose bereits gestellt ist, muß das Schicksal der krankhaften Veränderung und damit folglich das des Patienten bestimmt werden. In diesem Stadium spielt der Vergleich mit früheren Röntgenaufnahmen die wichtigste Rolle, da dieser die Dynamik der besonderen Gegebenheiten aufdecken wird (vgl. Abb. 15-21). Gleichermaßen sollte bei der Verlaufskontrolle heilender Frakturen die Folge der Röntgenaufnahmen, eventuell ergänzt durch Tomographien, fragliche Fälle entscheiden helfen. Zusätzliche Untersuchungsmethoden wie Skelettszintigraphie, CT und MRT spielen eine wichtige Rolle bei der Beurteilung einer der ernstesten Komplikationen von benignen Tumoren und tumorähnlichen Veränderungen – nämlich der malignen Entartung, die beim Enchondrom, beim Osteochondrom, bei fibröser Dysplasie und bei Morbus Paget vorkommen kann.

Auch ist es eine wichtige Funktion des Radiologen, dem Orthopäden/Chirurgen zum Zeitpunkt der Diagnosestellung *spezifische Informationen* zu liefern. Wurde beispielsweise eine Osteochondrosis dissecans diagnostiziert, so erfordert der Entschluß zur Wahl der Therapieform eine Information zur Beschaffenheit des Gelenkknorpels über der Läsion. Diese läßt sich aus der Kontrastarthrographie, allein oder in Kombination mit CT oder MRT, beziehen (vgl. Abb. 5-91 u. 5-92). Ist der Knorpel intakt,

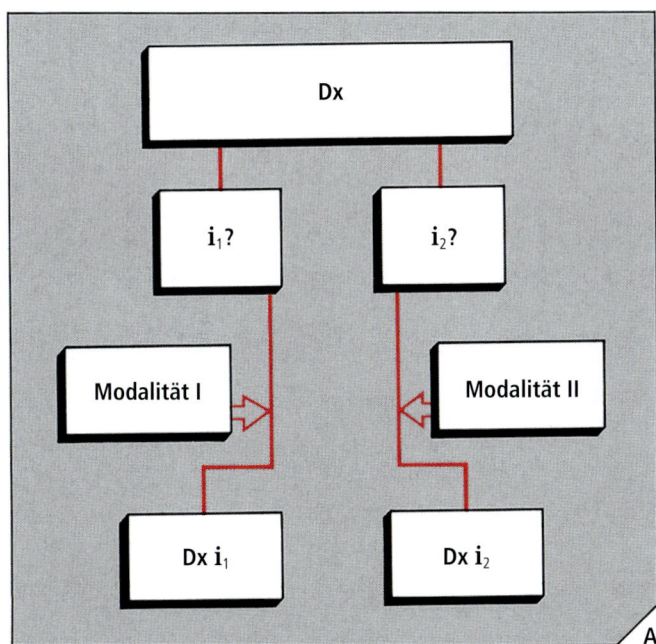
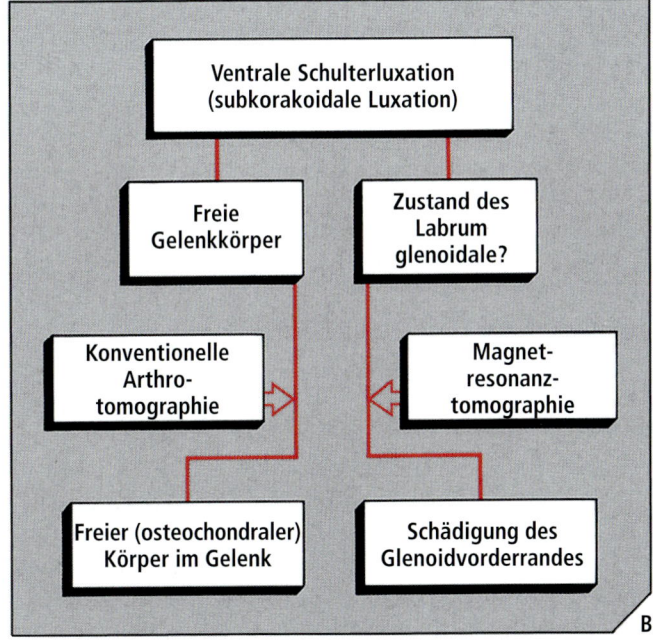

Abb. 1-7. A, B. Die Diagnose ist bekannt (*Dx*). Der Radiologe sollte sich die spezifische Information (*i*) vor Augen halten, z. B. die Merkmale (i_1?) oder das Ausmaß (i_2?) einer Läsion, die der Kliniker zur Therapieplanung nachfragt. Diese Information kann auch die Verteilung der Läsion und deren Lokalisation, den Verlauf der Behandlung sowie das Auftreten von Komplikationen betreffen. Eine der Hauptaufgaben des Radiologen ist es, das jeweils am besten geeignete bildgebende Verfahren zum Erbringen der gewünschten Information auszusuchen. Diese Verfahren können je nach der benötigten spezifischen Information unterschiedlich sein

TEIL I - Einführung

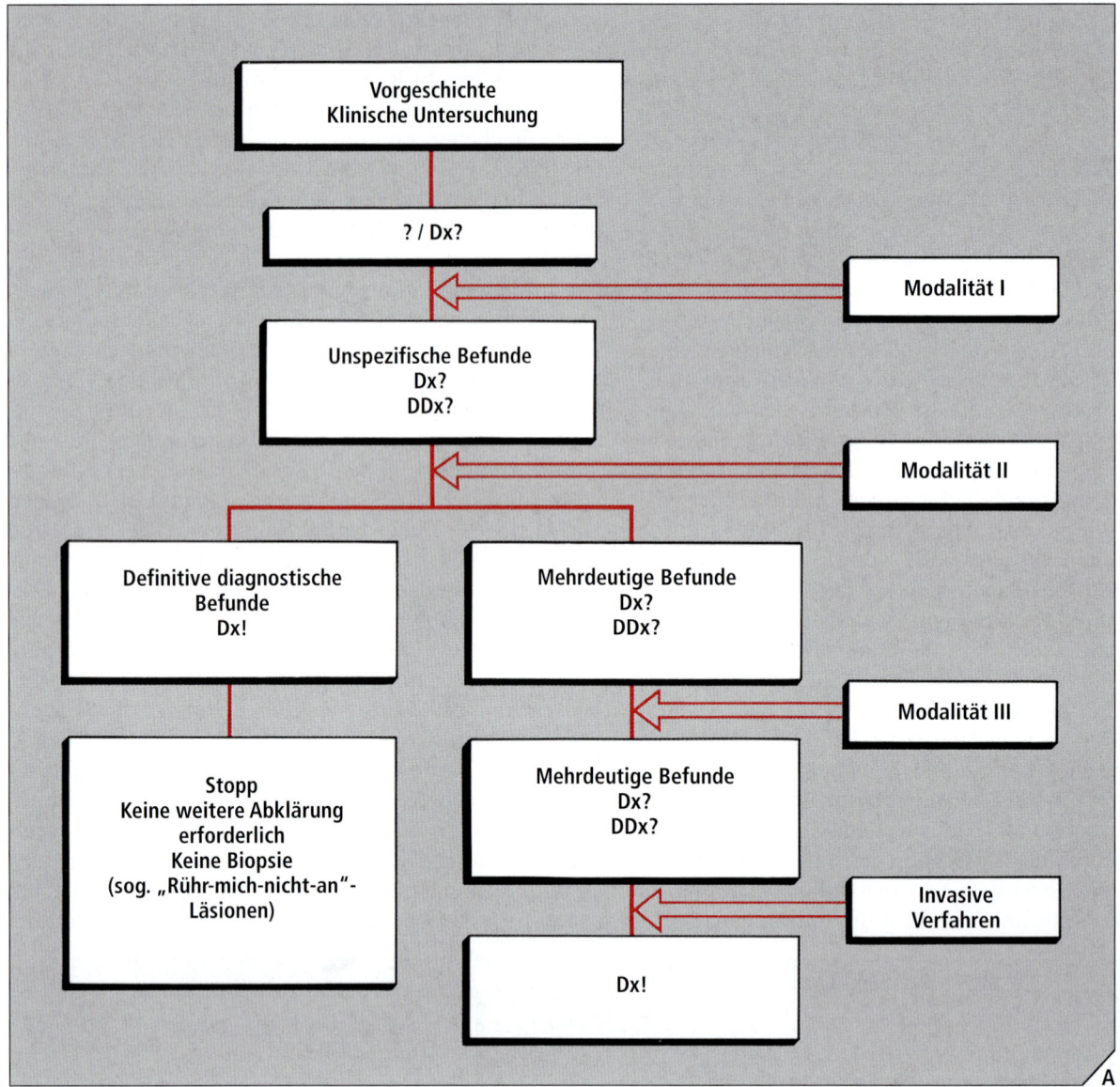

Abb. 1-8. A, B. Die Diagnose ist unbekannt (*D?*) oder wird nur vermutet (*Dx?*). Nichtinvasive radiologische Verfahren können ausreichende Informationen liefern, um eine zweifelsfreie Diagnose zu stellen, so daß keine weitere Untersuchung nötig und eine Biopsie nicht indiziert ist, vor allem wenn die Diagnose eines benignen Krankheitsbildes gesichert ist, was man oft als eine „Rühr-mich-nicht-an"-Veränderung („don't-touch" lesion) bezeichnet. Andererseits können nichtinvasive Verfahren bei einem jeden Untersuchungsschritt mehrdeutige Informationen liefern. Hierbei ist dann ein invasives Verfahren wie die Biopsie indiziert

sollte man eine konservative Behandlung wählen; ist der Knorpel dagegen geschädigt, wird die operative Therapie die wahrscheinlichere Form sein. Ähnlich sollte der Radiologe in seinem Planungsbeitrag bei der vorderen Schulterluxation daran denken, wie wichtig für den Operateur die Information über den Zustand des knorpeligen Labrum glenoidale (vgl. Abb. 5-41) und über mögliche freie Gelenkkörper ist; diese Kriterien müssen durch die Arthrographie in Kombination mit der Tomographie (Arthrotomographie), der CT (Computer-Arthrotomographie) oder der MRT (Abb. 1-7) gesichert oder ausgeschlossen werden.

Das Wissen um die *Grenzen der nichtinvasiven radiologischen Abklärung* und um den Zeitpunkt, wann man zu *invasiven Techniken* schreitet, ist für das Erzielen einer Diagnose und einer genauen Beurteilung des Krankheitsbildes ebenso wichtig wie alle bislang erwähnten Punkte. Am besten läßt sich dies anhand der Tumoren und der tumorähnlichen Veränderungen (tumor-like lesions) darstellen. Viele der tumorähnlichen Veränderungen bieten ganz charakteristische radiologische Bilder, die bereits in den Übersichten zu einer unzweifelhaften Diagnose führen; in diesen Fällen sind dann invasive Verfahren wie die Biopsie nicht indiziert. Dies gilt insbesondere für eine Gruppe scharf umrissener benigner Veränderungen, die „Rühr-mich-nicht-an"-Läsionen („don't touch" lesions; vgl. Abb. 15-48 u. Tab. 15-8). Hier spricht die Bezeichnung für sich selbst. Veränderungen wie eine Kompaktainsel (Enostose), eine posttraumatische juxtakortikale Myositis ossificans und das periostale Desmoid sind zweifelsfrei gutartige Läsionen, deren entscheidende Kriterien mit geeigneten

Die Rolle des Radiologen in der Orthopädie

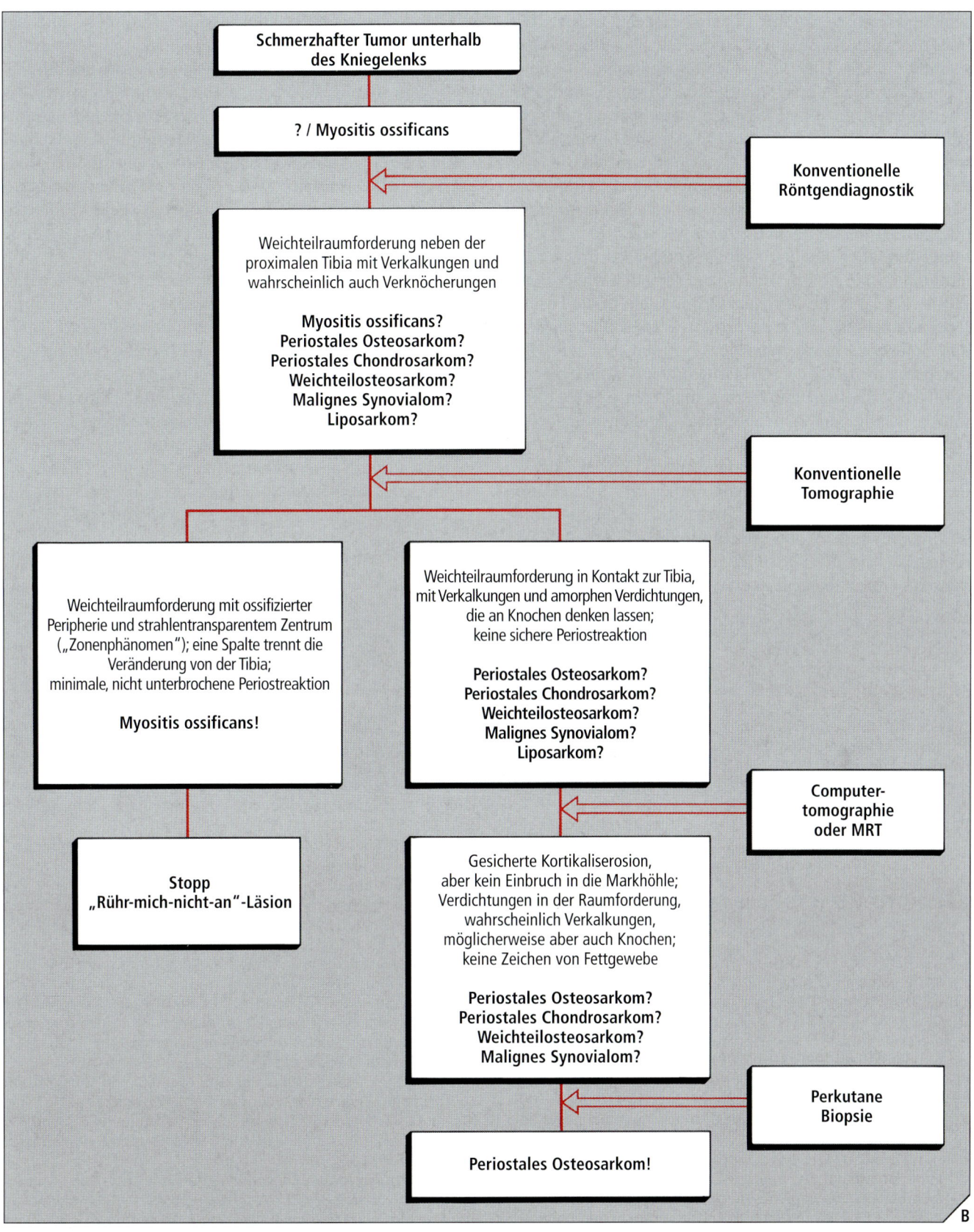

nichtinvasiven Verfahren sicher aufgezeigt werden können, ohne daß dafür eine histopathologische Bestätigung vonnöten wäre. Hier kann die Biopsie solcher Veränderungen sogar zu einer fehlerhaften Diagnose und somit Therapie führen. Beispielsweise kann das histologische Bild eines periostalen Desmoids aggressive Merkmale aufweisen, die einem malignen Tumor ähneln, was in unerfahrener Hand zu einer inadäquaten Behandlung führen mag. Demgegenüber kann der Radiologe manchmal mit einer Situation konfrontiert sein, wo selbst eine Batterie konventioneller und hochtechnisierter nichtinvasiver Verfahren nur unklare Informationen erbracht hat. An diesem Punkt angelangt, besteht kein Grund, sich für die Feststellung zu schämen: „Ich weiß nicht, was es ist, aber ich weiß, daß man eine Biopsie machen sollte" (Abb. 1-8). Eine durchleuchtungs- oder CT-gesteuerte perkutane Biopsie kann der Radiologe in der Röntgenabteilung selbst durchführen, somit den kostenträchtigen Operationssaal umgehen und auch den Personalaufwand senken. Mitunter kann der Radiologe auch eine aktivere Rolle bei der Patientenbetreuung übernehmen, indem er unter Durchleuchtungskontrolle oder CT-gesteuert Embolisationen vornimmt. Diese stärker interventionelle Tätigkeit des Radiologen kann die Verweildauer des Patienten im Krankenhaus verkürzen und Kosten einsparen helfen.

Zusammengefaßt sollten also der Radiologe und der zuweisende Kliniker sich stets des Spektrums der radiologischen Verfahren und deren geeigneter Anwendung bewußt sein, damit sie Diagnose und Behandlung von Patienten mit Krankheiten des Muskel-Skelett-Systems immer gut im Griff haben. Dies wird nicht nur die Genauigkeit der röntgendiagnostischen Abklärung erhöhen, sondern auch die Strahlenbelastung, der ein Patient ausgesetzt wird, verringern und ferner die Kosten seiner Krankenhausbehandlung senken. Der Radiologe hat also folgende Pflichten:

- Er soll konventionelle Röntgenverfahren einsetzen und dabei um deren Möglichkeiten und Effektivität wissen, bevor er zu aufwendigeren Methoden schreitet.
- Er soll bei der radiologischen Abklärung eine logische Reihenfolge einhalten.
- Er soll anfangs so nichtinvasiv wie möglich vorgehen, aber dann invasive Techniken einsetzen, wenn sie den Weg zur endgültigen Diagnose verkürzen.
- Er soll die Kommunikation zum Kliniker verbessern, indem er die gleiche Sprache spricht und weiß, was der Operateur von einer Veränderung wissen muß.

Literaturempfehlungen

Blackmore CC, Magid DJ. Methologic evaluation of the radiology cost-effectiveness literature. Radiology 1997; 203: 87–91.

Brink JA, Heiken JP, Wang G, McEnery KW, Schlueter FJ, Vannier MW. Helical CT: principles and technical considerations. Radiographics 1994; 14: 887–893.

Brossmann J, Muhle C, Büll CC, et al. Cine MR imaging before and after realignment surgery for patellar maltracking-comparison with axial radiographs. Skeletal Radiol 1995; 24: 191–196.

Cascade PN, Webster EW, Kazerooni EA. Ineffective use of radiology: the hidden cost. AJR Am J Roentgenol 1998; 170: 561–564.

Collier BD, Fogelman I, Brown ML. Bone scintigraphy: Part 2. Orthopedic bone scanning. J Nucl Med 1993; 34: 2241–2246.

Collier BD, Hellman RS, Krasnow AZ. Bone SPECT. Semin Nucl Med 1987; 17: 247–266.

Conway WF, Totty WG, McEnery KW. CT and. MR imaging of the hip. Radiology 1996; 198: 297–307.

Deutsch AL, Mink JH. Magnetic resonance imaging of musculoskeletal injuries. Radiol Clin North Am 1989; 27: 983–1002.

Elkin M. Issues in radiology related to new technologies. Radiology 1982; 144: 1–2.

Foley WD, Wilson CR. Digital orthopedic radiography: vascular and nonvascular. In: Galasko CSB, Isherwood I eds. Imaging techniques in orthopedics. London: Springer, 1989: 145–158.

Gates GF, SPECT bone scanning of the spine. Semin Nucl Med 1998; 28: 78-94.

Genant HK, Wu CY, van Kuijk C, Nevitt MC. Vertebral fracture assessment using a semiquantitative technique. J Bone Miner Res 1993; 8: 1137–148.

Gibson DJ. Technology: the key to controlling health care cost in the future. AJR Am J Roentgenol 1994; 163: 1289–1293.

Heiken JP, Brink JA, Vannier MW. Spiral (helical) CT. Radiology 1993; 189: 647–656.

Holder LE. Bone scintigraphy in skeletal trauma. Radiol Clin North Am 1993; 31: 739–781.

Holder LE. Clinical radionuclide bone imaging. Radiology 1990; 176: 607–614.

Johnson RP. The role of the bone imaging in orthopedic practice. Semin Nucl Med 1997; 27: 386–389.

Kumar R, Guinto FC Jr, Madewell JE, Swischuk L, David R. The vertebral body; radiographic configurations in various congenital and acquired disorders. Radiographics 1988; 8: 455–485.

Kuszyk BS, Heath DG, Bliss DF, Fishman EK. Skeletal 3-D CT: advantages of volume rendering over surface rendering. Skeletal Radiol 1996; 25: 207–214.

Levin DC, Spettell CM, Rao VM, Sunshine J, Bansal S, Busheé GR. Impact of MR imaging on nationwide health care costs and comparison with other imaging procedures. AJR Am J Roentgenol 1998; 170: 557–560.

Loehr SP, Pope TL Jr, Martin DF, et al. Three-dimensional MRI of the glenoid labrum. Skeletal Radiol 1995; 24: 117–121.

Magid D, Fishman EK, Sponseller PD, Griffin PP. 2D and 3D computed tomography of the pediatric hip. Radiographics 1988; 8: 901–933.

Margulis AR. Introduction to the algorithmic approach to radiology. In: Eisenberg RL, Amberg JR, eds. Critical diagnostic pathways in radiology. Philadelphia: JB Lippincott, 1981.

McDougall IR, Rieser RP. Scintigraphic techniques in musculoskeletal trauma. Radiol Clin North Am 1989; 27: 1003–1011.

McEnery KW, Wilson AJ, Pilgram TK, Murphy WA Jr, Marushack MM. Fractures of the tibial plateau: value of spiral CT coronal plane reconstructions for detecting displacement in vitro. AJR Am J Roentgenol 1994; 163: 1177–1181.

Meschan I, Farrer-Meschan RM. Radiographic positioning, projection, pathology and definition of special terms. In: Meschan I, ed. Roentgen signs in diagnostic imaging, vol. 4, 2nd ed. Philadelphia: WB Saunders, 1987.

Mirowitz SA. Fast scanning and fat-suppression MR imaging of musculoskeletal disorders. AJR Am J Roentgenol 1993; 161: 1147–1157.

Moore SG, Bisset GS, Siegel MJ, Donaldson JS. Pediatric musculoskeletal MR imaging. Radiology 1991; 179: 345–360.

Murray IPC, Dixon J. The role of single photon emission computed tomography in bone scintigraphy. Skeletal Radiol 1989; 18: 493–505.

Nelson SW. Some important diagnostic and technical fundamentals in the radiology of trauma, with particular emphasis on skeletal trauma. Radiol Clin North Am 1966; 4: 241–259.

O'Sullivan GS, Goodman SB, Jones HH. Computerized tomographic evaluation of acetabular anatomy. Clin Orthop 1992; 277: 175–181.

Palmer WE, Brown JH, Rosenthal DI. Fat-suppressed MR arthrography of the shoulder: evaluation of the rotator cuff. Radiology 1993; 188: 683–687.

Palmer WE, Caslowitz PL, Chew FS. MR arthrography of the shoulder: normal intraarticular structures and common abnormalities. AJR Am J Roentgenol 1995; 164: 141–146.

Peterfy CG, Roberts T, Genant HK. Dedicated extremity MR imaging: an emerging technology. Radiol Clin North Am 1997; 35: 1–20.

Petersilge CA, Current concepts of MR arthrography of the hip. Semin US CT MR 1997; 18: 291–301.

Pettersson H, Resnick D. Musculoskeletal imaging. Radiology 1998; 208: 561–562.

Pitt MJ, Speer DP. Radiologic reporting of skeletal trauma. Radiol Clin North Am 1990; 28: 247–256.

Pretorius ES, Scott WWJr, Fishman EK. Acute trauma to the shoulder: role of spiral computed tomographic imaging. Emergency Radiol 1995; 2: 13–17.

Renner RR, Mauler GG, Ambrose JL. The radiologist, the orthopaedist, the lawyer and the fracture. Semin Roentgenol 1978; 13: 7–19.

Richardson ML, Frank MS, Stern EJ. Digital image manipulation: what constitutes acceptable alteration of a radiologic image? AJR Am J Roentgenol 1995; 164: 228–229.

Rubin DA, Kneeland JB. MR imaging of the musculoskeletal system: technical considerations for enhancing image quality and diagnostic yield. AJR Am J Roentgenol 1994; 163: 1155–1163.

Ryan PJ, Fogelman I. The bone scan: where are we now? Semin Nucl Med 1995; 25: 76–91.

Sartoris DJ. Musculoskeletal imaging: an evolving subspecialty. AJR Am J Roentgenol 1987; 148: 1186–1187.

Seibert JA, Shelton DK, Moore EH. Computed radiography x-ray exposure trends. Acad Radiol 1996; 3: 313–318.

Sheppard S. Basic concepts in magnetic resonance angiography. Radiol Clin North Am 1995; 33: 91–113.

Slone RM, Heare MM, Vander Griend RA, Montgomery WJ. Orthopedic fixation devices. Radiographics 1991; 11: 823–847.

Stoller DW. MR arthrography of the glenohumeral joint. Radiol Clin North Am 1997; 35: 97–116.

Straub WH. Current diagnostic imaging methods: relative strengths and limitations. In: Manual of diagnostic imaging. a clinician's guide to clinical problem solving. Boston: Little Brown, 1984.

Swan JS, Grist TM, Sproat IA, Heiner JP, Wiersma SR, Heisey SM. Musculoskeletal neoplasms: preoperative evaluation with MR angiography. Radiology 1995; 194: 519–524.

Swan JS, Grist TM, Weber DM, Sproat IA, Wojtowycz M. MR angiography of the pelvis with variable velocity encoding and a phased-array coil. Radiology 1994; 190: 363–369.

Thrall JH, Aubrey O. Hampton lecture. Directions in radiology for the next millenium. AJR Am J Roentgenol 1998; 171: 1459–1462.

Udupa JK. Three-dimensional imaging techniques: a current perspective. Acad Radiol 1995; 2: 335–340.

Kapitel 2

Bildgebende Verfahren in der Skelettradiologie

Wahl des bildgebenden Verfahrens

Dieses Kapitel beschreibt die Grundsätze und die Grenzen der derzeitigen bildgebenden Verfahren. Hierbei ist es von äußerster Wichtigkeit, daß man die Grundlagen der verschiedenen Modalitäten, die für die Diagnostik vieler häufig vorgefunder Erkrankungen von Knochen und Gelenken bereitstehen, auch versteht. Dies kann einem helfen, die wirksamste radiologische Technik festzulegen und die Kosten der Untersuchung wie auch die Strahlenbelastung des Patienten möglichst gering zu halten. Für dieses Ziel ist es ferner wichtig, das jeweils geeignete Verfahren für bestimmte Typen von Skelettanomalien auszuwählen und beim Einsatz konventioneller Techniken (insbesondere der Übersichtsaufnahmen) auch mit den Einstellungen und den Techniken vertraut zu sein, die die jeweilige Anomalie auch am besten darstellen. Daneben ist es wichtig, sich immer wieder vor Augen zu halten, daß die Übersichtsaufnahmen die wirksamste Methode sind, eine Anomalie von Knochen und Gelenken nachzuweisen.

Der Einsatz der radiologischen Techniken unterscheidet sich, je nachdem ob man das Vorliegen, den Typ und die Ausdehnung diverser Knochen-, Gelenk- oder Weichteilerkrankungen beurteilt, weshalb sowohl der Radiologe als auch der Kliniker die Indikationen zum Einsatz einer jeden Technik, die Grenzen einer bestimmten Methode und die geeigneten Ansätze der Bildgebung von Anomalien an bestimmten Orten kennen müssen. Häufig stellen Radiologe in gleicher Weise wie die Operateure die Frage: „Welches Verfahren soll ich für dieses spezielle Problem wählen?" Auch wenn zahlreiche Algorithmen für die Abklärung verschiedener Fragestellungen an unterschiedlichen anatomischen Stellen zur Verfügung stehen, läßt sich die Antwort nicht immer klar geben. Die Wahl der Techniken zur Abbildung von Knochen- und Weichteilanomalien diktieren nicht nur das klinische Bild, sondern auch die verfügbare Geräteausstattung, Erfahrung und Kosten. Auch die Bedürfnisse des Patienten können hier Einschränkungen auferlegen; so kann z. B. eine Allergie gegenüber ionischen oder nichtionischen jodhaltigen Kontrastmitteln eine Arthrographie ausschließen; ein implantierter Herzschrittmacher untersagt dann eine magnetresonanztomographische Untersuchung (MRT); physiologische Zustände wie die Schwangerschaft lassen den Einsatz ionisierender Strahlung unangebracht erscheinen und raten dann beispielsweise die Sonographie an. Eine Abwägung von Zeit- und Kostenaufwand sollte überflüssige Untersuchungen ausscheiden lassen.

Gleich welcher Hilfstechniken man sich bedient, sollten Übersichtsaufnahmen zum Vergleich zur Verfügung stehen. Am häufigsten wird die Wahl der bildgebenden Technik durch die Art der vermuteten Anomalie diktiert; geht man z. B. anhand der Röntgenübersichtsaufnahmen von einer Osteonekrose aus, sollte die nächste Untersuchung die Magnetresonanztomographie sein, die lange schon, bevor Übersichten, Tomographie, Computertomographie (CT) oder Szintigraphie, positiv werden, nekrotische Veränderungen in den langen Röhrenknochen nachweist. Bei der Abklärung von Störungen der Kniebinnenstrukturen sollte man zunächst Übersichtsaufnahmen anfertigen und bei fehlendem Nachweis von Anomalien wiederum die MRT nachfolgen lassen, da dieses Verfahren eine hervorragende Kontrastauflösung von Knochenmark, Gelenkknorpeln, Bändern, Menisken und Weichteilen bietet. Derzeit sind Arthrographie und MRT die aussagestärksten Verfahren zur Abklärung von Schäden der Rotatorenmanschette, insbesondere beim Nachweis einer partiellen oder kompletten Ruptur. Es kann zwar auch die Sonographie eine Rotatorenmanschettenruptur aufdecken doch machen deren geringere Sensitivität (68%) und Spezifität (75–84%) sie weniger definitiv. Bei Schmerzen der Handwurzel sollten in der Abklärung Übersichtsaufnahmen und die dreifach spiralige Tomographie den verfeinerten Techniken wie Arthrotomographie und CT-Arthrographie (Arthro-CT) vorangehen. Auch kann man eine MRT aus-

19

führen, doch sind deren Sensitivität und Spezifität beim Nachweis von Läsionen der Fibrocartilago triangularis und der diversen interkarpalen Bänder niedriger als die der CT-Arthrotomographie, vor allem wenn man Kontrastmittel in alle 3 Kompartimente injiziert. Vermutet man hingegen ein Karpaltunnelsyndrom, dann ist die MRT zu bevorzugen, da sie hohe Kontrastunterschiede zwischen Muskeln, Sehnen, Bändern und Nerven liefert. Ganz ähnlich ist die MRT die Methode der Wahl, wenn man eine Osteonekrose von Karpalia vermutet und die Übersichten unauffällig sind, mit der man diese dann auch nachweist. Bei der Beurteilung von Frakturen und der Frakturheilung von Handwurzelknochen bleibt die konventionelle Spiraltomographie – noch vor CT und MRT – die Methode der Wahl, weil sie eine bessere räumliche Auflösung bietet. Bei der Abklärung von Knochentumoren bleiben Übersichten und die Tomographie hinsichtlich der Diagnosestellung der goldene Standard; um jedoch die Ausdehnung des Tumors im Knochens selbst und in die Weichteile zu beurteilen, sollten CT und MRT folgen, wobei letztere deutlich genauer ist. Für die Ergebniskontrolle von Strahlen- und Chemotherapie maligner Tumoren ist die dynamische MRT mit Gadoliniumpentatdimeglumin (Gd-DPTA) als Kontrastmittel der Szintigraphie, der CT und auch der nativen MRT hoch überlegen.

Bildgebende Verfahren

■ Röntgenübersichtsaufnahmen

Meistverwendete Modalität zur Beurteilung von Knochen- und Gelenkkrankheiten und besonders von Verletzungszuständen ist die Röntgennativdiagnostik. Der Radiologe sollte mindestens 2 Übersichten des betroffenen Knochens anfertigen lassen, die zueinander senkrecht projiziert werden und jeweils beide Nachbargelenke mit einschließen. Dies mindert das Risiko, daß man eine begleitende Fraktur, Subluxation und/oder Luxation fern der offensichtlichen Verletzungsstelle übersieht. Bei Kindern ist die Anfertigung einer Aufnahme der gesunden unverletzten Gliedmaße zu Vergleichszwecken oft erforderlich. In der Regel umfassen die Standardaufnahmen eine im anterior-posterioren und eine im seitlichen Strahlengang; manchmal sind auch Schräg- und Spezialaufnahmen nötig, besonders wenn man komplexe Strukturen wie Ellenbogen, Hand- und Sprunggelenk sowie Becken untersucht. Eine Aufnahme unter Belastung mit dem Körpergewicht kann für die dynamische Beurteilung des Gelenkspalts unter dem Körpergewicht von Nutzen sein. Manchmal können Spezialeinstellungen, wie sie die folgenden Kapitel beschreiben, erforderlich sein, will man eine Anomalie von Knochen oder Gelenk besser abklären.

■ Vergrößerungsaufnahmen

Gelegentlich verwendet man die Vergrößerungstechnik, um knöcherne Details besser herauszuarbeiten, die in den Standardübersichten nicht nicht gut beurteilbar sind, und um die diagnostische Information zu maximieren, die man aus einem Röntgenbild ableiten kann. Diese Technik erfordert eine Röntgenröhre mit kleinem Fokus, ein spezielles Film-Folien-System und einen vergrößerten Objekt-Film-Abstand, der zu einer geometrischen Vergrößerung führt, welche Bilder von Knochen und Gelenken mit einer höheren Schärfe und mehr knöchernen Details bewirkt. Besonders leistungsstark ist diese Methode beim Nachweis von Frühveränderungen bei manchen Arthritiden (vgl. Abb. 11-7), aber auch bei diversen metabolischen Störungen (vgl. Abb. 25-9B). Manchmal erweist sie sich auch beim Nachweis subtiler Frakturlinien als nützlich, die man auf den Routineaufnahmen nicht erkennt.

■ Gehaltene Aufnahmen

Gehaltene, Belastungs- oder Streßaufnahmen sind bei der Beurteilung von Bänderrissen und der Gelenkstabilität wichtig. An der Hand kann man eine Abduktionsstreßaufnahme des Daumens vornehmen, wenn man einen „Torhüterdaumen" infolge einer Zerreißung des ulnaren Längsbandes des Daumengrundgelenks vermutet; an der unteren Gliedmaße setzt man oft gehaltene Aufnahmen von Knie- und Sprunggelenk ein. Die Beurteilung einer Kniegelenkinstabilität durch Ligamentverletzungen kann den Einsatz dieser Methode dann erfordern, wenn man einen Riß des inneren Längsbandes vermutet, seltener auch bei der Begutachtung einer Insuffizienz des vorderen und hinteren Kreuzbands. Auch die Abklärung von Sprunggelenkverletzungen macht gehaltene Aufnahmen erforderlich. Hier sind Inversions-(Adduktions-)Belastung und die Provokation des Talusvorschubs die am häufigsten verwendeten Streßaufnahmen (vgl. Abb. 4-3, 9-10 u. 9-11).

■ Scanographie

Die Scanographie ist eine weit verbreitete Methode zur Längenbestimmung von Gliedmaßen. Diese Technik erfordert eine spaltförmige Blende mit einer Öffnung von ca. 1,5 mm Breite, die am Röhrengehäuse befestigt wird, und ferner eine lange Filmkassette. Die Röntgenröhre bewegt sich parallel zur Längsachse des Untersuchungstisches. Während der Belichtung überstreicht die Röhre die gesamte Kassettenlänge und bildet dabei die Extremität vollständig ab. Bei dieser Technik verläuft das Röntgenstrahlenbündel senkrecht auch zu den Knochenenden, weshalb die Gliedmaßenlängen im direkten Vergleich bestimmbar sind. Steht keine motorisch angetriebene Röhre zur Verfügung, so kann man zu einer Modifikation dieser Technik greifen, wobei man getrennt Aufnahmen über Hüft-, Knie- und Sprunggelenk anfertigt; dabei legt man ein schattengebendes Maßband in Längsrichtung in die Tischmitte.

Bildgebende Verfahren in der Skelettradiologie

Gelegentlich fertigt man auch eine Orthoröntgenographie an; zu dieser Technik liegt der Patient auf dem Rücken. Seine Beine lagern auf einer 90-cm- oder 100-cm-Kassette, seitlich davon ist ein Maßstab angebracht. Man mache eine einzige auf das Knie zentrierte Aufnahme, um beide Beine und das Maßband abzubilden. (Anm. des Übersetzers: Präzise und verzerrungsfreie Längenbestimmungen sind auch mit langen Übersichten – Topogramm oder Scout-view – mittels des Computertomographen möglich, die sog. Beinachsen-CT).

■ Durchleuchtung und Videoaufzeichnung

Die Durchleuchtung ist ein fundamentales diagnostisches Werkzeug für viele radiologische Verfahren, einschließlich Arthrographie, Tenographie, Bursographie, Arteriographie und perkutane Knochen- oder Weichteilbiopsie. In Kombination mit der Videoaufzeichnung hilft sie bei der Beurteilung der Gelenkkinetik; doch wird sie wegen ihrer hohen Strahlenbelastung nur gelegentlich eingesetzt, beispielsweise bei der Beurteilung der Bewegungsabläufe verschiedener Gelenke oder zum Nachweis temporärer Luxationen (z. B. karpale Instabilität). Manchmal verwendet man sie nach Frakturen bei Kontrolluntersuchungen der Bruchheilung, um die Solidität der knöchernen Heilung zu beurteilen. Ferner ist sie immer noch Bestandteil der Myelographie, wo es wichtig ist, die Bewegung der Kontrastmittelsäule im Subarachnoidalraum zu beobachten, ferner bei der Arthrographie zur Kontrolle der korrekten Nadellage und der Kontrastmittelverteilung und schließlich intraoperativ für die Kontrolle einer Bruchreposition oder der korrekten Lage eingebrachter Fremdkörper/Implantate.

■ Digitale Radiographie

Als digitale (computerisierte) Radiographie bezeichnet man den Prozeß der digitalen Bildakquisition unter Verwendung eines Röntgenstrahlendetektors, der aus einer lichtstimulierbaren Phosphorbildspeicherfolie und einem Lese-Schreib-System besteht, das die latente Bildinformation für die nachfolgende Helligkeitsskalierung und den Laser-Ausdruck auf einem Röntgenfilm bearbeitet (Abb. 2-1). Das System arbeitet nach dem Prinzip der lichtstimulierten Lumineszenz. Wenn die Speicherfolie Röntgenstrahlen absorbiert, wird die Energie des Röntgenstrahls durch den Vorgang der Fluoreszenz in Lichtenergie umgewandelt, wobei die Energie des Lichts proportional zu der vom Phosphor absorbierten Energie ist. Das stimulierte Licht verwendet man dann, um damit ein digitales Bild zu erstellen (ein computerisiertes Röntgenbild).

Einer der wichtigeren Vorteile der computerisierten Radiographie gegenüber der konventionellen Film-Folien-Röntgenaufnahme besteht darin, daß die einmal aufge-

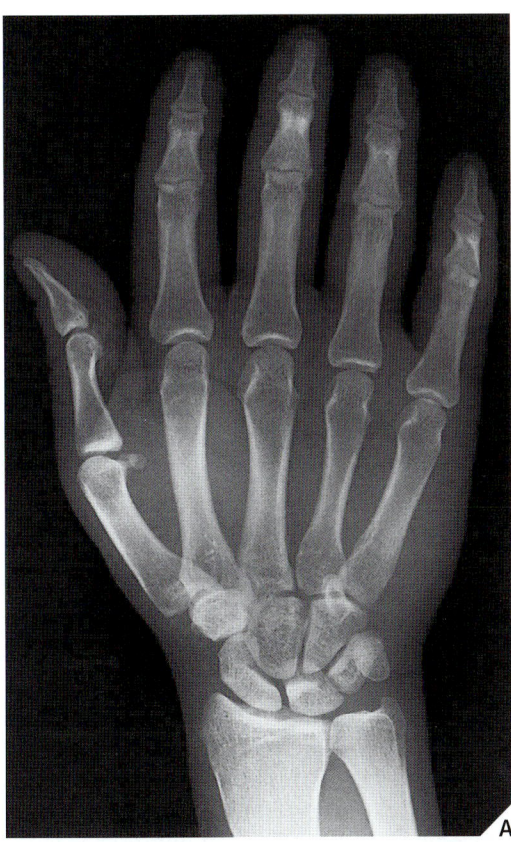
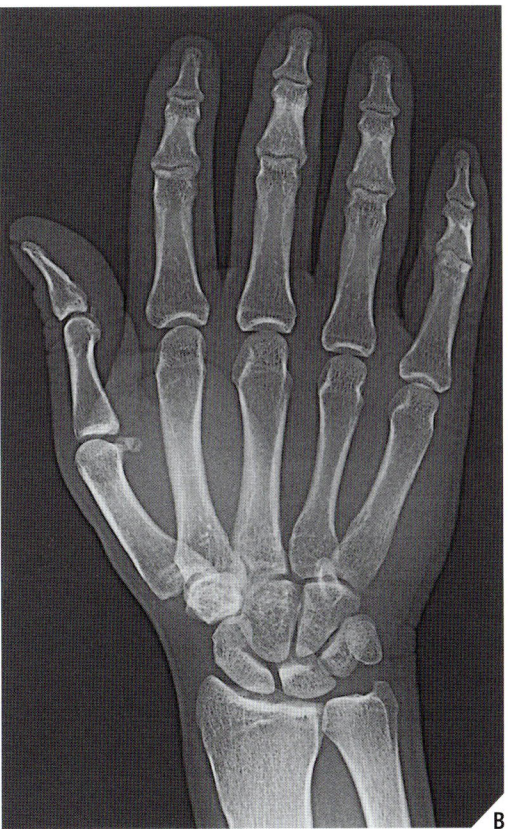

Abb. 2-1. Digitale Radiographie der Hand ohne (**A**) und mit (**B**) Kantenverstärkung. Man nimmt hierin die Details von Knochen und Weichteilen besser als in den herkömmlichen Röntgenaufnahmen wahr

nommenen digitalen Bilddaten leicht manipuliert und alternativ ausgegeben werden können. Potentielle Vorteile der Digitalisierung sind Optimierung von Kontrast und Helligkeit durch die Veränderung der Fensterbreite und des Helligkeitszentrums wie auch eine Vielfalt von Bildverarbeitungsmöglichkeiten, der Quantifizierung der Bildinformation sowie der Erleichterung von Speicherung/Archivierung sowie Abruf des Bilds. Ferner kann man damit Energiesubtraktionsbildgebung betreiben (auch dual energy subtraction genannt): Zwei nacheinander oder aber gleichzeitig mit unterschiedlicher Filterung aufgenommene Bilder werden dazu verwendet, ein alleiniges Weichteilbild oder ein alleiniges Knochenbild zu rekonstruieren.

Bei der digitalen Radiographie sind der Bildverstärker-Durchleuchtungseinheit ein Videoprozessor und eine optische Speicherplatte beigefügt, die die zeitgleiche Betrachtung von Subtraktionsbildern erlauben. Am weitesten verbreitet ist diese Technik in der Diagnostik des Gefäßsystems, einsetzbar ist sie aber auch zur Beurteilung verschiedener Gelenke im Rahmen der Arthrographie. Der Einsatz qualitativ hochwertiger Videokameras mit geringerer Rauschcharakteristik ermöglicht Videoeinzelbilder vor und nach Kontrastmittelgabe zum Zwecke der Subtraktion. Maximieren kann man die räumliche Auflösung durch eine Kombination von geometrischer und elektronischer Vergrößerung sowie eine geringe Distanz zwischen Anode und Zielobjekt. Die Subtraktionstechnik läßt die anatomischen Umgebungsstrukturen verschwinden und stellt isoliert das mit Kontrastmittel angefärbte Gefäß oder Gelenk dar, was diese deutlicher in Erscheinung treten läßt.

Die nichtvaskuläre digitale Radiographie kann man einsetzen, um verschiedene Knochenanomalien zu beurteilen, ferner kombiniert mit einer Kontrastmittelinjektion, dann digitale Subtraktionsarthrotomographie genannt (Abb. 2-2), mit der man subtile Gelenkanomalien wie Risse der Fibrocartilago triangularis oder der interkarpalen Bänder der Handwurzel abklärt, oder aber zur Stabilitätsprüfung eines prothetischen Knochen- oder Gelenkersatzes. Die digitale Radiographie bietet die möglichen Vorteile einer Verbesserung von Bildqualität und Kontrastanhebung sowie einer vergrößerten Belichtungsbreite, außerdem eine effiziente Speicherung, Wiederauffindbarkeit und Übertragbarkeit dieser Radiographien; digitale Bilder lassen sich auf Blattfilm oder einen Videomonitor überspielen (oder in ein Bildarchivierungssystem einspeisen, z. B. PACS; Anm. d. Übers.). Wesentlicher Vorteil der Bilddigitalisierung ist die Möglichkeit, Daten bei niedrigem Rauschpegel und mit einem weiten Dynamikbereich zu erheben, der für eine Graustufenanalyse ähnlich der am Computertomographen geeignet ist.

Die digitale Subtraktionsangiographie (DSA), die meistverwendete Variante der digitalen Radiographie, läßt sich bei der Abklärung einer Verletzung, von Knochen- und Weichteiltumoren und ganz allgemein in der Gefäßdiagnostik einsetzen. Beim Extremitätentrauma dient die DSA dem sicheren Nachweis von arteriellem Verschluß,

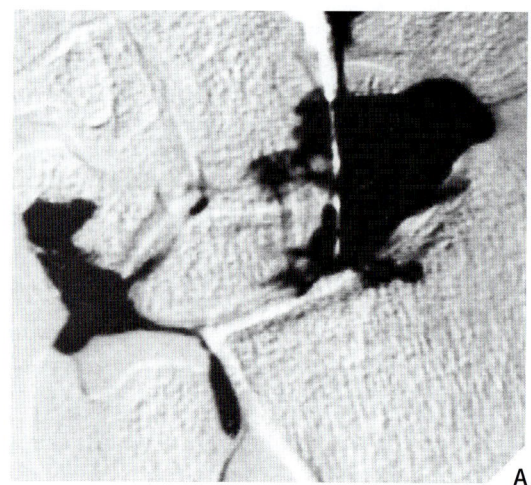

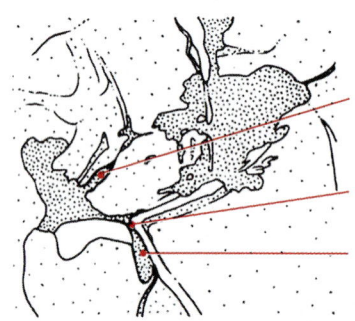

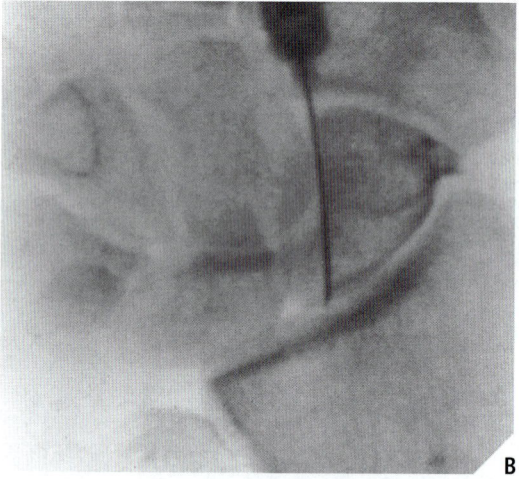

Abb. 2-2. Das digitale Subtraktionsarthrogramm zeigt jeweils einen Riß des Ligaments zwischen Mondbein und Dreieckbein sowie der Fibrocartilago triangularis. **A** Dieses Bild entstand durch Subtraktion des digital vor der Injektion aufgenommenen Bildes (**B**) von der Aufnahme nach Injektion. (Wiedergabe mit freundlicher Genehmigung von Dr. B. J. Manaster, Salt Lake City, Utah)

Pseudoaneurysma, arteriovenösen Fisteln und der Arteriendurchtrennung (Abb. 2-3). Einige der Vorteile der DSA gegenüber der konventionellen Angiographie liegen darin, daß deren Bilder sofort zur Auswertung zur Verfügung stehen und viele wiederholte Projektionen anfertigbar sind. Die Knochensubtraktion hilft bei der klaren Abgrenzung von Gefäßstrukturen. Bei der Beurteilung von Knochen-

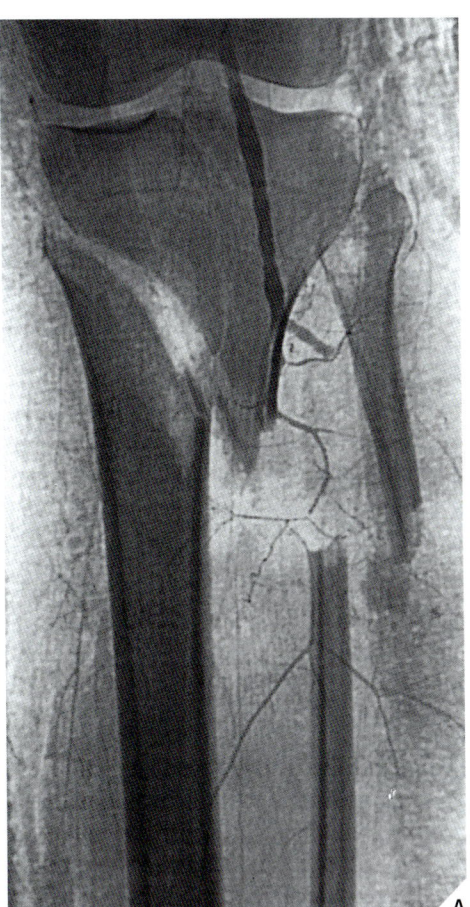 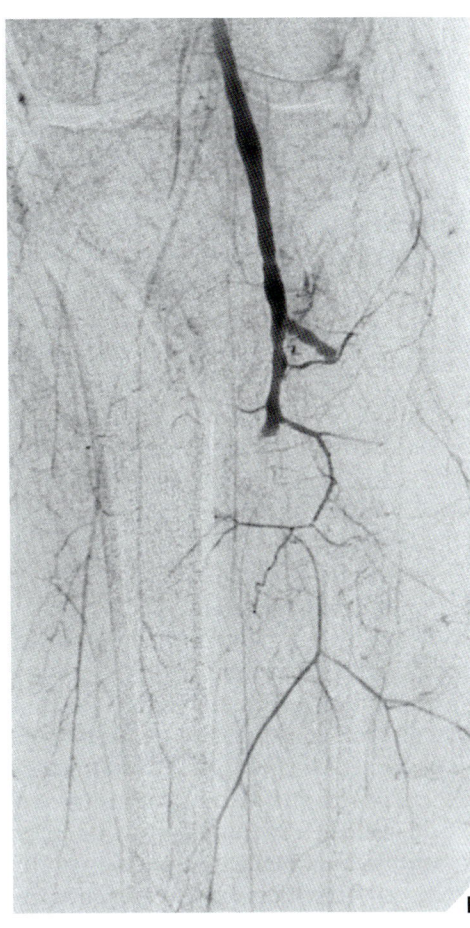

Abb. 2-3. A, B Digitales Röntgenbild und digitales Subtraktionsangiogramm eines 23 Jahre alten Manns, der eine komplette proximale Unterschenkelfraktur erlitt, zeigen den Abriß des 3. Poplitealarteriensegments

und Weichteiltumoren ist die DSA ein aussagestarkes Hilfsmittel, die Gefäßversorgung eines Tumors aufzuzeigen.

■ Konventionelle Tomographie

Die Tomographie stellt schichtweise Körperanteile dar und ermöglicht die genauere Darstellung von Veränderungen, die zu klein sind, um in konventionellen Aufnahmen erkennbar zu sein, außerdem bildet sie anatomische Details ab, die von Umgebungsstrukturen überlagert sind. Prinzip ist die gegenläufige kontinuierliche Bewegung von Röhre und Filmkassette zueinander während der gesamten Belichtungsdauer, wobei die Drehachse in Höhe der interessierenden abzubildenden Schicht liegt. Durch die Verwischung der Strukturen ober- und unterhalb der untersuchten Region, zeigt sich das Untersuchungsobjekt in der jeweiligen Schicht scharf abgebildet. Die jeweilige Schicht variiert in ihrer Stärke, abhängig davon, wie weit sich die Röhre bewegt: Je weiter sie sich bewegt oder je weiter der Kreisbogen der Röhre ist, desto schmaler wird die scharf abgebildete Schicht. Neuerlich entwickelte Tomographiegeräte können das Bild genauer lokalisieren und haben wesentlich dazu beigetragen, daß man Veränderungen bis herab zu etwa einem Millimeter Durchmesser aufdecken kann.

Die einfachste Tomographiebewegung ist die lineare, bei der sich Röhre und Kassette geradlinig gegeneinander bewegen, doch findet dieser Bewegungstyp in der Skelettdiagnostik nur wenig Anwendung, weil er zu Streifen führt, die die Bildinterpretation häufig stark beeinträchtigen. Die Auflösung in der Schichtebene wird viel besser, wenn die Verwischung unerwünschter Strukturen gleichförmiger verteilt ist, was aber eine multidirektionale Bewegung erfordert, wie z. B. bei der Zonographie oder der kreisförmigen Tomographie, bei der sich die Röhre auf einer Kreisbahn mit vorgegebenem Auslenkwinkel bewegt. Komplexere mehrdimensionale hypozykloidale oder mehrfach spiralige Bewegungen verlängern die Verwischungsstrecke und führen zu einer stärkeren Variation der Röntgenstrahlprojektion unter der Belichtung. Vorteilhafter sind diese komplexeren Bewegungsmuster insofern, als sie auch die Verwischung vergrößern und die schärfste Objektabbildung erreichen. Die dreifach spiralige Tomographie ist bei der Diagnostik und Aufarbeitung einer Vielzahl von Fragestellungen zu Knochen und Gelenken eine wichtige radiologische Technik. Sie wird ein Grundwerkzeug für die Untersuchung von Patienten bleiben, die eine Verletzung des Skelettsystems erlitten. Zu ihren Vorteilen gegenüber den Übersichtsaufnahmen zählt die Darstellung subtiler Frakturen (vgl. Abb. 4-4); außerdem hilft sie nicht nur bei der Abgrenzung der Frakturlinie und deren Gesamtausdehnung, sondern auch bei der Beurteilung von Heilungsverlauf, posttraumatischen Komplikationen (vgl. Abb. 4-46B u. 4-61) sowie von Knochenimplantaten (bone grafts) bei der Behandlung einer Pseudarthrose. Unschätzbar ist ihr Wert bei der Abklärung der diversen Tumoren und tumor-like lesions (z. B. zum Nachweis des Nidus eines Osteoidosteoms oder der verkalkten Matrix eines Enchondroms oder Chondrosarkoms). Ferner lassen sich kleine zystische und sklerotische Läsionen wie auch zarte Erosionen besser darstellen. Tomogramme sollten als Grundregel zum Vergleich immer zusammen mit den Übersichten befundet werden.

■ Computertompographie

Die Computertomographie (CT) ist ein bildgebendes Verfahren, das einen Röntgenstrahler, Detektoren und einen datenverarbeitenden Rechner enthält. Zu den wesentlichen Komponenten eines CT-Systems zählen die Gantry mit der darin kreisförmig rotierenden Röntgenröhre und den Bildsensoren (Detektoren), der Patientenlagerungstisch und eine datenverarbeitende Computereinheit. Der Patient liegt auf dem Tisch und wird in die Gantry eingefahren. Die Röntgenröhre rotiert 360° um den Patienten, gleichzeitig sammelt der Rechner die Daten und berechnet daraus ein axiales Bild oder die „Schicht". Jedes Querschnittsbild repräsentiert dann eine Körperscheibe von 0,3–1,5 cm Stärke.

CT-Scanner neuerer Generation verwenden einen rotierenden Röntgenstrahlenfächer, einen fixierten Detektorenkranzring und einen vor den Detektoren liegenden Kollimator. Ein stark gebündelter Röntgenstrahl durchquert die abzubildende Schicht. Dabei absorbieren die Gewebe den Röntgenstrahl in Abhängigkeit von ihrer atomaren Ordnungszahl und der physikalischen Dichte des jeweiligen Gewebes unterschiedlich stark. Der verbleibende nichtabsorbierte (nicht mehr weiter geschwächte) Strahl gelangt in den Detektor und wird so vom Rechner verarbeitet. Die CT-Software verwandelt die Strahlabschwächungen durch das Gewebe in einen CT-Dichtewert (die Hounsfield-Einheiten, H.E.), indem sie diese mit der Abschwächung durch Wasser vergleicht. Der Schwächungswert von Wasser wird als 0 (null) H.E. festgesetzt, der von Luft als –1000 H.E. und der von normalem Rindenknochen als +1000 H.E. Routinemäßig erhält man Körperquerschnitte, kann jedoch auf Wunsch auch in vielen Ebenen Computerrekonstruktionen (Reformatierungen) erhalten.

Die Einführung der Spiral-CT-Technik war eine weitere Verbesserung der CT; diese als Volumendaten-Akquisition anzusehende CT ermöglicht ein System der Datensammlung unter kontinuierlicher Rotation der Röntgenröhre und der Detektoren. Diese Technik mindert die Scan-Zeiten bedeutsam und schaltet die Verzögerungen und damit auch die Objektbewegung zwischen den Einzel-Scans ab. Damit verringert sie Bewegungsartefakte, verbessert die Auflösung der untersuchten Strukturen und erleichtert die Erstellung dreidimensionaler Rekonstruktionen aus zahlreichen, sich überlappenden axialen Bilden, die während einer einzigen Atempause erhoben wurden. Die Spiral-CT ermöglicht die Datenakquisition während der Phase der stärksten Kontrastierung und optimiert damit den Nachweis einer Läsion. Das Datenvolumen kann man entweder in Form herkömmlicher axialer Schnittbilder oder als multiplanare bzw. dreidimensionale Reformatierung optisch darstellen.

Unentbehrlich ist die CT wegen der mit ihr möglichen Querschnittsbilder bei vielen Verletzungsformen und bei den verschiedenen Knochen- und Weichtumoren. Beim Trauma liegt der sehr hohe Stellenwert der CT darin, daß sie Vorhandensein und Ausdehnung von Frakturen oder Subluxationen bestimmen kann, ferner daß man mit ihr diverse intraartikuläre Normabweichungen wie eine Schädigung des Gelenkknorpels oder das Vorliegen von unverkalkten oder verkalkten osteokartilaginären freien Körpern nachweisen und benachbarte Weichteile beurteilen kann. Besonders wichtig ist die CT bei der Suche nach kleinen Knochenfragmenten, die nach einer Verletzung im Gelenkspalt zu liegen kamen, beim Nachweis kleiner dislozierter Fragmente einer Wirbelfraktur und auch bei der Bestimmung der Begleitverletzungen von Rückenmark und Rückenmarkhüllen. Vorteil der CT gegenüber der konventionellen Röntgendarstellung ist ihre Fähigkeit zur hervorragenden Kontrastauflösung, zur genauen Ausmessung der Schwächungskoeffizienten der einzelnen Gewebe und zur direkten Darstellung axialer Querschnittsbilder (vgl. Abb. 10-22C, 10-30, 10-31B u. 10-54C). Ein weiterer Vorteil ist die Möglichkeit, anhand der Datensätze dünner kontinuierlicher Schichten den Knochen in der koronaren, sagittalen und schrägen Raumebene unter Verwendung von Reformatierungstechniken abzubilden. Von besonderem Nutzen ist diese multiplanare Rekonstruktion bei der Beurteilung der Wirbelanordnung (des Alignments; Abb. 2-4), die horizontale Wirbelkörperfrakturen ebenso nachweist wie komplexe Frakturen von Becken, Hüfte (Abb. 2-5) oder Fersenbein, aber auch Anomalien von Kreuzbein und Sakroiliakalgelenken, Brustbein und Sternoklavikulargelenken sowie von Kie-

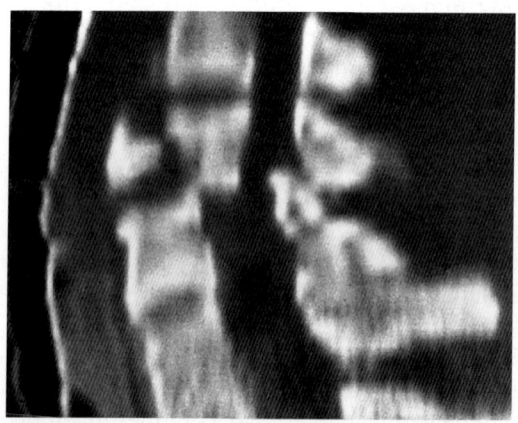

Abb. 2-4. Die sagittale CT-Rekonstruktion zeigt eine „Teardrop"-Flexionsfraktur des 5. Halswirbels, ferner die Anordnungsstörung des Wirbelkörpers sowie eine Einengung des Spinalkanals. (Wiedergabe mit Genehmigung aus Greenspan A, 1992)

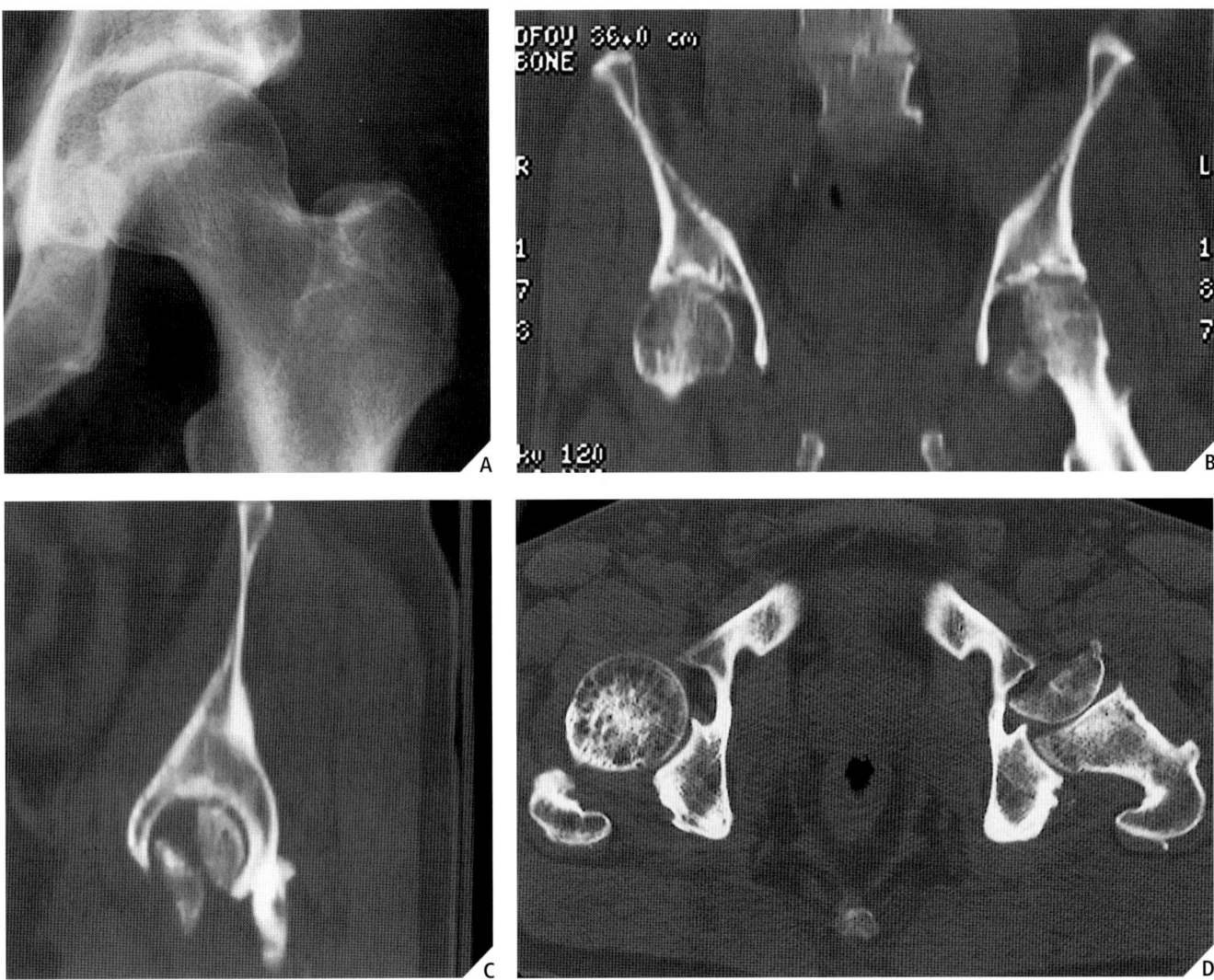

Abb. 2-5. Der 62 Jahre alte Patient erlitt eine posteriore Hüftluxation links. **A** Nach der Reposition zeigte die a.-p. Aufnahme der linken Hüfte einen medial verbreiterten Gelenkspalt und eine Konturstörung an der Innenseite des Femurkopfs. Zur weiteren Abklärung dieses Befunds erfolgte eine CT. **B, C** Koronare und sagittale Rekonstruktion ergaben eine bislang nicht vermutete Fraktur des Femurkopfs, und das axiale CT-Bild (**D**) zeigte eine Drehung des medialen Femurkopffragments um 180°

fer- und Handgelenk. Moderne CT-Scanner haben einen scharf eingeblendeten Fächerstrahl, der nur die jeweils darzustellende Gewebeschicht durchsetzt. Aktuelle Fortschritte der hochentwickelten Software ermöglichen eine dreidimensionale Rekonstruktion, die bei der Analyse von Regionen mit einer komplexen Anatomie von Nutzen ist, wie z. B. von Gesichtsschädel, Becken, Wirbelsäule, Fuß, Sprunggelenk und Handwurzel (Abb. 2-6). Neuere Computersysteme ermöglichen heute die Herstellung von plastischen Modellen der jeweils interessierenden Region auf der Grundlage dieser dreidimensionalen Bilder. Solche Modelle vereinfachen die Operationsplanung und ermöglichen eine Simulation der Wiederherstellungschirurgie bei komplexen rekonstruktiven Eingriffen.

Eine bedeutende Rolle spielt die CT bei der Befundung von Knochen- und Weichteiltumoren dank ihrer überlegenen Kontrastauflösung und ihrer Fähigkeit einer exakten Messung der Gewebeschwächungskoeffizienten. Nun hilft zwar die CT nur selten, eine spezifische Diagnose zu stellen, hingegen kann sie präzis die Ausdehnung der Knochenläsion festlegen und einen Tumoreinbruch in die Kortikalis sowie die Beteiligung der umgebenden Weichteilgewebe nachweisen. Darüber hinaus ist die CT äußerst hilfreich bei der Abgrenzung eines Tumors in Knochen mit komplexem anatomischem Aufbau, wie z. B. Skapula, Becken und Kreuzbein, deren Darstellung mittels konventioneller radiologischer Techniken oder auch der konventionellen Tomographie schwierig sein kann. Von besonderem Wert ist die CT bei der Bestimmung von Ausdehnung und Infiltration eines Knochentumors, wenn man versucht, eine Gliedmaße zu erhalten, damit man den Resektionsrand in sicher gesundem Gewebe planen kann (Abb. 2-7). Sie kann recht genau die intraossäre Tumorausdehnung sowie die extraossäre Weichteilinfiltration von Muskeln und

TEIL I - Einführung

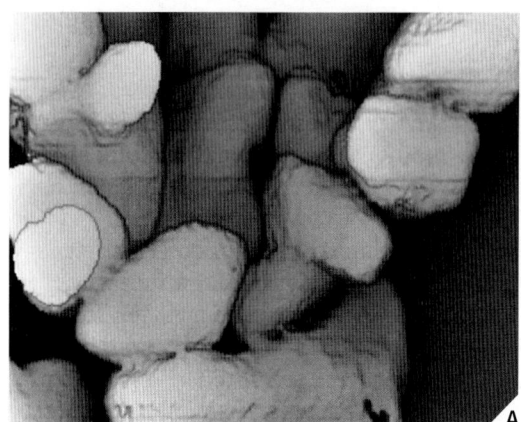

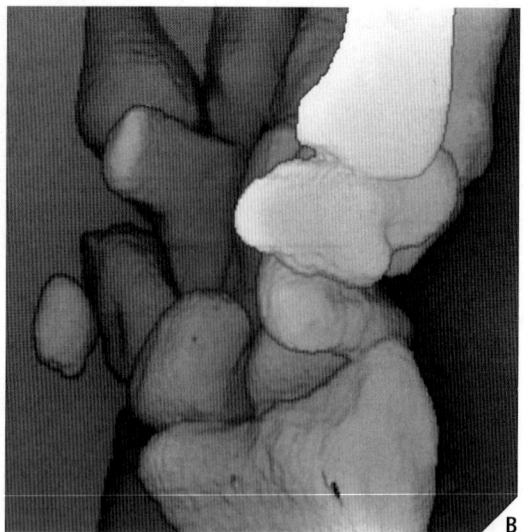

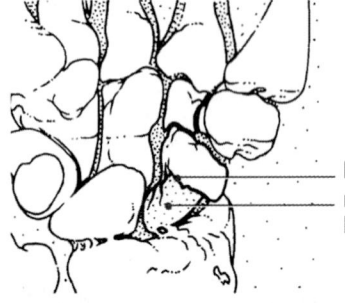

Bruchlinie
nekrotisches Knochenfragment

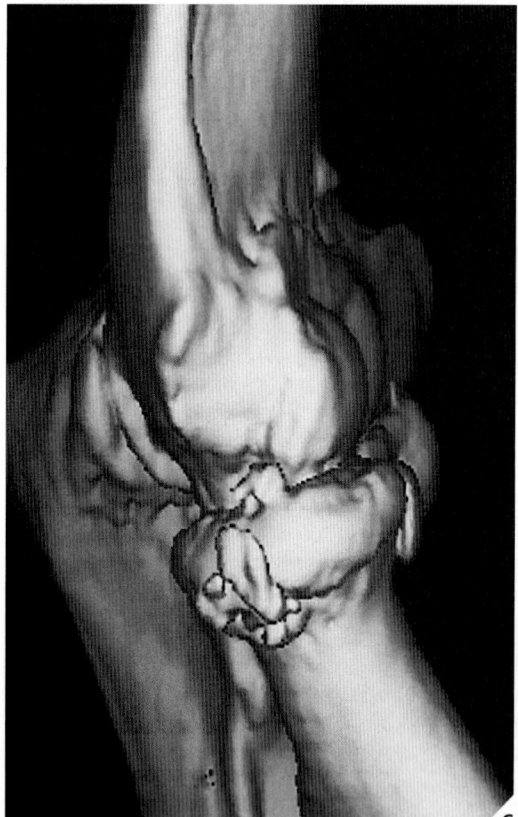

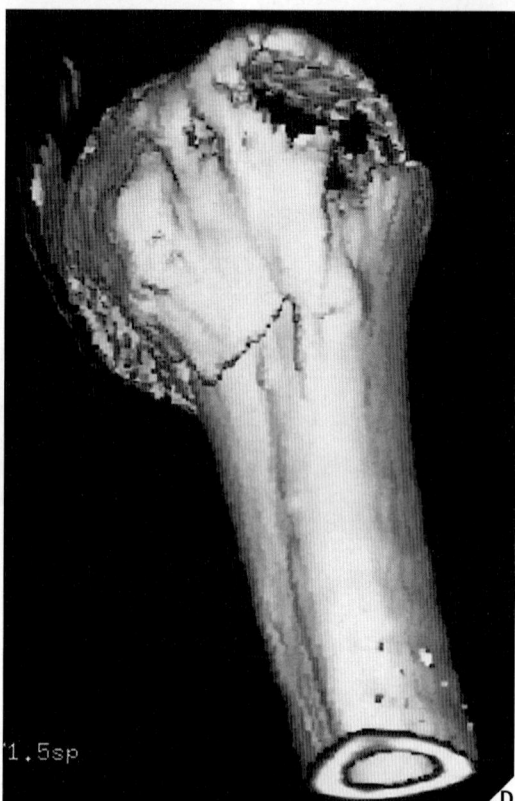

Abb. 2-6. A, B Dorsopalmare und Schrägaufnahme einer dreidimensionalen CT-Rekonstruktionen der Handwurzel zeigen eine Fraktur durch die Taille des Kahnbeins mit der Komplikation einer aseptischen Osteonekrose des proximalen Fragments. **C** Die 3D CT-Rekonstruktion (SSD) des Ellbogens zeigt eine Radiushalsfraktur. **D** Bei einem anderen Patienten erkennt man gut die Fraktur des Collum chirurgicum humeri und ein disloziertes Fragment des Tuberculum maius

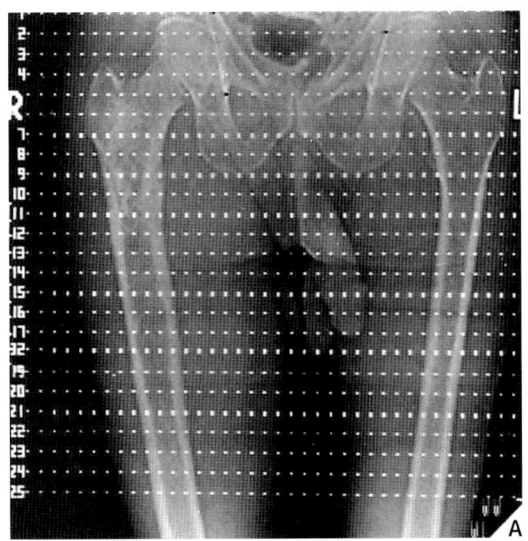
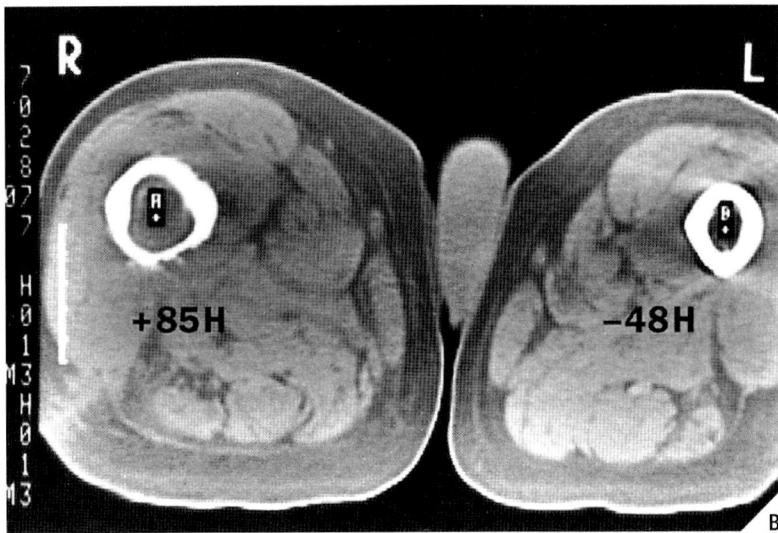
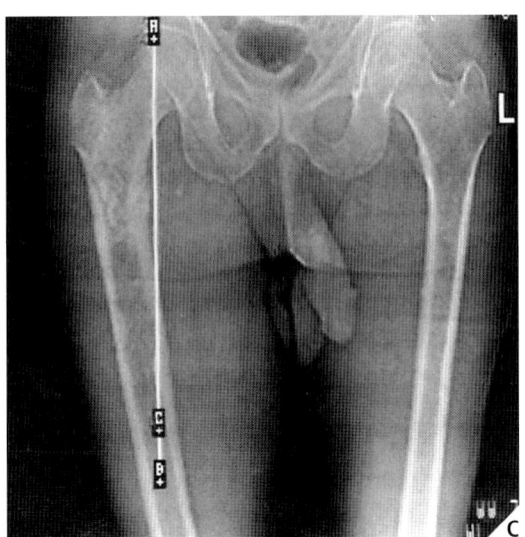

Abb. 2-7. Die Beurteilung der intraossären Ausbreitung eines Chondrosarkoms durch die CT ist wichtiger Bestandteil der radiologischen Abklärung, wenn es beim Patienten um die Erhaltung der Gliedmaße geht. **A** Es werden kontinuierliche Querschnittsbilder der gesunden und der erkrankten Gliedmaße angefertigt, vorzugsweise mit einer Schichtdicke von 1 cm. **B** Man mißt die Hounsfield-Dichtewerte des Knochenmarks, um die Tumorausdehnung in der Markhöhle zu bestimmen. Ein Wert von +85 zeigt Tumor an; ein Wert von −48 ist für fetthaltiges Knochenmark normal. **C** Die Längenmessung erfolgt vom proximalen Gelenkende des Knochens A bis zu einem Punkt B 5 cm distal des Tumorendes. Punkt C entspricht dem am weitesten proximal gelegenen Schnitt, der noch Tumor in der Markhöhle enthält. (Wiedergabe mit Genehmigung aus Greenspan A, 1989)

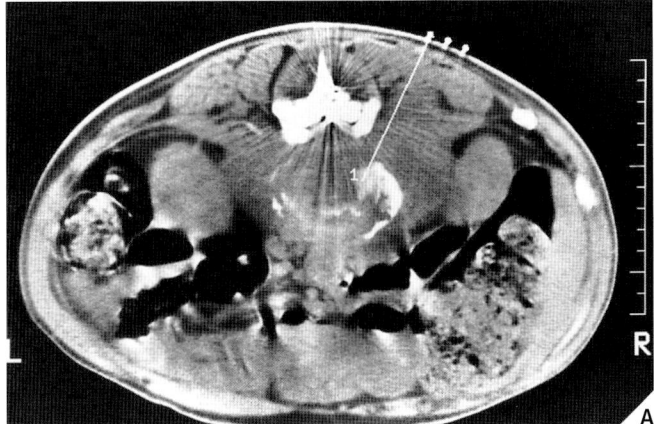
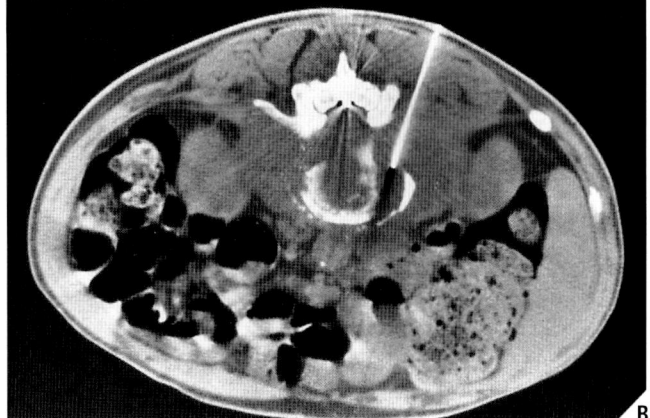

Abb. 2-8. CT-gesteuerte Aspirationsbiopsie bei Bandscheibeninfektion. **A** Messung von der Hautoberfläche zur Zielregion (Bandscheibe). **B** Die Nadel wird CT-gesteuert eingebracht und in der destruierenden Läsion plaziert

Gefäß-Nerven-Bündeln darstellen, ferner hilft sie bei der Therapiekontrolle sowie der Erfassung eines Rezidivs und zeigt auch die Wirkung einer nichtoperativen Behandlung wie Strahlen- und Chemotherapie auf.

Je nach Bedarf verwendet man intravenös jodhaltige Kontrastmittel, welche direkt den Kontrast durch vermehrte Röntgenstrahlenschwächung anheben und so die CT-Bilder „aufhellen"; damit können diese beim Nachweis einer suspekten Weichteilraumforderung helfen, wenn die anfänglichen CT-Bilder unauffällig waren, oder auch die Vaskularisation von Weichteil- und Knochentumoren festlegen.

Die CT spielt bei der Mineralanalyse des Knochens eine herausragende Rolle; ihre Fähigkeit, den Schwächungskoeffizienten eines jeden Pixels zu bestimmen, liefert die Basis einer genauen quantitativen Knochenmineralanalyse in Spongiosa und Kortex. Die Messung der Knochenmasse verschafft uns wertvolle Einblicke, mit denen wir die Osteoporose sowie andere metabolische Knochenleiden besser beurteilen und behandeln können.

Ferner ist die CT ein sehr wichtiges bildgebendes Verfahren für die erfolgreiche Aspirations- oder Stanzbiopsie von Knochen- und Weichteilveränderungen, da sie unter Sicht eine exakt gesteuerte Nadelplazierung innerhalb der Läsion bietet (Abb. 2-8).

Zu den wenigen Nachteilen der CT zählen der sog. Teilvolumeneffekt, der von der Inhomogenität in der Zusammensetzung kleiner Gewebevolumina herrührt; so führt die Messung mittels der Hounsfield-Werte zu Durchschnittszahlen für die verschiedenen Anteile eines Gewebes. Besonders wichtig wird dieser Teilvolumeneffekt, wenn normale und pathologische Prozesse innerhalb einer untersuchten Schicht interferieren. Weiterer Nachteil ist die ungenügende Gewebscharakterisierung. Trotz der Fähigkeit, Dichteunterschiede zu erfassen, erlaubt die schlichte Analyse der Schwächung noch keine genaue histologische Charakterisierung. Ferner verursacht die Patientenbewegung bildverschlechternde Artefakte; ganz ähnlich führen auch Metalle (z. B. Endoprothesen bzw. Stäbe, Schrauben etc.) zu erheblichen Bildartefakten. Ferner kann auch die Strahlenbelastung mitunter hoch sein, vor allem wenn während einer Untersuchung kontinuierliche und sich überlappende Schnitte erfolgen.

■ Arthrographie

Arthrographie ist die Einbringung eines Kontrastmittels („positives": jodhaltiges Kontrastmittel, „negatives": Luft, oder deren Kombination) in den Gelenkspalt. Trotz der Entwicklung neuerer bildgebender Verfahren wie CT und MRT behält die Arthrographie ihren Stellenwert in der täglichen radiologischen Praxis. Dabei beruht ihre zunehmende Beliebtheit teilweise auf Fortschritten in Technik und Interpretation. Daß sie technisch nicht schwierig und einfacher zu befunden ist als Sonographie, CT oder MRT, läßt sie zur Beurteilung verschiedener Gelenke wünschenswert erscheinen. Zwar läßt sich in praktisch jedes Gelenk Kontrastmittel einbringen, doch führt man derzeit die Untersuchung am häufigsten an Schulter, Hand-, Sprung- und Ellbogengelenk durch. Dabei sind vorherige Nativaufnahmen wichtig, da das Kontrastmittel manche Gelenkanomalien verdecken kann (z. B. freie Gelenkkörper), die in den Übersichten leicht zu sehen sind. Besonders leistungsstark ist die Arthrographie beim Nachweis der Rotatorenmanschettenruptur (Abb. 2-9; vgl. auch Abb. 5-47 u. 5-48) und der Capsulitis adhaesiva der Schulter (vgl. Abb. 5-52) sowie bei der Osteochondrosis dissecans, freien Gelenkkörpern und subtilen Gelenkknorpelanomalien des Ellbogengelenks (vgl. Abb. 5-90). Am Handgelenk ist sie immer noch das beste Verfahren zur Beurteilung von Anomalien des Fibrocartilago triangularis-Komplexes (vgl. Abb. 6-64). Die Einführung der Injektion in die 3 Kompartimente sowie die Kombination der Handgelenkarthrographie mit der digitalen Subtraktionsarthrographie (vgl. Abb. 2-2) und der Arthro-CT nach der Arthrographie machten diese Methode nahezu zum Vorgehen der Wahl bei der Abklärung eines schmerzhaften Handgelenks.

Inzwischen wurde die Arthrographie des Knies weitgehend durch die MRT ersetzt, doch kann man sie immer noch für den Nachweis von Verletzungen der Weichteile,

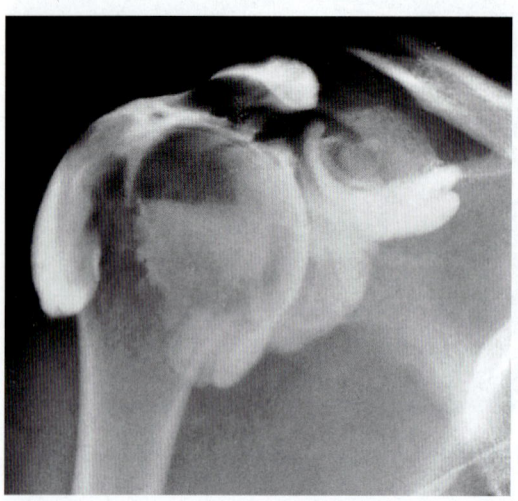
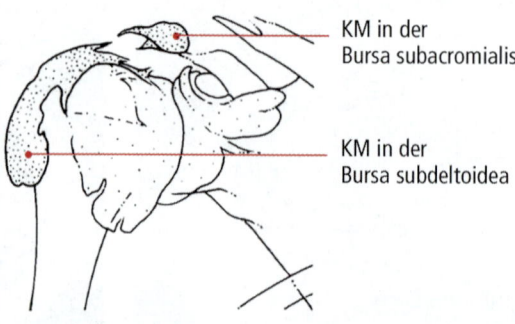

Abb. 2-9. Schulterarthrographie. Nach der Kontrastmittelinjektion in das Schultergelenk sieht man den Komplex aus Bursa subacromialis und Bursa subdeltoidea als Zeichen einer Rotatorenmanschettenruptur kontrastiert

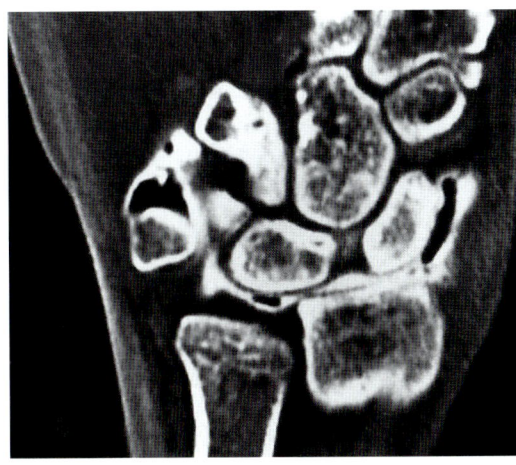 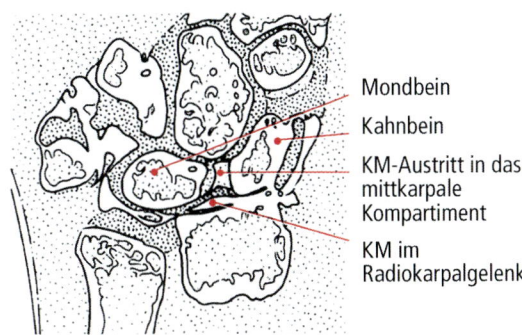

Abb. 2-10. Das koronare CT-Arthrogramm des Handgelenks zeigt einen subtilen Kontrastmittelaustritt aus dem Radiokarpalgelenk über einen Riß des skapholunären Bands, ein Befund, der in der routinemäßigen Handgelenkarthrographie nicht nachweisbar war

wie Gelenkkapsel, Menisken und verschiedenen Bändern, einsetzen (vgl. Abb. 8-58). Ferner liefert sie wichtige Informationen zum Zustand des Gelenkknorpels, besonders beim Verdacht auf subtile Knorpel- oder Knorpel-Knochen-Frakturen, oder wenn das Vorliegen oder Fehlen freier Gelenkkörper zu sichern sind (vgl. Abb. 8-44 u. 8-48).

Bei der Untersuchung eines jeglichen Gelenks läßt sich die Arthrographie mit der Tomographie (sog. Arthrotomographie), mit der CT (CT-Arthrographie; Abb. 2-10) oder mit digitalen Bildverfahren (digitale Subtraktionsarthrographie; vgl. Abb. 2-2) kombinieren, wodurch sie zusätzliche Informationen erbringt.

Es gibt nur relativ wenige Kontraindikationen zur Arthrographie; selbst die Überempfindlichkeit auf Jod ist eine nur relative Kontraindikation, da man in diesem Falle eine Einfachkontrastdarstellung mit Luft allein durchführen kann.

■ Tenographie und Bursographie

Manchmal injiziert man Kontrastmittel in eine Sehnenscheide, um die Intaktheit der Sehne zu bestimmen – die sog. Tenographie (vgl. Abb. 9-12 u. 9-64). Seit der Einführung von CT und MRT setzt man diese Methode jedoch nur noch selten ein; die klinischen Anwendungen sind relativ eingeengt und beschränken sich hauptsächlich auf die Beurteilung traumatischer oder entzündlicher Veränderungen der Sehnen (wie von Mm. peronaei longus et brevis, tibialis anterior et posterior und M. flexor digitorum longus) an der unteren Gliedmaße, dagegen an der oberen Gliedmaße zur Synovialisdarstellung der Sehnenscheiden im Karpaltunnel.

Die Bursographie erfordert die Injektion von Kontrastmittel in die diversen Schleimbeutel; im allgemeinen ist diese Methode obsolet, nur manchmal noch erfolgt eine direkte Einspritzung von Kontrastmittel in den Komplex von Bursa subacromialis und Bursa subdeltoidea zum Nachweis partieller Rotatorenmanschettenrisse.

■ Angiographie

Die direkte selektive Kontrastmittelinjektion in Äste des arteriellen und venösen Systems hat erheblich dabei geholfen, die Beteiligung des Kreislaufsystems bei den unterschiedlichen Krankheiten abzuklären, und stellt eine genaue Methode zum Nachweis örtlicher pathologischer Veränderungen dar. Bei der Arteriographie wird ein Kontrastmittel in Arterien injiziert, anschließend folgen Aufnahmen in rascher Bildsequenz; bei der Phlebographie wird das Kontrastmittel in Venen injiziert. Beide Verfahren werden bei der Abklärung von Verletzungen häufig eingesetzt, vor allem beim Verdacht auf eine Begleitverletzung des Kreislaufsystems (vgl. Abb. 2-3 u. 4-10).

Bei der Beurteilung von Tumoren sind die Hauptaufgaben der Arteriographie die Darstellung der Knochenläsionen, der Nachweis der Vaskularisation der Veränderung und die Bestimmung der Tumorausdehnung; ferner dient sie der Demonstration der Gefäßversorgung des Tumors und der Lokalisation von Gefäßen, die sich für eine präoperative intraarterielle Chemotherapie eignen. Von hohem Wert ist sie beim Nachweis einer für die offene Biopsie geeigneten Gegend, da der Tumoranteil mit der stärksten Gefäßversorgung die aggressivste Komponente enthält. Manchmal kann man die Arteriographie zum Nachweis abnormer Tumorgefäße einsetzen, was dann die Befunde der Übersichts- und Tomographieaufnahmen bestärkt (vgl. Abb. 15-11B). Oft ist die Arteriographie bei der Planung Gliedmaßen erhaltender Operationen von höchstem Wert, da sie die regionale Gefäßanatomie aufzeigt und somit bei der Planung der Resektion hilft. Daneben setzt man sie manchmal ein, um die großen Gefäße vor der Resektion eines benignen Tumors zu markieren (vgl. Abb. 15-12), ferner läßt sie sich kombiniert vor der weiteren Behandlung als interventionelles Verfahren, z. B. für die Embolisation eines stark vaskularisierten Tumors, verwenden (vgl. Abb. 15-13).

Myelographie

Während dieser Untersuchung werden wasserlösliche Kontrastmittel in den Subarachnoidalraum injiziert, wo sie sich frei mit dem Liquor vermischen und eine Säule strahlendichter Flüssigkeit mit höherem spezifischem Gewicht als dem der nichtkontrastierten Flüssigkeit bilden. Die Umlagerung/Kippung des Patienten ermöglicht dann, daß die kontrastierte Flüssigkeit unter Schwerkrafteinfluß im Durasack aufsteigt oder absinkt (vgl. Abb. 10-16 u. 10-47). Die Punktion erfolgt meist in Höhe der Wirbelzwischenräume L2/3 oder L3/4. Zur zervikalen Myelographie wird in Höhe C1/2 punktiert (vgl. Abb. 10-16A). Die Myelographie ist inzwischen weitgehend durch die hochauflösende CT und die qualitativ hochwertige MRT abgelöst worden (wird aber noch öfters in Kombination mit der Myelo-CT durchgeführt; Anm. des Übersetzers).

Diskographie

Diskographie ist die Injektion von Kontrastmittel in den Nucleus pulposus; sie ist zwar umstritten und von vielen Untersuchern inzwischen aufgegeben worden, doch kann sie bei strenger Indikation und sauberer Technik wertvolle Information erbringen, so bei der Suche nach der Ursache von Kreuzschmerzen. Sie ist kein rein bildgebendes Verfahren, da die untersuchungsbedingten Symptome (Schmerz unter der Injektion) gar als diagnostisch wertvoller denn die dabei erhaltenen Aufnahmen angesehen werden. Immer sollte man sie mit der CT kombinieren (sog. CT-Diskographie; vgl. Abb. 10-48 u. 10-49). Nach einer offiziellen Stellungnahme des Executive Committee of the North American Spine Society zur Diskographie im Jahr 1988 „ist diese indiziert bei Patienten mit andauernden Wirbelsäulenschmerzen mit oder ohne Extemitätenschmerzen bei einer Dauer von über 4 Monaten, wenn der Schmerz auf keine der angemessenen konservativen Behandlungsmethoden angesprochen hat". Nach dieser Feststellung sollte sich der Patient also vor einer Diskographie zunächst anderen bildgebenden Untersuchungen unterziehen (wie CT, MRT und Myelographie), wobei eine operative Behandlung dieser Probleme anstehen sollte.

Sonographie

In den letzten Jahren erreichte die Sonographie in der Radiologie einen hohen Stellenwert, sie wird jedoch in der Skelettradiologie nur selten eingesetzt. Dabei bietet sie mehrere Vorteile: Sie ist relativ kostengünstig, erlaubt den Vergleich mit der (gesunden) Gegenseite, verwendet keinerlei ionisierende Strahlung und läßt sich auch am Krankenbett oder im Operationssaal anwenden. Sie basiert als nichtinvasives bildgebendes Verfahren auf der Interaktion der ausgesendeten Schallwellen mit den Gewebegrenzflächen im Körper. Wann immer die gerichtet und gepulst abgestrahlten Schallwellen auf eine Grenzfläche zwischen 2 Gewebelagen unterschiedlicher akustischer Impedanz treffen, kommt es zu einer Reflexion oder Refraktion. Die zum Schallkopf zurückgeworfenen Schallwellen werden aufgezeichnet und in Bilder umgewandelt.

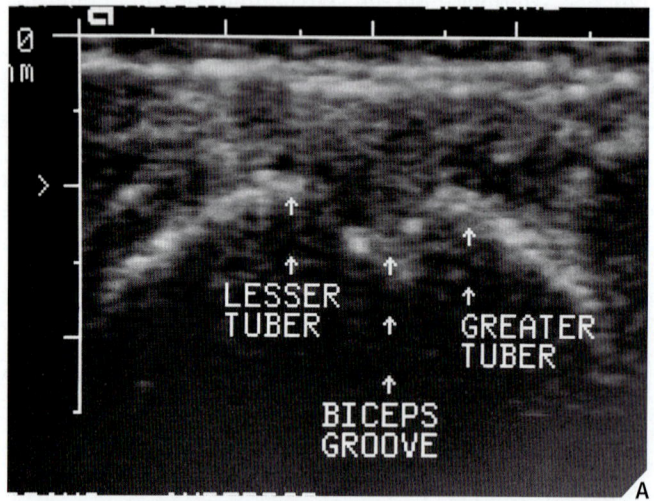
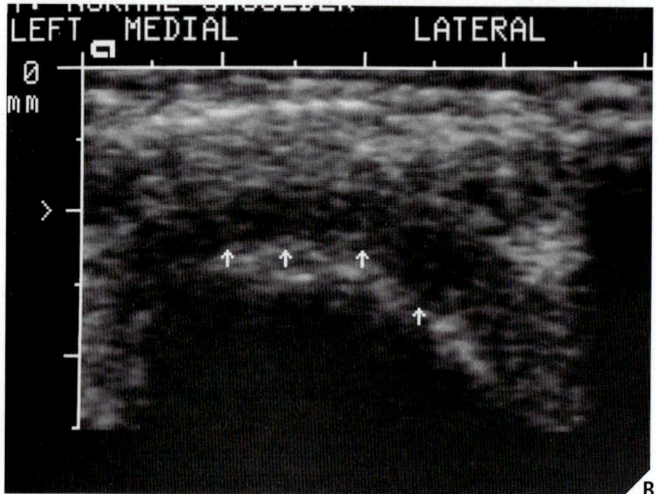

Abb. 2-11. Sonographie der Schulter. Man erkennt gut (**A**) die knöchernen Leitstrukturen (Tuberculum maius und minus sowie die Bizepssehnenrinne) und (**B**) die Sehnenstrukturen (Supraspinatussehne)

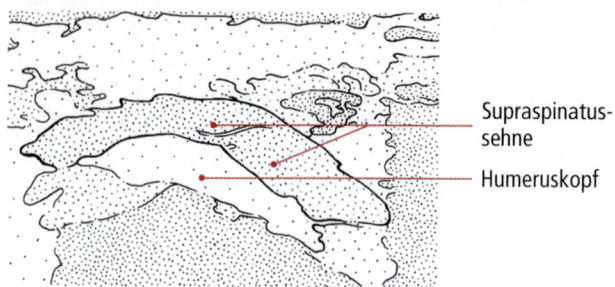

Erhältlich sind derzeit verschiedene Typen von Ultraschallgeräten. Dabei liefern die moderneren Geräte eine dynamische Information in Echtzeit („real time"), ähnlich der Information bei der Durchleuchtung. Bei der Real-time-Sonographie lassen sich durch bloßes Schwenken des Schallkopfes Bilder in jeder gewünschten Ebene erlangen. So lassen sich Quer-, Längs- und beliebige Schrägschnittbilder erzeugen. Dank moderner Sondentechnik ist der Einsatz der Sonographie in der Skelettradiologie in einem gewissen Grad breiter geworden (Abb. 2-11). Höherfrequente Schallwandler mit 7,5 MHz oder 10 MHz bieten eine hervorragende räumliche Auflösung und sind ideal für die bildgebende Diagnostik am Extremitätenskelett geeignet.

Zu den sonographischen Anwendungsgebieten in der Skelettradiologie zählt die Beurteilung der Rotatorenmanschette und von Verletzungen diverser Sehnen (z. B. der Achillessehne) sowie gelegentlich von Weichteiltumoren (wie dem Hämangiom).

Wichtigste Anwendung ist allerdings die Beurteilung der Säuglingshüfte; hier ist die Sonographie das bildgebende Verfahren der ersten Wahl, wozu folgendes beiträgt: die Zusammensetzung des Hüftgelenks aus Knorpel, die Möglichkeit der Real-time-Untersuchung zur Untersuchung der Gelenkbewegung und unter Belastung, das Fehlen ionisierender Strahlung und die gute Kosteneffektivität. Neueste Entwicklung auf diesem Gebiet ist die Einführung der dreidimensionalen Sonographie zur Beurteilung der entwicklungsbedingten Hüftdysplasie. Die 3D-Sonographie erlaubt die Untersuchung in einer zusätzlichen sagittalen Schnittebene (Schnittbild) und in kraniokaudaler Projektion (drehbares räumliches Bild). Diese Technik gestattet eine vorzügliche Darstellung der Lageverhältnisse von Femurkopf und Hüftpfanne und von der Umfassung des Femurkopfs (sog. containment; vgl. Abb. 31-16 u. 31-17).

In den letzten Jahren wird nun die Sonographie bei rheumatischen Krankheiten auch in mehreren Körperregionen eingesetzt, hier vor allem zum Nachweis intraartikulärer und periartikulärer Flüssigkeitsansammlungen und zur Differenzierung von Raumforderungen in der Fossa poplitea (z. B. Aneurysma gegen Baker-Zyste oder Synovialishypertrophie).

In den letzten Jahren entwickelte Sonographietechniken wie die Doppler-Sonographie oder die farbcodierte Duplex-Flußsonographie, die die Fließbewegung der Erythrozyten farbig darstellen, erlangten in der Skelettradiologie hingegen nur beschränkte Anwendung. Häuptsächlich verwendet man diese bildgebenden Verfahren zum Nachweis arterieller Stenosen und der Phlebothrombose. Es liegen jedoch einige wenige Berichte vor, die den Einsatz dieser Technik hinsichtlich der Gefäßversorgung von Weichteiltumoren behandeln.

■ Szintigraphie (Radionuklidknochenszintigraphie)

Die Szintigraphie stellt als bildgebendes Verfahren die Verteilung eines zuvor in das Gefäßsystem injizierten Radio-

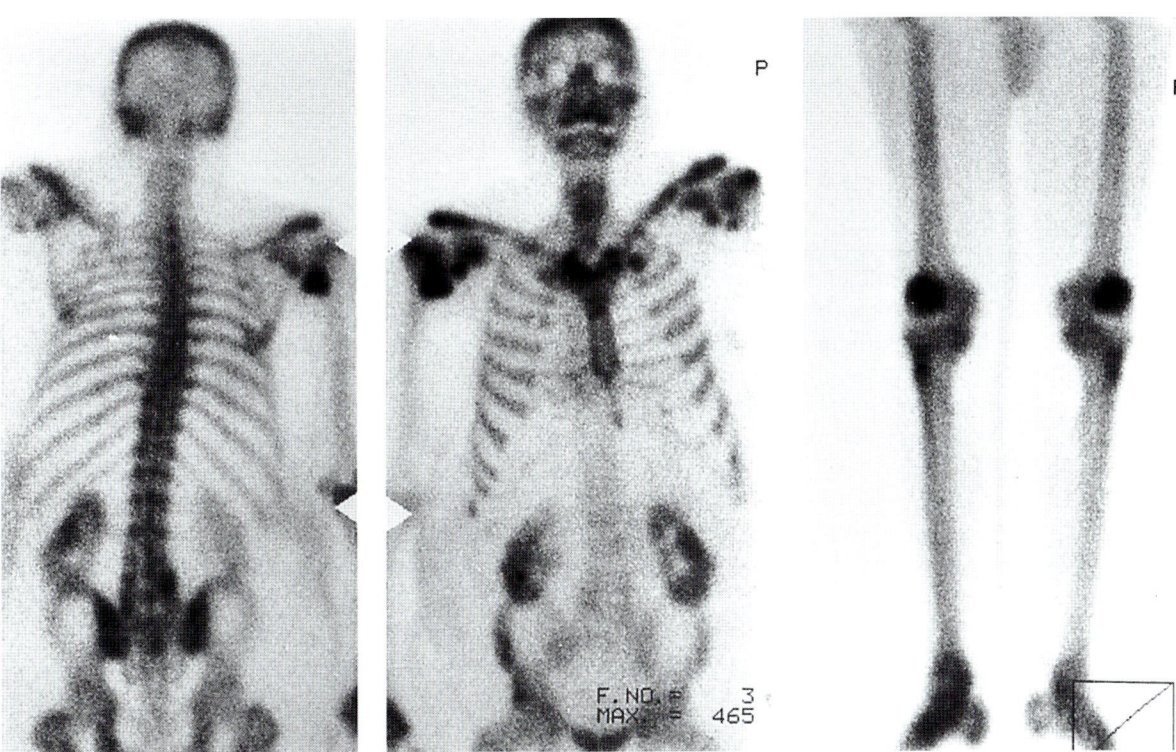

Abb. 2-12. Das Skelettszintigramm eines Patienten mit Nierenleiden und sekundärem Hyperparathyreoidismus zeigt mehrere Normabweichungen: eine Hydronephrose links durch Harnwegsverlegung, resorptive Veränderungen an den lateralen Schlüsselbeinenden und eine periartikuläre Weichteilverkalkung im Bereich beider Schultern

nuklids im Knochen dar. Nach der intravenösen Injektion eines Radionuklids lagert man den Patienten unter eine Szintillationskamera, die die Verteilung des Radiopharmakons im Knochen durch die Messung der Interaktion der aus dem Körper emittierten Gammastrahlung mittels Natriumjodidkristallen im Kamerakopf vornimmt. Man erhält die Szintigramme in multiplen Einstellungen und kann wahlweise den gesamten Körper oder auch nur ausgewählte Abschnitte abbilden.

Einer der Hauptvorteile der Skelettszintigraphie gegenüber allen anderen bildgebenden Verfahren ist ihre Fähigkeit, das gesamte Skelett simultan darzustellen (Abb. 2-12). Wie Johnson anmerkte, liefert sie ein „metabolisches Bild", das eine Läsion anatomisch lokalisiert, indem sie seine metabolische Aktivität im Vergleich mit benachbartem normalem Knochen prüft. Das Knochenszintigramm kann das Vorliegen einer Krankheit sichern, die Verteilung der Läsionen aufzeigen und bei der Beurteilung des pathologischen Prozesses helfen. Zu den Indikationen für die Skelettszintigraphie zählen traumatische Veränderungen, Tumoren (Primärtumoren und Metastasen), die diversen Arthritiden, Infektionen und metabolische Knochenleiden. Dabei kann die hiermit entdeckte Anomalie entweder als verminderte Einspeicherung des knochensuchenden Radiopharmakons imponieren (z.B. im Frühstadium einer Osteonekrose) oder aber als vermehrte Akkretion (wie z.B. bei Fraktur, Neoplasie oder Osteomyelitisherd etc.). Einige Strukturen können auch unter normalen Umständen eine vermehrte Aktivität zeigen (wie die Sakroiliakalgelenke oder normale Wachstumsfugen).

Die Szintigraphie ist ein hochsensitives bildgebendes Verfahren, dagegen ist sie nicht sehr spezifisch und kann auch nicht die verschiedenen Prozesse unterscheiden, die eine vermehrte Einspeicherung hervorrufen können. Manchmal kann sie jedoch eine sehr spezifische Information beisteuern und auch die Diagnose nahelegen, beispielsweise beim multiplen Myelom oder beim Osteoidosteom. Bei der Suche nach dem Plasmozytom kann die Szintigraphie zwischen den sehr ähnlich aussehenden Metastasen in den meisten Fällen sehr wohl unterscheiden, da es bei den meisten Myelompatienten zu keiner signifikanten Einspeicherung des Radionuklids kommt, während diese bei den Skelettmetastasen unweigerlich erheblich vermehrt ist. Beim Osteoidosteom zeigt das typische Szintigramm das Zeichen der sog. „doppelten Dichte" – eine höhere, durch den Nidus bedingte Speicherung im Zentrum und eine weniger gesteigerte Akkretion an der Peripherie, hervorgerufen durch die reaktive, den Nidus umgebende Sklerose (Abb. 2-13).

Das Skelettszintigramm ist ein Indikator des Mineralumsatzes. Da Radiopharmaka in aller Regel an Orten sich verändernden oder heilenden Knochens vermehrt eingespeichert werden, ist die Szintigraphie bei der Lokalisation von Tumoren und tumor-like lesions im Skelett von Nutzen. Besonders hilfreich ist dies bei Krankheiten wie der fibrösen Dysplasie, der Langerhanszellhistiozytose oder Karzinommetastasen, wo man mehr als nur eine Läsion vorfindet und einige auch „stumme" Krankheitsorte repräsentieren können. Ferner spielt sie bei der Ortung kleiner Veränderungen eine wichtige Rolle, wie beim Osteoidosteom, das in Röntgenübersichtsaufnahmen nicht immer zu finden ist. In den meisten Fällen kann die Knochenszintigraphie nicht zwischen benignen Veränderungen und malignen Tumoren unterscheiden, weil in beiden Fällen eine vermehrte Durchblutung mit folglich gesteigerter Deposition und eine vermehrte Osteoblastenaktivität stattfinden.

Bei Verletzungen ist die Szintigraphie in der Frühdiagnose von Ermüdungsfrakturen äußerst hilfreich. Diese Brüche können in Übersichtsaufnahmen und sogar tomographisch unsichtbar sein. Wertvolle Informationen liefert sie auch bei der Diagnose von Skaphoidfrakturen oder von Schenkelhalsbrüchen bei älteren Menschen, wenn hier die Routinenröntgenaufnahmen normal erscheinen.

Nützlich ist die Szintigraphie ferner bei metabolischen Störungen, beispielsweise dabei, das Ausmaß eines Morbus Paget zu bestimmen (vgl. Abb. 25-11) und den Therapieerfolg zu kontrollieren. Zwar bietet sie bei Patienten mit diffuser Osteoporose keine Hilfestellung, kann aber gelegentlich zur Unterscheidung der Osteoporose von der Osteomalazie beitragen wie auch bei der Differenzierung multipler Wirbelkörperbrüche wegen Osteoporose oder wegen Karzinommetastasen.

Häufig setzt man die Szintigraphie bei der Abklärung von Infektionen ein. Hier sind besonders Technetium-99m-Methylendiphosphonat (Tc-99m-MDP) und Indium-111 beim Nachweis einer frühen oder späten okkulten Osteomyelitis hochsensitiv. Bei der chronischen Osteomyelitis erweist sich hingegen Gallium-67-Citrat im Nachweis des Therapieerfolgs oder der Therapieresistenz genauer als Tc-99m-Phosphat. Zum Nachweis des Rezidivs einer aktiven Osteomyelitis bei Patienten mit einer chronischen Osteomyelitis scheint heute das Radionuklid Indium-111 das Mittel der Wahl. Allerdings sei betont, daß sich mit Indium-111 markierte Leukozyten auch im aktiven Knochenmark ansammeln und so die Sensitivität beim Nachweis einer chronischen Osteomyelitis mindern. So wurde zur Verbesserung der Diagnostik bei dieser Technik die Kombination einer Tc-99m-Schwefelkolloidszintigraphie mit einer Leukozytenszintigraphie mit Indium-111 angeraten. Das 3- oder 4-Phasen-Szintigramm mit Technetiumphosphat kann man wirkungsvoll für die Unterscheidung einer Weichteilinfektion (Zellulitis) von einer Knocheninfektion (Osteomyelitis) einsetzen.

Bei den neoplastischen Leiden ist wohl die Suche nach Knochenmetastasen die häufigste Indikation zur Skelettszintigraphie. Ferner verwendet man sie häufig, um das Ausmaß einer Krankheit zu bestimmen oder für den Nachweis sog. „skipped lesions" oder intraossärer Metastasen; dagegen ist sie nicht die Methode der Wahl, wenn es gilt, die Ausdehnung einer Läsion im Knochen selbst zu bestimmen. Nochmals wollen wir betonen, daß die Szintigraphie allein den Typ eines Tumors nicht bestimmen kann, doch kann sie dabei helfen, einige Primärtumoren

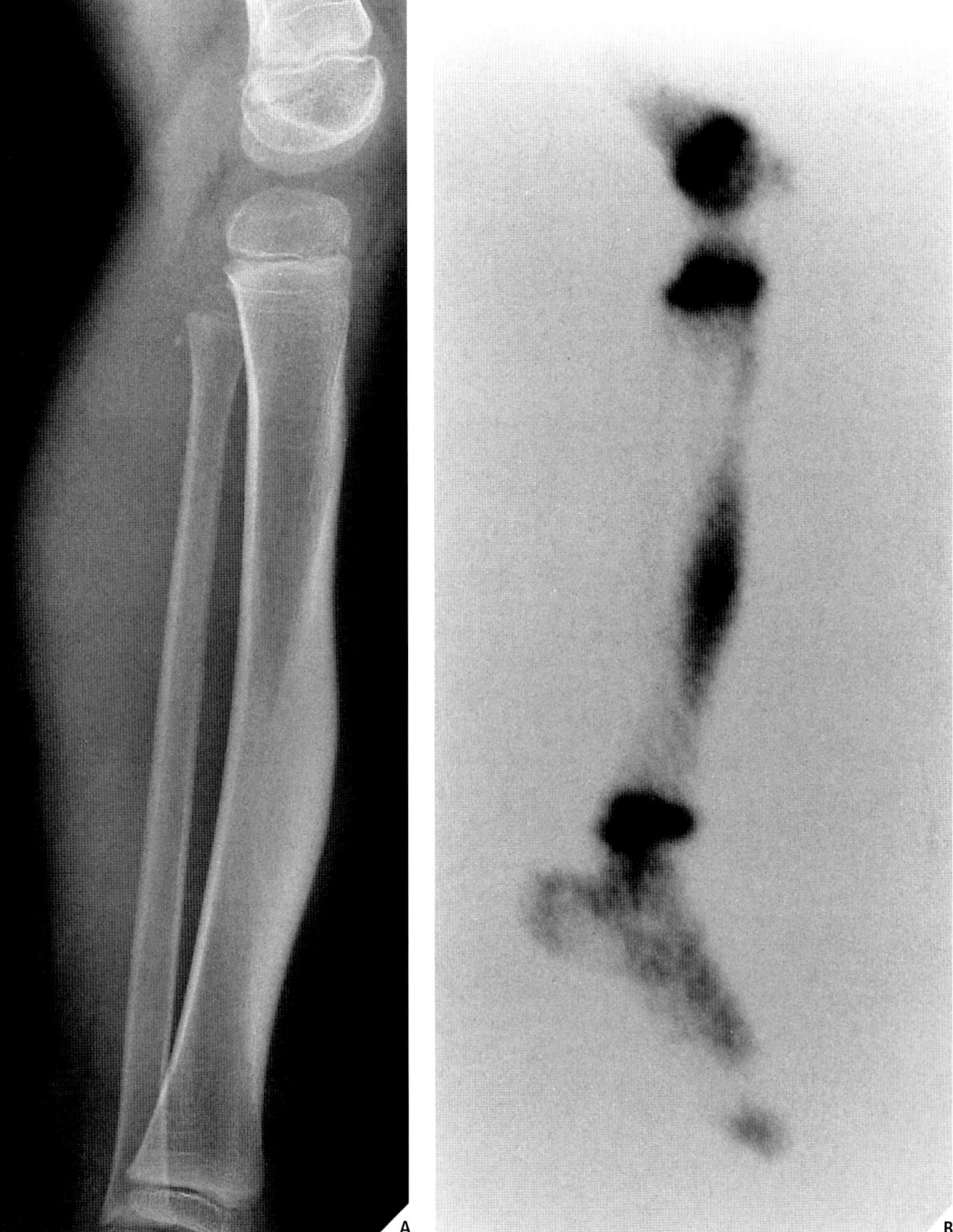

Abb. 2-13. Dieses 4jährige Mädchen bot Symptome, die an ein Osteoidosteom denken ließen, doch konnte die Übersichtsaufnahme (**A**) keinen Nidus nachweisen. **B** Die Skelettszintigraphie zeigt das charakteristische Zeichen der „doppelten Dichte": die vermehrte zentrale Einspeicherung beruht auf dem Nidus des Osteoidosteoms, während eine weniger intensive Anreicherung in der Peripherie die reaktive Sklerosierung markiert

TEIL I - Einführung

wie auch multifokale Veränderungen aufzudecken (z. B. ein multizentrisches Osteosarkom).

Die Szintigraphie mit Tc-99m-MDP wird hauptsächlich eingesetzt, um festzulegen, ob eine Veränderung monostotisch oder polyostotisch ist, weshalb eine solche Untersuchung für das Staging eines Knochentumors wesentlich ist. Man denke also immer daran, daß zwar das Ausmaß der Speicherungsanomalie mit der Aggressivität einer Veränderung korrelieren kann, dies aber nicht mit dem histologischen Grading übereinzustimmen braucht. Gallium-67 kann sich in einem Weichteilsarkom einspeichern und damit helfen, ein Sarkom von einer benignen Weichteilläsion zu unterscheiden.

Nun kann zwar die Szintigraphie helfen, das Ausmaß eines primären malignen Tumors im Knochen nachzuweisen, sie ist dabei aber nicht so genau wie CT oder MRT. Von Nutzen kann sie beim Nachweis des Lokalrezidivs eines Tumors sein und manchmal auch Erfolg oder Versagen der Behandlung (Strahlen- oder Polychemotherapie) dokumentieren.

Bei der Beurteilung von Arthritiden leistet die Szintigraphie die größten Dienste durch den Nachweis des Verteilungsmusters im Skelett und ersetzte dadurch völlig den früher verwendeten röntgenologischen Gelenkstatus (vgl. Abb. 11-13A). Die Szintigraphie kann also die Verteilung der arthritischen Veränderungen nicht nur an den kleinen und den großen Gelenken dokumentieren, sondern auch in Regionen, wo die konventionelle Diagnostik diese meist nicht aufdeckt, so beispielsweise im Manubriosternal- oder im Kiefergelenk. Für die Szintigraphie sind mehrere knochensuchende Substanzen verfügbar.

Diphosphonate

Die letzten Jahre brachten erhebliche Fortschritte bei der Entwicklung neuer, Gammastrahlen aussendender Diagnostika für die Radionuklidszintigraphie.

Die heute für die Skelettszintigraphie eingesetzten Radiopharmaka umfassen organische Diphosphonate, Ethylendiphosphonate (HEPD), Methylendiphosphonate (MDP) und Methanhydroxydiphosphonate (HNDP), welche allesamt mit Technetium-99m markiert sind, einem reinen Gammastrahler mit einer Halbwertszeit von 6 Stunden. Am häufigsten verwendet wird das Methylendiphosphonat, insbesondere bei Erwachsenen; die Regeldosis liegt bei etwa 15 mCi (555 MBq) Technetium-99m. Nach der intravenösen Injektion des Radionuklids gehen etwa 50% der Dosis in den Knochen, der Rest zirkuliert frei im Blut und wird über die Nieren ausgeschieden. Mittels einer Gammakamera kann man dann das Verfahren der Vier-Phasen-Szintigraphie anwenden. Die erste Phase, das *Radionuklidangiogramm*, ist der Zeitraum der ersten Minute nach Injektion, in der man das Nuklid in den Serienaufnahmen im Abstand von jeweils 2 Sekunden in den größeren Blutgefäßen erkennt. In der zweiten Phase, der *Blutpoolphase*, die etwa den Zeitraum von 1–3 Minuten nach Injektion umfaßt, sieht man das Isotop im Gefäßsystem und im Extrazellulärraum der Weichteile, bevor es vom Knochen aufgenomen wird. Die dritte Phase – die *statische Knochenphase* – liegt in der Regel 2–3 Stunden nach Injektion und zeigt das Radionuklid im Knochen. Diese Phase kann man wiederum in zwei Phasen unterteilen: In der ersten diffundiert das Isotop passiv durch die Blutkapillaren, in der zweiten wird es im Knochen konzentriert. Zur intensivsten lokalen Anreicherung kommt es in Phase 1 und 2 in Regionen mit vermehrter Durchblutung und in Phase 3 in Gebieten mit einer Steigerung von osteogener Aktivität, Kalziumstoffwechsel und Knochenumsatz. Die vierte Phase ist ein *statisches Bild* nach 24 Stunden.

Gallium-67

Gallium-67-Citrat findet häufigen Einsatz in der Diagnostik infektiöser Knochen- und Gelenkprozesse. Zwar sind die Weichteile der Zielort der Galliumlokalisation, doch wird Gallium auch in einem bestimmten Ausmaß im Knochen gespeichert, da es als Kalziumanalogon in das Kalziumhydroxylapatit inkorporiert wird, ferner wegen seines Verhaltens als Eisenanalogon auch im Knochenmark. Gallium reichert sich in Infektionsbereichen wegen seiner Verbindung mit bakteriellem und zellulärem Debris wie auch mit Leukozyten an. Da die weißen Blutzellen in Entzündungs- und Infektionsherde wandern, wird auch ein bestimmter Teil des Galliums intrazellulär in diese Orte transportiert. Die Sensitivität von Gallium-67 variiert beim Abszeßnachweis zwischen 58% und 100%, bei der Spezifität zwischen 75% und 99%. Die Szintigramme fertigt man meist 6 und 24 Stunden nach Injektion von 5 mCi (185 MBq) dieses Nuklids an. Extrem genau sind diese Aufnahmen in der Verlaufskontrolle der Behandlung einer chronischen Osteomyelitis und der infektiösen Arthritis. Vor allem geht die wechselnde Anreicherung von Gallium bei der septischen Arthritis dem klinischen Verlauf viel mehr parallel als die technetiummarkierter Diphosphonate. Ferner verwendet man die Galliumszintigraphie zur Differenzierung eines Sarkoms von einer benignen Veränderung der Weichteile.

Indium-111

Die Meinungen zu den diagnostischen Vorteilen von Indium-111-Oxin-markierten Leukozyten gegenüber den anderen knochensuchenden Radionukliden beim Nachweis inflammatorischer Veränderungen des Skeletts sind immer noch geteilt. Da Indium-111-markierte Leukozyten nicht generell in Regionen gesteigerten Knochenumsatzes inkorporiert werden, spiegelt dieses Nuklid wohl nur die entzündliche Aktivität wider; frühere Erfahrungen konnten zeigen, daß es beim Nachweis von Abszessen oder akuter Infektionsprozesse einschließlich der Osteomyelitis und der septischen Arthritis spezifisch ist. Seine Sensitivität reicht von 75% bis 90%, seine Spezifität liegt nach den bislang mitgeteilten Berichten bei 91%. Falsch negative Ergebnisse sieht man oft bei Patienten mit chronischen Infektionen bei gleichzeitig vermindertem Zufluß der zirkulierenden Leukozyten, falsch positive dagegen bei Patienten mit einem inflammatorischen Prozeß ohne Infektion (wie rheumatoide Arthritis, die fälschlich für eine septische Arthritis gehalten wird).

Nanokolloide

In den letzten Jahren wurden in Europa experimentell sehr kleine, mit Technetium-99m markierte Kolloidpartikel aus Humanserumalbumin für die Abbildung des Knochenmarks eingesetzt. Etwa 86% dieser Partikel sind kleiner als 30 nm, der Rest liegt bei 30–80 nm. Dieses Nanokolloid zeigt eine Sensitivität für den Nachweis einer Osteomyelitis der Extremitäten gleich der von indiummarkierten Leukozyten.

Immunglobuline

In den letzten Jahren wurden radioaktiv markierte humane polyklonale IgG für den Bildnachweis einer Infektion verwendet. Man glaubt, daß sich dieses markierte Immunglobulin an Fc-Rezeptoren bindet, die von Zellen (Makrophagen, polymorphkernige Leukozyten, Lymphozyten) exprimiert werden, die bei einer Entzündungsreaktion mitwirken. In einer Studie an 128 Patienten erwiesen polyklonale IgG eine Sensitivität von 91% und eine Spezifität von 100%. Polyklonale Immunglobuline besitzen eine Reihe von Vorteilen, wie rasche Verfügbarkeit als Kit und die Tatsache, daß sie keine Markierung in vivo erfordern.

Chemotaktische Peptide

Die Forschergruppe, die das mit Indium-111 markierte IgG entwickelte, leistete auch Pionierarbeit bei der Verwendung radioaktiv markierter chemotaktischer Peptide zum Bildnachweis der Infektion. Es handelt sich um kleine, von Bakterien gebildete Peptide. Sie binden sich mit hoher Affinität an Rezeptoren der Zellmembran polymorphkerniger Leukozyten und einkerniger Monozyten und stimulieren damit die Chemotaxis. Statt die nativen Peptide zu verwenden, wurden synthetische Analoga geschaffen, die eine Markierung mit Radioisotopen erlauben. Die geringe Größe der mit Indium-111 markierten chemotaktischen Peptide ermöglicht es ihnen, rasch die Gefäßwand zu passieren und in den Infektionsort einzudringen.

■ Single Photon Emission Computed Tomography

Mit der Entwicklung der Single Photon Emission Tomography (SPET) und der Single Photon Emission Computed Tomography (SPECT) hat sich die diagnostische Genauigkeit in der Beurteilung von Knochen- und Gelenkanomalien immens verbessert. Die Effizienz der SPECT-Geräte stieg mit der Einführung multipler Kristalldetektoren, von Fächerstrahlen und konischen Strahlenkollimatoren, mit der Aufzeichnung einer größeren Photonenzahl und ferner dank verbesserter Algorithmen. Im Vergleich zu den Projektionsaufnahmen bietet SPECT eine verbesserte Kontrastauflösung, indem sie mittels der tomographischen Arbeitsweise das „Rauschen" der Gewebe außerhalb der Abbildungsschicht ähnlich dem bei der konventionellen Tomographie ausschaltet (Abb. 2-14). Sie liefert aber neben der qualitativen Information zur Aufnahme knochensuchender Radiopharmazeutika auch quantitative Daten.

Der grundsätzliche Nutzen der SPECT liegt in einer verbesserten Detektion und anatomischen Lokalisation, was wiederum eine gesteigerte diagnostische Sensitivität bedingt. Als besonders nutzbringend erwies sich die SPECT beim Läsionennachweis in großen und komplexen anatomischen Strukturen, in den sie die Entfernung über- und unterlagerter Aktivität aus der Region des Interesses erlaubt. Breiteste Anwendungen sind inzwischen Untersuchungen von Wirbelsäule, Becken, Knie- und Sprunggelenk. Bei Verwendung der SPECT-Technik an der Wirbelsäule kann man beispielsweise Läsionen in den verschiedenen Teilen eines Wirbels lokalisieren (also in Wirbelkörper, Bogenwurzel, Gelenkfortsatz, Lamina, Pars interarticularis, sowie Dorn- und Querfortsatz). Am Knie erwiesen sich die SPECT-Bilder beim Nachweis von Meniskusrissen als höchst effizient.

■ Magnetresonanztomographie

Die Magnetresonanztomographie (MRT, Kernspintomographie) beruht auf der Wiederaussendung eines absorbierten Hochfrequenzsignals (rf-Signal), während der Patient sich in einem starken Magnetfeld befindet. Dabei wird das äußere Magnetfeld meist durch einen Magneten mit einer Feldstärke von 0,2 bis 1,5 Tesla (T) erzeugt. Zu dem System gehören der Magnet, Hochfrequenzspulen (Sender und Empfänger), Gradientenspulen sowie eine Rechnereinheit mit digitalem Speicher. Mangels Raum wollen wir hier nicht die physikalischen Grundlagen der MRT im Detail abhandeln, sondern nur einen kurzen Überblick geben.

Die Fähigkeit der MRT, Körperteile abzubilden, gründet auf dem inneren magnetischen Moment (Spin) der Atomkerne mit ungerader Zahl von Protonen und/oder Neutronen (z. B. Wasserstoff) und einem daraus sich ergebenden magnetischen Moment. Die Atomkerne, die innerhalb eines magnetischen Feldes aus der sonstigen Anordnung ihrer Magnetdipole ausgelenkt werden, ordnen sich dann längs der Magnetfeldlinien an. Die Einstrahlung einer gepulsten Radiohochfrequenz (RHf) bewirkt, daß die Atomkerne Energie absorbieren, und induziert eine Schwingungsresonanz bestimmter Kerne, welche deren Ausrichtung zum Magnetfeld bewirkt. Die hierfür erforderliche Pulsfrequenz bestimmen die Magnetfeldstärke und die jeweils zu untersuchende Atomkernart. Wird das Hochfrequenzfeld ausgeschaltet, dann wird die beim

TEIL I - Einführung

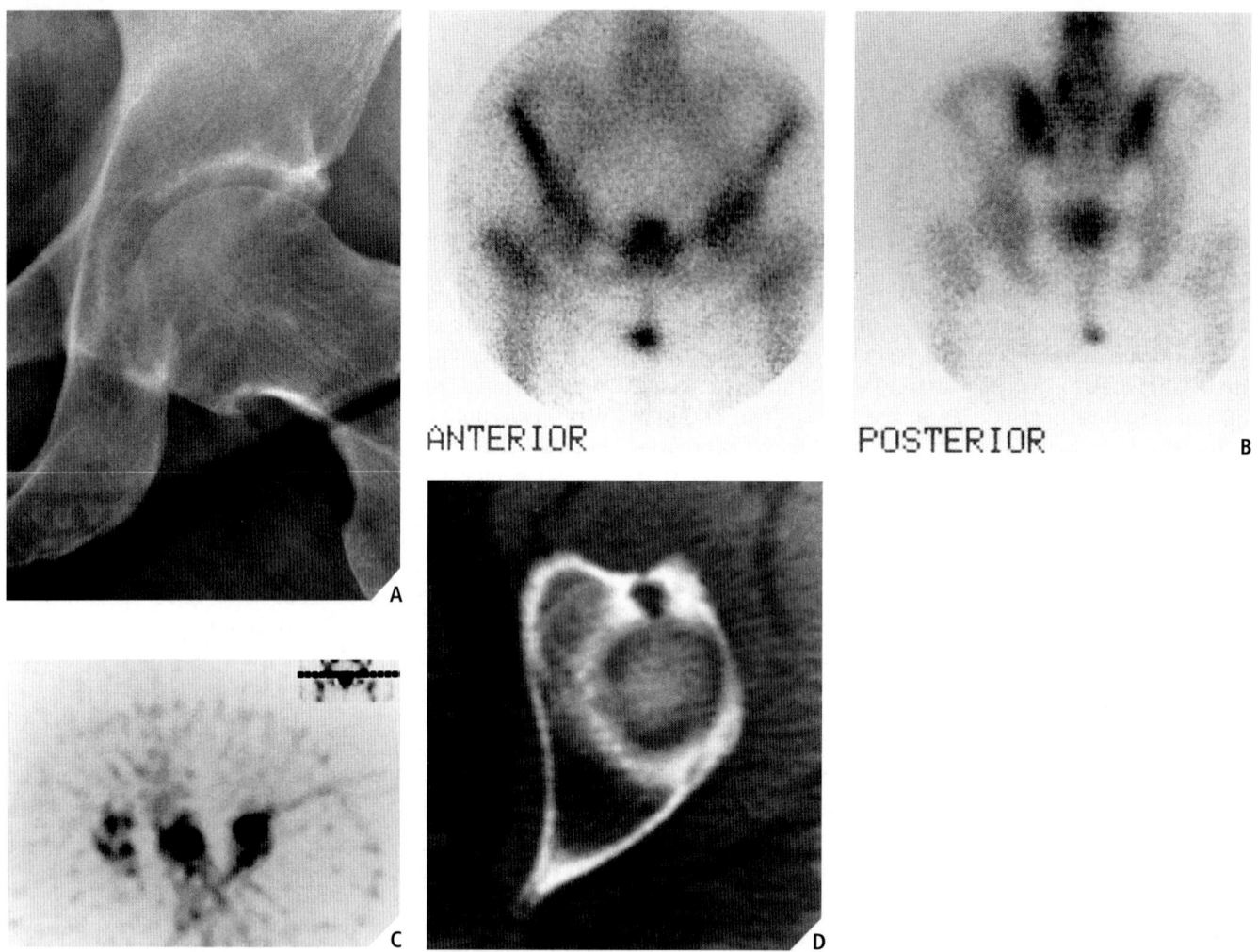

Abb. 2-14. Die 46jährige Frau stellte sich mit seit mehreren Monaten anhaltenden Schmerzen der linken Hüfte vor. **A** Die Übersichtsaufnahme zeigt nur minimal fortgeschrittene degenerative Gelenkveränderungen. Eine kleine strahlentransparente Region im oberen Pfannenanteil regte weitere diagnostische Schritte an. **B** Das konventionelle Skelettszintigramm in a-.p. und p.-a. Projektion weist eine gering vermehrte Akkretion des Radionuklids im linken Hüftgelenk nach. **C** Es folgte die SPECT-Untersuchung, die in einem Querschnittsbild in Pfannenhöhe (s. kleines Bild) eine Region vermehrter Einspeicherung im oberen vorderen Pfannenbereich und herdförmige Mehreinspeicherungen durch Femurkopfrandosteophyten nachwies. **D** Die anschließende CT-Untersuchung zeigte eine große degenerativ bedingte Zyste (Geröllzyste) im Pfannendach, die genau der abnormen Nuklidspeicherung im korrespondierenden SPECT-Querschnittsbild entsprach

Übergang von einem höheren zu einem niedrigeren Energiezustand abgegebene Energie registriert und als elektrisches Signal aufgezeichnet, welches die Daten für die daraus abgeleiteten digitalen Bilder liefert. Dabei entspricht die Signalintensität der Stärke der Hochfrequenzwelle, die ein Gewebe nach seiner Anregung aussendet. Diese Signalintensität bestimmt die Helligkeit der Darstellung einer Struktur im MRT-Bild. Ein helles (weißes) Areal in einem Bild repräsentiert dann eine hohe Signalintensität, ein dunkles (schwarzes) hingegen eine niedrige. Die Intensität eines Gewebes ist eine Funktion der Konzentration der Wasserstoffatome (oder der Protonen), die innerhalb des abgebildeten Volumens in Resonanz sind, sowie der longitudinalen und der transversalen Relaxationszeiten, die wiederum vom biophysikalischen Zustand der Gewebewassermoleküle abhängt.

Es gibt zwei Relaxationszeiten, die T1 und T2 genannt werden. Die (longitudinale) T1-Relaxationszeit verwendet man, um nach der Einstrahlung und Abschaltung der Hochfrequenz die Rückkehr der Protonen zum ursprünglichen Gleichgewicht zu beschreiben, die (transversale) T2-Relaxationszeit dagegen zur Beschreibung des Verlusts an begleitender Phasenkohärenz zwischen den einzelnen Protonen direkt nach Einstrahlung und Abschalten des Hochfrequenzimpulses. Man setzt heute eine Vielzahl von Pulssequenzen ein, um Unterschiede zwischen T1 und T2 herauszuarbeiten und damit den nötigen Bildkontrast zu erzielen. Die am meisten verwendeten Sequenzen sind Spin-Echo (SE), partielle Sättigungserholung (partial saturation recovery: PSR), inversion recovery (IR), chemische selektive Suppression (CHESS) und die schnelle Scan-Technik (fast scan: FS). Die kurzen Wiederholungszeiten

(TR) des Spin-Echos (SE) (≤ 0,5 s) und die kurzen Echoverzögerungszeiten (echo delay times: TE) (≤ 40 ms) der Pulssequenzen (oder T1) liefern eine gute anatomische Detailauflösung. Lange TR (≥ 1,5 s) und lange TE (≥ 90 ms) der Pulssequenzen (oder T2) bieten hingegen einen hohen Kontrast, der für die Beurteilung pathologischer Prozesse hinreichend ist. Die IR-Sequenzen lassen sich zur Verkürzung der Scan-Zeiten mit multiplanaren Abbildungen kombinieren. Bei kurzer Inversionszeit (TI) im Bereich von 100–150 ms kumulieren die Auswirkungen der verlängerten T1- und T2-Relaxationszeiten, und die Signalintensität von Fettgewebe (hoch) wird unterdrückt. Diese sog. STIR(short tau inversion recovery)-Technik erwies sich als für die Bewertung von Knochentumoren nützlich. Auch die CHESS-Sequenz setzt man für die Unterdrückung des Fettsignals ein; bei dieser Sequenz werden die Artefakte des „chemical shift" unterdrückt und die hohe Intensität des Fettsignals reduziert, so daß der wirksame Dynamikbereich der Signalintensität gesteigert und die Kontrastdarstellung der anatomischen Details verbessert werden.

In den letzten Jahren wurden Techniken der Fettsuppression mit der dreidimensionalen Gradientenecho-Abbildung kombiniert, was zur besseren Erkennbarkeit des Gelenkknorpels führte. Hauptindikation der Fettsuppression ist die Bestimmung eines kleinräumigen Knochenmarködems im subchondralen Knochen, das oft pathologische osteochondrale Vorgänge wie osteochondrale Fraktur, Osteochondrosis dissecans oder Osteonekrose begleitet.

Immer beliebter werden schnelle Bildtechniken, da sie gegenüber der viel langsameren SE-Abbildung eine ganze Reihe von Vorteilen bieten; dabei fanden Pulssequenzen mit sog. Gradient Recalled Echos (GRE) unter Verwendung variabler Auslenkwinkel (flip angles) von 5–90° in der Skelettradiologie eine schnelle Aufnahme, da sie die effektivste Art der schnellen Bildgebung in der MRT darstellen. Hauptvorteil ist die verkürzte Abbildungszeit, weil die Hochfrequenz mit einem niedrigen Auslenkwinkel bei einem jeden Pulszyklus nur einen kleinen Teil der longitudinalen Magnetisierung zerstört. Klinisch im Einsatz sind mehrere unterschiedliche Formen von GRE; eine jede dieser Methoden baut auf die Verwendung eines kleinen Auslenkwinkels, um dadurch mit einer kurzen TR das Signal zu verstärken. Bekannt sind diese Techniken unter einer Vielzahl von Akronymen wie FLASH (fast low-angle shot), FISP (fast imaging with steady procession), GRASS (gradient-recalled acquisition in the steady state) und MPGR (multiplanar gradient-recalled).

Bei den meisten Untersuchungen sollte man mindestens zwei zueinander senkrechte Ebenen darstellen (axial und entweder koronar oder sagittal), in vielen Situationen sind auch alle drei Ebenen erforderlich. Für eine adäquate MRT-Bildgebung sind Oberflächenspulen nötig, weil diese eine verbesserte räumliche Auflösung ermöglichen. Die meisten dieser Spulen sind speziell für unterschiedliche Körperregionen wie Knie, Schulter, Handwurzel und Kiefergelenk konzipiert. Derzeit beschränkt sich der Einsatz

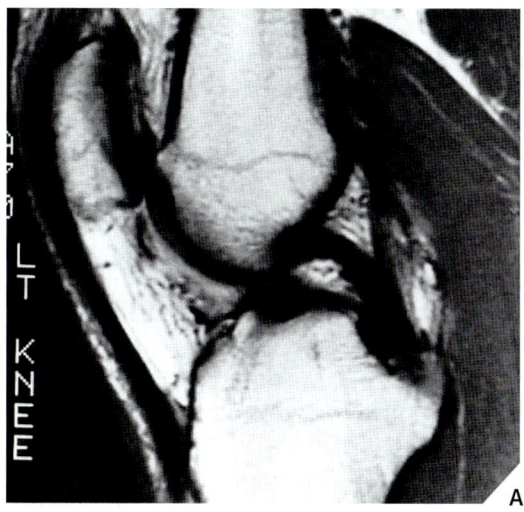
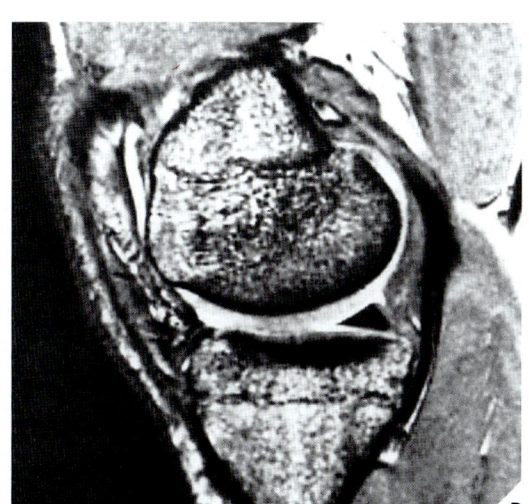
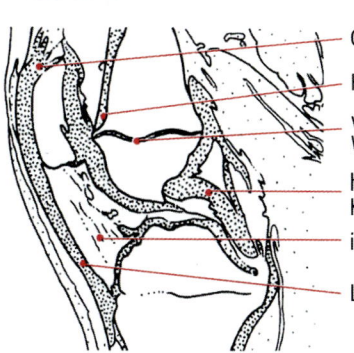
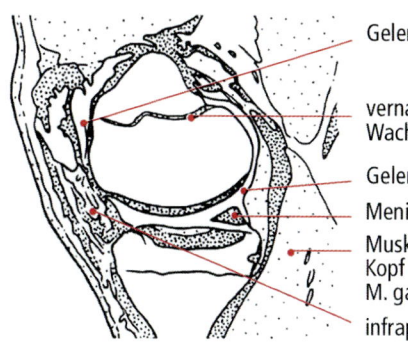

Abb. 2-15. MRT-Darstellung des Kniegelenks. **A** Das sagittale T1w Spin-Echo-Bild (TR 600/TE 20 ms) und **B** das sagittale T2*w Bild (multiplanar gradient-recalled, Flip-Winkel 30°, TR 35 /TE 15 ms) zeigen wegen der unterschiedlichen Signalintensität von Knochen, Gelenkknorpel, Faserknorpel, Bändern, Muskeln und Fett unterschiedliche anatomische Strukturen

TEIL I - Einführung

der MRT in der Skelettdiagnostik vornehmlich auf zwei Gebiete, nämlich Trauma und Tumoren.

Ideal geeignet für die MRT ist das Muskel-Skelett-System insofern, als die unterschiedlichen Gewebe in den T1- und den T2-gewichteten Aufnahmen unterschiedliche Signalintensitäten liefern. Die erhaltenen Bilder können eine geringe, mittlere und hohe oder gar sehr hohe Signalintensität haben. Die *niedrige Signalintensität* kann man weiter einteilen in (a) fehlendes Signal (schwarz) und (b) Signale geringerer Intensität als der von normalem Muskel (dunkel). Die *mittlere Signalintensität* ist unterteilbar in a) isointens zu normalem Muskel und b) höhere Intensität als Muskel, aber geringere als die von subkutanem Fett (hell). Eine *hohe Signalintensität* ist unterteilbar in (a) gleiches Signal wie von subkutanem Fett (hell) und (b) stärkeres Signal als subkutanes Fett (extrem hell). Die hohe Signalintensität der Fettlagen und die unterschiedlichen Signalstärken der diversen Strukturen erlauben die Abgrenzung der unterschiedlichen Gewebsbestandteile wie Muskel, Sehnen, Bänder, Gefäße, Nerven, hyaliner Knorpel, Faserknorpel, kompakter sowie spongiöser Knochen (Abb. 2-15). So liefern z. B. Fett und gelbes (fettreiches) Knochenmark in T1- und ein mittelstarkes Signal in T2-Gewichtung; ein Hämatom zeigt ein relativ starkes Signal sowohl in T1- als auch in T2-gewichteten Bildern, hingegen Rindenknochen, Luft, Bänder, Sehnen und Faserknorpel ein niedriges. Muskel, Nerven und Hyalinknorpel weisen eine mittlere Signalintensität in T1- und T2-Bildern auf. Das rote (blutbildende) Knochenmark zeigt in T1 ein schwaches Signal, in T2 ein niedriges bis mittelstarkes. Flüssigkeit ergibt in T1- ein mittelstarkes, in T2-Gewichtung ein hohes Signal. Die meisten Tumoren erscheinen in T1 niedrig- bis mittelintens, dagegen in T2 hyperintens. Lipome sind sowohl in der T1- wie auch in der T2-Gewichtung signalreich (Tab. 2-1).

Traumatische Veränderungen von Knochen und Weichteilen eignen sich besonders gut für Diagnose und Beurteilung mittels der MRT. Einige Anomalien wie die Knochenkontusion oder Mikrofrakturen der Knochenbälkchen, die man in Röntgenbildern und CT nicht sehen kann, werden mit dieser Technik gut dargestellt (Abb. 2-16). Okkulte Frakturen, die man in herkömmlichen Röntgenaufnahmen übersehen kann, werden in der MRT klar sichtbar (Abb. 2-17).

Gelegentlich lassen sich die MRT-Bilder durch die intravenöse Infusion von Gadopentetsäure als Dimegluminsalz (Gd-DPTA) – bekannt unter der Bezeichnung Gadolinium – im Kontrast verstärken. Der Mechanismus, nach dem Gadolinium in der MRT die Kontrastanhebung bewirkt, unterscheidet sich von dem in der CT wesentlich: Im Gegensatz zum Jod im CT bewirkt Gadolinium allein kein MRT-Signal, statt dessen bedingt es eine Verkürzung der T1- und T2-Relaxationszeiten der Gewebe, in die es übertritt, was zu einer Signalanhebung in T1-gewichteten Bildsequenzen (kurzes TR/TE) führt.

Die Magnetresonanzarthrographie (MR-Arthrographie) findet in den letzten Jahren zusehends breitere Anwendung. Die diagnostische Genauigkeit dieser Technik kann die der konventionellen MRT deutlich übersteigen, da die Gelenkbinnenstrukturen besser dargestellt werden, wenn sie durch die Entfaltung der Gelenkkapsel voneinander distanziert werden. Eine solche Entfaltung kann man durch die intraartikuläre Injektion eines Kontrastmittels wie verdünntes Gadopentetatdimeglumin (Gadolinium) oder Kochsalzlösung erreichen. Die so gewonnenen Bilder ähneln denen eines Gelenks mit einem Erguß darin. In der klinischen Praxis setzt man die MRT vorwiegend zur Beurteilung von Anomalien der Schulter ein, wie z. B. eines inneren Derangements, der Schultergelenkinstabilität, Veränderungen der Rotatorenmanschette oder des Gelenkknorpels bzw. von Anomalien des knorpeligen Labrums (Abb. 2-18). Die indirekte MR-Arthrographie ist ein Verfahren, bei dem man vor der MRT-Untersuchung eines Gelenks Gadolinium intravenös injiziert. Diese Technik kann, wie auch die MR-Arthrographie selbst, den Nachweis von Rotatorenmanschettenrissen, pathologischen Labrumveränderungen oder einer Capsulitis adhaesiva verbessern.

Die Magnetresonanzangiographie (MRA) ist eine Technik, die Blutgefäße sichtbar macht. Im Gegensatz zur konventionellen Kontrastmittelangiographie stellt sie aber nicht das Blutvolumen selbst dar, sondern eher schon eine Eigenschaft des Blutflusses. Einer ihrer Vorteile besteht darin, daß man nach Erstellung eines dreidimensionalen MRA-Datensatzes beliebige Betrachtungsrichtungen wählen kann, womit man störende Gefäßüberlagerungen ausschalten kann. Es wurden zahlreiche Pulssequenzen für das Herstellen eines angiographischen Kontrasts vorgeschlagen; einige basieren auf dem raschen Einfließen von relaxiertem Blut in die Region, in der das stationäre Ge-

Tab. 2-1. Signalintensitäten verschiedener Gewebe in der MRT

Gewebe	Gewichtung	
	T1-gewichtet	T2-gewichtet
Hämatom	Hoch	Hoch
Fett, Fettmark	Hoch	Mittelstark
Muskel, Nerven	Mittelstark	Mittelstark
Kompakter Knochen, Sehnen, Bänder, Faserknorpel, Narbengewebe, Luft	Niedrig	Niedrig
Hyaliner Knorpel	Mittelstark	Mittelstark
Blutbildendes Mark	Niedrig	Mittelstark
Flüssigkeit	Mittelstark	Hoch
Tumoren (mehrheitlich)	Mittelstark bis niedrig	Hoch
Lipom	Hoch	Mittelstark
Hämangiom	Mittelstark (etwas höher als Muskel)	Hoch

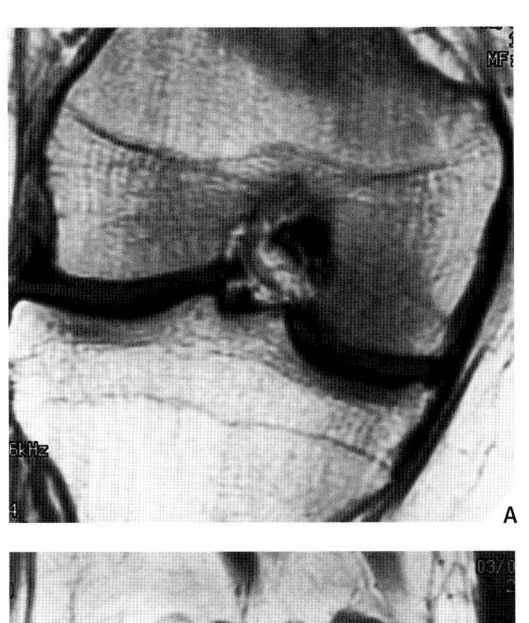
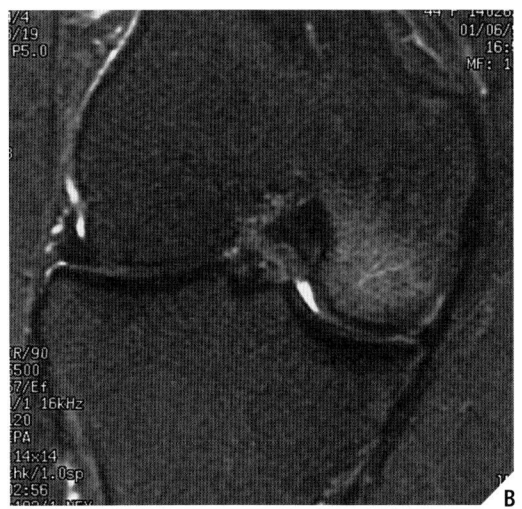
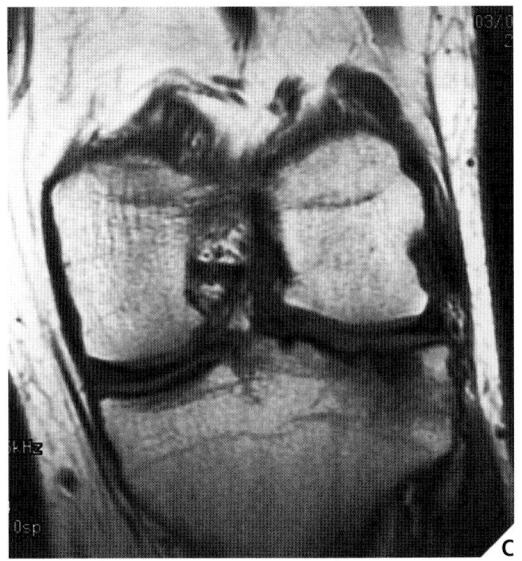
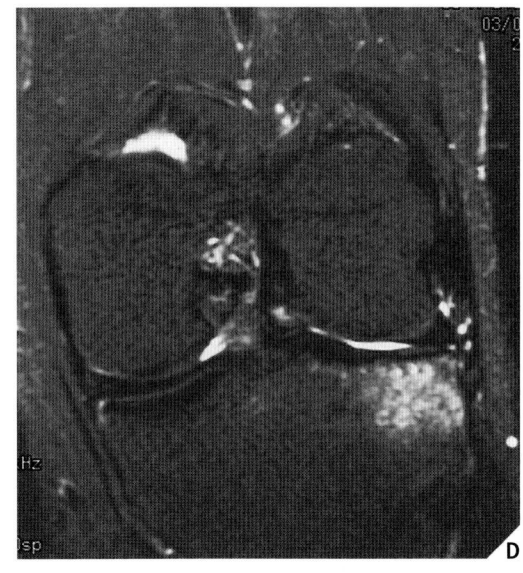
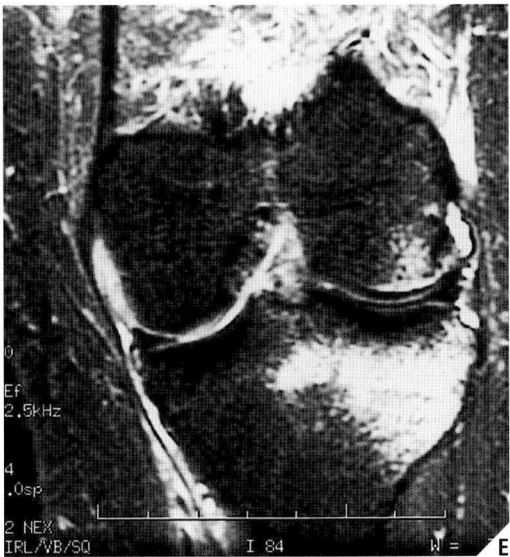

Abb. 2-16. Nachweis einer Knochenkontusion mittels MRT. **A** Das koronare T1w MRT-Bild einer 44 Jahre alten Frau mit einer rechtsseitigen Knieverletzung zeigt im medialen Femurkondylus einen Bereich geringer Signalintensität. **B** In einem „fast spin echo inversion recovery" (FSE-IR) MRT-Bild wird die Trabekelverletzung dann als signalreiche herdförmige Läsion gegen einen hypointensen Hintergrund des Knochenmarks (bei Fettsuppression) besser sichtbar. **C, D** Bei einem anderen Patienten (35 Jahre alter Mann) zeigen das koronare T1w und das koronare FSE-IR-Bild eine Trabekelverletzung lateral im Tibiaplateau des linken Knies. **E** Schließlich bietet bei einer 29 Jahre alten Frau das koronare T2w IR-MRT-Bild mit Fettsättigung eine Trabekelverletzung des lateralen Femurkondylus und im lateralen Bereich des Tibiakopfs

TEIL I - Einführung

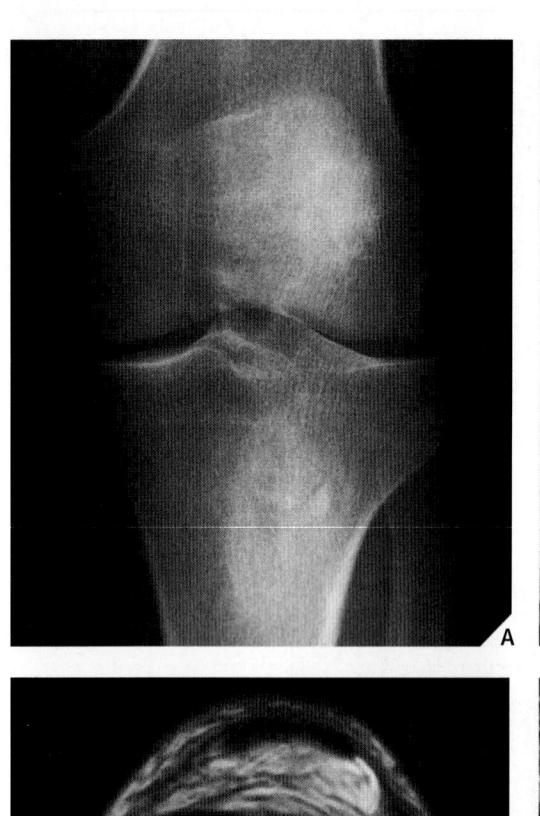
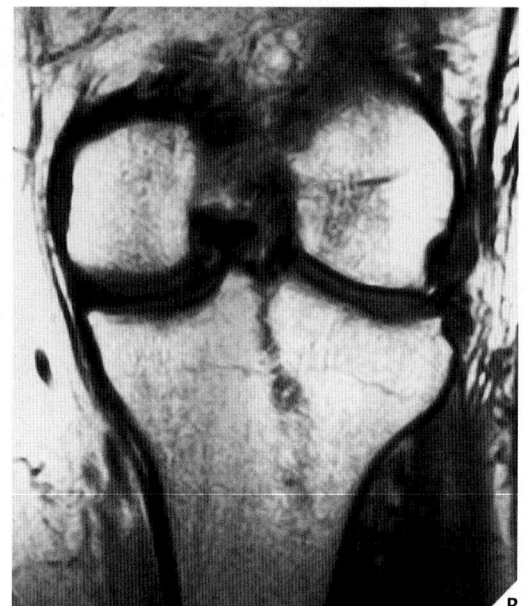
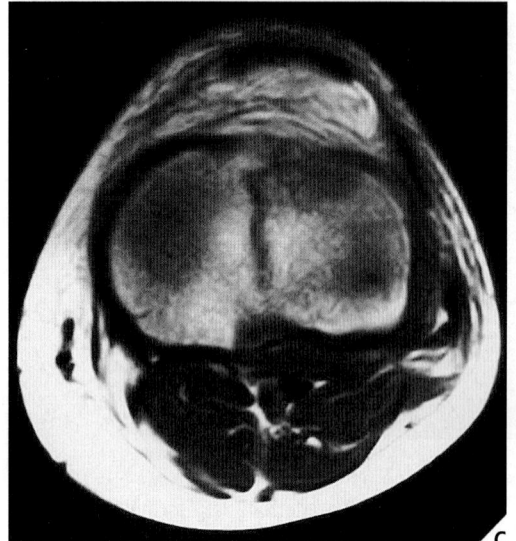
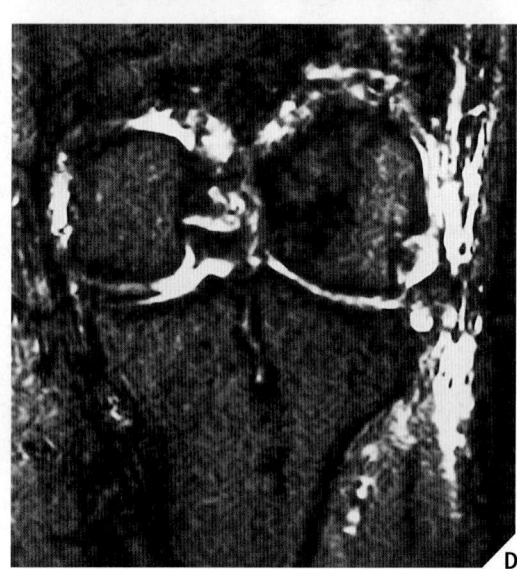

Abb. 2-17. Die 47 Jahre alte Frau erlitt bei einem Verkehrsunfall eine Verletzung des linken Knies. **A** Die a.-p. Aufnahme zeigt einen sklerosierten Bereich in der proximalen Tibia, doch läßt sich keine Fraktur sichern. **B, C** Koronares und axiales T1w MRT-Bild zeigen eine vertikal verlaufende Bruchlinie, die zwischen die Kreuzbandhöcker einstrahlt. **D** Ein koronares T2w inversion recovery-MRT-Bild zeigt neben der Bruchlinie auch Rupturen von Außenmeniskus und äußerem Längsband

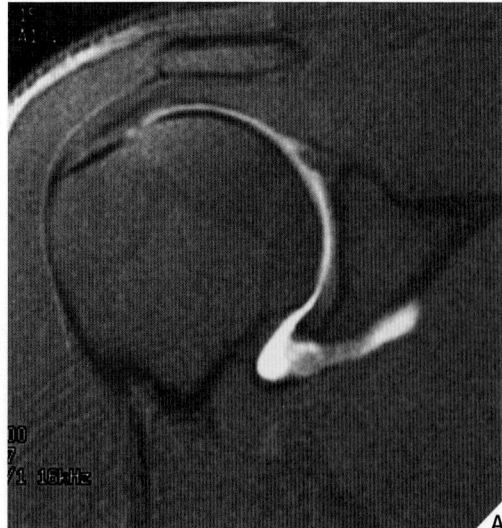
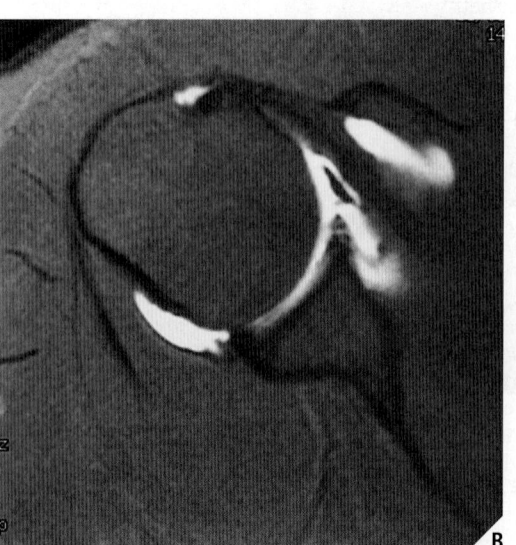

Abb. 2-18. MRT-Arthrogramm eines 26 Jahre alten Mannes, der eine Verletzung der rechten Schulter erlitt. **A** Ein koronares T1w MRT-Bild mit Fettsättigung zeigt einen Riß im unteren Bereich des knorpeligen Labrums des Glenoids. **B** Ein axiales T1w MRT-Bild mit Fettsättigung zeigt jeweils eine Ruptur des vorderen und hinteren knorpeligen Labrums und zusätzlich einen ventralen Abriß der Gelenkkapsel

webe saturiert wurde. Diese Methode nennt man time-of-flight (TOF) oder flußbezogenes Enhancement (FRE). Andere beruhen auf der geschwindigkeitsabhängigen Phasenänderung sich bewegenden Bluts in Gegenwart eines magnetischen Feldgradienten und werden Phasenkontrastmethoden genannt. Einige Methoden beinhalten die Subtraktion flußdephasierter Bilder von flußkompensierten Bildern. Zu den Anwendungen der MRA zählen bei der Radiologie des Bewegungsapparats die Beurteilung der Gefäßstrukturen eines Patienten mit einer Gliedmaßenverletzung und die Feststellung der Gefäßversorgung von Neoplasien des Bewegungsapparats.

Die MRT besitzt zwar viele Vorteile, aber auch Nachteile: Dazu zählen die typischen Kontraindikationen für Patienten mit Herzschrittmachern, Hirnarterienaneurysma-Clips und die Klaustrophobie. Die Anwesenheit metallischer Objekte, wie z. B. ferromagnetischer Operations-Clips, bewirkt einen örtlichen Signalverlust mit oder ohne Bildaufbaustörung. Metallgegenstände schaffen „Löcher" im Bild, hingegen führen ferromagnetische Gegenstände zu einer stärkeren Bildaufbaustörung. Weiterer Nachteil ist, daß die MRT im Vergleich zu CT und konventioneller Tomographie keine Hochauflösung für die Beurteilung von Knochenanatomie und Knochenbrüchen bietet. Ähnlich der CT kann man auch in MRT-Bildern einen Partialvolumeneffekt beobachten, der manchmal bei der Interpretation zur Fallgrube wird.

Literaturempfehlungen

Adam G, Drobnitzky M, Nolte-Ernsting CCA, Günther RW. Optimizing joint imaging: MR imaging techniques. Eur Radiol 1996; 6: 882–889.

Aisen AN, Martel W, Braunstein EM, McMillin KI, Phillips WA, Kling TF. MRI and CT evaluation of primary bone and soft tissue tumors. Am J Radiol 1986; 146: 749–756.

Al Sheikh W, Sfakianakis GN, Mnaymneh W, et al. Subacute and chronic bone infections: diagnosis using In-111, Ga-67, and Tc-99m MDP bone scintigraphy, and radiography. Radiology 1985; 155: 501–506.

Alazraki NP. Radionuclide imaging in the evaluation of infectious and inflammatory disease. Radiol Clin North Am 1993; 31: 783–794.

Alazraki N, Dries D, Datz F, Lawrence P, Greenberg E, Taylor A Jr. Value of a 24-hour image (four-phase bone scan) in assessing osteomyelitis in patients with peripheral vascular disease. J Nucl Med 1985; 26: 711–717.

Alley MT, Shifrin RY, Pelc NJ, Herfkens RJ. Ultrafast contrast-enhanced three-dimensional MR angiography: state of the art. Radiographics 1998; 18: 273–285.

Ammann W, Matheson GO. Radionuclide bone imaging in the detection of stress fractures. Clin J Sports Med 1991; 1: 115–122.

Anderson MW, Greenspan A. State of the art: stress fractures. Radiology 1996; l99: 1–12.

Arndt WF III, Truax AL, Barnett FM, Simmons GE, Brown DC. MR diagnosis of bone contusions of the knee: comparison of coronal T2-weighted fast spin-echo with fat saturation and fast spin-echo STIR images with conventional STIR images. AJR Am J Roentgenol 1996; 166: 119–124.

Baker LL, Goodman SB, Perkash I, Lane B, Enzmann DR. Benign versus pathologic compression fractures of vertebral bodies: assessment with conventional spin-echo, chemical-shift, and STIR MR imaging. Radiology 1990; 174: 495–502.

Ballinger PW. Merrill's atlas of radiographic positions and radiologic procedures, 3rd ed, vol. 1. St Louis: Mosby, 1986.

Beck RN. Radionuclide imaging principles. In: Taveras JM, Ferrucci JT, eds. Radiology-diagnosis, imaging, intervention, vol. 1. Philadelphia: JB Lippincott, 1990: 1–9.

Beltran J, Bencardino J, Mellado J, Rosenberg ZS, Irish RD. MR arthrography of the shoulder: variants and pitfalls. Radiographics 1997; 17: 1403–1412.

Beltran J, Gray LA, Bools JC, Zuelzer W, Weis LD, Unverferth LJ. Rotator cuff lesions of the shoulder: evaluation by direct sagittal CT arthrography. Radiology 1986; 160: 161–165.

Beltran J, Rosenberg ZS, Chandnani VP, Cuomo F, Beltran S, Rokito A. Glenohumeral instability: evaluation with MR arthrography. Radiographics 1997; 17: 657–673.

Berman L, Klenerman L. Ultrasound screening for hip abnormalities: preliminary findings in 1001 neonates. BJM 1986; 293: 719–722.

Borders J, Kerr E, Sartoris DJ, et al. Quantitative dual-energy radiographic absorptiometry of the lumbar spine: in vivo comparison with dual-photon absorptiometry. Radiology 1989; 170: 129–131.

Brandt TD, Cardone BW, Grant TH, Post M, Weiss CA. Rotator cuff sonography: a reassessment. Radiology 1989; 173: 323–327.

Brower AC. Arthritis in black and white, 2nd ed. Philadelphia: Saunders, 1997.

Brown ML, O'Connor MK, Hung JC, Hayostek RJ. Technical aspects of bone scintigraphy. Radiol Clin North Am 1993; 31: 721–730.

Buckwalter KA, Braunstein EM. Digital skeletal radiography. AJR Am J Roentgenol 1992; 158: 1071–1080.

Burk DL, Mears DC, Kennedy WH, Cooperstein LA, Herbert DL. Three-dimensional computed tomography of acetabular fractures. Radiology 1985; 155: 183–186.

Chhem RK, Cardinal E, Cho KH. Skeletal and superficial soft tissues. In: McGahan JP, Goldberg BB, eds. Diagnostic ultrasound. A logical approach. Philadelphia: Lippincott-Raven Publishers, 1998: 1115–1134.

Colhoun EN, Johnson SR, Fairclough JA. Bone scanning for hip fracture in patients with osteoarthritis: brief report. J Bone Joint Surg [Br] 1987; 69B: 848.

Dalinka MK, Boorstein JM, Z1atkin MB. Computed tomography of musculoskeletal trauma. Radiol Clin North Am 1989; 27: 933–944.

Datz FL. Indium-111-labeled leukocytes for the detection of infection: current status. Semin Nucl Med 1994; 24: 92–109.

Datz FL, Morton KA. New radiopharmaceuticals for detecting infection. Invest Radiol 1993; 28: 356–365.

Delfaut EM, Beltran J, Johnson G, Rousseau J, Marchandise X, Cotten A. Fat suppression in MR imaging: techniques and pitfalls. Radiographics 1999; 19: 373–382.

Derchi LE, Balconi G, DeFlaviis L, Oliva A, Rosso F. Sonographic appearance of hemangiomas of skeletal muscle. J Ultrasound Med 1989; 8: 263–267.

Deutsch AL, Mink JH. Magnetic resonance imaging of musculoskeletal injuries. Radiol Clin North Am 1989; 27: 983–1002.

TEIL I - Einführung

Dewhirst MW, Sostman HD, Leopold KA, et al. Soft-tissue sarcomas: MR imaging and MR spectroscopy for prognosis and therapy. monitoring. Radiology 1990; 174: 847–853.

Erlemann R, Reiser MF Peters PE, et al. Musculoskeletal neoplasms: static and dynamic Gd-DTPA-enhanced MR imaging. Radiology 1989; l71: 767–773.

Erlemann R, Sciuk J, Bosse A, et al. Response of osteosarcoma and Ewing sarcoma to preoperative chemotherapy: assessment with dynamic and static MR imaging and skeletal scintigraphy. Radiology 1990; 175: 791–796.

Erlemann R, Vassallo P, Bongartz G, et al. Musculoskeletal neoplasms: fast low-angle shot MR imaging with and without Gd-DTPA. Radiology 1990; 176: 489–495.

Errico TJ. The role of diskography in the 1980s. Radiology 1989; 162: 285–286.

Farooki S, Seeger LL. Magnetic resonance imaging in the evaluation of ligament injuries. Skeletal Radiol 1999; 28: 61–74.

Ferrucci JT. Imaging algorithms for radiologic diagnosis. In: Traveras JM, Ferrucci JT, eds. Radiology – diagnosis, imaging, intervention, vol. 1. Philadelphia: JB Lippincott, 1990: 1–79.

Fischman AJ, Pike MC, Kroon D, et al. Imaging focal sites of bacterial infection in rats with ^{111}In-labeled chemotactic peptide analogs. J Nucl Med 1991; 32: 483–491.

Fishman EK. Spiral CT evaluation of the musculoskeletal system. In: Fishman EK, Jeffrey RB Jr, eds. Spiral CT. Principles, techniques, and clinical applications. New York: Raven Press, 1995: 141–158.

Fishman EK, Wyatt SH, Bluemke DA, Urban BA. Spiral CT of musculoskeletal pathology: preliminary observations. Skeletal Radiol 1993; 22: 253–256.

Flannigan B, Kursunoglu-Brahme S, Snyder S, et al. MR arthrography of the shoulder: comparison with conventional MR imaging. AJR Am J Roentgenol 1990; 155: 829–832.

Fogelman I, Ryan PJ. Bone scanning in Paget's disease. In: Collier BD Jr, Fogelman I, Rosenthal L, eds. Skeletal nuclear medicine. St. Louis: Mosby, 1996: 171–181.

Foley WD, Wilson CR. Digital orthopedic radiography: vascular and nonvascular. In: Galasko CSB, Isherwood I, eds. Imaging techniques in orthopedics. London: Springer, 1989: 145–158.

Foo TKF, Sawyer AM, Faulkner WH, Mills DG. Inversion in the steady state: contrast optimization and reduced imaging time with fast three-dimensional inversion-recovery-prepared GRE pulse sequences. Radiology 1994; 191: 85–90.

Fornage BD. Achilles tendon: US examination. Radiology 1986; 159: 759–764.

Freiberger RH. Introducing arthrography. In: Freiberger RH, Kaye JJ, eds. Arthrography. New York: Appleton-Century-Crofts, 1979: 1–4.

Freiberger RH, Pavlov H. Knee arthrography. Radiology 1988; 166: 489–492.

Fuchs AW. Cervical vertebrae (part I). Radiogr Clin Photogr 1940; 16: 2–17.

Genant HE, Boyd DP. Quantitative bone mineral analysis using dual-energy computed tomography. Invest Radiol 1977; 12: 545–551.

Genant HK Cann CE, Chafetz NI, Helms CA. Advances in computed tomography of the musculo-skeletal system. Radiol Clin North Am 1981; 19: 645–674.

Genant HK, Doi K, Mall JC. Optical versus radiographic magnification for fine-detail skeletal radiography. Invest Radiol 1975; 10: 160–172.

Genant HK, Doi K, Mall JC, Sickles EA. Direct radiographic magnification for skeletal radiology. An assessment of image quality and clinical application. Radiology 1977; 123: 47–55.

Genant HK, Resnick D. Magnification radiography. In: Resnick D, ed. Bone and joint imaging. Philadelphia: WB Saunders, 1989: 85–92.

Gerscovich EO, Cronan MS, Greenspan A, Jain K, McGahan JP. Developmental dysplasia of the hip (DDH): three-dimensional ultrasound evaluation. Proceedings of the 4th Congress of the International Society for Musculoskeletal Sonography (ISMUS), Madrid, Spain, 1998; 71–74.

Gerscovich EO, Greenspan A, Cronan MS, Karol LA, McGahan JP. Three-dimensional sonographic evaluation of developmental dysplasia of the hip: preliminary findings. Radiology 1994; 190: 407–410.

Goodman PC, Jeffrey RB Jr, Brant-Zawadzki M. Digital subtraction angiography in extremity trauma. Radiology 1984; 153: 61–64.

Greenfield GB. Radiology of bone diseases, 5th ed. Philadelphia: JB Lippincott, 1990: 12.

Greenspan A. Tumors of cartilage origin. Orthop Clin North Am 1989; 20: 347–366.

Greenspan A. Imaging modalities in orthopedics. In: Chapman MW, ed. Operative orthopedics, 2nd ed. Philadelphia: JB Lippincott, 1992: 199–217.

Greenspan A, Norman A. The radial head-capitellum view: useful technique in elbow trauma. AJR Am J Roentgenol 1982; 138: 1186–1188.

Greenspan A, Stadalnik RC. A musculoskeletal radiologist's view of nuclear medicine. Semin Nucl Med 1997; 27: 372–385.

Gundry CR, Schils JP, Resnick D, Sartoris DJ. Arthrography of the post-traumatic knee, shoulder, and wrist. Current status and future trends. Radiol Clin North Am 1989; 27: 957–971.

Haacke EM, Tkach JA. Fast MR imaging: techniques and clinical applications. AJR Am J Roentgenol 1990; 155: 951–964.

Harcke HT, Grisson LE. Performing dynamic sonography of the infant hip. AJR Am J Roentgenol 1990; 155: 837–844.

Harned EM, Mitchell DG, Burk DJ, Vinitski S, Rifkin MD. Bone marrow findings on magnetic resonance images of the knee: accentuation by fat suppression. Magn Reson Imaging 1990; 8: 27–31.

Heiken JP, Brink JA, Vannier MW. Spiral (helical) CT. Radiology 1993; 189: 647–656.

Helgason JW, Chandnani VP, Yu JS. MR arthrography: a review of current technique and applications. AJR Am J Roentgenol 1997; 168: 1473–1480.

Ho C, Sartoris DJ, Resnick D. Conventional tomography in musculoskeletal trauma. Radiol Clin North Am 1989; 27: 929–932.

Hodler J, Fretz CJ, Terrier F, Gerber C. Rotator cuff tears: correlation of sonographic and surgical findings. Radiology 1988; 169: 791–794.

Holder LE. Bone scintigraphy in skeletal trauma. Radiol Clin North Am 1993; 31: 739–781.

Hunter JC, Blatz DJ, Escobedo EM. SLAP lesions of the glenoid labrum: CT arthrographic and arthroscopic correlation. Radiology 1992; 184: 513–518.

Jacobson AF. Bone scanning in metastatic disease. In: Collier BD Jr, Fogelman I, Rosenthall L, eds. Skeletal nuclear medicine. St. Louis: Mosby, 1996: 87–123.

Johnson RP. The role of bone imaging in orthopedic practice. Semin Nucl Med 1997; 27: 386–389.

Jones MM, Moore WH, Brewer EJ, Sonnemaker RE, Long SE: Radionuclide bone/joint imaging in children with rheumatic complaints. Skeletal Radiol 1988; 17: 1–7.

Kapelov SR, Teresi LM, Bradley WG, et al. Bone contusions of the knee: increased lesion detection with fast spin echo imaging with spectroscopic fat saturation. Radiology 1993; 189: 901–904.

Kaplan PA, Anderson MC, Norris MA, Matamoros A Jr. Ultrasonography of post-traumatic soft-tissue lesions. Radiol Clin North Am 1989; 27: 973–982.

Kaplan PA, Matamoros A Jr, Anderson JC. Sonography of the musculoskeletal system. AJR Am J Roentgenol 1990; 155: 237–245.

King AD, Peters AM, Stuttle AWJ, Lavender JP. Imaging of bone infection with labelled white cells: role of contemporaneous bone marrow imaging. Eur J Nucl Med 1990; 17: 148–151.

King JB, Turnbull TB. An early method of conforming scaphoid fracture. J Bone Joint Surg [Br] 1981; 63B: 287–288.

König H, Sieper J, Wolf KJ. Rheumatoid arthritis: evaluation of hypervascular and fibrous pannus with dynamic MR imaging enhanced with Gd-DTPA. Radiology 1990; 176: 473–477.

Kuszyk BS, Heath DG, Bliss DF, Fishman EK. Skeletal 3-D CT: advantages of volume rendering over surface rendering. Skeletal Radiol 1996; 25: 207–214.

Levinsohn EM, Palmer AK, Coren AB, Zinberg E. Wrist arthrography: the value of the three compartment injection technique. Skeletal Radiol 1987; 16: 539–544.

Lund PJ, Nisbet JK, Valencia FG, Ruth JT. Current sonographic applications in orthopedics. AJR Am J Roentgenol 1996; 166: 889–895.

Lynch TCP, Crues JV III, Morgan FW, Sheehan WE, Harter LP, Ryu R. Bone abnormalities of the knee: prevalence and significance at MR imaging. Radiology 1989; 171: 761–766.

Magid D, Fishman EK. Imaging of musculoskeletal trauma in three dimensions. Radiol Clin North Am 1989; 27: 945–956.

Massengill AD, Seeger LL, Yao L, et al. Labrocapsular ligamentous complex of the shoulder: normal anatomy, anatomic variation, and pitfalls of MR imaging and MR arthrography. Radiographics 1994; 14: 1211–1223.

McAfee JG. Update on radiopharmaceuticals for medical imaging. Radiology 1989; 171: 593–601.

McAfee JG, Samin A. Indium-111 labeled leukocytes: a review of problems in image interpretation. Radiology 1985; 155: 221–229.

Merchant AC, Mercer RL, Jacobson RH, Cool CR. Roentgenographic analysis of patello-femoral congruence. J Bone joint Surg [Am] 1974; 56A: 1391–1396.

Meuli RA, Wedeen VJ, Geller SC, et al. MR gated subtraction angiography: evaluation of lower extremities. Radiology 1986; 159: 411–418.

Mink JH, Deutsch AL. Occult cartilage and bone injuries of the knee: detection, classification, and assessment with MR imaging. Radiology 1989; 170: 823–829.

Murphey MD, Huang B, Siegel EL, Hillman BJ, Bramble JM. Clinical experience in the use of photostimulable phosphor radiographic system. Invest Radiol 1991; 26: 590–597.

Murphey MD, Quale JL, Martin NL, Bramble JM, Cook LT, Dwyer SJ III. Computed radiography in musculoskeletal imaging: state of the art. AJR Am J Roentgenol 1992; 158: 19–27.

Murray IPC, Dixon J. The role of single photon emission computed tomography in bone scintigraphy. Skeletal Radiol 1989; 18: 493–505.

Negendank WG, Crowley MG, Ryan JR, Keller NA, Evelhoch JL. Bone and soft-tissue lesions: diagnosis with combined H-1 MR imaging and P-31 MR spectroscopy. Radiology 1989; 173: 181–188.

Newhouse KE, El-Khoury GY, Buckwalter JA. Occult sacral fractures in osteopenic patients. J Bone Joint Surg [Am] 1992; 74A: 1472–1477.

Palestro CJ, Roumanas P, Swyer AJ, Kim CK, Goldsmith SJ. Diagnosis of musculoskeletal infection using combined In-111 labeled leukocyte and Tc-99m SC marrow imaging. Clin Nucl Med 1992; 17: 269–273.

Palestro CJ, Torres MA. Radionuclide imaging in orthopedic infections. Semin Nucl Med 1997; 27: 334–345.

Palmer WE. MR arthrography: is it worthwhile? Top Magn Reson Imaging 1996; 8: 24–43.

Palmer WE, Brown JH, Rosenthal DI. Rotator cuff: evaluation with fat-suppressed MR arthrography. Radiology 1993; 188: 683–687.

Palmer WE, Brown JH, Rosenthal DI. Labral-ligamentous complex of the shoulder: evaluation with MR arthrography. Radiology 1994; 190: 645–651.

Palmer WE, Caslowitz PL, Chew FS. MR arthrography of the shoulder: normal intraarticular structures and common abnormalities. AJR Am J Roentgenol 1995; 164: 141–146.

Peterfy CG, Majumdar S, Lang P, van Dijke CF, Sack K, Genant HK. MR imaging of the arthritic knee: improved discrimination of cartilage, synovium, and effusion with pulsed saturation transfer and fat-suppressed T1-weighted sequences. Radiology 1994; 191: 413–419.

Petersein J, Saini S. Fast MR imaging: technical strategies. AJR Am J Roentgenol 1995; 165: 1105–1109.

Petersilge CA, Lewin JS, Duerk JL, Hatem SF. MR arthrography of the shoulder: rethinking traditional imaging procedures to meet the technical requirements of MR imaging guidance. AJR Am J Roentgenol 1997; 169: 1453–1457.

Pettersson H, Resnick D. Musculoskeletal imaging. Radiology 1998; 208: 561–562.

Piraino DW, Davros WJ, Lieber M, et al. Selenium-based digital radiography versus conventional film-screen radiography of the hands and feet: a subjective comparison. AJR Am J Roentgenol 1999; 172: 177–184.

Pugh DG, Winkler TN. Scanography of leg-length measurement: an easy satisfactory method. Radiology 1966; 87: 130–133.

Reed MH. Limb-length discrepancies. In: Reed MH, ed. Pediatric skeletal radiology. Baltimore: Williams & Wilkins, 1992: 666–668.

Reinus WR, Hardy DC, Totty WG, Gilula LA. Arthrographic evaluation of the carpal triangular fibrocartilage complex. J Hand Surg 1987; 12: 495–503.

Reuther G, Mutschler W. Detection of local recurrent disease in musculoskeletal tumors: magnetic resonance imaging versus computed tomography. Skeletal Radiol 1990; 19: 85–90.

Rosenberg ZS, Cheung V Diagnostic imaging of the ankle and foot. In: Jahss MH, ed. Disorders of the foot and ankle, 2nd ed. Philadelphia: WB Saunders, 1991: 109–154.

Rubin DA. MR imaging of the knee menisci. Radiol Clin North Am 1997; 35: 21–44.

Rubin RH, Fischman AJ, Callahan RJ, et al. ^{111}In-labeled nonspecific immunoglobulin scanning in the detection of focal infection. N Engl J Med 1989; 321: 935–940.

Rubin RH, Fischman AJ, Needleman NM, et al. Radiolabeled, nonspecific, polyclonal human immunoglobulin in the detection of focal inflammation by scintigraphy: comparison with gallium-67 citrate and technetium-99m labeled albumin. J Nucl Med 1989; 30: 385–389.

Ryan PJ, Fogelman I. The bone scan: where are we now? Semin Nucl Med 1995; 25: 76–91.

Ryan PJ, Taylor M, Grevitt M, Allen P, Shields J, Clarke SE, Fogelman I. Bone single-photon emission computed tomography in recent menis-cal tears: an assessment of diagnostic criteria. Eur J Nucl Med 1993; 20: 703–707.

Saloner DA, Anderson CM, Lee RE. Magnetic resonance angiography. In: Higgins CB, Hricak H, Helms CA, eds. Magnetic resonance imaging of the body, 2nd ed. New York, Raven Press, 1992: 679–718.

Sartoris DJ, Resnick D. Current and innovative methods for noninvasive bone densitometry. Radiol Clin North Am 1990; 28: 257–278.

Sartoris DJ, Sommer FG. Digital film processing: applications to the musculoskeletal system. Skeletal Radiol 1984; 11: 274–281.

Schauwecker DS. Osteomyelitis: diagnosis with In-111-labeled leukocytes. Radiology 1989; 171: 141–146.

Schauwecker DS. The scintigraphic diagnosis of osteomyelitis. AJR Am J Roentgenol 1992; 158: 9–18.

Schmalbrock P, Beltran J. Principles of magnetic resonance imaging. In: Beltran J, ed. MRI musculoskeletal system. Philadelphia: JB Lippincott, 1990: 1.1–1.11.

Sciuk J, Brandau W, Vollet B, et al. Comparison of technetium 99m polyclonal human immunoglobin and technetium 99m monoclonal antibodies for imaging chronic osteomyelitis: first clinical results. Eur J Nucl Med 1991; 18: 401–407.

Seibert JA, Shelton DK, Moore EH. Computed radiography x-ray exposure trends. Acad Radiol 1996; 4: 313–318.

Shapiro R. Current status of lumbar diskography (letter). Radiology 1986; 159: 815.

Soble MG, Kaye AD, Guay RC. Rotator cuff tear: clinical experience with sonographic detection. Radiology 1989; 173: 319–321.

Sorsdahl OA, Goodhart GL, Williams HT, Hanna LJ, Rodriguez J. Quantitative bone gallium scintigraphy in osteomyelitis. Skeletal Radiol 1993; 22: 239–242.

Sostman HD, Charles HC. Rockwell S, et al. Soft-tissue sarcomas: detection of metabolic heterogeneity with P-31 MR spectroscopy. Radiology 1990; l76: 837–843.

Streule K, DeShriver M, Fridrich R. ^{99m}Tc-labeled HSA-nanocolloid vs ^{111}In oxine-labeled granulocytes in detecting skeletal septic process. Nucl Med Commun 1988; 9: 59–67.

Sundaram M, McLeod RA. MR imaging of tumor and tumorlike lesions of bones and soft tissues. AJR Am J Roentgenol 1990; 155: 817–824.

Suzuki S, Awaya G, Wakita S, Maekawa M, Ikeda T. Diagnosis by ultrasound of congenital dislocation of the hip joint. Clin Orthop 1987; 217: 171–178.

Swan JS, Grist TM, Sproat IA, et al. Musculoskeletal neoplasms: preoperative evaluation with MR angiography. Radiology 1995; 194: 519–524.

Totterman S, Weiss SL, Szumowski J, et al. MR fat suppression technique in the evaluation of normal structures of the knee. J Comput Assist Tomogr 1989; 13: 473–479.

Tumeh SS, Aliabadi P, Weissman BN, McNeil BJ. Chronic osteomyelitis: bone and gallium scan patterns associated with active disease. Radiology 1986; 158: 685–688.

Vanharanta H, Guyer RD, Ohnmeiss DD, et al. Disc deterioration in low-back syndromes. A prospective, multi-center CT/discography study. Spine 1988; 13: 1349–1351.

Walker CW, Aronson J, Kaplan PA, Molpus WA, Seibert JJ. Radiologic evaluation of limb-lengthening procedures. AJR Am J Roentgenol 1991; 156: 353–358.

Zucherman J, Derby R, Hsu K, et al. Normal magnetic resonance imaging with abnormal discography. Spine 1988; 13: 1355–1359.

Kapitel 3

Bildung und Wachstum des Knochens

Das Skelett setzt sich aus kortikalem und spongiösem Knochen zusammen, welche beide hoch spezialisierte Formen von Bindegewebe sind. Ein jeder Typus des Knochengewebes hat die gleiche histologische Struktur, wobei Rindenknochen eine solide und kompakte Architektur aufweist, die nur von schmalen Kanälen unterbrochen wird, welche die Blutgefäße enthalten (System der Havers-Kanäle), während die Komponente des spongiösen Knochen (Schwammknochens) aus Knochenbälkchen aufgebaut ist, die voneinander durch Fett oder blutbildendes Mark getrennt sind. Knochen ist eine starre verkalkte Substanz; er wächst durch die Anlagerung neuen Gewebes an bereits vorhandene Oberflächen. Der Abbau von nicht mehr erforderlichem Knochen, die sog. *simultane Remodellierung*, ist eine ebenfalls erforderliche Komponente des Skelettwachstums. Im Gegensatz zu den meisten Geweben wächst der Knochen allein durch die Anlagerung an der Oberfläche eines bereits vorhandenen Substrats, wie Knochen oder verkalkter Knorpel, dagegen wächst der Knorpel durch interstitielle Zellproliferation und Matrixbildung.

Normaler Knochen formt sich durch die Kombination zweier Vorgänge: die *enchondrale Ossifikation* und die *intramembranöse Verknöcherung*. Im allgemeinen entwickelt sich die Spongiosa durch die enchondrale und die Knochenrinde durch die (intra)membranöse Ossifikation. Nach seiner Ausformung befindet sich lebendiger Knochen metabolisch niemals in Ruhe. Bereits ab der Fetalperiode remodelliert er sich ständig und ordnet seine Mineralien längs der mechanischen Belastungslinien an. Dieser Vorgang hält das gesamte Leben lang an und beschleunigt sich während Kindheit und Jugendalter. Die die Knochenausbildung und -resorption kontrollierenden Mechanismen entziehen sich immer noch einer vollständigen Klärung, doch ist dabei eine Tatsache klar: Knochenbildung und -resorption sind hervorragend aufeinander abgestimmt und derart gekoppelte Vorgänge, daß die Nettoneubildung von Knochen gleich der Nettoresorption ist.

Der größte Teil des Skeletts wird durch die enchondrale Ossifikation gebildet (Abb. 3-1), einen hochorganisierten Vorgang, der Knorpel in Knochen umwandelt und hauptsächlich dem Längenwachstum des Knochens dient. Die enchondrale Ossifikation ist für die Bildung aller Röhrenknochen und flacher Knochen, der Wirbel, der Schädelbasis, des Siebbeins sowie von medialem und lateralem Schlüsselbeinende verantwortlich. So bilden z. B. beim etwa 7 Wochen alten Embryo Knorpelzellen (Chondroblasten und Chondrozyten) aus hyalinem Knorpel ein Modell der langen Röhrenknochen aus einem kondensierten mesenchymalen Substrat. Die Mechanismen, die zur Verkalkung der knorpeligen Matrix führen, versteht man nur teilweise; es wird angenommen, daß kleine, membrangebundene Bläschen in der Matrix, die sog. Matrixvesikel, als Promotoren der Verkalkung fungieren. Etwa in der 9. Woche dringen periphere Kapillaren in diesen Modellknochen ein und leiten die Osteoblastenbildung ein. Anschließend lagert sich Knochengewebe an den Spiculae der verkalkten Knorpelmatrix an, die nach der Resorption durch Osteoklasten erhalten bleiben und so die primäre in die sekundäre Spongiosa umwandeln.

Während sich dieser Vorgang rasch auf die Epiphysenenden des „Knorpelmodells" zubewegt, bleibt ein lockeres Netzwerk von Knochenbälkchen zurück, welches Kerne von verkalktem Knorpel enthält und eine klar erkennbare „Frontlinie" bildet. Diese Linie stellt die Wachstumsfuge (die Physe; Abb. 3-2) und die benachbarte Metaphyse dar, zu der sich bei ihrer Bildung die sekundäre Spongiosa hinbewegt. Aus den vielen Bälkchen des sekundären Schwammknochens wird nach deren rascher Resorption bald nach der Bildung derselben die Knochenmarkhöhle, während sich andere Knochenbälkchen vergrößern und durch die Neuanlagerung von Knochen verbreitern, wobei beide Typen weiterhin der Resorption und der Remodellierung unterliegen. Andere breiten sich in Richtung Schaft aus und werden der sich entwickelnden Knochenrinde einverleibt, die sich wiederum mittels der intramembranösen Ossifikation bildet. Am Ende der Röhrenknochen wird ein ähnlicher Prozeß gestartet, der in der Epiphyse ein sekundäres Ossifikationszentrum schafft. Dieser Kern wächst durch den Vorgang der Reifung und der Verkalkung des Knorpels, der dieses sekundäre Zentrum umgibt. Der periphere Rand wird durch Zonen der Zellhypertrophie, Degeneration, Kalzifikation und Ossifikation geformt.

TEIL I - Einführung

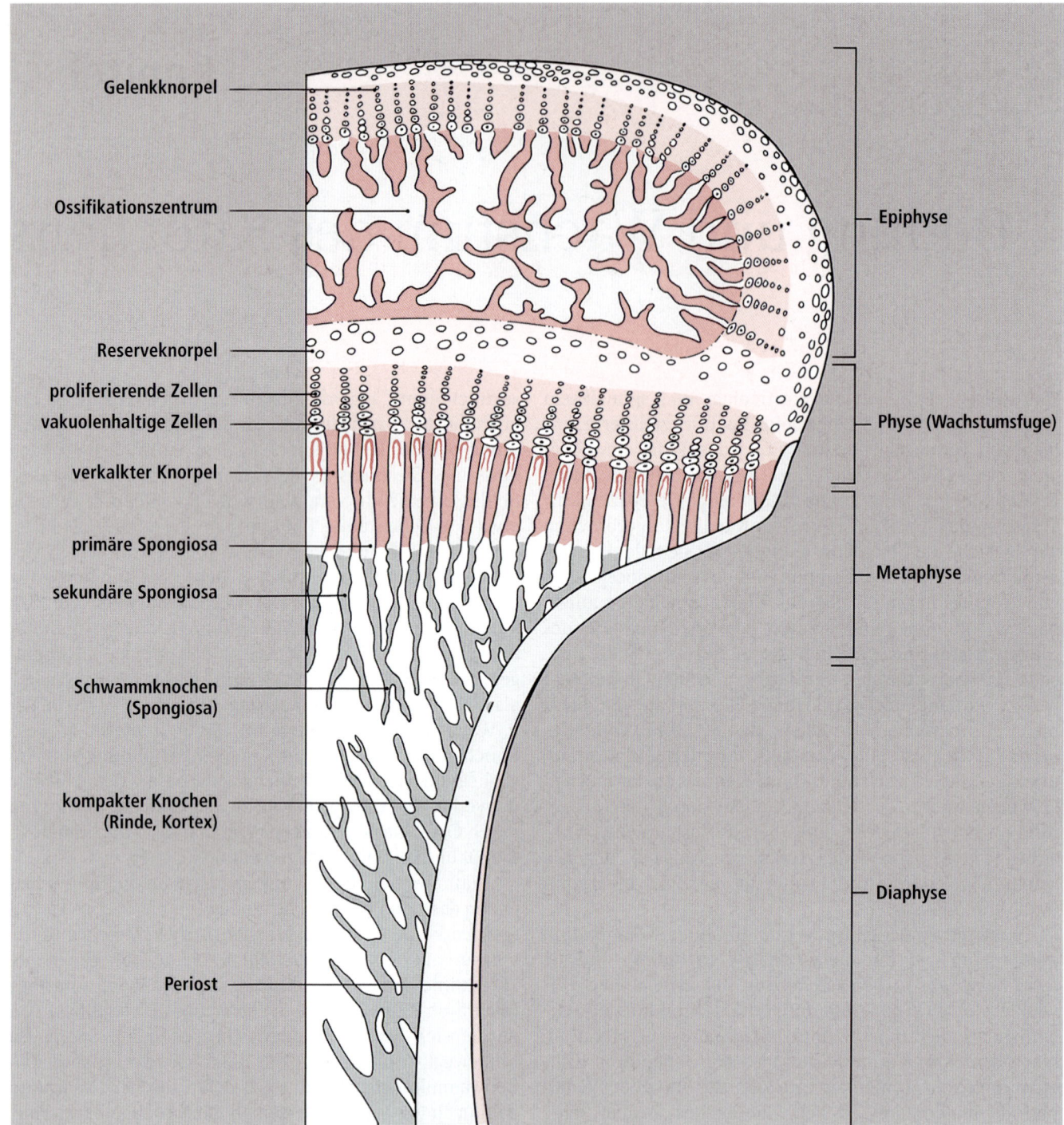

Abb. 3-1. Die enchondrale Knochenbildung erfolgt in Ossifikationszentrum, Wachstumsfuge und Metaphyse (modifiziert mit freundlicher Erlaubnis aus Rubin P, 1964)

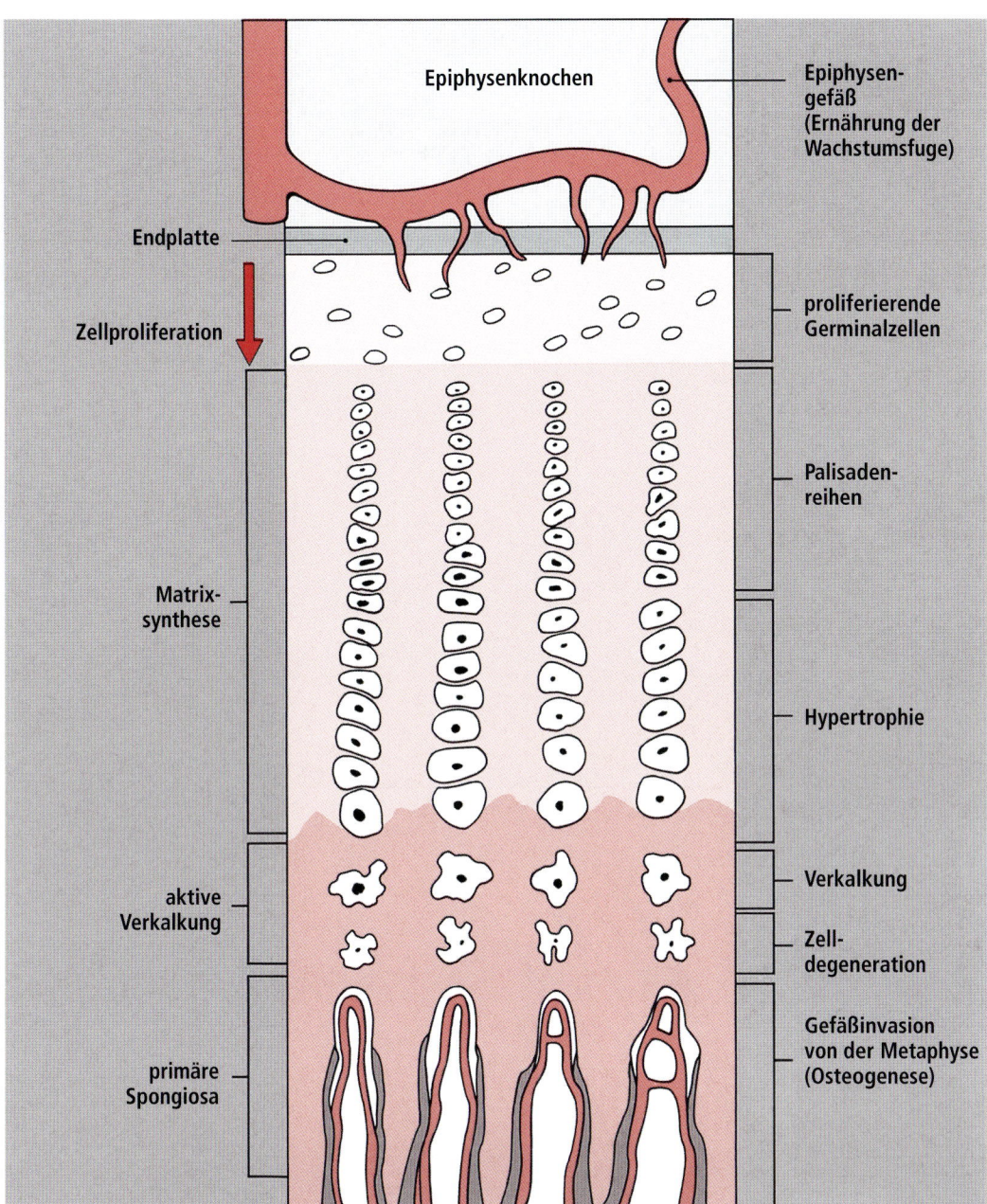

Abb. 3-2. Die Wachstumsfuge während des aktiven Knochenwachstums. Im oberen Teil der Schemazeichnung sichern epiphysäre Gefäße die Ernährung der proliferierenden Keimzellen. Weiter unten beginnen die Zellen, sich palisadenförmig in Form senkrechter Säulen anzuordnen; während sie sich so der Metaphyse nähern, hypertrophieren sie, und ihre Matrix verkalkt. In diese Matrix dringen dann Blutgefäße ein, und es bildet sich die primäre Spongiosa. (In Anlehnung an Bullough PG, Vigoria VJ, 1984; Wiedergabe mit freundlicher Erlaubnis)

TEIL I - Einführung

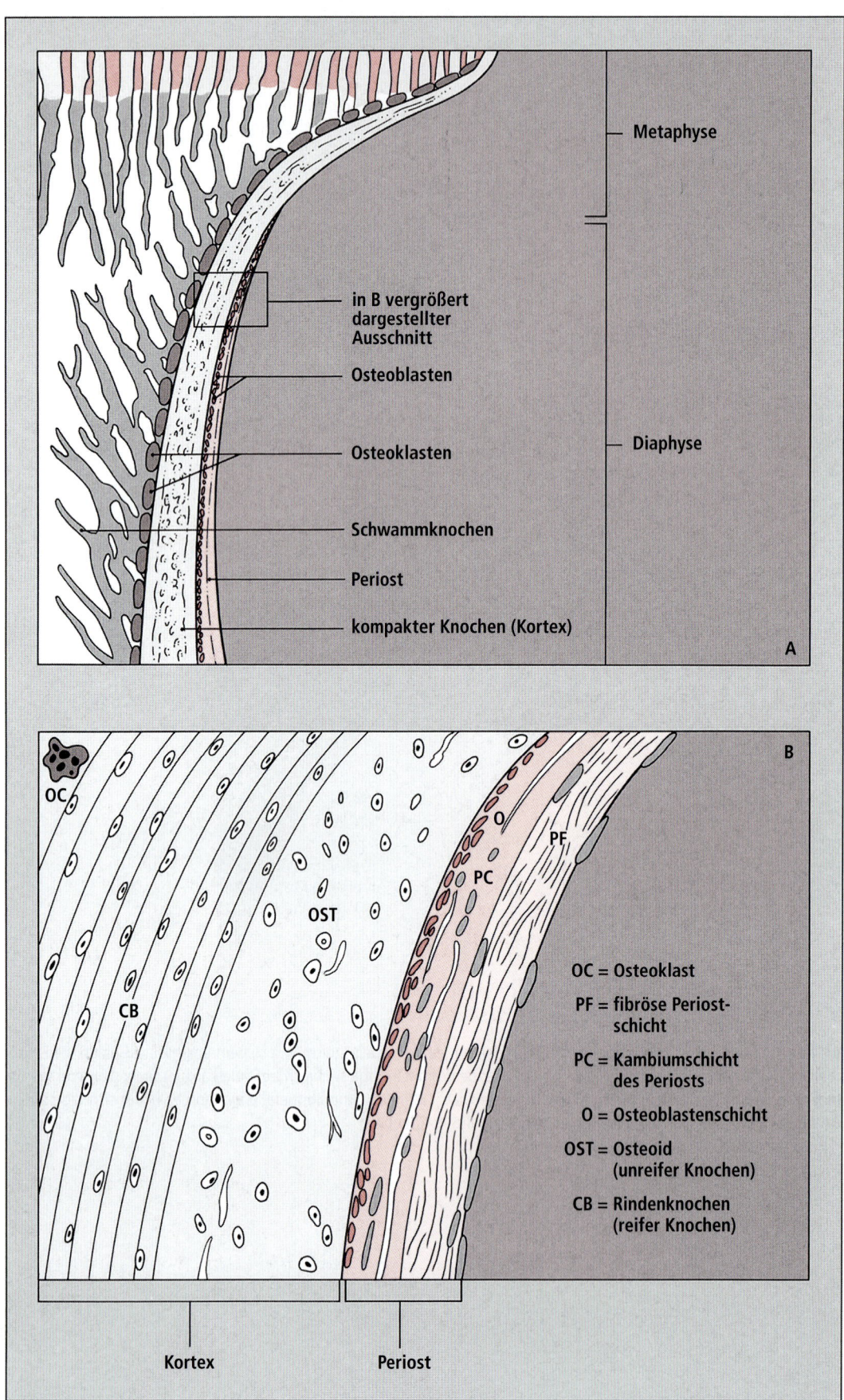

Abb. 3-3. Intramembranöse Knochenbildung an der Verbindungsstelle von Periost und Knochenrinde. Die subperiostale Knochenneubildung schreitet von einem unreifen („gewobenen") zu einem reiferen Knochen fort

Nach dem Verschluß der Wachstumsfugen beobachtet man normalerweise keine enchondrale Knochenbildung mehr.

Bei der intramembranösen Ossifikation formt sich der Knochen ohne zwischengeschaltete Knorpelphase direkt (Abb. 3-3). Anfangs differenzieren sich Zellen des kondensierten Mesenchyms zu Knochenvorläuferzellen, die sich dann wiederum in Fibroblasten verwandeln, welche Kollagen und Faserbindegewebe produzieren, und andererseits in Osteoblasten, die das Osteoid herstellen. Mit Beginn etwa in der 9. Embryonalwoche bildet die aus den Fibroblasten geschaffene Bindegewebsmembran einen periostalen Kragen und wird – dank der Tätigkeit der Osteoblasten – durch Osteoid ersetzt. Zu den nach diesem Vorgang gebildeten Knochen zählen Stirn-, Schläfen- und Scheitelbein sowie deren Schuppen, die Knochen des oberen Gesichtsschädels wie auch die Tympanonanteile des Felsenbeins, ferner Vomer und medialer Anteil des Pterygoids.

Auch trägt die intramembranöse Ossifikation zur appositionellen Formung periostalen Knochens um den Schaft der Röhrenknochen bei und bildet so die Knochenrinde der langen sowie der flachen Knochen aus. Durch diesen Typ der Knochenbildung nimmt der Knochendurchmesser zu. Zusätzlich zur periostalen Umscheidung der äußeren Knochenoberfläche ist die intramembranöse Ossifikation bei der endostalen Auskleidung der Innenfläche der Rinde sowie der Havers-Kanäle im Inneren der Kochenrinde aktiv. Diese drei Hüllschichten sind Orte einer starken Zellaktivität, die während der gesamten Lebensspanne sowohl Knochenneubildung als auch -resorption beinhaltet.

Erwähnenswert scheint uns noch, daß die Mandibula und der zentrale Schlüsselbeinanteil durch einen Vorgang entstehen, der Merkmale sowohl der enchondralen als auch der intramembranösen Ossifikation aufweist. Diese Knochen werden in der Embryonalzeit knorpelig angelegt, unterziehen sich jedoch keiner enchondralen Ossifikation im herkömmlichen Sinne. Statt dessen dient das Knorpelmodell schlicht als Oberfläche zur Anlagerung von Knochen durch Bindegewebe. Der Knorpel wird dann resorbiert, und erst dann ossifiziert der Knochen vollständig.

Literaturempfehlungen

Anderson HC. Mechanism of mineral formation in bone. Lab Invest 1989; 60: 320–330.

Aoki J, Yamamoto I, Hino M, et al. Reactive endosteal bone formation. Skeletal Radiol 1987; 16: 545–551.

Bernard GW, Pease DC. An electron microscopic study of initial intramembranous osteogenesis. Am J Anat 1969; 125: 271–290.

Brighton CT. Longitudinal bone growth: the growth plate and its dysfunction. In: Griffin PP, ed. Instructional course lectures, vol. 36. Chicago: American Academy of Orthopedic Surgery, 1987: 3–25.

Buckwalter JA, Cooper RR. Bone structure and function. In: Griffin PP, ed. Instructional course lectures, vol. 36. Chicago: American Academy Orthopedic Surgery, 1987: 27–48.

Bullough PG. Atlas of orthopedic pathology with clinical and radiologic correlations, 2nd ed. New York: Gower Medical Publishing, 1992: 1.2–1.35.

Canalis E, McCarthy T, Centrella M. Growth factors and the regulation of bone remodeling. J Clin Invest 1988; 81: 277–281.

Jaffe HL. Metabolic, degenerative and inflammatory diseases of bones and joints. Philadelphia: Lea & Febiger, 1972.

Kirkpatrick JA Jr. Bone and joint growth-normal and in disease. Clin Rheum Dis 1981; 7: 671–688.

Lee WR, Marshall JH, Sissons HA. Calcium accretion and bone formation in dogs. J Bone Joint Surg [Br] 1965; 47B: 157–180.

Posner AS. The mineral of bone. Clin Orthop 1985; 200: 87–99.

Raisz LG, Kream BE. Regulation of bone formation. N Engl J Med 1983; 309: 83–89.

Reddi AH, Anderson WA. Collagenous bone matrix-induced endochondral ossification and hemopoiesis. J Cell Biol 1976; 69: 557–572.

Resnick D, Manolagas SC, Niwayama G. Histogenesis, anatomy, and physiology of bone. In: Resnick D, ed. Bone and joint imaging. Philadelphia: WB Saunders, 1989: 16–28.

Rubin P. Dynamic classification of bone dysplasias. Chicago: Year Book Medical Publishers, 1964: 1–23.

Sissons HA. Structure and growth of bones and joints. In: Taveras JM, Ferrucci JT, eds. Radiology, diagnosis – imaging – intervention, vol. 5. Philadelphia: JB Lippincott, 1986: 1–11.

Sissons HA. The growth of bone. In: The biochemistry and physiology of bone, vol. 3, 2nd ed. New York: Academic Press, 1971.

Warshawsky H. Embryology and development of the skeletal system. In: Cruess RL, ed. The Musculoskeletal system. Embryology, biochemistry, physiology. New York: Churchill Livingstone, 1982.

TEIL 2

Trauma

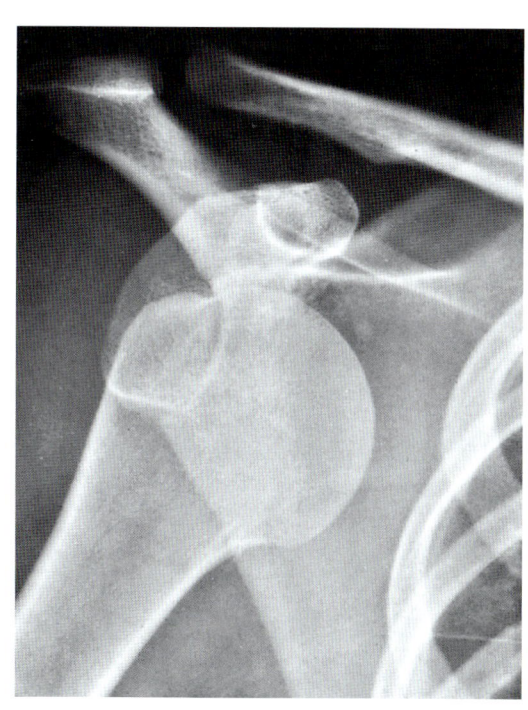

Kapitel 4

Radiologische Beurteilung von Verletzungen

Radiologische bildgebende Verfahren

Die am häufigsten zur Abklärung von Verletzungen des Skeletts eingesetzten bildgebenden Verfahren sind die folgenden:
1. Konventionelle Röntgendiagnostik einschließlich der Routineuntersuchungen (je nach zu untersuchendem Körperteil), Spezial- und gehaltene Aufnahmen.
2. Digitale Radiographie einschließlich der Subtraktionsarthrographie und Subtraktionsangiographie (DSA).
3. Durchleuchtung, allein oder in Kombination mit Bandaufzeichnung.
4. Tomographie (insbesondere mit spiraliger Verwischung).
5. Computertomographie (CT).
6. Arthrographie, Tenographie und Bursographie.
7. Myelographie und Diskographie.
8. Angiographie (Arteriographie und Phlebographie).
9. Szintigraphie (Skelettszintigraphie).
10. Magnetresonanztomographie (MRT).

In aller Regel genügen 2 zueinander senkrechte Projektionen – meist a.-p. und Seitaufnahme (Abb. 4-1). Gelegentlich sind Schräg- und Spezialaufnahmen erforderlich, besonders bei der Abklärung von Frakturen komplexer Strukturen wie Becken, Ellbogen, Hand- und Sprunggelenk (Abb. 4-2).

Bestimmte Spezialmethoden werden zur Abklärung unterschiedlicher Verletzungsarten mit speziellem anatomischem Sitz häufiger angewandt. Durchleuchtung und Videobandaufzeichnung sind bei der Beurteilung der Gelenkkinetik von Nutzen. Belastungs- (oder gehaltene/Streß-)Aufnahmen sind bei der Untersuchung von Bandrupturen und der Gelenkstabilität wichtig (Abb. 4-3). Die Tomographie (als Zonographie oder als spiralige Verwischung) hilft bei der Sicherung einer Fraktur (Abb. 4-4) und bei der Lagebestimmung von Fragmenten; auch ist sie bei der Beurteilung des Heilungsverlaufs von Wert.

Wichtig ist die Computertomographie (CT) bei der Abklärung komplexer Frakturen, insbesondere von Wirbelsäule und Becken (Abb. 4-5). Der Vorteil der CT gegenüber der konventionellen Röntgendiagnostik liegt in ihrer Fähigkeit, dreidimensionale Bilder, eine hervorragende Kontrastauflösung und eine exakte Messung der einzelnen Gewebsdichten zu erbringen. Der Einsatz sagittaler, koronarer und auch beliebiger anders gerichteter Rekonstruktionen bietet weitere Vorteile gegenüber anderen Abbildungstechniken.

Die Skelettszintigraphie kann okkulte Frakturen oder aber solche, die für konventionelle Aufnahmen oder die Tomographie einfach zu subtil sind, aufzeigen (Abb. 4-6). Mitunter hilft die Szintigraphie bei der Differentialdiagnose zwischen alter und frischer Fraktur und beim Nachweis von Komplikationen wie der Osteonekrose im Frühstadium; dagegen liefern Knochenszintigramme nur selten neue Informationen zum Zustand der Bruchheilung, wobei hier insbesondere statische Untersuchungen nicht in der Lage sind, normal heilende Frakturen von verzögert heilenden oder solchen mit späterer Pseudarthrose zu unterscheiden. Auch kann die Knochenszintigraphie nicht den Zeitpunkt angeben, zu dem die klinische Bruchheilung abgeschlossen ist. Dagegen hilft die Szintigraphie bei der Abgrenzung nicht infizierter Frakturen von infizierten. Bei der Osteomyelitis zeigt die Szintigraphie nach der Markierung der Erythrozyten mit Galliumcitrat (Ga-67) und der Leukozyten mit Indium (In-111) eine erheblich vermehrte Aufnahme des Radionuklids. Da Gallium-67 aktiv am Orte einer normal heilenden Fraktur angereichert wird, aber doch wesentlich geringer als Radiopharmazeutika mit Markierung durch Tc-99m (Technetium), wurde auch eine Kombination von Ga-67- und Tc-99m-markiertem Methylendiphosphonat (MDP) vorgeschlagen, wobei das Verhältnis der Akkumulation beider Radionuklide über die Frage der Infektion entscheiden soll. Dieser Gallium-Technetium-Quotient sollte bei infizierten Frakturen dann grö-

TEIL II - Trauma

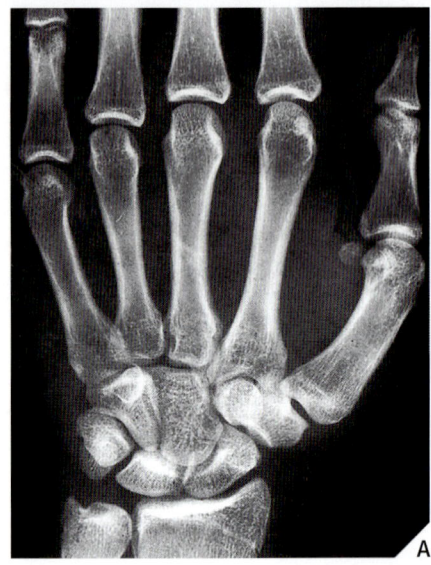
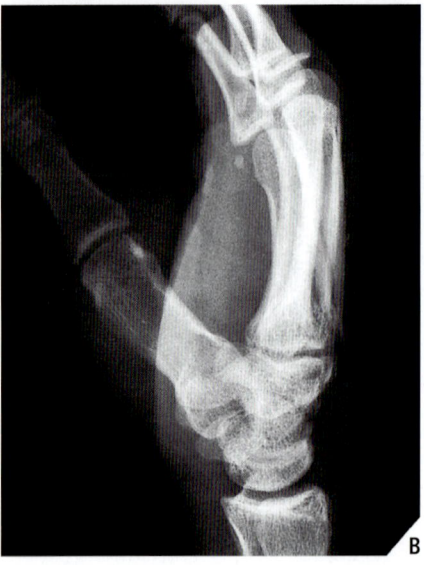
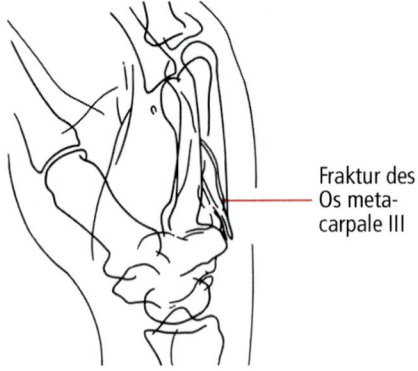

Abb. 4-1. **A** Die dorsopalmare (dorsoventrale; d.-p. oder d.-v.) Aufnahme der Hand zeigt keine Fraktur. **B** Dagegen deckt die seitliche Aufnahme eine Fraktur des 3. Mittelhandknochens auf

Fraktur des Os metacarpale III

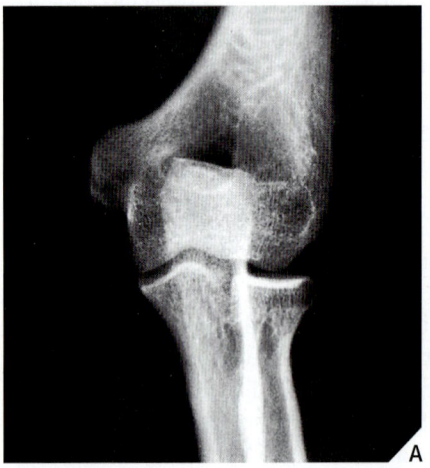
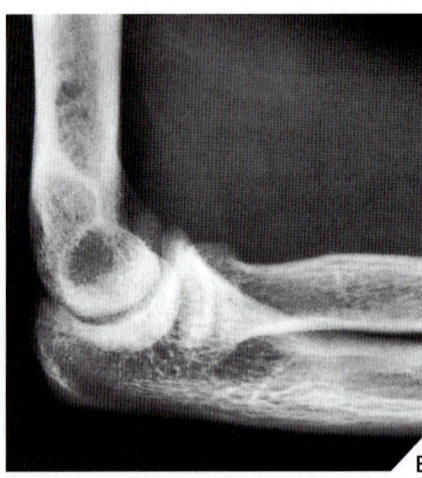
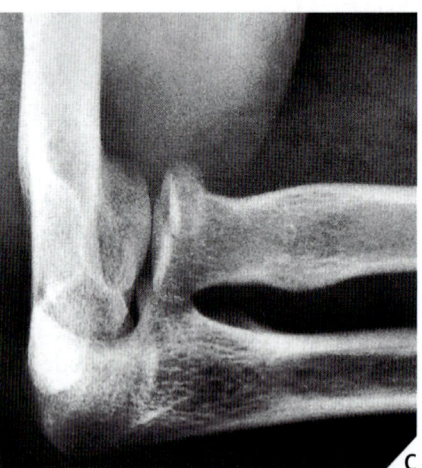

Abb. 4-2. **A, B** Der Patient klagte nach einem Sturz über Ellenbogenschmerzen. Die a.-p. und die seitliche Aufnahme sind unauffällig, doch sind Radiusköpfchen und Processsus coronoideus ulnae wegen ihrer Überlagerung nicht gut dargestellt. **C** Um das Radiusköpfchen nach ventral zu projizieren, verwendet man eine spezielle 45°-Schrägaufnahme des Ellbogens, bei der dieses nicht mehr von anderen Knochen überlagert wird. Jetzt sieht man deutlich eine kurze intraartikuläre Radiusköpfchenfraktur

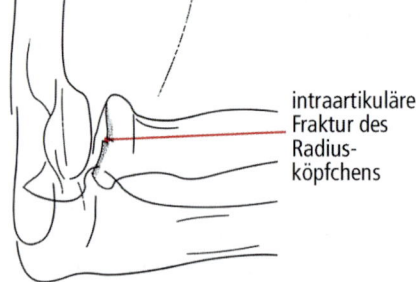

intraartikuläre Fraktur des Radiusköpfchens

ßer sein als bei nicht infizierten. Es ist sehr schwierig, an der Frakturstelle eine Pseudarthrose von einer Infektion zu unterscheiden. Routineszintigramme mit Tc-99m und Ga-67 helfen hier kaum weiter, können doch hierbei beide positiv ausfallen. In dieser Situation erscheint die Kombination der Indium-111-Leukozytenszintigraphie mit Tc-99m-MDP als die beste Methode, um zu bestimmen, ob ein gebrochener oder traumatisierter Knochen nun infiziert ist.

Weiterhin verwendet man die Arthrographie zur Beurteilung der Verletzungen von Gelenkknorpel, Menisken, Gelenkkapsel und Bändern (Abb. 4-7). Zwar kann praktisch ein jedes Gelenk mit Kontrastmittel gefüllt werden, doch führt man diese Untersuchung am häufigsten an Knie, Schulter, Sprunggelenk und Ellbogen durch. Die Tenographie hilft bei der Abklärung von Sehnenverletzungen. Die Myelographie, allein oder in Kombination mit der Myelo-CT, verwendet man zur Beurteilung bestimmter Verletzungsmuster der Wirbelsäule (Abb. 4-8). Bei Verdacht auf eine Bandscheibenschädigung trotz nichtdiagnostischer Myelographie kann die Diskographie die Informationen erbringen, die für die weitere Betreuung des Patienten erforderlich sind (Abb. 4-9). Die Angiographie ist bei Verdacht auf begleitende Gefäßverletzungen indiziert (Abb. 4-10). Die digitale Subtraktionsangiographie (DSA) ist zu bevorzugen, weil die Subtraktion sich überlagernder Knochen die Gefäßstrukturen klar umrissen zeigt (vgl. Abb. 2-3).

Die Magnetresonanztomographie (MRT) spielt bei der Beurteilung des Skelett- und Weichteiltraumas eine führende Rolle. Die Abklärung von Knieverletzungen, besonders von Anomalien der Menisken und der Bänder, mittels MRT hat einen hohen negativen Vorhersagewert. Die MRT läßt sich als präoperative Screening-Methode einsetzen, um unnötige Arthroskopien zu vermeiden. Die MRT ist vermutlich das einzige bildgebende Verfahren, das die sog. Knochenkontusion darstellen kann. Deren Anomalien sind posttraumatische Veränderungen des Knochenmarks, die zur Kombination von Einblutung, Ödem und Verletzungen der Mikrotrabekel führen (vgl. Abb. 2-16).

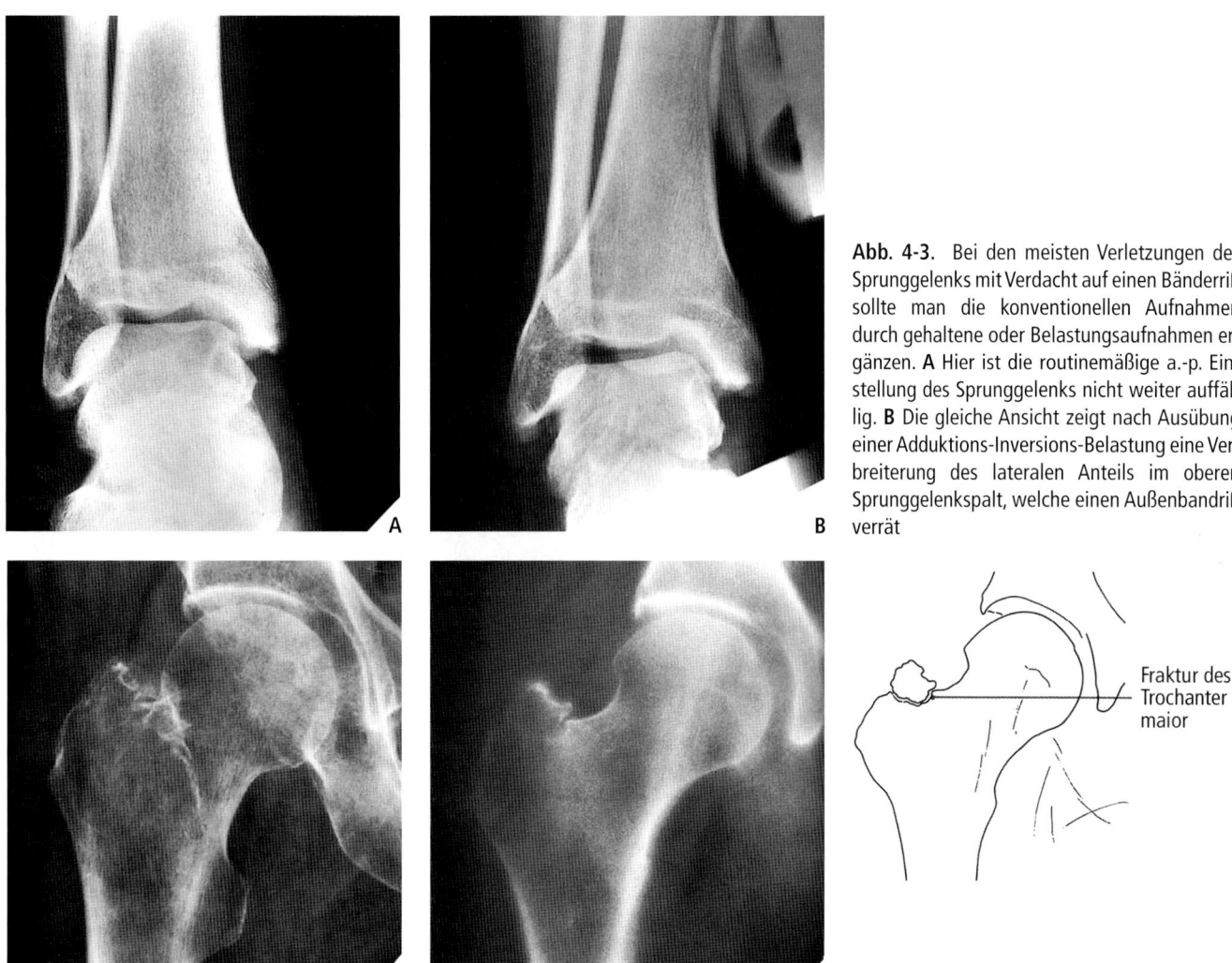

Abb. 4-3. Bei den meisten Verletzungen des Sprunggelenks mit Verdacht auf einen Bänderriß sollte man die konventionellen Aufnahmen durch gehaltene oder Belastungsaufnahmen ergänzen. **A** Hier ist die routinemäßige a.-p. Einstellung des Sprunggelenks nicht weiter auffällig. **B** Die gleiche Ansicht zeigt nach Ausübung einer Adduktions-Inversions-Belastung eine Verbreiterung des lateralen Anteils im oberen Sprunggelenkspalt, welche einen Außenbandriß verrät

Abb. 4-4. Bei diesem Patienten vermutete man nach einem Sturz aus dem Bett eine Schenkelhalsfraktur, doch ist die a.-p. Aufnahme der rechten Hüfte hierfür nicht überzeugend (**A**). Die Schichtuntersuchung (**B**) zeigt nun eine Fraktur des Trochanter maior, jedoch keine des Schenkelhalses

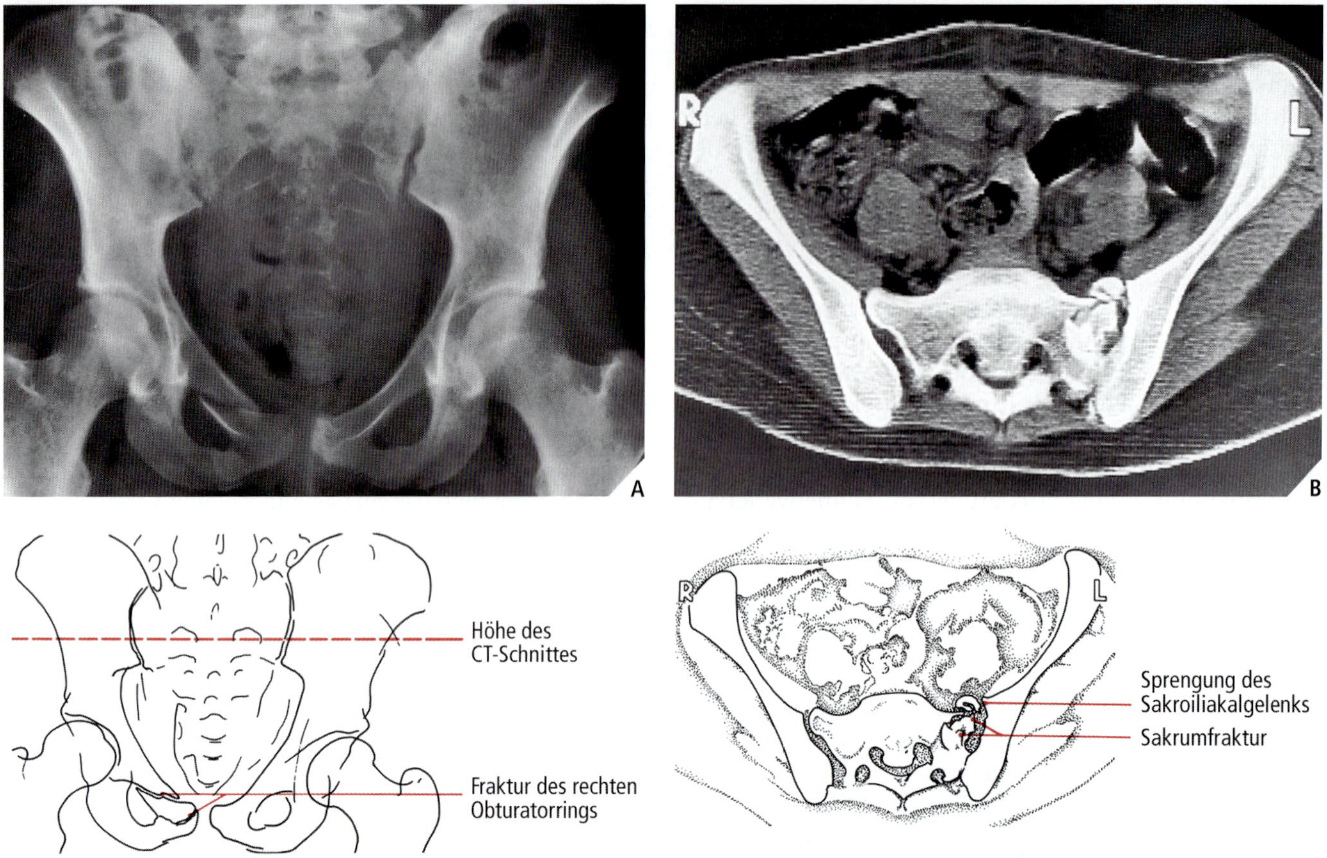

TEIL II - Trauma

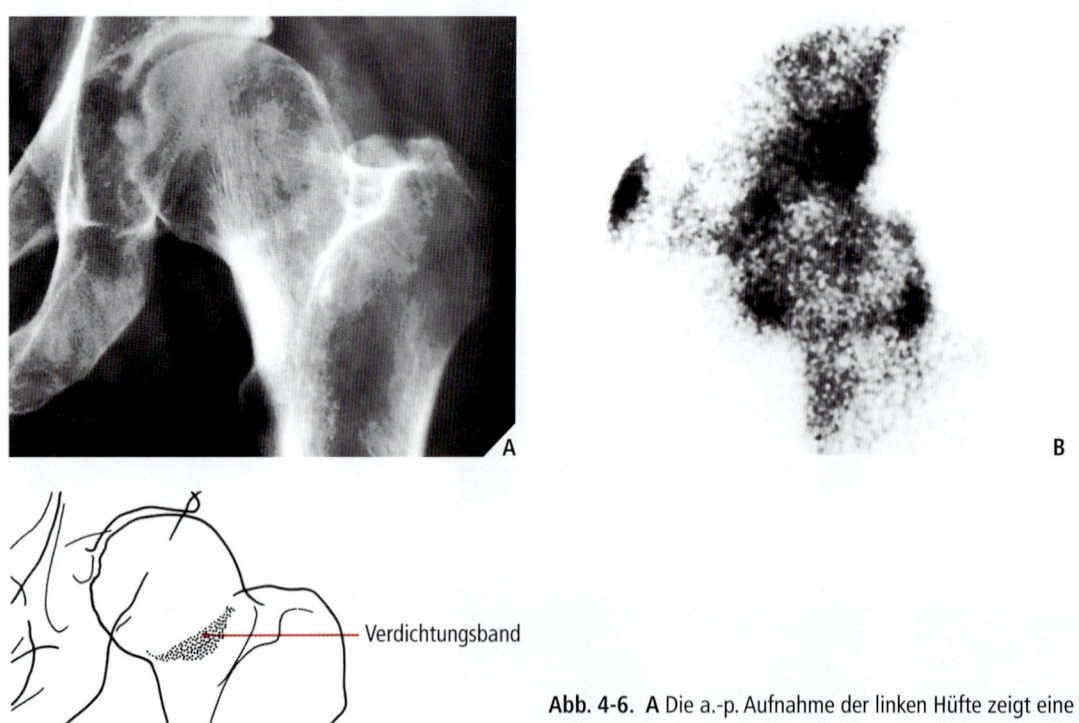

Abb. 4-5. A Die normale a.-p. Beckenaufnahme zeigt offensichtliche Frakturen des Obturatorringes rechts. **B** Der CT-Schnitt ergibt eine unerwartete Fraktur des Kreuzbeins und eine linksseitige Sprengung des Sakroiliakalgelenks

Abb. 4-6. A Die a.-p. Aufnahme der linken Hüfte zeigt eine bandartige Verdichtung, die an eine Schenkelhalsfraktur denken läßt. **B** Das Knochenszintigramm nach 15 mCi (555 MBq) Technetium-99m-MDP ergibt eine vermehrte Nuklidaufnahme in der Schenkelhalsregion und damit die Bestätigung des Frakturverdachts

Radiologische Beurteilung von Verletzungen 4

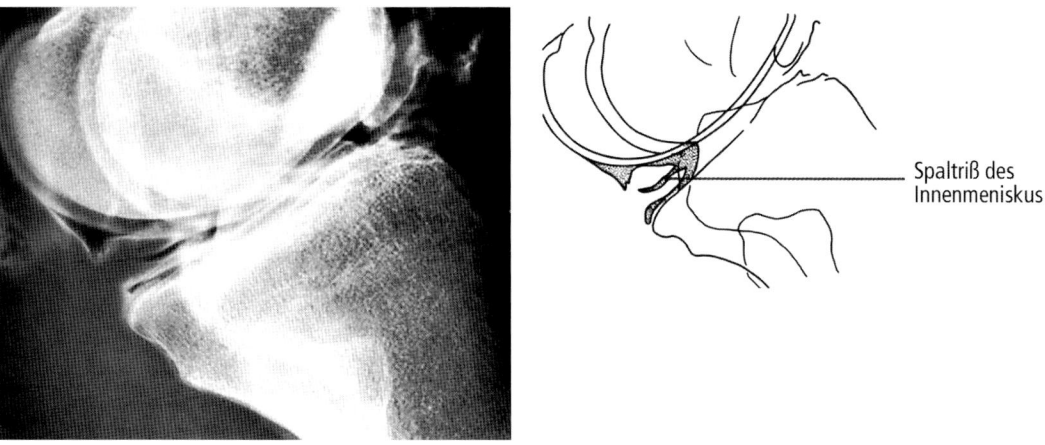

Abb. 4-7. Bei diesem Patienten zeigt die Doppelkontrastdarstellung des Kniegelenks einen horizontalen Spaltriß des Innenmeniskus

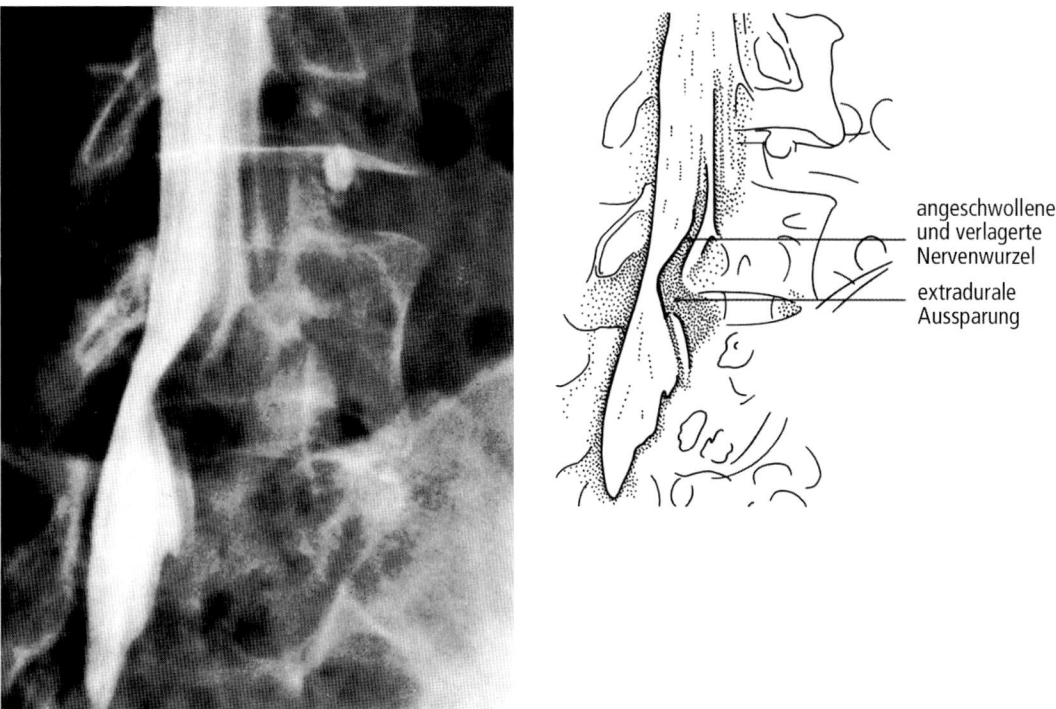

Abb. 4-8. Dieser Patient erlitt beim Heben eines schweren Gegenstands eine Rückenzerrung. Die Schrägaufnahme der unteren LWS nach Metrizamidinjektion in den Subarachnoidalraum zeigt in Höhe des Bandscheibenraums L5–S1 einen extraduralen Kompressionsdefekt gegen den Durasack, der für einen Bandscheibenprolaps charakteristisch ist. Man beachte die deutlich angeschwollene und verlagerte Nervenwurzel

TEIL II - Trauma

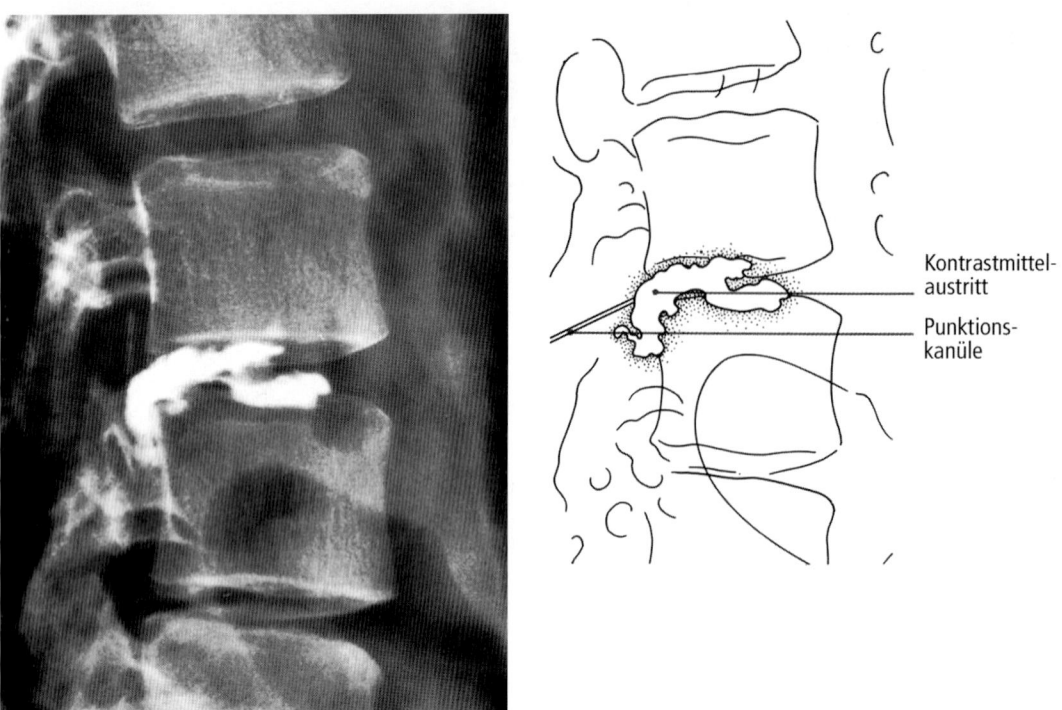

Abb. 4-9. Nach der Plazierung einer Spinalkanüle in das Zentrum des Nucleus pulposus wurden einige Milliliter Metrizamid injiziert. Der KM-Austritt in den extraduralen Raum zeigt einen Riß des Anulus fibrosus und eine Bandscheibenhernie nach dorsal an

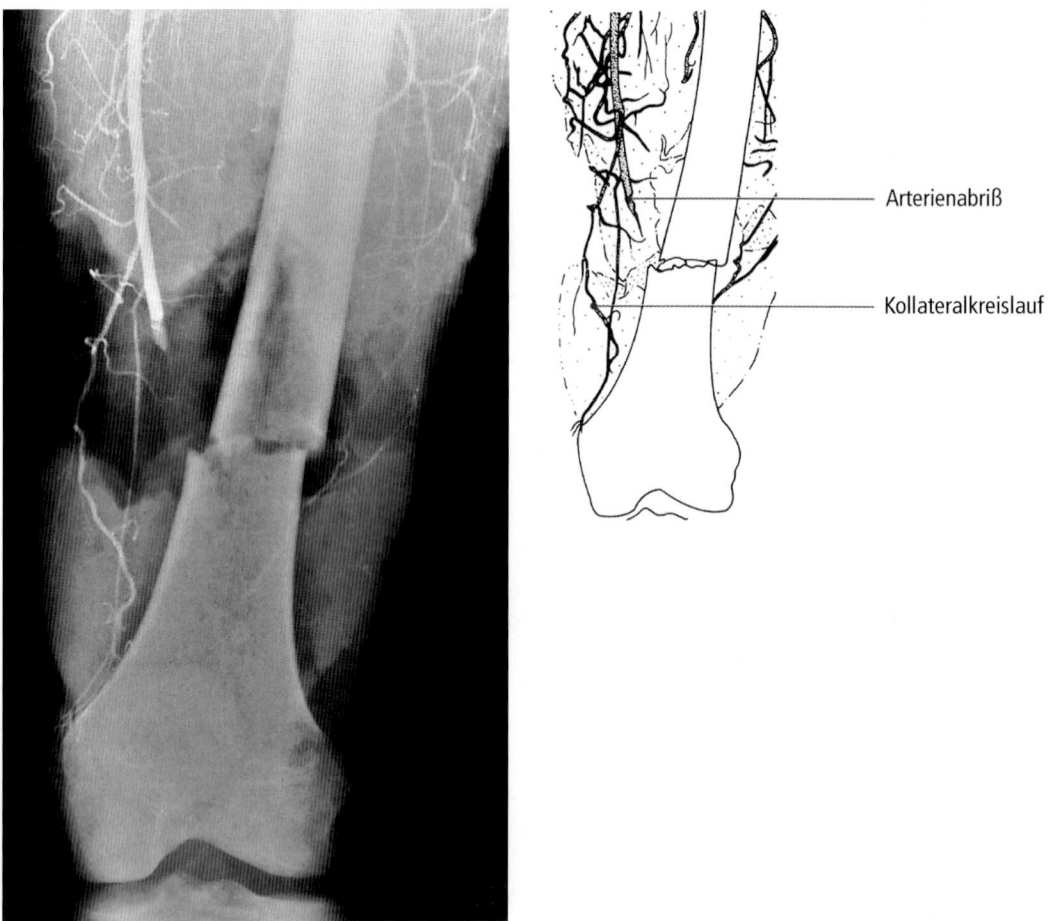

Abb. 4-10. Bei diesem Patienten wurde eine Femoralisarteriographie zum Ausschluß einer Gefäßschädigung durch die Femurfraktur durchgeführt. Die Querfrakur bedingte hier eine Durchtrennung der A. femoralis superficialis

Gut darstellbar mittels der MRT sind subtile Anomalien verschiedener Strukturen und der posttraumatische Gelenkerguß (Abb. 4-11); ähnlich gut stellen sich inneres und äußeres Längsband, vorderes und hinteres Kreuzband und die Bänder der Knieregion dar (vgl. Abb. 8-14 u. 8-15), deren Normabweichungen denn auch mit hoher Genauigkeit diagnostiziert werden. Schwieriger aufzudecken sind aber einige Arten der Meniskusverletzung, wie Korbhenkelrisse, Risse des freien Randes und periphere Abrisse. An der Schulter kann man in den meisten Fällen das Impingement-Syndrom sowie die vollständige und unvollständige Rotatorenmanschettenrupturen effizient nachweisen (Abb. 4-12). Traumatische Sehnenveränderungen (wie die Bizepssehnenruptur), traumatischer Gelenkerguß und Hämatome sind mittels der MRT leicht zu diagnostizieren. Wesentlich schwieriger ist dagegen ein Riß des knorpeligen Labrums feststellbar. Aufdecken kann man mit der MRT osteonekrotische Veränderungen an verschiedenen Orten, besonders in deren Frühstadium, wo andere bildgebende Verfahren wie Übersichtsaufnahmen, Tomographie und selbst die Skelettszintigraphie normal ausfallen können. An Sprunggelenk und Fuß wird die MRT zur Diagnostik von Sehnenrissen und der posttraumatischen Talusrollennekrose eingesetzt. Erfolgreich angewandt wurde die MRT an Handgelenk und Hand für die Frühdiagnose der posttraumatischen Kahnbeinnekrose. Noch ist aber die MRT nicht die Methode der Wahl zur Abklärung von Anomalien des Cartilago triangularis-Komplexes – hier dominiert weiterhin die Arthrographie, besonders in Kombination mit digitaler Radiographie und CT. Den größten Wert bietet die MRT bei der Abklärung von Verletzungen der Wirbelsäule, des Rückenmarks, des

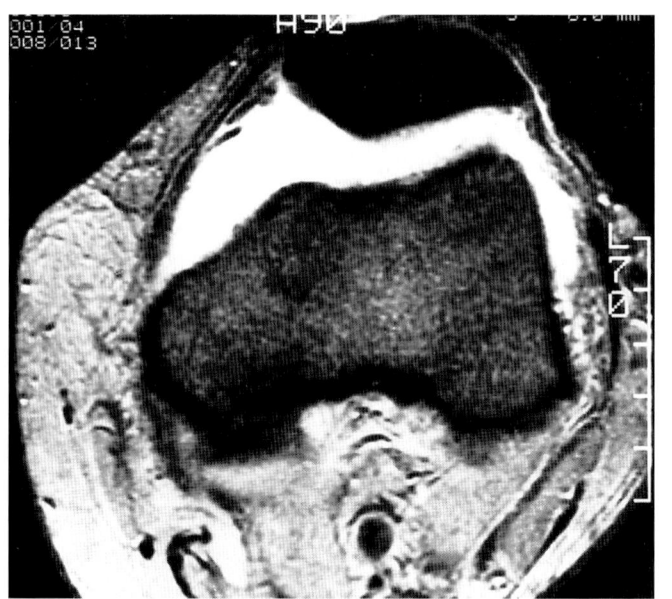
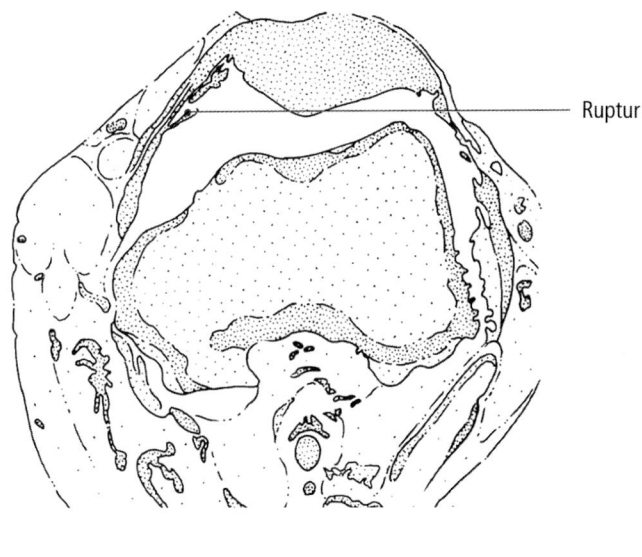

Abb. 4-11. Der 64jährige Mann erlitt eine Verletzung des linken Knies. Die axiale MRT (multiplanar gradient-recalled, Flip-Winkel 30°, TR 500/TE 15 ms) zeigt einen Teilriß des medialen Retinakulums. Der posttraumatische Kniegelenkserguß bietet eine hohe Signalintensität. Beachten Sie die arthrotische Verschmälerung des Gelenkknorpels der Patella

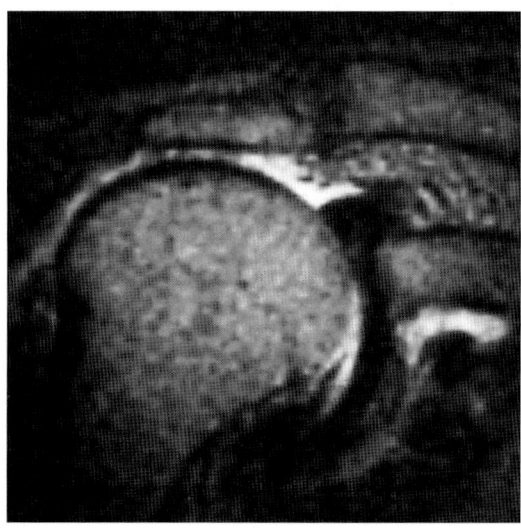
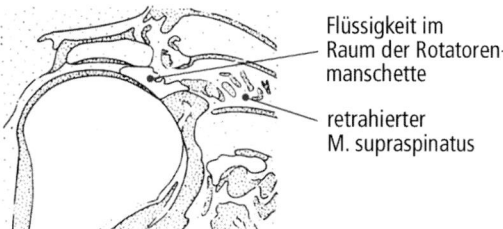

Abb. 4-12. Ein 60jähriger Mann stellte sich mit rechtsseitigen Schulterschmerzen vor. Die schräg koronare T2w MRT (SE, TR 2000/TE 80 ms) zeigt eine komplette Rotatorenmanschettenruptur. Der Supraspinatusmuskel hat sich nach medial retrahiert, so daß man im Subakromialraum keinerlei Sehnengewebe vorfindet. Die Gelenkflüssigkeit zeigt eine hohe Signalintensität (aus Beltran J, 1990; mit freundlicher Erlaubnis)

Durasacks und der Nervenwurzeln sowie beim Bandscheibenprolaps (vgl. Abb. 10-83). Von Nutzen ist die MRT ferner bei der Beurteilung von Bandverletzungen der Wirbelsäule. Die Darstellung der Lagebeziehung von Wirbelfragmenten zum Rückenmark mittels der sagittalen Abbildung ist hierbei von allergrößtem Nutzen, besonders wenn man eine Verletzung im Bereich von Hals- und Brustwirbelsäule beurteilen möchte.

Frakturen und Luxationen

Frakturen und Luxationen zählen zu den häufigsten Verletzungen, die der Radiologe sieht. Definitionsgemäß ist eine *Fraktur* die vollständige Kontinuitätstrennung eines Knochens (Abb. 4-13). Sind nur einige der Knochenbälkchen vollständig zerstört, während andere lediglich verbogen oder intakt geblieben sind, dann handelt es sich um eine inkomplette Fraktur (Abb. 4-14). Eine *Luxation* ist die komplette Zerreißung eines Gelenks; dabei haben die Gelenkflächen keinen Kontakt mehr zueinander (Abb. 4-15).

Dagegen ist eine *Subluxation* eine geringere Form der Gelenktrennung, wobei noch Teile der Gelenkfläche miteinander artikulieren (Abb. 4-16). Die saubere Abgrenzung dieser Zustände trägt ganz wesentlich zur erfolgreichen Therapie durch den Orthopäden oder Unfallchirurgen bei.

Beim Trauma hat der Radiologe 2 Aufgaben:
1. Diagnose und Beurteilung einer Fraktur oder Luxation.
2. Kontrolle des Behandlungsergebnisses und Suche nach möglichen Komplikationen.

■ Diagnostik

Bei der Diagnostik von Skelettverletzungen ist es ein wichtiges Prinzip, wenigstens 2 Aufnahmen des betroffenen Knochens anzufertigen, wobei jede Aufnahme des verletzten Knochens die beiden Nachbargelenke einbeziehen sollte (Abb. 4-17). Dadurch schließt der Radiologe das Risiko aus, daß er fernab der offensichtlichen Hauptverletzung eine begleitende Fraktur, Subluxation und/oder Luxation übersieht. Bei Kindern wird es häufig nötig, zum Vergleich eine Aufnahme der normalen unverletzten Gegenseite anzufertigen.

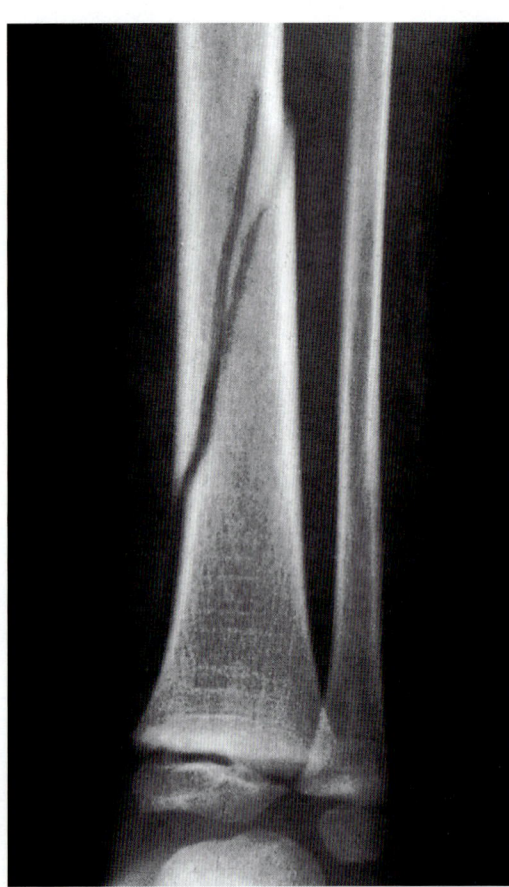

Abb. 4-13. Vollständige (komplette) Fraktur. Die Kontinuität des Knochens ist vollständig unterbrochen; zwischen beiden Fragmenten klafft eine schmale Lücke

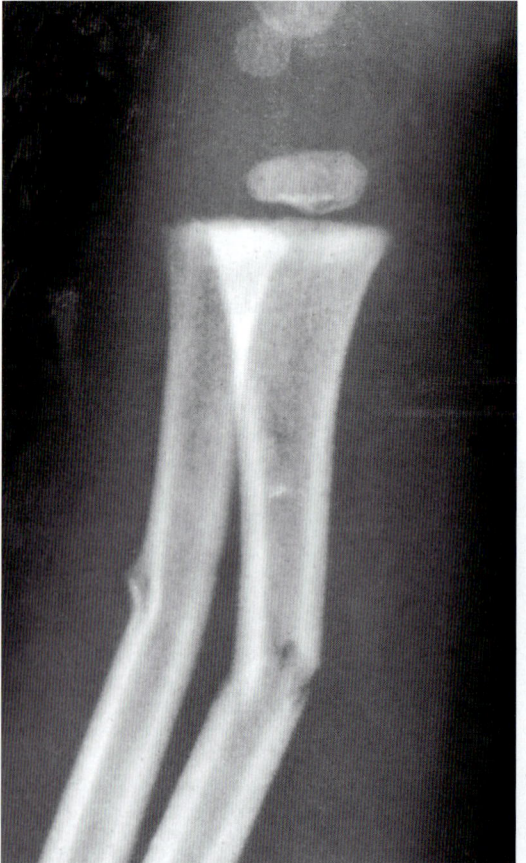

Abb. 4-14. Unvollständige Fraktur (sog. Grünholzfraktur). Die Ulna ist verbogen; es erstreckt sich eine Bruchlinie nur durch die hintere Kortikalis. Bei der Radiusfraktur sind einige Trabekel intakt geblieben

4 Radiologische Beurteilung von Verletzungen

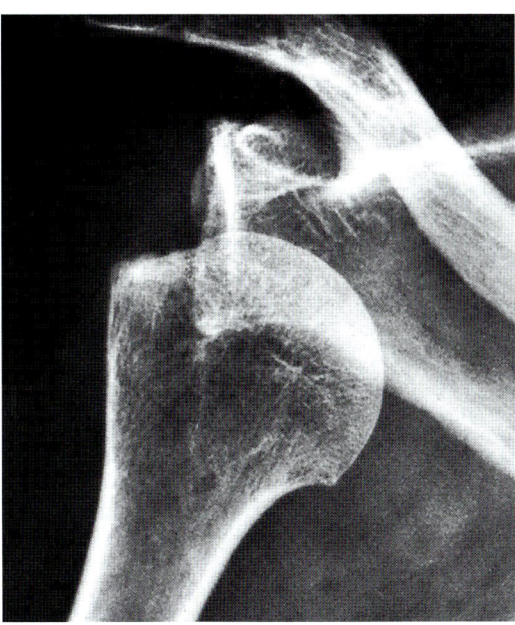

Abb. 4-15. Typische vordere (infrakorakoidale) Schulterluxation. Die Gelenkfläche des Humeruskopfs hat den Kontakt zur Gelenkfläche des Glenoids vollständig verloren

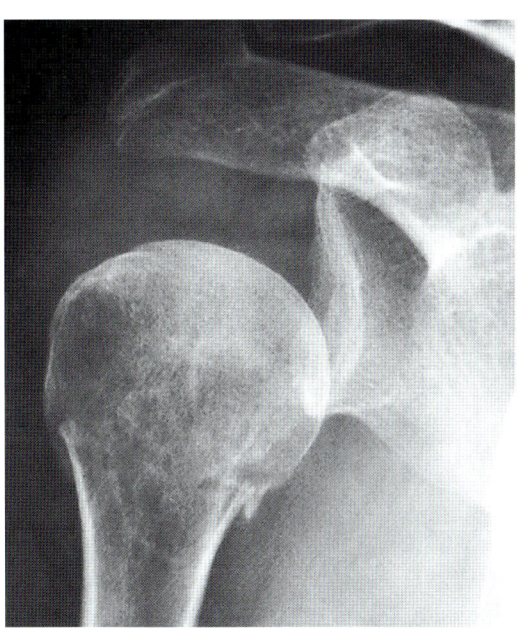

Abb. 4-16. Subluxation des Schultergelenks. Humeruskopf und Cavitas glenoidalis sind zueinander fehlgestellt, doch ist ein gewisser Gelenkkontakt verblieben. Zu beachten ist die begleitende Fraktur des Collum chirurgicum humeri

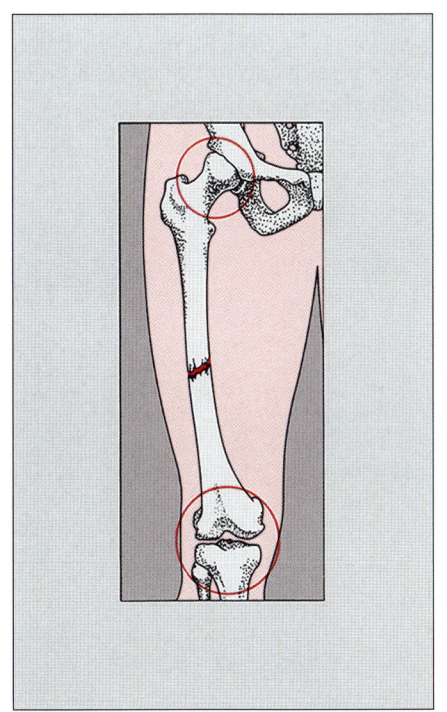

Abb. 4-17. Beim Verdacht auf eine Femurschaftfraktur sollte die Röntgenuntersuchung Hüft- und Kniegelenk mit einschließen

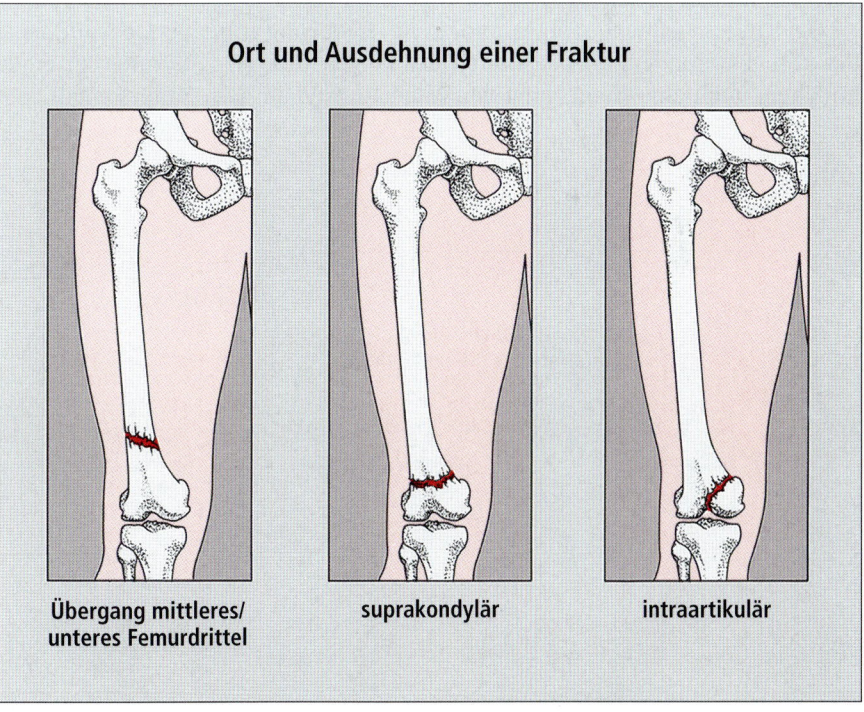

Abb. 4-18. Faktoren bei der röntgenologischen Beurteilung einer Fraktur: anatomischer Sitz und Ausdehnung

TEIL II - Trauma

Radiologische Beurteilung von Frakturen

Zur vollständigen radiologischen Beurteilung von Frakturen sollten folgende Kriterien zählen: 1. der anatomische Ort und die *Ausdehnung* der Fraktur (Abb. 4-18); 2. der *Typ* des Bruchs, sei er nun inkomplett, wie vorwiegend bei Kindern zu sehen, oder komplett (Abb. 4-19); 3. die *Stellung* der Fragmente zueinander, dies unter Berücksichtigung von Verschiebung, Abknickung, Rotation, Verkürzung oder Distraktion (Abb. 4-20); 4. die *Richtung* der Bruchlinie in Bezug zur Längsachse des Knochens (Abb. 4-21); 5. das Vorliegen von *besonderen Merkmalen* wie Einstauchung, Depression oder Kompression (Abb. 4-22); 6. das Vorliegen von *Begleitanomalien*, wie z. B. eine Fraktur mit gleichzeitiger Luxation oder Diastase (Abb. 4-23); und 7. *Sonderformen* einer Fraktur, die als Ergebnis einer außergewöhnlichen Belastung oder infolge eines pathologischen Prozesses im Knochen selbst auftreten (Abb. 4-24). Die Unterscheidung zwischen einer *offenen* (oder *komplizierten*) Fraktur, bei der der gebrochene Knochen über eine offene Wunde eine Verbindung nach außen aufweist, und einer *geschlossenen* (oder *unkomplizierten*) Fraktur, bei der die Haut intakt geblieben ist, sollte vorrangig klinisch und nicht anhand der Röntgenuntersuchung getroffen werden.

Bei Kindern sollte die röntgenologische Abklärung von Frakturen, besonders an den Enden der langen Röhrenknochen, auch eine Beteiligung der Wachstumsfugen berücksichtigen. Die Lokalisation einer Bruchlinie hat Auswirkungen bezüglich des Verletzungsmechanismus und möglicher Komplikationen. Salter und Harris schlugen eine klinisch bewährte Einteilung von Verletzungen der Wachstumsfuge, der Metaphyse, der Epiphyse oder alle dieser Strukturen vor (Typ I–V), die durch Rang (Typ VI) und Ogden (Typ VII–IX) erweitert wurde und somit 4 weitere Bruchtypen umfaßt (Abb. 4-25). Zwar betreffen die von Rang und Ogden beschriebenen Frakturen die Wachstumsfuge nicht direkt, doch haben die Folgen einer solchen Verletzung gleichartige Auswirkungen auf die Wachstumsfuge wie die direkten, von Salter und Harris beschriebenen Verletzungen. Beim Typ VI, der nur die Peripherie der Wachstumsfuge betrifft, braucht nicht immer auch eine Fraktur vorzuliegen; dieser Typ kann von einer umschriebenen Quetschung, einer verletzungsbedingten Infektion oder einer schweren Verbrennung herrühren. Der Typ VII besteht aus einer rein transepiphysären Fraktur, die bei noch nicht verknöcherter Epiphyse in den Übersichtsaufnahmen auch unentdeckt bleiben kann. Die Verletzung vom Typ VIII erfaßt die Metaphysenregion und kann durch eine Schädigung der die Wachstumsfuge versorgenden Gefäße kompliziert werden; beim Typ IX schließlich kann eine Periostverletzung den Mechanismus der enchondralen Ossifikation stören. All diese Verletzungen, besonders aber die Typen IV und V (vgl. Abb. 4-64), können zu einer Wachstumsstörung mit der Folge einer unterschiedlichen Gliedmaßenlänge führen.

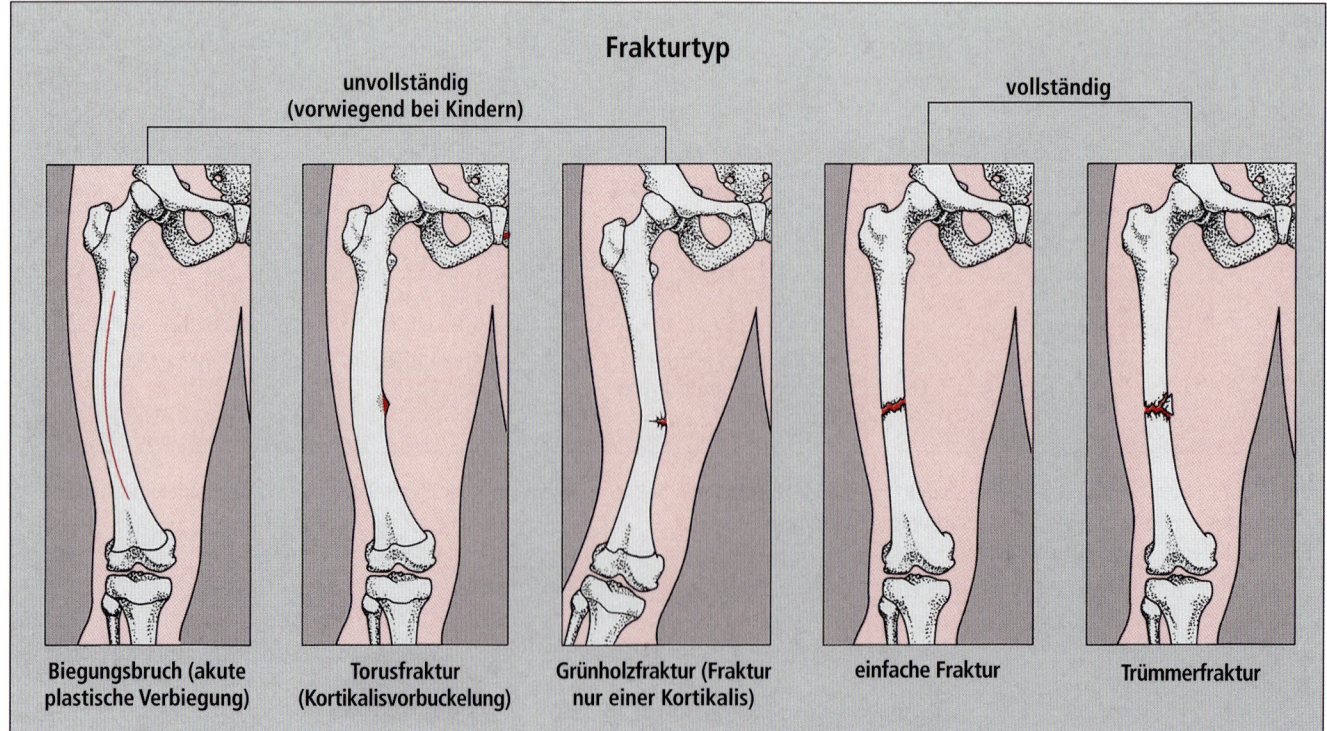

Abb. 4-19. Faktoren bei der röntgenologischen Beurteilung einer Fraktur: Bruchtyp: komplette oder inkomplette Fraktur

Radiologische Beurteilung von Verletzungen 4

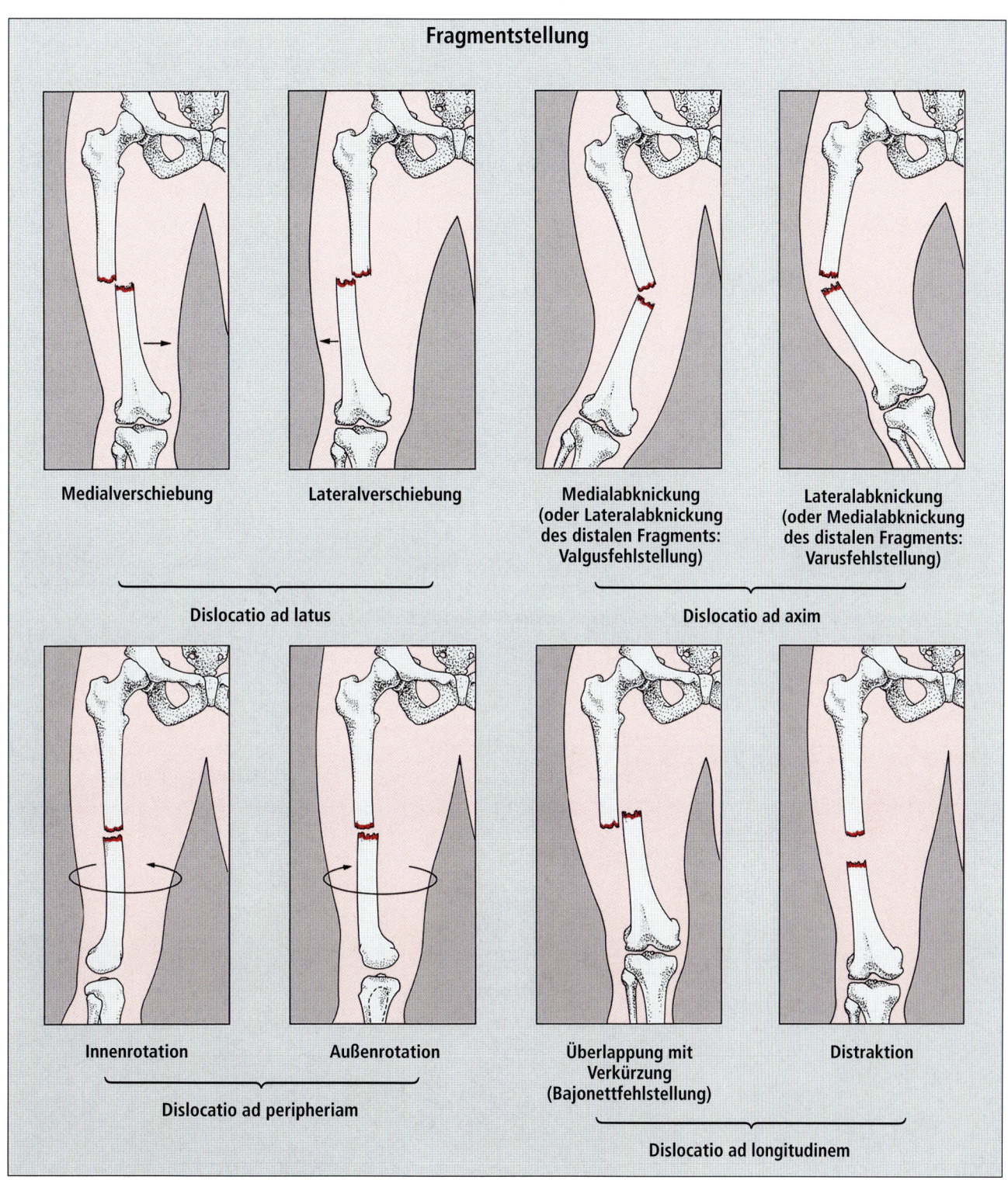

Abb. 4-20. Faktoren bei der röntgenologischen Beurteilung einer Fraktur: Fragmentstellung

TEIL II - Trauma

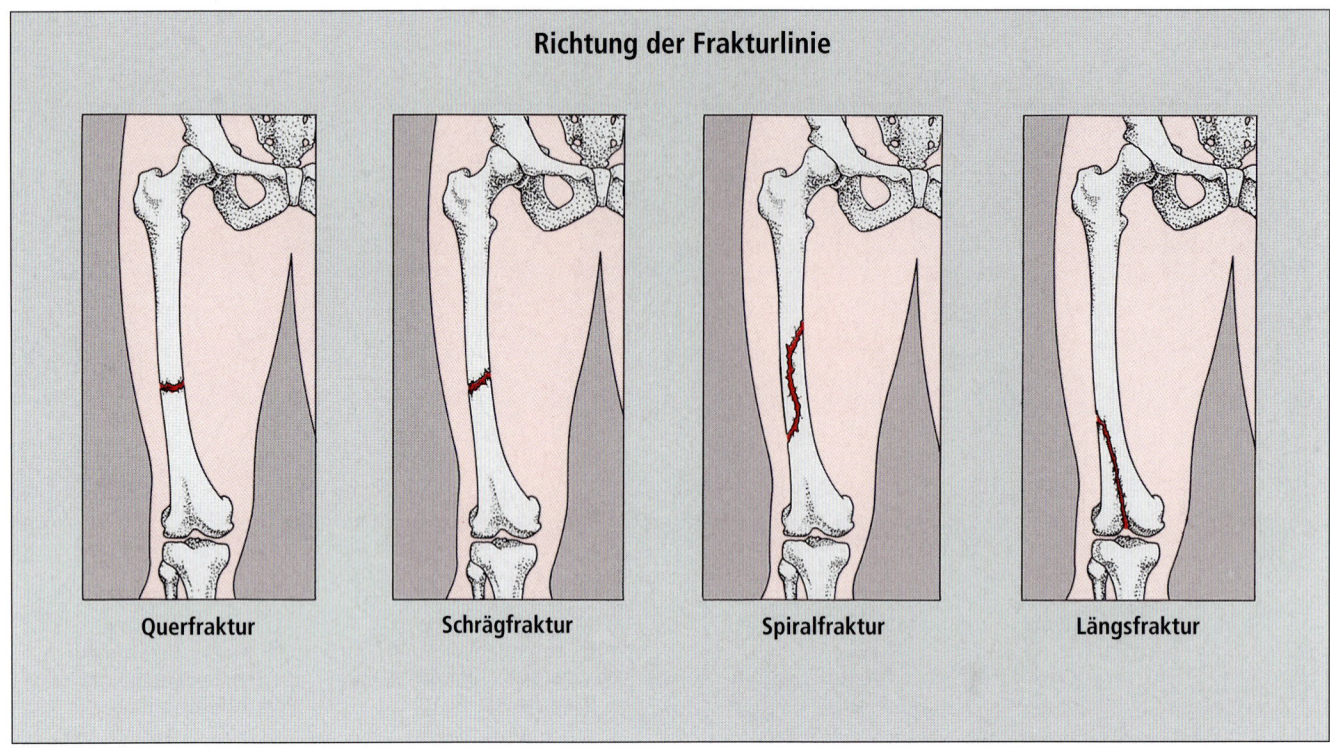

Abb. 4-21. Faktoren bei der röntgenologischen Beurteilung einer Fraktur: Richtung der Bruchlinie

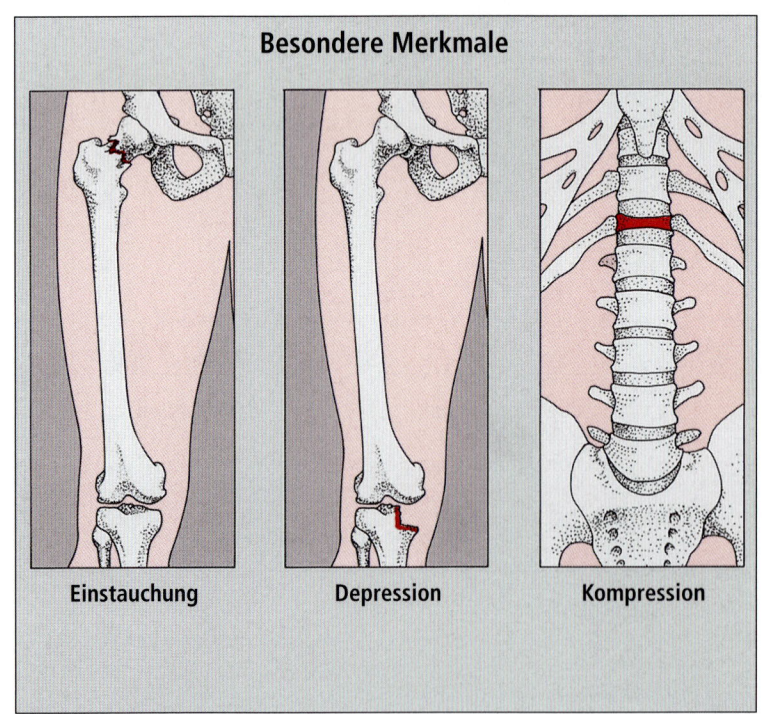

Abb. 4-22. Faktoren bei der röntgenologischen Beurteilung einer Fraktur: Besonderheiten

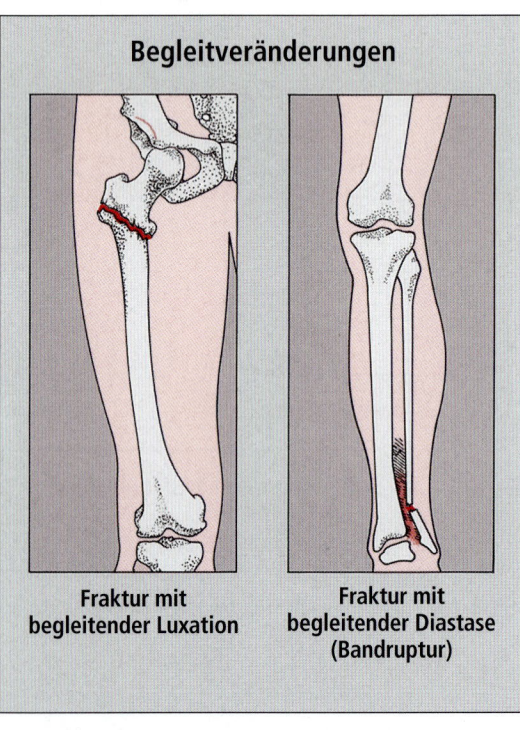

Abb. 4-23. Faktoren bei der röntgenologischen Beurteilung einer Fraktur: Begleitanomalien

Radiologische Beurteilung von Verletzungen 4

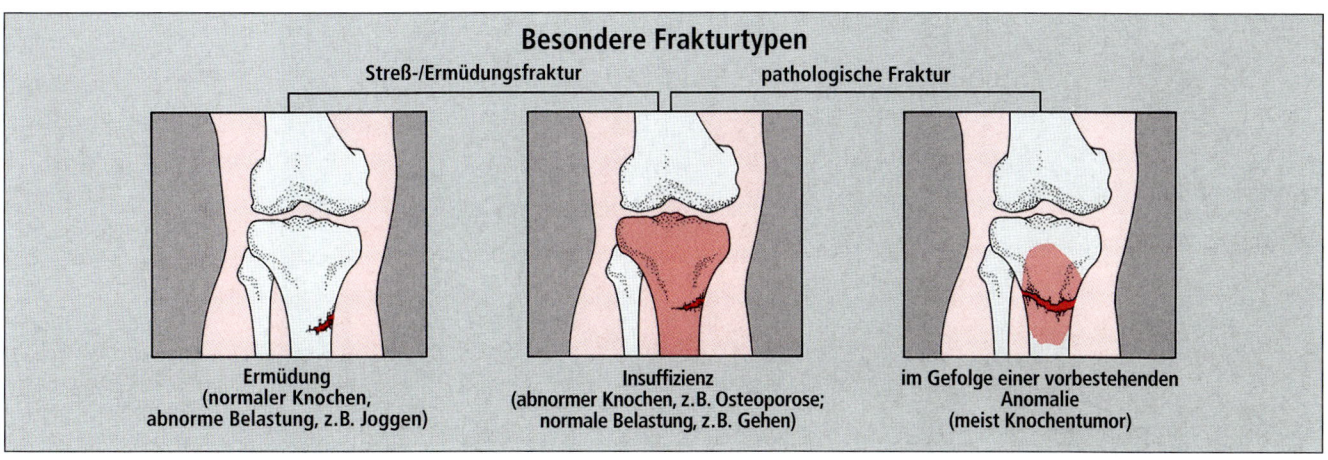

Abb. 4-24. Faktoren bei der röntgenologischen Beurteilung einer Fraktur: besondere Bruchtypen

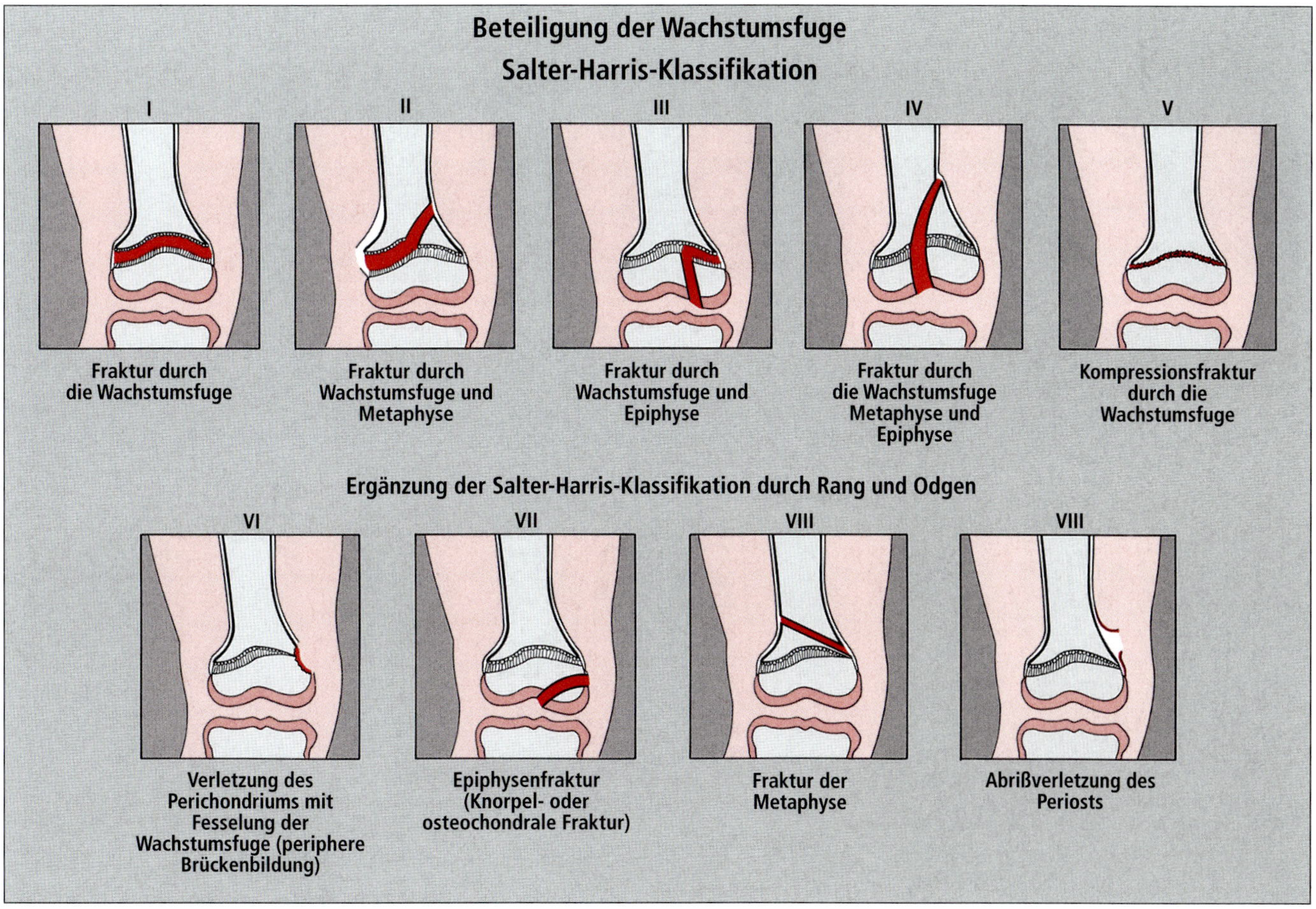

Abb. 4-25. Frakturen mit Beteiligung der Wachstumsfuge (Salter-Harris-Klassifikation mit Ergänzungen durch Rang und Ogden)

TEIL II - Trauma

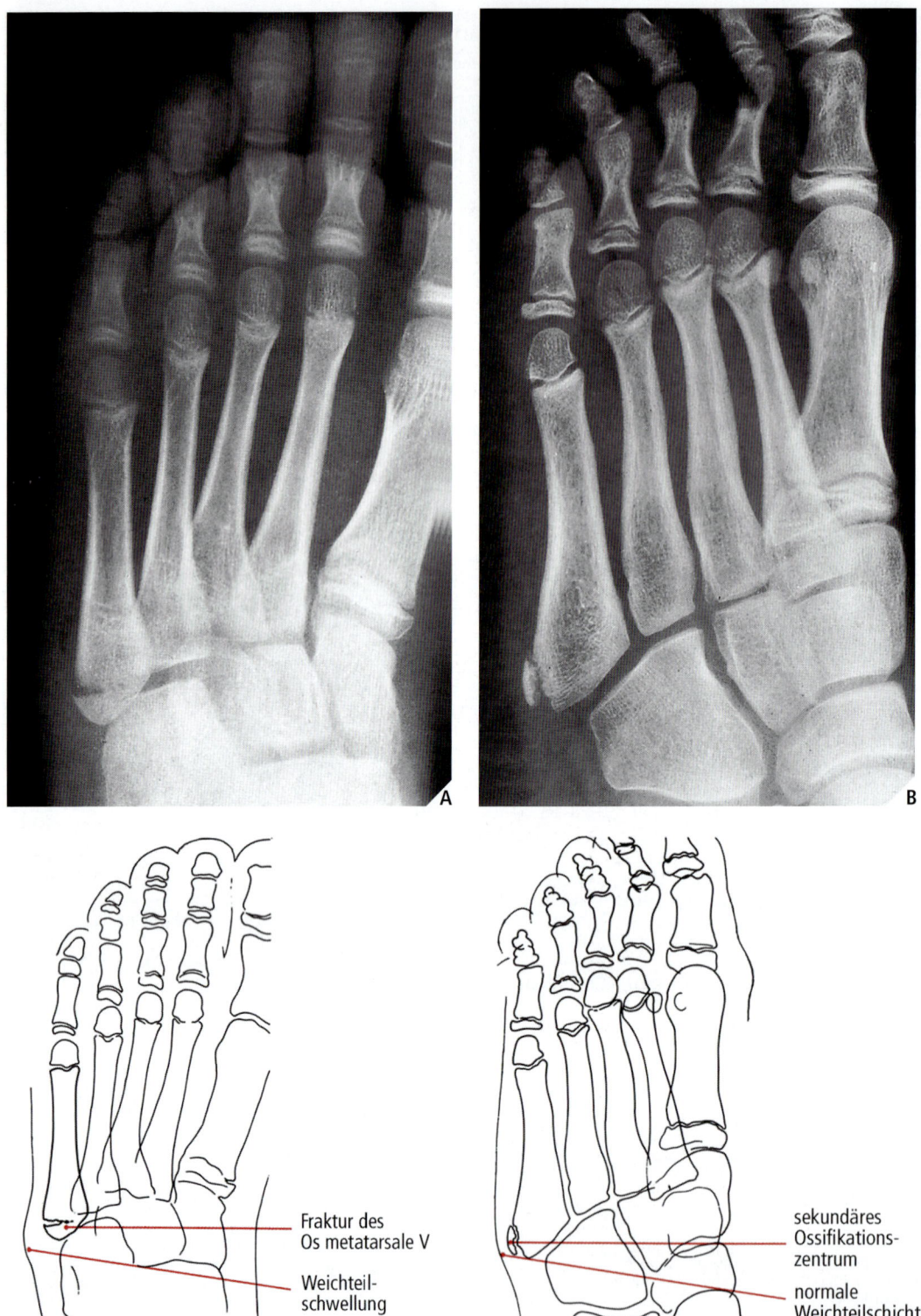

Abb. 4-26. **A** Die dorsoplantare Aufnahme des Fußes zeigt eine deutliche Weichteilschwellung an der Fußaußenseite. Die Aufhellungslinie durch die Basis des 5. Mittelfußknochens zeigt eine Fraktur an. **B** Eine ähnliche strahlentransparente Linie trennt bei einem anderen Patienten, bei dem man eine Fraktur vermutete, einen Knochenanteil von der Basis des Os metatarsale V ab. Hier ist aber das vollständige Fehlen jeglicher Weichteilschwellung zu beachten. Dieser Befund stellt ein sekundäres Ossifikationszentrum dar, nicht aber eine Fraktur

Radiologische Beurteilung von Verletzungen 4

Indirekte Zeichen als diagnostische Schlüssel

Zwar läßt sich die Diagnose bei den meisten Frakturen anhand der Übersichtsaufnahmen stellen, doch können subtile, nichtdislozierte oder Haarlinienfrakturen zum Zeitpunkt der Verletzung unsichtbar bleiben; unter diesen Umständen liefern dann indirekte Frakturzeichen wichtige Schlüsselinformationen.

Weichteilschwellung

Eine Skelettverletzung geht immer mit einer begleitenden Weichteilschwellung einher; bei den meisten akuten Frakturen sieht man denn auch Zeichen einer solchen Schwellung an der Bruchstelle (Abb. 4-26A). Dagegen schließt eine fehlende Weichteilschwellung die Möglichkeit einer akuten Fraktur praktisch aus (Abb. 4-26B).

Auslöschung oder Verlagerung von Fettstreifen

Subtile Frakturen, besonders des distalen Radius, des karpalen Os scaphoideum, des Os trapezium und der Basis des 1. Mittelhandknochens, führen zur Auslöschung oder Verlagerung von Faszienschichten. In der seitlichen Handgelenkaufnahme kann man einen strahlentransparenten Streifen erkennen, der eine Fettlage zwischen dem M. pronator quadratus und den Sehnen des M. flexor digitorum profundus darstellt. Eine distale Radiusfraktur führt zu einem veränderten Bild dieses *Pronator-quadratus-Fettstreifens,* der nach palmar abgedrängt, unscharf oder ausgelöscht erscheinen kann (MacEwan-Zeichen; Abb. 4-27).

Terry und Ramin wiesen auf den Nutzen des *Skaphoidfettstreifens* hin, den man meist als schmale strahlentransparente Linie parallel zur radialen Oberfläche des Kahn-

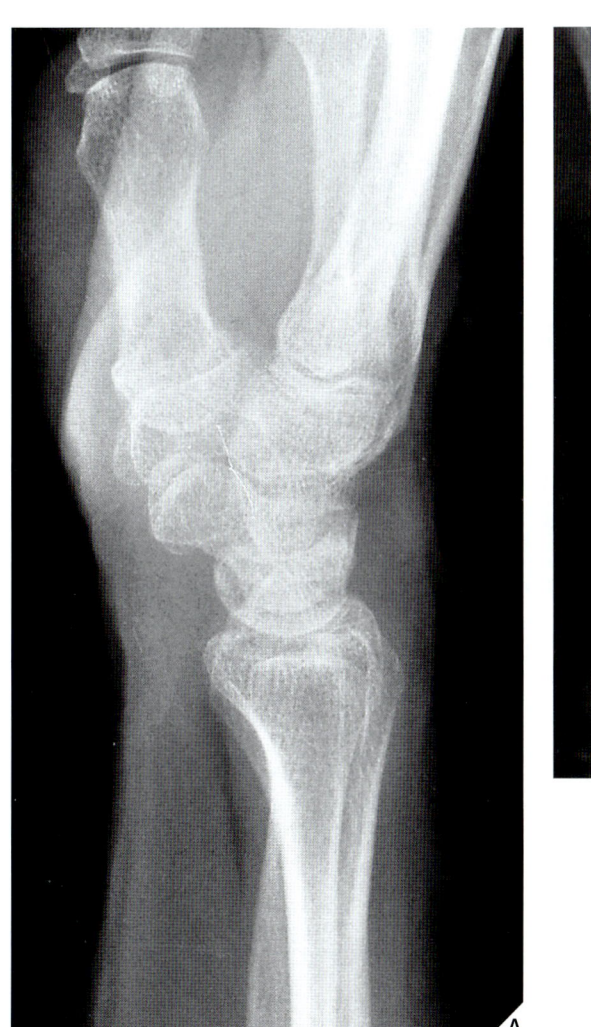
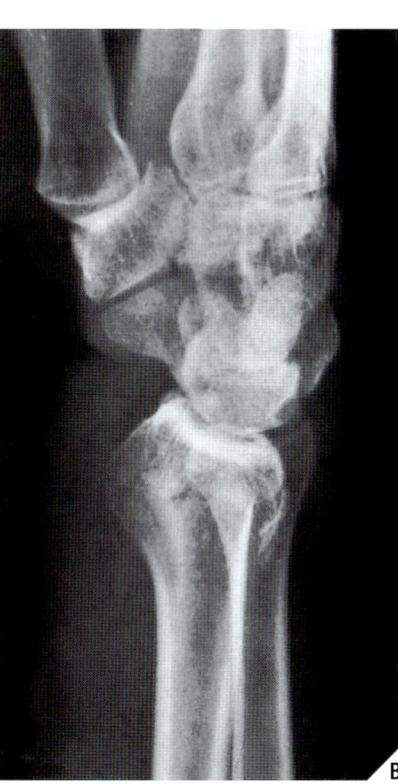
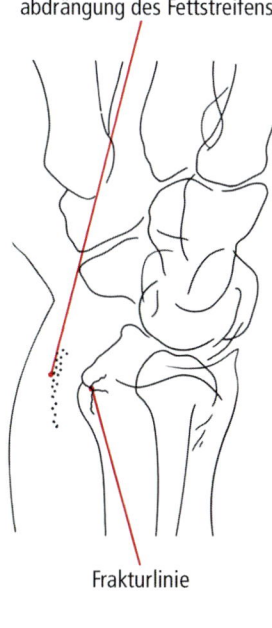

Abb. 4-27. A Die Faszienschicht des M. pronator quadratus stellt sich an der Beugeseite des distalen Unterarms als strahlentransparenter Streifen dar. **B** Bei einer Fraktur des distalen Radius wirkt dieser Fettstreifen verwaschen und wird durch ein örtliches Ödem sowie die Periostenblutung nach volar abgedrängt

beins zwischen dem radialen Längsband und der Synovialisscheide des M. abductor pollicis longus und des M. extensor pollicis brevis verlaufen sieht. Bei den meisten Brüchen des Skaphoids, des Radiusgriffelfortsatzes, des Os trapezium oder der Basis des 1. Mittelhandknochens ist dieser Skaphoidfettstreifen verlagert oder abgedrängt. Dieses Zeichen ist am besten in der d.-p. Aufnahme des Handgelenks sichtbar (Abb. 4-28).

Periost- und Endostreaktion

Die Bruchlinie selbst kann unsichtbar sein, doch sind dann die periostale oder endostale Reaktion das erste radiologische Frakturzeichen (Abb. 4-29).

Gelenkerguß

Dieser Befund, erkennbar als das sog. Fettpolsterzeichen, ist besonders bei der Diagnose von Ellbogenverletzungen von Wert. Das hintere (dorsale) Fettpolster liegt tief in der Fossa olecrani und ist auf der Seitaufnahme unsichtbar. Das vordere (ventrale) Fettpolster liegt auf der flacheren, vorn gelegenen Fossa coronoidea und der Fossa radialis auf und ist in aller Regel als schmaler strahlentransparenter Streifen ventral der vorderen Humeruskortikalis sichtbar. Die Dehnung der Gelenkkapsel durch Synovialflüssigkeit oder Blut macht das hintere Fettpolster sichtbar und verdrängt das vordere Fettpolster und führt so zum *Fettpolsterzeichen* (Abb. 4-30). Hat der Patient eine Ellbogenverletzung bei positivem Fettpolsterzeichen, dann liegt meist eine begleitende Fraktur vor, und man sollte jede Anstrengung unternehmen, diese auch nachzuweisen. Selbst wenn sich auf vielen Aufnahmen die Frakturlinie nicht darstellen läßt, sollte man die Patienten wie bei einer Fraktur behandeln.

Intrakapsulärer Fett-Flüssigkeits-Spiegel

Betrifft eine Fraktur die Gelenkenden eines Knochens, speziell eines langen Röhrenknochens wie Tibia, Humerus und Femur, so können Blut und Knochenmarkfett in die Gelenkhöhle eindringen (Lipohämarthros) und im Röntgenbild zum typischen Schichtungsphänomen dieser beiden Flüssigkeiten führen – zum Blut-Fett-Spiegel oder *FBI-Zeichen* (Abb. 4-31). Auch eine MRT-Untersuchung kann dieses Phänomen aufzeigen (Abb. 4-32). Bleibt die Bruchlinie unsichtbar, dann sollte man die Diagnose wegen der Aussagekraft allein aufgrund dieses Zeichens stellen.

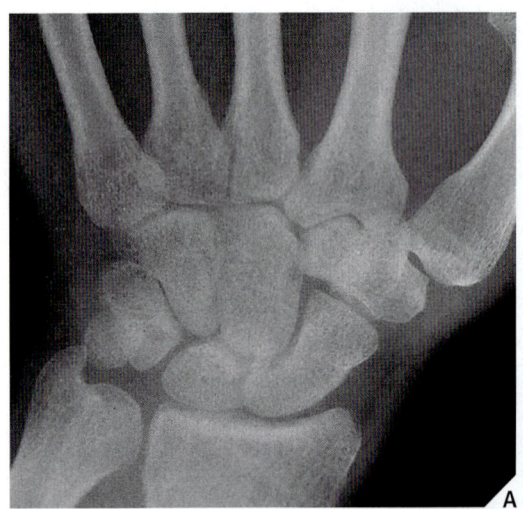
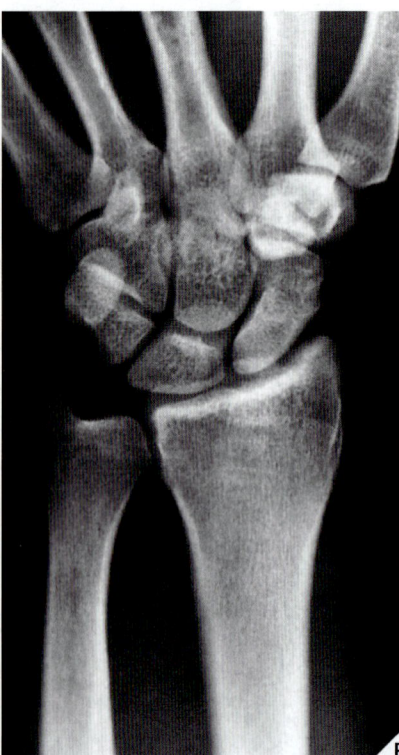
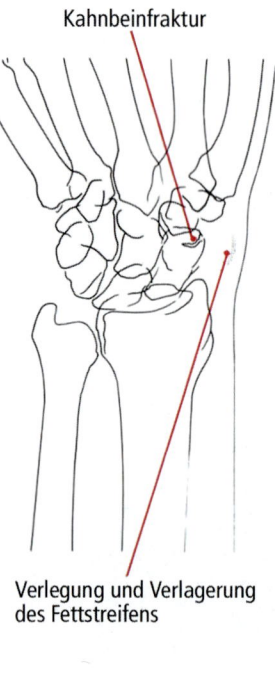
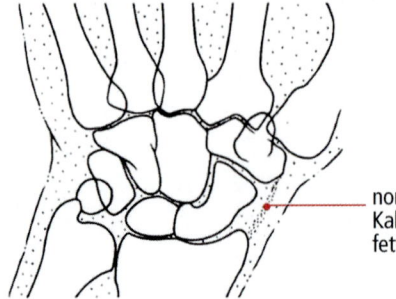

Abb. 4-28. **A** Normaler Skaphoidfettstreifen. **B** Eine nur subtile Fraktur des Kahnbeins führte hier zu einer Teilauslöschung und Radialabdrängung dieses Fettstreifens

Radiologische Beurteilung von Verletzungen 4

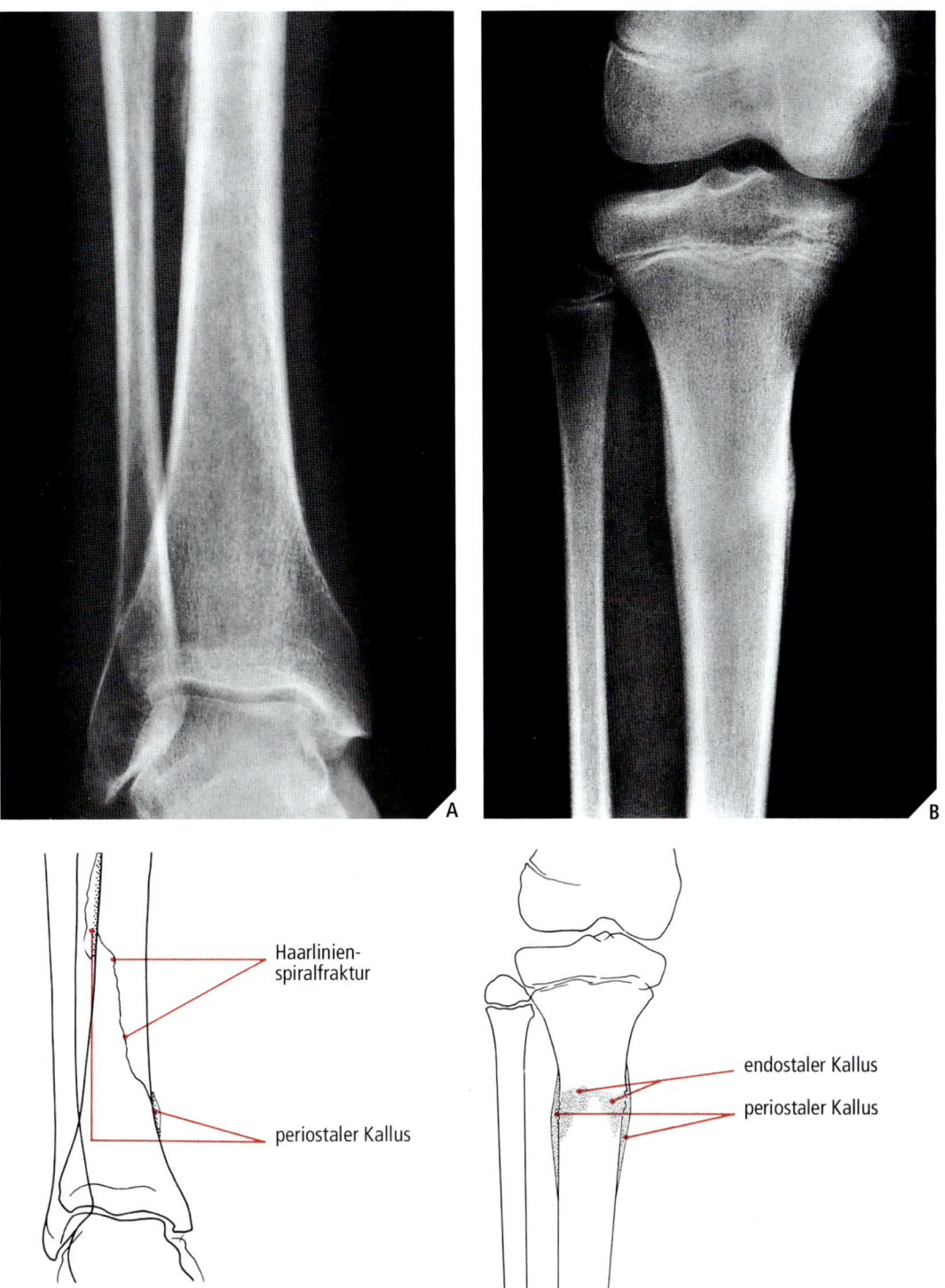

Abb. 4-29. A Diese 49jährige Frau erlitt eine Unterschenkelverletzung. Die a.-p. Aufnahme zeigt periostalen neuen Knochen an der Außenseite des distalen Tibiadrittels und an der Innenseite dicht über dem Knöchel. Dieses indirekte Frakturzeichen stellt ein Frühstadium der äußeren Kallusbildung dar. Die Haarlinienspiralfraktur ist kaum erkennbar. **B** Beispiel einer periostalen Kallusbildung an der inneren und äußeren Kortikalis des proximalen Tibiaschafts. Ein queres Band vermehrter Dichte, das man in Sicht auf den Markraum des Knochens erkennt, stellt endostalen Kallus dar. Die Frakturlinie selbst ist praktisch unsichtbar – häufiges Merkmal einer Streßfraktur

TEIL II - Trauma

Gedoppelte Kortikalislinie

Dieses Zeichen weist auf eine subtile Depressionsfraktur hin, wobei die Bruchlinie selbst unsichtbar sein kann, doch die Doppelkontur die Einstauchung widerspiegelt (Abb. 4-33).

Kortikalisvorbuckelung

Diese kann das einzige Zeichen einer kindlichen Röhrenknochenfraktur sein und ist als *Wulst-* oder *Torusfraktur* geläufig (Abb. 4-34). Manchmal findet man dieses Zeichen leichter auf einer seitlichen als auf einer a.-p. Aufnahme.

Unregelmäßige Metaphysenkanten

Dieses Zeichen im Gefolge kleiner metaphysärer Ausrißfrakturen weist auf eine subtile Knochenverletzung durch eine rapide Rotationskraft hin, die auf die Bandansätze einwirkt. Als Ergebnis werden kleine knöcherne Fragmente von der Metaphyse abgetrennt. Solche *Ecken-* oder *Kantenfrakturen* sieht man oft bei Säuglingen und Kleinkindern, die Skelettverletzungen erlitten und bei denen man besonders auf ein Kindesmißhandlungssyndrom Verdacht schöpfen sollte (Abb. 4-35).

Radiologische Beurteilung von Luxationen

Luxationen sind in konventionellen Aufnahmen auffälliger als Frakturen und folglich leichter zu diagnostizieren. Einige davon bieten in der a.-p. Projektion ein so charakteristisches Bild, daß bereits diese eine Untersuchung ausreicht (Abb. 4-36), doch sollte man auch hier das gleiche Prinzip anwenden, wenigstens 2 zueinander senkrechte Strahlengänge zu wählen. Gelegentlich sind auch ergänzende Aufnahmen erforderlich, in wenigen Fällen sogar die konventionelle oder die Computertomographie, um eine Luxation exakt beurteilen zu können.

■ Kontrolle der Behandlungsergebnisse

Die Röntgendiagnostik spielt bei der Kontrolle der Bruchheilung und beim Nachweis der posttraumatischen Komplikationen die Hauptrolle. Kontrollaufnahmen sollte man in regelmäßigen Abständen vornehmen, um 1. den Istzustand und mögliche Komplikationen der Bruchheilung und 2. andere Komplikationen, die einer Fraktur oder einer Luxation nachfolgen können, zu beurteilen.

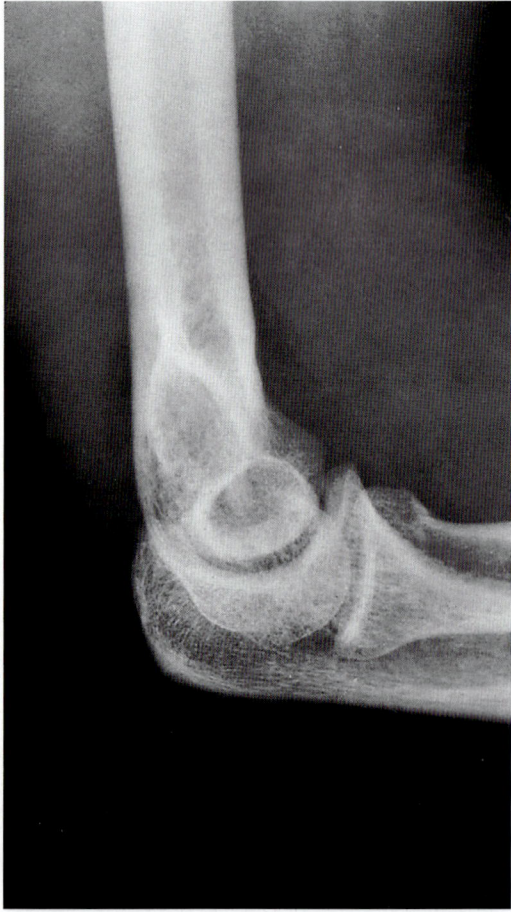
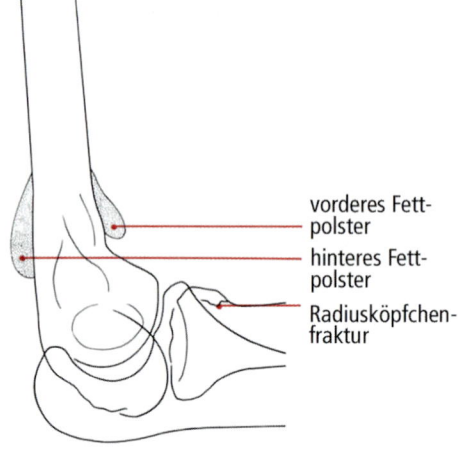

Abb. 4-30. Die Seitaufnahme des Ellbogens zeigt ein positives Fettpolsterzeichen. Das vordere Fettpolster ist merklich angehoben, das hintere klar sichtbar. Es liegt bei diesem Patienten eine subtile und nichtdislozierte Fraktur des Radiusköpfchens vor

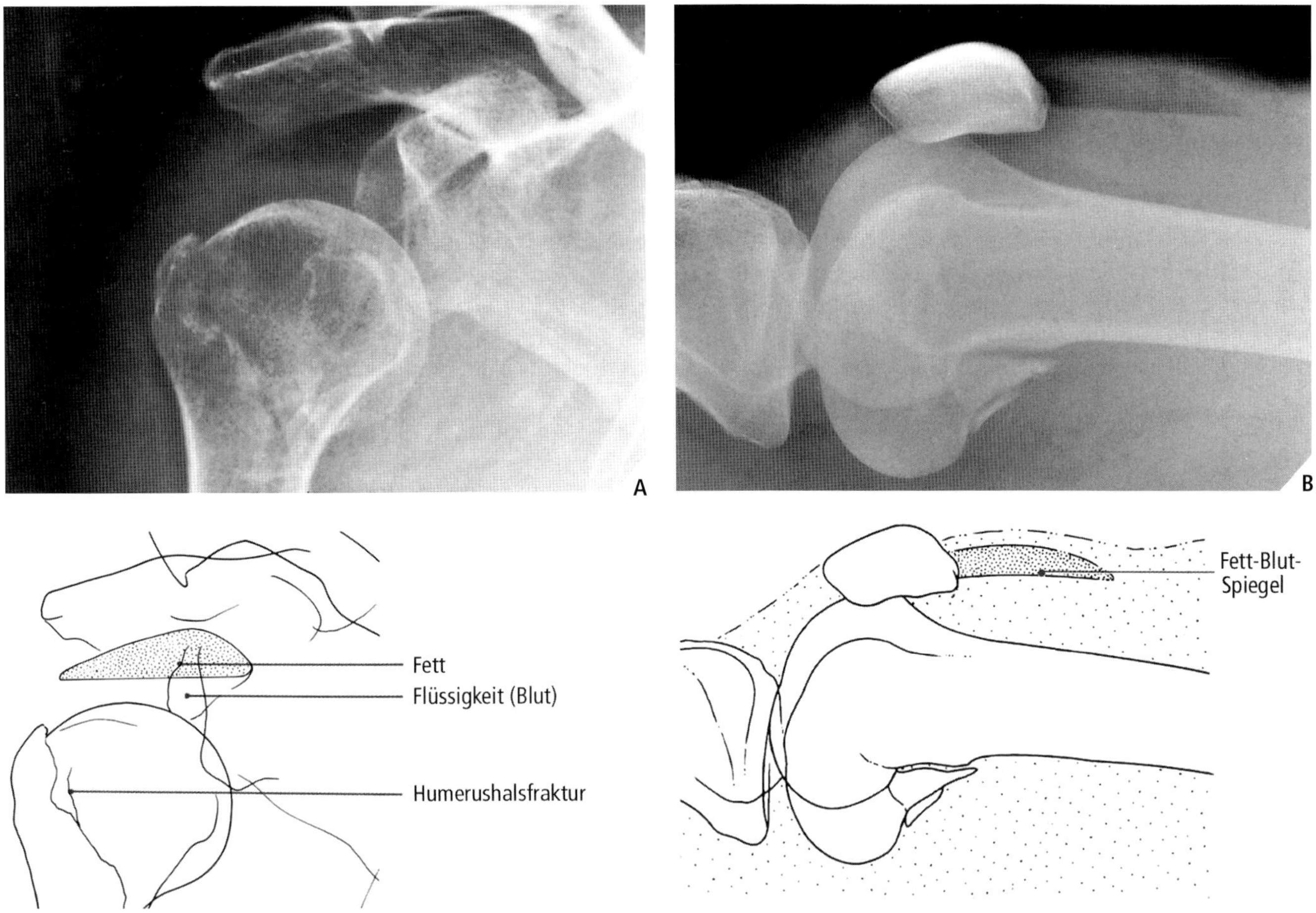

Radiologische Beurteilung von Verletzungen 4

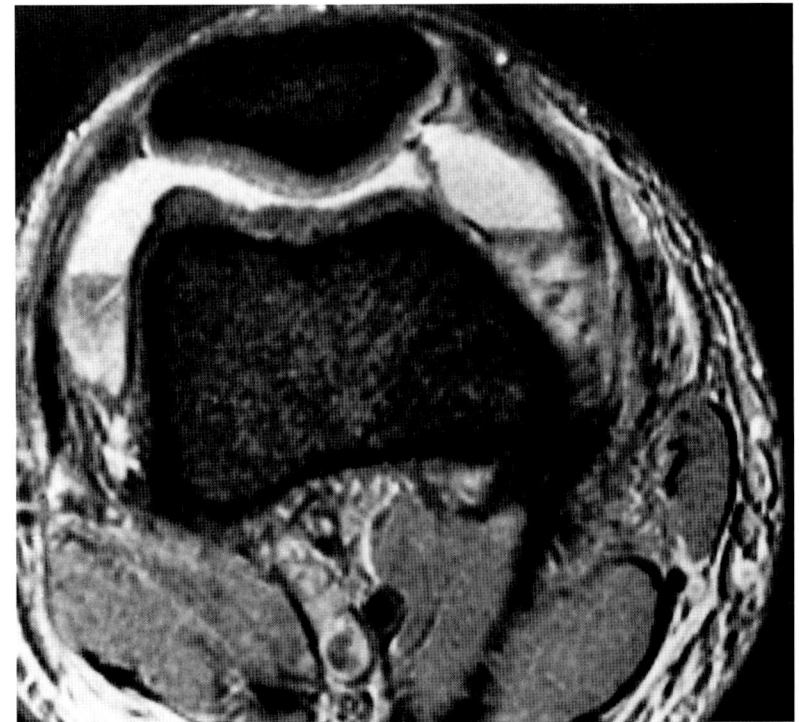

Abb. 4-31. A Die a.-p. Aufnahme der Schulter im Stehen zeigt einen intraartikulären Fett-Flüssigkeits-Spiegel (sog. FBI-Zeichen: fat-blood-interface, auch Holmgren-Zeichen). Die Fraktur verläuft vom Humerushals nach kranial zum Humeruskopf. Um das FBI-Zeichen nachzuweisen, sollte man bei horizontalem Strahlengang die Kassette senkrecht zum erwarteten Spiegel halten. So sollte man eine Schulteraufnahme aufrecht (im Sitzen oder Stehen) vornehmen. **B** Am Kniegelenk sollte der Patient auf dem Rücken liegen und der Strahlengang horizontal quer über den Tisch verlaufen

Abb. 4-32. Das axiale MRT-Bild des Knies (multiplanar gradient-recalled, Flipwinkel 25°, TR 500/TE 15 ms) zeigt bei Rückenlage des Patienten das FBI-Zeichen als Folge der Überschichtung des Blutes (mittlere Signalintensität) durch Fett (hohe Signalintensität). Achten Sie auf das inhomogene Erscheinungsbild des Bluts durch die teilweise Gerinnung

TEIL II - Trauma

Bruchheilung und deren Komplikationen

Die Bruchheilung hängt von vielen Faktoren ab: Alter des Patienten, Sitz und Art der Fraktur, Fragmentstellung, vom Zustand der Blutversorgung, der Qualität der Immobilisation oder Fixation und vom Vorliegen oder Fehlen von Begleitanomalien wie Infektion oder Osteonekrose (Tab. 4-1). Die meisten Frakturen heilen in Form einer Kombination aus endostalem und periostalem Kallus. Unter der Voraussetzung einer genügenden Blutversorgung verheilen nicht fehlgestellte wie auch anatomisch reponierte und mit ausreichender Kompression immobilisierte Frakturen durch die *primäre Knochenheilung*. Bei diesem Heilungstyp wird die Bruchlinie durch den endostalen (inneren) Kallus verdeckt. Dislozierte Frakturen, d. h. solche, die nicht anatomisch korrekt stehen oder eine Lücke zwischen den Bruchenden aufweisen, heilen in Form der *sekundären Bruchheilung*. Dieser Heilungstyp wird vor allem durch eine exzessive periostale (äußere) Kallusbildung erreicht, die alle Stadien von Granulationsgewebe, Bindegewebe, Faserknorpel, Geflechtknochen und kompaktem Knochen bis zur vollständigen Ossifikation durchläuft. Für den Radiologen, der die Kontrollaufnahmen befundet, ist der erste Hinweis auf die Knochenheilung das Angehen eines periostalen (äußeren) und endostalen (inneren) Kallus (Abb. 4-37), doch kann dieser Vorgang im Heilungsfrühstadium noch röntgenologisch unsichtbar sein. Auf dem Röntgenbild kann die Periostreaktion an den Stellen unsichtbar sein, wo die Knochenhaut fehlt, wie z. B. im intrakapsulären Schenkelhalsanteil. Gleichermaßen kann ein Röntgenbild eine endostale Kallusbildung dann nicht nachweisen, wenn diese nur Bindegewebe und Knorpel, also strahlendurchlässige Gewebe, enthält. In diesem frühen Heilungsstadium kann eine Fraktur *klinisch geheilt* sein – d.h., sie zeigt unter Belastung keine Beweglichkeit mehr –, und doch kann im Röntgenbild ein strahlentransparentes Band zwischen den Fragmenten verbleiben (Abb. 4-38A). Während der primäre und zwischenzeitlich strahlentransparente Kallus allmählich durch den Vorgang der enchondralen Ossifikation in einen reiferen lamellären Knochen umgewandelt wird, sieht man ihn dann auf den Übersichten als dichte Brücke (Abb. 4-38B). Dies stellt dann die *radiologische Heilung* dar.

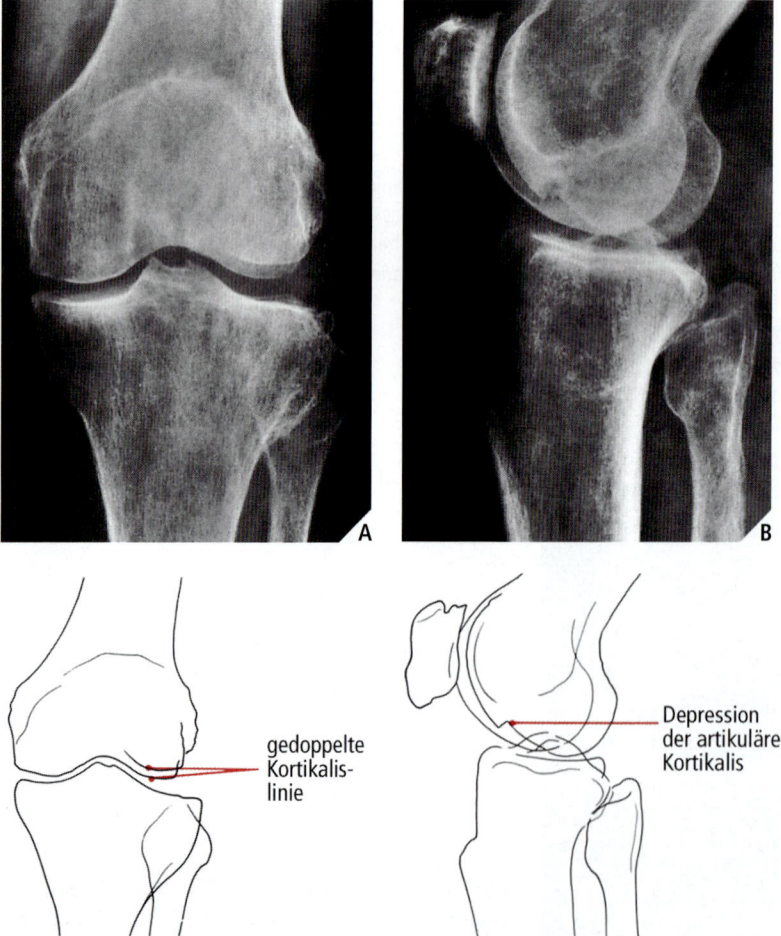

Abb. 4-33. A In der a.-p. Aufnahme des Kniegelenks ist die Fraktur nicht sichtbar, doch projiziert sich ein eingestauchtes Fragment der Gelenkkortikalis des äußeren Femurkondylus proximal der normalen subchondralen Linie des intakten Segments und führt so zum Bild einer gedoppelten Kortikalislinie. **B** Die Seitaufnahme bestätigt das Vorliegen einer subtilen Fraktur des Femurkondylus

4 Radiologische Beurteilung von Verletzungen

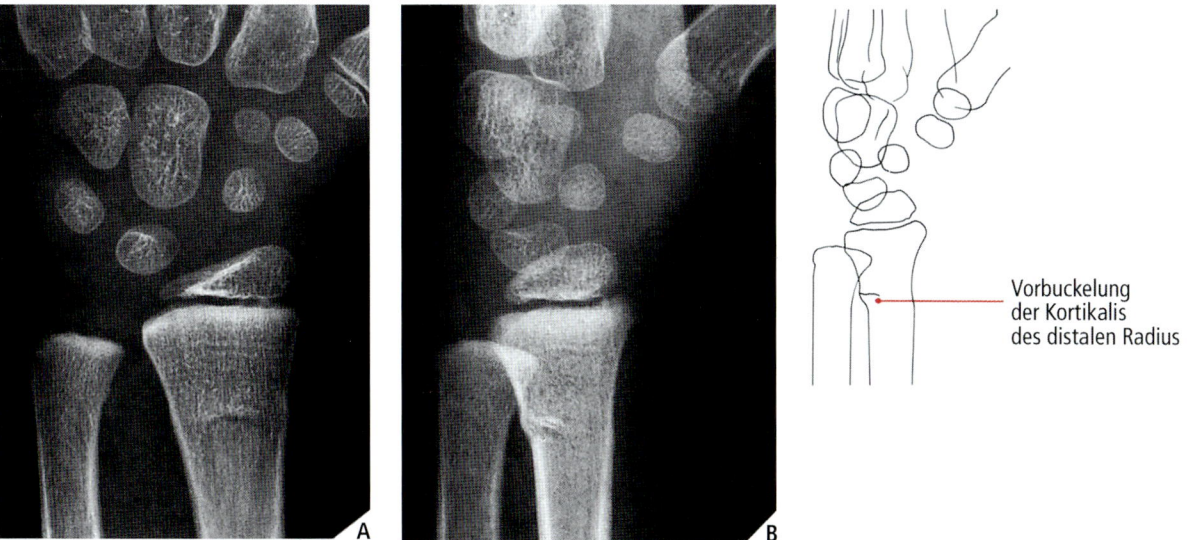

Abb. 4-34. A, B Die d.-v. und die Seitaufnahme des distalen Unterarms zeigen eine Vorbuckelung der dorsalen Schaftkortikalis des distalen Radius. Dies stellt eine inkomplette Ringfraktur (Torusfraktur) dar. Man beachte, daß hier die seitliche Aufnahme aussagekräftiger ist

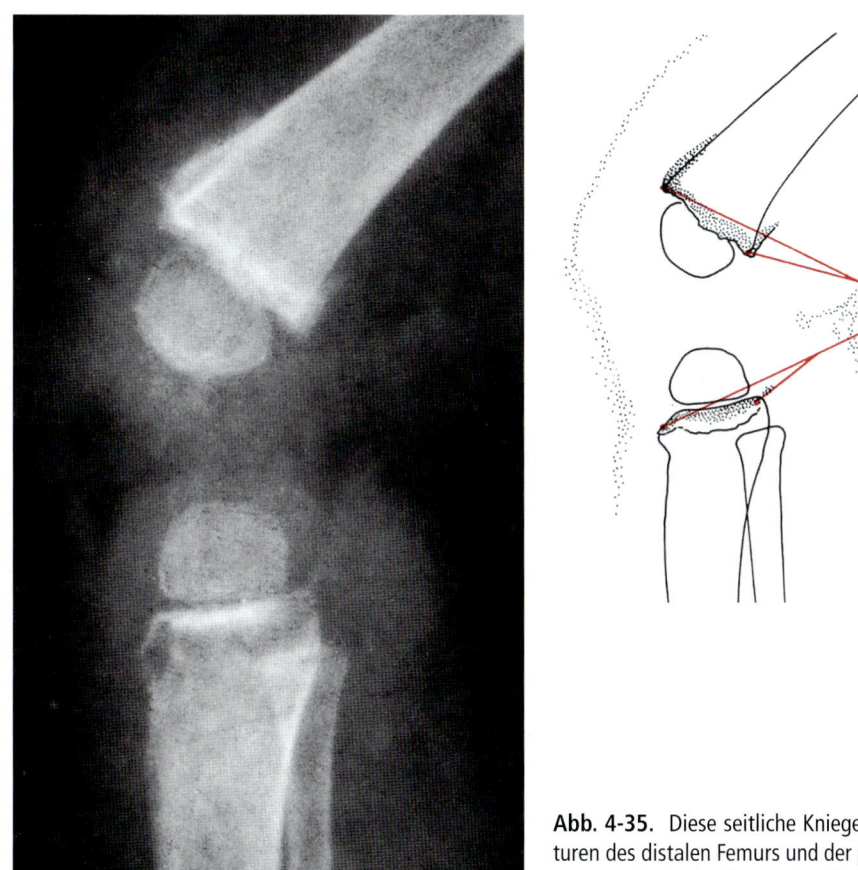

Abb. 4-35. Diese seitliche Kniegelenkaufnahme weist unregelmäßige Metaphysenkonturen des distalen Femurs und der proximalen Tibia sowie subtile Ecken- und Kantenfrakturen nach, die für das Kindsmißhandlungssyndrom charakteristisch sind

73

TEIL II - Trauma

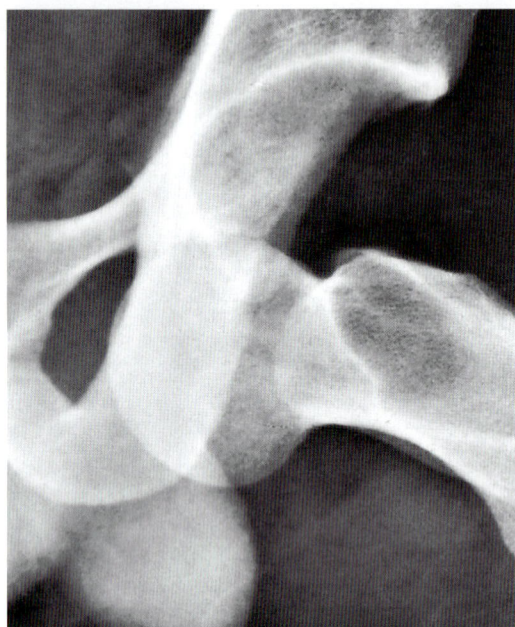

Abb. 4-36. Die a.-p. Aufnahme der linken Hüfte zeigt eine typische vordere Luxation des Femurkopfs. Schlüssel zur Diagnose sind Abduktion und Außenrotation des Femurschaftes sowie die Lage des Femurkopfes medial und unterhalb der Gelenkpfanne

Tab. 4-1. Die Knochenheilung beeinflussende Faktoren

Fördernd	Verzögernd
• Wachstumshormon	• Kortikosteroide
• Schilddrüsenhormone	• Vitamin A und D (hochdosiert)
• Calcitonin	• Antikoagulantien
• Insulin	• Anämie
• Vitamin A und D	• Strahlentherapie
• Hyaluronidase	• Mangelhafte Blutversorgung
• Antikoagulantien	• Infektion
• Elektrischer Strom	• Osteoporose
• Sauerstoff	• Osteonekrose
• Körperliche Anstrengung	• Trümmerbruch
• Junger Patient	• Alter Patient

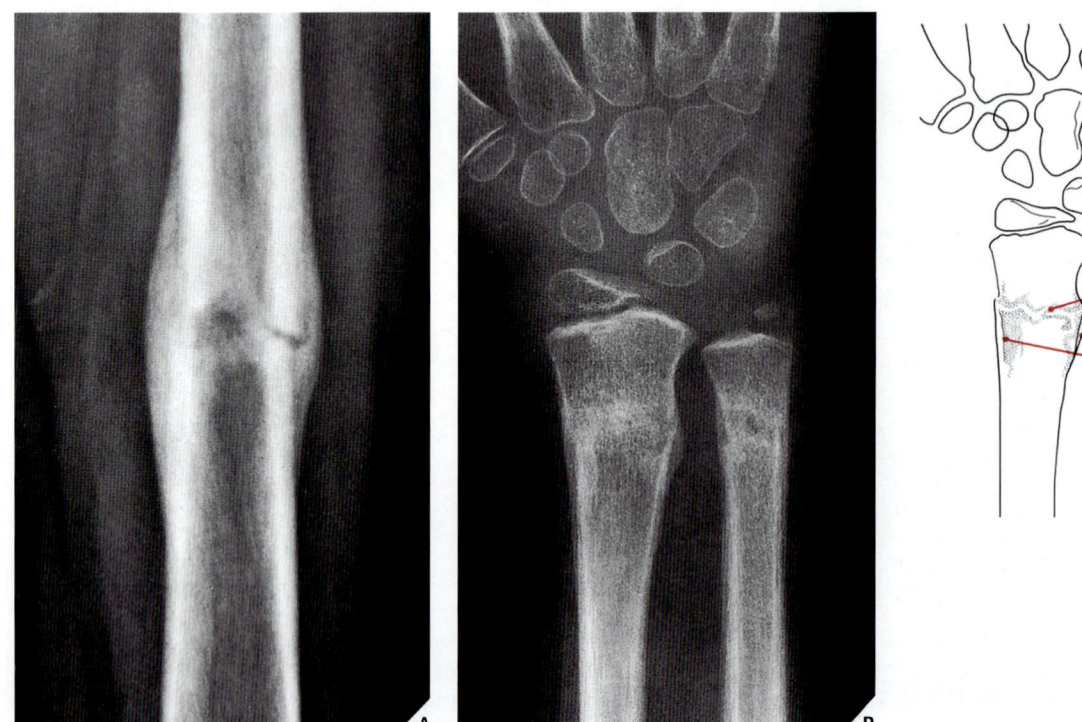

Abb. 4-37. **A** Die a.-p. Aufnahme des Femurs zeigt eine vorwiegend unter periostaler Kallusbildung verheilende Fraktur. Röntgenologisch besteht kein Hinweis auf einen endostalen Kallus bei noch sichtbarer Bruchlinie. **B** Die d.-p. Aufnahme des distalen Unterarms zeigt in Heilung begriffene Frakturen von Radius und Ulna. Bruchlinien sind durch die endostale Kallusbildung nahezu unsichtbar geworden. Man beachte auch die nur sehr geringe Menge des periostalen Kallus

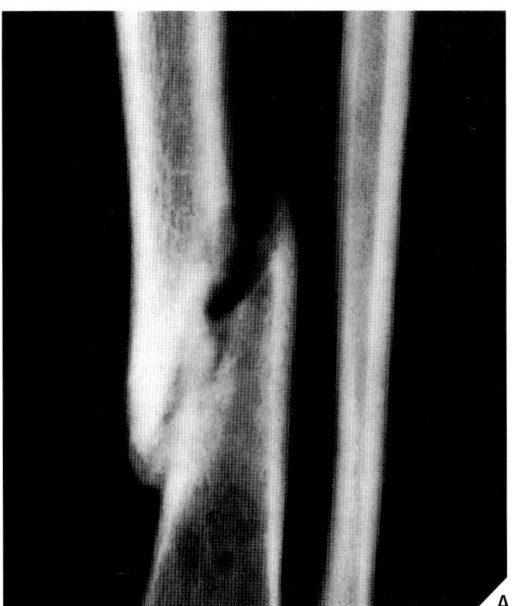 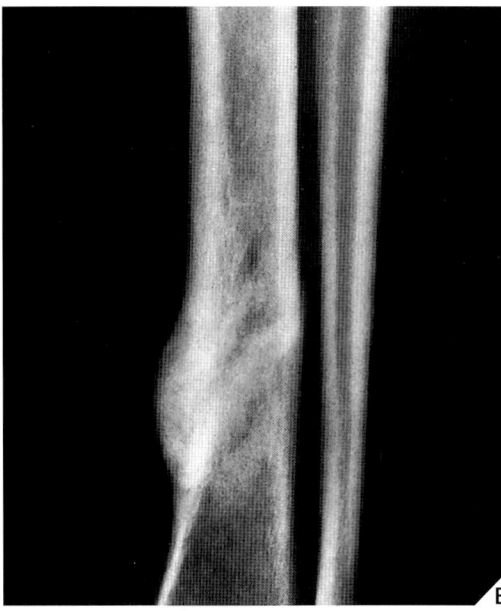

Abb. 4-38. Diese 30jährige Frau erlitt eine Fraktur des distalen Tibiadrittels. **A** Nach 3monatiger Immobilisation wurde der Gipsverband entfernt. Das Röntgenbild zeigt periostalen Kallus, der von der Innenseite ausgeht, wobei die Fraktur noch deutlich sichtbar ist. Klinisch war der Bruch dagegen vollständig verheilt, so daß die Patientin das Bein wieder uneingeschränkt ohne Gips belasten durfte. **B** Nach 1,5 Monaten zeigt sich eine dichte Brücke von peri- und endostalem Kallus als röntgenologischer Nachweis der Heilung

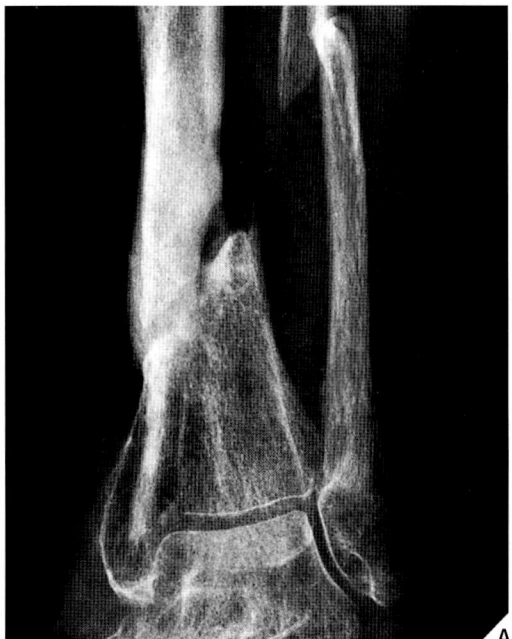 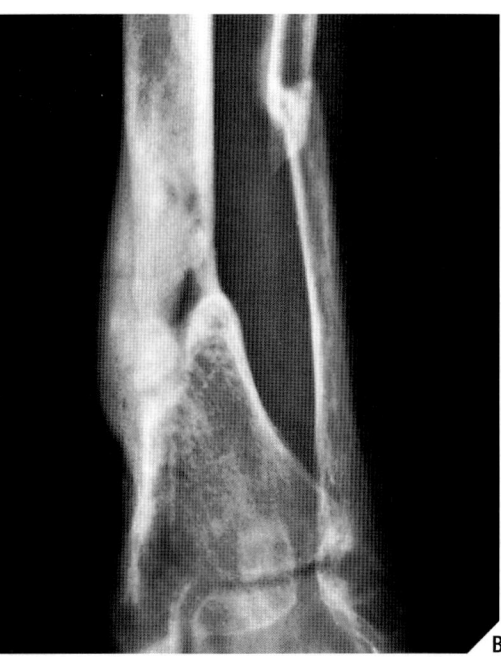

Abb. 4-39. **A** Die a.-p. Aufnahme der distalen Tibia ergibt eine Schrägfraktur des distalen Schafts. Der externe Kallus stellt sich zwar kräftig dar, doch klafft eine Lücke von 2 mm zwischen den Fragmenten, was eine Pseudarthrose nahelegt. Auch Ergänzungsaufnahmen waren hier nicht schlüssig. **B** Die Tomographie zeigt eine gute Fragmentüberbrückung durch periostalen Kallus an Außen- und Innenseite und bestätigt so die radiologische Bruchheilung

TEIL II - Trauma

Zwar genügen häufig konventionelle Röntgenbilder, um den Verlauf der Bruchheilung beurteilen zu können, doch müssen diese gelegentlich durch die Tomographie ergänzt werden. Ist z. B. noch ein Gipsverband angelegt, der die knöchernen Details überdeckt, oder sind die Befunde der Übersichten nicht zweifelsfrei (Abb. 4-39), kann die Tomographieuntersuchung den Heilungszustand abklären.

In den letzten Jahren erwies sich die CT mit ihren multiplanaren Rekonstruktionen als gut geeignete Methode, den Stand der Bruchheilung zu bestimmen. Besonders aussagestark ist sie bei Patienten mit metallischen Osteosynthesematerialien und solchen mit zahlreichen operativen Eingriffen einschließlich der Knochentransplantation (bone grafts). Sie unterstützt mit ihren Rekonstruktionen in der Koronar- und der Sagittalebene die Operationsplanung und gestattet so eine detailliertere Feststellung von Fehlstellung und Abknickungsdeformitäten, der Größe einer Knochenlücke und der Unversehrtheit der gewichttragenden Nachbargelenke.

Neben der Kontrolle der fortschreitenden Kallusbildung sollte der Radiologe immer auch an die radiologischen Zeichen begleitender Komplikationen des Heilungsprozesses denken. Diese Komplikationen sind verzögerte Heilung, Pseudarthrose und Heilung in Fehlstellung. Unter diesen dreien ist die *Heilung in Fehlstellung* die augenfälligste und durch die Vereinigung der Fragmente in einer fehlerhaften und unannehmbaren Stellung zueinander charakterisiert (Abb. 4-40); in einem solchen Fall ist

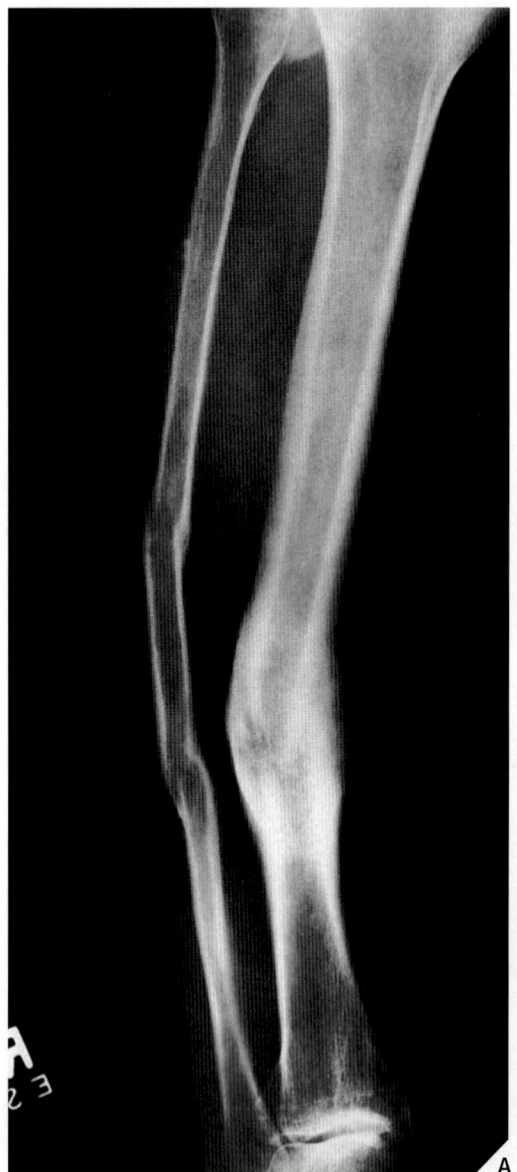
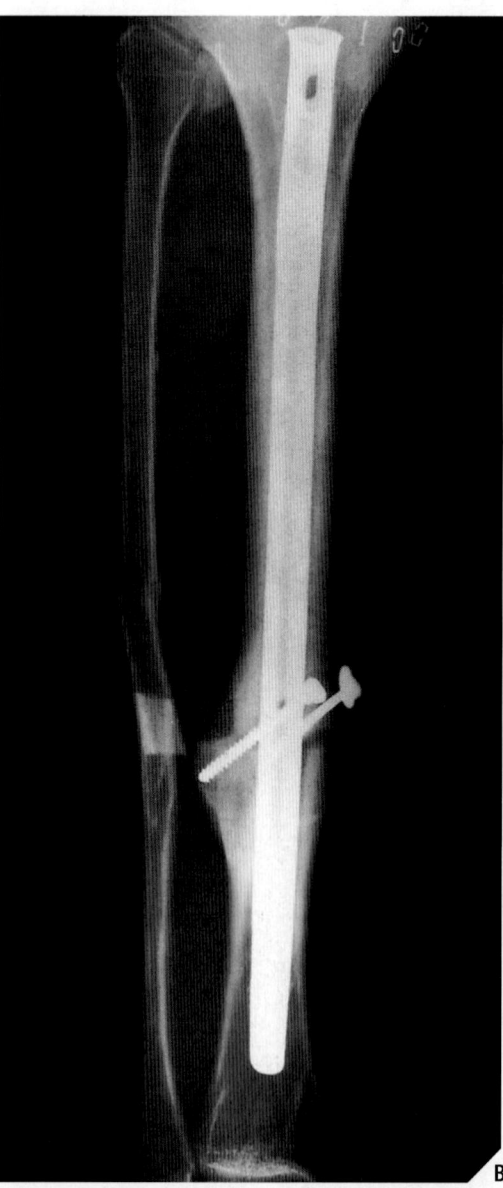

Abb. 4-40. A Die a.-p. Aufnahme des Unterschenkels zeigt eine Fehlheilung mit Achsenabknickung. Die Tibiafraktur und die 2-Etagen-Fraktur der Fibula sind verheilt. Das distale Fragment der Tibia ist jedoch rotiert und nach ventral abgeknickt, die Fibulafrakturen sind in Form einer Biegungsfehlstellung durchbaut. **B** Die Fehlheilung wurde mit einer Doppelosteotomie und einer inneren Fixation der Tibia mittels Marknagel versorgt, um eine korrekte Fragmentanordnung hinsichtlich Längsachse und Drehfehler zu erreichen

dann die operative Korrektur meist die bevorzugte Behandlungsmethode.

Die *verzögerte Heilung* bezieht sich auf eine Fraktur, die nicht innerhalb einer angemessenen Zeitspanne (16–18 Wochen) verheilt, was jedoch vom Alter des Patienten und vom Ort der Fraktur abhängt. Dagegen bedeutet eine *Nichtheilung* schlechterdings eine Fraktur, die überhaupt nicht verheilt (Abb. 4-41). Einige Ursachen der ausbleibenden Heilung sind in Tabelle 4-2 angeführt. Die *Pseudarthrose* ist eine Variante der Nichtheilung, bei der es zur Ausbildung einer falschen Gelenkhöhle mit einer synovialisartigen Kapsel und sogar Synovialisflüssigkeit an der Bruchstelle kommt; doch wenden viele Ärzte diesen Begriff auf eine jede Fraktur an, die nicht binnen 8 Monaten heilt. Im Röntgenbild ist die Nichtheilung durch abgerundete Ecken gekennzeichnet, ferner durch die Glättung und Sklerosierung (bis Eburnisierung) der Fragmentenden, die durch eine Lücke voneinander getrennt sind, und schließlich durch die Beweglichkeit der Fragmente (nachgewiesen unter Durchleuchtung oder auf Belastungsaufnahmen im Vergleich). Für eine adäquate Beurteilung der ausbleibenden Heilung muß der Radiologe zwischen den 3 Typen der Nichtheilung differenzieren: reaktive, areaktive und infizierte Nichtheilung (Abb. 4-42).

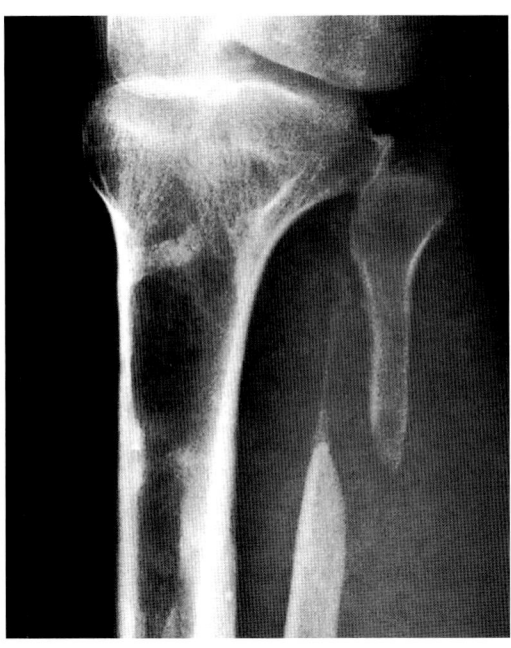

Abb. 4-41. Pseudarthrose einer proximalen Fibulafraktur. Beachten Sie die Lücke zwischen den Fragmenten, das vollständige Fehlen einer Kallusbildung und die Abrundung der Fragmentenden

Tab. 4-2. Ursachen der Pseudarthrose

1. **Exzessive Bewegung (inadäquate Immobilisierung)**
2. **Fehlender Fragmentkontakt (Lücke)**
   a) Weichteilinterposition
   b) Distraktion durch Zug oder Osteosynthesematerial
   c) Fehlstellung, Fragmentüberlappung, (sekundäre) Dislokation
   d) Verlust von Knochensubstanz
3. **Gestörte/aufgehobene Durchblutung**
   a) Schädigung der versorgenden Gefäße
   b) Exzessives Periost-Stripping oder Verletzung von Periost und Muskeln
   c) Freie Fragmente, hochgradiger Trümmerbruch
   d) Osteosynthesematerial bedingt avaskulären Knochen
   e) Osteonekrose
4. **Infektion**
   a) Osteomyelitis
   b) Ausgedehnte Nekrose von Fragmenträndern (Lücke)
   c) Knochentod (Sequester)
   d) Osteolyse (Lücke)
   e) Implantatlockerung

Modifiziert nach Rosen H, 1993; mit freundlicher Erlaubnis

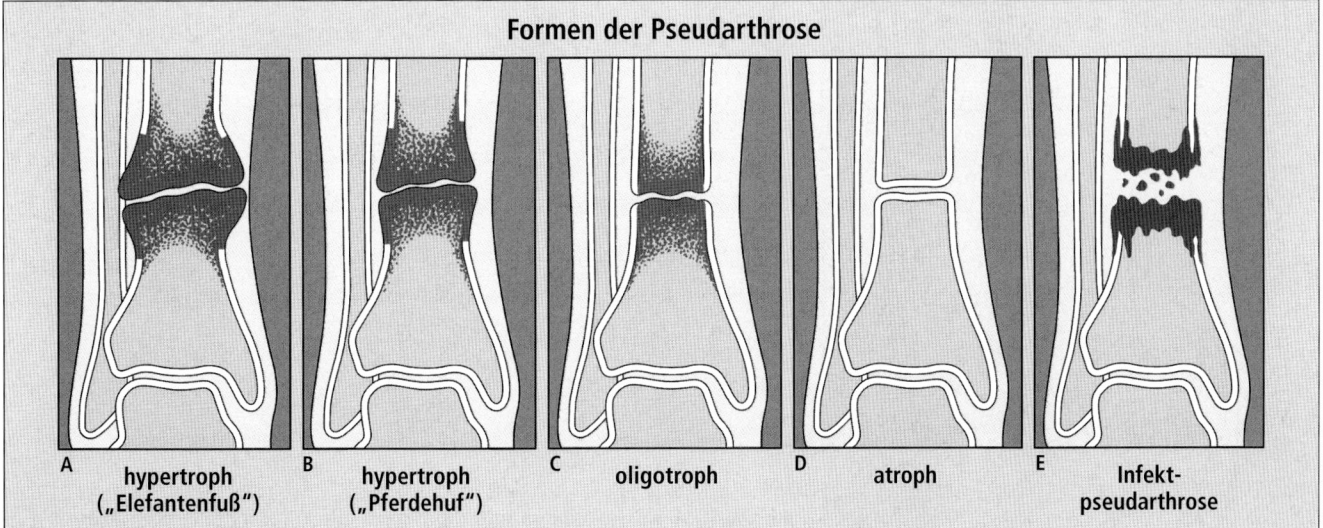

Abb. 4-42. Frakturkomplikationen. Typen der Pseudarthrose: Reaktiv (**A–C**); nichtreaktiv (**D**) und infektbedingt (**E**)

TEIL II - Trauma

Reaktive (hypertrophe und oligotrophe) Nichtheilung

Röntgenologisch ist dieser Typ durch eine überschießende Knochenreaktion und durch daraus resultierende verbreiterte und sklerotische Knochenenden charakterisiert – der sog. Elefantenfuß- oder Pferdehuftyp (Abb. 4-43). Diese sklerotischen Bezirke stellen nicht einen nekrotischen Knochen dar, sondern die Anlagerung eines gut vaskularisierten neuen Knochens. Das Knochenszintigramm zeigt dann eine gesteigerte Isotopenaufnahme an der Bruchstelle. Diesen Typ einer unverheilten Fraktur behandelt man meist mit einem Marknagel oder einer Kompressionsplatte (oder einem Fixateur externe; Anm. des Übersetzers).

Areaktive (atrophe) Nichtheilung

Bei diesem Typ zeigt das Röntgenbild eine fehlende knöcherne Reaktion an den Fragmentenden; hierbei ist die Blutversorgung meist auch nur spärlich (Abb. 4-44). Das

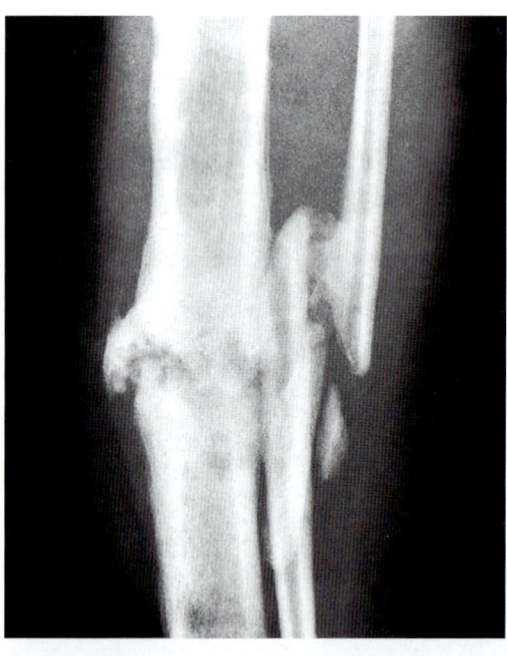

Abb. 4-43. Bei der hypertrophischen Pseudarthrose, wie hier an Tibia- und Fibulaschaft, sind die Fragmentenden verbreitert und sklerosiert, es liegt ein periostaler Kallus vor, aber kein endostaler, und es ist eine Knochenlücke verblieben

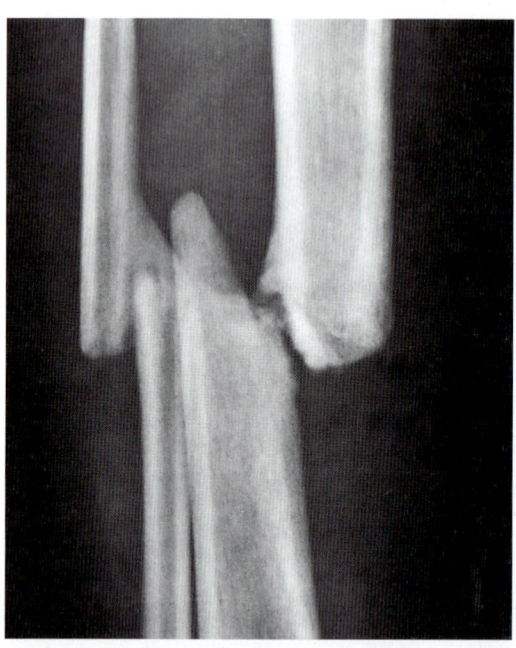

Abb. 4-44. Bei der atrophischen Pseudarthrose, hier am Übergang vom mittleren zum distalen Tibiadrittel, liegt eine Knochenlücke zwischen den Fragmentenden vor, die Ränder sind abgerundet und die Knochenreaktion fehlt fast völlig. Man beachte die Heilung der Fibulafraktur in Fehlstellung

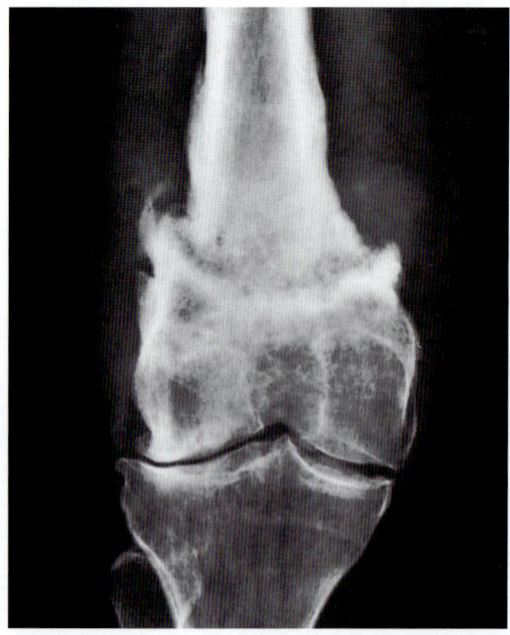

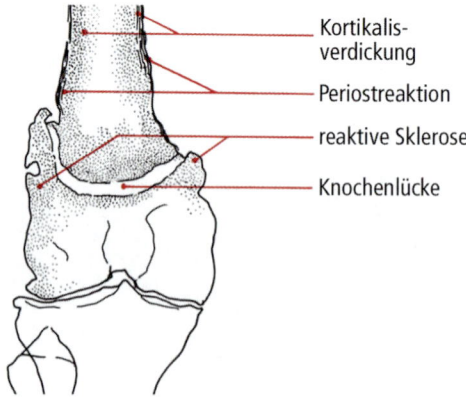

Abb. 4-45. Die Pseudarthrose einer distalen Femurfraktur mit den Zeichen einer alten inaktiven Osteomyelitis zeigt eine irreguläre Kortikalisverbreiterung, eine reaktive Sklerose des Markraums und eine gut organisierte Periostreaktion

Radiologische Beurteilung von Verletzungen 4

Skelettszintigramm ergibt dann entweder eine nur geringe oder überhaupt keine Nuklideinspeicherung. Zusätzlich zu einer stabilen Osteosynthese erfordern solche Frakturen oft eine ausgiebige Dekortikation und Knochentransplantate.

Infizierte Nichtheilung

Das radiologische Bild einer infizierten Nichtheilung hängt von der Aktivität der Infektion ab. Eine alte *inaktive* Osteomyelitis zeigt eine irreguläre Kortikalisverbreiterung, eine gut organisierte Periostreaktion und eine reaktive Spongiosasklerose (Abb. 4-45), wogegen die *aktive* Form eine Weichteilschwellung, eine Destruktion von Rinden- und Spongiosaknochen bei begleitender periostaler Knochenneubildung und Sequester bietet (Abb. 4-46). Die Therapie der infizierten Nichtheilung hängt vom Stadium der Osteomyelitis ab. Dekortikation und Knochenimplantate in Kombination mit einer Kompressionsplatte werden angewandt, wenn die Nichtheilung von einer inaktiven Osteomyelitis begleitet wird. Zur Behandlung der aktiven Osteomyelitis zählen die Sequesterausräumung und meist die anschließende Knochentransplantation plus intramedulläre Fixation. Die unterschiedlichen Vorgehensweisen hängen meist vom Einzelfall sowie vom anatomischen Sitz und verschiedenen allgemeinen und lokalen Faktoren ab.

Weitere Komplikationen von Frakturen und Luxationen

Zusätzlich zu den möglichen Komplikationen im Verlauf der Bruchheilung kann der Radiologe Komplikationen antreffen, die nicht mit diesem Vorgang in Verbindung stehen. Die röntgenologischen Hinweise auf das Vorliegen solcher Komplikationen brauchen sich nicht sogleich bei der Erstkontrolle zu zeigen, da sie erst Wochen, Monate oder gar Jahre nach dem Trauma auftreten können und manchmal fernab der ursprünglichen Verletzungsstelle lo-

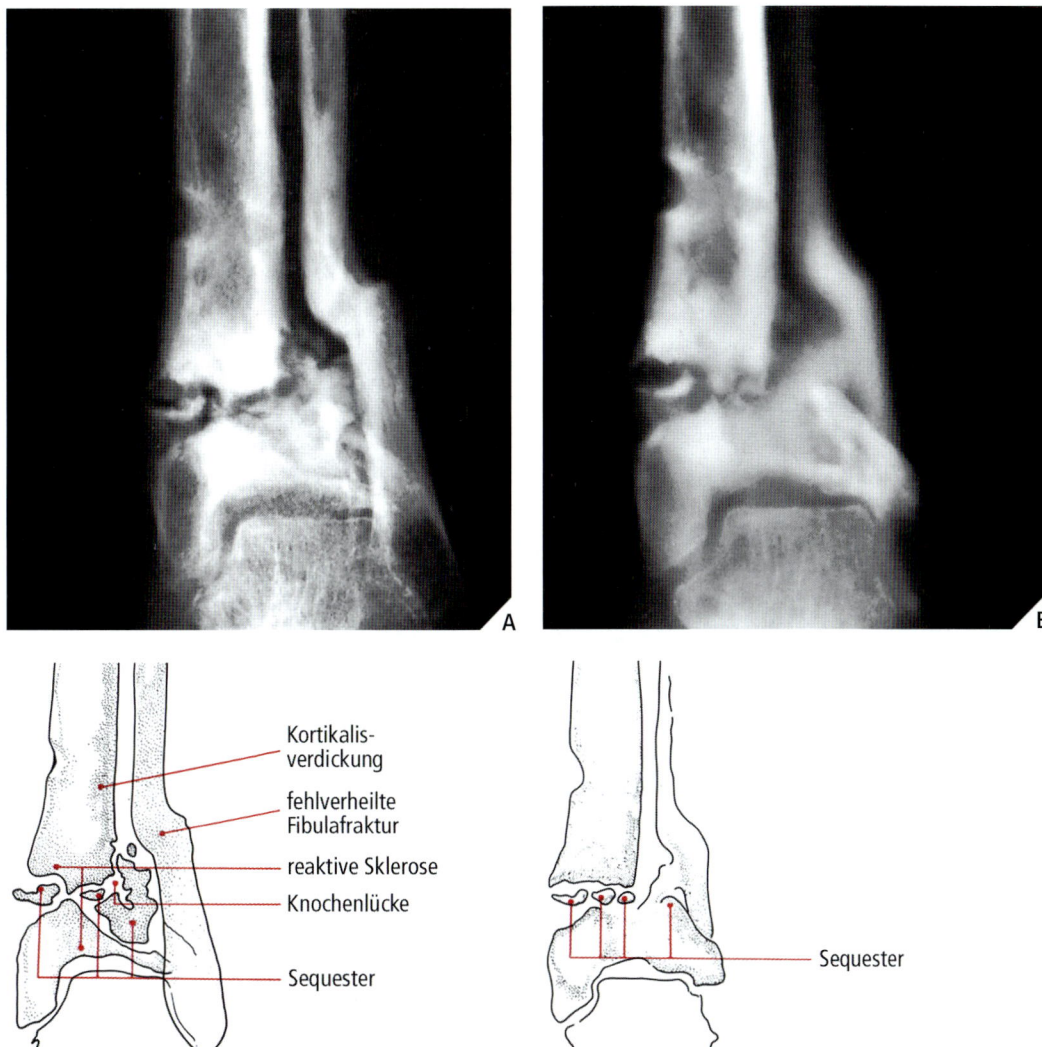

Abb. 4-46. A Die Übersichtsaufnahme einer nicht verheilten Fraktur des distalen Tibiaschafts mit begleitender aktiver Osteomyelitis zeigt eine Kortikalisverdickung, eine Spongiosasklerose, eine Lücke zwischen den Fragmenten und mehrere Sequester. **B** Die Tomographie demonstriert die Vielzahl der Sequester, das Kardinalzeichen der aktiven Infektion, nun besser

TEIL II - Trauma

kalisiert sind. Aus diesem Grund sollte der Radiologe bei Patienten mit einer Fraktur oder einer Luxation in der Vorgeschichte seinen Spürsinn auch Regionen zuwenden, wo solche Begleitkomplikationen eintreten können, und immer an deren radiologische Charakteristika und deren Aussehen denken.

Immobilisationsosteoporose

Zu einer leichten bis mäßigen Osteoporose – allgemein definiert als Abnahme der Knochenmasse – kommt es häufig nach einer Fraktur oder Luxation als Ergebnis der Gliedmaßenschonung aufgrund Schmerzen oder durch die Immobilisation im Gipsverband. Andere für diesen Zustand oft gebrauchte Termini sind Demineralisierung, Deossifikation, Knochenatrophie und Osteopenie. Letzteres wird allgemein als die beste Beschreibung der Natur dieser Komplikationen akzeptiert. Röntgenologisch erkennt man sie an strahlentransparenten Gebieten verminderter Knochendichte infolge Kortikalisverschmächtigung und Atrophie der Knochenbälkchen. Sie kann gleichermaßen verheilte wie auch unverheilte Frakturen begleiten (Abb. 4-47).

Sudeck-Atrophie/Dystrophie

Bekannt als posttraumatische schmerzhafte Osteoporose oder reflektorisch-sympathisches Dystrophiesyndrom (RSDS) kann diese schwere Form der Osteoporose nach einer Fraktur oder sogar nach einer leichteren Verletzung auftreten, auch ist darüber als Folge neurologischer oder vaskulärer Störungen ohne Zusammenhang mit einem Trauma berichtet worden. Klinisch stellt sich der Patient mit einer schmerzhaften und druckempfindlichen Gliedmaße sowie mit Hyperästhesie, diffuser Weichteilschwellung, Gelenkeinsteifung, vasomotorischer Instabilität und dystrophen Hautveränderungen vor. Es wurden 3 Stadien identifiziert. Das anfängliche (oder akute) inflammatorische Stadium reicht von einer bis zu 7 Wochen und ist durch diffusen regionalen Schmerz, Entzündung, Ödem und Hypo- oder auch Hyperthermie gekennzeichnet. Im zweiten (oder dystrophischen) Stadium, das 3 bis 24 Monate dauern kann, zählen Schmerz bei Belastung, gesteigerte Sensibilität der Haut auf Druck- und Temperaturänderungen sowie Haut- und Muskelatrophie zu den klinischen Befunden. Im letzten (oder atrophischen) Stadium können irreversible, der Sklerodermie ähnelnde Hautveränderungen sowie eine Retraktion von Aponeurosen und Sehnen auftreten. Im Röntgenbild ist sie durch

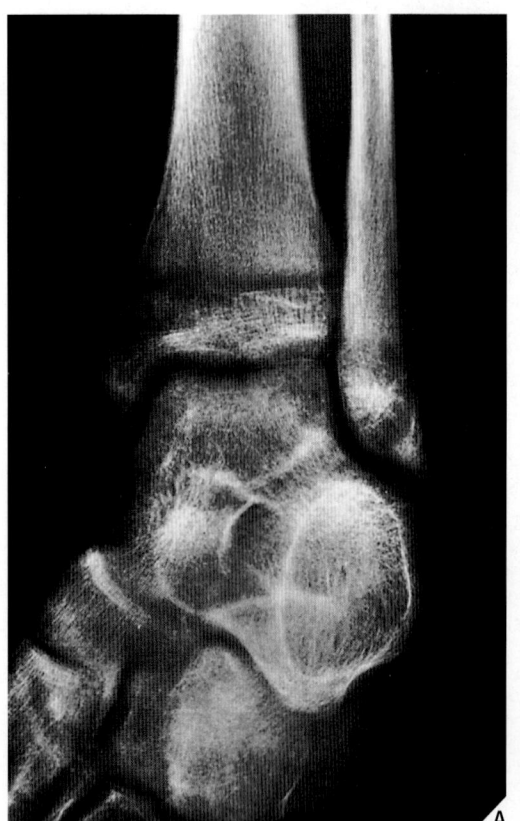
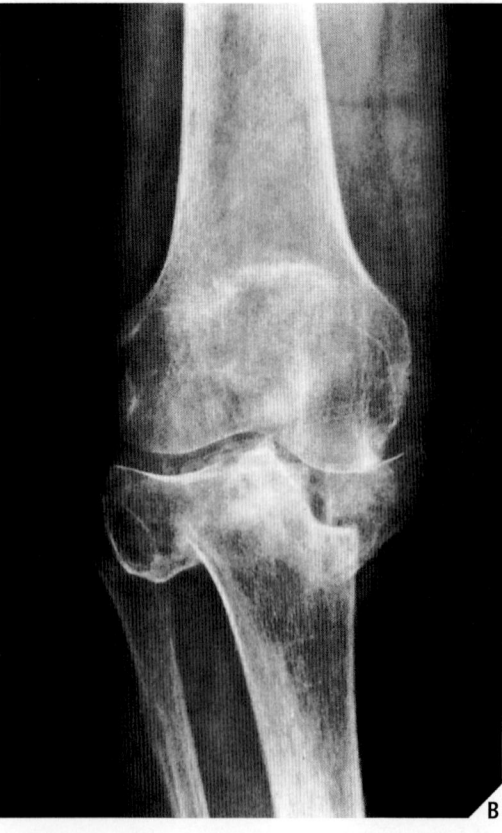

Abb. 4-47. A Die Schrägaufnahme des Sprunggelenks zeigt eine vollständig durchbaute distale Fibulafraktur. Die gelenknahe Immobilisationsosteoporose erkennt man an der Kortikalisverschmächtigung zusammen mit einer verminderten Knochendichte. **B** Die a.-p. Aufnahme des Knies zeigt eine nicht verheilte Tibiaplateaufraktur bei mäßiger Immobilisationsosteoporose

Weichteilschwellung und eine starke fleckige Osteoporose, die rasch fortschreitet, gekennzeichnet (Abb. 4-48). Die Skelettszintigraphie mit Technetium zeigt charakteristischerweise eine vermehrte Nuklidaufnahme in den betroffenen Regionen, insbesondere in Gelenknähe.

Ischämische Volkmann-Kontraktur

Meist im Anschluß an eine suprakondyläre Humerusfraktur wird die Volkmann-Kontraktur durch eine Muskelischämie verursacht, der eine Fibrosierung nachfolgt. Klinisch charakterisiert ist sie durch Pulslosigkeit, Schmerz, Blässe, Parästhesien und motorische Lähmung. Die Röntgenuntersuchung deckt gewöhnlich eine Beugekontraktur im Handgelenk und in den Interphalangealgelenken sowie eine Überstreckung (oder selten auch einmal Beugung) in den Fingergrundgelenken bei einer begleitenden Weichteilverschmächtigung auf (Abb. 4-49).

Posttraumatische Myositis ossificans

Manchmal entwickelt sich nach einer Fraktur, Luxation oder auch einer geringfügigeren Weichteilverletzung am Orte der Läsion eine größer werdende, schmerzhafte Raumforderung. Charakteristisches Merkmal einer solchen Veränderung ist das deutlich erkennbare Muster ihrer

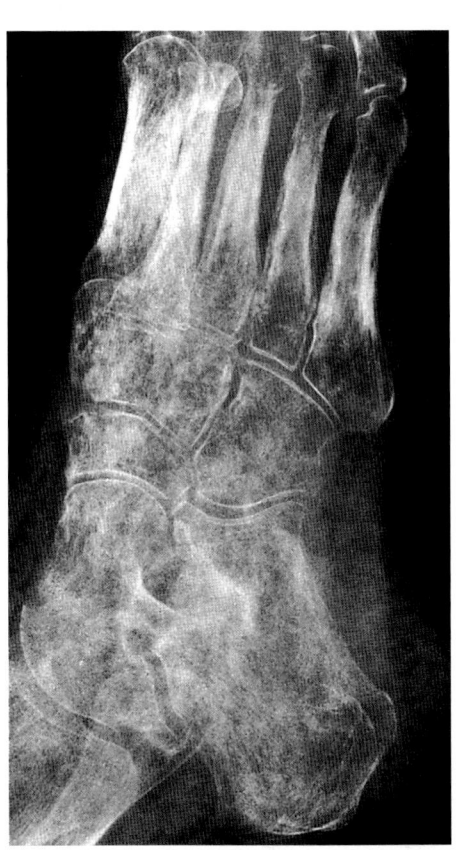

Abb. 4-48. Dieser 35jährige Mann erlitt eine Tibia- und Fibulafraktur, die verheilten. In der Folge klagte er jedoch über Schwäche, Versteifung und Fußschmerzen. Das Röntgenbild zeigt die typischen Veränderungen eines Sudeck-Syndroms am Fuß: eine rasch progrediente, fleckige Osteoporose im Verein mit einer betonten Weichteilschwellung

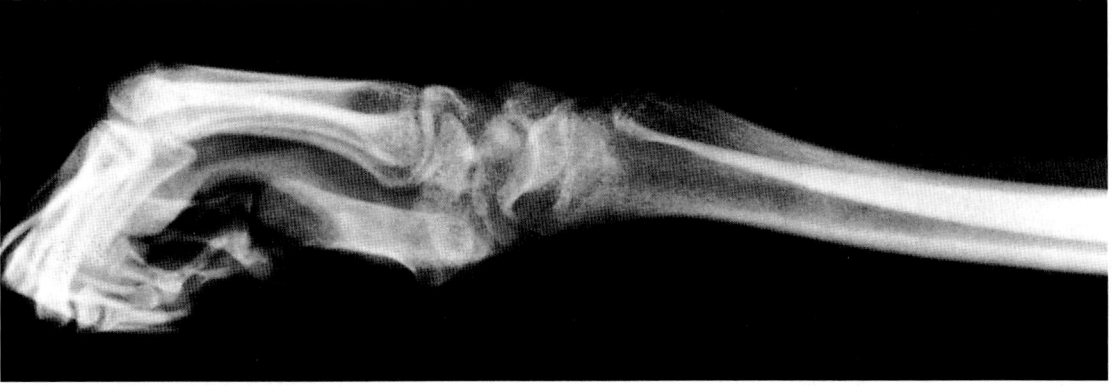

Abb. 4-49. Nach einer inzwischen verheilten suprakondylären Humerusfraktur stellte sich dieser 23jährige Mann mit den typischen Beschwerden einer ischämischen Volkmann-Kontraktur vor. Die Seitaufnahme des Unterarms unter Einschluß von Handwurzel und Hand zeigt die Beugekontraktur der Finger- und der Fingergrundgelenke wie auch das erhebliche Ausmaß der Weichteilatrophie

TEIL II - Trauma

Entstehung, die eng mit der Zeit nach der Ausgangsverletzung korreliert. So beginnen meist nach 3–4 Wochen in der Raumforderung sich Verkalkungen und Verknöcherungen zu entwickeln (Abb. 4-50A); nach 6–8 Wochen weist die Peripherie dieses Herdes einen klar abgrenzbaren, gut organisierten Rindenknochen auf (Abb. 4-50B). Wichtiges röntgenologisches Leitzeichen dieser Komplikation ist das sog. „Zonenphänomen", das sich als strahlentransparenter Bereich im Zentrum der Veränderung als Ausdruck der Bildung unreifen Knochens und als dichte Zone reifen Knochens an der Peripherie zeigt. Zusätzlich trennt ein schmaler strahlentransparenter Spalt diese Knochenmasse von der benachbarten Kortikalis (Abb. 4-51). Diese wichtigen Merkmale helfen, die Myositis ossificans vom juxtakortikalen Osteosarkom abzugrenzen, das mitunter ganz ähnlich aussehen kann. Allerdings sei hervorgehoben, daß mitunter der Herd einer Myositis ossificans der Kortikalis auch anhaften und mit ihr verschmelzen und somit in Übersichtsaufnahmen ein parossales Osteosarkom imitieren kann. In solchen Fällen kann die CT Zusatzinformationen liefern, wie z. B. das „Zonenphänomen", das für die Myositis ossificans so charakteristisch ist (Abb. 4-52).

Der MRT-Aspekt einer Myositis ossificans hängt vom Reifungsstadium der Läsion ab. Im Frühstadium zeigen T1-gewichtete Sequenzen meist eine Raumforderung ohne definierbare Ränder, mit einem homogenen mittelstarken Signal, das gering jenes benachbarter Muskeln übertrifft. T2-gewichtete Bilder zeigen die Läsion signalreich. Nach intravenöser Gabe von Gadolinium (Gadopentetdimeglumin) bieten T1-gewichtete Aufnahmen einen klar definierten, Kontrastmittel aufnehmenden peripheren Saum, das Zentrum der Läsion zeigt dagegen keinen Signalanstieg. Reifere Läsionen zeigen in T1-gewichteten Bildern eine intermediäre Signalintensität, gleich derjenige der benachbarten Muskeln, die von einem hypointensem Saum umgeben ist, der der peripheren Knochenreifung entspricht. In T2-Gewichtung ist die Läsion meist gänzlich signalreich, kann aber inhomogen erscheinen. Den hypointensen Saum sieht man in der Peripherie. Manchmal kann ein Myositis-ossificans-Herd (sei er nun unreif oder reif) Fettanteile besitzen, die die Läsion dann in T1-gewichteten Aufnahmen signalreich machen (Abb. 4-53).

Osteonekrose (ischämische oder avaskuläre Nekrose)

Die Osteonekrose, der intravitale Zelluntergang des Knochengewebes, tritt nach einer Fraktur oder Luxation auf, wenn der Knochen einer ausreichenden arteriellen Blutversorgung beraubt wird; doch sollte man hierbei bedenken, daß sich dieser Zustand auch infolge von Faktoren

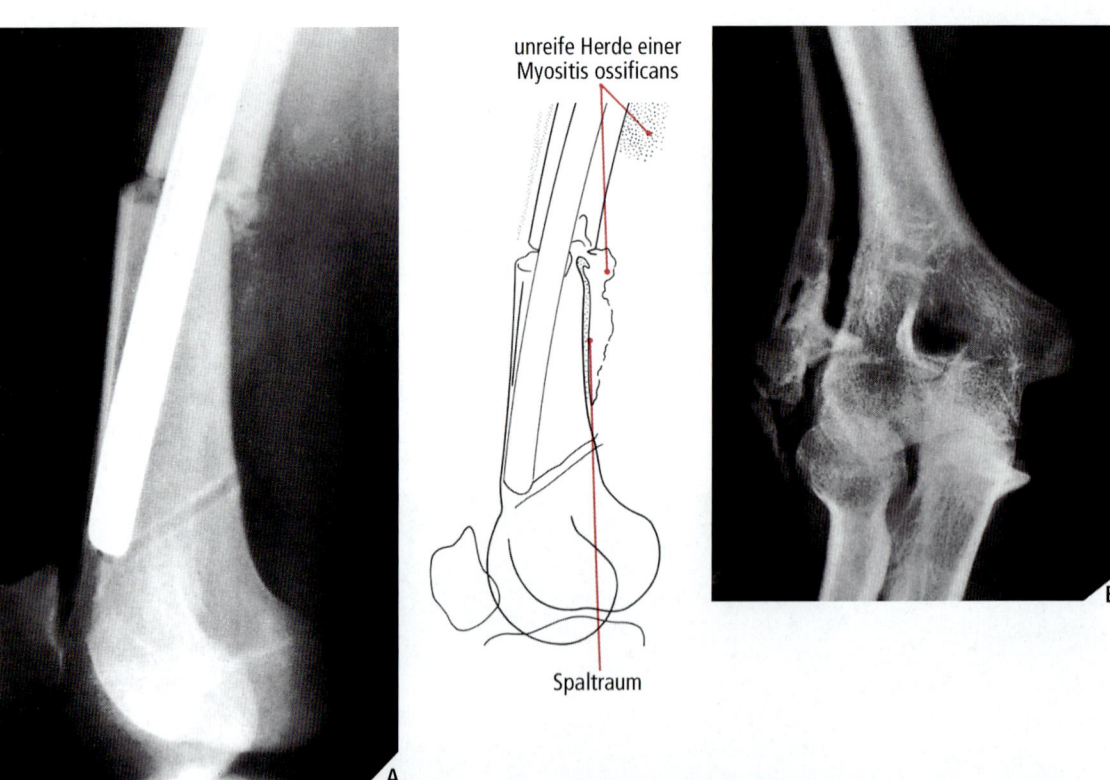

Abb. 4-50. A Dieser 20jährige Mann erlitt eine Querfraktur am Übergang vom mittleren zum distalen Femurschaftdrittel, welche offen reponiert und mit einem Marknagel fixiert wurde. Die Seitaufnahme 3,5 Wochen nach dem Unfall zeigt einen noch unreifen Myositis-ossificans-Herd mit einer schlecht abgrenzbaren Verdichtung in einer weichteildichten Raumforderung, die man dicht neben der hinteren Femurkortikalis erkennt. **B** Dieser 27jährige Mann erlitt vor einem Jahr eine Luxationsfrakur des Ellenbogens, die verheilt ist; das Bild zeigt einen gut organisierten, reifen Myositis-ossificans-Herd. Zu beachten sind die gut ausgebildete Kompaktagrenzlamelle am Rand der Knochenmasse und die strahlentransparente Lücke zwischen dieser Veränderung und der Humeruskortikalis

Radiologische Beurteilung von Verletzungen 4

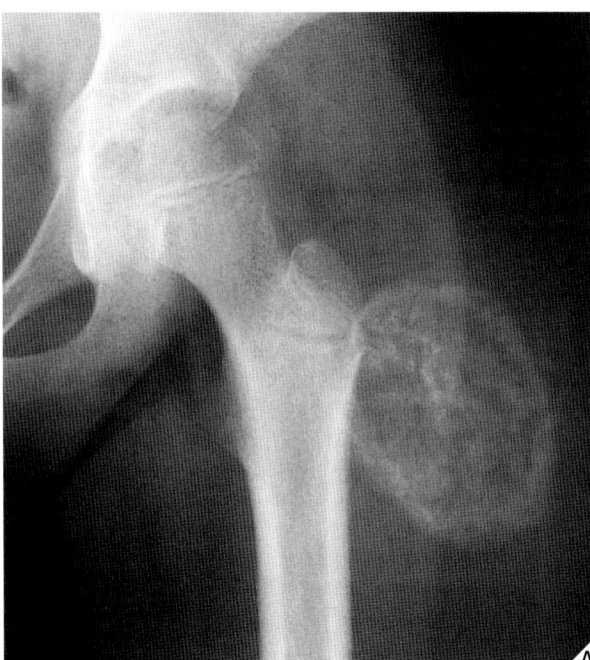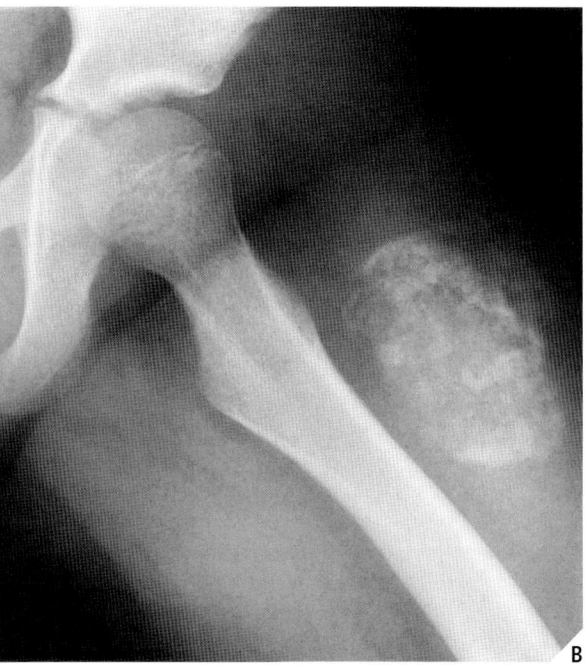

Abb. 4-51. Der 7 Jahre alte Junge erlitt 6 Wochen vor dieser Röntgenuntersuchung eine Verletzung. **A** Das a.-p. Röntgenbild der linken Hüfte zeigt die Merkmale des Zonenphänomens, das für eine juxtakortikale Myositis ossificans charakteristisch ist. **B** In der Lauenstein-Aufnahme erkennt man dann den Spaltraum, der die Raumforderung der Myositis ossificans von der ventrolateralen Knochenrinde trennt

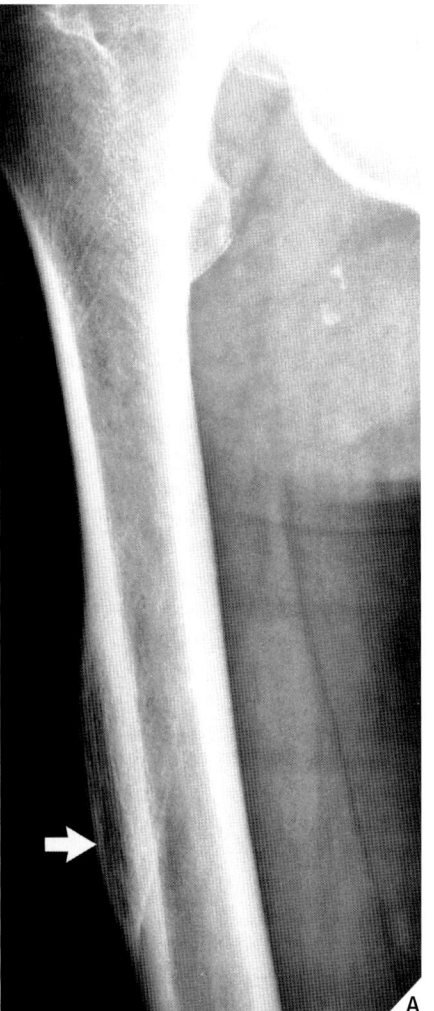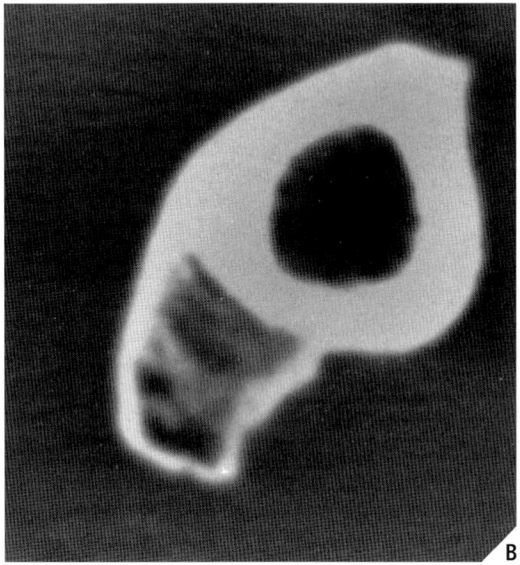

Abb. 4-52. Der 52jährige Mann erlitt vor 6 Monaten eine Verletzung an der linken Schenkelaußenseite. Sorge bereitete ihm eine von ihm getastete harte Resistenz. **A** Die Übersichtsaufnahme zeigt eine knöcherne Masse, die der lateralen Femurkortikalis aufsitzt (*Pfeil*). **B** Das CT-Bild demonstriert das klassische Zonenphänomen einer Myositis ossificans. Beachten Sie bitte das von reifer Kortikalis umgebene strahlentransparente Zentrum

entwickeln kann, die keinerlei Beziehung zum mechanischen Trauma haben. Ungeachtet der Ätiologie beinhaltet der Pathomechanismus der Osteonekrose den intraluminalen Gefäßverschluß, die Gefäßkompression oder die Zerreißung eines Blutgefäßes. Zu den mitgeteilten Ursachen einer Osteonekrose zählen folgende:

1. Arterielle Embolien, die bei einer Vielzahl von Krankheitsbildern vorkommen, so bei bestimmten Hämoglobinopathien, wie z. B. bei der Sichelzellenanämie, wo die Arterien durch abnorme Erythrozyten verlegt werden; ferner bei Barotraumen mit Dekompression, wie beispielsweise bei der Caisson-Krankheit, wo es zu einer Embolisierung durch Stickstoffbläschen kommt; oder beim chronischen Alkoholismus und bei der Pankreatitis, bei denen Fettpartikel die arterielle Strombahn verschließen.
2. Vaskulitis. Die Entzündung der Blutgefäße kann zur Unterbrechung der Blutversorgung eines Knochens führen, wie man dies bei Kollagenosen, beispielsweise dem systemischen Lupus erythematodes, sieht.
3. Abnorme Zellansammlungen. Beim Morbus Gaucher, der durch die abnorme Ansammlung lipidhaltiger Histiozyten im Knochenmark charakterisiert ist, oder nach einer Steroidbehandlung, die zu einer gesteigerten Zahl von Fettzellen führen kann, kann die Blutzirkulation in den Sinusoiden gestört werden, was eine Unterbrechung der Blutversorgung des Knochens zur Folge hat.
4. Strahlenexposition. Diese kann zu einer Schädigung des Gefäßsystems des Knochens führen.

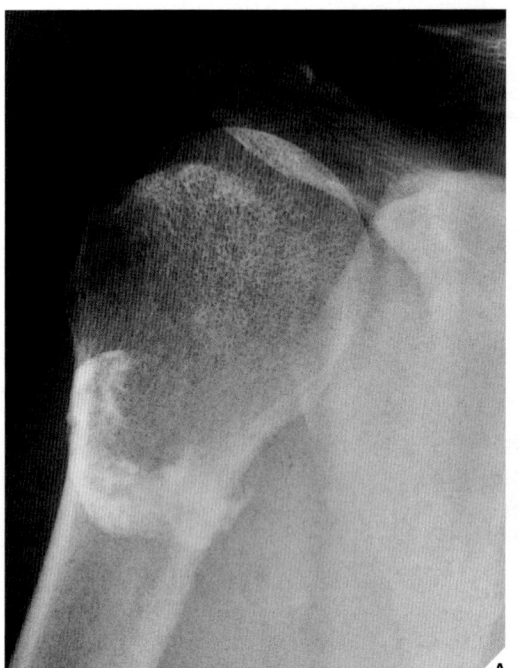
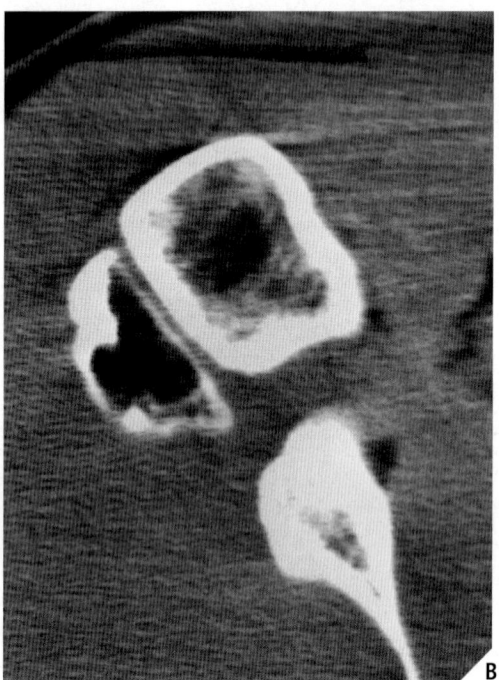
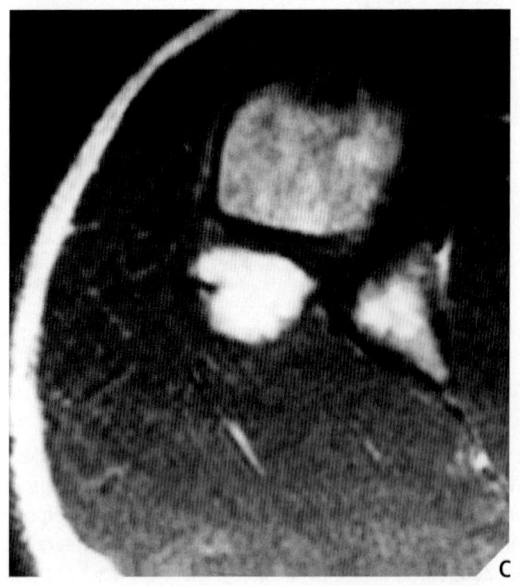

Abb. 4-53. Dieser 41 Jahre alte Mann stellte sich mit einer lateral an der Rückfläche des rechten proximalen Humerus tastbaren Raumforderung vor. **A** Das konventionelle a.-p. Röntgenbild der rechten Schulter zeigt den proximalen Humerus überlagernde Verkalkungen und Verknöcherungen. **B** Ein CT-Bild weist das für eine Myositis ossificans charakteristische Zonenphänomen nach. Das Zentrum dieser Läsion trägt ein wegen Verfettung nur hypodenses Areal. Eine Spalte trennt die Raumforderung von der Knochenrinde. **C** Ein axiales T1w MRT-Bild (SE; TR 600/TE 20 ms) zeigt das Zentrum dieser Läsion hyperintens, die Peripherie dagegen nur signalarm bis mäßig signalstark

5. Idiopathisch. Oft läßt sich keine sichere Ursache ermitteln, wie im Falle der spontanen Osteonekrose, die bevorzugt den Femurinnenkondylus befällt, oder aber bei bestimmten Krankheiten wie dem Morbus Legg-Calvé-Perthes (Femurkopf) oder beim Morbus Freiberg-Köhler (Köpfchen des Os metatarsale II).

Krankheiten und Bedingungen, die mit einer Osteonekrose vergesellschaftet sind oder zu dieser führen, sind in Tabelle 4-3 angeführt.

Posttraumatisch kommt die Osteonekrose am häufigsten im Femurkopf, im Os scaphoideum der Hand und im Humeruskopf vor, weil hier die Blutversorgung a priori gefährdet ist.

Die Femurkopfosteonekrose ist eine häufige Komplikation einer intrakapsulären Schenkelhalsfraktur (60–75%), einer Hüftluxation (25%) und der Epiphysiolysis capitis femoris (15–40%). In deren Frühstadien können die Röntgenbilder noch völlig normal ausfallen, doch kann die Skelettszintigraphie am Orte der Läsion eine vermehrte Nuklidspeicherung zeigen – ein bereits sehr sicheres Zeichen dieser Störung. Frühestes Röntgenzeichen dieser Komplikation ist eine strahlentransparente subchondrale Sichelfigur, die bereits 4 Wochen nach dem Trauma sichtbar sein kann. Dieses Phänomen beruht nach Norman und Bullough auf einem Strukturzusammenbruch des nekrotischen Segments und ist als schmale strahlentransparente Linie parallel zur Knochenoberfläche zu erkennen. Röntgenologisch ist dieses Zeichen am besten auf einer Lauenstein-Aufnahme der Hüfte erkennbar; für die Abbildung dieser Komplikationsmerkmale selbst scheint jedoch die Tomographie die Methode der Wahl zu sein (Abb. 4-54). Da der Nekroseprozeß den Gelenkknorpel nicht erfaßt, bleibt der Gelenkspalt erhalten (hier der radiologische Gelenkspalt: die Breite des Gelenkknorpels der artikulierenden Knochen plus die eigentliche Gelenkhöhle selbst). Dieser erhaltene Gelenkspalt hilft bei der Abgrenzung zur Arthritis. Im späteren Stadium läßt sich die Osteonekrose in einer a.-p. Hüftaufnahme leicht an der Abflachung der Gelenkfläche und am dichten Aspekt des Femurkopfes erkennen (Abb. 4-55). Die Dichtezunahme ist Folge der Knochenbälkchenkompression nach Mikrofrakturen des avitalen Knochens, der Verkalkung von Markdetritus und des Wiederaufbaus der nekrotischen Region durch die Anlagerung neuen Knochens – sog. „kriechende Substitution". Die Tomographie hilft oft, die Details dieses Zustands herauszuarbeiten. Ficat und Arlet schlugen ein Einteilungssystem der Femurkopfosteonekrose vor, das vier Stadien beinhaltet, die auf radiologischen, hämodynamischen und symptomatischen Kriterien beruhen (Tab. 4-4).

Ein ganz wesentlicher Durchbruch beim Nachweis einer Osteonekrose bei Patienten mit normalem Skelettszintigramm und konventionellen Aufnahmen wurde mit der MRT erreicht. Derzeit gilt dieses Verfahren als das sensitivste und spezifischste in der Diagnose und der Beurteilung der Osteonekrose. Das charakteristische MRT-Bild besteht aus einem hypointensen ovalen Bezirk (Abb. 4-56A) oder einem hypointensen sichelförmigen Rand (Abb. 4-56B) in subchondraler Lage. Dieser Ring entspricht der Grenzfläche der Reparatur zwischen ischämischem und normalem Knochen und setzt sich vorwiegend aus Sklerose und Fibrose zusammen. In T2-gewichteten Bildern wurde auch ein zweiter innerer hyperintenser Ring beobachtet (das Zeichen der gedoppelten Linie; Abb. 4-56C). Man glaubt, daß dieses Aussehen ein fibrovaskuläres Gewebe in der reparativen Zone darstellt. Viele Autoren vertreten die Hypothese, daß dieser Befund für eine Osteonekrose pathognomonisch ist. Andere Autoren

Tab. 4-3. Krankheiten oder andere Voraussetzungen für eine Osteonekrose

Trauma	Angeborene und entwicklungsbedingte Zustände	Infektionen und Entzündungszustände
• Schenkelhalsfraktur • Femurkopfluxation • Traumatische und avaskuläre Epiphysiolysis capitis femoris • Epiphysenkompression • Talusfraktur • Kahnbeinfraktur der Hand • Lunatummalazie • Gefäßverletzung • Verbrennung • Strahlentherapie	• Angeborene Hüftdysplasie • Ehlers-Danlos-Syndrom • Hereditäre Dysostose • Morbus Legg-Calvé-Perthes • Morbus Fabry	• Osteomyelitis • Pankreatitis • Riesenzellenarteriitis • Systemischer Lupus erythematodes (SLE) • Thrombophlebitis
Hämoglobinopathien	**Lokale infiltrierende Krankheiten**	**Dysbar bedingte Krankheiten**
• Sichelzellenanämie • HbS/C-Hämoglobinopathie • HbS-Thalassämie • Polyzythämie	• Morbus Gaucher • Neoplasien • Lymphoproliferative Krankheiten	• Caisson-Krankheit
	Metabolisch	**Andere Faktoren**

	• Hyperkortizismus
	  – Kortikosteroidbehandlung
	  – Morbus Cushing
	• Gicht und Hyperurikämie
	• Hyperlipidämie
	• Hyperparathyreoidismus
		• Alkoholismus
		• Chronische Niereninsuffizienz
		• Zigarettenrauchen
		• Hämodialyse
		• Intravaskuläre Gerinnung
		• Organtransplantation
		• Schwangerschaft
		• Idiopathische Osteonekrose

TEIL II - Trauma

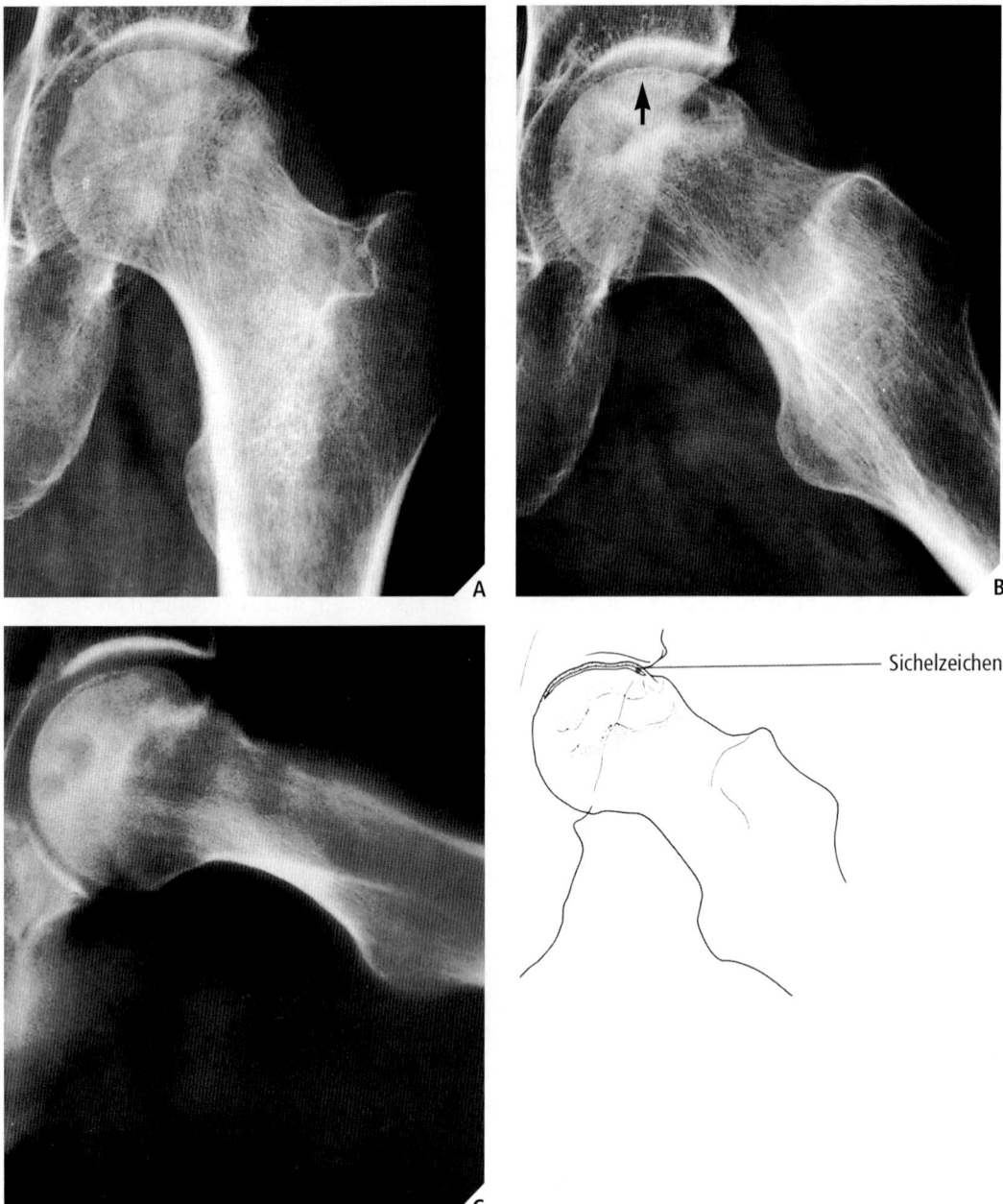

Abb. 4-54. **A** Ein 41jähriger Mann mit einer traumatischen Luxation der linken Hüfte in der Vorgeschichte. In der a.-p. Aufnahme deutet eine Dichtevermehrung im Femurkopf auf eine aseptische Osteonekrose hin, doch läßt sich die Diagnose nicht endgültig stellen. **B** Die Lauenstein-Aufnahme zeigt eine schmale Aufhellungslinie parallel zur Gelenkoberfläche des Femurkopfes, das sog. Sichelzeichen, das radiologische Kennzeichen einer Osteonekrose (*Pfeil*). **C** Die Tomographie bestätigt die für eine Osteonekrose typischen Veränderungen: das Sichelzeichen, die Femurkopfverdichtung und den erhaltenen Gelenkspalt als Ausdruck eines intakten Gelenkknorpels

spielen dagegen die Wichtigkeit dieses Befund herab und postulieren, daß es sich im wesentlichen um ein Chemical-shift-Artefakt handelt.

Mehrere Untersuchungen sicherten die diagnostische Sensitivität der MRT in den Frühstadien der Osteonekrose zu einem Zeitpunkt, wenn noch keine radiologischen Veränderungen vorliegen oder diese unspezifisch sind. Die MRT erbrachte hierbei eine Sensitivität von 97% bei der Differenzierung eines osteonekrotischen von einem normalen Femurkopf und von 85% bei der Differenzierung eines osteonekrotischen Femurkopfs gegen andere krankhafte Veränderungen des Femurkopfs bei einer Gesamtsensitivität von 91%. So erscheint die MRT als besserer Vorhersagetest für den nachfolgenden Kollaps des Femurkopfs als die Skelettszintigraphie. Der schmale bandartige hypointense Bereich, der den Femurkopf in den zentralen koronaren MRT-Schnittbildern quert, war ein signifikanter Indikator für nachfolgende Sinterungen.

Zur genauen Stadieneinteilung der Knochennekrose ist die MRT heute unerläßlich, zumal sie auch die Größe der Läsion und in etwa das Krankheitsstadium anzeigt. Mitchell et al. beschrieben ein Einteilungssystem der Osteonekrose auf der Grundlage von MRT-Signalveränderungen im Zentrum des Osteonekroseherds (Tab. 4-5). In den Frühstadien (Klasse A oder oder Signal wie Fett) bleibt ein normales Fettsignal erhalten, außer jedoch im reaktiv skle-

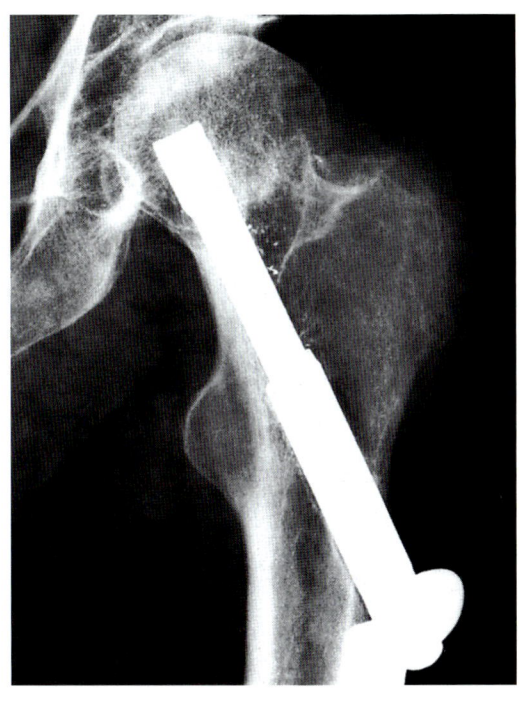

Abb. 4-55. Die 56jährige Frau erlitt eine intrakapsuläre (mediale) Schenkelhalsfraktur links, die nach operativer Behandlung mit offener Reposition und innerer Fixation verheilte. Die a.-p. Aufnahme zeigt einen in Femurhals und Femurkopf eingebrachten Smith-Peterson-Nagel. Die Bruchlinie stellt sich nicht mehr dar. Der verdichtete Femurkopf deutet auf die Ausbildung einer Osteonekrose

Tab. 4-4. Osteonekrose des Femurkopfs: Korrelation klinischer Befunde mit radiologischen Befunden und histopathologischen Veränderungen auf der Basis der Klassifikation nach Ficat und Arlet

Stadium	Klinische Zeichen	Radiologische Befunde	Szintigraphie	Pathologische Veränderungen	Biopsie
1	Keine	Normal	Normal	Infarzierung der gewichttragenden Segmente	Nekrotisches Mark, Osteoblasten
2	Leichter Schmerz	Dichtezunahme des Femurkopfs, normaler Gelenkspalt	Vermehrte Speicherung	Spontane Reparatur	Ablagerung neuen Knochens
3	Leichter bis mäßiger Schmerz	Verlust der Kugelform und Sinterung des Femurkopfs	Vermehrte Speicherung	Subchondrale Fraktur mit Kollaps, Einstauchung und Fragmentierung des nekrotischen Segments	Tote Knochenbälkchen und tote Markzellen beiderseits des Bruchspalts
4	Mäßiger Schmerz, Patienten braucht Gehhilfen	Verschmälerter Gelenkspalt, Hüftpfannenveränderungen	Vermehrte Speicherung	Koxarthrose	Degenerative Veränderungen im Gelenkknorpel

Modifiziert nach Chang CC, Greenspan A, Gershwin ME, 1993; mit freundlicher Erlaubnis

TEIL II - Trauma

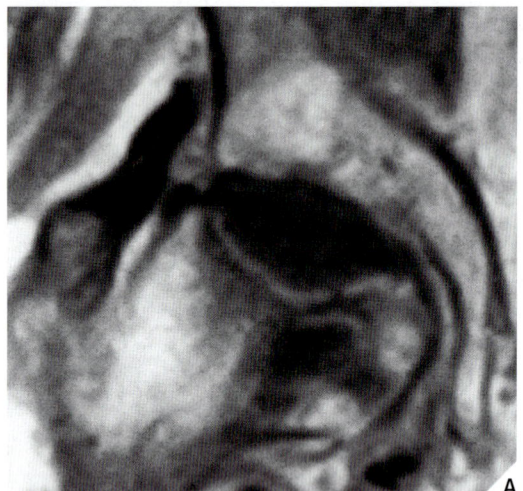
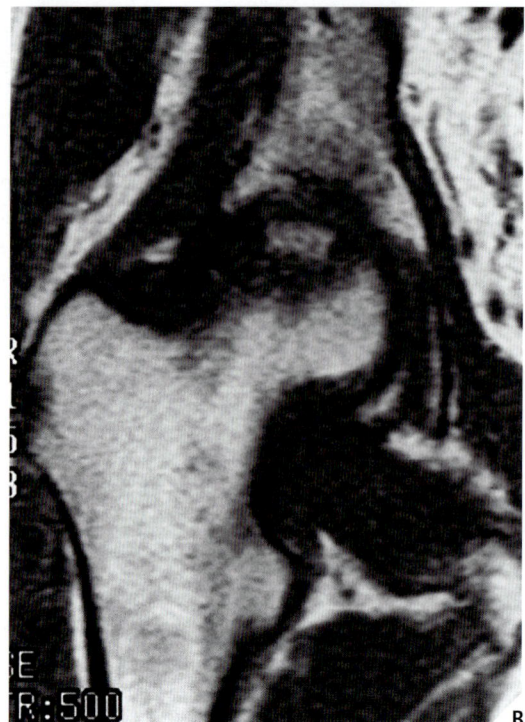
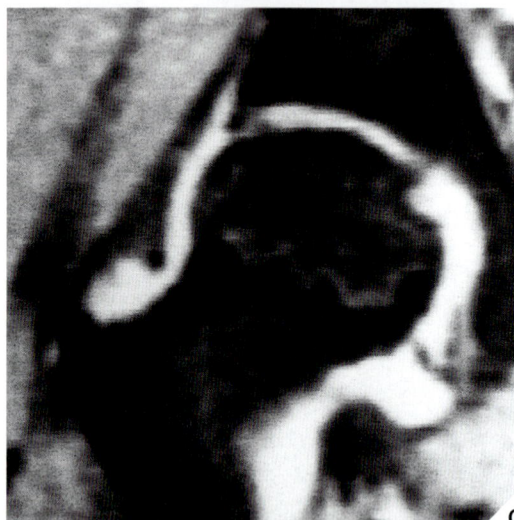

Abb. 4-56. Nachweis einer Femurkopfosteonekrose in der MRT. **A** Das koronare T1w MRT-Bild (SE; TR 650/TE 25 ms) zeigt eine subchondral gelegene elliptische hypointense Region. **B** Das koronare T1w MRT-Bild (SE; TR 500/TE 25 ms) zeigt einen sichelförmigen hypointensen Randsaum im gewichtsbelasteten Segment des Femurkopfs. **C** Das koronare T2*w MRT-Bild (multiplanar gradient-recalled, TR 500/TE 15 ms; Flip-Winkel 15°) zeigt das für eine Osteonekrose charakteristische Zeichen der „gedoppelten Linie" („double-line sign")

Tab. 4-5. Korrelation der MRT-Befunde mit den histologischen Veränderungen

Klasse	MRT-Befunde	Aussehen	Histologie
A	Normales Fettsignal, außer am die Läsion umgebenden Skleroserand	Wie Fett	Vorzeitige Umwandlung in Fettmark innerhalb des Femurkopfes und in der Region zwischen den Trochanteren
B	Hohe Signalintensität des Innenrands und hypointenser umgebender Rand	Wie Blut	Knochenresorption und -ersatz durch gefäßreiches Granulationsgewebe
C	Diffus vermindertes T1w-Signal und starkes T2w-Signal	Wie Wasser	Knochenmarködem
D	Signal in T1w und T2w vermindert	Fibrös	Sklerose durch Verstärkung der vorhandenen Trabekel am Rand des vitalen Knochens (d. h. reparative Gewebeschicht)

Modifiziert nach Chang CC, Greenspan A, Gershwin ME, 1993; mit freundlicher Erlaubnis

rosierten Rand um die Läsion herum, welcher sich als eine Region großer Signalstärke in kurzen spin echo(SE)-TR/TE-Bildern (T1-gewichtet) sowie als mittelstarkes Signal in langen TR/TE-Bildern (T2-gewichtet) zu erkennen gibt. Wenn später die Entzündung oder die Blutfülle genügend stark sind oder eine subakute Einblutung vorliegt (Klasse B oder Signal wie Blut), stellt man sowohl in T1- wie auch T2-gewichteten Aufnahmen ein starkes Signal fest. Dieses Signal ähnelt dem einer subakuten Blutung. Sind Entzündung, Hyperämie und Fibrose so stark ausgeprägt, daß sie den Fettanteil des Femurkopfes ersetzen (Klasse C oder Signal wie Flüssigkeit), so sieht man ein niedriges Signal bei kurzem TR/TE und ein hohes Signal bei langem TR/TE. Schließlich ist dann bei fortgeschrittenen Stadien, in denen Fibrose und Sklerose vorherrschen (Klasse D oder Signal wie Bindegewebe) eine niedrige Signalstärke sowohl in Aufnahmen mit langem wie auch kurzem TR/TE vorhanden (Tab. 4-5 u. Abb. 4-57 bis 4-60). Diese MRT-Befunde korrelieren gut mit den histologischen Veränderungen. Dabei entspricht die Zentralregion mit ihrem hohen Signalanteil einer Nekrose von Knochen und Mark, das geringe Signal des peripheren Bandes dem sklerotischen Rand reaktiven Gewebes am Übergang von nekrotischem zu vitalem Knochen. Seiler und Mitarbeiter betonen nun mehrere Vorteile der Beurteilung einer Femurkopfosteonekrose durch die MRT: Sie ist nichtinvasiv, erfordert keinerlei ionisierende Strahlung, liefert Aufnahmen in beliebig einstellbaren Ebenen und spiegelt die pathophysiologischen Veränderungen im Knochenmark wider, ferner liefert sie eine hervorragende Auflösung der umgebenden Weichteile und ermöglicht auch die gleichzeitige Beurteilung des gegenseitigen Femurkopfs.

Die Osteonekrose des Kahnbeins der Hand ist als Komplikation in 10–15 % der Fälle nach Kahnbeinbrüchen zu beobachten, wobei die Häufigkeit auf 30–40 % ansteigt, wenn eine Pseudarthrose vorliegt. Im allgemeinen betrifft die Osteonekrose das proximale Fragment, wenn auch mitunter einmal das distale Fragment nekrotisch werden kann. Am häufigsten stellen sich Anzeichen dieser Komplikation etwa 4–6 Monate nach der Verletzung ein, wenn das Röntgenbild eine vermehrte Knochendichte zeigt. Die Diagnose wird zwar meist anhand von Übersichten gestellt, doch ist die Tomographie (Abb. 4-61) oder die MRT dann indiziert, wenn die Übersichten nicht sicher schlüssig sind.

Eine Osteonekrose kann sich auch nach einer Fraktur des Oberarmhalses im Humeruskopf entwickeln (Abb. 4-62), doch ist diese Komplikation relativ selten.

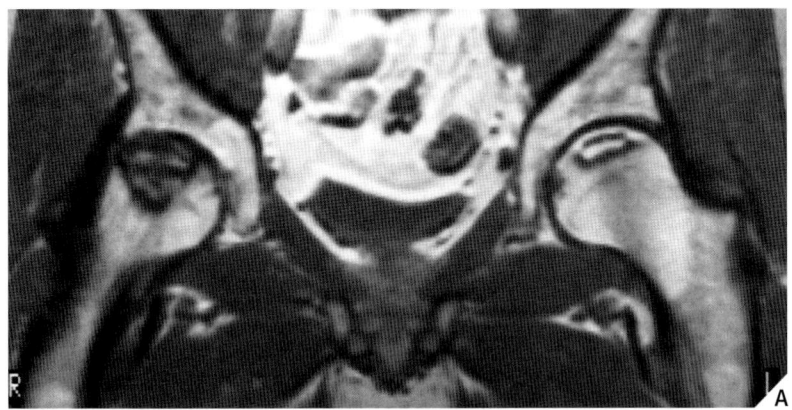

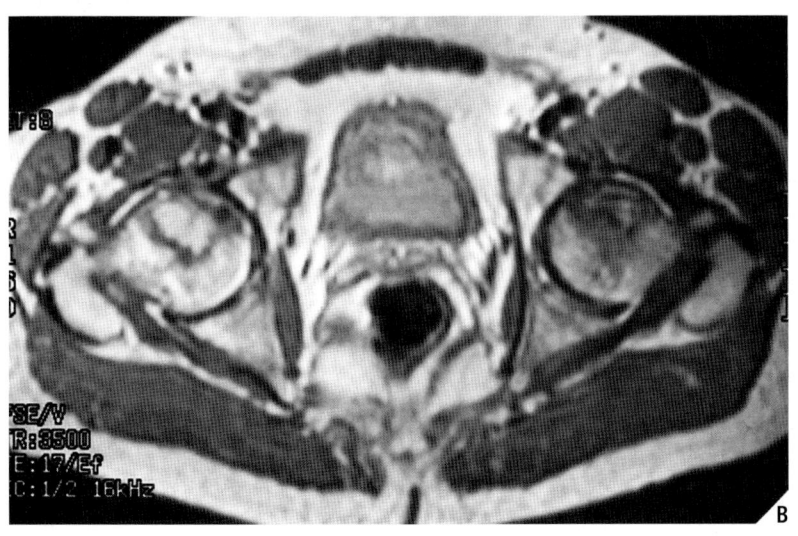

Abb. 5-57. MRT-Stadieneinteilung der Osteonekrose (Klasse A). A Das koronare T1w MRT-Bild (SE; TR 600/TE 20 ms) zeigt in beiden Femurköpfen innerhalb der Läsion ein normales erhaltenes starkes Fettsignal, umgeben von einem hypointensen reaktiven Rand. B Das axiale T2w MRT-Bild (fast SE; TR 3500/TE 17 ms/Ef) zeigt innerhalb eines osteonekrotischen Segments ein mittelstarkes Signal, analog dem von Fett

TEIL II - Trauma

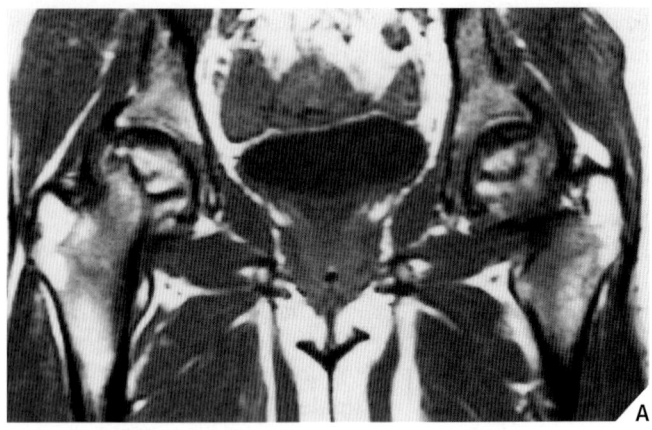
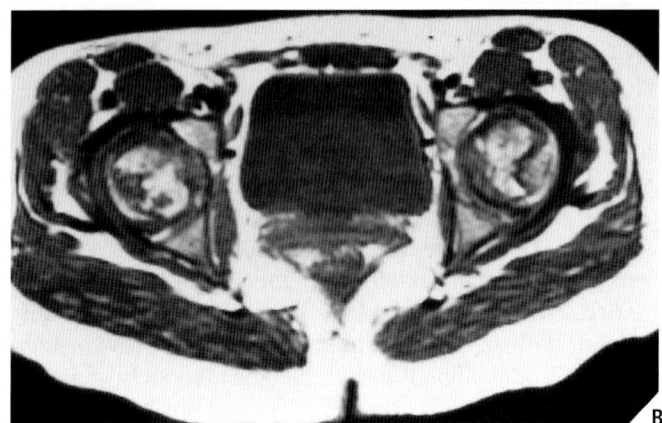
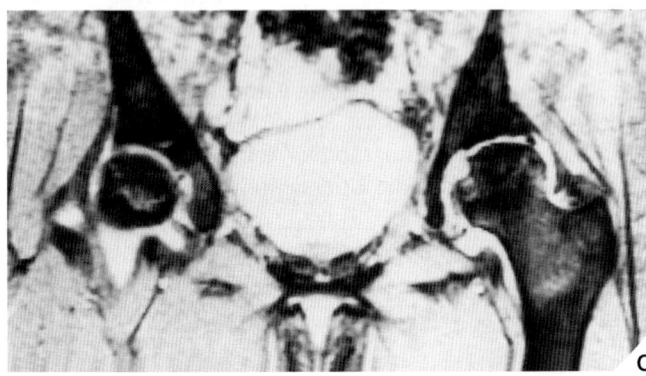

Abb. 4-58. MRT-Stadieneinteilung der Osteonekrose (Klasse B). **A, B** Koronares und axiales T1w MRT-Bild (SE; TR 600/RE 20 ms) zeigen ein signalreiches osteonekrotisches Segment, umgeben von einem sklerotischen Randsaum. **C** Das koronare T2*w Gradienten-Echo-MRT-Bild (multiplanar gradient-recalled, TR 500/TE 15 ms, Flip-Winkel 15°) zeigt im Zentralbereich beider Femurköpfe ein starkes Signal

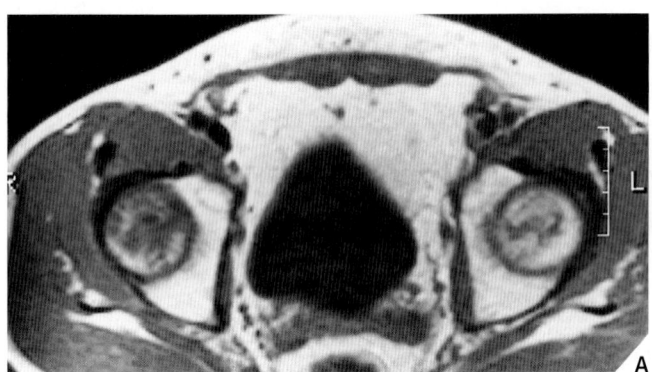
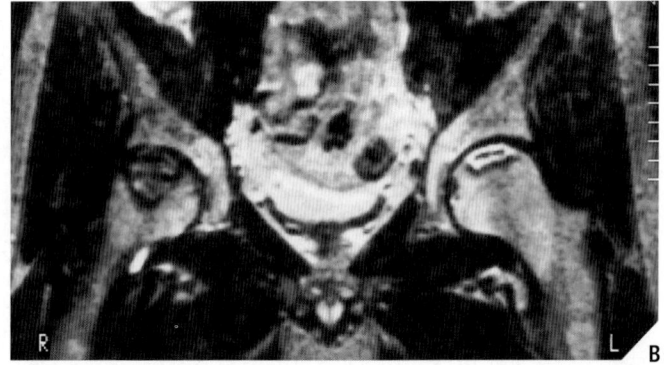

Abb. 4-59. MRT-Stadieneinteilung der Osteonekrose (Klasse C). **A** Das axiale T1w MRT-Bild (SE; TR 600/TE 20 ms) zeigt in beiden Femurköpfen signalarme Bezirke. **B** Das koronare T2w MRT-Bild (SE; TR 2000/TE 80 ms) zeigt einen signalreichen Bezirk (hier im linken Femurkopf lateral stärker ausgeprägt), der jeweils von einem hypointensen Rand gesäumt ist

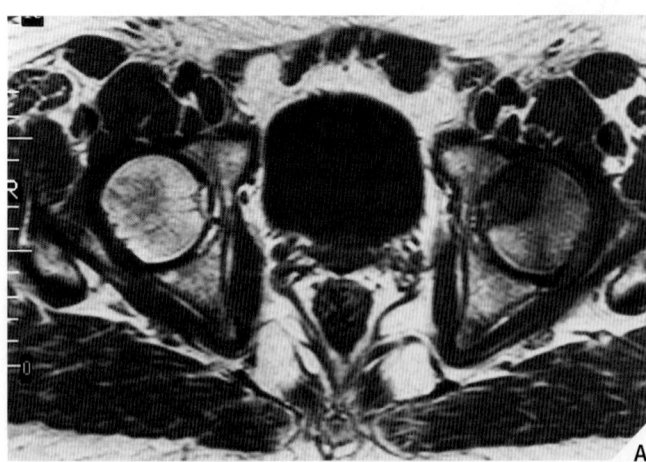
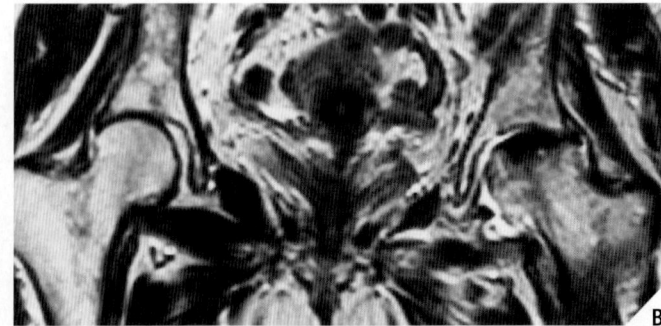

Abb. 4-60. MRT-Stadieneinteilung der Osteonekrose (Klasse D). **A, B** Das axiale T1w (SE; TR 600/TE 20 ms) und das koronare T2w MRT-Bild (fast SE; TR 3000/TE 136 ms/Ef) zeigen die sklerotische Läsion einer Osteonekrose des linken Femurkopfs im Spätstadium, die dann in beiden Sequenzen signalarm bleibt

Radiologische Beurteilung von Verletzungen 4

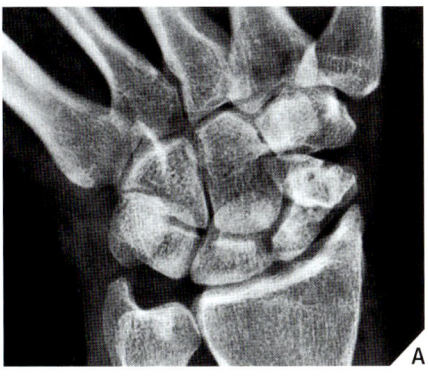 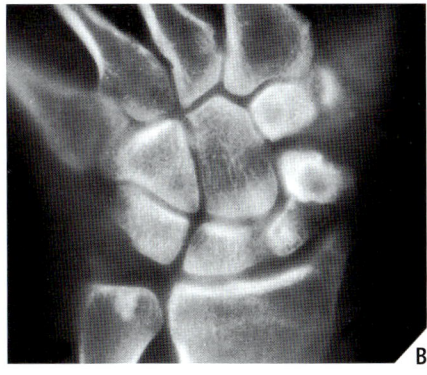 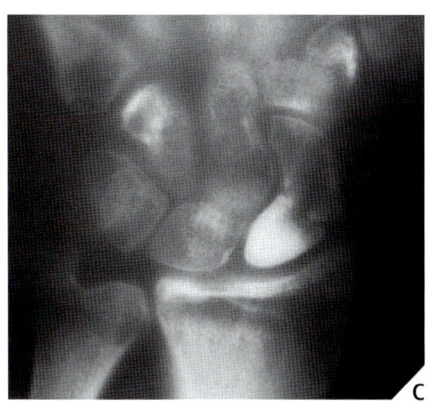

Abb. 4-61. A Die d.-p. Übersichtsaufnahme des Handgelenks zeigt einen Kahnbeinbruch; unklar bleibt jedoch, ob der Bruch durch eine Osteonekrose kompliziert wird. **B** Die trispiralige Tomographie zeigt nun deutlich die Pseudarthrose und das Vorliegen einer Osteonekrose des distalen Fragments sowie eine zystische Degeneration. Zu beachten ist auch die posttraumatische Zyste des Os trapezoideum. Der dichte Fleck im Ulnaende ist eine kleine Kompaktainsel. **C** Bei einem anderen Patienten zeigt die dreifach spiralige Tomographie eine Kahnbeinpseudarthrose sowie die Osteonekrose des proximalen Fragments

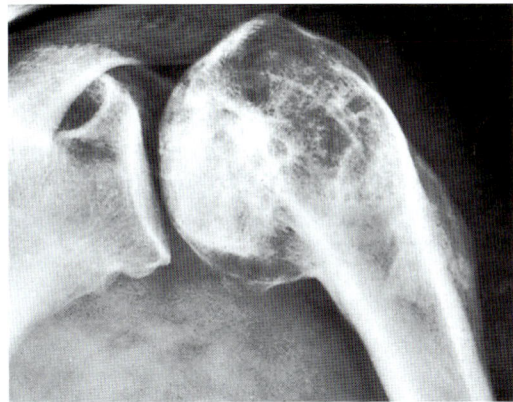 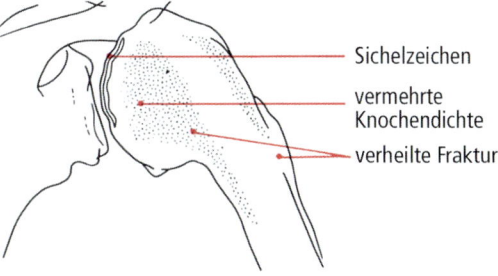

Abb. 4-62. Sechs Monate nach einer inzwischen verheilten Humerusfraktur entwickelte dieser 62jährige Mann eine Osteonekrose des Humeruskopfes, die man im Röntgenbild an der vermehrten Knochendichte und an der Sinterung eines subchondralen Segments erkennt

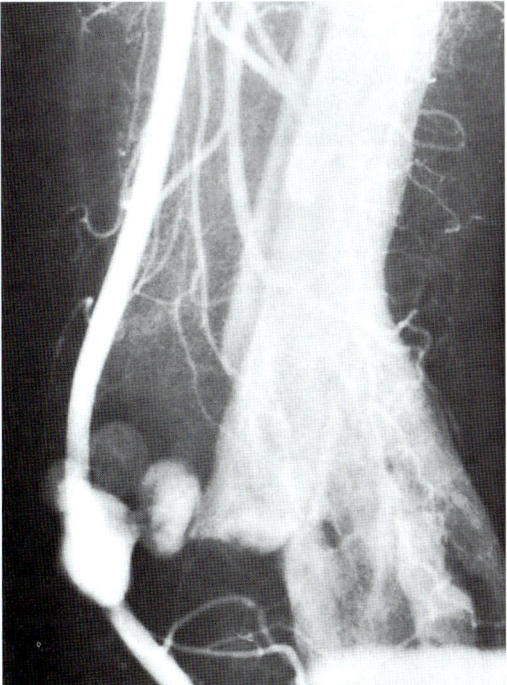 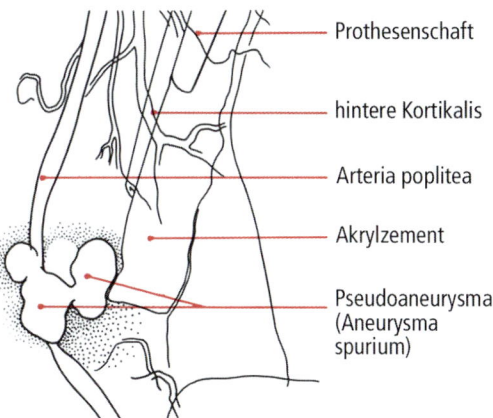

Abb. 4-63. Die 30jährige Patientin mit einem Morbus Gaucher und einem totalen Hüftgelenkersatz nach Femurkopfnekrose erlitt eine Querfraktur des linken Femurschafts durch den Acrylzement hindurch dicht unterhalb des Prothesenschaftendes. Die Femoralisarteriographie deckte ein Pseudoaneurysma der A. poplitea infolge der Arterienverletzung durch das Knochen- und das Zementfragment auf. (Aus Baker ND 1981; Wiedergabe mit freundlicher Genehmigung)

TEIL II - Trauma

Verletzung größerer Blutgefäße

Als relativ seltene Komplikation einer Fraktur oder Luxation kommt es zur Verletzung großer Blutgefäße, wenn Knochenfragmente eine Arterie (vgl. Abb. 2-3 u. 4-10) oder Vene einreißen oder gänzlich durchtrennen, was zu einer Blutung, einem Hämatom, zu einer arteriovenösen Fistel oder zu einem Pseudoaneurysma führt (Abb. 4-63). Zu deren Nachweis ist die Arteriographie die Methode der Wahl (vgl. Abb. 2-3), die zur Darstellung der Verletzungsstelle, zum Nachweis der genauen Ausdehnung der Gefäßschädigung und zum Nachweis des Kollateralkreislaufs unschätzbare Dienste leistet; ferner kann diese mit einem interventionellen Verfahren, wie z. B. der Embolisation zum Zwecke der Blutstillung, kombiniert werden.

Wachstumsstörung

Als häufige Komplikation von Brüchen der Typen IV und V nach der Salter-Harris-Einteilung der Frakturen mit Wachstumsfugenbeteiligung kann es infolge der Verletzung der Wachstumsfuge durch die Ausbildung einer Knochenbrücke zwischen Epiphyse und Metaphyse zu einer Wachstumsstörung kommen. Als Resultat dieser Fesselung der Wachstumfuge ist das Knochenwachstum umschrieben verlangsamt. Stellt die gesamte Wachstumsfuge eines einzelnen langen Röhrenknochens das Wachstum ein, führt dies zu einer unterschiedlichen Gliedmaßenlänge (Abb. 4-64A). Wird an den Gelenkenden von parallelen Knochen (Radius/Ulna oder Tibia/Fibula) nur eine Wachstumsfuge geschädigt und verlangsamt diese ihr Wachstum, dann wächst der unverletzte Knochen normal weiter, was zu dessen relativer Übergröße und einer nachfolgenden Gelenkdeformität führt (Abb. 4-64B).

Posttraumatische Arthrose

Verläuft eine Bruchlinie bis in das Gelenk, dann werden die Gelenkoberflächen unregelmäßig. Eine solche Inkongruenz führt zu einer abnormen Belastung, die wiederum vorzeitige degenerative Veränderungen nach sich zieht, die man im Röntgenbild an der Gelenkspaltverschmälerung, der subchondralen Sklerose und der Ausbildung von Randosteophyten erkennt (Abb. 4-65). Eine ähnliche Komplikation kann man auch nach Luxationen sehen (Abb. 4-66).

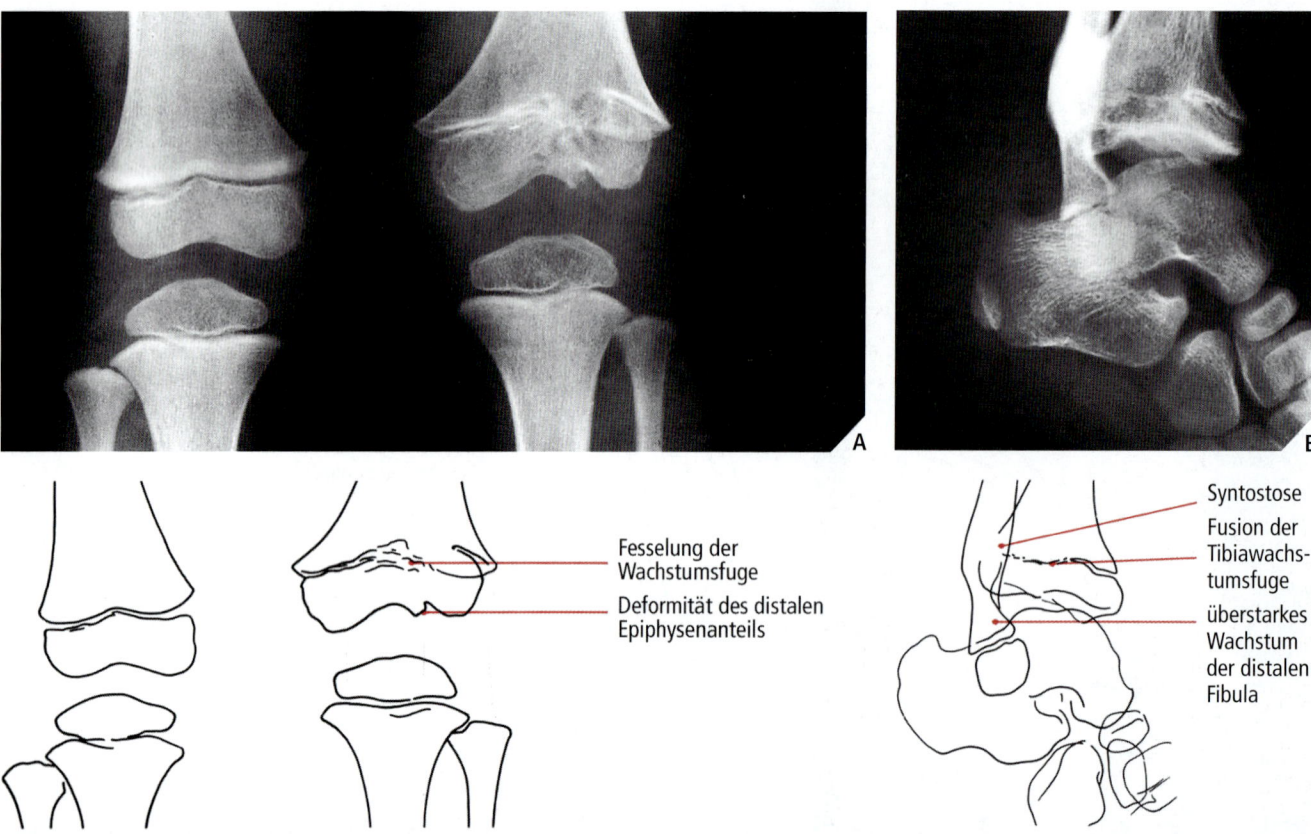

Abb. 4-64. **A** Der 3jährige Knabe erlitt eine Fraktur des linken distalen Femurs, die sich bis in die Wachstumsfuge erstreckte. Infolge dessen stellte der Knochen hier frühzeitig das Wachstum ein. Die a.-p. Aufnahme beider Knie zeigt einen Längenunterschied der Femora sowie eine Fehlform der distalen Epiphyse des linken Femurs durch die „Fesselung" der Wachstumsfuge. **B** Ein 5jähriges Mädchen erlitt eine distale Tibiafraktur vom Typ Salter-Harris V. Auf der Seitaufnahme erkennt man eine Gelenkdeformität als Folge der Fusion der Tibiawachstumsfuge und der Überlänge der distalen Fibula. Beachtenswert ist auch die posttraumatische Synostose der beiden Knochen

Radiologische Beurteilung von Verletzungen 4

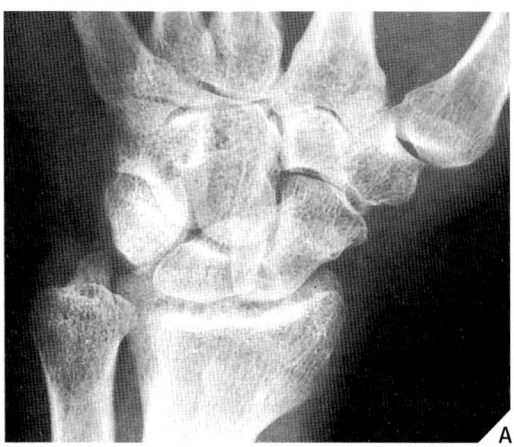
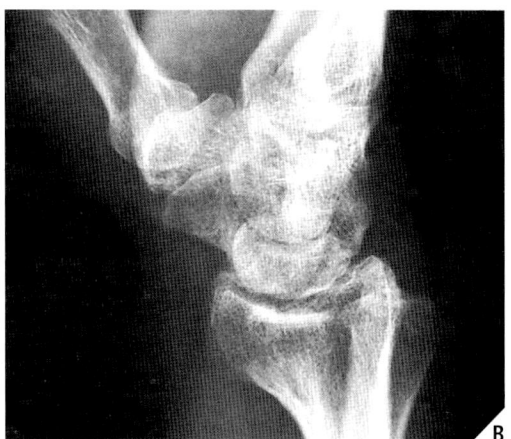
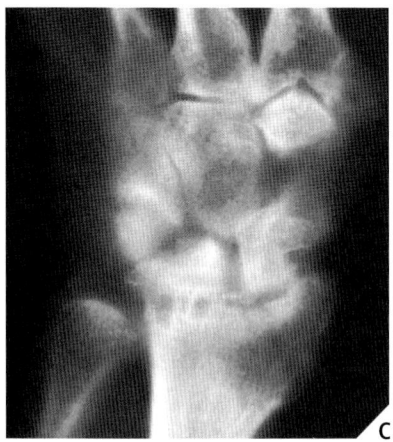

Abb. 4-65. A, B Die dorsopalmare und die Seitaufnahme des Handgelenks eines 57jährigen Mannes, der eine intraartikuläre Fraktur des distalen Radius erlitt, zeigen eine Restdeformität dieses Knochens sowie eine Spaltverschmälerung des Radiokarpalgelenks. **C** Die trispiralige Tomographie zeigt zusätzlich multiple degenerative subchondrale Zysten, wie man sie bei der posttraumatischen Arthrose oft sieht

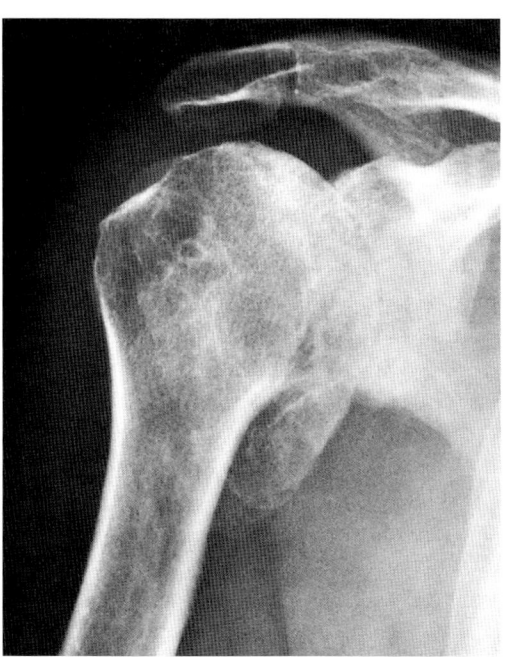

Abb. 4-66. Die a.-p. Aufnahme der rechten Schulter eines 78jährigen Mannes mit mehreren Luxationen in der Vorgeschichte zeigt die fortgeschrittenen degenerativen Veränderungen als Folge wiederholter Verletzungen der Gelenkoberfläche des Humeruskopfs und der Schultergelenkpfanne

Streßfrakturen

Der Knochen ist ein dynamisches Gewebe, das zu seiner normalen Entwicklung der Belastung bedarf. *Streß* ist die auf einen Knochen einwirkende Kraft oder absolute Belastung, die entweder durch die Körpergewichtsbelastung oder Muskelaktivität entsteht. Diese Kräfte können axial verlaufen, den Knochen biegen oder torquieren; die daraus folgende Formveränderung des Knochens wird als Belastung („strain") bezeichnet. *Zugkräfte* verlaufen längs der konvexen Seite eines Knochens, dagegen *Kompressionskräfte* längs des konkaven Rands. Nach dem Wolffschen Gesetz stimulieren intermittierend auf den Knochen einwirkende Kräfte die Remodellierung seiner Architektur, damit der Knochen seiner neuen mechanischen Umgebung optimal widerstehen kann. Streß durch alltägliche Aktivitäten stimuliert den Remodellierungsprozeß, der im Rindenknochen auf der Ebene des Osteons, der Grundeinheit der Knochenstruktur, erfolgt. Noch ist der genaue Mechanismus, der diesen Prozeß aktiviert, unbekannt, doch sprechen einige Hinweise dafür, daß er auf der Ausbildung von Mikrofrakturen beruht (Abb. 4-67A). Die osteoklastische Resorption, die zur Ausbildung kleiner Resorptionsbezirke am Orte der Mikrofrakturen führt, ist die anfängliche Antwort auf vermehrte Belastungen; nach etwa 3 Wochen erreicht der Knochenverlust sein Maximum. Im Gefolge werden diese Resorptionshöhlen mit Lamellenknochen aufgefüllt; ist aber die Knochenbildung langsam, dann führt das Ungleichgewicht zwischen Knochenresorption und Knochenbildung wahrscheinlich zur Schwächung des Knochens. Periostale und/oder endostale Proliferation können an den Stellen der Belastung neuen Knochen bilden und dadurch offensichtlich versuchen, den vorübergehend geschwächten Knochen zu stützen. Belastungen des spongiösen Knochens können zu partiellen oder vollständigen Mikrofrakturen der Knochenbälkchen führen (Abb. 4-67B). Mikrokallus wird längs vollständiger Frakturen gebildet; wahrscheinlich sind diese verbreiterten Trabekel für die in Röntgenbildern sichtbare Sklerose bei Streßverletzungen in spongiösem Knochen ursächlich. Zwar ist der Mikroschaden ein physiologisches Phänomen, er wird aber dann pathologisch, wenn er quantitativ die Reparaturleistung grob überschreitet. Wird die auslösende Aktivität nicht zurückgenommen, so werden die Reparaturmechanismen überrollt,

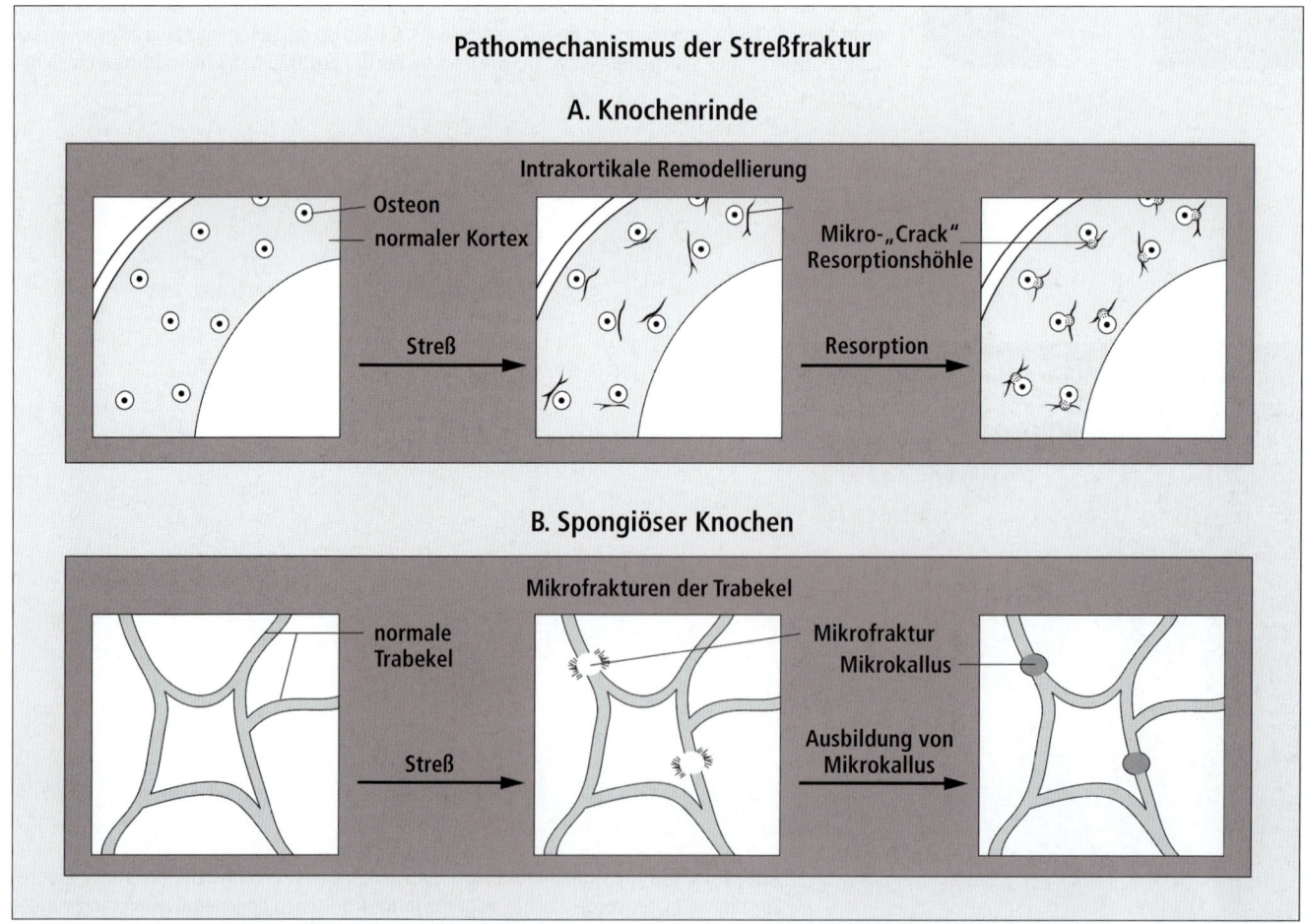

Abb. 4-67. Pathomechanismus einer Streßfraktur. **A** Intrakortikale Remodellierung. **B** Mikrofrakturen der Trabekel

was zu einer Ansammlung von Mikroschäden und der nachfolgenden Ermüdungsfraktur von Knochenbälkchen oder Knochenrinde führt (vgl. Abb. 4-24 u. 4-29B).

Die bildgebende Diagnostik hat bei der Bestimmung von Streßverletzungen des Knochens die entscheidende Rolle übernommen, da die klinische Beurteilung allein nicht endgültig ist. Liegen klassische Röntgenbefunde vor, dann steht die Diagnose; da allerdings die zugrunde liegende Pathophysiologie eher ein kontinuierlicher Prozeß denn ein Einzelereignis ist, sind die Bildbefunde extrem variabel und hängen von Faktoren wie der Art der auslösenden Aktivität, dem betroffenen Knochen und dem Zeitpunkt der bildgebenden Untersuchung ab.

Röntgenbilder spielen bei der Aufarbeitung einer vermuteten Streßfraktur eine wichtige Rolle und sollten immer das erste angewendete bildgebende Verfahren sein.

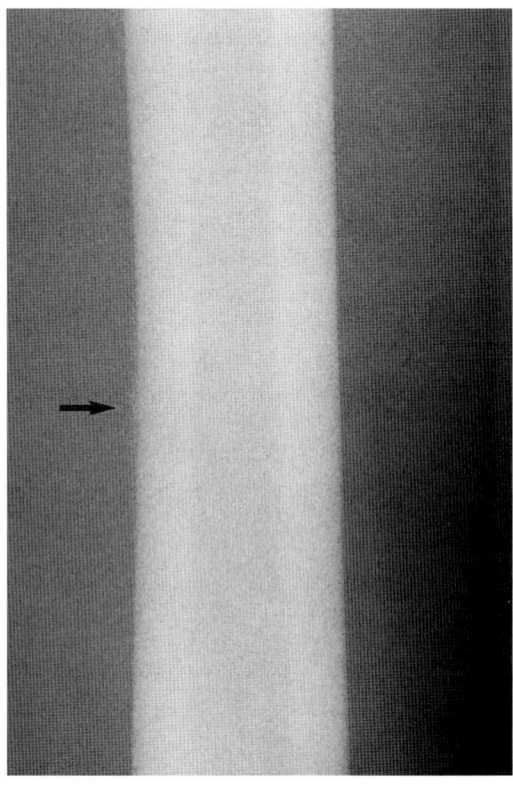

Abb. 4-68. Zu den frühesten röntgenologischen Veränderungen einer Streßfraktur zählt das Zeichen des „grauen Kortex" – ein unscharf gezeichneter Kortexrand (Pfeil). Vergleichen Sie dies mit der normal konturierten Knochenrinde auf der anderen Seite

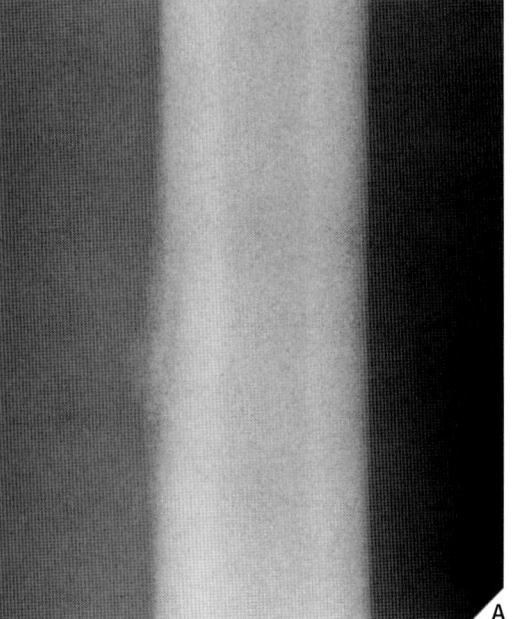 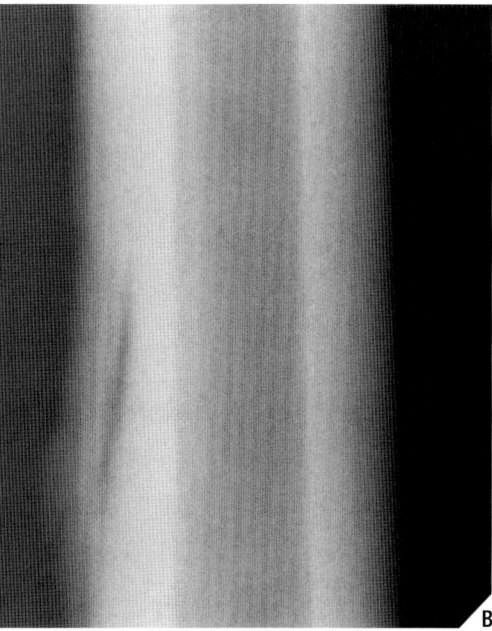

Abb. 4-69. A Mit dem Fortschreiten des pathologischen Vorgangs wird dann eine kortikale Bruchlinie sichtbar. **B** Die trispirale Tomographie kann diese besser herausarbeiten

Unglücklicherweise sind die anfänglichen Röntgenbilder oft normal, was bei dem Ausmaß der mikroskopischen Remodellierung in den Frühstadien einer Streßverletzung nicht weiter überrascht. Die Sensitivität von Röntgenaufnahmen kann lediglich 15% betragen, spätere Kontrollaufnahmen werden auch nur bei 50% der Fälle diagnostische Befunde liefern. Die Zeit, die zwischen Beginn der ersten Beschwerden und dem Nachweis röntgenologischer Befunde verstreicht, reicht von einer Woche bis zu mehreren Monaten, wobei das Einstellen der körperlichen Aktivität die weitere Entwicklung jeglicher radiologischer Befunde verhindern kann.

Zu den anfänglichen Veränderungen im Rindenknochen zählen die unscharf abgegrenze Kortikalis („gray cortex sign", Abb. 4-68) oder eine zarte strahlentransparente intrakortikale Streifung, die wahrscheinlich auf der Tunnelbildung durch Osteoklastenaktivität beruhen, die man bereits früh im Remodellierungsprozeß vorfindet. Leicht kann man diese Veränderungen übersehen, solange noch keine periostale Knochenneubildung und/oder endostale Verbreiterung sich entwickelt hat, die dann versuchen, die vorübergehend geschwächte Knochenrinde zu stützen. Mit zunehmender Schädigung kann eine echte Bruchlinie erscheinen (Abb. 4-69). Diese Verletzungen erfassen im typischen Fall den Schaft eines langen Röhrenknochens und sind häufig in vorderer und hinterer Knochenrinde der Tibia und in der medialseitigen Knochenrinde des Femurs zu sehen.

Streßverletzungen des spongiösen Knochens sind immerzu schwierig zu entdecken; subtil verwaschene Trabekelränder und zarte sklerotische strahlendichte Bezirke können infolge eines peritrabekulären Kallus sichtbar sein, doch ist hierfür eine bereits 50%ige Dichtezunahme des Knochens erforderlich, damit man diese Veränderungen überhaupt radiologisch nachweisen kann (Abb. 4-70). Mit weiter fortschreitendem pathologischem Vorgang erkennt man dann ein offensichtliches Skleroseband (Abb. 4-71).

Die Skelettszintigraphie ist bei der Beurteilung von Streßfrakturen der Goldstandard geworden; dies verdankt sie überwiegend ihrer Fähigkeit, schon früh subtile Veränderungen des Knochenstoffwechsels zu einem Zeitpunkt nachzuweisen, in dem Röntgenbilder noch negativ sind. Die meistverwendeten Radiopharmaka zur Abbildung einer Streßverletzung sind die Tc-99m-Phosphatanaloga; diese werden an den Orten des Knochenstoffwechsels aufgenommen, vermutlich durch chemische Adsorption an der Knochenoberfläche. Das Ausmaß der Nuklidaufnahme hängt vor allem von der Rate des Knochenumsatzes und der örtlichen Durchblutung ab; einen abnormen Uptake sieht man zwischen 6 bis 72 Stunden nach einem Trauma. Die Sensitivität der Szintigraphie erreicht 100%, da bisher in der Literatur erst eine Handvoll falsch-negativer Szintigraphien berichtet wurde. Zu den klassischen szintigraphischen Befunden einer Streßfraktur zählen ein fokaler intensiver spindelfömiger Bereich der kortikalen Nuklidaufnahme sowie ein quer verlaufendes Band vermehrter Akkretion (Abb. 4-72). Allerdings ist das Spektrum der Befunde bei der Knochenstreßverletzung breit, was wiederum das zugrunde liegende pathophysiologische Kontinuum widerspiegelt.. Bei aller hohen Sensitivität bleibt die Spezifität der Szintigraphie etwas geringer als die der Röntgenübersichten, da ja auch andere Läsionen, wie Tumor, Infektion, Knocheninfarkt, die sog. shin splints (Sportverletzungen der Schienbeinvorderkante) oder eine Periostitis ein positives Szintigramm bewirken können. In einer

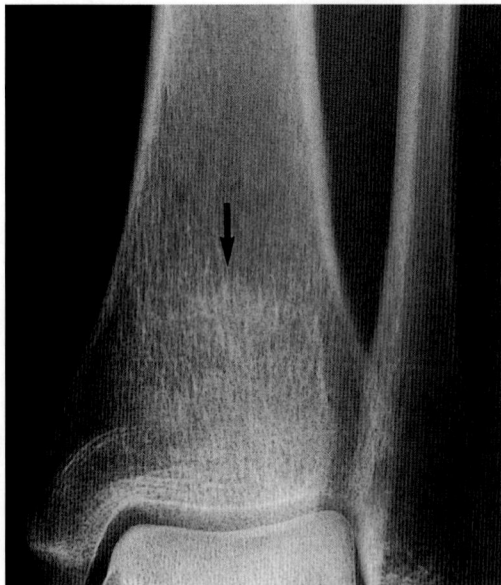

Abb. 4-70. Das früheste Röntgenzeichen einer Streßfraktur in spongiösem Knochen ist eine Unschärfe der Trabekelränder, kombiniert mit zarten sklerosierten Bereichen (*Pfeil*)

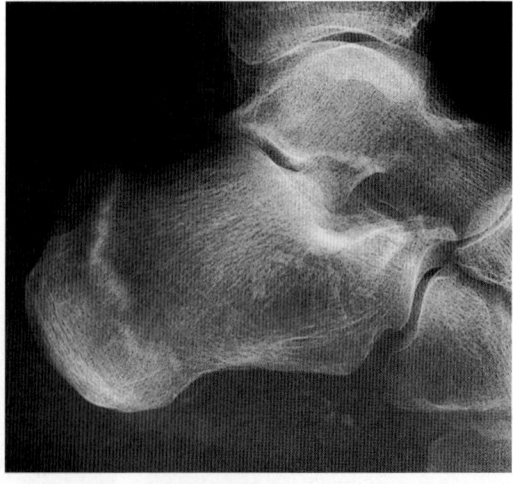

Abb. 4-71. Typisches Aussehen einer Streßfraktur des Fersenbeins: Charakteristisch für diese Läsion ist ein senkrecht verlaufendes Skleroseband im hinteren Knochenanteil (Tuber calcanei)

solchen Situation kann die zusätzlich nachfolgende CT oder MRT in der weiteren diagnostischen Abklärung hilfreich sein.

Die CT hat bei der Diagnose von Streßverletzungen nur einen beschränkten Stellenwert; sie ist bei der Diagnose von Streßfrakturen weniger sensitiv als Szintigraphie und Röntgenbilder, kann aber recht nützlich sein, um eine in anderen bildgebenden Verfahren entdeckte Anomalie besser festzulegen (Abb. 4-73). Sie eignet sich gut zur Verlaufsbeschreibung einer Bruchlinie in einer Lokalisation, die in konventionellen Röntgenbildern nicht hinreichend abgebildet wird. Longitudinale Streßfrakturen der Tibia kommen seltener vor als die eher typische Variante der Quer- oder Schrägfraktur, doch können diese bis zu 10% aller Streßfrakturen des Schienbeins stellen; sie sind dann wegen ihres vertikalen Verlaufs mittels Röntgenbildern besonders schwierig zu diagnostizieren, so daß die CT bei ihrer Abklärung eine wichtige Rolle spielt.

Die MRT ist beim Nachweis der pathophysiologischen Vorgänge von Streßverletzungen extrem sensitiv und dabei gar spezifischer als die Szintigraphie. Typische Befunde einer frühen Streßreaktion sind in T1-Gewichtung hypointense Bereiche im Knochenmark, die dann in T2-Gewichtung signalreich werden. Besonders nützlich für den Nachweis dieser Verletzungen sind Fettsaturierungstechniken wie inversion-recovery (IR), oder T2-gewichtete FSE-Bilder (fast spin-echo) mit frequenzselektiver Fettsaturierung. Der vermehrte Wassergehalt des begleitenden Knochenmarködems oder einer Einblutung führt zu einer hohen Signalintensität gegen den dunklen Hintergrund des supprimierten Fetts, so daß diese Sequenzen die Sensivität maximieren sollten. In T2-gewichteten Aufnahmen

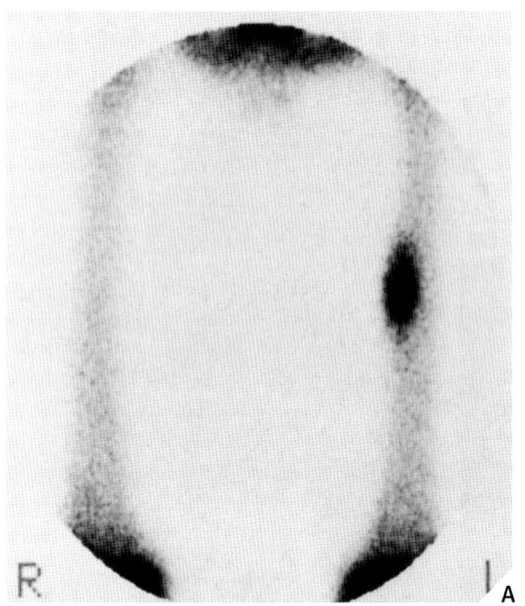
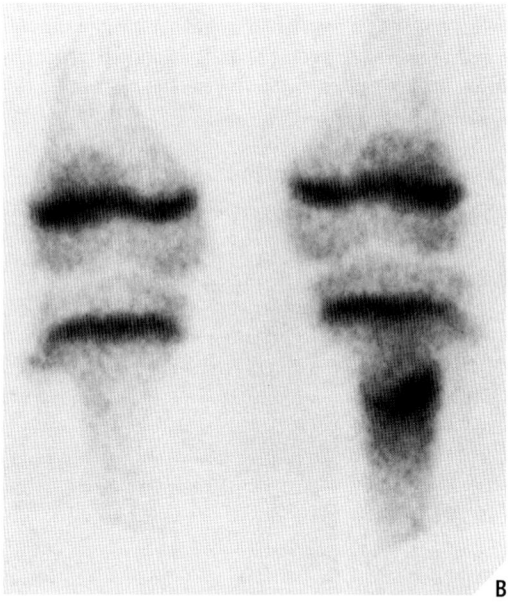

Abb. 4-72. Szintigraphische Darstellung einer Streßfraktur. **A** Spindelförmiger Bezirk einer vermehrten Radionuklidaufnahme in der medialseitigen Knochenrinde des linken Femurs. **B** Quere bandartige Mehreinspeicherung im proximalen Schaft des linken Schienbeins

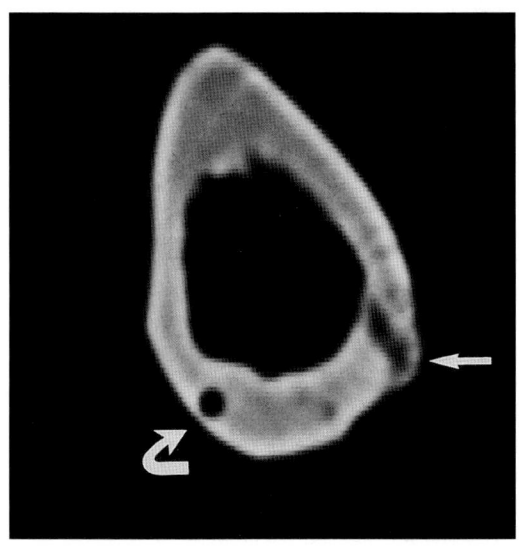

Abb. 4-73. Streßfraktur in der Tibia (*Pfeil*), dargestellt mittels CT. Der *gebogene Pfeil* weist auf ein Foramen nutricium (Gefäßkanal)

TEIL II - Trauma

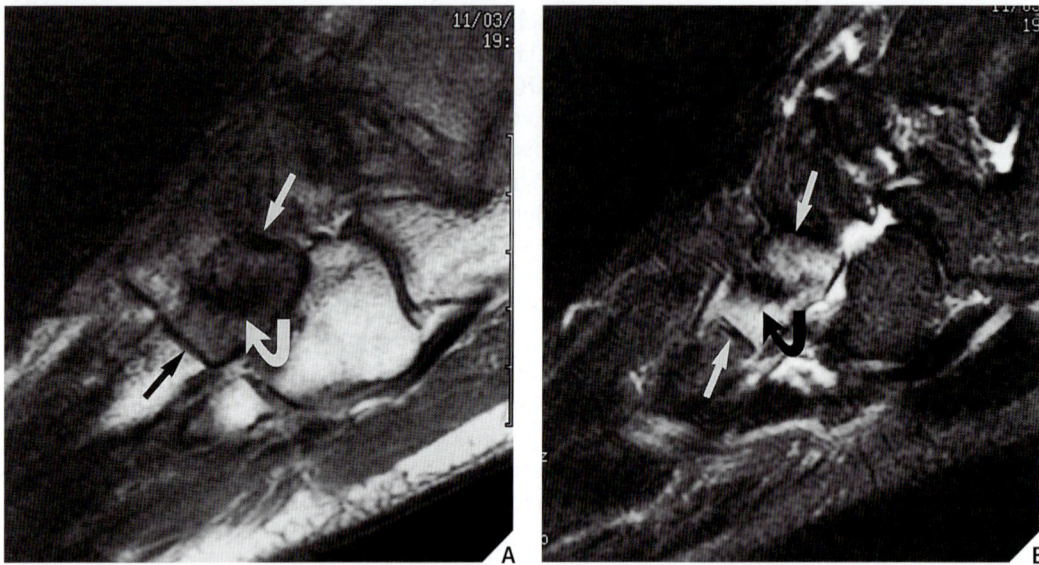

Abb. 4-74. MRT-Bilder einer Streßfraktur des Os cuneiforme laterale. **A** Das sagittale T1w MRT-Bild zeigt im Os cuneiforme laterale ein diffus vermindertes Signal (*Pfeile*) und einen bandförmigen Signalverlust zentral im Knochen (*gebogener Pfeil*). **B** Ein sagittales fast spin-echo inversion recovery MRT-Bild zeigt eine Signalanhebung im Os cuneiforme (*Pfeile*), die die Veränderungen durch Ödem und Einblutung widerspiegelt. Die Streßfraktur selbst bleibt signalarm (*gebogener Pfeil*)

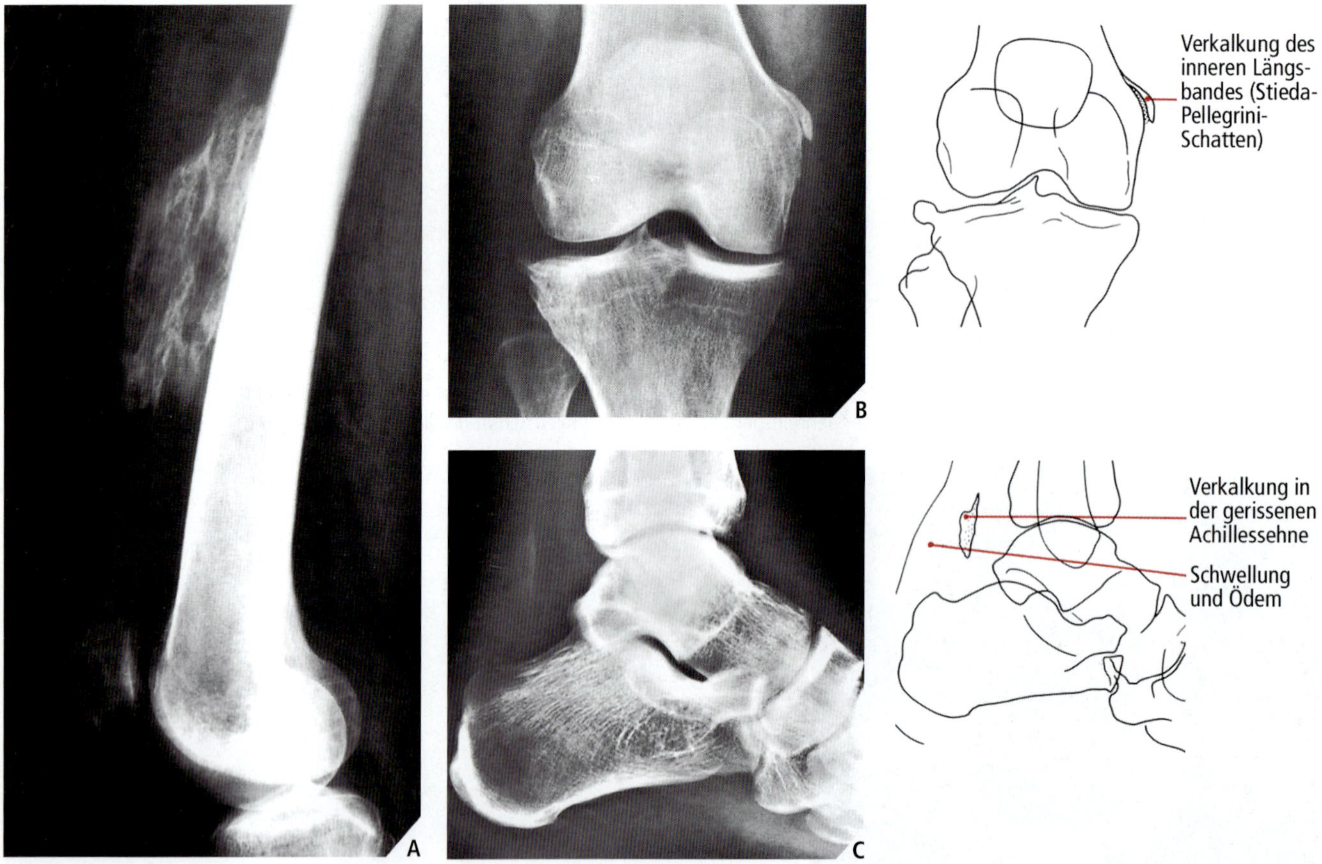

Abb. 4-75. **A** Als häufige Traumakomplikation der Muskelstrukturen ist die Myositis ossificans durch die Bildung ektopen Knochens in der verletzten Muskulatur charakterisiert. **B** Die Verkalkung des inneren Längsbands am Knie, der sog. Stieda-Pellegrini-Schatten, stellt den Folgezustand eines traumatischen Risses dieses Bandes dar. **C** Unter bestimmten Umständen kann man einen Sehnenriß bereits auf einer Übersichtsaufnahme diagnostizieren. Die Seitaufnahme des Sprunggelenks zeigt das typische Aussehen einer Achillessehnenruptur

bereits weiter fortgeschrittener Läsionen wurden innerhalb des Knochenmarködems hypointense Bänder gesehen, die in die Knochenrinde übergehen und wahrscheinlich Bruchlinien darstellen (Abb. 4-74). Die Möglichkeit der multiplanaren Darstellung ist ein weiterer Vorteil der MRT und ermöglicht einen optimalen Nachweis der Bruchlinie. Bei einigen Fällen wurde auch juxtakortikal und subperiostal ein vermehrtes Signal beobachtet. Die MRT wurde bei Patienten mit einem negativen oder eher verwirrenden Szintigramm auch als problemlösendes bildgebendes Verfahren empfohlen, wo sie die Diagnose sichern kann, wenn man damit die Bruchlinie identifiziert.

Weichteilverletzungen

Unter normalen physiologischen Bedingungen sind die Weichteile wie Musken, Sehnen, Gelenkknorpel und Bandscheiben in Röntgenübersichtsaufnahmen nur ganz flau abgrenzbar oder überhaupt nicht erkennbar. Folglich können konventionelle Röntgenaufnahmen nur selten – etwa bei der traumatisch bedingten Myositis ossificans (s. Besprechung auf S. 81) oder bestimmten Bänder- und Sehnenrissen – Weichteilverletzungen darstellen (Abb. 4-75). Aus diesem Grund erfordert die angemessene Abklärung einer Verletzung dieser Strukturen sowie die Überwachung des Behandlungsverlaufs Zusatzuntersuchungen, wie z.B. gehaltene Aufnahmen, Arthrographie, Tenographie, Bursographie, Myelographie, CT und MRT.

Insbesondere betrachtet man die MRT bei der Abklärung von Weichteilverletzungen als das beste bildgebende Verfahren. Unterschiede der Signalintensität erlauben den effektiven Nachweis von Anomalien der unterschiedlichen Strukturen (Muskeln, Sehnen, Bänder, Faszien, Gefäße und Nerven). Daneben sieht man die posttraumatische Tenosynovialitis, einen Gelenkerguß und Weichteileinblutungen in MRT-Bildern gut. Auch lassen sich Rupturen von verschiedenen Bändern und Sehnen genau diagnostizieren; so liefert die MRT z. B. bei der Abklärung von Sehnenverletzungen Informationen zum Ort des Risses (innerhalb der Sehne, am Sehnenansatz oder am Muskel-Sehnen-Übergang), zur Größe der Lücke zwischen beiden Sehnenenden, zur Größe des Hämatoms an der Rupturstelle und zum Vorhandensein einer jeglichen entzündlichen Komponente (Abb. 4-76).

Die MRT ist heute beim Nachweis verschiedener Verletzungen der Muskeln, die sich bei einer traumatischen Hüftluxation ereignen, unerläßlich (Abb. 4-77 u. 4-78). bietet Verglichen mit anderen Weichteilen bietet normaler Skelettmuskel in T1-Gewichtung eine intermediäre oder leicht verlängerte und in T2-Gewichtung eine kurze Relaxationszeit. Wenn Muskeln verletzt werden, kann die MRT zuverlässig die verschiedenen Schweregrade von Zerrung, Kontusion, Riß oder Hämatom herausarbeiten und erlaubt so die Quantifizierung dieser Verletzungen. Eine akute Muskelzerrung steigert die T2-Signalintensität und spiegelt so das Ödem wider. Kommt es zu einem akuten Muskelriß, so erscheinen Form und Architektur des Muskels verändert und zeigt das Signal im Muskel infolge von Einblutung oder Ödem einen abnormen Anstieg.

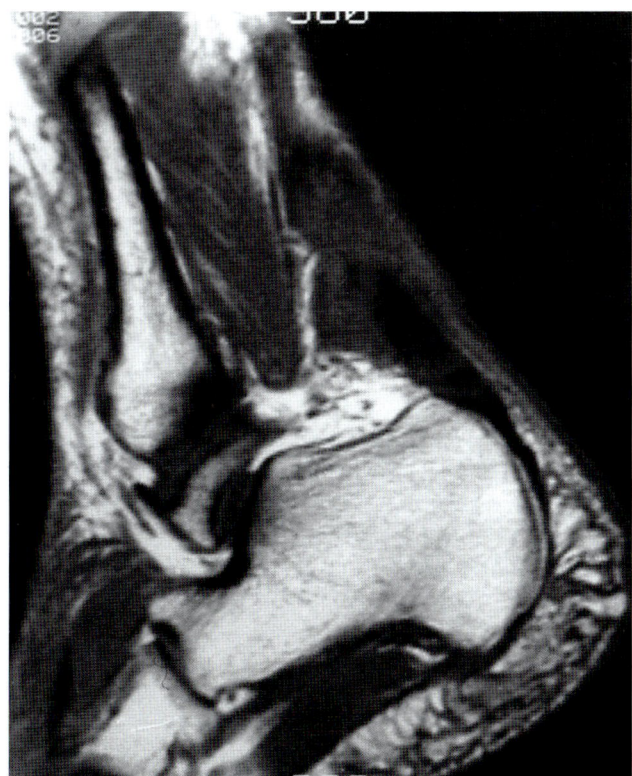

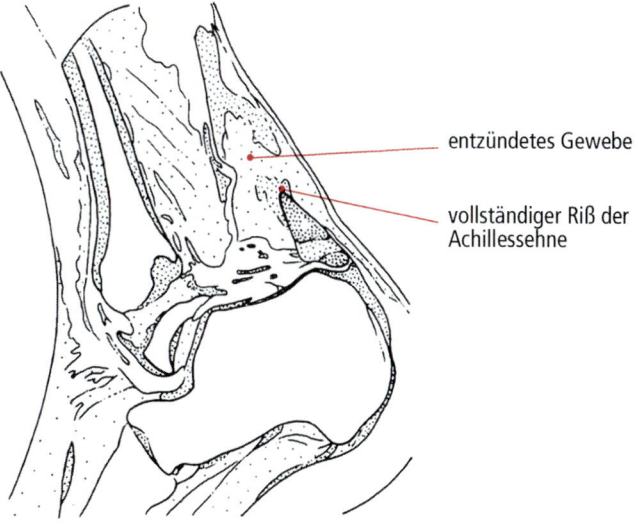

Abb. 4-76. Der sagittale MRT-Schnitt des Sprunggelenks (SE; TR 2000/TE 20 ms) zeigt die Kontinuitätsunterbrechung der Achillessehne nahe deren Ansatz am Kalkaneus; ferner sieht man eine entzündliche Raumforderung an der Rißstelle (Aus Beltran J, 1990; Wiedergabe mit freundlicher Erlaubnis)

TEIL II - Trauma

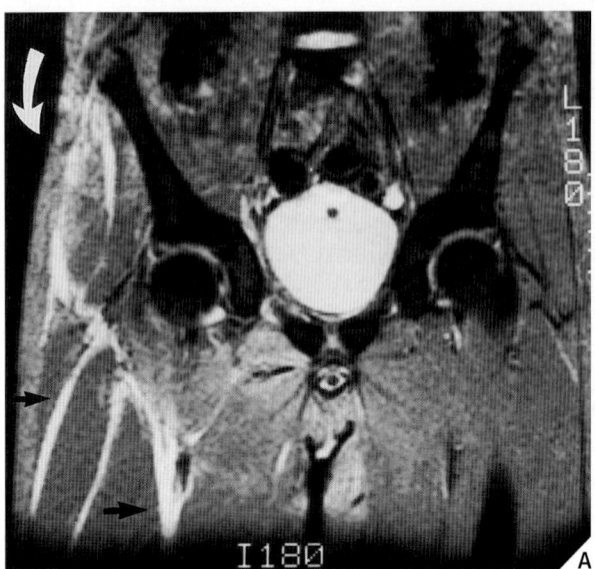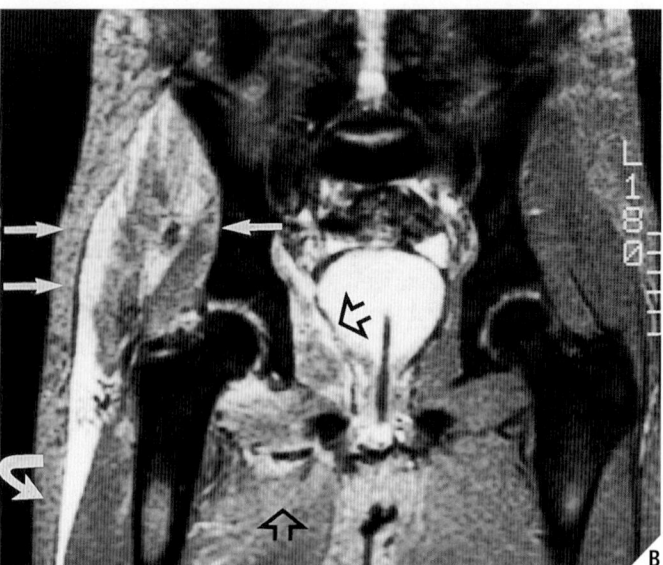

Abb. 4-77. 14 Jahre alter Junge mit dorsaler Femurluxation rechts. Nach der Reposition wurde zur Bestimmung der Weichteilverletzungen eine MRT durchgeführt. **A** Das koronare T2*w MRT-Bild (multiplanar gradient-recalled TR 500/TE 15 ms, Flip-Winkel 15°) zeigt eine deutliche Signalanhebung um den M. vastus lateralis und M. vastus intermedius (*gerade Pfeile*). Man beachte ferner die Verletzung des medialen Faszienkompartments und der Glutäalmuskulatur (*gebogener Pfeil*). **B** Ein weiter dorsal verlaufender Koronarschnitt zeigt ein vermehrtes Signal in M. glutaeus medius et minimus (*gerade weiße Pfeile*) sowie im M. tensor fasciae latae (*gebogener Pfeil*). Des weiteren verletzt sind M. obturatorius internus und externus sowie M. adductor brevis et magnus (*offene Pfeile*). (Aus: Laorr A et al., 1995; Wiedergabe mit freundlicher Erlaubnis)

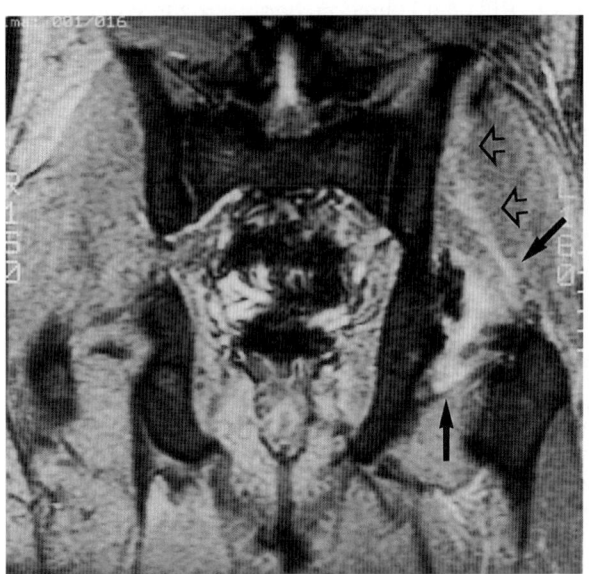

Abb. 4-78. Bei einem anderen Patienten, einem 20 Jahre alten Mann mit einer hinteren Hüftluxation linksseitig zeigt das koronare T2*w MRT-Bild (multiplanar gradient-recalled; TR 550/TE 15 ms, Flip-Winkel 15°) eine Unterbechung sowie Signalanhebung im Bereich der Mm. gemelli superior und inferior (*Pfeile*); auch ist die Glutäalmuskulatur verletzt (*offene Pfeile*). (Aus: Laorr A, et al., 1995; Wiedergabe mit freundlicher Genehmigung.)

Radiologische Beurteilung von Verletzungen 4

Merkpunkte für die Praxis

1. Beim Verdacht auf Frakturen oder Luxationen fertige man wenigstens 2 Aufnahmen mit zueinander senkrechtem Strahlengang an.
2. Um eine Begleitverletzung nicht zu übersehen, beziehe man in die Untersuchung immer die Nachbargelenke ein.
3. Beim Verdacht auf eine Fraktur suche man genau nach Begleitanomalien wie:
   - Weichteilschwellung;
   - Auslöschung oder Verlagerung von Fettstreifen;
   - Periost- und Endostreaktionen;
   - Gelenkerguß;
   - intrakapsulärer Fett-Flüssigkeits-Spiegel;
   - gedoppelte Kortikalislinie;
   - Kortikalisvorbuckelung;
   - unregelmäßige Metaphysenkanten.
4. Bei der Beschreibung einer Fraktur schildere man:
   - Ort und Ausdehung;
   - Typ;
   - Richtung der Bruchlinie;
   - Stellung der Fragmente;
   - Vorliegen von Einstauchung, Depression oder Kompression;
   - Vorliegen von Begleitanomalien;
   - ob es sich um eine besondere Bruchform handelt;
   - ob die Wachstumsfuge beteiligt ist (wobei die Salter-Harris-Klassifikation zusammen mit den Erweiterungen durch Rang und Ogden eine wertvolle Methode zur genauen Bestimmung der Verletzung bietet).
5. Wenn eine Fraktur nicht verheilt, so unterscheide man die 3 Typen der Nichtheilung (Pseudarthrose):
   - reaktive (hypertrophe und oligotrophe);
   - areaktive (atrophe);
   - infizierte Pseudarthrose.
6. Bei Patienten mit einer früheren Skelettverletzung denke man an mögliche Komplikationen wie:
   - Immobilisationsosteoprose (leicht oder mäßig stark);
   - Sudeck-Syndrom (reflektorisch-sympathisches Dystrophiesyndrom);
   - ischämische Volkmann-Kontraktur;
   - posttraumatische Myositis ossificans (deren Hauptmerkmale klar definiert sind durch das Muster der Entstehung, das Vorliegen des Zonenphänomens im Röntgenbild und einen strahlentransparenten Spalt zum Knochen hin);
   - Osteonekrose (deren früheste Zeichen durch die MRT nachgewiesen werden können oder die sich später in Form der vermehrten Radionuklidspeicherung im Szintigramm zu erkennen gibt; das röntgenologische Leitzeichen ist das Zeichen der strahlentransparenten Sichel);
   - Gefäßverletzung (wird am besten durch digitale Subtraktionsangiographie nachgewiesen);
   - Wachstumsstörung;
   - posttraumatische Arthrose.
7. Bei der juxtakortikalen Myositis ossificans denke man daran, daß das Aussehen in der MRT vom Reifungszustand der Läsion abhängt:
   - Im Frühstadium zeigen T1-gewichtete Bilder eine Raumforderung mittelstarker Signalintensität, dagegen T2-gewichtete Bilder die Läsion signalreich;
   - im reifen Stadium zeigen sowohl T1- als auch T2-gewichtete Bilder einen peripheren signalarmen Ring, der der Knochenreifung entspricht;
   - die Fettkomponente der Läsion wird sich in T1-gewichteten Bildern signalreich und in T2-gewichteten Bildern intermediär signalgebend zeigen.
8. Die Stadieneinteilung der Osteonekrose erfolgt am besten mittels der MRT. Die vier Klassen der Osteonekrose (A: wie Fett; B: wie Blut; C: wie Flüssigkeit und D: fibrös) korrelieren gut mit den histopathologischen Veränderungen im Knochen.
9. Streßfrakturen sollte man als einen Endpunkt eines Spektrums betrachten, innerhalb dessen ein Knochen auf wechselnde mechanische Einwirkungen reagiert und das von exzessiver Remodellierung bis zur echten Fraktur reicht. Bei der Abbildung dieser Verletzungen bedenke man, daß
   - anfängliche Röntgenbilder oft normal sind;
   - die erste radiologische Anomalie, nach der man suchen sollte, eine subtile Kortikalisunschärfe ist (das „Zeichen des grauen Kortex");
   - die Knochenszintigraphie hochsensitiv ist und häufig einen charakteristischen spindelförmigen Bereich oder ein quer verlaufendes Band vermehrter Aktivität zeigt;
   - die MRT in T1-gewichteten Bildern den typischen Befund eines hypointensen Bezirks im Knochenmark zeigt, der dann in T2-gewichteten Aufnahmen hyperintens wird und oft den Befund eines zentralen hypointensen Bands ergeben kann, das dann wahrscheinlich die Bruchlinie darstellt.
10. Bei Weichteilverletzungen erwäge man den Einsatz zusätzlicher Untersuchungsmethoden einschließlich:
    - gehaltener Aufnahmen;
    - Arthrographie;
    - Tenographie und Bursographie;
    - Computertomographie;
    - Magnetresonanztomographie.
11. Die MRT ist zum Nachweis verschiedener Verletzungen von Muskeln, Sehnen und Bändern eine sehr wertvolle Technik. Dieses bildgebende Verfahren kann die unterschiedlichen Schweregrade von Distorsion, Kontusion, Ruptur oder Hämatom sicher aufzeigen und gestattet so, diese Verletzungen zu quantifizieren.

TEIL II - Trauma

Literaturempfehlungen

Adelberg JS, Smith GH. Corticosteroid-induced avascular necrosis of the talus. J Foot Surg 1991; 30: 66–69.

Allard JC, Porter G, Ryerson RW. Occult posttraumatic avascular necrosis of hip revealed by MRI. Magn Reson Imaging 1992; 10: 155–159.

Anderson MW, Greenspan A. State of the art: stress fractures. Radiology 1996; 199: 1–12.

Arger PH, Oberkircher PE, Miller WT Lipohemarthrosis. AJR Am J Roentgenol 1974; 121: 97–100.

Arndt WF III, Truax AL, Barnett FM, Simmons GE, Brown DC. MR diagnosis of bone contusions of the knee: comparison of coronal T2-weighted fast spin-echo with fat saturation and fast spin-echo STIR images with conventional STIR images. AJR Am J Roentgenol 1996; 166: 119–124.

Athanasian G, Wickiewicz T. Osteonecrosis of the femoral condyle after arthroscopic reconstruction of a cruciate ligament. J Bone Joint Surg [Am] 1995; 77A: 1418–1421.

Baker ND. Pseudoaneurysm – a complication of fracture through cement after total hip replacement. Orthop Rev 1981; 10: 110–111.

Bassett LW, Grover JS, Seeger LL. Magnetic resonance imaging of knee trauma. Skeletal Radiol 1990; 19: 401–405.

Beltran J. MRI musculoskeletal system. Philadelphia: JB Lippincott, 1990.

Beltran J, Burk JM, Herman LJ, Clark RN, Zuelzer WA, Freddy MR, Simon S. Avasacular necrosis of the femoral head: early MRI detection and radiological correlation. Magn Reson Imaging 1987; 5: 531–542.

Beltran J, Herman LJ, Burk JM, et al. Femoral head avascular necrosis: MR imaging with clinical-pathologic and radionuclide correlation. Radiology 1988; 166: 215–220.

Blum GM, Crues JV, Sheehan W. MR of occult bony trauma: the missing link. Appl Radiol 1993; 22: 15–21.

Bohrer SP. The fat pad sign following elbow trauma. Its usefulness and reliability in suspecting „invisible" fractures. Clin Radiol 1970; 21: 90–94.

Borden S. Traumatic bowing of the forearm in children. J Bone Joint Surg [Am] 1974; 56A: 611–616.

Brody AS, Strong M, Babikian G, Sweet DE, Seidel FG, Kuhn JP. Avascular necrosis: early MR imaging and histologic findings in a canine model. AJR Am J Roentgenol 1991; 157: 341–345.

Caffey J. Pediatric x-ray diagnosis, vol. 2, 2nd ed. Chicago: Year Book Medical Publishers, 1973.

Chadwick DJ, Bentley G. The classification and prognosis of epiphyseal injuries. Injury 1987; 18: 157–168.

Chang CC, Greenspan A, Gershwin ME. Osteonecrosis: current perspectives on pathogenesis and treatment. Semin Arthritis Rheum 1993; 23: 47–69.

Coleman BG, Kressel HY, Dalinka MK, Schiebler ML, Burk DL, Cohen EK. Radiographically negative avascular necrosis: detection with MR imaging. Radiology 1988; 168: 525–528.

Colwell CW, Robinson C. Osteonecrosis of the femoral head in patients with inflammatory arthritis on asthma receiving corticosteroid therapy. Orthopedics 1996; 19: 941–946.

Cushner FO, Friedman RJ. Osteonecrosis of the femoral head. Orthop Rev 1988; 17: 29–34.

Daffner RH, Pavlov H. Stress fractures: current concepts. AJR Am J Roentgenol 1992; 159: 245–252.

Davidson JK. Dysbaric disorders. Aseptic bone necrosis in tunnel workers and divers. Clin Rheumatol 1989; 3: 1–23.

Davidson JK, Briggs JD. Osteonecrosis and fracture following renal transplantation. Clin Radiol 1985; 36: 27–35.

DeSmet AA. Magnetic resonance findings in skeletal muscle tears. Skeletal Radiol 1993; 22: 479–484.

DeSmet AA, Fisher DR, Heiner JP, Keene JS. Magnetic resonance imaging of muscle tears. Skeletal Radiol 1990; 19: 283–286.

DeSmet AA, Norris MA, Fisher DR. Magnetic resonance imaging of myositis ossificans: analysis of seven cases. Skeletal Radiol 1992; 21: 503–507.

Deutsch AL, Mink JH. Magnetic resonance imaging of musculoskeletal injuries. Radiol Clin North Am 1989; 27: 983–1002.

Deutsch AL, Mink JH, Waxman AD. Occult fractures of the proximal femur: MR imaging. Radiology 1989; 170: 113–116.

Drery P, Sartoris DJ. Osteonecrosis in the foot. J Foot Surg 1991; 30: 477–483.

Eisenberg RL. Atlas of signs in radiology. Philadelphia: JB Lippincott, 1984.

Ferlic OC, Morin P. Idiopathic avascular necrosis of the scaphoid – Preiser's disease? J Hand Surg 1989; 14: 13–16.

Ficat RP. Treatment of avascular necrosis of the femoral head. In: Hungerford DS, ed. The hip: Proceedings of the eleventh open meeting of The Hip Society. St. Louis: CV Mosby, 1983: 279–295.

Ficat RP. Idiopathic bone necrosis of the femoral head: early diagnosis and treatment. J Bone Joint Surg [Br] 1985; 67B: 3–9.

Ficat RP, Arlet J. Ischemia and necrosis of bone. In: Hungerford DS, ed. Ischemia and necrosis of bone. Baltimore: Williams & Wilkins, 1980: 196.

Ficat RP, Arlet J. Treatment of bone ischemia and necrosis. In: Hungerford DS, ed. Ischemia and necrosis of bone. Baltimore: Williams & Wilkins, 1980: 171–182.

Frostick SP, Wallace WP. Osteonecrosis of the humeral head. Clin Rheumatol 1989; 3: 651–657.

Genant HK, Kozin F, Bekerman C, McCarty DJ, Sims J. The reflect sympathetic dystrophy syndrome. Radiology 1975; 117: 21–32.

Genez BM, Wilson MR, Houk RW, et al. Early osteonecrosis of the femoral head: detection in high-risk patients with MR imaging. Radiology 1988; 168: 521–524.

Glickstein MF, Burk DL, Schiebler ML, et al. Avascular necrosis versus other diseases of the hip: sensitivity of MR imaging. Radiology 1988; l69: 213–215.

Haajanen J, Saarinen O, Laasonen L, Kuhlback B, Edgren J, Slatis P. Steroid treatment and aseptic necrosis of the femoral head in renal transplant recipients. Transplant Proc 1984; 16: 1316–1319.

Haughton VM. MR imaging of the spine. Radiology 1988; 166: 297–301.

Hendrix RW, Rogers LF. Diagnostic imaging of fracture complications. Radiol Clin North Am 1989; 27: 1023–1033.

Herrmann LG, Reineke HG, Caldwell JA. Post-traumatic painful osteoporosis; a clinical and roentgenological entity. AJR Am J Roentgenol 1942; 47: 353–361.

Holt G, Helms CA, Steinbach L, Neumann C, Munk PL, Genant HK. Magnetic resonance imaging of the shoulder: rationale and current applications. Skeletal Radiol 1990; 19: 5–14.

Hungerford DS, Zizic TM. Alcoholism associated ischemic necrosis of the femoral head. Clin Orthop 1978; 130: 144–153.

Iannotti JP. Growth plate physiology and pathology. Orthop Clin North Am 1990; 21: 1–17.

Imhof H, Breitenseher M, Trattnig S, et al. Imaging of avascular necrosis of bone. Eur Radiol 1997; 7: 180–186.

Jaramillo D, Hoffer FA, Shapiro F, Rand F. MR imaging of fractures of the growth plate. AJR Am J Roentgenol 1990; 155: 1261–1265.

Jelinek JS, Kransdorf MJ. MR imaging of soft-tissue masses. Mass-like lesions that simulate neoplasms. Magn Reson Imaging Clin North Am 1995; 3: 727–741.

Jergesen HE, Khan AS. The natural history of untreated asymptomatic hips in patients who have nontraumatic osteonecrosis. J Bone J Surg [Am] 1997; 79A: 359–363.

Johnston RM, Jones WW. Fractures through human growth plates. Orthop Trans 1980; 4: 295.

Jones DA. Volkmann's ischemia. Surg Clin North Am 1970; 50: 329–342.

Jones G. Radiological appearance of disuse osteoporosis. Clin Radiol 1969; 20: 345–353.

Jones JP, Engleman GP, Najarian JS. Systemic fat embolism after renal transplantation and treatment with corticosteroids. N Engl J Med 1965; 273: 1453–1458.

Kay NRM, Park WM, Bark MB. The relationship between pregnancy and femoral head necrosis. Br J Radiol 1972; 45: 828–831.

Koch E, Hofer HO, Sialer G, Marincek B, von Schulthess GK. Failure of MR imaging to detect reflex sympathetic dystrophy of the extremities. AJR Am J Roentgenol 1991; 156: 113–115.

Kozin F. Reflex sympathetic dystrophy syndrome: a review. Clin Exp Rheumatol 1992; 10: 401–409.

Kransdorf MJ, Meis JM, Jelinek JS. Myositis ossificans: MR appearance with radiologic-pathologic correlation. AJR Am J Roentgenol 1991; 157: 1243–1248.

Kuhlman JE, Fishman EK, Magid D, Scott WW Jr, Brooker AF, Siegelman SS. Fracture nonunion: CT assessment with multiplanar reconstruction. Radiology 1988; 167: 483–488.

Lafforgue P, Dahan P, Chagnaud C, Acquaviva P-C. Early-stage avascular necrosis of the femoral head: MR imaging for prognosis in 31 cases with at least 2 years of follow-up. Radiology 1993; 187: 199–204.

Lang P, Jergesen HE, Moseley ME, Chafetz NI, Genant HK. Avascular necrosis of the femoral head: high-field-strength MR imaging with histologic correlation. Radiology 1988; 169: 517–524.

Langevitz P, Baskila O. Osteonecrosis in patients receiving dialysis: report of two cases and review of the literature. J Rheumatol 1990; 17: 402–406.

Laorr A, Greenspan A, Anderson MW, Moehring HD, McKinley T. Traumatic hip dislocation: early MRI findings. Skeletal Radiol 1995; 24: 239–245.

Laurin NR, Powe JE, Pavlosky WF, Driedger AA. Multimodality imaging of early heterotopic bone formation. J Can Assoc Radiol 1990; 41: 93–95.

Lotke PA, Geker ML. Osteonecrosis of the knee. J Bone Joint Surg [Am] 1988; 70A: 470–473.

MacEwan DW. Changes due to trauma in the fat plane overlying the pronator quadratus muscle. A radiologic sign. Radiology 1964; 82: 879–886.

Marcus NO, Enneking WF. The silent hip in idiopathic aseptic necrosis. J Bone Joint Surg [Am] 1973; 55A: 1351–1366.

Markisz JA, Knowles RJR, Altchek DW, Schneider R, Whalen JP, Cahill PT. Segmental patterns of avascular necrosis of the femoral heads: early detection with MR imaging. Radiology 1987; 162: 717–720.

Martin JS, Marsh JL. Current classification of fractures. Rationale and utility. Radiol Clin North Am 1997; 35: 491–506.

Mazet R Jr, Hohl M. Fractures of the carpal navicular. J Bone Joint Surg [Am] 1963; 45A: 82–112.

McDougall IR, Rieser RP. Scintigraphic techniques in musculoskeletal trauma. Radiol Clin North Am 1989; 27: 1003–1011.

Mink JH, Deutsch AL. Occult cartilage and bone injuries of the knee: detection, classification, and assessment with MR imaging. Radiology 1989; 170: 823–829.

Mirzai R, Chang C, Greenspan A, Gershwin ME. Avascular necrosis. Comp Ther 1998; 24: 251–255.

Mirzai A, Chang CC, Greenspan A, Gershwin ME. The pathogenesis of osteonecrosis and the relationship to corticosteroids. J Asthma 1999; 36: 77–95.

Mitchell DG, Joseph PM, Fallon M, et al. Chemical-shift MR imaging of the femoral head: an in vitro study of normal hips and hips with avascular necrosis. AJR Am J Roentgenol 1987; 148: 1159–1164.

Mitchell DG, Kressel HY, Arger PH, Dalinka M, Spritzer CE, Steinberg ME. Avascular necrosis of the femoral head: morphologic assessment by MR imaging, with CT correlation. Radiology 1986; 161: 739–742.

Mitchell DG, Kundel JL, Steinberg MF. Avascular necrosis of the hip: comparison of MR, CT and scintigraphy. AJR Am J Roentgenol 1986; 147: 67–71.

Mitchell DG, Rao VM, Dalinka MK, et al. Femoral head avascular necrosis: correlation of MR imaging, radiographic staging, radionuclide imaging, and clinical findings. Radiology 1987; 162: 709–715.

Müller ME, Allgower M, Schneider R, Willenegger H. Manual of internal fixation, techniques recommended by the AO Group, 2nd ed. Berlin: Springer, 1979.

Naimark A, Miller K, Segal D, Kossoff J. Nonunion. Skeletal Radiol 1981; 6: 21–25.

Nelson SW. Some important diagnostic and technical fundamentals in the radiology of trauma, with particular emphasis on skeletal trauma. Radiol Clin North Am 1966; 4: 241–259.

Norell HG. Roentgenologic visualization of the extracapsular fat. Its importance in the diagnosis of traumatic injuries to the elbow. Acta Radiol 1954; 42: 205–210.

Norman A, Bullough P. The radiolucent crescent line – an early diagnostic sign of avascular necrosis of the femoral head. Bull Hosp J Dis 1963; 24: 99–104.

Norman A, Dorfinan HD. Juxtacortical circumscribed myositis ossificans: evolution and radiographic features. Radiology 1970; 96: 301–306.

Nuovo MA, Norman A, Chumas J, Ackerman LV. Myositis ossificans with atypical clinical, radiographic, or pathologic findings: a review of 23 cases. Skeletal Radiol 1992; 21: 87–101.

Ogden JA. Skeletal growth mechanism injury patterns. J Pediatr Orthop 1982; 2: 371–377.

Ogden JA. Injury to the growth mechanisms of the immature skeleton. Skeletal Radiol 1981; 6: 237–247.

Ohzono K, Saito M. The fate of nontraumatic avascular necrosis of the femoral head: a radiologic classification to formulate prognosis. Clin Orthop 1992; 277: 73–78.

Ono K, Tohjima T. Risk factors of avascular necrosis of the femoral head in patients with systemic lupus erythematosus under high-dose corticosteroid therapy. Clin Orthop 1992; 277: 89–97.

Patton RW, Evans DIK. Silent avascular necrosis of the femoral head in haemophilia. J Bone Joint Surg [Br] 1988; 70B: 737–739.

Petrini F, Amoroso L, Carotti L, Cerioni M, Ravasi E, Lanza R. Myositis ossificans circumscripta: computerized tomography and magnetic resonance findings. Radiol Med 1995; 90: 492–494.

Rang M. The growth plate and its disorders. Baltimore: Williams & Wilkins, 1969.

Riley PM, Weiner DS. Hazards of internal fixation in the treatment of slipped capital femoral epiphysis. J Bone Joint Surg [Br] 1990; 72B: 854–858.

Rockwood CA Jr, Green DP. Fractures in adults, vol. I. Philadelphia: JB Lippincott, 1984.

Rockwood CA Jr, Wilkins KE, King RE. Fractures in children, vol. 3. Philadelphia: JB Lippincott, 1984.

Rogers LF. Radiology of skeletal trauma. New York: Churchill Livingstone, 1982.

Rogers LF. The radiography of epiphyseal injuries. Radiology 1970; 96: 289–299.

Rogers LF, Poznanski AK. State of the art imaging of epiphyseal injuries. Radiology 1994; 191: 297–308.

Rosen H. Treatment of nonunions: general principles. In: Chapman MW, ed. Operative orthopaedics, 2nd ed. Philadelphia: JB Lippincott, 1993: 749–769.

Sakamoto M, Shimizu K, Iida S, Akita T, Moriya H, Navata Y. Osteonecrosis of the femoral head: a prospective study with MRI. J Bone Joint Surg [Br] 1977; 79B: 213–219.

Salter RB. Textbook of disorders and injuries of the musculoskeletal system. Baltimore: Williams & Wilkins, 1970.

Salter RB, Harris WR. Injuries involving the epiphyseal plate. J Bone Joint Surg [Am] 1963; 45A: 587–622.

Sclamberg J, Sonin AH, Sclamberg E, D'Sonza N. Acute plastic bowing deformation of the forearm in an adult. AJR Am J Roentgenol 1998; l70: 1259–1260.

Seiler JG III, Christie MJ, Homra L. Correlation of the findings of magnetic resonance imaging with those of bone biopsy in patients who have stage I or II ischemic necrosis of the femoral head. J Bone Joint Surg [AM] 1989; 71A: 28–32.

Shellock FG, Mink J, Deutsch AL. MR imaging of muscle injuries. Appl Radiol 1994; 23: 11–16.

Shimizu K, Moriya H, Akita T, Sakamoto M, Suguro T. Prediction of collapse with magnetic resonance imaging of avascular necrosis of the femoral head. J Bone Joint Surg [Am] 1994; 76A: 215–223.

Shinoda S, Hasegawa Y, Kawasaki S, Tagawa N, Iwata H. Magnetic resonance imaging of osteonecrosis in divers: comparison with plain radiographs. Skeletal Radiol 1997; 26: 354–359.

Shirkhoda A, Armin AR, Bis KG, Makris J, Irwin RB, Shetty AN. MR imaging of myositis ossificans: variable patterns at different stages. J Magn Reson Imaging 1995; 5: 287–292.

Steinbach LS, Fleckenstein JL, Mink JH. MRI techniques and practical applications. Magnetic resonance imaging of muscle injuries. Orthopedics 1994; 17: 991–999.

Stoller DW, Genant HK. The hip. In: Stoller DW, ed. Magnetic resonance imaging in orthopaedics and rheumatology. Philadelphia: JB Lippincott, 1989.

Szabo RM, Greenspan A. Diagnosis and clinical findings of Keinböck's dis-ease. Hand Clin 1993; 9: 399–407.

Takatori Y, Kokubo T, Ninomiya S, Nakamura S, Morimoto S, Kusuba I. Avascular necrosis of the femoral head: natural history and magnetic res-onance imaging. J Bone Joint Surg [Br] 1993; 75B: 217–221.

Terry DW Jr, Ramin JE. The navicular fat stripe: a useful roentgen feature for evaluating wrist trauma. AJR Am J Roentgenol 1975; 124: 25–28.

Tervonen O, Snoep G, Stuart MJ, Ehman RL. Traumatic trabecular lesions observed on MR imaging of the knee. Acta Radiol 1991; 32: 389–392.

Thickman D, Axel L, Kressel HY, et al. Magnetic resonance imaging of avascular necrosis of the femoral head. Skeletal Radiol 1986; 15: 133–140.

Thometz JG, Lamdan R. Osteonecrosis of the femoral head after intramedullary nailing of a fracture of the femoral shaft in an adolescent. J Bone Joint Surg [Am] 1995; 77A: 1423–1426.

Trueta J. Nonunion of fractures. Clin Orthop 1965; 43: 23–35.

Vande Berg B, Malghem J, Labaisse MA, Noel H, Maldague B. Avascular necrosis of the hip: comparison of contrast-enhanced and nonenhanced MR imaging with histologic correlation. Radiology 1992; 182: 445–450.

Weinreb JC, Brateman L, Babcock EE, Maravilla KR, Cohen JM, Horner SD. Chemical shift artifact in clinical magnetic resonance images at 0.35T. AJR Am J Roentgenol 1985; 145: 183–185.

Weissman BNW, Sledge CB. Orthopedic radiology. Philadelphia: WB Saunders, 1986: 1–69.

Wenzel WW. The FBI sign. Rocky Mount Med J 1972; 69: 71–72.

Williams ES, Khreisat S, Ell PJ, King JD. Bone imaging and skeletal radiology in dysbaric osteonecrosis. Clin Radiol 1987; 38: 589–592.

Williams M, Laredo JD, Setbon S, et al. Unusual longitudinal stress fractures of the femoral diaphysis: report of five cases. Skeletal Radiol 1999; 27: 81–85.

Wu AY, Leo YS, Pwee HS, Foong WC, Rauff A, Lim CH. Early high-dose corticosteroids and avascular hip necrosis in renal transplants. Singapore Med J 1986; 27: 204–206.

Kapitel 5

Obere Gliedmaße I: Schultergürtel und Ellbogen

Schultergürtel

Verletzungen des Schultergürtels sind in jedem Lebensalter häufig, doch wechselt der Verletzungsort mit dem Alter. Bei Kindern und Jugendlichen ist die Klavikulafraktur bei Spiel oder Sport ein häufiger Typ der Skelettverletzung. Schulterluxation und Sprengung des Akromioklavikulargelenks sieht man während des 3. und 4. Lebensjahrzehnts häufig, während die proximale Humerusfraktur gehäuft bei älteren Menschen anzutreffen ist. Die meisten dieser Verletzungsarten kann man anhand von Anamnese und klinischer Untersuchung diagnostizieren, wobei die Röntgenaufnahmen vornehmlich den genauen Sitz, den Typ und die Ausdehnung der Verletzung festlegen. Manchmal jedoch – so z. B. bei der hinteren Schulterluxation, der am häufigsten übersehenen Diagnose beim Schultertrauma – kann erst die mit geeigneten Einstellungen durchgeführte Röntgenuntersuchung diese Verletzung aufdecken.

■ Anatomisch-radiologische Betrachtungen

Der Schultergürtel besteht aus knöchernen Anteilen – proximaler Humerus, Scapula und Clavicula, die das Schultergelenk und das Schultereckgelenk bilden (Abb. 5-1) – und verschiedenen Muskeln, Bändern und Sehnen, die die Gelenkkapsel verstärken (Abb. 5-2). Die Gelenkkapsel inseriert längs des Collum anatomicum des Humerus und zieht über den Hals der Cavitas glenoidalis. Ventral wird sie durch 3 glenohumerale Bänder (oberes, mittleres und unteres) verstärkt, die vom Humerus aus zusammenlaufen, um an der Sehne des langen Bizepsskopfes am Tuberculum supraglenoidale anzusetzen. Andere wichtige Bänder sind das Lig. acromioclaviculare, Lig. coracoacromiale und Lig. coracoclaviculare (mit seinen zwei Zügeln Lig. trapezoideum und conoideum; vgl. Abb. 5-2).

Hauptmuskeln sind diejenigen, welche die Rotatorenmanschette bilden (Abb. 5-3). Man verwendet den Begriff der Rotatorenmanschette, um die Muskelgruppe zu beschreiben, die das Schultergelenk umhüllen und dabei den Humeruskopf fest in der Schulterpfanne halten. Zu ihnen zählen der vorn gelegene M. subscapularis, oben hinten der M. infraspinatus, dorsal der M. teres minor und oben der M. supraspinatus (Merkwort: SITS). Der M. subscapularis inseriert ventral am Tuberculum minus. Die anderen 3 Muskeln setzen hinten am Tuberculum maius an. Dabei bedeckt die Supraspinatussehne den Humeruskopf von oben und inseriert an der oberen Facette des Tuberculum maius, während die Infraspinatussehne den Humeruskopf von oben und hinten bedeckt, um dann im mittleren Bereich anzusetzen, der weiter distal und dorsal als die obere Facette gelegen ist. Der M. teres minor verläuft tiefer und inseriert im unteren rückseitigen Bereich des Tuberculum maius (vgl. Abb. 5-3B). Ferner bieten der lange Kopf der Bizepsmuskels mit dessen Sehne, die teilweise intraartikulär verläuft, und der weiter unten am Tuberculum infraglenoidale ansetzende M. triceps brachii der Schultergelenkkapsel weitere Verstärkung.

Die meisten Schulterverletzungen lassen sich hinreichend durch Übersichtsaufnahmen im *anterior-posterioren* Strahlengang mit dem Arm in *Neutralstellung* (Abb. 5-4A) oder in *Innen-* oder *Außenrotation* des Armes zur Darstellung verschiedener Anteile des Humeruskopfes beurteilen. Eine Einschränkung dieser Aufnahmen ist, daß dabei der Humeruskopf von der Gelenkpfanne überlagert wird und so der Gelenkspalt nicht einsehbar ist (vgl. Abb. 5-4). Dies läßt sich dadurch ausschalten, daß der Patient sich um etwa 40° zur verletzten Seite dreht. Diese schräge Spezialaufnahme, die *Grashey-Aufnahme*, erlaubt die Darstellung der Pfanne im Profil (Abb. 5-5) und macht so besonders beim Verdachtsfall eine hintere Schulterluxation sichtbar. Die Verlegung des normalerweise transparenten Spalts zwischen Humeruskopf und Gelenkpfannenrand in dieser Projektion sichert die Diagnose (vgl. Abb. 5-42 u. 5-44).

Weitere Spezialaufnahmen haben sich beim Verdacht auf eine Verletzung verschiedener Regionen der Schulter als nützlich erwiesen. Die kraniokaudale oder *axiale* Schul-

TEIL II - Trauma

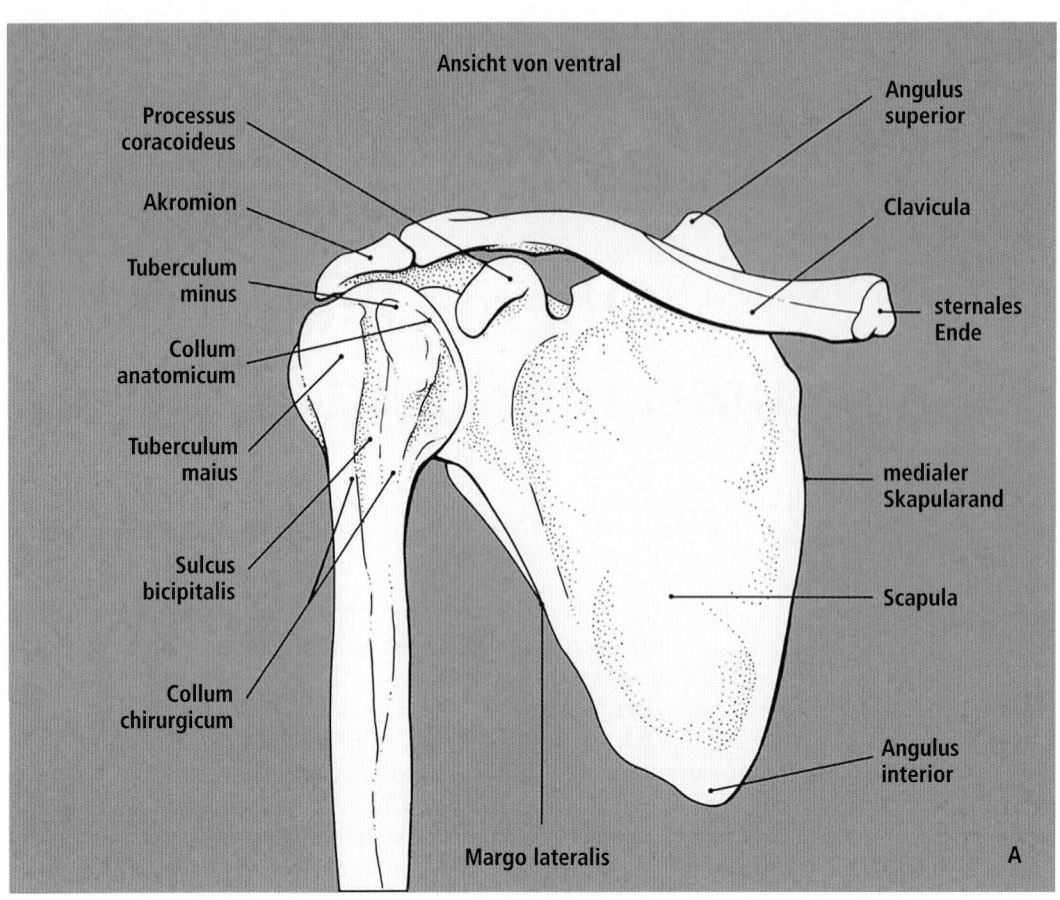

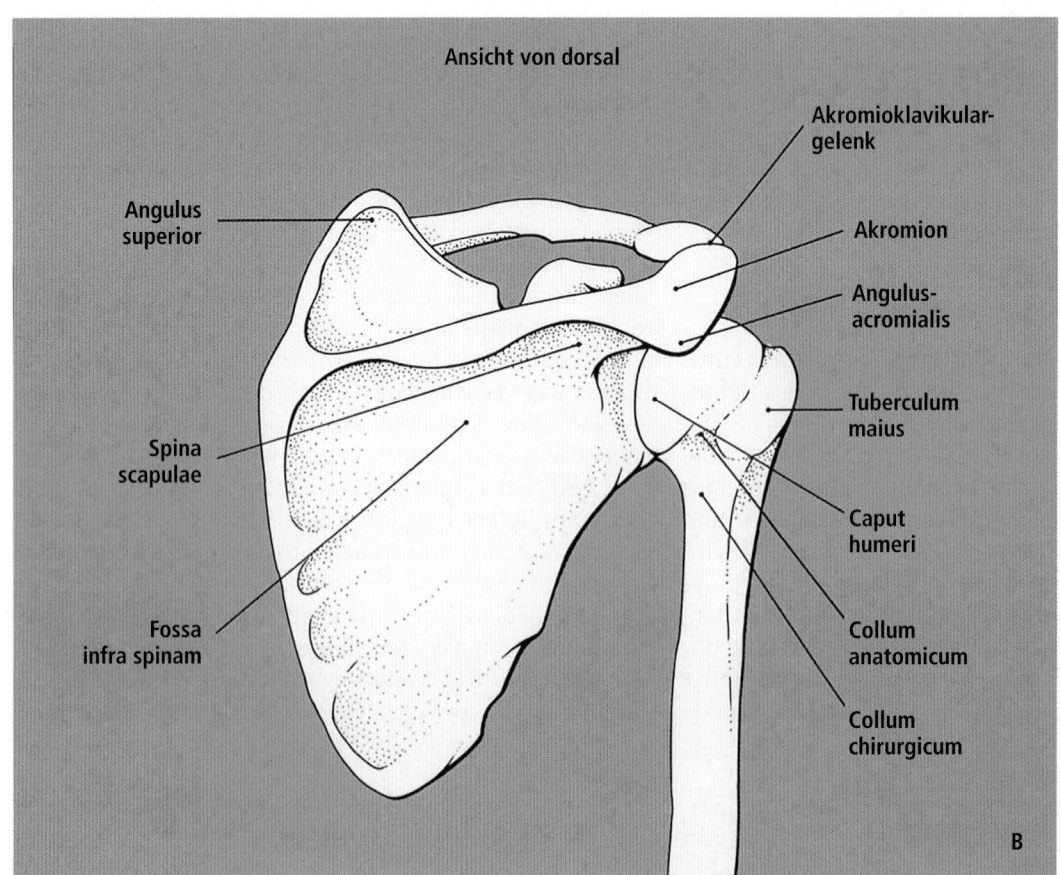

Abb. 5-1. A, B Vorderansicht und Rückansicht der knöchernen Anteile des Schultergürtels

Obere Gliedmaße I: Schultergürtel und Ellenbogen 5

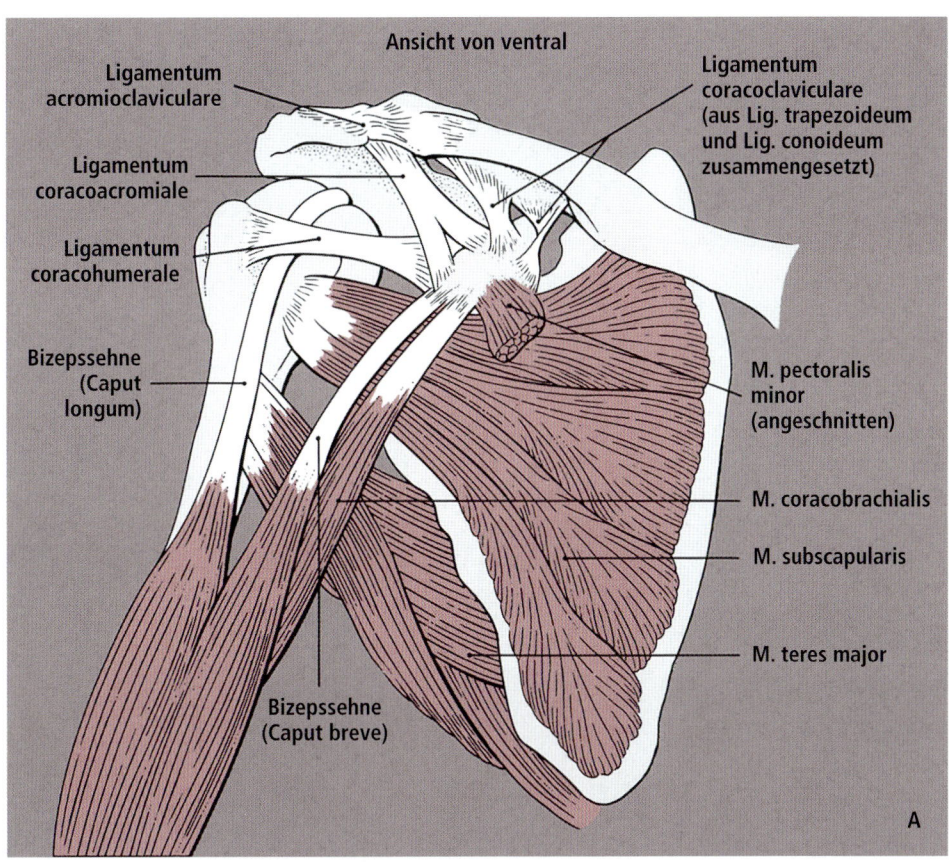

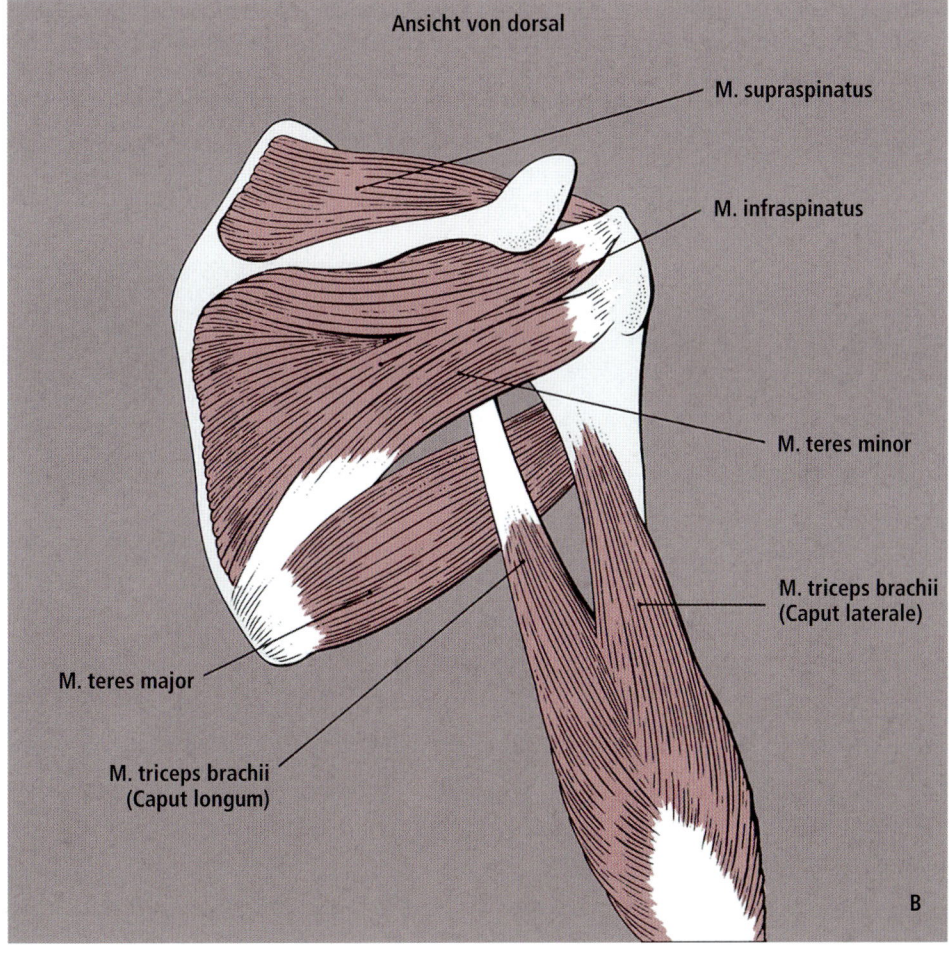

Abb. 5-2. A, B Vorder- und Rückansicht von Muskeln, Bändern und Sehnen des Schultergürtels. (Modifiziert nach Middleton WD, Lawson TL, 1989; Wiedergabe mit freundlicher Erlaubnis)

TEIL II - Trauma

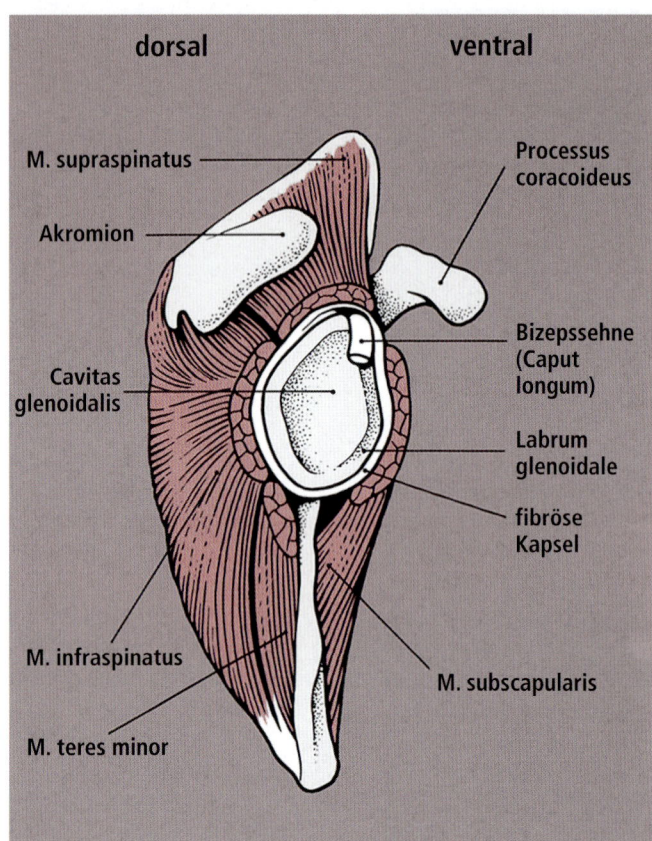
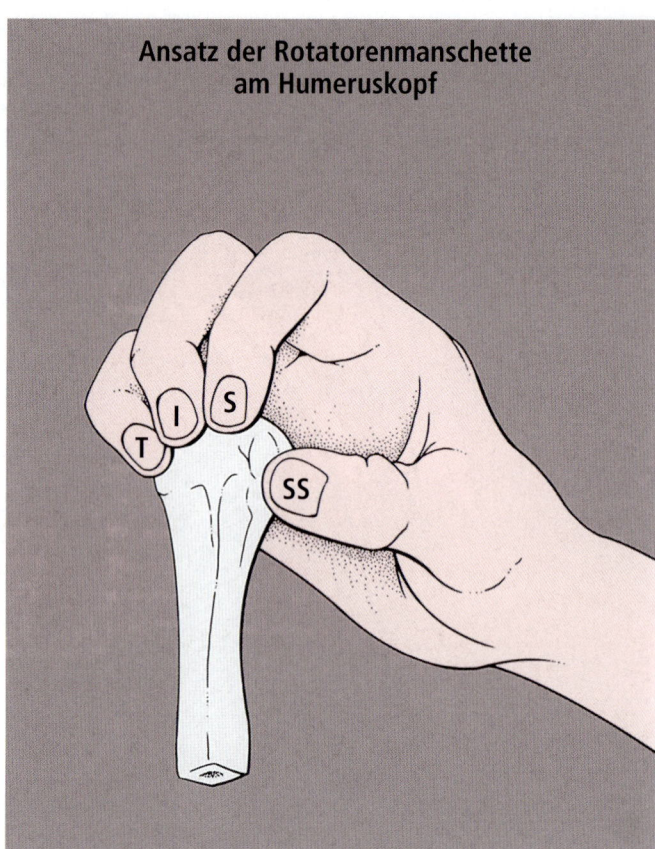

Abb. 5-3. A Die schematische Darstellung der Schulterpfanne (Humeruskopf entfernt) zeigt die Lage der Muskeln der Rotatorenmanschette und den intrakapsulären Anteil der Sehne des langen Kopfes des Bizepsmuskels. **B** Die vier Muskeln, die die „Rotatorenmanschette" bilden – M. subscapularis (SS), M. supraspinatus (S), M. infraspinatus (I) und M. teres minor (T) – hüllen das Gelenk ein, verschmelzen mit der Kapsel und greifen mit ihren 4 Ansätzen so auf den Humerus wie hier die Hand in der Abbildung, wodurch sie die Gelenkintegrität aufrechterhalten. (In Anlehnung an Anderson JE 1983; Wiedergabe mit freundlicher Erlaubnis)

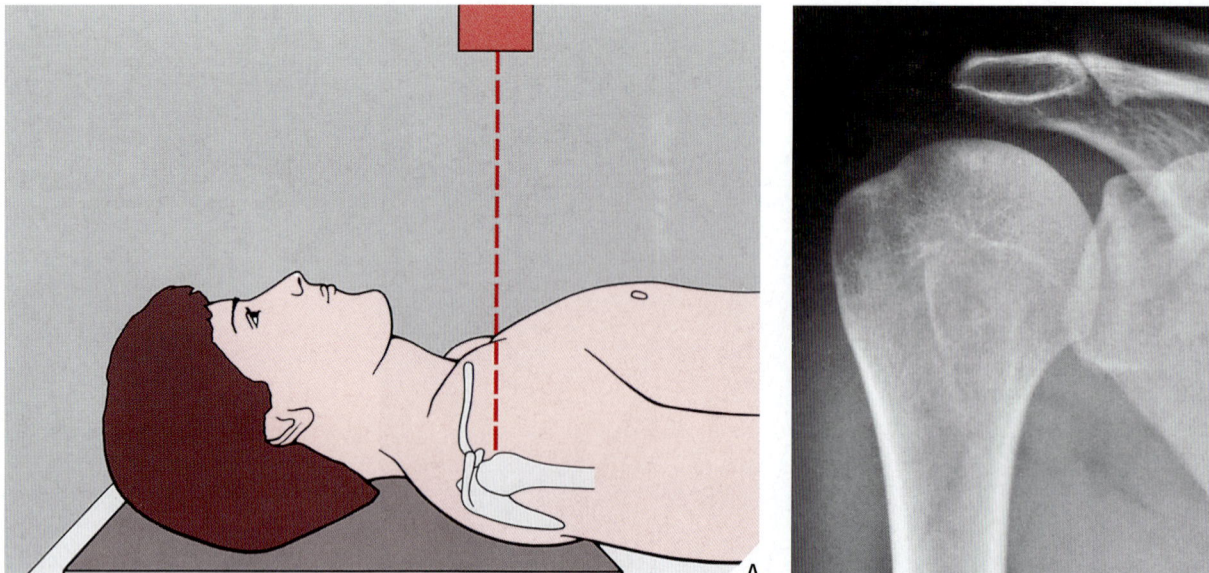

Abb. 5-4. A Bei der a.-p. Standardaufnahme der Schulter kann der Patient entweder auf dem Rücken liegen, wie hier gezeigt, oder stehen; dabei ist der Arm in Neutralstellung vollständig gestreckt. Der Zentralstrahl zeigt auf den Humeruskopf. **B** Bei dieser Projektion überlagert der Humeruskopf das Glenoid, und das Schultergelenk stellt sich nicht gut dar

teraufnahme, auch *axilläre Aufnahme* genannt, gestattet die genaue Bestimmung der Stellung von Humeruskopf und Gelenkpfanne zueinander (Abb. 5-6) wie auch die Aufdeckung einer vorderen oder hinteren Luxation. Manchmal ist es jedoch schwierig, diese Aufnahme zu erhalten, besonders dann, wenn der Patient den Arm nicht abduzieren kann; in diesem Fall kann dann eine Variante der axillären Aufnahme, die *West Point-Aufnahme*, ähnlich aussagekräftig sein. Neben allen Vorzügen der axialen Aufnahme stellt diese auch den Vorderunterrand der Pfanne gut dar (Abb. 5-7). Eine weitere nützliche Variante der transaxillären Projektion ist die *Lawrence-Aufnahme*. Der Wert dieser Einstellung liegt darin, daß sie keine vollständige Armabduktion erfordert, weil sich dies hier durch die Röhrenkippung kompensieren läßt (Abb. 5-8). Beim Verdacht auf eine Verletzung des proximalen Humerus, welche durch die a.-p. oder die transskapuläre Aufnahme (vgl. Abb. 5-26A) nachgewiesen werden kann, kann zur ausreichenden Abklärung auch die *seitliche transthorakale* Aufnahme (Abb. 5-9) nötig sein. Dadurch, daß diese Aufnahme eine echt seitliche Ansicht des proximalen Humerus liefert, ist sie besonders geeignet, das wahre Maß der Verschiebung und Abknickung der knöchernen Fragmente zu bestimmen (vgl. Abb. 5-26B). Bei Verdacht auf eine Verletzung der Bizepssehnenrinne braucht man eine *Tangentialaufnahme* dieser Struktur (Abb. 5-10). Eine Verletzung des Akromioklavikulargelenks wird in aller Regel in einer 15° nach kranial gekippten a.-p. Aufnahme beurteilt (Abb. 5-11). Belastungsaufnahmen in dieser Projektion, für die Gewichte an den Unterarmen des Patienten angebracht werden, sind oft beim Verdacht auf eine stumme Subluxation des Akromioklavikulargelenks vonnöten. Ein Schulterblattbruch kann eine *transskapuläre* (oder *Y-Aufnahme*) zur genauen Beurteilung erfordern (Abb. 5-12). Eine Akromionfraktur kann man angemessen mittels der *Outlet-Aufnahme* der Schulter (nach Morrison) beurteilen; diese Projektion stellt man ähnlich wie die Y-Aufnahme der Schulter ein. Allerdings zeigt der Zentralstrahl auf den Humeruskopfoberrand und wird um ca. 10° bis 15° nach kaudal gerichtet. Diese Aufnahme zeigt dann gut die morphologischen Typen des Akromions (Abb. 5-13; vgl. auch Abb. 5-23 u. 5-24).

Man greift oft zu weiterführenden Untersuchungen, um Verletzungen des Knorpels und der Schulterweichteile abzuklären. Am häufigsten kommen dabei Arthrographie und Magnetresonanztomographie (MRT) zum Einsatz. Die Arthrographie kann man in Einfach- oder Doppelkontrasttechnik durchführen (Abb. 5-14). Bei Verdacht auf einen Riß der Schulterrotatorenmanschette kann z. B. die Einfachkontrastarthrographie eine abnorme Verbindung zwischen der Gelenkhöhle und dem Komplex Bursa subacromialis-Bursa subdeltoidea nachweisen, welche für diese Verletzung diagnostisch beweisend ist. Es ist zwar schwierig anzugeben, für welche Situationen jeweils Einfach- oder Doppelkontrast zu wählen ist, doch scheint letzterer besser geeignet, Anomalien des Knorpels und der Kapsel wie auch freie Gelenkkörper nachzuweisen. Eine Doppelkontrastarthrographie ist hingegen immer indiziert, wenn diese mit einer *CT-Untersuchung* kombiniert werden soll (CT-Arthrotomographie), um die Verdachtsdiagnose von Anomalien des faserknorpeligen Labrum glenoidale abzuklären (Abb. 5-15). Die Effizienz dieser

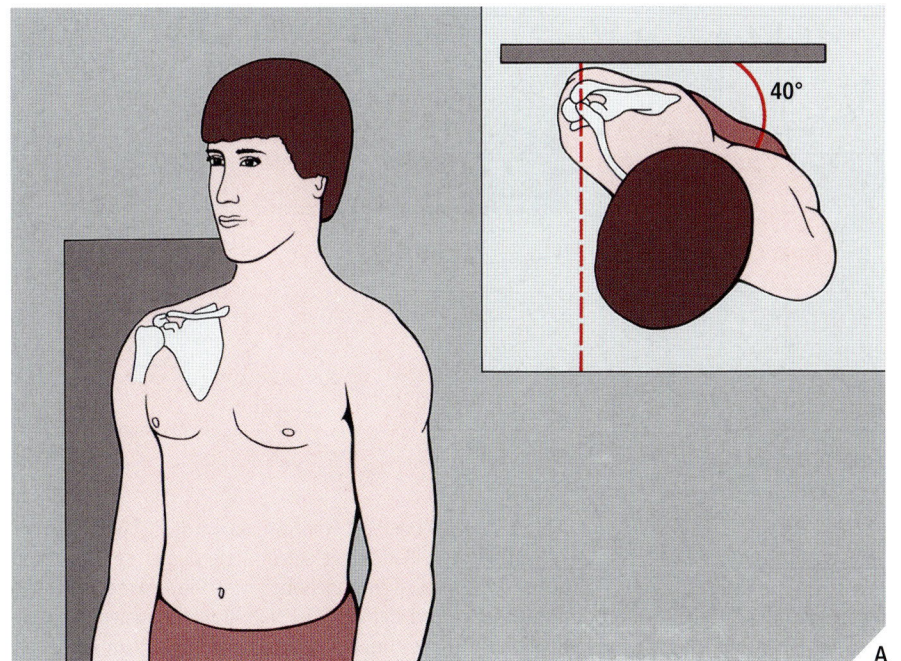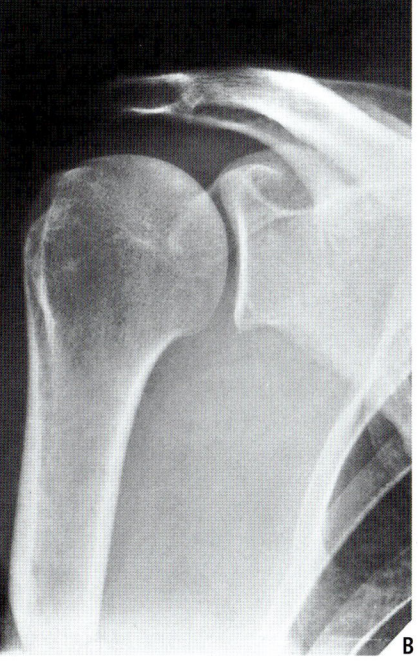

Abb. 5-5. A Für eine a.-p. Aufnahme der Schulter, die die Pfanne im Profil zeigt (Grashey-Aufnahme), kann der Patient entweder stehen, wie hier, oder auf dem Rücken liegen. Er wird dabei um 40° zur verletzten Seite gedreht und der Zentralstrahl auf das Schultergelenk gerichtet. **B** Diese Einstellung (hintere Schrägaufnahme) zeigt die Schultergelenkpfanne im echten Profil (tangential). Man beachte, daß der Gelenkspalt nun deutlich sichtbar ist

TEIL II - Trauma

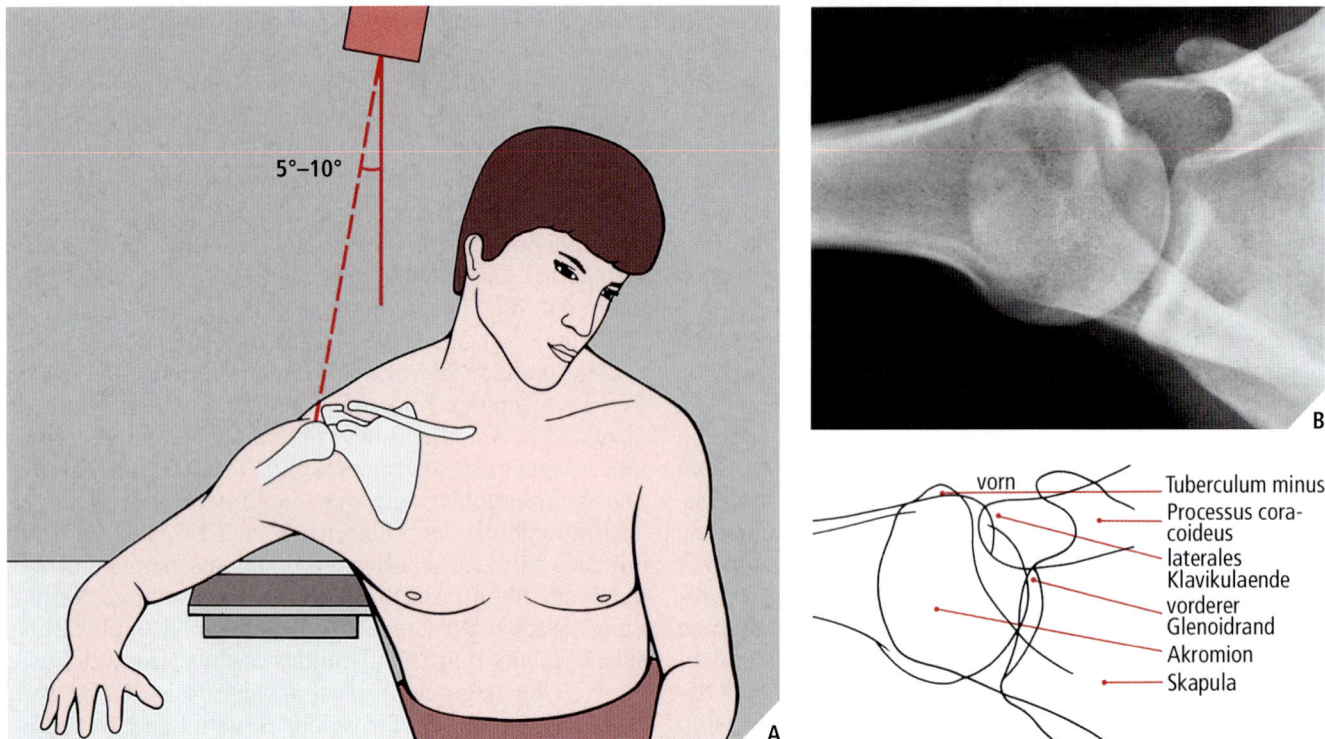

Abb. 5-6. A Für die axiale Schulteraufnahme sitzt der Patient neben dem Untersuchungstisch und abduziert den Arm so, daß die Axilla über der Filmkassette zu liegen kommt. Die Röhre wird um etwa 5–10° zum Ellenbogen gekippt, der Zentralstrahl auf das Schultergelenk gerichtet. **B** Bei dieser Projektion zeigt der Film die genaue Lagebeziehung des Humeruskopfs zur Gelenkpfanne

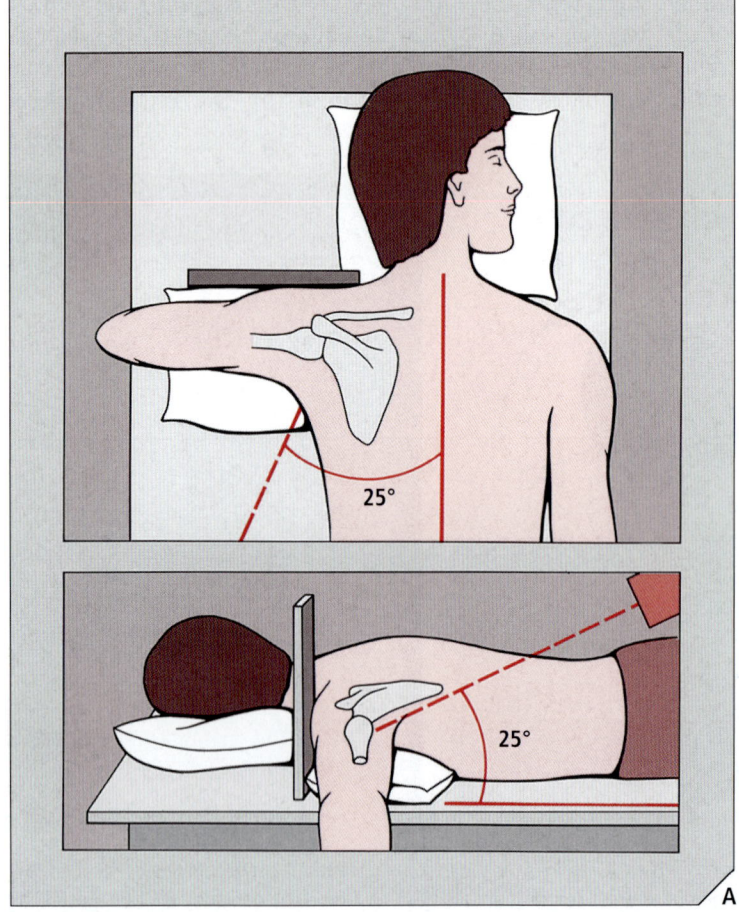

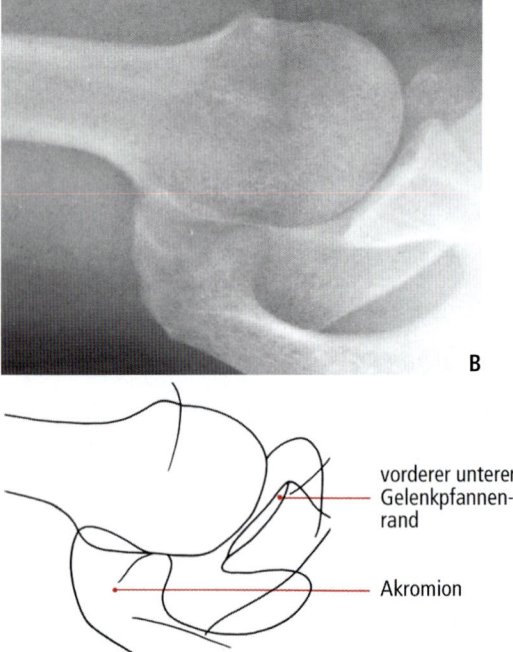

Abb. 5-7. A Bei der West Point-Aufnahme der Schulter liegt der Patient auf dem Bauch mit einem Kissen unter der verletzten Schulter, die damit 8 cm angehoben wird. Die senkrecht gestellte Filmkassette wird der Schulter von kranial angelegt und die Röhre um 25° zur Körperlängsachse und um 25° zur Tischoberfläche gekippt. **B** Bei einer Aufnahme mit dieser Projektion läßt sich die Beziehung von Humeruskopf und Pfanne ebenso gut wie bei der axialen Aufnahme beurteilen, dabei wird jedoch der vordere untere Pfannenrand tangential und somit besser dargestellt

Obere Gliedmaße I: Schultergürtel und Ellenbogen 5

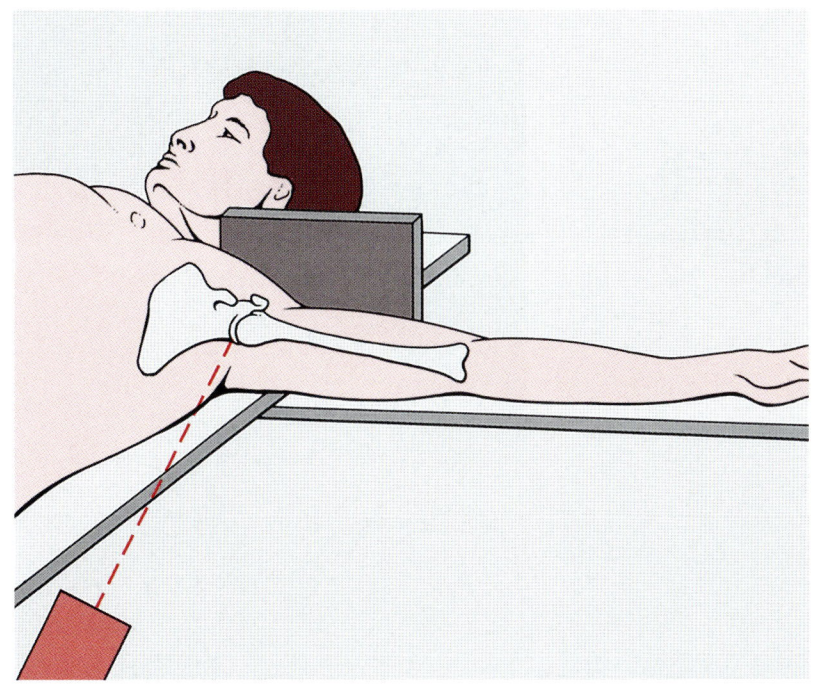

Abb. 5-8. Bei der Lawrence-Variante der axialen Schulteraufnahme liegt der Patient mit dem Rücken auf dem Untersuchungstisch und abduziert den kranken Arm um bis zu 90°. Die senkrecht gestellte Filmkassette wird gegen den Schulteroberrand und mit ihrem medialen Ende gegen den Hals gestellt, so daß der zentrale Kassettenanteil mit dem Collum chirurgicum des Humerus in Deckung kommt. Die Röntgenröhre steht in Höhe der gleichseitigen Hüfte und wird nach medial in Richtung Achselhöhle gewinkelt. Diese Winkelstellung hängt vom Ausmaß der Armabduktion ab: Eine geringere Abduktion erfordert eine stärkere Medialabwinkelung. Der Zentralstrahl verläuft strikt horizontal und dicht oberhalb der mittleren Axillarhöhe. Diese Lawrence-Aufnahme zeigt die gleichen Strukturen wie die normale axiale transaxilläre Aufnahme

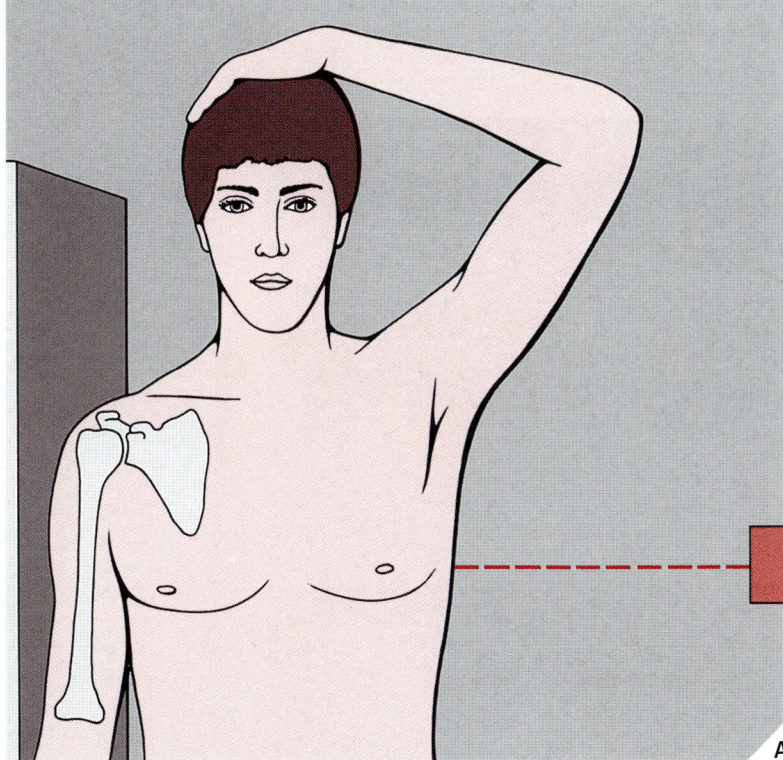

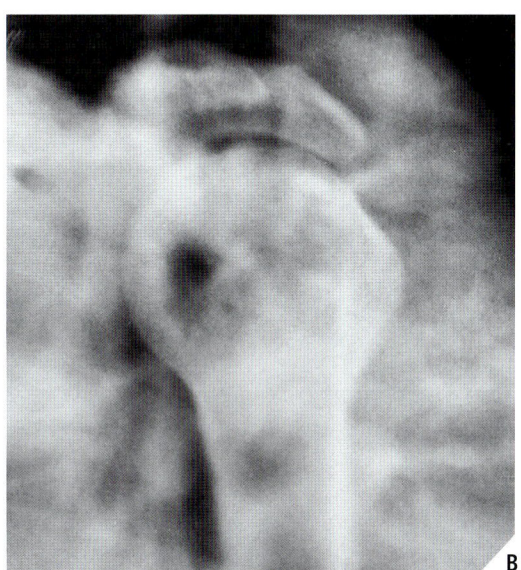

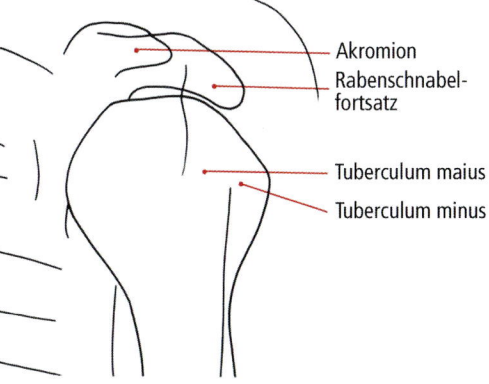

Abb. 5-9. A Bei der transthorakalen Aufnahme des proximalen Humerus steht oder sitzt der Patient mit dem verletzten Arm zum Stativ. Der andere Arm wird abduziert, so daß die Hand auf dem Kopf ruht. Der Zentralstrahl zielt direkt unterhalb der Achselhöhle, dicht oberhalb der Mamille. **B** Eine solche Aufnahme liefert eine genau seitliche Projektion des proximalen Humerus

TEIL II - Trauma

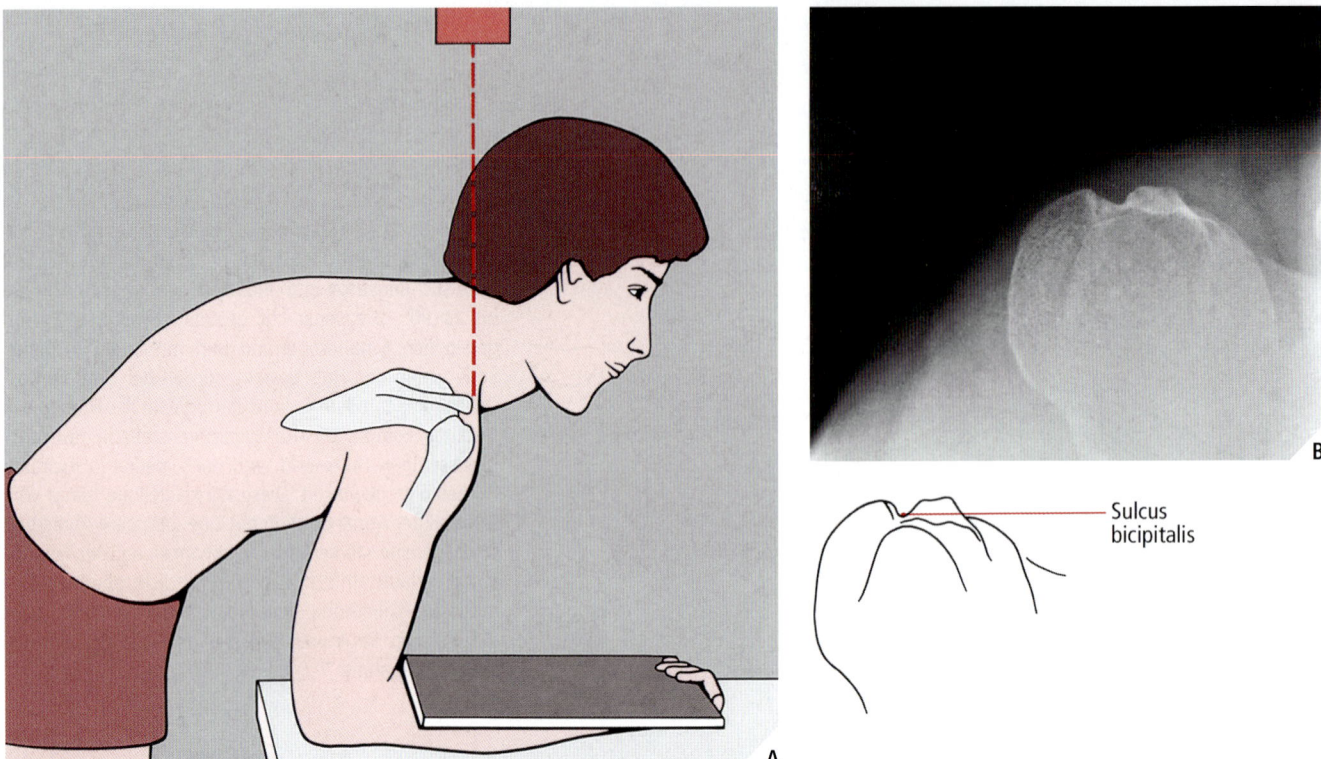

Abb. 5-10. A Zur Tangentialaufnahme im kraniokaudalen Strahlengang für die Darstellung des Sulcus intertubercularis steht der Patient vornüber gebeugt; er legt den Unterarm auf den Tisch und hält die Hand in Supinationsstellung, wobei er die Kassette auf dem Unterarm hält. Der Zentralstrahl zeigt vertikal auf den Sulkus, der auf der Haut markiert wird. **B** Diese Aufnahme zeigt die Bizepsrinne ganz deutlich

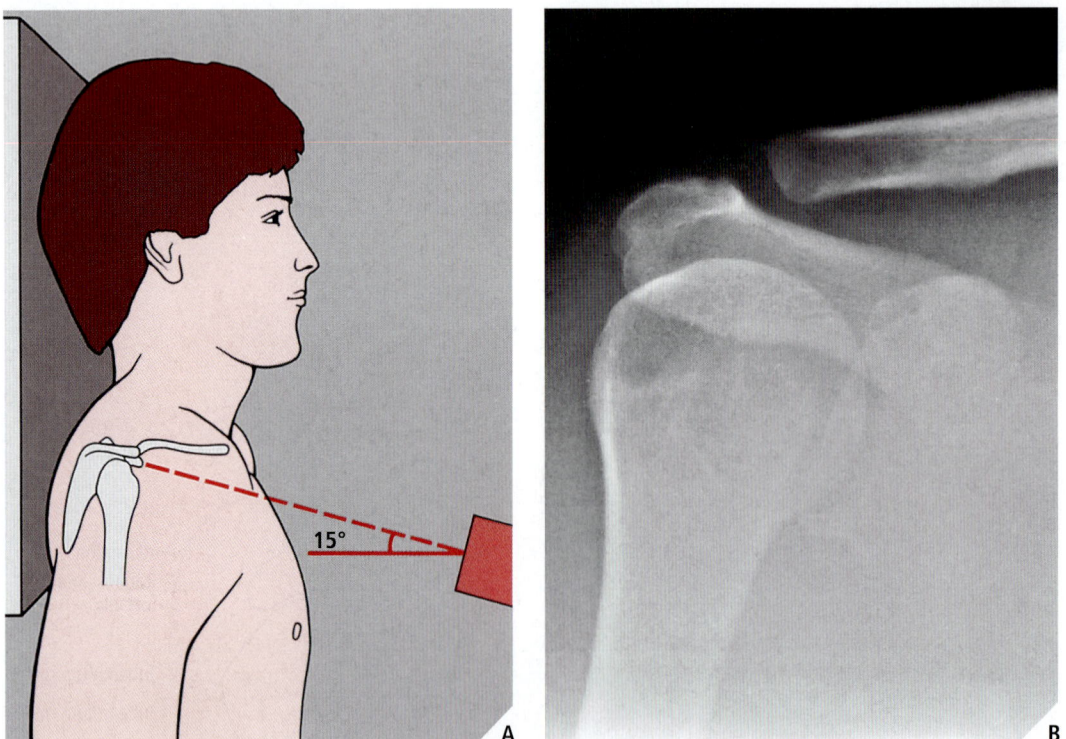

Abb. 5-11. A Zur Darstellung des Akromioklavikulargelenks steht der Patient und hält den betroffenen Arm in Neutralstellung. Der Zentralstrahl zeigt um 15% kopfwärts auf das Schlüsselbein. Da eine Filmüberbelichtung es erschwert, das AC-Gelenk angemessen zu beurteilen, sollte man die Belichtungswerte gegenüber denen einer routinemäßigen a.-p. Aufnahme der Schulter um ein Drittel bis um die Hälfte absenken. **B** Eine so eingestellte Aufnahme zeigt das normale Erscheinungsbild des Akromioklavikulargelenks

Obere Gliedmaße I: Schultergürtel und Ellenbogen 5

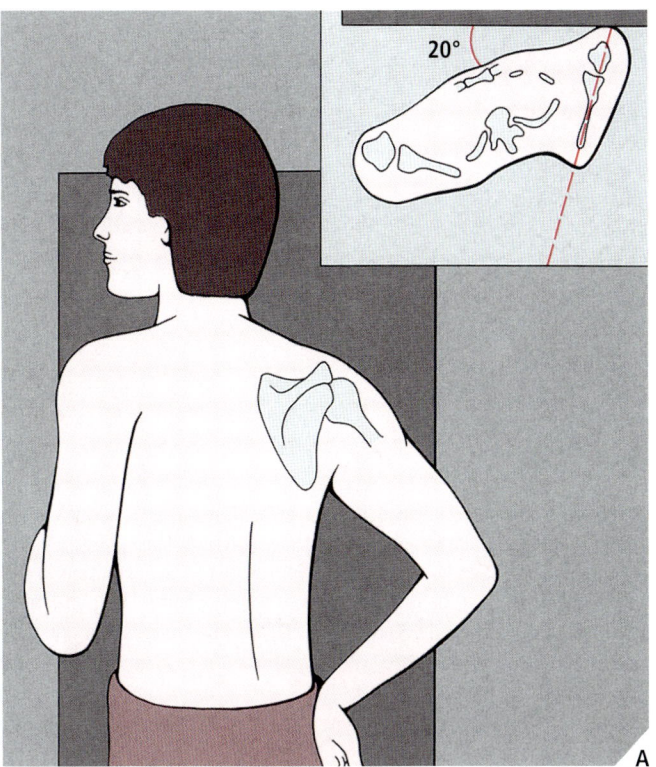
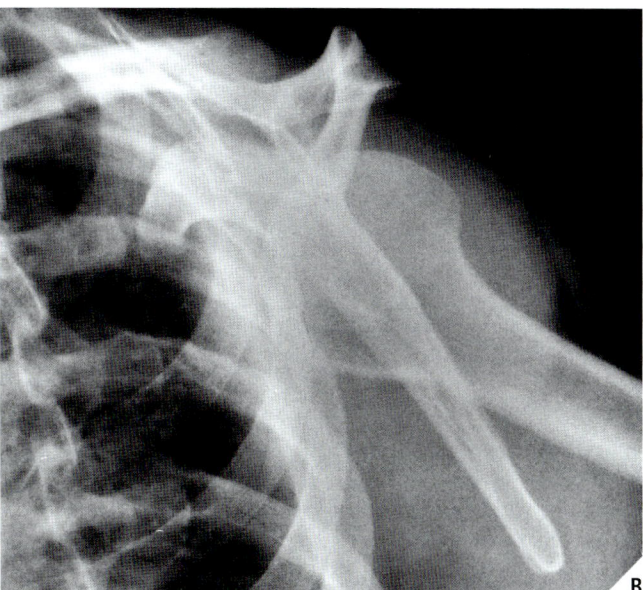
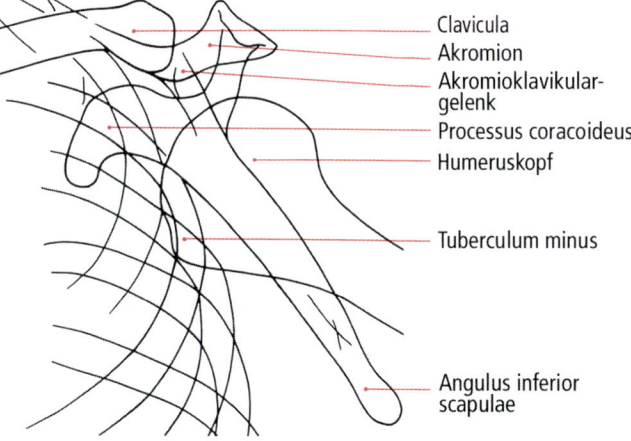

Abb. 5-12. **A** Für die transskapuläre oder Y-Aufnahme des Schultergürtels steht der Patient und legt die verletzte Seite dem Stativ an. Dabei ist der Rumpf um etwa 20° vom Stativ weggedreht (s. oben rechts). Der Arm der verletzten Seite ist leicht abduziert, der Ellenbogen gebeugt, und die Hand ruht auf der Hüfte der gleichen Seite. Der Zentralstrahl wird auf den Innenrand der sich deutlich vorwölbenden Skapula gerichtet. (Diese Aufnahme kann man auch vornehmen, wenn der Patient auf dem Bauch liegt und der unverletzte Arm um etwa 45° angehoben wird.) **B** Eine so eingestellte Aufnahme ergibt eine echte Seitansicht der Skapula wie auch eine Schrägansicht des proximalen Humerus

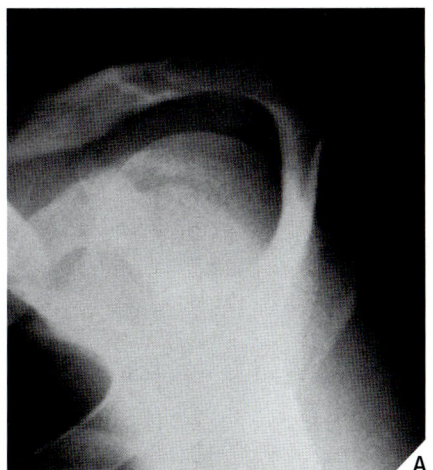
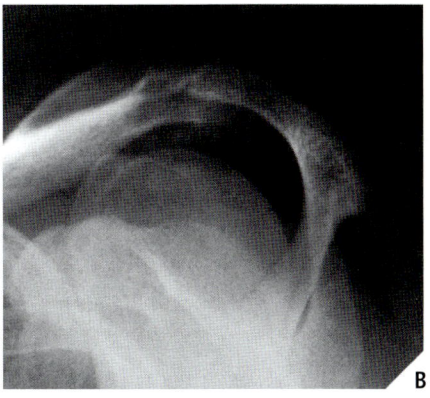
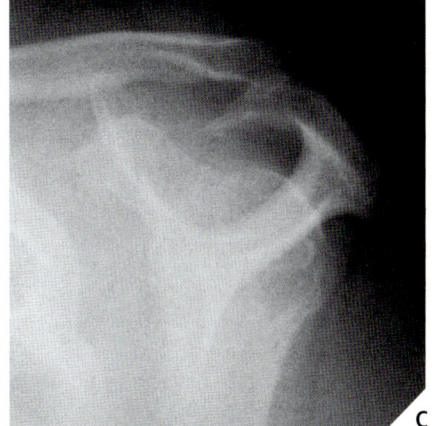

Abb. 5-13. Die Outlet-Projektion der Schulter zeigt drei morphologische Akromiontypen gut auf: **A** Typ I (flach). **B** Typ II (gekrümmt). **C** Typ III (hakenförmig)

TEIL II - Trauma

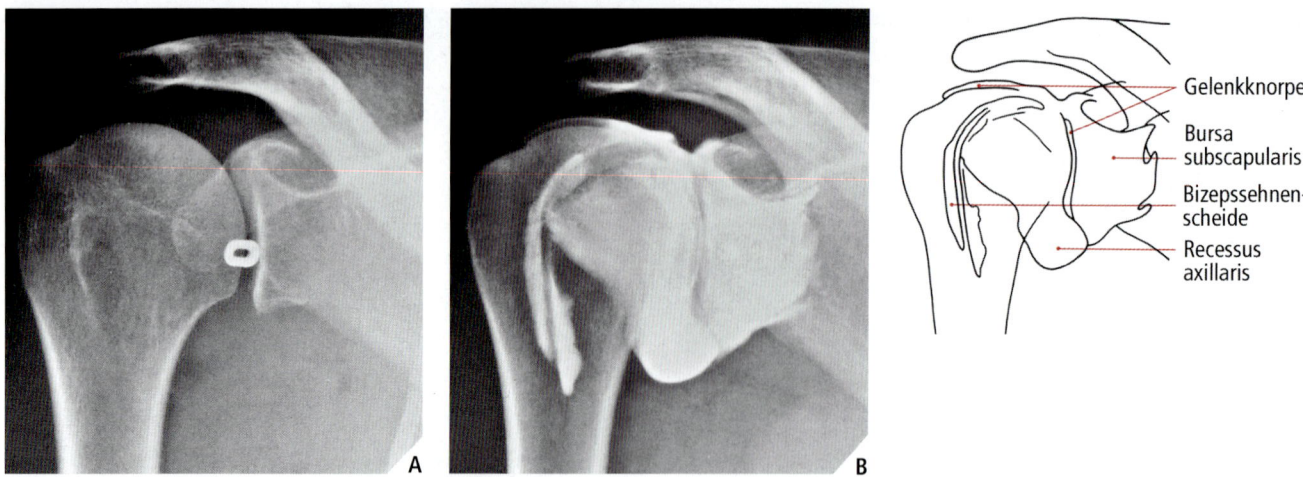

Abb. 5-14. Zur Schulterarthrographie liegt der Patient auf dem Rücken mit leicht angehobener gesunder Schulter und bei Neutralstellung des betroffenen Armes sowie nach oben zeigender Handfläche. **A** Unter Durchleuchtung legt man eine Bleimarke in Sicht auf das untere Gelenkspaltdrittel, um die Einstichstelle zu markieren. Unter Durchleuchtungskontrolle werden dann 15 ml eines positiven (wasserlöslichen jodhaltigen) Kontrastmittels in das Gelenk injiziert. Zur normalen Untersuchung zählen Aufnahmen der Schulter in Rückenlage im a.-p. Strahlengang (Arm in Neutralstellung, in Innen- sowie in Außenrotation) und eine axiale Aufnahme. **B** Eine unauffällige Schulterarthrographie zeigt die Knorpeloberfläche von Humeruskopf und Glenoid sowie die Ausfüllung des Recessus axillaris und subscapularis und ferner die der Bizepssehnenscheide

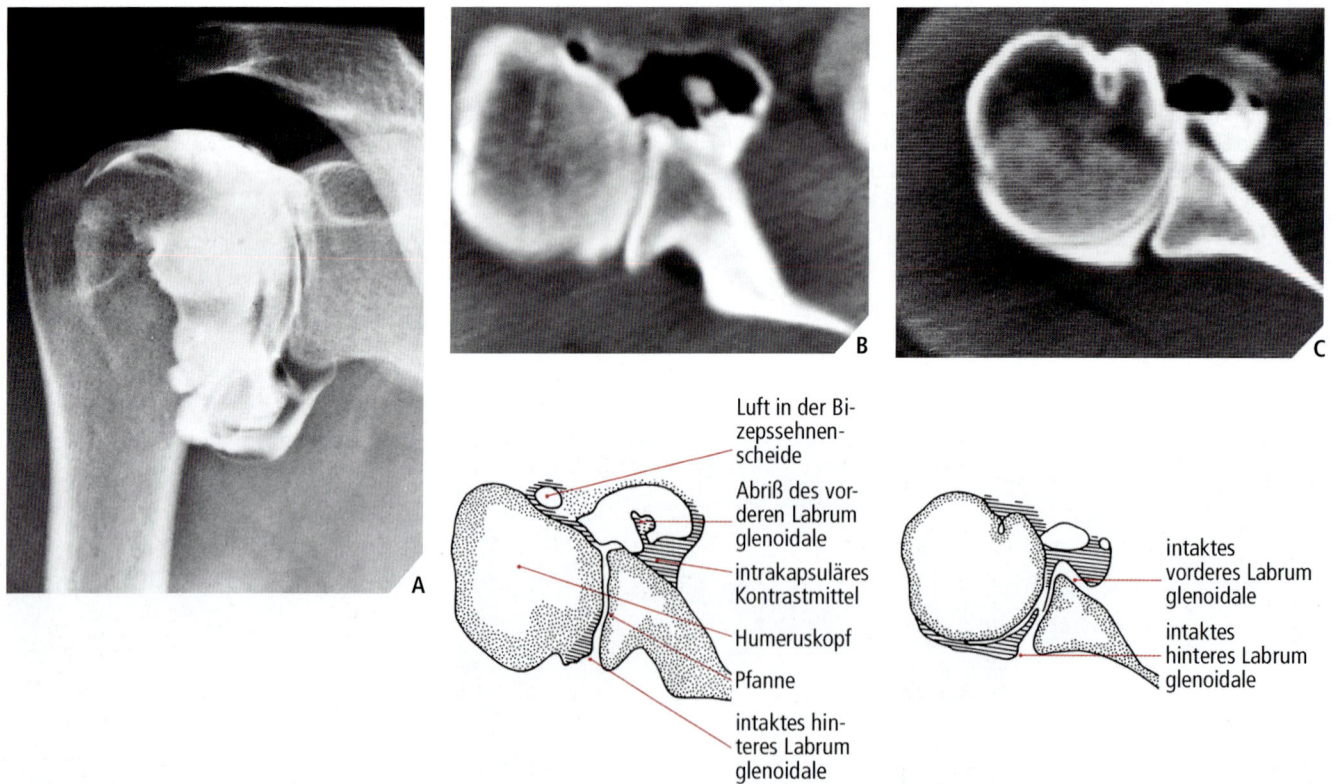

Abb. 5-15. Bei einem Autounfall erlitt die 33jährige Frau eine Verletzung der rechten Schulter; sie stellte sich mit Schmerz und eingeschränkter Gelenkbeweglichkeit vor. Die Standardaufnahmen der Schulter waren normal. Wegen Verdachts auf eine Verletzung des Labrumknorpels wurde die Doppelkontrastarthrographie durchgeführt. Wir injizierten 5 ml positiven Kontrastmittels und 15 ml Raumluft in das Gelenk. **A** Die Arthrographie ergibt keine Auffälligkeiten. Später füllte sich der anfangs nicht dargestellte Recessus subscapularis mit KM. **B** Zusammen mit der Arthrographie wurde eine Schulter-CT ausgeführt, welche deutlich den Abriß des vorderen Labrum glenoidale zeigt, ein Befund, der arthrographisch stumm war. Zu beachten ist, daß das ausgerissene Fragment von Luft umgeben ist und auch KM aufgenommen hat. **C** Zum Vergleich ist ein normales Labrum dargestellt

Kombination liegt darin, daß die injizierte Luft in der CT den vorderen und hinteren Labrumrand für den Nachweis subtiler Veränderungen besser darstellt. Bei dieser Untersuchung liegt der Patient auf dem Rücken und hält den verletzten Arm in Neutralstellung, damit die Luft nach vorne aufsteigen kann und so den vorderen Labrumrand demarkiert; zur Beurteilung des Hinterrands wird der Arm außenrotiert (oder der Patient auf den Bauch gelegt), damit die Luft nach dorsal gebracht wird.

Untersuchungen der letzten Jahre ergaben eine beträchtliche Überlegenheit der MRT bei der Untersuchung der Schulter. Besonders leistungsstark ist dieses Verfahren beim Nachweis traumatischer Weichteilveränderungen, wie des Impingement-Syndroms oder von der kompletten und inkompletten Rotatorenmanschettenruptur, von Rissen der langen Bizepssehne und des Labrum glenoidale sowie eines traumatischen Gelenkergusses, doch bietet die Schulter auch in der Bildgebung einzigartige Schwierigkeiten. Wegen der beschränkten Größe des Magneten kann man die Schulter nicht in der Mitte des Magnetfelds lagern, wofür das Bildzentrum verschoben werden muß und so eine Region abgebildet wird, in der das Signal-Rausch-Verhältnis relativ gering ist. Man überwand diese Probleme durch die Kombination der hoch auflösenden Technik mit dem Einsatz spezieller Oberflächenspulen. Da sich Knochen und Muskeln des Schultergürtels nicht längs der 3 kartesischen Raumachsen anordnen, bringt die Darstellung in Schrägebenen bessere Ergebnisse.

Der Patient sollte im Gerät auf dem Rücken liegen, die Arme am Rumpf halten und den erkrankten Arm außenrotieren. Abbildungsebenen sind die schräg koronare (parallel zur Längsachse des Supraspinatusmuskelbauchs), die schräg sagittale (senkrecht zum Verlauf des Supraspinatusmuskels) und die axiale (Abb. 5-16). Die beiden erst genannten Ebenen sind ideal zur Beurteilung aller Strukturen der Rotatorenmanschette, die axiale Ebene für die Beurteilung von Labrum glenoidale, Sulcus bicipitalis sowie Bizeps- und Subskapularissehne. Für die Abbildung der normalen Anatomie und von traumatischen Veränderungen sind geeignete Pulssequenzen ganz wesentlich.

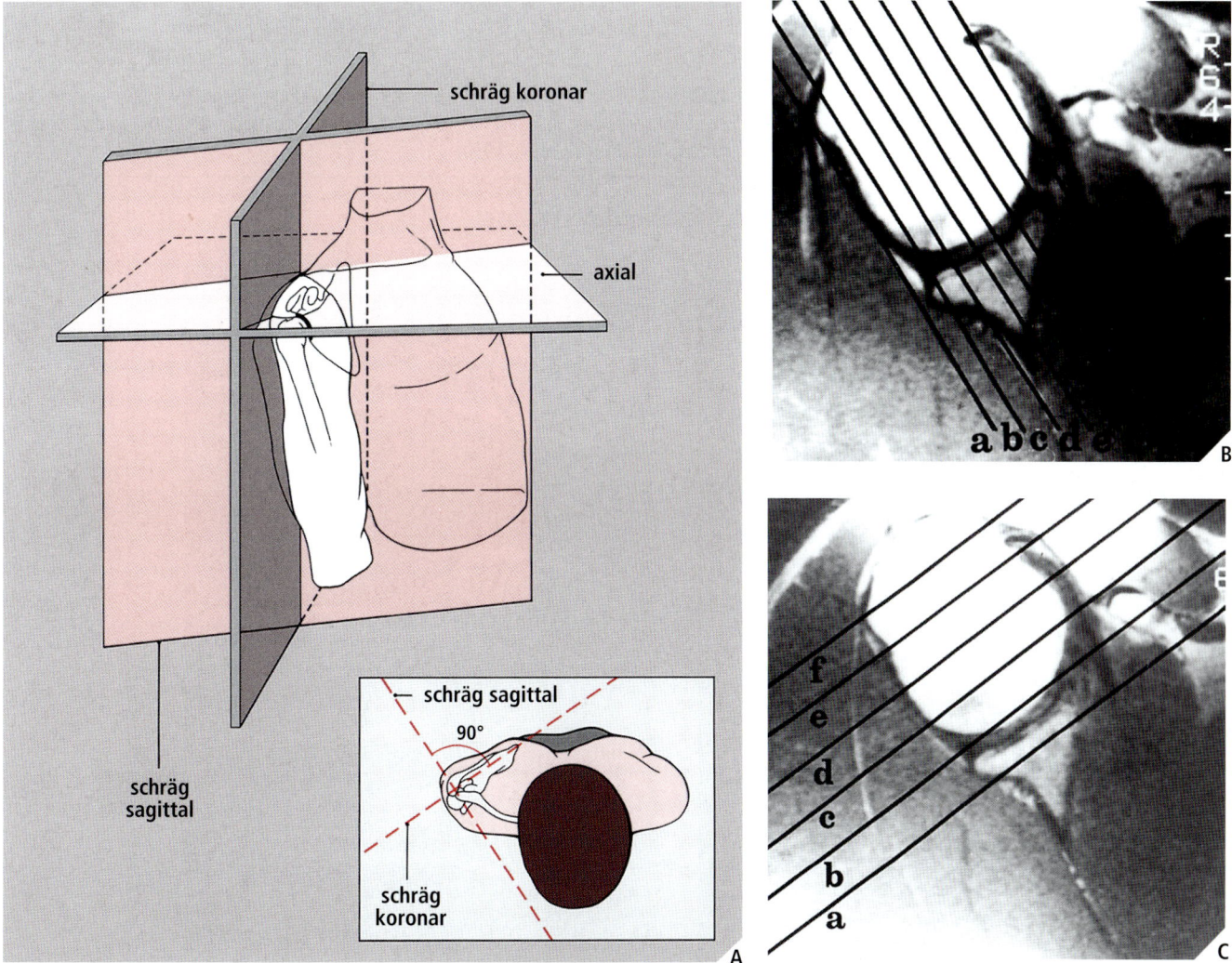

Abb. 5-16. A Standardebenen von MRT-Schnitten der Schulter. **B** Schräg koronare Schnitte legt man parallel zur Längsachse des M. supraspinatus. **C** Schräg sagittale Schnitte legt man senkrecht zu den koronaren Schnitten. (Aus Beltran J, 1990; Wiedergabe mit freundlicher Erlaubnis)

TEIL II - Trauma

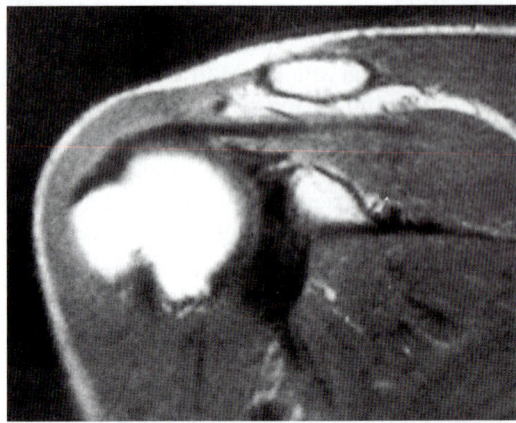
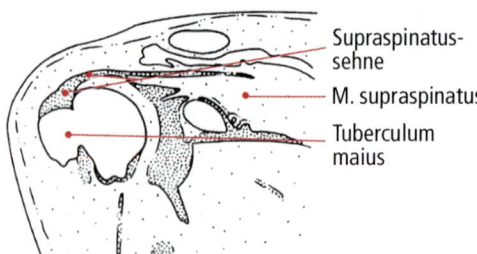

Abb. 5-17. Das koronare T1w MRT-Bild der rechten Schulter zeigt einen normalen Supraspinatusmuskel und den Ansatz von dessen Sehnen am Tuberculum maius des Humerus. (Nachdruck mit freundlicher Erlaubnis aus Holt RG, et al., 1990)

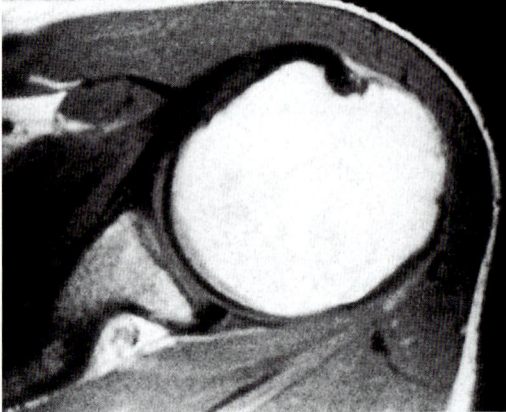
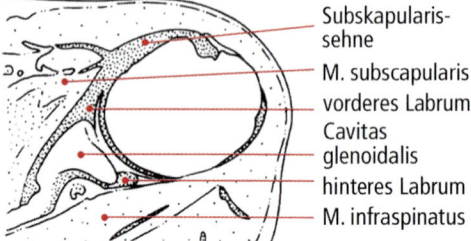

Abb. 5-18. Das T1w axiale MRT-Bild der linken Schulter zeigt einen normalen M. subscapularis und dessen Sehne sowie den M. infraspinatus. (Nachdruck mit freundlicher Erlaubnis aus Holt RG, et al., 1990)

Insertionstypen der vorderen Kapsel

Abb. 5-19. Die drei Typen des vorderen Kapselansatzes an der Scapula

Dabei stellen T1-gewichtete Pulssequenzen die anatomischen Strukturen hinreichend dar (vgl. Abb. 5-16 u. 5-17). Protonendichte- und T2-gewichtete Sequenzen liefern die für die Beurteilung pathologischer Veränderungen von Rotatorenmanschette, Gelenkspalt und Knochen erforderlichen Informationen (vgl. Abb. 5-41B u. 5-45C).

Die Bildgebung der Rotatorenmuskeln und ihrer Sehnen ist durch den Einsatz der MRT erheblich erleichtert worden. Am besten stellt sich der M. supraspinatus in schräg koronaren und schräg sagittalen Bildern dar, vorzugsweise in T1-gewichteten Spin-echo-Bildern. Man erkennt ihn als kräftige Struktur mittlerer Signalintensität; seine Sehne setzt oben an der Außenfläche des Tuberculum maius des Humerus an (Abb. 5-17). M. infraspinatus und M. subscapularis stellt man am besten in axialen Aufnahmen dar; sie sind spindelförmig und zeigen mittlere Signalintensität. Die Infraspinatussehne inseriert distal und dorsal der Supraspinatussehne neben der Ansatzstelle des M. teres minor am Tuberculum maius. Der M. subscapularis liegt vorne dem Skapulablatt auf; er erscheint in axialen T1-gewichteten Aufnahmen als Struktur mittlerer Signalstärke und verjüngt sich ventral in seine signalarme Sehne, die mit den vorderen Kapselanteilen verschmilzt, bevor sie am Tuberculum minus ansetzt (Abb. 5-18).

Die axialen Bilder zeigen anschaulich die Gelenkkapsel, die an der Vorderseite durch die vorderen glenohumeralen Bänder verstärkt wird. Der Kapselkomplex stabilisiert das Schultergelenk. Zum vorderen Kapselkomplex gehören die faserige Kapsel, die vorderen glenohumeralen Bänder, die Synovialmembran und ihre Recessus, das fibröse Glenoidlabrum, der M. subscapularis und seine Sehne sowie das Periost des Schulterblatts. Zlatkin et al.

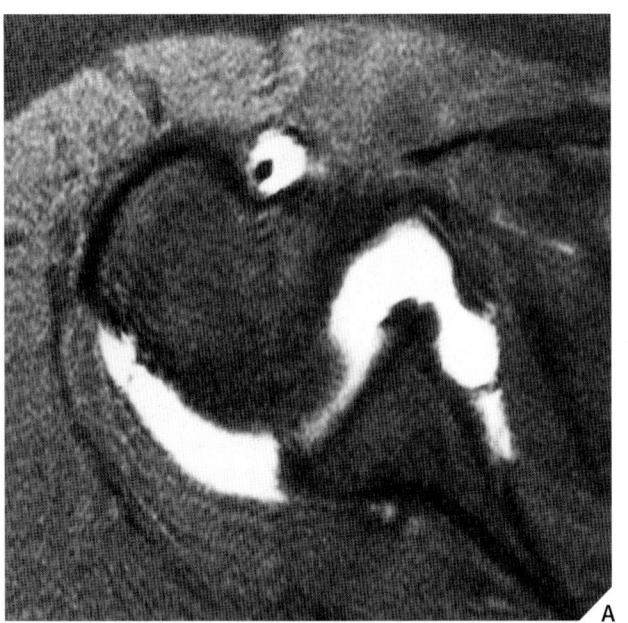

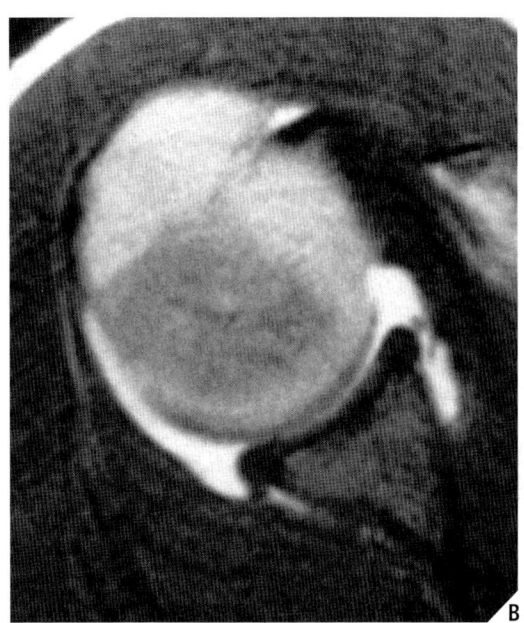

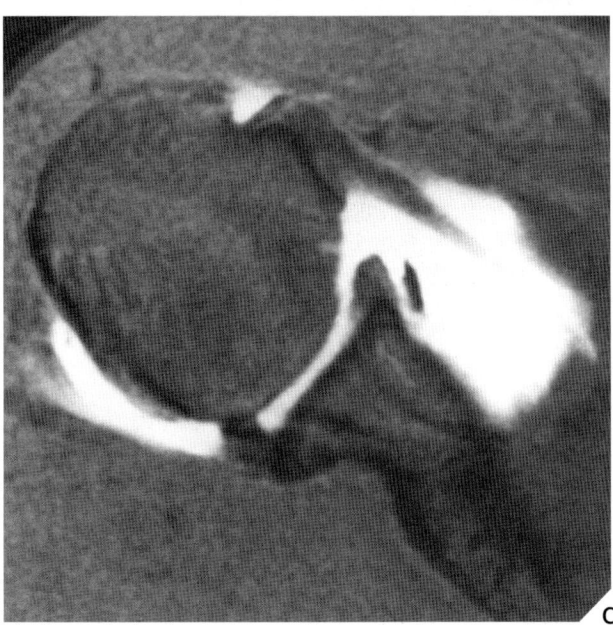

Abb. 5-20. Kapselinsertion am Glenoidrand. **A** Das axiale Fast-spin-echo-Bild mit Fettsättigung und nach intraartikulärer Gadoliniuminjektion zeigt den Typ I der ventralen Kapselinsertion. **B** Das axiale T1w MRT-Bild nach intraartikulärer Gadoliniuminjektion zeigt den Typ II der ventralen Kapselinsertion. **C** Dieses axiale T1w MRT-Bild mit Fettsättigung und nach intraartikulärer Gadoliniuminjektion zeigt nun den Typ III des vorderen Kapselansatzes.

TEIL II - Trauma

arbeiteten nach der Nähe der Kapselinsertion zum vorderen Glenoidrand drei Typen des vorderen Kapselansatzes heraus (Abb. 5-19). Beim Typ I inseriert die Kapsel am Glenoidrand dicht neben dem Glenoidlabrum. Bei Typ II und III liegt die Kapselinsertion weiter vom Glenoidrand entfernt, ja kann sogar bis zum Skapulahals reichen (Abb. 5-20). Je weiter der Kapselansatz vom Glenoidrand entfernt liegt, desto instabiler wird das Schultergelenk. Der hintere Kapselanteil zeigt keine Variationen und setzt direkt am Labrum an. Des weiteren zeigen axiale Bilder gut vorderes und hinteres knorpeliges Labrum der Cavitas glenoidalis in Form zweier kleiner hypointenser Dreiecke, die ventral und dorsal dem Glenoidrand aufsitzen (Abb. 5-21).

Oberen und unteren Labrumanteil erkennt man am besten in schräg koronaren Schnittbildern (Abb. 5-22).

Die sagittalen Bilder sind zum Nachweis der morphologischen Varianten des Akromions nützlich. Bigliani et al. identifizierten drei Typen der Akromionform. Typ I zeigt eine flache Akromionunterfläche, Typ II eine bogige und Typ III eine hakenförmige Unterfläche (Abb. 5-23 u. 5-24). Das Akromion vom Typ III erachtet man als prädisponierend für Risse der Rotatorenmanschette proximal der Insertion der Supraspinatussehne am Tuberculum maius des Humerus. Eine Zusammenfassung der bisherigen Ausführungen finden Sie in den Tabellen 5-1 u. 5-2 sowie in Abbildung 5-25.

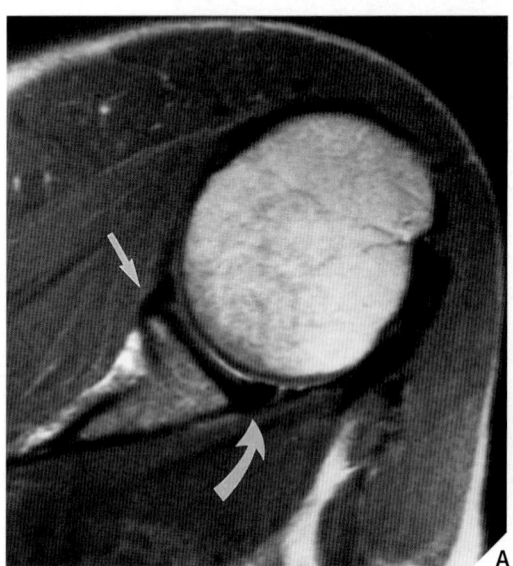 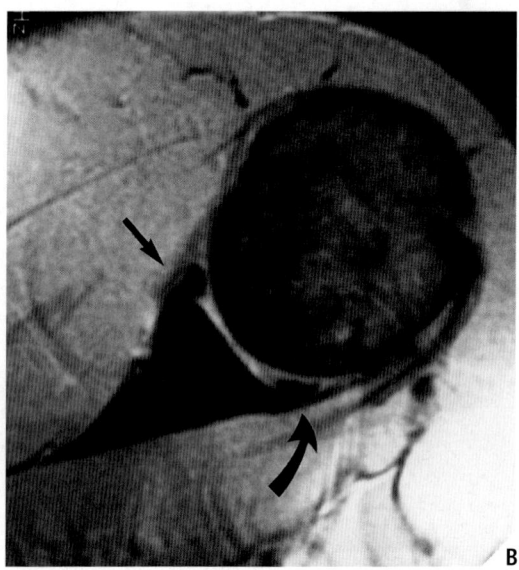

Abb. 5-21. A, B Axiales T1w und axiales T2*w (multiplanar gradient recalled) MRT-Bild zeigen vorderen (*Pfeile*) und hinteren (*gebogene Pfeile*) Labrumanteil als jeweils kleine Dreiecke von geringer Signalintensität

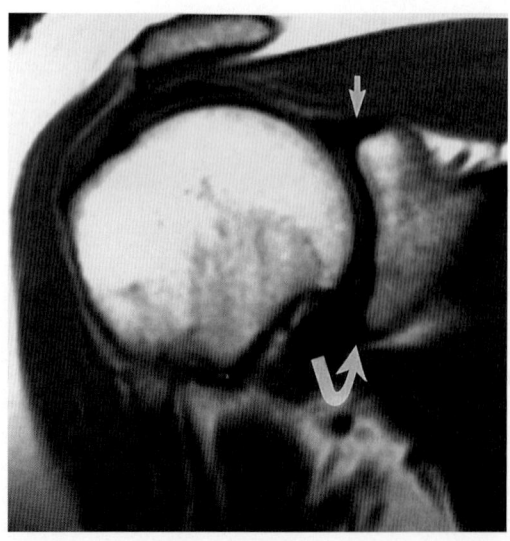

Abb. 5-22. Das schräg koronare T1w MRT-Bild zeigt den oberen (*Pfeil*) und den unteren (*gebogener Pfeil*) Labrumanteil

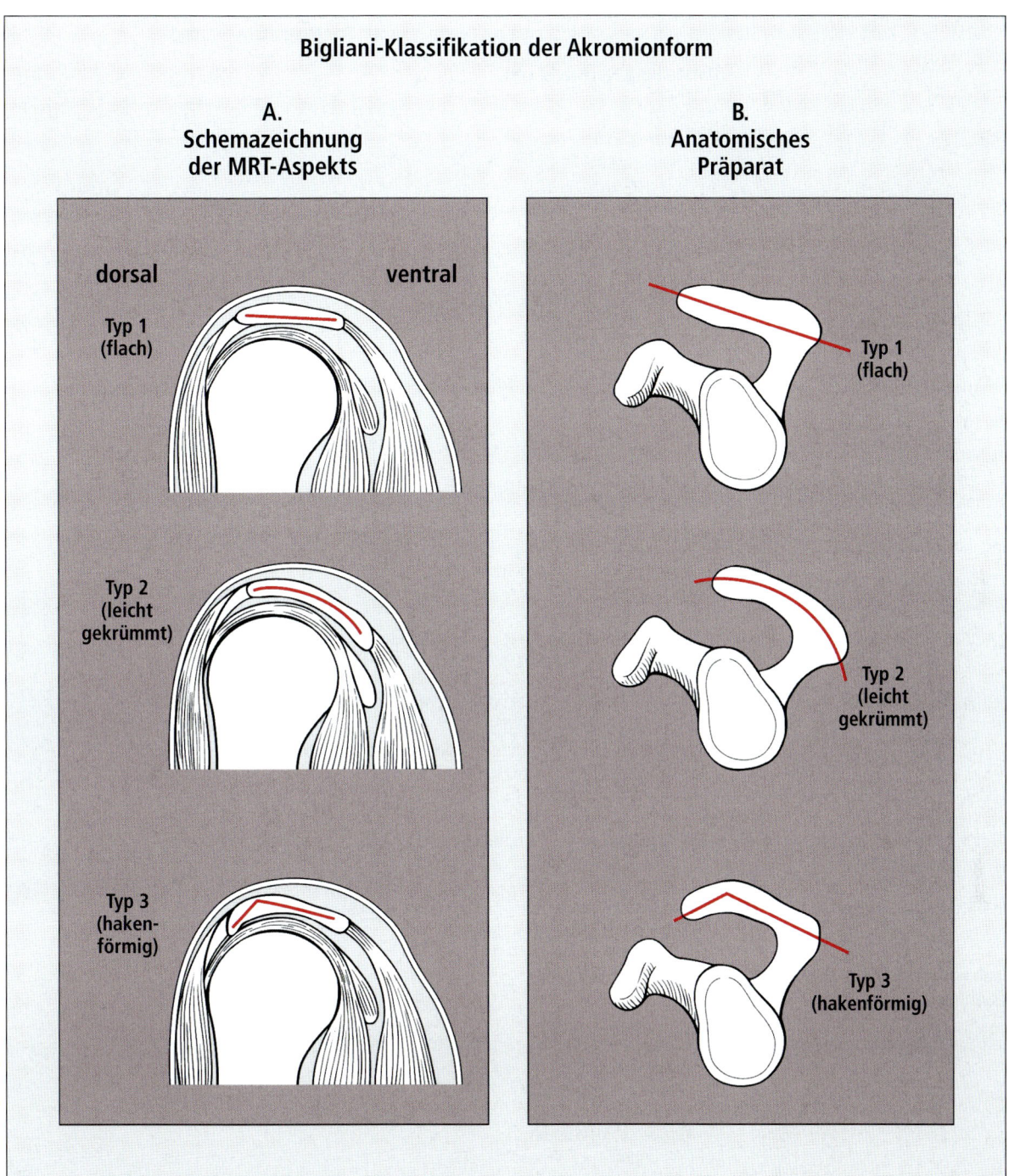

Abb. 5-23. Schemazeichnung der morphologischen Varianten des Akromions. **A** Aussehen in der MRT in schräg sagittaler Schnittführung. **B** Aussehen im anatomischen Präparat

Tab. 5-1. Röntgenologische Standard- und Spezialaufnahmen zur Beurteilung von Schultergürtelverletzungen

Einstellung	Darstellung/Nachweis von

Anterior-posterior
 • Arm in Neutralposition
	• Frakturen von:
	   – Humeruskopf und -hals
	   – Clavicula
	   – Scapula
	 • Vordere Luxation
	 • Bankart-Läsion

– Im Stehen	• Fett-Blut-Spiegel (FBI-Zeichen)
• Arm innenrotiert	• Hill-Sachs-Läsion
• Arm außenrotiert	• Kompressionsfraktur des Humeruskopfs (muldenförmige Läsion) nach hinterer Luxation (Malgaigne-Läsion)
• Grashey-Aufnahme (Schulter 40° nach dorsal genommen)	• Schultergelenkspalt • Pfanne im Profil • Hintere Luxation
• Röhrenkippung um 15° nach kranial	• Akromioklavikulargelenk • Sprengung des Akromioklavikulargelenks • Schlüsselbeinbruch
– Gehaltene Aufnahme	• Stumme Subluxation des Akromioklavikulargelenks • Akromioklavikulargelenksprengung
Axiale (transaxilläre) Aufnahme	• Beziehung von Humeruskopf und Gelenkpfanne • Vordere und hintere Luxation • Kompressionsfrakturen durch vordere und hintere Luxation • Frakturen des proximalen Humerus • Frakturen der Scapula
West-Point-Aufnahme	• Die gleichen Strukturen und Verletzungen wie bei der axialen Aufnahme • Vorderer unterer Pfannenrand
Transthorakale (laterale) Aufnahme	• Beziehung zwischen Humeruskopf und Gelenkpfanne • Frakturen des proximalen Humerus
Tangentialaufnahme des Humeruskopfes nach Hill-Sachs-Chuinard	• Sulcus intertubercularis

Transskapuläre oder Y-Aufnahme der Scapula	• Beziehung zwischen Humeruskopf und Gelenkpfanne
	 • Frakturen von:
	   – Proximalem Humerus
	   – Skapulahals und -ala
	   – Processus coracoideus
	   – Akromion

Tab. 5-2. Weiterführende Bildgebung bei der Abklärung von Schultergürtelverletzungen

Technik	Darstellung/Nachweis von

Tomographie	• Fragmentstellung und Ausdehnung der Bruchlinie bei komplexen Frakturen
	• Heilungsprozeß
	  – Pseudarthrose
	  – Sekundärinfektion

Computertomographie	• Lagebeziehung von Humeruskopf und Gelenkpfanne • Multiple Fragmente bei komplexen Frakturen (besonders der Scapula) • Intraartikuläre Fragmentstellung von Knochenfragmenten bei Frakturen
Magnetresonanztomograpie	• Impingement-Syndrom • Partielle und komplette Rotatorenmanschettenruptur • Bizepssehnenruptur • Labrumrisse der Schulterpfanne • Glenohumerale Instabilität • Traumatischer Gelenkerguß
Sonographie	• Rotatorenmanschettenruptur
Arthrographie – Einfach- oder Doppelkontrast	• Komplette Rotatorenmanschettenruptur • Partielle Rotatorenmanschettenruptur • Anomalien von Gelenkknorpel und Gelenkkapsel* • Anomalien der Synovialmembran* • Adhäsive Kapsulitis (frozen shoulder) • Osteochondrale freie Gelenkkörper* • Anomalien der Bizepssehne (Caput longum) • Intraartikulärer Anteil der Bizepssehne* • Untere Oberfläche der Rotatorenmanschette**

– CT-Doppelkontrast	• Alle oben genannten und zusätzlich:
	  – Anomalien des knorpeligen Labrums
	  – Osteochondrale Gelenkkörper
	  – Subtile Anomalien der Synovialmembran

* Diese weist die Doppelkontrastarthrographie am besten nach.
** Diese Merkmale sind bei Aufnahmen im Stehen am besten sichtbar.

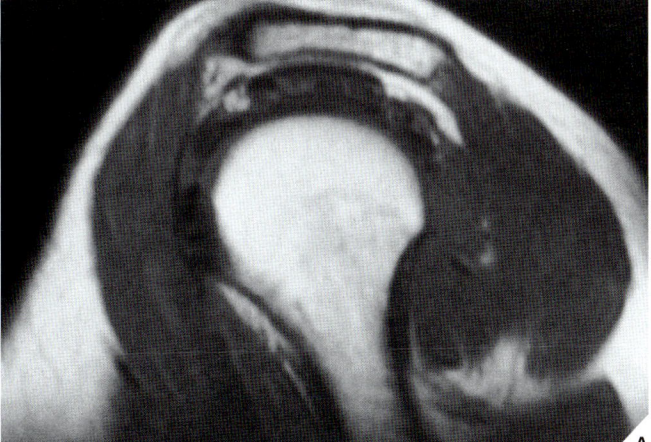
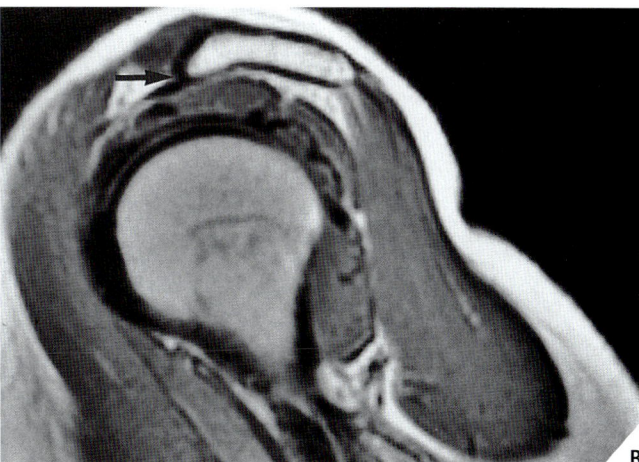

Abb. 5-24. Formvarianten des Akromions. **A** In diesem schräg sagittalen Schnitt zeigt ein Akromion vom Typ II eine leicht konkave Unterfläche. **B** Ein Akromion vom Typ III bietet eine hakenförmige Unterfläche (*Pfeil*)

TEIL II - Trauma

Spektrum der radiologischen bildgebenden Verfahren zur Beurteilung von Verletzungen des Schultergürtels*

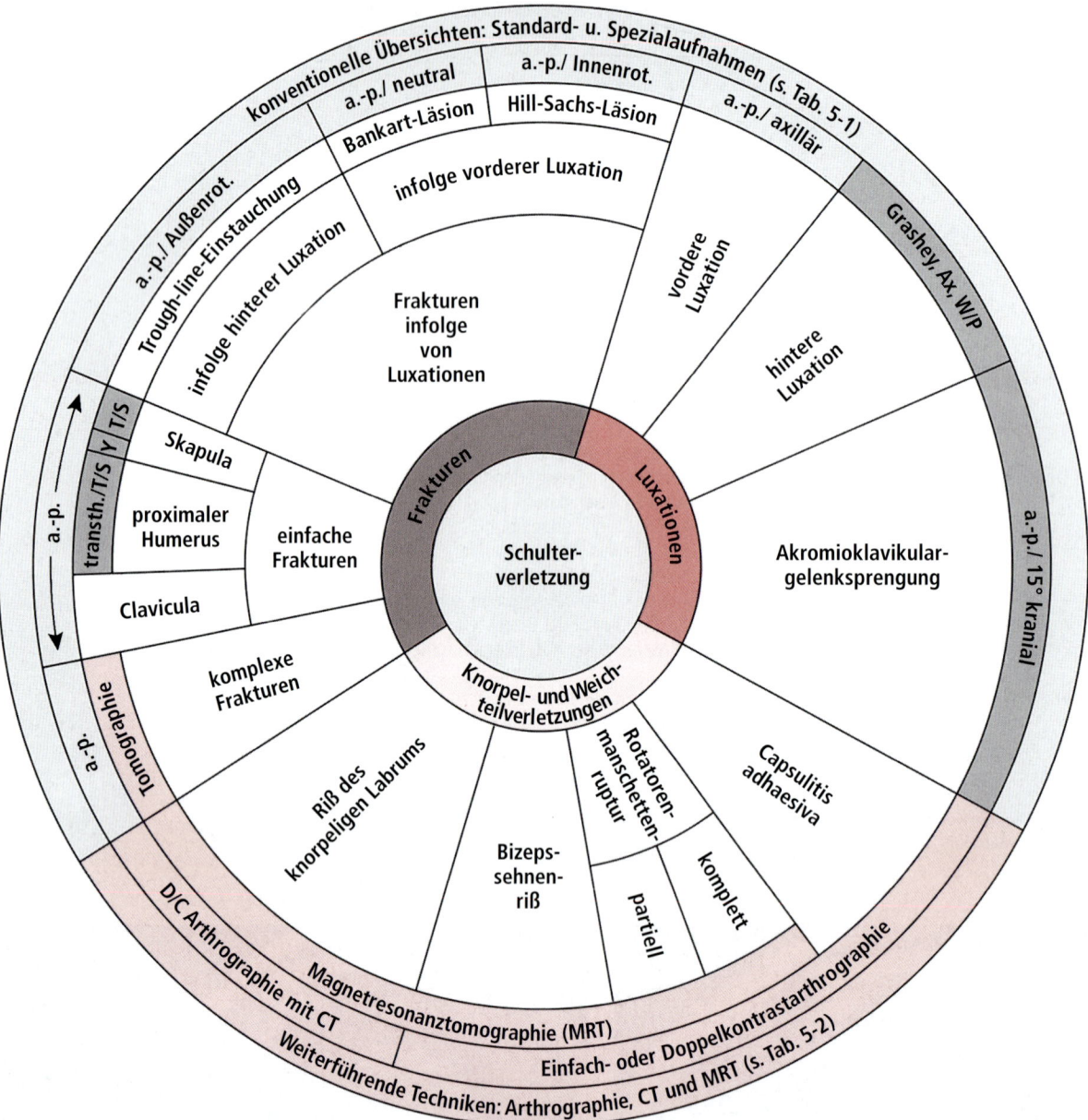

* Im Schema sind nur die Röntgenprojektionen und bildgebenden Verfahren angegeben, die die jeweiligen Verletzungen am wirkungsvollsten darstellen.

Abb. 5-25. Spektrum der radiologischen bildgebenden Techniken zur Abklärung der jeweiligen Schultergürtelverletzungen

Verletzungen des Schultergürtels

Frakturen im Schulterbereich

Proximale Humerusfrakturen

Frakturen des oberen Humerus mit Beteiligung von Kopf, Hals und proximalem Schaft entstehen durch direkte Gewalteinwirkung gegen den Oberarm oder – wie öfter bei älteren Patienten – durch einen Sturz auf den ausgestreckten Arm. Am häufigsten sind dabei nicht dislozierte Brüche, die etwa 85% dieser proximalen Humerusfrakturen stellen.

Meist reicht die a.-p. Aufnahme bereits aus, um den Bruch nachzuweisen, doch können die seitliche transthorakale oder die transskapuläre (oder Y-)Aufnahme erforderlich werden, um den Bruch besser zu beurteilen, besonders um das Ausmaß von Verschiebung und Abknickung der Fragmente zu bestimmen (Abb. 5-26). Bei Trümmerbrüchen muß man mitunter auch zur Tomographie greifen, um das Ausmaß der Fehlstellung der einzelnen Fragmente zu erfassen. Die a.-p. Aufnahme im Stehen (oder Sitzen) kann innerhalb der Gelenkkapsel einen Fett-Blut-Spiegel nachweisen (sog. FBI-Zeichen oder Lipohämarthros; vgl. Abb. 4-31A), was für eine intraartikuläre Ausdehnung der Fraktur spricht.

Die traditionellen Verletzungseinteilungen beim proximalen Humerustrauma nach der Höhe der Fraktur oder dem Verletzungsmechanismus waren nicht geeignet, die verschiedenen Typen von Frakturen mit Fehlstellung auch zu identifizieren. Die 1970 von Neer beschriebene 4-Segment-Klassifikation war sehr komplex und schwierig nachvollziehbar. Später modifizierte er dann diese Einteilung und vereinfachte die Unterteilung in die verschiedenen Gruppen. Die Einteilung eines Fehlstellungsmusters hängt von 2 Hauptfaktoren ab: der Zahl der fehlgestellten Segmente und dem dislozierten Schlüsselsegment. Proximale Humerusfrakturen erfassen nur eines oder alle 4 Hauptsegmente: das Gelenksegment (in Höhe des Collum anatomicum), Tuberculum maius, Tuberculum minus und den Humerusschaft (in Höhe des Collum chirurgicum). Zur Ein-Segment-Fraktur kommt es, wenn zwischen den Segmenten keine oder eine nur minimale Fehlstellung vorliegt. Bei den 2-Segment-Frakturen ist nur ein Segment fehlgestellt; bei den 3-Segment-Brüchen sind 2 Segmente in Fehlstellung, wobei ein Tuberculum die Kontinuität zum Humeruskopf bewahrt. Bei den 4-Segment-Frakturen sind 3 Segmente, darunter beide Tubercula, disloziert. Die 2-, 3- und 4-Segment-Frakturen können auch mit einer vorderen oder auch hinteren Luxation einhergehen. Die Beteiligung der Gelenkfläche selbst wird gesondert in 2 Gruppen unterteilt: vordere Luxationsfraktur, von Neer „head splitting" genannt, und hintere Luxationsfraktur, „Impression" genannt (Abb. 5-27).

Die *Ein-Segment-Fraktur* kann ein jedes Einzelsegment oder alle anatomischen Segmente des proximalen Humerus zusammen erfassen. Die Verschiebung fehlt oder ist sehr gering (< 1 cm), desgleichen die Abknickung (< 45°); die Fragmente werden durch die Rotatorenmanschette, die Gelenkkapsel und ein intaktes Periost zusammengehalten.

Bei einer *2-Segment-Fraktur* ist nur ein Teil in Fehlstellung gegenüber den 3 verbleibenden nichtdislozierten Segmenten. Es kann sich dabei um Collum anatomicum, Collum chirurgicum oder um Tuberculum maius bzw. minus handeln. Zwei-Segment-Frakturen mit Beteiligung

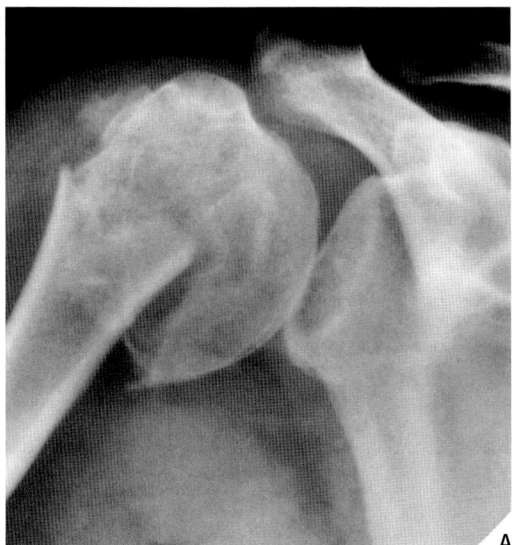 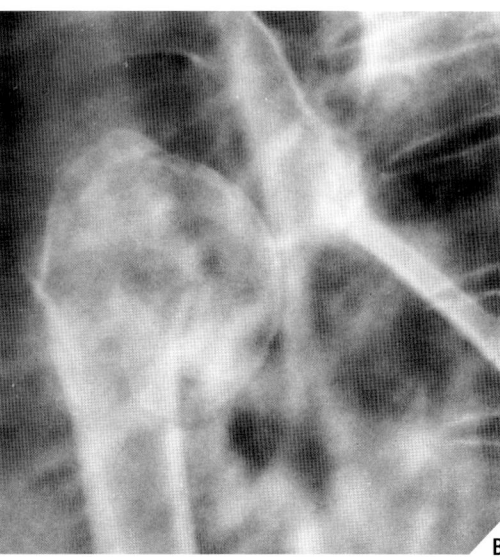

Abb. 5-26. Dieser 60jährige Mann stürzte auf der Treppe und verletzte sich dabei den rechten Arm. **A** Die a.-p. Aufnahme der Schulter zeigt einen Trümmerbruch durch das Collum chirurgicum des Humerus; auch ist das Tuberculum maius gebrochen, aber nicht wesentlich fehlgestellt. **B** Zur besseren Beurteilung der Fehlstellung der einzelnen Fragmente wurde eine transthorakale Aufnahme angefertigt, die eine leichte Dorsalabkippung des Humeruskopfes mit zusätzlicher Subluxation nach unten zeigt – ein Befund, den die a.-p. Aufnahme nicht gut darstellt.

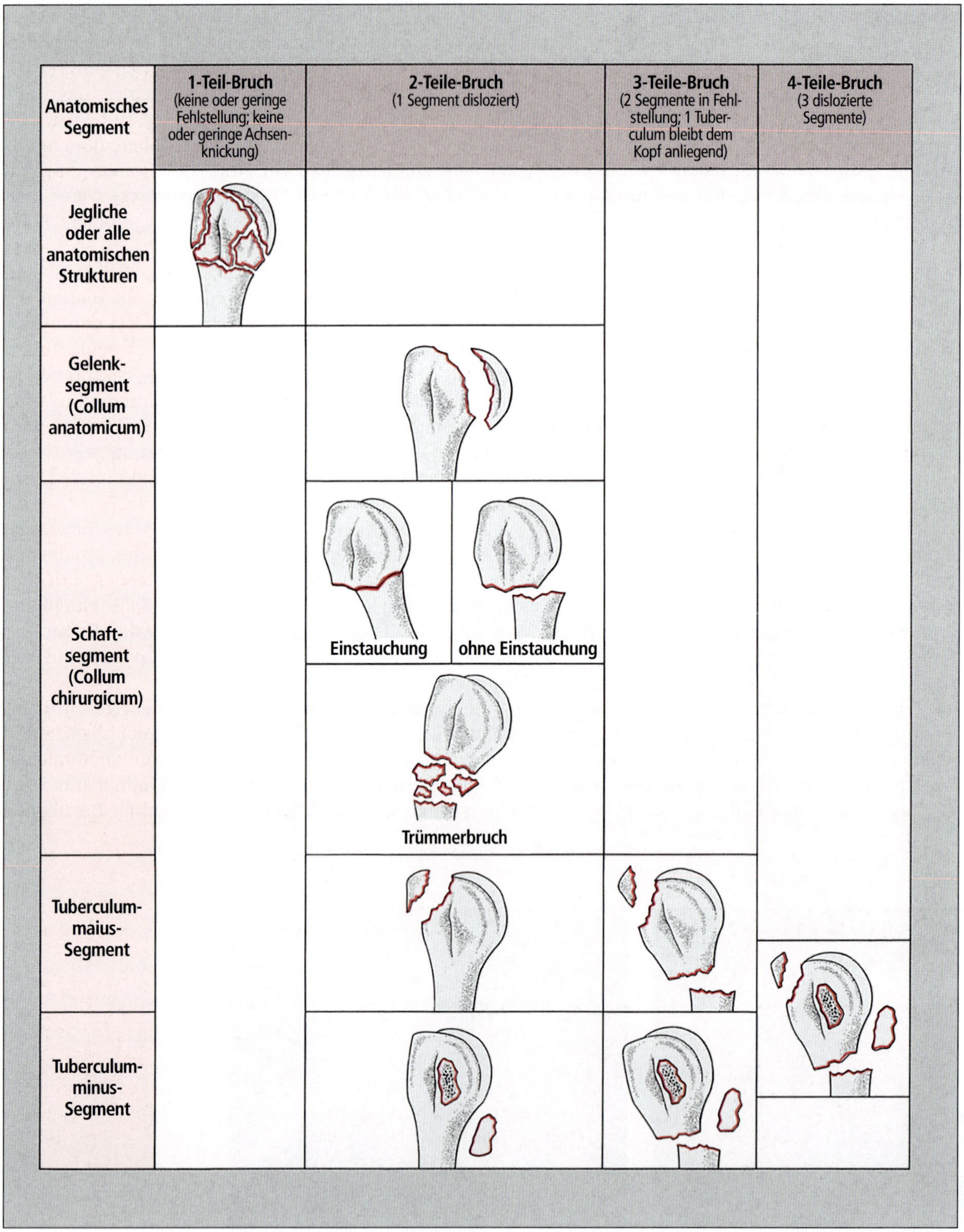

TEIL II - Trauma

Anatomisches Segment	1-Teil-Bruch (keine oder geringe Fehlstellung; keine oder geringe Achsenknickung)	2-Teile-Bruch (1 Segment disloziert)	3-Teile-Bruch (2 Segmente in Fehlstellung; 1 Tuberculum bleibt dem Kopf anliegend)	4-Teile-Bruch (3 dislozierte Segmente)
Jegliche oder alle anatomischen Strukturen				
Gelenksegment (Collum anatomicum)				
Schaftsegment (Collum chirurgicum)		Einstauchung / ohne Einstauchung / Trümmerbruch		
Tuberculum-maius-Segment				
Tuberculum-minus-Segment				

Abb. 5-27. Proximale Humerusfrakturen und deren Einteilung nach Vorliegen oder Fehlen einer Fehlstellung der 4 Hauptfragmente, welche aus der Fraktur resultieren können. (Wiedergabe mit freundlicher Erlaubnis aus Neer CS II, 1975)

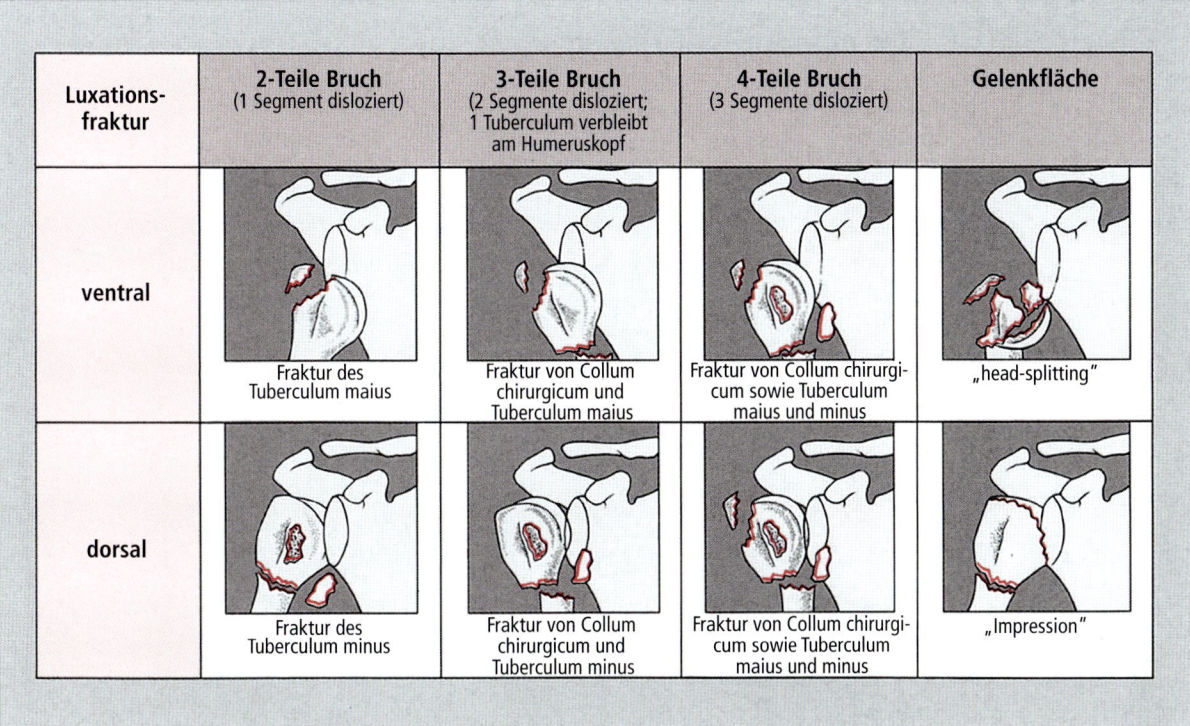

Abb. 5-27 Fortsetzung

von Collum anatomicum sowie Fehlstellung des Gelenkendes können mit einer Rotatorenmanschettenruptur einhergehen, wonach sich später Komplikationen wie Pseudarthrose oder aseptische Osteonekrose entwickeln können. Bei den 2-Segment-Frakturen mit Beteiligung des Collum chirurgicum und einer Verschiebung oder Achsfehlstellung des Schafts kann man 3 Typen antreffen: den eingestauchten, den nicht eingestauchten und den Trümmerbruch. Diese Frakturen können entweder mit einer Dislokation nach vorne oder nach hinten einhergehen. Bei einer vorderen Luxation ist unweigerlich auch das Tuberculum maius, bei einer hinteren das Tuberculum minus betroffen.

Drei-Segment-Brüche können sowohl Tuberculum maius als auch Tuberculum minus erfassen und mit einer vorderen bzw. hinteren Schulterluxation vergesellschaftet sein. Hierbei sind 2 Segmente gegenüber den anderen Segmenten in Fehlstellung.

Vier-Segment-Frakturen erfassen beide Tubercula und zusätzlich den chirurgischen Hals, wobei 4 Hauptsegmente fehlgestellt sind. Auch sie können mit einer vorderen oder hinteren Schulterluxation einhergehen. In aller Regel ist eine solche Fraktur mit einer gestörten Blutversorgung des Humeruskopfs kombiniert, so daß die Osteonekrose eine häufige Komplikation ist.

Schlüsselbeinbrüche

Diese häufige Fraktur – bei Neugeborenen als Geburtsverletzung, in der Jugend durch ein direktes Trauma oder durch einen Sturz oder im Erwachsenenalter infolge eines Verkehrsunfalls – kann man je nach beteiligter Region in 3 Typen unterteilen (Abb. 5-28). Häufigster Verletzungsort ist das mittlere Drittel mit etwa 80% aller Klavikulafrakturen. Brüche des lateralen Drittels (15%) und des medialen Drittels (5%) sind dagegen seltener. Liegt eine Fehlstellung vor, dann ist das mediale Fragment meist angehoben und das laterale Fragment nach medial und kaudal verschoben. Die Frakturen des lateralen Schlüsselbeinendes wurden von Neer in 3 Typen unterteilt (Abb. 5-28B). Typ I ist eine Fraktur ohne wesentliche Fehlstellung und mit intakten Bändern (Abb. 5-29). Frakturen vom Typ II sind fehlgestellt und verlaufen zwischen den Bändern (das Lig. coracoclaviculare ist vom medialen Segment abgerissen, das Lig. trapezoideum verbleibt am lateralen Segment). Die Fraktur vom Typ III erfaßt bei intakten Bändern die Gelenkfläche. Die a.-p. Schulteraufnahme erlaubt meist die hinreichende Beurteilung eines jeden Bruchtyps der Clavicula (Abb. 5-30), doch kann auch die gleiche Projektion mit einer Röhrenkippung von 15° nach kranial von Nutzen sein, insbesondere bei Frakturen des mittleren Schaftdrittels. Manchmal kann auch die dreifach spiralige Tomographie (Abb. 5-31) oder die CT (Abb. 5-32 u. 5-33)

TEIL II - Trauma

Typen des Schlüsselbeinbruches

A. Klassifikation nach dem anatomischen Segment

B. Neer-Klassifikation der Frakturen des lateralen Schlüsselbeinendes

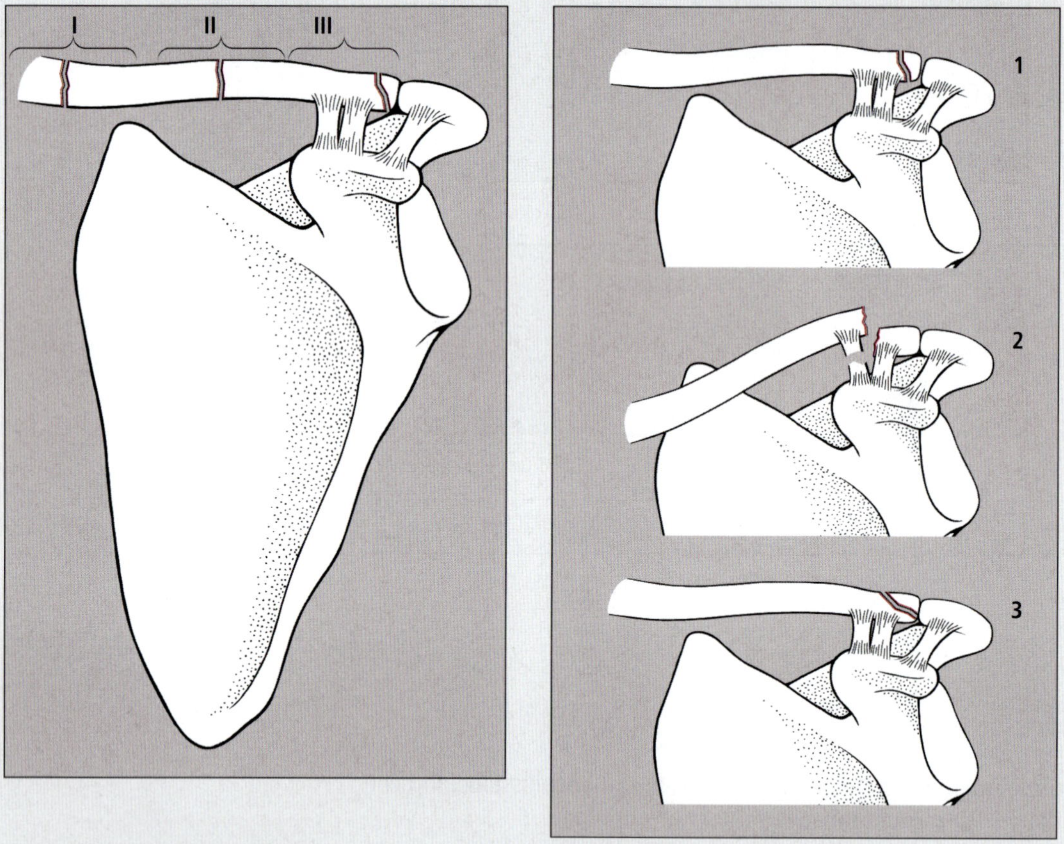

I. Proximales Drittel

II. Mittleres Drittel

III. Distales Drittel

1. Nicht dislozierte Fraktur, intakte Bänder

2. Dislozierte interligamentäre Fraktur; Lig. conoideum gerissen, Lig. trapezoideum bleibt fest am distalen Segment

3. Fraktur reicht bis in die Gelenkfläche, Bänder intakt

Abb. 5-28. Klassifikation der Schlüsselbeinbrüche

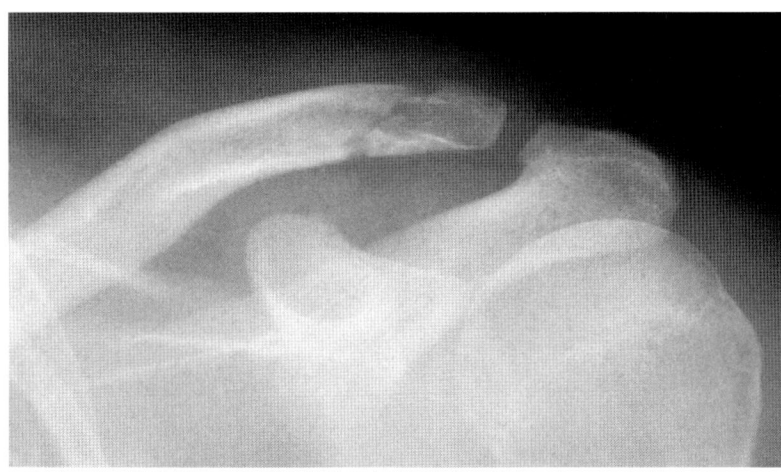

Abb. 5-29. Fraktur des lateralen Schlüsselbeindrittels vom Typ I ohne jegliche Fehlstellung des lateralen Fragments.

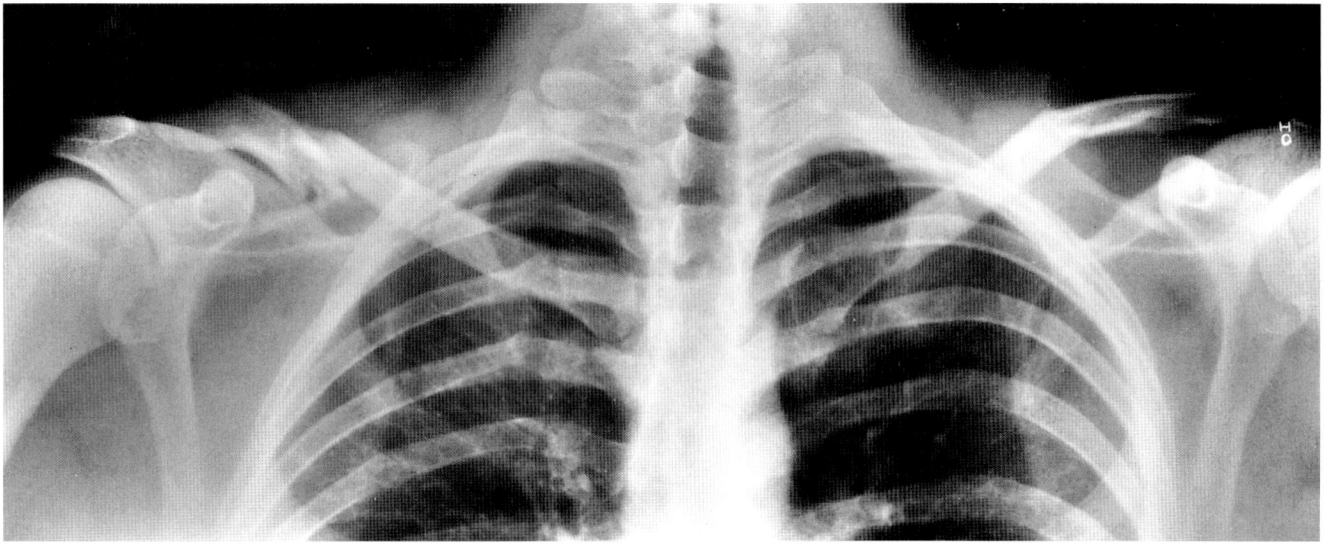

Abb. 5-30. Dieser 22jährige Mann erlitt bei einem Motorradunfall ein Polytrauma. Die a.-p. Aufnahme beider Schultern (sog. Panoramaaufnahme) zeigt einen Mehrstückbruch des äußeren rechten Schlüsselbeindrittels und einen einfachen Bruch des linken mittleren Schaftdrittels

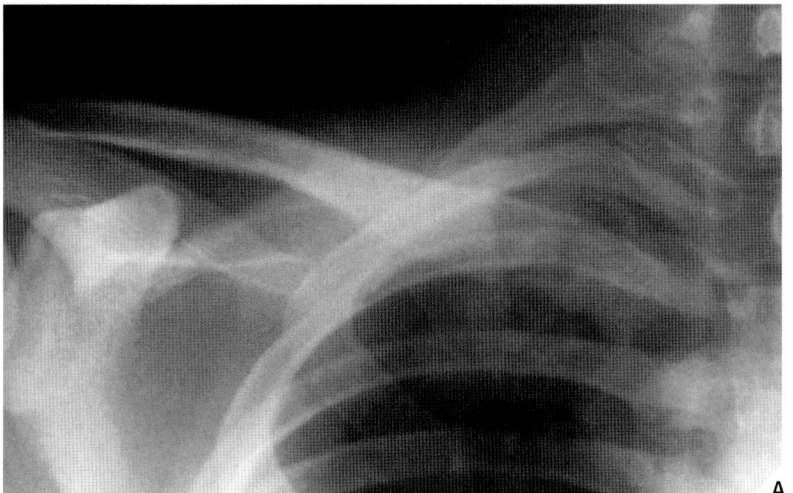
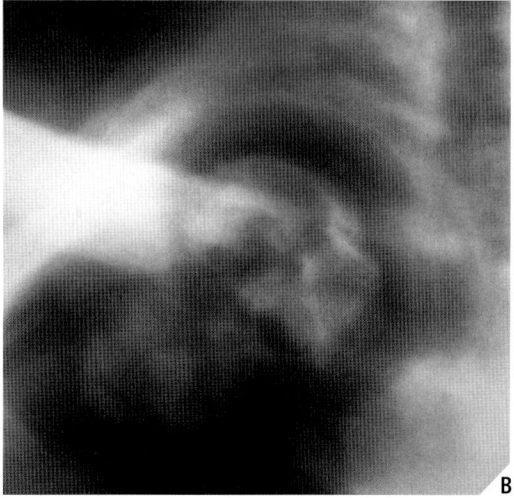

Abb. 5-31. Die 32 Jahre alte Frau erlitt einen Verkehrsunfall und stellte sich mit umschriebenem Schmerz seit 3 Wochen am medialen Schlüsselbeinende vor. **A** Das a.-p. Röntgenbild zeigt eine nur fragliche, schlecht erkennbare Läsion am medialen Claviculaende. **B** Das dreifach spiralige Tomogramm zeigt aber dann deutlich eine verheilende Fraktur des medialen Schlüsselbeinendes

TEIL II - Trauma

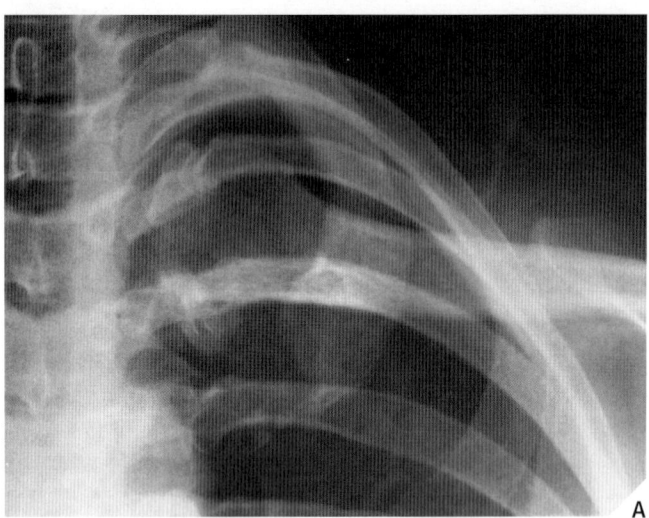
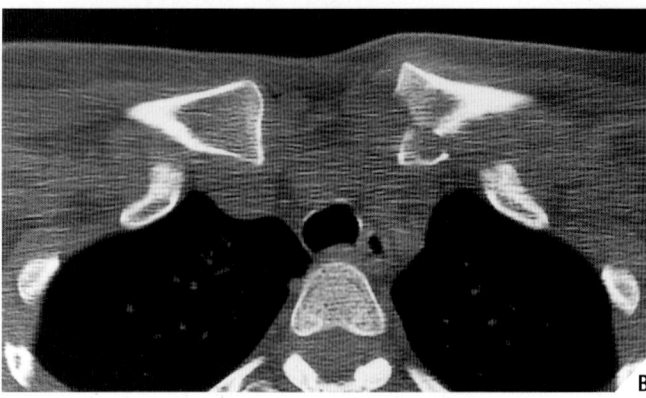

Abb. 5-32. Ein 21 Jahre alter Mann wurde überfallen und erlitt einen direkten Schlag gegen die linke Clavicula an deren medialen Ende. **A** Das a.-p. Röntgenbild spricht zwar für eine Fraktur des medialen Claviculaendes, zeigt aber die Bruchlinie selbst nicht gut. **B** Erst ein CT-Schnitt stellt die Fraktur des medialen Schlüsselbeinendes und die begleitende Weichteilschwellung dar

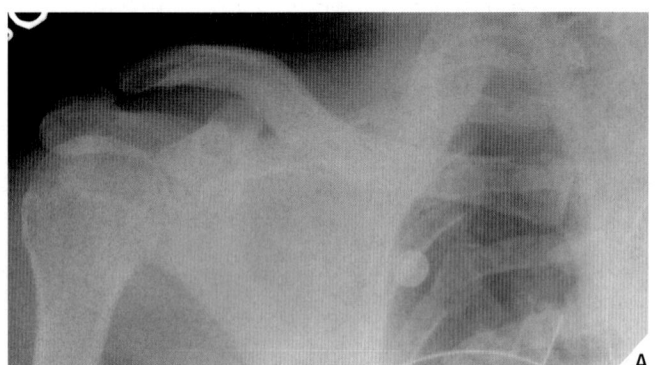
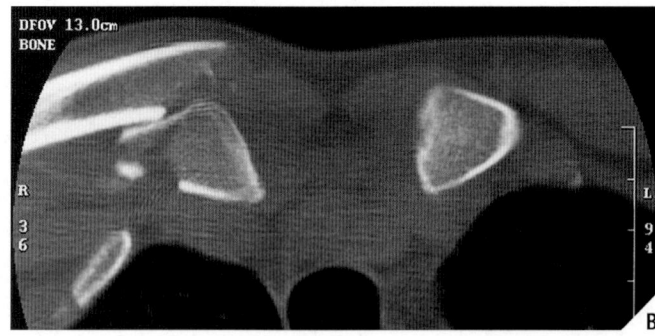
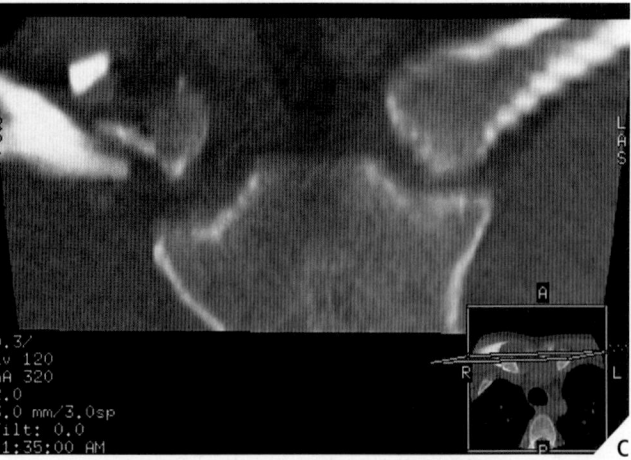

Abb. 5-33. Die 34 Jahre alte Frau wurde bei einem Verkehrsunfall schwer verletzt. **A** Das a.-p. Röntgenbild der rechten Schulter und der oberen Thoraxregion zeigt etliche Rippenbrüche. Der mediale Schlüsselbeinanteil ist nicht gut einsehbar. **B, C** Axiales CT-Bild und koronare Rekonstruktion zeigen einen Trümmerbruch des rechten sternalen Schlüsselbeinendes mit ventral verschobenem lateralem Fragment und Fragmentüberlappung

Obere Gliedmaße I: Schultergürtel und Ellenbogen 5

Typen der Schulterblattbrüche

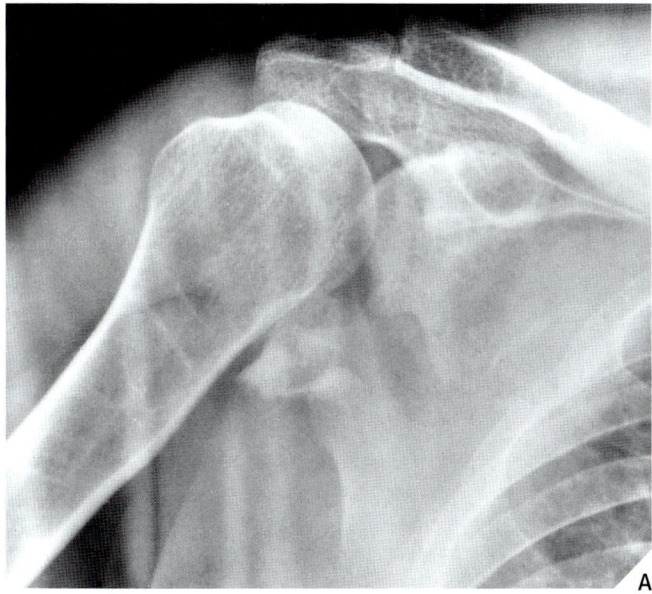

1. Corpus
2. Glenoidrand (artikulär)
3. Collum anatomicum
4. Collum chirurgicum
5. Processus coracoideus
6. Akromion
7. Spina scapulae

Abb. 5-34. Klassifikation der Schulterblattbrüche nach der anatomischen Lokalisation

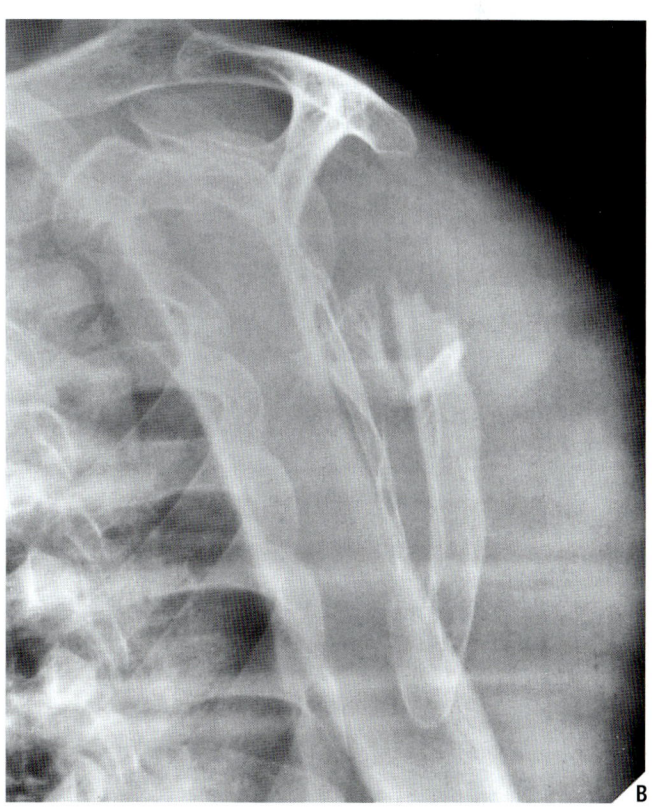

Abb. 5-35. Dieser 52 Jahre alte Mann wurde bei einem Motorradunfall verletzt. **A** In der a.-p. Aufnahme der rechten Schulter erkennt man eine Mehrfachfraktur der Scapula, doch läßt sich die Fehlstellung der Fragmente nicht beurteilen. **B** Die transskapuläre oder Y-Aufnahme zeigt dagegen die Lateralverschiebung des Schulterblattkörpers

TEIL II - Trauma

weiterhelfen, wenn die Diagnose zweifelhaft ist oder sich in konventionellen Röntgenaufnahmen der Bruch nicht eindeutig aufzeigen läßt.

Skapulafrakturen

Diese rühren ausnahmslos von einem direkten Trauma her, häufig bei einem Verkehrsunfall oder durch einen Sturz aus großer Höhe. Die Schulterblattbrüche werden nach ihrer anatomischen Lage klassifiziert (Abb. 5-34). Gelegentlich läßt sich ein Schulterblattbruch bereits in der a.-p. Schulteraufnahme beurteilen. Häufiger kann die transskapuläre (oder Y-)Aufnahme erforderlich werden, besonders bei Trümmerfrakturen, weil diese Einstellung die Fragmentfehlstellung besser zeigt (Abb. 5-35). Auch kann die CT eine Fehlstellung der diversen Fragmente sehr gut aufzeigen (Abb. 5-36). Komplikationen wie die Verletzung der A. axillaris oder des Plexus brachialis sind eher selten.

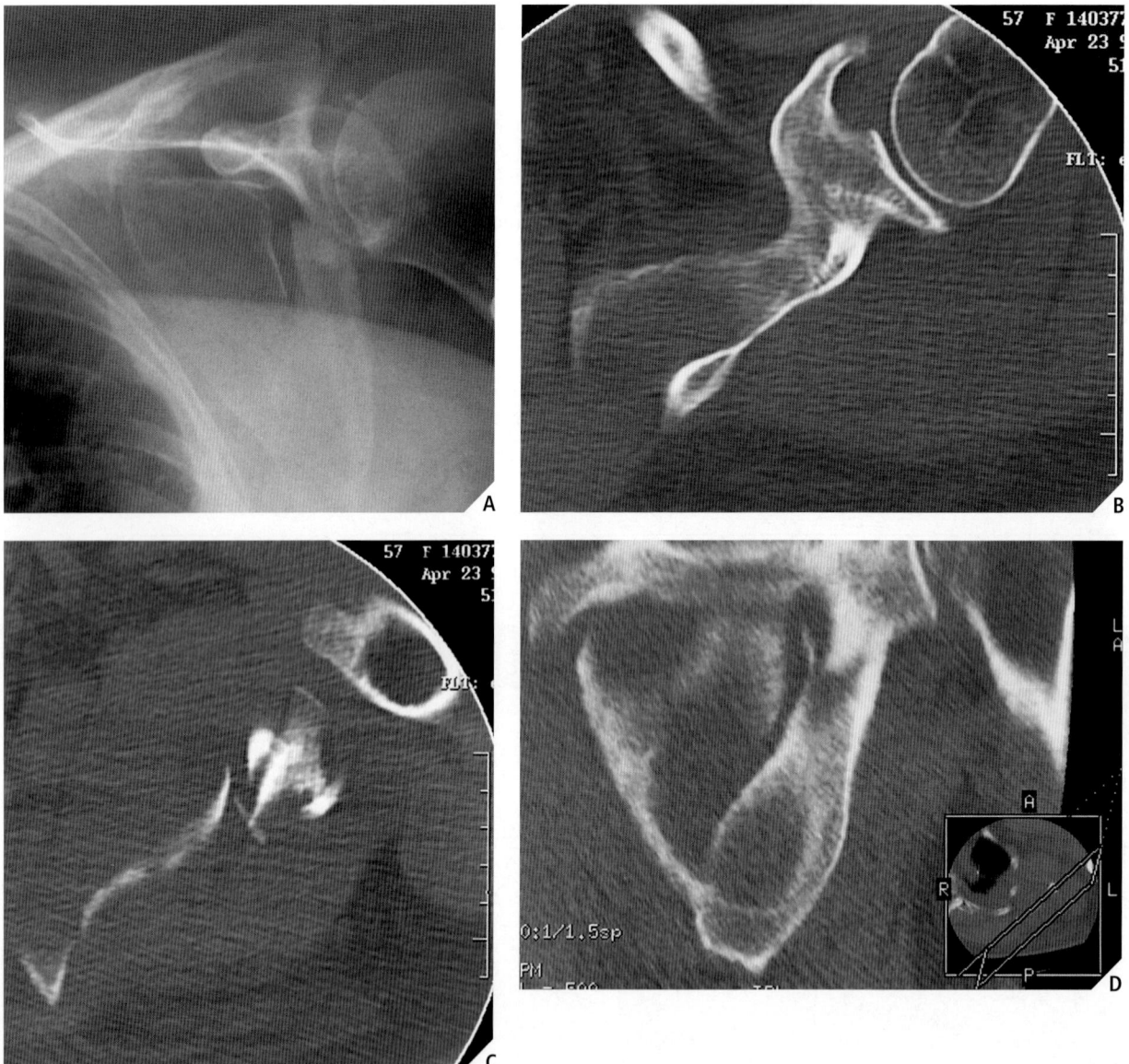

Abb. 5-36. Die 57 Jahre alte Frau erlitt bei einem Motorradunfall eine Verletzung der linken Schulter. **A** Das a.-p. Röntgenbild zeigt einen Trümmerbruch der linken Scapula; das Schultergelenk ist in dieser Aufnahme nicht gut beurteilbar. Erst ein axiales CT-Bild in Höhe des Schultergelenks (**B**) und in Höhe des Schulterblattkorpus (**C**) sowie eine koronare Rekonstruktion (**D**) zeigen Form und Anordnung der fehlgestellten Fragmente wie auch die Intaktheit des Schultergelenks dann viel besser

Obere Gliedmaße I: Schultergürtel und Ellenbogen 5

Schulterluxationen

Vordere Luxation

Das Herausspringen des Humeruskopfs aus der Pfanne nach vorn resultiert meist aus einer direkten Krafteinwirkung auf den Oberarm, wobei es sich um eine Kombination von Abduktion, Streckung und Außenrotation handelt; dieser Typ macht etwa 97% aller Luxationen aus. Die Diagnose kann man in der a.-p. Schulteraufnahme leicht stellen (Abb. 5-37), doch ist hier auch die Y-Aufnahme aussagestark (Abb. 5-38).

Zum Zeitpunkt der Luxation schlägt der Kopf gegen den Pfannenunterrand, was zur Kompressionsfraktur von

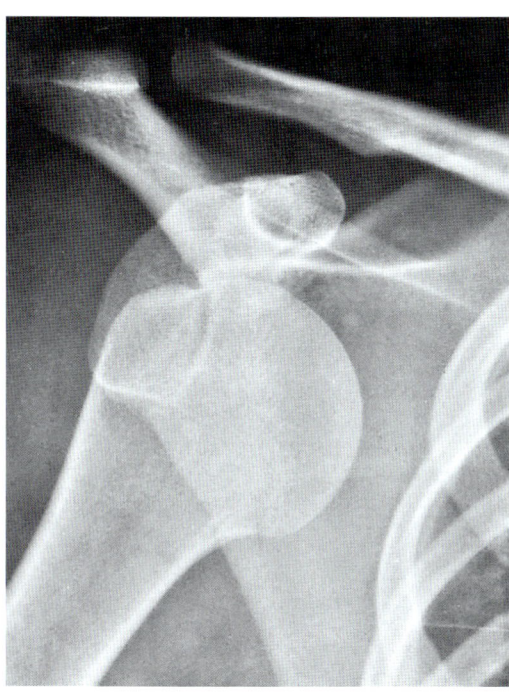
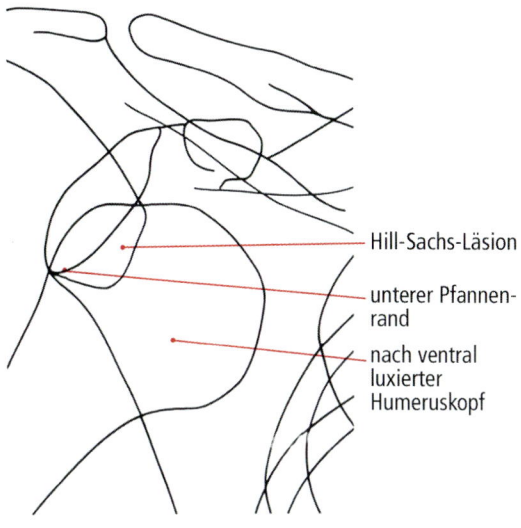

Abb. 5-37. Die a.-p. Aufnahme der Schulter zeigt das typische Bild einer vorderen Luxation. Der Humeruskopf liegt unter dem Glenoidunterrand

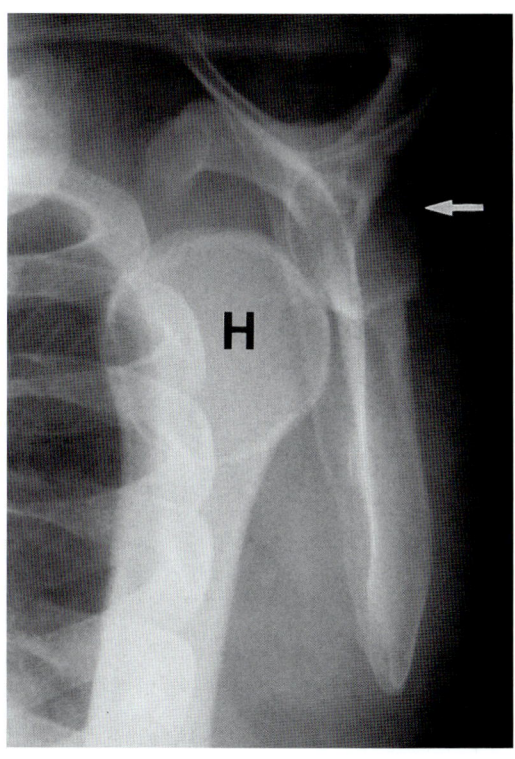

Abb. 5-38. In dieser transskapulären oder Y-Aufnahme des Schultergürtels ist eine vordere Schulterluxation gut dargestellt. Der *Pfeil* zeigt auf die leere Schulterpfanne. Der Humeruskopf (*H*) ist nach medial und ventral disloziert.

TEIL II - Trauma

einer oder beiden Strukturen führen kann. Am häufigsten sieht man eine solche Fraktur im hinteren lateralen Bereich des Humeruskopfes am Übergang vom Kopf zum Hals; sie ruft einen axthiebartigen Defekt hervor, die sog. *Hill-Sachs-Läsion*, die sich am besten in einer a.-p. Schulteraufnahme bei innenrotiertem Arm nachweisen läßt (Abb. 5-39). Eine Fraktur am Vorderunterrand der Pfannenlippe, die *Bankart-Läsion*, sieht man dagegen seltener. Sie kann nach der Ventralbewegung des Kopfes bei der Luxation auftreten und läßt sich in einer a.-p. Aufnahme mit dem Arm in Neutralstellung leicht nachweisen (Abb. 5-40). Betrifft diese Bankart-Läsion das knorpelige Labrum, das dabei abreißen kann, so kann dies nur entweder in der Computer-Arthrotomographie (vgl. Abb. 5-15) oder der MRT (Abb. 5-41) nachgewiesen werden. Eine jede dieser traumatischen Veränderungen ist praktisch für eine frühere anteriore Schulterluxation diagnostisch beweisend.

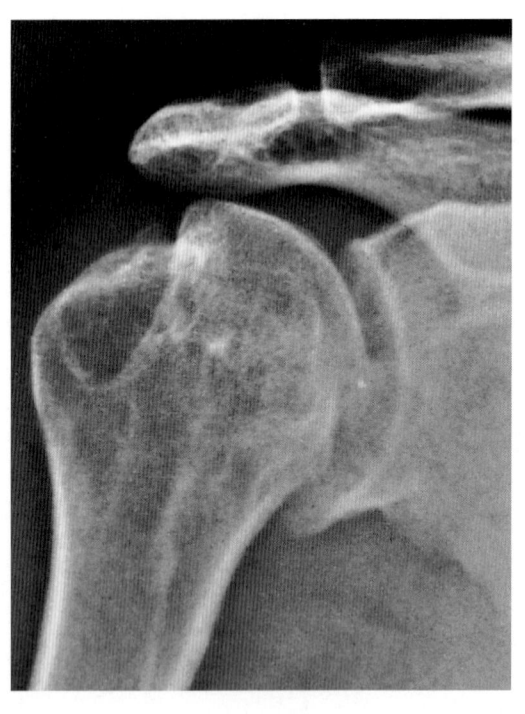

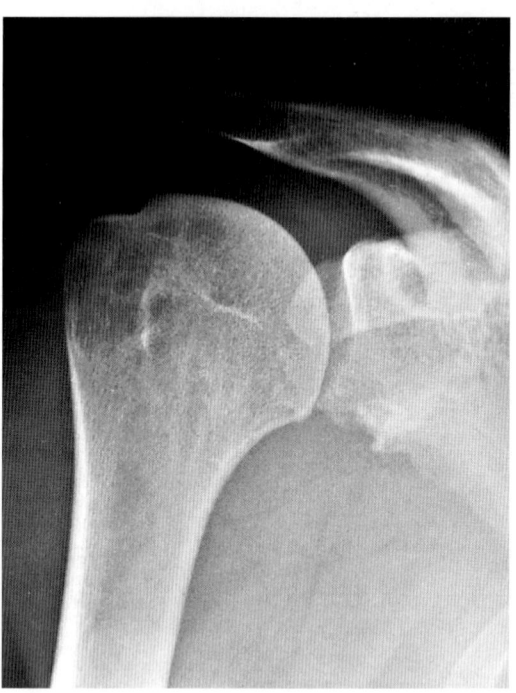

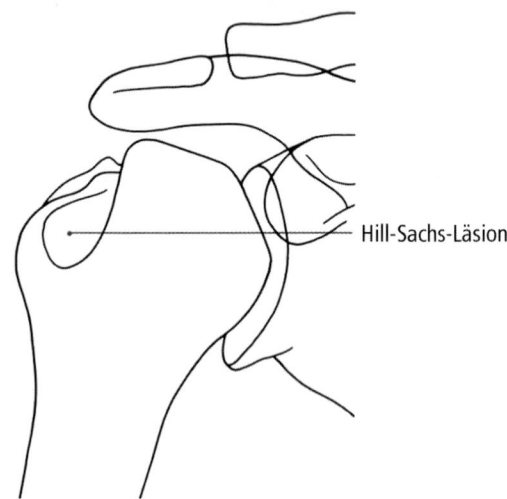

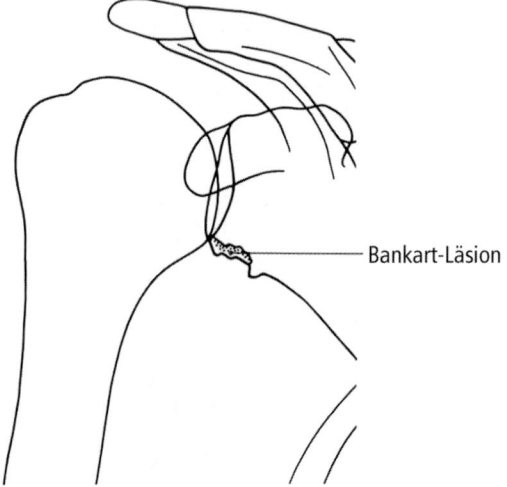

Abb. 5-39. Die a.-p. Aufnahme der Schulter bei innenrotiertem Arm zeigt eine Eindellung, die sog. Hill-Sachs-Läsion, an der Hinteraußenseite des Humeruskopfes

Abb. 5-40. Diese a.-p. Aufnahme der Schulter zeigt eine Impressionsfraktur am vorderen Rand der unteren Pfannenhälfte, eine sog. Bankart-Läsion

Hintere Luxation

Dieser schon deutlich seltenere Typ macht etwa 2–3% aller Schultergelenkluxationen aus; er entsteht entweder durch direkte Gewalt, wie z. B. einen Schlag gegen die Schultervorderfläche, oder durch eine indirekte Kraftübertragung auf den Arm bei der Kombination von Adduktion, Beugung und Innenrotation. Am häufigsten ereignet sich die hintere Luxation durch indirekte Krafteinwirkung bei einem ungewollten Stromunfall oder bei Krampfanfällen. Bei diesem Verrenkungstyp kommt der Humeruskopf hinter der Gelenkpfanne zu liegen und stößt dann gegen den Pfannenhinterrand.

Die korrekte Diagnose ist oft schwierig, da man diese Veränderung in der a.-p. Routineeinstellung leicht übersehen kann, in der dann die Überlappung von Humeruskopf und Gelenkpfanne als normal angesehen wird. Beim Verdacht auf eine hintere Luxation erscheint es zwingend, die Cavitas glenoidalis im Profil darzustellen; dies wird durch eine a.-p. Aufnahme mit Drehung des Patienten um 40° zur verletzten Seite hin ermöglicht (vgl. Abb. 5-5). Normalerweise ist der Gelenkspalt in dieser Aufnahme deutlich einsehbar; seine Verlegung durch die Überlagerung von Humeruskopf und Pfanne beweist dann praktisch die hintere Luxation (Abb. 5-42). Man kann diese Diagnose auch mittels der axillären Aufnahme stellen, doch mag

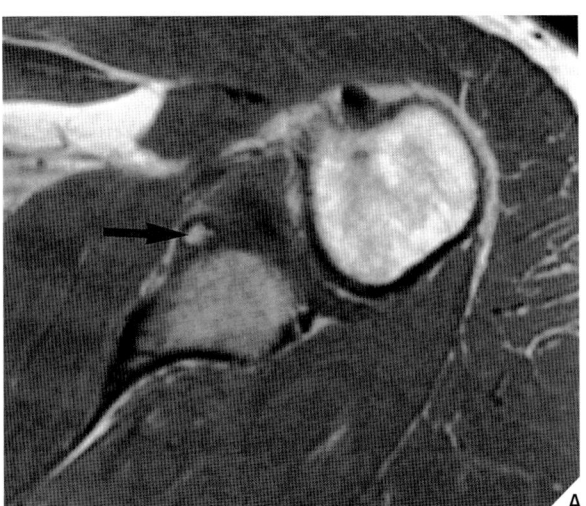 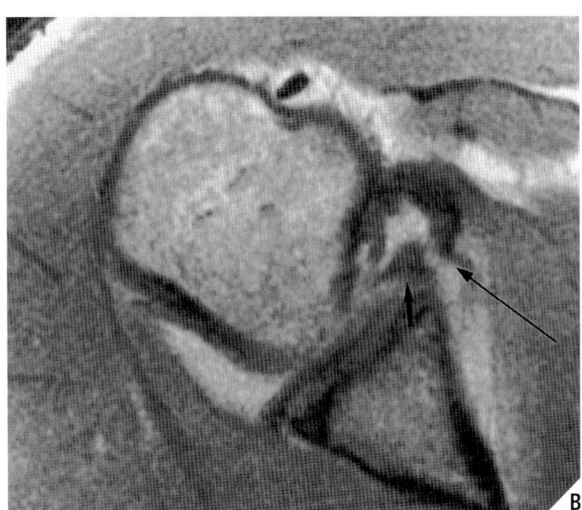

Abb. 5-41. Nachweis einer Bankart-Läsion in der MRT. **A** Ein axiales T1w Bild zeigt eine knöcherne Bankart-Läsion (*Pfeile*) mit einer vorderen Glenoidfraktur. **B** Ein protonendichtegewichtetes axiales Bild zeigt den Abriß des vorderen unteren Labrums (*kurzer Pfeil*) sowie einen Riß des Ligamentum glenohumerale inferius (*langer Pfeil*)

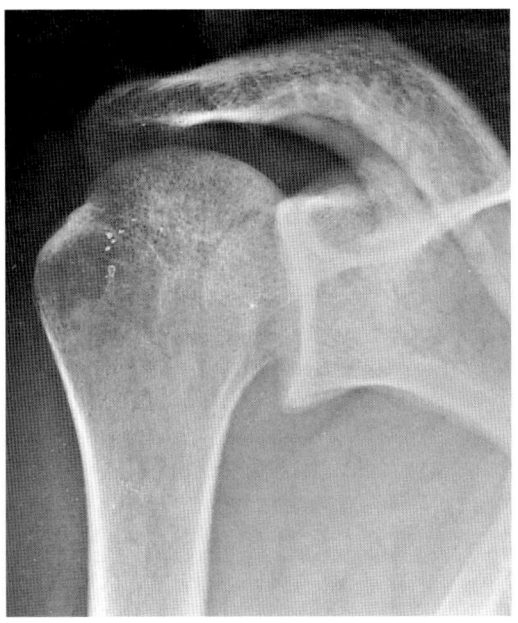

Abb. 5-42. In dieser a.-p. Aufnahme der Schulter, bei der der Patient um 40° zur verletzten Seite gedreht wurde, ist die Überlappung des nach medial verschobenen Humeruskopfes mit der Pfanne bereits für eine hintere Schulterluxation beweisend

TEIL II - Trauma

diese bei eingeschränkter Armabduktion unmöglich auszuführen sein (Abb. 5-43).

Die Impressionsfraktur der Vorderinnenfläche des Humeruskopfes, die Trog- und Rinnenlinieneinstauchung (*trough sign*) (oder auch Malgaigne-Läsion; Anm. des Übersetzers), kommt häufig bei der hinteren Luxation dadurch zustande, daß der Humeruskopf gegen die hintere Pfannenlippe anschlägt. Eine a.-p. Schulteraufnahme bei außenrotiertem Arm weist diesen Bruchtyp denn auch leicht nach (Abb. 5-44); ferner erkennt man ihn in der axillären Projektion (vgl. Abb. 5-43).

Komplikationen. Vordere und hintere Schulterluxation können zu Komplikationen wie wiederholten Luxationen, posttraumatischer Omarthrose und Verletzungen von N. und A. axillaris führen.

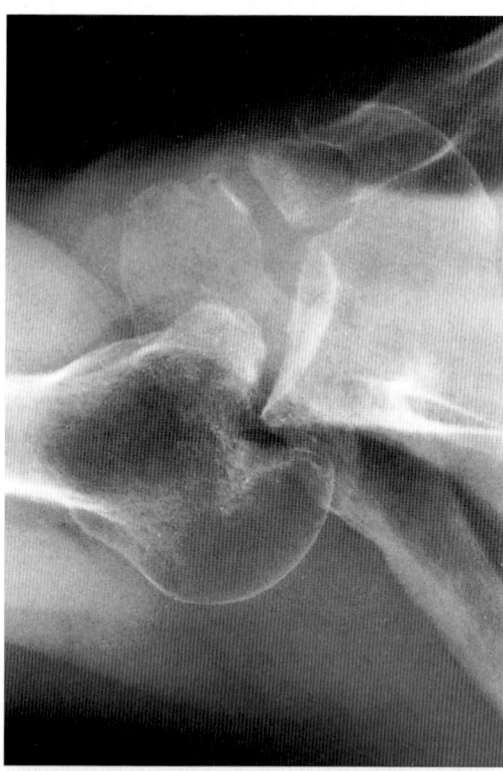
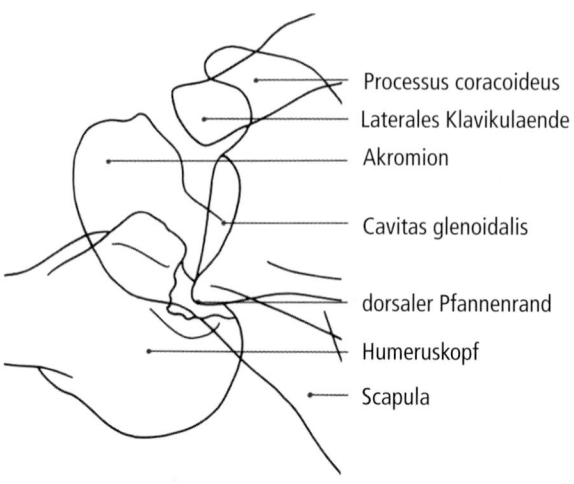

Abb. 5-43. Diese axiale Aufnahme weist eine hintere Schulterluxation nach. Zu beachten ist die begleitende Kompressionsfraktur an der Vorderinnenfläche des Humeruskopfes

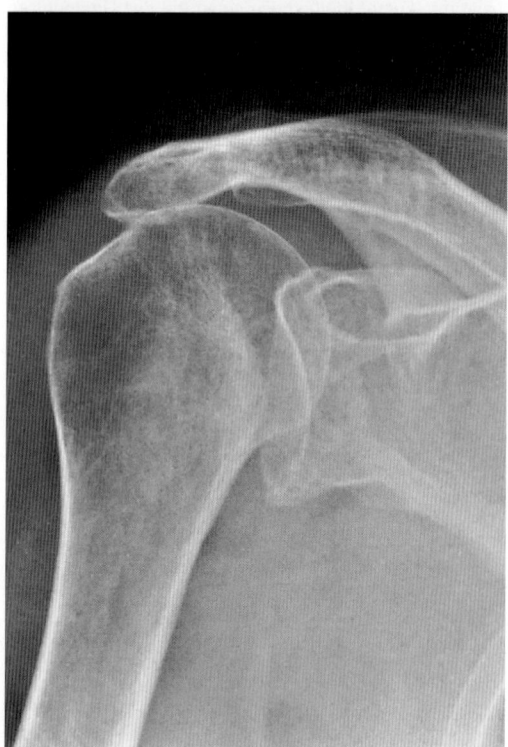
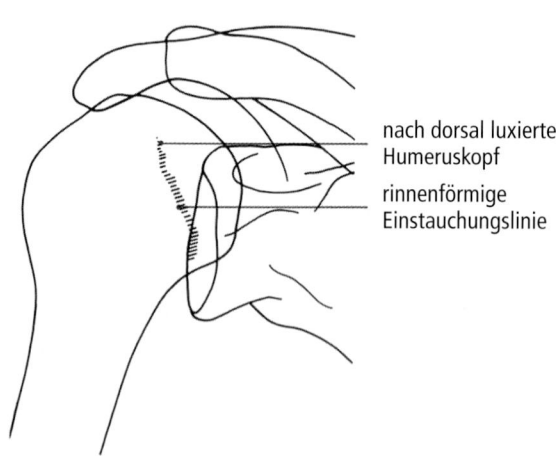

Abb. 5-44. Die a.-p. Aufnahme der Schulter zeigt eine hintere Luxation. Man achte auf die Einstauchungslinie an der Vorderinnenseite des Humeruskopfes („Trough-line-Zeichen")

Impingement-Syndrom

Als Impingement-Syndrom der Schulter bezeichnet man einen Zustand, bei dem die Supraspinatussehne und die Bursa subacromialis chronisch von unten her vom Humeruskopf und von oben her entweder vom Akromion selbst, von Osteophyten des Akromionvorderrands oder vom Akromioklavikulargelenk bzw. vom Lig. acromioclaviculare (korakoakromialer Bogen) eingeklemmt werden. Von großer Wichtigkeit sind hierbei eine frühe Diagnose und Therapie, um ein Fortschreiten dieses Leidens zu verhindern und die Schulterfunktion zu verbessern. Jedoch sind häufig die klinischen Zeichen und die Symptome nur unspezifisch, so daß die Diagnose verzögert wird, bis sich ein Defekt entwickelt hat, der die Rotatorenmanschette in ihrer gesamten Stärke durchsetzt. Nur selten ist die Diagnose allein aufgrund der klinischen Zeichen zu stellen; charakteristisch hierfür ist ein starker Schmerz bei Abduktion und Außenrotation des Arms. Schon zuverlässiger sind dagegen die radiologischen Befunde bei diesem Syndrom; hierzu zählen eine subakromiale Knochenneubildung, Osteophyten (Sporne) an der Unterfläche des Akromions und degenerative Veränderungen von Tuberculum maius und minus an der Ansatzstelle der Rotatorenmanschette.

Neer beschrieb anhand von Klinik und Operationsbefunden 3 aufeinander folgende Stadien des Impingement-Syndroms. Stadium I beinhaltet Ödem und Blutung und ist unter konservativer Therapie reversibel. Dazu kommt es typischerweise bei jüngeren Menschen, die Sportarten ausüben, welche eine exzessive Armelevation über den Kopf erfordern (z. B. Schwimmen). Stadium II zeigt eine Fibrosierung und Verdickung der subakromialen Weichteile, eine Rotatorenmanschettentendinitis und manchmal auch

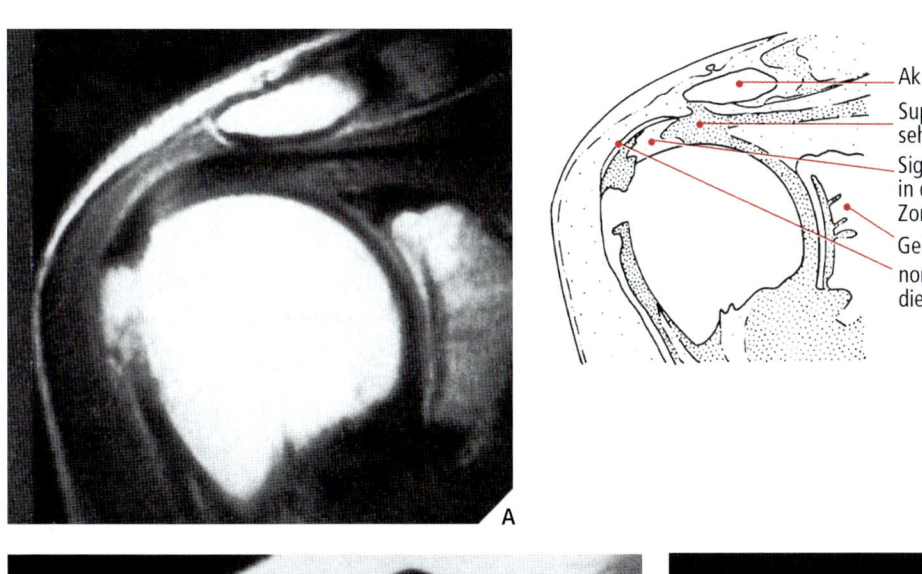

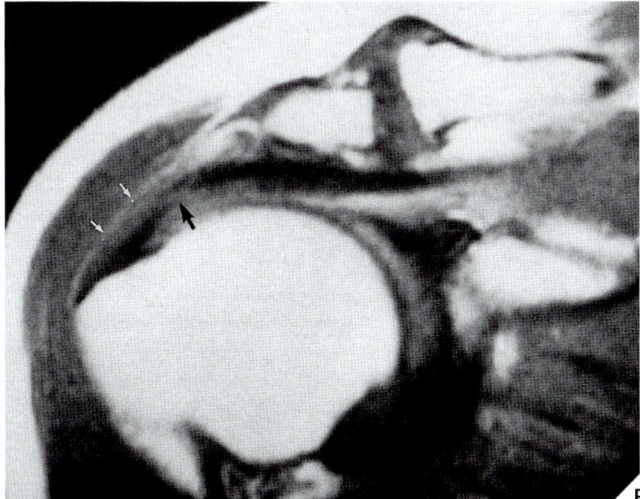

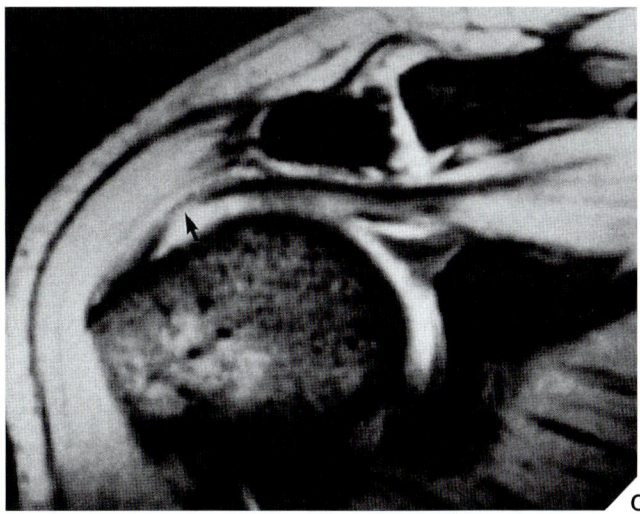

Abb. 5-45. A Schräg koronare T1w MRT-Aufnahme eines Frühstadiums des Impingement-Syndroms. Sie sehen eine leichte Signalanhebung in der kritischen Zone der Supraspinatussehne. Das Fett um die Bursa herum, das den Komplex von Bursa subacromialis/Bursa subdeltoidea demarkiert, ist dabei noch intakt (aus Holt RG, et al., 1990; mit freundlicher Erlaubnis). **B** Das schräg koronare T1w MRT-Bild eines Impingement-Syndroms vom Stadium II zeigt einen partiellen Riß (*schwarzer Pfeil*) der Supraspinatussehne. Noch ist die subakromiale/subdeltoidale Fettschicht erhalten (*weiße Pfeile*). **C** Ein schräg koronares T2*w Bild (multiplanar gradient-recalled) eines Impingement-Syndroms im Stadium II zeigt eine hyperintense Struktur an der Unterfläche der Supraspinatussehne (*schwarzer Pfeil*)

TEIL II - Trauma

partielle Rotatorenmanschettenrupturen. Klinisch äußert es sich als rezidivierender Schmerz und ist oft bei Patienten zwischen 25 und 40 Jahren anzutreffen. Stadium III stellt eine vollständige Rotatorenmanschettenruptur dar und geht mit einer zunehmenden Behinderung einher; meist sind die Patienten älter als 40 Jahre. Bei der Frühdiagnose hilft die Arthrographie kaum, auch die anderen bildgebenden Techniken sind zum Nachweis der Frühstadien unbefriedigend. Einziges bildgebendes Verfahren, das die Frühveränderungen bei dieser Krankheit genau nachweisen kann, speziell Bursaverbreiterung und Erguß (subakromiale Bursitis), Ödem und entzündliche Veränderungen der Rotatorenmanschette und von deren Sehnen, ist wegen ihrer hohen Weichteilkontrastauflösung und der Möglichkeit der multiplanaren Darstellung die MRT (Abb. 5-45).

Rotatorenmanschettenruptur

Die Schulterrotatorenmanschette, eine Muskel-Sehnen-Struktur an der Gelenkkapsel, besteht aus Anteilen von 4 Muskeln: M. subscapularis, M. supraspinatus, M. infraspinatus und M. teres minor (vgl. Abb. 5-3). Die Sehnenanteile der Manschette gehen ineinander über und verschmelzen zu einer Art Bedeckung des Humeruskopfes; diese setzt dann am Collum anatomicum sowie am Tuberculum minus und maius des Humerus an. Risse entstehen meist im Supraspinatusanteil der Manschette in ca. 1 cm Entfernung (in der sog. kritischen Zone) vom Ansatz am Tuberculum maius.

Zur Verletzung der Rotatorenmanschette kann es entweder durch eine Schulterluxation oder durch eine plötzliche Armabduktion gegen Widerstand kommen. Am häufigsten sieht man sie bei Patienten über 50 Jahre, weil hier die normalen degenerativen Veränderungen der Manschette diese schon bei geringeren Verletzungen zur Ruptur prädisponieren. Klinisch stellen sich diese Patienten ganz charakteristisch mit Schulterschmerz und der Unfähigkeit zur Armabduktion vor.

Zwar können in der Regel die Übersichten den Riß nicht darstellen, doch sind bestimmte Zeichen für die chronische Rotatorenschädigung in der a.-p. Aufnahme recht typisch. Dazu zählen 1. ein auf weniger als 6 mm verschmälerter akromiohumeraler Spalt, 2. Erosionen an der Akromionunterfläche durch das Höhertreten des Humeruskopfes und 3. die Abflachung und Atrophie des Tuberculum maius durch die fehlende Zugbelastung der Rotatorenmanschette (Abb. 5-46). Diese Befunde sind zwar meist schon für eine chronische Ruptur diagnostisch, doch kann man hier die Kontrastarthrographie durchführen, um die Verdachtsdiagnose zu bestätigen oder auszuschließen. Da eine intakte Manschette normalerweise den Komplex aus Bursa subacromialis und Bursa subdeltoidea von der Gelenkhöhle trennt, sollten sich bei der Arthrographie nur die Gelenkhöhle, der Recessus axillaris, die Bursa subscapularis und die Bizepssehnenscheide anfärben (Abb. 5-47A, vgl. Abb. 5-14B). Die Kontrastmittelaufnahme in Bursa subacromialis und subdeltoidea beweist dagegen eine Rotatorenmanschettenruptur (Abb. 5-47B,C). Mitunter sieht man das Kontrastmittel auch nur in der Manschette selbst, während Bursa subacromialis und Bursa subdeltoidea frei davon bleiben, was dann einen inkompletten Riß der Manschette anzeigt (Abb. 5-48).

Es bleibt zwar weiterhin die Schulterarthrographie der diagnostische Goldstandard beim Verdacht einer Rotatorenmanschettenruptur, doch wird hierfür immer häufiger die MRT als nicht invasives Verfahren eingesetzt. Deren Vorteil gegenüber der Arthrographie liegt nicht nur darin, daß sie nicht invasiv ist, sondern auch die Darstellung der Knochen- und periartikulären Weichteilstrukturen der Schul-

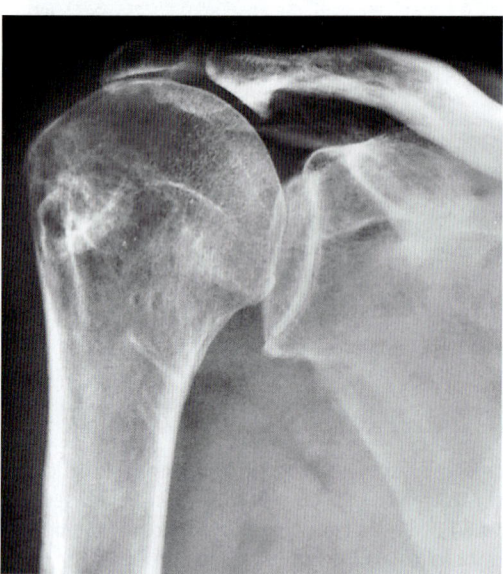
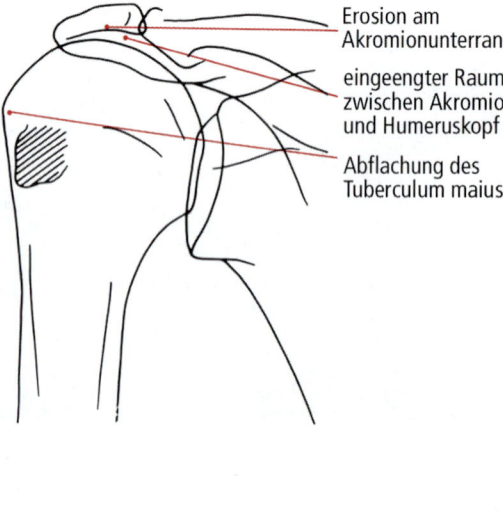

Abb. 5-46. In dieser Aufnahme sind die charakteristischen Nativbildzeichen einer chronischen Rotatorenmanschettenschädigung zu erkennen

Obere Gliedmaße I: Schultergürtel und Ellenbogen 5

ter in der Koronar-, der Transversal- und in beliebigen Schrägebenen ermöglicht. Sie hat sich bei der Diagnose des durchgehenden Rotatorenrisses als hochgradig sensitiv (75–92%) und genau (84–94%) erwiesen. Darüber hinaus besteht eine hervorragende Korrelation zwischen der präoperativen Größenbestimmung der Rotatorenmanschettenrisse durch die MRT einerseits und die intraoperativen Messungen andererseits.

Optimal ist die Darstellung der Rotatorenmanschette, wenn man schräg koronare Bilder anfertigt. Zu den MRT-Befunden einer Rotatorenmanschettenruptur zählen die umschriebene Kontinuitätsunterbrechung der Supraspinatussehne, die Retraktion von Sehne und Muskel, ein abnorm gesteigertes Signal innerhalb der Sehne und der Nachweis von Flüssigkeit im Komplex von Bursa subacromialis/Bursa subdeltoidea (Abb. 5-49 bis 5-51).

Es sei aber angemerkt, daß das komplexe Erscheinungsbild der Rotatorenmanschette in der MRT bei einer Ruptur sehr verwirren kann; hierbei braucht man Erfahrung und sehr gute Kenntnisse der normalen anatomischen Gegebenheiten. Gut sieht man große Risse in MRT-Bildern als Unterbrechung und Unregelmäßigkeit der Sehnen der Rotatorenmanschette mit Flüssigkeitsübertritt durch den Defekt in die Bursa subacromialis und Bursa

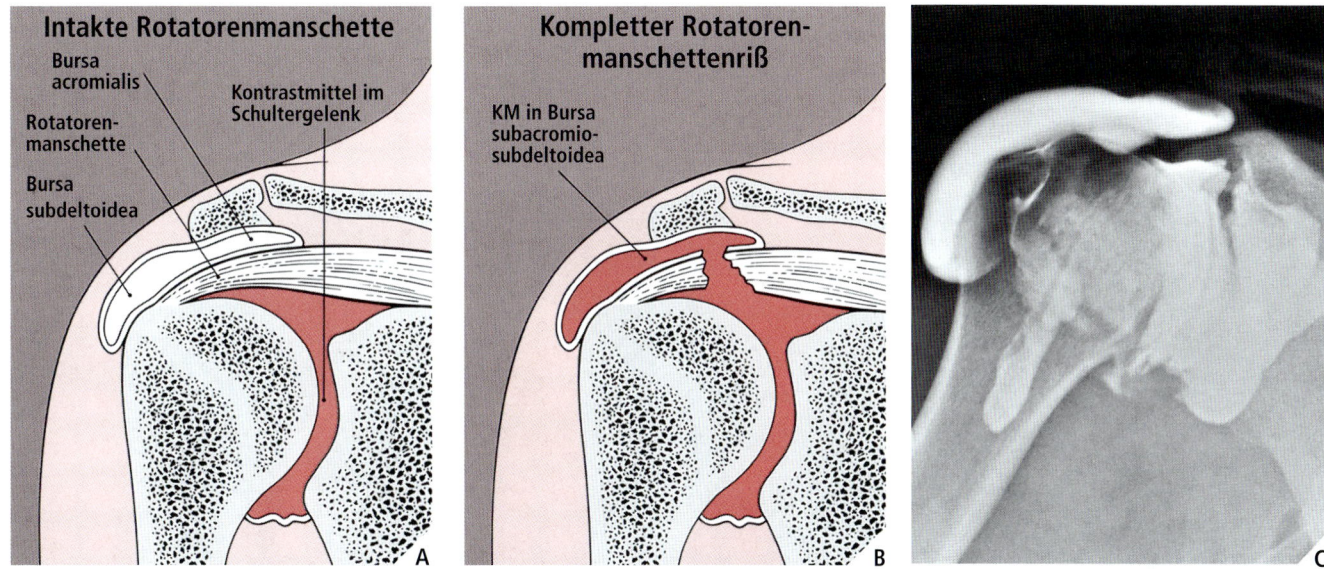

Abb. 5-47. Die intakte Rotatorenmanschette (**A**) erlaubt keinerlei Verbindung zwischen der Schultergelenkhöhle und dem Komplex der Bursa subacromialis/subdeltoidea. Bei einer wegen Verdachts auf eine Rotatorenmanschettenruptur durchgeführten Arthrographie zeigt die Anfärbung dieser Bursa (**B, C**) eine abnorme Verbindung zwischen diesen beiden und der Gelenkhöhle an, was die Verdachtsdiagnose bestätigt

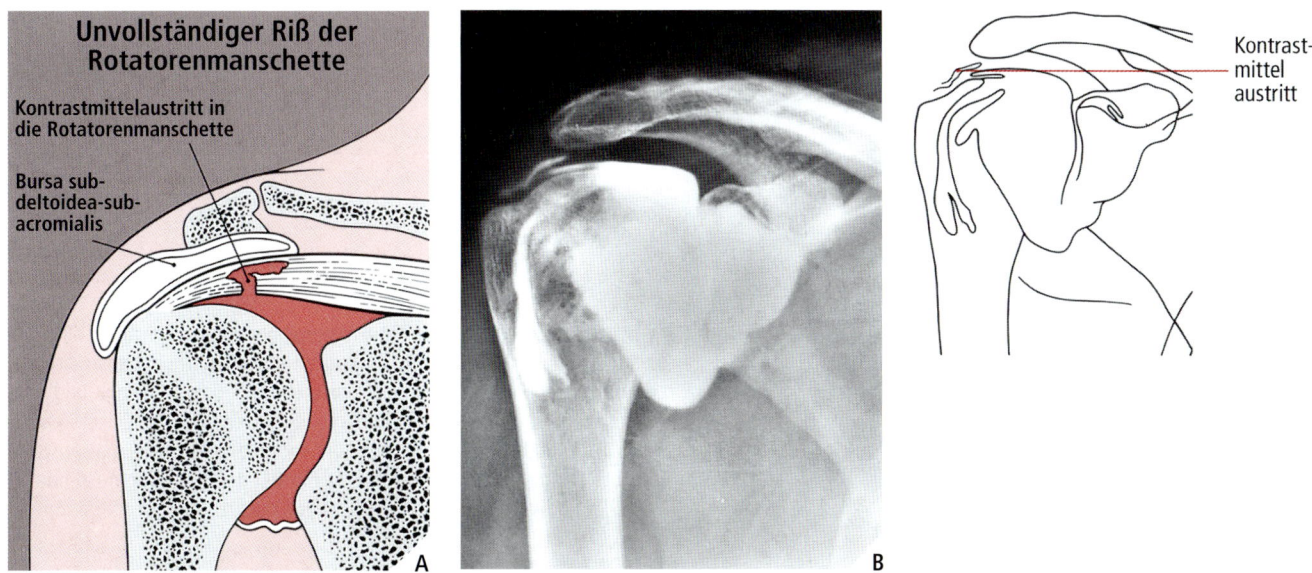

Abb. 5-48. Ein partieller Einriß der Rotatorenmanschette (**A**) erlaubt den Kontrastmittelaustritt in die Rotatorenmanschette hinein (**B**), während aber Bursa subacromialis und Bursa subdeltoidea kontrastmittelfrei bleiben

TEIL II - Trauma

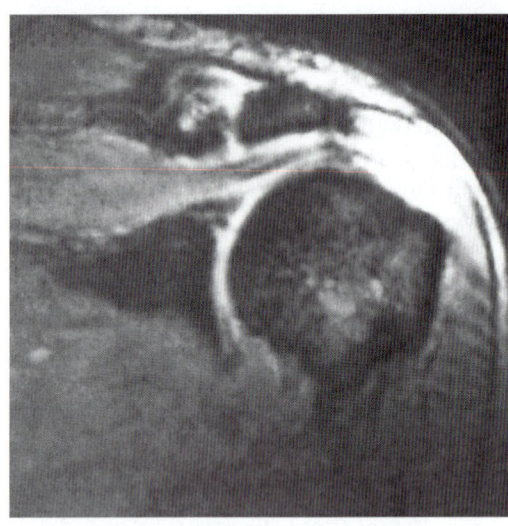
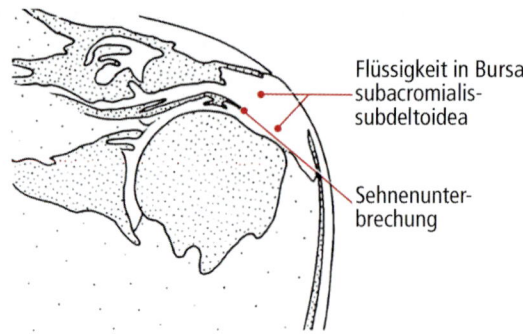

Abb. 5-49. Ein schräg koronares MRT-Bild der linken Schulter (multiplanar gradient-recalled, T2*-gewichtet) zeigt eine unterbrochene Supraspinatussehne und Flüssigkeit im Komplex von Bursa subacromialis/subdeltoidea, was für eine komplette Rotatorenmanschettenruptur diagnostisch ist. (Nachdruck mit freundlicher Erlaubnis von Autoren und Verlag aus Holt RG et al., 1990)

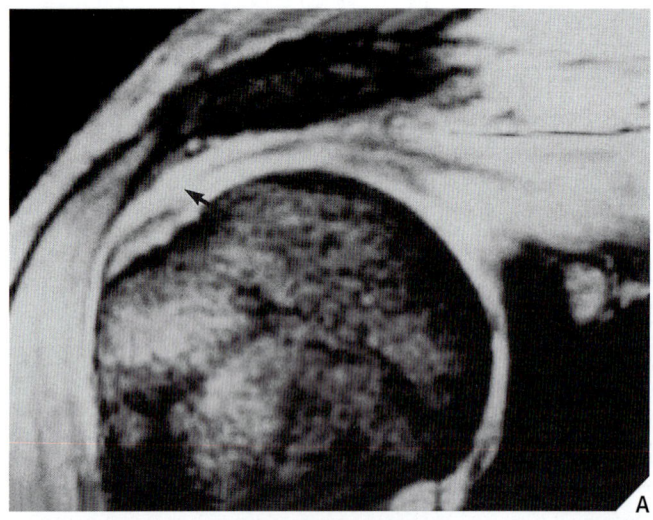
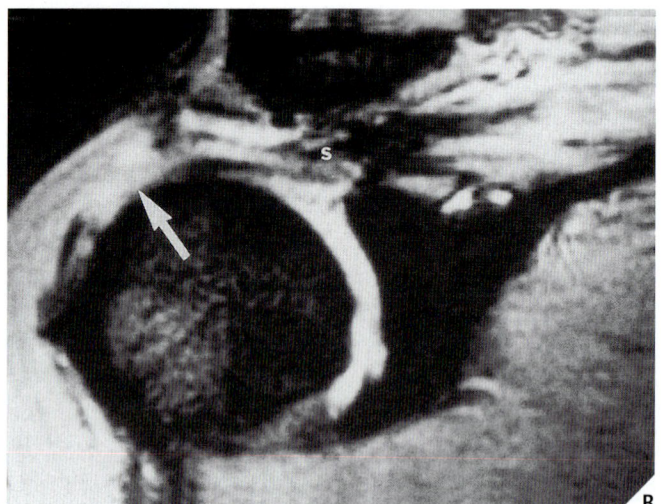
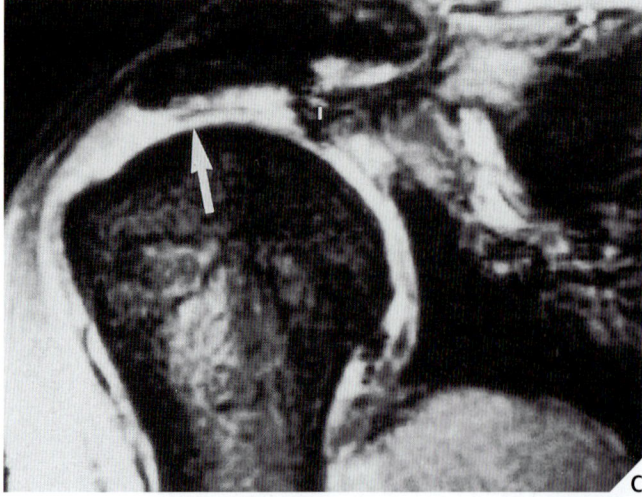

Abb. 5-50. A Ein koronares T2*w (multiplanar gradient-recalled) MRT-Bild zeigt einen vollständigen Riß der Rotatorenmanschette mit einer direkten flüssigkeitsgefüllten Verbindung zwischen dem Schultergelenk und dem Komplex Bursa subacromialis/Bursa subdeltoidea (*Pfeil*). **B, C** Schräg koronare T2*w Bilder (multiplanar gradient-recalled) zeigen eine massive Ruptur der Rotatorenmanschette (*Pfeile*) mit Riß der Supraspinatussehne (*S*) und der Infraspinatussehne (*I*) ventral und dorsal

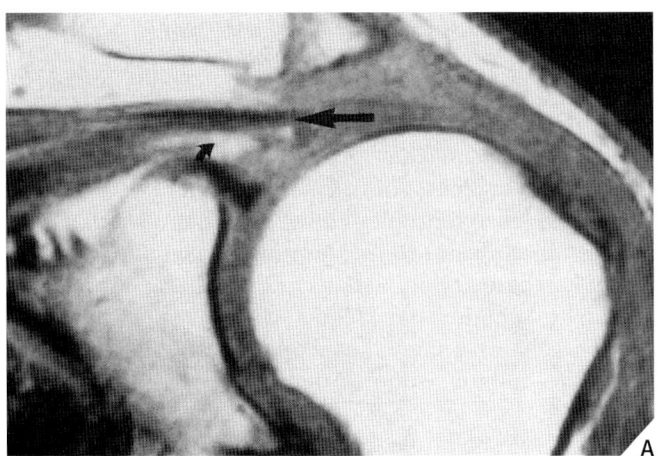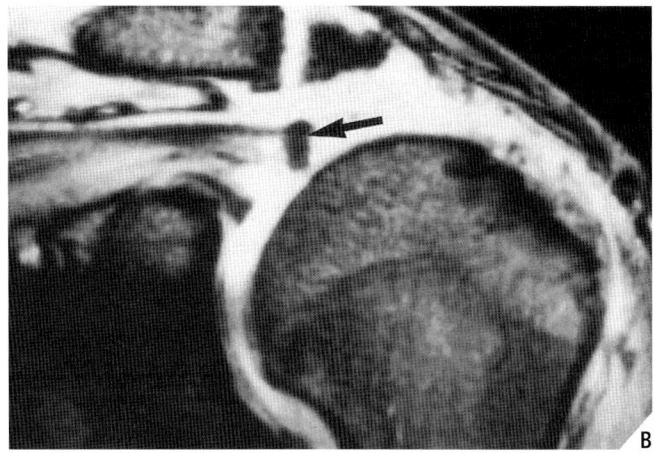

Abb. 5-51. A, B Ein schräg koronares T1w und T2*w MRT-Bild eines anderen Patienten zeigen eine vollständige Ruptur der Supraspinatussehne mit einem bis in Höhe des Akromioklavikulargelenks retrahiertem proximalen Sehnenanteil (*gerade Pfeile*). Der Supraspinatusmuskel ist bereits leicht fettig atrophiert (*kleiner gebogener Pfeil*)

subdeltoidea. Bei vollständigen Rotatorenmanschettenrissen und Sehnenretraktion nimmt der zugehörige Muskelbauch eine leicht erkennbare, unförmig kugelige Gestalt an. Chronische Risse können zur Atrophie der Rotatorenmuskulatur führen, welche sich in T1-gewichteten Bildern als Abnahme von Muskelbauch und Muskelgröße und als Infiltration des Muskels durch ein Band von signalreichem Fett zu erkennen geben. Partielle Risse kann man als unterschiedliche Herde hoher Signalintensität innerhalb des homogenen, schwachen Signals der Sehne oder aber als Unregelmäßigkeit bzw. Verschmächtigung der Sehne erkennen. Die Auslöschung der subakromialen/ subdeltoidalen Fettschicht in T2-gewichteten Bildern ist ein sensitiver Hinweis auf einen Riß der Rotatorenmanschette; eine Erhöhung der Signalintensität in derselben Region in T2-gewichteten Bildern entspricht dem Austritt von Gelenkflüssigkeit in die beiden Schleimbeutel.

Die MRT liefert dem Operateur wesentliche Informationen hinsichtlich Größe und Ort einer Ruptur, ermittelt die betroffenen Sehnen, das Ausmaß der Muskelatrophie und der Sehnenretraktion sowie die Beschaffenheit der Sehne an der Rupturstelle. Derlei Information ist von unschätzbarem Wert für die Beurteilung, ob und in welcher Form eine Wiederherstellungsoperation durchführbar ist.

Verletzungen des knorpeligen Labrums

Bankart-Läsion

Die Verletzung des vorderen unteren knorpeligen Labrums, zu der es meist im Verein mit einem Ausriß des Lig. glenohumerale inferius aus dem vorne unten gelegenen Labrum kommt, ereignet sich während einer vorderen Schulterluxation. Sie kann nur den faserknorpeligen Glenoidanteil betreffen oder aber mit einer Fraktur des knöchernen Pfannenrands in seinem unteren vorderen Anteil kombiniert sein (vgl. Abb. 5-40).

ALPSA-Läsion

Diese Verletzung ähnelt der Bankart-Läsion; es handelt sich um eine Abrißverletzung der vorderen, durch Labrum und Bänder verstärkten Periostscheide infolge einer vorderen Schulterluxation. Allerdings reißt das Periost der Skapula nicht wie bei einer klassischen Bankart-Läsion ab. Dies führt zu einer Verschiebung von Labrum- und Bänderstrukturen nach medial, die dabei auch nach kaudal auf den Skapulahals rotieren.

SLAP-Läsion

Die Verletzung des oberen Anteils des knorpeligen Labrums der Schulterpfanne beiderseits der Sehnenursprungsstelle des Caput longum m. bicipitis brachii am Tuberculum supraglenoidale bezeichnet man als SLAP-Läsion (superior labral anterior and posterior tear); sie entsteht durch plötzliche und forcierte Armabduktion. Meist erleiden Tennis-, Volleyball- oder Baseballspieler diese Verletzung, doch kann der Unfallmechanismus manchmal auch ein Sturz auf den gestreckten Arm sein, wenn beim Aufprall die Schulter abduziert und leicht gebeugt ist. Man unterteilt die SLAP-Läsionen in 4 Typen. Typ I ist am seltensten (10%) und besteht aus einem degenerativen, unregelmäßig fransig aussehenden oberen Anteil des knorpeligen Labrums. Bei diesem Verletzungstyp verbleibt das Labrum fest am Schulterpfannenrand. Typ II ist mit 40% der häufigste; es handelt sich hierbei um die Abtrennung des oberen knorpeligen Labrums bis zur Höhe des Lig. glenohumerale medium wie auch um den Sehnenabriß des Caput longum des M. biceps brachii vom Glenoidrand. Typ III (30%) beinhaltet einen Korbhenkelriß des oberen Labrumanteils, doch ist hierbei die Anheftungsstelle der Sehne des Caput longum m. bicipitis brachii intakt. Typ IV (15%) ist ein Korbhenkelriß des oberen Labrums, der bis in die Bizepssehne einstrahlt. Zu den MRT-Befunden einer

SLAP-Läsion zählen in T2-Gewichtung ein geradliniger Signalanstieg im oberen Anteil des knorpeligen Labrums sowie in der MRT-Arthrographie ein Kontrastmittelübertritt in den kranial abgerissenen Labrumanteil hinein.

GLAD-Läsion

Die Verletzung des vorne unten gelegenen Anteils des knorpeligen Labrums in Kombination mit einem artikulären Gelenkknorpelriß am knöchernem Labrumrand heißt GLAD-Läsion (glenolabral articular disruption). Gewöhnlicher Verletzungsmechanismus ist der Sturz auf den gestreckten Arm bei Abduktion und Außenrotation, was zu einer forcierten Adduktionsverletzung der Schulter führt, bei der der Humeruskopf gegen den benachbarten Gelenkknorpel der Schulterpfanne anprallt. Die Läsion besteht aus einem oberflächlichen Riß des vorderen unteren Labrumanteils und ist immer mit einem unteren laschenartigen Riß kombiniert, jedoch ohne die Zeichen einer vorderen Schulterinstabilität bei der körperlichen Untersuchung. Die tiefen Fasern des Lig. glenohumerale inferius verbleiben fest an Labrum und Pfannenrand. Zuverlässig nachgewiesen wird eine GLAD-Läsion mittels der MRT-Arthrographie; Befunde hierbei sind ein nichtdislozierter Riß des ventrokaudalen Labrums mit begleitender Knorpelverletzung, die von einem kleinen, laschenartigen Knorpelriß bis zu einer Depressionsfraktur des Gelenkknorpels reichen kann.

Verschiedene krankhafte Veränderungen

Capsulitis adhaesiva

Dieses Zustandsbild, die „frozen shoulder" oder „schmerzhafte Schultersteife", rührt meist von einer posttraumatischen verklebenden Entzündung zwischen Gelenkkapsel und dem peripheren Gelenkknorpel der Schulter her. Klinisch ist diese durch Schmerz, Einsteifung und eingeschränkte Schulterbeweglichkeit gekennzeichnet.

Röntgenaufnahmen, die möglicherweise nur eine periartikuläre Immobilisationsosteoporose auf dem Boden dieses Zustands zeigen, sind für die Diagnose nicht ausreichend, weshalb die Einfach- oder Doppelkontrastarthrographie bei dieser Verdachtsdiagnose die Technik der Wahl ist. Das Arthrogramm deckt ein vermindertes Fassungsvermögen der Gelenkkapsel oder sogar die komplette Schrumpfung von Recessus axillaris und Recessus subscapularis auf – für dieses Leiden diagnostisch beweisende Befunde (Abb. 5-52).

Sprengung des Akromioklavikulargelenks

Verletzungen des Akromioklavikulargelenks (AC-Gelenk), die meist Menschen im Alter von 15–40 Jahren beim Sport erleiden, führen oft zur Sprengung des Akromioklavikulargelenks. Hierfür kommen verschiedene Kräfte in Frage: am häufigsten ist ein Schlag nach unten gegen die laterale Schulterpartie, der das Akromion nach unten treibt; andere Mechanismen sind Zug am Arm, der die Schulter von der Thoraxwand wegzieht, und ein Sturz auf die ausgestreckte Hand oder den gebeugten Ellenbogen bei 90° Armbeugung.

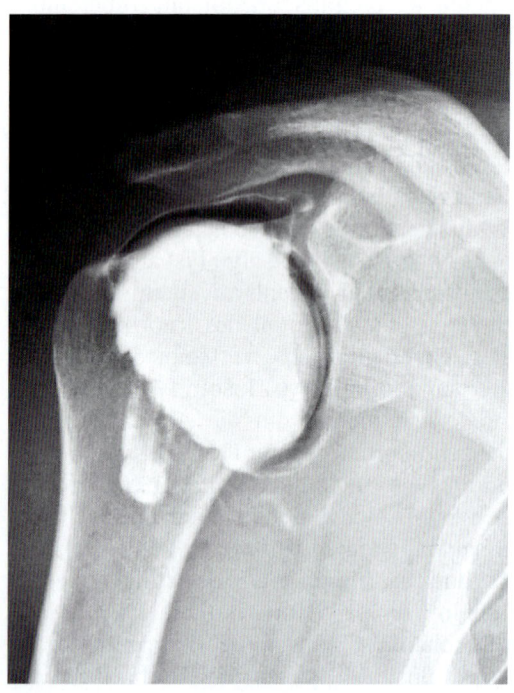

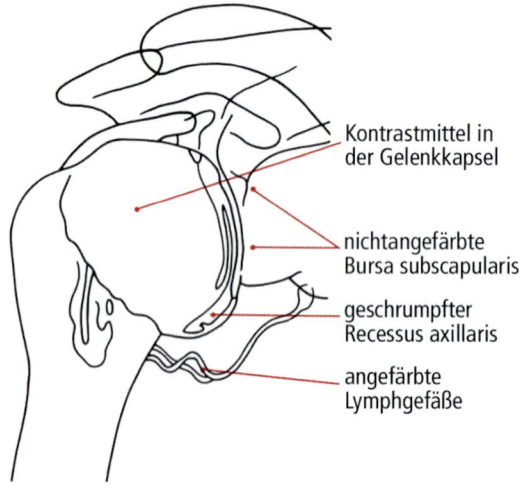

Abb. 5-52. Die Doppelkontrastarthrographie der Schulter zeigt die für eine „frozen shoulder" charakteristischen Befunde. Das Volumen des Recessus axillaris ist deutlich vermindert, der Recessus subscapularis füllt sich nicht an, während sich infolge des erhöhten intrakapsulären Druckes Lymphgefäße kontrastmittelgefüllt darstellen

Unabhängig vom Mechanismus hängt die Schwere der Schädigung von Lig. acromioclaviculare und Lig. coracoclaviculare vom Ausmaß der einwirkenden Gewalt ab und reicht von der *leichten Zerrung* des Lig. acromioclaviculare über die *mäßige Zerrung* mit Ruptur des Lig. acromioclaviculare und Dehnung des Lig. coracoclaviculare bis zur *schweren Distorsion* mit Ruptur des Lig. coracoclaviculare und folgender Luxation des Akromioklavikulargelenks (Tab. 5-3). Wichtig ist hierbei, worauf Rockwood und Green hingewiesen haben, daran zu denken, daß die Hauptdeformität bei dieser Verletzung nicht die Anhebung der Klavikula ist, sondern eher das Tiefertreten von Skapula und oberer Extremität (Abb. 5-53), auch wenn ein gewisses Abstehen des Schlüsselbeins nach oben diesen Verletzungstyp begleiten kann. Die Klinik variiert ebenfalls je nach der Schwere der Verletzung; die Patienten können sich mit Klagen über Druckschmerzhaftigkeit, Schwellung und leichter Bewegungseinschränkung im Gelenk bis zur völligen Unfähigkeit, den Arm zu abduzieren, vorstellen.

Der Verdacht auf eine Luxation des AC-Gelenks läßt sich rasch durch eine a.-p. Schulteraufnahme mit einer Röhrenkippung von 15° kopfwärts bestätigen (vgl. Abb. 5-11). Oft wird eine Streßaufnahme mit Gewichtsbelastung von 5 kp (Armzug oder am Unterarm angebrachte Gewichte) bei gleicher Einstellung erforderlich. Ein Vergleich mit der Schulter der Gegenseite ist dabei immer hilfreich (sog. Panoramaaufnahme; Anm. des Übersetzers).

Die Röntgenuntersuchung kann man durch Ausmessen der AC-Gelenk-Sprengung auf der Basis der normalen Lagebeziehungen von Rabenschnabelfortsatz, Schlüsselbein und Akromion auch quantifizieren (Abb. 5-54). Normalerweise beträgt der Abstand zwischen Processus coracoideus und dem Klavikulaunterrand etwa 1,0–1,3 cm; die Spaltbreite des AC-Gelenks liegt zwischen 0,3 und 0,8 cm.

Das Ausmaß der Abstandsvergrößerung zwischen diesen beiden Punkten hilft, die Verletzungsschwere zu bestimmen. So ist z. B. eine Zunahme der korakoklavikuären Distanz um 0,5 cm oder eine Aufweitung um 50% gegenüber der Gegenseite charakteristisch für eine Tossy-Läsion vom Schweregrad III (Abb. 5-55).

Posttraumatische Osteolyse des lateralen Schlüsselbeinendes

Nach einer Schulterverletzung, z. B. einer Zerrung des AC-Gelenks, kann es zu einer Resorption des lateralen Klavikulaendes kommen. Dieser osteolytische Prozeß geht mit leichten bis mäßigen Schmerzen einher und beginnt meist 2 Monate nach der Verletzung. Anfängliche Röntgenbefunde sind Weichteilschwellung und eine periartikuläre Osteoporose. Im Spätstadium führt die Resorption des lateralen Schlüsselbeinendes zu einem auffällig verbreiterten Spalt des Akromioklavikulargelenks (Abb. 5-56).

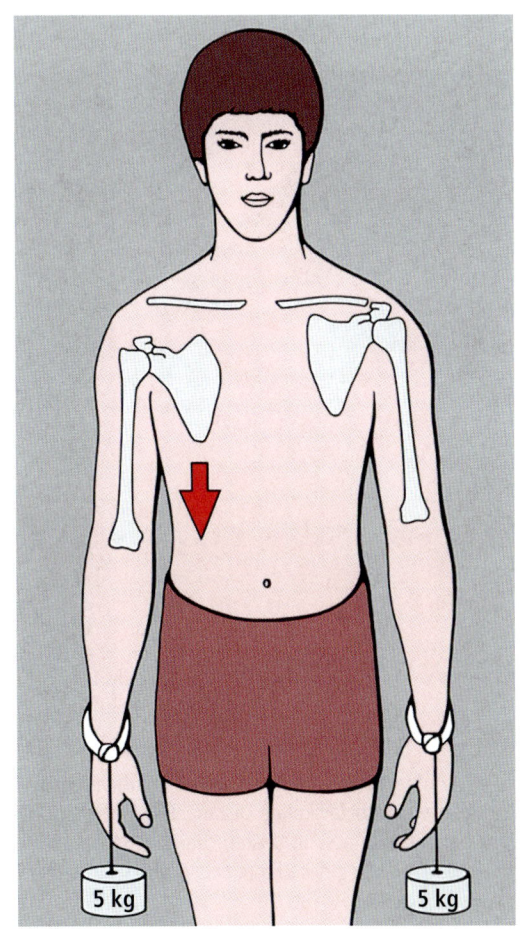

Abb. 5-53. Die hauptsächlich bei der Sprengung des Akromioklavikulargelenks sichtbare Deformität ist das Herabsinken der Skapula und somit der oberen Extremität, während die Stellung des Schlüsselbeins der verletzten Seite gegenüber der der unverletzten Seite unverändert bleibt. (In Anlehnung an Rockwood CA Jr, Green DP, 1975; Wiedergabe mit freundlicher Erlaubnis)

Tab. 5-3. Schweregrad der Akromioklavikulargelenksprengung (Tossy-Läsionen)

Schweregrad	Röntgenologische Zeichen
I (leichte Zerrung)	• Minimal verbreiterter Spalt des Akromioklavikulargelenks, der normal 3–8 mm breit ist. • Entfernung des Rabenschnabelfortsatzes von der Clavicula innerhalb des Normalwerts von 10–13 mm
II (mäßige Zerrung)	• Erweiterung des AC-Gelenkspalts auf 10–15 mm • Zunahme der korakoklavikulären Distanz um 25–50%
III (schwere Zerrung)	• Auffällige Verbreiterung des AC-Gelenkspalts auf 15 mm oder mehr und Vergrößerung der korakoklavikulären Distanz um 50% und mehr • Luxation des AC-Gelenks • Sichtbare Kranialverschiebung des lateralen Schlüsselbeinendes

TEIL II - Trauma

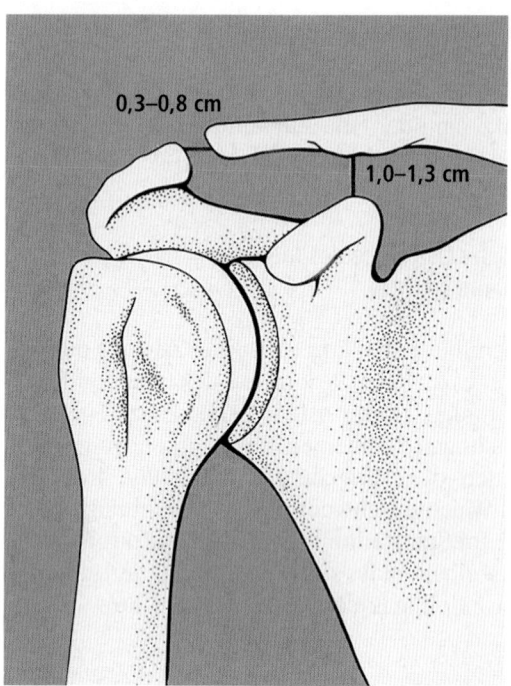

Abb. 5-54. Die Schemazeichnung zeigt die normale Beziehung zwischen dem Rabenschnabelfortsatz und dem Schlüsselbeinunterrand sowie die normale Weite des Gelenkspalts am Akromioklavikulargelenk

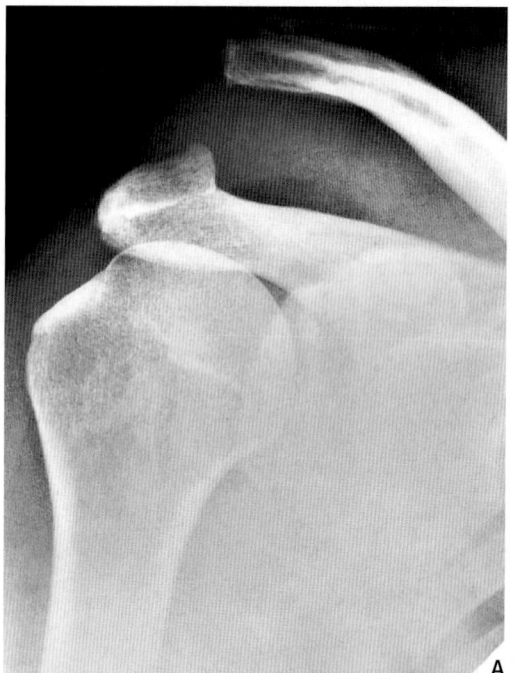
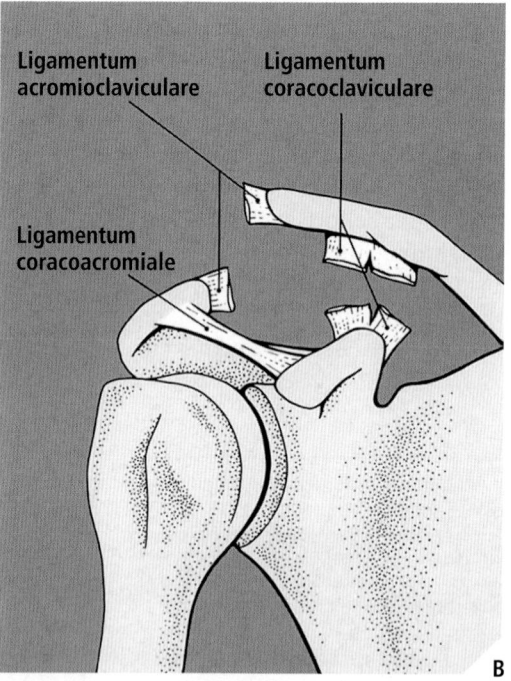

Abb. 5-55. A Die a.-p. Aufnahme der Schulter zeigt einen offensichtlichen Hochstand des lateralen Klavikulaendes, eine Verbreiterung der AC-Gelenkfuge und eine vergrößerte korakoklavikuläre Distanz. Diese hier sichtbaren und auffälligen Fehlformen sind für eine drittgradige Schultereckgelenkverletzung (schwere Verrenkung; Tossy-III-Läsion) charakteristisch und das Ergebnis einer Ruptur des Lig. coracoclaviculare und des Lig. acromioclaviculare mit nachfolgender Sprengung des Akromioklavikulargelenks und Luxation (**B**)

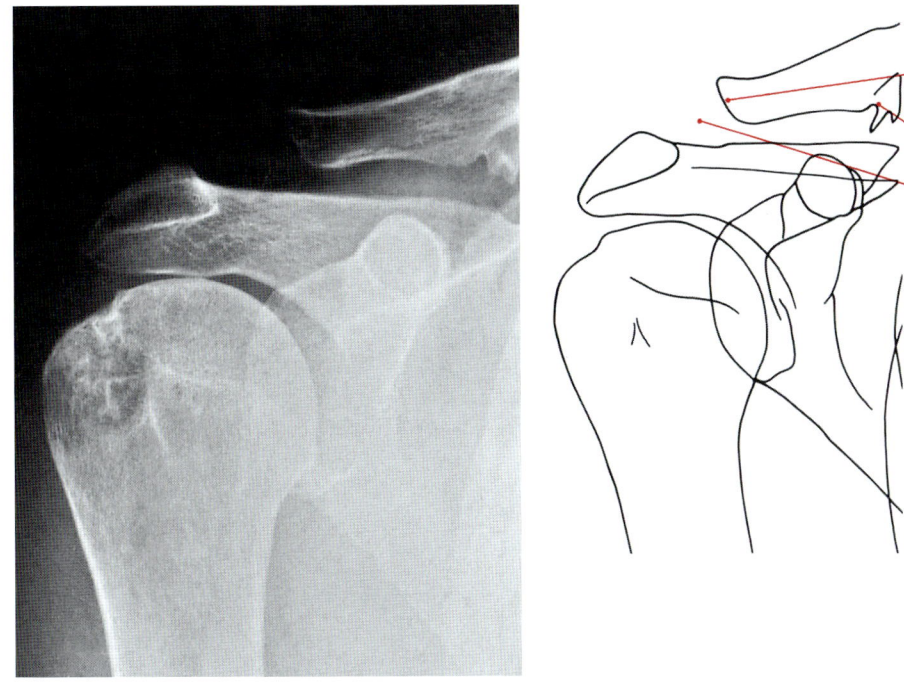

Abb. 5-56. Ein 50jähriger Mann, der sich vor 5 Monaten bei einem Sturz die rechte Schulter verletzt hatte, stellte sich wegen Schmerzen beim Tennisspielen vor. Die a.-p. Aufnahme der Schulter zeigt eine betonte Aufweitung des Akromioklavikulargelenks aufgrund der Resorption des distalen Klavikulaendes – röntgenologisches Merkmal einer typischen posttraumatischen Osteolyse. Beachtenswert ist auch die posttraumatische Verknöcherung am Ansatz des Lig. coracoclaviculare

Ellbogen

Ellbogenverletzungen trifft man in allen Altersgruppen an, sie sind jedoch in der Kindheit besonders häufig, wobei oftmals gerade Kleinkinder betroffen sind. Auch sind Spiel- und Sportaktivitäten in Kindheit und früher Jugend häufige Verletzungsursachen. Zwar liefern meist schon Anamnese und Untersuchungsbefund den Schlüssel zur richtigen Diagnose, doch sind Röntgenaufnahmen unerläßlich, um den Typ des Bruchs oder der Luxation, die Richtung der Bruchlinie, die Fragmentstellung und auch begleitende Weichteilverletzungen zu beurteilen.

■ Anatomisch-radiologische Betrachtungen

Das Ellbogengelenk, ein komplexes synoviales Gelenk, umfaßt die Articulatio humeroulnaris (Trochlea humeri/Ulna), die Articulatio humeroradialis (Capitulum humeri/Radius) und das proximale Radioulnargelenk (Abb. 5-57). Es ist ein Scharniergelenk mit ca 150° Beugefähigkeit, ausgehend von der vollständigen Streckung. Beuge- und Streckbewegungen des Ellbogens erfolgen in Articulatio humeroradialis und -ulnaris. Hauptbeuger sind die Mm. biceps brachii, brachioradialis und brachialis, Strecker ist der M. triceps brachii (Abb. 5-58). Bei der Rotation dreht sich der Radius, straff vom Lig. anulare der Ulna gehalten, in der Incisura radii der Elle. Proximales und distales Radioulnargelenk gestatten jeweils 90° Pronation und Supination des Unterarms. Gesichert wird die Gelenkstabilität durch die Gruppe der ulnaren Längsbänder medial und der radialen Längsbänder an der Außenseite (Abb. 5-59). Das ulnare Längsband besteht aus einem vorderem Zügel, der von der unteren Außenfläche des Epicondylus medialis zum medialen Rand des Processus coronoideus zieht; aus einem hinterem Zügel, der vom dorsalen Unterrand des Epicondylus medialis zum medialen Olekranonrand zieht; und einem queren Zügel, der über die Einsenkung zwischen Processus coronoideus und Olekranon hinweg verläuft. Das radiale Längsband ist schmaler als das ulnare und inseriert am Lig. anulare, das wiederum den Radius umschlingt und am Vorder- sowie am Hinterrand der Incisura radii der Elle befestigt ist. Die Ellbogenstrukturen umgibt eine bindegewebige, tief unter den Bändern gelegene Kapsel. Vordere Gelenkkapsel und Synovialmembran inserieren ventral proximal von Fossa coronoidea und Fossa radialis an der Vorderfläche des Humerus; der hintere Anteil der Gelenkkapsel ist dicht oberhalb der Fossa olecrani am Humerus befestigt.

Bei Verdacht auf eine Ellbogenverletzung fertigt man routinemäßig Ellbogenaufnahmen im a.-p. und im seitlichen Strahlengang an und ergänzt diese eventuell durch Schrägaufnahmen in Innen- und Außenrotation.

TEIL II - Trauma

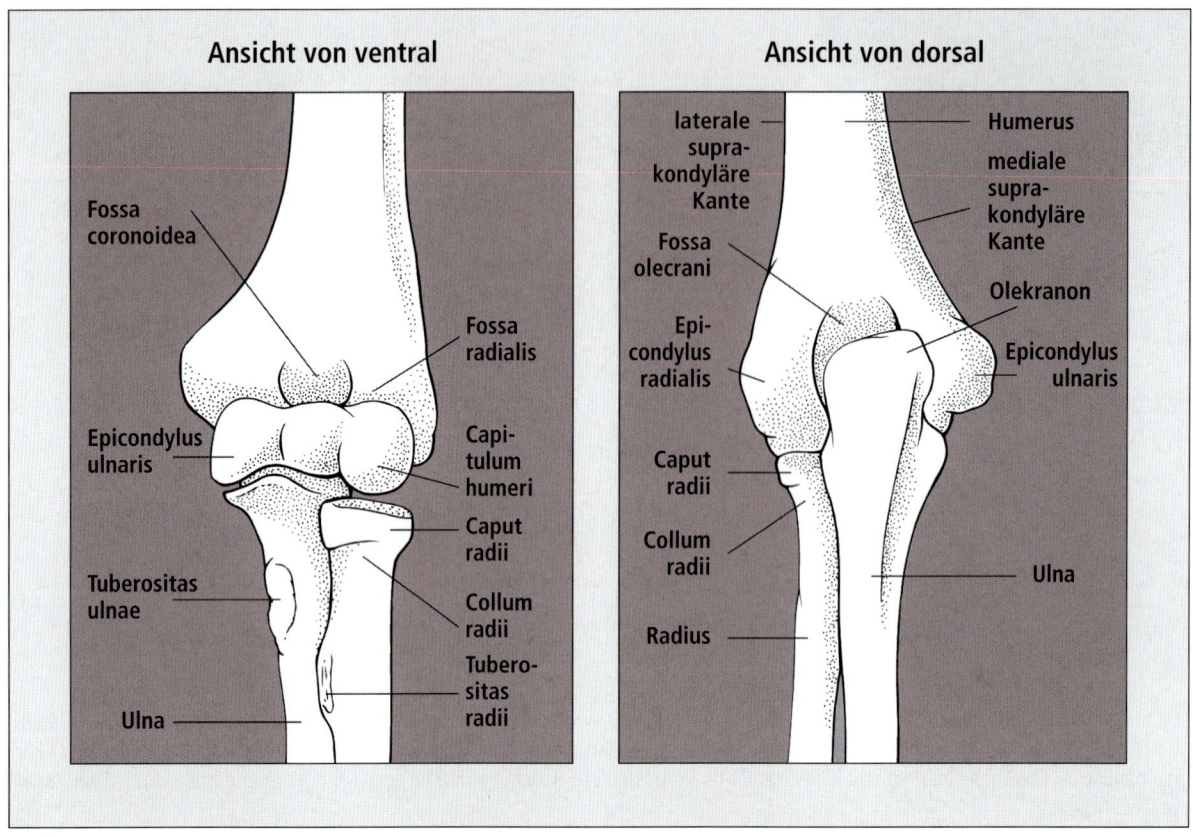

Abb. 5-57. Ansicht von distalem Humerus und proximalem Radius/Ulna von ventral und dorsal

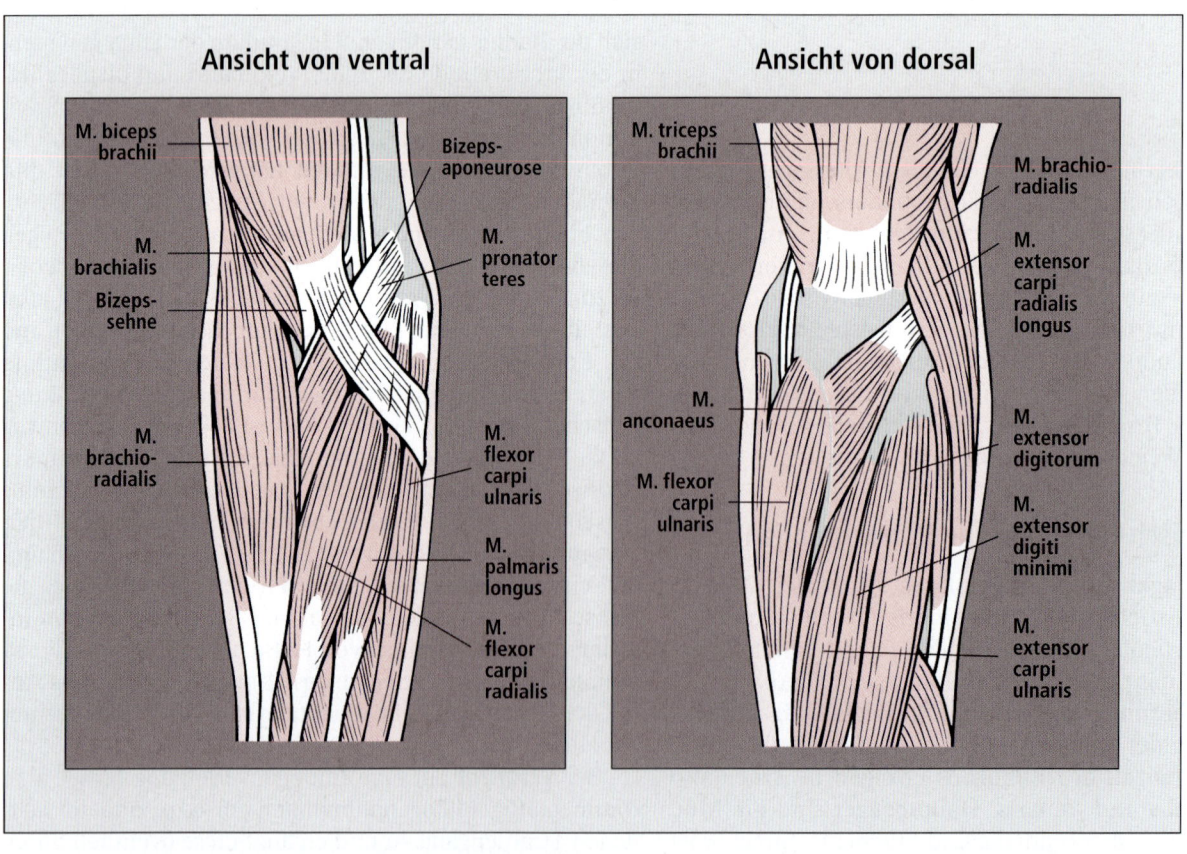

Abb. 5-58. Ansicht der Muskeln des Ellbogens von ventral und dorsal

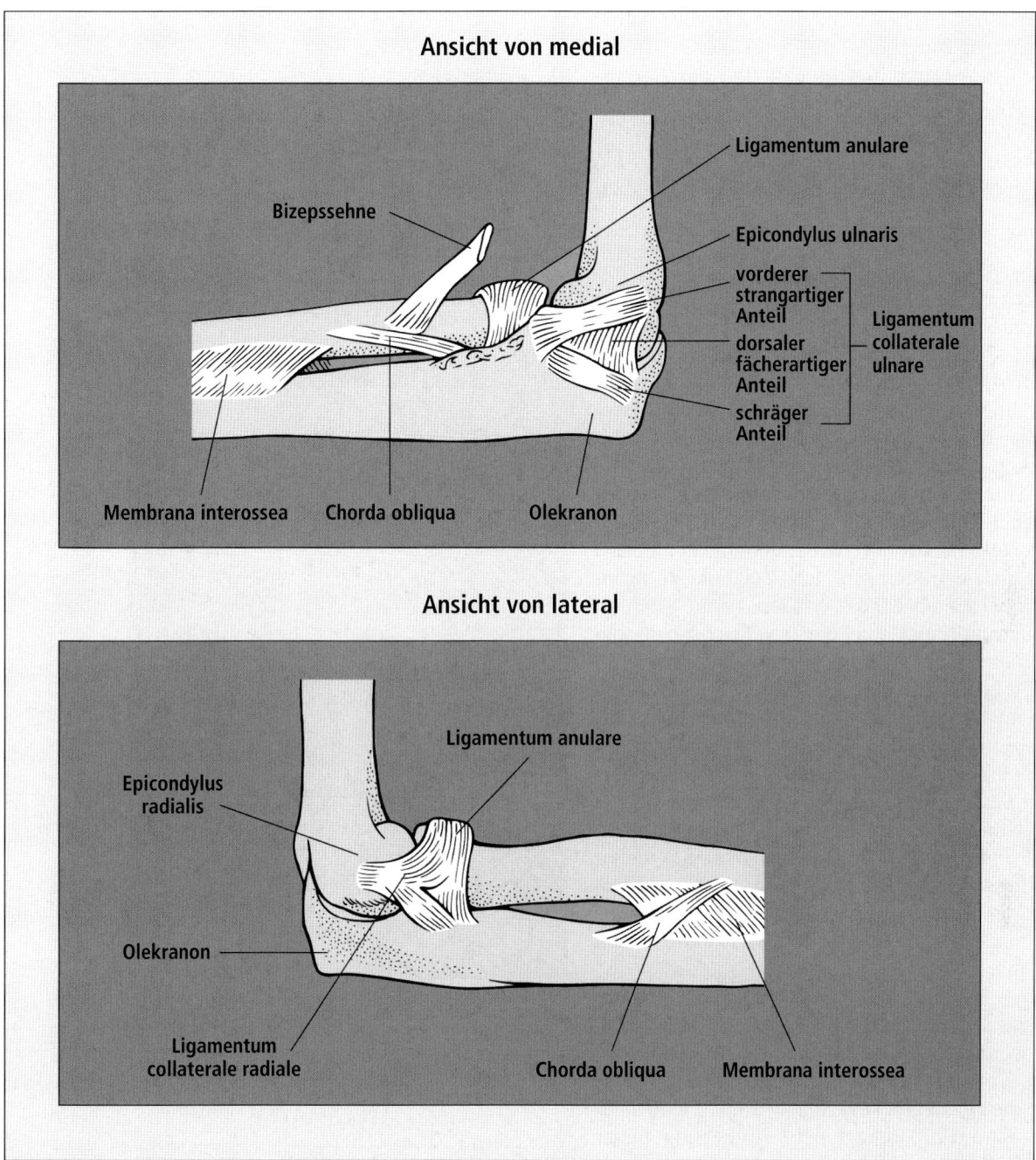

Abb. 5-59. Ansicht der Bänder des Ellbogens von medial und lateral

TEIL II - Trauma

Die *anterior-posteriore* Aufnahme stellt meist schon eine Verletzung des Innen- und des Außenkondylus, der Fossa olecrani, des Capitulum humeri und des Radiusköpfchens hinreichend dar (Abb. 5-60), ferner zeigt sie die wichtige anatomische Beziehung zwischen Unterarm und Armzentralachse, den sog. *Tragewinkel des Armes* (Abb. 5-61). Normalerweise bilden die Mittelachsen von Ober- und Unterarm miteinander einen Valguswinkel von 15°, d. h., der Unterarm weicht gegenüber dem Humerus und dem Rumpf nach lateral ab.

Bei Kindern ist es wichtig, in der a.-p. Aufnahme die 4 Ossifikationszentren des distalen Humerus zu erkennen, nämlich von Capitulum humeri, Innen- und Außenkondylus sowie Trochlea humeri. Die übliche Reihenfolge, in der diese auftreten, und das Alter, in dem diese röntgenologisch sichtbar werden, sind bei der Beurteilung von Ellbogenverletzungen wichtige Kriterien (Abb. 5-62). Die Fehlstellung eines jeden dieser Knochenkerne dient als diagnostischer Schlüssel für die Art des Bruchs oder der Luxation. So verknöchert z. B. der Epicondylus medialis immer früher als die Trochlea humeri. Zeigt die Röntgenuntersuchung bei einem Kind zwischen 4 und 8 Jahren eine Knochenstruktur im Gebiet der Trochlea (also vor der Zeit, in der dieser Knochenkern ossifizieren sollte) und noch keine Anzeichen eines Ossifikationszentrums des Epicondylus medialis, so muß man annehmen, daß das Ossifikationszentrum des Epicondylus medialis abgerissen ist und im Gelenkraum liegt (Abb. 5-63).

Die *Seitaufnahme* des Ellbogens erlaubt eine hinreichende Beurteilung des Olekranons, der Radiusköpfchenvorderfläche und des Humeroulnargelenks. Sie liefert jedoch nur eingeschränkte Informationen speziell zur dorsalen Hälfte des Radiusköpfchens und zum Processus coronoideus ulnae, weil diese knöchernen Strukturen sich überlagern (Abb. 5-64).

Wie die a.-p. Aufnahme, so liefert auch die Seitaufnahme wichtige Informationen zu Form und Lagebeziehungen, die, wenn sie gestört sind, auf eine Anomalie hinweisen. Bei Kindern hat der distale Humerus eine Abknickung, die einem Hockeyschläger ähnelt, wobei der Knickwinkel etwa 140° beträgt. Zur Aufhebung dieser Form kommt es bei der suprakondylären Humerusfraktur (Abb. 5-65). Rogers weist ferner darauf hin, wie wichtig die Stellung des Capitulum humeri gegenüber dem distalen Humerus und dem proximalen Radius ist. Er stellte fest, daß die Längsachse durch den proximalen Radius und durch das Zentrum des Capitulum humeri verläuft und daß eine Linie längs der vorderen Kortikalis des distalen Humerus bei deren Verlängerung durch das Gelenk das mittlere Drittel des Capitulum humeri schneidet (Abb. 5-66). Die Störung dieser Lagebeziehungen dient als wichtiger Hinweis auf eine mögliche Fraktur oder Luxation. Schließlich bietet noch – unabhängig vom Alter des Patienten – eine Verlagerung der Fettpolster des Ellbogens aus ihrer normalen Stellung eine nützliche Schlüsselinformation zum Vorliegen einer Fraktur. Im Regelfall ist in der Seitaufnahme das hintere Fettpolster, das tief in der Fossa

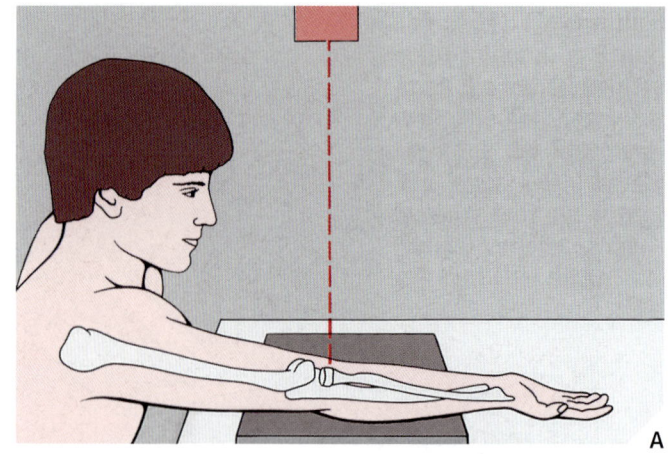

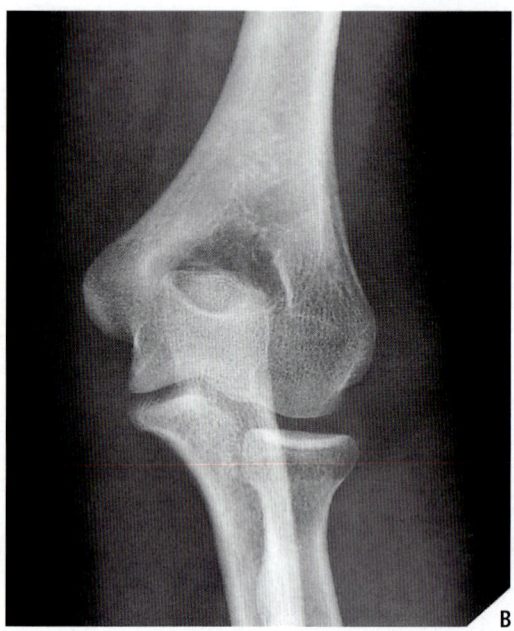

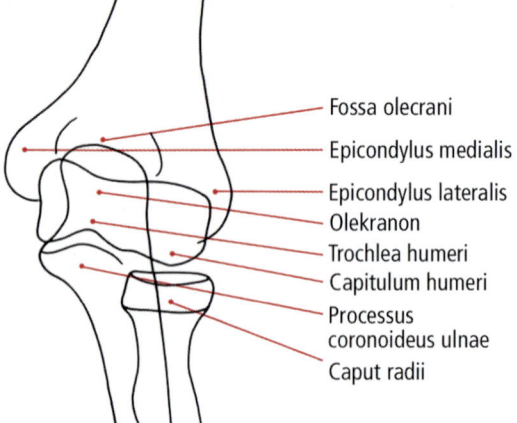

Abb. 5-60. **A** Zur a.-p. Aufnahme des Ellbogens wird der Unterarm in Supinationsstellung gehalten (Handfläche nach oben), dabei das Ellbogengelenk völlig gestreckt, und die Finger werden gebeugt. Der Zentralstrahl zeigt senkrecht auf das Gelenk. **B** Eine Aufnahme in dieser Einstellung zeigt Epicondylus medialis und lateralis, Fossa olecrani, Capitulum humeri und den Radiuskopf. Den Processus coronoideus ulnae sieht man en face; das Olekranon überlagert sich mit der Trochlea humeri

olecrani liegt, unsichtbar. Wird dieses sichtbar und erscheint das vordere Fettpolster verlagert – das sog. Fettpolsterzeichen (vgl. Abb. 4-30) –, dann sollte man immer auch eine Bruchlinie nachweisen.

Die *Radiusköpfchen-Capitulum humeri-Aufnahme* ist eine Variante der Seitaufnahme, die der Verfasser dieses Buchs im Jahre 1982 einführte. Sie überwindet die wichtigste Einschränkung der normalen Seitaufnahme, indem sie das Radiusköpfchen ohne Überlagerung durch den Processus coronoideus ulnae ventral von diesem projiziert, wodurch sie sich als sehr effektiv erwiesen hat. Neben dem Radiusköpfchen zeigt sie auch gut das Capitulum humeri, den Processus coronoideus und das Humeroradial- wie auch das Humeroulnargelenk (Abb. 5-67); sie deckt zudem subtile Frakturen dieser Strukturen auf, die in anderen Einstellungen verborgen bleiben können (vgl. Abb. 5-81, 5-82 u. 5-84).

Zur ausreichenden Abklärung von Ellbogenverletzungen können auch andere Untersuchungsverfahren erforderlich werden. Einfach- und vorzugsweise Doppelkon-

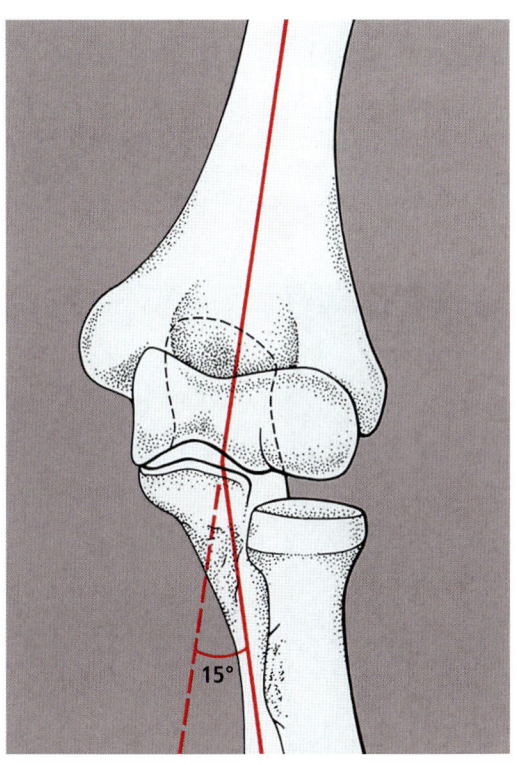

Abb. 5-61. Der Winkel zwischen der Längsachse des distalen Humerus und der proximalen Ulna bestimmt den sog. „Unterarmtragewinkel". Im Normalfall beträgt dieser Winkel etwa 15°

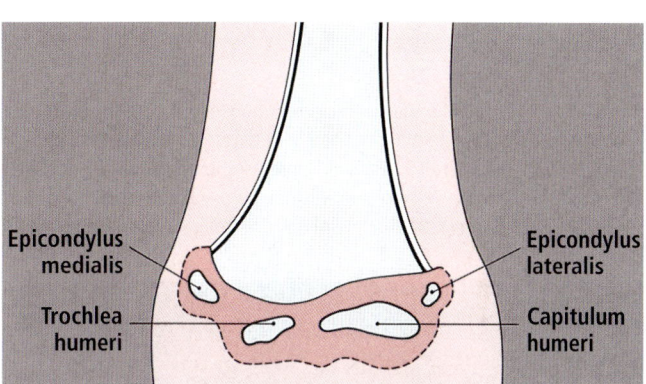

Abb. 5-62. Normalerweise erscheinen die sekundären Ossifikationszentren des distalen Humerus in dieser Reihenfolge: Capitulum humeri mit 1–2 Jahren, Epicondylus ulnaris (internus) mit 4 Jahren, Trochlea humeri mit 8 Jahren und Epicondylus lateralis (externus) mit 10 Jahren (Merkwort: cite; Anmerkung des Übers.)

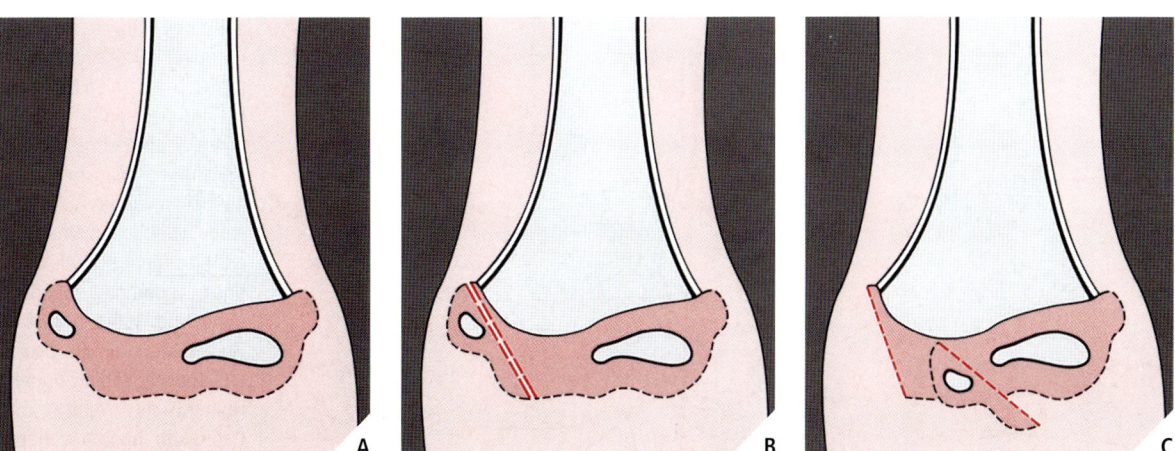

Abb. 5-63. Eine Verschiebung des Ossifikationszentrums des medialen Epikondylus durch eine Fraktur (**A, B**) kann das „normale" Erscheinungsbild eines Ossifikationszentrums der Trochlea humeri vortäuschen (**C**)

TEIL II - Trauma

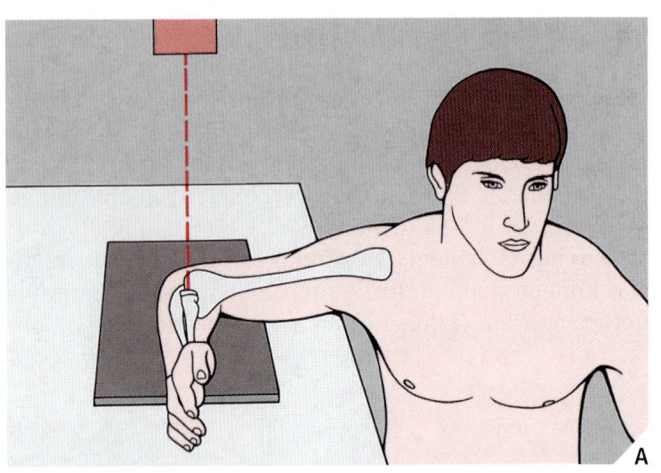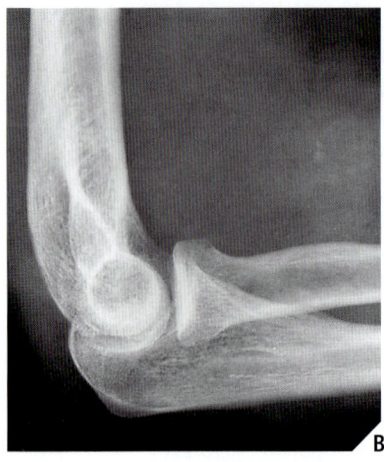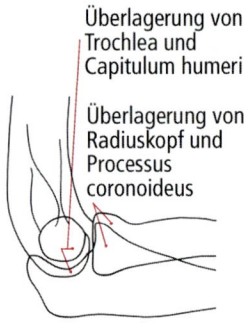

Abb. 5-64. A Für die Seitaufnahme des Ellbogens ruht der Unterarm auf dessen Ulnarseite auf der Röntgenkassette; dabei ist der Ellenbogen um 90° gebeugt, der Daumen zeigt nach oben, und die Finger sind leicht gebeugt. Der Zentralstrahl wird senkrecht durch das Radiusköpfchen gerichtet. **B** Eine solche Aufnahme zeigt den distalen Humerusschaft, die suprakondyläre Knochenkante und das Olekranon sowie (überlagerungsfrei) die Vorderfläche des Radiusköpfchens. Gelenk- und Rückfläche des Radiusköpfchens werden in dieser Aufnahme wegen der Überlagerung mit dem Proc. coronoideus ulnae nicht gut dargestellt. Auch wird das Capitulum humeri durch die Trochlea humeri überlagert

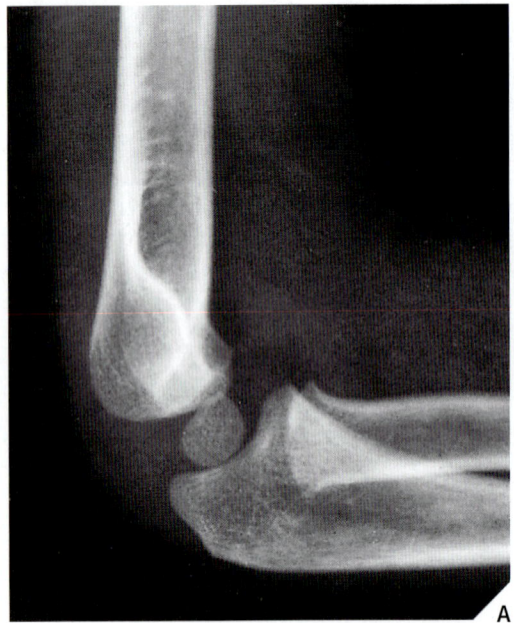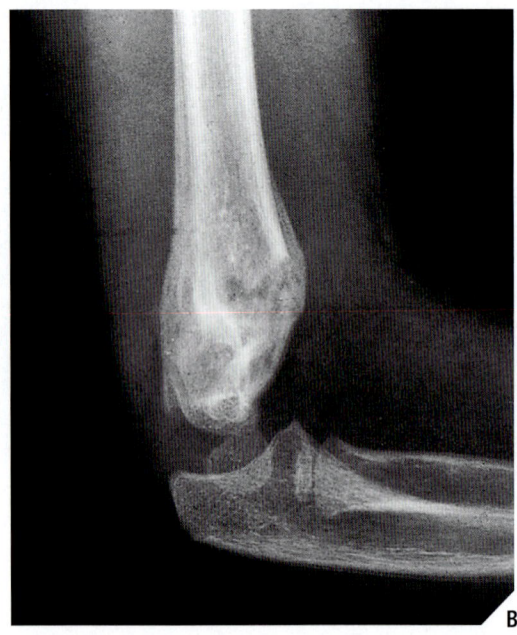

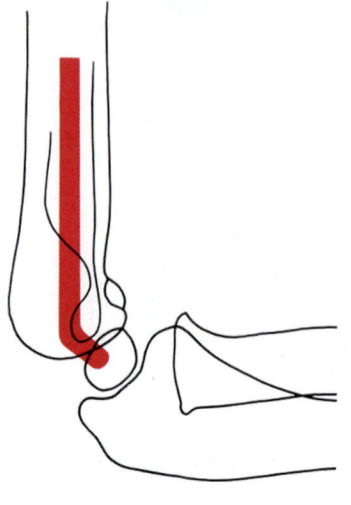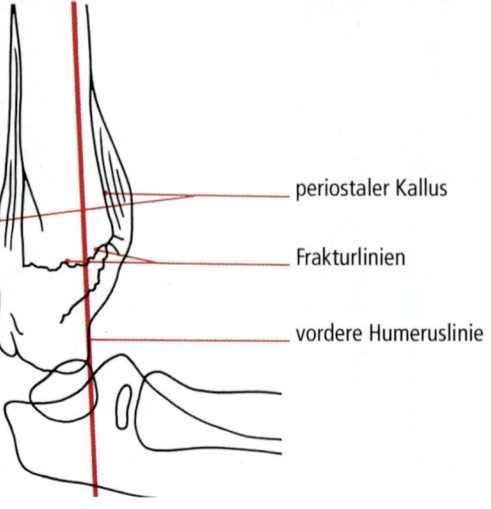

— periostaler Kallus
— Frakturlinien
— vordere Humeruslinie

Abb. 5-65. A Die Seitaufnahme des Ellbogens eines 3jährigen Kindes zeigt die normale „Hockeyschlägerform" des distalen Humerus. **B** Geht diese Form verloren, wie hier auf dem Bild eines 3,5jährigen Mädchens, das 4 Wochen vor der Aufnahme eine Ellenbogenverletzung erlitt, so dient dies als wichtige „Landmarke" zur Erkennung einer suprakondylären Humerusfraktur. Zu beachten ist auch, daß die vordere Humeruslinie ventral des Capitulum humeri verläuft, was eine Hyperextensionsverletzung anzeigt (vgl. Abb. 5-66)

trastarthrographie, meist verbunden mit der Tomographie (*Arthrotomographie*) oder CT haben sich bei der Darstellung subtiler Knorpelfrakturen, der Osteochondrosis dissecans sowie von Anomalien von Synovialmembran und Kapsel sowie freier Gelenkkörper gut bewährt. Im allgemeinen zählen zu den Indikationen für eine Ellbogenarthrographie der Nachweis des Vorhandenseins, der Größe und der Zahl intraartikulärer osteochondraler Körper; die Entscheidung darüber, ob Verkalkungen im Ellbogenbereich intra- oder extraartikulär liegen; die Beurteilung des Gelenkknorpels; die Beurteilung juxtaartikulärer Zysten, falls diese mit dem Gelenk kommunizieren; die Beurteilung des Gelenkraumvolumens und der diversen Anomalien von Synovialmembran und Kapsel. Die Einfachkontrastarthrographie ist dann vorzuziehen, wenn man Synovialisanomalien und intraartikuläre osteochondrale freie Körper abklären will, zumal die Doppelkontrastarthrographie zu Luftbläschen innerhalb des Gelenks führen kann. Dagegen liefert die Doppelkontrastarthrographie detailliertere Informationen; vor allem zeichnet sie die Oberflächen von Synovialmembran und Gelenkoberfläche besser nach und stellt Feindetails besser dar (Abb. 5-68). Oftmals kann man im Verein mit der Arthrographie des Ellbogens die konventionelle Tomographie, die sog. Arthrotomographie (Abb. 5-69), oder die CT-Untersuchung (CT-Arthrographie; Abb. 5-70) einsetzen.

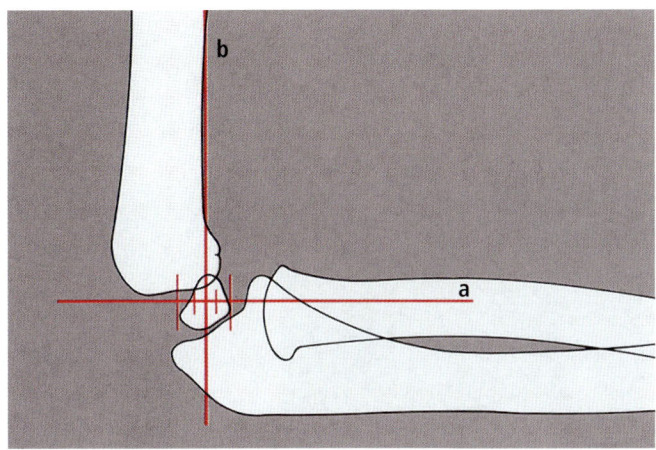

Abb. 5-66. Bei Kindern wird die normale Stellung des Capitulum humeri gegenüber dem distalen Humerus und dem proximalen Radius dadurch bestimmt, wie folgende 2 Linien dieses schneiden: eine Linie (a), die mit der Längsachse des proximalen Radius zusammenfällt, schneidet das Capitulum humeri zentral, und eine Linie (b) parallel zur vorderen Kortikalis des distalen Humerus schneidet das mittlere Drittel des Capitulum humeri. Eine Aufhebung dieser Lagebeziehung weist auf das mögliche Vorliegen von Anomalien hin (vgl. Abb. 5-65B u. 5-79B)

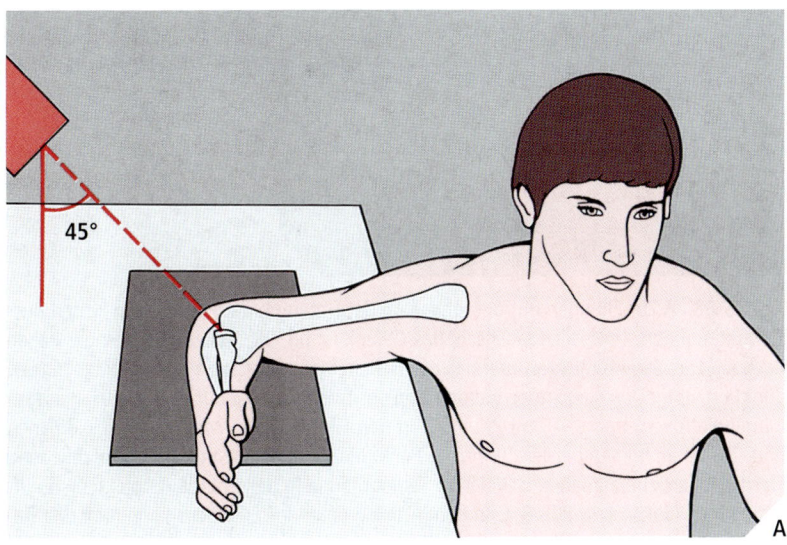
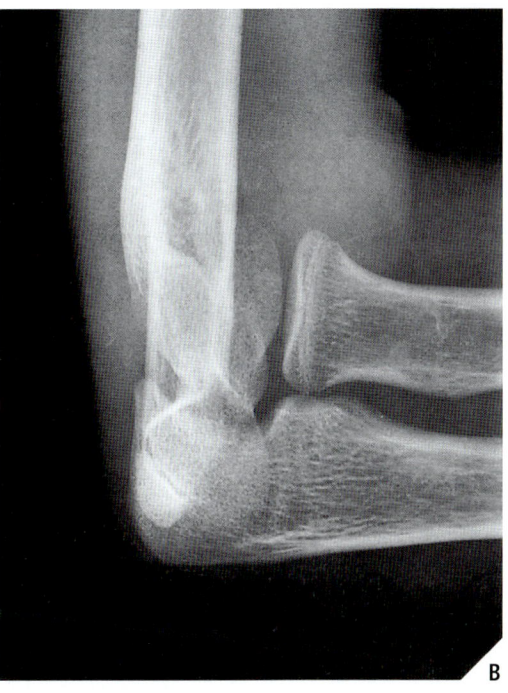

Abb. 5-67. A Für die Radiusköpfchen-Capitulum humeri-Aufnahme sitzt der Patient an der Tischseite, legt seinen Unterarm auf die Ulnarseite, hält den Ellbogen um 90° gebeugt und richtet den Daumen nach oben. Der Zentralstrahl zielt unter einem Winkel von 45° zum Unterarm auf das Radiusköpfchen. **B** Eine solche Aufnahme zeigt das Radiusköpfchen nach ventral projiziert und frei von jeder Überschneidung mit dem Proc. coronoideus ulnae, der sich auch gut darstellt. Ferner ist diese Projektion gut für die Beurteilung von Capitulum humeri sowie Articulatio humeroradialis und humeroulnaris geeignet

TEIL II - Trauma

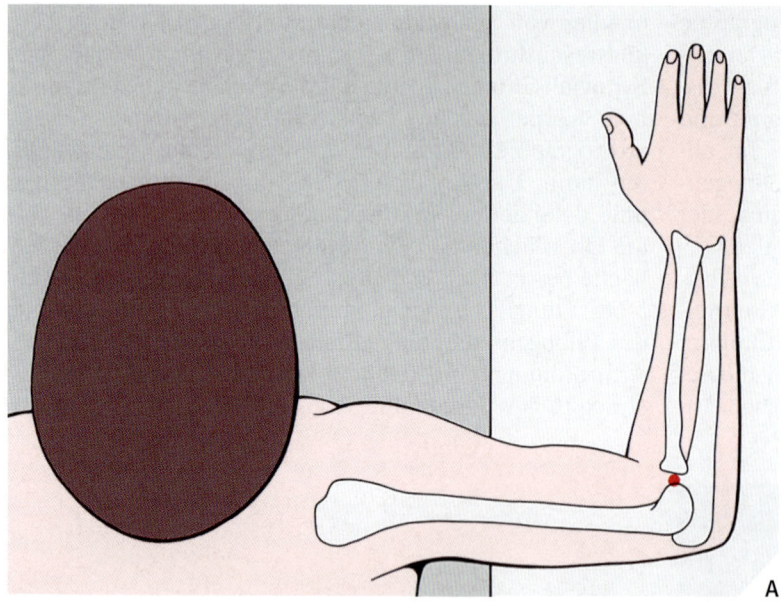

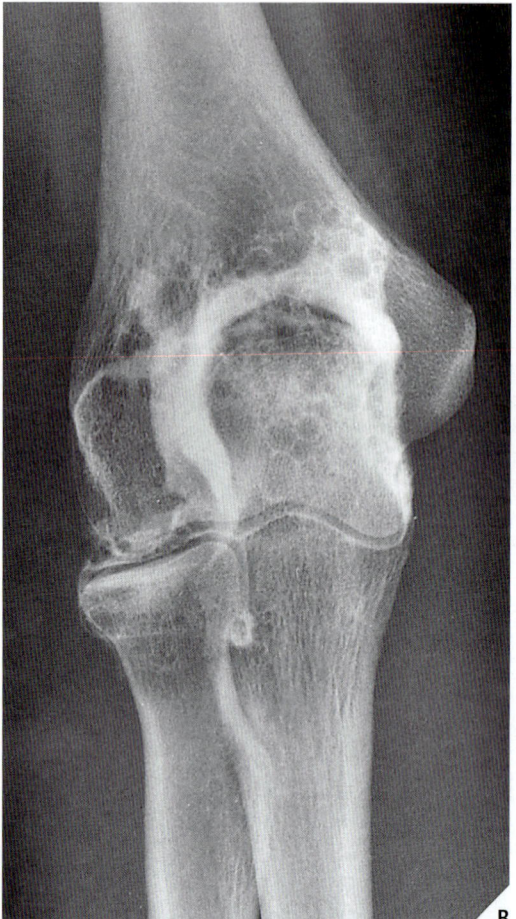

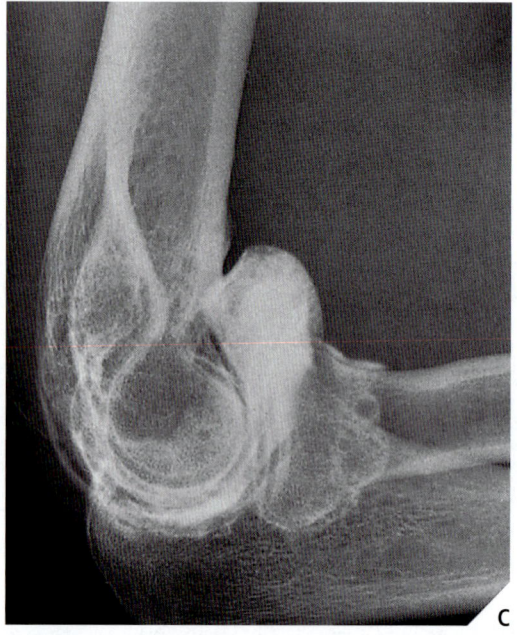

Abb. 5-68. A Zur Ellbogenarthrographie liegt der Unterarm des Patienten in Pronationsstellung auf dem Untersuchungstisch; das Gelenk ist um 90° gebeugt, die Finger liegen flach auf, Das Gelenk wird von lateral her zwischen Radiusköpfchen und Capitulum humeri punktiert, unter Durchleuchtung werden 2 ml positiven Kontrastmittels (z. B. 60%iges Megluminindiatrizoat) und 8–10 ml Raumluft in den Gelenkraum zwischen Radiusköpfchen und Capitulum humeri injiziert. (Der rote Punkt markiert die Einstichstelle.) Anschließend werden Übersichtsaufnahmen und/oder Tomogramme in den Standardprojektionen aufgenommen (vgl. Abb. 5-90). **B, C** In dem Arthrogramm des Ellbogens kann man den Recessus anterior, posterior und anularis der Gelenkkapsel unterscheiden; ferner ist auch der Gelenkknorpel von Radiusköpfchen und Capitulum humeri gut dargestellt

Obere Gliedmaße I: Schultergürtel und Ellenbogen 5

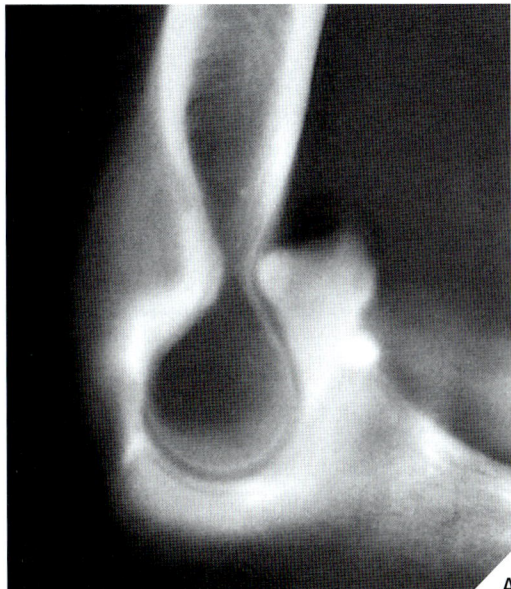

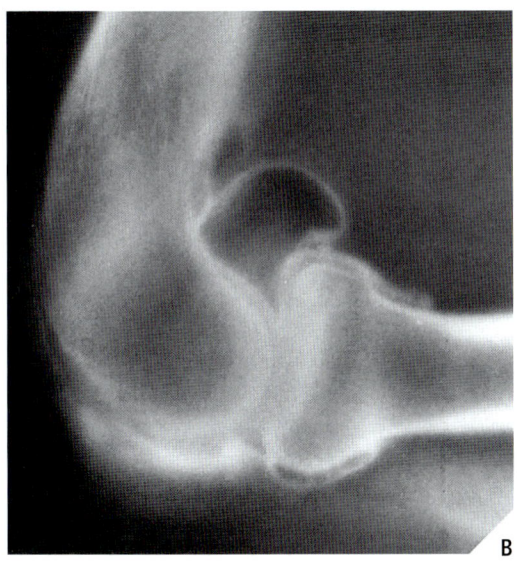

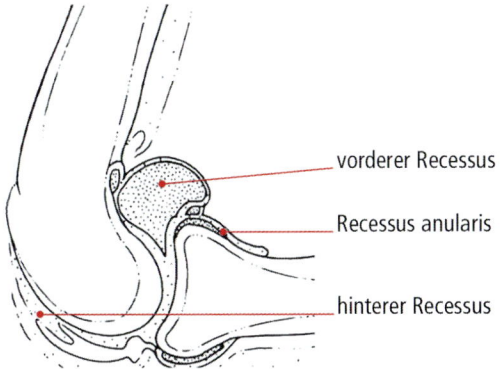

Abb. 5-69. Die Arthrotomographie durch den Gelenkanteil von Ulna und Trochlea humeri (**A**) zeigt den Recessus coronoideus, durch das Gelenk von Radius und Capitulum humeri (**B**) den Recessus anularis (periradialis), anterior und posterior der Gelenkkapsel

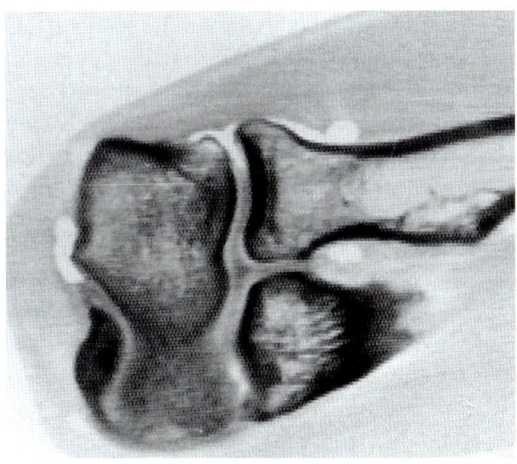

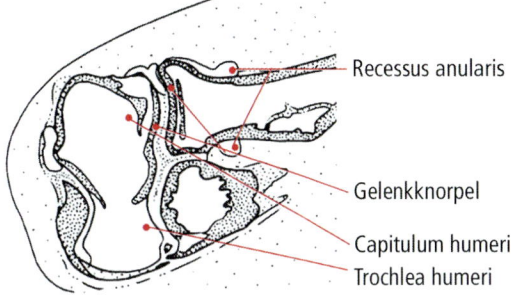

Abb. 5-70. Ein koronarer CT-Schnitt nach Arthrographie zeigt deutlich den Recessus anularis und die Kontur des äußeren Gelenkkapselanteils. Auch sieht man den Gelenkknorpel hier gut

Axiale CT-Bilder des gestreckten Ellbogens weisen gelegentlich traumatische Veränderungen gut nach; sie sind jedoch beim verletzten Patienten nur schwer zu erhalten und werden auch nur selten – mit Ausnahme der Darstellung des proximalen Radioulnargelenks und des Ulna-Trochlea-Gelenks – eingesetzt. Manchmal können diese Schnittbilder osteochondrale Frakturen des Radiusköpfchens nachweisen und die Intaktheit des proximalen Radioulnargelenks aufzeigen. Dagegen stellten Franklin et al. fest, daß axiale CT-Bilder bei gebeugtem Ellbogen (sog. koronare Schichten) eine ideale Ebene für die Beurteilung der Fossa olecrani, den Raum zwischen Trochlea humeri und Olekranon wie auch für Radius und Capitulum radii sowie Trochlea und Processus coronoideus an der Vorderseite abgeben. Axiale Schnitte durch den gebeugten Ellbogen ermöglichen zusätzlich auch die Darstellung des proximalen Radius in dessen Längsachse. Führt man die konventionelle Tomographie allein durch, dann ist die mehrfach spiralige Verwischung zu bevorzugen, weil die damit erreichbaren dünneren Schnitte die Details insgesamt besser zeigen, so beispielsweise die Lokalisation multipler Fragmente bei Trümmerbrüchen.

Die MRT weist verletzungsbedingte Veränderungen des Ellbogens und seiner umgebenden Weichteile gut nach. Routinemäßig verwendet man hier Bilder in der axialen, sagittalen und koronaren Ebene. Ideal ist die axiale Ebene für die Darstellung der anatomischen Beziehungen des proximalen Radioulnargelenks und des Radiusköpfchens. In der Sagittalebene werden das Gelenk zwischen Ulna und Trochlea sowie zwischen Radius und Capitulum humeri, ferner die Mm. biceps brachii und brachialis in deren Längsachse gut abgebildet. Auch sieht man die Bizepssehne und den M. anconaeus in deren Längsrichtung recht gut (Abb. 5-71B,C). In den koronaren Schnitten sieht man die Trochlea, das Capitulum und das Radiusköpfchen gut, ferner die verschiedenen Sehnen und Muskeln der Ellbogenregion (Abb. 5-71A).

Eine tabellarische Zusammenfassung des bislang Diskutierten findet sich in den Tabellen 5-4 und 5-5 sowie in Abbildung 5-72.

■ Verletzungen des Ellbogens

Frakturen der Ellbogenregion

Distale Humerusfrakturen

Da die Nomenklatur der verschiedenen Strukturen des distalen Humerus in den diversen anatomischen und chirurgischen Lehrbüchern uneinheitlich ist, ist hinsichtlich der Einteilung der distalen Humerusfrakturen ein gewisses Durcheinander entstanden. Zur Orientierung gibt Abbildung 5-73 eine vereinfachte anatomische Einteilung des distalen Humerus. Die Bedeutung der Unterscheidung von artikulären und extraartikulären Anteilen des distalen Humerus liegt in der Wichtigkeit für Diagnose, Behandlung und Prognose begründet. So führt nach Rockwood und Green beispielsweise eine Fraktur des Gelenkanteils des distalen Humerus meist zu einem Bewegungsverlust, nicht aber zum Stabilitätsverlust, wohingegen eine komplette Kondylenfraktur, d. h. ein Bruch von artikulärem und extraartikulärem Anteil, zu Bewegungseinschränkung und Instabilität führen wird.

Je nach beteiligter Struktur kann man die distalen Humerusfrakturen in suprakondyläre, transkondyläre und interkondyläre, in Frakturen von Epicondylus ulnaris und radialis, von Capitulum humeri und Trochlea humeri einteilen. Empfehlenswert ist die Einteilung nach Müller, die praxisnah orientiert zwischen intra- und extrakapsulären Frakturen unterscheidet (Abb. 5-74). Meist werfen diese Frakturen bei Erwachsenen denn auch keine Probleme auf und sind in der a.-p. und der Seitaufnahme des Ellbogens leicht zu beurteilen (Abb. 5-75 u. 5-76). Nur gelegentlich muß man die Tomographie einsetzen, um Fragmente bei Trümmerbrüchen zu lokalisieren (Abb. 5-77).

Dagegen kann bei Kindern die Diagnose wegen der Ossifikationskerne und deren großer Variabilität problematisch werden. Trotzdem reichen a.-p. und Seitaufnahme meist aus, um die Verletzung darzustellen, auch wenn die Bruchlinie manchmal in der a.-p. Aufnahme schwieriger erkennbar ist als in der Seitaufnahme. Bei Kindern zwischen 3 und 10 Jahren ist die suprakondyläre Fraktur der häufigste Typ der Ellbogenfraktur. Eine Hyperextensionsverletzung durch einen Sturz auf die ausgestreckte Hand bei überstrecktem Ellbogen liegt bei 95% dieser Fälle vor, wobei charakteristischerweise das distale Fragment nach dorsal verschoben ist (Abb. 5-78). Beim Flexionstyp dieser Verletzung durch einen Sturz auf den gebeugten Ellbogen, der nur 5% der suprakondylären Verletzungen ausmacht, ist das distale Fragment nach ventral und proximal verschoben. Leicht erkennt man in der Seitaufnahme eine suprakondyläre Fraktur am Verlust des Hockeyschlägerbildes des distalen Humerus und an der Verschiebung des Capitulum humeri gegenüber der vorderen Humeruskortikalislinie. Auch ist praktisch immer ein positives Fettpolsterzeichen vorhanden (Abb. 5-79).

Unabhängig vom Alter des Patienten sind bei einer distalen Humerusfraktur der Nachweis und die vollständige Abklärung des Verletzungsmusters, der Ausdehnung der Bruchlinie und der Schweregrad der Fehlstellung von Wichtigkeit, da davon die Behandlung abhängt. Ergeben sich Schwierigkeiten bei der Interpretation der Fraktur und beim Ausmaß der Fehlstellung, dann kann es auch nutzen, Vergleichsaufnahmen des gesunden Ellbogens heranzuziehen.

Komplikationen. Die ernstesten Komplikationen der suprakondylären Humerusfraktur sind die ischämische Volkmann-Kontraktur (vgl. Abb. 4-49) und die Heilung in Fehlstellung. Letztere führt meist zu einer Varusdeformität des Ellbogens, zum sog. Cubitus varus.

Obere Gliedmaße I: Schultergürtel und Ellenbogen 5

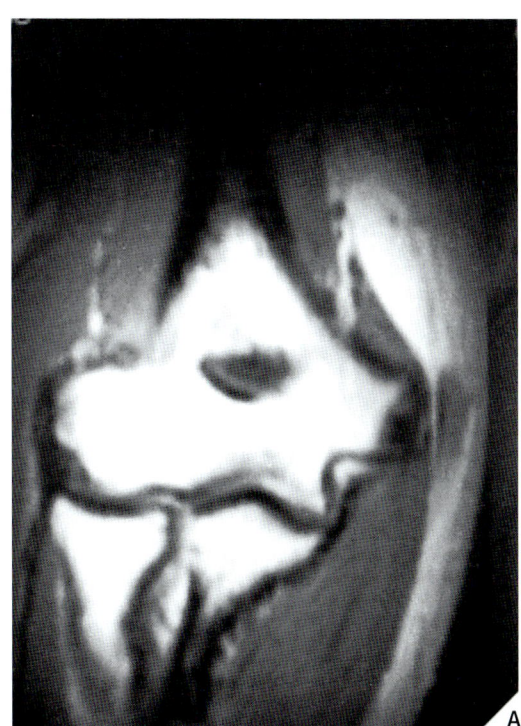
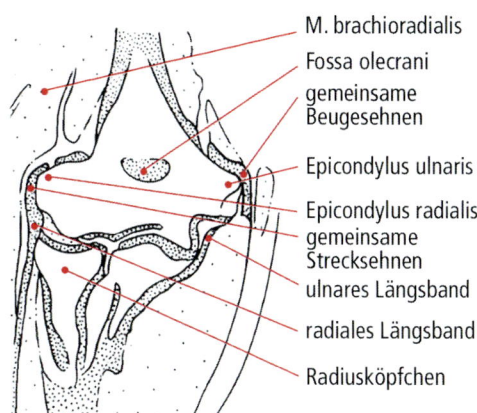

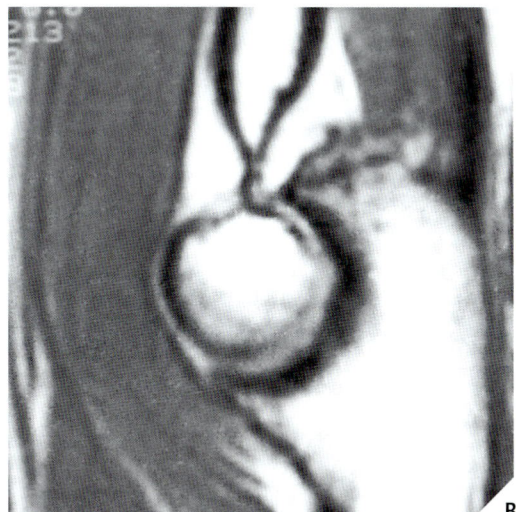
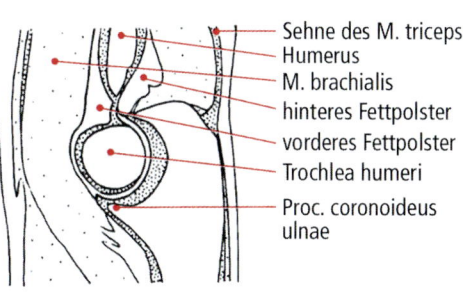

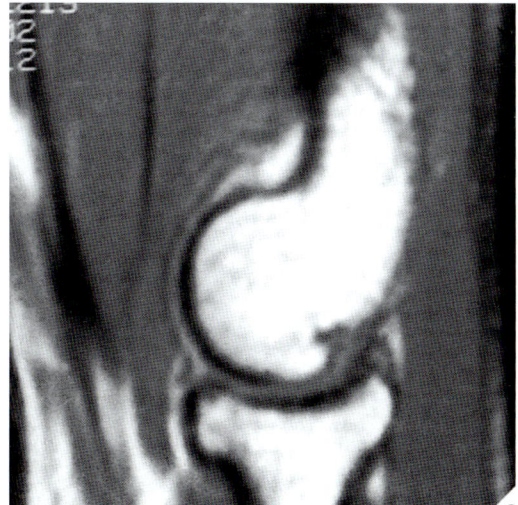
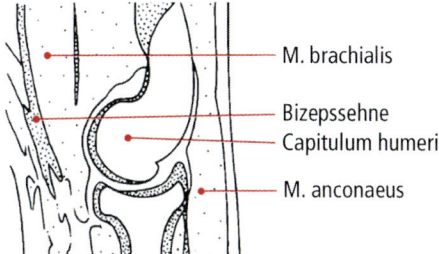

Abb. 5-71. Normale Anatomie des Ellbogens im MRT-Bild. A In den sagittalen Schnitten sind die Muskelstrukturen (M. brachialis, M. anconaeus), die Sehnen (M. triceps humeri, M. biceps brachii) und die Knochen (distaler Humerus, Olekranon und Radiusköpfchen) gut dargestellt. **B, C** Im koronaren Schnittbild beachte man die anatomischen Lagebeziehungen der Knochen-, Muskel- und Sehnenstrukturen. (Aus Beltran J 1990; Wiedergabe mit freundlicher Erlaubnis)

TEIL II - Trauma

Tab. 5-4. Röntgenologische Standard- und Spezialaufnahmen zur Beurteilung von Ellbogenverletzungen

Projektion	Darstellung/Nachweis von

Anterior-posterior	• Supra-, trans- und interkondyläre Frakturen des distalen Humerus
	• Frakturen von:
	  – Medialem und lateralem Epicondylus
	  – Äußerem Anteil des Capitulum humeri
	  – Medialem Anteil der Trochlea humeri
	  – Äußerem Anteil des Caput radii
	• Valgus- und Varusdeformität
	• Sekundäre Ossifikationszentren des distalen Humerus

Seitliche Aufnahme	• Suprakondyläre Frakturen des distalen Humerus
	• Frakturen von:
	  – Vorderfläche des Radiusköpfchens
	  – Olekranon
	• Komplexe Luxationen des Ellbogens
	• Luxation des Radiusköpfchens
	• Fettpolsterzeichen

Außenrotiert schräg	• Frakturen von:
	  – Epicondylus lateralis (radialis)
	  – Radiuskopf

Innenrotiert schräg	• Frakturen von:
	  – Epicondylus medialis (ulnaris)
	  – Processus coronoideus ulnae

Radiuskopf-Capitulum humeri-Aufnahme	• Frakturen von:
	  – Radiusköpfchen
	  – Capitulum humeri
	  – Processus coronoideus ulnae
	• Anomalien von Humeroradial- und Humeroulnargelenk

Abb. 5-5. Weiterführende Bildgebung zur Beurteilung von Verletzungen des Ellbogens

Technik	Darstellung/Nachweis von

Tomographie	• Komplexe Frakturen der Ellbogenregion, besonders zur Lagebestimmung von Fragmenten bei Trümmerfrakturen
	• Heilungsverlauf:
	  – Pseudarthrose
	  – Sekundärinfektion

Arthrographie (Einfach- oder Doppelkontrast; meist zusätzlich Tomographie)	• Subtile Anomalien des Gelenkknorpels • Kapselrisse • Anomalien der Synovialmembran • Knorpel- und osteochondrale Frakturen • Osteochondrosis dissecans • Freie (osteochondrale) Gelenkkörper
Computertomographie (allein oder kombiniert mit Doppelkontrastarthrographie)	• Wie Arthrographie
Magnetresonanztomographie	• Anomalien von Bändern, Sehnen und Muskeln • Kapselrupturen • Gelenkerguß • Synovialiszysten • Hämatome • Subtile Knochenanomalien (z. B. Kontusion) • Osteochondrosis dissecans • Epiphysenfrakturen (bei Kindern)

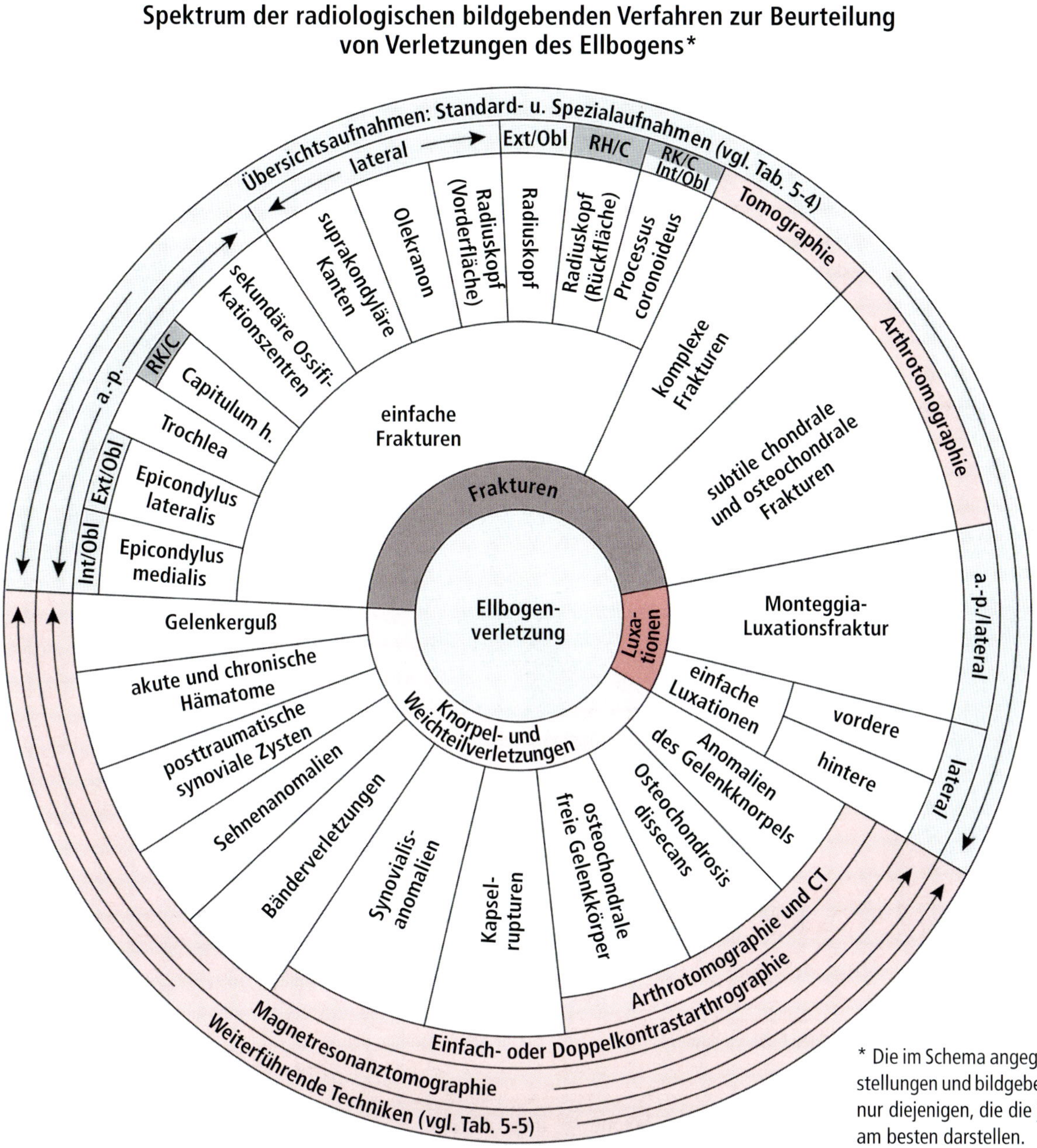

Obere Gliedmaße I: Schultergürtel und Ellenbogen

Spektrum der radiologischen bildgebenden Verfahren zur Beurteilung von Verletzungen des Ellbogens*

Abb. 5-72. Spektrum der radiologischen bildgebenden Verfahren zur Abklärung von Verletzungen des Ellenbogens

* Die im Schema angegebenen Röntgeneinstellungen und bildgebenden Verfahren sind nur diejenigen, die die jeweilige Verletzung am besten darstellen.

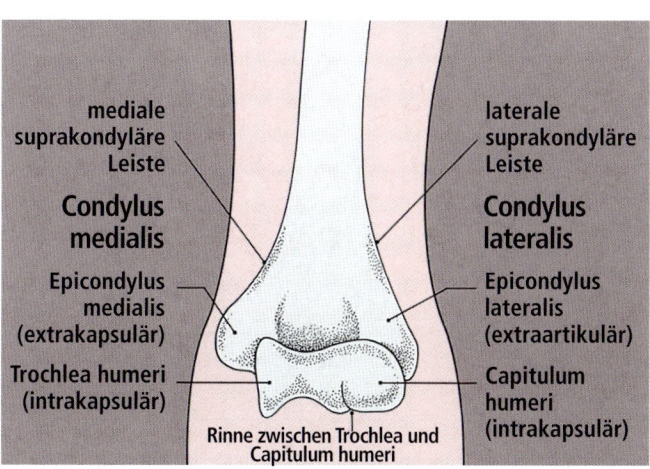

Abb. 5-73. Vereinfachte anatomische Einteilung der Strukturen des distalen Humerus

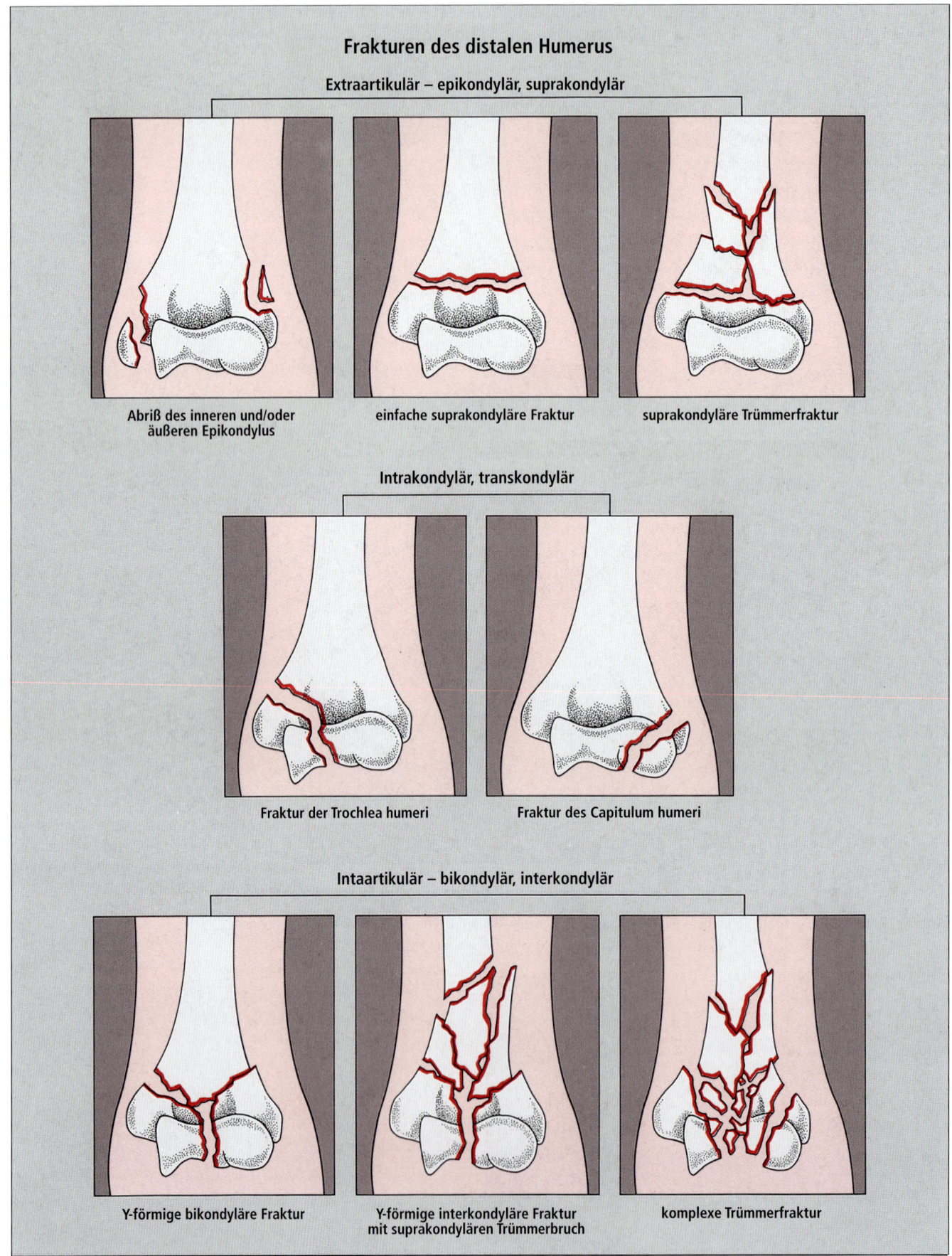

Abb. 5-74. Einteilung der distalen Humerusfrakturen nach ihrer extra- und intraartikulären Ausdehnung. (Modifiziert nach Muller ME et al., 1979)

Obere Gliedmaße I: Schultergürtel und Ellenbogen 5

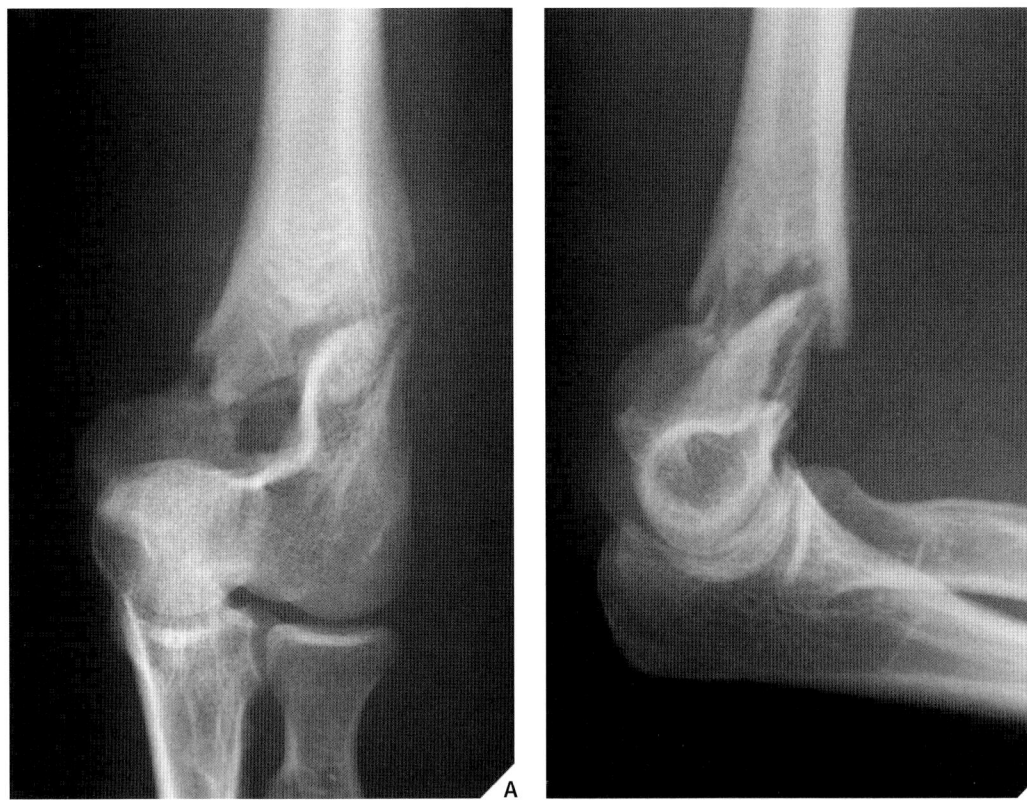

Abb. 5-75. Der 27 Jahre alte Mann stürzte von der Leiter auf den ausgestreckten Arm. **A, B** a.-p. und seitliches Röntgenbild zeigen eine einfache suprakondyläre Humerusfraktur mit einem nach dorsal verschobenen und abgeknickten distalen Fragment

TEIL II - Trauma

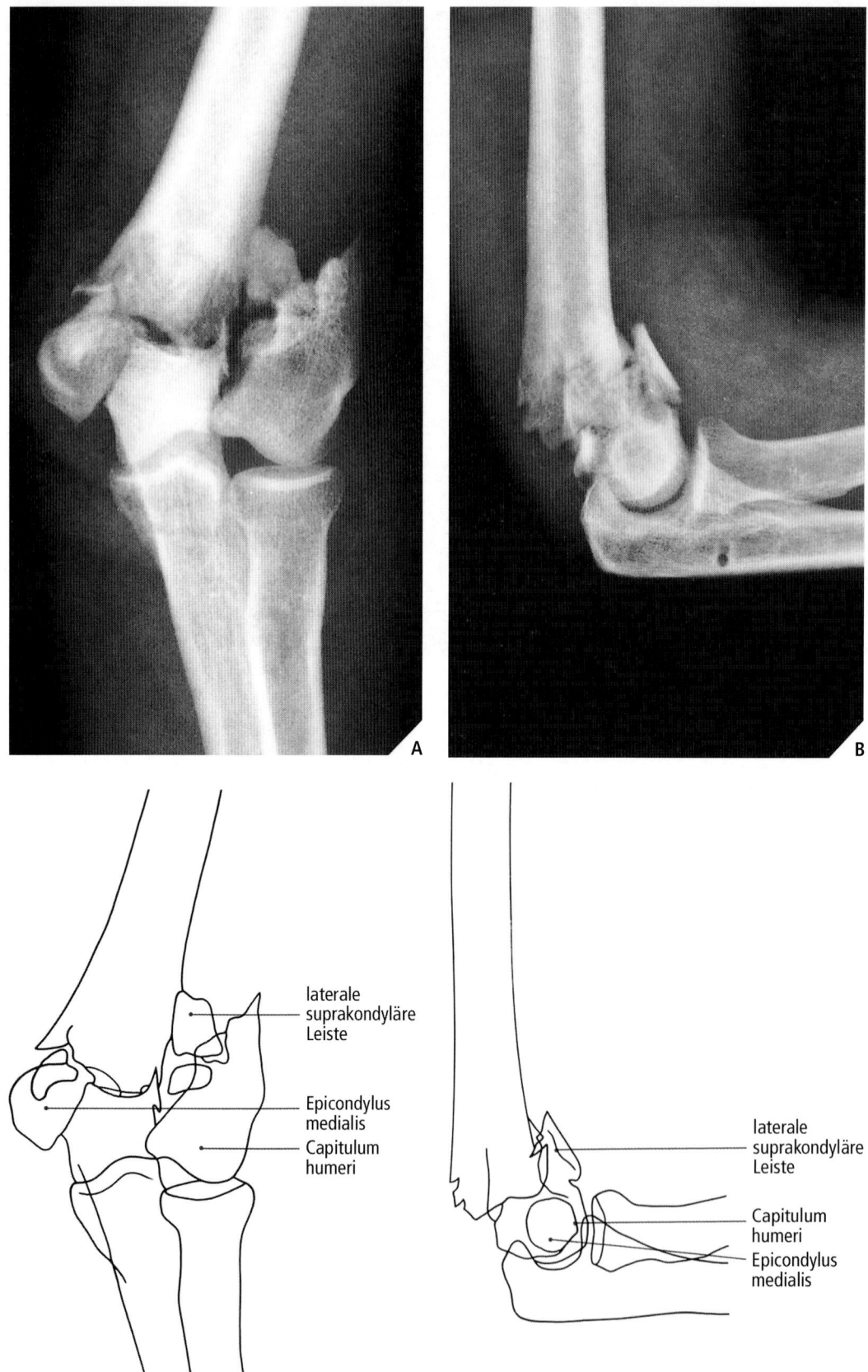

Abb. 5-76. Der 25jährige Mann erlitt bei einem Motorradunfall eine komplexe intraartikuläre distale Humerusfraktur. **A, B** a.-p. und seitliche Aufnahme zeigen deutlich den Bruchlinienverlauf und die Stellung der einzelnen Fragmente zueinander. Das Capitulum humeri ist abgetrennt, nach lateral verschoben und subluxiert; die laterale suprakondyläre Kante des Humerus ist ausgerissen und nach vorne lateral verschoben, der mediale Epikondylus ist außenrotiert und nach medial verschoben

Obere Gliedmaße I: Schultergürtel und Ellenbogen 5

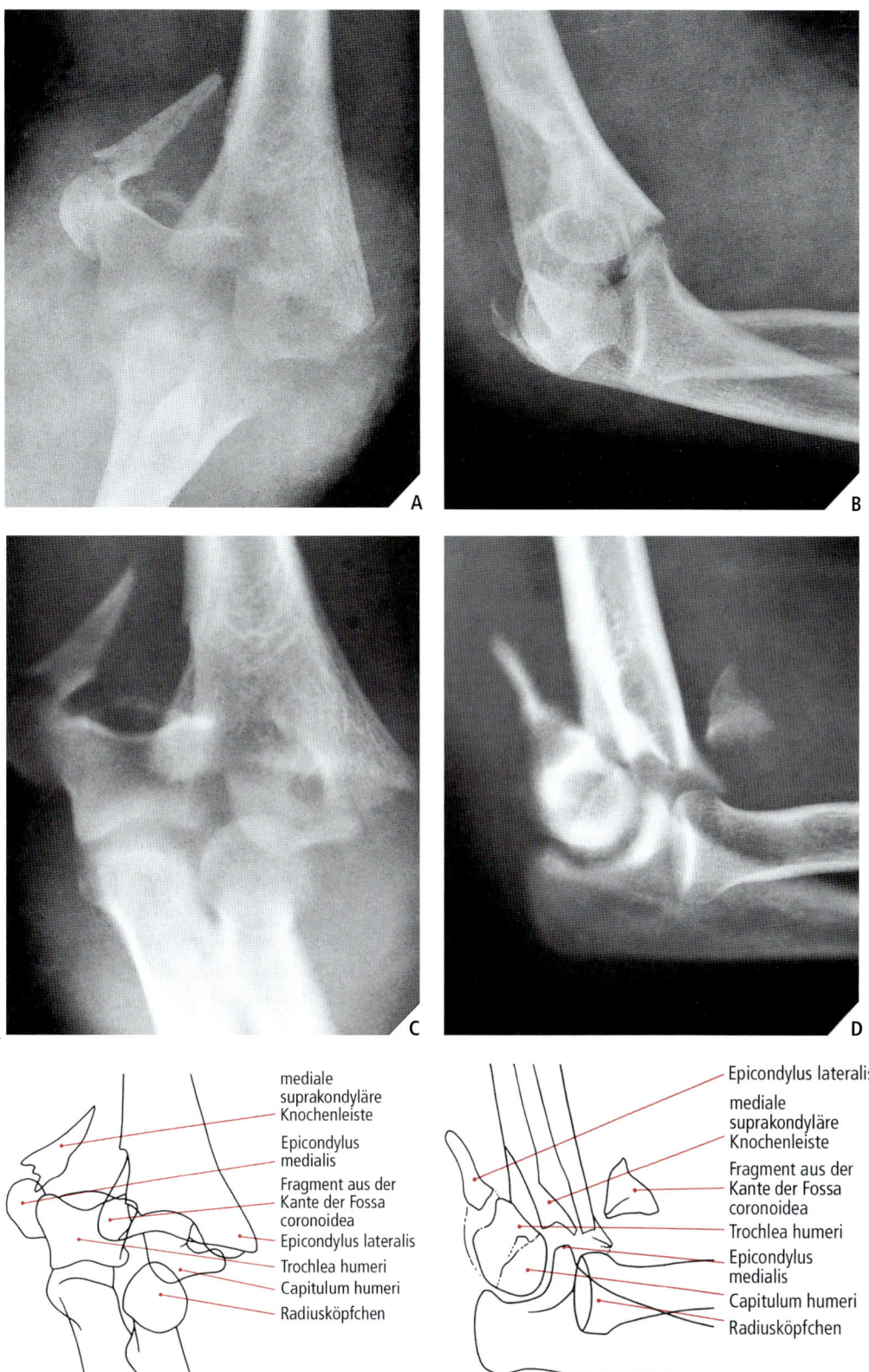

Abb. 5-77. A, B Beim Sturz von einem Baum erlitt diese 20jährige Frau einen intraartikulären Trümmerbruch des distalen Humerus, den die routinemäßige a.-p. und Seitaufnahme des Ellenbogens aufdeckten. Jedoch machte die unzureichende Qualität der konventionellen Übersichten wegen ausgeprägter Weichteilschwellung, Gelenkerguß und des klinischen Zustands der Patientin (Schmerz und eingeschränkte Gelenkbeweglichkeit) eine vollständige Verletzungsabklärung unmöglich. C, D Wir fertigten Tomogramme a.-p. und lateral an, um die komplexe Fehlstellung weiter zu beurteilen. Das Capitulum humeri ist vollständig abgetrennt, innenrotiert und nach dorsal verschoben; die mediale suprakondyläre Humeruskante ist abgerissen; Trochlea und medialer Epikondylus sind vom distalen Humerus abgetrennt und nach medial verschoben. Ein Knochenfragment aus der Kante der Fossa coronoidea ist nach ventral verlagert

TEIL II - Trauma

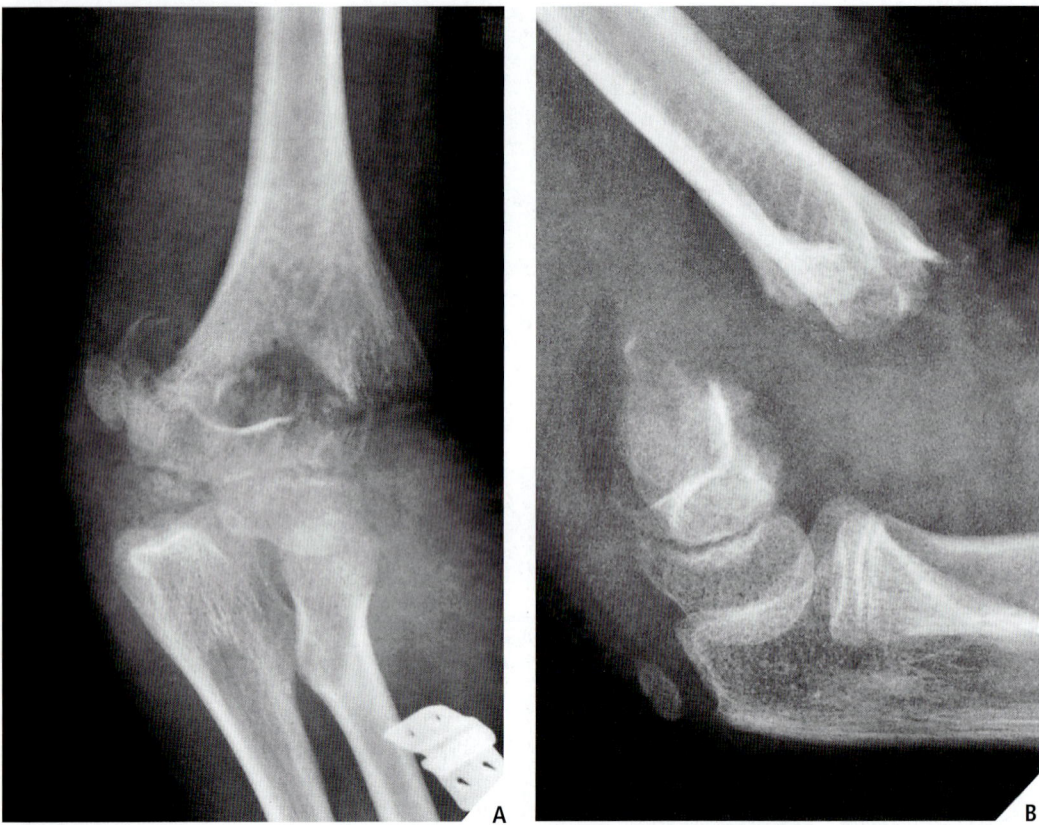

Abb. 5-78. Der 9jährige Junge fiel vom Fahrrad auf seinen ausgestreckten Arm. a.-p. (**A**) und Seitaufnahme (**B**) des Ellbogens zeigen eine suprakondyläre Humerusfraktur mit Verschiebung des distalen Fragments nach dorsomedial. Beachten Sie hier die Zunahme des valgischen Unterarmtragewinkels in der a.-p. Aufnahme

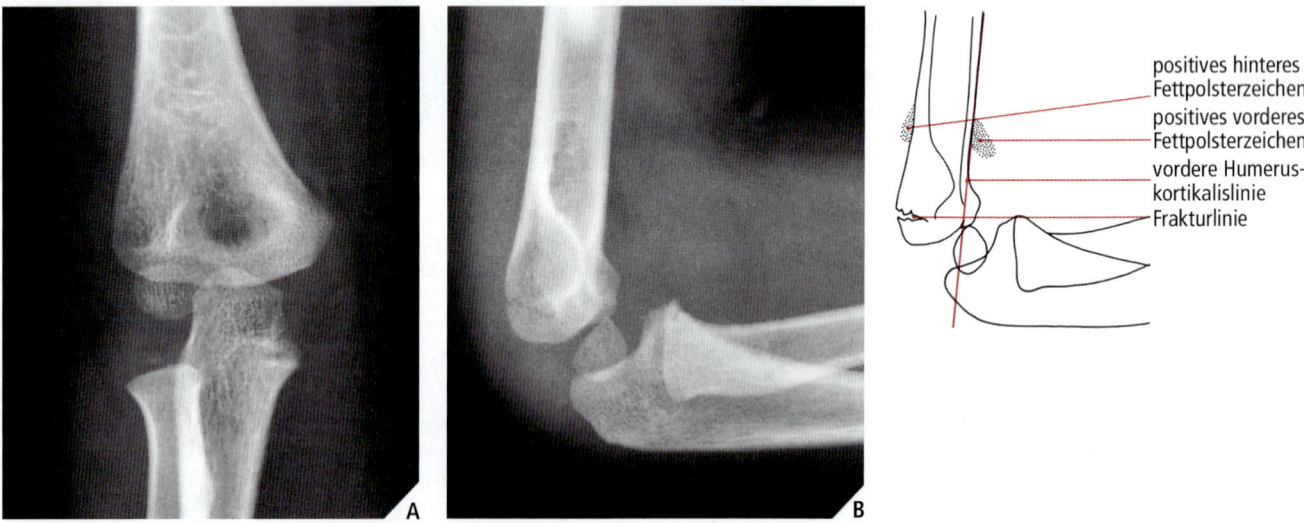

Abb. 5-79. Das 3jährige Mädchen fiel auf der Straße hin. **A, B** In der a.-p. Aufnahme ist die Bruchlinie praktisch unsichtbar, hingegen in der Seitaufnahme schon eher erkennbar. Es ist ein positives hinteres Fettpolsterzeichen vorhanden, auch ist das vordere Fettpolster deutlich verlagert. Beachten Sie bitte, daß die vordere Humeruslinie das hintere Drittel des Capitulum humeri schneidet und somit eine leichte Ventralabknickung des distalen Fragments anzeigt

Radiusköpfchenfraktur

Die Fraktur des Radiusköpfchens ist eine häufige Verletzung, die in der Mehrzahl der Fälle von einem Sturz auf die ausgestreckte Hand und nur selten von einem direkten Schlag gegen die Ellbogenaußenseite herrührt.

Mason unterteilte die Radiusköpfchenfrakturen in drei Typen: Typ I – nicht dislozierte Fraktur, Typ II – marginale Fraktur mit Verschiebung (einschließlich Einstauchung, Depression und Abknickung) sowie Typ III – Trümmerbruch mit Beteiligung des gesamten Kopfes. Später ergänzten DeLee, Green und Wilkins einen weiteren Typ IV – Radiusköpfchenfraktur mit gleichzeitiger Ellbogenluxation (Abb. 5-80). All diese Frakturen lassen sich in der a.-p. und der Seitaufnahme des Ellbogens hinreichend darstellen, doch können Frakturen ohne oder mit nur geringer Fehlstellung in diesen Aufnahmen leicht übersehen werden, so daß neben den Routineaufnahmen auch die Radiusköpfchen-Capitulum humeri-Aufnahme eingeschlossen werden sollte, damit man okkulte Verletzungen aufdeckt

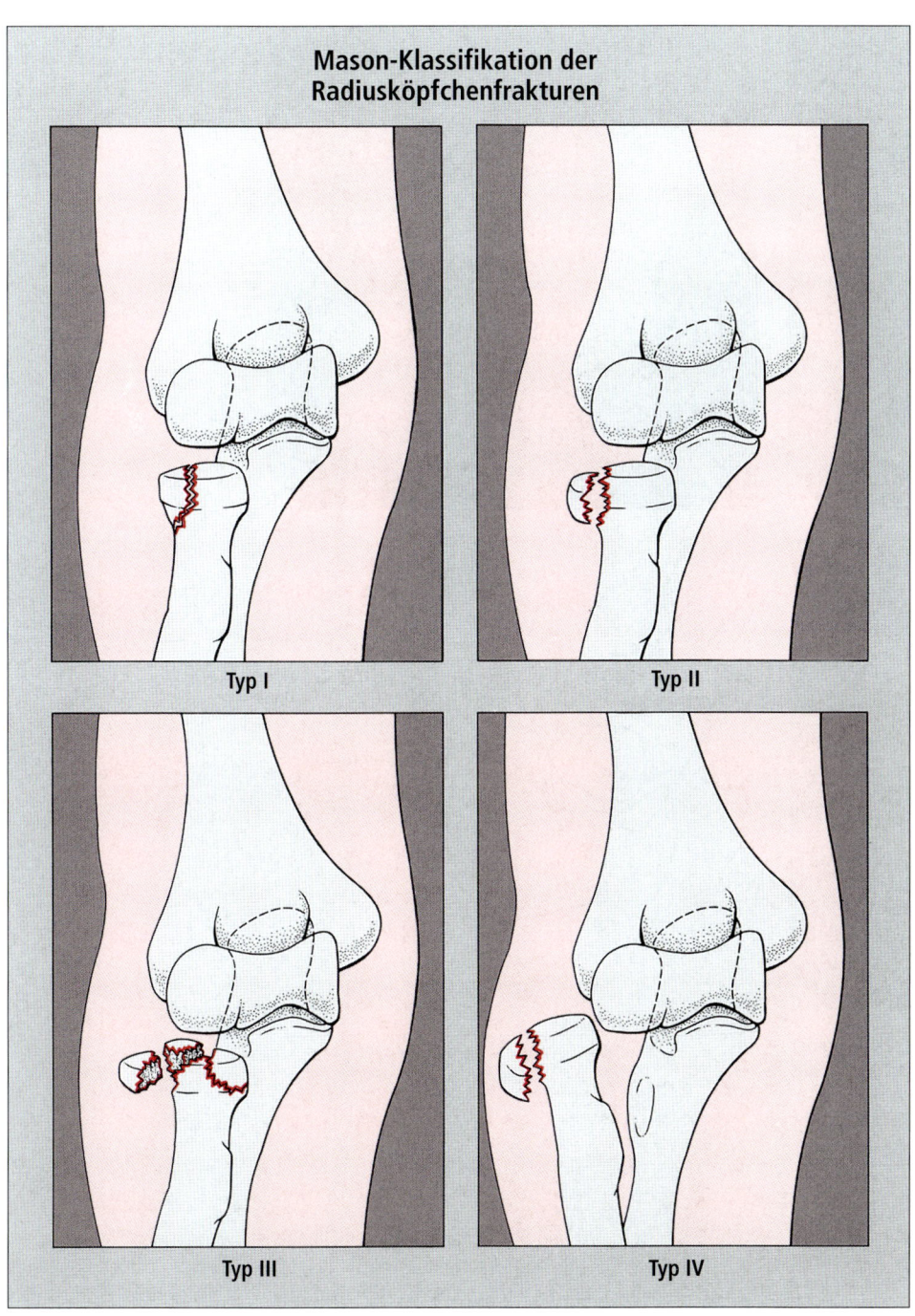

Abb. 5-80. Mason-Klassifikation der Radiusköpfchenfrakturen

und deren Fehlstellung bestimmt (Abb. 5-81). Die Festlegung der genauen Ausdehnung der Bruchlinie (extra- und intraartikulär) und der Fragmentfehlstellung ist dabei sehr wichtig, um die Behandlungsart festzulegen. Unverschobene oder nur gering fehlgestellte Frakturen werden meist konservativ mit Gipsschiene und Gipsverband behandelt, bis die Heilung wieder eine aktive Mobilisierung des Ellbogens erlaubt. Andererseits läßt eine Spaltfraktur der Gelenkfläche des Radiusköpfchens, die unter Fehlstellung mehr als ein Drittel oder gar die Hälfte des Kopfs erfaßt, die offene Reposition und die innere Fixation indiziert erscheinen (Abb. 5-82); dies gilt insbesondere bei jüngeren Menschen. Die Radiusköpfchenresektion ist bei einer Trümmerfraktur mit Fehlstellung die Methode der Wahl (Abb. 5-83).

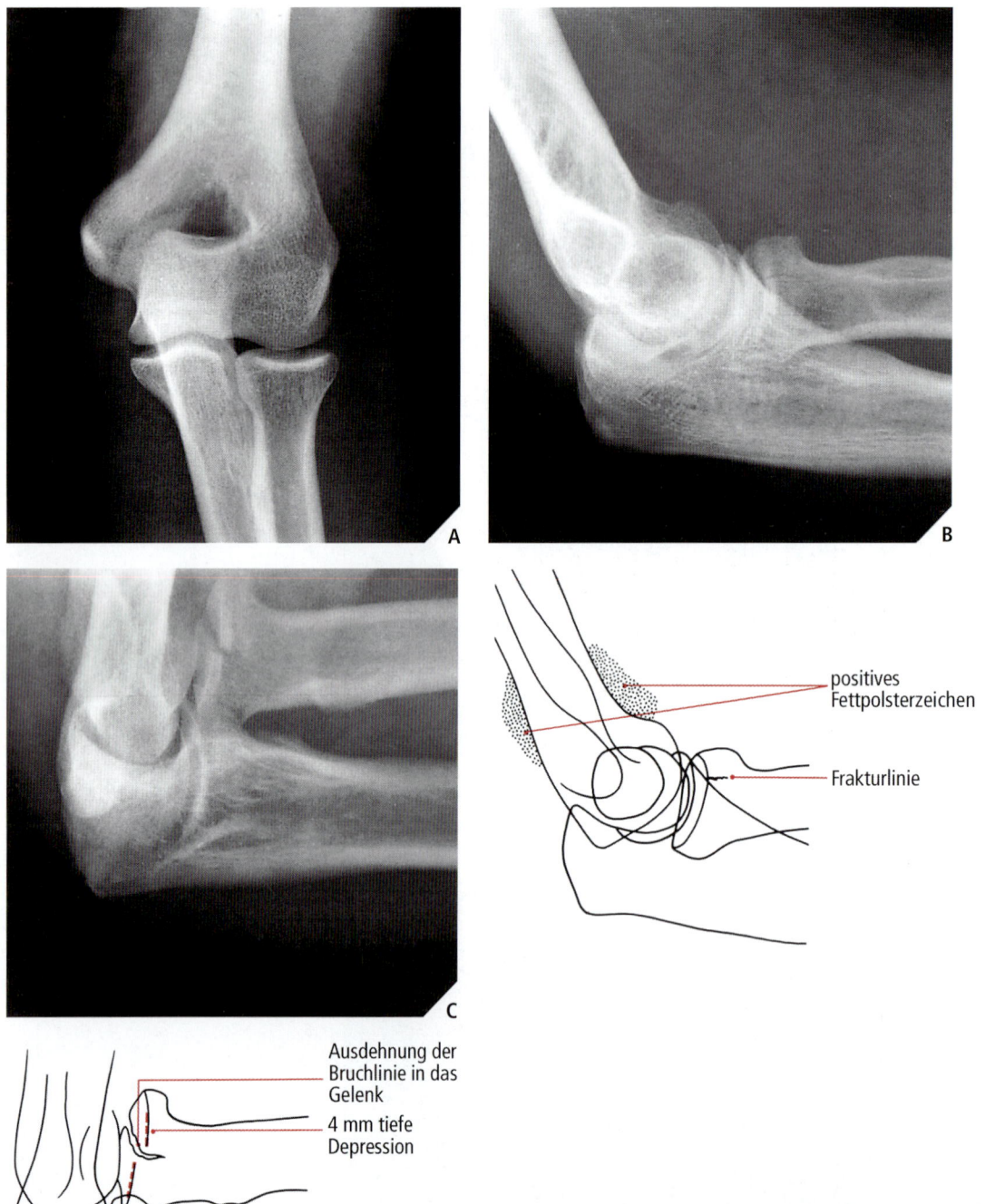

Abb. 5-81. A.-p. (**A**) und Seitaufnahme (**B**) des Ellbogens erwecken den Eindruck einer nichtdislozierten Radiusköpfchenfraktur, doch zeigt die Radiusköpfchen-Capitulum humeri-Aufnahme (**C**) eine intraartikuläre Ausdehnung der Bruchlinie und eine 4 mm tiefe Depression des subchondralen Fragments. (Aus Greenspan A, Norman A, 1983; Wiedergabe mit Erlaubnis)

Fraktur des Processus coronoideus ulnae

Diese nur selten isoliert vorkommende Fraktur geht oft mit einer hinteren Ellbogenluxation einher. Deshalb ist es bei Ellbogenverletzungen wichtig, diesen Bruch auszuschließen, da die übersehene Diagnose zur ausbleibenden Heilung führen kann, was wiederum Instabilität und rezidivierende Luxationen des Gelenks nachziehen kann. Meist genügen a.-p. und Seitaufnahme nicht, den Processus coronoideus hinreichend zu beurteilen, weil dieser in beiden überlagert wird. Am besten weist man dessen Verletzung in einer Radiusköpfchen-Capitulum humeri-Aufnahme (Abb. 5-84) und gelegentlich auch in einer innenrotierten Schrägaufnahme nach.

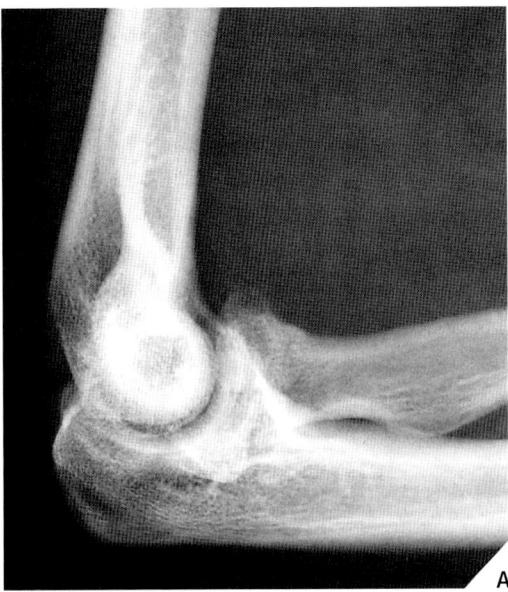
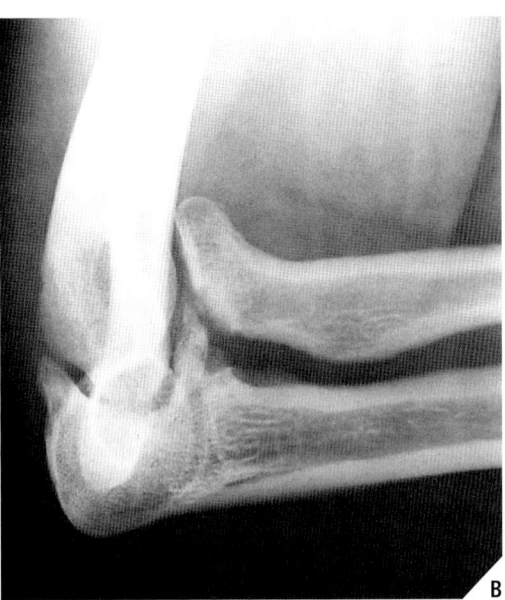

Abb. 5-82. A Die normale Seitaufnahme des Ellbogens zeigt eine Radiusköpfchenfraktur, doch verhindert die Überlagerung von Knochenstrukturen die genaue Beurteilung des Bruchverlaufs und des Ausmaßes der Verschiebung. **B** Die Radiusköpfchen-Capitulum humeri-Aufnahme weist hier eine fehlgestellte Gelenkfraktur mit Beteiligung des hinteren Radiusköpfchendrittels nach. (Aus Greenspan A, Norman A, 1983; Wiedergabe mit Erlaubnis)

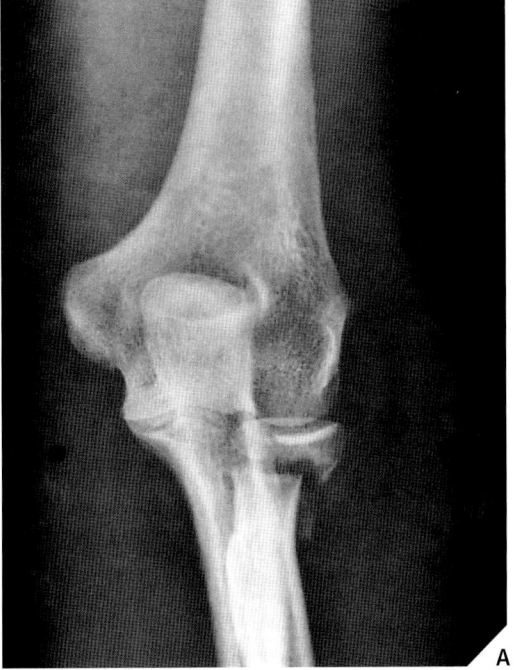
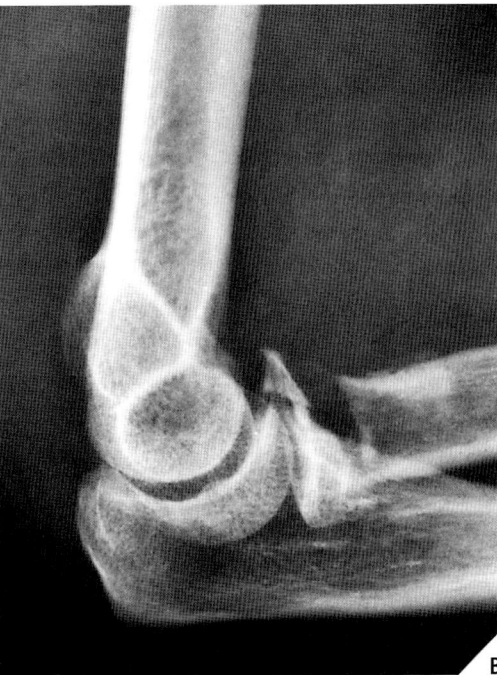

Abb. 5-83. A, B a.-p. und Seitaufnahme des Ellbogens zeigen eine schwere Trümmerfraktur des Radiusköpfchens mit Fehlstellung. Hier ist dann wahrscheinlich eine vollständige Radiusköpfchenresektion vonnöten

TEIL II - Trauma

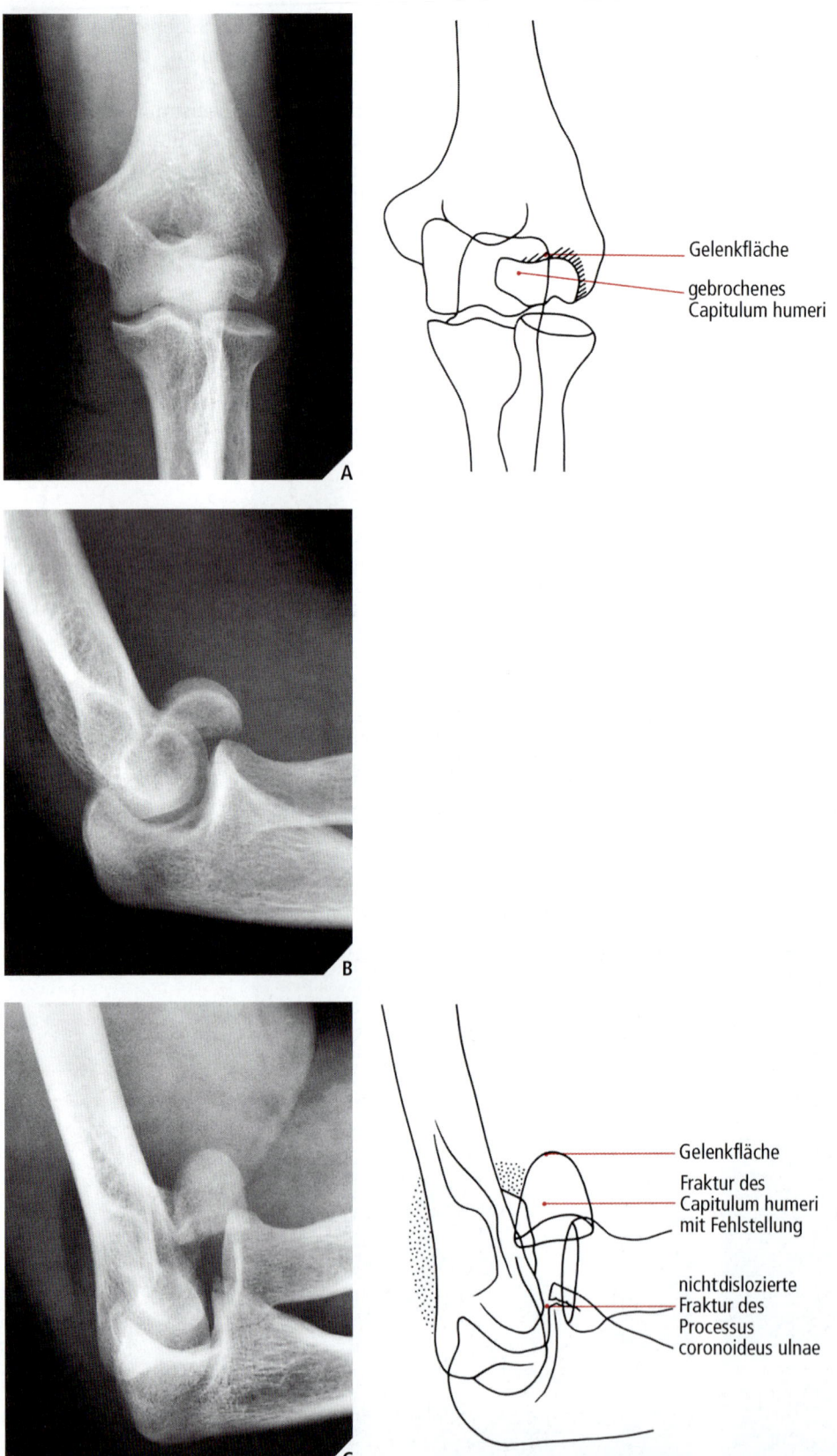

Abb. 5-84. Der 37jährige Mann verletzte sich bei einem Sturz beim Eishockeyspielen den rechten Ellbogen. **A, B** Die anfängliche a.-p. und Seitaufnahme zeigen einen Bruch des Capitulum humeri mit Rotation nach vorn und Fehlstellung. Achten Sie auf die typische „Halbmond"-Form des dislozierten Capitulum humeri in der Seitaufnahme. **C** In der Radiusköpfchen-Capitulum humeri-Aufnahme erkennt man auch einen zuvor nicht vermuteten Bruch des Processus coronoideus ulnae. (B, C: Wiedergabe mit Erlaubnis aus Greenspan A, Norman A, 1982)

Olekranonfraktur

Olekranonfrakturen entstehen meist durch einen direkten Fall auf den gebeugten Ellbogen, wobei dieser Mechanismus oft Trümmerbrüche und markante Fehlstellungen der Hauptfragmente verursacht. Ein indirekter Mechanismus, wie der Fall auf den gestreckten Arm, führt zu einer Schräg- oder Querfraktur mit nur sehr geringer Fehlstellung. Meist stellt sich die Fraktur in der Ellbogenseitaufnahme gut dar (Abb. 5-85 u. 5-86).

Es wurde eine ganze Reihe von Klassifikationen zur Beurteilung der Olekranonfrakturen entwickelt; Colton unterteilte diese in nicht fehlgestellte und fehlgestellte und unterschied in letzterer Gruppe ferner Abriß-, Schräg- und Querfrakturen sowie Trümmerbrüche und Luxationsfrakturen.

Eine weitere praxisnahe Klassifikation erarbeiteten Horne und Tanzer, die diese Frakturen nach ihrem in der Seitaufnahme erkennbaren Verlauf unterteilten (Abb. 5-87). Frakturen vom Typ I werden in 2 Gruppen unterteilt: (A) Schräge extraartikuläre Olekranonspitzenbrüche und (B) quere intraartikuläre Frakturen mit Ausgang vom proximalen Drittel der Gelenkoberfläche an der Fossa olecrani. Typ-II-Frakturen sind Quer- oder Schrägbrüche, die vom mittleren Drittel der Gelenkfläche gegenüber der Fossa olecrani ausgehen. Auch sie werden in 2 Gruppen unterteilt: (A) einzelne Bruchlinie und (B) 2 Bruchlinien, eine davon proximal, quer oder schräg und die andere weiter distal mit Ausdehnung nach dorsal. Frakturen vom Typ III erfassen das distale Drittel des Olekranons und verlaufen entweder quer oder schräg. Die Mehrzahl aller Brüche ist vom Typ II.

Nicht dislozierte Frakturen werden in aller Regel konservativ behandelt, solche mit Fehlstellung meist osteosynthetisch behandelt.

Osteochondrosis dissecans des Capitulum humeri

Dieses Krankheitsbild, auch Morbus Panner genannt, hat wahrscheinlich Beziehung zu einem Trauma, namentlich zu wiederholten äußeren Ellbogenverletzungen. Als ursächlicher Faktor wurde eine Valgusbelastung des Ellbogens bei Wurfsportarten wie Baseball und dem amerikanischen Fußballspiel erwogen. Sie betrifft meist den rechten Ellbogen bei rechtshändigen Kindern und Jugendlichen und hier wiederum in der großen Mehrzahl Knaben.

In frühen Krankheitsstadien können a.-p. und Seitaufnahme noch keinerlei wesentliche Auffälligkeiten bieten (Abb. 5-88A,B); einziges Zeichen des frühen Morbus Panner kann in der Radiusköpfchen-Capitulum humeri-Aufnahme eine subtile Abflachung des Capitulum humeri sein (Abb. 5-88C). Mit fortschreitender Krankheit löst sich das Dissekat, das aus einem Segment von subchondralem Knochen und darüber liegendem Knorpel besteht, allmählich aus seinem Bett im Capitulum humeri. Vor dieser Ablösung spricht man noch von einer „in-situ"-Läsion, nach der Ablösung wird das Fragment zu einem freien Gelenkkörper (Abb. 5-89). Da manchmal auch mehr als ein Fragment in das Gelenk gelangt, kann man die Osteochondrosis dissecans auch mit der idiopathischen Synovialchondromatose (dem Morbus Reichel; Anm. des Übersetzers) verwechseln, einem nichttraumatischen Krankheitsbild, das eine Form der Synovialismetaplasie darstellt. Bei diesem sieht man multiple Knorpelkörperchen von regelmäßiger Kontur und meist gleicher Größe im Gelenk (vgl. Abb. 22-2).

Eine der verläßlichsten Röntgenuntersuchungen zur Abklärung einer Osteochondrosis dissecans ist die Arthrotomographie. Diese dient der Ortsbestimmung des Defekts in der Knorpeloberfläche des Capitulum humeri und der Unterscheidung einer in-situ-Läsion von einem weiter

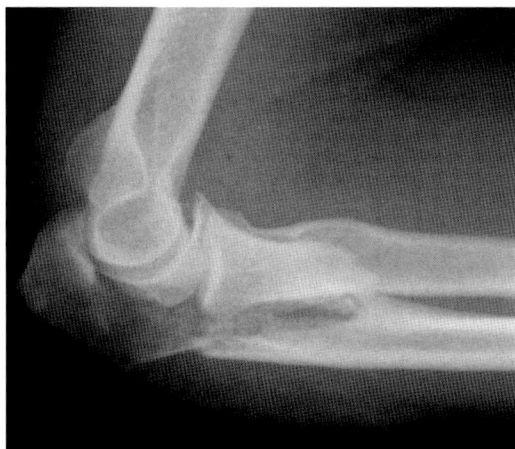

Abb. 5-85. Der 41 Jahre alte Mann stürzte auf den gebeugten Ellbogen und erlitt eine in dieser seitlichen Aufnahme gut dargestellte Olekranontrümmerfraktur vom Typ II B

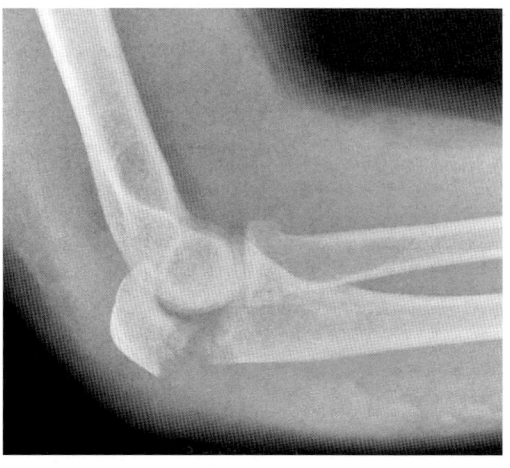

Abb. 5-86. Die 52jährige Frau fiel auf den ausgestreckten Arm und erlitt eine Olekranonfraktur vom Typ III, die die Seitaufnahme des Ellbogens klar nachweist. Man beachte das positive vordere und hintere Fettpolsterzeichen

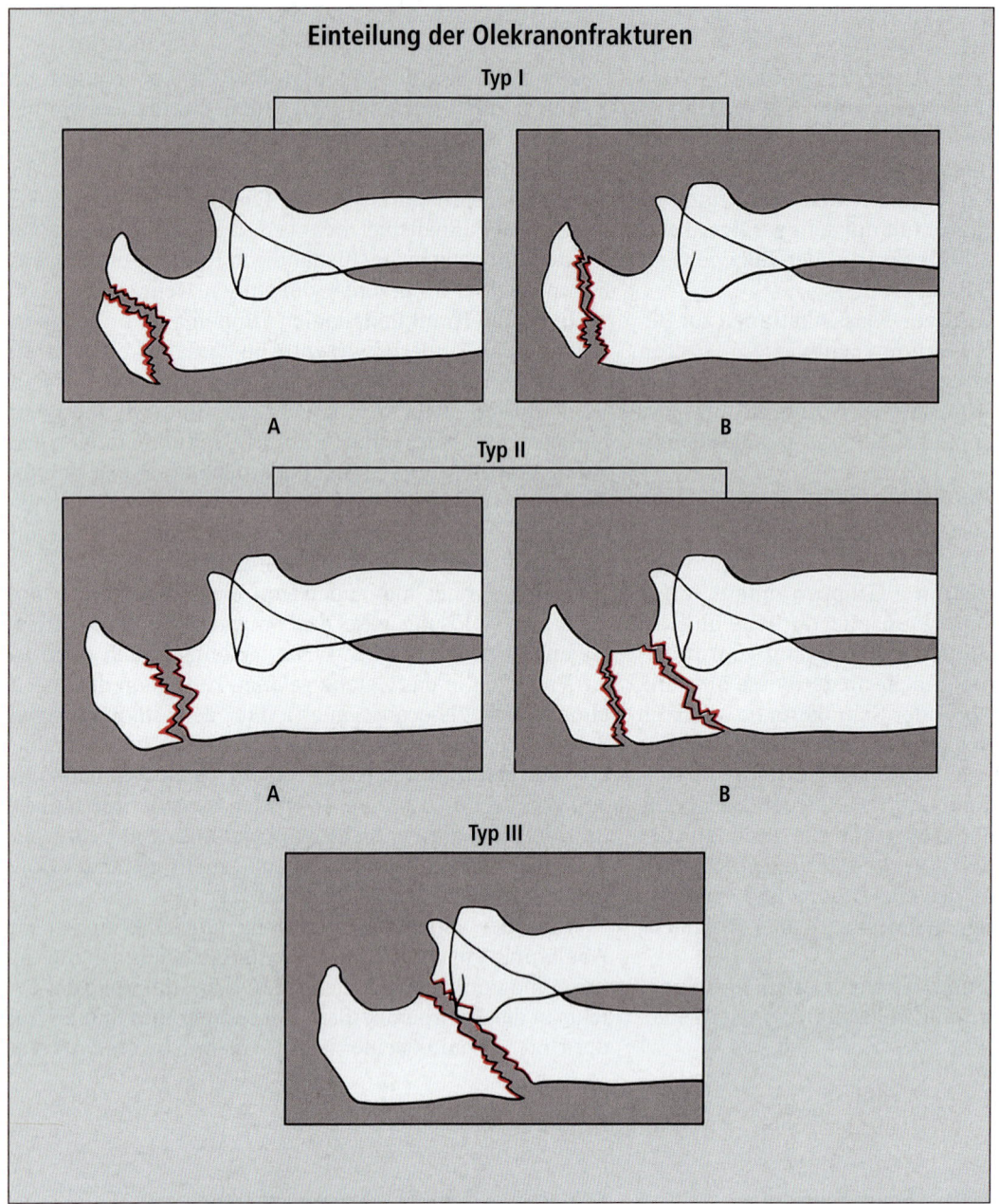

Abb. 5-87. Klassifikation der Olekranonfrakturen. (Modifiziert nach Horne JG, Tanzer TL, 1981; mit freundlicher Erlaubnis)

Obere Gliedmaße I: Schultergürtel und Ellenbogen 5

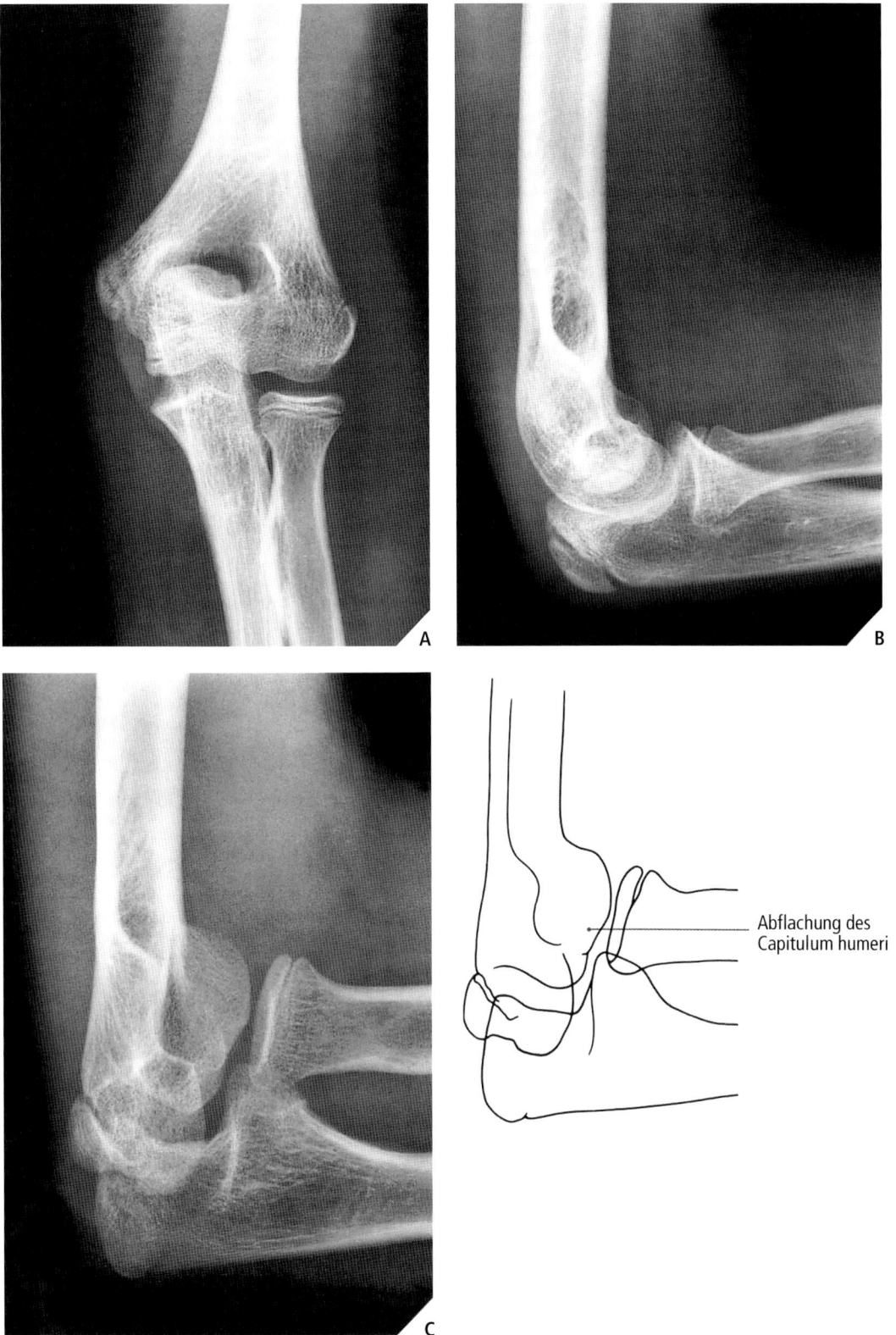

Abb. 5-88. Der in der Baseball-Jugendliga äußerst aktive 13jährige Knabe klagte über seit Monaten bestehende rechtsseitige Ellbogenschmerzen. **A, B** Die a.-p. und die Seitaufnahme des Ellenbogens zeigen keine Auffälligkeiten. In der Radiusköpfchen-Capitulum humeri-Aufnahme kann eine subtile Abflachung des Capitulum humeri eine Osteochondrosis dissecans im Frühstadium anzeigen. (Wiedergabe mit Erlaubnis aus Greenspan A, Norman A, 1982)

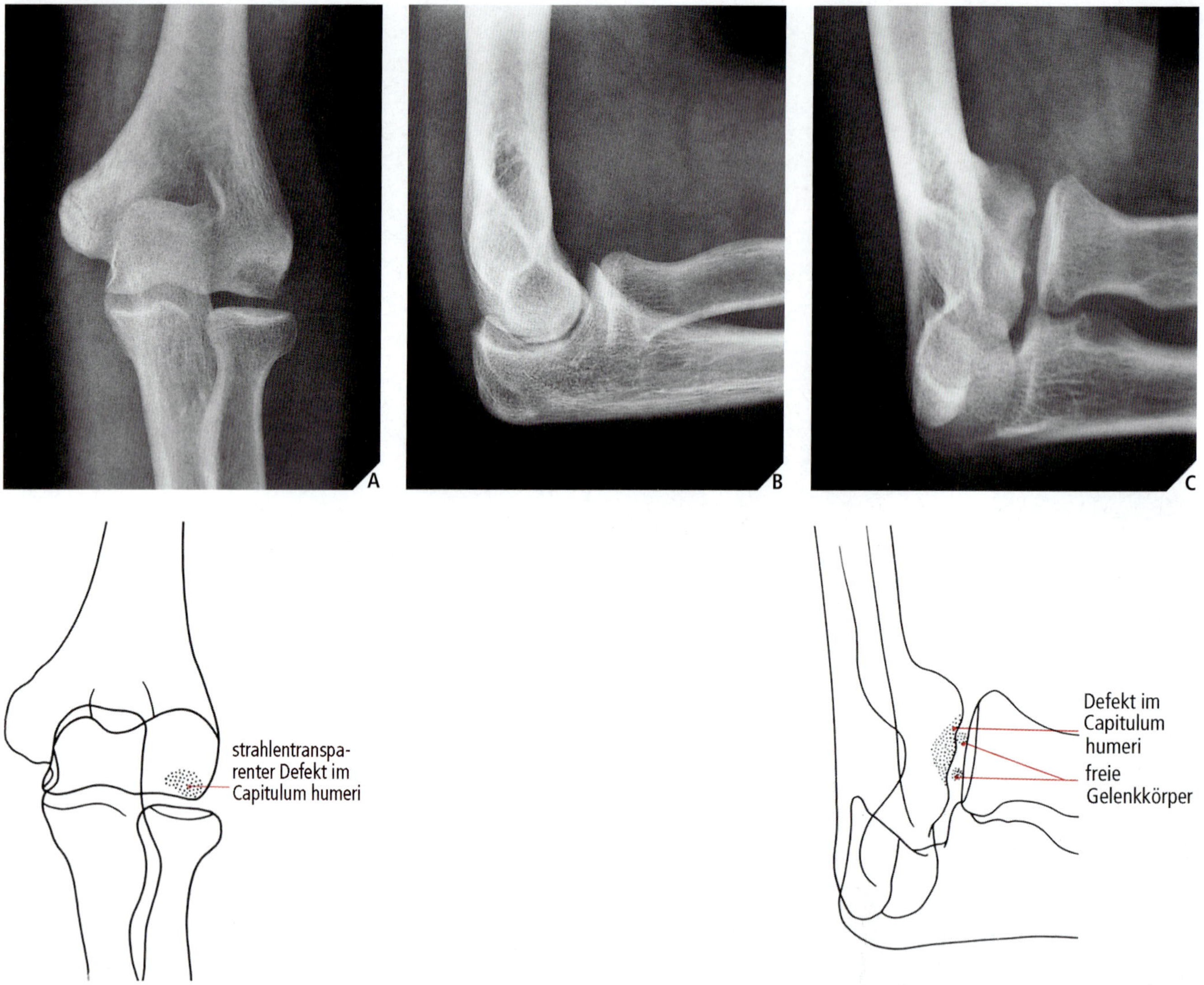

TEIL II - Trauma

Abb. 5-89. Dieser 15jährige Junge, ein aktiver Baseball-Spieler, klagt seit einigen Monaten über Schmerz im rechten Ellbogen. Die a.-p. Aufnahme (**A**) deckt einen strahlentransparenten Defekt im Capitulum humeri auf, der an eine Osteochondrosis dissecans denken läßt; die Seitaufnahme (**B**) ist normal. Die Radiusköpfchen-Capitulum humeri-Aufnahme (**C**) zeigt nicht nur das vollständige Ausmaß der Veränderung im Capitulum humeri, sondern auch freie Gelenkkörper – Zeichen eines fortgeschrittenen Morbus Panner. (Wiedergabe mit Erlaubnis aus Greenspan A et al., 1984)

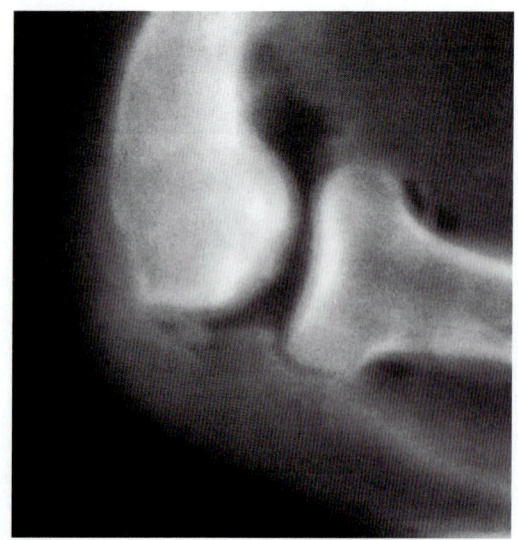
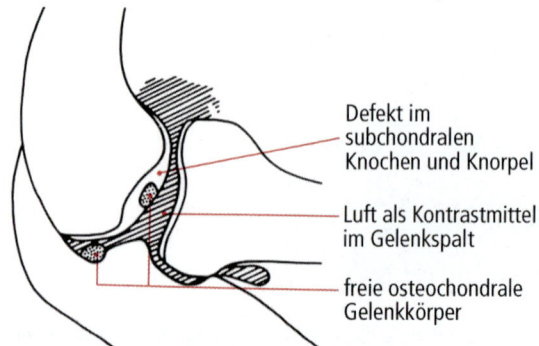

Abb. 5-90. Das seitliche Arthrotomogramm des Ellenbogens zeigt Defekte im subchondralen Abschnitt des Capitulum humeri und im darüber gelegenen Knorpel. Es sind freie Gelenkkörper vorhanden, einer davon dorsal im Gelenkanteil zwischen Ulna und Trochlea humeri gelegen, ein weiterer vorne im Kompartiment zwischen Radiusköpfchen und Capitulum humeri. Diese Befunde stellen ein fortgeschrittenes Stadium einer Osteochondrosis dissecans dar

fortgeschrittenen Krankheitsstadium (Abb. 5-90). Diese Information ist für den Operateur ganz wesentlich, da man eine in-situ-Läsion konservativ behandelt, während die chirurgische Intervention nötig werden kann, wenn sich das osteochondrale Fragment schon partiell getrennt hat oder gar in die Gelenkhöhle gelangt ist. Die MRT kann hier auch sehr effektiv diese Läsion nachweisen (Abb. 5-91) und Informationen hinsichtlich der Stabilität erbringen (Abb. 5-92). Läsionen vom Typ I sind intakt (in situ) und zeigen keine Dislokation; Läsionen vom Typ II sind leicht disloziert, wobei die Gelenkfläche geschädigt ist; Läsionen vom Typ III zeigen die osteochondralen Fragmente vollständig abgelöst (Abb. 5-93).

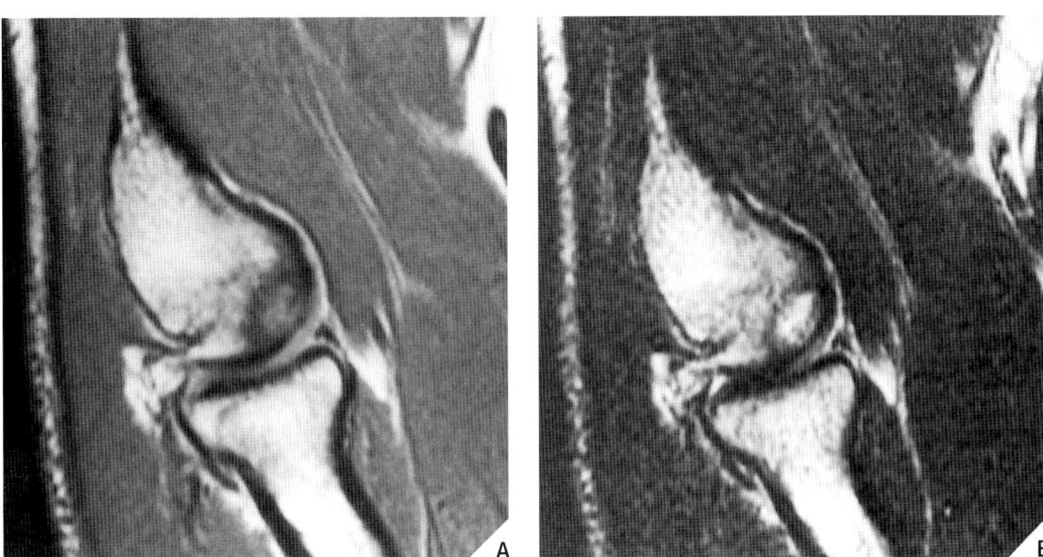

Abb. 5-91. Der 16jährige Baseball-Spieler stellte sich mit Schmerzen des rechten Ellbogens seit 6 Monaten vor. **A, B** Die sagittalen MRT-Bilder (Spin-Echo-Sequenzen, TR 2000/TE 20 und TR 2000/TE 80) zeigen ein Areal mit mittelstarker Signalintensität in den protonengewichteten Bildern und mit hoher Signalintensität bei T2-Gewichtung, umgeben von einem Band geringer Signalstärke. Der Gelenkknorpel ist intakt. Diese Befunde sind für eine In-situ-Läsion einer Osteochondrosis dissecans (Morbus Panner) typisch. (Aus Beltran J, 1990; mit freundlicher Erlaubnis)

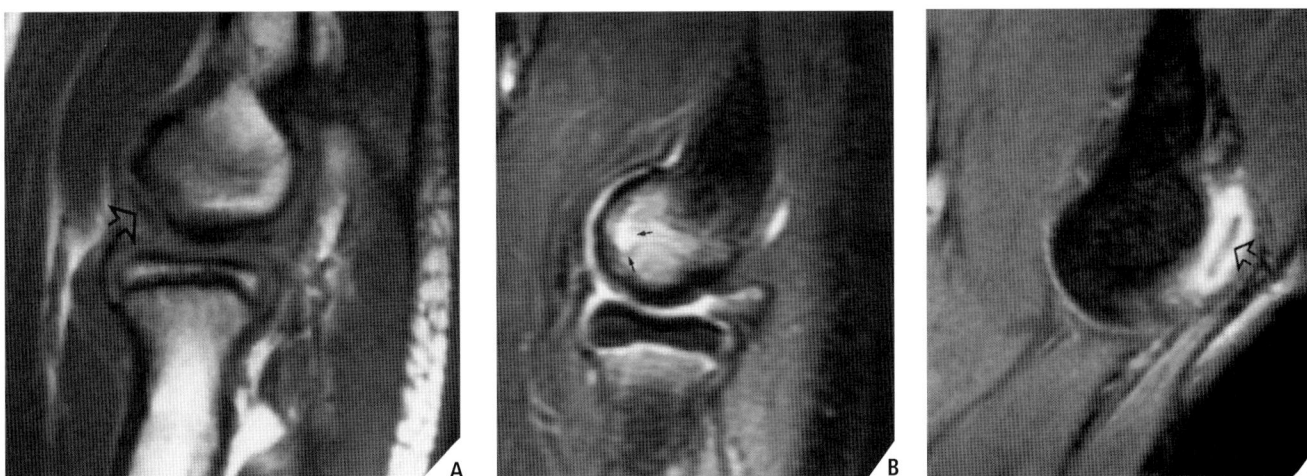

Abb. 5-92. MRT-Abklärung einer Osteochondrosis dissecans des Capitulum humeri (Morbus Panner). **A** Das sagittale T1w MRT-Bild zeigt eine lineare hypointense Läsion (*offener Pfeil*) an der Vorderfläche des Capitulum humeri. **B** Das sagittale STIR(short tau inversion recovery)-Bild zeigt eine generalisierte Signalanhebung um einen scharf begrenzten zystisch erscheinenden Herd (*Pfeile*) an der Vorderfläche des Capitulum humeri, was zum Bild einer Osteochondrosis dissecans paßt. **C** Das sagittale T2*w Gradientenechobild weist ein intraartikulär disloziertes osteochondrales Fragment nach (*offene Pfeile*)

TEIL II - Trauma

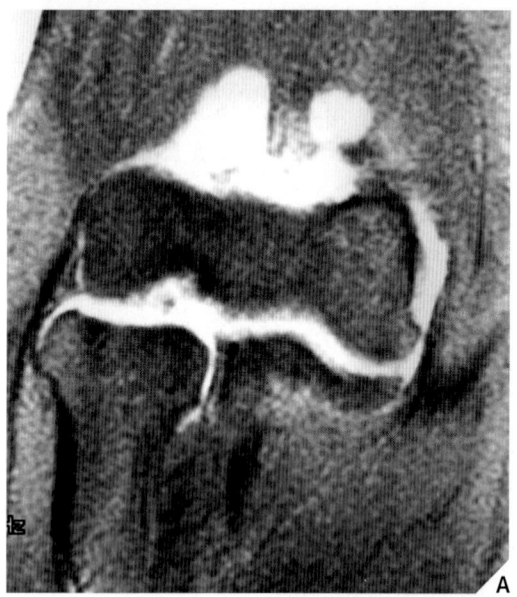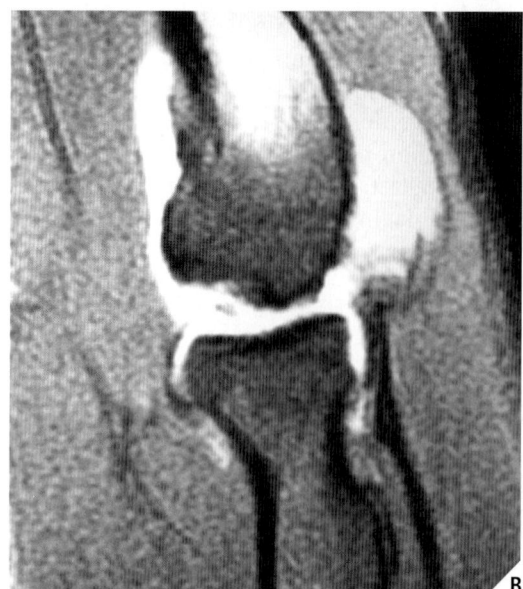

Abb. 5-93. Der 16 Jahre alte junge Mann mit chronischen Ellbogenschmerzen unterzog sich einer MRT-Arthrographie. **A, B** Ein koronares und ein sagittales fettsaturiertes T1w Bild (SE; TR 650/TE 17 ms) zeigen eine Osteochondrosis dissecans des Capitulum humeri mit vollständig gelöstem osteochondralem Corpus liberum (Läsion vom Typ III des Morbus Panner).

Luxationen des Ellbogens

Einfache Luxation

Die übliche Einteilungsmethode der Ellbogenluxationen basiert auf der Richtung der Fehlstellung von Radius und Ulna gegenüber dem distalen Humerus. Damit lassen sich 3 Hauptformen der Luxation unterscheiden: 1. *Sowohl Radius als auch Ulna* können nach dorsal, ventral, medial oder lateral luxieren (oder in einer Richtungskombination aus ventral oder dorsal mit medial oder lateral); 2. *die Ulna allein* kann nach ventral oder dorsal luxieren; und 3. *der Radius allein* kann nach ventral, dorsal oder radial luxieren.

Die weitaus häufigsten Typen sind die posteriore und die posterolaterale Luxation von Radius und Ulna gemeinsam, welche 80–90% aller Luxationen dieses Gelenks ausmachen. Dagegen ist die isolierte Luxation des Radiusköpfchens ein seltenes Geschehnis; häufiger geht diese mit einer Ulnafraktur einher (vgl. Monteggia-Luxationsfraktur im nächsten Abschnitt). Luxationen sind in den Standardaufnahmen des Ellbogens leicht zu diagnostizieren.

Eine Luxation sollte immer an eine begleitende Ellenfraktur denken lassen, die dann übersehen werden kann, wenn sich die Röntgenuntersuchung allein auf das Ellbogengelenk konzentriert. Aus diesem Grund ist es beim Verdacht auf eine Luxation dort immer zwingend, in einer a.-p. *und* einer Seitaufnahme den gesamten Unterarm einzuschließen; umgekehrt sollte immer beim Verdacht auf einen Ellenbruch auch das Ellbogengelenk geröntgt werden. Aus praktischer Sicht ist es wichtig, vor allem bei Erwachsenen, 2 getrennte Aufnahmen anzufertigen: eine auf den Ellbogen zentrierte und eine auf die vermutete Verletzungsstelle der Ulna zentrierte Aufnahme. Dabei sollte man diese Aufnahmen sorgfältig einstellen, da schlecht zentrierte Aufnahmen eine Ellbogenluxation leicht dem Auge entgehen lassen können.

Monteggia-Luxationsfraktur

Die Kombination einer Ulnafraktur mit einer Radiusköpfchenluxation ist unter dem Eponym Monteggia-(Luxations-)Fraktur bekannt. Sie entsteht meist bei der gewaltsamen Pronation des Unterarmes bei einem Sturz oder bei einem direkten Schlag gegen die Ulnarückseite. Es wurden 4 Typen dieser Verletzung beschrieben (Abb. 5-94), wobei man jedoch die Merkmale der klassischen Beschreibung am häufigsten (bei 60–70%) sieht: Fraktur am Übergang proximales/mittleres Ulnadrittel mit Ventralabknickung zusammen mit einer ventralen Luxation des Radiusköpfchens (Typ I). Bei der körperlichen Untersuchung erkennt man diese Verletzung an starkem Schmerz und Druckschmerzhaftigkeit in der Ellbogenregion und an der Verlagerung des Radiusköpfchens in die Ellbeuge hinein. Die anderen von Bado beschriebenen Typen sind folgende:

- Typ II: Proximale Ulnafraktur mit Dorsalabknickung des proximalen Fragments und dorsaler oder dorsolateraler Radiusköpfchenluxation.
- Typ III: Proximale Ulnafraktur mit lateraler oder ventrolateraler Radiusköpfchenluxation. Verletzungen von Typ II und III machen ca. 30–40% aller Monteggia-Luxationsfrakturen aus.
- Typ IV: Fraktur des proximalen Endes von Radius und Ulna mit ventraler Radiusköpfchenluxation (der seltenste Typ).

Die a.-p. und die Seitaufnahme reichen meist aus, diese Verletzungen vollständig abzuklären (Abb. 5-95 u. 5-96).

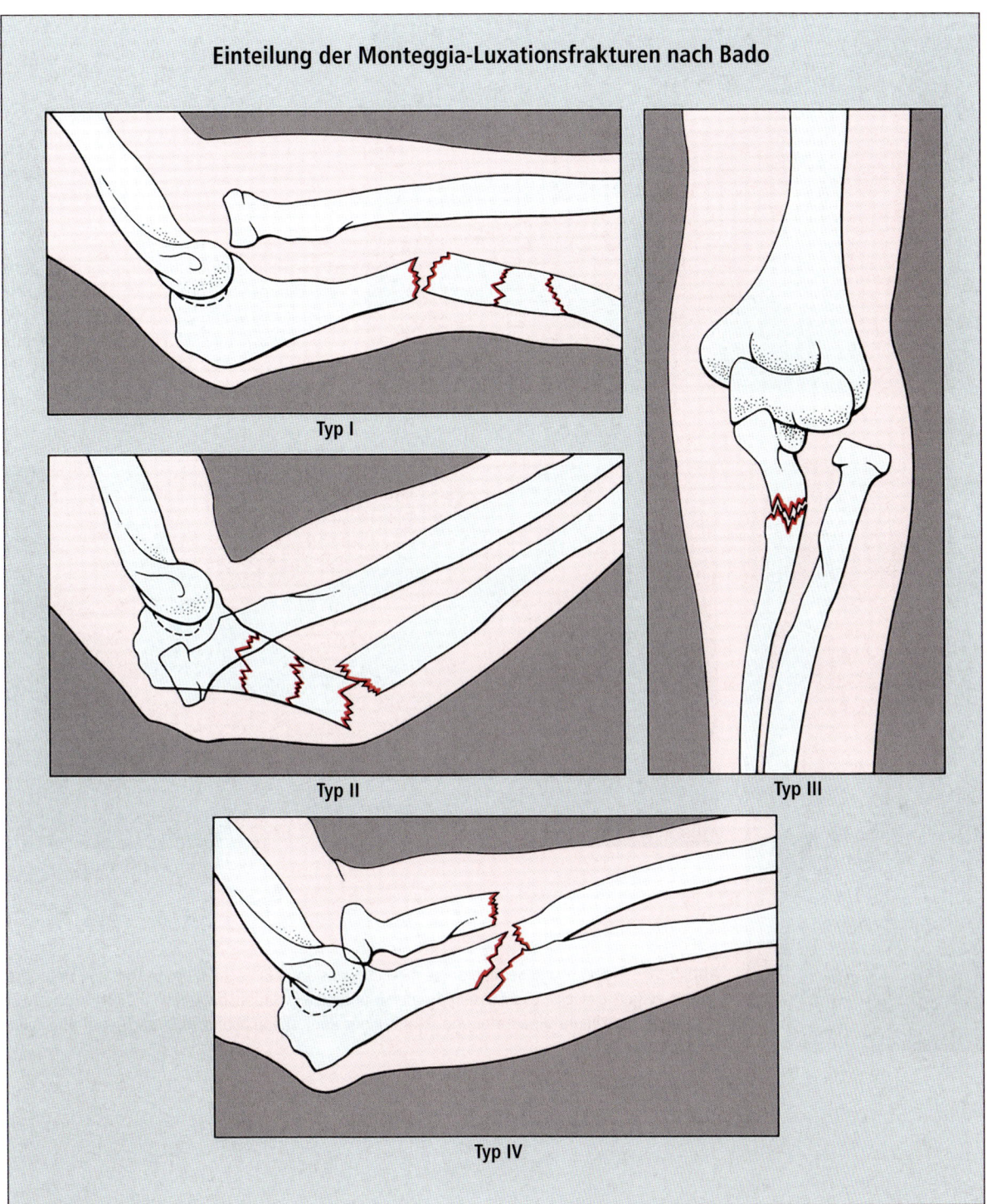

Abb. 5-94. Die Bado-Klassifikation der Monteggia-Luxationsfraktur fußt auf 4 Anomalietypen, die meist durch eine forcierte Pronation des Unterarms entstehen, wozu es bei einem Sturz oder einem direkten Schlag gegen die Rückfläche des Olekranons kommen kann

TEIL II - Trauma

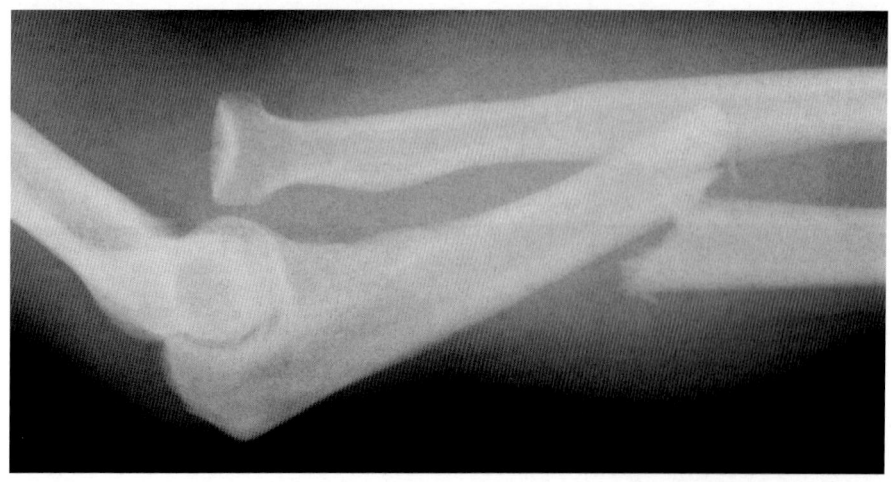

Abb. 5-95. Die seitliche Röntgenaufnahme von Ellbogen und proximalem Unterarmdrittel zeigt eine Monteggia-Luxationsfraktur vom Typ I – eine Kombination aus einer nach ventral angulierten Fraktur des proximalen Ulnadrittels mit einer ventralen Radiuskopfluxation

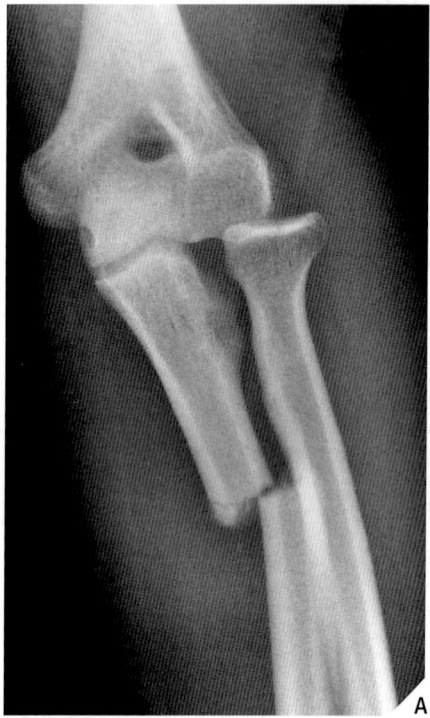

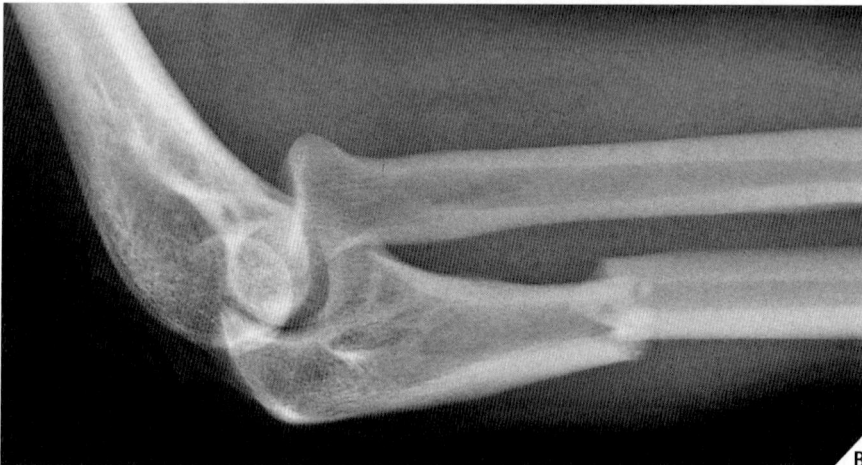

Abb. 5-96. A, B a.-p. und Seitaufnahme des Ellbogens unter Einschluß des proximalen Unterarmdrittels zeigen das typische Aussehen einer Monteggia-Luxationsfraktur vom Typ III; der Bruch betrifft das proximale Ulnadrittel und ist mit einer Radiusköpfchenluxation nach vorn und radial kombiniert

Merkpunkte für die Praxis

Schultergürtel

1. Frakturen des proximalen Humerus kann man mittels der a.-p., der transskapulären und der transthorakalen seitlichen Aufnahme abklären. Die letztgenannte Aufnahme
   - bietet eine wirklich seitliche Darstellung des proximalen Humerus;
   - ermöglicht eine zufrieden stellende Beurteilung des Ausmaßes von Fehlstellung und Abknickung der Fragmente.
2. Die Vier-Segmente-Klassifikation beruht auf Vorhandensein oder Fehlen einer Fehlstellung der vier Hauptfragmente und ist eine praktische und effiziente Methode, um Frakturen des proximalen Humerus zu beurteilen.
3. Skapulafrakturen, besonders Trümmer- und fehlgestellte Frakturen, untersucht man am besten mit der transskapulären (oder Y-)Aufnahme. Bleibt die Diagnose zweifelhaft oder läßt sich die Fraktur in konventionellen Röntgenaufnahmen nicht gut darstellen, so sollte man eine dreifach spiralige Tomographie oder eine CT durchführen.
4. Zur genauen Untersuchung des Schultergelenks und besseren Darstellung der Articulatio humeroscapularis selbst hat die a.-p. Aufnahme bei Drehung des Patienten um 40° zur verletzten Seite hin (Grashey-Aufnahme) folgende Vorzüge:
   - Sie verhindert die Überlagerung von Humeruskopf und Gelenkpfanne;
   - sie ermöglicht die Darstellung des Schultergelenkspalts und der Pfanne im Profil.
5. Eine Hill-Sachs-Läsion, die man am besten in der a.-p. Einstellung mit innenrotiertem Arm darstellt, und die Bankart-Läsion beweisen faktisch eine frühere vordere Schulterluxation.
6. Die Kompressionsfraktur (Muldenzeichen oder Malgaigne-Läsion) an der Vorderinnenseite des Humeruskopfes ist eine häufige Folge einer hinteren Schulterluxation. Eine a.-p. Aufnahme mit außenrotiertem Arm weist diesen Befund leicht nach.
7. Zu den MRT-Charakteristika des Impingement-Syndroms zählen folgende:
   - Zystische und sklerotische Veränderungen am Tuberculum maius;
   - Ödem um Muskeln und Sehnen;
   - Verdickung der Bursa subacromialis (oder Erguß);
   - verschmächtigte Supraspinatussehne;
   - vermehrtes Signal in der Sehne selbst (T2-gewichtet);
   - subakromiale Osteophyten.
8. Einen Rotatorenmanschettenriß untersucht man effizient mittels der Kontrastarthrographie. Eine Anfärbung der Bursa subacromialis und der Bursa subdeltoidea beweist dann diese Verletzung.
9. Zu den MRT-Zeichen der Rotatorenmanschettenruptur zählen folgende:
   - Unterbrechung der Rotatorenmanschettensehnen;
   - starkes Signal innerhalb der Sehne (T2-gewichtet);
   - Retraktion am Muskel-Sehnen-Übergang des M. supraspinatus;
   - Atrophie und Fettinfiltration des M. supraspinatus;
   - Auslöschung der subakromialen/subdeltoidalen Fettschicht (T1-gewichtet);
   - Flüssigkeit im Komplex Bursa subacromialis/Bursa subdeltoidea.
10. Eine Sprengung des Akromioklavikulargelenks stellt man am besten mit einer a.-p. Aufnahme unter Belastung mit am Unterarm des Patienten angebrachten Gewichten und mit einer Röhrenkippung um 15° nach kranial dar. Radiologische Zeichen dieser Verletzung sind dann:
    - Die Weite des akromioklavikularen Gelenkspalts;
    - der Abstand zwischen Processus coracoideus und Clavicula;
    - eine vorhandene oder fehlende Kranialverschiebung des lateralen Schlüsselbeinendes.

Ellbogen

1. In der a.-p. Aufname des Ellbogens
   - achte man auf den normalen valgischen Armtragewinkel zwischen Oberarm und Unterarm von normalerweise 15°;
   - bestimme man (bei Kindern) die 4 sekundären Ossifikationszentren des distalen Humerus und das Alter, in dem sie auftreten: Capitulum humeri mit 1–2 Jahren, Epicondylus medialis mit 4 Jahren, Trochlea humeri mit 8 Jahren und Epicondylus lateralis mit 10 Jahren.
2. In der seitlichen Aufnahme des Ellbogens
   - achte man auf die normale Abwinkelung (Hockeyschlägerform) des distalen Humerus nach vorn. Dieser Winkel beträgt ca. 140°; er geht bei suprakondylären Humerusfrakturen verloren.
   - bestimme man die Lage des Capitulum humeri zur Längsachse des proximalen Radius und zur vorderen Kortikalslinie.
   - achte man auf das Vorliegen oder Fehlen des Fettpolsterzeichens. Ist dieses bei einem Patienten mit einer Ellbogenverletzung positiv, so sollte man immer an eine Fraktur denken.
3. Die Radiusköpfchen-Capitulum humeri-Aufnahme ist bei der Abklärung einer Ellbogenverletzung von großem Nutzen und sollte immer routinemäßig angefertigt werden.
4. Bei ausgewählten Fällen von Ellbogenverletzungen ist die Arthrotomographie eine wichtige Technik. Sie hilft bei der Darstellung von
   - subtilen Knorpel- und osteochondralen Frakturen;
   - Osteochondrosis dissecans;
   - Synovialmembran- und Kapselveränderungen;
   - freien Gelenkkörpern.

TEIL II - Trauma

5. Die suprakondyläre Fraktur des distalen Humerus (meist vom Hyperextensionstyp) ist eine sehr häufige kindliche Verletzung. Die Seitaufnahme zeigt dann den Verlust der Hockeyschlägerform des distalen Humerus und ist somit diagnostisch. Ergibt die Seitaufnahme keinen Aufschluß, dann mache man eine Vergleichsaufnahme des anderen Ellbogens.
6. Bei Erwachsenen ist die Radiusköpchenfraktur häufig. Wichtig sind hier folgende Nachweise:
   - Frakturtyp;
   - Verlauf und Ausdehnung der Bruchlinie;
   - Ausmaß der Gelenkfehlstellung.

   Diese Information bestimmt, ob konservative oder operative Behandlung indiziert ist.
7. Die Fraktur des Processus coronoideus ulnae ist meist verborgen und geht oft mit einer hinteren Ellbogenluxation einher. Wird sie übersehen, kann es zu Heilungsstörungen mit nachfolgender Subluxation oder Luxation des Gelenks kommen. Am besten für deren Nachweis ist die Radiusköpchen-Capitulum humeri-Aufnahme.
8. Olekranonfrakuren werden am besten in der Seitaufnahme dargestellt. Ihre Einteilung umfaßt 3 Typen, je nach je nach Ausgangshöhe der Bruchlinie an der Gelenkfläche gegenüber der Fossa olecrani.
9. Die Behandlung der Osteochondrosis dissecans erfordert einen Nachweis zum Zustand des Gelenkknorpels des Capitulum humeri und der Stabilität des osteochondralen Fragments. Hierfür sind die Arthrotomographie, die MRT und die MR-Arthrographie die Methoden der Wahl.
10. Bei jeder Ulnafraktur suche man nach einer begleitenden Luxation des Radiusköpchens; umgekehrt suche man bei jeder Luxation nach einem Bruch der Elle (Monteggia-Luxationsfraktur). Die adäquate Technik zur Darstellung dieser oft übersehenen Verletzungen erfordert bei Erwachsenen 2 Aufnahmen, die Ellenbogen und Unterarm einschließen: eine wird auf das Gelenk und die andere auf die Mitte des Unterarms zentriert. Bei Kindern reicht eine Einzelaufnahme, die aber dann Ellbogen und gesamten Unterarm beinhaltet.

Literaturempfehlungen

Adams JC. Outline of fractures including joint injuries, 4th ed. Baltimore: Williams & Wilkins, 1964.

Anderson JE: Grant's atlas of anatomy, 8th ed. Baltimore: Williams & Wilkins, 1983.

Anderson SE, Otsuka N, Steinbach LS. MR imaging of pediatric elbow trauma. Semin Musculoskeletal Radiol, 1998; 2: 185–198.

Arger PH, Oberkircher PE, Miller WT. Lipohemarthrosis. AJR Am J Roentgenol 1974; 121: 97–100.

Bado JL. The Monteggia lesion. Springfield, IL: CC Thomas, 1962.

Bailey RW. Acute and recurrent dislocation of the shoulder. J Bone Joint Surg [Am] 1967; 49A: 767–773.

Beltran J. MRI musculoskeletal system. Philadelphia: JB Lippincott, 1990: 3.2–3.22; 4.2–4.11.

Beltran J, Bencardino J, Mellado J, Rosenberg ZS, Irish RD. MR arthrography of the shoulder: variants and pitfalls. Radiographics 1997; 17: 1403–1412.

Beltran J, Gray LA, Bools JC, Zuelzer W, Weis LD, Unverferth LJ. Rotator cuff lesions of the shoulder: evaluation by direct sagittal CT arthrography. Radiology 1986; 160: 161–165.

Beltran J, Rosenberg ZS. MR imaging of pediatric elbow fractures. MR1 Clin North Am 1997; 5: 567–578.

Beltran J, Rosenberg ZS, Chandnani VP, Cuomo F, Beltran S, Rokito A. Glenohumeral instability: evaluation with MR arthrography. Radiographics 1997; 17: 657–673.

Berquist TH. Imaging of sports injuries. Gaithersburg, MD: Aspen Publication, 1992: 265–301.

Berquist T. Elbow and forearm. In: Berquist T, ed. MR1 of the musculoskeletal system, 3rd ed. Philadelphia: Lippincott-Raven Publishers, 1996: 609–672.

Bianco AJ. Osteochondritis dissecans. In: Morrey BF, ed. The elbow and its disorders. Philadelphia: WB Saunders, 1985: 254–259.

Bigliani LU, Morrison DS, April EW. The morphology of the acromion and its relationship to rotator cuff tears [abstract]. Orthop Trans 1986; 10: 228.

Bigliani LU, Ticker JB, Flatlow EL, Soslowsky LJ, Mow VC. The relationship of acromial architecture to rotator cuff disease. Clin Sports Med 1991; 10: 823–838.

Bledsoe RC, Izenstark JL. Displacement of fat pads in disease and injury of the elbow: a new radiographic sign. Radiology 1959; 73: 717–724.

Blum A, Boyer B, Regent D, Simon JM, Claudon M, Mole D. Direct coronal view of the shoulder with arthrographic CT. Radiology 1993; 188: 677–681.

Bohrer SP. The fat pad sign following elbow trauma: its usefulness and reliability in suspecting "invisible" fractures. Clin Radiol 1970; 21: 90–94.

Braunstein EM. Double contrast arthrotomography of the shoulder. J Bone Joint Surg [Am] 1982; 64A: 192.

Braunstein EM, O'Connor G. Double-contrast arthrotomography of the shoulder. J Bone Joint Surg [Am] 1982; 64A: 192–195.

Bright AS, Torpey B, Magid D, Codd T, McFarland EG. Reliability of radiographic evaluation for acromial morphology. Skeletal Radiol 1997; 26: 718–721.

Brodeur AE, Silberstein MJ, Graviss ER. Radiology of the pediatric elbow. Boston: Hall Medical, 1981.

Brossman J, Stäbler A, Preidler KW, Trudell D, Resnick D. Sternoclavicular joint: MR imaging – anatomic correlation. Radiology 1996; 198: 193–198.

Bunnell DH, Fisher DA, Bassett LW, Gold RH, Ellman H. Elbow joint: normal anatomy on MR images. Radiology 1987; 165: 527–531.

Burk DL Jr, Karasick D, Mitchell DG, Rifkin MD. MR imaging of the shoulder: correlation with plain radiography. AJR Am J Roentgenol 1990; 154: 549–553.

Carrino JA, McCauley TR, Katz LD, Smith RC, Lange RC. Rotator cuff: evaluation with fast spin-echo versus conventional

spin-echo MR imaging. Radiology 1997; 202: 533–539.
Cartland JP, Crues JV III, Stauffer A, Nottage W, Ryu RKN. MR imaging in the evaluation of SLAP injuries of the shoulder: findings in 10 patients. AJR Am J Roentgenol 1992; 159: 787–792.
Chandnani VP, Yeager TD, DeBerardino T, et al. Glenoid labral tears: prospective evaluation with MR imaging, MR arthrography, and CT arthrography. AJR Am J Roentgenol 1993; 161: 1229–1235.
Chapman MW. Closed intramedullary nailing of the humerus. Instr Course Lect AAOS 1983; 32: 317–324.
Cisternino SJ, Rogers LF, Stufflebam BC, Kruglik CG. The trough line: a radiographic sign of posterior shoulder dislocation. AJR Am J Roentgenol 1978; 130: 951–954.
Clark JM, Harryman DT. Tendons, ligaments, and capsule of the rotator cuff. J Bone Joint Surg [Am] 1992; 74A: 713–725.
Colton CL. Fractures of the olecranon in adults: classification and management. Injury 1973; 5: 121–129.
Cone RO, Resnick D, Danzig L. Shoulder impingement syndrome: radiographic evaluation. Radiology 1984; 150: 29–33.
Cone RO, Szabo R, Resnick D, Gelberman R, Taleisnik J, Gilula LA. Computed tomography of the normal radioulnar joints. Invest Radiol 1983; 18: 541–545.
Cotten A, Boutin RD, Resnick D. Normal anatomy of the elbow on conventional MR imaging and MR arthrography. Semin Musculoskeletal Radiol 1998; 2: 133–140.
Cvitanic O, Tirman PFJ, Feller JF, Bost FW, Minter J, Carroll KW. Using abduction and external rotation of the shoulder to increase the sensitivity of MR arthrography in revealing tears of the anterior glenoid labrum. AJR Am J Roentgenol 1997; 169: 837–844.
Daniels DL, Mallisee TA, Erickson SJ, Boynton MD, Carrera GF. Radiologic-anatomic correlations. The elbow joint: osseous and ligamentous structures. Radiographics 1998; 18: 229–236.
Davies AM. Review: The current role of computed tomographic arthrography of the shoulder. Clin Radiol 1991; 44: 369–375.
DeLee JC, Green DP, Wilkins KE. Fractures and dislocations of the elbow. In: Rockwood CA Jr, Green DP, eds. Fractures in adults, vol. I, 2nd ed. Philadelphia: JB Lippincott, 1984: 559–652.
Deutsch AL, Resnick D, Mink JH, et al. Computed and conventional arthro-tomography of the glenohumeral joint: normal anatomy and clinical experience. Radiology 1984; 153: 603–609.
Epstein RE, Schweitzer ME, Frieman BG, Fenlin JM Jr, Mitchell DG. Hooked acromion: prevalence on MR images of painful shoulders. Radiology 1993; 187: 479–481.
Erickson SJ, Cox IH, Hyde JS, Carrera GF, Strandt JA, Estkowski LD. Effect of tendon orientation on MR imaging signal intensity: a manifestation of the "magic angle" phenomenon. Radiology 1991; 181: 389-392.
Erickson SJ, Fitzgerald SW, Quinn SF, Carrera GF, Black KP, Lawson TL. Long bicipital tendon of the shoulder: normal anatomy and pathologic findings on MR imaging. AJR Am J Roentgenol 1992; 158: 1091–1096.
Eto RT, Anderson PW, Harley JD. Elbow arthrography with the application of tomography. Radiology 1975; 115: 283–288.
Farin PU Jaroma H. Acute traumatic tears of the rotator cuff: value of sonography. Radiology 1995; 197: 269–273.
Farley TE, Neumann CH, Steinbach LS, Jahnke AJ, Petersen SS. Full-thickness tears of the rotator cuff of the shoulder: diagnosis with MR imaging. AJR Am J Roentgenol 1992; 158: 347–351.
Farooki S, Seeger LL. MR imaging of sports injuries of the shoulder. Semin Musculoskel Radiol 1997; 1: 51–63.
Flannigan B, Kursunoglu-Brahme S, Snyder S, Karzel R, Del Pizzo W, Resnick D. MR arthrography of the shoulder: comparison with conventional MR imaging. AJR Am J Roentgenol 1990; 155: 829–832.
Fowles JV, Sliman N, Kassab MT. The Monteggia lesion in children. Fracture of the ulna and dislocation of the radial head. J Bone Joint Surg [Am] 1983; 65A: 1276–1282.
Franklin PD, Dunlop RW, Whitelaw G, Jacques E Jr, Blickman JG, Shapiro JH. Computed tomography of the normal and traumatized elbow. J Comput Assist Tomogr 1988; 12: 817–823.
Fritz RC. The elbow. In: Deutsch AL, Mink JH, eds. MRI of the musculoskeletal system. A teaching file, 2nd ed. Philadelphia: Lippincott-Raven Publishers, 1997: 77–148.
Fritz RC. Magnetic resonance imaging of the elbow. Semin Roentgenol 1995; 30: 241–264.
Fritz RC, Steinbach LS, Tirman PF, Martinez S. MR imaging of the elbow: an update. Radiol Clin North Am 1997; 35: 117–144.
Gaary E, Potter HG, Altchek DW Medial elbow pain in the throwing athlete: MR imaging evaluation. AJR Am J Roentgenol 1997; 168: 795–800.
Gagey N, Ravaud E, Lassau JP. Anatomy of the acromial arch: correlation of anatomy and magnetic resonance imaging. Surg Radiol Anat 1993; 15: 63–70.
Garneau RA, Renfrew DL, Moore TE, el-Khoury GY, Nepola JV, Lemke JH. Glenoid labrum: evaluation with MR imaging. Radiology 1991; 179: 519–522.
Goldman AB. Double contrast shoulder arthrography. In: Freiberger RH, Kaye JJ, eds. Arthrography. New York: Appleton-Century-Crofts, 1979: 165–188.
Graichen H, Bonel H, Stammberger T, et al. Three-dimensional analysis of the width of the subacromial space in healthy subjects and patients with impingement syndrome. AJR Am J Roentgenol 1999; 172: 1081–1086.
Greenspan A, Norman A. The radial head-capitellum view: useful technique in elbow trauma. AJR Am J Roentgenol 1982; 138: 1186–1188.
Greenspan A, Norman A. The radial head-capitellum view: another example of its usefulness [letter]. AJR Am J Roentgenol 1982; 139: 193.
Greenspan A, Norman A. Letter to the editor [Reply]. AJR Am J Roentgenol 1983; 140: 1273.
Greenspan A, Norman A, Rosen H. Radial head-capitellum view in elbow trauma: clinical application and radiographic-anatomic correlation. AJR Am J Roentgenol 1984; 143: 355–359.
Haygood TM, Langlotz CP, Kneeland JB, Iannotti JP, Williams GR Jr, Dalinka MK. Categorization of acromial shape: interobserver variability with MR imaging and conventional radiography. AJR Am J Roentgenol 1994; 162: 1377–1382.
Haynor DR, Shuman WP. Double contrast CT arthrography of the glenoid labrum and shoulder girdle. Radiographics 1984; 4: 411–421.
Hill HA, Sachs MD. The grooved defect of the humeral head. A frequently unrecognized complication of dislocations of the shoulder joint. Radiology 1940; 35: 690–700.
Hodler J, Kursunoglu-Brahme S, Snyder SJ, et al. Rotator cuff disease: assessment with MR arthrography versus standard MR imaging in 36 patients with arthroscopic confirmation. Radiology 1992; 182: 431–436.
Holt RG, Helms CA, Steinbach L, Neumann C, Munk PL, Genant HK. Magnetic resonance imaging of the shoulder: rationale and current applications. Skeletal Radiol 1990; 19: 5–14.
Holtz P, Erickson SJ, Holmquist K. MR imaging of the elbow: technical considerations. Semin Musculoskeletal Radiol 1998; 2: 121–131.
Horne JG, Tanzer TL. Olecranon fractures: a review of 100 cases. J Trauma 1981; 21: 469–472.
Huber DJ, Sauter R, Mueller E. MR imaging of the normal shoulder. Radiology 1986; 158: 405–408.
Hunter JC, Blatz DJ, Escobedo EM. SLAP lesions of the glenoid

labrum: CT arthrographic and arthroscopic correlation. Radiology 1992; 184: 513–518.
Kaplan PA, Bryans KC, Davick JP, Otte M, Stinson WW, Dussault RG. MR imaging of the normal shoulder: variants and pitfalls. Radiology 1992; 184: 519–524.
Kaplan PA, Resnick D. Stress-induced osteolysis of the clavicle. Radiology 1986; 158: 139–140.
Keats TE, Pope TL Jr. The acromioclavicular joint: normal variation and the diagnosis of dislocation. Skeletal Radiol 1988; 17: 159–162.
Kieft GJ, Bloem JL, Obermann WR, Verbout AJ, Rozing PM, Doornbos J. Normal shoulder: MR imaging. Radiology 1986; 159: 741–745.
Kieft GJ, Bloem JL, Rozing PM, Obermann WR. Rotator cuff impingement syndrome: MR imaging. Radiology 1988; 166: 211–214.
Kilcoyne RF. Imaging choices in the shoulder impingement syndrome. Appl Radiol 1993; 22: 59–62.
Kilcoyne RF, Shuman WP, Matsen FA III, Morris M, Rockwood CA. The Neer classification of displaced proximal humeral fractures: spectrum of findings on plain radiographs and CT scans. AJR Am J Roentgenol 1990; 154: 1029–1033.
Killoran PJ, Marcove RC, Freiberger RH. Shoulder arthrography. AJR Am J Roentgenol 1968; 103: 658–668.
Klein MA, Miro PA, Spreitzer AM, Carrera GF. MR imaging of the normal sternoclavicular joint: spectrum of findings. AJR Am J Roentgenol 1995; 164: 391–393.
Kleinman PK, Kanzaria PK, Goss TP, Pappas AM. Axillary arthrotomography of the glenoid labrum. AJR Am J Roentgenol 1984; 141: 993–999.
Kneeland JB, Middleton WD, Carrera GF, et al. MR imaging of the shoulder: diagnosis of rotator cuff tears. AJR Am J Roentgenol 1987; 149: 333–337.
Kohn AM. Soft tissue alterations in elbow trauma. AJR Am J Roentgenol 1959; 82: 867–874.
Kornguth PJ, Salazar AM. The apical oblique view of the shoulder: its usefulness in acute trauma. AJR Am J Roentgenol 1988; 151: 539–541.
Kreitner KF, Botchen K, Rude J, Bittinger F, Krummenauer F, Thelen M. Superior labrum and labral-bicipital complex: MR imaging with pathologic-anatomic and histologic correlation. AJR Am J Roentgenol 1998; 170: 599–605.
Kursunoglu-Brahme S, Resnick D. Magnetic resonance imaging of the shoulder. Radiol Clin North Am 1990; 28: 941–954.
Legan JM, Burkhard TK, Goff WB II, et al. Tears of the glenoid labrum: MR imaging of 88 arthroscopically confirmed cases. Radiology 1991; 179: 241–246.
Liou JTS, Wilson AJ, Totty WG, Brown JJ. The normal shoulder: common variations that simulate pathologic conditions at MR imaging. Radiology 1993; 186: 435-442.
Loehr SP, Pope TL Jr, Martin DF, et al. Three-dimensional MRI of the glenoid labrum. Skeletal Radiol 1995; 24: 117–121.
Mason BJ, Kier R, Bindleglass DF. Occult fractures of the greater tuberosity of the humerus: radiographic and MR imaging findings. AJR Am J Roentgenol 1999; 172: 469–473.
Massengill AD, Seeger LL, Yao L, et al. Labrocapsular ligamentous complex of the shoulder: normal anatomy, anatomic variations, and pitfalls of MR imaging and MR arthrography. Radiographics 1994; 14: 1211–1223.
McCauley TR, Pope CF, Jokl P. Normal and abnormal glenoid labrum: assessment with multiplanar gradient-echo MR imaging. Radiology 1992; 183: 35–37.
McGlynn FJ, El-Khoury GY, Albright JP. Arthrotomography of the glenoid labrum in shoulder instability. J Bone Joint Surg [Am] 1982; 64A: 506–518.
McNiesh LM, Callaghan JJ. CT arthrography of the shoulder: variations of the glenoid labrum. AJR Am J Roentgenol 1987; 149: 963–966.

Meyer SJF, Dalinka MK. Magnetic resonance imaging of the shoulder. Orthop Clin North Am 1990; 21: 497–513.
Middleton WD, Kneeland JB, Carrera GF, et al. High-resolution MR imaging of the normal rotator cuff. AJR Am J Roentgenol 1987; 148: 559–564.
Middleton WD, Lauson TL. Anatomy and MRI of the joints. New York: Raven Press, 1989.
Miner Haygood T, Langlotz CP, Kneeland JB, Iannotti JP, Williams GR Jr, Dalinka MK. Categorization of acromial shape: interobserver variability with MR imaging and conventional radiography. AJR Am J Roentgenol 1994; 162: 1377–1382.
Mink JH, Harris E, Rappaport M. Rotator cuff tears: evaluation using double-contrast shoulder arthrography. Radiology 1985; 157: 621–623.
Mirowitz SA. Normal rotator cuff: MR imaging with conventional and fat-suppression techniques. Radiology 1991; 180: 735–740.
Mitchell MJ, Causey G, Berthoty DP, Sartoris DJ, Resnick D. Peribursal fat plane of the shoulder: anatomic study and clinical experience. Radiology 1988; 168: 699–704.
Mitsunaga MM, Adishian DA, Bianco AJ Jr. Osteochondritis dissecans of the capitellum. J Trauma 1982; 22: 53–55.
Monu JUV, Pope TL Jr, Chabon SJ, Vanarthos WJ. MR diagnosis of superior labral anterior posterior (SLAP) injuries of the glenoid labrum: value of routine imaging without intraarticular injection of contrast material. AJR Am J Roentgenol 1994; 163: 1425–1429.
Morrey BF, Anatomy of the elbow joint. In: Morrey BF, ed. The elbow and its disorders, 2nd ed. Philadelphia: WB Saunders, 1993: 16–52.
Morrey BF, An KN. Articular and ligamentous contributions to the stability of the elbow joint. Am J Sports Med 1983; 11: 315–319.
Morrison DS, Bigliani LU. The clinical significance of variation in acromial morphology [abstract]. Orthop Trans 1987; 11: 234.
Morrison DS, Burger P. The use of magnetic resonance imaging in the diagnosis of rotator cuff tears. Orthop Trans 1988; 12: 736–737.
Munk PL, Holt RG, Helms CA, Genant HK. Glenoid labrum: preliminary work with use of radial-sequence MR imaging. Radiology 1989; 173: 751–753.
Müller ME, Allgower M, Schneider R, Willenegger H. Manual of internal fixation, techniques recommended by the AO Group, 2nd ed. Berlin: Springer, 1979.
Murphy BJ. MR imaging of the elbow. Radiology 1992; 184: 525–529.
Murphy WA, Siegel MJ. Elbow fat pads with new signs and extended differential diagnosis. Radiology 1977; 124: 659–665.
Neer CS. Displaced proximal humeral fractures. I. Classification and evaluation. J Bone Joint Surg [Am] 1970; 52A: 1077–1089.
Neer CS, Rockwood CA. Fractures and dislocations of the shoulder. In: Rockwood CA, Green DP, eds. Fractures. Philadelphia: JB Lippincott, 1973: 585.
Neer CS II. Four-segment classification of displaced proximal humeral fractures. Instr Course Lect AAOS 1975; 24: 160–168.
Neer CS II. Impingement lesions. Clin Orthop 1983; 173: 70–77.
Neer CS II, Rockwood CA Jr. Fractures and dislocations of the shoulder. In: Rockwood CA, Green DP, eds. Fractures in adults. Philadelphia: JB Lippincott, 1983: 677.
Nelson SW. Some important diagnostic and technical fundamentals in the radiology of trauma, with particular emphasis on skeletal trauma. Radiol Clin North Am 1966; 4: 241–259.
Neumann CH, Holt RG, Steinbach LS, Jahnke AH Jr, Petersen SA. MR imaging of the shoulder: appearance of the supraspinatus tendon in asymptomatic volunteers. AJR Am J Roentgenol 1992; 158: 1281–1287.

Neumann CH, Petersen SA, Jahnke AH. MR imaging of the labral-capsular complex: normal variations. AJR Am J Roentgenol 1991; 157: 1015–1021.
Neviaser TJ. The anterior labroligamentous periosteal sleeve avulsion lesion: a cause of anterior instability of the shoulder. Arthroscopy 1993; 9: 17–21.
Neviaser TJ. The GLAD lesion: another cause of anterior shoulder pain. Arthroscopy 1993; 9: 22–23.
Norell HG. Roentgenologic visualization of the extracapsular fat. Its importance in the diagnosis of traumatic injuries to the elbow. Acta Radiol 1954; 42: 205–210.
Norwood LA, Barrack R, Jackobson KE. Clinical presentation of complete tears of the rotator cuff. J Bone Joint Surg [Am] 1989; 71A: 499–505.
Palmer WE, Brown JH, Rosenthal DI. Labral-ligamentous complex of the shoulder: evaluation with MR arthrography. Radiology 1994; 190: 645–651.
Palmer WE, Brown JH, Rosenthal DI. Rotator cuff: evaluation with fat-suppressed MR arthrography. Radiology 1993; 188: 683–687.
Palmer WE, Caslowitz PL, Chew FS. MR arthrography of the shoulder: normal intraarticular structures and common abnormalities. AJR Am J Roentgenol 1995; 164: 141–146.
Parsa M, Tuite M, Norris M, Orwin J. MR imaging of rotator cuff tendon tears: comparison of T2*-weighted gradient-echo and conventional dual-echo sequences. AJR Am J Roentgenol 1997; 168: 1519–1524.
Patten RM. Tears of the anterior portion of the rotator cuff (the subscapularis tendon): MR imaging findings. AJR Am J Roentgenol 1994; 162: 351–354.
Patten RM, Spear RP, Richardson ML. Diagnostic performance of magnetic resonance imaging for the diagnosis of rotator cuff tears using supplemental images in the oblique sagittal plane. Invest Radiol 1994; 29: 87–93.
Pavlov H, Freiberger RH. Fractures and dislocations about the shoulder. Semin Roentgenol 1978; 13: 85–96.
Peh WCG, Farmer THR, Totty WG. Acromial arch shape: assessment with MR imaging. Radiology 1995; 195: 501–505.
Pennes DR. Shoulder joint: arthrographic CT appearance. Radiology 1990; 175: 878–879.
Pretorius ES, Scott WW Jr, Fishman EK. Acute trauma to the shoulder: role of spiral computed tomographic imaging. Emerg Radiol 1995; 2: 13–17.
Quinn SF, Sheley RC, Demlow TA, Szumowski J. Rotator cuff tendon tears: evaluation with fat-suppressed MR imaging with arthroscopic correlation in 100 patients. Radiology 1995; 195: 497–501.
Rafii M, Firooznia A, Golimbu C, Minkoff J, Bonamo J. CT arthrography of capsular structures of the shoulder. AJR Am J Roentgenol 1986; 146: 361–367.
Rafii M, Firooznia H, Golimbu C, Weinreb J. Magnetic resonance imaging of glenohumeral instability. MRI Clin North Am 1993; 1: 87–104.
Rafii M, Firooznia H, Sherman O, et al. Rotator cuff lesions: signal patterns at MR imaging. Radiology 1990; 177: 817–823.
Rafii M, Minkoff J. Advanced arthrography of the shoulder with CT and MR imaging. Radiol Clin North Am 1998; 36: 609–633.
Recht MP, Resnick D. Magnetic resonance-imaging studies of the shoulder. Diagnosis of lesions of the rotator cuff. J Bone Joint Surg [Am] 1993; 75A: 1244–1253.
Reckling FW, Peltier LF. Riccardo Galeazzi and Galeazzi's fracture. Surgery 1965; 58: 453–459.
Reinus WR, Shady KL, Mirowitz SA, Totty WG. MR diagnosis of rotator cuff tears of the shoulder: value of using T2-weighted fat-saturated images. AJR Am J Roentgenol 1995; 164: 1451–1455.
Resnick D. Shoulder pain. Orthop Clin North Am 1983; 14: 81–97.
Resnick D. Shoulder arthrography. Radiol Clin North Am 1981; 19: 243–253.
Resnick D. Internal derangements of joints. In: Resnick D, ed. Diagnosis of bone and joint disorders, vol. 5, 3rd ed. Philadelphia: WB Saunders, 1995: 2899–3228.
Resnik CS, Deutsch AL, Resnick D, et al. Arthrotomography of the shoulder. Radiographics 1984; 4: 963–976.
Richards RD, Sartoris DJ, Pathria MN, Resnick D. Hill-Sachs lesion and normal humeral groove: MR imaging features allowing their differentiation. Radiology 1994; 190: 665–668.
Rogers LF. Fractures and dislocations of the elbow. Semin Roentgenol 1978; 13: 97–107.
Rogers LF, Malave S Jr, White H, Tachdjian MO. Plastic bowing, torus and greenstick supracondylar fractures of the humerus: radiographic clues to obscure fractures of the elbow in children. Radiology 1978; 128: 145–150.
Rosenberg ZS, Beltran J, Cheung Y, Broker M. MR imaging of the elbow: normal variant and potential diagnostic pitfalls of the trochlear groove and cubital tunnel. AJR Am J Roentgenol 1995; 164: 415–418.
Rosenberg ZS, Bencardino J, Beltran J. MRI of normal variants and interpretation pitfalls of the elbow. Semin Musculoskeletal Radiol 1998; 2: 141–153.
Sanders TG, Tirman PFJ, Linares R, Feller JF, Richardson R. The glenolabral articular disruption lesion: MR arthrography with arthroscopic correlation. AJR Am J Roentgenol 1999; 172: 171–175.
Sauser DD, Thordarson SH, Fahr LM. Imaging of the elbow. Radiol Clin North Am 1990; 28: 923–940.
Seeger LL, Gold RH, Bassett LW. Shoulder instability: evaluation with MR imaging. Radiology 1988; 168: 695–697.
Seeger LL, Gold RH, Bassett LW, Ellman H. Shoulder impingement syndrome: MR findings in 53 shoulders. AJR Am J Roentgenol 1988; 150: 343–347.
Shuman WP. Gadolinium MR arthrography of the rotator cuff. Semin Musculoskel Radiol 1998; 2: 377–384.
Singson RD, Feldman F, Bigliani LU. CT arthrographic patterns in recurrent glenohumeral instability. AJR Am J Roentgenol 1987; 149: 749–753.
Singson RD, Feldman F, Rosenberg ZS. Elbow joint: assessment with double-contrast CT arthrography. Radiology 1986; 160: 167–173.
Singson RD, Hoang T, Dan S, Friedman M. MR evaluation of rotator cuff pathology using T2-weighted fast spin-echo technique with and without fat suppression. AJR Am J Roentgenol 1996; 166: 1061–1065.
Slivka J, Resnick D. An improved radiographic view of the glenohumeral joint. J Can Assoc Radiol 1979; 30: 83–85.
Smith AM, McCauley TR, Jokl P. SLAP lesions of the glenoid labrum diagnosed with MR imaging. Skeletal Radiol 1993; 22: 507–510
Smith FM. Children's elbow injuries: fractures and dislocations. Clin Orthop 1967; 50: 7–30.
Snyder SJ, Karzel RP, Del Pizzo W, Ferkel RD, Friedman MJ. SLAP lesions of the shoulder. Arthroscopy 1990; 6: 274–279.
Sonin AH, Tutton SM, Fitzgerald SW, Peduto AJ. MR imaging of the adult elbow. Radiographics 1996; 16: 1323–1336.
Steinbach LS, Schwartz M. Elbow arthrography. Radiol Clin North Am 1998; 36: 635–649.
Steinbach LS. Rotator cuff disease. In: Steinbach LS, Tirman PFJ, Peterfy CG, Feller JF, eds. Shoulder magnetic resonance imaging, Philadelphia: Lippincott-Raven Publishers, 1998: 99–133.
Stiles RG, Otte MT. Imaging of the shoulder. Radiology 1993; 188: 603–613.
Stiles RG, Resnick D, Sartoris DJ, Anare MP. Rotator cuff disruption: diagnosis with digital arthrography. Radiology 1988; 168: 705–707.
Stoller DW. The elbow. In: Stoller DW, ed. Magnetic resonance imaging in orthopedics and sports medicine. Philadelphia: JB Lippincott, 1993: 633–682.

Stoller DW, Fritz RC. Magnetic resonance imaging of impingement and rotator cuff tears. MR1 Clin North Am 1993; 1: 47–63.

Stoller DW, Genant HK. The joints. In: Moss AA, Gamsu G, Genant HK, eds. Computed tomography of the body with magnetic resonance imaging, 2nd ed. Philadelphia: WB Saunders, 1992: 435–475.

Tirman PFJ. Glenohumeral instability. In: Steinbach LS, Tirman PFJ, Peterfy CG, Feller JF, eds. Shoulder magnetic resonance imaging. Philadelphia: Lippincott-Raven Publishers, 1998: 135–167.

Tirman PFJ, Bost FW, Garvin GJ, et al. Posterosuperior glenoid impingement of the shoulder: findings at MR imaging and MR arthrography with arthroscopic correlation. Radiology 1994; 193: 431–436.

Tirman PFJ, Palmer WE, Feller JF. MR arthrography of the shoulder. MRI Clin North Am 1997; 5: 811–839.

Tuite MJ, DeSmet AA, Norris MA, Orwin JF. MR diagnosis of labral tears of the shoulder: value of T2*-weighted gradient-recalled echo images made in external rotation. AJR Am J Roentgenol 1995; 164: 941–944.

Tuite MJ, Rubin D. CT and MR arthrography of the glenoid labro-ligamentous complex. Semin Musculoskel Radiol 1998; 2: 363–375.

Turner PJ, O'Conner PJ, Saifuddin A, Williams J, Coral A, Butt WP. Prone oblique positioning for computed tomographic arthrography of the shoulder. Br J Radiol 1994; 67: 835–839.

Vanarthos WJ, Ekman EF, Bohrer SP. Radiographic diagnosis of acromioclavicular joint separation without weight bearing: importance of internal rotation of the arm. AJR Am J Roentgenol 1994; 162: 120–122.

Wenzel WW. The FBI sign. Rocky Mount Med J 1972; 69: 71–72.

Weston WJ. Elbow arthrography. In: Dalinka MK, ed. Arthrography. New York: Springer, 1980.

Willemsen UF, Wiedemann E, Brunner U, et al. Prospective evaluation of MR arthrography performed with high-volume intraarticular saline enhancement in patients with recurrent anterior dislocations of the shoulder. AJR Am J Roentgenol 1998; 170: 79–84.

Workman TL, Burkhard TK, Resnick D, et al. Hill-Sachs lesion: comparison of detection with MR imaging, radiography, and arthroscopy. Radiology 1992; 185: 847–852.

Yao L, Seeger LL. Imaging of the shoulder. Curr Opin Orthop 1991; 2: 168–172.

Yu JS, Greenway G, Resnick D. Osteochondral defect of the glenoid fossa: cross-sectional imaging features. Radiology 1998; 206: 35–40.

Zaneti M, Weishaupt D, Jost B, Gerber C, Hodler J. MR imaging for traumatic tears of the rotator cuff: high prevalence of greater tuberosity fractures and subscapularis tendon tears. AJR Am J Roentgenol 1999; 172: 463–467.

Zlatkin MB, Bjorkengren AG, Gylys-Morin V, Resnick D, Sartoris DJ. Cross-sectional imaging of the capsular mechanism of the glenohumeral joint. AJR Am J Roentgenol 1988; 150: 151–158.

Zlatkin MB, Dalinka MK, Kressel HY. Magnetic resonance imaging of the shoulder. Magn Reson Q 1989; 5: 3–22.

Zlatkin MB, Iannotti JP, Roberts MC, et al. Rotator cuff tears: diagnostic performance of MR iniaging. Radiology 1989; 172: 223–229.

Kapitel 6

Obere Gliedmaße II: Distaler Unterarm, Handwurzel und Hand

Distaler Unterarm

Verletzungen des distalen Unterarms werden meist (90% aller Fälle) durch einen Sturz auf den ausgestreckten Arm hervorgerufen und sind in allen Altersstufen häufig, am häufigsten jedoch bei älteren Menschen. Der dabei vorwiegend eintretende Verletzungstyp ist der Bruch von distalem Radius oder distaler Ulna, weit häufiger noch als die Luxation des distalen Radioulnargelenks oder des Radiokarpalgelenks. Zwar liefern Anamnese und körperliche Untersuchung meist schon wichtige Informationen zum Verletzungstyp, doch sind Röntgenaufnahmen zur Bestimmung von genauem Ort und Ausmaß unerläßlich; in etlichen Fällen kann auch nur die angemessene Röntgenuntersuchung zur korrekten Diagnose führen.

■ Anatomisch-radiologische Betrachtungen

Röntgenaufnahmen im d.-p. (dorsopalmaren) und seitlichen Strahlengang genügen in der Regel schon zur Beurteilung der meisten distalen Unterarmverletzungen (Abb. 6-1 u. 6-2). In beiden Aufnahmen ist es für die Gesamtbewertung wichtig, die normale anatomische Lagebeziehung zwischen Radius und Ulna zu studieren.

Die d.-p. Aufnahme des distalen Unterarms zeigt anatomische Längenvarianten von Radius und Ulna auf, die als *Ulnavarianten* bekannt sind. In der Regel überragt der Griffelfortsatz der Speiche den der Elle um 9–12 mm. In Höhe des Mondbeins stehen dagegen die Gelenkflächen von Radius und Ulna in gleicher Höhe: *Ulna-normal-Variante* (Abb. 6-3). Manchmal endet die Ulna schon mehr proximal – *Ulna-minus-Variante* – oder aber weiter distal – *Ulna-plus-Variante* (Abb. 6-4). Diese Aufnahme zeigt auch ein wichtiges anatomisches Detail des Radius, den *Radiuswinkel* (auch *Ulnarneigung* der Radiusgelenkfläche genannt), der normalerweise 15–25° beträgt (Abb. 6-5).

Die Seitaufnahme des distalen Unterarms liefert ein weiteres wichtiges Kriterium, nämlich die *Palmarneigung* der Radiusgelenkfläche (oder die *palmare Inklination*). Dieser Winkel beträgt 10–25° (Abb. 6-6).

Beide Messungen haben für den Orthopäden und Unfallchirurgen bei der Bestimmung der Fehlstellung und der Lage der Fragmente bei einem distalen Speichenbruch praktische Bedeutung. Ferner helfen sie bei der Entscheidung zur geschlossenen oder offenen Reposition wie auch bei den Kontrolluntersuchungen.

Weiterführende Abbildungsmethoden haben bei der Beurteilung von Verletzungen des distalen Unterarms keine so große Bedeutung wie bei denen des Handgelenks. Doch kann beim Verdacht auf eine Verletzung des Cartilago-triangularis-Komplexes, der aus der Fibrocartilago triangularis (Discus articularis), einem Analogon zu den Menisken, die aus dem dorsalen und palmaren Radioulnarband und aus dem ulnaren Seitenband besteht, eine arthrographische Untersuchung erforderlich werden (Abb. 6-7 u. 6-8). Da das Radiokarpalgelenk, in welches das Kontrastmittel injiziert wird, normalerweise keine Verbindung zum distalen radioulnaren Gelenkanteil hat, bedeutet die Anfärbung dieses Kompartments einen Riß des Dreieckknorpels (vgl. Abb. 6-20). Bei einem geringen Prozentsatz aller Fälle kann durch eine anatomische Normvariante, die in der Verbindung dieser beiden Komponenten besteht, ein falsch-positives Ergebnis entstehen.

Eine tabellarische Zusammenfassung der Standardeinstellungen und der weiterführenden Techniken bei der Beurteilung von Verletzungen des distalen Unterarms finden Sie in den Tabellen 6-1 u. 6-2.

TEIL II - Trauma

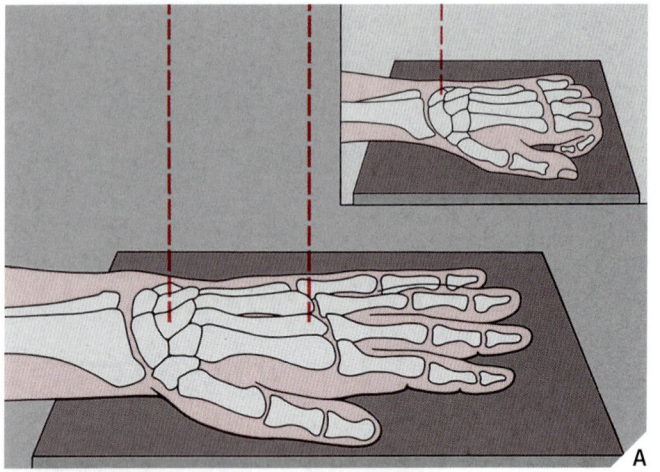

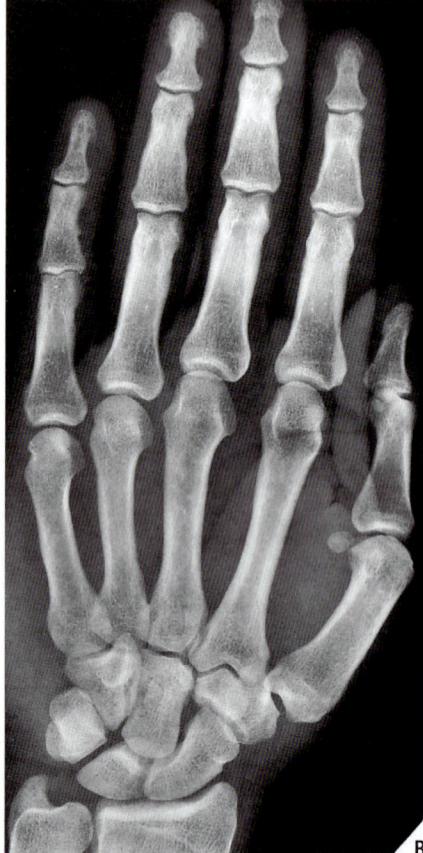

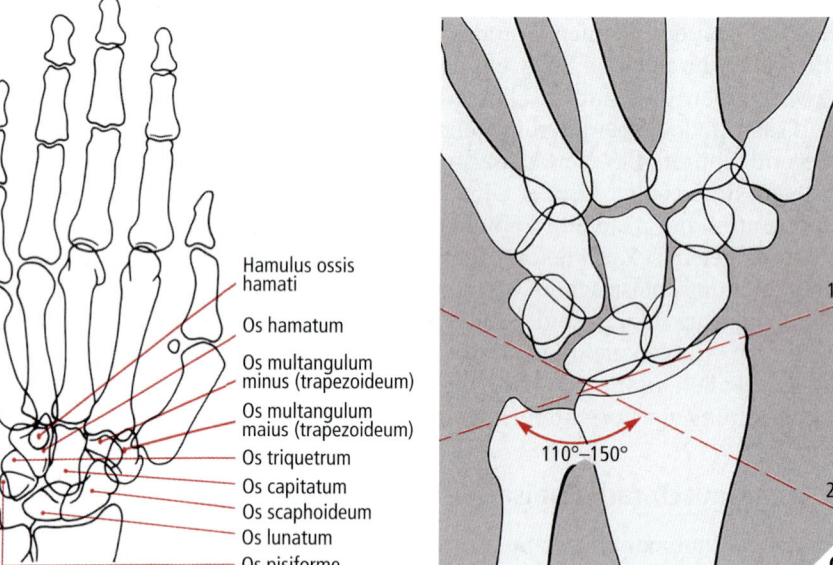

Abb. 6-1. Zum Zweck der Klassifikation unterscheiden wir zwischen traumatischen Veränderungen von distalem Unterarm, Handwurzel und Hand. Aus radiologischer Sicht ist dagegen die Lagerung der Gliedmaße für Aufnahmen im dorsopalmaren (d.-p.) und seitlichen Strahlengang des Handgelenks (d. h. von distalem Unterarm und Handwurzel) und der Hand im wesentlichen identisch. **A** Für die dorsopalmare Aufnahme von Handwurzel und Hand sitzt der Patient mit vollständig auf dem Untersuchungstisch ausgestrecktem Arm; dabei ruht der Gliedmaßenanteil vom unteren Drittel des Unterarms bis zu den Fingerspitzen in Pronation auf der Filmkassette. Egal, ob man Hand oder Handgelenk untersuchen möchte, liegt die Hand mit der Handfläche und leicht gespreizten Fingern flach auf. Dagegen variiert der Punkt, auf den der Zentralstrahl zielt: Bei der Handgelenksaufnahme zeigt er auf das Zentrum der Handwurzel, bei der Aufnahme der Hand auf das Köpfchen des dritten Mittelhandknochens. Zur besseren Darstellung der Handwurzelregion kann man die Finger strecken lassen, damit der Karpus der Kassette flach aufliegt (*kleines Bild*). **B** Eine Aufnahme dieser Einstellung bildet distalen Radius und distale Ulna wie auch Karpalia, Metakarpalia und Finger gut ab, den Daumen aber nur in Schrägprojektion; die Basen der Metakarpalia II–V überlagern sich teilweise. In der Handwurzel projizieren sich Erbsen- und Dreieckbein wie auch Os trapezium und Os trapezoideum übereinander. **C** Bei dieser Projektion ist der Karpalwinkel bestimmbar; den 2 Tangenten bilden: die eine längs des proximalen Rands von Os scaphoideum und Os lunatum (*1*), die zweite längs des proximalen Rands von Os triquetrum und Os lunatum (*2*). Der Winkel beträgt normalerweise 110–150° mit erheblicher Streuung je nach Alter, Geschlecht und Rasse

Obere Gliedmaße II: Distaler Unterarm, Handwurzel und Hand 6

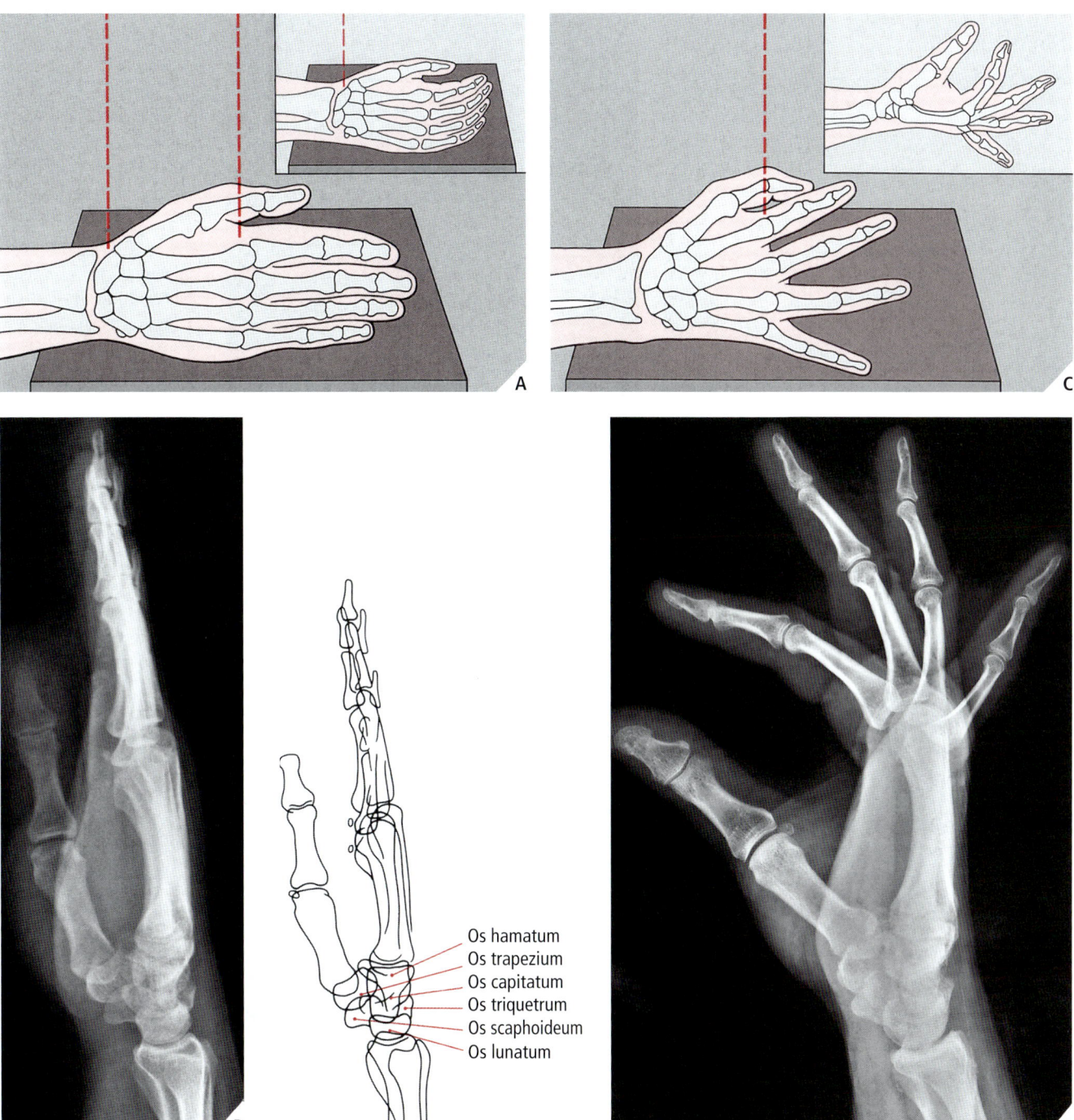

Abb. 6-2. A Für die Seitaufnahme von Handwurzel und Hand streckt der Patient den Unterarm vollständig und lagert ihn auf dessen Ulnarseite. Die Finger kann er völlig strecken oder, besser noch, leicht beugen (*kleines Bild*), wobei der Daumen leicht vor den übrigen Fingern liegt. Zur Beurteilung der Karpalregion zielt der Zentralstrahl auf die Karpusmitte, für die Handaufnahme auf den Kopf des Os metatarsale II. **B** In einer solchen Aufnahme überlagern sich distaler Radius und distale Ulna, doch läßt sich die Beziehung der Längsachsen von Os capitatum, Os lunatum und Radius hinreichend beurteilen (vgl. Abb. 6-58). Zwar überlagern sich auch Metakarpalia und Phalangen, doch läßt sich eine Dorsal- oder Palmarverschiebung bei einer Fraktur dieser Knochen leicht erkennen (vgl. Abb. 4.1). Der Daumen wird in echter dorsopalmarer Aufsicht abgebildet. **C** Übersichtlicher stellt man die Finger in einer Seitaufnahme dar, wenn der Patient diese dabei fächerartig spreizt, wobei der Kleinfinger ulnarseitig der Kassette aufliegt. Der Zentralstrahl zielt auf die Mittelhandköpfchen. **D** Eine solche Aufnahme schaltet die in der Standardseitaufnahme oft vorhandene Überlagerung der Phalangen aus, und es lassen sich die Fingergelenke gut beurteilen

TEIL II - Trauma

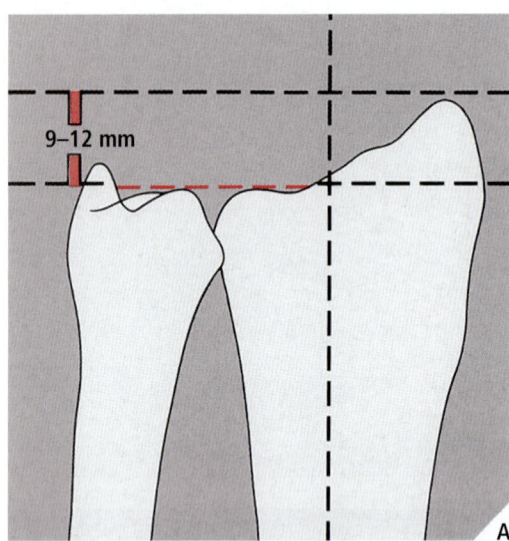

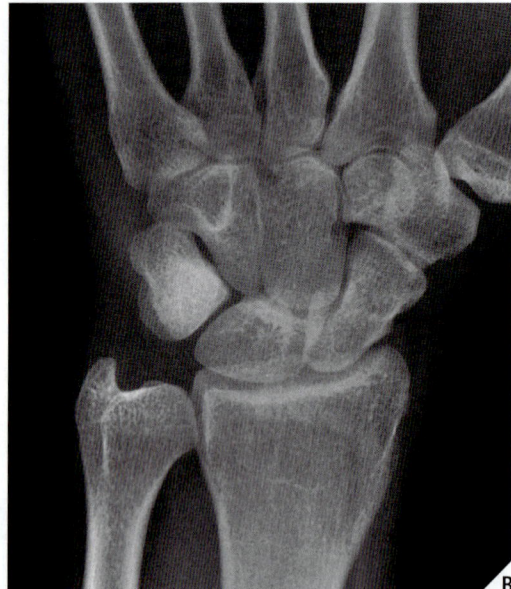

Abb. 6-3. Neutrale Ulnavariante. **A** In aller Regel steht die Spitze des Proc. styloideus radii 9–12 mm weiter distal als die Gelenkfläche der distalen Ulna. **B** An der Artikulationsstelle mit dem Mondbein stehen die Gelenkflächen von Radius und Ulna hingegen auf gleicher Höhe

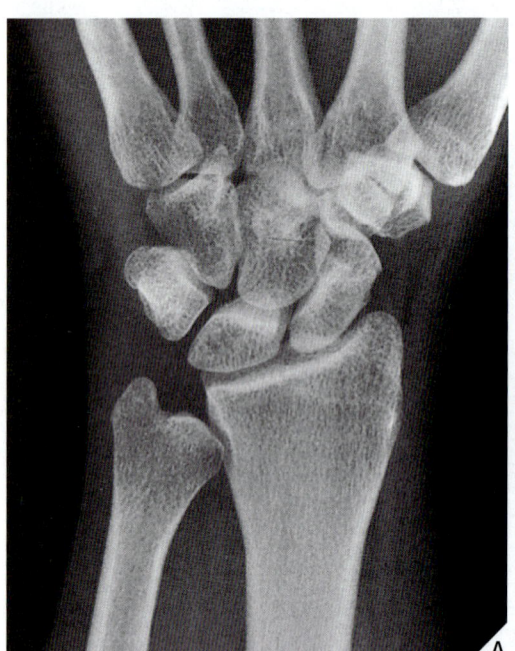

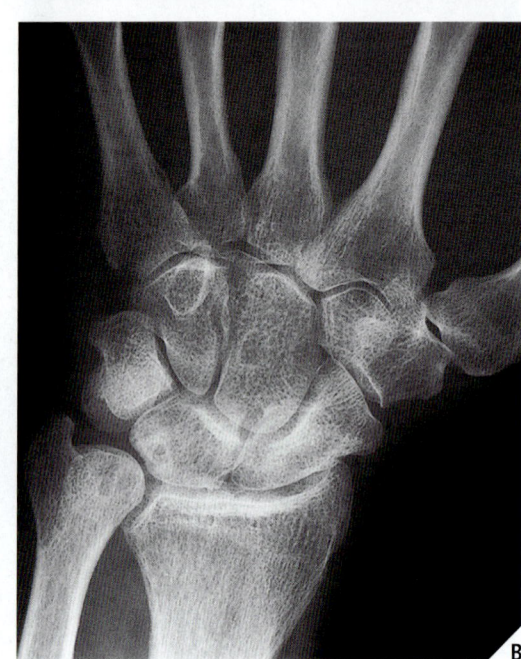

Abb. 6-4. **A** Ulna-minus-Variante. Die Gelenkfläche der Ulna projiziert sich 5 mm proximal des distalen Radioulnargelenks. **B** Ulna-plus-Variante. Die Gelenkfläche der Ulna mit dem Karpus steht 5 mm distal der Articulatio radioulnaris distalis

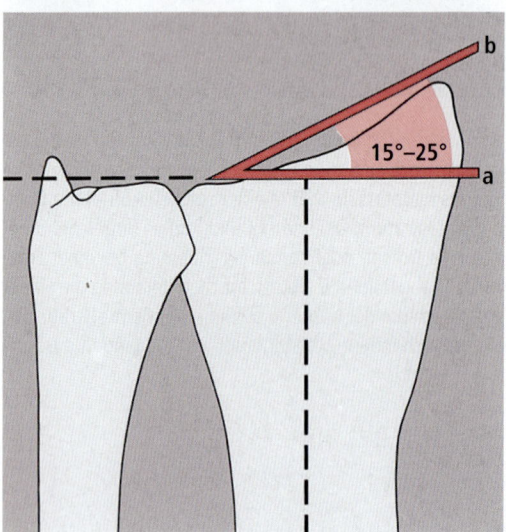

Abb. 6-5. Die Neigung der Gelenkfläche des Radius nach ulnar bestimmt man mit der Handwurzel in Neutralstellung mittels zweier Linien: eine senkrecht zur Längsachse des Radius in Höhe des distalen Radioulnargelenks (a) und die Tangente, die den Proc. styloideus radii mit dem ulnaren Rand des Radiokarpalgelenks verbindet (b)

Obere Gliedmaße II: Distaler Unterarm, Handwurzel und Hand 6

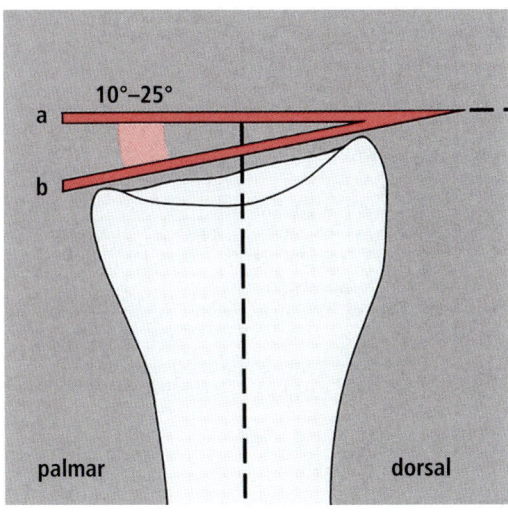

Abb. 6-6. Die Palmarinklination der Radiusgelenkfläche bestimmt man durch Ausmessung des Winkels aus der Senkrechten zur Radiuslängsachse in Höhe des Griffelfortsatzes der Speiche (a) mit der Tangente an dorsalen und palmaren Rand der radiokarpalen Gelenkfläche der Speiche (b)

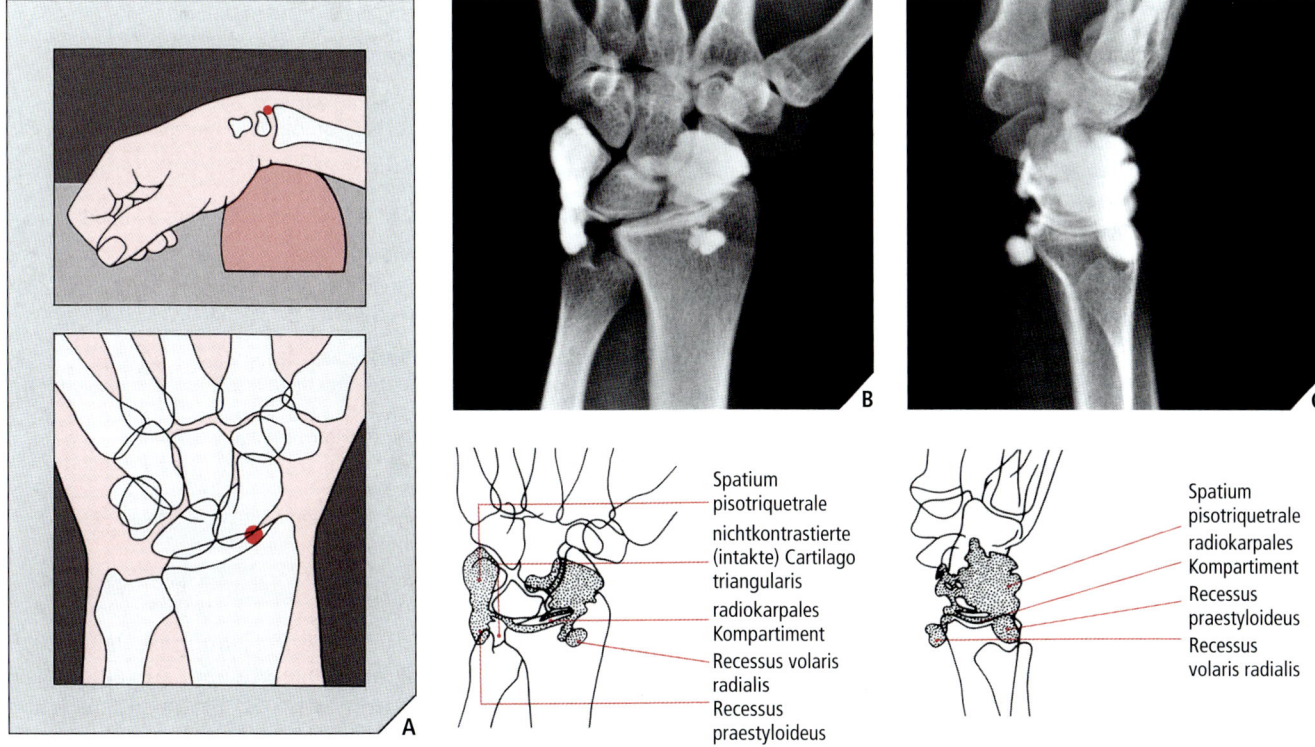

Abb. 6-7. A Zur Arthrographie des Radiokarpalgelenks lagert man die Handwurzel in Pronation auf einem strahlentransparenten Schaumstoffteil, um das Gelenk für die Punktion aufzuweiten. Unter Durchleuchtungskontrolle führt man die Kanüle (22 G) an einem Punkt lateral des skapholunären Bandes ein. (Der rote Kreis markiert die Einstichstelle.) Man injiziert 2–3 ml Kontrastmittel (KM; z. B. 60%iges Megluminditrizoat) und macht eine p.-a., seitliche und schräge Aufnahme. **B, C** Die dorsopalmare und die Seitaufnahme zeigen das radiokarpale Kompartiment, Recessus praestyloideus und Recessus radialis palmaris sowie den Raum zwischen Erbsen- und Dreieckbein mit Kontrastmittel gefüllt. Eine intakte Fibrocartilago triangularis erlaubt keinerlei KM-Austritt in das distale Radioulnargelenk; intakte interkarpale Bänder verhindern den KM-Übertritt in die interkarpalen Gelenke

TEIL II - Trauma

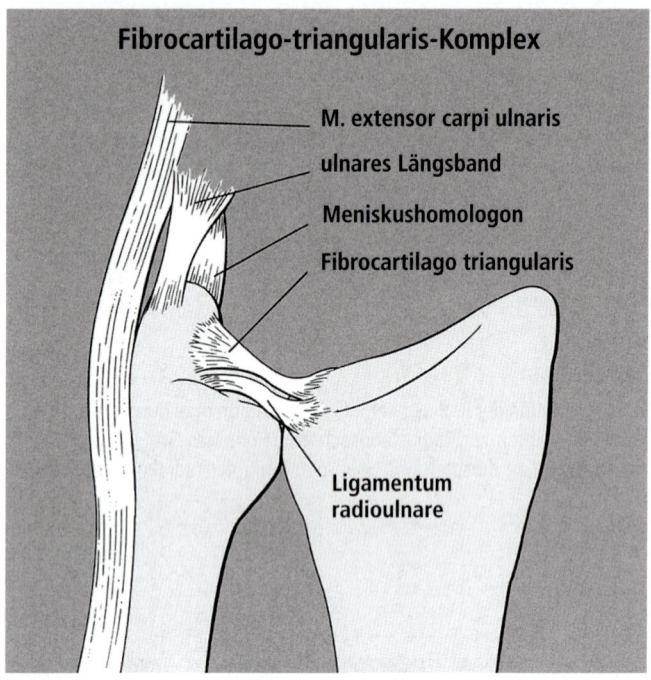

Abb. 6-8. Der Komplex der Fibrocartilago triangularis (KFT) umfaßt den dreieckförmigen Faserknorpel, das radioulnare Band, das ulnare karpale Band, die Sehnenscheide des M. extensor carpi ulnaris und eine Art von Meniskus. Er stabilisiert das distale Radioulnargelenk und fungiert als eine Art Kissen oder Puffer gegenüber komprimierenden axialen Kräften. Die Fibrocartilago triangularis setzt medial an der Ulnagrube und lateral an der Vertiefung des Radius gegenüber dem Mondbein an

Tab. 6-1. Standardröntgenaufnahmen zur Beurteilung von Verletzungen des distalen Unterarms

Einstellung	Darstellung/Nachweis von
Posterior-anterior (dorsopalmar)	• Längenvarianten der Elle • Karpalwinkel • Radiusneigungswinkel • Distales Radioulnargelenk • Colles-Fraktur • Hutchinson-Fraktur • Galeazzi-Luxationsfraktur
Seitliche Aufnahme	• Palmarneigung der Radiusgelenkfläche • Pronator-quadratus-Fettstreifen • Colles-Fraktur • Smith-Fraktur • Barton-Fraktur • Galeazzi-Luxationsfraktur

Tab. 6-2. Weiterführende Bildgebung zur Beurteilung von Verletzungen des distalen Unterarms

Einstellung	Darstellung/Nachweis von
Arthrographie	• Radiokarpalgelenk • Riß der Fibrocartilago triangularis
Arteriographie	• Begleitverletzung der Unterarmarterien
Skelettszintigraphie	• Subtile Frakturen von Radius und Ulna
Computertomographie	• Bruchheilung und Komplikationen der Heilung • Weichteilverletzungen (Muskeln, Sehnen)
Magnetresonanztomographie	• Weichteilverletzung • Subtile Frakturen und Knochenkontusion von Radius und Ulna • Riß der Fibrocartilago triangularis • Anomalien diverser Sehnen, Bänder und Muskeln • Verletzung der Membrana interossea

■ Verletzungen des distalen Unterarms

Frakturen des distalen Unterarms

Colles-Fraktur

Die häufigste Verletzung des distalen Unterarms, die Colles-Fraktur, ist meist die Folge eines Sturzes auf die gestreckte Hand mit dem Unterarm in Pronations- und Dorsalflexionsstellung. Man sieht sie am häufigsten bei Erwachsenen über 50 Jahren und wiederum bei Frauen häufiger als bei Männern. In der klassischen Beschreibung dieser Verletzung, die in der europäischen Literatur auch als *Pouteau-Fraktur* bekannt ist, verläuft die Bruchlinie extraartikulär und meist 2–3 cm von der Gelenkfläche des distalen Radius entfernt. In vielen Fällen ist das distale Fragment nach radial und dorsal verschoben und nach dorsal abgeknickt, doch kann man auch andere Varianten der Fehlstellung sehen (Abb. 6-9). Häufig ist dabei auch der Griffelfortsatz der Elle abgebrochen. Angemerkt sie hier, daß manche Autoren (so z. B. Frykman) auch die intraartikuläre Ausdehnung der Bruchlinie wie auch eine eine Begleitverletzung der distalen Ulna unter dieses Eponym einreihen (Abb. 6-10, Tab. 6-3).

Aufnahmen in der d.-p. und der seitlichen Projektion reichen für den Nachweis einer Colles-Fraktur aus. Bei der vollständigen Beurteilung achte man in beiden Aufnahmen auf den Radiuswinkel und die Palmarneigung des Radiokarpalgelenks sowie auf das Ausmaß der Radiusverkürzung (sog. „Ulnavorschub") infolge Einstauchung und Bajonettfehlstellung (Abb. 6-11 bis 6-13).

Komplikationen. Zum Zeitpunkt der Fraktur kann es zu einer Begleitverletzung von N. medianus oder N. ulnaris kommen. Die mangelnde Stabilität der Fragmente bei der Heilung kann das Repositionsergebnis verschlechtern,

Obere Gliedmaße II: Distaler Unterarm, Handwurzel und Hand 6

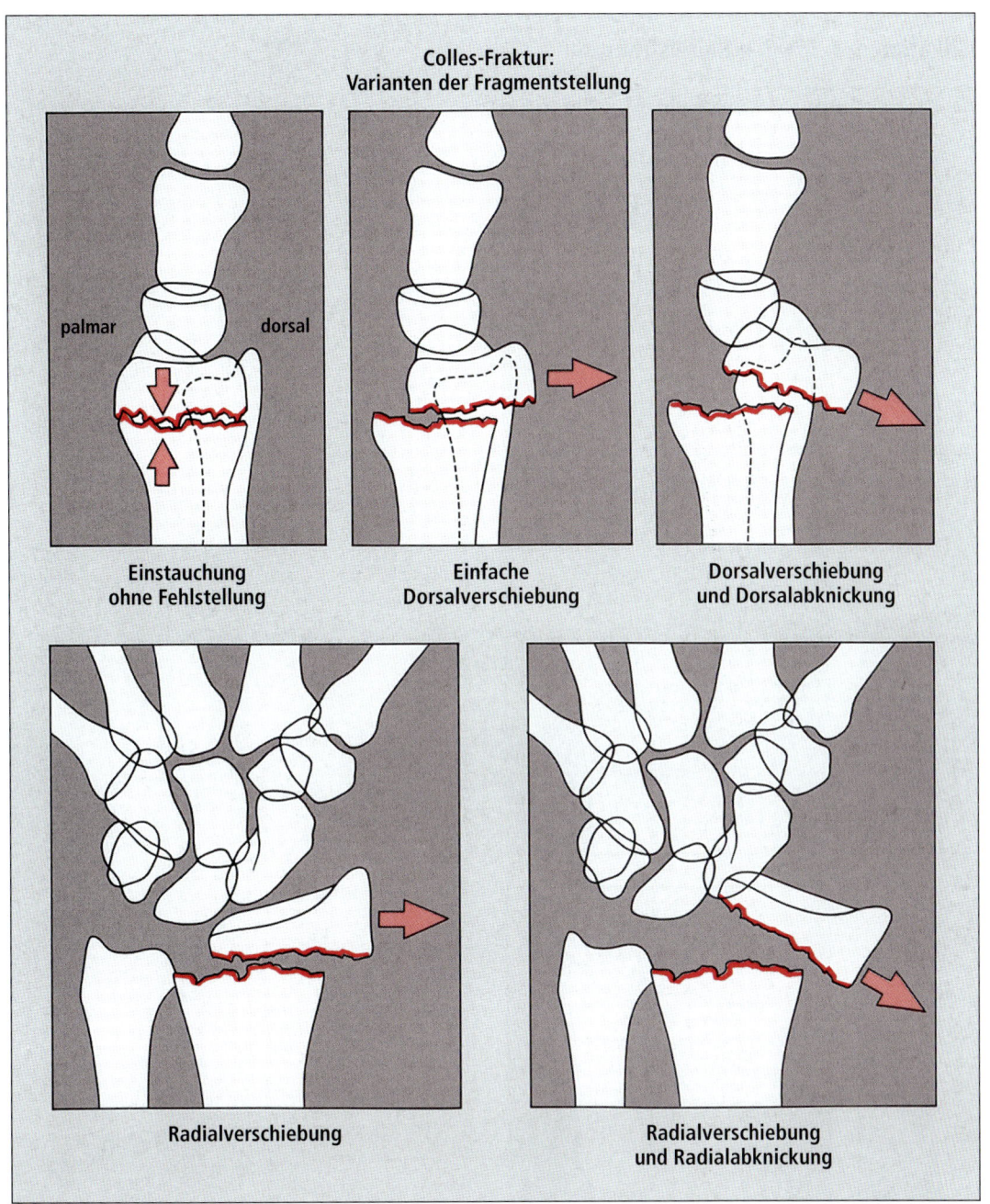

Abb. 6-9. Fünf Varianten der Verschiebung und der Abknickung des distalen Bruchstücks bei der Colles-Fraktur. Einige dieser Muster können auch kombiniert vorkommen und zeigen dann eine komplexe Deformität an

doch sieht man die verspätete Heilung oder die Nichtheilung nur sehr selten. Als Folgeschaden kann sich auch eine posttraumatische Arthrose des Radiokarpalgelenks entwickeln.

Barton- und Hutchinson-Frakturen

Beide sind intraartikuläre Frakturen des distalen Radius. Die klassische *Barton-Fraktur* betrifft den dorsalen Rand des distalen Radius und erstreckt sich bis ins Radiokarpalgelenk (Abb. 6-14); manchmal liegt auch eine begleitende Luxation dieses Gelenks vor. Verläuft die Fraktur durch den palmaren Rand des distalen Radius bis in das Gelenk hinein, dann spricht man von einer *umgekehrten* (oder *palmaren*) *Barton-Fraktur* (Abb. 6-15). Da bei beiden Typen die Bruchlinie in der Koronarebene verläuft, wird sie am besten in einer Seit- oder Schrägaufnahme dargestellt.

TEIL II - Trauma

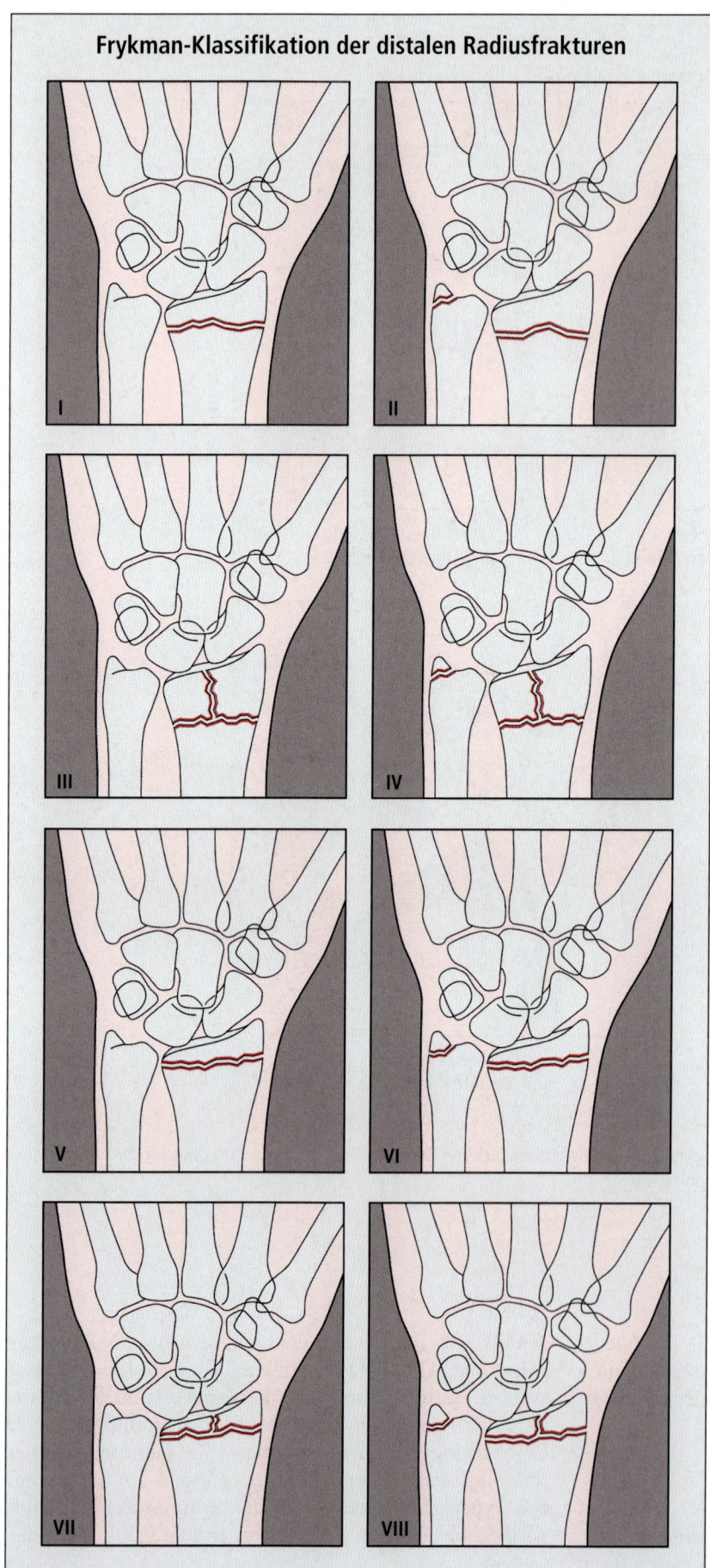

Abb. 6-10. Die Frykman-Klassifikation der distalen Radiusfrakturen berücksichtigt den Ort der Bruchlinie (intra- bzw. extraartikulär) sowie eine zusätzliche Ulnafraktur.

Obere Gliedmaße II: Distaler Unterarm, Handwurzel und Hand 6

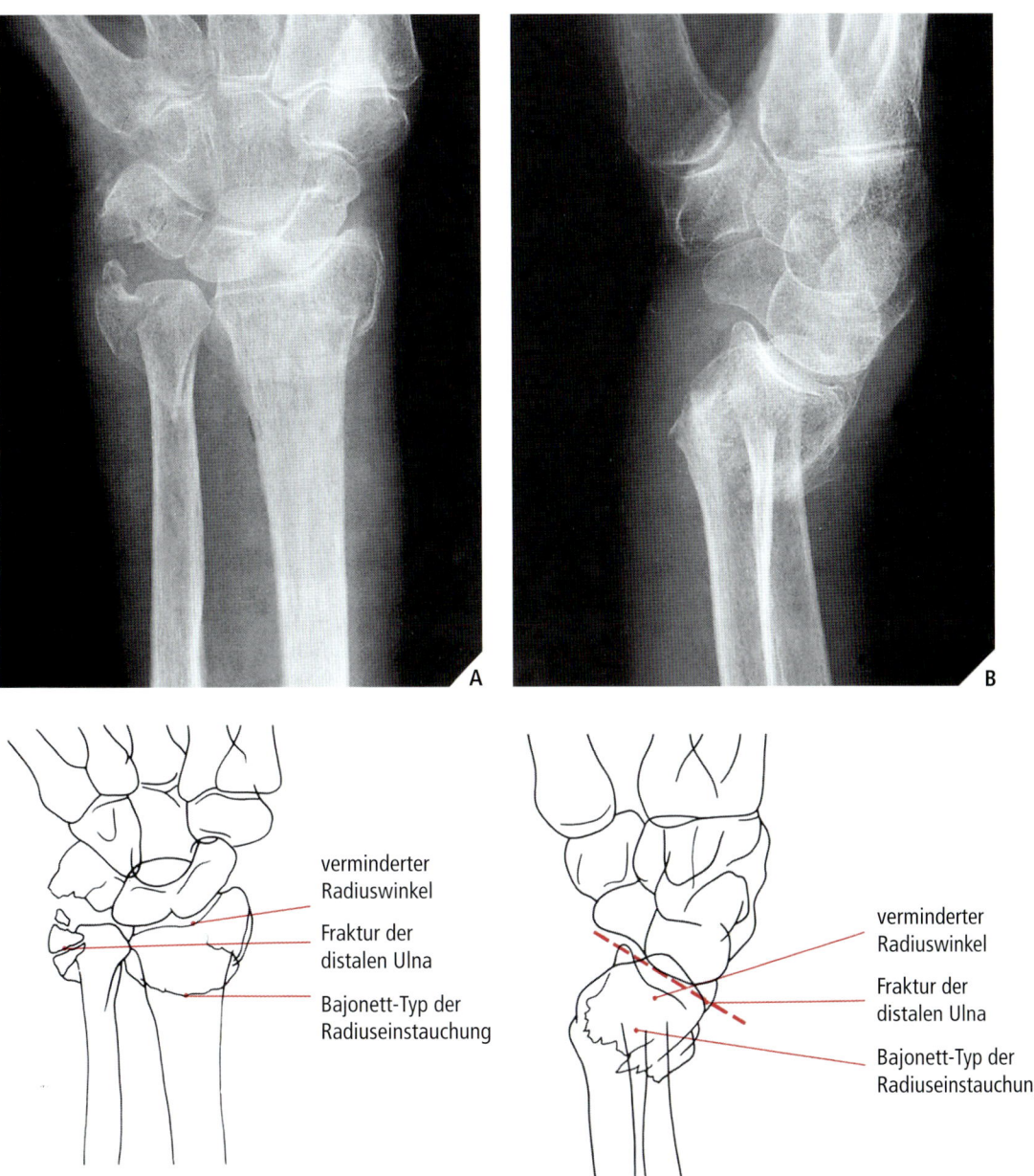

Abb. 6-11. A, B d.-p. und Seitaufnahme des distalen Unterarms zeigen die Kennzeichen einer Colles-Fraktur. In der dorsopalmaren Projektion erkennt man einen verringerten Radiuswinkel und einen Begleitbruch der Elle. Die Seitaufnahme ergibt eine Dorsalabwinkelung des distalen Radius wie auch eine umgekehrte Palmarinklination der Speiche. In beiden Aufnahmen erscheint der Radius infolge einer bajonettartigen Fehlstellung verkürzt. Die Bruchlinie erreicht das Gelenk nicht (Frykman-Fraktur vom Typ II)

Tab. 6-3. Frykman-Klassifikation der distalen Radiusfrakturen

Radiusfraktur	Distale Ulnafraktur	
Verlauf	fehlt	vorhanden
Extraartikulär	I	II
Intraartikulär (Radiokarpalgelenk)	III	IV
Intraartikulär (Radioulnargelenk)	V	VI
Intraartikulär (Radiokarpal- und Radioulnargelenk)	VII	VIII

TEIL II - Trauma

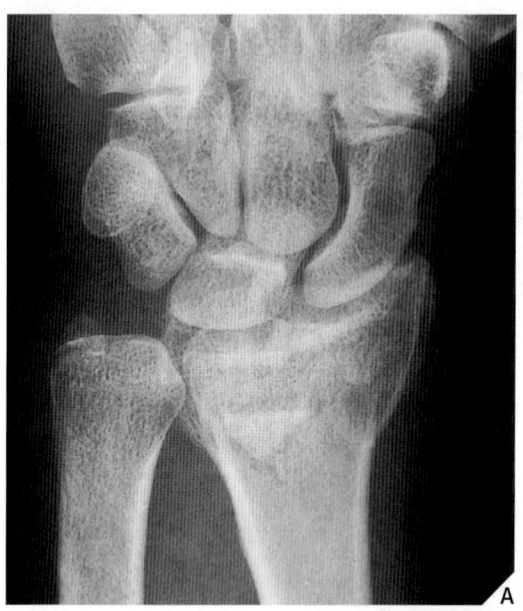 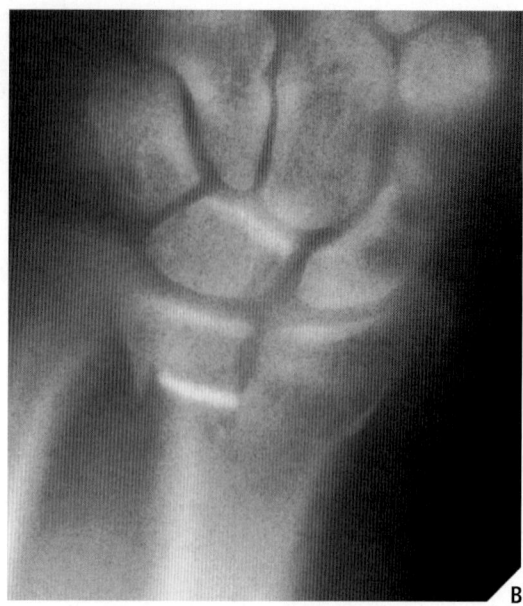

Abb. 6-12. A, B Die d.-p. Röntgenaufnahme des distalen Unterarms und das trispiralige Tomogramm zeigen eine Frykman-Fraktur vom Typ IV: Die Bruchlinie reicht in das Radiokarpalgelenk, das distale radioulnare Gelenk ist intakt; zusätzlich liegt eine Fraktur des Griffelfortsatzes der Elle vor

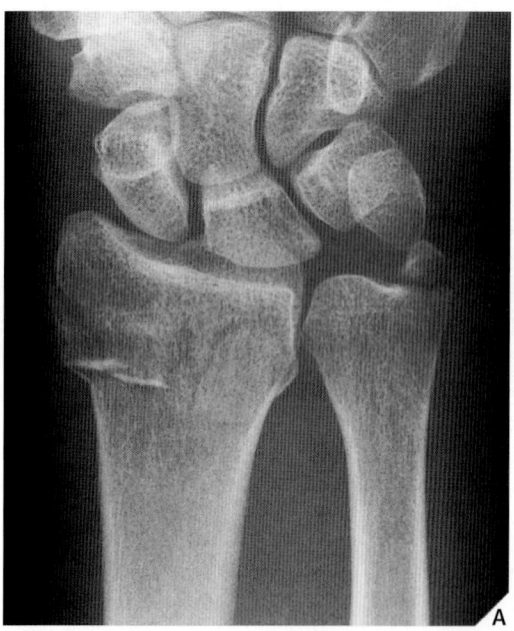 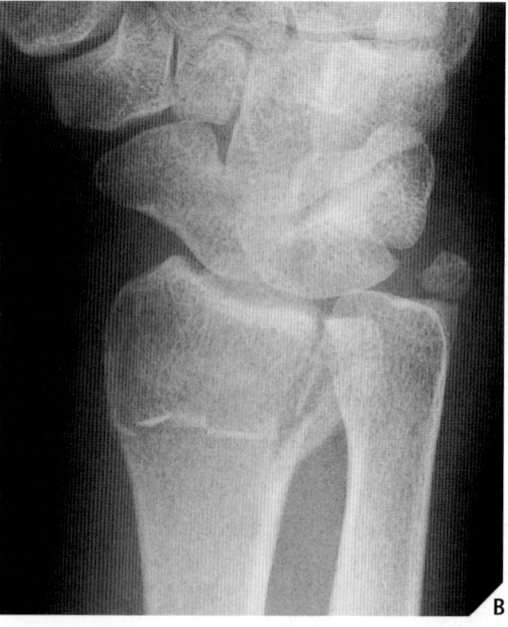

Abb. 6-13. A, B Dorsopalmare und Schrägaufnahme des distalen Unterarms zeigen eine Frykman-Fraktur vom Typ VI: Die Bruchlinie durchsetzt das distale radioulnare Gelenk, außerdem liegt ein Bruch des Processus styloideus ulnae vor

Die *Hutchinson-Fraktur* (auch als Chauffeurfraktur bekannt – der Name stammt noch aus der Zeit der Automobile mit Anlasserkurbel, als es durch das Rückfedern der Anlasserkurbel zu direkten Verletzungen der Radialseite des Handgelenks kam) betrifft den radialen Rand des distalen Radius und erstreckt sich durch den Processus styloideus radii bis ins Radiokarpalgelenk hinein. Wegen der hier sagittal verlaufenden Bruchlinie sieht man diesen Verletzungstyp in der d.-p. Aufnahme der Hand besser (Abb. 6-16).

Smith-Fraktur

Die Smith-Fraktur ereignet sich meist bei einem Sturz auf den Handrücken oder durch einen direkten Schlag gegen den Handrücken bei Palmarflexion. Sie ist ein Bruch des distalen Radius, der sich manchmal bis in das Radiokarpalgelenk erstreckt und der eine Verschiebung und Abknickung des distalen Fragments nach palmar aufweist (Abb. 6-17). Da die Fehlstellung bei diesem Bruch der bei der Colles-Fraktur entgegengesetzt ist, wird die Smith-Fraktur oft auch als umgekehrte Colles-Fraktur bezeichnet; sie ist allerdings deutlich seltener als die Colles-Fraktur. Je nach dem Schrägverlauf der Bruchlinie, die man in der Seitaufnahme am besten sieht, unterscheidet man 3 Typen der Smith-Fraktur (Abb. 6-18). Typ II und III sind in der Regel instabil und erfordern ein operatives Vorgehen.

Galeazzi-Luxationsfraktur

Diese Kombinationsverletzung, zu der es indirekt durch einen Sturz auf die ausgestreckte Hand bei gleichzeitig deutlicher Pronation des Unterarms oder direkt durch einen Schlag gegen die Radialseite des Handgelenkrückens kommen kann, besteht aus einer Fraktur des distalen Radius, die manchmal bis in das Radiokarpalgelenk hin-

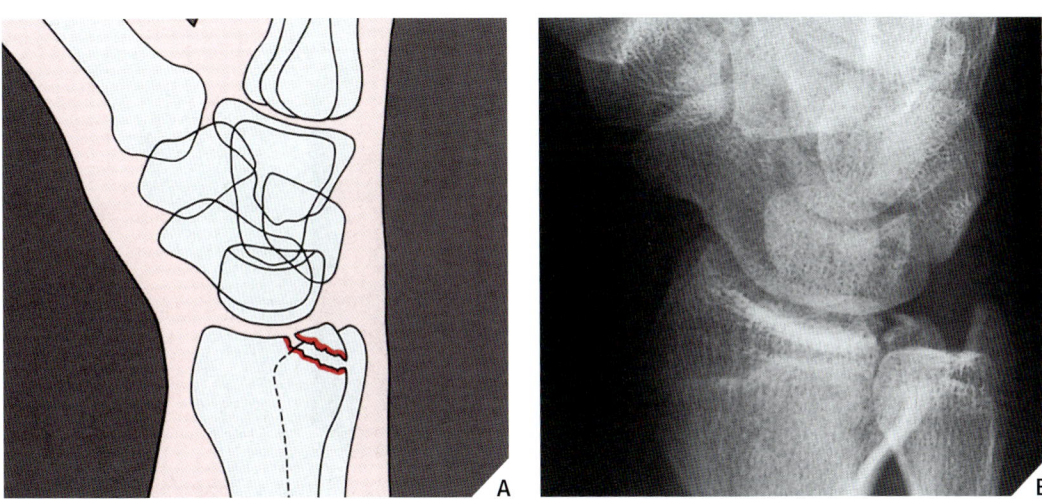

Abb. 6-14. A, B Schemazeichnung und schräge Röntgenaufnahme zeigen das typische Bild einer Barton-Fraktur. Die Bruchlinie zieht in der Koronarebene vom dorsalen Speichenrand in das Radiokarpalgelenk hinein

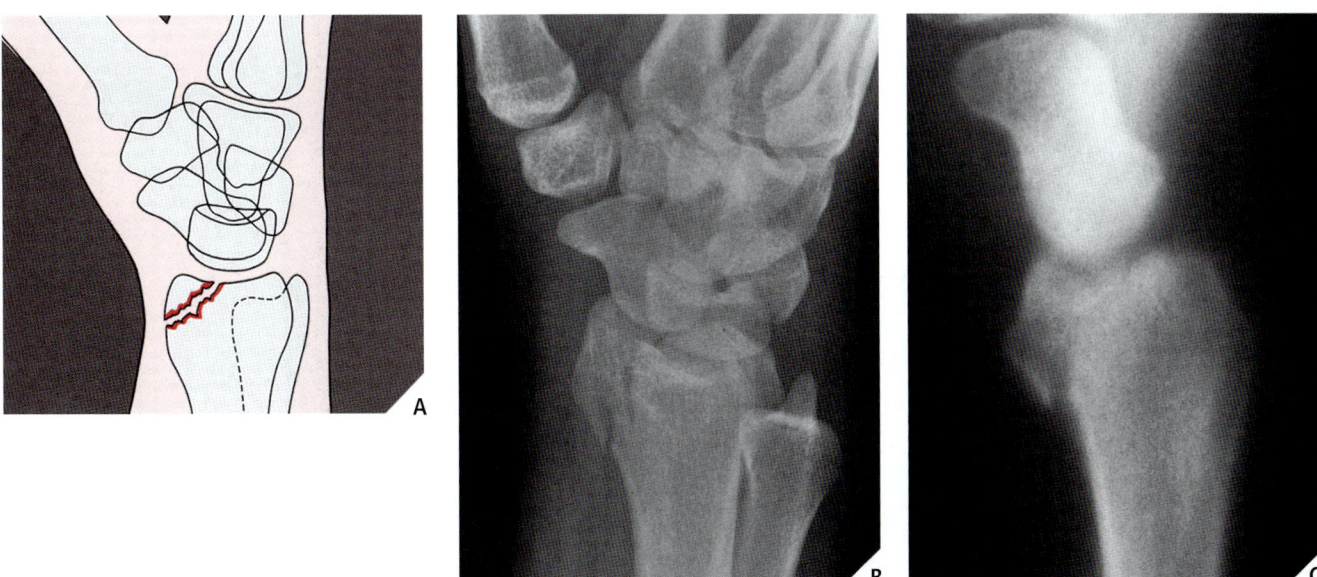

Abb. 6-15. Schemazeichnung (**A**), Schrägaufnahme (**B**) und dreifach spiralige Tomographie (**C**) zeigen eine umgekehrte (oder palmare) Barton-Fraktur; auch hier verläuft die Bruchlinie in der Koronarebene, jedoch vom palmaren Rand des Radiusgriffelfortsatzes in das Radiokarpalgelenk hinein

TEIL II - Trauma

ein reicht, und einer begleitenden Luxation der Elle im distalen Radioulnargelenk. Im charakteristischen Fall ist das proximale Ende des distalen Fragments dabei nach dorsal verschoben und insgesamt nach palmar abgeknickt; die Ulna ist nach dorsal und ulnar luxiert. Bei Verdacht auf diese Verletzung fertigt man routinemäßig eine d.-p. und eine Seitaufnahme an, doch zeigt die Seitaufnahme Art und Ausmaß der Verletzung schon klar auf (Abb. 6-19).

Verletzung der Weichteile am distalen Radioulnargelenk

Eine der häufigsten Verletzungsfolgen am distalen Radioulnargelenk ist der Riß des Fibrocartilago-triangularis-Komplexes. Der Riß kann Ergebnis einer der in den vorigen Abschnitten beschriebenen Frakturen sein oder unabhängig davon nach Verletzungen des distalen Unterarms und Handgelenks folgen.

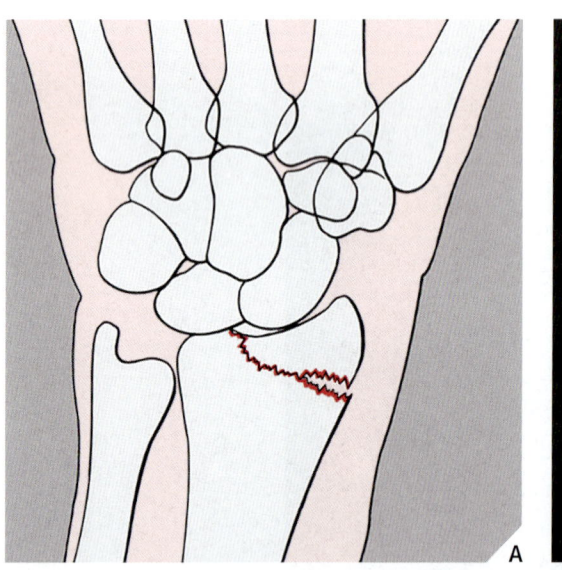
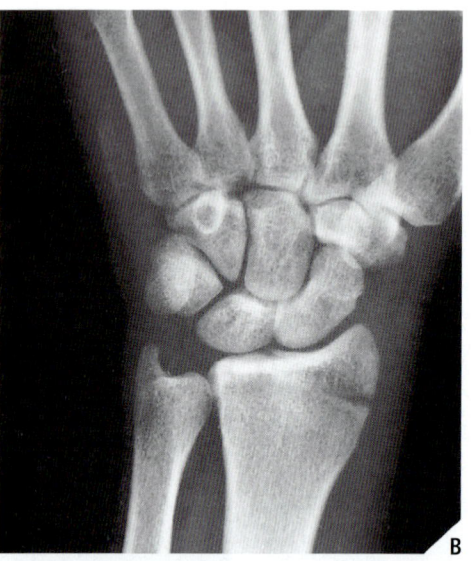

Abb. 6-16. A, B Schemazeichnung und dorsopalmares Röntgenbild zeigen das klassische Bild einer Hutchinson-Fraktur. Die Bruchlinie in der Sagittalebene zieht vom radialen Rand des Speichengriffelfortsatzes in das Radiokarpalgelenk hinein

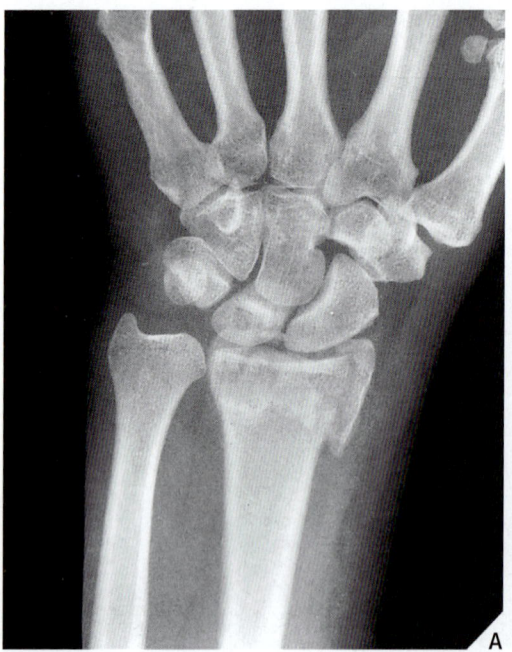
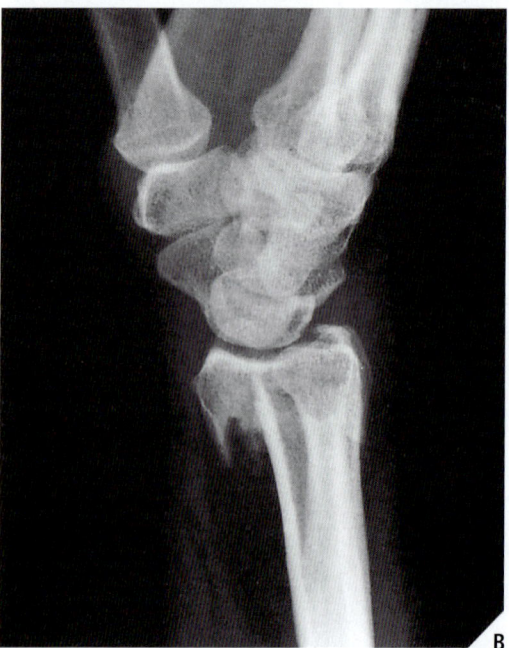

Abb. 6-17. A, B Die d.-p. und die seitliche Aufnahme des distalen Unterarms zeigen das typische Aussehen einer Smith-Fraktur. Deutlich sehen Sie die Palmarverschiebung des distalen Fragments in der Seitaufnahme

Obere Gliedmaße II: Distaler Unterarm, Handwurzel und Hand 6

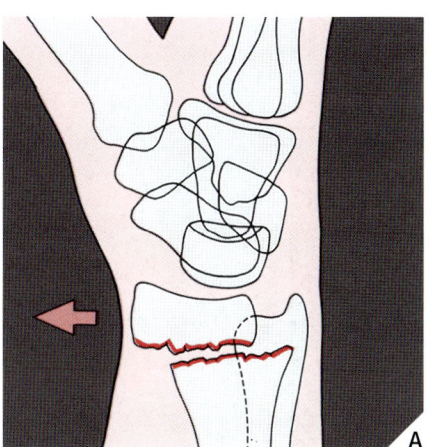 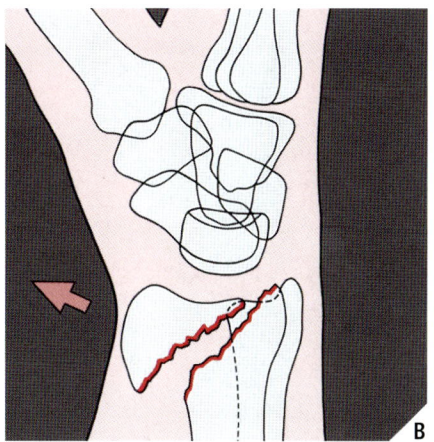 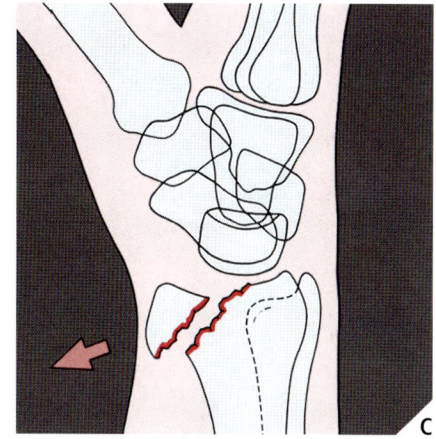

Abb. 6-18. Man unterscheidet die 3 Typen der Smith-Fraktur anhand der Neigung der Bruchfläche. Allen Typen eigen ist eine Palmarverschiebung des distalen Fragments. **A** Bei der Smith-Fraktur vom Typ I verläuft der Bruchspalt quer von der dorsalen zur palmaren Kortikalis der Speiche. **B** Die schräge Bruchlinie beim Typ II zieht von der dorsalen Radiuslippe zur palmaren Knochenrinde. **C** Typ III, der nahezu mit der umgekehrten Barton-Fraktur identisch ist (vgl. Abb. 6.15), stellt einen intraartikulären Bruch mit einer Ausdehnung bis zur palmaren Kortikalis des distalen Radius dar

Hinsichtlich des Dreieckknorpels sind Übersichten in den Standardeinstellungen immer unauffällig, besonders wenn kein Anhalt für eine Fraktur oder Luxation besteht, auf die sich der Verdacht einer Weichteilverletzung gründen könnte. Hegt man aber diesen Verdacht, dann kann die Einfachkontrastarthrographie des Handgelenks die Diagnose sichern oder ausschließen. Normalerweise füllt das Kontrastmittel den radiokarpalen Anteil des Handgelenks, den Recessus praestyloideus und palmaris radialis sowie den Raum zwischen Erbsen- und Dreieckbein (vgl. Abb. 6-7). Füllt das Kontrastmittel auch das distale Radioulnargelenk am Ort der Fibrocartilago triangularis, so bedeutet dies deren Ruptur (Abb. 6-20).

Bis in jüngere Zeit hinein war die Arthrotomographie zur Beurteilung des Fibrocartilago-triangularis-Komplexes noch die Methode der Wahl. Derzeit ist die überwiegende Meinung, daß die MRT bei der Diagnose von Anomalien dieser Strukturen der Arthrographie in der Genauigkeit gleichkommt. Vorteil der MRT ist ihre Nichtinvasivität und ihre Fähigkeit, die gesamte Substanz der Fibrocartilago darzustellen, wo doch die Arthrographie ausschließlich deren Oberfläche aufzeigt. In koronaren T1-gewichteten Aufnahmen erscheint die normale Fibrocartilago als bikonkaves homogen hypointenses Band, das den Raum zwischen distaler Elle und ulnarem Rand des Radius einerseits sowie Dreieckbein und Mondbein andererseits überspannt (vgl. Abb. 6-8 u. 6-26). Risse des Handgelenkmeniskus zeigen sich als Kontinuitätsunterbrechung und Fragmentierung dieser Struktur. Eine gerissene Fibrocartilago nimmt eine unregelmäßige Kontur an und ist in T2-gewichteten Bildern von signalreichen Bezirken unterbrochen.

Handwurzel und Hand

Wenn man beide als funktionelle Einheit betrachtet, dann sind Handgelenk und Hand der häufigste Verletzungsort am gesamten Skelett. Dabei überwiegen jedoch Brüche der Mittelhand- und Fingerknochen zahlenmäßig bei weitem die Frakturen und Luxationen an Knochen und Gelenken der Handwurzel, die zusammen nur etwa 6% all dieser Verletzungen stellen. In den meisten Fällen liefern Vorgeschichte und klinische Untersuchung bereits wertvolle Informationen, auf die sich eine Verdachtsdiagnose gründen läßt, doch sind hier die radiologischen Befunde aus den Aufnahmen in mindestens 2 zueinander senkrechten Projektionen (vgl. Abb. 4-1) unerläßlich, um eine spezielle Diagnose der Verletzung solcher Stellen sichern zu können.

■ Anatomisch-radiologische Betrachtungen

Eine Verletzung von Hand und Handgelenk läßt sich in der dorsopalmaren (d.-p. oder posterior-anterioren (p.-a.)) und in der seitlichen Übersichtsaufnahme der Hand bereits hinreichend beurteilen (vgl. Abb. 6-1 u. 6-2). Dennoch kann die Bestimmung des genauen Verletzungsausmaßes der einzelnen Knochen, die den Komplex des Handgelenks ausmachen, Ergänzungsuntersuchungen erfordern, die jeweils für den unterschiedlichen anatomischen Sitz typisch sind. Dazu zählen folgende Spezialaufnahmen:

TEIL II - Trauma

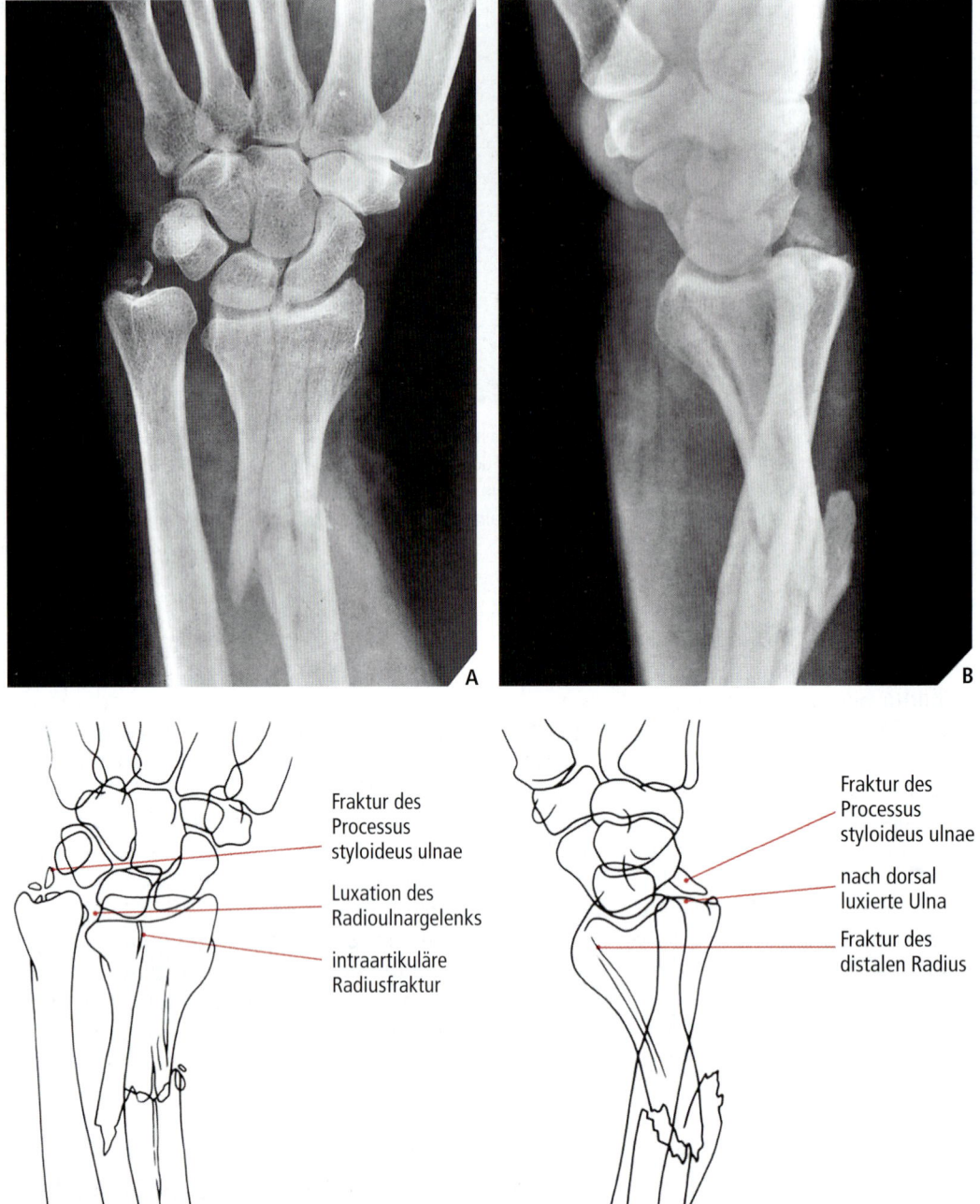

Abb. 6-19. A, B p.-a. und Seitaufnahme des distalen Unterarms demonstrieren die beiden Komponenten einer Galeazzi-Luxationsfraktur. Die p.-a. Aufnahme zeigt deutlich die distale Radiusfraktur, in diesem Falle einen Trümmerbruch mit Ausdehnung bis in das Radiokarpalgelenk. Das distale Fragment ist leicht nach radial abgewinkelt. Ferner achte man auf einen begleitenden Trümmerbruch des Ellengriffelfortsatzes und die Luxation im distalen Radioulnargelenk. Diese Kennzeichen sieht man auch in der Seitaufnahme, welche darüber hinaus aber die dorsale Luxation der distalen Ulna besser darstellt

1. Die d.-p. Aufnahme in Ulnarabwinkelung des Handgelenks zur Beurteilung des Kahnbeins, das in der normalen d.-p. Aufnahme infolge seiner Neigung nach palmar nur verkürzt dargestellt wird (Abb. 6-21);
2. die Schrägaufnahme in Supination zur Darstellung des Erbsenbeins und des Gelenks zwischen Erbsen- und Dreieckbein (Abb. 6-22);
3. die Schrägaufnahme in Pronation zur Darstellung des Dreieckbeins, der radiopalmaren Fläche des Kahnbeins und des Processus styloideus radii (Abb. 6-23) und
4. die Karpaltunnelaufnahme zur Darstellung des Hamulus ossis hamati, des Os pisiforme und der Palmarfläche des Os trapezium (Abb. 6-24).

Obere Gliedmaße II: Distaler Unterarm, Handwurzel und Hand 6

Die vollständige Abklärung von traumatischen Zuständen kann auch weiterführende Techniken erfordern. Zu den am häufigsten dabei eingesetzten zählen die konventionelle Tomographie, am besten in Form der spiraligen Verwischung mit dünnen Schichten zur Aufdeckung okkulter Frakturen; die Durchleuchtung in Kombination mit der Bandaufzeichnung zur Beurteilung der Handgelenkkinetik und von Instabilitäten; die Arthrographie sowie die MRT zur Bestimmung von Weichteilverletzungen wie Kapsel- und Sehnenrissen; und die Skelettszintigraphie zum Nachweis subtiler Frakturen und von Frühkomplikationen der Bruchheilung. Die CT hat sich zu einem vielseitigen Werkzeug und weiterführenden bildgebenden Verfahren für die Darstellung verschiedenster verletzungsbedingter Anomalien der Handwurzel weiterentwickelt. In vielen Strahlendiagnostikinstituten hat diese Technik praktisch die konventionelle Tomographie ersetzt, da sie leichter durchführbar, schneller und sogar weniger strahlenbelastend ist. Nach Anfertigung der routinemäßigen axialen Schnitte kann man in zusätzlichen Ebenen reformatierte Bilder und auch dreidimensionale Rekonstruktionen erstellen (vgl. Abb. 2-6A,B). Die CT läßt sich auch mit der Arthrographie kombinieren (vgl. Abb. 2-10) oder als i.v. kontrastverstärkte Untersuchung ausführen. Zuverlässig weist eine Subluxationen des distalen Radioulnargelenks nach, ferner kann man mit ihr die sog. Buckeldeformität des Kahnbeins, eine Osteonekrose des Mondbeins (Morbus Kienböck) und Frakturen des Hamulus ossis hamati sowie andere Anomalien nachweisen. Die axialen Schnitte fertigt man in Bauchlage des Patienten bei elevierten

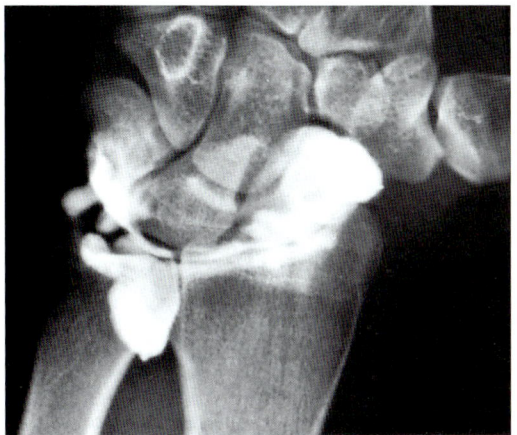
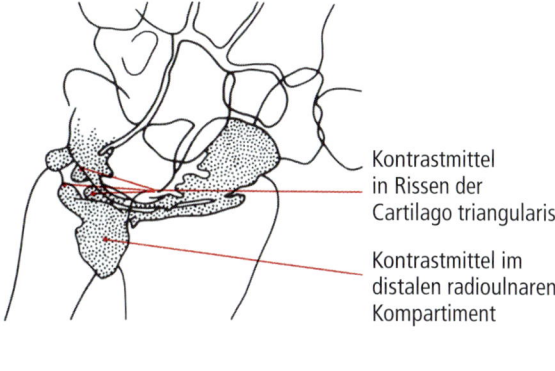

Abb. 6-20. Eine Einfachkontrastarthrographie des Handgelenks zeigt den Kontrastmittelaustritt in den Raum der Fibrocartilago triangularis hinein, wobei sich charakteristisch das distale radioulnare Kompartiment anfärbt und so einen Riß dieses Knorpelkomplexes anzeigt (vgl. Abb. 6-7B)

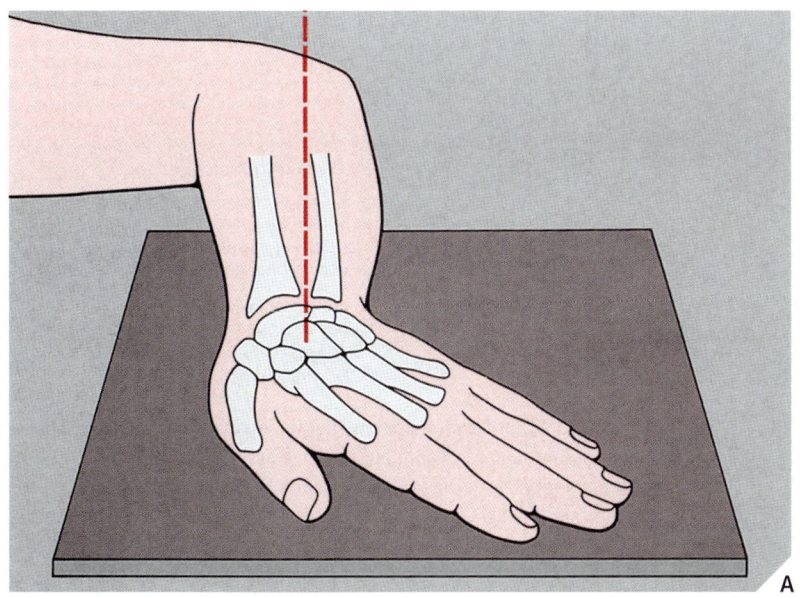
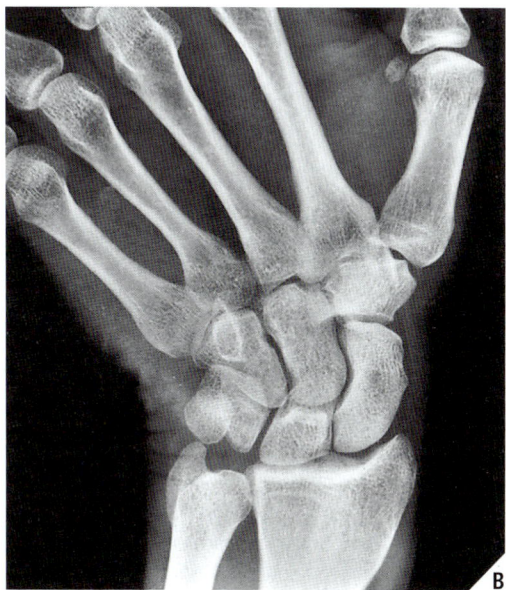

Abb. 6-21. A Für die dorsopalmare Handgelenksaufnahme in Ulnardeviation ruht der Unterarm flach auf dem Untersuchungstisch bei plan aufliegender Handfläche und um 90° gebeugtem Ellenbogen. Die Hand liegt der Filmkassette flach auf und ist nach ulnar abgewinkelt. Der Zentralstrahl zielt auf den Karpus. **B** Diese Einstellung zeigt das Skaphoid ohne die Verzerrung, die sonst durch dessen Palmarkippung bei neutraler Handgelenkstellung verursacht wird

TEIL II - Trauma

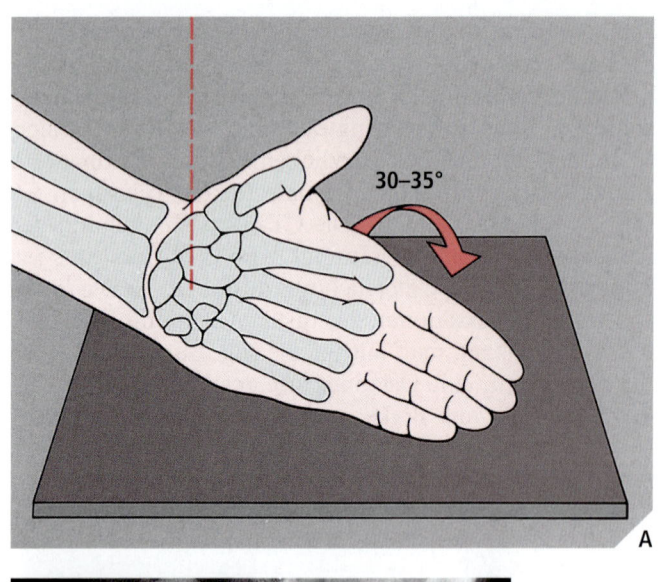
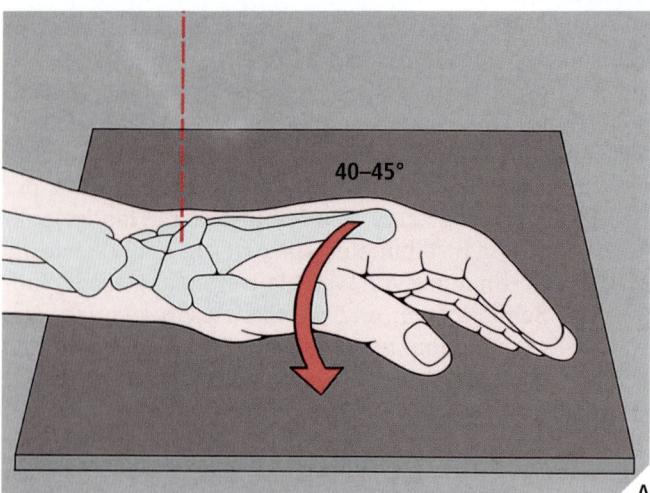
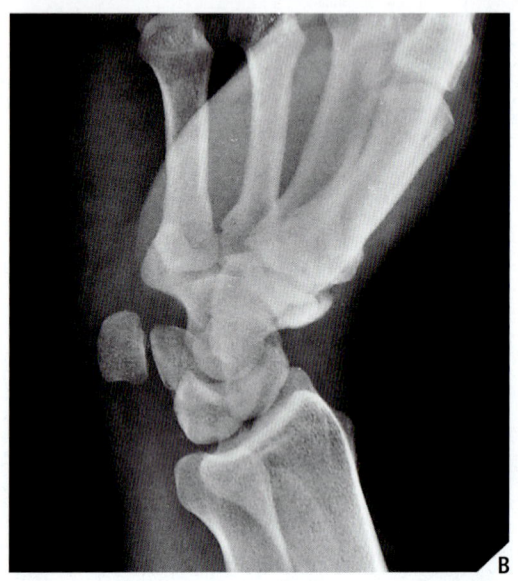
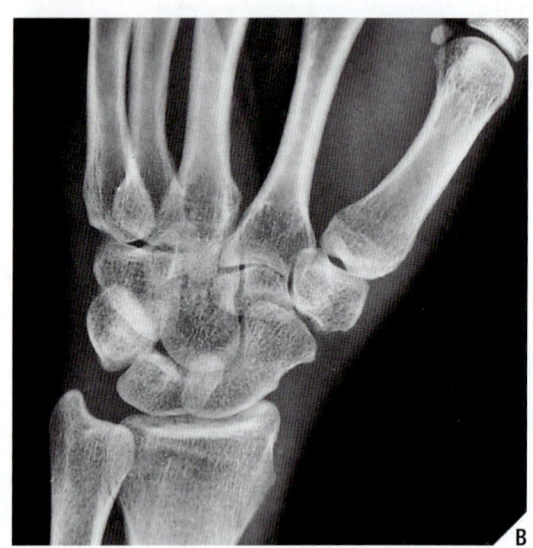
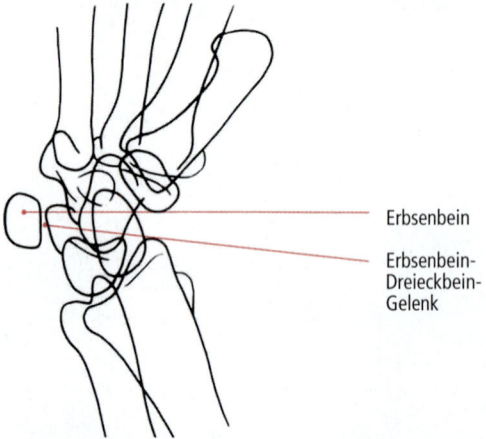
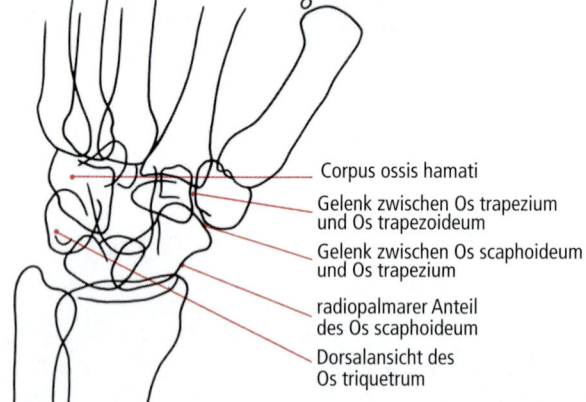

Abb. 6-22. **A** Zur Schrägaufnahme der Handwurzel in Supination ruht die Hand auf der ulnaren Kante auf der Filmkassette und ist um ca. 30–35° zum Handrücken hin gedreht. Die ausgestreckten Finger werden aneinander gehalten, der Daumen wird leicht abduziert. Der Zentralstrahl zielt direkt auf die Karpusmitte. **B** Eine Aufnahme in dieser Einstellung zeigt das Erbsenbein sowie das Gelenk zwischen Os pisiforme und Os triquetrum

Abb. 6-23. **A** Zur Schrägaufnahme der Handwurzel in Pronation ruht die Hand auf ihrer ulnaren Kante auf der Filmkassette und ist um ca. 40–45° nach palmar gedreht. Die leicht gebeugten Finger liegen einander an, der Daumen steht dabei vor diesen. Der Zentralstrahl zielt auf die Karpusmitte. **B** Eine Aufnahme dieser Einstellung zeigt die Dorsalfläche des Dreieckbeins, das Corpus ossis hamati, die radiopalmare Fläche des Kahnbeins sowie das Gelenk zwischen Os scaphoiduem/Os trapezium und Os trapezium/Os trapezoideum

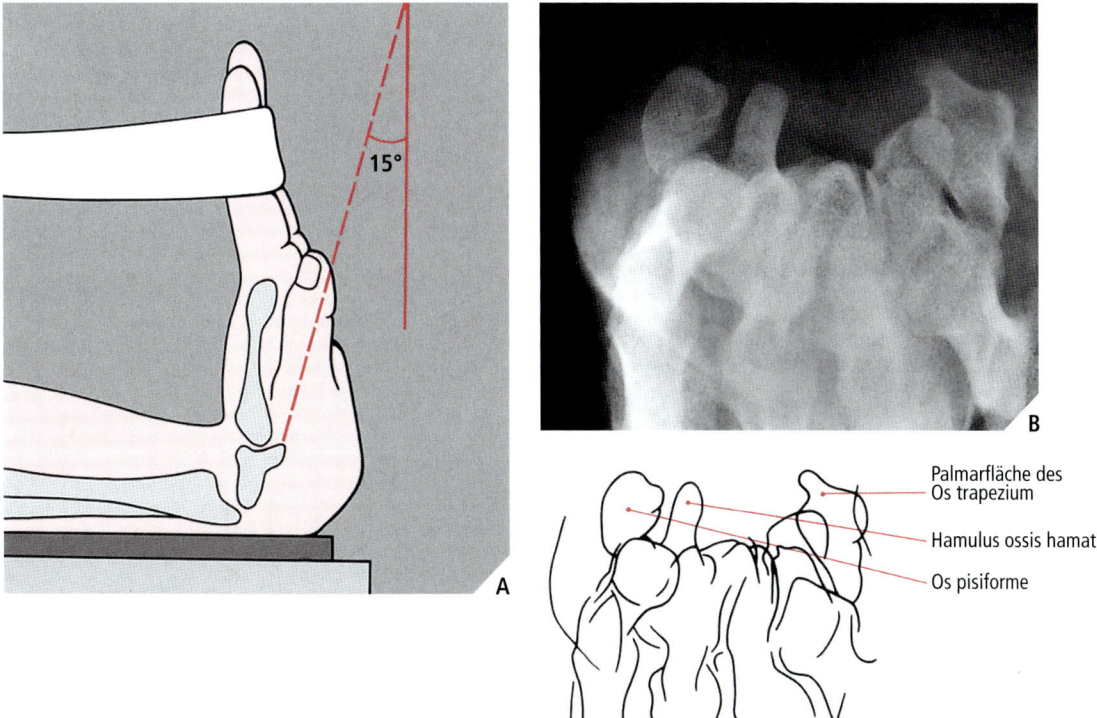

Abb. 6-24. A Für die Karpaltunnelaufnahme wird die Hand mit Hilfe der anderen Hand des Patienten oder eines Bandes maximal dorsalflektiert, wobei die Handfläche auf der Filmkassette ruht. Der Zentralstrahl zielt in einem Winkel von ca. 15° auf die Fläche der Hohlhand. **B** Eine Aufnahme in dieser Projektion ergibt eine axiale Darstellung des Hamulus ossis hamati wie auch des Os pisiforme und des palmaren Randes des Os trapezium

Armen an. Man wählt eine kontiguierliche Akquisition mit 1 oder 2 mm Kollimation, vorzugsweise in Spiraltechnik. Auch lassen sich bei maximal palmar oder dorsal flektiertem Handgelenk primär koronare Bilder erstellen.

Immer noch bleibt die Arthrographie das bestgeeignete Verfahren zur Abklärung von Anomalien des Fibrocartilago-triangularis-Komplexes und von Rissen der verschiedenen interkarpalen Bänder. Im allgemeinen führt man die Einfachkontrastarthrographie mit positivem Kontrastmittel durch; nimmt man allerdings nach der Arthrographie ein CT-Untersuchung vor, so ist die Doppelkontrastarthrographie mit Luft vorzuziehen. Zum Verfahren der Wahl machten diese Methode die Einführung der Injektion in alle 3 Kompartments und die Kombination der Arthrographieuntersuchung mit der digitalen Bildgebung und der postarthrographischen CT-Untersuchung, wenn man ein schmerzhaftes Handgelenk abklärt. Die vollständige arthrographische Abklärung des Handgelenks erfordert die KM-Anfärbung des mittkarpalen und des radiokarpalen Kompartments sowie des distalen Radioulnargelenks. Im Normalfall sind diese 3 Abschnitte durch die diversen interkarpalen Bänder und im Falle des distalen Radioulnargelenks durch den Fibrocartilago-triangularis-Komplex voneinander getrennt (Abb. 6-25). Ein Kontrastmittelübertritt von einem Kompartment in ein anderes signalisiert dann einen Defekt eines dieser Bänder. Ein Kontrastmittelfluß in nur eine Richtung durch Bänderdefekte mit einer als Ventilklappe wirkenden Lefze wurde dabei schon mitgeteilt und kann dann übersehen werden, wenn das KM nur auf einer Seite des Defekts injiziert wird; deshalb ist eine getrennte Injektion in alle 3 Kompartments vorzuziehen. Es sei aber auch betont, daß man mitunter auch Banddefekte bei symptomfreien Gesunden antreffen kann, weshalb deren Bedeutsamkeit letztlich unklar bleibt.

In letzter Zeit rieten Resnick und Manaster zur digitalen Subtraktionsarthrographie als effizienter Nachweismethode für subtile KM-Austritte. Zu den Vorteilen dieser Methode zählen nicht nur eine kürzere Untersuchungsdauer, sondern auch die Verwendung weniger konzentrierten Kontrastmittels und die genauere Lokalisierung von Defekten interkarpaler Bänder, vor allem bei multiplen Rissen (vgl. Abb. 2-2).

Zu einem vielversprechenden bildgebenden Verfahren in der Beurteilung von Handgelenk und Hand ist die Magnetresonanztomographie (MRT) geworden (Abb. 6-26); um eine optimale Untersuchungsqualität zu erzielen, werden die Verwendung spezieller Oberflächenspulen und ein kleines field of view empfohlen. Diese Technik kann nicht nur Anomalien der Weichteile einschließlich der diversen Muskeln, Sehnen und der interossären Bänder sowie der Fibrocartilago triangularis, sondern auch Anomalien des Knochens wie verborgene Frakturen und die Osteonekrose im Frühstadium, besonders von Mond- und Kahnbein, abbilden. Daneben ist sie in der Darstellung des Karpaltunnels (Abb. 6-27) und der Aufdeckung nur subti-

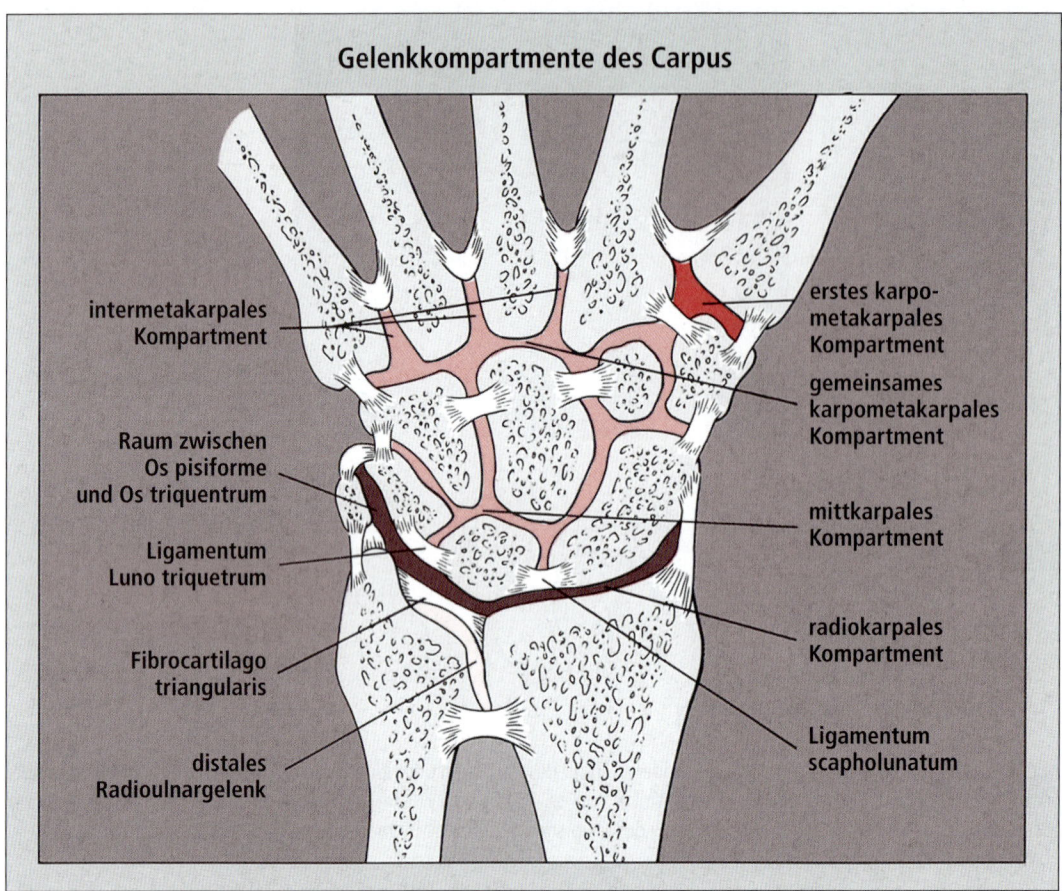

Abb. 6-25. Die karpalen Gelenkkompartmente werden voneinander durch die verschiedenen interossären Ligamente getrennt

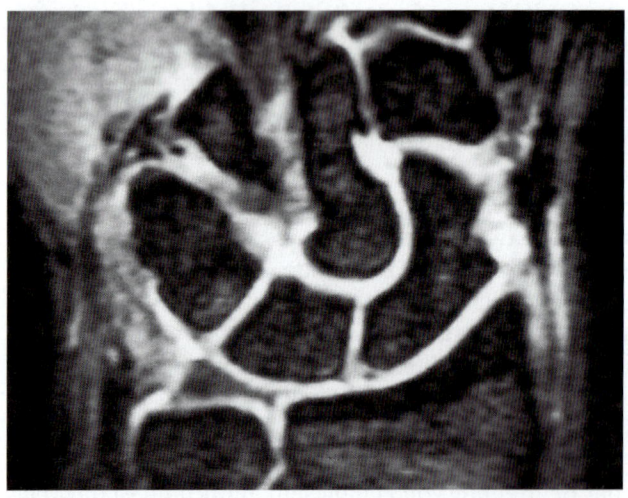

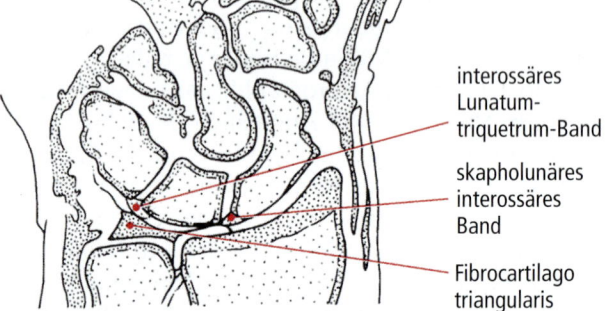

Abb. 6-26. Ein koronares T2-gewichtetes MRT-Bild (Gradientenecho-Pulssequenz) der Handwurzel zeigt distalen Radius, distale Ulna und Handwurzelknochen. Deutlich unterscheidbar sind die proximalen interossären Bänder sowie die Fibrocartilago triangularis. (Aus Beltran J, 1990; mit freundlicher Erlaubnis)

ler Anomalien des Karpaltunnelsyndroms (Abb. 6-28) von großem Nutzen.

Die *Koronarebene* eignet sich am besten zur Darstellung der interossären Bänder der proximalen Karpalreihe (skapholunäres und Mondbein-Dreieckbein-Band) sowie des Fibrocartilago-triangularis-Komplexes. Diese Strukturen sind in T1- wie in T2-gewichteten Sequenzen hypointens (vgl. Abb. 6-26). In dieser Ebene sieht man ferner verschiedene intrinsische und extrinsische dorsale und palmare Handwurzelbänder (Abb. 6-29). In der *Sagittalebene* erkennt man alle Beuge- und Strecksehnen sowie deren jeweilige Ansatzstellen sehr deutlich, daneben aber auch die Bänder zwischen Kahnbein, Radius und Kopfbein, zwischen Speiche, Elle und Dreieckbein sowie das dorsale radiolunäre Band (Abb. 6-30). In *axialen* Bildern sieht man die verschiedenen Bänder und Sehnen im Quer-

Obere Gliedmaße II: Distaler Unterarm, Handwurzel und Hand

schnitt; darin lassen sich deren anatomische Lagebeziehungen zu Knochenstrukturen, Arterien und Nerven gut beurteilen (Abb. 6-31).

Hilfstechniken wie Belastungsaufnahmen und die Arthrographie können auch zum Nachweis einer Ruptur oder von Verlagerung von Bändern der Hand nötig werden, besonders beim Torhüterdaumen.

Eine Übersicht in tabellarischer Form über Standard- und Spezialeinstellungen sowie über die zur Abklärung von Verletzungen an Handgelenk und Hand eingesetzten weiterführenden Untersuchungen geben die Tabellen 6-4 und 6-5 sowie Abbildung 6-32.

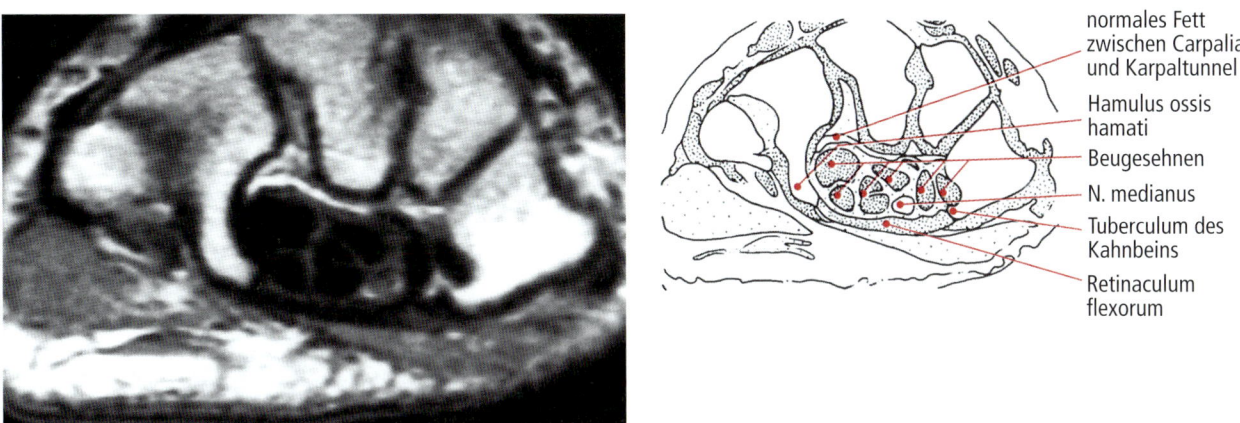

Abb. 6-27. Ein protonendichtegewichtetes axiales Spin-Echo-MRT-Bild (TR 2000/TE 20 ms) durch den Karpaltunnel zeigt die verschiedenen Strukturen recht anschaulich. Beachten Sie die mittelstarke Signalintensität des N. medianus und die niedrige Signalstärke des Retinaculum flexorum. (Aus Beltran J, 1990; mit freundlicher Erlaubnis)

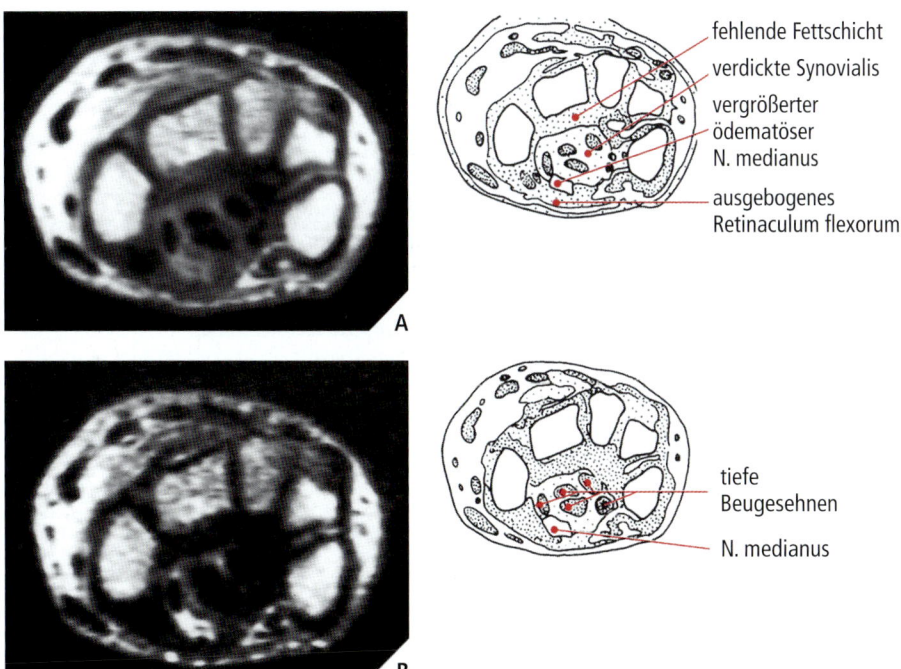

Abb. 6-28. Eine 21jährige Frau mit klinisch nachgewiesenem Karpaltunnelsyndrom unterzog sich einer MRT-Untersuchung der linken Hand. **A** Das protonendichtegewichtete und **B** das T2w axiale Bild zeigen eine vermehrtes Signal des N. medianus und eine verdickte Synovialmembran um die Beugesehnen im Karpaltunnel. Achten Sie auf die Palmarausbuchtung des Retinaculum flexorum und die fehlende Fettschicht zwischen tiefen Beugesehnen und dem mehr dorsal gelegenen Ligament zwischen Radius, Mondbein und Dreieckbein. (Aus Beltran J, 1990; mit freundlicher Erlaubnis)

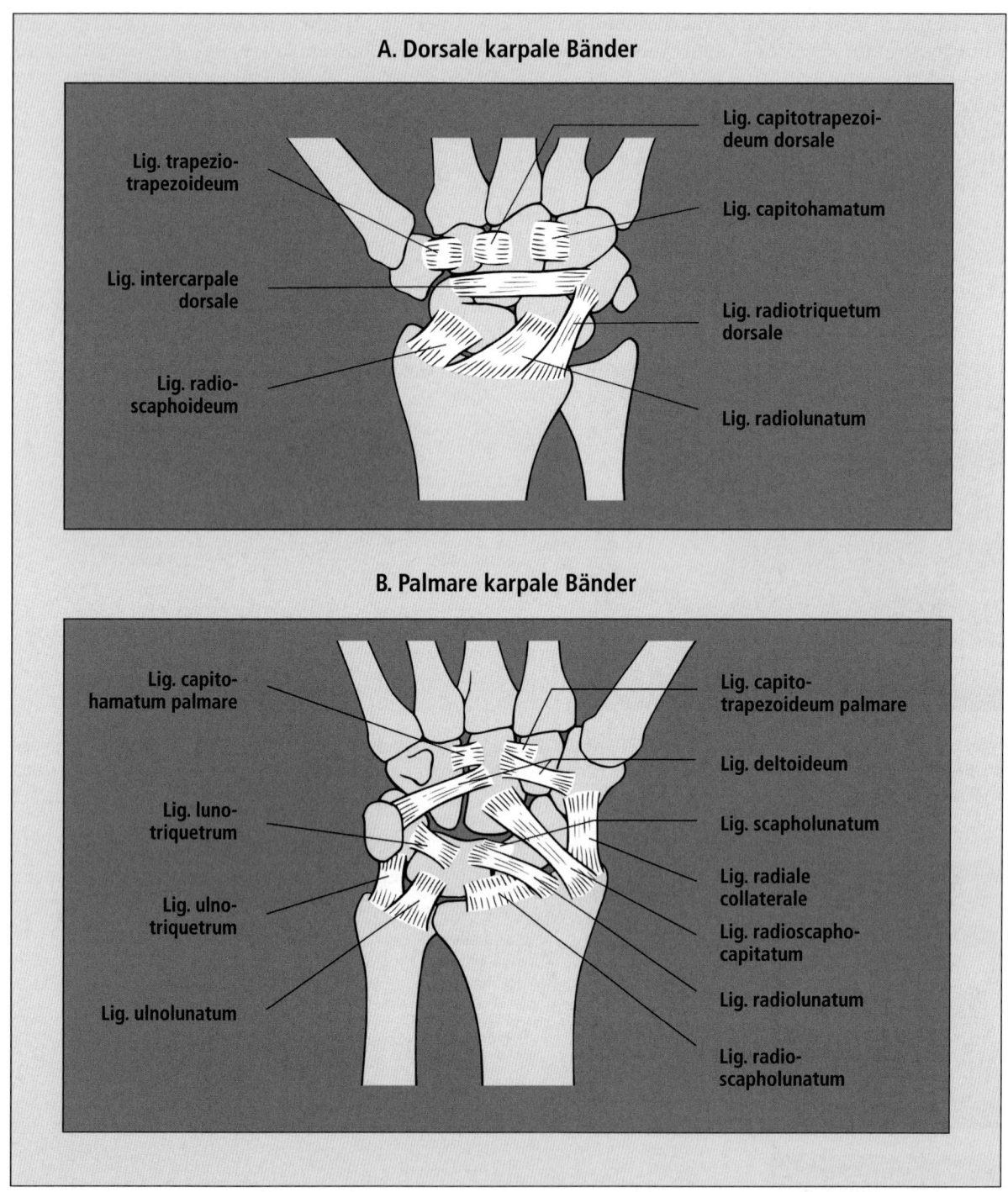

Abb. 6-29. Schemazeichnung der dorsalen (**A**) und der palmaren (**B**) Bänder der Handwurzel

Obere Gliedmaße II: Distaler Unterarm, Handwurzel und Hand   6

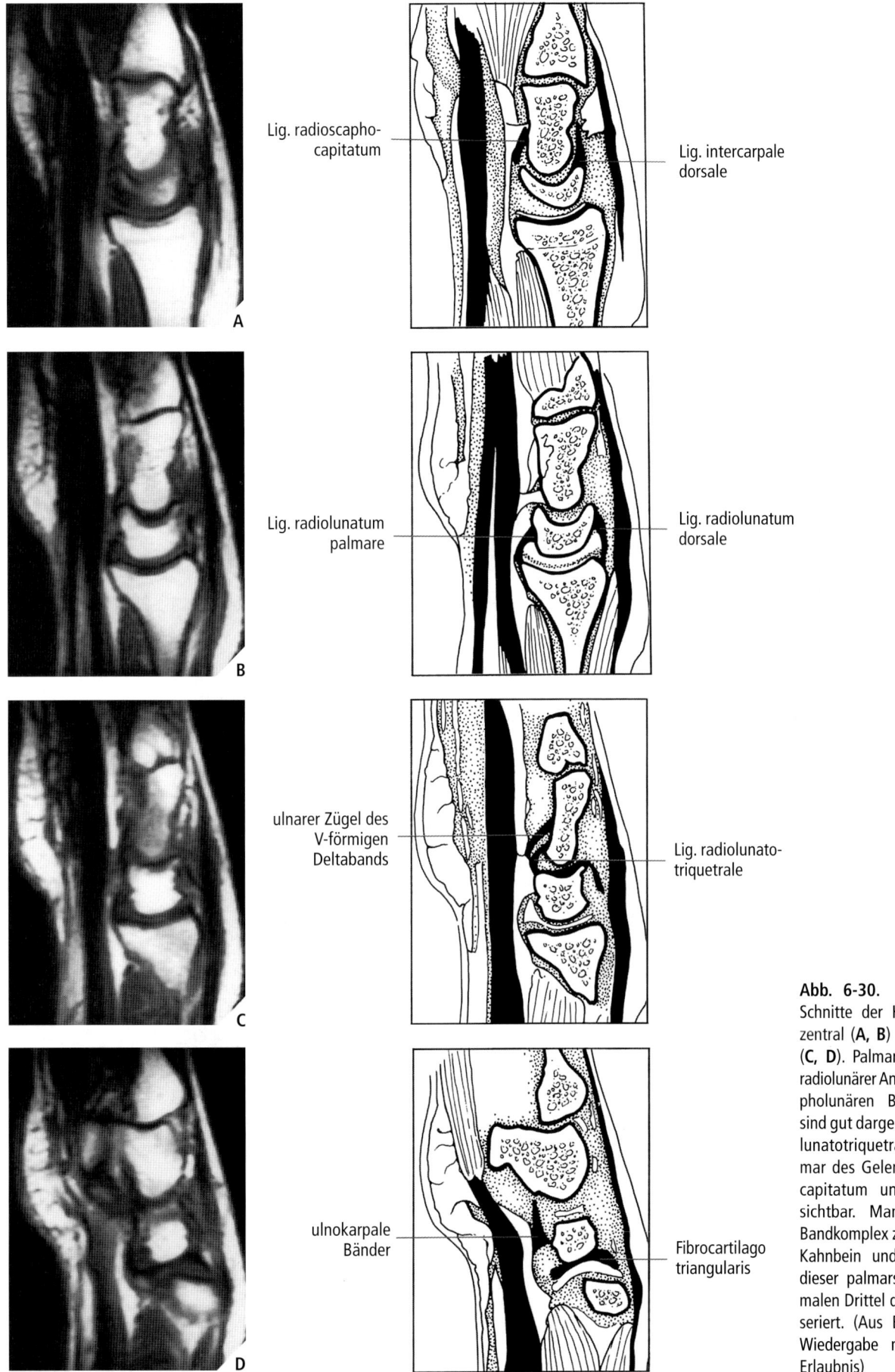

Abb. 6-30. Sagittale MRT-Schnitte der Handwurzel von zentral (**A, B**) nach ulnarseitig (**C, D**). Palmarer und dorsaler radiolunärer Anteil des radioskapholunären Bänderkomplexes sind gut dargestellt. Das radiolunatotriquetrale Band ist palmar des Gelenks zwischen Os capitatum und Os lunatum sichtbar. Man erkennt den Bandkomplex zwischen Radius, Kahnbein und Kopfbein, wie dieser palmarseitig am proximalen Drittel des Kopfbeins inseriert. (Aus Beltran J, 1990; Wiedergabe mit freundlicher Erlaubnis)

TEIL II - Trauma

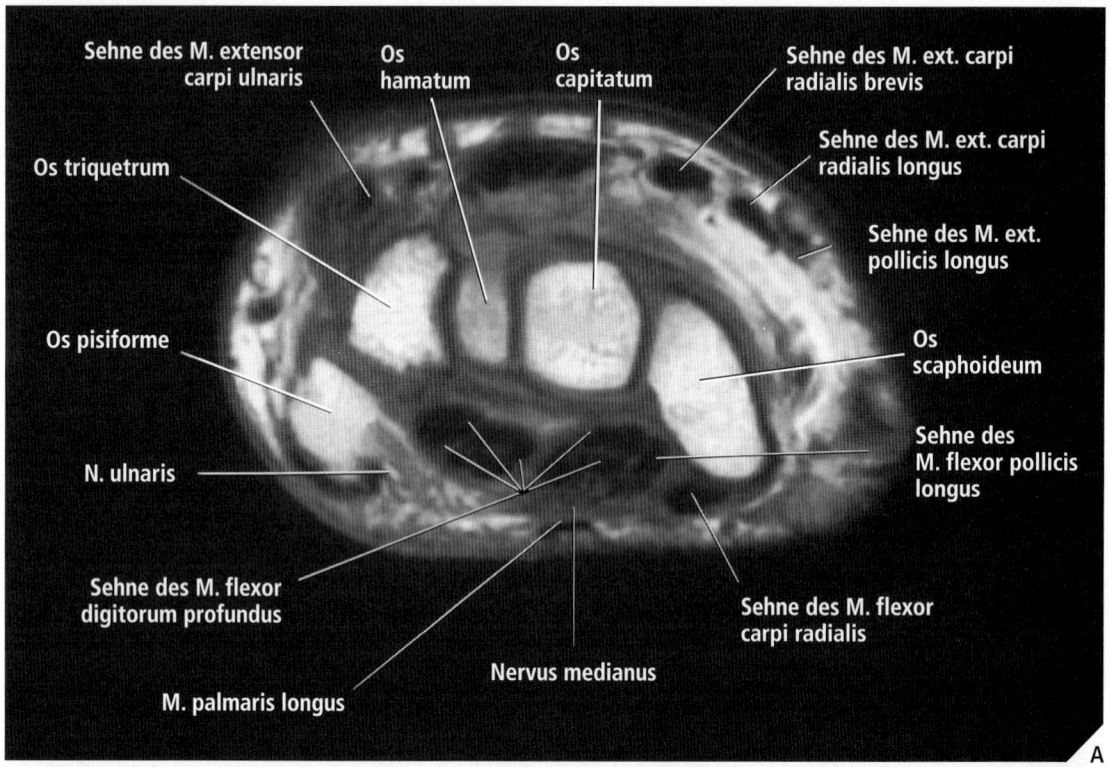

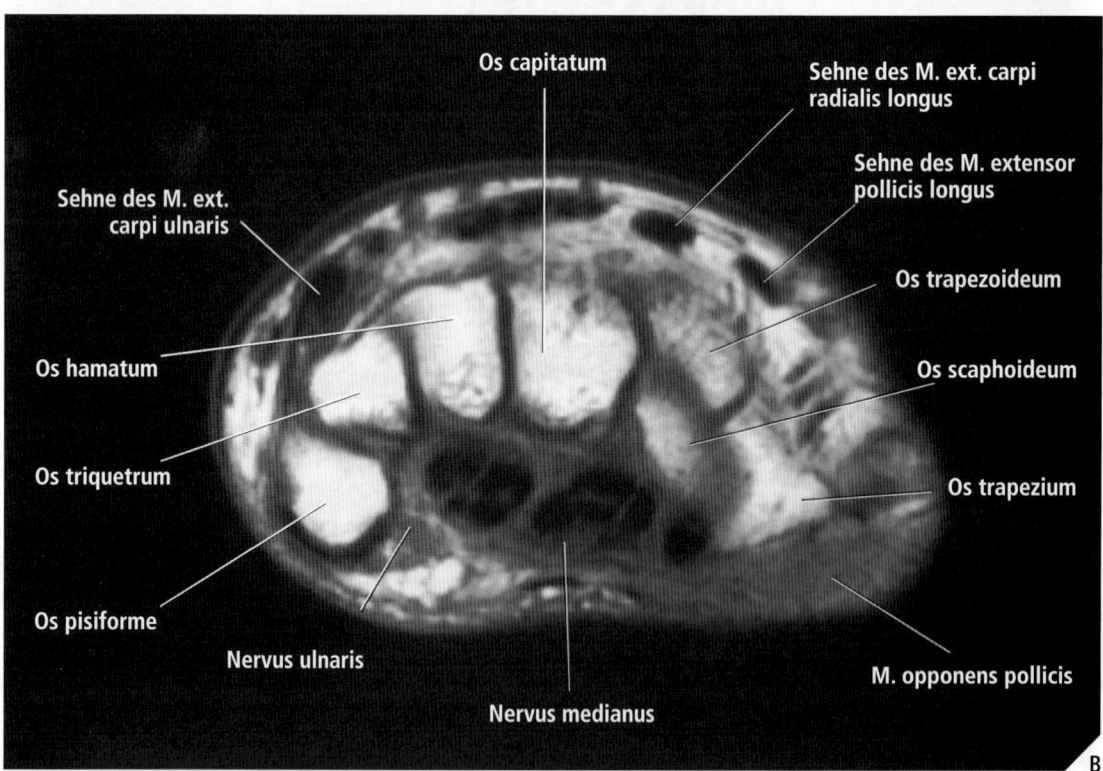

Abb. 6-31. Die axialen T1w MRT-Bilder durch den proximalen (**A**) und den distalen Karpus (**B**) zeigen verschiedene anatomische Handwurzelstrukturen klar auf

Tab. 6-4. Röntgenologische Standard- und Spezialaufnahmen zur Beurteilung von Handwurzel- und Handverletzungen

Einstellung	Darstellung/Nachweis von

Dorsopalmar	• Handwurzelknochen
	• 3 Karpalbögen
	• Auge des Os hamatum
	• Kahnbeinfettstreifen
	• Radiokarpalgelenk
	• Mittelhandknochen
	• Phalangen
	• Karpometakarpalgelenk, Fingergrundgelenke und Interphalangealgelenke
	• Skapholunäre Dissoziation
	  – Terry-Thomas-Zeichen
	  – Siegelringzeichen des Kahnbeins
	• Frakturen von:
	  – Kahnbein
	  – Kopfbein
	  – Mondbein
	  – Mittelhandknochen
	  – Phalangen
	• Bennett- und Rolando-Fraktur

In Ulnardeviation	• Kahnbeinbrüche

Seitlich	• Längsachsenanordnung von 3. Mittelhandknochen, Os capitatum, Os lunatum und Radius
	• Frakturen von Os triquetrum, Metakarpalia, Phalangen
	• Karpalluxationen
	  – Os lunatum (Lunatumluxation)
	  – Perilunäre Luxation
	  – Interkarpale Luxation
	• Luxationen von Metakarpalia und Phalangen

Schräg (Hand)	• Metakarpalfrakturen • Phalangenfrakturen • Boxerfraktur
Schrägaufnahme in Supination (Handgelenk)	• Erbsenbein-Dreieckbein-Gelenk • Erbsenbeinfrakturen

Schrägaufnahme in Pronation (Handgelenk)	• Rückfläche des Os triquetrum und Triquetrumfrakturen
	• Körperfrakturen des Os hamatum
	• Radiopalmare Fläche des Kahnbeins
	• Gelenke zwischen:
	  – Kahnbein und Dreieckbein
	  – Os trapezium und Os trapezoideum

Karpaltunnelaufnahme	• Palmarseite des Os trapezium
	• Frakturen von:
	  – Hamulus ossis hamati
	  – Os pisiforme

Gehaltene Abduktions-Aufnahme (Daumen)	• Torhüterdaumen („gamekeeper's thumb")

Tab. 6-5. Weiterführende Bildgebung bei der Beurteilung von Handgelenk- und Handverletzungen

Technik	Darstellung/Nachweis von
Durchleuchtung/Videobandaufzeichnung	• Kinematographie von Handgelenk und Hand • Karpalinstabilität • Vorübergehende karpale Subluxationen
Szintigraphie	• Subtile Knorpel- und osteochondrale Frakturen • Frakturheilung und -komplikationen (z. B. Infektion, Osteonekrose)

Arthrographie (Einfachkontrast)	• Ruptur von:
	  – Intrakarpalen Bändern
	  – Ulnarem Kollateralband des Daumens (Torhüterdaumen)

Magnetresonanztomographie	• Karpaltunnelsyndrom • Weichteilverletzung • Subtile Frakturen • Osteonekrose
Tomographie (meist spiralig), Projektionen:	
• Dorsopalmar • Seitlich • Schräg	• Frakturen der Handwurzelknochen, insbesondere von Kahnbein und Mondbein • Rolando-Fraktur • Morbus Kienböck • Frakturheilung und -komplikationen (z. B. Pseudarthrose und Osteonekrose)
• Seitlich • Karpaltunnel	• Frakturen des Hamulus ossis hamati
• Flexion/Extension	• Stabilität von Kahnbeinbrüchen
Computertomographie	• Subtile Frakturen, insbesondere des Hamulus ossis hamati • Buckeldeformität des Kahnbeins • Bruchheilung und -komplikationen

■ Verletzungen der Handwurzel

Frakturen der Handwurzelknochen

Kahnbeinfraktur

Skaphoidbrüche sind die zweithäufigste Verletzung der oberen Gliedmaße; sie stellen 2% aller Frakturen. Nur die Frakturen des distalen Radius kommen hier noch öfter vor Unter allen Frakturen und Luxationen des Karpus stellt die Kahnbeinfraktur mit 50–60% die häufigste Verletzung dar. Zu ihr kommt es oft bei jungen Erwachsenen (15–30 Jahre) nach einem Sturz auf die ausgestreckte Handfläche. Einteilen kann man die Kahnbeinbrüche nach dem Verlauf der Bruchlinie (Abb. 6-33), der Stabilität der Fragmente und dem Ort der Frakturlinie. Aus diagnostischer Sicht ist letzteres der praxisnähere Weg zur Klassifizierung der Skaphoidfrakturen (5–10% davon ereignen sich an Tuberculum radii und distalem Pol, 15–20% am proximalen Pol und 70–80% im Bereich der Kahnbeintaille), da dieser prognostischen Aussagewert besitzt (Abb. 6-34). (Extraartikuläre) Frakturen des Tuberculum und des distalen Pols sind Ergebnis eines direkten Traumas und verursachen nur selten wesentliche klinische Probleme. Die Taillenbrüche bieten bei über 90% der Fälle, wenn keine Fehlstellung oder Karpusinstabilität vorliegen, einen guten Heilungsverlauf. Nur die Frakturen am proximalen Pol führen häufig zur Nichtheilung und aseptischen Osteonekrose.

Beim Verdacht auf eine Kahnbeinfraktur fertigt man routinemäßig Aufnahmen d.-p., d.-p in Ulnardeviation sowie Schräg- und Seitaufnahmen an (sog. „Navikulare-Quartett"; Anm. des Übersetzers), wobei diese herkömmlichen Untersuchungen meist auch ausreichen, die Fraktur aufzuzeigen. Ist dem aber nicht so, dann hat sich die spiralige Dünnschichttomographie sehr bewährt (Abb. 6-35); ebenso hilfreich ist diese Technik bei der Kontrolle des Heilungsverlaufs der Kahnbeinfrakturen (Abb. 6-36) und bei der Aufdeckung posttraumatischer Komplikationen, besonders wenn konventionelle Verlaufsaufnahmen unergiebig waren (Abb. 6-37). Ebenso leistungsfähig ist hierbei die CT; insbesondere läßt sich damit die sog. „Humpback"-Deformität („Buckeldeformität") des Kahnbeins nach einer Fraktur (bei der das proximale Fragment nach dorsal kippt und das distale Fragment in Palmarflexion abkippt, was zu einer dorsal-apikalen Anknickung des Kahnbeins führt) gut beurteilen.

Obere Gliedmaße II: Distaler Unterarm, Handwurzel und Hand 6

Spektrum der radiologischen bildgebenden Verfahren zur Beurteilung von Verletzungen von distalem Unterarm, Handwurzel und Hand*

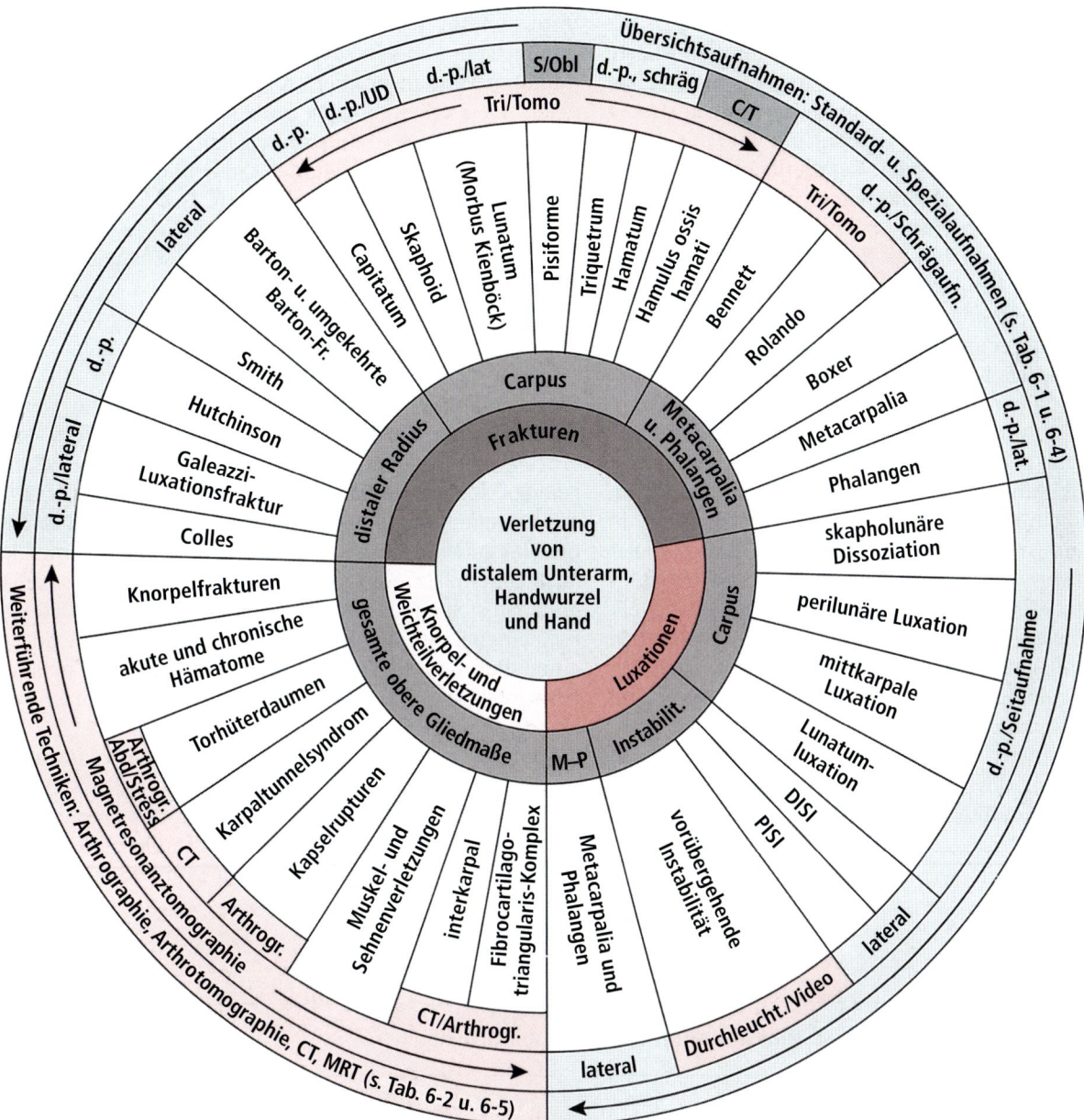

* Die im Schema angegebenen Röntgeneinstellungen und bildgebenden Verfahren sind diejenigen, die die jeweilige Verletzung am besten darstellen.

Abb. 6-32. Spektrum der radiologischen bildgebenden Verfahren bei der Abklärung von Verletzungen des distalen Unterarms, der Handwurzel und der Hand

TEIL II - Trauma

Komplikationen. Die verspätete Diagnose und damit folglich verspätete Therapie eines Kahnbeinbruchs können zu Komplikationen wie Nichtheilung (Pseudarthrose), Osteonekrose und posttraumatischer Arthrose führen, von denen die beiden ersteren am häufigsten zu sehen sind. Manchmal werden zwar auch beide Fragmente nekrotisch, doch betrifft die Osteonekrose in der Regel das proximale Fragment (vgl. Abb. 6-39), aber nur selten wegen dessen guter Blutversorgung den distalen Pol. Oft wird die Osteonekrose erst 3–6 Monate nach der Verletzung manifest, wenn das betroffene Fragment eine vermehrte Dichte aufweist. Da sich auf den Übersichten dieses Merkmal mitunter nicht darstellt, wird hier die spiralige Tomographie als wertvolle Hilfe empfohlen (Abb. 6-38). Patienten mit verspäteter Heilung oder einer Pseudarthrose neigen eher zur Entwicklung einer Osteonekrose; dennoch kann manchmal eine Heilung stattfinden (Abb. 6-39). Tehranzadeh et al. schlugen komplexe seitliche Flexions-Extensions-Bewegungsfunktionsaufnahmen in Tomographietechnik vor, um den Heilungsprozeß und insbesondere die Fragmentstabilität nach Skaphoidfakturen zu beurteilen. Zur Untersuchung gehören seitliche Tomogramme in Neutralstellung und anschließend solche in maximaler Beugung sowie Streckung des Handgelenks (ebenfalls lateral). Mit dieser Technik diagnostiziert man alle geheilten bzw. stabilen Frakturen, ferner, was ganz wesentlich ist, in 95% aller Fälle die Bewegung zwischen instabilen Fragmenten beim Kahnbeinbruch. Die Pseudarthrose wird meist operativ mittels Knochenspanimplantation behandelt (oder mittels Osteosynthese mit der Herbert-Schraube; Anm. des Übersetzers); mißlingt dies, dann wird das Kahnbein reseziert und prothetisch ersetzt (Abb. 6-40).

Fraktur des Os triquetrum

Frakturen des Os triquetrum sind zwar nicht selten, doch können sie leicht übersehen werden, wenn die Röntgenuntersuchung nicht entsprechend durchgeführt wird. In den meisten Fällen ist die Fraktur am besten auf der Seitaufnahme und in pronierten Schrägaufahmen des Handgelenks zu erkennen. Da jedoch die Überlagerung der Knochen in diesen Aufnahmen manchmal eine Fraktur verdecken kann, ist mitunter die seitliche Tomographie nötig, um die Diagnose zu sichern. Die Skelettszintigraphie kann helfen, eine Verletzungsstelle zu lokalisieren, wenn eine Fraktur vermutet wird, die Übersichten aber normal ausfielen (Abb. 6-41).

Fraktur des Os hamatum

Sie ist eine seltene Handwurzelverletzung (kommt nur bei etwa 2% aller Karpalfrakturen vor) und meist die Folge eines direkten Schlags gegen die Palmarseite des Handgelenks. Insbesondere gilt dies für Frakturen des Hakens des Os hamatum, die zusammen mit den Körperfrakturen des Hakenbeins die beiden Typen der Hamatumverletzung ausmachen. Die meisten Brüche des Hamulus ossis hamati ereignen sich bei der Ausübung von Sportarten, bei denen man einen Schläger, eine Keule (oder einen Golfschläger), einen Baseballschläger oder andere ähnliche Utensilien verwendet, die eine direkte Verletzung der Palmarseite des Handgelenks hervorrufen können.

Frakturen des Hamatumkörpers, die entweder ulnar- oder radialseitig bis an den Hamulus heranreichen können, sind auf den Standardübersichten des Handgelenks meist leicht erkennbar. Vorzuziehen sind hier die Seitaufnahme und die Schrägaufnahme in Pronation, besonders

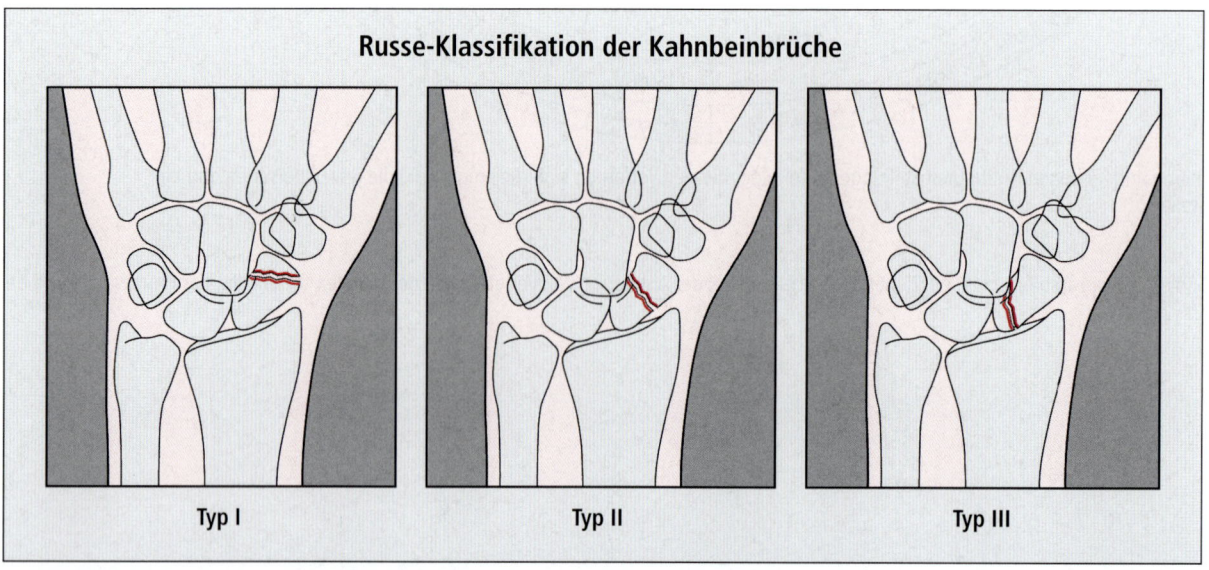

Abb. 6-33. Russe-Klassifikation der Kahnbeinbrüche gemäß der Richtung der Bruchlinie

Obere Gliedmaße II: Distaler Unterarm, Handwurzel und Hand 6

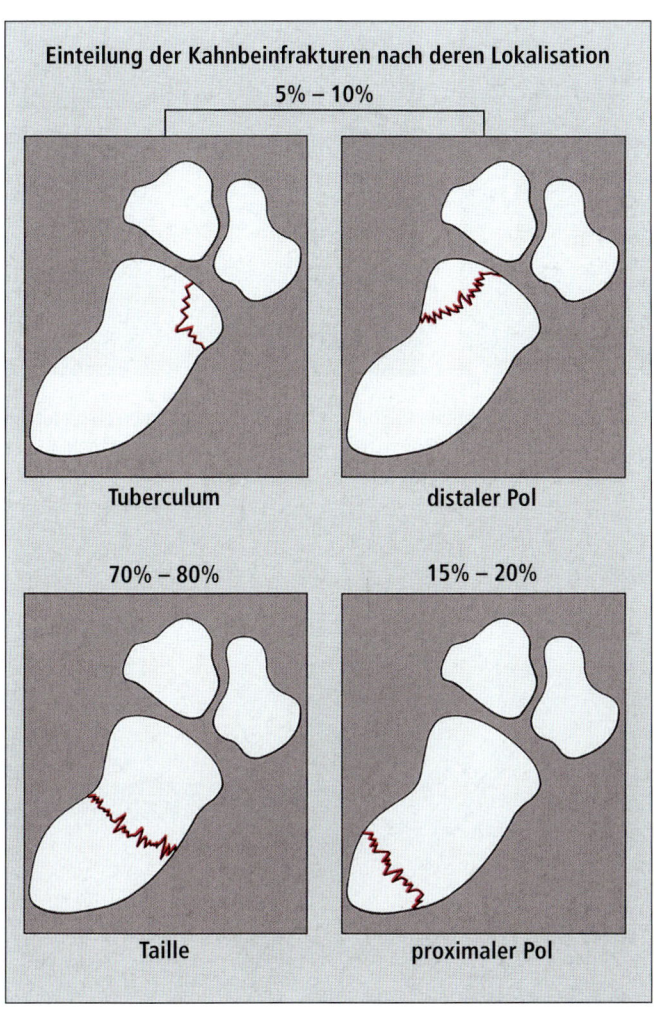

Abb. 6-34. Einteilung der Kahnbeinbrüche nach der Lage der Bruchlinie

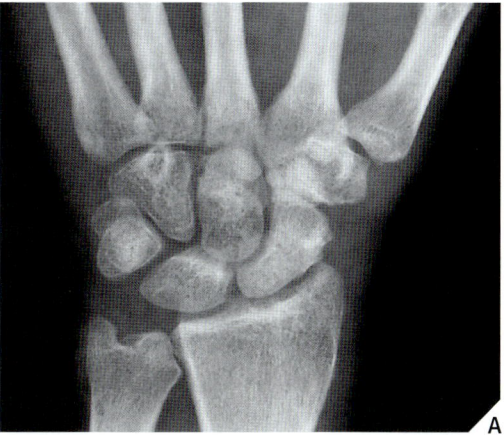

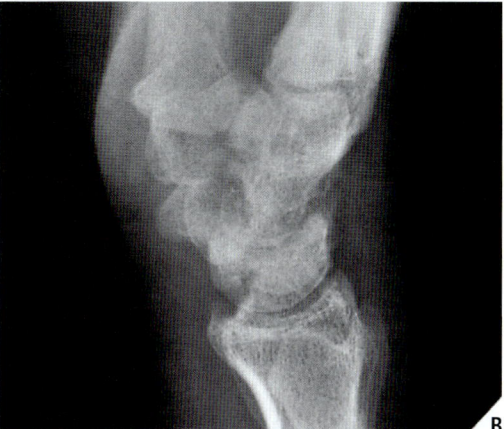

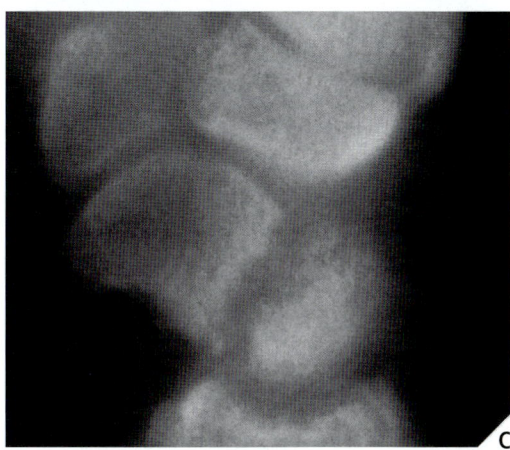

Abb. 6-35. Der 28jährige Mann erlitt eine linksseitige Handwurzelverletzung und hatte bereits seit 3 Wochen Schmerzen. **A, B** Die dorsopalmare und die seitliche Aufnahme zeigen eine periartikuläre Osteoporose, jedoch keine Frakturlinie. **C** Erst in einer trispiraligen Dünnschichttomographie wird der Kahnbeinbruch sichtbar

TEIL II - Trauma

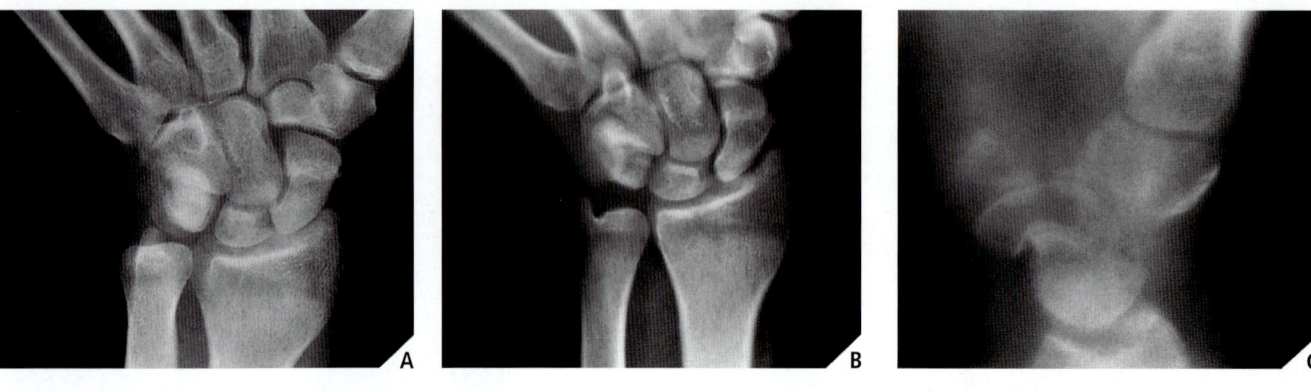

Abb. 6-36. Bei der Kontrolluntersuchung dieses 35jährigen Mannes mit einer 8 Wochen alter Kahnbeinfraktur und andauernden Schmerzen bietet die dorsopalmare Aufnahme des Handgelenks in Ulnardeviation (**A**) Zeichen einer Kallusbildung an der Bruchstelle, jedoch weist die Tomographie in der gleichen Projektion (**B**) eine Pseudarthrose nach, die durch eine trispiralige Tomographie in seitlicher Projektion gesichert wird (**C**)

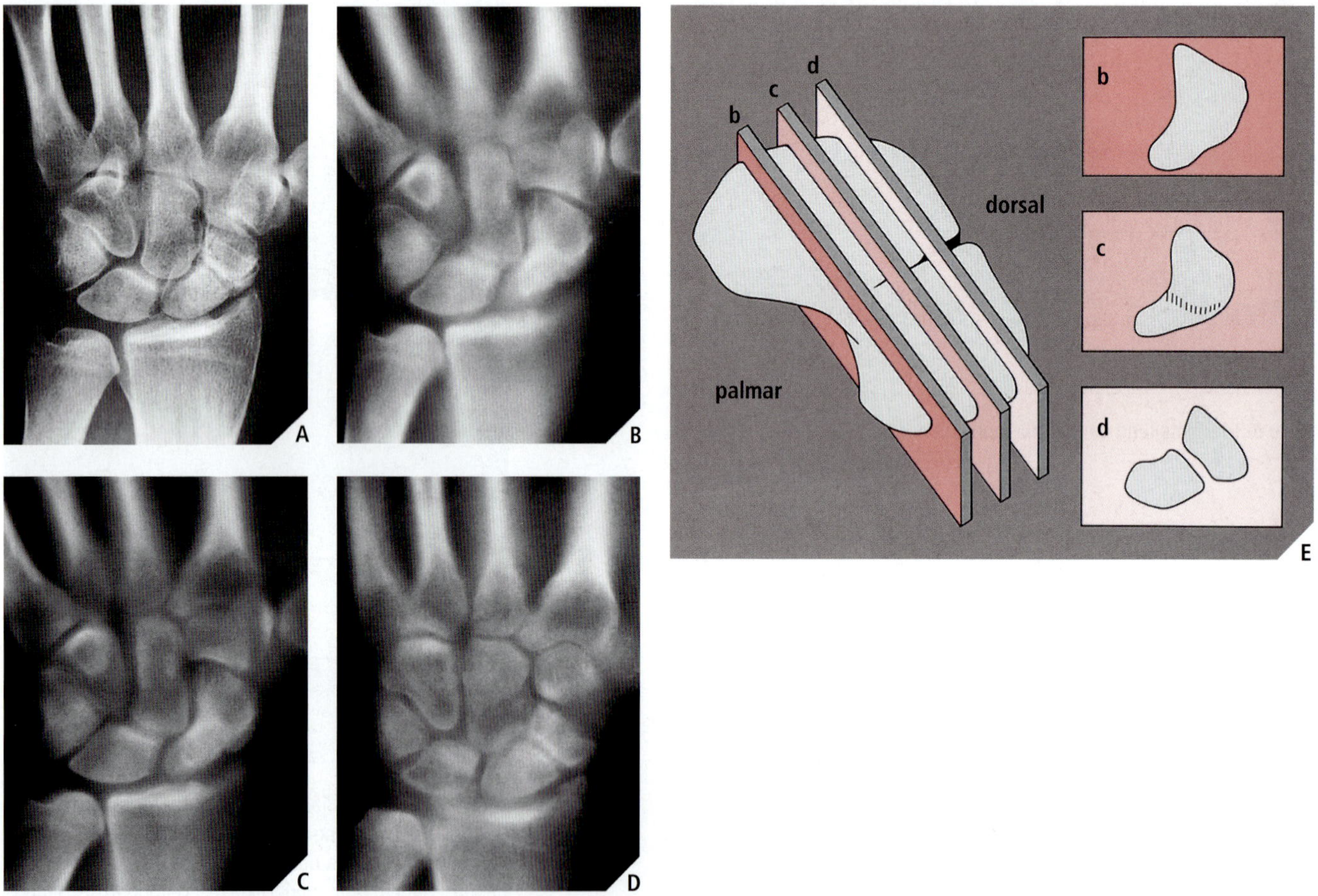

Abb. 6-37. Die Kontrolluntersuchung dieses 27jährigen Manns, der sich wegen einer Kahnbeinpseudarthrose nach Skaphoidfraktur einer Spenderknochenimplantation unterzogen hatte, zeigt in der dorsopalmaren Nativuntersuchung in d.-p. Projektion (**A**) eine persistierende Pseudarthrose sowie das Mißlingen der Knochentransplantation. Zur genaueren Abklärung folgte eine trispiralige Tomographie mit 1 mm breiten Schichten. Dabei zeigen die palmarseitigen Knochenschnitte (**B, C**) eine gute Heilung und einen erfolgreichen Transplantateinbau. Zwar sieht man im dorsalen Schnitt (**D**) eine Knochenlücke, doch ist diese klinisch bedeutungslos und vermittelt nur den Eindruck einer Pseudarthrose. Die Ursache hierfür veranschaulicht die Schemazeichnung (**E**), in der die einzelnen Schnittebenen durch das Kahnbein (*b,c,d*) den Tomogrammschichten (**B, C, D**) entsprechen

Obere Gliedmaße II: Distaler Unterarm, Handwurzel und Hand 6

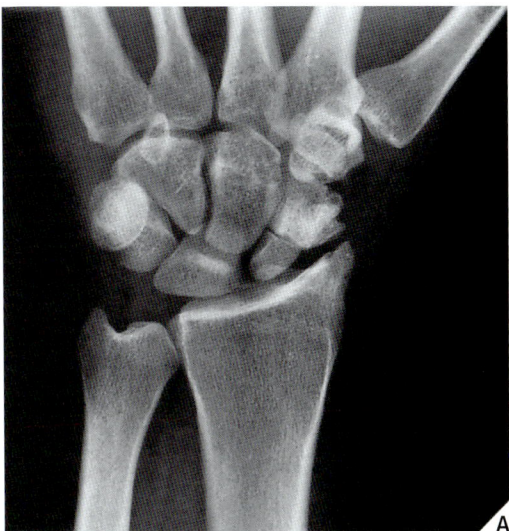
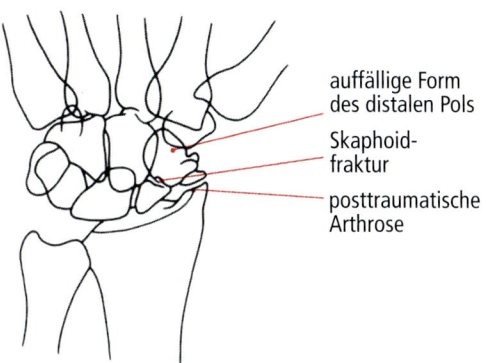

auffällige Form des distalen Pols
Skaphoidfraktur
posttraumatische Arthrose

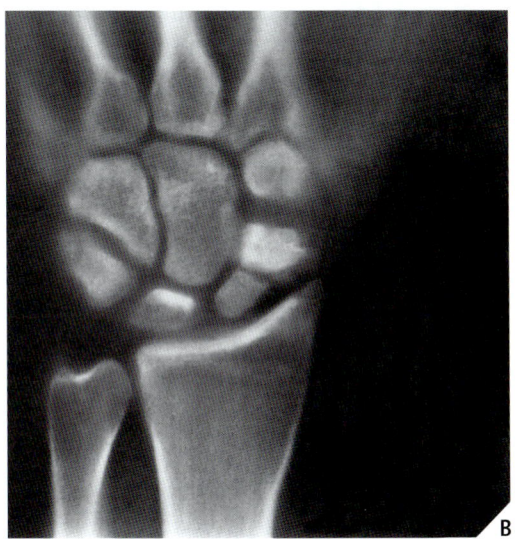

Abb. 6-38. Dieser 40jährige Mann hatte einen Kahnbeinbruch erlitten, der 3 Monate lang mit Gips ruhiggestellt wurde. Bei der Kontrolluntersuchung zeigt die dorsopalmare Aufnahme (**A**) eine persistierende Bruchlinie, einen unregelmäßig geformten distalen Kahnbeinpol und auch Hinweise auf eine posttraumatische Arthrose des Radius-Skaphoid-Anteils des Radiokarpalgelenks. Um die mögliche Ursache der Pseudarthrose und der Arthrose festzulegen, führte man eine trispiralige Tomographie durch (**B**), die eine bislang nicht vermutete Osteonekrose des distalen Fragments aufdeckte. (Wiedergabe mit freundlicher Erlaubnis aus Sherman SB et al., 1983)

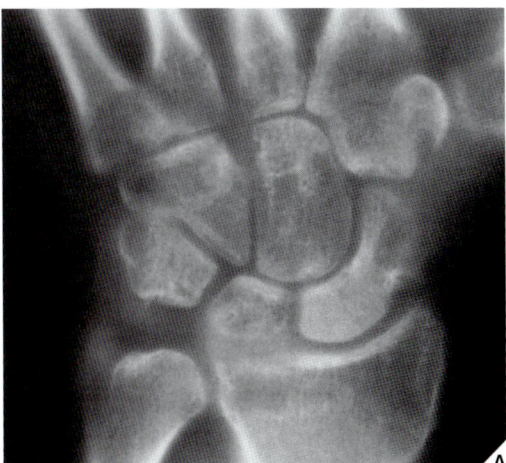
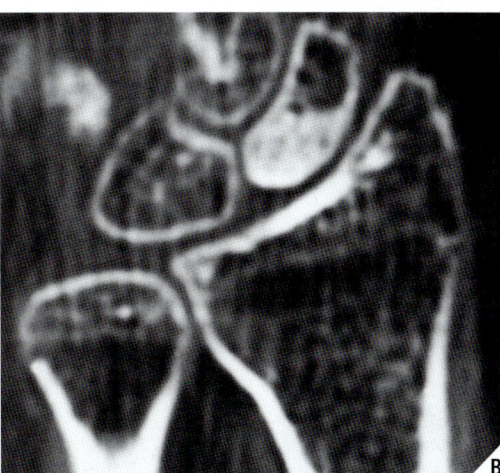

Abb. 6-39. A Die dreifach spiralige Tomographie im dorsopalmaren Strahlengang zeigt ein verdichtetes proximales Segment im Kahnbein, das für eine aseptische Osteonekrose spricht. Beachten Sie dabei die vollständige Bruchheilung. **B** Bei einem anderen Patienten zeigt das koronare CT-Bild eine verheilte Kahnbeinfraktur mit Osteonekrose des proximalen Fragments

TEIL II - Trauma

zum Nachweis von Frakturen, die in der Koronarebene verlaufen (Abb. 6-42).

Dagegen sind Hamulusfrakturen in den Routineaufnahmen unsichtbar und können folglich übersehen werden. Als Hilfe beim Erkennen einer Hamulusfraktur in der d.-p. Standardaufnahme des Handgelenks gaben Norman und Mitarbeiter das *Augenzeichen* an. Es hat seinen Namen nach dem dichten ovalen Kortikalisringschatten, den man normalerweise in der d.-p. Aufnahme auf das Hakenbein projiziert sieht. Dieses „Auge" des Hakenbeins ist nun in der Tat der orthograd getroffene Haken des Hakenbeins. Auch wenn bei den meisten Fällen bereits das Fehlen oder die unscharfe Kontur des Kortikalisschattens oder einer Sklerose die Diagnose einer Hamulusfraktur nahelegen, so sollte man zunächst zum Vergleich eine Aufnahme der Gegenseite anfertigen (Abb. 6-43A,B). Die Sicherung der Diagnose und den Typ, den Ort sowie die Ausdehnung des Bruchs kann man in der Karpaltunnelaufnahme erkennen (Abb. 6-43C). Diese Aufnahme kann auch in den Fällen noch aufschlußreich sein, wo die vermutete Fraktur distal der Hakenbasis liegt und infolgedessen das Auge des Hakens noch sichtbar bleibt (Abb. 6-44). Die Karpaltunnelübersichtsaufnahme ist jedoch nicht immer diagnostisch sicher, da das hierzu erforderliche Ausmaß der Handgelenkdorsalflexion (vgl. Abb. 6-24) durch den Schmerz begrenzt wird, zumal bei Patienten mit akuten oder subakuten Frakturen. Diese Einschränkung der Dorsalflexion kann dazu führen, daß der Vorderrand des Os capitatum und das Erbsenbein das Hakenbein überlagern und so die Bruchlinie verdecken (Abb. 6-44B). In diesen Fällen ergibt dann die spiralige Tomographie in seitlicher und in Karpaltunnelprojektion meist die Diagnose (Abb. 6-44C,D).

Fraktur des Os pisiforme

Frakturen des Erbsenbeins sind selten. Meist entstehen sie durch eine direkte Verletzung des Handgelenks, wie z. B. beim Sturz auf die ausgestreckte Hand oder bei Verwendung der Hand als Hammer, um auf einen Gegenstand zu schlagen. Die Erbsenbeinfraktur kann isoliert vorkommen oder mit Frakturen anderer Knochen einhergehen (Abb. 6-45). Am besten geeignet für den Nachweis dieses Bruches sind die Schrägaufnahme in Supination und die Karpaltunnelaufnahme.

Fraktur des Os capitatum

Der Kopfbeinbruch ist eine seltene Verletzung und stellt nur 1–3% der Handwurzelfrakturen; meist geht er mit anderen Handwurzelverletzungen einher, besonders mit der Kahnbeinfraktur und der perilunären Luxation. In der Regel folgt er auf einen Sturz auf die ausgestreckte Hand bei deren Überstreckung, was zur Einstauchung dieses Knochens gegen den distalen Radius führt; er kann auch Folge eines direkten Schlags gegen das Handgelenk sein. Die Taille (oder der Hals) des Kopfbeins ist der häufigste Bruchort. Eine d.-p. Handgelenksaufnahme weist diese Verletzung meist bereits nach (Abb. 6-46A), doch kann die Seitaufnahme helfen, eine Rotation oder Verschiebung des Fragments aufzuzeigen. Die mehrfach spiralige Tomographie ist insofern von Nutzen, als sie die Details der Fraktur und das Heilungsstadium bestimmt (Abb. 6-46B).

Fraktur des Os lunatum

Auch der Mondbeinbruch ist eine seltene Form der Handwurzelverletzung. Er entsteht meist durch einen Sturz auf die überstreckte Hand oder durch einen kräftigen Schlag gegen die Handfläche; die Häufigkeit liegt bei 3% aller Karpalfrakturen. Oft sieht man diesen Bruch im Verein mit einer perilunären Luxation, häufiger aber als pathologische Fraktur des nekrotischen Knochens infolge einer Lunatummalazie (s. unten). Meist reichen die Standardaufnahmen des Handgelenks aus, vor allem die d.-p. und die Seitaufnahme, um die Verletzung nachzuweisen, doch können manchmal auch Tomographien in den gleichen Strahlengängen für die vollständige Beurteilung nötig werden.

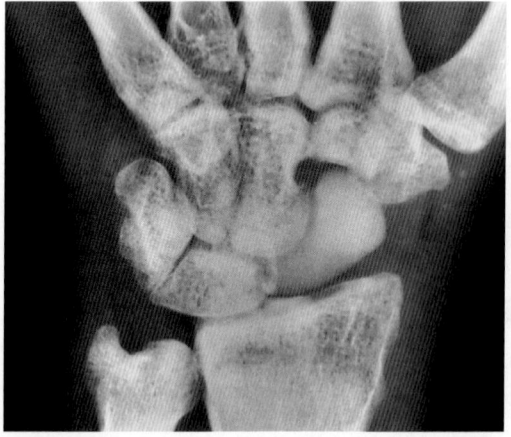

Abb. 6-40. Der 35jährige Mann erlitt eine Skaphoidfraktur mit einer durch eine Osteonekrose komplizierten Pseudarthrose. Der Knochen wurde reseziert und durch eine Silikonprothese ersetzt. Achten Sie auf die glatten weichen Ränder des Implantats sowie auf dessen elfenbeinartige homogene Dichte und die fehlende Knochenbälkchenstruktur

Obere Gliedmaße II: Distaler Unterarm, Handwurzel und Hand 6

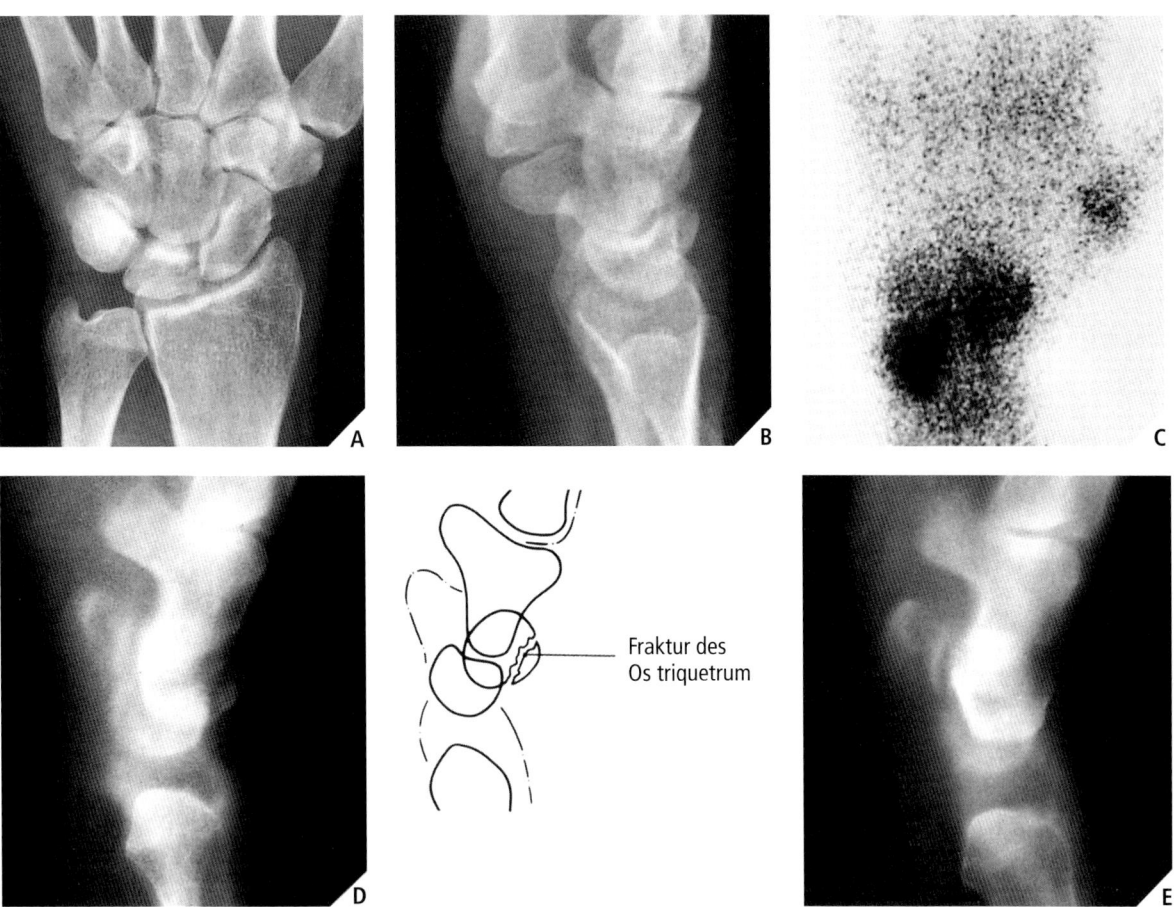

Abb. 6-41. Nach einem Sturz auf die gestreckte Hand stellte sich dieser 45 Jahre alte Mann mit umschriebener Schmerzhaftigkeit an der Handgelenkstreckseite vor. Die dorsopalmare (**A**) und die seitliche (**B**) Übersichtsaufnahme der Handwurzel sind normal. Dagegen deckt die Skelettszintigraphie (**C**), die man durchführte, um den möglichen Verletzungsort nachzuweisen, eine vermehrte Nuklideinspeicherung an der ulnaren Handgelenkfläche auf, die für eine Fraktur spricht. Das Tomogramm im seitlichen Strahlengang (**D**) ergibt zweifelsfrei einen Bruch des Dreieckbeins. Zum Vergleich sehen Sie nun das normale Aussehen des Os triquetrum im Tomogramm (**E**)

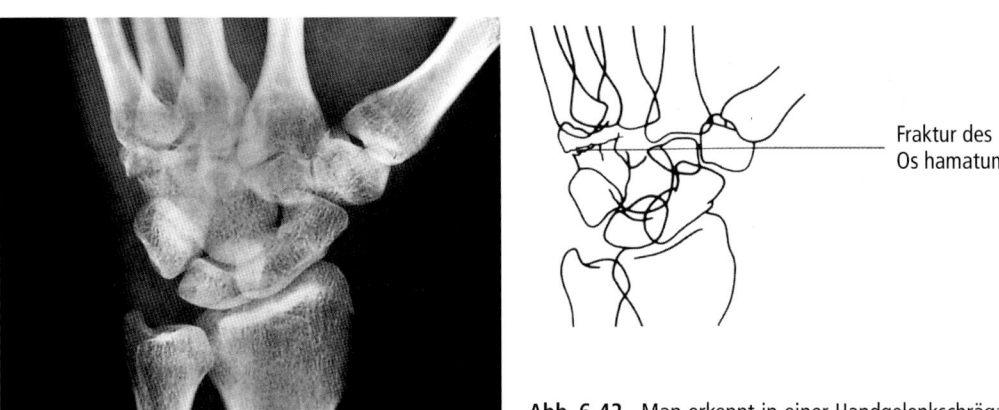

Abb. 6-42. Man erkennt in einer Handgelenkschrägaufnahme in Pronation deutlich eine Fraktur des Corpus ossis hamati

TEIL II - Trauma

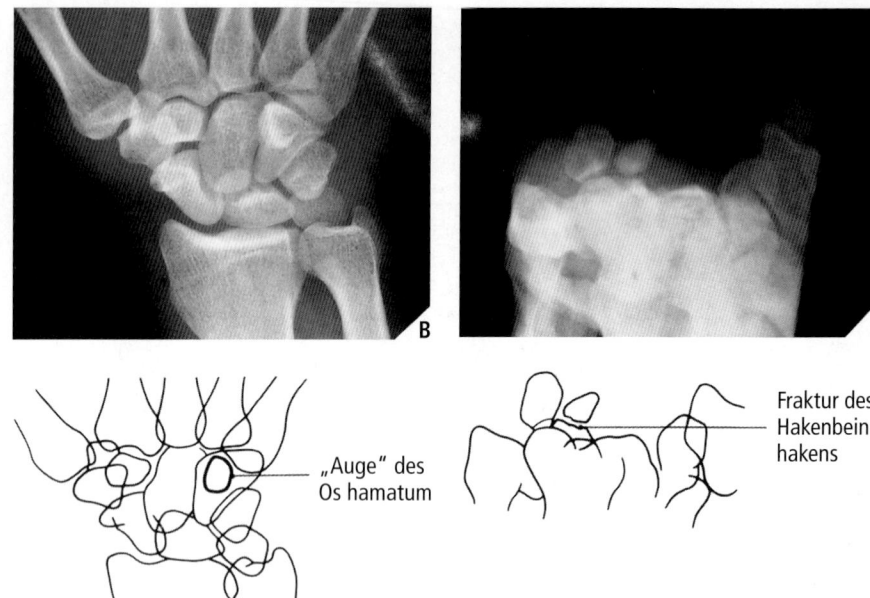

Abb. 6-43. Nach einer Verletzung des rechten Handgelenks beim Golfspiel stellte sich der 36jährige Mann wegen Handflächenschmerzen bei Druck, Griffschwäche und gelegentlicher Parästhesie des Kleinfingers vor. Der Druckschmerz beschränkte sich auf die Region des Hakenbeinhakens. In der d.-p. Karpusaufnahme (**A**) ist als Frakturhinweis der sonst normalerweise sichtbare ovale auf das Hakenbein projizierte Kortikalisringschatten unsichtbar, dagegen sieht man in einer Vergleichsaufnahme links das „Auge" des Hakens deutlich (**B**). Gesichert wird der Hakenabbruch mit einer Karpaltunnelaufnahme (**C**)

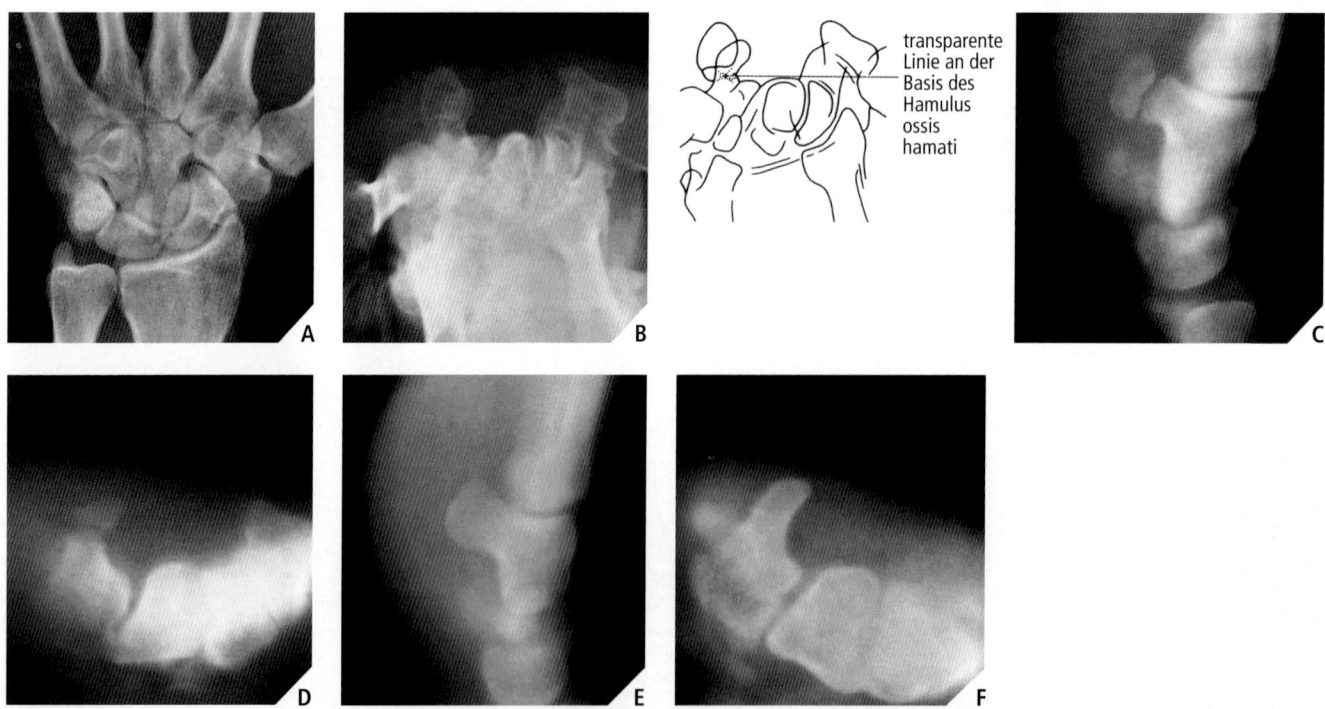

Abb. 6-44. Nach einem Sturz auf die rechte Handfläche klagte der 66jährige Patient über ein Taubheits- und Schwächegefühl in den vom N. ulnaris versorgten Fingern, man sieht jedoch in der d.-p. Aufnahme des Handgelenks (**A**) keine Anomalien; das „Auge" des Hakenbeins ist klar erkennbar. In der konventionellen Karpaltunnelaufnahme (**B**) mit der unter Schmerzen maximalen Dorsalflexion überlagert das Erbsenbein den Hamulus teilweise, dennoch sieht man an der Hakenbasis eine kurze strahlentransparente Linie, ohne daß man eine sichere Frakturdiagnose stellen kann. **C, D** Die spiralige Tomographie in seitlicher und Karpaltunnelprojektion ergibt ohne jeden Zweifel eine Hakenfraktur distal von dessen Basis. **E, F** Zum Vergleich sehen Sie das normale Aussehen des Hamulus in den gleichen Projektionen. (A, B, D: Wiedergabe aus Greenspan A et al., 1985, mit Erlaubnis)

Morbus Kienböck (Lunatummalazie)

Einzel- oder Wiederholungstraumen des Mondbeins oder die Luxation dieses Knochens können dessen Blutversorgung schädigen und so dessen Nekrose verursachen. Doch ist das Angehen der Kienböck-Krankheit, wie diese Osteonekrose genannt wird, nicht nur allein auf äußere Verletzungen zurückzuführen. Eine interessante, wenn auch nicht unwidersprochene Hypothese verbindet dieses Leiden mit der Ulna-minus-Variante bei Menschen, deren Elle zu weit proximal endet. Sie können durch die Kompression des Mondbeins gegen die unregelmäßige Gelenkfläche infolge der ungleichen Länge von Radius und Ulna für die Entstehung eines Morbus Kienböck prädestiniert sein.

Mit dem Beginn einer Lunatumnekrose wird eine festgelegte progrediente Abfolge von Ereignissen in Gang gesetzt, die durch ein abgeflachtes und elongiertes Mondbein, das Wandern des Kopfbeins nach proximal, eine skapholunäre Dissoziation und schließlich durch eine Radiokarpalarthrose gekennzeichnet ist. Die Abfolge dieser Veränderungen ist auch die Grundlage der Einteilung des Mondbeintods (Abb. 6-47). Stadium I ist klinisch nicht von einer Handwurzelzerrung zu unterscheiden; die Röntgenaufnahmen des Handgelenks können völlig normal ausfallen, nur die mehrfach spiralige Tomographie vermag eventuell eine subtile Bruchlinie nachzuweisen. Die Skelettszintigraphie kann eine vermehrte Radionuklideinspeicherung im Mondbein zeigen. Auch die MRT kann diese Anomalie sichtbar machen; sie zeigt in T1-Gewichtung ein vermindertes Signal (Abb. 6-48). Mit dem weiteren Fortschreiten (Stadium II) zeigen konventionelle Röntgenbilder und die Spiraltomographie im d.-p. und seitlichen Strahlengang eine zunehmende Dichte des Mondbeins

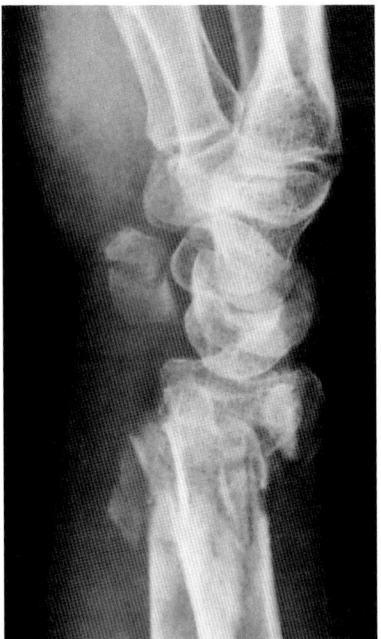
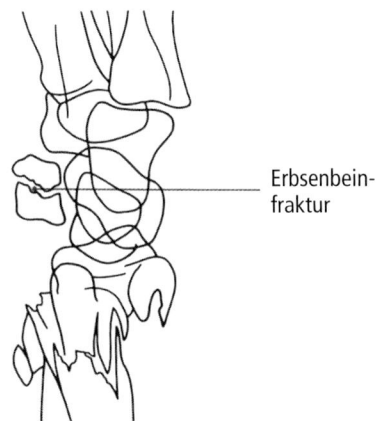

Abb. 6-45. Eine 66jährige Frau erlitt bei einem Verkehrsunfall eine Stauchungsverletzung des linken Handgelenks. Die normale Aufnahmeserie (seitlich, d.-p. und schräg) deckte einen distalen Trümmerbruch von Radius und Ulna auf. Zum Ausschluß möglicher karpaler Begleitfrakturen, vor allem in Anbetracht der Verletzungsschwere in den Übersichten, machte man eine Schrägaufnahme in Supination, welche deutlich einen zusätzlichen Erbsenbeinbruch darstellt

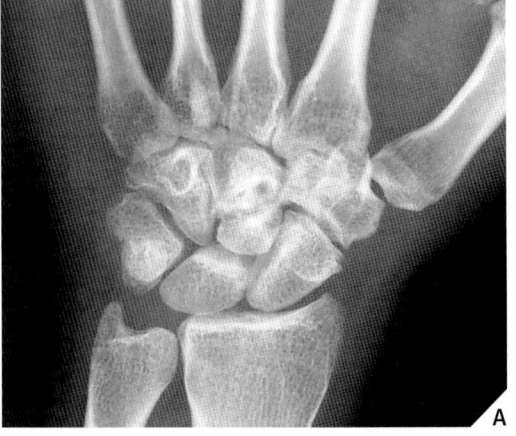
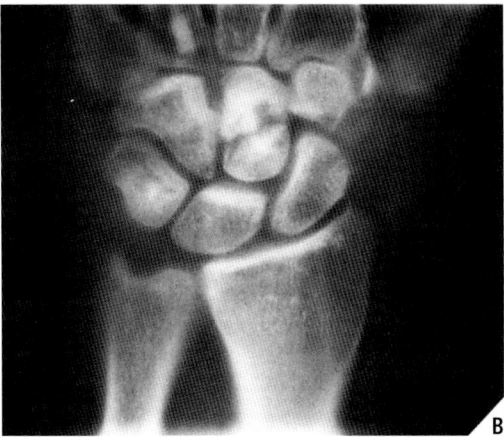

Abb. 6-46. Der 23jährige Mann fiel auf die ausgestreckte Hand. **A** Die a.-p. Aufnahme des Handgelenks zeigt einen Bruch durch den Kopfbeinhals. **B** Nach 3monatiger konservativer Gipsbehandlung zeigt die dreifach spiralige Tomographie eine Pseudarthrose. Achten Sie auf das kleine nekrotische, in den Übersichtsaufnahmen schlecht dargestellte Fragment

TEIL II - Trauma

sowie einen radialseitig leicht abgeflachten Knochen (Abb. 6-49). Das Skelettszintigragramm ist in diesem Stadium immer positiv. Im Stadium III sieht man einen betonten Höhenverlust des Mondbeins und ein nach proximal wanderndes Kopfbein (Abb. 6-50). Nekrose und zystische Degeneration können zu weiterer Fragmentierung und zum Kollaps des Mondbeins führen (Abb. 6-51). Die skapholunäre Dissoziation ist in diesem Stadium ein hervorstechendes Zeichen. Stadium IV ist durch die fast vollständige Desintegration des Mondbeins und die Ausbildung einer Radiokarpalarthrose mit den typischen Veränderungen des verschmälerten Gelenkspalts, der Ausbildung von Osteophyten, subchondraler Sklerose und degenerativen Zysten gekennzeichnet (Abb. 6-52).

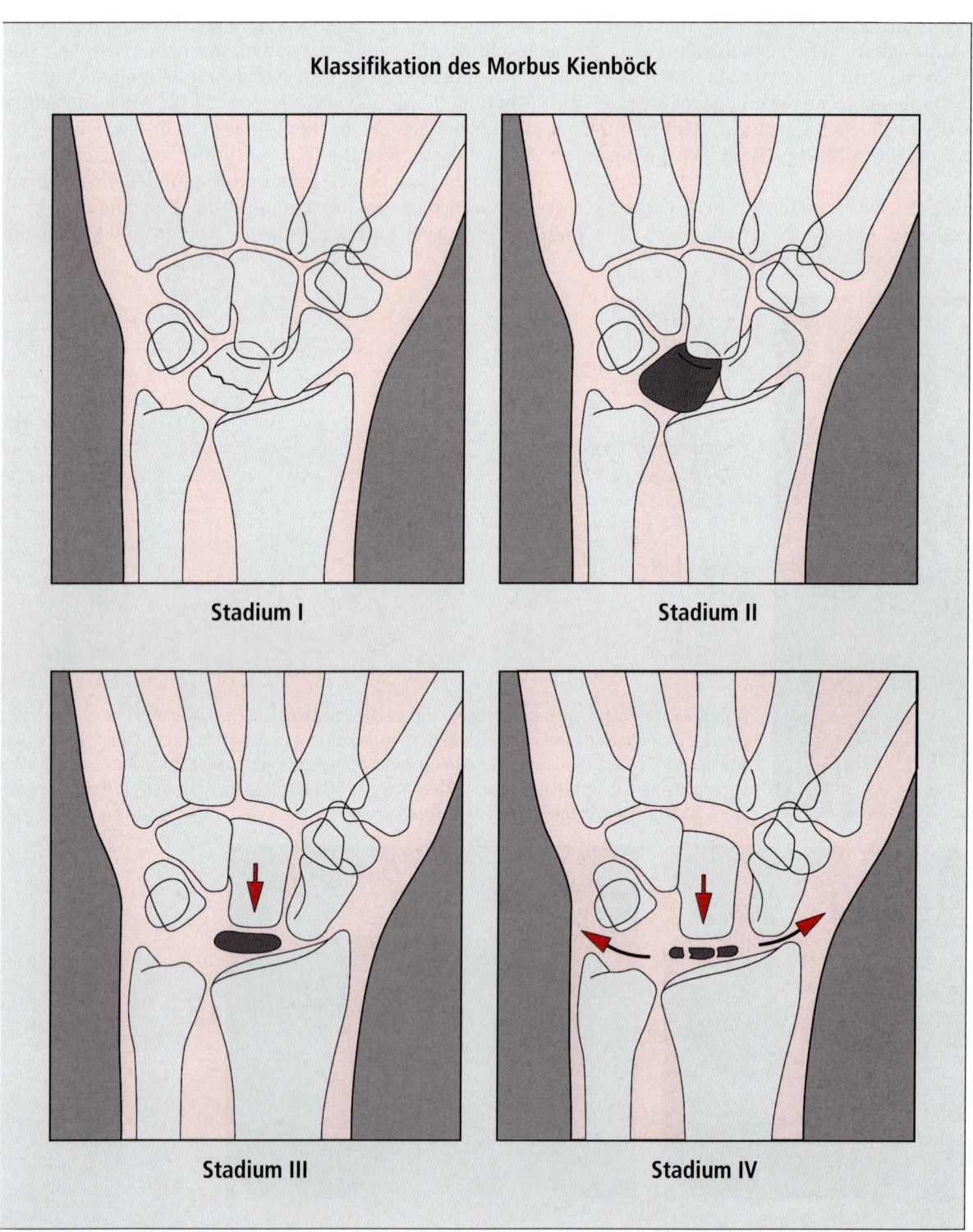

Abb. 6-47. Die vier Stadien des Morbus Kienböck (Lunatummalazie). (Modifiziert nach Gelberman RH, Szabo RM, 1993; Wiedergabe mit freundlicher Erlaubnis)

Aus orthopädischer oder unfallchirurgischer Sicht reicht es nun nicht aus, diesen Zustand nur zu diagnostizieren, vielmehr ist es hier für den Radiologen wesentlich, daß er die Integrität des Knochens nachweist. Grund hierfür ist, daß im Frühstadium der Erkrankung noch ohne Fraktur oder Fragmentation eine Revaskularisation mit dem Ziel, die Mondbeindurchblutung wieder herzustellen, das weitere Fortschreiten des Nekrosevorgangs und die eventuelle Sinterung des Knochens verhüten kann (Abb. 6-53). Bei einer Fraktur (Abb. 6-54) oder Fragmentation des Mondbeins (Abb. 6-55), die man am besten mittels der spiraligen Tomographie im d.-p. und im seitlichen Strahlengang nachweist, würde man dann Alternativen zur Revaskularisation – wie eine Silikonprothese oder bei fehlender Sinterungsdeformität eine Verlängerungsosteotomie der Elle oder eine Radiusverkürzung – erwägen. In einigen Fällen können auch die letzteren Verfahren mit der Herstellung einer normalen Ulnalänge die Spontanheilung der Lunatumfraktur möglich machen.

Luxationen der Handwurzelknochen

Die häufigsten Luxationsformen der Handwurzel sind die skapholunäre Luxation, die perilunäre Luxation, die inter- oder mittkarpale Luxation und die Lunatumluxation. Zum besseren Verständnis der karpalen Luxationsmuster hob Johnson die sog. vulnerable Zone hervor, einen häufigen Ort von Handgelenkverletzungen (Abb. 6-56). Dabei lassen sich 2 Haupttypen der Verletzung ausmachen: das Muster des großen und das des kleinen Karpalbogens. Die Verletzung des kleinen Bogens betrifft nacheinander die Rotationssubluxation des Kahnbeins, die perilunäre Luxation, die mittkarpale Luxation und die Lunatumluxation, wogegen die Verletzung des großen Bogens Frakturen aller Nachbarknochen des Mondbeins in Kombination mit Luxationen umfaßt. Die Handgelenkbänder stabilisieren den Karpus gegenüber Radius und Ulna; dabei sind das Band zwischen Radius und Kopfbein sowie das zwischen Kopf- und Dreieckbein die Hauptstabilisatoren der distalen Karpalreihe. Die proximale Handwurzelknochenreihe wird durch das palmarseitige Band zwischen Radius und Dreieckbein, das dorsale radiokarpale, das Band zwischen Ulna und Dreieckbein und das ulnare Längsband gefestigt. Das Kahnbein stabilisieren distal das Radius-Kopfbein-Band und das radiale Längsband, proximal das Band zwischen Radius und Mondbein sowie das skapholunäre Band. Mayfield, später auch dann Yeager, Dalinka und Gilula, arbeiteten das Konzept von 4 aufeinander folgenden Stadien der Verletzungen des kleinen Bogens heraus (Abb. 6-57). Stadium I ist dabei eine skapholunäre Dissoziation mit Rotationssubluxation des Kahnbeins. Stadium II ist die Kopfbeinluxation, die auch als perilunäre Luxation bekannt ist. Stadium III repräsentiert eine mittkarpale Luxation infolge einer Gelenkzerreißung zwischen Mond- und

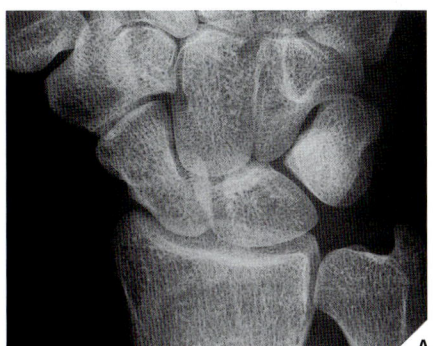
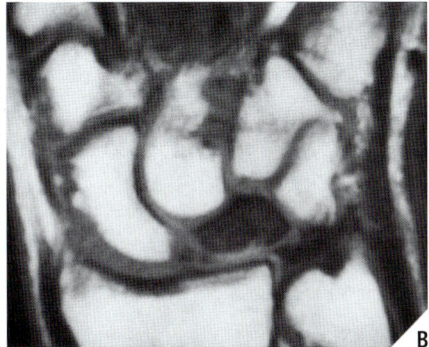

Abb. 6-48. Der 35 Jahre alte Mann mit Schmerzen im Handgelenk unterzog sich der radiologischen Abklärung bei Verdacht auf Morbus Kienböck. **A** Das konventionelle d.-p. Röntgenbild der linken Handwurzel ist normal. **B** Das koronare T1w-MRT-Bild zeigt ein signalarmes Mondbein, was zur Osteonekrose paßt. (Wiedergabe mit freundlicher Erlaubnis von Dr. L. Steinbach, San Francisco, Cal., USA)

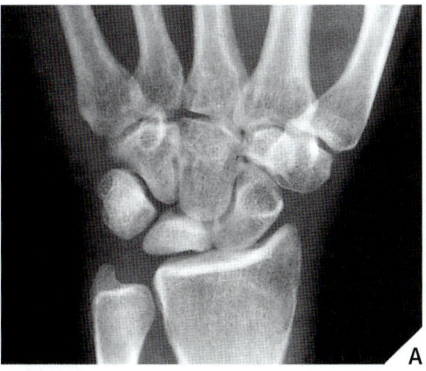
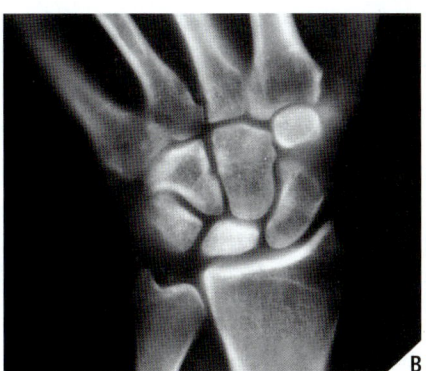
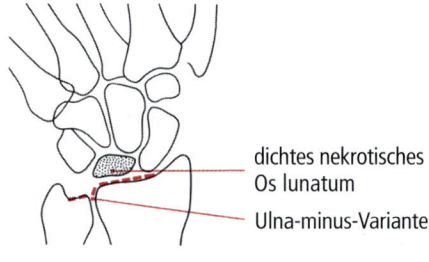

Abb. 6-49. **A, B** Dorsopalmare Aufnahme und Tomographie des Handgelenks zeigen das kondensierte und abgeflachte, für einen Morbus Kienböck typische Aussehen des Mondbeins („Mondbeintod"). Ferner Ulna-minus-Variante, ein möglicher hierfür disponierender Faktor

TEIL II - Trauma

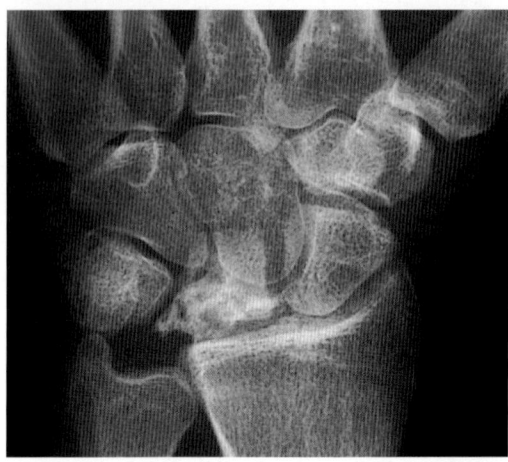

Abb. 6-50. Der 21 Jahre alte Mann stellte sich wegen lang anhaltender karpaler Schmerzen vor. Das dorsopalmare Röntgenbild zeigt einen Morbus Kienböck im Stadium III. Man beachte die Sinterung des nekrotischen Mondbeins und das Tiefertreten des Kopfbeins

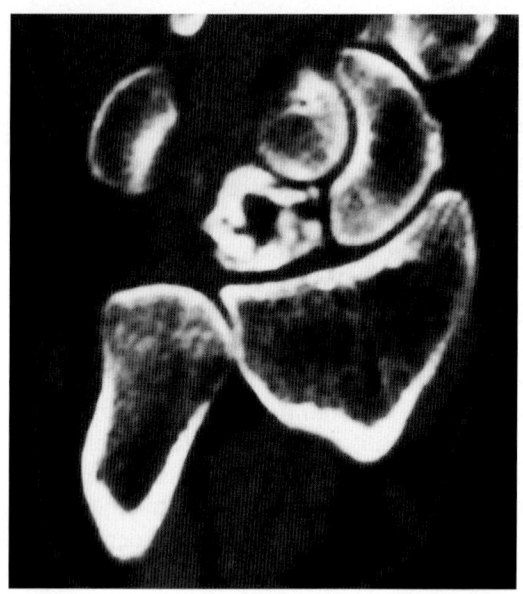

Abb. 6-51. Das koronare CT-Bild der Handwurzel weist zystische Veränderungen eines nekrotischen Mondbeins bei gleichzeitiger pathologischer Fraktur nach. (Wiedergabe mit freundlicher Erlaubnis von Dr. L. Friedman, Hamilton, Kanada)

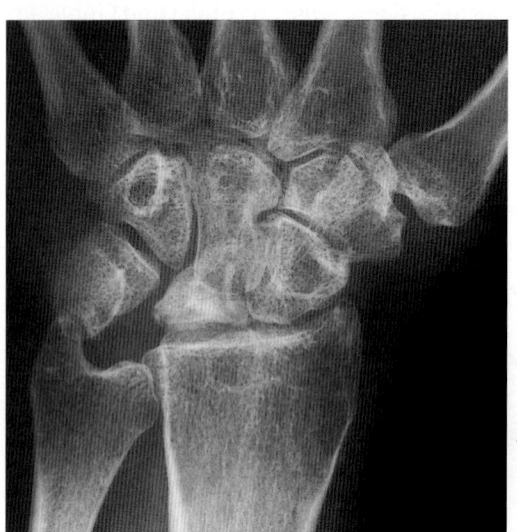

Abb. 6-52. Kennzeichen eines Morbus Kienböck im Stadium IV sind die Fragmentierung und der Kollaps des Mondbeins, das Tiefertreten des Kopfbeins, eine Rotationssubluxation des Kahnbeins und die radiokarpale Arthrose

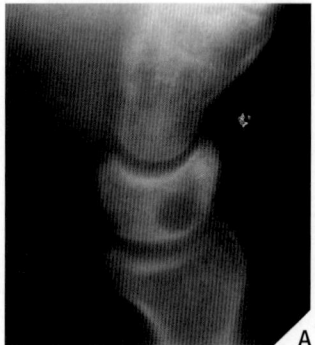 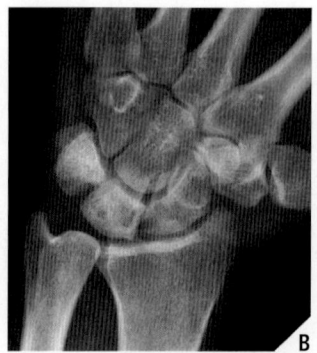 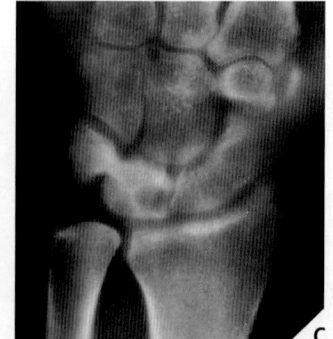 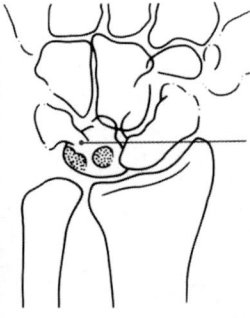

Abb. 6-53. **A** Das seitliche Handgelenktomogramm eines Patienten mit Lunatummalazie zeigt das dichte und für die Osteonekrose charakteristische Erscheinungsbild, ferner auch deutliche Zeichen einer zystischen Degeneration. Da keine Bruchlinie sichtbar ist, hat der Chirurg die Wahlmöglichkeit eines revaskularisierenden Eingriffs. Nach einer Arthrodese zwischen Os triquetrum und Os lunatum zeigen die dorsopalmare Handgelenksaufnahme in Radialdeviation (**B**) und die Spiraltomographie (**C**) das gefäßtragende Knochenimplantat zwischen Dreieck- und Mondbein

Dreieckbein. Stadium IV schließlich ist die komplette Lunatumluxation. Dieses Konzept folgt nach Schweregrad geordnet der Verletzung durch das am wenigsten schwere Trauma, der *skapholunären Dissoziation* (Rotationssubluxation des Kahnbeins) mit Ruptur der Bänder zwischen Radius und Kahnbein, palmarseitig Radius und Kopfbein sowie skapholunärem Band zu der schon schwereren *perilunären Luxation*, bei der zusätzlich die Bänder zwischen Radius und Kopfbein reißen, bis zu der noch ernsteren Verletzung der *mittkarpalen Luxation* (Kopfbeinluxation gegenüber Mondbein nach dorsal und Subluxation, jedoch inkomplett, des Mondbeins selbst) mit Ruptur des dorsalen und palmaren Bandzügels zwischen Radius und Dreieckbein sowie Ulna und Dreieckbein bis letztlich zur schwersten Verletzung, der *Lunatumluxation*, bei der auch der radiolunäre Faszikel des dorsalen radiokarpalen Bandes und die palmaren Bänder reißen, so daß das Mondbein gänzlich seiner Bandansätze beraubt ist.

Die Beachtung zweier wichtiger normaler Lagebeziehungen der Handwurzelknochen, von denen man die eine in der Seit- und die andere in der d.-p. Aufnahme des Handgelenks sieht, hilft zu erkennen, ob eine Anomalie vorliegt. Die Seitaufnahme mit dem Handgelenk in Neutralstellung zeigt die Anordnung von Radius, Mondbein, Kopfbein und dem 3. Mittelhandknochen längs einer gedachten Längsachse (Abb. 6-58). In der d.-p. Handgelenksaufnahme in Neutralstellung machte Gilula 3 glatt verlaufende Bögen ausfindig, die die proximale und die distale Karpalreihe nachziehen. Der 1. Bogen (I) verbindet die proximalen Gelenkflächen von Kahnbein, Mondbein und Dreieckbein; der 2. Bogen (II) fährt die distalen konkaven Flächen der gleichen Knochen nach, und der 3. Bogen (III) wird durch die proximalen konvexen Flächen von Kopfbein und Hakenbein gebildet (Abb. 6-59). Die diagnostische Bedeutsamkeit einer Unterbrechung dieser Beziehungen wird in den folgenden Abschnitten erörtert.

Skapholunäre Dissoziation

Eine Verletzung des Bandes zwischen Kahnbein und Mondbein kann eine Instabilität der Ligg. intercarpea interossea bedingen, die wiederum zu einer Rotationssubluxation des Kahnbeins, einem Typ der skapholunären Dissoziation, führt. In der d.-p. Aufnahme des Handgelenks, die zur Diagnose dieses Krankheitsbildes genügt, sieht man 2 Zeichen, die diesen Zustand signalisieren.

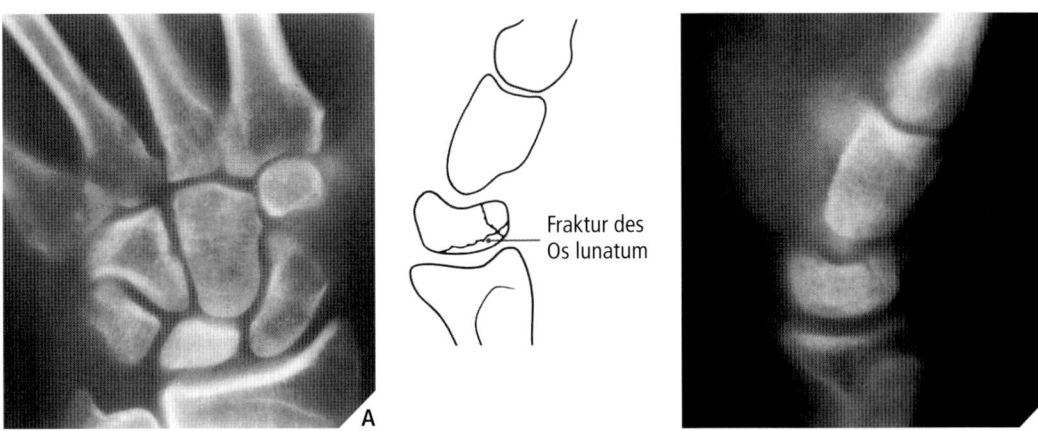

Abb. 6-54. A In einem dreifach spiraligen Tomogramm bei ulnar abgewinkeltem Karpus und im dorsopalmaren Strahlengang zeigt sich keine Lunatumfraktur. **B** Dagegen erkennt man in der Seitaufnahme ganz deutlich eine Bruchlinie

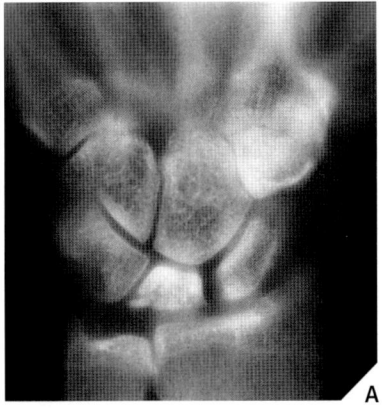
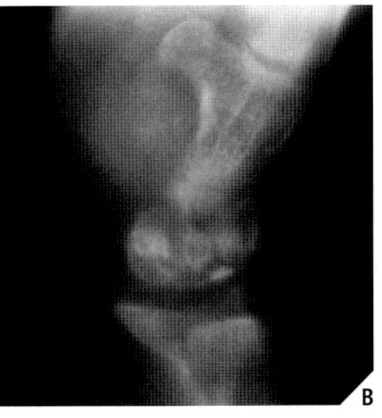

Abb. 6-55. A, B Dorsopalmares und seitliches dreifach spiraliges Tomogramm des Handgelenks zeigen die Fragmentierung (Sinterung) des Mondbeins beim fortgeschrittenen Morbus Kienböck

TEIL II - Trauma

Das erste ist in der Literatur als *Terry-Thomas-Zeichen* bekannt und durch die Spaltraumverbreiterung zwischen Kahnbein und Mondbein charakterisiert; dieser Spalt mißt normalerweise nie mehr als 2 mm (Abb. 6-60). Manchmal sieht man diesen Befund in einer d.-p.-Aufnahme in Neutralstellung nicht, er wird aber sichtbar, wenn das Handgelenk nach ulnar abduziert wird (Abb. 6-61).

Das zweite Zeichen, das *Siegelringzeichen*, leitet seinen Namen von einem Kortikalisringschatten ab, der normalerweise in einer Handgelenkaufnahme in Neutralstellung im Kahnbein nicht zu sehen ist (vgl. Abb. 6-59). Jedoch führen bei der Rotationssubluxation des Kahnbeins dessen Palmarkippung und Rotation zu einer verkürzten Darstellung des Knochens und zur orthograden Projektion seiner Taille, was diesen charakteristischen Ringschatten hervorruft (Abb. 6-62A). Damit dieses Zeichen auch diagnostisch verläßlich ist, muß die d.-p. Aufnahme in Neutralstellung oder in Ulnardeviation angefertigt werden, da

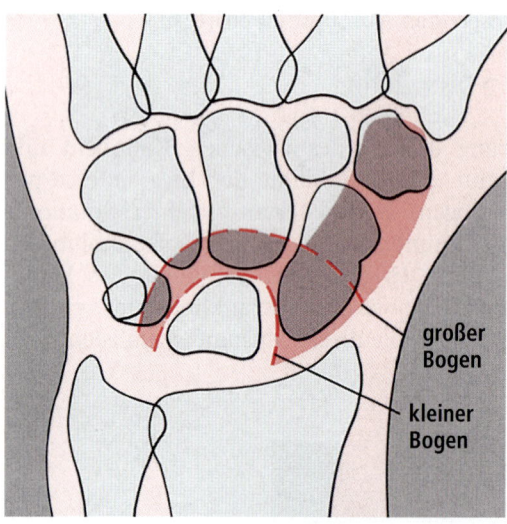

Abb. 6-56. Die schattierten Areale kennzeichnen die „vulnerable Zone" des Karpus, in der sich die meisten Frakturen, Luxationsfrakturen und Luxationen ereignen. Der kleinere Bogen umfährt die „Luxationszone", der größere die „Luxationsfrakturzone". (Modifiziert nach Yeager B, Dalinke M, 1985; mit freundlicher Erlaubnis)

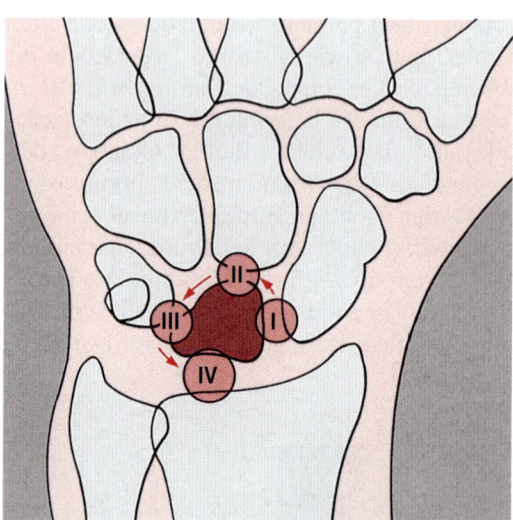

Abb. 6-57. Folgestadien einer Verletzung des „kleinen Bogens". Stadium I repräsentiert eine skapholunäre Insuffizienz, zu der es bei skapholunärer Dissoziation oder Rotationssubluxation des Kahnbeins kommt. Stadium II stellt eine Capitatum-Lunatum-Insuffizienz dar, die zu einer Luxation des Kopfbeins führt (perilunäre Luxation). Stadium III ist eine Triquetrum-Lunatum-Insuffizienz, weil hier das Gelenk zwischen beiden Knochen gesprengt wird, was zu einer midkarpalen Luxation führt. Stadium IV repräsentiert einen kompletten Lunatumausriß durch Zerreißen der dorsalen radiokarpalen Bänder. (Modifiziert nach Yeager B, Dalinka M, 1985; mit freundlicher Erlaubnis)

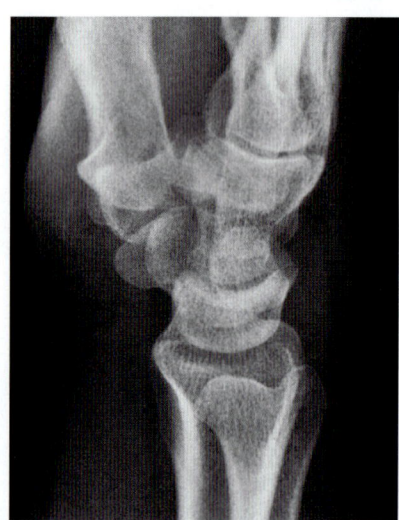

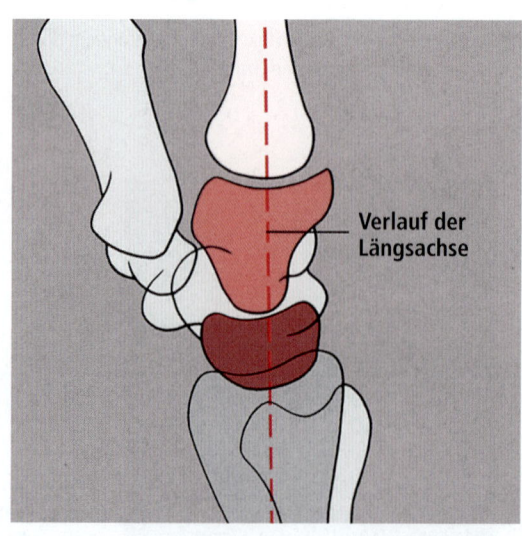

Abb. 6-58. In der seitlichen Handgelenkaufnahme bilden die Zentralachsen von Radius, Mondbein und Kopfbein sowie drittem Mittelhandknochen normalerweise eine gerade Linie

bei der Radialabwinkelung das Kahnbein sich schon normalerweise nach palmar neigt und so ein ähnliches Bild erzeugt (Abb. 6-62B).

Sind trotz des Verdachts auf eine Verletzung des interkarpalen Bandkomplexes die Übersichten unauffällig, dann kann die Durchleuchtung in Kombination mit der Bandaufzeichnung manchmal zur Beurteilung der Handwurzelkinetik und zur Diagnose einer Karpalinstabilität oder einer vorübergehenden Luxation beitragen (Abb. 6-63). Die Arthrographie des Handgelenks (vgl. Abb. 6-7) ist dann aussagekräftig, wenn weder die Übersichten noch die Durchleuchtung mit Bandaufzeichnung schlüssige Befunde lieferten. Sie kann eine abnorme Verbindung zwischen dem radiokarpalen und dem mittkarpalen Gelenkanteil nachweisen, was dann auf einen Riß des skapholunären oder des lunato-triquetralen Bandkomplexes hinweist (Abb. 6-64).

Auch kann die MRT die Anomalien des skapholunären und des Mondbein-Dreieckbein-Bands aufzeigen. Das skapholunäre Band verbindet palmaren, proximalen und dorsalen Rand des Kahnbeins mit dem Mondbein. In der MRT erscheint es als eine signalarme Struktur. Das Mondbein-Dreieckbein-Band verbindet den palmaren proximalen und dorsalen Rand des Mondbeins mit dem Os triquetrum und ist ebenfalls hypointens. Beide Bänder verschmelzen nahezu unmerklich mit den hyalinen Gelenkknorpeln. Risse dieser Bänder diagnostiziert man in der MRT, wenn einzelne oder verstreut liegende hyperintense Bereiche in diesen Strukturen identifizierbar sind, oder wenn die Kontinuitätsunterbrechung eines hypointensen Bands durch hyperintense Flüssigkeit nachgewiesen ist (Abb. 6-65). Allerdings wiesen Schweitzer et al. nach, daß bei der MRT im Vergleich mit Arthrographie und Arthroskopie die Sensitivität für Rupturen des skapholunären Bands nur bei 50%, die Spezifität bei 86% und die Genauigkeit bei 77% und analog für Risse des Mondbein-Dreieckbeinbands nur bei 52%, 46% und 49% lag. Die fehlende Sichtbarkeit des skapholunären Bands ist ein hilfreiches Zeichen einer Bandruptur, jedoch bedeutet dieses Zeichen nicht auch unbedingt, daß das Band dann auch wirklich gerissen ist.

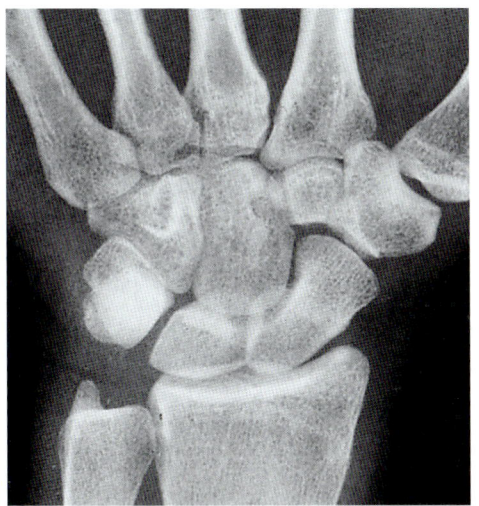
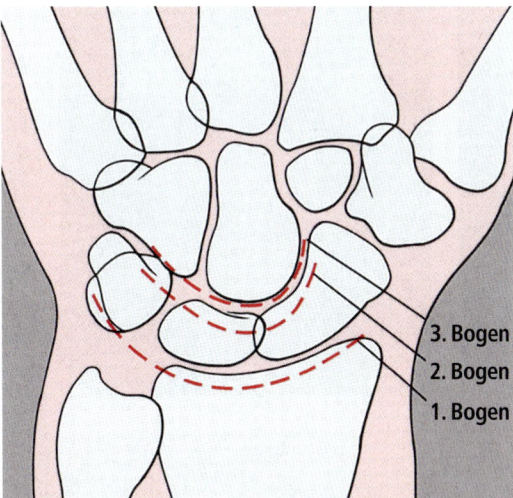

Abb. 6-59. In einer dorsopalmaren Aufnahme des normalen Handgelenks kann man 3 weich geschwungene Bögen, die die proximale und die distale Karpalreihe umfahren, ausmachen

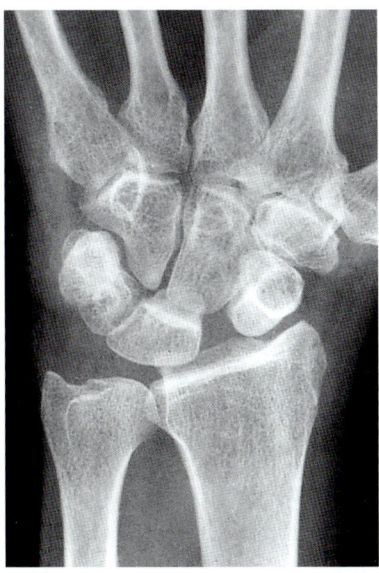

Abb. 6-60. Die dorsopalmare Handgelenksaufnahme zeigt einen abnorm weiten Spaltraum zwischen Kahnbein und Mondbein – das Terry-Thomas-Zeichen –, was eine skapholunäre Dissoziation durch einen Riß des interkarpalen Bandes anzeigt

TEIL II - Trauma

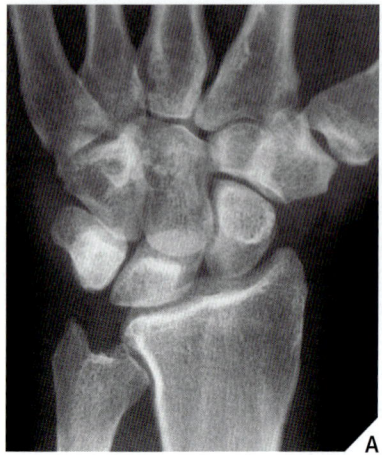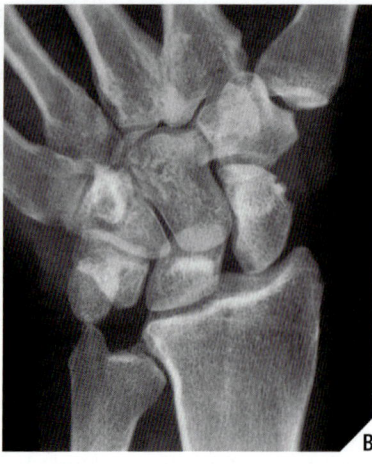

Abb. 6-61. **A** Eine dorsopalmare Aufnahme des Handgelenks in Neutralstellung zeigt die Lücke zwischen Kahnbein und Mondbein nicht besonders gut. **B** Dagegen wird diese Lücke bei Ulnarabkippung sichtbar und weist so auf die skapholunäre Dissoziation hin

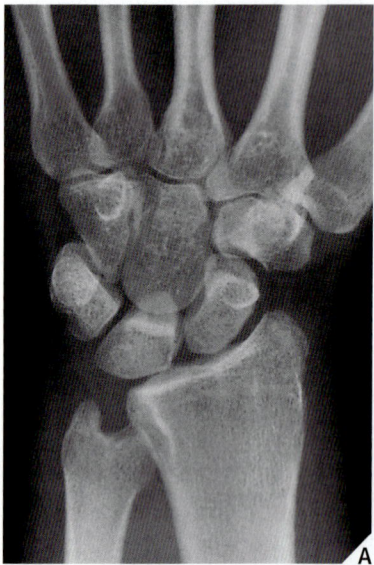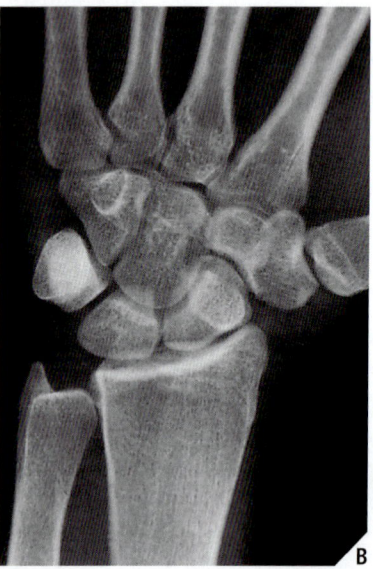

Abb. 6-62. **A** In einer dorsopalmaren Handgelenksaufnahme in Neutralposition kann man eine Rotationssubluxation des Kahnbeins am kortikalen Ringschatten erkennen, der sich auf das Kahnbein projiziert (vgl. Abb. 6-59). Dieses Phänomen beruht auf der Palmarkippung des Knochens und auf dessen Rotation, wodurch das Os scaphoideum verkürzt erscheint und dessen Tuberositas orthograd eingesehen wird. **B** Ein ähnliches Bild kann man in einer dorsopalmaren Handgelenksaufnahme in Radialabduktion wahrnehmen, doch kommt der hier sichtbare Ringschatten infolge der normalen Palmarabkippung des Kahnbeins durch die übertriebene Radialdeviation zustande

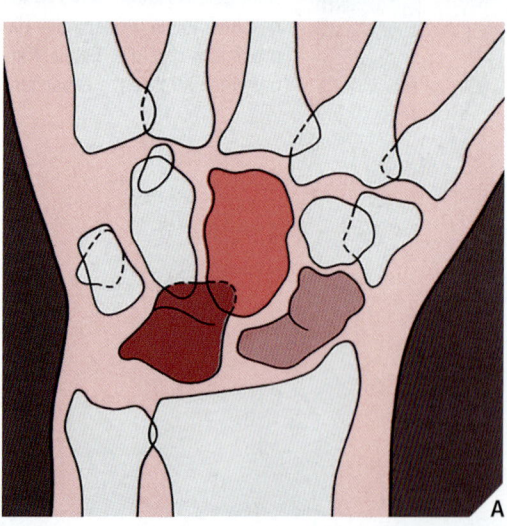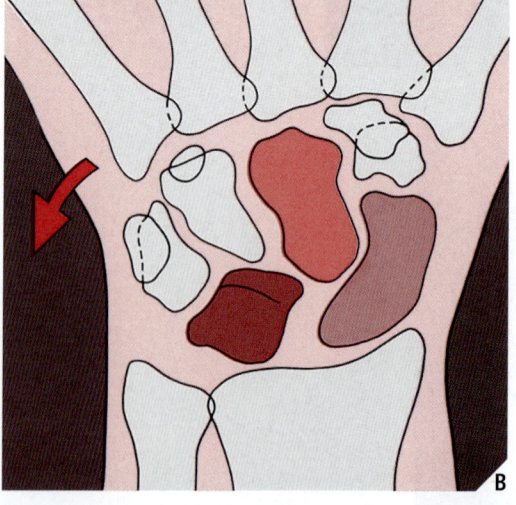

Abb. 6-63. Nach einer Handgelenkverletzung beim Ringen vor 3 Monaten klagte der Patient über Schmerzen und ein hörbares Schnappen des Handgelenks bei der Ulnardeviation. Routineaufnahmen d.-p., seitlich und schräg waren unauffällig. Die Durchleuchtung in Kombination mit einer Videobandaufzeichnung sicherte die bereits vermutete Instabilität zwischen Os lunatum und Os capitatum. Bei der Ulnardeviation (der *Pfeil* gibt die Bewegungsrichtung an) wurden eine vorübergehende skapholunäre Dissoziation und eine Subluxation zwischen Os lunatum und Os capitatum sichtbar. Die Schemazeichnungen nach den Videosequenzen zeigen die Beziehungen der Karpalia vor (**A**) und nach (**B**) dem Klicken. Beachten Sie in **B** die schmale Lücke zwischen Mond- und Kopfbein infolge der transienten dorsalen Subluxation des Os capitatum

Obere Gliedmaße II: Distaler Unterarm, Handwurzel und Hand 6

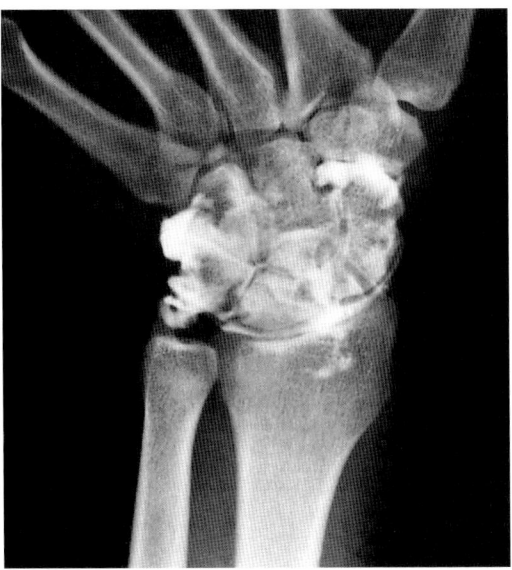

Abb. 6-64. Bei einem Ringkampfwettbewerb verletzte sich der 21jährige Mann das rechte Handgelenk; die Standardaufaufnahmen einschließlich einer in Ulnardeviation des Handgelenks waren unauffällig, desgleichen zeigte die Videoaufzeichnung der Durchleuchtung keine wesentlichen Anomalien. Dagegen bietet die Handgelenksarthrographie einen Kontrastmittelaustritt in die midkarpalen Gelenke als Nachweis einer Ruptur der Bänder zwischen Kahnbein und Mondbein. Man beachte auch, daß die Fibrocartilago triangularis intakt ist, da kein Kontrastmittel das distale Radioulnargelenk erreichte

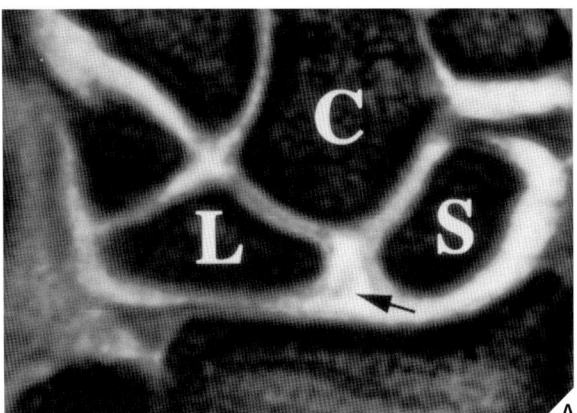

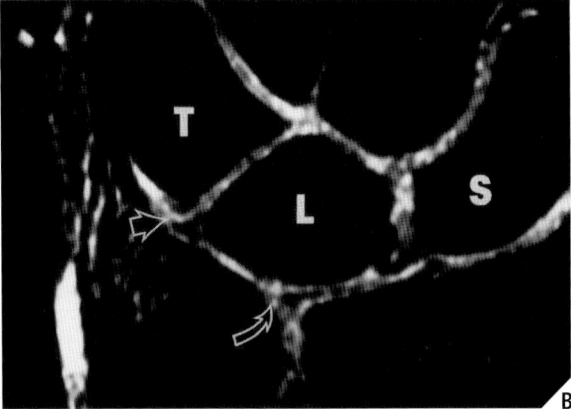

Abb. 6-65. A Ein koronares fettsupprimiertes T1w MRT-Bild nach Injektion von Gadolinium in das Radiokarpalgelenk zeigt eine Ruptur des skapholunären Bands (*Pfeil*). L: Os lunatum; C: Os capitatum; S: Os scaphoideum. **B** Das koronare Gradientenechobild zeigt einen Riß des lunotriquetralen Bands (*Pfeil*); ferner sieht man einen Riß der Fibrocartilago triangularis (*gebogener Pfeil*). T: Os triquetrum; L: Os lunatum; S: Os scaphoideum

Lunatumluxation und perilunäre Luxation

In der Regel genügen die d.-p. und die seitliche Aufnahme des Handgelenks in Neutralstellung, um diese beiden Luxationen beim Verdacht darauf auch zu diagnostizieren. Da eine Seitaufnahme deutlich die normale Anordnung der Längsachse von Mondbein, Kopfbein und 3. Mittelhandknochen über der distalen Radiusoberfläche zeigt, ist eine Unterbrechung dieser Linie an jedem beliebigen Punkt immer für eine Subluxation oder eine Luxation pathognomonisch. So läßt sich die Lunatumluxation daran erkennen, daß sich die Längsachse des Mondbeins gegenüber der Längsachse des Radius wegdreht, während das Kopfbein dazu in normaler Anordnung verbleibt (Abb. 6-66A). Ähnlich läßt sich eine Luxation des Mondbeins in der d.-p. Aufnahme an der Unterbrechung des Karpalbogens II erkennen, den die konkaven Flächen von Kahn-, Mond- und Dreieckbein bilden, sowie an der dreieckförmigen Gestalt des Os lunatum (Abb. 6-66B).

Die perilunäre Luxation erkennt man in der seitlichen Handgelenkaufnahme an der Dorsal- oder der Palmarabwinkelung der Längsachse des Kopfbeins, die nun nicht mehr mit der Längsachse von distalem Radius und Mondbein zusammenfällt. Hierbei bewahrt das Mondbein seine Gelenkverbindung mit dem Radius, auch wenn es durch die perilunäre Luxation etwas verkippt sein kann (Abb. 6-67A). In der d.-p. Aufnahme weisen die Überlagerung der proximalen mit der distalen Karpalreihe und die Unterbrechung der Handwurzelbögen II und III in Höhe des Kopfbeins auf eine perilunäre Luxation hin (Abb. 6-67B).

Transskaphoidale perilunäre Luxation (de Quervain-Luxationsfraktur)

Geht eine Luxation von Handwurzelknochen mit einer Fraktur einher, so zeigt die Vorsilbe *trans* an, welcher Knochen gebrochen ist. Die häufigste Kombination einer solchen Verletzung ist die transskaphoidale perilunäre

TEIL II - Trauma

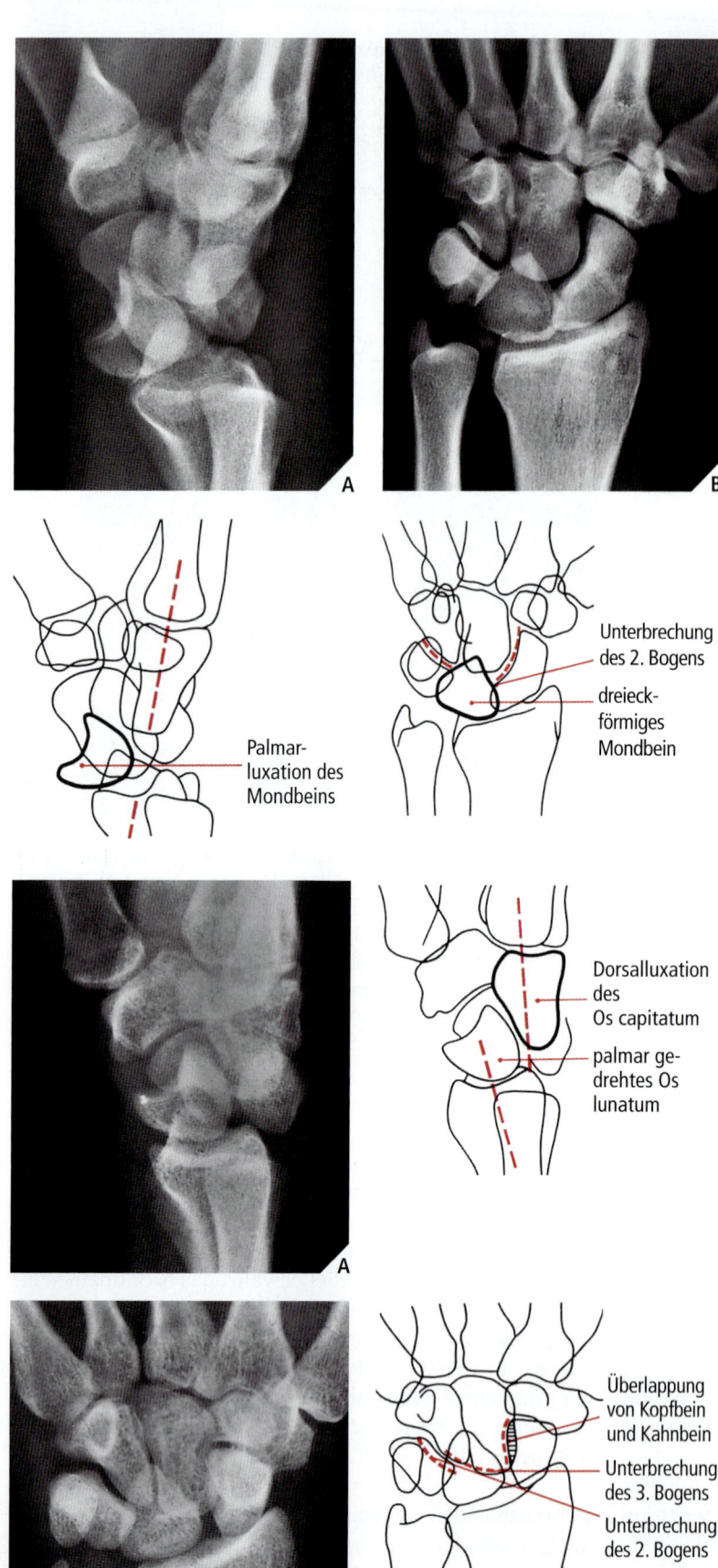

Abb. 6-66. **A** In der seitlichen Handgelenkaufnahme erkennt man die Lunatumluxation anhand der Unterbrechung der Achsanordnung von 3. Mittelhandknochen und Kopfbein über der distalen Radiusgelenkfläche in Höhe des Mondbeins, welches nach palmar rotiert und disloziert ist. **B** Die dorsopalmare Aufnahme zeigt eine Unterbrechung des Bogens II in Höhe des Mondbeins als Ausdruck einer Fehlanordnung. Achten Sie auch auf die Dreieckform des Mondbeins, das für die Luxation dieses Knochens praktisch schon beweisend ist

Abb. 6-67. **A** Die seitliche Handgelenkaufnahme zeigt eine perilunäre Luxation mit der charakteristischen Dorsalverschiebung des Kopfbeins gegenüber dem Mondbein, welches trotz seiner leichten Palmarrotation mit dem Radius gelenkig verbunden bleibt. Beachten Sie die unterbrochene Längsachsenanordnung des 3. Mittelhandknochens und des Kopfbeins gegenüber dem Mondbein und der distalen Radiusgelenkfläche. **B** In der dorsopalmaren Aufnahme erkennt man die perilunäre Luxation an der Überlappung der distalen und der proximalen Karpalreihe und der daraus sich ergebenden Unterbrechung der Bögen II und III

Luxation. Wie bei den bislang besprochenen Luxationen, so genügen auch hier für die Diagnosestellung Standardübersichten d.-p., d.-p. in Ulnardeviation und Seitaufnahme. Die normalen Beziehungen der in diesen Aufnahmen sichtbaren Handwurzelknochen sollten helfen, den Typ der Verletzung zu bestimmen. Nur selten ist die Tomographie bei der Abklärung von Handwurzelluxationen von echtem Wert, sie kann aber dann indiziert sein, wenn die Standardübersichten keinen Aufschluß darüber geben, welcher Handwurzelknochen denn nun luxiert ist (Abb. 6-68). Andere Typen einer Begleitfraktur sind seltener zu sehen (Abb. 6-69).

Karpale Instabilität

Es wurden bislang verschiedene Karpusinstabilitäten beschrieben; zu den häufigsten zählen die sog. „dorsal intercalated segment instability" (DISI) und die „volar intercalated segment instability" (VISI oder PISI für palmar).

Zur Erklärung der Karpusinstabilität entwickelten Lichtman et al. die Karpusringtheorie. Die proximale Karpusreihe, die ein zwischengeschaltetes (intercalated) Segment darstellt, bewegt sich dabei als eine durch die interossären Bänder fest stabilisierte Einheit. Zur kontrollierten Mobilität kommt es am Gelenk zwischen Skaphoid und Os trapezium (radiales Glied) und zwischen Dreieck- und Hakenbein (ulnares Glied; Abb. 6-70). Bei einer Ringunterbrechung entweder in Knochen oder Bändern bewegt sich dann die proximale Karpalreihe nicht mehr als Einheit; entweder kippt das Mondbein als Reaktion auf die unkontrollierte Mobilität nach dorsal oder palmar, was sich entweder als dorsal intercalated segment instability (DISI) oder als palmar intercalated segment instability (VISI oder PISI) manifestiert (Abb. 6-71). Dabei ist DISI die häufigste Deformität; man erkennt sie in einer korrekt eingestellten Seitaufnahme des Handgelenks als Dorsalkippung des Mondbeins, häufig zusammen mit einer Palmarkippung des Kahnbeins (der Kopfbein-Mondbeinwinkel mißt > 30°, der skapholunäre Winkel > 60°; Abb. 6-71C). Bewirkt werden kann dies entweder durch eine knöcherne oder ligamentäre Unterbrechung des Rings radialseitig am Handgelenk. Am häufigsten sind wohl der Kahnbeinbruch, mit oder ohne Pseudarthrose, und die skapholunäre ligamentäre Dissoziation Ursache der Deformität. Eine PISI erkennt man an der Palmarabkippung des Mondbeins in einer korrekten Seitaufnahme, häufig begleitet von einer Dorsalabkippung des Kopfbeins (Capitatum-Lunatum-Winkel > 30°; skapholunärer Winkel < 30; Abb. 6-71D). Ursache ist eine Ringunterbechung an der Ulnarseite des Karpus, wobei die häufigste Ursache dieser Deformität eine ligamentäre Dissoziation und Sprengung des Triquetrum-Hamatum-Gelenks ist. Nach McNiesh herrscht bei einer Karpusringruptur sowohl radial- als auch ulnarseitig beispielsweise bei der konkurrierenden skapholunären und lunotriquetralen Bänderdissoziation das PISI-Muster vor.

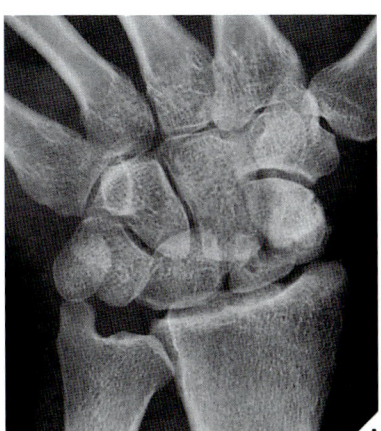
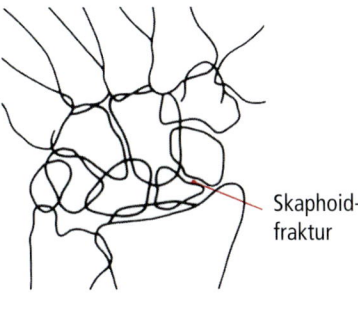
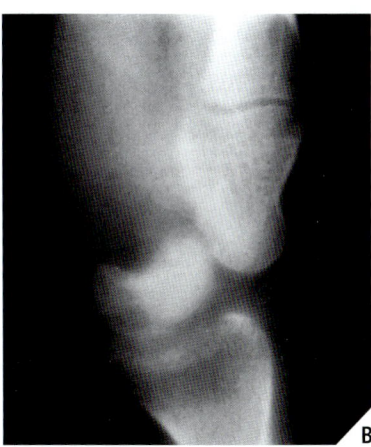

Abb. 6-68. **A** Eine dorsopalmare Handgelenkaufnahme in Ulnardeviation zeigt deutlich einen Kahnbeinbruch, unklar dagegen die Unterbrechung der distalen Karpalbögen, und damit den Typ der Luxation. Auch die Seitaufnahme war letztlich nicht diagnostisch. **B** Das seitliche Tomogramm zeigt, daß das Kopfbein gegenüber dem Mondbein nach dorsal luxiert ist, welches mit dem distalen Radius gelenkig verbunden bleibt – das klassische Bild einer perilunären Luxation

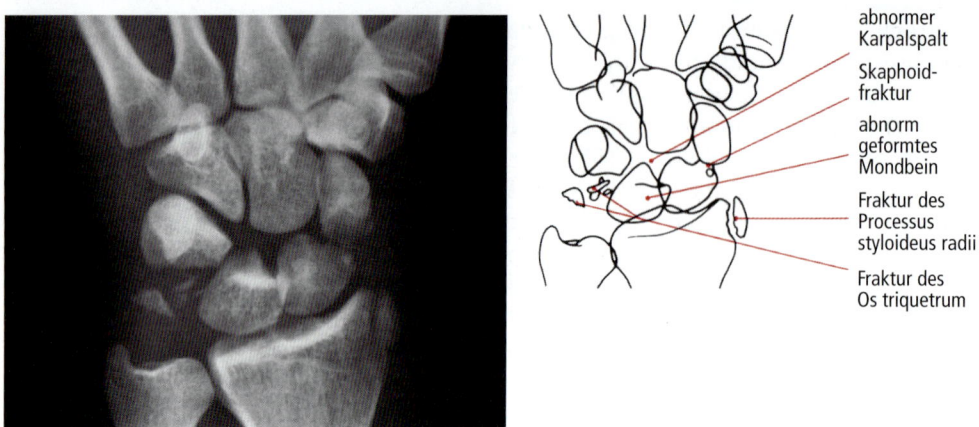

Abb. 6-69. Die dorsopalmare Handgelenkaufnahme zeigt deutlich Frakturen des Processus styloideus radii, des Kahnbeins und Dreieckbeins. Der weite Zwischenraum, der die proximale und die distale Karpalreihe voneinander trennt, und die Dreieckform des Mondbeins zeigen eine mögliche Mondbeinluxation an. Man beachte hier die Unterbrechung der Bögen I und II. Die Seitaufnahme sicherte die Palmarverschiebung des Mondbeins und die normale Stellung des Kopfbeins. Diese Anomalie kann man als eine transradiale, transskaphoidale und transtriquetrale Mondbeinluxation bezeichnen

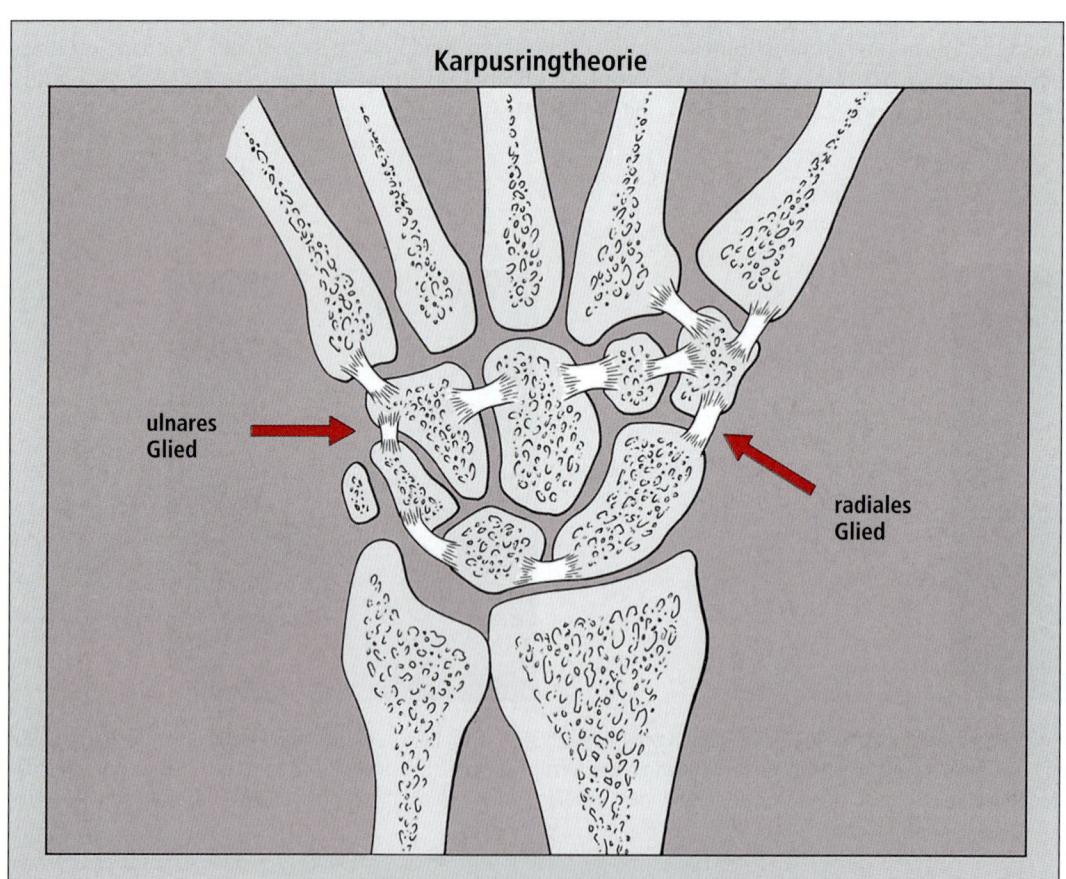

Abb. 6-70. Karpusringtheorie. Die proximale Handwurzelknochenreihe (intercalated segment) bewegt sich als eine durch die interossären Bänder fest fixierte Einheit. Eine kontrollierte Beweglichkeit findet im Skaphoid-Trapezium-Gelenk (radiales Glied) und im Triquetrum-Hamatum-Gelenk (ulnares Glied) statt. Eine Unterbrechung dieses Rings, sei sie nun knöchern oder ligamentär, kann zu einer unkontrollierten Beweglichkeit führen, die sich entweder als dorsal intercalated segment instability (DISI) oder palmar intercalated segment instability (PISI) äußert. (Modifiziert nach Lichtman DM et al., 1981; mit freundlicher Erlaubnis)

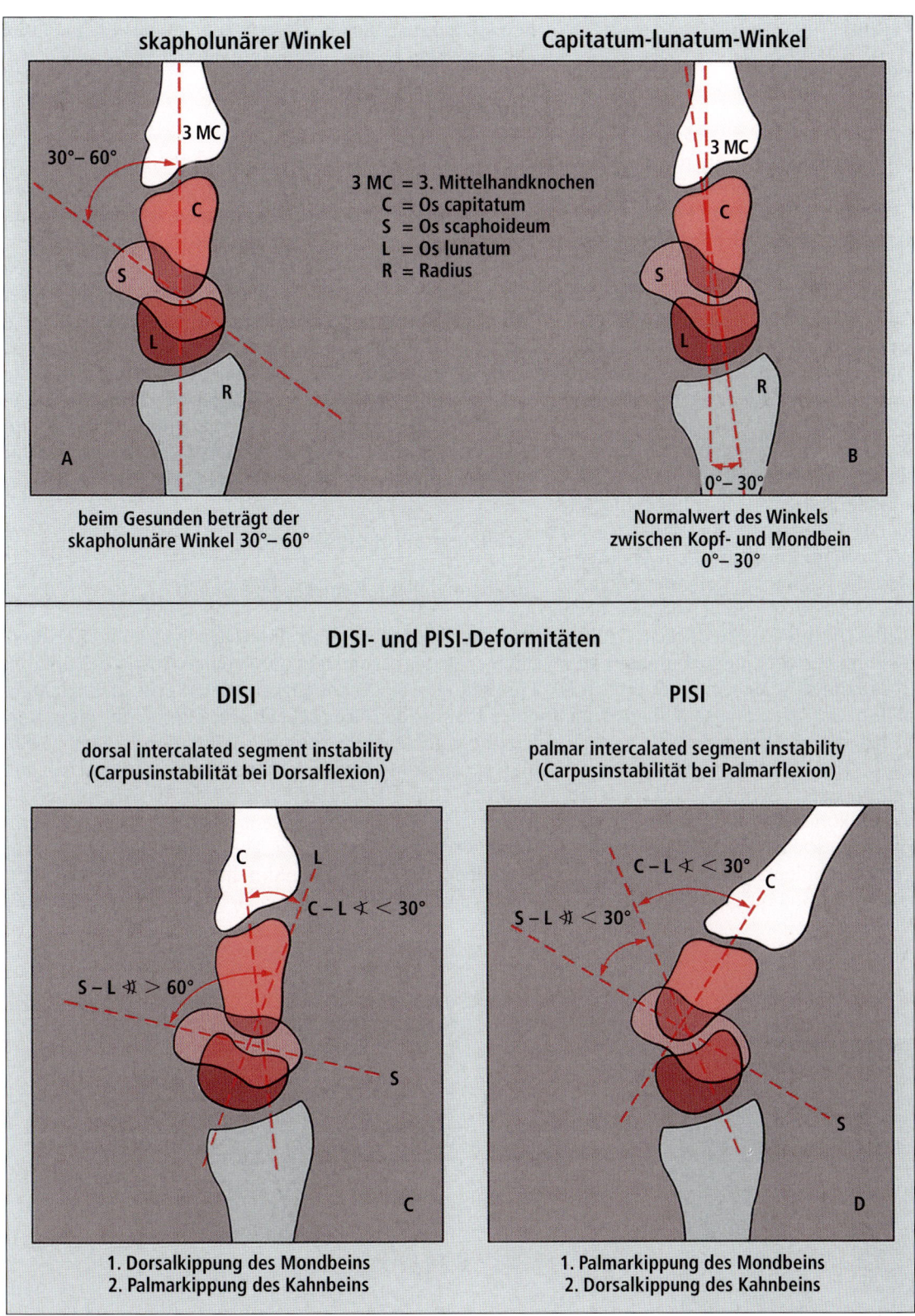

Abb. 6-71. Dorsal intercalated segment instability (DISI) und palmar intercalated segment instability (PISI). **A** Normaler skapholunärer Winkel zwischen der Längsachse von Kahnbein und Mondbein und einem Normalwert von 30–60°. **B** Normaler Winkel zwischen Kopfbein und Mondbein, gebildet durch die Kopfbeinachse (vom Mittelpunkt des Kopfes zum Zentrum seiner distalen Gelenkfläche) und der Mondbeinachse (von dessen proximalem zum distalen Zentrum) mit einem Normalwert von 0–30°. **C** Bei der DISI ist der skapholunäre Winkel größer als 60°, der Kopfbein-Mondbein-Winkel größer als 30°. **D** Bei der PISI ist der skapholunäre Winkel kleiner als 30° und der Winkel zwischen Os capitatum und Os lunatum weit größer als 30°. (Modifiziert nach Gilula LA, Weeks PM, 1978; mit freundlicher Erlaubnis)

TEIL II - Trauma

■ Verletzung der Hand

Frakturen der Mittelhandknochen

Bennett- und Rolando-Fraktur

Beide sind *intraartikuläre* Frakturen an der Basis des 1. Mittelhandknochens. Aus therapeutischer Sicht ist es wichtig, diese von den *extraartikulären* Formen abzugrenzen, bei denen es sich um Quer- oder Schrägfrakturen des Daumenmittelhandknochens unmittelbar distal des Daumensattelgelenks handelt (sog. Winterstein-Fraktur; Anm. des Übers.; Abb. 6-72). Wird eine intraartikuläre Mittelhandfraktur übersehen und folglich nicht behandelt, so kann dies zu protrahiertem Schmerz, zu Einsteifung und wegen der Inkongruenz der Gelenkflächen zu einer posttraumatischen Arthrose führen.

Die *Bennett-Fraktur* ist ein Bruch des proximalen Endes des Daumenmittelhandknochens, der sich bis in das Daumensattelgelenk hinein erstreckt. Meist bleibt hier ein kleines Fragment an der Palmarseite der Basis des Os metacarpale I korrekt in Verbindung mit dem Os trapezium, während der Rest des Daumenmittelhandknochens als Folge des Zugs des M. abductor pollicis longus nach dorsal und radial abgleitet (Abb. 6-73). Aus diesem Grunde sollte man diese Verletzung korrekt eine Luxationsfraktur nennen. Die Bennett-Fraktur läßt sich in Übersichtsaufnahmen der Hand im d.-p., schrägen und seitlichen Strahlengang leicht diagnostizieren und beurteilen.

Die *Rolando-Fraktur* ist ein Bennett-Trümmerbruch; die Bruchlinie kann Y-, V- oder T-förmig sein. Da hierbei viele Fragmente vorliegen können, muß man oft die Routineübersichten (die gleichen wie bei der Bennett-Fraktur) durch eine spiralige Tomographieuntersuchung ergänzen, um die Trümmerfragmente zu lokalisieren und die Möglichkeit auszuschließen, daß sich ein kleines Fragment im Daumensattelgelenk verfangen hat (Abb. 6-74).

Boxerfraktur

Dies ist ein Bruch des Mittelhandknochenhalses mit einer Palmarabknickung des distalen Fragments. Er kann an jedem Mittelhandknochen vorkommen, ist aber am Kleinfinger am häufigsten. Fraktur und Deformität weisen Übersichtsaufnahmen der Hand im d.-p. und im schrägen Strahlengang genügend gut nach (Abb. 6-75). Da dieser Bruch oft als Trümmerbruch auftritt, ist es dann wichtig, dessen Ausdehnung zu bestimmen. Er kann die ungünstige Voraussetzung dafür sein, daß es nach der Reposition zu einer knickförmigen Deformität kommen wird. Meist genügt eine Schrägaufnahme, um das Ausmaß des Trümmerbruchs nachzuweisen (Abb. 6-75B), doch kann hierfür mitunter auch die Tomographie nötig werden.

Verletzung der Handweichteile

Torhüterdaumen („Gamekeeper's Thumb")

Der gamekeeper's thumb (im Deutschen auch Torhüterdaumen genannt) entsteht durch einen Ausriß des ulnaren Längsbandes am Daumengrundgelenk, oft in Begleitung einer Fraktur der Grundgliedbasis. Man nennt diese Verletzung gamekeeper's thumb („Wildhüterdaumen"), weil man sie ursprünglich bei schottischen Wildhütern sah, die sich das ulnare Kollateralband durch die Art, in der sie gewöhnlich Kaninchen töteten, zuzogen. Heute kommt dieser Verletzungstyp häufiger bei Skiunfällen vor, so daß man eher den Terminus „Skifahrerdaumen" verwendet. Auch kann die Verletzung bei Breakdancern vorkommen

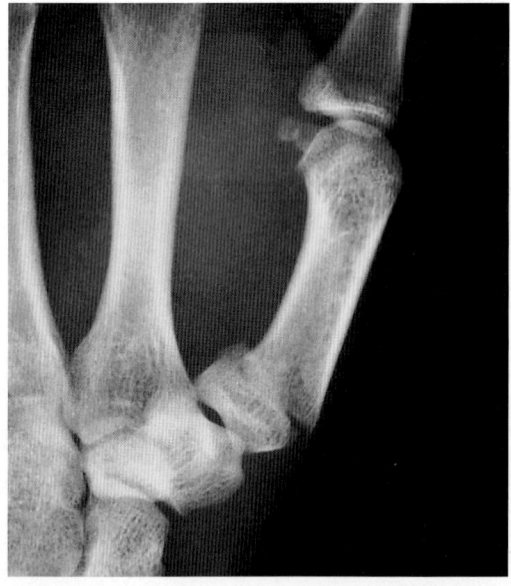

Abb. 6-72. Extraartikuläre Fraktur an der Basis des Daumenmittelhandknochens – die sog. Winterstein-Fraktur, nicht mit einer Bennett- oder Rolando-Fraktur, die beide intraartikulär verlaufen, zu verwechseln

Obere Gliedmaße II: Distaler Unterarm, Handwurzel und Hand 6

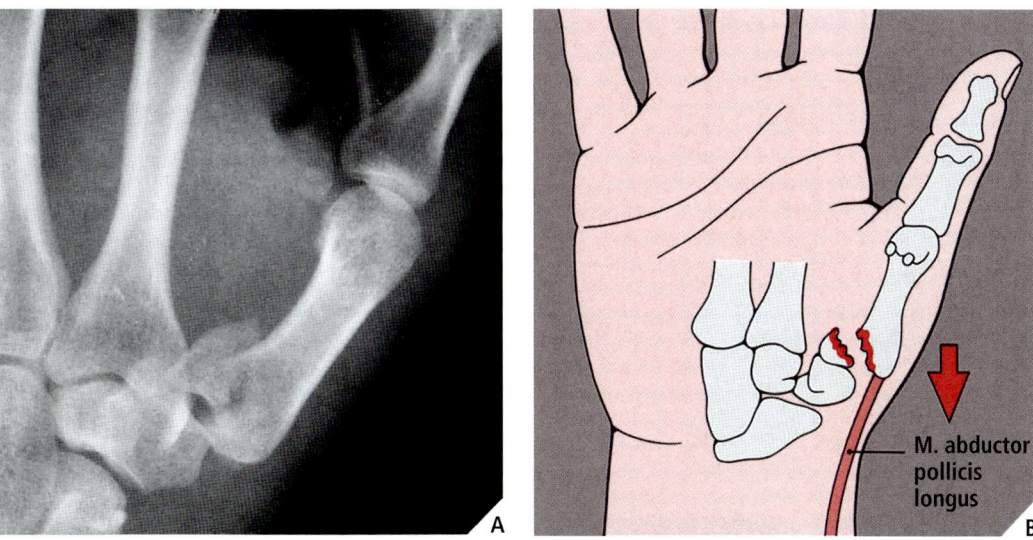

Abb. 6-73. Ein 27jähriger an einem Kampf beteiligter Mann stellte sich mit umschriebenen Schmerzen im rechten Thenar vor. **A** Die dorsopalmare Übersichtsaufnahme der Hand zeigt das typische Bild einer Bennett-Fraktur. Dabei verbleibt ein kleines Fragment an der Basis des ersten Mittelhandknochens in gelenkiger Verbindung mit dem Os trapezium, während der restliche Knochen nach dorsoradial verschoben wird. **B** Die begleitende Schemazeichnung zeigt den Pathomechanismus dieser Fraktur

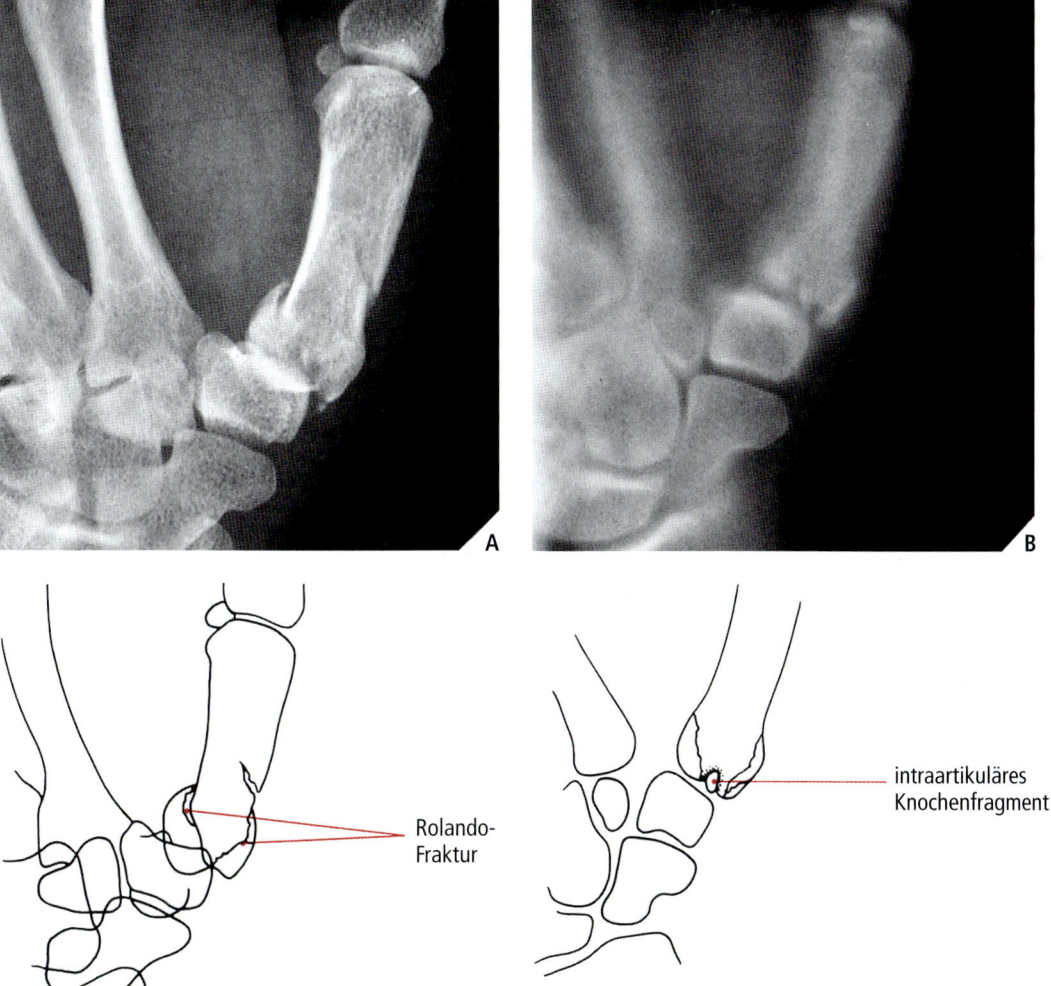

Abb. 6-74. **A** Die Schrägaufnahme der rechten Hand zeigt einen intraartikulären Trümmerbruch des proximalen Endes des ersten Mittelhandknochens – eine Rolando-Fraktur. **B** Zur Fragmentlokalisation wurde eine dreifach spiralige Tomographie durchgeführt, welche dann auch ein kleines im Daumensattelgelenk gefangenes Knochenstückchen nachwies

TEIL II - Trauma

("break-dancer's thumb"). Bei seinem Riß kann das ulnare Längsband an den Rupturstellen verlagert werden und oberflächlich der Aponeurose des M. adductor pollicis zu liegen kommen, was dann die Stener-Läsion genannt wird. Die normale d.-p. und die Schrägaufnahme des Daumens stellen die Begleitfraktur denn meist schon genügend gut dar (Abb. 6-76A,B), doch gehört zur vollständigen Abklärung beim Verdacht auf diese Verletzung auch eine Aufnahme in Radialabduktionsbelastung. Ein Winkel von mehr als 30° zwischen dem Mittelhandknochen und dem Grundglied des Daumens ist beim Torhüterdaumen ein typischer Befund und zeigt eine Subluxation an (Abb. 6-76C,D). Die Daumengrundgelenkarthrographie kann man durchführen, um den Abriß, die Verlagerung oder auch das Verfangen des ulnaren Längsbandes zu sichern (Abb. 6-77).

In den letzten Jahren wurde die MRT dazu eingesetzt, diese Verletzung zu erforschen, insbesondere um einen dislozierten Riß des ulnaren Längsbands nachzuweisen. Gleichermaßen erwies sich die Sonographie als einfaches, zuverlässiges und kostengünstiges Verfahren, die Stener-Läsion zu erkennen.

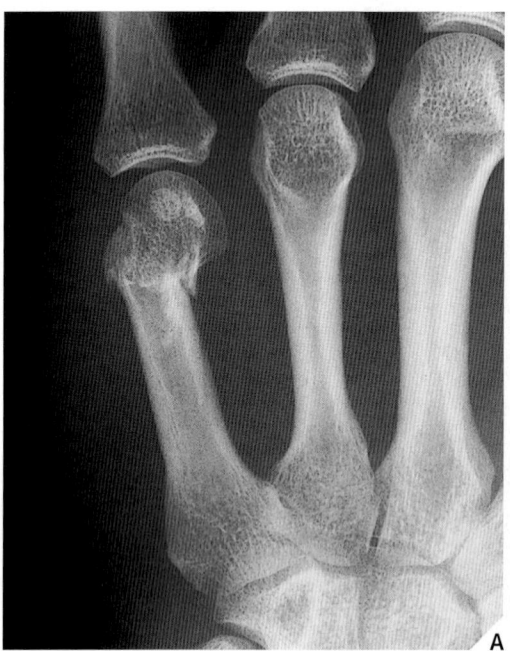 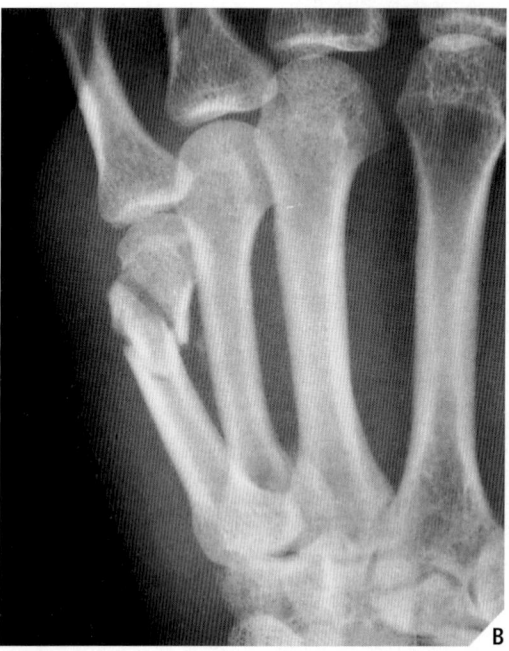

Abb. 6-75. **A** Die dorsopalmare Aufnahme der rechten Hand zeigt einen Bruch des 5. Mittelhandknochens mit Palmarabknickung des distalen Fragments – eine einfache Boxerfraktur. Liegt gar ein Trümmerbruch vor, dann wird es hinsichtlich der Prognose wichtig, das Frakturausmaß zu bestimmen, da diese Brüche oftmals instabil sind. **B** Meist reicht eine Schrägaufnahme aus, die Schwere des Trümmerbruches festzulegen

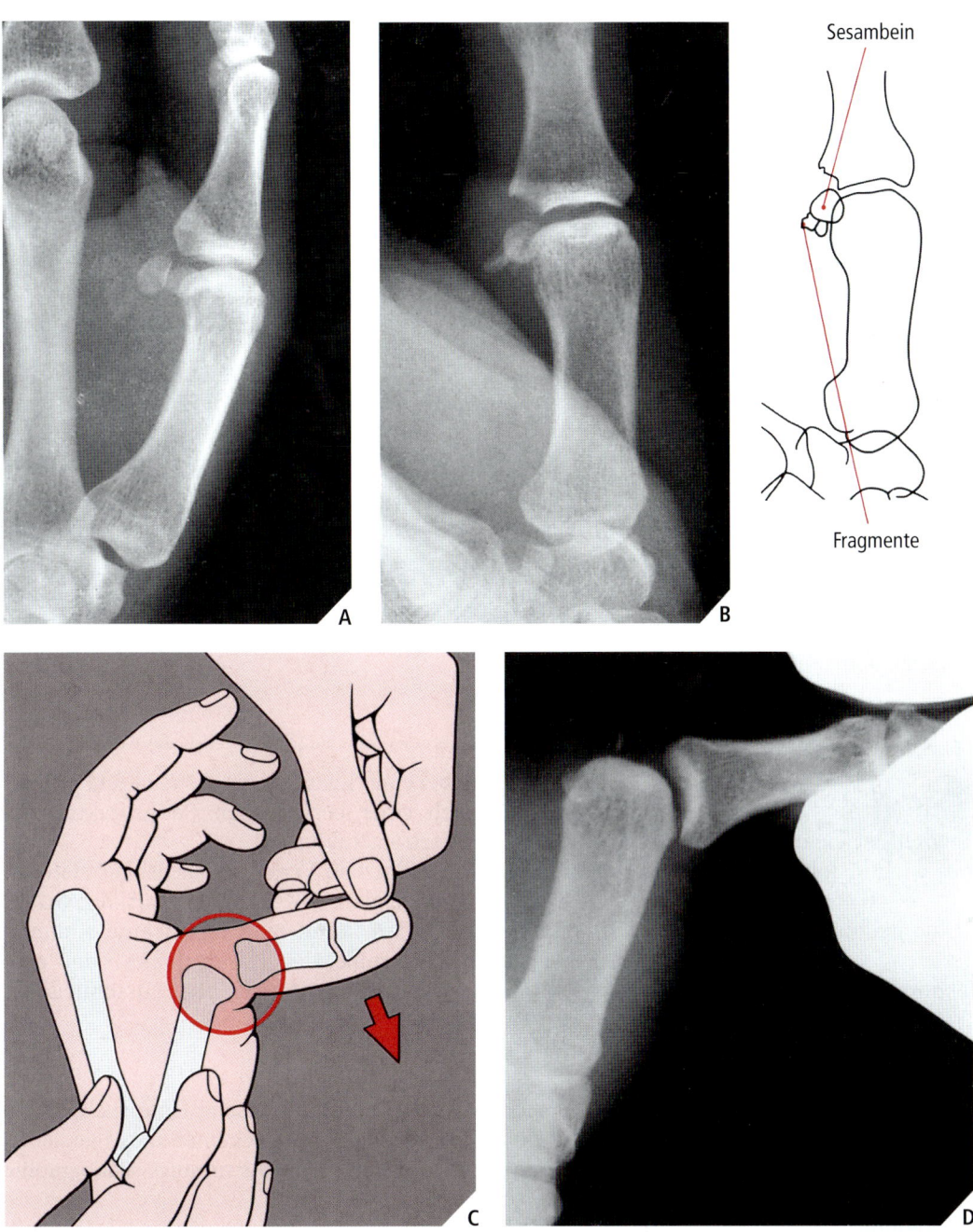

Abb. 6-76. Nach einem Sturz auf die Hand beim Skifahren stellte sich der 38 Jahre alte Mann mit Schmerzen an der rechten Daumenbasis vor. Die körperliche Untersuchung ergab eine Instabilität des Daumengrundgelenks. **A, B** Schrägaufnahme und dorsopalmare Aufnahme des rechten Daumens zeigen eine Grundgliedbasisfraktur mit örtlicher Weichteilschwellung – Befunde wie bei einem „Torhüterdaumen". **C, D** Bei einem weiteren Patienten ergaben die Übersichten keinen Anhalt für eine Fraktur; da jedoch die körperliche Untersuchung eine Instabilität des Daumengrundgelenks zu Tage brachte, fertigte man eine Aufnahme in Abduktionsbelastung des Daumens an. Das Röntgenbild zeigt eine Subluxation des Gelenks, da der Winkel zwischen dem Metakarpale I und dem Daumengrundglied auf über 30° öffnet und somit einen „Torhüterdaumen" beweist.

TEIL II - Trauma

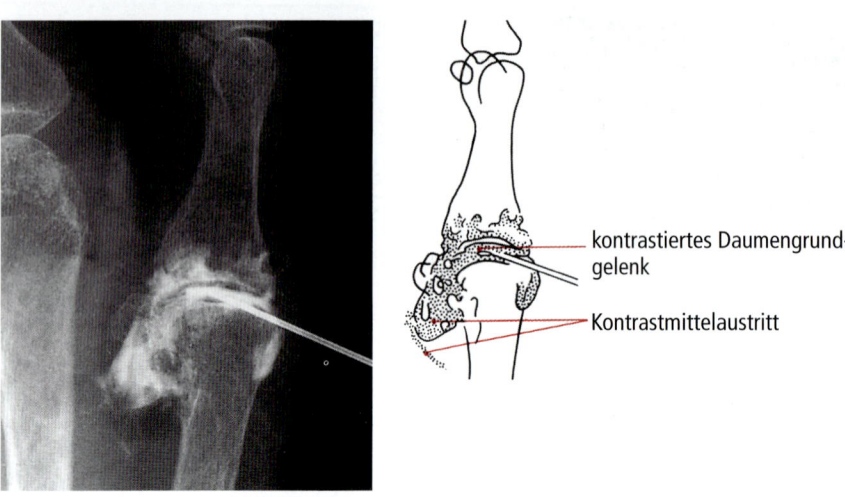

Abb. 6-77. Eine Arthrographie des Daumengrundgelenks bietet die für einen Torhüterdaumen charakteristischen Befunde. Der Kontrastmittelaustritt an der Ulnarseite des ersten Metakarpalköpfchens zeigt einen Riß des ulnaren Kollateralbands an. (Mit freundlicher Erlaubnis von Dr. D. Resnick, San Diego, Kalifornien, USA)

Merkpunkte für die Praxis

Distaler Unterarm

1. Bei der vollständigen Beurteilung einer Verletzung des distalen Unterarms ist es wichtig, folgendes zu analysieren:
   - Die Länge der Ulna (Ulna-neutral-, Ulna-minus- und Ulna-plus-Variante);
   - den Radiuswinkel, der normalerweise 15–25° beträgt;
   - die Radiuslänge.
2. Zur vollständigen Beurteilung eines Traumas ist es wichtig, in der Seitaufnahme des distalen Unterarms die Palmarneigung der Radiusgelenkfläche zu betrachten, die normalerweise 10–25° beträgt.
3. Die vollständige Beurteilung einer Colles-Fraktur sollte folgende Punkte beinhalten:
   - Verkürzungsausmaß des Radius;
   - Richtung der Fehlstellung des distalen Fragments;
   - Ausdehnung der Bruchlinie in das Gelenk hinein;
   - Begleitfraktur der Ulna.
4. Man grenze die Colles-Fraktur gegen andere Radiusbrüche ab:
   - Barton-Fraktur vom dorsalen oder palmaren Typ, die am besten in der seitlichen Aufnahme zu sehen ist;
   - Hutchinson-(oder Chauffeur-)Fraktur, die am besten in der d.-p. Aufnahme sichtbar ist;
   - Smith-Fraktur, die am besten in der Seitaufnahme zu erkennen ist.
5. Die Frykman-Klassifikation der Frakturen des distalen Radius nach dem Verlauf der der Bruchlinie (intraartikulär oder extraartikulär) und einer begleitenden Ulnafraktur hat praktischen prognostischen Wert und dient als Leitschnur der Behandlung.
6. Man suche bei einer Luxation des distalen Radioulnargelenks nach einer begleitenden Radiusfraktur, der Galeazzi-Luxationsfraktur.
7. Eine häufige Folge von Verletzungen des distalen Radioulnargelenks, den Riß der Fibrocartilago triangularis-Komplexes, kann man durch eine Einfachkontrastarthrographie des Handgelenks oder eine MRT-Untersuchung nachweisen oder ausschließen.

Handgelenk

1. Sprechen Anamnese und klinische Untersuchung für einen Kahnbeinbruch und erscheinen die Übersichtsaufnahmen normal, dann ist die spiralige Tomographie der logisch nächste Schritt.
2. Die CT-Untersuchung weist zuverlässig die „Buckeldeformität" des Kahnbeins nach.
3. Verspätete Diagnose und Behandlung eines Kahnbeinbruchs können zu Pseudarthrose, Osteonekrose und posttraumatischer Arthrose führen.
4. Eine Triquetrumfraktur sieht man am besten in der seitlichen und der pronierten Schrägaufnahme des Handgelenks. Sind die Übersichten unauffällig, dann kann die Tomographie im seitlichen Strahlengang zur Diagnose führen oder diese Verletzung ausschließen.
5. Frakturen des Hamatumkörpers weist man am besten in der seitlichen und der pronierten Schrägaufnahme nach.
6. Beim Verdacht auf eine Fraktur des Hamulus ossis hamati suche man nach dem Kortikalisringschatten, der sich in der d.-p. Aufnahme auf das Os hamatum projiziert. Fehlt das „Auge" des Hamatums oder ist es un-

scharf begrenzt oder sklerosiert, dann ist ein Hakenbruch sehr wahrscheinlich. Die CT oder aber die spiralige Tomographie in seitlicher und Karpaltunnelprojektion ist dann zur weiteren Beurteilung eine nutzbringende Technik.
7. Einen Erbsenbeinbruch weist man am besten mittels Schrägaufnahme in Supination und mit der Karpaltunnelaufnahme nach.
8. Beim Morbus Kienböck hängt die Wahl des operativen Vorgehens vom Nachweis der Integrität des Mondbeins ab. Die vorzugsweise spiralige Tomographie in zwei Ebenen ist dann meist indiziert. Die MRT kann die Osteonekrose bereits in frühen Stadien nachweisen.
9. Lunatumluxation und perilunäre Luxation sind in der Seitaufnahme leicht an der Unterbrechung der normalen gut zentrierten Ausrichtung der Längsachsen von Kopfbein und Mondbein über dem distalen Radiusende erkennbar:
    - Bei der Lunatumluxation ist die Achsenanordnung im Mondbein unterbrochen;
    - bei der perilunären Luxation ist die Kopfbeinachse fehlgestellt;
    - bei der interkarpalen Luxation ist die Achsanordnung beider Knochen gestört.
10. Bei einem jeden Typ einer Handwurzelluxation suche man eine Begleitfraktur.
11. Bei Verdacht auf eine interkarpale Instabilität, jedoch unauffälligen Übersichten, sollte die Durchleuchtung in Kombination mit der Videoaufzeichnung die nächste Untersuchung sein. Beim Verdacht auf einen Bänderriß sollte man eine Arthrographie oder MRT durchführen.

Hand

1. Man unterscheide die Bennett- und die Rolando-Fraktur, intraartikuläre Brüche an der Basis des Daumenmittelhandknochens, von den extraartikulären Frakturen dieser Region (Winterstein-Fraktur).
2. Zur Bennett-Fraktur gehört eine Luxation des größeren Fragments des ersten Mittelhandknochens; folglich ist sie eine Luxationsfraktur.
3. Bei der Beurteilung der Rolando-Fraktur – die eine Bennett-Fraktur vom Trümmerbruchtyp ist – schließe man die Möglichkeit aus, daß sich ein Fragment im Daumensattelgelenk verfangen hat. Zur Beurteilung der Zertrümmerung ist die Tomographie ein zuverlässiges aussagekräftiges Verfahren.
4. Bei der Boxerfraktur ist oft eine Trümmerzone an der palmaren Kortikalis vorhanden; hier ist es wichtig, diese dann auch radiologisch nachzuweisen.
5. Beim Verdacht auf einen gamekeeper's thumb lasse man eine Daumenaufnahme mit Abduktionsbelastung anfertigen.
6. Ausriß, Verlagerung oder Verfangen des ulnaren Längsbands kann man beim gamekeeper's thumb mittels der Arthrographie des Daumengrundgelenks abklären.
7. Die MRT ist ein effizientes Verfahren, mit dem man eine nicht dislozierte von einer dislozierten Ruptur (der sog. Stener-Läsion) des ulnaren Kollateralbands des Daumengrundgelenks unterscheiden kann.

TEIL II - Trauma

Literaturempfehlungen

Abbit PL, Riddervold HO. The carpal tunnel view: helpful adjuvant for unrecognized fractures of the carpus. Skeletal Radiol 1987; 16: 45–47.

Abrahamsson SO, Sollerman C, Lundborg G, Larson J, Egund N. Diagnosis of displaced ulnar collateral ligament of the metacarpophalangeal joint of the thumb. J Hand Surg [Am] 1990; l5A: 457–460.

Adkinson JW, Chapman MW. Treatment of acute lunate and perilunate dislocations. Clin Orthop 1982; 164: 199–207.

Ahn JM, Sartoris DJ, Kang HS, et al. Gamekeeper thumb: comparison of MR arthrography with conventional arthrography and MR imaging in cadavers. Radiology 1998; 206: 737–744.

Alexander AH, Lichtman DM. Kienböck's disease. In: Lichtman DM, ed. The wrist and its disorders. Philadelphia: WB Saunders, 1988: 329–343.

Andersen JL, Gron P, Langhoff O. The scaphoid fat stripe in the diagnosis of carpal trauma. Acta Radiol 1988; 39: 97–99.

Arkless R. Cineradiography in normal and abnormal wrist. AJR Am J Roentgenol 1966; 96: 837–844.

Armistead RB, Linscheid RL, Dohyns JH, Beckenbaugh RD. Ulnar lengthening in the treatment of Kienböck's disease. J Bone Joint Surg [Am] 1982; 64A: 170–178.

Aufranc OE, Jones WN, Turner RH. Anterior marginal articular fracture of distal radius. JAMA 1966; 196: 788–791.

Azouz: EM. Longitudinal CT of the forearm in children. J Can Assoc Radiol 1984; 35: 388-389.

Bado JL. The Monteggia lesion. Clin Orthop 1967; 50: 71–86.

Barton NJ. Twenty questions about scaphoid fractures. J Hand Surg [Br] 1992; 17B: 289–310.

Beckenbaugh RD, Shives TC, Dobyns JH, Linscheid RL. Kienböck's disease: the natural history of Kienböck's disease and consideration of lunate fractures. Clin Orthop 1980; 149: 98–106.

Beltran J. MRI: musculoskeletal system. Philadelphia: JB Lippincott, 1990.

Bennett EH. On fracture of the metacarpal bone of the thumb. BMJ 1886; 11: 12–13.

Berger RA. The gross and histologic anatomy of the scapholunate interosseous ligament. J Hand Surg [Am] 1996; 21A: 170–178.

Berger RA, Blair WR, el-Khoury GY. Arthrotomography of the wrist: the triangular fibrocartilage complex. Clin Orthop 1983; 172: 257–264.

Berquist TH. Hand and wrist. In: Berquist TH, ed. MRI of the musculoskeletal system, 3rd ed. Philadelphia: Lippincott-Raven Publishers, 1996: 673–734.

Berquist TH. Knee. In: Berquist TH, ed. MRI of the musculoskeletal system, 3rd ed. Philadelphia: Lippincott-Raven Publishers, 1996: 285–409.

Bhalla S, Higgs PE, Gilula LA. Utility of the radial-deviated, thumb-abducted lateral radiographic view for the diagnosis of hamate hook fractures: case report. Radiology 1998; 209: 203–207.

Binkovitz LA, Cahill DR, Ehman RL, Bergquist TH. Magnetic resonance imaging of the wrist: normal cross sectional imaging and selected abnormal cases. Radiographics 1988; 8: 1171–1202.

Biondetti PR, Vannier MW, Gilula LA, Knapp R. Wrist: coronal and transaxial CT scanning. Radiology 1987; 163: 149–151.

Bishop AT, Beckenbaugh RD. Fracture of the hamate hook. J Hand Surg [Am] 1988; l3A: 135–139.

Blair WF, Berger RA, el-Khoury GY. Arthrotomography of the wrist: an experimental and preliminary clinical study. J Hand Surg [Am] 1985; l0A: 350–359.

Bogumill GP. Anatomy of the wrist. In: Lichtman DM, ed. The wrist and its disorders. Philadelphia: WB Saunders, 1988: 14–26.

Bonzar M, Firrell JC, Hainer M, Mah ET, McCabe SJ. Kienböck disease and negative ulnar variance. J Bone Joint Surg [Am] 1998; 80A: 1154–1157.

Boulas HJ, Milek MA. Hook of the hamate fractures: diagnosis, treatment and complications. Orthop Rev 1990; 19: 518–529.

Bowers WH, Hurst LC. Gamekeeper's thumb: evaluation by arthrography and stress roentgenography. J Bone Joint Surg [Am] 1977; 59A: 519–524.

Breitenseher MJ, Metz VM, Gilula LA, et al. Radiographically occult scaphoid fractures: value of MR imaging in detection. Radiology 1997; 203: 245–250.

Brondum V, Larsen CF, Skov O. Fracture of the carpal scaphoid: frequency and distribution in a well-defined population. Eur J Radiol 1992; 15: 118–122.

Brismar J. Skeletal scintigraphy of the wrist in suggested scaphoid fracture. Acta Radiol 1988; 29: 101–107.

Brown P, Dameron T. Surgical treatment for nonunion of the scaphoid. South Med J 1975; 68: 415–421.

Brown RR, Fliszar E, Cotten A, Trudell D, Resnick D. Extrinsic and intrinsic ligaments of the wrist: normal and pathologic anatomy at MR arthrography with three-compartment enhancement. Radiographics 1998; 18: 667–674.

Bryan RS, Dobyns JH. Fractures of the carpal bones other than lunate and navicular. Clin Orthop 1980; 149: 107–111.

Bush CH, Gillespy T III, Dell PC. High-resolution CT of the wrist: initial experience with scaphoid disorders and surgical fusions. AJR Am J Roentgenol 1987; 149: 757–760.

Campbell CS. Gamekeeper's thumb. J Bone Joint Surg [Br] 1955; 37B: 148–149.

Carrino JA, Smith DK, Schweitzer ME. MR arthrography of the elbow and wrist. Semin Musculoskel Radiol 1998; 2: 397–414.

Cone RO, Szabo R, Resnick D, Gelberman R, Taleisnick J, Gilula L. Computed tomography of the normal radioulnar joint. Invest Radiol 1983; 18: 541–545.

Cone RO, Szabo R, Resnick D, Gelberman R, Taleisnick J, Gilula L. Computed tomography of the normal soft tissues of the wrist. Invest Radiol 1983; 18: 546–551.

Cooney WP, Dobyns JH, Linscheid RL. Complications of Colles' fractures. J Bone Joint Surg [Am] 1980; 62A; 613–619.

Cooney WP III, Linscheid RL, Dobyns JH. Fractures and dislocations of the wrist. In: Rockwood CA, Green DP, Buchholz RW, eds. Fractures in adults, vol. 1, 3rd ed. Philadelphia: JB Lippincott, 1991: 563–678.

Corfitsen M, Christensen SE, Cetti R. The anatomic fat pad and the radiological "scaphoid fat stripe." J Hand Surg [Br] 1989; 14B: 326–328.

Cristiani G, Cerofolini E, Squarzina PB, et al. Evaluation of ischemic necrosis of carpal bones by magnetic resonance imaging. J Hand Surg [Br] 1990; 15B: 249–255.

Crittenden JJ, Jones DM, Santarelli AG. Bilateral rotational dislocation of the carpal navicular. Case report. Radiology 1970; 94: 629–630.

Culp RW, Lemel M, Taras JS. Complications of common carpal injuries. Hand Clin 1994; 10: 139–155.

Curtis DJ, Downey EF Jr. A simple first metacarpophalangeal stress test. Radiology 1983; 148: 855–856.

Dalinka MK. MR imaging of the wrist. AJR Am J Roentgenol 1995; l64: 1–9.

Dalinka MK, Boorstein JM, Z1atkin MB. Computed tomography of musculoskeletal trauma. Radiol Clin North Am 1989; 27: 933–944.

Dalinka MK, Osterman AL, Kricun ME. Trauma to the carpus. Contemp Diagn Radiol 1982; 5: 1–6.

De Palma AF, Gartland JJ, Dowling JJ. Colles' fracture. Pa Med 1966; 69: 72–75.

De Smet L. Ulnar variance: fact and fiction review article. Acta Orthop Belg 1994; 60: 1–9.

Desser ST, McCarthy S, Trumble T. Scaphoid fractures and Kienböck's disease of the lunate: MR imaging with histopathologic correlation. Magn Reson Imaging 1990; 8: 357–361.

Downey EF Jr, Curtis DJ. Patient-induced stress test of the first metacarpophalangeal joint: a radiographic assessment of collateral ligament injuries. Radiology 1986; 158: 679–683.

Duong RB, Nishiyama H, Mantil JC, et al. Kienböck's disease: scintigraphic demonstration in correlation with clinical, radiographic, and pathologic findings. Clin Nucl Med 1982; 7: 418–420.

Egawa M, Asai T. Fracture of the hook of the hamate: report of six cases and suitability of computerized tomography. J Hand Surg [Am] 1983; 8A: 393–398.

Ellis K. Smith's and Barton's fractures. J Bone Joint Surg [Br] 1965; 47B: 724–727.

Engel J, Ganel A, Ditzian R, Militeanu J. Arthrography as a method of diagnosing tear of the ulnar collateral ligament of the metacarpophalangeal joint of the thumb ("gamekeeper's thumb"). J Trauma 1979; 19: 106–109.

Epner RA, Bowers WH, Guilford WB. Ulnar variance – the effect of wrist positioning and roentgen filming technique. J Hand Surg [Am] 1982; 7A: 298–305.

Fernandez DL, Eggli S. Non-union of the scaphoid: revascularization of the proximal pole with implantation of a vascular bundle and bone-grafting. J Bone Joint Surg [Am] 1995; 77A: 883–893.

Filan SL, Herbert TJ. Avascular necrosis of the proximal scaphoid after fracture union. J Hand Surg [Br] 1995; 20B: 551–556.

Fisher MR, Rogers LF, Hendrix RW. A systematic approach to the diagnosis of carpometacarpal dislocations. Radiographics 1982; 2: 612–627.

Fowler C, Sullivan B, Williams LA, McCarthy G, Savage R, Palmer A. A comparison of bone scintigraphy and MRI in the early diagnosis of the occult scaphoid waist fracture. Skeletal Radiol 1998; 27: 683–687.

Friedman L, Yong-hing K, Johnston GH. Forty degree angled coronal CT scanning of scaphoid fractures through plaster and fiberglass casts. J Comput Assist Tomogr 1989; 3: 1101–1104.

Friedman L, Yong HK, Johnston GH. The use of coronal computed tomography in the evaluation of Kienböck's disease. Clin Radiol 1991; 44: 56-59.

Gaebler C, Kukla C, Breitenseher M, Trattnig S, Mittlboeck M, Vecsei V. Magnetic resonance imaging of occult scaphoid fractures. J Trauma 1996; 41: 73-76.

Geissler WB, Freeland AE, Savoie FH, et al. Intracarpal soft-tissue lesions associated with an intra-articular fracture of the distal end of the radius. J Bone Joint Surg [Am] 1996; 78A: 357–364.

Gelberman RH, Salamon PB, Jurist JM, Posch JL. Ulnar variance in Kienböck's disease. J Bone Joint Surg [Am] 1975; 57A: 674–676.

Gelberman RH, Szabo RM. Kienböck's disease. Orthop Clin North Am 1984; 15: 355–367.

Gerwin M. The history of Kienböck's disease. Hand Clin 1993; 9: 385–390.

Gilbert TJ, Cohen M. Imaging of acute injuries to the wrist and hand. Radiol Clin North Am 1997; 35: 701–725.

Gilula LA. Roentgenographic evaluation of the hand and wrist. In: Weeks PM, ed. Acute bone and joint injuries of the hand and wrist. St. Louis: Mosby, 1981; 3.

Gilula LA. Carpal injuries: analysis and exercises. AJR Am J Roentgenol 1979; 133: 503–517.

Gilula LA, Weeks PM. Post-traumatic ligamentous instabilities of the wrist. Radiology 1978; 129: 641–651.

Gold RH. Arthrography of the wrist. In: Arndt RD, Horns JW, Gold RH, eds. Clinical arthrography. Baltimore: Williams & Wilkins, 1981.

Goldman AB. The wrist. In: Freiberger RH, Kaye JJ, eds. Arthrography. New York: Appleton-Century-Crofts, 1979: 227–290.

Golimbu CN, Firooznia H, Melone CP Jr, Rafii M, Weinreb J, Leber C. Tears of the triangular fibrocartilage of the wrist: MR imaging. Radiology 1989; 173: 731–733.

Golimbu CN, Firooznia H, Rafii M. Avascular necrosis of carpal bones. Magn Reson Imaging Clin North Am 1995; 3: 281-303.

Green DP, O'Brien ET. Classification and management of carpal dislocations. Clin Orthop 1980; 149: 55–72.

Green SM, Greenspan A. An expanded imaging approach for diagnosing tears of the triangular fibrocartilage complex. Bull Hosp Joint Dis Orthop Inst 1988; 48: 187–190.

Greenspan A, Posner MA, Tucker M. The value of carpal tunnel trispiral tomography in the diagnosis of fracture of the hook of the hamate. Bull Hosp Joint Dis Orthop Inst 1985; 45: 74–79.

Gundry CR, Kursunoglu-Brahme S, Schwaighofer B, Kang HS, Sartoris DJ, Resnick D. Is MR better than arthrography for evaluating the ligaments of the wrist? In vitro study. AJR Am J Roentgenol 1990; 154: 337–341.

Haramati N, Hiller N, Dowdle J, et al. MRI of the Stener lesion. Skeletal Radiol 1995; 24: 515–518.

Harper MT, Chandnani VP, Spaeth J, Santangelo JR, Providence BC, Bagg MA- Gamekeeper thumb: diagnosis of ulnar collateral ligament injury using magnetic resonance imaging, magnetic resonance arthrography and stress radiography. J Magn Reson Imaging 1966; 6: 322–328.

Helms CA, Major NM. Rapid triple-compartment wrist arthrography with diluted contrast medium. Can Assoc Radiol J 1993; 44: 227–229.

Hergan K, Mittler C, Oser W. Pitfalls in sonography of the gamekeeper's thumb. Eur Radiol 1997; 7: 65–69.

Hergan K, Mittler C, Oser W. Ulnar collateral ligament: differentiation of displaced and nondisplaced tears with US and MR imaging. Radiology 1995; 194: 65–71.

Hinke DH, Erickson SJ, Chamoy L, Timins ME. Ulnar collateral ligament of the thumb: MR findings in cadavers, volunteers, and patients with ligamentous injury (gamekeeper's thumb). AJR Am J Roentgenol 1994; 163: 1431–1434.

Horton MG, Timins ME. MR imaging of injuries to the small joints. Radiol Clin North Am 1977; 35: 671–700.

Howard FM. Fractures of the basal joint of the thumb. Clin Orthop 1987; 220: 46–57.

Hunter JC, Escobedo EM, Wilson AJ, Hanel DP, Zink-Brody GC, Mann FA. MR imaging of clinically suspected scaphoid fractures. AJR Am J Roentgenol 1997; 168: 1287–1293.

Imaeda T, Nakamura R, Miura T, et al. Magnetic resonance imaging in Kienböck's disease. J Hand Surg [Br] 1992; 14B: 12–19.

Imaeda T, Nakamura R, Miura T, Makino N. Magnetic resonance imaging in scaphoid fractures. J Hand Surg [Br] 1992; 17B: 20–27.

Johnson PG, Szabo RM. Angle measurements of the distal radius: a cadaver study. Skeletal Radiol 1993; 22: 243–246.

Johnson RG. The acutely injured wrist and its residuals. Clin Orthop 1980; 149: 33–44.

Johnston GHF, Freidman L, Kriegler JC. Computerized tomographic evaluation of acute distal radial fractures. J Hand Surg [Am] 1992; 17: 738–744.

Jonsson K, Jonsson A, Sloth M, Kopylov P, Wingstrand H. CT of the wrist in suspected scaphoid fracture. Acta Radiol 1992; 33: 500–501.

Kang HS, Kindynis P, Brahme SK, et al. Triangular fibrocartilage and intercarpal ligaments of the wrist: MR imaging. Radiology 1991; 181: 401–404.

Kienböck R. über traumatische Malazie des Mondbeins, und ihre Folgezustände: Entartungsformen und Kompressionsfrakturen. Fortschr Roentgenstr 1910; 16: 77–103.

Kleinert JM, Zenni EJ Jr. Nonunion of the scaphoid. Review of the literature and current treatment. Orthop Rev 1984; 13: 125–141.

Knirk JL, Jupiter JB. Intraarticular fractures of the distal end of the radius in young adults. J Bone Joint Surg [Am] 1986; 68A: 647–659.

Kuszyk BS, Fishman EK. Direct coronal CT of the wrist: helical acquisition simplified patient positioning. AJR Am J Roentgenol 1996; 166: 419–420.

Langer AJ, Gron P, Langhoff O. The scaphoid fat stripe in the diagnosis of carpal trauma. Acta Radiol 1988; 29: 97–99.

Levinsohn EM, Palmer AK. Arthrography of the traumatized wrist. Correlation with radiography and the carpal instability series. Radiology 1983; 146: 647–651.

Levinsohn EM, Palmer AK, Coren AB, Zinberg E. Wrist arthrography: the value of three-compartment injection technique. Skeletal Radiol 1987; 16: 539–544.

Levinsohn EM, Rosen ID, Palmer AK. Wrist arthrography: value of the three-compartment injection method. Radiology 1991; 179: 231–239.

Lichtman DM, Alexander AH, Mack GR, Gunther SF. Kienböck's disease: update on silicone replacement arthroplasty. J Hand Surg [Am] 1982; 7A: 343–347.

Lichtman DM, Schneider JR, Swafford AF, et al. Ulnar midcarpal instability – clinical and laboratory analysis. J Hand Surg [Am] 1991; 6A: 515–523.

Linkous MD, Gilula LA. Wrist arthrography today. Radiol Clin North Am 1998; 36: 651–672.

Linn MR, Mann FA, Gilula LA. Imaging the symptomatic wrist. Orthop Clin North Am 1990; 21: 515–543.

Linscheid RL. Arthrography of the metacarpophalangeal joint. Clin Orthop 1974; l03: 91.

Linscheid RL, Dobyns JH, Beabout JW, Bryan RS. Traumatic instability of the wrist: diagnosis, classification, and pathomechanics. J Bone Joint Surg [Am] 1972; 54A: 1612–1632.

Linscheid RL, Dobyns JH, Younge DK. Trispiral tomography in the evaluation of wrist injury. Bull Hosp Joint Dis Orthop Inst 1984; 44: 297–308.

Louis DS, Buckwalter KA. Magnetic resonance imaging of the collateral ligaments of the thumb. J Hand Surg [Am] 1989; 14A: 739–741.

Louis DS, Huebner J, Hankin F. Rupture and displacement of the ulnar collateral ligament of the metacarpophalangeal joint of the thumb. J Bone Joint Surg [Am] 1986; 68A: 1320–1326.

Manaster BJ. Digital wrist arthrography: precision in determining the site of radiocarpal-midcarpal communication. AJR Am J Roentgenol 1986; 147: 563–566.

Manaster BJ. The clinical efficacy of triple-injection wrist arthrography. Radiology 1991; 178: 267–270.

Manaster BJ, Mann RJ, Rubinstein S. Wrist pain: correlation of clinical and plain film findings with arthrographic results. J Hand Surg [Am] 1989; 14A: 466–473.

Mann FA, Wilson AJ, Gilula LA. Radiographic evaluation of the wrist: what does the hand surgeon want to know? Radiology 1992; 184: 15–24.

Mayfield JK. Mechanism of carpal injuries. Clin Orthop 1980; 149: 45–54.

Mayfield JK, Johnson RP, Kilcoyne RF. Carpal dislocations: patho-mechanics and progressive perilunar instability. J Hand Surg 1980; 5: 226–241.

Mayfield JK, Johnson RP, Kilcoyne RF. The ligaments of the human wrist and their functional significance. Anat Rec 1976; 186: 417–428.

Mazet R Jr, Hohl M. Fractures of the carpal navicular. J Bone Joint Surg [Am] 1963; 45A: 82–112.

McDonald G, Petrie D. Ununited fracture of the scaphoid. Clin Orthop 1975; 108: 110–114.

McMurtry RY, Jupiter JB. Fractures of the distal radius. In: Browner B, Jupiter J, Levine A, Trafton P, eds. Skeletal trauma. Philadelphia: WB Saunders, 1991: 1063–1094.

McNiesh LM. Unique musculoskeletal trauma. Radiol Clin North Am 1987; 25: 1107–1132.

Merhar GL, Clark RA, Schneider HJ, Stern PJ. High-resolution computed tomography of the wrist in patients with carpal tunnel syndrome. Skeletal Radiol 1986; 15: 549–552.

Mesgarzadeh M, Schneck CD, Bonakdarpour A. Carpal tunnel: MR imaging. Part I. Normal anatomy. Radiology 1989; 171: 743–748.

Mesgarzadeh M, Schneck CD, Bonakdarpour A, Mitra A, Conaway D. Carpal tunnel: MR imaging. Part II. Carpal tunnel syndrome. Radiology 1989; 171: 749–754.

Metz VM. Arthrography of the wrist and hand. In: Gilula LA, Yuming Y, eds. Imaging of the wrist and hand. Philadelphia: WB Saunders, 1996.

Metz VM, Mann FA, Gilula LA. Three-compartment wrist arthrography: correlation of pain site with location of uni- and bidirectional communications. AJR Am J Roentgenol 1993; 160: 819–822.

Metz VM, Mann FA, Gilula LA. Lack of correlation between site of wrist pain and location of noncommunicating defects shown by three-compartment wrist arthrography. AJR Am J Roentgenol 1993; 160: 1239–1243.

Middleton WD, Kneeland JB, Kellman GM, et al. MR imaging of the carpal tunnel: normal anatomy and preliminary findings in the carpal tunnel syndrome. AJR Am J Roentgenol 1987; 148: 307–316.

Mino DE, Palmer AK, Levinsohn EM. Radiography and computerized tomography in the diagnosis of incongruity of the distal radio-ulnar joint. A prospective study. J Bone Joint Surg [Am] 1985; 67A: 247–252.

Mino DE, Palmer AK, Levinson EM. The role of radiography and computerized tomography in the diagnosis of subluxation and dislocation of the distal radioulnar joint. J Hand Surg [Am] 1983; 8A: 23–30.

Mohanti RC, Kar N. Study of triangular fibrocartilage of the wrist joint in Colles' fracture. Injury 1980; 11: 321–324.

Munk PL, Lee MJ, Logan PM, et al. Scaphoid bone waist fractures, acute and chronic: imaging with different techniques. AJR Am J Roentgenol 1997; 168: 779–786.

Munk PL, Vellet AD, Levin MR, Steinbach LS, Helms CA. Current status of magnetic resonance imaging of the wrist. Can Assoc Radiol J 1992; 43: 8–18.

Muren C, Nygren E, Svartengren G. Computed tomography of the scaphoid in the longitudinal axis of the bone. Acta Radiol 1990; 31: 110–111.

Murphy D, Eisenhauer M. The utility of a bone scan in the diagnosis of clinical scaphoid fracture. J Emerg Med 1994; 12: 709–712.

Murray WT, Meuller PR, Rosenthal DI, Jauernek RR. Fracture of the hook of the hamate. AJR Am J Roentgenol 1979; 133: 899–903.

Nakamura R, Imaeda T, Horii E, Miura T, Hayakawa RT. Analysis of scaphoid fracture displacement by three-dimensional computed tomography. J Hand Surg [Am] 1991; l6A: 85–492.

Newland CC. Gamekeeper's thumb. Orthop Clin North Am 1992; 23: 41–48.

Norman A, Nelson JM, Green SM. Fractures of the hook of the hamate: radiographic signs. Radiology 1985; 154: 49–53.

O'Callaghan BI, Kohut G, Hoogewoud HM. Gamekeeper thumb: identification of the Stener lesion with US. Radiology 1994; 192: 477–480.

Oneson SR, Scales LM, Timins ME, Erickson SJ, Chamoy L. MR imaging interpretation of the Palmer classification of triangular fibrocartilage complex lesions. Radiographics 1996; 16: 97–106.

Oneson SR, Timins ME, Scales LM, Erickson SJ, Chamoy L. MR imaging diagnosis of triangular fibrocartilage pathology with arthroscopic correlation. AJR Am J Roentgenol 1997; 168: 1513–1518.

Palmer AK. Triangular fibrocartilage complex lesions: a classification. J Hand Surg [Am] 1989; l4A: 495–604.

Palmer AK. The distal radioulnar joint. In: Lichtman DM, ed. The wrist and its disorders. Philadelphia: WB Saunders, 1988: 220–231.

Palmer AE, Glisson RR, Werner FW. Ulnar variance determination. J Hand Surg [Am] 1982; 7A: 376–379.

Palmer AK, Levinsohn M, Kuzma GR. Arthrography of the wrist. J Hand Surg [Am] 1983; 8A: 15–-23.

Palmer AK, Werner FW. The triangular fibrocartilage complex of the wrist: anatomy and function. J Hand Surg [Am] 1981; 6A: 153–162.

Pederzini L, Luchetti R, Soragni O, et al. Evaluation of the triangular fibrocartilage complex tears by arthroscopy, arthrography and magnetic resonance imaging. Arthroscopy 1992; 8: 191–197.

Peltier LF. Eponymic fractures: John Rhea Barton and Barton's fractures. Surgery 1953; 34: 960–970.

Pennes DR, Jonsson K, Buckwalter KA. Direct coronal CT of the scaphoid bone. Radiology 1989; 171: 870–871.

Perlik PC, Guilford WB. Magnetic resonance imaging to assess vascularity of scaphoid nonunions. J Hand Surg [Am] 1991; l6A: 479–484.

Pittman CC, Quinn SF, Belsole R, Greene T, Rayhack J. Digital subtraction wrist arthrography: use of double contrast technique as a supplement to single contrast arthrography. Skeletal Radiol 1988; 17: 119–122.

Posner MA. Injuries to the hand and wrist in athletes. Orthop Clin North Am 1977; 8: 593–618.

Posner MA, Greenspan A. Trispiral tomography for the evaluation of wrist problems. J Hand Surg [Am] 1988; l3A: 175–181.

Posner MA, Retaillaud J. Metacarpophalangeal joint injuries of the thumb. Hand Clin 1992; 8: 713–732.

Protas JM, Jackson WT. Evaluating carpal instabilities with fluoroscopy. AJR Am J Roentgenol 1980; 135: 137–140.

Pruitt DL, Gilula LA, Manske PR, Vannier MW. CT scanning with image reconstruction in the evaluation of distal radius fractures. J Hand Surg [Am] 1994; 19: 720–727.

Quinn SF, Belsole RJ, Greene TL, Rayhack JM. Advanced imaging of the wrist. Radiographics 1989; 9: 229–246.

Quinn SF, Belsole RS, Greene TL, Rayhack JM. Work in progress: postarthrography computed tomography of the wrist: evaluation of the triangular fibrocartilage complex. Skeletal Radiol 1989; 17: 565–569.

Quinn SF, Pittman CC, Belsole R, Greene TL, Rayhack JM. Digital subtraction wrist arthrography: evaluation of the multiple-compartment technique. AJR Am J Roentgenol 1988; 151: 1173–1174.

Rayan GM. Scaphoid fractures and nonunions. Am J Orthop 1995; 24: 227–236.

Reinus WR, Conway WF, Totty WG, et al. Carpal avascular necrosis: MR imaging. Radiology 1986; 160: 689–693.

Reinus WR, Hardy DC, Totty WG, Gilula LA. Arthrographic evaluation of the carpal triangular fibrocartilage complex. J Hand Surg [Am] 1987; 12A: 495–503.

Resnick D. Osteochondroses. In: Resnick D, ed. Diagnosis of bone and joint disorders, 3rd ed. Philadelphia: WB Saunders, 1995: 3559–3610.

Resnick D. Arthrography and tenography of the hand and wrist. In: Dalinka MK, ed. Arthrography. New York: Springer, 1980.

Resnick D, Danzig LA. Arthrographic evaluation of injuries of the first metacarpophalangeal joint: gamekeeper's thumb. AJR Am J Roentgenol 1976; 126: 1046–1052.

Resnick D, Goergen TG. Physical injury: extraspinal sites. In: Resnick D, ed. Diagnosis of bone and joint disorders, 3rd ed. Philadelphia: WB Saunders, 1995: 2693–2824.

Romaniuk CS, Butt WP, Coral A. Bilateral three-compartment wrist arthrography in patients with unilateral wrist pain: findings and implications for management. Skeletal Radiol 1995; 24: 95–99.

Rominger MB, Bernreuter WK, Kenney PJ, Lee DH. MR imaging of anatomy and tears of wrist ligaments. Radiographics 1993; 15: 1233–1246.

Ruby LK, Cooney WP III, An KN, Linscheid RL, Chao EY. Relative motion of selected carpal bones: a kinematic analysis of the normal wrist. J Hand Surg [Am] 1988; 13A: 1–10.

Russel TB. Intercarpal dislocations and fracture-dislocations. A review of fifty-nine cases. J Bone Joint Surg [Br] 1949; 31B: 524–531.

Sanders WE. Evaluation of the humpback scaphoid by computed tomography in the longitudinal axial plane of the scaphoid. J Hand Surg 1988; 13A: 182–187.

Sarmiento A, Pratt GW, Berry NC, Sinclair WF. Colles' fractures. Functional bracing in supination. J Bone Joint Surg [Am] 1975; 57A: 311–317.

Schwartz AM, Ruby LK. Wrist arthrography revisited. Orthopaedics 1982; 5: 883–888.

Schweitzer ME, Brahme SK, Hodler J, et al. Chronic wrist pain: spin-echo and short tau inversion recovery MR imaging and conventional and MR arthrography. Radiology 1992; 182: 205–211.

Sherman SB, Greenspan A, Norman A. Osteonecrosis of the distal pole of the carpal scaphoid following fracture – a rare complication. Skeletal Radiol 1983; 9: 189–191.

Smith DK. Scapholunate interosseous ligament of the wrist: MR appearances in asymptomatic volunteers and arthrographically normal wrists. Radiology 1994; 192: 217–221.

Smith DK. Anatomic features of the carpal scaphoid: validation of biometric measurements and symmetry with three-dimensional MR imaging. Radiology 1993; 187: 187–191.

Smith DK. Dorsal carpal ligaments of the wrist: normal appearance on multiplanar reconstructions of three-dimensional Fourier transform MR imaging. AJR Am J Roentgenol 1993; 161: 119–125.

Smith DK, Gilula LA, Amadio PC. Dorsal lunate tilt (DISI configuration): sign of scaphoid fracture displacement. Radiology 1990; 176: 497–499.

Smith DK, Linscheid RL, Arnadio PC, Berquist TH, Cooney WP. Scaphoid anatomy: evaluation with complex motion tomography. Radiology 1989; 173: 177–180.

Smith DK, Snearly WN. Lunotriquetral interosseous ligament of the wrist: MR appearances in asymptomatic volunteers and arthrographically normal wrists. Radiology 1994; 191: 199–202.

Spaeth HJ, Abrams RA, Bock GW, et al. Gamekeeper thumb: differentiation of nondisplaced and displaced tears of the ulnar collateral ligament with MR imaging. Radiology 1993; 188: 553–556.

Spence LD, Savenor A, Nwachuku I, Tilsley J, Eustace S. MRI of fractures of the distal radius: comparison with conventional radiographs. Skeletal Radiol 1998; 27: 244–249.

Staniforth P. Scaphoid fractures and wrist pain: time for new thinking. Injury 1991; 22: 435–436.

Stark HH, Jobe FW, Boyes JH, Ashworth CR. Fracture of the hook of the hamate in athletes. J Bone Joint Surg [Am] 1977; 59A: 575–582.

Stener B. Skeletal injuries associated with rupture of the ulnar collateral ligament of the metacarpophalangeal joint of the thumb. Acta Chir Scand 1963; 125: 583–586.

Stener B. Displacement of the ruptured ulnar collateral ligament of the metacarpophalangeal joint of the thumb. J Bone Joint Surg [Br] 1962; 44B: 869–879.

Stewart NR, Gilula LA. CT of the wrist: a tailored approach. Radiology 1992; 183: 13–20.

Szabo RM, Greenspan A. Diagnosis and clinical findings of Kienböck's disease. Hand Clin 1993; 9: 399–408.

Taleisnik J. Current concepts review: carpal instability. J Bone Joint Surg [Am] 1988; 70A: 1262–1268.

Taleisnik J. The wrist. New York: Churchill Livingstone, 1985.

Taleisnik J. Classification of carpal instability. Bull Hosp Joint Dis Orthop Inst 1984; 44: 511–531.

Taleisnik J. Post-traumatic carpal instability. Clin Orthop 1980; 149: 73–82.

Taleisnik J. The ligaments of the wrist. J Hand Surg 1976; 1: 110–118.

Tehranzadeh J, Davenport J, Pais MJ. Scaphoid fracture: evaluation with flexion-extension tomography. Radiology 1990; 176: 167–170.

Thorpe AP, Murray AD, Smith FW, Ferguson J. Clinically suspected scaphoid fracture: a comparison of magnetic resonance imaging and bone scintigraphy. Br J Radiol 1996; 69: 109–113.

Tiel-van Buul MMC, Roolker W, Verbeeten BWB, Broekhuizen AH. Magnetic resonance imaging versus bone scintigraphy in suspected scaphoid fracture. Eur J Nucl Med 1996; 23: 971–975.

Timins ME, Jahnke JP, Krah SF, Erickson SJ, Carrera GF. MR imaging of the major carpal stabilizing ligaments: normal anatomy and clinical examples. Radiographics 1995; 15: 575–587.

Timins ME, O'Connell SE, Erickson SJ, Oneson SR. MR imaging of the wrist: normal findings that may simulate disease. Radiographics 1996; 16: 987–995.

Tirman R, Weber ER, Snyder LL, Koonce TW. Midcarpal wrist arthrography for the detection of tears of the scapholunate and lunotriquetral ligaments. AJR Am J Roentgenol 1985; 144: 107–108.

Totterman SM, Miller RJ. MR imaging of the triangular fibrocartilage complex. MRI Clin North Am 1995; 3: 213–227.

Totterman SM, Miller RJ. Triangular fibrocartilage complex: normal appearance on coronal three-dimensional gradient-recalled-echo MR images. Radiology 1995; 195: 521–527.

Totterman SM, Miller RJ. Scapholunate ligament: normal MR appearance on three-dimensional gradient-recalled-echo images. Radiology 1996; 200: 237–241.

Totterman SM, Miller RJ, McCance SE, Meyers SP. Lesions of the triangular fibrocartilage complex: MR findings with a three-dimensional gradient-recalled-echo MR sequence. Radiology 1996; 199: 227–232.

Totterman SM, Miller R, Wasserman B, Blebea JS, Rubens DJ. Intrinsic and extrinsic carpal ligaments: evaluation by three-dimensional Fourier transform MR imaging. AJR Am J Roentgenol 1993; 160: 117–123.

Trumble TE. Avascular necrosis after scaphoid fracture: a correlation of magnetic resonance imaging and histology. J Hand Surg [Am] 1990; l5A: 557–564.

Trumble TE, Irving J. Histologic and magnetic resonance imaging correlations in Kienböck's disease. J Hand Surg [Am] 1990; 15A: 879–884.

Trumble TE, Schmitt SR, Vedder NB. Factors affecting functional outcome of displaced intra-articular distal radius fractures. J Hand Surg [Am] 1994; 19: 325–340.

Vanden ES, De Smet L, Fabry G. Diagnostic value of arthrography and arthroscopy of the radiocarpal joint. Arthroscopy 1994; 10: 50–53.

Waizenegger M, Barton NJ, Davis TR, Wartie ML. Clinical signs in scaphoid fractures. J Hand Surg [Br] 1994; 19B: 743–747.

Weiss KL, Beltran J, Lubbers LN. High-field MR surface coil imaging of the hand and wrist. II. Pathologic correlations and clinical relevance. Radiology 1986; 160: 147–152.

White RE, Omer GE. Transient vascular compromise of the lunate after fracture-dislocation of the carpus. J Hand Surg [Am] 1984; 9A: 181–184.

White SJ, Louis DS, Braunstein EM, Hankin FM, Greene TL. Capitate-lunate instability: Recognition by manipulation under fluoroscopy. AJR Am J Roentgenol 1984; 143: 361–364.

Wilson AJ, Gilula LA, Mann FA. Unidirectional joint communications in wrist arthrography: an evaluation of 250 cases. AJR Am J Roentgenol 1991; 157: 105–109.

Wilson AJ, Mann FA, Gilula LA. Imaging the right hand and wrist. J Hand Surg [Br] 1990; 15B: 153–167.

Yeager BA, Dalinka MK. Radiology of trauma to the wrist: dislocations, fracture dislocations, and instability patterns. Skeletal Radiol 1985; 13: 120–130.

Yin Y, Wilson AJ, Gilula LA. Three-compartment wrist arthrography: direct comparison of digital subtraction with nonsubtraction images. Radiology 1995; 197: 287–290.

Yu JS. Magnetic resonance imaging of the wrist. Orthopedics 1994; 17: 1041–1048.

Zanetti M, Hodler J, Gilula LA. Assessment of dorsal or ventral intercalated segmental instability configurations of the wrist: reliability of sagittal MR images. Radiology 1998; 206: 339–345.

Zeiss J, Jakab E, Khimji T, Imbriglia J. The ulnar tunnel at the wrist (Guyon's canal): normal MR anatomy and variants. AJR Am J Roentgenol 1992; l58: 1081–1085.

Zinberg EM, Palmer AK, Coren AB, Levinsohn EM. The triple injection wrist arthrogram. J Hand Surg [Am] 1988; 13A: 803–809.

Z1atkin MB, Chao PC, Osterman AL, Schnall MD, Dalinka MK, Kressel HY. Chronic wrist pain: evaluation with high-resolution MR imaging. Radiology 1989; 173: 723–729.

Z1atkin MB, Greenan G. Magnetic resonance imaging of the wrist. Magn Reson Q 1992; 8: 65–96.

Kapitel 7

Untere Gliedmaße I: Beckenring und proximales Femur

Frakturen mit Beteiligung von Beckenringstrukturen entstehen meist durch Verkehrsunfälle oder durch einen Sturz aus größerer Höhe. Sie machen nur einen geringen Prozentsatz aller Skelettverletzungen aus, doch liegt ihre Bedeutung in der erheblichen Morbidität und Letalität, die durch die Begleitverletzungen von größeren Blutgefäßen, Nerven und unteren Harnwegen bedingt sind. Da die klinischen Zeichen beim Beckentrauma nicht immer unbedingt ersichtlich sein müssen, ist hier die radiologische Untersuchung für eine korrekte Untersuchung sehr wichtig. Frakturen des Acetabulums stellen etwa 20% aller Beckenbrüche; sie können dabei auch mit einer Hüftluxation einhergehen. Frakturen des proximalen Femurs, die auch als Hüftfrakturen bezeichnet werden, ereignen sich meist bei älteren Menschen und oftmals schon infolge einer nur geringfügigen Verletzung. Man sieht sie bei Frauen doppelt so häufig wie bei Männern; intrakapsuläre Schenkelhalsfrakturen sind bei Frauen sogar noch häufiger (5 : 1).

Anatomisch-radiologische Betrachtungen

Wichtigste bildgebende Verfahren bei der Beurteilung von Verletzungen des Beckengürtels, des Acetabulums und des proximalen Femurs sind Übersichtsaufnahmen sowie konventionelle und Computertomographie (CT). Andere Hilfsmethoden sind zur vollständigen Beurteilung von Begleitverletzungen der Weichteile und der inneren Beckenorgane ebenfalls von Bedeutung: die Angiographie für die Blutgefäße des Beckens und die Zysturethrographie für die unteren Harnwege. Skelettszintigraphie und die Magnetresonanztomographie (MRT) können zum Nachweis nur subtiler Frakturen des Schenkelhalses und der Frühstadien der posttraumatischen Osteonekrose des Femurkopfs erforderlich werden.

Zu den röntgenologischen Standard- und Spezialaufnahmen bei der Beurteilung von Verletzungen des Beckengürtels und des proximalen Femurs zählen die a.-p. Übersicht des Beckens, die vordere und hintere Beckenschrägaufnahme sowie die a.-p. und die (seitliche) Lauenstein-Aufnahme der Hüfte. Manchmal können auch eine axiale Schenkelhalsaufnahme oder andere Spezialeinstellungen erforderlich werden.

Die meisten Verletzungen der Kreuzbeinflügel (Pars lateralis), von Darmbein, Sitzbein und Schambein sowie von Femurkopf und -hals lassen sich in der *anteriorposterioren (a.-p.)* Aufnahme von Becken und Hüfte hinreichend beurteilen (Abb. 7-1). Diese Aufnahme liefert auch die anatomisch wichtige Beziehung zwischen den Längsachsen von Schenkelhals und -schaft. Im Normalfall beträgt der von beiden Achsen gebildete Winkel 125–135°. Von Wert ist dieser Winkel bei der Bestimmung der Fehlstellung einer Schenkelhalsfraktur. Die Varusform kennzeichnet eine Abnahme dieses Winkels, die Valgusform eine Zunahme (Abb. 7-2). Dagegen reicht die a.-p. Aufnahme oft nicht für eine genügende Beurteilung des gesamten Kreuzbeins, der Sakroiliakalgelenke, und des Acetabulums aus. Die Darstellung der Sakroiliakalgelenke erfordert entweder eine p.-a. Projektion, die am besten bei einer Kippung der Röhre um 30–35° nach kaudal durchgeführt wird, oder aber eine a.-p. Aufnahme bei Röhrenkippung um 30–35° kopfwärts. Letztere Einstellung, die *Ferguson-Aufnahme*, verhilft auch zur besseren Beurteilung einer Verletzung des Kreuzbeins sowie der Schambein- und der Sitzbeinäste (Abb. 7-3). Die unter dem Namen *Judet-Aufnahmen* bekannten Schrägprojektionen sind zur Beurteilung der Hüftpfanne notwendig. Die *vordere* (oder *innere*) *Schrägaufnahme* stellt die iliopubische (vordere) Säule und die hintere Lippe des Acetabulums dar (Abb. 7-4). Die *hintere (äußere) Schrägaufnahme* zeigt die ilioischiale (hintere) Säule und den vorderen Pfannenrand (Abb. 7-5). Wertvoll für die Darstellung der proxima-

TEIL II - Trauma

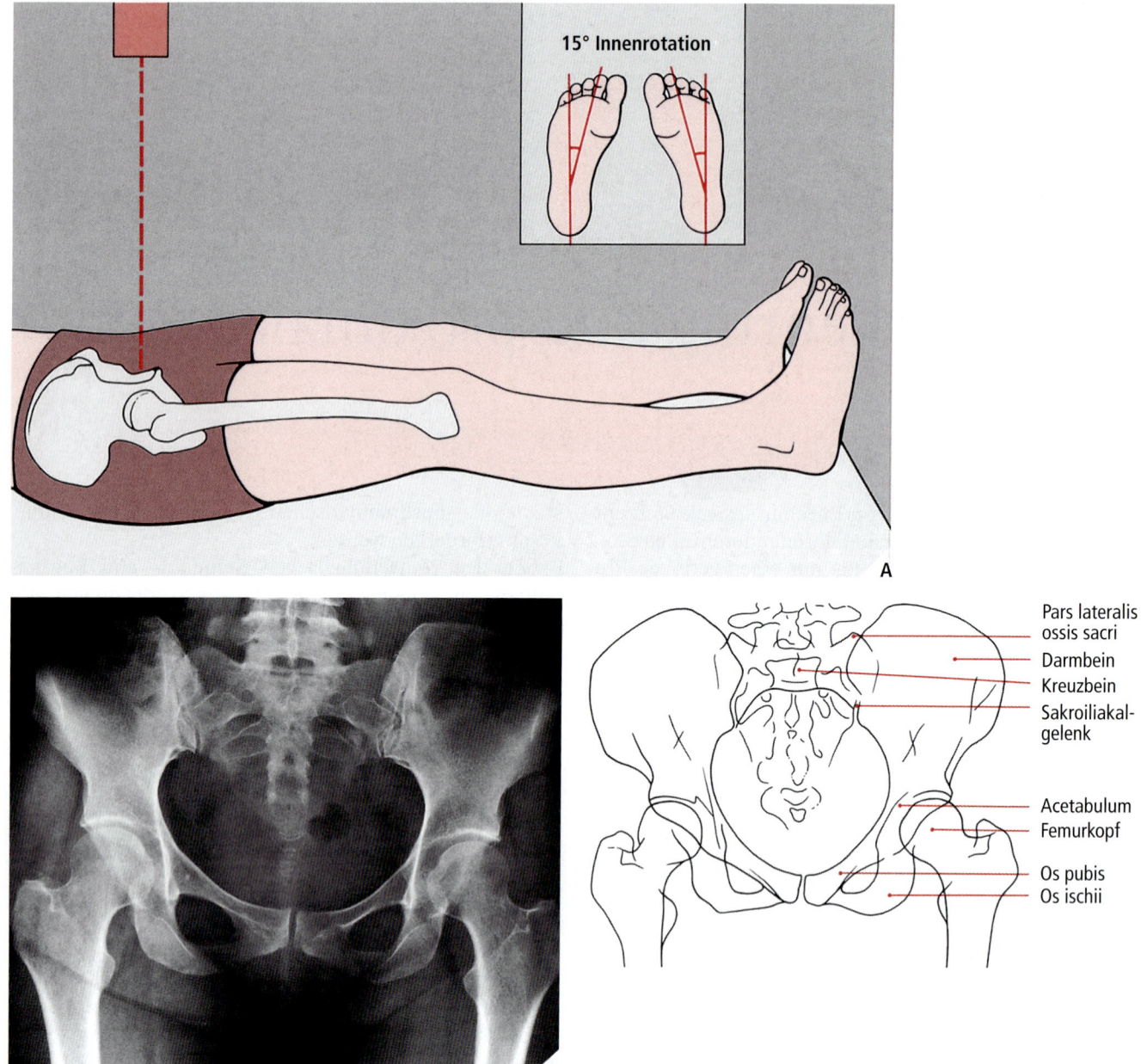

Abb. 7-1. **A** Bei der a.-p. Übersichtsaufnahme von Becken und Hüften liegt der Patient auf dem Rücken und hält die Beine leicht innenrotiert (15°) (*kleines Bild*), um die normale Antetorsion der Schenkelhälse auzugleichen (vgl. Abb. 7-7B) und diese in voller Länge sichtbar zumachen. Für eine Aufnahme des gesamten Beckens zielt der Zentralstrahl senkrecht auf die Beckenmitte; zur gesonderten Untersuchung der Hüfte wird er auf den jeweiligen Femurkopf zentriert. **B** Eine Röntgenaufnahme in dieser Einstellung zeigt Darmbeine, Kreuzbein und Sitzbeine, aber auch Femurkopf und -hals sowie großen und kleinen Rollhügel. Die Hüftpfanne wird beidseits teilweise durch den Femurkopf überlagert; die Sakroiliakalgelenke sieht man en face.

len Femur- und der Hüftstrukturen ist die (bezogen auf Femurhals und -kopf seitliche) *Lauenstein-Aufnahme* („Froschstellung") der Hüfte, die eine genaue Beurteilung von Frakturen des Femurkopfes sowie von Trochanter maior und minor ermöglicht (Abb. 7-6). Die Darstellung von Femurkopfvorder- und -hinterfläche sowie des Pfannenvorderrands kann eine seitliche axiale („groin lateral") Aufnahme der Hüfte erfordern, die besonders bei einer Fragmentverschiebung nach vorne bei proximalen Femurfrakturen wie auch zur Rotationsbestimmung des Femurkopfes gute Dienste leistet. Diese Aufnahme ergibt eine nahezu wirklich seitliche Abbildung des proximalen Femurs und weist ferner ein wichtiges anatomisches Zeichen nach, nämlich die Anteversion von Schenkelhals und -kopf, die etwa 25–30° beträgt (Abb. 7-7).

Untere Gliedmaße I: Beckenring und proximales Femur 7

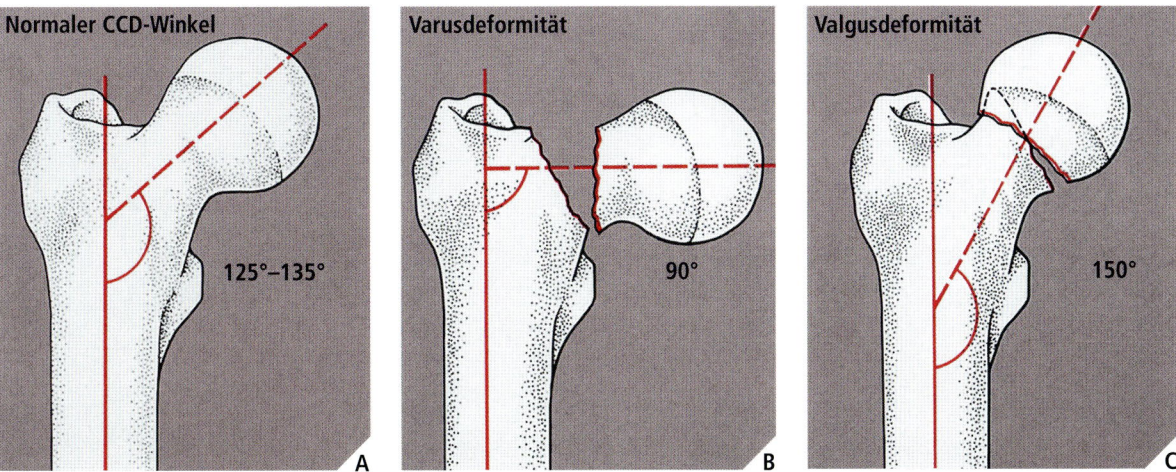

Abb. 7-2. **A** Der aus den Längsachsen von Femurschaft und -hals gebildete Winkel (Collum-Centrum-Diaphysen-Winkel oder CCD-Winkel) beträgt normalerweise 125–135°. Bei der Beurteilung der Fehlstellung einer Schenkelhalsfraktur nennt man eine Verringerung dieses Winkels (**B**) eine Varusdeformität, dessen Vergrößerung eine Valgusdeformität (**C**)

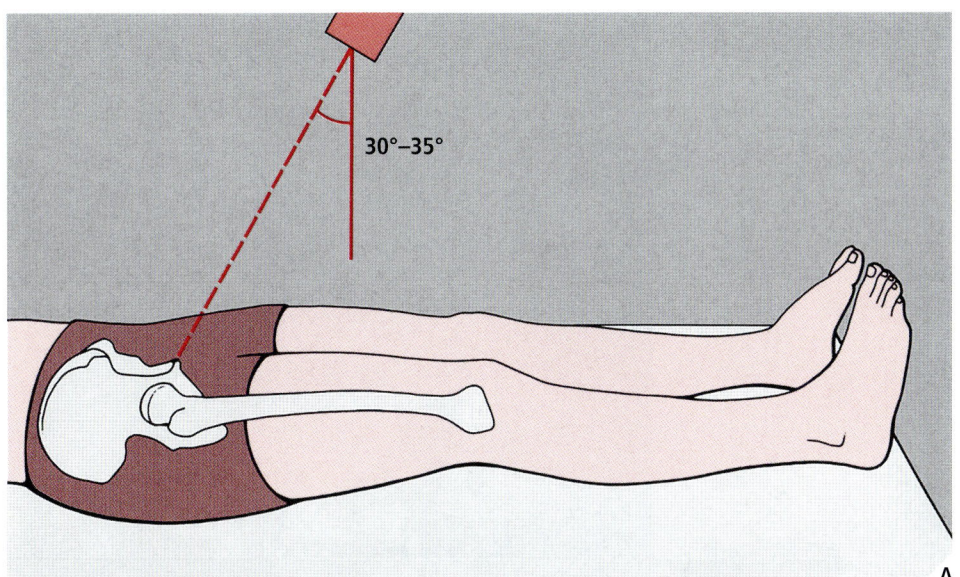

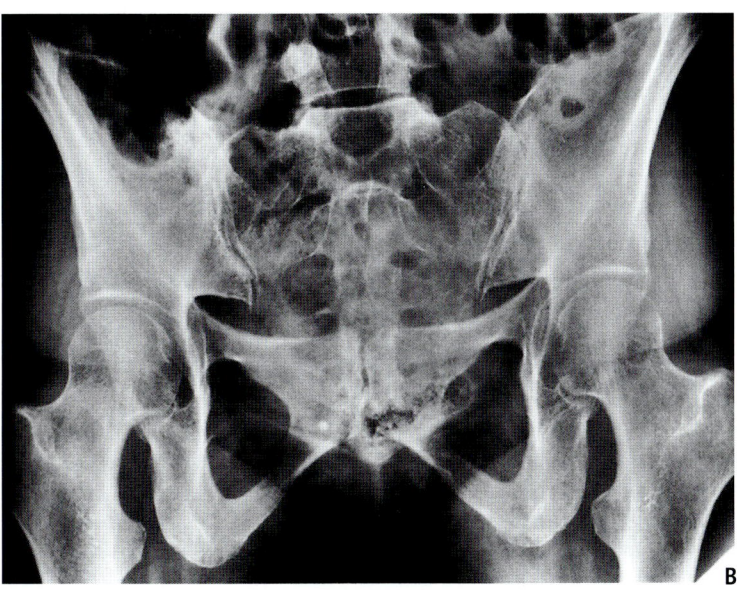

Abb. 7-3. **A** Zur gekippten a.-p. Ferguson-Aufnahme liegt der Patient in gleicher Lagerung wie für die Standardübersicht des Beckens, doch wird hierfür die Röhre um etwa 30–35° in Richtung kaudokranial geneigt, und der Zentralstrahl zielt auf den mittleren Beckenanteil. **B** Eine so eingestellte Aufnahme liefert eine Tangentialdarstellung der Sakroiliakalgelenke sowie des Kreuzbeins, auch werden Darmbein und Kreuzbeinäste gut abgebildet

TEIL II - Trauma

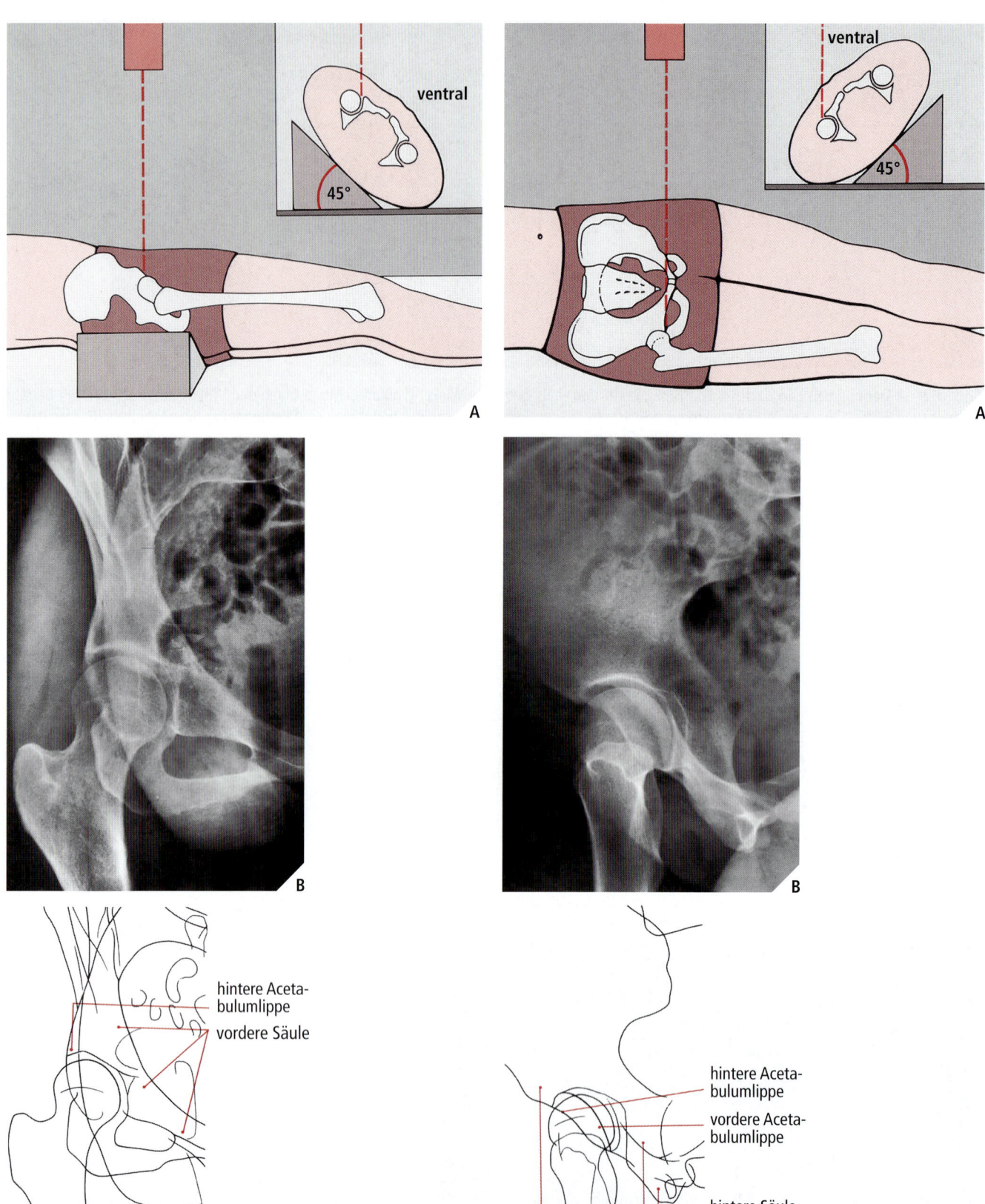

Abb. 7-4. A Für die vordere Schrägaufnahme des Beckens (Judet-Aufnahme; auch Obturatoraufnahme genannt) liegt der Patient auf dem Rücken und dreht die erkrankte Hüfte um 45° zur gesunden Seite (*kleines Bild*). Der Zentralstrahl zielt vertikal auf die kranke Hüfte. **B** In dieser Röntgenaufnahme erkennt man die iliopubische (vordere) Säule (vgl. Abb. 7-18) sowie die hintere Acetabulumlippe recht gut

Abb. 7-5. A Für die hintere schräge Judet-Aufnahme des Beckens (auch Alaaufnahme genannt) liegt der Patient auf dem Rücken, dreht aber hier die gesunde Hüfte um etwa 45° zur Gegenseite (*kleines Bild*). Der Zentralstrahl zeigt vertikal auf die erkrankte Hüfte. **B** Die so eingestellte Aufnahme zeigt dann gut die ilioischiale (hintere) Säule (vgl. Abb. 7-18) und die vordere Pfannenlippe

Weiterführende bildgebende Verfahren spielen bei der Beurteilung von Verletzungen an Becken und Acetabulum eine ganz wichtige Rolle, liefern sie doch Informationen, die anders nicht zu erhalten wären und die dem Operateur helfen, die Behandlungsweise und die Prognose von Becken- und Pfannenfrakturen zu bestimmen. Besonders hilft die mehrdimensionale Tomographie beim Nachweis von Größe, Zahl und Lage der Hauptfragmente bei Becken- und Pfannenbrüchen. Da aber die Behandlung solcher Fakturen auf der Stabilität der Fragmente wie auch auf Fehlen oder Vorliegen einer Ausdehnung der Frakturen bis ins Gelenk hinein und auf dem Nachweis intraartikulärer Fragmente beruht, ist häufig die CT-Untersuchung vonnöten, um die Information zu liefern, die ansonsten durch die Standard- und Spezialeinstellungen der Übersichtsaufnahmen oder der konventionellen Tomographie nicht zu erhalten wären (Abb. 7-8; vgl. auch Abb. 7-21B,C u. 7-22B–D). Neben Informationen zum Zustand der gewichttragenden Anteile eines Gelenks und zur Form der Fragmente kann die CT auch die Weichteile und deren Begleitverletzungen aufzeigen. Doch kann bei schweren Verletzungen, wo die sofortige Versorgung nötig ist, die CT zu zeitraubend und daher unpraktisch sein. In solchen Fällen lassen sich die Übersichten rascher anfertigen, die es dann auch ermöglichen, den Verletzungstyp schneller zu erkennen. Eine gute Nachweismethode ist die CT bei der postoperativen Kontrolle der Fragmentstellung und der Bruchheilung.

Die MRT bietet bei der Beurteilung der Hüftverletzung ausgezeichnete Fähigkeiten; vor allem erwies sie sich als schnelle, genaue und damit kosteneffiziente Methode zur Diagnose röntgenologisch okkulter Hüftfrakturen und kann helfen, traumatische Läsionen wie Knochenkontusion (trabekuläre Mikrofrakturen) als Ursache von Hüftschmerzen aufzuzeigen, wenn anamnestisch kein eindeutiges Trauma zu eruieren ist. Ferner ist die MRT bei der Diagnose der posttraumatischen Osteonekrose des Femurkopfs sehr zuverlässig und kann darüber hinaus das Ausmaß einer Muskelverletzung sowie von Gelenkerguß/Hämarthros aufzeigen, die bei einer vorderen und hinteren Hüftluxation immer vorhanden sind.

Bei Beckenfrakturen ist oft das Harnsystem gefährdet. Harnblasenverletzungen wurden bei 6% und Harnröhrenverletzungen bei 10% der Patienten mit Beckenfrakturen mitgeteilt. Die Abklärung solcher Verletzungen erfordert eine Kontrastmitteluntersuchung des Harnsystems durch intravenöse Urographie (IVP) und Zysturethrographie. Auch können Beckenarteriographie und -phlebographie notwendig werden, um eine Verletzung des Gefäßsystems abzuklären. Neben ihrem diagnostischen Wert kann die Arteriographie auch mit einem interventionellen Verfahren, z. B. der Embolisation zur Blutungskontrolle, kombiniert werden.

Eine Zusammenfassung der bisherigen Ausführungen in tabellarischer Form finden Sie in den Tabellen 7-1 und 7-2 sowie in Abbildung 7-9.

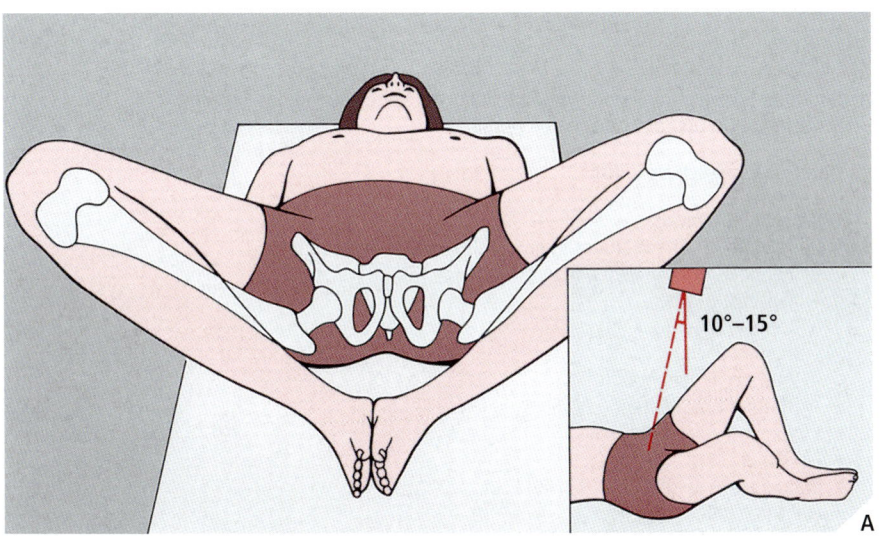
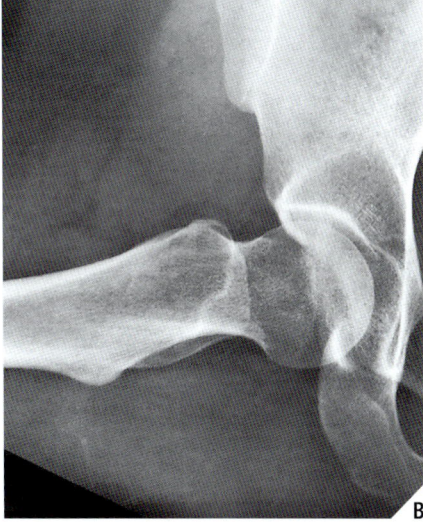

Abb. 7-6. A Bei der Lauenstein-Aufnahme von proximalem Femur und Hüftgelenk liegt der Patient auf dem Rücken, beugt die Knie, preßt die Fußsohlen aneinander und abduziert die Oberschenkel maximal. Für die gleichzeitige Darstellung beider Hüfte zeigt der Zentralstrahl senkrecht oder mit 10–15° Neigung nach kopfwärts auf einen Punkt dicht oberhalb der Schamfuge (*kleines Bild*), bei der alleinigen Darstellung einer Hüfte auf die erkrankte Hüfte. **B** Diese Projektion zeigt dann eine echte Seitansicht von Femurkopf und -hals

TEIL II - Trauma

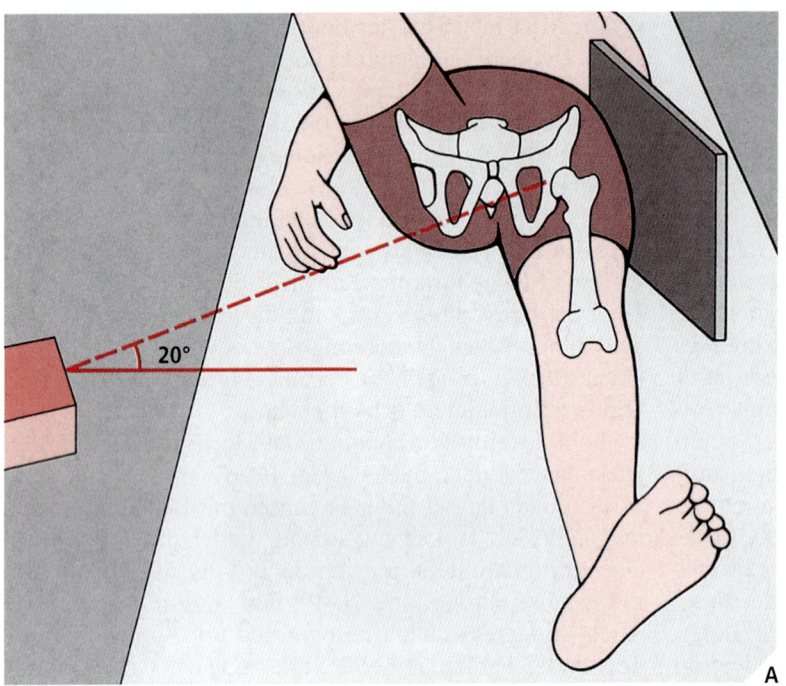
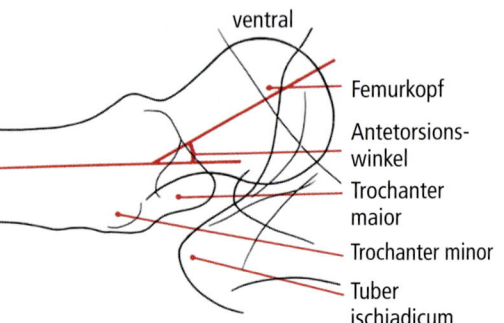

Abb. 7-7. **A** Bei der seitlichen axialen Hüftaufnahme liegt der Patient auf dem Rücken, hält das kranke Bein gestreckt und das gesunde Bein angehoben sowie abduziert. Die Kassette wird seitlich von außen gegen die kranke Hüfte angestellt und der Zentralstrahl horizontal mit Kippung um ca. 20° nach kranial auf die Leiste gerichtet. **B** Eine solche Projektion liefert eine nahezu seitliche Ansicht des Femurkopfes und ermöglicht die Beurteilung von dessen Vorder- und Rückseite; sie stellt auch die Schenkelhalsantetorsion dar, die normalerweise 25–30° beträgt

Tab. 7-1. Röntgenologische Standard- und Spezialaufnahmen zur Beurteilung von Verletzungen des Beckens, des Acetabulums und des proximalen Femurs

Einstellung	Darstellung/Nachweis von

Anterior-posterior	• Schenkelhalswinkel
	• Radiologische Orientierungslinien mit Bezug zum Acetabulum:
	  – Iliopubische Linie (Linea iliopectinea)
	  – Ilioischiale Linie
	  – Köhler-Tränenfigur
	  – Pfannendach
	  – Vorderer Pfannenrand
	  – Hinterer Pfannenrand
	• Varus- und Valgusfehlform
	• Abrißfrakturen
	• Malgaigne-Fraktur
	• Frakturen von:
	  – Darmbein (Duverney-Fraktur)
	  – Sitzbein
	  – Schambein
	  – Kreuzbein (in einigen Fällen)
	  – Femurkopf und Femurhals
	• Hüftluxationen

Mit Röhrenkippung 30–35° nach kranial (Ferguson-Aufnahme) (oder p.-a. ohne oder mit Röhrenkippung von 25–30° nach kaudal)	• Frakturen von:
	  – Kreuzbein
	  – Schambeinästen
	  – Sitzbeinast
	• Verletzung der Sakroiliakalgelenke

Untere Gliedmaße I: Beckenring und proximales Femur 7

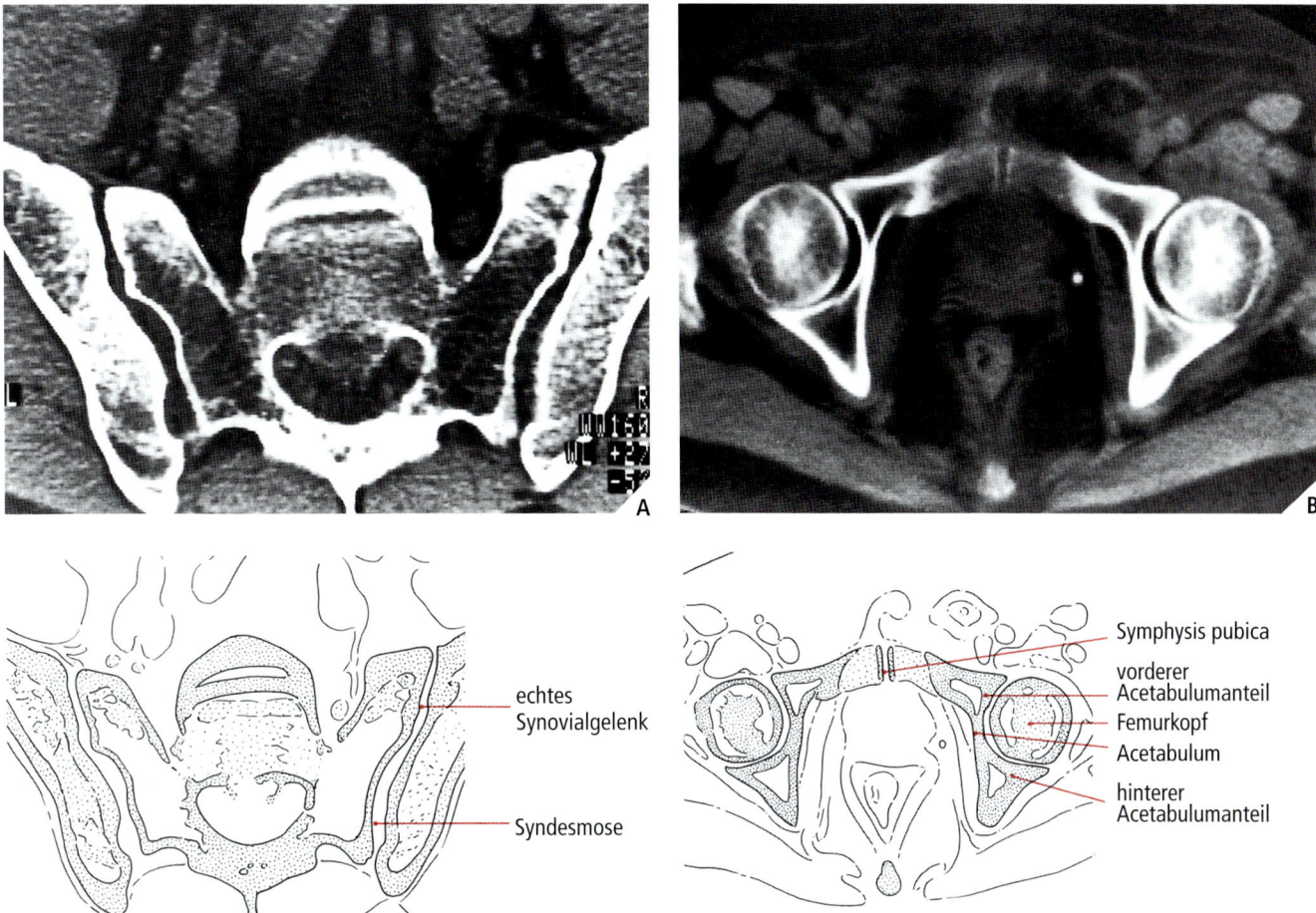

Abb. 7-8. A Ein CT-Bild in Höhe von S2 zeigt die echten (synovialen) Sakroiliakalgelenke. **B** In diesem Schnitt durch die Hüftgelenke kann man die Lagebeziehung des Femurkopfes zur Hüftpfanne gut beurteilen. Auch erkennt man Schambein und Symphysis pubica

Fortsetzung Tab. 7-1.

Einstellung	Darstellung/Nachweis von

Schrägaufnahme (nach Judet)
• vordere innenrotiert, Obturator-Aufnahme
	• Linea iliopubica
	• Frakturen von:
	  – Vorderer (iliopubischer) Säule
	  – Hinterem Pfannenrand

• hintere außenrotiert, Ala-Aufnahme	• Lamina quadrilateralis
	• Frakturen von:
	  – Hinterer (ilioischialer) Säule
	  – Vorderem Pfannenrand

Lauenstein-Aufnahme	• Frakturen von:
	  – Femurkopf und Femurhals
	  – Trochanter maior und minor

Axiale Aufnahme	• Anteversionswinkel des Schenkelhalses • Ventrale und dorsale Kortikalis des Schenkelhalses • Sitzbeinhöcker • Rotation und Verschiebung des Femurkopfes bei subkapitalen Frakturen

TEIL II - Trauma

Spektrum der radiologischen bildgebenden Verfahren zur Beurteilung von Beckengürtelverletzungen*

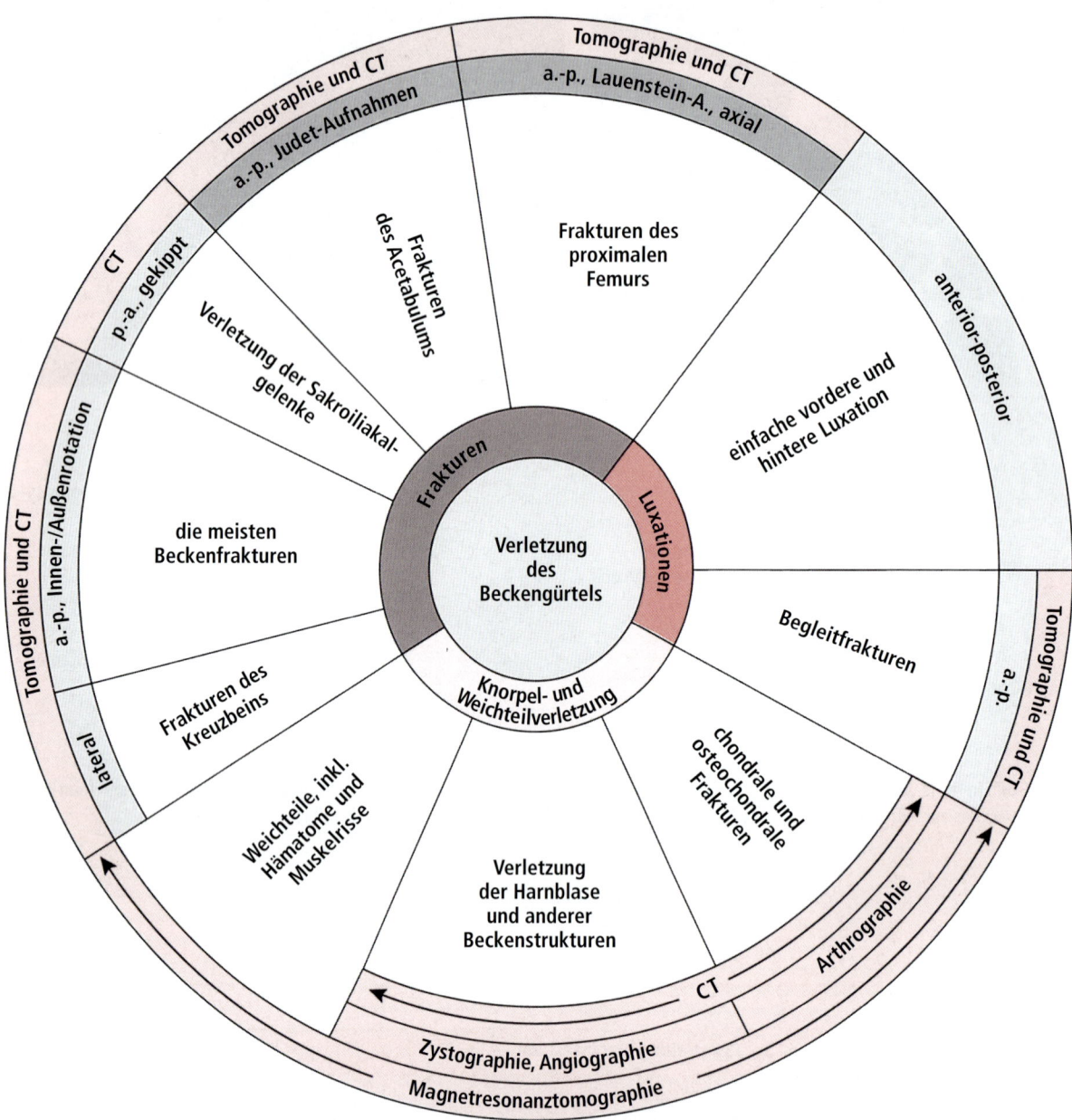

* Die im Schema angegebenen Röntgenprojektionen und radiologischen Verfahren sind jeweils nur die, die die Verletzung am besten darstellen

Abb. 7-9. Spektrum der radiologischen bildgebenden Verfahren zur Beurteilung von Verletzungen des Beckengürtels

Tab. 7-2. Weiterführende Bildgebung zur Beurteilung von Verletzungen des Beckens, des Acetabulums und des proximalen Femurs

Technik	Darstellung/Nachweis von
Tomographie (multidirektional)	• Fragmentstellung und Ausdehnung der Frakturlinie(n) bei komplexen Frakturen, besonders von Becken und Acetabulum
Computertomographie	• Gleiche Kriterien wie oben • Gewichttragende Gelenkanteile • Sakroiliakalgelenke • Intraartikuläre Fragmente • Weichteilverletzungen
Magnetresonanztomographie	• Weichteilverletzungen • Posttraumatische Osteonekrose • Verborgene Frakturen • Knochenkontusionen (Mikrofrakturen der Trabekel)
Skelettszintigraphie	• Verborgene Frakturen • Streßfrakturen • Posttraumatische Osteonekrose
Intravenöse Urographie/Zysturethrographie	• Begleitverletzung von Ureteren, Harnblase und Harnröhre
Angiographie (Arteriographie, Phlebographie)	• Gefäßverletzungen

Verletzung von Becken und Acetabulum

Das Becken ist ein nahezu starrer Ring, der im wesentlichen 3 Elemente umfaßt: das Kreuzbein und die seitlichen paarigen Komponenten, die sich aus Darmbein, Sitzbein und Schambein zusammensetzen. Wegen dieser Form und der Beziehung der Komponenten zueinander sollte man nach Entdecken einer offensichtlichen Einzelfraktur den Prozeß der Röntgenuntersuchung noch nicht beenden, sondern das Becken sorgsamst nach weiteren Brüchen des Ringes oder einer Sprengung der Sakroiliakalgelenke oder der Schamfuge absuchen (vgl. Abb. 4-5).

■ Einteilung der Beckenfrakturen

Es wurden bislang verschiedene Einteilungssysteme vorgeschlagen, die nicht nur die unterschiedlichen Bilder der Beckenverletzungen als Hilfe beim Erkennen im Röntgenbild und zur Diagnose identifizieren sollen, sondern diese auch als Hilfestellung für Behandlung und Prognoseabschätzung kategorisieren. Dieser letzte Punkt ist gerade bei Beckenfrakturen wegen der innewohnenden Instabilität der Strukturen, die den Beckengürtel bilden und deren Integrität gänzlich vom Bänderhalt und dem stabilisierenden Effekt der Sakroiliakalgelenke abhängt, besonders wichtig. So lassen sich die Beckenfrakturen danach einteilen, ob sie die Stabilität des Beckenringes wesentlich aufheben oder nicht, wobei sich dann die Behandlung und die Prognose der als stabil ausgemachten Frakturen (Abb. 7-10) ganz erheblich von denen bei den instabilen Frakturen (Abb. 7-11) unterscheiden.

Es wurden Einteilungen vorgeschlagen, um die Beckenverletzungen in Hinblick auf die radiologische Diagnose und die Therapie nach anderen Kategorien als denen von „stabil" und „instabil" zu klassifizieren. So erarbeiteten Pennal, Tile und Mitarbeiter ein System, das sich auf die Richtung der Kraft gründet, die zur Beckenverletzung führt. Sie machten 4 Kräftemuster als den Grundmechanismus von Verletzungen aus, die unterschiedliche radiologische Bildmuster ergeben:

1. *Ventrodorsale Kompression,* bei der eine sagittale Kraft (a.-p. oder p.-a.) zu einer senkrecht verlaufenden Bruchlinie oder zu Bruchlinien durch die Schambeinäste und zur Sprengung der Schamfuge und der Sakroiliakalgelenke führt, was oft ein beidseitig „luxiertes" (oder aufgesprungenes) Becken zur Folge hat.
2. Die *seitliche Kompression,* bei der die seitlich einwirkende Kraft oft zu horizontal oder koronar verlaufenden Frakturen der Schambeinäste mit Kom-

TEIL II - Trauma

pressionsbrüchen des Kreuzbeins, zu Frakturen der Darmbeinschaufeln und zur zentralen Hüftluxation sowie zu unterschiedlichen Schweregraden einer Beckeninstabilität führt, die auf der Verlagerung oder Rotation einer oder beider Beckenhälften beruht, je nachdem, ob die komprimierende Kraft mehr von vorne oder mehr von hinten einwirkt.

3. *Vertikale Abscherung*, bei der eine vertikal orientierte zerreißende Kraft von unten nach oben seitlich der Mittellinie auf eine oder beide Beckenhälften einwirkt – meist infolge eines Sturzes aus der Höhe – und die dann oft zu vertikal verlaufenden Brüchen von Schambein, Kreuzbein und Beckenschaufeln führt. Wegen der ganz erheblichen Bandzerreißung geht dieser Typ der Krafteinwirkung mit einer schweren Beckeninstabilität einher.

4. *Komplexe Muster*, bei denen mindestens 2 verschiedene Kraftrichtungen auf das Becken einwirken, wobei man am häufigsten die Kombination aus sagittaler und seitlicher Kompression antrifft.

Dieses System, das mit dem traditionellen Einteilungsmuster der Beckenverletzungen in stabile und instabile in Deckung zu bringen ist, hat dadurch praktischen Wert, weil es bei Patienten, die einer sofortigen chirurgischen Intervention bedürfen und bei denen die CT-Untersuchung nicht durchführbar ist, allein anhand einer a.-p. Übersicht des Beckens eine ausreichende Beurteilung der Beckenverletzungen ermöglicht. Ferner liefert es Zusammenhänge zwischen der auf das Becken einwirkenden Gewalt und den begleitenden Verletzungen von Bändern und Beckenorganen, die dabei zu erwarten sind. Bei den Verletzungen vom sagittalen (a.-p.) Kompressionstyp werden z. B. die vorderen Sakroiliakalbänder, der Komplex aus Lig. sacrotuberosum und Lig. sacroiliacum sowie die Symphysenbänder geschädigt; dann kann diese Verletzung mit einer Harnröhren- oder Harnblasenruptur und Schädigungen der Beckengefäße einhergehen. Bei den seitlichen Kompressionsverletzungen kann es zur Ruptur der hinteren Sakroiliakalbänder und/oder zur Verletzung des Komplexes Lig. sacrospinosum – Lig. sacrotuberosum kommen. Eine Harnwegsverletzung kann, muß aber nicht vorliegen. Bei den senkrechten Abschertraumen werden meist das gleichseitige hintere und vordere Sakroiliakalband, Lig. sacrospinosum und Lig. sacrotuberosum sowie die vorderen Schamfugenbänder zerrissen. Oft werden vertikale Abschertraumen von einer Schädigung des Ischiasnerven und der Beckenblutgefäße, die oft zu einer massiven Blutung führt, begleitet. Die nun folgende Besprechung konzentriert sich jedoch mehr auf die traditionelle „pädagogische" Einteilung der Beckenverletzungen.

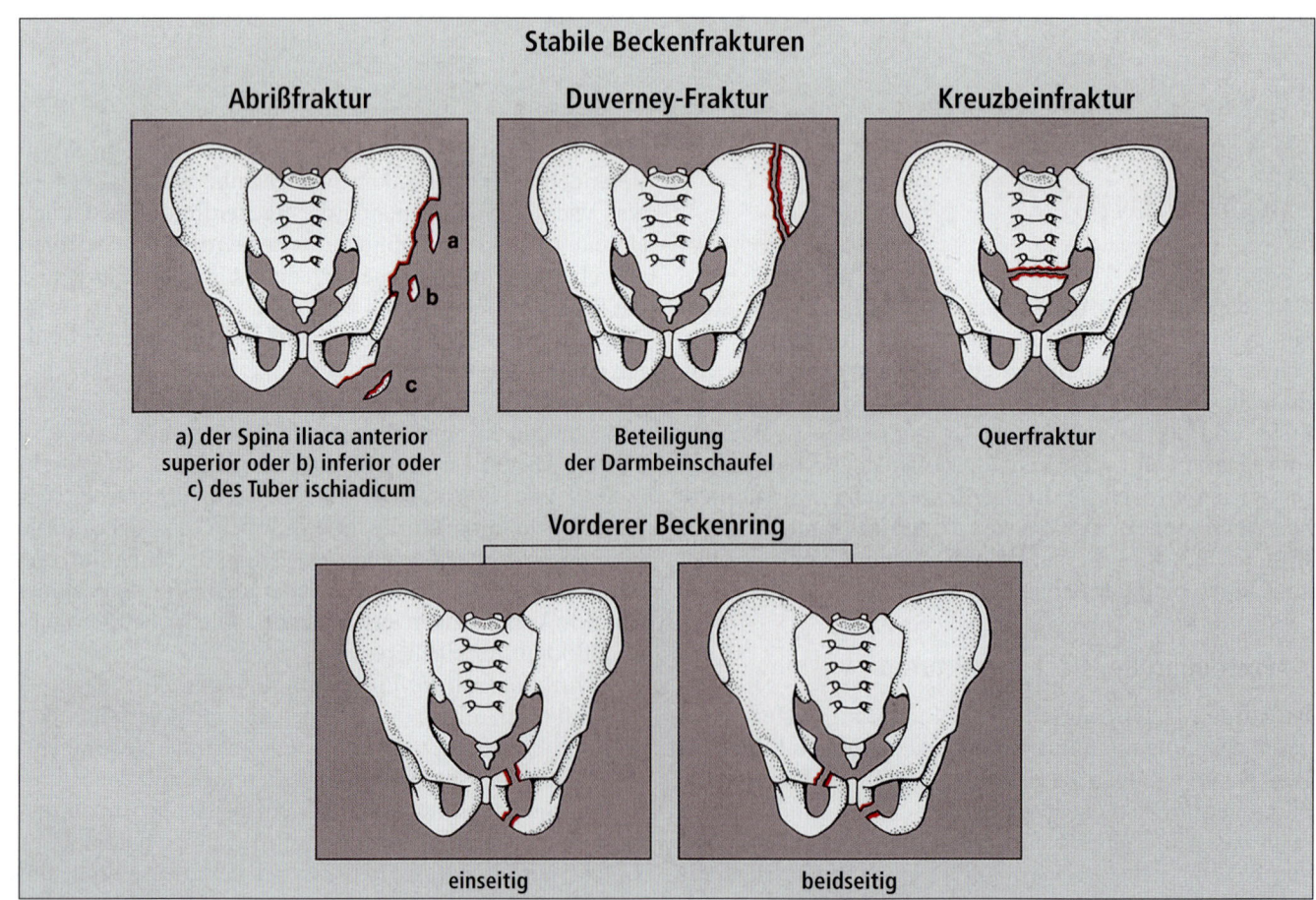

Abb. 7-10. Stabile Beckenfrakturen. (In Anlehnung an Dunn AW, Morris HD, 1968; mit freundlicher Erlaubnis)

Untere Gliedmaße I: Beckenring und proximales Femur

Frakturen des Beckens

Abrißfrakturen

Häufigster Ort sind die Spina iliaca anterior superior und inferior sowie der Sitzbeinhöcker; Abrißfrakturen sind stabile Frakturen (vgl. Abb. 7-10) und kommen meist bei Sportlern infolge einer sehr kraftvollen Muskelanspannung vor: *M. sartorius* → Abriß des vorderen oberen Darmbeinstachels; *M. rectus femoris* → Abriß des vorderen unteren Darmbeinstachels; *ischiokrurale Muskeln* (Kniebeuger) → Ausriß des Sitzbeinhöckers. Die meisten dieser Ausrißfrakturen erkennt man bereits in der alleinigen a.-p. Übersicht des Beckens (Abb. 7-12). Eine diagnostische Unsicherheit kann jedoch entstehen, wenn die Heilung unter überschießender Kallusbildung abläuft; in dieser Phase oder nach vollständiger Ossifikation kann man solche Frakturen nämlich mit einem Neoplasma verwechseln. Ein weiteres Bild, das eine Abrißfraktur des Beckens nachahmen kann, ist der sog. Beckenfinger, eine angeborene Anomalie mit einer charakteristischen Knochenbildung in den Weichteilen am Becken (Abb. 7-13).

Malgaigne-Fraktur

Diese instabile Verletzung einer Beckenhälfte besteht aus einer einseitigen Fraktur des oberen und unteren Schambeinastes und einer Sprengung der Sakroiliakalfuge der gleichen Seite (vgl. Abb. 7-11). Bei den Varianten dieser Verletzungsart kann eine einseitige Fraktur der Schambeinäste von einem Bruch durch die Pars lateralis des Kreuzbeins nahe der Sakroiliakalfuge oder von einer Darmbeinfraktur begleitet werden (vgl. Abb. 7-11). Eine Symphysensprengung kann mit solchen Verletzungen einhergehen, dabei kann es sogar zur Kranial- oder Dorsalverschiebung des ganzen Beckens kommen. Die Malgaigne-Fraktur erkennt man klinisch an der Verkürzung der unteren Extremität und radiologisch in einer a.-p. Aufnahme des Beckens (Abb. 7-14).

Weitere Beckenfrakturen

Auch andere als die Malgaigne-Frakturen erkennt man leicht bei der Beurteilung der Nativaufnahmen des Beckens in den Standard- und Spezialeinstellungen oder bei der CT-Untersuchung. Die *Duverney-Fraktur* ist eine stabile Darmbeinschaufelfraktur ohne Unterbrechung des Beckenrings (vgl. Abb. 7-10). Die *Straddle-Fraktur* („Spreizfraktur") besteht aus einer Trümmerfraktur beider Obturatorringe (d. h. Frakturen aller 4 Schambeinäste; vgl. Abb. 7-11). Bei einem Drittel aller Patienten mit dieser instabilen Fraktur kommt es zu Verletzungen von Harnblase oder Harnröhre. Die *Eimerhenkel-* oder *kontralaterale doppelte Vertikal-*

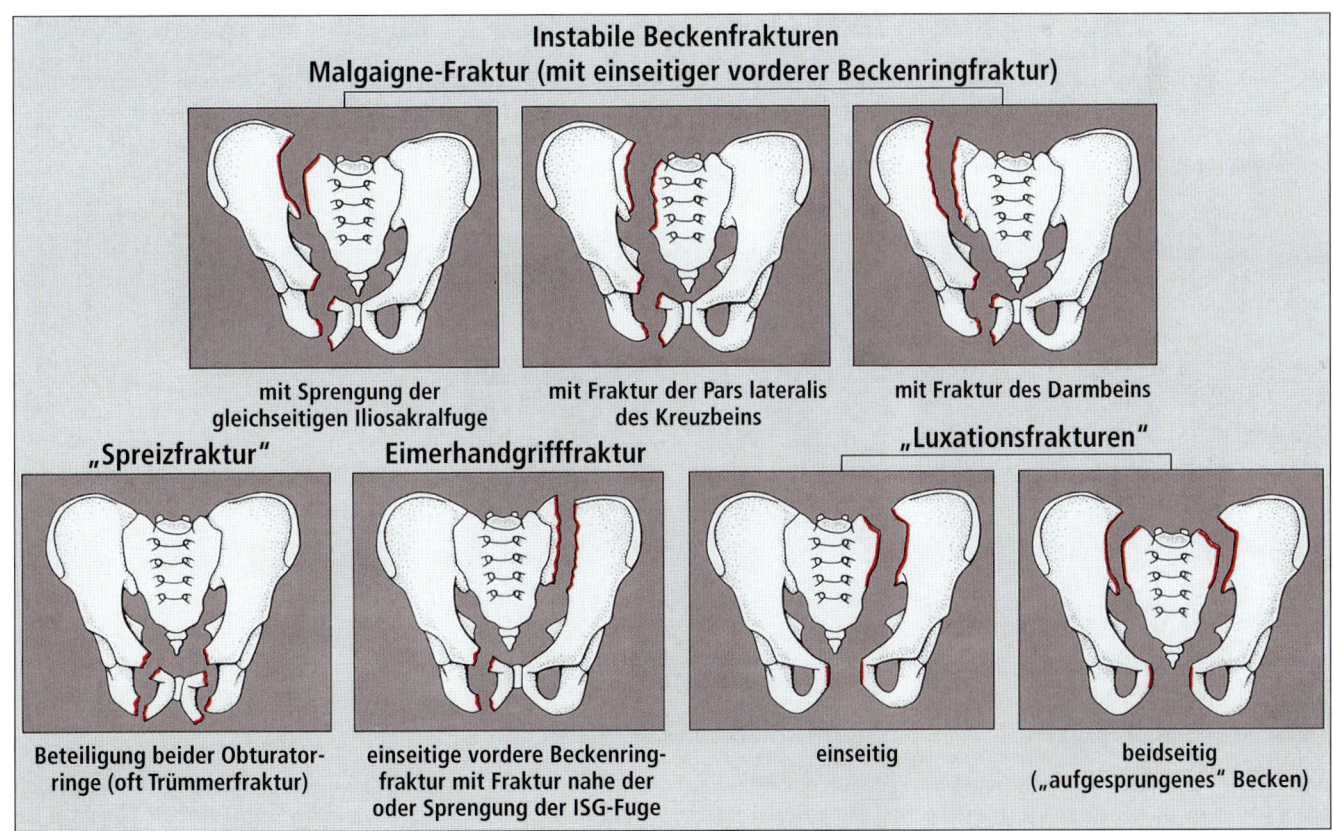

Abb. 7-11. Instabile Beckenfrakturen. (In Anlehnung an Dunn AW, Morris HD, 1968; mit freundlicher Erlaubnis)

TEIL II - Trauma

fraktur erfaßt beide Schambeinäste einer Seite, kombiniert mit einer Fraktur in der Nähe oder einer Sprengung des Sakroiliakalgelenks der Gegenseite (vgl. Abb. 7-11). *Kreuzbeinbrüche* können entweder quer oder vertikal verlaufen (vgl. Abb. 7-10), sie können allein, oder aber häufiger, in Kombination mit weiteren Beckenverletzungen, wie z. B. den sog. „Beckenluxationen", vorkommen. Letztere kennzeichnen eine Sprengung eines oder beider Sakroiliakalgelenke und die gleichzeitige Sprengung der Schamfuge (Abb. 7-15; vgl. auch Abb. 7-11). Die a.-p. Aufnahme mit Röhrenkippung um 30° nach kranial und auch die konventionelle oder Computertomographie helfen dabei, die häufig übersehenen Kreuzbeinfrakturen aufzudecken.

■ Frakturen des Acetabulums

Wegen der Überlagerung durch andere Strukturen kann in den Übersichtsaufnahmen die Beurteilung des Acetabulums schwierig sein (vgl. Abb. 7-16A). Beim Verdacht auf eine Hüftpfannnenfraktur sollte man Aufnahmen in mindestens 4 Projektionen anfertigen; Beckenübersicht a.-p., Aufnahme der Hüfte a.-p. sowie vordere und hintere Schrägaufnahme (Judet-Aufnahmen). Eventuell müssen diese Übersichten noch durch konventionelle oder Computertomographien ergänzt werden.

Als Erkennungshilfe für Anomalien in der a.-p. Aufnahme von Becken und Hüfte geben Judet, Judet und Le-

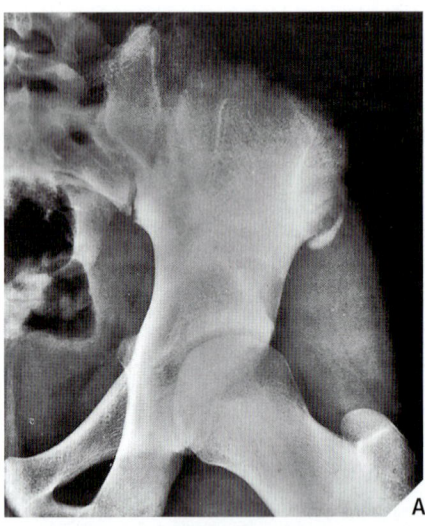 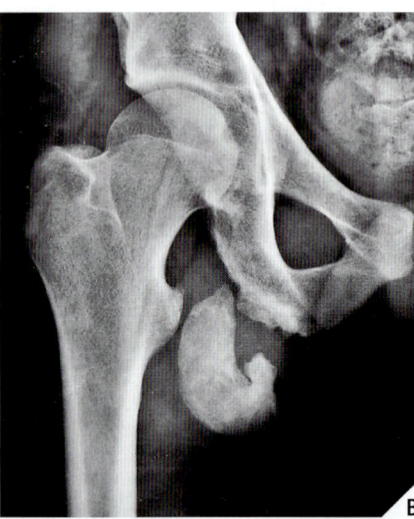 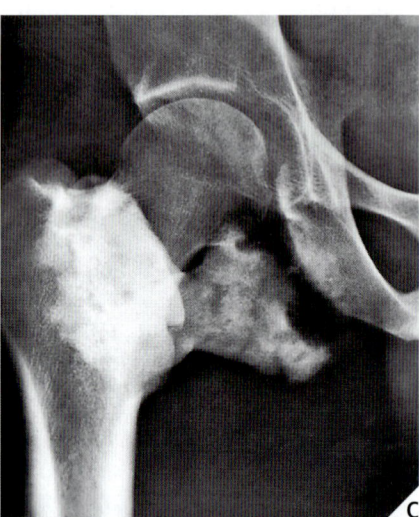

Abb. 7-12. Der 16jährige wurde beim Leichtathletiksport verletzt. **A** Die a.-p. Aufnahme des Beckens zeigt ein sichelförmiges Fragment neben der Außenseite der Darmbeinschaufel, welches die abgerissene Apophyse der Spina iliaca anterior superior darstellt. **B** Die a.-p. Hüftaufnahme eines 26jährigen Laufsportlers zeigt deutlich einen Abriß des Tuber ischiadicum. **C** Infolge eines Sitzbeinhöckerausrisses und der Weichteilverletzungen in dieser Region entwickelte ein 28 Jahre alter Sportler eine Verknöcherung des M. obturatorius externus

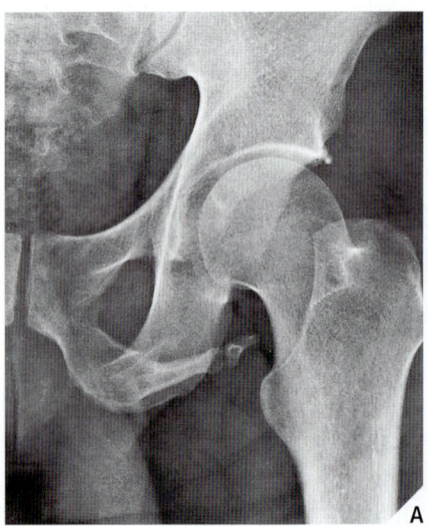 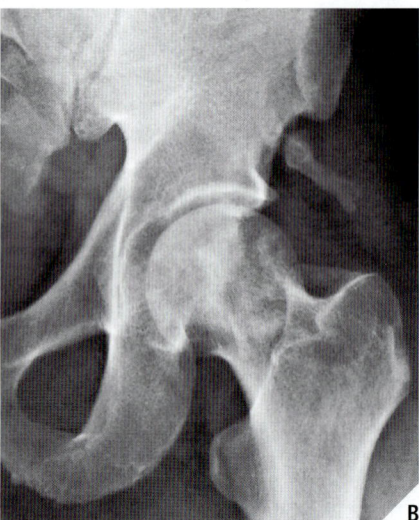

Abb. 7-13. Die seltene angeborene Anomalie eines „Beckenfingers" kann mitunter einmal als Ausrißfraktur fehlgedeutet werden. **A** Die a.-p. Aufnahme der linken Hüfte zeigt eine fingerartige, mit einem Gelenk versehene Struktur, die kaudal vom unteren linken Sitzbeinbereich ausgeht. **B** Bei diesem 55 Jahre alten Mann ohne Trauma in der Anamnese zeigt die a.-p. Aufnahme der Hüfte am Ort der Spina iliaca anterior inferior einen gut ausgeformten „Finger". (Wiedergabe mit Genehmigung aus Greenspan A, Norman A, 1982)

tournel 6 Linien mit Bezug zum Acetabulum und seiner direkten Umgebungsstrukturen an (Abb. 7-16). Eine Acetabulumfraktur stört dann in der Regel diese radiologischen Leitzeichen und ermöglicht so die Diagnose anhand der a.-p. Aufnahme; doch erfordert die genaue und vollständige Abklärung einer solchen Fraktur auch Schrägaufnahmen (Abb. 7-17). Wie schon erwähnt, zeigen die vordere (innere) Schrägaufnahme die iliopubische Säule und die hintere Acetabulumlippe (vgl. Abb. 7-4), dagegen die hintere (äußere) Schrägaufnahme die ilioischiale Säule und den vorderen Acetabulumrand (vgl. Abb. 7-5). Diese beiden Aufnahmen sind zusammen mit der Unterteilung des Beckenknochens in eine vordere und eine hintere Säule (Abb. 7-18) die Grundlage der traditionellen Einteilung der Acetabulumfrakturen. Diese Klassifikation wurde von Letournel modifiziert und umfaßt die folgenden Frakturtypen (Abb. 7-19):

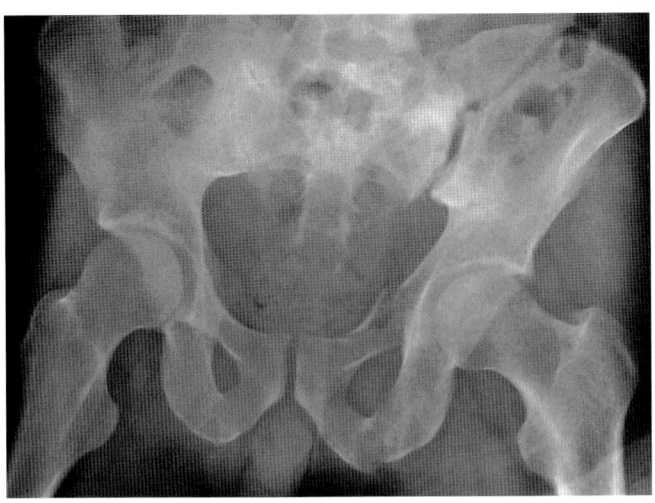

Abb. 7-14. Dieser 35jährige Mann war in einen Verkehrsunfall verwickel und erlitt eine Vertikalfraktur des linken vorderen Beckenrings (Obturatorrings) sowie eine gleichseitige Darmbeinfraktur – also eine typische Malgaigne-Fraktur

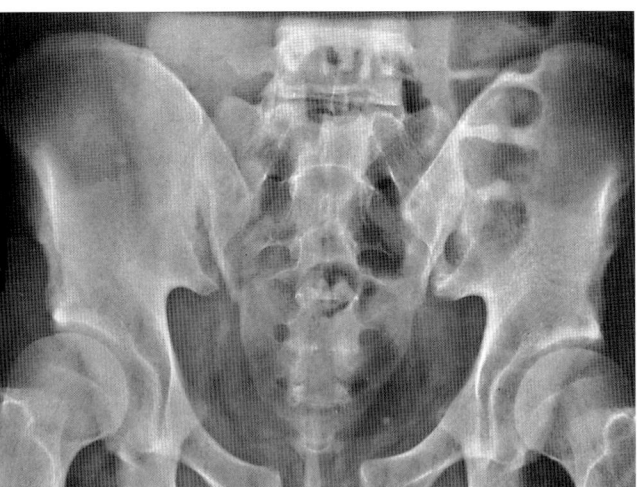

Abb. 7-15. Ein 25 Jahre alter Mann mit einem Verkehrsunfall, bei dem die a.-p. Aufnahme des Beckens das typische Bild einer Beckenzerreißung („Beckenluxation") bietet. Die Schamfuge klafft weit, auch klaffen beide Sakroiliakalgelenke weit

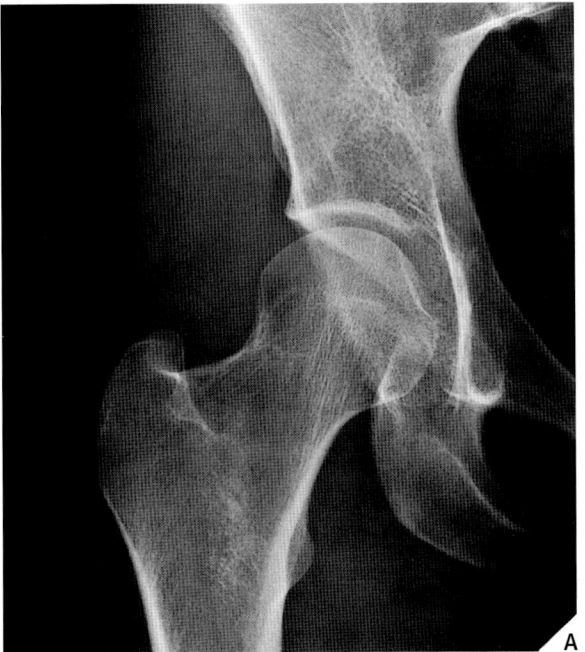
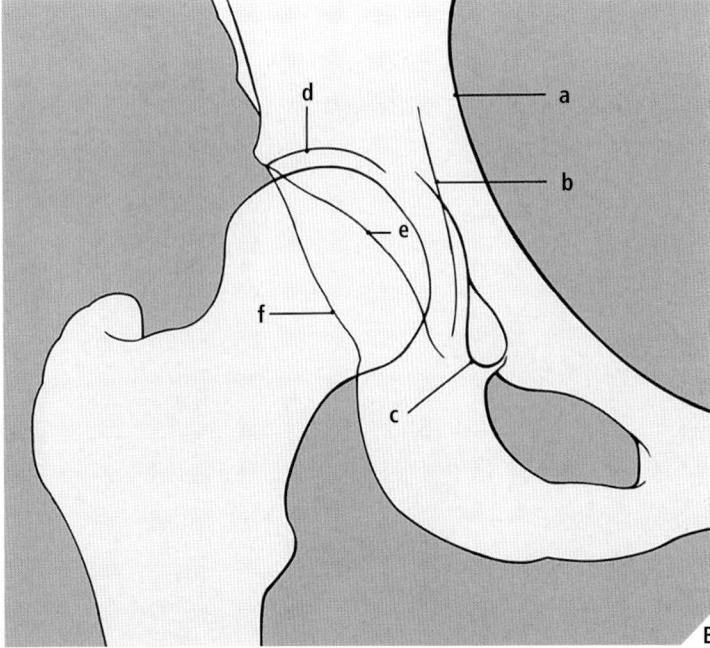

Abb. 7-16. A, B In einer a.-p. Hüftaufnahme kann man 6 Linien mit Bezug zum Acetabulum und dessen umgebenden Strukturen unterscheiden: *a)* die iliopubische oder iliopektineale Linie (Linea arcuata, Linea terminalis); *b)* die ilioischiale Linie aus hinterem Anteil der Lamina quadrilateralis des Darmbeins; *c)* die Köhler-Tränenfigur aus medialer Pfannenwand, Fossa acetabuli und Vorderanteil der Lamina quadrilateralis; *d)* Pfannendach; *e)* vorderer Pfannenrand und *f)* hinterer Pfannenrand. Eine Störung all dieser normalen Landmarken ist ein möglicher Hinweis auf vorhandene Anomalien

TEIL II - Trauma

1. Fraktur der iliopubischen (vorderen) Säule (seltener Typ).
2. Fraktur der ilioischialen (hinteren) Säule (häufiger Typ).
3. Querfraktur durch das Pfannendach mit Beteiligung beider Säulen (häufiger Typ).
4. Komplexe Frakturen einschließlich T- und sternförmiger Brüche, bei denen das Acetabulum in 3 oder mehr Fragmente gebrochen ist (dies ist der häufigste Bruchtyp).

Die CT spielt bei der Abklärung von Pfannen- und Beckenbrüchen eine führende Rolle, da sie die genaue Lage fehlgestellter Fragmente nachzuweisen vermag, die auch im Hüftgelenkspalt selbst gefangen sein können, und weil sie eine angemessene Beurteilung einer begleitenden Weichteilverletzung ermöglicht (Abb. 7-20 bis 7-22). Sie erfordert auch weniger Manipulationen an Patienten als die Standardaufnahmen oder die konventionelle Tomographie – bei Patienten mit Vielfachverletzungen ein besonders wichtiger Aspekt.

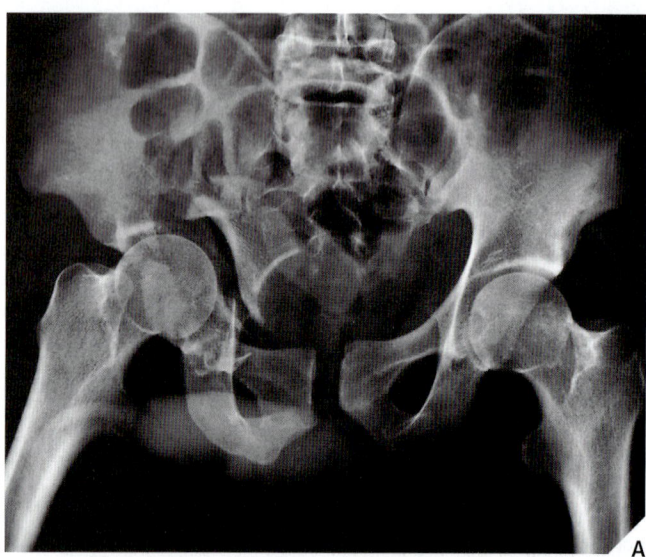 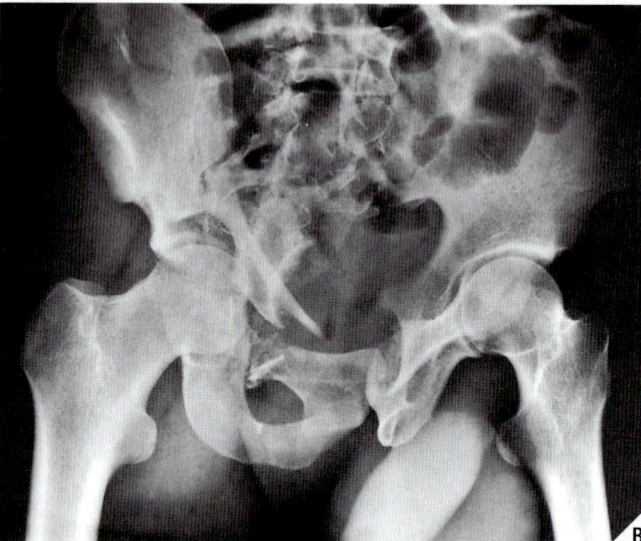

Abb. 7-17. Der 32jährige Drogenabhängige wurde von einem Pkw angefahren. **A** Die a.-p. Beckenübersicht zeigt einen Pfannentrümmerbruch rechts, eine rechtsseitige Darmbeinfraktur und eine Symphysensprengung. Auch liegt ein Kreuzbeinbruch mit Sprengung der linken Kreuzbein-Darmbein-Fuge vor. **B** In der schrägen a.-p. Aufnahme sieht man, wie die Pfannenfraktur hauptsächlich die vordere Säule des Beckens betrifft

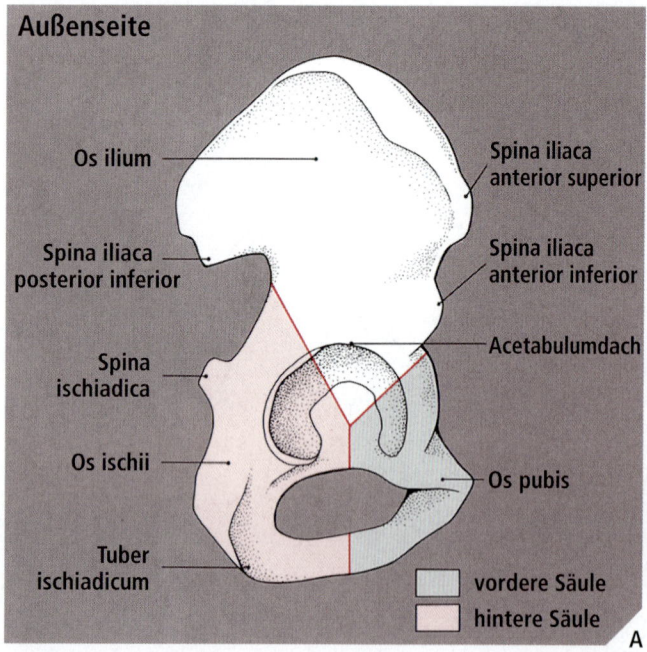 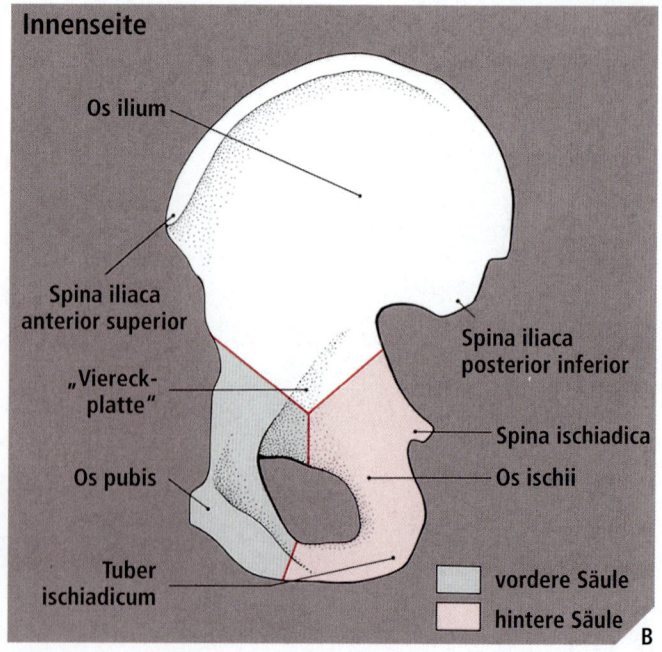

Abb. 7-18. A, B Seitliche und mediale Ansicht des Beckens zeigen die Aufteilung des Knochens in eine vordere und eine hintere Säule, was die Basis zur traditionellen Einteilung der Acetabulumfrakturen bildet. (In Anlehnung an Judet R, et al.,1964; mit freundlicher Erlaubnis)

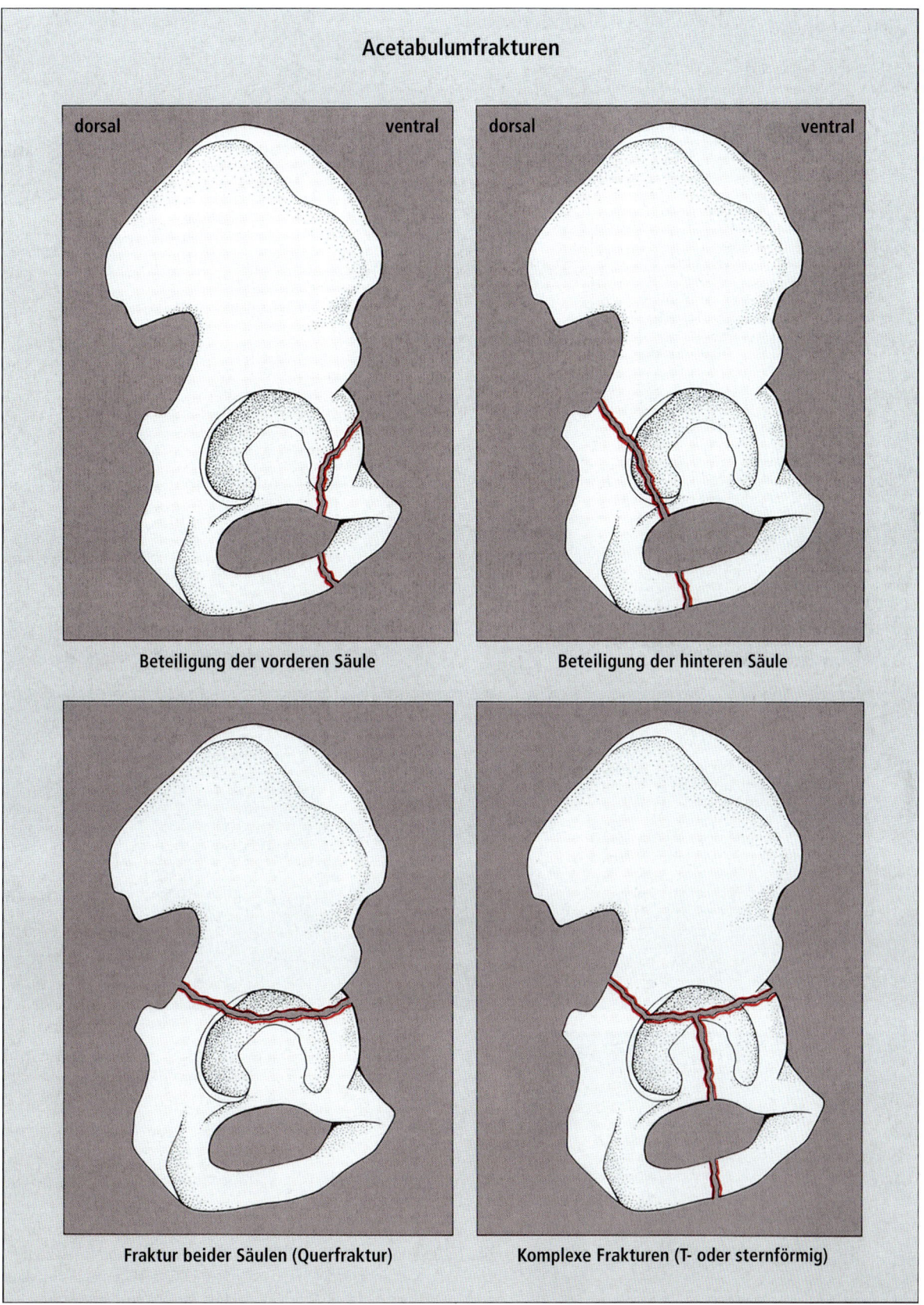

Abb. 7-19. Bei der traditionellen Einteilung der Pfannenbrüche kann eine Fraktur die vordere Säule, die hintere Säule oder beide Säulen erfassen. Bei komplexen Acetabulumfrakturen sind beide Säulen betroffen, wobei die Bruchlinie T- oder sternförmig sein kann. (In Anlehnung an Letournel E, 1980; mit freundlicher Erlaubnis)

TEIL II - Trauma

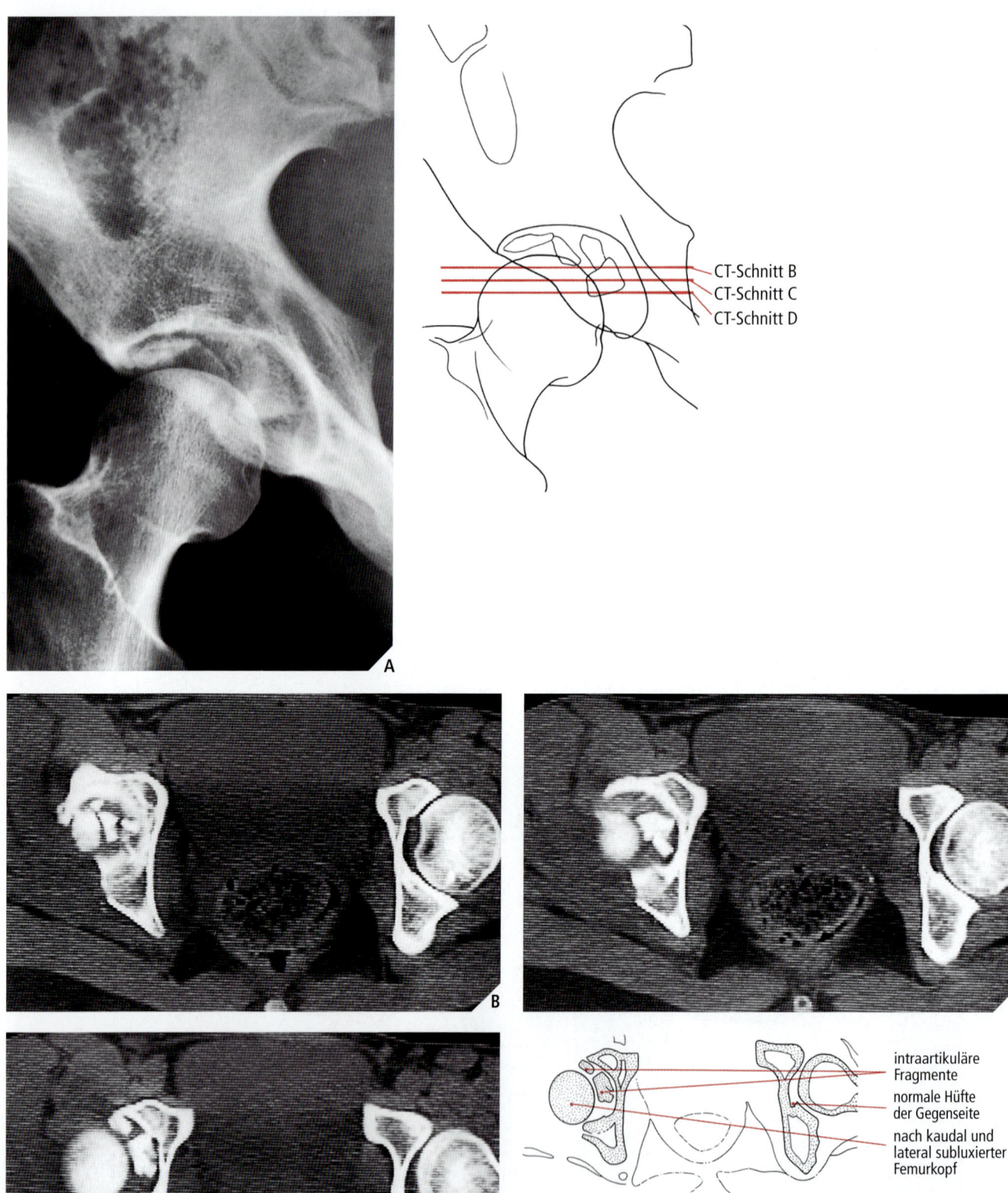

Abb. 7-20. Infolge eines Pkw-Unfalls erlitt diese 30jährige Frau eine Verletzung, die man anhand der Standardprojektionen als Pfannendachfraktur ansah. **A** In der hinteren Schrägprojektion stellt sich diese Fraktur als Trümmerbruch dar. Es folgte eine CT-Untersuchung, bei der eine Reihe von Schnitten (**B, C, D**) die topographische Verteilung der diversen intraartikulären Fragmente und auch Hinweise auf eine untere laterale Subluxation des Femurkopfs zeigt – eine wichtige Information, die den Standardaufnahmen nicht zu entnehmen war

Untere Gliedmaße I: Beckenring und proximales Femur

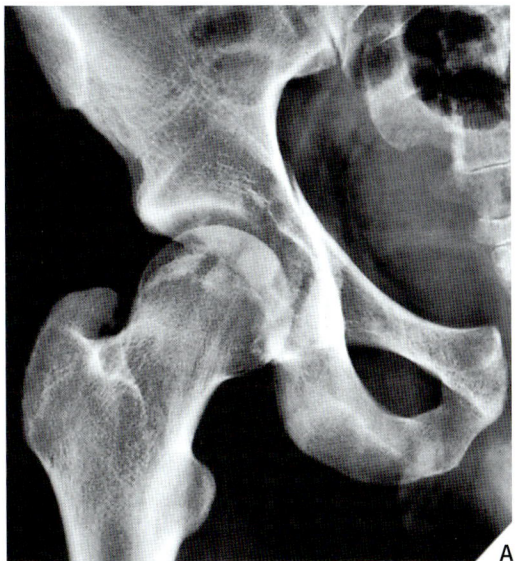
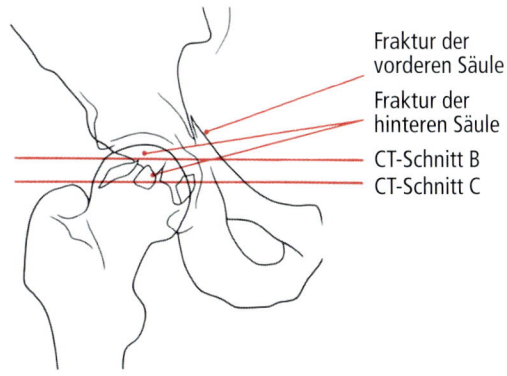

Fraktur der vorderen Säule
Fraktur der hinteren Säule
CT-Schnitt B
CT-Schnitt C

Abb. 7-21. Der 22jährige Mann erlitt bei einem Verkehrsunfall eine Armaturenbrettverletzung. **A** Die a.-p. Standardaufnahme der Hüfte zeigt Frakturen der vorderen und der hinteren Säule. **B, C** Bei der CT-Untersuchung liefert die Darstellung des genauen Bruchlinienverlaufs und der räumlichen Beziehung der Fragmente zueinander eine ganz wesentliche Information zur Planung der offenen Reposition und der Osteosynthese für den Operateur

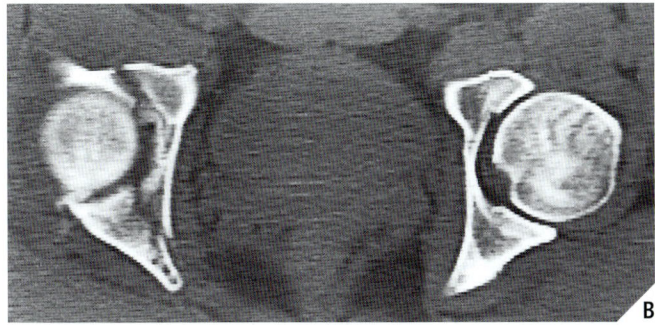
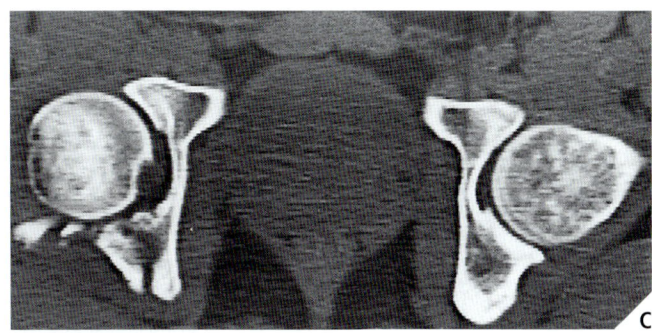

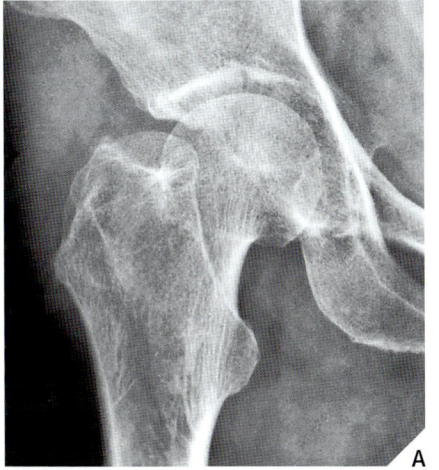
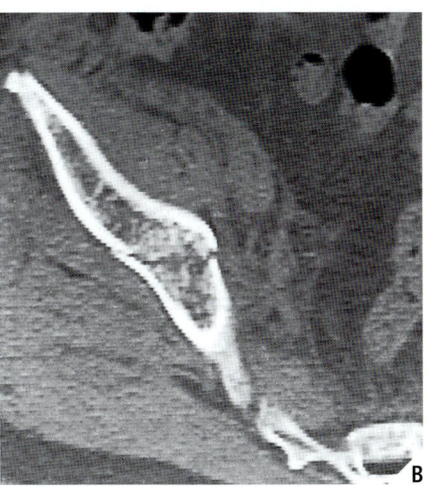

Abb. 7-22. Nach einem Sturz auf der Straße spürte der 63jährige Mann Beschwerden beim Gehen. **A** Die a.-p. Routineaufnahme der rechten Hüfte zeigt eine strahlentransparente Linie im Pfannendach, aber keine weiteren pathologischen Befunde. Zusätzliche Aufnahmen nahm man nicht vor, weil der Patient dies ablehnte. Am Folgetag wurden dann mit seiner Zustimmung CT-Bilder angefertigt (**B, C, D**), die eine Pfannendachfraktur sicherten und zusätzlich eine bislang nicht vermutete Frakturen der vorderen Säule und des Darmbeins mit einer auffälligen Verdickung des M. obturatorius internus infolge einer Einblutung und eines Ödems aufzeigten

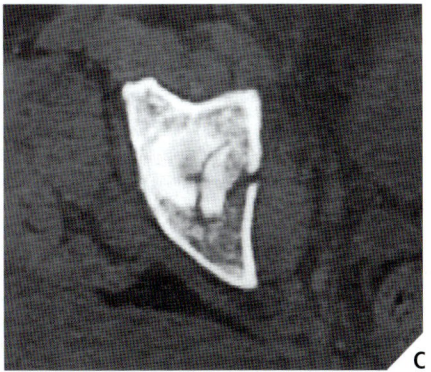
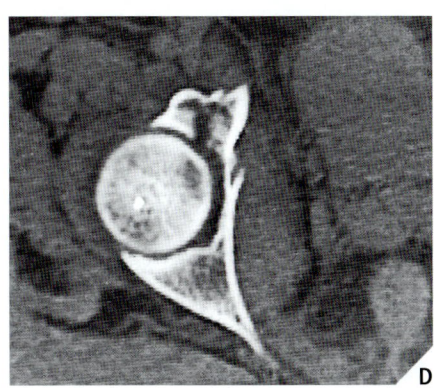
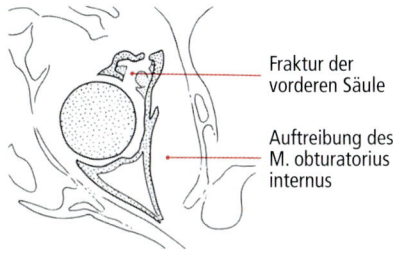

Fraktur der vorderen Säule
Auftreibung des M. obturatorius internus

TEIL II - Trauma

Verletzung des proximalen Femurs

Frakturen des proximalen Femurs

Beim Verdacht auf eine proximale Femurfraktur sollte die Röntgenuntersuchung mindestens 2 Aufnahmen beinhalten: die a.-p. und die Lauenstein-Aufnahme der Hüfte (vgl. Abb. 7-1 u. 7-6); häufig ist auch die axial laterale Hüftaufnahme erforderlich (vgl. Abb. 7-7). Bei vielen Frakturen ohne jede Fehlstellung kann aber auch schon die a.-p. Aufnahme der Hüfte allein genügen (Abb. 7-23). Bei subtilen oder eingestauchten Frakturen kann die Tomographie erforderlich werden, die dann hilft, Typ und Ausmaß der Fehlstellung zu bestimmen (Abb. 7-24). Auch die Skelettszintigraphie kann bei den oben genannten Zweifelsfällen nötig sein (vgl. Abb. 4-6B).

Traditionell werden die Frakturen des proximalen Femurs (die sog. Hüftfrakturen) in 2 Gruppen eingeteilt: 1. Die *intrakapsulären Frakturen* mit Beteiligung von Femurkopf oder -hals, die durch den Kopf, subkapital, durch den Schenkelhals oder an dessen Basis (basizervikal) verlaufen können, und 2. die *extrakapsulären Frakturen* mit Beteiligung der Trochanteren, die intra- oder subtrochanter verlaufen können (Abb. 7-25). Die Wichtigkeit dieser Unterscheidung liegt in der größeren Häufigkeit posttraumatischer Komplikationen bei den intrakapsulären Brüchen des proximalen Femurs. Zur häufigsten Komplikation, der (ischämischen oder avaskulären) Osteonekrose, kommt es bei 15–35% der Patienten, die intrakapsuläre Frakturen erlitten, wobei die Häufigkeit je nach Untersuchung schwankt.

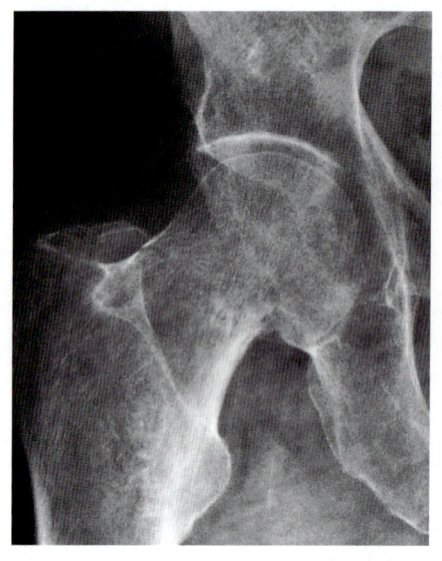

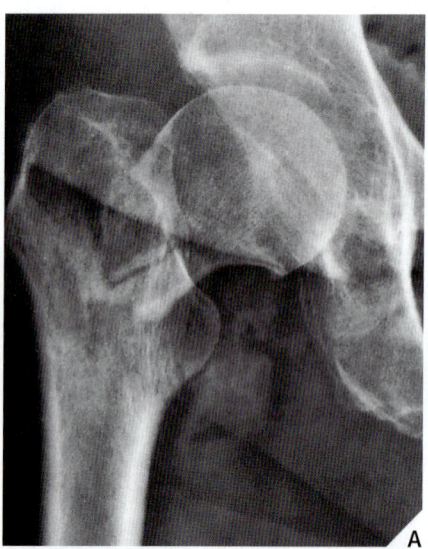

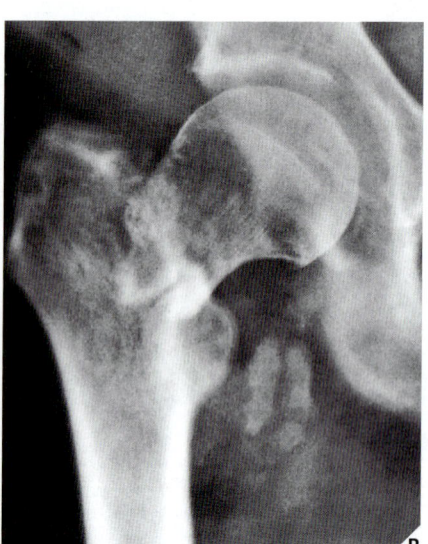

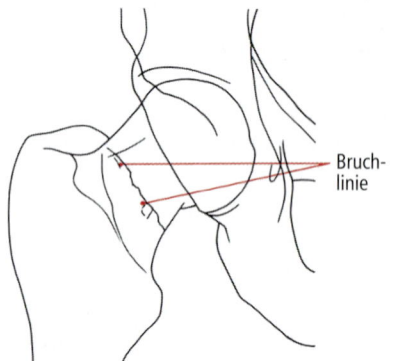

Abb. 7-23. Bei einem Sturz im Badezimmer erlitt die 83jährige Frau eine typische, nicht dislozierte Fraktur in Schenkelhalsmitte, wie in dieser a.-p. Aufnahme gezeigt

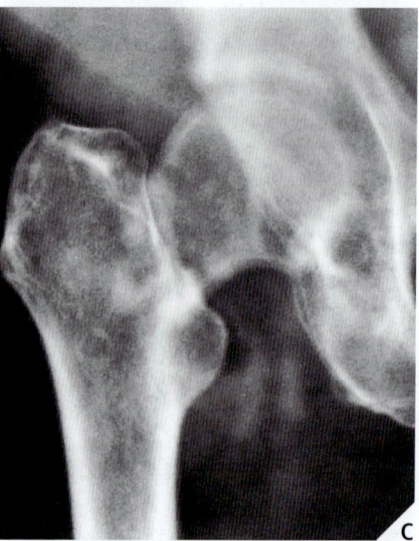

Abb. 7-24. Der 37jährige Mann fiel von der Leiter herab. **A** In der a.-p. Aufnahme der rechten Hüfte erkennt man eine fehlgestellte basizervikale Schenkelhalsfraktur, doch läßt sich daraus der Typ der Fehlstellung nicht sicher entnehmen. Um diese überaus wichtige Information zu erhalten, führte man eine Tomographie durch. **B** In der vorderen Schicht (14 cm oberhalb der Tischoberkante) ist der Femurkopf scharf dargestellt. **C** Im dorsalen Schichtbild (7 cm oberhalb der Tischoberfläche) zeigt die scharfe Kontur des Femurschafts im Gegensatz zur unscharfen Femurkopfkontur eine Dorsalverschiebung des lateralen Halsfragments an

Untere Gliedmaße I: Beckenring und proximales Femur

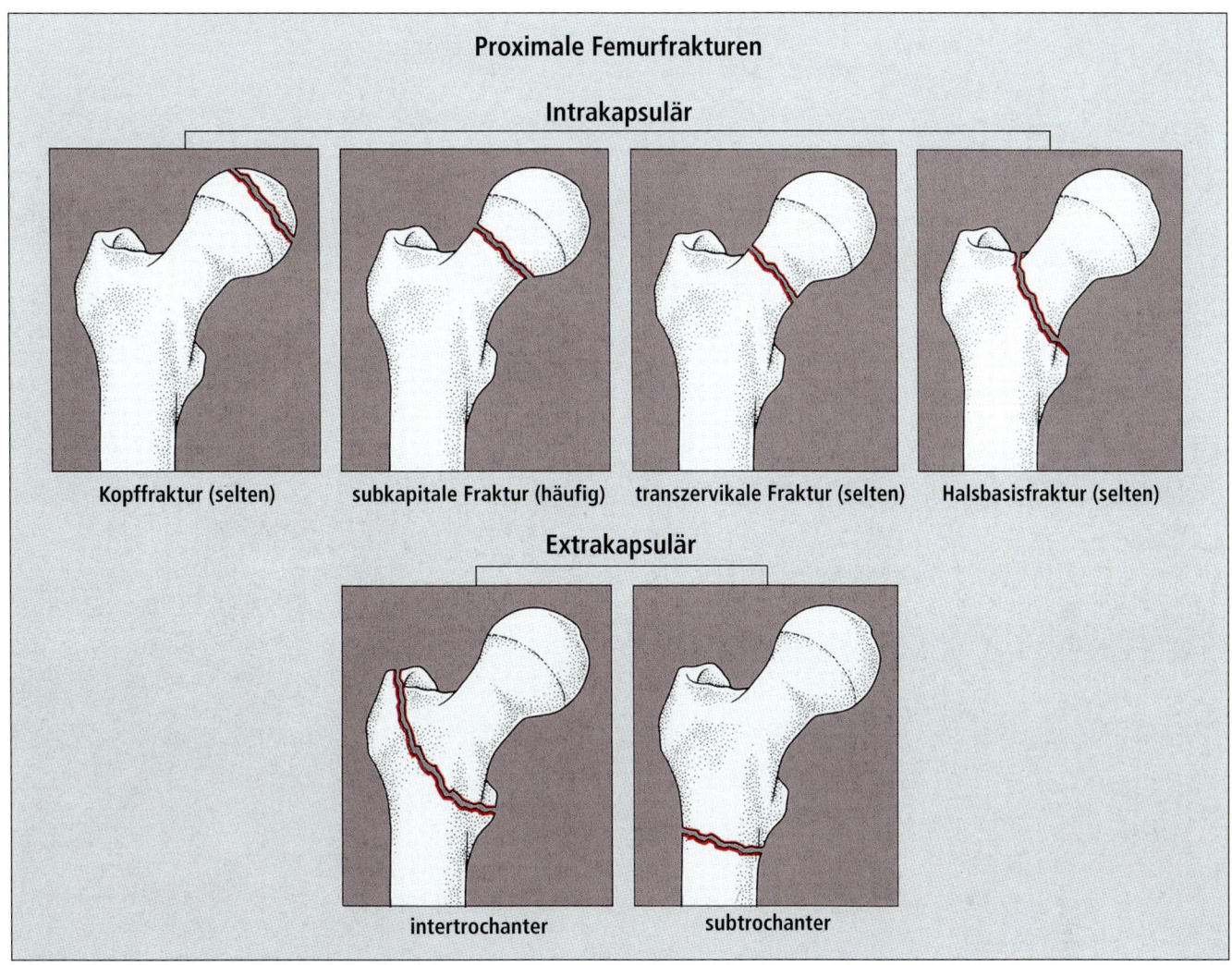

Abb. 7-25. Proximale Femurfrakturen werden traditionell in intra- und extrakapsuläre Brüche unterteilt

Der Grund für diese häufigere Entwicklung einer Osteonekrose nach Schenkelhalsfraktur liegt in der Natur der Blutversorgung des proximalen Femurs. Die Hüftkapsel geht vom Acetabulum aus und setzt an der Femurvorderfläche längs der intertrochanteren Linie an der Schenkelhalsbasis an. An der Rückseite umhüllt die Gelenkkapsel den Femurkopf und die proximalen 2 Drittel des Schenkelhalses. Der größte Teil der Blutzufuhr zum Femurkopf stammt aus den Aa. circumflexae femoris lateralis und medialis, die einen Ring um die Schenkelhalsbasis bilden und aus diesem Gefäße abgeben, die subkapsulär längs des Schenkelhalses zum Femurkopf aufsteigen. Nur ein sehr geringer Femurkopfanteil wird durch Arterien im Lig. capitis femoris (Lig. teres) versorgt (Abb. 7-26). Wegen dieser Gefäßanatomie neigen intrakapsuläre Frakturen dazu, diese Gefäße zu zerreißen, unterbrechen damit die Blutzufuhr und können so zur Osteonekrose führen. Dagegen liegt die Trochanterregion außerhalb der Kapsel und wird über Äste der Aa. circumflexa medialis und lateralis sowie von Muskelarterien im Bereich der Rollhügel bestens mit Blut versorgt. Deshalb führen in der Regel intertrochantere Frakturen auch nicht zur Femurkopfosteonekrose.

Auch die Pseudarthrose ist eine häufige Komplikation nach Schenkelhalsfraktur; sie folgt bei 10–44% der Patienten mit solchen Brüchen. Nach Pauwels bestimmt die Neigung der Bruchlinie die Prognose: je steiler sie verläuft, desto wahrscheinlicher wird die Pseudarthrose (vgl. Abb. 7-27).

Intrakapsuläre Frakturen

Unter den vielen Einteilungsvorschlägen zur Schenkelhalsfraktur sind aus praktischer Sicht die von Pauwels und die von Garden von Nutzen, weil sie die Stabilität des Bruchs berücksichtigen – ein wichtiger Faktor bei Therapie und Prognose.

Pauwels teilte die Schenkelhalsfrakturen nach dem Winkel der Bruchlinie zwischen dieser und der Horizontalebene in einer a.-p. Aufnahme nach Reposition ein und betonte, daß die Prognose um so besser ist, je flacher die Fraktur verläuft (Abb. 7-27). Garden schlug dagegen ein Einteilungssystem für die Schenkelhalsfrakturen vor, das auf der Fehlstellung des Schenkelkopfes vor der Reposition basiert. Die Einteilung der Fehlstellung nach Garden

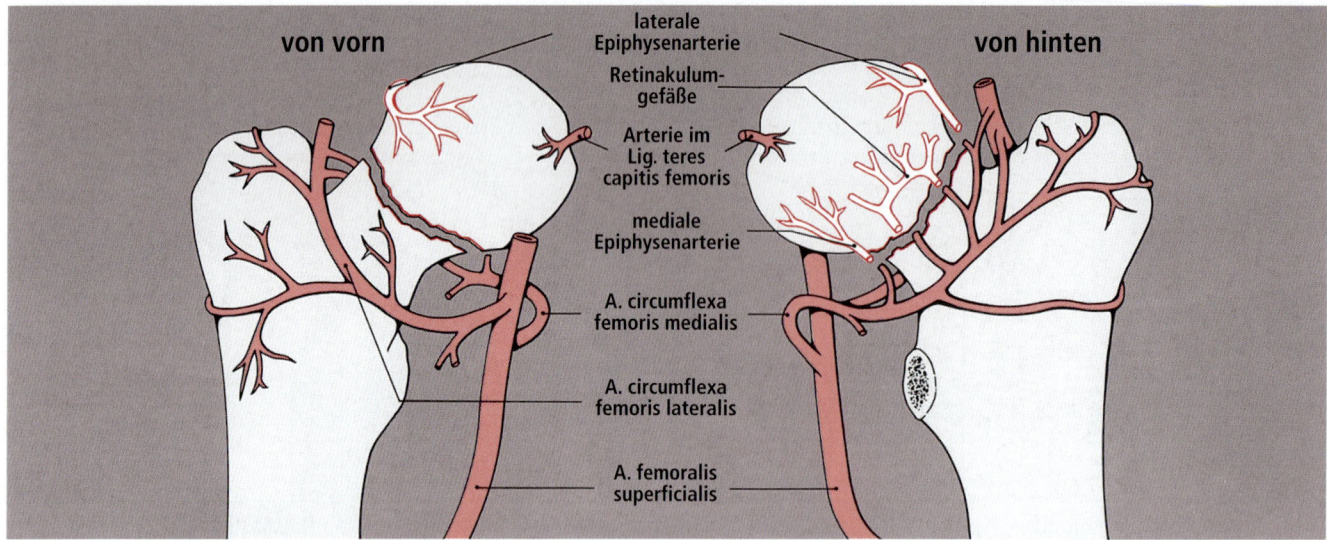

Abb. 7-26. Das proximale Femur erhält seine Blutversorgung überwiegend aus den Aa. circumflexae femoris, von denen Äste subkapsulär längs des Schenkelhalses zum Femurkopf hochziehen. Folglich kann eine intrakapsuläre Schenkelhalsfraktur die Blutversorgung so stark unterbrechen, daß es zur aseptischen Osteonekrose kommt

erfolgt nach der Lage der medial gelegenen druckbelasteten Haupttrabekel (Abb. 7-28). Seine Einteilung dieser Frakturen umfaßt 4 Schweregrade (Abb. 7-29):

- *Schweregrad I:* Inkomplette subkapitale Fraktur.
  Bei dieser eingestauchten oder abduzierten Fraktur ist das distale Fragment außenrotiert und das proximale Fragment in Valgusstellung. Die medialen Femurkopf- und Femurhalstrabekel bilden einen Winkel von über 180° (Abb. 7-30). Es ist dies eine stabile Fraktur mit guter Prognose.
- *Schweregrad II:* Komplette subkapitale Fraktur ohne Fehlstellung.
  Bei dieser vollständigen Fraktur durch den Schenkelhals bleibt das distale Fragment gegenüber dem proximalen in normaler Position, welches ebenfalls nicht verschoben ist, sondern in leichter Varusstellung verkippt erscheint, so daß die medialen Femurkopftrabekel nicht mehr mit denen des Beckens übereinstimmen. Die medialen Femurkopftrabekel bilden mit denen des Schenkelhalses einen Winkel von etwa 160°. Auch dies ist eine prognostisch günstige Fraktur.
- *Schweregrad III:* Komplette subkapitale Fraktur mit teilweiser Fehlstellung.
  Bei dieser Bruchform ist der Femurschaft nach außen verdreht, während der Femurkopf nach medial verdreht, abduziert und in Varusstellung abgeknickt ist. Die medialen Femurkopftrabekel stimmen mit denen des Beckens nicht mehr überein. In der Regel ist diese Fraktur instabil, sie kann aber durch geeignete Reposition in eine stabile Fraktur umgewandelt werden. Die Prognose ist nicht so gut wie bei den Schweregraden I und II.
- *Schweregrad IV:* Vollständige subkapitale Fraktur mit völliger Fehlstellung.
  Bei diesem Typ ist das distale Fragment nicht nur außenrotiert, sondern auch nach oben verschoben und liegt ventral des proximalen Fragments. Zwar ist das proximale Fragment völlig vom distalen getrennt, es verbleibt aber gegenüber der Pfanne in normaler Stellung. Die medialen Kopftrabekel stehen mit denen des Beckens in einer Reihe (Abb. 7-31). Dies ist eine instabile Fraktur mit schlechter Prognose.

Diese Schweregradeinteilung der Schenkelhalsfrakturen hat hinsichtlich der Prognose einen großen Wert. Bei der Verlaufskontrolle von 80 Patienten über ein Jahr hinweg fand Garden bei allen Fällen der Kategorien I und II eine vollständige Heilung, in der Kategorie III bei 93% der Patienten und nur noch bei 57% der Patienten in der Kategorie IV. Eine Osteonekrose trat bei 8% der Frakturen der Stadien I und II ohne Fehlstellung auf, dagegen bei 30% der fehlgestellten Brüche der Schweregrade III und IV.

Untere Gliedmaße I: Beckenring und proximales Femur 7

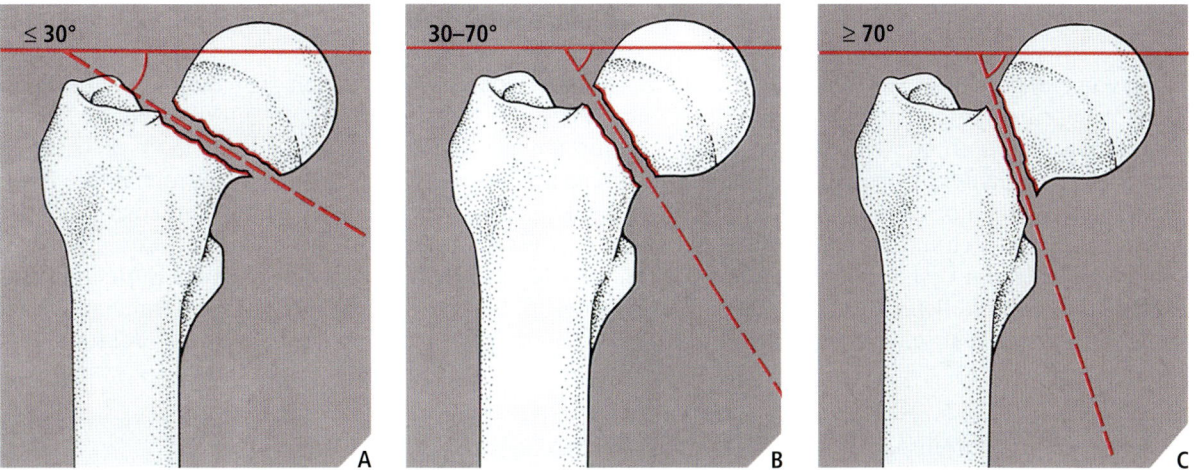

Abb. 7-27. A-C Die Pauwels-Einteilung der intrakapsulären Schenkelhalsbrüche beruht auf der Schräge der Bruchlinie: Je vertikaler der Bruchspalt verläuft, desto instabiler ist die Fraktur und desto höher folglich das Risiko einer Pseudarthrose. (In Anlehnung an Pauwels F, 1976; mit freundlicher Erlaubnis)

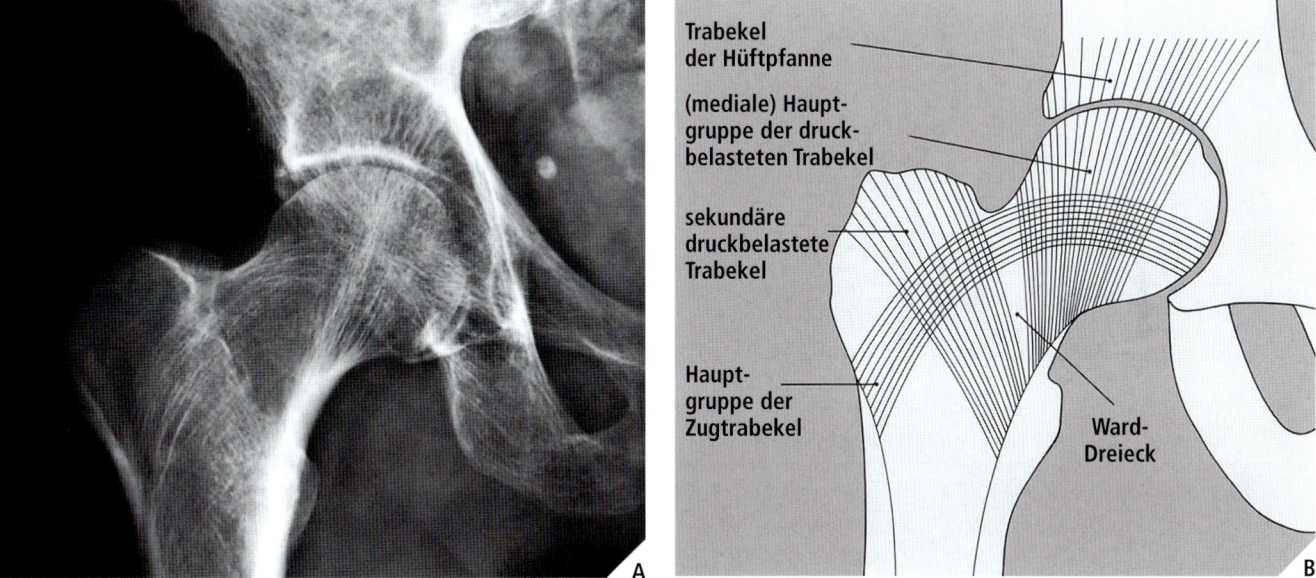

Abb. 7-28. A, B Die Einteilung der Schenkelhalsfrakturen nach Garden beruht auf 3 Trabekelgruppen, die man in Femurhals und -kopf erkennen kann. Die Hauptzugtrabekel bilden einen Bogen, der sich vom Außenrand des Trochanter major durch die obere Halskortikalis und über den Femurkopf erstreckt, um an dessen Unterrand unterhalb der Fovea zu enden. Die (mediale) Hauptgruppe der druckbelasteten Knochenbälkchen ist vertikal ausgerichtet und erstreckt sich von der medialen Schenkelhalskortikalis dreieckförmig in den Femurkopf. Ihre Richtung stimmt normalerweise mit der der Trabekel im Acetabulum überein. Die sekundären (lateralen) druckbelasteten Trabekel erstrecken sich von Calcar femoris und Trochanter minor fächerförmig zum Trochanter maior. Der zentrale, von diesem Trabekelsystem eingeschlossene Bezirk ist das Ward-Dreieck

TEIL II - Trauma

Extrakapsuläre Frakturen

Sie rühren häufig von einer direkten Verletzung bei einem Sturz her und treten bei einer Gruppe noch höheren Alters als die intrakapsulären Frakturen auf. Die meisten dieser Brüche verlaufen intertrochanter, wobei die Hauptlinie der Fraktur vom Trochanter maior zum Trochanter minor zieht; gewöhnlich handelt es sich um Trümmerbrüche. In den meisten Fällen läßt sich die Diagnose bereits allein in der a.-p. Aufnahme der Hüfte stellen (Abb. 7-32); nur selten wird die Bruchlinie unsichtbar sein und dann für ihren Nachweis Schrägaufnahmen oder sogar die Tomographie erfordern.

Wie bereits erwähnt, lassen sich die extrakapsulären Frakturen des proximalen Femurs, für die mehrere Klassifikationen geschaffen wurden, allgemein in 2 wichtige Untergruppen einordnen: inter- und subtrochantere Frakturen. Die intertrochanteren Frakturen kann man nach der Zahl der Fragmente oder dem Verlauf der Bruchlinie weiter unterteilen. Hierzu wurde eine einfache Einteilung vorgeschlagen, die die Zahl der Fragmente heranzieht (Abb. 7-33). Bei dieser Einteilung ist die 2-Stück-Fraktur stabil,

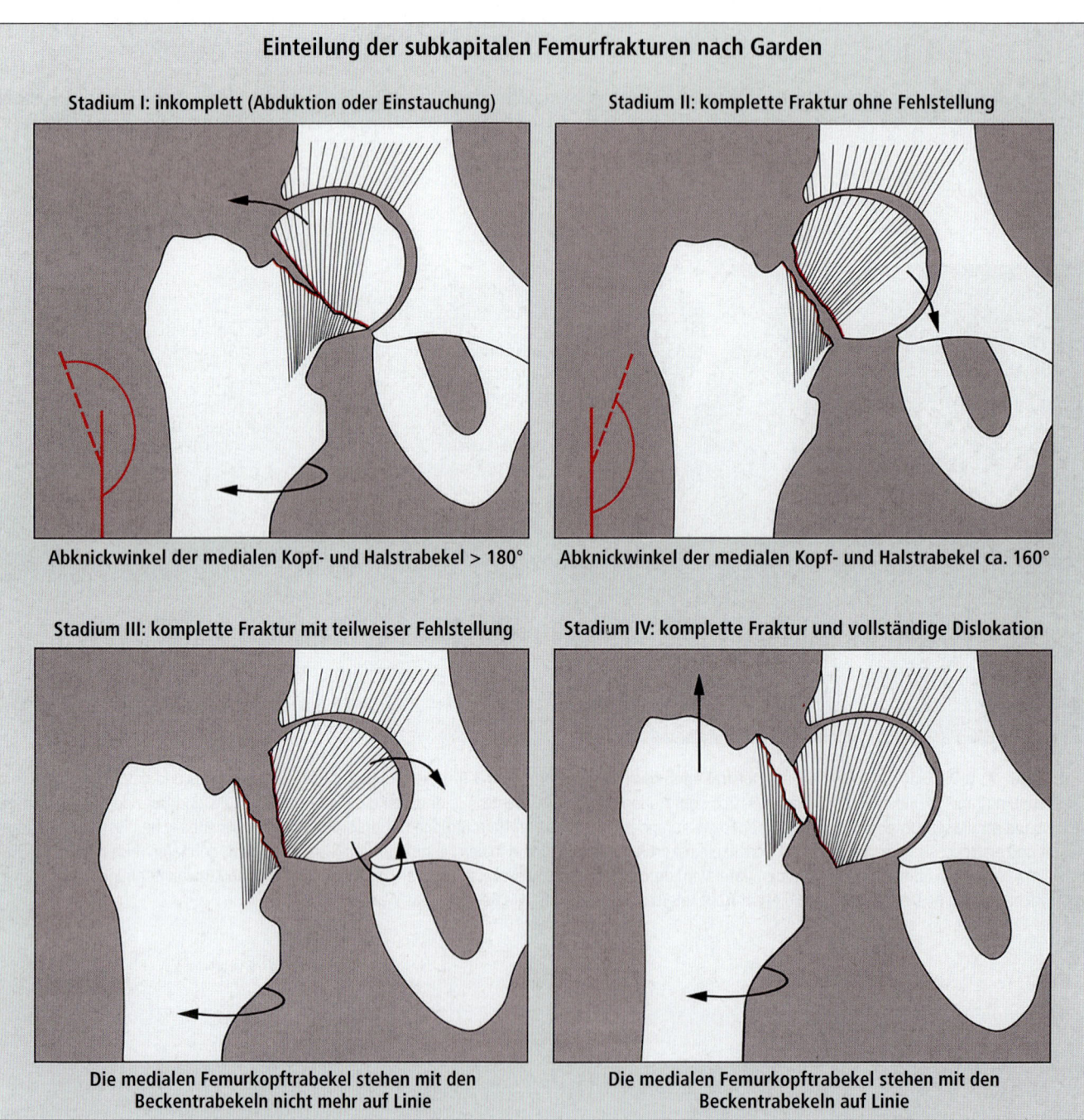

Abb. 7-29. Die Garden-Klassifikation der subkapitalen Femurfrakturen beruht auf der Femurkopffehlstellung vor der Reposition. Eingeteilt wird die Fehlstellung nach der Lage der medialen druckbelasteten Knochenbälkchen. (In Anlehnung an Garden RS, 1974; mit freundlicher Erlaubnis)

Untere Gliedmaße I: Beckenring und proximales Femur

während die 3- und die Multifragmentfraktur instabil sind. Boyd und Griffin schlugen die Einteilung der intertrochanteren Frakturen gemäß Vorliegen oder Fehlen eines Trümmerbruchs und nach der Beteiligung der subtrochanteren Region vor (Abb. 7-34). Ein Trümmerbruch der hinteren oder der medialen Kortikalis hat dabei große prognostische Bedeutung. Bei einem Trümmerbruch gilt die Fraktur als instabil und kann eine Osteotomie bei Fehlstellung erfordern, ein Vorgehen, das besonders bei der Behandlung der 4-Segment-Frakturen wichtig ist, wo beide Trochanteren beteiligt sind. Fehlt ein Trümmerbruch, dann ist die Fraktur stabil und mittels Zugschraube (und/oder Kompressionsplatte/dynamische Hüftschraube = DHS) behandelbar.

Die subtrochanteren Frakturen werden von Fielding nach der Höhe der Bruchlinie und von Zickel nach deren Höhe, Schrägneigung und nach Trümmerung eingeteilt (Abb. 7-35). Wichtiges Faktum zu den subtrochanteren Frakturen ist deren relativ gutartiger Verlauf aufgrund guter Blutversorgung und einer gut ausgeprägten Kollateraldurchblutung in dieser Oberschenkelregion. Femurkopfnekrose und Pseudarthrose infolge inter- und subtrochanterer Frakturen kommen nur selten vor. Die einzige ernsthafte und zu beachtende Komplikation ist die postoperative Infektion.

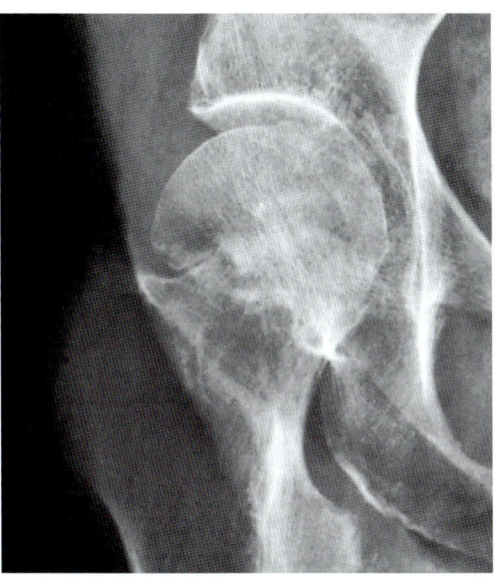

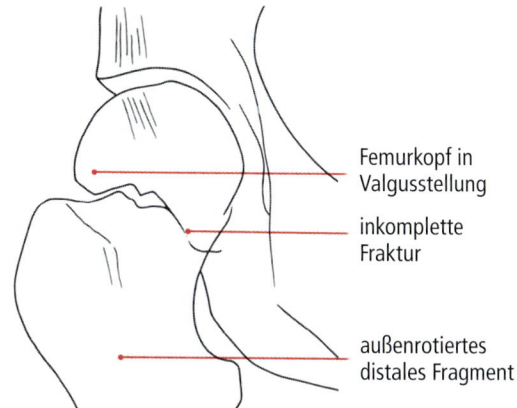

Abb. 7-30. Bei einem Sturz auf den Boden erlitt diese 72 Jahre alte Frau eine Schenkelhalsfraktur rechts. Die a.-p. Aufnahme zeigt eine subkapitale und eingestaucht erscheinende Fraktur. Der Femurkopf steht valgisch, das distale Fragment außenrotiert, und die inneren Femurkopftrabekel bilden einen Winkel von über 180°. Diese Merkmale typisieren eine Garden-I-Fraktur

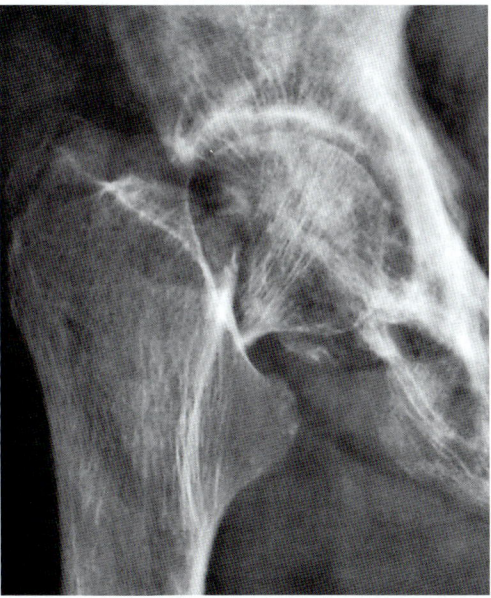

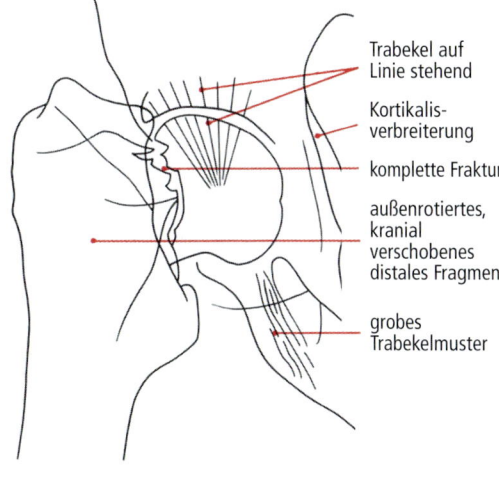

Abb. 7-31. Beim Sturz auf dem Bahnsteig einer Untergrundbahn erlitt die 77jährige Frau eine rechtsseitige Schenkelhalsfraktur. Die a.-p. Aufnahme der Hüfte zeigt einen subkapitalen Bruch mit völliger Verschiebung der Fragmente gegeneinander; dabei steht der vom Hals abgetrennte Kopf zur Hüftpfanne regelrecht. Achten Sie auf die Trabekelanordnung von Kopf und Acetabulum. Der Femurschaft ist nach kranial verschoben und außenrotiert. Diese Merkmale lassen die Verletzung als eine Garden-Fraktur vom Grad IV einordnen. Als Zufallsbefund achte man hier auch auf die Kortikalisverbreiterung und das grobe Trabekelmuster – beide typisch für den Morbus Paget

TEIL II - Trauma

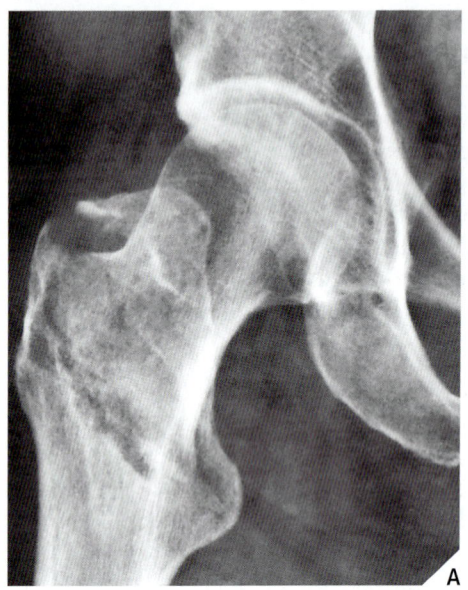
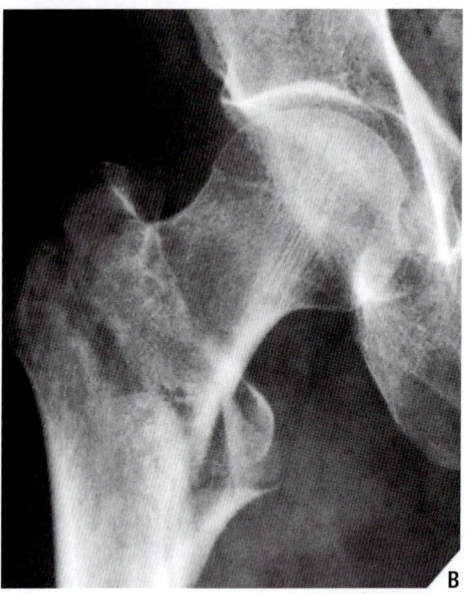

Abb. 7-32. A Die a.-p. Aufnahme der rechten Hüfte zeigt einen intertrochanteren Dreistückbruch vom Typ einer Boyd-Griffin-Fraktur II. **B** Die a.-p. Aufnahme der rechten Hüfte zeigt eine intertrochantere Trümmerfraktur mit vielen Fragmenten zusammen mit einer subtrochanteren Komponente. Diese Verletzung kannn man als Boyd-Griffin-III-Fraktur klassifizieren. (Zur Boyd-Griffin-Klassifikation der intertrochanteren Brüche vgl. Abb. 7-34)

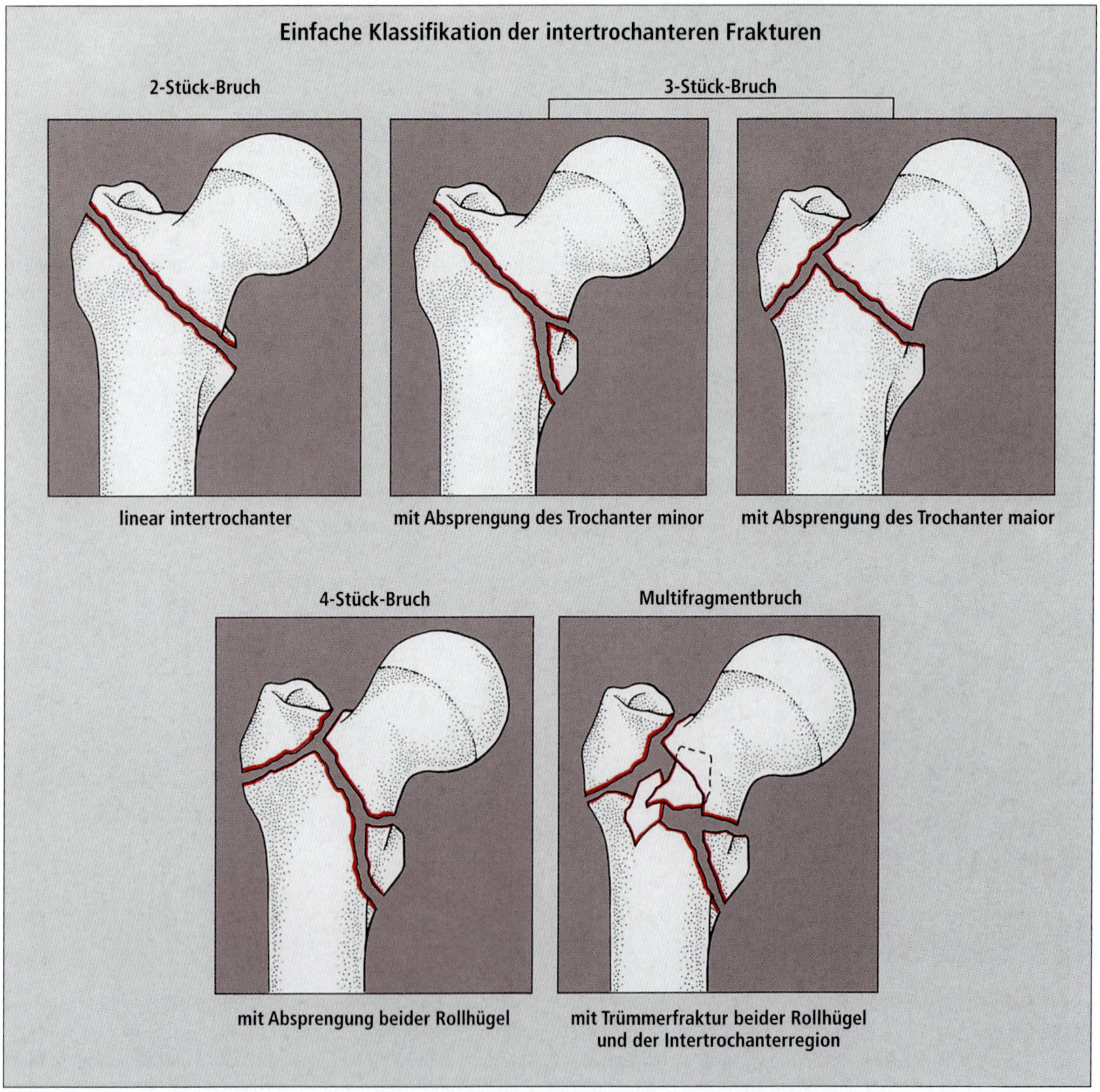

Einfache Klassifikation der intertrochanteren Frakturen

2-Stück-Bruch
- linear intertrochanter

3-Stück-Bruch
- mit Absprengung des Trochanter minor
- mit Absprengung des Trochanter maior

4-Stück-Bruch
- mit Absprengung beider Rollhügel

Multifragmentbruch
- mit Trümmerfraktur beider Rollhügel und der Intertrochanterregion

Abb. 7-33. Die einfache Einteilung der intertrochanteren Frakturen fußt auf der Zahl der Knochenfragmente

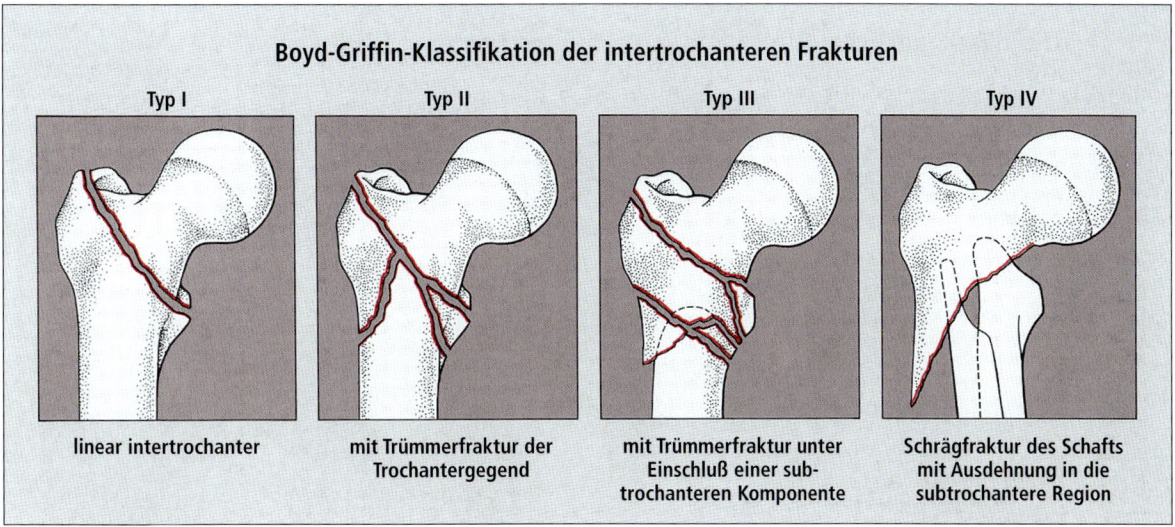

Abb. 7-34. Die Boyd-Griffin-Klassifikation der intertrochanteren Frakturen berücksichtigt Vorliegen oder Fehlen eines Trümmerbruches und die Beteiligung der subtrochanteren Region. (In Anlehnung an Boyd HB, Griffin LL, 1949; mit freundlicher Erlaubnis)

Hüftluxationen

Die traumatische Hüftluxation ist eine seltene Verletzung; sie entsteht durch eine sehr starke Kraft und ist häufig mit weiteren schwerwiegenden Verletzungen vergesellschaftet. Verursacht wird sie durch eine erhebliche axial einwirkende Gewalt, wie z. B. beim Knieanprall gegen das Armaturenbrett im Rahmen eines Verkehrsunfalls („dashboard injury").

Allgemein kann man die Hüftluxationen in die vordere, hintere oder zentrale (mediale) Form einteilen. Die Stellung der Hüfte im Moment des Aufpralls entscheidet über die Luxationsrichtung: Hüftbeugung, -adduktion und -innenrotation führen zu einer hinteren Luxation, Hüftabduktion und -außenrotation bedingen eine vordere Luxation. Die hintere Femurkopfluxation ist weitaus häufiger als die vordere, die nur 5–18% aller Hüftluxationen stellt. Die hintere Luxation geht auch öfter mit Frakturen, vor allem des hinteren Pfannenrands, einher. Dagegen ist die vordere Luxation eher eine isolierte Verletzung. Es wird bei Menschen mit verringerter Schenkelhalsantetorsion oder gar einer Retrotorsion eine Prädisposition für die hintere traumatische Hüftluxation vermutet; umgekehrt kann die vermehrte Femurhalsantetorsion für die vordere Hüftluxation empfänglich machen. Luxationen sind in der a.-p. Aufnahme des Hüftgelenks allesamt leicht zu erkennen. Bei der *vorderen Luxation*, die nur 13% aller Hüftluxationen ausmacht, ist das Femur abduziert und außenrotiert und liegt medial und kaudal der Pfanne (Abb. 7-36). Bei der *hinteren Luxation*, dem häufigsten Luxationstyp, zeigt die a.-p. Aufnahme das Femur innenrotiert und adduziert, während der Femurkopf lateral oder oberhalb der Hüftpfanne liegt (Abb. 7-37). Die *zentrale Luxation* geht immer mit einer Acetabulumfraktur einher, und der Femurkopf dringt in Richtung kleines Becken vor (Abb. 7-38 u. 7-39).

Die Femurkopfluxation geht oft mit signifikanten Begleitverletzungen von Knochen und Knorpel, Gelenkspalt sowie Muskeln und Bändern in der Nähe des Hüftgelenks einher. Als unverzichtbar erwies sich die CT beim Nachweis von Frakturen mit gleichzeitiger Hüftluxation; sie bleibt auch das beste Verfahren, um eine Kortikalisunterbrechung nachzuweisen. Die MRT spielt inzwischen unter den bildgebenden Verfahren eine äußerst wichtige Rolle, kann sie doch, vor allem verglichen mit der CT, überlegen den spongiösen Knochen, Knorpel, Muskel, Bänder und intraartikuläre Flüssigkeit darstellen. Die MRT kann Muskelverletzung und Gelenkerguß/Hämarthros, die ausnahmslos eine traumatische vordere oder hintere Hüftluxation begleiten, zuverlässig aufzeigen und auch quantifizieren (vgl. Abb. 4-77 u. 4-78). Ferner ist sie beim Nachweis einer Knochenkontusion von Nutzen, wie auch beim Nachweis anderer seltener Folgeschäden der akuten Hüftluxation, einschließlich einer Kortexinfraktion, einer osteochondralen Fraktur und dem Labrumabriß der Hüftpfanne. Sie kann auch dabei helfen, eine Weichteilinterposition im Gelenkspalt zu beweisen. Die wirklich wichtige Aufgabe der MRT nach einer Hüftluxation ist der Nachweis möglicher Komplikationen, wie z. B. der Osteonekrose des Femurkopfs.

TEIL II - Trauma

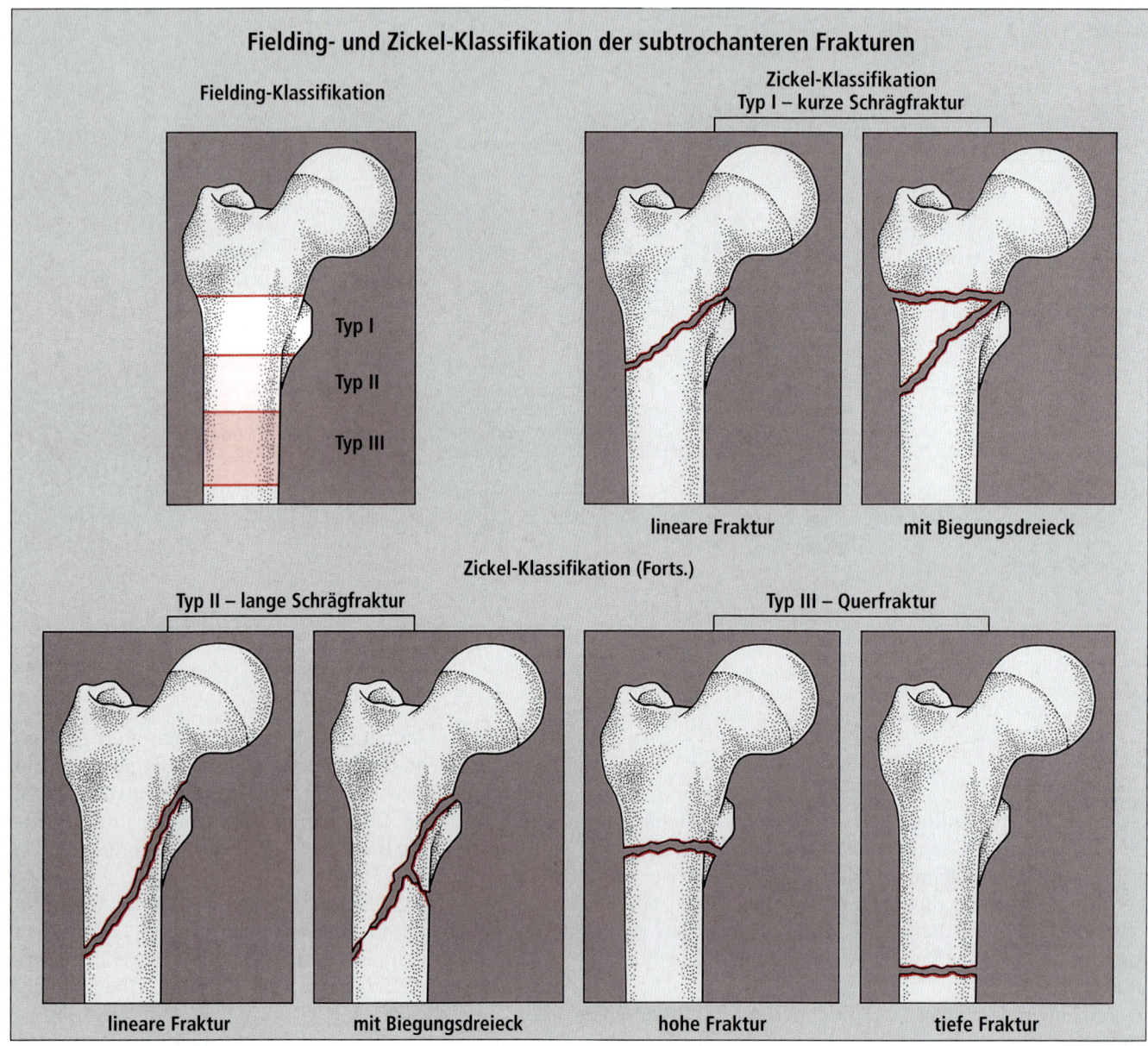

Abb. 7-35. Die Fielding-Klassifikation der subtrochanteren Frakturen (oben links) beruht auf der Höhe, in der die subtrochantere Bruchlinie verläuft. Frakturen vom Typ I, dem häufigsten Typ, ereignen sich in Höhe des Trochanter minor, solche vom Typ II innerhalb der Region bis 2,5 cm unterhalb des Trochanter minor und Frakturen vom Typ III, der seltensten Form, in der Zone von 2,5–5 cm unterhalb des kleinen Rollhügels. Die Zickel-Einteilung der subtrochanteren Frakturen berücksichtigt Höhe und Schräge der Bruchlinie wie auch Vorliegen oder Fehlen eines Trümmerbruches. (In Anlehnung an Fielding JW, 1973; Zickel RE, 1976; mit freundlicher Erlaubnis)

Traumatische Hüftluxationen werden durch die sofortige (vorzugsweise binnen 6 Stunden nach dem Unfall) geschlossene Reposition behandelt, weil man damit das Risiko der Femurkopfosteonekrose, einer der beiden wichtigen Komplikationen der Hüftluxation, verringert; die andere Komplikation ist die posttraumatische Koxarthrose.

Hierzu ergab eine Studie, daß es nur bei 4,8% der Patienten zu einer Osteonekrose kam, deren Hüftluxation innerhalb der ersten 6 Stunden reponiert wurde, verglichen mit 58,8% bei den Patienten, deren Reposition erst nach dem 6-Stunden-Intervall ausgeführt wurde. Der Frühnachweis der Osteonekrose ist besonders wichtig, weil die Anfangsphase noch die größte Chance bietet, die Gelenkfunktion mittels operativer Maßnahmen, wie z. B. Forage (Anbohren), Umstellungsosteotomie oder Dekompression mit oder ohne vaskularisiertes Knochen-Graft zu erhalten. Die posttraumatische Koxarthrose, die in verschiedenen Untersuchungsserien zwischen 17% und 48,8% lag, wurde auf die Schwere der anfänglichen Verletzung, auf freie Gelenkkörper und anhaltend schwere Tätigkeit das Patienten nach dem Unfall zurückgeführt. Einfache Luxationen haben eine bessere Prognose als solche mit einer Begleitfraktur.

Untere Gliedmaße I: Beckenring und proximales Femur

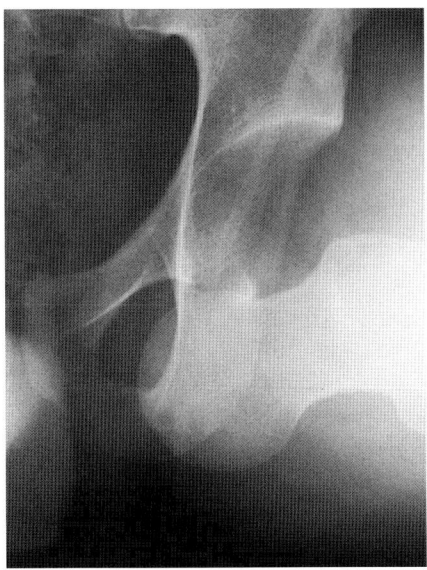

Abb. 7-36. Der 19 Jahre alte Mann erlitt eine vordere Hüftluxation. Diese a.-p. Aufnahme zeigt die typische Stellung des Femurkopfes unterhalb und medial der Hüftpfanne.

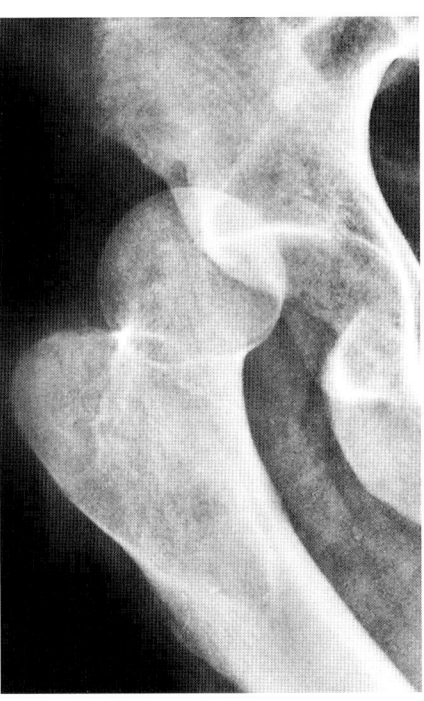

Abb. 7-37. Die 30jährige Frau erlitt bei einem Verkehrsunfall eine typische hintere Hüftluxation. Achten Sie darauf, daß in dieser a.-p. Aufnahme die Gliedmaße adduziert ist und der Femurkopf die hintere Pfannenlippe überlagert

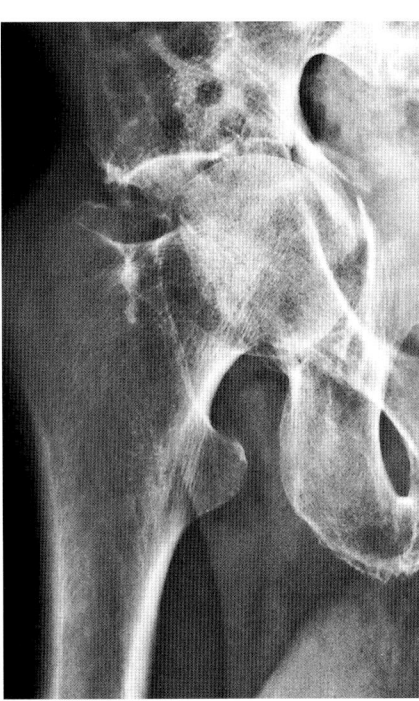

Abb. 7-38. Ein 43 Jahre alter Mann wurde beim Fahrradfahren von einem Lastwagen angefahren. Die a.-p. Aufnahme der rechten Hüfte zeigt eine typische Luxatio centralis mit einem Trümmerbruch der medialen Pfannenwand. Beachten Sie, wie der Hüftkopf in das kleine Becken hineinragt

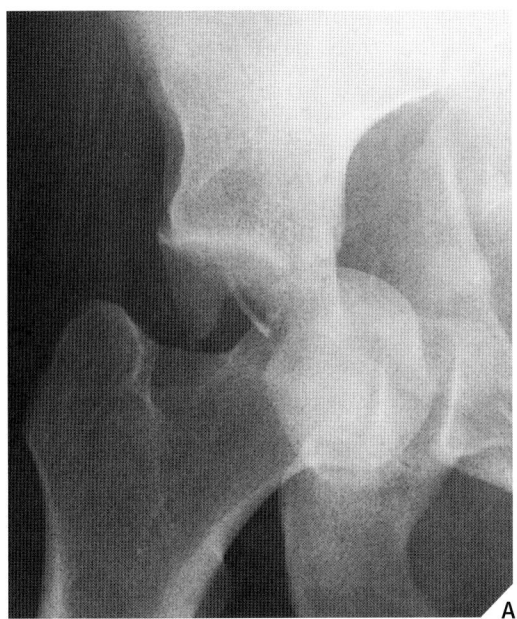

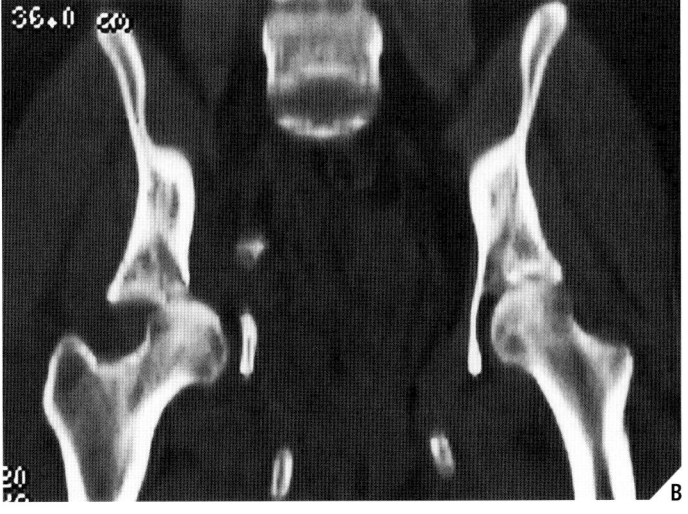

Abb. 7-39. Die 22 Jahre alte Frau erlitt einen Unfall als Autofahrerin. **A** Das a.-p. Röntgenbild der rechten Hüfte zeigt eine komplexe Acetabulumfraktur mit einem nach zentral dislozierten Femurkopf. **B** Ein koronares CT-Rekonstruktionsbild zeigt die Verschiebung der medialen Acetabulumwand nach innen und die zentrale Hüftluxation

TEIL II - Trauma

Merkpunkte für die Praxis

Becken und Hüftpfanne

1. Beckenfrakturen sind wichtig wegen der hohen Inzidenz von Begleitverletzungen folgender Strukturen:
   - Größere Blutgefäße;
   - Nerven;
   - unterer Harntrakt.
2. Man kann die Beckenfrakturen zum Zwecke der radiologischen Diagnostik und der Behandlung folgendermaßen einteilen:
   - Auf der Grundlage der Fragmentstabilität in stabile und instabile Verletzungen;
   - nach der Richtung der auf das Becken einwirkenden Kraft als Verletzungen infolge einer sagittalen oder lateralen Kompression, einer Vertikalscherung oder als komplexe Muster.
3. Acetabulumfrakturen weist man am besten in den beiden Schrägaufnahmen nach Judet nach (Ala- und Obturatoraufnahme).
4. Bei den Acetabulumfrakturen ist es wichtig, zwischen folgenden zu unterscheiden:
   - Frakturen der vorderen Säule;
   - Frakturen der hinteren Säule.
5. Die CT spielt bei der Beurteilung von Becken- und Acetabulumfrakturen dank folgender Fähigkeiten eine wichtige Rolle:
   - Sie weist die genaue Position und Form von Trümmerbruchfragmenten nach;
   - sie zeigt das Vorhandensein oder Fehlen intraartikulärer Fragmente;
   - sie zeigt Weichteilverletzungen.
6. Die MRT bietet überlegene Fähigkeiten für die Beurteilung traumatischer Hüftveränderungen, insbesondere um
   - okkulte Frakturen und Knochenkontusionen (Mikrofrakturen der Knochenbälkchen) zu diagnostizieren;
   - zuverlässig Muskelverletzung und Gelenkerguß zu quantifizieren, die eine traumatische Hüftluxation begleiten.
7. Intravenöse Urographie und Zysturethrographie sind bei der Abklärung von Begleitverletzungen des unteren Harntrakts wesentlich.

Proximales Femur

1. Es ist wegen der möglichen Komplikationen wichtig, zwischen intra- und extrakapsulären Schenkelhalsfrakturen zu unterscheiden; intrakapsuläre Schenkelhalsfrakturen führen häufiger zu Pseudarthrose und Osteonekrose als extrakapsuläre Frakturen.
2. Die Garden-Einteilung der intrakapsulären Schenkelhalsfrakturen ist für die Bestimmung von Stabilität und Prognose von praktischem Wert.
3. Die Boyd-Griffin-Klassifikation der intertrochanteren Frakturen gemäß Vorliegen oder Fehlen eines Trümmerbruchs und der Beteiligung der subtrochanteren Region ist prognostisch wichtig und dient als Richtlinie für die operative Behandlung.
4. Subtrochantere Frakturen werden klassifiziert nach
   - Fielding gemäß der Höhe des Bruchlinie;
   - Zickel gemäß Höhe, Schrägneigung und Kriterium des Trümmerbruchs.
5. Die MRT ist das ideale bildgebende Verfahren, um die Frühveränderungen der posttraumatischen Femurkopfnekrose nachzuweisen und zu beurteilen.

Hüftluxationen

1. Die Hüftluxationen werden in die vordere, hintere und zentrale Form eingeteilt.
2. Die hinteren Luxationen sind insgesamt häufiger und gehen öfter mit Frakturen des hinteren Pfannenrands einher.
3. Vordere Luxationen sind selten; in der a.-p. Röntgenaufnahme steht das Femur abduziert und außenrotiert, der Femurkopf liegt medial und kaudal der Hüftpfanne.

Literaturempfehlungen

Aliabadi P, Baker ND, Jaramillo D. Hip arthrography, aspiration, block, and bursography. Radiol Clin North Am 1998; 36: 673–690.

Allard JC, Porter G, Ryerson RW. Occult posttraumatic avascular necrosis of hip revealed by MRI. Magn Reson Imaging 1992; 10: 155–159.

Berquist TH, Coventry MB. The pelvis and hips. In: Berquist TH, ed. Imaging of orthopedic trauma and surgery. Philadelphia: WB Saunders, 1986: 181.

Blundell CM, Parker MJ, Pryor GA, Hopkinson-Woolley J, Bhonsle SS. Assessment of the AO classification of intracapsular fractures of the proximal femur. J Bone Joint Surg [Br] 1998; 80B: 679–683.

Boyd HB, Griffin LL. Classification and treatment of trochanteric fractures. Arch Surg 1949; 58: 853–866.

Brandser E, Marsh JL. Acetabular fractures: easier classification with a systematic approach. AJR Am J Roentgenol 1998; 171: 1217–1228.

Brandser EA, El-Khoury GY, Marsh JL. Acetabular fractures: a systematic approach to classification. Emerg Radiol 1995; 2: 18–28.

Bray TJ. Acetabular fractures: classification and diagnosis. In: Chapman MW, ed. Operative orthopedics, vol. 1, 2nd ed. Philadelphia: JB Lippincott, 1993: 539–553.

Bray TJ, Chapman MW. Fractures of the hip. Instr Course Lect AAOS 1984; 33: 168–179.

Bray TJ, Templeman DC. Fractures of the femoral neck. In: Chapman MW, ed. Operative orthopaedics, vol. 1, 2nd ed. Philadelphia: JB Lippincott, 1993: 583–594.

Bucholz RW. The pathological anatomy of Malgaigne fracture-

dislocations of the pelvis. J Bone Joint Surg [Am] 1981; 63A: 400–404.
Burgess AR, Tile M. Fractures of the pelvis. In: Rockwood CA Jr, Green DP, Bucholz RW, eds. Fractures in adults, vol. 2, 3rd ed. Philadelphia: JB Lippincott, 1991: 1399–1479.
Burk DL, Mears DC, Kennedy WH, Cooperstein LA, Herbert DL. Three-dimensional computed tomography of acetabular fractures. Radiology 1985; 155: 183–186.
DeLee JC. Fractures and dislocations of the hip. In: Rockwood CA Jr, Green DP, Bucholz RW, eds. Fractures in adults, vol. 2, 3rd ed. Philadelphia: JB Lippincott, 1991: 1481–1651.
Coleman BG, Kressel HY, Dalinka MK, Scheibler ML, Burk DL, Cohen EK. Radiographically negative avascular necrosis: detection with MR imaging. Radiology 1988; 168: 525–528.
Conway WF, Totty WG, McEnery KW. CT and MRI imaging of the hip. State of the art. Radiology 1996; 198: 297–307.
DeSmet AA. Magnetic resonance findings in skeletal muscle tears. Skeletal Radiol 1993; 22: 479–484.
DeSmet AA, Fisher DR, Heiner JP, Keene JS. Magnetic resonance imaging of muscle tears. Skeletal Radiol 1990; 19: 283–286.
Deutsch AL, Mink JH, Waxman AD. Occult fractures of the proximal femur: MR imaging. Radiology 1989; 170: 113–116.
Dunn AW, Morris HD. Fractures and dislocations of the pelvis. J Bone Joint Surg [Am] 1968; 50A: 1639–1648.
Ensign MR. Magnetic resonance imaging of hip disorders. Semin Ultrasound CT MR 1990; 11: 288–306.
Epstein HC. Traumatic dislocation of the hip. Baltimore: Williams & Wilkins, 1980.
Epstein HC. Traumatic dislocations of the hip. Clin Orthop 1973; 92: 116–142.
Epstein HC, Harvey JP Jr. Traumatic anterior dislocation of the hip, management and results. J Bone Joint Surg [Am] 1972; 54A: 1561–1562.
Erb RE, Steele JR, Nance EP Jr, Edwards JR. Traumatic anterior dislocation of the hip: spectrum of plain film and CT findings. AJR Am J Roentgenol 1995; 165: 1215–1219.
Fielding JW. Subtrochanteric fractures. Clin Orthop 1973; 92: 86–99.
Fernbach SK, Wilkinson RH. Avulsion injuries of the pelvis and proximal femur. AJR Am J Roentgenol 1981; 137: 581–584.
Fishman EK, Magid D, Mandelbaum BR, et al. Multiplanar (MPR) imaging of the hip. Radiographics 1986; 6: 7–54.
Garden RS. The structure and function of the proximal end of the femur. J BoneJoint Surg [Br] 1961; 43B: 576–589.
Garden RS. Low-angle fixation in fractures of the femoral neck. J Bone Joint Surg [Br] 1961; 43B: 647–663.
Garden RS. Reduction and fixation of subcapital fractures of the femur. Orthop Clin North Am 1974; 5: 683–712.
Gertzbein SD, Chenoweth DR. Occult injuries of the pelvic ring. Clin Orthop 1977; 128: 202–207.
Ghelman B, Freiberger RH. The adult hip. In: Frciberger RH, Kaye JJ, eds. Arthrography. New York: Appleton-Century-Crofts, 1979: 189–216.
Gillespy T III, Genant HK, Helms CA. Magnetic resonance imaging of osteonecrosis. Radiol Clin North Am 1986; 24: 193–208.
Goldman AB. Hip arthrography in infants and children. In: Freiberger RH, Kaye JJ, eds. Arthrography. New York: Appleton-Century-Crofts, 1979: 217–235.
Greenspan A, Norman A. The pelvic digit. Bull Hosp Joint Dis Orthop Inst 1984; 44: 72–75.
Greenspan A, Norman A. The „pelvic digit"-an unusual developmental anomaly. Skeletal Radiol 1982; 9: 118–122.
Griffiths HJ, Standertskjöld-Nordenstam CG, Burke J, Lamont B, Kimmel J. Computed tomography in the management of acetabular fractures. Skeletal Radiol 1984; 11: 22–31.
Guy RL, Butler-Manuel PA, Holder P, Brueton RN. The role of 3-D CT in the assessment of acetabular fractures. Br J Radiol 1992; 65: 384–389.

Gylling SF, Ward RE, Holcroft JW, Bray TJ, Chapman MW. Immediate external fixation of unstable pelvic fractures. Am J Surg 1985; 150: 721–724.
Haims A, Katz LD, Busconi B. MR arthrography of the hip. Radiol Clin North Am 1998; 36: 691–702.
Hamilton S. Pelvic digit. Br J Radiol 1985; 58: 1010–1011.
Harley JD, Mack LA, Winquist RA. Computed tomography of acetabular fractures: comparison with conventional radiography. AJR Am J Roentgenol 1982; 138: 413–417.
Hayes CW, Balkissoon AA. Magnetic resonance imaging of the musculoskeletal system. II. The hip. Clin Orthop 1996; 322: 297–309.
Hodler J, Trudell D, Pathria MN, Resnick D. Width of the articular cartilage of the hip: quantification by using fat-suppression spin-echo MR imaging in cadavers. AJR Am J Roentgenol 1992; 159: 351–355.
Hougaard K. Computerised tomography after posterior fracture dislocation of the hip. J Bone Joint Surg [Br] 1987; 69B: 556–557.
Hougaard K, Thomsen PB. Traumatic posterior dislocation of the hip – prognostic factors influencing the incidence of avascular necrosis of the femoral head. Arch Orthop Trauma Surg 1986; 106: 32–35.
Huittinen VM, Slätis P. Fractures of the pelvis. Trauma mechanism, types of injury and principles of treatment. Acta Chir Scand 1972; 138: 563–569.
Hunter JC, Brandser EA, Tran KA. Pelvic and acetabular trauma. Radiol Clin North Am 1997; 35: 559–590.
Judet R, Judet J, Letournel E. Fractures of the acetabulum: classification and surgical approaches for open reduction – preliminary report. J Bone Joint Surg [Am] 1964; 46A: 1615–1646.
Kricun ME. Fractures of the pelvis. Orthop Clin North Am 1990; 21: 573–590.
Kyle RF, Campbell SJ. Intertrochanteric fractures. In: Chapman MW, ed. Operative orthopaedics, vol. 1, 2nd ed. Philadelphia: JB Lippincott, 1993: 595-604.
Laorr A, Greenspan A, Anderson MW, Moehring HD, McKinley T. Traumatic hip dislocation: early MRI findings. Skeletal Radiol 1995; 24: 239–245.
Letournel E. Acetabulum fractures: classification and management. Clin Orthop 1980; 151: 81–106.
Levitt RG, Sagel SS, Stanley RJ, Evens RG. Computed tomography ot the pelvis. Semin Roentgenol 1978; 13: 193–200.
Magid D, Fishman EK, Brooker AF Jr, Mandelbaum BR, Siegelman SS. Multiplanar computed tomography of acetabular fractures. J Comput Assist Tomogr 1986; 10: 778–783.
Magid D, Fishman EK, Ney DR, Kuhlman JE, Frantz KM, Sponseller PD. Acetabular and pelvic fractures in the pediatric patient: value of two- and three-dimensional imaging. J Pediatr Orthop 1992; 12: 621–625.
Magid D, Fishman EK, Sponseller PD, Griffin PP. 2D and 3D computed tomography of the pediatric hip. Radiographics 1988; 8: 901–933.
Malgaigne JF. The classic-double vertical fractures of the pelvis. Clin Orthop 1980; l51: 8–11
Martinez CR, DiPasquale TG, Helfet DL, Graham AW, Sanders RW, Ray LD. Evaluation of acetabular fractures with two- and three-dimensional CT. Radiographics 1992; 12: 227–242.
Mears DC. Fracture-dislocation of the pelvic ring. In: Chapman MW, ed Operative orthopaedics, vol. 1, 2nd ed. Philadelphia: Lippincott, 1993: 505–538.
Mitchell DG, Rao VM, Dalinka MK, et al. Femoral head avascular necrosis: correlation of MR imaging, radiographic staging, radionuclide imaging, and clinical findings. Radiology 1987; 162: 709-715.
Moehring HD. Hip dislocations and femoral head fractures. In: Chapman MW, ed. Operative orthopaedics, vol. 1, 2nd ed. Philadelphia: Lippincott, 1993: 571–582.

TEIL II - Trauma

Nerubay J. Traumatic anterior dislocation of hip joint with vascular damage. Clin Orthop 1976; 116: 129–132.

Olson SA, Matta JM. Surgical treatment of fractures of the acetabulum. In: Browner BD, Jupiter JB, Levine AM, Trafton PG, eds. Skeletal trauma, 2nd ed. Philadelphia: WB Saunders, 1990: 1181–1222.

Palmer WE. MR arthrography of the hip. Semin Musculoskel Radiol 1998; 2: 349–361.

Pauwels F. Biomechanics of the normal and diseased hip. New York: Springer-Verlag, 1976.

Peltier LF. Complications associated with fractures of the pelvis. J Bone Joint Surg [Am] 1965; 47A: 1060–1069.

Pennal GF, Davidson J, Garside H, Plewes J. Results of treatment of acetabular fractures. Clin Orthop 1980; 151: 115–123.

Pennal GF, Tile M, Waddell JP, Garside H. Pelvic disruption: assessment and classification. Clin Orthop 1980; 151: 12–21.

Potok PS, Hopper KD, Umlauf MJ. Fractures of the acetabulum: imaging, classification, and understanding. Radiographics 1995; 15: 7–23.

Potter HG, Montgomery KD, Heise CW, Helfet DL. MR imaging of acetabular fractures: value in detecting femoral head injury, intraarticular fragments, and sciatic nerve injury. AJR Am J Roentgenol 1993; 163: 881–886.

Resnik CS, Stackhouse DJ, Shanmuganathan K, Young JWR. Diagnosis of pelvic fractures in patients with acute pelvic trauma. AJR Am J Roentgenol 1992; 158: 109–112.

Richardson P, Young JWR, Porter D. CT detection of cortical fracture of the femoral head associated with posterior hip dislocation. AJR Am J Roentgenol 1990; 155: 93–94.

Rogers LF. The pelvis. In: Rogers LF, ed. AJR Radiology of skeletal trauma. New York: Churchill Livingstone, 1982: 601.

Rogers LF, Hendrix RW. Radiology of skeletal trauma, 2nd ed. New York: Churchill Livingstone, 1992: 991–1103.

Rosenthal D, Scott JA. Biomechanics important to interpret radiographs of the hip. Skeletal Radiol 1983; 9: 185–188.

Saks BJ. Normal acetabular anatomy for acetabular fracture assessment: CT and plain film correlation. Radiology 1986; 159: 139–145.

Sauser DD, Billimoria PE, Rouse GA, Mudge K. CT evaluation of hip trauma. AJR Am J Roentgenol 1980; 135: 269–274

Schultz E, Miller TT, Boruchov SD, Schmell EB, Toledano B. Incomplete intertrochanteric fractures: Radiology 1999; 211: 237–240.

Scott WW, Fishman EK, Magid D. Acetabular fractures: optimal imaging. Radiology 1987; 165: 537–539.

Scott WW, Magid D, Fishman EK, Riley LH Jr, Brooker AF Jr, Johnson CA. 3-D evaluation of acetabular trauma. Contemp Orthop 1987; 15: 17–24.

Seiler JG III, Christie MJ, Homra L. Correlation of the findings of magnetic resonance imaging with those of bone biopsy in patients who have stage I or II ischemic necrosis of the femoral head. J Bone Joint Surg [Am] 1989; 71A: 28–32.

Sherlock DA. Traumatic anterior dislocation of the hip. J Trauma 1988; 28: 411–413.

Shirkhoda A, Brashear HR, Staab EV. Computed tomography of acetabular fractures. Radiology 1980: 134: 683–688.

Stevens MA, El-Khoury GY, Kathol MH, Brandser EA, Chow S. Imaging features of avulsion injuries. Radiographics 1999; 19: 655–672.

Stoller DW, Genant HK. The hip. In: Stoller DW, ed. Magnetic resonance imaging in orthopaedics and rheumatology. Philadelphia: JB Lippincott, 1989: 215–263.

Sullivan JD, Kahn DS. Formation of a bone and joint following blunt injury to the pelvis. Clin Orthop 1979; 140: 80–84.

Tehranzadeh J, Vanarthos W, Pais MJ. Osteochondral impaction of the femoral head associated with hip dislocation: CT study in 35 patients. AJR Am J Roentgenol 1990; 155: 1049–1052.

Thaggard A III, Harle TS, Carlson V. Fractures and dislocations of bony pelvis and hip. Semin Roentgenol 1978; 13: 117–134.

Tile M. Fractures of the pelvis and acetabulum. Baltimore: Williams & Wilkins, 1984.

Upadhyay SS, Moulton A, Srikrishnamurthy K An analysis of the late effects of traumatic posterior dislocation of the hip without fractures. J Bone Joint Surg [Br] 1983; 65B: 150–152.

Vas WG, Wolverson MK, Sundaram M, et al. The role of computed tomography in pelvis fractures. J Comput Assist Tomogr 1982; 6: 796–801.

White MS. Three-dimensional computed tomography in the assessment of fractures of the acetabulum. Injury 1991; 22: 13–19.

Wiss DA. Subtrochanteric femur fractures. In: Chapman MW, ed. Operative orthopaedics, vol. 1, 2nd ed. Philadelphia: JB Lippincott, 1993: 605–620.

Yang RS, Tsuang YH, Hang YS, Liu TK. Traumatic dislocation of the hip. Clin Orthop 1991; 265: 218–227.

Young JWR, Burgess AR, Brumback RJ, Poka A. Lateral compression fractures of the pelvis: the importance of plain radiographs in the diagnosis and surgical management. Skeletal Radiol 1986; 15: 103–109.

Young JWR, Burgess AR, Brumback RJ, Poka A. Pelvic fractures: Value of plain radiography in early assessment and management. Radiology 1986; 160: 445–451.

Young JWR, Resnik CS. Fracture of the pelvis: current concepts of classification. AJR Am J Roentgenol 1990; 155: 1169–1175.

Zickel RE. An intramedullary fixation device for the proximal part of the femur. Nine year's experience. J Bone Joint Surg [Am] 1976; 58A: 866–872.

Kapitel 8

Untere Gliedmaße II: Knie

Die Verletzlichkeit des Kniegelenks, des größten Gelenks im Körper, gegenüber Traumen ist die Ursache, daß Knieverletzungen während des gesamten Lebens so häufig sind. Dabei ereignen sich die schwersten in der Jugend und im Erwachsenenalter, wobei Verkehrs- und Sportunfälle das Gros stellen. Frakturen sind häufiger als Luxationen, doch sind Verletzungen der Knorpel- und Weichteilstrukturen wie der Menisken und der Bänder die häufigsten Verletzungen, besonders bei älteren Jugendlichen und jungen Erwachsenen. Die Begleitsymptome einer Knieverletzung hängen vom besonderen Verletzungsort ab und liefern so wichtige Hinweise auf den Verletzungstyp. Hier genügen jedoch Anamnese und körperliche Untersuchung nur selten, um die genaue Diagnose zu stellen. Die radiologische Untersuchung spielt bei der Diagnose der verschiedenen Verletzungsarten des Kniegelenks eine entscheidende Rolle.

Anatomisch-radiologische Betrachtungen

Übersichtsaufnahmen sind der erste Schritt bei Knieverletzungen, sie genügen dann oft schon, viele Verletzungsarten abzuklären. Doch erfordert die hohe Rate der Knorpel- und Weichteilverletzungen, die entweder allein oder in Kombination mit Frakturen vorkommen, den Einsatz weiterführender bildgebender Verfahren zur adäquaten Beurteilung von Gelenkkapsel und -knorpel, Menisken und Bändern.

Die routinemäßige Röntgenuntersuchung umfaßt in der Regel Aufnahmen des Kniegelenks in 4 Projektionen: a.-p., seitliche und Tunnelaufnahme wie auch eine axiale oder tangentiale Patellaaufnahme. Die *anterior-posteriore Aufnahme* des Knies ermöglicht eine ausreichende Beurteilung von vielen der wichtigsten Strukturen des distalen Femurs und der proximalen Tibia, nämlich medialer und lateraler Kondylus von Femur und Tibia, mediales und laterales Tibiaplateau und Kreuzbandhöcker sowie ferner medialer und lateraler Gelenkanteil und Fibulaköpfchen (Abb. 8-1). Doch wird in dieser Aufnahme wegen der Überlagerung durch das distale Femur die Patella nicht gut dargestellt. Deren bessere Beurteilung erfordert eine *seitliche* Aufnahme (Abb. 8-2), in der man die Lagebeziehung zwischen Patella und Femur beurteilen kann. Ein Höhertreten der Kniescheibe (Patellahochstand) wird Patella alta, eine Tiefertreten Patella profunda oder baia genannt. Die Länge der Patella mißt man von deren oberem Pol (Basis) zur Spitze (Apex), die Länge des Lig. patellae von seinem proximalen Ursprung dicht oberhalb des Apex bis zur Vertiefung am proximalen Rand der Tibiaapophyse. Diese beiden Längen sind etwa gleich groß mit einer Variationsbreite von unter 20% (Abb. 8-3). Daneben zeigt die Seitaufnahme das femoropatellare Gleitlager, den Recessus suprapatellaris und die Quadrizepssehne. In dieser Einstellung überlagern sich die Femurkondylen, während man das Tibiaplateau im Profil sieht. Manchmal ist auch eine Aufnahme quer über den Tisch (cross-table) bei Rückenlage des Patienten und voll gestrecktem verletztem Bein erforderlich, bei der der Zentralstrahl horizontal verläuft, um einen intrakapsulären Fett-Flüssigkeits-Spiegel nachweisen zu können: Zeichen eines Lipohämarthros oder Holmgren-Zeichen (vgl. Abb. 4-31B). Eine p.-a. Aufnahme des Kniegelenks mit Röhrenkippung nach kaudal, die sog. *Tunnelaufnahme* (oder *Frik-Aufnahme*), gehört ebenfalls zur radiologischen Standarduntersuchung (Abb. 8-4). Diese Aufnahme stellt die Hinterflächen der Femurkondylen, die Fossa intercondylaris und die Eminentia intercondylaris der Tibia gut dar.

Zur *axialen* Patellaaufnahme stehen verschiedene Techniken zur Verfügung. Die am häufigsten Verwendete liefert ein Bild, vergleichbar einem Sonnenaufgang (Abb. 8-5), doch führt die hierbei erforderliche starke Beugung dazu, daß die Patella tief in die Fossa intercondylaris hineingepreßt wird und man folglich das Femoropatellargelenk nicht gut sieht und subtile Patellasubluxationen

TEIL II - Trauma

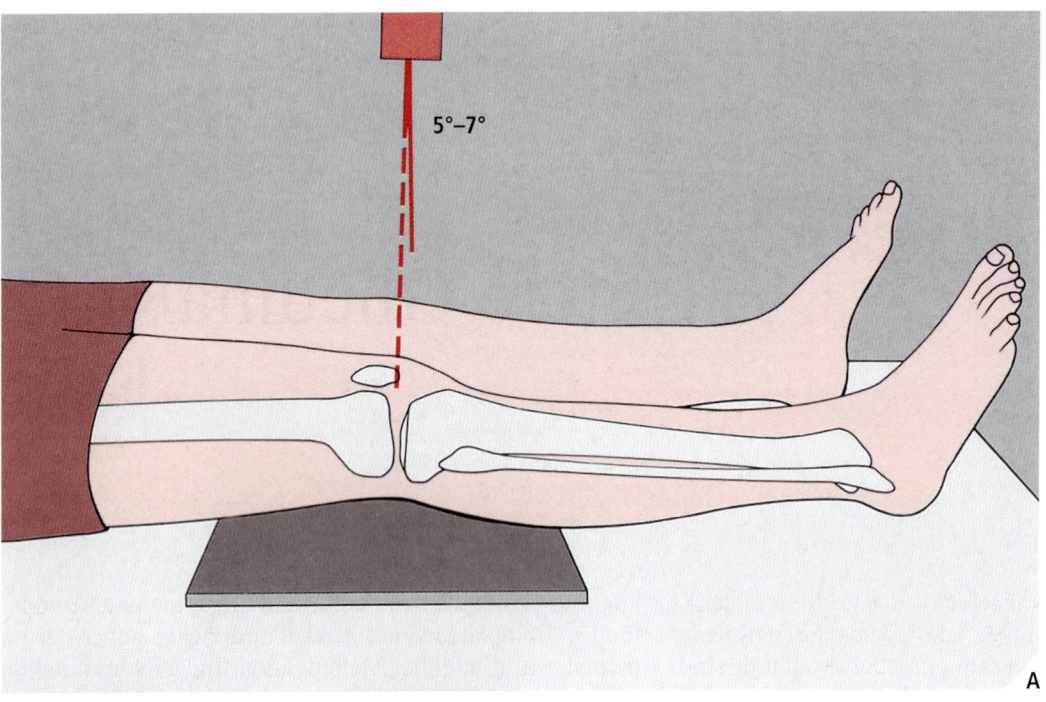

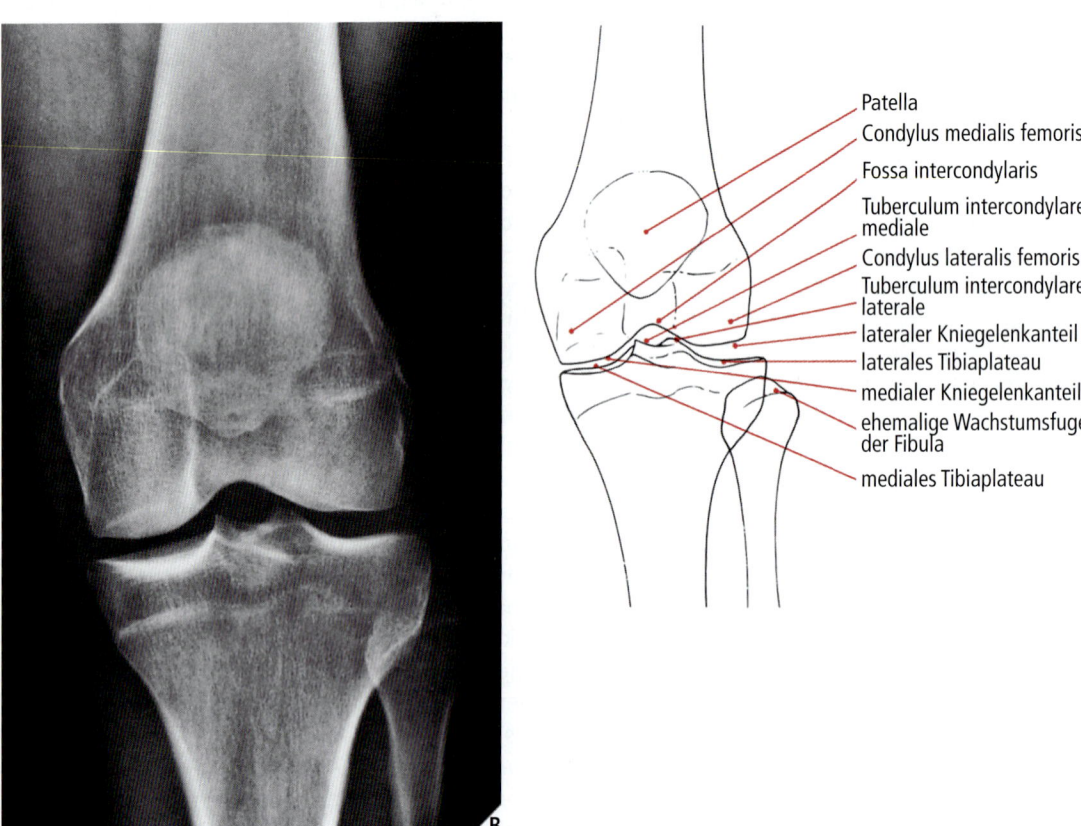

Abb. 8-1. **A** Bei der a.-p. Aufnahme des Knies liegt der Patient auf dem Rücken und hält bei neutraler Stellung des Beins das Knie völlig gestreckt. Der Zentralstrahl fällt mit einer leichten Kippung von 5–7° nach kranial vertikal auf das Kniegelenk. **B** Eine so eingestellte Aufnahme zeigt hinreichend gut Innen- und Außenkondylus des Femurs, die Tibiakondylen, das Tibiaplateau und die Kreuzbandhöcker sowie mediales und laterales Gelenkkompartment. Die Patella sieht man en face getroffen als oval geformte Struktur zwischen den Femurkondylen

Untere Gliedmaße II: Knie 8

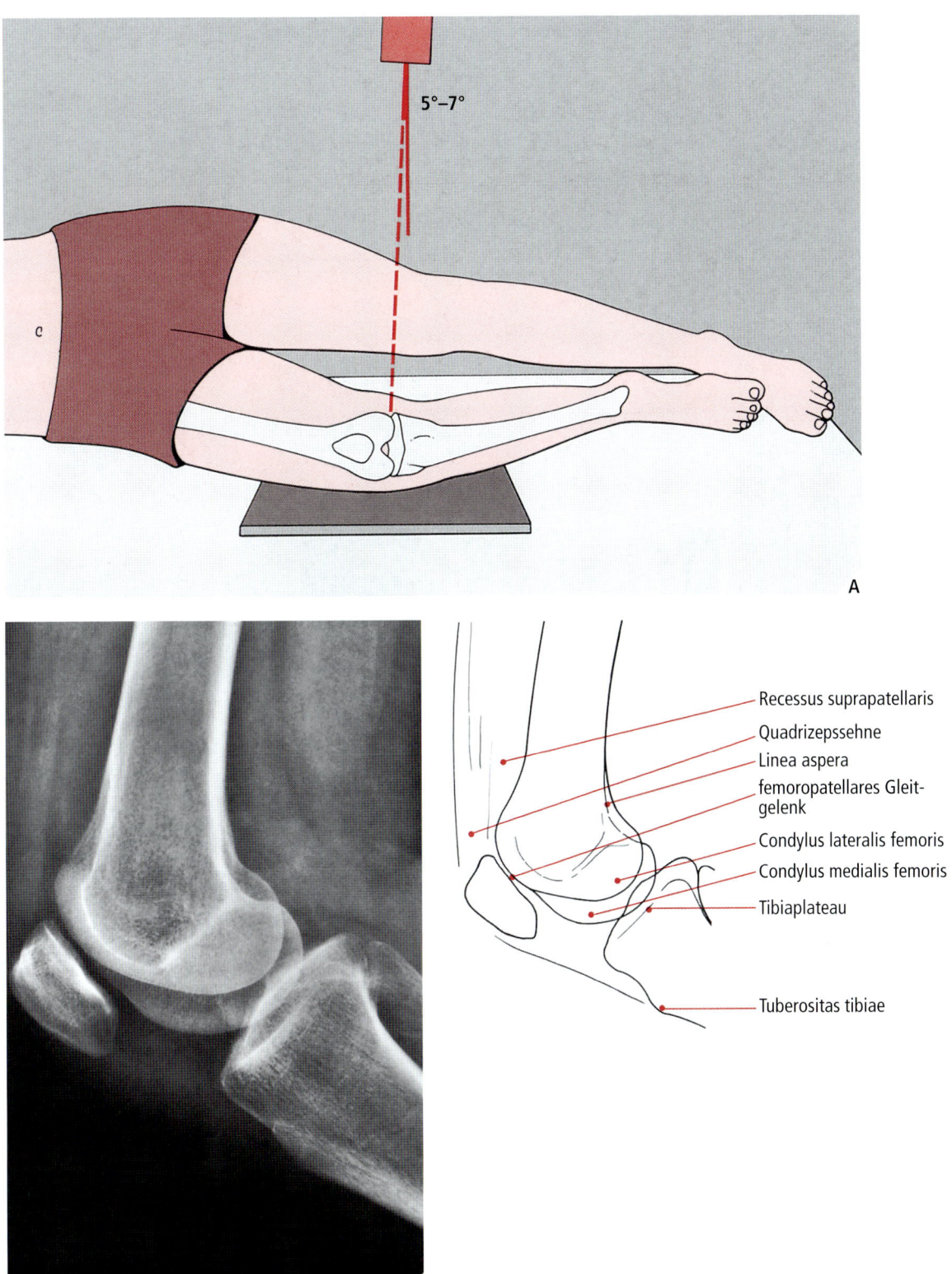

- Recessus suprapatellaris
- Quadrizepssehne
- Linea aspera
- femoropatellares Gleitgelenk
- Condylus lateralis femoris
- Condylus medialis femoris
- Tibiaplateau
- Tuberositas tibiae

Abb. 8-2. A Bei der seitlichen Knieaufnahme liegt der Patient flach auf der Seite des kranken Kniegelenks, das um ca. 25–30° gebeugt ist. Der Zentralstrahl zielt mit einer Kippung von 5–7° nach kranial auf die Kniegelenkinnenseite. **B** Diese Projektion zeigt die Patella im Profil, aber auch das femoropatellare Gleitlager und mit zarten Umrissen die Quadrizepssehne. Die Femurkondylen überlagern sich, die Tibiaplateauhälften sind im Profil getroffen. Beachten Sie bitte die leichte Neigung des Tibiaplateaus von normalerweise ca. 10° nach dorsal

TEIL II - Trauma

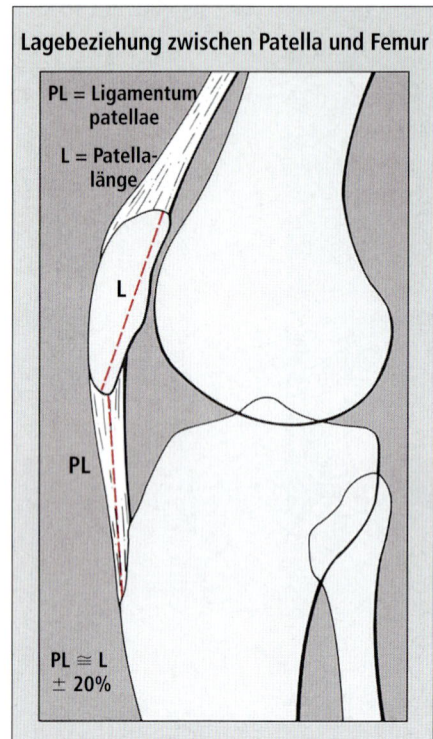

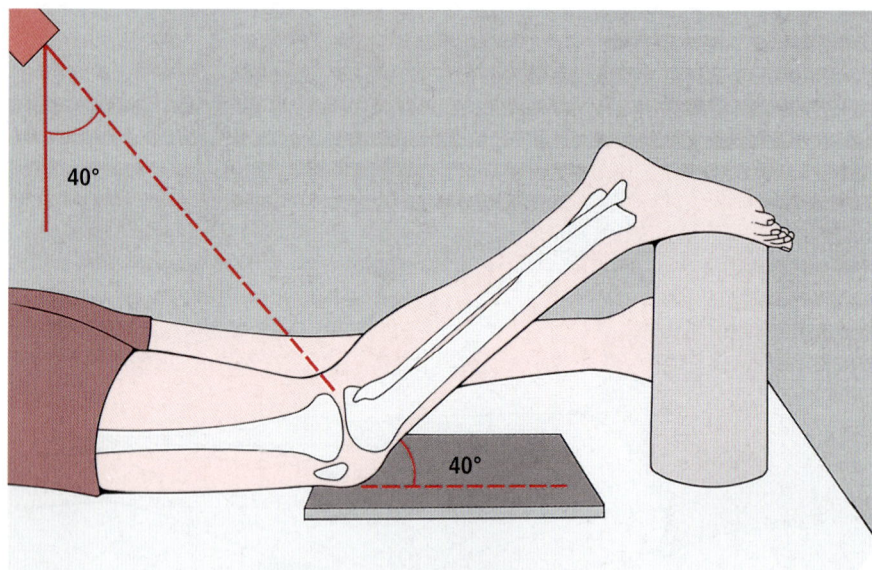

Abb. 8-3. Lagebeziehung von Patella und Femur. Die Länge der Patella und die des Lig. patellae sind in etwa gleich; die Grenzen des Normalen überschreiten den Wert von 20% nicht

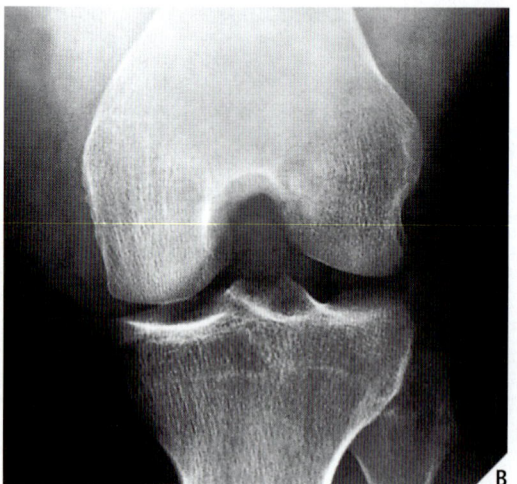

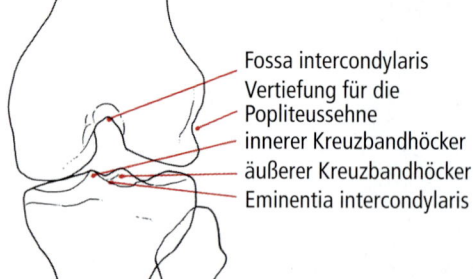

Abb. 8-4. **A** Bei der Tunnelaufnahme (oder Fossa intercondylaris-Aufnahme; Frik-Aufnahme) des Kniegelenks liegt der Patient auf dem Bauch, beugt das Knie um ca. 40° und bekommt den Fuß durch eine Schaumstoffrolle unterstützt. Der Zentralstrahl ist unter einem Winkel von 40° gegenüber der Vertikalen fußwärts auf das Knie gerichtet. **B** Eine Aufnahme mit dieser Einstellung zeigt die Rückfläche der Femurkondylen, die Fossa intercondylaris und die Eminentia intercondylaris der Tibia

Untere Gliedmaße II: Knie 8

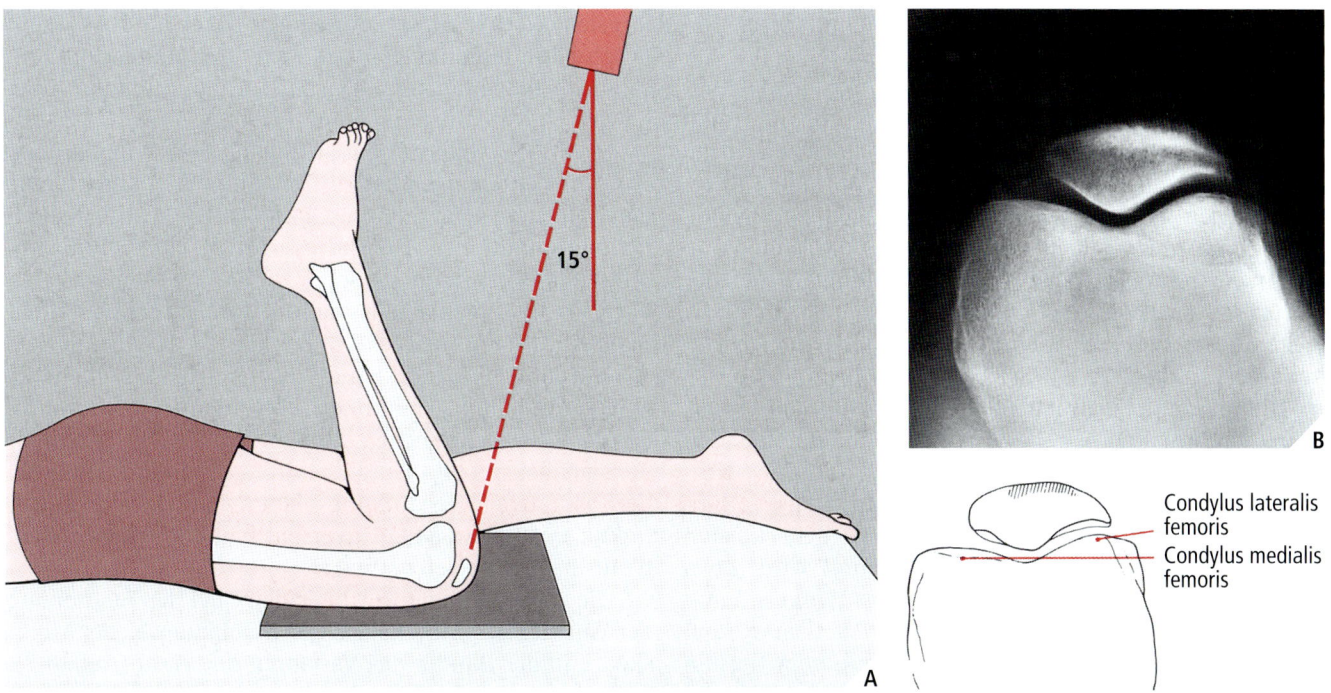

Abb. 8-5. A Für die axiale (oder Sonnenaufgangsaufnahme) der Patella liegt der Patient auf dem Bauch und beugt das Knie um 115°. Der Zentralstrahl zielt mit 15° Kippung nach kranial auf die Patella. **B** Eine solche Aufnahme zeigt eine tangentiale (= axiale) Ansicht der Patella. Man beachte die tiefe Lage der Patella im femoralen Gleitlager. Das femoropatellare Gelenk ist gut dargestellt

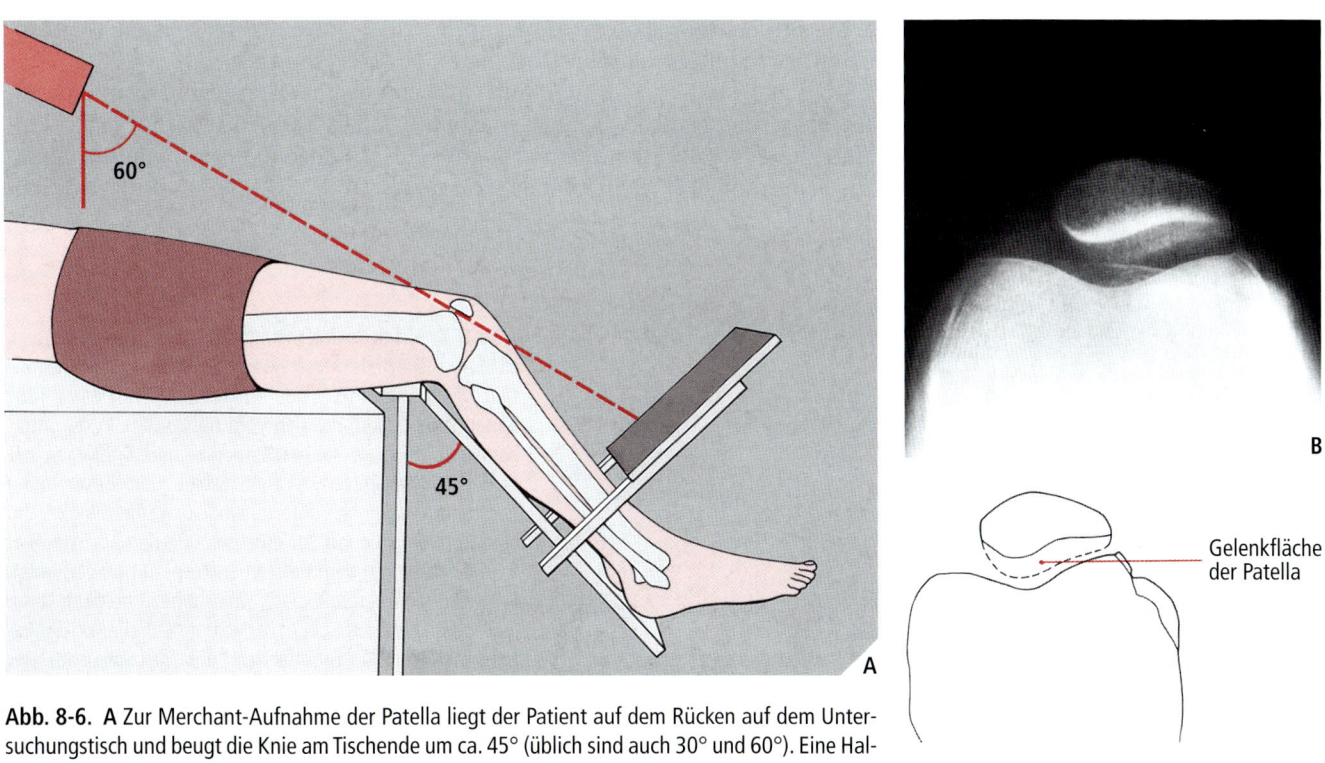

Abb. 8-6. A Zur Merchant-Aufnahme der Patella liegt der Patient auf dem Rücken auf dem Untersuchungstisch und beugt die Knie am Tischende um ca. 45° (üblich sind auch 30° und 60°). Eine Halterung, die das Knie in dieser Stellung fixieren soll, trägt dabei auch die Kassette (z. B. in Deutschland die Heidelberger Schiene). Der Zentralstrahl zeigt fußwärts in einem Winkel von 60° gegenüber der Vertikalen durch die Patella. **B** Die so eingestellte Röntgenaufnahme zeigt sehr deutlich die Gelenkfacetten von Patella und Femur

übersehen werden können. Zur Überwindung dieser Einschränkungen beschrieben Merchant et al. eine Technik der axialen Patellaaufnahme, die das Femoropatellargelenk besser darstellt (Abb. 8-6). Diese ist besonders gut für den Nachweis einer nur leichten Patellasubluxation geeignet, da sie bestimmte Messungen der normalen Lagebeziehungen zwischen Femur und Patella ermöglicht. Geringe Normabweichungen dieser Beziehungen kann man in den routinemäßigen axialen Aufnahmen wegen des Ausmaßes der hierzu erforderlichen Kniebeugung, die wiederum eine Patellasubluxation verhindert, nicht erkennen.

Die mit der axialen Aufnahme nach Merchant erhaltbaren femoropatellaren Lagebeziehungen betreffen den Sulcuswinkel und den Kongruenzwinkel (Abb. 8-7). Normalerweise mißt der *Sulcuswinkel,* der durch die Verbindung der höchsten Kondylenpunkte mit dem tiefsten Punkt des Sulcus intercondylaris bestimmt wird, etwa 138°. Mit der weiteren Unterteilung dieses Winkels durch 2 Linien – eine Referenzlinie wird vom Patellaapex zum tiefsten Punkt des Sulcus und eine weitere vom tiefsten Punkt der hinteren Patellagelenkkante zum tiefsten Punkt des Sulcus gezogen – konnten Merchant et al. den Kongruenzgrad des Femoropatellargelenks, den sog. *Kongruenzwinkel,* bestimmen. Kommt der tiefste Punkt der hinteren Patellakante medial der Referenzlinie zu liegen, dann erhält der dadurch gebildete Winkel ein negatives Vorzeichen; liegt er lateral dieser Referenzlinie, dann ist das Vorzeichen positiv. Bei den 100 Normalpersonen dieser Studie betrug der durchschnittliche Kongruenzwinkel −6°. Bei einem Kongruenzwinkel von +16° und mehr fanden sie verschiedene Begleitanomalien des Femoropatellargelenks, vor allem laterale Patellasubluxationen (vgl. Abb. 8-38B). Manchmal sind Störungen des Femoropatellargelenks schwieriger zu diagnostizieren und erfordern (nach den Empfehlungen von Ficat und Hungerford) zusätzliche Tangentialaufnahmen bei 30°, 60° und 90° Kniebeugung (Patella-défilée-Aufnahme).

Unter den weiterführenden Techniken zur Beurteilung von Knieverletzungen liefern Tomographie, Arthrographie und Magnetresonanztomographie (MRT) ganz wesentliche Informationen. Besonders wertvoll ist die Tomographie bei der Beurteilung komplexer Frakturen des distalen Femurs, des Tibiaplateaus und der Patella. Bei den Tibiaplateaufrakturen weist sie präzis die Einstauchungstiefe der Gelenkfläche und kleine Fragmenttrümmer nach, die im Gelenkspalt liegen können, aber auch Trümmerfrakturen der Kreuzbandhöcker, die einen Ausriß der Kreuzbänder signalisieren können. Ferner hilft die Tomographie bei der operativen Behandlungsplanung von Tibiaplateaufrakturen, indem sie die Unversehrtheit der vorderen Kortikalis nachzuweisen vermag.

Die Arthrographie war bis zuletzt bei der Beurteilung der Weichteilstrukturen, also der Gelenkkapsel, der Menisken und der Bänder das Verfahren der Wahl (Abb. 8-8). Sie ist immer noch bei der Beurteilung des Gelenkknorpels von Wert, insbesondere wenn man subtile Knorpel- oder Knochen-Knorpel-Frakturen vermutet, oder wenn bei der Osteochondrosis dissecans freie Gelenkkörper nachzuweisen oder auszuschließen sind. Inzwischen wurde sie jedoch zur Beurteilung von Kreuzbändern, Menisken und Kollateralbändern nahezu vollständig von der Magnetresonanztomographie (MRT) abgelöst (bzw. von der Arthroskopie selbst; Anm. des Übersetzers).

Innen- und Außenmeniskus (Cartilagines semilunares) des Kniegelenks sind sichelförmige Faserknorpelstrukturen, die an Innen- und Außenseite der proximalen Tibiagelenkfläche fixiert sind (Abb. 8-9). Normalerweise sieht

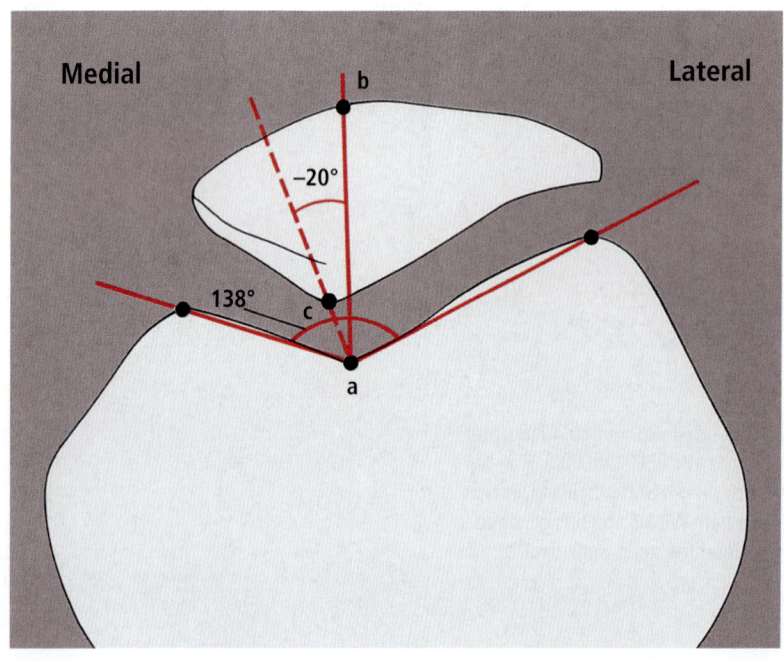

Abb. 8-7. Mit der axialen Aufnahme nach Merchant lassen sich zwei spezielle Messungen vornehmen: Sulkuswinkel und Kongruenzwinkel. Den Sulkuswinkel von etwa 138° bilden zwei Linien, die sich vom tiefsten Punkt der interkondylären Furche (a) nach medial und lateral an die Femurkondylenspitzen anlegen lassen. Zur Bestimmung des Kongruenzwinkels unterteilt man den Sulkuswinkel, um eine Referenzlinie (ab) zu errichten, die den höchsten Patellapunkt (b) mit dem tiefsten Sulkuspunkt (a) verbindet. Bei Gesunden verläuft diese Linie nahezu vertikal. Dann legt man eine zweite Linie (ca) vom tiefsten Punkt der Patella am Gelenk (c) zum tiefsten Punkt des Sulkus (a). Der von dieser Linie und der Referenzlinie gebildete Winkel ist der Kongruenzwinkel. Liegt der tiefste Punkt der Patellarückfläche lateral der Referenzlinie, dann hat der Kongruenzwinkel ein positives Vorzeichen, liegt er medial davon, dann ein negatives, wie in diesem Beispiel. In der Untersuchung von Merchant betrug der durchschnittliche Kongruenzwinkel bei Gesunden −6° (SD ±11°). (In Anlehnung an Merchant AC, et al., 1974: mit freundlicher Erlaubnis)

Untere Gliedmaße II: Knie 8

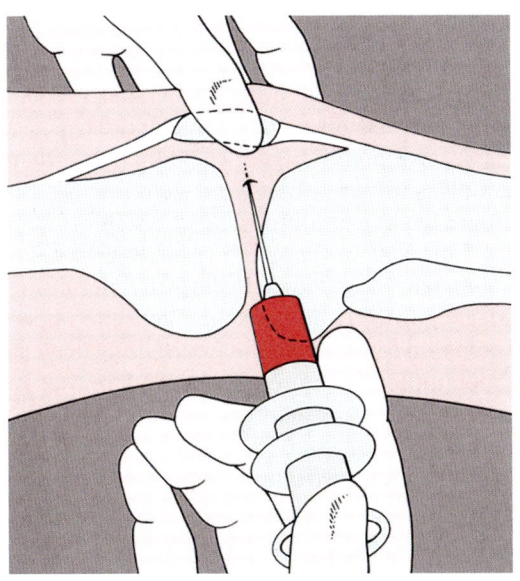

Abb. 8-8. Für die Kniegelenkarthrographie liegt der Patient mit dem Rücken auf dem Untersuchungstisch und hält beide Beine völlig gestreckt sowie in Neutralposition. Die Patella wird nach lateral gedrückt und nach vorne gedreht, anschließend das Gelenk von der Außenseite in Höhe der Patellamitte punktiert. Vor der Kontrastmittelinjektion sollte man zunächst die Gelenkflüssigkeit aspirieren, damit diese das KM nicht zu sehr verdünnt. Zur Doppelkontrastarthrographie injiziert man 40–50 ml Raumluft in das Gelenk, anschließend 5–7 ml positives Kontrastmittel (z. B. 60%iges Meglumindiatrizoat, gemischt mit 0,3 ml Adrenalin 1 : 1000, welches die Kontrastmittelresorption verzögert). Danach fertigt man mit der Spot-film-Technik in Bauchlage die Röntgenaufnahmen an (vgl. Abb. 8-10)

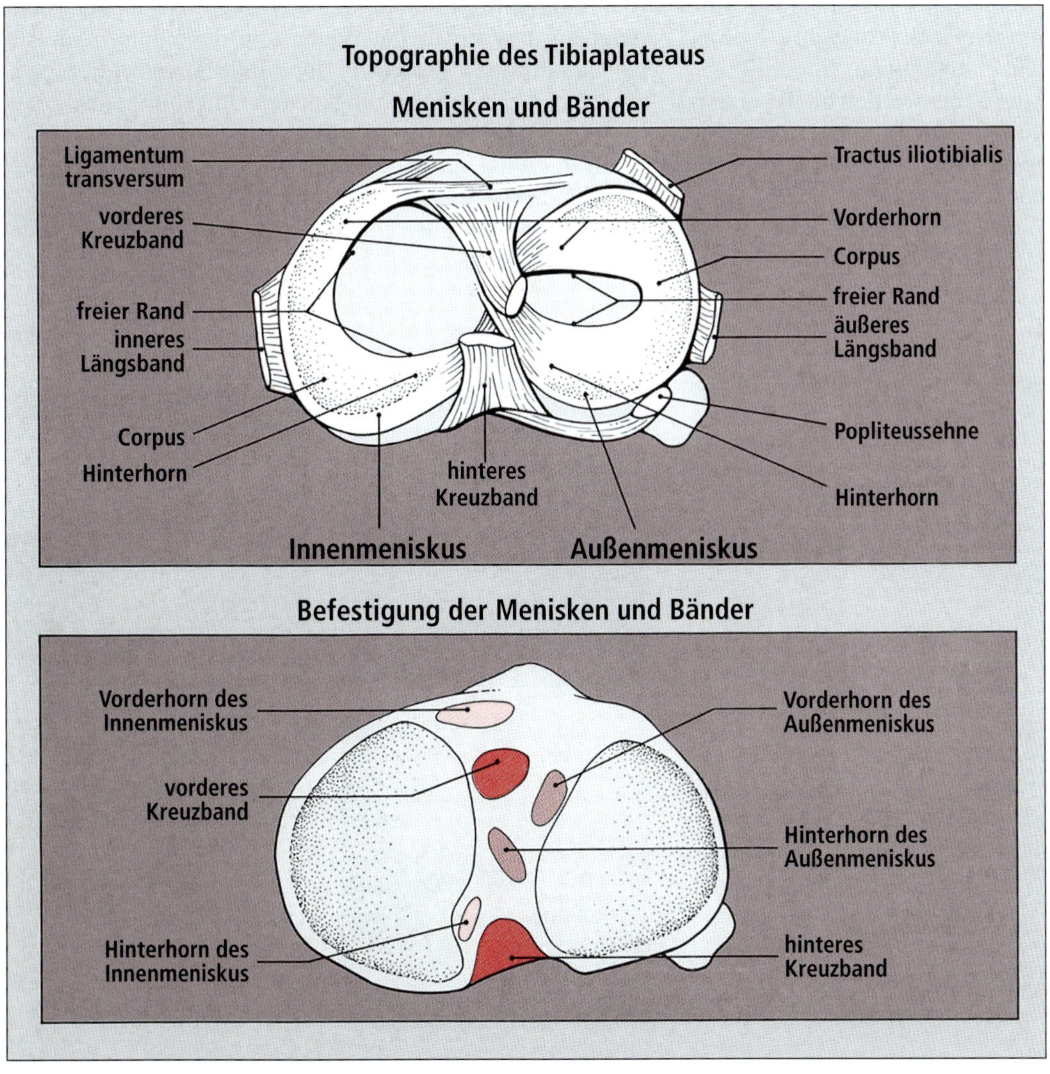

Abb. 8-9. Topographisch ist der Innenmeniskus ein dem medialen Tibiaplateau aufsitzender C-förmiger Faserknorpel, dessen Vorderhorn ventral vor der Eminentia intercondylaris und dessen Hinterhorn in der Interkondylärregion vor dem Ansatz des hinteren Kreuzbands befestigt ist. Das Vorderhorn des Außenmeniskus, eine O-förmige Struktur, setzt vor dem äußeren Kreuzbandhöcker an, sein Hinterhorn medial und direkt am äußeren Kreuzbandhöcker vor der Ansatzstelle des Hinterhorns des Innenmeniskus

TEIL II - Trauma

man bei der Arthrographie den Innenmeniskus als dreieckförmige, an der Gelenkkapsel und am inneren Längsband fixierte Struktur; seine weichen Ränder sind dabei vom positiven Kontrastmitttel und von der injizierten Luft bedeckt. Ein normaler Meniskus zeigt keinerlei Luft oder Kontrastmittel in seiner Substanz oder seiner Peripherie (Abb. 8-10A–C). Zwar sieht der Außenmeniskus in seiner Gestalt dem Innenmeniskus sehr ähnlich, doch hat er ein sehr wichtiges Unterscheidungsmerkmal. Die Sehne des M. popliteus und deren Scheide verlaufen durch einen Teil des Außenmeniskushinterhorns und trennen dieses dadurch von der Gelenkkapsel ab. Diese Stelle, der sog. *Hiatus popliteus*, vermittelt bei der Arthrographie den Eindruck einer Abtrennung eines peripheren Meniskusanteils von der Gelenkkapsel, was man nicht mit einem Riß verwechseln sollte (Abb. 8-10D,E). Man denke immer an die wichtige Tatsache, daß man arthrographisch nicht alle Meniskusanteile gut darstellen kann. Nur die tangential getroffenen Abschnitte lassen sich genau beurteilen. So stellt z. B. der hinterste Abschnitt des Außenmeniskushinterhorns einen solchen „blinden Fleck" dar, weil er sich tief bis in das Kniegelenk hinein erstreckt (vgl. Abb. 8-9).

Auch die Kreuzbänder des Knies werden häufig verletzt (Abb. 8-11). Zur Beurteilung dieser Bänder war vor der MRT-Ära die Arthrographie die Methode der Wahl, heute wird sie dagegen nur noch selten verwendet. Die Röntgenaufnahme fertigt man am besten im seitlichen Strahlengang bei einer Kniebeugung von 60–80° an, wobei der Untersucher von hinten gegen die proximale Tibia Druck ausübt. Bei seiner Anspannung projiziert sich das vordere Kreuzband normalerweise als gerade Linie von der Fossa intercondylaris bis zu einem Punkt etwa 8 mm hinter dem Tibiavorderrand. Das hintere Kreuzband sieht man als gerade oder häufiger leicht gewölbte Linie, die sich bis zum Hinterrand des Tibiaplateaus erstreckt (Abb. 8-12).

In den letzten Jahren setzte sich die MRT des Kniegelenks in der Diagnostik traumatischer Veränderungen weitgehend durch und ist heute für die Beurteilung der verschiedenen Kniebinnenstrukturen, insbesondere Menisken, Kreuzbänder und Längsbänder, die Methode der Wahl. Routinemäßig fertigt man T1- und T2-gewichtete Aufnahmen in der Sagittal-, Koronar- und Axialprojektion an. Meist ist dabei die Sagittalebene für die Beurteilung der Kreuzbänder, der Menisken sowie von Lig. patellae und Quadrizepssehne am besten geeignet. Koronarschnitte braucht man für die Beurteilung von innerem und äußerem Längsband wie auch der Menisken. Die axiale Ebene taugt am besten für die Bewertung des Femoropatellargelenks und hilft ferner bei der Abklärung von Poplitealzysten und deren Beziehung zu den Umgebungsstrukturen der Fossa poplitea.

In der MRT erkennt man die Menisken als keil- oder schleifenartige Strukturen homogen niedriger Signalintensität in praktisch allen Pulssequenzen (Abb. 8-13). Vorde-

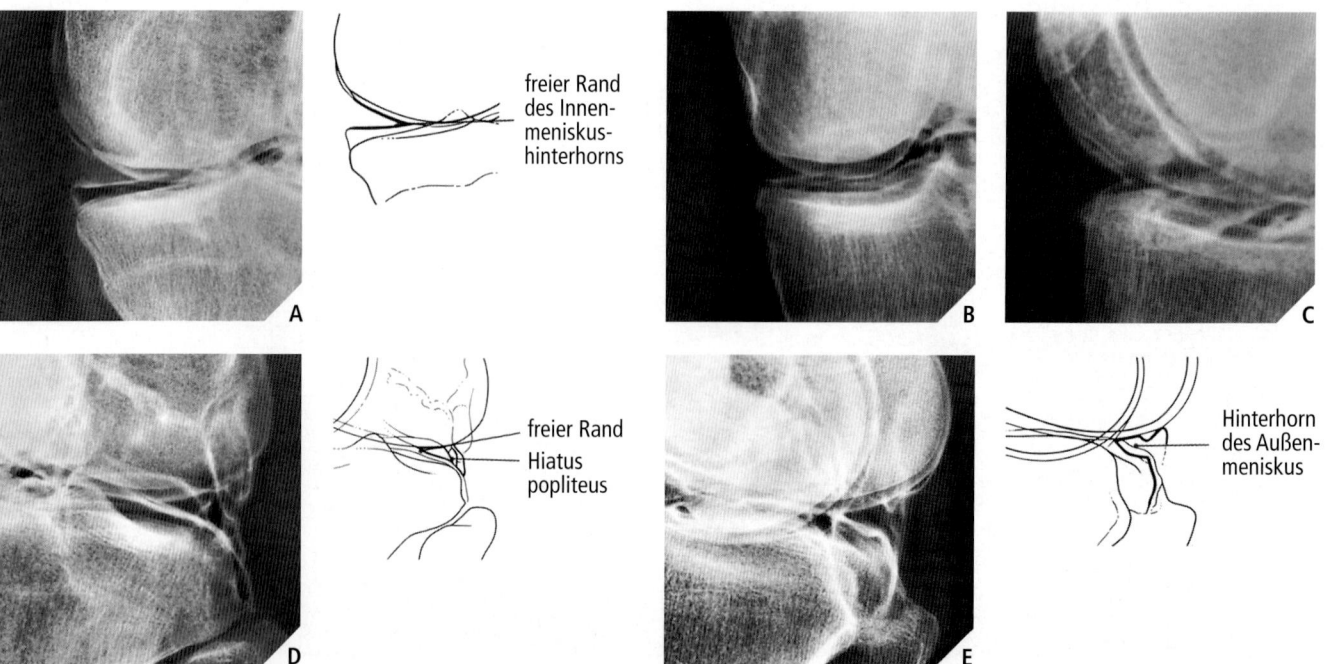

Abb. 8-10. Zahlreiche Zielaufnahmen während einer Kniearthrographie zeigen das normale Aussehen des Innenmeniskus (**A–C**) und des Außenmeniskus (**D, E**). Die von Kontrastmittel gesäumten Ränder des Innenmeniskus sind dreieckförmig. Das Hinterhorn (**A**) ist länger als dessen Körper (**B**) oder das Vorderhorn (**C**), der freie Rand des Innenmeniskus ist scharf und spitz. Merkmal eines normalen Außenmeniskus ist die Lücke des Hiatus popliteus, der den Meniskus von der Gelenkkapsel trennt (**D**). Das Hinterhorn setzt dann wieder weiter dorsal an der Kapsel an (**E**). Innerhalb der Meniskussubstanz sollte man in jeder Projektion keinerlei Kontrastmittel sehen können

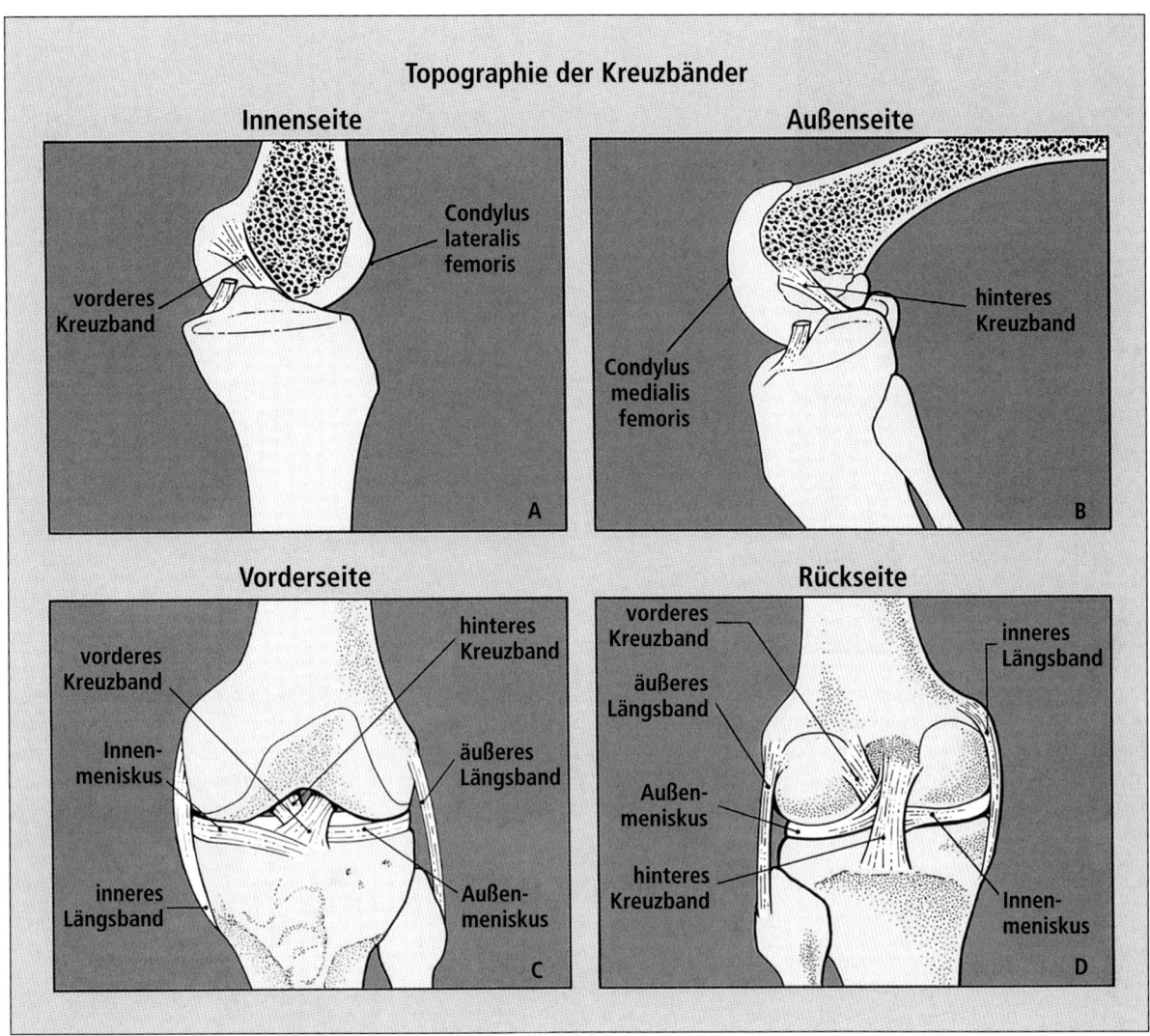

Abb. 8-11. Topographie der Kreuzbänder. Das vordere Kreuzband nimmt seinen Ursprung an der Innenfläche des äußeren Femurkondylus an der Fossa intercondylaris (**A**) und setzt vorn am vorderen Abschnitt der Eminentia intercondylaris der Tibia an (**C**) (vgl. Abb. 8-9). Das hintere Kreuzband hat seinen Ursprung an der lateralen Fläche des inneren Femurkondylus innerhalb der Fossa intercondylaris (**B**) und inseriert an der Rückfläche der Eminentia intercondylaris (**D**) (vgl. Abb. 8-9). Keines der Kreuzbänder setzt direkt an den Kreuzbandhöckern an

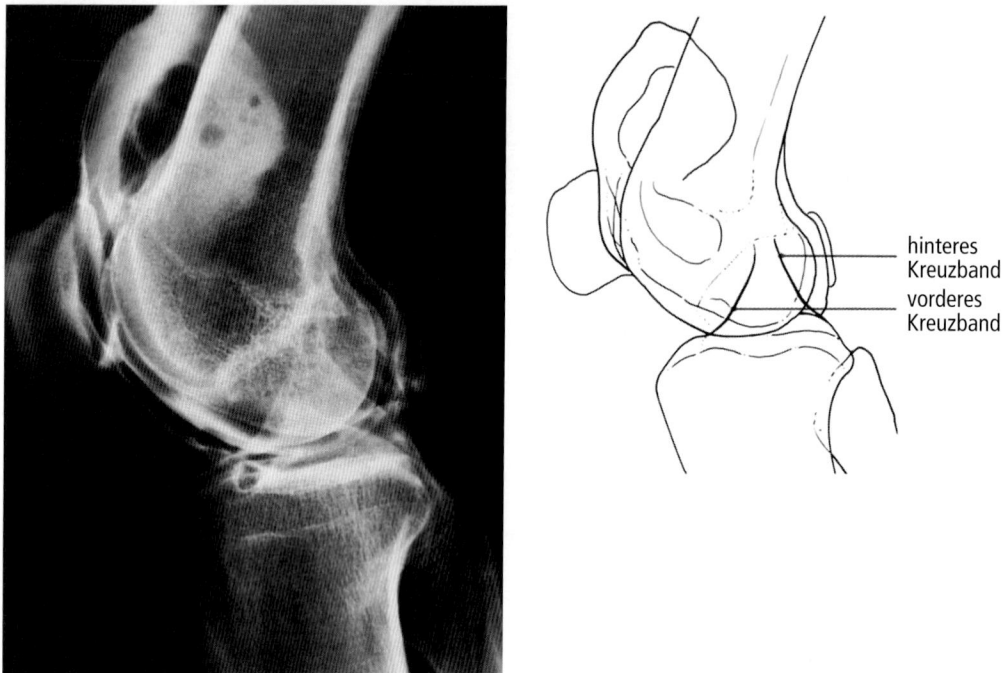

Abb. 8-12. Ein Doppelkontrastarthrogramm des Kniegelenks zeigt das normale Aussehen der Kreuzbänder. Achten Sie auf den Winkel, der durch deren projektionsbedingte Überschneidung und straffe Kontur entsteht. Beide Kreuzbänder lassen sich von ihrem Ursprung am Femur bis zu ihrem Ansatz an der Tibia verfolgen. Die Grenzen der Kreuzbänder sind scharf konturiert, weil das Kontrastmittel deren synoviale Umschlagfalten benetzt. Die Kreuzbänder sind extrasynoviale Strukturen; nur die Vorderfläche des vorderen Kreuzbands und die Rückfläche des hinteren Kreuzbands sind von Membrana synovialis bedeckt

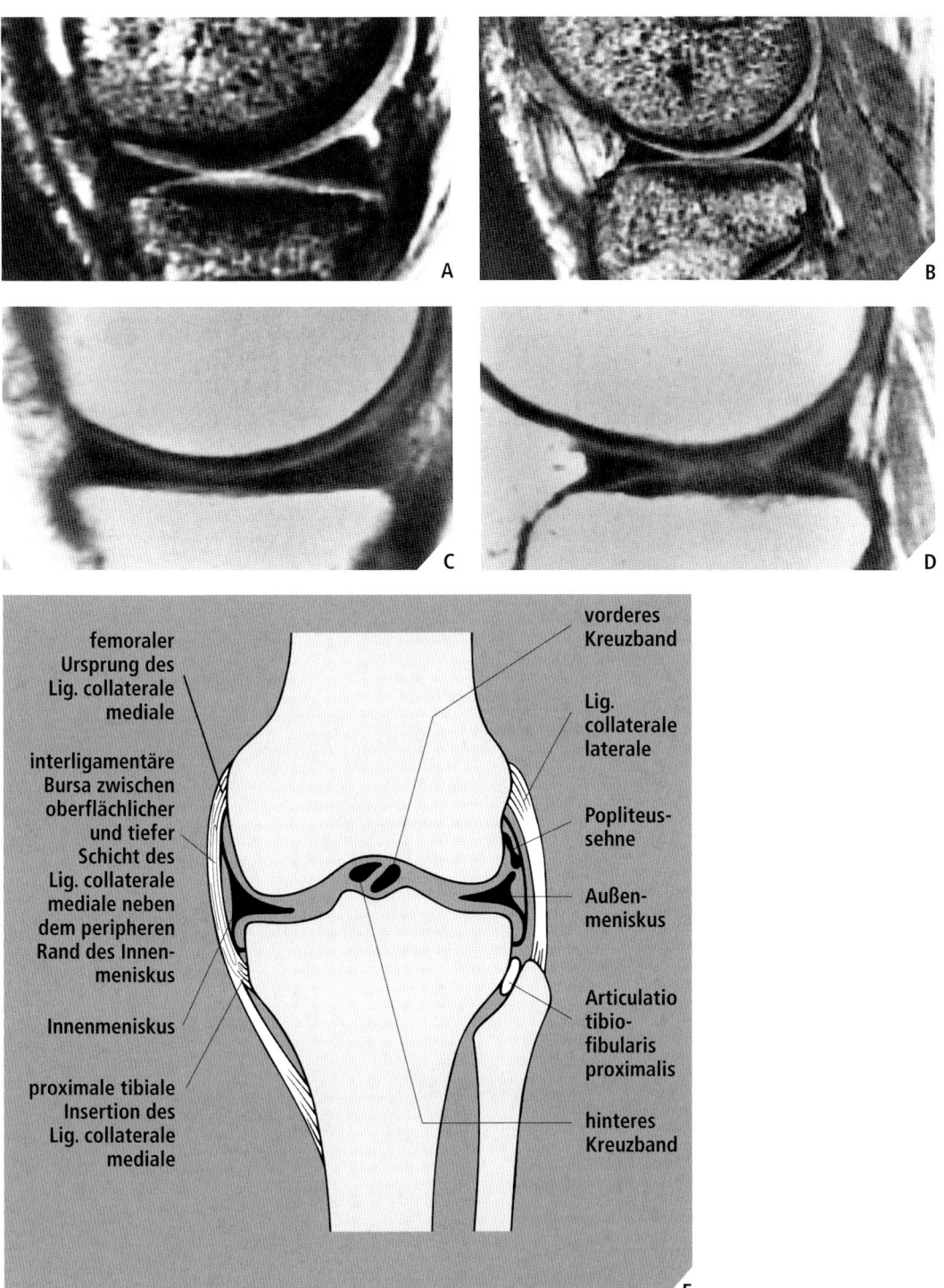

Abb. 8-13. Normales Aussehen der Menisken in der MRT. **A** Sie sehen in einer sagittalen T2*w MPGR(multiplanar gradient-recalled)-Sequenz (Flip-Winkel 30°) Vorder- und Hinterhorn des Innenmeniskus. **B** In einer ebenfalls sagittalen T2*w MPGR-Sequenz (Flip-Winkel 30°) erkennt man Vorder- und Hinterhorn des Außenmeniskus. **C** Das Corpus des Innenmeniskus in einer T1w sagittalen Spin-Echo-Sequenz. **D** Vorder- und Hinterhorn des Außenmeniskus in einer sagittalen T1w Spin-Echo-Sequenz. **E** Schemazeichnung der Topographie von Innen- und Außenmeniskus und deren umgebender Strukturen, dargestellt in einer zentralen koronaren Schnittebene in der MRT (modifiziert nach Firooznia H, 1992; Wiedergabe mit freundlicher Erlaubnis)

TEIL II - Trauma

res und hinteres Kreuzband stellen sich wie die Menisken als signalarme Strukturen in allen Spin-Echo-Sequenzen dar. Das vordere Kreuzband verläuft geradlinig und fächerartig (dabei am femoralen Ansatz etwas weiter) und bietet ein niedriges bis mittelstarkes Signal (Abb. 8-14A). Das hintere Kreuzband hat bei Kniestreckung und leichter Beugung eine bogige Form und wird mit zunehmender Beugung straff. Normalerweise ist es sehr signalarm (Abb. 8-14B, C). An seiner Rückseite entsteht eine leichte Vorwölbung durch das Lig. meniscofemorale posterius, das Wrisberg-Band (Abb. 8-14D).

Das mediale Längsband besteht aus 2 Anteilen: einem oberflächlichen und einem tiefen. Die oberflächliche Komponente, der hauptsächliche mediale Stabilisator des Knies, geht dicht unterhalb des Tuberculum adductorium Gerdy vom medialen Epikondylus des Femurs aus aus und inseriert ca. 5 cm unterhalb der Gelenkhöhe an der medialen Tibiafläche. Die tiefe Schicht des medialen Kollateral-

Tab. 8-1. Röntgenologische Standard- und Spezialaufnahmen zur Abklärung von Knieverletzungen

Einstellung	Darstellung/Nachweis von

Anterior-posterior	• Medialer und lateraler Gelenkanteil
	• Varus- und Valgusdeformität
	• Frakturen von:
	  – Innen- und Außenkondylus des Femurs
	  – Medialem und lateralem Tibiaplateau
	  – Kreuzbandhöckern
	  – Proximaler Fibula
	• Osteochondrale Frakturen
	• Osteochondrosis dissecans (Spätstadium)
	• Spontane Osteonekrose
	• Pellegrini-Stieda-Schatten

Überbelichtete Aufnahme	• Patella bipartita oder multipartita • Patellafrakturen
Gehaltene Aufnahme	• Längsbandrisse

Seitliche Aufnahme	• Femoropatellares Gleitlager
	• Profilaufnahme der Patella
	• Recessus suprapatellaris
	• Frakturen von:
	  – Distalem Femur
	  – Proximaler Tibia
	  – Patella
	• Morbus Sinding-Larsen-Johansson*
	• Morbus Osgood-Schlatter*
	• Osteochondrale Frakturen
	• Osteochondrosis dissecans (Spätstadium)
	• Spontane Osteonekrosen
	• Gelenkerguß
	• Rupturen von:
	  – Quadrizepssehne
	  – Lig. patellae

Gehaltene Aufnahmen	• Kreuzbandrisse
Cross-table-Aufnahme	• Lipohämarthros (Spiegel zw. Fett und Blut)
Tunnel-Aufnahme (nach Frik) (posterior-anterior)	• Rückfläche der Femurkondylen • Fossa intercondylaris • Eminentia intercondylaris
Axiale Patellaaufnahme (Patellatangentialaufnahme)	• Gelenkfacetten der Patella** • Sulkuswinkel** • Kongruenzwinkel** • Patellafrakturen • Subluxation und Luxation der Patella**

* Diese Krankheiten werden am besten in Weichteiltechnik mit niedrigem kV-Wert dargestellt.
** Diese Zeichen werden besser in der axialen Patellaaufnahme nach Merchant dargestellt.

bands, die man als Teil der fibrösen Kapsel ansieht, ist nur lose am peripheren Rand des Innenmeniskuskorpus befestigt. Das äußere Längsband ist dicht oberhalb der Popliteusrinne am Epicondylus lateralis femoris befestigt, wo es mit den oberflächlichen Kapselanteilen verschmilzt. Von hier aus zieht es nach distal und dorsal, um an der Vorderfläche des Apex fibulae zu inserieren. Inneres und äußeres Längsband stellen sich am besten in der Koronarebene dar und sind ähnlich Menisken und Kreuzbändern ebenfalls recht signalarm (Abb. 8-15).

Die Beurteilung einer Knieinstabilität durch Bänderverletzungen kann gehaltene Aufnahmen erfordern. Meist führt man diese beim Verdacht auf einen Innenbandriß durch (Abb. 8-16; vgl. auch Abb. 8-63) und weniger oft zur Prüfung einer Insuffizienz von vorderem und hinterem Kreuzband (Abb. 8-17). Vorzugsweise sollte man diese Prüfungen in Lokalanästhesie durchführen.

Arterio- und Phlebographie können zur Abklärung einer begleitenden Gefäßverletzung notwendig werden. Die Computertomographie (CT) hat bei Knieverletzungen nur eingeschränkte Indikationen, doch wird sie gelegentlich zur Beurteilung von Knorpel und Weichteilen, besonders der Menisken und Kreuzbänder, herangezogen. (Hilfreich sind deren sagittale und koronare Rekonstruktionen zur Darstellung der Impressionstiefe von Fragmenten beim eingestauchten Tibiakopfbruch; Anm. des Übers.) Im Verein mit der Arthrotomographie (Computerarthrotomographie) hilft sie bei der Abklärung einer Osteochondrosis dissecans genus (vgl. Abb. 8-49C,D) und beim Nachweis freier Gelenkkörper im Kniegelenk.

Eine tabellarische Zusammenfassung der bisherigen Ausführungen findet sich in den Tabellen 8-1 und 8-2 sowie in Abbildung 8-18.

Tab. 8-2. Weiterführende Bildgebung zur Beurteilung von Knieverletzungen

Technik	Darstellung/Nachweis von

Tomographie	• Fragmentstellung und Ausdehnung der Frakturlinie(n) bei komplexen Frakturen von:
	  – Distalem Femur
	  – Proximaler Tibia
	  – Patella
	• Bestimmung der Depressionstiefe bei Tibiaplateaufrakturen
	• Heilungsverlauf:
	  – Pseudarthrose
	  – Sekundärinfekt

Arthrographie (meist als Doppelkontrast-, gelegentlich auch als Monokontrastarthrographie mit Luft)	• Meniskusrisse
	• Verletzungen von:
	  – Kreuzbändern (besser MRT)
	  – Innerem Längsband (besser MRT)
	  – Quadrizepssehne (besser MRT)
	  – Lig. patellae (besser MRT)
	  – Gelenkkapsel
	• Knorpel- und osteochondrale Frakturen
	• Osteochondrosis dissecans (Früh- und Spätstadium)
	• Freie (osteochondrale) Gelenkkörper
	• Subtile Anomalien des Gelenkknorpels
	• Spontane Osteonekrose

Computertomographie (CT) und CT-Arthrographie	• Verletzungen von:
	  – Gelenkknorpel (besser MRT)
	  – Kreuzbändern (besser MRT)
	  – Menisken (besser MRT)
	• Freie (osteochondrale) Gelenkkörper
	• Osteochondrosis dissecans

Skelettszintigraphie	• Subtile, in den Übersichten unsichtbare Frakturen
	• Früh- und Spätstadium von:
	  – Osteochondrosis dissecans
	  – Spontaner Osteonekrose

Angiographie (Arterio- und Phlebographie)	• Begleitverletzungen von Arterien und Venen
Magnetresonanztomographie (MRT)	• Wie Arthrographie, CT und Szintigraphie

TEIL II - Trauma

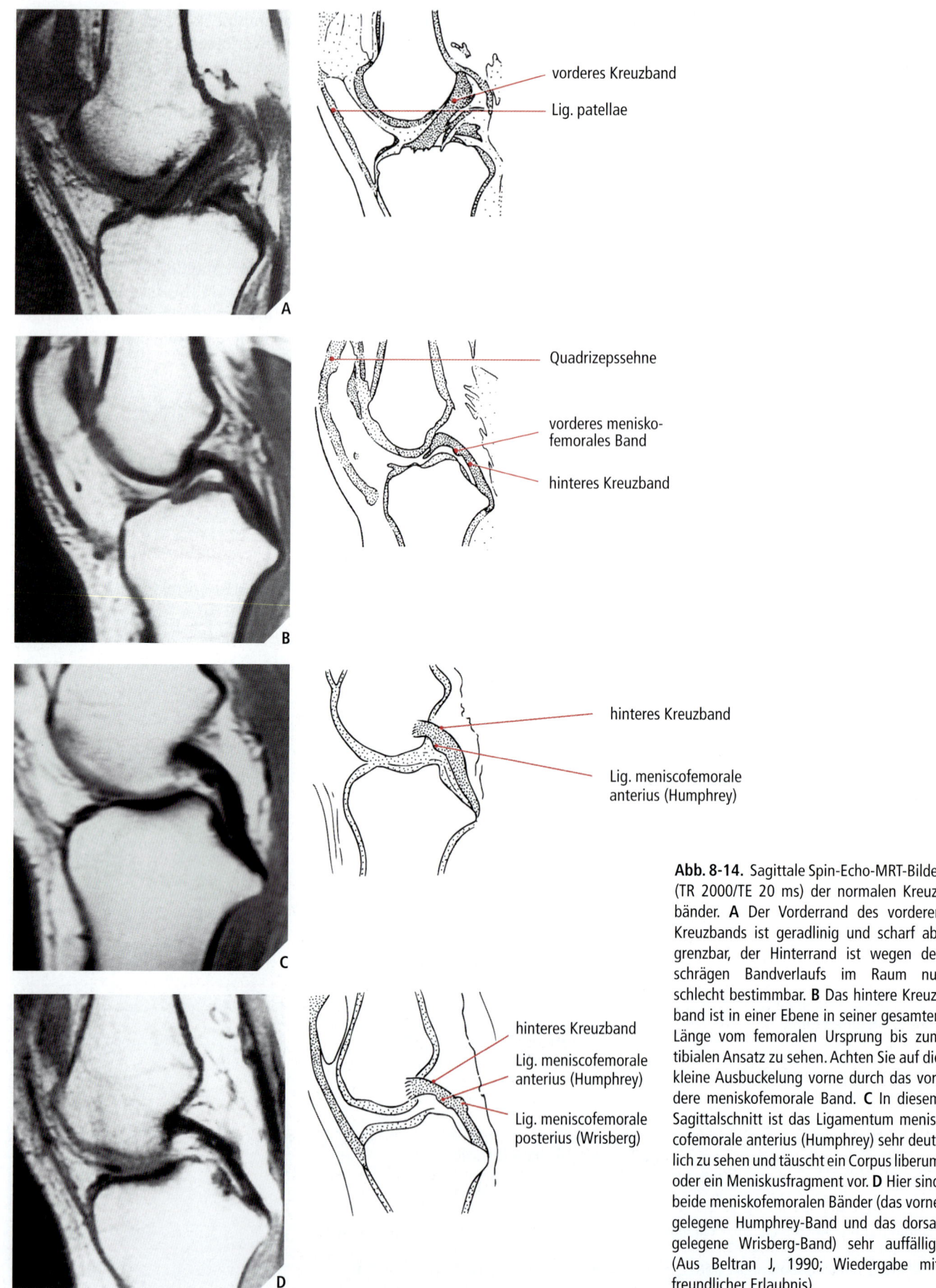

Abb. 8-14. Sagittale Spin-Echo-MRT-Bilder (TR 2000/TE 20 ms) der normalen Kreuzbänder. **A** Der Vorderrand des vorderen Kreuzbands ist geradlinig und scharf abgrenzbar, der Hinterrand ist wegen des schrägen Bandverlaufs im Raum nur schlecht bestimmbar. **B** Das hintere Kreuzband ist in einer Ebene in seiner gesamten Länge vom femoralen Ursprung bis zum tibialen Ansatz zu sehen. Achten Sie auf die kleine Ausbuckelung vorne durch das vordere meniskofemorale Band. **C** In diesem Sagittalschnitt ist das Ligamentum meniscofemorale anterius (Humphrey) sehr deutlich zu sehen und täuscht ein Corpus liberum oder ein Meniskusfragment vor. **D** Hier sind beide meniskofemoralen Bänder (das vorne gelegene Humphrey-Band und das dorsal gelegene Wrisberg-Band) sehr auffällig. (Aus Beltran J, 1990; Wiedergabe mit freundlicher Erlaubnis)

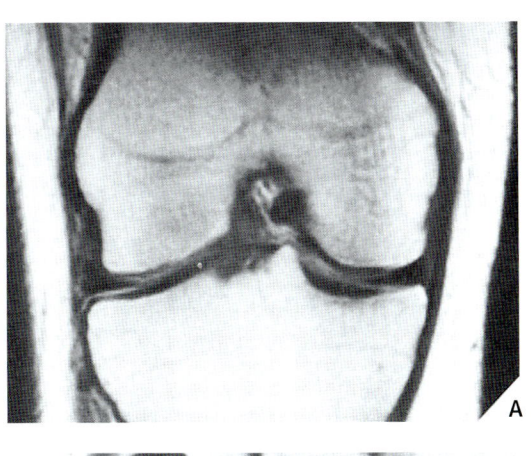
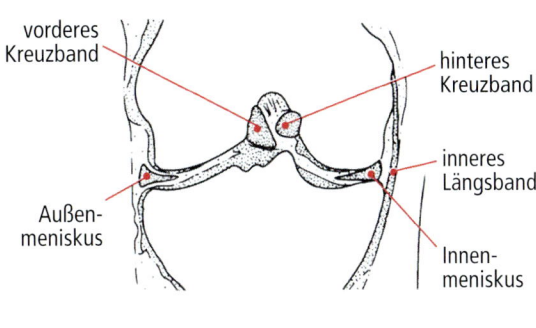
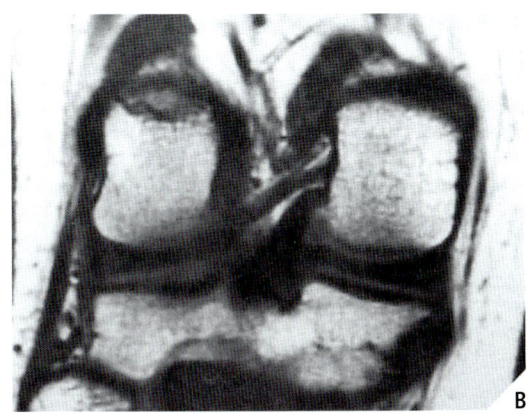
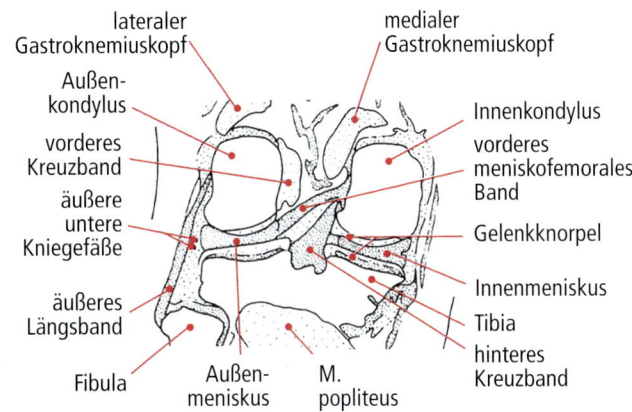

Abb. 8-15. **A** Koronares Spin-Echo-MRT-Bild (TR 2000/TE 20 ms) des normalen inneren Längsbandes. Das mediale Kollateralband ist in diesem Schnitt durch die Fossa intercondylaris gut abgrenzbar, ebenso der Ansatz des hinteren Kreuzbandes an der inneren Fläche des medialen Femurkondylus. Die Menisken sieht man als kleine Dreiecke von niedriger Signalintensität. **B** Koronares Spin-Echo-MRT-Bild (TR 2000/TE 20 ms) des äußeren (fibularen) Kollateralbands. Achten Sie in diesem dorsal gelegenen Schnittbild auf das meniskofemorale Band, das sich vom Außenmeniskushinterhorn zur Innenfläche des medialen Femurkondylus erstreckt. Auch stellen sich Außen- und Innenmeniskus sowie hinteres Kreuzband gut dar. (Aus Beltran J, 1990; mit freundlicher Erlaubnis)

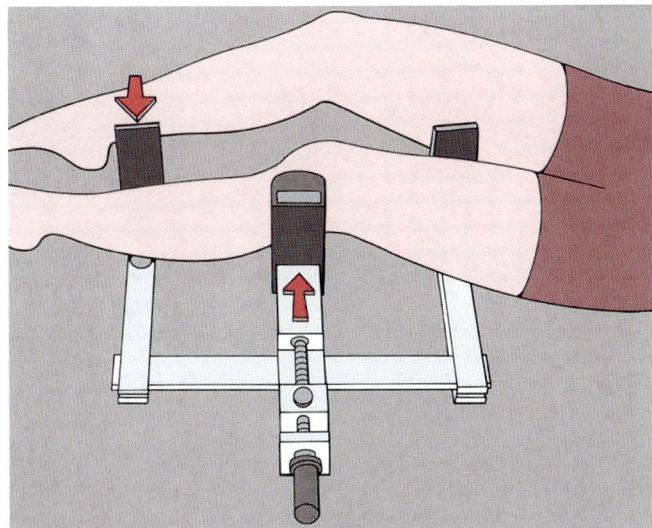
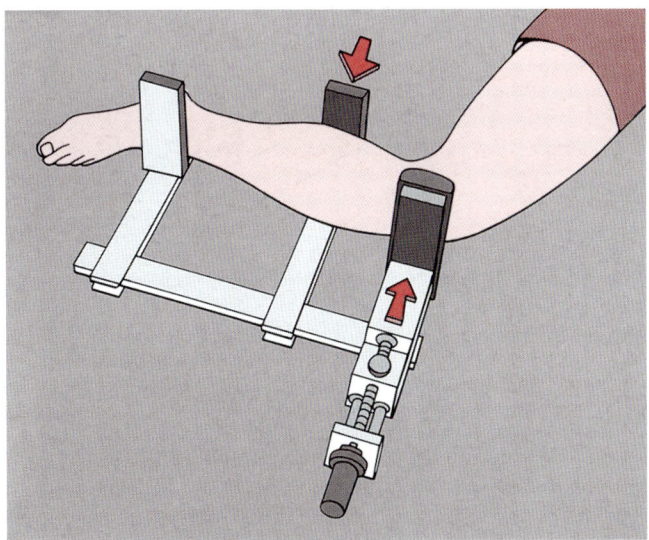

Abb. 8-16. Bei der gehaltenen Aufnahme zur Prüfung des inneren Längsbandes liegt der Patient auf dem Rücken und beugt seine Knie um 15–20°. Das Bein wird in den Halteapparat eingespannt und die Druckplatte der Knieaußenseite angelegt. (Die *Pfeile* zeigen die Richtung der einwirkenden Kräfte an.) Anschließend macht man Aufnahmen im a.-p. Strahlengang (vgl. Abb. 8-63B)

Abb. 8-17. Zur Streßaufnahme für die Beurteilung des vorderen Kreuzbands liegt der Patient mit um 90° gebeugtem Knie in das Haltegerät eingespannt auf der Seite. Die Druckplatte wird der Knievorderfläche angelegt. (Die *Pfeile* zeigen die Richtung der einwirkenden Kräfte). Diese Aufnahmen erfolgen im seitlichen Strahlengang

TEIL II - Trauma

Spektrum der radiologischen bildgebenden Verfahren zur Beurteilung von Knieverletzungen*

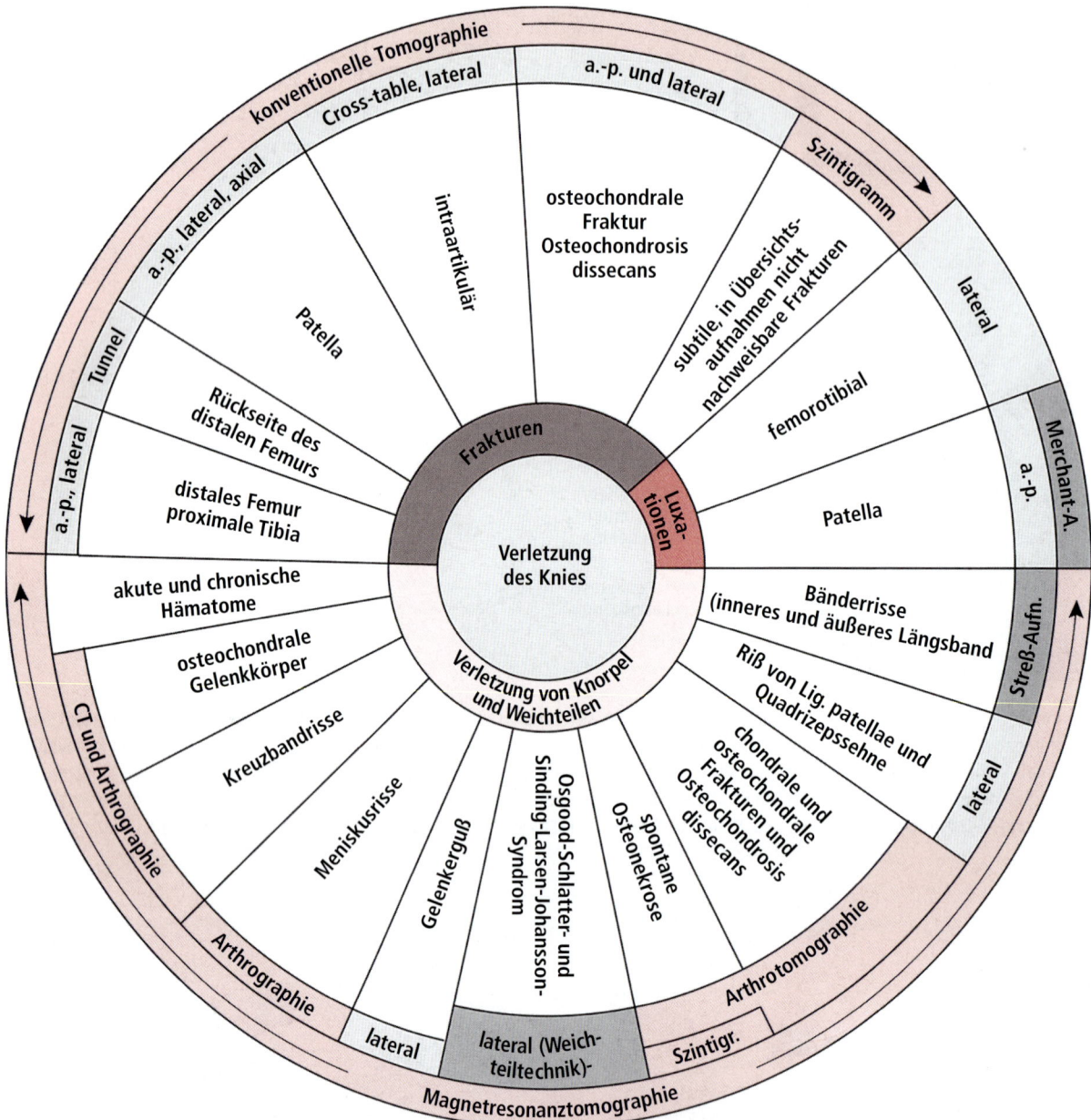

* Die im Schema angegebenen Röntgeneinstellungen und radiologischen Verfahren sind nur diejenigen, die die jeweilige Verletzung am besten darstellen.

Abb. 8-18. Spektrum der radiologischen bildgebenden Verfahren zur Beurteilung von Knieverletzungen

Verletzungen des Knies

■ Frakturen der Knieregion

Frakturen des distalen Femurs

Am häufigsten ereignen sich distale Femurfrakturen bei Verkehrsunfällen oder bei einem Sturz aus der Höhe; sie werden nach dem Ort und der Ausdehnung der Bruchlinie in suprakondyläre, kondyläre und interkondyläre Frakturen eingeteilt. Die suprakondylären Brüche kann man des weiteren in nicht fehlgestellte, eingestauchte, fehlgestellte und in Trümmerfrakturen unterteilen (Abb. 8-19). In der routinemäßigen a.-p. und Seitaufnahme sind diese Verletzungen meist schon gut dargestellt (Abb. 8-20), doch kann in seltenen Fällen auch einmal eine Schrägaufnahme des Knies erforderlich werden, um eine schräg verlaufende Bruchlinie beurteilen zu können. Bei Trümmerfrakturen kann für die vollständige Abklärung der Bruchlinien und der Lage der Fragmente mitunter die Tomographie vonnöten sein (Abb. 8-21).

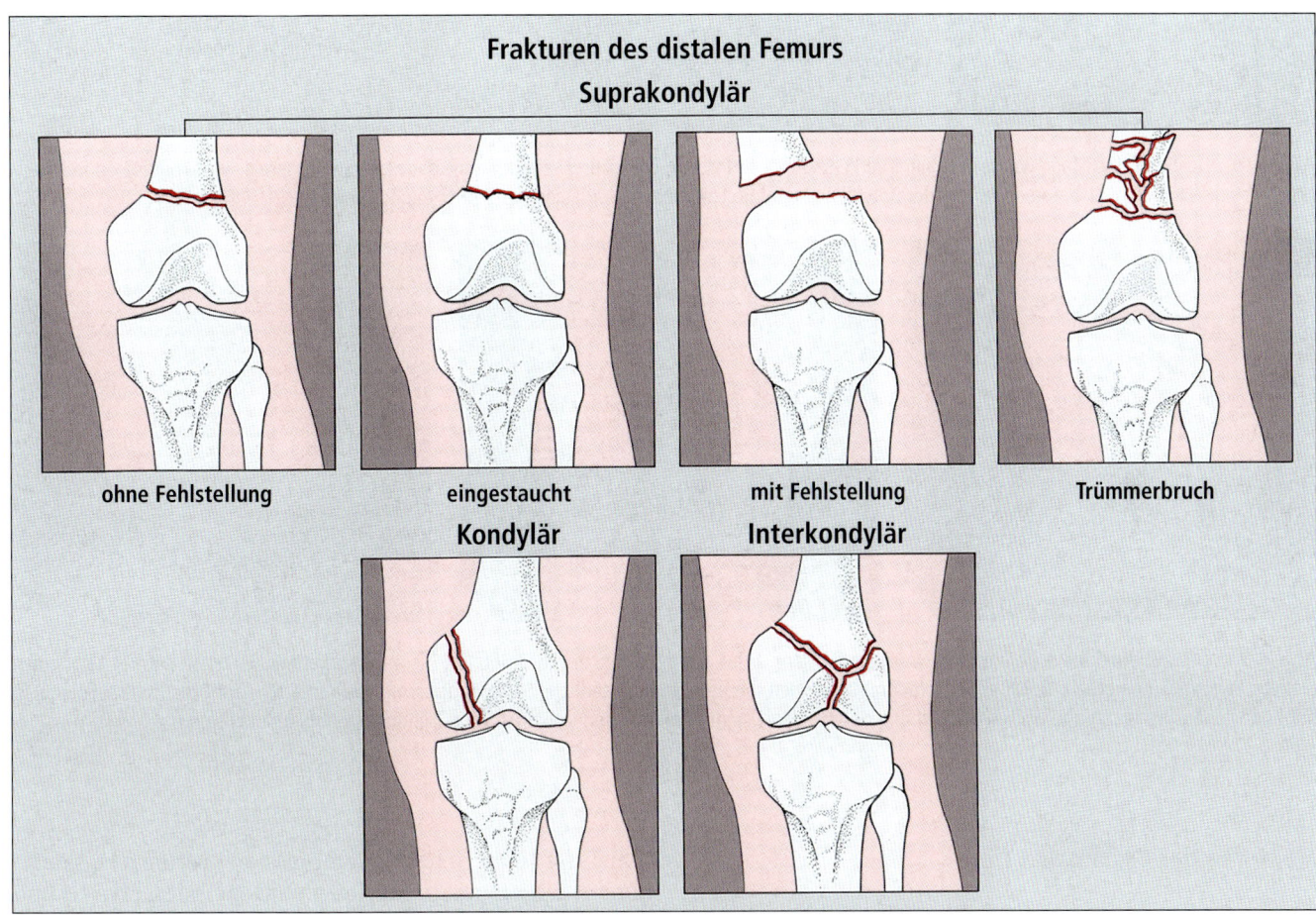

Abb. 8-19. Die Frakturen des distalen Femurs kann man nach ihrer Lokalisation und dem Verletzungsausmaß in suprakondyläre, kondyläre und interkondyläre Brüche einteilen

TEIL II - Trauma

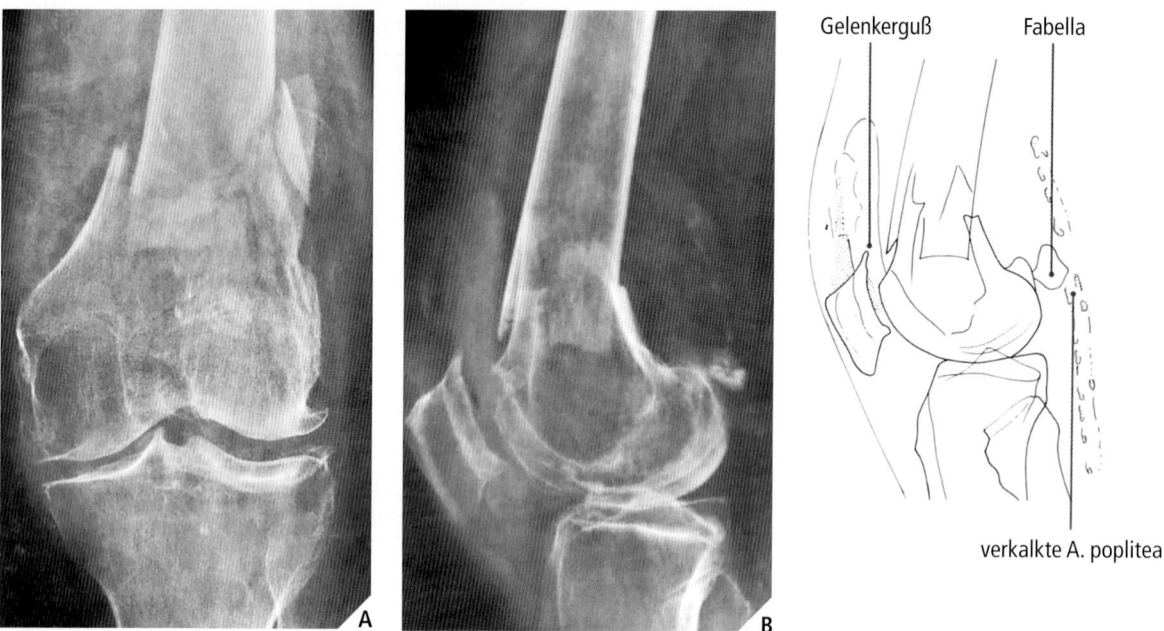

Abb. 8-20. Der 58jährige Mann wurde bei einem Verkehrsunfall verletzt. **A, B** a.-p. und Seitaufnahme des Knies zeigen einen suprakondylären Trümmerbruch des distalen Femurs; die Ausdehnung der Bruchlinien und die Fragmentstellung sind den Routineaufnahmen gut zu entnehmen

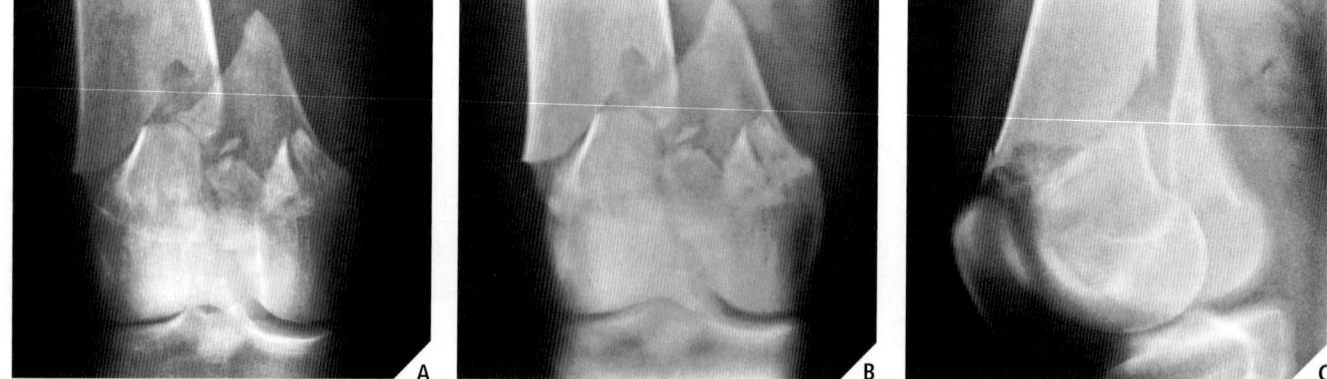

Abb. 8-21. Der 22 Jahre alte Autorennfahrer wurde bei einem Unfall auf der Rennstrecke verletzt. **A** Die a.-p. Aufnahme des rechten Knies zeigt einen distalen Femurtrümmerbruch. **B, C** Bei der Tomographie zeigen die a.-p. und die seitliche Schichtaufnahme die intraartikuläre Bruchspaltausdehnung mit Kondylenabsprengung und Dorsalverschiebung der distalen Fragmente. Es lassen sich auch viele Trümmerfragmente lokalisieren

Frakturen der proximalen Tibia

Mediales und laterales Tibiaplateau sind die häufigsten Orte einer Fraktur der proximalen Tibia. Die Frakturen entstehen meist dadurch, daß das Knie von einem fahrenden Fahrzeug getroffen wird, weshalb sie auch „Stoßstangen-", „Kotflügel-" oder „Anprallfrakturen" genannt werden; einige können jedoch auch durch einen Sturz mit Verdrehung entstehen. Die Einteilung nach Hohl gibt einen Überblick zu 6 verschiedenen Tibiaplateaufrakturen und hilft bei der Zuordnung der verschiedenen Verletzungstypen zu den sie verursachenden Kräften (Abb. 8-22). Bei der Hohl-Klassifikation führt die reine Abduktionsverletzung zu einer nichtfehlgestellten Stückfraktur des lateralen Tibiaplateaus (Typ I; Abb. 8-23). Ist mit der Abduktionskraft eine axiale Kompression verursacht, dann kommt es zu einer umschriebenen Depression (Typ II) und zu einer Spaltfraktur mit Depression (Typ III; Abb. 8-24). Komplette Depressionsfrakturen (Typ IV), die man wegen der anatomischen Formgebung (dort keine Fibula) häufiger am medialen Tibiaplateau sieht, kennzeichnet das Fehlen einer Trümmerzone an der Gelenkfläche. Frakturen vom Typ V nach der Hohl-Klassifikation sind selten; es handelt sich um lokale Spaltbrüche ohne zentrale Depression an der Vorder- oder Hinterfläche des Tibiaplateaus. Trümmerfrakturen mit Beteiligung beider Tibiaplateauhälften und einer Y- oder T-Form (Typ VI) sind meist die Folge einer vertikalen Kompression, wie z. B. bei einem Sturz auf das gestreckte Bein (Abb. 8-25). Die Typen III und VI gehen oft mit einer Begleitfraktur der proximalen Fibula einher.

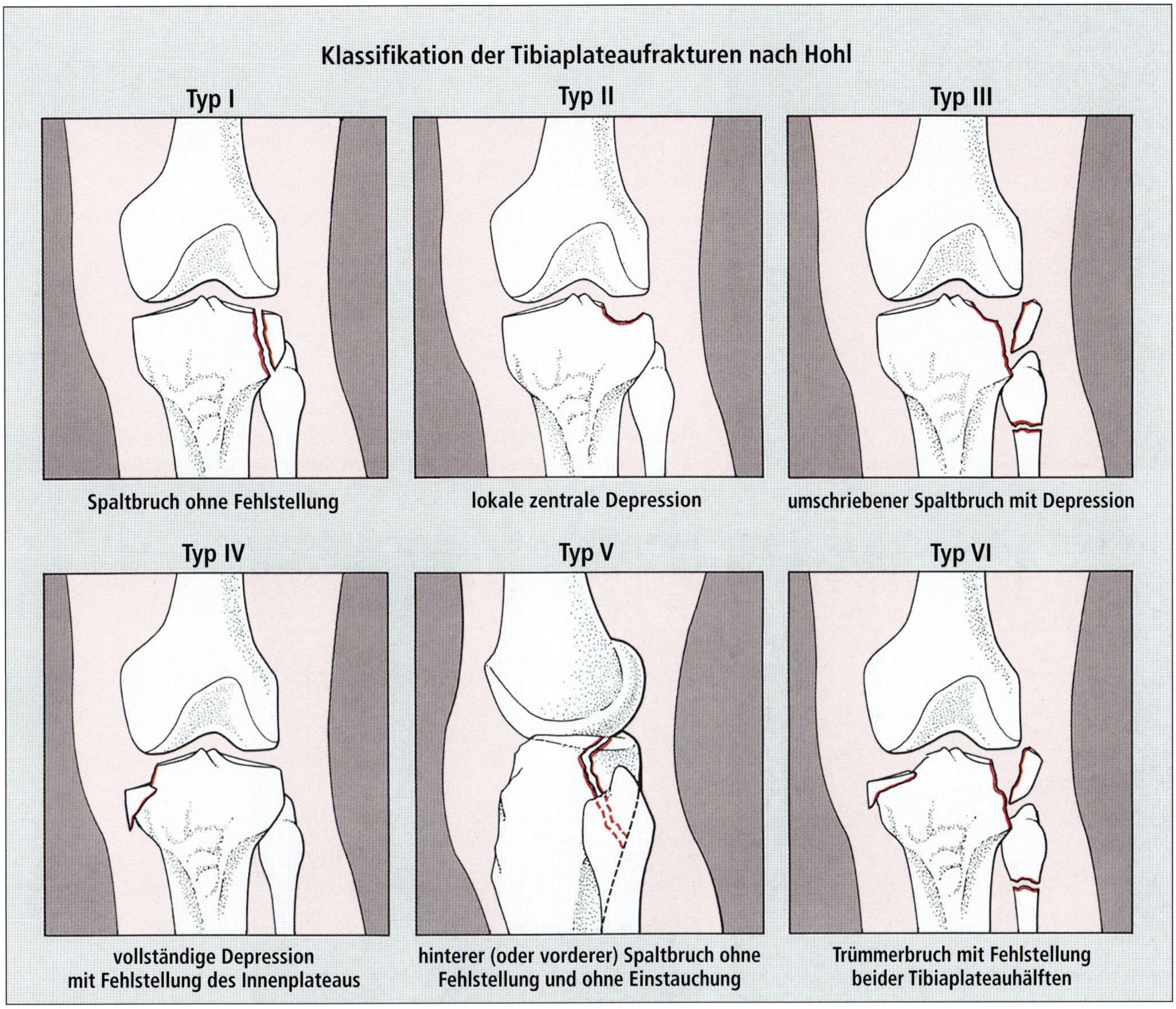

Untere Gliedmaße II: Knie 8

Klassifikation der Tibiaplateaufrakturen nach Hohl

Typ I — Spaltbruch ohne Fehlstellung

Typ II — lokale zentrale Depression

Typ III — umschriebener Spaltbruch mit Depression

Typ IV — vollständige Depression mit Fehlstellung des Innenplateaus

Typ V — hinterer (oder vorderer) Spaltbruch ohne Fehlstellung und ohne Einstauchung

Typ VI — Trümmerbruch mit Fehlstellung beider Tibiaplateauhälften

Abb. 8-22. Hohl-Klassifikation der Tibiaplateaufrakturen. (Nach Hohl M, 1967; mit freundlicher Erlaubnis)

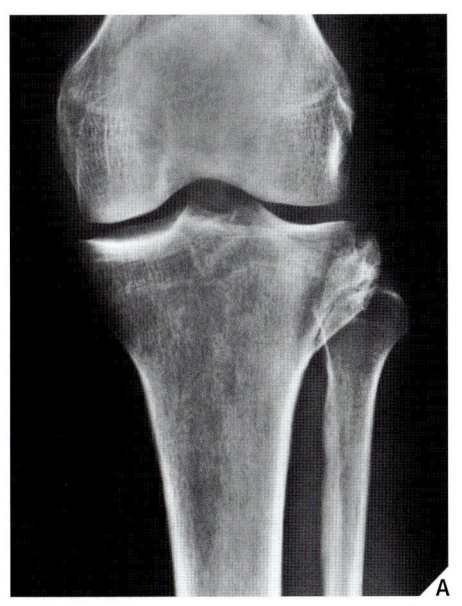
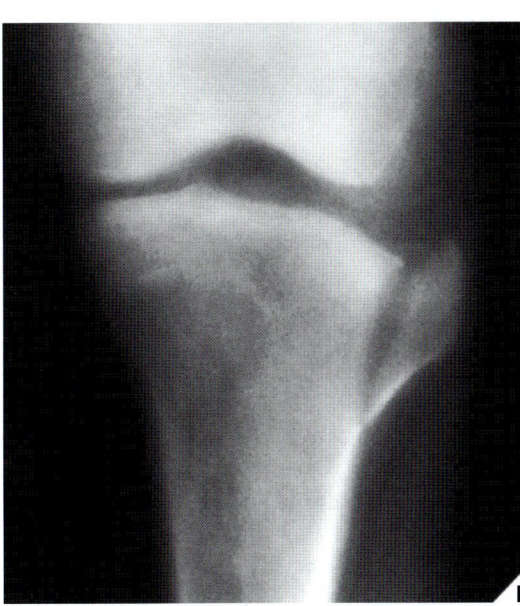

Abb. 8-23. Beim Überqueren der Straße wurde der 30jährige Alkoholiker von einem Pkw angefahren. **A, B** Die a.-p. Aufnahme und das seitliche Schichtbild zeigen eine Keilfrakur des lateralen Tibiaplateaus

TEIL II - Trauma

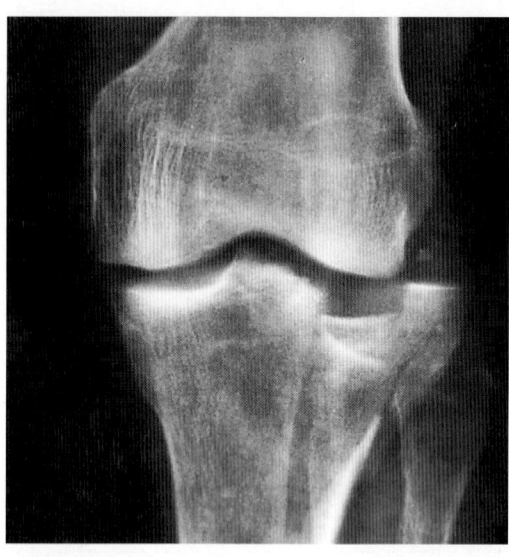

Abb. 8-24. Die a.-p. Aufnahme des Knies zeigt das Bild einer Tibiaplateaufraktur, hier eine Kombination von Keilfraktur und zentraler Depressionsfraktur des lateralen Tibiakondylus

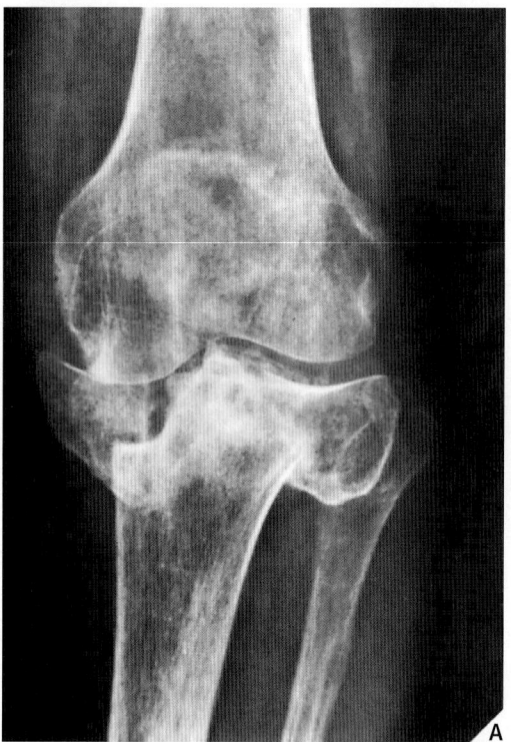
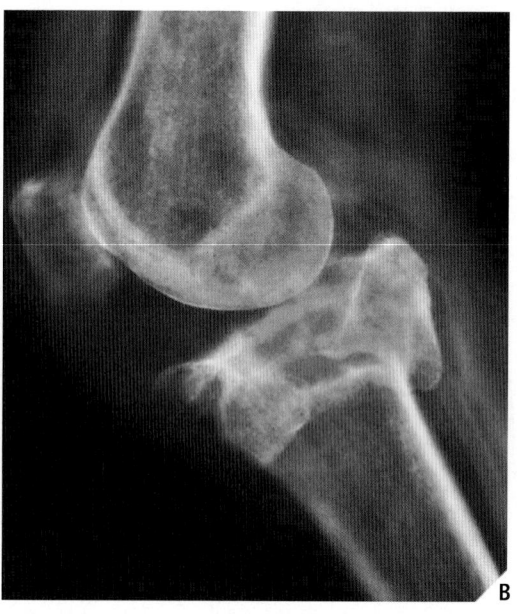

Abb. 8-25. A, B a.-p. Übersichtsaufnahme und seitliches Tomogramm zeigen das charakteristische Bild einer bikondylären Tibiafraktur vom Y-Typ

Frakturen des Tibiaplateaus können bei der Routineuntersuchung durchaus verborgen bleiben, vor allem wenn keine Depression vorhanden ist (Abb. 8-26A,B). Doch deckt in diesen Fällen die Seitaufnahme mit horizontalem Strahlengang quer über den Untersuchungstisch das Holmgren-Zeichen auf, das auf eine intraartikuläre Fraktur hinweist (Abb. 8-26C). Der Nachweis einer verborgenen Fraktur kann Schrägaufnahmen erfordern, doch kann hier die Tomographieuntersuchung die Frakturlinie und deren Ausdehnung darstellen (Abb. 8-26D). Bei einer Depressionsfraktur hilft die Tomographie auch, das Ausmaß der Depression quantitativ anzugeben (Abb. 8-27).

Die Rolle der CT bei der Beurteilung von Tibiaplateaufrakturen ist inzwischen fest etabliert. Die CT liefert eine optimale Darstellung von Plateaueinstauchung, Defekten und Spaltbrüchen. Ferner erwies sie sich bei der Bestimmung von Impression und Spaltbrüchen, wenn diese den Vorder- und Hinterrand des Plateaus betrafen, als genauer als die konventionelle Tomographie und zeigt auch besser die Ausdehnung eines Trümmerbruchs auf. Nach Rafii et al. ist das in der CT bestimmte Maß von Impression und Fragmentsepararation genauer als die Messungen in der konventionellen Tomographie. Besonders nutzbringend sind in verschiedenen Ebenen reformatierte Bilder und

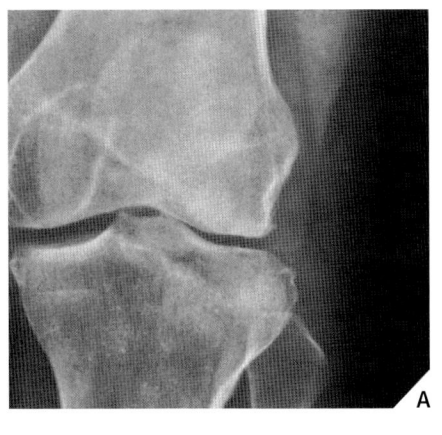
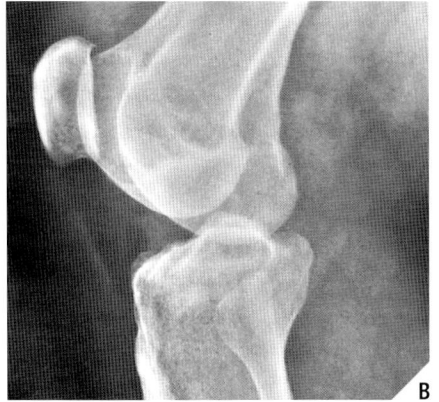

Abb. 8-26. Beim Überqueren der Straße wurde die 38 Jahre alte Frau von einem Automobil angefahren. **A, B** Die a.-p. und die seitliche Aufnahme zeigen einen größeren Gelenkerguß, doch erkennt man keine deutliche Bruchlinie. **C** Eine Aufnahme im horizontalen Strahlengang quer über den Tisch (Cross-table-Aufnahme) zeigt das FBI-Zeichen (oder Holmgren-Zeichen) und hiermit die intraartikuläre Bruchausdehnung an. **D** Das Tomographiebild ergibt eine Keilfraktur des Außenkondylus

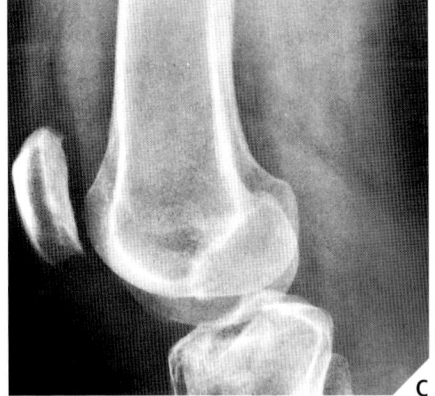
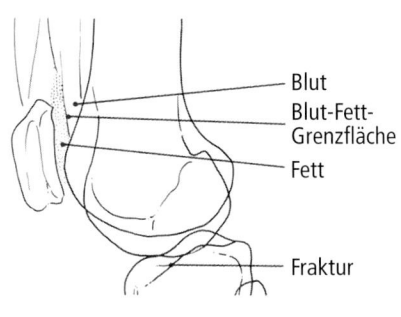
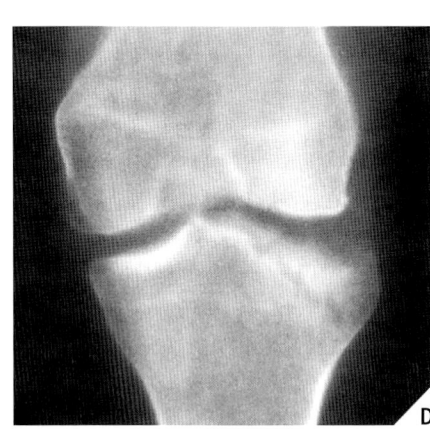

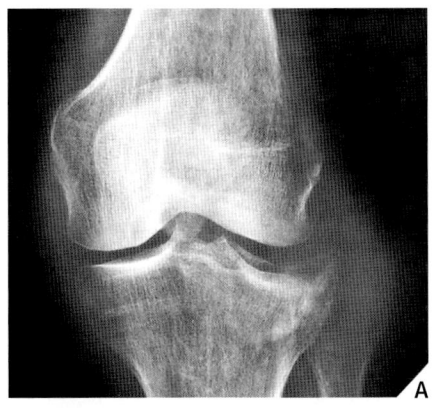
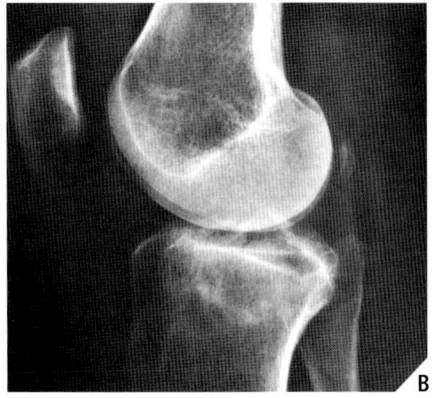

Abb. 8-27. Diese 72 Jahre alte Frau wurde bei einem Verkehrsunfall verletzt. **A, B** Die a.-p. und die Seitaufnahme des linken Kniegelenks zeigen eine Depressionsfraktur des lateralen Tibiaplateaus, doch läßt sich die Einstauchungstiefe nicht ermessen. **C, D** Hierfür wurde eine a.-p. und laterale Tomographie durchgeführt, die eine Einstauchungstiefe von 12 mm und damit die zwingende Indikation zur Operation und Wiederherstellung der Gelenkflächenkongruenz erbrachte

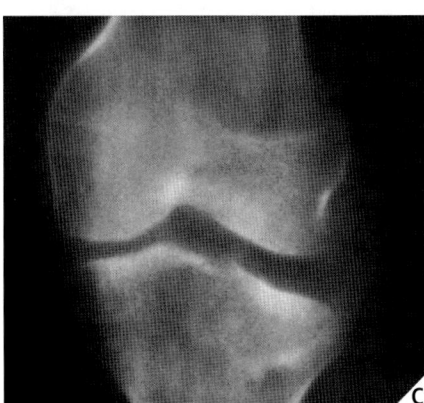
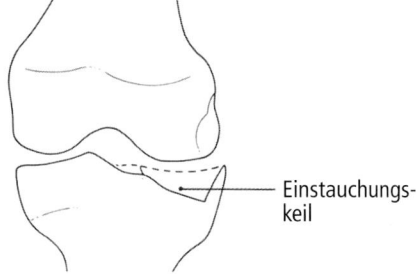
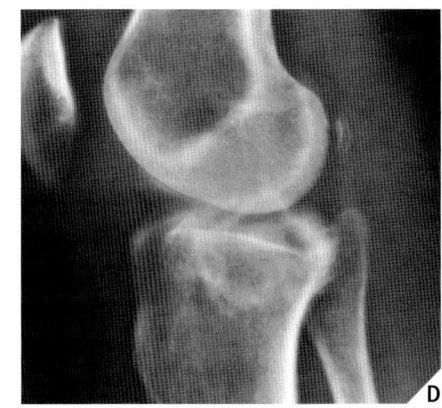

TEIL II - Trauma

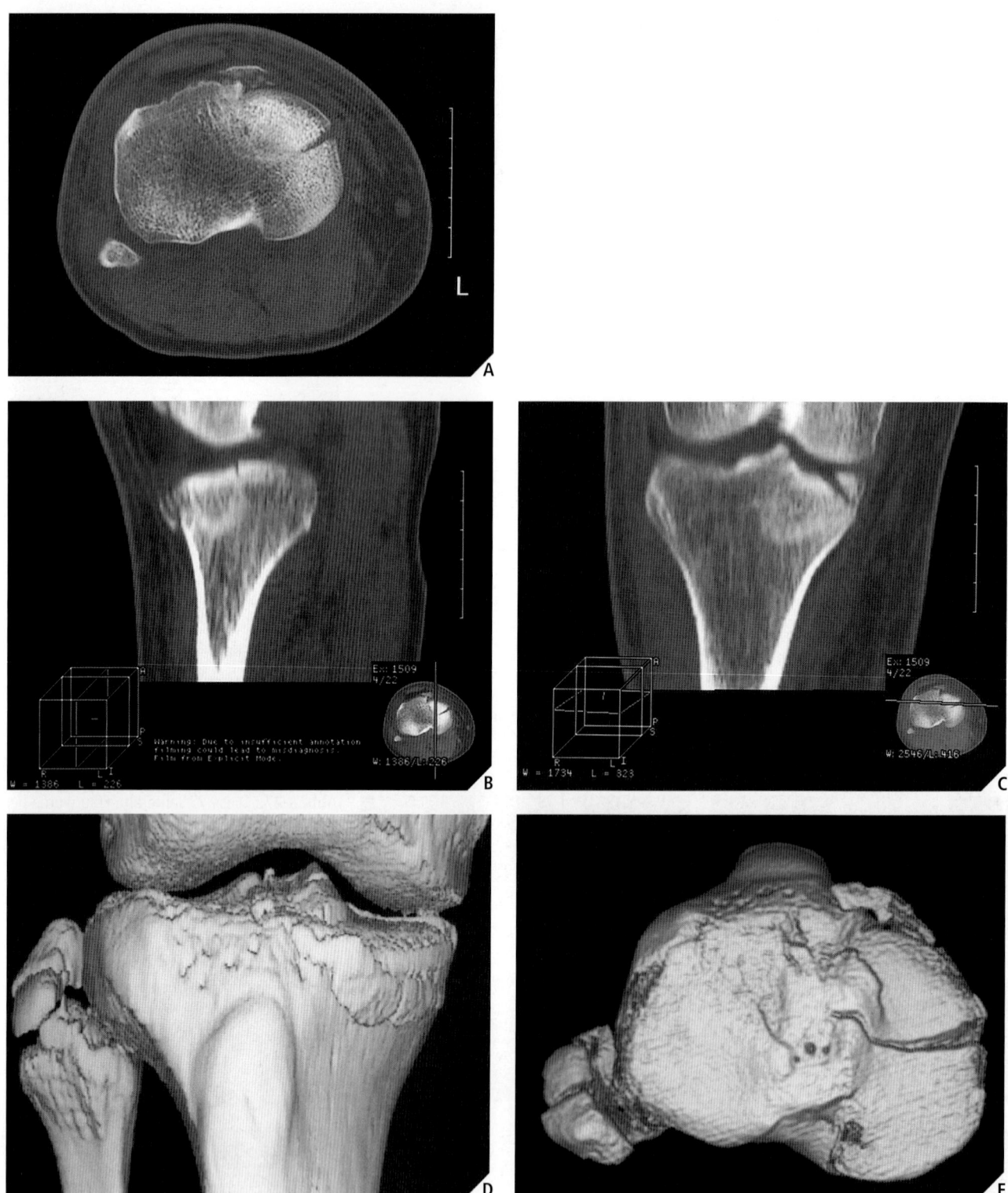

Abb. 8-28. Der 23 Jahre alte Mann erlitt einen Motorradunfall. Die konventionellen Röntgenbilder des rechten Knies zeigen eine Tibiakopffraktur. **A** Das axiale CT-Bild in Höhe der proximalen Tibia zeigt einen Trümmerbruch des medialen Tibiaplateaus. **B** Das sagittale Rekonstruktionsbild zeigt, daß im wesentlichen der vordere Tibiakopfanteil betroffen ist. **C** Die koronare Rekonstruktion zeigt den Trümmerbruch und die Depression auf. **D** Eine ventrale Ansicht des SSD(surface-shaded display)-3D-Bild zeigt neben der Depression des vorderen und medialen Tibiaplateaus auch die Begleitfraktur des Fibula-apex. **E** Ein SSD-3D Ansicht aus der Vogelperspektive zeigt den räumlichen Verlauf der Bruchlinien.

dreidimensionale (3D) Rekonstruktionen (Abb. 8-28 u. 8-29). Kode et al. stellten fest, daß die MRT in der Darstellung der Form von Tibiaplateaufrakturen den reformatierten 2D-CT-Bildern gleichwertig oder gar überlegen sei (Abb. 8-30 u. 8-31). Die Möglichkeit der multiplanaren Darstellung in der MRT kann die 3D-Vorstellung erleichtern; ferner ermöglicht diese Technik die Abklärung von Begleitverletzungen der Bänder und Menisken, die in CT-Bildern nicht sichtbar werden (Abb. 8-32).

Wichtiges Merkmal der Tibiaplateaufrakturen ist deren häufige Kombination mit Verletzungen der Bänder und der Menisken. Am meisten gefährdet sind dabei das innere Längsband und das vordere Kreuzband (vgl. Abb. 8-11) sowie der Außenmeniskus (vgl. Abb. 8-9), da die lateralen Tibiaplateaufrakturen meist von einer Valgusbelastung herrühren (Abb. 8-33).

Darüber hinaus kann eine Schädigung des vorderen Kreuzbandes mit einer Abrißfraktur des äußeren Kreuzbandhöckers oder des vorderen Anteils der Eminentia intercondylaris einhergehen. Meist klären gehaltene Aufnahmen und die MRT diese Verletzungen ab. Wenn die klinische und die Röntgenuntersuchung einschließlich der Belastungsaufnahmen die Bandstrukturen als intakt nachweisen, dann kann man Tibiaplateaufrakturen ohne Fehlstellung konservativ behandeln. Bei Depressionsfrakturen empfiehlt Larson jedoch die offene Reposition bei den Patienten, deren Gelenkfragmente tiefer als 8 mm eingetrieben sind. Im allgemeinen ist die Operation bei allen Tibiaplateaufrakturen mit einer Einstauchungstiefe von Gelenkanteilen von über 10 mm indiziert.

Komplikationen. Die häufigsten Komplikationen von Frakturen des distalen Femurs und der proximalen Tibia sind Pseudarthrose und posttraumatische Arthrose.

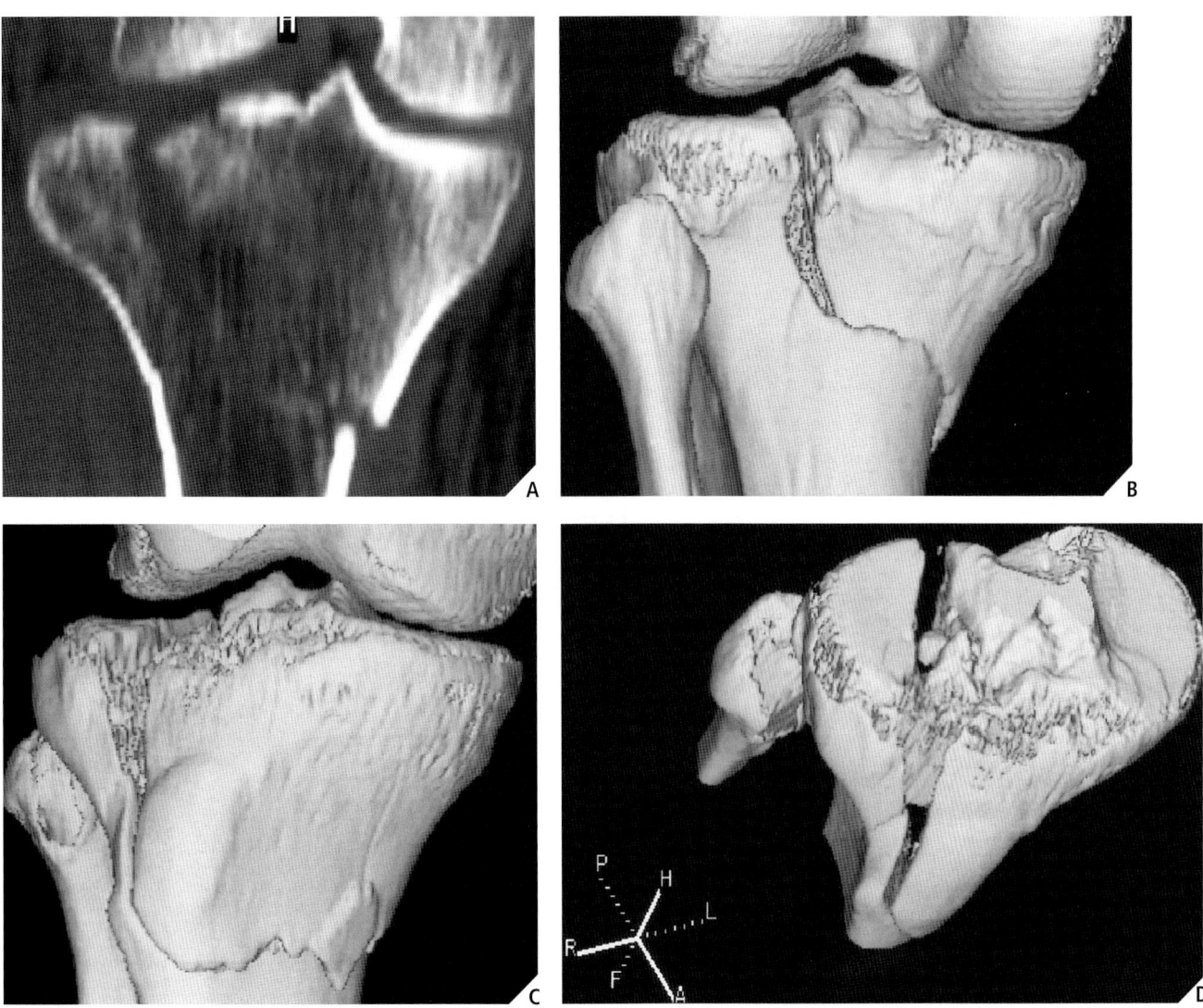

Abb. 8-29. Der 22 Jahre alte Mann fiel von einer hohen Leiter herab und verletzte sich dabei das rechte Knie. Die herkömmlichen Röntgenaufnahmen ergaben einen Tibiakopfbruch. **A** Die koronare CT-Rekonstruktion zeigt die Ausdehnung der Fraktur des lateralen Tibiaplateaus bis in den Tibiaschaft. **B** Eine Dorsalansicht der 3D-SSD-Rekonstruktion zeigt zwar die Bruchlinie, den klaffenden Frakturspalt jedoch nicht gut. **C** Eine Ansicht der 3D-SSD-Rekonstruktion von ventral zeigt nun den Bruchspalt besser. **D** Eine Ansicht der 3D-Rekonstruktion aus der Vogelperspektive zeigt nun die Einzelheiten von Bruchspalt und Trümmerkomponente des Tibiaplateaus sehr gut auf

TEIL II - Trauma

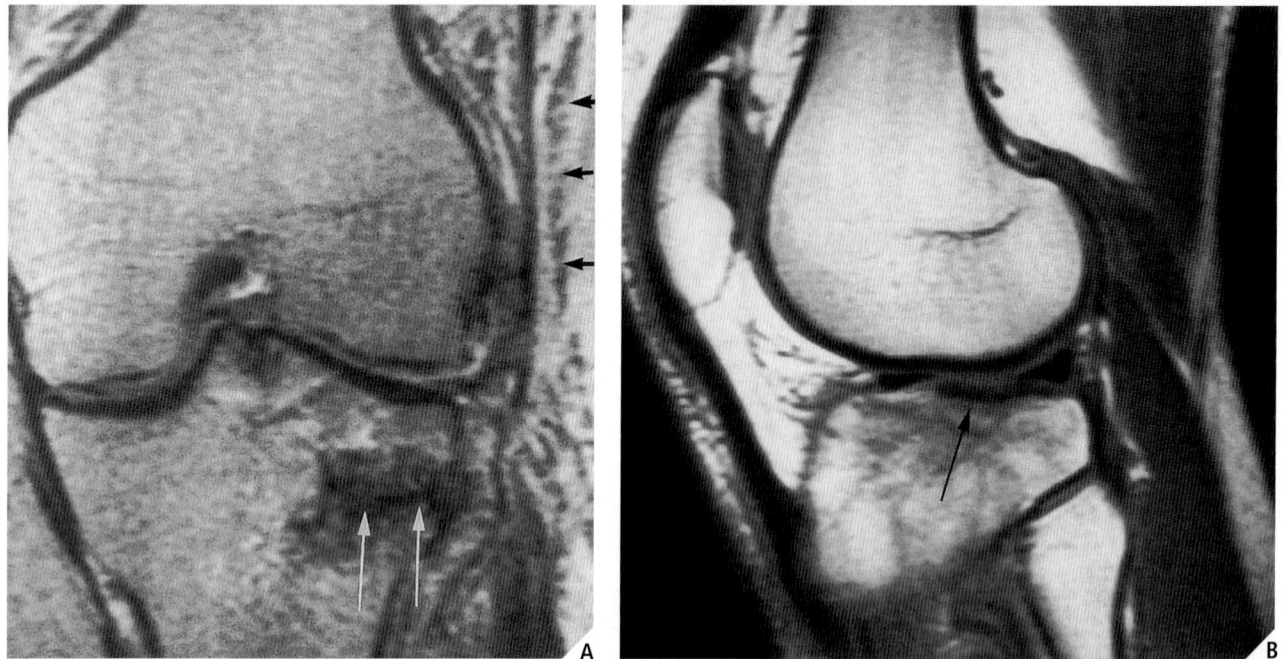

Abb. 8-30. MRT einer Tibiakopffraktur. **A** Das koronare T2w Bild (SE; TR 2000/TE 80 ms) zeigt ein breitbasiges, quer im lateralen Tibiaplateau verlaufendes, hypointenses Band (*lange Pfeile*). Medial des Tractus iliotibialis sieht man ein ausgedehntes Weichteilödem (*kleine Pfeile*). **B** Das sagittale protonendichtegewichtete Bild (SE; TR 2000/TE 20 ms) zeigt eine zentrale Impression des Tibiaplateaus (*Pfeil*). Anschaulich zu sehen sind das Ausmaß des Trümmerbruchs und der Depression

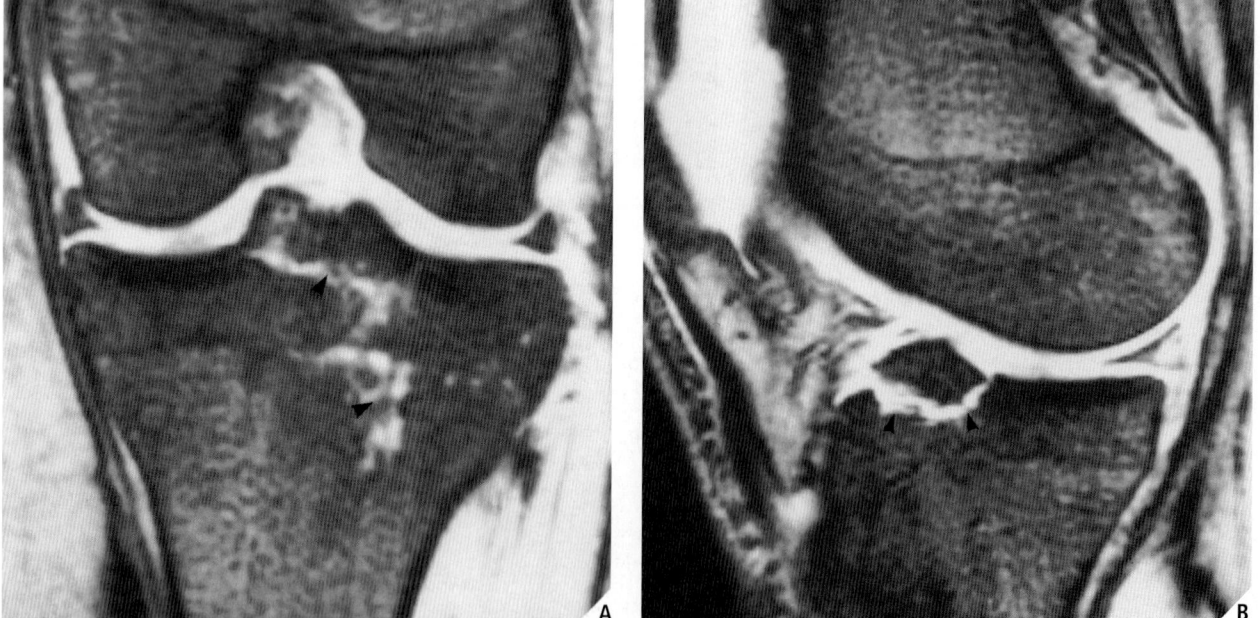

Abb. 8-31. MRT einer Tibiakopffraktur. **A** Ein koronares Gradientenechobild (MPGR) zeigt eine Tibiakopffraktur (*Pfeilspitzen*). **B** Das sagittale MGPR-Bild zeigt die Frakturausdehnung nach ventral und den Kreuzbandhöckerausriß (*Pfeilspitzen*)

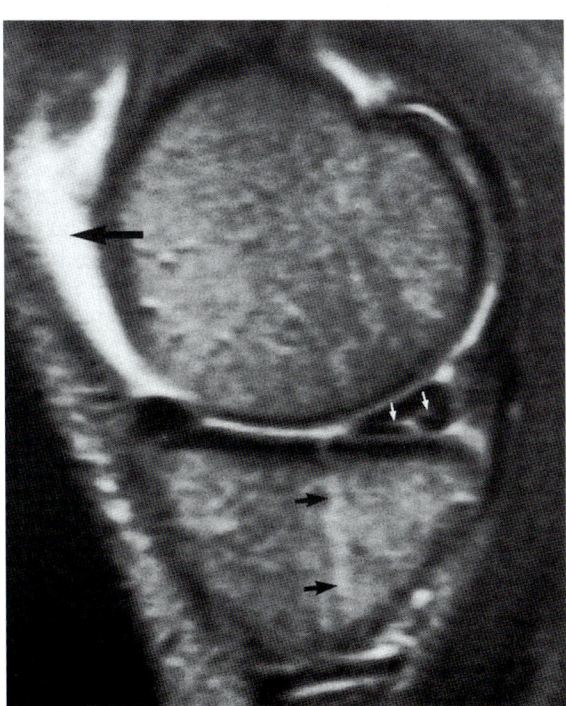

Abb. 8-32. MRT einer Tibiakopffraktur. Das sagittale T2w Bild zeigt einen Bruch im medialen Tibiaplateaubereich (*kleine schwarze Pfeile*) sowie einen Riß des Innenmeniskushinterhorns (*weiße Pfeile*). Der Gelenkerguß (*großer schwarzer Pfeil*) ist signalreich

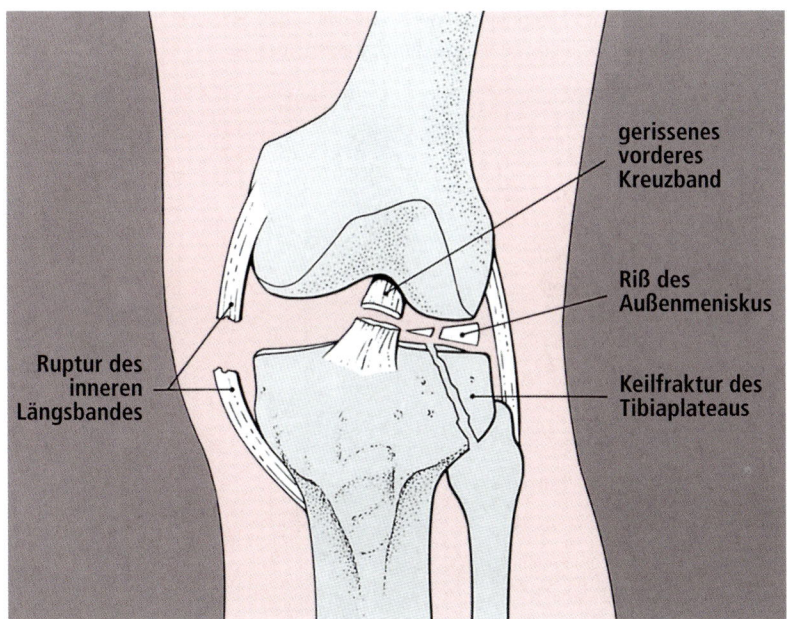

Abb. 8-33. Laterale Tibiaplateaufrakturen, die von einer Valgusbelastung herrühren, gehen oft mit einem Riß des Außenmeniskus, des inneren Längsbandes und des vorderen Kreuzbandes einher

TEIL II - Trauma

Segond-Fraktur

Bei der Segond-Fraktur handelt es sich um einen kleinen knöchernen Ausriß aus der Außenseite des Tibiakopfs dicht unterhalb der Plateauhöhe (Abb. 8-34). Mechanismus dieser Knieverletzung ist eine Innenrotation des Unterschenkels mit begleitender Varusbelastung bei gebeugtem Knie, die außenseitig die Gelenkkapsel und das laterale Kapselband unter Spannung bringt. Dies verursacht wiederum eine Ausrißfraktur an der Insertionsstelle des meniskotibialen Bands an der Außenseite des Tibiaplateaus. Die Verletzung kann mit einer Ruptur der Gelenkkapsel, des vorderen Kreuzbands und des Außenmeniskus kombiniert sein und somit eine chronische anterolaterale Knieinstabilität bewirken.

Hall und Hochman beschrieben den Typ einer umgekehrten Segond-Fraktur, der das mediale Tibaplateau betrifft und mit einer Ruptur von hinterem Kreuzband und Innenmeniskus einhergeht. Verletzungsmechanismus und Konstellation der radiologischen Befunde verhalten sich

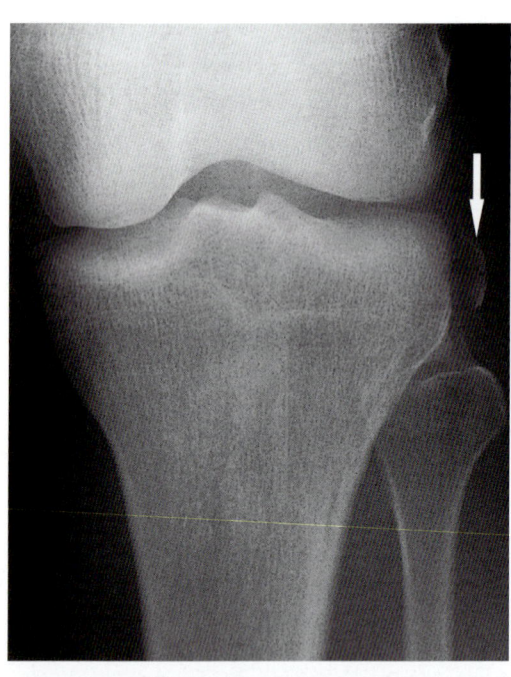

Abb. 8-34. Die 27 Jahre alte Frau verletzte sich bei einem Skiunfall das linke Knie. Das a.-p. Röntgenbild zeigt einen kleines lateral aus dem Tibiakopf ausgerissenes Knochenfragment (*Pfeil*), das für eine Segond-Fraktur charakteristisch ist

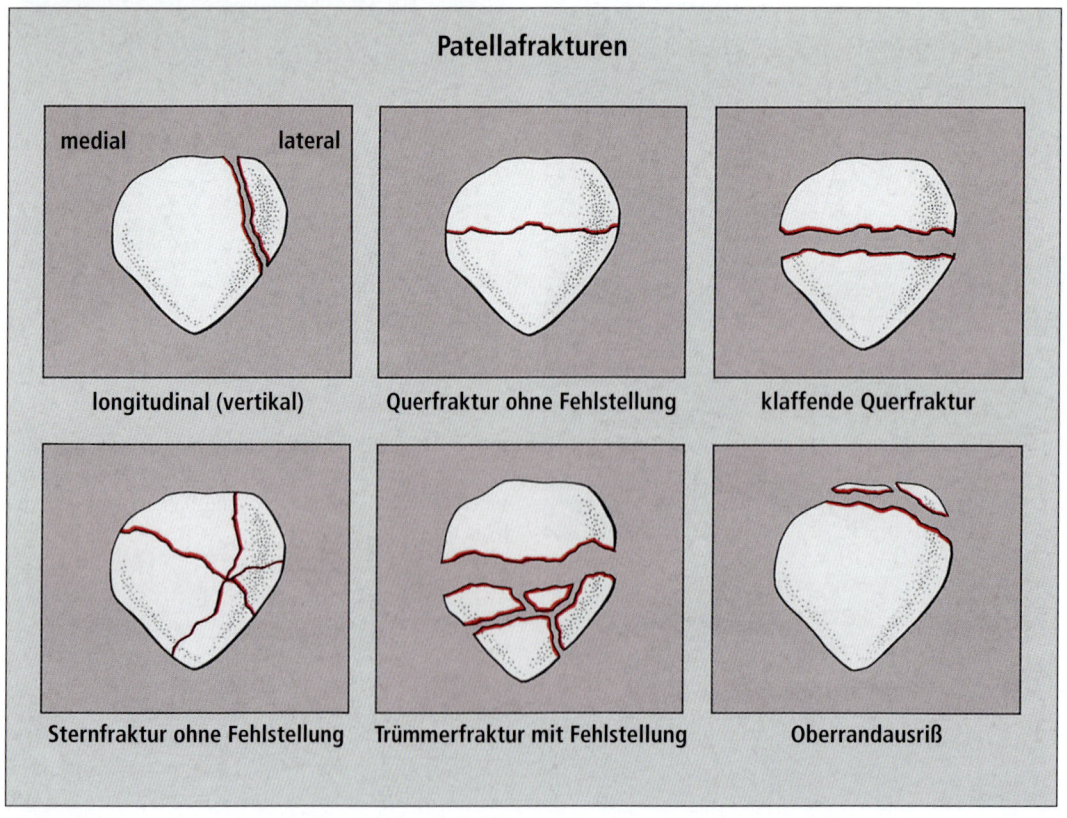

Abb. 8-35. Einteilung der Patellafrakturen. (Nach Hohl M, Larson RL, 1975; mit freundlicher Erlaubnis)

also genau umgekehrt zum klassischen Segond-Verletzungskomplex. Verursacht wird der Ausriß aus dem medialen Tibiaplateau durch Valgusbelastung und Außenrotation des gebeugten Knies.

Frakturen und Luxationen der Patella

Frakturen der Kniescheibe, die von einem direkten Schlag gegen die Patellavorderfläche oder indirekt von Zugkräften über die Quadrizepssehne verursacht werden können, stellen etwa 1% aller Skelettveränderungen. Meist handelt es sich dabei um Vertikal-, Quer- oder Trümmerfrakturen (Abb. 8-35). Bei der mit etwa 60% häufigsten Verletzungsform verläuft die Bruchlinie horizontal oder leicht schräg und durchsetzt den mittleren Kniescheibenanteil. Bei der Abklärung einer solchen Verletzung ist es wichtig, eine sog. Patella bipartita oder multipartita zu erkennen. Es handelt sich hier um eine Entwicklungsvariante eines oder mehrerer akzessorischer Ossifikationszentren im oberen äußeren Patellaanteil, die man nicht mit einer Fraktur verwechseln sollte (Abb. 8-36). Bei der Unterscheidung dieser Anomalie von einer echten Fraktur kann die Tomographie helfen. Als Gedächtnisstütze zur Vermeidung einer Fehldiagnose der Patella bipartita oder multipartita als Fraktur sollte man sich merken, daß die akzessorischen Ossifikationszentren *immer* im oberen äußeren Patellaquadranten gelegen sind und daß diese vermeintlichen Fragmente zusammengefügt immer noch keine normal ge-

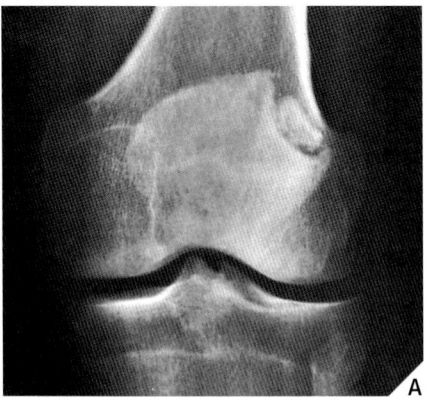 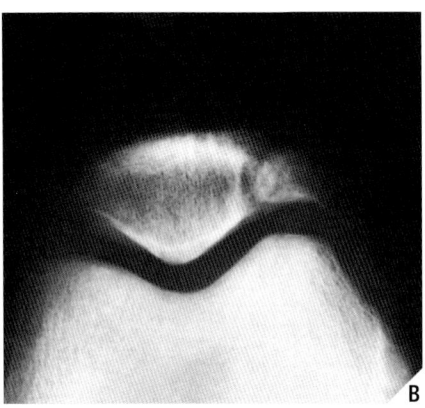 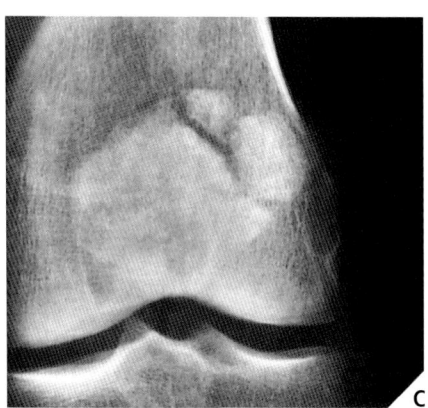

Abb. 8-36. A, B Die a.-p. und die axiale Aufnahme ergeben das typische Bild einer Patella bipartita. Beachten Sie die Lage des akzessorischen Ossifikationszentrums am oberen äußeren Patellarand. **C** Bei dieser überbelichteten a.-p. Aufnahme – durchgeführt wegen einer möglichen Gichtarthropathie – zeigte sich als Zufallsbefund eine Patella tripartita

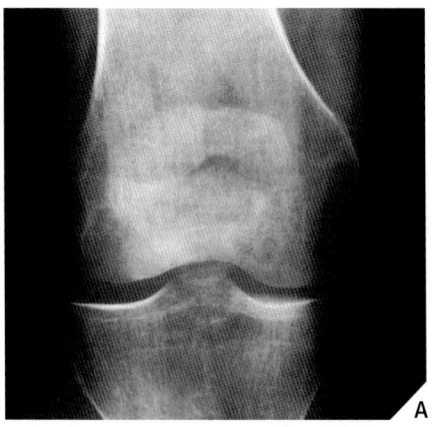 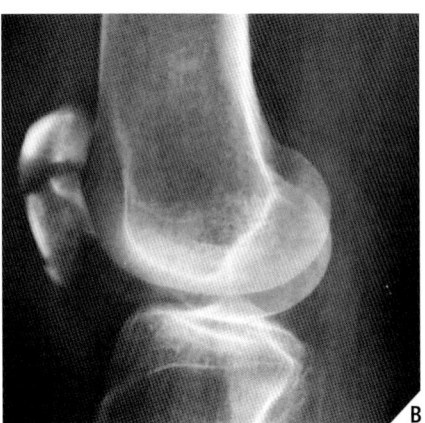

Abb. 8-37. Nach einem Treppensturz kam der 63 Jahre alte Mann mit schweren Schmerzen an der rechten Knievorderfläche zu uns. **A, B** Die a.-p. und die Seitaufnahme zeigen das typische Aussehen eines Kniescheibenbruchs. Beachtenswert ist der große suprapatellare Kniegelenkerguß

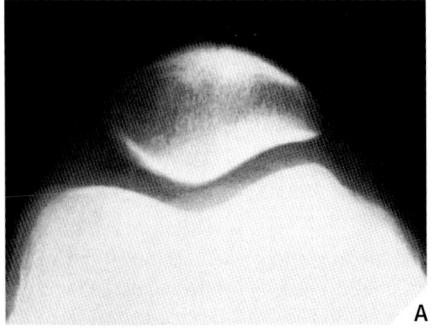 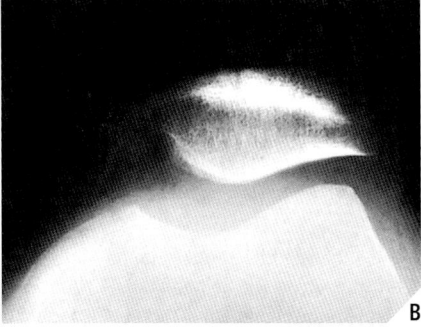

Abb. 8-38. Die 23jährige Frau klagte über gelegentlichen Knieschmerz und Einknicken, vor allem beim Joggen. **A** Die axiale Routineaufnahme der Patella zeigt nichts Außergewöhnliches. **B** Hingegen bietet die Merchant-Aufnahme eine laterale Patellasubluxation. Beachten Sie hier den positiven Kongruenzwinkel (vgl. Abb. 8-7)

formte Patella ergeben würden. Dagegen bilden die echten Fragmente nach ihrer Reposition immer eine regelrechte Gesamtform der Patella (sog. jigsaw puzzle sign). Patellaverletzungen werden in der Regel in einer überbelichteten a.-p. und der Seitaufnahme des Kniegelenks genügend gut nachweisbar sein (Abb. 8-37).

Die meist lateralen Patellasubluxationen sind das Ergebnis einer akuten Verletzung und in den Standardaufnahmen des Kniegelenks leicht diagnostizierbar. Viel häufiger dagegen sind Subluxationen der Kniescheibe, die meist von chronischen Verletzungen herstammen. Die beste Methode zum röntgenologischen Nachweis einer Patellasubluxation ist – besonders in subtilen Fällen – die axiale Aufnahme nach Merchant (Abb. 8-38).

■ Morbus Sinding-Larsen-Johansson und Morbus Osgood-Schlatter

Diese beiden Leiden, die man überwiegend bei Jugendlichen sieht, werden heute als traumatisch bedingt angesehen. Sie treten an beiden Enden des Lig. patellae auf: der Morbus Sinding-Larsen-Johansson am proximalen Ende, und der Morbus Osgood-Schlatter am distalen Ende am Ansatz an der Tuberositas tibiae.

Charakteristisch für den Morbus Sinding-Larsen-Johansson sind klinisch umschriebener Schmerz und Empfindlichkeit bei der Palpation, radiologisch die Abtrennung und Fragmentation des unteren Patellapols, begleitet von einer Weichteilschwellung und gelegentlich von Verkalkungen des Lig. patellae. Man vermutet, daß dieses Leiden durch dauernden Zug an der Knorpeloberfläche der Patella am Übergang zur Sehne zustande kommt. Dabei ist die Seitaufnahme, vorzugsweise mit niedriger Röhrenspannung (Weichteiltechnik) die wichtigste Einzeluntersuchung (Abb. 8-39) und im Verein mit einer hierfür positiven klinischen Untersuchung praktisch diagnostisch beweisend.

Der Morbus Osgood-Schlatter kommt in der Jugendzeit bei Jungen dreimal häufiger als bei Mädchen vor und zeichnet sich durch die Fragmentierung der Tibiaapophyse und eine Schwellung der Weichteile davor aus. Bei 25–33% aller berichteten Fälle ist das Leiden doppelseitig. Auch hier ist die Seitaufnahme in Weichteiltechnik zum Nachweis die aussagestärkste Maßnahme (Abb. 8-40), doch beruht die genaue Diagnose immer gleichzeitig auf den radiologischen *und* den klinischen Befunden. Die Weichteilschwellung ist ein grundlegendes diagnostisches Zeichen. Hayes und Conway fanden in T1-gewichteten

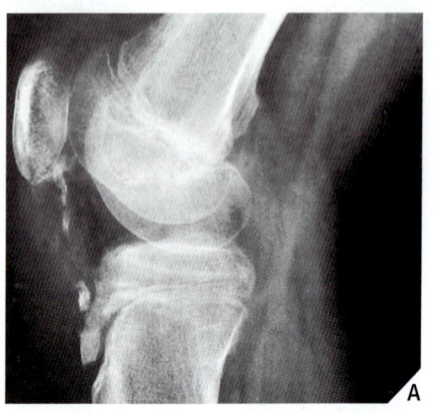
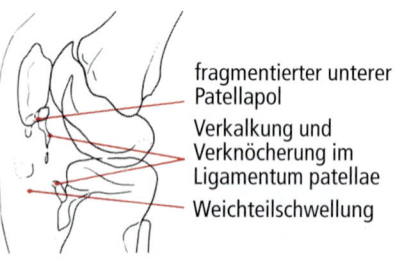
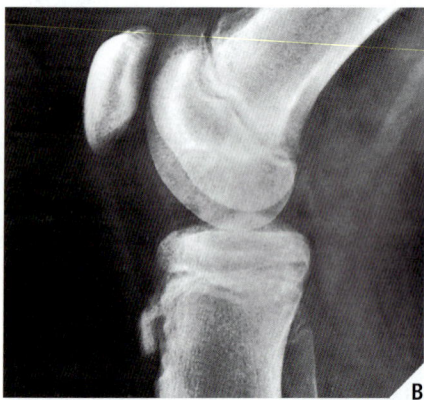

Abb. 8-39. Ein 13jähriger Knabe klagte ohne Trauma in der Vorgeschichte über Schmerz und Schwellung im Verlauf des Lig. patellae. **A** Die Seitaufnahme des rechten Knies in Weichteiltechnik (niedriger kV-Wert) zeigt eine Fragmentierung des unteren Patellapols sowie eine erhebliche Weichteilschwellung im Verein mit Verkalkungen und Verknöcherungen des Lig. patellae – charakteristische Zeichen des Morbus Sinding-Larsen-Johansson. **B** Zum Vergleich das normale linke Knie

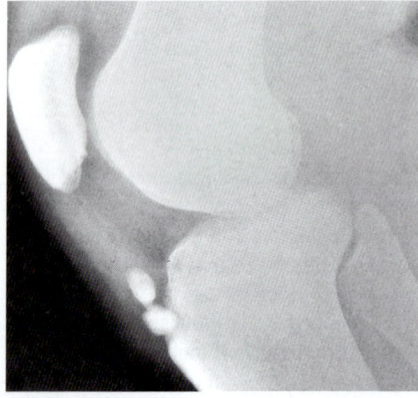
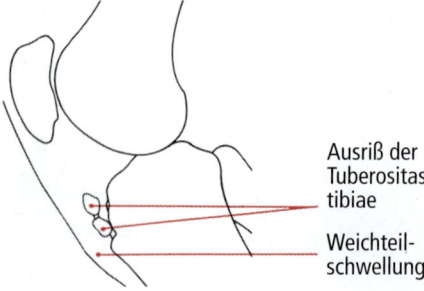

Abb. 8-40. Der 12 Jahre alte Junge hatte eine erhebliche Druckschmerzhaftigkeit über der linken Tuberositas tibiae. Die Seitaufnahme in Weichteiltechnik deckt eine Fragmentierung der Tuberositas mit Begleitschwellung auf – charakteristische Zeichen eines Morbus Osgood-Schlatter

MRT-Aufnahmen einen Ersatz des normalerweise hyperintensen infrapatellaren Fettpolsters durch weniger signalreiche Areale in Nachbarschaft des Patellarsehnenansatzes. Die Sehne selbst kann dabei fokal je nach Schweregrad der begleitenden Tendinitis hyperintens sein (Abb. 8-41 u. 8-42).

Manchmal können auch Morbus Sinding-Larsen-Johansson und Morbus Osgood-Schlatter gemeinsam vorkommen. Wichtig ist auch daran zu denken, daß multiple Ossifikationszentren an Tuberositas tibiae und unterem Patellapol diese beiden Leiden imitieren können, doch erlaubt hier die fehlende Weichteilschwellung die Unterscheidung.

Verletzung des Knorpels am Knie

Osteochondrale (oder chondrale) Fraktur, Osteochondrosis dissecans und die spontane Osteonekrose sind 3 Krankheitsbilder mit ähnlichem radiologischen Erscheinungsbild. Sie werden ständig miteinander verwechselt, auch werden die Bezeichnungen vielfach austauschbar gehandhabt, doch stellen sie 3 strikt unterschiedliche orthopädische Erkrankungen dar – jede mit spezifischer Ätiologie, und jede bedarf einer anderen Behandlung. Meist helfen Anamnese, körperliche Untersuchung und radiologische Befunde, diese Krankheiten voneinander abzugrenzen.

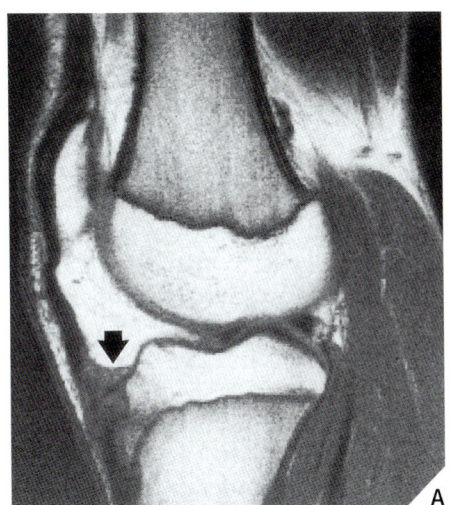
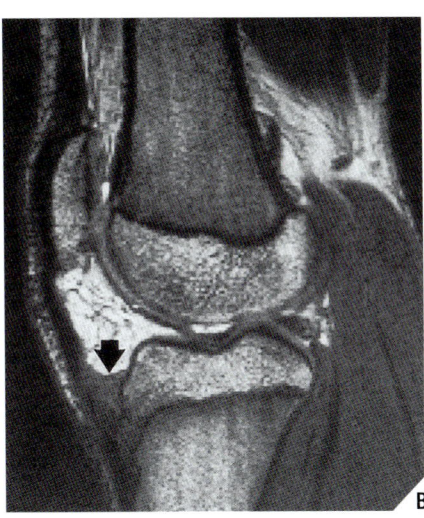

Abb. 8-41. MRT bei Morbus Osgood-Schlatter. **A, B** T1w Spin-Echo-Bild (TR 700/TE 20 ms) und sagittales T2* Bild zeigen eine umschrieben hypointense Läsion innerhalb der normalerweise scharf konturierten Y-förmigen Region, die durch Patellarsehne und Tibiavorderrand gebildet wird (*Pfeil*)

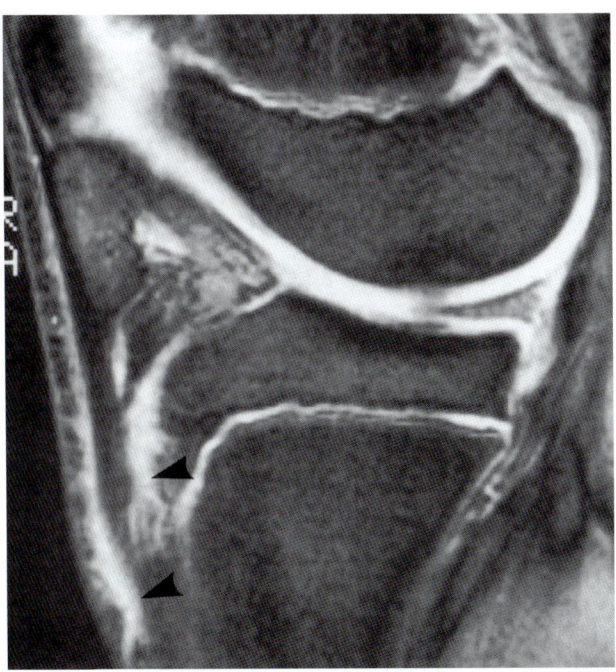

Abb. 8-42. MRT bei Morbus Osgood-Schlatter. Das sagittale T2w Bild des Knies eines 14 Jahre alten Jungen zeigt entzündliche Veränderungen längs des distalen Teils des Lig. patellae (*Pfeilspitzen*)

Osteochondrale (chondrale) Fraktur

Scher-, Dreh- oder Tangentialkräfte, die direkt auf das Kniegelenk einwirken, führen zu einer akuten Verletzung der Femurgelenkfläche. Die sich daraus ergebende Fraktur kann den Knorpel allein – chondrale Fraktur – oder den Knorpel plus darunter gelegenen Knochenanteil betreffen – osteochondrale Fraktur (Abb. 8-43). Diese Frakturen können in beiden Femur- und Tibiakondylen, im Tibiaplateau oder an der Patella auftreten; sie reichen in ihrer Schwere von der geringen Zähnelung der Gelenkoberfläche bis zur Verlagerung eines Fragments in die Gelenkhöhle hinein. Da eine Knorpelfraktur allein den Gelenkknorpel betrifft, ist sie radiologisch entweder durch die Arthrographie oder die MRT nachweisbar. Dagegen kann man eine osteochondrale Fraktur bereits auf den Röntgenübersichten erkennen, besonders wenn das Fragment ausgesprengt wurde. Das Vorhandensein eines solchen Fragments kann aber vom radiologischen Bild her von einer Osteochondrosis dissecans nicht zu unterscheiden sein (s. unten). Doch hilft dabei immer die Vorgeschichte mit der Angabe einer akuten Verletzung bei sportlicher Betätigung, z. B. Fußball, American Football oder Skifahren, zusammen mit Symptomen wie schwerem Schmerz, umschriebener Empfindlichkeit und auch einem Gelenkerguß, zwischen diesen sich einander ähnelnden Leiden zu unterscheiden (Abb. 8-44).

Osteochondrosis dissecans
(Morbus König-von Axhausen)

Dieses relativ häufige Leiden, das man vor allem bei Jugendlichen und jungen Erwachsenen und häufiger bei Männern als bei Frauen sieht, wird nun seit einiger Zeit als Form einer osteochondralen Fraktur angesehen, die nicht durch eine akute, sondern durch chronische Verletzungen verursacht wird. Wie bei den akuten osteochondralen Frakturen, so führen auch hier direkt auf das Knie einwirkende Scher- oder Drehkräfte mit Übertragung auf die Gelenkfläche des Femurs zum Ausriß eines Gelenkknorpelfragments, oft auch zusammen mit einem subchondralen Knochensegment.

Aichroth hebt hervor, daß das abgetrennte Fragment avaskulär ist, was die Osteochondrosis dissecans von der akuten osteochondralen Fraktur unterscheidet. Bei einer klinischen Übersicht an 200 Patienten mit Osteochondrosis dissecans bestimmte er auch die Verteilung der Läsion. Häufigster Ort war die Außenfläche des Femurinnenkondylus, also ein nicht gewichtbelastetes Segment; alle anderen Stellen waren seltener betroffen (Abb. 8-45). Das Schädigungsausmaß des Gelenkknorpels variiert, wie bei den osteochondralen Frakturen, von einem kleinen osteochondralen Körper in situ, über eine Knochen-Knorpel-Lasche bis zur vollständigen Lösung eines osteochondralen Segments (Abb. 8-46).

Im Frühstadium dieses Leidens zeigen Übersichtsaufnahmen in der Regel keinerlei Auffälligkeiten. Einzig positiver Befund kann ein Gelenkerguß sein. In den fortgeschrittenen Krankheitsstadien sieht man eine strahlentransparente Linie, die den osteochondralen Körper vom Femurinnenkondylus trennt (Abb. 8-47). Für die orthopädische Behandlung dieses Leidens ist es wichtig, den Zustand des Gelenkknorpels zu beurteilen. Die Doppelkontrastarthrographie kann eine In-situ-Läsion von einem fortgeschrittenen Stadium unterscheiden, bei dem ein osteochondrales Segment teilweise oder ganz aus seinem Bett gelöst ist (Abb. 8-48). Die Loslösung des Fragments

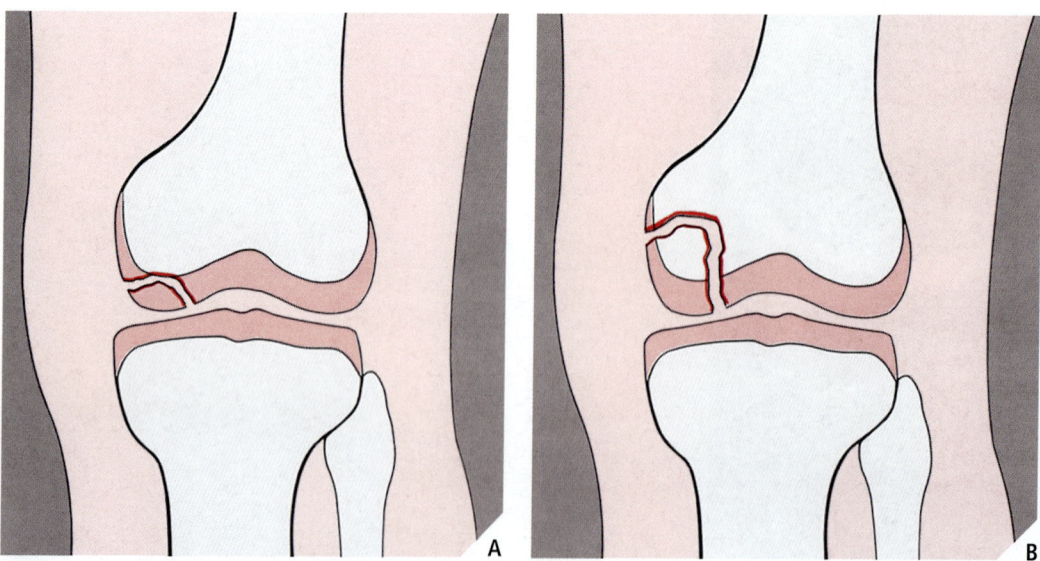

Abb. 8-43. Eine chondrale Fraktur (**A**) betrifft nur den Knorpel, eine osteochondrale Fraktur (**B**) dagegen Knorpel und ein subchondrales Knochensegment

Untere Gliedmaße II: Knie 8

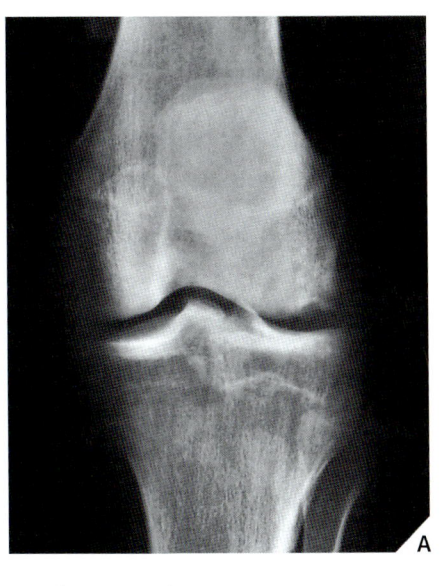
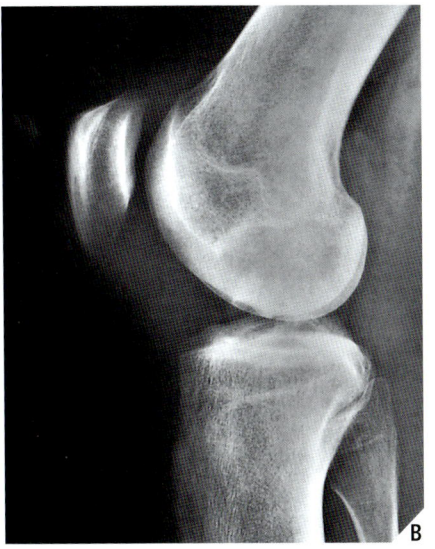

Abb. 8-44. Der 22jährige Mann erlitt bei einem Skiunfall eine rechtsseitige Patellaluxation. Der Reposition erfolgte spontan, so daß er keine medizinische Betreuung suchte. 8 Monate später stellte er sich beim Orthopäden wegen eines chronischen Gelenkergusses und blockierenden Knies vor. Die Routineübersichten a.-p. (**A**) und seitlich (**B**) sowie die Tunnelaufnahme (**C**) zeigen einen Gelenkerguß, einen Defekt im Femuraußenkondylus und einen großen osteochondralen (freien) Gelenkkörper in der Fossa intercondylaris, der ein osteochondrales Fragment darstellt. Die Doppelkontrastarthrographie (**D**) bestätigte das intraartikuläre osteochondrale Fragment und zeigte auch den Defekt im Gelenkknorpel an der dorsalen Außenfläche des lateralen Femurkondylus (**E**). Beachtlich ist die Ähnlichkeit dieses Zustands mit einer Osteochondrosis dissecans (vgl. Abb. 8-47)

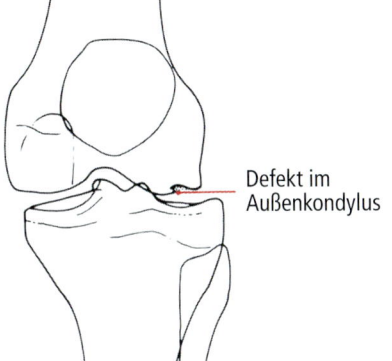
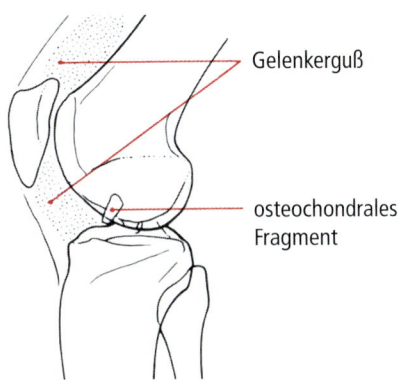

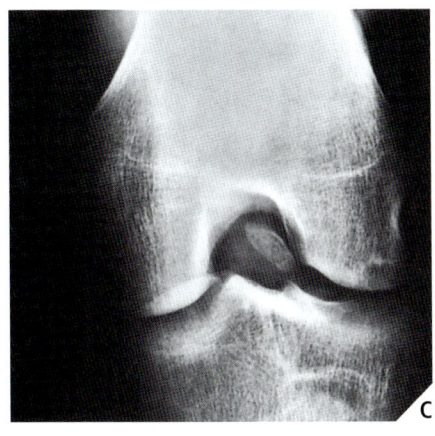
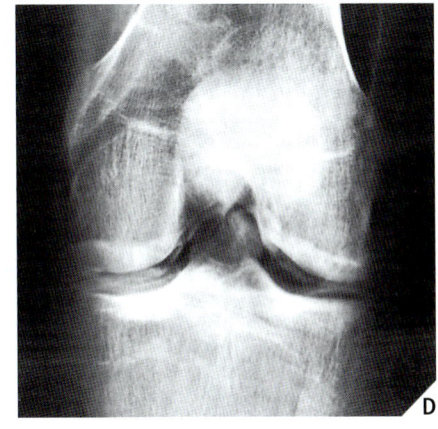
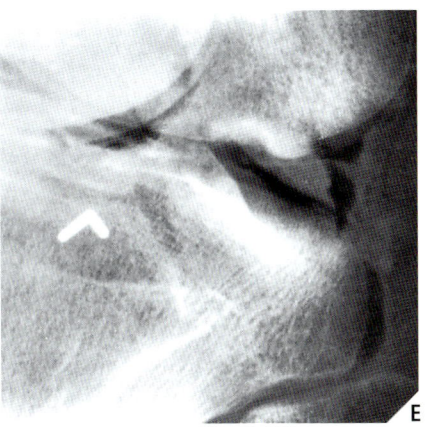

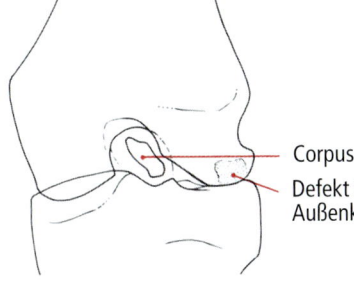
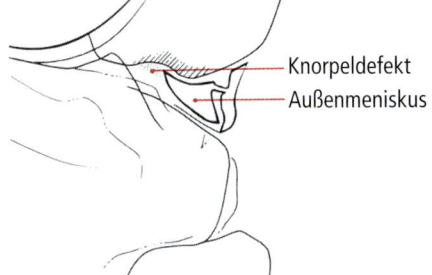

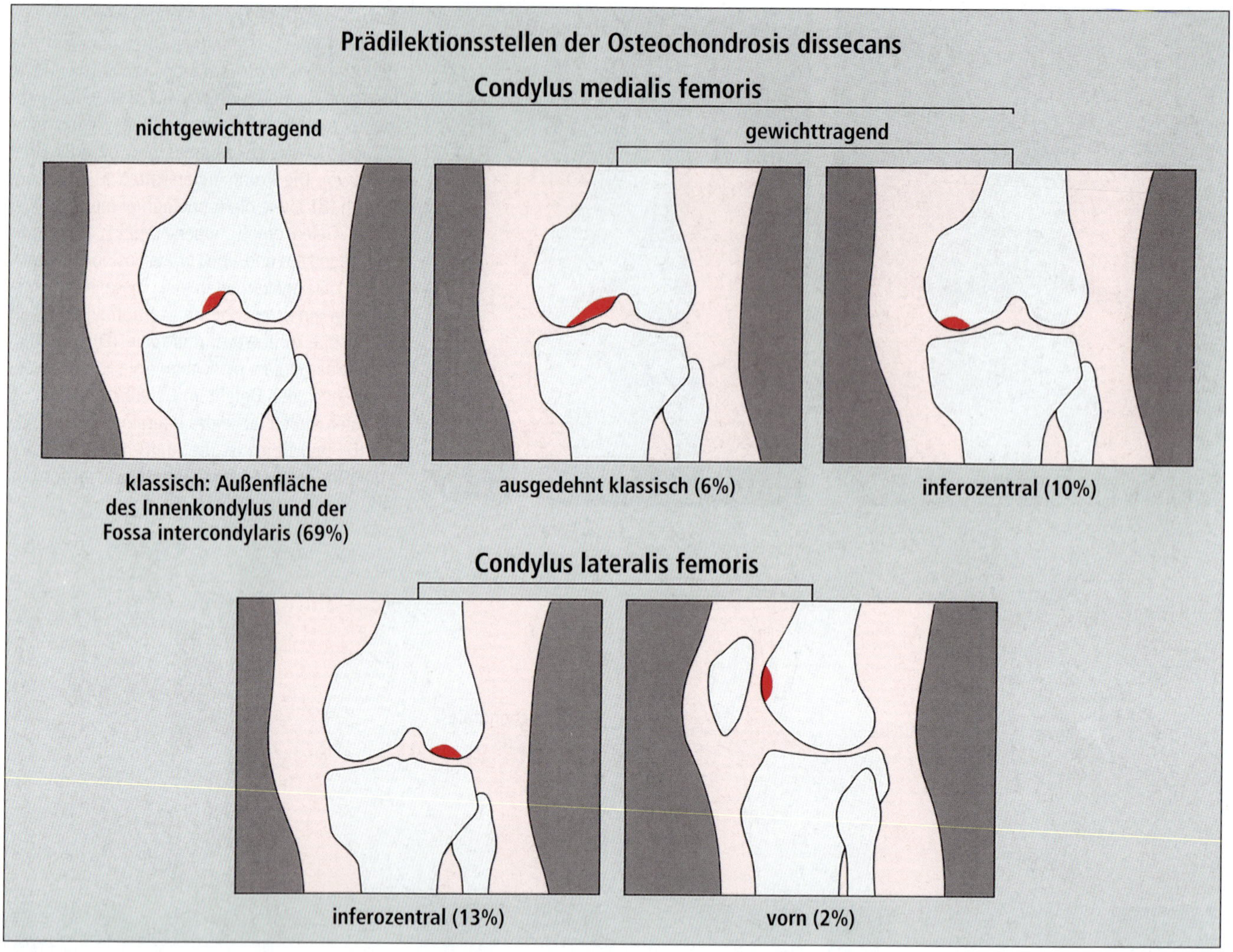

TEIL II - Trauma

Prädilektionsstellen der Osteochondrosis dissecans

Condylus medialis femoris

- nichtgewichttragend: klassisch: Außenfläche des Innenkondylus und der Fossa intercondylaris (69%)
- gewichttragend: ausgedehnt klassisch (6%)
- inferozentral (10%)

Condylus lateralis femoris

- inferozentral (13%)
- vorn (2%)

Abb. 8-45. Am häufigsten betrifft die Osteochondrosis dissecans den nicht durch das Körpergewicht belasteten Anteil des Femurinnenkondylus (lateraler Anteil des Kondylus und Fossa intercondylaris), der überhaupt der häufigste Ort dieses Leidens ist. Viel seltener erkrankt der Außenkondylus des Femurs daran. (Nach Aichroth P, 1971; mit freundlicher Erlaubnis)

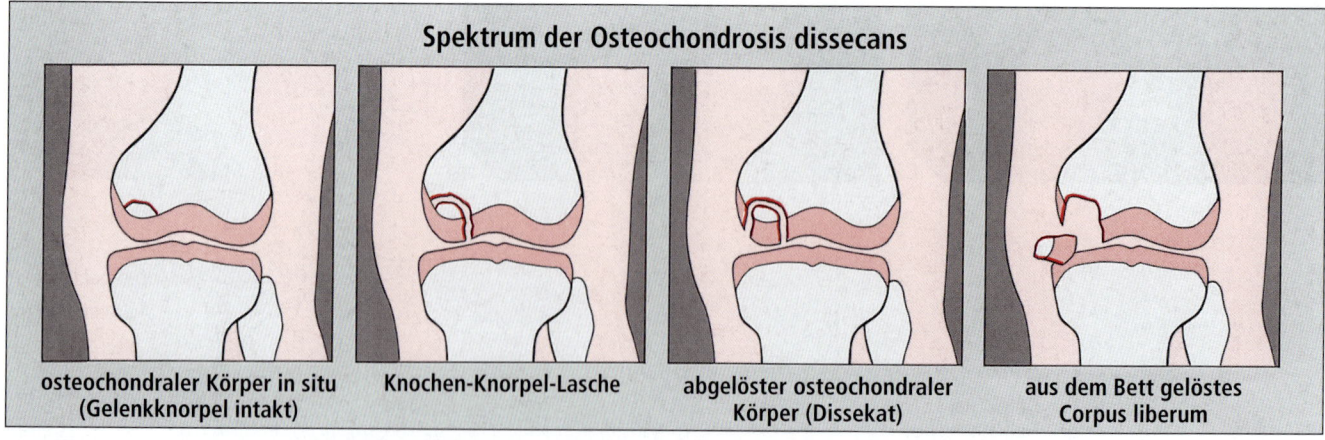

Spektrum der Osteochondrosis dissecans

- osteochondraler Körper in situ (Gelenkknorpel intakt)
- Knochen-Knorpel-Lasche
- abgelöster osteochondraler Körper (Dissekat)
- aus dem Bett gelöstes Corpus liberum

Abb. 8-46. Das Spektrum der chronischen Gelenkknorpelläsionen des distalen Femurs (Osteochondrosis dissecans) reicht von einer In-situ-Läsion bis zu einem Defekt im subchondralen Knochen mit einem abgelösten osteochondralen freien Gelenkkörper

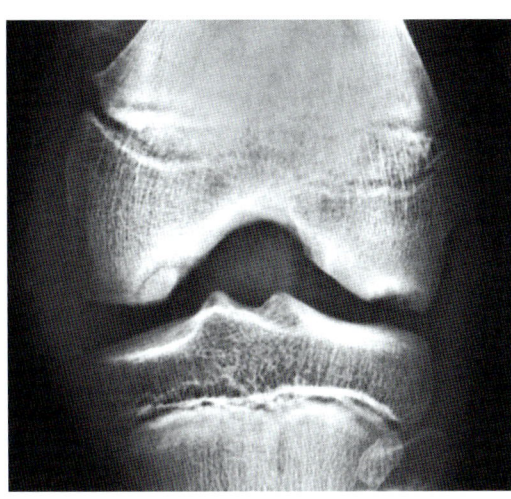

Abb. 8-47. Der 11 Jahre alte Junge klagte seit 3 Monaten über Knieschmerzen rechts. Die a.-p. Aufnahme des rechten Knies zeigt die typische Läsion einer Osteochondrosis dissecans im medialen Femurkondylus. Dabei trennt eine Aufhellungslinie das ovale im Knochen verbliebene Fragment vom Femurkondylus. Als Zufallsbefund zeigt der Femuraußenkondylus eine unregelmäßige Kontur des gewichttragenden Abschnitts. Dieser Befund stellt eine Entwicklungsvariante der Verknöcherung dar und hat keine weitere Bedeutung

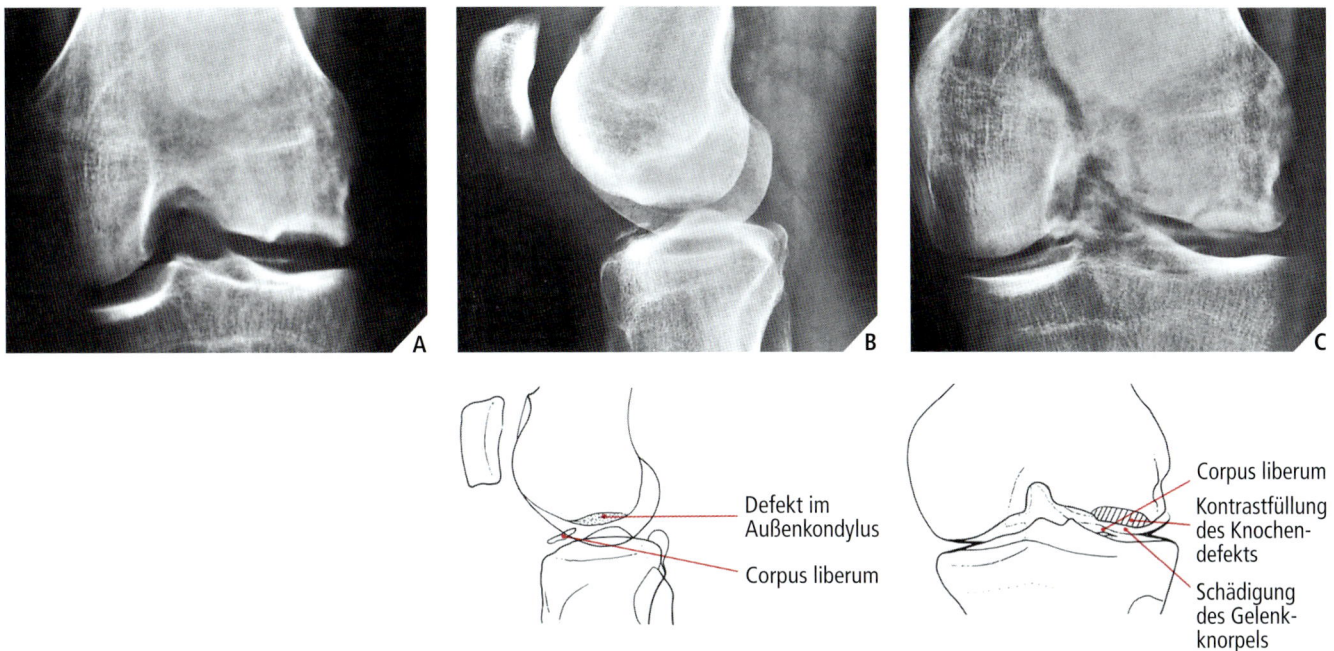

Abb. 8-48. Dieser 23jährige Mann stellte sich mit der Klage über chronischen, nun schon 4 Monate anhaltenden Knieschmerz vor. Anamnestisch gab er während der letzten Jahre kein akutes Trauma an. **A, B** Tunnel- und Seitaufnahme zeigen einen Defekt des subchondralen Knochens an der unteren zentralen Fläche des Außenkondylus sowie ein osteochondrales Fragment, das sich in die Gelenkhöhle hinein abgelöst hat. Die Arthrographie wurde zur Knorpelbeurteilung durchgeführt. **C** Das Arthrogramm zeigt den subchondralen Defekt mit Kontrastmittel gefüllt und somit eine Gelenkknorpelschädigung an

TEIL II - Trauma

ist Indikation zur Operation. Manchmal können auch andere Spezialtechniken erforderlich sein, z. B. die alleinige Verwendung von Luft als Kontrastmittel in Kombination mit Tomographie oder CT, um osteochondrale Körper und deren Verteilung nachzuweisen (Abb. 8-49), oder die MRT des Kniegelenks (Abb. 8-50). Zur Beurteilung der letztgenannten sind koronare und sagittale T1- und T2-gewichtete Aufnahmen am effizientesten. Diese Läsion zeigt meist in allen Sequenzen ein Signal mittlerer Stärke und ist gegen den vitalen Knochen von einer schmalen hypointensen Zone abgetrennt. Die Unterbrechung des Gelenkknorpels sieht man am besten in T2- oder T2*-(Gradientenecho-)Bildern. Ist ein osteochondrales Fragment in T2-gewichteten Bildern durch einen hyperintensen Saum von seinem Wirtsknochen getrennt (ein Phänomen, das Flüssigkeit oder Granulationsgewebe entspricht), so bedeutet dies zumeist eine signifikante Lockerung oder die vollständige Ablösung des nekrotischen Fragments (Abb. 8-51).

Manchmal existiert an der Hinterfläche des Femurkondylus ein kleines, scheibenförmiges Ossifikationszentrum, das eine Normvariante ist und nicht mit einer Osteochondrosis dissecans verwechselt werden sollte. Ähnlich können in Form von Konturunregelmäßigkeiten auch während der normalen Ossifikation der distalen Femurepiphyse entwicklungsbedingte Veränderungen in Erscheinung treten. Das Bild solcher Unregelmäßigkeiten, die meist dorsal gelegen und deshalb am besten in der Tunnelaufnahme zu sehen sind, kann ebenfalls eine Osteochondrosis dissecans nachahmen (vgl. Abb. 8-47). Diese Normvariante sieht man gewöhnlich im Alter von 2 bis 12 Jahren.

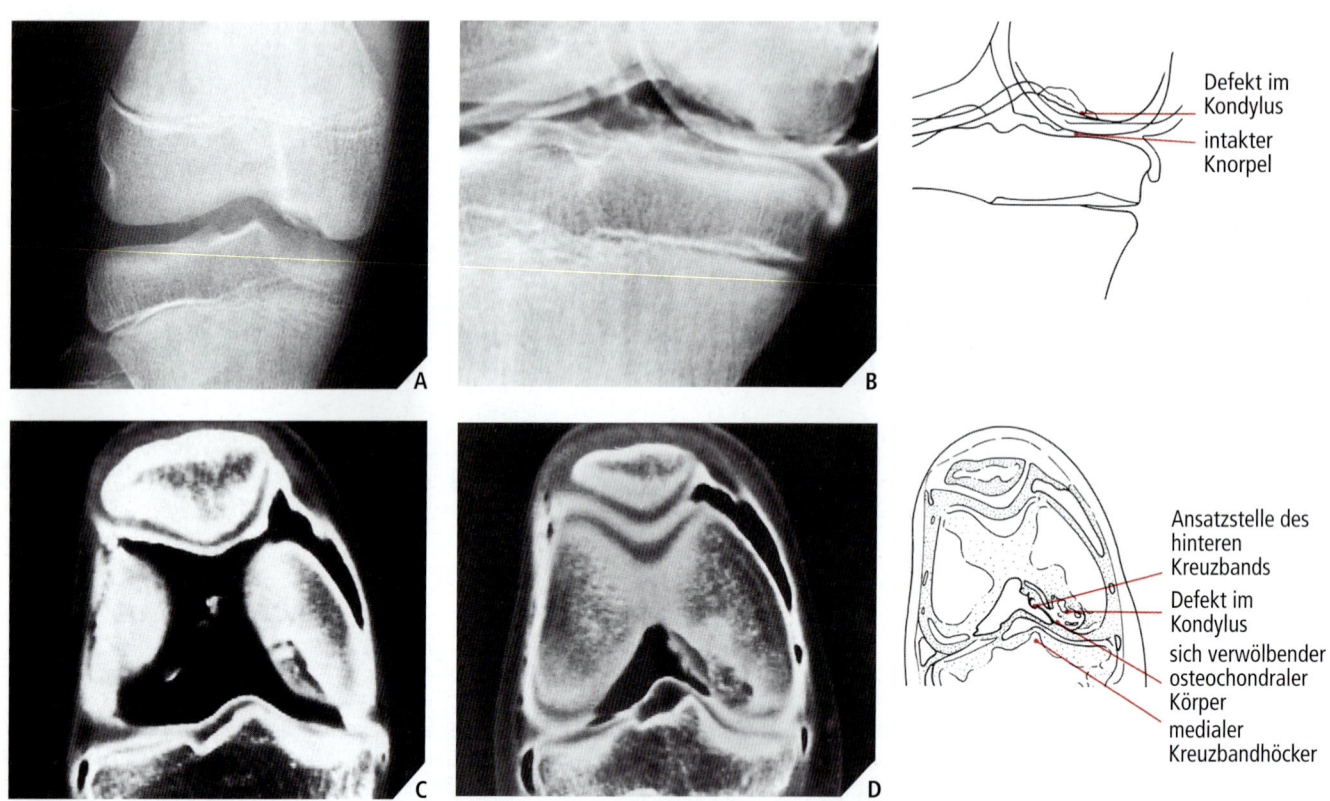

Abb. 8-49. Der 13jährige klagte seit 8 Monaten über Schmerzen im rechten Knie. **A** Die a.-p. Aufnahme zeigt eine Osteochondrosis-dissecans-Läsion an klassischer Stelle, nämlich der Außenfläche des Innenkondylus; die Läsion ist dabei noch in situ. **B** Bei der Kontrastarthrographie zeigt sich diese Läsion von intaktem Gelenkknorpel von der unteren Kondylenfläche her bedeckt, doch weisen CT-Schnitte (**C, D**) nach, daß die Läsion an der Außenvorderseite des Femurkondylus (die nicht knorpelig bedeckt ist) sich bereits an der Ansatzstelle des hinteren Kreuzbandes teilweise in das Gelenk hinein abgelöst hat

Untere Gliedmaße II: Knie 8

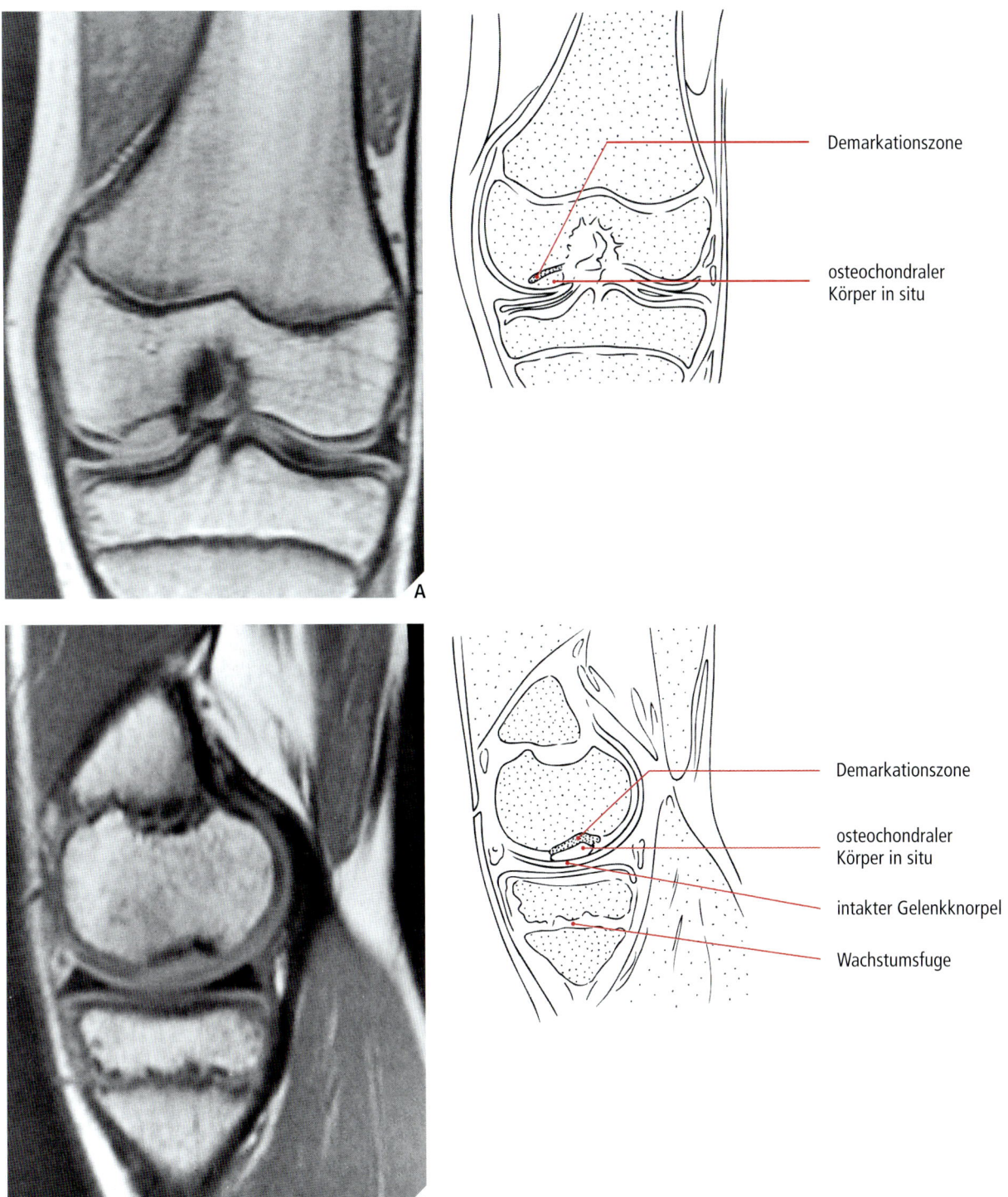

Abb. 8-50. Der 11 Jahre alte Junge hatte seit 3 Monaten Knieschmerzen. **A** Das koronare MRT-Bild (SE; TR 1800/TE 20 ms) zeigt ein deutlich durch eine signalarme Linie vom Innenkondylus abgegrenztes Knochenfragment. **B** Das sagittale MRT-Bild (SE; TR 800/TE 20 ms) zeigt einen intakten, dem abgelösten Knochenfragment aufsitzenden Knorpel und damit eine In-situ-Läsion

TEIL II - Trauma

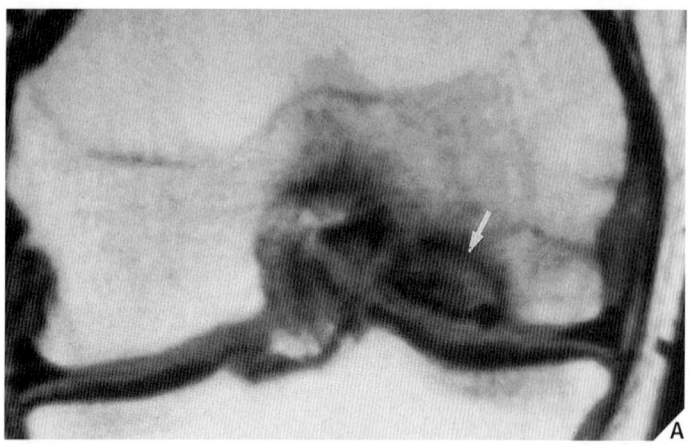
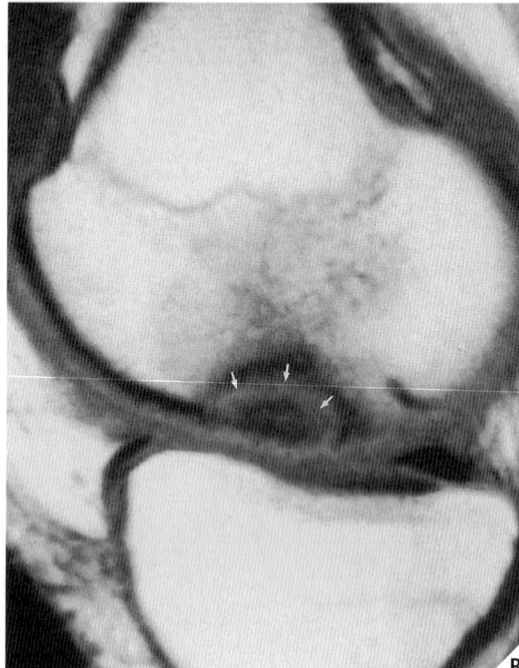
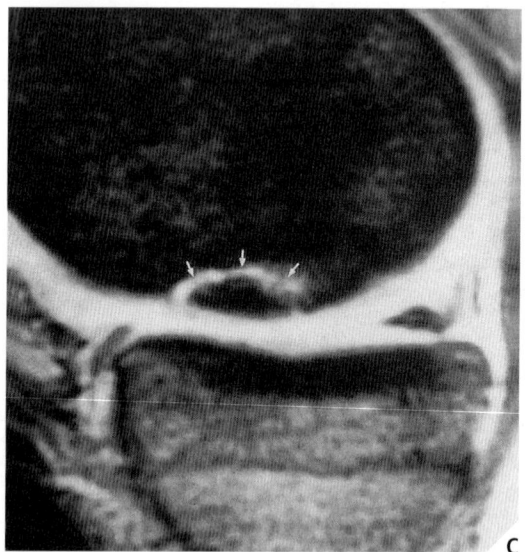

Abb. 8-51. MRT bei Osteochondrosis dissecans. **A, B** Ein nur locker im medialen Femurkondylus sitzendes osteochondrales Dissekat ist auf dem koronaren T1w Bild und dem sagittalen Bild sichtbar (*weiße Pfeile*). **C** In der sagittalen T2*w Sequenz trennt signalreiche Flüssigkeit das lockere Dissekat vom vitalen Knochen

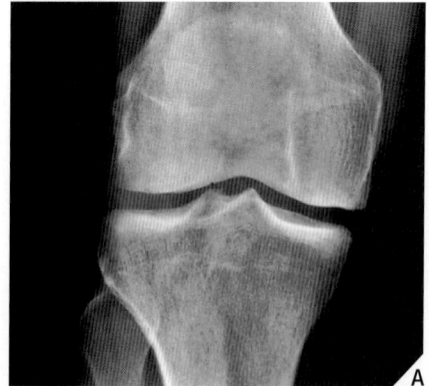
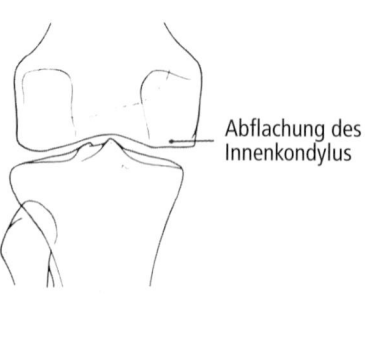
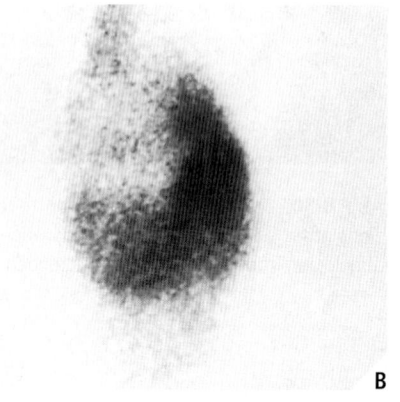

Abflachung des Innenkondylus

Abb. 8-52. Der 58jährige Mann verspürte 4 Wochen vor dieser Röntgenuntersuchung einen stechenden Schmerz im rechten Knie, als er an der Bordsteinkante stolperte. Der Schmerz legte sich nach einer Woche, kam aber bald wieder. **A** Die a.-p. Aufnahme zeigt eine Abflachung an der Innenseite des medialen Femurkondylus. **B** Im Skelettszintigramm sieht man eine erheblich vermehrte Nuklidspeicherung im Bereich des Femurkondylus. Beide Zeichen sind für eine aseptische Femurrollenekrose (Morbus Ahlbäck) im Frühstadium charakteristisch

Spontane Osteonekrose (Morbus Ahlbäck)

Die charakteristisch akut schmerzhaft einsetzende spontane Osteonekrose des Knies ist eine eigenständige klinisch-pathologische Entität mit Bevorzugung des gewichttragenden Segments des Femurinnenkondylus (Morbus Ahlbäck; Anm. des Übersetzers). Sie kommt bei älteren Erwachsenen – häufig im 6. und 7. Lebensjahrzehnt – vor und sollte nicht als adulte Osteochondrosis dissecans fehlgedeutet werden. Die Ätiologie ist zwar immer noch unklar, doch spielen nach Norman und Baker bestimmte Faktoren wie Trauma, intraartikuläre Steroidinjektionen und möglicherweise ein Meniskusriß in der Pathogenese dieses Leidens eine Rolle.

Frühestes radiologisches Zeichen dieser Krankheit ist eine verstärkte Nuklidaufnahme in der Skelettszintigraphie; das röntgenologisch früheste Zeichen ist eine minimale Abflachung des Femurkondylus (Abb. 8-52). Später dann, meist 1–3 Monate nach dem plötzlichen Symptomenbeginn, können die Röntgenaufnahmen einen subchondralen Aufhellungsbezirk zeigen. Mit fortschreitender Krankheit sieht man diese Veränderungen dann im Röntgenbild als subchondralen osteolytischen (nekrotischen) Herd mit einem umgebenden Sklerosesaum, der eine Zone reparativer Vorgänge darstellt (Abb. 8-53). Häufig geht dieses Leiden mit Meniskusrissen einher, weshalb man beim Verdacht auf eine spontane Osteonekrose immer auch entweder eine Arthrographie oder eine MRT durchführen sollte (Abb. 8-54). Einige Autoren behaupten, daß bei gerissenem Meniskus die vermehrte Druckbelastung auf den Gelenkknochen zu einer lokalen Ischämie führen und so den Boden für eine Osteonekrose schaffen kann.

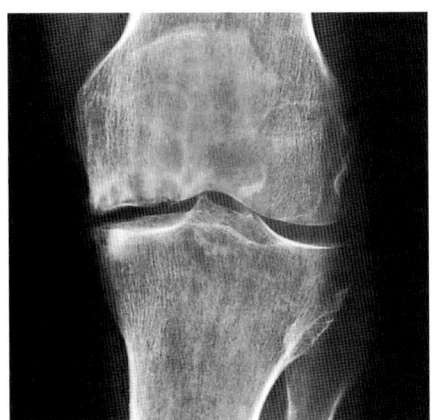 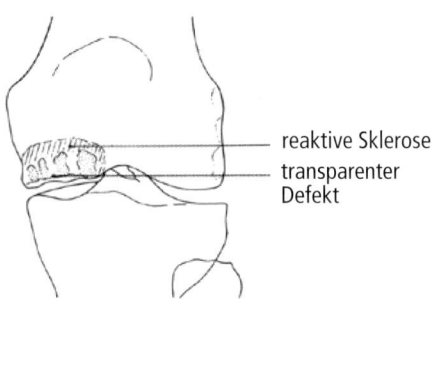

Abb. 8-53. Der 74jährige Mann verpaßte eine Bordsteinkante und merkte einen stechenden Schmerz im linken Knie. Die Röntgenbilder vom Folgetag waren unauffällig. Binnen 10 Tagen schwanden die Schmerzen, doch 2 Monate darauf kam es zu einem Gelenkerguß, der punktiert wurde. Er erhielt eine Serie von 3 intraartikulären Kortikoidinjektionen (Hydrocortison), wonach die Symptome überwiegend schwanden. 4 Monate nach dem anfänglichen Trauma kehrten die Symptome zurück. Die erneuten Übersichtsaufnahmen zeigen in der a.-p. Projektion einen großen strahlentransparenten Defekt, umgeben von einer Sklerosezone im gewichtsbelasteten Segment des medialen Femurkondylus. Diese Veränderungen entsprechen einer spontanen Osteonekrose (Morbus Ahlbäck)

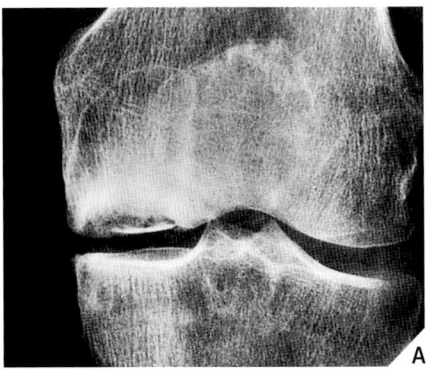 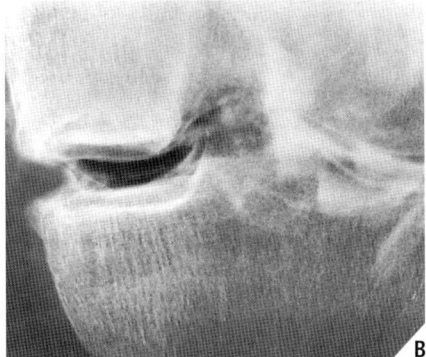 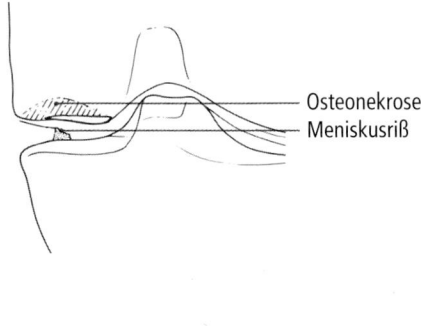

Abb. 8-54. Die 63 Jahre alte Frau verfehlte beim Herabgehen eine Treppenstufe und empfand einen stechenden Schmerz im linken Knie. Die Röntgenuntersuchung 3 Tage danach bot eine nur mäßige Osteoporose ohne Bezug zum Trauma. 3 Monate später wurde sie wegen anhaltender Schmerzen und Gelenkerguß nachuntersucht. **A** Die a.-p. Aufnahme zeigt eine spontane Osteonekrose des gewichtsbelasteten Anteils des Femurinnenkondylus. **B** Die Doppelkontrastarthrographie zur Beurteilung einer möglichen Meniskusschädigung zeigt am Ort der Osteonekrose einen vertikalen Innenmeniskusriß

TEIL II - Trauma

Verletzung der Weichteile in der Kniegegend

Kniegelenkerguß

Normalerweise sieht man in einer seitlichen Knieaufnahme den Recessus suprapatellaris als strahlentransparenten Streifen direkt dorsal der Quadrizepssehne (Abb. 8-55). Bei einem Kniegelenkerguß, der meist sekundär infolge einer Verletzung anderswo im Kniegelenk auftritt, füllt sich der Recessus suprapatellaris mit Flüssigkeit. Seine Ausdehnung erkennt man dann im Röntgenbild als ovale Verschattung, die den Fettraum vor der Femurkortikalis ausfüllt (Abb. 8-56). Liegt gleichzeitig eine intraartikuläre Fraktur entweder des distalen Femurs oder der proximalen Tibia vor, dann weist eine seitliche Cross-table-Aufnahme das Holmgren-Zeichen (intraartikulärer Blut-Fett-Spiegel) nach (vgl. Abb. 8-26C).

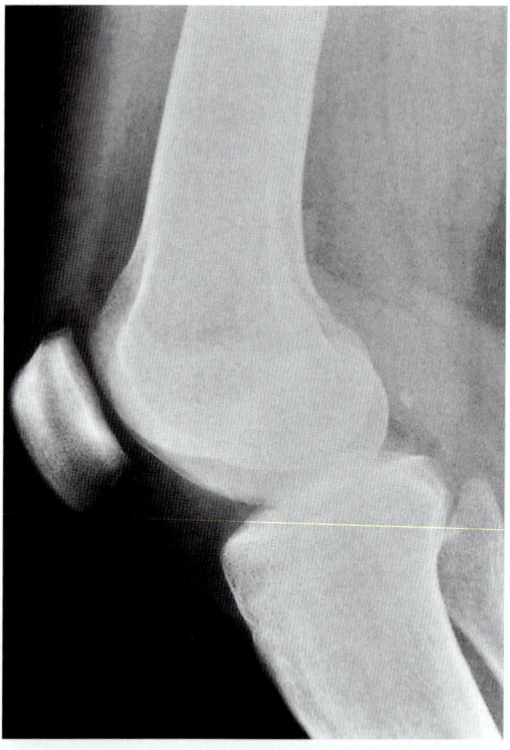
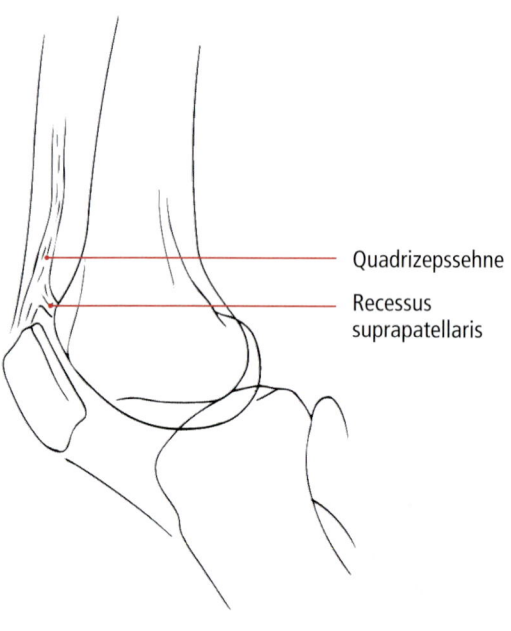

Abb. 8-55. Normalerweise erscheint der Recessus suprapatellaris in der seitlichen Knieaufnahme als strahlentransparenter Streifen direkt dorsal der Quadrizepssehne

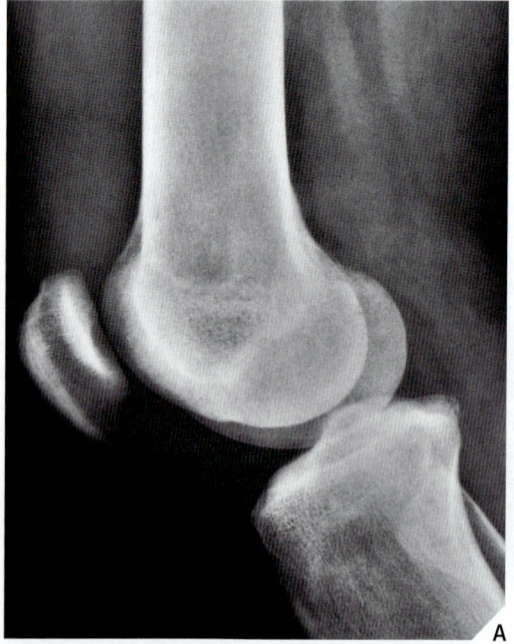
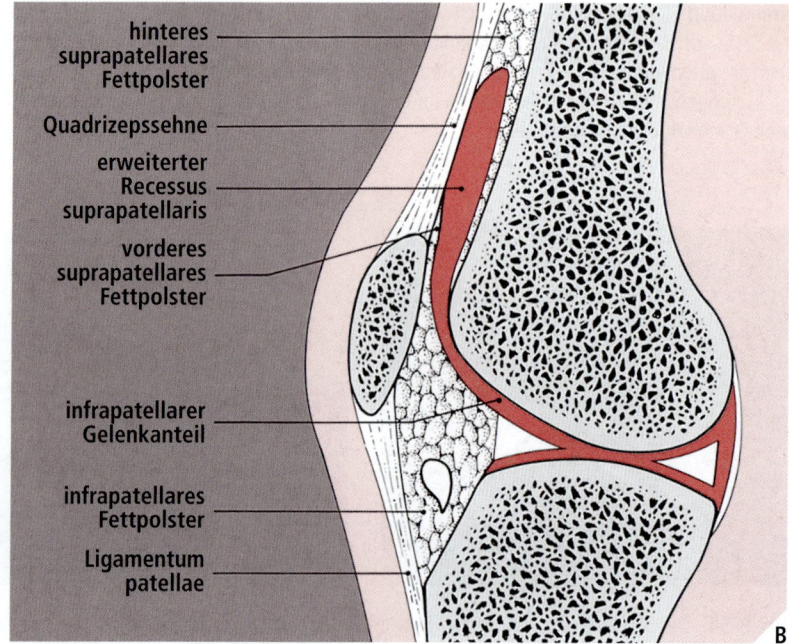

Abb. 8-56. A, B Bei einem Kniegelenkerguß ist der Recessus suprapatellaris mit Flüssigkeit prall gefüllt und verlegt so die Fettschicht hinter der Quadrizepssehne. (Nach Hall FM, 1978; mit freundlicher Erlaubnis)

Meniskusverletzung

Als Faserknorpelstrukturen sind die Kniemenisken (vgl. Abb. 8-9) in Übersichtsaufnahmen unsichtbar. Zwar kann die Kontrastarthrographie diese darstellen, doch hat sich zur Beurteilung der Menisken die MRT als Standardverfahren durchgesetzt.

Der Innenmeniskusriß entsteht häufig bei einer Verletzung durch körperliche oder sportliche Aktivitäten; hierbei findet man verschiedenen Typen vor (Abb. 8-57). Am häufigsten ist ein vertikaler Riß, der einfach oder korbhenkelartig sein kann; horizontal verlaufende Risse findet man eher in einer älteren Patientengruppe. Meist klagt der Patient über Schmerzen und ein blockierendes Kniegelenk, und bei der klinischen Untersuchung besteht Druckschmerzhaftigkeit längs des medialen Gelenkspalts. Bei der Arthrographie erkennt man einen Meniskusriß als die Projektion von positivem Kontrastmittel oder von Luft in den Meniskus hinein oder in seiner Peripherie (Abb. 8-58). In der MRT erkennt man die Menisken als einför-

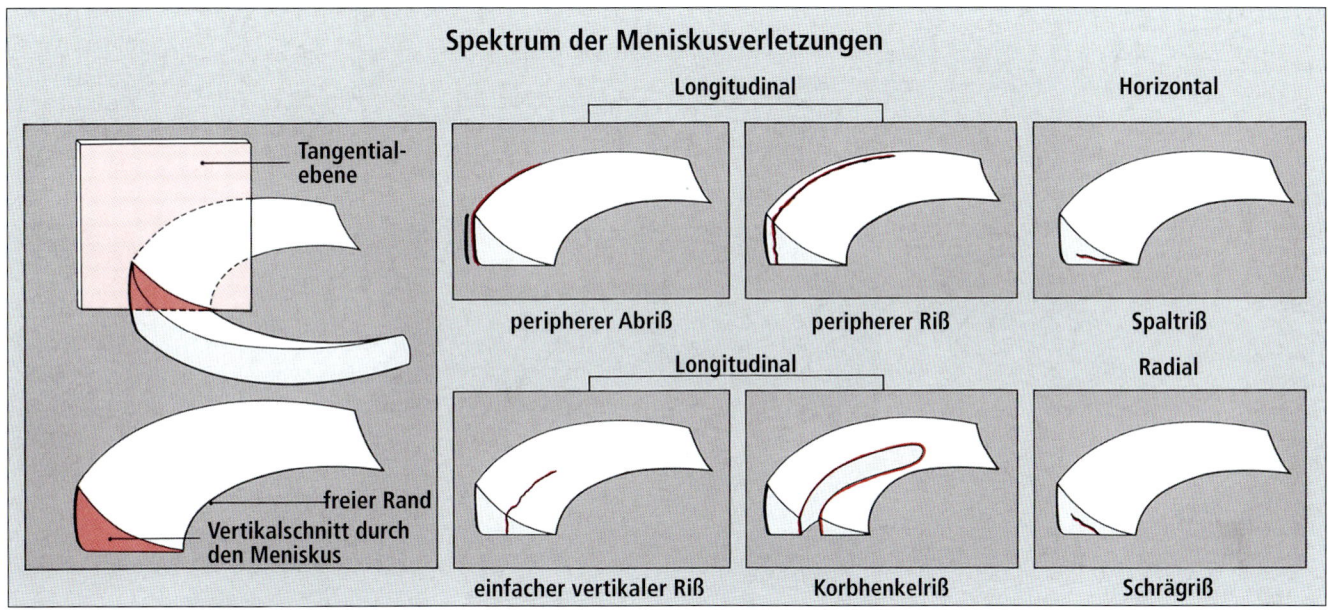

Abb. 8-57. Meniskusverletzungen kann man grob in Abhängigkeit von deren Verlaufsebene in longitudinale, horizontale und radiäre Risse unterteilen. Der linke Bildteil zeigt schematisch das radiologische Bild des Meniskus, der rechte dagegen die diversen Rißarten

TEIL II - Trauma

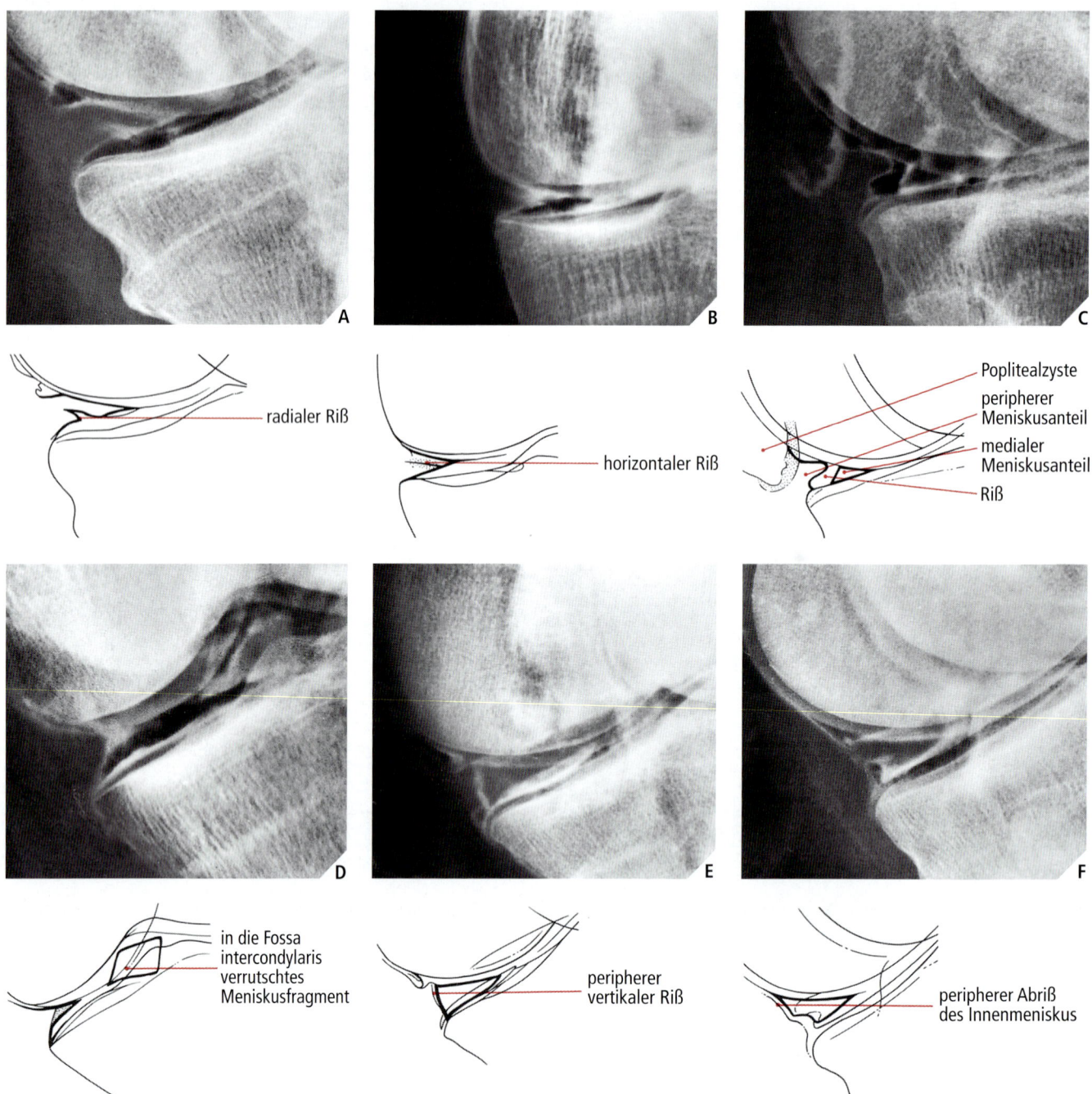

Abb. 8-58. Arthrographisch erkennt man Meniskusrisse durch Kontrastmittel, das sich auf die Knorpelstruktur oder auf die Peripherie eines Meniskus projiziert. Die folgenden Zielaufnahmen zeigen einige der verschiedenen Rißarten, die den Innenmeniskus betreffen können: **A** Radialer (schräger) Hinterhornriß; **B** horizontaler Korpusriß; **C** Korbhenkelriß des Hinterhorns; **D** Korbhenkelriß des Korpus mit Fragmentverlagerung in die Fossa intercondylaris; **E** peripherer Hinterhornriß und **F** peripherer Hinterhornabriß

mig signalarme Strukturen und einen Meniskusriß an einer Signalvermehrung innerhalb des Meniskus, die sich bis zur Oberfläche des Meniskus ausdehnt (Abb. 8-59). Ein kugelförmiger oder linearer Herd vermehrter Signalstärke innerhalb des Meniskus, der die Oberfläche nicht erreicht, stellt hingegen keinen Riß dar. Die Signifikanz dieses Befundes ist allerdings immer noch unklar. Stoller, Genant und Beltran sind der Ansicht, daß solche Befunde ein Gebiet hyaliner oder myxoider Degeneration innerhalb der Meniskussubstanz darstellen könnten. Diese Anomalien – bekannt unter der Bezeichnung Typ I (runder Fokus) und Typ II (lineare Veränderung) der Meniskusläsionen (Abb. 8-60A, B) sieht man bei der Kniearthroskopie nicht. Die echten Risse werden als Läsionen vom Typ III und IV bezeichnet (Abb. 8-60C; vgl. auch Abb. 8-59).

Außenmeniskusrisse sind seltener. Dies wurde darauf zurückgeführt, daß der Außenmeniskus mobiler ist, weil er an seiner Peripherie nur lose an der Synovialmembran befestigt ist und keine Verankerung am äußeren Längsband besitzt. Dagegen begleiten Außenmeniskusrisse aber häufig eine Entwicklungsanomalie, den sog. Scheibenmeniskus, der nach Kaplan wahrscheinlich auf eine abnorme Befestigung seines Hinterhorns am Tibiaplateau und auf wiederholte abnorme Bewegungen mit nachfolgender Vergrößerung und Verdickung des Meniskusgewebes zurückzuführen ist. Den Scheibenmeniskus erkennt man klinisch an einem lauten Klickgeräusch bei Beugung und Streckung des Kniegelenks und röntgenologisch in der a.-p. Übersichtsaufnahme an einem abnorm breiten lateralen Gelenkspaltanteil (Abb. 8-61A). Arthrographisch

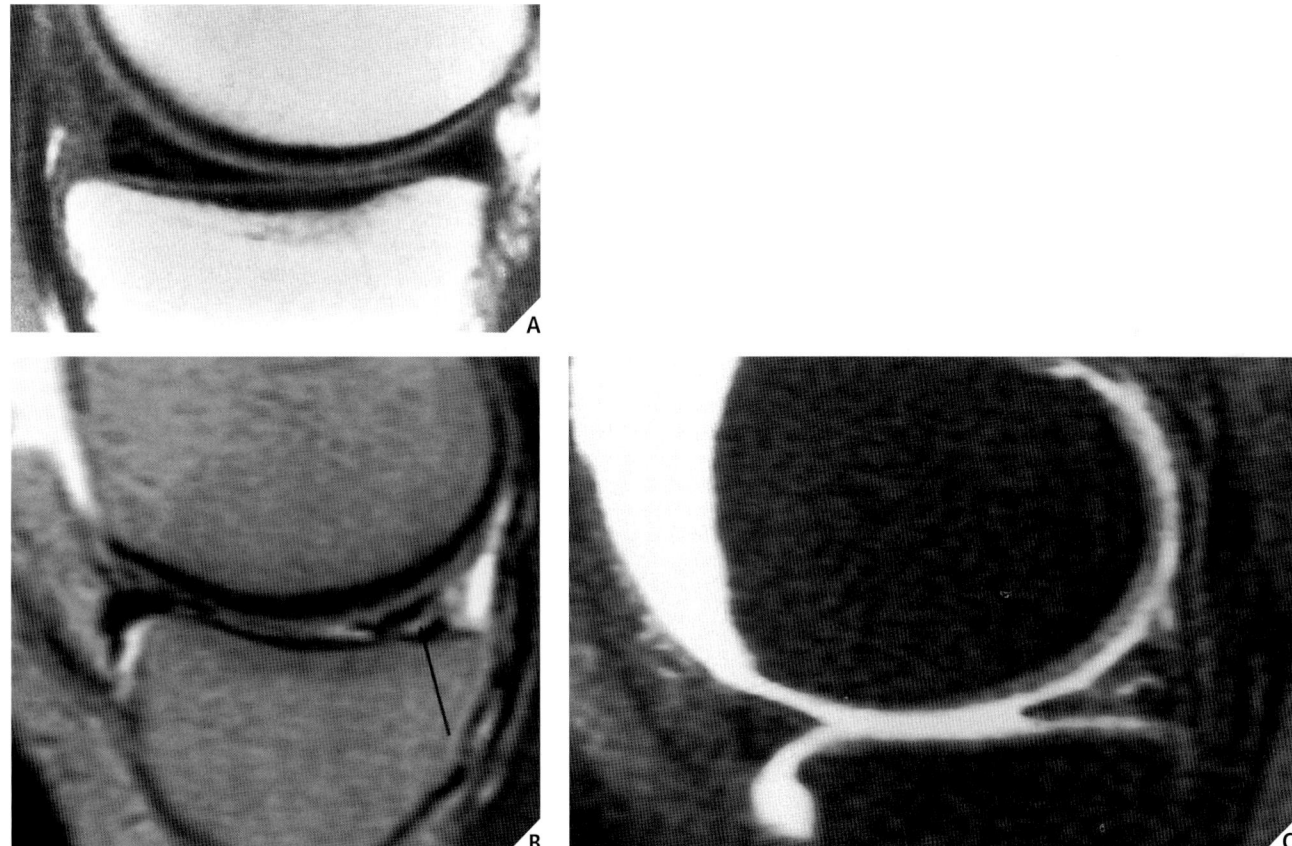

Abb. 8-59. A Das sagittale T1w Spin-Echo-MRT-Bild (TR 700/TE 20 ms) zeigt einen Innenmeniskusriß. Man achte auf den signalreichen Riß, der sich bis in die Meniskusunterfläche ausdehnt. **B** Das sagittale T2w Bild (SE; TR 2300/TE 80 ms) zeigt einen Riß des Innenmeniskushinterhorns (*Pfeil*), der bis in dessen tibiale Oberfläche reicht. **C** Das sagittale fettsaturierte Bild nach intraartikulärer Gadoliniuminjektion (Gadopentetatdimeglumin, stark verdünnt) zeigt einen Riß des Innenmeniskushinterhorns

TEIL II - Trauma

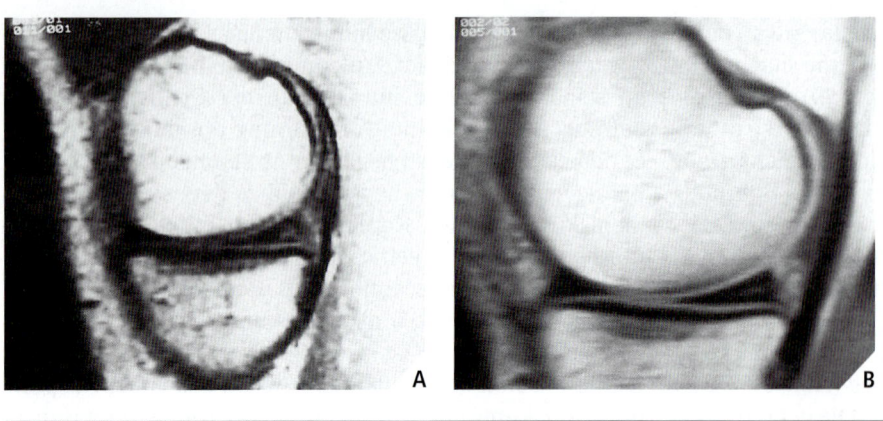

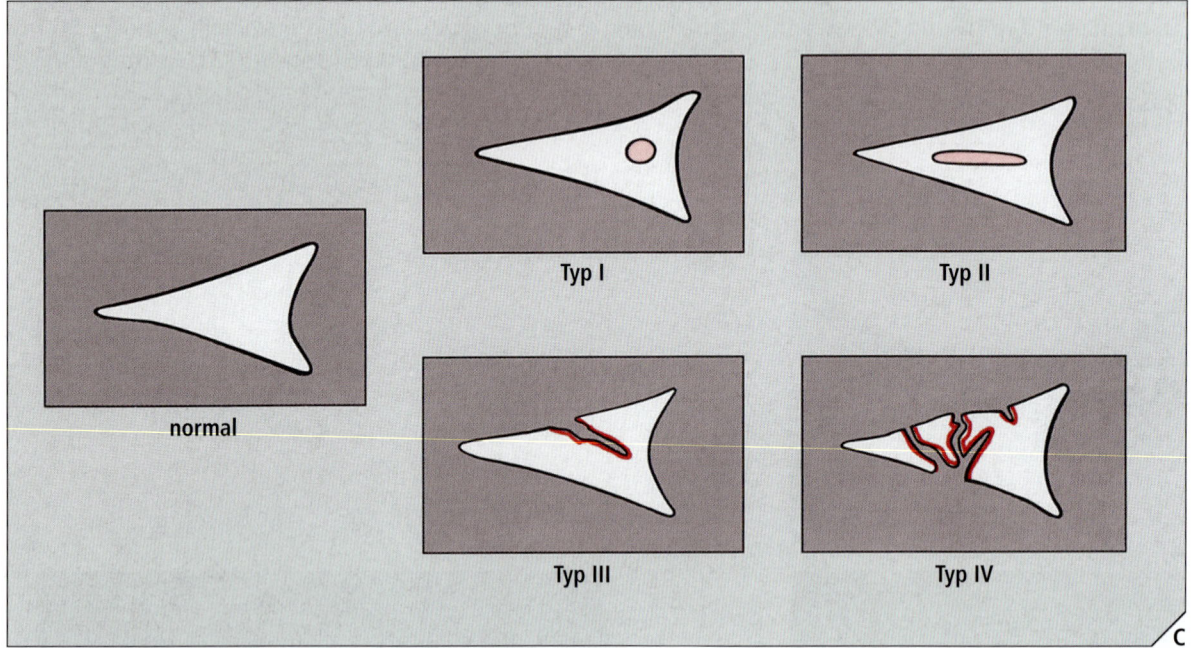

Abb. 8-60. **A** Das sagittale Spin-Echo-MRT-Bild (TR 2000/TE 20 ms) zeigt eine Hinterhornläsion des Innenmeniskus vom Typ I. Die Läsion innerhalb des Meniskus erreicht die Gelenkfläche nicht. **B** Bei einer Innenmeniskushinterhornläsion vom Typ II verläuft der Riß geradlinig und erreicht – wie bei Typ I – die Gelenkfläche nicht. **C** Schematische Darstellung der verschiedenen Meniskusverletzungen

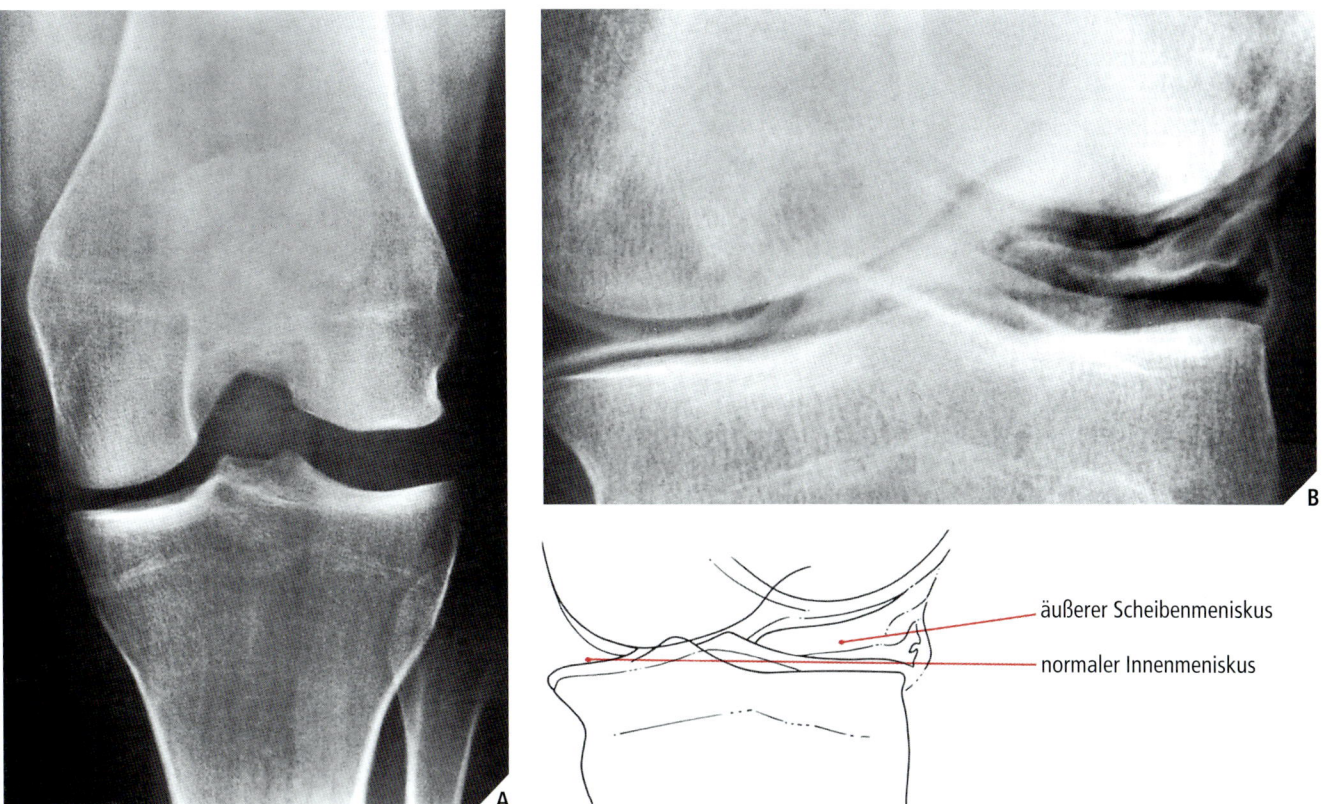

Abb. 8-61. Eine 20jährige Wettkampfsport betreibende Eisläuferin erlitt eine Verletzung des linken Knies. Bei der körperlichen Untersuchung war bei der Kniebewegung ein lautes Klicken zu hören. **A** Die a.-p. Aufnahme zeigt einen abnorm weiten lateralen Gelenkspalt. **B** Die Doppelkontrastarthrographie ergibt einen Scheibenmeniskus. Beachten Sie das Fehlen der normalen Dreieckform dieser Struktur und deren Ausdehnung bis tief in das Gelenkinnere. Ein Riß ist nicht erkennbar

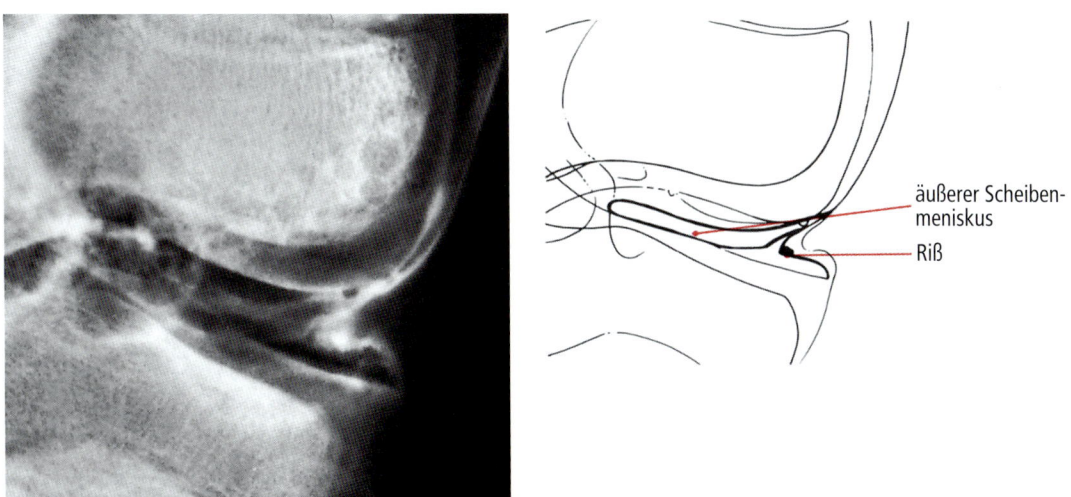

Abb. 8-62. Der 10jährige Knabe verdrehte sich beim Spielen das rechte Knie und klagte über schweren Schmerz. Bei der körperlichen Untersuchung war ein lautes Knacken vernehmbar. Die Doppelkontrastarthrographie weist einen Riß im Körper des scheibenförmigen Meniskus nach

TEIL II - Trauma

ist an seinem Aussehen die fehlende Dreiecksform dieser Struktur charakteristisch; der Meniskus ist stärker und breiter und projiziert sich tiefer in das Gelenk hinein (Abb. 8-61B). Wegen seiner abnormen Gestalt und Stärke neigt der Scheibenmeniskus in besonderem Maße zu Rissen (Abb. 8-62).

Meniskusrisse können auch mit Tibiaplateaufrakturen durch ein direktes Trauma einhergehen. In diesem Falle werden beide Menisken gleich häufig verletzt.

Sehnen- und Bänderverletzungen

Riß des medialen Längsbands. Die häufigste Bandverletzung am Knie ist der Riß des inneren Längsbandes. Klinisch diagnostiziert man diesen aufgrund der Instabilität des medialen Gelenkanteils und röntgenologisch mittels einer gehaltenen Aufnahme des Kniegelenks anhand der Erweiterung des medialen tibiofemoralen Gelenkanteils (Abb. 8-63). Es ist hierbei wichtig daran zu denken, daß

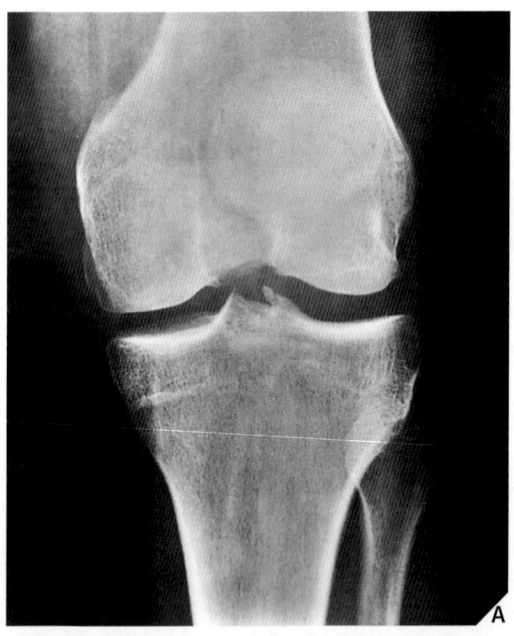 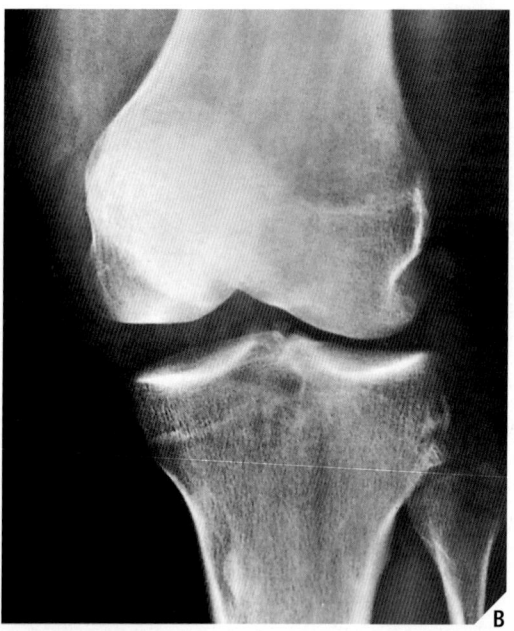

Abb. 8-63. Ein 24jähriger Sportler verdrehte beim Diskuswerfen während eines Wettbewerbs im Freien das Kniegelenk. Die körperliche Untersuchung ergab Druckschmerzhaftigkeit an der Knieinnenseite und eine mediale Instabilität. **A** Die a.-p. Aufnahme zeigt inneren und äußeren Gelenkspalt normal weit. **B** Die gleiche Einstellung ergibt unter Valgusbelastung eine Aufweitung des medialen Spaltanteils, was mit der klinischen Diagnose eines medialen Längsbandrisses übereinstimmt. Beachten Sie auch den Ausriß des äußeren Kreuzbandhöckers, der gelegentlich mit einem vorderen Kreuzbandriß einhergeht

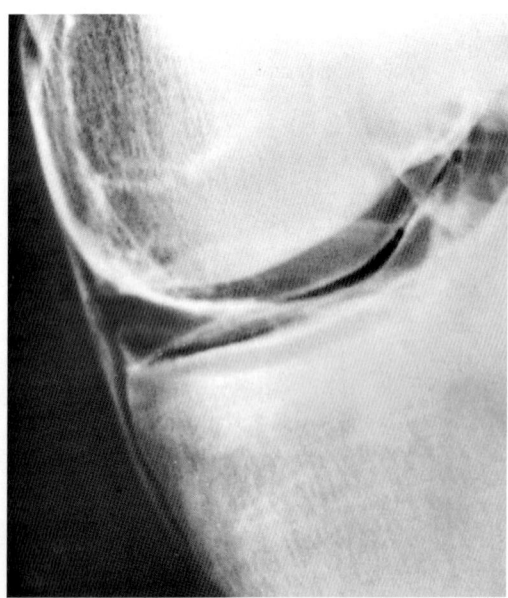 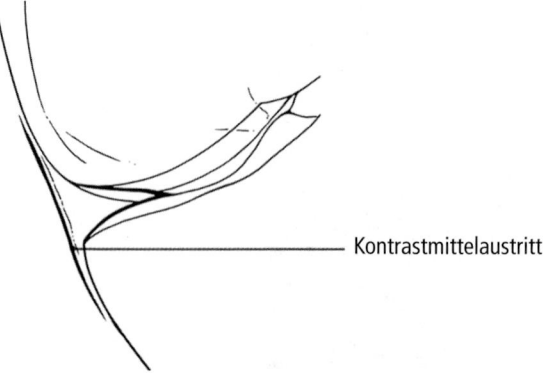

Abb. 8-64. Ein 32jähriger Mann erlitt bei einem Autounfall eine Knieverletzung. Die Übersichtsaufnahmen waren unauffällig. Die Doppelkontrastarthrographie weist nach, daß der halbmondförmige Innenmeniskus normal ist, dagegen tritt Kontrastmittel längs der Gelenkinnenseite in die Weichteile über, was für einen Riß des medialen Längsbandes diagnostisch beweisend ist

ein innerer Längsbandriß fast immer mit einer Ruptur der Gelenkkapsel kombiniert ist, weil diese beiden Strukturen innig miteinander verbunden sind.

Bei der Arthrographie kennzeichnet den Innenbandriß ein Kontrastmittelaustritt aus dem Gelenk an dessen Innenseite (Abb. 8-64), doch kann bei chronischen Bandverletzungen dieser Austritt auch fehlen, weil sich dann die Kapsel bereits wieder verschlossen hat, auch wenn das Innenband gerissen ist. Mit der Heilung des Bandes kann das Fasergewebe verkalken und später auch verknöchern, was in der a.-p. Aufnahme zu einem charakteristischen Bild führt, das man als Stieda-Pellegrini-Schatten bezeichnet. Diese Anomalie beweist dann praktisch einen früheren Riß des medialen Längsbandes (Abb. 8-65; vgl. auch Abb. 4-75B).

Die MRT kann, vor allem in koronaren T2-gewichteten Sequenzen, zuverlässig Risse des medialen und lateralen Kollateralbands nachweisen. Diese Bandverletzungen werden zumeist in 3 Schweregrade unterteilt. Grad 1 ist eine Ruptur von nur wenigen Fasern des Bands; Grad 2 wird bei einem Riß von bis zu 50% der Bandfasern diagnostiziert, und Grad 3 ist der vollständige Bandriß. Eine Zerrung des inneren Längsbands beschreibt die MRT als Bandverbreiterung im Verein mit einem leicht erhöhten Binnensignal durch Ödem oder Einblutung im Band selbst. Zu beiden Seiten des Bands kann Flüssigkeit vorhanden sein. Einen partiellen Riß diagnostiziert man, wenn man innerhalb der Bandsubstanz eine abnorm gesteigerte Signalintensität vorfindet, die bis an die oberflächliche oder tiefe Bandoberfläche reicht. Der vollständige Riß bietet eine Unterbrechung des normalerweise hypointensen Bands; meist ist dies mit einem betont verbreiterten und wellig konturierten Band kombiniert (Abb. 8-66 u. 8-67).

Eine **Außenbandverletzung** weist man am besten in dorsal gelegenen koronaren Schnittbildern nach. Ödem und Blutung erkennt man als Bandaufquellung mit vermehrter Signalintensität in T2- oder T2*-gewichteten Bildern. Der vollständige Riß zeigt dann eine wellige Kontur des Bands und eine Kontinuitätsunterbrechung (Abb. 8-68).

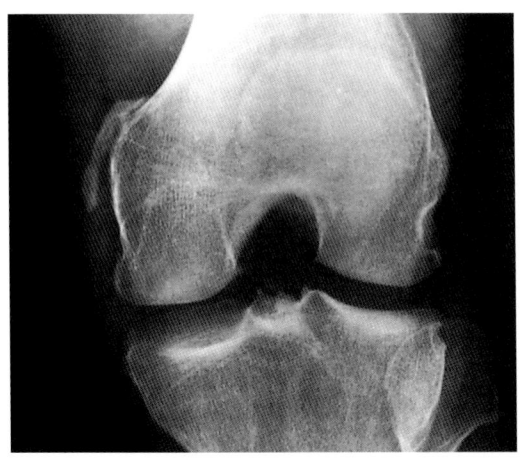

Abb. 8-65. Dieser 50jährige Mann hatte vor 3 Jahren einen Unfall mit einem Innenbandriß erlitten. Die Tunnelaufnahme des Kniegelenks zeigt das typische Bild eines Stieda-Pellegrini-Schattens – eine Verkalkung und Verknöcherung an der Ansatzstelle des medialen Längsbandes am Femur (vgl. Abb. 4-75B)

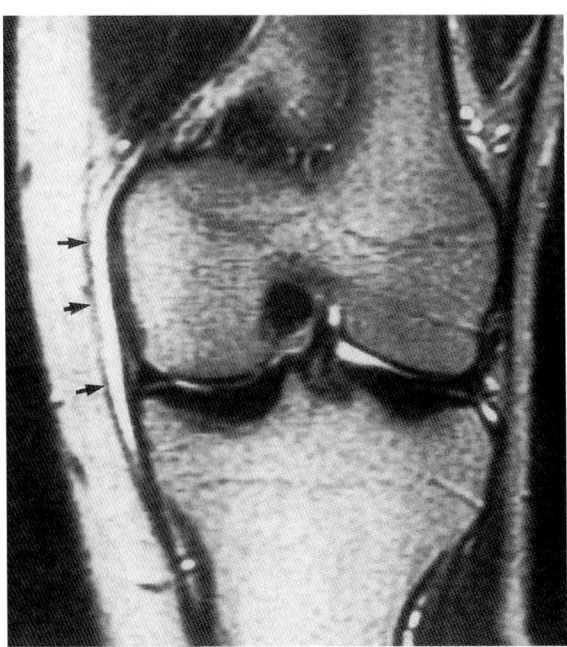

Abb. 8-66. Ruptur des inneren Längsbands vom Grad 1. Das koronare T2w Bild (SE; 2000/TE 80 ms) zeigt eine bandförmige Signalvermehrung (*Pfeile*), die Flüssigkeit an der Innenseite des intakten inneren Längsbands darstellt

TEIL II - Trauma

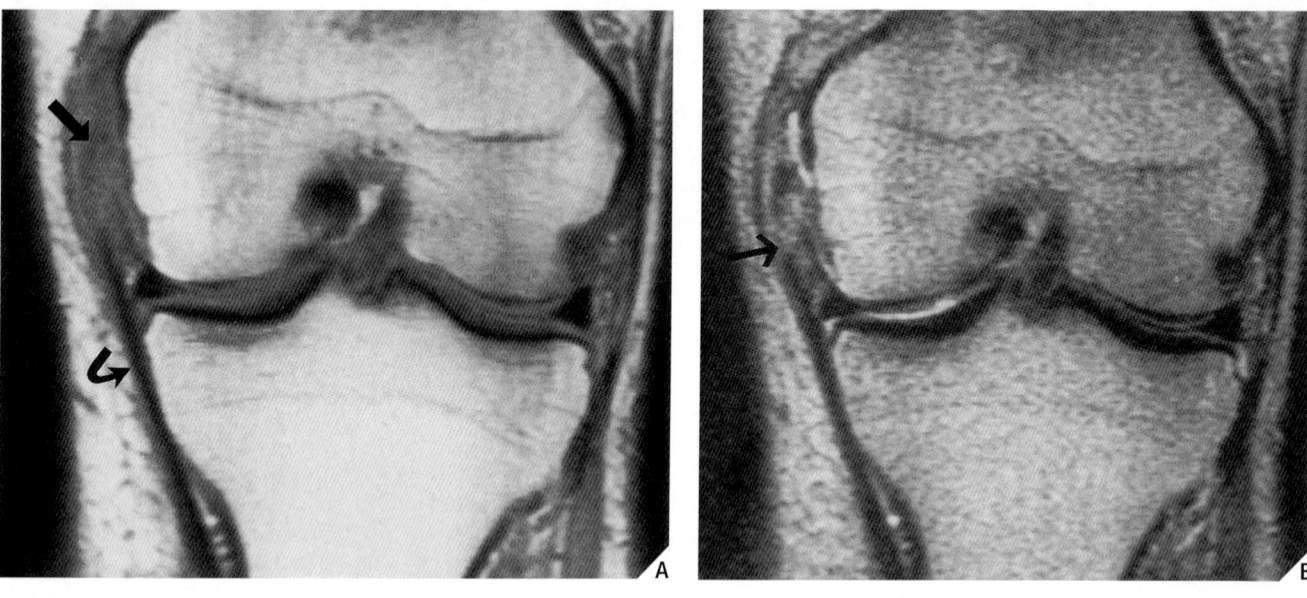

Abb. 8-67. Ruptur des inneren Längsbands vom Grad 3. **A** Das koronare protonendichtegewichtete Bild (SE; TR 2000/TE 20 ms) zeigt die amorphe Struktur einer mittleren Signalintensität, die den (proximal gelegenen) Ursprung des inneren Längsband ersetzt (*Pfeil*). Der distale Bandanteil ist dagegen intakt (*gebogener Pfeil*). **B** Das koronare T2w Bild (SE; TR 2000/TE 80 ms) zeigt ein leicht vermehrtes Signal in der Region des proximalen Innenbandanteils, welches eine Kombination aus Ödem und Blutung darstellt (*Pfeil*). Das darin verlaufende Band ist nicht zu identifizieren

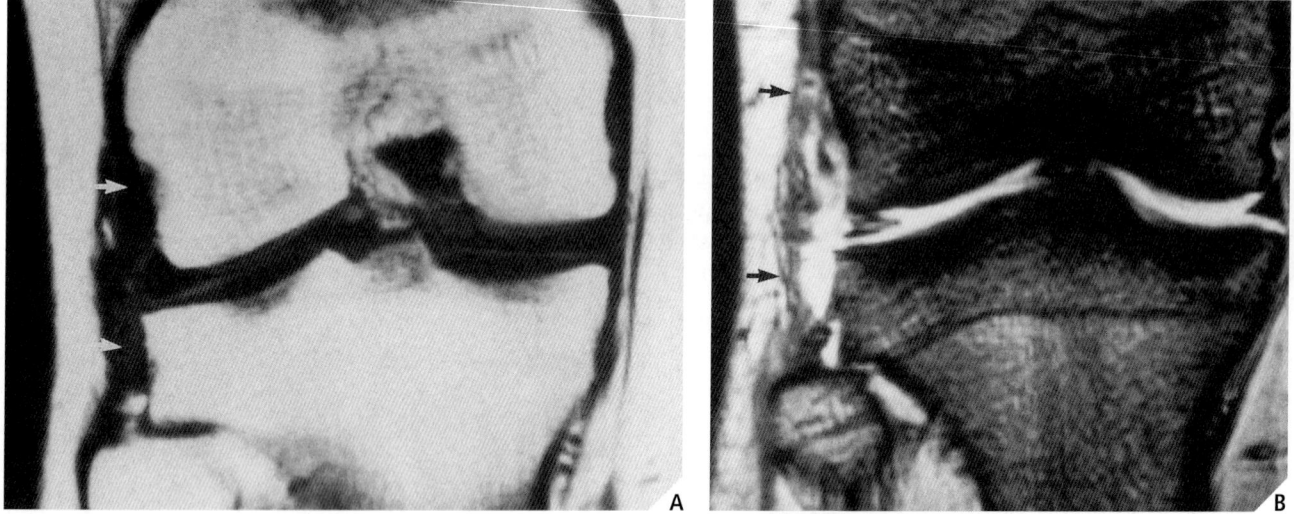

Abb. 8-68. Man kann die Ruptur des äußeren Längsbands (Pfeile) sowohl im koronaren T1w Bild (**A**) als auch im T2*w Bild (**B**) erkennen

Risse der Kreuzbänder. Isolierte Kreuzbandrisse, die meist das Ergebnis einer Innenrotation des Beins in Kombination mit einer Überstreckung sind, findet man selten. Oft sind sie von anderen Bandverletzungen (meist des inneren Längsbandes) und Meniskusrissen begleitet (meist des Innenmeniskus). Diese Vergesellschaftung von Verletzungen nennt man (im englischen Sprachraum) die „Unglückstrias nach O'Donoghue" (unhappy O'Donoghue triad). Eine Valgusbelastung des Kniegelenks eröffnet den medialen Gelenkanteil und kann zu einem Riß des hinteren Kapselanteils wie auch des hinteren oder vorderen Kreuzbandes führen. Diese Belastung ist auch für einen Riß des Innenmeniskus und des inneren Längsbandes verantwortlich (Abb. 8-69).

Die Genauigkeit der radiologischen Untersuchung bei einer Verletzung der Kreuzbänder steht bis heute noch nicht sicher fest. Die normale a.-p. und Seitaufnahme können ein knöchernes Fragment nachweisen, das einem Ausriß der Eminentia intercondylaris der Tibia an der Ansatzstelle der Kreuzbänder entspricht (Abb. 8-70). Manchmal kann man einen solchen Riß auch bei der Doppelkontrastarthrographie sehen, die das hintere, nicht aber das vor-

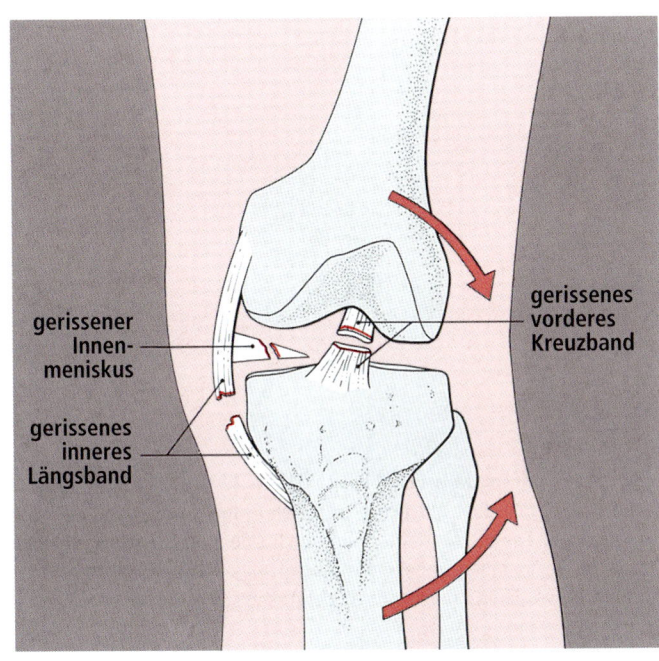

Abb. 8-69. Die „Unglückstrias" nach O'Donoghue kommt durch eine Valgusbelastung des Kniegelenks zustande, die den medialen Gelenkanteil öffnet. Zu dieser Trias gehören die Ruptur des Innenmeniskus und des vorderen Kreuzbandes sowie der Innenbandriß. (Nach O'Donoghue DH, 1984; mit freundlicher Erlaubnis)

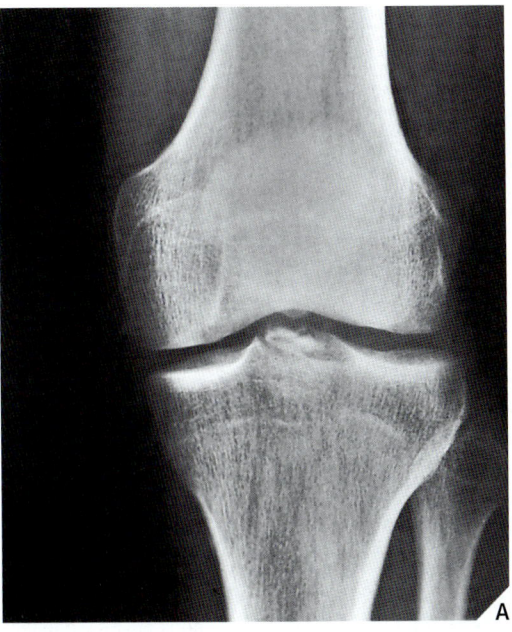 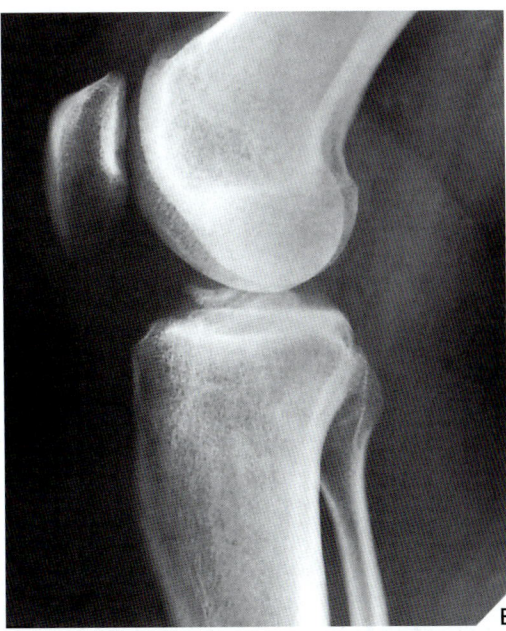

Abb. 8-70. A, B Die a.-p und die Seitaufnahme des Knies bei einem 38jährigen Fußballspieler (Soccer) zeigen einen Ausriß der Eminentia intercondylaris der Tibia, was an einen vorderen Kreuzbandriß denken läßt und schließlich arthroskopisch erhärtet wurde

TEIL II - Trauma

dere Kreuzband darstellt – ein Befund, der dann als pathologisch angesehen wird. Diese Verletzung wird bei der röntgenologischen Abklärung oft übersehen, auch wenn diese Arthrotomographie und CT beinhaltet. Unter solchen Bedingungen ist die MRT die Methode der Wahl.

Zur MRT-Untersuchung des vorderen Kreuzbands sollte nach Stoller et al. das Knie um 10–15° außenrotiert sein, damit das Band in der Sagittalebene (des Geräts) zu liegen kommt. Als Standard fertigt man kontiguierliche Dünnschichtaufnahmen von 3 oder 5 mm Stärke in der Transversal-, Sagittal- und Koronarebene an. Ein vorderer Kreuzbandriß stellt sich in der MRT als Fehlen oder abnormer Verlauf dieser Struktur, als abnorme Signalstärke innerhalb der Bandsubstanz oder als ödematöser Fokus dar (Abb. 8-71 u. 8-72). Die Vorbuckelung des hinteren Kreuzbands ist indirektes Zeichen eines vorderen Kreuzbandrisses. Die für diese Befunde beste Abbildungsebene ist die Sagittalebene, beste Pulssequenz die SE in T2-Gewichtung oder Gradientenecho-T2*-Gewichtung (MPGR).

Risse des hinteren Kreuzbands identifiziert man in T1-gewichteten sagittalen Aufnahmen anhand der aufgehobenen Integrität des Bandes oder seiner abnormen Form. In T2-gewichteten Bildern stellt man die Ruptur durch den Nachweis einer vermehrten Signalintensität im Band selbst dar, welche eine Flüssigkeitsansammlung darin repräsentiert (Abb. 8-73). Nach Bassett et al. erkennt man einen Bandabriß am tibialen Ansatz in MRT-Bildern an der knöchernen Fraktur des hinteren Tibiaplateaus und an der Erschlaffung des Bands.

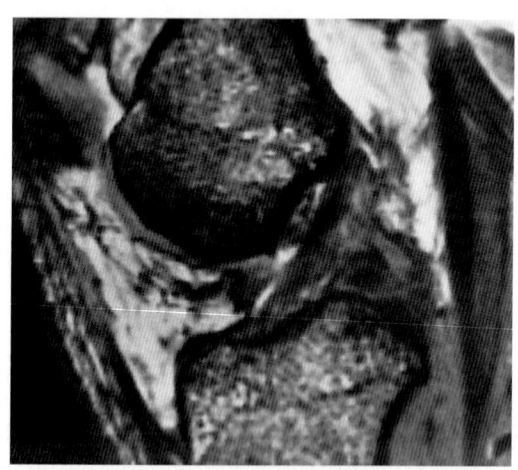

Abb. 8-71. Das sagittale Spin-Echo-MRT-Bild (SE; TR 2000/TE 20 ms) zeigt einen Riß des vorderen Kreuzbands, wobei man hier nur den proximalen Anteil des Bands an seinem Femuransatz gut sehen kann. Die distale Hälfte zeigt durch Ödem und Schwellung einen Ausfall seiner normalerweise niedrigen Signalintensität (vgl. Abb. 8-14A). Die Arthroskopie wies eine akute Ruptur des vorderen Kreuzbands an der Ansatzstelle der Tibia nach

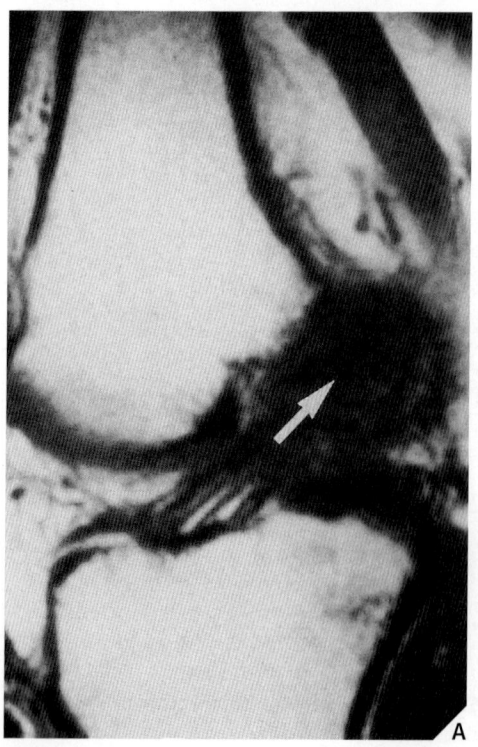 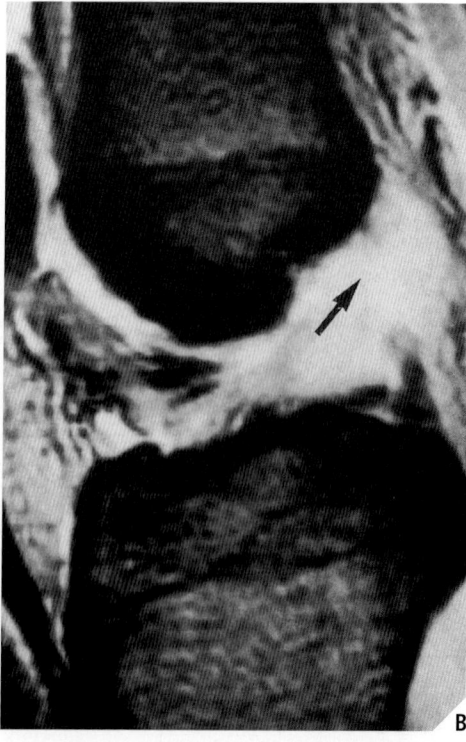

Abb. 8-72. A Das sagittale T1w Bild zeigt die verloren gegangene Kontur des proximalen Anteils des vorderen Kreuzbands (*Pfeil*). **B** Das sagittale T2*w Bild zeigt ein hyperintenses Signal, das die Blutung im vorderen Kreuzband an dessen Ursprung im lateralen Femurkondylus darstellt (*Pfeil*) – ein Charakteristikum eines Bandrisses

Untere Gliedmaße II: Knie **8**

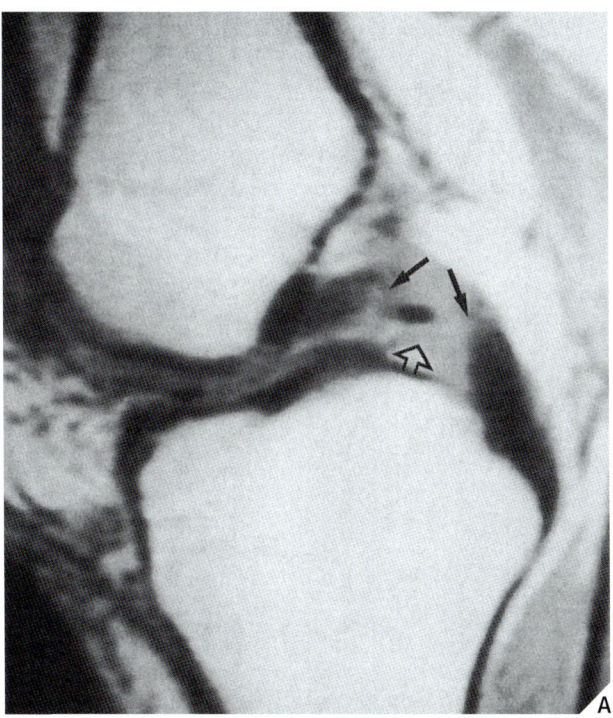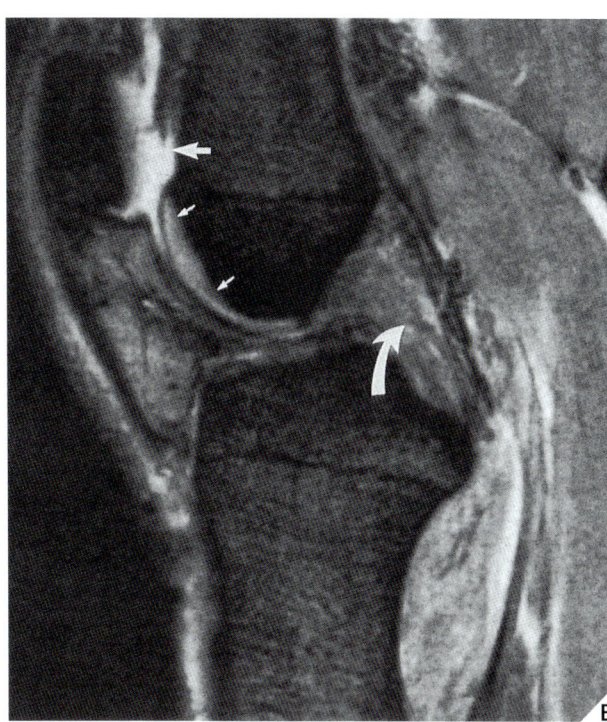

Abb. 8-73. A Das sagittale T1w Bild zeigt einen vollständigen Riß des hinteren Kreuzbands. *Offener Pfeil*: Bereich der Einblutung; *solide Pfeile*: unterbrochenes Band. **B** Das sagittale T2*w Bild zeigt einen Riß des hinteren Kreuzbands mit Ödem und Blutung (*gebogener Pfeil*). Gut erkennbar ist die Grenzfläche zwischen Knorpel (*kleine Pfeile*) und Flüssigkeit (*großer Pfeil*)

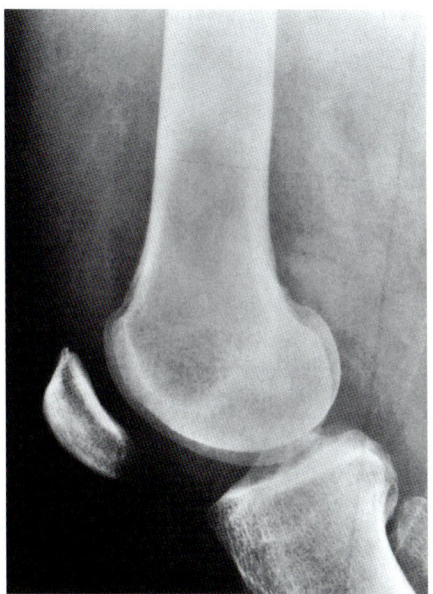

Abb. 8-74. Der 30jährige Mann wurde bei einem Fußballspiel verletzt. Die Seitaufnahme des Knies zeigt eine schlecht abgrenzbare Quadrizepssehne und eine weichteildichte Raumforderung in der Suprapatellarregion – Befunde, die für einen Sehnenriß des M. quadriceps femoris charakteristisch sind

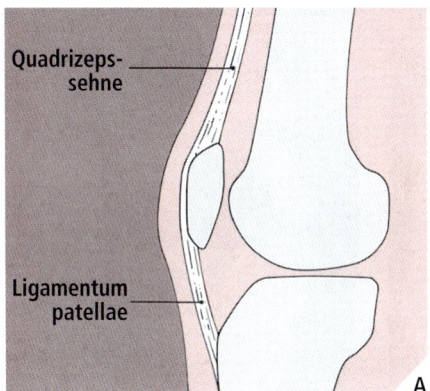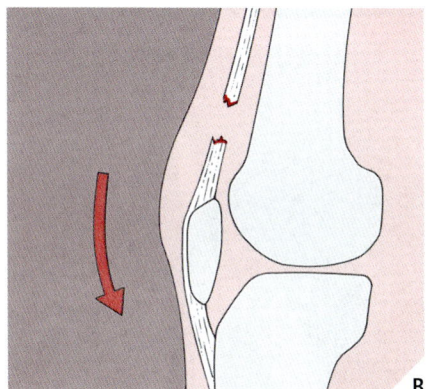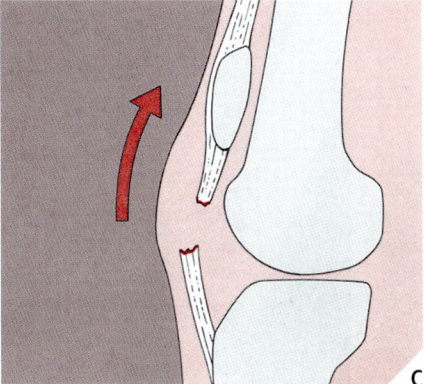

Abb. 8-75. Im Normalfall hält das Kräftegleichgewicht der Bänder und Sehnen an der Patella diese in ihrer normalen Position (**A**). Ein Riß der Quadrizepssehne bewirkt das Tiefertreten der Kniescheibe (**B**); bei einem Riß des Lig. patellae kommt es zum umgekehrten Mechanismus (**C**) (vgl. Abb. 8-3)

313

TEIL II - Trauma

Riß der Quadrizepssehne und des Lig. patellae. Zwar ereignen sich Risse der Quadrizepssehne meist bei älteren Menschen, doch sieht man sie manchmal auch bei Athleten. Die seitliche Übersichtsaufnahme des Knies kann dann eine nur unscharf abgrenzbare Quadrizepssehne und die Verbreiterung ihres Sagittaldurchmessers infolge von Blutung und Ödem aufzeigen (Abb. 8-74). Manchmal ergibt die Seitaufnahme, daß die Patella auch tiefer als gewöhnlich steht, und zwar infolge eines Kräfteungleichgewichts an den Ansatzstellen der Patellabänder; beim Riß des Lig. patellae greift dann der umgekehrte Mechanismus (Abb. 8-75 u. 8-76). Für Nachweis und Bewertung dieser Verletzung ist die MRT die Methode der Wahl (Abb. 8-77).

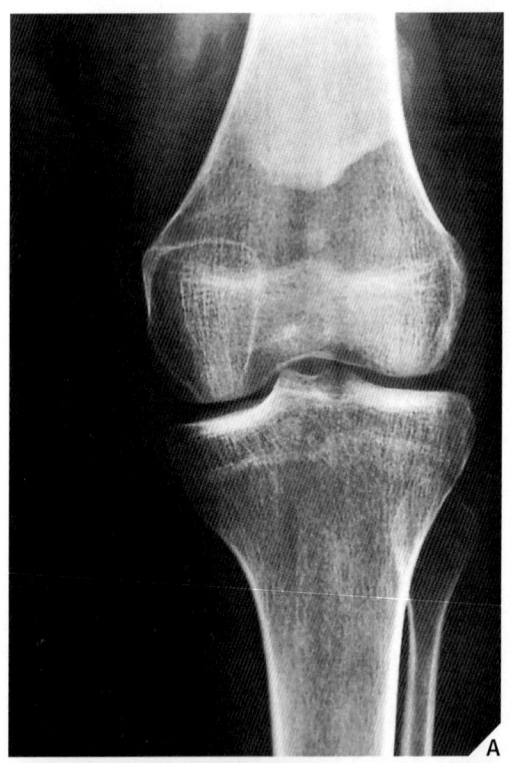
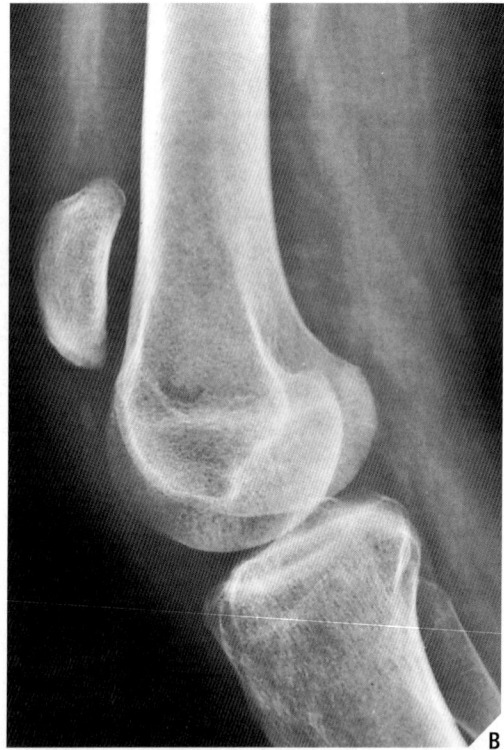

Abb. 8-76. Eine 38jährige Leichtathletin wurde bei einem Laufwettbewerb verletzt. **A, B** Die a.-p. und die Seitaufnahme des Kniegelenks zeigen eine abnorm hoch stehende Patella, was für einen Riß des Lig. patellae spricht. Die Diagnose wurde bei der operativen Revision gesichert

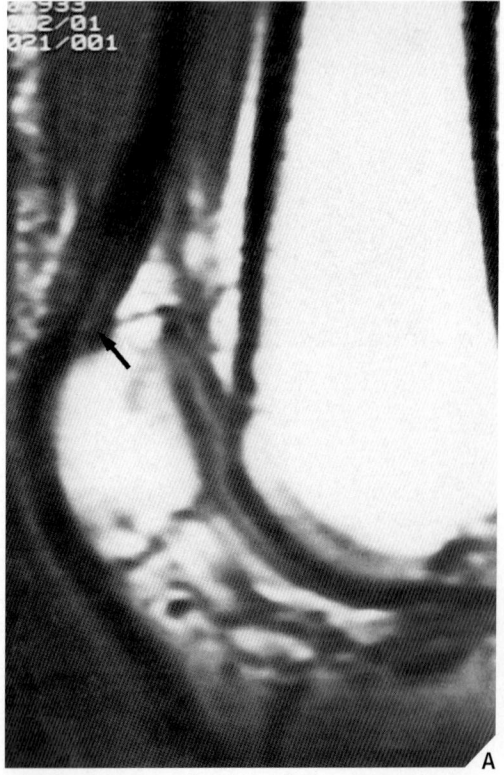
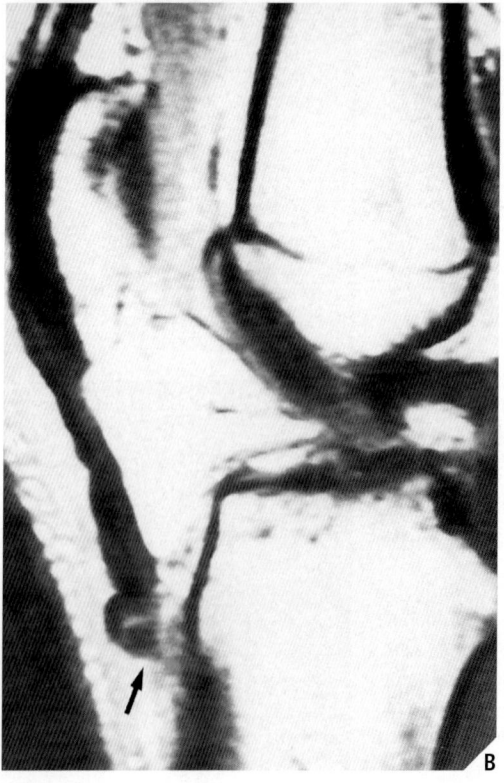

Abb. 8-77. A Das sagittale protonendichtegewichtete Spin-Echo-MRT-Bild (SE; TR 2000/TE 20 ms) zeigt eine Teilruptur der Quadrizepssehne, die sich durch Ödem und Blutung (mäßig hohe Signalintensität) zwischen den Sehnenfasern (niedrige Signalintensität) äußert. **B** Ein sagittales protonendichtegewichtetes Spin-Echo-Bild (TR 2000/TE 20 ms) zeigt den Ausriß des Patellabands an dessen Ansatz an der Tuberositas tibiae (Pfeil). (Aus Beltran J, 1990; mit freundlicher Erlaubnis)

Merkpunkte für die Praxis

1. Die Rückflächen der Femurkondylen und die Fossa intercondylaris sieht man am besten in der Tunnelaufnahme (Frik-Aufnahme) des Knies.
2. Die axiale Patellaaufnahme nach Merchant zeigt besser als die „Sunrise"-Aufnahme
   - die Facetten des femoropatellaren Gleitlagers;
   - geringe Subluxationen der Kniescheibe.
3. Bei der arthrographischen Untersuchung der Menisken achte man auf
   - den Hiatus popliteus im Hinterhorn des Außenmeniskus, einen Normalbefund, den man nicht mit einem Meniskusriß verwechseln sollte;
   - einen schlecht einsehbaren („blinden" Fleck) am Hinterhorn des Außenmeniskus, wo man einen Meniskusriß leicht übersehen kann.
4. Die Magnetresonanztomographie ist zur Beurteilung von Weichteilverletzungen des Knies das bildgebende Verfahren der Wahl, besonders für Menisken, Kreuzbänder und Längsbänder; auch ist sie das beste Verfahren zum Nachweis eines posttraumatischen Gelenkergusses, akuter und chronischer Hämatome sowie anderer verletzungsbedingter Anomalien von Muskel-, Band- und Sehnenstrukturen.
5. Die Tomographieuntersuchung ist bei der Bestimmung der Einstauchungstiefe von Tibaplateaufrakturen von großem Wert.
6. Die CT ist bei der Bestimmung der Depressionstiefe und bei Spaltbrüchen des Tibaplateaus sowie beim Nachweis der Schwere eines Trümmerbruchs effizienter als die Tomographie.
7. Tibiaplateaufrakturen gehen oft mit Meniskusrissen und Bandverletzungen einher.
8. Die Segond-Fraktur ist ein kleiner knöcherner Ausriß aus der Außenseite des Tibiakopfs und häufig kombiniert mit einer Ruptur von Kapsel, vorderem Kreuzband und Außenmeniskus.
9. Eine Patella bipartita oder multipartita kann einen Kniescheibenbruch vortäuschen. Um diese Entwicklungsanomalie nicht als Fraktur fehlzudeuten, denke man an folgende Punkte:
   - eine Patella bipartita bzw. multipartita sieht man immer am oberen äußeren Patellarand;
   - die scheinbaren Fragmenttrümmer bilden (in Gedanken zusammen geschoben) kein einheitliches Ganzes, wie dies bei einem Kniescheibenbruch der Fall wäre.
10. Morbus Sinding-Larsen-Johansson und Morbus Osgood-Schlatter hängen mit einem Trauma zusammen; bei beiden Krankheitsbildern ist die Weichteilschwellung bei der klinischen und radiologischen Untersuchung ein wichtiges diagnostisches Merkmal.
11. Man sollte 3 Krankheitsbilder mit ähnlichem radiologischem Bild zu unterscheiden wissen:
    - die osteochondrale Fraktur, die eine akute Verletzung des Knorpels sowie des subchondralen Knochens ist;
    - die Osteochondrosis dissecans (genus), die das Ergebnis einer chronischen Traumatisierung von Gelenkknorpel und subchondralem Knochen ist;
    - die spontane Osteonekrose (Morbus Ahlbäck), für die akut einsetzender Schmerz charakteristisch ist und die mit einem Trauma, Kortikosteroidinjektionen und einem Meniskusriß zusammenhängt.

    Kontrastarthrographie, Arthrotomographie, CT-Arthrotomographie und MRT sind grundlegende Verfahren bei der Beurteilung des Zustands der Gelenkknorpel in jeder dieser Krankheitsbilder.
12. Risse von Menisken und Bändern des Knies werden am besten mittels der MRT nachgewiesen. Risse des Innenmeniskus sind viel häufiger als solche des Außenmeniskus. Der angeborene äußere Scheibenmeniskus ist besonders verletzungsgefährdet.
13. Die „Unglückstrias nach O'Donoghue" entsteht durch eine Valgusbelastung des Kniegelenks und beinhaltet eine Ruptur von
    - Innenmeniskus;
    - medialem Längsband und
    - vorderem Kreuzband.
14. Die hohe Stellung der Kniescheibe (Patella alta) kann einen Riß des Lig. patellae anzeigen; der Patellatiefstand (Patella baia) kann einen Riß des Qudrizepssehne signalisieren

Literaturempfehlungen

Abdalla FH, Tehrenzadeh J, Horton JA. Avulsion of lateral tibial condyle in skiing. Am J Sports Med 1982; 10: 368–370.

Ahlback S, Bauer GCH, Bohne WH. Spontaneous osteonecrosis of the knee. Arthritis Rheum 1968; 11: 705–733.

Aichroth P. Osteochondritis dissecans of the knee: a clinical survey. J Bone Joint Surg [Br] 1971; 53B: 440–447.

Aichroth P. Osteochondral fractures and their relationship to osteochondritis dissecans of the knee. J Bone Joint Surg [Br] 1971; 53B: 448–454.

Anderson MW, Raghavan N, Seidenwurm DJ, Greenspan A, Drake C. Evaluation of meniscal tears: fast spinecho versus conventional spin-echo magnetic resonance imaging. Acad Radiol 1995; 2: 209–214.

Apley AG. Fractures of the tibial plateau. Orthop Clin North Am 1979; 10: 61–74.

Applegate GR, Flannigan BD, Tolin BS, Fox JM, Del Pizzo W. MR diagnosis of recurrent tears in the knee: value of intraarticular contrast material. AJR Am J Roentgenol 1993; 161: 821–825.

Araki Y, Yamamoto H, Nakamura H, Tsukaguchi I. MR diagnosis of discoid lateral menisci of the knee. Eur J Radiol 1994; 18: 92–95.

Arger PH, Oberkircher PE, Miller WT. Lipohemarthrosis. AJR Am J Roentgenol 1974; 121: 97–100.

Arnoczky S. Anatomy of the anterior cruciate ligament. Clin Orthop 1983; l72: 19–25.

Auge WK, Kaeding CC. Bilateral discoid medial menisci with extensive intrasubstance cleavage tears: MRI and arthroscopic correlation. Arthroscopy 1994; 10: 313–318.

Bassett LW, Grover JS, Seeger LL. Magnetic resonance imaging of knee trauma. Skeletal Radiol 1990; 19: 401–405.

Bellon EM, Keith MW, Coleman PE, Shah ZR. Magnetic resonance imaging of internal derangements of the knee. Radiographics 1988; 8: 95–118.

Beltran J. MRI: musculoskeletal system. Philadelphia: JB Lippincott, 1990.

Berlin RC, Levinsohn EM, Chrisman H. The wrinkled patellar tendon: an indication of abnormality in the extensor mechanism of the knee. Skeletal Radiol 1991; 20: 181–185.

Berquist TH. Imaging of orthopedic trauma, 2nd ed. New York: Raven Press, 1991.

Berquist TH. Magnetic resonance imaging of the musculoskeletal system. New York: Raven Press, 1990.

Bessette GC, Hunter RE. The anterior cruciate ligament. Orthopedics 1990; 13: 551–562.

Blackburne JS, Peel TE. A new method of measuring patellar height. J Bone Joint Surg [Br] 1977; 59B: 241–242.

Bock GW, Bosch E, Mishra DK, Daniel DM, Resnick D. The healed Segond fracture: a characteristic residual bone excrescence. Skeletal Radiol 1994; 23: 555–556.

Bodne D, Quinn SF, Murray WT, et al. Magnetic resonance images of chronic patellas tendonitis. Skeletal Radiol 1988; 17: 24–28.

Boeree NR, Watkinson AF, Ackroyd CE, Johnson C. Magnetic resonance imaging of meniscal and cruciate injuries of the knee. J Bone Joint Surg [Br] 1991; 73B: 452–457.

Bonamo JJ, Saperstein AL. Contemporary magnetic resonance imaging of the knee: the orthopedic surgeon's perspective. Magn Reson Imaging Clin North Am 1994; 2: 481–495.

Bouffard JA, Dhanju J. Ultrasonography of the knee. Semin Musculoskeletal Radiol 1998; 2: 245–270.

Brandser EA, Riley MA, Berbaum KS, El-Khoury GY, Bennet DL. MR imaging of anterior cruciate ligament injury: independent value of primary and secondary signs. AJR Am J Roentgenol 1996; 167: 121–126.

Brantigan OC, Voshell AF. Ligaments of the knee joint: the relationship of the ligament of Humphry to the ligament of Wrisberg. J Bone Joint Surg [B] 1946B; 28: 66–67.

Brown DW, Allman FL Jr, Eaton SB. Knee arthrography: a comparison of radiographic and surgical findings in 295 cases. Am J Sports Med 1978; 6: 165–172.

Buckwalter KA, Pennes DR. Anterior cruciate ligament: oblique sagittal MR imaging. Radiology 1990; 175: 276–277.

Burger RS, Larson RL. Acute ligamentous injury. In: Larson RL, Grana WA, eds. The knee: form, function, pathology, and treatment. Philadelphia: WB Saunders, 1993: 513–598.

Burk DL Jr, Mitchell DG, Rifkin MD, Vinitski S. Recent advances in magnetic resonance imaging of the knee. Radiol Clin North Am 1990; 28: 379–393.

Burri C, Bartzke G, Coldewey J, Muggler E. Fractures of the tibial plateau. Clin Orthop 1979; 138: 84–93.

Capps GW, Hayes CW. Easily missed injuries around the knee. Radiographics 1994; 14: 1191–1210.

Carson WG, James SL, Larson RL, Singer KM, Winternitz WW. Patellofemoral disorders: physical and radiographic evaluation. II. Radiographic examination. Clin Orthop 1984; 185: 178–186.

Chan WP, Peterfy C, Fritz RC, Genant HK. MR Diagnosis of complete tears of the anterior cruciate ligament of the knee: importance of anterior subluxation of the tibia. AJR Am J Roentgenol 1994; 162: 355–360.

Cheung LP, Li KCP, Hollett MD, Bergman AG, Herfkens RJ. Meniscal tears of the knee: accuracy of detection with fast spin-echo MR imaging and arthroscopic correlation in 293 patients. Radiology 1997; 203: 508–512.

Cobby MJ, Schweitzer ME, Resnick D. The deep lateral femoral notch: an indirect sign of a torn anterior cruciate ligament. Radiology 1992; 184: 855–858.

Connolly B, Babyn PS, Wright JG, Thorner PS. Discoid meniscus in children: magnetic resonance imaging characteristics. Can Assoc Radiol J 1996; 47: 347–354.

Coral A, van Holsbeeck M, Adler RS. Imaging of meniscal cyst of the knee in three cases. Skeletal Radiol 1989; 18: 451–455.

Coumas JM, Palmer WE. Knee arthrography. Evolution and current status. Radiol Clin North Am 1998; 36: 703–728.

Cross MJ, Waldrop J. The patella index as a guide to the understanding and diagnosis of patello-femoral instability. Clin Orthop 1975; 110: 174–176.

Crotty JM, Monu JU, Pope TJ. Magnetic resonance imaging of the musculoskeletal system. IV. The knee. Clin Orthop 1996; 330: 288–303.

Crues JV III, Mink J, Levy TL, Lotysch M, Stoller DW Meniscal tears of the knee: accuracy of MR imaging. Radiology 1987; 164: 445–448.

Crues JV III, Ryu R. Knee. In: Stark DD, Bradley WG Jr (eds), Magnetic Resonance Imaging. St. Louis, Mosby Year Book, 1992, pp. 2355–2423.

Crues JV, Ryu R, Morgan FW. Meniscal pathology: the expanding role of magnetic resonance imaging. Clin Orthop 1990; 252: 80–87.

Crues JV III, Stoller DW. The menisci. In: Mink J, Reicher MA, Crues JV III, Deutsch L (eds), MR Imaging of the Knee, 2nd ed. New York, Raven, 1993, pp. 91–140.

Crues RL. Osteonecrosis of bone, current concepts as to etiology and pathogenesis. Clin Orthop Rel Res 1986; 208: 30–39.

D'Ambrosia, RD, MacDonald GL. Pitfalls in the diagnosis of Osgood-Schlatter disease. Clin Orthop 1975; 110: 206–209.

Daffner RH, Riemer BL, Lupetin AR, Dash N. Magnetic resonance imaging in acute tendon rupture. Skeletal Radiol 1986; 15: 619–62 1.

Dalinka MK. Knee arthrography. In: Dalinka MK (ed), Arthrography. New York, Springer, 1980: 1–88.

DeFlaviis L, Nessi R, Scaglione P, Balconi G, Albisetti W, Derchi LE. Ultrasonic diagnosis of Osgood-Schlatter and Sinding-Larson-Johansson disease of the knee. Skeletal Radiol 1989; 18: 193–197.

Delamarter RB, Hohl M, Hopp E. Ligament injuries associated with tibial plateau fractures. Clin Orthop 1990; 250: 226–233.

De Smet A, Graf BK. Meniscal tears missed on MR imaging: relationship to meniscal tear patterns and anterior cruciate ligament tears. Am J Roentgenol 1994; 162: 905–911.

De Smet AA, Fisher DR, Graf BK, Lange RH. Osteochondritis dissecans of the knee: value of MR imaging in determining lesion stabilization and presence of articular cartilage defects. Am J Roentgenol 1990; 155: 549–553.

De Smet AA, Tuite MJ, Norris MA, Swan JS. MR diagnosis of meniscal tears: analysis of causes of errors. AJR Am J Roentgenol 1994; 163: 1419–1423.

Deutsch AD, Shellock FG, Mink JH. Imaging of the patellofemoral joint: emphasis on advanced techniques. In: Fox J, Del Pizzo W, eds. The patellofemoral joint. New York: McGraw-Hill, 1993.

Dias JJ, Stirling AJ, Finlay DBL, Gregg PJ. Computerized axial tomography for tibial plateau fractures. J Bone Joint Surg [Br] 1987; 69B: 84–88.

Dietz GW, Wilcox DM, Montgomery JB. Segond tibial condylar fracture: lateral capsular ligament avulsion. Radiology 1986; 159: 467–469.

Dumas J, Edde DJ. Meniscal abnormalities: prospective correlation of double-contrast arthrography and arthroscopy. Radiology 1986; 160: 453–456.

Elstrom J, Pankovich AM, Sassoon H, Rodriguez J. The use of tomography in assessment of fractures of the tibial plateau. J Bone Joint Surg [Am] 1976; 58A: 551–555.

Elstrom J, Pankovich AM, Sassoon H, Rodriguez J. The use of

tomography in the assessment of the tibial plateau. J Bone Joint Surg [Am] 1976; 58: 551–555.
Eqund N. The axial view of the patellofemoral joint. Acta Radial Diagn 1986; 27: 101–104.
Erickson SJ, Cox IH, Correra GF, Strandt JA, Estokowski LD. Effect of tendon orientation on MR imaging signal intensity: a manifestation of the „magic angle" phenomenon. Radiology 1991; 181: 389–392.
Eustace S, Hentzen P, Adams J, Harper K, Jara H. Comparison of conventional and turbo spin-echo T1-weighted MR imaging in acute knee trauma. AJR Am J Roentgenol 1999; 172: 1393–1395.
Fairclough JA, Johnson SR. Ski injuries, the significance of flake fractures. Injury 1988; 19: 79–80.
Farley TE, Howell SM, Love KF, Wolfe RD, Neumann CH. Meniscal tears: MR and arthrographic findings after arthroscopic repair. Radiology 1991; 180: 517–522.
Ficat RP, Hungerford DS. Disorders of the patellofemoral joint. Baltimore: Williams & Wilkins, 1977.
Firooznia H. Knee. In: Firooznia H, Golimbu CN, Rafii M, Rauschning W, Weinreb JC, eds. MRI and CT of the musculoskeletal system. St. Louis: Mosby-Year. Book, 1992: 661–797.
Firooznia H, Golimbu C, Rafii M. MR imaging of the menisci: fundamentals of anatomy and pathology. Magn Reson Imaging Clin North Am 1994; 2: 325–347.
Fischer SP, Fox JM, Pizzo WD, Friedman MJ, Snyder SJ, Ferkel RD. Accuracy of diagnoses from magnetic resonance imaging of the knee: a multi-center analysis of one thousand and fourteen patients. J Bone Joint Surg [Am] 1991; 73A: 2–10.
Fitzgerald SW, Remer EM, Friedman H, Rogers LF, Hendrix RW, Schafer MF. MR evaluation of the anterior cruciate ligament: value of supplementing sagittal images with coronal and axial images. AJR Am J Roentgenol 1993; 160: 1233–1237.
Franklin JL, Rosenberg TD, Paulos LE, France EP. Radiographic assessment of instability of the knee due to rupture of the anterior cruciate ligament. J Bone Joint Surg [Am] 1991; 73A: 365–372.
Freiberger RH. Meniscal abnormalities. In: Freiberger RH, Kaye JJ, eds. Arthrography. New York: Appleton-Century-Crofts, 1979: 55–91.
Freiberger RH. Technique of knee arthrography. In: Freiberger RH, Kaye JJ, eds. Arthrography. New York: Appleton-Century-Crofts, 1979: 5–30.
Freiberger RH, Pavlov H. Knee arthrography. Radiology 1988; 166: 489–492.
Friedman RL, Jackson DW. Magnetic resonance imaging of the anterior cruciate ligament: current concepts. Orthopedics 1996; 19: 525–532.
Fulkerson JP, Hungerford DS. Disorders of the patellofemoral joint, 2nd ed. Baltimore: Williams & Wilkins, 1990.
Gentili A, Seeger LL, Yao L, Do HM. Anterior cruciate ligament tear: indirect signs at MR imaging. Radiology 1994; 193: 835–840.
Ghelman B. Meniscal tears of the knee: evaluation by high-resolution CT combined with arthrography. Radiology 1985; 157: 23–27.
Gilley JS, Gelman MI, Edson DM, Metcalf RW. Chondral fractures of the knee: Arthrographic, arthroscopic, and clinical manifestations. Radiology 1981; 138: 51–54.
Girgis FG, Marshall JL, Al Monajem ARS. The cruciate ligaments of the knee joint: anatomical, functional and experimental analysis. Clin Orthop 1975; 106: 216–231.
Goldman AB, Pavlov H, Rubinstein D. The Segond fracture of the proximal tibia: a small avulsion fracture that reflects ligamentous damage. AJR Am J Roentgenol 1988; 151: 1163–1167.
Graf BK, Cook DA, De Smet AA, Keene JS. „Bone bruises" on magnetic resonance imaging evaluation of anterior cruciate ligament injuries. Am J Sports Med 1993; 21: 220–223.

Grelsamer RP, Meadows S. The modified Insall-Salvati ratio for assessment of patellar height. Clin Orthop 1992; 282: 170–176.
Grelsamer RP, Proctor CS, Bazos AN. Evaluation of patellar shape in the sagittal plane: a clinical analysis. Am J Sports Med 1994; 22: 61–66.
Grover JS, Bassett LW, Gross ML, Seeger LL, Finerman GAM. Posterior cruciate ligament: MR imaging. Radiology 1990; 174: 527–530.
Ha TPT, Li KCP, Beaulieu CF, et al. Anterior cruciate ligament injury: fast spin-echo MR imaging with arthroscopic correlation in 217 examinations. AJR Am J Roentgenol 1998; 170: 1215–1219.
Haims AH, Katz LD, Ruwe PA. MR arthrography of the knee. Semin Musculoskel Radiol 1998; 2: 385–395.
Hall FJ. Arthrography of the discoid lateral meniscus. AJR Am J Roentgenol 1977; 128: 993–1002.
Hall FM. Radiographic diagnosis and accuracy in knee joint effusions. Radiology 1975; 115: 49–54.
Hall FM, Hochman MG. Medial Segond-type fracture: cortical avulsion of the medial tibial plateau associated with tears of the posterior cruciate ligament and medial meniscus. Skeletal Radiol 1997; 26: 553–555.
Hall M. Tibial condylar fractures. J Bone Joint Surg [Am] 1967; 49A: 1455–1567.
Hamada M, Shino K, Kawano K, Araki Y, Matsui Y, Doi T. Usefulness of magnetic resonance imaging for detecting intrasubstance tear and/or degeneration of lateral discoid meniscus. Arthroscopy 1994; 10: 645–653.
Haramati N, Staron RB, Cushin S, Nickoloff EL, Feldman F. Value of the coronal plane in MRI of internal derangement of the knee. Skeletal Radiol 1994; 23: 211–215.
Haramati N, Staron RB, Rubin S, Shreck EH, Feldman F, Kiernan H. The flipped meniscus sign. Skeletal Radiol 1993; 22: 273–277.
Harley JD. An anatomic arthrographic study of the relationships of the lateral meniscus and the popliteus tendon. AJR Am J Roentgenol 1977; l28: 181–187.
Harms SE, Flamig DP, Fisher CF, Fulmer JM. New method for fast MR imaging of the knee. Radiology 1989; 173: 743–750.
Harris RD, Hecht HL. Suprapatellar effusions: a new diagnostic sign. Radiology 1970; 97: 1–4.
Hartzman S, Reicher MA, Bassett LW, Duckwiler GR, Mandelbaum B, Gold RH. MR imaging of the knee. II. Chronic disorders. Radiology 1987; l62: 553–557.
Hayes CW, Conway WF. Magnetic resonance imaging of miscellaneous knee joint disorders. In: Bloem JL, Sartoris DJ, eds. MRI and CT of the musculoskeletal system. A text-atlas. Baltimore: Williams & Wilkins, 1992: 442–471.
Heller L, Langman J. The meniscofemoral ligaments of the human knee. J Bone Joint Surg [Br] 1964; 46B: 307–313.
Helms CA, Laorr A, Cannon WD Jr. The absent bow tie sign in bucket-handle tears of the menisci in the knee. AJR Am J Roentgenol 1998; 170: 57–61.
Herman LJ, Beltran J. Pitfalls in MR imaging of the knee. Radiology 1988; 167: 775–781.
Hess T, Rupp S, Hopf T, Gleitz M, Liebler J. Lateral tibial avulsion fractures and disruptions to the anterior cruciate ligament. A clinical study of their incidence and correlation. Clin Orthop 1994; 303: 193–197.
Hodler J, Haghighi P, Trudell D, Resnick D. The cruciate ligaments of the knee: correlation between MR appearance and gross and histologic findings in cadaveric specimens. AJR Am J Roentgenol 1992; 159: 357–360.
Hohl M. Tibial condylar fractures. J Bone Joint Surg [Am] 1967; 49A: 1455–1467.
Hughston JC, Hergenroeder PT, Courtenay BG. Osteochondritis dissecans of the femoral condyles. J Bone Joint Surg [Am] 1984; 66A: 1340–1348.

Inoue M, Shino K, Hirose H, Horibi S, Ono K. Subluxation of the patella: computed tomography of patellofemoral congruence. J Bone Joint Surg [Am] 1988; 70A: 1331–1337.

Insall J, Salvatti E. Patella position in the normal knee joint. Radiology 1971; 101: 101–104.

Jensen DB, Johansen TP, Berg-Nielsen A, Henriksen O. Magnetic resonance imaging in evaluation of the sequelae of tibial plateau fractures. Skeletal Radiol 1990; 19: 127–129.

Justice WW, Quinn SF. Error patterns in the MR imaging evaluation of menisci of the knee. Radiology 1995; 196: 617–621.

Kang HS, Resnick D. MRI of the extremities: an anatomic atlas. Philadelphia: WB Saunders, 1991.

Kaplan EB. Discoid lateral meniscus of the knee joint. J Bone Joint Surg [Am] 1957; 39A: 77–87.

Kaplan PA, Nelson NL, Garvin KL, Brown DE. MR of the knee: the significance of high signal in the meniscus that does not clearly extend to the surface. AJR Am J Roentgenol 1991; 156: 333–336.

Kaplan PA, Walker CW, Kilcoyne RF, Brown DE, Tusek D, Dussault RG. Occult fracture patterns of the knee associated with anterior cruciate ligament tears: assessment with MR imaging. Radiology 1992; 183: 835–838.

Kaye JJ. Anatomy and arthrography of the normal menisci. In: Freitberger RH, Kaye JJ, eds. Arthrography. New York, Appleton-Century-Crofts, 31–53.

Kennedy JC, Grainger RW. The posterior cruciate ligament. J Trauma 19; 7: 367–377.

Kennedy JC, Grainger RW, McGraw RW. Osteochondral fractures of the femoral condyle. J Bone Joint Surg [Br] 1966; 48B: 436–440.

Kennedy JC, Weinberg HW, Wilson AS. The anatomy and function of the anterior cruciate ligament as determined by clinical and morphological studies. J Bone Joint Surg [Am] 1974; 56A: 223–235.

Kirsch MD, Fitzgerald SW, Friedman H, Rogers LF. Transient patellar dislocation: diagnosis with MR imaging. AJR Am J Roentgenol 1993; 161: 109–113.

Kode L, Licberman JM, Motta AO, Wilber JH, Vasen A, Yagan R. Evaluation of tibial plateau fractures: efficacy of MR imaging compared with CT. AJR Am J Roentgenol 1994; 163: 141–147.

Kornick J, Trefelner E, McCarthy S, Lange R, Lynch K. Jokl P. Meniscal abnormalities in the asymptomatic population at MR imaging. Radiology 1990; 177: 463–465.

Krause BL, Williams JP, Catterall A. Natural history of Osgood-Schlatter disease. J Pediatr Orthop 1990; 10: 65–68.

Kriegsman J. Negative MRI findings in knee injury: clinical implications. Contemp Orthop 1991; 22: 549–555.

Lancourt JE, Cristini JA. Patella alta and patella infera: their etiological role in patellar dislocation, chondromalacia, and apophysitis of the tibial tubercle. J Bone Joint Surg [Am] 1975; 57A: 1112–1115.

Laurin CA, Dussault R, Levesque HP. The tangential x-ray investigation of the patellofemoral joint: x-ray technique, diagnostic criteria and their interpretation. Clin Orthop 1979; 144: 16–26.

Laurin CA, Levesque HP, Dussault R, Labille H, Peides JP. The abnormal lateral patellofemoral angle. J Bone Joint Surg [Am] 1978; 60A: 55–60.

Lee J, Weissman B, Nikpoor N, Aliabodi P, Sosman JL. Lipohemarthrosis of the knee: a review of recent experiences. Radiology 1989; 173: 189–191.

Lee JK, Yao L, Phelps CT, Wirth CR, Czajka J, Lozman J. Anterior cruciate ligament tears: MR imaging compared with arthroscopic and clinical test. Radiology 1988; 166: 861–864.

Lerman J, Gray D, Schweitzer M, Bartolozzi A. MR evaluation of the anterior cruciate ligament: value of axial images. J Comput Assist Tomogr 1995; 19: 604–607.

Linden B. The incidence of osteochondritis dissecans in the condyles of the femur. Acta Orthop Scand 1976; 47: 664–667.

Liu SH, Osti L, Henry M, Bocchi L. The diagnosis of acute complete tears of the anterior cruciate ligament: comparison of MRI, arthrometry and clinical examinations. J Bone Joint Surg [Br] 1995; 77B: 586–588.

Lotke PA, Ecker ML. Current concept review. Osteonecrosis of the knee. J Bone Joint Surg [Am] 1988,70A: 470–473.

Lotke PA, Ecker ML. Osteonecrosis of the medial tibial plateau. Contemp Orthop 1985; 10: 47.

Lugo-Olivieri CH, Scott WW Jr, Zerhouni EA. Fluid-fluid levels in injured knees: do they always represent lipohemarthrosis? Radiology 1996: 198: 499–502.

Lynch TC, Crues JV, Morgan FW, Sheehan WE, Harter LP, Ryu R. Bone abnormalities of the knee. Radiology 1989; 171: 761–766.

Main WK, Scott WN. Knee anatomy. In: Scott WN, ed. Ligament and extensor mechanism injuries of the knee: diagnosis and treatment. St. Louis: Mosby-Year Book, 1991; 13: 32.

Manco LG, Kavanaugh JH, Fay JJ, Bilfield BS. Meniscus tears of the knee: prospective evaluation with CT. Radiology 1986; 159: 147–151.

McCauley TR, Moses M, Kier R, Lynch JK, Barton JW, Joki P. MR diagnosis of tears of anterior cruciate ligament of the knee: importance of ancillary findings. AJR Am J Roentgenol 1994; 162: 115–119.

Medlar RC, Lynce ED. Sinding-Larsen-Johansson disease. Its etiology and natural history. J Bone Joint Surg [Am] 1978; 60A: 1113–1116.

Merchant AC, Mercer RL, Jacobsen RH, Cool CR. Roentgenographic analysis of patello-femoral congruence. J Bone Joint Surg [Am] 1974; 56A: 1391–1396.

Mesgarzadeh M, Moyer R, Leder DS, et al. MR imaging of the knee: expanded classification and pitfalls to interpretation of meniscal tears. Radiographics 1993; 13: 489–500.

Mesgarzadeh M, Sapega AA, Bonakdarpour A. Osteochondritis dissecans: analysis of mechanical stability with radiography, scintigraphy, and MR imaging. Radiology 1987; 165: 775–780.

Mesgarzadeh M, Schneck CD, Bonakdarpour A. Magnetic resonance imaging of the knee and correlation with normal anatomy. Radiographics 1988; 8: 707–733.

Middleton WD, Lawson TL, Anatomy and MRI of the joints: a multiplanar atlas. New York: Raven Press, 1989.

Milgram JW. Radiological and pathological manifestations of osteochondritis dissecans of the distal femur: a study of 50 cases. Radiology 1978; l26: 305–311.

Milgram JW, Rogers LF, Miller JW. Osteochondral fractures: mechanism of injury and fate of fragments. AJR Am J Roentgenol 1978; 130: 651.

Miller TT, Gladden P, Staron RB, Henry JH, Feldman F. Posterolateral stabilizers of the knee: anatomy and injuries assessed with MR imaging. AJR Am J Roentgenol 1997; 169: 1641–1647.

Miller TT, Staron RB, Feldman F. Patellar height on sagittal MR imaging of the knee. AJR Am J Roentgenol 1996; 167: 339-341.

Mink JH, Deutsch AL. Occult cartilage and bone injuries of the knee: detection, classification, and assessment with MR imaging. Radiology 1989; 170: 823–829.

Mink JH, Deutsch AL. Magnetic resonance imaging of the knee. Clin Orthop 1989; 244: 29–47.

Mink JH, Deutsch AL. The knee. In: Mink JH, Deutsch AL, eds. MRI of the musculoskeletal system: a teaching file. New York: Raven Press, 1990: 251–387.

Mink JH, Levy T, Crues JV III. Tears of the anterior cruciate ligament and menisci of the knee: MR imaging evaluation. Radiology 1988; l67: 769–774.

Mink JH, Reicher MA, Crues JV III. A spectrum of knee joint disorders. In: Mink JH, Reicher MA, Crues JV III, eds. Magnetic resonance imaging of the knee. New York: Raven Press, 1987.

Mink JH, Reicher MA, Crues JV III. Magnetic resonance imaging of the knee. New York: Raven Press, 1987.

Mink JH, Reicher MA, Crues JV III, Deutsch AL. MR imaging of the knee, 2nd ed. New York: Raven Press, 1993.

Moore TM, Harvey JP Jr. Roentgenographic measurement of tibial-plateau depression due to fracture. J Bone Joint Surg [Am] 1974; 56: 155–160.

Moore TM, Harvey JP Jr. Roentgenographic measurement of tibial plateau depression due to fracture. J Bone Joint Surg [Am] 1974; 56A: 155–160.

Muheim G, Bohne WH. Prognosis in spontaneous osteonecrosis of the knee. Investigation by radionuclide scintimetry and radiography. J Bone Joint Surg [Br] 1970; 52B: 605–612.

Munk PL, Helms CA, Genant HK, Holt RG. Magnetic resonance imaging of the knee: current status, new directions. Skeletal Radiol 1989; 18: 569–577.

Murphy BJ, Smith RL, Uribe J, Janecki CJ, Hechtman KS, Mangasarian RA. Bone signal abnormalities in the posterolateral tibia and lateral femoral condyle in complete tears of the anterior cruciate ligament: a specific sign? Radiology 1992; 182: 221–224.

Nachlas IW, Olpp JL. Para-articular calcification (Pellegrini-Stieda) in affections of the knee. Surg Gynecol Obstet 1945; 81: 206–212.

Nance EP Jr, Kaye JJ. Injuries of the quadriceps mechanism. Radiology 1982; 142: 301–307.

Nathan PA, Cole SC. Discoid meniscus: a clinical and pathologic study. Clin Orthop 1969; 64: 107–113.

Nelson DW, DiPaola J, Colville M, Schmidgall J. Osteochondritis dissecans of the talus and knee: prospective comparison of MR and arthroscopic classification. J Comput Assist Tomogr 1990; 14: 804–808.

Newberg AH, Greenstein R. Radiographic evaluation of tibial plateau fractures. Radiology 1978; 126: 319–323.

Newberg AH, Seligson D. Patellofemoral joint: 30 degrees, 60 degrees, and 90 degrees views. Radiology 1980; 137: 57–61.

Nicholas JA, Freiberger RH, Killoran PJ. Double-contrast arthrography of the knee: its value in the management of two hundred and twenty-five knee derangements. J Bone Joint Surg [Am] 1970; 52A: 203–220.

Niitsu M, Anno I, Fukubayashi T, Shimojo H, Kuno SY, Akisada M. Tears of cruciate ligaments and menisci: evaluation with cine MR imaging. Radiology 1991; 178: 859–864.

Norman A, Baker ND. Spontaneous osteonecrosis of the knee and medial meniscal tears. Radiology 1978; 129: 653–660.

O'Donoghue DH. Surgical treatment of injuries to ligaments of the knee. JAMA 1959; 169: 1423–1431.

O'Donoghue DH. Chondral and osteochondral fractures. J Trauma 1966; 6: 469–481.

Ogden JA, Southwick WO. Osgood-Schlatter's disease and tibial tuberosity development. Clin Orthop 1976; 116: 180–189.

Osgood RB. Lesions of the tibial tubercle occurring during adolescence. Boston Med Surg J 1903; 148: 114–117.

Pavlov H. The cruciate ligaments. In: Freiberger RH, Kaye JJ, eds. Arthrography. NewYork: Appleton-Century-Crofts, 1979: 93–107.

Pavlov H, Freiberger RH. An easy method to demonstrate the cruciate ligaments by double-contrast arthrography. Radiology 1978; 126: 817–818.

Pope TL Jr. MR imaging of knee ligaments. In: Weissman BN, ed. Syllabus: a categorical course in musculoskeletal radiology. Oak Brook, IL: Radiological Society of North America, 1993: 197–210.

Quinn SF, Brown TF. Meniscal tears diagnosed with MR imaging versus arthroscopy: how reliable a standard is arthroscopy? Radiology 1991; 181: 843–847.

Quinn SF, Brown TR, Szumowski J. Menisci of the knee: radial MR imaging correlated with arthroscopy in 259 patients. Radiology 1992; 185: 577–580.

Quinn SF, Muus C, Sara A, Estrada J, Walling A. Meniscal tears: pathologic correlation with MR imaging [Letter]. Radiology 1988; 166: 580–581.

Rafii M, Firooznia H, Golimbu C, Bonamo J. Computed tomography of tibial plateau fractures. AJR Am J Roentgenol 1984; 142: 1181–1186.

Rafii M, Lamont JG, Firooznia H. Tibial plateau fractures: CT evaluation and classification. Crit Rev Diagn Imaging 1987; 27: 91–112.

Rand JA, Berquist TH. The knee. In: Berquist TH, ed. Imaging of orthopedic trauma. 2nd ed. New York: Raven Press, 1991: 333–432.

Raunest J, Oberle K, Loehnert J, Hoetzinger H. The clinical value of magnetic resonance imaging in the evaluation of meniscal disorders. J Bone Joint Surg [Am] 1991; 73A: 11–16.

Reicher MA, Bassett LW, Gold RH. High resolution MRI of the knee joint: pathologic correlations. AJR Am J Roentgenol 1985; 145: 903–909.

Reicher MA, Hartzman S, Bassett LW, Mandelbaum B, Duckwiler G, Gold RH. MR imaging of the knee. Part I: traumatic disorders. Radiology 1987; 162: 547–551.

Reicher MA, Hartzman S, Duckwiler GR, Bassett LW, Anderson LJ, Gold RH. Meniscal injuries: detection using MR imaging. Radiology 1986; l59: 753–757.

Reicher MA, Rauschning W, Gold RH, Bassett LW, Lufkin RB, Glenn W Jr. High resolution MRI of the knee joint: normal anatomy. AJR Am J Roentgenol 1985; 145: 895–902.

Remer EM, Fitzgerald SW, Friedman H, Rogers LF, Hendrix RW, Schafer MF. Anterior cruciate ligament injury: MR imaging diagnosis and patterns of injury. Radiographics 1992; 12: 901–915.

Resnick D. Internal derangements of joints. In: Resnick D, ed. Diagnosis of bone and joint disorders, 3rd ed. Philadelphia: WB Saunders, 1995: 2899-3228.

Resnick D, Newell JD, Guerra J, Danzig LA, Niwayama G, Georgen TG. Proximal tibiofibular joint: anatomic-pathologic-radiographic correlation. AJR Am J Roentgenol 1978; 131: 133–138.

Richardson ML, Selby B, Montana MA, Mack LA. Ultrasonography of the knee. Radiol Clin North Am 1988; 26: 63–75.

Robertson PL, Schweitzer ME, Bartolozzi AR, Ugoni A. Anterior cruciate ligament tears: evaluation of multiple signs with MR imaging. Radiology 1994; 193: 829–834.

Rogers LF. Radiology of skeletal trauma, 2nd ed. New York: Churchill Livingstone, 1992: 1199–1317.

Rosenberg ZS, Kawelblum M, Cheung YY, Beltran J, Lehman WB, Grant AD. Osgood-Schlatter lesion: fracture or tendinitis? Scintigraphic, CT, and MR imaging features. Radiology 1992; 185: 853–858.

Roychowdhury S, Fitzgerald SW, Sonin AH, Peduto AJ, Miller FH, Hoff FL. Using MR imaging to diagnose partial tears of the anterior cruciate ligament: value of axial images. AJR Am J Roentgenol 1997; 168: 1487–1491.

Rubin DA, Kettering JM, Towers JD, Britton CA. MR imaging of knees having isolated and combined ligament injuries. AJR Am J Roentgenol 1998; 170: 1207–1213.

Rubin DA, Kneeland JB, Listerud J, Underberg-Davis SJ, Dalinka MK. MR diagnosis of meniscal tears of the knee: value of fast spin-echo vs conventional spin-echo pulse sequences. AJR Am J Roentgenol 1994; l62: 1131–1135.

Ruwe PA, McCarthy S. Cost-effectiveness of magnetic resonance imaging. In: Mink JH, Reicher MA, Crues JW, Deutsch AL, ed. MR imaging of the knee, 2nd ed. New York: Raven Press, 1993: 463–466.

Ruwe PA, Wright J, Randall RL, Lynch JK, Jokl P, McCarthy S. Can MR imaging effectively replace diagnostic arthroscopy? Radiology 1992; 183: 335–339.

Ryu KN, Kim IS, Kim EJ, et al. MR imaging of tears of discoid lateral menisci. AJR Am J Roentgenol 1998; 171: 963–967.

Sartoris DJ, Kursunoglu S, Pineda C, Kerr R, Pate D, Resnick D. Detection of intra-articular osteochondral bodies in the knee using computed arthrotomography. Radiology 1985; 155: 447–450.

Schatzker J, McBroom R, Bruce D. The tibial plateau fracture: the Toronto experience 1968-1975. Clin Orthop 1979; 138: 94–104.

Schlatter C. Verletzungen des schnabelförmigen Fortsatzes der oberen Tibiaepiphyse. Beitr Klin Chir 1903; 38: 874–887.

Schlenzka D, Schwesinger G. The height of the patella: an anatomical study. Eur J Radiol 1990; 11: 19–21.

Schneider R, Freiberger RH. Extrameniscal abnormalities. In: Freiberger RH, Kaye JJ, eds. Arthrography. New York: Appleton-Century-Crofts, 1979: pp.109–135.

Schweitzer ME, Tran D, Deely DM, Hume EL. Medial collateral ligament injuries: evaluation of multiple signs, prevalence and location of associated bone bruises, and assessment with MR imaging. Radiology 1995; l94: 825–829.

Schweitzer ME, Mitchell DG, Ehrlich SM. The patellar tendon: thickening, internal signal buckling, and other MR variants. Skeletal Radiol 1993; 22: 411–416.

Scotti DM, Sadhu VK, Heimberg F, O'Hara AE. Osgood-Schlatter's disease: an emphasis on soft tissue changes in roentgen diagnosis. Skeletal Radiol 1979; 4: 21–25.

Scuderi C. Rupture of the quadriceps tendon, study of twenty tendon ruptures. Am J Surg 1958; 95: 626–635.

Shankman S, Beltran J, Melamed E, Rosenberg ZS. Anterior horn of the lateral meniscus: another potential pitfall in MR imaging of the knee. Radiology 1997; 204: 181–184.

Shellock FG, Mink JH, Deutsch AL. Patellar tracking abnormalities: clinical experience with kinematic MR imaging in 130 patients. Radiology 1989; 172: 799–04.

Shellock FG, Mink JH, Deutsch AL, Foo TKF. Kinematic MR imaging of the patellofemoral joint: comparison of passive positioning and active movement techniques. Radiology 1992; 184: 574–577.

Shellock FG, Mink JH, Deutsch AL, Foo TKF, Sullenberger P. Patellofemoral joint: identification of abnormalities with active-movement „unloaded" versus „loaded" kinematic MR imaging techniques. Radiology 1993; l88: 575-578.

Shellock FG, Mink JH, Fox JM. Patello-femoral joint: kinematic MR imaging to assess tracking abnormalities. Radiology 1988; 168: 551–553.

Silverman JM, Mink JH, Deutsch AL. Discoid menisci of the knee. MR imaging appearance. Radiology 1989; 173: 351–354.

Sinding-Larsen MF. A hitherto unknown affection of the patella in children. Acta Radiol 1921; 1: 171–173.

Singson RD, Feldman F, Staron R, Kiernan H. MR imaging of displaced bucket-handle tear of the medial meniscus. AJR Am J Roentgenol 1991; 156: 121–124.

Smillie IS. The congenital discoid meniscus. J Bone Joint Surg [Br] 1948; 30B: 671–682.

Smith D, Totty W. The knee after partial meniscectomy: MR imaging features. Radiology 1990; 176: 141–144.

Sonin AH, Fitzgerald SW, Bresler ME, Kirsch MD, Hoff FL, Friedman H. MR imaging appearance of the extensor mechanism of the knee: functional anatomy and injury patterns. Radiographics 1995; 15: 367–382.

Sonin AH, Fitzgerald SW, Friedman H, Hoff FL, Hendrix RW, Rogers LF. Posterior cruciate ligament injury: MR imaging diagnosis and patterns of injury. Radiology 1994; 190: 455-458

Sonin AH, Fitzgerald SW, Hoff FL, Friedman H, Bresler ME. MR imaging of the posterior cruciate ligament: normal, abnormal, and associated injury patterns. Radiographics 1995; 15: 551–561.

Stark JE, Siegel MJ, Weinberger E, Shaw DW Discoid menisci in children: MR features. J Comput Assist Tomogr 1995; 19: 608–611.

Stoller DW. Magnetic resonance imaging in orthopedics and sports medicine. Philadelphia: JB Lippincott, 1993.

Stoller DW. The knee. In: Stoller DW, ed. Magnetic resonance imaging in orthopedics and rheumatology. Philadelphia: Lippincott, 1989: 97–214.

Stoller DW, Martin C, Crues JV III, Kaplan L, Mink JH. Meniscal tears: pathologic correlation with MR imaging. Radiology 1987; 163: 731–735.

Tung GA, Davis LM, Wiggins ME, Fadale PD. Tears of the anterior cruciate ligament: primary and secondary signs at MR imaging. Radiology 1993; 188: 661–667.

Turek SL. Congenital discoid menisci. In: Turek SL, ed. Orthopedics, principles and their application, 4th ed. Philadelphia: JB Lippincott, 1984: 1285–1287.

Turner DA, Prodromos CC, Petasnick JP, Clark JW. Acute injury of the ligaments of the knee: magnetic resonance evaluation. Radiology 1985; l54: 717–722.

Twaddle BC, Hunter JC, Chapman JR, Simoniah PT, Escobedo EM. MRI in acute knee dislocation: a prospective study of clinical, MRI and surgical findings. J Bone Joint Surg [Br] 1996; 78B: 573–579.

Umans H, Wimpfheimer O, Haramati N, Applbaum YH, Adler M, Bosco J. Diagnosis of partial tears of the anterior cruciate ligament of the knee: value of MR imaging. AJR Am J Roentgenol 1995; 165: 893–897.

Vahey TN, Broome DR, Kayes KJ, Shelbourne KD. Acute and chronic tears of the anterior cruciate ligament: differential features at MR imaging. Radiology 1991; 181: 251–253.

Vahey TN, Hunt JE, Shelbourne KD. Anterior translocation of the tibia at MR imaging: a secondary sign of anterior cruciate ligament tear. Radiology 1993; 187: 817–819.

Van Dommelen BA, Fowler PJ. Anatomy of the posterior cruciate ligament: a review. Am J Sports Med 1989; 17: 24–29.

Weber WN, Neumann CH, Barakos JA, Peterson SA, Steinbach LS, Genant HK. Lateral tibial rim (Segond) fractures: MR imaging characteristics. Radiology 1991; 180: 731–734.

Weismann BNW, Sledge CB. The knee. In: Weismann BNW, Sledge CB, eds. Orthopedic radiology. Philadelphia: WB Saunders, 1986: 497–587.

Weiss KL, Morehouse HT, Levy IM. Sagittal MR images of the knee: a low-signal band parallel to the posterior cruciate ligament caused by a displaced bucket-handle tear. AJR Am J Roentgenol 1991; 156: 117–119.

Wershba B, Dalinka MK, Coren GS. Double-contrast knee arthrography in the evaluation of osteochondritis dissecans. Clin Orthop 1975; 107: 81–86.

Wickstrom KT, Spitzer RM, Olsson HE. Roentgen anatomy of the posterior horn of the lateral meniscus. Radiology 1975; 116: 617–619.

Williams JL, Cliff MM, Bonakdarpour A. Spontaneous osteonecrosis of the knee. Radiology 1973; 107: 15–19.

Wolfe RD, Dieden JD. Cruciate ligament injury: diagnostic difficulties in the presence of meniscal injury. Radiology 1985; 157: 19–21.

Woods GW, Whelan JM. Discoid meniscus. Clin Sports Med 1990; 9: 695–706.

Wright DH, De Smet AA, Norris M. Bucket-handle tears of the medial and lateral menisci of the knee: value of MR imaging in detecting displaced fragments. AJR Am J Roentgenol 1995; 165: 621–625.

Yu JS, Salonen DC, Hodler J, Haghighi P, Trudell D, Resnick D. Posterolateral aspect of the knee: improved MR imaging with a coronal oblique technique. Radiology 1996; 198: 199–204.

Zeiss J, Saddemi SR, Ebraheim NA. MR imaging of the quadriceps tendon: normal layered configuration and its importance in cases of tendon rupture. AJR Am J Roentgenol 1992; 159: 1031–1034.

Kapitel 9

Untere Gliedmaße III: Sprunggelenk und Fuß

Von allen gewichttragenden Gelenken des Körpers wird das Sprunggelenk am häufigsten verletzt. Die meisten Verletzungsopfer sind dabei junge Erwachsene, die bei der Sportausübung, z. B. bei Laufsportarten, beim Skifahren oder Fußball verunglücken. Zu den verletzungsgefährdeten Sprunggelenkstrukturen zählen Knochen, Bänder, Sehnen und Syndesmosen; Bänder können auch ohne begleitende Frakturen Schaden nehmen. In diesen Fällen kann die Bänderschädigung auch in den Übersichtsaufnahmen unerkannt bleiben – mit dem Ergebnis, daß der Patient somit nicht angemessen behandelt wird.

Meist zeigt die Bruchart den Verletzungsmechanismus an, der von der Stellung des Fußes sowie der Richtung und der Stärke der einwirkenden Kraft und vom Widerstand der gelenkbildenden Strukturen abhängt, wie dies Kleiger herausgestellt hat. Umgekehrt kann der Verletzungsmechanismus als Hinweis darauf dienen, welche Bandstrukturen verletzt sind.

Man kann zwar manchmal den Verletzungsmechanismus bestimmen und die Schädigung der verschiedenen Strukturen aufgrund einer sorgsam erhobenen Anamnese sowie klinischen Untersuchung schon vorhersagen, doch ist die radiologische Untersuchung der Schlüssel zur verläßlichen Beurteilung von Ort und Ausmaß der Verletzung. Ganz allgemein existieren 2 Grundmechanismen einer Sprunggelenkverletzung: Inversions- und Eversionsverletzungen; doch können Innen- oder Außenrotations-, Hyperflexions- oder Hyperextensions- und Vertikalkompressionskräfte diese beiden Grundformen komplizieren.

Verletzungen des Fußes sind ebenfalls häufig und meist die Folge eines direkten Traumas, wie z. B. eines Schlages oder eines Sturzes aus der Höhe; nur selten einmal resultieren solche Verletzungen aus indirekten Kräften, wie einer abnormen Belastung oder Zerrung von Muskeln oder Sehnen. Frakturen des Fußes machen etwa 10% aller Brüche aus und sind häufiger als die Luxationen des Fußes, die meist mit Frakturen einhergehen und sich im Chopart-, im Lisfranc- oder in den Zehengrundgelenken ereignen.

Anatomisch-radiologische Betrachtungen

Das eigentliche Sprunggelenk besteht aus dem tibiotalaren und dem distalen tibiofibularen Gelenk, wobei letzteres mehr eine Syndesmose als ein echtes Gelenk (Diarthrose) darstellt. Bei einer Verletzung gilt es jedoch zu bedenken, daß das Sprunggelenk als Funktionseinheit mit anderen Gelenken des Fußes, insbesondere mit dem Talokalkanealgelenk (Subtalar- oder unteres Sprunggelenk) arbeitet, wo eine Krafteinwirkung große Rückwirkungen auf Sprunggelenkverletzungen haben kann.

Das Sprunggelenk wird von 3 Knochen gebildet – distale Tibia und Fibula sowie dem Talus – und von 3 wichtigen Bändergruppen – Innenband (Lig. deltoideum), Außenband, das aus Lig. fibulotalare anterius und posterius sowie Lig. fibulocalcaneare zusammengesetzt ist, sowie dem Syndesmosenkomplex, einer Bandhafte zwischen distaler Tibia und distaler Fibula (Abb. 9-1). Der distale Komplex der Syndesmosis tibiofibularis, eine der wichtigsten Strukturen für die Integrität und Stabilität des Sprunggelenks, besteht aus 3 Anteilen: dem Lig. tibiofibulare anterius, dem Lig. tibiofibulare posterius und der Membrana interossea.

Anatomisch und kinetisch betrachtet läßt sich der Fuß in 3 Abschnitte einteilen: Hinterfuß (oder Rückfuß), Mittelfuß und Vorfuß. Der Hinterfuß wird vom zentralen Fußanteil durch das Chopart-Gelenk getrennt, zu ihm gehören Talus und Kalkaneus; der zentrale Fußanteil wird vom Vorfuß durch das Lisfranc-Gelenk getrennt; zu ihm zählen Os naviculare, Os cuboideum und die 3 Ossa cuneiformia; zum Vorfuß gehören die Metatarsalia und die Phalangen (Abb. 9-2). Die Muskeln an Tibia und Fibula gehen proximal des Sprunggelenks oder aber in dessen Höhe in Sehnen über, die am Fuß inserieren (Abb. 9-3).

Noch ein Wort zur Terminologie, da die Begriffsbestimmungen zur Beschreibung der Bewegung von Sprunggelenk und Fuß in der Literatur nicht einheitlich verwen-

TEIL II - Trauma

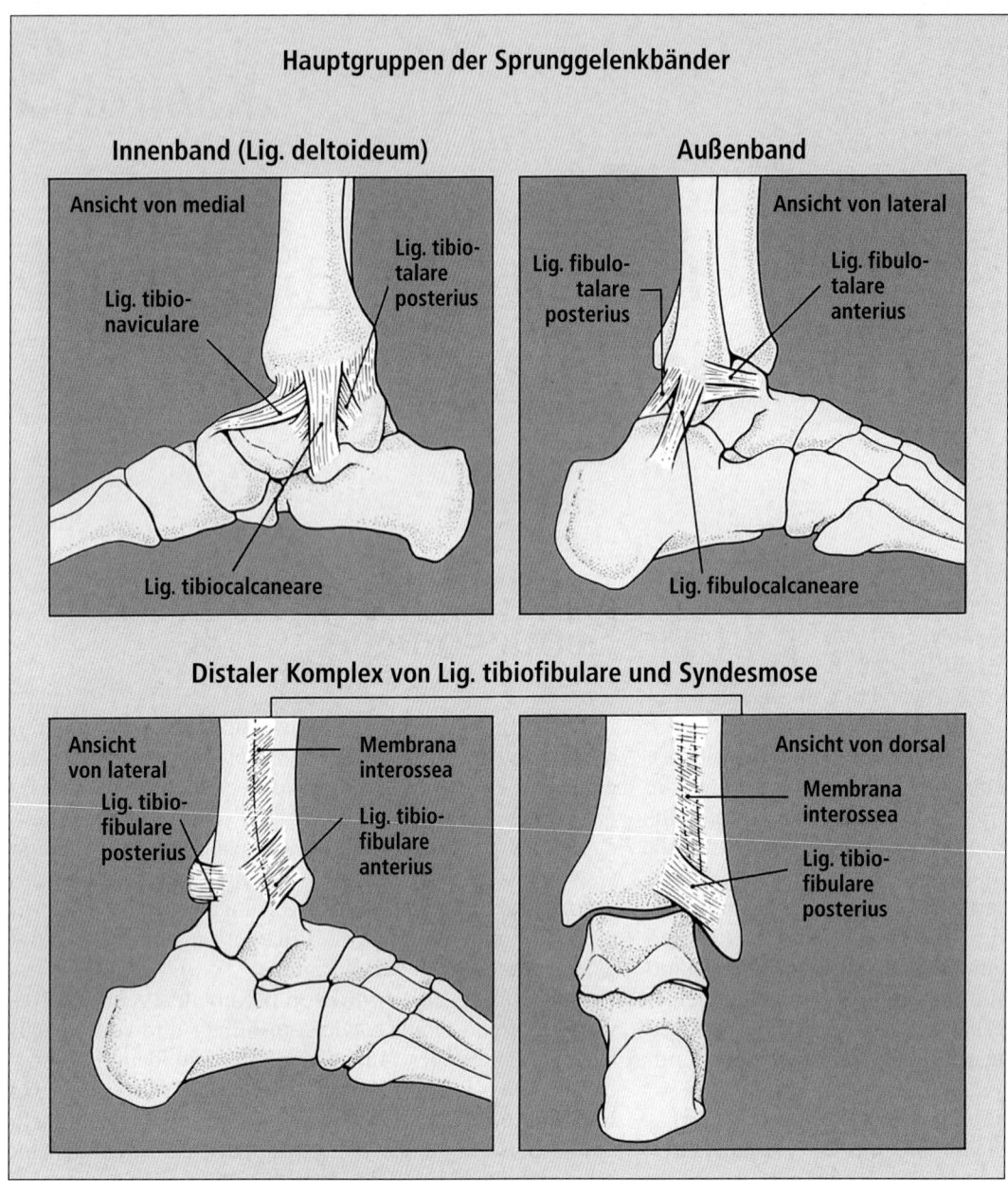

Abb. 9-1. Drei Bänderhauptgruppen sichern das Sprunggelenk: Das Innenband (Lig. deltoideum), das Außenband und der Komplex der distalen Syndesmosis tibiofibularis, welcher zur Aufrechterhaltung von Integrität und Stabilität des oberen Sprunggelenks wichtig ist

det werden und deshalb viel Unsicherheit in Bezug auf die verschiedenen Mechanismen von Sprunggelenk- und Fußverletzungen entstanden ist. Häufig, aber eben unrichtig, werden die Begriffe Adduktion, Inversion, Varus und Supination austauschbar gehandhabt, ebenso ihre Gegenspieler Adduktion, Eversion, Valgus und Pronation, doch wende man Supination und Pronation besser für komplexe Bewegungen an. Die *Supination* besteht aus der Adduktion und der Inversion des Vorfußes (Bewegung im Lisfranc- und im Chopart-Gelenk) und der Inversion der Ferse, die dann eine Varusform annimmt (Bewegung im unteren Sprunggelenk), wie auch in einer leichten Plantarflexion des oberen Sprunggelenks. Bei der *Pronation* besteht die komplexe Bewegung aus Abduktion und Eversion des Vorfußes (Bewegung im Chopart- und Lisfranc-Gelenk) und einer Eversion der Ferse, die dann eine Valgusform annimmt (Bewegung im unteren Sprunggelenk), zusammen mit einer leichten Dorsalflexion des oberen Sprunggelenks (Abb. 9-4).

Adduktion im engeren Sinne bezeichnet die Medialabweichung des Vorfußes, *Abduktion* die Lateralabweichung des Vorfußes, die beide im Lisfranc-Gelenk ausgeführt werden; *Fersenadduktion* bedeutet die Inversion des Fersenbeins und *Fersenabduktion* die Eversion des Fersenbeins, die beide im unteren Sprunggelenk ausgeführt werden. *Plantarflexion* ist die (plantare) Abwärtsbewegung des Fußes, *Dorsalflexion* die Aufwärtsbewegung des Fußes, die im oberen Sprunggelenk erfolgen. Varus und Valgus sollte man nicht zur Bewegungsbeschreibung verwenden, sondern nur zur Beschreibung der Spunggelenk- oder Fußstellung bei Deformitäten. Gelegentlich sind Varus und Valgus auch gegen Inversion und Eversion austauschbar, wenn diese die Belastungsrichtung angeben.

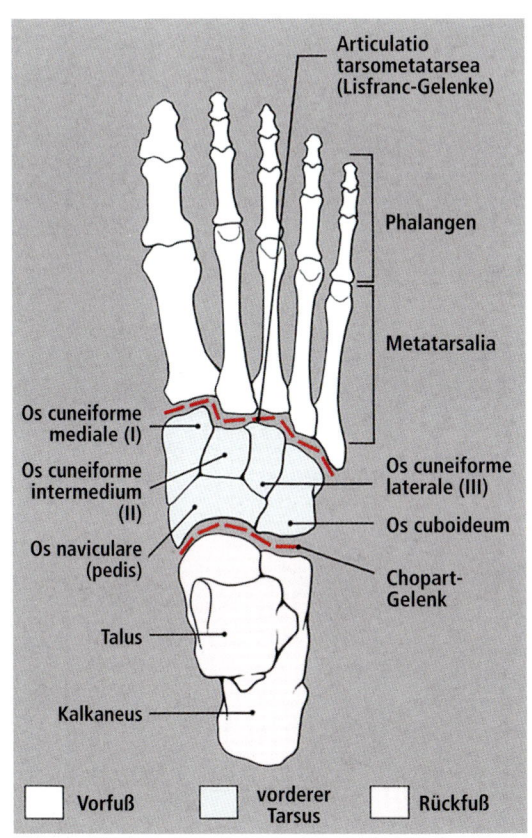

Abb. 9-2. Den Fuß kann man als aus 3 anatomischen Hauptteilen bestehend ansehen: den Rückfuß, den zentralen Fußanteil und den vorderen Fußanteil, die jeweils proximal vom Chopart-Gelenk und distal vom Tarsometatarsalgelenk (Lisfranc-Gelenk) voneinander getrennt werden

TEIL II - Trauma

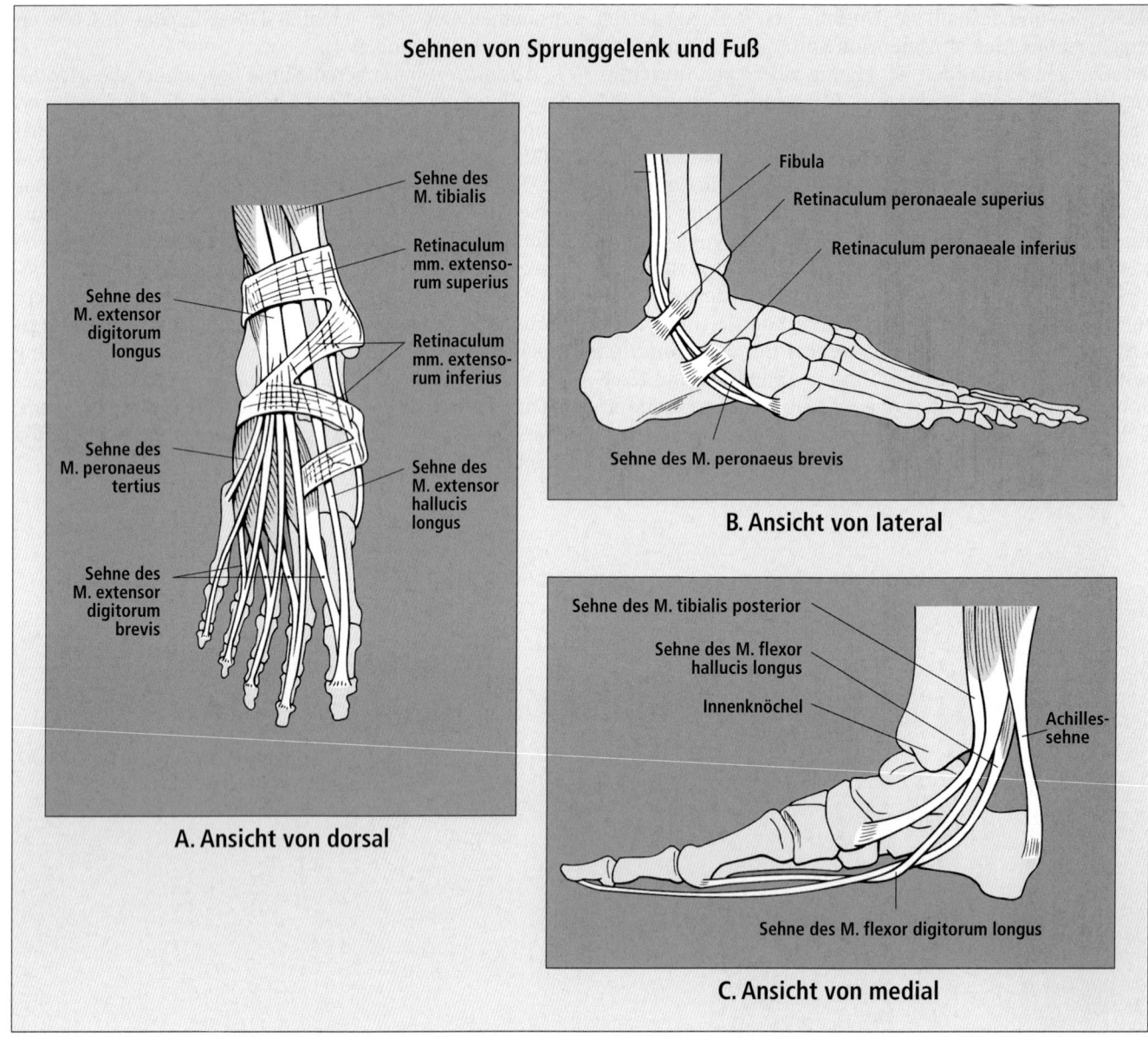

Abb. 9-3. Verlauf und Ansatz verschiedener Sehnen an Sprunggelenk und Fuß von (**A**) dorsal, (**B**) lateral und (**C**) medial

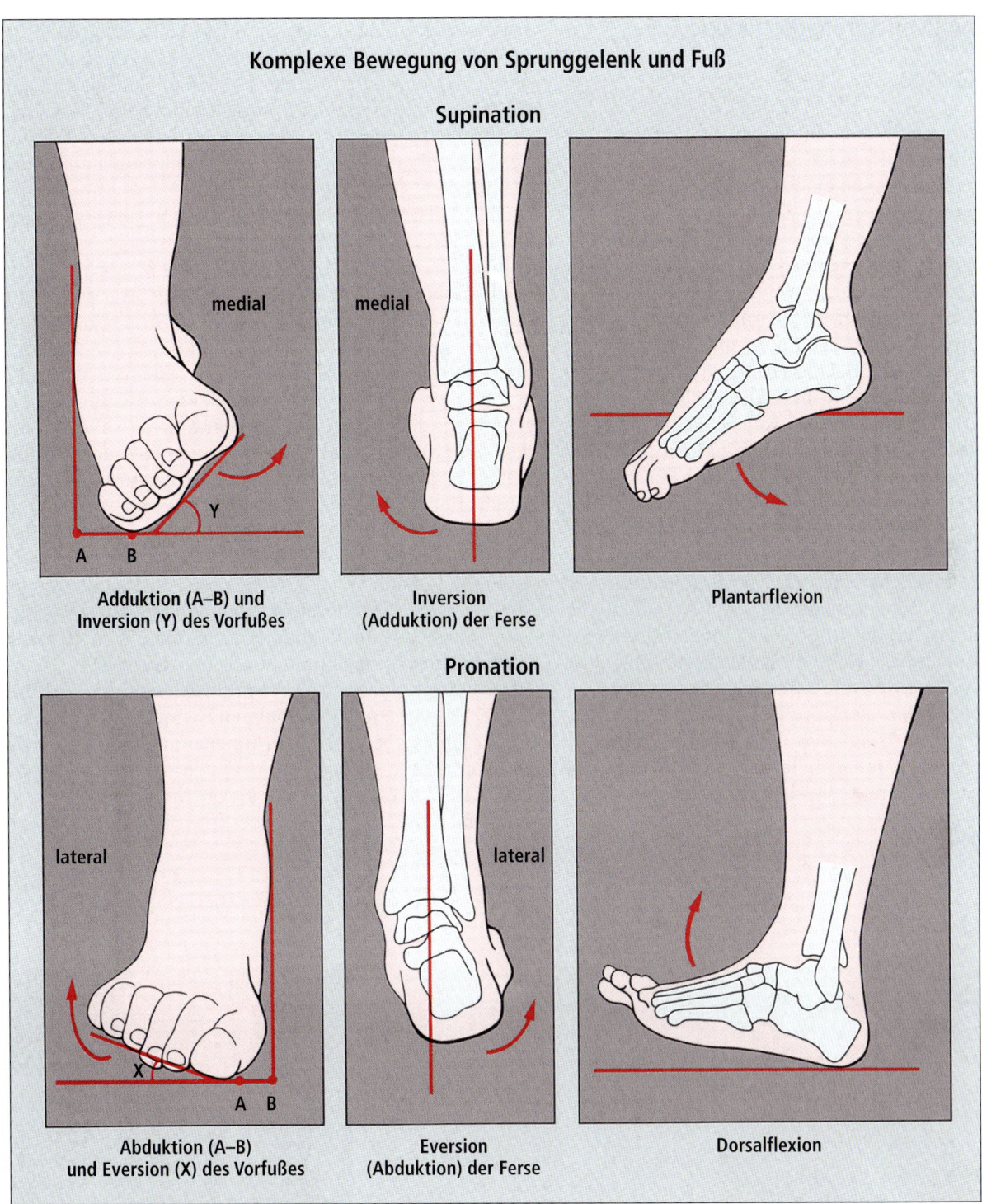

Abb. 9-4. Die Supination ist eine komplexe Bewegung, die aus einer Adduktion und Inversion des Vorfußes im Verein mit einer Inversion der Ferse und einer leichten Plantarflexion im Sprunggelenk zusammengesetzt ist. Bei der Pronation gehören zu dieser Komplexbewegung eine Abduktion und Eversion der Ferse mit einer leichten Dorsalflexion im Sprunggelenk

Bildgebung von Sprunggelenk und Fuß

Sprunggelenk

In der Regel umfaßt die routinemäßige Röntgenuntersuchung des Sprunggelenks die a.-p. Aufnahme (mit Einschluß der Gabel), die seitliche und Schrägaufnahme(n). Auch werden oft gehaltene oder Belastungsaufnahmen des Sprunggelenks zur Beurteilung von Sprunggelenksverletzungen vorgenommen. Eventuell braucht man noch ergänzende Spezialaufnahmen.

In der *anterior-posterioren Aufnahme* sind distale Tibia und Fibula einschließlich Innen- und Außenknöchel gut zu sehen (Abb. 9-5). Bei dieser Einstellung achte man darauf, daß der Außenknöchel länger als der Innenknöchel ist. Dieses anatomische Kennzeichen ist für die Sprunggelenkstabilität wichtig und bei der Rekonstruktion von Sprunggelenkfrakturen ganz wesentlich. Bereits eine geringfügige Fehlstellung oder Verkürzung des Außenknöchels ermöglicht eine Lateralverschiebung des Talus und kann eine Inkongruenz im oberen Sprunggelenk herbeiführen, die möglicherweise eine posttraumatische Arthrose hervorruft. Eine Variante der a.-p. Aufnahme, bei der das Sprunggelenk um 10–30° nach innen rotiert wird, heißt Gabelaufnahme, weil bei dieser die Sprunggelenkgabel gut dargestellt wird (Abb. 9-6).

Die *Seitaufnahme* dient der Beurteilung der Vorderfläche der distalen Tibia und der hinteren Lippe des Knochens (des sog. Malleolus tertius; Abb. 9-7). Einige koronar verlaufende Frakturen sieht man in dieser Projektion besser.

Die *Schrägaufnahme* des Sprunggelenks fertigt man bei 30–35° Inenrotation des Fußes an; sie zeigt dann die Syndesmosis tibiofibularius und den Schienbein-Wadenbein-Gelenkanteil des oberen Sprunggelenks (Abb. 9-8). Eine *äußere Schrägaufnahme* kann erforderlich werden, um den Außenknöchel und das Tuberculum tibiale anterius darzustellen (Abb. 9-9).

Die meisten Bandverletzungen des Sprunggelenks erfordern gehaltene Aufnahmen, die Sprunggelenkarthrographie, Computertomographie (CT) oder Magnetresonanztomographie (MRT) (s. unten) für deren Nachweis und hinreichende Beurteilung. Einige lassen sich jedoch schon von Ort und Ausdehnung einer Fraktur in den Routineübersichten ableiten. Die gründliche Kenntnis der topographischen Skelett- und Weichteilanatomie am Sprunggelenk zusammen mit dem Verständnis der Kinetik und des Verletzungsmechanismus wird dem Radiologen dabei helfen, Verletzungszustände richtig zu diagnostizieren und Bandverletzungen abzusehen. Mit diesem Verständnis wird er auch die Folge der Verletzungen der einzelnen Strukturen bestimmen können.

Einige Bänderverletzungen lassen sich anhand der Sprengung der Sprunggelenkgabel und der Talusverschiebung diagnostizieren; andere kann man vom Erscheinungsbild der Knochenbrüche ableiten. So weist z. B. eine Fibulafraktur oberhalb der Sprunggelenkhöhe auf eine Ruptur des vorderen tibiofibularen Bandes hin. Eine Fraktur der Fibula oberhalb deren Tuberculum anterius spricht sehr stark dafür, daß die untere Syndesmose komplett gerissen ist. Eine Fraktur der Fibula oberhalb Sprunggelenkhöhe und ohne Begleitfraktur des Innenknöchels bedeutet

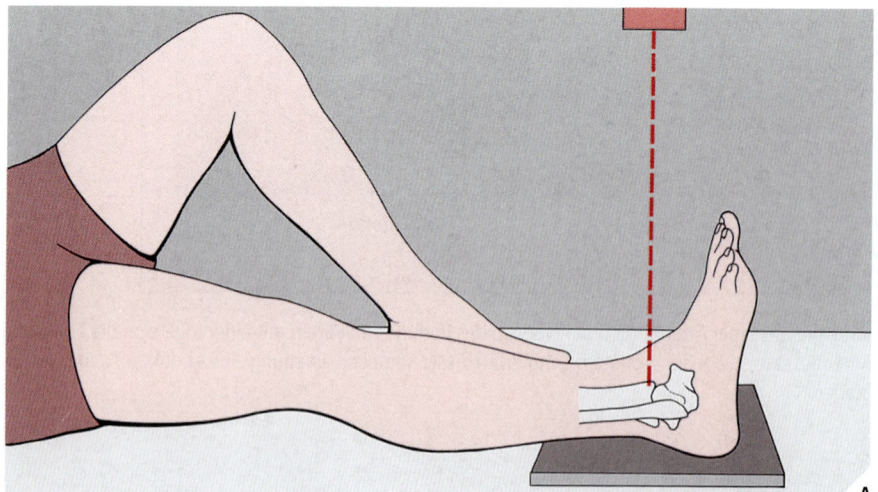
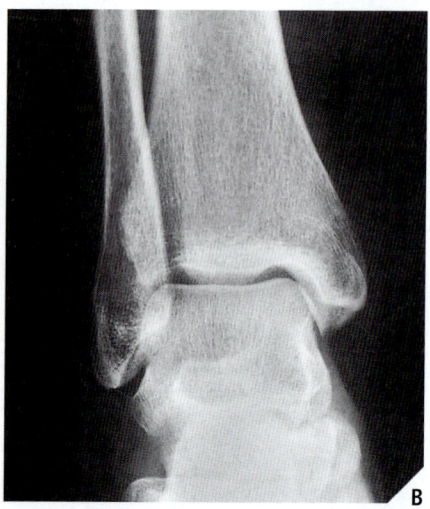

Abb. 9-5. A Bei der a.-p. Aufnahme des Sprunggelenks liegt der Patient mit dem Rücken auf dem Tisch und läßt die Ferse auf der Kassette ruhen. Der Fuß ist in Neutralstellung, die Fußsohle steht senkrecht zum Unterschenkel und zur Kassette. Der Zentralstrahl zeigt genau in der Mitte zwischen beiden Knöcheln vertikal auf den Sprunggelenkspalt. **B** Eine solche Aufnahme zeigt die distale Tibia, insbesondere den Innenknöchel, die Talusrolle und die Articulatio tibiotalaris. Achten Sie hier jedoch auf die Überlappung der distalen Fibula mit dem lateralen Tibiaanteil. Die Syndesmose ist nicht deutlich einsehbar

Untere Gliedmaße III: Sprunggelenk und Fuß 9

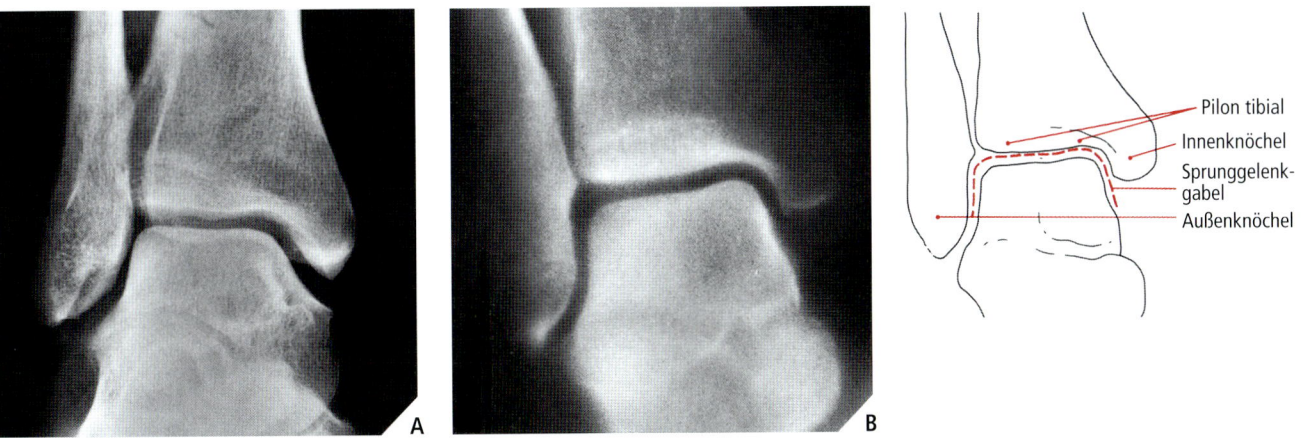

Abb. 9-6. A Die Gabelaufnahme des Sprunggelenks, eine Variante der a.-p. Projektion mit 10° (bis 30°) innenrotiertem Sprunggelenk, schaltet die Überlagerung der medialen Fibula- mit den lateralen Tibiaabschnitten aus, so daß sich der Spaltraum zwischen beiden Knochen gut darstellt. **B** Die Sprunggelenkgabel, hier in einem Tomogramm durch das Sprunggelenk gezeigt, wird vom Innenknöchel, der Gelenkfläche der distalen Tibia (Plafond oder Pilon) und dem Außenknöchel gebildet; sie hat das Aussehen eines auf dem Kopf stehenden „U"

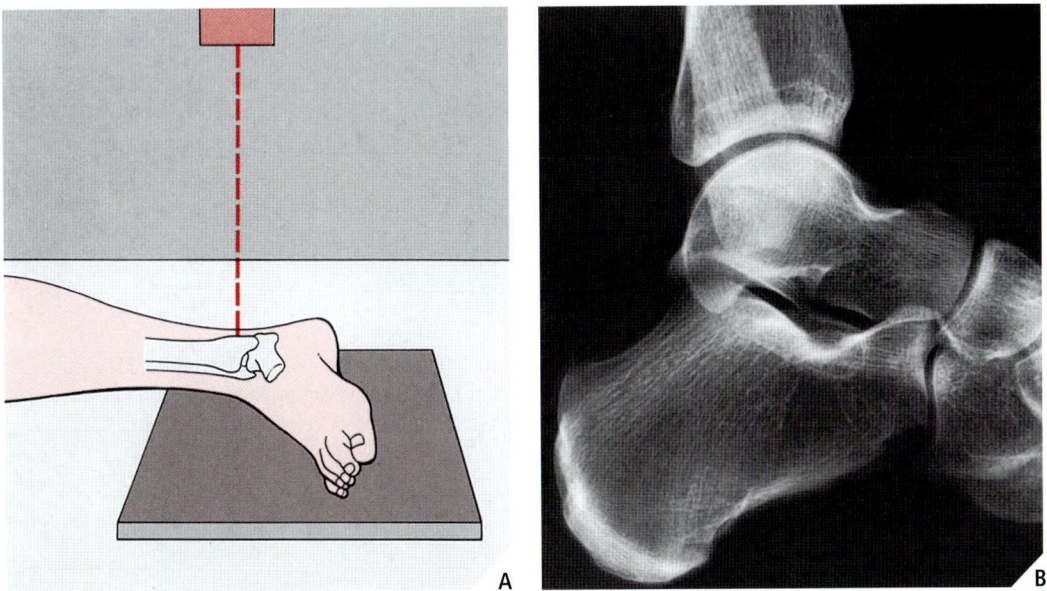

Abb. 9-7. A Zur Seitaufnahme des Sprunggelenks liegt der Patient auf der Seite und hat bei Neutralstellung des Fußes die Fibula auf der Kassette liegen. Der Zentralstrahl zeigt senkrecht auf den Innenknöchel. (Bei dieser Projektion kann auch der Innenknöchel der Kassette aufliegen.) **B** In dieser Aufnahme sieht man distale Tibia, Talus und Calcaneus im Profil, wobei die Fibula die Hinterfläche von Tibia und Talus überlagert. Oberes und unteres Sprunggelenk sind gut dargestellt. Achten Sie auf die hintere Tibialippe, den sog. Malleolus tertius

TEIL II - Trauma

einen Riß des Deltabandes. Eine Querfraktur des Innenknöchels zeigt an, daß das Innenband intakt ist. Eine hohe Fibulafraktur, die sog. Maisonneuve-Fraktur (s. unten), ist Zeichen einer Ruptur der Membrana interossea bis in Höhe dieses Bruchs.

Wenn die Übersichtsaufnahmen des Spunggelenks jedoch normal ausfallen, dann sind Belastungsaufnahmen zur Beurteilung von Bandverletzungen äußerst wichtig (vgl. Abb. 4-3). Meist werden dann die gehaltene Inversions-(Adduktions-) und die vordere Schubaufnahme angefertigt; nur selten einmal ist eine Eversions-(Abduktions-) Belastungsaufnahme erforderlich.

Bei der Aufnahme mit *Inversionsbelastung* im a.-p. Strahlengang kann man die Taluskippung als Winkel zwischen den Tangenten an den Tibiaplafond und die Talusrolle ausmessen (Abb. 9-10). Dieser Winkel hilft, Außenbandrisse zu erkennen, doch macht die weite Spanne der Normalwerte bei der Messung die Interpretation schwierig, weshalb man Vergleichsaufnahmen der Gegenseite vornehmen sollte. Selbst diese Methode ist nicht immer genau; bis zu 25° Taluskippung wurden schon bei Personen ohne Sprunggelenkverletzung berichtet, und mitunter bieten die Sprunggelenke eines einzigen Patienten bereits eine erhebliche Variation bei der Messung. Viele Sach-

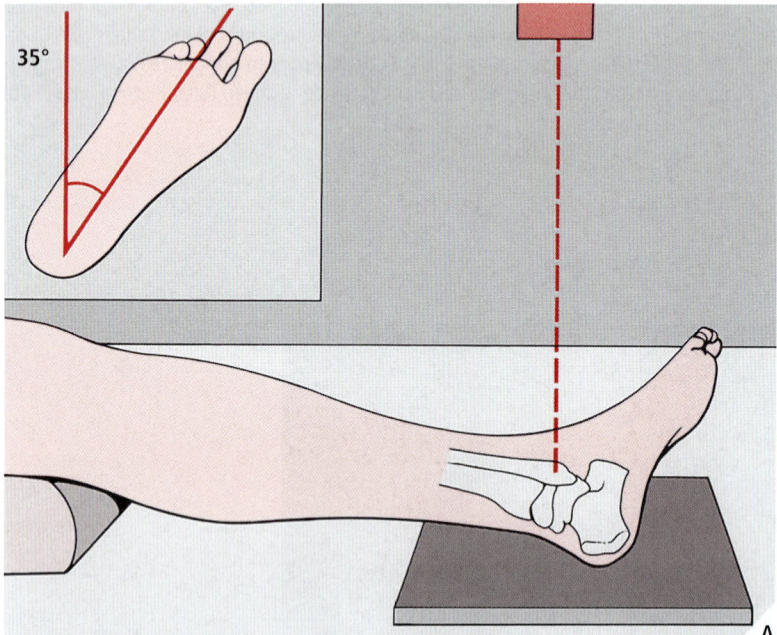
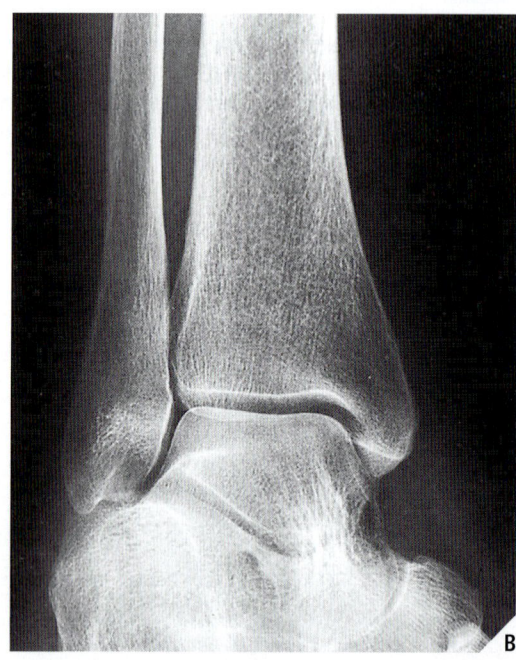

Abb. 9-8. **A** Zur Schrägaufnahme des Sprunggelenks in Innenrotation liegt der Patient auf dem Rücken und dreht Bein und Fuß um ca. 35° nach innen (kleines Bild). Der Fuß bildet in Neutralstellung mit dem Unterschenkel einen Winkel von 90°. Der Zentralstrahl zeigt senkrecht auf den Außenknöchel. **B** Das Röntgenbild zeigt Innen- und Außenknöchel, Pilon tibial, Talusrolle, oberes Sprunggelenk und Syndesmosis tibiofibularis recht gut

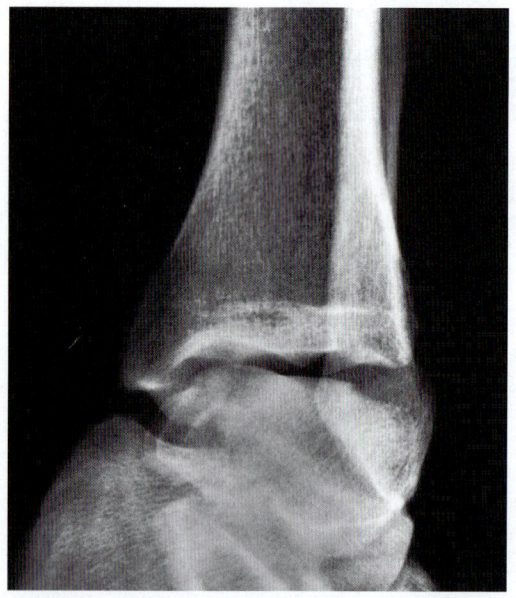
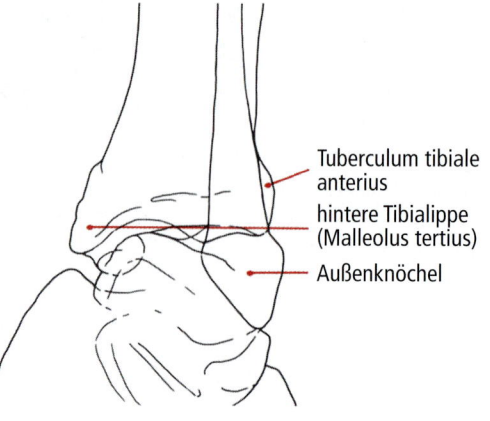

Abb. 9-9. Bei der Schrägaufnahme in Außenrotation, zu der der Patient wie bei der Innenrotationsaufnahme gelagert wird, bei der er jedoch die Gliedmaße um ca. 40–45° nach außen dreht, stellen sich Außenknöchel und vorderes Tibiahöckerchen gut dar

kenner raten dann zu folgender Beurteilung: Bei forcierter Inversion ist eine Kippung unter 5° normal, 5–15° können normal oder pathologisch sein, 15–25° deuten sehr sicher auf eine Bandverletzung, und Winkel über 25° sind immer pathologisch. Bei forcierter Eversion ist eine Taluskippung von mehr als 10° wahrscheinlich pathologisch.

Die *gehaltene Vorschubaufnahme* in der seitlichen Projektion liefert ein nützliches Maß zur Bestimmung einer Verletzung des Lig. fibulotalare anterius (Abb. 9-11). Werte von bis zu 5 mm Spaltbreite zwischen Talus und distaler Tibia werden als normal angesehen. Werte zwischen 5 und 10 mm können normal oder abnorm sein; zum Vergleich sollte man hier auch die Gegenseite belasten. Werte über 10 mm bedeuten immer einen pathologischen Befund.

Weiterführende bildgebende Verfahren sind bei der Diagnose und Beurteilung von vielen Sprunggelenkverletzungen sehr wichtig. Die Tomographie hilft bei der Beurteilung komplexer Frakturen von distaler Tibia und Fibula, die Computertomographie (CT) kann erforderlich werden, um die Lage von Trümmerfragmenten bei komplizierten Frakturen zu bestimmen, z. B. von solchen der distalen Tibia, der Fibula und des Calcaneus.

Die Arthrographie (Abb. 9-12) ist eine wichtige Methode für den Nachweis unversehrter Bandstrukturen bei einer akuten Verletzung, auch wenn sie in letzter Zeit mehr und mehr von der MRT verdrängt wurde. Doch ist sie immer noch eine effiziente Technik bei der Beurteilung des Gelenkknorpels und beim Nachweis und der Lokalisation freier Gelenkkörper. In Kombination mit der Tomographie (Arthrotomographie) hat sie bei der Beurteilung von Knorpel- und Knorpel-Knochen-Frakturen sowie der Osteochondrosis dissecans, die meist die Talusrolle befällt, unschätzbaren Wert. Meist führt man diese im Einfachkontrast durch, um die Intaktheit der Sprunggelenkbänder zu prüfen. Zur Beurteilung des Gelenkknorpels kommt häufig die Doppelkontrastmethode (positives Kontrastmittel plus Luft) in Verbindung mit der Tomographie zum Einsatz.

Die Sprunggelenktenographie ist ein nützliches Verfahren zur Beurteilung von Sehnenrissen, besonders der Achillessehne, der Sehne von M. peronaeus longus und

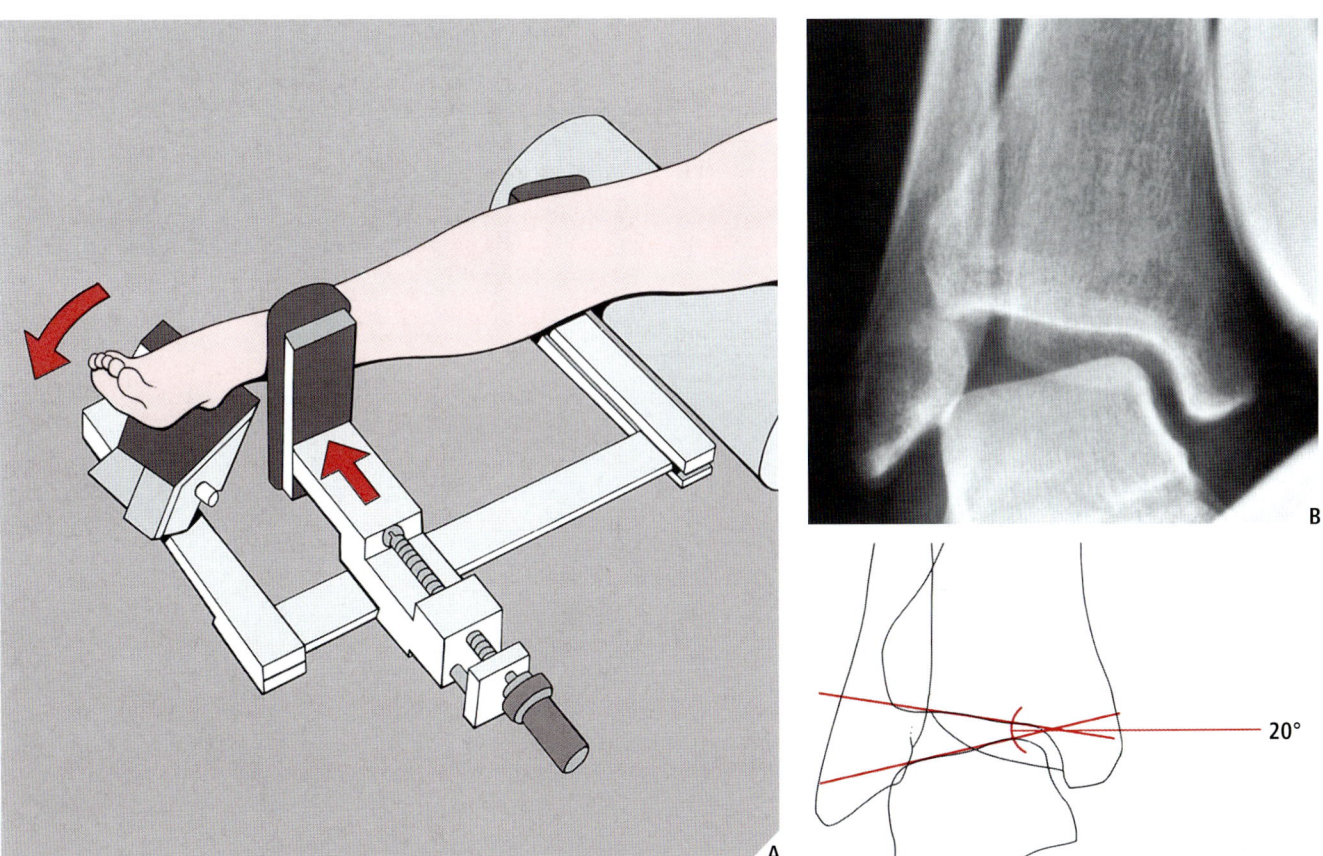

Abb. 9-10. A Zur gehaltenen Aufnahme in Inversion (Adduktion) des oberen Sprunggelenks wird der Fuß in einem Haltegerät fixiert; der Patient liegt auf dem Rücken. Die etwa 2 cm oberhalb des Sprunggelenks angelegte Druckplatte übt eine Varusbelastung aus, die die Ferse adduziert. (Wenn die Untersuchung schmerzhaft ist, werden am Ort des stärksten Schmerzes 5–10 ml 1%iges Lokalanästhetikum injiziert; besser handbreit oberhalb OSG).
B In der a.-p. Aufnahme mißt man die Taluskippung anhand des Winkels, der durch Linien längs des Pilon tibial und der Talusrolle gebildet wird; der Seitenvergleich erfolgt in gleicher Weise

TEIL II - Trauma

brevis, M. tibialis posterior, M. flexor digitorum longus und M. flexor hallucis longus. Nach Bleichrodt et al. erwies sich die Tenographie bei der Diagnose von Verletzungen des Lig. fibulocalcaneare bei einer Sensitivität von 88% und einer Spezifität von 87–94% als besonders zuverlässig. Ähnlich wie bei der Sprunggelenkarthrographie wird eine 22-G-Kanüle in die Sehnenscheide eingebracht, wobei die Nadelspitze nach distal zeigt; anschließend werden unter Durchleuchtungskontrolle 15–20 ml Kontrastmittel injiziert; dann folgen Aufnahmen in den Standardprojektionen (Abb. 9-13). Der Austritt von Kontrastmittel aus der Sehnenscheide, der abrupte Abbruch der Kontrastmittelfüllung der Sehnenscheide oder der Kontrastmittelübertritt in benachbarte Gelenke zeigen dann eine Ruptur an (vgl. Abb. 9-64B u. 9-67).

Die CT ist zur Beurteilung der verschiedenen Sehnen ein aussagekräftiges bildgebendes Verfahren, da deren Weichteilkontrastauflösung die leichte Unterscheidung dieser Strukturen vom umgebenden Fett ermöglicht. Insbesondere lassen sich Sehnenverletzungen incl. Tendinitis, Tenosynovialitis und Rupturen sowie Verlagerungen der Sehnen zuverlässig diagnostizieren. Wichtigste Einschränkung bei der Abklärung pathologischer Sehnenveränderungen mittels der CT ist, daß man diese nicht in der Koronar- oder Sagittalebene darstellen kann. Rekonstruktionen sind zwar mitunter hilfreich, bieten aber doch eine ungenügende räumliche Auflösung und erfordern zusätzliche Untersuchungszeit.

Für eine adäquate CT von Sprunggelenk und Fuß ist die geeignete Lagerung des Unterschenkels in der Gantry ganz

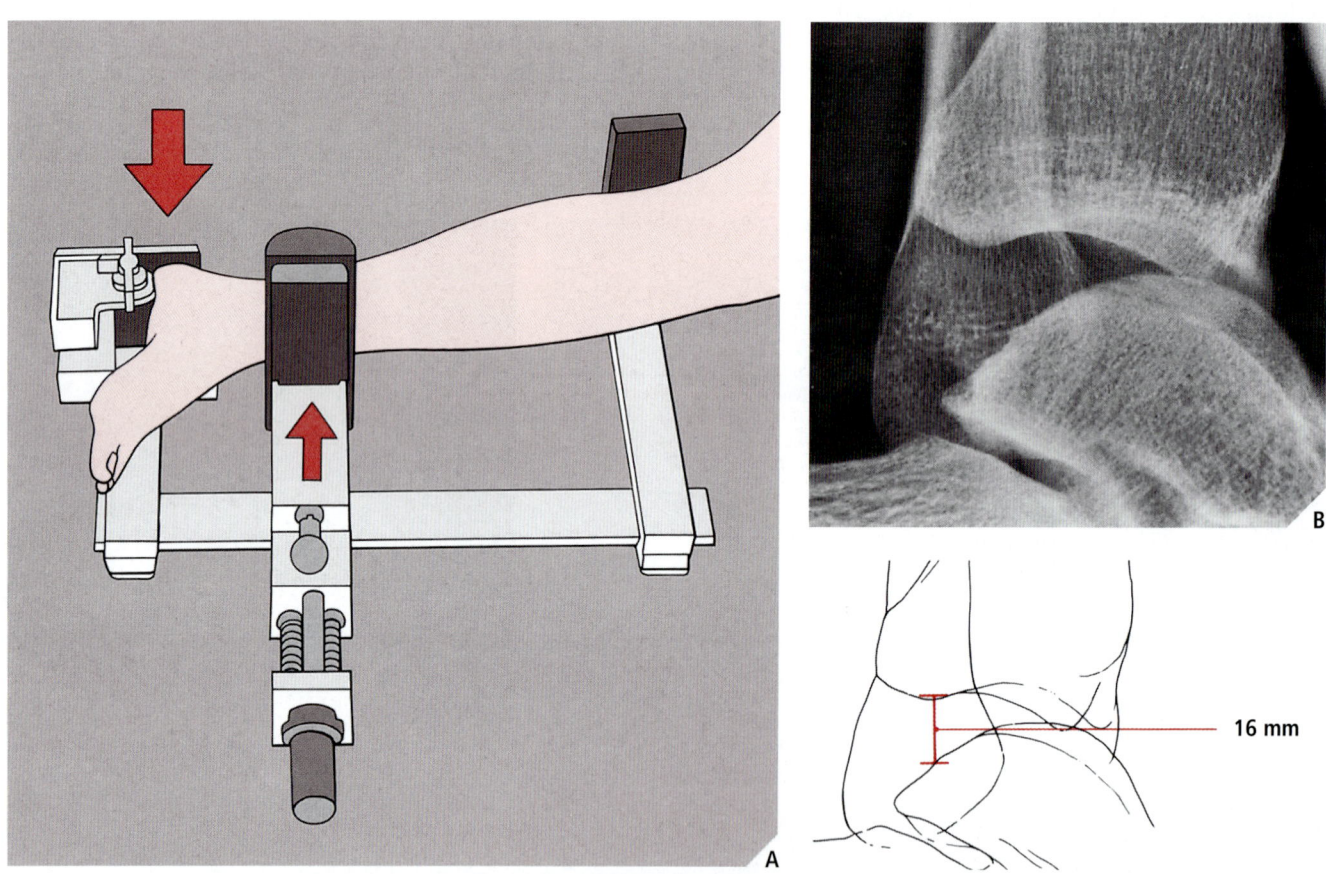

Abb. 9-11. A Zur vorderen Belastungsaufnahme wird der Patient auf der Seite gelagert und hält dabei den Fuß im Haltegerät. Die Druckplatte wird ca. 2 cm oberhalb des Sprunggelenks angelegt und preßt von hinten gegen die Ferse; dabei zeigt eine Leuchtdiode am Gerät die jeweilige Druckkraft an. **B** Bei der seitlichen gehaltenen Aufnahme läßt sich das Ausmaß des Talusvorschubs gegenüber der distalen Tibia bestimmen

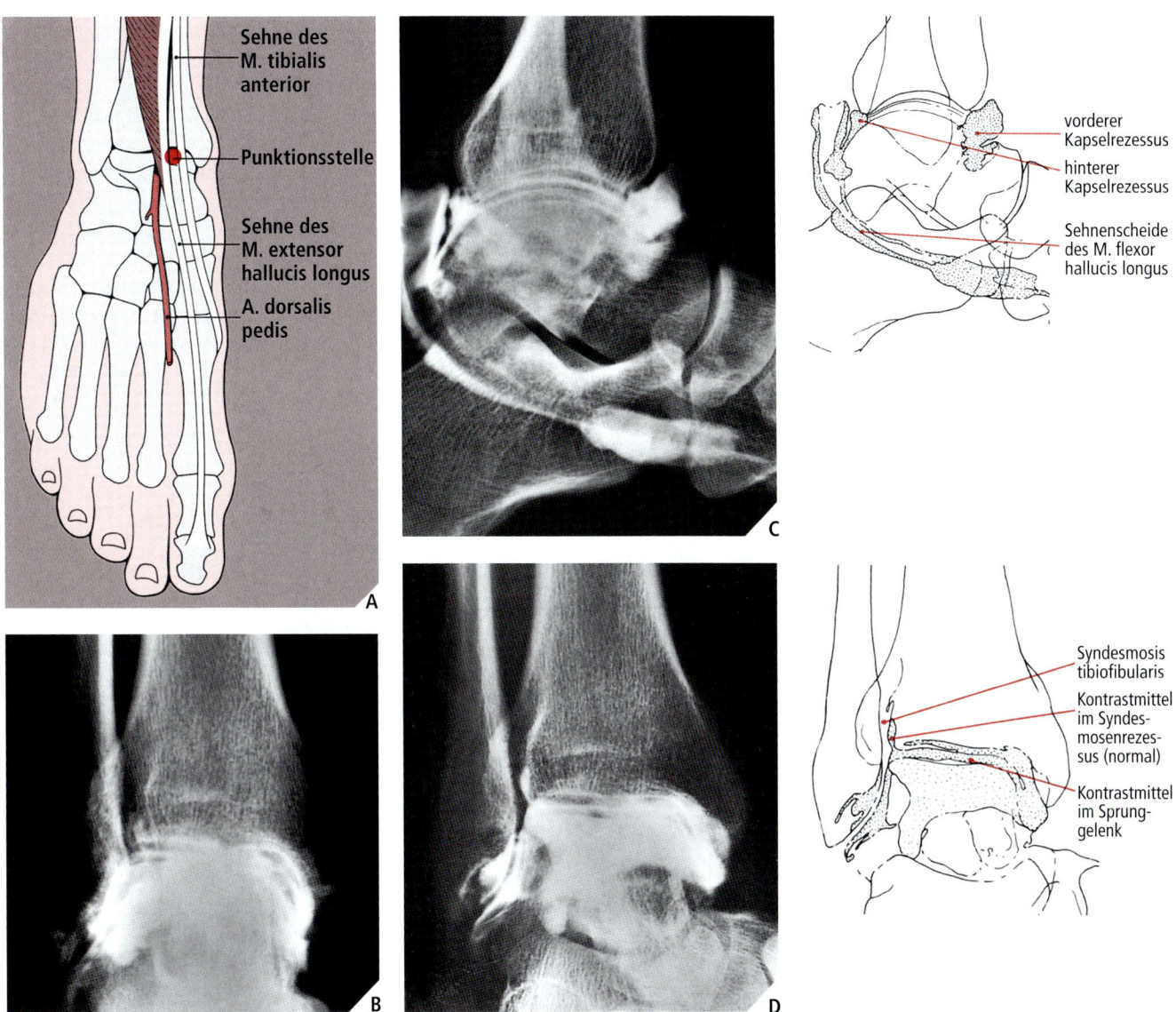

Abb. 9-12. A Bei der Sprunggelenkarthrographie liegt der Patient auf dem Rücken mit dem Fuß in Neutralstellung (vgl. Abb. 9-5A). Unter Durchleuchtung wird die Einstichstelle zwischen den Sehnen der Mm. tibialis anterior und extensor hallucis longus markiert. Sorgsam vermeide man eine Punktion der A. dorsalis pedis, die palpiert und im Verlauf markiert werden sollte. Die Kanüle (am besten 21 F.G.) wird etwas kopfwärts geneigt eingeführt, um den leicht überhängenden Tibiavorderrand zu umgehen. Nach der Gelenkpunktion werden 5–7 ml KM für die Monokontrastarthrographie injiziert. Zur Doppelkontrastarthrographie injiziert man 1–2 ml positives KM und 6–8 ml Raumluft. Es folgen Aufnahmen in der a.-p., der seitlichen und den üblichen Schrägprojektionen. **B** Die normale a.-p. Aufnahme zeigt, wie das KM das Sprunggelenk ausfüllt und die Gelenkfläche des Talus bedeckt und sich bis zum Syndesmosenrezessus, der nicht länger als 2,5 cm sein sollte, erstreckt. **C** In der Seitaufnahme sind vorderer und hinterer Gelenkrezessus ausgefüllt. Die Füllung der hinteren Facette des unteren Sprunggelenks ist mit einer Häufigkeit von ca. 10% der Fälle eine Normvariante (vgl. Abb. 9-56C). Bei ca. 20% der Fälle färben sich auch an der Innenseite des Sprunggelenks die Sehnenscheiden der Mm. flexor hallucis longus und flexor digitorum longus an. In diesem Fall achten Sie bitte auf die volle Ausdehnung des M. flexor hallucis longus, da dieser proximal der Rinne im Tuberculum tali und in der Rinne unterhalb des Sustentaculum tali verläuft. Unter normalen Umständen sollte sich an der Sprunggelenkaußenseite keine Sehnenscheide darstellen. **D** Die Schrägaufnahme zeigt die Syndesmosis tibiofibularis; in dieser Gegend sollte kein KM zu sehen sein, außer jedoch der normalen Anfärbung des Syndesmosenrezessus

TEIL II - Trauma

wesentlich. Da ferner die Nomenklatur der Bildebenen des Fußes problematisch ist, ist es wichtig zu verstehen, daß koronare, sagittale und axiale Ebene von Sprunggelenk und Fuß in gleicher Weise wie für den Rumpf festgelegt sind (Abb. 9-14A). Für die Koronarebene wird das Knie gebeugt und der Fuß dem CT-Tisch flach aufgesetzt. Koronarschnitte erhält man, wenn der Strahlenfächer senkrecht auf den Fußrücken auftrifft; allerdings werden häufiger modifizierte Koronarschnitte angefertigt, indem man die Gantry kippt oder einen Fußkeil verwendet (Abb. 9-14B). Ein laterales Übersichtsbild (scout view oder Topogramm) hilft, die notwendige Gantry-Kippung einzustellen. Axiale Bilder erhält man, wenn der Fuß dem CT-Tisch senkrecht aufliegt, die Großzehen einander anliegen und die Knie vollständig gestreckt sind. Dann verläuft der Strahlenfächer parallel zu den Fußsohlen. Sagittale Bilder erstellt man meist durch Rekonstruktionen aus dem Datensatz, doch kann man auch direkt sagittale Bilder erreichen, wenn man den Patienten in Seitenlagerung untersucht. Die Bilder werden in allen Ebenen mit einer Schichtdicke von 3–5 mm kontiguierlich angefertigt (in der Spiral-CT auch in engerer Kollimation mit kleinem Rekonstruktionsinkrement; Anm. des Übers.). Für eine dreidimensionale Darstellung (3D-Reformatierung) sind kontinuierliche

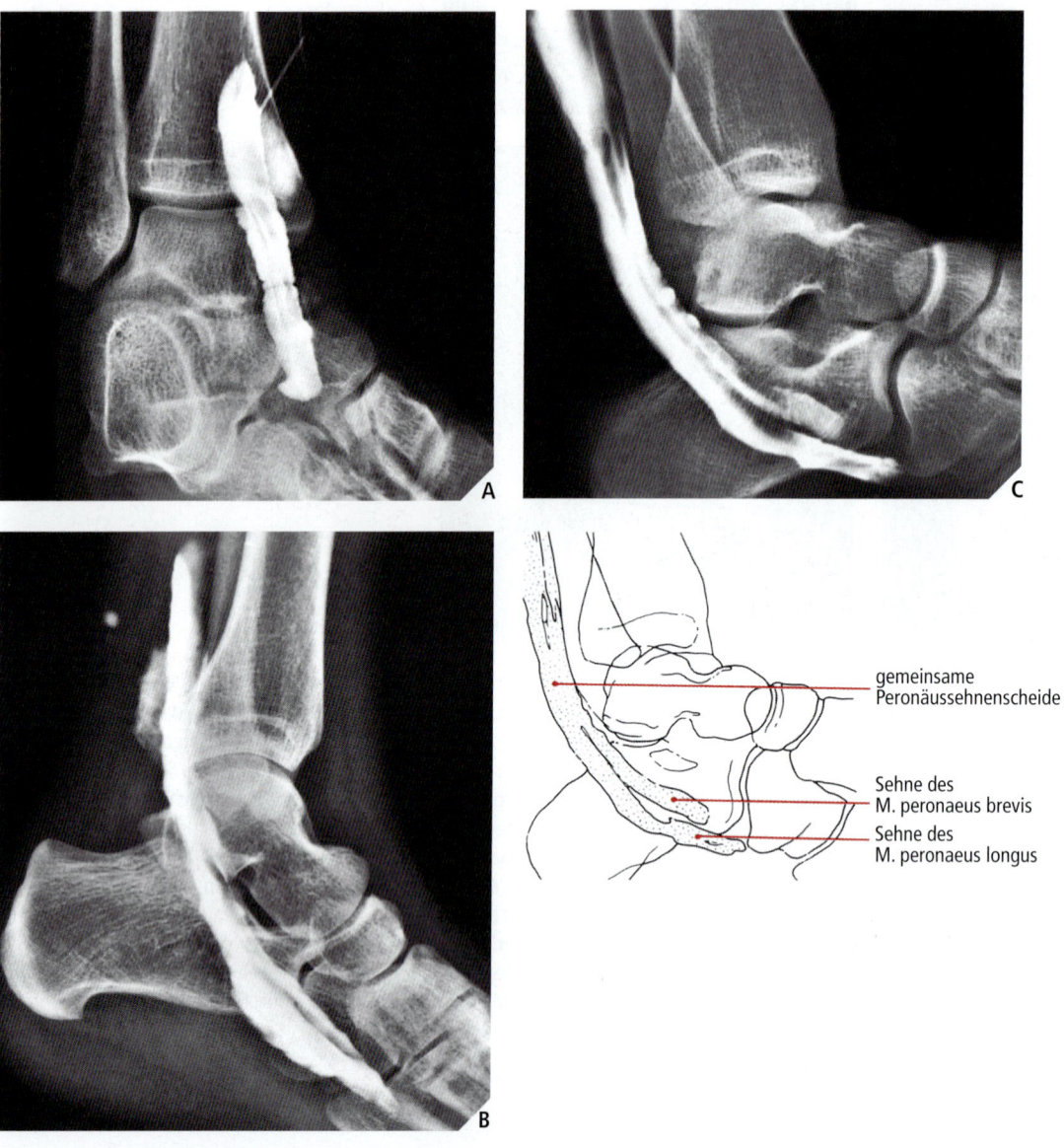

Abb. 9-13. A, B Tenographien in der Schräg- und der Seitprojektion zeigen das normale Aussehen der Sehne des M. flexor hallucis longus. Beachten Sie in der Schrägaufnahme die bei Injektionsbeginn nach distal zeigende Kanüle. Normalerweise färbt sich die Sehne des M. flexor hallucis longus nicht weiter distal als zum Lisfranc-Gelenk an. C Achten Sie in dieser unauffälligen Darstellung der Sehnen von den Mm. peronaeus longus und brevis in der Seitaufnahme auf deren Verlauf unterhalb der des M. flexor hallucis longus. Die Sehne des M. peronaeus brevis sieht man normalerweise kontrastiert; die Sehne des M. peronaeus longus verläuft unterhalb von dieser und kreuzt dann zur Plantarseite des Fußes, um zu ihrem Ansatz an der Basis des Os metatarsale I zu ziehen

Schichten von 1,5 oder 2 mm Breite erforderlich, doch kann man hierfür auch 5 mm breite Schichten mit einer Überlappung von 3 mm verwenden.

Dagegen erwies sich die MRT mit ihrer Fähigkeit der multiplanaren Darstellung und der hervorragenden Weichteilkontrastauflösung der CT bei der Beurteilung der Sehnen am Sprunggelenk als überlegen. Die Sehnen bieten in allen Spin-Echo-Pulssequenzen ein einförmig niedriges Signal, ausgenommen lediglich Achillessehne und Sehne des M. tibialis posterior. Diese beiden zeigen manchmal in langen TR-Sequenzen kleinherdige mittelstarke Signalanreicherungen in ihrer Substanz, besonders ansatznah am Tuber calcanei und am Kahnbein. Auch die Bänder des Sprunggelenks zeigen in MRT-Bildern eine geringe Signalintensität, abgesehen vom Lig. fibulotalare posterius, das oft ähnlich dem vorderen Kreuzband des Knies inhomogen erscheint. Vorderes und hinteres Lig. fibulotalare sieht man in Axialaufnahmen bei neutraler Fußstellung in deren gesamter Länge (Abb. 9-15), da sie etwa in der gleichen Ebene verlaufen. Ähnlich kann man das Lig. fibulocalcaneare erkennen, wenn der Fuß 40° plantarflektiert ist. Vorderes und hinteres Lig. fibulotalare werden in axialen Aufnahmen weiter proximal dargestellt (Abb. 9-16).

In sagittalen Abbildungen identifiziert man die Sehnen von M. tibialis posterior, flexor digitorum longus und flexor hallucis longus in den medialen Schnitten, die von M. peronaeus longus et brevis hingegen in den lateralen (Abb. 9-17). Die Achillessehne ist in medianen Schnitten am besten sichtbar (Abb. 9-18). Ebenfalls sehr aussagestark ist die Koronarebene bei der Darstellung der diversen Bänder und Sehnen (Abb. 9-19).

Pathologische Veränderungen von Sehnen und Bändern erkennt man an der Kontinuitätsunterbrechung und am Signalreichtum innerhalb der Sehnensubstanz in T2-Aufnahmen, entzündliche Veränderungen in den oder um die Sehnen an der Änderung des normalen Signals.

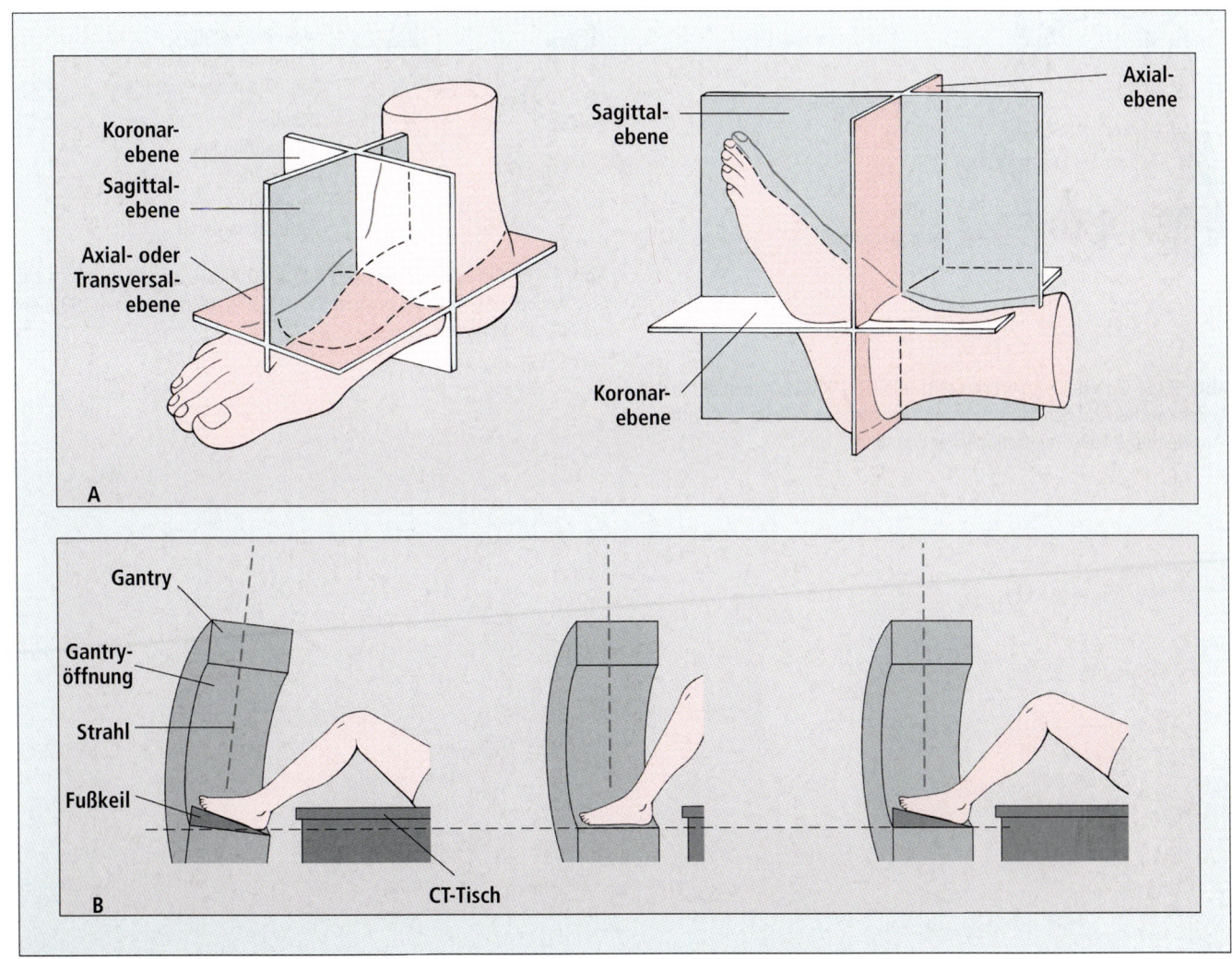

Abb. 9-14. Anatomische Ebenen von Sprunggelenk und Fuß (**A**) sowie Schnittbildebenen in der CT (**B**)

TEIL II - Trauma

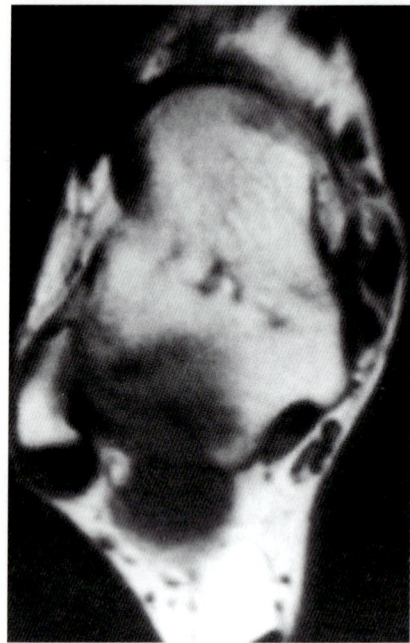

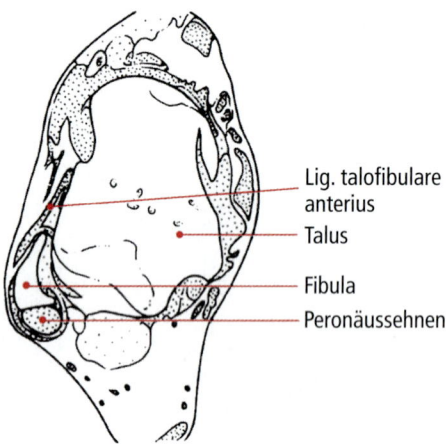

Abb. 9-15. Ein axiales Spin-Echo-MRT-Bild (TR 2000/TE 20 ms) durch den Außenknöchel und den Talus zeigt ein normales Lig. talofibulare anterius. (Aus Beltran J, 1990; mit freundlicher Erlaubnis)

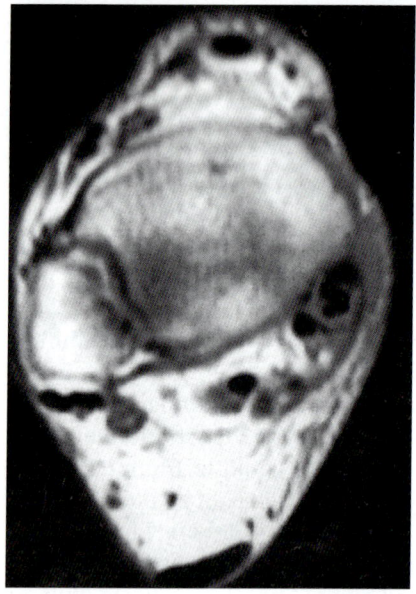

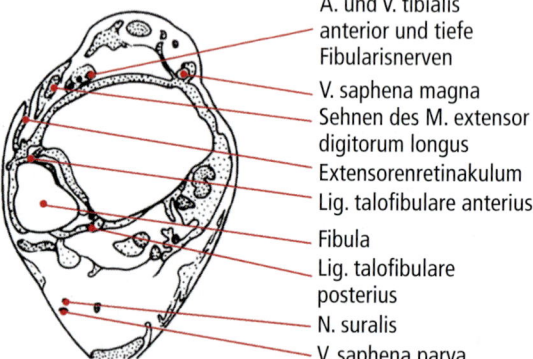

Abb. 9-16. Ein axiales Spin-Echo-Bild (TR 2000/TE 20 ms) zeigt das Lig. tibiofibulare anterius und posterius unauffällig. (Aus Beltran J, 1990; mit freundlicher Erlaubnis)

Untere Gliedmaße III: Sprunggelenk und Fuß

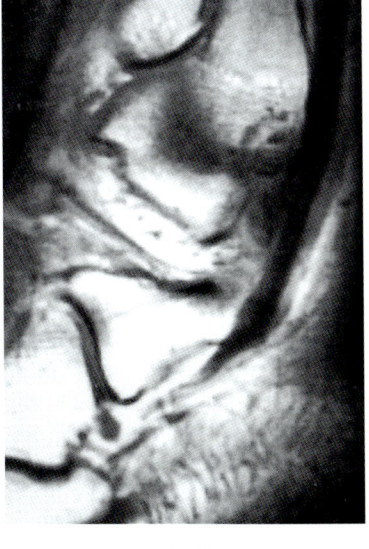
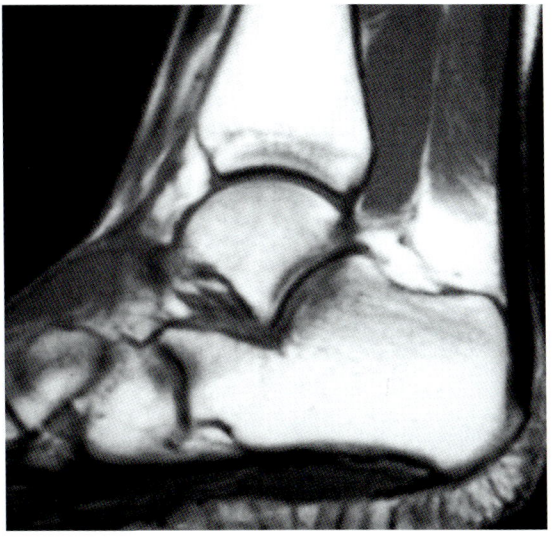
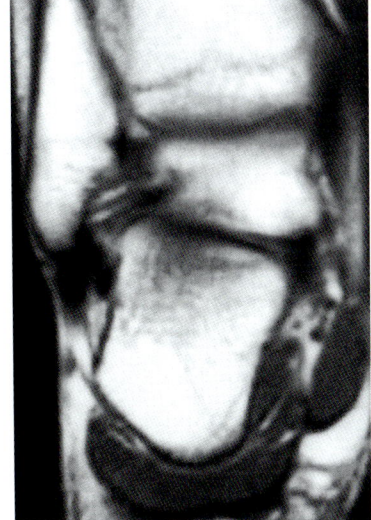
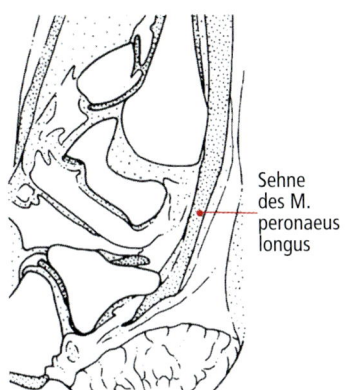
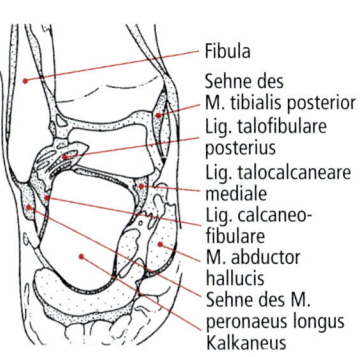

Abb. 9-17. Sagittales Spin-Echo-MRT-Bild (TR 800/TE 20 ms) durch den Außenknöchel mit Normalbefund der Peronaeus-longus-Sehne in Höhe ihrer Außenknöchelkrümmung. (Aus Beltran J, 1990; mit freundlicher Erlaubnis)

Abb. 9-18. Sagittales Spin-Echo-MRT-Bild durch die Fußmitte (TR 800/TE 20 ms) mit normaler Achillessehne. Achten Sie auf das eintönig niedrige Signal der Sehne im Gegensatz zur hohen Signalstärke des vorderen Fettpolsters. (Aus Beltran J, 1990; mit freundlicher Erlaubnis)

Abb. 9-19. Koronares T1w Spin-Echo-Bild des Sprunggelenks mit unauffälligem Lig. talofibulare und Lig. calcaneofibulare. (Aus Beltran J, 1990; mit freundlicher Erlaubnis)

Fuß

Die meisten Fußverletzungen lassen sich in den Standardröntgenaufnahmen des Fußes hinreichend beurteilen; dazu zählen die a.-p. (besser dorso-plantare: d.-p.), die seitliche Aufnahme und Schrägaufnahmen. Nur gelegentlich sind Tangentialaufnahmen erforderlich.

Die *anterior-posteriore* (oder *dorsoplantare*) Fußaufnahme zeigt die Mittelfußknochen und die Phalangen sehr gut (Abb. 9-20). Diese Aufnahme zeigt ein wichtiges anatomisches Detail, den sog. I. Intermetatarsalwinkel, der normalerweise 5–10° beträgt (Abb. 9-20C). Dieser Winkel ist bei der Beurteilung einer Vorfußdeformität wichtig, da man mit ihm das Ausmaß eines Metatarsus primus varus im Verein mit einem Hallux valgus quantifizieren kann. In der *Seitaufnahme* kann man eine wichtige anatomische Beziehung von Talus und Calcaneus, den sog. *Böhler-Winkel*, sehen (Abb. 9-21). Bei Fersenbeinbrüchen wird dieser Winkel, der normalerweise 20–40° beträgt, wegen der Kompression der oberen Fläche dieses Knochens verringert (vgl. Abb. 9-68A). Auch hilft diese Messung bei der Beurteilung einer Depression der hinteren Facette des Subtalargelenks. Daneben sieht man in dieser Aufnahme die Kalkaneuswölbung; diese Messung ist ein Indikator der Fußhöhe und liegt normalerweise bei 20–30° (Abb. 9-21D). Höhere Werte zeigen einen Hohlfuß an. Eine *Schrägaufnahme* des Fußes fertigt man als Teil der Routineuntersuchung an (Abb. 9-22). Manchmal verlangen Verletzungen des unteren Sprunggelenks spezielle Tangentialaufnahmen wie die hintere Tangentialaufnahme (*Harris-Beath-Aufnahme;* Abb. 9-23) oder die schräg tangentiale *Broden-Aufnahme* (Abb. 9-24). Auch kann eine Tangentialaufnahme der Großzehensesambeine erforderlich sein (Abb. 9-25).

TEIL II - Trauma

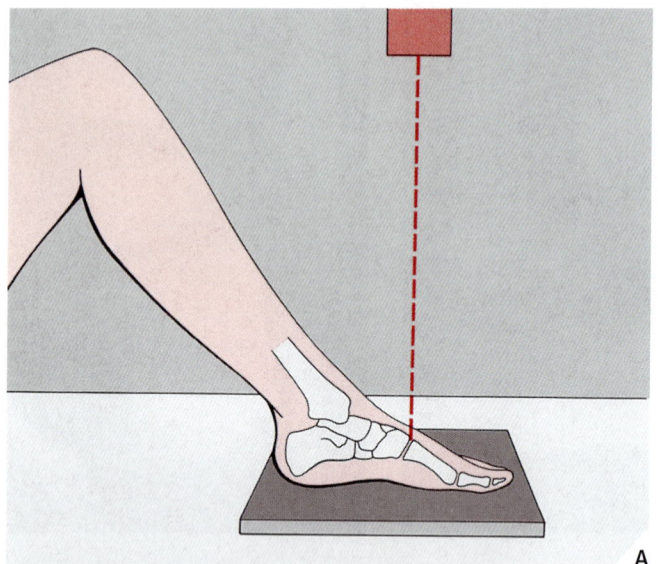

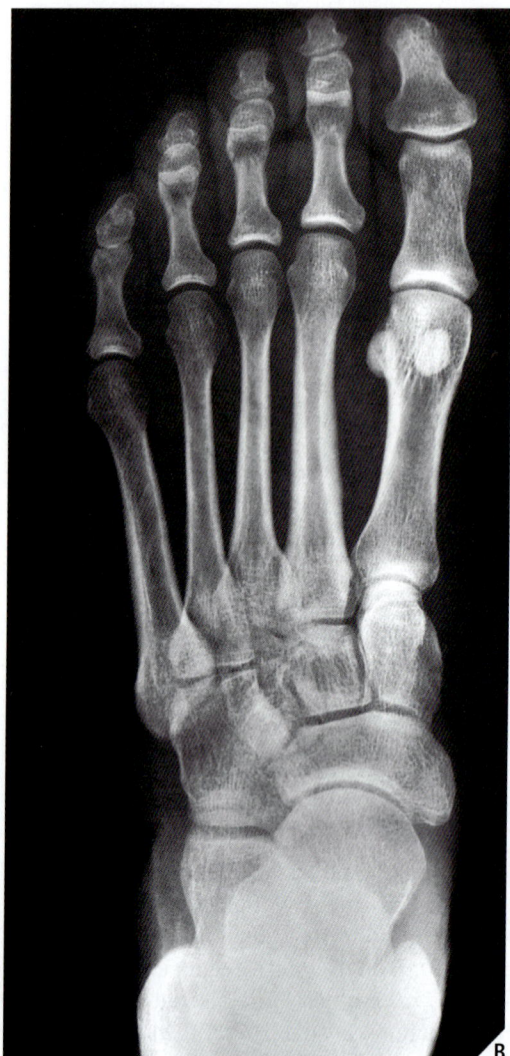

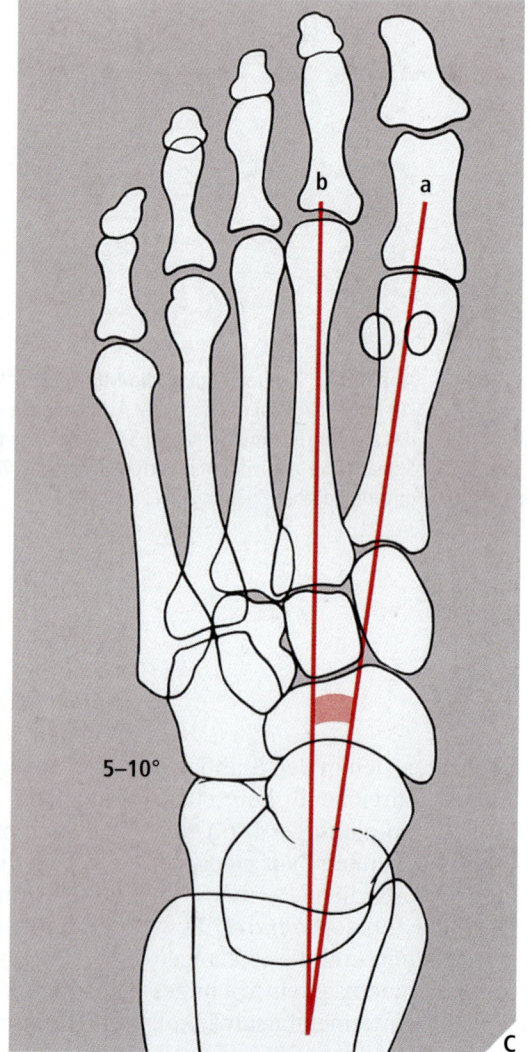

Abb. 9-20. A Für die „a.-p." (besser: dorsoplantare) Aufnahme des Fußes liegt der Patient auf dem Rücken, er hält die Knie gebeugt und drückt die Fußsohle gegen die Filmkassette. Der Zentralstrahl zeigt lotrecht auf die Basis des ersten Mittelfußknochens. **B** In einer solchen Aufnahme lassen sich Verletzungen der Metatarsalia und der Phalangen angemessen darstellen. Beachten Sie hier, daß ca. 75% der Fläche des Taluskopfes mit dem Kahnbein artikuliert. (Zur Bestimmung der Fußknochen s. Abb. 9-2.) **C** Der 1. Intermetatarsalwinkel wird durch je eine Linie durch den Schaft von Metatarsale I (*a*) und Metatarsale II (*b*) gebildet

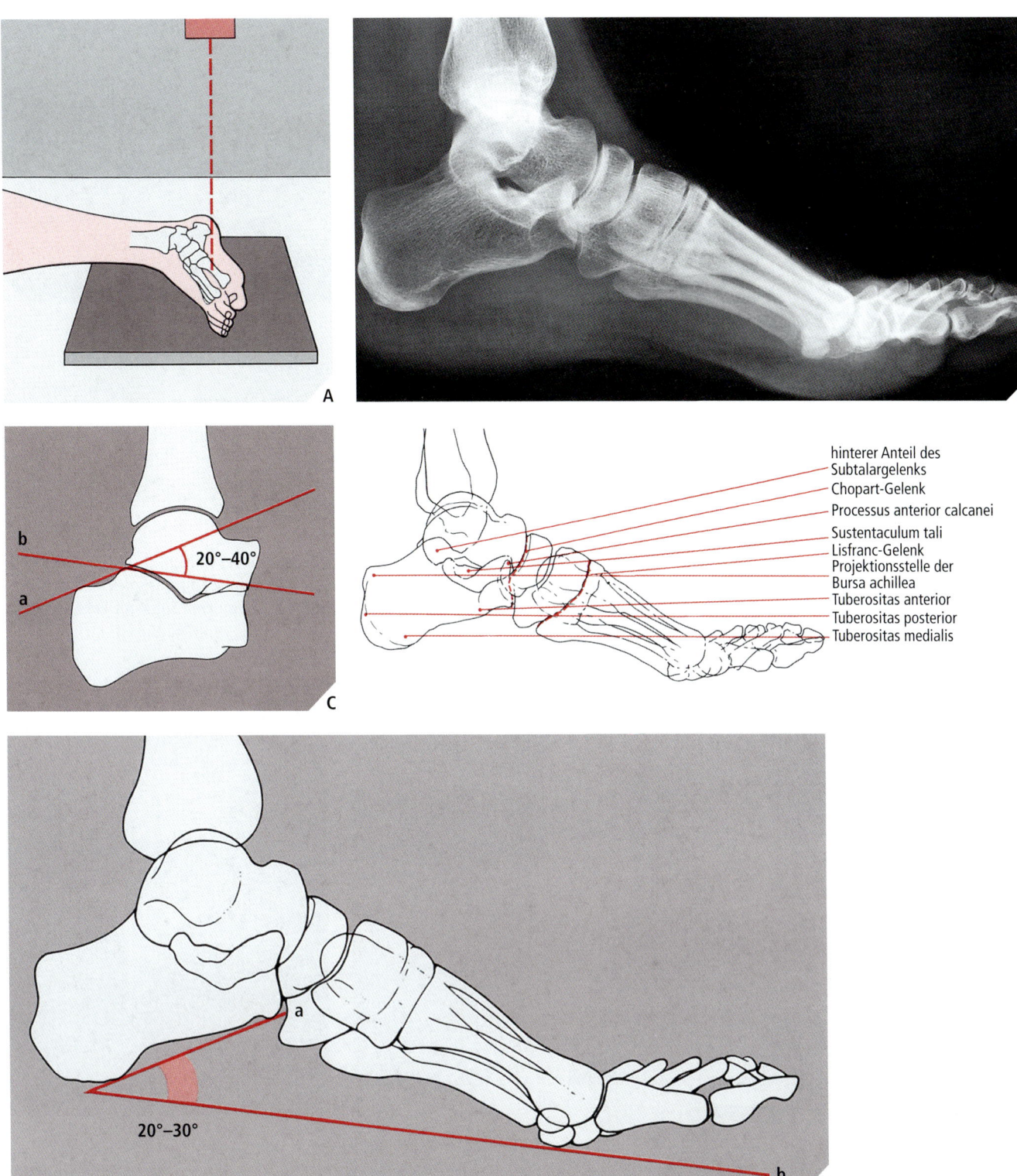

Abb. 9-21. **A** Zur Seitaufnahme des Fußes liegt der Patient mit leicht gebeugtem Knie auf der Seite und mit der Fußaußenseite auf der Kassette. Der Zentralstrahl zeigt senkrecht auf die Mitte der Metatarsalia. **B** Die Seitaufnahme zeigt die Bursa achillea an der Rückfläches des Kalkaneus; ferner den hinteren Kalkaneushöcker, wo die Achillessehne ansetzt; das mediale Kalkaneushöckerchen an der Plantarseite, wo die Plantarfaszie inseriert; das vordere Höckerchen, den Proc. anterior calcanei; die hintere Sprunggelenkfacette; das Sustentaculum tali sowie das Talonavikular- und das Kalkaneokuboidgelenk. Auch erkennt man das Chopart- und das Lisfranc-Gelenk. **C** Die Seitaufnahme erlaubt auch die Beurteilung der Winkelverhältnisse zwischen Talus und Kalkaneus – des sog. Böhler-Winkels. Diesen bestimmt man durch eine Tangente (a) vom Hinteroberoberrand des Tuber calcanei durch die Spitze des hinteren Areals des unteren Sprunggelenks und eine Tangente (b) von der Spitze der hinteren Gelenkfacette zum Oberrand des Proc. anterior calcanei (Normwert: 20–40°). **D** Die Kalkaneusneigung beschreiben eine Tangente an die Kalkaneusunterfläche und eine längs der Fußsohlenfläche

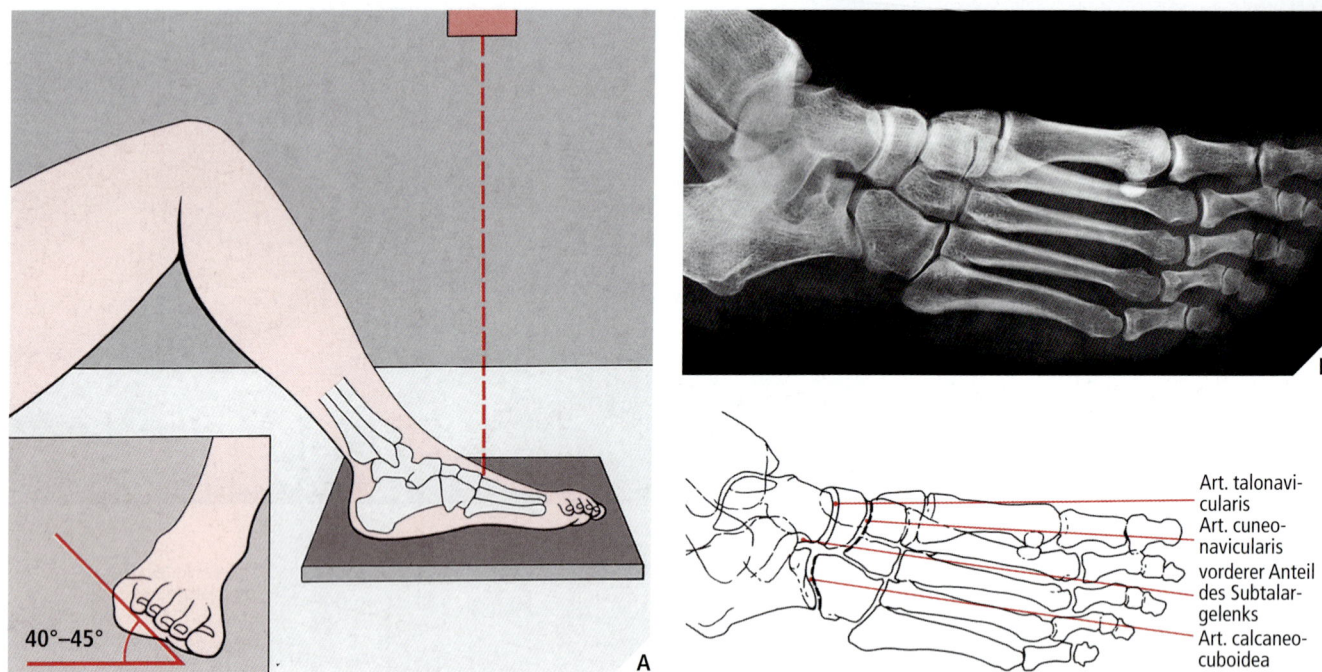

Abb. 9-22. A Zur Schrägaufnahme des Fußes liegt der Patient mit gebeugtem Knie auf dem Rücken; der Fußaußenrand wird um ca. 40–45° angehoben (kleine Zeichnung), so daß der Fußinnenrand kräftig gegen die Kassette gepreßt wird. Der Zentralstrahl zeigt lotrecht auf die Basis des Metatarsale III. **B** In dieser Aufnahme werden die Phalangen und die Metatarsalia gut dargestellt, ebenso der vordere Anteil des unteren Sprunggelenks sowie das Gelenk zwischen Talus und Kahnbein, Kahnbein und Keilbeinen sowie Kalkaneus und Würfelbein

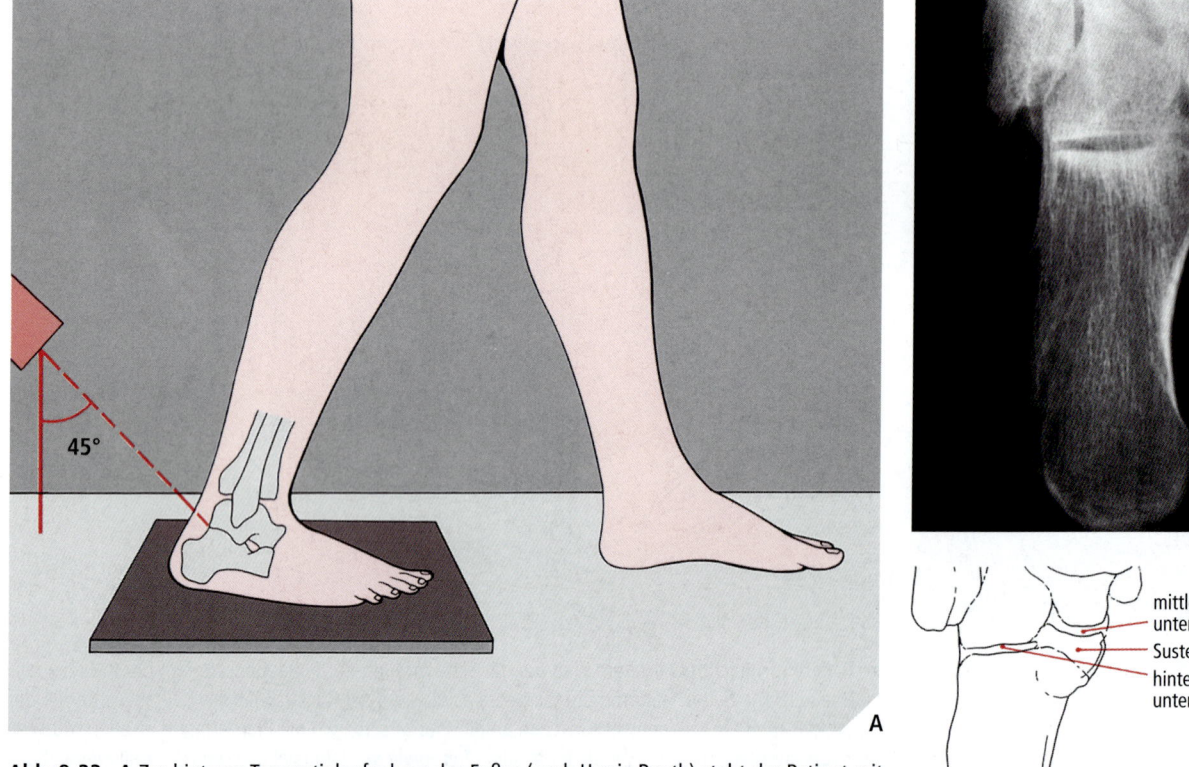

Abb. 9-23. A Zur hinteren Tangentialaufnahme des Fußes (nach Harris-Beath) steht der Patient mit der Fußsohle flach auf der Kassette. Der Zentralstrahl wird in der Regel um 45° zur Fersenmittellinie gekippt, mitunter aber auch um 35° oder 55°. **B** In dieser Aufnahme sieht man die mittlere Facette des unteren Sprunggelenks, die hier horizontal verläuft, und medial das Sustentaculum tali. Die hintere Facette projiziert sich nach lateral und verläuft parallel zur mittleren Facette. Der Kalkaneuskörper wird gut dargestellt

Untere Gliedmaße III: Sprunggelenk und Fuß 9

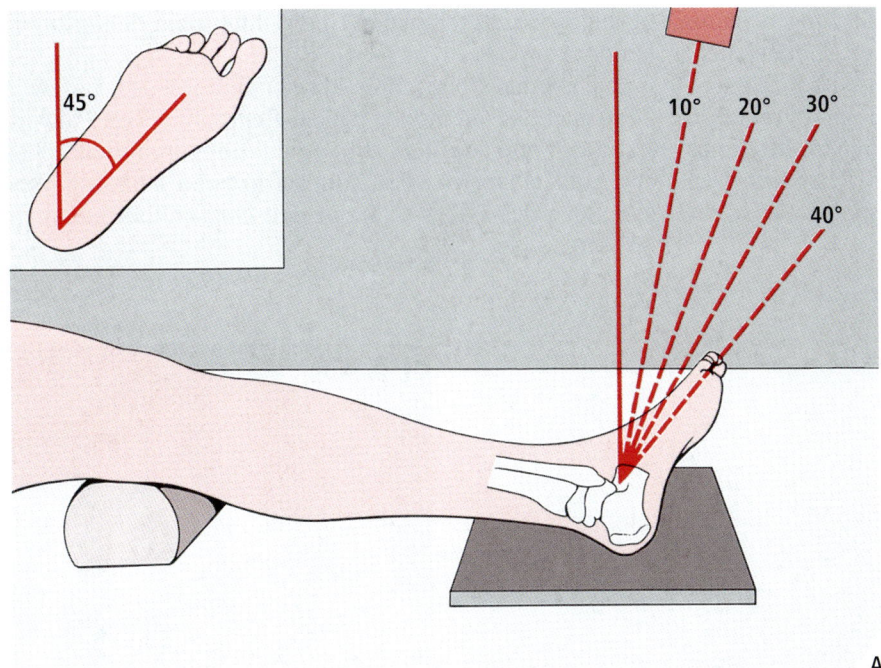
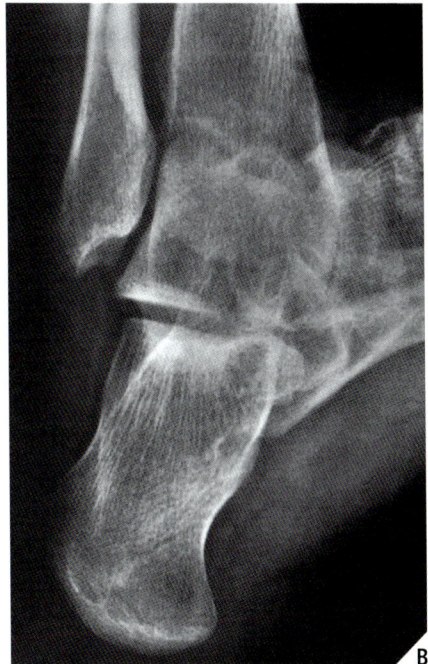
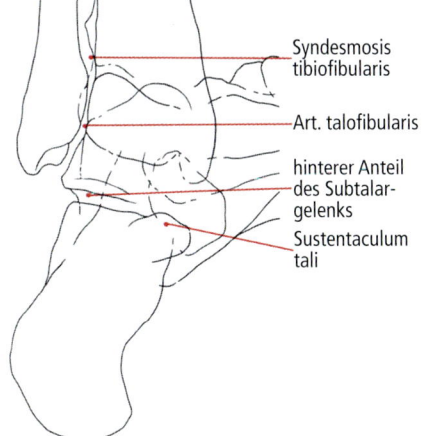

Abb. 9-24. A Zur Aufnahme des Fußes nach Broden liegt der Patient auf dem Rücken, das Knie ist leicht gebeugt und durch einen kleinen Sandsack unterstützt. Der Fuß ruht auf der Filmkassette, ist um 90° dorsalflektiert und zusammen mit dem Bein um 45° nach innen gedreht (kleine Zeichnung). Der Zentralstrahl zeigt auf den Außenknöchel. Die Filme kann man unter Kippung der Röhre um 10°, 20°, 30° oder 40° kopfwärts anfertigen. **B** Eine Aufnahme mit 30° Röhrenkippung nach kranial zeigt die hintere Facette des Sprunggelenks. Beachtenswert sind auch die gute Darstellung des Sustentaculum tali sowie die hervorragende Einsehbarkeit des Tibiofibulargelenks und der tibiofibularen Syndesmosenregion

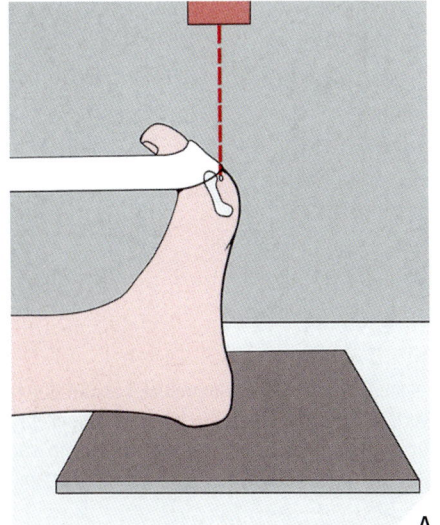
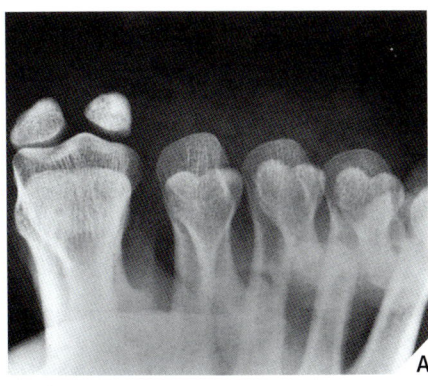

Abb. 9-25. A Für die Tangentialaufnahme der Sesambeine sitzt der Patient auf dem Tisch, hält den Fuß gegen die Kassette dorsalflektiert und die Zehen mit einer Mullbinde ebenfalls gestreckt. Der Zentralstrahl zeigt direkt vertikal auf das Mittelfußköpfchen I. **B** Diese Sesambeinaufnahme zeigt die Metatarsalköpfchen und die Sesambeine unter dem Kopf des 1. Mittelfußknochens

TEIL II - Trauma

Die Röntgenuntersuchung von Fußverletzungen kann durch eine Vielzahl kleiner akzessorischer Knöchelchen, die als sekundäre Ossifikationszentren gelten, sowie durch Sesambeine erschwert werden, welche allesamt Frakturen vortäuschen können (Abb. 9-26A,B); umgekehrt kann eine kleine Fraktur lediglich als akzessorischer Knochen fehlgedeutet werden (Abb. 9-26C,D). Deshalb ist es wichtig, diese Strukturen in den Übersichten auch richtig zu erkennen.

Neben den Übersichten können ferner weiterführende Untersuchungsmethoden bei der Beurteilung von Fußverletzungen nötig werden. Die Skelettszintigraphie leistet bei der Aufdeckung von Ermüdungsfrakturen – häufige Verletzungen des Fußes –, die in den Übersichtsaufnahmen

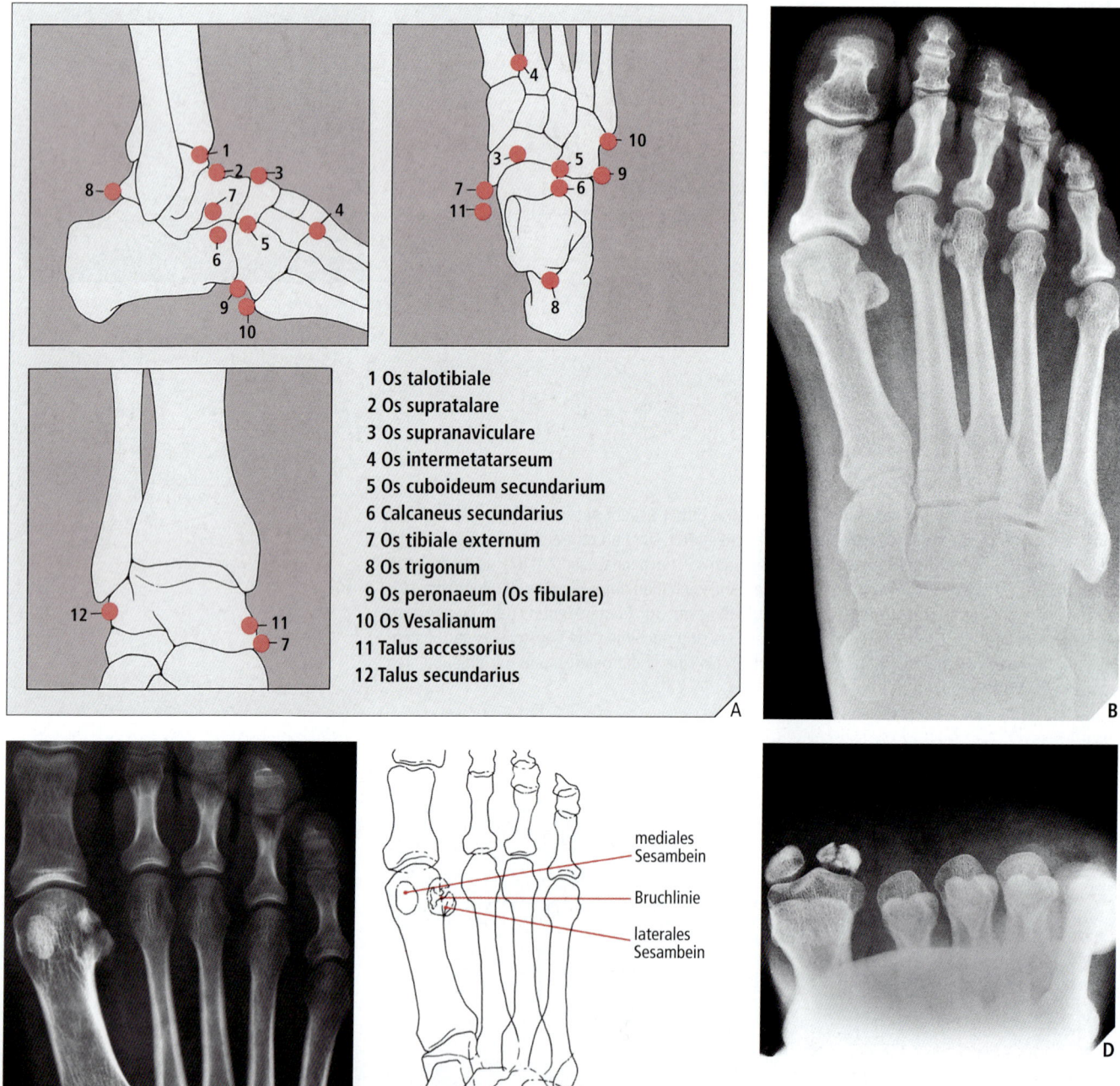

1 Os talotibiale
2 Os supratalare
3 Os supranaviculare
4 Os intermetatarseum
5 Os cuboideum secundarium
6 Calcaneus secundarius
7 Os tibiale externum
8 Os trigonum
9 Os peronaeum (Os fibulare)
10 Os Vesalianum
11 Talus accessorius
12 Talus secundarius

Abb. 9-26. A, B Die zahlreichen zusätzlichen Knöchelchen an Fuß und Sprunggelenk können durch die Vortäuschung von Frakturen die Beurteilung von Verletzungen des Fußes erschweren. Umgekehrt können Brüche übersehen werden, wenn man sie für akzessorische Knochen hält, wie hier in der a.-p. (C) und der Sesambeinaufnahme (D) des Fußes gezeigt, welche eine Fraktur des äußeren Sesambeins darstellen (vgl. Abb. 9-25B)

Untere Gliedmaße III: Sprunggelenk und Fuß 9

Tab. 9-1. Röntgenologische Standardaufnahmen zur Beurteilung von Verletzungen an Sprunggelenk und Fuß

Einstellung	Darstellung/Nachweis von
Anterior-posterior	
• Sprunggelenk	• Frakturen von: 　– Distaler Tibia 　– Distaler Fibula 　– Innenknöchel 　– Außenknöchel • Pilon-tibial-Frakturen (mit Ausdehnung in das obere Sprunggelenk)
• Fuß	• Frakturen von: 　– Distalem Talusanteil 　– Os naviculare, Os cuboideum und Ossa cuneiformia 　– Metatarsalia und Phalangen (incl. Ermüdungsfrakturen und akzessorischen Knochen) • Luxationen des untere Sprunggelenks 　– Peritalare Luxation (vorderer und hinterer Typ) 　– Komplette Talusluxation • Tarsometatarsale Luxation (Lisfranc-Gelenk)
• Mit 10° Innenrotation	• Gleiche Strukturen und Anomalien wie a.-p., aber bessere Darstellung des Pilon tibial
• Gehaltene Aufnahme (Inversion, Eversion)	• Außenbandruptur • Instabilität des Sprunggelenks
Seitliche Aufnahme	
• Sprunggelenk und Fuß	• Böhler-Winkel • Frakturen: 　– Distale Tibia 　　· Vorderfläche 　　· Malleolus tertius (Volkmann-Fraktur) 　– Tibiotalargelenk 　– Talus (vor allem des Talushalses) 　– Fersenbein (besonders in der Koronarebene) 　– Hintere Facette des unteren Sprunggelenks 　– Sustentaculum tali 　– Akzessorische Knochen 　– Os cuboideum • Luxationen 　– Unteres Sprunggelenk 　　· Peritalar (vorderer und hinterer Typ) 　– Tarsometatarsal (Lisfranc-Gelenk)
• Gehaltene Aufnahme (Talusvorschub)	• Riß der Syndesmosis tibiofibularis anterior • Stabilität des Sprunggelenks
Schrägaufnahme (innenrotiert, außenrotiert)	• Frakturen von: 　– Innenknöchel 　– Talus 　– Tuber calcanei 　– Mittelfußknochen 　– Phalangen
Halbaxiale Fersenbein-Aufnahme (Harris-Beath)	• Frakturen mit Beteiligung von: 　– Mittlerer und hinterer Facette des unteren Sprunggelenks 　– Fersenbein
Broden-Aufnahme	• Frakturen mit Beteiligung von: 　– Hinterer Facette des unteren Sprunggelenks 　– Fersenbein 　– Sustentaculum tali
Axiale Aufnahme (Sesambeine tangential)	• Frakturen der Sesambeine

nicht immer erkennbar sind, wertvolle Dienste. Ebenso kann die Tomographie nützliche Informationen zu versteckten oder subtilen Frakturen beitragen und bei der Beurteilung der Frakturheilung von Nutzen sein. Die CT hat ihren besonderen Wert bei der Erfassung komplexer Frakturen, besonders des Fersenbeins. Auch die Tenographie kann erforderlich werden, um eine Verletzung von Sehnen des Fußes abzuklären (s. oben u. Abb. 9-13). Immer häufiger wird nun die MRT zur Verletzungsabklärung des Fußes eingesetzt.

Eine Zusammenfassung des bislang Abgehandelten geben die Tabellen 9-1 und 9-2 sowie Abbildung 9-27.

Tab. 9-2. Weiterführende Bildgebung zur Beurteilung von Verletzungen an Sprunggelenk und Fuß

Technik	Darstellung/Nachweis von
Skelettszintigraphie	• Streßfrakturen • Heilungsverlauf

Tomographie	• Fragmentstellung und Ausdehnung der Bruchlinie(n) bei komplexen Frakturen
	• Heilungsverlauf und Komplikationen bei:
	  – Pseudarthrose
	  – Sekundärinfekt

Arthrographie • Einfachkontrast	• Risse von Bandstrukturen am Sprunggelenk
• Doppelkontrast, meist kombiniert mit Tomographie oder CT	• Osteochondrale Frakturen • Osteochondrosis dissecans tali • Freie (osteochondrale) Gelenkkörper

Tenographie	• Rupturen von:
	  – Achillessehne
	  – Sehne des M. tibialis posterior
	  – Sehnen des M. peronaeus
	  – Sehnen der Mm. digitorum longi

Computertomographie (CT)	• Komplexe Frakturen (besonders des Fersenbeins) • Intraartikuläre Fraktur • Bänderverletzungen (besonders der Peronäussehnen, der Tibialissehnen und der Achillessehne)
Magnetresonanztomographie (MRT)	• Wie Arthrographie, Tenographie und CT

Spektrum der radiologischen bildgebenden Verfahren zur Beurteilung von Verletzungen am Sprunggelenk und Fuß*

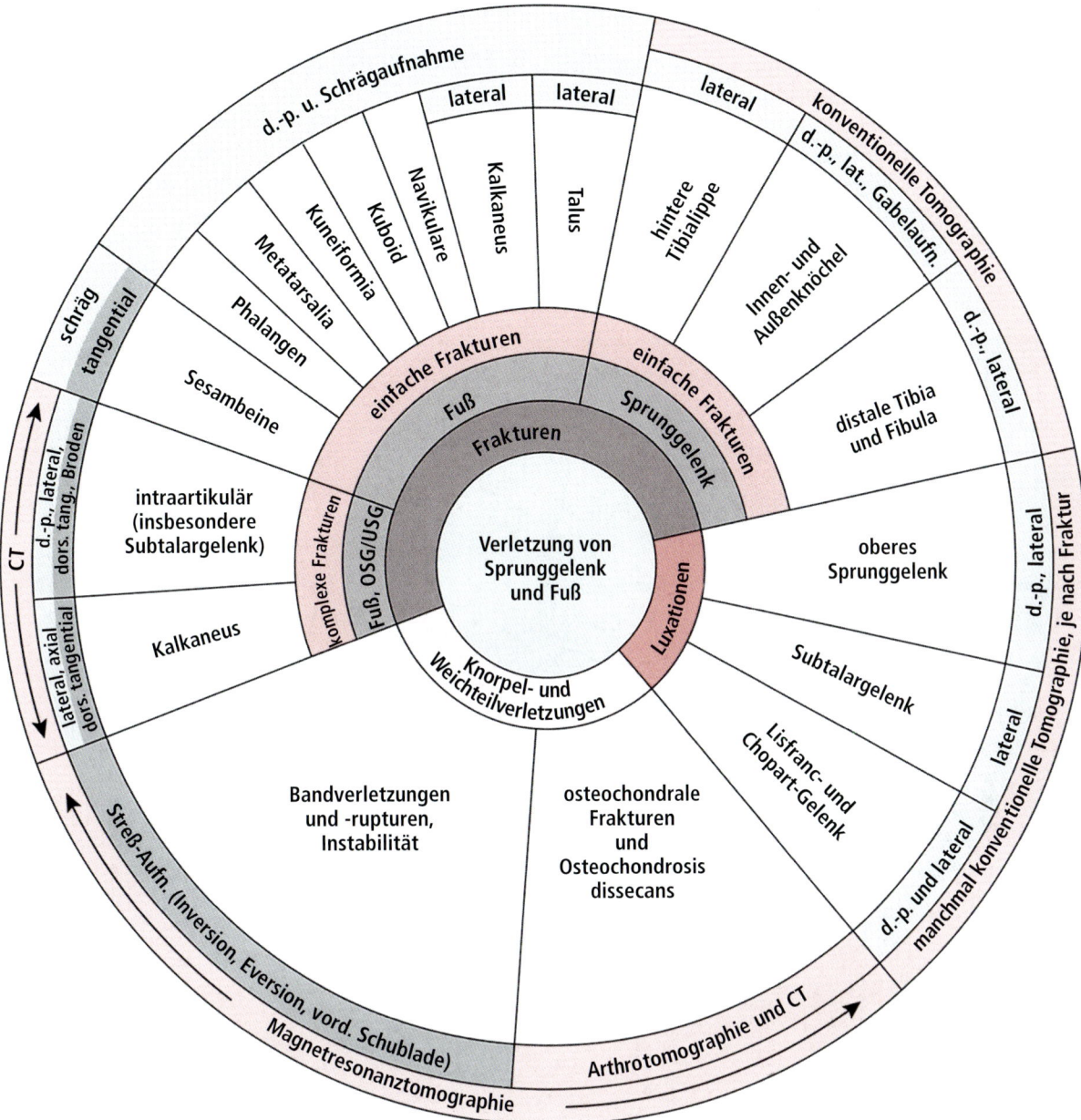

* Die im Schema angegeben Röntgeneinstellungen und bildgebenden Verfahren sind jeweils nur diejenigen, die die Verletzungen am besten darstellen

Abb. 9-27. Spektrum der radiologischen bildgebenden Verfahren zur Abklärung von Verletzungen von Sprunggelenk und Fuß

TEIL II - Trauma

Verletzungen des Sprunggelenks

Alle Sprunggelenkverletzungen lassen sich je nach dem Verletzungsmechanismus als Resultat einer Inversions- (Abb. 9-28) oder einer Eversionsbelastung (Abb. 9-29) einteilen. Dabei sind nach O'Donoghue mit etwa 85% aller Verletzungen am Sprunggelenk die Inversionstraumen deutlich häufiger. Diese Einteilung gilt sowohl für Frakturen wie auch für Verletzungen der Bänderkomplexe am Sprunggelenk, doch hilft sie gerade bei letzterem Typ, die jeweilige die Art der Bandverletzung zu bestimmen und zu beurteilen, besonders bei bestimmten Frakturen der Sprunggelenkregion.

■ Frakturen der Sprunggelenkgegend

Neben der Einteilung nach den Verletzungsmechanismen kann man die Sprunggelenkfrakturen auch nach der jeweils beteiligten anatomischen Struktur klassifizieren (Abb. 9-30) und beschreiben als:
1. *unimalleolär*, wenn der Bruch nur den Innen- oder den Außenknöchel betrifft (Abb. 9-31);

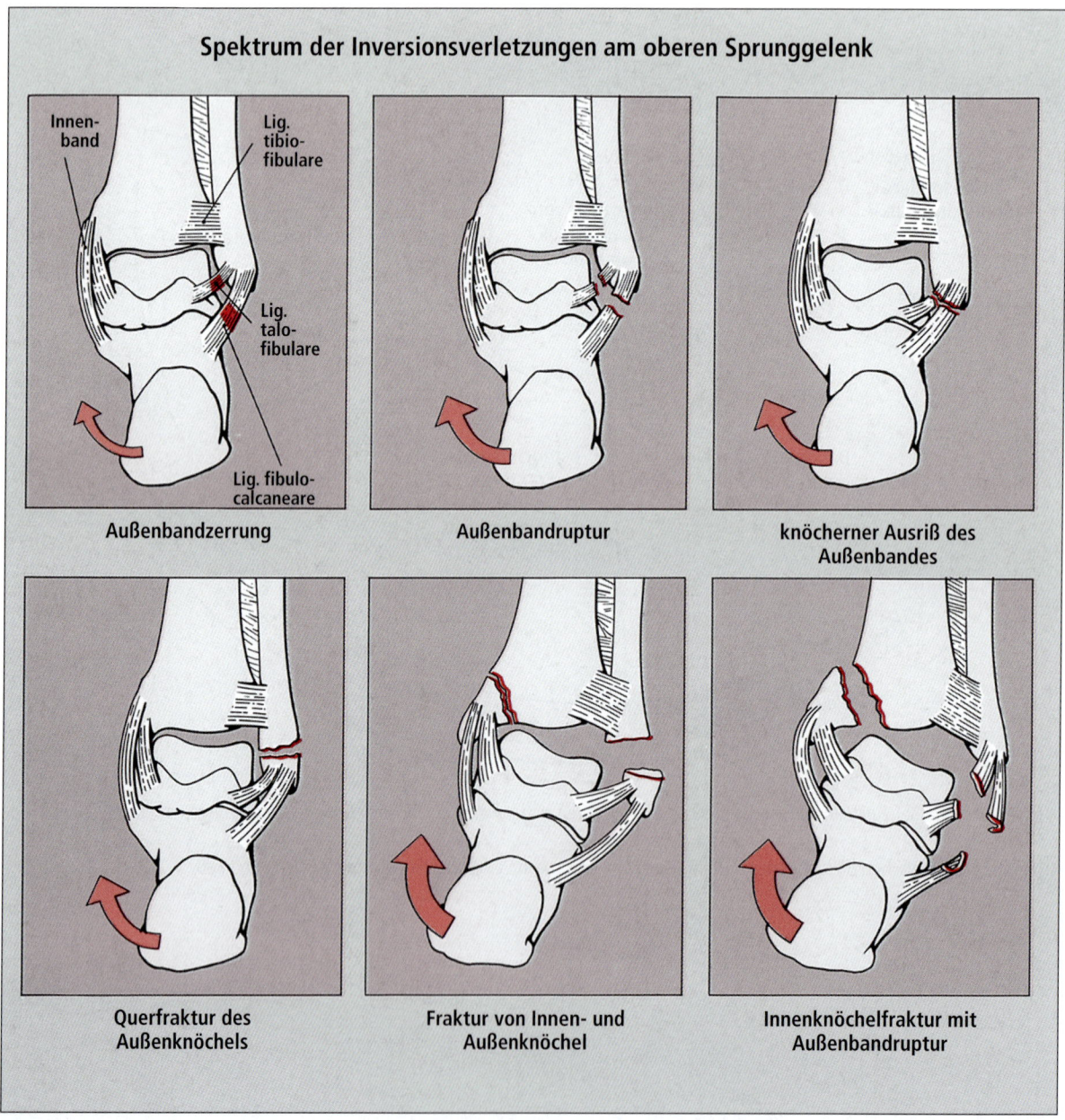

Abb. 9-28. In Abhängigkeit von der Schwere kann eine Inversionsgewalt gegen die lateralen Sprunggelenkstrukturen sich in einem breiten Verletzungsspektrum des Außenbandkomplexes wie auch des Außen- und des Innenknöchels manifestieren. Beachten Sie jedoch, daß Inversionsbelastungen das hintere tibiofibulare und das Deltaband nicht betreffen. (Nach Edeiken J, 1978; mit freundlicher Erlaubnis)

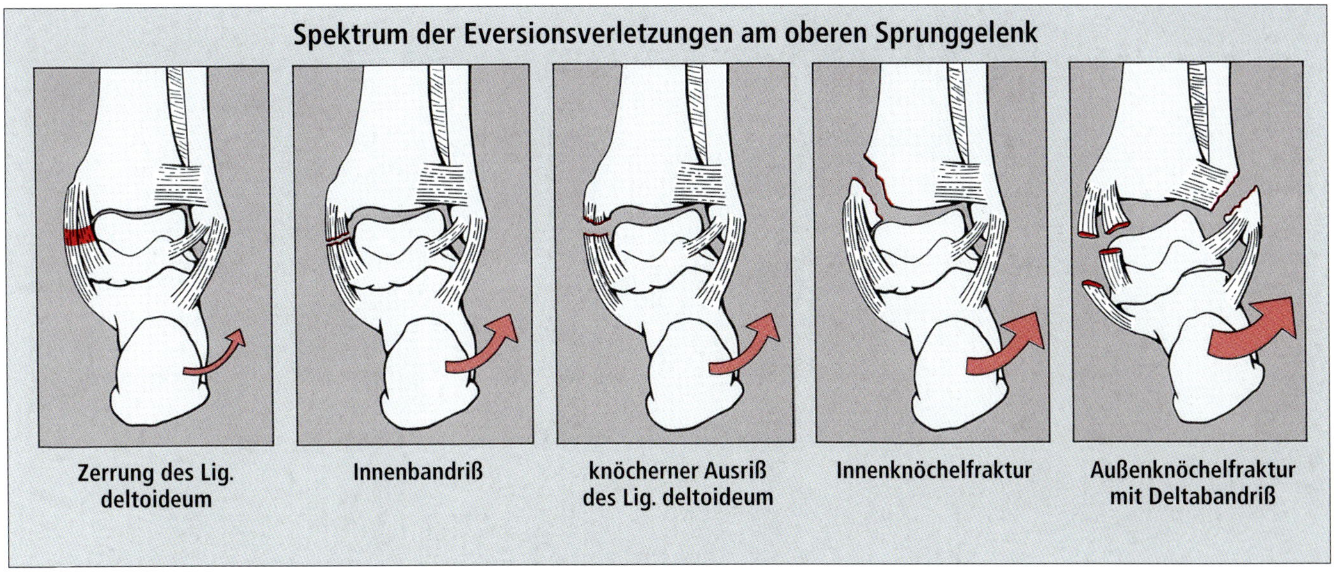

Spektrum der Eversionsverletzungen am oberen Sprunggelenk

| Zerrung des Lig. deltoideum | Innenbandriß | knöcherner Ausriß des Lig. deltoideum | Innenknöchelfraktur | Außenknöchelfraktur mit Deltabandriß |

Abb. 9-29. In Abhängigkeit vom Schweregrad kann sich eine Eversionskraft gegen die medialen Sprunggelenkstrukturen in einem breiten Verletzungsspektrum des Innenbandkomplexes wie auch des Innen- und Außenknöchels manifestieren. Beachten Sie jedoch, daß Eversionskräfte nicht das hintere tibiofibulare und das Außenband betreffen. (Nach Edeiken J, 1978; mit freundlicher Erlaubnis)

2. *bimalleolär*, wenn beide Knöchel gebrochen sind (Abb. 9-32);
3. *trimalleolär*, wenn die Fraktur Innen- und Außenknöchel sowie die hintere Tibialippe (den Malleolus tertius) erfaßt hat (Abb. 9-33);
4. *komplexe Frakturen*, wenn Trümmerbrüche der distalen Tibia und Fibula vorliegen (Abb. 9-34).

Aus pathomechanischer Sicht kann es sich dabei entweder um Inversions-, Eversions- oder Kombinationsverletzungen beider Typen handeln. Die verschiedenen Arten der Eversionsfrakturen sind am besten unter deren Eigennamen bekannt: Pott-, Maisonneuve-, Dupuytren- und Tillaux-Fraktur (s. unten).

Alle jetzt folgenden Sprunggelenkfrakturen mit Beteiligung der distalen Tibia lassen sich in den Standardübersichten diagnostizieren; doch können hierbei die konventionelle Tomographie und die CT bei der Feststellung des Ausmaßes der Bruchlinie weiterhelfen, indem beide Methoden besonders gut die Lateralverschiebung bei der jugendlichen Tillaux-Fraktur nachweisen können. Zur Beurteilung begleitender Bandschädigungen sind gehaltene Aufnahmen und die Einfachkontrastarthrographie die Techniken der Wahl.

Frakturen der distalen Tibia

Pilon-tibial-Fraktur. Eine Fraktur des distalen Tibiadrittels nennt man eine Pilonfraktur, wenn die Bruchlinie bis in das Gelenk hinein reicht (vgl. Abb. 9-34). Pilonfrakturen sind klinisch und radiologisch eine eigenständige Entität und sollten nicht mit den trimalleolären Frakturen verwechselt werden. Folgende Merkmale unterscheiden Pilonfrakturen von den trimalleolären Brüchen: Starke Zertrümmerung der distalen Tibia, intraartikuläre Ausdehnung der Tibiafraktur durch das Gewölbe des Tibiaplafonds sowie meist eine Begleitfraktur des Talus bei erhaltener tibiofibularer Syndesmose. Die Bedeutung der Fraktur liegt in ihrer intraartikulären Ausdehnung und, daraus folgend, in ihrer Fähigkeit, als Spätkomplikation eine posttraumatischen Arthrose zu bewirken.

TEIL II - Trauma

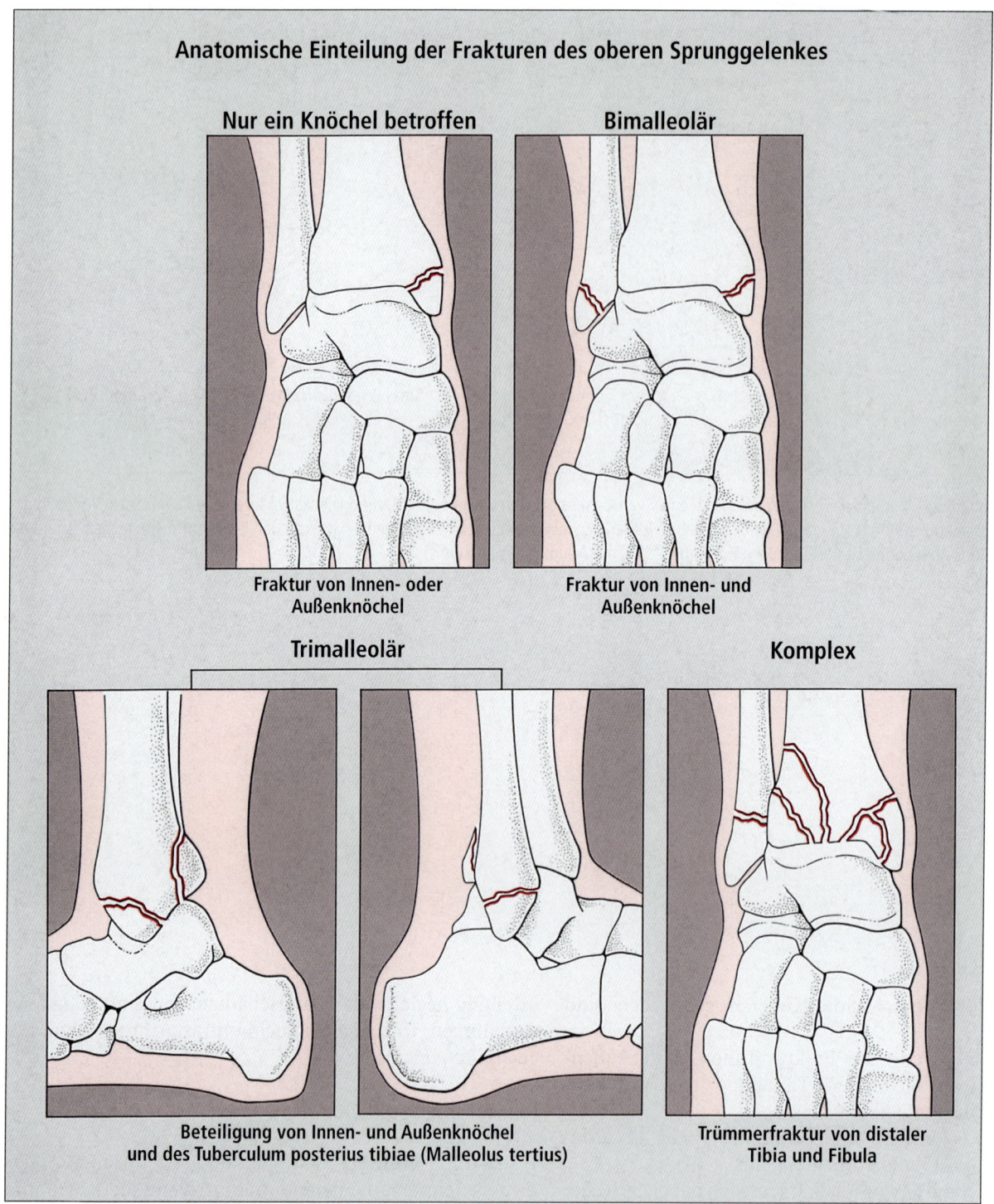

Abb. 9-30. Sprunggelenkfrakturen kann man je nach der anatomischen Struktur als isolierte Verletzungen eines Knöchels, als bimalleoläre, trimalleoläre oder komplexe Frakturen einteilen

Untere Gliedmaße III: Sprunggelenk und Fuß 9

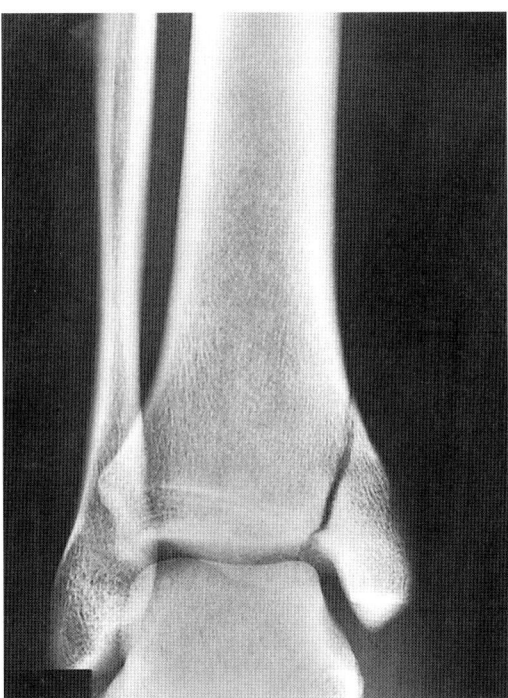

Abb. 9-31. Die a.-p. Aufnahme des oberen Sprunggelenks zeigt das typische Bild einer isolierten Innenknöchelfraktur

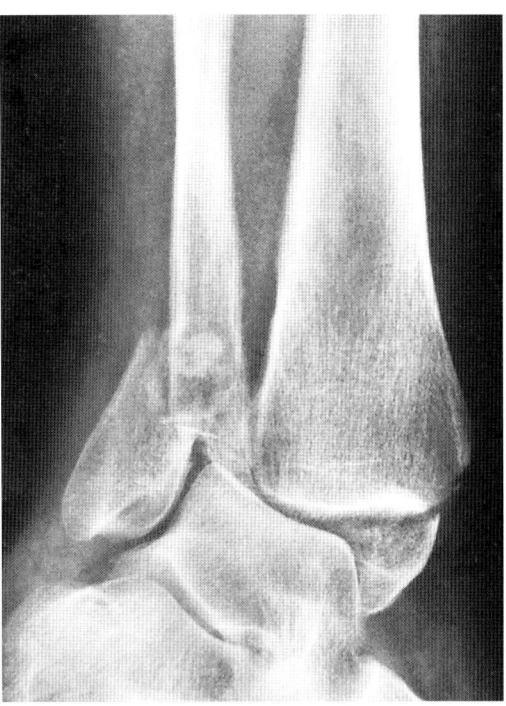

Abb. 9-32. Die Schrägaufnahme des Sprunggelenks zeigt eine bimalleoläre Fraktur von Innen- und Außenknöchel

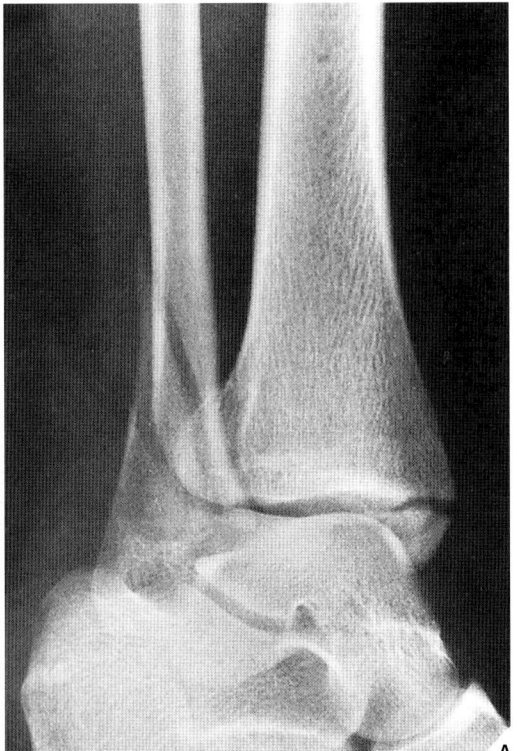
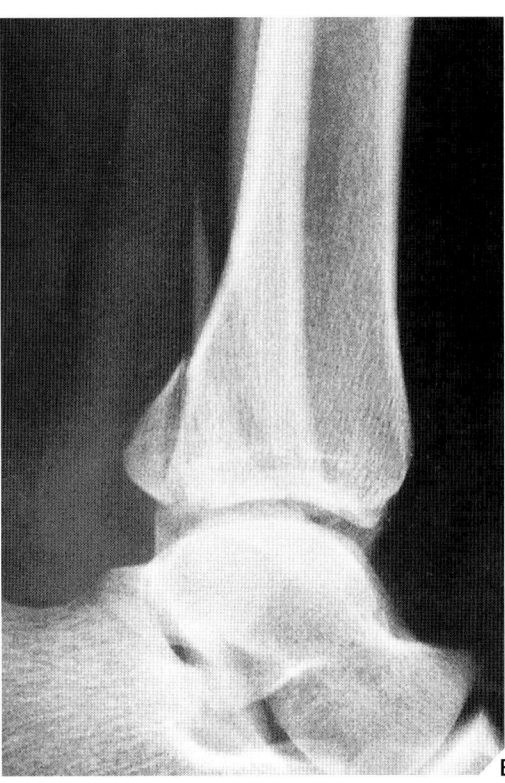

Abb. 9-33. A, B Schräg- und Seitaufnahme des Sprunggelenks zeigen eine trimalleoläre Fraktur mit Beteiligung beider Knöchel wie auch der hinteren Lippe der distalen Tibia, was auf der seitlichen Aufnahme besser erkennbar ist

TEIL II - Trauma

Die allgemein akzeptierte Klassifikation der Pilonfrakturen nach Müller unterteilt diese Verletzungen in Abhängigkeit von Fragmentstellung und Inkongruenz des oberen Sprunggelenks in 3 Gruppen (Abb. 9-35).

Tillaux-Fraktur. Tillaux beschrieb 1872 eine Fraktur als Folge einer Abduktions- und Außenrotationsverletzung, die im Ausriß des distalen lateralen Tibiarands besteht. Die Bruchlinie verläuft vertikal und erstreckt sich von der distalen Tibiagelenkfläche bis hinauf zur lateralen Kortikalis (Abb. 9-36). Bei Kindern stellt ein ähnlicher Bruchtyp, die sog. *jugendliche Tillaux-Fraktur*, eigentlich eine Fraktur vom Typ III nach Salter-Harris mit Beteiligung der Wachstumsfuge dar (Abb. 9-37; vgl. auch Abb. 4-25). Wahrscheinlich kommt es dadurch zu dieser Verletzung, daß die Wachstumsfuge sich von medial nach lateral schließt, so daß deren mediale Hälfte stärker als die laterale ist.

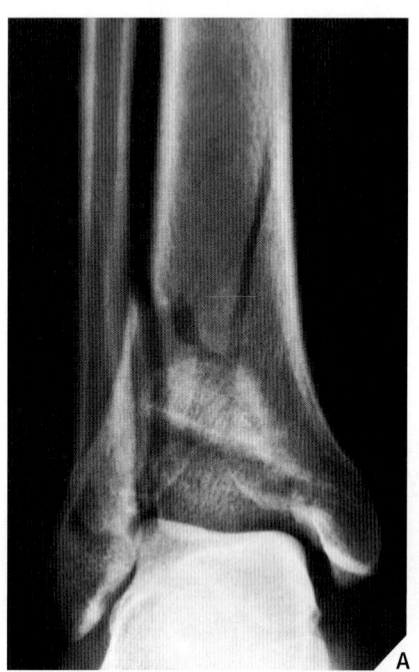
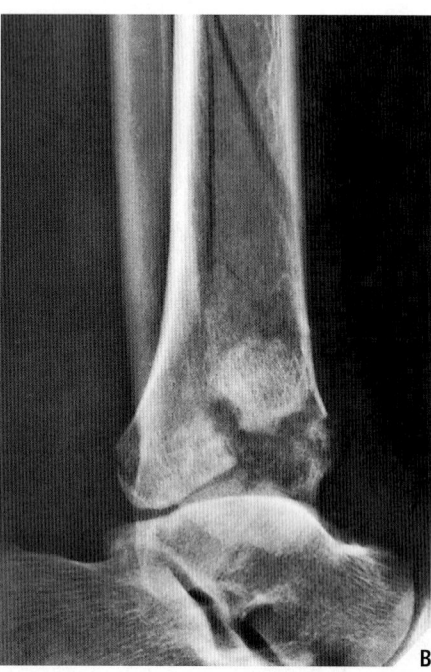
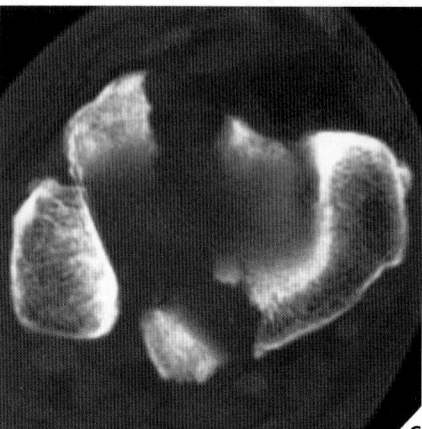

Abb. 9-34. A, B Die a.-p. und die Seitaufnahme des Sprunggelenks zeigen eine komplexe Splitterfraktur der distalen Tibia (Pilon-tibial-Fraktur) und Fibula bei einem 30 Jahre alten Mann, der aus einem Fenster der 3. Etage gefallen war. **C** Der axiale CT-Schnitt durch den Pilon tibial zeigt das typische Bild einer Pilon-tibial-Fraktur

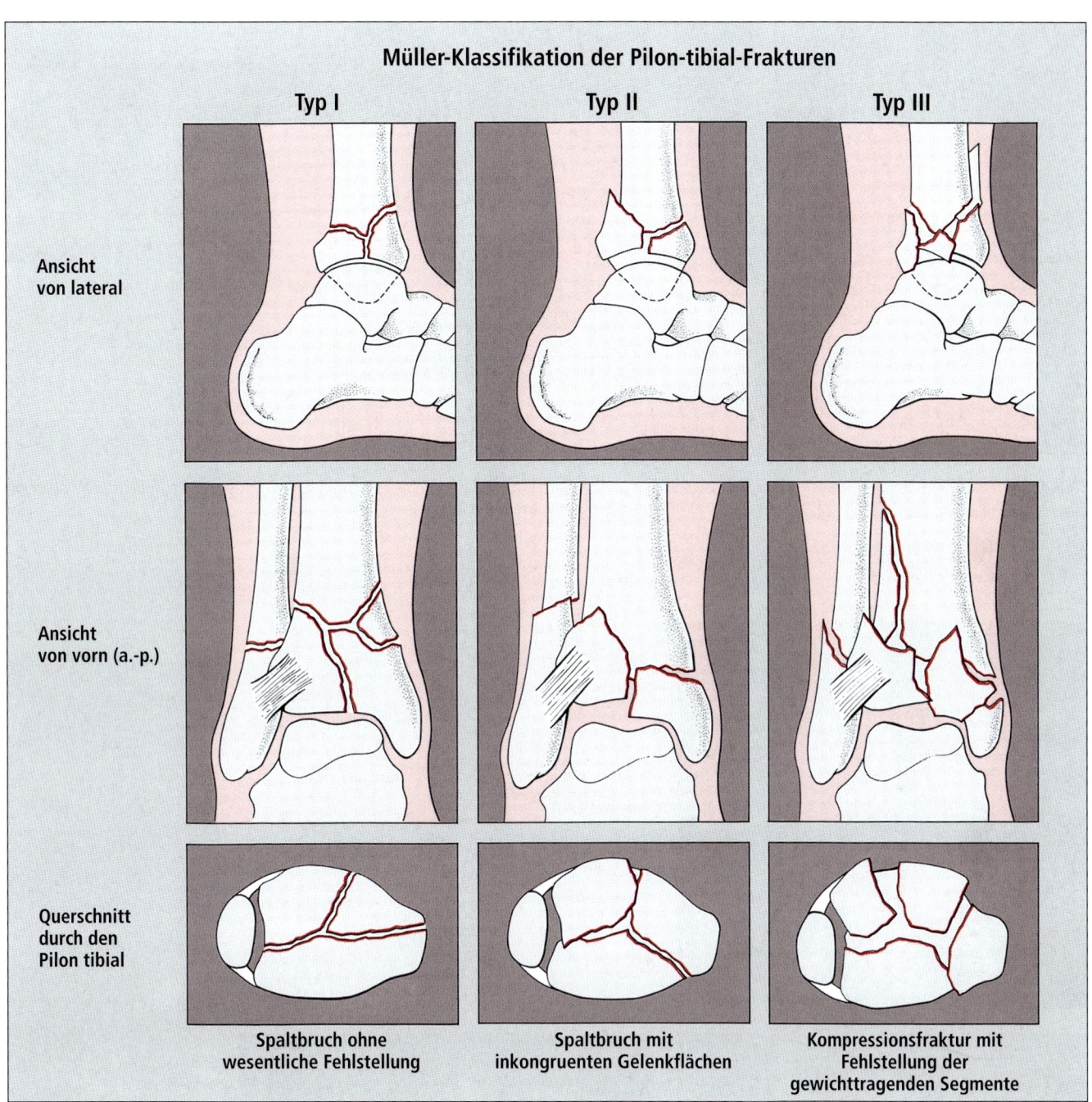

Abb. 9-35. Die Einteilung der intraartikulären Frakturen der distalen Tibia (Pilon-tibial-Frakturen) nach Müller beruht auf der Schwere der Fragmentfehlstellung und dem daraus folgenden Schweregrad der Gelenkinkongruenz. (Nach Müller ME, et al., 1979; mit freundlicher Erlaubnis)

TEIL II - Trauma

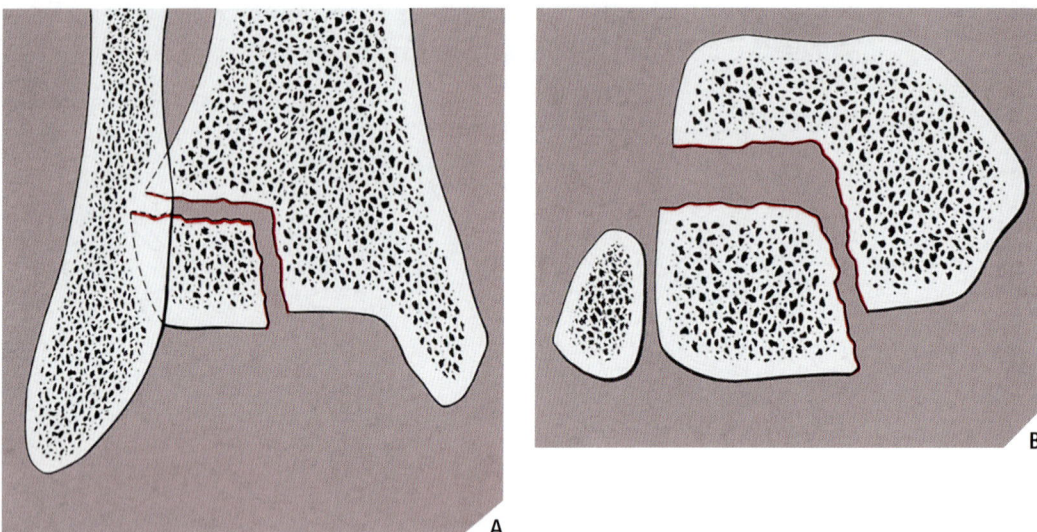

Abb. 9-36. Bei der klassischen Tillaux-Fraktur, hier schematisch im koronaren (**A**) und transversalen Schnitt (**B**) durch die distale Tibia gezeigt, erstreckt sich die Bruchlinie von der distalen Tibiagelenkfläche nach oben zur lateralen Tibiakortikalis

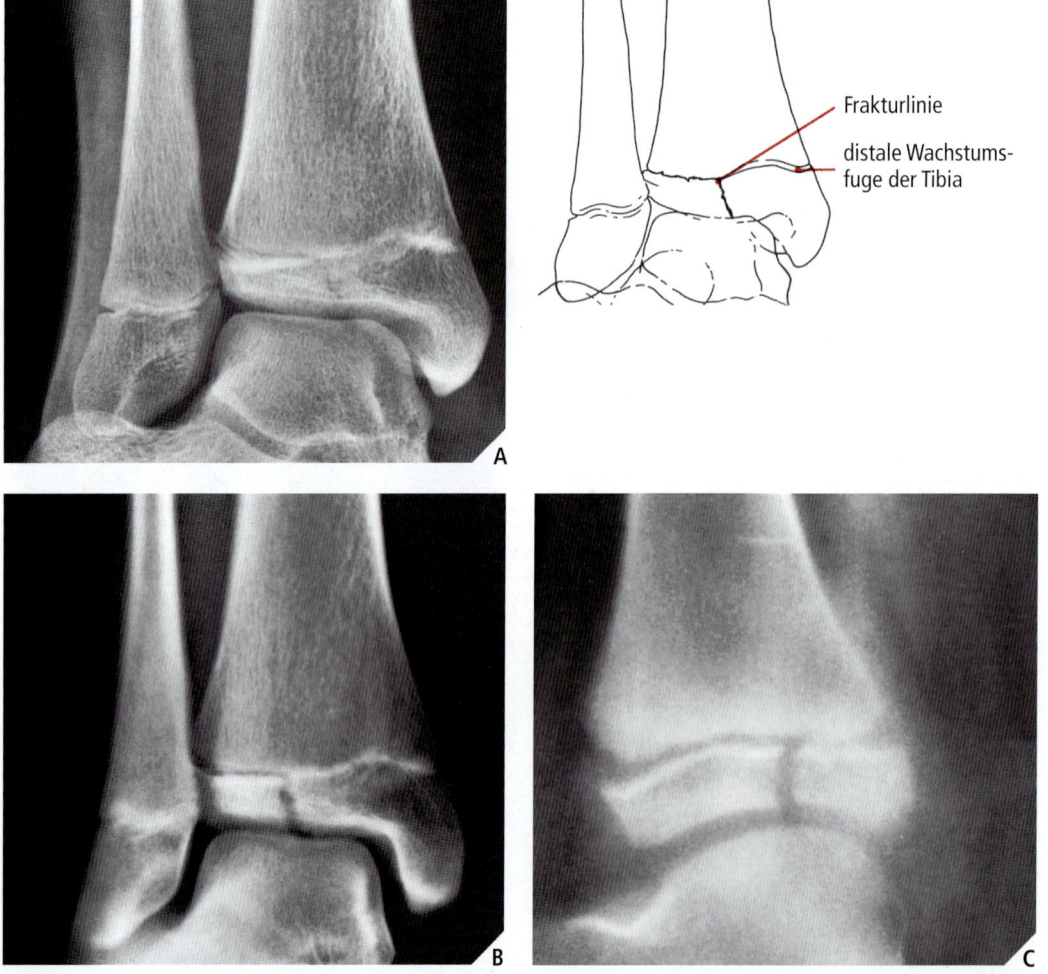

Abb. 9-37. Ein 13jähriges Mädchen verletzte sich beim Basketballspiel das rechte Sprunggelenk. Die Schrägaufnahme (**A**) und Tomogramme in der Schräg- (**B**) sowie der Seitprojektion (**C**) zeigen eine typische Fraktur der Wachstumsfuge nach Salter-Harris III, die auch jugendliche Tillaux-Fraktur genannt wird

Die radiologische Abklärung einer Tillaux-Fraktur ist wichtig für die Entscheidung, ob ein operativer Eingriff erforderlich ist. Ist das Fragment mehr als 2 mm nach lateral verschoben oder liegt eine unregelmäßige distale Tibiagelenkfläche vor (Stufe), dann ist eher eine operative denn eine konservative Behandlung angezeigt. Um diese Information zu erhalten, sind Tomographie und CT die am besten geeigneten Methoden (Abb. 9-38 bis 9-40).

Ist anstelle des lateralen Tibiarands der mediale Fibulaanteil ausgerissen und dabei das vordere tibiofibulare Band intakt, dann nennt man dies eine *Wagstaffe-LeFort-Fraktur* (Abb. 9-41).

3-Ebenen-Fraktur (triplanare Fraktur nach Marmor-Lynn). Eine Fraktur des lateralen Anteils der distalen Tibiaepiphyse kann durch die Ausdehnung der Bruchlinie in 2 weitere Raumebenen kompliziert werden, daher der Ausdruck *3-Ebenen-Fraktur*. Meist ist der Verletzungsmechanisus hierbei eine Plantarflexion mit Außenrotation. Die 3 Ebenen sind dabei die *Sagittalebene*, in der eine Vertikalfraktur durch die Epiphyse verläuft, die *Horizontalfraktur*, in der ein waagrecht verlaufender Bruch den äußeren Anteil der Tibiawachstumsfuge durchsetzt, und die *Koronarebene*, innerhalb derer eine Schrägfraktur von der Metaphyse zum Schaft zieht, die sich von der Vorderfläche der Wachstumsfuge nach oben bis zum hinteren Kortikalisrand der Tibia erstreckt (Abb. 9-42).

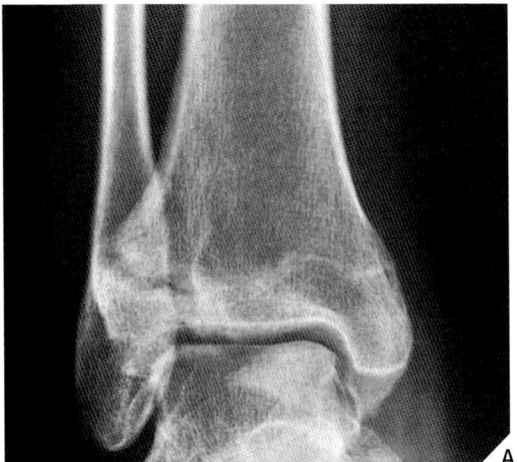 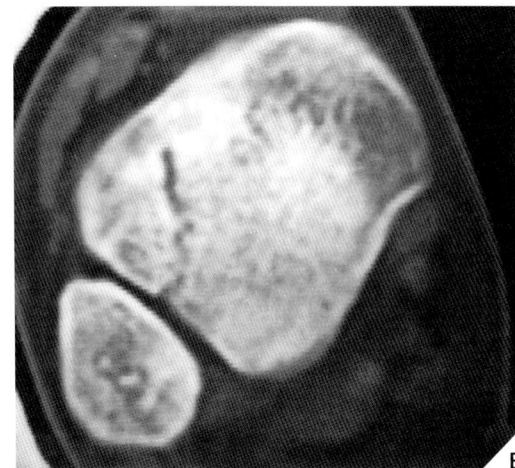

Abb. 9-38. Eine 24jährige Frau „verstauchte" sich beim Schlittschuhlaufen das Sprunggelenk. **A, B** Die a.-p. und die CT-Aufnahme zeigen eine marginale Fraktur an der Tibiaaußenseite, also eine charakteristische Tillaux-Fraktur. Die hier sichtbare geringfügige Verschiebung erfordert eine nur konservative Behandlung

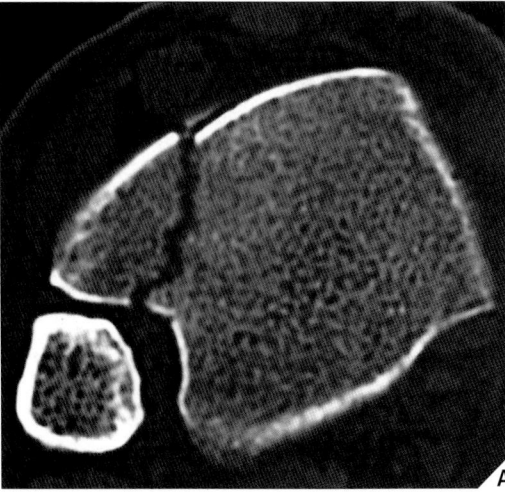 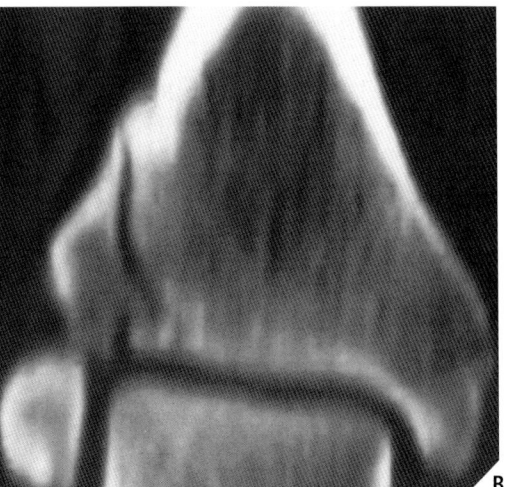

Abb. 9-39. Der 39 Jahre alte Mann erlitt eine Tillaux-Fraktur ohne Fehlstellung, hier dargestellt in einem (**A**) axialen CT-Bild sowie (**B**) in einer koronaren Rekonstruktion

TEIL II - Trauma

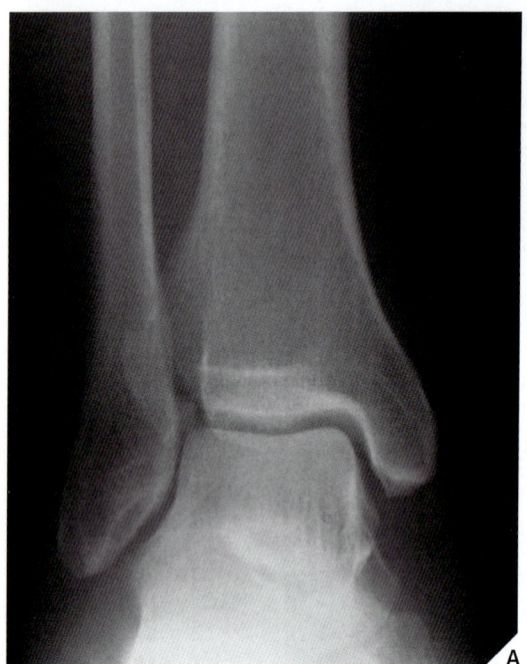

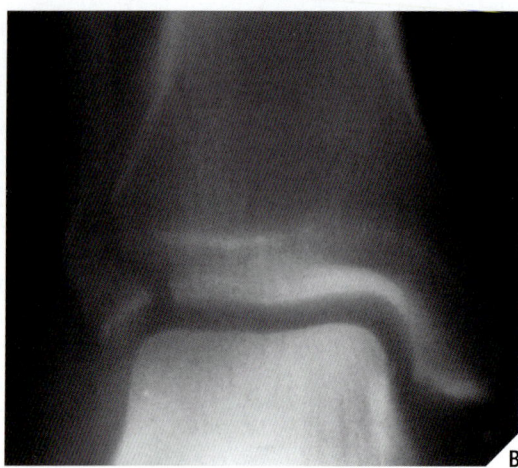

Abb. 9-40. Der 45 Jahre alte Mann erlitt bei einem Basketballspiel ein Distorsionstrauma. **A, B** Die a.-p. Aufnahme und die koronare dreifach spiralige Tomographie zeigen eine dislozierte Tillaux-Fraktur, die eine operative Versorgung erfordert

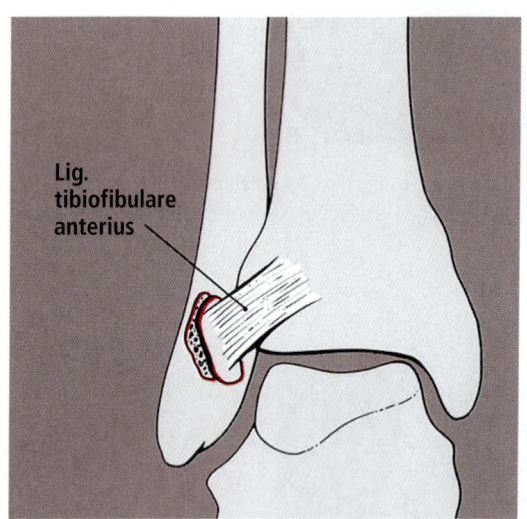

Abb. 9-41. Bei der hier schematisch in der a.-p. Ansicht gezeigten Wagstaffe-LeFort-Fraktur wird ein medial gelegenes Fibulafragment an der Ansatzstelle des vorderen tibiofibularen Bandes ausgerissen; das Band selbst bleibt dabei aber intakt

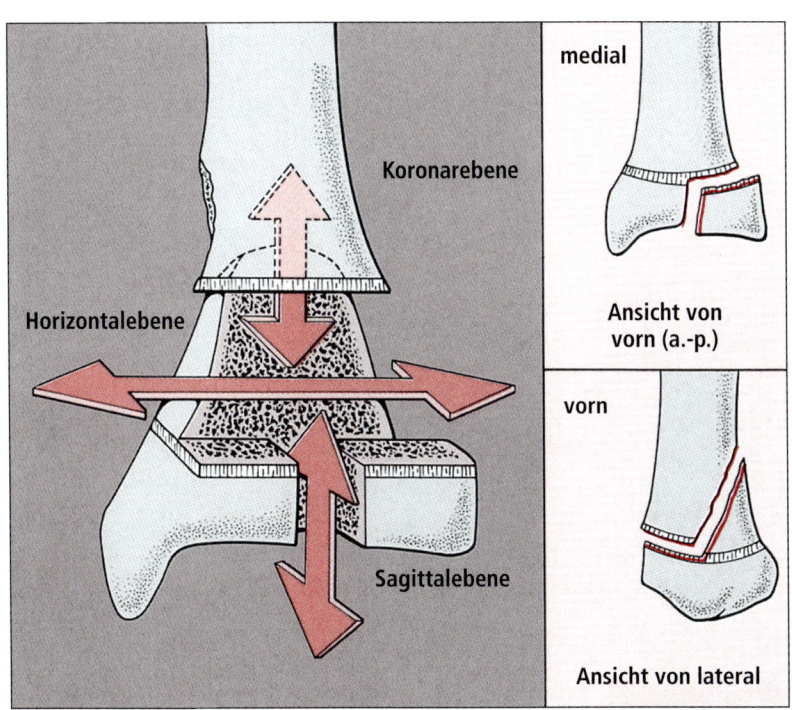

Abb. 9-42. Die Marmor-Lynn- oder 3-Ebenen-Fraktur umfaßt eine Vertikalfraktur der Epiphyse in der Sagittalebene, eine horizontal verlaufende Fraktur in der Transversalebene durch den lateralen Anteil der Wachstumsfuge und in der Koronarebene eine Schrägfraktur durch die Metaphyse bis in den Schaft, welche sich von der Vorderfläche der Wachstumsfuge nach oben bis in die hintere Tibiakortikalis erstreckt

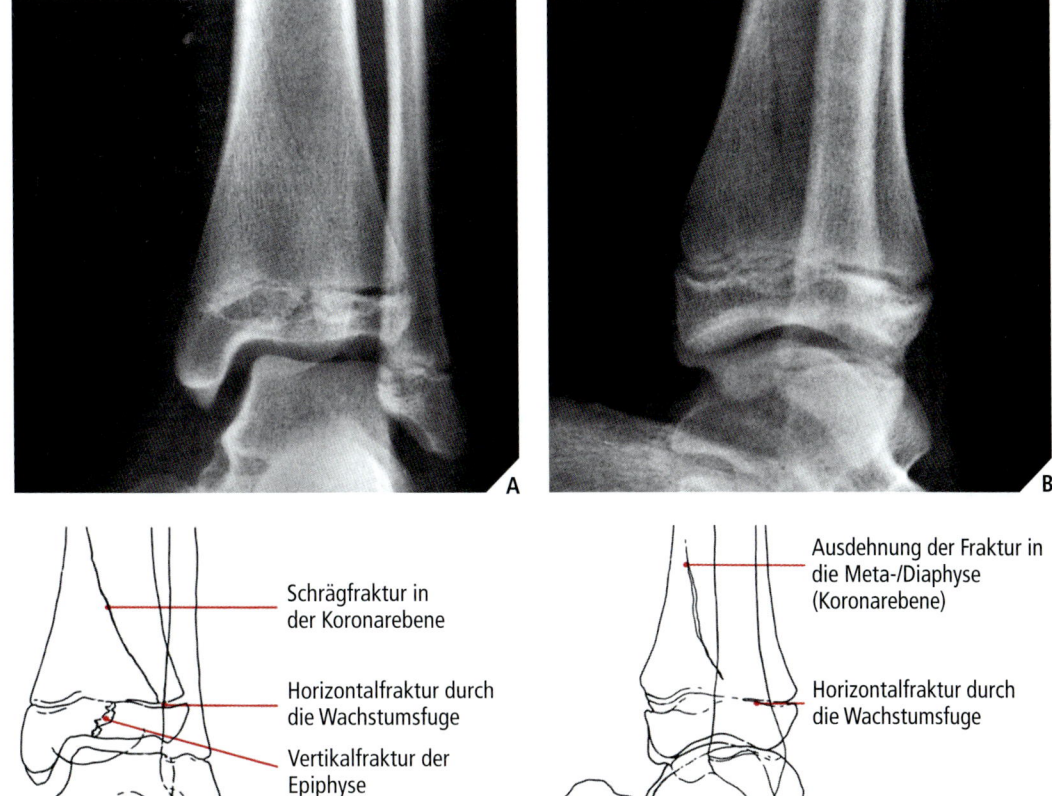

Abb. 9-43. Das 12jährige Mädchen fiel auf dem Eis hin und erlitt dabei eine typische 3-Ebenen-Fraktur. **A** Die a.-p. Aufnahme des linken Sprunggelenks zeigt eine Vertikalfraktur der Epiphyse mit horizontalem weiteren Verlauf durch den lateralen Abschnitt der Wachstumsfuge. Den meta- und diaphysären Anteil dieser Fraktur kann man kaum sehen. **B** Die Seitaufnahme zeigt nun deutlich die in der Koronarebene nach hinten oben verlaufende Bruchlinie, die 3. Komponente einer 3-Ebenen-Fraktur

TEIL II - Trauma

Am besten sieht man die Epiphysenkomponente dieser Fraktur in der a.-p. Aufnahme, die axiale Komponente in a.-p. und Seitaufnahme und die Ausdehnung in den Schaft auf der Seitaufnahme. So besteht eine typische triplanare Fraktur aus der Kombination einer jugendlichen Tillaux-Fraktur und einer Salter-Harris-Fraktur vom Typ II (Abb. 9-43 u. 9-44; vgl. auch Abb. 9-36 u. 4-25) und sollte nicht mit einer Salter-Harris-Fraktur vom Typ IV verwechselt werden (Abb. 9-45).

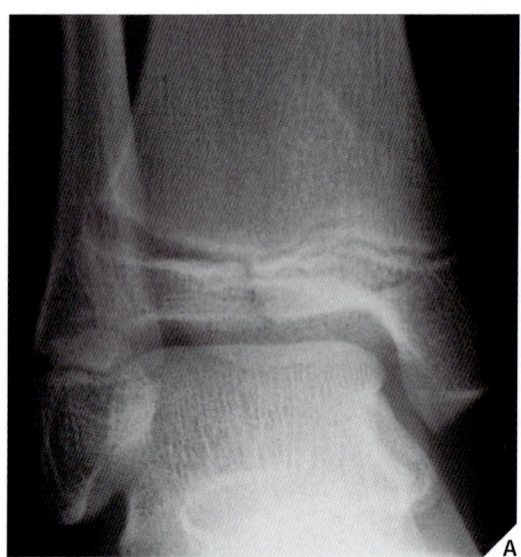
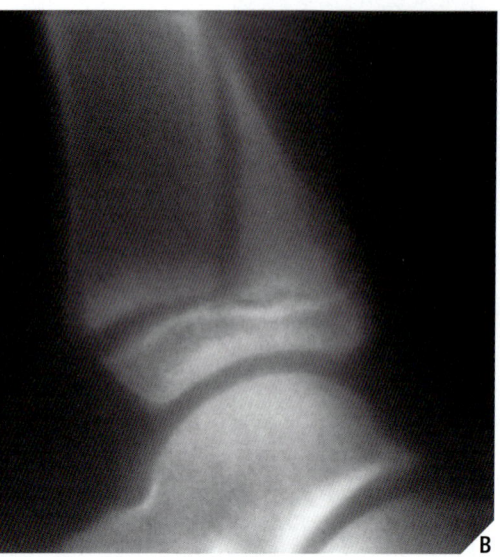

Abb. 9-44. Der 13 Jahre alte Junge kam mit einer 3-Ebenen-Fraktur. **A** Die a.-p. Röntgenaufnahme zeigt nur die horizontale und die vertikale Komponente dieses Bruchs. **B** Das dreifach spiralige laterale Tomogramm deckt dann die horizontale und die schräg koronare Komponente auf

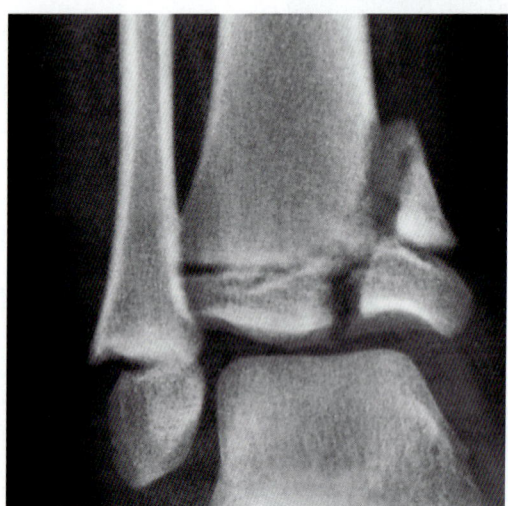

Abb. 9-45. Die a.-p. Aufnahme einer Salter-Harris-Fraktur vom Typ IV der distalen Tibia zeigt bei diesem 8jährigen Knaben, daß die Bruchlinie durch Epiphyse und Metaphyse verläuft, aber nicht horizontal durch die Wachstumsfuge selbst zieht. Zu beachten ist hier die begleitende distale Fibulafraktur vom Typ Salter-Harris I (vgl. Abb. 4-25)

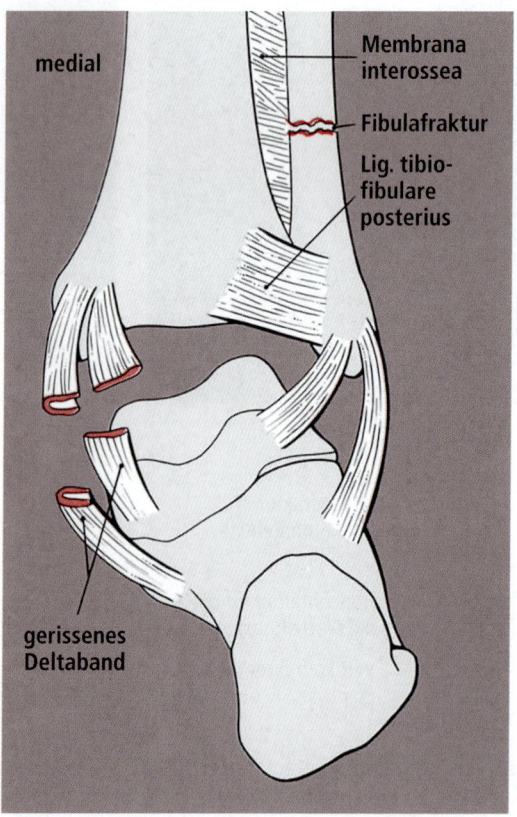

Abb. 9-46. Bei einer Pott-Fraktur bricht die Fibula oberhalb der intakten tibiofibularen Syndesmose, wobei das Innenband reißt und der Talus nach lateral subluxiert

Frakturen der Fibula

Pott-Fraktur. Nach einer Fraktur seines eigenen Unterschenkels beschrieb Sir Percivall Pott im Jahre 1769 einen Bruch, den er für den häufigsten Typ aller Sprunggelenkfrakturen hielt, nämlich eine Fraktur des distalen Fibuladrittels (Abb. 9-46). Heute weiß man, daß diese Bruchform meist infolge einer Ruptur der distalen Syndesmosis tibiofibularis entsteht. Viele Experten auf diesem Gebiet sind jedoch der Meinung, daß der von Pott beschriebene Bruch als Primärfraktur überhaupt nicht vorkommt.

Dupuytren-Fraktur. Diesen Namen trägt eine Fraktur, die 2–7 cm oberhalb der unteren Syndesmose verläuft und mit einem Riß des Deltabandes kombiniert ist (Abb. 9-47). Der gleichzeitige Riß der Syndesmose führt zur Instabilität des Sprunggelenks.

Maisonneuve-Fraktur. Wie die Dupuytren-Fraktur, so ist auch sie eine Verletzung der Fibula vom Eversionstyp. Doch tritt hier der Bruch in der proximalen Hälfte dieses Knochens auf, meist am Übergang vom proximalen zum mittleren Drittel des Schafts (Abb. 9-48). Die Syndesmose

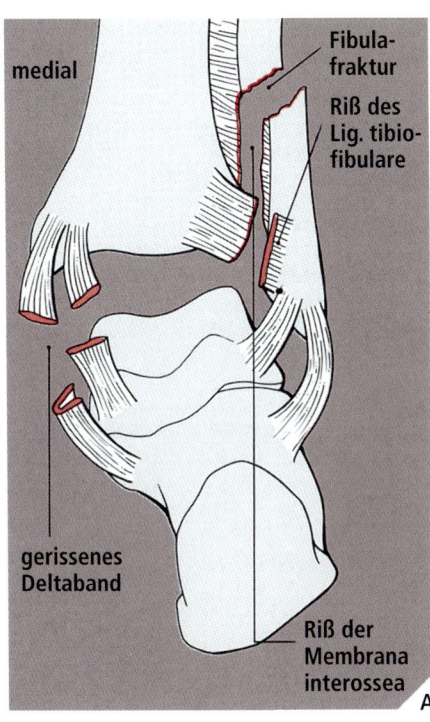
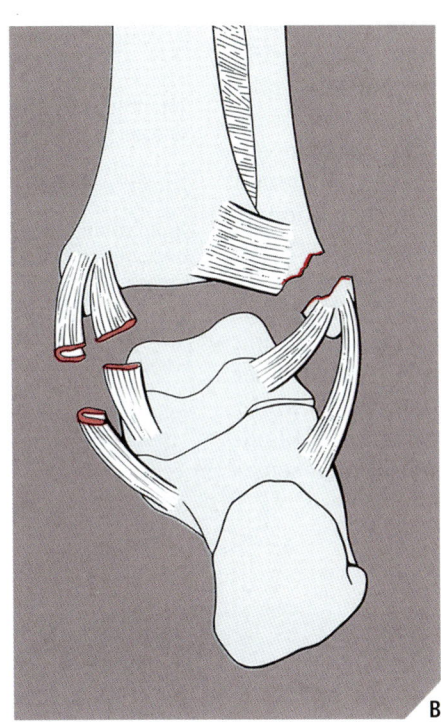

Abb. 9-47. **A** Die Dupuytren-Fraktur tritt in der Regel 2–7 cm oberhalb des Sprunggelenks auf; dabei reißt das Deltaband, und in typischer Weise führt die Syndesmosenruptur zur Sprunggelenkinstabilität. **B** Bei der tiefen Variante verläuft die Bruchlinie weiter distal, wobei die Syndesmose intakt bleibt

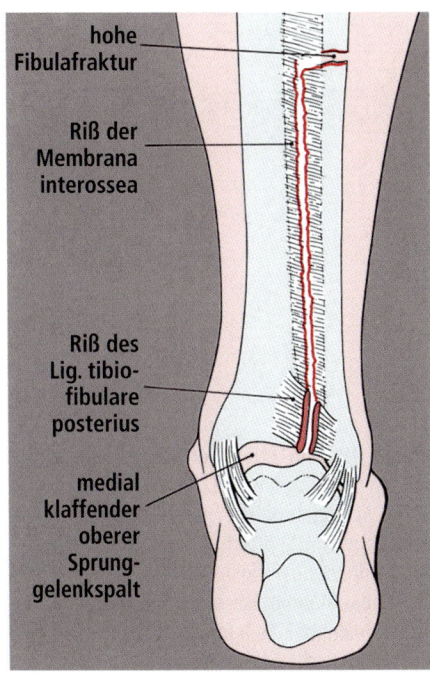

Abb. 9-48. Die klassische Maisonneuve-Fraktur betrifft meist den Übergang vom mittleren zum unteren Fibuladrittel. Die tibiofibulare Syndesmose reißt dabei, und die Membrana interossea wird bis in Höhe der Fraktur gesprengt. Der tibiotalare (mediale) Gelenkspalt ist dann durch die laterale Subluxation der Talusrolle erweitert

TEIL II - Trauma

ist dabei gerissen, ferner liegen entweder ein Riß des Lig. tibiofibulare oder eine Fraktur des Innenknöchels vor (Abb. 9-49). Je weiter proximal die Fraktur sitzt, desto stärker ist die Membrana interossea zwischen Tibia und Fibula geschädigt, die immer bis in Höhe der Fraktur gerissen ist.

■ Verletzung der Weichteile an Sprunggelenk und Fuß

Wie schon weiter oben erwähnt, lassen sich alle Sprunggelenkverletzungen grob als Folge einer Inversions- oder einer Eversionsbelastung einteilen (vgl. Abb. 9-28 u. 9-29), doch sind die auf das Sprunggelenk einwirkenden Kräfte nur selten eine reine Inversion oder reine Eversion. Meist liegt eine Kombination von Kräften vor, die zu einer Verletzung von Bändern und Sehnen führt, die im Gefolge von Frakturen oder als Primärverletzungen entstehen können. Um die Komplexität dieser Kräfte wiederzugeben, wurden mehrere Klassifikationen entwickelt. Lauge-Hansen teilte die Sprunggelenkverletzungen nach der Stellung des Fußes (Supination oder Pronation) in Kombination mit der Richtung der deformierenden Kraft ein (Außen- oder Innenrotation, Adduktion oder Abduktion; Tab. 9-3). Er betonte die enge Beziehung zwischen Knochen- und Bandverletzungen, doch mindert die Kompliziertheit seiner Klassifikation deren Wert bei der Behandlung.

Tab. 9-3. Lauge-Hansen-Klassifikation der Sprunggelenkverletzungen

Pronations-Abduktions-Verletzungen
Stadium I   Ruptur des Deltabands oder Innenknöchelquerfraktur
Stadium II Ausriß der Syndesmosis tibiofibularis anterior und posterior
Stadium III Schrägfraktur der Fibula in Gelenkhöhe* (am besten in a.-p. Aufnahme sichtbar)

Pronations-Außenrotations-Verletzungen
Stadium I   Ruptur des Deltabands oder Innenknöchelquerfraktur
Stadium II Ausriß der Syndesmosis tibiofibularis anterior und der Membrana interossea
Stadium III Fibulafraktur, meist 6 cm oder mehr oberhalb der Gelenkhöhe*
Stadium IV Schalenfraktur der dorsalen Tibia (Volkmann-Fraktur) oder Ruptur der Syndesmosis tibiofibularis posterior

Supinations-Adduktions-Verletzungen
Stadium I   Außenbandverletzung oder Querfraktur des Außenknöchels unterhalb der Gelenkhöhe*
Stadium II Steile Schrägfraktur des Innenknöchels

Supinations-Außenrotations-Verletzungen
Stadium I   Ausriß der Syndesmosis tibiofibularis anterior
Stadium II Spiralfraktur der distalen Fibula in Gelenkhöhe* (am besten in der seitlichen Aufnahme sichtbar)
Stadium III Ruptur der Syndesmosis tibiofibularis posterior
Stadium IV Querfraktur des Innenknöchels

* Das Aussehen der Fibulafraktur ist der Schlüssel zur Bestimmung des Verletzungsmechanismus. Modifiziert nach Lauge-Hansen N, 1959; mit freundlicher Erlaubnis

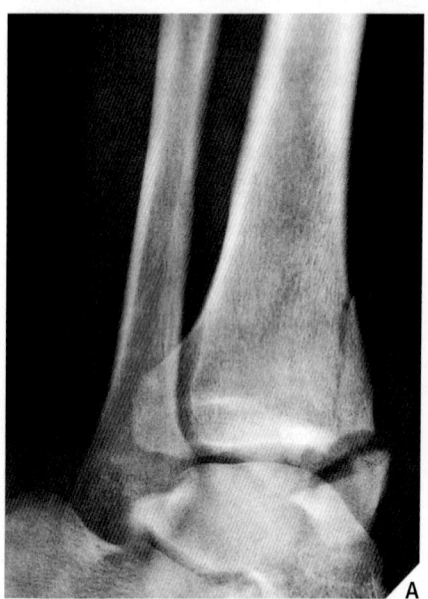
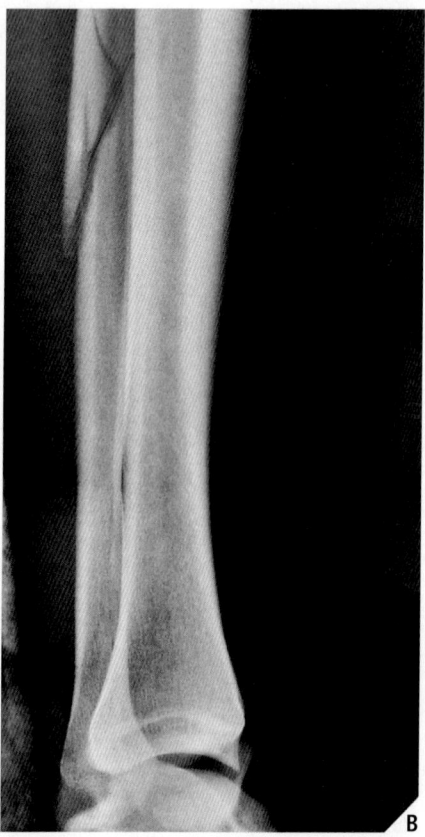

Abb. 9-49. Ein 22jähriger Mann verletzte sich bei einem Skiunfall das rechte Sprunggelenk. **A** Die Schrägaufnahme des rechten Sprunggelenks zeigt eine Splitterfraktur des Innenknöchels mit Ausdehnung bis in die vordere Tibialippe. **B** In der Seitaufnahme ist eine Splitterfraktur der Fibula erkennbar. Es handelt sich somit um eine charakteristische Maisonneuve-Fraktur

Aus praktischer Sicht ist die auf der Höhe der Fibulafraktur und damit auf dem Typ der Syndesmosenverletzung beruhende Einteilung nach Weber wesentlich brauchbarer (Abb. 9-50):

- *Typ A:* Die Fibulafraktur kann eine quere Abrißfraktur in Höhe des Sprunggelenks oder dicht darunter sein. Es kann eine begleitende Innenknöchelfraktur vorliegen. Wahlweise dazu kann die Fibula intakt, aber das Außenband gerissen sein. In beiden Fällen sind die Syndesmose, die Membrana interossea und das Deltaband intakt.

- *Typ B:* Spiralfraktur der distalen Fibula mit Beginn in Höhe der Syndesmose und teilweisem Riß vorwiegend

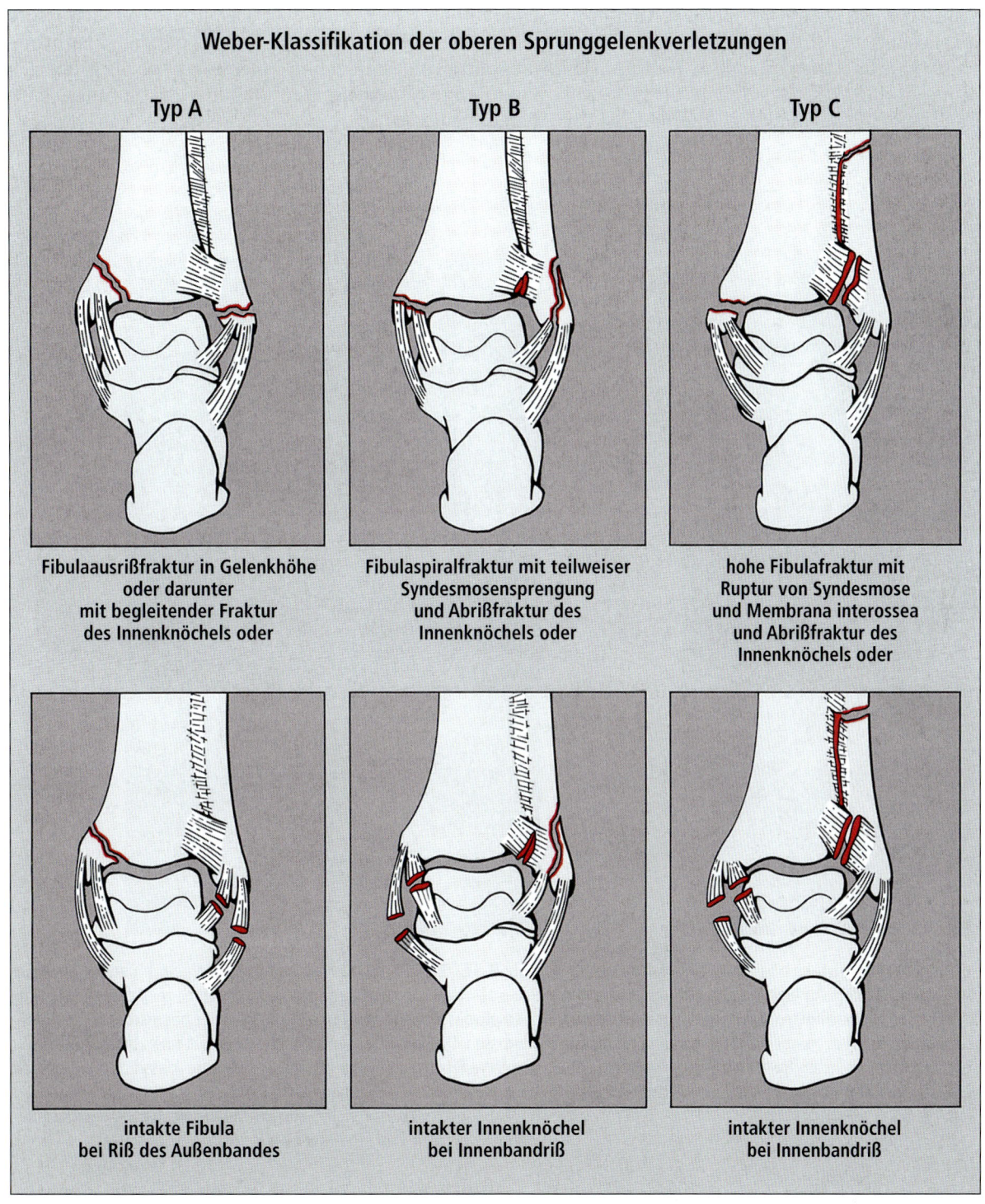

Abb. 9-50. Die Einteilung der Verletzungen der Sprunggelenkstrukturen nach Weber erfolgt nach der Höhe, in der der Wadenbeinbruch auftritt, sowie nach dem Vorliegen oder Fehlen von Begleitbrüchen des Innenknöchels. Eine Ruptur von Innen- und Außenbandkomplex läßt sich aus der Höhe der Fibulafraktur wie auch dem Vorliegen einer Innenknöchelfraktur ableiten. (Nach Weber BG, 1972; mit freundlicher Erlaubnis)

TEIL II - Trauma

des hinteren Lig. tibiofibulare, die auch mit einem begleitenden Abriß des Innenknöchels unterhalb der Sprunggelenkhöhe kombiniert sein kann (Abb. 9-51). Alternativ dazu kann der Innenknöchel intakt, dann aber das Deltaband gerissen sein.

- *Typ C:* Die Fibulafraktur liegt höher als das obere Sprunggelenk und geht mit einem Riß des hinteren Lig. tibiofibulare und einer daraus folgenden lateralen Talusinstabilität einher. Wenn die Fibulafraktur hoch gelegen ist (Maisonneuve-Fraktur), dann ist die Membrana interossea bis in Höhe der Fraktur gerissen. Ferner liegt eine Abrißfraktur des Innenknöchels vor, wobei dann das Innenband intakt ist. Alternativ ist der Innenknöchel intakt, dann aber das Deltaband gerissen (Abb. 9-52).

Die Wahrscheinlichkeit einer Verletzung der distalen tibiofibularen Syndesmose läßt sich aus der Natur und der Höhe der Fibulafraktur erschließen: Je höher die Wadenbeinfraktur, desto ausgedehnter ist die Schädigung der tibiofibularen Bänder und desto höher also das Risiko einer Sprunggelenkinstabilität. Der größte Wert dieser Einteilung liegt in der Tat darin, daß sie den lateralen Komplex aus Syndesmose und Außenknöchel als wichtigen Faktor von Kongruenz und Stabilität des Sprunggelenks herausstellt.

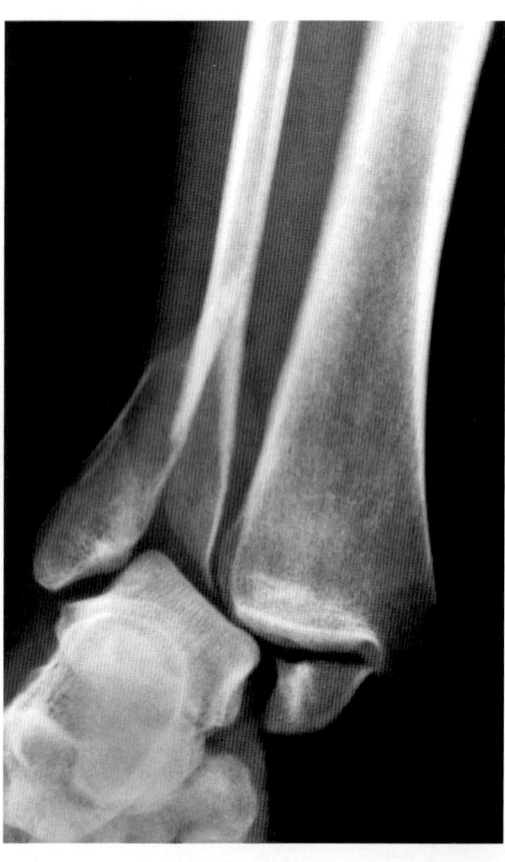

Abb. 9-51. Die 24jährige Frau verletzte sich bei einem Skiunfall das rechte Sprunggelenk. Die a.-p. Aufnahme zeigt eine Spiralfraktur der Fibula mit Beginn in Syndesmosenhöhe und nachfolgendem Riß des hinteren unteren Anteils des Syndesmosenkomplexes, wobei die Membrana interossea intakt geblieben ist. Die Frakturstelle am Innenknöchel legt es nahe, daß das Deltaband wohl intakt ist. Nach der Weber-Einteilung handelt es sich um eine Fraktur vom Typ B

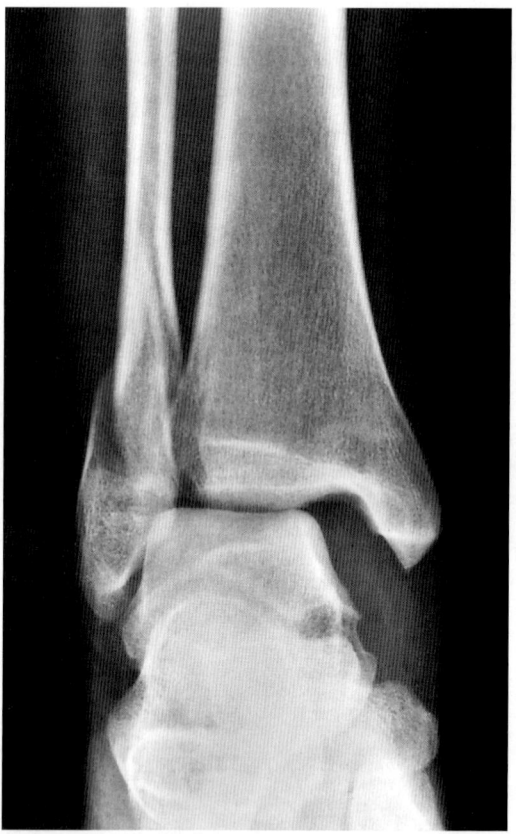

Abb. 9-52. Eine 32jährige Frau trat in ein Schlagloch und verletzte sich dabei das rechte Sprunggelenk. Die a.-p. Aufnahme zeigt eine Fibulafraktur oberhalb des Sprunggelenks und die Anzeichen eines Risses der Membrana interossea. Der intakte Innenknöchel deutet auf einen Innenbandriß hin. Dieser Verletzungstyp wird als Weber-C-Fraktur klassifiziert. Das Risiko einer Instabilität der Sprunggelenkgabel durch den Riß des Innen- und Außenbandkomplexes verleiht diesem Verletzungstyp eine schlechtere Prognose als dem vom Typ A oder B

Riß des inneren Längsbands

Abhängig von der Schwere einer Eversionskraft reicht die Schädigung des Innenbandes von der Zerrung bis zur kompletten Ruptur (vgl. Abb. 9-29). Der Riß kann sich entweder im zentralen Anteil des Bands oder an dessen Befestigungsstelle am Innenknöchel ereignen. Typischerweise geht eine Deltabandruptur mit einem Riß des Lig. tibiofibulare und einer Lateralsubluxation des Talus einher. Bei der klinischen Untersuchung fällt eine Weichteilschwellung distal der Innenknöchelspitze auf. Wenn die Routineeinstellungen des Sprunggelenks ein seitliches Abdriften der Talusrolle ohne gleichzeitige Spiralfraktur der Tibia zeigen, dann muß man annehmen, daß sowohl das tibiofibulare als auch das innere Längsband gerissen sind. Die Arthrographie zeigt dann einen Kontrastmittelaustritt unterhalb des Innenknöchels (Abb. 9-53).

Zwar lassen sich die Bänder des Sprunggelenks in der CT darstellen, doch werden diese Verletzungen häufiger mit der MRT abgeklärt. Der akute Riß des inneren Längsbands erscheint als Kontinuitätsunterbrechung oder Fehlen der hypointensen Bandfasern, die dann von Ödem oder Einblutung umgeben sind (Abb. 9-54). Chronische oder verheilte Bandrisse zeigen gewöhnlich ein solches Band verbreitert.

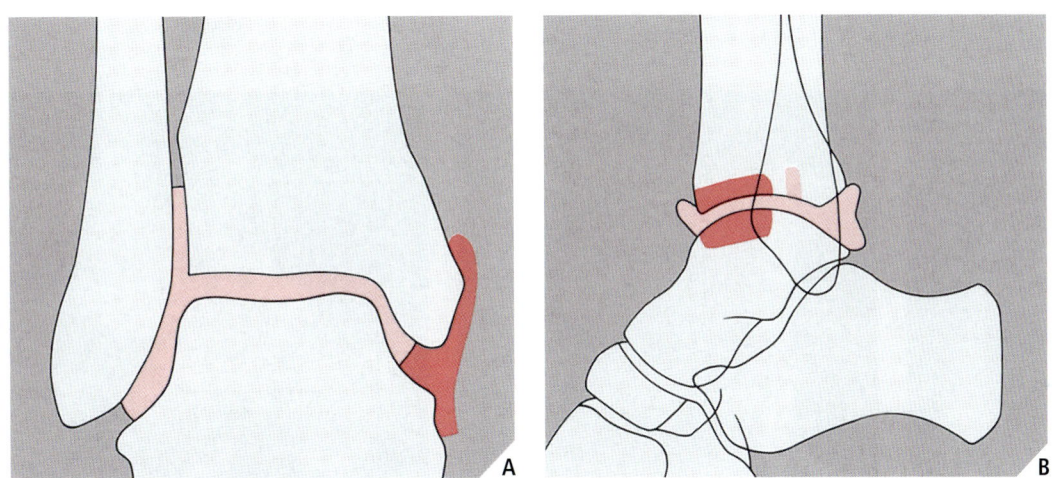

Abb. 9-53. A, B Ein Innenbandriß ohne gleichzeitige Fraktur ist arthrographisch, wie hier schematisch gezeigt, an einem Kontrastmittelaustritt unterhalb der Innenknöchelspitze erkennbar (vgl. Abb. 9-12)

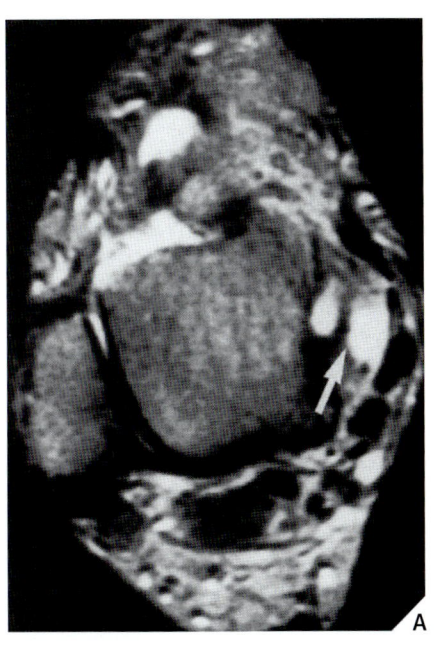
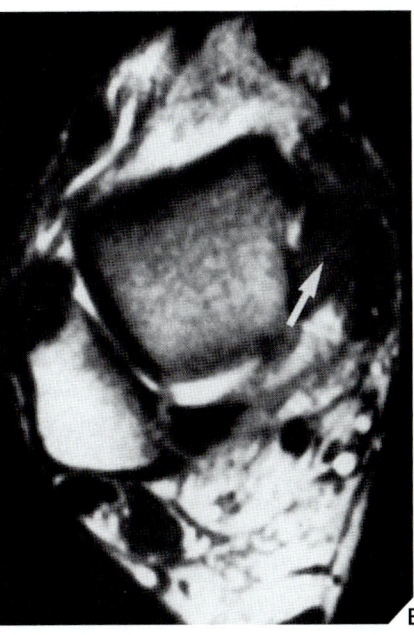

Abb. 9-54. A Ein axiales T2w Bild des rechten Sprunggelenks zeigt eine Teilruptur des Lig. deltoideum (*Pfeil*) mit einer hyperintensen Blutung im tibiotalaren und tibiokalkanearen Zügel des Innenbands. **B** Zum Vergleich sei ein axiales T2w Bild eines normalen Innenbands, das die hypointensen normalen Bandzügel (*Pfeil*) zeigt, gegenüber gestellt

TEIL II - Trauma

Riß des äußeren Längsbandes

Die Inversionsbelastung der äußeren Sprunggelenkstrukturen kann eine ganze Reihe von Verletzungen des Außenbandes nach sich ziehen, die von dessen Zerrung bis zur vollständigen Zerreißung reichen (vgl. Abb. 9-28). Verletzungsorte können dann der zentrale Abschnitt des Bandes oder seine Befestigungsstelle am Außenknöchel sein. Ohne eine Außenknöchelfraktur in den Routineübersichten kann man dann den Bandriß in der gehaltenen Inversionsbelastungsaufnahme des Sprunggelenks am Anstieg des Taluskippungswinkels auf 15° und darüber erkennen (vgl. Abb. 9-10B u. 9-55A). Immer ist jedoch hier die Arthrographie diagnostisch beweisend.

Auch können die Einzelbänder des Außenbandkomplexes unabhängig voneinander verletzt werden. Das am häufigsten verletzte Band am Sprunggelenk ist dabei das *Lig. fibulotalare anterius*. Dies läßt sich in einer gehaltenen Sprunggelenkaufnahme bei Inversion diagnostizieren (vgl. Abb. 9-10), doch ist zur Sicherung meist die Arthrographie nötig (Abb. 9-55). Im typischen Fall sieht man dann einen Kontrastmittelaustritt vor dem Außenknöchel und lateral längs des Außenknöchels (Abb. 9-56); einen Riß des *Lig. fibulotalare posterius* erkennt man besser in einer Seitaufnahme. Ein Riß des *Lig. fibulocalcaneare* geht immer mit einem Riß des Lig. fibulotalare anterius einher (Abb. 9-57); der unterscheidende arthrographische Befund ist hierbei die Anfärbung der Peronäussehnenscheide (Abb. 9-58).

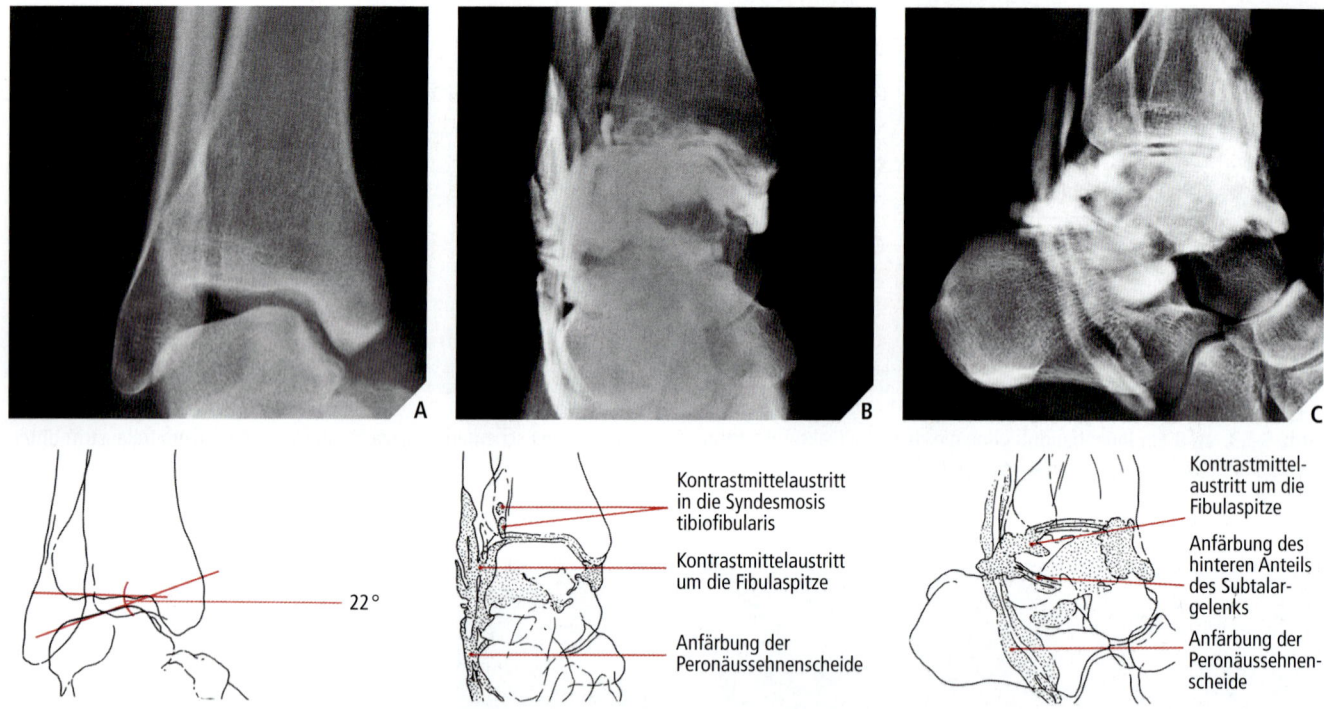

Abb. 9-55. Die 28jährige Frau verletzte sich bei einem Skiunfall das Sprunggelenk. **A** Die gehaltene Aufnahme in Inversionsbelastung zeigt eine Taluskippung von 22°, was einen Riß des Außenbandkomplexes nahelegt. **B, C** Die Einfachkontrastarthrogramme im a.-p. und seitlichen Strahlengang decken Risse mehrerer Bänder auf: die Leckage um die Fibulaspitze zeigt den Riß des Lig. talofibulare anterius an, die Anfärbung der Peronäussehnenscheide einen Riß des Lig. calcaneofibulare, und der KM-Austritt in die Syndesmose einen Riß des distalen vorderen Lig. tibiofibulare. Die Anfärbung der hinteren Facette des unteren Sprunggelenks deutet auf eine Ruptur des hinteren Lig. talofibulare hin

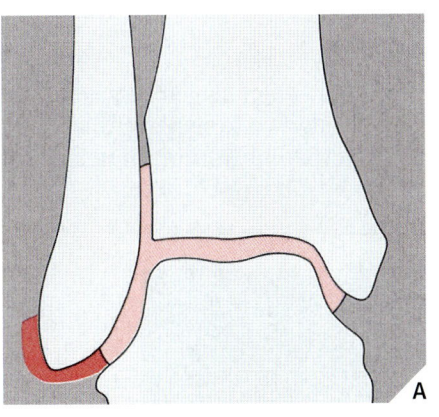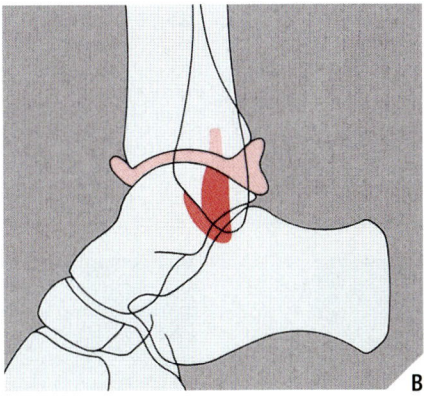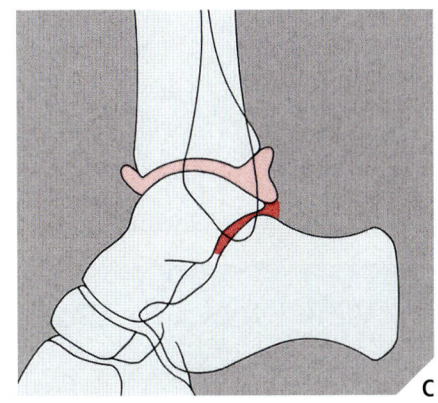

Abb. 9-56. A, B Bei der Arthrographie charakterisiert ein KM-Austritt um die Außenknöchelspitze herum einen Riß der Syndesmosis talofibularis anterior. **C** Einen Riß des Lig. talofibulare posterius kann man in der Seitaufnahme an der Anfärbung des hinteren Anteils des unteren Sprunggelenks erkennen. Bei 10% der Fälle kann dieser Befund jedoch eine Normvariante darstellen

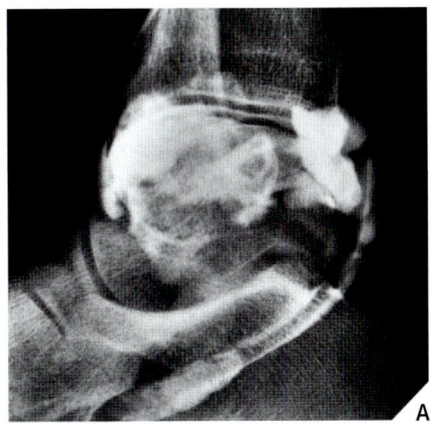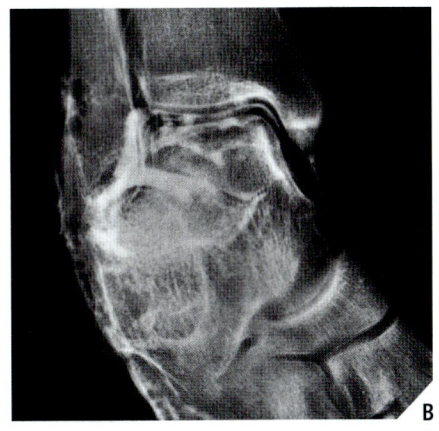

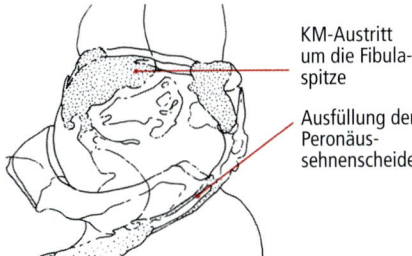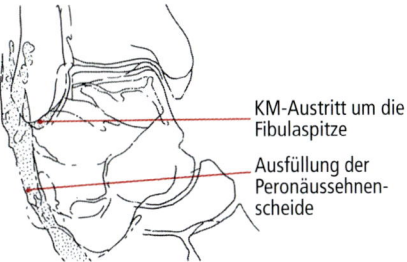

Abb. 9-57. Ein 27 Jahre alter Mann verstauchte sich beim Sport das Sprunggelenk. Die Übersichtsaufnahmen waren normal; gehaltene Aufnahmen führten zu keinem klaren Ergebnis. Die Kontrastarthrogramme im seitlichen (**A**) und schrägen Strahlengang (**B**) zeigen eine Anfärbung der Peronäussehnenscheiden, welche für eine Ruptur des Lig. calcaneofibulare charakteristisch ist. Der in beiden Projektionen sichtbare KM-Austritt längs des Außenknöchels weist auf einen Begleitriß des Lig. fibulotalare anterius hin

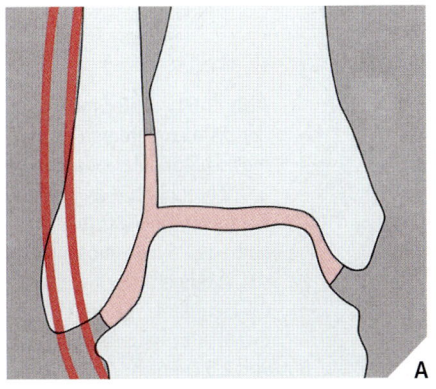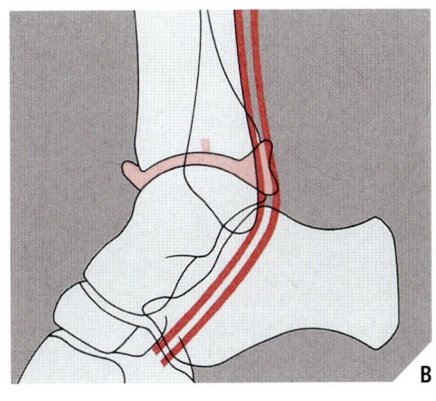

Abb. 9-58. A, B Der charakteristische Arthrographiebefund bei einer Ruptur des Lig. calcaneofibulare ist die Anfärbung der Peronäussehnenscheide

TEIL II - Trauma

Die MRT ist bei der Beurteilung eines verletzten Außenbands gleichermaßen zuverlässig. Die Diagnose einer Ruptur fußt auf der fehlenden Sichtbarkeit einer oderer mehrerer Anteile dieses Bandkomplexes. Risse des Lig. fibulocalcaneare werden am besten in der Koronarebene aufgezeigt, dagegen Risse des vorderen oder hinteren Lig. fibulotalare in axialen Schnittbildern (Abb. 9-59).

Riß des Lig. tibiofibulare anterius

Der häufig von weiteren Bandverletzungen begleitete Riß dieses Bandes kann auch isoliert vorkommen (Abb. 9-60). In der Arthrographie ist hierfür ein Kontrastmittelaustritt in den Syndesmosenraum hinein typisch (Abb. 9-61).

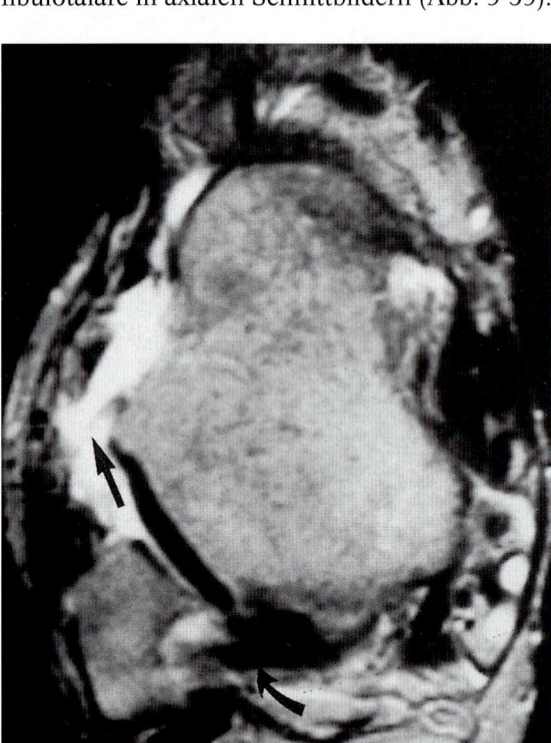

Abb. 9-59. Das axiale T2w MRT-Bild zeigt die Ruptur des Lig. fibulotalare anterius, anstelle dessen dann nur noch signalreiche Flüssigkeit (*gerader Pfeil*) zu sehen ist. Zum Vergleich zeigt das intakte Lig. fibulotalare posterius normale Signalintensität (*gebogener Pfeil*)

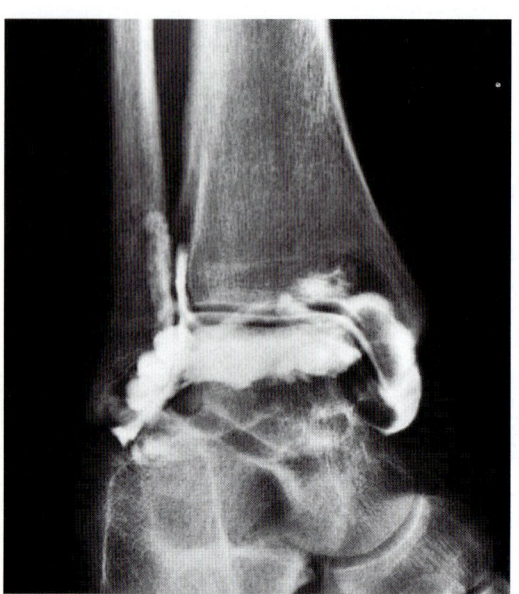

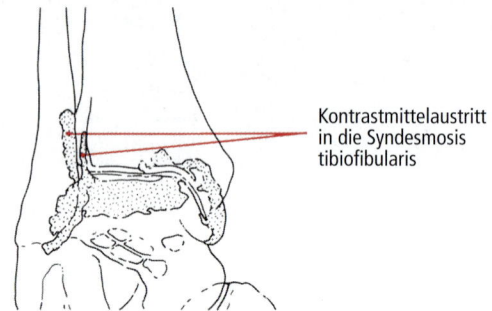

Abb. 9-60. Dieser 29jährige Mann verletzte sich beim Basketballspielen das Sprunggelenk. Übersichts- und gehaltene Aufnahmen zeigten keine Auffälligkeiten. Bei der Arthrographie verrät jedoch ein KM-Austritt in der Gegend der Syndesmose einen Riß der distalen vorderen Syndesmosis tibiofibularis (vgl. Abb. 9-12B,D)

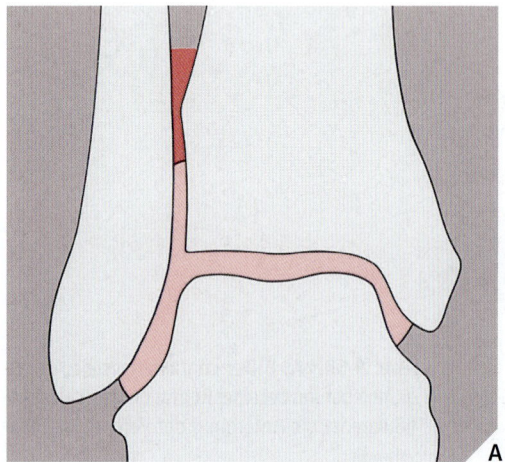

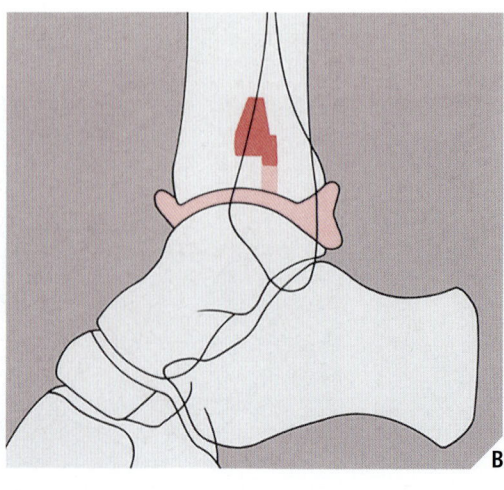

Abb. 9-61. A, B Eine Ruptur der distalen vorderen Syndesmosis tibiofibularis kann man arthrographisch an einem Kontrastmittelaustritt oberhalb des Syndesmosenrezessus erkennen. Normalerweise überschreitet die Anfärbung dieses Rezessus eine Länge von 2,5 cm nicht

Sehnenrisse

Die meisten Sehnenrisse kann man anamnestisch und bei der körperlichen Untersuchung diagnostizieren. Einen Riß der *Achillessehne*, die häufigste Weichteilverletzung des Fußes, zeigen z. B. die hochgradige Schmerzempfindlichkeit an deren Ansatzstelle sowie die eingeschränkte Plantarflexion an. Einen Ausriß dieser Sehne aus ihrem Insertionsort am Fersenbein (Abb. 9-62) kann man in einer Seitaufnahme des Fußes mit niedriger Röhrenspannung (Weichteilaufnahme) erkennen (Abb. 9-63), auch wenn Tenographie (Abb. 9-64) oder die MRT (Abb. 9-65 u. 9-66; vgl. auch Abb. 9-18) das sichernde Verfahren ist (heute die Sonographie; Anm. des Übersetzers). Ferner kann die Tenographie helfen, einen Riß der Sehne des *M. tibialis posterior* (Abb. 9-67) oder der *Mm. peronaei* zu sichern.

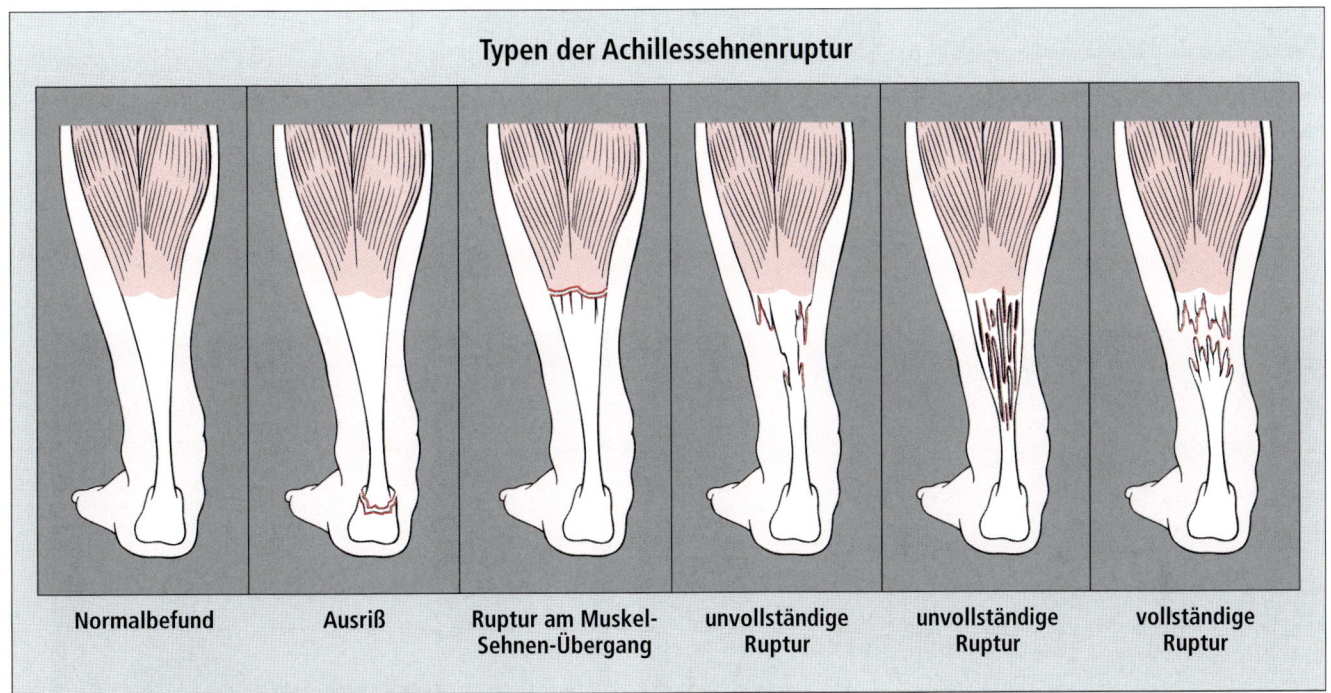

Abb. 9-62. Schematische Darstellung der verschiedenen Typen einer Achillessehnenverletzung

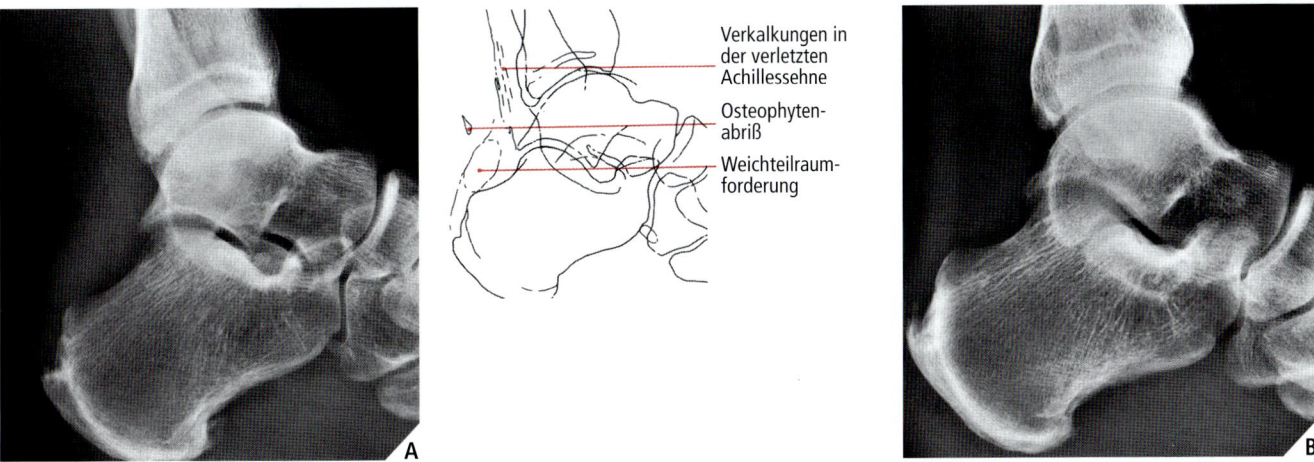

Abb. 9-63. Ein 54jähriger Mann stolperte in ein Schlagloch. Die körperliche Untersuchung ergab eine starke Druckschmerzhaftigkeit am Ansatz der Achillessehne und eine deutliche Einschränkung der Plantarflexion. **A** Die Seitaufnahme zeigt die Achillessehne nicht abgrenzbar, ferner eine klumpige Weichteilraumforderung eines kleinen Osteophyten von der Hinterfläche des Kalkaneus an der Ansatzstelle der ausgerissenen Sehne. **B** Zum Vergleich der gesunde Fuß

TEIL II - Trauma

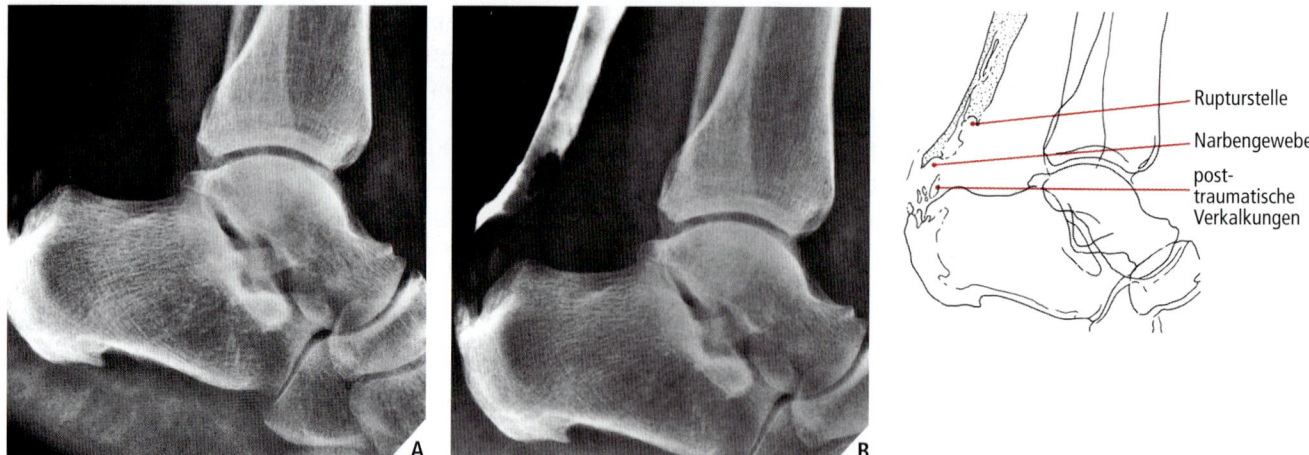

Abb. 9-64. A Die seitliche Übersichtsaufnahme des Sprunggelenks zeigt eine schlechte Abgrenzbarkeit der Achillessehne an ihrer Ansatzstelle an der Kalkaneusrückfläche sowie eine deutliche Weichteilschwellung. An der Sehnenansatzstelle sieht man viele Verkalkungen. **B** Die Tenographie ergibt einen Sehnenriß ca. 5 cm oberhalb der Ansatzstelle, erkennbar am abrupten Abbruch der KM-Füllung der Sehnenscheide

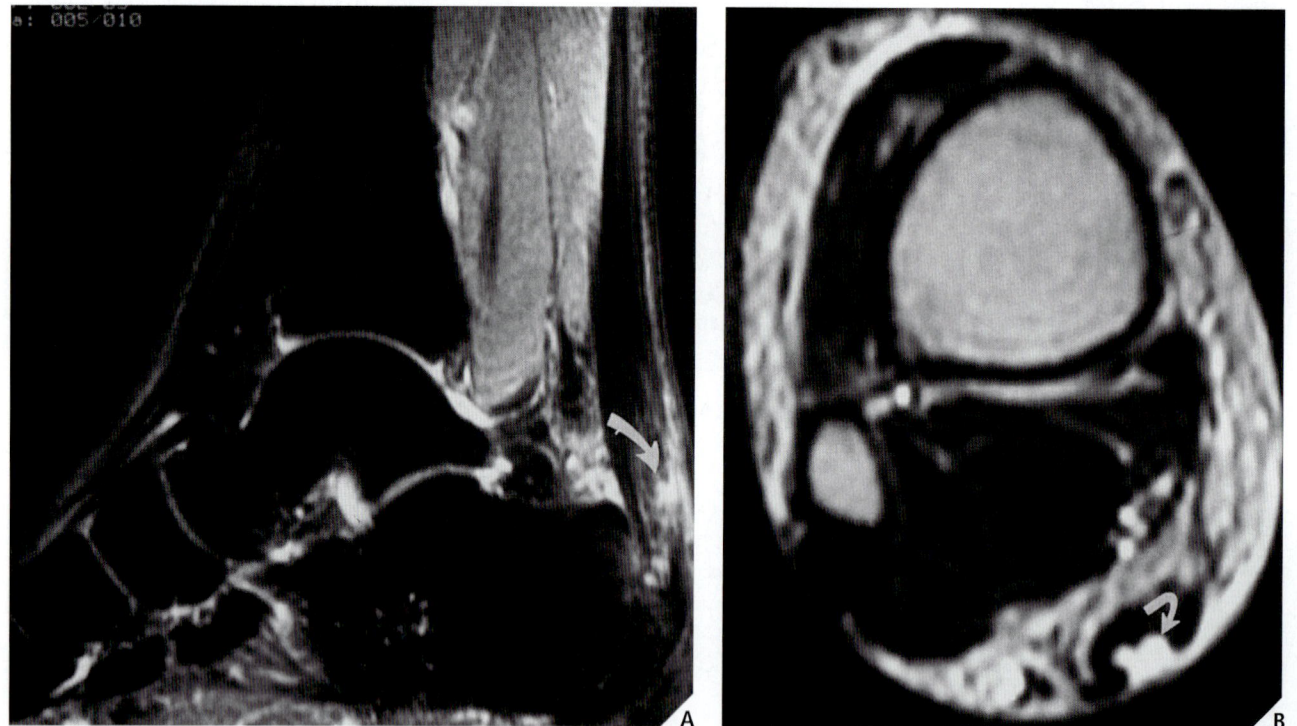

Abb. 9-65. A, B Sagittales STIR-Bild und axiales T2w Bild zeigen einen kleinen hyperintensen Herd im dorsalen Achillessehnenanteil (Pfeile), der eine akute Teilruptur anzeigt. Fettpolster und Subkutangewebe sind ödematös verändert

Untere Gliedmaße III: Sprunggelenk und Fuß 9

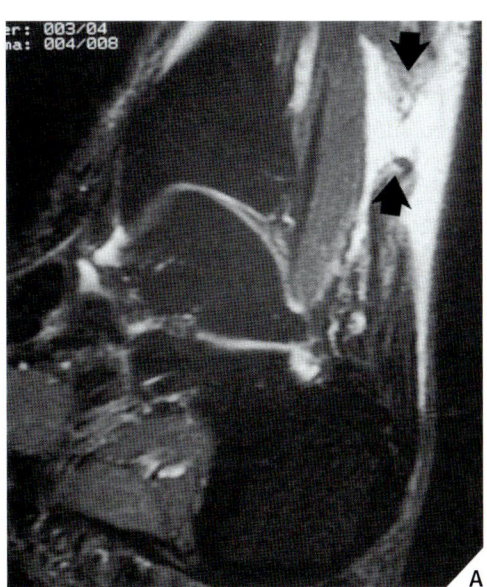 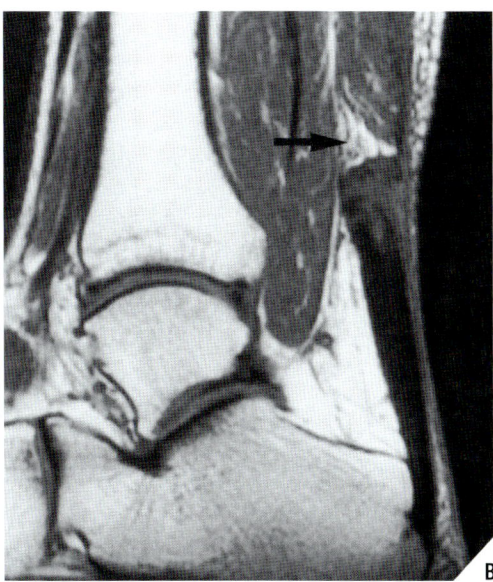

Abb. 9-66. A In diesem sagittalen STIR-MRT-Bild ist eine Ruptur mit einer 3 cm langen Lücke zu sehen (*Pfeil*). In der Subkutis sowie unter der Achillessehne sieht man massiv ausgeprägt Ödem und Blutung. **B** Bei einem anderen Patienten zeigt das sagittale T1w MRT-Bild eine komplette Achillessehnenruptur nahe dem Muskel-Sehnen-Übergang (*Pfeil*)

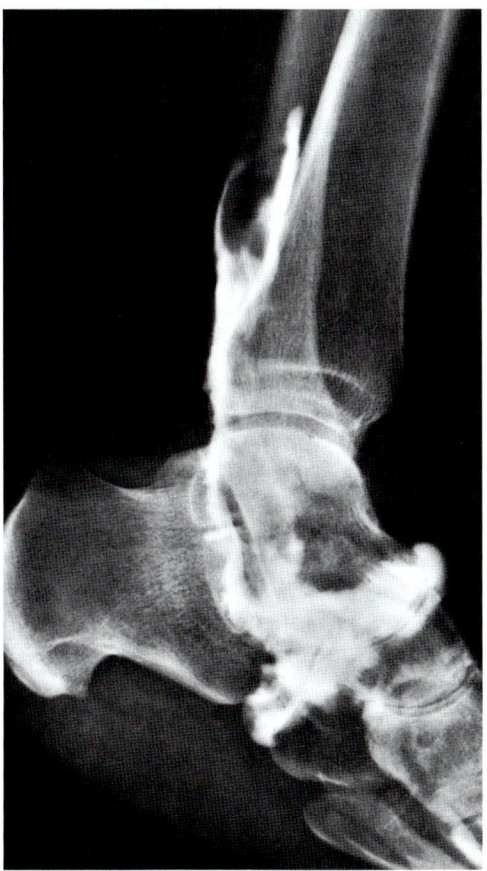 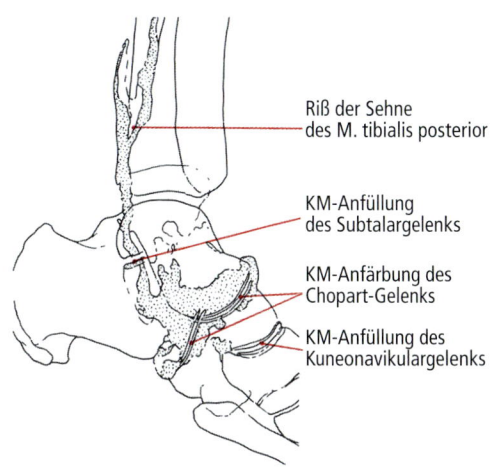

Abb. 9-67. Dieser 57jährige Mann erlitt beim Tennisspiel ein Eversionstrauma des linken Sprunggelenks. Bei der körperlichen Untersuchung diagnostizierte man einen Sehnenriß des M. tibialis posterior. Die Tenographie bestätigt den klinischen Befund. Man achte auf die abnorme Anfärbung des unteren Sprunggelenks, des Chopart-Gelenks und des Gelenks zwischen Kahnbein und Keilbein

TEIL II - Trauma

Verletzung des Fußes

■ Frakturen des Fußes

Fersenbeinfrakturen

Zu Fersenbeinfrakturen kommt es meist bei einem Sturz aus der Höhe, z. B. beim „Fensterln" („Liebhaberfraktur"); in 10% der Fälle ist der Bruch beiderseitig. Nach Cave machen die Kalkaneusfrakturen etwa 60% aller wichtigen Fußwurzelverletzungen aus.

Bei der Beurteilung solcher Frakturen ist es entscheidend festzulegen, ob die Fraktur das Sprunggelenk erreicht hat oder nicht, und falls sie das tut, das Ausmaß der Depression von dessen hinterer Facette zu bestimmen. Die Messung des Böhler-Winkels (vgl. Abb. 9-21C) hilft bei der Feststellung dieser Depression, doch sind hier meist die konventionelle Tomographie oder die CT entscheidend (Abb. 9-68). Die CT-Untersuchung sollte koronare und axiale Schnitte beinhalten. Sagittale und 3D-Rekonstruktionen können die Situation verdeutlichen und die Fersenbeinbrüche besser charakterisieren (Abb. 9-69); sie können auch postoperativ helfen, zu beurteilen, ob die offene

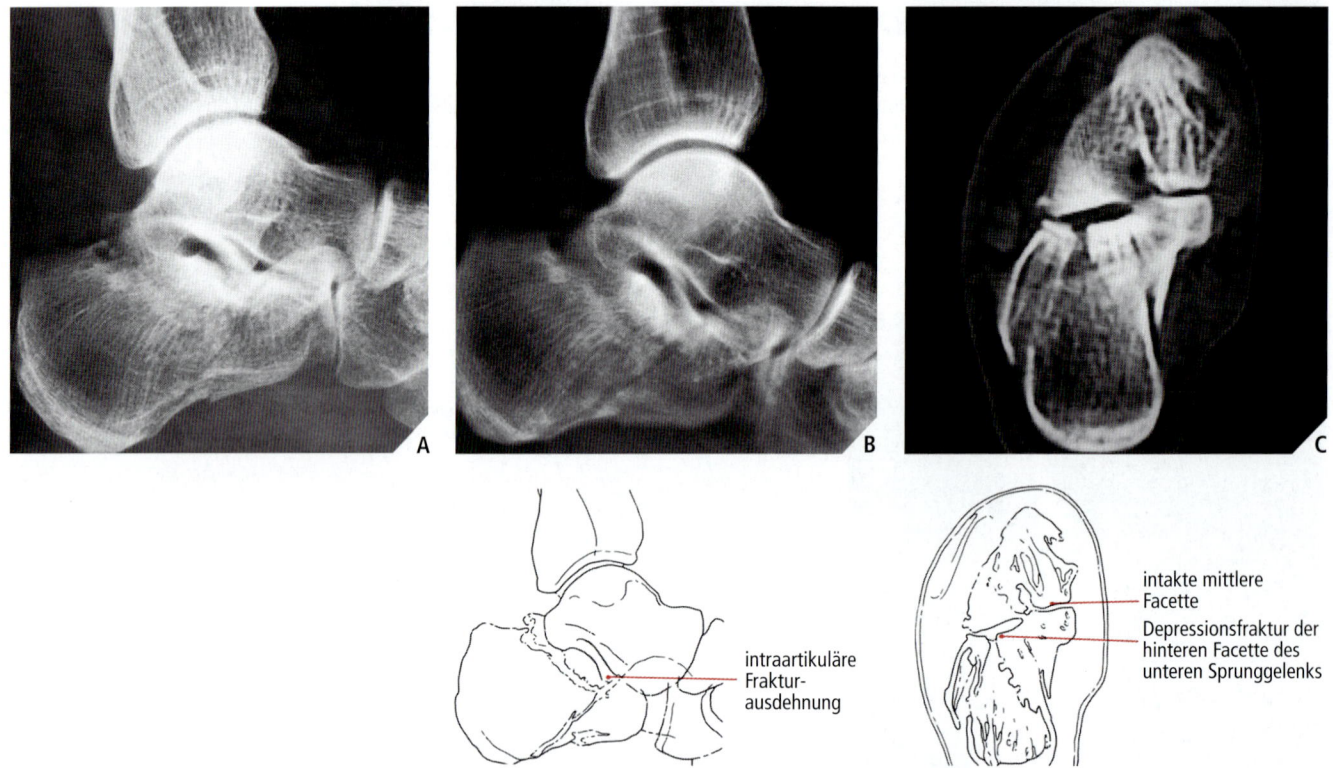

Abb. 9-68. Der 54jährige Mann war vom Baugerüst gefallen und erlitt eine Fraktur des linken Fersenbeins. A Die Seitaufnahme zeigt eine Kalkaneustrümmerfraktur. Es sieht so aus, als ob sich der Bruch bis ins untere Sprunggelenk hinein erstreckt. B Die seitliche Tomographie bestätigt die Gelenkbeteiligung dieser Fraktur, jedoch läßt sich die Depressionstiefe der Gelenkfläche nicht sicher feststellen. C Das CT-Bild ergibt nun die genaue Lage der Fragmenttrümmer und die Depression an der hinteren Facette des Subtalargelenks, ferner zeigt es die mittlere Gelenkfacette intakt, eine wichtige Information, die die Übersichten und die Tomographie nicht beibringen konnten

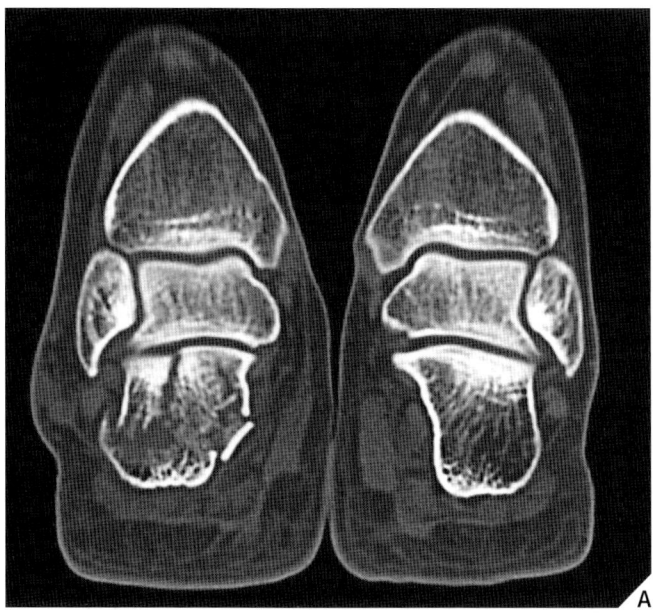
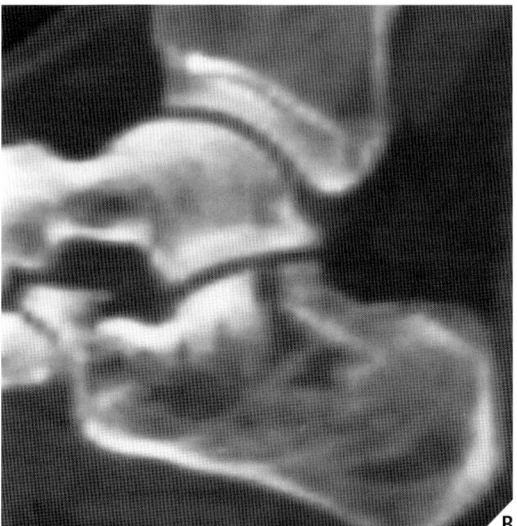
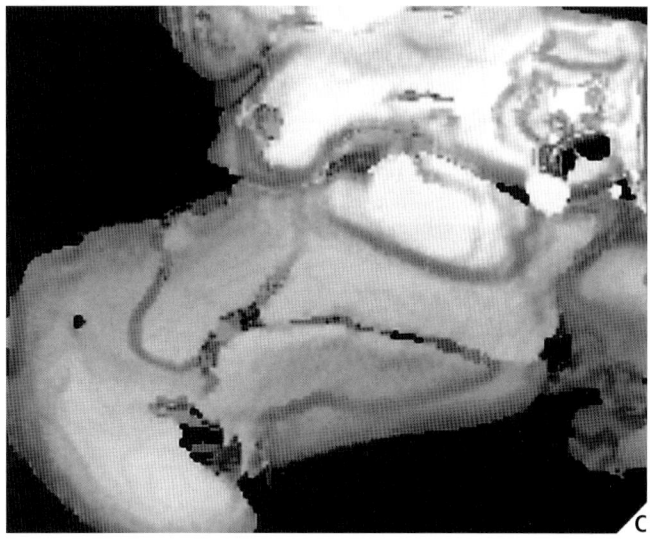

Abb. 9-69. Der 34 Jahre alte Mann erlitt einen rechtsseitigen Fersenbeintrümmerbruch. **A** Ein koronares CT-Bild zeigt die Ausdehnung des Bruchspalts in das untere Sprunggelenk. **B** Die sagittale Rekonstruktion stellt zusätzlich eine Fraktur des Processus anterior calcanei mit Ausdehnung in die vordere Facette des unteren Sprunggelenks dar. **C** Eine 3D-SSD(surface-shaded display)-Rekonstruktion zeigt Topographie und Komplexität dieser Fraktur

Reposition/Fixation adäquat ist. Auch kann die Tomographie eine oder mehrere bislang unentdeckte Frakturen aufdecken (Abb. 9-70). Bei allen Fersenbeinfrakturen nach einem Sturz aus größerer Höhe ist die Röntgenuntersuchung des thorakolumbalen Übergangs ganz wesentlich, weil oft eine Keilkompressions- oder Berstungsfraktur eines Wirbelkörpers hierbei Begleitbefund ist (Abb. 9-71).

Essex-Lopresti teilte die Kalkaneusfrakturen in 2 Hauptgruppen ein: solche ohne Beteiligung des Subtalargelenks (25%) und diejenigen mit Beteiligung des unteren Sprunggelenks (75%). Letztere Gruppe teilte er weiter in Brüche mit Gelenkdepression und in Brüche vom „Zungentyp" ein. Rowe et al. gliederten die Fersenbeinbrüche in 5 Typen (Abb. 9-72):

- *Typ I:* Fraktur des Tuber calcanei, des Sustentaculum tali und des Processus anterior calcanei (21%);
- *Typ II:* Fraktur des Processus anterior calcanei (Entenschnabelfraktur) und Ausrißfraktur am Achillessehnenansatz (3,8%);
- *Typ III:* Schrägfrakturen ohne Beteiligung des unteren Sprunggelenks (19,5%);
- *Typ IV:* Frakturen mit Beteiligung des unteren Sprunggelenks (24,7%)und
- *Typ V:* Frakturen mit zentraler Depression und verschieden schweren Trümmerfrakturen 31%).

TEIL II - Trauma

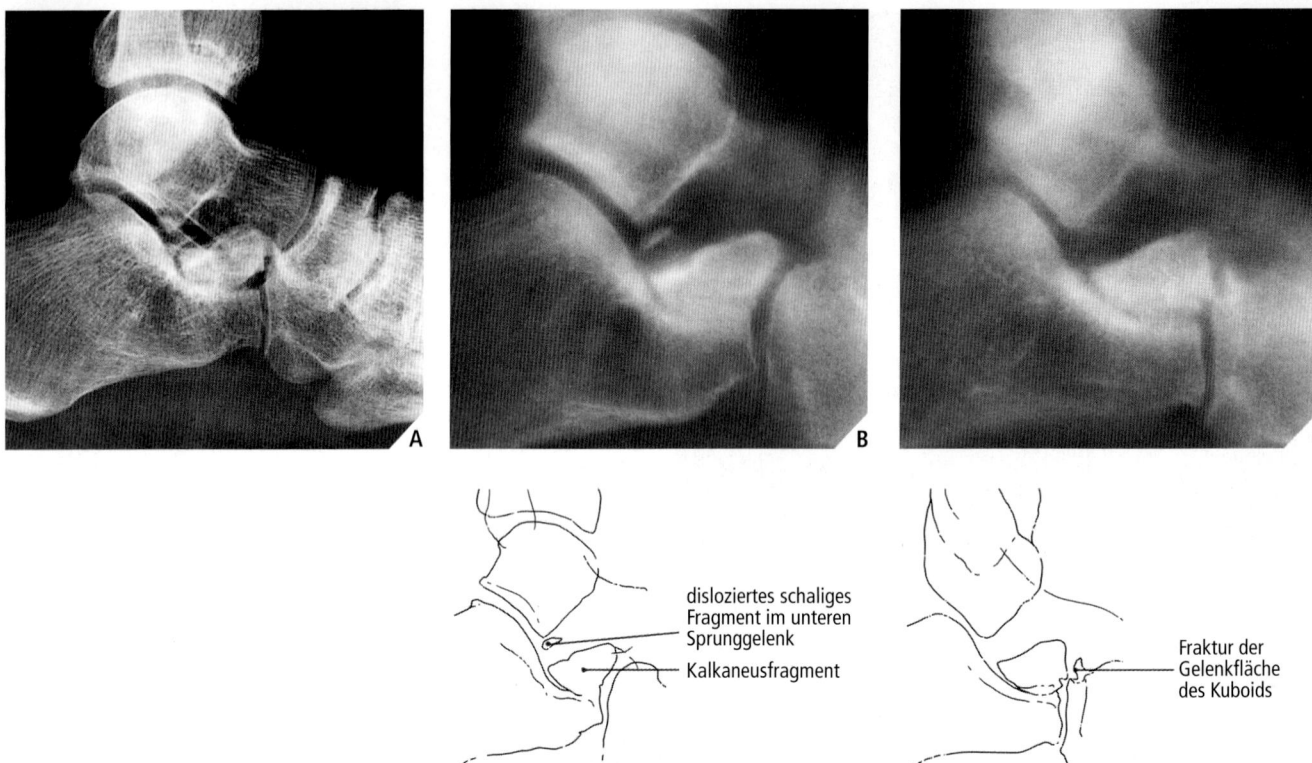

Abb. 9-70. Ein 26jähriger Mann verletzte sich beim Basketballspiel das Sprunggelenk. **A** Die seitliche Sprunggelenkaufnahme zeigt eine klar erkennbare Fraktur im subtalaren Anteil der vorderen Kalkaneusportion. **B, C** Tomogramme mit dreifach spiraliger Verwischung zeigen zusätzlich die Verschiebung eines Knochenfragments in das Subtalargelenk hinein sowie einen Würfelbeinbruch

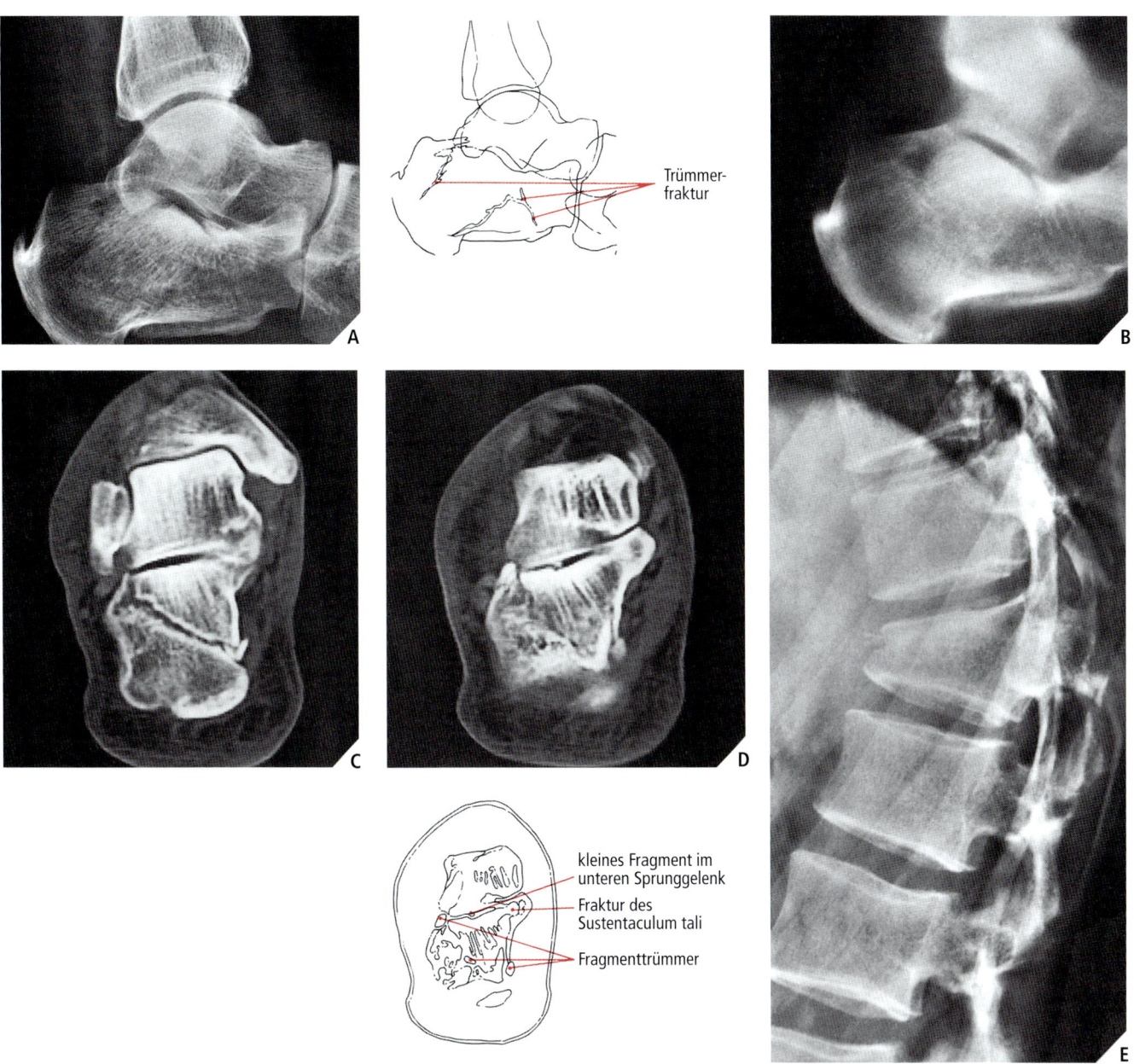

Abb. 9-71. Dieser 48jährige Mann sprang aus einem Fenster des 2. Stocks. **A** Die Seitaufnahme des Sprunggelenks ergibt eine Trümmerfraktur des Fersenbeins. **B** Das seitliche Tomogramm zeigt die Ausdehnung der Fraktur bis in die mittlere und hintere Facette des unteren Sprunggelenks. **C, D** Koronare CT-Schnitte zeigen die Lage der vielen kleinen Fragmenttrümmer und die Beteiligung des Sustentaculum tali. **E** Die Seitaufnahme des thorakolumbalen Übergangs ergibt eine Keilkompressionsfraktur des 12. Brustwirbelkörpers

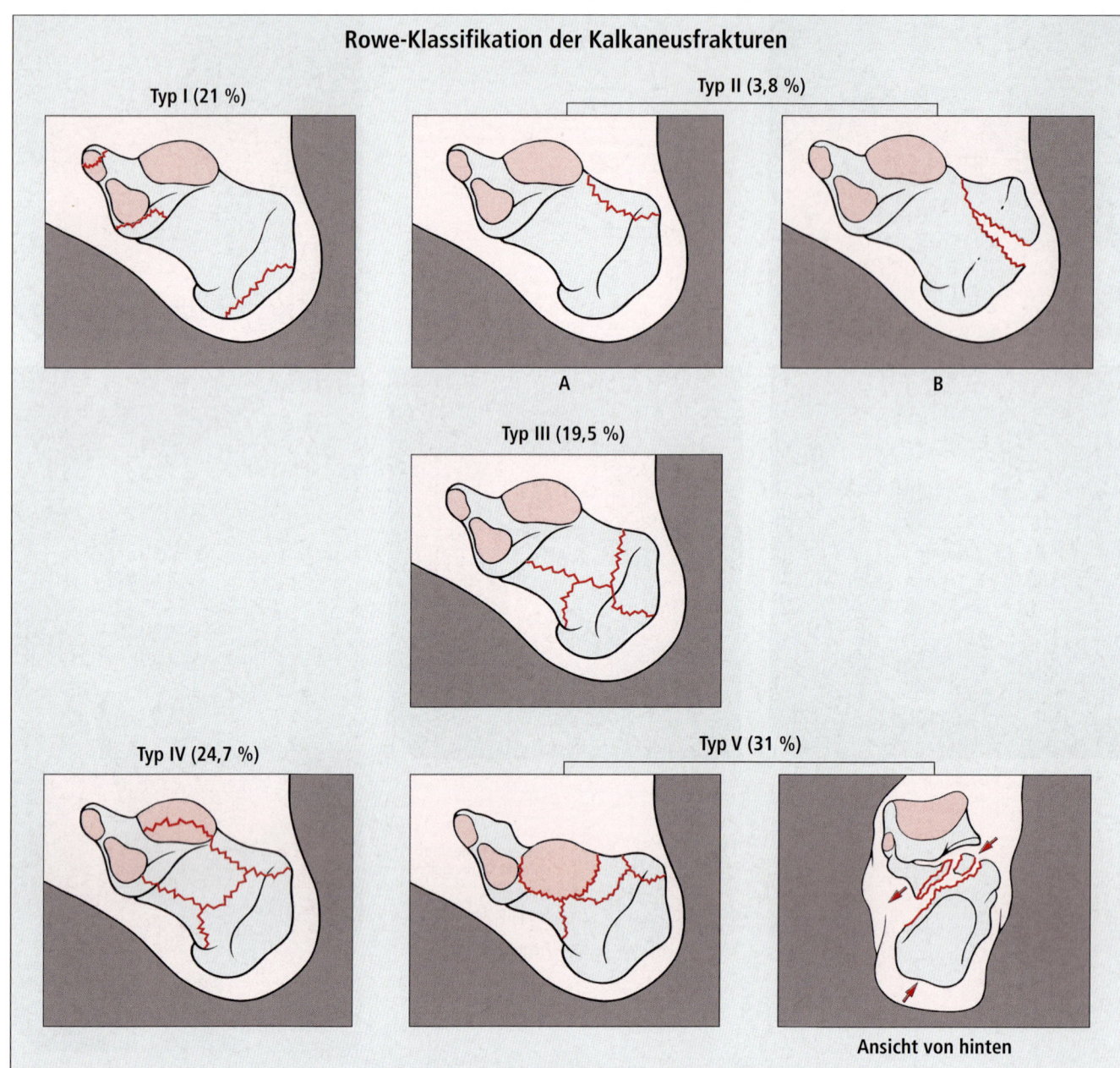

Abb. 9-72. Rowe-Klassifikation der Kalkaneusfrakturen: Typ I (21%) – Frakturen des Tuber calcanei, des Sustentaculum tali oder des Processus anterior; Typ II (3,8%) – Kalkaneusschnabelfrakturen (**A**) und Ausrißfrakturen der Achillessehne (**B**); Typ III (19,5%) – Schrägfrakturen ohne Beteiligung des unteren Sprunggelenks; Typ IV (24,7%) – Frakturen mit Beteiligung des Subtalargelenks; Typ V (31%) – Frakturen mit zentraler Depression und unterschiedlich starkem Trümmerbruch. (Modifiziert nach Rowe CR, et al., 1963; mit freundlicher Erlaubnis)

Ermüdungsfrakturen des Fersenbeins kommen bei Joggern und Laufsportlern vor, aber auch bei älteren Menschen, wenn der Knochen durch die Osteoporose geschwächt ist (Abb. 9-73). Wie die Ermüdungsfrakturen in langen Röhrenknochen, so sind auch diese Brüche ganz typisch zunächst noch unsichtbar, zeigen sich dann aber etwa 10–14 Tage nach dem auslösenden Ereignis. In Nativaufnahmen kann man sie an einer bandartigen Sklerosierung erkennen, die dann der Bildung von endostalem Kallus entspricht. Meist verläuft die Bruchlinie entweder senkrecht oder parallel zur hinteren Kontur des Knochens. Vermutet man eine Ermüdungsfraktur bei jedoch unauffälligen Übersichten, dann kann die Skelettszintigraphie (oder die MRT) die Diagnose sichern.

Talusfrakturen

Die Sprungbeinbrüche sind nach den Fersenbeinbrüchen die zweithäufigsten Frakturen der Fußwurzelknochen. Die Fraktur kann den Taluskopf, Talushals, Taluskörper oder Processus posterior tali erfassen. Der Talushals ist die verletzlichste Stelle, an der man am häufigsten Vertikalfrakturen vorfindet. Hawkins unterschied drei Typen der Vertikalfrakturen des Talushalses (Abb. 9-74); seine auf der geschädigten Blutzufuhr des Talus beruhende Klassifikation dient als Leitschnur für die Prognose der Bruchheilung, für die Häufigkeit einer Osteonekrose (der Talusrolle) und für die Indikation zur offenen Reposition. Canale und Kelly modifizierten diese Einteilung und fügten einen vierten Typ, die dislozierte Fraktur mit subtalarer oder tibiotalarer Luxation und der Subluxation oder Luxation des Talonavikulargelenks, hinzu.

Gleich, ob sie nun vertikal (meist durch den Talushals) verlaufen oder Trümmerfrakturen sind, so entstehen die Sprungbeinbrüche meist durch eine forcierte Dorsalflexion des Fußes, wie dies oft bei Verkehrsunfällen vorkommt. Häufig ist dabei auch die begleitende Luxation im unteren Sprunggelenk und im Talonavikulargelenk. Talusfrakturen sind in der Regel bereits in den Übersichtsaufnahmen sichtbar. Zur Aufdeckung der verschiedenen Komplikationen kann die MRT von Wert sein (Abb. 9-75).

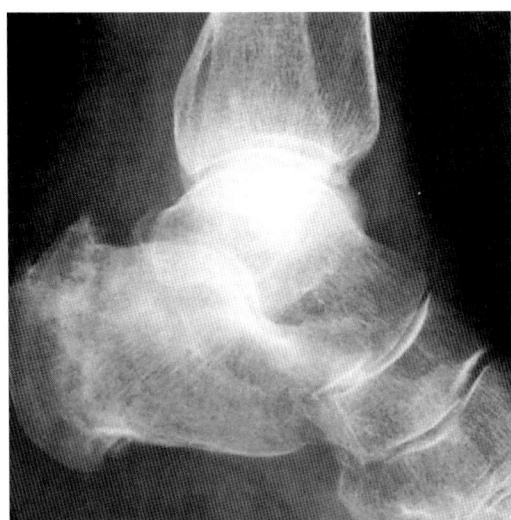
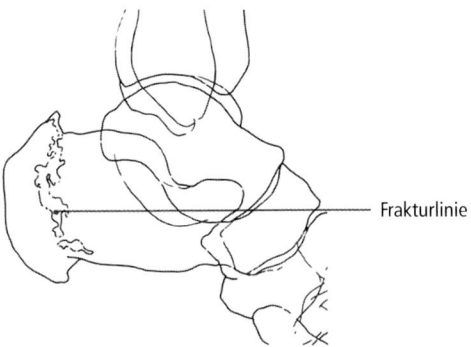

Abb. 9-73. Eine 75jährige Frau klagte über Schmerzen in der linken Ferse. Anamnestisch gab sie kein Trauma an. Alltäglich lief sie 1,5 km zum Einkaufen. Die Seitaufnahme des rechten Fußes zeigt eine typische Streß- oder Ermüdungsfraktur des Fersenbeins

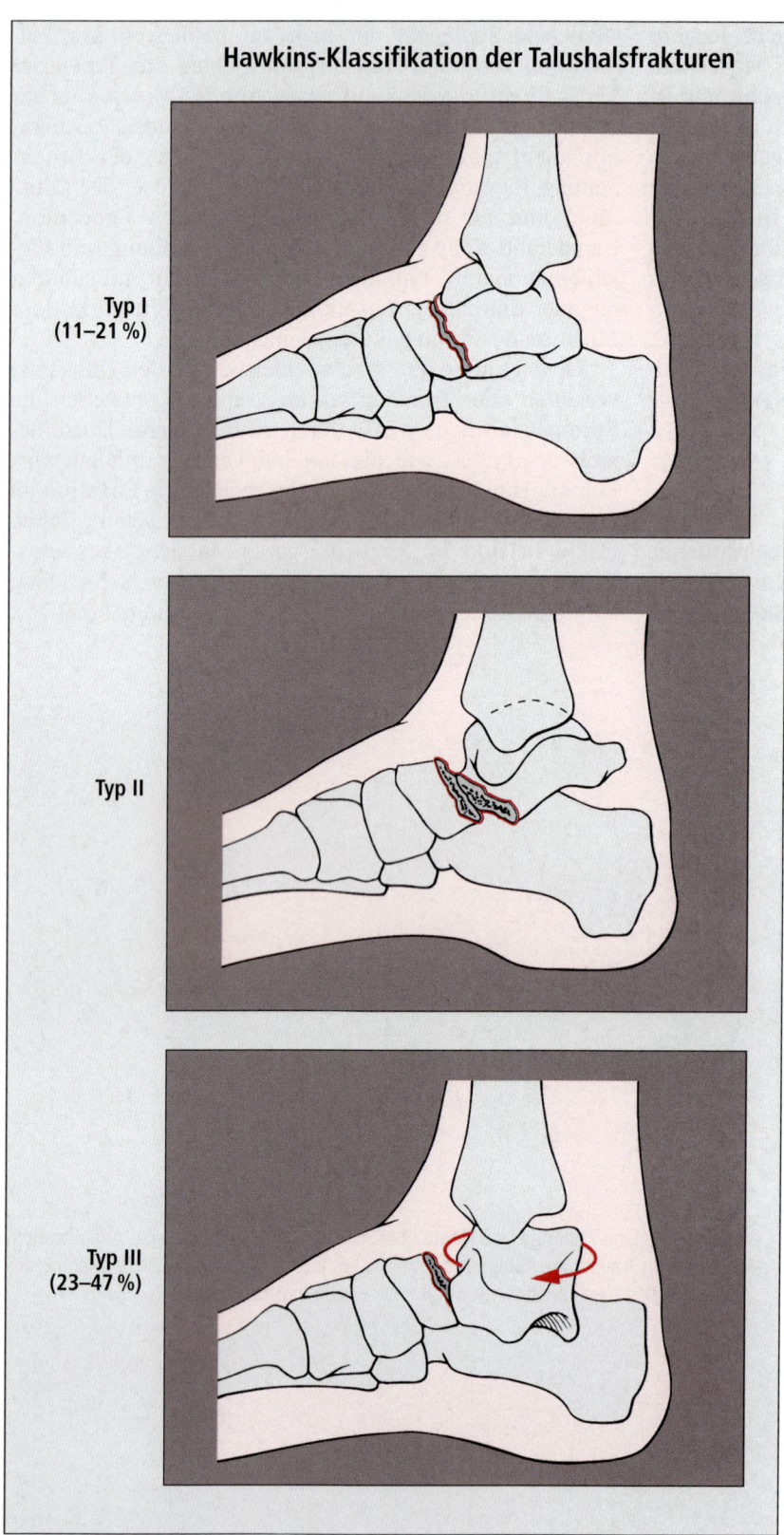

Abb. 9-74. Hawkins-Klassifikation der vertikalen Talushalsfrakturen. Die Fraktur vom Typ I bietet keine Fehlstellung des Talus im unteren Sprunggelenk. Die Fraktur vom Typ II beinhaltet eine eine Subluxation oder Luxation des Talus im unteren Sprunggelenk. Charakteristisch für die Fraktur vom Typ III ist eine Fehlstellung des Taluskörpers, der dann hinter dem Sustentaculum tali eingeklemmt ist, so daß die Bruchfläche nach lateral zeigt

Untere Gliedmaße III: Sprunggelenk und Fuß 9

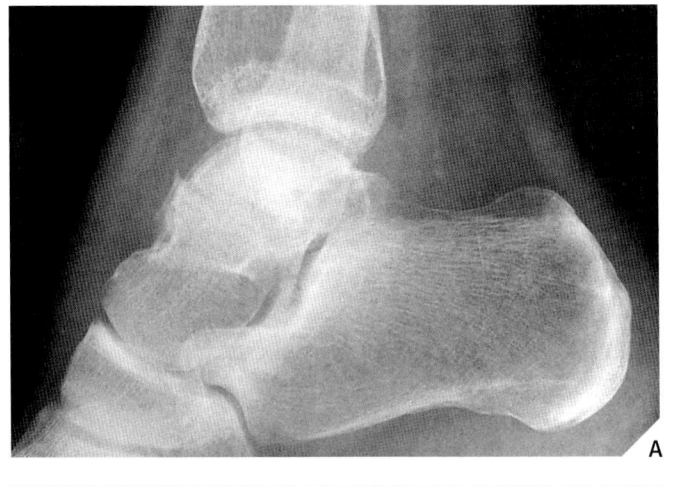

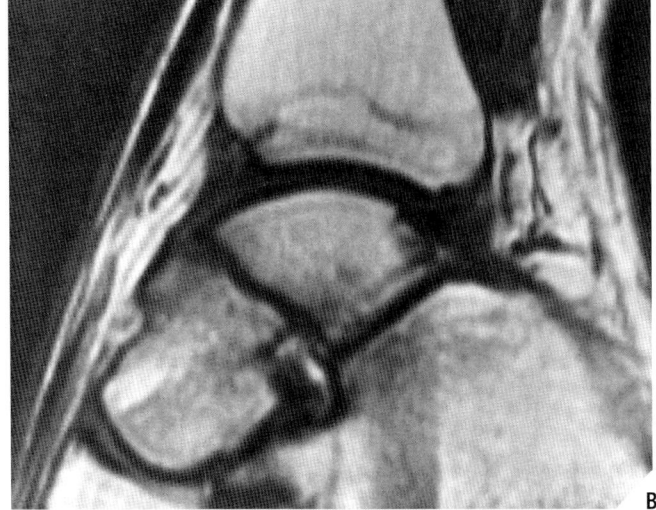

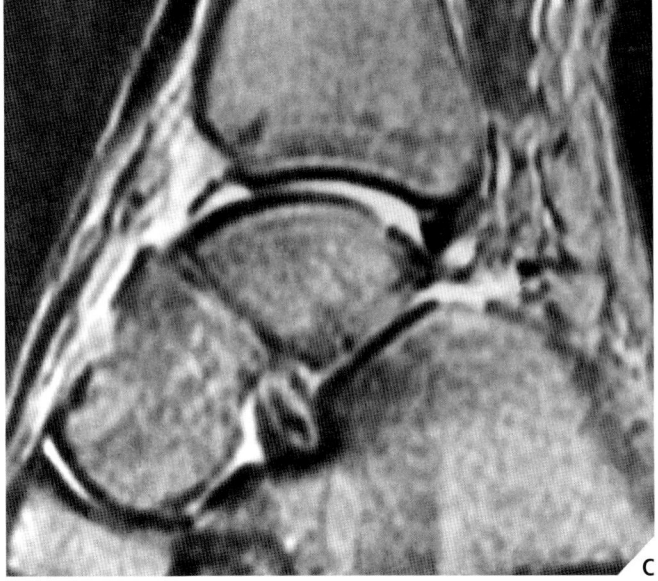

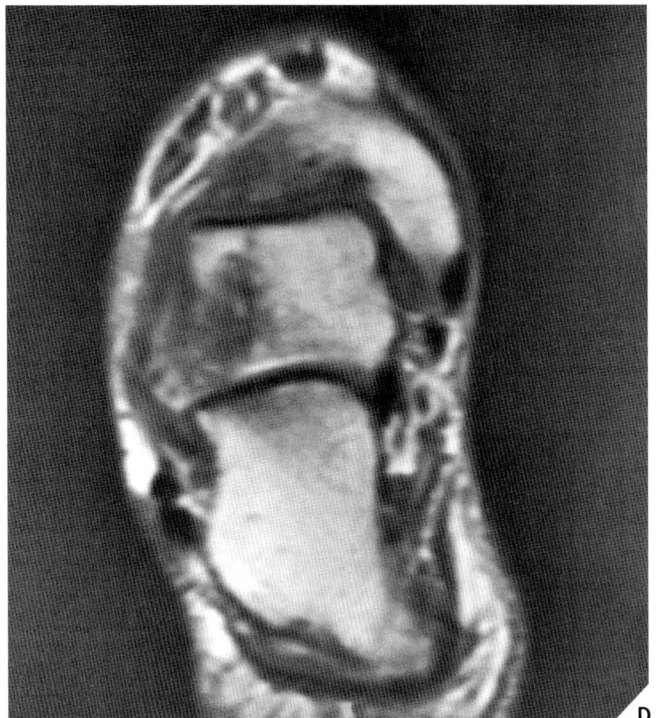

Abb. 9-75. Diese 41jährige Frau verletzte sich bei einem Pkw-Unfall den rechten Fuß. **A** Die seitliche Übersichtsaufnahme des Fußes zeigt eine Talusvertikalfraktur. **B, C** T1w und T2w sagittale Spin-Echo-MRT-Bilder zeigen eine Pseudarthrose und einen persistierenden Gelenkerguß. **D** Das axiale Bild bietet eine segmentale Osteonekrose des hinteren äußeren Talusanteils

Osteochondrosis dissecans tali

Dieses Krankheitsbild sollte man nicht mit einer osteochondralen Fraktur der Talusrolle nach einem Inversions- oder Eversionstrauma des Sprunggelenks verwechseln. (Zur Differentialdiagnose der Osteochondrosis dissecans und der osteochondralen Fraktur en détail wird auf Kapitel 8 verwiesen.)

Die Osteochondrosis dissecans beruht auf einer chronischen Belastung und ist am häufigsten bei Sportlern und Ballett-Tänzern zu sehen. Beste diagnostische Verfahren zum Nachweis dieser Läsion sind die Arthrotomographie (Abb. 9-76) und die MRT (Abb. 9-77), wie dies auch für die Osteochondrosis dissecans der Femurkondylen gilt.

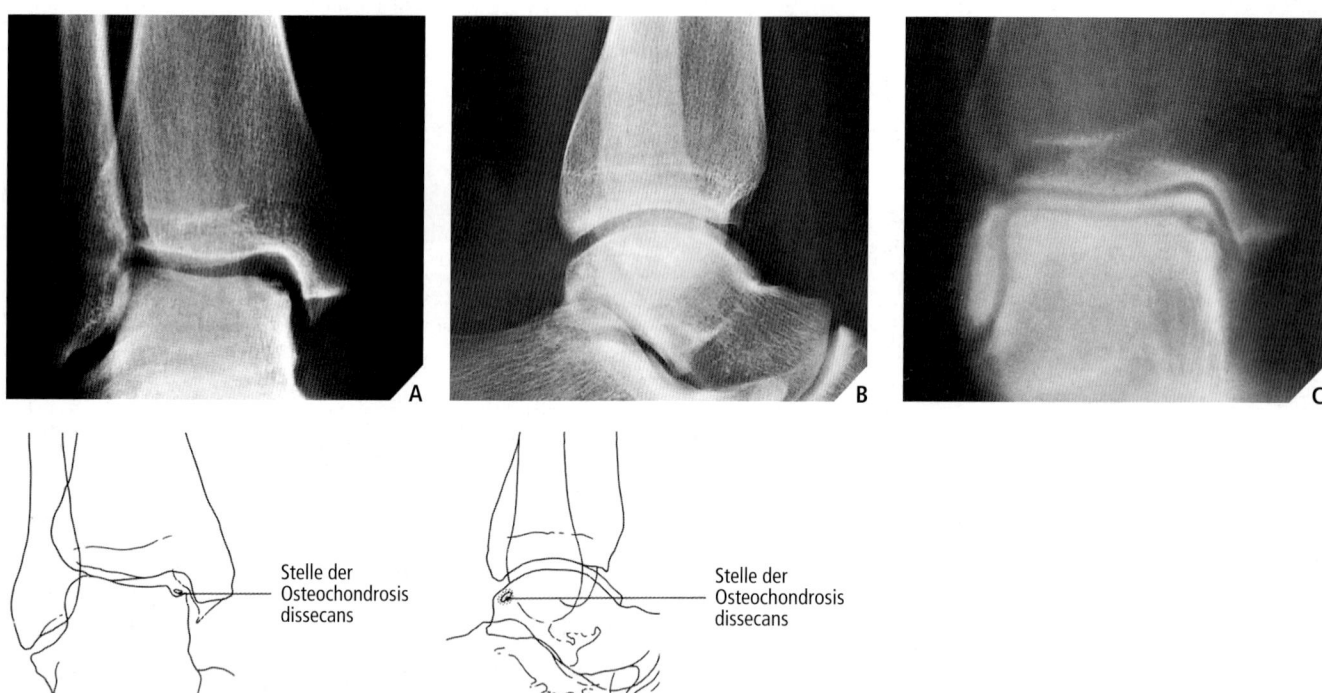

Abb. 9-76. Ein 29 Jahre alter Mann, von Beruf Ballett-Tänzer, klagte über seit 8 Monaten bestehende Schmerzen im Sprunggelenk. **A, B** Die a.-p. und die Seitaufnahme zeigen einen strahlentransparenten Defekt an der Innenseite der Talusrolle und ein kleines Dissekat innerhalb dieses Defekts, charakteristische Befunde einer Osteochondrosis dissecans tali. **C** Die Arthrotomographie weist über dieser Läsion einen intakten Knorpel und damit eine In-situ-Läsion nach

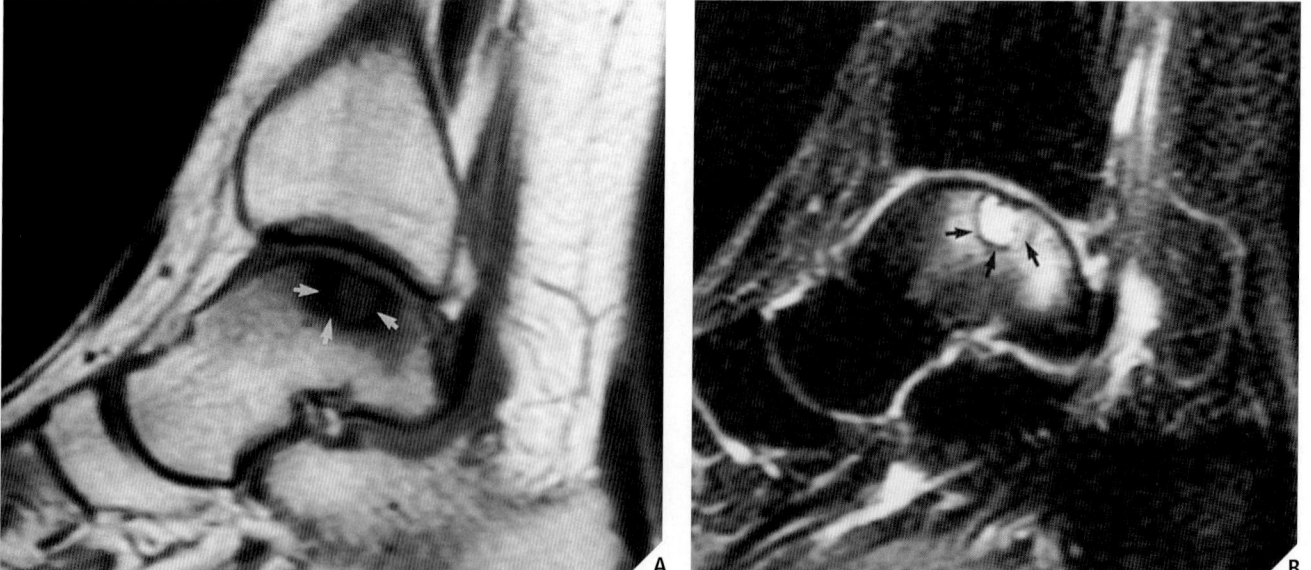

Abb. 9-77. Nachweis einer Osteochondrosis dissecans tali im Kuppelbereich der Talusrolle mittels MRT. **A** Das sagittale T1w Bild zeigt einen hypointensen Bereich oben in der Talusrolle (*Pfeile*). **B** Das sagittale inversion recovery-Bild zeigt die signalreiche Läsion einer Osteochondrosis dissecans (*Pfeile*)

Jones-Fraktur

Zu dieser Abrißfraktur der Basis des 5. Mittelfußknochens kommt es durch eine Inversionsbelastung, die über die Sehne des M. peronaeus brevis übertragen wird, die an diesem Knochen ansetzt (Abb. 9-78; vgl. auch Abb. 4-26A). Streng historisch betrachtet wird jedoch der Begriff der „Jones-Fraktur" unrichtig verwendet, da die ursprüngliche, 1902 von Robert Jones beschriebene Fraktur etwa 2 cm von der Basis des 5. Mittelfußknochens entfernt war (Abb. 9-79). Die Unterscheidung zwischen einer „echten" Jones-Fraktur und einer Abrißfraktur an der Basis des Metatarsale V hat aber prognostischen Wert: Abrißbrüche heilen in aller Regel rasch, während bei den proximalen Mittelfußschaftfrakturen signifikant häufig verzögerte Heilung sowie bindegewebige Pseudarthrosen auftreten. Bei Kindern ist es wichtig, diesen Bruch nicht mit dem normalen (und häufig vorhandenen) sekundären Ossifikationszentrum an der Basis des Os metatarsale V zu verwechseln (vgl. Abb. 4-26B). Die Bruchlinie verläuft quer, wohingegen die Lücke zu dem Ossifikationszentrum schräg verläuft.

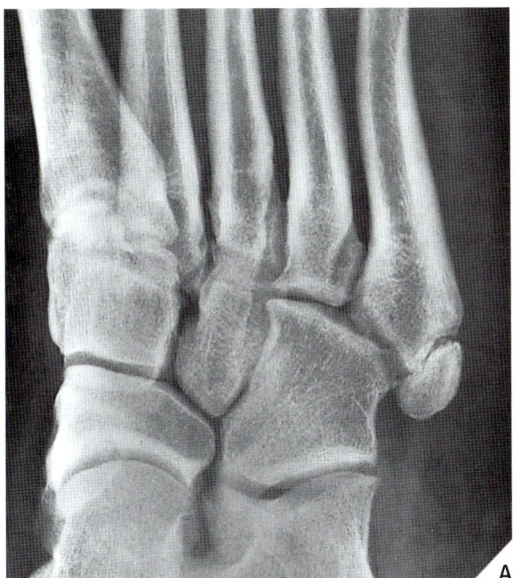 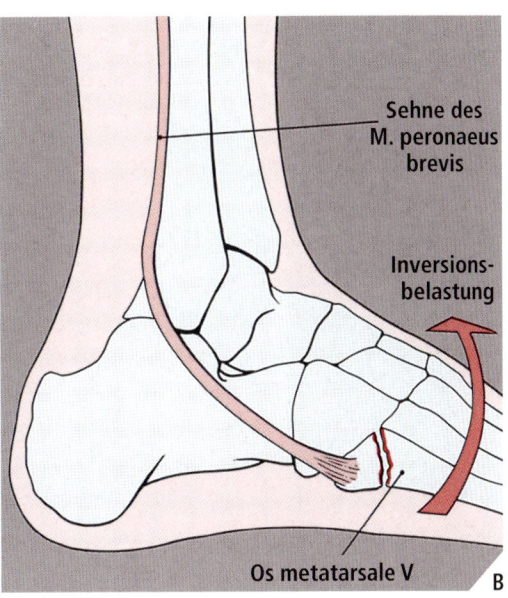

Abb. 9-78. Der 28jährige Mann stolperte auf unebenem Pflaster und erlitt eine Inversionsverletzung des rechten Fußes. **A** Eine Schrägaufnahme weist eine Fraktur an der Basis des Os metatarsale V nach, die häufig als Jones-Fraktur bezeichnet wird. **B** Die Inversionsbelastung der Sehne des M. peronaeus brevis führt zu einer Abrißfraktur der Basis des 5. Mittelfußknochens

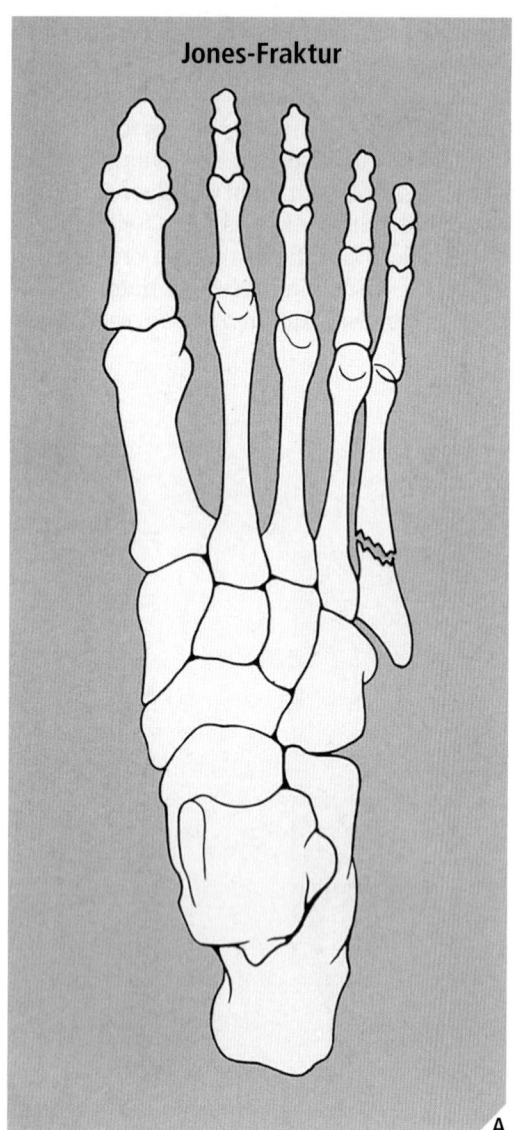
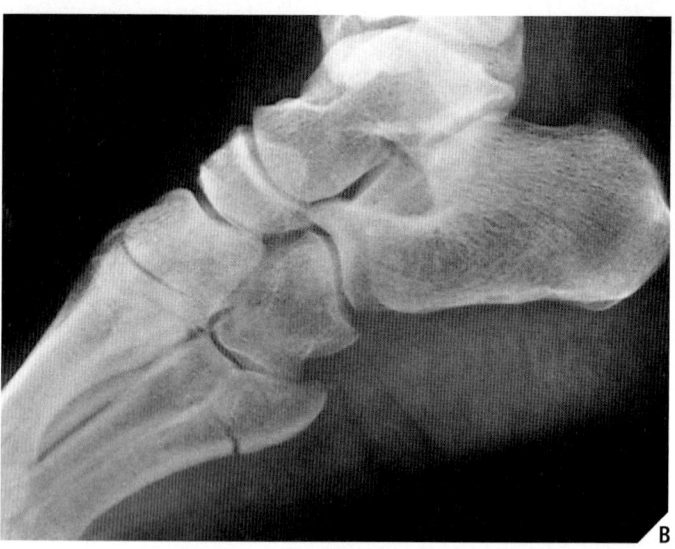

Abb. 9-79. **A** Eine „echte" Jones-Fraktur liegt maximal 2,5 cm weit distal an der Basis des 5. Mittelfußknochens. **B** Eine 43jährige Frau verstauchte sich beim Tanzen den linken Fuß und erlitt dabei eine „echte" Jones-Fraktur der Basis des Os metatarsale V

■ Luxationen des Fußes

Die häufigste Luxation am Fuß ist die im Tarsometatarsalgelenk (Lisfranc-Gelenk). Insgesamt sind jedoch Luxationen seltener als die Frakturen an Sprunggelenk und Fuß. Manchmal sieht man sie als Folge von Verkehrs- oder Flugzeugunfällen, wie bei der Talusluxation – dem sog. Pilotensprungbein (aviator's astragalus). Nach Shelton und Pedowitz stellen Flugzeugunfälle 43% aller Talusverletzungen (in der BRD sicher weniger; Anmerkung d. Übers).

Luxationen im Subtalargelenk

Die beiden Haupttypen dieser Luxation sind die peritalare Luxation des Fußes und die Talusluxation.

Peritalare Luxation. Dieser Verletzungstyp beinhaltet eine Luxation im Talokalkaneal- und im Talonavikulargelenk bei normal gebliebener Beziehung zwischen Sprungbein und Schienbein. Diese oft auch als subtalare Luxation bezeichnete peritalare Luxation stellt nach Pennal ungefähr 15% aller Talusverletzungen und etwa 1% aller Luxationen. Das Alter der Patienten reicht von 10 bis 60 Jahren, doch sind Männer hiervon 3- bis 10mal häufiger betroffen.

Bislang wurden 4 Untergruppen der peritalaren Luxation beschrieben, nämlich die mediale, die laterale, die hintere und die vordere Form. Die *mediale Luxation* ist der häufigste Untertyp und entsteht durch eine gewaltsame Inversionskraft, die mit dem Sustentaculum tali als Drehpunkt eine anfängliche Subluxation des Talus im Talonavikulargelenk zusammen mit einer Rotationssubluxation des Talokalkanealgelenks bewirkt. Eine stärkere Kraft kann die vollständige Luxation herbeiführen. Zum Nachweis dieser Anomalie wird die dorsoplantare Aufnahme empfohlen. Die Röntgenbilder sollte man sorgfältig nach Begleitfrakturen absuchen, vor allem solchen beider Knöchel, des Gelenkrands des Talus, des Kahnbeins und des Os metatarsale V.

Die *laterale Luxation* ist der nächsthäufigste Untertyp und macht etwa 20% aller peritalaren Luxationen aus. Zum Zeitpunkt der Verletzung steht der Fuß evertiert, wobei der Processus anterior calcanei als Drehhebel wirkt; der Taluskopf wird aus dem Talonavikulargelenk herausgehebelt, das Fersenbein luxiert nach lateral. Wie bei der medialen Luxation, so ist auch hier die dorsoplantare Aufnahme des Fußes diagnostisch beweisend.

Vordere und *hintere Luxation* sind die seltensten Untertypen und ereignen sich infolge eines Sturzes aus größerer Höhe auf den plantarflektierten Fuß (hintere Luxation) oder auf den dorsalflektierten Fuß (vordere Luxation). In beiden Fällen zeigen die Seitaufnahme des Fußes und des Sprunggelenks die Luxation am besten (Abb. 9-80).

Totale Talusluxation. Charakteristisch hierfür ist die komplette Zerreißung sowohl des oberen Sprunggelenks als auch des unteren Sprunggelenks. Diese Luxation ist die ernsteste aller Talusverletzungen und wird häufig durch eine Osteonekrose des Talus kompliziert.

Tarsometatarsale Luxation (Lisfranc-Luxation)

Sie wird auch oft als *Lisfranc-Luxationsfraktur* bezeichnet und ist die häufigste Luxation des Fußes. Häufig ereignet sie sich zusammen mit verschiedenen Frakturtypen. Grundsätzlich handelt es sich dabei um eine Dorsalluxation, die oft die Folge eines Sturzes aus der Höhe oder von einer Treppe oder auch nur eines Gehsteigstolperns ist. Es gibt 2 Grundformen dieser Verletzung: die *gleichsinnige* (*homolaterale*) – mit einer Luxation der Tarsometatarsalgelenke I und II; und die *divergente* Form – mit einer Lateralverschiebung der Mittelfußknochen II–V und einer Medial- oder Dorsalverschiebung des 1. Mittelfußknochens (Abb. 9-81). Die Begleitfrakturen ereignen sich am häufigsten an der Basis des 2. Os metatarsale; man kann sie aber auch am Os metatarsale III, am 1. oder 2. Os cuneiforme oder am Kahnbein sehen. Dabei geht die divergente Form der Lisfranc-Luxation am häufigsten mit solchen Frakturen einher. Gut dargestellt werden diese Verletzungen in den Standardaufnahmen des Fußes (Abb. 9-82); weiterführende Verfahren sind nur selten erforderlich.

Komplikationen

Die häufigsten Komplikationen von Sprunggelenk- und Fußfrakturen sind die Pseudarthrose und die posttraumatische Arthrose. Zwar weisen in der Regel die Übersichten die Merkmale dieser Komplikationen nach, doch ist zur Darstellung der Details die Tomographie die beste Technik.

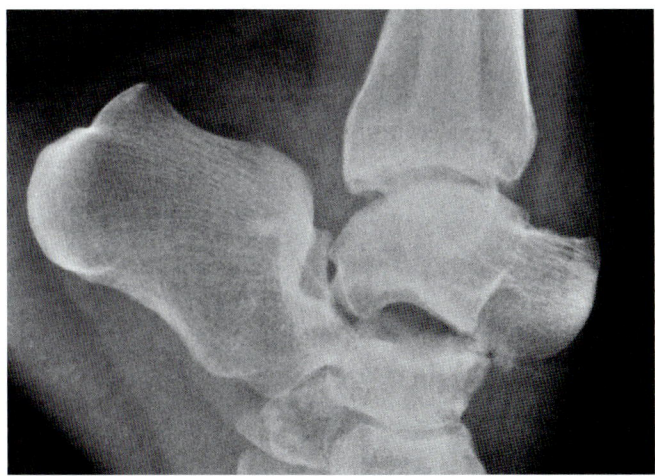

Abb. 9-80. Ein 25jähriger Mann fiel von der Leiter und landete dabei mit dem Fuß in Plantarflexion auf dem Boden. Die Seitaufnahme zeigt eine hintere peritalare Luxation. Beachtenswert ist hier, daß das Sprungbein normal mit der Tibia artikuliert, gleichzeitig aber Luxationen der Gelenke zwischen Talus und Kalkaneus sowie zwischen Talus und Kahnbein vorliegen. Der gesamte Fuß (mit Ausnahme des Talus) ist dabei nach hinten luxiert. Auch sieht man Begleitfrakturen von Kahnbein und Würfelbein

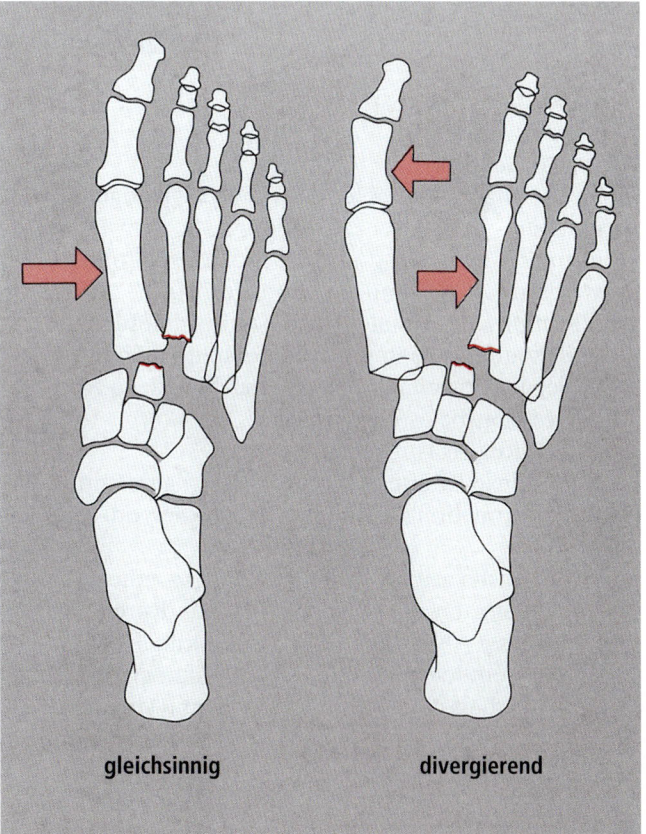

Abb. 9-81. Eine tarsometatarsale Luxation (Lisfranc-Luxationsfraktur) kann man in 2 Varianten antreffen. Bei der gleichsinnigen Form luxieren alle Mittelfußknochen nach lateral; bei der divergenten Form luxiert der 1. Mittelfußknochen nach medial. Beide Typen gehen oft mit einer Basisfraktur des 2. Mittelfußknochens einher

TEIL II - Trauma

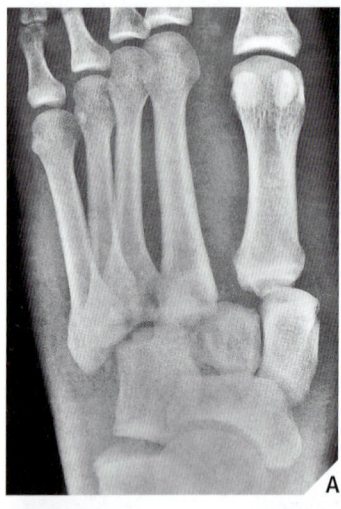
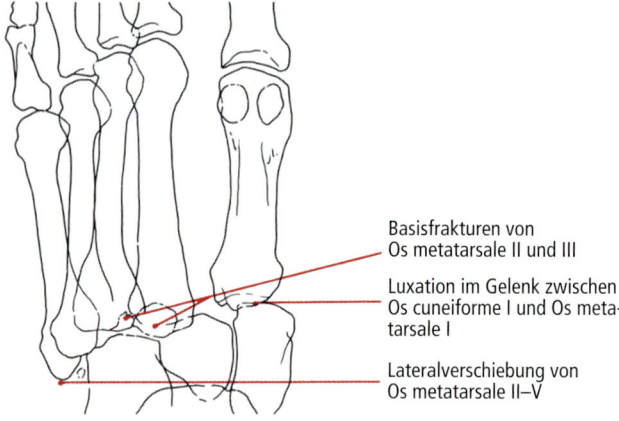
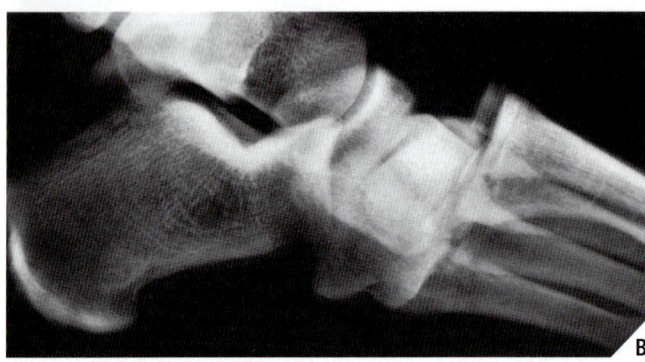

Abb. 9-82. Der 39jährige Mann fiel die Treppe hinunter. **A, B** Die a.-p. und die Seitaufnahme des rechten Fußes zeigen den divergenten Typ einer Lisfranc-Luxationsfraktur. Die Metatarsalia II–V sind nach lateral verschoben, ferner sind das Gelenk zwischen Metatarsale I und Os cuneiforme luxiert und der erste Mittelfußknochen nach dorsal verschoben, was auf der Seitaufnahme besser erkennbar ist. Man achte auch auf die Frakturen der Metatarsalbasen II und III

Merkpunkte für die Praxis

Sprunggelenk

1. Im Sprunggelenkbereich gibt es drei wichtige Bändergruppen:
   - Inneres Längsband (Innenband; Lig. deltoideum);
   - äußeres Längsband (Außenband);
   - Komplex der distalen Syndesmosis tibiofibularis.
2. Verletzungen des Sprunggelenks sollte man nach dem Verletzungsmechanismus untersuchen; dazu zählen:
   - Inversionsbelastungen;
   - Eversionsbelastungen;
   - komplexe Kräfte in Kombination aus Supination oder Pronation mit Rotation, Abduktion oder Adduktion.
3. Inversionsbelastungen äußern sich in einem Verletzungsspektrum, das von der Außenbandverletzung wie auch einer Abrißfraktur der Außenknöchelspitze bis zur gelegentlichen Fraktur des Innenknöchels reicht.
4. Eversionsbelastungen äußern sich mit einem Verletzungsspektrum, das von der Innenbandverletzung wie auch der Innenknöchelfraktur bis zur Pott-, Maisonneuve-, Dupuytren- oder Tillaux-Fraktur reicht.
5. Eine Pilon-tibial-Fraktur ist ein axialer Kompressionsbruch der distalen Tibia mit Ausdehnung in das obere Sprunggelenk hinein.
6. Die Tillaux-Fraktur ist ein Ausriß aus dem lateralen Rand der distalen Tibia und entsteht durch eine Abduktions- und Außenrotationsverletzung.
7. Die jugendliche Tillaux-Fraktur ist eine Verletzung der distalen Tibiawachstumsfuge vom Typ Salter-Harris III.
8. Die triplanare Fraktur nach Marmor-Lynn besteht aus einer Vertikalfraktur durch die distale Tibiaepiphyse (in der Sagittalebene), einer Horizontalfraktur durch den lateralen Anteil der distalen Tibiawachstumsfuge (in der axialen Ebene) und aus einer Schrägfraktur durch die distale Tibiametaphyse mit Ausdehnung bis in den Schaft hinein (in einer schrägen Koronarebene).
9. Verletzungen im Bereich des oberen Sprunggelenks können auf den Übersichtsaufnahmen verborgen bleiben, wenn nur Weichteile geschädigt sind. Die korrekte Behandlung dieser Verletzungen kann für das Ergebnis wesentlich wichtiger sein als die korrekte Behandlung einer einfachen Fraktur. Aus diesem Grund sind Belastungsaufnahmen und die Arthrographie für die vollständige Beurteilung von Schädigungen dieser Strukturen von allergrößter Wichtigkeit.
10. Die für die Gelenkkongruenz und Stabilität des Sprunggelenks wichtigste Einzelstruktur ist der Komplex der (distalen) tibiofibularen Syndesmose.
11. Die Lauge-Hansen-Klassifikation der Sprunggelenkverletzungen beruht auf dem Verletzungsmechanismus und kombiniert die Fußstellung mit der Richtung des deformierenden Kraftvektors.
12. Die Weber-Einteilung der Sprunggelenkfrakturen nach der Höhe der Fibulafraktur ist zur Beurteilung der

künftigen Sprunggelenkstabilität von großem Wert, weil sie den Komplex von lateralem Syndesmosenanteil und Außenknöchel als wichtigen Stabilitätsfaktor betont.

13. Bei der arthrographischen Untersuchung der Bandstrukturen am Sprunggelenk
    - zeigt ein Kontrastmittelaustritt an der Außenknöchelspitze einen Riß des Lig. fibulotalre anterius an;
    - deutet eine Anfärbung der Peronäussehnenscheide auf einen Riß des Lig. fibulocalcaneare hin;
    - zeigt ein Kontrastmittelaustritt von mehr als 2,5 cm Länge in den tibiofibularen Syndesmosenrezessus hinein einen Riß des distalen Lig. tibiofibulare anterius an;
    - bedeutet Kontrastmittel unterhalb des Innenknöchels einen Riß des Lig. deltoideum.

14. Die Tenographie ist für den Nachweis von Sehnenrissen, z. B. der Achillessehne, der Sehne des M. tibialis posterior oder der Peronäussehnen, eine brauchbare Technik.

15. Die nichtinvasive Magnetresonanztomographie kann pathologische Veränderungen von Sehnen und Bändern nachweisen, indem sie die Unterbrechung dieser Strukturen, ein abnormes Signal in ihnen und entzündliche Veränderungen aufzeigt.

Fuß

1. Aus folgenden Gründen ist es wichtig, die Vielzahl der akzessorischen Knochen am Fuß zu kennen:
   - Das normale Aussehen dieser sekundären Ossifikationszentren kann Frakturen vortäuschen;
   - umgekehrt kann man eine Abrißfraktur fälschlich als normales Knöchelchen ansehen.

2. Die Tangentialaufnahmen nach Harris-Beath und nach Broden sind für die Beurteilung des unteren Sprunggelenks wichtige Einstellungen.

3. Der Böhler-Winkel zeigt eine anatomisch wichtige Beziehung von Fersenbein und unterem Sprunggelenk. Er hilft, Kompressionsfrakturen zu beurteilen, besonders deren Ausdehnung in das Subtalargelenk hinein

4. Bei einer Fersenbeinfraktur (dem sog. „Liebhaber"- oder „Fensterl"-Bruch) suche man nach einer begleitenden Kompressions- oder Berstungsfraktur von Wirbeln des thorakolumbalen Übergangs.

5. Die Hawkins-Klassifikation der Talushalsfrakturen beruht auf der Schädigung der Blutversorgung des Talus und dient als prognostische Leitschnur für die Bruchheilung, die Häufigkeit der Talusrollenekrose und für die Indikation zur offenen Reposition.

6. Bei der Lisfranc-Luxationsfraktur im Tarsometatarsalgelenk suche man immer auch eine Begleitfraktur, entweder
   - an der Basis der Ossa metatarsalia oder
   - an den Ossa cuneiformia.

Literaturempfehlungen

Ala-Ketola L, Puranen J, Koivisto E, Puupera M. Arthrography in the diagnosis of ligament injuries and classification of ankle injuries. Radiology 1977; 125: 63–68.

Arimoto HK, Forrester DM. Classification of ankle fractures: An algorithm. AJR Am J Roentgenol l980; 135: 1057–1063.

Baker K, Gilula L. The current role of tenography and bursography. AJR Am J Roentgenol 1990; 154: 129–133.

Beltran J. MRI: musculoskeletal system. Philadelphia: JB Lippincott, 1990.

Beltran J. MRI techniques and practical applications: magnetic resonance imaging of the ankle and foot. Orthopedics 1994; 17: 1075–1082.

Beltran J, Munchow AM, Khabiri H, Magee DG, McGhee RB, Grossman SB. Ligaments of the lateral aspect of the ankle and sinus tarsi: an MR imaging study. Radiology 1990; 177: 455–458.

Beltran J, Noto AM, Herman LJ, Lubbers LM. Tendons: high-field-strength, surface coil MR imaging. Radiology 1987; 162: 735–740.

Beltran J, Noto AM, Mosure JC, Shamam OM, Weiss KL, Zuelzer WA. Ankle: surface coil MR imaging at 1.5T. Radiology 1986; 161: 203–209.

Berquist TM. Foot, ankle, and calf. In: Berquist TM, ed. MRI of the musculoskeletal system. New York: Raven Press, 1990: 253–311.

Bleichrodt RP, Kingma LM, Binnendijk B, Klein JR. Injuries of the lateral ankle ligaments: classification with tenography and arthrography. Radiology 1989; 173: 347–349.

Bone LB. Fractures of the tibial plafond. The pilon fracture. Orthop Clin North Am 1987; 18: 95–104.

Boruta PM, Bishop JO, Braly WG, Tullos HS. Acute lateral ankle ligament injuries: a literature review. Foot Ankle Int 1990; 11: 107–113.

Brostrom L, Liljedahl SO, Lindvall N. Sprained ankles. II. Arthrographic diagnosis of recent ligament ruptures. Acta Chir Scand 1965; 129: 485–499.

Canale ST, Belding RH. Osteochondral lesions of the talus. J Bone Joint Surg [Am] 1980; 62A: 97–102.

Canale ST, Kelly FB. Fractures of the neck of the talus. J Bone Joint Surg [Am] 1978; 60A: 43–156.

Cetti R, Andersen I. Roentgenographic diagnoses of ruptured Achilles tendons. Clin Orthop 1993; 286: 215–221.

Chandnani VP, Bradley YC. Achilles tendon and miscellaneous tendon lesions. Radiol Clin North Am 1994; 2: 89–96.

Cheung Y, Rosenberg ZS, Magee T, Chinitz L. Normal anatomy and pathologic conditions of ankle tendons: current imaging techniques. Radiographics 1992; 12: 429–444.

Cone RO III, Nguyen V, Flournoy JG, Guerra J Jr. Triplane fracture of the distal tibial epiphysis: radiographic and CT studies. Radiology 1984; 153: 763–767.

Corbett M, Levy A, Abramowitz AJ, Whitelaw GP. A computer tomographic classification system for the displaced intra-articular fracture of the os calcis. Orthopedics 1995; 18: 705–710.

Daffner RH. Ankle trauma. Radiol Clin North Am 1990; 28: 395–421.

Daffner RH, Riemer BL, Lupetin AR, Dash N. Magnetic resonance imaging in acute tendon ruptures. Skeletal Radiol 1986; 15: 619–621.

De Smet AA, Fisher DR, Burnstein MI, Graf BK, Lange RH. Value of MR imaging in staging osteochondral lesions of the talus (osteochondritis dissecans): results in 14 patients. AJR Am J Roentgenol 1990; 154: 555–558.

De Smet AA, Reckling FW, McNamara GR. Radiographic classification of ankle injuries. J Assoc Can Radiol 1982; 33: 142–147.

TEIL II - Trauma

DeLee JC. Fractures and dislocations of the foot. In: Mann RA, Coughlin MJ, eds. Surgery of the foot and ankle, 6th ed. St. Louis: CV Mosby, 1993: 1550–1551.

Dias LS, Giegerich CR. Fractures of the distal tibial epiphysis in adolescence. J Bone Joint Surg [Am] 1983; 65A: 438–444.

Dias LS, Tachdjian MO. Physeal injuries in the ankle in children. Classification. Clin Orthop 1978; 136: 230–233.

Donnelly EF. The Hawkins sign. Radiology 1999; 210: 195–196.

Edeiken J, Cotler JM. Ankle trauma. Semin Roentgenol 1978; 13: 145–155.

Edeiken J, Cotler JM. Ankle. In: Felson B, ed. Fractures. New York: Grune & Stratton, 1978.

Edeiken J, Cotler JM. Ankle. In: Felson B, ed. Roentgenology of fractures and dislocations. New York: Grune & Stratton, 1978: 151.

Eichelberger RP, Lichtenstein P, Brogdon BG. Peroneal tenography. JAMA 1982; 247: 2587–2591.

Erickson SJ, Quinn SF, Kneeland JB, et al. MR imaging of the tarsal tunnel and related spaces: normal and abnormal findings with anatomic correlation. AJR Am J Roentgenol 1990; 155: 323–328.

Erickson SJ, Rosengarten JL. MR imaging of the forefoot. Normal anatomic findings. AJR Am J Roentgenol 1993; 169: 567–571.

Erickson SJ, Smith JW, Ruiz ME, et al. MR imaging of the lateral collateral ligament of the ankle. AJR Am J Roentgenol 1991; 156: 131–136.

Essex-Lopresti P. The mechanism, reduction technique and results in fracture of the os calcis. Br J Surg 1982; 39: 395–419.

Evans GA, Frenyo SD. The stress-tenogram in the diagnosis of ruptures of the lateral ligament of the ankle. J Bone Joint Surg [Br] 1979; 61B: 347–351.

Faciszewski T, Burks RT, Manaster BJ. Subtle injuries of the Lisfranc joint. J Bone Joint Surg [Am] 1990; 72A: 1519–1522.

Feldman F, Singson RD, Rosenberg ZS, Berdon WE, Amodio J, Abramson SJ. Distal tibial triplane fractures: diagnosis with CT. Radiology 1987; l64: 429–435.

Finkel JE. Tarsal tunnel syndrome. Radiol Clin North Am 1994; 2: 67–78.

Fordyce AJW, Horn CV. Arthrography in recent injuries of the ligaments of the ankle. J Bone Joint Surg [Br] 1972; 54B: 116–121.

Fornage BD, Rifkin MD. Ultrasound examination of tendons. Radiol Clin North Am 1988; 6: 87–107.

Forrester DM, Kerr R. Trauma to the foot. Radiol Clin North Am 1990; 28: 423–433.

Freiberger RH. Introducing arthrography. In: Freiberger RH, Kaye JJ, eds. Arthrography. New York: Appleton-Century-Crofts, 1979: 1–4.

Frost HM, Hanson CA. Technique for testing the drawer sign in the ankle. Clin Orthop 1977; 123: 49–51.

Fussell ME, Godley DR. Ankle arthrography in acute sprains. Clin Orthop 1973; 93: 278–290.

Gamble FO, Yale I. Clinical foot roentgenology. An illustrated handbook. Baltimore: Williams & Wilkins, 1966.

Geissler WB, Tsao, AK, Hughes JL. Fractures and injuries of the ankle. In: Rockwood CA, Green DP, Bucholz RW, Heckman JD, eds. Rockwood and Green's fractures in adults, 4th ed. Philadelphia: Lippincott-Raven Publishers, 1996: 2236–2242.

Giachino AA, Uhtohoff HK. Intra-articular fractures of the calcaneus. J Bone Joint Surg [Am] 1989; 7IA: 784–787.

Giannestras NJ. Foot disorders. Medical and surgical management, 2nd ed. Philadelphia, Lea & Febiger, 1973.

Giannestras NJ, Sammarco GL. Fractures and dislocations of the foot. In: Rockwood CA Jr, Green DP, eds. Fractures, vol. 2. Philadelphia: JB Lippincott, 1975.

Gilula LA, Oloff LM, Caputi R, Destouet JM, Jacobs A, Solomon MA. Ankle tenography: a key to unexplained symptomatology. Part II. Diagnosis of chronic tendon disabilities. Radiology 1984; l51; 581–587.

Goldman AB. Procedures in skeletal radiology. New York: Grune & Stratton, 1984, p. 181.

Gordon RB. Arthrography of the ankle joint. Experience in one hundred seven studies. J Bone Joint Surg [Am] 1970; 52A: 1623–1631.

Goss CM, Gray H, eds. Anatomy of the human body, 29th ed. Philadelphia; Lea & Febiger, 1973, pp. 355-359.

Greenspan A. Imaging of the foot and ankle. Curr Opin Orthop 1996; 7: 61–68.

Greenspan A, Anderson MW. Imaging of the foot and ankle. Curr Opin Orthop 1993; 4: 68–75.

Griffiths HJ. Trauma to the ankle and foot. CRC Crit Rev Diagn Imaging 1986; 26: 45–105.

Groshar D, Alperson M, Mendes DG, Barsky V, Liberson A. Bone scintigraphy findings in Lisfranc joint injury. Foot Ankle Int 1995; 16: 710–711.

Gross RH. Fractures and dislocations of the foot. In: Rockwood CA, Wilkins KE, Kuig RE, eds. Fractures in children, vol. 3. Philadelphia: JB Lippincott, 1984: 1043–1103.

Guyer BH, Levinsohn EM, Fredricksen BE, Bailey GL, Formikell M. Computed tomography of calcaneal fractures: anatomy, pathology, dosimetry, and clinical relevance. AJR Am J Roentgenol 1985; l45: 911–919.

Hansen ST. Foot injuries. In: Browner BD, Jupiter JB, Levine AM, Trafton PG, eds. Skeletal trauma: fractures – dislocations – ligamentous injuries. Philadelphia: WB Saunders, 1992: 1960–1961.

Haraguchi N, Kato F, Hayashi H. New radiographic projections for avulsion fractures of the lateral malleolus. J Bone Joint Surg [Br] 1998; 80B: 684–688.

Harris EJ, Galinski AW. The evaluation of ankle pathology with arthrography. J Am Podiatr Assoc 1974; 64: 202–215.

Hawkins LG. Fractures of the lateral process of the talus. J Bone Joint Surg [Am] 1965; 47A: 1170–1175.

Hawkins LG. Fractures of the neck of the talus. J Bone Joint Surg [Am] 1970; 52A: 991–1002.

Haygood TM. Magnetic resonance imaging of the musculoskeletal system. VII. The ankle. Clin Orthop 1997; 336: 318–336.

Heare MM, Gillespy T, Bittar ES. Direct coronal computed tomography arthrography of osteochondritis dissecans of the talus. Skeletal Radiol 1988; 17: 187–189.

Heckman JD. Fractures and dislocations of the foot. In: Rockwood CA Jr, Green DP, Bucholz RW, Heckman JD, eds. Rockwood and Green's fractures in adults, 4th ed. Philadelphia: Lippincott-Raven, 1996: 2295–2308.

Heger L, Wulff K. Computed tomography of the calcanceus: normal anatomy. AJR Am J Roentgenol 1985; 145: 123–129.

Heger L, Wulff K, Seddiqi MSA. Computed tomography of calcaneal fractures. AJR Am J Roentgenol 1985; 145: 131–137.

Helgason JW, Chandnani VP. MR arthrography of the ankle. Radiol Clin North Am 1998; 36: 729–738.

Herring C. Nomenclature for imaging planes of the feet [Letter]. AJR Am J Roentgenol 1997; l68: 277.

Jahss MH. Disorders of the foot and ankle, vol. 2, 2nd ed. Philadelphia: WB Saunders, 1991.

Jahss MH. Spontaneous rupture of the tibialis posterior tendon: clinical findings, tenographic studies, and a new technique of repair. Foot Ank1e 1982; 3: 158–166.

Janzen DL, Connell DG, Munk PL, Buckley RE, Meek RN, Schechter MT. Intraarticular fractures of the calcaneus: value of CT findings in determining prognosis. AJR Am J Roentgenol 1992; 158: 1271–1274.

Jones R. Fracture of the base of the fifth metatarsal by direct violence. Ann Surg 1902; 35: 697.

Kainberger FM, Engel A, Barton P, Huebsch P, Neuhold A, Salomonowitz E. Injury of the Achilles tendon: diagnosis with sonography. AJR Am J Roentgenol 1990; 155: 1031–1036.

Kaye JJ. The ankle. In: Freiberger RH, Kaye JJ, eds. Arthrography. New York: Appleton-Century-Crofts, 1979: 237–256.

Kerr R. Magnetic resonance imaging of plantar fasciitis and other causes of heel pain. Radiol Clin North Am 1994; 2: 97–108.

Kerr R, Frey C. MR imaging in the tarsal tunnel syndrome. J Comput Assist Tomogr 1991; 15: 280–286.

Khoury NJ, El-Khoury GY, Saltzman CL, Brandser EA. Rupture of the anterior tibial tendon: diagnosis by MR imaging. AJR Am J Roentgenol 1996; 167: 351–354.

Khoury NJ, El-Khoury GY, Saltzman CL, Kathol MH. Peroneus longus and brevis tendon tears: MR imaging evaluation. Radiology 1996; 200: 833–841.

Kingston S. Magnetic resonance imaging of the ankle and foot. Clin Sports Med 1988; 7: 15–28.

Kirch MD, Erickson SJ. Normal magnetic resonance imaging of the ankle and foot. Radiol Clin North Am 1994; 2: 1–22.

Kleiger B. A review of ankle fractures due to lateral strains. Bull Hosp Joint Dis Orthop Inst 1968; 29: 138–186.

Kleiger B. Mechanisms of ankle injury. Orthop Clin North Am 1974; 5: 127–146.

Kleiger B, Mankin HJ. A roentgenographic study of the development of the calcaneus by means of the posterior tangential view. J Bone Joint Surg [Am] 1961; 43A: 961–969.

Kleiger B, Mankin HJ. Fracture of the lateral portion of the distal tibial epiphysis. J Bone Joint Surg /Am] 1964; 46A: 25–32.

Klein MA, Spreitzer AM. MR imaging of the tarsal sinus and canal: normal anatomy, pathologic findings and features of the sinus tarsi syndrome. Radiology 1993; 226: 169–173.

Kneeland JB. Technical considerations for magnetic resonance imaging of the ankle and foot. Radiol Clin North Am 1994; 2: 23–28.

Kneeland JB, Dalinka MK. Magnetic resonance imaging of the foot and ankle. Magn Reson Q 1992; 8: 97–115.

Kneeland JB, Macrandar S, Middleton WD, Cates JD, Jesmanowicz A, Hyde JS. MR imaging of the normal ankle: correlation with anatomic sections. AJR Am J Roentgenol 1988; 151: 117–123.

Lauge-Hansen N. Fractures of the ankle. Analytical survey as the basis of new experimental, roentgenological, and clinical investigations. Arch Surg 1948; 56: 259–317.

Lauge-Hansen N. Fractures of the ankle. II. Combined experimental-surgical and experimental-roentgenologic investigations. Arch Surg 1950; 60: 957–985.

Lauge-Hansen N. "Ligamentous" ankle fractures: diagnosis and treatment. Acta Chir Scand 1949; 97: 544–550.

Leitch JM, Cundy Pj, Paterson DC. Three-dimensional imaging of a juvenile Tillaux fracture. J Pediatr Orthop 1989; 9: 602–603.

Lindsjo U. Classification of ankle fractures: the Lauge-Hansen or AO system? Clin Orthop 1985; 199: 12–16.

Lowery RBW. Fractures of the talus and calcaneus. Curr Opin Orthop 1994; 5: 24–32.

Lowery RBW. Fractures of the talus and os calcis. Curr Opin Orthop 1995; 6: 25–34.

Lowrie IG, Finlay BB, Brenke IJ, Gregg PJ. Computed tomographic assessment of the subtalar joint in calcaneal fractures. J Bone Joint Surg [Br] 1988; 70B: 247–250.

Lüning M, Bürger K, Biedermann F. The normal arthrogram of the ankle and its variables. Radiol Diagn 1968; 9: 57–64.

Lynn MD. The triplane distal tibial epiphyseal fracture. Clin Orthop 1972; 86: 187–190.

Magee TH, Hinson GW. Usefulness of MR imaging in the detection of talar dome injuries. AJR Am J Roentgenol 1998; 170: 1227–1230.

Magid D, Michelson JD, Ney DR, Fishman EK. Adult ankle fractures: comparison of plain films and interactive two- and three-dimensional CT scans. AJR Am J Roentgenol 1990; 154: 1017–1023.

Mainwaring BL, Daffner RH, Riemer BL. Pylon fractures of the ankle: a distinct clinical and radiologic entity. Radiology 1988; 168: 215–218.

Mandell J. Isolated fractures of the posterior tibial lip at the ankle as demonstrated by an additional projection, the "poor" lateral view. Radiology 1971; 101: 319–322.

Marmor L. An unusual fracture of the tibial epiphysis. Clin Orthop 1970; 73: 132–135.

Mast J. Pilon fractures of the tibia. In: Chapman MW, ed. Operative orthopaedics, 2nd ed. Philadelphia: JB Lippincott, 1993: 711–729.

Meschan I. Synopsis of roentgen signs. Philadelphia: WB Saunders, 1962.

Mesgarzadeh M, Schneck CD, Tehranzadeh J, Chandnani VP, Bonakdarpour A. Magnetic resonance imaging of ankle ligaments. Emphasis on anatomy and injuries to lateral collateral ligaments. Radiol Clin North Am 1994; 2: 39–58.

Michelson JD. Current concepts review: fractures about the ankle. J Bone Joint Surg [Am] 1995; 77A: 142–152.

Mink JH. Tendons. In: Deutsch AL, Mink JH, Kerr R, eds. MRI of the foot and ankle. Philadelphia: Lippincott-Raven Publishers, 1992: 135–172.

Morrey BF, Cass JR, Johnson KA, Berquist TH. Foot and ankle. In: Berquist TH, ed. Imaging of orthopedic trauma and surgery. Philadelphia: WB Saunders, 1986: 407–498.

Muhle C, Frank LR, Rand T, et al. Collateral ligaments of the ankle: high-resolution MR imaging with a local gradient coil and anatomic correlation in cadavers. Radiographics 1999; 19: 673–683.

Müller ME, Allgower M, Schneider R, Willenegger H. Manual of internal fixation techniques recommended by AO Group, 2nd ed. New York: Springer, 1979.

Müller ME, Nazarian S, Koch P. The AO classification of fractures. New York: Springer, 1979.

Newburg AH. Osteochondral fractures of the dome of the talus. Br J Radiol 1979; 52: 105–109.

Nielson JO, Dons-Jensen H, Sorensen HT. Lauge-Hansen classification of malleolar fractures: an assessment of the reproducibility in 118 cases. Acta Orthop Scand 1990; 61: 385–387.

Norman A, Kleiger B, Greenspan A, Finkel JE. Roentgenographic examination of the normal foot and ankle. In: Jahss MM, ed. Disorders of the foot and ankle. Medical and surgical management, vol. 1, 2nd ed. Philadelphia: WB Saunders, 1991: 64–90.

Noto AM, Cheung Y, Rosenberg ZS, Norman A, Leeds NE. MR imaging of the ankle: normal variants. Radiology 1989; 170: 121–124.

Olson RW. Ankle arthrography. Radiol Clin North Am 1981; 19: 255–268.

Olson RW. Arthrography of the ankle joint: its use in evaluation of ankle sprains. Radiology 1969; 92: 1439–1446.

Ouzounian TJ, Anderson R. Anterior tibial tendon rupture. Foot Ankle Int 1995; 16: 406–410.

Pankovich AM. Fractures of the fibula proximal to the distal tibiofibular syndesmosis. J Bone Joint Surg [Am] 1978; 60A: 221–229.

Pavlov H. Talo-calcaneonavicular arthrography. In: Freiberger RH, Kaye JJ, eds. Arthrography. New York: Appleton-Century-Crofts, 1979: 257–260.

Peltier LF. Guillaume Dupuytren and Dupuytren's fracture. Surgery 1958; 43: 868–874.

Peltier LF. Percival Pott and Pott's fracture. Surgery 1962; 51: 280–286.

Pennal GF. Fractures of the talus. Clin Orthop 1963; 30: 53–63.

Prokuski LJ, Saltzman CL. Challenging fractures of the foot and ankle. Radiol Clin North Am 1997; 35: 655–670.

Protas JM, Kornblatt BA. Fractures of the lateral margin of the distal tibia. The Tillaux fracture. Radiology 1981; 138: 55–57.

Quinn SF, Murray WT, Clark RA, Cochran CF. Achilles tendon: MR imaging at 1.5T. Radiology 1987; 164: 767–770.

Raatikainen T, Putkonen M, Puranen J. Arthrography, clinical examination, and stress radiograph in the diagnosis of acute injury to the lateral ligaments of the ankle. Am J Sports Med 1992; 20: 2–6.

Rasmussen S, Madsen PV, Bennicke K. Observer variation in the Lauge-Hansen classification of ankle fractures: precision improved by instruction. Acta Orthop Scand 1993; 74: 693–694.

Rausch W. Significance of arthrography in the diagnosis of fresh ligament and capsular injuries of the ankle joint. Beitr Orthop Traumatol 1978; 25: 309–313.

Resnick D. Radiology of the talocalcaneal articulations. Anatomic considerations and arthrography. Radiology 1974; 111: 581–586.

Resnick D, Georgen TG. Peroneal tenography in previous calcaneal fractures. Radiology 1975; 115: 211–213.

Rijke AM, Jones B, Vierhovt PAM. Stress examination of traumatized lateral ligaments of the ankle. Clin Orthop 1986; 210: 143–151.

Robbins MI, Wilson MG, Sella EJ. MR imaging of the anterior calcaneal process fractures. AJR Am J Roentgenol 1999: 172: 475–479.

Rogers LF. Radiology of skeletal trauma. New York: Churchill Livingstone, 1992: 1319–1385.

Rogers LF, Campbell RE. Foot. In: Felson B, ed. Roentgenology of fractures and dislocations. New York: Grune & Stratton, 1978: 151.

Rosenberg ZS. Chronic rupture of the posterior tibial tendon. Radiol Clin North Am 1994; 2: 79–87.

Rosenberg ZS. Normal anatomy of ankle tendons and ligaments: computed tomography and magnetic resonance imaging. In: Taveras JM, Ferrucci JT, eds. Radiology, vol. 5. Hagerstown, MD: JB Lippincott, 1989: 1–6.

Rosenberg ZS, Cheung Y, Jahss MH. Computed tomography scan and magnetic resonance imaging of ankle tendons: an overview. Foot Ankle 1988; 8: 297–307.

Rosenberg ZS, Cheung Y, Jahss MH, Noto AM, Normal A, Leeds NE. Rupture of posterior tibial tendon: CT and MR imaging with surgical correlation. Radiology 1988; 169: 229–235.

Rosenberg ZS, Feldman F, Singson R. Intra-articular calcanceal fractures: computed tomographic analysis. Skeletal Radiol 1987; 16: 105–113.

Rosenberg ZS, Feldman F, Singson RD. Peroneal tendon injuries: CT analysis. Radiology 1986; 161: 743–748.

Rosenberg ZS, Feldman F, Singson RD, Kane R. Ankle tendons: evaluation with CT. Radiology 1988; 166: 221–226.

Rosenberg ZS, Feldman F, Singson RD, Price GJ. Peroneal tendon injury associated with calcaneal fractures: CT findings. AJR Am J Roentgenol 1987; 149: 125–129.

Rowe CR, Sakellarides HT, Freeman PA, Sorbie C. Fracture of the os calcis: a long-term follow-up study of 146 patients. JAMA 1963; 184: 920.

Rubin DA, Towers JD, Britton CA. MR imaging of the foot: utility of complex oblique imaging planes. AJR Am J Roentgenol 1996; 166: 1079–1084.

Sammarco GJ. Peroneal tendon injuries. Orthop Clin North Am 1994; 25: 135–145.

Sarrafian S. Anatomy of the foot and ankle, 2nd ed. Philadelphia: JB Lippincott, 1993.

Sartoris DJ, Mink JH, Kerr R. The foot and ankle. In: Mink JH, Deutsch AL, eds. MRI of the musculoskeletal system: a teaching file. New York: Raven Press, 1990: 389–450.

Sartoris DJ, Resnick D. Diagnostic imaging approach to calcaneal fractures. J Foot Surg 1987; 26: 524–529.

Sartoris DJ, Resnick D. Pictorial analysis-computed tomography of trauma to the ankle and hindfoot. J Foot Surg 1988; 27: 80–91.

Sauser DD, Nelson RC, Lavine MH, Wu CW. Acute injuries of the lateral ligaments of the ankle: comparison of stress radiography and arthrography. Radiology 1983; 148: 653–657.

Schneck CD, Mesgarzadeh M, Bonakdarpour A. MR imaging of the most commonly injured ankle ligaments. Part II. Ligament injuries. Radiology 1992; 184: 507–512.

Schneck CD, Mesgarzadeh M, Bonakdarpour A, Ross GJ. MR imaging of the most commonly injured ankle ligaments. Part I. Normal anatomy. Radiology 1992; 184: 499–506.

Schreibman KL, Gilula LA. Ankle tenography. A therapeutic imaging modality. Radiol Clin North Am 1998; 36: 739–756.

Sclafani SJA. Ligamentous injury of the lower tibiofibular syndesmosis: radiographic evidence. Radiology 1985; l56: 21.

Shelton ML, Pedowitz MJ. Injuries to the talus and midfoot. In: Jahss MH, ed. Disorders of the foot, vol. 2. Philadelphia: WB Saunders, 1982: 1463.

Shereff MJ, Johnson KA. Radiographic anatomy of the hindfoot. Clin Orthop 1983; l17: 16.

Shook JM. Ankle arthrography. J Am Podiatr Assoc 1967; 57: 501–505.

Smith RW. Computerized sectional imaging: computed tomography and magnetic resonance imaging of the foot and ankle. In: Jahss MH, ed. Disorders of the foot and ankle. Medical and surgical management, vol. 1. 2nd ed. Philadelphia, WB Saunders, 1991, pp. 155–204.

Solomon MA, Gilula LA, Oloff LM, Oloff J. CT scanning of the foot and ankle. 2. Clinical applications and review of the literature. Am J Roentgenol 1986; 146: 1204–1214.

Spiegel PK, Staples OS. Arthrography of the ankle joint: problems in diag-nosis of acute lateral ligament injuries. Radiology 1975; 114: 587–590.

Staples OS. Ligamentous injuries of the ankle joint. Clin Orthop 1965; 42: 21–35.

Swanson TV. Fractures and dislocations of the talus. In: Chapman MW, ed. Operative orthopaedics, 2nd ed. Philadelphia: JB Lippincott, 1993: 2143–2145.

Teng MMH, Destovet JM, Gilula LA, Resnick D, Hembree JL, Oloff LM. Ankle tenography: a key to unexplained symptomatology. Part I: Normal tenographic anatomy. Radiology 1984; 151: 575–580.

Trafton PG, Bray TJ, Simpson LA. Fractures and soft tissue injuries of the ankle. In: Browner BD, Jupiter JB, Levine AM, Trafton PG, eds. Skeletal trauma: fractures – dislocations – ligamentous injuries. Philadelphia: WB Saunders, 1992: 1871–1957.

Urman M, Ammann W, Sisler J, et al. The role of bone scintigraphy in the evaluation of talar dome fractures. J Nucl Med 1991; 32: 2241–2244.

Vogl TJ, Hochmut K, Diebold T, et al. Magnetic resonance imaging in the diagnosis of acute injured distal tibiofibular syndesmosis. Invest Radiol 1997; 32: 401–409.

Vuori JP, Aro HT. Lisfranc joint injuries: trauma mechanisms and associated injuries. J Trauma 1993; 35: 40–45.

Watson-Jones R. Fractures and joint injuries, vols. I, II. St. Louis: Mosby, 1952,1955.

Weber BG. Die Verletzungen des Oberen Sprunggelenkes. Stuttgart: Verlag Hans Huber, 1972.

Weber MJ. Ankle fractures and dislocations. In: Chapman MW, ed. Operative Orthopaedics, 2nd ed. Philadelphia: JB Lippincott, 1993: 731–745.

Wechsler RJ, Schweitzer ME, Karasick D, Deely DM, Glaser JB. Helical CT of talar fractures. Skeletal Radiol 1997; 26: 137–142.

Wetzel LH, Murphey MD. Magnetic resonance imaging and computed tomography of the foot and ankle. In: Bloem JL, Sartoris DJ, eds. MRI and CT of the musculoskeletal system. A text-atlas. Baltimore: Williams & Wilkins, 1992: 498–524.

Yulish BS, Mulopulos GP, Goodfellow DB, Bryan PJ, Modic MT, Dollinger BM. MR imaging of osteochondral lesions of talus. J Comput Assist Tomogr 1987; 11: 296–301.

Kapitel 10

Wirbelsäule

Wirbelsäulenfrakturen sind nicht nur wegen der daran beteiligten Strukturen von Bedeutung, sondern auch wegen der Komplikationen, die durch eine Mitverletzung des Rückenmarks entstehen können. Sie stellen 3–6% aller Skelettverletzungen und sind am häufigsten bei Menschen zwischen 20 und 50 Jahren, wobei Männer die große Mehrheit aller Patienten (80%) stellen. Die meisten dieser Frakturen betreffen die Brust- und die Lendenwirbelsäule, wobei das Risiko einer Rückenmarkschädigung bei den Halswirbelsäulenverletzungen höher ist. Die üblichen Umstände, die zu Wirbelsäulenverletzungen führen, sind Verkehrs- und Sportunfälle (z. B. beim Hechtspringen oder Skifahren) sowie Stürze aus größerer Höhe.

Die Wirbelsäule setzt sich aus 33 Wirbeln zusammen: 7 Halswirbeln, 12 Brustwirbeln, 5 Lendenwirbeln, dem aus 5 Segmenten verschmolzenen Kreuzbein und dem aus 4 Segmenten zusammengewachsene Steißbein. Mit Ausnahme der ersten beiden Halswirbel (Atlas und Axis) werden alle Wirbel durch Bandscheiben voneinander getrennt.

Halswirbelsäule

■ Anatomisch-radiologische Betrachtungen

Im Aufbau besitzen der 1. und der 2. Halswirbel anatomische Merkmale, die diese beiden Wirbel von den übrigen 5 Halswirbeln unterscheiden (Abb. 10-1). Der erste Halswirbel, der Atlas, ist ein knöcherner Ring, der aus vorderem und hinterem Atlasbogen aufgebaut ist und durch die beiden Massae laterales verbunden wird. Der Atlas hat keinen Wirbelkörper; seine gewichttragenden Strukturen sind hauptsächlich die Massae laterales, auch die „Gelenkpfeiler" genannt. Der 2. Halswirbel, Axis oder Epistropheus, ist eine schon komplexere Struktur, deren unterscheidendes Merkmal der Processus odontoideus oder der „Dens" (Zahn) ist, der aus der oberen Fläche des Axiskörpers nach oben herausragt. Der Raum zwischen dem Dens und dem vorderen Atlasbogen, der sog. Atlas-Dens-Abstand, sollte bei Erwachsenen weder bei Beugung noch bei Streckung des Kopfes 3 mm überschreiten. Bei Kindern unter 8 Jahren wurden auch schon Abstände über 4 mm berichtet, vor allem bei der Flexion, weil hier die Bänder noch lockerer sind.

Die Halswirbel 3–7 bieten gleiche anatomische Merkmale und sehen auch gleichförmiger aus; sie bestehen aus dem Wirbelkörper und einem hinteren Neuralring, zu dem auf jeder Seite eine Bogenwurzel und ein Wirbelbogen (Lamina) gehören, welche zusammen mit der Wirbelkörperhinterfläche den Spinalkanal einschließen (Abb. 10-2). An der Verbindungsstelle von Bogenwurzel und Lamina gehen jeweils nach oben und unten der obere und der untere Gelenkfortsatz aus, die die Apophysengelenke (die kleinen Wirbelgelenke oder Facettengelenke) zwischen 2 aufeinanderfolgenden Wirbeln bilden. Beiderseits geht nach lateral von der Bogenwurzel ein Querfortsatz aus und von der hinteren Verschmelzungsstelle der Wirbelbögen nach hinten der Dornfortsatz (Processus spinosus). Den 7. Halswirbel kann man ferner wegen seines langen Dornfortsatzes (Vertebra prominens) und seiner langen Processus costotransversarii erkennen.

Die Röntgenuntersuchung eines Patienten mit einer Halswirbelsäulenverletzung kann schwierig sein und ist meist auf 1–2 Aufnahmen eingeschränkt, weil der Patient oft bewußtlos ist, weil Begleitverletzungen vorliegen und weil durch jede unnötige Bewegung eine Rückenmarkschädigung riskiert wird. Unter solchen Umständen ist die wertvollste Einzelaufnahme die Seitaufnahme, die man entweder wie gewohnt oder bei auf dem Rücken liegenden Patienten, eben je nach dessen Zustand, anfertigt (Abb. 10-3). Diese Aufnahme stellt dann auch die wichtigsten traumatischen Halswirbelsäulenveränderungen hinreichend dar, einschließlich des vorderen und hinteren Atlasbogens, des Dens im Profil und des Atlas-Dens-Abstands. Die Wirbelkörper und Dornfortsätze von C2–C7 sind vollständig einsehbar, auch lassen sich die Bandscheibenräume und die prävertebralen Weichteile angemessen beurteilen. Ferner kann man die Seitaufnahme auch unter Flexion vornehmen, was zum Nachweis einer vermuteten Instabilität zwischen Atlas und Axis besonders aussagekräftig ist, und wobei sich die Atlas-Dens-Distanz messen läßt; eine Abstandsvermehrung auf über 3 mm zeigt dann eine atlantoaxiale Subluxation an. Von allergrößter Wichtigkeit ist es, daß in der seitlichen HWS-Aufnahme auch der 7. Halswirbel zu sehen ist, da hier Verletzungen am häufigsten übersehen werden.

Die Seitaufnahme der HWS unter Einschluß der Schädelbasis ist für die Beurteilung der vertikalen Subluxation mit Beteiligung des Atlantoaxialgelenks mit einer Wanderung des Dens in das Foramen magnum hinein äußerst wichtig. Mehrere Messungen helfen dabei, die atlantoaxiale Einstauchung oder das Tiefertreten der Schädelbasis bei der Kranialverschiebung des Dens zu beurteilen (Abb. 10-4 bis 10-7).

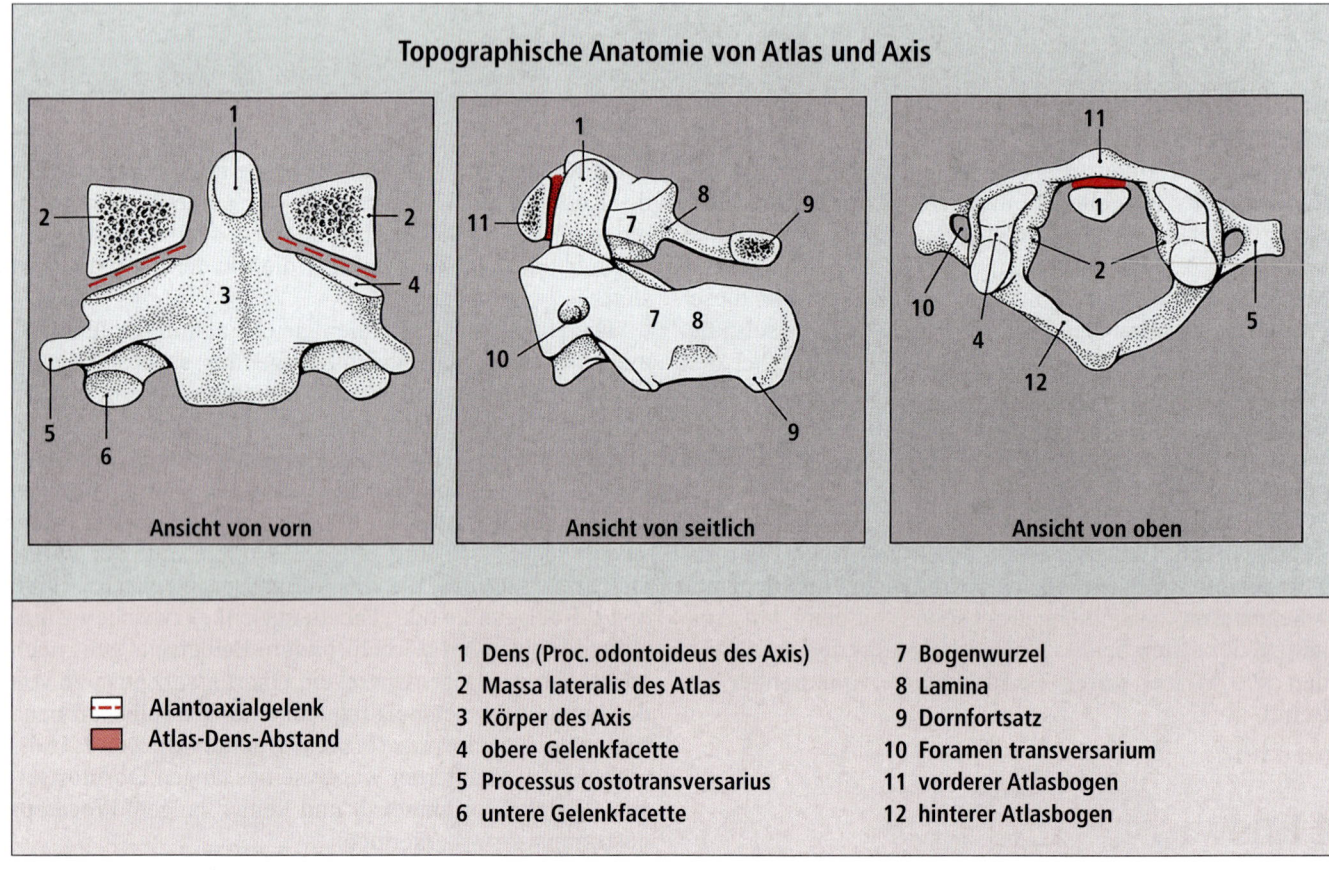

Abb. 10-1. Topographische Anatomie des 1. und 2. Halswirbels

In der a.-p. Aufnahme der HWS (Abb. 10-8) sind die Wirbelkörper C3–C7 (und manchmal bei jungen Menschen auch Atlas und Axis) gut dargestellt, ebenso die Unkovertebralgelenke (Luschka-Gelenke) und die Bandscheibenräume. Die Dornfortsätze sieht man nahezu orthograd, wobei diese einen ovalen, tränentropfenartigen Schatten werfen. Auch kann man eine Variante der a.-p. Aufnahme, die Densaufnahme bei geöffnetem Mund (Abb. 10-9), als Teil der Routineuntersuchung durchführen. Diese Aufnahme zeigt die Strukturen der ersten beiden Halswirbel sehr gut; hierin wird der Axiskörper scharf abgebildet, ferner die Atlantoaxialgelenke, der Dens und auch die seitlichen Zwischenräume zwischen Dens und den Gelenkpfeilern des Atlas. Wenn die Aufnahme mit geöffnetem Mund schwierig einzustellen oder aber der Dens dabei schlecht einsehbar ist, besonders dessen obere Hälfte,

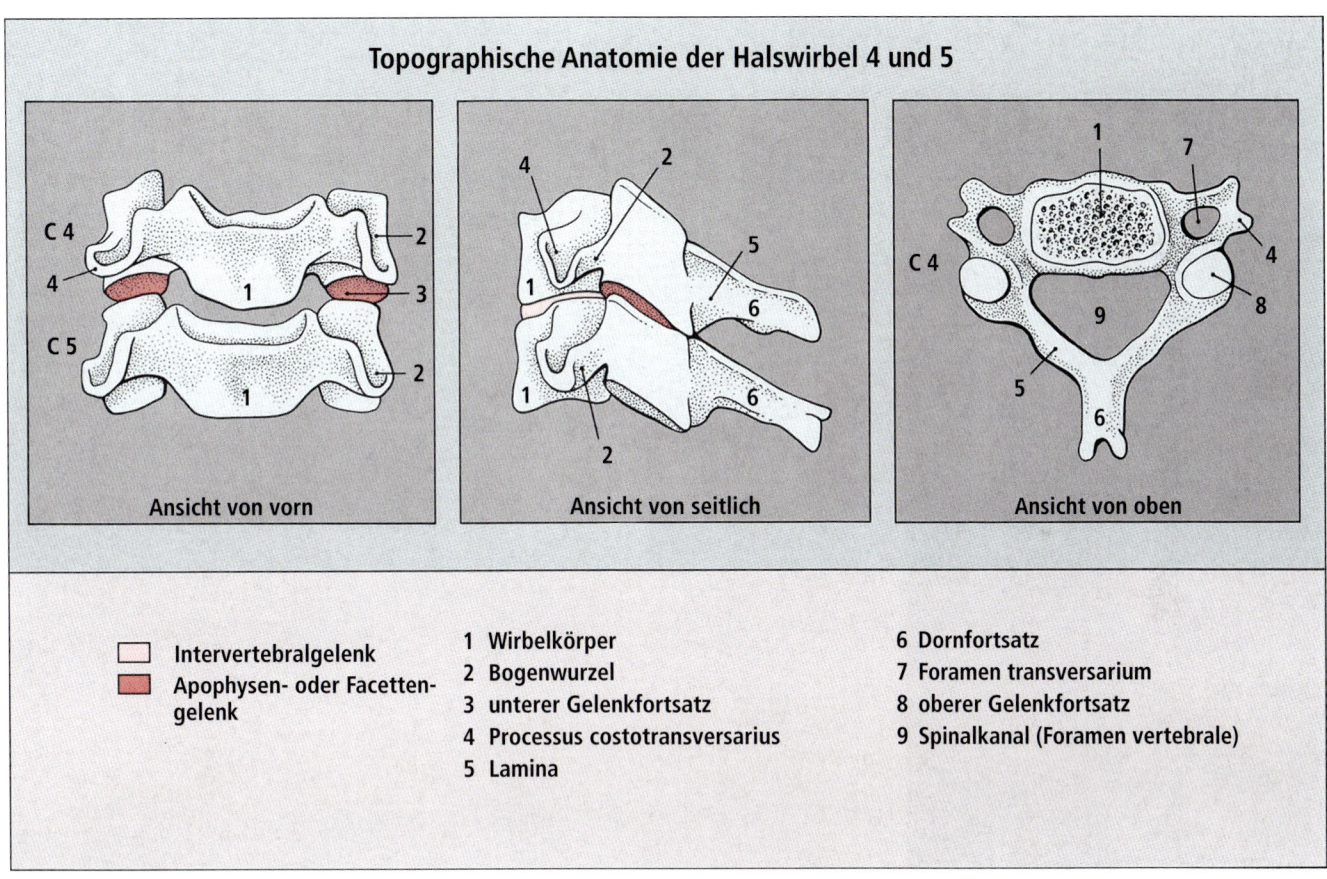

Abb. 10-2. Topographische Anatomie des 4. und 5. Halswirbels als Beispiele für Wirbel der mittleren und unteren Halswirbelsäule

TEIL II - Trauma

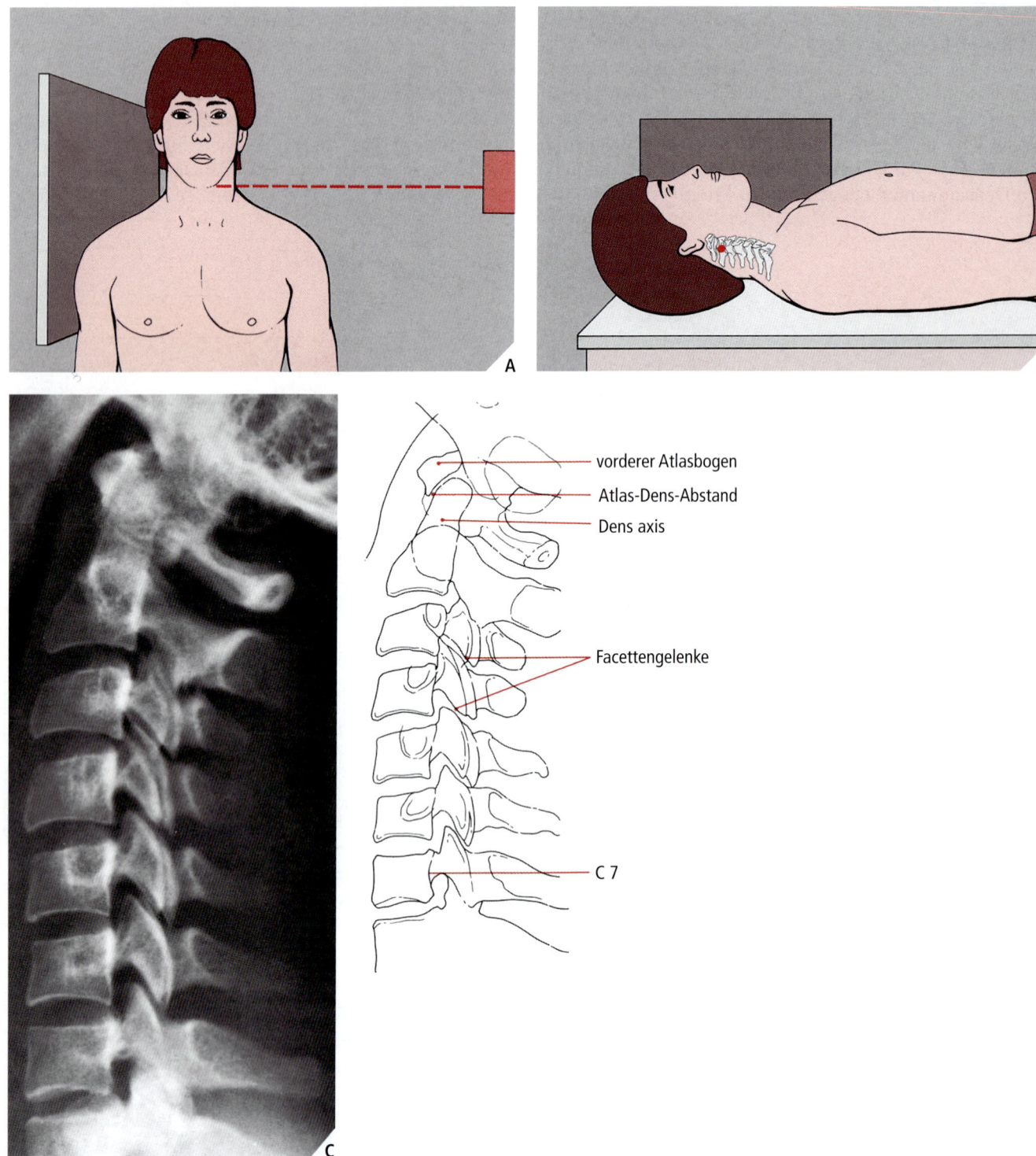

Abb. 10-3. A Bei der aufrechten Seitaufnahme der HWS steht oder sitzt der Patient und hält dabei den Kopf gerade in Neutralstellung. Der Zentralstrahl wird horizontal auf die Mitte des 4. Halswirbels gerichtet (Kinnhöhe). **B** Zur seitlichen HWS-Aufnahme mit Strahlengang quer über den Tisch liegt der Patient mit dem Rücken auf dem Untersuchungstisch. Die Filmkassette (Rasterkassette für schärferes Bild) wird dem Hals seitlich angestellt, der Zentralstrahl wird horizontal auf einen Punkt (roter Punkt in der Zeichnung) 2,5–3 cm unterhalb der Warzenfortsatzspitze gerichtet. **C** Eine solche Aufnahme zeigt dann deutlich die Halswirbelkörper, die kleinen Wirbelgelenke, die Dornfortsätze und die Bandscheibenräume. Der 7. Halswirbel muß immer mit dargestellt werden.

Landmarken in der Seitansicht der Halswirbelsäule

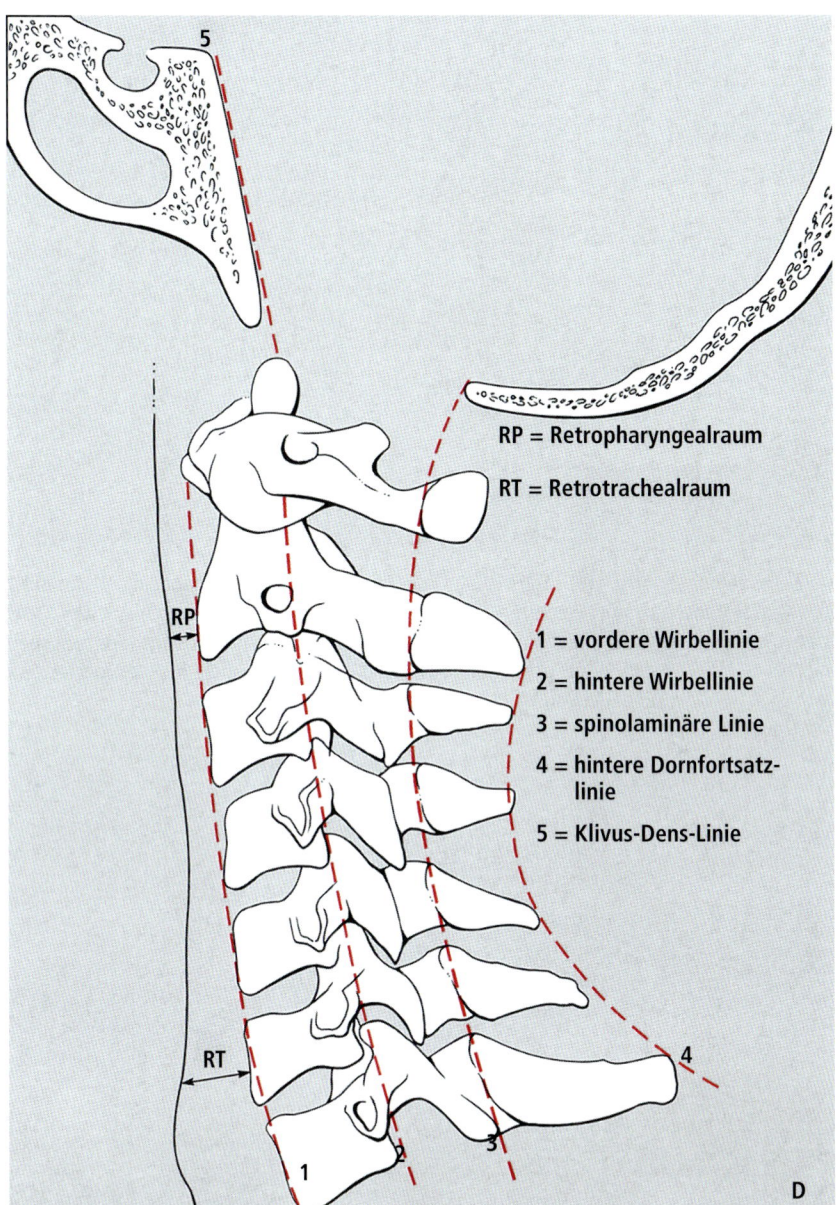

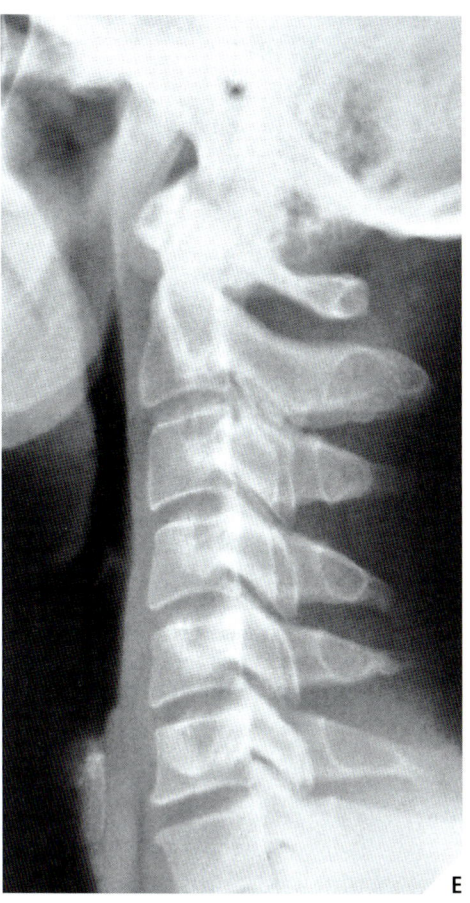

RP = Retropharyngealraum
RT = Retrotrachealraum

1 = vordere Wirbellinie
2 = hintere Wirbellinie
3 = spinolaminäre Linie
4 = hintere Dornfortsatz-linie
5 = Klivus-Dens-Linie

Abb. 10-3. D Mit dieser Aufnahme lassen sich die 4 Konturlinien der normalen HWS aufzeigen: *1.* Die vordere Wirbellinie längs der Vorderränder der Wirbelkörper; *2.* die hintere Wirbellinie (umfährt den Vorderrand des Spinalkanals) längs der Wirbelkörperhinterränder; *3.* die spinolaminare Linie (markiert den Hinterrand des Spinalkanals) längs der Vorderränder der Ansatzstellen der Dornfortsätze am Wirbelbogen und *4.* die hintere Spinallinie längs der Dornfortsatzspitzen von C2–C7. Diese sollten weichbogig ohne Knick oder Unterbrechung verlaufen. *5.* Die Klivus-Dens-Linie vom Dorsum sellae über den Klivus zum Vorderrand des Foramen magnum sollte am Übergang von vorderem zu mittlerem Drittel auf die Densspitze zeigen. Der retropharyngeale Raum (Distanz zwischen hinterer Rachenwand zum vorderen Unterrand des Axis) sollte 7 mm oder weniger betragen; der Retrotrachealraum (Distanz zwischen Luftröhrenrückfläche und Vorderunterrand von C6) sollte bei Erwachsenen höchstens 22 und bei Kindern höchstens 14 mm betragen. **E** Besser stellt eine Weichteilaufnahme mit niedrigem kV-Wert die prävertebralen Weichteile dar

TEIL II - Trauma

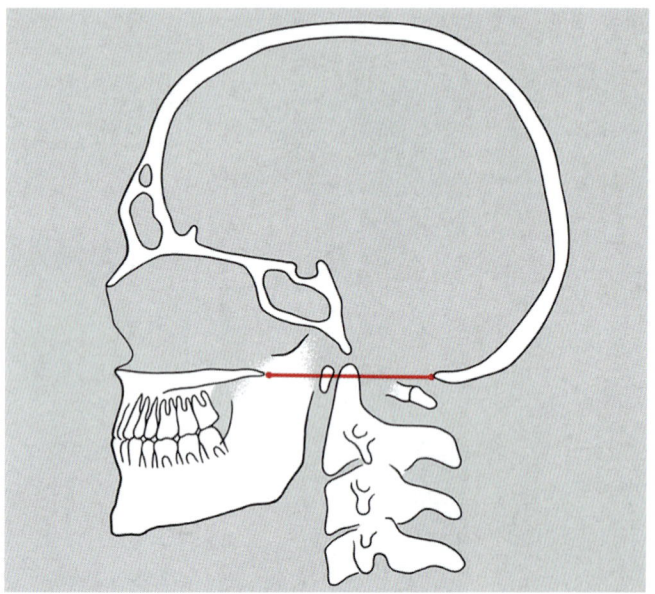

Abb. 10-4. Die Chamberlain-Linie zieht man vom Hinterrand des Hinterhauptloches (Opisthion) zum Hinterrand des harten Gaumens. Der Dens sollte sich nicht mehr als 3 mm oberhalb dieser Linie projizieren; ein Hochstand von 6,6 mm (±2 SD) deutet sehr auf eine basiläre Impression hin

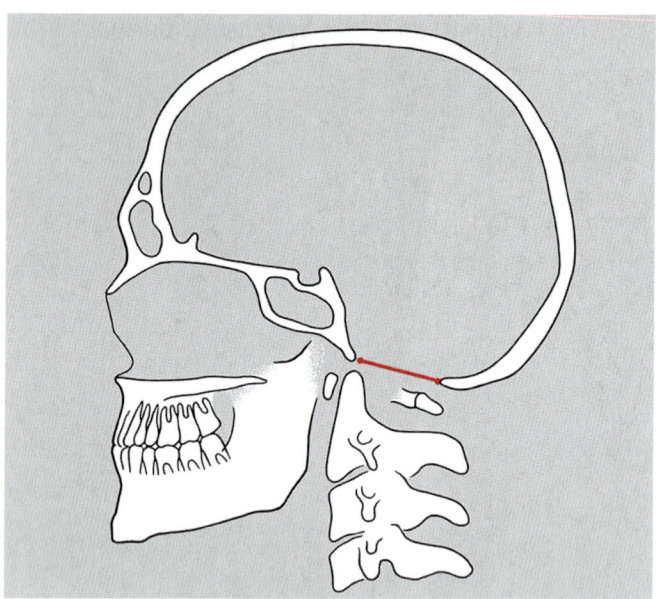

Abb. 10-5. Die McRae-Linie definiert das Foramen magnum und verbindet dessen Vorderrand (Basion) mit dem Hinterrand (Opisthion). Der Dens sollte unterhalb dieser Linie liegen oder diese nur mit seiner Spitze schneiden. Ferner sollte das Lot von der Densspitze auf die McRae-Linie letztere in deren vorderem Viertel schneiden

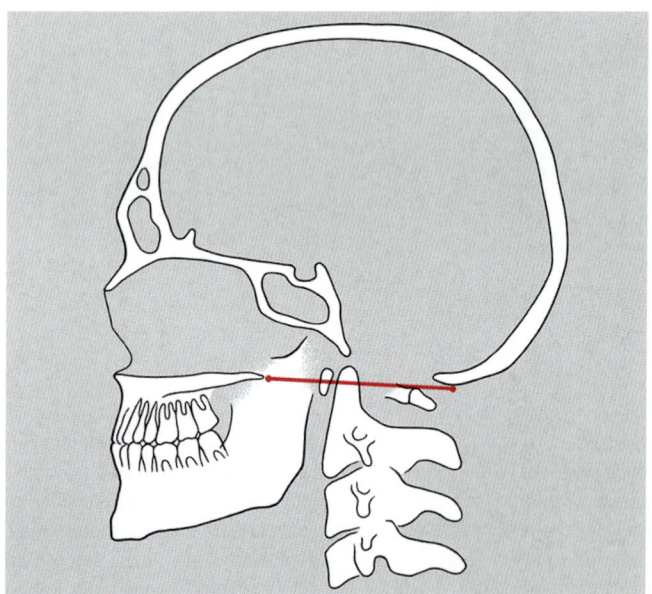

Abb. 10-6. Die McGregor-Linie verbindet den hinteren Oberrand des harten Gaumens mit dem tiefsten Punkt der Hinterhauptschuppe des Schädels. Die Densspitze überragt diese Linie normalerweise um nicht mehr als 4,5 mm

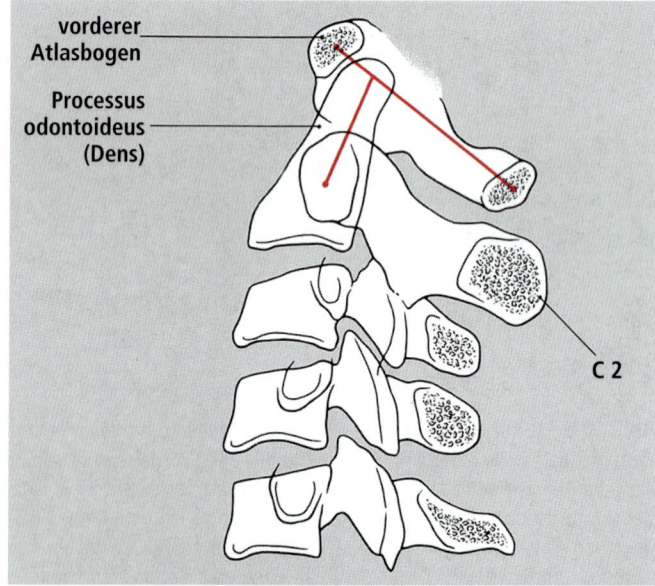

Abb. 10-7. Ranawat et al. entwickelten eine Bestimmungsmethode für einen Denshochstand, weil in der Seitaufnahmen der HWS der harte Gaumen oftmals nicht identifizierbar ist. Die koronare Atlasachse bestimmt man dabei durch die Verbindung des Zentrums des vorderen Atlasbogens mit dem des hinteren Atlasbogens. Dann markiert man das Zentrum des sklerosierten Rings des Axis, nämlich dessen Bogenwurzeln. Die Linie verläuft längs der Densachse zur ersten Linie. Die normale Distanz zwischen Atlas und Axis beträgt im Mittel 17 mm (± 2 mm SD) bei Männer und 15 mm (± 2 mm) bei Frauen. Eine verringerte Distanz spricht für ein Höhertreten des 2. Halbwirbels

Wirbelsäule 10

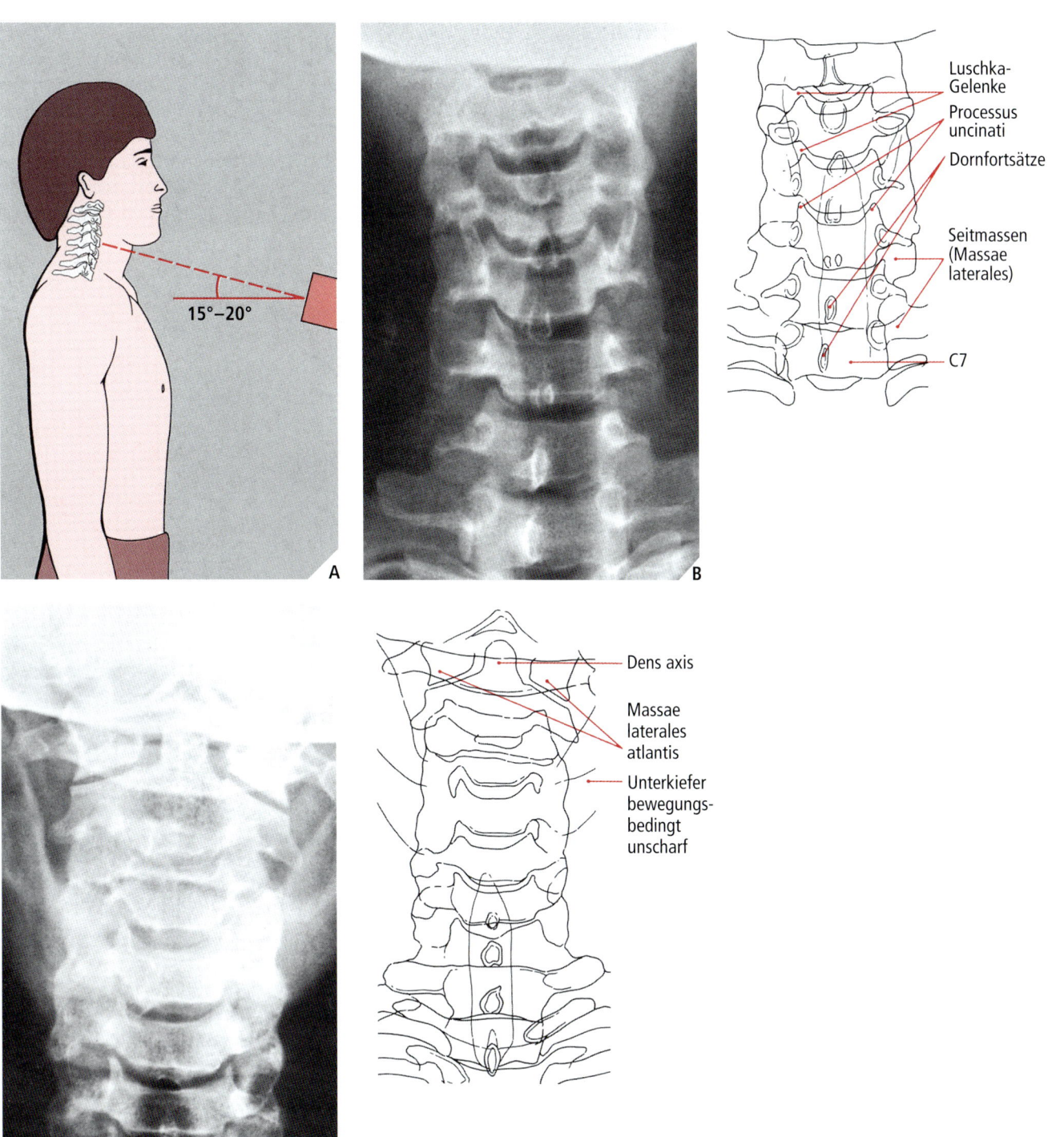

Abb. 10-8. A Zur a.-p. Aufnahme der HWS steht der Patient entweder aufrecht, oder er liegt auf dem Rücken. Der Zentralstrahl zielt auf den 4. Halswirbel (in Höhe des Adamsapfels) und zeigt dabei um 15–20° kopfwärts. **B** Eine solche Aufnahme zeigt die Halswirbelkörper C3–C7 und die zugehörigen Bandscheibenräume. Die Dornfortsätze projizieren sich auf die Wirbelkörper und ähneln Tränenfiguren. Atlas und Axis sind hier nicht gut zu sehen; für diesen Zweck bittet man den Patienten, sehr schnell den Mund zu öffnen und zu schließen. **C** Durch ihre Bewegung wird die Mandibula verwischt, wodurch Atlas und Axis sichtbar werden

TEIL II - Trauma

kann die Aufnahme nach Fuchs weiterhelfen (Abb. 10-10). Schrägaufnahmen der HWS (Abb. 10-11) werden nicht routinemäßig angefertigt, doch helfen diese manchmal, verborgene Laminabrüche sowie Anomalien der Zwischenwirbellöcher und der kleinen Wirbelgelenke aufzuzeigen. Mitunter sind Spezialeinstellungen zur hinreichenden Beurteilung von HWS-Strukturen erforderlich. Die Pfeileraufnahme (Abb. 10-12), die man als a.-p. Schrägprojektion vornehmen kann, dient der Darstellung der Seitmassen der Halswirbel; die Schwimmeraufnahme (Abb. 10-13) kann man verwenden, um die Wirbel C7, Th1 und Th2 besser darzustellen, die in der routinemäßigen a.-p. oder Schrägaufnahme durch die Überlagerung mit dem Schlüsselbein und den Weichteilen des Schultergürtels verdeckt werden. Durchleuchtung und Bandaufzeichnung sind bei akuten Traumen meist von nur geringem Nutzen, weil hier der Schmerz die zur Einstellung erforderlichen Bewegungen verhindern kann.

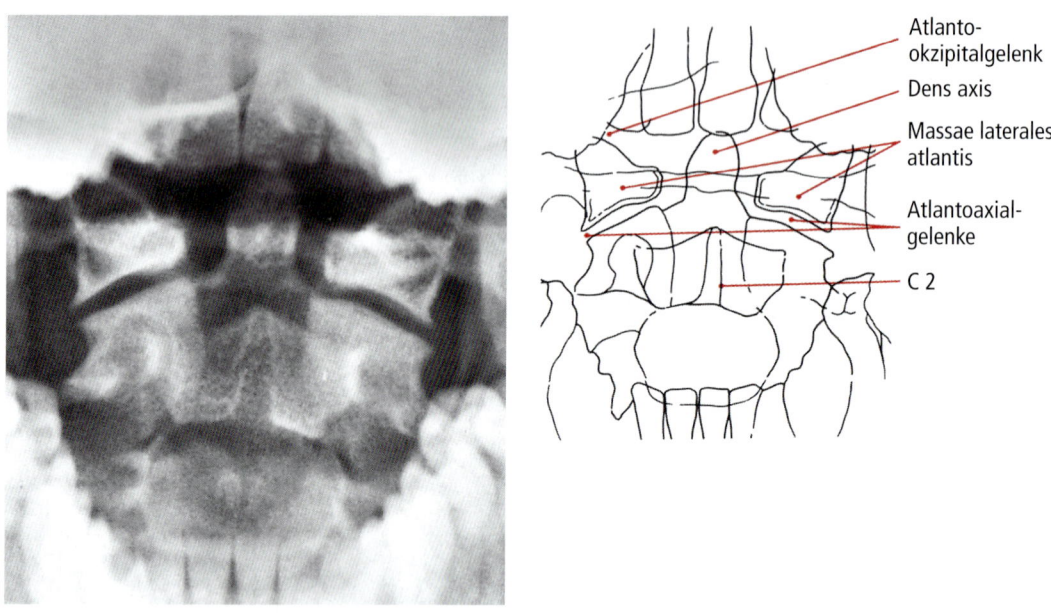

Abb. 10-9. Zur Densspezialaufnahme wird der Patient genauso gelagert wie für die a.-p. Aufnahme in Rückenlage; der Kopf ist gerade und in Neutralstellung. Bei möglichst weit geöffnetem Mund zeigt der Zentralstrahl senkrecht auf die Mitte des offenen Mundes. Während der Aufnahme sollte der Patient leicht „ah" sagen und dadurch die Zunge gegen den Mundboden drücken, damit sich deren Schatten nicht auf Atlas und Axis projiziert. Auf dem Röntgenbild sind dann der Dens, der Körper des Axis und die Atlasseitmassen gut dargestellt; sehr gut zu sehen sind hierbei die Atlantoaxialgelenke

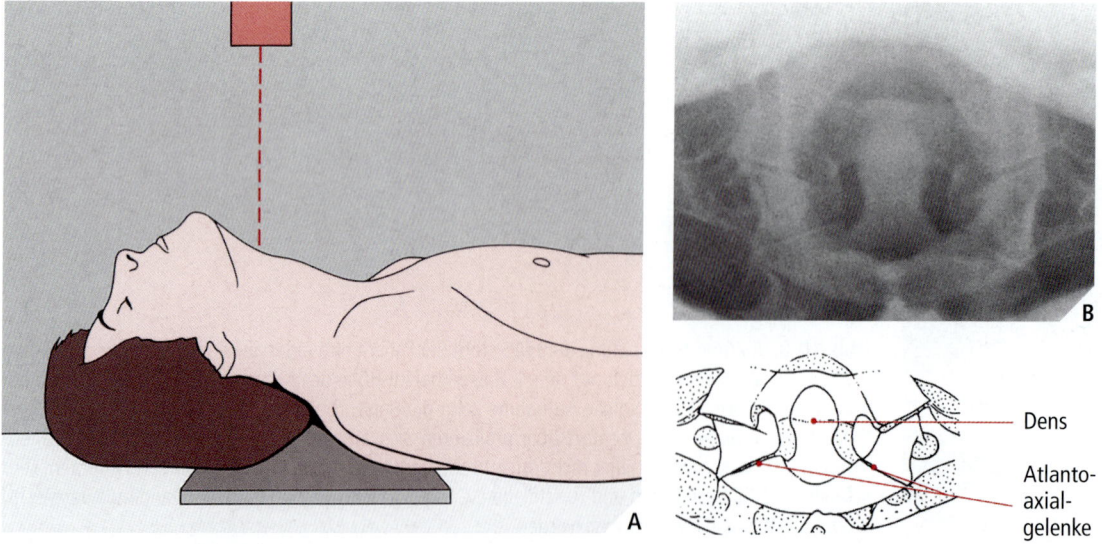

Abb. 10-10. **A** Für die Densaufnahme nach Fuchs liegt der Patient mit dem Rücken auf dem Tisch und hält den Nacken überstreckt. Der Zentralstrahl zielt vertikal und dicht unterhalb der Kinnspitze auf die Halswirbelsäule. **B** Bei dieser Projektion sieht man den Dens, insbesondere dessen obere Hälfte, ganz deutlich

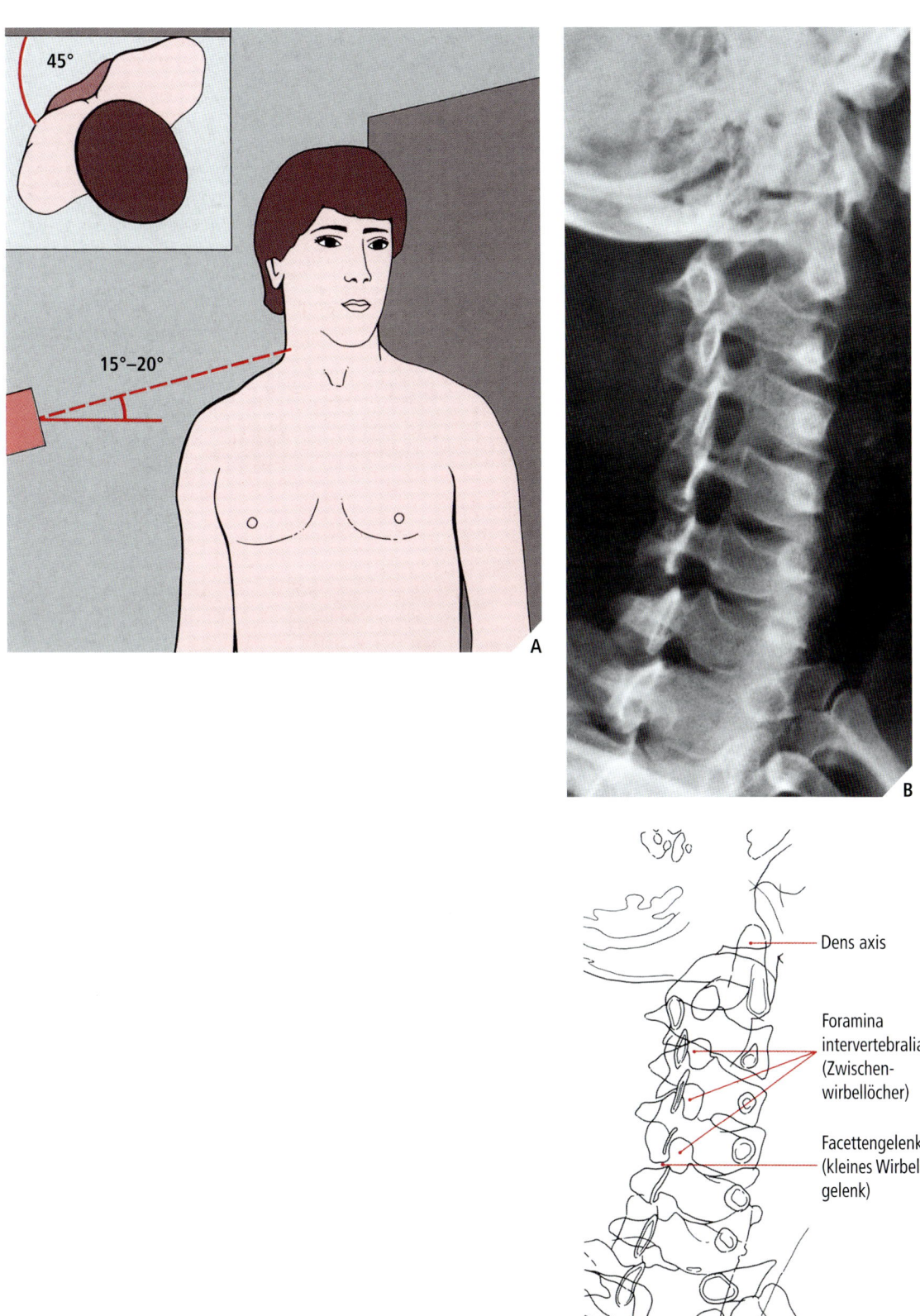

Abb. 10-11. **A** Eine Schrägaufnahme der HWS kann man im a.-p. (wie hier gezeigt) oder im p.-a. Strahlengang erhalten. Der Patient kann dafür aufrecht sein oder liegen, doch ist die aufrechte Stellung (im Sitzen oder Stehen) angenehmer. Der Patient wird um 45° zu einer Seite gedreht – zur linken, wie hier gezeigt, um die rechtsseitigen Foramina intervertebralia darzustellen, und zur rechten, um die linksseitigen darzustellen. Der Zentralstrahl zeigt bei einer Kippung um 15–20° nach kopfwärts auf den 4. Halswirbel. **B** Eine solche Aufnahme hat vor allem den Sinn, die Foramina intervertebralia darzustellen

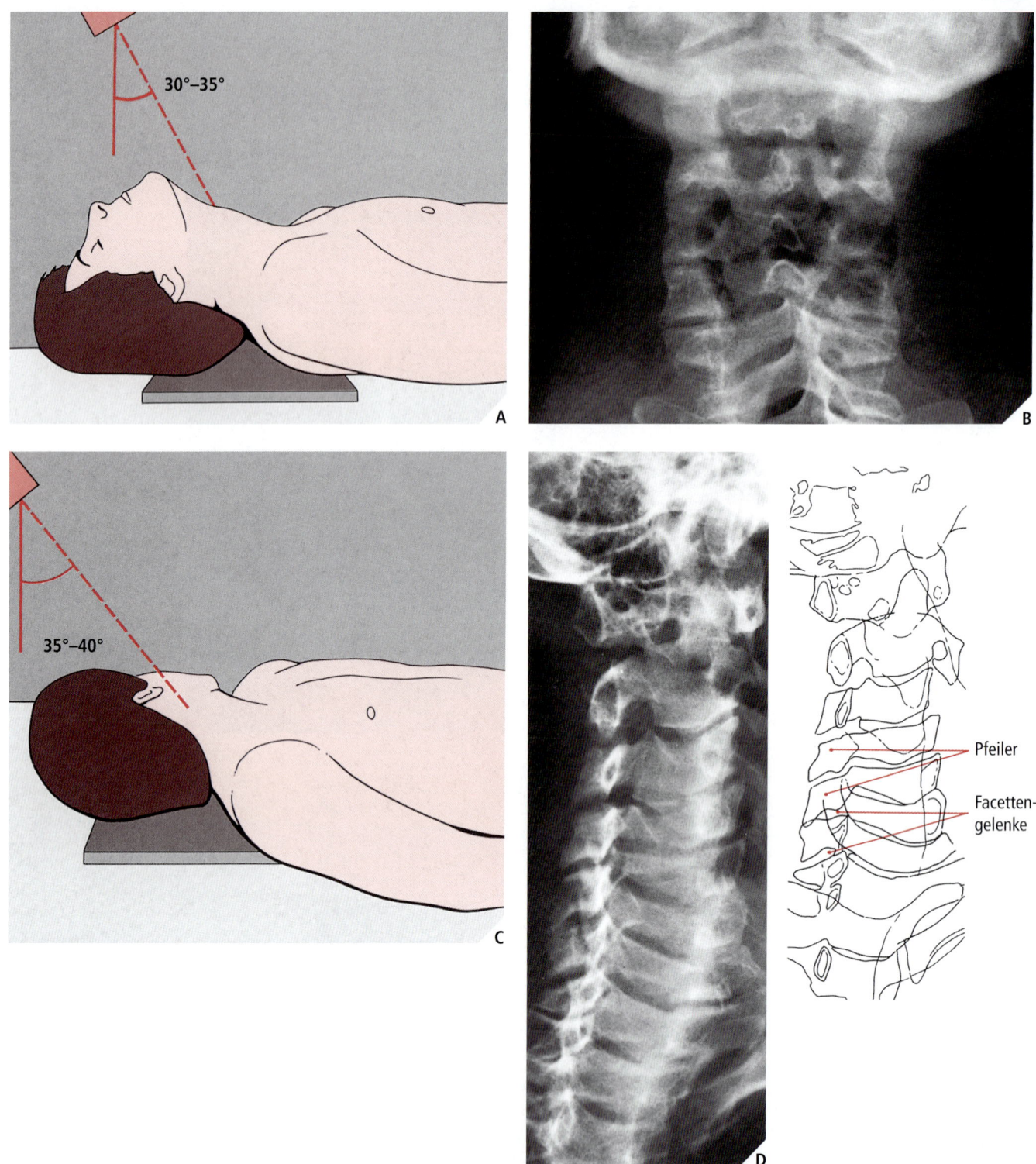

Abb. 10-12. A Für die Pfeileraufnahme der HWS liegt der Patient mit dem Rücken auf dem Untersuchungstisch und hält den Hals überstreckt. Der Zentralstrahl zeigt auf die Halsmitte in der Gegend des Schildknorpels und ist dabei um 30–35° fußwärts gerichtet. B Auf einer solchen Aufnahme sieht man die Seitmassen (Pfeiler) der Halswirbel gut. C Die Pfeileraufnahme läßt sich auch mit einer Schrägprojektion erhalten; dazu liegt der Patient auf dem Rücken, er hält den Kopf überstreckt und dreht ihn um 45° zur gesunden Seite. Der Zentralstrahl zeigt, um 35–40° fußwärts gekippt, etwa 3 cm unterhalb des Ohrläppchens seitlich auf den Hals. D In einer Aufnahme unter Kopfdrehung nach links erreicht man eine Schrägdarstellung der rechten Pfeiler

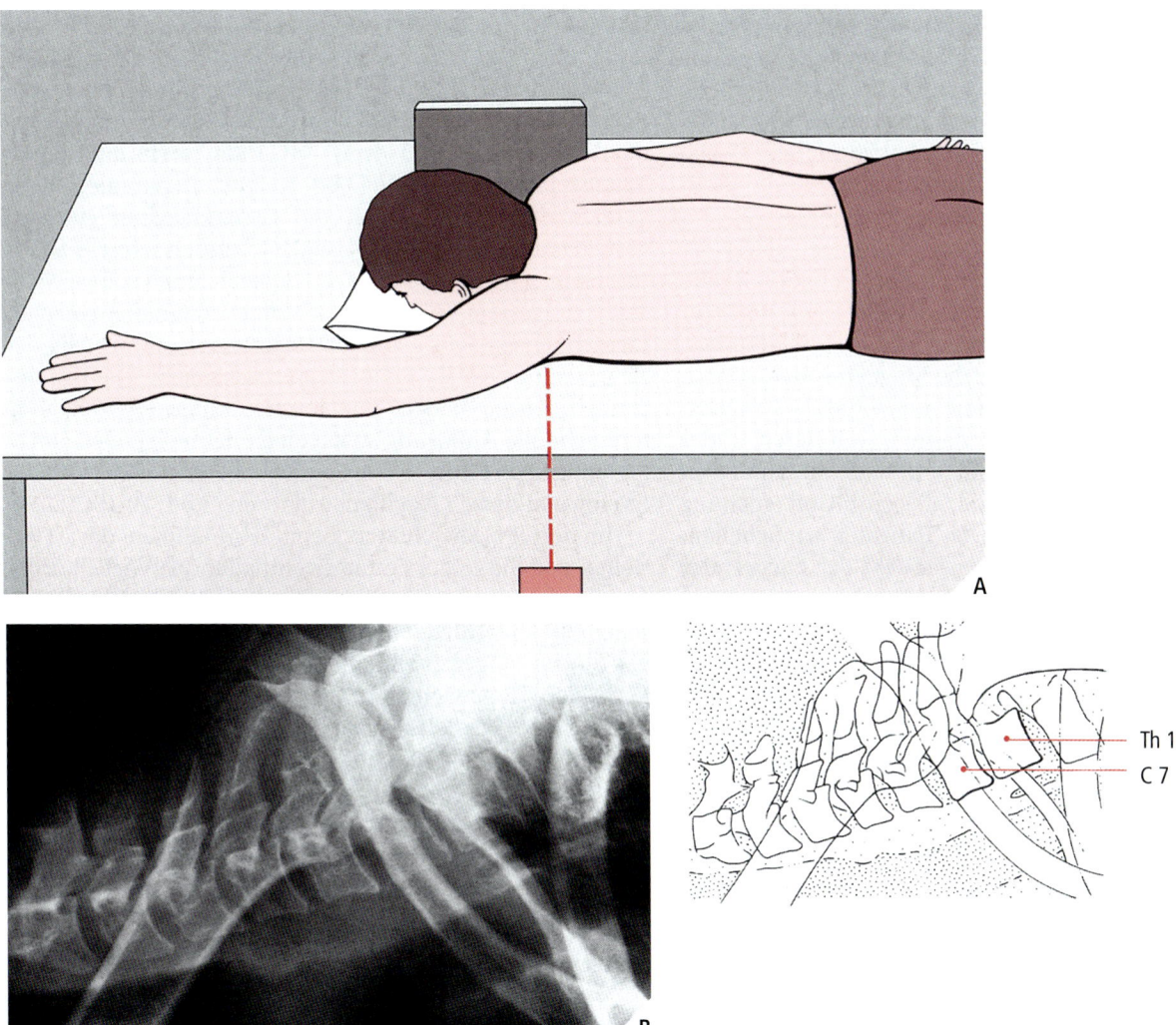

Abb. 10-13. **A** Zur Schwimmeraufnahme der HWS liegt der Patient mit dem Bauch auf dem Untersuchungstisch und hält den linken Arm um 180° abduziert, den rechten Arm am Rumpf wie beim Kraulschwimmen. Der Zentralstrahl zeigt horizontal auf die linke Achselhöhle. Die Filmkassette liegt wie bei der Seitaufnahme der HWS im horizontalen Strahlengang (cross-table) der rechten Halsseite an. **B** Eine so eingestellte Aufnahme liefert eine angemessene Darstellung der Wirbel C7, Th1 und Th2, die ansonsten durch die Schultern überdeckt würden. (Anm. des Übers.: Diese Aufnahme findet jedoch bei adipösen Patienten sehr schnell ihre Grenzen)

TEIL II - Trauma

Weiterführende bildgebende Verfahren spielen bei der Beurteilung einer vermuteten Wirbelsäulenverletzung eine wichtige Rolle, dabei werden häufig die konventionelle Tomographie und die Computertomographie eingesetzt. Besonders wertvoll ist z. B. bei der Abklärung von Densfrakturen die konventionelle Tomographie; um das Ausmaß von HWS-Verletzungen, einschließlich der Weichteilverletzungen, ganz generell zu bestimmen, liefert die CT (Abb. 10-14) wertvolle und ansonsten nicht erhältliche Informationen zur Integrität des Spinalkanals und zur Lokalisation von Fragmenten innerhalb des Spinalkanals.

In den letzten Jahren wurde die Magnetresonanztomographie (MRT) bei der Abklärung von Wirbelsäulenverletzungen das leistungsstärkste Verfahren, weil deren Bilder von so beeindruckender Qualität sind und Aufnahmen in allen Raumebenen möglich sind, die eine Untersuchung akut Verletzter ohne Bewegung des Patienten ermöglichen. Bei der Abklärung von Frakturen besteht der Nutzen der MRT nicht allein darin, daß sie die Lagebeziehung von Knochenfragmenten abklärt, die eventuell in den Spinalkanal ausgetrieben wurden, sondern auch, daß sie das Ausmaß der Gesamtverletzung nachweist, insbesondere von Weichteilen und Rückenmark. Die Auswirkung der Verletzung auf das Rückenmark läßt sich direkt abbilden und eine Rückenmarkkompression sich so diagnostizieren. Die hervorragende Weichteilkontrastauflösung der MRT kann auch ein nur geringes Ödem und kleinere Einblutungen innerhalb des Myelons nachweisen, ferner lassen sich Verletzungen von Bandstrukturen sowie extradurale Pathologika leicht erfassen. An der HWS verwendet man routinemäßig 3 mm starke Schichten sagittal und 5 mm starke für die Axialaufnahmen. Am aussagekräftigsten sind T1-gewichtete Spin-Echo- und T2- oder T2*-gewichtete Aufnahmen in der Sagittalebene. Sagittalaufnahmen gestatten die Anordnung der Wirbelkörper und deren Integrität sowie die Spinalkanalweite zu bestimmen (Abb. 10-15A). In paramedian sagittalen Schichten werden die Gelenkfacetten gut dargestellt (Abb. 10-15B). In letzter Zeit wurden schnelle Scans (fast spin echo; FSE) in der Axialebene zum Nachweis von Verletzungen empfohlen. Diese schnellen Gradientenecho-Pulssequenzen sind heute als Ergänzung oder anstelle der T2-gewichteten Spin-Echo-Sequenzen beliebt. Gradientenechosequenzen haben eine kurze Akquisitionszeit, eine hinreichende Auflösung sowie einen befriedigenden „myelographischen Effekt", d. h. einen hohen Kontrast zwischen Liquor und dessen Nachbarstrukturen (Abb. 10-15C,D).

In den T1-gewichteten Sagittalaufnahmen der HWS stellen sich die gelbes Fettmark enthaltenden Wirbelkörper als signalreiche Strukturen dar (vgl. Abb. 10-15A). Bandscheiben und Rückenmark haben mittlere Signalstärke, der Liquor hingegen eine nur geringe.

In den T2-gewichteten sagittalen Aufnahmen sind die Wirbelkörper signalarm, dagegen die Bandscheiben und der Liquor signalreich und das Rückenmark mäßig bis niedrig signalgebend.

In axialen Aufnahmen in T1-Gewichtung haben die Bandscheiben ein mittelstarkes Signal, der Liquor ein niedriges und das Myelon ein hohes bis mittelstarkes.

In Axialaufnahmen in T2*-Gewichtung (multiplanar gradient recalled: MPGR) sind die Bandscheibe wie auch

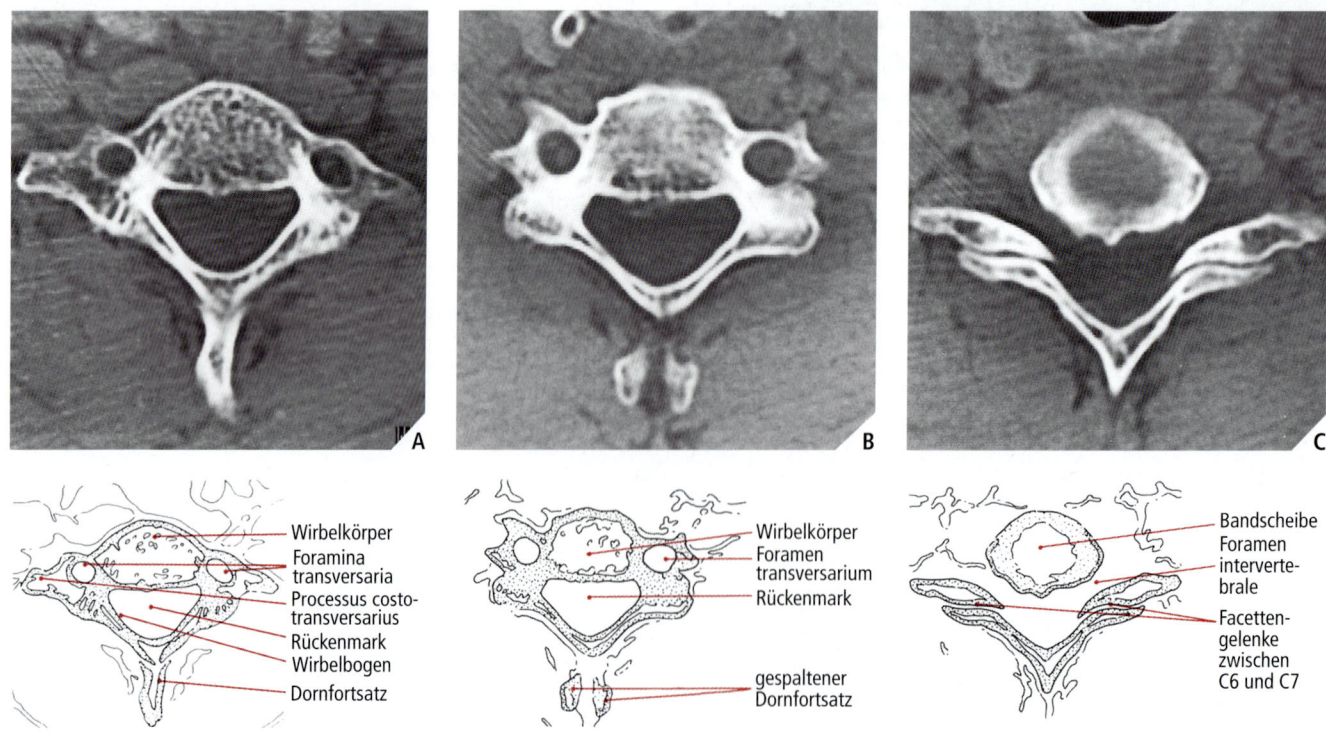

Abb. 10-14. Die CT-Schnitte durch den Wirbelkörper C6 (**A**), C7 (**B**) und den Bandscheibenraum C6/C7 (**C**) zeigen das normale Erscheinungsbild dieser Strukturen

der Liquor signalreich, im Gegensatz zur mittelhohen Signalintensität des Rückenmarks. Der Knochen kommt signalarm zur Darstellung (vgl. Abb. 10-15C,D).

Neben ihren bildgebenden Fähigkeiten hat die MRT nach Meinung mehrerer Forscher auch einen prognostischen Wert, wenn man das Ausmaß der neurologischen Erholung nach einem Trauma vorhersagen will.

Doch soll auch betont werden, daß die CT allein oder in Kombination mit der Myelographie bei der Beurteilung von Wirbelfrakturen die bessere Wahl darstellt, vor allem wenn diese nicht disloziert sind oder sie die hinteren Elemente erfassen (Massae laterales, Facettengelenke, Laminae, Dornfortsätez), vor allem weil hier die räumliche Auflösung der MRT beschränkt ist; daneben ist auch die bildgebende MRT-Diagnostik beim akut Verletzten schwierig. Der Patient kann instabil sein oder mittels Halo oder einer anderen Extension immobilisiert sein, die nicht Magnetfeldern ausgesetzt werden dürfen. Aus diesem Grund spielen Übersichten, CT und Myelographie bei der Abklärung einer akuten Wirbelsäulenverletzung weiterhin eine ganz wesentliche Rolle. Dagegen merken Hyman und Gorey an, daß man eine chronische Rückenmarkverletzung mit der MRT am genauesten abgeklärt.

Seit der Einführung von CT und MRT ist die Myelographie allein zur Abklärung von HWS-Traumen (Abb. 10-16) heutzutage nur mehr selten indiziert; bei Bedarf führt man diese dann kombiniert mit der CT (Myelo-CT) durch (vgl. Abb. 10-16D).

Das bislang Erörterte findet sich kurz zusammengefaßt in den Tabellen 10-1 bis 10-3.

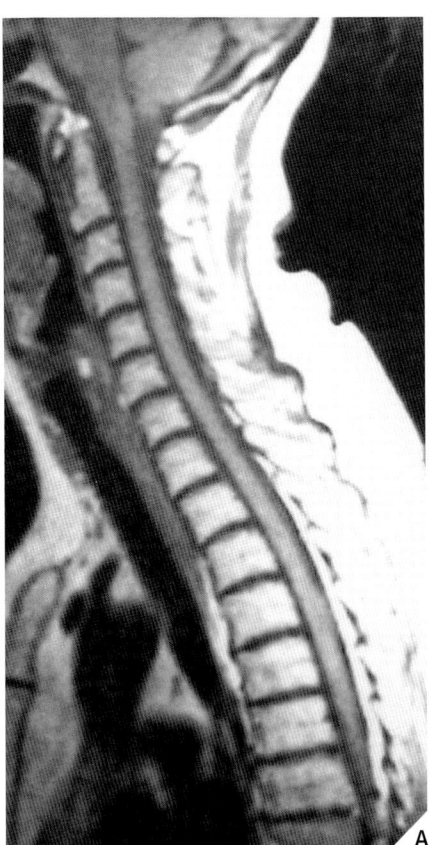
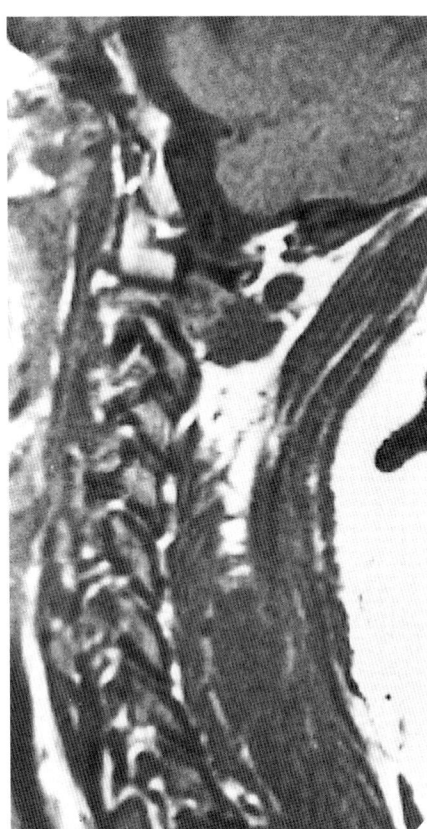
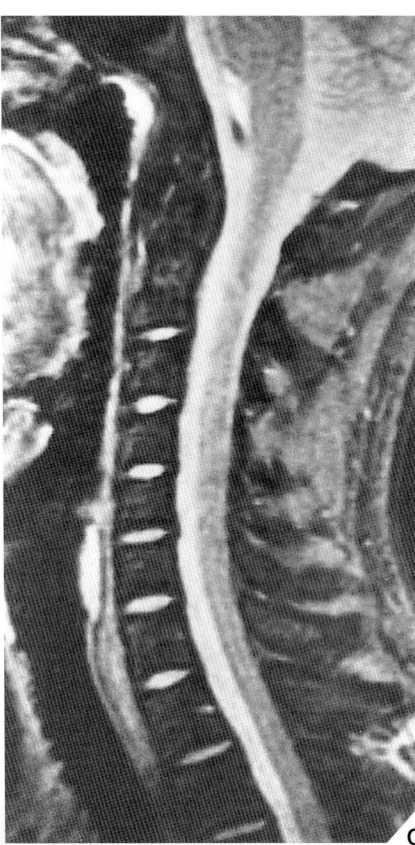
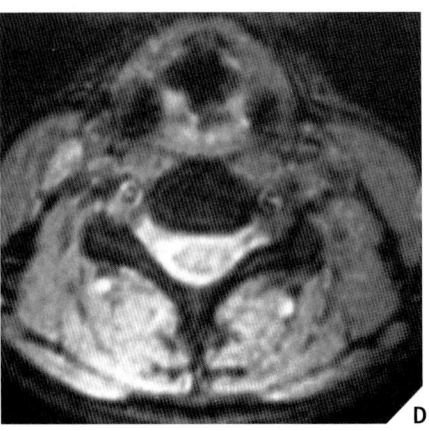

Abb. 10-15. MRT-Bild der normalen HWS. **A** Ein median-sagittales T1w (TR 800/TE 20 ms) Spin-Echo-Bild zeigt die anatomischen Details von Knochen und Weichteilgeweben. Gut herausgearbeitet ist der kraniozervikale Übergang. Das Foramen magnum ist durch das Fett in Hinterhauptbein und Clivus gut definiert. Vorderer und hinterer Atlasbogen erscheinen als kleine markhaltige ovale Strukturen an der oberen HWS. Das Rückenmark bietet eine mittelstarke Signalhöhe und ist vom weniger signalreichen Liquor umgeben. Die Bandscheiben stellen sich signalarm dar. **B** Ein paramedian sagittaler Schnitt zeigt die kleinen Wirbelgelenke. **C** Ein sagittales T2*w MPGR(multiplanar gradient-recalled)-Bild zeigt die Wirbelkörper und die Dornfortsätze signalarm. Der hohe Wassergehalt der Bandscheiben bewirkt ein starkes Signal ähnlich dem des Liquor cerebrospinalis. Das Rückenmark bildet sich als mäßig signalreiche Struktur ab. **D** Ein axiales Schnittbild zeigt die Foramina intervertebralia und die Nervenwurzeln. Das Rückenmark ist hier nur konturunscharf abgebildet. (Aus Beltran J, 1990; mit freundlicher Erlaubnis)

TEIL II - Trauma

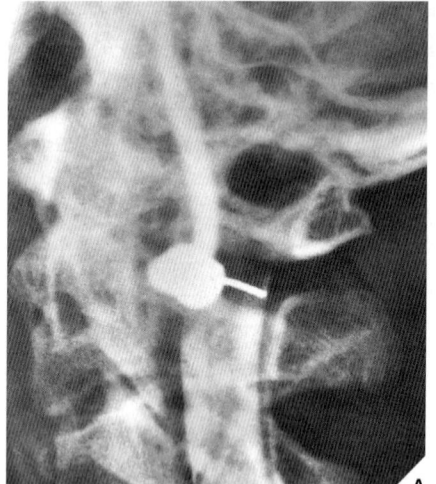
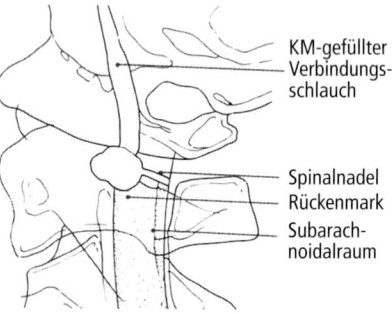
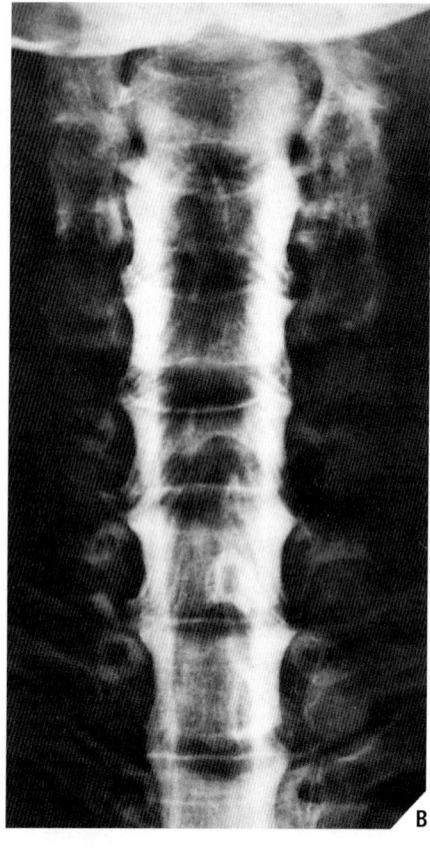
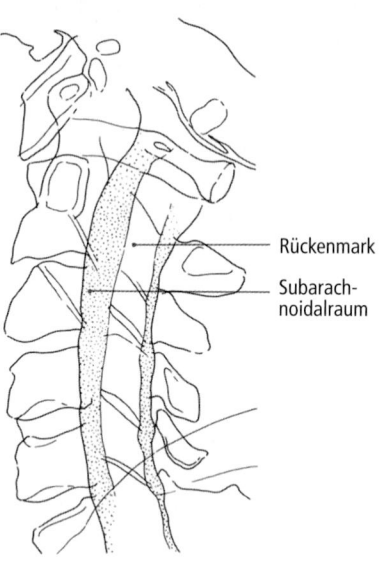
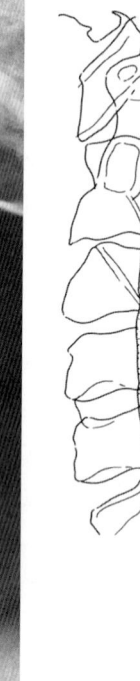
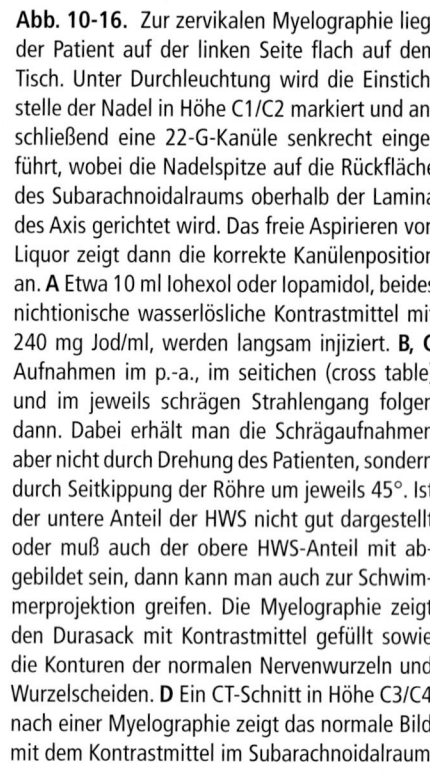
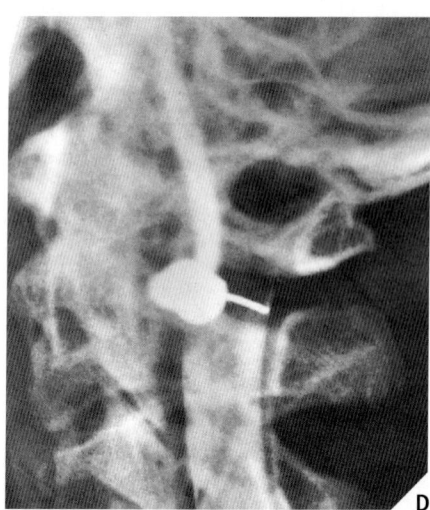
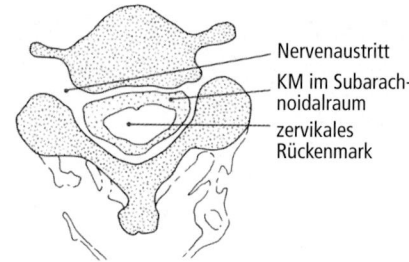

Abb. 10-16. Zur zervikalen Myelographie liegt der Patient auf der linken Seite flach auf dem Tisch. Unter Durchleuchtung wird die Einstichstelle der Nadel in Höhe C1/C2 markiert und anschließend eine 22-G-Kanüle senkrecht eingeführt, wobei die Nadelspitze auf die Rückfläche des Subarachnoidalraums oberhalb der Lamina des Axis gerichtet wird. Das freie Aspirieren von Liquor zeigt dann die korrekte Kanülenposition an. **A** Etwa 10 ml Iohexol oder Iopamidol, beides nichtionische wasserlösliche Kontrastmittel mit 240 mg Jod/ml, werden langsam injiziert. **B, C** Aufnahmen im p.-a., im seitichen (cross table) und im jeweils schrägen Strahlengang folgen dann. Dabei erhält man die Schrägaufnahmen aber nicht durch Drehung des Patienten, sondern durch Seitkippung der Röhre um jeweils 45°. Ist der untere Anteil der HWS nicht gut dargestellt oder muß auch der obere HWS-Anteil mit abgebildet sein, dann kann man auch zur Schwimmerprojektion greifen. Die Myelographie zeigt den Durasack mit Kontrastmittel gefüllt sowie die Konturen der normalen Nervenwurzeln und Wurzelscheiden. **D** Ein CT-Schnitt in Höhe C3/C4 nach einer Myelographie zeigt das normale Bild mit dem Kontrastmittel im Subarachnoidalraum

Tab. 10-1. Charakteristische Signale der Gewebe in der MRT

Signalintensität	T1-Gewichtung	T2-Gewichtung	Gradientenecho (T2*)
Niedrig	• Knochenrinde • Wirbelabschlußplatten • Degenerierte Bandscheiben • Spondylophyten • Spinale Gefäße • Liquor	• Knochenrinde • Wirbelabschlußplatten • Bänder • Degenerierte Bandscheiben • Spondylophyten • Spinale Gefäße • Nervenwurzeln	• Knochenmark • Wirbelkörper • Wirbelabschlußplatten • Bänder • Spondylophyten
Mittelstark	• Rückenmark • Paravertebrale Weichteile • Bandscheiben • Nervenwurzeln • Spondylophyten	• Paravertebrale Weichteile • Spondylophyten • Rückenmark • Knorpel der Facettengelenke • Knochenmark • Wirbelkörper	• Anulus fibrosus • Rückenmark • Nervenwurzeln
Hoch	• Epidurale Nervenwurzeln • Hyaliner Knorpel • Epidurales und paravertebrales Fett • Knochenmark • Wirbelkörper	• Bandscheiben • Liquor	• Bandscheibe • Liquor • Knorpel der Facettengelenke • Epidurale Venenplexus • Arterien

Modifiziert nach Kaiser MC, Ramos L, 1990; mit freundlicher Erlaubnis

Tab. 10-2. Röntgenologische Standard- und Spezialaufnahmen zur Beurteilung von Verletzungen der Halswirbelsäule

Einstellung	Darstellung/Nachweis von

Anterior-posterior	• Frakturen der Wirbelkörper C3-C7
	• Anomalien von:
	  – Zwischenwirbelräumen
	  – Unkovertebralgelenken (Luschka-Gelenken)

• Mit geöffnetem Mund	• Frakturen von:
	  – Massae laterales
	  – Dens axis (Processus odontoideus)
	  – Axiswirbelkörper (C2)
	  – Atlasbogen (Jefferson-Fraktur)
	• Anomalien der Atlantoaxialgelenke

• Aufnahme nach Fuchs	• Densfrakturen

Seitliche Aufnahme	• Okzipitozervikale Dissoziation
	• Frakturen von:
	  – Vorderem und hinterem Atlasbogen
	  – Dens
	  – Wirbelkörper C2-C7
	  – Dornfortsätzen
	• Hangman's-Fraktur
	• Berstungsfraktur
	• Teardrop-Fraktur
	• Schaufelarbeiterfraktur
	• Einfache Keil(kompressions)fraktur
	• Ein- oder beidseitige Facettengelenkblockade
	• Anomalien von:
	  – Bandscheiben
	  – Prävertebralen Weichteilen
	  – Atlas-Dens-Abstand

Flexionsaufnahme	• Atlantoaxiale Subluxation

Schrägaufnahme	• Anomalien von:
	  – Foramina intervertebralia
	  – Kleinen Wirbelgelenken

Pfeileraufnahme (a.-p. oder schräg)	• Frakturen der Massae laterales (Pfeiler)
Schwimmeraufnahme	• Frakturen von C7, Th1 und Th2

Tab. 10-3. Weiterführende Bildgebung zur Beurteilung von Verletzungen der Hals-, Brust- und Lendenwirbelsäule

Technik	Darstellung/Nachweis von

Tomographie	• Frakturen, insbesondere des Dens
	• Lokalisation von dislozierten Fragmenten
	• Behandlungsverlauf
	  – Bruchheilung
	  – Zustand eine Spondylodese

Myelographie	• Verlegung oder Kompression des Durasacks
	• Verlagerung oder Kompression des Rückenmarks
	• Anomalien von:
	  – Spinalen Nervenwurzeln
	  – Subarachnoidalraum
	• Bandscheibenvorfall

Diskographie	• Limbus vertebrae • Schmorl-Knötchen • Bandscheibenvorfall

Computertomographie (allein oder kombiniert mit Myelographie und/oder Diskographie)	• Frakturen der Hinterhauptkondylen
	• Anomalien von:
	  – Recessus laterales und Neuroforamina
	  – Rückenmark
	• Komplexe Wirbelfrakturen
	• Lokalisation von intrakanalikulär verlagerten Fragmenten
	• Spondylolyse
	• Bandscheibenvorfall
	• Paravertebrale Weichteilverletzung (z. B. Hämatom)
	• Behandlungsverlauf
	  – Bruchheilung
	  – Zustand einer Spondylodese

Szintigraphie	• Subtile oder okkulte Frakturen • Unterscheidung zwischen frischer und alter Fraktur • Bruchheilung
Magnetresonanztomographie	• Wie Kombination von Myelographie und Computertomographie

■ Verletzung der Halswirbelsäule

Verletzungen mit Beteiligung der Halswirbelsäule sind fast ausschließlich das Resultat indirekter, auf Kopf und Halswirbelsäule (HWS) einwirkender Kräfte, wobei die Stellung von HWS und Kopf zum Zeitpunkt der Gewalteinwirkung über Ort und Art der Schädigung bestimmt. Nach Daffner ereignen sich Wirbelbrüche in vorhersagbaren und reproduzierbaren Mustern, die durch den auf die Wirbelsäule einwirkenden Krafttyp bedingt sind. Die gleiche auf HWS, Brust- oder Lendenwirbelsäule einwirkende Kraft wird dabei zu ähnlich aussehenden Verletzungen führen und ein Muster erkennbarer Zeichen hervorrufen, das das Spektrum von der leichten Weichteilschädigung bis zur schweren Knochen- und Bänderzerreißung abdeckt. Daffner nannte diese Muster die „Fingerabdrücke" der Wirbelsäulenverletzung; sie hängen vom Verletzungsmechanismus ab, der eine exzessive Bewegung in jegliche Richtung sein kann: Flexion, Extension, Rotation, Vertikalkompression, Abscherungsdistraktion – oder aber eine Kombination all dieser.

Größte Bedeutung hat beim Verdacht auf eine HWS-Verletzung am Anfang jedoch die Frage der Stabilität einer Fraktur oder einer Luxation (Tab. 10-4). Die Stabilität der Wirbelsäule hängt von der Unversehrtheit ihrer wichtigeren Skelettelemente, von Bandscheiben, Apophysengelenken und Bänderstrukturen ab. Einer der wichtigsten Faktoren ist die Intaktheit der spinalen Bänder: Lig. supraspinosum und interspinosum, Lig. longitudinale posterius, Ligg. flava und die Kapseln der kleinen Wirbelgelenke bilden den sog. hinteren Bänderkomplex nach Holdsworth (Abb. 10-17). Frakturen sind dann stabil, wenn die Bandstrukturen intakt geblieben sind; je schwerer diese geschädigt sind, desto wahrscheinlicher wird eine weitere Fehlstellung und steigt damit das Risiko, daß infolge dessen das Rückenmark in Mitleidenschaft gezogen wird. Nach Daffner sind radiologische Befunde, die eine Instabilität anzeigen, folgende: Verschiebung von Wirbeln, Abstandsvergrößerung zwischen Dornfortsätzen oder Laminae, klaffende Facettengelenke, ein verbreiterter und elongierter Spinalkanal, der sich in Form einer Distanzvergrößerung zwischen den Bogenwurzeln im Quer- und Vertikaldurchmesser zu erkennen gibt, sowie die Unterbrechung der hinteren Wirbelkörperlinie. Es bedarf nur eines einzigen dieser Merkmale, um bereits eine Instabilität zu unterstellen. Diese Anmerkungen zur Stabilität beziehen sich in gleicher Weise auf die Verletzungen der Brust- und der Lendenwirbelsäule.

Frakturen der Hinterhauptkondylen

Frakturen der Hinterhauptkondylen sind selten; sie sind in herkömmlichen Röntgenaufnahmen nicht zu sehen und werden deshalb oft nicht erkannt. Die Diagnose erfordert schon ein hohes Verdachtsmoment, wonach die Verlet-

Tab. 10-4. Einteilung der HWS-Verletzungen nach Verletzungsmechanismus und Stabilität

Verletzungstyp	Stabilität
Flexionsverletzungen	
Okzipitozervikale Dissoziation	Instabil
Subluxation	Stabil
Facettengelenksluxation	
• Einseitig	Stabil
• Beidseitig	Instabil
Densfrakturen	
• Typ I	Stabil
• Typ II	Instabil
• Typ III	Stabil
Keil(kompressions)frakturen	Stabil
Schaufelarbeiterfraktur	Stabil
Teardrop-Fraktur	Instabil
Berstungsfraktur	Stabil oder instabil
Extensionsverletzungen	
Okzipitozervikale Dissoziation	Instabil
Hintere Atlasbogenfraktur	Stabil
Hangman's-Fraktur	Instabil
Extensions-Teardrop-Fraktur	Stabil
Hyperextensions-Luxationsfraktur	Instabil
Kompressionsverletzungen	
Hinterhauptkondylenfraktur (Typ I, II)	Stabil
Jefferson-Fraktur	Instabil
Berstungsfraktur	Stabil oder instabil
Wirbelbogenfraktur	Stabil
Kompressionsfraktur	Stabil
Scherverletzungen	
Seitliche Wirbelkompression	Stabil
Laterale Luxation	Instabil
Querfortsatzfraktur	Stabil
Fraktur der Massa lateralis atlantis	Stabil
Rotationsverletzungen	
Hinterhauptkondylenfraktur (Typ III)	Instabil
Atlantoaxiale Rotationssubluxation	Stabil
Luxationsfraktur	Instabil
Facetten- und Pfeilerfraktur	Stabil oder instabil
Querfortsatzfraktur Instabil	Stabil
Distraktionsverletzungen	
Okzipitozervikale Luxation	Instabil
Hangman's-Fraktur	Instabil
Atlantoaxiale Subluxation	Stabil oder instabil

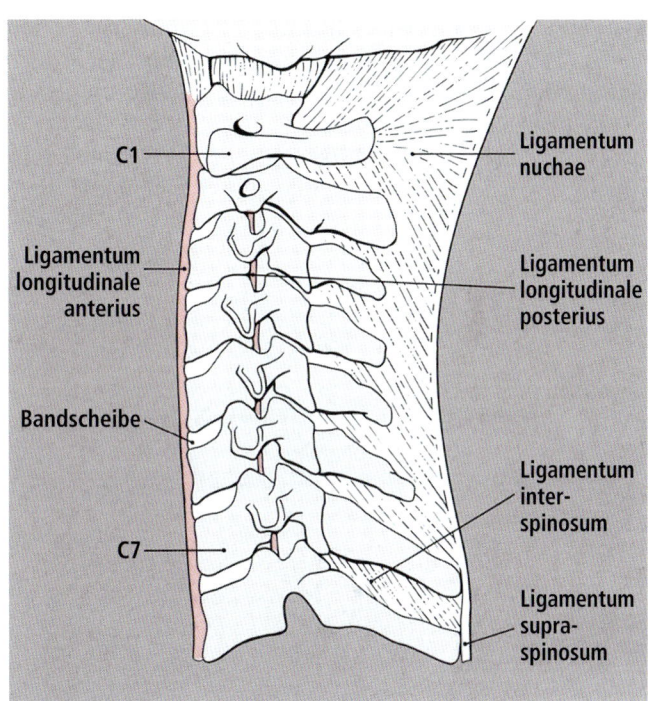

Abb. 10-17. Anatomie der wichtigen Bänder der HWS

zung aber leicht durch die CT mit koronarer Rekonstruktion oder die konventionelle Tomographie gesichert werden kann. Anderson und Montesano erstellten im Jahr 1988 ein Klassifikationssystem der Hinterhauptkondylenbrüche auf der Basis von Morphe, zugehöriger Anatomie und Biomechanik (Abb. 10-18).

Typ I ist eine eingestauchte Fraktur des Condylus occipitalis infolge einer axial auf den Schädel einwirkenden Kraft, ähnlich dem Mechanismus einer Jefferson-Fraktur. Die CT zeigt einen Trümmerbruch des Hinterhauptkondylus mit nur geringfügiger oder keiner Fehlstellung der Fragmente in das große Hinterhauptloch hinein. Das gleichseitige Lig. alare kann zwar funktionell gestört sein, doch sichern die intakte Membrana tectoria und das Lig. alare der Gegenseite die Stabilität.

Typ II der Kondylenfraktur ist Teil eines Schädelbasisbruchs. In axialen CT-Schnitten der Schädelbasis sieht man eine Bruchlinie vom Hinterhauptkondylus ausgehend und bis in das Foramen occipitale magnum ziehend. Verletzungsmechanismus ist hier ein direkter Schlag auf den Kopf. Die Stabilität bleibt durch die intakten Ligg. alaria und die unverletzte Membrana tectoria erhalten.

Typ III ist eine Ausrißfraktur des medialen Kondylusanteils durch das Lig. alare, bei der ein kleines Kondylusfragment in Richtung Densspitze verlagert wird (Abb. 10-19). Die Flügelbänder sind die wichtigsten Begrenzer der okzipitozervikalen Drehung und Seitneigung, weshalb der Mechanismus dieser Verletzung entweder eine Rotation, Seitneigung oder eine Kombination aus beiden ist. Nach dem Abriß des Hinterhauptkondylus geraten das Lig. alare der Gegenseite und die Membrana tectoria unter Zug, weshalb dieser Typ der Kondylenfraktur potentiell instabil ist.

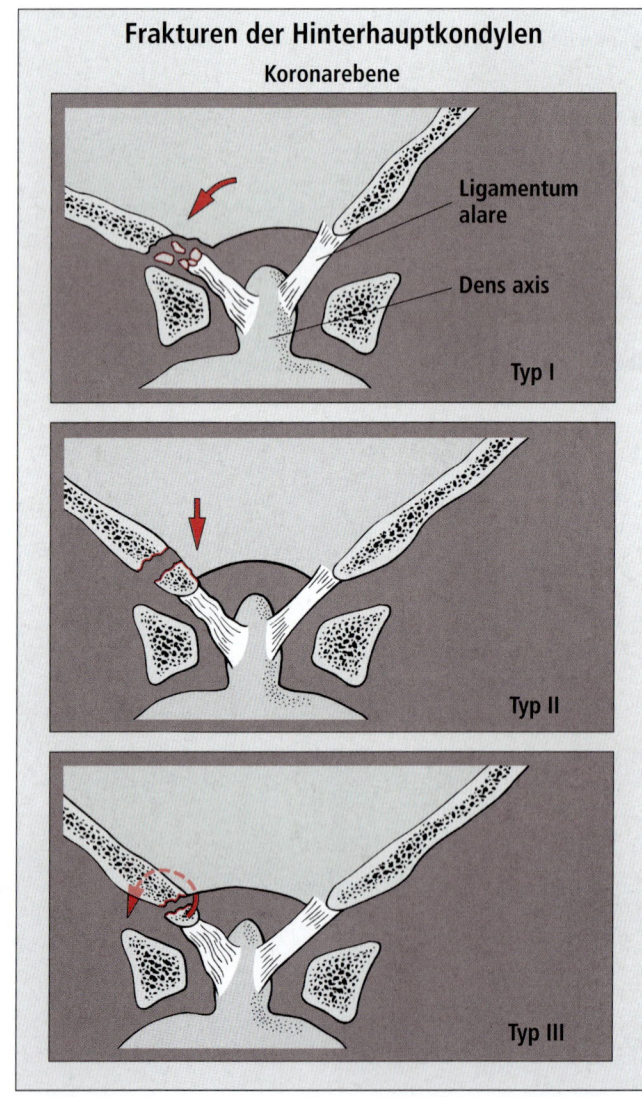

Abb. 10-18. Klassifikation der Hinterhauptkondylenfrakturen nach Anderson und Montesano. (Modifiziert nach Anderson PA, Montesano PX, 1988; Wiedergabe mit freundlicher Genehmigung)

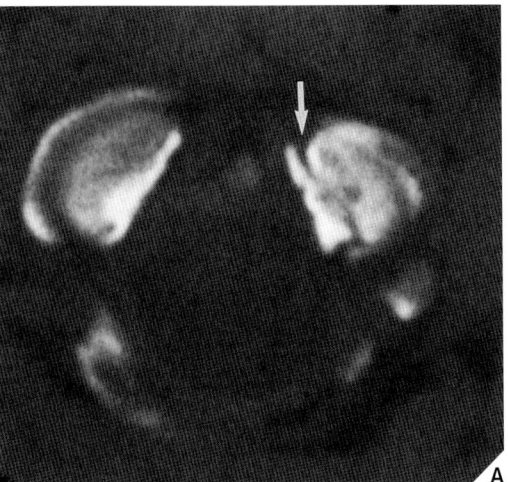
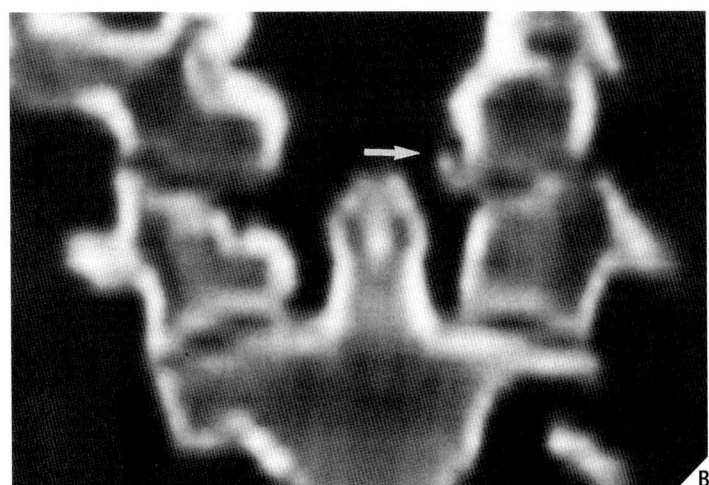
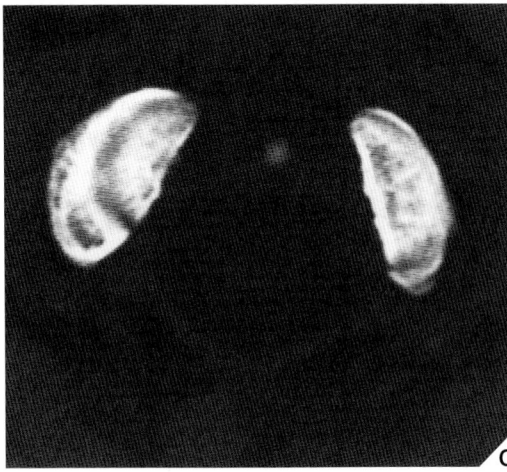

Abb. 10-19. Dieses 16 Jahre alte Mädchen wurde überfallen und erlitt dabei einen Schlag gegen den Kopf. Die Röntgenaufnahmen von Schädel und oberer Halswirbelsäule wurden als normal befundet. **A** Das axiale CT-Bild durch die hintere Schädelbasis zeigt eine Fraktur des Condylus occipitalis vom Typ III (Pfeil). **B** Die koronare Rekonstruktion bestätigt eine Ausrißfraktur (Pfeil). **C** Zum Vergleich sei hier das normale Aussehen der Hinterhauptkondylen gezeigt

Okzipitozervikale Luxationen

Traumatische okzipitozervikale Luxationen enden meist tödlich und sind deshalb nur selten ein klinisches Problem. Mit der verbesserten Versorgung Unfallverletzter, zu der heute auch die sofortige Intubation sowie Reanimation, die Sicherung der Vitalfunktionen vor Ort und natürlich ein schneller Rettungstransport gehören, gelangen heute immer mehr Patienten zur definitiven Versorgung. Trotzdem bleibt die Röntgendiagnostik wegen der sich überlagernden Schatten von Schädelbasis und Warzenfortsätzen immer noch etwas schwierig. Traynelis et al. klassifizierten die okzipitozervikalen Luxationen nach der Verschiebungsrichtung des Hinterhaupts in eine vordere, vertikale und hintere Form. Anderson und Montesano modifizierten die Klassifikation folgendermaßen:

Bei Verletzungen vom *Typ I* sind im charakteristischen Fall die Hinterhauptkondylen gegenüber ihren zugehörigen Atlasgelenkfacetten nach ventral verschoben (Abb. 10-20A). Biomechanische Studien zeigten, daß alle wichtigen Strukturen (Ligg. alaria, Membran tectoria, und Kapseln der atlantookzipitalen Facettengelenke), die den atlantookzipitalen Übergang queren, gerissen sein müssen, damit diese Verletzung eintreten kann, die man häufiger bei Patienten sieht, die den Transport in die Klinik auch überleben.

Verletzungen vom *Typ II* sind infolge der Ruptur aller okzipitozervikalen Bänder immer mit einer Vertikalverschiebung des Okziputs verbunden. Beim Typ IIA ist das Okziput gegenüber dem Atlas distrahiert, und die Vertikaltranslation des Hinterhaupts gegen C1 beträgt meist unter 2 mm. Eine Vertikaldistraktion von über 2 mm bedeutet das Versagen von Membrana tectoria, Ligg. alaria und der Gelenkkapseln der atlantookzipitalen Facetten (Abb. 10-20B). Bleiben umgekehrt die Kapseln der atlantookzipitalen Facettengelenke intakt und versagen Bandstrukturen unterhalb der Höhe der Membrana tectoria (d. h. in Höhe der atlantoaxialen Facettengelenke), dann entsteht eine Verletzung vom Typ IIB. Bei diesem Typ liegt auch eine Vertikaltranslation der Wirbelsäule vor, die dann allerdings eher zwischen Atlas und Axis als in Höhe des Atlas-Okziput-Übergangs gelegen ist.

Bei Verletzungen vom *Typ III* ist das Hinterhaupt gegenüber dem Atlas nach dorsal verschoben.

Bei allen Formen einer okzipitozervikalen Instabilität sollte man eine Begleitverletzung des Lig. transversum at-

TEIL II - Trauma

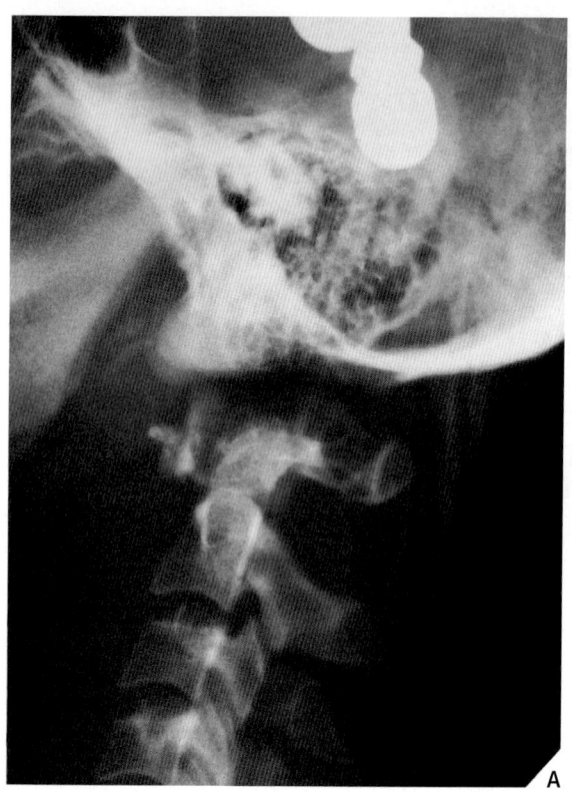
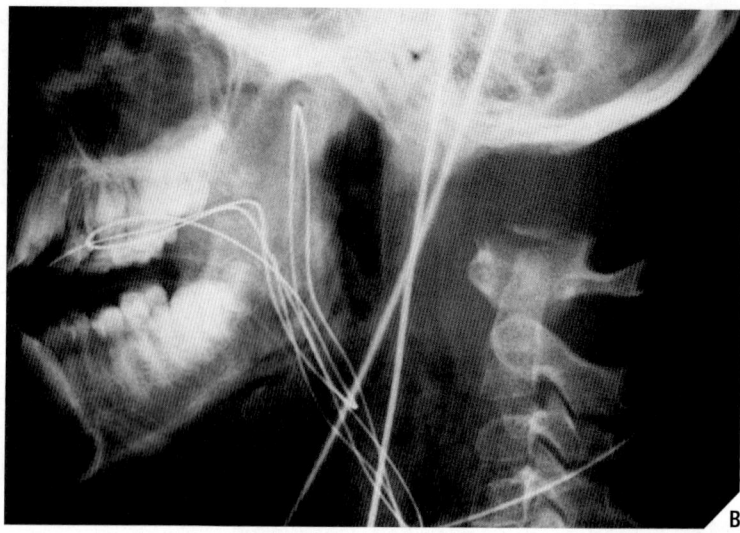

Abb. 10-20. Der 24 Jahre alte Mann erlitt bei einem Motorradunfall Verletzungen von Schädel und Halswirbelsäule, die zu einer Tetraplegie führten. **A** Die seitliche Halswirbelsäulenaufnahme zeigt eine okzipito-zervikale Dissoziation vom Typ I: Die Hinterhauptkondylen sind gegenüber dem Atlas nach ventral verschoben. (Aus Greenspan A, Montesano PX, 1993; Wiedergabe mit Erlaubnis). **B** Die seitliche Röntgenaufnahme zeigt eine vertikale okzipito-zervikale Dissoziation vom Typ IIA. (Aus Chapman MW, 1992; Wiedergabe mit freundlicher Erlaubnis)

lantis und eine atlantoaxiale Instabilität vermuten. Deshalb sollte die radiologische Untersuchung eine routinemäßige Seitaufnahme der Halswirbelsäule beinhalten, die die Region vom Hinterhaupt bis zum zervikothorakalen Übergangs zeigt. Immer müssen die Gelenkverbindungen zwischen Hinterhauptkondylen und Massae laterales atlantis eingeschlossen, und immer muß der Clivus klar sichtbar sein. Bei Verletzungen vom Typ III verläuft die Clivus-Dens-Linie, die normalerweise in die Densspitze hinein zieht, dorsal des Dens. Andere Hinweiszeichen in der seitlichen Aufnahme der HWS sind die fehlende Überlagerung der Warzenfortsätze mit dem Dens und eine retropharyngeale Weichteilschwellung. Die CT ist zur Abklärung des kraniozervikalen Übergangs besser geeignet; bei Verwendung von kontiguierlichen Dünnschichten (1–3 mm) und multiplanaren Rekonstruktionen ist die Anordnung der kraniozervikalen und der atlantoaxialen Gelenke mühelos auszumachen.

Frakturen von Atlas und Axis

Jefferson-Fraktur

Dieser Bruch kommt durch einen Schlag gegen den Schädelvortex zustande. Die symmetrisch über die Kalotte und die Hinterhauptknochen auf die oberen Gelenkflächen der Massae laterales des Atlas weitergeleiteten Kräfte treiben die Seitmassen auseinander und führen damit zu beiderseitigen symmetrischen Brüchen des vorderen und des hinteren Atlasbogens, die immer mit der Zerreißung des Lig. transversum atlantis einhergehen (Abb. 10-21). Nackenschmerzen und einseitiger Hinterhauptkopfschmerz sind die charakteristischen klinischen Zeichen der Jefferson-Fraktur.

Die am besten zur Darstellung dieser Verletzung geeignete Projektion ist die a.-p. Densaufnahme bei geöffnetem Mund (Abb. 10-22A); auch können zur Abklärung dieser komplexen Verletzung die spiralige Tomographie im seitlichen Strahlengang und im Dünnschichtverfahren (1 mm) sowie die CT erforderlich werden (Abb. 10-22C,D).

Frakturen des Dens

Die Densfrakturen gehören zur Gruppe der Flexionsverletzungen, doch können mitunter auch Kräfte, die die HWS überstrecken, den Dens verletzen. Bei den Hyperflexionstraumen wird der Dens meist nach ventral verschoben, gleichzeitig kann auch eine anteriore Subluxation zwischen Atlas und Axis dabei entstehen. Dagegen versetzen Hyperextensionsverletzungen den Dens meist nach hinten, wobei es zur dorsalen Subluxation zwischen Atlas und Axis kommt.

Auf der Grundlage von Ort und Ausmaß der Frakturfehlstellung wurden mehrere Klassifikationen der Dens-

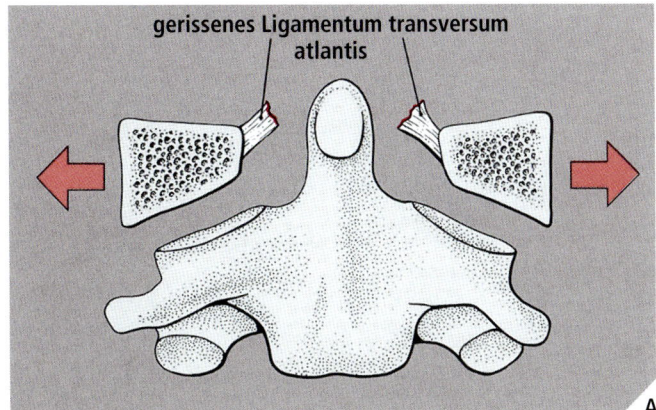
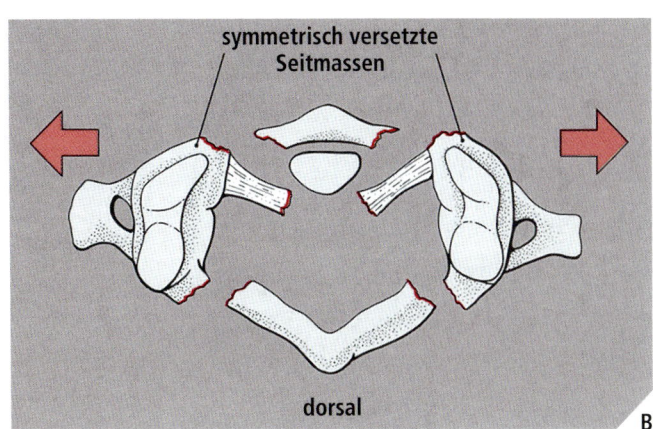
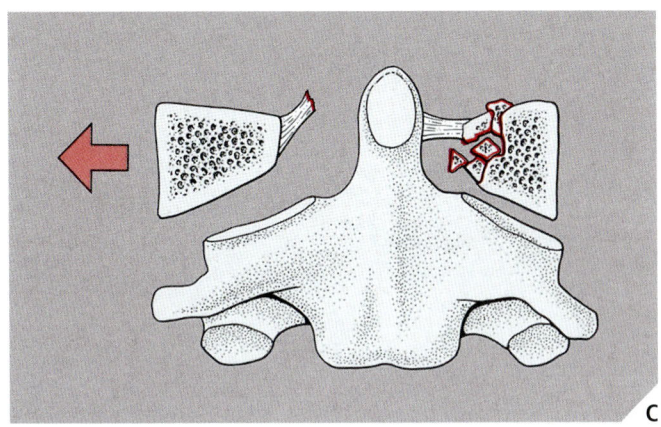

Abb. 10-21. Die klassische Jefferson-Fraktur, hier schematisch in der a.-p. (**A**) und der axialen Ansicht (**B**) gezeigt, weist einen charakteristischen symmetrischen Überhang der Massae laterales des Atlas gegenüber denen des Axis auf. Die Seitverschiebung der Gelenkpfeiler führt zu einer Ruptur der queren Bänder (Lig. transversum atlantis). **C** Gelegentlich kann auch nur eine einseitige Verschiebung des Gelenkpfeilers vorliegen

frakturen vorgeschlagen. Hierunter hat sich jedoch das von Anderson und D'Alonzo unterbreitete System wegen seiner Praxisorientiertheit weithin Anerkennung erworben, weil es das wichtigste Kriterium dieser Frakturen herausstellt – nämlich deren Stabilität (Abb. 10-23):

- *Typ I:* Frakturen des Denskörpers oberhalb von dessen Basis. Sie verlaufen meist schräg und werden als stabil betrachtet. Zur Heilung genügt meist eine konservative Behandlung. Einige führende Kliniker erkennen die Frakturen vom Typ I allerdings nicht an und verweisen darauf, daß diese „Verletzungen" tatsächlich ein nicht fusioniertes sekundäres Ossifikationszentrum (das sog. Ossiculum terminale Bergmann) oder ein Os odontoideum darstellen.
- *Typ II:* Querfrakturen durch die Densbasis sind instabile Frakturen (vgl. Abb. 10-25). Die konservative Behandlung wird bei ca. 35% der Fälle durch eine Pseudarthrose kompliziert; deshalb ist hier die operative Fusion (Spondylodese) die übliche Behandlungsmethode.
- *Typ III:* Frakturen durch die Densbasis mit Ausdehnung in den Axiskörper hinein sind stabile Verletzungen (Abb. 10-24). In der Regel genügt hier die konservative Behandlung.

Die besten Techniken zum Nachweis einer Densfraktur sind die a.-p. Aufnahme der HWS einschließlich der Densaufnahme bei geöffnetem Mund oder die Aufnahme nach Fuchs sowie die Seitaufnahme; die dreifach spiralige Dünnschichttomographie kann ebenfalls unklare oder subtile Frakturzeichen gut abklären (Abb. 10-25).

Der Nachweis einer Densfraktur, insbesondere der vom Typ II, mit der CT kann schwierig sein, wenn die axialen Schnittbilder parallel zur meist horizontal verlaufenden Bruchfläche gesetzt werden, weshalb es denn auch wichtig ist, routinemäßig koronare und sagittale Rekonstruktionen zu erstellen (Abb. 10-26).

TEIL II - Trauma

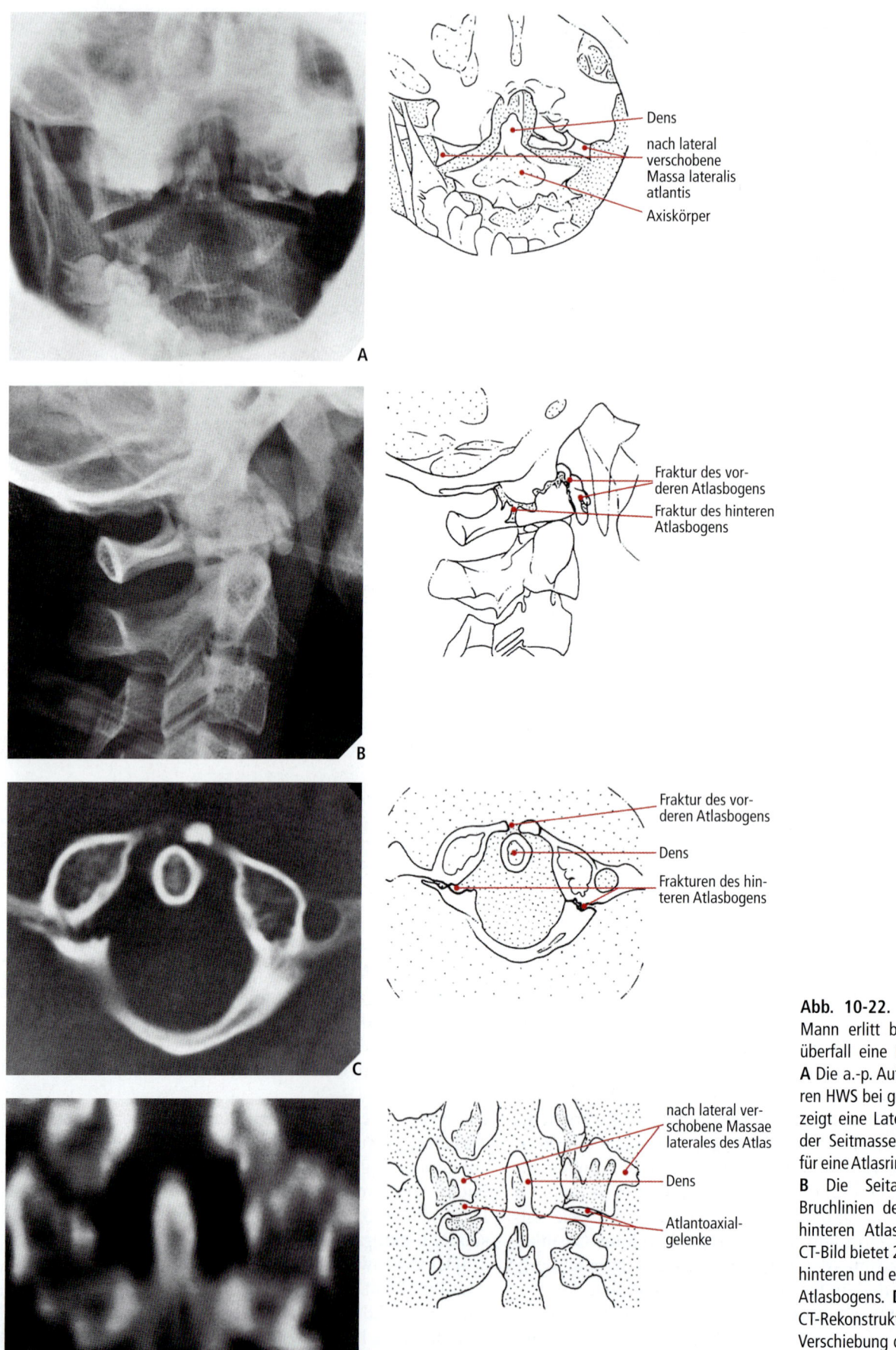

Abb. 10-22. Ein 19jähriger Mann erlitt bei einem Raubüberfall eine HWS-Verletzung. **A** Die a.-p. Aufnahme der oberen HWS bei geöffnetem Mund zeigt eine Lateralverschiebung der Seitmassen des Atlas, die für eine Atlasringfraktur spricht. **B** Die Seitaufnahme zeigt Bruchlinien des vorderen und hinteren Atlasbogens. **C** Das CT-Bild bietet 2 Bruchlinien des hinteren und eine des vorderen Atlasbogens. **D** Eine koronare CT-Rekonstruktion sichert die Verschiebung der Massae laterales atlantis nach außen (Jefferson-Fraktur)

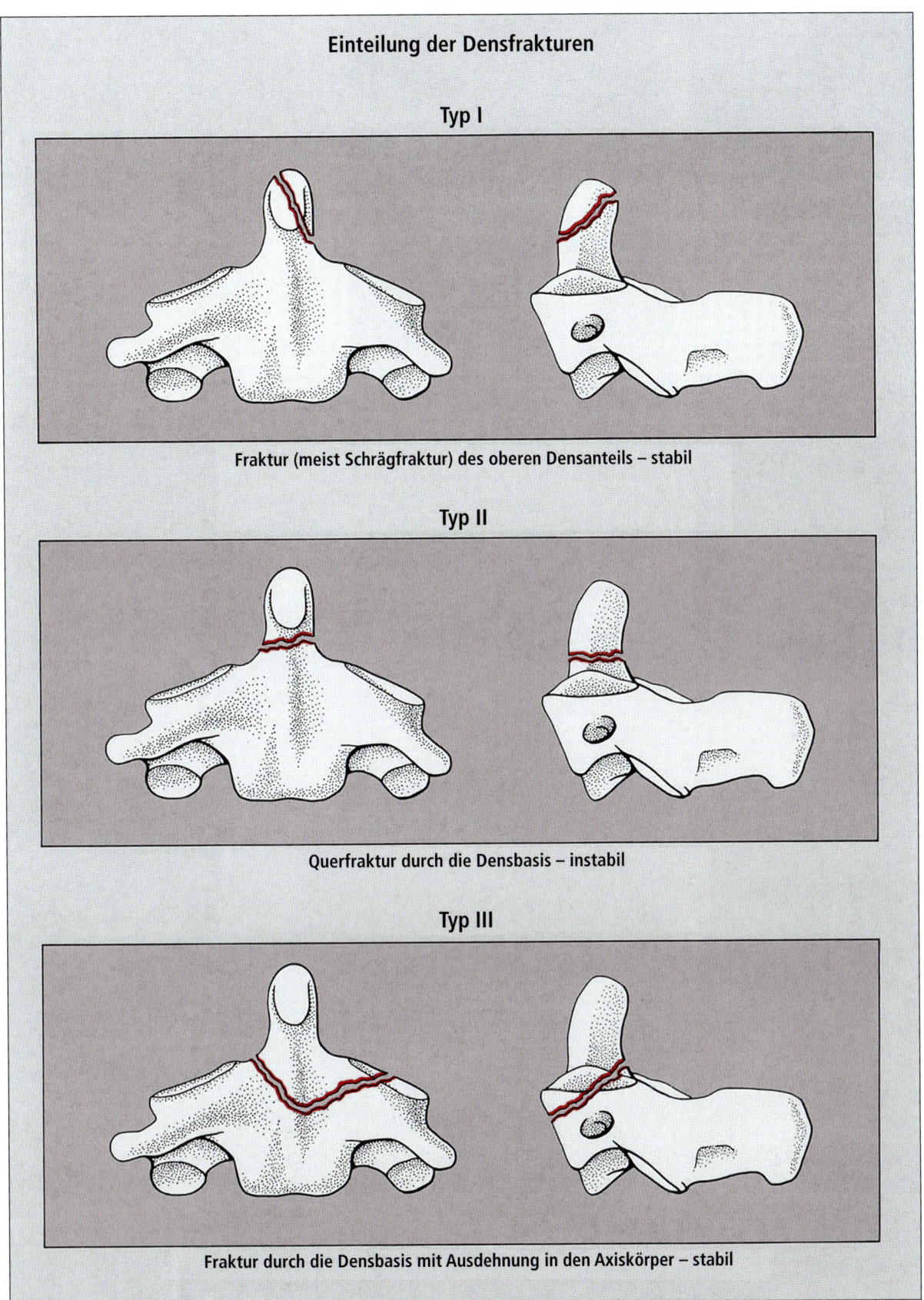

Abb. 10-23. Einteilung der Densfrakturen. (Nach Anderson LD, D'Alonzo RT, 1974; mit freundlicher Erlaubnis)

TEIL II - Trauma

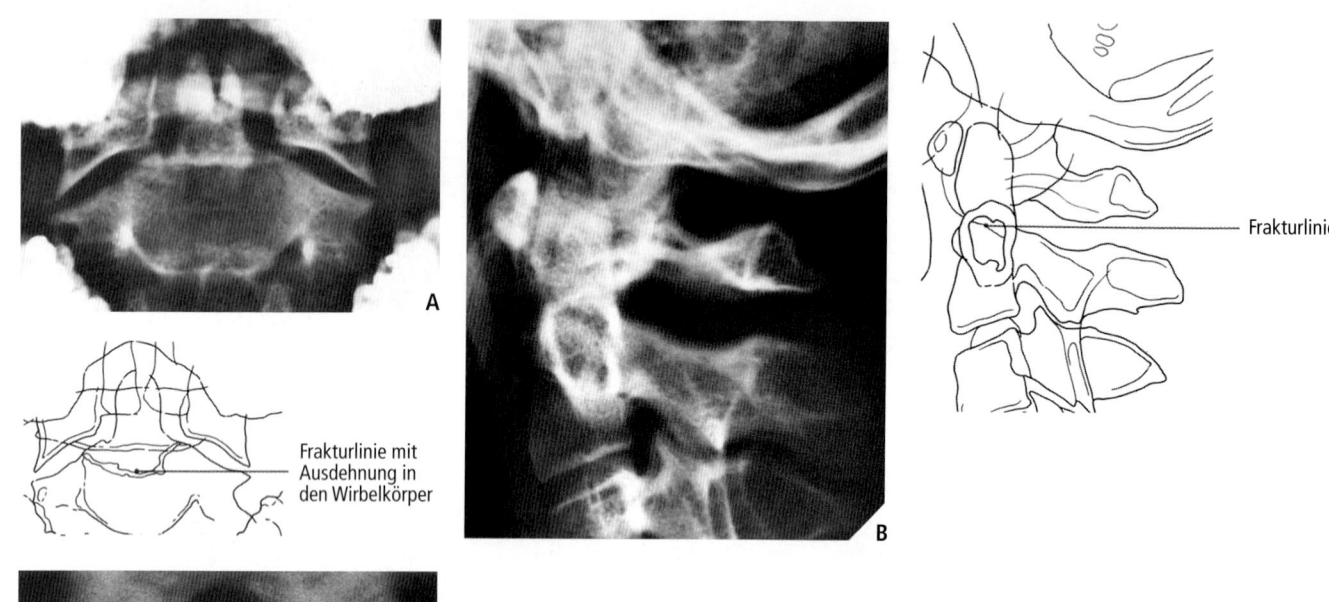
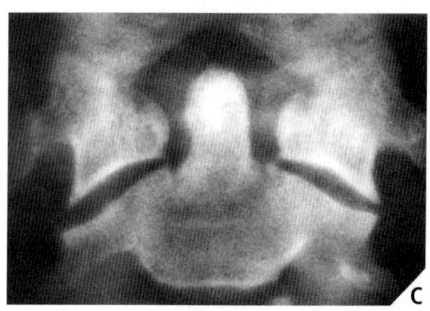

Abb. 10-24. Ein 24jähriger Mann stürzte bei einem Skiunfall auf den Kopf. **A, B** Die a.-p. Densaufnahme bei offenem Mund und die Seitaufnahme der HWS zeigen eine Densfraktur, die durch den Axiskörper verläuft, also eine stabile Fraktur vom Typ III. **C** Die Diagnose wurde durch eine a.-p. Tomographie mit dreifach spiraliger Verwischung bestätigt

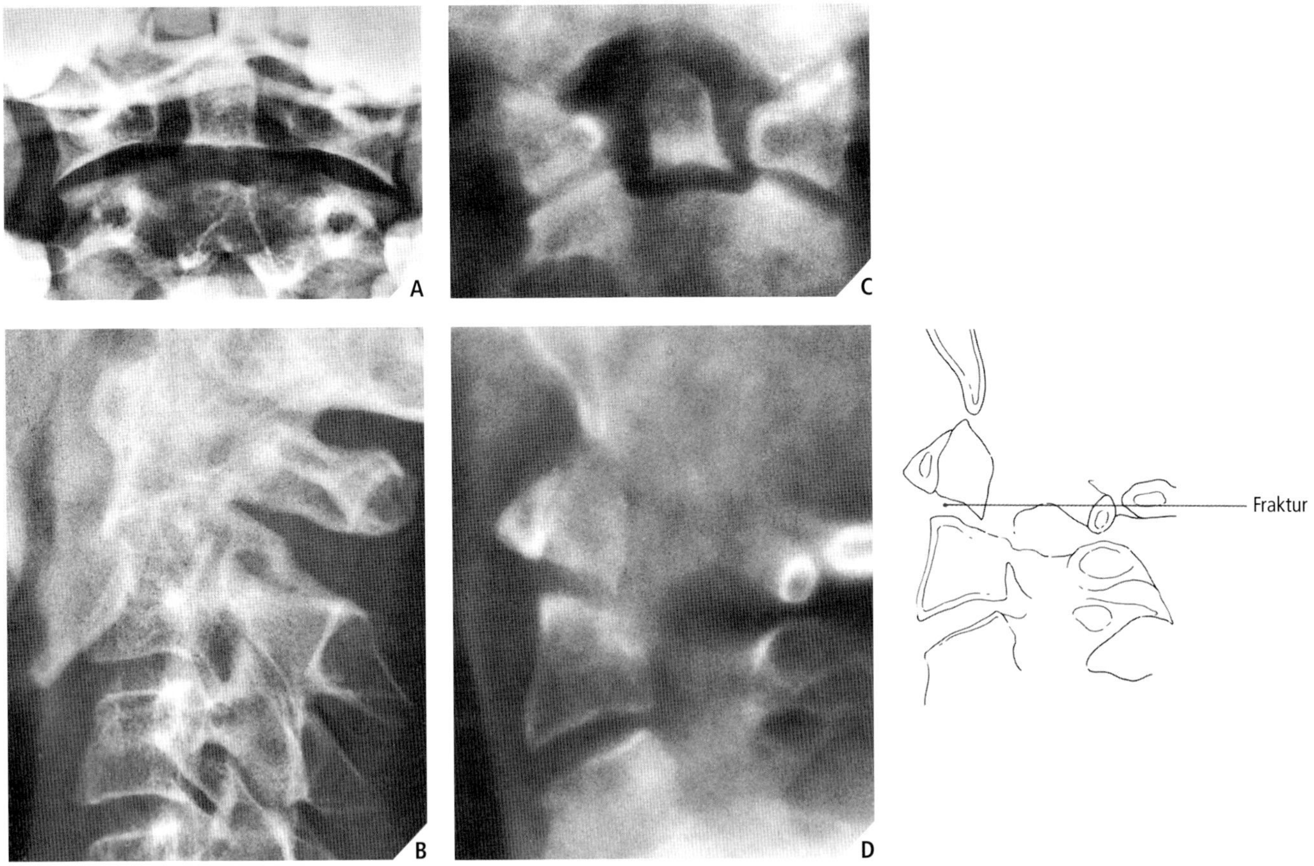

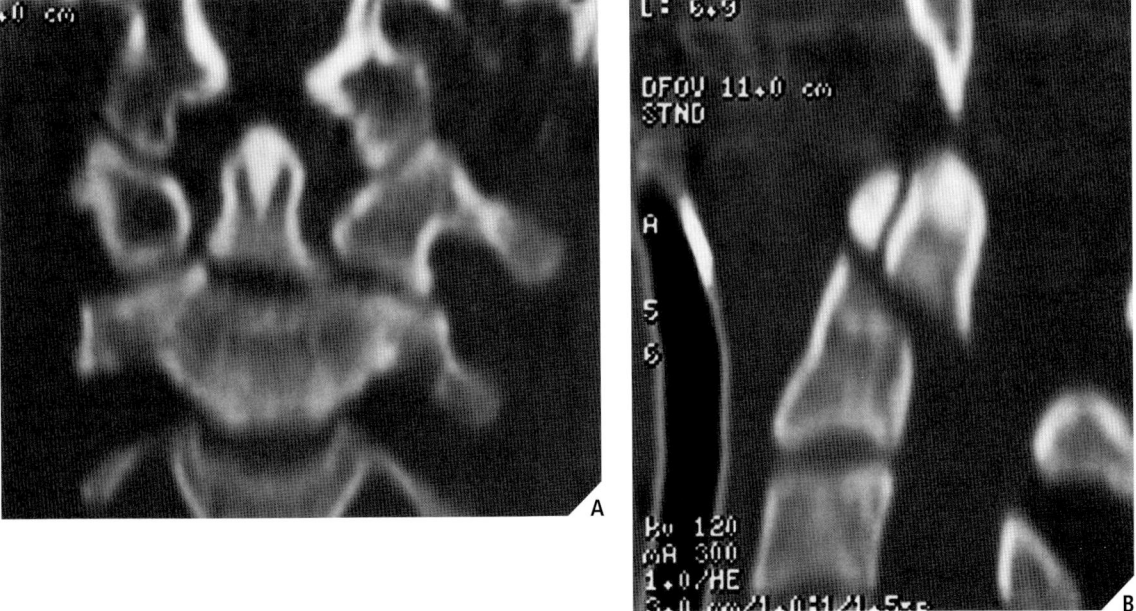

Abb. 10-25. Ein 62jähriger Mann erlitt bei einem Pkw-Unfall eine Flexionsverletzung der HWS. **A, B** Die a.-p. Densaufnahme und die Seitaufnahme zeigen eine Bruchlinie an der Densbasis, doch lassen sich Einzelheiten dieser Verletzung nicht gut beurteilen. **C, D** Dünnschichttomogramme mit dreifach spiraliger Verwischung im a.-p. und im seitlichen Strahlengang sichern diese Fraktur an der Densbasis. Dies ist eine (instabile) Fraktur vom Typ II

Abb. 10-26. Der 50 Jahre alte Mann erlitt bei einem Motorradunfall eine Flexionsverletzung der Halswirbelsäule. Die konventionellen Röntgenaufnahmen der Halswirbelsäule deuteten auf eine Densfraktur, waren aber nicht zweifelsfrei. **A, B** Koronare und sagittale CT-Rekonstruktion zeigen nun eindeutig eine Densfraktur vom Typ II

TEIL II - Trauma

Erhängungsfraktur (Hangman's Fracture)

Wood-Jones beschrieb im Jahre 1912 den Pathomechanismus bei der Hinrichtung durch den Strang. Dabei fand er, daß die Hyperextension und die Distraktion zu beiderseitigen Bogenwurzelfrakturen des Axis und zur ventralen Subluxation des Axiskörpers sowie zur nachfolgenden Durchtrennung des Rückenmarks führen. Eine ähnliche Fraktur, nämlich de facto eine traumatische Spondylolisthesis des Axis, ist bei Verkehrsunfällen häufig, wenn das Gesicht gegen die Dachleiste oberhalb der Windschutzscheibe vor dem Schädelvortex aufschlägt und so den Nacken in Hyperextension zwingt. Diese Fraktur macht 4–7% aller HWS-Brüche und HWS-Luxationen aus und kann sich als einfache, nicht fehlgestellte beiderseitige Bogenwurzelfraktur des Axis oder als beiderseitige Laminafraktur mit einer anterioren Subluxation und Abwinkelung des Axis gegenüber dem 3. Halswirbel zeigen (Abb. 10-27). Meist liegt die Bruchlinie dann bei beiden Varianten vor der unteren Gelenkfacette des Axis; Frakturen in Fehlstellung sind aber häufiger mit einer Bandzerreißung und Bandscheibenschädigung vergesellschaftet. Beste Einstellung für den Nachweis dieser Verletzung ist die Seitaufnahme (Abb. 10-28).

Die Erhängungsbrüche werden in drei Typen unterteilt (Abb. 10-29). Charakteristisch für den Typ I ist eine Fraktur durch die Bogenwurzel des Axis, die zwischen oberer und unterer Gelenkfacette verläuft. Die Verletzung vom Typ II ist eine Fraktur mit einer begleitenden Ruptur der Bandscheibe zwischen Axis und 3. Halswirbelkörper. Bei Typ III handelt es sich um eine Fraktur vom Typ II mit einer begleitenden Facettengelenksubluxation in Höhe C2/3.

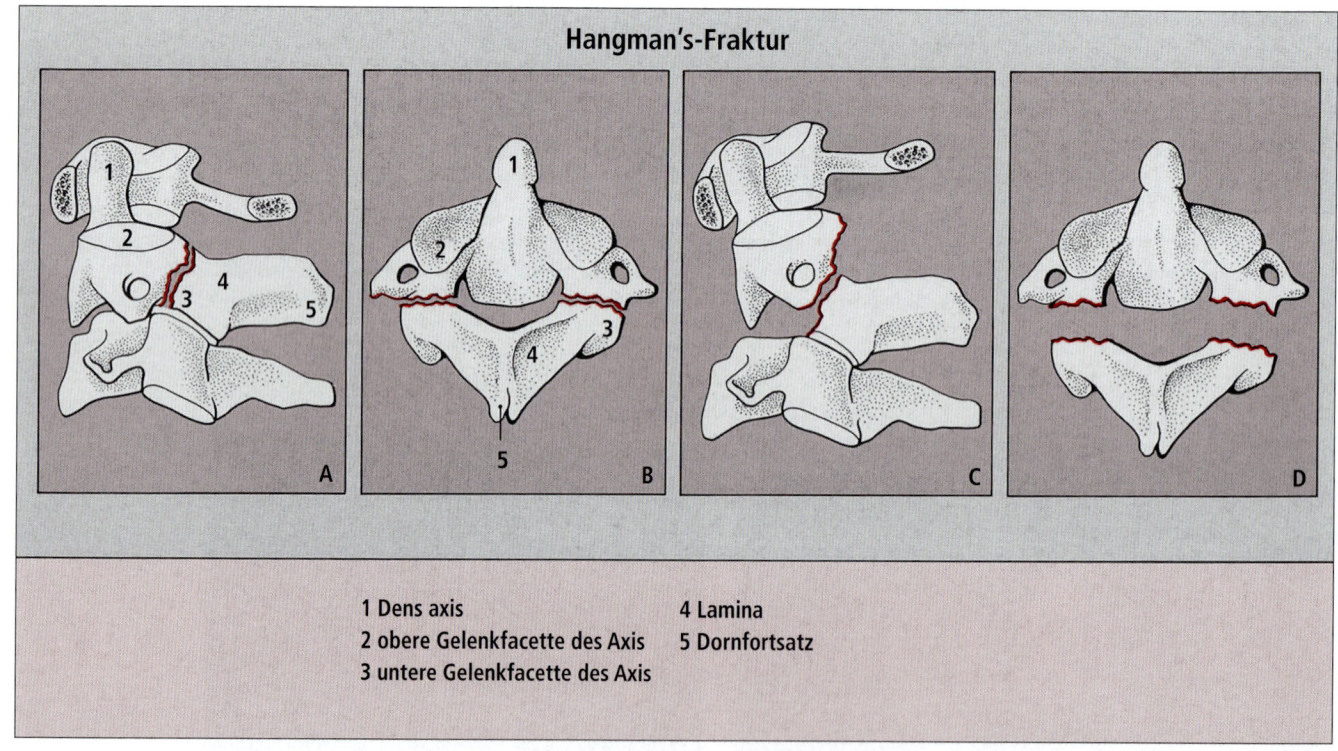

Abb. 10-27. Die Erhängungsfraktur (hangman's fracture) kann sich als beiderseitiger Wirbelbogenbruch von C2 ohne Fehlstellung, wie hier schematisch in der Seitansicht in **A** und in der axialen Ansicht in **B** dargestellt, oder aber als doppelseitige Fraktur mit Fehlstellung und Abknickung nach vorne (**C, D**) zusammen mit Rupturen von Bändern, der Bandscheibe oder der kleinen Wirbelgelenke präsentieren

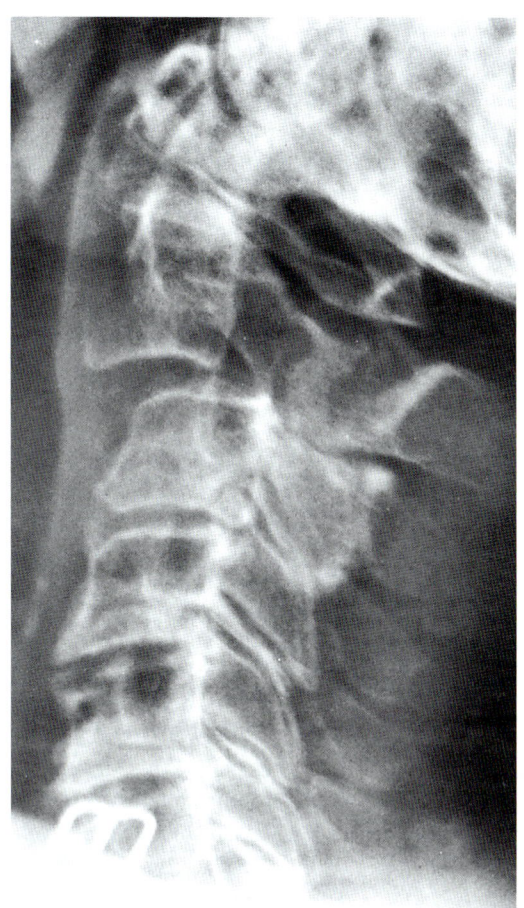
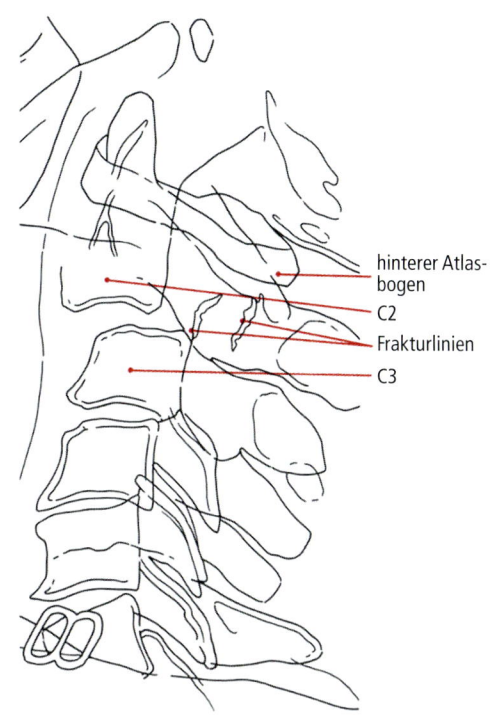

Abb. 10-28. Der 62jährige Patient erlitt bei einem Verkehrsunfall eine schwere Hyperextensionsverletzung der HWS. Die Seitaufnahme zeigt eine Fraktur durch die Bogenwurzeln des Axis zusammen mit einer Subluxation von C2 gegenüber C3, ein typischer Befund bei einer Erhängungsfraktur

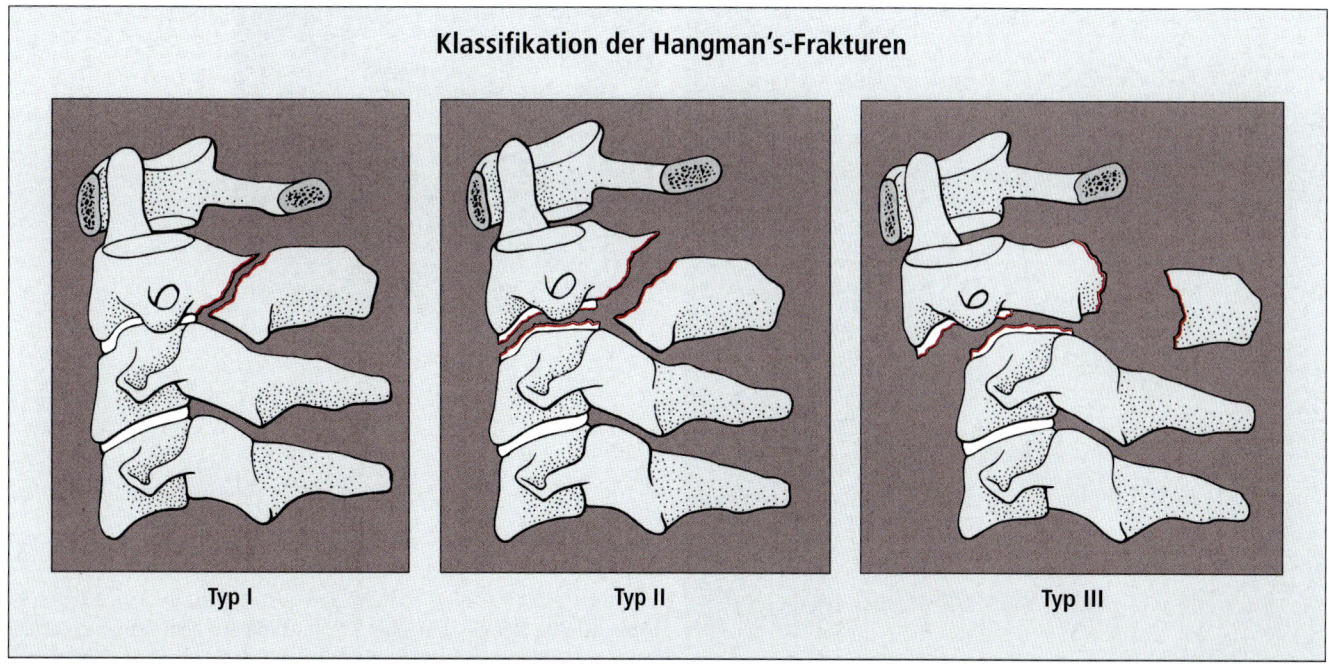

Abb. 10-29. Klassifikation der Erhängungsfrakturen. (Modifiziert nach Levine AM, Edwards CC, 1985; Wiedergabe mit freundlicher Erlaubnis)

TEIL II - Trauma

Frakturen der mittleren und der unteren Halswirbelsäule

Berstungsfrakturen

Der Mechanismus dieser Fraktur ist der gleiche wie bei der Jefferson-Fraktur des Atlas, doch wirken hier die Kräfte auf die unteren Halswirbel (C3–C7) ein. Wenn der Nucleus pulposus, der normalerweise in der Bandscheibe eingeschlossen ist, durch die gebrochene Wirbelabschlußplatte in den Wirbelkörper eingetrieben wird, dann „explodiert" der Wirbelkörper förmlich von innen heraus, was zu einer Trümmerfraktur führt. Dabei wird das hintere Fragment ganz typisch nach dorsal verschoben und kann so das Rückenmark verletzen. Wenn der hintere Bänderkomplex nicht reißt, ist die Berstungsfraktur stabil. Gelegentlich wird eine solche Berstungsfraktur bei einem Bänderriß instabil. Im Röntgenbild zeigt sich ein charakteristischer Spaltbruch im Wirbelkörper, den man in der a.-p. Aufnahme erkennen kann, doch weisen die seitliche Übersicht oder die seitliche Tomographie das Ausmaß des Trümmerbruchs und seiner Dorsalverschiebung besser nach (Abb. 10-30A). Aussagestärkstes bildgebendes Verfahren ist jedoch bei den Berstungsfrakturen die CT, da sie Details des hinteren Wirbelkörperanteils in der Axialebene aufzeigt (Abb. 10-30B).

Tränen(tropfen)fraktur (Teardrop Fracture)

Die schwerste und instabilste aller HWS-Verletzungen, die Tränentropfenfraktur, ist gekennzeichnet durch die hintere Subluxation des betroffenen Wirbels in den Spinalkanal hinein, einen Bruch von dessen hinteren Anteilen und eine Zerreißung von Weichteilen einschließlich des Lig. flavum und des Rückenmarks in Höhe der Verletzung. Zusätzlich führt die Belastung des vorderen Längsbands entweder zu dessen Ruptur oder zu einem Ausriß aus dem Wirbelkörper unter Mitnahme eines kleinen Fragments aus dessen Vorderfläche. Dieses kleine dreieckige oder tränenförmige Fragment ist meist nach vorne oder unten verlagert (Abb. 10-31). Die begleitende Rückenmarkverletzung führt zu einem akuten Arteria-spinalis-anterior-Syndrom mit sofort einsetzender Tetraplegie und dem Ausfall der Schmerz- und Temperaturwahrnehmung, während die Empfindungsqualitäten der hinteren Bahnen – Lage-, Vibrations- und Bewegungsempfinden – meist erhalten sind.

Am besten weist die Seitaufnahme diese Verletzungen nach; auch kann die seitliche Tomographie oder die CT (Abb. 10-32 u. 10-33) nötig werden. Die Beurteilung der Rückenmarkkompression erfordert die MRT (Abb. 10-34).

Man sollte bei der Abklärung dieser Fraktur daran denken, daß manchmal auch ein Dreieckfragment von ähnlicher Form und Lage wie bei der klassischen Tränentrop-

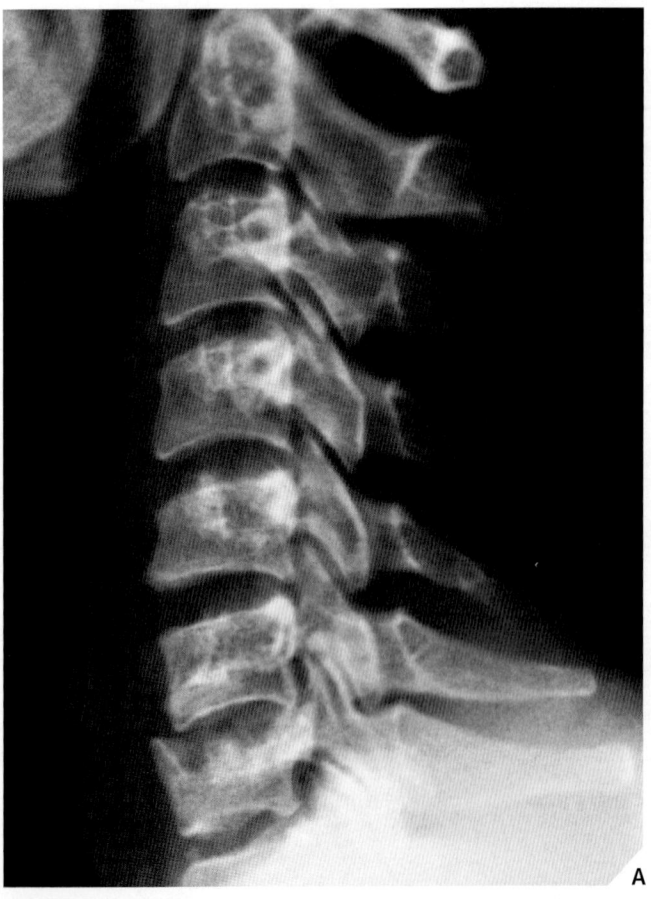

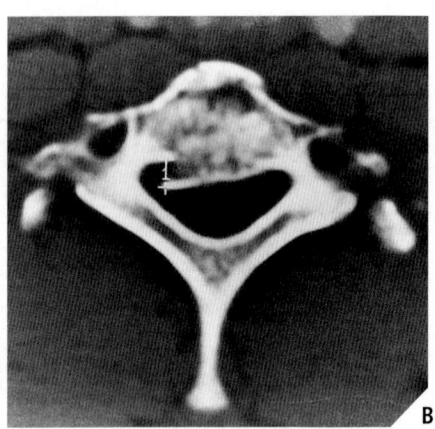

Abb. 10-30. Der 40 Jahre alter Mann wurde aus dem Wagen geschleudert und schlug mit dem Schädelspitze auf den Asphalt. **A** Die Seitaufnahme der HWS zeigt einen Trümmerbruch des 7. Halswirbelkörpers mit Beteiligung der vorderen und mittleren Säulen. **B** Ein CT-Schnitt sichert eine Berstungsfraktur. Der hintere Teil des Wirbelkörpers ist in den Spinalkanal hinein verlagert

Wirbelsäule 10

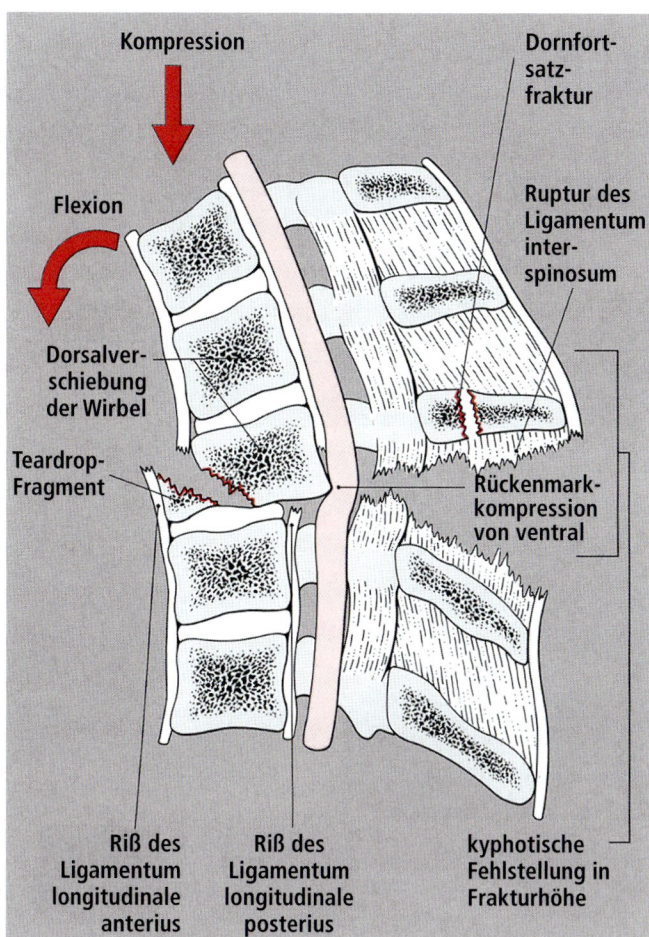

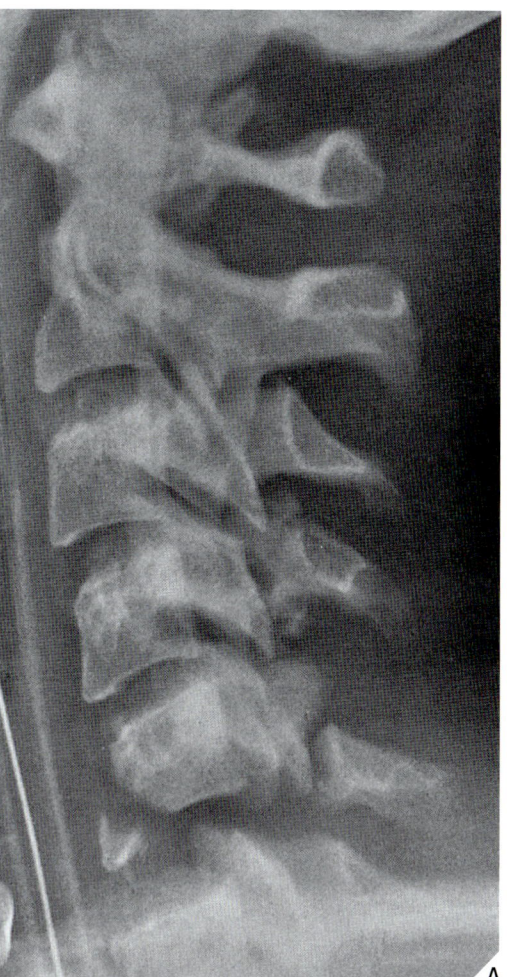

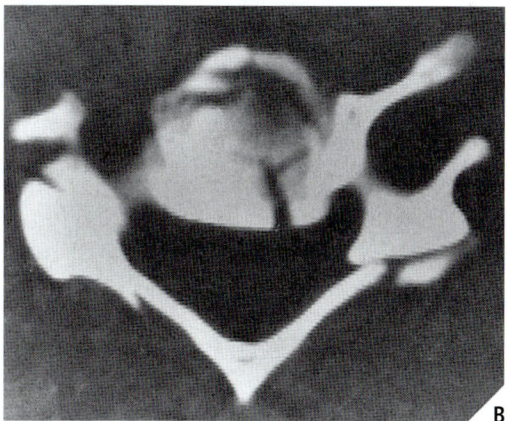

Abb. 10-31. Die Tränentropfenfraktur (teardrop fracture), hier schematisch anhand eines Sagittalschnitts der unteren HWS gezeigt, ist die ernsteste und instabilste der HWS-Verletzungen. Eine Ruptur des vorderen Längsbandes kann zum Ausriß eines tränenförmigen Fragments aus der Vorderkante des 5. Halswirbels führen. Typisch für eine solche Fraktur sind die Dorsalverschiebung des betroffenen Wirbels sowie eine Fraktur hinterer Wirbelanteile. Je nach der Schwere der Verletzung kann es zu verschieden schweren Verletzungen des Halsmarks kommen

Abb. 10-32. Ein 38jähriger Mann erlitt bei einem Pkw-Unfall eine HWS-Verletzung. **A** Die seitliche HWS-Aufnahme zeigt eine Ausrißfraktur an der Vorderunterkante des 5. Halswirbelkörpers sowie einen Dornfortsatzbruch dieses Wirbels, ferner ist der Wirbelbogen gebrochen. In Höhe C5/C6 sind die kleinen Wirbelgelenke gesprengt und klaffen erheblich. Die Halswirbel von Atlas bis einschließlich C5 sind allesamt nach dorsal verschoben. **B** Das CT-Bild zeigt zusätzlich eine erhebliche Trümmerfraktur des 5. Halswirbelkörpers (Tränentropfenfraktur)

TEIL II - Trauma

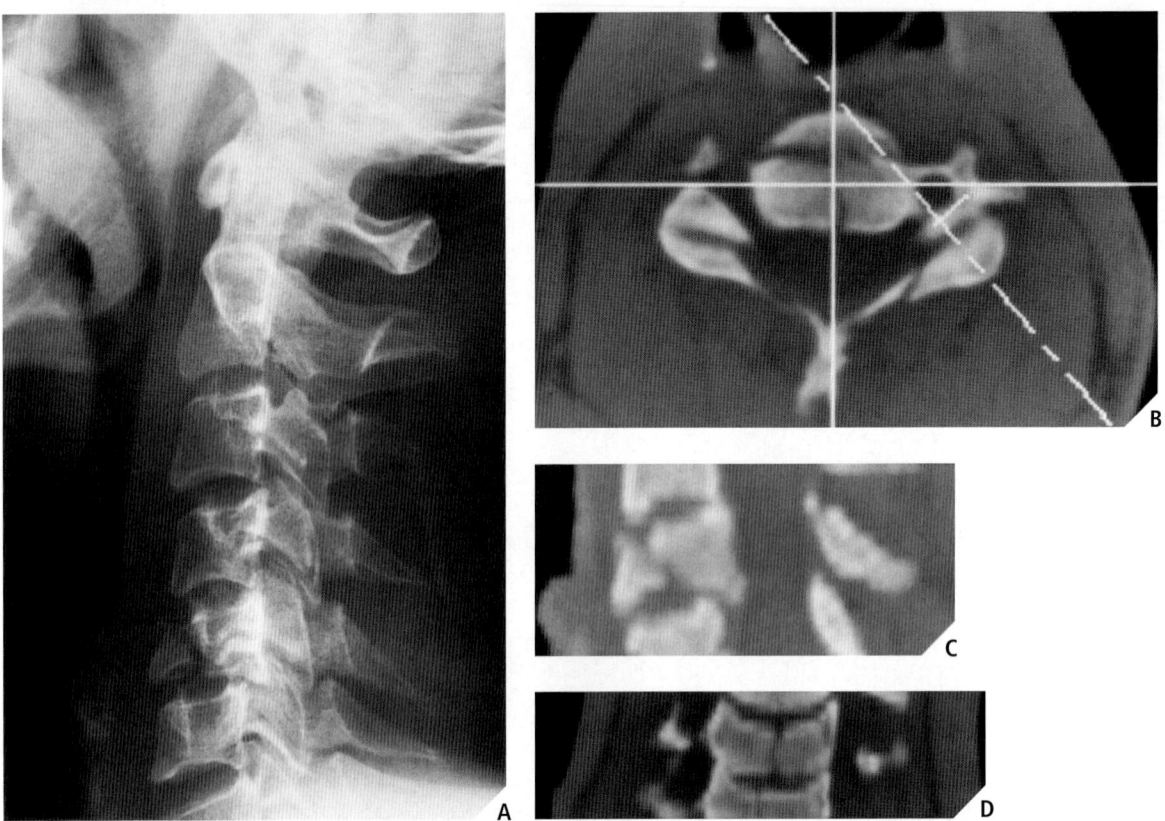

Abb. 10-33. Der 36 Jahre alte Mann erlitt bei einem Motorradunfall eine Halswirbelsäulenverletzung. **A** Die seitiche Röntgenaufnahme der Halswirbelsäule zeigt eine typische Teardrop-Fraktur von C5 im Verein mit einer Subluxation C5/6. **B, C** Das axiale CT-Bild und die sagittale Rekonstruktion zeigen die Einzelheiten dieser Verletzung. **D** Die CT-Rekonstruktion zeigt die sagittale vertikale Fraktur des 5. Halswirbelkörpers

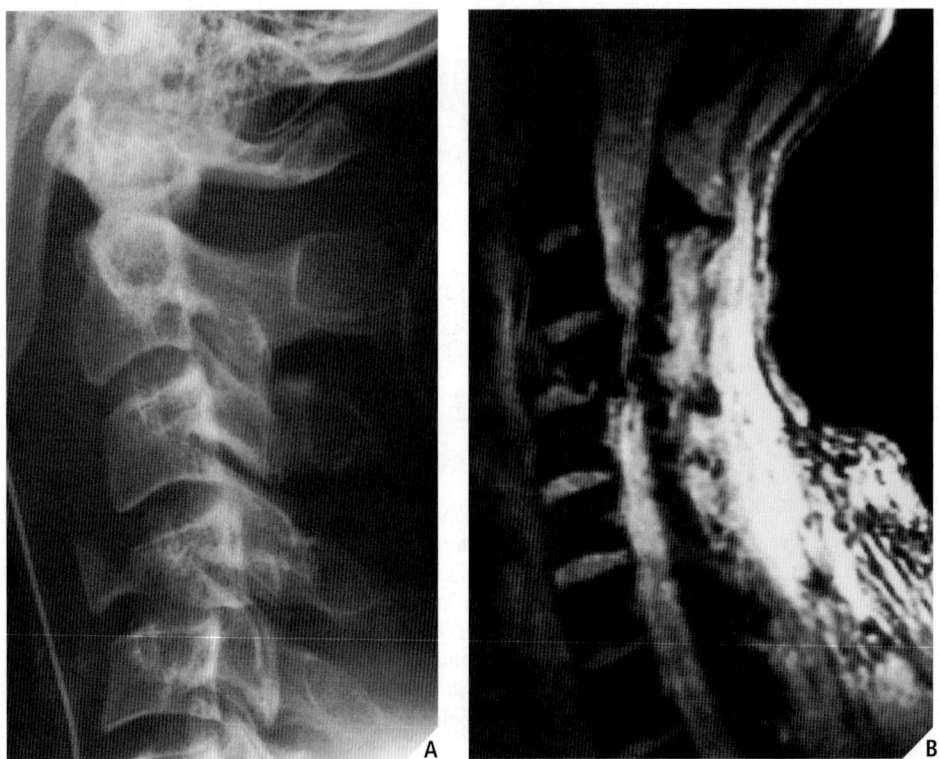

Abb. 10-34. Der 38 Jahre alte, nicht angeschnallte Autoinsasse erlitt als Beifahrer einen Verkehrsunfall. **A** Die seitliche Aufnahme der HWS zeigt eine Teardrop-Fraktur von C4. **B** Das sagittale Gradientenecho-MRT-Bild (multiplanar gradient-recalled) zeigt den 4. Halswirbel nach dorsal verschoben und damit den Spinalkanal einengend sowie eine fast vollständige Durchtrennung des Halsmarks. Man sieht großflächig und signalreich Weichteilödem und -einblutung

fenfraktur bei einer Verletzung vom Hyperextensionstyp zu sehen ist, doch handelt es sich bei der „Hyperextensions-Tränentropfenfraktur" um etwas gänzlich anderes. Sie ist ein stabiler Bruch ohne die möglichen gefährlichen Komplikationen der Verletzung vom Hyperflexionstyp und ereignet sich meist in Höhe C2 oder C3 (Abb. 10-35).

Schaufelarbeiterfraktur

Hervorgerufen wird diese Schräg- oder Vertikalfraktur der Dornfortsätze des 6. oder 7. Halswirbels durch eine kräftige Flexion, wie beispielsweise bei schwerem Schaufeln. Sie erhielt ihren Namen durch ihr häufiges Vorkommen bei Arbeitern im Tonabbau in Australien; gleichzeitig wurde sie in den dreißiger Jahren des letzten Jahrhunderts in Deutschland so genannt, wo man sie bei den diese körperliche Arbeit nicht gewohnten Männern sah, die die Autobahnen bauten. Auch können ein direkter Schlag gegen die HWS oder ein direktes Nackentrauma bei Verkehrsunfällen zu einer ähnlichen Verletzung führen.

Der Schaufelarbeiterbruch ist eine stabile Fraktur, bei der der hintere Bänderkomplex intakt bleibt und keine neurologischen Schäden auftreten. Beste Röntgeneinstellung zum Nachweis ist die seitliche HWS-Aufnahme (Abb. 10-36A). Ist der 7. Halswirbel trotz guter Lagerung und guter Technik nicht einsehbar, z. B. wegen eines kurzen und kräftigen Halses oder eines breiten Schultergürtels, so sollte man eine Schwimmeraufnahme anfertigen. Auch läßt sich die Verletzung in der a.-p. Aufnahme am sog. Geisterzeichen erkennen (Abb. 10-36B), das durch die Verschiebung des abgebrochenen Dornfortsatzes hervorgerufen wird.

Einfache Keil- oder Kompressionsfraktur

Diese kommt durch eine Hyperflexion der Halswirbelsäule zustande und tritt meist an der mittleren und unteren Halswirbelsäule auf. Der Wirbelkörper ist nach vorne zu keilförmig gestaucht; auch wenn der hintere Bänderkomplex dabei gedehnt wird, so bleibt er doch intakt, was eine stabile Fraktur bewirkt. Eine Seitaufnahme der HWS weist diese Verletzung gut nach (Abb. 10-37).

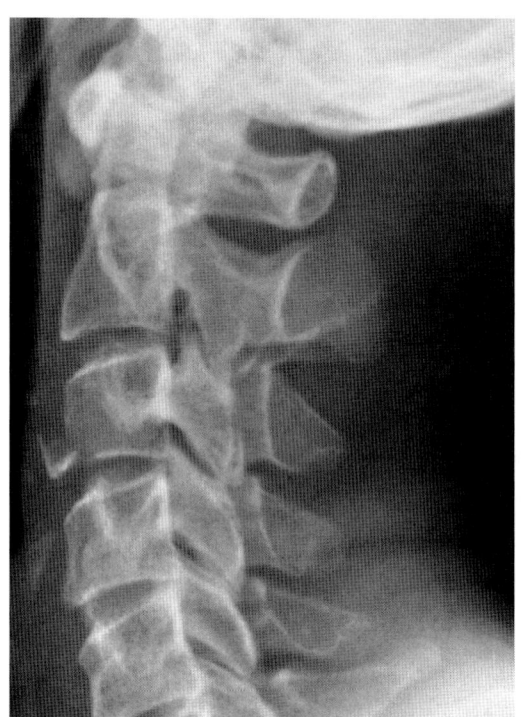

Abb. 10-35. Der 37 Jahre alte Mann erlitt bei einem Sturz aus der Höhe eine Extensionsverletzung der HWS. Die seitliche Aufnahme zeigt eine Hyperextensions-Tränentropfenfraktur des 3. Halswirbelkörpers. Beachten Sie bitte, daß im Gegensatz zu einer Verletzung vom Hyperflexionstyp hier keine Subluxation vorliegt und die diversen Halsorientierungslinien nicht unterbrochen sind

TEIL II - Trauma

Facettengelenkblockade (-luxation)

Einseitige Facettenblockade

Dieser Verletzungstyp ist Ergebnis einer Flexions-Rotations-Kraft der HWS mit nachfolgender Kapselruptur eines der beiden Facettengelenke sowie des hinteren Bänderkomplexes. Ohne gleichzeitige Bandscheibendistraktion oder Subluxation ist die einseitige Blockade eine relativ stabile Fraktur, doch liegt mit 25% relativ häufig eine ventrale Subluxation vor. Diese Patienten sind von einer Nervenwurzel- oder gar selten von einer Rückenmarkschädigung vom Brown-Séquard-Typ bedroht.

Beiderseitig reitende Facettengelenke

Dieser Typ einer Wirbelsäulensubluxation ereignet sich infolge einer Flexionsverletzung; der Komplex der hinteren Bänder ist gerissen, und die Gelenkfacetten der betroffenen Nachbarwirbel (untere Facette des oberen sowie obere Facette des unteren Wirbels) reiten aufeinander. Die Dachziegeln ähnliche Anordnung der Facettengelenke ändert sich zu einer Form, bei der die Spitzen der Gelenkfortsätze sich in einem Punkt berühren (Abb. 10-38 u. 10-39). Am besten diagnostiziert man diese Verletzung in der seitlichen und schrägen Aufnahme der HWS oder aber in der CT mit sagittalen und schrägen planaren Rekonstruktionen.

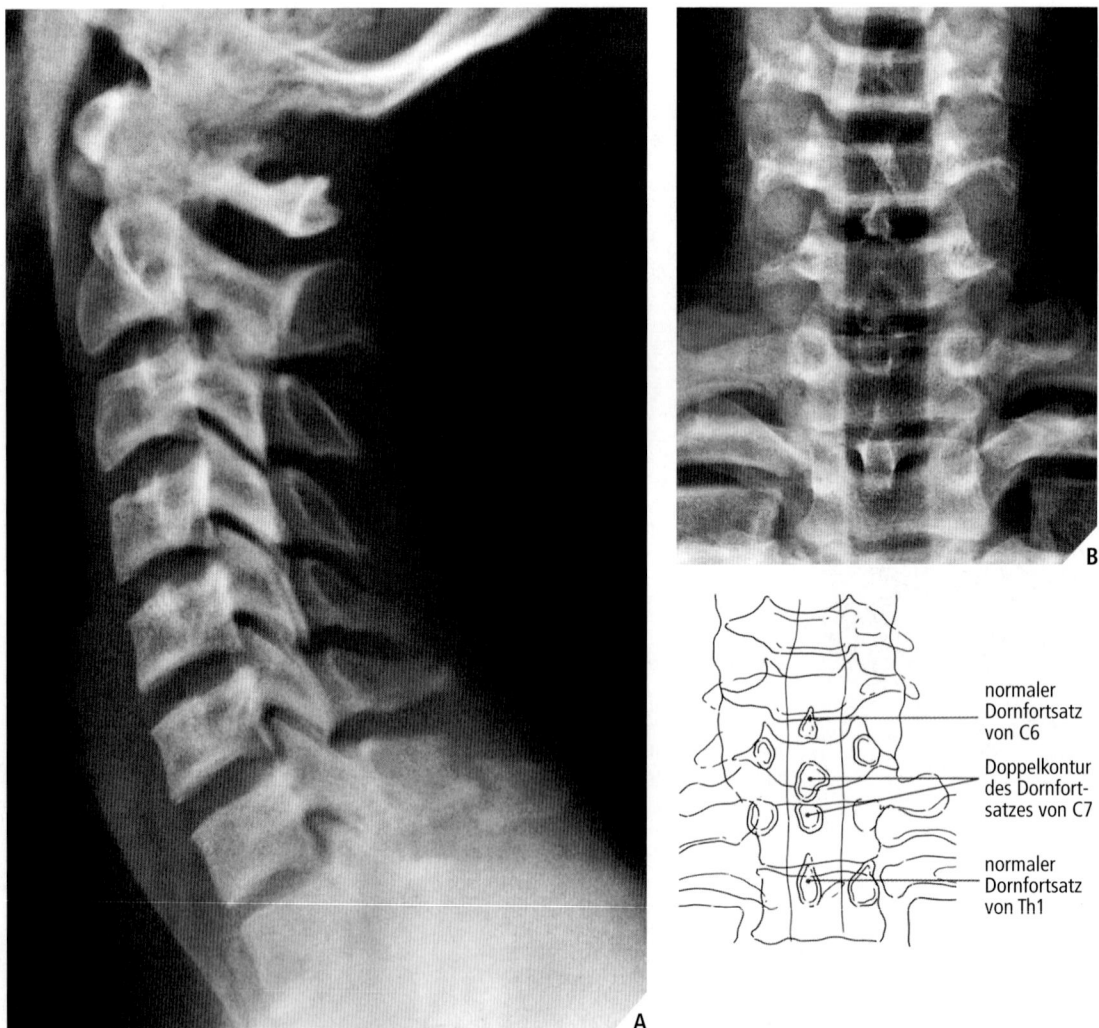

Abb. 10-36. Ein 22jähriger Mann erlitt bei einem Autounfall eine HWS-Verletzung. **A** Die Seitaufnahme der HWS zeigt eine Dornfortsatzfraktur an C7, was diesen Bruch als Schaufelarbeiterfraktur kennzeichnet. **B** In der a.-p. Aufnahme läßt sich diese Fraktur anhand der Doppelkontur des Dornfortsatzes an C7 ausmachen. Dieses „Geisterzeichen" (ghost sign) ist die Folge einer leichten Kaudalverschiebung des Dornfortsatzfragments

Wirbelsäule 10

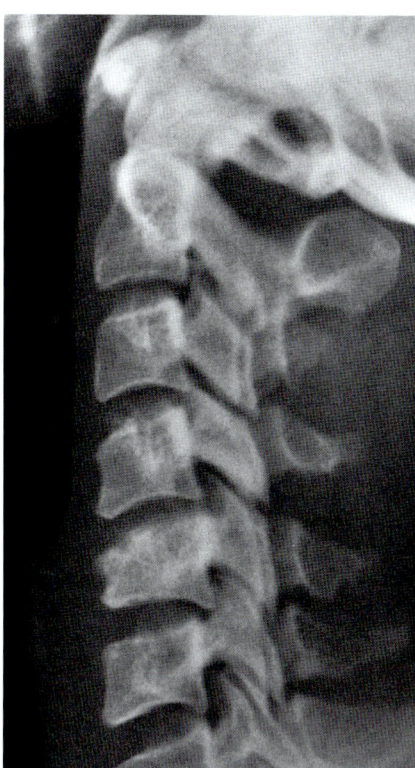

Abb. 10-37. Die 30 Jahre alte Frau erlitt bei einem Verkehrsunfall eine HWS-Verletzung. Die seitliche HWS-Aufnahme zeigt eine einfache Keilfraktur des 5. Halswirbels

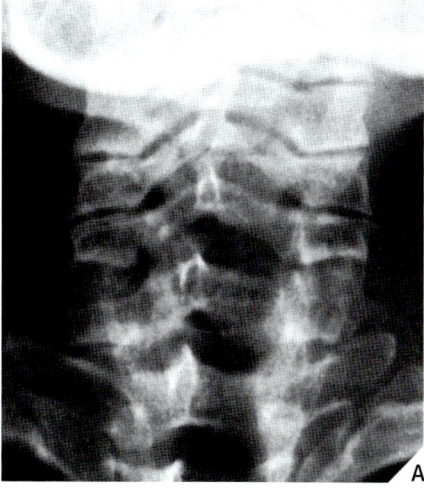

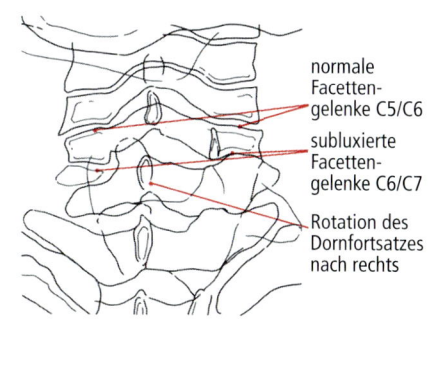

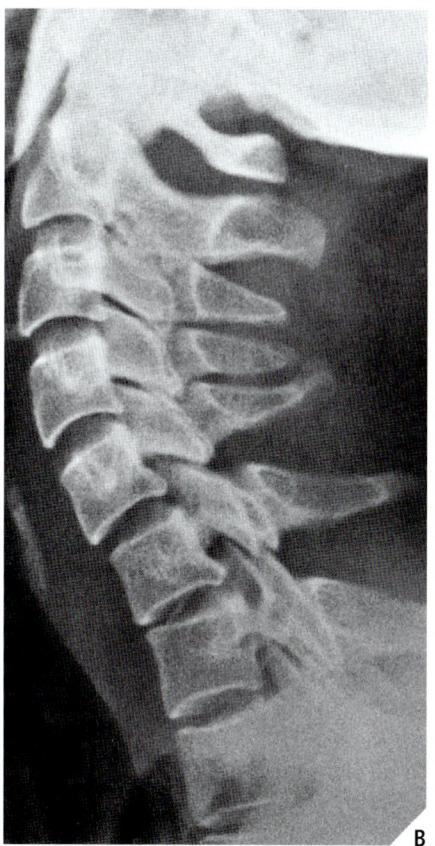

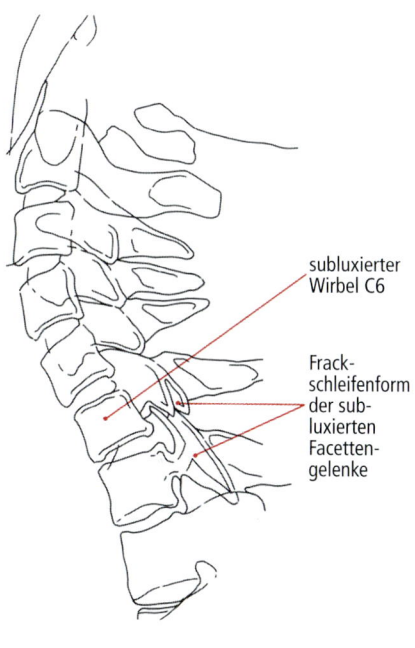

Abb. 10-38. Eine 34jährige Frau erlitt bei einem Skiunfall eine HWS-Verletzung. **A** Die Pfeileraufnahme der HWS zeigt eine beiderseitig fehlende Darstellung der Facettengelenke in Höhe C5/C6. Die Gelenke darüber sind hingegen normal. Die Abweichung des Dornfortsatzes nach rechts ist das Resultat einer Rotation. **B** Die Seitaufnahme zeigt die Subluxation von C6 gegenüber C7 wie auch die Rotation

TEIL II - Trauma

Beiderseitige Facettenblockade

Die beiderseitige Luxation der Facettengelenke ist das Ergebnis einer extremen Beugung von Kopf und Nacken; dieser Zustand ist wegen der ausgedehnten Zerreißung des hinteren Bänderkomplexes instabil. Eingeleitet wird die Verblockung der Gelenkfacetten durch die Vorwärtsbewegung der unteren Gelenkfacette des oberen Wirbels gegenüber dem oberen Gelenkfortsatz des darunter gelegenen Wirbels (Abb. 10-39). Dies führt dazu, daß sich Lamina und Dornfortsatz der beiden Nachbarwirbel voneinander entfernen und die Wirbelkörper subluxieren. Im späteren Stadium der Luxation verhaken sich die unteren Gelenkfortsätze des oberen Wirbels vor den oberen Gelenkfortsätzen des unteren Wirbels, was zur vollständigen vorderen Luxation führt. Diese Art der Verletzung bedingt die völlige Zerreißung des hinteren Bänderkomplexes, des Lig. longitudinale posterius, des Anulus fibrosus und häufig auch des vorderen Wirbelsäulenlängsbands. Ferner sind hier Verletzungen des Halsmarks sehr häufig.

Die seitliche HWS-Aufnahme, vorzugsweise bei liegendem Patienten mit horizontalem Strahlengang, reicht meist aus, um die beiderseitige Facettenblockade nachzuweisen. Schlüssel zur korrekten Diagnose ist die gestörte Anordnung der betroffenen Wirbel in Kombination mit der Ruptur aller Orientierungslinien der Halswirbelsäule (vgl. Abb. 10-3D) und die Stellung der gegenüber dem oberen Wirbel nach dorsal und kranial luxierten Facetten (Abb. 10-39C).

Brust- und Lendenwirbelsäule

■ Anatomisch-radiologische Betrachtungen

Die Standardeinstellungen zur Beurteilung einer Verletzung der *Brustwirbelsäule* (BWS) sind die a.-p. (Abb. 10-40) und die seitliche Aufnahme (Abb. 10-41). Die Seitaufnahme fertigt man mittels einer quasi tomographischen Technik an, bei der der Patient flach atmen muß, um die an der Atmung beteiligten Strukturen zu verwischen und so eine deutliche Darstellung der BWS zu ermöglichen.

Wie an der HWS, so spielen die konventionelle Tomographie, CT und MRT auch bei der Beurteilung von BWS-

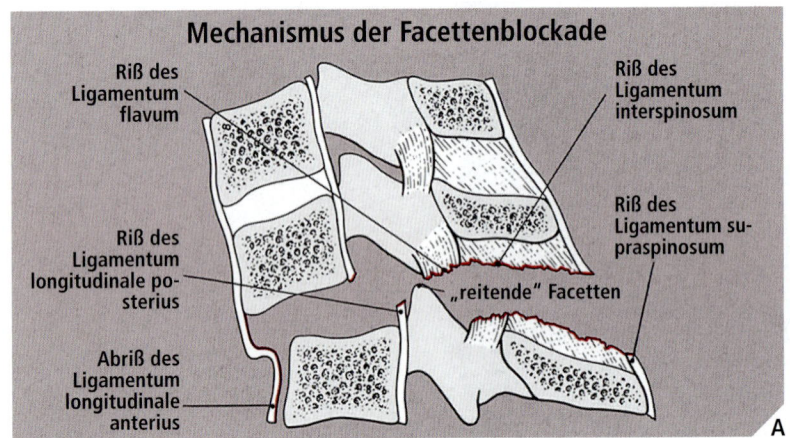
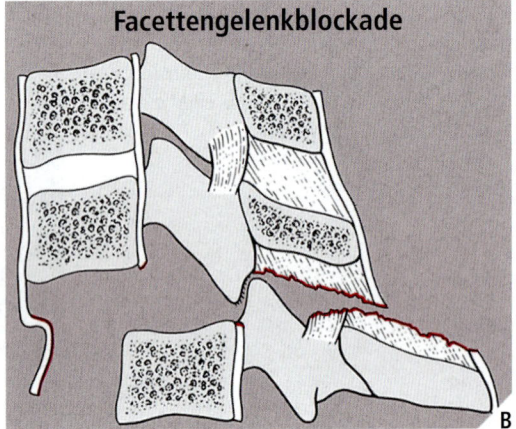

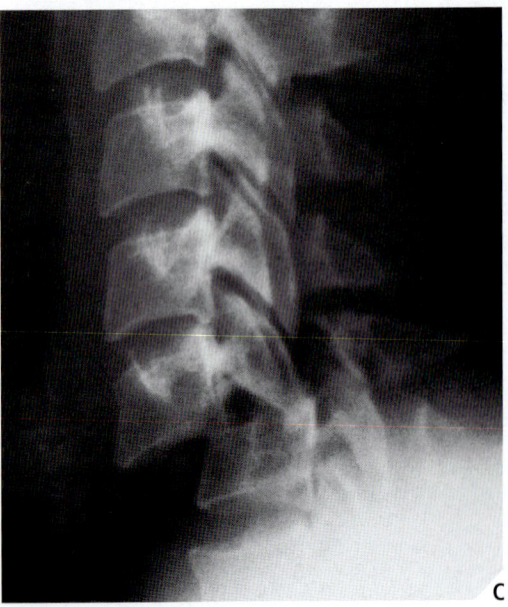

Abb. 10-39. A, B Die beiderseitige Facettengelenkblockade ist eine Hyperflexionsverletzung, die durch eine vollständige vordere Luxation des betroffenen Wirbels charakterisiert ist. Sie geht immer mit einer ausgedehnten Bänderschädigung einher und birgt in sich das hohe Risiko einer Rückenmarkschädigung. **C** Ein 36 Jahre alter Mann erlitt bei einem Pkw-Unfall eine HWS-Verletzung, die eine Tetraplegie verursachte. Die Seitaufnahme der HWS zeigt eine beidseitige Facettengelenkblockade in der Höhe von C5/C6

Wirbelsäule 10

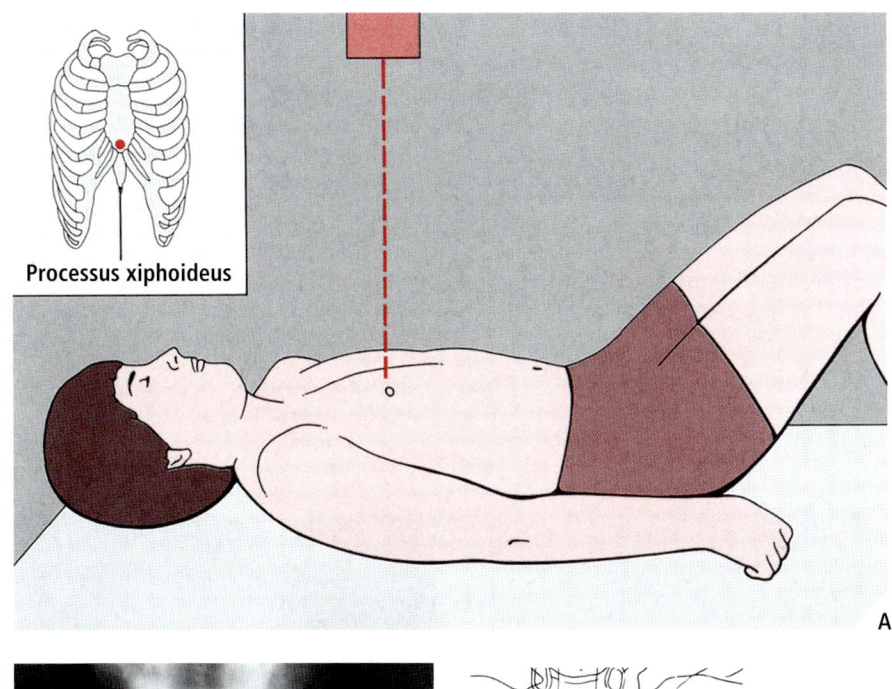

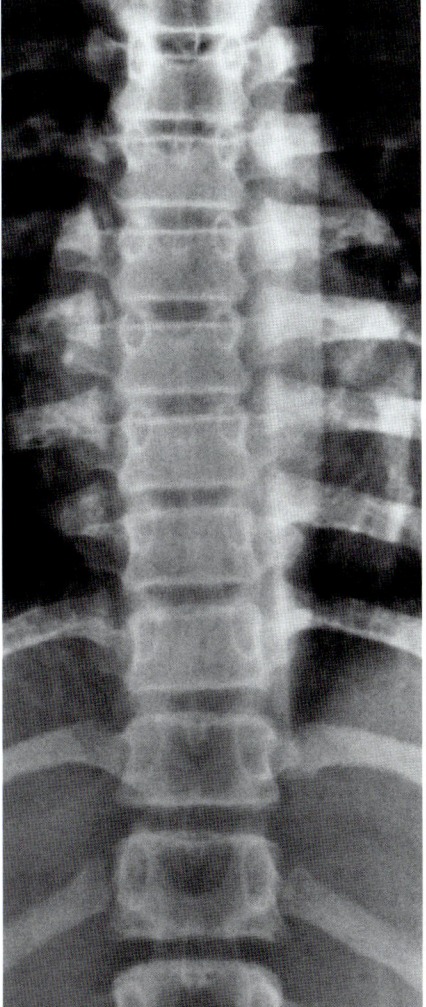

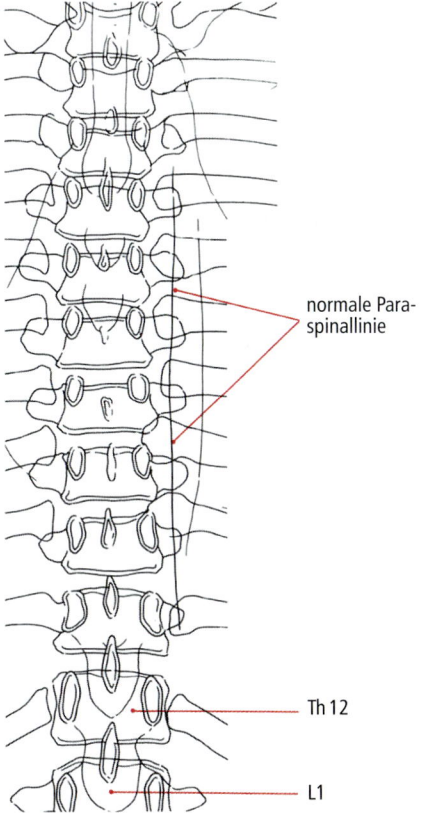

normale Paraspinallinie

Th 12

L1

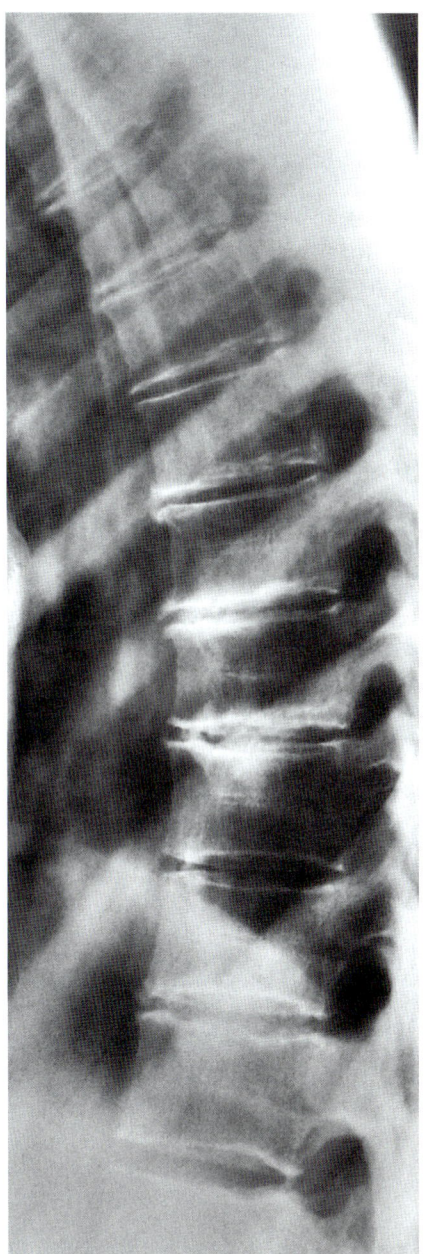

Abb. 10-40. **A** Für die a.-p. Aufnahme der BWS liegt der Patient auf dem Rücken und beugt leicht die Knie, um die normale BWS-Kyphose zu korrigieren. Der Zentralstrahl zielt senkrecht auf eine Stelle ca. 3 cm oberhalb des Processus xiphoideus. **B** In dieser Aufnahme erkennt man die Wirbelabschlußplatten, die Bogenwurzeln und die Bandscheibenräume. Die Wirbelhöhe ist bestimmbar, und es lassen sich Veränderungen der Paraspinallinie beurteilen

Abb. 10-41. Zur Seitaufnahme der BWS steht der Patient und hebt die Arme hoch (Anm. des Übersetzers: Genauso ist die Aufnahme in Seitenlage möglich). Um Strukturen, die die knöchernen Elemente der BWS verdecken, möglichst zu verwischen, hält man den Patienten an, während der Aufnahme oberflächlich zu atmen. Der Zentralstrahl zeigt horizontal auf die Höhe des 6. Brustwirbels und ist dabei etwa um 10° kopfwärts gekippt. Eine so eingestellte Aufnahme zeigt die Wirbelkörper und die Bandscheiben in der Seitansicht

TEIL II - Trauma

Verletzungen eine wichtige Rolle, vor allem, damit man das Verletzungsausmaß bestimmen kann. Die konventionelle Tomographie bietet die Möglichkeit, direkte koronare und sagittale Schnitte der Wirbelsäule zu erbringen, sie hat aber den Nachteil, daß sie keine axialen Schnitte liefern kann und für den Patienten eine relativ hohe Strahlenbelastung darstellt. Axiale Schnitte bietet die CT, die darüber hinaus auch ganz hervorragend die Weichteile beurteilen läßt und den Patienten einer relativ niedrigen Strahlenbelastung aussetzt. Wenn man keine Bildrekonstruktionen ausführt, kann man allerdings in der CT horizontal verlaufende Frakturen übersehen. MRT-Bilder sind für die Beurteilung begleitender Weichteilverletzungen, besonders von Rückenmark und Durasack, ideal geeignet.

Die routinemäßige Röntgenuntersuchung der *Lendenwirbelsäule* (LWS) beinhaltet eine a.-p. und seitliche Aufnahme sowie Schrägprojektionen und ergänzungsweise eingeblendete Zielaufnahmen des lumbosakralen Übergangs (L5–S1). Meist reicht die a.-p. Aufnahme zur Beurteilung traumatischer Veränderungen von Wirbelkörpern und Querfortsätzen aus; die Bandscheibenräume sind mit Ausnahme der lumbosakralen Bandscheibe in der Seitaufnahme gut dargestellt (Abb. 10-42). Dagegen werden die in der a.-p. Aufnahme orthograd tränenförmig erscheinenden Dornfortsätze und die Gelenkfacetten nicht gut abgebildet. In der a.-p. Aufnahme kann man eine charakteristische Form der Abschlußplatten der Wirbel L3–L5 beobachten: Normalerweise haben die Grundplatten die-

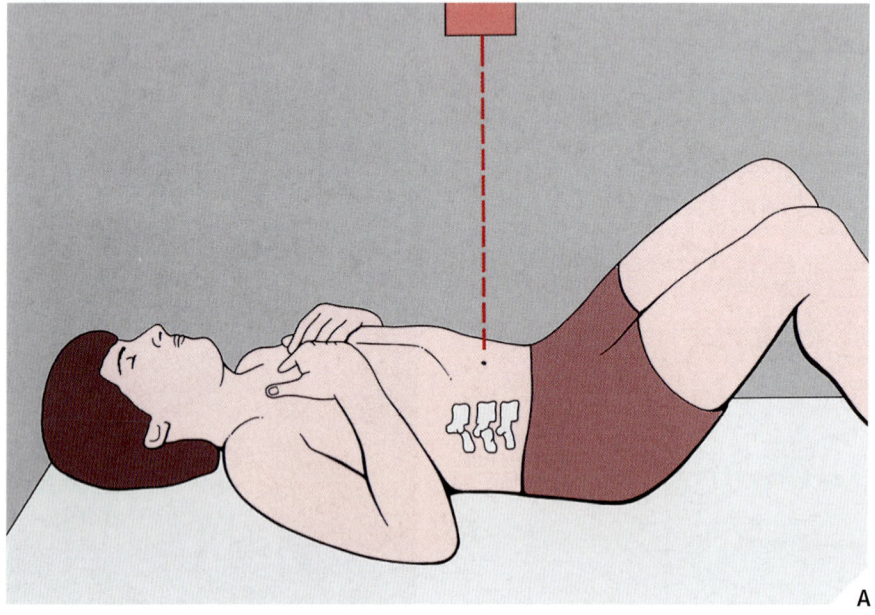

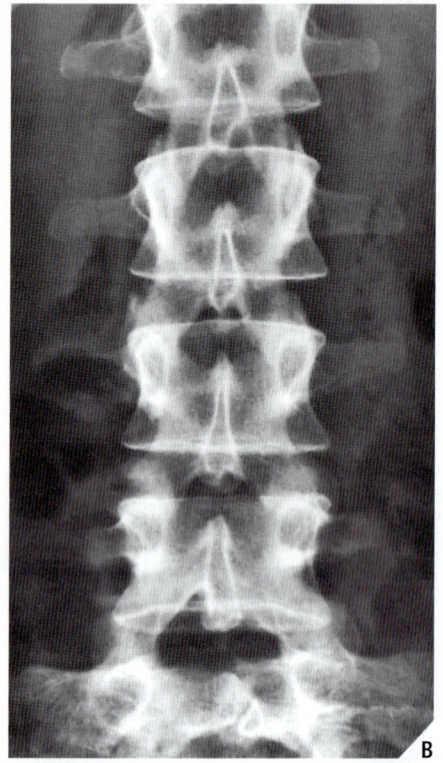

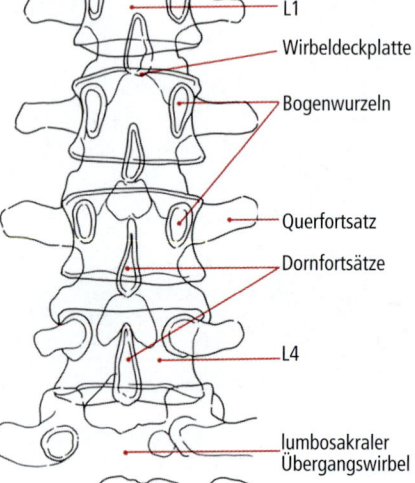

Abb. 10-42. A Zur a.-p. Aufnahme der Lendenwirbelsäule liegt der Patient mit dem Rücken auf dem Untersuchungstisch und hält die Knie zur Ausschaltung der physiologischen Lumballordose gebeugt. Der Zentralstrahl zeigt senkrecht in Höhe der Darmbeinkämme auf die Mitte des Abdomens. **B** Eine so eingestellte Aufnahme zeigt die Wirbelkörper, die Wirbelabschlußplatten und die Querfortsätze, auch lassen sich die Bandscheibenräume gut abgrenzen. Die Dornfortsätze sieht man en face in Form von Tränenfiguren; die ebenfalls en face getroffenen Bogenwurzeln projizieren sich als ovale dichte Ringe beidseitig auf die Wirbelkörper

ser Wirbel eine Form, die man mit einem „Amorbogen" verglichen hat (Abb. 10-43) und die bei Kompressionsfrakturen in diesem Wirbelsäulenbereich verlorengeht.

In der seitlichen Aufnahme der LWS sieht man die Wirbelkörper im Profil bei guter Darstellung der Deck- und Grundplatten (Abb. 10-44). Auch lassen sich Dornfortsatzfrakturen mit dieser Aufnahme gut beurteilen, ebenso wie Normabweichungen der Bandscheibenräume einschließlich der untersten Bandscheibe. Wie bei der Halswirbelsäule, so kann man auch hier Schrägaufnahmen der LWS anfertigen, und zwar im a.-p. oder p.-a. Strahlengang, wobei allerdings die p.-a. Projektion vorzuziehen ist (Abb. 10-45). Besonders aussagekräftig ist diese Aufnahme zur Darstellung der Facettengelenke, ferner zeigt sie eine Figur aus Elementen zweier Nachbarwirbel, die sog. Scotchterrierfigur (Abb. 10-45C,D), die Lachapèle als erster beschrieb.

Weiterführende Techniken kommen bei der Abklärung von LWS-Verletzungen häufig zum Einsatz. Wie bei den HWS- und BWS-Verletzungen, so liefern auch hier die konventionelle Tomographie und die CT wertvolle und ansonsten nicht zu erhaltende Informationen; die CT setzt man oft ein, um das Gesamtausmaß von Wirbelkörperfrakturen und Anomalien der beteiligten Bandscheiben abzuklären (Abb. 10-46). Darüber hinaus braucht man oft die Myelographie (Abb. 10-47) und die Diskographie (Abb. 10-48), die häufig in Verbindung mit der CT-Untersuchung durchgeführt werden (Myelo-CT; Abb. 10-49).

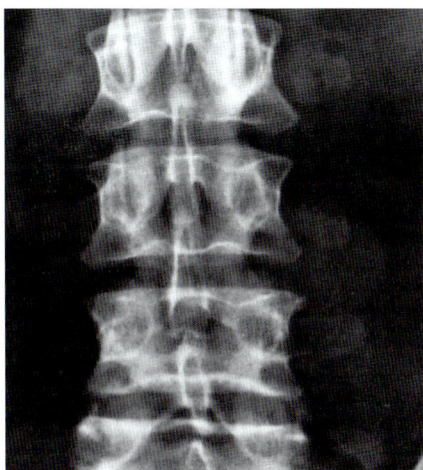
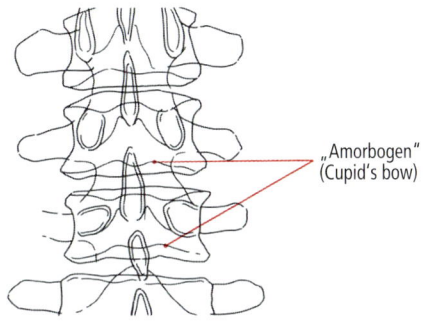

Abb. 10-43. Diese eingeblendete Zielaufnahme der LWS im a.-p. Strahlengang zeigt die charakteristische Form der Grundplatten von L3 und L4. Diese amorbogenartige Kontur geht bei den meisten Kompressionsfrakturen verloren

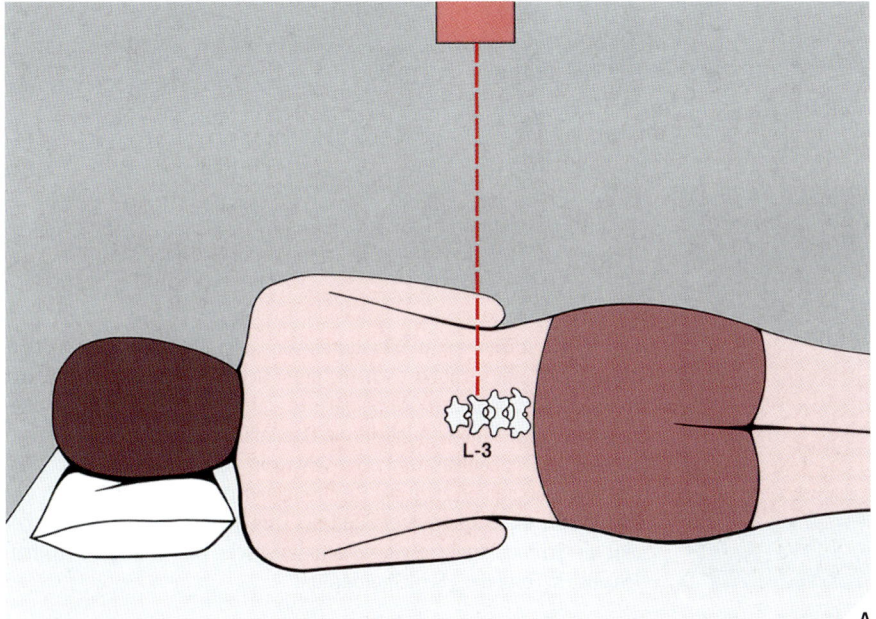
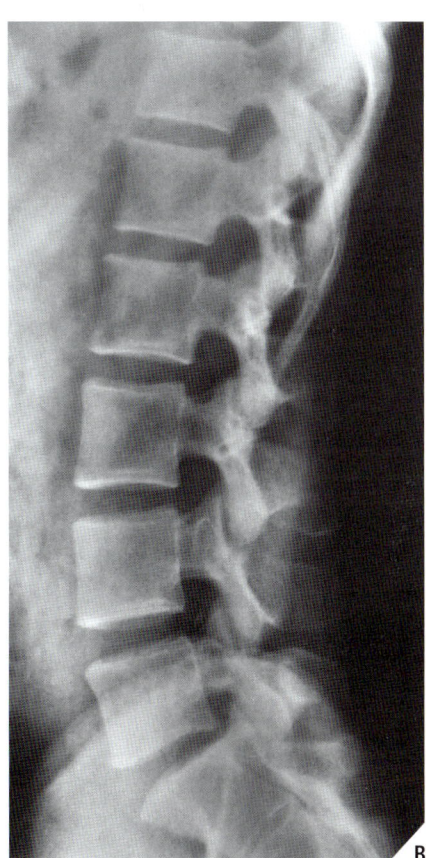

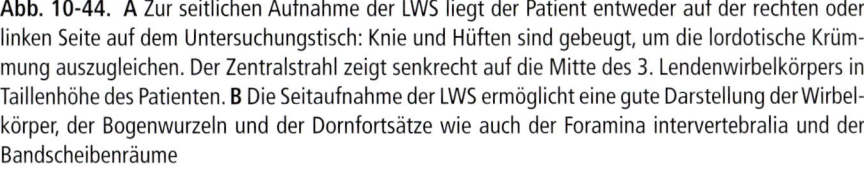

Abb. 10-44. A Zur seitlichen Aufnahme der LWS liegt der Patient entweder auf der rechten oder linken Seite auf dem Untersuchungstisch: Knie und Hüften sind gebeugt, um die lordotische Krümmung auszugleichen. Der Zentralstrahl zeigt senkrecht auf die Mitte des 3. Lendenwirbelkörpers in Taillenhöhe des Patienten. **B** Die Seitaufnahme der LWS ermöglicht eine gute Darstellung der Wirbelkörper, der Bogenwurzeln und der Dornfortsätze wie auch der Foramina intervertebralia und der Bandscheibenräume

TEIL II - Trauma

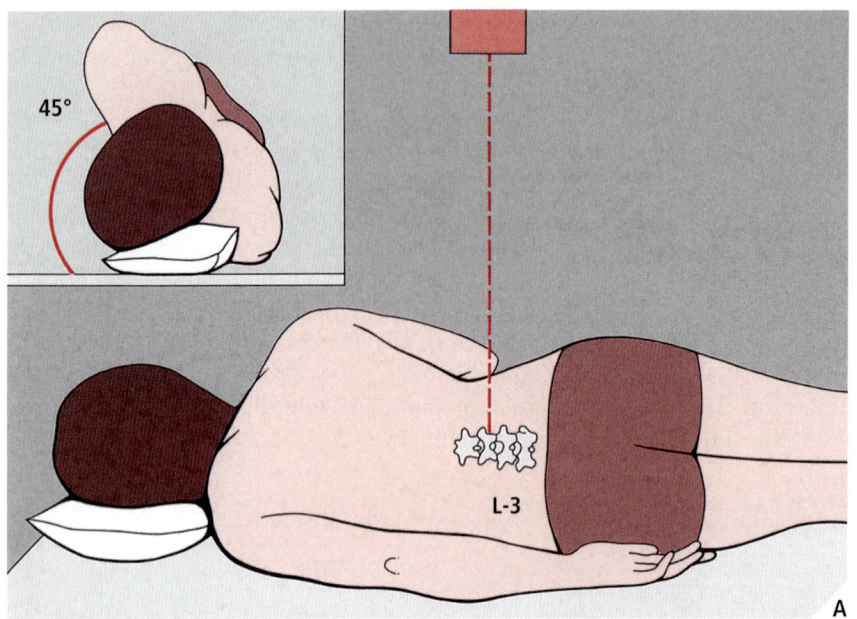

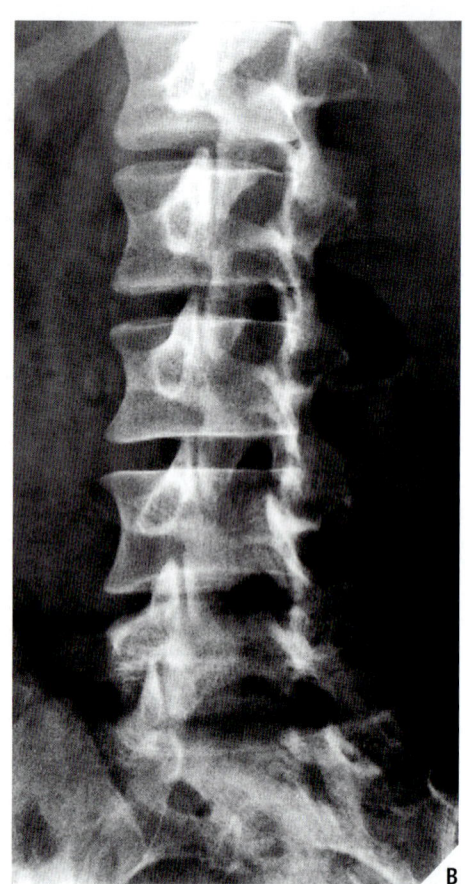

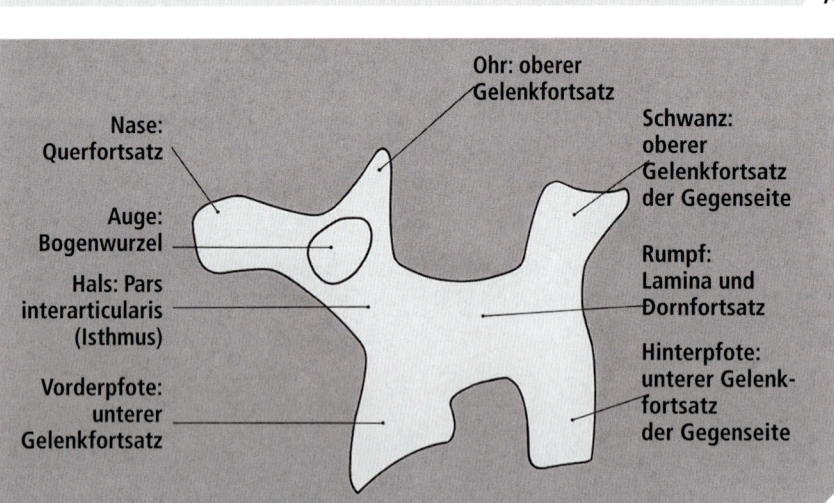

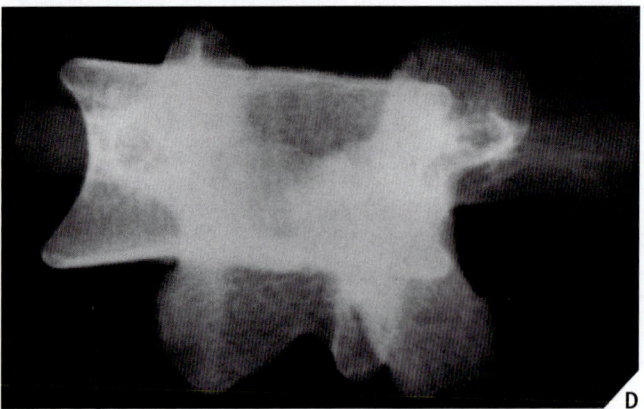

Abb. 10-45. A Für die p.-a. Schrägprojektion der LWS liegt der Patient seitlich auf dem Untersuchungstisch und dreht sich um 45° nach rechts, damit die rechtsseitigen kleinen Wirbelgelenke dargestellt werden. (Die Anhebung der linken Seite ermöglicht die Darstellung der linksseitigen Facettengelenke.) Der Zentralstrahl zeigt senkrecht auf die Mitte von L3. **B** Die p.-a. Schrägaufnahme zeigt die Facettengelenke, oberen wie unteren Gelenkfortsatz, die Bogenwurzeln und die Pars interarticularis. **C, D** Ferner zeigt die Schrägaufnahme eine charakteristische Anordnung der Wirbelelemente in Form der „Scotchterrierfigur"

Inzwischen wird die MRT häufig bei der Abklärung von Traumen an BWS und LWS eingesetzt. Meist erhält man Bilder mittels einer flachen, in ihrer Längsachse parallel zur Wirbelsäule ausgerichteten Oberflächenspule. Die Schichtdicke beträgt in der Sagittal- und der Axialebene an BWS und LWS jeweils 5 mm mit einem 1 mm breiten Zwischenraum, um Artefaktsignale aus Nachbarschichten zu mindern. Sagittale Bilder von BWS und LWS werden in T1-Gewichtung erstellt, in der Axialebene dagegen meist T1- und T2*-gewichtete Bilder mit Gradient-recalled-Echopulssequenzen (MPGR oder GRASS). Ähnlich der Aufnahmetechnik an der HWS, stellt sich der Liquor in den T1-gewichteten sagittalen Bildern signalarm, das Rückenmark dagegen in mittlerer Signalstärke dar. Das Mark der Wirbelkörper erkennt man signalreich, im Gegensatz hierzu die Bandscheiben mit einem mittelhohen Signal (Abb. 10-50A).

In T2-gewichteten Aufnahmen ist das Rückenmark signalarm bis mäßig signalgebend, dagegen der Liquor signalreich. Die Bandscheiben sind sowohl in T2- wie auch in T2*-Gewichtung (MPGR) stark signalgebend; das Knochenmark der Wirbelkörper erkennt man in T2-Aufnahmen mittelstark signalgebend, in T2*-MPGR- und GRASS-Aufnahmen signalarm (Abb. 10-50B).

Die Abbildungen in der Transversalebene zeigen die Lagebeziehung von Bandscheibe und Durasack zueinander. In T1-gewichteten Axialaufnahmen bieten Wirbelkörper, Bogenwurzel und Lamina sowie Quer- und Dornfortsätze ein starkes Signal, der Nucleus pulposus dagegen nur ein mittelstarkes und der Anulus fibrosus im Kontrast dazu ein niedriges Signal. Die Nervenwurzeln stellen sich signalschwach bis mittelstark dar, das sie umgebende Fett dagegen kontraststark signalreich (Abb. 10-50C). In T2-gewichteten Aufnahmen ist der Nucleus pulposus signalreich, dagegen der Anulus fibrosus wiederum signalarm. Die Nervenwurzeln erscheinen jetzt als signalarme Strukturen (Abb. 10-50D).

Eine tabellarische Zusammenfassung des bislang Erörterten findet sich in den Tabellen 10-1, 10-3 und 10-5 sowie in Abbildung 10-51.

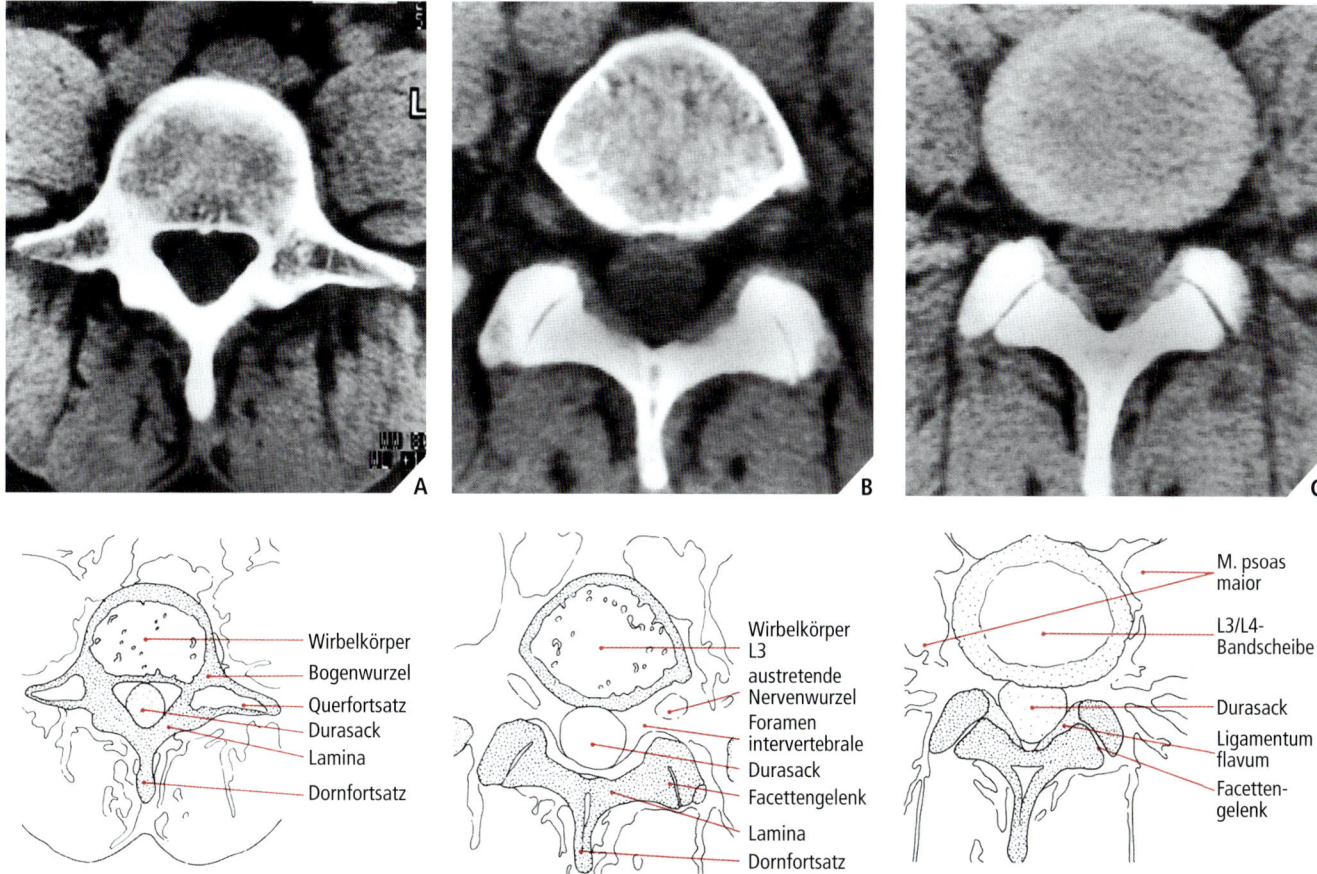

Abb. 10-46. A Ein CT-Schnitt durch den Wirbelkörper L3 zeigt in axialer Sicht die Bogenwurzeln, die Querfortsätze und die Wirbelbögen wie auch einen Querschnitt des Durasacks und den oberen Anteil des Dornfortsatzes. **B** In einem Schnitt durch die Basis des Foramen intervertebrale sieht man den kaudalen Anteil des Wirbelkörpers und des Dornfortsatzes. Zu beachten sind die kleinen Wirbelgelenke L3/L4. **C** In Höhe der Bandscheibe L3/L4 sind die Facettengelenke in voller Ausdehnung zu sehen, nun erkennt man auch den Dornfortsatz und die Wirbelbögen von L4. Man achte auch auf das Erscheinungsbild des Lig. flavum

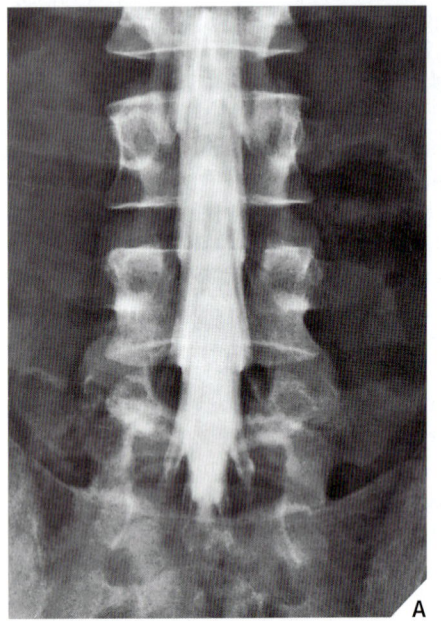
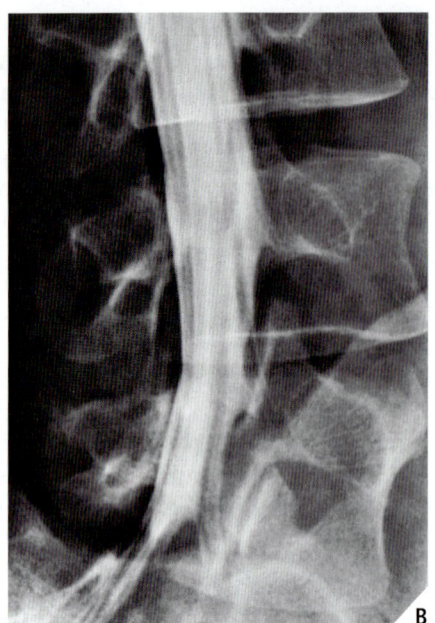
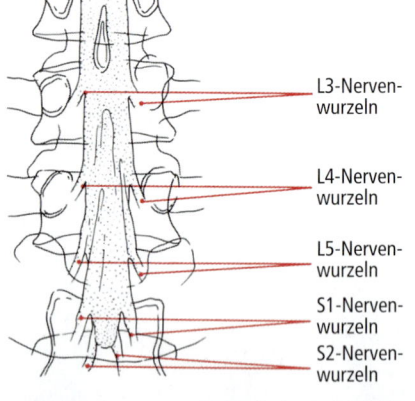
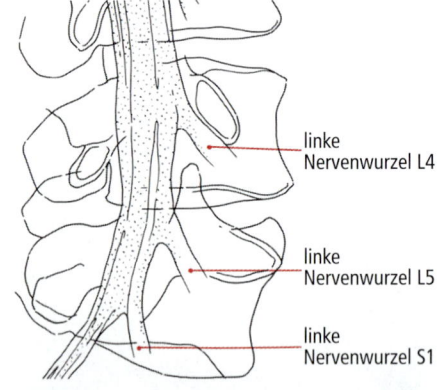
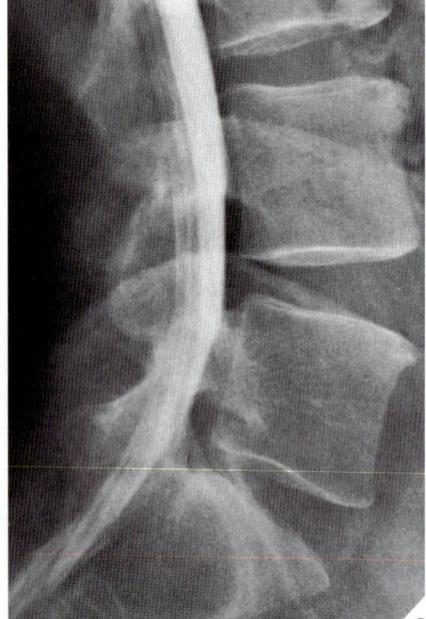
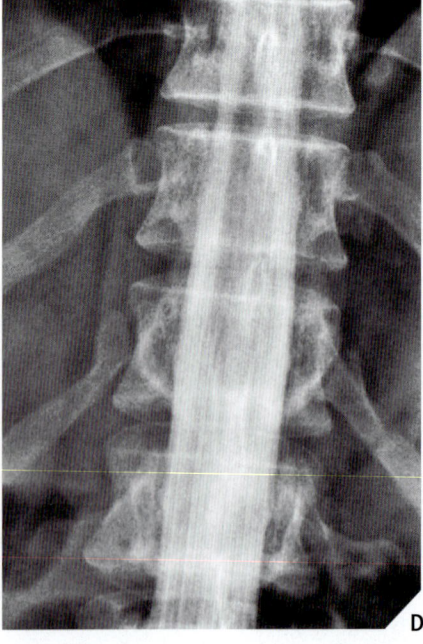
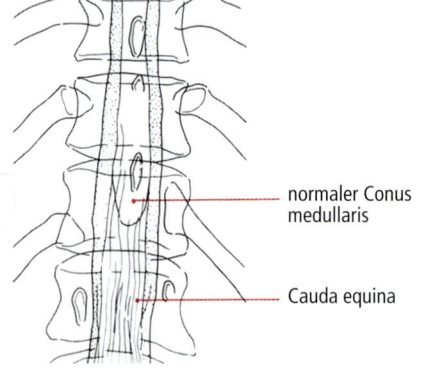

Abb. 10-47. Zur Myelographie der LWS liegt der Patient mit dem Bauch auf dem Untersuchungstisch. Die Punktionsstelle, meist in Höhe L3/L4 oder L2/L3, wird unter Durchleuchtung markiert. Dann wird eine 22-G-Kanüle in den Subarachnoidalraum eingebracht, wobei die freie Aspiration von Liquor die korrekte Lage anzeigt. Anschließend werden langsam 15 ml Iohexol oder Iopamidol mit einer Konzentration von 240 mg Jod/ml injiziert und Aufnahmen im p.-a. (**A**), im linken und im rechten schrägen (**B**) und im seitlichen Strahlengang quer über den Tisch (**C**) angefertigt. (Anm. d. Übersetzers: Auf speziellen Myelographietischen mit drehbaren Mulden wird der Patient bei vertikalem Zentralstrahl entsprechend um seine Längsachse gedreht.) In diesen normalen Aufnahmen sieht man, wie das KM den Subarachnoidalraum der Rückenmarkhüllen ausfüllt wie auch den Konusteil, den am weitesten distalen Teil des Subarachnoidalraums. Die Nervenwurzeln erscheinen symmetrisch beiderseits innerhalb der Kontrastmittelsäule. Ein geradliniger Füllungsdefekt stellt jeweils die Nervenwurzel in der KM-ausgefüllten Nervenscheide dar. Die Länge dieser Nervenwurzeltasche kann von Patient zu Patient variieren, doch sind bei einem Patienten alle Wurzeln etwa gleich lang. Zwingend ist es bei der myelographischen Untersuchung der Lumbalsegmente, auch Zielaufnahmen des thorakalen Segments in Höhe von Th10–Th12 anzufertigen (**D**), da Tumoren mit Sitz im Conus medullaris die klinischen Zeichen einer lumbalen Bandscheibenhernie vortäuschen können

Wirbelsäule 10

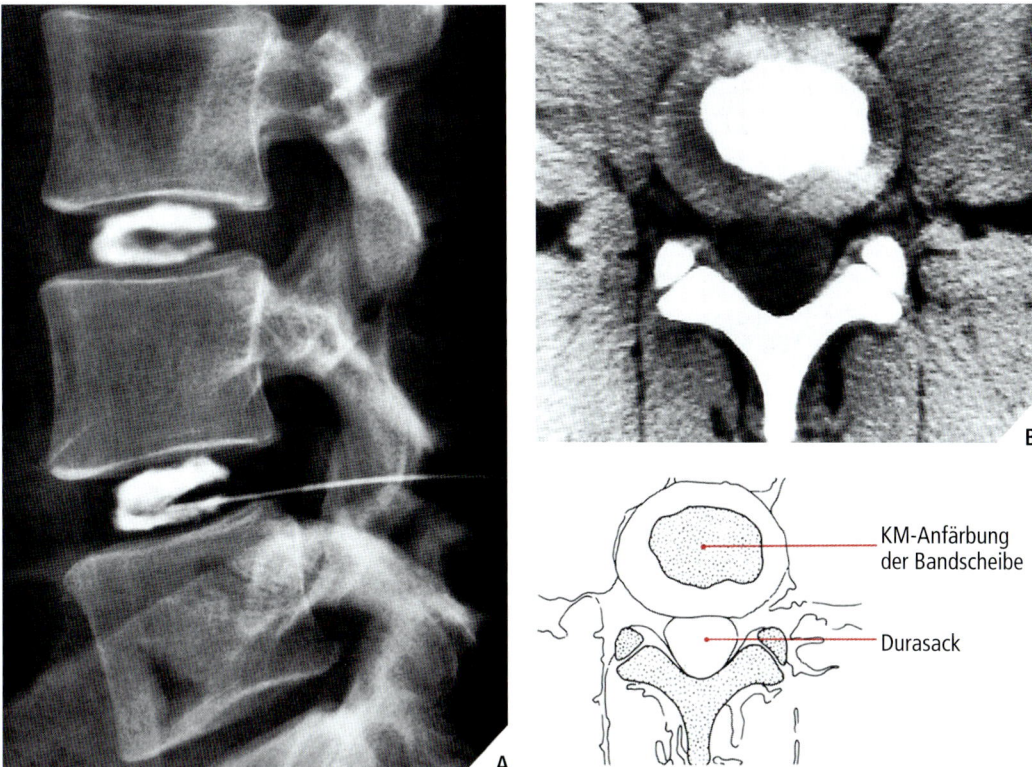

Abb. 10-48. Bei der Diskographie der LWS liegt der Patient auf dem Bauch; in Abhängigkeit von der jeweiligen Indikation wird die Einstichstelle markiert. Die Kanüle wird dann in das Zentrum des Nucleus pulposus vorgeführt, anschließend werden 2–3 ml Kontrastmittel injiziert. **A** Die Seitaufnahme einer normalen Diskographie zeigt das KM im Nucleus pulposus konzentriert und dessen Konturen innerhalb der Bandscheibe; solange die Nadel verbleibt, sollte kein KM austreten. **B** Ein CT-Schnitt in Höhe des Bandscheibenraums L3/L4 nach einer Diskographie zeigt das normale Bild dieser Struktur

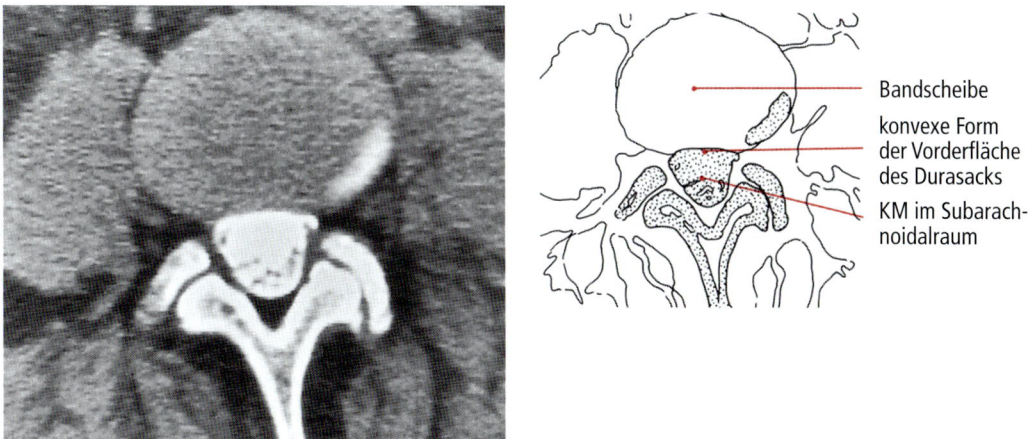

Abb. 10-49. Ein CT-Schnitt nach einer Myelographie zeigt das normale Erscheinungsbild des KM im Subarachnoidalraum. Zu beachten ist hier, daß die Bandscheibe nicht die Vorderfläche des Durasackes von ventral her imprimiert

TEIL II - Trauma

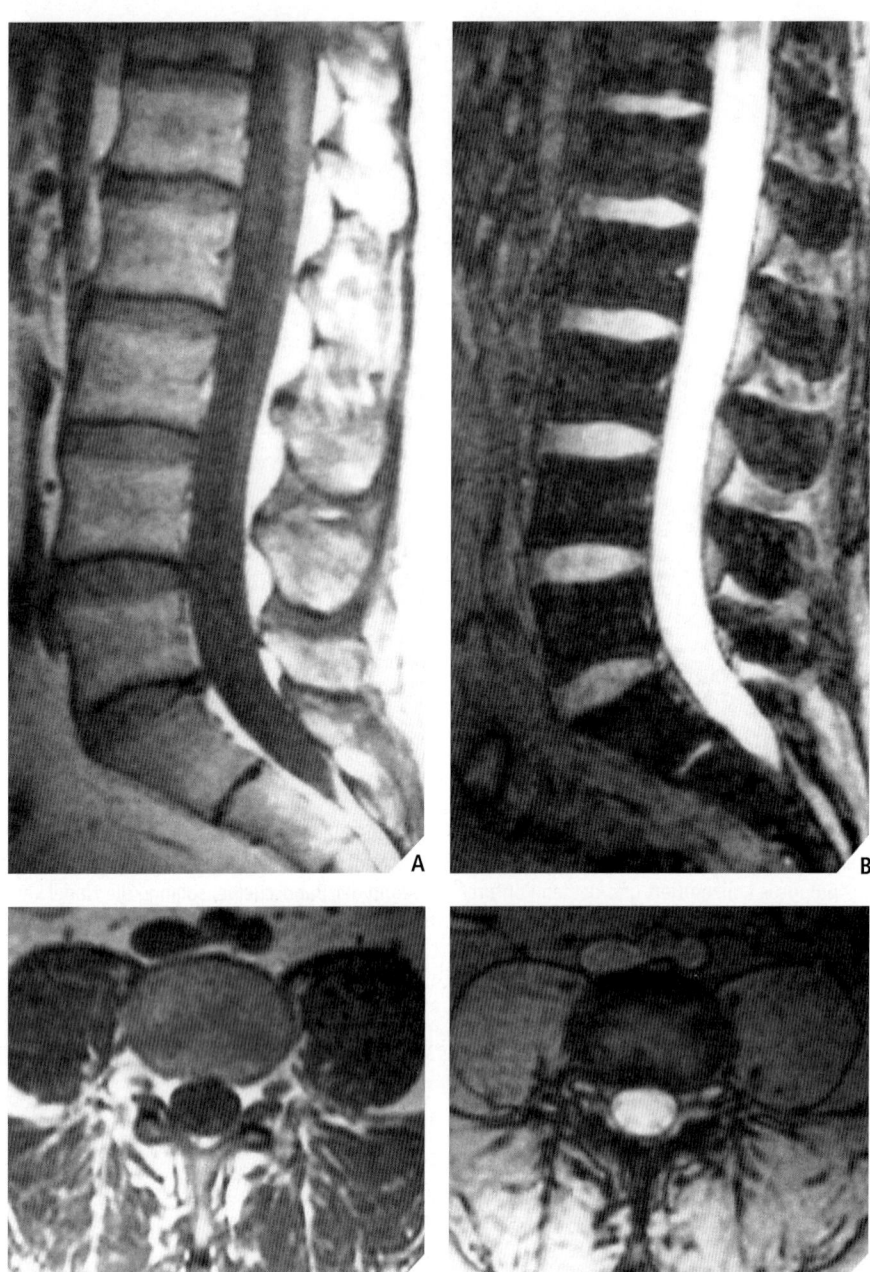

Abb. 10-50. Aussehen einer normalen LWS in der MRT. **A** In diesem median sagittalen T1w Spin-Echo-Schnittbild (TR 800/TE 20 ms) identifiziert man die Spitze des Conus medullaris in Höhe Th12/L1, umgeben von signalarmem Liquor cerebrospinalis. Das epidurale Fett bietet eine hohe Signalstärke; man sieht es dorsal am deutlichsten, doch erkennt man am lumbosakralen Übergang auch vorn etwas Fett. Wegen ihres hohen Wassergehalts stellen sich die Bandscheiben etwas signalarm dar. Die signalarmen Linien längs der Wirbelkörpervorder- und -rückfläche rühren von vorderem und hinterem Längsband sowie der Wirbelkörperkortikalis her. Diese Bänder überspannen ebenfalls Vorder- und Rückfläche der Bandscheiben. Die jeweils schmale schwarze Linie längs der Wirbelkörpergrundplatte und die helle längs der Deckplatte der einzelnen Wirbel beruhen auf einem „Chemical-shift"-Artefakt. **B** Ein median sagittaler T2w Gradientenechoschnitt (TR 1000/TE 12 ms; Flip-Winkel 22,5°) liefert ein Bild ähnlichen Aussehens wie das einer Myelographie, weil es hohe Graustufenkontraste hat. Der mit signalreichem Liquor gefüllte Rückenmarksack ist klar konturiert. Hinteres Längsband und Dura kontrastieren gut gegen das starke Signal des Wassers von Liquor und Bandscheiben. Das epidurale Fett hat ein nur niedriges bis mittelstarkes Signal, die Wirbelkörper zeigen gar nur ein sehr niedriges. Eine signalreiche, zentral-dorsal in Wirbelkörpermitte gelegene Spalte entsteht durch die Vv. basivertebrales. **C** Im axialen T1w Spin-Echo-Bild (TR 800/TE 20 ms) sind die Nervenwurzeln in den Foramina intervertebralia von signalstarkem Fettgewebe umgeben. Der ventrale Rand des Durasacks ist in Bandscheibenhöhe nach außen konvex, der Kanal selbst geräumig. Man erkennt deutlich die kleinen Wirbelgelenke in Form zweier signalarmer Bögen von Rindenknochen. **D** Ein axiales T2w Gradientenechoschnittbild (TR 1000/TE 12 ms; Flip-Winkel 22,5°) zeigt die signalarmen Nervenwurzeln der Cauda equina vom signalreichen Liquor umgeben. Der Vorderrand des Durasacks ist scharf begrenzt. Auch erscheinen die einzelnen Nervenwurzeltaschen in den Foramina intervertebralia etwas signalreicher. Man erkennt auch Signale aus dem Bandscheibenraum

Spektrum der radiologischen bildgebenden Verfahren zur Beurteilung von Verletzungen der Wirbelsäule*

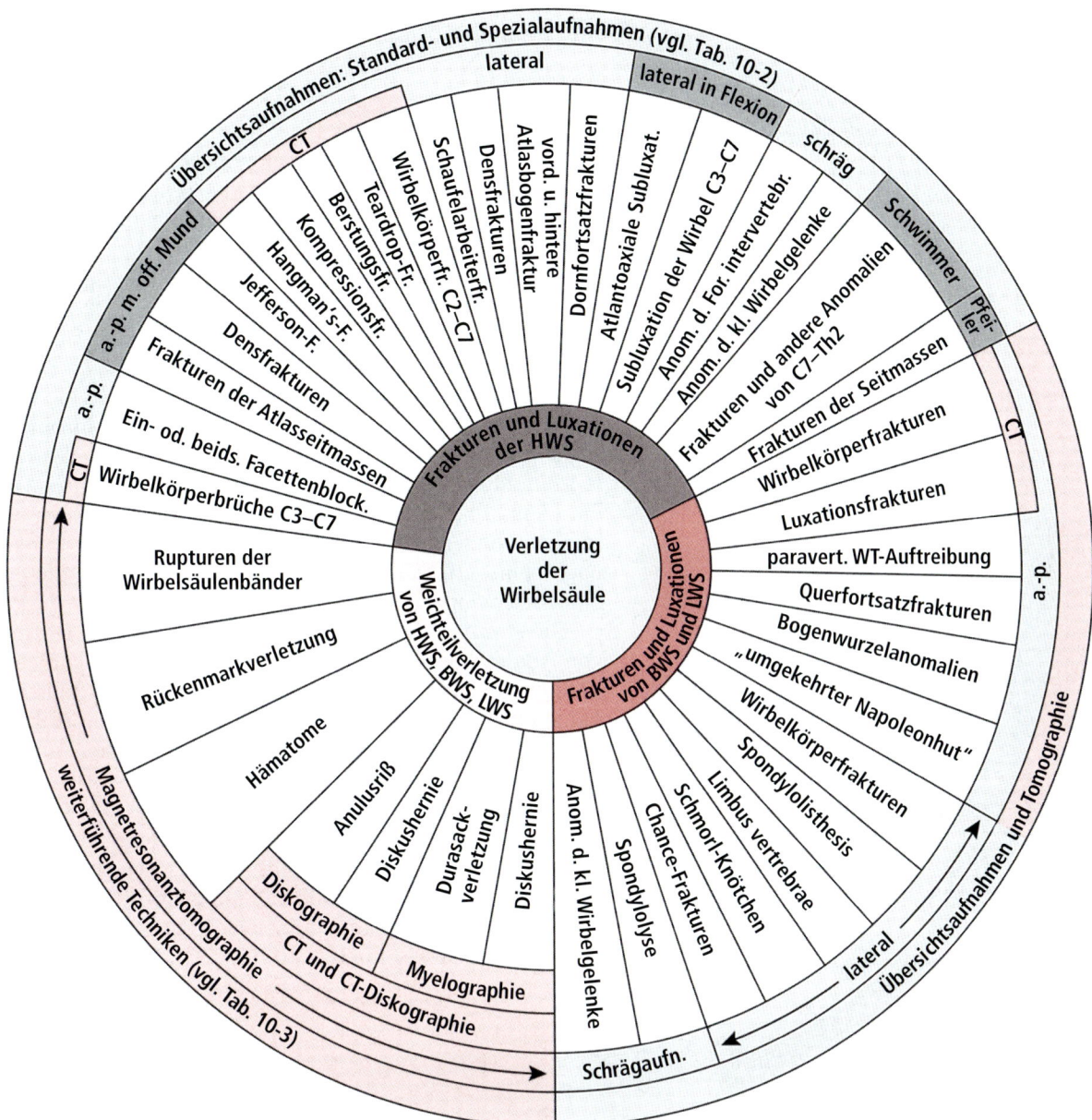

* Die im Schema angegebenen Röntgeneinstellungen und bildgebenden Verfahren sind nur diejenigen, die die jeweilige Verletzung am besten darstellen.

Abb. 10-51. Spektrum der radiologischen bildgebenden Verfahren zur Beurteilung von Wirbelsäulenverletzungen

TEIL II - Trauma

Verletzung der Brust- und Lendenwirbelsäule

Frakturen der Brust- und der Lendenwirbelsäule

Klassifikation

Frakturen an Brust- und Lendenwirbelsäule können Wirbelkörper sowie Wirbelbogen und auch Quer-, Dorn- und Gelenkfortsatz betreffen. Allgemein kann man diese nach dem Verletzungsmechanismus in Kompressions-, Berstungs-, Distraktions- (Chance- oder andere Sicherheitsgurtfrakturen) und Luxationsfrakturen einteilen.

Da in der Vergangenheit von zahlreichen Autoren unterschiedliche Einteilungen der thorakolumbalen Frakturen verwendet wurden, unterschieden sich auch die Berichte hinsichtlich Stabilität und Instabilität der einzelnen Bruchmuster. Denis führte 1983 das Konzept der 3-Säulen-Einteilung der akuten Verletzungen an BWS und LWS ein (Abb. 10-52). Die Bedeutung dieses Systems liegt in seinem Nutzen, die Stabilität verschiedener Frakturen nach dem Verletzungsort in einem oder mehreren dieser Säulenelemente zu bestimmen.

Die *vordere Säule* umfaßt die beiden vorderen Drittel von Anulus fibrosus und Wirbelkörper sowie das vordere Längsband. Die *mittlere Säule* beinhaltet das hintere Längsband sowie des hintere Drittel von Wirbelkörper und Anulus fibrosus. Die *hintere Säule* besteht aus dem hinteren Bänderkomplex, der nach der Definition von Holdsworth Lig. supraspinosum und infraspinosum, die Kapsel der Intervertebralgelenke, das Lig. flavum wie auch den hinteren Anteil des Neuralbogens umfaßt. Im allgemeinen sind Ein-Säulen-Brüche stabil und 3-Säulen-Brüche instabil; 2-Säulen-Brüche können je nach Verletzungsschwere stabil oder instabil sein (Tab. 10-6).

Tab. 10-5. Röntgenologische Standard- und Spezialaufnahmen zur Beurteilung einer BWS- und LWS-Verletzung*

Einstellung	Darstellung/Nachweis von
Anterior-posterior	• Frakturen von: – Wirbelkörper – Wirbelabschlußplatten – Bogenwurzeln – Querfortsätzen • Luxationsfrakturen • Anomalien der Bandscheibenräume • Paraspinale Raumforderung • Zeichen des „umgekehrten Napoleonhuts"
Seitliche Aufnahme	• Frakturen von: – Wirbelkörpern – Wirbelabschlußplatten – Bogenwurzeln – Dornfortsätzen • Chance-Fraktur (Sicherheitsgurtfrakturen) • Anomalien von: – Foramina intervertebralia – Bandscheibenräumen • Limbus vertebrae • Schmorl-Knötchen • Spondylolisthesis • Dornfortsatzzeichen (step-off)
Schrägaufnahme	• Anomalien von: – Facettengelenken (kleinen Wirbelgelenken) – Pars interarticularis • Spondylolyse • „Scotchterrierfigur"

* Weiterführende Abbildungstechniken s. Tab. 10-3.

Tab. 10-6. Grundtypen der Wirbelsäulenfrakturen und jeweils beteiligte Säulen

Frakturtyp	Betroffene Säule(n)		
	Vordere	Mittlere	Hintere
Kompressionsfraktur	Kompression	Keine	Keine oder Distraktion (bei schweren Frakturen)
Berstungsfraktur	Kompression	Kompression	Keine oder Distraktion
Chance-Fraktur	Keine oder Kompression	Distraktion	Distraktion
Luxationsfraktur	Kompression und/oder Rotation, Scherung	Distraktion und/oder Rotation, Scherung	Distraktion und/oder Rotation, Scherung

Aus Montesano PX, Benson DR, 1991; mit freundlicher Erlaubnis

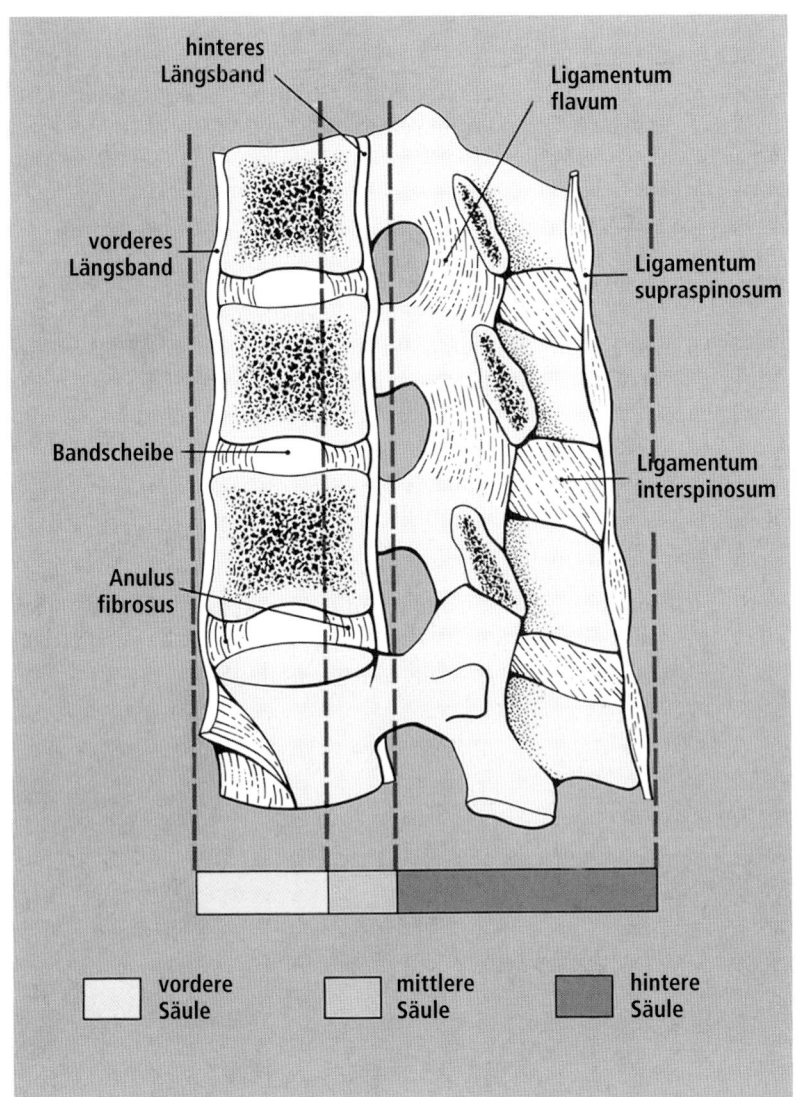

Abb. 10-52. Das 3-Säulen-Konzept ist bei der Bestimmung der Stabilität von Verletzungen der BWS und der LWS von Nutzen. Frakturen, an denen alle 3 Säulen beteiligt sind, sind instabil; solche, die nur eine Säule betreffen, stabil. (Nach Denis F, 1983; mit freundlicher Erlaubnis)

Kompressionsfrakturen

Sie kommen meist durch eine Flexion nach vorne oder zur Seite zustande und bedeuten das Versagen der vorderen Säule unter einer Gewalteinwirkung; die mittlere Säule bleibt dabei intakt und wirkt als Scharnier, selbst wenn die hintere Säule in schweren Fällen teilweise versagt hat. Die normalen Übersichtsaufnahmen von BWS und LWS reichen aus, um diese Verletzung nachzuweisen, nur manchmal braucht man die konventionelle Tomographie, um das Gesamtausmaß der Fraktur oder unsichtbare Bruchmerkmale zu bestimmen. Die a.-p. Aufnahme zeigt eine Vorwölbung der seitlichen Wirbelkörperkortikalis nahe an der beteiligten Wirbelendplatte zusammen mit einer Höhenabnahme des Wirbelkörpers. Bei den Seitneigungsverletzungen kann die Kompressionskraft zu einer lateral keilförmigen Deformierung des Wirbelkörpers führen. Bei nur sehr leichten Fällen kann man als Schlüssel zur Diagnose eine umschriebene Vorwölbung der paraspinalen Linie infolge von Ödem oder Blutung sehen. Man sollte aber daran denken, daß dieser Befund auch eine pathologische Fraktur bei Wirbelsäulenmetastasen darstellen kann. In der Seitaufnahme erkennt man eine einfache Wirbelkörperkompressionsfraktur an der Höhenabnahme des vorderen Wirbelkörperanteils, während die Höhe des hinteren Anteils und die Wirbelhinterkante erhalten bleiben (Abb. 10-53).

TEIL II - Trauma

Berstungsfrakturen

Eine Berstungsfraktur ist die Folge des Zusammenbruchs der vorderen und der mittleren Säule nach axialen Kompressionskräften oder die Kombination einer axialen Kompression mit Rotation, Ventral- oder Lateralflexion. Die a.-p. und Seitaufnahme von BWS und LWS stellen diese Frakturen meist hinreichend gut dar. Die a.-p. Aufnahme zeigt im typischen Fall eine vertikale Laminafraktur und eine Vergrößerung des Abstands der beiden Bogenwurzeln zueinander sowie eine Schrägneigung der hinten gelegenen Facette. In der Seitaufnahme führt die Fraktur des hinteren Wirbelkörperanteils zu dessen Höhenabnahme. Oft liegt ein Trümmerbruch vor, bei dem Fragmente nach hinten in den Spinalkanal eingetrieben werden, die dann den Durasack komprimieren. Deshalb ist bei der Abklärung von Berstungsbrüchen die CT eine ganz wesentliche Untersuchung (Abb. 10-54A–C); auch können MRT (Abb. 10-54D,E) oder die Myelographie (Abb. 10-55) erforderlich werden, um den Kompressionsort zu lokalisieren und das Ausmaß der Durasackkompression aufzuzeigen.

Chance-Frakturen

Die ursprünglich von G. Q. Chance beschriebene Fraktur ist eine Distraktionsverletzung der LWS und wird wegen ihrer Häufigkeit bei Verkehrsunfällen, bei denen Personen verletzt werden, die nur einen queren Beckengurt tragen, auch die „Sicherheitsgurtfraktur" genannt. Die akute Vorwärtsneigung der Wirbelsäule über einen rückhaltenden Beckengurt hinweg führt bei einer plötzlichen Bremsung dazu, daß die Wirbelsäule oberhalb des Gurts nach vorne gerissen und so vom darunter gelegenen, durch den Gurt fixierten Anteil auseinandergezerrt wird. Die klassische Chance-Fraktur ist ein horizontaler Wirbelbruch, der im Dornfortsatz oder in der Lamina beginnt und dann ohne Bänderschädigung weiter durch Bogenwurzeln und Wirbelkörper verläuft. Konstantes Zeichen ist eine Querfraktur ohne Fehlstellung oder Subluxation (Abb. 10-56 u. 10-57). Auch kann der Querfortsatz horizontal brechen, und manchmal liegt zudem eine Kompression des vorderen Wirbelkörperanteils vor. Die Chance-Fraktur ist eher stabil, weil die obere Hälfte des Neuralbogens fest mit dem

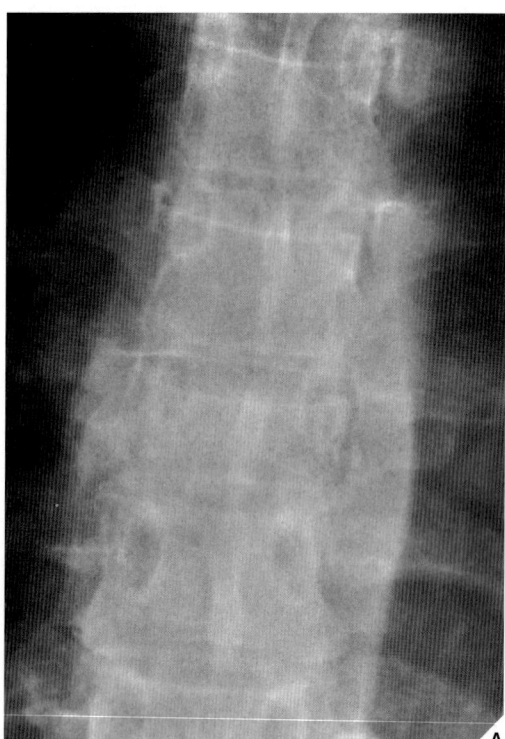
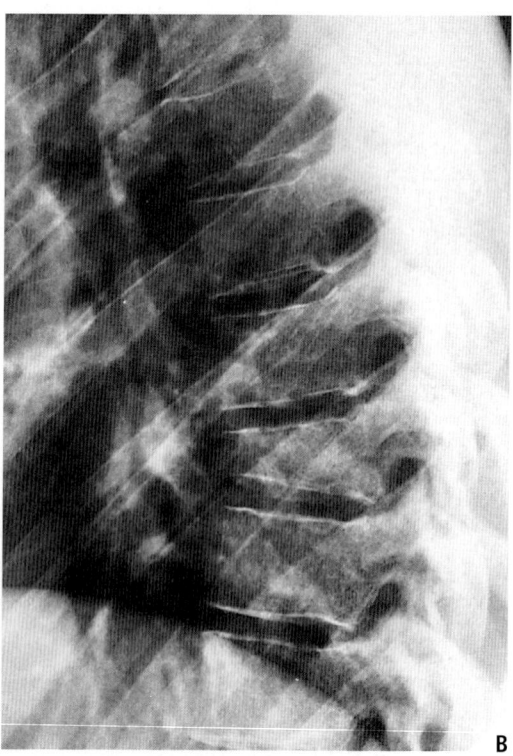

Abb. 10-53. Die 48jährige Frau fiel von der Leiter herab und verletzte sich den Rücken. **A** Die a.-p. Aufnahme der Brustwirbelsäule zeigt eine Höhenabnahme von BWK8 infolge einer Kompressionsfraktur. Beachten Sie die umschriebene Verbreiterung der paraspinalen Linie durch Blutung und Ödem. **B** Die Seitaufnahme zeigt eine vordere Keilwirbelform. Die hintere Wirbellinie ist dabei jedoch intakt. Es liegen hier die Merkmale einer einfachen Kompressionsfraktur mit alleiniger Beteiligung der vorderen Säule vor

Wirbelsäule 10

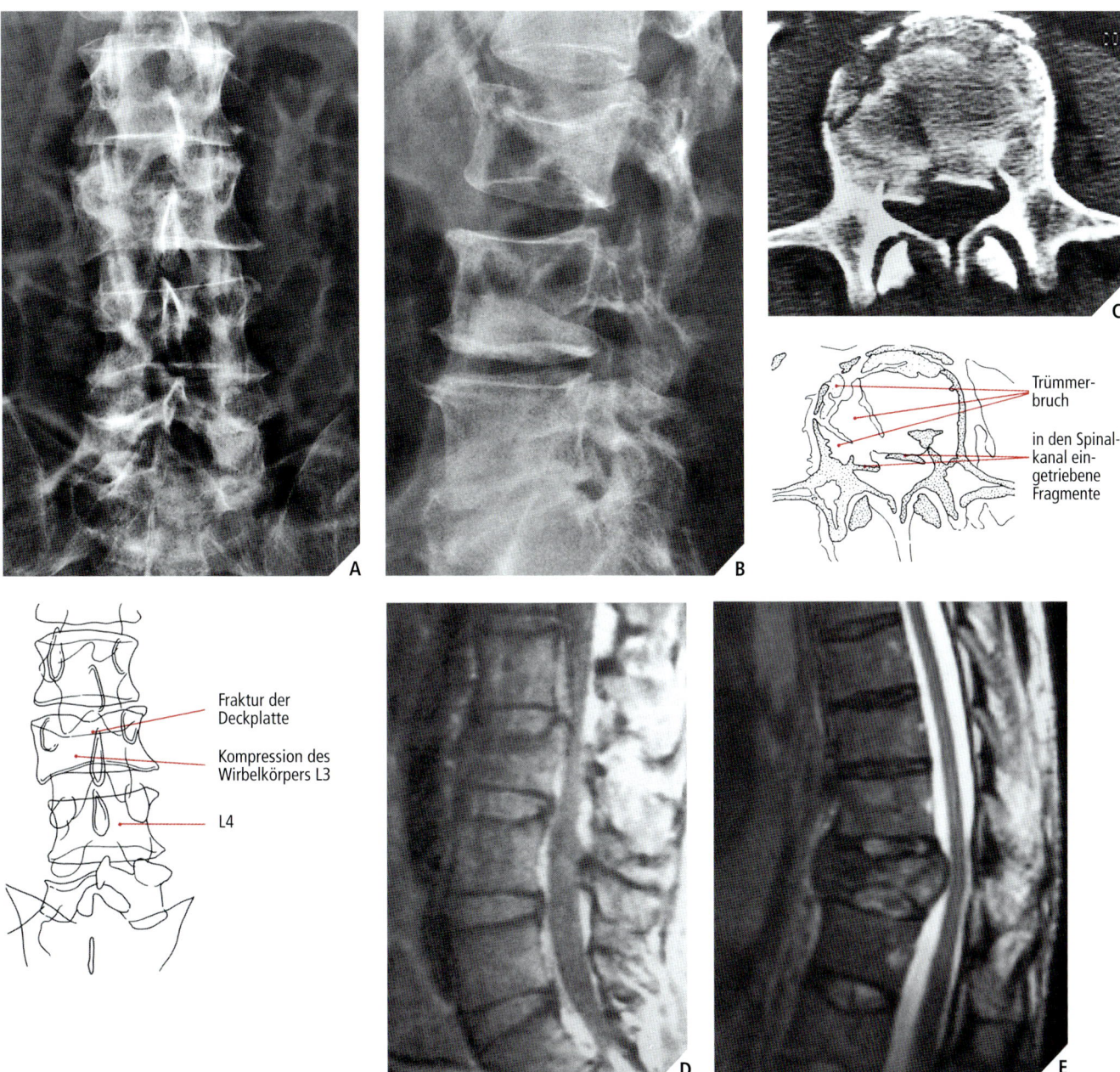

Abb. 10-54. Der 56jährige Seemann fiel auf einem Schiff von einer 20 m hohen Leiter herunter. **A, B** Die a.-p. und die Seitaufnahme der LWS zeigen eine Berstungsfraktur des LWK3. Beachten Sie die vermehrte Distanz der Bogenwurzeln in der a.-p. Aufnahme zueinander, das Leitzeichen einer Berstungsfraktur. **C** Hingegen nimmt man die Verletzungsschwere in einem CT-Schnitt durch LWK3 wahr. Es handelt sich um einen Trümmerbruch mit Verlagerung von 2 Fragmenten in den Spinalkanal hinein, mit einer Kompression des Durasacks und den Zeichen einer Beteiligung von vorderer und mittlerer Säule. **D** Bei einem anderen Patienten mit einer LWK3-Berstungsfraktur zeigt das sagittale MRT-Schnittbild (SE, TR 800/TE 20 ms) die Verschiebung der mittleren Säule nach hinten mit Kompression des Durasacks. **E** Ein sagittales T2w MRT-Bild eines weiteren Patienten, eines 58jährigen Mannes, der vom Dach eines 2stöckigen Hauses gefallen war, zeigt das typische Aussehen einer Berstungsfraktur des LWK11. Man beachte die Kompression des Durasacks

darüber liegenden Wirbel und die untere Hälfte mit dem darunter gelegenen Wirbel verbunden bleiben. Seit der Erstbeschreibung dieses Bruches wurde über 3 weitere Formen der Sicherheitsgurtfraktur berichtet, die verschiedene Schweregrade einer Bänder- und Bandscheibenzerrung beinhalten (Abb. 10-58 u. 10-59). Nach dem 3-Säulen-Konzept der BWS- und LWS-Verletzungen von Denis sind diese letzteren Formen im wesentlichen das Ergebnis eines Versagens der hinteren und der mittleren Säule, wobei die vordere Säule intakt bleibt und als Scharnier dient. Diese Verletzungen können je nach deren Ausdehnung und Schwere stabil oder auch instabil sein.

TEIL II - Trauma

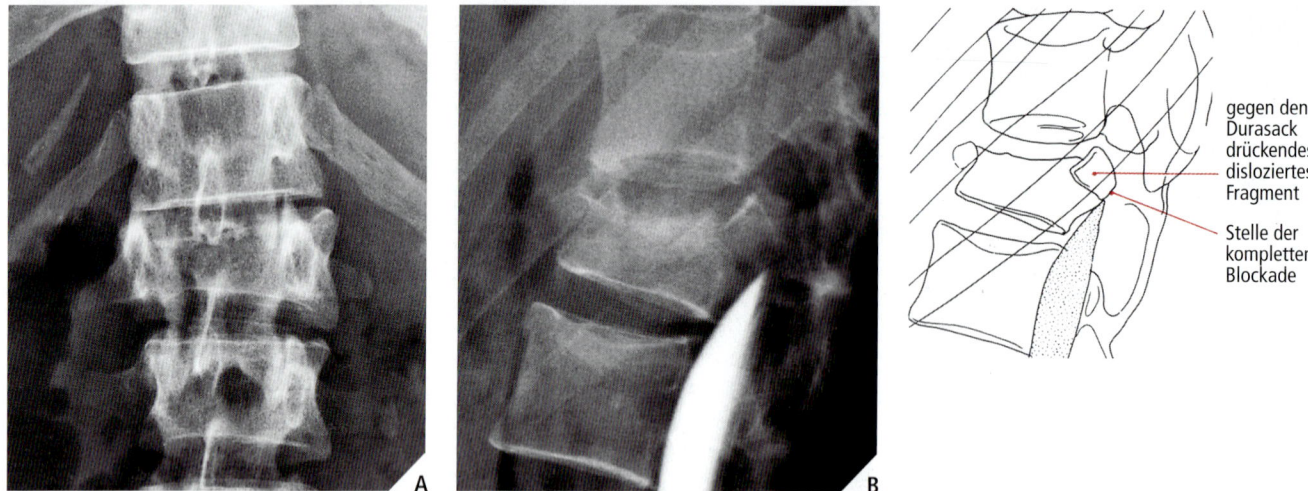

Abb. 10-55. Eine 28jährige Frau landete beim Fallschirmspringen auf dem Rücken. Sie entwickelte eine Hemiplegie und wurde inkontinent. **A** Die a.-p. Aufnahme der LWS zeigt eine Berstungsfraktur von L1. **B** Die Seitaufnahme bei der Myelographie zeigt einen kompletten Abbruch der Kontrastmittelsäule in Frakturhöhe durch ein kleines knöchernes Fragment, das gegen den Durasack drückt

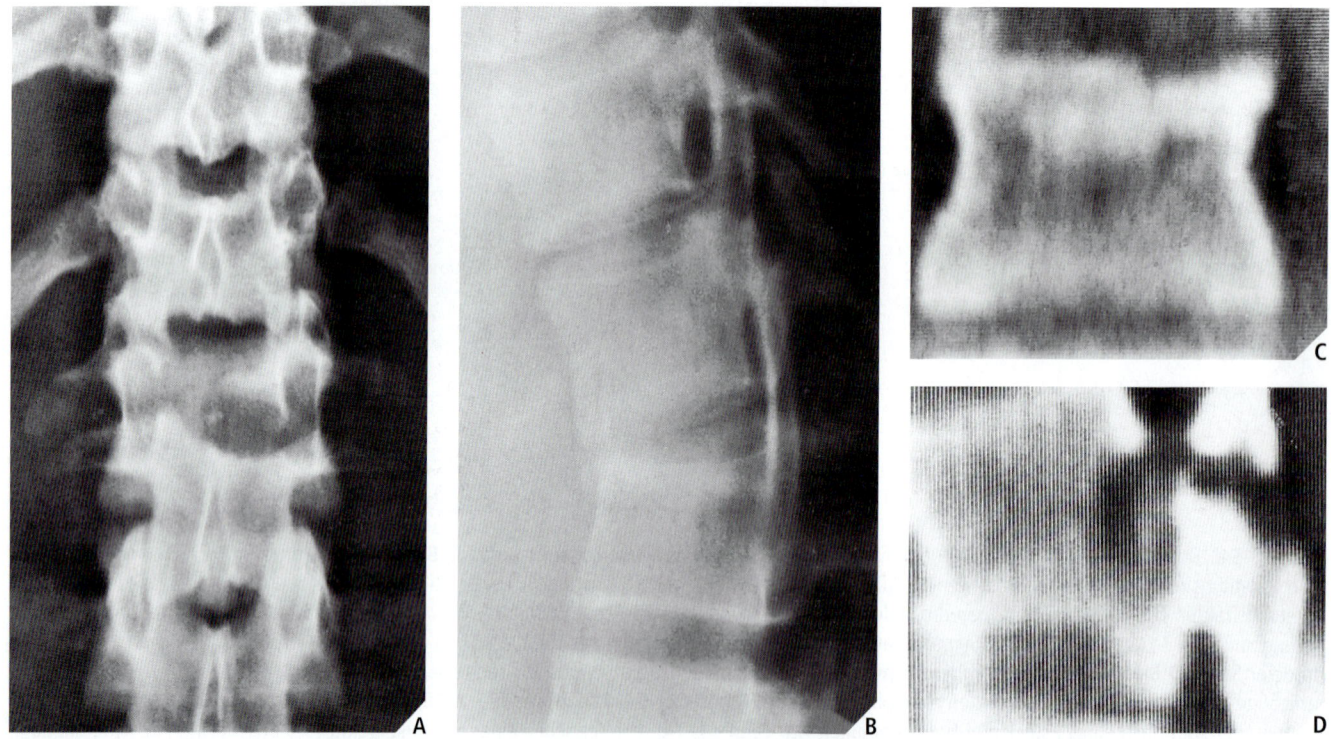

Abb. 10-56. Eine 30jährige Frau erlitt bei einem Frontalzusammenstoß zweier Pkw eine Verletzung der unteren Wirbelsäule; sie hatte einen Beckengurt angelegt. **A, B** Das a.-p. und das seitliche Tomogramm der LWS zeigen eine Fraktur des 1. LWK mit Übergreifen auf die Lamina und den Dornfortsatz (Chance-Fraktur). **C, D** Koronare und sagittale CT-Rekonstruktionen bestätigen diesen konventionellen tomographischen Befund. (Wiedergabe mit freundlicher Genehmigung von Dr. D. Faegenburg, Mineola, New York)

Wirbelsäule 10

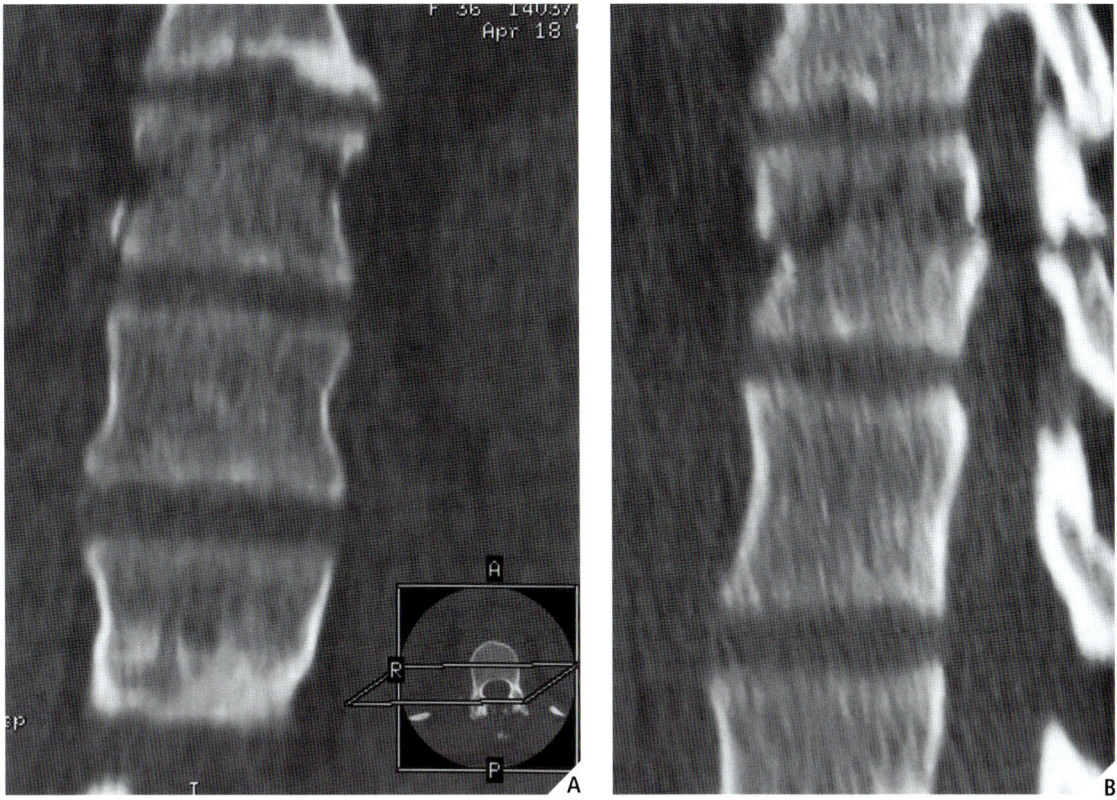

Abb. 10-57. Die 36 Jahre alte Frau erlitt eien Verkehrsunfall; sie hatte nur einen queren Beckensicherheitsgurt ohne Schultergürtelanteil angelegt.
A, B Koronare und sagittale CT-Rekonstruktion zeigen eine typische Chance-Fraktur (One-level-Form) durch den 2. Lendenwirbelkörper

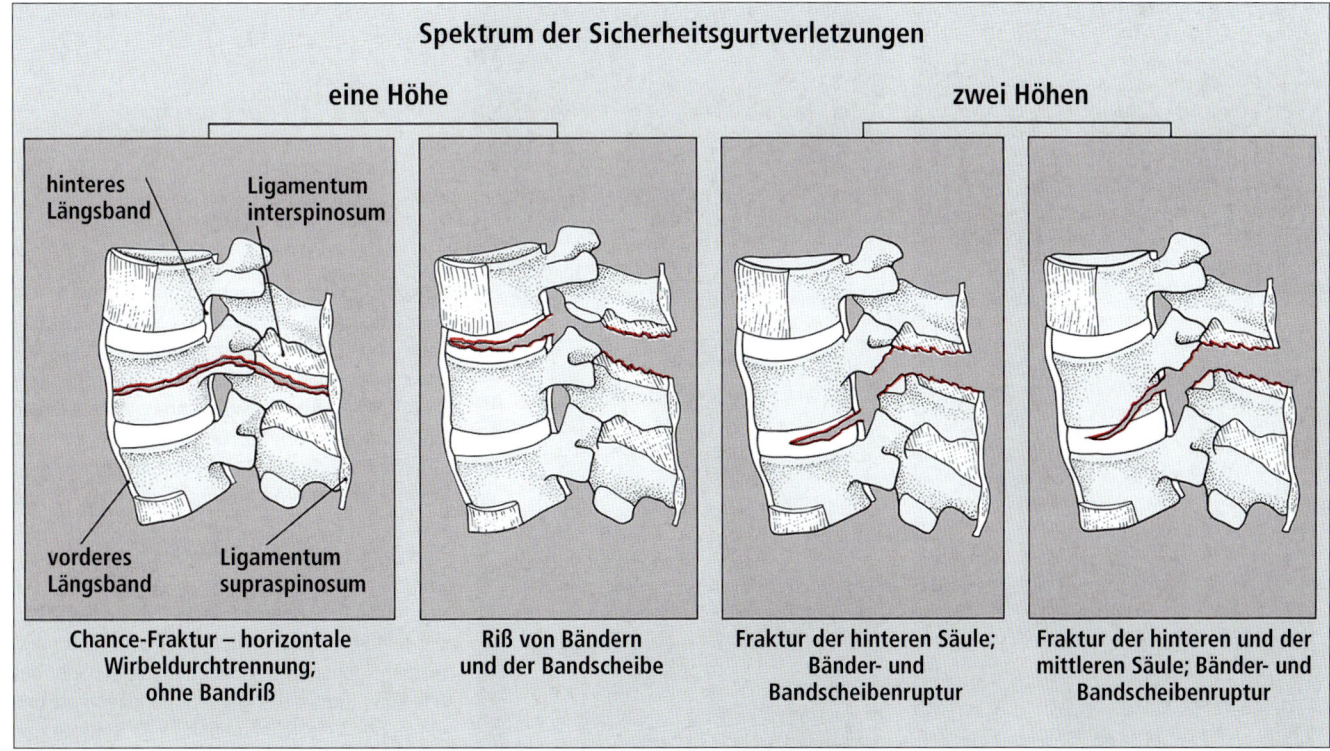

Abb. 10-58. Das Spektrum der Sicherheitsgurtverletzungen mit Beteiligung der Lendenwirbelsäule

TEIL II - Trauma

Luxationsfrakturen

Diese kommen durch verschiedene Kräfte zustande – Flexion, Rotation, Distraktion oder sagittale (a.-p. oder p.-a.) Scherkräfte –, die einzeln oder in Kombination auf die Wirbelsäule einwirken, und führen zum Versagen aller 3 Säulen (Abb. 10-60), womit sie folglich instabile Frakturen sind und meistens mit ernsthaften neurologischen Komplikationen einhergehen.

Beim *Flexions-Rotations-Typ* dieser Verletzung werden mittlere und hintere Säule vollständig zerrissen; die vordere Säule kann eine leichte vordere Keilform aufweisen. Die Seitaufnahme zeigt dann auch die Subluxation oder Luxation bei gleichzeitiger Vergrößerung des Abstands zwischen den Dornfortsätzen (Abb. 10-61). Die Wirbelkörperhinterfläche kann intakt bleiben, wenn sich die Luxation in Höhe der Bandscheibe abgespielt hat. Die a.-p. Aufnahme braucht dabei durchaus nicht diagnostisch beweisend zu sein, doch zeigt sie manchmal eine fehlgestellte Fraktur des oberen Gelenkfortsatzes auf einer Seite, die dann das Versagen der hinteren Säule unter der Rotationskraft verrät.

Beim *Aschertyp* der Luxationsfrakturen zerreißen alle 3 Säulen einschließlich des vorderen Längsbands. Kennzeichnend für die *dorsoventrale* Variante ist die Ventralverschiebung des Wirbelsegments oberhalb des Ascherpunkts gegenüber dem darunter gelegenen Wirbel; die Wirbelkörper sind dabei intakt und weder vorn noch hinten höhengemindert. Dagegen sind in aller Regel die hinteren Wirbelelemente, also Lamina, Gelenkfacetten und Dornfortsatz, in mehreren Höhen gebrochen (Abb. 10-62). Bei der *ventrodorsalen* Ascherung ist das Wirbelsäulensegment oberhalb der Ascherhöhe gegenüber dem darunter gelegenen Wirbel nach dorsal verschoben (Abb. 10-63); ein Dornfortsatzbruch kann dann diese Verletzung begleiten.

Die Luxationsfraktur vom *Flexions-Distraktions-Typ* ähnelt den Sicherheitsgurtverletzungen und erfaßt die hintere und die mittlere Säule (Abb. 10-64; vgl. Abb. 10-58). Im Gegensatz zu ersteren Verletzungen ist hier jedoch der gesamte Anulus fibrosus zerrissen, was die Luxation oder Subluxation des oberen Wirbels gegenüber dem unteren ermöglicht.

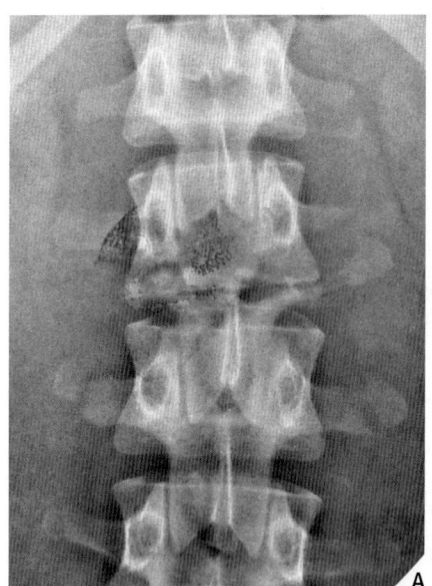
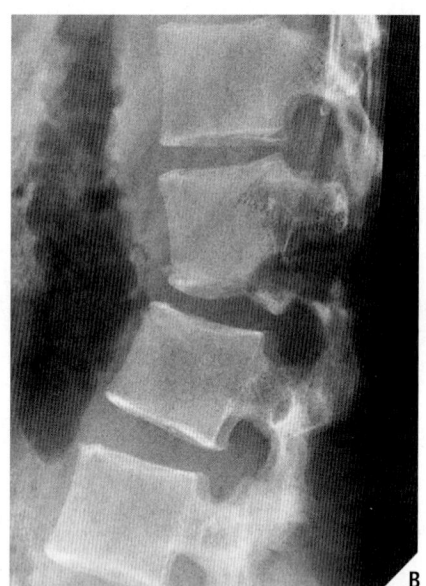
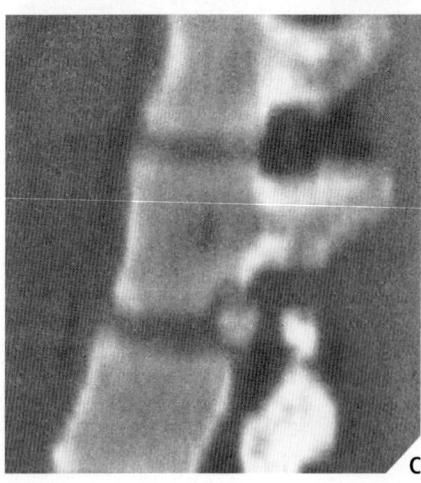
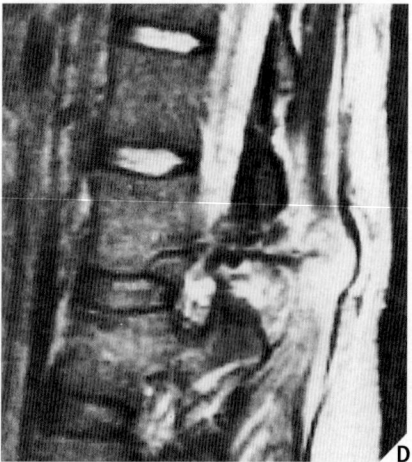

Abb. 10-59. Eine 21jährige Frau erlitt bei einem Autounfall eine Verletzung der Lendenwirbelsäule. **A** Die a.-p. Aufnahme der LWS zeigt eine horizontale Spalte im 2. Lendenwirbelkörper. Auffällig sind die Abstandsvermehrung zwischen den Bogenwurzeln von L2 und L3 sowie mehrere Querfortsatzbrüche. **B** Die Seitaufnahme zeigt einen kyphotischen Knick im Segment L2/L3 und eine Schrägfraktur mit einer Ausdehnung vom unteren hinteren Anteil von LWK2 zum Wirbelbogen und den hinteren Wirbelanhangsgebilden. **C** Die sagittale CT-Rekonstruktion zeigt dann die Fraktur der hinteren Wirbelelemente besser. **D** Das paramedian sagittale Kernspintomogramm bietet das Bild einer Ruptur des hinteren Bandapparats und ein großes Weichteilhämatom. Diese Befunde sind typisch für eine Sicherheitsgurtverletzung vom 2-Höhen-Typ

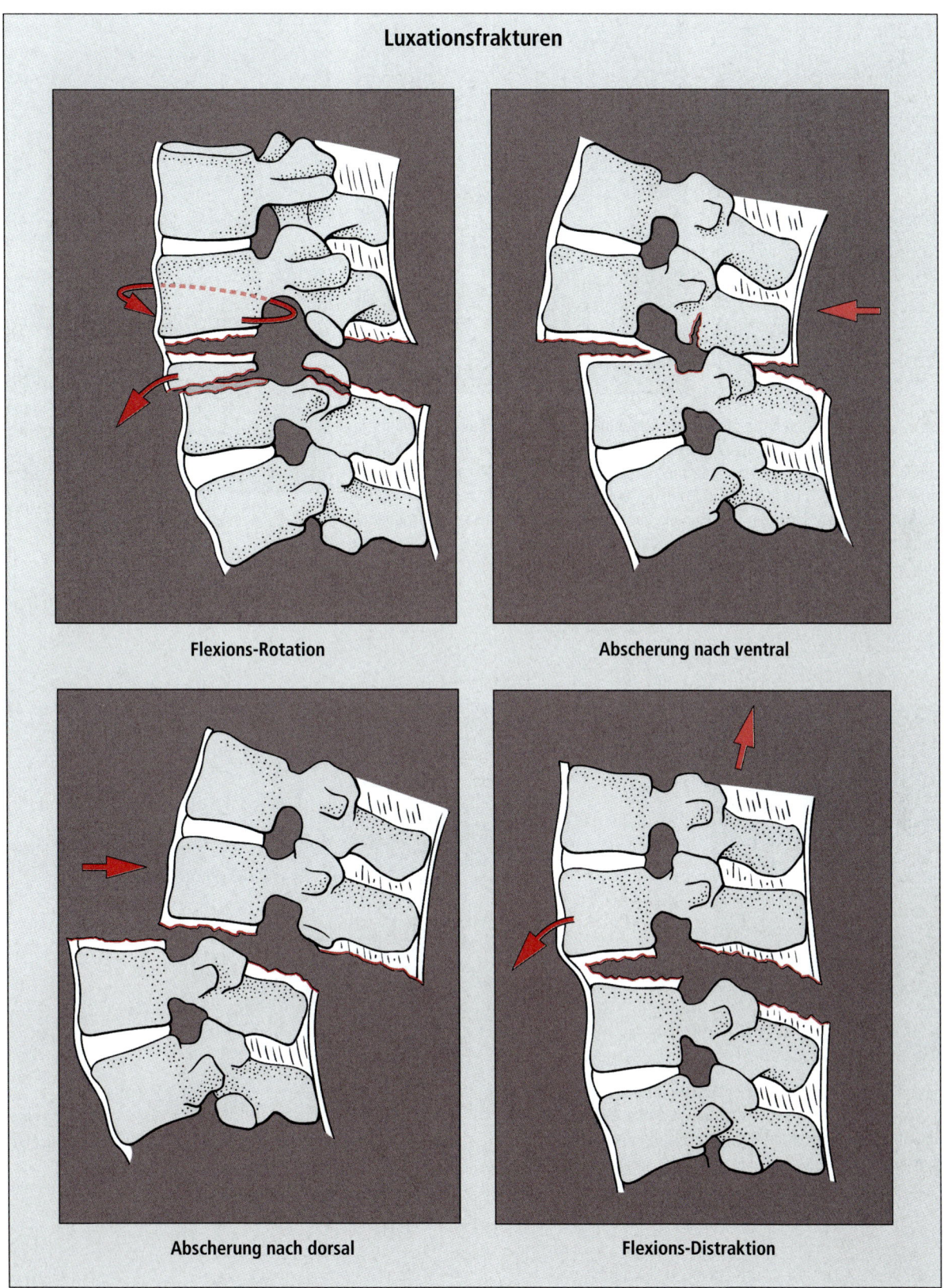

Abb. 10-60. Schemazeichnung der verschiedenen Luxationfrakturen von Brust- und Lendenwirbelsäule

TEIL II - Trauma

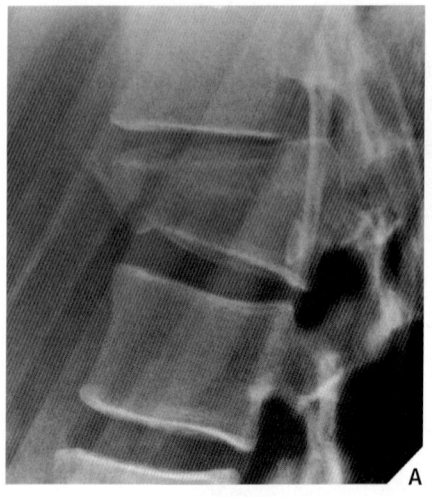 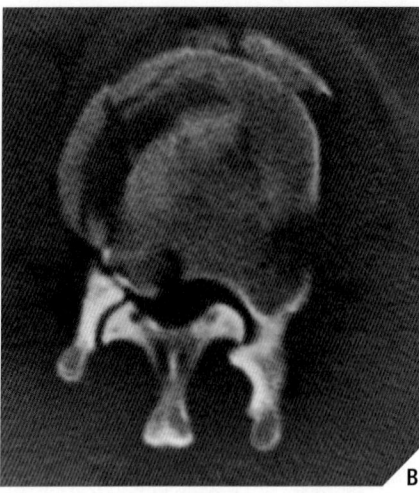 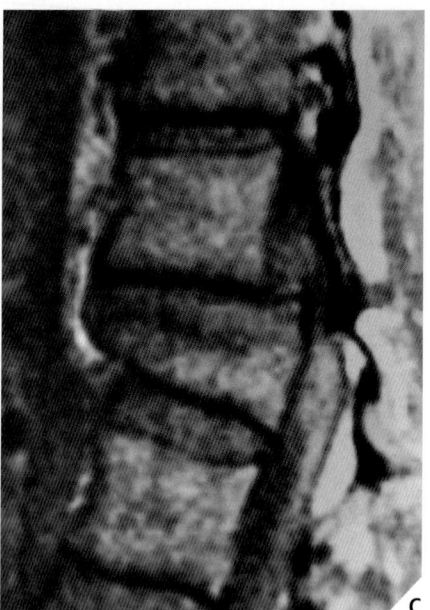

Abb. 10-61. Der 27 Jahre alte Mann hatte einen Motorradunfall und erlitt eine Luxationsfraktur in Höhe BW12/LW1 vom Flexions-Rotations-Typ. **A** Die seitliche Aufnahme zeigt eine ventrale Keilfraktur des ersten Lendenwirbelkörpers und eine Unterbrechung der mittleren Säule; ferner ist BWK12 gering nach ventral verschoben. **B** Das CT-Bild in Höhe des ersten Lendenwirbels zeigt eine Fraktur der mittleren Säule im Verein mit einem in den Spinalkanal ausgetriebenen Hinterkantenfragment, ähnlich dem bei einem Berstungsbruch. **C** Das sagittale T2w MRT-Bild zeigt ferner die Unterbrechung der mittleren Säule und die Kompression des Durasacks

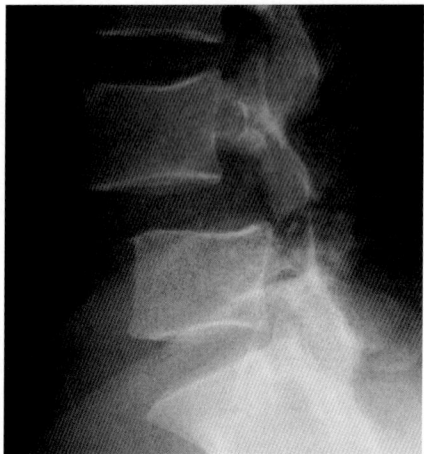 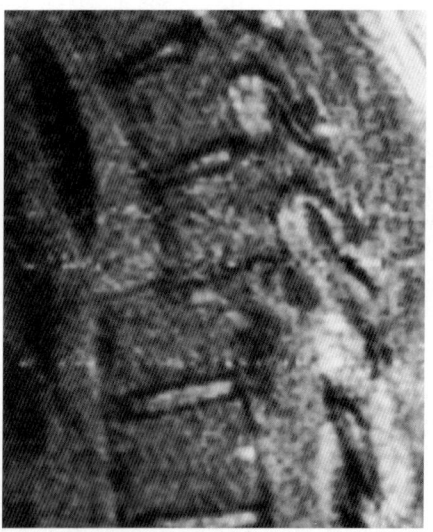

Abb. 10-62. Die seitliche Lendenwirbelsäulenaufnahme zeigt den dorsoventralen Abscherungstyp einer Luxationsfraktur in Höhe LW4/5. Die Wirbelkörper sind intakt, jedoch Frakturen der Wirbelanhangsgebilde der betroffenen Wirbel vorhanden

Abb. 10-63. Dieses sagittale T2w MRT-Bild zeigt den ventrodorsalen Abscherungstyp einer Luxationsfraktur der unteren Brustwirbelsäule

Wirbelsäule 10

■ Spondylolyse und Spondylolisthesis

Die Spondylolyse, ein Defekt in der Pars interarticularis (dem Hals des „Scotchterriers") eines Wirbels, kann eine erworbene Anomalie als Folge einer akuten Fraktur sein oder – und viel häufiger – das Ergebnis einer chronischen Belastung (Ermüdungs- oder Belastungsfraktur). Nur selten sieht man sie als Ergebnis eines angeborenen Isthmusdefekts. Die Spondylolisthesis, ein von Killian im Jahre 1854 eingeführter Begriff, wird als das ventrale Abgleiten eines Wirbels oder von Teilen desselben gegenüber dem darunter gelegenen, ortsfest bleibenden Wirbels definiert. Diese Anomalien sieht man überwiegend an der LWS (90% aller Fälle) und wiederum am häufigsten in den Segmenten L4/L5 und L5/S1.

Wichtig ist die Unterscheidung zwischen einer Spondylolisthesis mit begleitender Spondylolyse von der Spondylolisthesis ohne Begleitdefekt der Pars interarticularis (Abb. 10-65). In der Regel ist diese letztere Form, die Junghanns im Jahre 1931 „Pseudospondylolisthesis" nannte, mit einer degenerativen Bandscheibenerkrankung sowie degenerativen Veränderungen mit Subluxationen der Facettengelenke verbunden, weshalb sie oft als degenerative Spondylolisthesis bezeichnet wird (vgl. Kap. 12). Zwar läßt sich der Defekt in der Pars interarticularis nicht immer mit konventionellen radiologischen Mitteln darstellen, doch kann man die echte Spondylolisthesis von der Pseudospondylolisthesis durch das Dornfortsatzzeichen abgrenzen, welches Bryk und Rosenkranz einführten (Abb. 10-66). Dieses Zeichen ist die logische Ableitung der beiden unterschiedlichen Krankheitsprozesse. Bei der echten Spondylolisthesis führt ein beidseitiger Defekt der Pars interarticularis zu einem Ventralabgleiten von Wirbelkörper, Bogenwurzeln und oberen Gelenkfortsätzen des betroffenen Wirbels, während Dornfortsatz, Wirbelbögen und untere Gelenkfortsätze in normaler Stellung verbleiben. Deshalb deckt die Betrachtung der dorsalsten Punkte der Dornfortsätze auch eine Stufe am Zwischenraum oberhalb der Gleithöhe auf (Abb. 10-67A). Dagegen bewegt sich bei der Pseudospondylolisthesis der gesamte Wirbel einschließlich des Dornfortsatzes nach vorne; in dieser Situation zeigen die dorsalsten Punkte der Dornfortsätze eine Stufe im Zwischenraum unterhalb der Gleithöhe des abgerutschten Wirbels (Abb. 10-67B). Die Anwendung dieses Zeichens gestattet bereits auf einer Seitaufnahme die richtige Diagnose zu stellen; Schrägaufnahmen sind dann nicht mehr nötig. Bei der Aufnahme ist es dann aber wichtig, eine Überbelichtung zu vermeiden, weil sonst die Dornfortsatzspitzen nicht mehr richtig erkennbar sind.

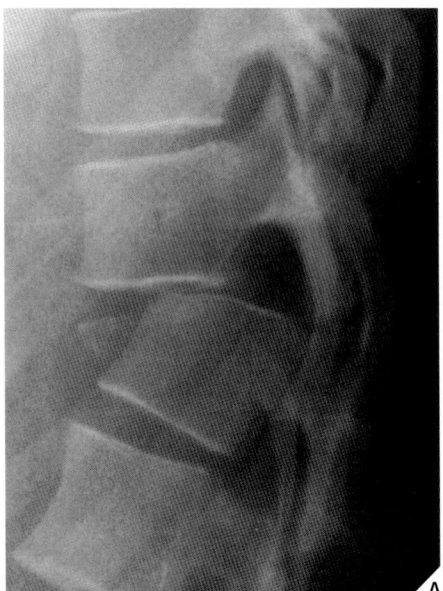 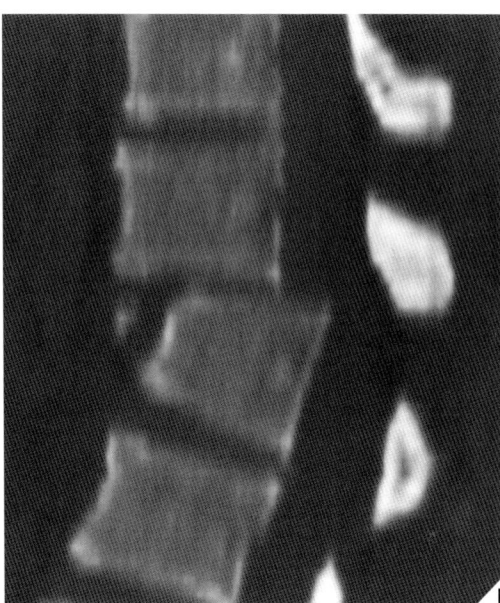

Abb. 10-64. A, B Seitaufnahme des thorakolumbalen Übergangs und sagittale CT-Rekonstruktion zeigen die charakteristischen Merkmale einer Luxationsfraktur vom Flexions-Distraktions-Typ

TEIL II - Trauma

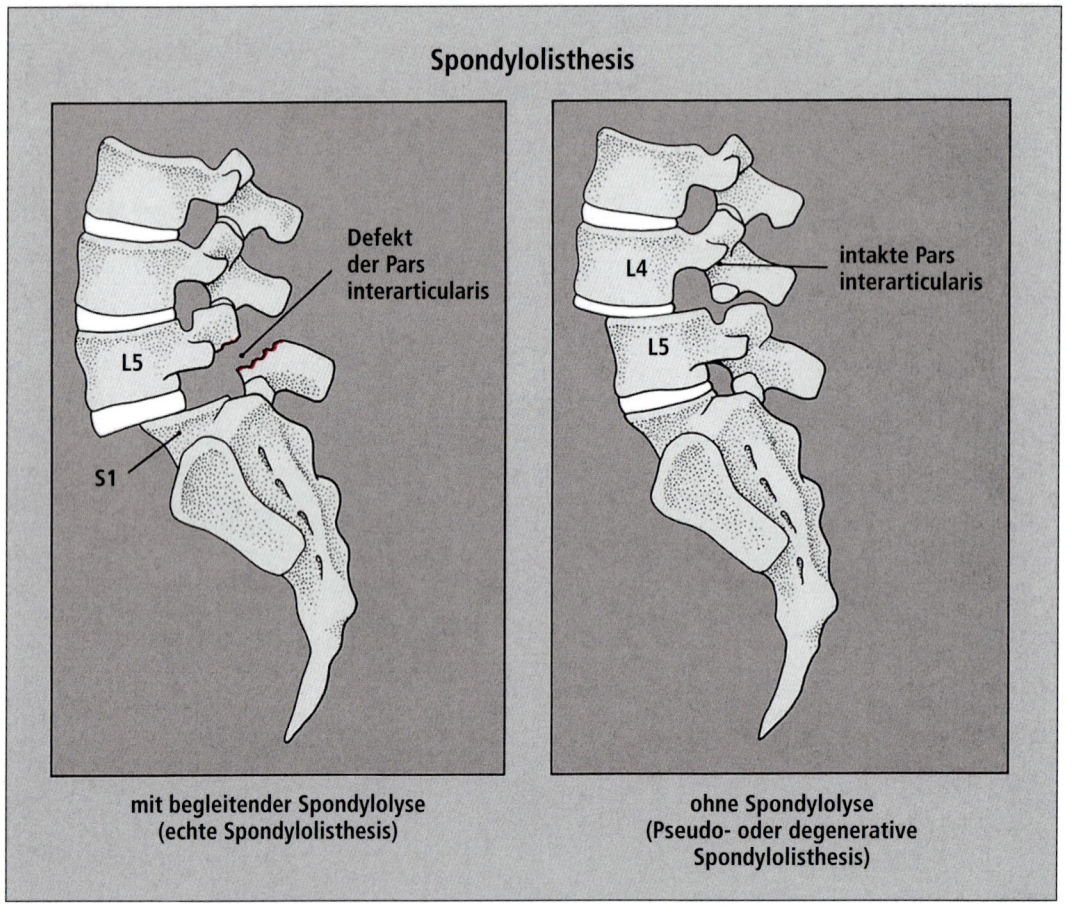

Abb. 10-65. Die Spondylolisthesis kann in Verbindung mit einer Spondylolyse als Ergebnis eines Defekts in der Pars interarticularis vorkommen oder aber im Gefolge eines degenerativem Bandscheibenleidens und einer degenerativen Arthrose und Subluxation der kleinen Wirbelgelenke (Pseudospondylolisthesis)

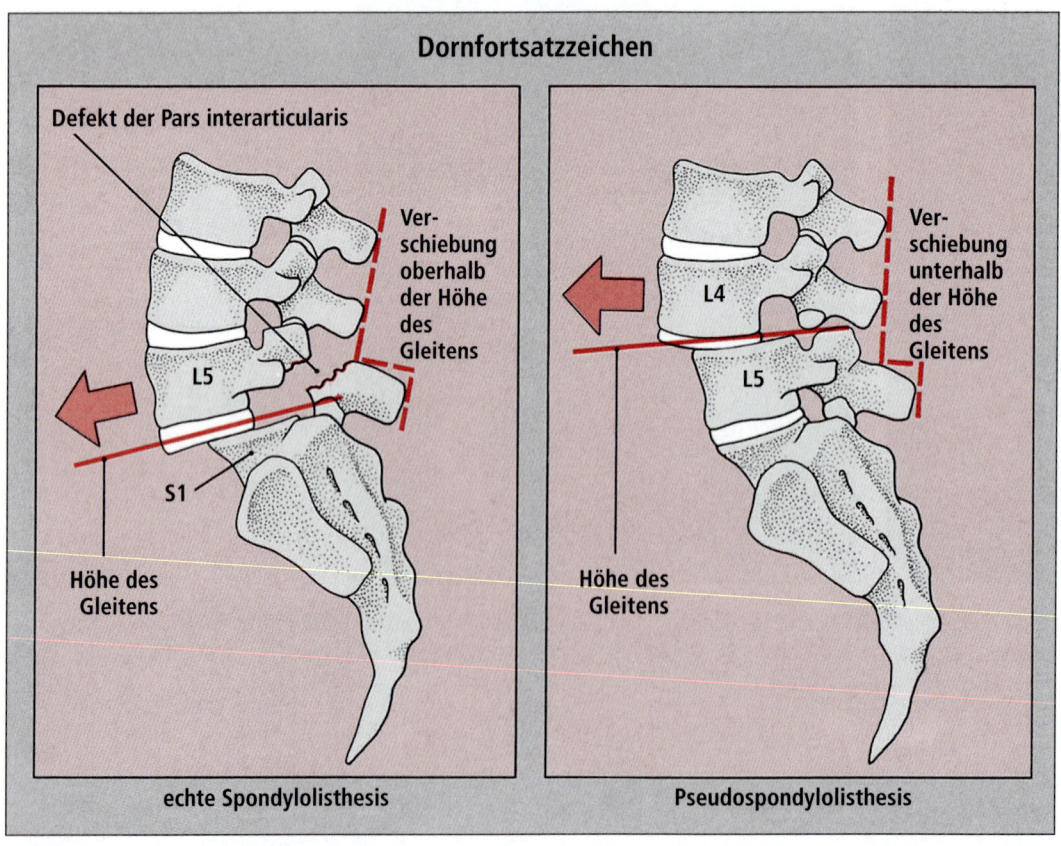

Abb. 10-66. Das Dornfortsatzzeichen kann dabei helfen, eine echte Spondylolisthesis von einer Pseudospondylolisthesis anhand des Bildes einer Stufe der Dornfortsätze zu unterscheiden. Bei ersterem ist die Stufe oberhalb der Höhe des Wirbelgleitens gelegen, bei letzterem dagegen unterhalb dieser Höhe

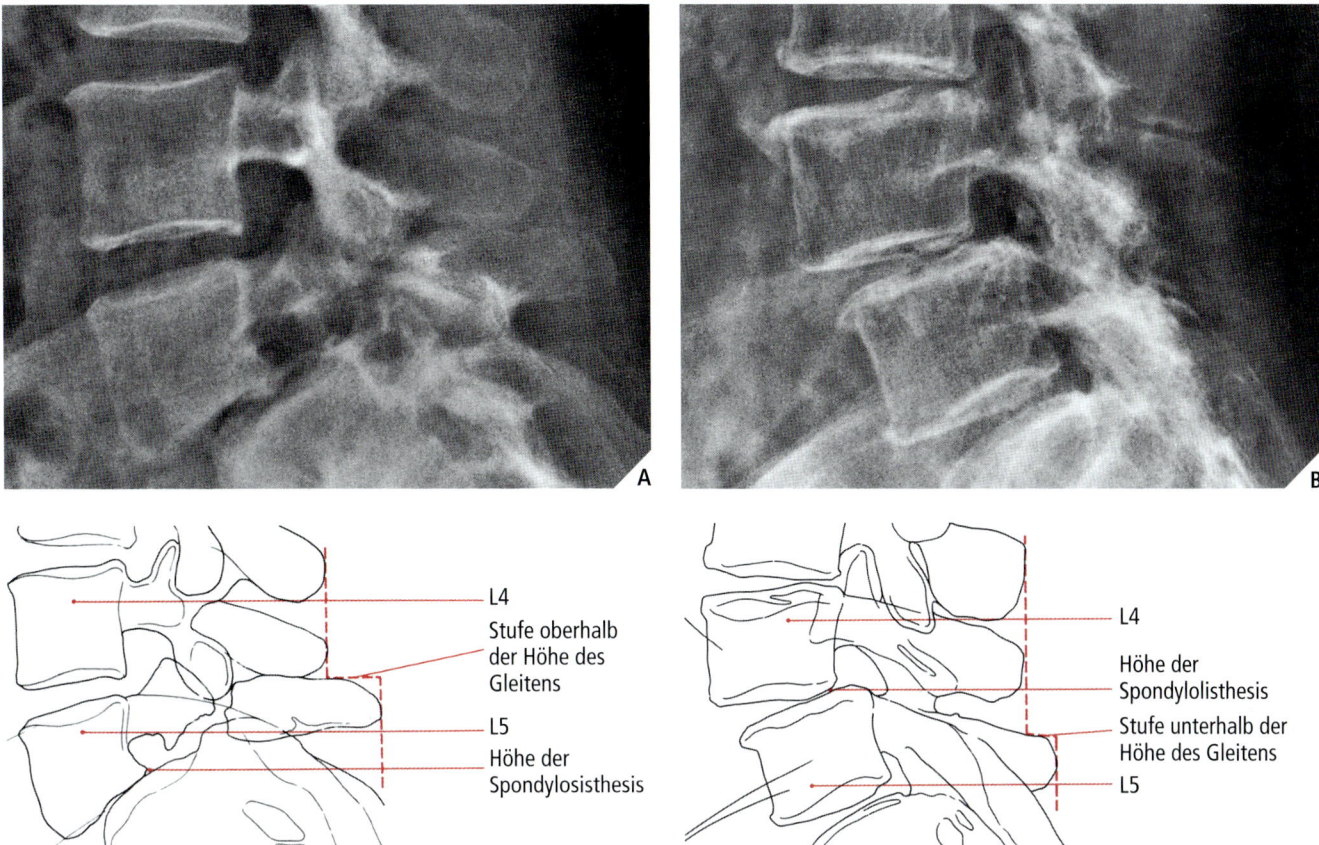

Abb. 10-67. **A** Diese LWS-Seitaufnahme zeigt das typische Bild einer Spondylolisthesis auf dem Boden eines Defekts in der Pars interarticularis. Zu beachten ist hier, daß der dorsalste Anteil des Dornfortsatzes von L5 gegenüber dem von L4 eine Stufe oberhalb der Gleithöhe von L5 bildet. **B** Bei der Pseudospondylolisthesis ohne Spondylolyse (degenerative Spondylolisthesis) ist die Stufe der Dornfortsätze als Unterscheidungskriterium dagegen unterhalb der Gleithöhe des Wirbelkörpers

TEIL II - Trauma

Den Defekt in der Pars interarticularis, der zur Spondylolisthesis prädisponiert, kann man in einer normalen Seitaufnahme der LWS nachweisen, die mitunter durch eine konventionelle Tomographie oder CT zu ergänzen ist (Abb. 10-68A–C). Die Seitaufnahme bei der Myelographie kann an der Ventralseite des Durasacks einen extraduralen Defekt zeigen, der dem bei einem Bandscheibenvorfall ähnelt (Abb. 10-68D). Eine hochgradige Form der Spondylolisthesis im Segment L5/S1 erkennt man in der a.-p. Aufnahme an der ventrokaudalen Verschiebung von L5 gegenüber dem Kreuzbein. Diese Anordnung führt zu einer Verschattung mit einer bogigen Begrenzung, ein Bild, das zur Bezeichnung „umgekehrter Napoleonhut" Anlaß gab (Abb. 10-69). Die einfache Einteilung der Spondylolisthesis nach Meyerding beruht auf dem Ausmaß des Ventralabgleitens (Abb. 10-70).

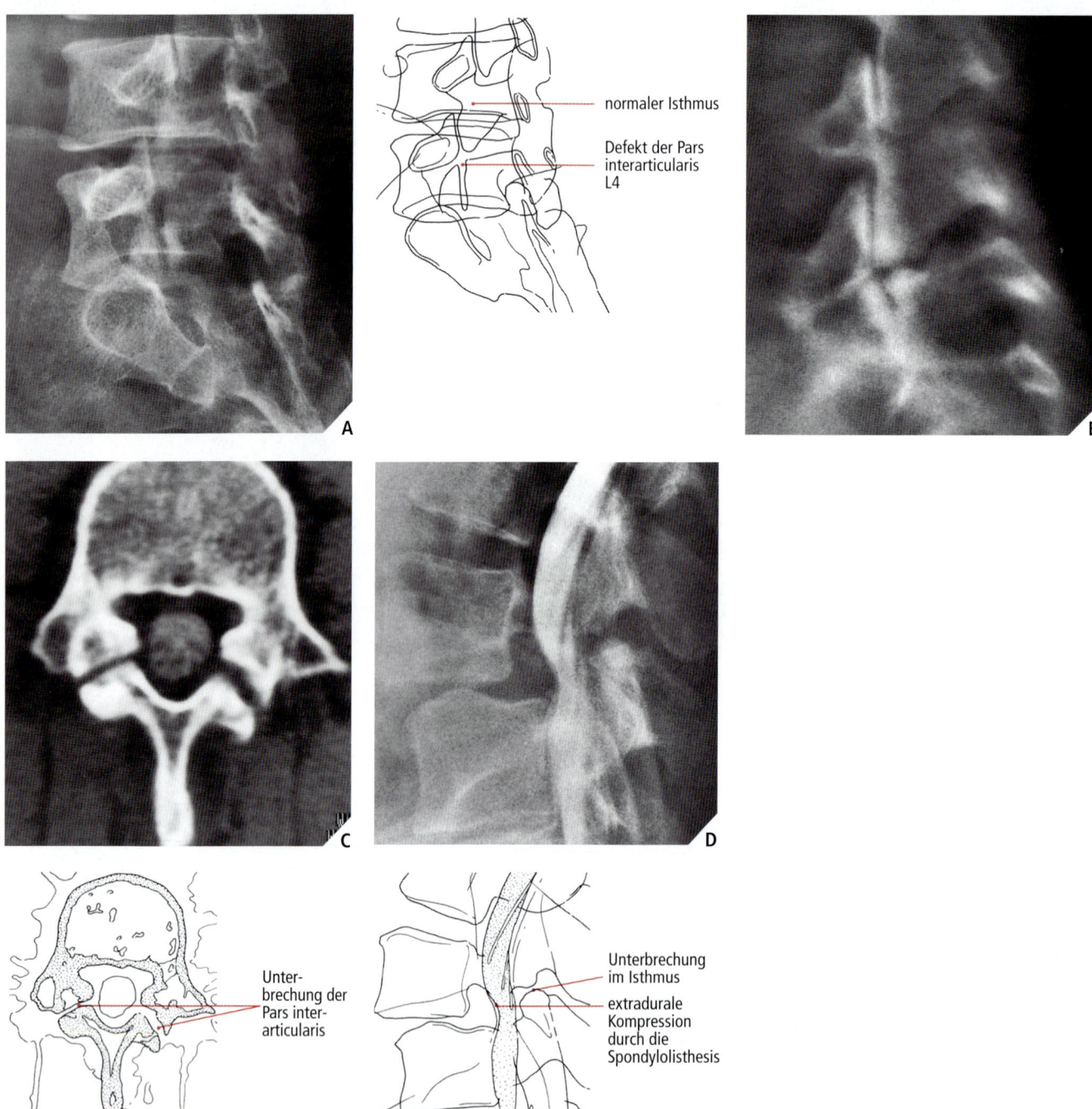

Abb. 10-68. **A, B** Die Schrägprojektion und die Tomographie mit dreifach spiraliger Verwischung der LWS zeigen bei einem 28jährigen Mann eine Unterbrechung der Interartikularportion (Hals des „Scotchterriers") an L4, welche typisch für eine Spondylolisthesis ist. **C** Der CT-Schnitt durch den Wirbelkörper zeigt deutlich Unterbrechungen in der Pars interarticularis beiderseits. **D** Eine seitliche Zielaufnahme unter der Myelographie ergibt eine extradurale Aussparung, ähnlich der bei einem Diskusprolaps, an der Vorderseite des Durasacks, die aufgrund einer zweitgradigen Spondylolisthesis in Höhe L4/L5 entstanden ist. Den Defekt in der Pars interarticularis sieht man ebenfalls deutlich

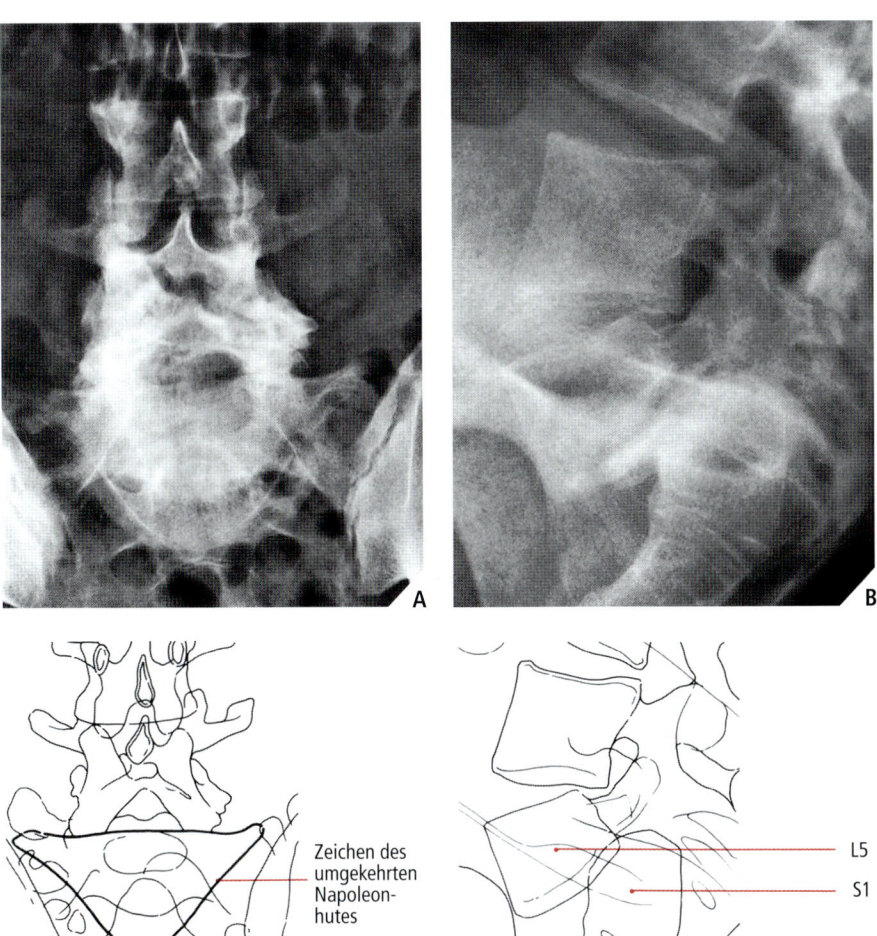

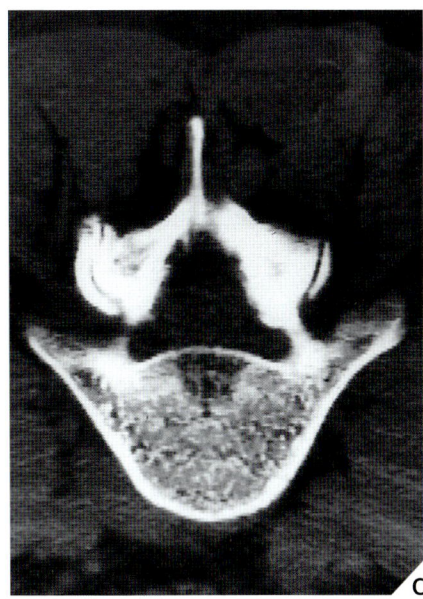

Abb. 10-69. A, B Die a.-p. Aufnahme des lumbosakralen Übergangs bei einem 21jährigen Mann mit einer schweren Spondylolisthesis (Grad IV) zeigt in Sicht auf das Kreuzbein bogige Verschattungen, die einem auf dem Kopf stehenden Napoleonhut ähneln. Diese Konfiguration beruht auf einem hochgradigen Wirbelgleiten in Höhe L5/S1, wie man auf der Seitaufnahme erkennt. **C** Hervorgerufen wird dieses Zeichen durch die axiale Projektion des Wirbelkörpers, die der im CT sichtbaren Form eines normalen Wirbels ähnelt

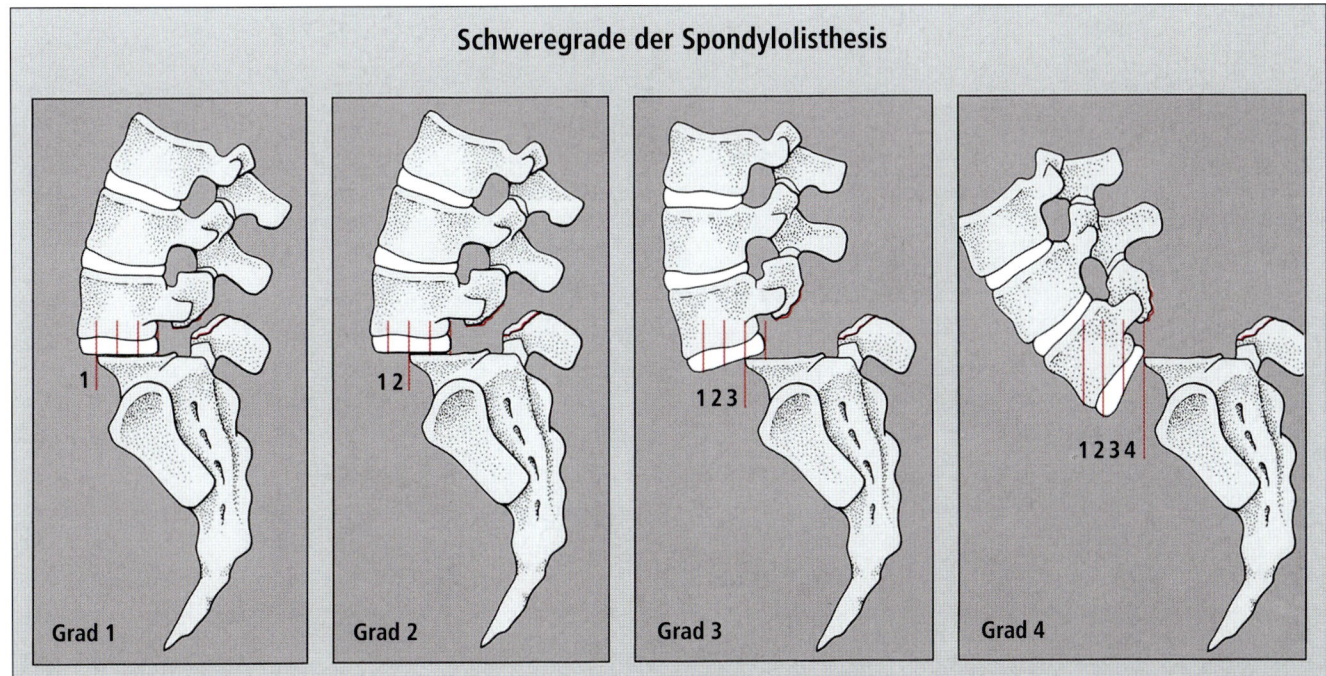

Abb. 10-70. Die Schweregradeinteilung der Spondylolisthesis nach Meyerding beruht auf dem Anteil der Ventralverschiebung von L5 gegenüber S1

TEIL II - Trauma

■ Verletzung der Bandscheiben-Wirbel-Verbindung

Eine der häufigsten Störungen der Bandscheiben-Wirbel-Verbindung ist der Bandscheibenvorfall. Die wichtigste Struktureinheit zwischen 2 benachbarten Wirbelkörpern, die Bandscheibe, besteht aus einem weichen zentralen Anteil, dem Nucleus pulposus, der sich aus Kollagenfasern und einem Mukoproteingel zusammensetzt und etwas exzentrisch dorsal gelegen ist, und einem festen faserknorpeligen Ring, dem Anulus fibrosus, der den Nucleus pulposus umgibt und vom vorderen und hinteren Wirbelsäulenlängsband verstärkt wird. Eine Verletzung der Bandscheibe und der Bandscheiben-Wirbel-Verbindung kann durch ein akutes Trauma oder durch subtile subklinische, oft endogene Verletzungen entstehen. Je nach

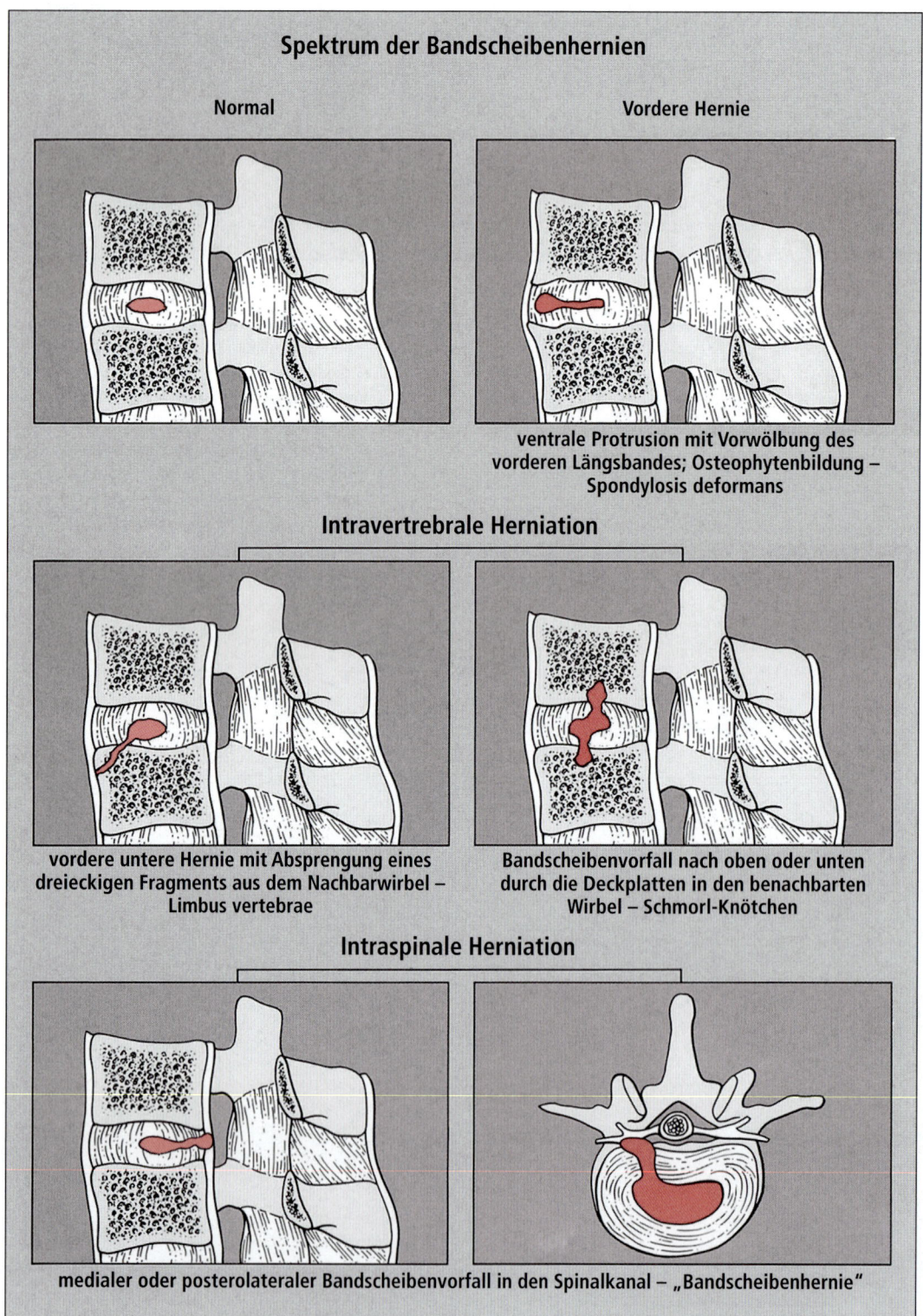

Abb. 10-71. Das Spektrum der Bandscheibenvorfälle

der Richtung des austretenden Bandscheibenmaterials kann man ein weites Spektrum von Verletzungen der Bandscheibe und der benachbarten Wirbel sehen (Abb. 10-71).

Vorderer Bandscheibenprolaps

Wenn sich die normalen Anhaftungen des Anulus fibrosus an der Wirbelkante mittels der Sharpey-Fasern und am vorderen Längsband lockern, dann prolabiert Bandscheibenmaterial (Nucleus pulposus) nach vorne. Die Abhebung des vorderen Längsbandes durch das ausgetretene Material stimuliert dann die Bildung peripherer Osteophyten (Spondylophyten), was zu einem degenerativen Zustand führt, der als Spondylosis deformans bekannt ist (vgl. Kap. 12, S. 511) und den man in einer seitlichen LWS-Aufnahme sehen kann (Abb. 10-72A; vgl. auch Abb. 12-26). Den ventralen Prolaps kann man auch in der Diskographie (Abb. 10-72B) und der MRT nachweisen.

Intravertebraler Bandscheibenprolaps

Ein Bandscheibenvorfall nach ventrokaudal führt ebenso wie der – allerdings wesentlich seltenere – Bandscheibenvorfall nach ventrokranial zu einer als Limbus vertebrae bezeichneten Anomalie. Die Herniation von Bandscheibenmaterial in den Wirbelkörper an der Ansatzstelle des Anulus fibrosus am Wirbelkörperring trennt ein kleines

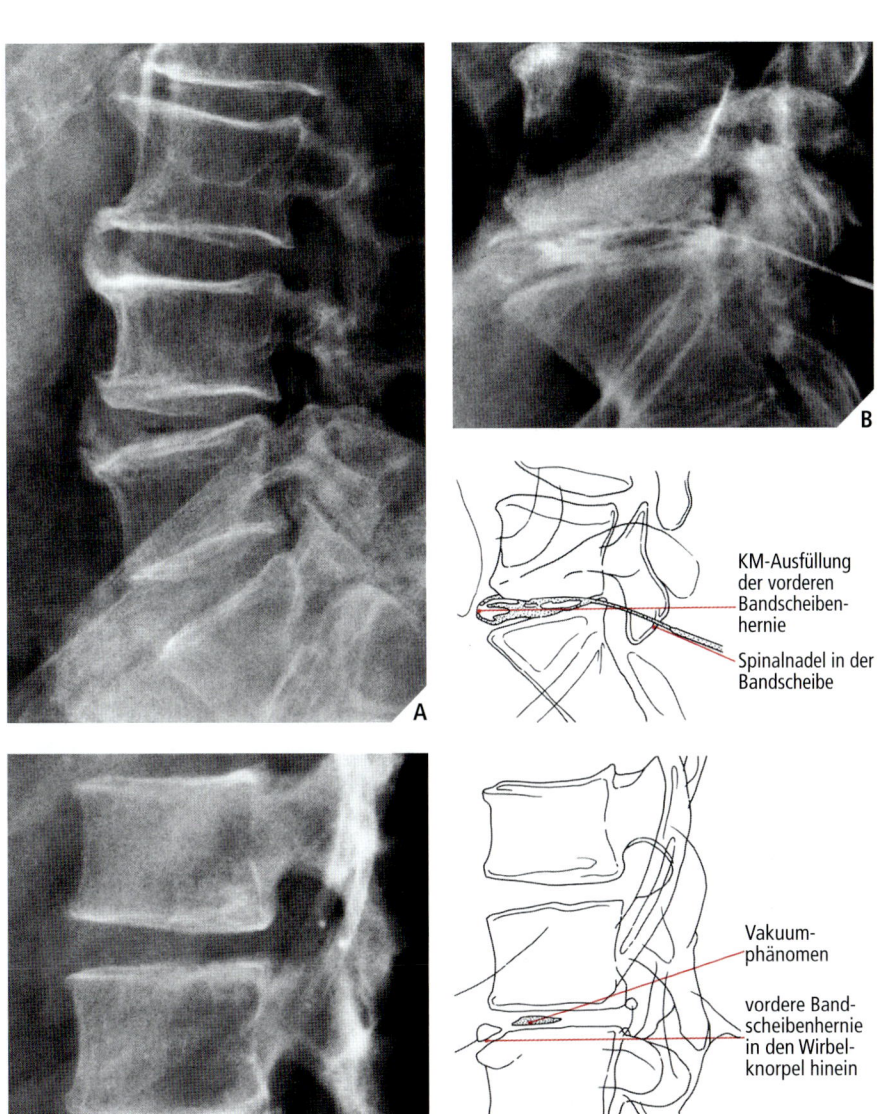

Abb. 10-72. A Die Seitaufnahme der LWS zeigt das Spätstadium einer Spondylosis deformans in den Segmenten L2/L3, L3/L4 und L4/L5, welches durch große Osteophyten an der Vorderfläche der jeweils benachbarten Wirbel infolge eines ventralen Bandscheibenvorfalls charakterisiert ist. **B** Eine vordere Bandscheibenherniation läßt sich auch bei der Diskographie durch Kontrastmittel, das das vorgetriebene Bandscheibenmaterial anfärbt, nachweisen, wie man es hier im Segment L5/S1 sehen kann

Abb. 10-73. Die Seitaufnahme der LWS zeigt bei dieser 55jährigen Frau mit Mammakarzinom, die sich der Röntgenuntersuchung zum Ausschluß von Knochenmetastasen unterzog, eine vordere Bandscheibenhernie in den Wirbelkörper L2 hinein (Limbus vertebrae). Zu achten ist hier auf das Vakuumphänomen als Ausdruck einer degenerativen Bandscheibenveränderung

dreieckiges Fragment ab, das oft als akute Fraktur oder infektiöse Spondylitis fehlgedeutet wird, doch deutet eine reaktive Sklerose des Knochens neben diesem Defekt auf einen chronischen Prozeß hin. Der benachbarte Bandscheibenraum ist dabei immer verschmälert, eventuell kann man auch eine strahlentransparente Spalte sehen, das Vakuumphänomen, das eine Degeneration der Bandscheibe darstellt (Abb. 10-73). Diese Anomalie ist immer asymptomatisch, ist sie doch das Resultat eines chronischen endogenen Traumas. Am besten sieht man die charakteristischen radiologischen Veränderungen in einer Seitaufnahme der LWS (vgl. Abb. 10-73); nur selten sind die konventionelle Tomographie und die CT indiziert, um eine echte Wirbelfraktur auszuschließen (Abb. 10-74). Manchmal ist auch mehr als nur ein Wirbel befallen; meist sieht man einen Limbus vertebrae an der LWS, doch kann er auch einmal an der Brustwirbelsäule vorkommen.

Man sollte den Limbus vertebrae nicht mit den sekundären Ossifikationszentren der Apophyse des Wirbelrings verwechseln, die am wachsenden Skelett häufig zu sehen sind (Abb. 10-75); mit der Skelettreife verschmelzen diese Zentren vollständig mit dem Wirbelkörper.

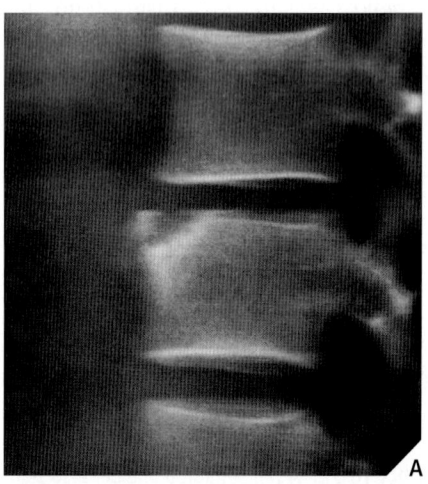
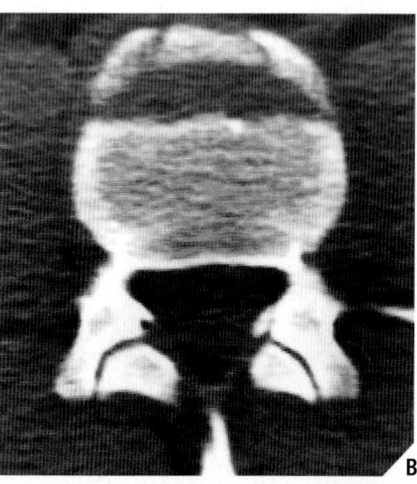

Abb. 10-74. Ein 18jähriger Mann erlitt bei einem Autounfall eine LWS-Verletzung. Die Routineröntgenaufnahmen waren hinsichtlich einer Fraktur aber unergiebig. **A** Das seitliche Tomogramm zeigt das typische Aussehen eines Limbus vertebrae durch einen ventralen Vorfall des Nucleus pulposus. Das kleine dreieckige Knochenteilchen wird vom Wirbelkörper L4 durch einen sklerotischen Randsaum abgetrennt, was auf einen chronischen Prozeß hindeutet. Zu beachten ist hier die charakteristische Höhenminderung des Bandscheibenraumes. **B** Die CT-Untersuchung wurde durchgeführt, um die Möglichkeit eines begleitenden dorsalen Bandscheibenvorfalls in den Spinalkanal hinein zu prüfen. In dieser Hinsicht war die CT negativ, sie bestätigte jedoch den ventralen Vorfall in den Wirbelkörper hinein

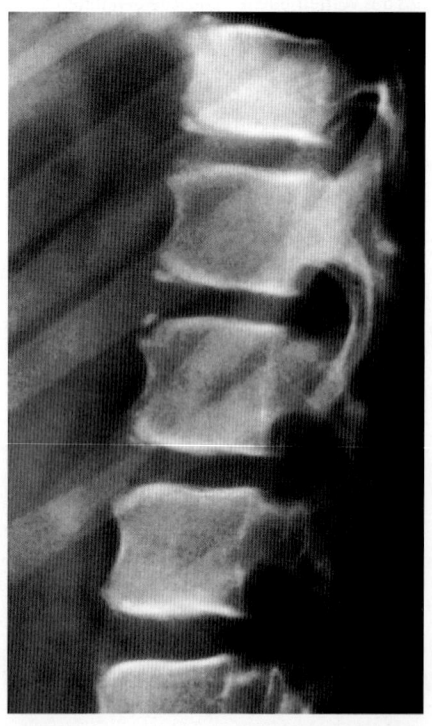

Abb. 10-75. Die ringförmigen Wirbelapophysen des wachsenden Skeletts (hier bei einem 5jährigen Mädchen) sollte man nicht mit einem Limbus vertebrae verwechseln

Zum intravertebralen Diskusprolaps kann es auch kommen, wenn der Nucleus pulposus die Wirbelendplatte durchbricht und in den Wirbelkörper eindringt. Diese Anomalie kann das Ergebnis einer akuten Verletzung wie bei der Berstungsfraktur eines Halswirbels sein, doch trifft man sie viel öfter infolge einer Schwächung der Wirbelabschlußplatte, wie z. B. bei der Osteoporose, an. Letztere Läsion ist als Schmorl-Knötchen bekannt. Diese Herniation kann großflächig und diffus sein, wobei man von einer „ballonierten Bandscheibe" spricht (Abb. 10-76), oder aber klein und umschrieben.

Die Beteiligung von 3 oder mehr aufeinander folgenden Brustwirbeln mit Schmorl-Knötchen ist als Morbus Scheuermann geläufig. Dieses Leiden, das meist männliche Jugendliche und junge Erwachsene betrifft, ist durch eine vordere Keilform der Wirbelkörper und eine vermehrte Kyphose der Brustwirbelsäule („Adoleszentenkyphose") gekennzeichnet, ferner durch die wellige Kontur der Wirbelabschlußplatten (Abb. 10-77).

Dorsaler medialer oder mediolateraler Bandscheibenvorfall

Der dorsale oder intraspinale Bandscheibenvorfall ist die ernsthafteste der 3 Varianten der Verletzung der diskovertebralen Verbindung. Am häufigsten sieht man diesen an der LWS, besonders in L4–5 und L5–S1, jedoch auch an der Halswirbelsäule. Oft geht er mit klinischen Symptomen wie Lumboischialgie und motorischer Schwäche der unteren Extremität einher, besonders wenn der Bandscheibenvorfall in den Lumbalsegmenten eine Kompression der abgehenden Nervenwurzeln oder des Durasacks verursacht. Prädisponierender Faktor kann bei einigen Patienten der Elastizitätsverlust des Anulus fibrosus durch degenerative Veränderungen mit nachfolgender Ruptur des Anulus oder gar des hinteren Längsbandes und Sequestrierung des Nucleus pulposus in den Spinalkanal sein. Ganz typisch gibt dann der Patient, meist ein junger erwachsener Mann, anamnestisch an, daß er sich beim Anheben eines schweren Gegenstands den Rücken verzerrt habe. Der anschließende Schmerz in der Lumbalregion strahlt in die Rückseite des Oberschenkels und in die Gesäßbacken sowie in die Außenseite des Unterschenkels aus und wird durch Husten und Niesen verschlimmert; manchmal liegen auch Parästhesien oder Taubheitsgefühl am Fuß vor. Die körperliche Untersuchung ergibt Muskelspasmen, eine Einschränkung der Vorwärtsbeugung und ein eingeschränktes Anheben des gestreckten Beines (Lasègue-Test) der erkrankten Seite. Auch können je nach Höhe und Schwere des Vorfalls verschiedene andere Symptome und körperliche Befunde vorhanden sein.

Die üblichen Röntgenaufnahmen sind beim Bandscheibenvorfall meist unauffällig, so daß dann weiterführende Techniken wie Myelographie und CT, entweder al-

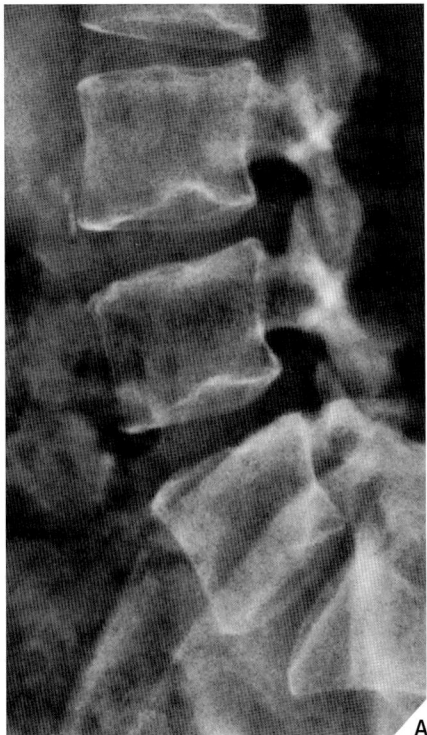
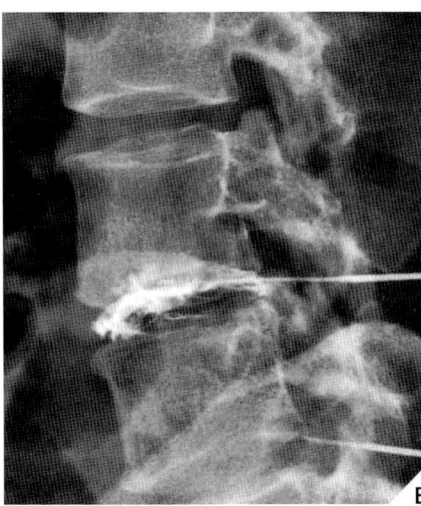
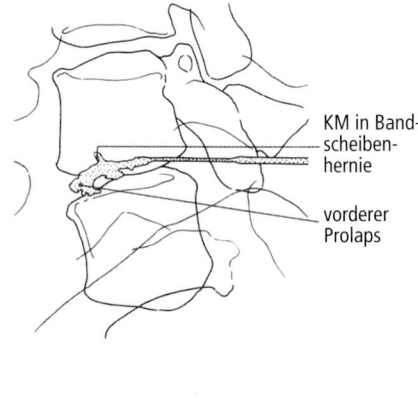

Abb. 10-76. A Die Seitaufnahme der LWS einer symptomfreien 77jährigen Frau mit einer Osteoporose der Wirbelsäule zeigt viele Ausmuldungen, besonders der Grundplatten der Wirbel L2–L5, welche Schmorl-Knötchen darstellen, die durch eine intravertebrale Bandscheibenherniation bei einer Schwäche der Wirbelabschlußplatten entstehen. **B** Bei einem anderen Patienten sehen Sie ein kleines Schmorl-Knötchen bei einer Diskographie, wo sich das angefärbte herniierte Bandscheibenmaterial im 4. Lendenwirbelkörper zeigt. Auch ist ein vorderer Bandscheibenprolaps erkennbar

TEIL II - Trauma

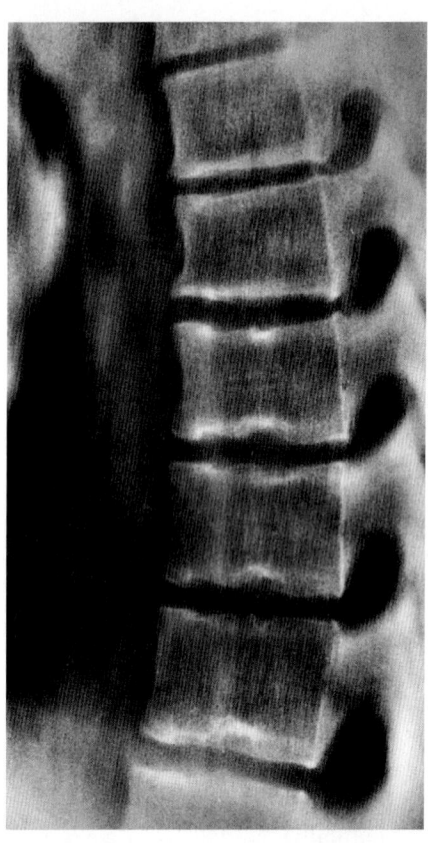

Abb. 10-77. Das seitliche Tomogramm der BWS zeigt bei einem 23jährigen Mann mehrere Schmorl-Knötchen in den Wirbeln Th5–Th8 sowie eine leichte vordere Keilform der Wirbelkörper. Diese Kombination ist als Morbus Scheuermann bekannt. Man achte auf die wellige Kontur der Wirbelabschlußplatten und die leichte Kyphose der BWS, welche auch als juvenile BWS-Kyphose oder Adoleszentenkyphose bezeichnet wird

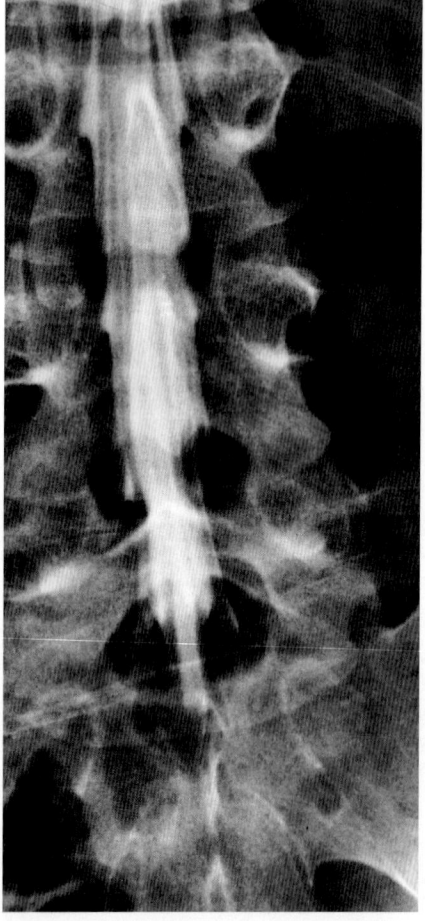
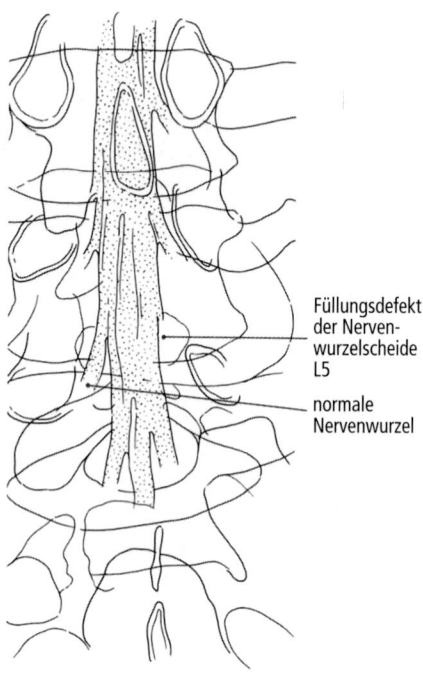

Abb. 10-78. Beim Anheben eines schweren Gegenstands empfand dieser 27jährige Mann einen plötzlichen stechenden Schmerz im Kreuz, der ins linke Bein ausstrahlte. Die LWS-Übersichten waren normal. Die a.-p. Aufnahme der Myelographie zeigt einen subtilen Füllungsdefekt der linken Nervenwurzeltasche L5, was sich intraoperativ als Kompression durch einen lateralen Bandscheibenvorfall in Höhe L4/L5 bedingt erwies

lein oder in Kombination (Myelo-CT), und auch die Diskographie und heutzutage die MRT erforderlich werden, um die Diagnose zu klären. Die myelographischen Befunde können beim Bandscheibenvorfall nur sehr subtil sein, wie z. B. die fehlende Abfärbung einer Nervenwurzelscheide (Abb. 10-78), oder aber sie sind augenfälliger, wie z.B. ein extraduraler Kompressionsdefekt im kontrastmittelgefüllten Durasack (Abb. 10-79). Auch kann man einen Bandscheibenvorfall mittels der CT feststellen (Abb. 10-80) oder aber mit der CT nach der Myelographie (Myelo-CT) oder mittels der Diskographie (Abb. 10-81 u. 10-82). Effizienteste Technik ist allerdings die MRT (Abb. 10-83).

Letztere wird zunehmend häufiger zur Diagnostik von Krankheitsbildern mit akuten Kreuzschmerzen und Ischialgien eingesetzt. Die Sensitivität der MRT ist bei der Diagnose des Bandscheibenprolaps und der Spinalkanalstenose der der CT ebenbürtig oder gar überlegen, selbst wenn die CT mit Myelo- und Diskographie kombiniert wird.

Radikuläre Symptome sind denn auch eine der häufigsten Ursachen, deretwegen Patienten zur MRT der Wirbelsäule überwiesen werden. Hier ist die MRT besonders sensitiv und wird für Nachweis und Charakterisierung des Bandscheibenvorfalls eingesetzt, weil sie eben auch die direkte Beurteilung der inneren Morphologie der Bandscheibe gestattet. In der Sagittalebene kann man besser die Vorwölbung der Bandscheibe gegen den Durasack oder einen Fragmentaustritt nach dorsal nachweisen und die Lagebeziehung von Wirbelkörpern und Bandscheiben demonstrieren (Abb. 10-83A). Aufnahmen in der Transversalebene können die Auswirkung eines Prolaps gegen die hier abgehende Nervenwurzel und den Durasack aufzeigen

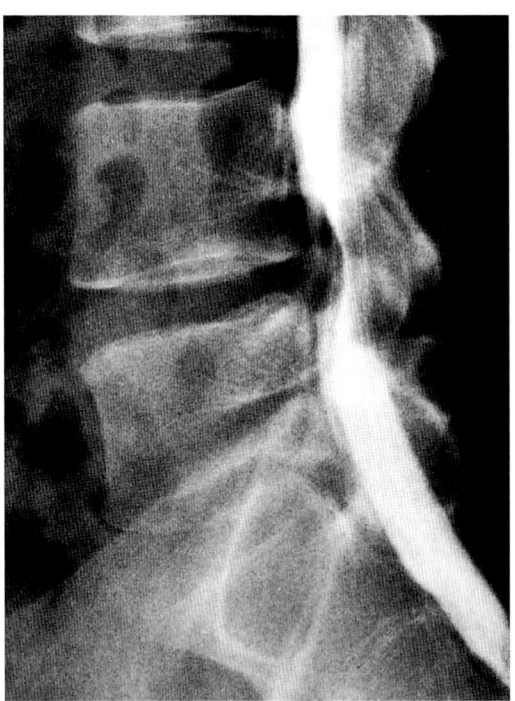
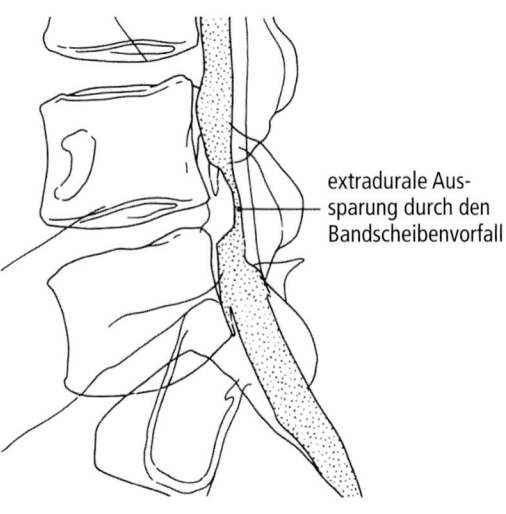

Abb. 10-79. Die seitliche Zielaufnahme unter der Myelographie zeigt bei diesem 38jährigen Mann einen großen hinteren Bandscheibenvorfall in Höhe L4/L5

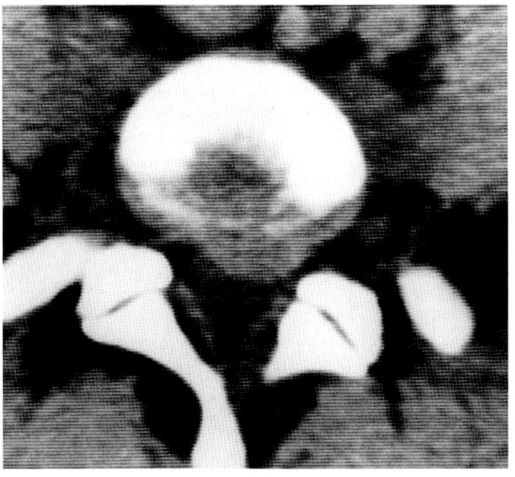
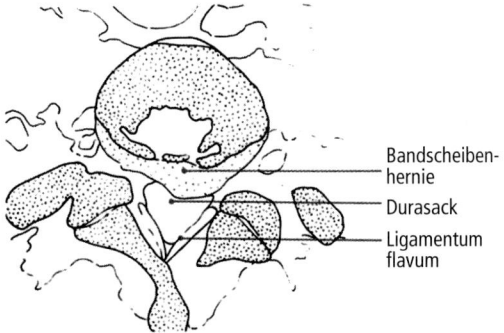

Abb. 10-80. Der CT-Schnitt der LWS in Höhe L5/S1 zeigt einen großen mediolateralen Bandscheibenvorfall, der bis in das linke Foramen intervertebrale hinein reicht

(Abb. 10-83B), auch sind sie bei der Beurteilung der Foramina intervertebralia und der Nervenwurzeleinklemmung bei den lateralen und posterolateralen Diskusvorfällen wichtig. Leicht lassen sich hiermit Bandscheibensequester (von der Bandscheibe völlig losgelöste Diskusanteile) nachweisen.

Die Verwendung T1-gewichteter axialer Bilder erbringt einen hervorragenden Kontrast zwischen dem signalreichen Fett und dem schwachen Signal von Durasack, Nervenwurzeln und Bandscheibensequestern. Schnelle Scan-Techniken führen zu einem stärkeren Signal seitens des Liquors und gestatten eine Kontrastanhebung zwischen Bandscheibensequestern und Liquor. Daraus werden schon einige Vorteile der MRT im Vergleich zu Myelographie und CT an den lumbalen Bandscheiben ersichtlich. Die MRT weist sensitiv den Wassergehalt des Nucleus pulposus nach; da dieser mit dem Alter oder bei degenerativen Vorgängen abnimmt, schwächt sich dann auch dessen Signal, insbesondere in T2-gewichteten Aufnahmen, ab. Ferner gestattet der quasi myelographische Effekt durch stark T2-gewichteten Aufnahmen und eine Fast-Scan-Technik die Darstellung der Nervenwurzeln innerhalb des

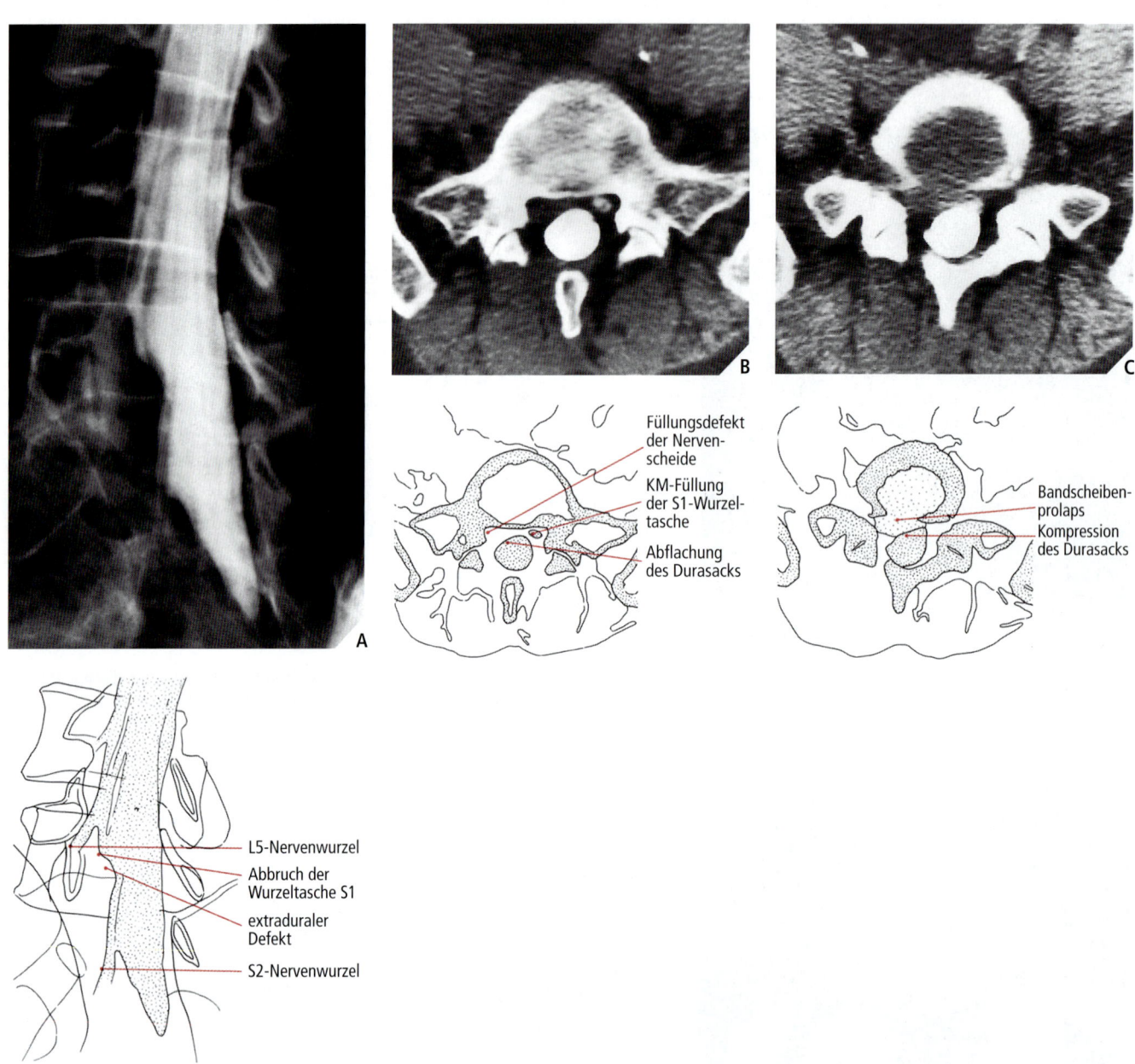

Abb. 10-81. Der 47jährige Mann stellte sich mit schweren Kreuzschmerzen und Ausstrahlung in die rechte Gesäßhälfte und das rechte Bein vor. **A** Die Zielaufnahme in Schrägprojektion bei der Myelographie zeigt einen extraduralen Defekt an der rechten Seite des Durasacks in Höhe der Bandscheibe L5/S1 mit Beteiligung der rechten Nervenwurzel S1. Die Wurzeln L5 und S2 sind normal. **B, C** CT-Bilder nach Myelographie zeigen die fehlende Anfärbung der S1-Wurzel rechts und einen großen Vorfall der präsakralen Bandscheibe, die von rechts her die Rückenmarkhüllen komprimiert

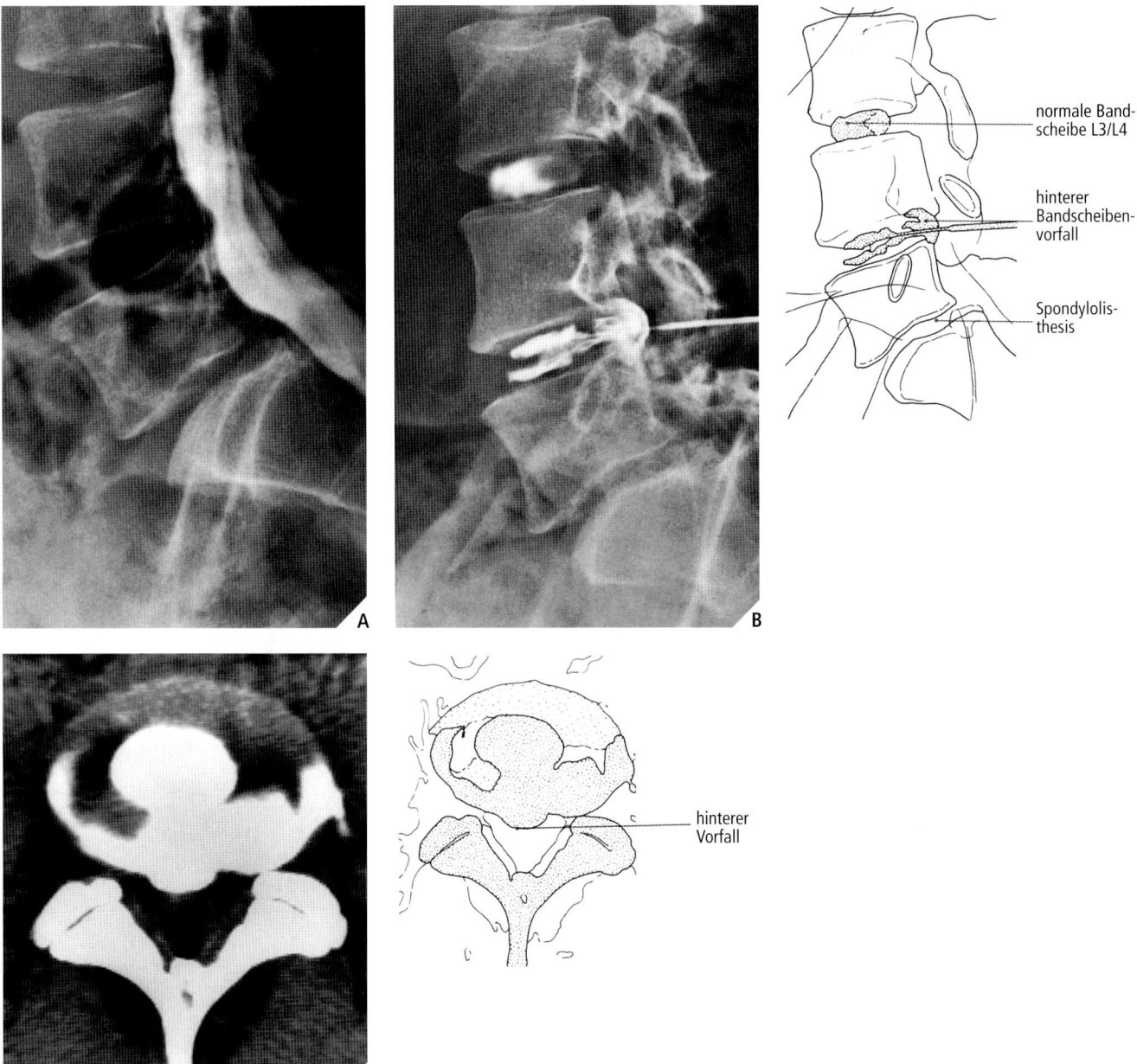

Abb. 10-82. Ein 30jähriger Bauarbeiter zerrte sich bei der Arbeit den Rücken und wurde mit schweren Ischialgien ins Krankenhaus eingewiesen. **A** Die seitliche LWS-Aufnahme unter der Myelographie deckt eine leichte Abdrängung des Durasacks von vorn in Höhe der Hinterkante von L5 bei einer Spondylolisthesis vom Grad I auf. Ferner zeigen sich ein weiterer Kompressionsdefekt an der Vorderfläche des Durasacks in Höhe L4/L5 und ein noch geringerer in Höhe der Bandscheibe L3/L4. **B** Die Diskographie mit Metrizamid wurde in den Höhen L3/L4 und L4/L5 durchgeführt, wobei sich in letzterem Segment ein dorsaler Bandscheibenvorfall ergab. **C** Das CT-Bild in Höhe L4/L5 nach der Diskographie zeigt die dorsale Bandscheibenprotrusion anhand des KM-gefärbten Bandscheibenmaterials

TEIL II - Trauma

Durasacks. Anomalien, wie gemeinsam abgehende Nervenwurzeln, die in CT-Untersuchungen einen Nucleuspulposus-Prolaps imitieren können, lassen sich so in der MRT direkt darstellen. Es sei jedoch hervorgehoben, daß bei der Untersuchung von Patienten mit Nervenwurzelschäden und Bandscheibenprolaps sich MRT und CT sehr wohl ergänzen können. Bei den Fällen, wo die MRT einen extraduralen Defekt identifiziert hat, kann die Sicherung durchaus schwierig sein, ob diese Läsion nun einen Bandscheibenprolaps oder einen Spondylophyten darstellt; in diesen Fällen kann dann die CT diese Unterscheidung leicht treffen, indem sie den Mineralgehalt innerhalb des Osteophyten nachweist. Steht das herniierte Fragment noch deutlich mit der Bandscheibe in Zusammenhang und hat auch deren Signalstärke, dann legt jedoch allein schon die MRT die Diagnose nahe.

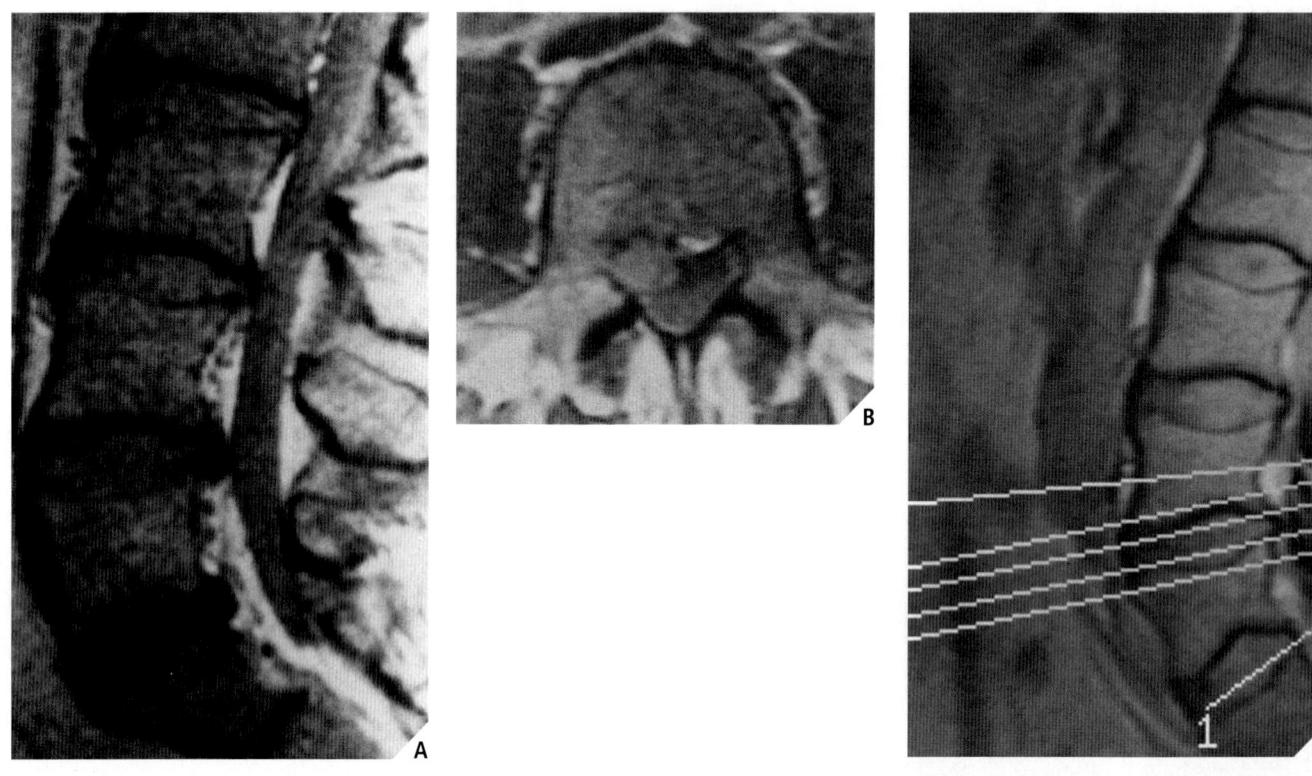

Abb. 10-83. Ein 44 Jahre alter Mann klagte über Ischialgien mit Ausstrahlung in die rechte Gesäßhälfte und in den Oberschenkel. **A** Ein sagittales MRT-Bild (SE; TR 1500/TE 20 ms) zeigt einen dorsalen Bandscheibenprolaps in Höhe L4/L5 und eine Protrusion in Höhe L5/S1. **B** Das axiale MRT-Schnittbild (SE; TR 1500/TE 30 ms) zeigt deutlich einen posterolateralen Bandscheibenvorfall mit erheblicher Kompression des Durasacks. **C** Die Höhen der axialen Schnitte im Segment L4/L5 sind hier angezeigt

Merkpunkte für die Praxis

Halswirbelsäule

1. Die wichtigste Einzelprojektion bei der Röntgenuntersuchung der Halswirbelsäule ist die seitliche Aufnahme – entweder im Stehen oder aber im Liegen mit horizontalem Strahlengang quer über den Untersuchungstisch (cross-table).
2. Bei der Beurteilung einer Halswirbelsäulenverletzung ist es unbedingt erforderlich, daß auch der 7. Halswirbel dargestellt ist, der Ort der am häufigsten übersehenen Frakturen. Ist dies mit der seitlichen Aufnahme nicht erreichbar, dann sollte man die Schwimmeraufnahme anfertigen.
3. CT und MRT sind wertvolle Untersuchungstechniken, um Wirbelsäulentraumen sowie die Begleitverletzungen von Weichteilen und Rückenmark zu beurteilen.
4. Die Stabilität einer Halswirbelsäulenfraktur ist das wichtigste praktische Kriterium zur Beurteilung von Verletzungen dieser Region.
5. Frakturen der Hinterhauptkondylen stellt die CT mit koronarer Rekonstruktion am besten dar.
6. Das von Anderson und Montesano erstellte Einteilungssystem der 3 Frakturtypen der Hinterhauptkondylen beruht auf der Frakturmorphe, der zugehörigen Anatomie und der Biomechanik.
7. Eine kraniozervikale Luxation weist man effizient in seitlichen Aufnahmen nach, die durch CT-Rekonstruktionen ergänzt werden.
8. Die Jefferson-Fraktur – ein symmetrischer Bruch von vorderem und hinterem Atlasbogen – kann man in der a.-p. Densaufnahme bei geöffnetem Mund anhand der nach lateral verschobenen Massae laterales des Atlas diagnostizieren.
9. Bei der Beurteilung von Densfrakturen beachte man, daß
   - die Frakturen vom Typ I (hohe Schrägfraktur) um vom Typ III (Bruch durch die Densbasis bis in den Axiskörper hinein) stabil sind;
   - die Fraktur vom Typ II (Querfraktur durch die Basis) instabil ist.
10. Die Tränentropfenfraktur (teardrop fracture), eine Flexionsverletzung, ist die schwerste und instabilste aller Halswirbelsäulenfrakturen; sie geht oft mit einer Rückenmarkschädigung einher.
11. Die Teardrop-Fraktur vom Extensionstyp, die meist in Höhe C2/3 oder C3/4 liegt, ist eine stabile Verletzung ohne die möglichen gefährlichen Komplikationen der Teardrop-Fraktur vom Flexionstyp.
12. Die Schaufelarbeiterfraktur betrifft den Dornfortsatz des 6. oder 7. Halswirbels; man kann sie in der a.-p. Aufnahme der Halswirbelsäule am Geisterzeichen erkennen, das durch den nach kaudal verschobenen, abgebrochenen Dornfortsatz hervorgerufen wird.
13. Bei der radiologischen Beurteilung der beidseitigen Facettenblockade unterscheide man die ein- oder doppelseitige Verletzung und die reitenden Facettengelenke.

Die einseitige wie auch die beiderseitige Luxation mit Blockade haben die Risiken der neurologischen Verletzung und der Instabilität; die reitenden Facetten erkennt man an den sich direkt gegenüber stehenden Facettenecken.

Brust- und Lendenwirbelsäule

1. Das 3-Säulen-Konzept der akuten Verletzungen von Brust- und Lendenwirbelsäule stellt einen praktischen Ansatz dar, die Stabilität der verschiedenen Frakturen zu bestimmen.
2. Subtile Frakturen der Brustwirbelsäule kann man an einer umschriebenen Vorwölbung der paraspinalen Linie (oder des paravertebralen Schattens) durch Ödem oder Einblutung erkennen.
3. Die Chance-Fraktur, die auch unter dem Namen Sicherheitsgurtfraktur bekannt ist, ist eine Horizontalfraktur durch einen Lendenwirbelkörper, die auch Wirbelbogen und Dornfortsatz erfaßt.
4. Luxationsfrakturen der Brust- und Lendenwirbelsäule, die immer instabil sind, unterteilt man in vier Typen:
   - Flexions-Rotations-Verletzungen;
   - dorsoventrale Scherverletzung;
   - ventrodorsale Scherverletzung;
   - Flexions-Distraktions-Verletzung.
5. Die Spondylolyse, ein Defekt der Pars interarticularis (das Halsband der Scotchterrierfigur) führt zum ventralen Abgleiten eines Wirbels gegenüber dem darunter gelegenen Wirbel – zur echten Spondylolisthesis.
6. Die Spondylolisthesis
   - kann mit einem Defekt der Pars interarticularis einhergehen, die sog. echte Spondylolisthesis;
   - oder mit einem Isthmusdefekt, dann spricht man von einer Pseudospondylolisthesis oder degenerativen Spondylolisthesis (zusammen mit degenerativen Veränderungen der Bandscheibe und der Facettengelenke).
7. Ein einfacher Test zur Unterscheidung beider Typen der Spondylolisthesis ist das Dornfortsatzzeichen.
8. Eine schwere Form der Spondylolisthesis des lumbosakralen Segments kann man in der a.-p. Aufnahme am sog. Zeichen des „umgekehrten Napoleonhuts" erkennen.
9. Ein Bandscheibenvorfall kann nach ventral oder ventrolateral, nach dorsal oder dorsolateral stattfinden. Die intraossäre Herniation in einen Wirbelkörper kann nach kaudal oder ventrokaudal, oder seltener nach kranial oder ventrokranial hin erfolgen.
10. Die intravertebrale Bandscheibenhernie nach ventrokaudal oder ventrokranial führt zur Abtrennung eines kleinen dreieckigen Wirbelkörpersegments. Diesen Limbus vertebrae sollte man nicht mit einer Fraktur verwechseln.

TEIL II - Trauma

11. Einen dorsalen Bandscheibenvorfall kann man nachweisen mittels
    - Computertomographie;
    - Myelographie;
    - Diskographie;
    - MRT oder
    - einer Kombination der genannten Methoden.
12. In aller Regel führt man eine Diskographie dann durch, wenn die Ergebnisse von CT, Myelographie und MRT unklar bleiben.

Literaturempfehlungen

Amato M, Totty WG, Gilula LA. Spondylolysis of the lumbar spine: demonstration of defects and laminal fragmentation. Radiology 1984; l53: 627–629.

Amundsen P, Skalpe IO. Cervical myelography with a water-soluble contrast medium (metrizamide). Neuroradiology 1975; 8: 209–212.

Anand AK, Lee BCP. Plain and metrizamide CT of lumbar disk disease: comparison with myelography. AJNR 1982; 3: 567–571.

Anderson LD, D'Alonzo RT. Fractures of the odontoid process of the axis. J Bone Joint Surg [Am] 1974; 56A: 1663–1674.

Anderson PA, Montesano PX. Injuries to the occipitocervical articulation. In: Chapman MW, ed. Operative orthopaedics, vol. 4, 2nd ed. Philadelphia; JB Lippincott, 1993: 2631–2640.

Anderson PA, Montesano PX. Morphology and treatment of occipital condyle fractures. Spine 1988; 13: 731–736.

Anderson PA, Montesano PX. Treatment of sacral fractures and lumbosacral injuries. In: Chapman MW, ed. Operative orthopaedics, vol. 4, 2nd ed. Philadelphia: JB Lippincott, 1993: 2699–2710.

Beltran J. MRI: Musculoskeletal system. Philadelphia: JB Lippincott, 1990.

Blackmore CC, Deyo RA. Specificity of cervical spine radiography. Importance of clinical scenario. Emerg Radiol 1997; 4: 283–286.

Blacksin MF, Lee HJ. Frequency and significance of fractures of the upper cervical spine detected by CT in patients with severe neck trauma. AJR Am J Roentgenol 1995; 165: 1201–1204.

Boden SD, Davis DO, Dina TS, Patronas NJ, Wiesel SW. Abnormal magnetic-resonance scans of the lumbar spine in asymptomatic subjects. J Bone Joint Surg [Am] 1990; 72A: 403–408.

Boyd WR, Gardiner GA Jr. Metrizamide myelography. AJR Am J Roentgenol 1977; 129: 481–484.

Brandser EA, El-Khoury GY. Thoracic and lumbar spine trauma. Radiol Clin North Am 1997; 35: 533–557.

Brant-Zawadzki M, Miller EM, Federle MP. CT in the evaluation of spine trauma. AJR Am J Roentgenol 1981; 136: 369–375.

Brashear R Jr, Venters GC, Preston ET. Fractures of the neural arch of the axis: a report of twenty-nine cases. J Bone Joint Surg [Am] 1975; 57A: 879–887.

Brodsky AE, Binder WF. Lumbar discography. Its value in diagnosis and treatment of lumbar disc lesions. Spine 1979; 4: 110–120.

Brown RC Evans ET. What causes the "eye in the Scotty dog" in the oblique projection of the lumbar spine? AJR Am J Roentgenol 1973; 118: 435–437.

Bryk D, Rosenkranz W. True spondylolisthesis and pseudospondylolisthesis-the spinous process sign. J Can Assoc Radiol 1969; 20: 53–56.

Bucholz RW. Unstable hangman's fractures. Clin Orthop 1981; 154: 119–124.

Bucholz RW, Burkhead WZ. The pathologic anatomy of fatal atlanto-occipital dislocations. J Bone Joint Surg [Am] 1979; 61A: 248–250.

Burke JT, Harris JH. Acute injuries of the axis vertebra. Skeletal Radiol 1989; 18: 335–346.

Cancelmo JJ Jr. Clay shoveler's fracture: a helpful diagnostic sign. AJR Am J Roentgenol 1972; 115: 540–543.

Chance CQ. Note on a type of flexion fracture of the spine. Br J Radiol 1948; 21: 452–453.

Christenson PC. The radiologic study of the normal spine: cervical, thoracic, lumbar, and sacral. Radiol Clin North Am 1977; 15: 133–154.

Clark WM, Gehweiler JA Jr, Laib R. Twelve significant signs of cervical spine trauma. Skeletal Radiol 1979; 3: 201–205.

Collis JS Jr, Gardner WJ. Lumbar discography. An analysis of one thousand cases. J Neurosurg 1962; 19: 452–461.

Daffner RH, Deeb ZL, Rothfus WE. "Fingerprints" of vertebral trauma – a unifying concept based on mechanisms. Skeletal Radiol 1986; 15: 518–525.

Daffner RH. Imaging of vertebral trauma, 2nd ed. Philadelphia: Lippincott-Raven, 1996.

Daffner RH. Injuries of the thoracolumbar vertebral column. In: Dalinka MK, Kaye JJ, eds. Radiology in emergency room medicine. New York: Churchill Livingstone, 1984: 317–341.

Denis F. Spinal instability as defined by the three-column spine concept in acute spinal trauma. Clin Orthop 1984; 189: 65–76.

Denis F. Three column spine and its significance in the classification of acute thoracolumbar spinal injuries. Spine 1983; 8: 817–831.

Dietz GW, Christensen EE. Normal "Cupid's bow" contour of the lower lumbar vertebrae. Radiology 1976; 121: 577–579.

Dolan KD. Cervical spine injuries below the axis. Radiol Clin North Am 1977; 15: 247–259.

Dortwart RH, DeGroot J, Sauerland EK, Helms CA, Vogler JB. Computed tomography of the lumbosacral spine: normal anatomy, anatomic variants and pathologic anatomy. Radiographics 1982; 2: 459–499.

Dublin AB, McGahan JP, Reid MH. The value of computed tomographic metrizamide myelography in the neuroradiological evaluation of the spine. Radiology 1983; 146: 79–86.

Ellis JH, Martel W, Lillie JH, Aisen AM. Magnetic resonance imaging of the normal craniovertebral junction. Spine 1991; 16: 105–111.

Epstein BS, Epstein JA, Jones MD. Lumbar spondylolisthesis with isthmic defects. Radiol Clin North Am 1977; 15: 261–273.

Ferguson RL, Allen BL Jr. A mechanistic classification of thoracolumbar spine fractures. Clin Orthop 1984; 189: 77–88.

Firooznia H, Benjamin V, Kricheff II, Rafii M, Golimbu C. CT of lumbar spine disc herniation: correlation with surgical findings. AJR Am J Roentgenol 1984; 142: 587–592.

Fuchs AW. Cervical vertebrae (Part I). Radiogr Clin Photogr 1940; 16: 2–17.

Gabrielsen TO, Maxwell JA. Traumatic atlanto-occipital dislocation. AJR Am J Roentgenol 1966; 97: 624–629.

Gehweiler JA Jr, Osborn RL, Becker RF. The radiology of vertebral trauma. Philadelphia: WB Saunders, 1980.

Gerlock AJ Jr, Kirchner SG, Heller RM, Kaye JJ. The cervical spine in trauma. Philadelphia: WB Saunders, 1978.

Gerlock AJ Jr, Mirfakhraee M. Computed tomography and hangman's fractures. South Med J 1983; 76: 727–728.

Glickstein MF, Burke DL, Kressel HY. Magnetic resonance demonstration of hyperintense herniated discs and extruded disc fragments. Skeletal Radiol 1989; 18: 527–530.

Greenspan A. CT-discography vs. MRI in intervertebral disk herniation. Appl Radiol 1993; 22: 34–40.

Greenspan A, Amparo EG, Gorczyca D, Montesano PX. Is there a role for diskography in the era of magnetic resonance imaging? Prospective correlation and quantitative analysis of computed tomography-diskography, magnetic resonance imaging, and surgical findings. J Spinal Disord 1992; 5: 26–31.

Guerra J Jr, Garfin SR, Resnick D. Vertebral burst fractures: CT analysis of the retropulsed fragment. Radiology 1984; 153: 769–772.

Gumley G, Taylor TK, Ryan MD. Distraction fractures of the lumbar spine. J Bone Joint Surg [Br] 1982; 64B: 520–525.

Hadley MN, Browner C, Sonntag VK. Axis fractures: a comprehensive review of management and treatment in 107 cases. Neurosurgery 1985; 17: 281–290.

Han SY, Witten DM, Mussleman JP. Jefferson fracture of the atlas. Report of six cases. J Neurosurg 1976; 44: 368–371.

Harrington PR, Tullos HS. Spondylolisthesis in children: observations and surgical treatment. Clin Orthop 1971; 79: 75–84.

Hartman JT, Kendrick I, Lorman P. Discography as an aid in evaluation for lumbar and lumbosacral fusion. Clin Orthop 1971; 81: 77–81.

Haughton VM. MR imaging of the spine. Radiology 1988; 166: 297–301.

Haughton VM, Eldevik OP, Magnaes B, Amundsen P. A prospective comparison of computed tomography and myelography in the diagnosis of herniated lumbar disks. Radiology 1982; 142: 103–110.

Hayes CW, Conway WF, Walsh JW, Coppage L, Gervin AS. Seat belt injuries: radiologic findings and clinical correlation. Radiographics 1991; 11: 23–36.

Hecht ST, Greenspan A. Digital subtraction lumbar diskography: technical note. J Spinal Disord 1993; 6: 68–70.

Holdsworth F, Chir M. Fractures, dislocations and fracture-dislocations of the spine. J Bone Joint Surg [Am] 1970; 52A: 1534–1551.

Holt EP Jr. The question of lumbar discography. J Bone Joint Surg [Am] 1968; 50A: 720–726.

Hyman RA, Gorey MT. Imaging strategies for MR of the spine. Radiol Clin North Am 1988; 26: 505–533.

Irstam L. Lumbar myelography with amipaque. Spine 1978; 3: 70–82.

Johansen JG, Orrison WW, Amundsen P. Lateral C1–2 puncture for cervical myelography. Part I: Report of a complication. Radiology 1983; 146: 391–393.

Kaiser MC, Ramos L. MRI of the spine. A guide to clinical applications. Stuttgart: Thieme Verlag, 1990.

Kassel EE, Cooper PW, Rubenstein JD. Radiology of spinal trauma – practical experience in a trauma unit. J Can Assoc Radiol 1983; 34: 189–203.

Kathol MH. Cervical spine trauma. What is new? Radiol Clin North Am 1997; 35: 507–532.

Keene JS, Goletz TH, Lilleas F, Alter AJ, Sackett JF. Diagnosis of vertebral fractures: a comparison of conventional radiography, conventional tomography, and computed axial tomography. J Bone Joint Surg [Am] 1982; 64A: 586–594.

Kim KS, Chen HH, Russell EJ, Rogers LF. Flexion teardrop fracture of the cervical spine: radiographic characteristics. AJR Am J Roentgenol 1989; 152: 319–326.

Kornberg M. Discography and magnetic resonance imaging in the diagnosis of lumbar disc disruption. Spine 1989; 14: 1368–1372.

Kricun R, Kricun ME, Dalinka MK. Advances in spinal imaging. Radiol Clin North Am 1990; 28: 321–339.

Levine AM, Edwards CC. The management of traumatic spondylolisthesis of the axis. J Bone Joint Surg [Am] 1985; 67A: 217–226.

MacDonald RL, Schwartz ML, Mirich D, Sharkey PW, Nelson WR. Diagnosis of cervical spine injury in motor vehicle crash victims: how many X-rays are enough? J Trauma 1990; 30: 392–397.

Martel W, Seeger JF, Wicks JD, Washburn RL. Traumatic lesions of the discovertebral junction in the lumbar spine. AJR Am J Roentgenol 1976; 127: 457–464.

Meyer GA, Haughton VM, Williams AL. Diagnosis of herniated lumbar disk with computed tomography. N Engl J Med 1979; 301: 1166–1167.

Mirvis SE, Geisler FH, Jelinek JJ, Joslyn JN, Gellad F. Acute cervical spine trauma: evaluation with 1.5T MR imaging. Radiology 1988; 166: 807–816.

Mirvis SE, Young JW, Lim C, Greenberg J. Hangman's fracture: radiologic assessment in 27 cases. Radiology 1987; 163: 713–717.

Modic MT. Degenerative disorders of the spine. In: Modic MT, Masaryk TJ, Ross JS, eds. Magnetic resonance imaging of the spine. Chicago: Year Book Medical Publishers, 1989.

Modic MT. Magnetic resonance imaging of the spine. In: Modic MT, Masaryk TJ, Ross JS, eds. Magnetic resonance imaging of the spine. Chicago, Year Book Medical Publishers, 1989.

Montesano PX, Benson DR. The thoracocolumbar spine. In: Rockwood CA, Green DP, Bucholz RW, eds. Rockwood and Green's fractures in adults, 3rd ed. Philadelphia: JB Lippincott, 1991: 1359–1397.

Montesano PX, Benson DR. Thoracolumbar spine fractures. In: Chapman MW, ed. Operative orthopaedics, vol. 4, 2nd ed. Philadelphia: JB Lippincott, 1993: 2665–2697.

Murphey MD. Trauma oblique cervical spine radiographs. Ann Emerg Med 1993; 22: 728–730.

Myerding HW. Spondylolisthesis. Surg Gynecol Obstet 1932; 34: 371–377.

Newman PH. The etiology of spondylolisthesis. J Bone Joint Surg [Br] 1963; 45B: 39–59.

Nuñez DB Jr, Quencer RM. The role of helical CT in the assessment of cervical spine injuries. AJR Am J Roentgenol 1998; 171: 951–957.

Nuñez DB Jr, Zuluaga A, Fuentes-Bernardo DA, Rivas LA, Becerra JL. Cervical spine trauma: how much more do we learn by routinely using helical CT? Radiographics 1996; 16: 1307–1318.

Orrison WW, Eldevik OP, Sackett JF. Lateral C1-2 puncture for cervical myelography. Part III: Historical, anatomic and technical considerations. Radiolgy 1983; 146: 401–408.

Pech P, Kilgore DP, Pojunas KW, Haughton VM. Cervical spinal fractures: CT detection. Radiology 1985; 157: 117–120.

Raila FA, Aitken AT, Vickers GN. Computed tomography and three-dimensional reconstruction in the evaluation of occipital condyle fracture. Skeletal Radiol 1993; 22: 269–271.

Raskin SP, Keating JW. Recognition of lumbar disk disease: comparison of myelography and computed tomography. AJNR 1982; 139: 349–355.

Rogers LF. The roentgenographic appearance of transverse or Chance fractures of the spine: the seat belt fracture. AJR Am J Roentgenol 1971; 111: 844–849.

Rogers LF, Lee C. Cervical spine trauma. In: Dalinka MK, Kaye JJ, eds. Radiology in emergency room medicine. New York: Churchill Livingstone, 1984.

Russell EJ, D'Angelo CM, Zimmerman RD, Czervionke LF, Huckman MS. Cervical disk herniation: CT demonstration after contrast enhancement. Radiology 1984; 152: 703–712.

Scher AT. "Tear-drop" fractures of the cervical spine – radiologic features. S Afr Med 1982; 61: 355–-356.

Scher AT. Unilateral locked facet in cervical spine injuries. AJR Am J Roentgenol 1977; 129: 45–48.

Schneider RC, Livingston KE, Cave AJE, Hamilton G. "Hangman's fracture" of the cervical spine. J Neurosurg 1965; 22: 141–154.

Shipley JA, Beukes CA. The nature of the spondylolytic defect. Demonstration of a communicating synovial pseudoarthrosis in the pars interarticularis. J Bone Joint Surg [Br] 1998; 80B: 662–664.

Slone RM, MacMillan M, Montgomery WJ. Spinal fixation. Part 1. Principles, basic hardware, and fixation techniques for the cervical spine. Radiographics 1993; 13: 341–356.

Slone RM, MacMillan M, Montgomery WJ, Heare M. Spinal fixation. Part 2. Fixation techniques and hardware for the thoracic and lumbosacral spine. Radiographics 1993; 13: 521–543.

Smith GR, Northrop CH, Loop JW. Jumper's fractures: patterns of thoracocolumbar spine injuries associated with vertical plunges. A review of 38 cases. Radiology 1977; 122: 657–663.

Spencer JA, Yeakley JW, Kaufman HH. Fracture of the occipitale condyle. Neurosurgery 1984; 15: 101–103.

Spengler DM. Lumbar disc herniation. In: Chapman MW, ed. Operative orthopaedics, vol. 4, 2nd ed. Philadelphia: JB Lippincott, 1993: 2735–2744.

Taber KH, Herrick RC, Weathers SW, Kumar AJ, Schomer DF, Hayman LA. Pitfalls and artifacts encountered in clinical MR imaging of the spine. Radiographics 1998; 18: 1499–1521.

Tehranzadeh J. Discography 2000. Radiol Clin North Am 1998; 36: 463–495.

Thomas HM. Atlantoaxial injuries. Semin Orthop 1987; 2: 110–118.

Traynelis VC, Marano GD, Dunker RO, Kaufman HH. Traumatic atlantooccipital dislocation. J Neurosurg 1986; 65: 863–870.

Turetsky DB, Vines FS, Clayman DA, Northrup HM. Technique and use of supine oblique views in acute cervical spine trauma. Ann Emerg Med 1993; 22: 685–689.

Turski PA, Sackett JF. Applications of computed tomography in spinal trauma. Appl Radiol 1982; 11: 87–96.

Wiltse LL. Spondylolisthesis: classification and etiology. In: AAOS Symposium on the Spine. American Academy of Orthopedic Surgeons. St. Louis: Mosby, 1969: 143–167.

Wiltse LL, Winter RB. Terminology and measurement of spondylolisthesis. J Bone Joint Surg [Am] 1983; 65A: 768–772.

Whitley JE, Forsyth HF. Classification of cervical spine injuries. AJR Am J Roentgenol 1958; 83: 633–644.

Woodring JF, Lee C. Limitations of cervical radiography in the evaluation of acute cervical trauma. J Trauma 1993; 34: 32–39.

Yu S, Sether IA, Ho PS, Wagner M, Haughton VM. Tears of the annulus fibrosus: correlation between MR and pathologic findings in cadavers. AJNR 1988; 9: 367–370.

Zanca P, Lodmell EA. Fracture of spinous processes: new sign for the recognition of fractures of cervical and upper dorsal spinous processes. Radiology 1951; 56: 427–429.

TEIL 3

Arthritis, Arthrose, Arthropathie

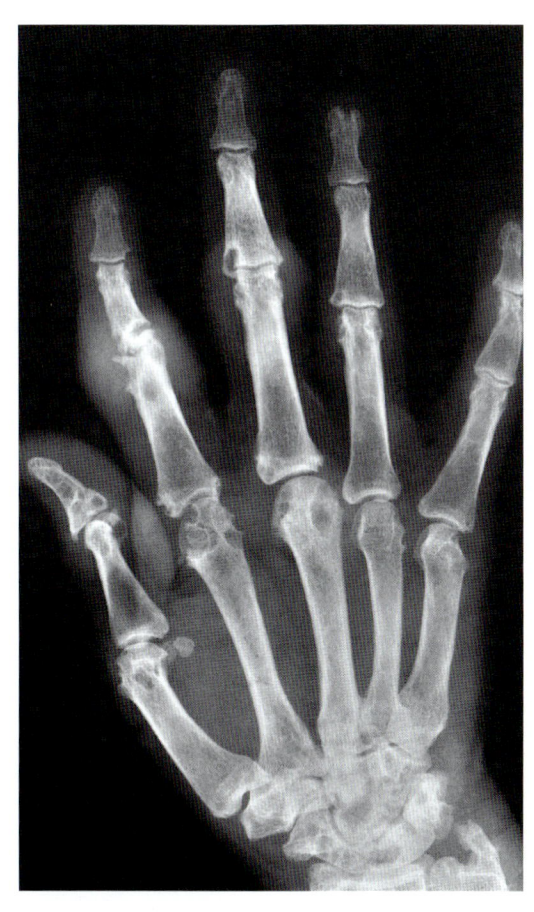

Kapitel 11

Radiologische Abklärung der Arthritiden, Arthrosen, Arthropathien

Ganz allgemein bezeichnet der Oberbegriff Arthropathie eine Anomalie des Gelenks als Ergebnis degenerativer, entzündlicher, infektiöser oder metabolischer Prozesse, die jeweils dann für die Benennung der verschiedenen Gruppen der Arthritiden/Arthropathien herangezogen werden (Abb. 11-1). Dazu zählen auch die Arthropathien bei den Kollagenosen, die in Begleitung eines systemischen Lupus erythematodes (SLE) oder der Sklerodermie zu sehen sind.

Radiologische bildgebende Verfahren

■ Konventionelle Röntgenaufnahmen

Die zur Beurteilung von Arthropathien/Arthritiden verwendeten bildgebenden Verfahren ähneln im wesentlichen denen bei traumatischen Veränderungen von Knochen und Gelenken (s. Kap. 4), wenn auch mit gewissen Modifikationen. Wichtigstes bildgebendes Verfahren für die Abklärung einer Arthritis/Arthropathie sind die Übersichtsaufnahmen. Wie bei der radiologischen Abklärung verletzungsbedingter Zustände, so sollte man ebenfalls mindestens 2 Aufnahmen mit zueinander senkrechtem Strahlengang anfertigen (Abb. 11-2; vgl. auch Abb. 4-1). Eine Aufnahme unter Belastung mit dem Körpergewicht kann von Nutzen sein, besonders für die dynamische Beurteilung der Gelenkspaltverschmälerung unter dem Körpergewicht (Abb. 11-3). Manchmal können auch Spezialeinstellungen erforderlich werden, um destruierende Gelenkveränderungen besser darzustellen. Die Radiusköpfchen-Capitulum humeri-Aufnahme (s. Kap. 5) schaltet die Überlagerung des Radiusköpfchens mit dem Processus coronoideus aus und zeigt dadurch das Humeroradial- und das Humeroulnargelenk und somit entzündliche Veränderungen am Ellbogengelenk besser an (Abb. 11-4). Die halbsupinierte Schrägaufnahme von Handgelenk und Hand (die sog. „Allstate"- [nach dem Logo eines amerikanischen Versicherungsunternehmens; Anm. d. Übersetzers] oder „Ballfänger"-Aufnahme) führte Norgaard im Jahre 1965 ein; sie zeigt besonders gut die Radialseite der Metakarpalköpfchen und der Basis der Grundphalangen sowie am Handgelenk Dreieck- und Erbsenbein (Abb. 11-5). Da die frühesten Veränderungen bei einigen Arthritiden in diesen Regionen beginnen, kann die Norgaard-Aufnahme hier in den Frühstadien wichtige Informationen erbringen (Abb. 11-6), ferner kann sie auch subtile Subluxationen der Fingergrundgelenke nachweisen, die man beim Lupus erythematodes oft sieht.

■ Vergrößerungsaufnahmen

Diese Technik verwendet man, um die sehr frühen Veränderungen einer Arthritis nachzuweisen, die auf den Standardübersichten noch nicht gut darstellbar sind (Abb. 11-7). Die Methode erfordert ein spezielles Film-Folien-System und bewirkt eine rein geometrische Vergrößerung, die Knochen und Gelenke mit größerer Schärfe und feineren knöchernen Details vergrößert wiedergibt.

■ Tomographie, CT und Arthrographie

Unter den weiterführenden Abbildungstechniken bei der Abklärung von Arthritiden wird die konventionelle Tomographie nur selten dazu herangezogen, um eine spezifische

TEIL III - Arthritis, Arthrose, Arthropathie

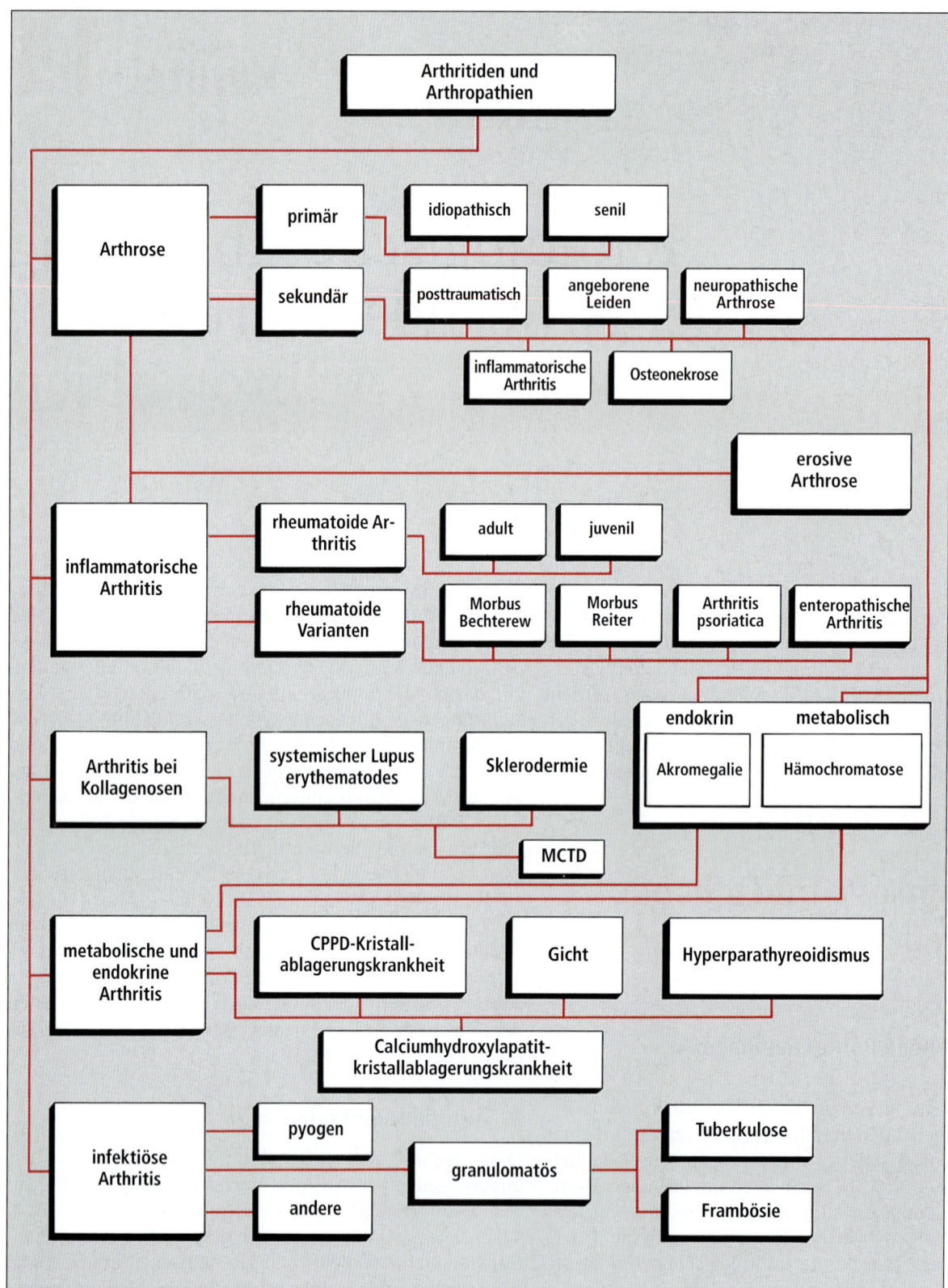

Abb. 11-1. Einteilung der Arthritiden/Arthrosen/Arthropathien

Radiologische Abklärung der Arthritiden, Arthrosen, Arthropathien 11

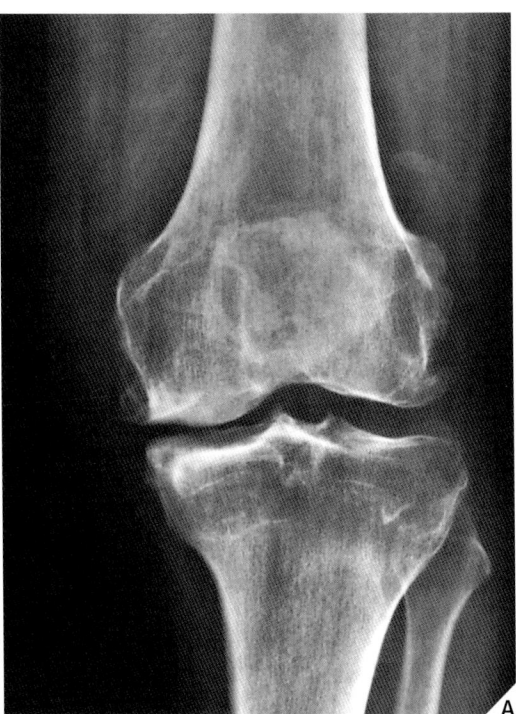
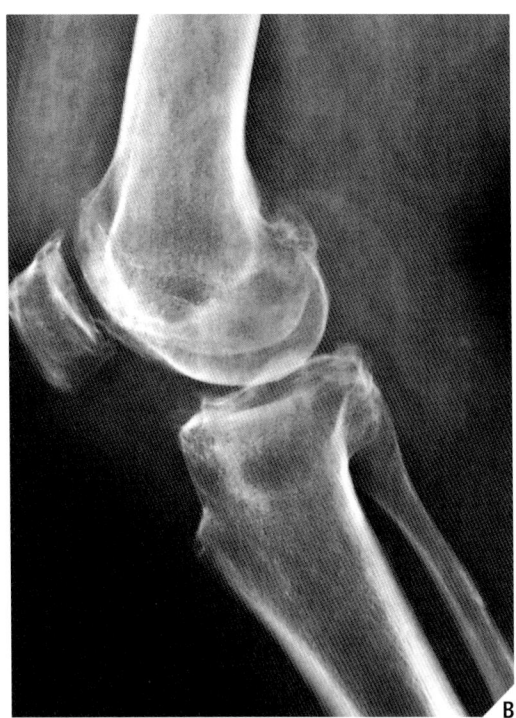

Abb. 11-2. Diese 58jährige Frau stellte sich mit der Vorgeschichte linksseitiger Knieschmerzen vor. **A** Die a.-p. Aufnahme zeigt eine Verschmälerung des medialen Kniegelenkspaltanteils sowie Randosteophyten am medialen und lateralen Femurkondylus – für eine Arthrose typische Befunde (degenerative Gelenkkrankheit). **B** Die Seitaufnahme zeigt weitere Randzacken an der Vorder- und Rückseite der Tibiagelenkfläche, welche in der a.-p. Aufnahme nicht erkennbar waren. Die Beteiligung des femoropatellaren Gleitlagers und das Vorliegen einer Synovialitis, erkennbar an einem Erguß im Recessus suprapatellaris (Bursa suprapatellaris), sind ebenfalls gut zu sehen

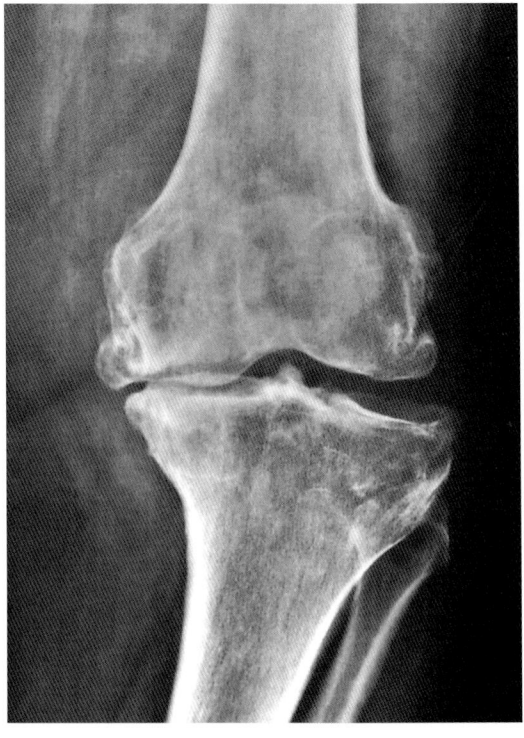

Abb. 11-3. Die a.-p. Aufnahme im Stehen bei derselben Patientin wie in Abb. 11-2 zeigt eine Einsenkung des medialen femorotibialen Kniegelenkanteils unter dem Gewicht des Körpers, worunter es zu einer Varusfehlstellung des Kniegelenks kommt

TEIL III - Arthritis, Arthrose, Arthropathie

Diagnose zu stellen, sondern meist in der Absicht, das Ausmaß einer Gelenkzerstörung besser aufzuzeigen (Abb. 11-8). Außer zur Abklärung degenerativer Veränderungen der Wirbelsäule, insbesondere der Spinalkanalstenose, wird die Computertomographie (CT) hier seltener als beim Trauma eingesetzt (Abb. 11-9). Bei der Abklärung einer Spinalkanalstenose auf dem Boden degenerativer Veränderungen kann sie nach der Myelographie zum Zuge kommen (Abb. 11-10), obschon die Myelographie allein meist ausreicht (Abb. 11-11). Auch hat die Arthrographie bei der Untersuchung degenerativer (Abb. 11-12), entzündlicher und infektiöser (vgl. Abb. 23-15B) Gelenkzustände nur ein eingeschränktes Einsatzgebiet.

■ Szintigraphie

Die Skelettszintigraphie wird viel häufiger angewandt als diese anderen Techniken, hauptsächlich zur Beurteilung der Verteilung einer Arthritis in den verschiedenen Gelenken. Zu den derzeit gängigen Radiopharmazeutika zählen organische Diphosphonate – Ethylendiphosphonat (HEPD) und Methylendiphosphonat (MDP) –, die mit Technetium-99m markiert sind, einem reinen Gammastrahler mit einer Halbwertszeit von 6 Stunden; häufiger wird das MDP genommen, und zwar meist in einer Dosis von 15 mCi (555 MBq) Technetium-99m. Nach der intravenösen Injektion des Radionuklids sammeln sich etwa 50% der Gesamt-

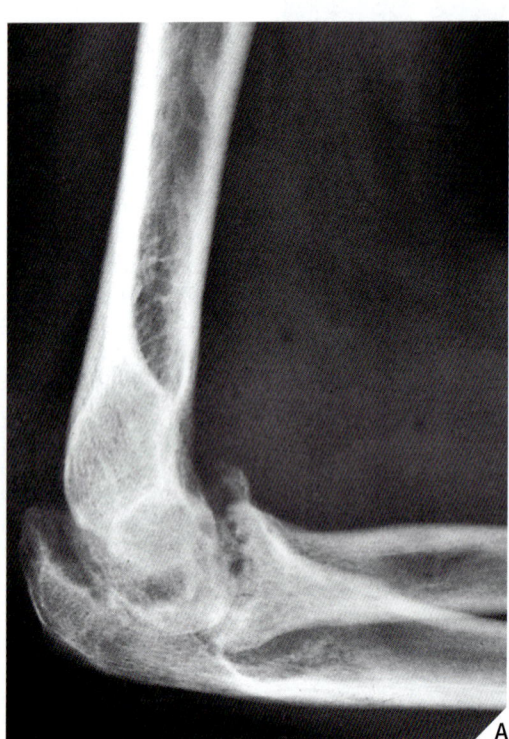
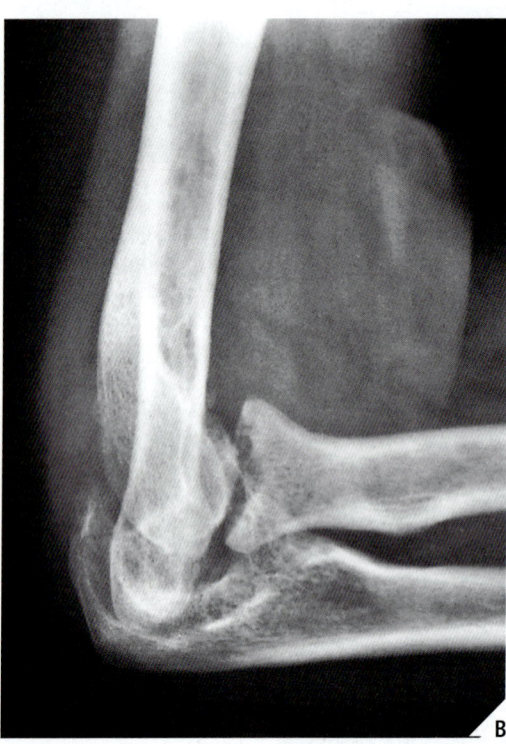

Abb. 11-4. **A** Die normale Seitaufnahme des Ellbogens zeigt bei einer 48jährigen Frau mit bekannter langjähriger rheumatoider Arthritis die für eine inflammatorische Arthritis typischen destruktiven Veränderungen. **B** Eine Spezialeinstellung, die sog. Radiusköpfchen-Capitulum humeri-Aufnahme (vgl. Abb. 5-67), zeigt die Details des arthritischen Prozesses mit Beteiligung der Articulatio humeroradialis und humeroulnaris schon besser. (Wiedergabe mit Genehmigung von Greenspan A, Norman A, 1983)

Radiologische Abklärung der Arthritiden, Arthrosen, Arthropathien 11

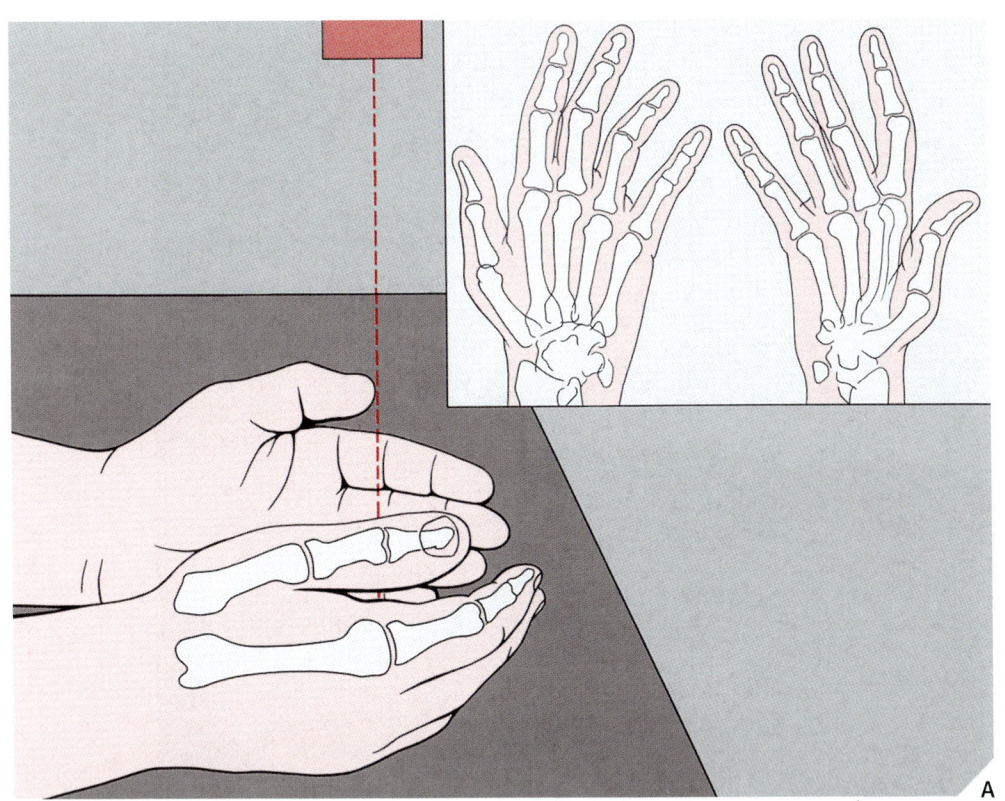

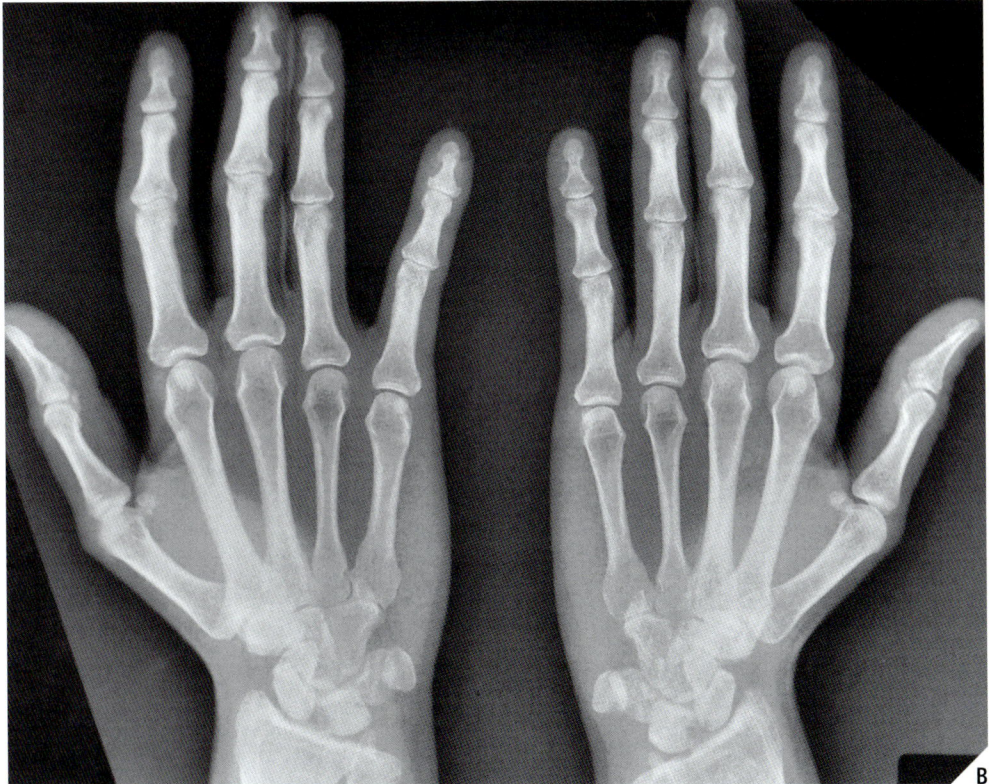

Abb. 11-5. **A** Für die „Gesamtschau"-Aufnahme („Allstate" oder Norgaard-Aufnahme) von Handgelenk und Hand hält der Patient den Arm vollständig gestreckt und auf der Ulnarseite gelagert; die Finger sind dabei gestreckt und die Hände in leichter Supination, als ob sie einen Ball auffangen wollten. Der Zentralstrahl zielt auf die Höhe der Metakarpalköpfchen. **B** In einer derart eingestellten Aufnahme sind die Radialseiten der Grundgliedbasen, das Dreieck- sowie das Erbsenbein gut dargestellt

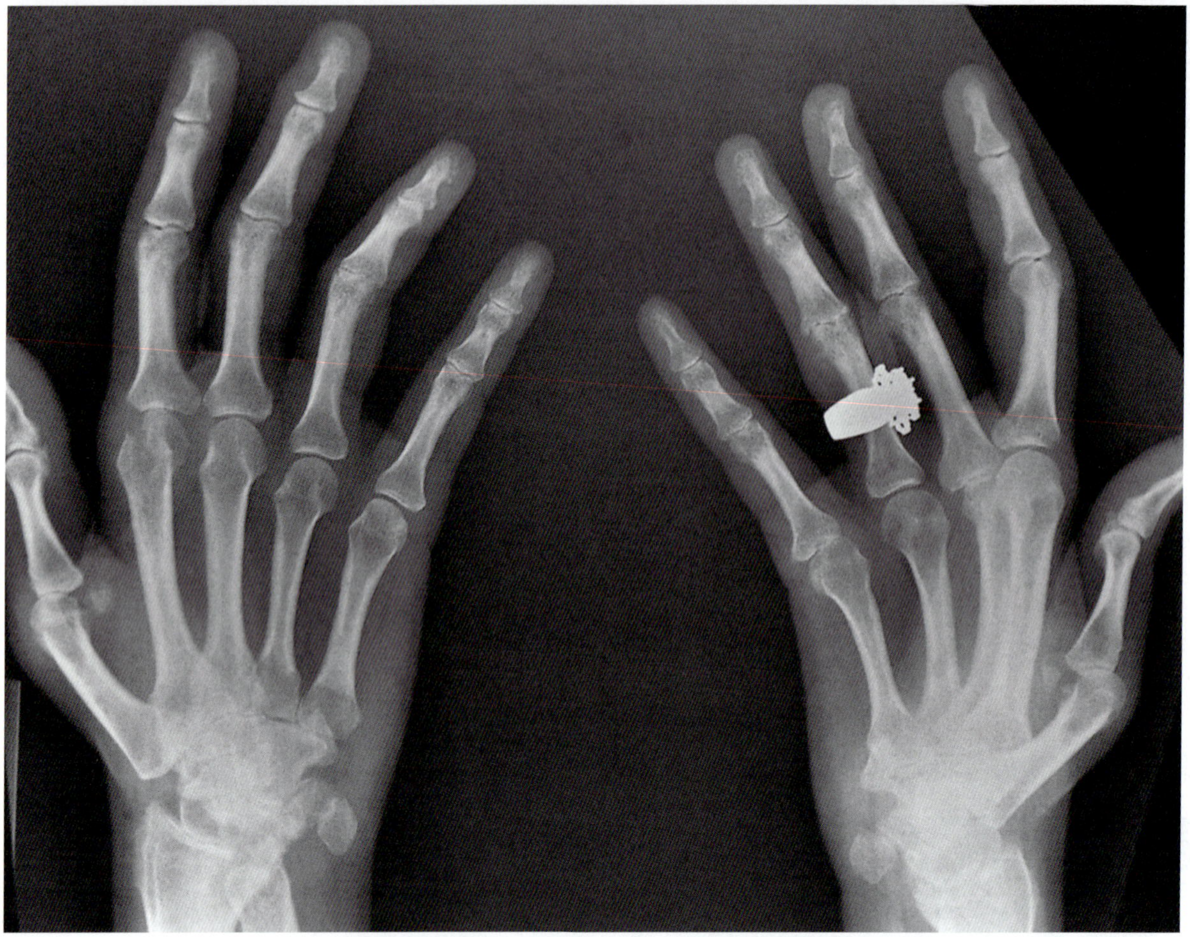

TEIL III - Arthritis, Arthrose, Arthropathie

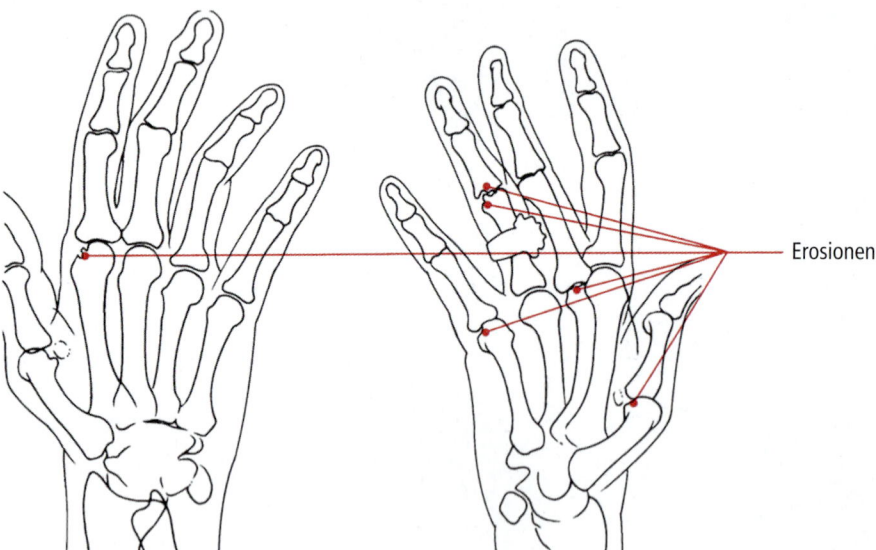

Abb. 11-6. Die „Gesamtschau"-Aufnahme von Händen und Handgelenken dieser 62jährigen Frau mit rheumatoider Arthritis zeigt Erosionen am Radiokarpalgelenk wie auch an den interkarpalen Gelenken und den Karpometakarpalgelenken beiderseits. Achten Sie ferner auf zarte Erosionen der Mittelhandköpfchen I, III, IV und V links sowie II rechts. Daneben erkennt man eine kleine Erosion an der Basis des Ringfingermittelglieds links

Radiologische Abklärung der Arthritiden, Arthrosen, Arthropathien

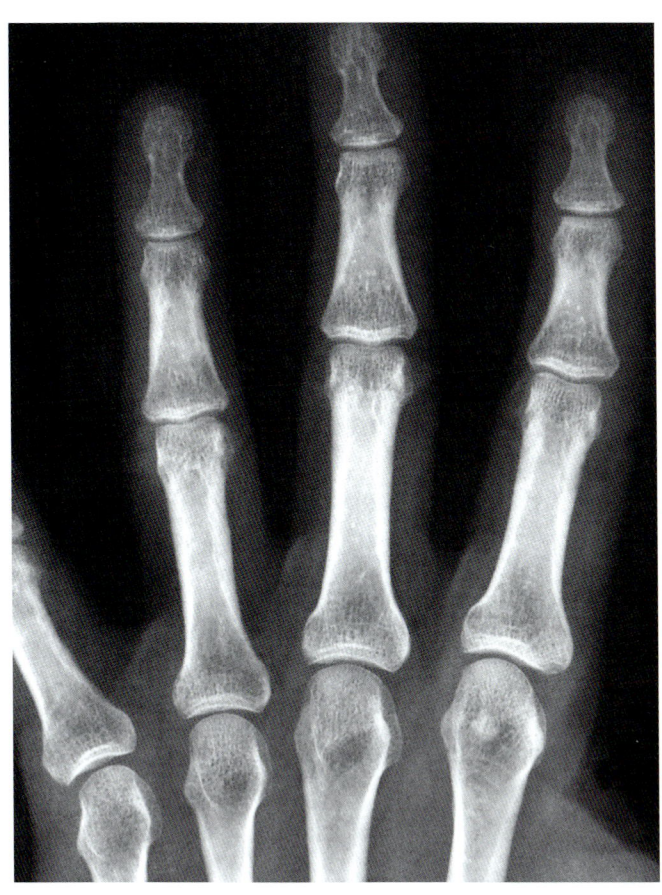

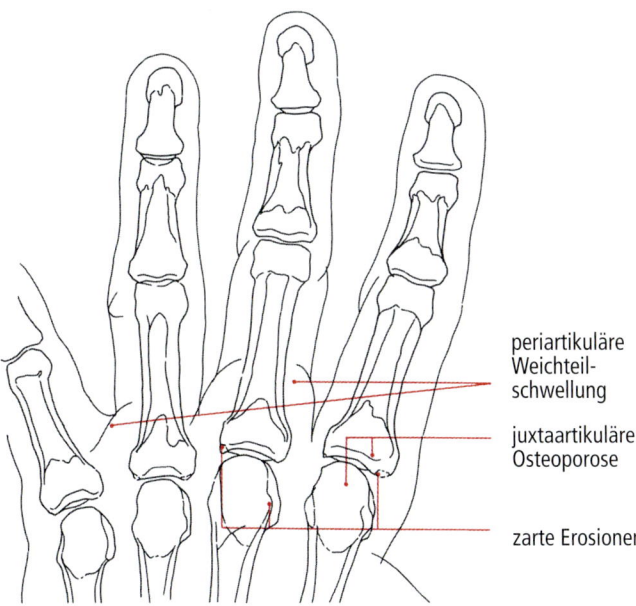

Abb. 11-7. Die d.-p. Aufnahme der Finger unter Verwendung der Vergrößerungstechnik zeigt die Frühveränderungen der rheumatoiden Arthritis: juxtaartikuläre Osteoporose, periartikuläre Weichteilschwellung als Ausdruck vermehrter Gelenkflüssigkeit sowie zarte Erosionen an den Basen der Grundphalangen und an den Metakarpalköpfchen – ein Befund, der auf den Standardaufnahmen dieses Patienten nicht zu erkennen war

TEIL III - Arthritis, Arthrose, Arthropathie

aktivität im Knochen an, die andere Hälfte zirkuliert frei im Körper und wird über die Nieren ausgeschieden. In einem 3-Phasen-Szintigramm kann dann eine Gammakamera eingesetzt werden. Die Skelettszintigraphie kann die Verteilung arthritischer Veränderungen nicht nur in den großen und den kleinen Gelenken aufzeigen (Abb. 11-13), sie kann auch zwischen einer Gelenkentzündung und entzündeten periartikulären Weichteilen unterscheiden (vgl. Abb. 23-9). Zur Unterscheidung eines infizierten Gelenks von einer Weichteilinfektion oder anderen Arthritisformen werden seit einiger Zeit Indium-111-markierte Leukozyten und die Gallium-67-Szintigraphie eingesetzt (vgl. Kap. 2, Abschnitt Szintigraphie).

Auch erwiesen sich, wie Brower und Flemming betonen, Verlaufskontrollen mittels der Skelettszintigraphie bei der Aktivitätsbeurteilung einer Arthritis zu verschiedenen Zeitpunkten als hilfreich. Diese Untersuchungen können zwischen einer aktiven Krankheit und der Arthritis in Remission differenzieren.

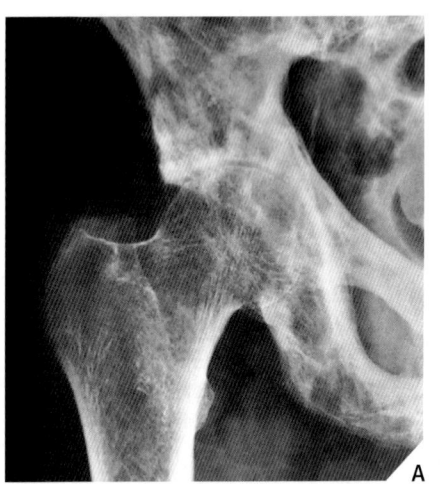
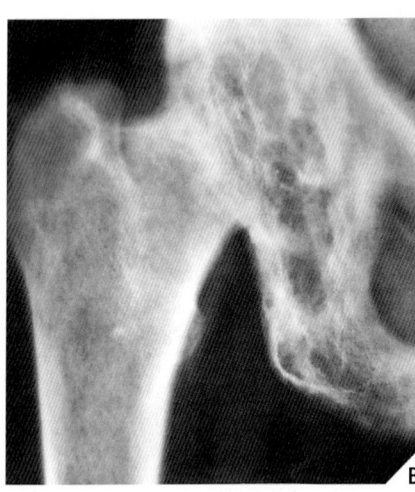
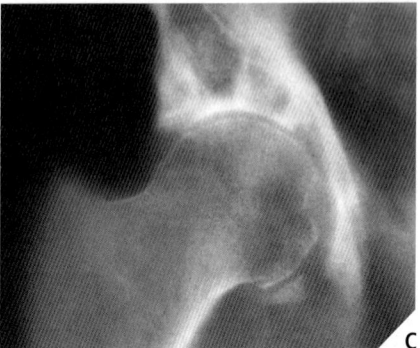

Abb. 11-8. Eine 74jährige Frau mit einem Morbus Paget und sekundären degenerativen Hüftgelenkveränderungen wurde zur Beurteilung eines möglichen totalen Gelenkersatzes untersucht. **A** Die normale a.-p. Aufnahme der rechten Hüfte ergibt einen ausgedehnten Morbus Paget, kenntlich an der Kortikalisverdickung der Beckenknochen, besonders des Sitzbeins, und am vergröberten Trabekelmuster. Zu beachten ist die Verschmälerung des röntgenologischen Gelenkspalts als Ausdruck degenerativer Hüftgelenkveränderungen. **B, C** Die konventionellen Tomogramme zeigen die vorwiegende Beteiligung des Acetabulums unter Erhalt des Femurkopfs

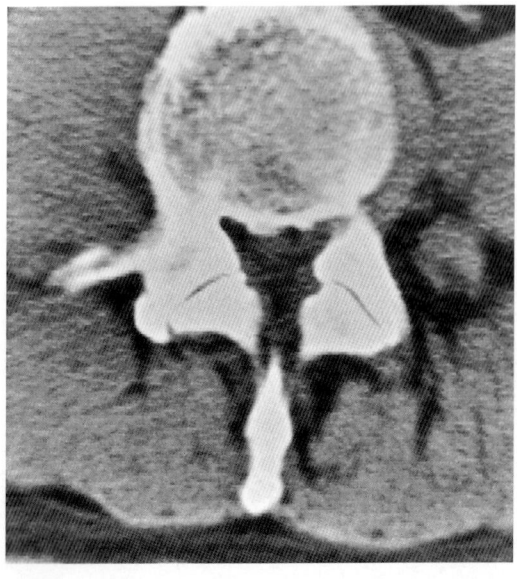

Abb. 11-9. Das CT-Bild eines 66jährigen Patienten mit fortgeschrittener Arthrose der Facettengelenke zeigt eine Einengung des Spinalkanals infolge degenerativer Veränderungen. Mit einer Weite von 8 mm ist der Querdurchmesser deutlich unter die Norm verkleinert

Radiologische Abklärung der Arthritiden, Arthrosen, Arthropathien 11

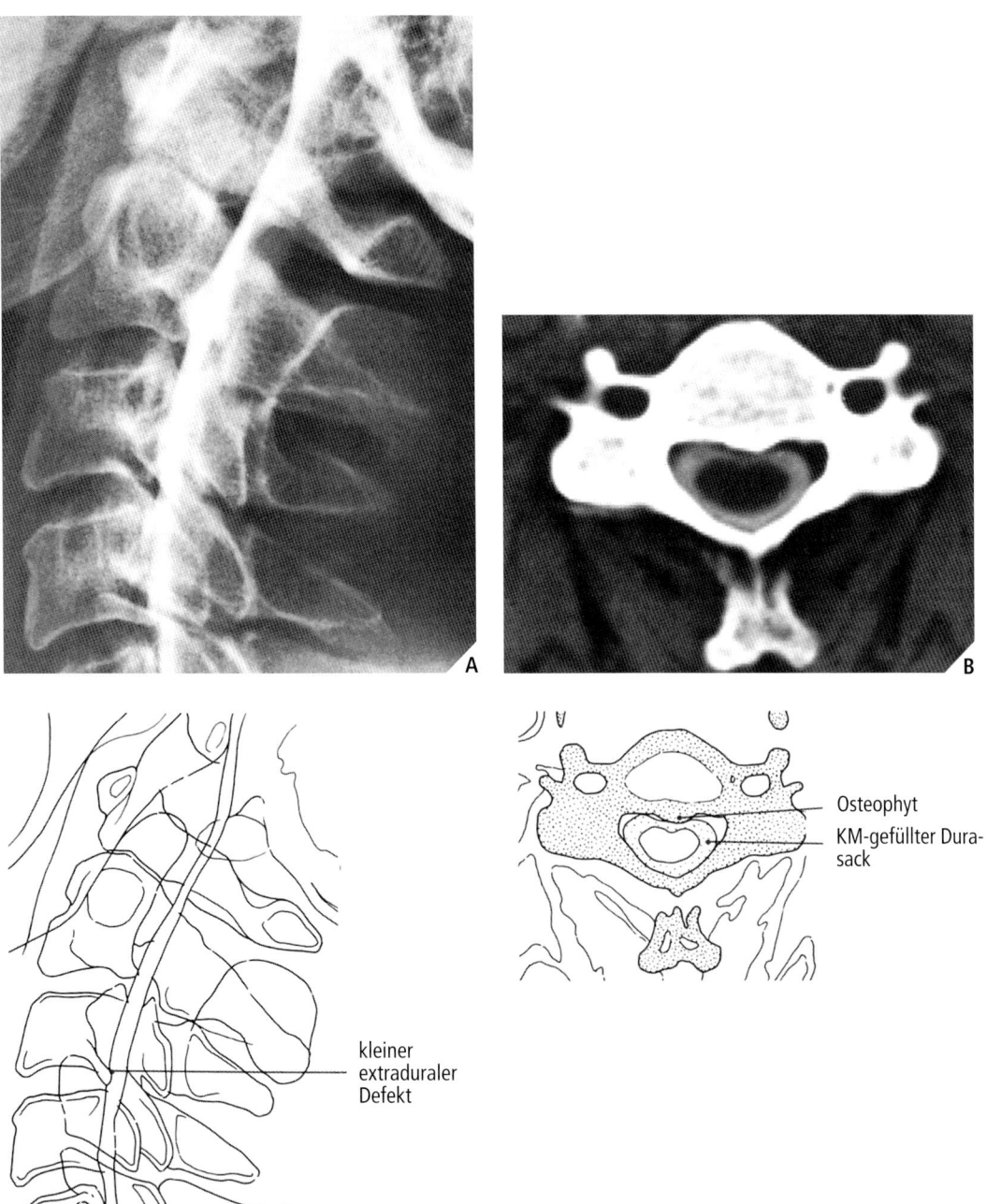

Abb. 11-10. Der 56jährige Mann klagte über konstanten Schmerz im Nacken mit Ausstrahlung in den linken Arm; gleichzeitig bestanden in der linken Hand Schwäche und Taubheitsgefühl. **A** Das zervikale seitliche Myelogramm ergibt eine kleine extradurale Aussparung an der Vorderfläche des Durasacks in Höhe C3/C4. **B** Das CT-Bild nach Myelographie zeigt, wie ein dorsaler Spondylophyt in gleicher Höhe gegen die Rückenmarkhüllen drückt

TEIL III - Arthritis, Arthrose, Arthropathie

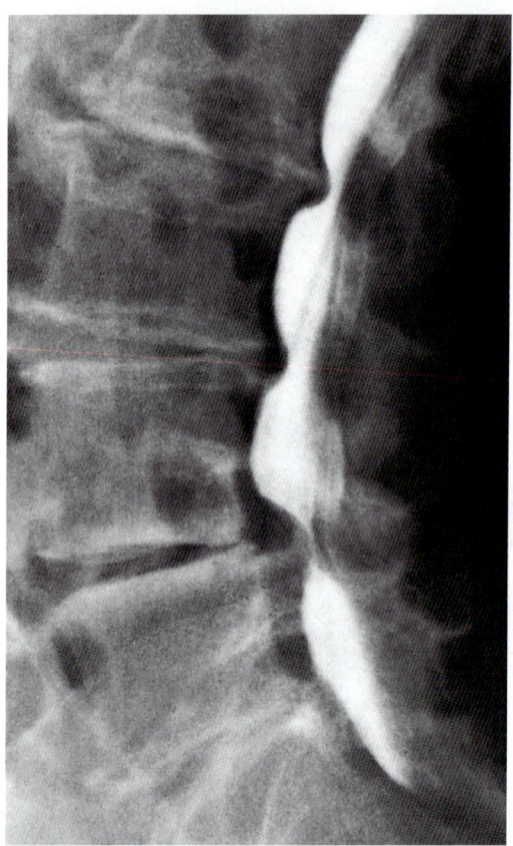

Abb. 11-11. Die Seitaufnahme des lumbosakralen Übergangs nach Injektion von Metrizamid in den Subarachnoidalraum zeigt eine Sanduhrform des Kontrastmittels im Durasack, ein typisches Zeichen der Spinalkanalstenose. Zu diesem Bild kommt es wegen der begleitenden Hypertrophie der Facettengelenke und der Vorwölbung der Bandscheiben nach hinten

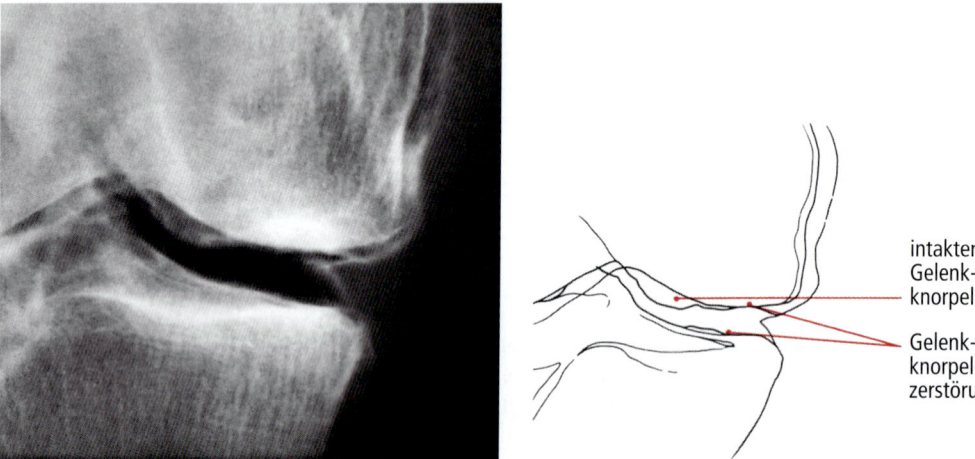

intakter Gelenkknorpel

Gelenkknorpelzerstörung

Abb. 11-12. Die Doppelkontrastarthrographie zeigt bei einem 62jährigen Mann mit zunehmendem umschriebenem Schmerz im medialen Kniegelenkspalt fortgeschrittene degenerative Veränderungen des Gelenkknorpels

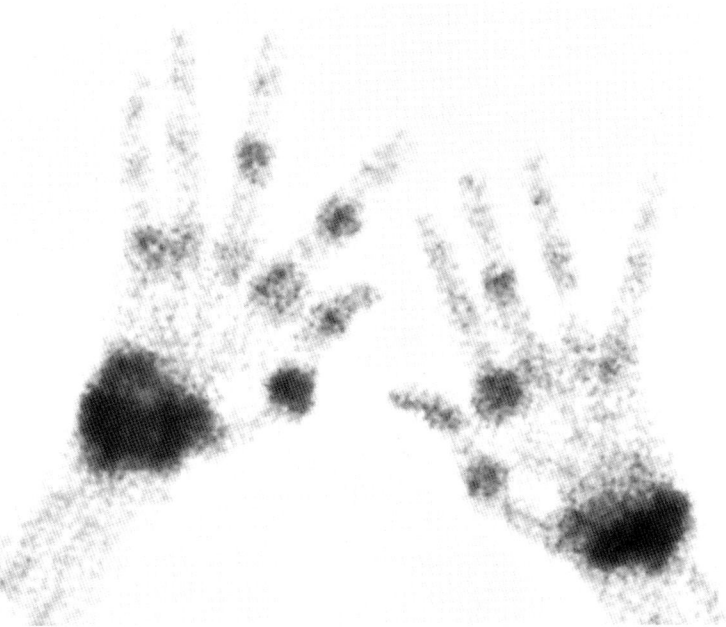

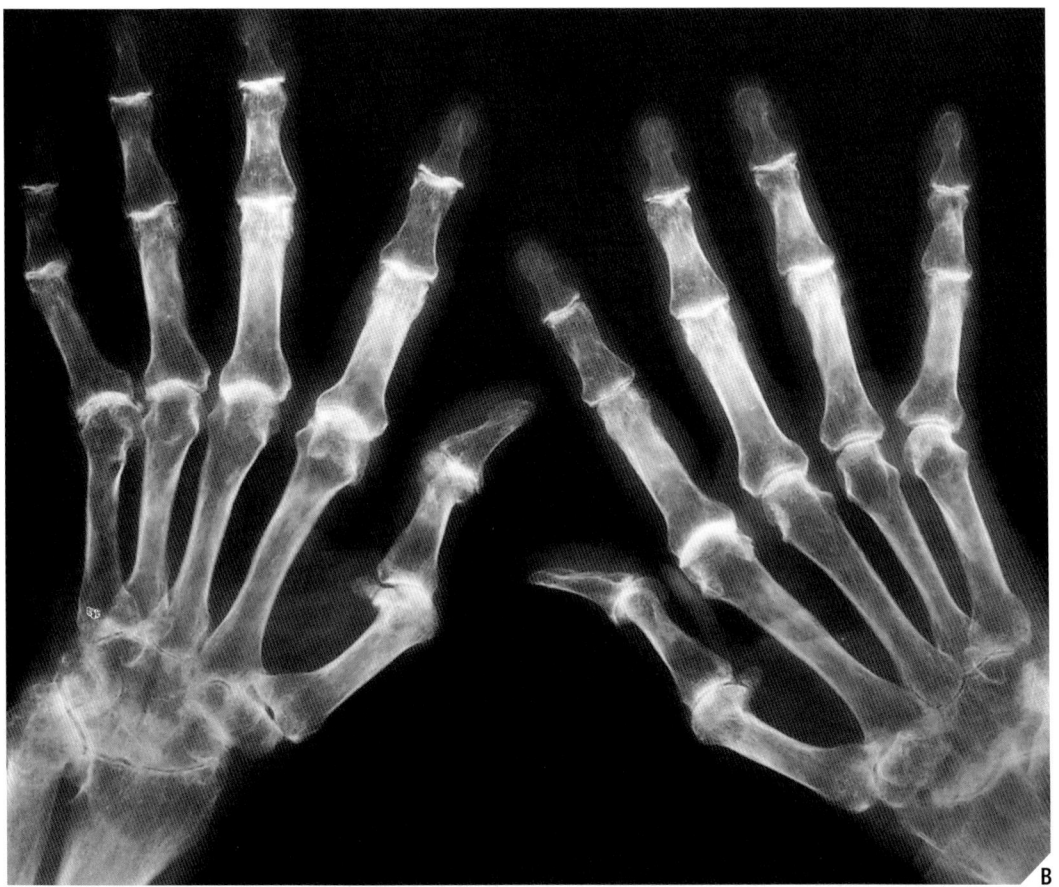

Abb. 11-13. **A** Das Knochenszintigramm 2 Stunden nach intravenöser Injektion von 15 mCi (555 MBq) Technetium-99m-markiertem Methylendiphosphonat (MDP) zeigt eine vermehrte Aufnahme des Nuklids in mehrere Gelenke von Hand und Handwurzel. **B** Eine Übersichtsaufnahme bei demselben Patienten ergibt eine fortgeschrittene Arthritis psoriatica

TEIL III - Arthritis, Arthrose, Arthropathie

Sonographie

Diese Technik findet bei der Abklärung von Gelenkanomalien noch relativ selten Verwendung. Gelegentlich hilft sie bei der Differenzierung von Raumforderungen in der Kniekehle bei Patienten mit rheumatoider Arthritis, bei denen dann die Komplikationen eines arthritischen Geschehens (wie Poplitealzyste oder hypertrophierte Synovialmembran) sich von anderen, nicht entzündungsbedingten Veränderungen abgrenzen lassen (wie z. B. Aneurysma der A. poplitea). Man kann damit die bei Patienten mit rheumatoider Arthritis gelegentlich vorkommende tiefe Phlebothrombose effizient diagnostizieren.

Magnetresonanztomographie

Die MRT der Gelenke liefert einen hervorragenden Kontrast zwischen Weichteilen und Knochen. Gelenk- und Faserknorpel, Kortikalis und Schwammknochen lassen sich anhand ihrer spezifischen Signalintensität voneinander abgrenzen. Bei Patienten mit rheumatoider Arthritis ist sie eine exzellente Methode zum Nachweis von Rheumaknötchen und Synovialisanomalien. Ihre Fähigkeit, das von Membrana synovialis ausgekleidete Gelenk von den anderen Gelenkstrukturen abzugrenzen, gestattet die nichtinvasive Ausmaßbestimmung der Synovialishypertrophie, die die Synovialitis begleitet und bislang nur mittels Arthrographie und Arthroskopie ermittelbar war. Da die Synovialitis oft mit einem Erguß einhergeht, läßt sich auch dieser effizient mit der MRT nachweisen (Abb. 11-14). Normalerweise liefert die Gelenkflüssigkeit in T1-gewichteten Bildern ein mittelhohes und in den T2-gewichteten ein starkes Signal, was bei der Diagnostik der Baker-Zyste hilfreich ist (Abb. 11-15). Zwar ist die MRT beim Nachweis eines Ergusses recht sensitiv, doch kann sie nicht zwischen entzündlicher und nichtentzündlicher Flüssigkeit unterscheiden. Manchmal kann die MRT auch Zusatzinformationen bei der Hämophiliearthropathie beisteuern (Abb. 11-16).

Am vielversprechendsten ist die MRT jedoch bei der Untersuchung der Wirbelsäule. Bilder in der Sagittalebene helfen beim Nachweis einer Hypertrophie von Lig. flavum der kleinen Wirbelgelenken, bei der Bestimmung der Foramenstenose und des Sagittaldurchmessers des Spinalkanals. Aufnahmen in der Axialebene erleichtern die detaillierte Analyse der Facettengelenke und die genauere Dickenbestimmung des Lig. flavum sowie die Längenbestimmung des Sagittaldurchmessers des Spinalkanals. Die MRT-Beurteilungsqualität von Rückenmarksanomalien im Halsbereich bei Patienten mit rheumatoider Arthritis und der von Spinalkanalstenosen bei Patienten mit fortgeschrittenen degenerativen Veränderungen der Wirbelsäule übertrifft die aller anderen Verfahren. Besonders ergiebig ist die MRT-Untersuchung bei Patienten mit bandscheibenbedingten Schmerzen, da sie normale, degenerativ veränderte und prolabierte Bandscheiben nichtinvasiv differenzieren kann (vgl. Kap. 10). In der Tat stellt die MRT degenerative Diskusveränderungen schon lange vor deren Nachweis durch konventionelle Röntgenaufnahmen oder CT dar.

Arthropathieformen

Diagnostik

Klinische Information

Die klinischen Zeichen und die Laborwerte helfen zusammen mit den Röntgenbefunden oft ganz entscheidend, die Diagnose eines spezifischen arthritischen Prozesses zu stellen. So haben z. B. die verschiedenen Arthritiden eine

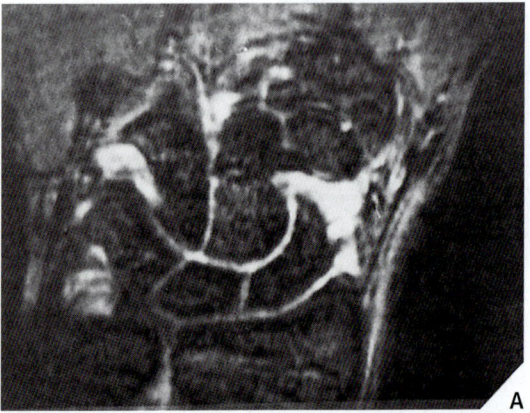 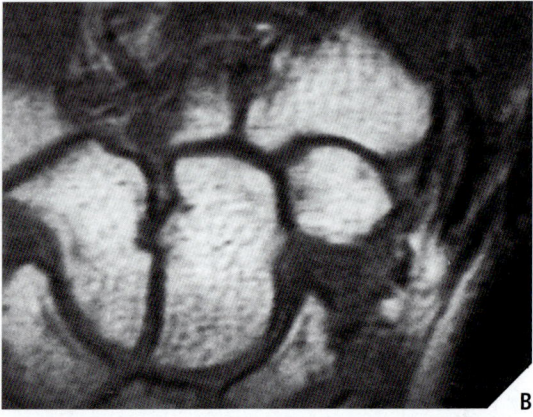

Abb. 11-14. Bei diesem Patienten mit bekannter rheumatoider Arthritis der Handwurzel waren die Röntgenübersichten normal. **A, B** Die MRT in der Koronarebene mit Gradientenechotechnik und Spin-Echo-Sequenz zeigt Randerosionen des Kahnbeins mit Flüssigkeit und Pannus in der Nachbarschaft. Entzündungsflüssigkeit sieht man auch im Radioulnargelenk, in den mittkarpalen Gelenken sowie in Radiokarpalgelenk und Karpometakarpalgelenken

Radiologische Abklärung der Arthritiden, Arthrosen, Arthropathien

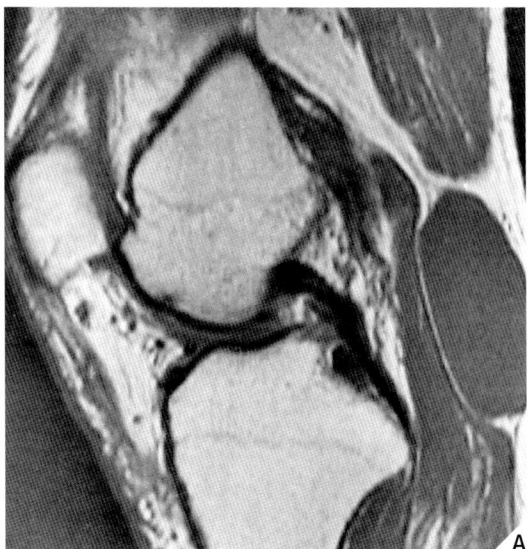 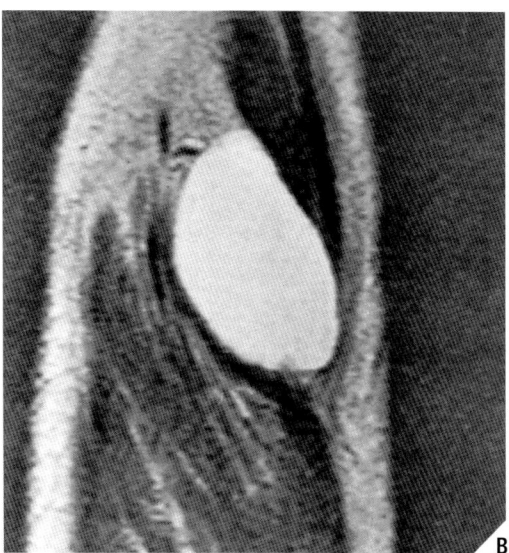

Abb. 11-15. Diese 68jährige Frau mit rheumatoider Arthritis klagte über Schmerzen in der Kniekehlengegend, worauf die Arbeitsdiagnose Thrombophlebitis gestellt wurde. **A** Das sagittale MRT-Bild (TR 900/TE 20 ms) zeigt eine ovale Struktur in der Fossa poplitea von mittelhoher Signalstärke. Achten Sie ferner auf eine kleine subchondrale Erosion an der Vorderfläche des Femurinnenkondylus. **B** Ein koronares MRT-Bild (SE; TR 800/TE 80 ms) in Höhe der Kniekehle zeigt eine große Baker-Zyste mit einem flüssigkeitsbedingten hohen Signalanteil

unterschiedliche Erkrankungshäufigkeit bei beiden Geschlechtern. Die rheumatoide Arthritis ist bei Frauen viel häufiger, die erosive Osteoarthritis ist fast ausschließlich bei Frauen im mittleren Lebensalter zu sehen. Arthritis psoriatica, Morbus Reiter und Gichtarthritis treten dagegen bei Männern häufiger auf. Ferner helfen klinische Befunde weiter. So haben z. B. Patienten mit einem Morbus Reiter meist auch eine Urethritis, Konjunktivitis und mukokutane Veränderungen, solche mit einer Psoriasisarthropathie können die Anschwellung eines einzigen Fingers, den sog. „Wurstfinger", wie auch Veränderungen an Haut und Fingernägeln aufweisen. Patienten mit einer Gichtarthritis haben oftmals Weichteilauftreibungen, die chronischen Gichttophi an der Rückseite von Hand und Fuß entsprechen.

Auch Laborwerte sind wesentlich. So geht z. B. die Gichtarthritis mit einer erhöhten Konzentration der Serumharnsäure einher, und die Untersuchung der Synovialflüssigkeit erbringt Natriumuratkristalle in den Leukozyten der Synovialflüssigkeit. Dagegen enthält die Synovialflüssigkeit von Patienten mit einer Pseudogicht (CPPD) Kalziumpyrophosphatkristalle. Der Nachweis von Autoantikörpern ist eine weitere wichtige Hilfe bei der diagnostischen Aufarbeitung. Der Rheumafaktor (RF) ist bei der rheumatoiden Arthritis ein typischer Befund. Bei Patienten ohne die spezifischen Antikörper, die der Rheumafaktor darstellt, spricht man von einer „seronegativen" Arthritis. Patienten mit Lupus erythematodes haben einen positiven LE-Zell-Test. Schließlich ist in den letzten Jahren die Feststellung der Antigene des Haupthistokompatibilitätskomplexes, insbesondere der humanen leukozytenassoziierten Antigene HLA-B27 und HLA-DR4, ein ganz entscheidender Test bei der Diagnose arthritischer Leiden geworden. So sollen 95% der Patienten mit Morbus Bechterew, 86% der Patienten mit Reiter-Syndrom und 60% der Patienten mit einer Psoriasisarthropathie einen positiven Test auf Faktor HLA-B27 aufweisen, während die große Mehrzahl der Patienten mit rheumatoider Arthritis das HLA-DR4-Antigen aufweist. Dies hilft bei der Abgrenzung bestimmter Arthritiden wie auch bei der Unterscheidung der Psoriasisarthropathie von der rheumatoiden Arthritis bei den Fällen, wo das radiologische Bild beider Leiden sehr ähnlich sein kann.

Radiologische Merkmale

Ein echtes Gelenk (Diarthrose) besteht aus Knorpel, der die Gelenkenden der Knochen überdacht, die das Gelenk bilden; aus der Gelenkkapsel, die noch durch Bandstrukturen verstärkt wird; und aus dem Gelenk(spalt)raum, der mit der Synovialmembran ausgekleidet und mit Synovialflüssigkeit gefüllt ist (Abb. 11-17). Wegen seines chemischphysikalischen Aufbaus absorbiert der Gelenkknorpel die Röntgenstrahlen nur sehr schwach und erscheint so in einer Röntgenaufnahme strahlentransparent. Der strahlendurchlässige Gelenkknorpel bildet zusammen mit dem durch die Synovialflüssigkeit gefüllten Gelenkraum den sog. „röntgenologischen" Gelenkspalt.

Die pathologische Veränderung des Gelenks bei einer Arthritis besteht in der Zerstörung des Gelenkknorpels, was dann in der Röntgenaufnahme als verschmälerter Gelenkspalt imponiert und meist von subchondralen Erosionen begleitet wird. Diese Verschmälerung des Gelenkspalts ist das Kardinalzeichen der Arthritis (Abb. 11-18).

TEIL III - Arthritis, Arthrose, Arthropathie

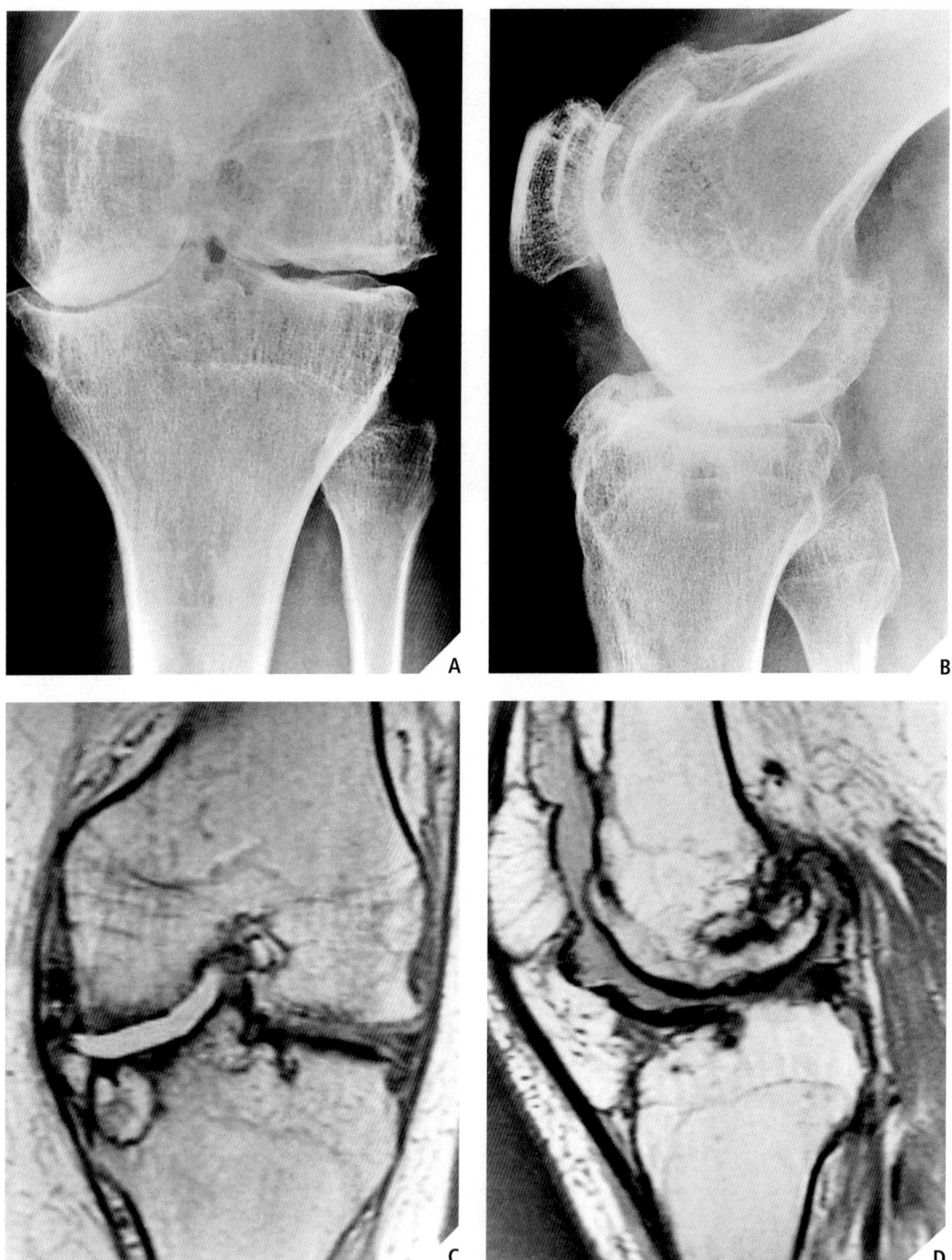

Abb. 11-16. 29jähriger Mann mit Hämophilie und zahlreichen Gelenkeinblutungen. **A, B** a.-p. und Seitaufnahme des Knies zeigen ein fortgeschrittenes Stadium der Bluterkrankheit. Zu den Anomalien zählen eine periartikuläre Osteoporose, Unregelmäßigkeiten des subchondralen Knochens an Tibiaplateau und an Femurkondylen, ein verschmälerter radiologischer Gelenkspalt und Erosionen des subchondralen Knochens. **C** Das koronare MRT (SE; TR 1900/TE 20 ms) zeigt zusätzlich eine Gelenkknorpelzerstörung im medialen Kompartment und eine große subchondrale Zyste im proximalen Tibiaanteil, die auf den Röntgenübersichten nicht gut zu sehen war. **D** Das sagittale MRT-Bild (SE; TR 800/TE 20 ms) zeigt das intraartikuläre Blut im Recessus suprapatellaris und im Recessus infrapatellaris mit mittelstarkem Signal nun besser. **E** Das axiale Kernspinbild (TR 400/TE 20 ms) zeigt erosive Veränderungen des Gelenkknorpels an den Femurkondylen

11 Radiologische Abklärung der Arthritiden, Arthrosen, Arthropathien

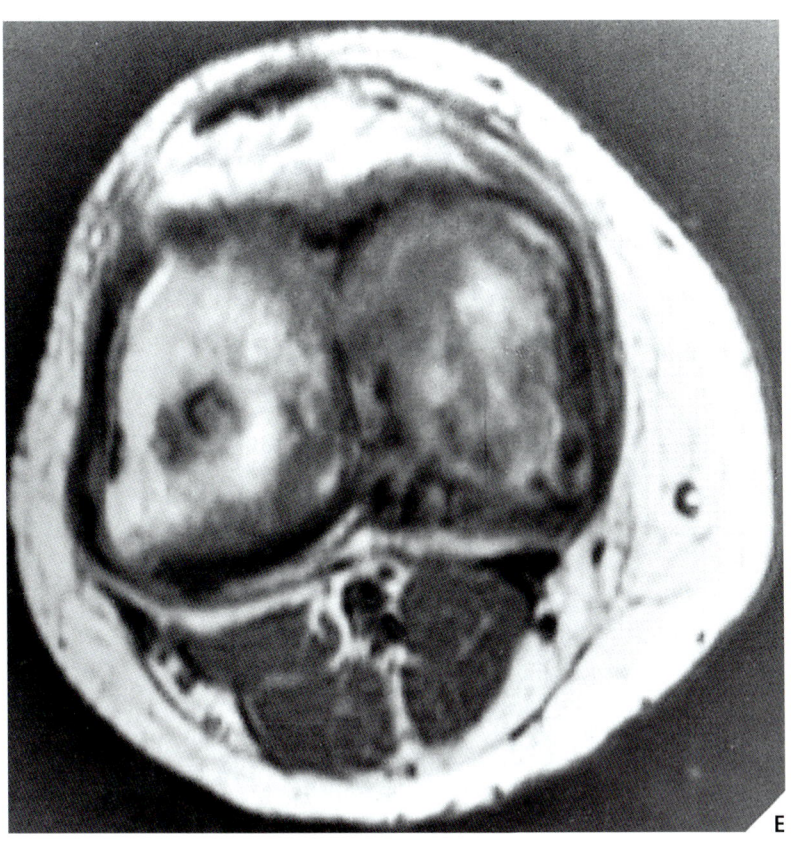

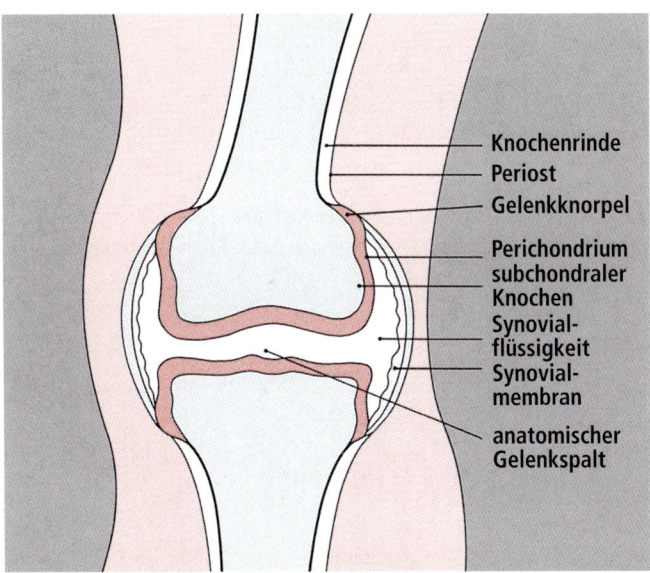

Abb. 11-17. Die anatomischen Strukturen eines echten Gelenks (Diarthrose)

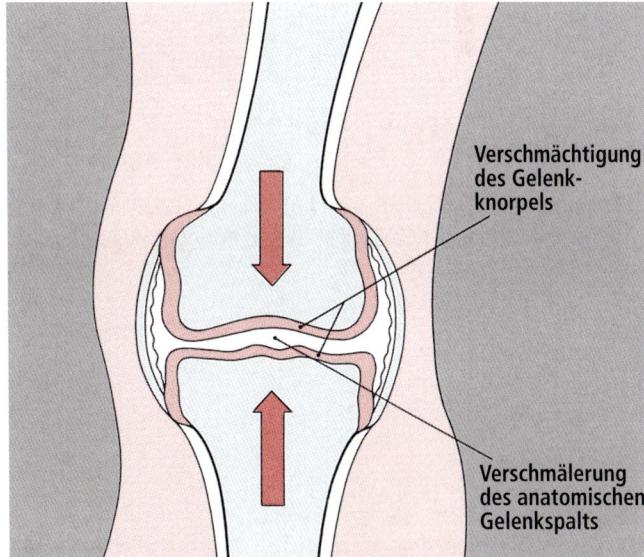

Abb. 11-18. Leitzeichen eines arthritischen Prozesses ist die Verschmälerung des röntgenologischen Gelenkspalts. Die Verschmächtigung des Gelenkknorpels reduziert diesen Raum rein mechanisch

TEIL III - Arthritis, Arthrose, Arthropathie

Man sollte aber daran denken, daß bei einigen arthritischen Prozessen sich der Gelenkspalt nicht verschmälert, sondern statt dessen sogar leicht verbreitert. Dies geschieht z. B. im Frühstadium einiger Arthritiden, wenn Gelenkerguß und Banderschlaffung eine Erweiterung des Gelenkraums durch Flüssigkeit verursachen, der Gelenkknorpel dabei aber noch nicht zerstört wurde. Auch kann man dies selten einmal sehen, wenn der Granulationspannus den subchondralen Knochen erodiert, ohne den Gelenkknorpel zu zerstören (Abb. 11-19).

Weitere radiologische und für unterschiedliche Arthritiden spezifische Zeichen sind die periartikuläre Weichteilschwellung, die periartikuläre Osteoporose und im fortgeschrittenen Stadium mancher Arthritiden die vollständige Zerstörung des Gelenks unter gleichzeitiger Subluxation oder Luxation und Ankylose (Gelenkfusion; Abb. 11-20).

Das radiologische Erscheinungsbild einer Arthritis hängt von Krankheitstyp und Krankheitsstadium wie auch von den ursprünglichen und für die verschiedenen Arthri-

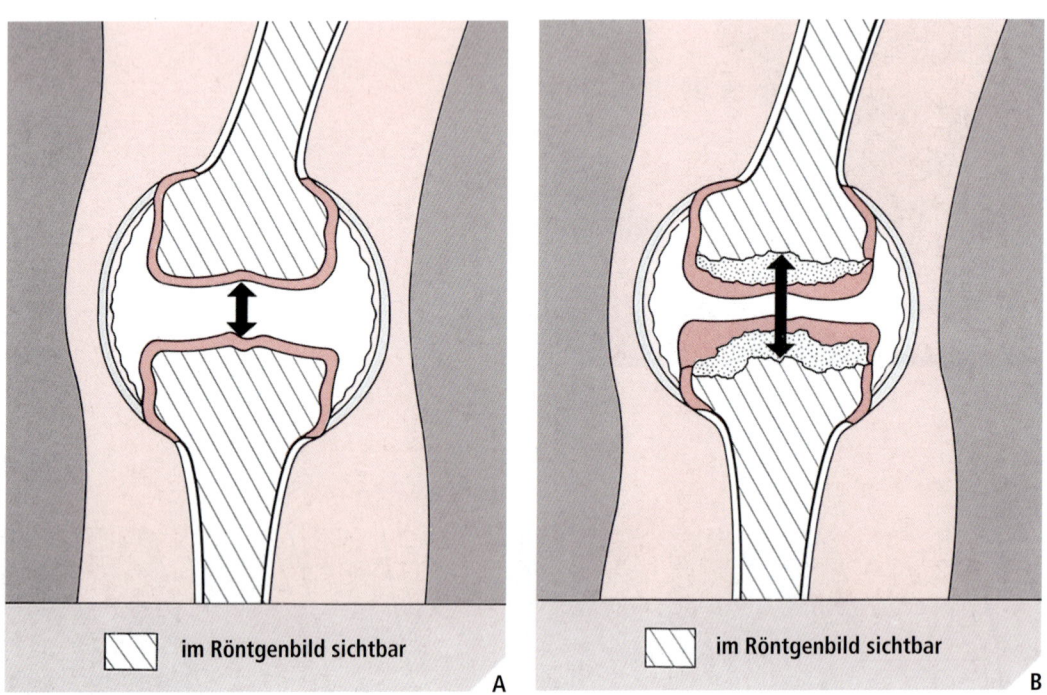

Abb. 11-19. Im Frühstadium einiger Arthritiden sieht man im Röntgenbild eher eine Erweiterung als eine Verschmälerung des Gelenkspalts. Dies kann auf einer Erweiterung der Gelenkhöhle durch Flüssigkeit (**A**) oder auf der Erosion des subchondralen Knochens durch einen Granulationspannus unter Erhalt des Gelenkknorpels (**B**) beruhen

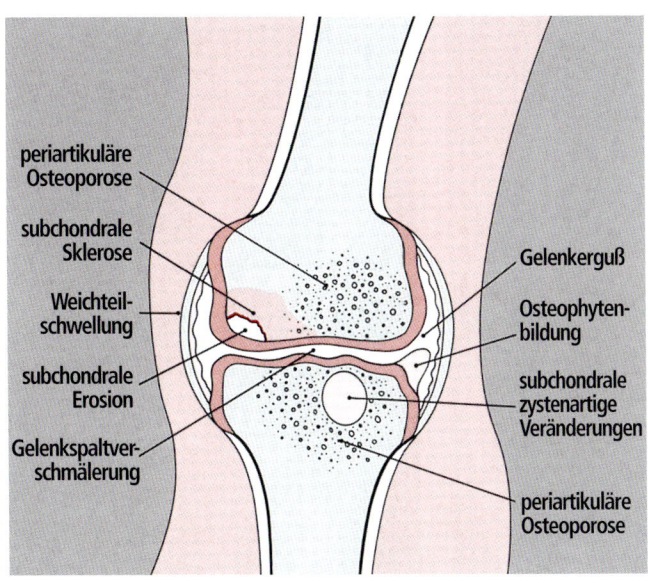

Abb. 11-20. Zusammenfassende Darstellung der röntgenologischen Zeichen bei Arthritiden. Nicht alle diese Zeichen sieht man bei einem jeden Arthritistyp

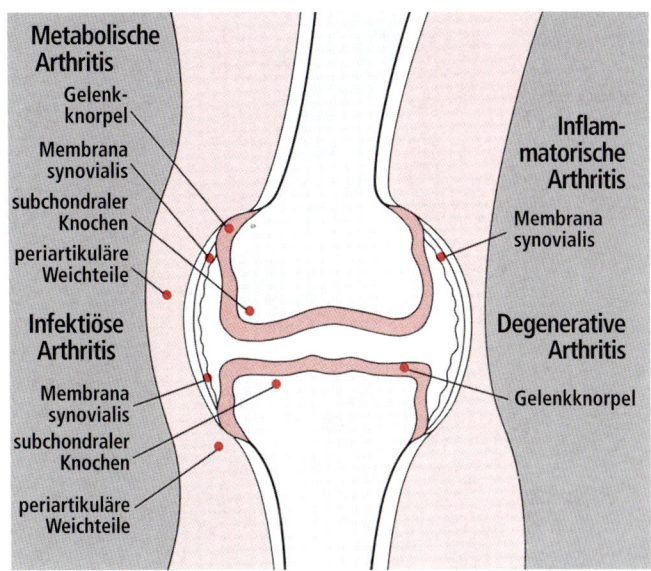

Abb. 11-21. Angriffstellen der verschiedenen Arthritiden im Gelenk

tiden charakteristischen Befallsorten der Ausgangsstörung ab (Abb. 11-21) – ob dies nun der Gelenkknorpel ist, wie bei der Arthrose (vgl. Abb. 11-2 u. 11-25); die Synovialmembran, wie bei den entzündlichen Arthritiden (Abb. 11-22A); Synovialmembran, subchondraler Knochen *und* periartikuläre Weichteile, wie bei der infektiösen Arthritis (vgl. Abb. 19-17); oder Synovialmembran, Gelenkknorpel, subchondraler Knochen und periartikuläre Weichteile, wie bei einigen metabolischen Arthropathien (Abb. 11-22B).

Nach den Beobachtungen von Resnick beruht die radiologische Diagnose der Arthritis auf der Beurteilung zweier grundlegender Parameter: der Morphologie der Gelenkläsion und deren *Verteilung* im Skelett. Werden diese Befunde mit der Vorgeschichte, der körperlichen Untersuchung und den wichtigen Laborwerten im jeweiligen Fall kombiniert, dann wird dadurch die Genauigkeit der Diagnose wesentlich verbessert.

Morphologie der Gelenkläsion

Die verschiedenen Arthritiden zeigen morphologisch unterschiedliche Merkmale, wie man radiologisch an den großen Gelenken (Abb. 11-23) und an den kleinen Gelenken (Abb. 11-24) beobachten kann. Bei der degenerativen Form der Arthropathie, der Arthrose, führt die Verschmächtigung des Gelenkknorpels zu einer umschriebenen Verschmälerung des Gelenkraums, daneben sieht man eine subchondrale Sklerose und die Ausbildung von Zysten und Osteophyten, doch fehlt meist die Osteoporose (Abb. 11-25). Bei den entzündlichen Arthritiden wie der rheumatoiden Arthritis sind die Charakteristika eine diffuse und meist in mehreren Kompartimenten vorhandene Gelenkspaltverschmälerung mit begleitenden marginalen oder zentralen Erosionen, die periartikuläre Osteoporose und eine symmetrische periartikuläre Weichteilschwellung; die subchondrale Sklerose ist nur gering oder fehlt gänzlich, ebenso fehlen die Osteophyten (Abb. 11-26). Bei einer metabolischen Arthropathie wie der Gicht gehen gut abgrenzbare Knochenerosionen unter dem Bild des „überhängenden Randes" bei meist teilweise erhaltenem Gelenkspalt mit einem umschriebenen asymmetrischen Weichteiltumor einher; Osteophyten und Osteoporose fehlen dabei (Abb. 11-27). Charakteristisch für die infektiöse Arthritis ist die vollständige Zerstörung beider Gelenkenden der das Gelenk bildenden Knochen; dabei werden gesetzmäßig alle miteinander verbundenen Anteile eines Gelenks von einer diffusen Osteoporose, Gelenkerguß und periartikulärer Weichteilschwellung betroffen (vgl. Abb. 24-16A). Kennzeichnend für eine neuropathische Gelenkerkrankung sind die Zerstörung der Gelenkflächen unter Hinterlassung eines knöchernen Debris und ein erheblicher Gelenkerguß; eine Osteoporose fehlt dabei. Abhängig vom Zerstörungsausmaß liegen unterschiedliche Schweregrade einer Gelenkinstabilität vor (Abb. 11-28).

Auch kann die Analyse der morphologischen Kennzeichen einer arthritischen Läsion an bestimmten anderen Stellen als den Diarthrosen helfen, eine Abgrenzung der verschiedenen Arthritiden vorzunehmen und zu einer korrekten Diagnose zu gelangen. Zwei solcher oft befallenen

TEIL III - Arthritis, Arthrose, Arthropathie

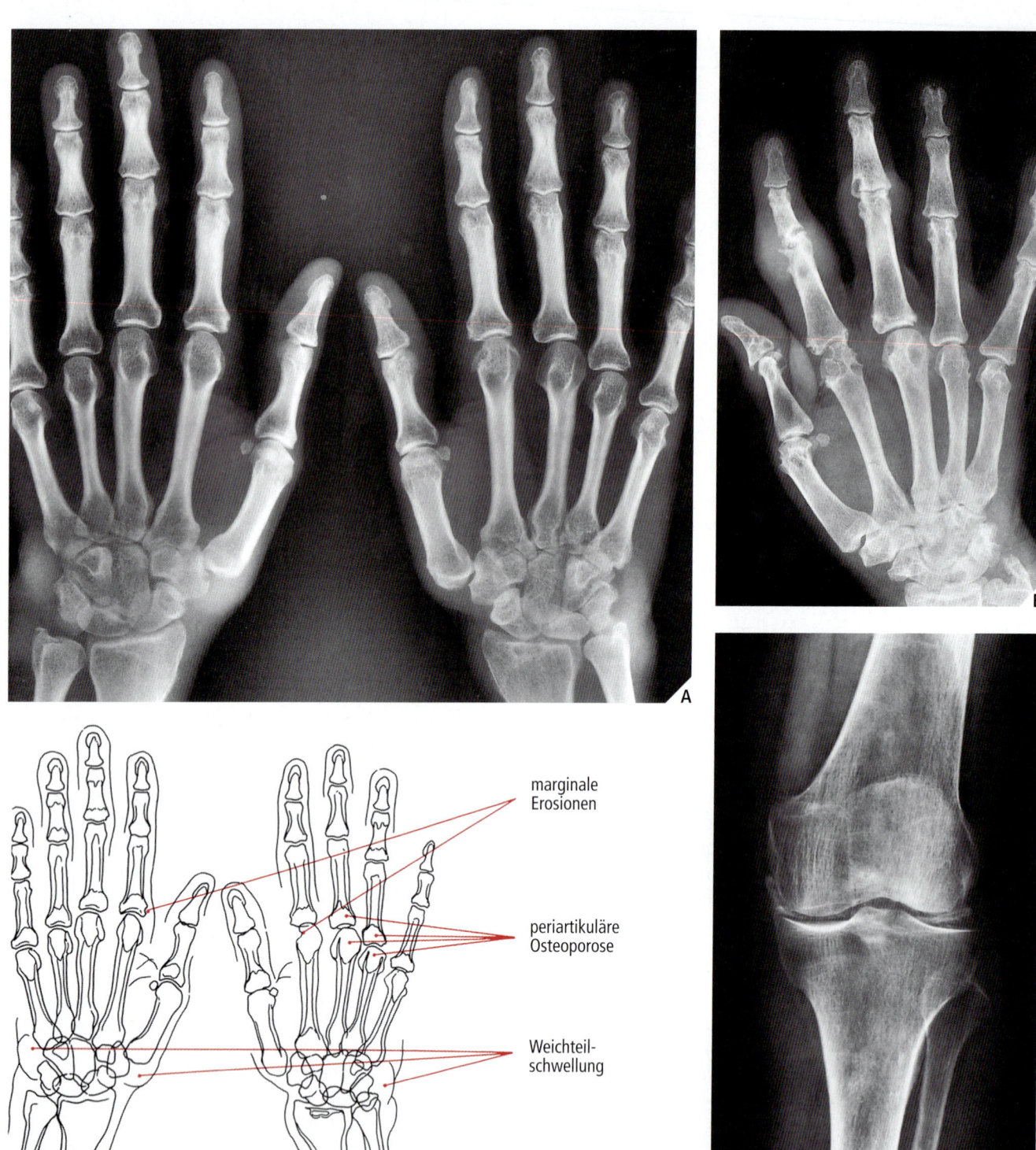

Abb. 11-22. **A** Die Frühveränderungen der rheumatoiden Arthritis, hier an den Händen einer 40jährigen Frau, zeigen sich als marginale Erosionen in den sog. „bare areas" am Ansatzort der kapsulären Synovialisauskleidung. Zu beachten sind auch die periartikuläre Osteoporose und die Weichteilschwellung, besonders an beiden Handgelenken. **B** Die asymmetrischen randständigen Erosionen an verschiedenen Gelenken der Hand bei einem 38jährigen Mann mit Gichttophi sind charakteristisch für einen metabolischen Prozeß mit Beteiligung des subchondralen Knochens. Man achte auf die jeweils teilweise erhaltenen betroffenen Gelenke und auf den Sitz der Erosionen in einer gewissen Entfernung vom Gelenkspalt. **C** Bei der Kristallgicht (Kalziumpyrophosphatdihydrat = CPPD), hier am Knie einer 70jährigen Frau, verkalken der Faserknorpel (Menisken) und auch der hyaline Knorpel (Gelenkknorpel) bei gleichzeitig verschmälertem medialem Gelenkspalt. Die aspirierte Gelenkflüssigkeit aus dem Knie wies CPPD-Kristalle auf

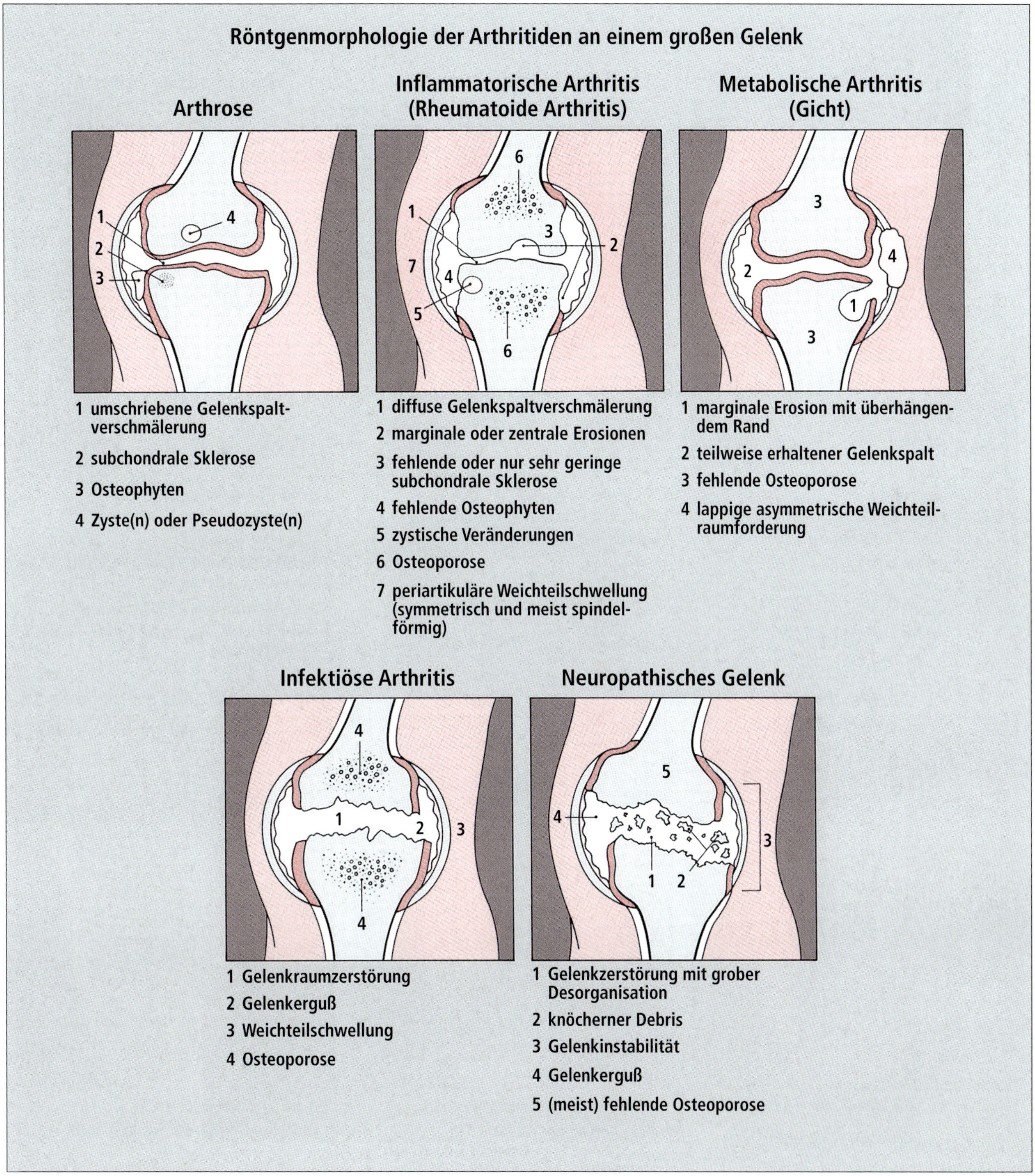

Röntgenmorphologie der Arthritiden an einem großen Gelenk

Arthrose

1 umschriebene Gelenkspaltverschmälerung
2 subchondrale Sklerose
3 Osteophyten
4 Zyste(n) oder Pseudozyste(n)

Inflammatorische Arthritis (Rheumatoide Arthritis)

1 diffuse Gelenkspaltverschmälerung
2 marginale oder zentrale Erosionen
3 fehlende oder nur sehr geringe subchondrale Sklerose
4 fehlende Osteophyten
5 zystische Veränderungen
6 Osteoporose
7 periartikuläre Weichteilschwellung (symmetrisch und meist spindelförmig)

Metabolische Arthritis (Gicht)

1 marginale Erosion mit überhängendem Rand
2 teilweise erhaltener Gelenkspalt
3 fehlende Osteoporose
4 lappige asymmetrische Weichteilraumforderung

Infektiöse Arthritis

1 Gelenkraumzerstörung
2 Gelenkerguß
3 Weichteilschwellung
4 Osteoporose

Neuropathisches Gelenk

1 Gelenkzerstörung mit grober Desorganisation
2 knöcherner Debris
3 Gelenkinstabilität
4 Gelenkerguß
5 (meist) fehlende Osteoporose

Abb. 11-23. Morphologische Merkmale zur Unterscheidung der verschiedenen Arthritiden an einem großen Gelenk

TEIL III - Arthritis, Arthrose, Arthropathie

Röntgenmorphologie der Arthritiden an der Hand

Arthrose
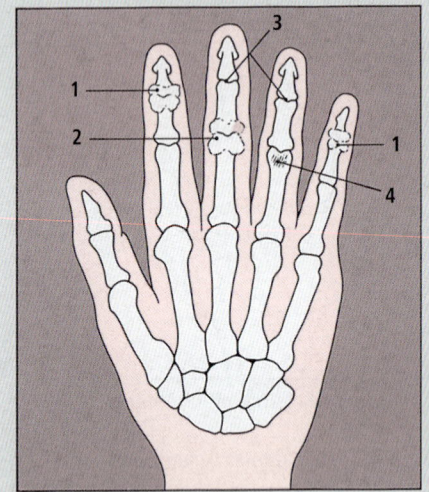

1 Heberden-Knötchen
2 Bouchard-Knötchen
3 Gelenkspaltverschmälerung
4 subchondrale Sklerose

Erosive Osteoarthritis
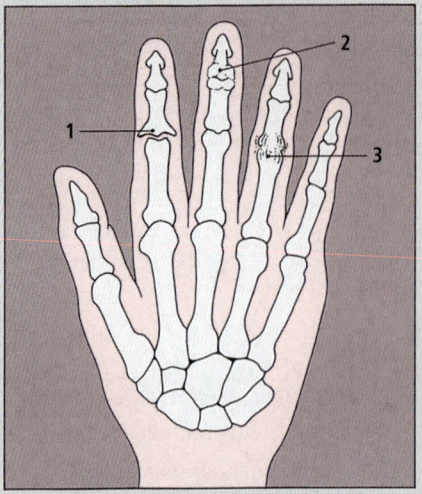

1 Möwenschwingenerosion
2 Heberden-Knötchen (gelegentlich)
3 interphalangeale Ankylose

Rheumatoide Arthritis
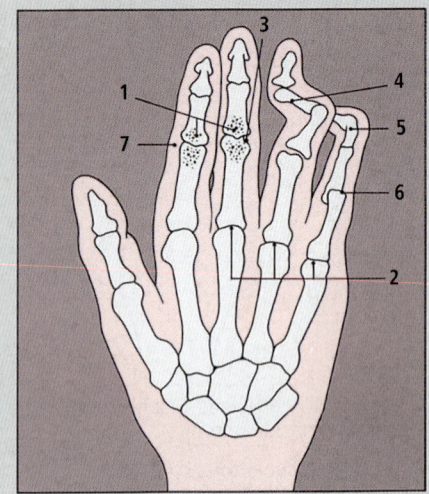

1 periartikuläre Osteoporose
2 Gelenkspaltverschmälerung
3 marginale Erosionen
4 Knopflochdeformität (Boutonnière)
5 Schwanenhalsdeformität
6 Subluxationen und Luxationen
7 Weichteilschwellung (symmetrisch, spindelförmig)

Gichtarthritis
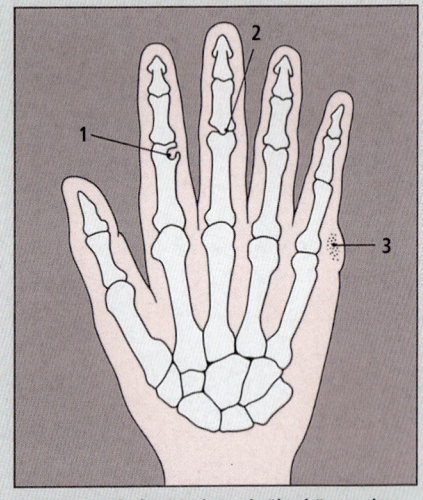

1 asymmetrische Erosion mit überhängendem Rand
2 teilweise erhaltener Gelenkspalt
3 symmetrische Weichteilschwellung (meist streckseitig) mit oder ohne Verkalkungen (Tophus)

Psoriasisarthritis
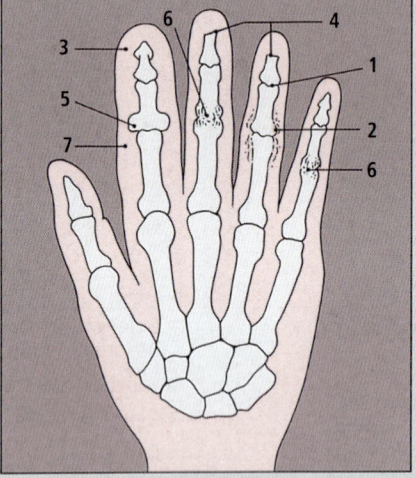

1 Gelenkspaltverschmälerung
2 flauschartige Periostitis
3 „Wurstfinger" (Weichteilschwellung eines Einzelfingers)
4 Erosionen der Nagelkranzfortsätze
5 Mausohrtyp der Gelenkerosion
6 interphalangeale Ankylose
7 Weichteilschwellung

Arthritis bei Lupus erythematodes
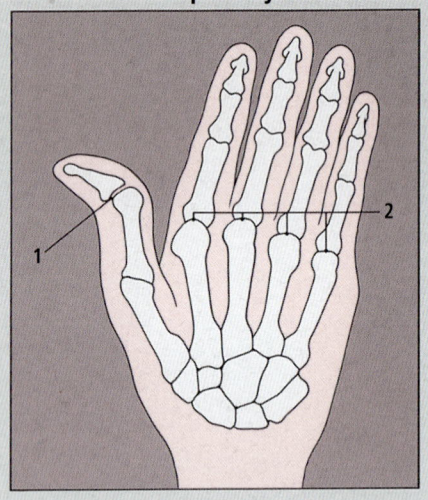

1 Anhalterdaumendeformität
2 variable Deformitäten (Subluxationen)

Abb. 11-24. Morphologische Merkmale zur Unterscheidung der verschiedenen Arthritiden an den kleinen Gelenken der Hand

Stellen sind die Ferse (Abb. 11-29) und die Wirbelsäule (vgl. Abb. 11-31). An der Ferse äußern sich degenerative Veränderungen meist in Form von Zugosteophyten an der Dorsal- und der Plantarseite des Kalkaneus (Abb. 11-30A). Die rheumatoide Arthritis bewirkt erosive Veränderungen in der Gegend der Bursa subachillea im Gefolge einer entzündlichen rheumatoiden Bursitis (Abb. 11-30B). Die Arthritis psoriatica (Abb. 11-30C), der Morbus Reiter (Abb. 11-30D) und die ankylosierende Spondylitis rufen allesamt eine charakteristische „flaue" Periostitis hervor, die zu einem breitbasigen Osteophyten an der Ansatzstelle der Fascia plantaris an der Plantarseite des Fersenbeins zusammen mit Erosionen an der Plantarfläche und an der Rückseite des Fersenbeins führt.

Ähnlich bietet das Aussehen der arthritischen Veränderungen an der Wirbelsäule wichtige Hinweise auf den jeweils ablaufenden Krankheitsvorgang (Abb. 11-31). So verursacht z. B. unter den entzündlichen Arthritiden die rheumatoide Arthritis charakteristische Erosionen am Dens axis (Abb. 11-32). Darüber hinaus kann es infolge des entzündlichen Pannusgewebes und der Erosion des Lig. transversum atlantis zwischen dem vorderen Atlas-

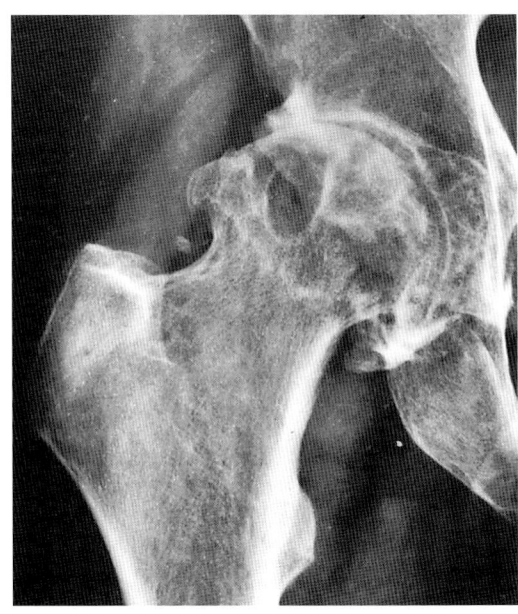

Abb. 11-25. Die Übersichtsaufnahme der Hüfte zeigt die typischen morphologischen Veränderungen einer degenerativen Gelenkerkrankung: segmentale Gelenkspaltverschmälerung (hier im gewichttragenden Segment), subchondrale Sklerose, zystenartige Veränderungen und Randosteophyten. Zu beachten ist die fehlende Osteoporose

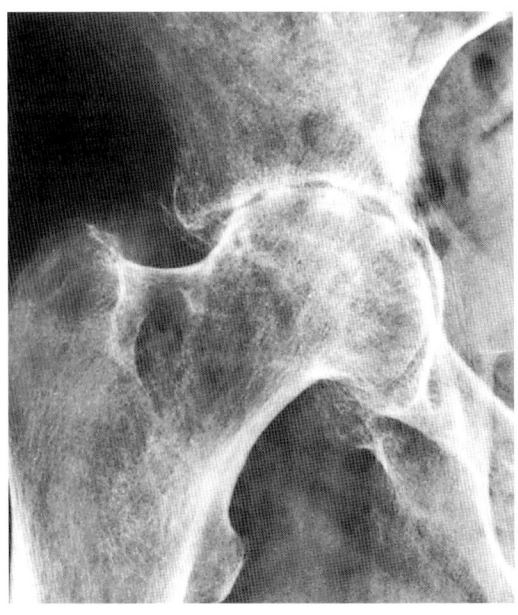

Abb. 11-26. Eine echte Arthritis, hier an der Hüfte, ist durch eine diffuse einförmige Gelenkspaltverschmälerung, zentrale Verlagerung des Femurkopfes, marginale und mediale subchondrale Erosionen und eine schwere periartikuläre Osteoporose gekennzeichnet. Zu beachten sind hier die nahezu gänzlich fehlende reaktive subchondrale Sklerose und die fehlende Osteophytenbildung

TEIL III - Arthritis, Arthrose, Arthropathie

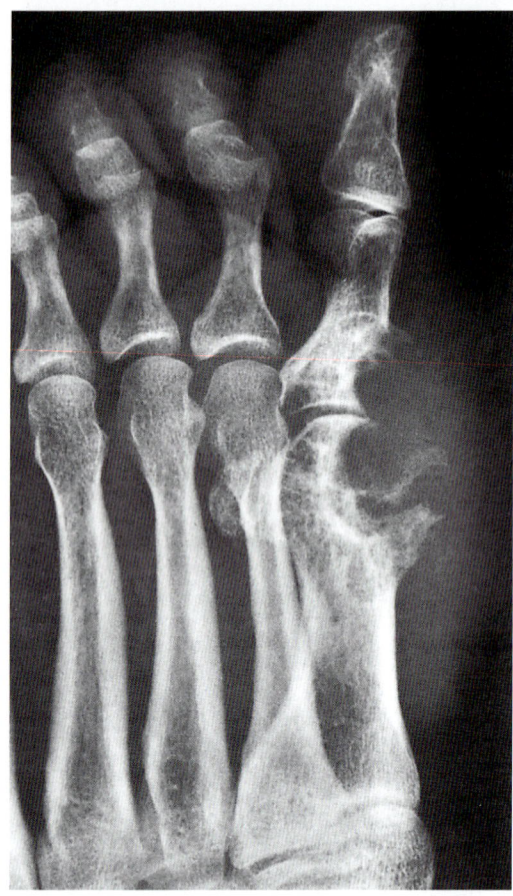

Abb. 11-27. Für die Gichtarthropathie typisch sind asymmetrische periartikuläre Erosionen, die einen Teil des Gelenks aussparen, wie hier am rechten Großzehengrundgelenk ersichtlich. Man achte auf den charakteristischen überhängenden Rand an der Erosionsstelle und auf die Weichteilmasse, die einen Gichttophus darstellt; Osteoporose und Osteophyten fehlen

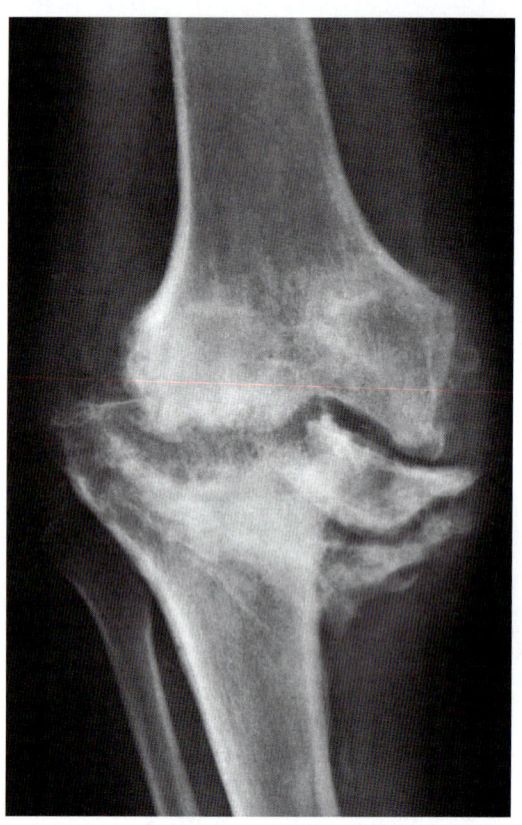

Abb. 11-28. Ein neuropathisches Gelenk erkennt man morphologisch an der groben Gelenkdestruktion, am knöchernen Debris und am Gelenkerguß, wie hier am Kniegelenk. Zu beachten ist die fehlende Osteoporose. Das in diesem Fall sichtbare Ausmaß der Zerstörung führt zu einer schwerwiegenden Gelenkinstabilität

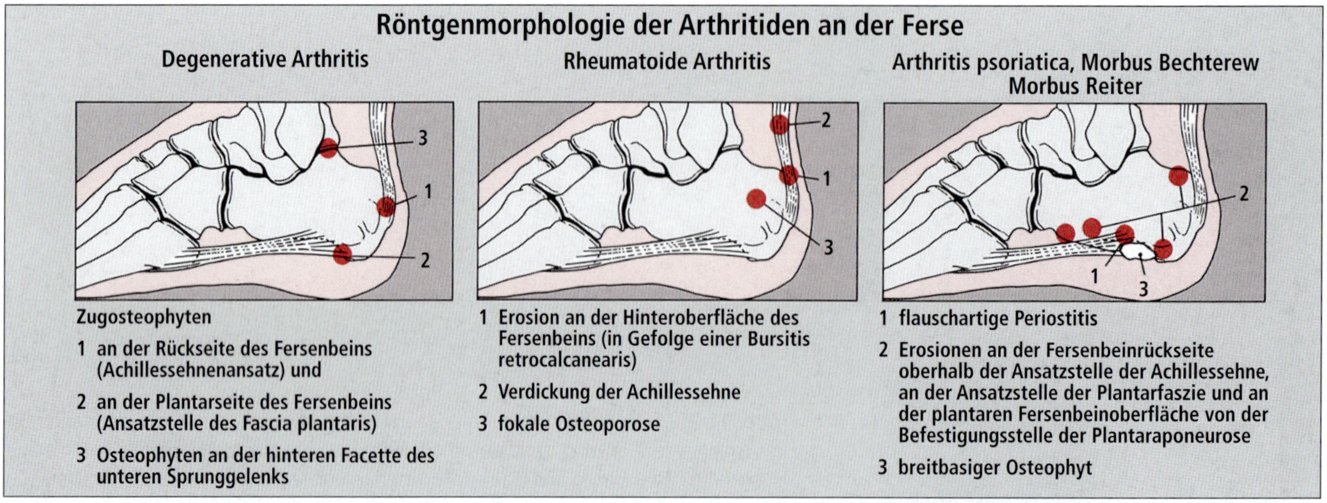

Röntgenmorphologie der Arthritiden an der Ferse

Degenerative Arthritis

Zugosteophyten
1 an der Rückseite des Fersenbeins (Achillessehnenansatz) und
2 an der Plantarseite des Fersenbeins (Ansatzstelle des Fascia plantaris)
3 Osteophyten an der hinteren Facette des unteren Sprunggelenks

Rheumatoide Arthritis

1 Erosion an der Hinteroberfläche des Fersenbeins (in Gefolge einer Bursitis retrocalcanearis)
2 Verdickung der Achillessehne
3 fokale Osteoporose

Arthritis psoriatica, Morbus Bechterew, Morbus Reiter

1 flauschartige Periostitis
2 Erosionen an der Fersenbeinrückseite oberhalb der Ansatzstelle der Achillessehne, an der Ansatzstelle der Plantarfaszie und an der plantaren Fersenbeinoberfläche von der Befestigungsstelle der Plantaraponeurose
3 breitbasiger Osteophyt

Abb. 11-29. Morphologische Merkmale zur Unterscheidung der verschiedenen Arthritiden anhand der arthritischen Veränderungen an der Ferse

Radiologische Abklärung der Arthritiden, Arthrosen, Arthropathien 11

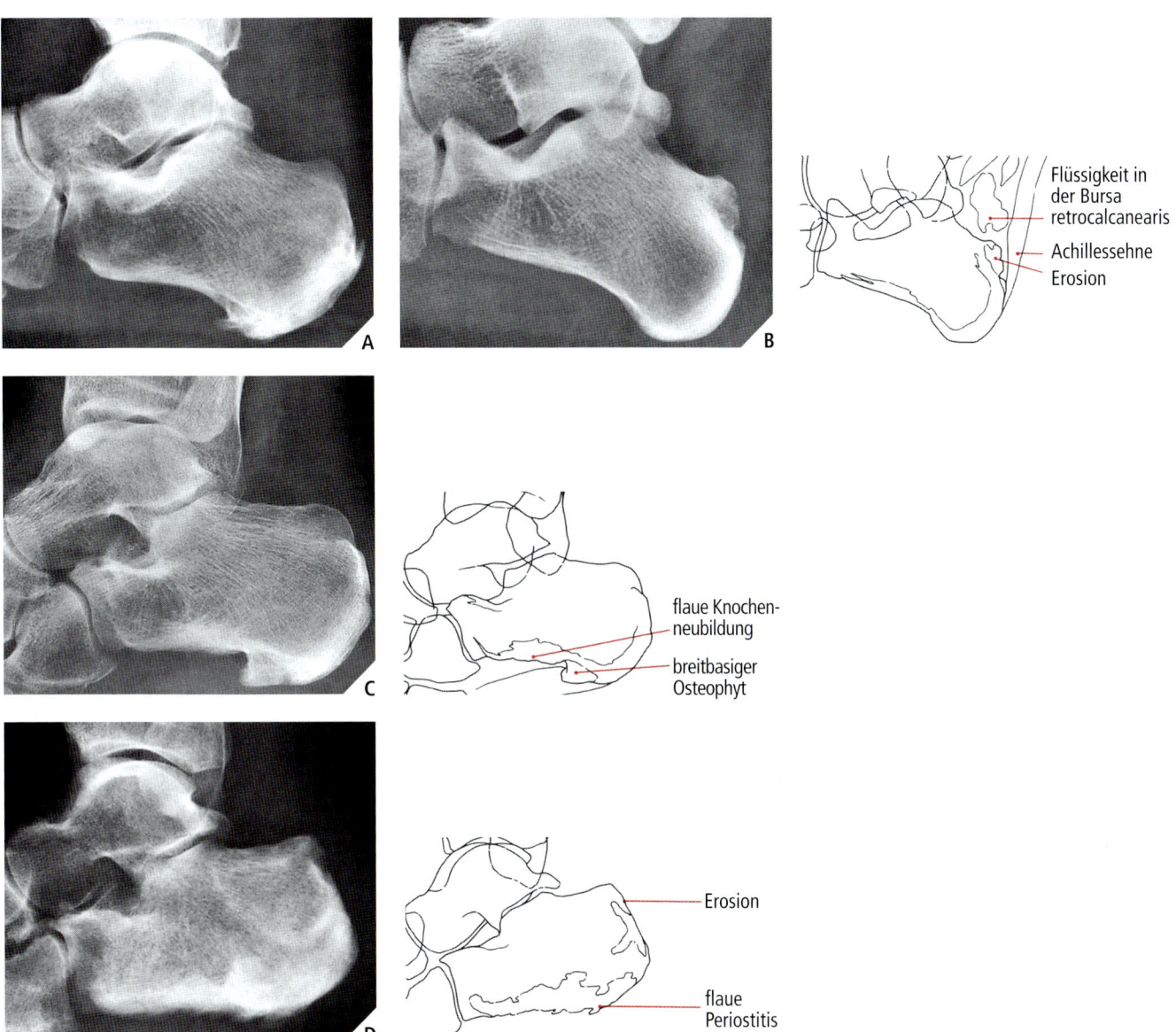

Abb. 11-30. Die Morphologie der arthritischen Läsionen an der Ferse kann bei der Differenzierung der verschiedenen Arthritiden helfen. **A** Bei der degenerativen Variante sieht man Zugosteophyten an den Ansatzstellen der Achillessehne und der Plantarfläche des Fersenbeins. **B** Die rheumatoide Arthritis zeigt typischerweise eine Bursitis retrocalcanearis und eine Erosion an der Hinteroberfläche des Fersenbeins an der Stelle der Bursa. Man beachte, wie die flüssigkeitsgefüllte Bursa sich in das dreieckige Fettpolster (Kager-Dreieck) ventral der Achillessehne projiziert. **C** Bei der Arthritis psoriatica zeigt der Kalkaneus im typischen Fall einen breitbasigen Osteophyten, ausgehend von der Plantarfläche am Ansatz der Fascia plantaris. Zu achten ist auch auf die unscharfe Kontur und die Knochenproliferation längs der Plantarfläche des Fersenbeins. **D** Bei diesem Fall eines Reiter-Syndroms sieht man eine Erosion an der Kalkaneusrückseite und eine „flaue" Periostitis längs der Plantarfläche

TEIL III - Arthritis, Arthrose, Arthropathie

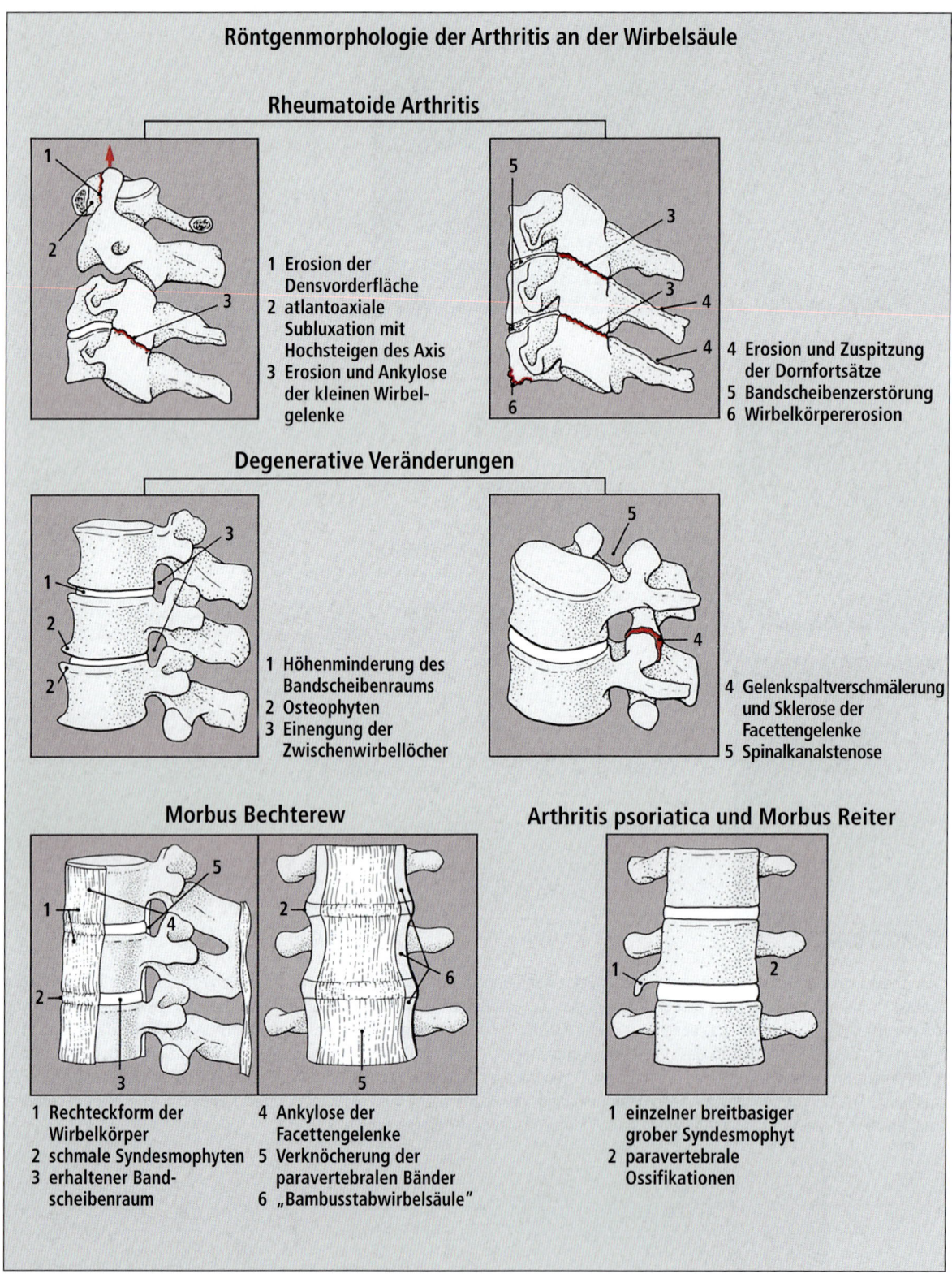

Abb. 11-31. Morphologische Merkmale zur Unterscheidung der verschiedenen Arthritiden mit Manifestation an der Wirbelsäule

bogen und dem Dens zu einer Subluxation im Atlantoaxialgelenk kommen, die sich meist in einer Vergrößerung des Abstands zwischen dem vorderen Atlasbogen und dem Dens auf mehr als 3 mm zeigt und die man in der seitlichen Halswirbelsäulenaufnahme in Flexion nachweisen kann (Abb. 11-33). Die Erosion der kleinen Wirbelgelenke der Halswirbelsäule führt manchmal zu deren Fusion, was man oft bei der rheumatoiden Arthritis sieht (Abb. 11-34).

Arthritische Veränderungen, die andere Wirbelsäulenabschnitte einbeziehen, zeigen auch unterscheidende Merkmale, die bei der Abgrenzung der einzelnen Krankheitsprozesse helfen. Degenerative Vorgänge können sich an Hals-, Brust- und Lendenwirbelsäule (Abb. 11-35) in Form von Randosteophyten, Spaltverschmälerung und Sklerosierung der Facettengelenke und der Höhenabnahme der Bandscheibenräume zeigen. Bei der ankylosierenden Spondylitis sind die Wirbelkörper charakteristisch rechteckig umgeformt, es bilden sich zarte Syndesmophyten, die sich im Aussehen von den degenerativen Spondylophyten unterscheiden und von der Wirbelkörpervorderfläche ausgehen. In späteren Krankheitsstadien können Entzündung und Fusion der kleinen Wirbelgelenke zum Bild der sog. „Bambusstabwirbelsäule" führen; praktisch immer sind auch die Sakroiliakalgelenke befallen (Abb. 11-36). Bei der Psoriasis und beim Morbus Reiter findet man gelegentlich einen einzelnen groben Osteophyten an der Lendenwirbelsäule, der dann häufig die benachbarten Wirbel überbrückt, auch liegt eine Begleitentzündung der Sakroiliakalgelenke vor (Abb. 11-37).

Verteilung der Gelenkveränderungen

Die Arthrose neigt zu einer charakteristischen Verteilung mit typischer Beteiligung von großen Gelenken wie Hüfte und Knie und kleinen Gelenken von Handwurzel und Hand, während Schulter-, Ellbogen- und Sprunggelenk ausgespart werden (Abb. 11-38). Dagegen haben entzündliche Arthritiden unterschiedliche Prädilektionsstellen in Abhängigkeit von der jeweiligen Krankheit. So betrifft z. B. die rheumatoide Arthritis die meisten der großen Gelenke, wie Hüfte, Knie, Ellbogen und Schulter. An der Hand hat sie ein charakteristisches Verteilungsmuster mit Aussparung der Fingerendgelenke (vgl. Abb. 11-38), und an der Halswirbelsäule erkranken oft Atlantoaxial- und Apophysengelenke. Die juvenile rheumatoide Arthritis hat ein ähnliches Verteilungsmuster, außer daß hier auch die Fingerendgelenke erkranken können. Im Gegensatz zur rheu-

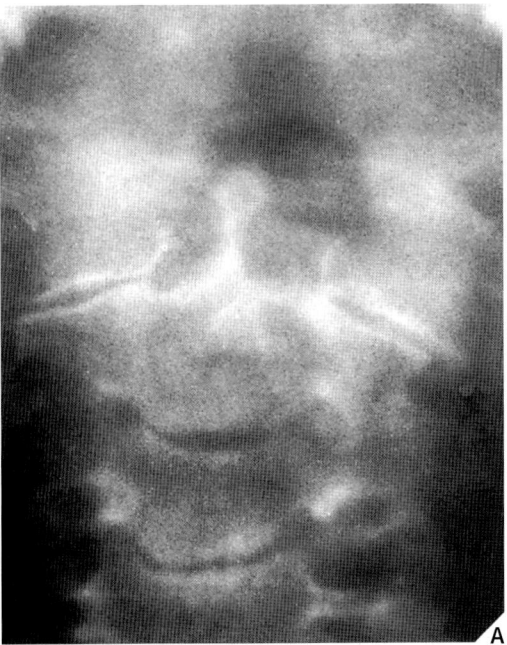
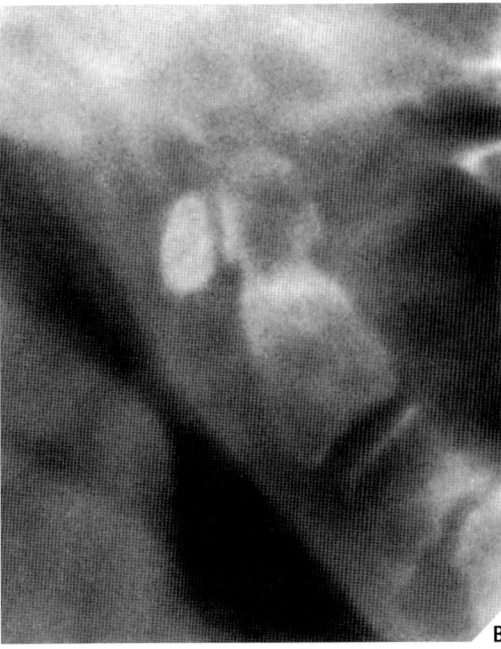

Abb. 11-32. A, B Das a.-p. und das seitliche Tomogramm der HWS mit dreifach spiraliger Verwischung bei einer 55jährigen Frau mit seit 15 Jahren bestehender rheumatoider Arthritis zeigen eine für dieses Krankheitsbild typische Erosion am Dens

TEIL III - Arthritis, Arthrose, Arthropathie

matoiden Arthritis hat die Arthritis psoriatica eine Vorliebe für die Fingerendgelenke sowie für die Sakroiliakalgelenke, worin sie dem Morbus Reiter ähnelt (vgl. Abb. 11-38). Die erosive Osteoarthritis, die einige Autoren als Arthroseform, andere als Spielart der rheumatoiden Arthritis und wieder andere Autoren als eigenständige Arthritis ansehen, neigt zum Befall der Fingermittel- und -endgelenke (vgl. Abb. 11-24).

■ Weiteres Vorgehen

Kontrolle der Behandlungsergebnisse

Zur Ergebniskontrolle der konservativen und operativen Behandlung der Arthritis werden ähnliche Bildverfahren eingesetzt. Da die effizienteste Behandlung, vor allem bei Befall großer Gelenke, Korrektur- und Rekonstruktionsverfahren wie eine Femur- oder Tibiaosteotomie, oder den totalen Ersatz des Hüft- oder Kniegelenks beinhaltet, kontrolliert der Chirurg die postoperativen Fortschritte des Patienten mit einer Reihe von Übersichtsaufnahmen. Bei der Koxarthrose sind die am häufigsten durchgeführten Korrekturverfahren varisierende bzw. valgisierende Umstellungsosteotomien des proximalen Femurs zur Verbesserung der Kongruenz der Gelenkflächen und zur Umverteilung der Belastungskräfte auf andere Gelenkregionen. Ganz ähnlich führt man eine Tibiakopfosteotomie durch, um eine schwere Varus- oder Valgusfehlform des Knies zu korrigieren, besonders wenn nur ein Kompartiment beteiligt ist. Die zur Ergebniskontrolle dieser Verfahren, die eigentlich iatrogene operative Frakturen darstellen, eingesetzten radiologischen Methoden ähneln den bei der Beurteilung traumatischer Brüche Ver-

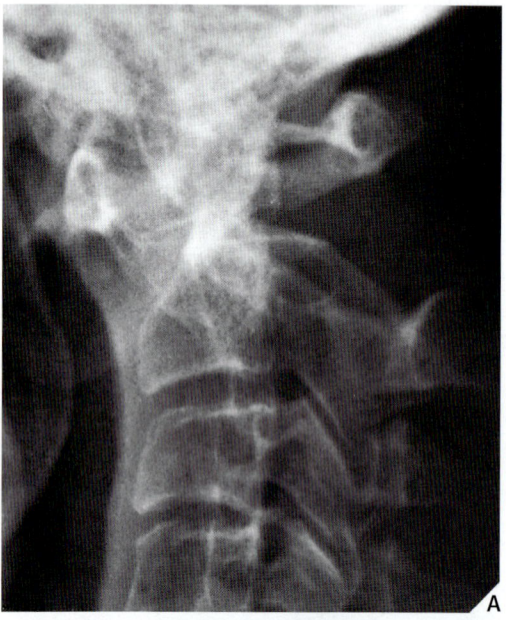
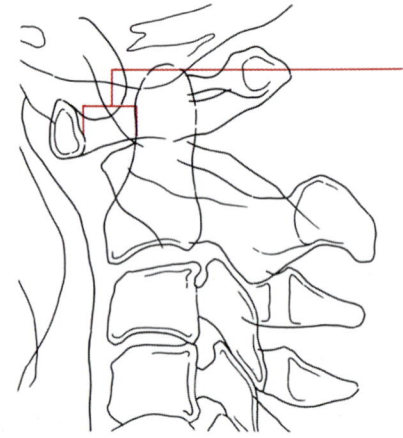

Abstandsvergrößerung zwischen vorderem Atlasbogen und Dens

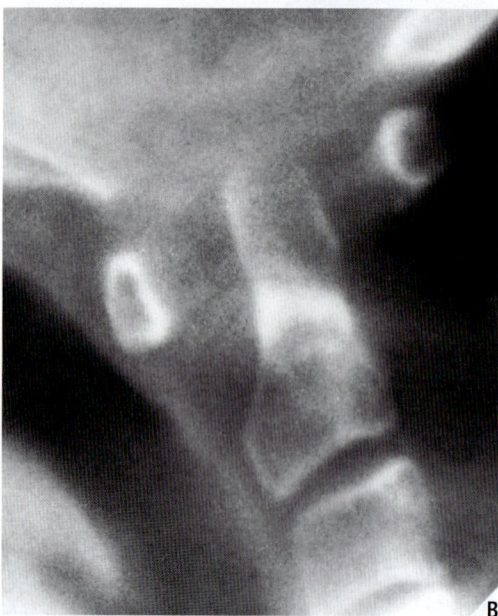

Abb. 11-33. **A** Die seitliche Inklinationsaufnahme der HWS bei einer 68jährigen Frau mit einer lange bekannten rheumatoiden Arthritis zeigt eine deutliche Distanzvergrößerung zwischen dem vorderen Atlasbogen und dem Dens auf 10,2 mm; normalerweise sollten 3 mm nicht überschritten werden. **B** Das Tomogramm stellt die atlantoaxiale Subluxation genauer dar

Radiologische Abklärung der Arthritiden, Arthrosen, Arthropathien 11

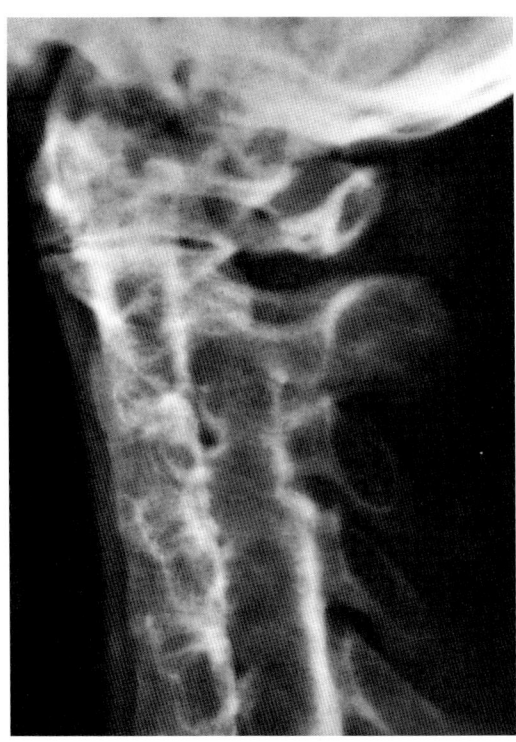

Abb. 11-34. Die HWS-Seitaufnahme einer 34jährigen Frau mit juveniler rheumatoider Arthritis seit dem 20. Lebensjahr zeigt die typische Beteiligung der Facettengelenke, die in diesem Falle komplett fusioniert sind

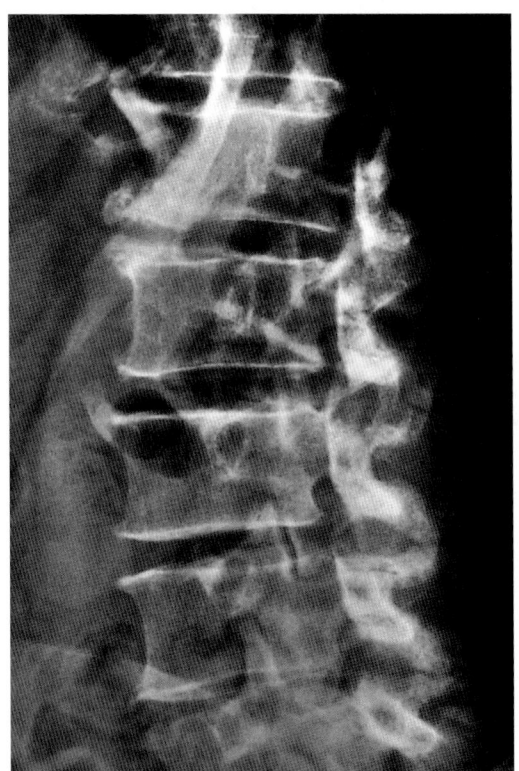

Abb. 11-35. Die seitliche Schrägaufnahme der LWS einer 72jährigen Frau zeigt die Verschmälerung und Eburnisierung der Gelenkfläche der kleinen Wirbelgelenke, Spondylophyten und eine Höhenabnahme der Bandscheiben, also die Kombination der Wirkungen einer echten Spondylarthrose, Spondylosis deformans und einer degenerativen Bandscheibenerkrankung

TEIL III - Arthritis, Arthrose, Arthropathie

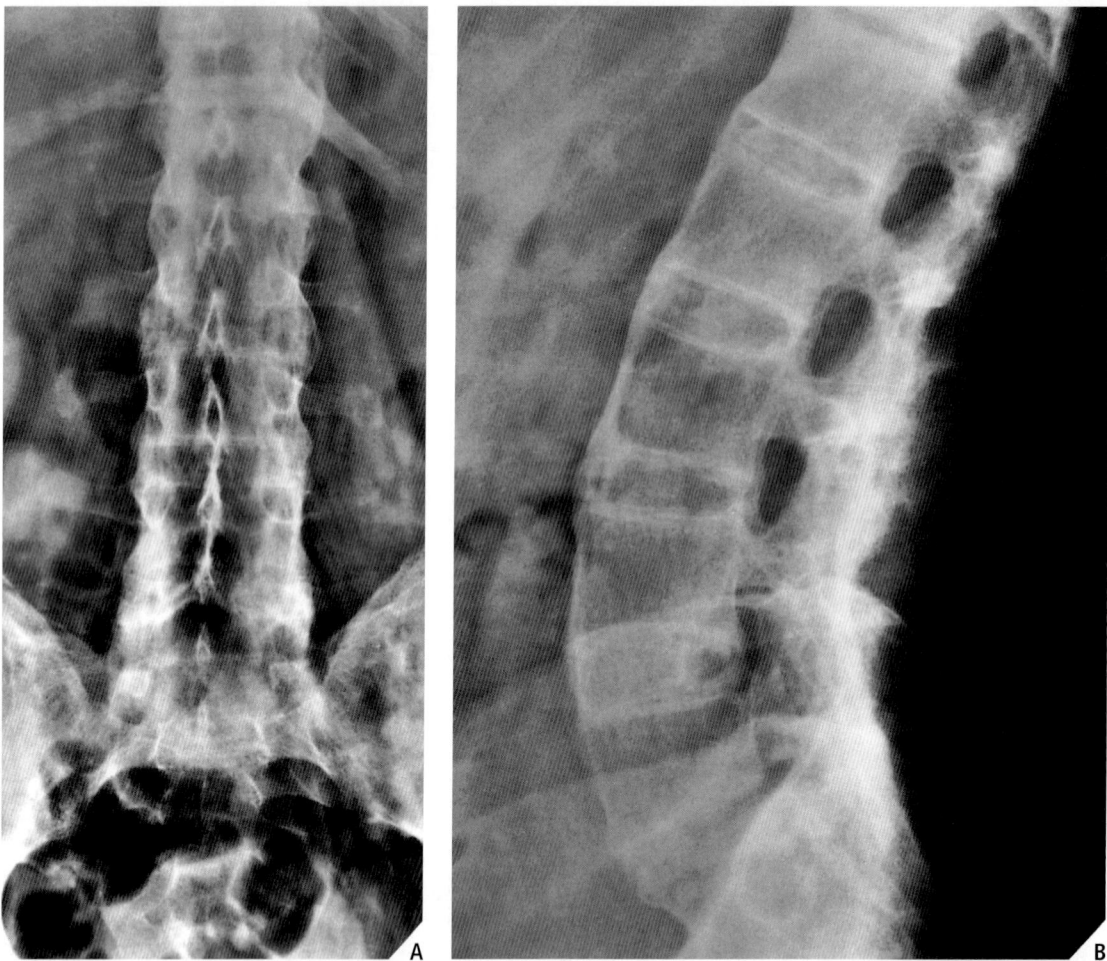

Abb. 11-36. **A, B** Die a.-p. und die Seitaufnahme der LWS eines 31jährigen Mannes mit einer Spondylitis ankylosans zeigen das typische Bild einer „Bambusstabwirbelsäule" im Gefolge von Entzündung, Ossifikation und Fusion der kleinen Wirbelgelenke zusammen mit einer Ossifikation des vorderen und des hinteren Längsbandes sowie der Ligamenta supra- und interspinosum. Zu achten ist auch auf die Fusion der Sakroiliakalgelenke

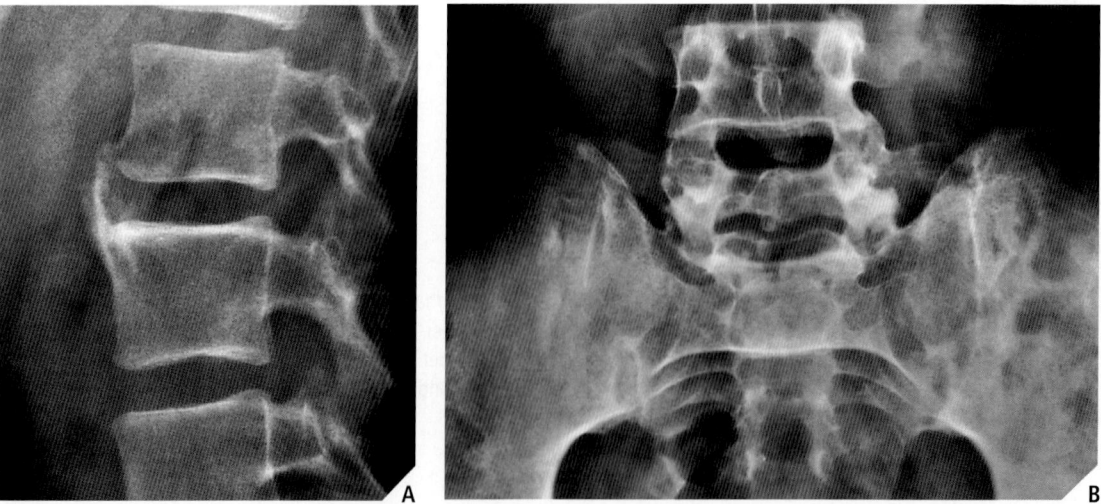

Abb. 11-37. **A** Die seitliche LWS-Aufnahme eines 27jährigen Mannes mit Reiter-Syndrom zeigt einen isolierten groben Osteophyten, der die Wirbelkörper L1 und L2 überbrückt. **B** Die a.-p. Aufnahme des lumbosakralen Übergangs zeigt die Auswirkungen des entzündlichen Prozesses auf die Sakroiliakalgelenke

11 Radiologische Abklärung der Arthritiden, Arthrosen, Arthropathien

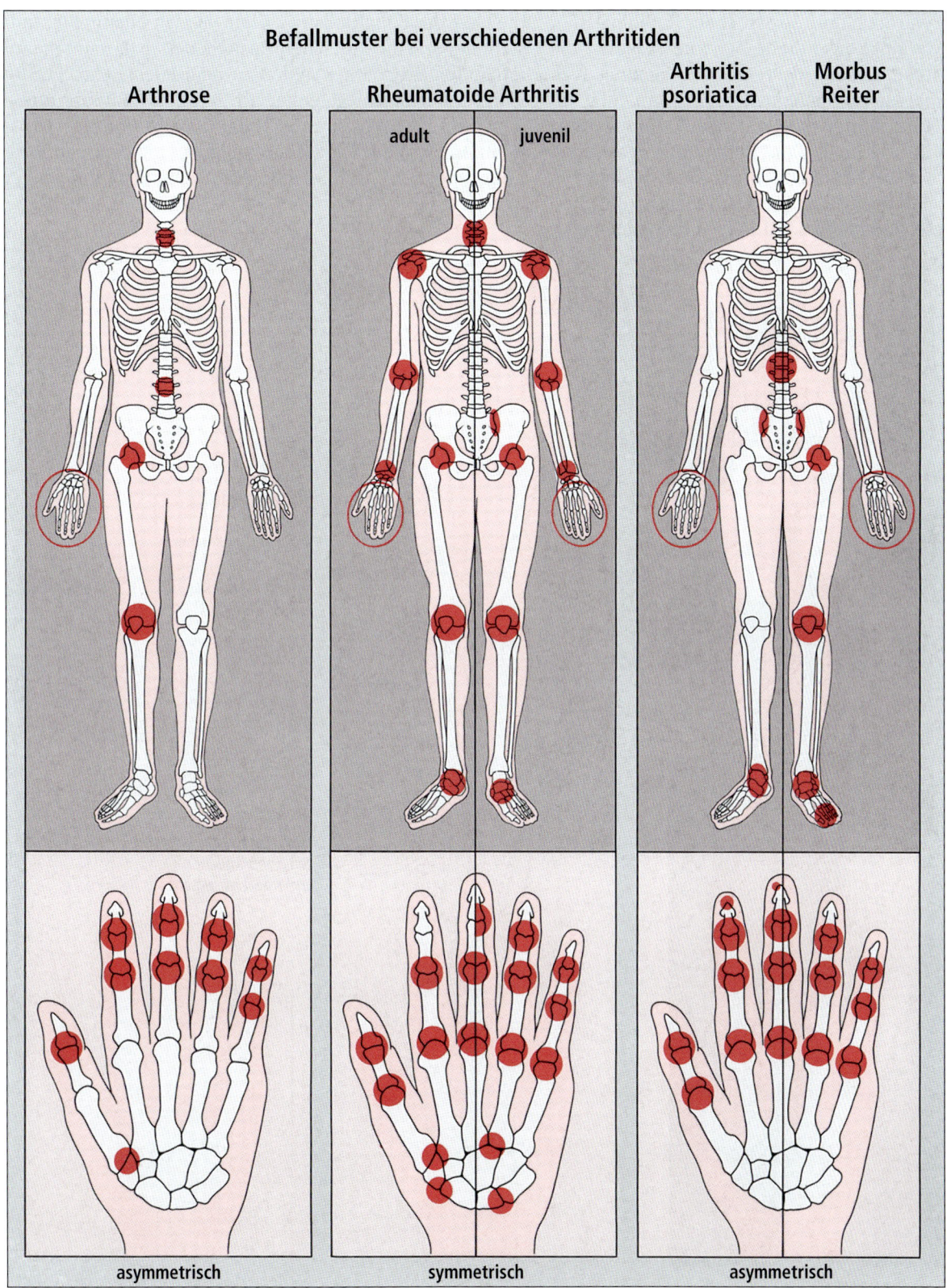

Abb. 11-38. Die Verteilung der arthritischen Läsionen des Skeletts bei verschiedenen Arthritiden

wendeten; und wie auch dort, so achtet der Radiologe hier auf ähnliche Merkmale wie die knöcherne Heilung, die ausbleibende Heilung oder die verzögerte Heilung (vgl. Kap. 4). Auch bei älteren Patienten, bei denen häufig ein vollständiger Hüft- und Kniegelenkersatz durchgeführt wird, ist die radiologische genaue Befundung wesentlich. So ist es z. B. nach einer Hüftendoprothese (z. B. vom Typ Charnley) mit niedrigem Reibungswert wichtig, die Stellung der Prothese, und hier besonders die Pfannenneigung, die Lage des Schaftteils (valgisch, varisch oder in Neutralstellung) und u. a. auch den Zustand des abgetrennten und refixierten Trochanter major zu beurteilen (Abb. 11-39). Nach totalem Kniegelenkersatz mit einer Endoprothese vom Kondylentyp ist es wichtig, die Position der Tibiakomponente zum Tibiaschaft wie auch die Achsenanordnung und den Zustand der Acrylzementfixation beider Komponenten zu beurteilen (Abb. 11-40).

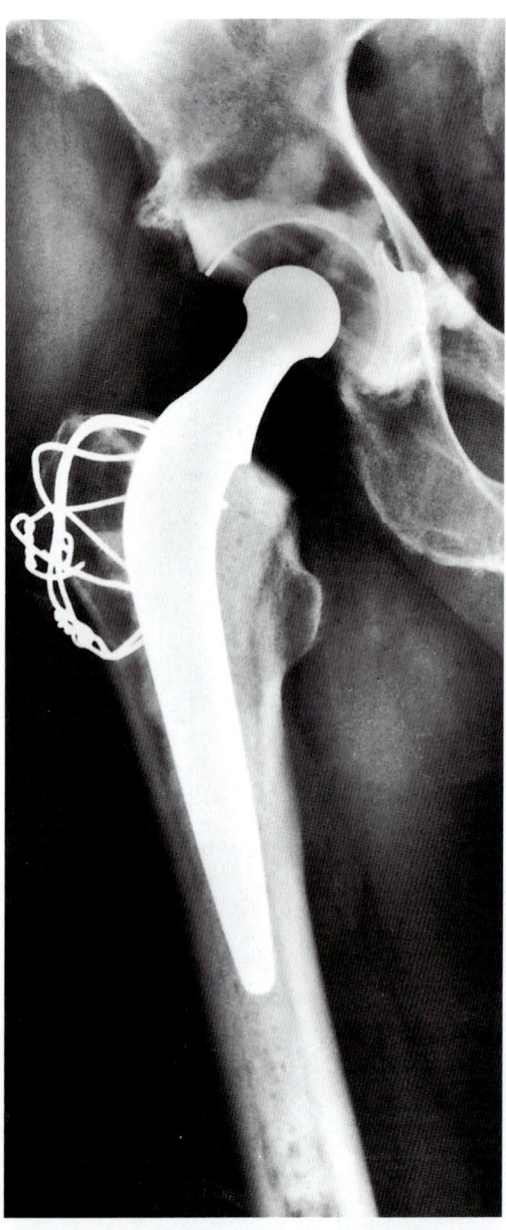
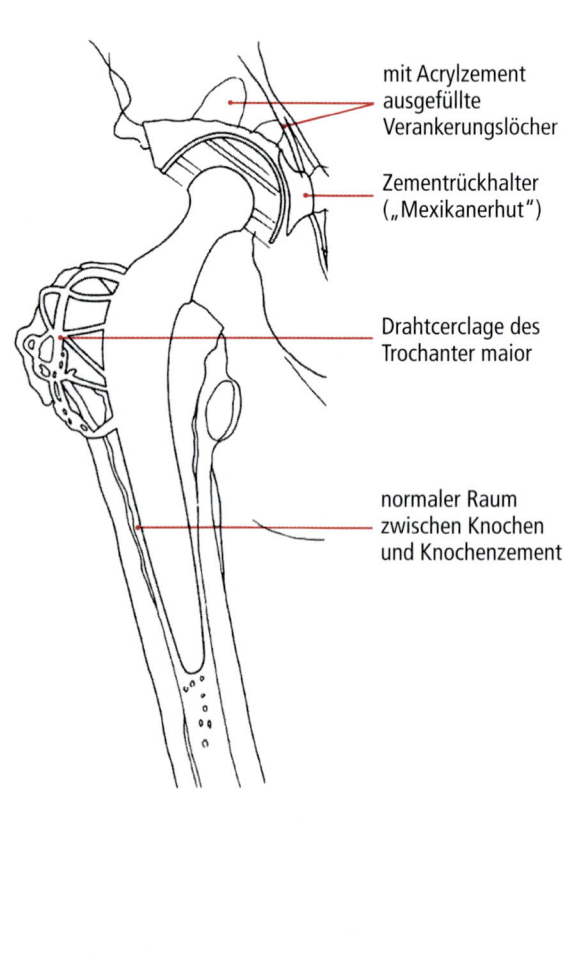

mit Acrylzement ausgefüllte Verankerungslöcher

Zementrückhalter („Mexikanerhut")

Drahtcerclage des Trochanter maior

normaler Raum zwischen Knochen und Knochenzement

Abb. 11-39. Der 69jährige Mann unterzog sich wegen einer fortgeschrittenen Koxarthrose einer totalen Hüftgelenkersatzoperation; ihm wurde eine Charnley-TEP implantiert. In der a.-p. Aufnahme der rechten Hüfte kann man alle Teile dieser Endoprothese erkennen. Die Kunststoffpfanne ist um etwa 45° zur Horizontalebene geneigt und mit Methylmethacrylat (Acrylzement), der zuvor mit Bariumsulfat versetzt wurde, damit er röntgenologisch sichtbar wird, im Knochen einzementiert. Ein Drahtnetz (der „Mexikanerhut") verhindert einen bedeutsamen Austritt von Acrylzement in das kleine Becken hinein. Der Prothesenschaft ist in Neutralstellung in die Femurmarkhöhle eingebracht. Zu achten ist auf den Knochenzement unterhalb des distalen Prothesenendes, der die Prothesenverankerung sichern soll. Der Trochanter maior, an dem zur erleichterten Gelenkfreilegung eine Osteotomie vorgenommen wurde, wurde mittels einer Drahtzerklage zur Stabilitätsverbesserung wieder etwas weiter distal und lateral refixiert. Man beachte das normale Aussehen der Grenzfläche zwischen Knochen und Acrylzement

Radiologische Abklärung der Arthritiden, Arthrosen, Arthropathien

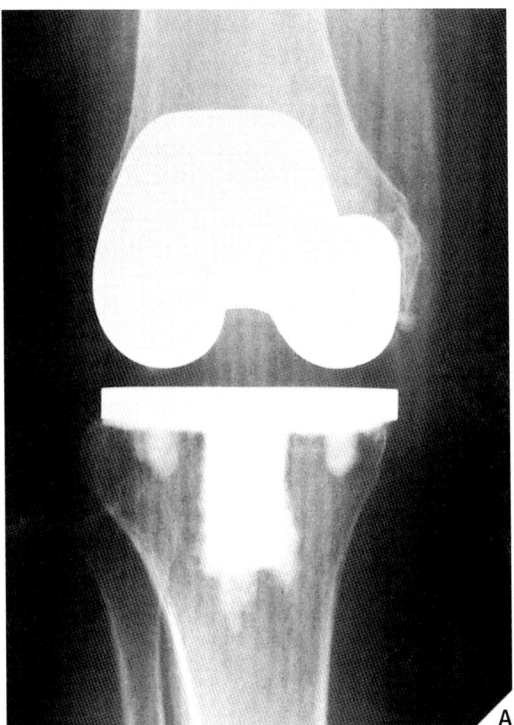 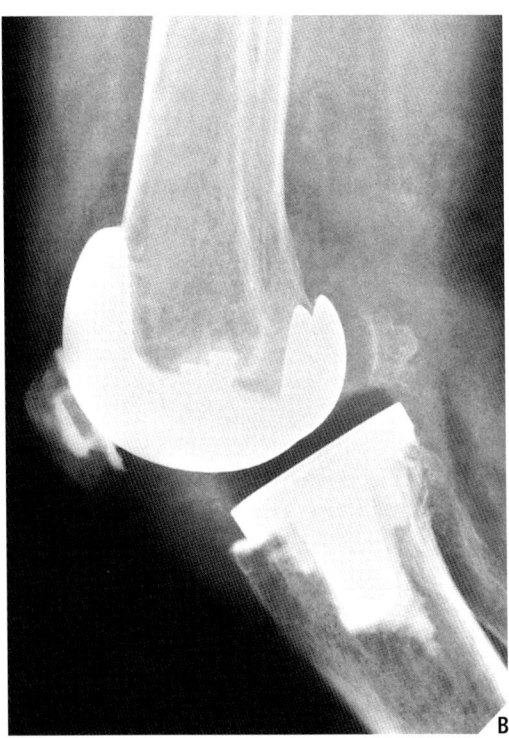

Abb. 11-40. Eine 62jährige Frau erhielt eine totale Kniegelenkendoprothese vom Insall-Burstein-Typ mit einem einzementierten Kondylenprothesenanteil. **A** Die a.-p. Aufnahme zeigt, daß die Tibiakomponente deckungsgleich zur Gelenkfläche des Knochens steht und mit der Tibialängsachse einen Winkel von 90° bildet. An der Acrylzement-Knochen-Grenze zeigt sich kein strahlentransparenter Spalt. Der leicht valgische Kniewinkel (ca. 7°) ist so akzeptabel. **B** In der Seitaufnahme sieht man das dichte Anliegen der Femurkomponente dieser Prothese am Knochen

Komplikationen der operativen Behandlung

Ebenso wichtig wie die Ergebniskontrolle der operativen Arthritis-/Arthrosebehandlung ist die Überwachung von Komplikationen, die aus einer solchen Behandlung entstehen können, besonders nach Osteotomien und totalem Gelenkersatz. Zu diesen Komplikationen zählen Thrombose, Hämatome, die heterotope Knochenbildung, der intrapelvine Austritt von Acrylzement, Infektion, Lockerung, Subluxation oder Luxation einer Endoprothese und der Prothesenbruch selbst (sowie die periprothetische Fraktur; Anm. des Übers.).

Thrombose

Diese in der unmittelbar postoperativen Phase häufige Komplikation, vor allem bei Patienten mit schon vorbestehenden Venenleiden, beruht auf der venösen Stase und dem Bewegungsmangel der operierten Gliedmaße; plötzlicher Schmerz und Beinschwellung sind dann häufige klinische Befunde. Häufigster Ausgangspunkt der Thrombenbildung ist der venöse Plexus in der Gastroknemiusgruppe am Unterschenkel. Radiologisch kann man diese Komplikation mittels der Phlebographie, der Phleboszintigraphie oder der (Duplex-)Sonographie nachweisen. Bei der Szintigraphie zeigt eine vermehrte Impulsrate in einem Bereich der unteren Extremität nach der intravenösen Injektion von Jod-125-markiertem Fibrinogen die Anhaftung des Radionuklids an einem sich entwickelnden Gerinnsel an. Die Sonographie kann eine Thrombose mittels der Kompressionstechnik nachweisen. Läßt sich die Vene nicht komprimieren, so hält man dies für den zuverlässigsten Einzelbefund bei der Unterscheidung zwischen einer Thrombose und einer normalen Vene. Andere beim Nachweis einer Thrombose nützliche Kriterien sind das Vorhandensein von echogenem intraluminalem Material und die Venendilatation.

Hämatom

Die Bildung eines Hämatoms ist nach einer Operation wegen arthritischer Leiden eine häufige Komplikation, doch kommt dieses meist innerhalb kurzer Zeit wieder zum Stillstand, es sei denn, eine Infektion tritt hinzu. Mit Hilfe der MRT läßt sich ein Hämatom leicht nachweisen.

Austritt von Acrylzement

Das Austreten von Acrylzement in das Becken hinein kann zu Gefäß- und Nervenschäden, zur Eingeweidenekrose und zu Störungen des Harntrakts führen, wobei die Wärmeentwicklung bei der Polymerisation des Acrylzements ursächlich ist. Um den versehentlichen Übertritt zu vermeiden, kann man rund um die Verankerungsbohrungen im Acetabulum ein Drahtgitter (den „Mexikanerhut") einbringen (vgl. Abb. 11-39).

TEIL III - Arthritis, Arthrose, Arthropathie

Heterotope Ossifikation

Dies ist eine relativ häufige Komplikation nach Operationen wegen Hüftgelenkentzündungen oder Koxarthrose. Dabei bilden sich unterschiedlich große Mengen neuen Knochens in den benachbarten Weichteilen, die, wenn sie sehr ausgedehnt sind, auch die Hüftgelenkfunktion beeinträchtigen können. Übersichtsaufnahmen und mitunter auch die CT stellen diese Komplikation hinreichend gut dar.

Infektion

Infektionen können zwar postoperativ zu jedem Zeitpunkt auftreten, meist sieht man diese aber kurz nach der gelenkersetzenden Operation. Klinisch äußert sich dies in Schmerz, Temperaturerhöhung und Wundsekretion. Zu den Röntgenbefunden zählen bei Infektionen dann oft Weichteilschwellung, Knochenrarefizierung und mitunter auch eine Periostreaktion. Die Szintigraphie mit Indium-111-Oxin-markierten Leukozyten wurde in dieser Situation als sehr nutzbringend geschildert.

Prothesenlockerung

Eine Infektion nach Gelenkersatz kann zur Prothesenlockerung führen, doch sieht man diese auch als Spätkomplikation aufgrund mechanischer Faktoren. Die Standardübersichten reichen in der Regel aus, diesen Vorgang zu beweisen (Abb. 11-41). Die aussagekräftigste Nachweismethode einer Prothesenlockerung ist jedoch die Arthrographie. Häufig verwendet man die Subtraktions-

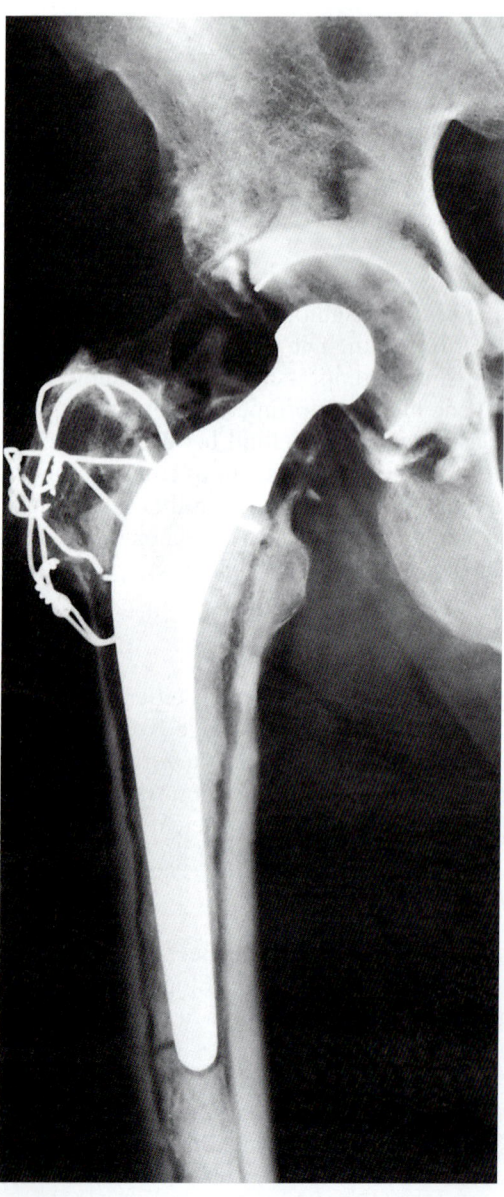
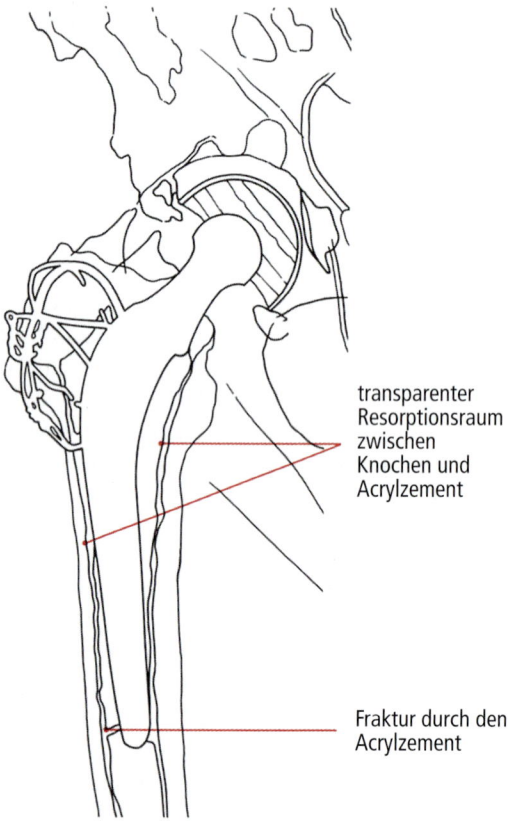

Abb. 11-41. Die a.-p. Aufnahme der rechten Hüfte einer 59jährigen Frau zeigt einen breiten strahlentransparenten Saum an der Zement-Knochen-Grenze, welcher für die Lockerung einer Charnley-Hüftendprothese charakteristisch ist. Zu beachten ist die Fraktur des Acrylzements in Höhe des distalen Prothesenschaftendes

technik zum Nachweis des Leitzeichens einer Lockerung – den Übertritt von Kontrastmittel in den Spaltraum, der an der Grenzfläche von Knochen und Acrylzement entsteht (Abb. 11-42). Wenn auch die Arthrographie unklar ausfällt, ist manchmal eine Aufnahme unter Traktionsbelastung der untersuchten Hüfte (durch Zug am Bein) recht hilfreich, um eine okkulte Prothesenlockerung nachzuweisen. Mitunter hilft die Skelettszintigraphie bei der Abgrenzung einer mechanischen gegenüber einer infektiösen Lockerung. Eine herdförmig vermehrte Nuklidspeicherung entspricht dann einer mechanischen, dagegen eine mehr diffuse Mehrspeicherung einer infektiösen Lockerung.

Prothesenluxation

Diese Komplikation ist leicht in der seitlichen Aufnahme des Knies oder der a.-p. Aufnahme der Hüfte nachweisbar. Manchmal kann auch die Tomographie erforderlich sein, besonders wenn sich bei der Reposition Schwierigkeiten ergeben (Abb. 11-43).

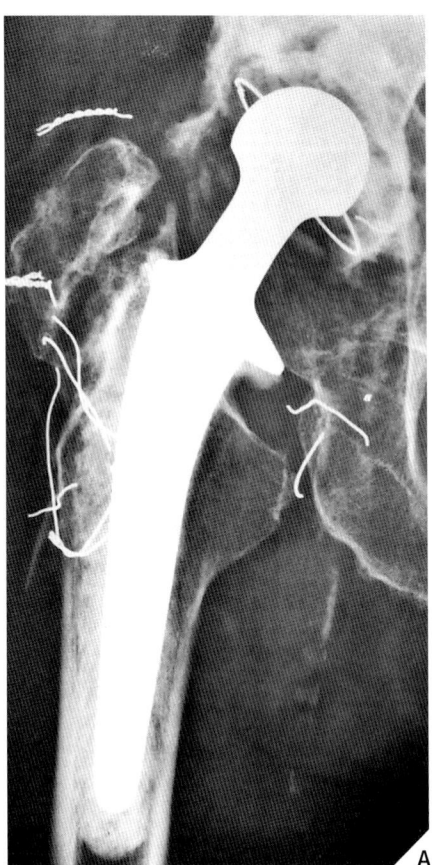
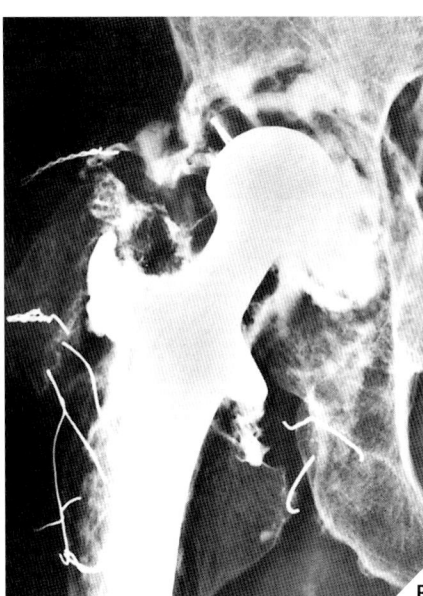
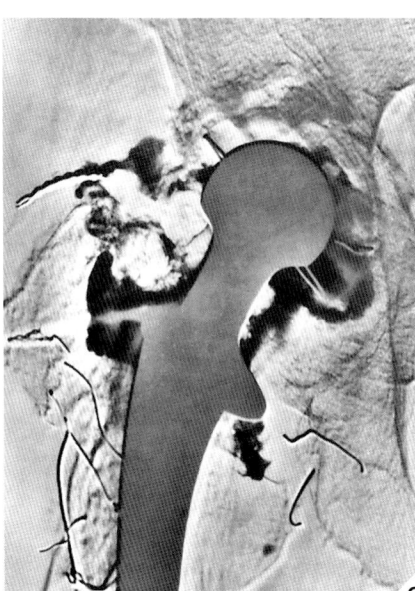

Abb. 11-42. Bei dem 80jährigen Mann war 8 Jahre vor dieser Röntgenuntersuchung das rechte Hüftgelenk ersetzt worden. **A** Die a.-p. Aufnahme ergibt eine Pseudarthrose des Trochanter maior, einen Bruch der Drahtzerklage und eine wahrscheinliche strahlentransparente Zone an der Grenzfläche von Acrylzement und Knochen an der Pfannenkomponente der Charnley-Müller-TEP. **B, C** Bei der anschließenden Hüftarthrographie und der Subtraktionsaufnahme zeigt sich die Lockerung anhand des in den Knochen eintretenden KM ganz deutlich – Zementlücke und KM-Austritt medial und lateral des Schenkelhalses; auch färbt sich die Lücke zwischen Femur und dem abgetrennten großen Rollhügel an

TEIL III - Arthritis, Arthrose, Arthropathie

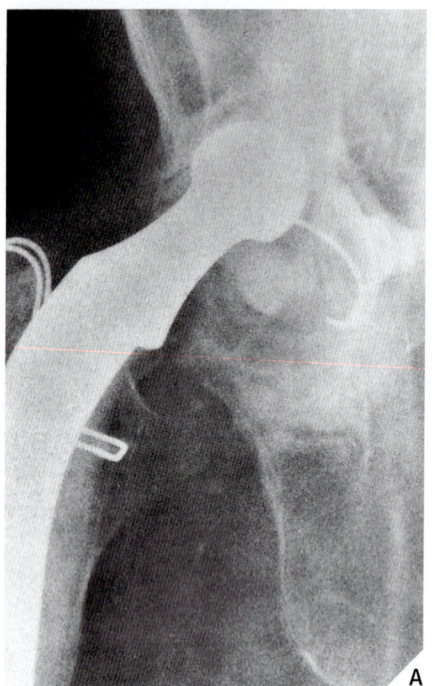
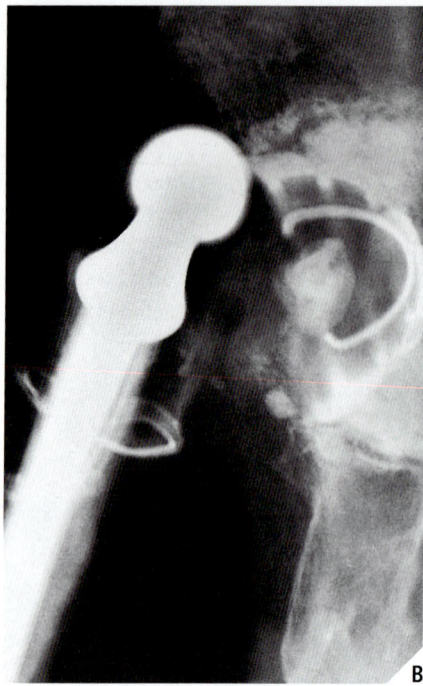
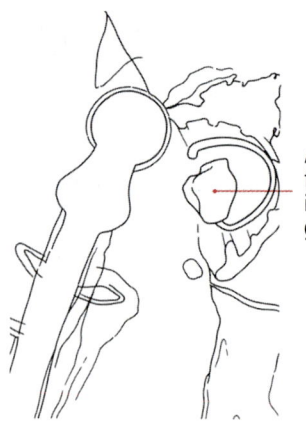

Abb. 11-43. Vor 10 Jahren erhielt dieser 77jährige Mann wegen einer rechtsseitigen Koxarthrose eine Charnley-TEP mit geringem Gleitwiderstand. **A** Vor kurzem war er gefallen, wobei die TEP luxierte, wie die a.-p. Aufnahme zeigt. Mehrere Versuche, die luxierte Endoprothese zu reponieren, mißlangen selbst unter Narkose. **B** Das Tomogramm zeigt ein kleines Zementfragment in der Pfannenkomponente der TEP, welches die Reposition der luxierten TEP blockierte

Merkpunkte für die Praxis

1. Radiologische Leitzeichen eines arthritischen/arthropathischen Prozesses – ungeachtet der jeweiligen Ätiologie – sind:
   - Verschmälerter Gelenkspalt;
   - Knochenerosionen unterschiedlicher Form, abhängig vom jeweiligen Typ der Arthritis/Arthropathie.
2. Effizientestes bildgebendes Verfahren zur Beurteilung einer Arthritis/Arthropathie ist das konventionelle Röntgenbild. Weiterführende bildgebende Methoden sind, in der Reihenfolge der Häufigkeit ihres Einsatzes:
   - Skelettszintigraphie;
   - Vergrößerungsaufnahmen;
   - Magnetresonanztomographie;
   - Arthrographie;
   - Computertomographie.
3. Die Szintigraphie ist für folgende Zwecke eine zuverlässige Technik:
   - Verteilungsnachweis arthritischer Veränderungen im Skelett;
   - Unterscheidung einer Arthritis von einer periartikulären Weichteilinfektion;
   - Einengung der Differentialdiagnose zwischen infektiöser Arthritis und anderen Arthropathien;
   - Kontrolle verschiedener Komplikationen der gelenkersetzenden (arthroplastischen) Chirurgie.
4. Die radiologische Diagnose der Arthritis/Arthropathie beruht auf:
   - Der Morphe einer Gelenkläsion;
   - deren Verteilung im Skelett.
5. Die für die verschiedenen Arthritiden/Arthropathien charakteristischen morphologischen Veränderungen lassen sich an verschiedenen wichtigen anatomischen Orten, darunter Hand, Ferse und Wirbelsäule, treffsicher analysieren.
6. An der Hand zeigen die verschiedenen Arthritiden/Arthropathien jeweils Vorzugsorte:
   - Bei Arthrose und erosiver Arthrose die Fingermittel- und Fingerendgelenke;
   - bei der Psoriasisarthropathie die Fingerendgelenke;
   - bei der rheumatoiden Arthritis die Fingergrund- und Fingermittelgelenke.
7. An der Wirbelsäule zeigen die verschiedenen Arthritiden/Spondylarthropathien charakteristische morphologische Kennzeichen:
   - Degenerative Veränderungen: Randosteophyten (Spondylophyten), Verschmälerung von Facettengelenkspalten und Bandscheibenräumen;
   - rheumatoide Arthritis: atlantoaxiale Subluxation und Arrosionen des Processus odontoideus;
   - juvenile rheumatoide Arthritis: Fusion der kleinen Wirbelgelenke der Halswirbelsäule;

- Psoriasisarthropathie und Morbus Reiter: grobe asymmetrische paravertebrale Verknöcherungen;
- Morbus Bechterew: zarte Syndesmophyten.
8. Beim Morbus Bechterew sieht man in aller Regel eine beidseitige und symmetrische Sakroiliitis, bei der Psoriasisarthropathie und beim Morbus Reiter dagegen eine einseitige oder aber bei beidseitiger Beteiligung eine asymmetrische Sakroliliitis.
9. Zur Kontrolle des Krankheitsverlaufs bei Arthritiden/Arthropathien gehört der Nachweis möglicher Komplikation der diversen Osteotomien und endoprothetischer (gelenkersetzender) Operationen. Mögliche Komplikationen sind:
- Phlebothrombose;
- intrapelviner Austritt von Knochenzement (Methylmethacrylat);
- heterotope Weichteilverknöcherung;
- Infektion;
- Lockerung, Luxation und Fraktur der Endoprothese (sowie periprothetische Fraktur; Anm. des Übers.).
10. Die Kontrastarthrographie in Subtraktionstechnik hilft beim Nachweis einer Prothesenlockerung.

Literaturempfehlungen

Aisen AM, Martel W, Ellis JE, McCune WJ. Cervical spine involvement in rheumatoid arthritis: MR imaging. Radiology 1987; 165: 159–163.

Alazraki NP, Fierer J, Resnick D. The role of gallium and bone scanning in monitoring response to therapy in chronic osteomyelitis. J Nucl Med 1978; 19: 696–697.

Anderson LS, Staple TW. Arthrography of total hip replacement using subtraction technique. Radiology 1973; 109: 470–472.

Beabout JW. Radiology of total hip arthroplasty. Radiol Clin North Am 1975; 13: 3–19.

Beltran J. MRI: musculoskeletal system. Philadelphia: JB Lippincott, 1990.

Beltran J, Caudill JL, Herman LA, et al. Rheumatoid arthritis: MR imaging manifestations. Radiology 1987; 165: 153–157.

Bianchi S, Martinoli C Abdelwahab, IF. High-frequency ultrasound examination of the wrist and hand. Skeletal Radiol 1999; 28: 121–129.

Breedveld FC, Algra PR, Vielvoye CJ, Cats A. Magnetic resonance imaging in the evaluation of patients with rheumatoid arthritis and subluxations of the cervical spine. Arthritis Rheum 1987; 30: 624–629.

Brower AC, Flemming DJ. Arthritis in black and white. 2nd ed. Philadelphia: WB Saunders, 1997.

Charkes MD. Skeletal blood flow: implication for bone-scan interpretation. J Nucl Med 1980; 21: 91–98.

Datz FL, Morton KA. New radiopharmaceuticals for detecting infection. Invest Radiol 1993; 28: 356–365.

Erickson SJ. High-resolution imaging of the musculoskeletal system. Radiology 1997; 205: 593–618.

Forrester DM. Imaging of the sacroiliac joints. Radiol Clin North Am 1990; 28: 1055–1072.

Forrester DM, Brown JC. The radiology of joint disease, 3rd ed. Philadelphia: WB Saunders, 1987.

Freiberger RH. Evaluation of hip prostheses by imaging methods. Semin Roentgenol 1986; 21: 20–28.

Gelman MI, Coleman RE, Stevens PM, Davey BW. Radiography, radionuclide imaging, and arthrography in the evaluation of total hip and knee replacement. Radiology 1978; 128: 677–682.

Genant HK, Doi K, Mall JC, Sickles EA. Direct radiographic magnification for skeletal radiology. Radiology 1977; 123: 47–55.

Greenspan A, Norman A. Gross hematuria: a complication of intrapelvic cement intrusion in total hip replacement. AJR Am J Roentgenol 1978; 130: 327–329.

Greenspan A, Norman A. Radial head-capitellum view in elbow trauma [Letter]. AJR Am J Roentgenol 1983; 140: 1273–1275.

Greenspan A, Norman A. Radial head-capitellum view: an expanded imaging approach to elbow injury. Radiology 1987; 164: 272–274.

Gristina AG, Kolkin J. Current concepts review. Total joint replacement and sepsis. J Bone Joint Surg [Am] 1983; 65A: 128–134.

Habermann ET. Total joint replacement: an overview. Semin Roentgenol 1986; 21: 7–19.

Hendrix RW, Wixson RL, Rana NA, Rogers LF. Arthrography after total hip arthroplasty: a modified technique used in the diagnosis of pain. Radiology 1983; 148: 647–652.

Insall J, Tria AJ, Scott WN. The total condylar knee prosthesis: the first 5 years. Clin Orthop 1979; 145: 68–77.

Jones MM, Moore WH, Brewer EJ, Sonnemaker RE, Long SE. Radionuclide bone/joint imaging in children with rheumatic complaints. Skeletal Radiol 1988; 17: 1–7.

Kattan KR, Marsch JT. Some extra-articular manifestations of arthritis and complications of therapy. A pictorial essay. Radiol Clin North Am 1988; 26: 1277–1293.

Kim SH, Chung SK, Bahk YW, Park YH, Lee SY, Son HS. Whole-body and pinhole bone scintigraphic manifestations of Reiter's syndrome: distribution patterns and early and characteristic signs. Eur J Nucl Med 1999; 26: 163–170.

Kramer J, Recht MP, Imhof H, Stiglbauer R, Engel A. Postcontrast MR arthrography in assessment of cartilage lesions. J Comput Assist Tomogr 1994; 18: 218–224.

Kursunoglu-Brahme S, Riccio T, Weissman MH, et al. Rheumatoid knee: role of gadopentetate-enhanced MR imaging. Radiology 1990; 176: 831–835.

Larsson EM, Holtas S, Zygmunt S. Pre- and postoperative MR imaging of the craniocervical junction in rheumatoid arthritis. AJR Am J Roentgenol 1989; 152: 561–566.

Lund PJ, Heikal A, Maricic MJ, Krupinski EA, Williams CS. Ultrasonographic imaging of the hand and wrist in rheumatoid arthritis. Skeletal Radiol 1995; 24: 591–596.

McAfee JG. Update on radiopharmaceuticals for medical imaging. Radiology 1989; 171: 593–601.

McCauley TR, Disler DG. State of the art. MR imaging of articular cartilage. Radiology 1998; 209: 629–640.

Oudjhane E, Azouz EM, Hughes S, PaquinJD. Computed tomography of the sacroiliac joints in children. Can Assoc Radiol J 1993; 44: 313–314.

Perri JA, Rodman P, Mankin HJ. Giant synovial cysts of the calf in patients with rheumatoid arthritis. J Bone Joint Surg [Am] 1968; 50A: 709–719.

Peterfy CG, Genant HK. Emerging applications of magnetic resonance imaging in the evaluation of articular cartilage. Radiol Clin North Am 1996; 34: 195–213.

Peterfy CG, Majumdar S, Lang P, van Dijke CF, Sack K, Genant HK. MR imaging of the arthritic knee: improved discrimination of cartilage, synovia, and effusion with pulsed saturation transfer and fat-suppressed T1-weighted sequences. Radiology 1994; 191: 413–419.

Recht MP, Resnick D. MR imaging of articular cartilage: current status and future directions. AJR Am J Roentgenol 1994; 163: 283–290.

Rupani HD, Holder LE, Espinola DA, Engin SI. Three-phase radionuclide bone imaging in sports medicine. Radiology 1985; 156: 187–196.

Salvati EA, Ghelman B, McLaren T, Wilson PD Jr. Subtraction technique in arthrography for loosening of total hip replacement fixed with radiopaque cement. Clin Orthop 1974; 101: 105–109.

Schneider R, Abenavoli AM, Soundry M, Insall J. Failure of total condylar knee replacement. Radiology 1984; 152: 309–315.

Schneider R, Goldman AB, Insall JN. Knee prosthesis. Semin Roentgenol 1986; 21: 29–46.

Schneider R, Hood RW, Ranawat CS. Radiologic evaluation of knee arthroplasty. Orthop Clin North Am 1982; 13: 225–244.

Schumacher TM, Genant HK, Kellet MJ, Mall JC, Fye KM. HLA-B27 associated arthropathies. Radiology 1978; 126: 289–297.

Sebes JI, Nasrallah NS, Rabinowitz JG, Masi AT. The relationship between HLA-B27 positive peripheral arthritis and sacroillitis. Radiology 1978; 126: 299–302.

Seltzer SE, Weissman BN, Finberg HJ. Improved diagnostic imaging in joint diseases. Semin Arthritis Rheum 1982; 11: 315–330.

Steinbach L, Hellman D, Petri M, Sims R, Gillespy T, Genant H. Magnetic resonance imaging: a review of rheumatologic applications. Semin Arthritis Rheum 1986; 16: 79–91.

Subramanian G, McAfee JG. A new complex of 99m-Tc for skeletal imaging. Radiology 1971; 99: 192–196.

Subramanian G, McAfee JG, Blair RJ, Kallfelz FA, Thomas FD. Technetium-99m methylene diphosphonate – a superior agent for skeletal imaging. Comparison with other technetium complexes. J Nucl Med 1975; 16: 744–755.

Waldschmidt JG, Rilling RJ, Kajdacsy-Balla AA, Boynton MD, Erickson SJ. In vitro and in vivo MR imaging of hyaline cartilage: zonal anatomy, imaging pitfalls, and pathologic conditions. Radiographics 1997; 17: 1387–1402.

Weissman BN. Spondyloarthropathies. Radiol Clin North Am 1987; 25: 1235–1262.

Winalski CS, Palmer WE, Rosenthal DI, Weissman BN. Magnetic resonance imaging of rheumatoid arthritis. Radiol Clin North Am 1996; 34: 243–258.

Kapitel 12

Degenerative Gelenkkrankheiten

Arthrose

Die degenerative Gelenkerkrankung ist das häufigste Gelenkleiden überhaupt. In ihrer primären (idiopathischen) Form betrifft sie Menschen im 5. Lebensjahrzehnt und darüber; dagegen kann man die Sekundärarthrose bereits in einer viel jüngeren Altersgruppe sehen. Patienten der letzteren Gruppe haben klar definierte Grundleiden, die zur Entwicklung der degenerativen Gelenkerkrankung führen (vgl. Abb. 11-1).

Einige Sachkenner postulieren 2 Arten der primären degenerativen Gelenkerkrankung: Die 1. Form hat offensichtlich engen Bezug zum Alterungsprozeß (Abnutzung und Verschleiß) und stellt nicht so sehr eine echte Krankheit, sondern einen Alterungsvorgang des Gelenks dar. Sie bietet charakteristischerweise eine nur begrenzte Knorpelzerstörung, langsame Progredienz, keine wesentliche Gelenkdeformierung und keine Einschränkung der Gelenkfunktion. Dieser Alterungsvorgang wird durch Geschlecht oder Rassenzugehörigkeit nicht beeinflußt. Der 2. Typ, eine „echte" Arthrose, hat keinen Bezug zum Alterungsvorgang, auch wenn er vermehrt mit dem Alter auftritt. Er ist durch eine progrediente Gelenkknorpelzerstörung und reparative Vorgänge wie Osteophytenbildung und subchondrale Sklerose gekennzeichnet, schreitet rasch voran und führt zu einer erheblichen Gelenkdeformierung. Diese Form läßt sich genetischen Faktoren wie auch Geschlecht, Rasse und Adipositas zuschreiben. Es ließ sich zeigen, daß diese Arthrose Frauen häufiger als Männer befällt, besonders an den proximalen und distalen Interphalangealgelenken der Finger und am Daumensattelgelenk. In der Bevölkerungsgruppe über 65 Jahre sind Weiße häufiger betroffen als Angehörige der schwarzen Rasse. Adipositas geht häufiger mit einer Gonarthrose einher, die wohl auf die exzessive Belastung durch das Körpergewicht zurückzuführen ist.

Ganz allgemein sind bei der Arthrose die großen echten Gelenke (Diarthrosen) wie Hüfte oder Knie und die kleinen Gelenke wie Finger- und Handgelenke am häufigsten betroffen; die Wirbelsäule ist genauso häufig an degenerativen Prozessen beteiligt (Abb. 12-1). Schulter, Ellbogen, Hand- und Sprunggelenk sind dagegen ungewöhnliche Orte der Primärarthrose; findet man hier degenerative Veränderungen, dann sollte man immer erst eine Sekundärarthrose in Erwägung ziehen. Man bedenke hierbei aber, daß es Hinweise für den Zusammenhang einer degenerativen Arthrose an ungewöhnlichen Stellen mit bestimmten Tätigkeiten gibt. Selbst primär arthrotische Veränderungen können sich beispielsweise rascher an Lendenwirbelsäule, Knie- und Ellbogengelenken von Bergarbeitern und an Hand-, Ellbogen- und Schultergelenken von Preßlufthammerarbeitern entwickeln. Ferner sieht man degenerative Veränderungen auch recht oft an Sprunggelenken und Füßen von Balletttänzern und am Femoropatellargelenk von Rad(renn)fahrern.

Einen Überblick zu den klinischen und radiologischen Leitzeichen der degenerativen Gelenkerkrankung gibt Ihnen Tabelle 12-1.

■ Arthrose der großen Gelenke

Hüft- und Kniegelenk sind der häufigste Ort der Arthrose. Dabei korreliert die Schwere der radiologischen Befunde nicht immer mit den klinischen Symptomen, die von Steife und Schmerz bis zu schweren Deformitäten und eingeschränkter Gelenkfunktion reichen können.

Arthrose der Hüfte (Koxarthrose)

Die vier radiologischen Kardinalzeichen der degenerativen Hüftgelenkerkrankung sind:
1. Gelenkspaltverschmälerung infolge der Verschmächtigung des Gelenkknorpels.
2. Subchondrale Sklerosierung (Eburnisierung) durch reparative Vorgänge (Remodellierung).
3. Osteophytenbildung als Ergebnis des reparativen Vorgangs an nicht belasteten Stellen (sog. „Low-stress-Regionen"), die in der Regel am Gelenkrand (peripher) liegen.
4. Ausbildung von Zysten oder Pseudozysten als Ergebnis von Knochenkontusionen, die zu Mikrofrakturen und zum Eindringen von Synoviaflüssigkeit in den ver-

TEIL III - Arthritis, Arthrose, Arthropathie

Tab. 12-1. Klinische und radiologische Haupkennzeichen degenerativer Gelenkkranheiten

Arthrosetyp	Ort	Wichtigste Pathologika	Technik*/Einstellung
Primärarthrose (w>m; >50 J.)			
	Hand	Degenerative Veränderungen an: – proximalen Interphalangeal(IP)-Gelenken (Bouchard-Knötchen) – distalen IP-Gelenken (Heberden-Knötchen)	Dorsopalmare Aufnahme
	Hüfte	• Gelenkspaltverschmälerung • Subchondrale Sklerose • Randosteophyten • Zysten und Pseudozysten • Kraniolaterale Subluxation	a.-p. Aufnahme
	Knie	• Gleiche Veränderungen wie an der Hüfte • Varus- oder Valgusdeformität • Degenerative Veränderungen an – Femoropatellargelenk – Patella (Zahnzeichen)	a.-p. Aufnahme a.-p. im Aufnahme im Stehen Seitaufnahme Tangentialaufnahme der Patella
	Wirbelsäule	• Degenerative Bandscheibenveränderungen – Bandscheibenhöhenabnahme – Degenerative Spondylolisthesis – Spondylophyten • Spondylosis deformans • Degenerative Veränderungen der kleinen Wirbelgelenke • Foramenstenosen • Spinalkanalstenose	 Seitaufnahme Seitliche Flexions-/Extensionsaufnahme a.-p. und Seitaufnahme a.-p. und Seitaufnahme Schrägaufnahmen (HWS, LWS) CT, Myelographie, MRT

Tabelle Fortsetzung →

änderten spongiösen Knochen führen; im Acetabulum nennt man diese subchondralen zystenartigen Läsionen auch *Eggers-Zysten*.

Diese Leitzeichen der degenerativen Gelenkerkrankung kann man in Standardübersichten der Hüfte leicht nachweisen (Abb. 12-2). Manchmal kommt die Tomographie zum Einsatz, um die Details des degenerativen Prozesses aufzuzeigen; dabei soll diese nicht so sehr eine spezifische Diagnose erbringen, sondern vielmehr mögliche Komplikationen sichern oder ausschließen (vgl. Abb. 11-8).

Während der Gelenkknorpel noch zerstört wird und sich reparative Vorgänge ausbilden, kommt es zu den Zeichen einer veränderten Lagebeziehung des Femurkopfes gegenüber der Hüftpfanne, zur sog. „Migration". Allgemein lassen sich 3 Muster der Femurkopfauswanderung beobachten: nach kranial, und zwar entweder kraniolateral oder kraniomedial, nach medial und nach axial (Abb. 12-3). Häufigste Form ist das Auswandern nach kraniolateral, selten dagegen nach medial, und auch die axiale Verlagerung ist nur ausnahmsweise zu sehen. Man denke aber auch daran, daß sich bei der inflammatorischen Koxitis, wie z. B. bei der rheumatoiden Arthritis, wo man von vornherein eine axiale oder mediale Wanderung des Femurkopfes in Verbindung mit einer Protrusio acetabuli sehen kann, degenerative Veränderungen als Komplikation des entzündlichen Vorgangs entwickeln können. So kann man dann eine Sekundärarthrose mit medialer oder axialer Kopfwanderung vor sich haben (Abb. 12-4).

Manchmal nimmt der degenerative Prozeß an der Hüfte auch einen rascheren Verlauf. Die destruierende Arthrose des Hüftgelenks ist als *Postel-Koxarthropathie* bekannt, ein Krankheitsbild, das sehr schnell zur vollständigen Zerstörung des Hüftgelenks führen kann. Wegen der Rasanz dieses Prozesses ist es möglich, daß das Röntgenbild nur wenige und mitunter überhaupt keine reparativen Veränderungen zeigt und so eine infektiöse oder neuropathische Arthritis/Arthrose (Charcot-Gelenk) vorgetäuscht wird (Abb. 12-5).

Die sekundäre Koxarthrose sieht man oft bei Patienten mit prädisponierenden Faktoren, wie vorherigem Trauma (Abb. 12-6), Femurkopfepiphysengleiten, angeborener Hüftluxation, Morbus Perthes, Femurkopfnekrose, Morbus Paget und entzündlichen Hüftleiden. Die Röntgenbefunde sind dabei die gleichen wie bei der Primärarthrose beschrieben, doch kann man oft auch Merkmale des Grundleidens entdecken. Zwar reichen die Standardaufnahmen zum Nachweis dieser Veränderungen in der Regel aus, doch können mitunter die Arthrographie oder die Magnetresonanztomographie für die genauere Zustandsbestimmung des Gelenkknorpels erforderlich werden.

Fortsetzung Tab. 12-1.

Arthrosetyp	Ort	Wichtigste Pathologika	Technik*/Einstellung
Sekundärarthrose			
Posttraumatisch	Hüfte Knie	• Veränderungen ähnlich denen bei der Primärarthrose	Standardaufnahmen Tomographie
	Schulter, Ellbogen, Sprunggelenk (ungewöhnliche Stellen)	• Trauma in der Vorgeschichte • Jüngeres Alter	Standardaufnahmen Tomographie
Hüftkopfgleiten	Hüften	• Herndon-Buckel • Gelenkspaltverschmälerung • Osteophyten	a.-p. und Lauenstein-Aufnahme
Angeborene Hüftluxation (w>m)	Hüften	• Zeichen der Acetabulumdysplasie	a.-p. und Lauenstein-Aufnahme
Morbus Perthes (m>w)	Hüfte	• Ein- oder beidseitig • Femurkopfosteonekrose • Coxa magna • Laterale Subluxation	a.-p. und Lauenstein-Aufnahme
Inflammatorische Arthritis	Hüfte, Knie	• Mediales und kraniales Abwandern des Femurkopfs • Periartikuläre Osteoporose • Nur mäßige Osteophytenbildung	Standardaufnahmen
Osteonekrose	Hüfte, Schulter	• Vermehrte Knochendichte • Gelenkspalt meist erhalten oder nur gering verschmälert • Sichelzeichen (Hüfte, Schulter)	a.-p. Aufnahmen (Hüfte, Schulter) Grashey-Aufnahme der Schulter, Lauenstein-Aufnahme der Hüfte
Morbus Paget (>40 Jahre)	Hüften, Knie, Schultern	• Grobe Trabekelzeichnung • Kortikalisverbreiterung	Standardaufnahmen der betroffenen Gelenke Szintigraphie
Multiple epiphysäre Dysplasie	Epiphysen der langen Röhrenknochen	• Dysplastische Veränderungen • Gelenkspalten verschmälert • Osteophyten	Standardaufnahmen der betroffenen Gelenke
Hämochromatose	Hände	• Degenerative Veränderungen am 2. und 3. Fingergrundgelenk mit schnabelartigen Osteophyten • Chondrokalzinose	d.-p. Handaufnahme
Akromegalie	Große Gelenke	• Verbreiterter oder nur gering verschmälerter Gelenkspalt	Standardaufnahmen der betroffenen Gelenke
	Hände	• Vergrößerte Nagelkranzfortsätze • Schnabelartige Osteophyten an den Metakarpalköpfchen	d.-p. Handaufnahme

*Die Skelettszintigraphie kann man zur Feststellung der Verteilung arthrotischer/arthritischer Skelettveränderungen heranziehen.

TEIL III - Arthritis, Arthrose, Arthropathie

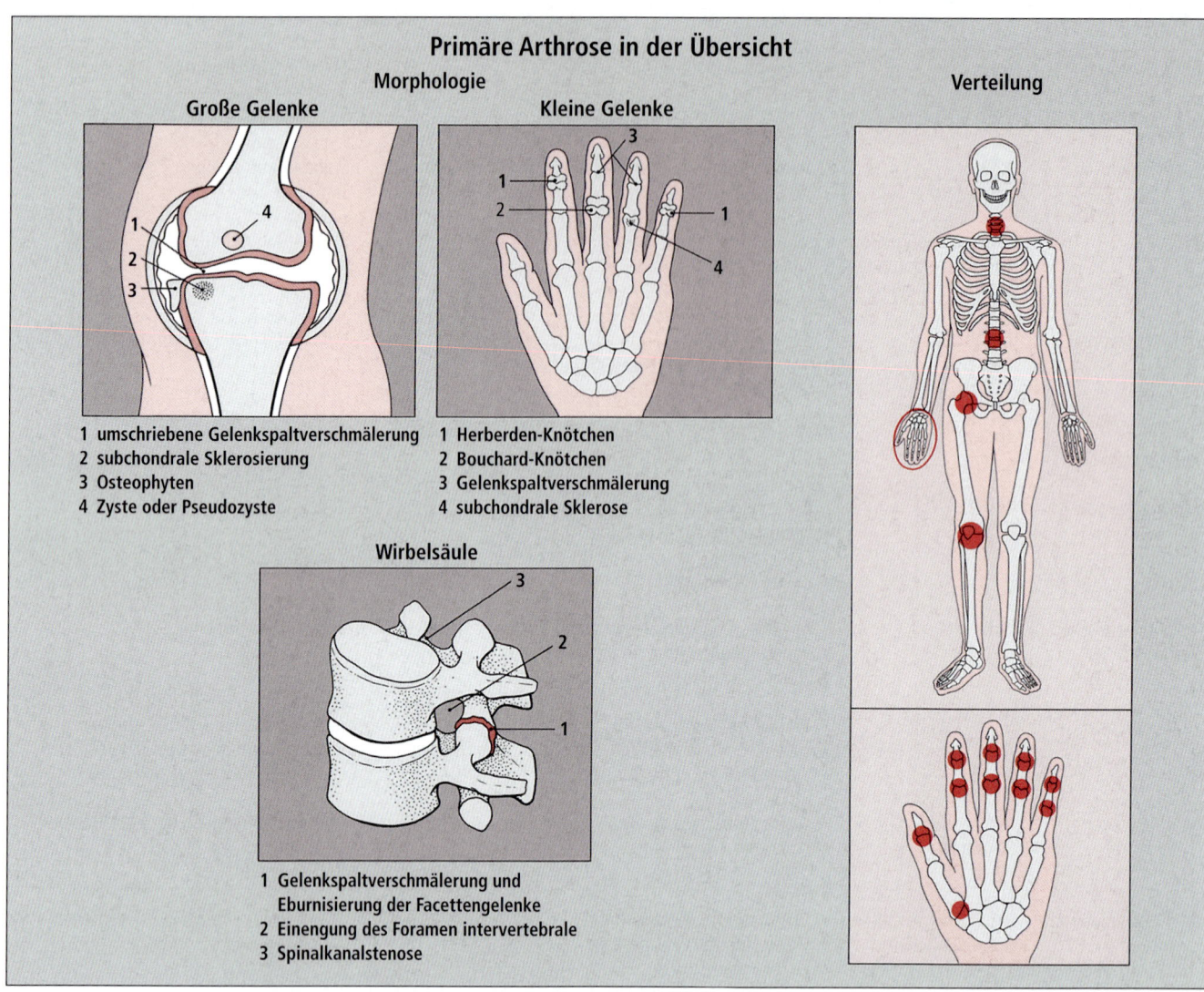

Abb. 12-1. Übersicht über Morphologie und Verteilung arthrotischer Veränderungen bei der primären Arthrose

Behandlung: Die fortgeschrittene Koxarthrose, sei sie nun primär oder sekundär, wird in der Regel operativ behandelt, und zwar meist durch den totalen Hüftgelenkersatz, wobei man unter der Vielzahl der inzwischen erhältlichen Typen entweder eine zementierte oder eine zementfrei zu implantierende Prothese wählen kann. Hinsichtlich der weiteren Patientenbetreuung sei der Leser auf Kapitel 11 verwiesen.

Arthrose des Kniegelenks (Gonarthrose)

Das Knie ist ein komplexes Gelenk, das aus 3 Hauptkomponenten besteht – dem medialen und lateralen Femorotibial- und dem Femoropatellargelenk –, von denen ein jedes arthrotische Veränderungen erfahren kann. Die radiologischen Merkmale dieser Veränderungen ähneln denen bei der Koxarthrose, also Gelenkspaltverschmälerung (meist in einem oder 2 Anteilen), subchondrale Sklerose, Osteophyten und subchondrale Zysten (oder Pseudozysten). Die normale a.-p. und Seitaufnahme des Knies reichen zum Nachweis dieses Prozesses bereits aus (Abb. 12-7). Ist das mediale Gelenkkompartiment betroffen, dann nimmt das Kniegelenk eine Varusfehlform an („O-Bein"), was sich am besten in der a.-p. Aufnahme im Stehen unter Gewichtsbelastung nachweisen läßt (Abb. 12-8A); die Beteiligung des äußeren Hauptgelenkanteils kann zur Valgusfehlform führen („X-Bein"; Abb. 12-8B). Häufige Komplikation der Gonarthrose sind freie (osteochondrale) Gelenkkörper, die sich in den Standardübersichten des Knies nachweisen lassen (Abb. 12-9), mitunter aber auch die Arthrographie erfordern. Die MRT kann bei dieser Frage ebenfalls aussagestark sein (Abb. 12-10 u. 12-11). Auch das femoropatellare Gleitlager ist häufig von der Primärarthrose betroffen. Wirksamste Nachweismethoden der degenerativen Veränderungen sind hier die seitliche Knie- und die axiale Patellaaufnahme (Abb. 12-12).

Sehr häufig, besonders bei Menschen jenseits des 5. Lebensjahrzehnts, sieht man an der Ansatzstelle der Quadrizepssehne an der Patellabasis degenerative Veränderungen ohne Bezug zu einer Arthrose des femoropatellaren Gleitlagers. Diese äußern sich in Form von senkrecht gestellten Graten, die in der Patellaaxialaufnahme

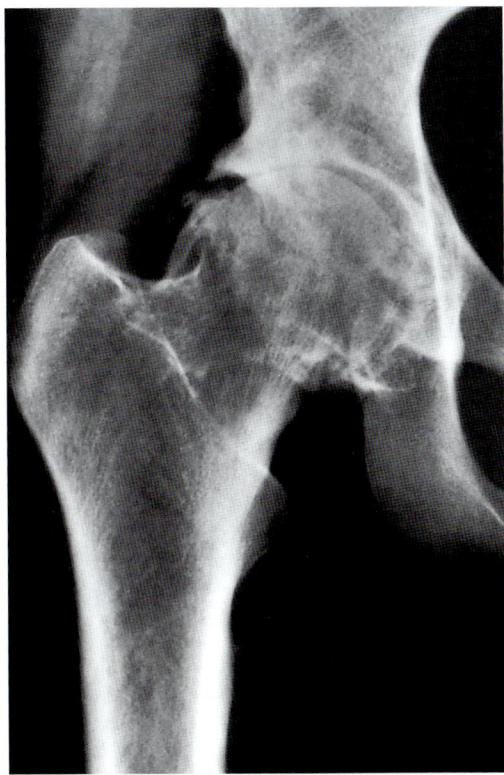

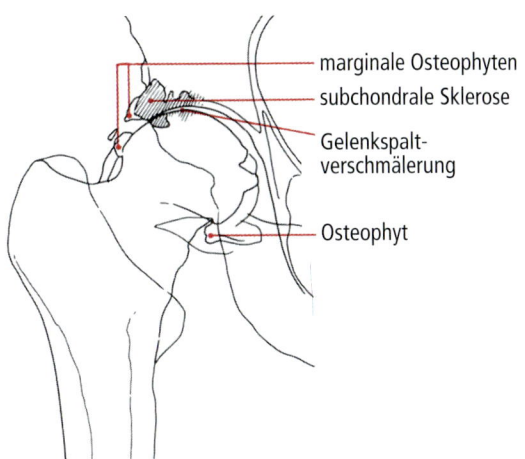

Abb. 12-2. Die 51jährige Frau stellt sich mit der Angabe schon 10jähriger Hüftschmerzen rechts und ohne anamnestische Hinweise auf prädisponierende Faktoren für eine Arthrose vor. Die a.-p. Aufnahme der Hüfte zeigt die röntgenologischen Leitzeichen der Arthrose: Gelenkspaltverschmälerung, besonders im gewichttragenden Segment, Bildung von Osteophyten und subchondrale Sklerose. Keine Osteoporose!

TEIL III - Arthritis, Arthrose, Arthropathie

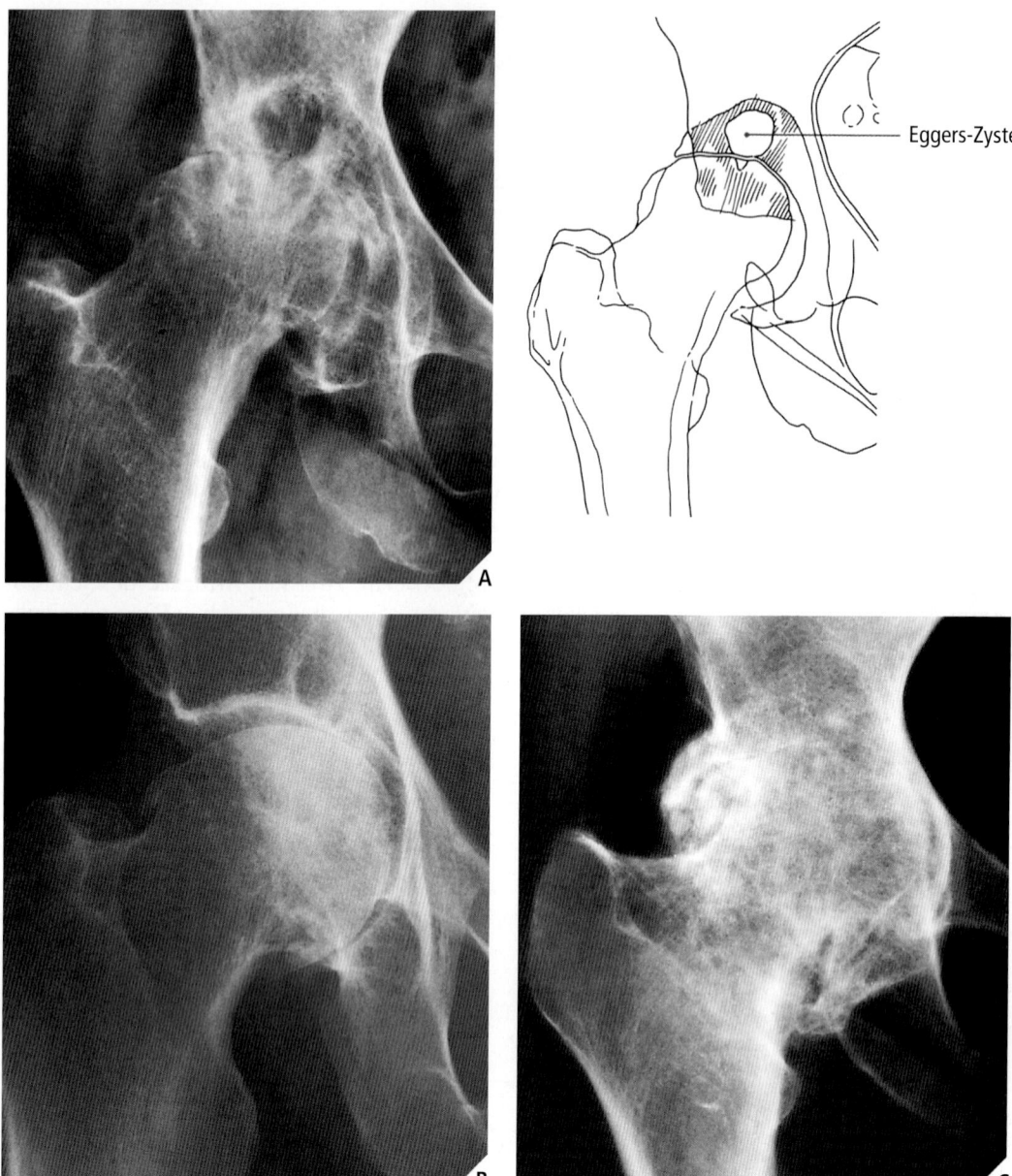

Abb. 12-3. **A** Die a.-p. Aufnahme der rechten Hüfte eines 65jährigen Mannes mit schon lange bestehender beidseitiger Koxarthrose zeigt das Abwandern des Femurkopfs nach außen oben, das hierbei häufigste Erscheinungsbild. Typische Eggers-Zyste im Acetabulum. **B** Bei dieser 48jährigen Frau mit einer Osteoarthritis der rechten Hüfte sieht man eine Wanderung des Femurkopfs nach innen. **C** Eine axiale Femurkopfverschiebung sieht man bei dieser 57jährigen Frau, bei der eine inflammatorische Arthritis vermutet wurde. Klinische und Laborbefunde ergaben jedoch die Diagnose einer idiopathischen Arthrose, was durch die histopathologische Untersuchung nach einer Hüft-TEP bestätigt wurde

Zähnen ähneln, weshalb dies von Greenspan et al. als „Zahnzeichen" (patella tooth sign) bezeichnet wurde (Abb. 12-13A). Diese gezähnelten Strukturen stellen Enthesiopathien dar, die wahrscheinlich auf eine Zugbelastung an der Ansatzstelle der Quadrizepssehne folgen; die Natur dieser Veränderungen ist in der seitlichen Knieaufnahme deutlich zu sehen (Abb. 12-13B). Manchmal kann man sie aber auch schon in der a.-p. Aufnahme erkennen (Abb. 12-13C).

Wie bei der Hüfte, so findet man auch am Kniegelenk Sekundärarthrosen; eine der häufigste Ursachen sind ein vorheriges Trauma oder ein früherer operativer Eingriff am Knie.

Arthrose anderer großer Gelenke

Auch andere große Gelenke wie Schulter und Sprunggelenk können von Arthrosen betroffen sein (Abb. 12-14), doch ist die Beteiligung dieser Gelenke an der idiopathischen Form wesentlich seltener als der Befall von Hüfte oder Knie. Daher sollte man bei Zeichen degenerativer Veränderungen an solchen Stellen auch eher an die Möglichkeit einer Sekundärarthrose als an eine Primärarthrose denken (vgl. Tab. 12-1).

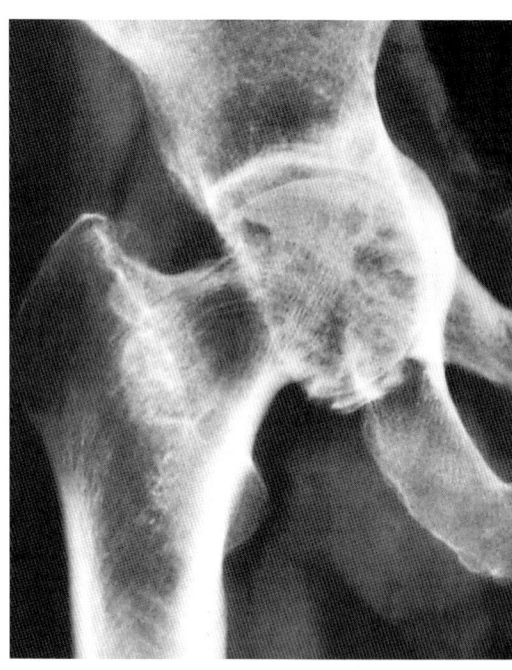

Abb. 12-4. Die a.-p. Aufnahme der rechten Hüfte einer 42jährigen Frau mit lange bekannter rheumatoider Arthritis zeigt die typischen Veränderungen einer inflammatorischen Arthritis einschließlich der Medialwanderung des Femurkopfs und einer Protrusio acetabuli. Das Aufpfropfen einer sekundären Arthrose erkennt man an der subchondralen Sklerose und den Randosteophyten

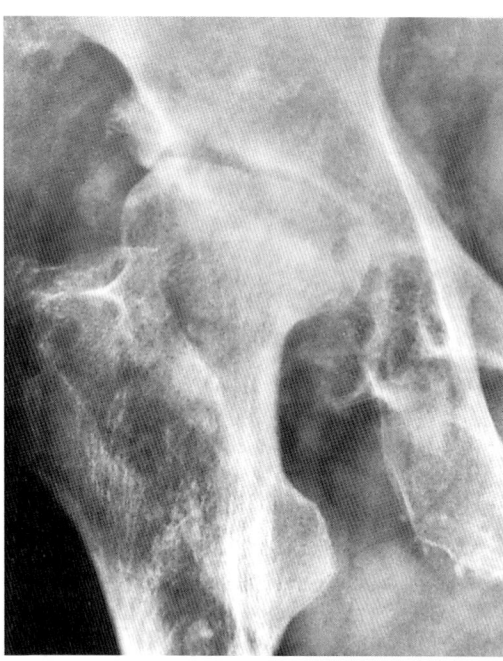

Abb. 12-5. Die a.-p. Aufnahme der rechten Hüfte eines 72jährigen Mannes, der schon seit 4 Monaten Hüftschmerzen hatte, zeigt das typische Bild einer Postel-Hüftarthropathie, die oft ein Charcot-Gelenk oder eine infektiöse Arthritis vortäuscht. Beachten Sie die partielle Destruktion des artikulierenden Anteils des Femurkopfs, der nach lateral subluxiert ist. Derselbe destruktive Prozeß hat zu einer Verbreiterung des Acetabulums geführt

TEIL III - Arthritis, Arthrose, Arthropathie

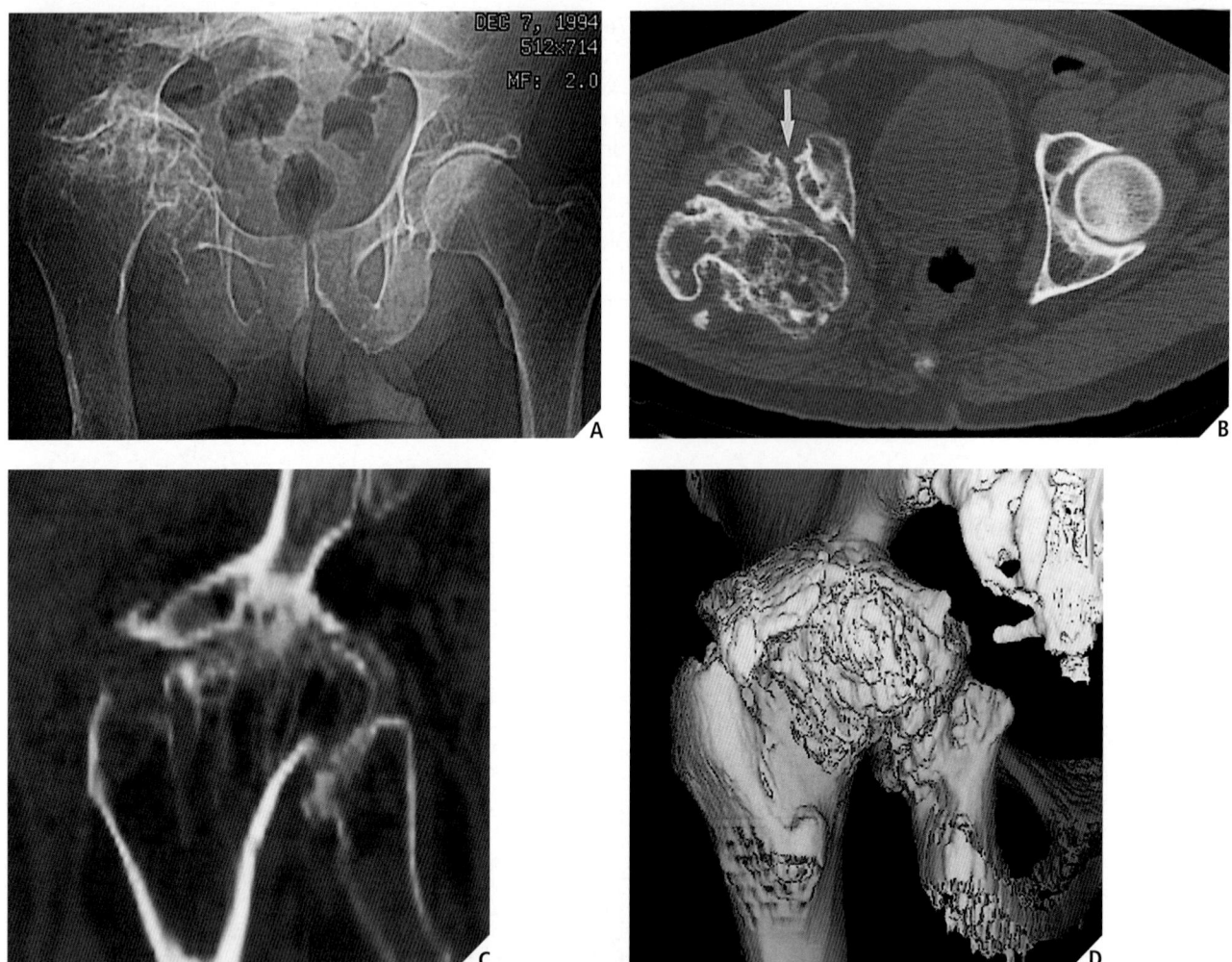

Abb. 12-6. Dieser 64 Jahre alte Mann entwickelte eine sekundäre Koxarthrose nach einer komplexen Fraktur von rechtem Femur und Acetabulum. **A** Das CT-Übersichtsbild zeigt die posttraumatische Deformität von Hüftpfanne und Femurkopf sowie eine Protrusio acetabuli. **B** Der axiale CT-Schnitt durch beide Hüftgelenke zeigt arthrotische Veränderungen des rechten Femurkopfs und eine Pseudarthrose in der vorderen Säule der Hüftpfanne *(Pfeil)*. **C** Die koronare Rekonstruktion zeigt den erheblich verschmälerten Gelenkspalt, den verformten Femurkopf und die periartikuläre Sklerose. **D** Eine 3D-Darstellung veranschaulicht die nahezu vollständige Zerstörung der Hüftarchitektur, die Protrusio acetabuli und die Ausbildung von Osteophyten. Alle CT-Befunde passen zu einer posttraumatischen Koxarthrose

Degenerative Gelenkkrankheiten 12

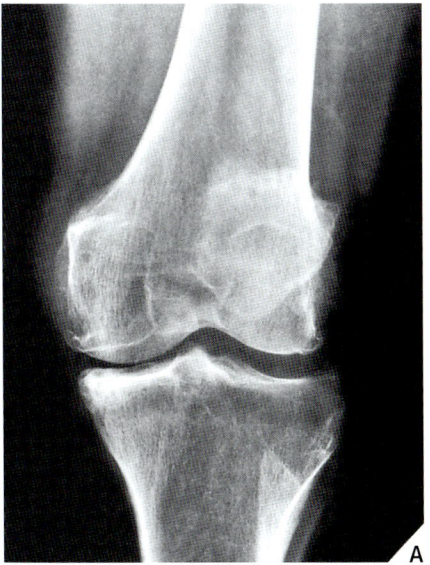
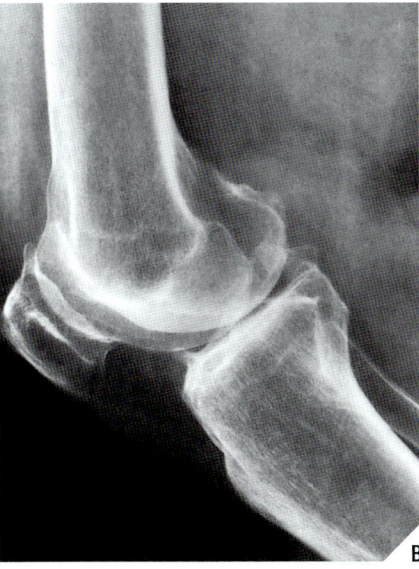
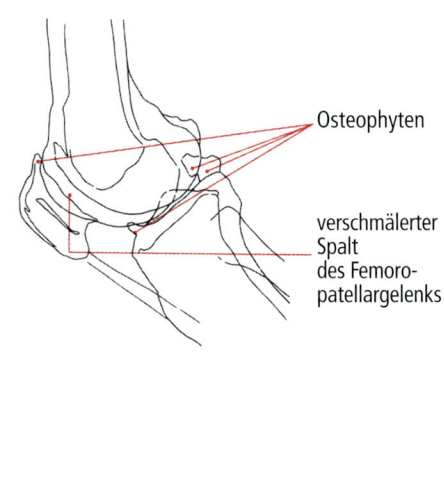

Abb. 12-7. A, B Die a.-p. und die Seitaufnahme des Kniegelenks einer 57jährigen Frau zeigen eine Verschmälerung des medialen Gelenkspalts und des retropatellaren Gleitlagers, eine subchondrale Sklerose und Abstützosteophyten als typische Arthrosezeichen. Zu beachten ist, daß die Osteophyten im sagittalen Strahlengang nicht, im seitlichen hingegen recht gut dargestellt werden

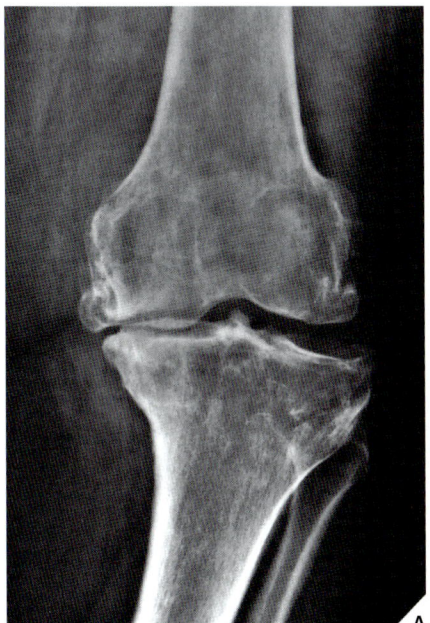
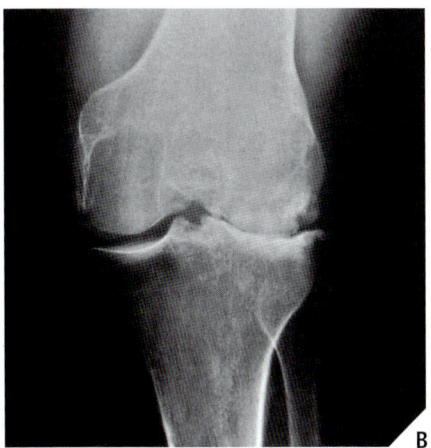
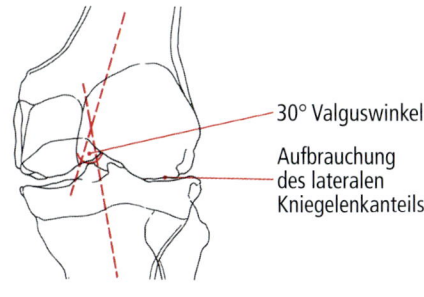

Abb. 12-8. A Die a.-p. Kniegelenkaufnahme im Stehen bei einer 58jährigen Frau zeigt eine fortgeschrittene Arthrose des medialen Kniegelenkspalts, welche zu einer Varusfehlstellung des Gelenks geführt hat. **B** Die Beteiligung des lateralen Kniegelenkspalts hat, wie man in dieser a.-p. Aufnahme im Stehen bei einem anderen Patienten sieht, bei einer fortgeschrittenen Gonarthrose zu einer Valgusfehlform geführt

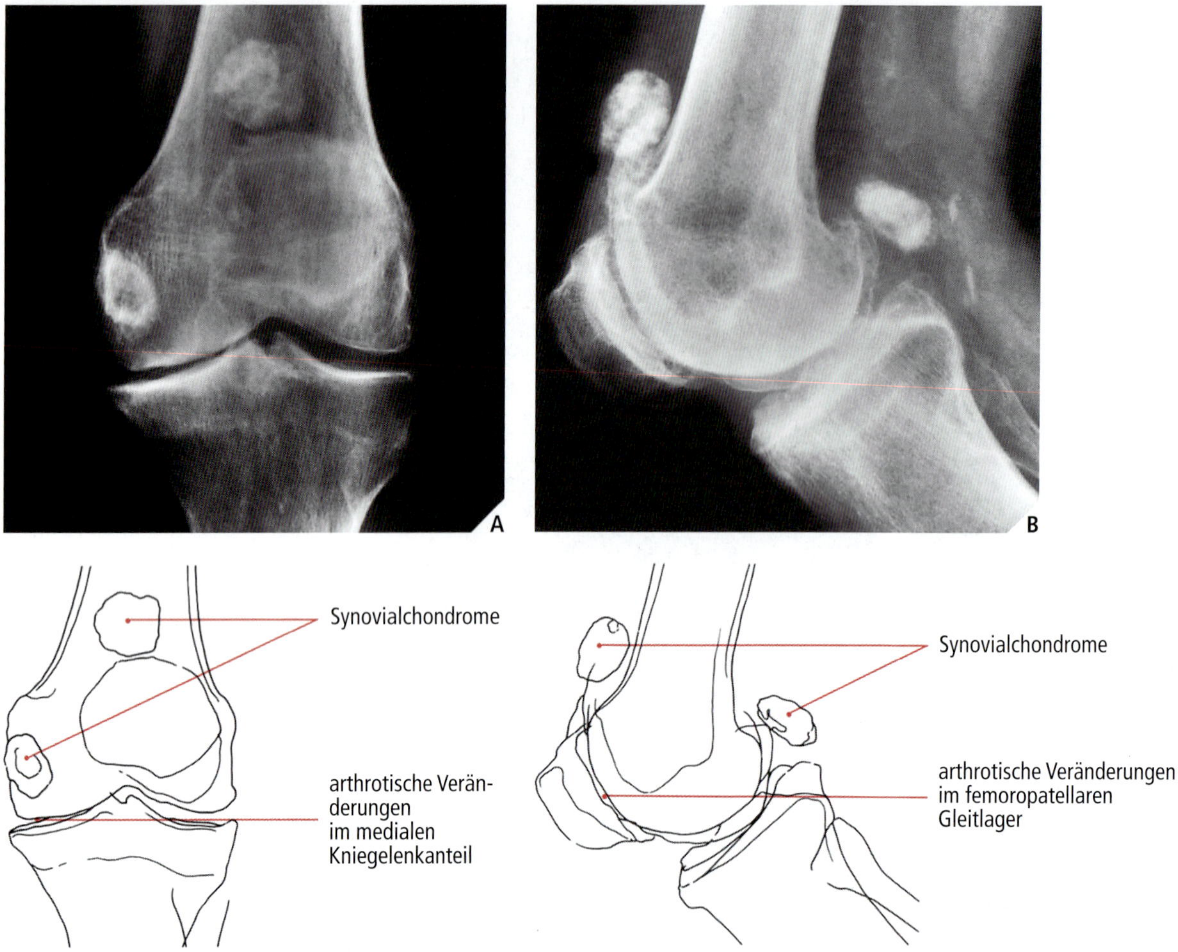

TEIL III - Arthritis, Arthrose, Arthropathie

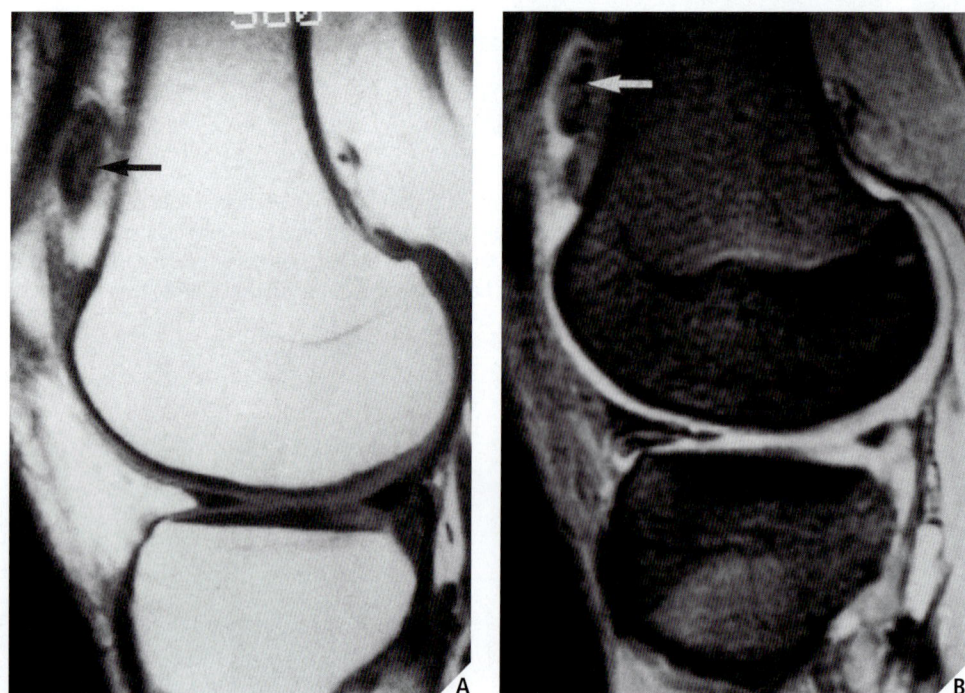

Abb. 12-9. A, B a.-p. und Seitaufnahme des Kniegelenks bei einem 66 Jahre alten Mann mit fortgeschrittener Gonarthrose zeigen die führende Beteiligung des medialen femorotibialen und des femoropatellaren Gelenks sowie die Ausbildung zweier großer verkalkter Synovialchondrome

Abb. 12-10. A, B Das sagittale T1w MRT-Bild und das T2*w Bild weisen ein hypointenses osteokartilaginäres Corpus liberum im Recessus suprapatellaris nach *(Pfeil)*

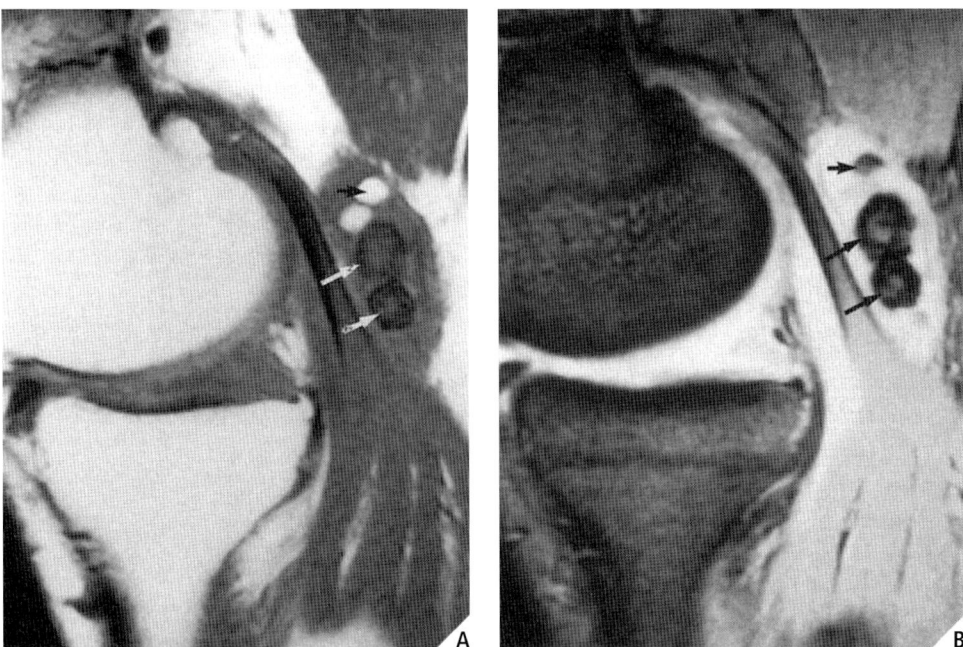

Abb. 12-11. A, B Das sagittale T1w MRT-Bild und das T2*w Bild lassen zahlreiche freie osteochondrale Gelenkkörper *(Pfeile)* in einer Popliteal- oder Baker-Zyste neben dem Caput mediale des M. gastrocnemius erkennen

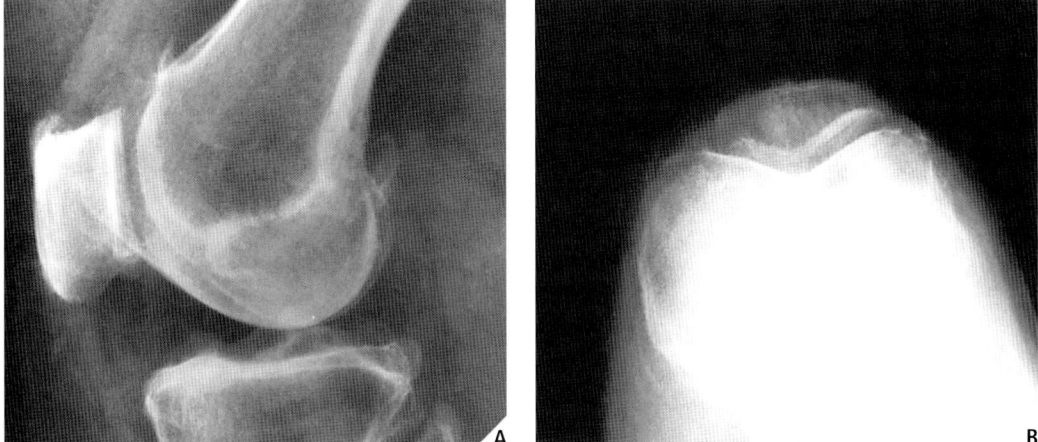

Abb. 12-12. A, B Die seitliche Knieaufnahme und die Patellatangentialaufnahme einer 72jährigen Frau zeigen die Verschmälerung des medialen femoropatellaren Gelenkspalts und die Osteophytenbildung an der Gelenkinnenseite

TEIL III - Arthritis, Arthrose, Arthropathie

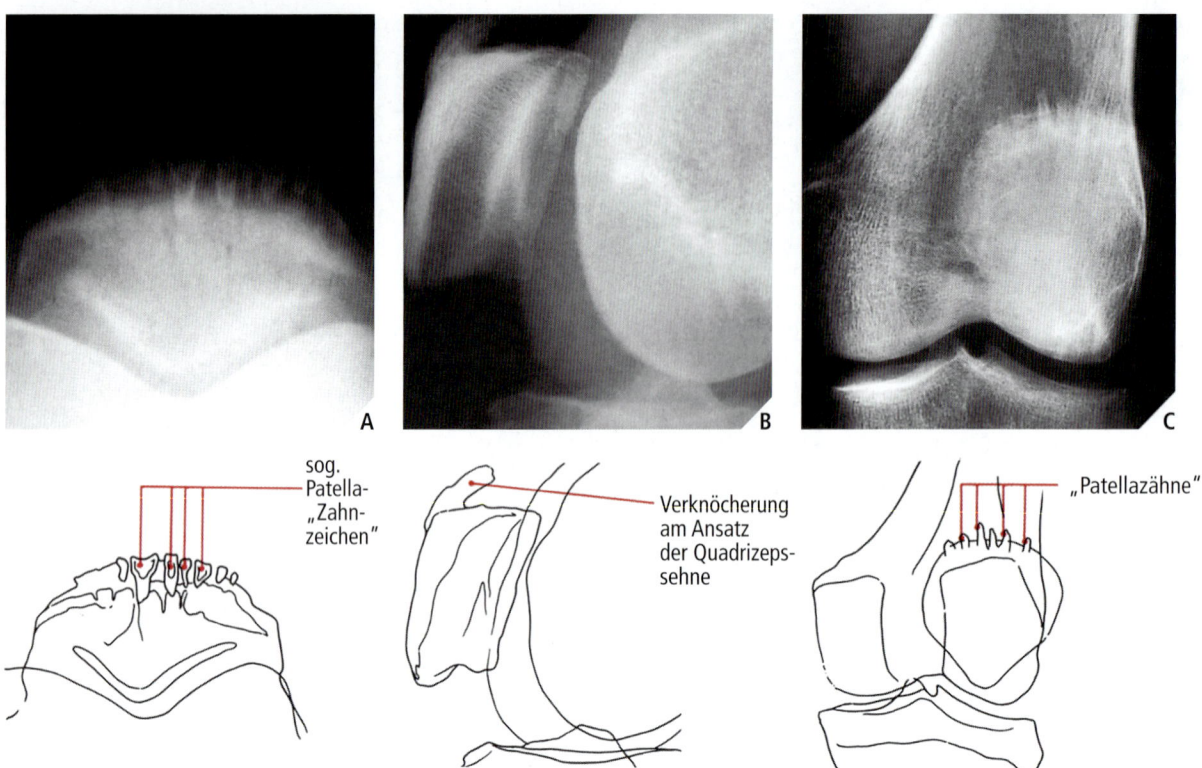

Abb. 12-13. A Die Patellatangentialaufnahme zeigt zahnartige Strukturen (sog. Zahnzeichen), welche degenerative Verknöcherungen (Enthesiopathien) am Ansatz der Quadrizepssehne an der Patellabasis darstellen, wie die Seitaufnahme **(B)** bei diesem 55jährigen Mann zeigt. **C** Gelegentlich läßt sich dieses Zahnzeichen auch in einer a.-p. Aufnahme erkennen, wie hier bei einer 54jährigen Frau. (Wiedergabe der Teilabb. A und B mit Genehmigung aus Greenspan A, et al., 1977)

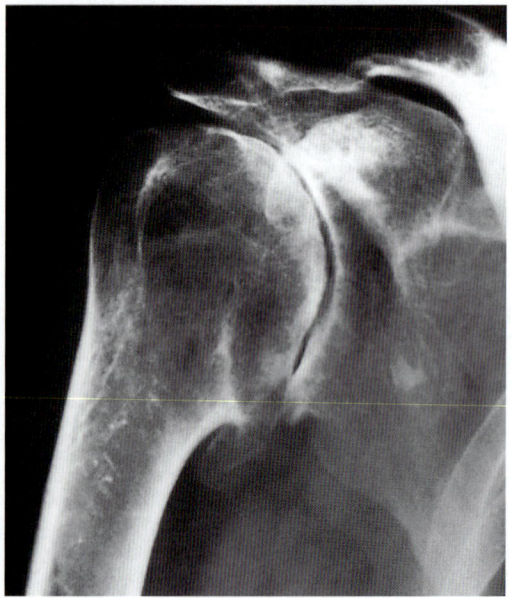

Abb. 12-14. Die a.-p. Aufnahme der rechten Schulter eines 58jährigen Mannes zeigt die typischen Merkmale einer Omarthrose; hier waren beide Schultern betroffen. Der Patient gab anamnestisch kein Trauma oder andere Krankheiten an, die an eine mögliche Sekundärarthrose denken ließen

Degenerative Gelenkkrankheiten 12

Arthrose der kleinen Gelenke

Primäre Arthrose der Hand

Die am häufigsten betroffenen kleinen Gelenke sind die der Hand, und hier wiederum vorrangig die proximalen und distalen Interphalangealgelenke sowie das Daumengrundgelenk (vgl. Abb. 11-24 u. 12-1). Wenn an den distalen Interphalangealgelenken die Hypertrophiezeichen überwiegen und die Osteophyten im Vordergrund stehen, dann werden diese degenerativen Veränderungen von den sog. *Heberden-Knötchen* begleitet. Ähnliche Deformitäten an den proximalen Interphalangealgelenken nennt man *Bouchard-Knötchen* (Abb. 12-15). Befallen die degenerativen Veränderungen das Daumensattelgelenk (Rhizarthrose), dann kann dies zu einer sonderbaren Fehlform des Daumens führen (Abb. 12-16). Auch können die Gelenke der Handwurzel verändert sein, vor allem das Skaphoideum-Trapezium-Trapezoideum-Gelenk (Triskaphoidarthrose; Anm. des Übersetzers).

Sekundäre Arthrose der Hand

Akromegalie

Die charakteristischsten sekundärarthrotischen Veränderungen der kleinen Gelenke kann man bei Akromegaliepatienten beobachten. Der degenerative Prozeß erfaßt hierbei zwar auch die großen Gelenke wie Hüfte, Schulter und die Wirbelsäule, doch bietet die Hand die typischsten Merkmale dieser Krankheit. Dazu zählen auffällig breite Weichteile sowie die Vergrößerung der Nagelkranzfortsätze und der Endgliedbasen; ferner können gleichzeitig einige Gelenkspalte verbreitert und andere hingegen verschmälert sein, des weiteren sind schnabelartige Osteophyten an den Metakarpalköpfchen ein hervorstechendes Merkmal (Abb. 12-17). Die degenerativen Veränderungen bei der Akromegalie sind das Ergebnis der Hypertrophie des Gelenkknorpels, der wegen seiner abnormen Dicke nicht mehr ausreichend über die Synovialflüssigkeit ernährt werden kann. (Der Leser sei auch auf die Abhandlung der Akromegalie in den Kap. 14 u. 29 hingewiesen).

Hämochromatose

Diese geht meist mit der Ausbildung einer Sekundärarthrose an den kleinen Gelenken einher und ist ein Leiden, bei dem Eisen in inneren Organen, im Gelenkknorpel und in der Synovialmambran abgelagert wird. Einige Forscher sind der Ansicht, daß die hierbei zu sehende Arthropathie von einer typischen degenerativen Gelenkkrankheit abweicht, was eigentlich die Zuordnung in die Gruppe der metabolischen Arthropathien erfordert (vgl. Kap. 14).

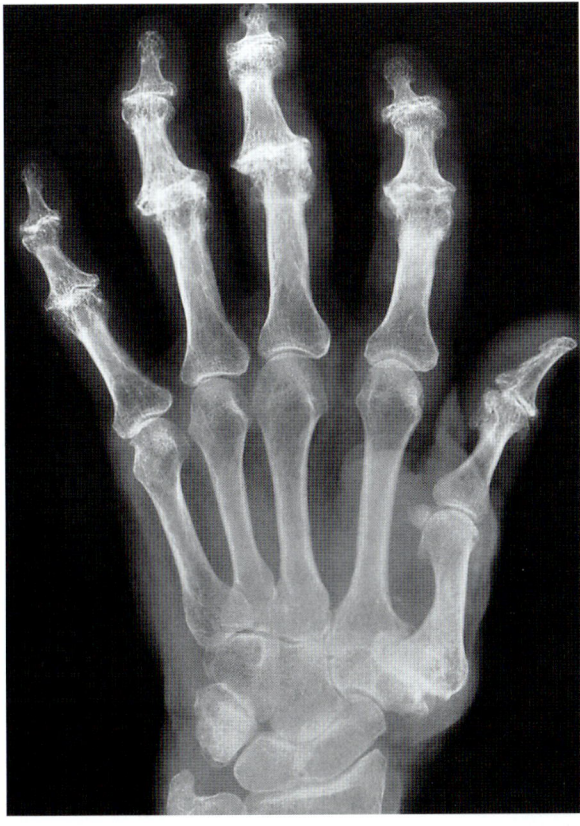
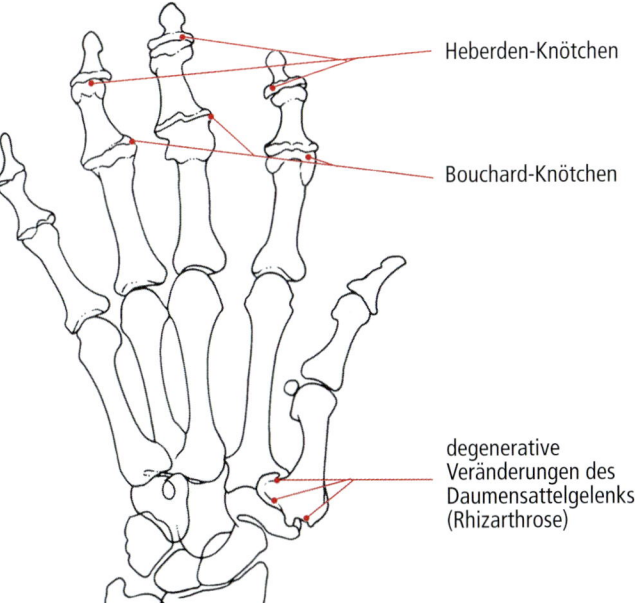

Abb. 12-15. Die dorsopalmare Aufnahme der rechten Hand einer 74jährigen Frau zeigt degenerative Veränderungen an den distalen Interphalangealgelenken in Form von Heberden-Knötchen und an den proximalen Interphalangealgelenken in Form von Bouchard-Knötchen. Ferner liegen degenerative Veränderungen im Daumensattelgelenk vor

TEIL III - Arthritis, Arthrose, Arthropathie

An der Hand sind die Fingergrundgelenke II und III charakteristisch befallen (Abb. 12-18), doch können auch andere kleine Gelenke wie die Interphalangeal- und die Karpalgelenke erkranken. Degenerative Veränderungen kann man auch an Schultern, Knien, Hüften und Sprunggelenken sehen. Der Verlust des Gelenkspalts, die Eburnisierung, die Ausbildung subchondraler Zysten und von Osteophyten sind die hervorstechendsten radiologischen Merkmale der Hämochromatose. Manchmal können die Veränderungen auch die bei der CPPD (Kristallablagerungskrankheit) und bei der rheumatoiden Arthritis sichtbaren Veränderungen nachahmen.

Arthrose des Fußes

Am Fuß wird das Großzehengrundgelenk am häufigsten in Mitleidenschaft gezogen, ein Leiden, das als Hallux rigidus bekannt ist (Abb. 12-19).

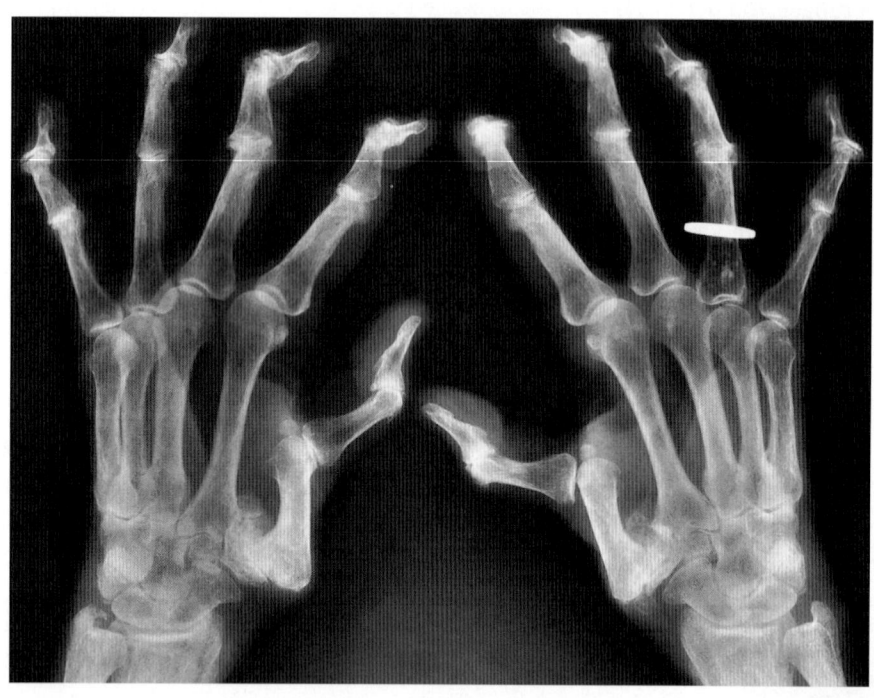

Abb. 12-16. Die dorsopalmare Aufnahme beider Hände einer 52jährigen Frau mit einer Arthrose vorwiegend der Hände zeigt zusätzlich zu den typischen Heberden- und Bouchard-Knötchen auch deformierende Veränderungen an beiden Daumensattelgelenken, die zu einer sonderbaren Form beider Daumen führen

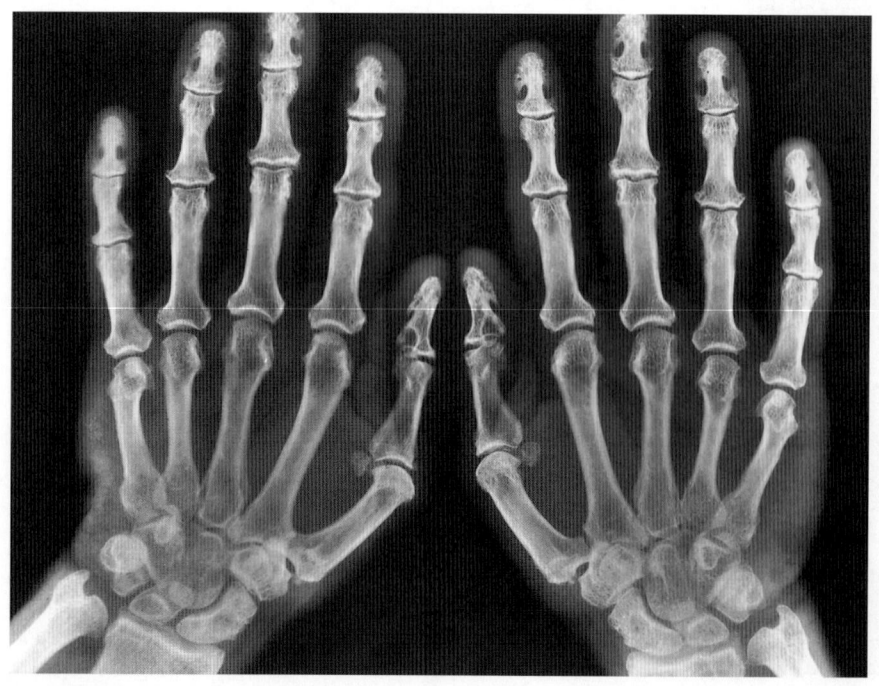

Abb. 12-17. Die dorsopalmare Aufnahme beider Hände eines 42jährigen Mannes mit Akromegalie zeigt die Verbreiterung einiger und die Verschmälerung anderer Gelenkspalten, eine Vergrößerung der Enden der Fingerendglieder und schnabelartige Osteophyten, besonders an den Metakarpalköpfchen. Man beachte die auffällig breiten Weichteile und die großen Sesambeine am Daumengrundgelenk. Der Sesambeinindex (das Produkt der beiden Durchmesser eines Sesambeins) beträgt bei diesem Patienten 48; normalerweise sollte er den Wert von 20–25 nicht überschreiten

Degenerative Gelenkkrankheiten 12

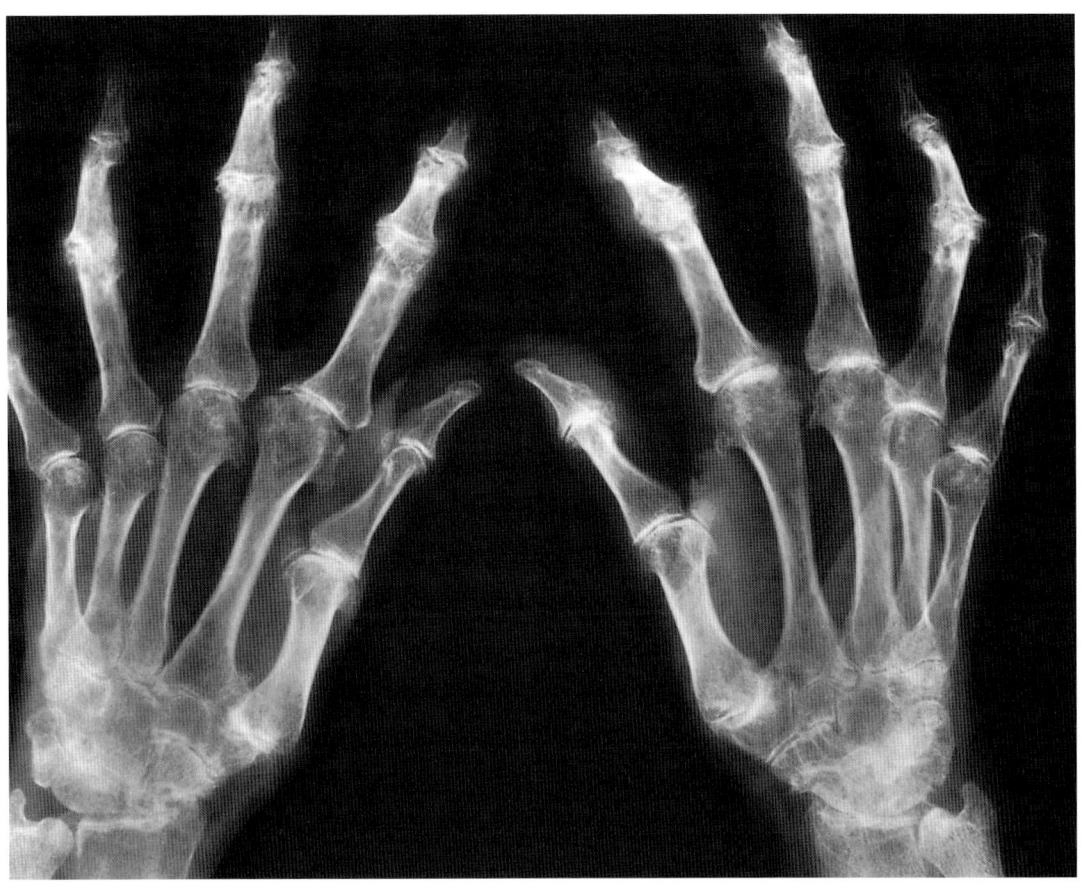

Abb. 12-18. Die Schrägaufnahme beider Hände einer 53jährigen Frau mit Hämochromatosearthropathie zeigt schnabelartige Osteophyten aus der Radialseite der Metakarpalköpfchen II und III. Betroffen sind auch die Mittel- und Endgelenke, die Fingergrundgelenke und die karpalen Gelenke

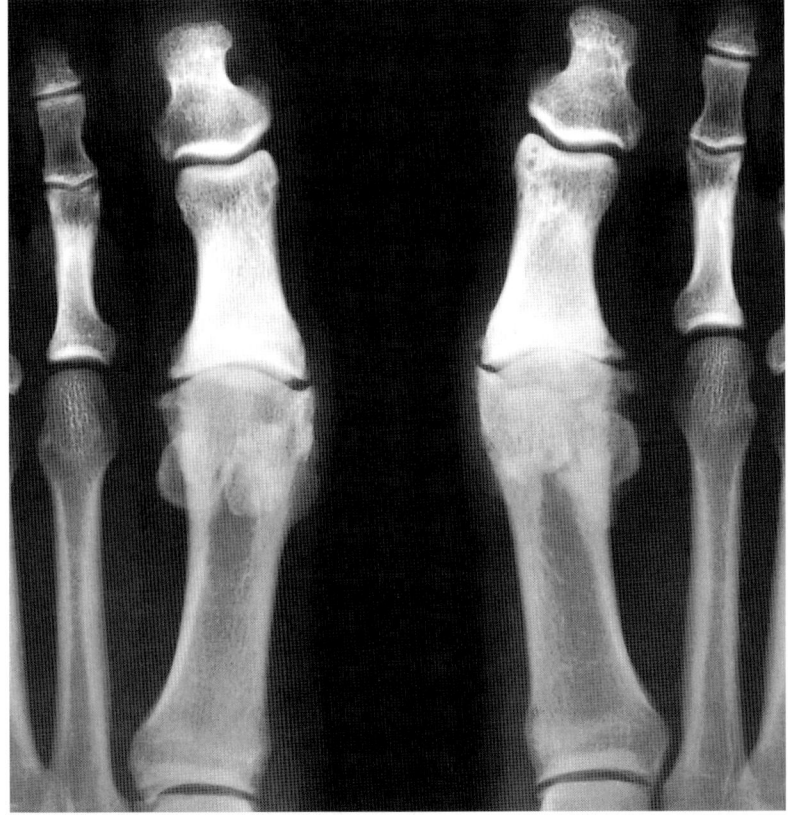

Abb. 12-19. Die dorsoplantare Aufnahme der jeweils beiden inneren Fußstrahlen zeigt bei diesem 33jährigen Mann beiderseitige degenerative Veränderungen am Großzehengrundgelenk, die als Hallux rigidus bekannt sind. Zu achten ist auf die Verschmälerung des Gelenkspalts, die subchondrale Sklerose und die Randosteophyten

TEIL III - Arthritis, Arthrose, Arthropathie

Degenerative Erkrankungen der Wirbelsäule

Degenerative Veränderungen können die Wirbelsäule an folgenden Stellen erfassen:
1. An den synovialen Gelenken – Atlantoaxialgelenk, kleine Wirbelgelenke, Kostovertebral- und Sakroiliakalgelenke –, was dann zur Arthrose dieser Strukturen führt;
2. an den Bandscheiben; Folge ist die degenerative Bandscheibenerkrankung;
3. an Wirbelkörpern und Anulus fibrosus, was zur Spondylosis deformans führt, und
4. an den fibrösen Gelenken, an Ligamenten oder Bandansatzstellen am Knochen (Enthesiopathien), was als *diffuse idiopathische Skeletthyperostose (DISH)* oder im deutschen Sprachraum als Morbus Forestier bekannt ist.

Häufig findet man bei einem Patienten alle 4 Krankheitsbilder gemeinsam vor.

■ Arthrose der synovialen Gelenke

Degenerative Veränderungen der Facettengelenke der Wirbelsäule sind sehr häufig, vor allem an den mittleren und unteren Brustwirbelsäulen- und den unteren Lendenwirbelsäulensegmenten. Wie bei den anderen synovialen Gelenken, so zählen auch hier der verschmälerte Gelenkspalt, die Eburnisierung des subchondralen Knochens und Osteophyten, die am besten in einer Schrägaufnahme der Wirbelsäule nachweisbar sind (Abb. 12-20), zu den charakteristischen radiologischen Zeichen. An der Halswirbelsäule können Osteophyten der Wirbelkörperhinterfläche

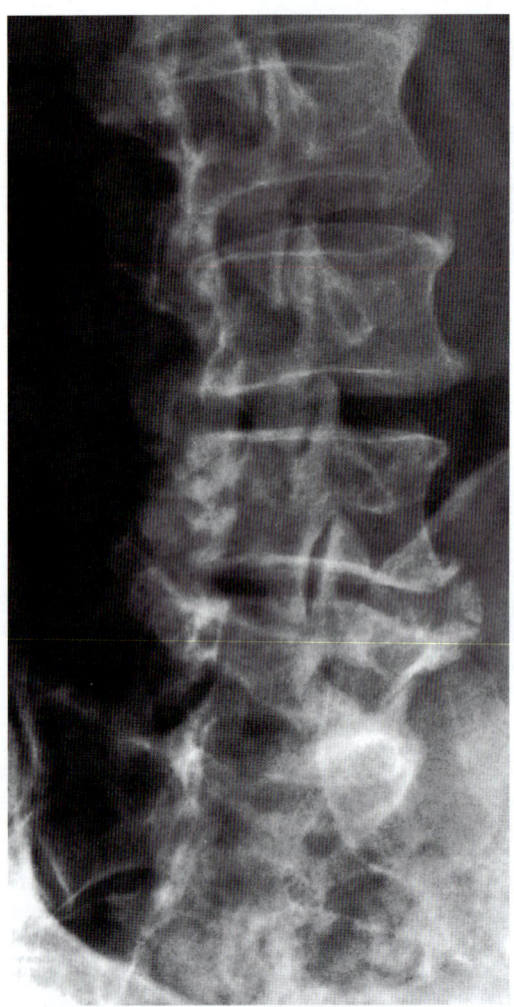
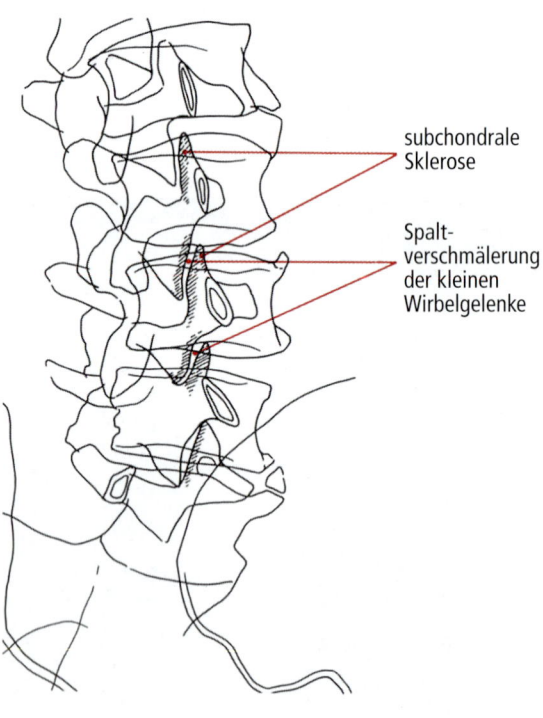

Abb. 12-20. Die Schrägaufnahme der LWS bei einem 68jährigen Mann zeigt eine fortgeschrittene Arthrose der kleinen Wirbelgelenke (Spondylarthrose). Die verschmälerten Gelenkspalte, die Eburnisierung der Gelenkflächenränder und die kleinen Osteophyten ähneln den Veränderungen bei der Arthrose großer synovialer Gelenke

Degenerative Gelenkkrankheiten 12

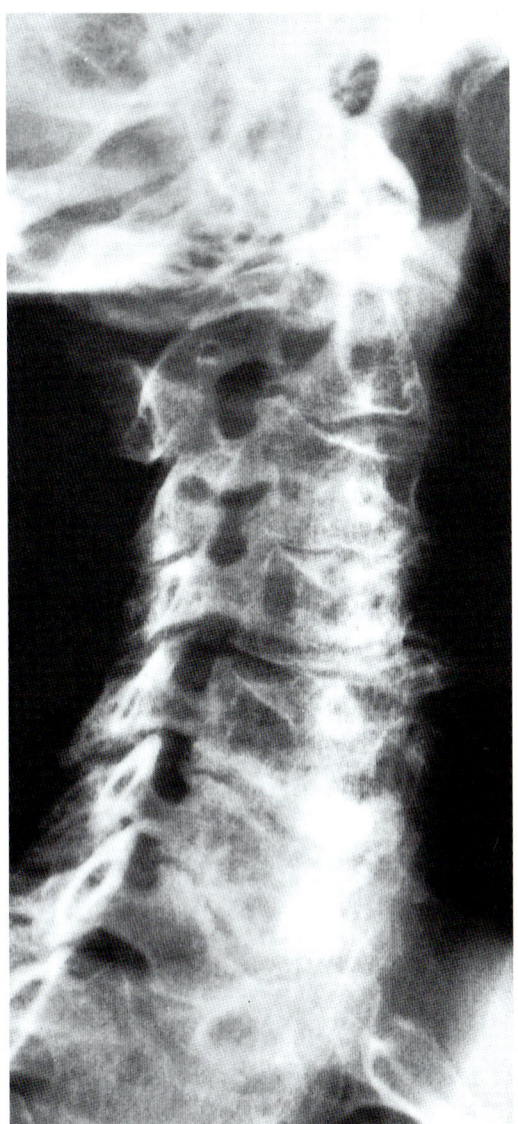
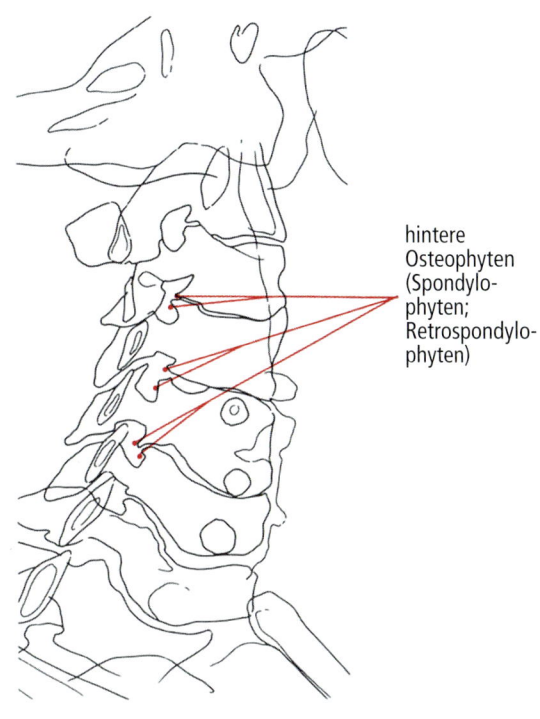

hintere Osteophyten (Spondylophyten; Retrospondylophyten)

Abb. 12-21. Eine Schrägaufnahme der HWS bei einer 72jährigen Frau, die über Nackenschmerzen mit Ausstrahlung in beide Schultern klagte, deckt multiple dorsale Osteophyten mit Einengung zahlreicher Foramina intervertebralia auf

(Retrospondylophyten) im Foramen intervertebrale den Durasack komprimieren und so verschiedene neurologische Symptome hervorrufen. Zusätzlich zu den routinemäßigen Schrägaufnahmen (Abb. 12-21) sind hier dann meist auch die konventionelle oder die Computertomographie erforderlich, um diese Veränderungen nachzuweisen (Abb. 12-22). Hingegen bleiben Osteophyten an der Vorderseite in der Regel symptomlos, es sei denn, sie stehen außergewöhnlich weit vor. Die Arthrose der kleinen Wirbelgelenke kann ein „Vakuumphänomen" zeigen (Abb. 12-23), das nachweislich Gas innerhalb des Gelenks darstellt. Dieser Befund ist für einen degenerativen Prozeß faktisch beweisend.

Wie bei den anderen „echten" Gelenken (Diarthrosen) auch, so können degenerative Veränderungen an den Sakroiliakalgelenken sich mit einem verschmälerten Gelenkspalt, einer subchondralen Sklerose und Osteophyten zu erkennen geben (Abb. 12-24). Es sei hier zur Beurteilung der Sakroiliakalgelenke angemerkt, daß nur die untere Hälfte des radiologischen Gelenkspalts von der Synovialmembran ausgekleidet wird; die obere Hälfte ist ein syndesmotisches (Wackel-)Gelenk (Abb. 12-25).

TEIL III - Arthritis, Arthrose, Arthropathie

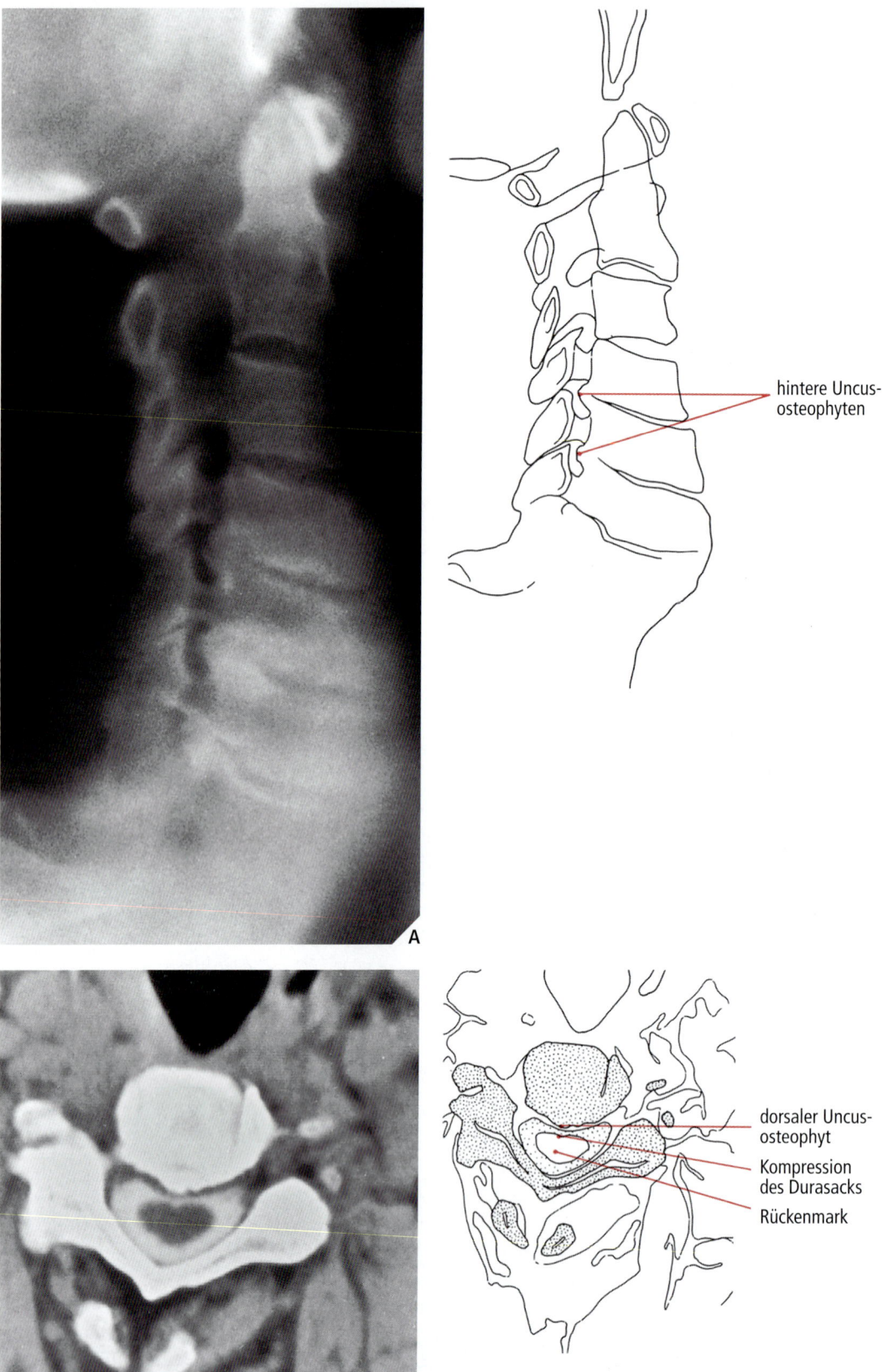

Abb. 12-22. **A** Die konventionelle seitliche Tomographie der HWS bei einem 56 Jahre alten Mann ergibt eine Einengung von Zwischenwirbellöchern durch dorsale Osteophyten (Retrospondylophyten). **B** Ein CT-Schnittbild in Höhe von C3 nach Myelographie zeigt einen großen dorsalen Osteophyten, der gegen den Durasack drückt und den mit Kontrastmittel gefüllten Subarachnoidalraum komprimiert

Degenerative Gelenkkrankheiten 12

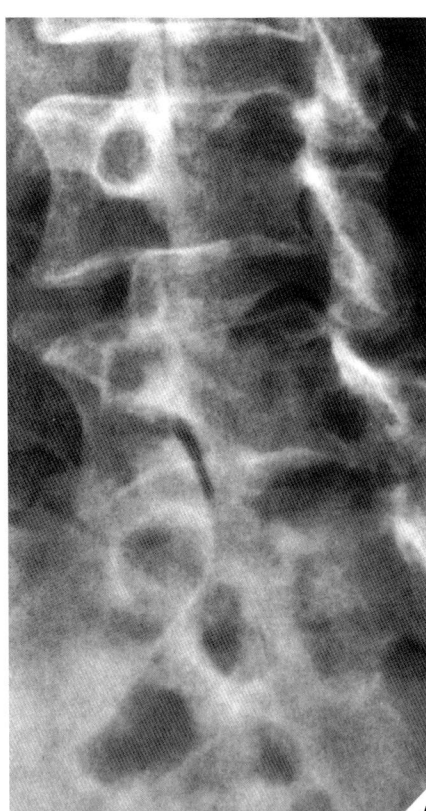

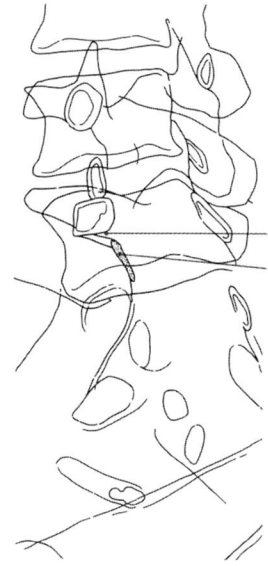

Eburnisierung des subartikulären Knochens
Vakuumphänomen

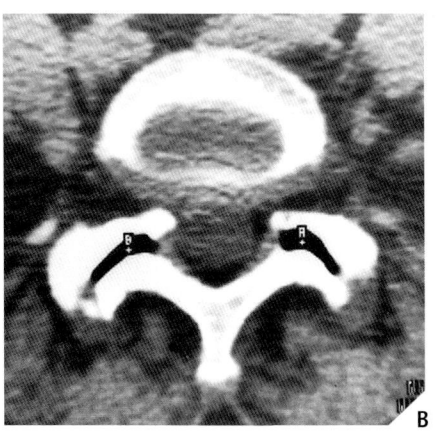

Abb. 12-23. Dieser 56jährige Mann litt an einer Arthrose der Facettengelenke der LWS. **A** Die Schrägaufnahme des lumbosakralen Übergangs zeigt ein Vakuumphänomen im kleinen Wirbelgelenk L5/S1 und die Eburnisierung des subchondralen Knochens. **B** Ein CT-Schnitt durch beide Facettengelenke zeigt ganz deutlich die Anwesenheit von Gas, was die Dichtemessung bestätigte. Man achte auch auf den hypertrophischen Sporn, der vom rechten Facettengelenk ausgeht und den Lateralrezessus des Spinalkanals einengt

TEIL III - Arthritis, Arthrose, Arthropathie

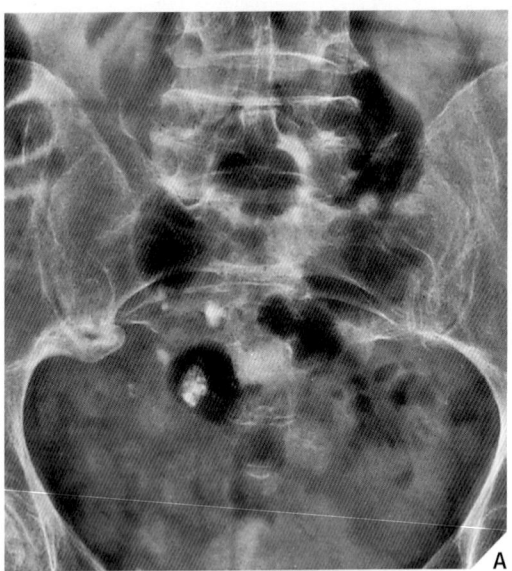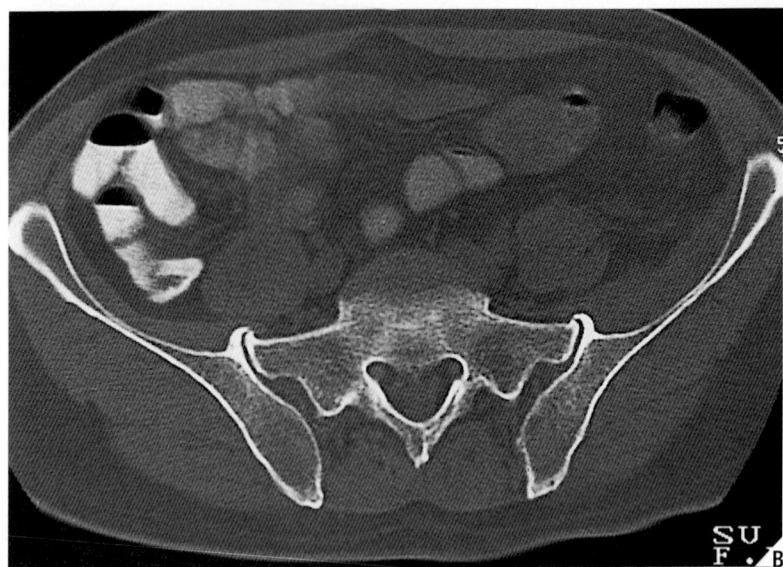

Abb. 12-24. **A** Degenerative Veränderungen der Sakroiliakalgelenke, hier vorwiegend der rechten Fuge bei einer 82jährigen Frau, zeichnen sich durch einen verschmälerten Gelenkspalt und Osteophyten aus. **B** Bei einem anderen Patienten (68 Jahre alter Mann) wird die Arthrose der Sakroiliakalgelenke im axialen CT-Bild demonstriert

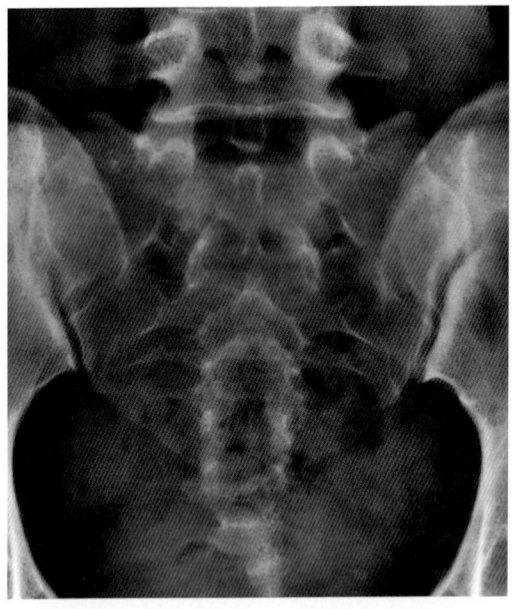

Abb. 12-25. Der echte diarthrotische (synoviale) Gelenkspalt der ISG-Fuge umfaßt nur etwa 50% des röntgenologisch sichtbaren Spaltraums. Der obere Anteil ist eine Syndesmose (Wackelgelenk)

Degenerative Gelenkkrankheiten 12

■ Degenerative Bandscheibenerkrankung

Ein Vakuumphänomen kann man auch im Gefolge eines degenerativen Leidens in der Bandscheibe sehen. Diese strahlentransparenten Ansammlungen von Gas, hier Stickstoff, gehen auf den Unterdruck zurück, der durch den pathologisch veränderten Gelenkraum hervorgerufen wird.

Zu den weiteren radiologischen Zeichen der degenerativen Bandscheibenveränderung zählen der verschmälerte Bandscheibenraum und Osteophyten am Rand der benachbarten Wirbelkörper (Abb. 12-26). In Kombination mit degenerativen Facettengelenkveränderungen kann die Bandscheibendegeneration zur degenerativen Spondylolisthesis führen (vgl. Abb. 10-65, 10-66 u. 12-26).

Die Magnetresonanztomographie weist die Veränderungen der Bandscheibendegeneration sehr zuverlässig nach. Der abnehmende Wassergehalt führt in T2-gewichteten Bildern zu einem erniedrigten Signal des Nucleus pulposus (Abb. 12-27). Häufig sieht man weitere charakteristische Veränderungen in den Endplatten der Wirbel, die einer degenerierten Bandscheibe benachbart sind. Diese Anomalien beinhalten in T1-gewichteten Bildern ein umschrieben herabgesetztes Signal des Markraums und in T2- oder T2*-gewichteten Bildern ein vermehrtes Signal (Abb. 12-28). Nach Modic stellen diese Veränderungen subchondrales vaskularisiertes Bindegewebe zusammen mit Spaltbildungen in der Abschlußplatte und echten Unterbrechungen dar (Typ I). Diese Veränderungen

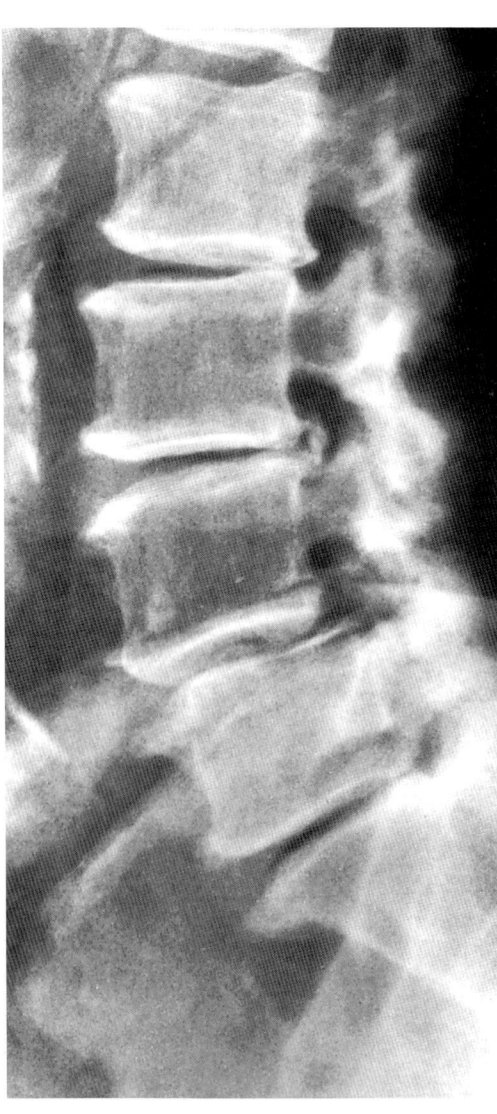

Abb. 12-26. Die lumbosakrale Seitaufnahme einer 66jährigen Frau zeigt fortgeschrittene Bandscheibenschädigungen in mehreren Segmenten. Zu achten ist auf die strahlentransparenten Gasansammlungen in mehreren Bandscheiben (Vakuumphänomen) wie auch auf die verschmälerten Bandscheibenräume und die marginalen Osteophyten. In Höhe L4/L5 sieht man eine degenerative Spondylolisthesis ersten Grads

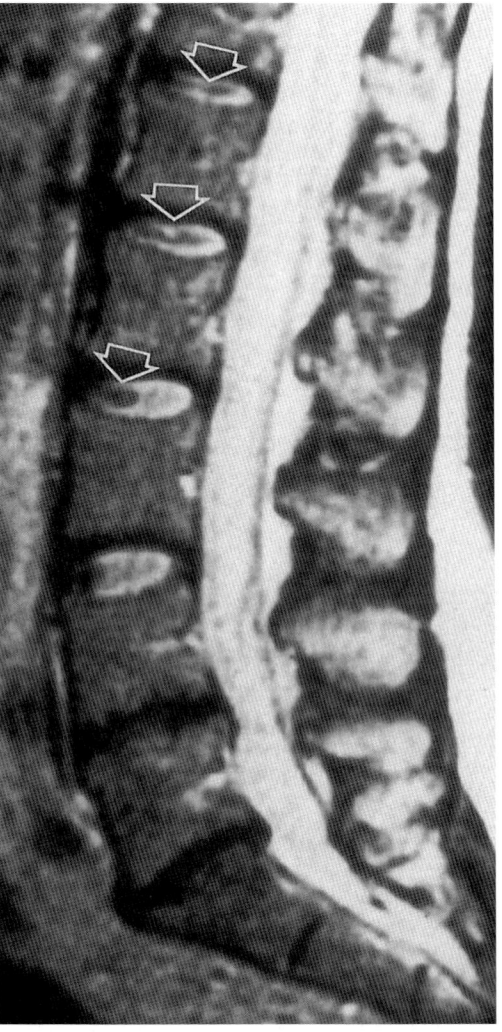

Abb. 12-27. Das sagittale T2w MRT-Bild zeigt frühe degenerative Veränderungen der Bandscheibenfächer BW12/LW1, LW1/2 und LW2/3 *(Pfeile)*, eine weiter fortgeschrittene Degeneration des Diskus LW3/4 und eine schwere degenerative Diskusveränderung in den Segmenten LW4/5 und LW5/SW1. In den letzteren Segmenten sieht man deutlich verschmälerte Zwischenwirbelräume und signalarme degenerativ veränderte Bandscheiben

TEIL III - Arthritis, Arthrose, Arthropathie

können zu einer Umwandlung der Endplatte in Fettmark (Typ II; Abb. 12-29) und später dann zur Sklerose (Typ III) fortschreiten.

■ Spondylosis deformans

Die Spondylosis deformans ist ein degeneratives Leiden; Kennzeichen sind ventrale und laterale Osteophyten im Gefolge von ventralen und ventrolateralen Bandscheibenvorfällen bzw. -protrusionen (vgl. Abb. 10-71 u. 10-72). Nach Schmorl und auch anderen Autoren sind bei der Entwicklung dieses Leidens Anomalien der peripheren Fasern des Anulus fibrosus die auslösenden Faktoren, was zu einer geschwächten Verankerung der Bandscheibe am Wirbelkörper an der Stelle der Sharpey-Fasern der Wirbelleiste führt. Im Gegensatz zur degenerativen Bandscheibenerkrankung sind bei der Spondylosis deformans die Bandscheiben relativ gut erhalten; das primäre Röntgenzeichen sind die ausgedehnten Osteophyten (Abb. 12-30). Abzugrenzen sind diese Osteophyten nun wiederum von den zarten Syndesmophyten bei der Spondylitis ankylopoetica, von den charakteristischerweise asymmetrischen Knochenauswüchsen, die man bei der Arthritis psoriatica und beim Reiter-Syndrom vorfindet und die die seitlichen Wirbekörperflächen ergreifen, und schließlich noch von den fließenden und meist ventral gelegenen Hyperostosen beim Syndrom der diffusen idiopathischen Skelethyperostose (DISH).

■ Diffuse idiopathische Skelethyperostose (DISH)

Dieses Leiden wurde ursprünglich von Forestier beschrieben und von Resnick allgemein bekannt gemacht; es ist charakterisiert durch fließende Verknöcherungen längs der Wirbelkörpervorderflächen, die sich auch über die Bandscheibenräume hinweg fortsetzen. Damit einhergehen auch Hyperostosen an den Ansatzstellen von Sehnen und Bändern am Knochen, Bandverknöcherungen und Osteophyten am Achsen- und Anhangskelett. Am besten zeigt eine seitliche Wirbelsäulenaufnahme diese Veränderungen. Wie bei der Spondylosis deformans, so sind auch hier die Bandscheibenräume gut erhalten (Abb. 12-31). Wichtig ist die Unterscheidung dieses Krankheitsbildes von der ganz ähnlich ausehenden „Bambusstabwirbelsäule" bei der ankylosierenden Spondylitis (Morbus Bechterew; vgl. Abb. 13-28).

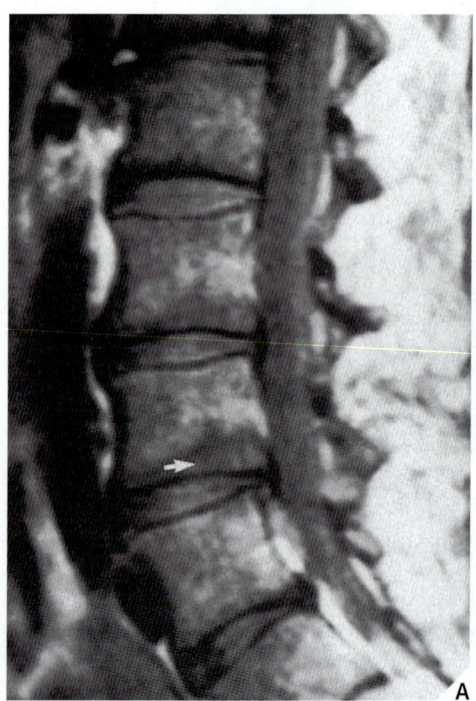
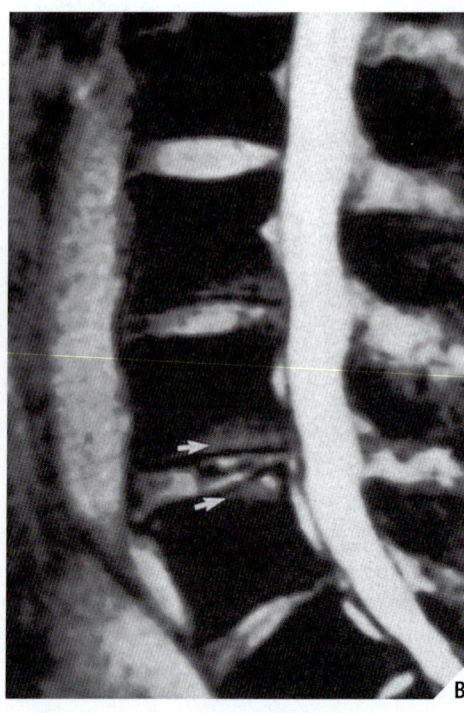

Abb. 12-28. Die Grundplattenveränderung von LWK4 vom Typ I *(Pfeile)* zeigt im sagittalen T1w Bild ein herdförmig herabgesetztes Signal im subchondralen Knochenmark (**A**) und ein hyperintenses Signal in T2*-Gewichtung (**B**)

Degenerative Gelenkkrankheiten 12

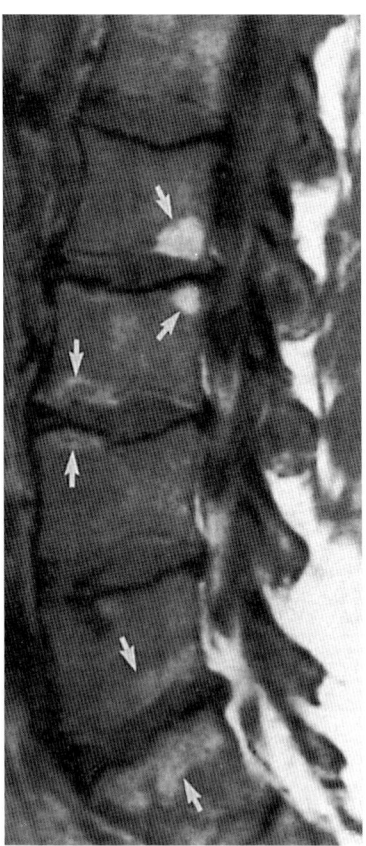

Abb. 12-29. In diesem sagittalen T1w MRT-Bild sieht man bei einer degenerativen Diskopathie Abschlußplattenveränderungen vom Typ II, bestehend aus herdförmigen Bereichen einer Konversion in gelbes Mark *(Pfeile)*

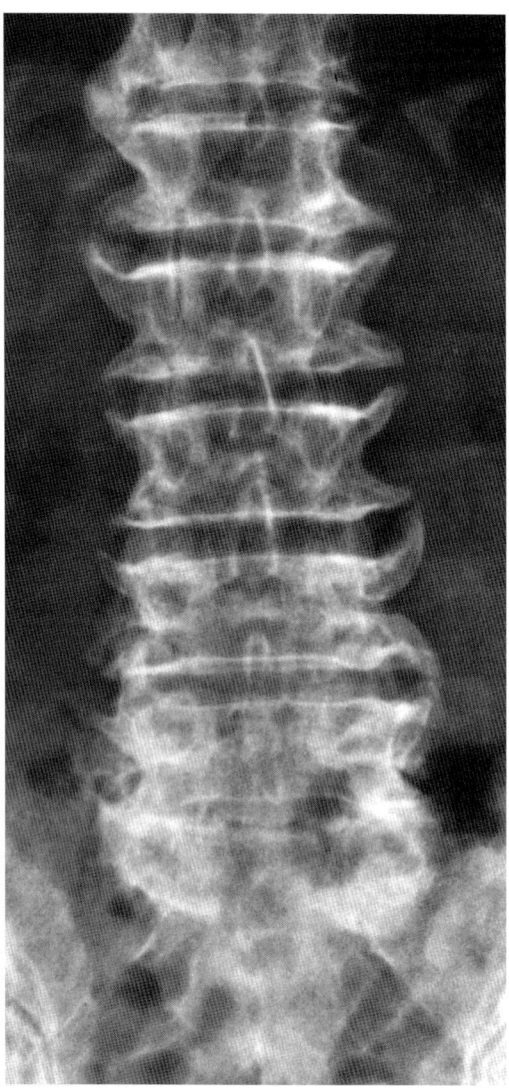

Abb. 12-30. Die lumbosakrale a.-p. Aufnahme bei einer 68jährigen Frau weist die typischen Veränderungen einer Spondylosis deformans auf. Zu beachten sind die ausgiebige Osteophytenbildung und die dabei relativ gut erhaltenen Bandscheibenräume

TEIL III - Arthritis, Arthrose, Arthropathie

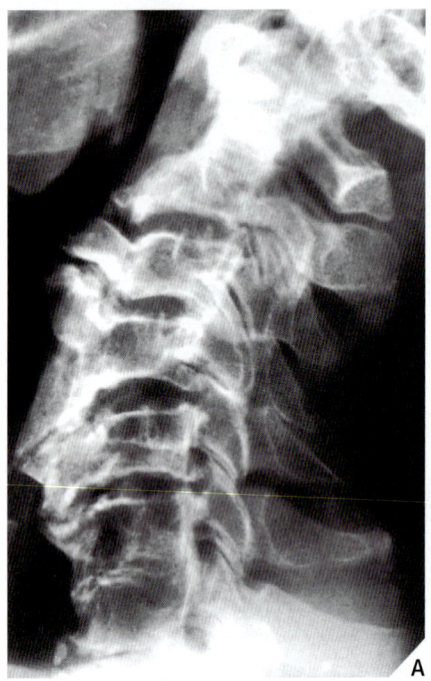
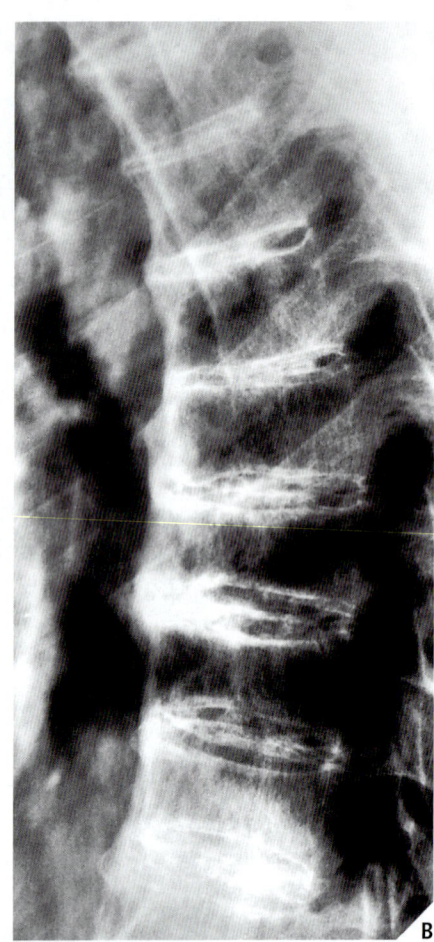
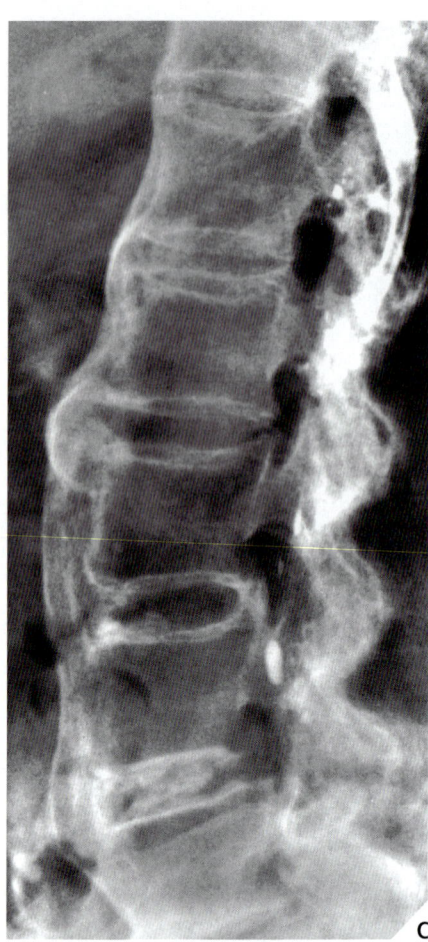

Abb. 12-31. Die Seitaufnahme der HWS (**A**), der BWS (**B**) und der LWS (**C**) zeigen bei diesem 72jährigen Mann mit einem Morbus Forestier (bzw. DISH: diffuse idiopathische Skeletthyperostose) die charakteristische fließende Hyperostose mit Spangenbildung über die Bandscheibenräume hinweg bei relativ gut erhaltenen Bandscheibenhöhen

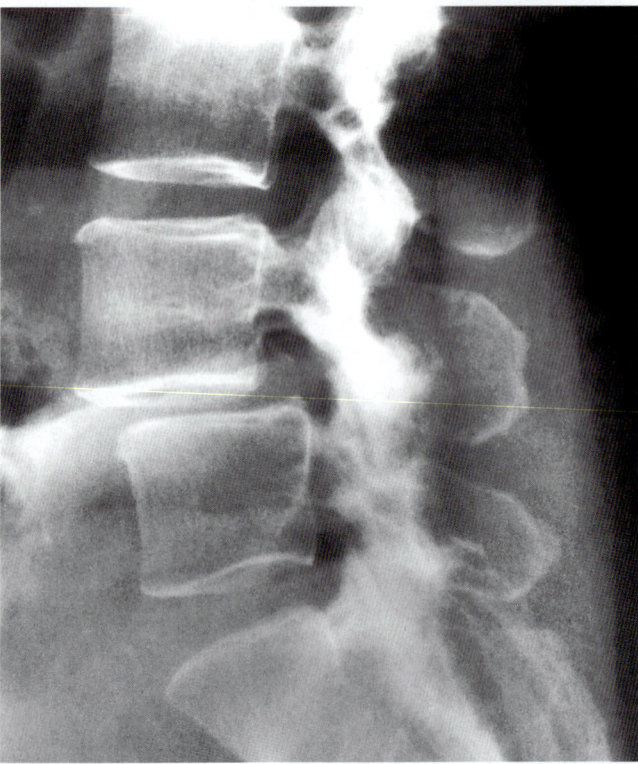
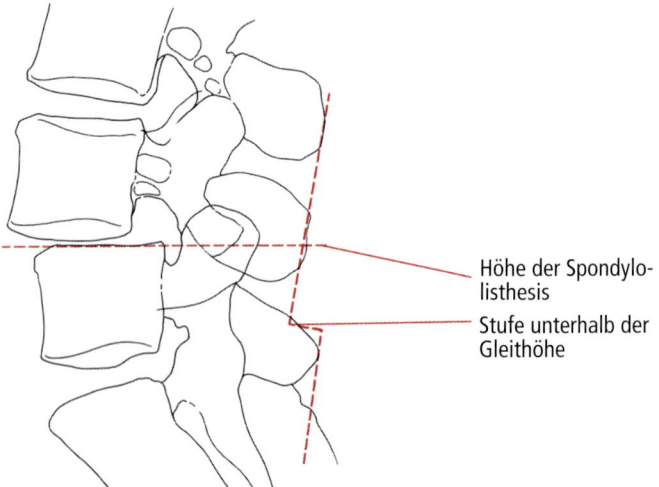

Abb. 12-32. Bei einer 55jährigen Frau mit einer degenerativen Bandscheibenerkrankung in Höhe L4/L5 und einer degenerativen Facettengelenksarthrose entwickelte sich eine Spondylolisthesis, eine häufige Komplikation dieses Leidens. Die seitliche LWS-Aufnahme genügt, dieses Bild von einer Spondylolisthesis bei ursächlicher Spondylolyse abzugrenzen, da die Stufenbildung der Dornfortsätze unterhalb der Höhe des Wirbelgleitens verrät (Dornfortsatzzeichen, vgl. Abb. 10-66)

Komplikationen der degenerativen Wirbelsäulenleiden

Degenerative Spondylolisthesis

Eine der häufigsten Komplikationen der degenerativen Wirbelsäulenleiden, die degenerative Spondylolisthesis, rührt von gleichzeitigen Abnutzungsveränderungen an Bandscheiben und Facettengelenken her. Bei diesem Zustand gleitet der obere Wirbel gegenüber dem darunter gelegenen nach ventral ab, was in einer seitlichen Wirbelsäulenaufnahme leicht am Dornfortsatzeichen zu erkennen ist (Abb. 12-32; vgl. auch Abb. 10-66). Gelegentlich kann jedoch diese Verschiebung in einer Seitaufnahme nicht zu sehen sein, so daß man dann seitliche Funktionsaufnahmen bei maximaler Beugung und Streckung der Wirbelsäule anfertigen muß (Abb. 12-33). Wie Milgram betont, deckt die Wirbelsäulenbelastung durch die Beugung nach vorne und nach hinten eine Instabilität auf (Spondylolisthesis), die in anderen Projektionen übersehen werden kann.

Die degenerative Spondylolisthesis kommt bei etwa 4% der Patienten mit degenerativen Diskuskrankheiten vor, und zwar bei Frauen häufiger als bei Männern. Vorzugsort ist das Segment L4/L5. Man führte dies auf entwicklungsbedingte oder erworbene Veränderungen des Neuralbogens zurück, die dann Instabilität und abnorme Belastungen bedingen. Die auf den Wirbel einwirkende Kraft kann zu einer Überforderung der Bänder, zu Hypermobilität, Instabilität und zur Arthrose der kleinen Wirbelgelenke führen.

Zu den klinischen Symptomen bei der degenerativen Spondylolisthesis zählen Kreuzschmerzen ohne oder mit Ausstrahlung in das Bein, Ischialgien mit den Zeichen einer Nervenwurzelkompression und eine intermittierende Claudicatio spinalis (der Cauda equina). Es sei hier aber angemerkt, daß viele Patienten mit einer degenerativen Spondylolisthesis asymptomatisch sind.

Zu den radiologischen Befunden der degenerativen Spondylolisthesis gehören die Facettengelenkarthrose (Gelenkspaltverschmälerung, marginale Eburnisierung und Osteophyten), das ventrale Abgleiten des oberen Wirbels gegenüber dem unteren und oftmals ein Vakuumphänomen; dabei ist die Bandscheibenhöhe des betroffenen Segments unweigerlich verschmälert (Abb. 12-34).

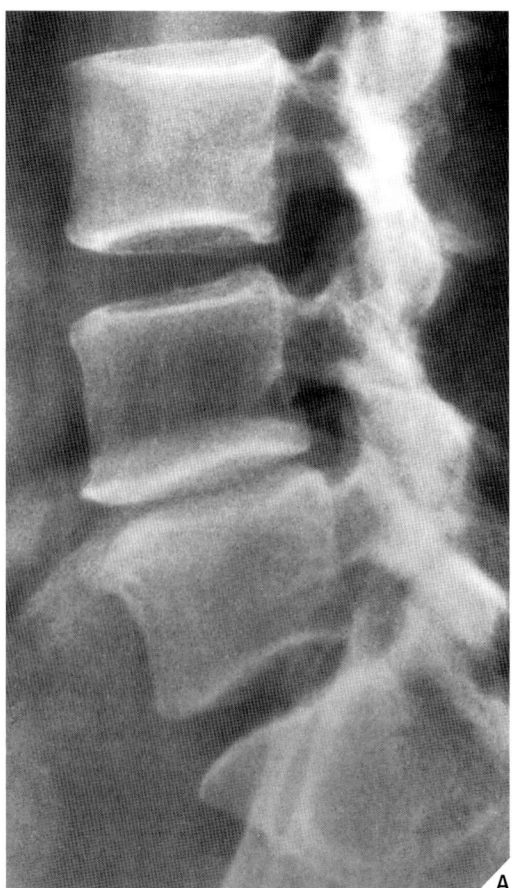
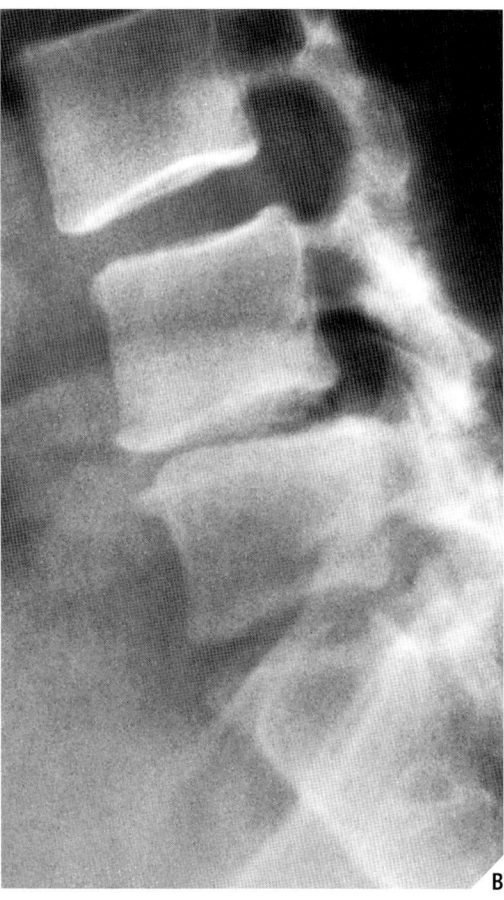

Abb.12-33. Dieser 50jährige Patient stellte sich mit chronischen Kreuzschmerzen vor. **A** Die normale lumbosakrale Seitaufnahme in Neutralstellung zeigt einen verschmälerten Bandscheibenraum L4/L5, der auf eine degenerative Bandscheibenerkrankung hinweist. Es besteht kein Anhalt für eine Gleitinstabilität. **B** Dagegen ergibt die seitliche Funktionsaufnahme in Anteflexion in Höhe L4/L5 eine Spondylolisthesis ersten Grads

TEIL III - Arthritis, Arthrose, Arthropathie

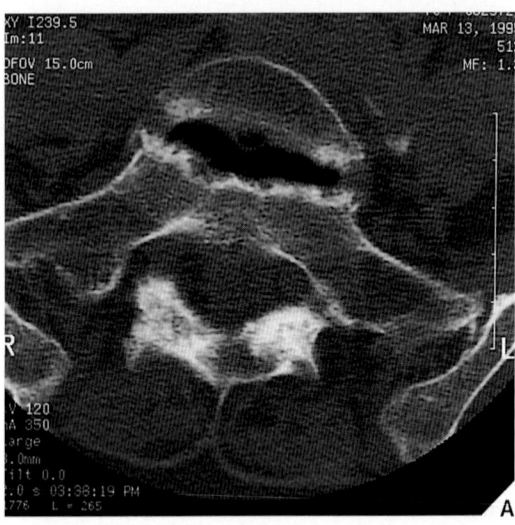 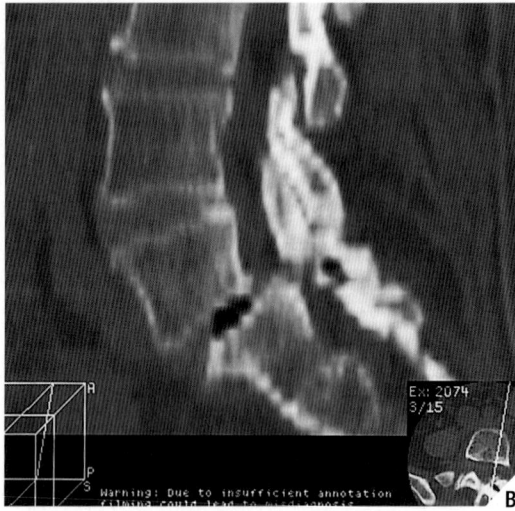

Abb. 12-34. A Das axiale CT-Bild einer 70 Jahre alten Frau mit chronischen Lumbalgien zeigt ein Vakuumphänomen in der Bandscheibe LW5/SW1. **B** Die sagittale Rekonstruktion zeigt die degenerativen Diskusveränderungen, ferner das Vakuumphänomen und die Spondylolisthesis; ferner erkennt man auch die Spinalkanalstenose in Höhe von S1

Spinalkanalstenose

Dies ist eine viel ernstere Komplikation der degenerativen Wirbelsäulenerkrankung. Bei der erworbenen Form ist sie das Ergebnis der Hypertrophie von Strukturen, die den Spinalkanal umgeben, wie Bogenwurzel, Gelenkfortsätze und Wirbelkörperhinterkante, aber auch das Lig. flavum. Diese Veränderungen erkennt man in der Regel meist bereits in den Übersichten, man weist sie aber besser mit weiterführenden Techniken nach. Sie sind mit der Myelographie darstellbar, die dann die Durasackkompression durch die hypertrophischen Veränderungen der hinteren Wirbelkörperanteile und die Bandscheibenvorwölbung nachweisen kann, doch gibt die CT die Details am besten wieder (Abb. 12-35). In dieser Hinsicht ist auch die MRT eine sehr aussagestarke bildgebende Methode (Abb. 12-36).

Nach der anatomischen Lokalisation läßt sich die lumbale Spinalkanalstenose in 3 Gruppen einteilen: Stenose des Spinalkanals selbst, der subartikulären oder lateralen Recessus der Foramina intervertebralia.

Die Ursachen der Einengung des Zentralkanals beruhen auf hypertrophischen arthrotischen Veränderungen der Facettengelenke, einer Verdickung des Lig. flavum und Osteophyten aus den Wirbelkörpern (Spondylophyten). Hauptursache einer Enge der subartikulären oder lateralen Recessus ist die knöcherne Hypertrophie in Höhe der kleinen Wirbelgelenke, die dann zur Beengung der Nervenstrukturen dieser Region führt. Zu den klinischen Manifestationen des Seitrezessus-Syndroms zählen ein- oder beidseitige Schmerzen in den Beinen, die durch längeres Stehen oder Gehen ausgelöst oder verschlimmert werden. Meist verschwinden diese Beschwerden durch Sitzen oder Kauern völlig.

Hypertrophische Veränderungen sowie Spondylophyten der Wirbelkörper und der Gelenkfortsätze verursachen eingeengte Foramina intervertebralia; ferner kann die degenerative Spondylolisthesis auch mit deformierten Zwischenwirbellöchern einhergehen und so die hier austretende Nervenwurzel irritieren.

Degenerative Gelenkkrankheiten 12

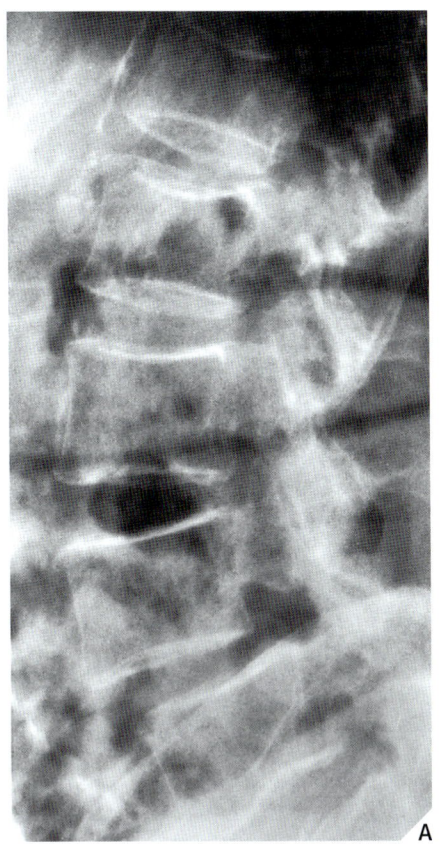
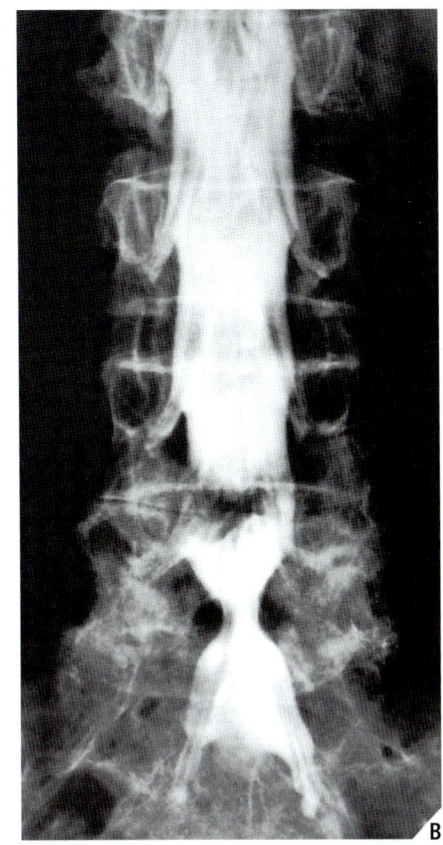
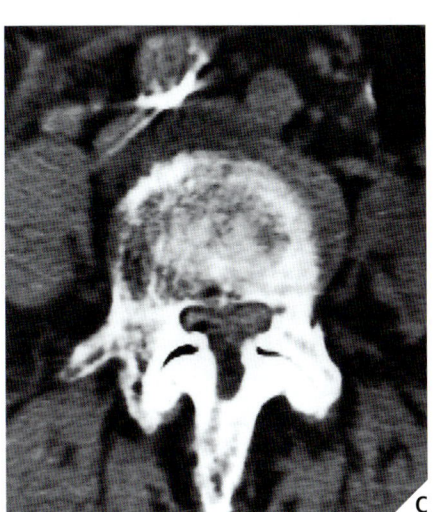
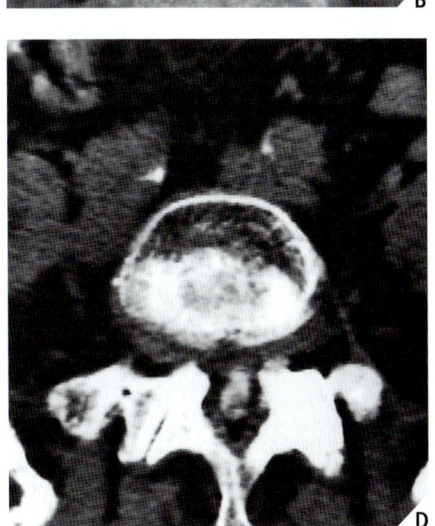
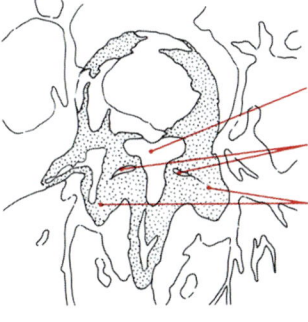
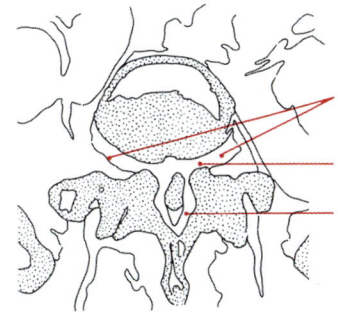

Abb. 12-35. Die 71jährige Frau wurde wegen schwerer Kreuzschmerzen untersucht. **A** Die normale seitliche LWS-Aufnahme zeigt in Höhe L4/L5 eine degenerative Spondylolisthesis. Zu achten ist auf die kurz wirkenden Bogenansätze. **B** Das Myelogramm im a.-p. Strahlengang deckt zusätzlich eine segmentale Einengung des Durasackes auf; der obere Defekt beruht auf der Spondylolisthesis, der untere auf der Spinalkanalstenose. **C**, **D** Die CT-Schnitte zeigen die Details dieser Anomalien – eine schwere Spinalkanal- und Foraminastenose, die Hypertrophie der Ligamenta flava und die hintere Bandscheibenprotrusion. Man beachte die kleeblattartige Form des Spinalkanals durch die betonte Hypertrophie der Facettengelenke. Gut zu sehen ist auch das Vakuumphänomen in den Facettengelenken

TEIL III - Arthritis, Arthrose, Arthropathie

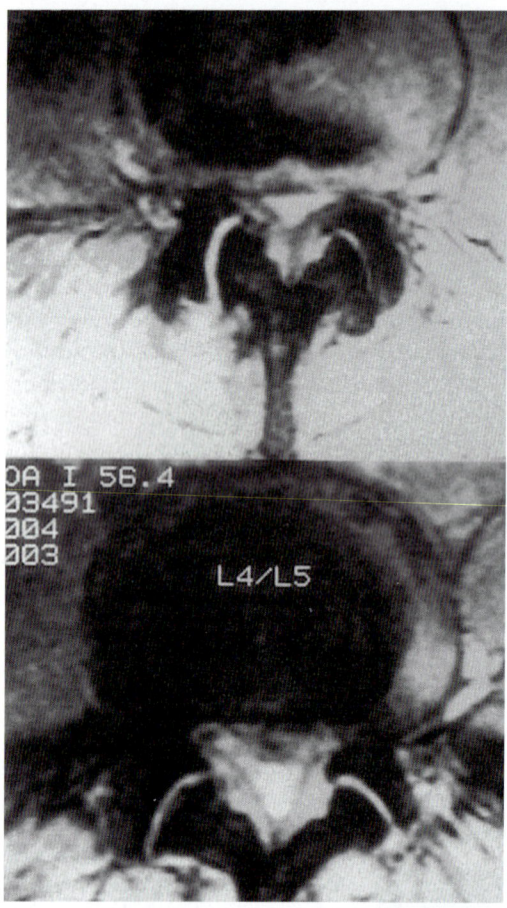

Abb. 12-36. Zu einer zentralen Spinalkanalstenose trugen hier degenerative Veränderungen der Facettengelenke und eine Diskusprotrusion in Höhe LW4/5 bei, dargestellt durch axiale T2*w MRT-Bilder

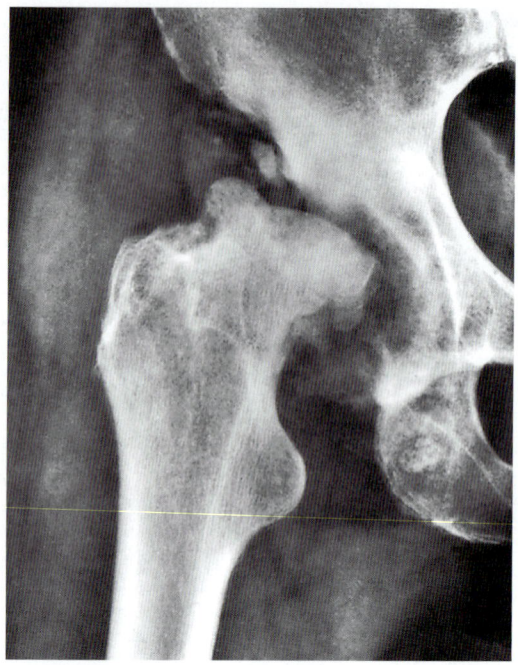

Abb. 12-37. Die a.-p. Aufnahme der rechten Hüfte einer 57jährigen Frau mit Neurosyphilis (Tabes dorsalis) zeigt die typischen Merkmale eines neuropathischen (Charcot-)Gelenks. Das Gelenk ist vollständig desorganisiert, fragmentiert und subluxiert. Das Fehlen einer Osteoporose ist charakteristisches Merkmal eines Charcot-Gelenks. Dieses Bild stellt die schwerste Manifestation einer degenerativen Gelenkerkrankung dar

Neuropathische Arthropathie

Diese akute oder chronische destruierende Gelenkerkrankung, die auch unter dem Namen Charcot-Gelenk bekannt ist, wird hier der Gruppe der anderen degenerativen Gelenkleiden zugerechnet, weil sie Zeichen ähnlich denen der übrigen Arthroseformen aufweist – also Zerstörung des Gelenkknorpels, subchondrale Sklerose und Randosteophyten –, jedoch in schwerster Ausprägung. Pathognomonisch für neuropathische Gelenke sind die Fragmentierung von Knochen und Knorpel, welche innerhalb des Gelenks zu Debris zerrieben werden, eine chronische Synovialitis mit unterschiedlich ausgeprägter Flüssigkeitsansammlung im Gelenk und eine Gelenkinstabilität, die sich in Subluxationen und auch Luxationen äußert (Abb. 12-37). Zu den Grundleiden, die zu einem neuropathischen Gelenk führen können, zählen Diabetes mellitus, Syphilis, Lepra, Syringomyelie, angeborene Schmerzunempfindlichkeit (dissoziierte Empfindungslähmung) und die Spina bifida mit Meningomyelozele. Bei Diabetikern werden bevorzugt die Gelenke am Fuß und das Sprunggelenk befallen (Abb. 12-38); bei Patienten mit Syringomyelie dagegen häufiger die der oberen Gliedmaßen (Abb. 12-39). Ursprünglich war das Eponym Charcot-Gelenk für neuropathische Gelenke bei luischen Patienten mit einer Tabes dorsalis reserviert (Abb. 12-40), heute verwendet man dagegen diesen Begriff für jedes Gelenk mit den Merkmalen einer neuropathischen Arthropathie und ungeachtet der Ätiologie.

Degenerative Gelenkkrankheiten 12

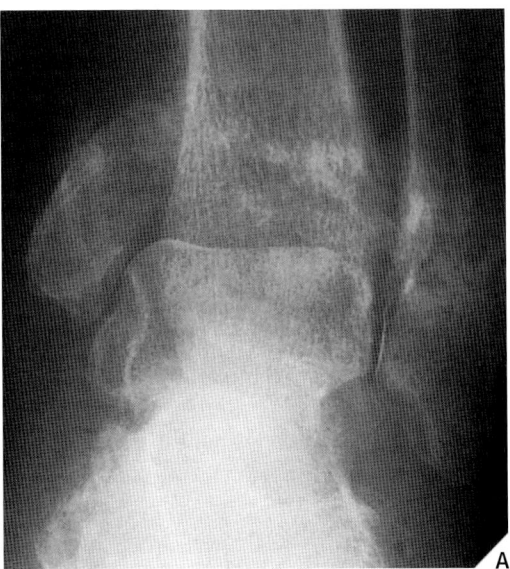 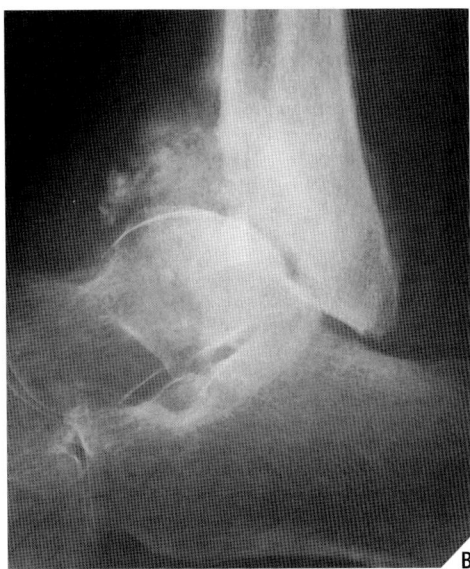

Abb. 12-38. Die 59 Jahre alte Frau mit bereits langer Dauer eines Diabetes mellitus stellte sich mit neuropathischen Veränderungen des linken Sprunggelenks vor, hier demonstriert in a.-p Bild (**A**) und Seitaufnahme (**B**)

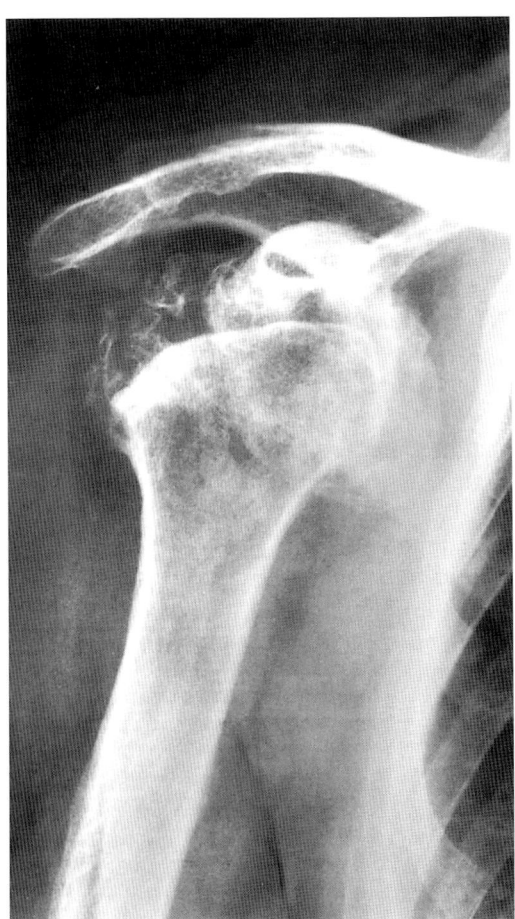

Abb. 12-39. Bei dieser 59jährigen Frau mit einer Syringomyelie entwickelte sich ein neuropathisches Schultergelenk. Die a.-p. Röntgenaufnahme zeigt eine Gelenkdestruktion, knöchernen Debris und eine Subluxation des Humeruskopfs

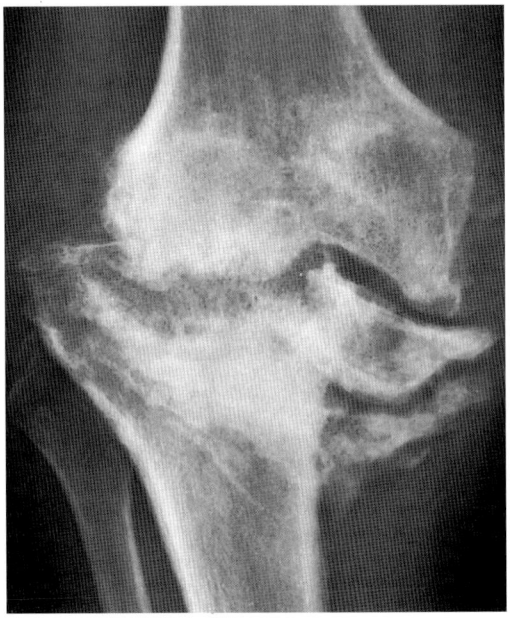

Abb. 12-40. Der 62 Jahre alte Mann mit Syphilis stellte sich mit einem typischen neuropathischen (Charcot-)Kniegelenk vor

TEIL III - Arthritis, Arthrose, Arthropathie

Merkpunkte für die Praxis

Arthrose

1. Die degenerativen Gelenkveränderungen (Arthrosen) unterteilt man die primäre (idiopathische) und in die sekundäre Form, wobei der letzteren eine prädisponierende Störung zugrunde liegt.
2. Die radiologischen Leitzeichen der Arthrose sind:
   - Verschmälerter Gelenkspalt;
   - subchondrale Sklerose;
   - Osteophyten;
   - Ausbildung von Zysten oder Pseudozysten;
   - fehlende Osteoporose.

Arthrose großer Gelenke

1. Im Hüftgelenk führt der Degenerationsprozeß zum Auswandern des Femurkopfs, und zwar meist nach kraniolateral.
2. Die Postel-Koxarthropathie ist eine rasant schnell zerstörende Arthrose des Hüftgelenks, die radiologisch eine Infektion oder ein neuropathisches Gelenk imitieren kann.
3. Das mediale femorotibiale und femoropatellare Kompartment des Kniegelenks sind häufige Orte der Arthrose (mediale oder Varusgonarthrose). Aufnahmen unter Gewichtsbelastung (im Stehen) können die varische Knieform aufdecken.
4. Das „Patellazahnzeichen", das man in einer axialen Aufnahme an vertikalen Graten am Ansatzort der Quadrizepssehne in der Patellabasis sieht, stellt einen Typ der degenerativen Veränderung (Enthesiopathie) dar, der nichts mit der femoropatelllaren Arthrose zu tun hat; dies sieht man oft bei Menschen über 50 Jahren.
5. Sind Schulter, Ellbogen oder Sprunggelenk degenerativ verändert, so ist die Diagnose einer Sekundärarthrose wahrscheinlicher als die einer primären Arthrose.

Arthrose kleiner Gelenke

1. An der Hand sind folgende Veränderungen die Leitzeichen der Arthrose:
   - Heberden-Knötchen an den Fingerendgelenken;
   - Bouchard-Knötchen an den Fingermittelgelenken.
2. Das Daumensattelgelenk ist oft Ort einer primären Arthrose, der Rhizarthrose.

Degenerative Wirbelsäulenleiden

1. An der Wirbelsäule können degenerative Veränderungen in 4 Hauptformen vorliegen:
   - Als Arthrose der kleinen (synovialen) Wirbelgelenke (also Atlantoaxial-, Facetten-, Kostovertebral- und Sakroiliakalgelenke);
   - als Spondylosis deformans, die sich durch Ausbildung ventraler und lateraler Spondylophyten bei (zumindest in den frühen Stadien) normaler Bandscheibenraumhöhe manifestiert;
   - als degeneratives Bandscheibenleiden, das primär die Bandscheiben betrifft und sich als Zerstörung der Bandscheiben, als Vakuumphänomen und als Höhenabnahme der Bandscheiben äußert;
   - als diffuse idiopathische Skeletthyperostose (DISH-Syndrom oder Morbus Forestier), mit charakteristischen „fließenden" Verknöcherungen längs der Vorderflächen der Wirbelkörper (und an der Brustwirbelsäule auch lateral, aber fast ausschließlich rechts; Anm. des Übers.), die über die Bandscheibenräume hinweg ziehen und die Bandscheiben relativ gut bewahren, ferner mit einer Hyperostose an Insertionsstellen von Sehnen und Bändern am Knochen (Enthesiopathie).
2. Zwei häufige Situationen, die degenerative Wirbelsäulenveränderungen komplizieren können, sind:
   - Degenerative Spondylolisthesis;
   - Spinalkanalstenose.
3. Kennzeichnend für die degenerative Spondylolisthesis ist die Ventralverschiebung eines Wirbels gegenüber dem darunter liegenden Wirbel; man erkennt dies in der seitlichen Röntgenaufnahme am Dornfortsatzzeichen.
4. Eine Spinalkanalstenose kann man leicht mittels CT oder MRT diagnostizieren.

Neuropathische Arthropathie

1. Das neuropathische oder Charcot-Gelenk äußert sich in Form der gleichen degenerativen Veränderungen wie die Arthrose, allerdings in schwerster Ausprägung. Kennzeichnend hierfür sind:
   - Knochen- und Knorpelfragmente, die als Debris den Gelenkraum ausfüllen;
   - chronische Synovialitis mit Gelenkerguß;
   - Gelenkinstabilität mit Subluxation oder Luxation.
2. Zu den ein neuropathisches Gelenk verursachenden Krankheiten zählen Diabetes mellitus, Syphilis, Lepra, Syringomyelie und die angeborene Schmerzunempfindlichkeit.

Literaturempfehlungen

Adamson TC 3rd, Resnik CS, Guerra Jr J, Vint VC, Weisman MH, Resnick D. Hand and wrist arthropathies of hemochromatosis and calcium pyrophosphate deposition disease: distinct radiographic features. Radiology 1983; 147: 377–381.

Beggs I. Radiological assessment of degenerative diseases of the cervical spine. Semin Orthop 1987; 2: 63–73.

Bennett GL, Leeson MC, Michael A. Extensive hemosiderin deposition in the medial meniscus of a knee. Its possible relationship to degenerative joint disease. Clin Orthop 1988; 230: 182–185.

Bhalla S, Reinus WR. The linear intravertebral vacuum: a sign of benign vertebral collapse. AJR Am J Roentgenol 1998; 170: 1563–1569.

Blackburn WD Jr, Chivers S, Bernreuter W. Cartilage imaging in osteoarthritis. Semin Arthritis Rheum 1996; 25: 273–281.

Bloem JL, Sartoris DJ, eds. MRI and CT of the musculoskeletal system. A text-atlas. Baltimore: Williams & Wilkins, 1992.

Bock GW, Garcia A, Weisman MH, et al. Rapidly destructive hip disease: clinical and imaging abnormalities. Radiology 1993; 186: 461–466.

Bora FW Jr, Miller G. Joint physiology, cartilage metabolism, and the etiology of osteoarthritis. Hand Clin 1987; 3: 325–336.

Brandt KD. Osteoarthritis. Clin Geriatr Med 1988; 4: 279–293.

Braunstein EM, Brandt KD, Albrecht M. MRI demonstration of hypertrophic articular cartilage repair in osteoarthritis. Skeletal Radiol 1990; 19: 335–339.

Broderick LS, Turner DA, Renfrew DL, Schnitzer TJ, Huff JP, Harris C. Severity of articular cartilage abnormality in patients with osteoarthritis: evaluation with fast spin-echo MR vs arthroscopy. AJR Am J Roentgenol 1994; 162: 99–103.

Brown MD. The pathophysiology of disk disease. Orthop Clin North Am 1971; 2: 359–370.

Buckwalter JA, Mankin HG. Articular cartilage. II. Degeneration and osteoarthritis, repair, regeneration, and transplantation. J Bone Joint Surg [Am] 1997; 79A: 612–632.

Buckwalter JA, Mow VC. Cartilage repair in osteoarthritis. In: Moskowitz RW, Howell DS, Goldberg VM, Mankin HJ, eds. Osteoarthritis, 2nd ed. Philadelphia: WB Saunders, 1992: 71–107.

Bullough PG. The pathology of osteoarthritis. In: Moskowitz RW, Howell DS, Goldberg VM, Mankin HJ, eds. Osteoarthritis, 2nd ed. Philadelphia: WB Saunders, 1992: 39–69.

Bullough PG, Bansal M. The differential diagnosis of geodes. Radiol Clin North Am 1988; 26: 1165–1184.

Chan WP, Lang P, Stevens MP, et al. Osteoarthritis of the knee: comparison of radiography, CT, and MR imaging to assess extent and severity. AJR Am J Roentgenol 1991; 157: 799–806.

Cohn EL, Maurer EJ, Keats TE, Dussault RG, Kaplan PA. Plain film evaluation of degenerative disk disease at the lumbosacral junction. Skeletal Radiol 1997; 26: 161–166.

Cone RO, Resnick D. Degenerative disease of the shoulder. Australas Radiol 1984; 28: 232–239.

Danielsson L. Incidence and osteoarthritis of the hip (coxarthrosis). Clin Orthop 1966; 45: 67–72.

Davis MA. Epidemiology of osteoarthritis. Clin Geriatr Med 1988; 4: 241–255.

Della Torre P, Picuti G, Di Filippo P. Rapidly progressive osteoarthritis of the hip. Ital J Orthop Traumatol 1987; 13: 187–200.

Dieppe P, Cushnaghan J. The natural course and prognosis of osteoarthritis. In: Moskowitz RW, Howell DS, Goldberg VM, Mankin HJ, eds. Osteoarthritis, 2nd ed. Philadelphia: WB Saunders, 1992: 399–412.

Epstein BS, Epstein JA, Jones MD. Lumbar spinal stenosis. Radiol Clin North Am 1977; 15: 227–239.

Erkintalo MO, Salminen JJ, Alanen AM, Paajanen HEK, Kormano MJ. Development of degenerative changes in the lumbar intervertebral disk: results of a prospective MR imaging study in adolescents with and without low-back pain. Radiology 1995; 196: 529–533.

Fairbank TJ. Knee joint changes after menisectomy. J Bone Joint Surg [Br] 1948; 30B: 664–670.

Felson DT. The course of osteoarthritis and factors that affect it. Rheum Dis Clin North Am 1993; 19: 607–615.

Forestier J, Rotes Querol J. Senile ankylosing hyperostosis of the spine. Ann Rheum Dis 1950; 9: 321–330.

Freeman MAR. Total replacement of the knee. Orthop Rev 1974; 3: 21–29.

Gibson M, Buckley J, Mawhinney RC, Mulholland RC, Worthington BS. Magnetic resonance imaging and discography in the diagnosis of disc degeneration. J Bone Joint Surg [Br] 1986; 68B: 369–373.

Greenspan A, Norman A, Tchang FKM. "Tooth" sign in patellar degenerative disease. J Bone Joint Surg [Am] 1977; 59A: 483–485.

Grenier N, Grossman RI, Schiebler ML, Yeager BA, Goldberg HI, Kressel HY. Degenerative lumbar disk disease: pitfalls and usefulness of MR imaging in detection of vacuum phenomenon. Radiology 1987; 164: 861–865.

Grenier N, Kressel HY, Schiebler ML, Grossman RI, Dalinka MK. Normal and degenerative posterior spinal structures: MR imaging. Radiology 1987; 165: 517–525.

Harrison MH, Schajowicz F, Tructa J. Osteoarthritis of the hip: a study of the nature and evolution of the disease. J Bone Joint Surg [Br] 1953; 35B: 598–629.

Hayward I, Bjorkengren AG, Pathria MN, Zlatkin MB, Sartoris DJ, Resnick D. Patterns of femoral head migration in osteoarthritis of the hip: A reappraisal with CT and pathologic correlation. Radiology 1988; 166: 857–860.

Howell DS, Altman RD. Cartilage repair and conservation in osteoarthritis. Rheum Dis Clin North Am 1993; 19: 713–724.

Jackson RW. The role of arthroscopy in diagnosis and management of osteoarthritis. In: Moskowitz RW, Howell DS, Goldberg VM, Mankin HJ, eds. Osteoarthritis, 2nd ed. Philadelphia: WB Saunders, 1992: 527–534.

Karvonen RL, Negendank WG, Teitge RA, Reed AH, Miller PR, Fernandez-Madrid F. Factors affecting articular cartilage thickness in osteoarthritis. J Rheumatol 1994; 21: 1310–1318.

Kellgren JH, Moore R. Generalized osteoarthritis and Heberden's nodes. BMJ 1952; 1: 181–187.

Kerr R, Resnick D, Pineda C, Haghighi P. Osteoarthritis of the glenohumeral joint: a radiologic-pathologic study. AJR Am J Roentgenol 1985; l44: 967–972.

Kirkaldy-Willis WH, Farfan HF. Instability of the lumbar spine. Clin Orthop 1982; 165: 110–123.

Knutsson F. The vacuum phenomenon in the intervertebral discs. Acta Radiol 1942; 23: 173–175.

Kumpan W, Salomonowitz E, Seidl G, Wittich GR. The intervertebral vacuum phenomenon. Skeletal Radiol 1986; 15: 444–447.

Lawrance JAL, Athanasou NA. Rapidly destructive hip disease. Skeletal Radiol 1995; 24: 639–641.

Leach RE, Gregg T, Siber FJ. Weight-bearing radiography in osteoarthritis of the knee. Radiology 1970; 97: 265–268.

Lee SH, Coleman PE, Hahn FJ. Magnetic resonance imaging of degenerative disk disease of the spine. Radiol Clin North Am 1988; 26: 949–964.

Lefkowitz DM, Quencer RM. Vacuum facet phenomenon: a computed tomographic sign of degenerative spondylolisthesis. Radiology 1982; 144: 562.

Lequesne M. La coxarthrose destructrice rapide. Rhumatologie 1970; 22: 51–63.

Lequesne MG, Laredo JD. The faux profil (oblique view) of the hip in the standing position. Contribution to the evaluation of osteoarthritis of the adult hip. Ann Rheum Dis 1998; 57: 676–681.

Maldague BE, Noel HM, Malghem JJ. The intervertebral vacuum cleft: a sign of ischemic vertebral collapse. Radiology 1978; 129: 23–29.

Mankin HJ, Brandt KD. Biochemistry and metabolism of articular cartilage in osteoarthritis. In: Moskowitz RW, Howell DS, Goldberg VM. Mankin HJ, eds. Osteoarthritis, 2nd ed. Philadelphia: WB Saunders, 1992: 109–154.

Martel W, Snarr JW, Horn JR. The metacarpophalangeal joints in interphalangeal osteoarthritis. Radiology 1973; 108: 1–7.

McAfee PC, Ullrich CG, Yhan HA, Cacayorill ED, Lockwood RC. Computed tomography in degenerative lumbar spinal stenosis: the value of multiplanar reconstruction. Radiographics 1982; 2: 529–537.

Milgram JE. Recurrent articular spondylolisthesis: common cause of vertebral instabilities, root pain, sciatica, and ultimately spinal stenosis. Early detection and blocking of specific dislocations. Bull Hosp Joint Dis Orthop Inst 1986; 46: 47–51.

Modic MT, Masaryk TJ, Ross JS, Carter JR. Imaging of degenerative disk disease. Radiology 1988; 168: 177–186.

Modic MT, Steinberg PM, Ross JS, Masaryk TJ, Carter JR. Degenerative disk disease: assessment of changes in vertebral body marrow with MR imaging. Radiology 1988; 166: 193–199.

Norman A, Robbins H, Milgram JE. The acute neuropathic arthropathy – a rapid severely disorganizing form of arthritis. Radiology 1968; 90: 1159–1164.

O'Donoghue DH. Treatment of injuries to athletes, 2nd ed. Philadelphia: WB Saunders, 1970.

Pathria M, Sartoris DJ, Resnick D. Osteoarthritis of the facet joints: accuracy of oblique radiographic assessment. Radiology 1987; 164: 227–230.

Pepper HW, Noonan CD. Radiographic evaluation of total hip arthroplasty. Radiology 1973; 108: 23–29.

Peyron JG. Epidemiologic and etiologic approach of osteoarthritis. Semin Arthritis Rheum 1979; 8: 288–306.

Peyron JG, Altman RD. The epidemiology of osteoarthritis. In: Moskowitz RW, Howell DS, Goldberg VM, Mankin HJ, eds. Osteoarthritis, 2nd ed. Philadelphia: WB Saunders, 1992: 15–37.

Postachinni F, Pezzeri G, Montanaro A, Natali G. Computerised tomography in lumbar stenosis. J Bone Joint Surg [Br] 1980; 62B: 78–82.

Postel M, Kerboull M. Total prosthetic replacement in rapidly destructive arthrosis of the hip joint. Clin Orthop 1970; 72: 138–144.

Pritzker KP. Aging and degeneration in the lumbar inter-vertebral disc. Orthop Clin North Am 1977; 8: 66–77.

Resnick D. Degenerative diseases of the vertebral column. Radiology 1985; l56: 3–14.

Resnick D. Patterns of migration of the femoral head in osteoarthritis of the hip. Roentgenographic-pathologic correlation and comparison with rheumatoid arthritis. AJR Am J Roentgenol 1975; 124: 62–74.

Resnick D, Niwayama G. Degenerative disease of extraspinal locations. In: Resnick D, ed. Diagnosis of bone and joint disorders, 3rd ed. Philadelphia: WB Saunders, 1995: 1263–1371.

Resnick D, Niwayama G. Entheses and enthesopathy. Anatomical, pathological and radiological correlation. Radiology 1983; l46: 1–9.

Resnick D, Niwayama G. Diffuse idiopathic skeletal hyperostosis (DISH): ankylosing hyperostosis of Forestier and Rotes-Querol. In: Resnick D, ed. Diagnosis of bone and joint disorders, 3rd ed. Philadelphia: WB Saunders, 1995: 1463–1495.

Resnick D, Niwayama G, Coutts RD. Subchondral cysts (geodes) in arthritic disorders: pathologic and radiographic appearance of the hip joint. AJR Am J Roentgenol 1977; 128: 799–806.

Resnick D, Niwayama G, Goergen TG. Degenerative disease of the sacroiliac joint. Invest Radiol 1975; 10: 608–621.

Resnick D, Shaul SR, Robins JM. Diffuse idiopathic skeletal hyperostosis (DISH). Forestier's disease with extraspinal manifestations. Radiology 1975; 115: 513–524.

Rosenberg ZS, Shankman S, Steiner GC, Kastenbaum DK, Norman A, Lazansky MG. Rapid destructive osteoarthritis: clinical, radiographic, and pathologic features. Radiology 1992; 182: 213–216.

Ross JS, Modic MT, Masaryk TJ, Carter J, Marcus RE, Bohlman H. Assessment of extradural degenerative disease with Gd DTPA-enhanced MR imaging: correlation with surgical and pathologic findings. AJNR 1989; 10: 1243–1249.

Rubenstein JD, Li JG, Majumdar S, Henkelman RM. Image resolution and signal-to-noise ratio requirements for MR imaging of degenerative cartilage. AJR Am J Roentgenol 1997; 169: 1089–1096.

Schiebler ML, Grenier N, Fallon M, Camerino V, Zlatkin M, Kressel HY. Normal and degenerated intervertebral disk: in vivo and in vitro MR imaging with histopathologic correlation. AJR Am J Roentgenol 1991; 157: 93–97.

Schmorl G, Junghanns H. The human spine in health and disease, 2nd ed. New York: Grune & Stratton, 1971.

Schumacher HR. Articular cartilage in the degenerative arthropathy of hemochromatosis. Arthritis Rheum 1982; 25: 1460–1468.

Sokoloff L. Pathology and pathogenesis of osteoarthritis. In: Hollander JL, McCarty DJ, eds. Arthritis and allied conditions, 8th ed. Philadelphia: Lea & Febiger, 1972: 1009–1031.

Stoller DW, Cannon WD Jr, Anderson LJ. The knee. In: Magnetic resonance imaging in orthopaedics and sports medicine. Philadelphia: JB Lippincott, 1993: 139–372.

Watt I, Dieppe P. Osteoarthritis revisited. Skeletal Radiol 1990; 19: 1–3.

Weber BG. Total hip replacement: rotating versus fixed and metal versus ceramic heads. In: Salvati EA, ed. The hip. Proceedings of the Ninth Open Scientific Meeting of the Hip Society, 1981. St. Louis: CV Mosby, 1981: 264–275.

Weisz GM. Value of computerised tomography in diagnosis of diseases of the lumbar spine. Med J Aust 1982; 1: 216–219.

Weisz GM, Lee P. Spinal reserve capacity. A radiologic concept of lumbar canal stenosis. Orthop Rev 1984; 13: 579–582.

Weisz GM, Lee P. Spinal canal stenosis. Clin Orthop 1983; 179: 134–140.

Yazici H, Saville PD, Salvati EA, Bohne WH, Wilson PD Jr. Primary osteoarthritis of the knee or hip. Prevalence of Heberden nodes in relation to age and sex. JAMA 1975; 231: 1256–1260.

Yu SW, Haughton VM, Ho PS, Sether LA, Wagner M, Ho KC. Progressive and regressive changes in the nucleus pulposus. Radiology 1988; 169: 93–97.

Yu SW, Haughton VM, Lynch KL, Ho KC, Sether LA. Fibrous structure in the intervertebral disk correlation of MR appearance with anatomic sections. AJNR 1989; 10: 1105–1110.

Kapitel 13

Inflammatorische Arthritiden

Die inflammatorischen Arthritiden umfassen eine Gruppe unterschiedlicher und größtenteils systemischer Krankheiten (vgl. Abb. 11-1), die ein Merkmal gemeinsam haben: den entzündlichen Pannus, der Gelenkknorpel und -knochen erodiert (Abb. 13-1). Einen Überblick der klinischen und radiologischen Leitzeichen der verschiedenen inflammatorischen Arthritiden gibt Ihnen Tabelle 13-1.

Erosive Osteoarthritis (Arthrose)

Erstmals beschrieben Kellgren und Moore im Jahr 1952 die erosive Arthrose, die dann erneut von Crain im Jahr 1961 wieder aufgegriffen wurde, der sie *interphalangeale Arthritis* nannte. Im Jahr 1966 benannten Peter und Pearson die Krankheit dann als erosive Arthrose, im Jahr 1972 beschrieb sie Ehrlich als *inflammatorische Osteoarthritis*. Man kann das Leiden als progrediente Störung der Interphalangealgelenke mit einer schweren Synovialitis, die sich den degenerativen Veränderungen aufpfropft, definieren.

Die erosive Arthrose zeigt eine Neigung zur Erblichkeit, ist eine inflammatorische Arthritis und meist bei Frauen im mittleren Lebensalter zu sehen. Sie vereint bestimmte klinische Manifestationen der rheumatoiden Arthritis mit radiologischen Zeichen degenerativer Gelenkveränderungen. Sie beschränkt sich auf die Hände und befällt hier wiederum am häufigsten die proximalen und distalen Interphalangealgelenke.

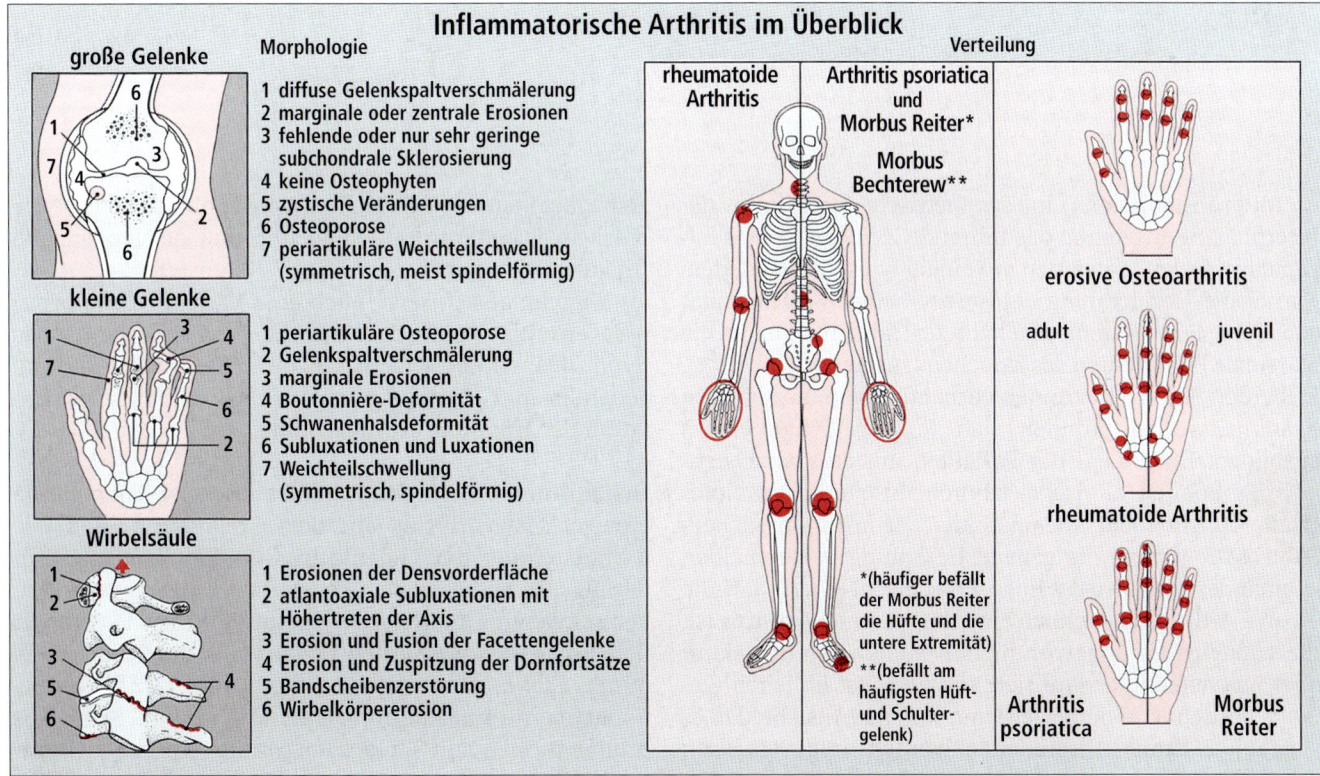

Abb. 13-1. Leitzeichen der Morphologie und der Verteilung arthritischer Läsionen bei den entzündlichen Arthritiden

TEIL III - Arthritis, Arthrose, Arthropathie

Tabelle 13-1. Klinische und radiologische Leitzeichen der inflammatorischen Arthritis

Arthritistyp	Ort	Wichtigste Pathologika	Technik*/Einstellung

Erosive Arthrose (F; mittleres Lebensalter)	Hände	• Beteiligung von
		  – Proximalen Interphalangealgelenken
		  – Distalen Interphalangealgelenken
		• Möwenschwingendeformität mit Erosionen
		• Heberden-Knötchen
		• Gelenkankylosen
			d.-p. Aufnahme

Rheumatoide Arthritis (F>M; positive Rheuma-Serologie und HLA-DRW4)	Hände und Handgelenke	• Beteiligung von
		  – Fingergrundgelenken
		  – Proximalen Interphalangealgelenken
		• Zentrale und marginale Erosionen
		• Periartikuläre Osteoporose
		• Gelenkdeformitäten: Schwanenhals-, Boutonnière-, Opernglashand- und Anhalterdaumendeformität
			d.-p. Aufnahme
			
			d.-p. und Seitaufnahme

	Hüfte	• Gelenkverschmälerung • Erosionen • Protrusio acetabuli • Synovialiszysten	a.-p. und Seitaufnahme
	Knie	• Gelenkverschmälerung • Erosionen • Synovialiszysten	a.-p. und Seitaufnahme
	Sprunggelenk und Fuß	• Beteiligung des unteren Sprunggelenks • Fersenbeinerosionen	a.-p- und Seitaufnahme Seit- und Broden-Aufnahme Seitaufnahme der Ferse

Tabelle Fortsetzung →

Im Frühstadium ist eine symmetrische Synovialitis der Interphalangealgelenke das führende Zeichen, später folgen dann Gelenkerosionen mit einem typischen Bild, dem Martel die Bezeichnung „Möwenschwingen"-Deformität gab. Diese Form kommt durch die zentrale Erosion und die marginale Proliferation des Knochens zustande (Abb. 13-2). Heberden-Knötchen können vorhanden sein. Im späteren Krankheitsverlauf können sich Fingergelenkankylosen ausbilden. Etwa 15% der Patienten mit erosiver Osteoarthritis können klinische, laborchemische und radiologische Zeichen der rheumatoiden Arthritis entwickeln (Abb. 13-3), wobei die genaue Beziehung beider Leiden zueinander unklar ist. Einige Forscher glauben, daß die erosive Arthritis tatsächlich eine rheumatoide Arthritis ist, die zunächst an ungewöhnlichen Stellen beginnt, dann aber im weiteren Verlauf sich auf die sonst üblichen Gelenke ausdehnt; andere wiederum sind der Ansicht, daß es sich um 2 Krankheitseinheiten handelt, und verweisen darauf, daß die Synovialflüssigkeit sich bei beiden Leiden unterscheidet, daß die bei der rheumatoiden Arthritis häufig zu beobachtenden krankhaften Immunphänomene bei der erosiven Osteoarthritis fehlen und daß bei letzterer der Rheumafaktor negativ ist.

Manchmal sieht man auch eine Variante der erosiven Osteoarthritis als eines der Merkmale des Cronkhite-Canada-Syndroms. Dieses seltene Leiden äußert sich ferner mit generalisierter gastrointestinaler Polypose, Hyperpigmentation der Haut und Nagelatrophie.

Behandlung: Wichtigste Prinzipien bei der Therapie der erosiven Osteoarthritis sind Schmerzlinderung und Wiederherstellung der Gelenkfunktion. Oft sind zur Linderung der andauernden Schmerzen und zur Korrektur der schweren Deformitäten operative Eingriffe erforderlich. Eines der wirksamsten Verfahren ist der Gelenkersatz mittels Silikongummiplastiken (vgl. Abb. 13-3B). Indikationen hierfür sind aufgebrauchter Gelenkspalt, Synovialisproliferationen mit Gelenkzerstörung, Verlust der normalen Gelenkanordnung und nicht mehr beherrschbarer Schmerz.

Inflammatorische Arthritiden

Arthritistyp	Ort	Wichtigste Pathologika	Technik*/Einstellung
Juvenile rheumatoide Arthritis	Hände	• Gelenkankylosen • Periostreaktion • Wachstumsstörungen	d.-p. Aufnahme (Handgelenk und Hand)
	Knie	• Wachstumsstörungen	a.-p. und Seitaufnahme
	Halswirbelsäule	• Fusion der kleinen Wirbelgelenke • Atlantoaxiale Subluxation	a.-p., Seit- und Schrägaufnahme Seitaufnahme in Beugehaltung
Rheumatoide Varianten (seronegative Polyarthritiden)			
Ankylosierende Spondylitis (M>F; junge Erwachsene; 95% HLA-B27-positiv)	Wirbelsäule	• Rechteckform der Wirbelkörper • Syndesmophyten • „Bambusstabwirbelsäule" • Paravertebrale Verknöcherungen	a.-p. und Seitaufnahme
	Sakroiliakalgelenke	• Entzündliche Veränderungen • Fusion der SI-Fugen	p.-a. und Ferguson-Aufnahme
	Becken	• Sporne an Beckenkämmen und Sitzbeinhöckern	a.-p. Aunahme
Morbus Reiter (M>F)	Fuß	• Beteiligung der Großzehengelenke • Fersenbeinerosionen	a.-p. und Seitaufnahme
	Wirbelsäule	• Solitäre grobe Syndesmophyten	a.-p. und Seitaufnahme
	Sakroiliakalgelenke	• Ein- oder beidseitiger, aber asymmetrischer Befall	p.-a. und Ferguson-Aufnahme
Arthritis psoriatica (M>F; Hautveränderungen; HLA-B27-positiv)	Hände	• Beteiligung der Fingerendgelenke • Erosionen der NagelkraFortsätze • Mausohrendeformität • Stift-inTasse-Deformität • Wurstfinger • Gelenkankylosen • Flaue Periostreaktion	d.-p. Aufnahme
	Fuß	• Beteiligung der Zehenendgelenke • Erosionen an Nagelkranzfortsätzen und Fersenbein	a.-p. und Seitaufnahme (Sprunggelenk und Fuß)
	Wirbelsäule	• Solitäre grobe Syndesmophyten	a.-p. und Seitaufnahme
	Sakroiliakalgelenke	• Ein- oder beidseitiger, aber asymmetrischer Befall	p.-a. und Ferguson-Aufnahme
Enteropathische Arthropathien	Sakroiliakalgelenke	• Symmetrischer Befall	p.-a. und Ferguson-Aufnahme Computertomographie

* Die Skelettszintigraphie dient zur Bestimmung der Befallsorte arthritischer Skelettveränderungen

TEIL III - Arthritis, Arthrose, Arthropathie

Rheumatoide Arthritis

Rheumatoide Arthritis des Erwachsenen

Die rheumatoide Arthritis ist eine chronische progrediente, systemische Entzündungskrankheit, die vorwiegend die synovialen Gelenke befällt; Frauen sind dreimal häufiger betroffen als Männer. Der Krankheitsverlauf variiert von Patient zu Patient, es besteht eine auffällige Tendenz zu Spontanremissionen und Exazerbationen. Der Nachweis des Rheumafaktors, der spezifische Antikörper im Serum des Patienten beinhaltet, ist ein diagnostisch wichtiger Befund. Es ist zwar noch umstritten, doch zählen einige Autoren auch die sog. *seronegative rheumatoide Arthritis* (s. unten) dazu, bei der die Patienten zwar keinen Rheumafaktor, aber das klinische und radiologische Bild der rheumatoiden Arthritis aufweisen.

Rheumafaktoren

Der von den Klinikern so häufig gebrauchte Terminus „Rheumafaktoren" bedeutet Antigammaglobulin-Antikörper, die teilweise von der an rheumatoider Arthritis erkrankten Membrana synovialis gebildet werden. Diese Faktoren in der Synoviaflüssigkeit sind entweder vom Typ IgG oder IgM. Sie verbinden sich mit ihren Antigenen (Immunglobulin G = IgG) und bilden dadurch Immunkomplexe. Diese wiederum aktivieren das Komplementsystem, welches die für den Unterhalt der Entzündung innerhalb der Gelenkstrukturen verantwortlichen Mediatoren freisetzt. Da man Rheumafaktoren auch in der Synovia von Patienten ohne rheumatoide Arthritis vorfindet, beweisen sie sie allein diagnostisch noch nicht, doch spricht ein hoher Titer in einem Gelenkerguß allemal sehr dafür. Im Frühverlauf der Krankheit lassen sich diese Rheumafaktoren in der Synovia eher als im Serum nachweisen und ermöglichen so die Frühdiagnose.

Rheumafaktoren nehmen an der Pathogenese der rheumatoiden Arthritis teil, indem sie ortsständige und zirkulierende Antigen-Antikörper-Komplexe bilden. In der Synovialflüssigkeit können sich sowohl IgM- als auch IgG-Rheumaantikörper mit dem Antigen (IgG) verbinden, um Immunkomplexe zu formen. Es wird das Komplementsystem aktiviert, was wiederum polymorphkernige Leukozyten in den Gelenkspalt anlockt. Die Freisetzung von hydrolysierenden Leukozytenenzymen bedingt dann die Zerstörung der Gelenkgewebe. Der diese Ereigniskette auslösende Faktor wurde bislang noch nicht gefunden.

Rheumafaktoren allein sind allerdings nicht absolut für eine rheumatoide Arthritis diagnostisch beweisend; man findet sie zu 70–80 % in Gelenkflüssigkeit und Serum der Patienten mit dieser klinischen Diagnose einer rheumatoide Arthritis. Kurz nach Beginn einer rheumatoiden Arthritis kann der Test auf Rheumafaktoren in Serum oder Gelenkflüssigkeit anfangs noch negativ ausfallen, später dann aber positiv werden. Bereits bei Krankheitsbeginn erleiden seropositive Patienten dann oft eine anhaltende Krankheitsaktivität und Invalidisierung. Patienten mit rheumatoider Arthritis und mit subkutanen Knötchen haben fast immer positive Agglutinationstests mit zumeist hohen Titern.

Radiologische Kennzeichen

Charakterisiert ist die rheumatoide Arthritis durch eine diffuse symmetrische Gelenkspaltverschmälerung meist vieler Kompartimente im Verein mit marginalen oder zentralen Erosionen, periartikulärer Osteoporose und Weichteilschwellung, wobei die subchondrale Sklerose minimal ist oder gar fehlt und auch keine Osteophyten gebildet werden.

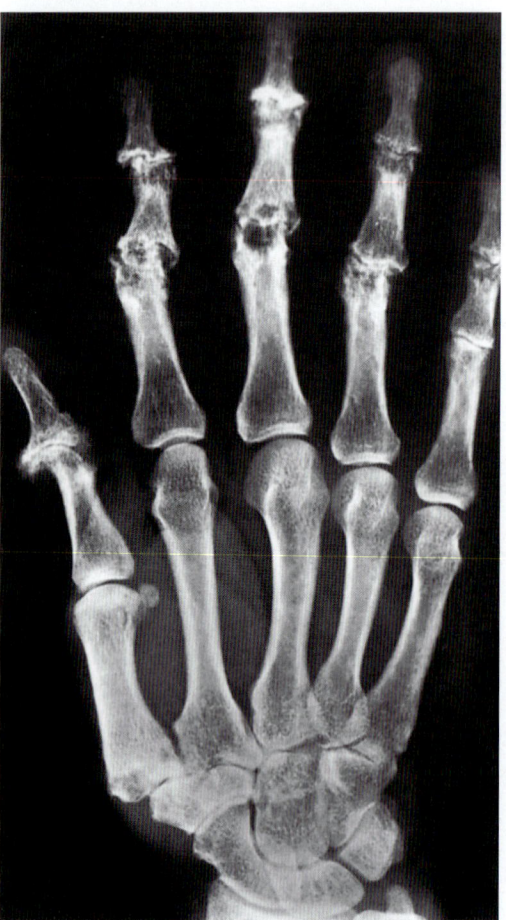

Abb. 13-2. Die d.-p. Aufnahme der linken Hand einer 48jährigen Frau mit erosiver Arthrose zeigt die typische Beteiligung der Fingermittel- und -endgelenke. Auffällig ist die Möwenschwingenform der Gelenkerosion, ein Bild, zu dem es durch die periphere Knochenerosion der distalen Gelenkhälfte und die zentrale Erosion des proximalen Anteils zusammen mit einer marginalen Knochenproliferation kommt

Inflammatorische Arthritiden 13

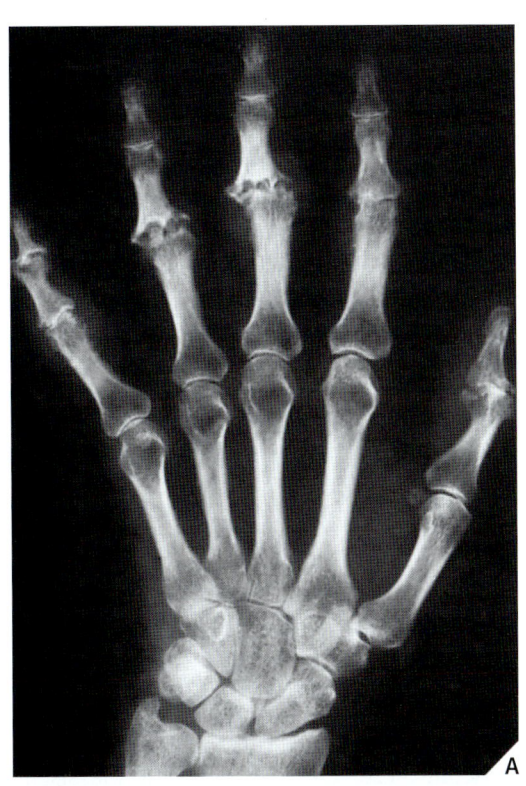

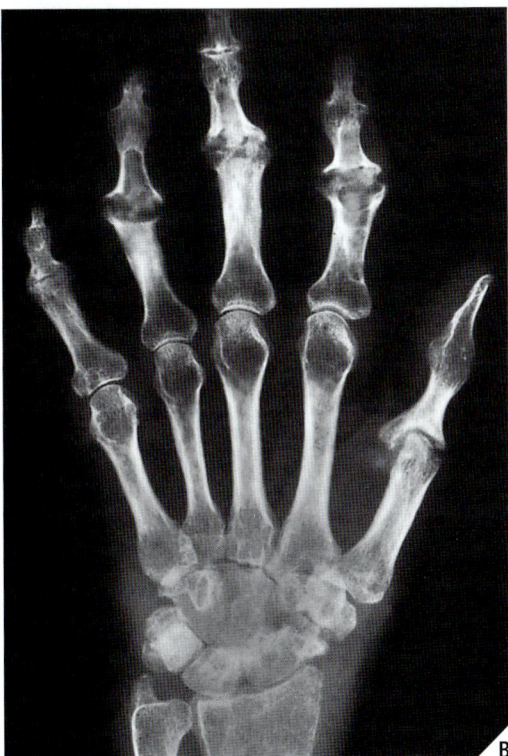

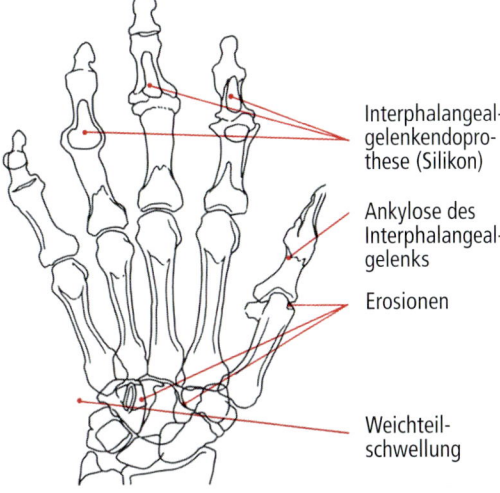

Abb. 13-3. A Die d.-p. Aufnahme der Hand einer 58jährigen Frau zeigt die Möwenschwingenform der erosiven Veränderungen an den proximalen Interphalangealgelenken und am Kleinfingerendgelenk. Wegen des anhaltenden Schmerzes und der erfolglosen konservativen Therapie unterzog sie sich einer Gelenkresektion mit anschließendem Ersatz durch Silikongummiprothesen der Mittelgelenke an Zeige-, Mittel- und Ringfinger sowie der Arthrodese des Daumeninterphalangealgelenks und des Kleinfingerendgelenks. Fünf Jahre nach der Operation entwickelten sich die klassischen Röntgenzeichen einer rheumatoiden Arthritis an Handgelenken (**B**), Ellenbogen, Hüften und HWS. Man achte auf die operative Fusion der Interphalangealgelenke von Daumen und Kleinfinger wie auch auf die Spontanankylose der Endgelenke von Zeige- und Ringfinger

TEIL III - Arthritis, Arthrose, Arthropathie

Beteiligung großer Gelenke

Die rheumatoide Arthritis kann ein jedes der großen gewichtbelasteten Gelenke befallen. Unabhängig von Größe und Ort des Gelenks lassen sich bestimmte, für diesen Entzündungsprozeß charakteristische radiologische Kennzeichen ausmachen.

Osteoporose: Im Gegensatz zur erosiven Osteoarthritis ist bei der rheumatoiden Arthritis die Osteoporose ein auffälliges Merkmal. Im Frühstadium ist sie auf periartikuläre Regionen beschränkt; mit fortschreitender Krankheit kann man auch eine generalisierte Osteoporose sehen.

Gelenkspaltverschmälerung: Dies ist meist ein symmetrischer Prozeß, bei dem sich der Gelenkspalt konzentrisch verschmälert. Am Knie werden alle 3 Kompartimente befallen (Abb. 13-4). Die Spaltverschmälerung an der Hüfte führt zur axialen Wanderung des Femurkopfes oder seltener nach medial, was bei fortgeschritteneren Fällen auch in eine Protrusio acetabuli münden kann (Abb. 13-5). Auch kann man infolge der destruierenden Veränderungen an der Schulter einen Humeruskopfhochstand und die Ruptur der Rotatorenmanschette beobachten (Abb. 13-6), ferner eine Resorption des lateralen Klavikulaendes mit einem bleistiftartig zugespitzten Bild des Schlüsselbeins. Die Rotatorenmanschettenruptur ist bei diesem Leiden gegenüber der Ruptur durch chronische Traumen abzugrenzen (vgl. Abb. 5-47 u. 5-48).

Gelenkerosionen: Die erosive Destruktion eines Gelenks kann zentral oder peripher gelegen sein. In der Regel fehlen Reparaturvorgänge oder sind nur schwach ausgeprägt, so daß man weder subchondrale Sklerose noch Osteophyten sieht (Abb. 13-7), die erst dann auftreten können, wenn sich dem entzündlichen Grundprozeß sekundär arthrotische Veränderungen aufpfropfen (vgl. Abb. 12-4).

Synovialiszysten und Pseudozysten: Diese strahlentransparenten Defekte sieht man meist in unmittelbarer Nachbarschaft des Gelenks (Abb. 13-8); sie können mit dem Gelenkraum in Verbindung stehen.

Gelenkerguß: Am besten läßt sich die Flüssigkeit in einer Seitaufnahme des Kniegelenks darstellen (vgl. Abb. 13-4B). Flüssigkeit in anderen großen Gelenken wie Schulter, Ellbogen oder Hüfte kann die MRT am besten darstellen.

Beteiligung kleiner Gelenke

Die rheumatoide Arthritis befällt ganz typisch die kleinen Gelenke der Handwurzel wie auch die Grundgelenke und die proximalen Interphalangealgelenke an Hand und Fuß. In der Regel bleiben dabei die distalen Interphalangealgelenke an der Hand ausgespart, auch wenn sie dann in späteren Krankheitsstadien miterkranken können. Jedoch ist letzteres umstritten, und einige Autoren sind gar der Ansicht, daß bei Befall dieser Gelenke nicht die klassische rheumatoide Arthritis, sondern eine juvenile rheumatoide Arthritis oder eine andere Form der Polyarthritis vorliegt.

Neben den charakteristischen Veränderungen bei Beteiligung großer Gelenke können die kleinen Gelenke auch je nach deren Ort radiologische Besonderheiten zeigen.

Weichteilschwellung: Frühestes Zeichen der rheumatoiden Arthritis ist eine spindelförmige symmetrische Schwellung, die periartikulär liegt, und eine Kombination von Gelenkerguß, Ödem und Tenosynovialitis darstellt.

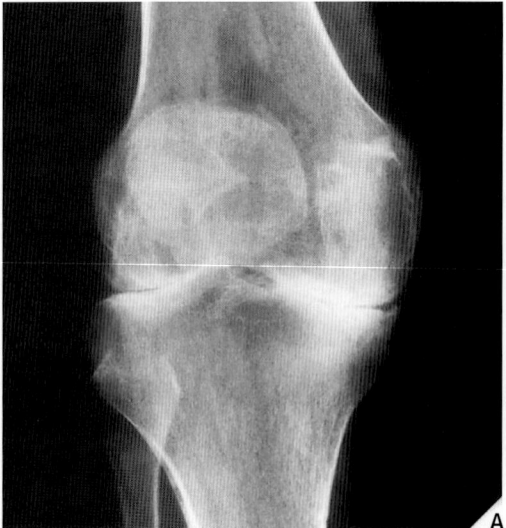 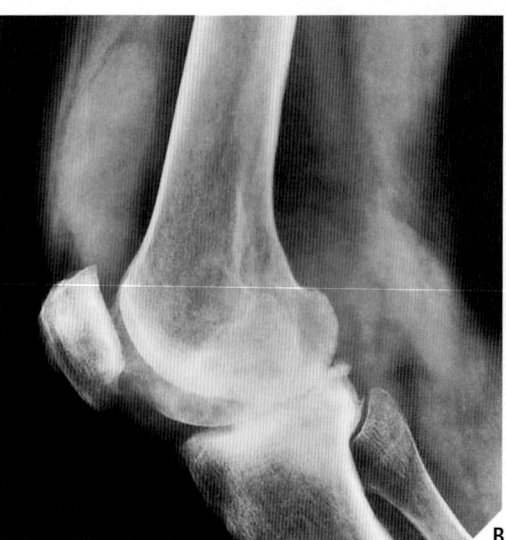

Abb. 13-4. A, B Die a.-p. und die Seitaufnahme des Kniegelenks einer 52jährigen Frau mit rheumatoider Arthritis mit Beteiligung mehrerer Gelenke zeigen den Befall aller 3 Gelenkabschnitte. Zu achten ist auf die periartikuläre Osteoporose und den Gelenkerguß

Inflammatorische Arthritiden 13

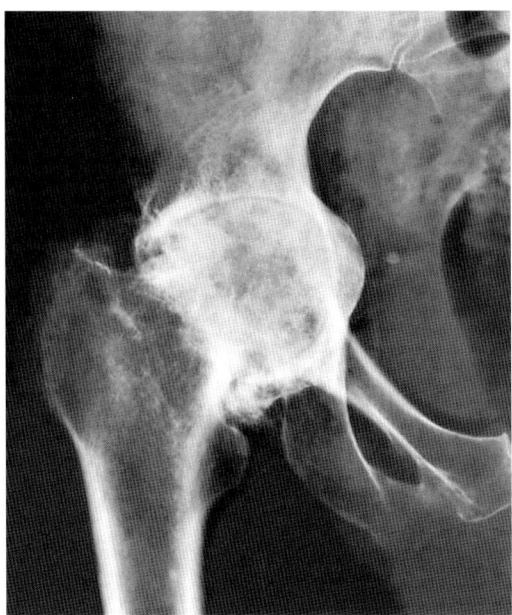

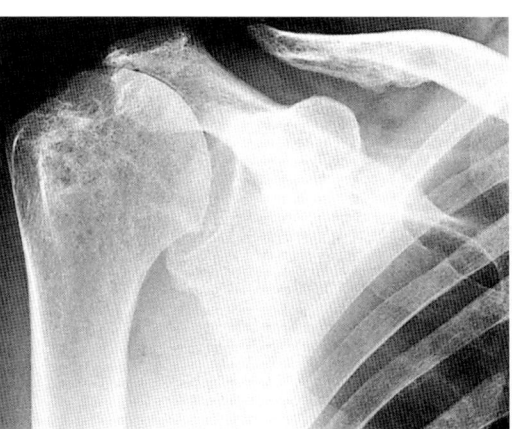

Abb. 13-5. Die a.-p. Aufnahme der rechten Hüfte einer 60jährigen Frau mit fortgeschrittener rheumatoider Arthritis zeigt eine konzentrische Gelenkspaltverschmälerung mit einer axialen Wanderung des Femurkopfs, die zu einer Protrusio acetabuli geführt hat

Abb. 13-6. Die a.-p. Aufnahme der rechten Schulter eines 72jährigen Mannes mit fortgeschrittener rheumatoider Arthritis zeigt einen Humeruskopfhochstand durch einen Rotatorenmanschettenriß, eine häufige Komplikation rheumatischer Veränderungen des Schultergelenks. Man beachte die typische erosive Verjüngung des distalen Schlüsselbeinendes, die Erosionen am Humeruskopf und die ausgeprägte periartikuläre Osteoporose

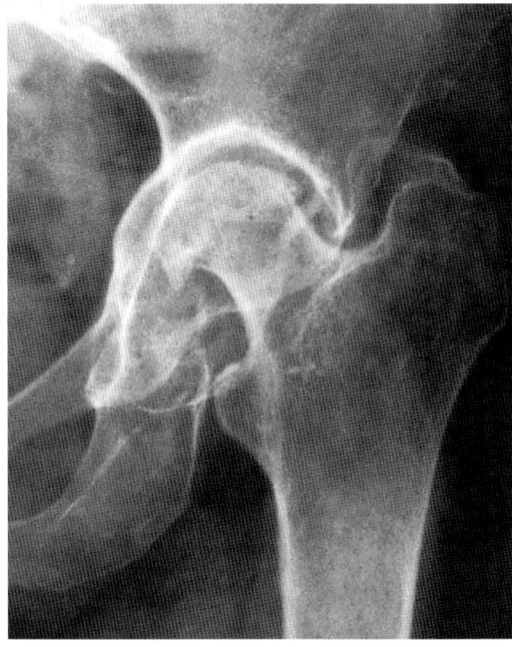

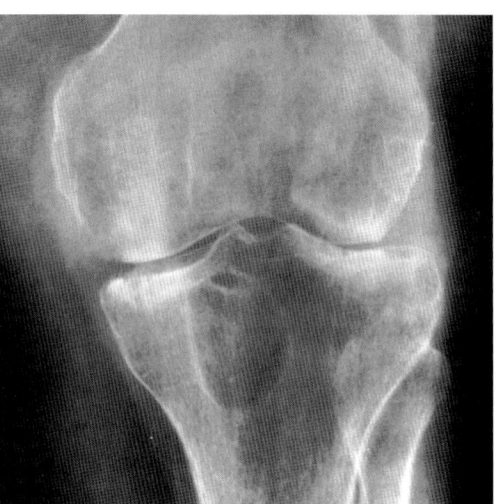

Abb. 13-8. Die a.-p. Röntgenaufnahme des linken Knies einer 35 Jahre alten Frau mit rheumatoider Arthritis zeigt eine große synoviale Zyste im Tibiakopf

Abb. 13-7. Die a.-p. Aufnahme der linken Hüfte einer 59 Jahre alten Frau mit fortgeschrittener rheumatoider Polyarthritis zeigt die typischen Erosionen an Femurkopf und Acetabulum. Man achte auf das Fehlen von Randzacken und die nur sehr geringe reaktive Sklerose

Randerosionen: Die frühesten Gelenkveränderungen zeigen sich als marginale Erosionen an den sog. „bare areas" („nackten Arealen"), den Stellen innerhalb der kleinen Gelenke, die nicht von Gelenkknorpel überdeckt sind. Häufigste Orte dieser Erosionen sind die Radialseite des 2. und 3. Metakarpalköpfchens sowie Radial- und Ulnarseite der Endgliedbasen (Abb. 13-9). Eine synoviale Entzündung im Recessus praestyloideus, einer Ausstülpung des Radiokarpalgelenks in enger Nachbarschaft zum Griffelfortsatz der Elle, führt, wie bereits Resnick hervorhob, zu einer Randerosion der Spitze des Processus styloideus ulnae.

Gelenkdeformitäten: Sie sind zwar nicht für die rheumatoide Arthritis pathognomonisch, doch sieht man bestimmte Fehlformen, wie die *Schwanenhalsdeformität* und die *Knopflochdeformität (Boutonnière-Deformität)*, bei dieser Form der Arthritis häufiger als bei den anderen. Bei der ersteren ist das proximale Interphalangealgelenk überstreckt und das distale gebeugt - eine Form, die an einen Schwanenhals erinnert (Abb. 13-10). Bei der Knopflochdeformität ist es genau umgekehrt: Das Fingermittelgelenk ist gebeugt und das Endgelenk überstreckt (Abb. 13-11). Boutonnière ist das französische Wort für Knopfloch; die Bezeichnung dieser Fehlform stammt von der Fingerhaltung beim Anstecken einer Blume ans Revers her. Eine ähnliche Daumenfehlstellung nennt man den „Anhalterdaumen" (hitchhiker's thumb).

Ferner sind Subluxationen und Luxationen mit Fehlstellung der Finger in den fortgeschrittenen Stadien der rheumatoiden Arthritis häufige Befunde. Besonders typisch sind dabei die Ulnarabweichung der Finger in den Grundgelenken und die Radialabweichung der Handwurzel im Radiokarpalgelenk (Abb. 13-12). In weit fortgeschrittenen Stadien der rheumatoiden Arthritis findet man infolge der destruierenden Gelenkveränderungen und in Verbindung mit den Fingergrundgelenkluxationen auch eine Verkürzung mehrerer Fingerglieder. Diese Veränderungen sehen aus, als ob die Hand ein Fernrohr oder ein Opernglas umgriffe, daher auch die Bezeichnungen „telescoping" der Finger oder *„main en lorgnette" („Opernglashand"*; Abb. 13-13). Ferner sieht man im fortgeschrittenen Krankheitsstadium wegen der Erosionen und Rupturen des skapholunären Bandes einen verbreiterten Spaltraum zwischen

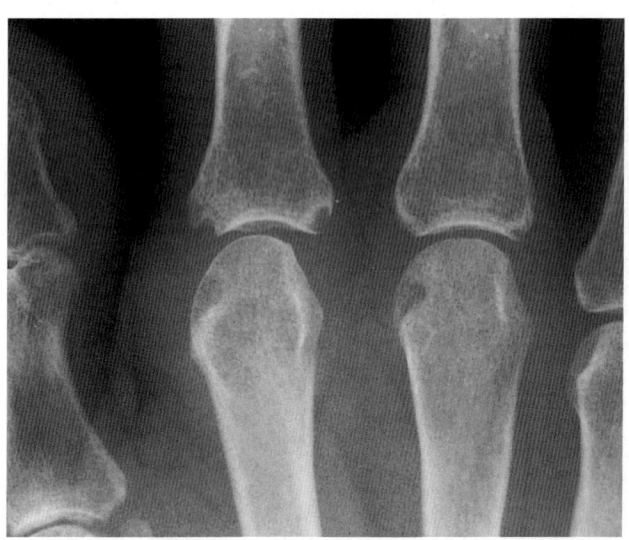

Abb. 13-9. Bei dieser 55 Jahre alten Frau mit rheumatoider Arthritis sieht man typische Erosionen der „bare areas". Achten Sie auch auf periartikuläre Osteoporose und Weichteilschwellung

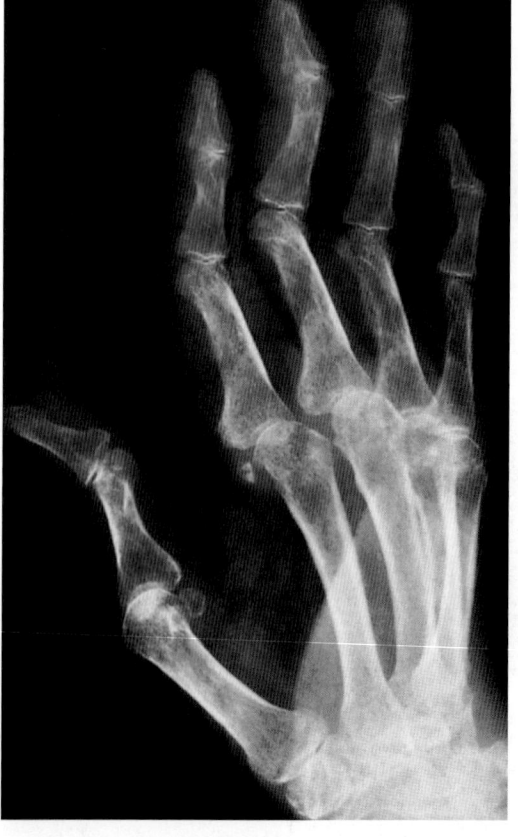

Abb. 13-10. Bei dieser 59jährigen Frau ergibt die Schrägaufnahme der Hand eine Schwanenhalsdeformität des 2.–5. Fingers. Man achte auf die Beugung in den distalen Interphalangealgelenken und die Streckung der proximalen Interphalangealgelenke, die Kennzeichen dieser Anomalie

Inflammatorische Arthritiden 13

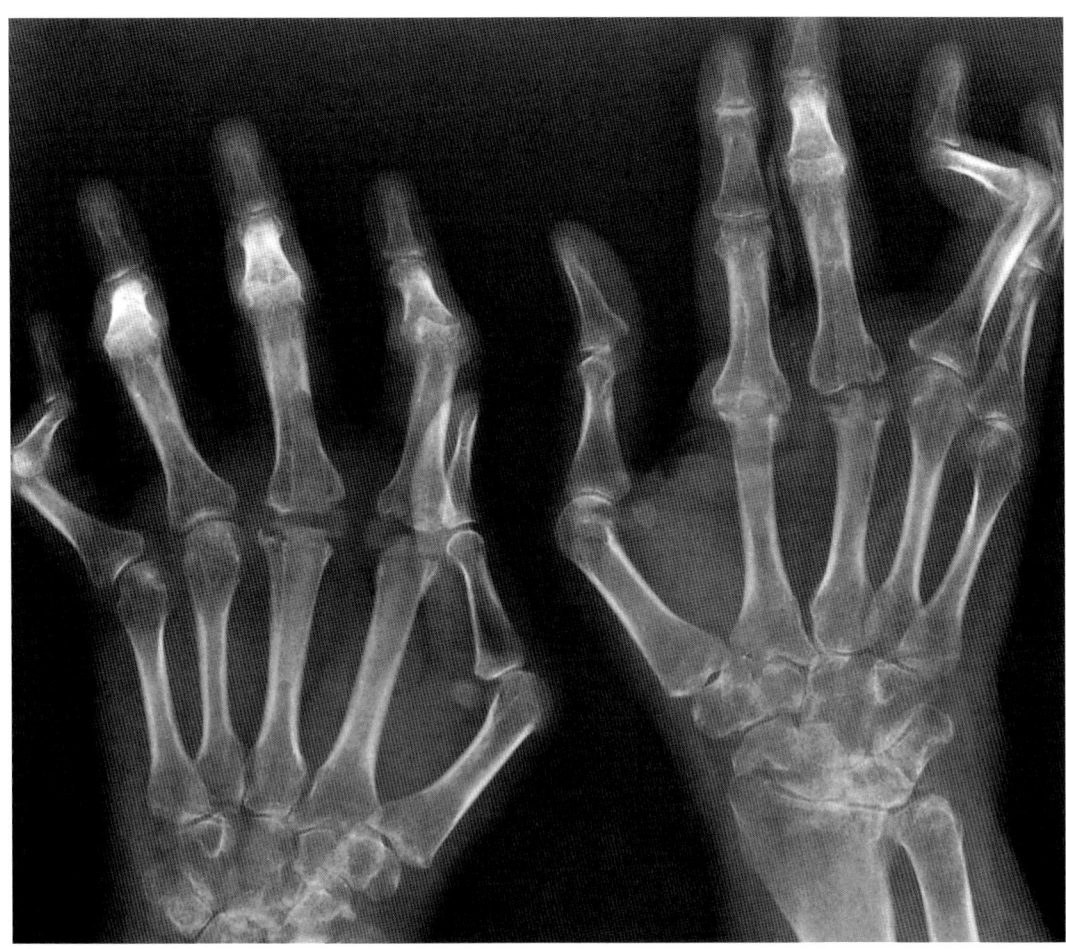

Abb. 13-11. Die d.-p. Aufnahme der Hände einer 48jährigen Frau mit rheumatoider Arthritis zeigt die Boutonnière-Deformität (Knopflochdeformität) an Klein- und Ringfinger rechts sowie am linken Ringfinger

Kahnbein und Mondbein (Abb. 13-14); dieses Phänomen ähnelt dem Terry-Thomas-Zeichen nach einem Trauma (vgl. Abb. 6-60). Gelenkdeformitäten sind auch am Fuß recht häufig, wobei das untere Sprunggelenk oft beteiligt ist; Subluxationen in den Zehengrundgelenken führen oft zu Fehlformen wie Hallux valgus und Hammerzehen.

Ankylose: Sie ist in den fortgeschrittenen Stadien der rheumatoiden Arthritis selten vorzufinden, bevorzugt dann aber die Binnengelenke der Handwurzel (Os carpale). Ankylosierende Veränderungen sind jedoch bei Patienten mit juveniler rheumatoider Arthritis und solchen mit der sog. seronegativen rheumatoiden Arthritis häufiger anzutreffen.

Beteiligung der Wirbelsäule

Thorakal- und Lumbalsegmente sind nur selten von der rheumatoiden Arthritis befallen; dagegen erkrankt die HWS bei etwa der Hälfte aller Patienten mit diesem Leiden (Tab. 13-2). Die charakteristischsten radiologischen Zeichen der rheumatoiden Arthritis kann man an der Halswirbelsäule am Dens axis, an den atlantoaxialen Gelenken und an den Apophysengelenken (kleinen Wirbelgelenken) beobachten. Erosive Veränderungen kann man am Dens (vgl. Abb. 11-32) und an den kleinen Wirbelgelenken (Abb. 13-15) erkennen, während die Subluxation ein häufiger Befund an den Atlantoaxialgelenken ist (vgl. Abb. 11-33), den oftmals ein Hochstand das Dens begleitet (den man auch als basiläre Impression oder atlantoaxiale Impaktion bezeichnet; vgl. Abb. 13-17). Häufigste radiologische Anomalie ist eine Lockerung des Lig. transversum atlantis, das den Dens am Atlas fixiert. Offenkundig wird

---

Tab. 13-2.
Veränderungen der Halswirbelsäule bei der rheumatoiden Arthritis

- Osteoporose
- Densarrosion
- Atlantoaxiale Subluxation (C1/2)
- Hohe Position des Processus odontoideus
- Erosionen der kleinen Wirbelgelenke
- Ankylose der kleinen Wirbelgelenke
- Erosionen der Luschka-Gelenke
- Höhengeminderte Bandscheibenräume
- Erosionen und Sklerose der Wirbelkörperränder
- Erosionen („whittling") der Dornfortsätze
- Subluxation der Wirbelkörper („stepladder"- oder „doorstep"-Aspekt in seitlichen Aufnahmen)

Modifiziert nach Resnick D, Niwayama G, 1995; mit freundlicher Erlaubnis

TEIL III - Arthritis, Arthrose, Arthropathie

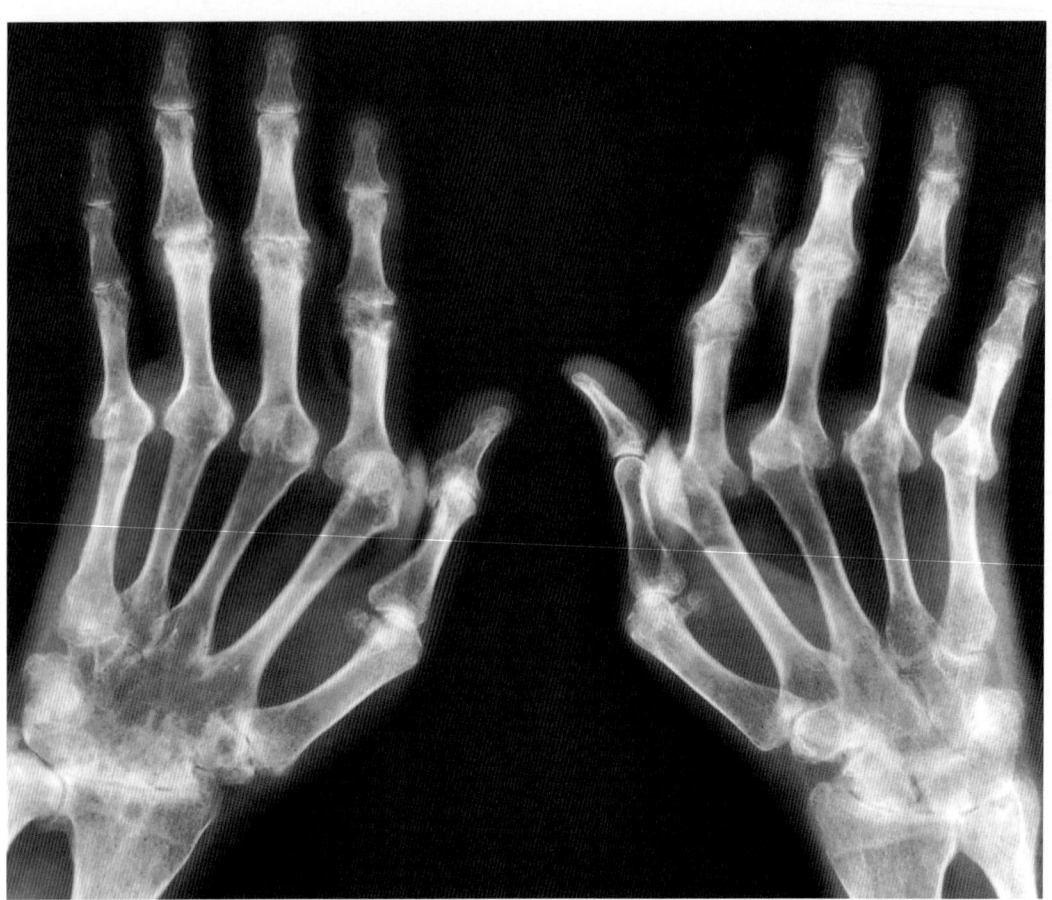

Abb. 13-12. Die d.-p. Aufnahme beider Hände einer 51jährigen Frau zeigt die Subluxation der Fingergrundgelenke mit dem Resultat einer Ulnardeviation der Finger und einer Radialabweichung in den Handwurzelgelenken

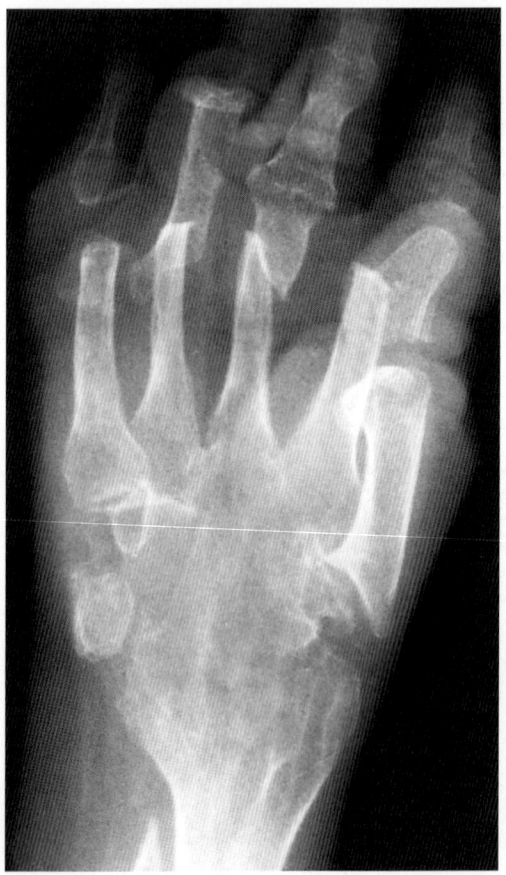

Abb. 13-13. Die d.-p. Aufnahme der rechten Hand einer 54jährigen Frau mit langjähriger rheumatoider Arthritis zeigt eine „Opernglasdeformität" (main en lorgnette). Man beachte das Teleskop-Phänomen der Finger durch destruktive Gelenkveränderungen und Luxationen an den Fingergrundgelenken. Auch besteht eine Ankylose des Radiokarpalgelenks und der interkarpalen Gelenke sowie eine Griffeldeformität der distalen Ulna

Inflammatorische Arthritiden 13

diese Erschlaffung in einer lateralen HWS-Flexionsaufnahme und äußert sich in einer Subluxation im Atlantoaxialgelenk (Abb. 13-16), ferner begleitet diese oft ein Höhertreten des Dens. Häufig erfordert diese Komplikation eine operative Intervention, die meist in Form der hinteren Wirbelfusion (Spondylodese) durchgeführt wird.

Der schwere Befall der Apophysengelenke führt zu Subluxationen. In extrem seltenen Fällen können die kleinen Wirbelgelenke ähnlich wie beim Befall durch die juvenile rheumatoide Arthritis auch ankylosieren. Andere nur gelegentlich vom rheumatoiden Prozeß befallene Strukturen sind die Bandscheiben sowie deren benachbarte Wirbelkörper, was durch die Ausbreitung der Synovialitis in die Luschka-Gelenke hinein verursacht wird. Nur ein geringer Prozentsatz der Patienten mit einem Befall der HWS wird auch eine zervikale Myelopathie entwickeln. Ideales bildgebendes Verfahren zur Beurteilung einer Rückenmarkschädigung ist dann bei diesen Patienten die MRT (Abb. 13-17).

Komplikationen der rheumatoiden Arthritis

Die Komplikationen der rheumatoiden Arthritis beruhen nicht allein auf dem Entzündungsprozeß selbst, sondern sind oft auch Behandlungsfolgen (vgl. hierzu die Ausführungen über die Behandlungskomplikationen in Kap. 11). Die oft zur Therapie verschriebenen hohen Steroiddosen können zur Ausbildung einer generalisierten Osteoporose führen. Diese schwere Osteoporose und die ausgedehnten knöchernen Erosionen können wiederum pathologische Frakturen bedingen, die hier eine häufige Komplikation sind. Ein Rotatorenmanschettenriß kann nach einer Erosion durch den entzündlichen Pannus am Schultergelenk auftreten (vgl. Abb. 13-6). Am Knie kann eine große Baker-Zyste (Poplitealzyste) die Veränderungen durch die rheumatoide Arthritis komplizieren (Abb. 13-18); oftmals wird dieses Bild als Thrombophlebitis oder Phlebothrombose fehlgedeutet.

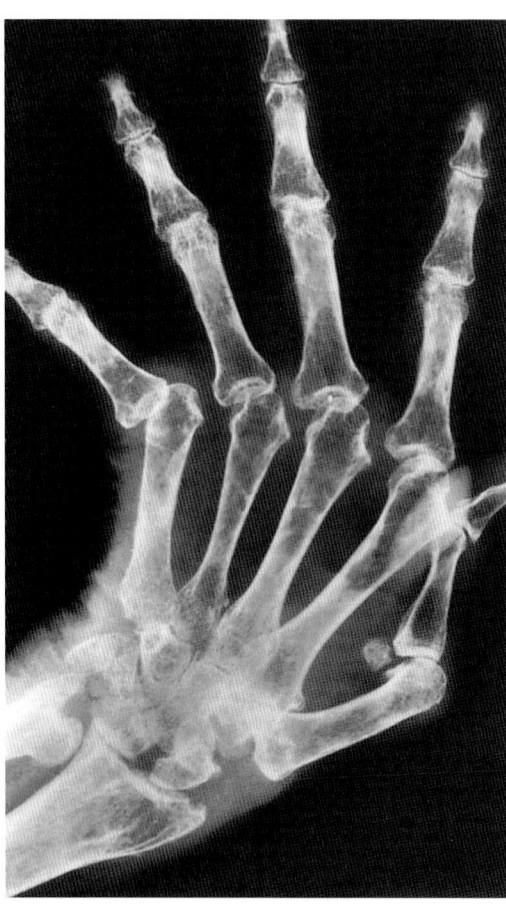

Abb. 13-14. Die d.-p. Handaufnahme einer 60jährigen Frau zeigt eine Lücke zwischen Kahn- und Mondbein, die eine Zerstörung des skapholunären Bandes anzeigt. Achten Sie auch auf die Subluxation der Fingergrundgelenke, die zu einer Ulnardeviation der Finger geführt hat

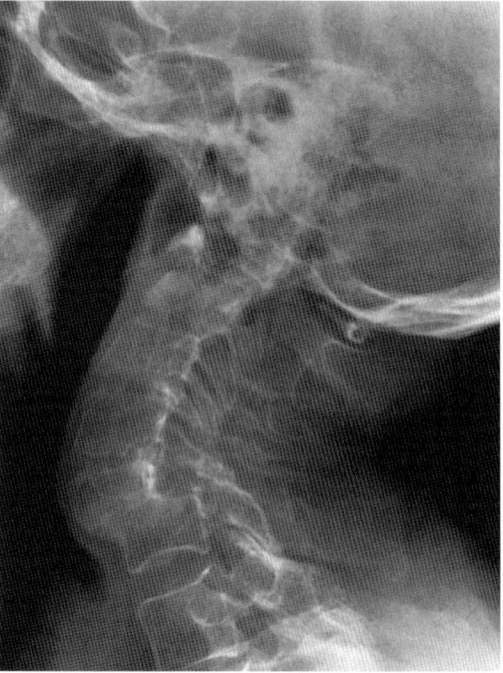

Abb. 13-15. Die seitliche HWS-Aufnahme einer 52 Jahre alten Frau mit fortgeschrittener rheumatoider Arthritis zeigt erosive Veränderungen der kleinen Wirbelgelenke. Beachtenswert sind ferner die Osteoporose, Erosionen am Processus odontoideus, Erosionen an den Wirbelabschlußplatten sowie durch Erosionen zugespitzte Dornfortsätze

TEIL III - Arthritis, Arthrose, Arthropathie

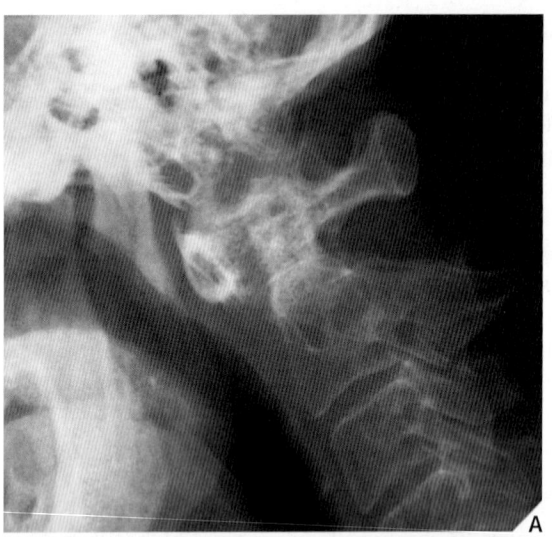
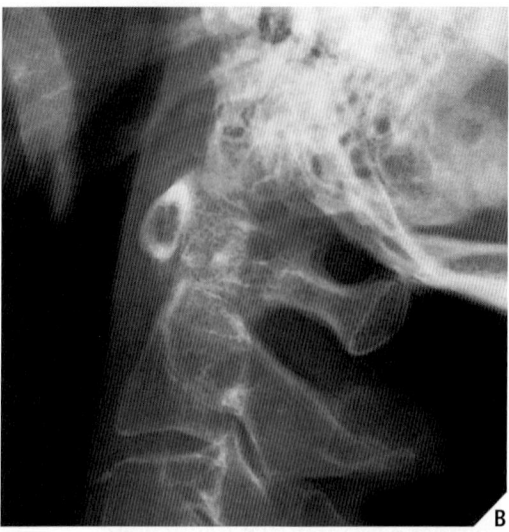

Abb. 13-16. A, B Seitliche Flexions- und Extensionsaufnahme zeigen bei einer 66 Jahre alten Frau mit rheumatoider Arthritis eine atlantoaxiale Subluxation

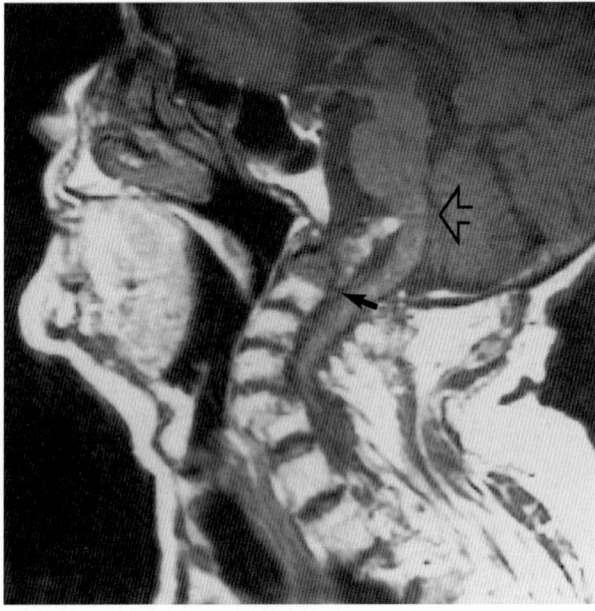

Abb. 13-17. Die 52 Jahre alte Frau mit fortgeschrittener rheumatoider Arthritis kam mit chronischen Nackenschmerzen, Schwäche in den Armen, Parästhesien beider Hände sowie gelegentlicher Dyspnoe und Herzrhythmusstörungen. Das sagittale T1w Spin-Echo-MRT-Bild zeigt einen entzündlichen Pannus, der den Dens arrodiert (Pfeil) sowie ein Tiefertreten des Kopfes mit Kranialwanderung des Axis, dessen Densspitze dann die Medulla oblongata komprimiert *(offener Pfeil)*

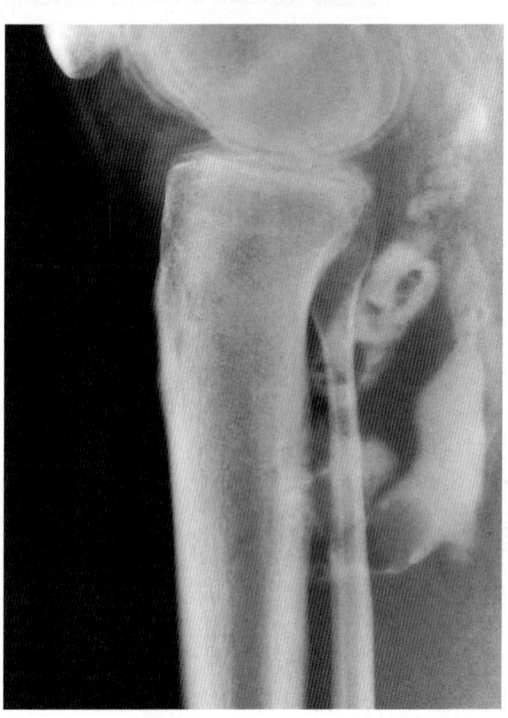

Abb. 13-18. Bei der 31jährigen Frau mit einer seit 2 Jahren bestehenden seropositiven rheumatoiden Arthritis entwickelten sich eine Schwellung im oberen Wadenbereich und Druckschmerzhaftigkeit in der Kniekehle. Die vorläufige Diagnose lautete Thrombophlebitis, doch stützte die Phlebographie diese Annahme nicht. Die seitliche Arthrographieaufnahme zeigt eine große Poplitealzyste (Baker-Zyste), die bis zur Wadeninnenseite reicht. Dies ist eine geläufige Komplikation der rheumatoiden Arthritis (aus Greenspan A, et al., 1983; mit Erlaubnis)

■ Rheumatoide Nodulose (Knötchenkrankheit)

Eine Sonderfom der rheumatoiden Arthritis, die rheumatoide Nodulose, tritt vorwiegend bei Männern auf. Es handelt sich hier um ein nichtsystemisches Leiden, das als Charakteristikum eine Vielzahl subkutaner Knötchen (Abb. 13-19) und einen sehr hohen Titer des Rheumafaktors aufweist. In der Regel fehlen Gelenkveränderungen. Manchmal können kleine zystische Läsionen in verschiedenen Knochen vorhanden sein. Die Knötchen sind meist von unterschiedlicher Größe und Konsistenz; sie sind über Ellbogen, Streckseiten der Hände und Füße sowie andere Druckpunkte verteilt. Auffälligstes Merkmal ist die fehlende systemische Manifestation der rheumatoiden Arthritis.

Bei der histologischen Untersuchung zeigen die Knötchen typische rheumatoide Veränderungen incl. zentraler Nekrosen mit einem palisadenartigen Saum aus Histio-

Inflammatorische Arthritiden 13

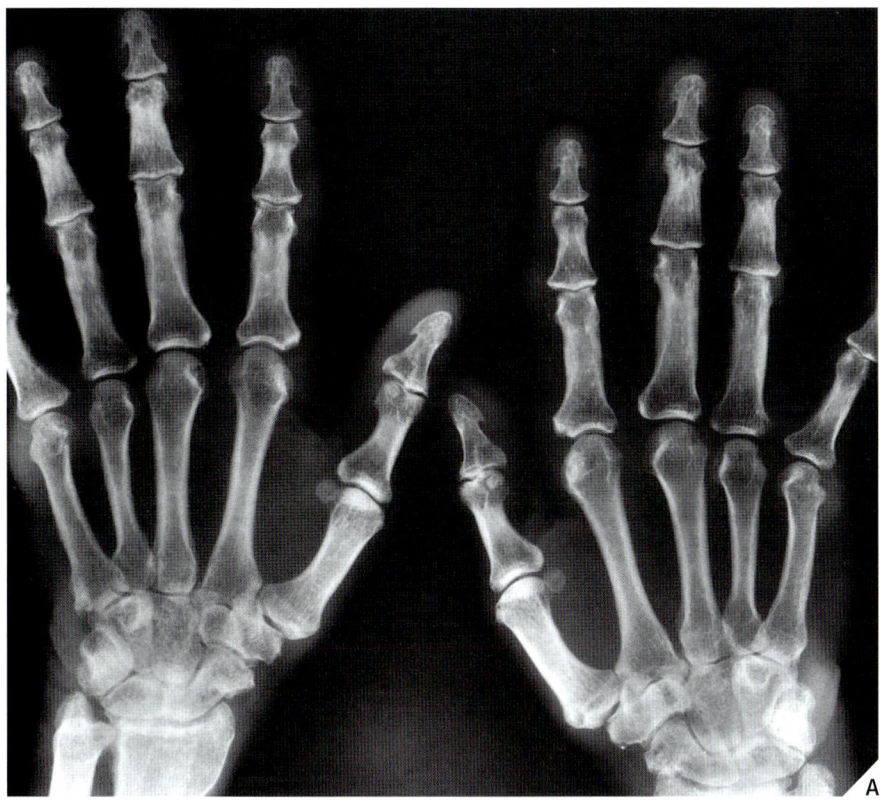
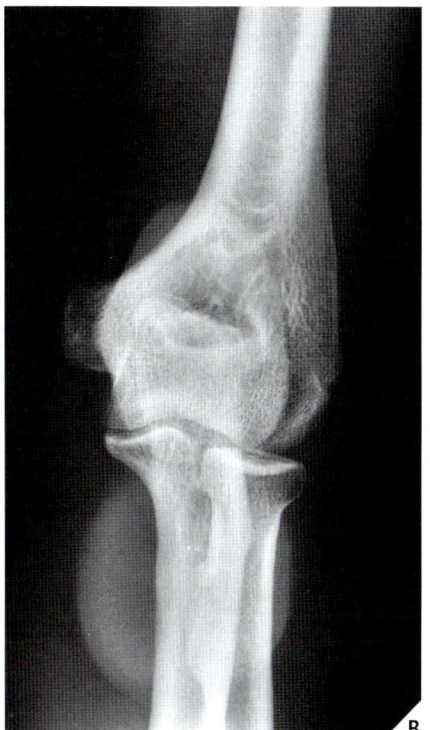
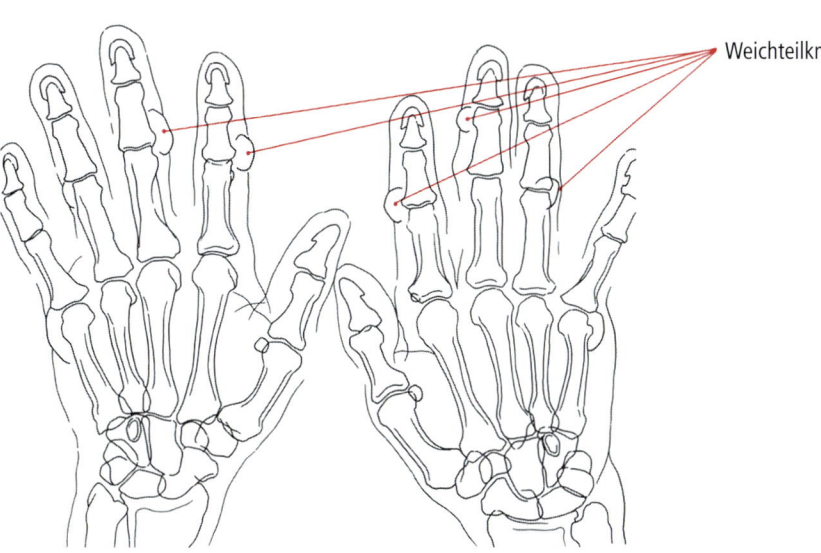
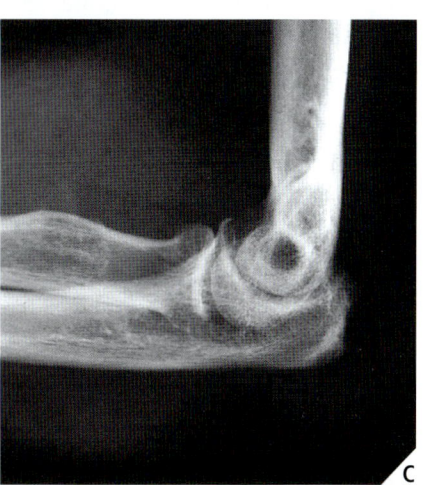
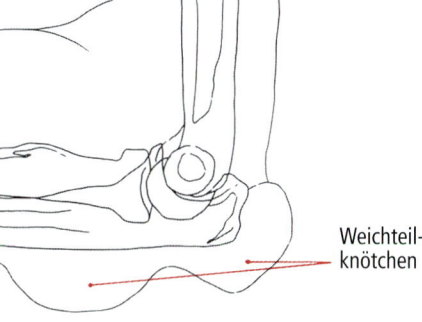

Abb. 13-19. Ein 52jähriger Mann mit einer seit 15 Jahren bestehenden Polyarthritis stellte sich mit großen fluktuierenden Knötchen an der Rückseite von Händen und Ellbogen vor. Im Serum war der Rheumafaktor-Titer erhöht (1:1280). **A** Die d.-p. Aufnahme beider Hände zeigt mehrere Weichteilknötchen in Gelenknähe. Man achte auf das Fehlen von Gelenkveränderungen. **B, C** Die a.-p. und die Seitaufnahme des linken Ellbogens zeigen ähnliche Weichteilauftreibungen an der Unterarmstreckseite. Das Ellbogengelenk selbst ist unauffällig (aus Greenspan A, et al., 1983; mit Erlaubnis)

zyten und Fibroblasten sowie einer äußeren Schicht aus Bindegewebszellen und chronischen Entzündungszellen. Nur selten ist das histologische Bild auch einmal atypisch, wobei die Knötchen dann überschießende Cholesterinkristalle und lipidbeladene Makrophagen enthalten können, was eher an ein Xanthom oder eine multizentrische Retikulohistiozytose denken ließe.

Die Therapie beschränkt sich meist auf den gelegentlichen Einsatz nichtsteroidaler entzündungshemmender Substanzen. Knötchen, die wegen einer Nervenkompression örtlichen Schmerz hervorrufen, können dann operativ entfernt werden. Einige Autoren berichteten über eine Größenabnahme der Knötchen nach der Gabe von Penicillamin; die Berichte sind jedoch widersprüchlich, da es auch ohne jede Therapie zur Verkleinerung oder gar zum Verschwinden dieser Knötchen kommen kann.

Bei der klassischen rheumatoiden Arthritis ist eine Vaskulitis der kleinen Gefäße ein Primärfaktor bei der Entstehung der Knötchen; hier sind im Blut zirkulierende Immunkomplexe aus rheumatoid veränderter Synovialmembran für die extraartikulären Manifestationen in Form von Vaskulitis, Polyserositis und Knötchen verantwortlich. Dagegen entwickeln sich bei der rheumatoiden Nodulose die Knötchen ohne jegliche aktive Gelenkerkrankung, so daß deren Pathogenese weiterhin unklar bleibt.

Die positive Familienanamnese einer rheumatoiden Arthritis läßt bei einigen Patienten mit rheumatoider Nodulose und dem Vorkommen einer familiären Nodulose an das Mitwirken erblicher Faktoren denken. Weitere Forschungsarbeit zur Gewebetypisierung, besonders bei der Suche nach den DW4/DRW4-Antigenen, kann vielleicht die Pathogenese dieser Varianten der rheumatoiden Arthritis erhellen. Das starke Überwiegen des männlichen Geschlechts legt nahe, daß Androgene bei genetisch prädisponierten Patienten die Expression der Krankheit modifizieren könnten. Oft wird die rheumatoide Nodulose als Gicht oder Xanthomatose fehlgedeutet. Man denke bei der Abklärung dieser Krankheit daran, daß etwa 20% der Patienten mit der klassischen rheumatoiden Arthritis Rheumaknötchen entwickeln, die meist an Druckstellen wie Handrücken und Streckseite des Unterarms gelegen sind (Abb. 13-20). Die Gelenkbeteiligung bei der nodulären rheumatoiden Arthritis unterscheidet diese aber von der rheumatoiden Nodulose, die folglich auch die bessere Prognose besitzt.

■ Juvenile rheumatoide Arthritis

Die juvenile rheumatoide Arthritis stellt eine Gruppe von mindestens 3 chronisch entzündlichen Synovialiskrankheiten dar, die Kinder betreffen, und zwar Mädchen häufiger als Jungen. Diese 3 definierten Unterformen sind der Morbus Still, die Polyarthritis und die oligoartikuläre Form. Jeder dieser Subtypen bietet unterschiedliche klinische und laborchemische Befunde und Verlaufsformen. Es gibt für sie keinen pathognomonischen Labortest, die Diagnose fußt auf dem klinischen Bild des jeweiligen Patienten.

Morbus Still

Bekannt ist dieses Leiden für den plötzlichen Beginn mit Fieberzacken, Lymphadenopathie und einem flüchtigen, lachsfarbenen Hautausschlag. Die Patienten können Hepatosplenomegalie, Abgeschlagenheit, Anorexie und Gewichtsverlust bieten; dabei hat die Mehrzahl chronische und rezidivierende Arthralgien. Ein erheblicher Teil der Patienten kann auch je nach Untersuchungsreihe im Gefolge eine chronische Polyarthritis entwickeln; auch Erwachsene können eine (bislang noch unverstandene) dem Morbus Still ähnliche Erkrankung mit Fieber und Arthralgien erleiden.

Polyartikuläre juvenile rheumatoide Arthritis

Zu dieser Arthritisform gehören die Entzündung von 4 oder mehr Gelenken mit den Begleitbefunden Anorexie, Gewichtsverlust, Mattigkeit und Lymphknotenschwellung, häufig auch eine Wachstumsretardierung. Dieses Leiden führt oft auch zu folgenden Anomalien: Unterentwicklung der Mandibula, vorzeitiger Wachstumsfugenverschluß mit daraus entstehender Verkürzung von Metakarpalia und Metatarsalia, überstarkes Epiphysenwachstum an Knie, Hüfte und Schulter. Die Prognose der Patienten mit positivem Rheumafaktor ist dabei schlechter.

Juvenile rheumatoide Arthritis mit oligoartikulärem Beginn

Die 3. Untergruppe der juvenilen rheumatoide Arthritis beginnt oligoartikulär an 4 oder weniger Gelenken. Etwa 40% der Patienten mit juveniler rheumatoide Arthritis bieten einen Befall von weniger als 4 Gelenken während der ersten 6 Monate der Erkrankung; einige von ihnen haben zunächst einen negativen Rheumafaktor, andere ein positives HLA-B27. Pädiatrische Rheumatologen versuchten weitere Untergruppen innerhalb der oligoartikulären Form herauszuschälen, doch sind mit Ausnahme der HLA-B27-positiven Kinder mit Sakroiliitis diese Definitionen sehr weit gefaßt und hängen auch von klinischen Einzelmerkmalen wie einer Iridozyklitis ab. Dagegen ist der Befall der Sakroiliakalgelenke kein Charakteristikum der juvenilen rheumatoide Arthritis, wie man früher noch glaubte; eher stellt sie den jugendlichen Beginn eines

Morbus Bechterew dar. Ähnlich sind einige Forscher der Meinung, daß Patienten mit einer oligoartikulären Arthritis, besonders diejenigen mit positivem HLA-B27, in der Tat ein atypisches Bechterew-Syndrom oder eine Spondylarthropathie haben, welche sich beide von der rheumatoiden Arthritis unterscheiden.

Andere Formen der juvenilen rheumatoiden Arthritis

Erwähnenswert scheint uns die Bemerkung, daß 2 in jüngerer Zeit eingeführte Termini bei den kindlichen Arthritiden – die juvenile chronische Arthritis und die juvenile Arthritis – weder untereinander noch hinsichtlich der klassischen juvenilen rheumatoiden Arthritis gleichbedeutend sind. Beiden fehlt jegliches charakteristisches radiologisches Zeichen. Es bedarf noch erheblicher Forschungsarbeit, ein besseres Verständnis der juvenilen rheumatoiden Arthritis zu erlangen, bis wir zu einer klaren Definition dieser unterschiedlichen Krankheiten fähig sein werden.

Radiologische Kennzeichen

Die juvenile rheumatoide Arthritis bietet viele der Merkmale der rheumatoiden Arthritis des Erwachsenen, doch sind hier einige zusätzliche bislang gefundene Charakteristika nahezu pathognomonisch für diese.

Periostreaktion: Diese sieht man meist längs des Schafts der Fingergrundglieder und der Mittelhandknochen (Abb. 13-21).

Gelenkankylose: Diese kann nicht nur an der Handwurzel, sondern auch an den Interphalangealgelenken auftreten (Abb. 13-22). Die Fusion der Apophysengelenke an der Wirbelsäule ist ein hierfür charakteristischer Befund (Abb. 13-23).

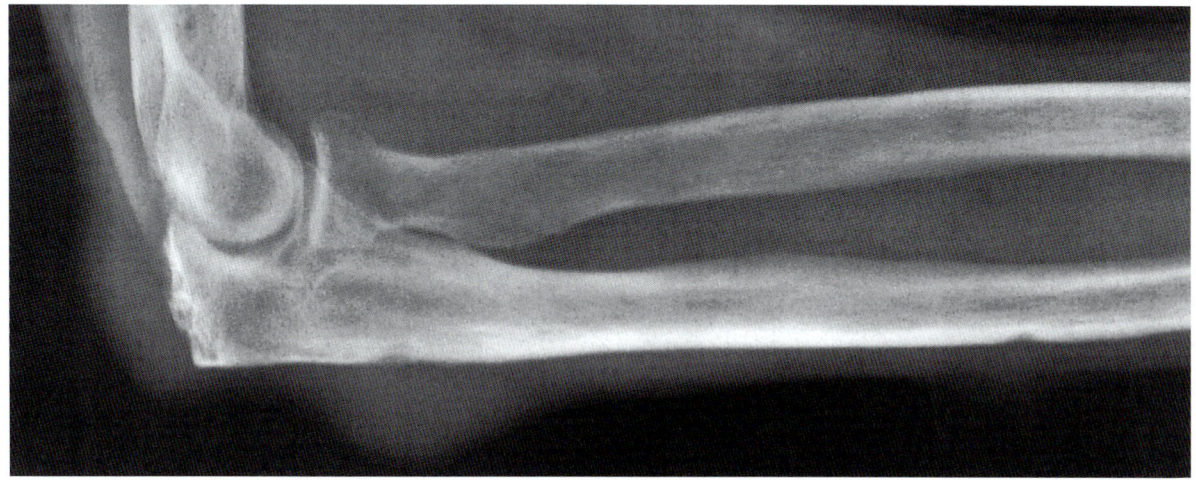

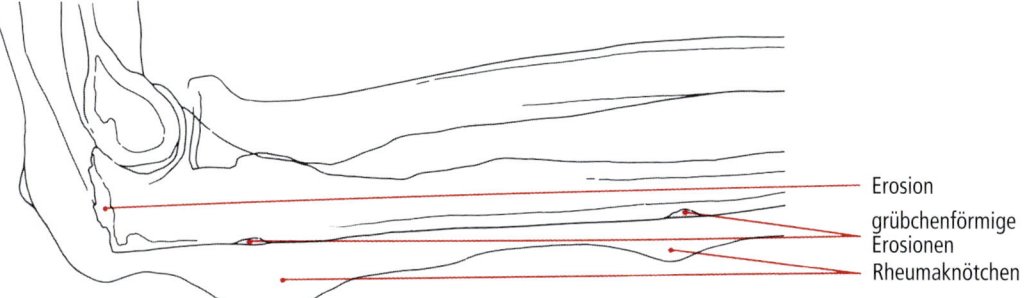

Abb. 13-20. Die rheumatoide Arthritis eines 39jährigen Mannes wurde ursprünglich als Gicht fehldiagnostiziert. Die Seitaufnahme des rechten Ellbogens zeigt Erosionen am Olekranon, eine Bursitis olecrani und Rheumaknötchen an der Unterarmstreckseite. Zu achten ist auf die charakteristischen grübchenartigen Erosionen der Kortikalis an den Stellen der Rheumaknötchen. Diese Erscheinungsform der rheumatoiden Arthritis sollte man nicht mit der rheumatoiden Nodulose verwechseln

TEIL III - Arthritis, Arthrose, Arthropathie

Wachstumsstörung: Da die juvenile rheumatoide Arthritis vor Abschluß der Skelettreife einsetzt, sind Wachstumsstörungen ein häufiger Befund. Der Befall von Epiphysen führt oft zum vorzeitigen Schluß der Wachstumsfuge mit nachfolgend verzögertem Knochenwachstum (Abb. 13-24); wegen der Stimulation der Wachstumsfugen durch die Hyperämie kann sich das Wachstum aber auch beschleunigen. Die Vergrößerung der distalen Femurepiphyse bewirkt die charakteristische Übergröße der Kondylen am Knie (Abb. 13-25).

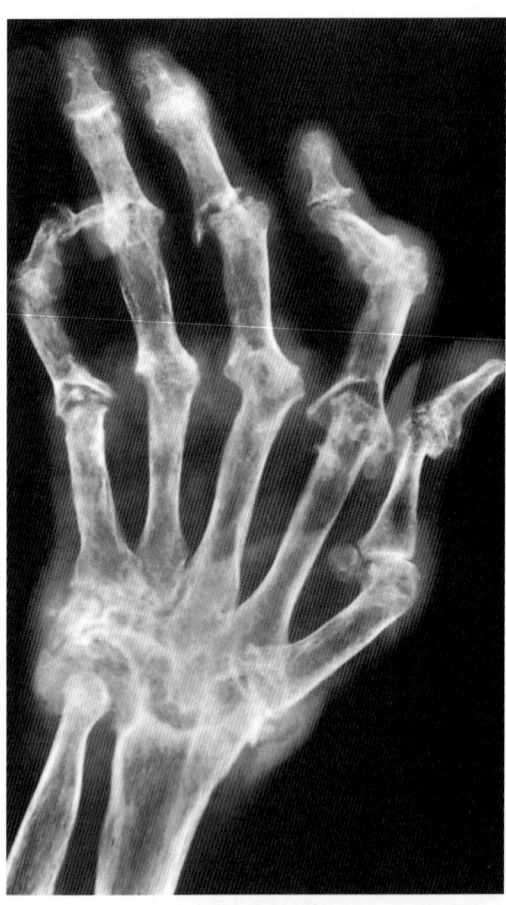

Abb. 13-21. Die d.-p. Handaufnahme einer 26jährigen Frau mit seit 14 Jahren bekannter juveniler rheumatoider Arthritis zeigt schwere destruierende Veränderungen an der Handwurzel, den Fingergrundgelenken und an den proximalen Interphalangealgelenken. Zu beachten ist die Ankylosierung des 3. und 4. Fingergrundgelenks und die Periostitis mit Beteiligung der Fingergrundglieder und der Mittelhandknochen

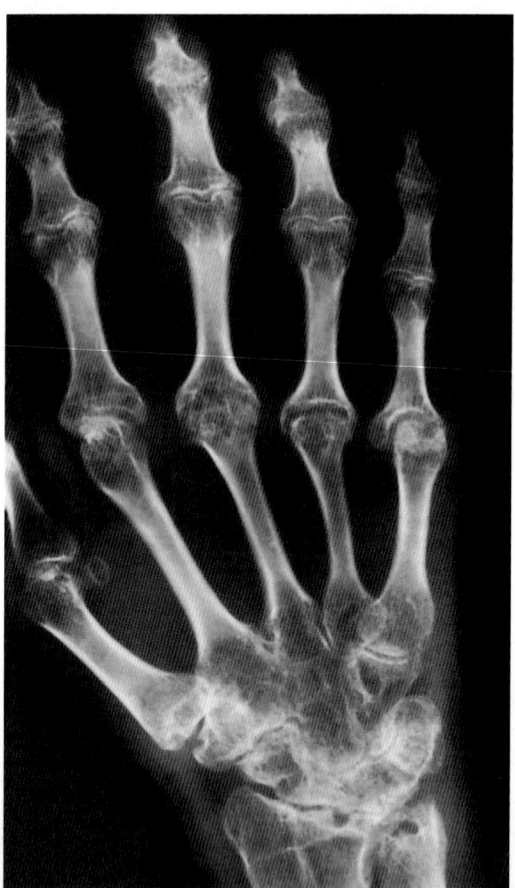

Abb. 13-22. Die d.-p. Aufnahme der linken Hand bei einer 25jährigen Frau mit einer seit 10 Jahren bestehenden juvenilen rheumatoiden Arthritis zeigt an vielen Gelenken von Hand und Handwurzel fortgeschrittene destruierende Veränderungen. An mehreren Gelenken sieht man Ankylosen

Inflammatorische Arthritiden 13

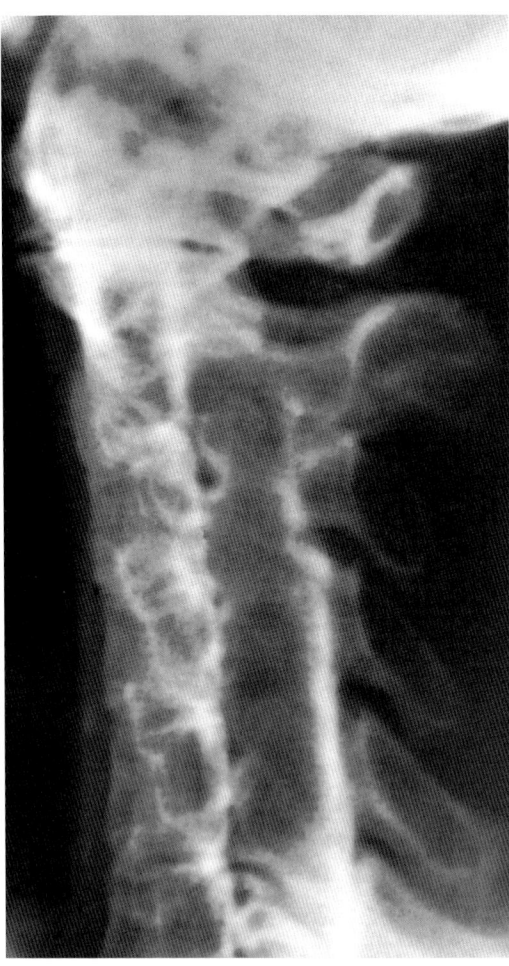

Abb. 13-23. Die seitliche HWS-Aufnahme bei einer 25jährigen Patientin mit einer seit 15 Jahren bestehenden Polyarthritis zeigt die Ankylose der Facettengelenke, ein häufiger Befund bei der juvenilen chronischen Polyarthritis

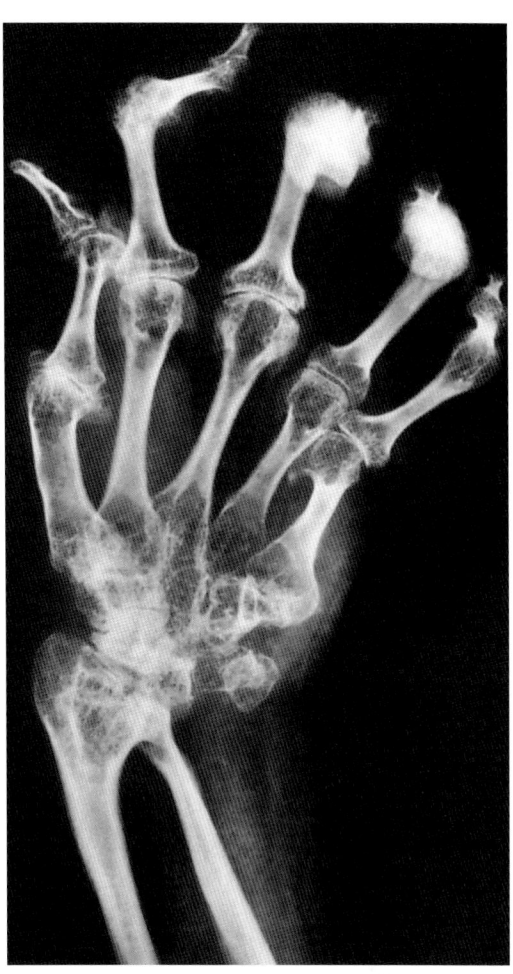

Abb. 13-24. Die d.-p. Handaufnahme einer 24jährigen Frau mit fortgeschrittener juveniler Polyarthritis, die bei ihr bereits im Alter von 7 Jahren diagnostiziert wurde, zeigt wegen der frühen Fusion der Wachstumsfugen ein vermindertes Knochenwachstum. Zu den vielen Fingerdeformitäten zählen ein hitchhiker's thumb und eine Knopflochdeformität des Zeigefingers

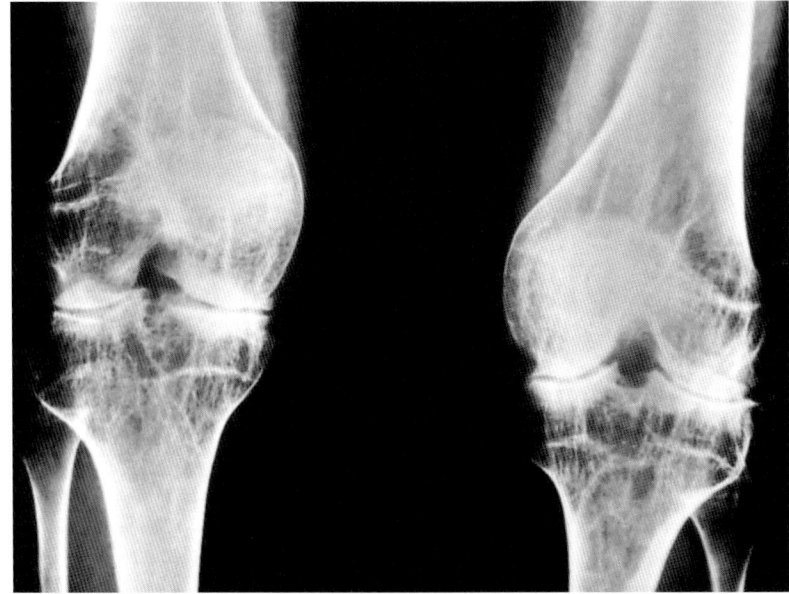

Abb. 13-25. Die a.-p. Aufnahme beider Kniegelenke einer 20jährigen Frau mit juveniler rheumatoider Arthritis zeigt das überstarke Wachstum der Femurinnenkondylen, eines der charakteristischen Zeichen dieses Leidens

TEIL III - Arthritis, Arthrose, Arthropathie

Seronegative Spondylarthropathien

■ **Morbus Bechterew (ankylosierende Spondylitis)**

Klinische Zeichen: Die ankylosierende Spondylitis, die in der europäischen Literatur als Morbus Marie-Strümpell-Bechterew bekannt ist, ist eine chronisch-progrediente entzündliche Arthritis, die vorwiegend die synovialen Gelenke der Wirbelsäule und deren benachbarte Weichteile wie auch die Sakroiliakalgelenke befällt; doch können auch periphere Gelenke wie Hüfte, Schulter und Knie erkranken. Bei Männern ist sie 7mal häufiger als bei Frauen und bevorzugt jüngere Altersgruppen. Bechterew-Patienten bieten oftmals extraartikuläre Krankheitszeichen wie Iritis, Lungenfibrose, Reizleitungsstörungen des Herzens, Aortenklappeninsuffizienz, Rückenmarkkompression und Amyloidose. Sie können auch an leichtem Fieber, Anorexie, Mattigkeit und Gewichtsverlust leiden.

Der Rheumafaktor ist bei Patienten mit ankolysierender Spondylitis, dem Prototyp der seronegativen Spondylarthropathien, negativ. Die große Mehrzahl der Patienten (bis zu 95%) weist jedoch das Histokompatibilitätsantigen HLA-B27 auf. Pathologisch-anatomisch ist die ankylosierende Spondylitis eine diffuse proliferative Synovialitis der (echten) Diarthrosegelenke und zeigt Merkmale ähnlich denen bei der rheumatoiden Arthritis.

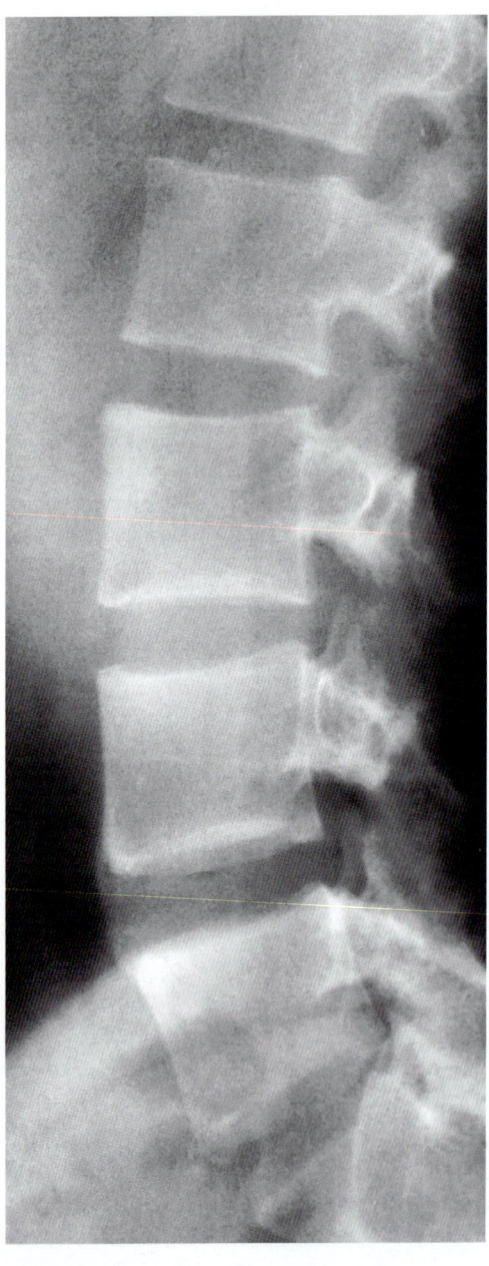

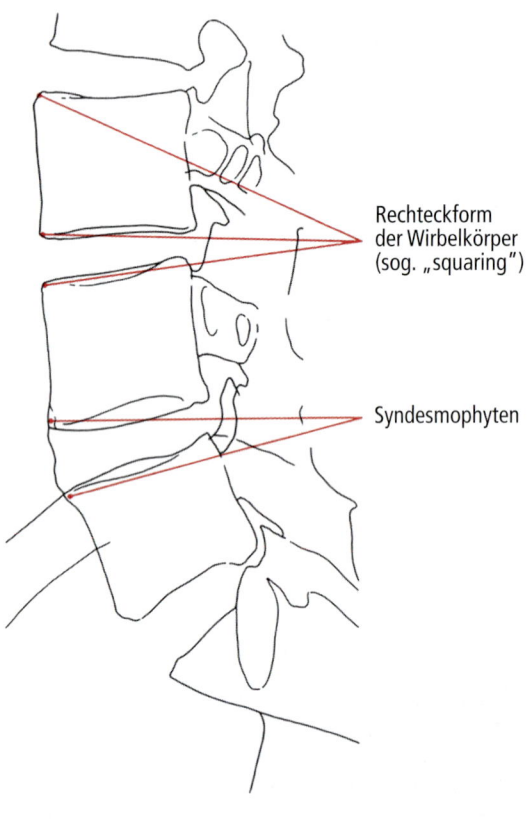

Abb. 13-26. Die Seitaufnahme der LWS zeigt bei diesem 28 Jahre alten Mann eine Rechteckform der Wirbelkörper, bedingt durch kleine Kantenerosionen des Knochens. Dieser Befund ist ein frühes Röntgenzeichen der ankylosierenden Spondylitis (Morbus Bechterew). Zu beachten ist auch die Ausbildung von Syndesmophyten am Bandscheibenraum LW4/L5

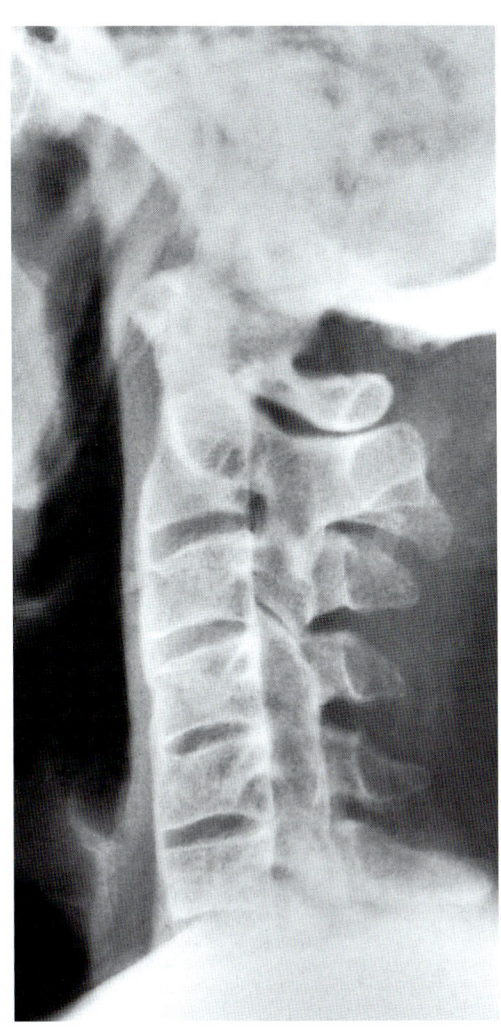

Abb. 13-27. Die seitliche Aufnahme der HWS eines 31jährigen Mannes zeigt zarte, die Wirbelkörper brückenartig verbindende Syndesmophyten, ein häufiges Zeichen beim Morbus Bechterew. Man achte auf die Fusion mehrerer Facettengelenke

Radiologische Zeichen: Die Rechteckform an der Wirbelkörpervorderfläche der unteren Brust- und an der Lendenwirbelsäule ist eines der frühesten radiologischen Zeichen der ankylosierenden Spondylitis und am besten in der seitlichen Wirbelsäulenaufnahme zu sehen (Abb. 13-26). Mit fortschreitendem Leiden bilden sich Syndesmophyten, die die Wirbelkörper überbrücken (Abb. 13-27). Das zarte Aussehen dieser Auswüchse und ihre mehr vertikale als horizontale Anordnung unterscheiden sie von den Osteophyten bei degenerativen Wirbelsäulenleiden. Paravertebrale Verknöcherungen sind bei der ankylosierenden Spondylitis häufig. Wenn im späteren Verlauf der Krankheit die Apophysengelenke und die Wirbelkörper fusionieren, dann kann man das radiologische Leitzeichen, die „Bambusstabwirbelsäule", beobachten (Abb. 13-28); auch werden bei diesem Prozeß zwangsläufig die Sakroiliakalgelenke befallen (vgl. Abb. 13-28B).

An den peripheren Gelenken können die entzündlichen Veränderungen nicht von denen der rheumatoiden Arthritis zu unterscheiden sein (vgl. Abb. 13-28B). Am Fuß stellen sich ganz charakteristisch Erosionen an bestimmten Sehnenansatzstellen ein, besonders am Fersenbein (vgl. Abb. 11-29). Die Beteiligung von Sitzbeinhöckern und Darmbeinkämmen bietet ein bordürenartiges Bild der Knochenformation, im Englischen markant „whiskering" (Backenbart), bei uns „Stachelbecken" genannt.

■ Morbus Reiter

Klinische Zeichen: Der Morbus Reiter ist klinisch eine Infektionskrankheit, die Männer 5mal häufiger als Frauen befällt und durch Arthritis, Konjunktivitis und Urethritis charakterisiert ist, ferner bietet er auch einen Haut- und Schleimhautausschlag sowie das Keratoderma blenorrhagicum. Wie beim Morbus Bechterew ist die Beteiligung des Auges häufig, wobei Konjunktivitis, Iritis, Uveitis und Episkleritis vorkommen. Etwa 60-80% der Patienten sind HLA-B27-positiv. Die Häufigkeit schwankt dabei je nach der ethnischen Herkunft. Im Gegensatz zur ankylosierenden Spondylitis kann beim Morbus Reiter das Sakroiliakalgelenk auch nur einseitig erkranken.

Bislang wurden 2 Typen dieser Krankheit identifiziert: 1. der sporadische oder endemische Typ, der in den USA häufig ist und mit einer nichtgonokokkalen Urethritis, Prostatitis oder hämorrhagischen Zystitis vergesellschaftet

TEIL III - Arthritis, Arthrose, Arthropathie

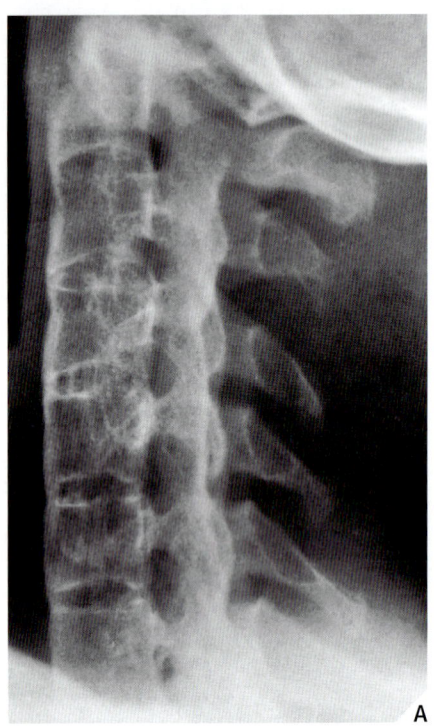

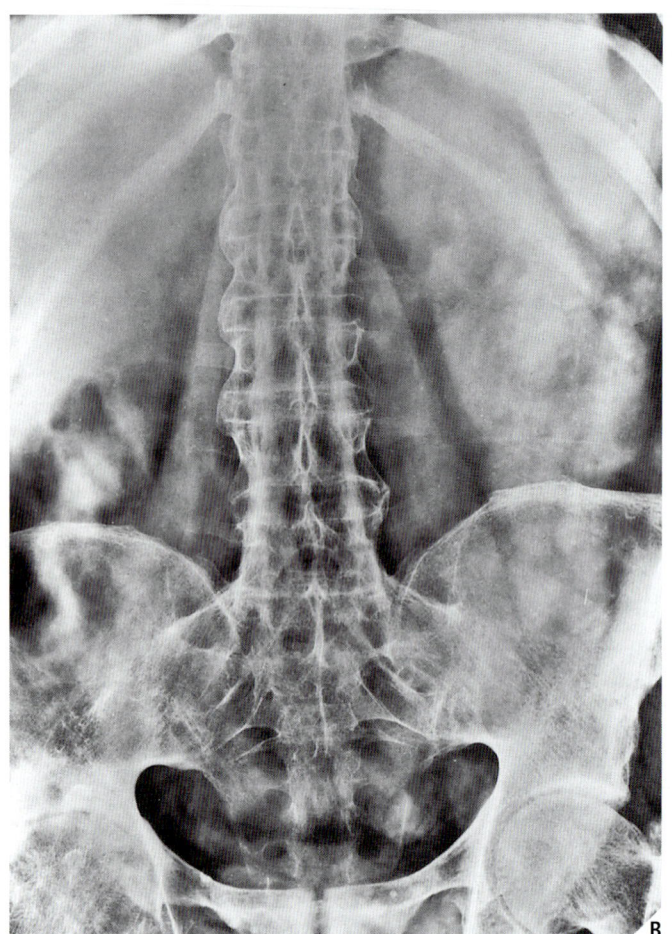

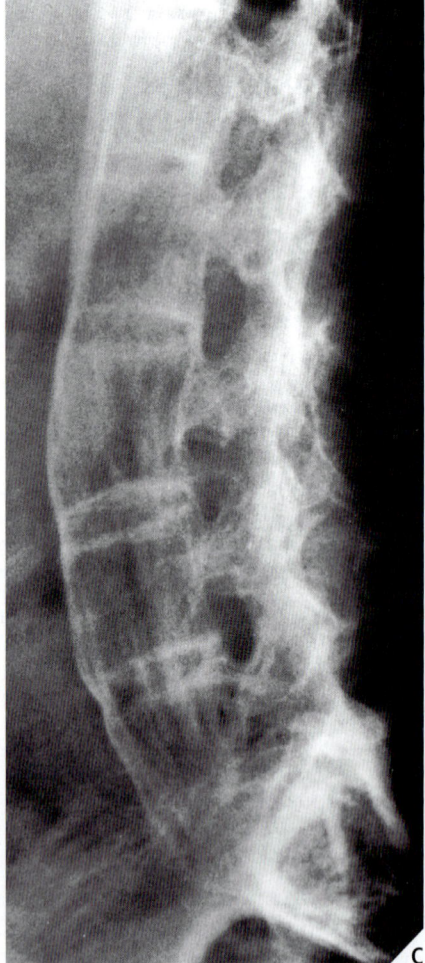

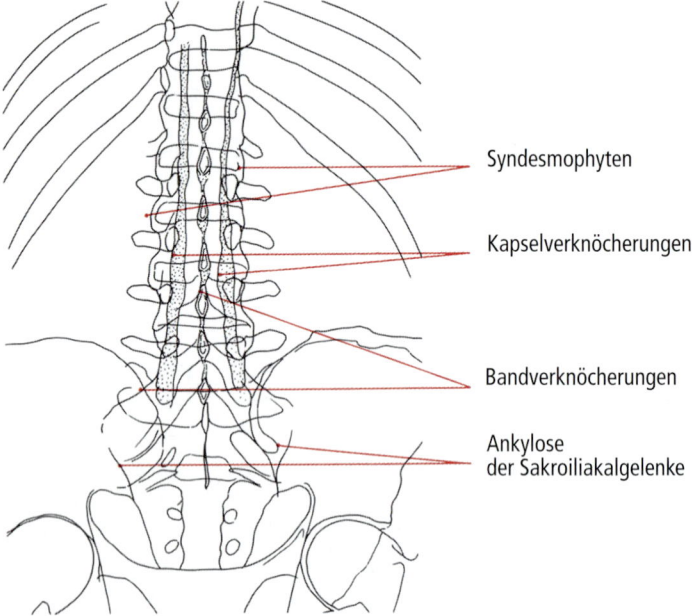

Abb. 13-28. **A** Die seitliche HWS-Aufnahme eines 53jährigen Mannes mit fortgeschrittenem Morbus Bechterew zeigt ventrale Syndesmophyten, die brückenartig die Wirbelkörper miteinander verbinden, und eine Ankylose der Facettengelenke, ferner paravertebrale Verknöcherungen, die das Bild einer „Bambusstabwirbelsäule" hervorrufen. **B, C** Das gleiche Phänomen sieht man auf der a.-p. und der Seitaufnahme der LWS. Zu beachten ist in der a.-p. Aufnahme die Fusion der Sakroiliakalgelenke und die Beteiligung beider Hüftgelenke, die eine axiale Verlagerung des Femurkopfes ähnlich wie bei der rheumatoiden Arthritis zeigen

ist und fast ausschließlich bei Männern vorkommt; und 2. in Europa eine epidemische Form im Verein mit einer bakteriellen Shigellendysenterie, welche man dann auch bei Frauen sieht. Zur mutmaßlichen Rolle von Yersinia enterocolitica als Krankheitsauslöser wurden erhebliche Forschungsanstrengungen besonders in Skandinavien unternommen, wo diese Form relativ häufiger als in Nordamerika ist.

Radiologische Zeichen: Radiologisch kennzeichnet den Morbus Reiter eine periphere und meist asymmetrische Arthritis mit Bevorzugung der Gelenke der unteren Extremität (Abb. 13-29). Häufigster Ort ist der Fuß, dort insbesondere die Zehengrundgelenke und die Ferse (Abb. 13-29B; vgl. auch Abb. 11-29B u. 11-30). Eine periostale Knochenneubildung ist dabei nicht selten. Der Befall der Sakroiliakalgelenke, den man häufig vorfindet, kann entweder asymmetrisch (einseitig) oder symmetrisch (beidseitig) sein (Abb. 13-30). An Brust- und Lendenwirbelsäule kann man grobe Syndesmophyten oder paravertebrale Verknöcherungen sehen, die ganz typisch die benachbarten Wirbel überbrücken (Abb. 13-31).

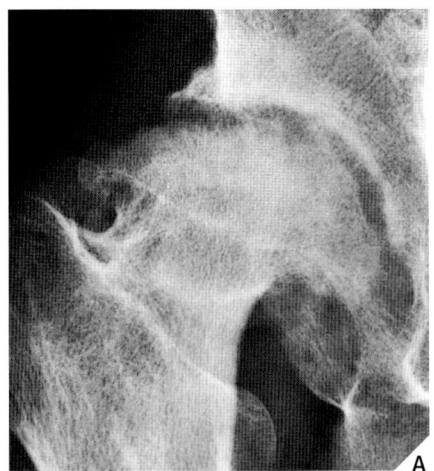
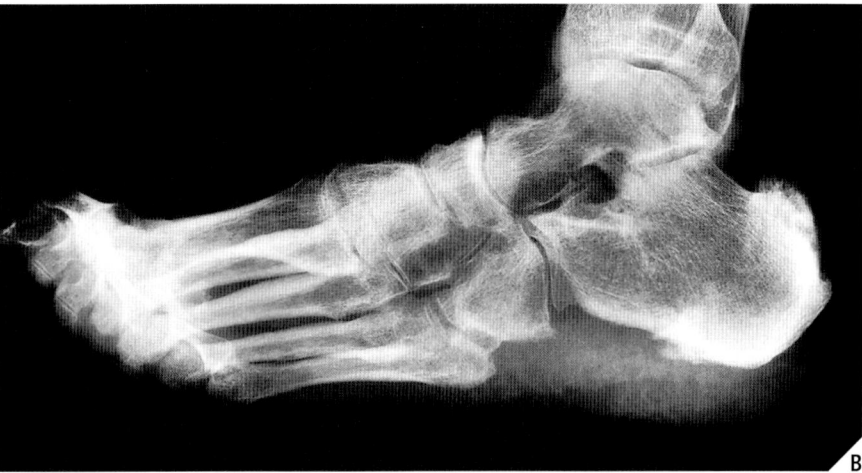

Abb. 13-29. **A** Die a.-p. Aufnahme der rechten Hüfte eines 39 Jahre alten Mannes mit Reiter-Syndrom zeigt für eine entzündliche Arthrose charakteristische Veränderungen. **B** Die seitliche Fußaufnahme eines 28jährigen Mannes mit einem Morbus Reiter zeigt die „flaue" Periostitis des Kalkaneus und entzündliche Veränderungen der Zehengrundgelenke, die für diese Krankheit typisch sind

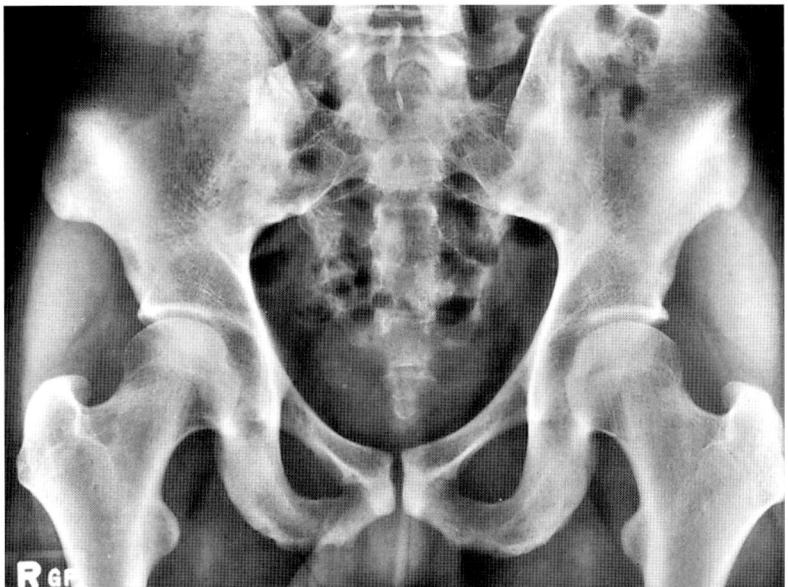
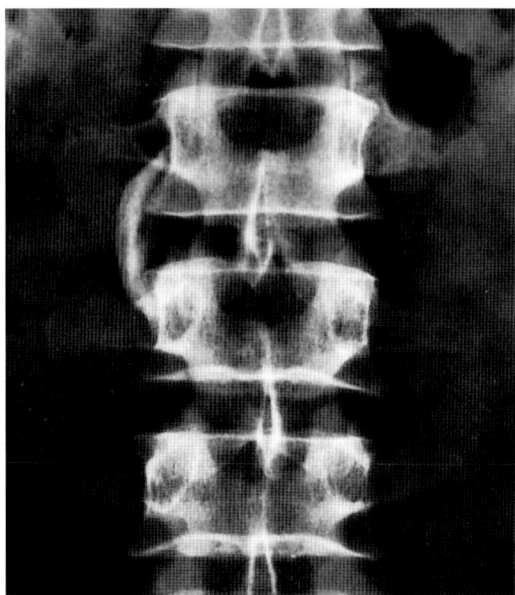

Abb. 13-30. Diese a.-p. Aufnahme des Beckens des Patienten aus Abb. 13-29B zeigt einen symmetrischen Befall der Sakroiliakalgelenke

Abb. 13-31. Die a.-p. Aufnahme der LWS eines 23 Jahre alten Manns mit Reiter-Syndrom zeigt einen einzelnen groben Syndesmophyten, der LWK2 und LWK3 überbrückt

TEIL III - Arthritis, Arthrose, Arthropathie

■ Psoriasisarthropathie (Psoriasisarthritis)

Klinische Zeichen: Bei der Psoriasisarthropathie wurden 5 Untergruppen arthritischer Syndrome beschrieben.

Die Untergruppe 1 oder die klassische Psoriasisarthritis umfaßt krankhafte Nagelveränderungen mit häufiger Erosion der Nagelkranzfortsätze (Akroosteolyse genannt; Abb. 13-32) und der Fingerend- sowie manchmal auch der Fingermittelgelenke (Abb. 13-33). Allerdings denke man daran, daß auch andere Krankheiten eine Akroosteolyse bewirken (Tab. 13-3).

Untergruppe 2, bekannt als die „Opernglasdeformität" der Hand, wird wegen der ausgiebigen Zerstörung der Phalangen- und der Metakarpalgelenke einschließlich der „Pencil-in-cup"-Deformität (Abb. 13-34) *Arthritis mutilans* genannt. Andere Gelenke, so Hüfte oder Ellbogen (Abb. 13-35) erkranken ebenfalls häufig. Patienten dieser Gruppe haben oft eine Sakroiliitis.

Untergruppe 3 ist durch eine symmetrische Polyarthritis charakterisiert (Abb. 13-36), die zur Ankylose der Fingerend- und -mittelgelenke führen kann und in dieser Verteilung oftmals nicht mehr von der rheumatoiden Arthritis abgrenzbar ist (Abb. 13-37).

Untergruppe 4 kennzeichnet eine Oligoarthritis, die im Gegensatz zur Gruppe 3 asymmetrisch verteilt ist und meist Fingerend- und -mittelgelenke wie auch Fingergrundgelenke erfaßt (Abb. 13-38). Die Patienten mit dieser Oligoarthritis stellen die größte Untergruppe und sind für ihre wurstartigen Fingerschwellungen bekannt („Wurstfinger").

Untergruppe 5 ist eine Spondylarthropathie mit Merkmalen ähnlich denen des Morbus Bechterew.

Die Ätiologie der Psoriasisarthropathie ist unbekannt und deren Beziehung zur rheumatoiden Arthritis und zu den Spondylarthropathien immer noch unklar. Man sieht sie bei 5–7% der Patienten mit Psoriasis vulgaris, wo sie vorwiegend die distalen Interphalangealgelenke an Hand und Fuß befällt, auch wenn man sie an anderen Stellen, wie proximalen Interphalangealgelenken, aber auch Hüfte, Knie, Sprunggelenk, Schulter und Wirbelsäule vorfinden kann.

Radiologische Zeichen: Meist liegen einige wenige charakteristische Röntgenzeichen der Psoriasisarthropathie vor, die zu einer korrekten Diagnose verhelfen. An den Finger- und Zehengliedern beobachtet man eine Periostreaktion in Form einer „flauen" Knochenneubildung; liegt dieser neue Knochen periartikulär und geht er mit Erosionen der Interphalangealgelenke einher, dann bietet sich oft das Bild von „Mäuseohren" (Abb. 13-39). Im fortgeschrittenen Stadium der Arthritis mutilans der Psoriasisarthropathie kann man schwere Deformitäten, so die „Pencil-in-cup"-Deformität (vgl. Abb. 13-34) und Fingergelenkankylosen, sehen (vgl. Abb. 13-37). An der Ferse erkennt man Ver-

Tab. 13-3. Häufigste Ursachen der Akroosteolyse

• Trauma	• Angeboren (Hajdu-Cheney-Syndrom)
• Diabetische Gangrän	• Lepra
• Psoriasis	• Gicht
• Sklerodermie	• Pyknodysostose
• Dermatomyositis	• Sarkoidose
• Rheumatoide Arthrtis	• Sjögren-Syndrom
• Morbus Raynaud	• Polyvinylchloridexposition
• Hyperparathyreoidismus (primärer und sekundärer)	• Pachydermoperiostose
• Erfrierung	• Thrombangiitis obliterans
• Verbrennung (thermisch, elektrisch)	• Syringomyelie

Modifiziert nach Reeder, MM, Felson B, 1975; mit freundlicher Erlaubnis

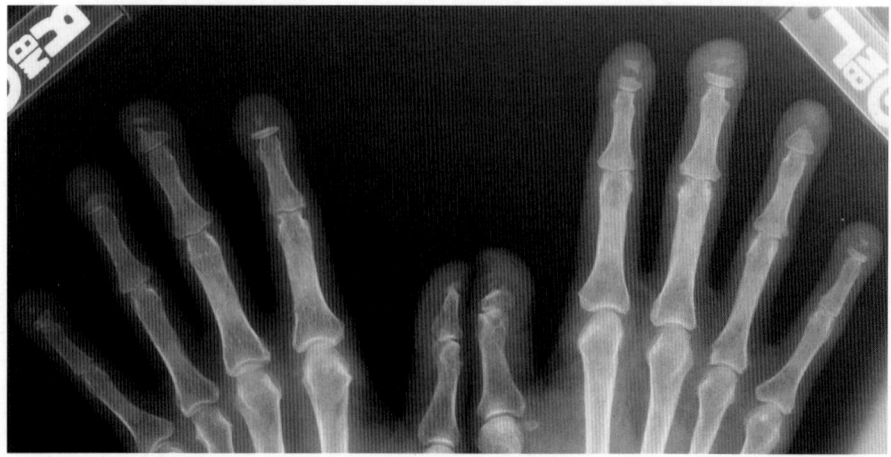

Abb. 13-32. Die 57 Jahre alte Frau, die schon lange an einer Psoriasis litt, erlitt nun eine Resorption der Nagelkranzfortsätze der Fingerendglieder (Akroosteolyse) an beiden Händen – ein für diese Krankheit typischer Befund

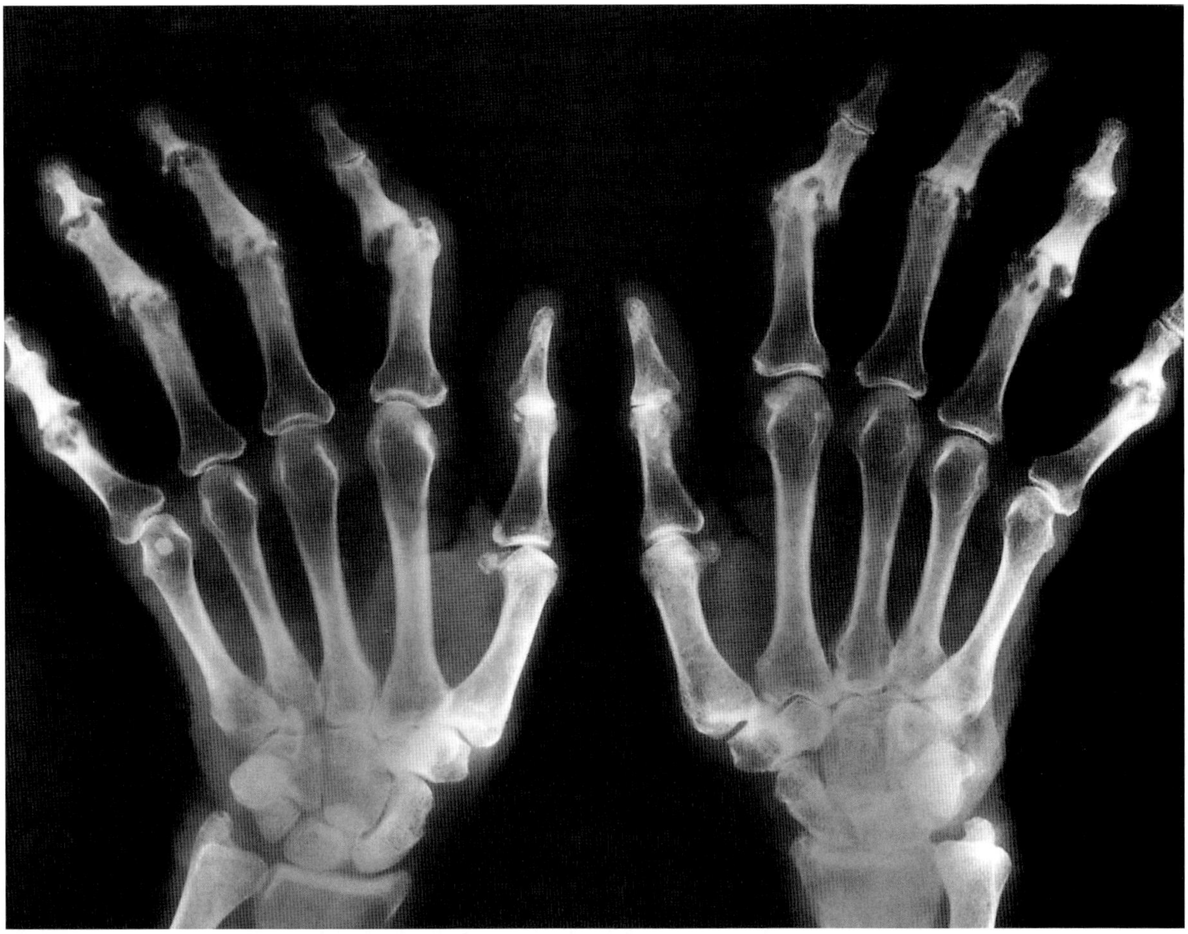

Inflammatorische Arthritiden 13

Abb. 13-33. Die d.-p. Röntgenaufnahme beider Hände einer 55 Jahre alten Frau mit psoriasistypischen Hautveränderungen zeigt destruierende Läsionen in den Fingermittel- und Fingerendgelenken. Es ist zu einer spontanen Fusion des Kleinfingerendgelenks rechts und des Ringfingerendgelenks links gekommen

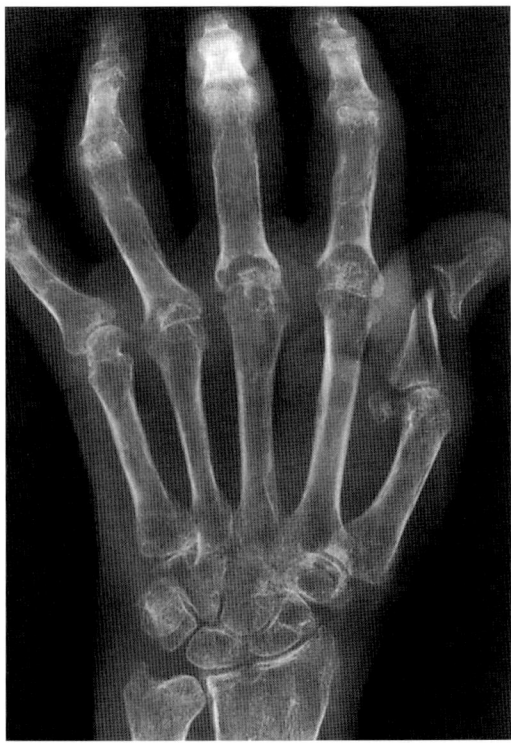

Abb. 13-34. Die d.-p. Handaufnahme einer 57jährigen Frau zeigt das typische Bild einer Polyarthritis psoriatica. Die „Pencil-in-cup"-Deformität des Daumeninterphalangealgelenks ist für diese Psoriasisform charakteristisch

TEIL III - Arthritis, Arthrose, Arthropathie

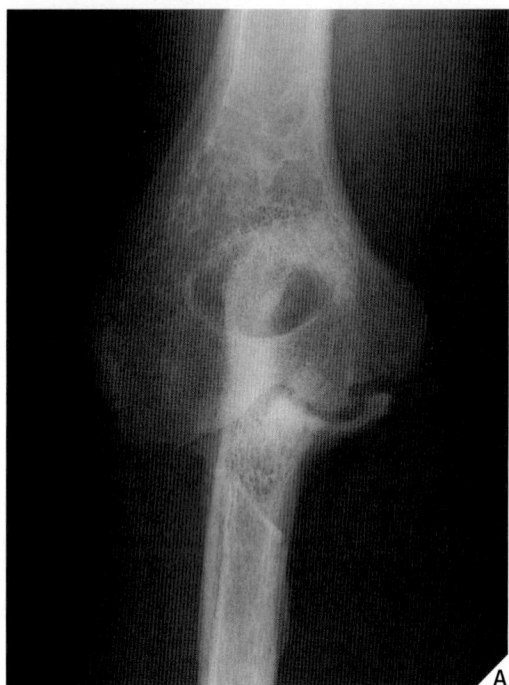
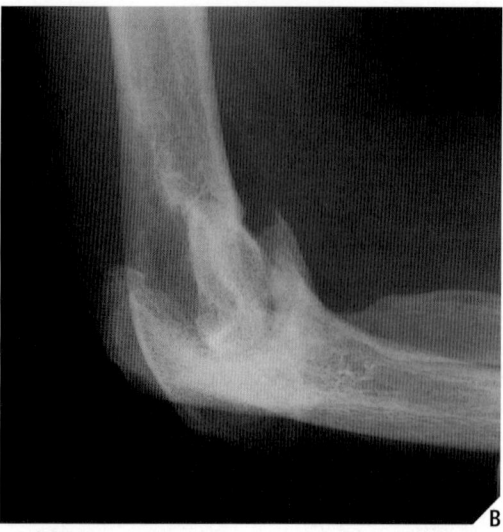

Abb. 13-35. Der 49 Jahre alte Mann kam mit einer mutilierenden Psoriasisarthropathie. **A, B** Das a.-p. Bild und die Seitaufahme des rechten Ellbogens zeigen ausgedehnte Gelenkerosionen. Das abgehobene vordere Fettpolster weist auf einen Gelenkerguß hin

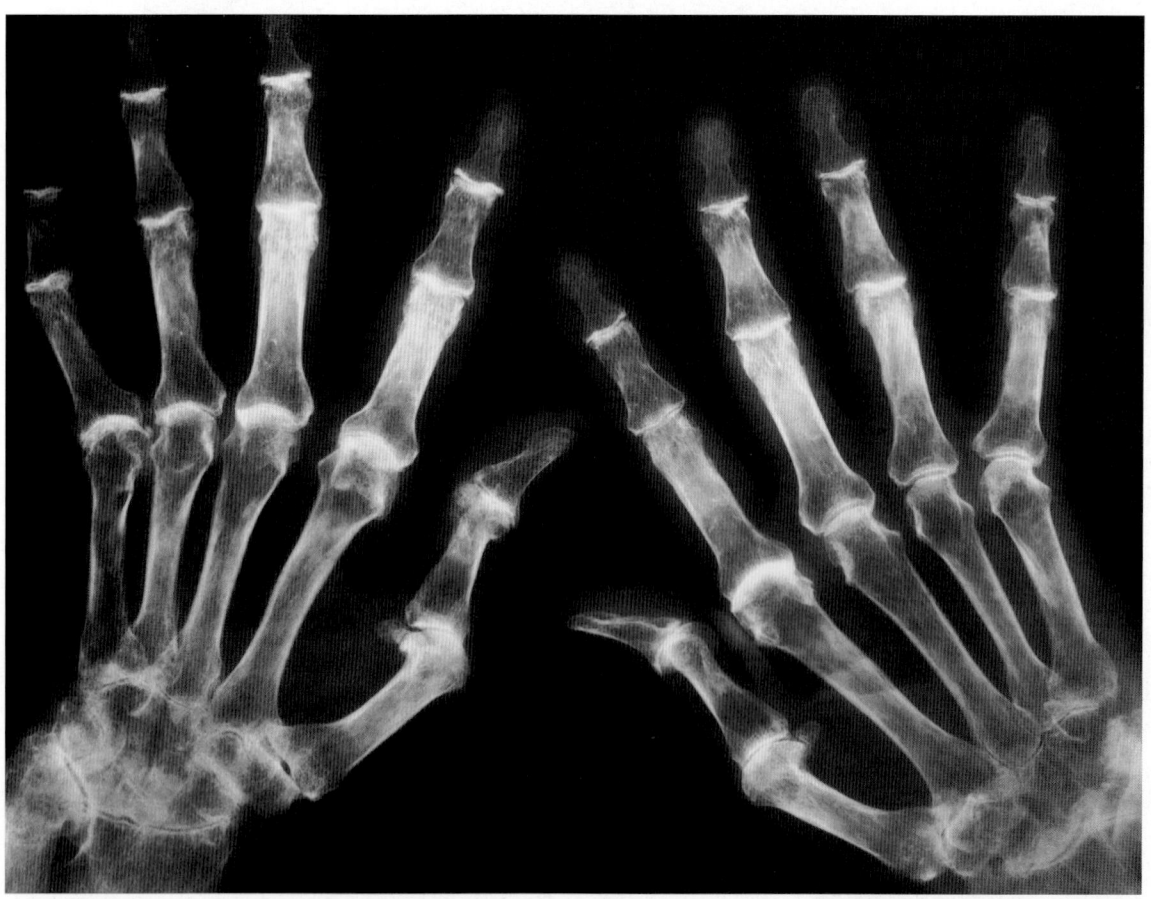

Abb. 13-36. Die 75 Jahre alte Frau kam mit symmetrischer Psoriasisarthropathie, die alle Gelenke der Hände und Handgelenke befallen hatte. Im Gegensatz zum Erwachsenentyp der rheumatoiden Arthritis sind hier auch die Fingerendgelenke befallen

Inflammatorische Arthritiden 13

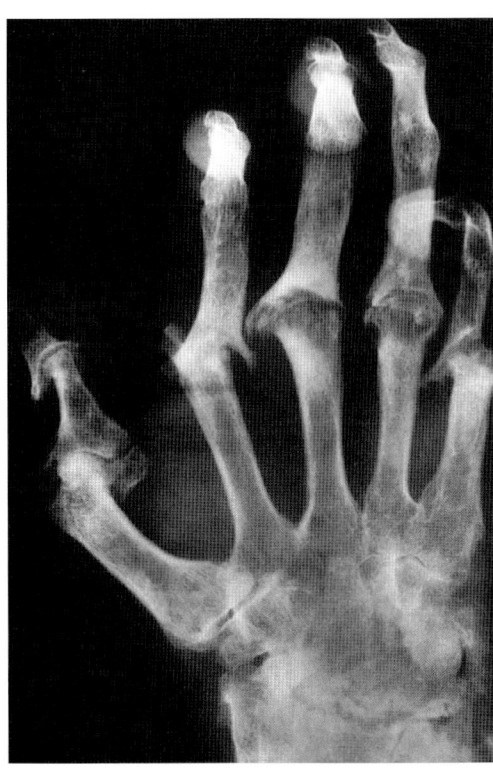

Abb. 13-37. Die d.-p. Aufnahme der linken Hand eines 67jährigen Mannes mit der polyarthritischen Form der Psoriasisarthritis zeigt Erosionen und viele Gelenkfusionen. Die Schwanenhalsdeformität des Kleinfingers ähnelt der, wie man sie bei Patienten mit rheumatoider Arthritis sieht

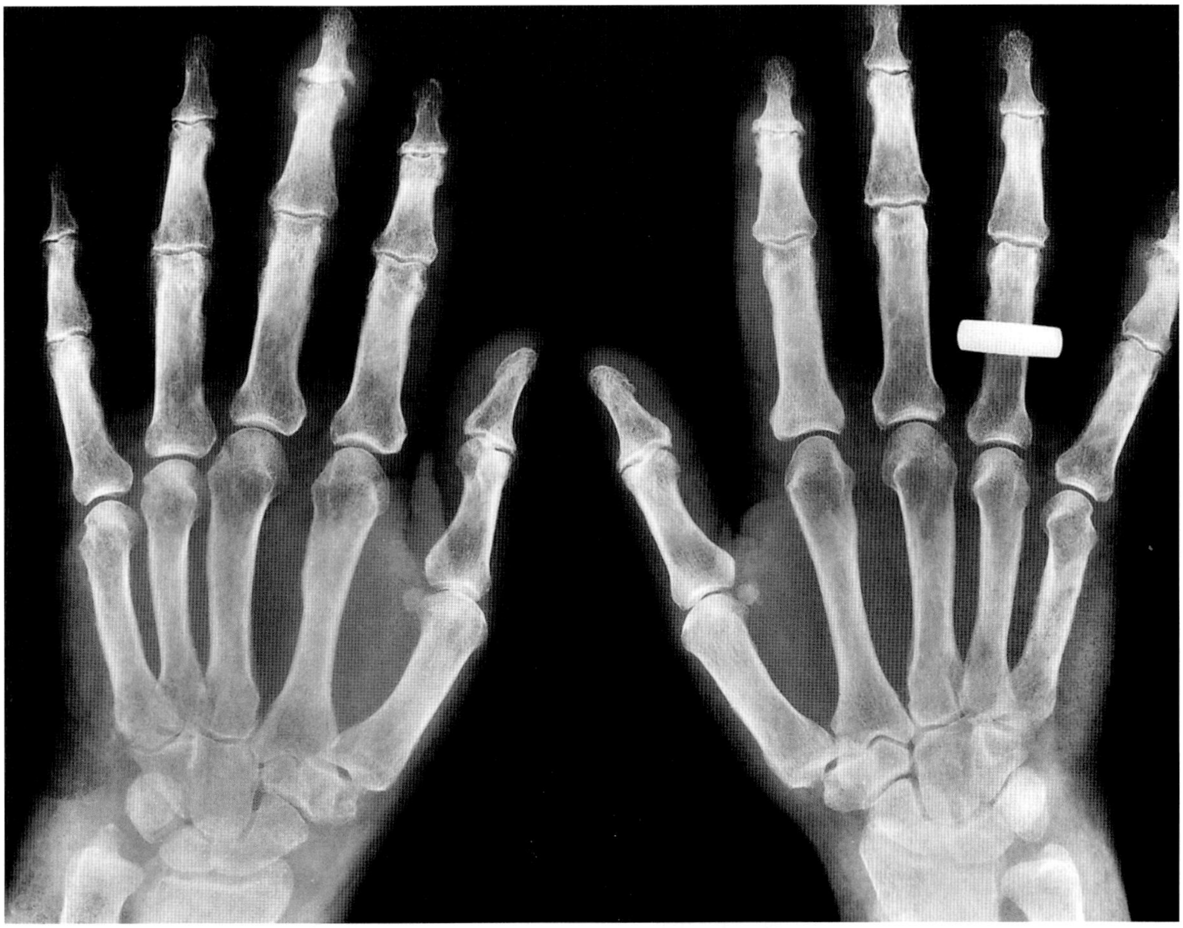

Abb. 13-38. Die d.-p. Aufnahme der Hände eines 33jährigen Mannes mit einer Psoriasis vulgaris vom oligoartikulären Typ der Arthritis zeigt destruierende Veränderungen am distalen Interphalangealgelenk von rechtem Mittelfinger sowie linkem Zeige- und Kleinfinger. Rechter Mittelfinger und linker Zeigefinger bieten das Bild eines „Wurstfingers"

TEIL III - Arthritis, Arthrose, Arthropathie

änderungen des Spätstadiums an der Ausbildung breitbasiger Osteophyten bei gleichzeitigen Erosionen und einer flauen Periostitis (vgl. Abb. 11-29 u. 11-30C).

An der Wirbelsäule zeigt sich die Psoriasisarthropathie besonders häufig in Form der Sakroiliitis, die beidseitig und symmetrisch, beidseitig und asymmetrisch oder nur einseitig sein kann. Wie beim Morbus Reiter, so können sich auch hierbei grobe asymmetrische Syndesmophyten oder paravertebrale Ossifikationen ausformen (Abb. 13-40 u. 13-41), was dann, wie bereits Resnick herausarbeitete, eine Frühmanifestation dieser Krankheit darstellen kann.

■ Enteropathische Arthropathien

Diese Gruppe umfaßt Arthritiden im Verein mit entzündlichen Darmkrankheiten, wie Colitis ulcerosa, Morbus Crohn (Enteritis regionalis) oder intestinaler Lipodystrophie (Morbus Whipple), wobei letztere vorwiegend Männer im 4. und 5. Lebensjahrzehnt befällt. Bei den meisten Patienten mit solchen enteropathischen Störungen findet man das Histokompatibilitätsantigen HLA-B27. Bei allen 3 Krankheitsbildern können Wirbelsäule, Sakroiliakalgelenke und periphere Gelenke erkranken. An der Wirbelsäule sind die Rechteckform der Wirbelkörper und die Ausbildung von Syndesmophyten häufige Zeichen. Die Sakroiliitis ist in aller Regel beidseitig und symmetrisch und von der bei der ankylosierenden Spondylitis nicht zu unterscheiden (Abb. 13-42). Ferner können die Patienten auch eine periphere Arthritis bieten, deren Aktivität etwa der der Darmerkrankung parallel geht.

Schließlich sei noch angemerkt, daß eine Arthritis auch gastrointestinalen Bypass-Operationen nachfolgen kann; hier ist dann die Synovialitis polyartikulär und symmetrisch, doch zeigen die Veränderungen röntgenologisch keine Erosionen.

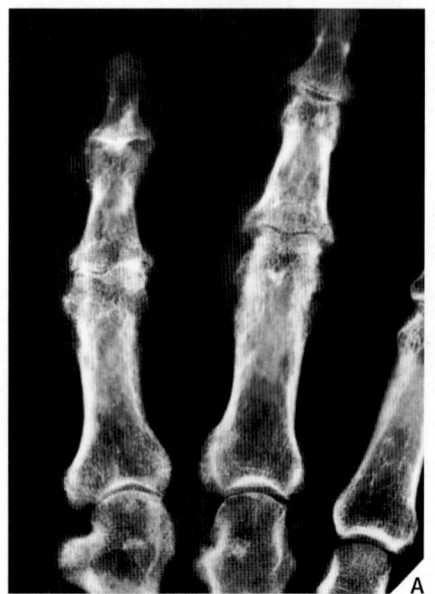
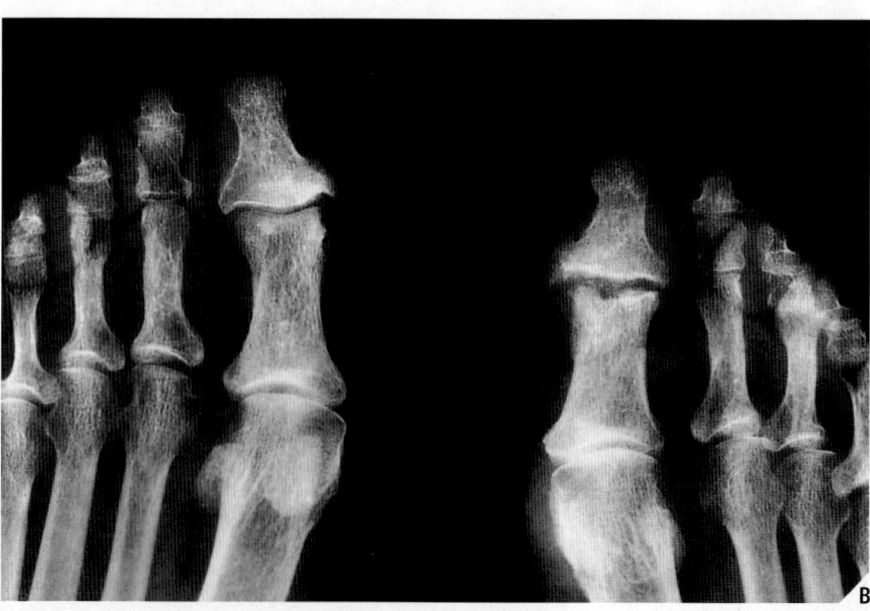

Abb. 13-39. **A** Die Vergrößerungsaufnahme der Hand eines 48jährigen Mannes, der sich mit einer gesicherten Psoriasis vulgaris vorstellte, zeigt marginale Erosionen und neue Knochenapposition an den Fingermittel- und -endgelenken, die Mäuseohren ähneln. Zu beachten ist die flaue Periostitis an den juxtaartikulären Gebieten der Phalangen und im distalen Abschnitt der Mittelhandknochen. **B** Am Fuß hat der gleiche Prozeß zu einem „Mäuseohrenbild" der Großzehen geführt

Inflammatorische Arthritiden 13

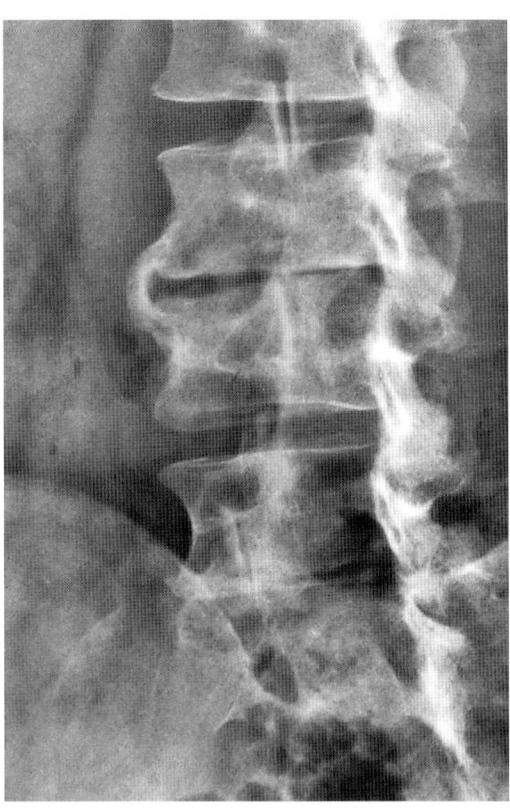

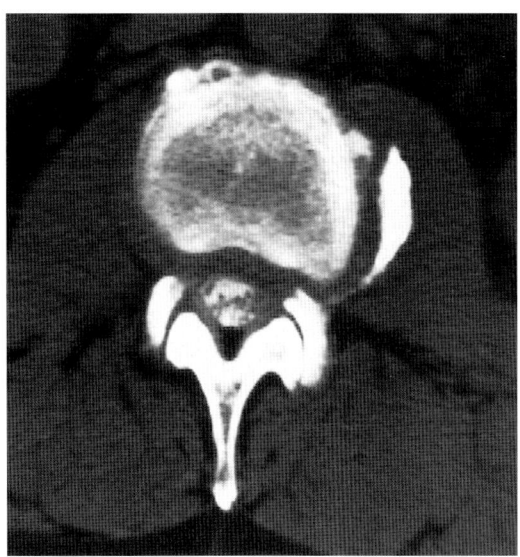

Abb. 13-41. Das CT-Bild nach Myelographie zeigt eine lumbale paravertebrale Verknöcherung bei einem 48 Jahre alten Mann mit Psoriasis

Abb. 13-40. Die LWS-Schrägaufnahme bei einem 30jährigen Mann mit Psoriasis vulgaris zeigt einen dafür typischen einzelnen Syndesmophyten, der den Zwischenraum der Wirbelkörper L3 und L4 überbrückt. Auch ist die rechte Iliosakralfuge betroffen

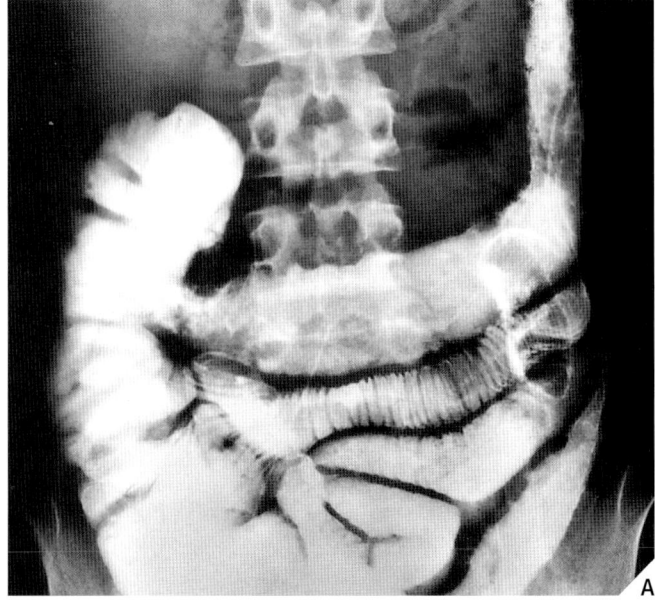
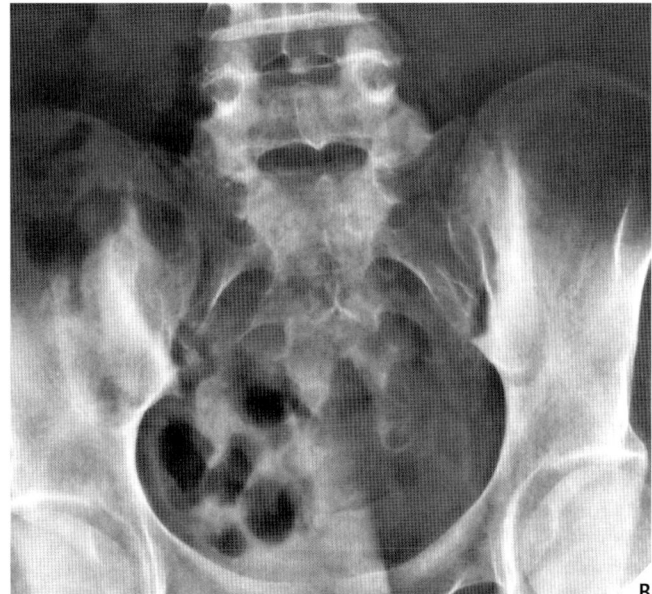

Abb. 13-42. Eine 20jährige Frau mit bekannter Colitis ulcerosa bekam schwere Kreuzschmerzen im Bereich der Sakroiliakalgelenke. **A** Die Bariumuntersuchung ergibt einen ausgedehnten Befall des Colon transversum, der zu einer Colitis ulcerosa paßt. **B** Die p.-a. Aufnahme des Beckens zeigt eine beiderseitige und dabei symmetrische Sakroiliakalarthritis, die der bei einer Spondylitis ankylosans ähnelt

TEIL III - Arthritis, Arthrose, Arthropathie

Merkpunkte für die Praxis

Erosive Arthritis (Arthrose)

1. Die erosive Arthritis, die vorwiegend bei Frauen im mittleren Lebensalter vorkommt, vereint die klinischen Zeichen der rheumatoiden Arthritis mit den radiologischen Merkmalen der Arthrose.
2. Die erosive Arthritis kann man erkennen an:
   - Befall der Fingermittel- und Fingerendgelenke;
   - einer charakteristischen Möwenschwingenform der Gelenkerosionen. Spontanfusionen (Ankylosen) der Interphalangealgelenke können auftreten.

Rheumatoide Arthritis

1. Die rheumatoide Arthritis bevorzugt folgende Orte:
   - Große Gelenke (Knie und Hüfte);
   - kleine Gelenke der Hand (Fingergrundgelenke und Fingermittelgelenke);
   - Karpalgelenke.

   Distale Fingergelenke und die Sakroiliakalgelenke bleiben meist verschont.
2. Zu den radiologischen Leitzeichen der rheumatiden Arthritis zählen:
   - Diffus und symmetrisch verschmälerter Gelenkspalt;
   - periartikuläre Osteoporose;
   - spindelförmige Weichteilschwellung;
   - marginale und zentrale Erosionen;
   - periartikuläre synoviale Zysten;
   - Subluxationen und andere Gelenkdeformitäten, wie Schwanenhals- und Boutonnière-Deformität sowie Anhalterdaumen.
3. Charakteristisch für die rheumatoide Arthritis sind an der Halswirbelsäule:
   - Densarrosion zusammen mit Subluxation der atlantoaxialen Gelenke und häufig ein Hochstand des Axis;
   - Beteiligung der kleinen Wirbelgelenke;
   - Erosionen an den Wirbelkörpern;
   - Zerstörung von Bandscheiben;
   - Erosionen der Dornfortsätze („whittling").
4. Bei der rheumatoiden Arthritis
   - wandert charakteristisch der Femurkopf nach kranial oder seltener nach medial mit der Folge einer Protrusio acetabuli;
   - ist die Ruptur der Rotatorenmanschette der Schulter eine häufige Komplikation;
   - ist das untere Sprunggelenk am Fuß am häufigsten betroffen; ferner beobachtet man einen Hallux valgus.
5. Die rheumatoide Nodulose, die vorwiegend bei Männern vorkommt, ist eine Variante der rheumatoiden Arthritis; sie bietet:
   - Im charakteristischen Fall keine Gelenkanomalien;
   - zahlreiche subkutane Knötchen;
   - einen hohen Titer des Rheumafaktors.
6. Die juvenile rheumatoide Arthritis hat mehrere charakteristische Merkmale, die bei der Erwachsenenform nicht vorhanden sind:
   - Eine Periostreaktion;
   - Ankylosen, besonders der Facettengelenke der Halswirbelsäule;
   - Wachstumsanomalien infolge des Befalls von Epiphysen.

Andere inflammatorische Arthritiden

1. Zu den Spondylarthropathien gehören vier Krankheitsentitäten: Morbus Bechterew, Psoriasisspondylarthropathie, Morbus Reiter und Spondylarthropathien bei entzündlichen Darmkrankheiten.
2. Der Morbus Bechterew, der vor allem bei jungen Männern vorkommt, befällt in typischer Weise Wirbelsäule und Sakroiliakalgelenke. Das Histokompatibilitätsantigen HLA-B27 ist bei 95% der Patienten positiv. Radiologische Leitzeichen des Morbus Bechterew sind:
   - Rechteckig geformte Wirbel („Schachtelwirbel");
   - Ausbildung zarter Syndesmophyten;
   - im späten Krankheitsstadium die komplette Fusion der kleinen Wirbelgelenke und Bandscheibenräume, die sog. „Bambusstabwirbelsäule".
3. Der Morbus Reiter beinhaltet inflammatorische Arthritis, Urethritis, Konjunktivitis und Veränderungen an Haut und Schleimhäuten. Zu seinen radiologischen Merkmalen zählen:
   - Eine periphere, meist asymmetrische Arthritis, die bevorzugt die Gelenke der unteren Extremität, insbesondere die des Fußes, befällt;
   - grobe Syndesmophyten und paravertebrale Verknöcherungen, die die Wirbelkörper überbrücken;
   - eine meist asymmetrische Sakroiliitis.
4. Die Psoriasis(spondyl)arthropathie bevorzugt die Fingerendgelenke. Der oligoartikuläre Befall kann zum Phänomen des „Wurstfingers" führen. Radiologische Zeichen sind:
   - Flaue Periostitis;
   - „Stift-in-Tasse"-Deformität (pencil in cup) der Gelenke (Arthritis mutilans);
   - grobe Syndesmophyten und paravertebrale Verknöcherungen, die nicht von denen des Morbus Reiter unterscheidbar sind;
   - Befall der Sakroiliakalgelenke.
5. Enteropathische Spondylarthropathien kommen vor bei:
   - Colitis ulcerosa;
   - Morbus Crohn (Ileitis terminalis oder regionalis);
   - intestinaler Lipodystrophie (Morbus Whipple);
   - intestinalen Bypass-Operationen.

   Im charakteristischen Fall sind die Sakroiliakalgelenke symmetrisch erkrankt.

Literaturempfehlungen

Adam G, Dammer M, Bohndorf K, Christoph R, Fenke F, Günther RW. Rheumatoid arthritis of the knee: value of gadopentetate dimeglumine-enhanced MR imaging. AJR Am J Roentgenol 1991; 156: 125–129.

Ansell BM, Wigley RA. Arthritic manifestations in regional enteritis. Ann Rheum Dis 1964; 23: 64–72.

Arnett FC, Bias WB, Stevens MB. Juvenile-onset chronic arthritis. Clinical and roentgenographic features of a unique HLA-B27 subset. Am J Med 1980; 69: 369–376.

Arnett FC, Edworthy SM, Bloch DA, et al. The American Rheumatism Association 1987 revised criteria for the classification of rheumatoid arthritis. Arthritis Rheum 1988; 31: 315–324.

Azouz EM, Duffy CM. Juvenile spondyloarthropathies: clinical manifestations and medical imaging. Skeletal Radiol 1995; 24: 399–408.

Baker H, Golding DN, Thompson M. Psoriasis and arthritis. Ann Intern Med 1963; 58: 909–925.

Beltran J, Caudill JL, Herman LA, et al. Rheumatoid arthritis: MR imaging manifestations. Radiology 1987; 165: 153–157.

Berens DL. Roentgen features of ankylosing spondylitis. Clin Orthop 1971; 74: 20–33.

Björkengren AG, Geborek P, Rydholm U, Holtas S, Petterson H. MR imaging of the knee in acute rheumatoid arthritis: synovial uptake of gadolinium-DOTA. AJR Am J Roentgenol 1990; 155: 329–332.

Björkengren AG, Pathria MN, Sartosis DJ, et al. Carpal alterations in adult-onset Still disease, juvenile chronic arthritis, and adult-onset rheumatoid arthritis: comparative study. Radiology 1987; 165: 545–548.

Bland JH, Brown EW. Seronegative and seropositive rheumatoid arthritis: clinical, radiological and biochemical differences. Ann Intern Med 1964; 60: 88–94.

Boden SD, Dodge LD, Bohlman HH, Rechtine GR. Rheumatoid arthritis of the cervical spine. J Bone J Surg [Am] 1993; 75A: 1282–1297.

Bollow M, Braun J, Biedermann T, et al. Use of contrast-enhanced MR imaging to detect sacroiliitis in children. Skeletal Radiol 1998; 27: 606–616.

Boutin RD, Resnick D. The SAPHO syndrome: an evolving concept for unifying several idiopathic disorders of bone and skin. AJR Am J Roentgenol 1998; 170: 585–591.

Boyle AC. The rheumatoid neck. Proc R Soc Med 1971; 64: 1161–1165.

Breedveld FC, Algra PR, Vielvoye CJ, Cats A. Magnetic resonance imaging in the evaluation of patients with rheumatoid arthritis and subluxations of the cervical spine. Arthritis Rheum 1987; 30: 624–629.

Brook A, Corbett M. Radiographic changes in early rheumatoid arthritis. Ann Rheum Dis 1977; 36: 71–73.

Brower AC, Allman RM Pencil pointing: a vascular pattern of deossification. Radiographics 1983; 3: 315–325.

Bundschuh C, Modic MT, Kearney F, Morris R, Deal C. Rheumatoid arthritis of the cervical spine: surface-coil MR imaging. AJR Am J Roentgenol 1988; 151: 181–187.

Burgos-Vargas R. Juvenile ankylosing spondylitis. Rheum Dis Clin North Am 1992; 18: 123–142.

Burgos-Vargas R, Vazquez-Mellado J. The early clinical recognition of juvenile-onset ankylosing spondylitis and its differentiation from juvenile rheumatoid arthritis. Arthritis Rheum 1995; 38: 835–844.

Calabro JJ, Cordon RD, Miller KI. Bechterew's syndrome in children: diagnostic criteria. Scand J Rheumatol 1980; 32 [Suppl]: 45–48.

Calin A. Ankylosing spondylitis. In: Kelley WN, Harris ED, Ruddy S, Sledge CB, eds. Textbook of rheumatology. Philadelphia: WB Saunders, 1981: 1033–1046.

Cassidy JT, Levinson JE, Bass JC, et al. A study of classification criteria for a diagnosis of juvenile rheumatoid arthritis. Arthritis Rheum 1986; 29: 274–281.

Cassidy JT, Petty RE. Spondyloarthropathies. In: Cassidy JT, Petty RE, eds. Textbook of pediatric rheumatology, 2nd ed. New York: Churchill Livingstone, 1990: 221–259.

Chung C, Coley BD, Martin LC. Rice bodies in juvenile rheumatoid arthritis. AJR Am J Roentgenol 1998; 170: 698–700.

Clark RL, Muhletaler CA, Margulies SI. Colitic arthritis: clinical and radiographic manifestations. Radiology 1971; 101: 585–594.

Dale K, Paus AC, Laires K. A radiographic classification in juvenile rheumatoid arthritis applied to the knee. Eur Radiol 1994; 4: 27–32.

Dalinka MK, Reginato AJ, Golden DA. Calcium deposition diseases. Semin Roentgenol 1982; 17: 39–48.

Dihlmann W. Current radiodiagnostic concept of ankylosing spondylitis. Skeletal Radiol 1979; 4: 179–188.

Dixon AS. "Rheumatoid arthritis" with negative serological reaction. Ann Rheum Dis 1960; 19: 209–228.

Eastmond CJ, Woodrow JC. The HLA system and the arthropathies associated with psoriasis. Ann Rheum Dis 1977; 36: 112–121.

Ehrlich GE. Inflammatory ostcoarthritis. II. The superimposition of rheumatoid arthritis. J Chronic Dis 1972; 25: 635–643.

El-Khoury GY, Larson RK, Kathol Mh, Berbaum KS, Furst DE. Seronegative and seropositive rheumatoid arthritis: radiographic differences. Radiology 1988; 168: 517–520.

El-Noueam KI, Giuliano V, Schweitzer ME, O'Hara BJ. Rheumatoid nodules: MR/pathological correlation. J Comput Assist Tomogr 1997; 21: 796–799.

Fam AG, Topp JR, Stein HB, Little AH. Clinical and roentgenographic aspects of pseudogout: a study of 50 cases and a review. Can Med Assoc J 1981; 124: 545–551.

Fezoulidis I, Neuhold A, Wicke L, Seidl G, Eydokimidis B. Diagnostic imaging of the occipito-cervical junction in patients with rheumatoid arthritis. Eur J Radiol 1989; 9: 5–11.

Foley-Nolan D, Stack JP, Ryan M, et al. Magnetic resonance imaging in the assessment of rheumatoid arthritis: a comparison with plain film radiographs. Br J Rheumatol 1991; 30: 101–106.

Forrester DM. Imaging of the sacroiliac joints. Radiol Clin North Am 1990; 28: 1055–1072.

Fries JF, Bloch DA, Sharp JT, et al. Assessment of radiologic progression in rheumatoid arthritis. Arthritis Rheum 1986; 29: 1–9.

Galvez J, Sola J, Ortuno G, et al. Microscopic rice bodies in rheumatoid synovial fluid sediments. J Rheum 1992; 19: 1851–1858.

Genant HA. Roentgenographic aspects of calcium pyrophosphate dihydrate crystal deposition disease (pseudogout). Arthritis Rheum 1976; 19(Suppl 3(: 307–328.

Ginsberg MH, Genant HK, Yü TF, McCarty D. Rheumatoid nodulosis: an unusual variant of rheumatoid disease. Arthritis Rheum 1975; 18: 49–58.

Giovagnoni A, Grassi W, Terilli F et al. MRI of the hand in psoriatic and rheumatical arthritis. Eur Radiol 1995; 5: 590–595.

Gordon DA, Hastings DE. Rheumatoid arthritis: clinical features – early, progressive and late disease. In: Klippel JH, Dieppe PA, eds. Rheumatology. St. Louis: CV Mosby, 1994: 3.4.1–3.4.14.

Gran JT, Husby G. The epidemiology of ankylosing spondylitis. Semin Arthritis Rheum 1993; 22: 319–334.

Graudal NA, Jurik AG, de Carvalho A, Graudal HK. Radiographic progression in rheumatoid arthritis: a long-term prospective study of 109 patients. Arthritis Rheum 1998; 41: 1470–1480.

Green L, Meyers OL, Gordon W, Briggs B. Arthritis in psoriasis. Ann Rheum Dis 1981; 40: 366–369.

Greenspan A, Baker ND, Norman A. Rheumatoid arthritis simulating other lesions. Bull Hosp Joint Dis Orthop Inst 1983; 43: 70–77.

Gubler FM, Maas M, Dijkstra PF, de Jongh HR. Cystic rheumatoid arthritis: description of a nonerosive form. Radiology 1990; 170: 829–834.

Hazes JMW, Dijkmans BAC, Hoevers JM, et al. R4 prevalence related to the age at disease onset in female patients with rheumatoid arthritis. Ann Rheum Dis 1989; 48: 406–408.

Helliwell PS, Wright V. Clinical features of psoriatic arthritis. In: Klippel JH, Dieppe PA, eds. Practical rheumatology. London: Mosby, 1995: 235–242.

Herve-Somma CMP, Sebag GH, Prieur AM, Bonnerot V, Lallemand DR. Juvenile rheumatoid arthritis of the knee: MR evaluation with Gd-DOTA. Radiology 1992; 182: 93–98.

Hoffman GS. Polyarthritis: the differential diagnosis of rheumatoid arthritis. Semin Arthritis Rheum 1978; 8: 115–141.

Jensen PS, Putman CE. Current concepts with respect to chondrocalcinosis and the pseudogout syndrome. AJR Am J Roentgenol 1975; 123: 531–539.

Kahn ME, Why the „SAPHO" syndrome? J Rheumatol 1995; 22: 2017–2019.

Kapasi OA, Ruby LK, Calney K. The psoriatic hand. J Hand Surg [Am] 1982; 7A: 492–497.

Karasick D, Schweitzer ME, O'Hara BJ. Distal fibular notch: a frequent manifestation of the rheumatoid ankle. Skeletal Radiol 1997; 26: 529–532.

Kaye BR, Kaye RL, Bobrove A. Rheumatoid nodules. Am J Med 1984; 76: 279–292.

Keat A. Reiter's syndrome and reactive arthritis in perspective. N Engl J Med 1983; 309: 1606–1615.

Kelly JJ 3rd, Weisiger BB. The arthritis of Whipple's disease. Arthritis Rheum 1963; 25: 615–632.

Khan MA, van der Linden SM. A wider spectrum of spondyloarthropathies. Semin Arthritis Rheum 1990; 20: 107–113.

Killebrew K, Gold RH, Sholkoff SD. Psoriatic spondylitis. Radiology 1973; 108: 9–16.

Klenerman L. The foot and ankle in rheumatoid arthritis. Br J Rheum 1995; 34: 443–448.

König H, Sieper J, Wolf KJ. Rheumatoid arthritis: evaluation of hypervascular and fibrous pannus with dynamic MR imaging enhanced with Gd-DTPA. Radiology 1990; 176: 473–477.

Kumar R, Madewell JE. Rheumatoid and seronegative arthropathies of the foot. Radiol Clin North Am 1987; 25: 1263–1288.

Küster W, Lenz W. Morbus Crohn und Colitis ulcerosa. Häufigkeit, familiäres Vorkommen und Schwangerschaftsverlauf. Ergeb Inn Med Kinderheilkd 1984; 53: 103–132.

Laxer RM, Babyn P, Liu P, Silverman ED, Shore A. Magnetic resonance studies of the sacroiliac joints in children with HLA-B27 associated seronegative arthropathies. J Rheumatol 1992; 19 [Suppl 33]: 123.

Leirisalo M, Skylv G, Kousa M, et al. Follow-up study on patients with Reiter's disease and reactive arthritis with special reference to HLA-B27. Arthritis Rheum 1982; 25: 249–259.

Lindsley CB, Schaller JG. Arthritis associated with inflammatory bowel disease in children. J Pediatr 1974; 84: 16–20.

Ling D, Murphy WA, Kyriakos M. Tophaceous pseudogout. AJR Am J Roentgenol 1982; 138: 162–165.

Lund PJ, Heikal A, Maricic MJ, Krupinski EA, Williams CS. Ultrasonographic imaging of the hand and wrist in rheumatoid arthritis. Skeletal Radiol 1995; 24: 591–596.

Marsal L, Winblad S, Wollheim FA. Yersinia enterocolitica arthritis in Southern Sweden: a four-year follow-up study. BMJ 1981; 283: 101–103.

Martel W, Braunstein EM, Borlaza G, Good AE, Griffin PE. Radiologic features of Reiter disease. Radiology 1979; 132: 1–10.

Martel W, Holt JF, Cassidy JT. The roentgenologic manifestations of juvenile rheumatoid arthritis. AJR Am J Roentgenol 1962; 88: 400–423.

Martel W, Snarr JW, Horn JR. Metacarpophalangeal joints in interphalangeal osteoarthritis. Radiology 1973; 108: 1–7.

Martel W, Stuck KJ, Dworin AM, Hylland RG. Erosive osteoarthritis and psoriatic arthritis: a radiologic comparison in the hand, wrist and foot. AJR Am J Roentgenol 1980; 134: 125–135.

Mathews JA. Atlanto-axial subluxation in rheumatoid arthritis. A 5-year follow-up study. Ann Rheum Dis 1974; 33: 526–531.

Metzger AL, Morris RI, Bluestone R, Terasaki PI. HL-A W27 in psoriatic arthropathy. Arthritis Rheum 1975; 18: 111–115.

Michelson J, Easley M, Wigley FM, Hellmann D. Foot and ankle problems in rheumatoid arthritis. Foot Ankle Int 1994; 15: 608–613.

Nance EP, Kaye JJ. The rheumatoid variants. Semin Roentgenol 1982; 17: 16–24.

Oloff-Solomon J, Oloff LM, Jacobs AM. Rheumatoid nodulosis in the foot: a variant of rheumatoid disease. J Foot Surg 1984; 23: 382–385.

Oudjhane K, Azouz EM, Hughes S, Paquin JD. Computed tomography of the sacroiliac joints in children. Can Assoc Radiol J 1993; 44: 313–314.

Paimela L. The radiographic criterion in the 1987 revised criteria for rheumatoid arthritis. Arthritis Rheum 1992; 35: 255–258.

Park WM, O'Neill M, McCall IW. The radiology of rheumatoid involvement of the cervical spine. Skeletal Radiol 1979; 4: 1–7.

Peterfy CG, Majumdar S, Lang P, van Dijke C, Sack K, Genant H. MR imaging of the arthritic knee: improved discrimination of cartilage, synovium, and effusion with pulsed saturation transfer and fat-suppressed T1-weighted sequences. Radiology 1994; 191: 413–419.

Peterson CC Jr, Silbiger ML. Reiter's syndrome and psoriatic arthritis. Their roentgen spectra and some interesting similarities. AJR Am J Roentgenol 1967; 101: 860–871.

Pettersson H, Larsson EM, Holtas S, Cronquist S, Egund N, Zygmunt S, Brattstrom H. MR imaging of the cervical spine in rheumatoid arthritis. AJNR 1988; 9: 573–577.

Reeder MM, Felson B. Gamuts in radiology. Cincinnati, OH: Audiovisual Radiology of Cincinnati, Inc., 1975: D87–D89.

Reith JD, Bauer TW, Schils JP. Osseous manifestations of SAPHO (synovitis, acne, pustulosis, hyperostosis, osteitis) syndrome. Am J Surg Pathol 1996; 20: 1368–1377.

Reiter H. Veber eine bisher unerkannte Spirochaeteninfektion (Spirochaetosis arthritica). Dtsch Med Wochenschr 1916; 42: 1535–1536.

Resnick D. Common disorders of synovium-lined joints: pathogenesis, imaging abnormalities, and complications. AJR Am J Roentgenol 1988; 151: 1079–1093.

Resnick D. Rheumatoid arthritis of the wrist: why the ulnar styloid? Radiology 1974; 112: 29–35.

Resnick D. Roentgen features of the rheumatoid mid- and hindfoot. J Can Assoc Radiol 1976; 27: 99–107.

Resnick D, Niwayama G. On the nature and significance of bony proliferation in "rheumatoid variant" disorders. AJR Am J Roentgenol 1977; 129: 275–278.

Resnick D, Niwayarna G. Rheumatoid arthritis and the seronegative spondyloarthropathies: radiographic and pathologic concepts. In: Resnick D, ed. Diagnosis of bone and joint disorders, 3rd ed. Philadelphia: WB Saunders, 1995: 807–865

Resnick D, Niwayama G, Goergen TG. Comparison of radiographic abnormalities of the sacroiliac joint in degenerative disease and ankylosing, spondylitis. AJR Am J Roentgenol 1977; 128: 189–196.

Resnick CS, Resnick D. Crystal deposition disease. Semin Arthritis Rheum 1983, 12: 390–403.

Resnik CS, Resnick D. Radiology of disorders of the sacroiliac joints. JAMA 1985; 253: 2863–2866.

Reynolds H, Carter SW, Murtagh FR, Silbiger M, Rechtine GR. Cervical rheumatoid arthritis: value of flexion and extension views in imaging. Radiology 1987; 164: 215–218.

Rominger MB, Bernreuter WK, Kenney PJ, Morgan SL, Blackburn WD, Alarcon GS. MR imaging of the hands in early rheumatoid arthritis: preliminary results. Radiographics 1993; 13: 37–46.

Sanders KM, Resnik CS, Owen DS. Erosive arthritis in Cronkhite-Canada syndrome. Radiology 1985; 156: 309–310.

Sartoris DJ, Resnick D. The radiographic differential diagnosis of juvenile chronic arthritis. Aust Paediatr J 1987; 23: 273–275.

Schaller JG. Juvenile rheumatoid arthritis. Pediatr Rev 1980; 2: 163–174.

Schumacher HR Jr. Pathogenesis of crystal-induced synovitis. Clin Rheum Dis 1977; 3: 105–131.

Sharp JT. Radiologic assessment as an outcome measure in rheumatoid arthritis. Arthritis Rheum 1989; 32: 221–229.

Sherk HH. Atlantoaxial instability and acquired basilar invagination in rheumatoid arthritis. Orthop Clin North Am 1978; 9: 1053–1063.

Sholkoff SD, Glickman MG, Steinbach HL. Roentgenology of Reiter's syndrome. Radiology 1970; 97: 497–503.

Solomon G, Winchester R. Immunogenetic aspects of inflammatory arthritis. In: Taveras JM, Ferrucci JT, eds. Radiology – diagnosis, imaging, intervention, vol. 5. Philadelphia: JB Lippincott, 1986: 1–4.

Steward V, Weissman BNW. Mixed connective tissue disease. In: TaverasJM, Ferrucci JT, eds. Radiology – diagnosis, imaging, intervention, vol. 5. Philadelphia: JB Lippincott. 1986: 1–3.

Stiskal MA, Neuhold A, Szolar DH, et al. Rheumatoid arthritis of the craniocervical region by MR imaging: detection and characterization. AJR Am J Roentgenol 1995; 165: 585–592.

Sugimoto H, Takeda A, Masuyama J-I, Furuse M. Early-stage rheumatoid arthritis: diagnostic accuracy of MR imaging. Radiology 1996; 198: 185–192.

Sundaram M, Patton JT. Paravertebral ossification in psoriasis and Reiter's disease. Br J Radiol 1975; 48: 628–633.

Swett HA, Jaffe RB, McIff EB. Popliteal cysts: presentation as thrombophlebitis. Radiology 1975; 115: 613–615.

Uhl M, Allmann KH, Ihling C, Hauer MP, Conca W, Langer M. Cartilage destruction in small joints by rheumatoid arthritis: assessment of fat-suppressed three-dimensional gradient-echo MR pulse sequences in vitro. Skeletal Radiol 1998; 27: 677–682.

Weissman BN. Imaging techniques in rheumatoid arthritis. J Rheumatol (Suppl) 1994; 42: 14–19.

Weissman BN. Spondyloarthropathies. Radiol Clin North Am 1987; 25: 1235–1262.

Weissman BN, Aliabadi P, Weinfeld MS, Thomas WH, Sodman JL. Prognostic features of atlantoaxial subluxation in rheumatoid arthritis patients. Radiology 1982; 144: 745–751.

Weissman BN, Rappoport AS, Sosman JL, Schur PH. Radiographic findings in the hands in patients with systemic lupus erythematosus. Radiology 1978; 126: 313–317.

Wilkinson RH, Weissman BN. Arthritis in children. Radiol Clin North Am 1988; 26: 1247–1265.

Wisnieski JJ, Askari AD. Rheumatoid nodulosis. A relatively benign rheumatoid variant. Arch Intern Med 1981; 141: 615–619.

Wolfe BK, O'Keeffe D, Mitchell DM, Tchang PK. Rheumatoid arthritis of the cervical spine: early and progressive radiographic features. Radiology 1987; 165: 145–148.

Wright V. Seronegative polyarthritis: a unified concept. Arthritis Rheum 1978; 21: 619–633.

Yarnato M, Tarnai K, Yamaguchi T, Ohno W. MRI of the knee in rheumatoid arthritis: Gd–DTPA perfusion dynamics. J Comput Assist Tomogr 1993; 17: 781–785.

Kapitel 14

Verschiedene Arthritiden/Arthropathien

Arthritiden bei Kollagenosen

Einen Überblick der klinischen und radiologischen Leitzeichen der Arthritisformen bei Bindegewebskrankheiten (Kollagenosen) gibt Ihnen Tabelle 14-1.

■ Systemischer Lupus erythematodes

Der systemische Lupus erythematodes (SLE) ist eine chronisch entzündliche Bindegewebserkrankung unbekannter Ätiologie und durch erhebliche immunologische Veränderungen sowie die Beteiligung vieler Organe gekennzeichnet. Frauen, insbesondere in der Adoleszenz und im frühen Erwachsenenalter, sind davon 4mal häufiger als Männer betroffen. Die klinischen Zeichen des SLE hängen jeweils von der Verteilung und vom Ausmaß der systemischen Veränderungen ab. Häufigste Symptome sind Abgeschlagenheit, Fieber, Anorexie und Gewichtsverlust. Übereinstimmende und charakteristische Merkmale dieser Krankheit sind serologische Normabweichungen einschließlich einer Vielzahl von Serumautoantikörpern gegen Kernantigene, die früher mit dem Vorliegen von Lupus erythematodes-Zellen und neutrophilen, mit zytoplasmatischen Einschlußkörpern gefüllten Leukozyten assoziiert wurden.

Antinukleäre Antikörper helfen bei der Differentialdiagnose der SLE, Titerveränderungen der DNS-Antikörper bei der Kontrolle der Krankheitsaktivität. Antinukleäre Antikörper sind eine heterogene Gruppe von Antikörpern, die sich gegen eine Zahl von unterschiedlichen makromolekularen Kernproteinen richten. Sie stellen im klassischen Sinne „Autoantikörper" dar, weil sie sich gegen schon normalerweise in allen kerntragenden Zellen vorhandene Strukturen richten. Meist haben diese keine Gewebe- oder Artspezifität, weshalb sie auch mit Kernen anderer Herkunft kreuzreagieren. Hauptstudienobjekt dieser Antikörper sind Patienten mit SLE und damit zusammenhängender systemischer rheumatoider Krankheit. Viele Studien konzentrierten sich darauf, diese Antikörper zu definieren, und trugen somit sehr zu unserem heutigen Verständnis ihrer immunpathologischen Rolle bei den Kollagenosen bei.

Das Muskel-Skelett-System ist ein häufiger Befallsort, wobei Gelenkanomalien, die man während des Krankheitsverlaufs bei 90% der Patienten vorfindet, einen wesentlichen Teil des klinischen und radiologischen Bilds ausmachen. Der arthritische Befall ist symmetrisch; hier sind Gelenkdeformitäten ohne fixierte Kontrakturen das Leitzeichen dieser Störung. Prädilektionsort sind die Hände. Ganz typisch weist hier die Seitaufnahme verschiedene Fehlstellungsanomalien nach, meist in den Fingergrundgelenken sowie in den proximalen Interphalangealgelenken der Finger und am Interphalangealgelenk des Daumens (Abb. 14-1), die in einer dorsopalmaren Aufnahme verborgen bleiben können, weil diese noch flexibel sind und durch den Druck der Hände gegen die Röntgenkassette korrigiert werden können (Abb. 14-2). Zu diesen pathognomonischen Deformitäten kommt es infolge des Halteverlusts seitens der Bänder und der Kapselstrukturen am Gelenk; zumindest in den Frühstadien des Leidens sind die Fehlstellungen noch vollständig reponierbar. Nur ganz selten einmal sind sie fixiert und/oder dann von Gelenkerosionen begleitet (Abb. 14-3).

Einige Patienten zeigen eine Sklerose der Fingerendglieder (akrale Sklerose; Abb. 14-4) oder eine Resorption der Nagelkranzfortsätze (Akroosteolyse). Die häufig zu beobachtende Osteonekrose wird als eine Komplikation der Behandlung mit Kortikosteroiden angesehen (Abb. 14-5). Dennoch weisen Forschungsergebnisse der letzten Jahre auf die vitale Rolle des Entzündungsprozesses (Vaskulitis) bei der Entstehung dieser Komplikation hin.

TEIL III - Arthritis, Arthrose, Arthropathie

Tab. 14-1. Klinische und radiologische Leitzeichen der Arthritiden bei Kollagenosen

Arthropathietyp	Ort	Wichtigste Pathologika	Technik/Einstellung
Systemischer Lupus erythematodes (SLE, w>m; junge Erwachsene; Schwarze > Weiße; Hautveränderungen: „Rash")	Hände	• Flexible Gelenkkontrakturen	Seitaufnahme
	Hüften, Sprunggelenke, Schultern	• Osteonekrose	Standardaufnahmen der betroffenen Gelenke Szintigraphie MRT
Sklerodermie (w>m; Hautveränderungen: Ödem und Hautverdickung)	Hände	• Weichteilverkalkungen • Akroosteolysen • Zugespitzte Endphalangen • Destruktionen an den Interphalangealgelenken	d.-p. und seitliche Aufnahme
	Gastrointestinaltrakt	• Ösophagusdilatation (Megaösophagus)	Ösophagographie
		• Herabgesetzte Peristaltik	Ösophagographie (mit Kinematographie oder Bandaufzeichnung)
		• Dilatation von Duodenum und Dünndarm	MDP
		• Pseudodivertikulose des Kolons	Doppelkontrasteinlauf
Polymyositis/Dermatomyositis	Obere und untere Extremität (proximale Anteile)	• Weichteilverkalkungen • Periartikuläre Osteoporose	Xeroradiographie; digitale Radiographie
	Hände	• Erosionen und destruierende Veränderungen an den Fingerendgelenken	d.-p. und seitliche Aufnahme
Mixed connective tissue disease (MCTD) (Sharp-Syndrom; Überlappung klinischer Zeichen des SLE, der Sklerodermie, der Dermatomyositis und der rheumatoiden Arthritis)	Hände, Handgelenke	• Erosionen und destruierende Veränderungen an den Fingermittelgelenken, Fingergrundgelenken, am Radiokarpalgelenk und den Handwurzelgelenken in Verbindung mit verschmälerten Gelenkspalten • Symmetrische Weichteilschwellung • Weichteilatrophie und Weichteilverkalkungen	d.-p. und seitiche Aufnahme MRT
	Thorax	• Pleura- und Perikarderguß	p.-a. und seitliche Aufnahme Sonographie

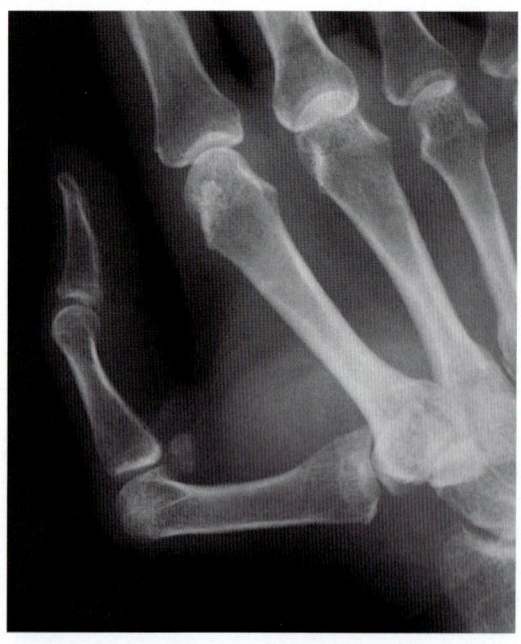

Abb. 14-1. Typisches Aussehen des Daumens bei einer 43 Jahre alten Frau mit systemischem Lupus erythematodes. Man beachte die Subluxation in Daumensattel- und Daumengrundgelenk ohne jegliche Gelenkerosion dabei

Verschiedene Arthritiden/Arthropathien 14

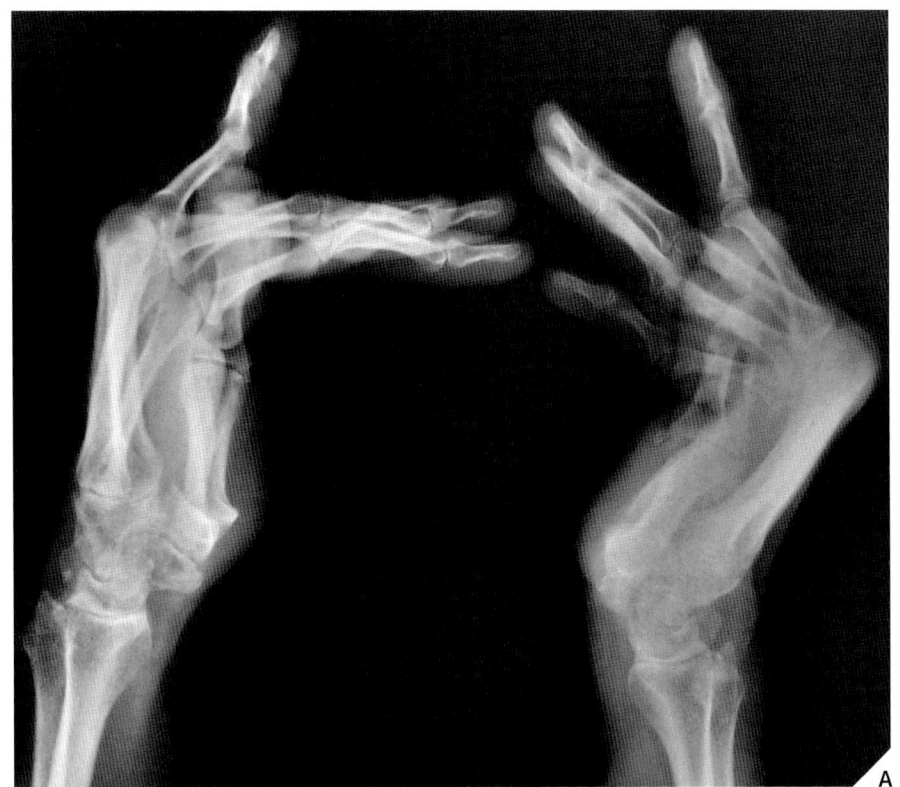

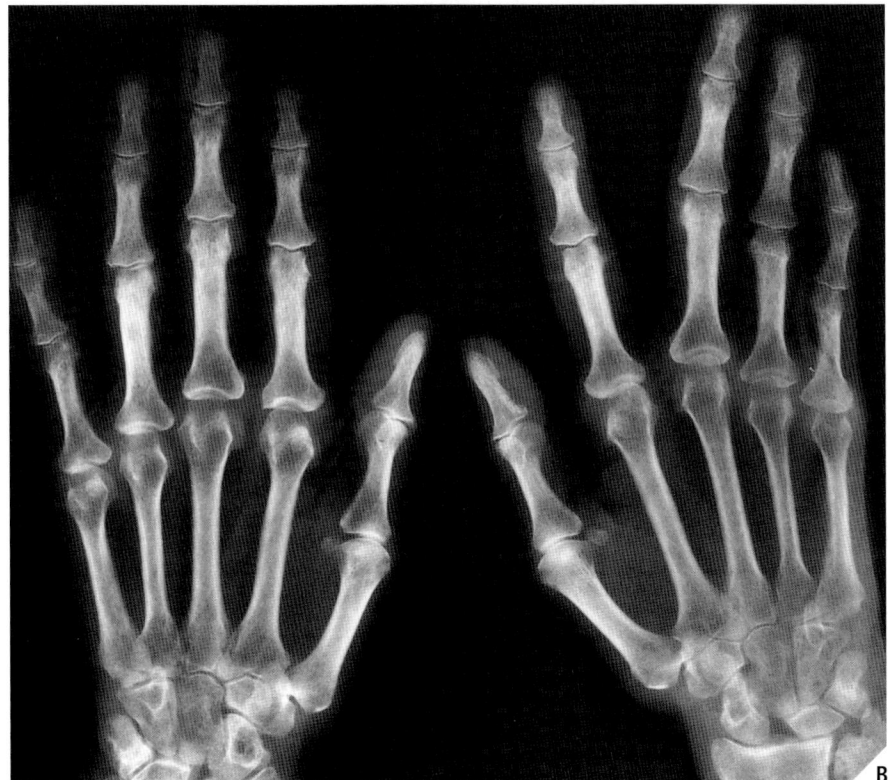

Abb. 14-2. **A** Die Seitaufnahme der Hände einer 42jährigen Frau mit seit 4 Jahren gesichertem systemischem Lupus erythematodes zeigt Beugedeformitäten der Fingergrundgelenke. **B** In der dorsopalmaren Aufnahme sind dann diese Beugefehlstellungen durch den Druck der Hände gegen die Kassette korrigiert

TEIL III - Arthritis, Arthrose, Arthropathie

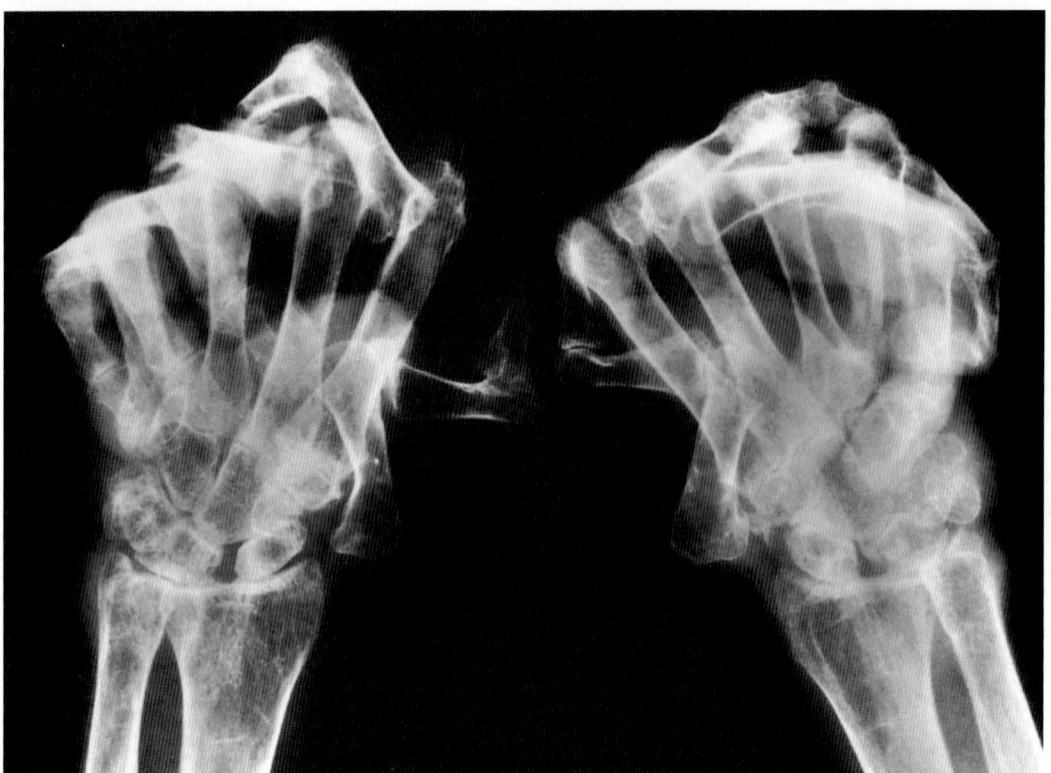

Abb. 14-3. Die 62jährige Frau stellt sich mit einem seit 15 Jahren bestehenden systemischen Lupus erythematodes vor. Die dorsopalmare Aufnahme beider Hände zeigt schwere Deformitäten, Subluxationen und Erosionen an den Gelenken. Zu beachten ist die fortgeschrittene Osteoporose im Gefolge der Immobilisation und der Kortikosteroidbehandlung

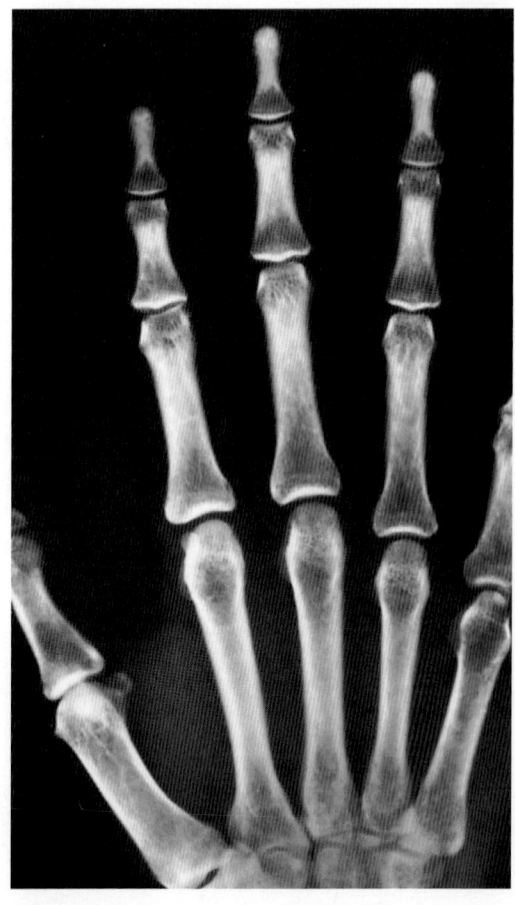

Abb. 14-4. Die dorsopalmare Aufnahme der Hand bei einer 29jährigen Frau mit SLE zeigt eine Sklerosierung der Endphalangen (akrale Sklerose). Ähnliche sklerosierende Veränderungen sieht man gelegentlich auch bei der rheumatoiden Arthritis und der Sklerodermie

Verschiedene Arthritiden/Arthropathien 14

■ Sklerodermie

Die Sklerodermie (progrediente systemische Sklerose) ist ein generalisiertes Leiden unbekannter Ätiologie; man sieht sie vorwiegend bei jungen Frauen, wo sie in der Regel im 3. und 4. Lebensjahrzehnt manifest wird. Sie ist primär eine Krankheit des Bindegewebes und durch eine Verdickung und Fibrose der Haut und des Subkutangewebes und die häufige Beteiligung des Muskel-Skelett-Systems charakterisiert. Die Mehrzahl der Patienten entwickelt das sog. CREST-Syndrom, welches das gleichzeitige Vorliegen von Kalzinose, Raynaud-Phänomen (Episoden einer intermittierenden Abblassung der Finger und Zehen nach Kälteexposition infolge Vasokonstriktion der kleinen Gefäße), Ösophagusstörungen (Erweiterung und Hypoperistaltik), Sklerodaktylie und Teleangiektasien beinhaltet. Etwa 30 bis 40% der Patienten haben positive Serotests für Rheumafaktor und antinukleäre Antikörper (ANA).

Radiologisch weist die Sklerodermie charakteristische Veränderungen von Knochen und Weichteilen auf. Die Hände zeigen meist eine Weichteilatrophie an den Fingerkuppen, eine Resorption der Endphalangen, subkutane und periartikuläre Verkalkungen (Abb. 14-6) und destruierende Veränderungen der kleinen Gelenke, meist der Interphalangealgelenke (Abb. 14-7). Bestätigend sind die Befunde am Gastrointestinaltrakt, wo die Dilatation von Ösophagus und Dünndarm zusammen mit einem Bild der Pseudoobstruktion (Abb. 14-8) charakteristisch ist; auch kommen Pseudodivertikel des Kolons vor.

■ Polymyositis und Dermatomyositis

Beide sind Störungen der quergestreiften Muskulatur sowie der Haut und durch eine diffuse nichteitrige Entzündung und Degeneration charakterisiert. Erleichtert werden können Frühdiagnose und Patientenbetreuung bei einem jeden Myopathietyp dieser Art durch den Einsatz geeigneter Laboruntersuchungen. Folgende 4 Tests sind bei der Abklärung von Muskelerkrankungen am hilfreichsten: 1. Serumenzyme, 2. Urinkreatinin sowie Kreatininausscheidung, 3. das Elektromyogramm und 4. die Muskelbiopsie.

Angeraten wurden schon mehrere Serumenzymbestimmungen, doch zählen nur wenige zu den wirklich wertvollen, hierunter die Serumkreatinphosphokinase (CPK), Serumaldolase (ALD), Serumlaktatdehydrogenase (LDH), Serumglutamatoxalacetattransaminase (SGOT) und die Serumglutamatpyruvattransaminase (SGPT). Ferner hilft die Bestimmung der Serumenzymspiegel sowie der Kreatininausscheidung im Urin bei der klinischen Betreuung von Polymositis und Dermatomyositis, da beide zusammen aussagestärker sind als jeder einzelne für sich.

Eine positive Biopsie kann nicht nur aufzeigen, daß eine Myopathie vorliegt, sondern dem Arzt auch gestatten, eine neurogene Störung des unteren Motoneurons auszuschließen und diejenigen Patienten herauszufinden, deren Muskelkrankheit im pathologischen Korrelat schwerer wiegt als deren klinische Befunde, was hinsichtlich der Prognose wichtig ist. Mit Hilfe histochemischer und elektronenmikroskopischer Untersuchungen erlaubt

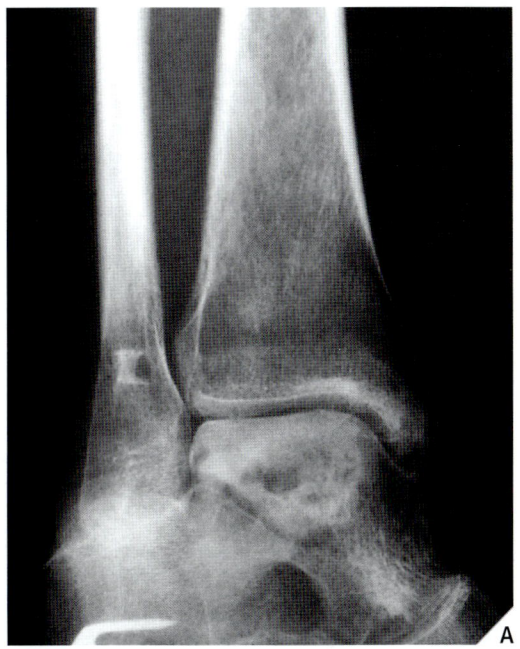
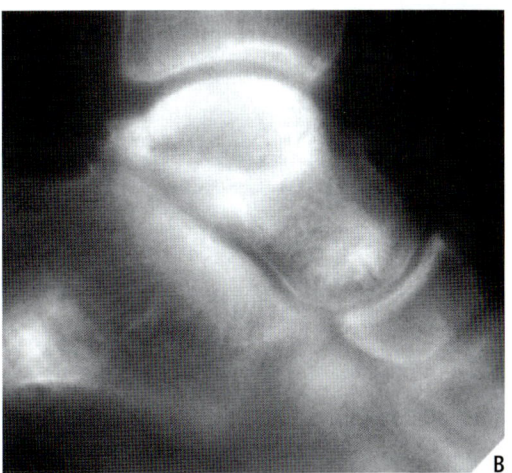

Abb. 14-5. A, B Die Schrägaufnahme und das seitliche Tomogramm des Sprunggelenks zeigen eine Osteonekrose der Talusrolle bei einer 26jährigen Frau mit Lupus erythematodes, die mit massiven Steroiddosen behandelt wurde

TEIL III - Arthritis, Arthrose, Arthropathie

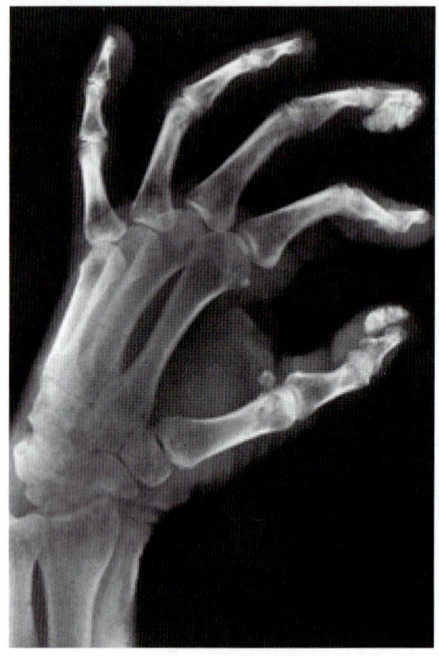

Abb. 14-6. Diese 32jährige Frau mit einer systemischen Sklerodermie weist Weichteilverkalkungen an den Fingerendgliedern der rechten Hand auf, ein für diese Krankheit recht typischer Befund

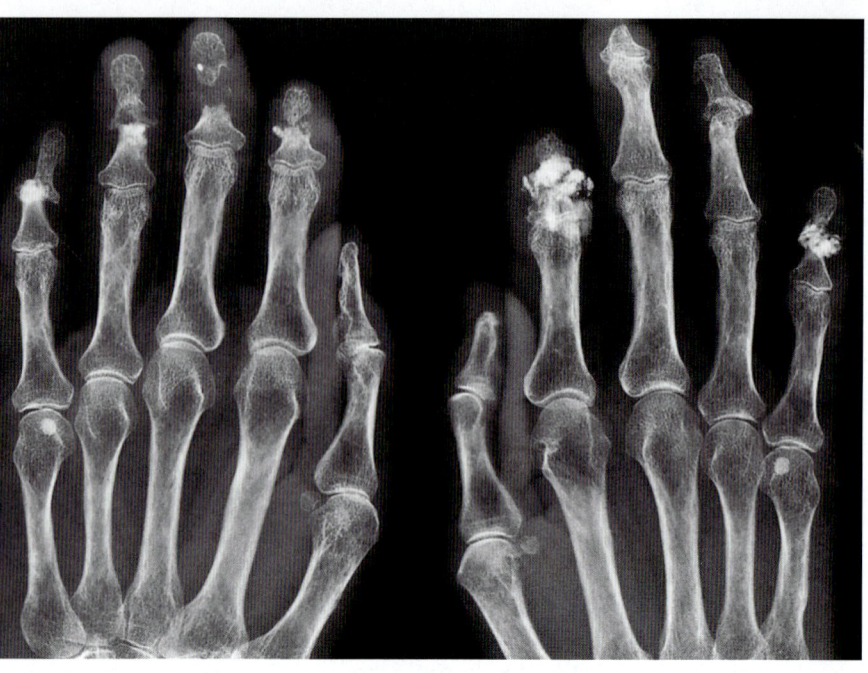

Abb. 14-7. Die dorsopalmare Handaufnahme eines 52jährigen Mannes mit gesicherter systemischer Sklerodermie zeigt destruktive Veränderungen an den Fingerendgelenken wie auch Weichteilverkalkungen und eine Resorption des Nagelkranzfortsatzes des rechten Kleinfingerendglieds

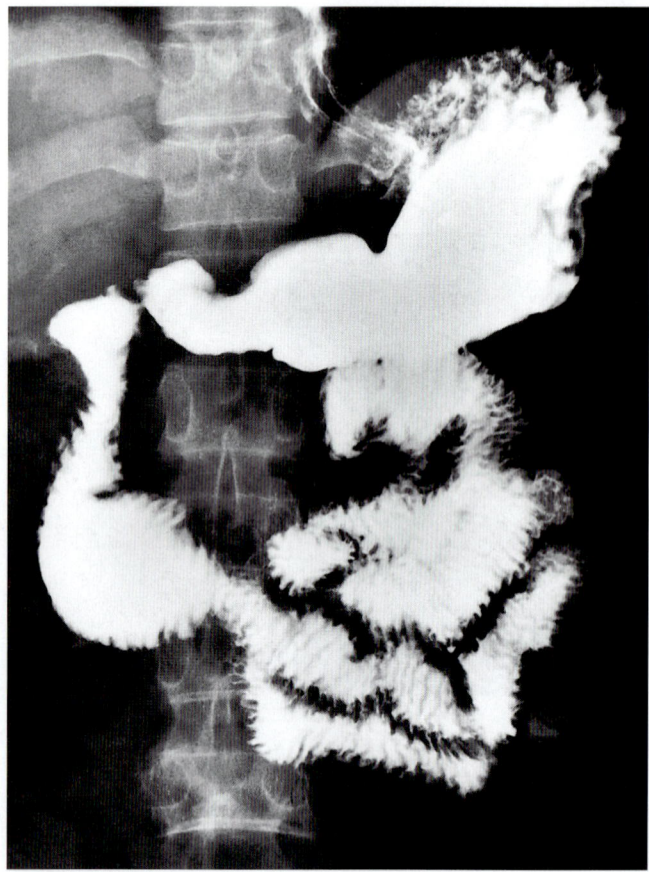

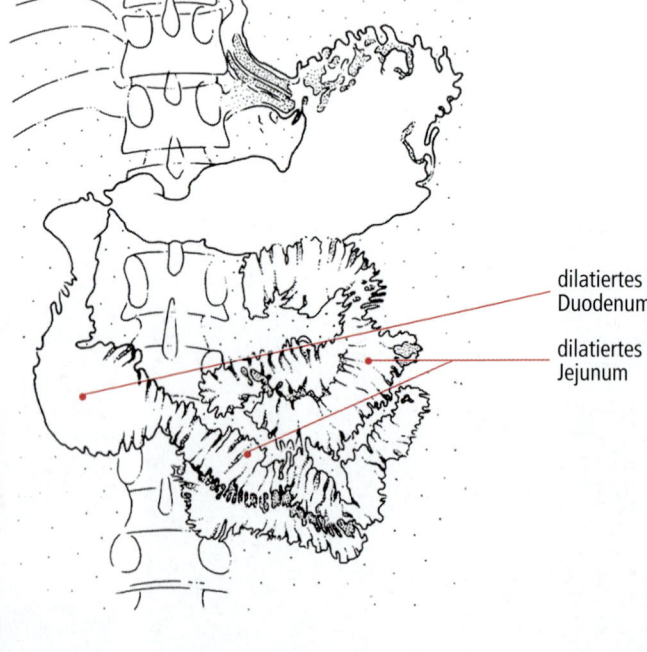

Abb. 14-8. Die Untersuchung des oberen Gastrointestinaltrakts und des Dünndarms beim Patienten der Abb. 14-7 zeigt eine Dilatation des distalen Duodenums und des Jejunums mit dem Bild einer Pseudoobstruktion

die Muskelbiopsie es dem Pathologen mitunter auch, eine der seltereren Myopathieformen zu diagnostizieren, die klinisch eine Polymyositis imitieren kann. Dazu zählen z. B. die Myopathie bei Sarkoidose, die „central core disease" und Muskelleiden im Verein mit Mitochondrienanomalien.

Die bei der Polymyositis anzutreffenden pathologischen Veränderungen in der Muskelbiopsie sind inzwischen gut dokumentiert; ihre Schwere kann dabei sehr streuen; der eine Patient mag nur vernachlässigbare Veränderungen der Muskelfasern aufweisen, während ein anderer ein klinisch ähnliches Bild bietet, aber ausgedehnte Nekrosen und einen Muskelersatz durch Fasergewebe zeigt. Wahrscheinlich ist diese Variabilität der histologischen Befunde für die große Zahl der Muskelbiopsien bei Patienten mit einer an und für sich klassischen Polymyositis verantwortlich. Insgesamt lag die Rate positiver Muskelbiopsien in mehreren Untersuchungsreihen bei der Polymyositis zwischen 55% und 80%.

Radiologische Normabweichungen bei der Polymyositis und Dermatomyositis gehören 2 Typen an: Weichteilzeichen und Gelenkzeichen. Die charakteristischste Weichteilanomalie ist bei beiden Leiden die Weichteilverkalkung. Vorzugsstellen der Verkalkungen im Muskel sind die großen rumpfnahen Muskeln an Arm und Bein, daneben sieht man auch subkutane Verkalkungen ähnlich denen bei der Sklerodermie.

Gelenkanomalien sind selten, dabei wird noch am häufigsten über eine periartikuläre Osteoporose berichtet. Ferner wurden, wenn auch selten, destruierende Veränderungen beschrieben, vor allem an den Fingerendgelenken.

■ Mixed connective tissue disease (MCTD; Sharp-Syndrom; Mischkollagenose)

Erstmals wurde die MCTD als umschriebenes Syndrom 1972 von Sharp et al. beschrieben; es ist durch klinische Anomalien gekennzeichnet, die die Merkmale des SLE, der Sklerodermie, der Dermatomyositis und der rheumatoiden Arthritis kombinieren. Einziges sicher unterscheidendes Merkmal zur Abtrennung als Entität ist ein positiver Serotest auf Antikörper gegen ein aus Kernantigen extrahierbares (ENA) Ribonukleoprotein (RNP). Das typische klinische Bild umfaßt das Raynaud-Phänomen, Polyarthralgie, Schwellung der Hände, Hypokinesie des Ösophagus, eine inflammatorische Myopathie und pulmonalen Befall. Frauen stellen etwa 80% der erkrankten Patienten. Patienten mit MCTD haben auffällige Gelenkanomalien mit typischer Beteiligung der kleinen Gelenke an Hand, Handwurzel und Fuß, auch erkranken große Gelenke wie Knie, Ellbogen und Schulter. Die Gelenkdeformitäten ahmen die der rheumatoiden Arthritis nach, mitunter sind aber die Gelenksubluxationen nichterosiv wie beim SLE. Die Weichteilanomalien sind die gleichen wie bei der Sklerodermie (Abb. 14-9).

■ Vaskulitis

Es gibt ein Spektrum unterschiedlicher Vaskulitiden, zu dem die systemische nekrotisierende Vaskulitis, Hypersensitivitätsvaskulitis, Wegenersche Granulomatose, lymphomatoide Granulomatose, Riesenzellenarteriitis und eine Viel-

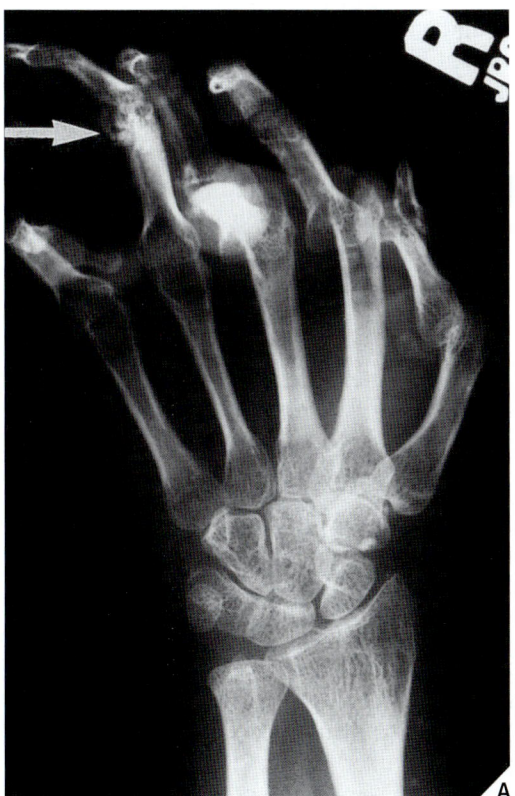
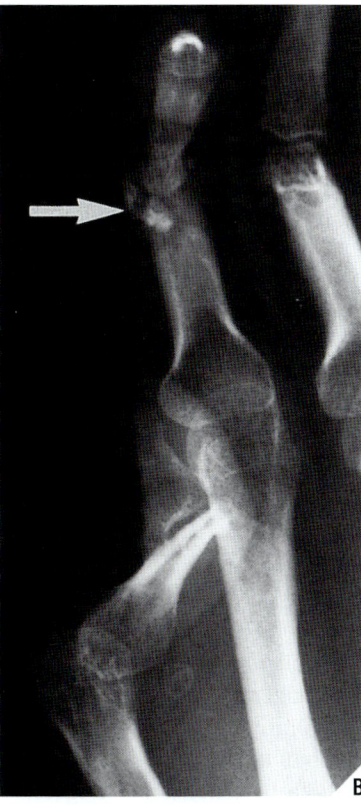

Abb. 14-9. Die 26 Jahre alte Frau stellte sich mit geschwollenen Händen, Polyarthralgien und einem Raynaud-Phänomen vor. Rheumaserologie und antinukleäre Antikörper waren positiv, und die klinischen Befunde waren für systemischen Lupus erythematodes (SLE) und Sklerodermie charakteristisch. Eine Schrägaufnahme der rechten Hand (**A**) sowie eine Zielaufnahme von Daumen und Zeigefinger der linken Hand (**B**) zeigen Beugedeformitäten und Subluxationen vieler Gelenke. Die Deformitäten beider Daumen sind für SLE charakteristisch, dagegen die Weichteilverkalkungen *(Pfeile)* für die Sklerodermie typisch. Die klinische Diagnose lautete denn auch mixed connective tissue disease (Mischkollagenose)

zahl diverser Syndrome (z. B. Kawasaki-Syndrom, Morbus Behçet und andere) zählen. Eine Abhandlung dieser diversen, sich oft überschneidenden Krankheiten würde den Rahmen dieses Buches sprengen, so daß wir den Leser auf einige Referenzliteraturstellen am Ende dieses Kapitels verweisen möchten. Oft läßt sich angiographisch eine Vaskulitis durch den Nachweis aneurysmatischer Erweiterungen in erkrankten Gefäßen aufzeigen. Im allgemeinen angiographiert man erst, wenn die Diagnose durch Gewebsbiopsie nicht zu erhalten ist.

Metabolische und endokrine Arthritiden (Arthropathien)

Einen Überblick der klinischen und radiologischen Leitzeichen der Arthropathie bei Stoffwechselstörungen und endokrinen Störungen gibt Ihnen Tabelle 14-2.

■ Gicht

Die Gicht ist ein Stoffwechselleiden, das durch wiederholte Episoden einer Gelenkentzündung bei Anwesenheit von Mononatriumuratmonohydratkristallen in den Leukozyten der Synovialflüssigkeit und in vielen Fällen durch große Ablagerungen von Natriumurat (Tophi) in den periartikulären Weichteilen gekennzeichnet ist. Die Serumharnsäurekonzentration ist erhöht.

Häufigster Befallsort der Gichtarthritis ist die Großzehe, die sog. Podagra (das sog. „Zipperlein"; Anm. des Übersetzers), die das Großzehgrundgelenk ergreift und bei etwa 75% der Patienten zu beobachten ist. Zu den weiteren häufig in Mitleidenschaft gezogenen Gelenken zählen Sprunggelenk, Knie, Ellbogen und Handgelenk. Die Mehrzahl der Patienten sind Männer, doch sieht man die Gichtarthropathie auch bei Frauen nach den Wechseljahren.

Hyperurikämie: Ein vermehrter Mischpool der Harnsäure mit folglicher Hyperurikämie kann auf zweierlei Hauptwegen zustande kommen: 1. Urat wird in so großer Menge produziert, daß selbst normale Ausscheidungsmechanismen diese Belastung nicht mehr bewältigen können, und 2. die Ausscheidungskapazität für Harnsäure ist kritisch vermindert, so daß selbst eine normale Harnsäuremenge nicht mehr eliminierbar ist.

Bei 25–30% der Gichtpatienten führt ein primärer Defekt in der Rate der Purinsynthese zur exzessiven Harnsäurebildung, was sich in der überschießenden Harnsäureausscheidung (> 600 mg/Tag) selbst unter purinfreier Standarddiät widerspiegelt. Eine Produktionssteigerung ist bei der sekundären Gicht infolge myeloproliferativer Krankheiten zusammen mit gesteigertem Zellabbau und infolgedessen gesteigertem Nukleinsäureabbau zu beobachten.

Zur verminderten Ausscheidung kommt es bei der primären Gicht bei Patienten mit einer Sekretionsstörung der Nierentubuli für Harnsäure und mit chronischen Nierenleiden. Allerdings finden sich bei der Mehrzahl der Patienten Zeichen sowohl einer Mehrproduktion als auch einer verminderten renalen Ausscheidung von Harnsäure.

Die Wahrscheinlichkeit einer Gichtarthritis sollte bei der Hyperurikämie eigentlich proportional zur Dauer und mehr noch zur Höhe der Hyperurikämie ansteigen, doch hat Mononatriumurat eine ausgeprägte Tendenz zur Bildung relativ stabiler übersättigter Lösungen, weshalb der Anteil der Patienten, die in der Tat eine Gichtarthritis entwickeln, relativ gering ist. Das klinische Angehen einer Gichtarthritis beim Hyperurikämiker wird also substantiell von anderen Faktoren, wie der Uratbindung an Plasmaproteine oder vom Vorhandensein von Promotoren oder Hemmern der Kristallisation, beeinflusst.

Untersuchung der Synovialflüssigkeit: Für die Kristalluntersuchung am besten geeignet ist ein frisches Feuchtpräparat; man sieht Kristalle zwar oft schon im normalen Lichtmikroskop, doch erfordert die sichere Identifizierung eine Polarisationsausrüstung. Zur Unterscheidung von Urat- und Pyrophosphatkristallen – den Charakteristika von Gicht und Pseudogicht – ist ein kompensierte Polarisationslichtmikroskopuntersuchung anzuraten. Da beide Kristallarten doppelbrechend sind, brechen sie polarisiertes Licht bei dessen Durchtritt. Dieses Doppelbrechungsphänomen beruht auf dem Brechungsindex für Licht, welches entweder parallel oder senkrecht zur Längsachse des jeweils betrachteten Kristalls schwingt. Schlüssel der positiven oder negativen Doppelbrechung ist die Farbe des Lichts: Urate sind stark doppelbrechend, weshalb sie im polarisierten Licht bei einem Rotkompensator helle Farben zeigen; meist erkennt man sie an ihrer Nadelform. Während einer akuten Gichtattacke sieht man viele intraleukozytäre Kristalle. Monouratkristalle sind nicht doppelbrechend, d. h. sie erscheinen gelb, wenn die Kristall-Längsachse parallel zur Schwingungsebene des Rotlichtkompensators im Polarisationssystem verläuft, und blau bei senkrechtem Einfall hierzu.

Mononatriumuratkristalle, die Auslöser der Gichtarthritis, sind 2–10 μm lang und finden sich bei praktisch allen Patienten mit akuter Gicht in Leukozyten in der Synovia oder extrazellulär, wobei die Nachweiswahrscheinlichkeit dieser Kristalle mit der Zeitspanne seit dem Symptomenbeginn bis zur Untersuchung proportional abnimmt. Kristalle in den Tophi können auch größer sein.

Radiologische Zeichen: Die Gichtarthropathie weist mehrere charakteristische radiologische Merkmale auf. Die meist scharfrandigen Erosionen liegen anfangs noch periartikulär und greifen dann später auf das Gelenk über (Abb. 14-10); häufiges Erkennungsmerkmal ist dann der „überhängende Rand" der Erosion (Abb.14-11). In der Regel fehlt ganz auffällig eine Osteoporose, was bei der Ab-

Tab. 14-2. Klinische und radiologische Leitzeichen metabolischer, endokriner und anderer Arthropathien

Arthritistyp	Ort	Wichtigste Pathologika	Technik/Einstellung
Gicht (m>w)	Großzehe Große Gelenke (Knie, Ellbogen) Hand	• Gelenkerosionen bei zumindest teilweise erhaltenem Gelenk • Überhängender Rand der Erosion (Hellebarden-Zeichen) • Fehlende Osteoporose • Periartikuläre Schwellung • Tophi	Standardaufnahmen der betroffenen Gelenke
CPPD (Calcium-pyrophosphatablagerungs-krankheit, m = w)	Verschiedene Gelenke	• Chondrokalzinose (Verkalkungen der Gelenkknorpel und Menisken) • Verkalkungen von Sehnen, Bändern und Kapsel	Standardaufnahmen der betroffenen Gelenke
	Femoropatellargelenk	• Verschmälerter Gelenkspalt • Subchondrale Sklerose • Osteophyten	Knie seitlich und Patella axial
	Handgelenk, Ellbogen, Schulter, Sprunggelenk	• Degenerative Veränderungen mit Chondrokalzinose	Standardaufnahmen der betroffenen Gelenke
CHA (Kristallablagerungs-krankheit) (w>m)	Verschiedene Gelenke, aber Schulter bevorzugt (Supraspinatussehne)	• Perikapsuläre Verkalkungen • Sehnenverkalkungen	Standardaufnahmen der betroffenen Gelenke
Hämochromatose (w>m)	Hände	• Befall von 2. und 3. Fingergrundgelenk mit schnabelartigen Osteophyten	d.-p. Aufnahme
	Große Gelenke	• Chondrokalzinose	Standardaufnahmen der betroffenen Gelenke
Alkaptonurie (Ochronose, m = w)	Bandscheiben, Sakroiliakalgelenke, Schamfuge, große Gelenke (Knie, Hüften)	• Verkalkung/Verknöcherung von Bandscheiben, höhengeminderte Bandscheiben, Osteoporose, Gelenkspaltverschmälerung, periartikuläre Sklerose	a.-p. und Seitaufnahme der Wirbelsäule, Standardaufnahmen der betroffenen Gelenke
Hyperparathyreoidismus (w>m)	Hände	• Destruierende Veränderungen der Interphalangealgelenke	d.-p. Aufnahme
		• Subperiostale Resorption	d.-p. und Schrägaufnahme
	Mehrere Knochen	• Knochenzysten (braune Tumoren)	Jeweils Standardaufnahmen der Region
	Schädel	• Pfeffer-und-Salz-Schädel	Seitliche Aufnahme
	Wirbelsäule	• Rugger-Jersey-Bild	Seitliche Aufnahme
Akromegalie (m>w)	Hände	• Verbreiterte Gelenkspalten • Große Sesambeine • Degenerative Veränderungen (schnabelartige Osteophyten)	d.-p. Aufnahme (Hand)
	Schädel	• Große Nasennebenhöhlen	Seitliche Aufnahme
	Gesichtsschädel	• Große Mandibula (Prognathie)	Seitliche Aufnahme
	Ferse	• Breites Fersenpolster (>25 mm)	Seitliche Aufnahme
	Wirbelsäule	• BWS-Kyphose	Seitliche Aufnahme (der BWS)
Amyloidose (m>w)	Große Gelenke (Hüfte, Knie, Schulter, Ellbogen)	• Gelenk- und periartikuläre Erosionen, Osteoporose (periartikulär), Gelenksubluxationen, pathologische Frakturen	Standardaufnahmen der betroffenen Gelenke Skelettszintigraphie
Multizentrische Retikulohistiozytose (w>m)	Hände (Fingerend- und Fingermittelgelenke) Fuß	• Weichteilschwellung, Gelenk-Erosionen, • keine Osteoporose	d.-p. Aufnahme (Hand) Norgaard-Aufnahme Dorsoplantare Aufnahme Schrägaufnahme
Hämophilie (m = w)	Große Gelenke (Hüfte, Knie, Schulter) Ellbogen, Sprunggelenk	• Gelenkerguß, Osteoporose, symmetrische und konzentrische Gelenkspaltverschmälerung; Gelenkerosionen, aufgeweitete Fossa intercondylaris, verbreiterte Patella (Squaring); ähnelt sehr den Veränderungen der juvenilen RA	Standardaufnahmen der betroffenen Gelenke MRT

TEIL III - Arthritis, Arthrose, Arthropathie

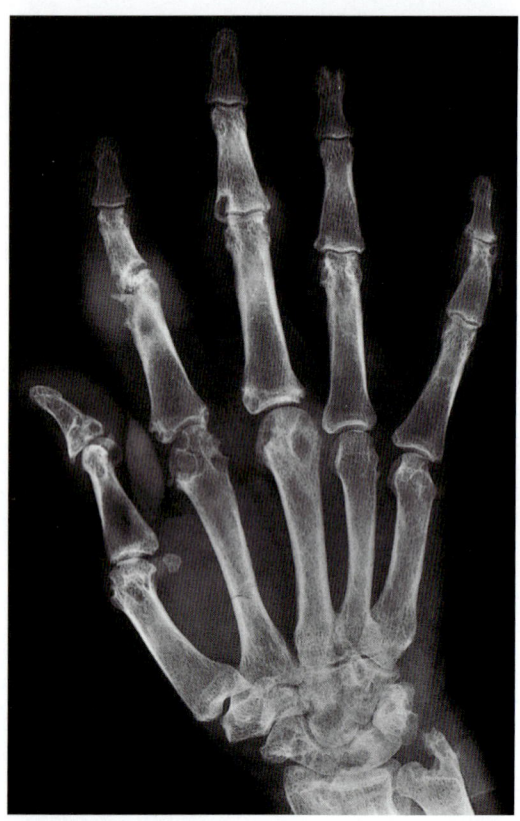

Abb. 14-10. Die dorsopalmare Röntgenaufnahme eines 43 Jahre alten Manns mit tophöser Gicht zeigt viele scharf berandete periartikuläre Erosionen

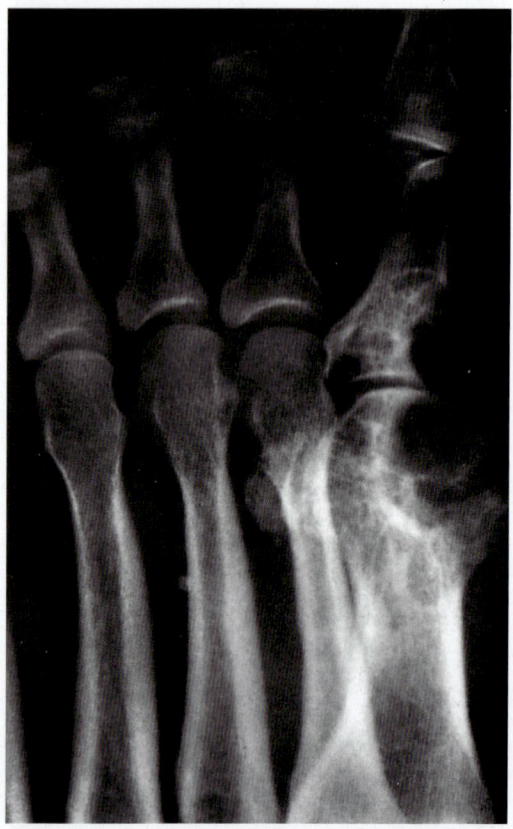
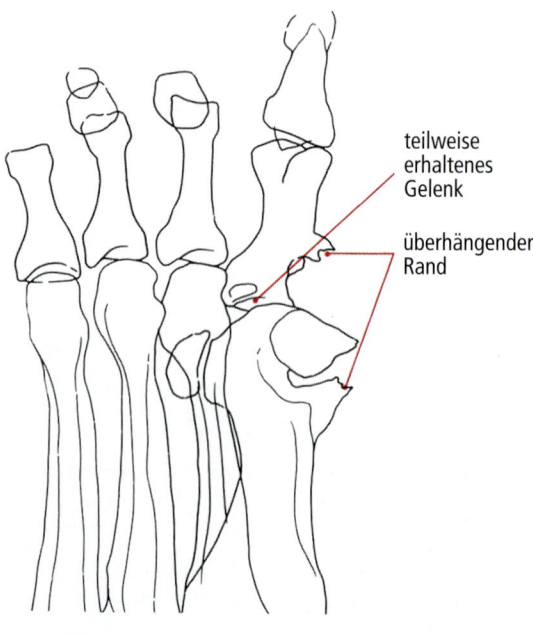

Abb. 14-11. Die Schrägaufnahme des Fußes zeigt bei einem 58jährigen Mann mit seit 3 Monaten bekannter Gicht die typische Beteiligung des Großzehengrundgelenks. Zu beachten ist hier der typische „überhängende Rand" der erosiven Veränderungen

Verschiedene Arthritiden/Arthropathien 14

grenzung dieser Erkrankung von der rheumatoiden Arthritis eine große Hilfe darstellt. Ursache hierfür ist, daß die akute Gichtattacke zu kurz andauert, um das Angehen einer Schonungsosteoporose, wie man sie so häufig bei der rheumatoiden Arthritis sieht, zu ermöglichen. Wenn die Erosionen die Gelenkenden der Knochen befallen und ins Gelenk selbst eindringen, so wird ganz charakteristisch immer ein Teil des Gelenks davon ausgespart (Abb. 14-12). Bei der chronischen Knochengicht (tophöse Gicht) wird Natriumurat in und an den Gelenken abgelagert, was in den Weichteilen zu einem Gichtknoten führt, zum Tophus, der auch häufig Verkalkungen aufweist (Abb. 14-13). Die Tophi sind ganz typisch zufällig verteilt und meist asymmetrisch angeordnet; treten sie an Händen und Füßen auf, dann sieht man sie häufiger an den Streckseiten. Anders als bei der rheumatoiden Arthritis sind die periartikulären und intraartikulären Erosionen ebenfalls unsymmetrisch verteilt (Abb. 14-14).

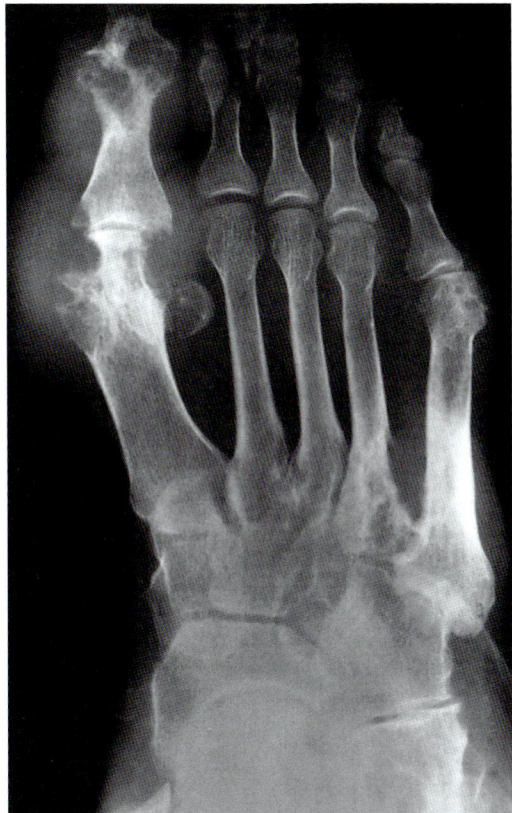

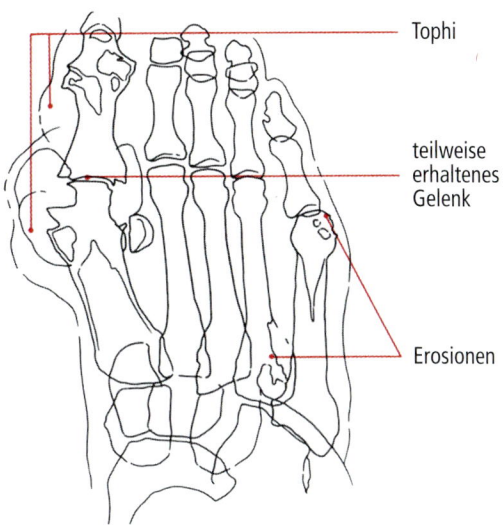

Abb. 14-12. Die dorsoplantare Fußaufnahme eines 62jährigen Mannes mit einer schon lange bekannten Gicht mit Tophusbildung zeigt viele Erosionen mit Beteiligung aller Zehen wie auch der Mittelfußbasen IV und V. Dabei ist das Großzehgrundgelenk teilweise erhalten, ein charakteristisches Merkmal der Gichtarthropathie. Die ausgiebige Weichteilschwellung an der Großzehe stellt einen Gichttophus dar

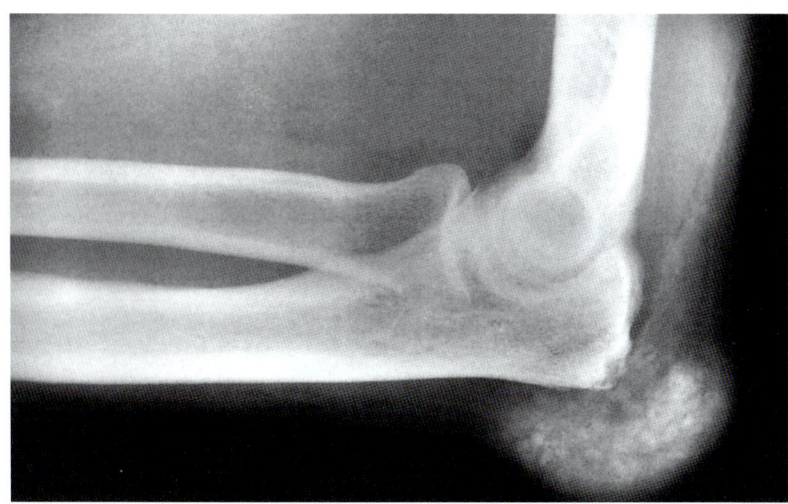

Abb. 14-13. Die seitliche Ellenbogenaufnahme eines 73jährigen Mannes mit schon 30 Jahre lang bekannter Gicht zeigt in der Nachbarschaft des Olekranons einen Tophus mit dichten Verkalkungen sowie eine kleine Erosion am Olekranon

TEIL III - Arthritis, Arthrose, Arthropathie

■ Kristallgicht (Kalziumpyrophosphat-Ablagerungskrankheit; CPPD-Krankheit)

Klinische Zeichen: Das Leiden entsteht durch intraartikuläres Auftreten von Kalziumpyrophosphatdihydrat(CPPD)-Kristallen. Es betrifft Männer und Frauen in gleicher Häufigkeit; überwiegend handelt es sich um Patienten mittleren und höheren Lebensalters. Die Krankheit kann symptomlos bleiben, in diesem Fall wird sie *Chondrokalzinose* genannt; ist sie aber symptomatisch, so spricht man von *Pseudogicht*. Allerdings herrscht bei diesen Begriffen eine große Unsicherheit, so daß sie häufig verwechselt werden.

Um den Zusammenhang von Chondrokalzinose, Pyrophosphatarthropathie und Pseudogicht zu erklären, schlug Resnick die Zusammenfassung dieser Termini unter dem Oberbegriff CPPD-Kristallablagerungskrankheit (CPPD crystal deposition disease) vor. Die *Chondrokalzinose*, bei der es zu Verkalkungen des hyalinen Gelenkknorpels oder des Faserknorpels (Menisken) kommt, kann man auch bei anderen Leiden, wie Gicht, Hyperparathyreoidismus, Hämochromatose, hepatolentikulärer Degeneration (Morbus Wilson) und degenerativen Gelenkkrankheiten sehen (Tab. 14-3) *Kalziumpyrophosphatarthropathie* bezeichnet die CPPD-Kristallspeicherkrankheit mit Befall der Gelenke und Strukturschädigungen des Knorpels. Sie zeigt unterscheidende radiologische Abweichungen wie Gelenkspaltverschmälerung, subchondrale Sklerose und Osteophyten. Das *Pseudogichtsyndrom* stellt einen Zustand dar, bei dem die Symptome – wie akuter Schmerz – denen der Gichtarthropathie ähneln, der aber auf die bei der Gicht übliche Behandlung mit Kolchizin nicht anspricht.

Kalziumpyrophosphatkristalle, die Verursacher der Pseudogicht, sind bis zu 10 µm lang. Wie bei der Gicht sieht man in einer Akutepisode viele intrazelluläre Kristalle, doch sind deren Farben meist, wenn auch nicht immer, weniger intensiv als die der Urate, d. h. sie sind leicht doppelbrechend. Pyrophosphatkristalle sind im allgemeinen klobiger und zeigen oft eine Mittellinie. Häufigste Form der Kalziumpyrophosphatkristalle ist der Rhombus; auch sie sind doppelbrechend, d. h. sie erscheinen blau, wenn die Längsachse des Kristalls parallel zur langsamen Schwingungsachse des Rotkompensators steht, und gelb, wenn sie dazu senkrecht steht.

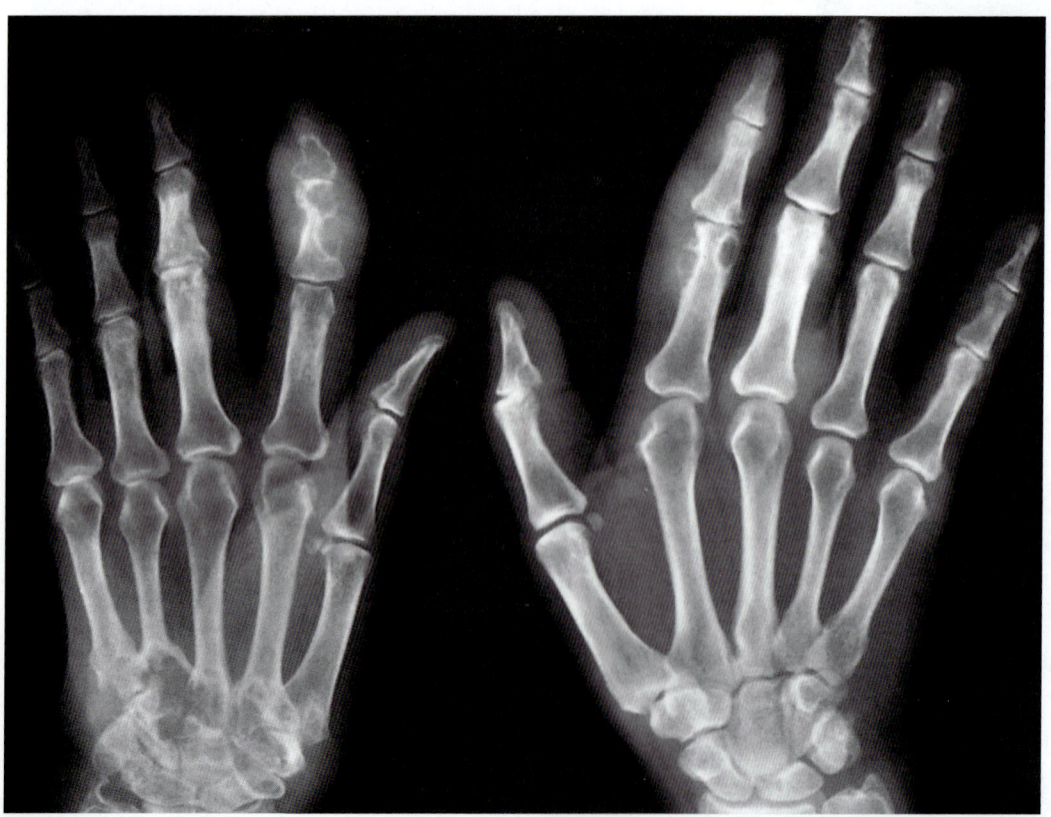

Abb. 14-14. Die dorsopalmare Aufnahme der Hände zeigt bei dieser 64jährigen an Gicht erkrankten Frau die typische asymmetrische Verteilung der periartikulären und der artikulären Erosionen

Verschiedene Arthritiden/Arthropathien 14

Tab. 14-3. Häufigste Ursachen der Chondrokalzinose

- Alterungsprozeß
- Idiopathisch
- Arthrose
- Posttraumatisch
- Calciumpyrrhophosphat-Arthropathie (CPPD-Kristallablagerungskrankheit)
- Gicht
- Hämochromatose
- Hyperparathyreoidismus
- Hypophosphatasie
- Ochronose
- Oxalose
- Morbus Wilson
- Akromegalie

Modifiziert nach Reeder MM, Felson B, 1975; mit freundlicher Erlaubnis

Radiologische Zeichen: Im Röntgenbild ähneln die hierbei anzutreffenden Veränderungen denen der Arthrose, doch werden im Gegensatz dazu charakteristischerweise auch Handgelenk (Abb. 14-15), Ellbogen (Abb. 14-16), Schulter, Sprunggelenk und Femoropatellargelenk befallen. Wie schon oben erwähnt, ist die CPPD-Kristallspeicherkrankheit durch Verkalkung von Gelenkknorpeln und Menisken, gekennzeichnet; doch können ebenso Sehnen, Bänder und Gelenkkapsel Verkalkungen aufweisen (Abb. 14-17).

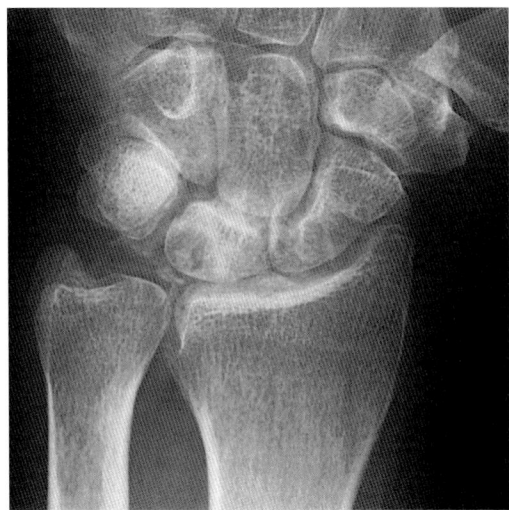

Abb. 14-15. Ein 63 Jahre alter Mann mit Kalziumpyrophosphatdihydrat-(CPPD)-Kristallablagerungskrankheit stellt sich mit akut einsetzendem Schmerz im Handgelenk vor. Das dorsopalmare Röntgenbild zeigt eine Chondrokalzinose der Fibrocartilago triangularis, zystische Kahnbein- und Mondbeinveränderungen sowie einen verschmälerten radiokarpalen Gelenkspalt

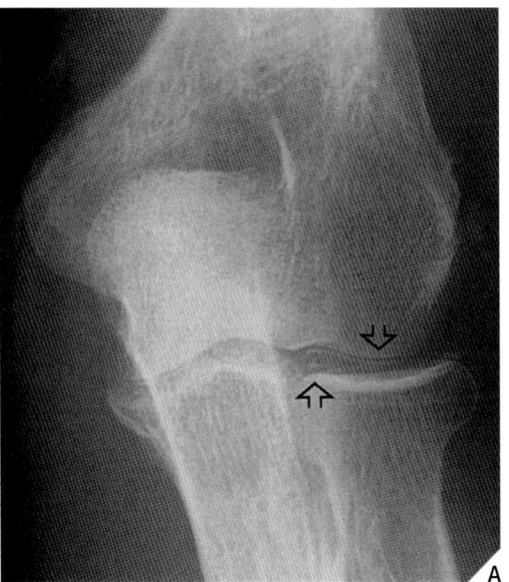

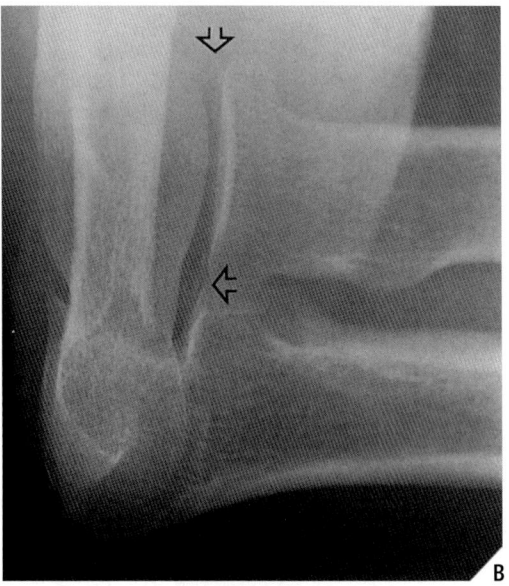

Abb. 14-16. A, B Die a.-p. und die Radiuskopf-Capitulum humeri-Spezialaufnahme des rechten Ellbogens einer 52 Jahre alten Frau mit Pseudogichtsyndrom zeigen eine Chondrokalzinose *(offene Pfeile)*, jedoch keine weiteren Gelenkraumveränderungen

TEIL III - Arthritis, Arthrose, Arthropathie

Nur selten einmal können CPPD-Kristalle die Form knotiger tumorartiger Massen in Gelenk und paraartikulären Weichteilen annehmen, wobei sie dann einen malignen Tumor vortäuschen und weshalb diese Form der CPPD von Sissons et al. „tumoral calcium pyrophosphate deposition disease" genannt wurde. Die Mineralablagerungen gehen mit einer typischen Gewebsreaktion mit Histiozyten und vielkernigen Riesenzellen, manchmal auch mit Knochen- und Knorpelbildung einher. Zur Differentialdiagnose sollte die tumorartige Kalzinose zählen, ein Leiden mit einer oder vielen gelappten Weichteilraumforderungen meist in der Nähe großer Gelenke, welche ein kreideartiges Material aus Kalziumphosphat, Kalziumkarbonat oder Hydroxylapatit enthält. Diese verkalkten Ablagerungen bieten dann in der Polarisationsmikroskopie kein kristallines Bild. Hierbei sind die Patienten symptomfrei; meist sind es Kinder und Jugendliche, zum Großteil Menschen schwarzer Hautfarbe.

■ CHA-Kristallablagerungskrankheit

Sie entsteht durch die abnorme Ablagerung von Kalziumhydroxylapatit(CHA)-Kristallen in den und um die Gelenke, ist bei Frauen häufiger und kann manchmal eine Gicht oder eine Pseudogicht imitieren. Akutsymptome sind Schmerz, druckschmerzhafte Palpation sowie umschriebene Schwellung und Ödem. Das Leiden kann mit anderen Störungen einhergehen, wie Sklerodermie, Dermatomyositis, MCTD und chronischer Niereninsuffizienz, vor allem bei Hämodialyse. Neuere Forschungsergebnisse legen eine genetische Prädisposition nahe. Amor et al. äußerten die Vermutung, daß ein vererbter Defekt für die Entwicklung der CHA-Kristallablagerungskrankheit möglich sei, da sie bei Patienten mit diesem Leiden vermehrt das Histokompatibilitätsantigen HLA-A2 und HLA-BW35 nachweisen konnten.

Am häufigsten findet man CHA-Kristalle periartikulär vor, meist in und um Sehnen, Gelenkkapseln oder Bursen. Dieses Zeichen unterscheidet denn auch dieses Syndrom von der CPPD-Kristallablagerungskrankheit, die vor allem hyalinen und Faserknorpel befällt.

Die radiologischen Merkmale hängen von der Befallstelle ab, doch sieht man meist wolkige oder dichte homogene Kalkablagerungen um Gelenke und Sehnen herum. Häufigster Ort ist die Schulter im Supraspinatusbereich (Abb. 14-18).

■ Hämochromatose

Die Hämochromatose ist ein seltenes Leiden mit einer charakteristischen Eisenablagerung in verschiedenen Organen, speziell Leber, Haut und Pankreas. Sie kann primär (endogen oder idiopathisch) als Störung des Eisenmetabolismus vorkommen, oder aber sekundär durch Eisen-

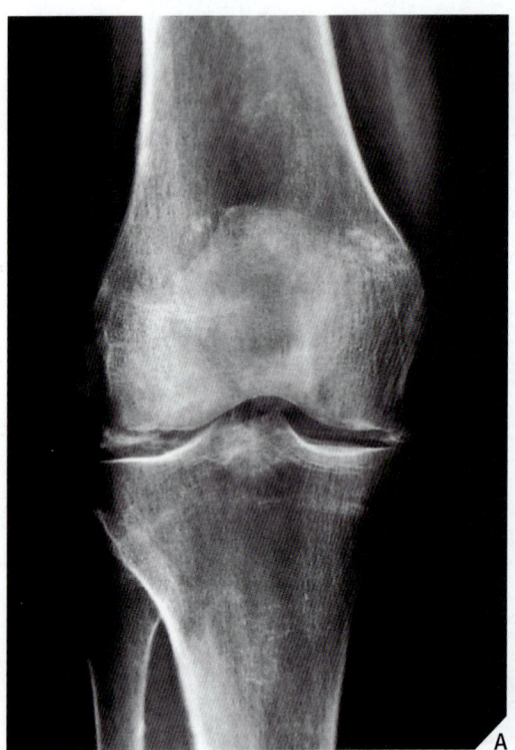 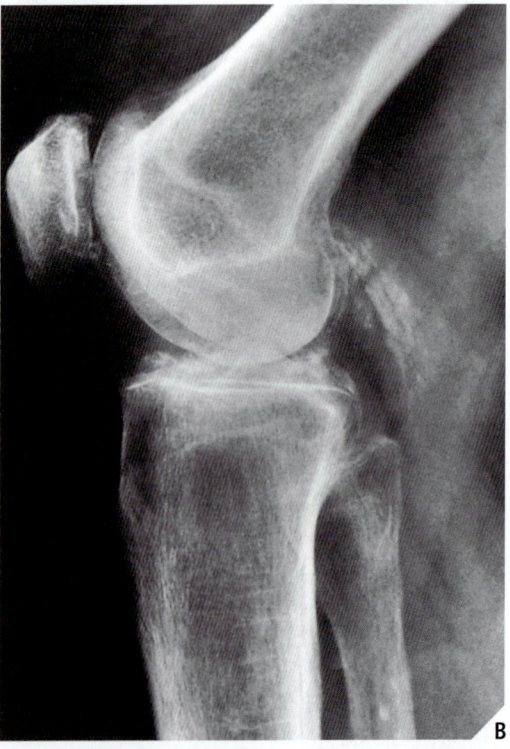

Abb. 14-17. Die 70jährige Frau stellte sich mit akut einsetzendem rechtsseitigen Knieschmerz vor und wurde zur Schmerzlinderung unter der Annahme eines akuten Gichtanfalls mit Kolchizin behandelt. Die Gelenkflüssigkeit ergab aber Kalziumpyrophosphatdihydrat(CPPD)-Kristalle. **A, B** Die a.-p. und die Seitaufnahme des Knies zeigen Verkalkungen des Gelenk- und des Faserknorpels; auch sind Kapselverkalkungen vorhanden, ferner eine Verschmälerung des retropatellaren Gleitlagerspalts – charakteristische Befunde einer CPPD-Arthropathie (Kristallgicht)

Verschiedene Arthritiden/Arthropathien 14

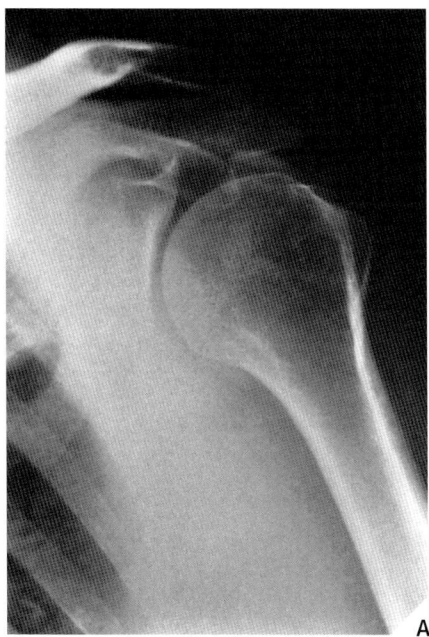
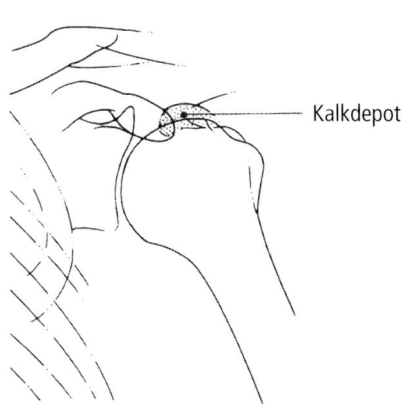
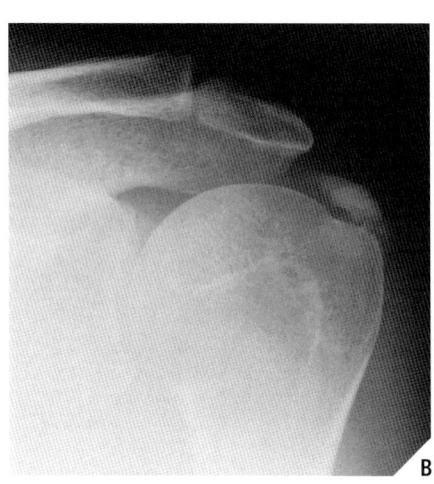

Abb. 14-18. **A** Die a.-p. Aufnahme der linken Schulter einer 50jährigen Frau mit schon mehrmonatigen Schmerzen in dieser Gegend zeigt ein amorphes und homogen dichtes Kalkdepot in den Weichteilen im Verlauf der Supraspinatussehne. Dieser Befund ist für eine Kalziumhydroxylapatit-Ablagerungskrankheit typisch (Periarthropathia humeroscapularis calcificans; Anm. des Übersetzers) **B** Bei einer anderen, 38 Jahre alten Frau mit linksseitigen Schulterschmerzen erkennt man ein ähnliches Kalkdepot an der Insertionsstelle der Supraspinatussehne

überlastung. Die idiopathische Hämochromatose kann familiär vorkommen und wurde mit den Histokompatibilitätsantigenen HLA-A3, HLA-B7 und HLA-B14 in Zusammenhang gebracht. Die sekundäre Form beruht auf einer Eisenüberlastung (z. B. durch Transfusionen oder diätetisch bedingt) und kann mit Alkoholabusus korreliert sein. Männer befällt die Hämochromatose 10mal häufiger als Frauen. Sie wird meist im Alter zwischen 40 und 60 Jahren aufgrund erhöhter Serumeisenspiegel diagnostiziert. Zur Sicherung sollte man eine Leber- oder Synovialisbiopsie vornehmen. 50% der Patienten entwickeln eine langsam progrediente Arthrose mit Beginn in den kleinen Gelenken der Hand, mitunter aber auch an großen Gelenken (Abb. 14-19) und an den zervikalen und lumbalen Bandscheiben. Einige Forscher glauben, daß die Arthrose bei Hämochromatose vom Typus der degenerativen Arthrose abweicht, und fordern die Eingruppierung unter die metabolischen Arthropathien.

An der Hand sind im typischen Fall die Fingergrundgelenke II und III betroffen (Abb. 14-20; vgl. auch Abb. 12-18), doch können auch andere kleine Gelenke wie die Interphalangeal- und die Karpalgelenke erkranken. Degenerative Veränderungen kann man auch an Schulter, Knie, Hüfte und Sprunggelenk sehen. Verlust des Gelenkspalts, Eburnisierung, subchondrale Zystenbildung und Osteophyten sind die hervorstechendsten radiologischen Zeichen der Hämochromatose. Manchmal können sie auch das Bild der CPPD-Krankheit oder der rheumatoiden Arthritis nachahmen.

TEIL III - Arthritis, Arthrose, Arthropathie

■ Alkaptonurie (Ochronose)

Die Alkaptonurie ist ein seltenes, autosomal rezessives Erbleiden und bietet als Charakteristikum im Urin Homogentisinsäure, die sich bei der Oxidation schwarz verfärbt. Die Stoffwechselstörung entsteht durch das Fehlen des Enzyms Homogentisinsäureoxidase, welches beim normalen Abbauprozeß der aromatischen Aminosäuren Tyrosin und Phenylalanin eine Rolle spielt. Folglich staut sich in verschiedenen Organen Homogentisinsäure in erheblichem Maße an, bevorzugt im Bindegewebe. Die Ablagerung des abnormen braunschwarzen Pigments, eines Polymers der Homogentisinsäure, innerhalb der Bandscheiben und des Gelenkknorpels nennt man Ochronose. Sie führt zu Spondylose und einer peripheren Arthropathie. In aller Regel ist die Ochronosearthropathie Ausdruck einer schon lange bestehenden Alkaptonurie. Männer und Frauen erkranken gleich häufig. Klinische Zeichen sind leichter Schmerz und Bewegungseinschränkung verschiedener Gelenke. Zum radiologischen Bild zählen dystrophe Verkalkungen, am häufigsten in Bandscheiben und Gelenkknorpel, Sehnen und Bändern (Abb. 14-21); meist ist eine Osteoporose vorhanden. Die Bandscheibenräume sind höhengemindert, manchmal mit einem Vakuumphänomen. Extravertebrale Anomalien beschränken sich auf Sakroiliakalgelenke, Schamfuge und große Gelenke, die ebenfalls einen engen Spalt und eine periartikuläre Sklerose mit vereinzelten kleinen Osteophyten zeigen. Auf dem Boden von Verkalkungen und Verknöcherungen in den Sehnen können diese zerreißen. Das radiologische Bild kann das der Arthrose oder der CPPD-Krankheit imitieren.

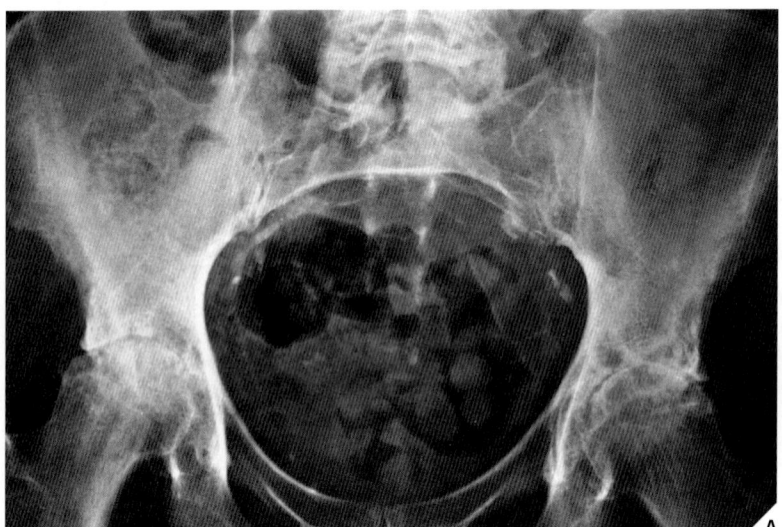
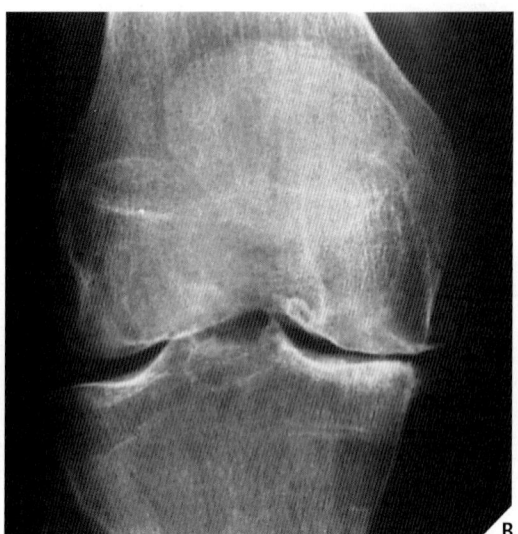
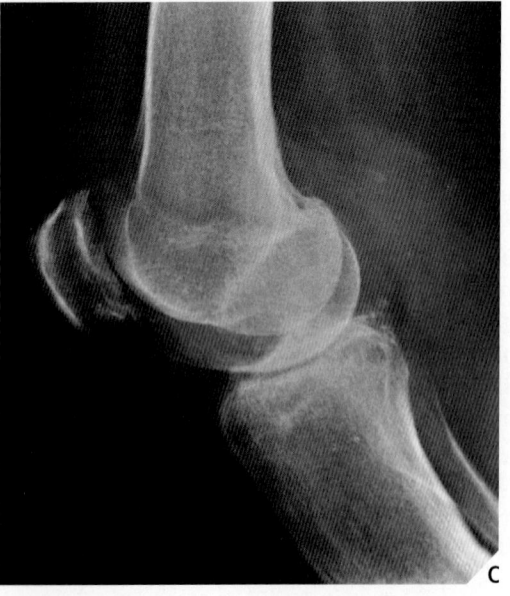

Abb. 14-19. 67jährige Frau mit Hämochromatosearthropathie. **A** Die a.-p. Aufnahme des Beckens zeigt eine fortgeschrittene beiderseitige Koxarthrose; für die Hämochromatose sind ein hochgradig konzentrisch verschmälerter Gelenkspalt, subchondrale Sklerose und periartikuläre Zysten typisch. **B, C** a.-p. und Seitaufnahme des rechten Knies zeigen die Bevorzugung von medialem Kniegelenkspalt und femoropatellarem Gleitlager. Charakteristisch sind hierbei die Gelenkspaltverschmälerung und die betonte subartikuläre Sklerose mit der Ausbildung kleiner Osteophyten. (Wiedergabe mit freundlicher Genehmigung aus Baker ND, 1986)

Verschiedene Arthritiden/Arthropathien 14

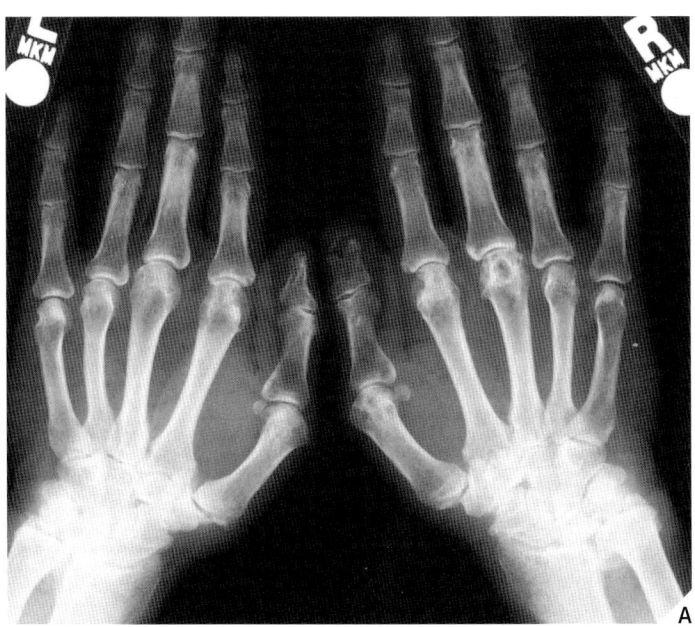
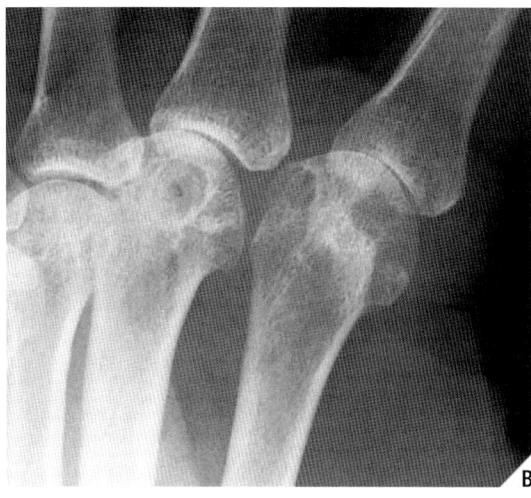

Abb. 14-20. **A** Die dorsopalmare Aufnahme beider Hände eines 45 Jahre alten Manns zeigt die typischen Anomalien bei der Hämochromatose, die vorwiegend Handwurzel und Fingergrundgelenke befällt. **B** Eine vergrößerte Zielaufnahme der Fingergrundgelenke II und III der rechten Hand zeigt den charakteristischen Befall der Metakarpalköpfchen

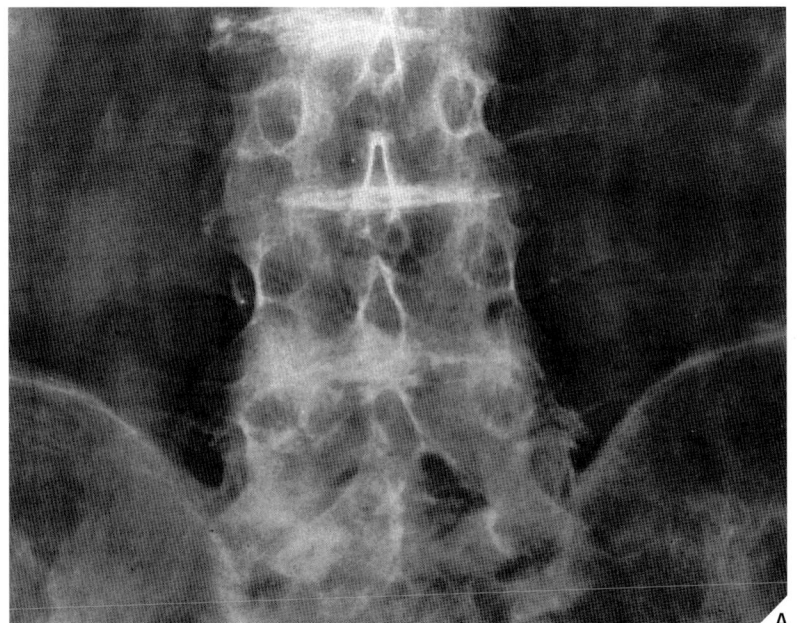
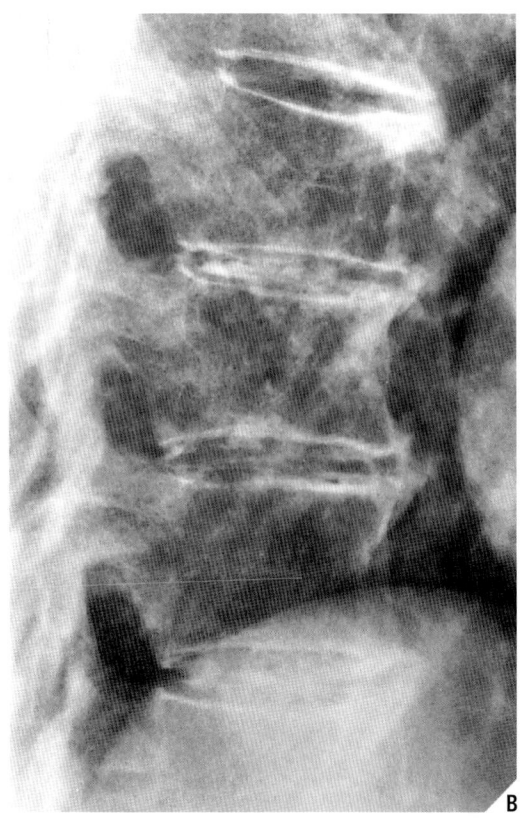

Abb. 14-21. **A, B** a.-p. und Seitaufnahme der LWS einer 64jährigen Frau mit der klinischen Diagnose einer Alkaptonurie zeigen mehrere Bandscheibenräume höhengemindert, ventral gelegene Spondylophyten und eine mäßige Osteoporose. Leitzeichen der Ochronose ist die gleichzeitige Verkalkung vieler Bandscheiben. (Wiedergabe mit freundlicher Erlaubnis von Dr. J. Tehranzadeh, Orange, California)

Hyperparathyreoidismus

Der Hyperparathyreoidismus (HPT) ist Folge überaktiver Parathormonproduktion durch die Nebenschilddrüsen. Die Überschußproduktion dieses Hormons ist entweder Folge einer Hyperplasie oder eines Adenoms; nur sehr selten kommt der HPT infolge eines Nebenschilddrüsenkarzinoms vor. Die exzessive Sekretion des Hormons, das auf Nieren und Knochen wirkt, führt zu Störungen im Kalzium- und Phosphathaushalt und zu Hyperkalziämie, Hyperphosphaturie und Hypophosphatämie. Die renale Ausscheidung von Kalzium und Phosphat steigt an, desgleichen der Serumspiegel von Kalzium, während der Phosphatspiegel absinkt; auch ist die Serumkonzentration der alkalischen Phosphatase erhöht. Die typischsten Merkmale der subperiostalen und subchondralen Knochenresorption erscheinen am Rand bestimmter Gelenke und tragen so zur Gelenkmanifestation einer HPT-„Arthropathie" bei. Oft sieht man dies an Akromioklavikular-, Sternoklavikular- und Sakroiliakalgelenk (Abb. 14-22), an der Schamfuge und manchmal auch an den Finger- und Fingergrundgelenken. Die Erosionen können die rheumatoide Arthritis nachahmen, sind aber meist symptomlos und betreffen häufiger die Fingerendgelenke (Abb. 14-23); fast immer sind sie mit einer subperiostalen, für den HPT typischen Knochenresorption kombiniert.

Das andere Merkmal der HPT-Arthropathie ist die Chondrokalzinose mit einer Kalziumablagerung in Gelenk- und Faserknorpel. Dieser Befund kann degenerative Gelenkveränderungen und eine CPPD-Krankheit vortäuschen, läßt sich aber aufgrund fehlender arthrotischer Veränderungen von ersterer und durch das Fehlen einer Osteopenie und auch sonstiger HPT-Zeichen von letzterer abgrenzen. Eine genauere Beschreibung des Hyperparathyreoidismus finden Sie in Teil IV: Metabolische und endokrine Krankheiten.

Akromegalie

Die degenerativen Veränderungen bei der Akromegalie sind das Ergebnis der Hypertrophie des Gelenkknorpels, der wegen seiner abnormen Stärke von der Synovia nicht mehr adäquat ernährt wird.

Nach anfangs starkem Wachstum des Knorpels – sichtbar an der radiologischen Gelenksspaltverbreiterung an der Hand, vor allem an den Fingergrundgelenken (Abb. 14-24)

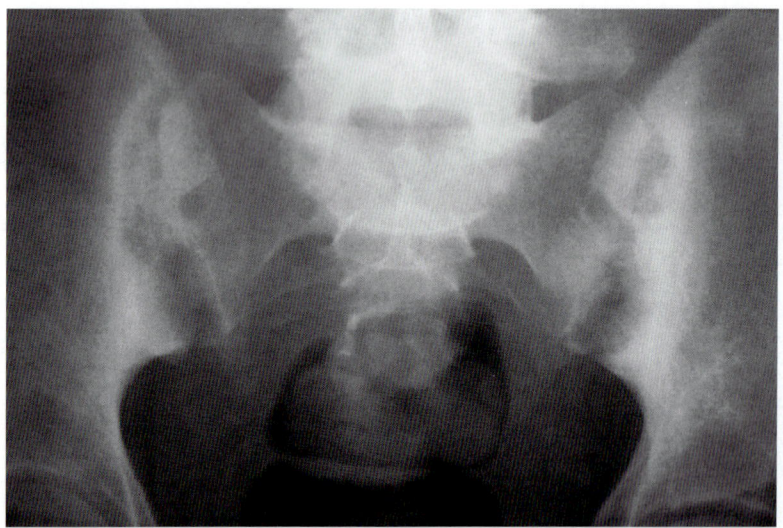

Abb. 14-22. Die subchondrale Knochenresorption führte bei diesem Patienten mit einer Arthropathie bei Hyperparathyreoidismus zu verbreiterten Sakroiliakalgelenken

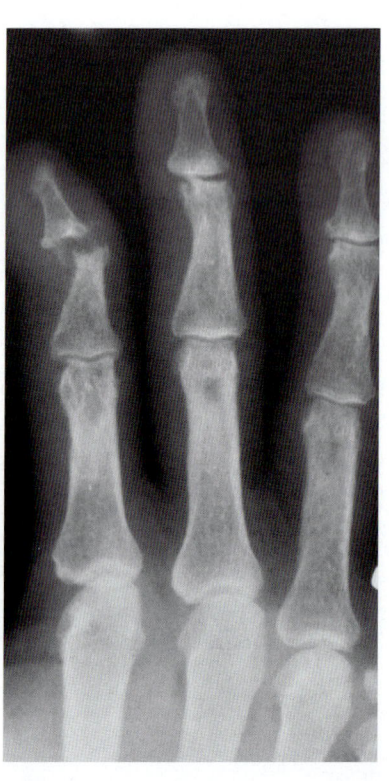

Abb. 14-23. Typische Arthropathie bei Hyperparathyreoidismus an den Endgelenken von Zeige- und Mittelfinger. Man beachte auch die beginnende Resorption der Nagelkränze (Akroosteolyse)

– zeigt sich als späterer Ausdruck dieser Krankheit eine Verschmälerung mit Osteophytenbildung infolge einer Sekundärarthrose. Arthritisartige Symptome wie Schmerz und Einsteifung sind häufig, eine Bewegungseinschränkung entwickelt sich ebenfalls. Neben den Gelenken der Hand können auch große Gelenke wie Hüfte, Knie und sogar Schulter oder Ellbogen erkranken. Besonders charakteristisch sind dabei schnabelartige Osteophyten an der Unterseite des Humeruskopfes, lateral am Acetabulum, am Schamfugenoberrand und an der Radialseite der Metakarpalköpfchen (vgl. Abb. 12-17).

Weitere Arthropathien

■ Amyloidose

Die Amyloidose ist ein systemisches Leiden, welches durch die Infiltration verschiedener Organe durch ein gleichförmiges eosinophiles Material aus Proteinfasern in einer Grundsubstanz von Mukopolysacchariden charakterisiert ist. Die Amyloidarthropathie ist Zeichen einer erworbenen idiopathischen systemischen Amyloidose und führt zu einer nichtentzündlichen Arthropathie. Klinisch ähnelt sie verblüffend der rheumatoiden Arthritis, da die Gelenke eingesteift sind und die Arthropathie beidseitig und symmetrisch ist. Große Gelenke wie Hüfte, Knie, Schulter und Ellbogen werden bevorzugt. Man findet subkutane Knötchen über der Streckseite von Unterarm und Hand, die oft Rheumaknötchen imitieren. Weiteres Charakteristikum ist die massive Weichteilbeteiligung mit einem nahezu pathognomonischen Bild, dem „Schulterpolsterzeichen" oder den „Football-Spieler-Schultern"; auch ist ein Karpaltunnelsyndrom häufige Begleitanomalie.

Radiologisch sieht man massive Amyloidansammlungen um die Gelenke mit Infiltration von periartikulären Weichteilen, Gelenkkapsel und Gelenk. Auch sieht man Ablagerungen in der Synovialis. Die Gelenkenden des Knochens können zerstört sein, auch trifft man Subluxationen und pathologische Frakturen oft an. Ferner findet man herdförmige Osteolysen, insbesondere in den Knochen der oberen Extremität und am proximalen Femurende (Abb. 14-25).

■ Multizentrische Retikulohistiozytose

Dieses systemische Leiden unbekannter Ätiologie des Erwachsenenalters ist durch die Proliferation von Histiozyten in Haut, Schleimhaut, Subkutangewebe und Synovialmembran gekennzeichnet. Frauen erkranken daran häufiger als Männer. Bei ca. 60–70 % der Patienten ist eine Polyarthralgie erstes Krankheitszeichen. Klinische Befunde sind wie bei der rheumatoiden Arthritis Weichteilschwellung, Steifigkeit und Schmerzempfindlichkeit. Im Gegensatz zur rheumatoiden Arthritis werden am häufigsten die Fingerendgelenke befallen. Manchmal sind die Gelenk-

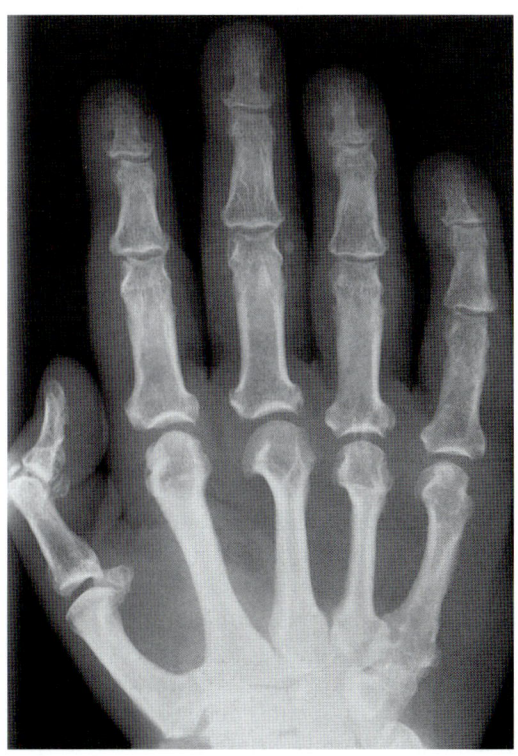

Abb. 14-24. Zu den charakteristischen Anomalien der akromegalen Hand zählen auffällig breite Weichteile, vergrößerte Nagelkranzfortsätze der Basen der Fingerendglieder, verbreiterte Spalten der Fingergrundgelenke und schnabelartige Osteophyten an der Radialseite der Metakarpalköpfchen. Beachtenswert ist ferner das deutlich vergrößerten Sesambein am Daumengrundgelenk

TEIL III - Arthritis, Arthrose, Arthropathie

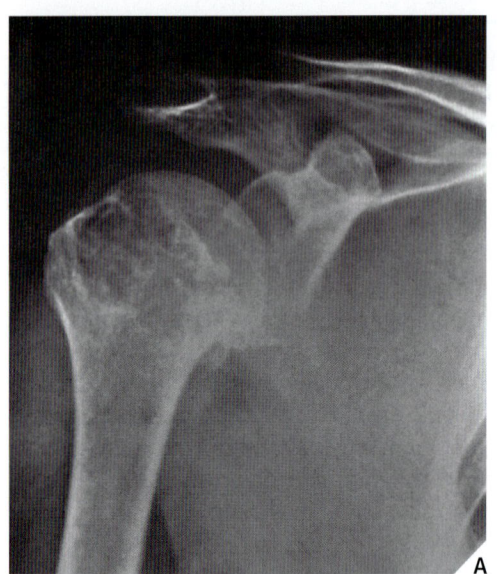
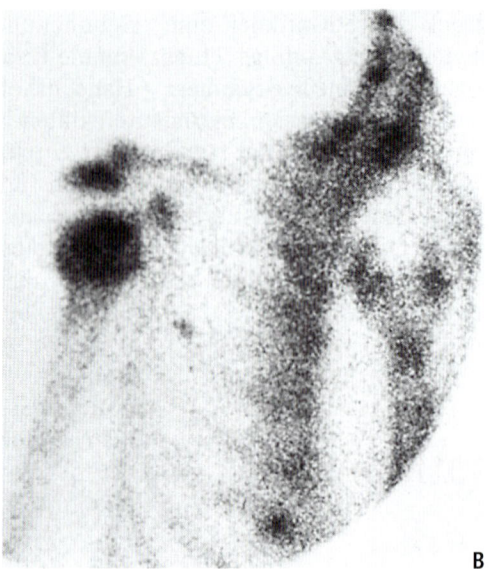

Abb. 14-25. A Die a.-p. Röntgenaufnahme der rechten Schulter eines 80järigen Mannes mit Amyloidose zeigt eine mäßig ausgeprägte juxtaartikuläre Osteoporose, Weichteilschwellung und einen großen Osteolyseherd im Humeruskopf. Dabei ist der Schultergelenkspalt aber relativ gut erhalten. **B** Das Skelettszintigramm zeigt eine vermehrte Einspeicherung von Tc-99m-MDP in der Schulter. (Wiedergabe mit freundlicher Erlaubnis von Dr. A. Norman, New York, NY)

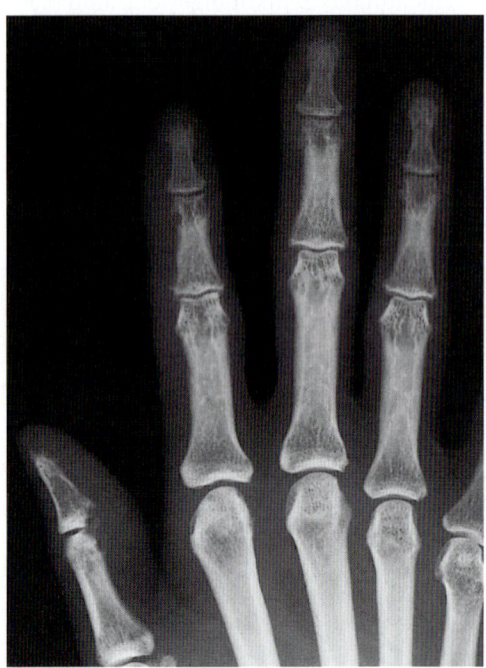

Abb. 14-26. Bei der 46 Jahre alten Frau wurde eine multizentrische Retikulohistiozytose diagnostiziert. Man achte hier auf die scharfrandigen, einer Gicht ähnelnden Erosionen an den Fingerendgelenken

läsionen auffällig destruierend, ähnlich der Arthritis mutilans der rheumatoiden Arthritis oder der Psoriasisarthritis. Das charakteristische Fehlen einer signifikanten periartikulären Osteoporose unterscheidet diese Krankheit von den inflammatorischen Arthritiden, auch ist im Gegensatz zu Psoriasisarthritis und juveniler rheumatoider Arthritis keine Knochenneubildung vorhanden. Manchmal kann das Muster der Knochenerosionen mit sklerotischen und überhängenden Rändern auch eine Gicht imitieren (Abb. 14-26), doch sind die Veränderungen hier im Gegensatz zur Gicht an Händen und Füßen symmetrisch verteilt.

■ Hämophilie

Die Hämophilie A ist ein erbliches Blutungsübel mit einer Anomalie der Blutgerinnung durch eine Funktionsstörung des Gerinnungsfaktors VIII (antihämophiler Faktor, AHF). Sie wird X-chromosomal rezessiv vererbt und betrifft im wesentlichen Männer, auch wenn Frauen als Konduktorinnen das abnorme Gen übertragen. Bei der Hämophilie B, der Christmas-Krankheit, liegt ein Mangel an Plasmathromboplastinkomponente, dem Faktor IX, vor. Dieses Leiden kann auch Frauen erfassen.

Die Gelenkveränderungen bei der Hämophilie sind die Folge chronisch wiederholter Gelenk- und Knocheneinblutungen. Rezidivierende Blutungsepisoden und die entzündliche Gewebsantwort bewirken eine Proliferation der Synovialmembran und Erosionen an Knorpel und subchondralem Knochen. Die Krankheit zu erkennen ist klinisch meist kein Problem, doch können die Veränderungen der Hämophiliearthropathie radiologisch die der rheumatoiden Arthritis nachahmen, insbesondere die der juvenilen rheumatoiden Arthritis; hier sind Knorpelzerstörungen, Gelenkspaltverschmälerung und Erosionen der Gelenkflächen praktisch identisch (Abb. 14-27; vgl. auch Abb. 11-16). Die am häufigsten befallenen Gelenke sind Knie, Sprunggelenk und Ellbogen, und zwar meist beidseitig. Am Knie zählen zum radiologischen Bild eine periartikuläre Osteoporose, Gelenkerguß (Hämarthros),

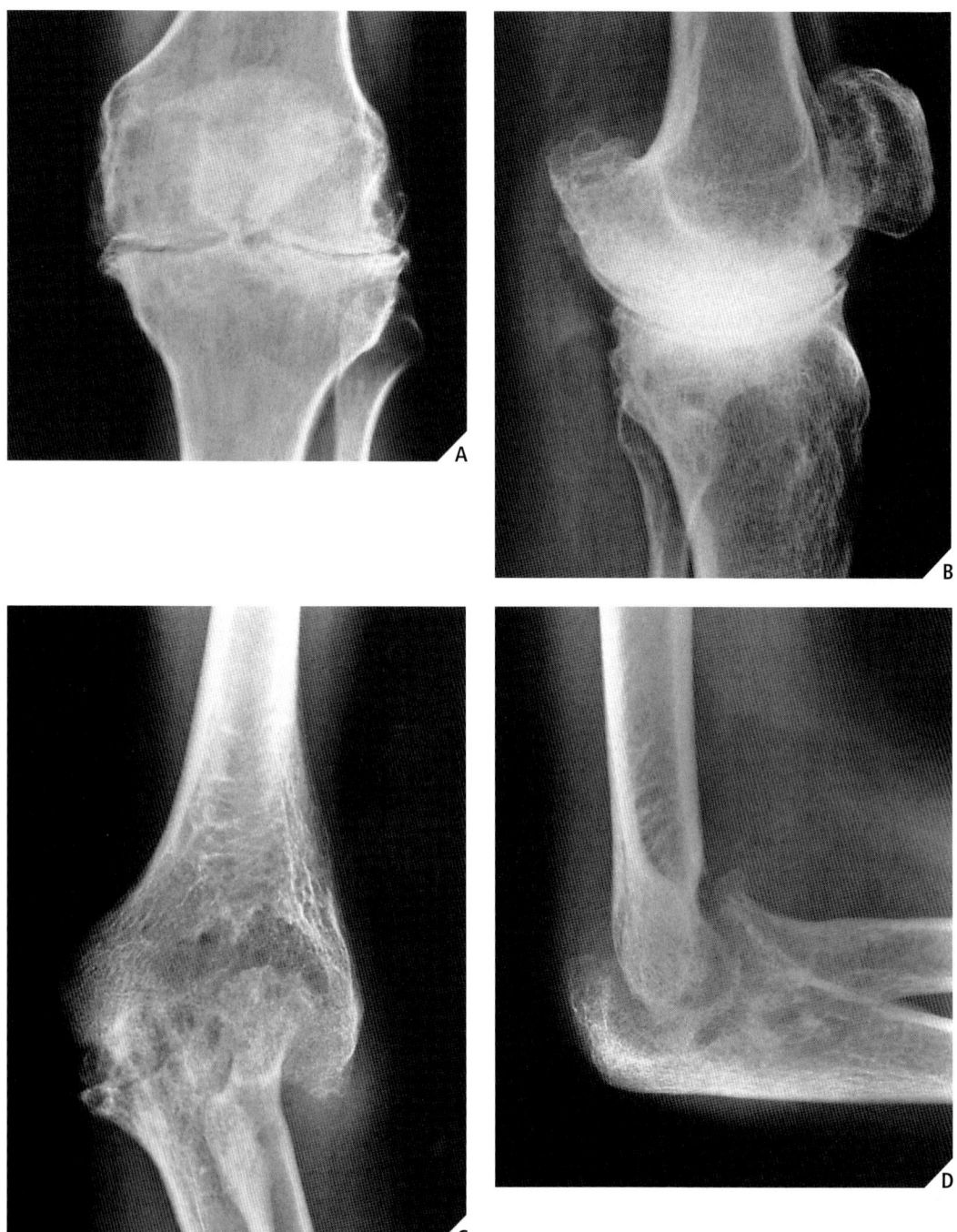

Abb. 14-27. Ein 42jähriger Patient mit Hämophilie hatte bereits mehrere Gelenkeinblutungen erlitten. **A, B** Die a.-p. und die Seitaufnahme des linken Knies zeigen eine fortgeschrittene Arthrose. Man achte hier auch auf die Beteiligung aller 3 Gelenkkompartimente. **C, D** Ähnliche destruierende Veränderungen sehen Sie auch am linken Ellbogen in der a.-p. und der Seitaufnahme dieses Gelenks

Übergröße der Femurkondylen mit erweiterter Fossa intercondylaris und eine vergröberte „vierkantige" Patella; oft sieht man auch multiple subchondrale Zysten und Gelenkerosionen. In den Spätstadien der Krankheit kann man auch eine gleichmäßige Gelenkspaltverschmälerung und sekundäre arthrotische Veränderungen beobachten. Die Differentialdiagnose zur rheumatoiden Arthritis beruht auf dem Fehlen einer knöchernen Ankylose und einer Wachstumshemmung sowie dem häufigen Vorliegen sog. „hämophiler Pseudotumoren".

■ Jaccoud-Arthritis

Die Jaccoud-Arthritis beruht auf rezidivierenden Attacken des rheumatischen Fiebers und wandernder Arthralgien. Meist tritt eine völlige Genesung ein, doch kann sich mit nachfolgenden Episoden auch eine bleibende Versteifung der Fingergrundgelenke ausbilden. Diese Läsion erscheint eher periartikulär als artikulär; es kommt zur leichten Beugung in den Fingergrundgelenken mit Ulnardeviation, am auffälligsten an Ring- und Kleinfinger, wobei aber ein jeder Finger betroffen sein kann. Die Veränderungen sind nicht erosiv, die Patienten können die Deformitäten korrigieren, besonders noch im frühen Krankheitsverlauf. Das Leiden ist selten und (in den USA) noch kaum bekannt.

■ Arthritis in Kombination mit AIDS (Acquired Immune Deficiency Syndrome)

In den letzten Jahren wurde eine vermehrte Häufigkeit rheumatischer Krankheiten bei Patienten mit HIV-Infektion beschrieben. Berman et al. stellten fest, daß 71% der mit dem HIV-Virus infizierten Patienten rheumatische Beschwerden wie Arthralgien, Morbus Reiter, Psoriasisarthritis, Myositis, Vaskulitis und undifferenzierbare Gelenksyndrome haben. Salomon et al. fanden bei HIV-Patienten im Vergleich zur Allgemeinbevölkerung 144fach häufiger einen Morbus Reiter und 10- bis 40fach gehäuft die Schuppenflechte. Interessant erscheint hierbei die Beobachtung, daß man die Arthritis während der verschiedenen Stadien der HIV-Infektion sah und diese oftmals den klinischen Manifestationen des AIDS voranging. Die Arthritis war schwerer als sonst und sprach auch auf die herkömmliche Behandlung mit nichtsteroidalen Antiphlogistika nicht an. Man stellte mehrere Hypothesen auf, um die Koexistenz von inflammatorischer Arthritis und HIV-Infektion zu erklären. Eine davon besagt, daß beim Morbus Reiter ein Wechselspiel von genetischer Prädisposition (z. B. HLA-B27-Lokus) und Umgebungsfaktoren, am häufigsten von venerischen Infektionen, abläuft, auch bei der Pathogenese des Morbus Reiter spielt das Immunsystem eine Rolle. Ebenso kann die Pathogenese der Psoriasisarthritis eine genetische Disposition enthalten (z. B. HLA-B27- oder HLA-B38-Lokus). Da auf die HIV-Infektion häufig die Ausbildung einer Immundefizienz folgt, ist es möglich, daß der bei HIV-Patienten zu beobachtende veränderte Abwehrmechanismus die Auslösung eines Morbus Reiter oder einer Psoriasisarthritis bei genetisch prädisponierten Patienten „triggert". Die 2. Hypothese besagt, daß das HIV-bedingte Immundefizit für die Infektion durch eine Vielzahl von Bakterien und Viren empfänglich macht, welche wiederum bei Patienten mit genetischer Prädisposition den Arthritisbeginn auslösen. Eine 3. Hypothese unterstellt, daß es bislang noch unentdeckte epidemiologische Faktoren gebe, die einen Menschen nach der Exposition von HIV zur Arthritis prädisponieren. Schließlich kann die Arthritis aber auch die direkte Einwirkung der HIV-Infektion auf die Membrana synovialis selbst widerspiegeln. Nach Rosenberg et al. sollte die radiologische Dokumentation einer seronegativen Arthritis immer an eine HIV-assoziierte Arthritis als mögliche Differentialdiagnose denken lassen, besonders bei Patienten mit bekannten Risikofaktoren für eine HIV-Infektion.

■ Infektiöse Arthritis

Die meisten infektiösen Arthritiden sind im Skelettszintigramm positiv, besonders wenn man als Tracer mit Indium markierte Leukozyten verwendet (vgl. Kap. 2), auch zeigen sie ein sehr ähnliches Bild mit Gelenkerguß sowie der Destruktion von Knorpel und subchondralem Knochen mit anschließender Gelenkspaltverschmälerung. Dennoch sind bestimmte klinische und radiologische Merkmale für die einzelnen Infektprozesse an den jeweils verschiedenen Zielorten charakteristisch. Meist ist für die Infektarthritis die vollständige Zerstörung der Gelenkenden der das Gelenk bildenden Knochen typisch; betroffen sind immer alle kommunizierenden Gelenkanteile, und man sieht eine diffuse Osteoporose, Gelenkerguß und periartikuläre Weichteilschwellung. Die detaillierte Beschreibung der eitrigen, der tuberkulösen, der Pilzarthritis und anderer infektiöser Arthritiden durch Viren und Spirochäten finden Sie in Teil V: Infektionen.

Merkpunkte für die Praxis

Arthritiden bei Kollagenosen

1. Der systemische Lupus erythematodes (SLE) ist durch flexible Gelenkkontrakturen und Fehlstellung der Fingergrund- und -mittelgelenke gekennzeichnet. Diese Anomalien erkennt man besser in der Seitaufnahme, da sie durch die Lagerung der Hand für die dorsopalmare Aufnahme leicht ungewollt vermindert werden können.
2. Die Osteonekrose ist eine häufige Komplikation des SLE.
3. Radiologisch erkennt man die Muskel-Skelett-Anomalien bei Sklerodermie aufgrund der:
   - Weichteilatrophie, besonders der Fingerkuppen;
   - Resorption der Endglieder (Akroosteolyse);
   - subkutanen und periartikulären Verkalkungen sowie
   - destruierenden Veränderungen der Interphalangealgelenke.
4. Bei der Sklerodermie sieht man erhärtende Befunde am Gastrointestinaltrakt, charakteristischerweise:
   - Weitstellung und Hypokinesie der Speiseröhre;
   - Weitstellung von Duodenum und Dünndarm mit dem Bild einer Pseudoobstruktion;
   - Pseudodivertikel des Kolons.
5. Die Mixed Connective Tissue Disease (MCTD) ist charakterisiert durch klinische und radiologische Befunde, die die Zeichen des systemischen Lupus erythematodes, der Sklerodermie, der Dermatomyositis und der rheumatoiden Arthritis in sich vereinen.

Metabolische und endokrine Arthropathien

1. Die Gicht ist eine Stoffwechselstörung mit wiederholten Arthritisattacken zusammen Mononatriumuratkristallen in der Synovialflüssigkeit.
2. Die Hyperurikämie resultiert entweder aus dem gehäuften Anfall oder der verminderten Ausscheidung von Harnsäure über die Nieren.
3. Eine Gichtarthritis erkennt man radiologisch an:
   - Scharf begrenzten periartikulären und artikulären Erosionen mit dem Zeichen des „überhängenden Randes";
   - dem teilweise erhaltenen Gelenkspalt;
   - der asymmetrischen Beteiligung;
   - der asymmetrischen Verteilung der Tophi und
   - der fehlenden Osteoporose.
4. Die CPPD-Kristallablagerungskrankheit besteht aus 3 unterschiedlichen Entitäten:
   - Chondrokalzinose;
   - Kalziumpyrophosphatarthropathie und
   - Pseudogichtsyndrom.
5. Das Vorliegen von intraartikulären Kristallen und Verkalkungen des Gelenk- und des Faserknorpels, manchmal mit schmerzhaften gichtähnlichen Attacken, ist ein charakteristisches Merkmal der CPPD-Kristallspeicher-Krankheit.
6. Eine Chondrokalzinose kann man auch bei anderen Krankheiten, wie z. B. Hyperparathyreoidismus, Hämochromatose, Morbus Wilson und degenerativen Gelenkleiden, sehen.
7. Die Kalziumhydroxylapatit(CHA)-Kristallablagerungskrankheit kommt durch eine abnorme intra- und paraartikuläre Ablagerung von Mineralkristallen zustande. Häufigster Ort ist das Schultergelenk, und zwar die Supraspinatussehne.
8. Die Hämochromatose ist die Folge einer Eisenstoffwechselstörung oder einer Eisenüberlastung. Die Arthropathie beginnt in den kleinen Gelenken der Hand, mit charakteristischem Befall der Metakarpalköpfchen II und III.
9. Die Alkaptonurie (Ochronose) kennzeichnen verminderte Bandscheibenhöhen, Bandscheibenverkalkungen und -verknöcherung, die Beteiligung von Sakroiliakalgelenken und Schamfuge sowie eine Gelenkspaltverschmälerung mit periartikulärer Osteosklerose. Das radiologische Bild kann manchmal eine Arthrose oder CPPD nachahmen.
10. Die Arthropathie beim Hyperparathyreoidismus kommt durch eine subperiostale und subchondrale Knochenresorption an den kleinen Gelenken der Hand zustande, was für die Gelenkmanifestationen dieser Krankheit verantwortlich ist.
11. Die Akromegaliearthropathie ist das Ergebnis eines übermäßigen Wachstums des Knorpels und sekundär arthrotischer degenerativer Veränderungen. Zu den charakteristischen Befunden zählen:
    - Schnabelartige Osteophyten an der Radialseite der Metakarpalköpfchen;
    - schnabelartige Osteophyten am unteren Rand des des Humeruskopfs;
    - röntgenologisch verbreiterte Gelenkspalten.

Verschiedene Arthropathien

1. Die Amyloidarthropathie ist eine nichtentzündliche symmetrische Polyarthropathie. Die Gelenkenden des Knochens können zerstört werden, Subluxationen und pathologische Frakturen können vorkommen. Auch sieht man fokale Osteolysen, besonders an den Knochen der oberen Extremität und am proximalen Femurende.
2. Die multizentrische Retikulohistiozytose hat als Kennzeichen eine Histiozytenproliferation in Haut, Schleimhaut und Subkutangewebe sowie in der Synovialmembran. Sie kann zu schweren Gelenkzerstörungen führen, doch sieht man weder Osteoporose noch periostale Knochenneubildung. Das radiologische Bild kann dem einer Gichtarthropathie ähneln.
3. Die Gelenkveränderungen der Hämophilie kommen durch wiederholte Einblutungen in Knochen und Gelenk zustande. Das Röntgenbild ähnelt dem der juvenilen rheumatoiden Arthritis.

TEIL III - Arthritis, Arthrose, Arthropathie

4. Die Jaccoud-Arthritis ist eine schlecht definierte Entität, die bei Patienten mit wiederholten Attacken eines rheumatischen Fiebers zu periartikulären Gelenkeinsteifungen führt. Die Veränderungen sind nicht erosiv.
5. Bei Patienten mit erworbenem Immunmangelsyndrom (AIDS) kommen rheumatische Krankheiten, insbesondere Morbus Reiter, Psoriasisarthritis und Vaskulitis, gehäuft vor.
6. Die infektiöse Arthritis ist charakterisiert durch die komplette Zerstörung beider gelenkbildender Knochenenden. Alle miteinander kommunizierenden Gelenkkompartimente sind unweigerlich betroffen; dabei sieht man Osteoporose, Gelenkerguß und periartikuläre Weichteilschwellung.

Literaturempfehlungen

Adams PC, Searle J. Neonatal hemochromatosis: a case and review of the literature. Am J Gastroenterol 1988; 83: 422–425.

Adamson TC 3rd, Resnik CS, Guerra J Jr, Vint VC, Weisman MH, Resnick D. Hand and wrist arthropathies of hemochromatosis and calcium pyrophosphate deposition disease: distinct radiographic features. Radiology 1983; 147: 377–381.

Amor B, Cherot A. Delbarre F, Nuñez Roldan A, Hors J. Hydroxyapatite rheumatism and HLA markers. J Rheumatol 1977; Suppl 3: 101–104.

Anderson HC. Mechanisms of pathologic calcification. Rheum Dis Clin North Am 1988; 14: 303–319.

Arnett FC, Reveille JD, Duvic M. Psoriasis and psoriatic arthritis associated with human immunodeficiency virus infection. Rheum Dis Clin North Am 1991; 17: 59–78.

Baker ND. Hemochromatosis. In: Taveras JM, Ferrucci JT, eds. Radiology – diagnosis, imaging, intervention. Philadelphia: JB Lippincott, 1986: 1–6.

Baker ND, Jahss MH, Leventhal GH. Unusual involvement of the feet in hemochromatosis. Foot Ankle 1984; 4: 212–215.

Barrow MV, Holubar K. Multicentric reticulohistiocytosis. A review of 33 patients. Medicine 1969; 48: 287–305.

Barthelemy CR, Nakayama DA, Carrera GF, Lightfoot RW Jr, Wortmann RL. Gouty arthritis: a prospective radiographic evaluation of sixty patients. Skeletal Radiol 1984; 11: 1–8.

Beltran J, Marty-Delfaut E, Bencardino J, et al. Chondrocalcinosis of the hyaline cartilage of the knee: MRI manifestations. Skeletal Radiol 1998; 27: 369–374.

Berman A, Espinoza LR, Diaz JD, et al. Rheumatic manifestations of human immunodeficiency virus infections. Am J Med 1988; 85: 59–64.

Bonavita JA, Dalinka MK, Schumacher HR Jr. Hydroxyapatite deposition disease. Radiology 1980; 134: 621–625.

Boskey AL, Vigorita VJ, Sencer O, Stuchin SA, Lane JM. Chemical, microscopic, and ultrastructural characterization of the mineral deposits in tumoral calcinosis. Clin Orthop 1983; 178: 258–269.

Brower AC, Resnick D, Karlin C, Piper S. Unusual articular changes of the hand in scleroderma. Skeletal Radiol 1979; 4: 119–123.

Burke BJ, Escobedo EM, Wilson AJ, Hunter JC. Chondrocalcinosis mimicking a meniscal tear on MR imaging. AJR Am J Roentgenol 1998; 170: 69–70.

Bywaters EGL, Dixon ASJ, Scott JT. joint lesions of hyperparathyroidism. Ann Rheum Dis 1963; 22: 171–187.

Calabrese LH. The rheumatic manifestations of infection with human immunodeficiency virus. Semin Arthritis Rheum 1989; 18: 225–239.

Campbell SM. Gout: how presentation, diagnosis, and treatment differ in the elderly. Geriatrics 1988; 43: 71–77.

Chen C, Chandnani VP, Kang HS, Resnick D, Sartoris DJ, Haller J. Scapholunate advanced collapse: a common wrist abnormality in calcium pyrophosphate dihydrate crystal deposition disease. Radiology 1990; 177: 459-461.

Chen CKH, Yeh LR, Pan HB, et al. Intra-articular gouty tophi of the knee: CT and MR imaging in 12 patients. Skeletal Radiol 1999; 28: 75–80.

Currey HL, Key JJ, Mason RM, Swettenham KV. Significance of radiological calcification of joint cartilage. Ann Rheum Dis 1966; 25: 295–306.

Dalinka MK, Reginato AJ, Golden DA. Calcium deposition diseases. Semin Roentgenol 1982; 17: 39–48.

Ellman MH, Levin B. Chondrocalcinosis in elderly persons. Arthritis Rheum 1975; 18: 43–47.

Fam AG, Topp JR, Stein HB, Little AH. Clinical and roentgenographic aspects of pseudogout: a study of 50 cases and a review. Can Med Assoc J 1981; l24: 545–551.

Genant HK. Roentgenographic aspects of calcium pyrophosphate dihydrate crystal deposition disease (pseudogout). Arthritis Rheum 1976; 1 [Suppl 3]: 307–328.

Goldman AB, Pavlov H, Bullough P. Case report 137. Primary amyloidosis involving the skeletal system. Skeletal Radiol 1981; 6: 69–74.

Grossman RE, Hensley GT. Bone lesions in primary amyloidosis. AJR Am J Roentgenol 1967; 101: 872–875.

Hayes CW, Conway WF. Calcium hydroxyapatite deposition disease. Radiographics 1990; 10: 1031–1048.

Hirsch JH, Killien FC, Troupin RH. The arthropathy of hemochromatosis. Radiology 1976; 118: 591–596.

Huaux JP, Vandenbroucke JM, Noel H. Amyloidosis 1970–1985 with special reference to amyloid arthropathy. A discussion about 106 cases. Acta Clin Belg 1987; 42: 365–380.

Jensen PS. Chondrocalcinosis and other calcifications. Radiol Clin North Am 1988; 26: 1315–1325.

Jensen PS, Putman CE. Current concepts with respect to chondrocalcinosis, and the pseudogout syndrome. AJR Am J Roentgenol 1975; 123: 531–539.

Justesen P, Andersen PE Jr. Radiologic manifestations in alkaptonuria. Skeletal Radiol 1984; 11: 204–208.

Laborde JM, Green DL, Ascari AD, Muir A. Arthritis in hemochromatosis. J Bone Joint Surg [Am] 1977; 59A: 1103–1107.

Lawson JP, Steere AC. Lyme arthritis: radiologic findings. Radiology 1985; 154: 37–43.

Lee DJ, Sartoris DJ. Musculoskeletal manifestations of human immunodeficiency virus infection: review of imaging characteristics. Radiol Clin North Am 1994; 32: 399–411.

Ling D, Murphy WA, Kyriakos M. Tophaceous pseudogout. AJR Am J Roentgenol 1982; 138: 162–165.

Madhok R, Bennett D, Sturrock RD, Forbes CD. Mechanisms of joint damage in an experimental model of hemophilic arthritis. Arthritis Rheum 1988; 31: 1148–1155.

Major NM, Tehranzadeh J. Musculoskeletal manifestations of AIDS. Radiol Clin North Am 1997; 35: 1167–1189.

Martel W. The overhanging margin of bone: a roentgenologic manifestation of gout. Radiology 1968; 91: 755–756.

Martel W, McCarter DK, Solsky MA, et al. Further observation of the arthropathy of calcium pyrophosphate dihydrate crystal deposition disease. Radiology 1981; 141: 1–15.

McCarty DJ. Calcium pyrophosphate dihydrate crystal deposition disease: pseudogout – articular chondrocalcinosis. In: McCarty DJ, ed. Arthritis and allied conditions: a textbook of rheumatology, 11th ed. Philadelphia: Lea & Febiger, 1989: 1714–1720.

McCarty Dj Jr, Haskin ME. The roentgenographic aspects of pseudogout (articular chondrocalcinosis). An analysis of 20 cases. AJR Am J Roentgenol 1963; 90: 1248–1257.

Melton JW 3rd, Irby R. Multicentric reticulohistiocytosis. Arthritis Rheum 1972; 15: 221–226.

Nägele M, Brüning R, Kunze V, Eickhoff H, Koch W, Reiser M. Hemophilic arthropathy of the knee joint: static and dynamic Gd-DTPA-enhanced MRI. Eur Radiol 1995; 5: 547–552.

Recht MP, Resnick D. MR imaging of articular cartilage: current status and future directions. AJR Am J Roentgenol 1994; 163: 282–290.

Reeder MM, Felson B. Gamuts in radiology. Cincinnati, OH: Audiovisual Radiology of Cincinnati, Inc., 1975: D142–143.

Resnik CS, Resnick D. Crystal deposition disease. Semin Arthritis Rheum 1983; 12: 390–403.

Resnick D. Calcium hydroxyapatite crystal deposition disease. In: Resnick D, ed. Diagnosis of bone and joint disorders, 3rd ed. Philadelphia: WB Saunders, 1995: 1615–1648.

Resnick D. Hemochromatosis and Wilson's disease. In: Resnick D, ed. Diagnosis of bone and joint disorders, 3rd ed. Philadelphia: WB Saunders, 1995: 1649–1669.

Resnick D. Alkaptonuria. In: Resnick D, ed. Diagnosis of bone and joint disorders, 3rd ed. Philadelphia: WB Saunders, 1995: 1670–1685.

Resnick D. Bleeding disorders. In: Resnick D, ed. Diagnosis of bone and joint disorders, 3rd ed. Philadelphia: WB Saunders, 1995: 2295–2321.

Resnick D, Niwayama G. Gouty arthritis. In: Resnick D, ed. Diagnosis of bone and joint disorders, 3rd ed. Philadelphia: WB Saunders, 1995: 1511–1555.

Resnick D, Niwayama G. Calcium pyrophosphate dihydrate (CPPD) crystal deposition disease. In: Resnick D, ed. Diagnosis of bone and joint disorders, 3rd ed. Philadelphia: WB Saunders, 1995: 1556–1614.

Resnick D, Niwayama G, Goergen TC, et al. Clinical, radiographic and pathologic abnormalities in calcium pyrophosphate dihydrate crystal deposition disease (CPPD): pseudogout. Radiology 1977; 122: 1–15.

Resnick D, Utsinger PD. The wrist arthropathy of "pseudogout" occurring with and without chondrocalcinosis. Radiology 1974; 113: 633–641.

Rosenberg ZS, Norman A, Solomon G. Arthritis associated with HIV infection: radiographic manifestations. Radiology 1989; 173: 171–176.

Rubenstein J, Pritzker KPH. Crystal-associated arthropathies. AJR Am J Roentgenol 1989; 152: 685–695.

Schumacher HR. Articular cartilage in the degenerative arthropathy of hemochromatosis. Arthritis Rheum 1982; 25: 1460–1468.

Schumacher HR Jr. Crystals, inflammation, and osteoarthritis. Am J Med 1987; 83: 11–16.

Schumacher HR, Straka PC, Krikker MA, Dudley AT. The arthropathy of hemochromatosis. Recent studies. Ann NY Acad Sci 1988; 526: 224–233.

Sharp GC, Irvin WS, Tan EM, Gould RG, Holman HR. Mixed connective tissue disease – an apparently distinct rheumatic disease syndrome associated with a specific antibody to an extractable nuclear antigen (ENA). Am J Med 1972; 52: 148–159.

Sissons HA, Steiner GC, Bonar F, May F, Rosenberg ZS, Samuels H, Present D. Tumoral calcium pyrophosphate deposition disease. Skeletal Radiol 1989; 18: 79–87.

Steinbach LS, Tehranzadeh J, Fleckenstein J, Vanarthos WJ, Pais MJ. Human immunodeficiency virus infection: musculoskeletal manifestations. Radiology 1993; 186: 833–838.

Steinbach LS, Resnick D. Calcium pyrophosphate dihydrate crystal deposition disease revisited. Radiology 1996; 200: 1–9.

Stoker DJ, Murray RO. Skeletal changes in hemophilia and other bleeding disorders. Semin Roentgenol 1974; 9: 185–193.

Talbott JH, Altman RD, Yu TF. Gouty arthritis masquerading as rheumatoid arthritis or vice versa. Semin Arthritis Rheum 1978; 8: 77–114.

Tehranzadeh J, Steinbach LS. Musculoskeletal manifestations of AIDS. St. Louis: Warren H. Green, 1994.

Udoff EJ, Genant HK, Kozin F, Ginsberg M. Mixed connective tissue disease: the spectrum of radiographic manifestations. Radiology 1977; 124: 613–618.

Wilkin E, Dieppe P, Maddison P, Evison G. Osteoarthritis and articular chondrocalcinosis in the elderly. Ann Rheum Dis 1983; 42: 280–284.

Wyatt SH, Fishman EK. CT/MRI of musculoskeletal complications of AIDS. Skeletal Radiol 1995; 24: 481–488.

Yang BY, Sartoris DJ, Djukic S, Resnick D, Clopton P. Distribution of calcification in the triangular fibrocartilage region in 181 patients with calcium pyrophosphate dihydrate crystal deposition disease. Radiology 1995; 196: 547–550.

Yulish BS, Lieberman JM, Strandjord SE, Bryan PJ, Mulopulos GP, Modic MT. Hemophilic arthropathy: assessment with MR imaging. Radiology 1987; 164: 759–762.

Zitnan D, Si'taj S. Chondrocalcinosis articularis. Section L. Clinical and radiological study. Ann Rheum Dis 1963; 22: 142–152.

TEIL 4

Tumoren und tumorähnliche Veränderungen (Tumor-like Lesions)

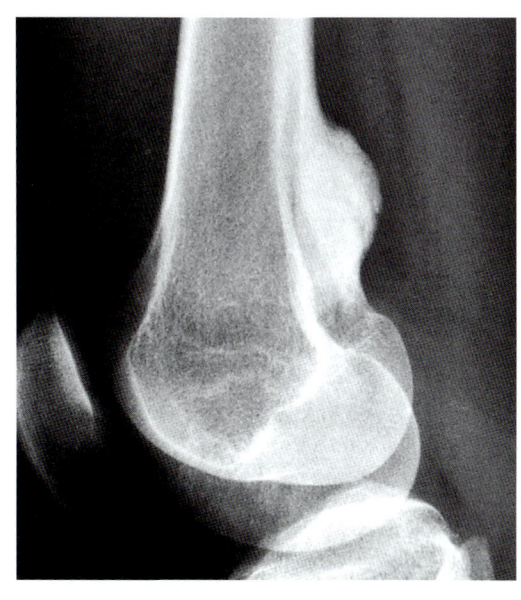

Kapitel 15

Radiologische Beurteilung von Tumoren und tumorähnlichen Veränderungen (Tumor-like Lesions)

Einteilung der Tumoren und tumorähnlichen Veränderungen

Tumoren inkl. der „tumorlike lesions" kann man allgemein in 2 Gruppen einordnen: benigne und maligne. Letztere Gruppe läßt sich weiter in primäre Knochentumoren, sekundäre Tumoren (maligne Entartung gutartiger Veränderungen) und in Metastasen untergliedern (Abb. 15-1). Ferner lassen sich all diese Veränderungen weiter nach ihrem Ursprungsgewebe einordnen (Tab. 15-1). In Tabelle 15-2 sind gutartige Veränderungen aufgeführt, die maligne entarten können.

Zum Verständnis der Terminologie von Tumoren und tumorähnlichen Veränderungen scheint es wichtig, einige Begriffe hinsichtlich der Veränderungen und des Sitzes im Knochen festzulegen. Der Begriff *Tumor* besagt allgemein *Raumforderung/Masse;* im geläufigen radiologischen Sinne wird dieser aber mit dem Begriff *Neoplasma* gleichgesetzt.

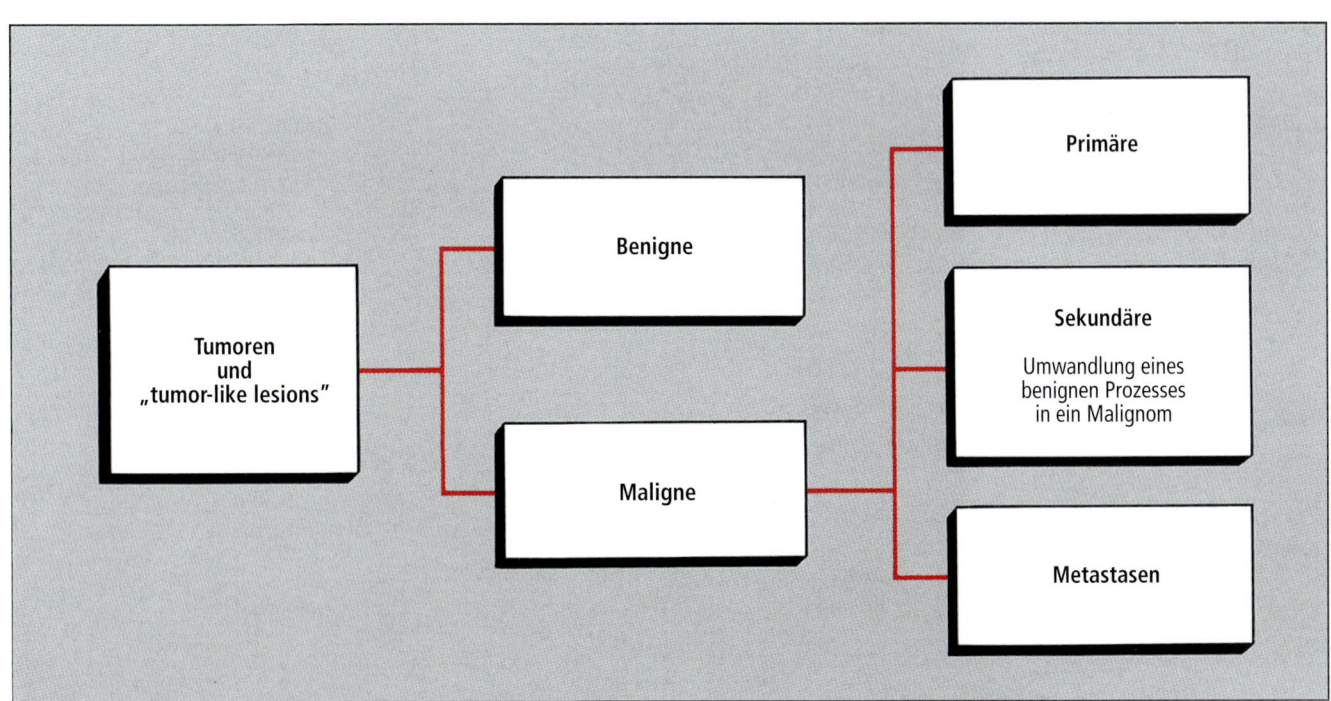

Abb. 15-1. Einteilung der Tumoren und der tumorähnlichen Läsionen

TEIL IV - Tumoren und tumorähnliche Veränderungen (Tumor-like Lesions)

Definitionsgemäß sollte ein Neoplasma ein autonomes Wachstum aufweisen; kann es zusätzlich lokale und Fernmetastasen bilden, wird dieses als *malignes Neoplasma* oder als *maligner Tumor* definiert. Darüber hinaus gibt es bei einem Tumor spezielle histologische Kriterien für die Definition als benigne oder maligne, die aber in diesem Kapitel nicht abgehandelt werden. Dennoch erscheint es erwähnenswert, daß gewisse Riesenzelltumoren trotz „gutartigen" histologischen Bildes Fernmetastasen entwickeln können und daß gewisse Knorpeltumoren sich trotz eines benignen histologischen Musters örtlich wie maligne Neoplasmen verhalten können, auch wenn dies nur radiologisch zu sehen ist. Darüber hinaus sind einige der hier besprochenen und *tumorähnliche Veränderungen* bzw. *tumorlike lesions* genannten Veränderungen keine echten Neoplasmen, sondern eher entwicklungsbedingten oder entzündlichen Ursprungs. Sie sind in diesem Kapitel nicht aufgenommen, weil sie ein radiologisches Bild zeigen, das von dem echter Tumoren nicht unterscheidbar ist; in einigen Fällen ist ihre Ätiologie immer noch umstritten.

Ebenso wichtig ist die Festlegung bestimmter Termini zum Ort der Läsion im Knochen. Am wachsenden Skelett kann man klar zwischen Epiphyse, Wachstumsfuge, Meta-

Tab. 15-1. Einteilung der Tumoren und tumorartigen Veränderungen nach ihrem Herkunftsgewebe

Herkunftsgewebe	Benigne Veränderung	Maligne Veränderung
Knochenbildend (osteogen)	• Osteom • Osteoidosteom • Osteoblastom	• Osteosarkom (und seine Varianten) • Juxtakortikales Osteosarkom (und seine Varianten)

Knorpelbildend (chondrogen)	• Enchondrom (Chondrom)
	• Periostales (juxtakortikales) Chondrom
	• Enchondromatose (Morbus Ollier)
	• Osteochondrom (osteokartilaginäre Exostose, solitär oder multipel)
	• Chondroblastom
	• Chondromyxoidfibrom
	• Fibrokartilaginäres Mesenchymom
		• Chondrosarkom
		  – Konventionelles (zentrales)
		  – Mesenchymales
		  – Klarzelliges
		  – Entdifferenziertes
		• Chondrosarkom (peripheres)
		  – Periostales (juxtakortikales)

Faser- und fibrohistiozytäres (fibrogenes) Gewebe	• Fibröser Kortikalisdefekt (metaphysärer fibröser Defekt) • Nichtossifizierendes Fibrom • Benignes fibröses Histiozytom • Fibröse Dysplasie (mon- oder polyostotisch) • Periostales Desmoid • Desmoplastisches Fibrom • Osteofibröse Dysplasie (Kempson-Campanacci-Läsion) • Ossifizierendes Fibrom (Sissons-Läsion)	• Fibrosarkom • Malignes fibröses Histiozytom
Gefäßgewebe	• Hämangiom • Glomustumor • Zystische Angiomatose	• Angiosarkom • Hämangioendotheliom • Hämangioperizytom
Knochenmark (hämatopoetisch, retikuloendothelial und lymphogen)	• Riesenzelltumor • Langerhanszellgranulom (eosinophiles Granulom; Histozytose) • Lymphangiom	• Maligner Riesenzelltumor • Histiozytäres malignes Lymphom • Morbus Hodgkin • Leukämie • Multiples Myelom (Plasmozytom) • Ewing-Sarkom
Neurogen	• Neurofibrom • Neurilemmom	• Malignes Schwannom • Neuroblastom • Primitiver neuroektodermaler Tumor (PNET)
Notochordal		• Chordom
Fettgewebe	• Lipom	• Liposarkom
Unbekannt	• Einfache Knochenzyste • Aneurysmatische Knochenzyste • Intraossäres Ganglion	• Adamantinom

physe und Diaphyse (Schaft) unterscheiden (Abb. 15-2A); wenn eine Veränderung an einer dieser Stellen sitzt, dann sollte man sie entsprechend bezeichnen. Am größten ist die Unsicherheit beim Begriff der *Metaphyse*. Die Metaphyse ist histologisch eine sehr schmale Zone aktiven Wachstums und neben der Wachstumsfuge gelegen. Folglich muß eine als metaphysär bezeichnete Veränderung sich bis zur Wachstumsfuge erstrecken und an dieser enden. Es hat sich aber – wenngleich inkorrekt – eingebürgert, den gleichen Begriff auch nach abgeschlossenem Wachstum zu verwenden. Mit der Reife ist die Wachstumsfuge vernarbt, es verbleibt keine isolierte Epiphyse und keine Metaphyse mehr. Zweckmäßiger und nicht so verwirrend wäre hier eine andere Terminologie (Abb. 15-2B), wie z. B. *Gelenkende des Knochens* und *Schaft* zur Ortsangabe innerhalb des Knochens, dessen Wachstumsfuge bereits verschlossen ist und in dem keine eigentliche Metaphyse mehr existiert. Einige andere Begriffe zur Beschreibung der Lokalisation im Knochen gehen aus Abbildung 15-3 hervor.

Tab. 15-2. Benigne Läsionen mit möglicher maligner Entartung

Benigne Läsion	Malignes Neoplasma
Enchondrom (in langen Röhrenknochen oder flachen Knochen*; in kurzen Röhrenknochen fast immer als Teil von Morbus Ollier oder Maffucci-Syndrom)	• Chondrosarkom
Osteochondrom	• Peripheres Chondrosarkom
Synoviale Chondromatose	• Chondrosarkom
Fibröse Dysplasie (meist polyostotische, oder nach Strahlentherapie)	• Fibrosarkom • Malignes fibröses Histiozytom • Osteosarkom
Osteofibröse Dysplasie** (Kempson-Campanacci-Läsion)	• Adamantinom
Neurofibrom (bei der plexiformen Neurofibromatose)	• Malignes Schwannom • Liposarkom • Malignes Mesenchymom
Knocheninfarkt	• Fibrosarkom • Malignes fibröses Histiozytom
Osteomyelitis mit chronischer Hautfistel (meist länger als 15–20 Jahre bestehend)	• Plattenepithelkarzinom • Fibrosarkom
Morbus Paget	• Osteosarkom • Chondrosarkom • Fibrosarkom • Malignes fibröses Histiozytom

* Einige führende Experten sind der Auffassung, daß zumindest bei einigen malignen Entartungen eines Enchondroms zum Chondrosarkom in der Tat von Anfang an eine maligne Veränderung vorlag, die sich als benigne maskierte und folglich nicht als solche erkannt wurde.
** Einige führende Experten meinen, daß es sich hierbei nicht um eine echte maligne Entartung, sondern um die unabhängige Entwicklung einer malignen Neoplasie in der benignen Veränderung handelt.

TEIL IV - Tumoren und tumorähnliche Veränderungen (Tumor-like Lesions)

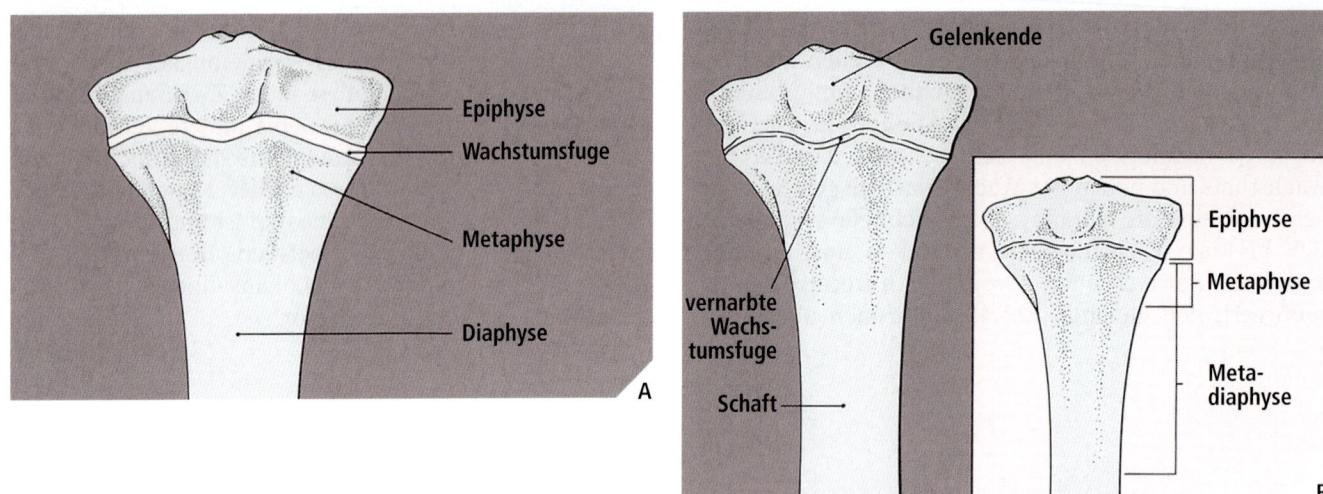

Abb. 15-2. **A** Am reifenden Skelett sind Epiphyse, Wachstumsfuge, Metaphyse und Diaphyse deutlich erkennbare Bereiche. **B** Nach der Skelettreifung gibt es keinen klar abgrenzbaren epi- und metaphysären Bereich mehr; entsprechend sollte sich auch die Terminologie zur Beschreibung des Sitzes einer Veränderung ändern. Die kleine Zeichnung bietet eine solche Alternativterminologie an

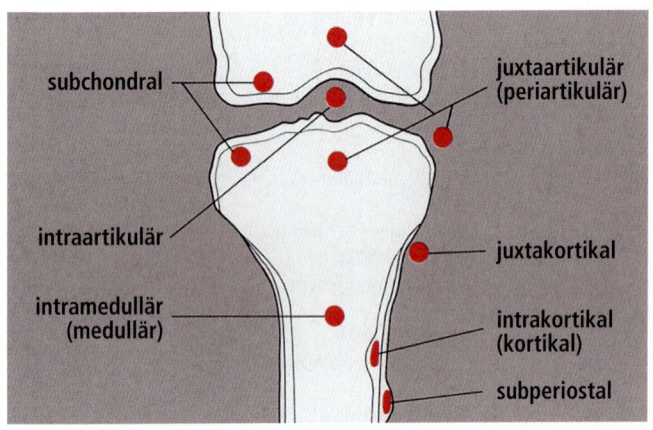

Abb. 15-3. Zur Ortsbeschreibung von Knochenläsionen verwendete Terminologie

Bildgebende radiologische Verfahren

Am häufigsten werden bei der Analyse von Tumoren und tumorähnlichen Veränderungen folgende bildgebende Verfahren eingesetzt: 1. konventionelle Übersichtsaufnahmen; 2. Vergrößerungsaufnahmen; 3. Tomographie; 4. Angiographie (meist Arteriographie); 5. Computertomographie (CT); 6. Magnetresonanztomographie (MRT); 7. nuklearmedizinische Verfahren (Skelettszintigraphie) und 8. durchleuchtungs- oder CT-gesteuerte perkutane Weichteil- und Knochenbiopsie.

In den meisten Fällen genügen bereits die jeweiligen Übersichtsaufnahmen der anatomischen Region in Verbindung mit der konventionellen Tomographie, um die korrekte Diagnose stellen zu können (Abb. 15-4), die dann anschließend durch Biopsie und histopathologische Untersuchung gesichert werden kann. Die Röntgenübersichtsaufnahmen erbringen die nützlichste Information zu Lokalisation und Morphe einer Läsion, insbesondere zum Typ der Knochenzerstörung, der Verknöcherung und der Verkalkung sowie der Periostreaktion. Die konventionelle Tomographie bleibt weiterhin ein nützliches diagnostisches Werkzeug, besonders bei den Fällen, wenn sich Fragen zur Kortexzerstörung, Periostreaktion oder Mineralisation der Tumormatrix ergeben; sie kann auch okkulte pathologische Frakturen aufdecken. Bei Verdacht auf Metastasen, der häufigsten Komplikation maligner Tumoren, können auch Röntgenaufnahmen des Thorax erforderlich sein, und zwar noch ehe man mit der Behandlung eines malignen

Radiologische Beurteilung von Tumoren und tumorähnlichen Veränderungen (Tumor-like Lesions)

primären Knochentumors beginnt, da die meisten dieser Malignome in die Lunge metastasieren. Die Vergrößerungsradiographie kann kleine Details aufdecken, die in den Routineaufnahmen nicht genügend gut erkennbar sind.

Die CT-Untersuchung hilft zwar nur selten, eine spezifische Diagnose zu stellen, sie kann aber die genaue Ausdehnung einer Knochenveränderung, eine Durchbrechung der Knochenrinde und die Beteiligung der umgebenden Weichteile aufzeigen (Abb. 15-5). Ferner ist sie bei der Abgrenzung von Tumoren in Knochen mit einer komplexen anatomischen Struktur von großem Nutzen. So sind beispielsweise Scapula (Abb. 15-6), Becken (Abb. 15-7) und Kreuzbein trotz Ausschöpfung der gesamten konventionellen Möglichkeiten nur schwierig komplett abzubilden.

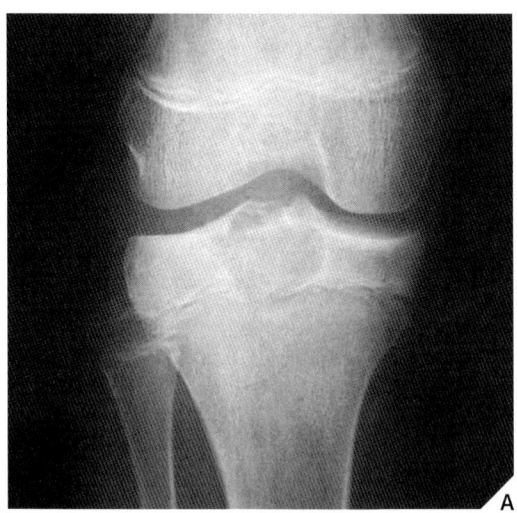
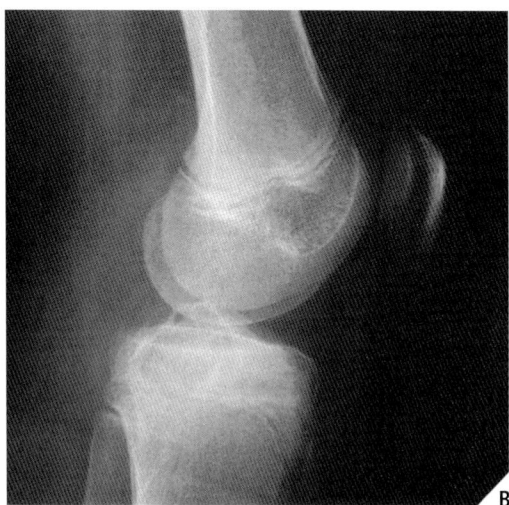

Abb. 15-4. A, B Die a.-p. und die Seitaufnahme des rechten Kniegelenks eines 13jährigen Mädchens decken eine Veränderung auf, die exzentrisch in der proximalen Tibiaepiphyse sitzt und scharf begrenzte Ränder und einen zarten Sklerosesaum hat. Hier führten die Standardaufnahmen zur röntgenologischen Diagnose eines Chondroblastoms

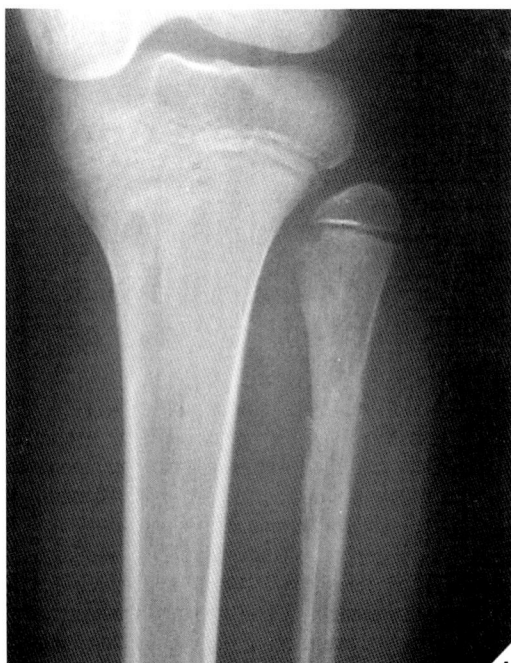
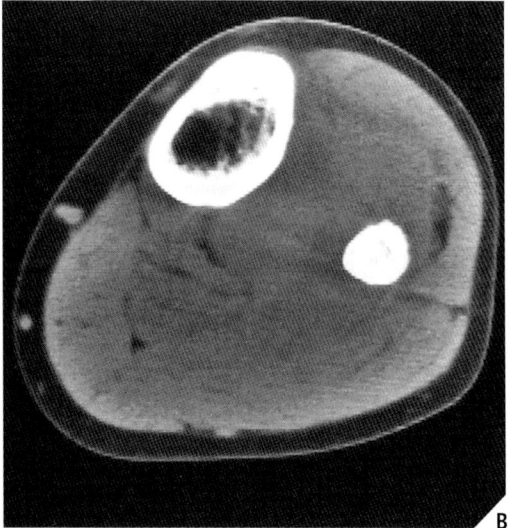
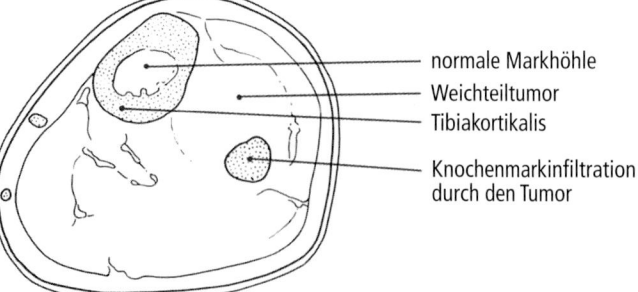

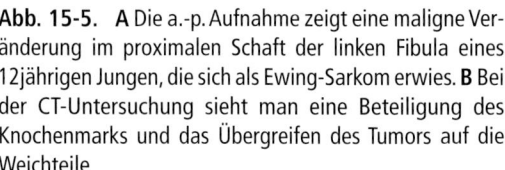

Abb. 15-5. A Die a.-p. Aufnahme zeigt eine maligne Veränderung im proximalen Schaft der linken Fibula eines 12jährigen Jungen, die sich als Ewing-Sarkom erwies. **B** Bei der CT-Untersuchung sieht man eine Beteiligung des Knochenmarks und das Übergreifen des Tumors auf die Weichteile

TEIL IV - Tumoren und tumorähnliche Veränderungen (Tumor-like Lesions)

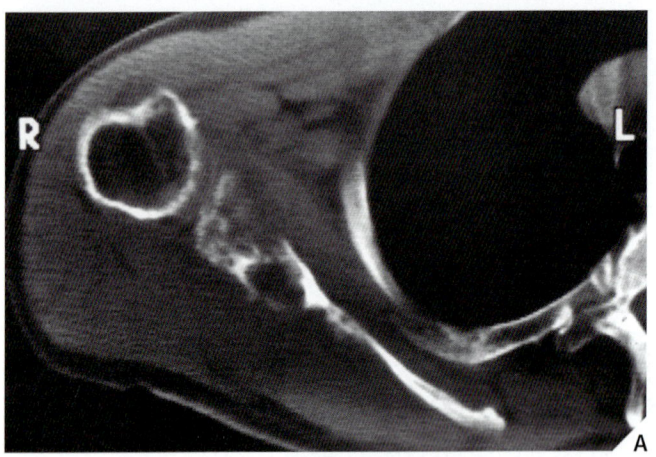
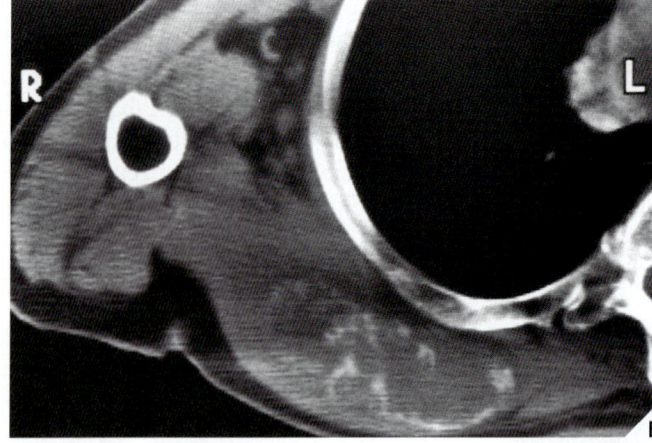
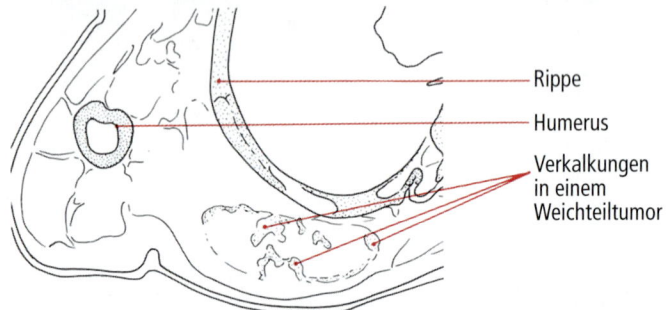

Abb. 15-6. Die Übersichtsbilder waren bei diesem 70jährigen Mann mit einer über der rechten Skapula tastbaren Raumforderung unergiebig. Zwei CT-Schnitte zeigen jedoch eine destruierende Veränderung von Pfannen- und Korpusteil des Schulterblatts (**A**) mit einer großen Weichteilraumforderung, die sich bis in den knöchernen Thorax erstreckt und Verkalkungen enthält (**B**). Bioptisch erwies sich diese Läsion als Chondrosarkom

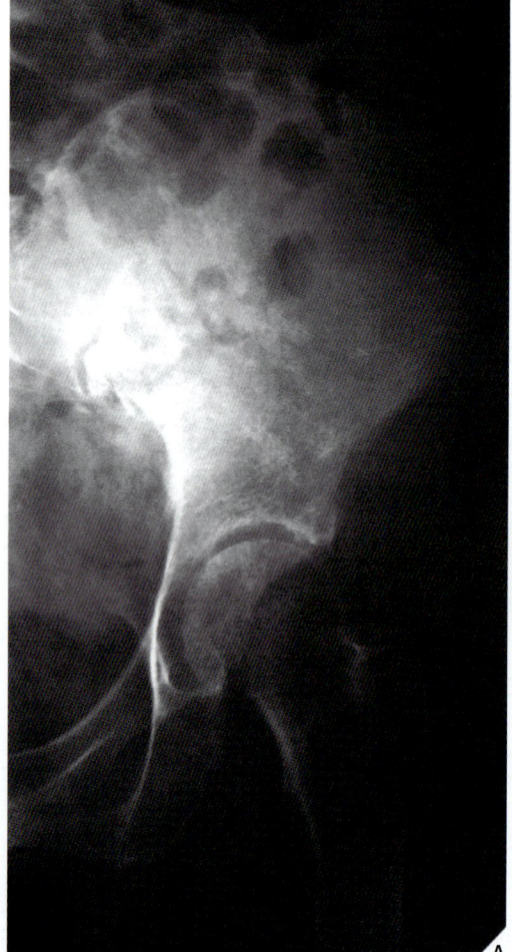
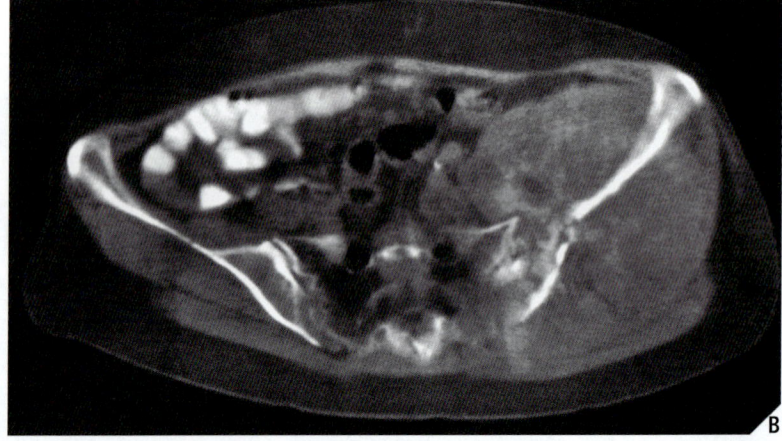
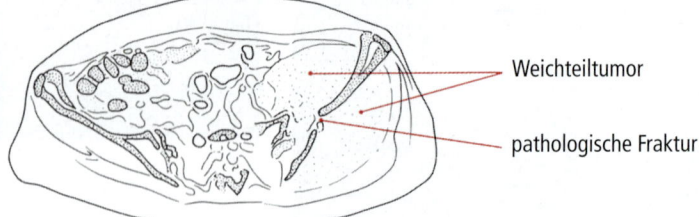

Abb. 15-7. **A** Die Übersichtsaufnahme des Beckens genügte nicht, bei dieser 66jährigen Frau das volle Ausmaß der destruierenden Veränderung des Darmbeins abzugrenzen. **B** Dagegen zeigt das CT-Bild eine pathologische Darmbeinfraktur und die ganze Ausdehnung der Weichteilbeteiligung. Die hohen Dichtewerte der multiplen Weichteilverschattungen ließen an eine Knochenbildung denken. Die CT-Bilder nach KM-Gabe zeigten eine starke Vaskularisation dieser Veränderung. Alles in allem ließen die CT-Befunde auf ein Osteosarkom schließen, was zwar für dieses Alter untypisch ist, aber doch durch eine offene Biopsie gesichert wurde

Radiologische Beurteilung von Tumoren und tumorähnlichen Veränderungen (Tumor-like Lesions)

Die CT-Untersuchung ist bei der Festlegung von Ausdehnung und Streuung eines Tumors im Knochen von allergrößter Bedeutung, wenn eine Gliedmaßen erhaltende Behandlung versucht wird, weil nur so eine sichere Resektionskante planbar ist (Abb. 15-8). Sie weist sicher die intraossäre Tumorausdehnung und die extraossäre Beteiligung von Weichteilen wie Muskeln und Gefäß-Nerven-Bündeln nach. Ebenfalls von Wert ist sie bei der Kontrolle der Therapieergebnisse, bei der Rezidivabklärung nach Tumorresektion und bei der Erfolgskontrolle einer nichtoperativen Behandlung wie Strahlen- oder Chemotherapie (Abb. 15-9); unerläßlich erscheint sie heute bei der Abklärung von Weichteiltumoren (Abb. 15-10), die in Standardaufnahmen nicht voneinander differenzierbar sind und die

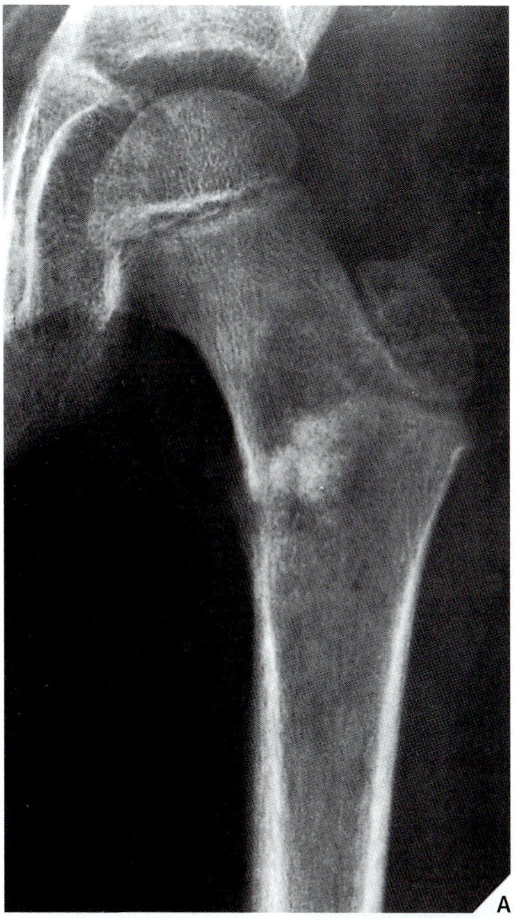

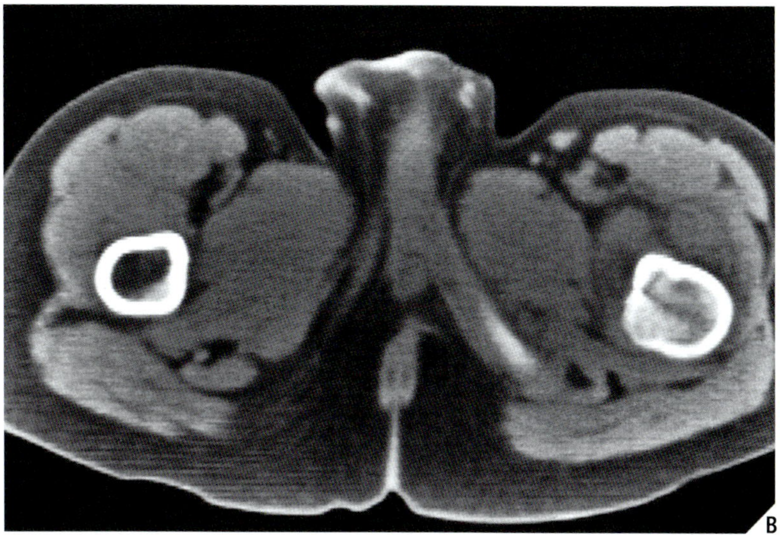

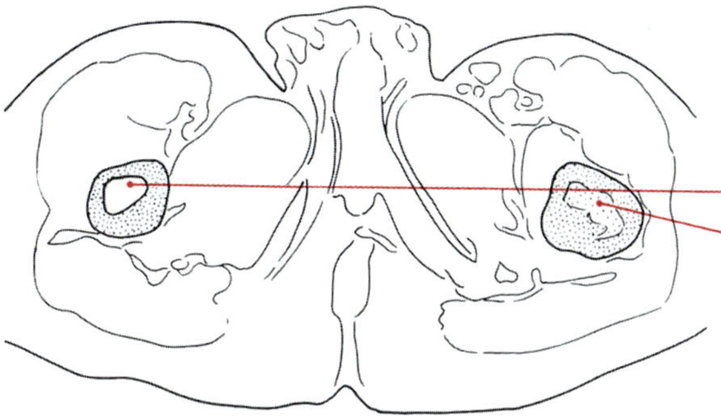

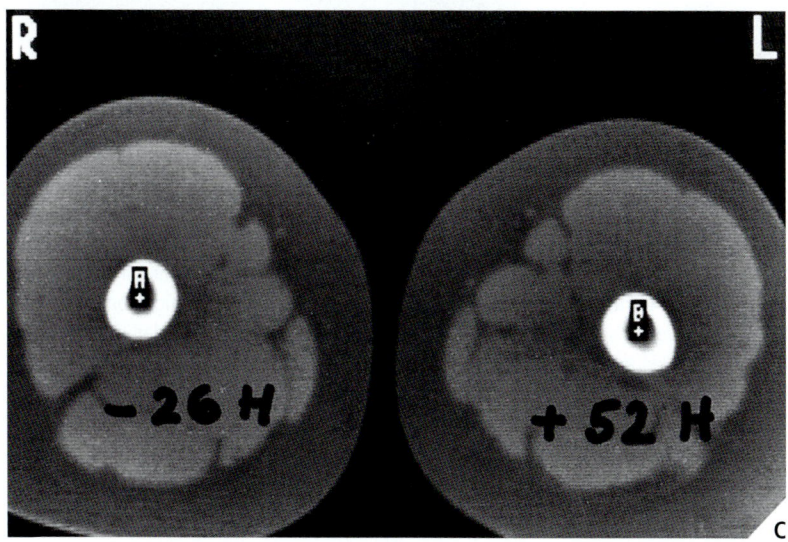

Abb. 15-8. **A** Die a.-p. Hüftaufnahme eines 12jährigen Jungen zeigt eine Osteolyse in der Intertrochanterregion des linken Femurs mit einem schlecht abgrenzbaren Rand und amorphen Verdichtungen im Zentrum sowie medialseitig eine Periostreaktion – alles für ein Osteosarkom sprechend, das dann bioptisch gesichert wurde. Da man ein Gliedmaßen erhaltendes Vorgehen in Erwägung zog, führte man eine CT durch, um das Ausmaß der Knochenmarkinfiltration und die erforderliche Höhe der Knochenresektion festzulegen. **B** Der proximalste Schnitt zeigt die ausgedehnte Beteiligung der Markhöhle am Tumorgeschehen. **C** Ein weiter distal gelegter Schnitt ergibt zwar keine gröbere Infiltration, doch weist hier der hohe Dichtewert von +52 H.E. auf eine Knochenmarkbeteiligung hin, die auf den Übersichtsaufnahmen nicht zu sehen ist. Zum Vergleich: Am rechten Femur beträgt die Dichte des Knochenmarks in gleicher Höhe –26 H.E.

TEIL IV - Tumoren und tumorähnliche Veränderungen (Tumor-like Lesions)

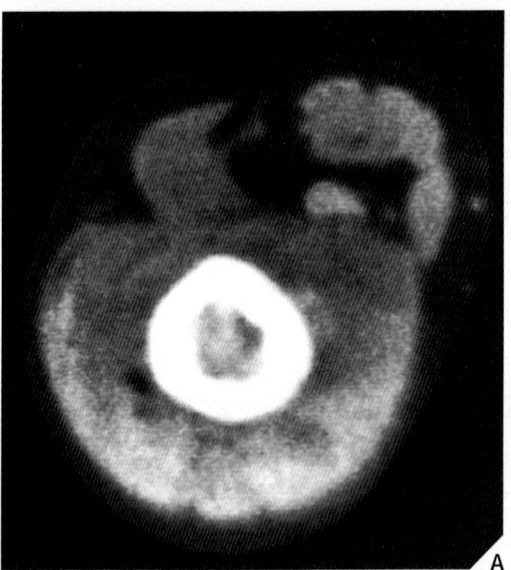
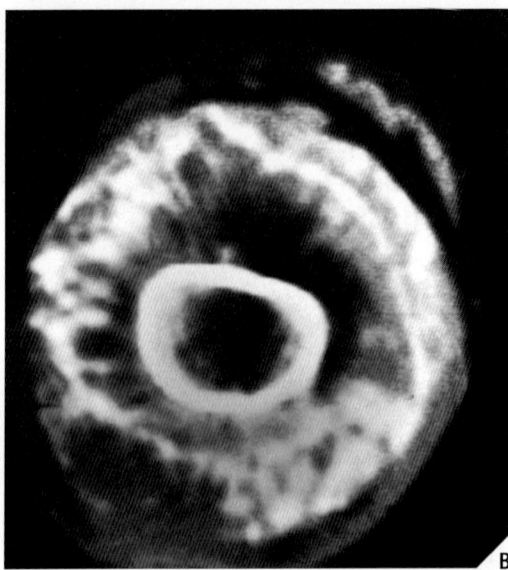

Abb. 15-9. Vor der Operation erhielt dieses 14jährige Mädchen mit einem Osteosarkom des linken Femurs eine komplette Serie Polychemotherapie. **A** Der CT-Schnitt vor Therapiebeginn zeigt den Befall von Knochen und Knochenmark durch den Tumor. Zu beachten ist der Einbruch des Tumors in die Weichteile mit einer inhomogenen amorphen Tumorknochenbildung. **B** Nach der Polychemotherapie mit Doxorubicin, Vincristin, Methotrexat und Cisplatin zeigt das Wiederholungs-CT Verkalkungen und Verknöcherungen in der Peripherie der Läsion, die eher reaktive Veränderungen als Tumorknochen darstellen und den Erfolg der Chemotherapie aufzeigen. Die radikale Femurresektion und die folgende histologische Untersuchung ergaben eine fast vollständige Ausrottung der malignen Zellen und bestätigten so den CT-Befund

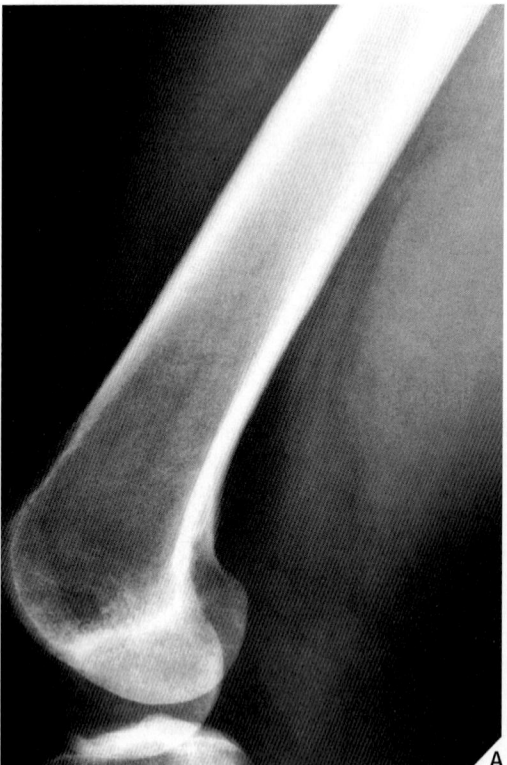
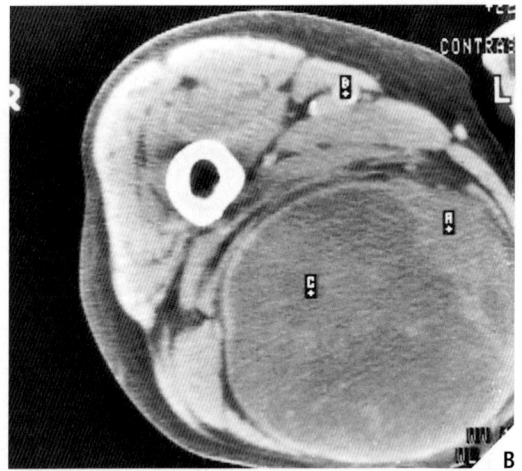

Abb. 15-10. Eine 56jährige Frau stellte sich mit einem Weichteiltumor medial an der Rückseite des rechten Oberschenkels vor. **A** Die seitliche Übersicht zeigt dorsal lediglich verbreiterte Weichteile. **B** Das CT-Bild stellt den Tumor im Querschnitt dar, umgeben von einer Bindegewebskapsel. Die darüber gelegene Haut ist nicht infiltriert. Trotz des benignen Aspekts erwies sich dieser Tumor bioptisch als malignes fibröses Histiozytom

unmerklich ins normale umgebende Gewebe übergehen – mit Ausnahme der Lipome, die in der Regel durch ihre geringe Dichte auffallen.

Die Kontrastanhebung von CT-Bildern hilft bei der Identifikation größerer Gefäß-Nerven-Strukturen sowie gut durchbluteter Veränderungen. Besonders wichtig ist die Beurteilung der Beziehung zwischen Tumor und umgebenden Weichteilen sowie der neurovaskulären Strukturen bei der Planung Gliedmaßen erhaltender Operationen.

Die Angiographie wird hauptsächlich eingesetzt, um eine knöcherne Läsion zu „kartographieren" und die Krankheitsausdehnung festzustellen, ferner um die Gefäßversorgung eines Tumors aufzuzeigen, die für eine präoperative intraarterielle Chemotherapie geeigneten Gefäße darzustellen, ferner um für eine offene Biopsie die am stärksten vaskularisierten Tumorgebiete aufzuzeigen, die in der Regel auch die aggressivste Komponente des Tumors enthalten. Manchmal wird die Arteriographie auch dazu verwendet, abnorme Tumorgefäße aufzuzeigen, was dann die Befunde der konventionellen Aufnahmen und der Tomographie erhärtet (Abb. 15-11). Ein Gebiet, auf dem die Angiographie oft von Nutzen ist, stellt die Planung eines Gliedmaßen erhaltenden Vorgehens dar; hier demonstriert sie die regionale Gefäßanatomie und ermöglicht damit ein Planungskonzept für die Resektion. Mitunter ge-

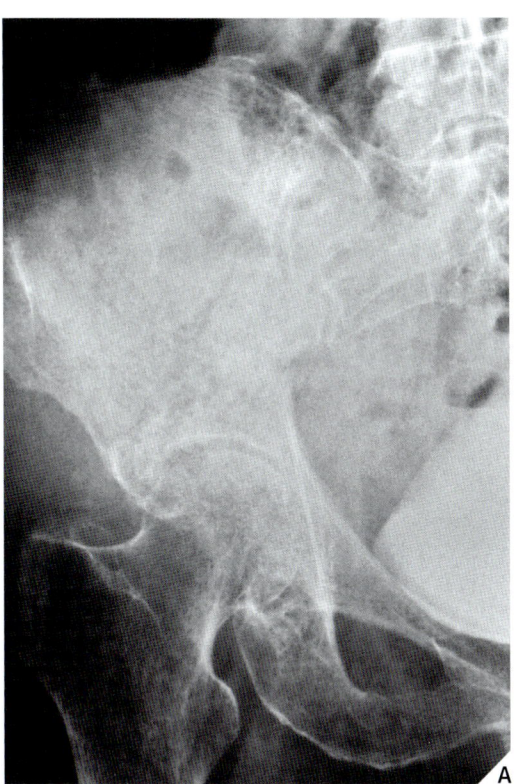
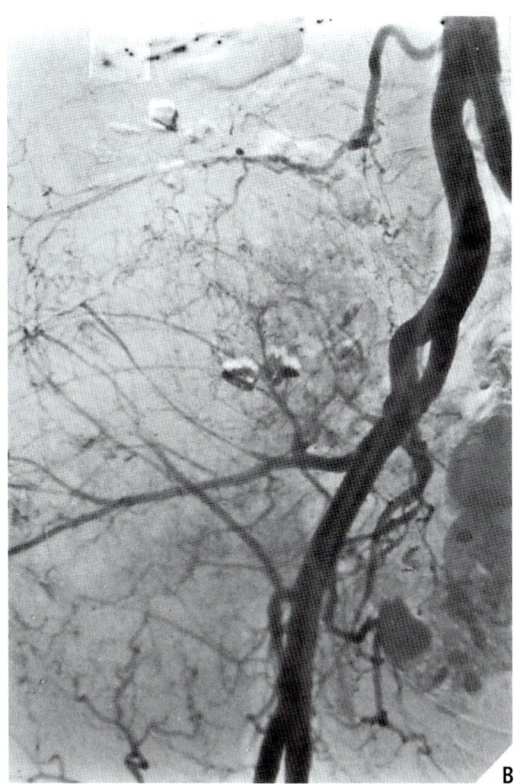
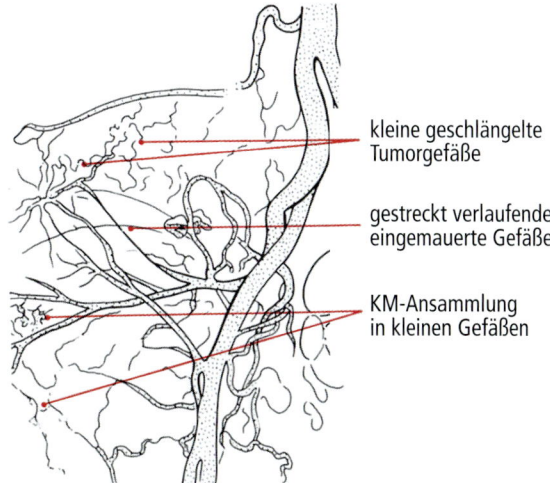

Abb. 15-11. **A** Die a.-p. Aufnahme des Beckens einer 79jährigen Frau mit Schmerzen im Gesäß rechts seit 8 Monaten und Gewichtsverlust zeigt eine schlecht abgrenzbare Osteolyse des rechten Darmbeins mit multiplen kleinen Verkalkungen und eine sich in das Becken erstreckende weichteildichte Raumforderung, die von rechts her die KM-gefüllte Harnblase imprimiert. Es wurde ein Chondrosarkom vermutet und im Rahmen der diagnostischen Abklärung eine transfemorale Angiographie durchgeführt. **B** Die Subtraktionsangiographie zeigt einen stark vaskularisierten Tumor mit abnormen Gefäßen, Gefäßummauerung und Streckung einiger Gefäße sowie die KM-Ansammlung in kleinen „Gefäßseen", allesamt charakteristische Zeichen eines malignen Prozesses. Die Biopsie ergab ein hochmalignes entdifferenziertes Chondrosarkom. In diesem Fall erhärtete die Angiographie die Nativbildbefunde eines malignen Knochentumors

winnt man mit ihr auch vor der Resektion eines benignen Tumors einen Überblick über die großen Gefäße (Abb. 15-12) und kann sie dann mit einem interventionellen Verfahren, wie z. B. der Embolisation eines gefäßreichen Tumors, vor dessen weiterer Therapie, kombinieren (Abb. 15-13). In ausgewählten Fällen hilft sie auch die Differentialdiagnose zu stellen, so z. B. zwischen Osteoidosteom und Knochenabszeß.

Von Nutzen kann die Myelographie bei Tumoren mit Einbruch in Wirbelsäule und Durasack sein (Abb. 15-14), doch wurde dieses Verfahren in den letzten Jahren zugunsten der MRT nahezu aufgegeben.

Die MRT ist heute für die Beurteilung von Knochen- und Weichteiltumoren nicht mehr wegzudenken und bietet gegenüber der CT auch bestimmte Vorteile. Beispielsweise stellt sie die umgebenden Weichteilschichten besser dar und kann sogar ohne Kontrastmittel eine Beteiligung der Gefäß-Nerven-Bündel nachweisen.

Bei der Bewertung der intra- und extraossären Tumorausdehnung ist die MRT von ausschlaggebender Bedeutung, da sie mit hoher Genauigkeit das Vorliegen oder Fehlen der Weichteilinvasion eines Tumors bestimmen kann (Abb. 15-15). Oftmals zeigte sie sich gegenüber der CT bei der extraossären und intramedullären Expansion des Tumors und seiner Beziehung zu den umgebenden Weichteilen überlegen (Abb. 15-16). Durch die schärfere Abgrenzung zwischen normalem und abnormem Gewebe als bei der CT kann sie – besonders an den Extremitäten – zuverlässig die Tumorgrenzen definieren (Abb. 15-17), sowie Ummauerung und Verlagerung größerer Gefäß-Nerven-Bündel und das Ausmaß eines Gelenkbefalls bestimmen. T1-gewichtete Spin-Echo-Bilder erhöhen den Kontrast zwischen Tumor und Knochen, Knochenmark sowie Fettgewebe, während T2-gewichtete Spin-Echo-Bilder den Kontrast von Tumor und Muskel sowie peritumoralem Ödem anheben. Axiale und koronare Bilder verwendet man zum Nachweis der Tumorausdehnung hinsichtlich wichtiger Gefäßstrukturen. Dagegen zeigen im Vergleich zur CT die MRT-Bilder die Tumormatrixverkalkung nur unklar, ja es können sogar größere Verkalkungen oder Verknöcherungen dem Nachweis entgehen. Ferner war die MRT gegenüber CT oder gar Übersichten bzw. Tomographie bei der Darstellung der Knochenrindenzerstörung oftmals unergiebiger. Man halte sich also vor Augen, daß beide Methoden Vor- und Nachteile haben und es Umstände gibt, in denen eine jede vorzuziehen oder als Ergänzung zur anderen zu verwenden ist. Noch wichtiger ist jedoch, daß der Operateur dem Radiologen, der die Unter-

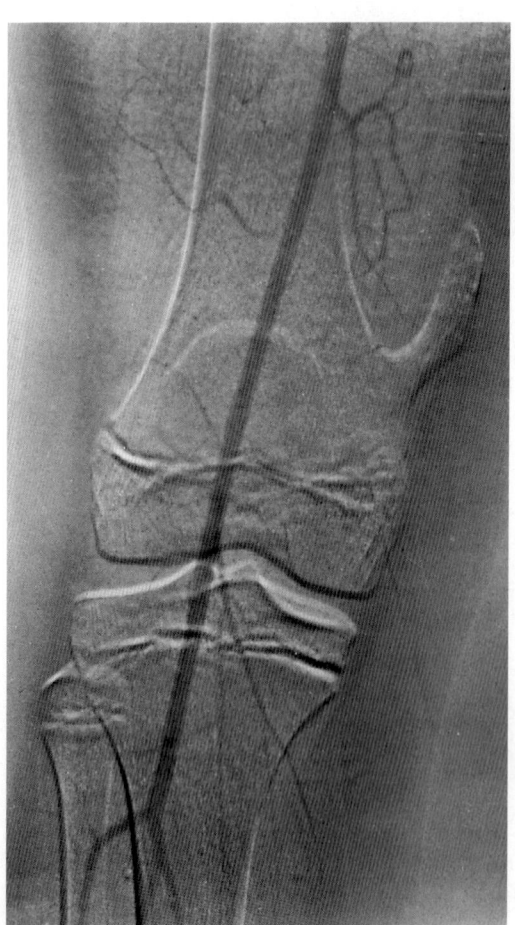

Abb. 15-12. Ein 12jähriger Junge mit einem Osteochondrom des distalen Femurs wurde arteriographiert, um die Lagebeziehung der distalen A. femoralis superficialis zu dieser Veränderung abzuklären. Das Subtraktionsbild zeigt keine größeren Gefäße nahe der geplanten Resektionsstelle an der Basis dieser Veränderung – eine für die Operationsplanung wichtige Information

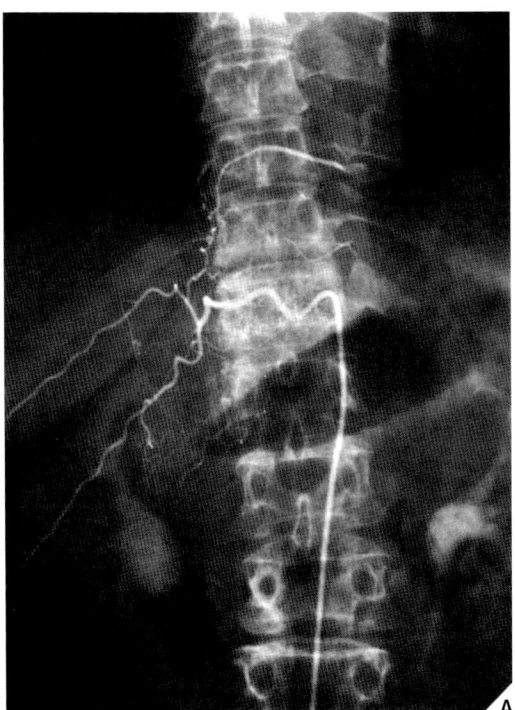 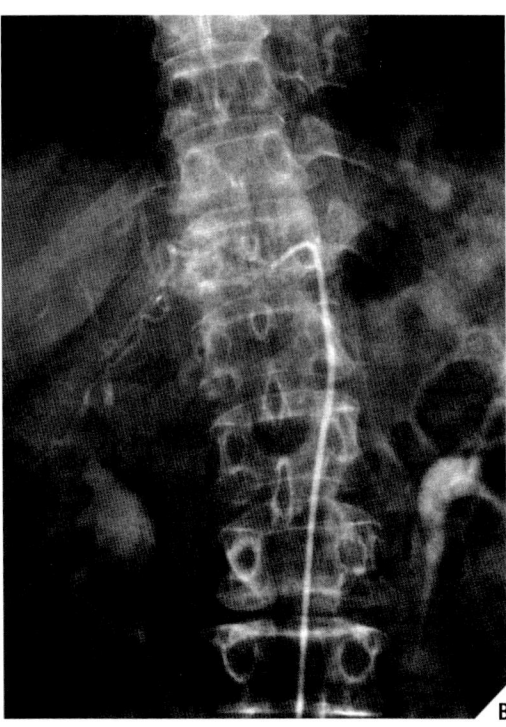

Abb. 15-13. Eine 73jährige Frau stellt sich mit einer Sinterung des 11. Brustwirbels vor, der zusätzlich ein Kordsamtmuster aufweist, das für ein Hämangiom spricht. Es wurde eine vertebrale Angiographie durchgeführt. **A** Die Angiographie der 11. Interkostalarterie zeigt einen paraspinalen Gefäßtumor zusammen mit einem Wirbelhämangiom und die Tumorausdehnung in die Weichteile auf. **B** Nach der Embolisation ist die Vaskularisation der Läsion deutlich verringert. Anschließend unterzog sich die Patientin einer dekomprimierenden Laminektomie und einer vorderen Spondylodese von Th10/Th11 unter Verwendung eines Fibulatransplantats

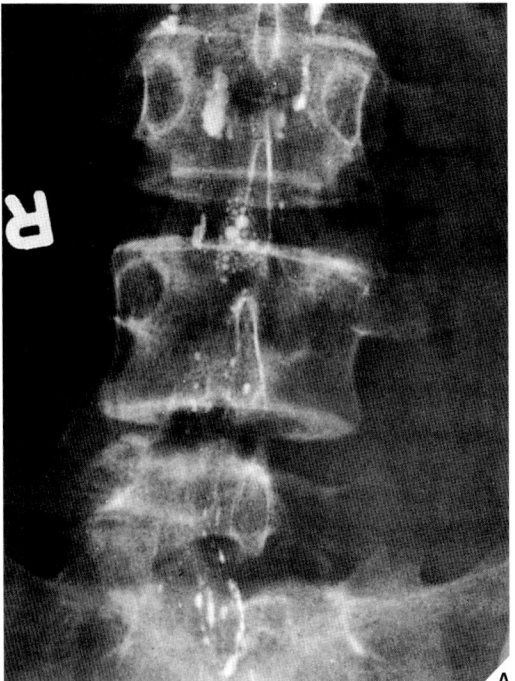 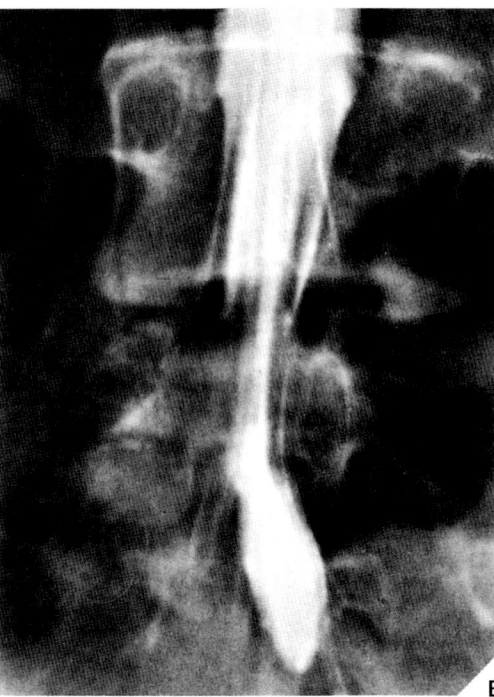

Abb. 15-14. Die Anfangsuntersuchung der LWS bei einem 14jährigen Mädchen mit Kreuzschmerzen und Ischialgien links seit 18 Monaten zeigt keine Anomalien. Wegen des Verdachts auf einen lumbalen Bandscheibenvorfall wurde eine Myelographie durchgeführt, die auch unergiebig war. Eine Wiederholungsuntersuchung wurde gefordert, als die Symptome 3 Monate später schlimmer wurden. **A** Die LWS-Übersicht zeigt eine Destruktion der linken Bogenwurzel sowie der linken Wirbelkörperhälfte von L5 (man beachte das restliche KM im Subarachnoidalraum). **B** Eine Wiederholungsuntersuchung mit wasserlöslichem KM (Metrizamid) zeigt in tuer p.-a. Ansicht eine linksseitige extradurale Kompression mit Nervenwurzelabdrängung. Die Biopsie bestätigte den radiologischen Befund einer aneurysmatischen Knochenzyste

TEIL IV - Tumoren und tumorähnliche Veränderungen (Tumor-like Lesions)

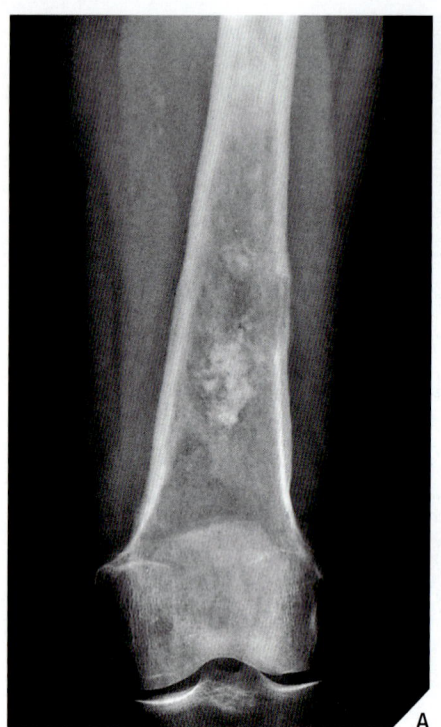
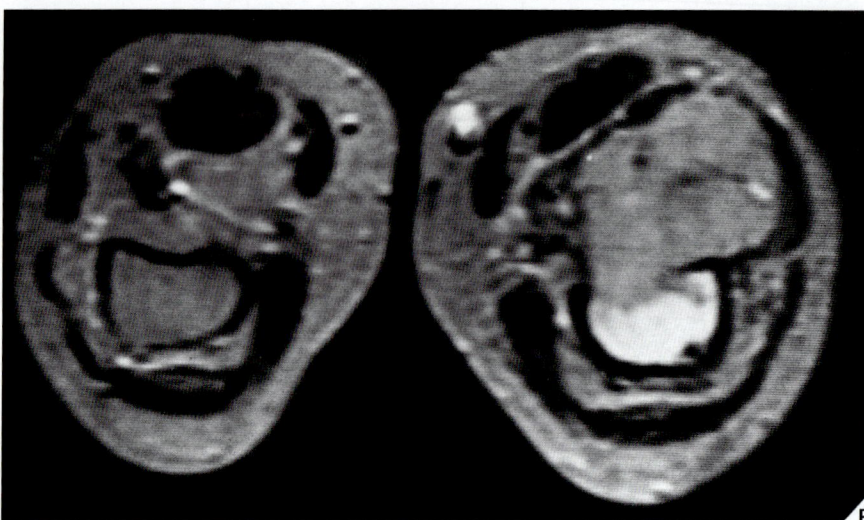

Abb. 15-15. **A** Bei dieser 67 Jahre alten Patientin mit einem Chondrosarkom des rechten Femurs zeigt die a.-p. Übersichtsaufnahme einen Tumor im distalen Femur, der den Knochenmarkanteil zerstört und nach lateral die Kortikalis durchbricht. Nicht ermittelbar ist die Ausdehnung in die Weichteile. **B** Das axiale T2w MRT-Bild (SE; TR 2500/TE 70 ms) zeigt die Knochenmarkinfiltration durch den Tumor, der hinten außen die Knochenrinde durchbricht und unter Ausbildung einer großen Raumforderung in die Weichteile einwächst. Zum Vergleich die gesunde Gegenseite

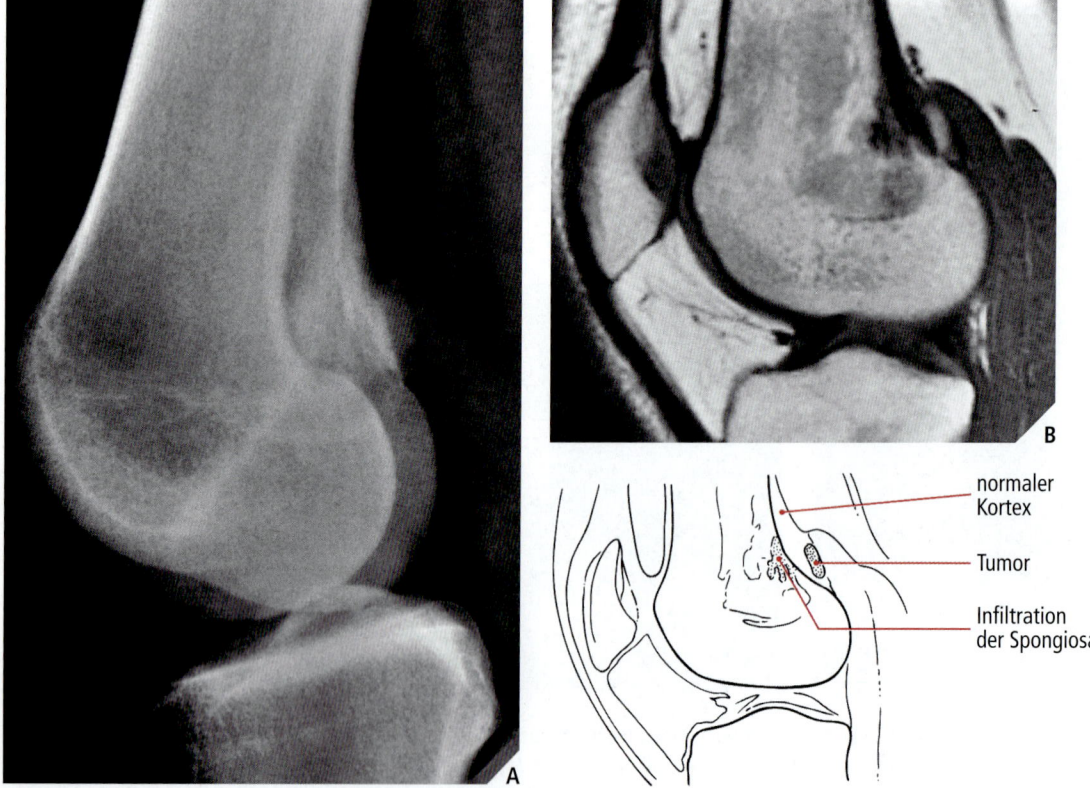

Abb. 15-16. **A** Der Seitaufnahme des distalen Femurs bei einer 22jährigen Frau mit einem parossalen Osteosarkom ist kaum zu entnehmen, ob der Tumor nur an der Knochenoberfläche liegt oder bereits durch die Kortikalis durchgebrochen ist. **B** Das sagittale T1w MRT-Bild (SE; TR 500 / TE 20 ms) zeigt die Tumorinvasion in den spongiösen Knochenanteil in Form eines signalarmen Bereichs

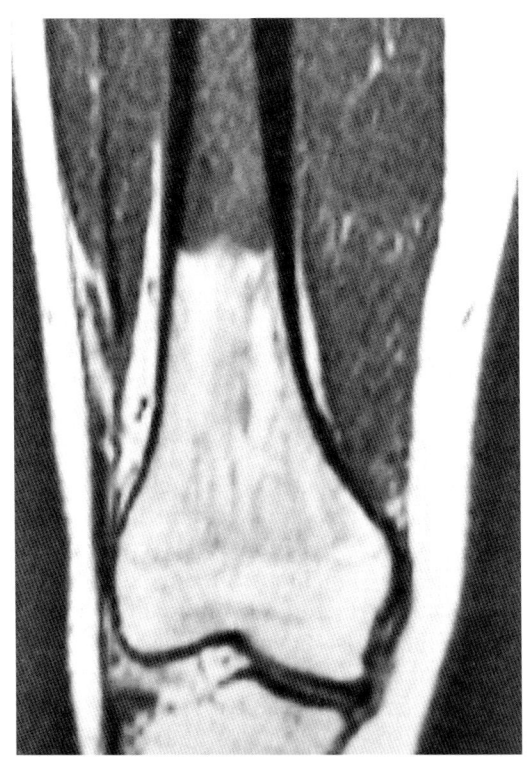

Abb. 15-17. Das koronare T1w MRT-Bild (SE; TR 500 / TE 20 ms) zeigt die Markhöhlenbeteiligung des rechten Femurs bei einer 16jährigen Patientin mit einem malignen fibrösen Histiozytom, das vorwiegend im Knochen gelegen ist. Achten Sie hier auf die hervorragende Darstellung der Grenzfläche zwischen dem normalen Knochen mit hoher Signalintensität und dem Tumor mit niedriger Signalintensität

suchung durchführt und befundet, mitteilt, welche Informationen er benötigt.

Mehrere Forscher betonten in den letzten Jahren die Kontrastanhebung von MRT-Bildern durch die Injektion von Gadopentatdimeglumin (Gadolinium-Diethylentriaminpentaessigsäure oder Gd-DPTA). Diese verbesserte die Abgrenzung der gefäßreichen Tumoranteile und der komprimierten, dem Tumor direkt anliegenden Nachbargewebe. Es zeigte sich, daß dies auch half, die Unterscheidung eines Gelenkeinbruchs des Tumors vom bloßen Erguß zu treffen, oder, wie Erlemann herausstellt, die zwischen nekrotischem und vitalem Gewebe in malignen Tumoren zu verbessern.

Nach den Forschungen der letzten Jahre kann man die MRT auch zusätzlich einsetzen, um die Tumorantwort auf Strahlen- und Chemotherapie sowie ein jegliches Lokalrezidiv zu beurteilen. In gadoliniumverstärkten T1-gewichteten Bildern bleibt die Signalintensität in avaskulären nekrotischen Tumorbezirken gering, während sie in vitalen ansteigt. Während die statische MRT bei der Beurteilung der Tumorantwort auf die Behandlung nur von geringem Wert war, war die dynamische MRT mit Gd-DPTA als Kontrastmittel nach Erlemann am genauesten (85,7%) und auch der Szintigraphie überlegen, besonders bei der intraarteriellen Chemotherapie. Im allgemeinen zeigen zytostatikasensible Tumoren nach der präoperativen Chemotherapie eine langsamere Gd-DPTA-Aufnahme als die Nonresponder. Nach Vaupel kann die rapide Aufnahme von Gd-DPTA durch maligne Gewebe auf ihrem Gefäßreichtum und einer rascheren Perfusion des Kontrastmittels durch einen vergrößerten interstitiellen Raum beruhen. Neuere Untersuchungen von Dewhirst und Kautcher legen nahe, daß die MR-Spektroskopie auch bei der Beurteilung von Patienten unter einer Chemotherapie von Nutzen sein könnte.

Es sei jedoch betont, daß in den meisten Fällen die MRT nicht geeignet ist, die genaue Natur eines Knochentumors festzulegen. Hier hatte man zu großes Vertrauen zur MRT als Methode zur Unterscheidung benigner von malignen Veränderungen; oft überlappen sich die klassischen Charakteristika benigner und maligner Tumoren. Ferner können einige maligne Tumoren in MRT-Bildern irreführend benigne aussehen, und umgekehrt einige benigne Läsionen einen fehlleitenden malignen Aspekt bieten. Bislang waren die Versuche, exakte Kriterien zur Korrelation zwischen MRT-Befunden mit der histopathologischen Diagnose zu erstellen, weitgehend erfolglos geblieben. Die Gewebecharakterisierung auf dem Boden der MRT-Signalintensitäten ist immer noch unzuverlässig. Wegen des breiten Spektrums der Zusammensetzung von Tumorknochen und der unterschiedlichen histologischen Muster selbst in Tumoren mit ähnlicher histologischer Diagnose können sich die Signalintensitäten histologisch unterschiedlicher Tumoren überlappen, oder es kann die Signalintensität bei histologisch ähnlichen Tumoren stark variieren.

Auch scheiterten Versuche mit einer kombinierten H-1-MRT und P-31-MR-Spektroskopie zur Unterscheidung der meisten benignen Veränderungen von malignen Tumoren. Trotz Anwendung der verschiedenen Kriterien hat der Einsatz der MRT für die Gewebsdiagnose bislang nur selten befriedigende Ergebnisse erbracht, und zwar wegen der meist nur geringen Protonenzahl in verkalkten Geweben, die den Wert der MRT bei Knochenläsionen mindert und hier auch Informationen zur Bildung der Tumormatrix verloren gehen können. Die MRT ist, wie mehrere Studien ergaben, ein bildgebendes Verfahren niedriger Spezifität; T1- und T2-gewichtete Aufnahmen haben für die histologische Charakterisierung von Tumoren des Bewegungsapparats einen nur begrenzten Wert. Die quantitative Bestimmung der Relaxationszeiten erwies sich klinisch bei der Identifizierung der diversen Tumortypen als wertlos, auch wenn sie nach Sundaram beim Staging von Osteosarkom und Chondrosarkom eine wichtige Technik sein kann. Besonders T2-gewichtete Bilder sind vorrangig bei der Festlegung der extraossären Tumorausdehnung und des peritumoralen Ödems wie auch bei der Bestimmung eines Tumoreinbruchs in größere Gefäß-Nerven-Bündel. Nekrotische Gebiete wechseln von einer geringen Signalintensität im T1-Bild zu einem sehr starken, hellen Signal in T2-Gewichtung und lassen sich so von vitalem solidem Tumorgewebe differenzieren. Zwar kann nach Sundaram die MRT nicht die Histologie eines Knochentumors vorhersagen, doch ist sie ein gutes Werkzeug für die Unterscheidung von Rundzelltumoren und Metastasen gegen Ermüdungsfrakturen und Knochenmarkinfarkte bei symptomatischen Patienten mit unauffälligen Röntgenbildern und kann nach Baker manchmal auch eine benigne von einer pathologischen Fraktur differenzieren.

Die Skelettszintigraphie ist ein Indikator des Mineralumsatzes; weil „knochensuchende" Radionuklide in Knochenregionen, die sich verändern und reparative Prozesse aufweisen, in aller Regel auch vermehrt eingespeichert werden, hilft sie bei der Lokalisation von Tumoren und tumorähnlichen Veränderungen im Skelett, besonders bei Krankheitsbildern wie der fibrösen Dysplasie, dem eosinophilen Granulom oder Karzinommetastasen, wo man mehr als nur eine einzige Veränderung vorfindet (Abb. 15-18). Auch spielt sie bei der Lokalisation kleiner Veränderungen wie der Osteoidosteome, die in Übersichtsaufnahmen nicht immer zu sehen sind (vgl. Abb. 16-12B), einen wichtigen Part. Die Skelettszintigraphie kann zwar in den meisten Fällen nicht zwischen gut- und bösartigen Läsionen unterscheiden, da eine vermehrte Blutzufuhr mit folglich gesteigerter Nuklideinspeicherung und vermehrter Osteoblastenaktivität bei beiden Zuständen vorliegt, doch kann sie mitunter bei benignen Veränderungen diese Unterscheidung treffen, wenn diese nämlich das Isotop nicht aufnehmen (Abb. 15-19). Manchmal hilft die Skelettszintigraphie auch bei der Abgrenzung des multiplen Myeloms, das meist keine wesentliche Isotopenaufnahme zeigt, gegenüber Karzinommetastasen, die in der Regel speichern.

Neben der routinemäßigen Skelettszintigraphie mit Technetium-99m-markierten Phosphatverbindungen nimmt man manchmal auch Gallium-67 für Nachweis und Staging von Knochen- und Weichteiltumoren. Der Körper behandelt Gallium wie Eisen, d. h. es wird im Blutplasma an Transferrin gebunden; dieses konkurriert auch um die extrazellulären eisenbindenden Proteine wie Laktoferrin. Die Regeldosis beträgt für Erwachsene 3–10 mCi (111–370 MBq) pro Untersuchung. Dabei ist der genaue Mechanismus der Galliumaufnahme durch die Tumoren bislang noch unklar

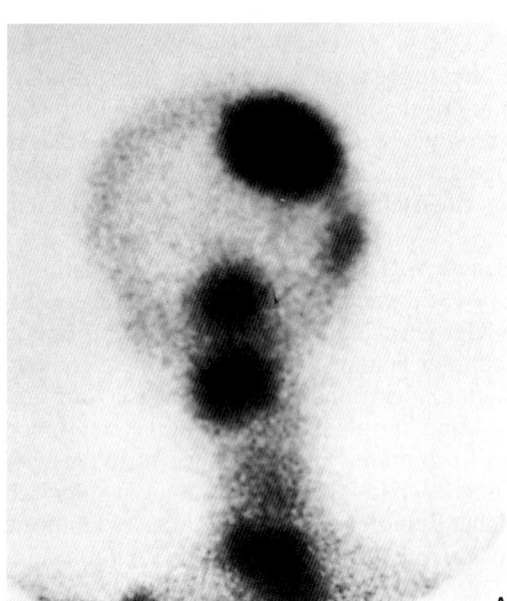 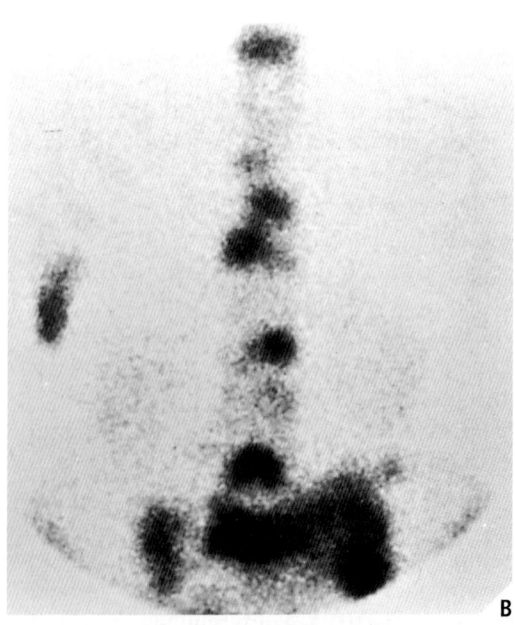

Abb. 15-18. Bei einer 68jährigen Frau mit metastasierendem Mammakarzinom wurde ein Knochenszintigramm durchgeführt, um die Metastasenverteilung zu bestimmen. Nach intravenöser Injektion von 15 mCi (555 MBq) Technetium-99m-diphosphonat sieht man eine vermehrte Nuklidspeicherung in der Kalotte und der Halswirbelsäule (**A**) sowie in Lendenwirbelsäule und Becken (**B**), wodurch viele Metastasen lokalisiert sind

Radiologische Beurteilung von Tumoren und tumorähnlichen Veränderungen (Tumor-like Lesions) 15

und auch mengenmäßig je nach Tumor verschieden. Besonders der Morbus Hodgkin und histiozytäre maligne Lymphome neigen zu starker Galliumaufnahme.

Die in der Röntgenabteilung durchgeführte perkutane Knochen- und Weichteilbiopsie hat in den letzten Jahren bei der Abklärung der verschiedenen Tumoren, einschließlich der Knochentumoren, ihren festen Platz erworben. Bei Patienten mit Primärtumoren des Knochens ist dies eine wertvolle diagnostische Maßnahme, die eine schnelle histologische Diagnose ermöglicht und die heute auch als wesentlich angesehen wird, vor allem wenn ein gliedmaßenerhaltendes Vorgehen geplant ist. Ferner trägt sie zur Erfolgskontrolle von Chemo- und Strahlentherapie bei und hilft bei Metastasen, den Ort des Primärtumors zu bestimmen (Abb. 15-20). Darüber hinaus ist die in der Abteilung für Strahlendiagnostik durchgeführte perkutane Biopsie von Knochen- und Weichteiltumoren einfach und im Vergleich zur Biopsie im Operationssaal auch kostengünstig.

Schließlich ist es noch wichtig, die aktuellen Röntgenaufnahmen mit früheren zu vergleichen, was man nicht genug betonen kann. Dieser Vergleich kann nicht nur die wahre Natur einer Knochenveränderung aufdecken (Abb. 15-21), sondern auch deren Aggressivität – ein wesentliches Kriterium bei der diagnostischen Abklärung.

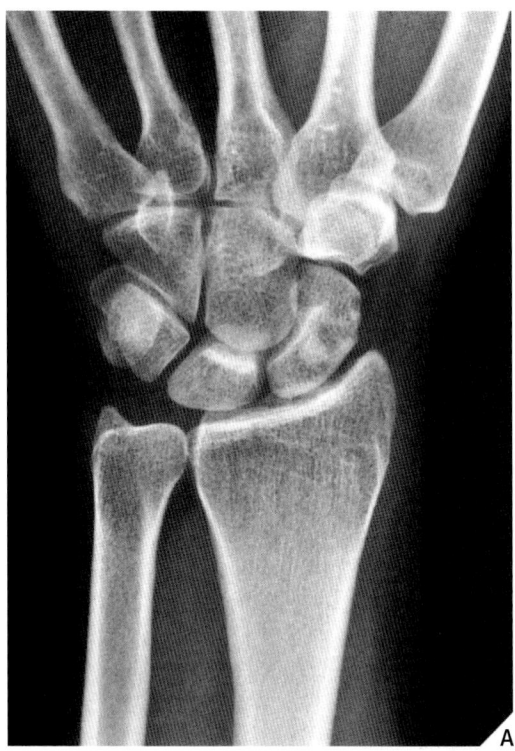
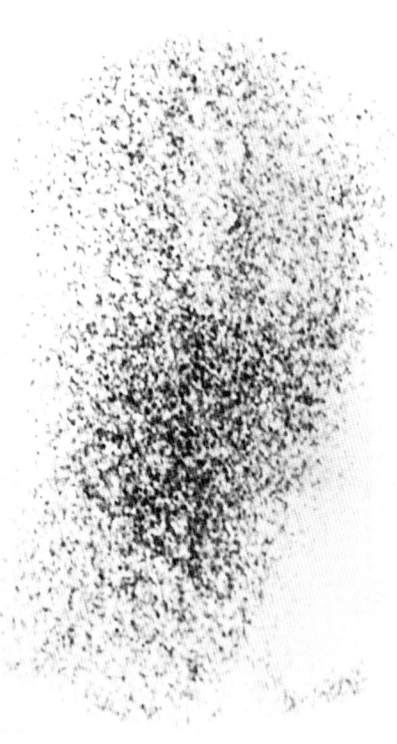

Abb. 15-19. Eine 32jährige Frau stellte sich mit Klagen über umschriebenen Schmerz in der Handgelenkregion vor. **A** Die dorsopalmare Übersicht des Handgelenks zeigt eine dichte runde Läsion im Kahnbein, woraufhin die Diagnose eines Osteoidosteoms erwogen wurde. **B** Das Knochenszintigramm ergab eine normale Nuklidanreicherung, was ein Osteoidosteom ausschließt, da dieses immer mit einer vermehrten Akkretion einhergeht. Statt dessen erwies sich diese Veränderung als eine Kompaktainsel (Enostom) – eine asymptomatische Entwicklungsabweichung der enchondralen Ossifikation ohne jede Konsequenz für die Patientin. Der Schmerz hatte mit der Kompaktainsel nichts zu tun, er rührte von einer Tenosynovialitis her; nach der Behandlung der Tenosynovialitis gab sich der Schmerz

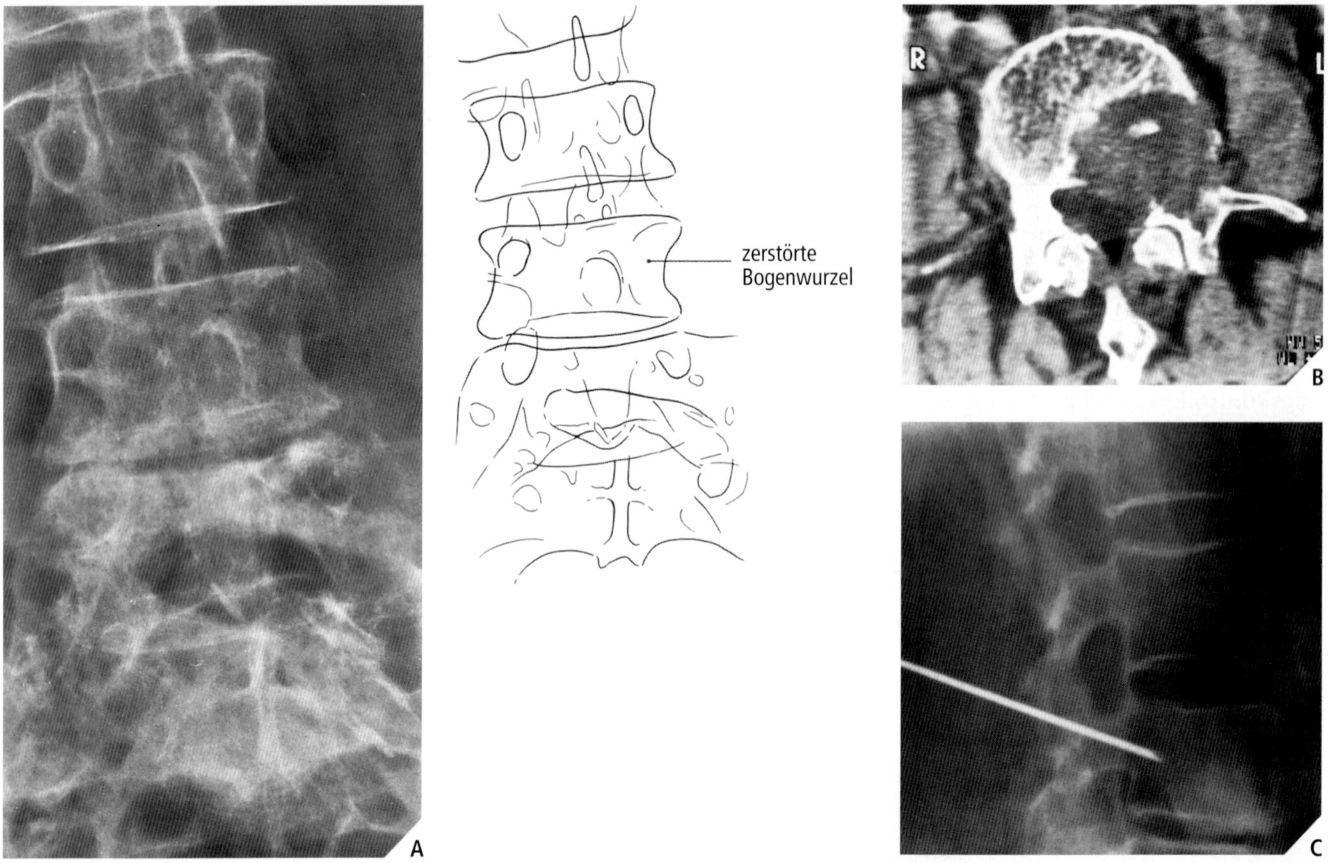

TEIL IV - Tumoren und tumorähnliche Veränderungen (Tumor-like Lesions)

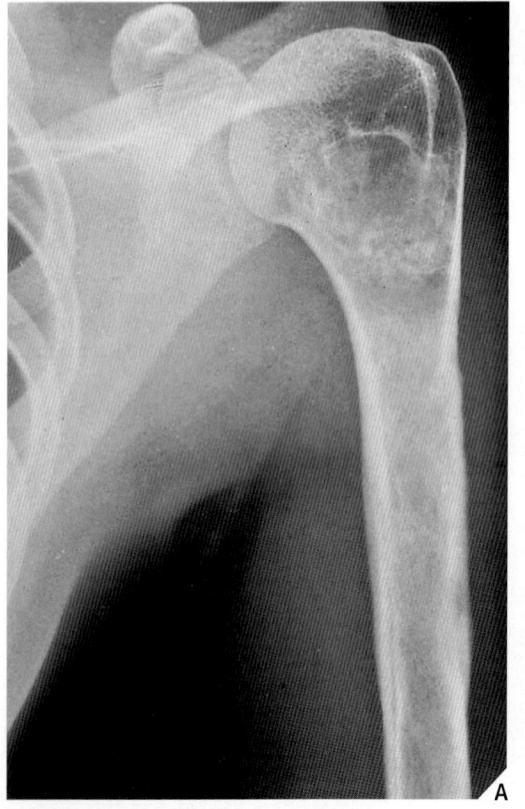

Abb. 15-20. **A** Die a.-p. Übersicht der LWS bei einer 67jährigen Patientin, die seit 4 Monaten Kreuzschmerzen hat, zeigt eine Destruktion der linken Bogenwurzel L4. **B** Der CT-Schnitt deckt die Ausdehnung des Tumors in den Wirbelkörper auf. **C** Die zur raschen Gewinnung histologischen Materials in der Röntgenabteilung durchgeführte perkutane Biopsie ergab eine Metastase eines Adenokarzinoms des Kolons

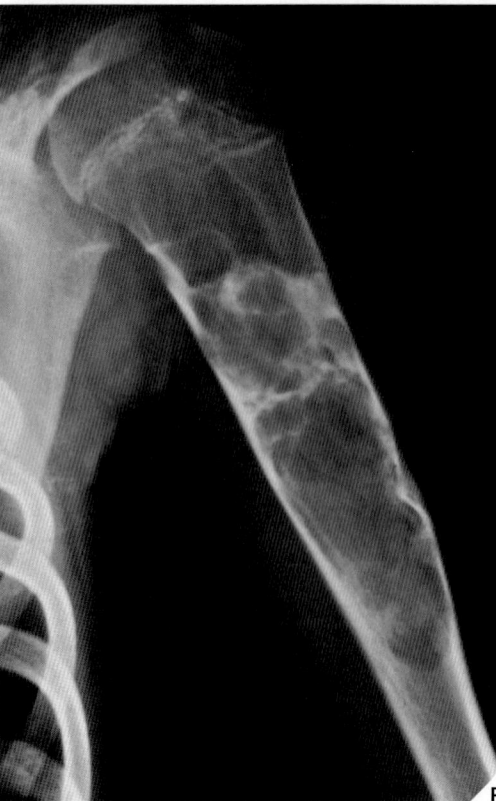

Abb. 15-21. **A** Die a.-p. Übersicht des linken Humerus einer 26jährigen Frau, die seit 2 Monaten vage Schmerzen im linken oberen Humerus hatte, zeigt eine Läsion in der Markgegend mit einer Periostreaktion medial und lateral. Im proximalen Anteil dieser Veränderungen scheinen Verkalkungen eingestreut zu sein. Somit war die Möglichkeit eines Knorpeltumors, wie z. B. eines Chondrosarkoms, gegeben, doch zeigt eine 17 Jahre ältere Aufnahme (**B**) eine zweifelsfrei gutartige Veränderung (einfache Knochenzyste), die mittels Kürettage und Auffüllung mit Knochenchips behandelt wurde. In Anbetracht dessen wurden die späteren Aufnahmen als ausgeheilte einfache Knochenzyste gedeutet. Die Beschwerden der Patientin wurden nicht hierauf zurückgeführt, sondern auf eine Muskelüberlastung

Tumoren und tumorähnliche Knochenveränderungen

■ Diagnostik

Das Alter des Patienten und die Festlegung, ob eine Läsionen solitär oder multipel ist, sind bei der diagnostischen Abklärung eines Tumors die initalen Ansätze (Abb. 15-22).

Klinische Information

Das Alter des Patienten ist wahrscheinlich das wichtigste Einzelkriterium der klinischen Angaben, wenn man die Diagnose eines Knochentumors radiologisch stellt (Abb. 15-23). Bestimmte Tumoren bevorzugen spezielle Altersgruppen; so tritt die aneurysmatische Knochenzyste nur selten jenseits des 20. Lebensjahrs auf, und ein Riesenzelltumor findet sich in der Regel immer erst nach dem Verschluß der Wachstumsfuge. Andere Veränderungen können unterschiedliche radiologische Bilder abgeben oder in verschiedenen Altersgruppen an unterschiedlichen Stellen auftreten. Die einfachen Knochenzysten, die sich vor Abschluß der Skelettreifung fast ausschließlich in langen Röhrenknochen wie proximalem Humerus und proximalem Femur zeigen, können mit zunehmendem Alter des Patienten auch an anderen Stellen (Becken, Scapula, Fersenbein) auftreten oder ungewöhnliche radiologische Bilder aufweisen (Abb. 15-24).

Ebenfalls wichtig für die klinische Differenzierung radiologisch ähnlicher Bildmuster, wie beim Langerhanszellgranulom (früher eosinophiles Granulom genannt), bei der Osteomyelitis oder beim Ewing-Sarkom, ist die Beschwerdedauer des Patienten. Beim Langerhanszellgranulom erreicht die Knochenzerstörung nach einer Woche bereits röntgenologisch das gleiche Ausmaß wie die Osteomyelitis nach 4–6 Wochen und das Ewing-Sarkom nach 3–4 Monaten.

Manchmal kann auch die Rassenzugehörigkeit ein wichtiges differentialdiagnostisches Kriterium sein, da man manche Veränderungen, so die Tumorkalzinose oder den Knocheninfarkt, bei Menschen schwarzer Hautfarbe häufiger sieht als bei Weißen, während das Ewing-Sarkom bei Afro-Amerikanern praktisch nie vorkommt.

Ein zusätzlicher Faktor zur Unterscheidung maligner (meist schnell wachsender) von benignen (meist langsam wachsenden) Tumoren kann die Tumorwachstumsrate sein.

Labordaten, wie die BSG-Beschleunigung oder ein Anstieg der alkalischen Phosphatase oder der sauren Phosphatase im Serum, können die Diagnose dann mitunter weiter erhärten.

Bildgebende Verfahren

Bei der heutigen Vielzahl bildgebender Techniken zur Diagnostik und weiteren Charakterisierung eines Knochentumors wissen Kliniker und Radiologen oftmals nicht so recht, wie man im gegebenen Falle weiter vorgeht, welches Verfahren man für ein spezielles Problem einsetzt, welche Reihenfolge vorzugsweise zu wählen ist und wann man aufhört. Man sollte sich immer vor Augen halten, daß die Wahl der Bildgebung bei einem Knochen- oder Weichteiltumor nicht nur vom klinischen Bild und der erwarteten Effizienz einer Technik diktiert werden sollte, sondern auch von der verfügbaren Technik, der Erfahrung, den Kosten und den Einschränkungen seitens des Patienten (z. B. Allergie auf jodhaltige Kontrastmittel, was eine Arthrographie, oder Herzschrittmacher, was eine MRT ausschließen kann, bzw. Schwangerschaft, bei der man z. B. die Sonographie den Untersuchungen mit jodhaltigen Kontrastmitteln vorziehen würde). Einige dieser Probleme diskutierten wir bereits in den Kapiteln 1 und 2; ich möchte hier versuchen, eine Leitschnur für die jeweils aus-

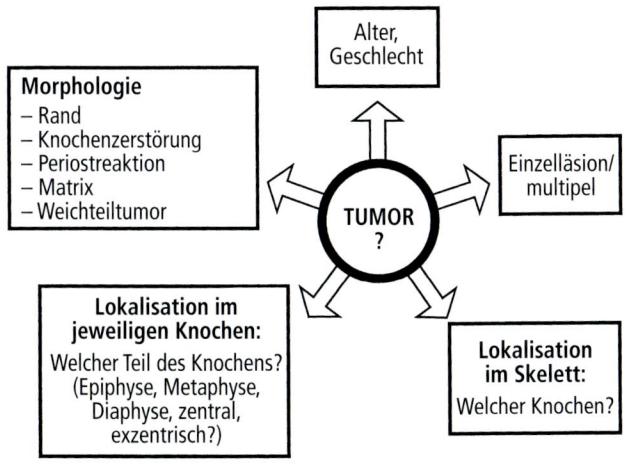

Abb. 15-22. Der analytische Ansatz zur Abklärung eines Knochentumors muß das Alter des Patienten, die Zahl der Einzelläsionen, den Befallsort im Skelett und auch im jeweiligen Knochen sowie die radiologischen morphologischen Attribute umfassen

TEIL IV - Tumoren und tumorähnliche Veränderungen (Tumor-like Lesions)

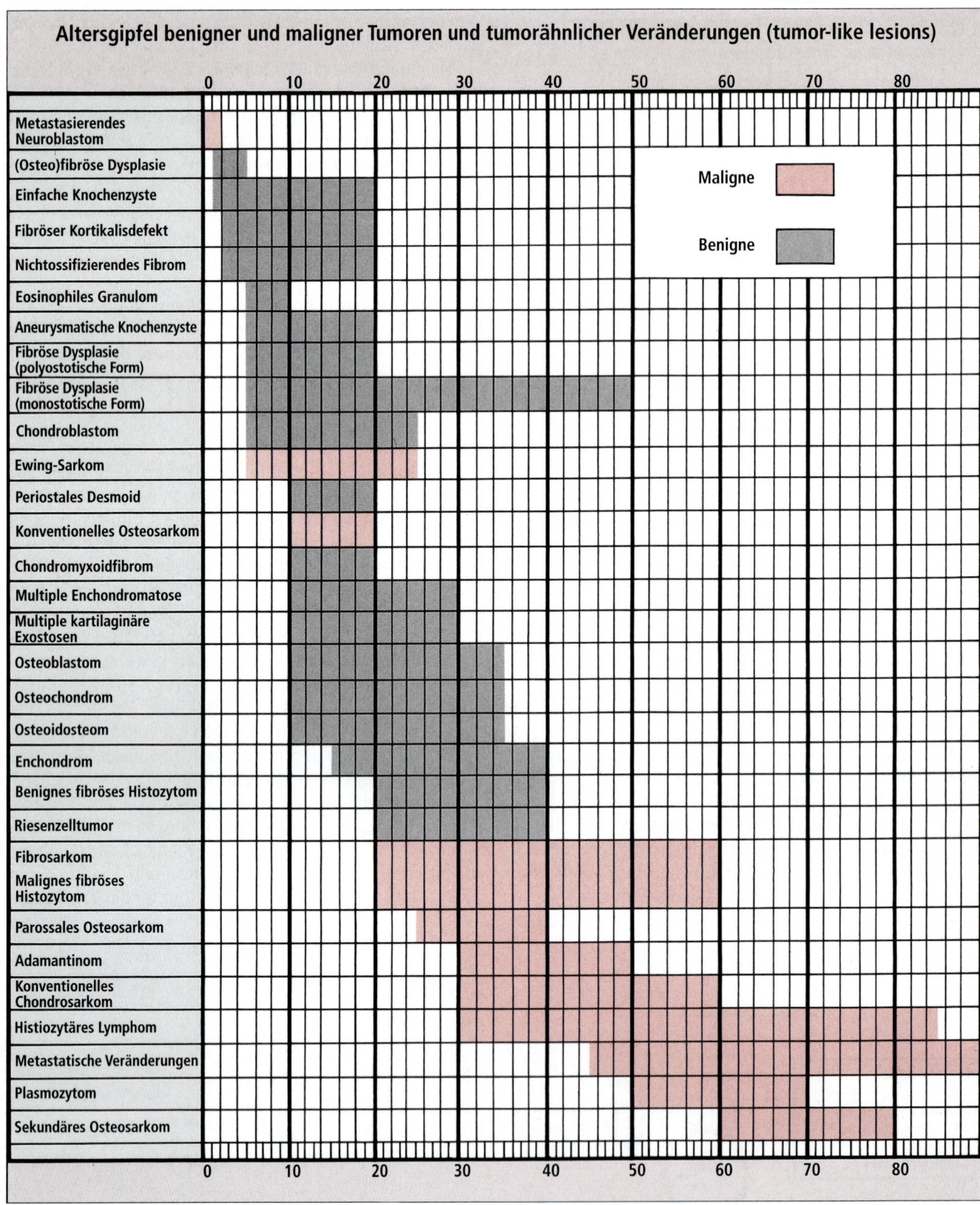

Abb. 15-23. Altersverteilung benigner und maligner Tumoren und tumorähnlicher Veränderungen. (Quellen: Dahlin DC, 1986; Dorfman HD, Czerniak B, 1998; Fechner RE, Mills SE, 1993; Huvos AG, 1979; Jaffe HL, 1968; Mirra JM, 1989; Moser RP 1990; Schajowicz F, 1994; Unni KK, 1998; Wilner D, 1982)

sagekräftigste Modalität für Diagnose und Beurteilung von Knochen- und Weichteiltumoren zu geben. Bei der Befundung von Knochentumoren sind die Übersichten und die Tomographie nach wie vor die Standardverfahren. Gleich, welche weiterführenden Techniken man einsetzt, es sollte zum Vergleich immer eine Röntgenübersichtsaufnahme verfügbar sein. Meist diktiert der Typus des vermeintlichen Tumors die Wahl des bildgebenden Verfahrens. Vermutet man z. B. anhand der Anamnese (vgl. Abb. 1-5) ein Osteoidosteom, dann sollte man nach den Übersichten zunächst die Szintigraphie durchführen und nach der Lokalisation der Läsion im jeweiligen Knochen für genauere Ortung und quantitative Information (Messungen) die CT einsetzen. Vermutet man dagegen einen Weichteiltumor, dann ist einzig die MRT in der Lage, diese Läsion genau zu lokalisieren und zu charakterisieren. Sprechen die Übersichtsaufnahmen für einen malignen Knochentumor, dann sollte man ebenfalls als nächstes MRT oder CT verwenden, um intraossäre Ausbreitung und extraossäre Weichteilinvasion zu erfassen.

Diese Entscheidung hängt von den Übersichtsaufnahmen ab: Ergibt sich hierin kein Anhalt für eine Ausdehnung in die Weichteile, dann ist die CT beim Nachweis subtiler Kortikaliserosionen und Periostreaktionen überlegen und zeigt gleichzeitig auch die intraossäre Tumorausdehnung; lassen hingegen die Übersichten eine Zerstörung von Knochenrinde und eine Weichteilraumforderung vermuten, dann sollte man die MRT bevorzugen, da diese einen hervorragenden Weichteilkontrast bietet und die extraossäre Tumorausdehnung viel besser als die CT nachweisen kann.

In der Beurteilung strahlen- oder chemotherapierter maligner Tumoren ist die dynamische MRT mit Gd-DPTA der Szintigraphie, der CT und auch der nativen MRT ohne Kontrastmittel hoch überlegen.

Abbildung 15-25 beschreibt einen Algorithmus zur Beurteilung einer in den Übersichtsaufnahmen entdeckte Knochenläsion. Beachten Sie, daß die geeignete Abfolge der diversen bildgebenden Verfahren von 2 Hauptfaktoren abhängt: 1. ob die Übersichten für einen bestimmten Tumor diagnostisch sind oder nicht; 2. von der Radionuklidaufnahme der Veränderung in der Skelettszintigraphie. Hier spielt die Szintigraphie eine entscheidende Rolle und legt die weiteren Schritte für die unterschiedlichen Techniken fest.

Radiologische Merkmale von Knochenveränderungen

Die radiologischen Zeichen, die dem Röntgenologen helfen, die richtige Diagnose eines Tumors oder einer tumorähnlichen Veränderung zu stellen, sind folgende: 1. Ort der Läsion (Sitz innerhalb des Skeletts und des einzelnen Knochens), 2. Ränder der Läsion (die sog. Übergangszone), 3. Typ der Matrix (Zusammensetzung des

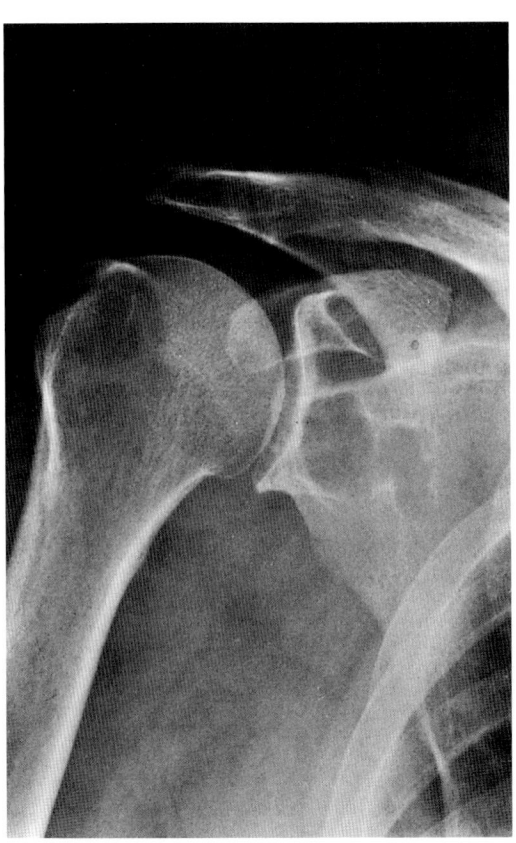

Abb. 15-24. Die a.-p. Aufnahme der rechten Schulter eines 69jährigen Mannes mit Schulterschmerzen seit 8 Monaten zeigt eine gut abgrenzbare, strahlentransparente Läsion mit einem Sklerosesaum im Glenoidanteil des Schulterblatts. Da der Patient an einer Gicht litt, hielt man diese Veränderung für einen intraossären Tophus, ferner erwog man differentialdiagnostisch ein intraossäres Ganglion und auch einen Tumor der Knorpelreihe. Die Exzisionsbiopsie deckte jedoch eine einfache Knochenzyste auf, die im Glenoid sehr selten vorkommt

TEIL IV - Tumoren und tumorähnliche Veränderungen (Tumor-like Lesions)

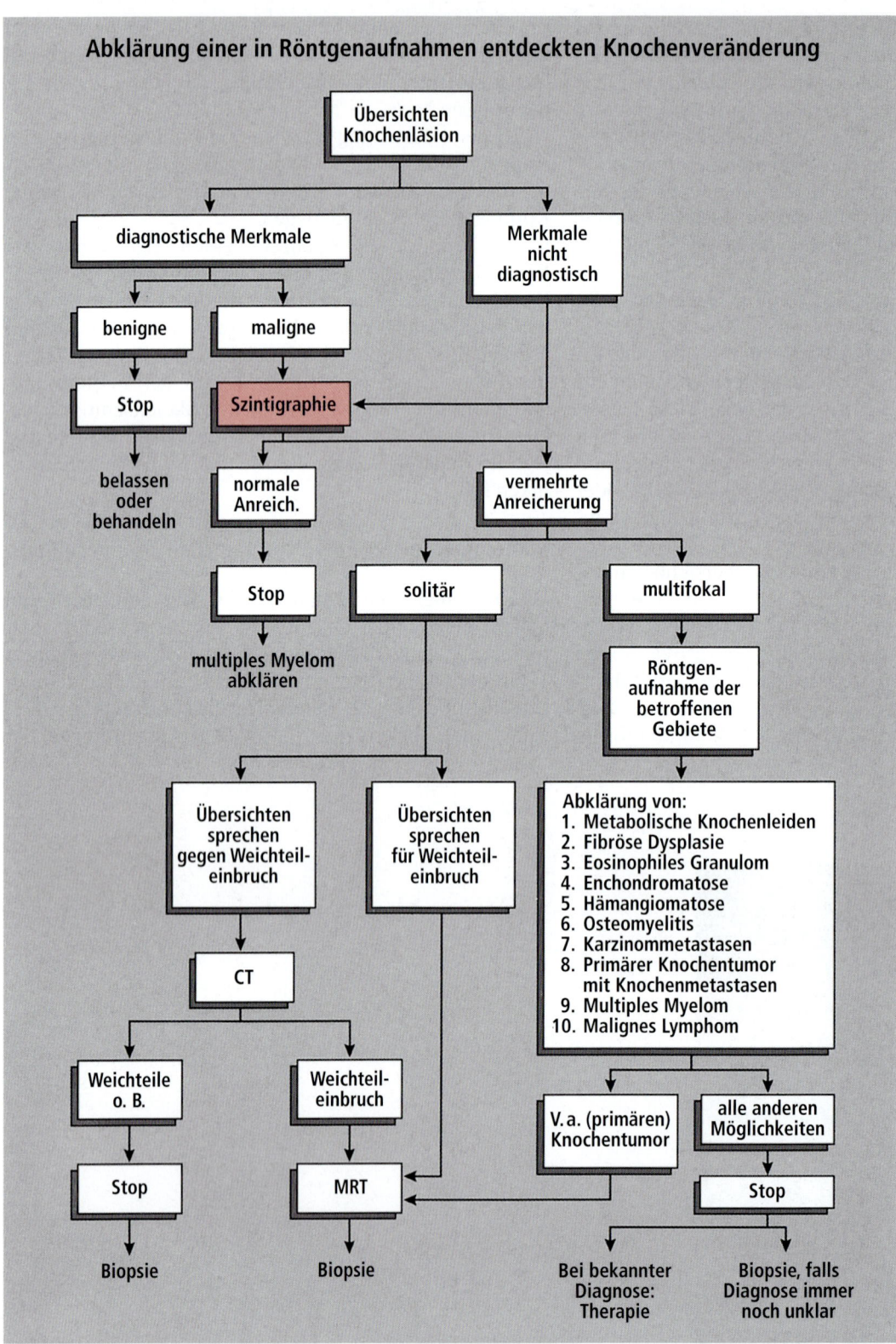

Abb. 15-25. Algorithmus zur Bewertung und zur Abklärung einer im konventionellen Röntgenbild entdeckten Läsion des Knochens

Tumorgewebes), 4. Typ der Knochendestruktion, 5. Typ der Periostreaktion, 6. Art und Ausmaß der Weichteilbeteiligung und 7. Vorkommen als Einzelherd oder als multiple Läsionen (Abb. 15-26).

Ort der Läsion

Dieser ist ein wichtiges Kriterium, da einige Tumoren bestimmte Knochen oder bestimmte Stellen im Knochen bevorzugen (Tab. 15-3 u. Abb. 15-27). Der Sitz einiger Läsionen ist so charakteristisch, daß er allein schon praktisch diagnostisch sein kann, so z. B. beim parossalen Osteosarkom (Abb. 15-28) oder beim Chondroblastom (vgl. Abb. 15-4). Ferner lassen sich gewisse Krankheiten bereits anhand ihrer Lokalisation sofort aus der Differentialdiagnose ausschließen. So sollte man z. B. die Diagnose Riesenzelltumor nicht stellen, wenn eine Knochenläsion nicht das Gelenkende eines Knochens erreicht, da sich nur sehr wenige dieser Tumoren fernab des Gelenks entwickeln.

Ränder der Läsion

Die Beurteilung der Berandung einer Läsion ist bei der Festlegung, ob diese langsam oder sehr schnell (aggressiv) wächst (Abb. 15-29), von entscheidender Bedeutung. Es wurden drei Typen der Berandung einer Läsion beschrieben: a) Rand mit scharfer Demarkierung durch eine Sklerose zwischen der Tumorperipherie und dem benachbarten Wirtsknochen (IA-Rand); b) ein Rand mit scharfer Demarkierung ohne Sklerose um die Peripherie einer Läsion (IB-Rand) und c) Rand mit unscharfer Region (entweder der gesamten Zirkumferenz oder nur eines Teils des Umfangs) an der Grenzfläche zwischen der Läsion und dem Wirtsknochen (IC-Rand). Langsam wachsende Veränderungen, die dann auch meist benigne sind, haben einen scharf begrenzten Rand (oder eine schmale Übergangszone; Abb. 15-30A), wohingegen maligne oder schnell wachsende Veränderungen unscharfe Ränder (oder eine breite Übergangszone) mit keiner oder nur geringer reaktiver Sklerose aufweisen (Abb. 15-30B). Einige Veränderungen

Tab. 15-3. Bevorzugte Lokalisationen von Tumoren am Skelett

	Benigne Neoplasien und tumorartige Läsionen des Knochens	Maligne Neoplasien des Knochens
Achsenskelett	• **Schädel u. Gesichtsschädel:** Osteom, Osteoblastom, Langerhans-Zell-Granulom, fibröse Dysplasie, solitäres Hämangiom, Osteoporosis circumscripta (lytische Phase des Morbus Paget)	• **Schädel u. Gesichtsschädel:** Mesenchymales Chondrosarkom, Chordom, Plasmozytom, Neuroblastom- u. Karzinommetastasen
	• **Kiefer:** Reparatives Riesenzellgranulom, Myxom, ossifizierendes Fibrom, desmoplastisches Fibrom	• **Mandibula:** Osteosarkom
	• **Wirbelsäule:** Aneurysmatische Knochenzyste, Osteoblastom, Langerhanszellgranulom, Hämangiom	• **Wirbelsäule:** Chordom, Plasmozytom, Metastasen
Anhangsskelett	• **Lange Röhrenknochen:** Osteoidosteom, einfache Knochenzyste, aneurysmatische Knochenzyste, Osteochondrom, Enchondrom, periostales Chondrom, Chondroblastom, Chondromyxoidfibrom, nichtossifizierendes Fibrom, Riesenzelltumor, osteofibröse Dysplasie, desmoplastisches Fibrom, intraossäres Ganglion	• **Lange Röhrenknochen:** Osteosarkom (alle Varianten), Adamantinom, malignes fibröses Histiozytom, primäres malignes Lymphom, Chondrosarkom, Angiosarkom, Fibrosarkom
	• **Hände u. Füße:** Reparatives Riesenzellgranulom, floride reaktive Periostitis, Enchondrom, Glomustumor, Epidermoidzyste, subunguale Exostose, bizarre parossale osteochondromatöse Läsion	• **Hände und Füße:** Keine
Spezielle Vorzugsorte	• Einfache Knochenzyste – proximaler Humerus, proximales Femur • Osteofibröse Dysplasie – Tibia, Fibula (vorderer Kortex) • Osteoidosteom – Femur, Tibia • Chondromyxoidfibrom – Tibia, Metaphysen • Chondroblastom – Epiphysen • Riesenzelltumor – Gelenkenden von Femur, Tibia, Radius	• Adamantinom – Tibia, Fibula • Parossales Osteosarkom – distales Femur (dorsaler Kortex) • Periostales Osteosarkom – Tibia • Klarzelliges Chondrosarkom – proximales Femur und proximaler Humerus • Chordom – Sacrum, Clivus, C2 • Multiples Myelom – Becken, Wirbelsäule, Schädel

Modifiziert nach: Fechner RE, Mills SE, 1993; mit freundlicher Erlaubnis

TEIL IV - Tumoren und tumorähnliche Veränderungen (Tumor-like Lesions)

haben in der Regel keinen Sklerosesaum (Tab. 15-4). Zu betonen ist hier, daß die Therapie das Aussehen maligner Tumoren verändern kann; nach Bestrahlung oder Polychemotherapie können sie eine erhebliche Sklerosierung wie auch eine nur noch schmale Übergangszone zeigen (Abb. 15-31).

Typ der Matrix/Grundsubstanz

Alle Knochentumoren sind aus typischen Gewebskomponenten aufgebaut – der Tumormatrix; es lassen sich aber nur 2 von diesen – osteoblastisches und Knorpelgewebe – in der Regel klar radiologisch unterscheiden. Kann man innerhalb eines Tumors Knochen oder Knorpel identifizieren, dann darf man annehmen, daß er knöchernen oder knorpeligen Ursprungs ist (Abb. 15-32). Der Nachweis tumorösen Knochens innerhalb oder in der Nachbarschaft eines Destruktionsgebiets sollte den Radiologen an die Möglichkeit eines Osteosarkoms denken lassen. Doch kann die Ablagerung neuen Knochens auch Ergebnis eines reparativen Vorgangs infolge der Knochenzerstörung sein – die sog. reaktive Sklerose – und nicht so sehr die Bildung von Osteoid oder Knochen durch maligne Zellen. Dieser neue Tumorknochen ist oft radiologisch von reaktivem Knochen nicht zu unterscheiden, doch sollten flaumige, watte- oder wolkenartige Verdichtungen in der Markhöhle und in den benachbarten Weichteilen den Verdacht auf Tumorknochen und damit auf die Diagnose eines Osteosarkoms lenken (Abb. 15-33).

Knorpel erkennt man am Vorhandensein von typischen popcornartigen, punkt-, ring- oder kommaförmigen Verkalkungen (Abb. 15-34). Da der Knorpel meist lobuliert wächst, erkennt man einen Tumor knorpeligen Ursprungs oft an seiner gelappten Wachstumsform. Eine völlig strahlentransparente Läsion kann entweder fibrös oder knorpelig sein, auch wenn Hohlraumstrukturen durch tumorähnliche Veränderungen, wie bei der einfachen Knochenzyste oder beim intraossären Ganglion, sich ebenfalls als Aufhellungsgebiete präsentieren können (Tab. 15-5).

Tab. 15-4. Knochenläsionen, die meist keinen Skleroserand haben

Benigne	Maligne
• Riesenzelltumor • Brauner Tumor bei Hyperparathyreoidismus • Osteolytische Phase (I) des Morbus Paget	• Plasmozytom • Fibrosarkom • Malignes fibröses Histiozytom • Teleangiektatisches Osteosarkom • Malignes Lymphom • Metastasen von Bronchial-, Gastrointestinaltrakt-, Nieren-, Mamma- oder Schilddrüsenkarzinom

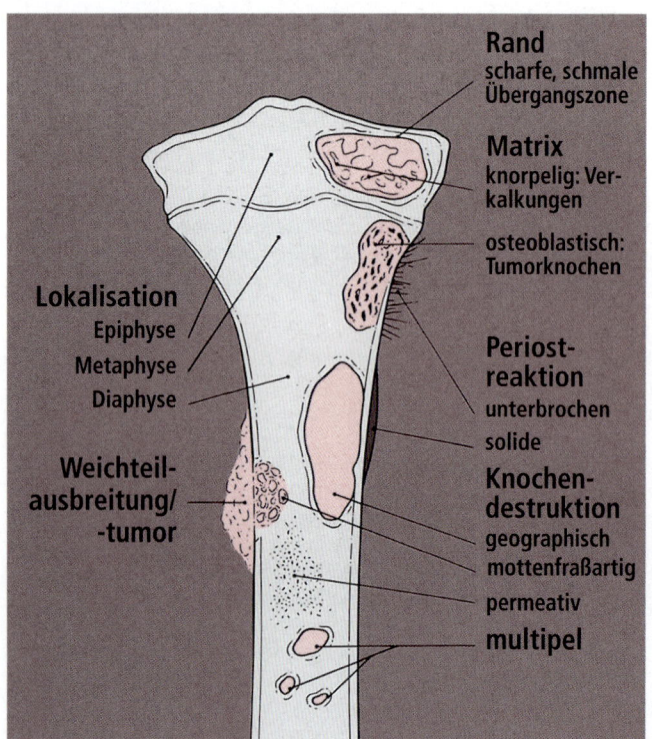

Abb. 15-26. Röntgenologische Merkmale von Tumoren und tumorähnlichen Veränderungen (tumor-like lesions) des Knochens

Radiologische Beurteilung von Tumoren und tumorähnlichen Veränderungen (Tumor-like Lesions)

Tab. 15-5. Tumoren und Pseudotumoren, die als strahlentransparente Läsion imponieren können

Solid	Zystisch
• Osteoblastisch: Osteoidosteom, Osteoblastom, teleangiektatisches Osteosarkom • Knorpelig: Enchondrom, Chondroblastom, Chondromyxoidfibrom, Chondrosarkom • Fibrös u. histiozytär: nichtossifizierendes Fibrom, fibröse Dysplasie, osteofibröse Dysplasie, desmoplastisches Fibrom, Fibrosarkom, malignes fibröses Histiozytom • Malignes Lymphom • Plasmozytom/multiples Myelom • Ewing-Sarkom • Metastasen: Bronchial-, Mamma, Nieren- und Schilddrüsen-Ca.; gastrointestinale Karzinome • Riesenzelltumor • Langerhanszellgranulom • Morbus Paget: osteolytische Phase – Osteoporosis circumscripta	• Einfache Knochenzyste • Aneurysmatische Knochenzyste • Diverse Knochenzysten (synovial, degenerativ) • Intraossäres Lipom • Brauner Tumor bei Hyperparathyreoidismus • Vaskuläre Läsionen • Hydatidenzyste • Hämophiler Pseudotumor • Intraossäres Ganglion • Knochenabszeß

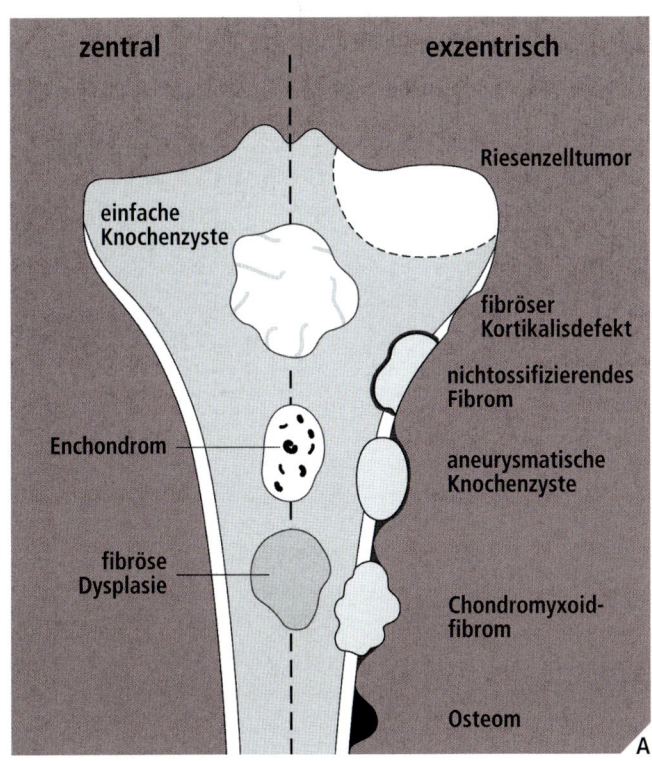 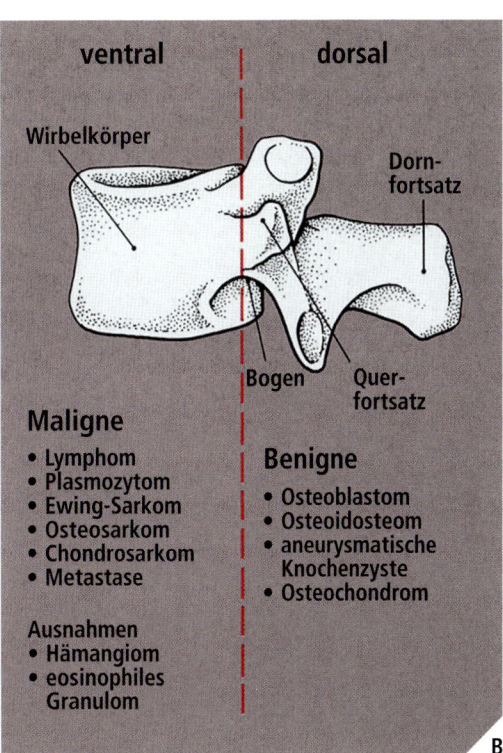

Abb. 15-27. **A** Das Kriterium exzentrischer oder zentraler Sitz ähnlich aussehender Läsionen hilft bei der Differentialdiagnose. **B** Verteilung der verschiedenen Tumoren und tumorähnlichen Veränderungen im Wirbel. Maligne Veränderungen sieht man vorwiegend in dessen vorderem Anteil (Wirbelkörper), während die benignen Veränderungen in den hinteren Wirbelelementen (Neuralbogen) vorherrschen

Typ der Knochenzerstörung

Die Art der von einem Tumor bewirkten Knochenzerstörung hängt in erster Linie von der Wachstumsrate des Tumors ab. Sie ist zwar für kein spezifisches Neoplasma pathognomonisch, doch kann der Destruktionstyp (mögliche Beschreibungen sind: geographisch, mottenfraßartig oder permeativ; Abb. 15-35) nicht für einen benignen oder einen malignen neoplastischen Prozeß sprechen (Abb. 15-36A,B), sondern manchmal auch für einen bestimmten histologischen Tumortyp, wie z. B. der permeative Typus der Knochendestruktion, den charakteristischerweise die sog. Rundzelltumoren – Ewing-Sarkom (Abb. 15-36C) und Lymphom – hervorrufen.

Periostreaktion

Die Reaktion der Knochenhaut auf einen neoplastischen Prozeß im Knochen unterteilt man meist in ununterbrochen oder unterbrochen (Abb. 15-37 u. Tab. 15-6). Den un-

TEIL IV - Tumoren und tumorähnliche Veränderungen (Tumor-like Lesions)

Tab. 15-6. Beispiele nichtneoplastischer und neoplastischer Prozesse, eingeteilt nach dem Typ der Periostreaktion

Ununterbrochene Periostreaktion	
Benigne Tumoren u. tumorartige Veränderungen	**Nichtneoplastische Veränderungen**
• Osteoidosteom • Osteoblastom • Aneurysmatische Knochenzyste • Chondromyxoidfibrom • Periostales Chondrom • Chondroblastom **Maligne Tumoren** • Chondrosarkom (selten)	• Osteomyelitis • Langerhanszellgranulom • Heilende Fraktur • Juxtakortikale Myositis ossificans • Hypertrophe pulmonale Osteoarthropathie (Pierre Marie-Bamberger) • Hämophilie (subperiostale Einblutung) • Varikose und periphere Gefäßinsuffizienz • Morbus Caffey • Thyreoidale Akropachie • Behandelter Skorbut • Pachydermoperiostose • Morbus Gaucher
Unterbrochene Periostreaktion	
Maligne Tumoren	**Nichtneoplastische Veränderungen**
• Osteosarkom • Ewing-Sarkom • Chondrosarkom • Malignes Lymphom (selten) • Fibrosarkom (selten) • Malignes fibröses Histiozytom (selten) • Karzinommetastasen	• Osteomyelitis (manchmal) • Langerhanszellgranulom (gelegentlich) • Subperiostale Einblutung (manchmal)

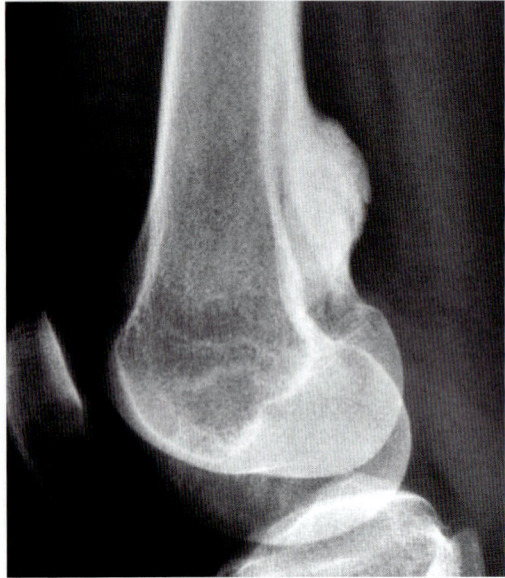

Abb. 15-28. Die Prädilektionsstelle des parossalen Osteosarkoms ist die Rückfläche des distalen Femurs

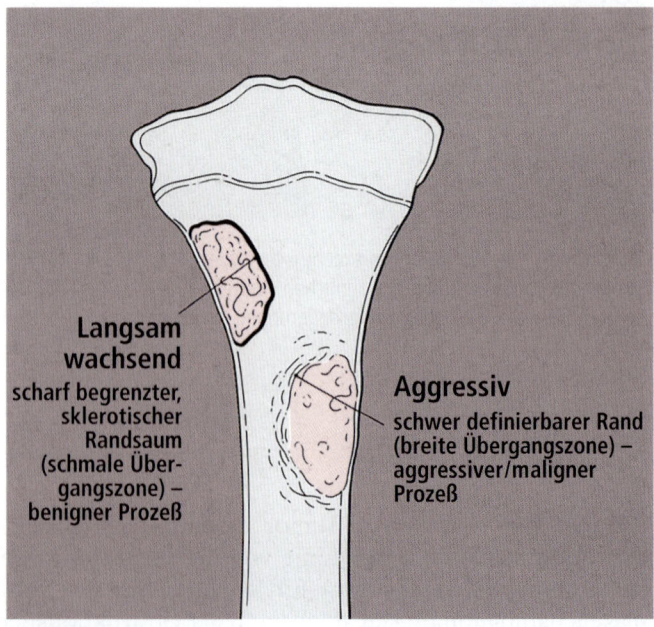

Abb. 15-29. Die röntgenologischen Merkmale der Ränder einer Läsion charakterisieren diese entweder als langsam wachsend (und sehr wahrscheinlich benigne) oder als aggressiv (und am wahrscheinlichsten maligne)

Radiologische Beurteilung von Tumoren und tumorähnlichen Veränderungen (Tumor-like Lesions) 15

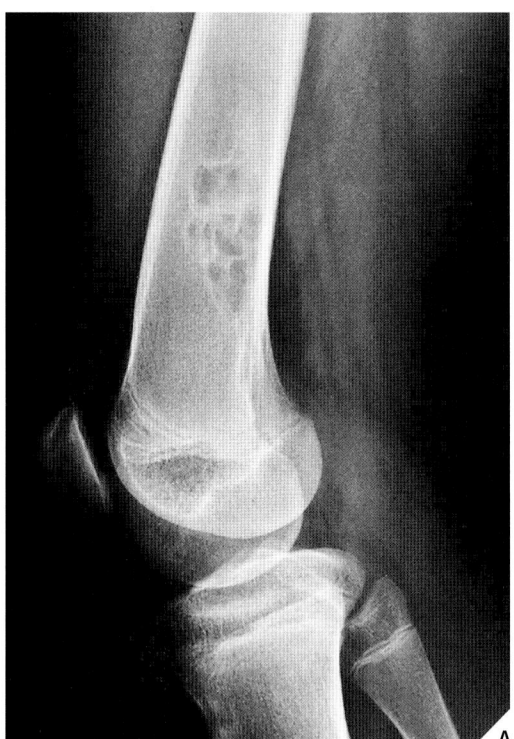
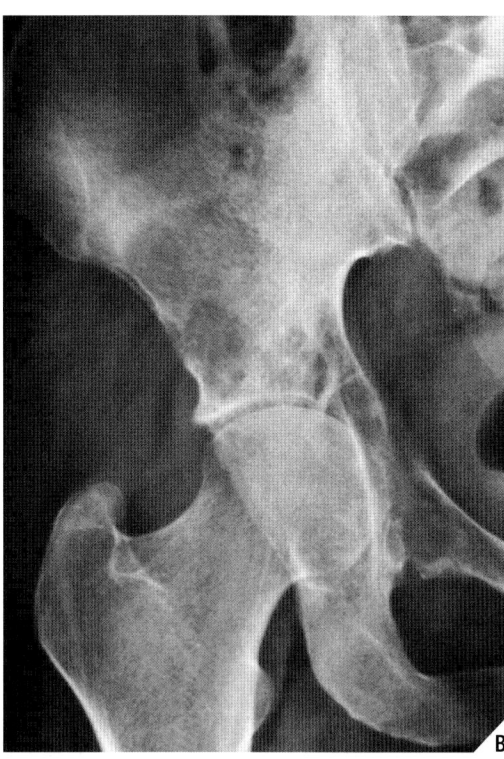

Abb. 15-30. **A** Ein sklerotischer Rand oder eine schmale Übergangszone vom normalen zum kranken Knochen ist für eine benigne Veränderung typisch; hier ein nichtossifizierendes Fibrom. **B** Eine breite Übergangszone typisiert eine aggressive/maligne Veränderung, hier ein solitäres Plasmozytom des Schambeins und der Acetabulumkomponente des rechten Darmbeins

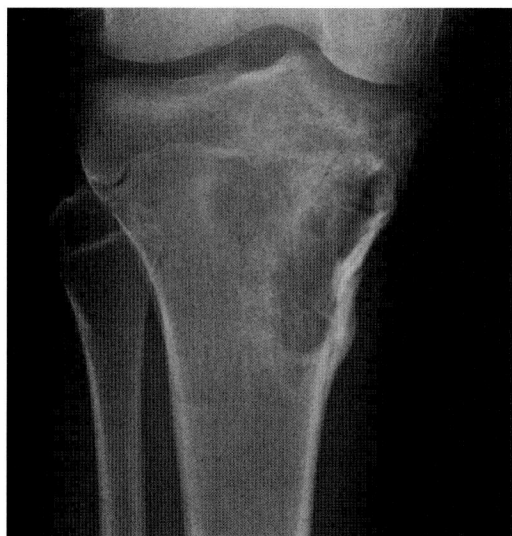

Abb. 15-31. Nach 3monatiger Chemotherapie mit Methotrexat, Doxorubicin und Vincristin zeigt die a.-p. Knieaufnahme bei diesem 16jährigen jungen Mann mit einem Osteosarkom der rechten Tibia eine reaktive Sklerosierung an den Tumorrändern und eine schmale Übergangszone, also Merkmale, die man öfter bei benignen Veränderungen sieht. Der Patient unterzog sich einem gliedmaßenerhaltenden Vorgehen

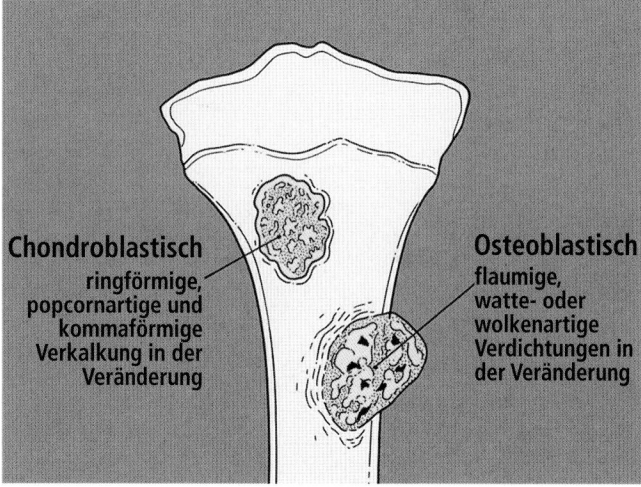

Abb. 15-32. Röntgenologische Merkmale der Grundsubstanz von Tumoren und tumorähnlichen Veränderungen, die eine Läsion als knorpel- oder knochenbildend charakterisieren

TEIL IV - Tumoren und tumorähnliche Veränderungen (Tumor-like Lesions)

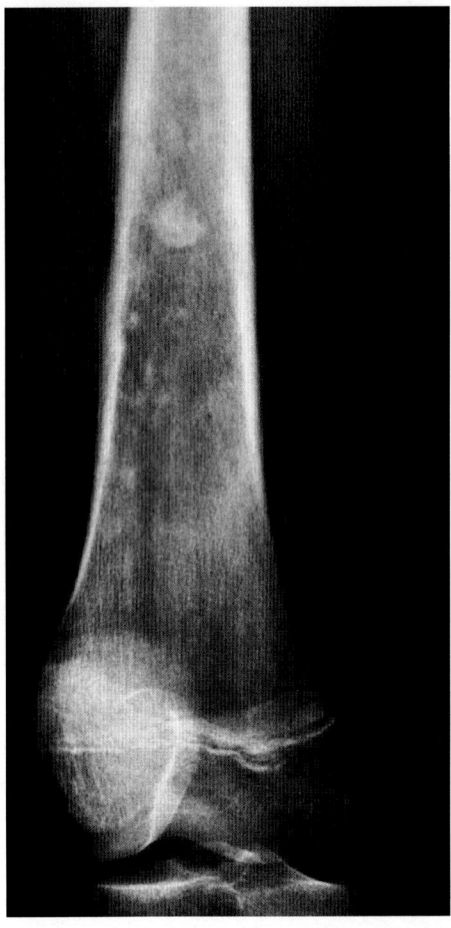

Abb. 15-33. Die Matrix einer typischen osteoblastischen Läsion, hier eines Osteosarkoms, ist durch das Vorliegen flaumiger, watteähnlicher Verdichtungen in der Markhöhle des distalen Femurs charakterisiert

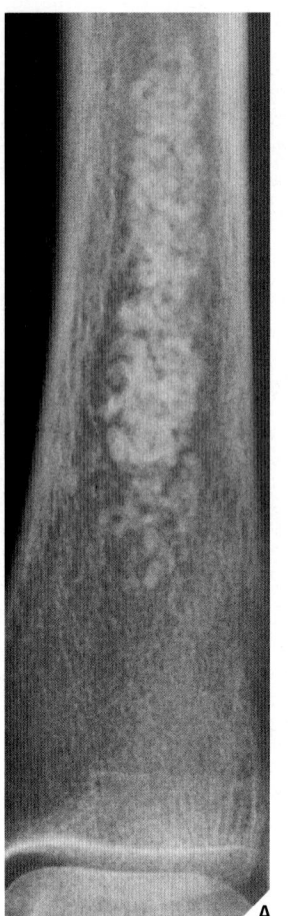 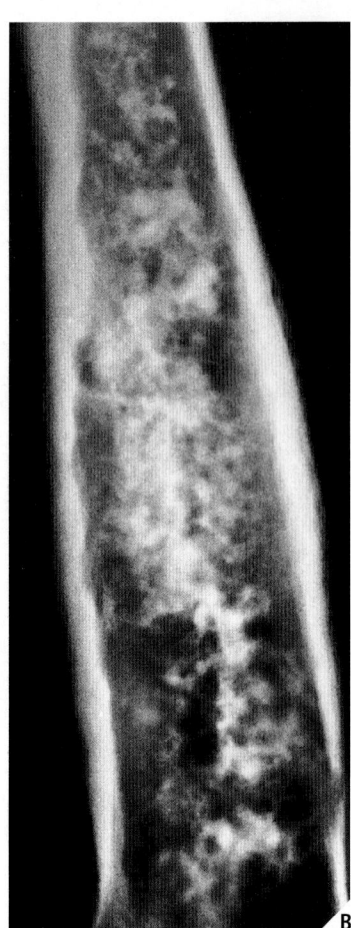

Abb. 15-34. Die Matrix eines typischen Knorpeltumors, hier eines Chondrosarkoms, ist durch punkt- und ringförmige sowie popcornartige Verkalkungen innerhalb der Osteolyse im proximalen Femur charakterisiert. **A** Enchondrom. **B** Chondrosarkom

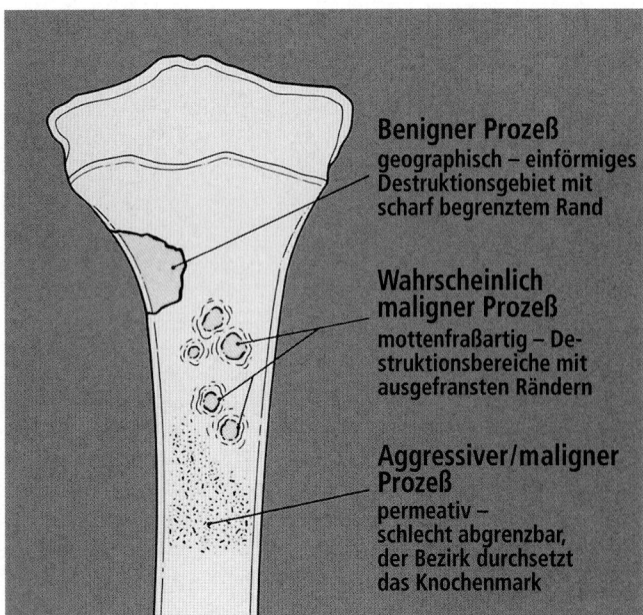

Abb. 15-35. Die röntgenologischen Merkmale des Typs der Knochendestruktion können für einen gutartigen oder bösartigen neoplastischen Prozeß sprechen

unterbrochenen Typ kennzeichnen solide Lagen einer periostalen Verdichtung, die auf einen lang dauernden, gutartigen Vorgang deuten, wie man dies beim Osteoidosteom (Abb. 15-38) oder beim Osteoblastom (vgl. Abb. 16-31) sieht. Diesen Reaktionstyp beobachtet man auch bei nicht neoplastischen Prozessen, wie z. B. dem Langerhanszellgranulom, der Osteomyelitis, dem Knochenabszeß (Abb. 15-39), der Pachydermoperiostose, bei Frakturen im Heilungsstadium oder der hypertrophischen pulmonalen Osteoarthropathie (Abb. 15-40). Der unterbrochene Typ der Periostreaktion spricht für ein Malignom oder einen hochaggressiven nichtmalignen Prozeß. Dieser kann dann ein Spicula- („sunburst"-)Muster, ein schaliges (lamelläres) Muster oder die Form eines Codman-Dreiecks annehmen und wird vornehmlich bei malignen Primärtumoren wie Osteosarkom oder Ewing-Sarkom gesehen (Abb. 15-41).

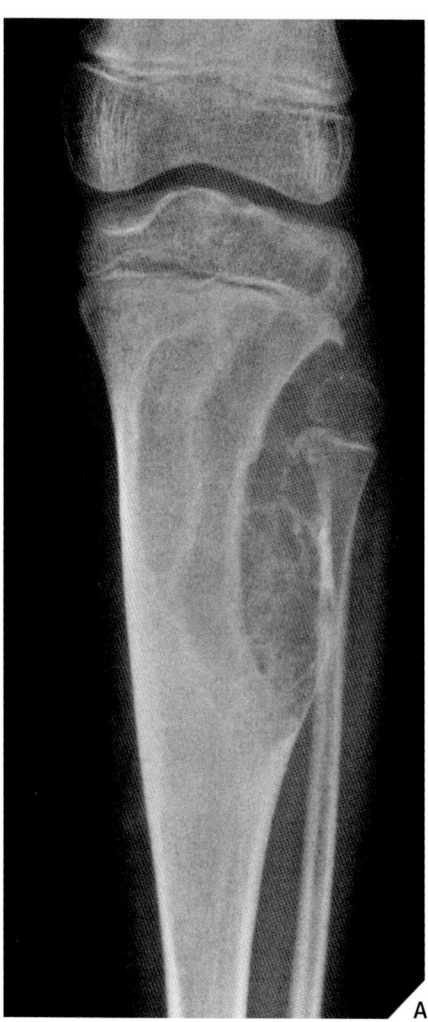
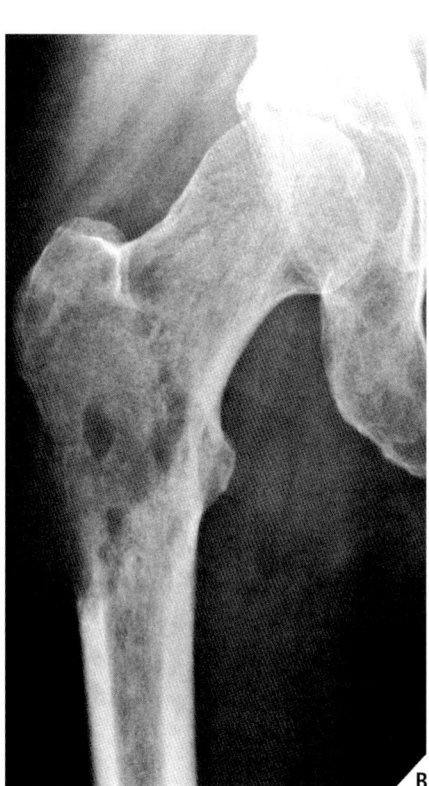
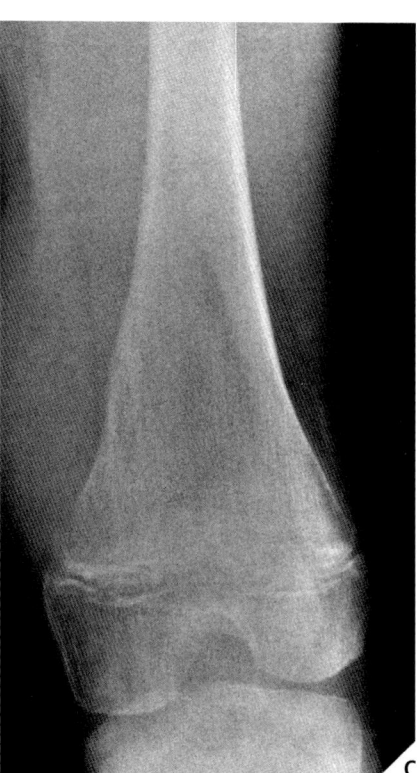

Abb. 15-36. **A** Der geographische (scharf umrissene) Typ einer Knochendestruktion, der durch ein gleichförmig zerstörtes Areal innerhalb scharf begrenzter Ränder charakterisiert ist, ist typisch für langsam wachsende benigne Veränderungen, hier ein Chondromyxoidfibrom. **B** Die mottenfraßartige Knochendestruktion ist kennzeichnend für eine rapid wachsende, infiltrierende Läsion, in diesem Fall ein Plasmozytom. **C** Der permeative Typ der Knochenzerstörung ist charakteristisch für Rundzelltumoren, hier ein Ewing-Sarkom. Zu beachten ist die kaum wahrnehmbare Destruktion der Femurmetaphyse durch den Tumor, der die Markhöhle und die Kortikalis infiltriert und sich auf die umliegenden Weichteile ausgedehnt und dabei eine große Raumforderung gebildet hat. (Wiedergabe von A mit freundlicher Genehmigung aus Lewis MM, et al., 1987)

TEIL IV - Tumoren und tumorähnliche Veränderungen (Tumor-like Lesions)

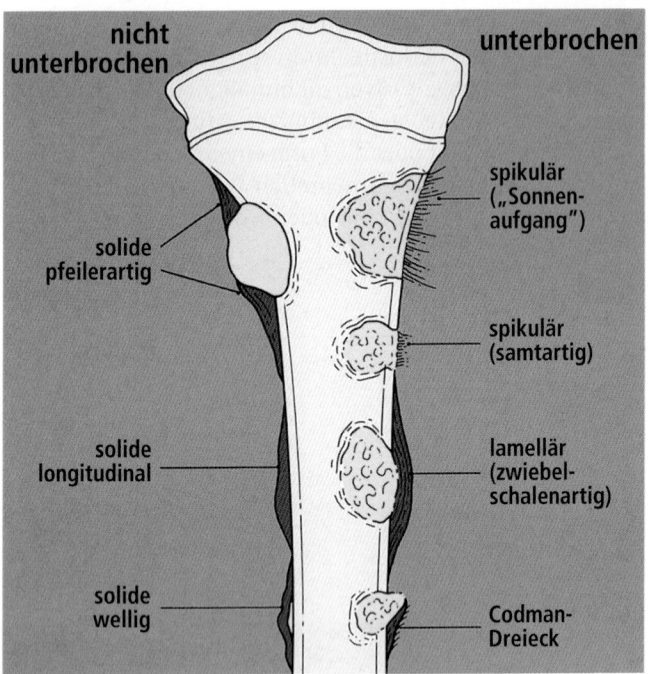

Abb. 15-37. Radiologische Charakteristika der nichtunterbrochenen und der unterbrochenen Periostreaktion. Die nicht unterbrochene Periostreaktion weist auf einen benignen Prozeß, die unterbrochene dagegen auf einen malignen oder einen nichtmalignen aggressiven Prozeß hin

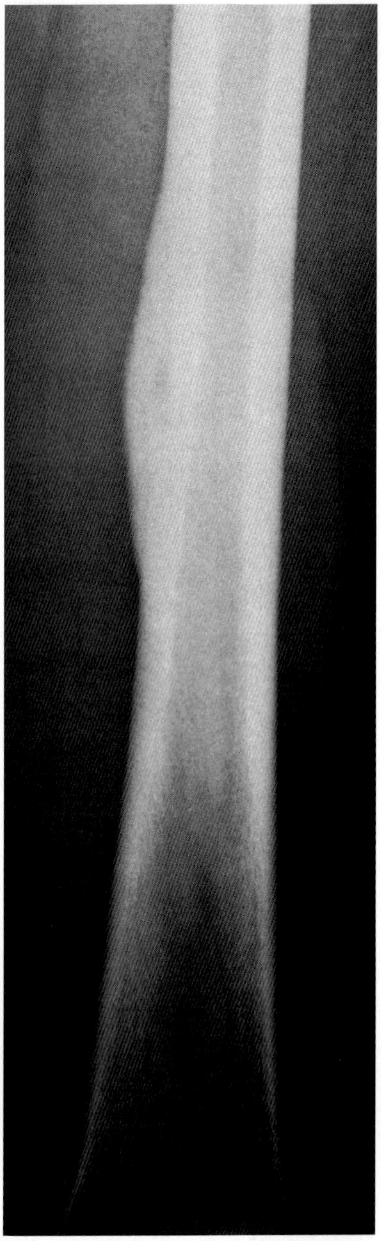

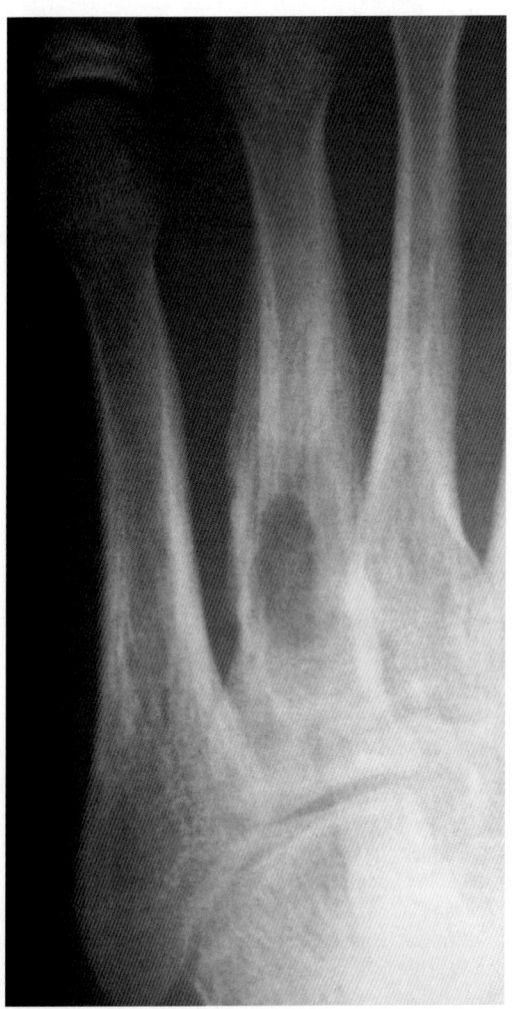

Abb. 15-38. Eine nicht unterbrochene, solide Periostreaktion ist typisch für eine benigne Veränderung, in diesem Fall ein kortikales Osteoidosteom

Abb. 15-39. Ein Knochenabszeß in der Basis des Os metatarsale IV weist den soliden Typ einer Periostreaktion auf

Radiologische Beurteilung von Tumoren und tumorähnlichen Veränderungen (Tumor-like Lesions) 15

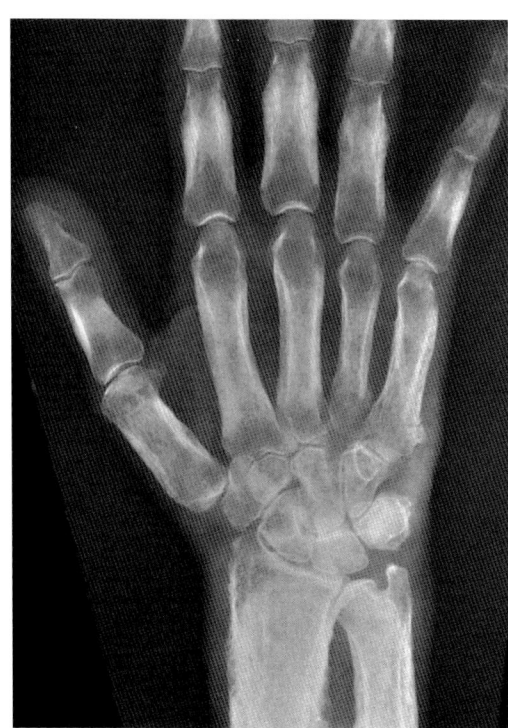

Abb. 15-40. Eine ununterbrochene Periostreaktion kennzeichnet die Veränderungen der hypertrophischen pulmonalen Osteoarthropathie (Pierre Marie-Bamberger-Syndrom), die Sie hier an distalem Unterarm und Hand eines Patienten mit Bronchialkarzinom sehen

Übergreifen auf die Weichteile

Abgesehen von wenigen Ausnahmen – wie z. B. Riesenzelltumoren und aneurysmatischen Knochenzysten, Osteoblastomen oder desmoplastischen Fibromen – greifen die benignen Tumoren und die tumorähnlichen Läsionen des Knochens nicht auf die Weichteile über; deshalb bedeutet ein Weichteiltumor nahezu immer eine aggressive und häufig somit eine maligne Veränderung (Abb. 15-42). Man bedenke jedoch, daß auch nicht neoplastische Krankheitsbilder wie die Osteomyelitis eine Weichteilkomponente besitzen, doch ist diese hier meist schlecht abgrenzbar und zeigt ausgelöschte (oder unscharfe) Fettschichten. Dagegen ist bei malignen Prozessen die Tumormasse scharf begrenzt und erstreckt sich unter Erhaltung der Weichteilschichten durch die zerstörte Kortikalis hindurch (Abb. 15-43).

Geht eine Knochenläsion mit einem Weichteiltumor einher, dann ist es immer von Nutzen festzustellen, welcher Faktor hierbei der primäre war: Ist der Weichteiltumor der Ausbruch eines knöchernen Primärtumors oder selbst der Primärtumor, der in den Knochen eingedrungen ist? Obgleich nicht immer anwendbar, können jedoch bestimmte radiologische Kriterien helfen, diese Frage zu klären (Abb. 15-44). In den meisten Fällen bedeutet z. B. ein großer Weichteiltumor bei nur kleiner Knochenläsion einen sekundären Skelettbefall; allerdings wird diese Regel durch das Ewing-Sarkom durchbrochen, dessen destruierende primäre Knochenveränderung klein sein kann bei gleichzeitig großer Weichteilmasse. Eine destruierende Läsion des Knochens ohne Periostreaktion und ein benachbarter Weichteiltumor können den sekundären Einbruch eines primären Weichteiltumors darstellen, der in der Regel das benachbarte Periost zerstört. Gegensätzlich verhalten sich die Primärtumoren des Knochens, die meist rasch eine Periostreaktion auslösen, wenn sie die Knochenrinde durchbrechen und auf die benachbarten Weichteile übergreifen. Da diese Beobachtungen allerdings nicht allgemein anwendbar sind, sollten sie nur als Hinweise, und nicht als pathognomonische Zeichen verstanden werden.

Vielzahl der Veränderungen

Die Multiplizität von Veränderungen maligner Art bedeutet in der Regel Skelettmetastasen oder ein multiples Myelom oder ein malignes Lymphom (Abb. 15-45). Nur sehr selten zeigen sich primäre Knochentumoren wie Osteosarkom oder Ewing-Sarkom in Form eines multifokalen Befalls. Dagegen neigen benigne Veränderungen zur Beteiligung vieler Stellen, wie z. B. die polyostotische fibröse Dysplasie (Abb. 15-46), multiple Osteochondrome, Enchondromatose, Langerhanszellhistiozytose, Hämangiomatose und Fibromatose.

TEIL IV - Tumoren und tumorähnliche Veränderungen (Tumor-like Lesions)

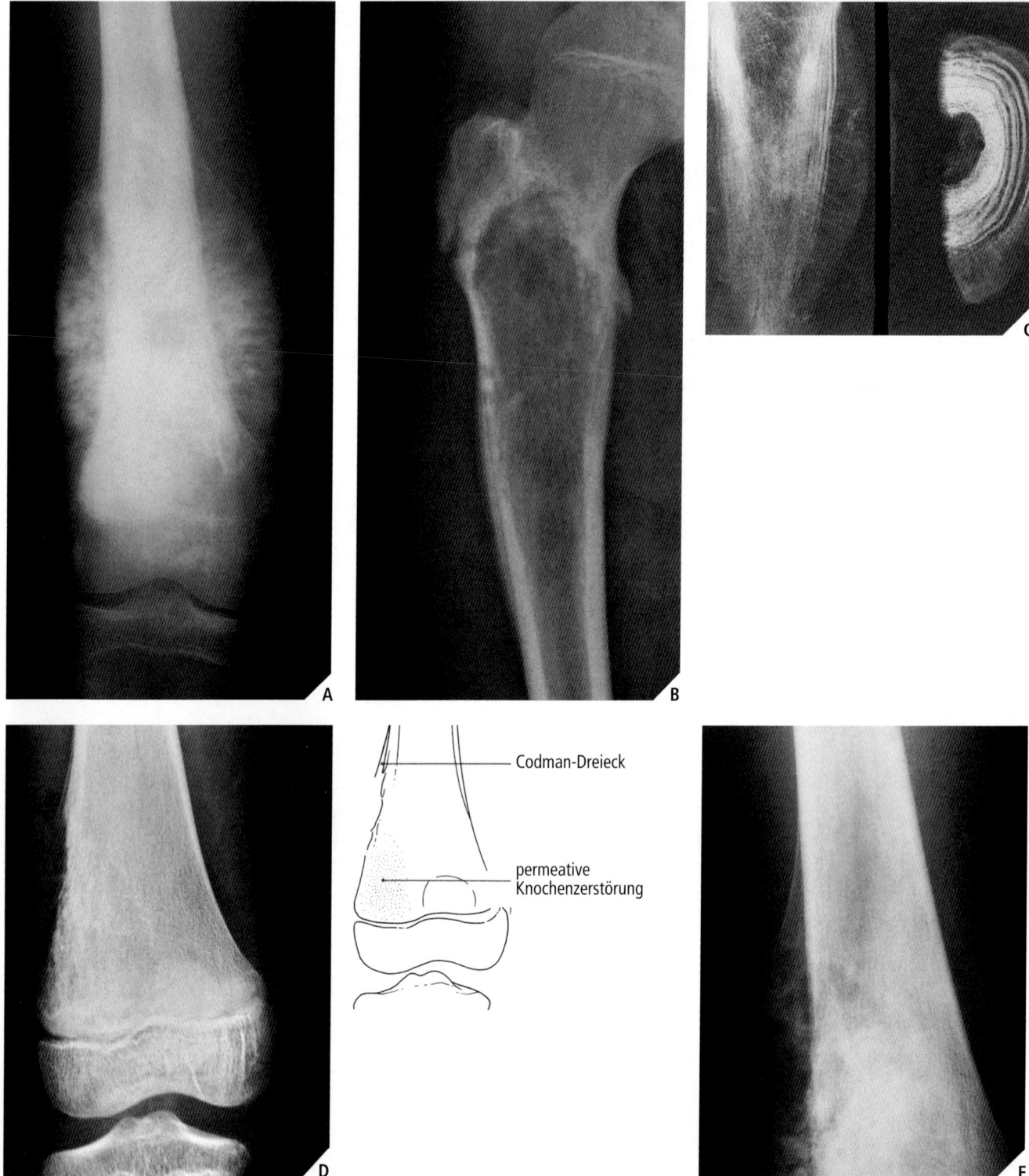

Abb. 15-41. Unterbrochener Typ der Periostreaktion. **A** Hochaggressive und maligne Veränderungen können sich röntgenologisch in Form eines „Sonnenaufgangsbilds" (Sunburst-Muster) der Periostreaktion zeigen, so wie hier bei einem Osteosarkom. **B** Ein weiteres Muster der unterbrochenen Periostrektion ist der lamelläre oder Zwiebelschalentyp, hier bei einem Ewing-Sarkom mit Befall des proximalen Femurs. **C** Röntgenbilder des Resektionspräparats (links koronar, rechts transversal) zeigen dann detaillierter den lamellären Typ. **D** Das Codman-Dreieck stellt ebenfalls einen aggressiven, zumeist malignen Typ der Periostreaktion dar, in diesem Fall bei einem Ewing-Sarkom, und (**E**) bei einem Osteosarkom

Radiologische Beurteilung von Tumoren und tumorähnlichen Veränderungen (Tumor-like Lesions)

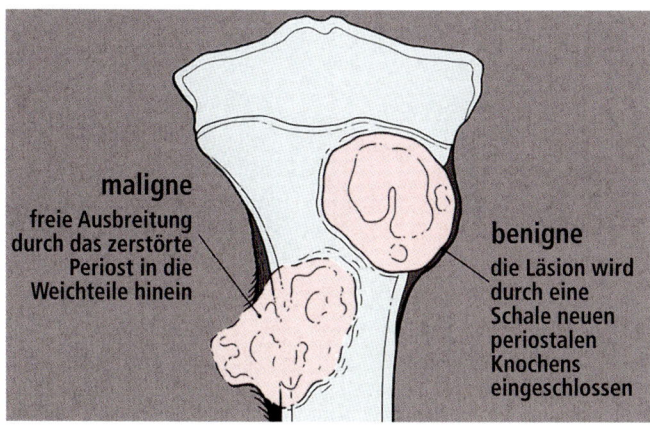

Abb. 15-42. Röntgenologische Merkmale eines Weichteileinbruchs, welcher maligne/aggressive Knochenläsionen und benigne neoplastische Prozesse charakterisiert

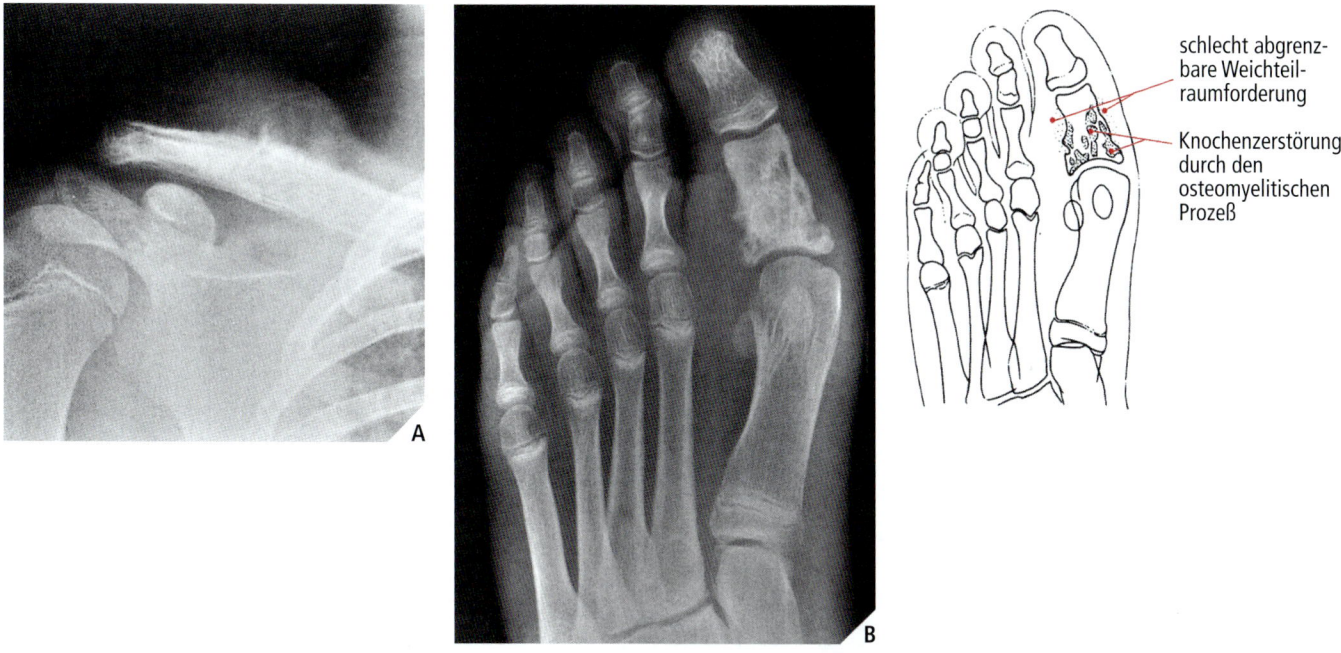

Abb. 15-43. **A** Ein maligner Tumor der Clavicula, hier ein Ewing-Sarkom, zeigt eine umschriebene und scharf begrenzte Weichteilraumforderung. **B** Dagegen sind bei einer Osteomyelitis die Weichteilschichten aufgehoben, und der Weichteiltumor hat einen unscharfen Rand

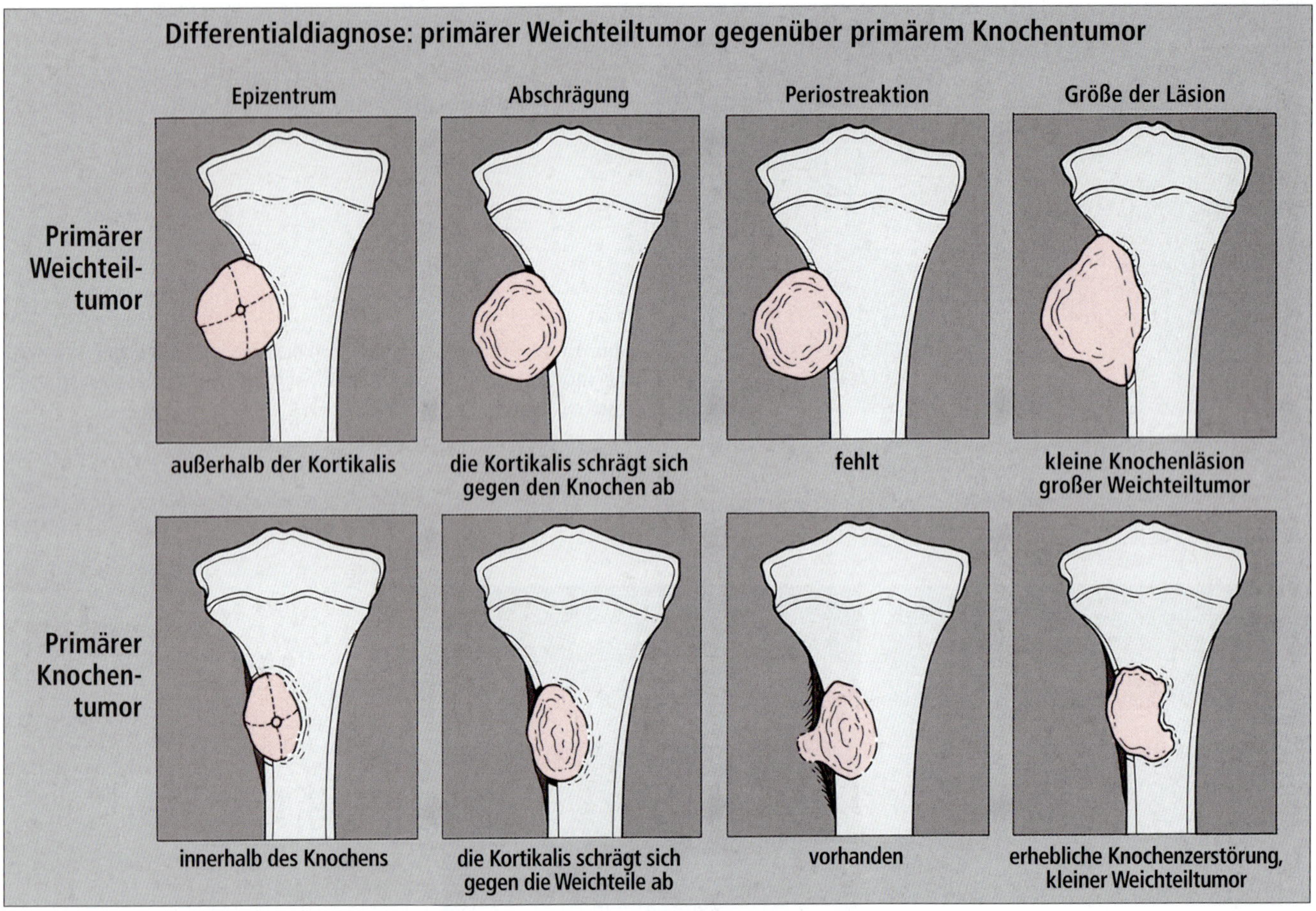

TEIL IV - Tumoren und tumorähnliche Veränderungen (Tumor-like Lesions)

Differentialdiagnose: primärer Weichteiltumor gegenüber primärem Knochentumor

	Epizentrum	Abschrägung	Periostreaktion	Größe der Läsion
Primärer Weichteiltumor	außerhalb der Kortikalis	die Kortikalis schrägt sich gegen den Knochen ab	fehlt	kleine Knochenläsion großer Weichteiltumor
Primärer Knochentumor	innerhalb des Knochens	die Kortikalis schrägt sich gegen die Weichteile ab	vorhanden	erhebliche Knochenzerstörung, kleiner Weichteiltumor

Abb. 15-44. Bestimmte röntgenologische Merkmale von Knochen- und Weichteilveränderungen können dabei helfen, einen primären Weichteiltumor mit Knocheneinbruch von einem primären Knochentumor mit Einbruch in die Weichteile zu unterscheiden

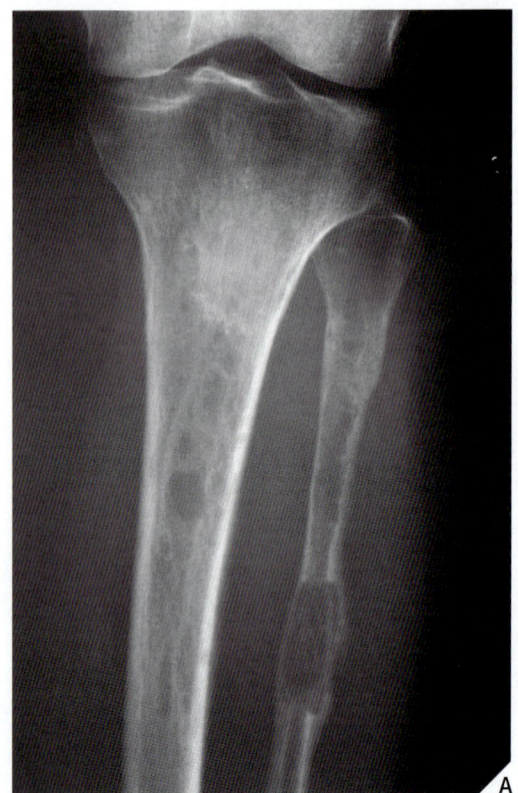

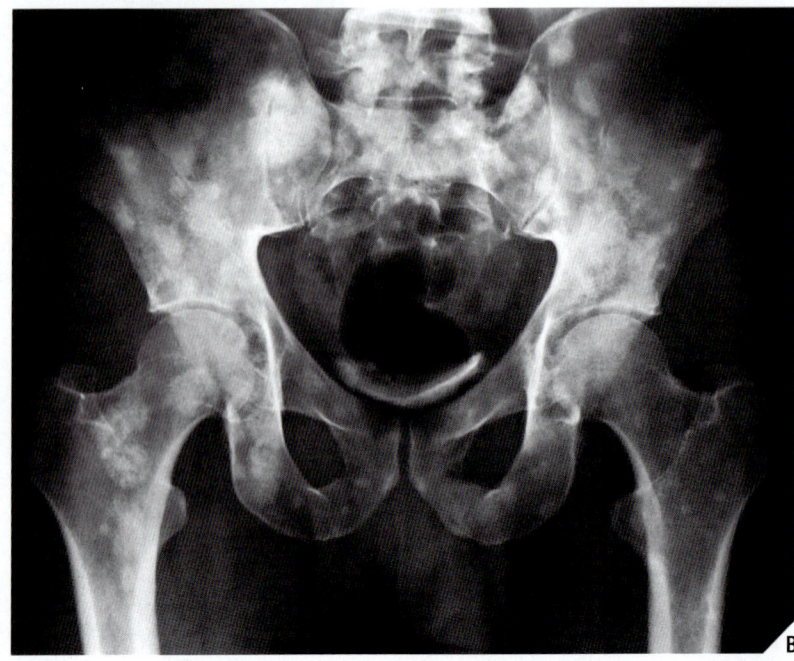

Abb. 15-45 **A** Das multiple Myelom ist durch zahlreiche osteolytische Läsionen gekennzeichnet. **B** Die Metastasen zeigen sich auch mit multiplen Knochenherden, wie hier bei einem 66 Jahre alten Mann mit einem Prostatakarzinom. Mehrere osteoblastische Herde sind über das Becken und beide Oberschenkel verteilt

Radiologische Beurteilung von Tumoren und tumorähnlichen Veränderungen (Tumor-like Lesions)

Gutartige/bösartige Natur

Es ist zwar manchmal sehr schwierig, allein anhand der Röntgenbilder zwischen benignen und malignen Knochenläsionen zu unterscheiden, doch sprechen charakteristische Zeichen dann meist doch eher für eine der beiden Formen (Abb. 15-47). Benigne Tumoren haben meist einen gut abgrenzbaren, sklerotischen Rand, einen geographischen Typ der Knochenzerstörung, eine nicht unterbrochene, solide Periostreaktion und keinen Weichteiltumor (vgl. Abb. 15-24, 15-30A, 15-36A u. 15-38). Dagegen neigen maligne Tumoren eher zu schlecht abgrenzbaren Rändern mit einer breiten Übergangszone, zu einem mottenfraßartigen oder permeativen Muster der Knochenzerstörung, zu einer unterbrochenen Periostreaktion vom Spicula- oder Zwiebelschalentyp und zu einer benachbarten Weichteilraumforderung (vgl. Abb. 15-30B, 15-36B,C, 15-41 u. 15-43A). Man denke jedoch daran, daß auch einige benigne Veränderungen aggressive Zeichen bieten können (Tab. 15-7).

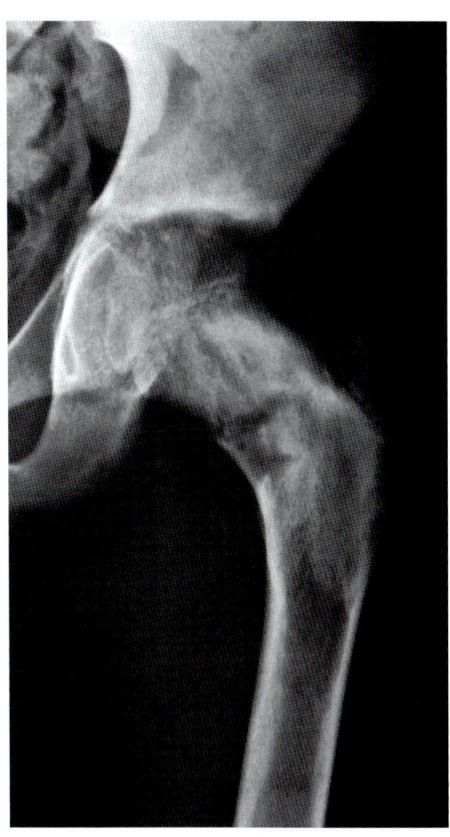

Abb. 15-46. Die a.-p. Aufnahme der Hüfte eines 10jährigen Knaben mit polyostotischer fibröser Dysplasie zeigt zahlreiche Erkrankungsstellen im linken Femur und im linken Darmbein. Das Knochenszintigramm wies die Beteiligung zahlreicher weiterer Stellen nach

Tab. 15-7. Benigne Läsionen mit aggressiven Merkmalen

Läsion	Radiologisches Bild
Osteoblastom (aggressives)	Knochendestruktion und Weichteiltumor ähnlich dem Osteosarkom
Desmoplastisches Fibrom	Expansive, destruierende Läsion, oft trabekuliert
Periostales Desmoid	Unregelmäßige Kortikaliskontur; imitiert Osteosarkom oder Ewing-Sarkom
Riesenzelltumor	Mitunter aggressive Merkmale wie Osteolyse, Kortexinfiltration und Einbruch in die Weichteile
Aneurysmatische Knochenzyste	Einbruch in Weichteile, imitiert manchmal ein Malignom
Osteomyelitis	Knochenzerstörung, aggressive Periostreaktion, manchmal Zeichen ähnlich einem Osteosarkom, Ewing-Sarkom oder malignem Lymphom
Langerhanszellgranulom	Knochendestruktion, aggressive Periostreaktion, manchmal Zeichen ähnlich einem Ewing-Saskom
Pseudotumor bei Hämophilie	Knochendestruktion und Periostreaktion täuschen manchmal ein Malignom vor
Myositis ossificans	Merkmale von parossalem oder periostalem Osteosarkom, Weichteilosteosarkom oder Liposarkom
Brauner Tumor bei Hyperparathyreoidismus	Lytische Knochenläsion, ähnlich einem malignen Tumor

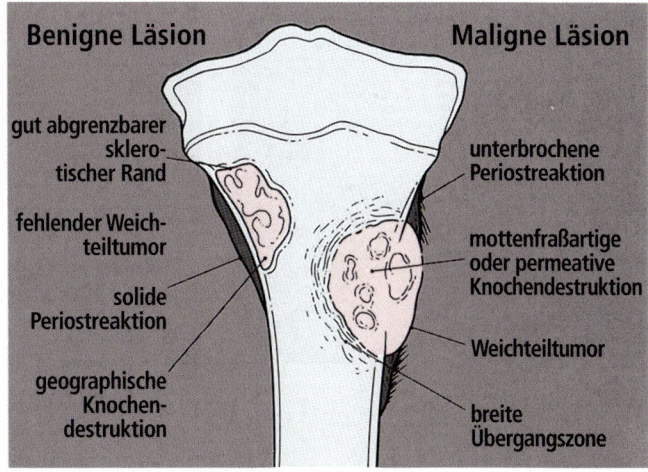

Abb. 15-47. Röntgenologische Merkmale, die bei der Unterscheidung benigner von malignen Veränderungen helfen können

TEIL IV - Tumoren und tumorähnliche Veränderungen (Tumor-like Lesions)

Tab. 15-8. „Rühr-mich-nicht-an-Läsionen", die man nie biopsieren sollte

Tumoren und tumorartige Läsionen	Nichtneoplastische Prozesse
• Fibröser Kortikalisdefekt • Nichtossifizierendes Fibrom (Heilungsstadium) • Periostales (kortikales) Desmoid • Kleiner, solitärer Herd einer fibrösen Dysplasie • Pseudotumor bei Hämophilie • Intraossäres Ganglion • Enchondrom in einem kurzen Röhrenknochen	• Streßfraktur • Ausrißfraktur (Heilungsstadium) • Knocheninfarkt • Kompaktainsel (Enostose) • Myositis ossificans • Degenerative und posttraumatische Zysten • Brauner Tumor bei Hyperparathyreoidismus • Diskogene Wirbelsklerose

■ Vorgehen

Bei der Analyse der klinischen und der radiologischen Information bei einem Patienten mit einer knöchernen Veränderung ist die wichtigste diagnostische Entscheidung die, ob die Veränderung sicher benigne und damit nicht zu biopsieren ist und besser nur kontrolliert oder gar völlig ignoriert werden sollte – also eine sog. „Rühr-mich-nicht-an"-Läsion ist (Abb. 15-48 u. Tab. 15-8) – oder ob sie ein aggressives oder zweifelhaftes Aussehen hat und mittels perkutaner oder offener Biopsie weiter abgeklärt werden sollte (Abb. 15-49). Die Ergebnisse der histologischen Untersuchung des Präparats bestimmen dann, ob im vorliegenden Fall die weitere Behandlung operativ, zytostatisch, strahlentherapeutisch oder eine Kombination hiervon sein sollte.

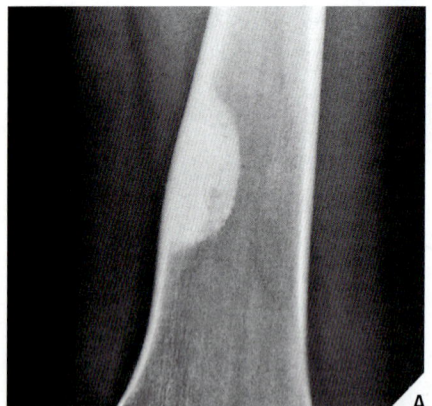

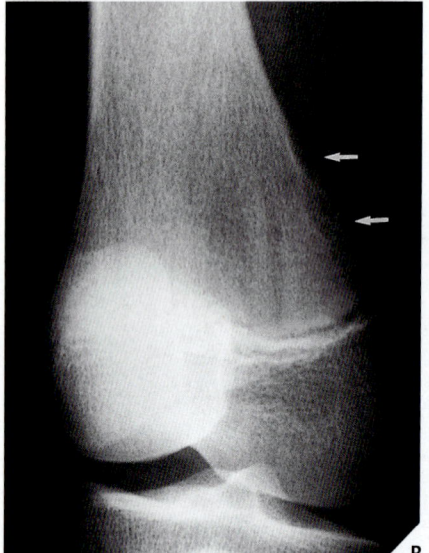

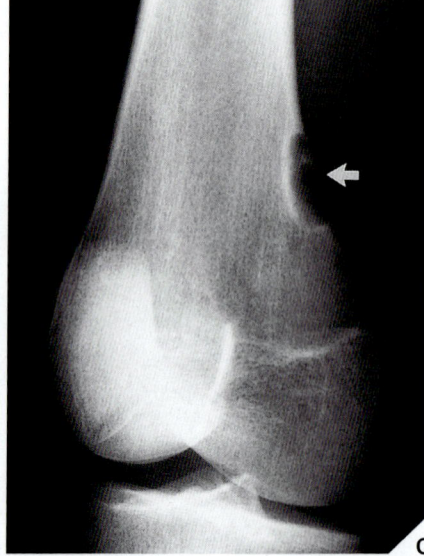

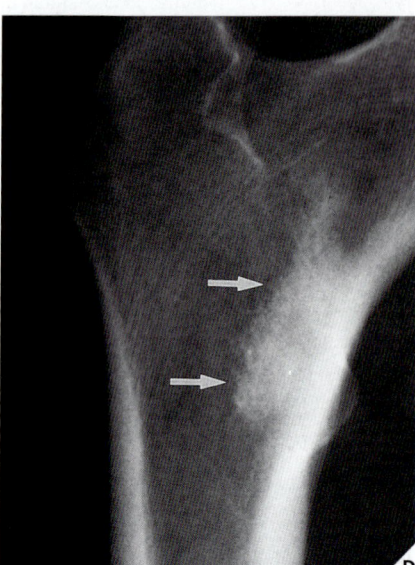

Abb. 15-48. A Eine typische benigne „Rühr-mich-nicht-an"-Läsion, hier die Heilphase eines nichtossifizierenden Fibroms, sollte man nicht mit einem malignen Knochentumor verwechseln. B Eine weitere „Rühr-mich-nicht-an"-Läsion, ein periostales (kortikales) Desmoid (Pfeil) an typischem Ort medial in der distalen Femurmetaphyse. C Der fibröse Kortikalisdefekt (Pfeil) ist eine harmlose fibröse Läsion, die niemals einer Biopsie bedarf. D Eine Kompaktainsel (Pfeile) sollte man an ihrem charakteristischen bürstenartigen Rand erkennen und nicht mit einem sklerosierenden Neoplasma verwechseln

Kontrolle der Behandlungsergebnisse

Fünf bildgebende Verfahren – Übersichtsaufnahmen, CT, MRT, Skelettszintigraphie und Arteriographie – dienen in der Regel zur Kontrolle der Behandlungsergebnisse von Knochentumoren. Die dazu meist verwendeten sind die Übersichtsaufnahmen, um die operative Resektion benigner Veränderungen wie Osteochondrom oder Osteoidosteom (Abb. 15-50) oder den Verlauf nach der Kürettage benigner Tumoren oder tumorähnlicher Veränderungen und das Einbringen von Knochentransplantaten (Abb. 15-51) zu dokumentieren. Bei malignen Tumoren ermöglichen die Übersichten die Stellungskontrolle von Endoprothesen (Abb. 15-52) oder Knochenimplantaten (Abb. 15-53) bei gliedmaßenerhaltenden Verfahren. Die Wirksamkeit einer Polychemotherapie kontrolliert man am besten mit der Kombination der Nativaufnahmen, der Arteriographie (Abb. 15-54), der CT (vgl. Abb. 15-9) und der MRT. Rezidiv oder metastatische Streuung eines Tumors lassen sich im Frühstadium recht sicher mittels Szintigraphie, CT oder MRT nachweisen.

Komplikationen

Bei den malignen Tumoren ist die häufigste direkte Komplikation die Metastasierung, besonders in die Lunge, bei den benignen Veränderungen ist dagegen deren Fähigkeit zur malignen Entartung die ernsteste Komplikation (Abb. 15-55; vgl. auch Tab. 15-2). Daneben können einige gutartige Veränderungen, wie die multiplen kartilaginären Exostosen (Abb. 15-56) oder die Enchondromatose, zu schwerwiegenden Wachstumsstörungen führen. Im allgemeinen stellt jedoch bei den Tumoren und den tumorähnlichen Veränderungen die pathologische Fraktur die häufigste Komplikation dar, die allerdings kein diagnostisches Merkmal ist, kann sie doch sowohl benigne als auch maligne Veränderungen komplizieren. Zu den Veränderungen mit einer hohen Wahrscheinlichkeit von Brüchen zählen die einfachen Knochenzysten, das nichtossifizierende Riesenfibrom (Abb. 15-57), die fibröse Dysplasie und das Enchondrom. Manchmal ist eine pathologische Fraktur auch das erste Zeichen eines bösartigen Tumors. Zu anderen Komplikationen, wie z. B. der Druckarrosion benachbarten Knochens (Abb. 15-58) oder der Kompression von benachbarten Blutgefäßen oder Nerven (vgl. Abb. 17-28B), kann es beim Wachstum der Veränderung über die Kortikalis hinaus kommen.

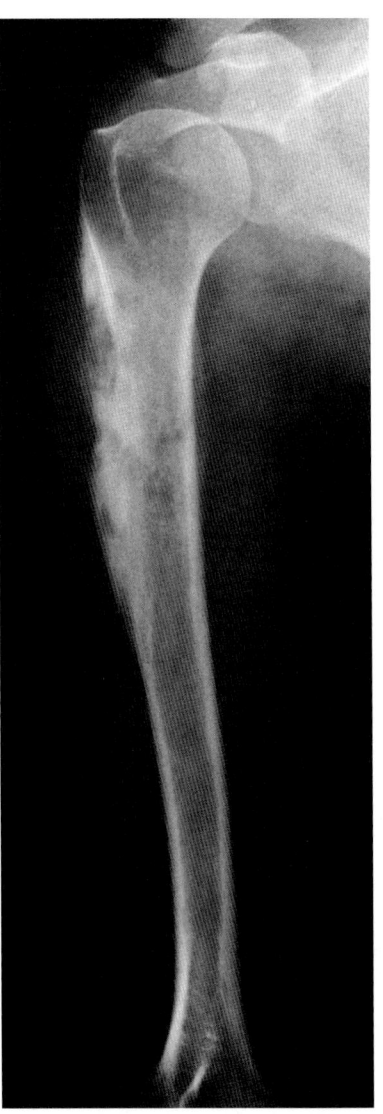

Abb. 15-49. Eine unklare Läsion, die maligne Zeichen aufweist, erfordert die Biopsie. Zu den Differentialdiagnosen zählten in diesem Fall das Osteosarkom, das Ewing-Sarkom, das maligne Lymphom und die Knocheninfektion. Die Knochenbiopsie ergab dann eine Osteomyelitis

TEIL IV - Tumoren und tumorähnliche Veränderungen (Tumor-like Lesions)

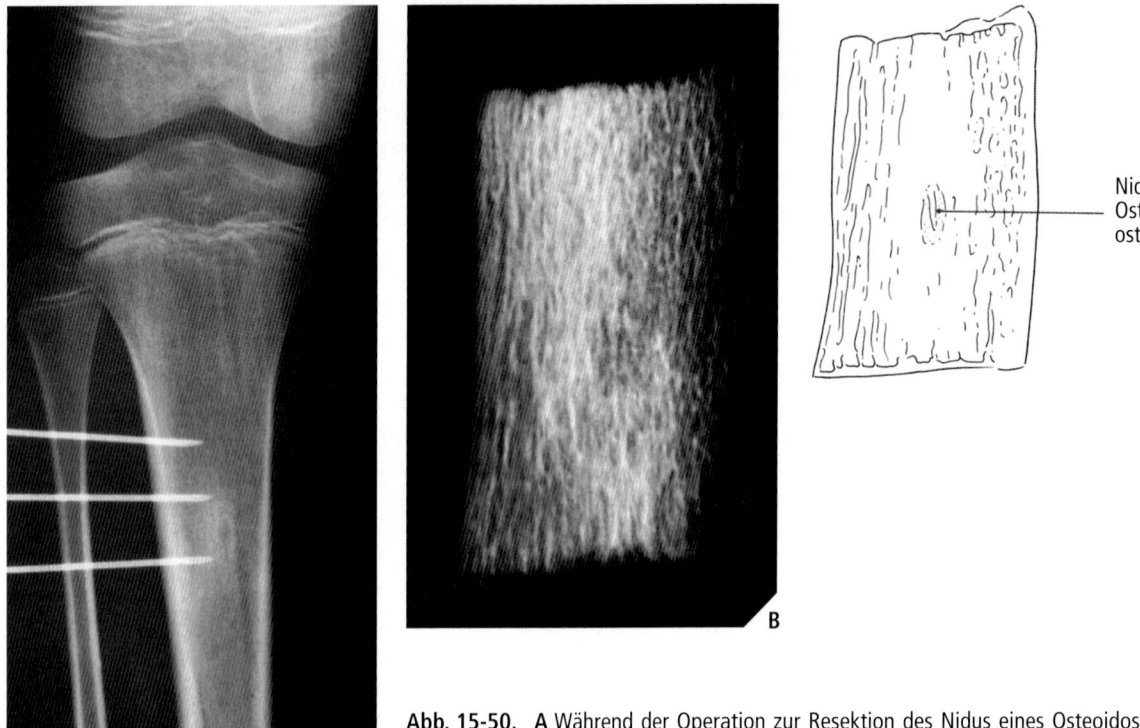

Abb. 15-50. **A** Während der Operation zur Resektion des Nidus eines Osteoidosteoms im Tibiaschaft eines 10jährigen Knaben wurden Nadeln in die Haut eingebracht, um den Nidus zu lokalisieren. **B** Das Präparatröntgenbild zeigt die komplette Entfernung dieser Veränderung

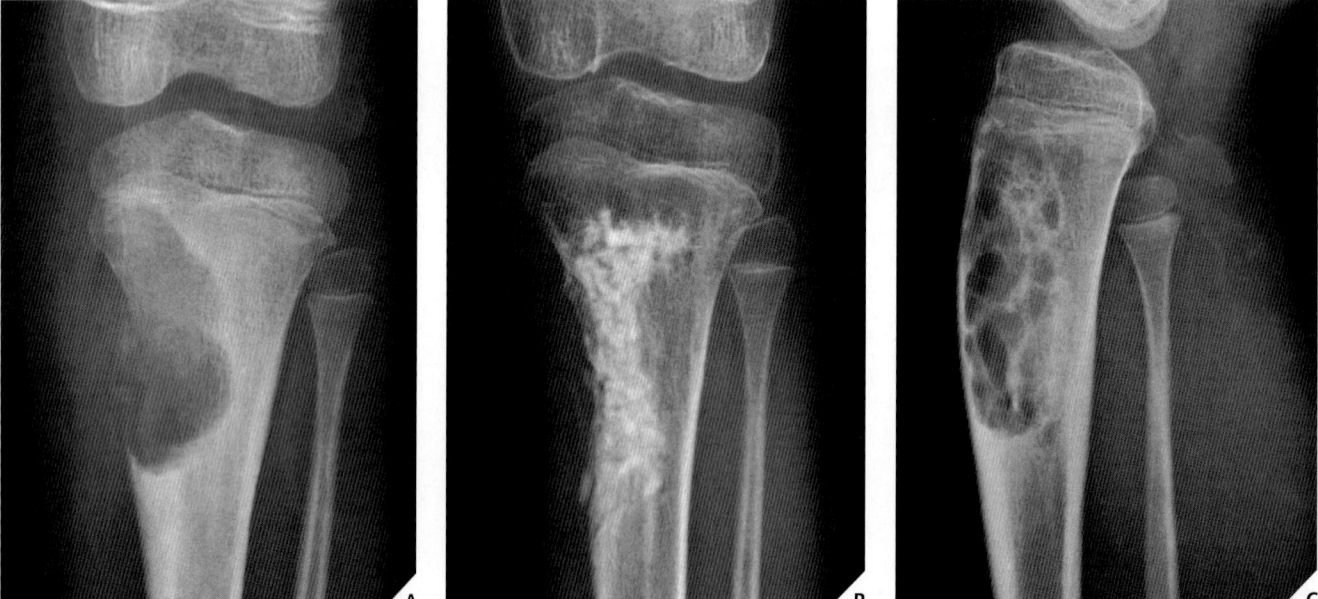

Abb. 15-51. Der 9jährige Knabe wurde wegen eines Chondromyxoidfibroms, einer benignen Knorpelveränderung, der linken proximalen Tibia behandelt. **A** Die präoperative Aufnahme zeigt eine große Läsion mit einem schmalen sklerotischen Rand und einer endostalen Tumorvorwölbung, eine landkartenartige Knochendestruktion und den soliden Pfeiler einer periostalen Knochenneubildung im distalen Anteil. **B** Die postoperative Kontrolle zeigt die Höhle jetzt nach der Kürettage mit Knochenchips ausgefüllt. **C** Zwei Jahre später folgte das Tumorrezidiv

Radiologische Beurteilung von Tumoren und tumorähnlichen Veränderungen (Tumor-like Lesions) 15

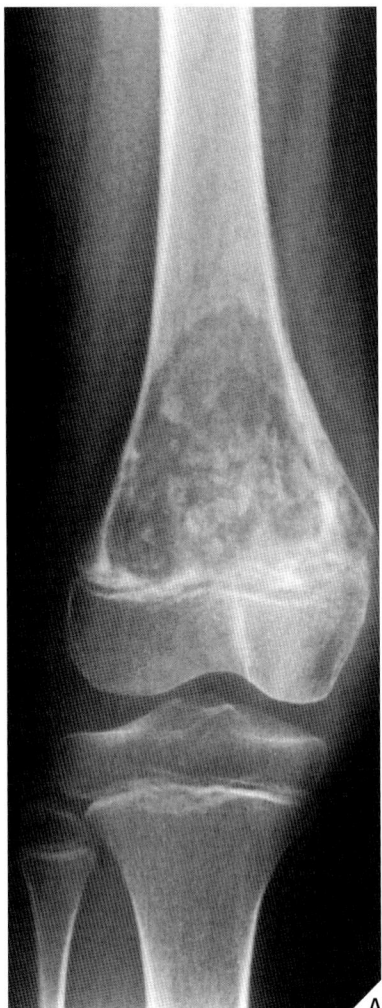
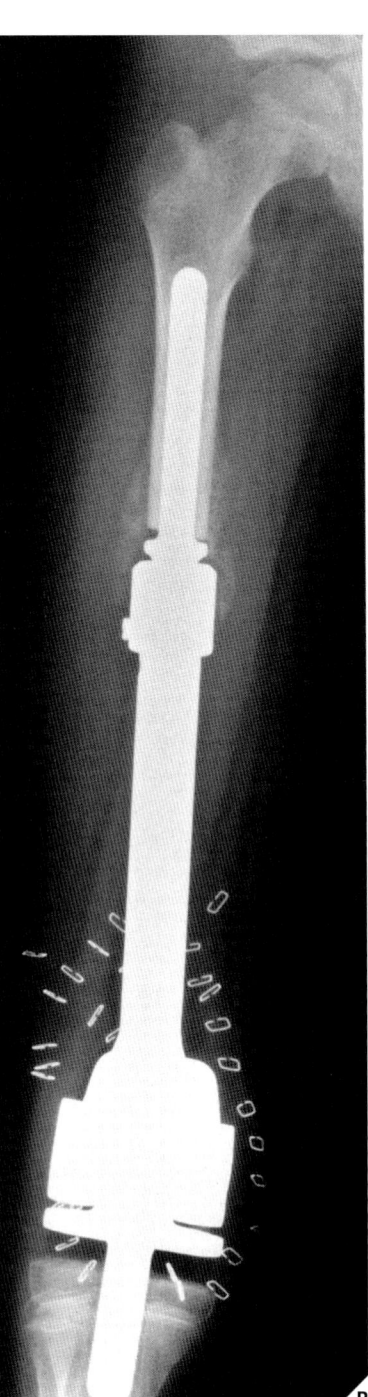

Abb. 15-52. Nach Polychemotherapie wurde dieses 8jährige Mädchen mit einem Osteosarkom des linken Femurs (**A**) einer radikalen Resektion der distalen 3/4 des linken Femurs unterzogen und eine verlängerbare (LEAP-)Prothese implantiert (**B**), die mit dem Wachstum des Kindes verlängert wird. (Wiedergabe mit freundlicher Erlaubnis von Dr. M.M. Lewis, New York, NY)

TEIL IV - Tumoren und tumorähnliche Veränderungen (Tumor-like Lesions)

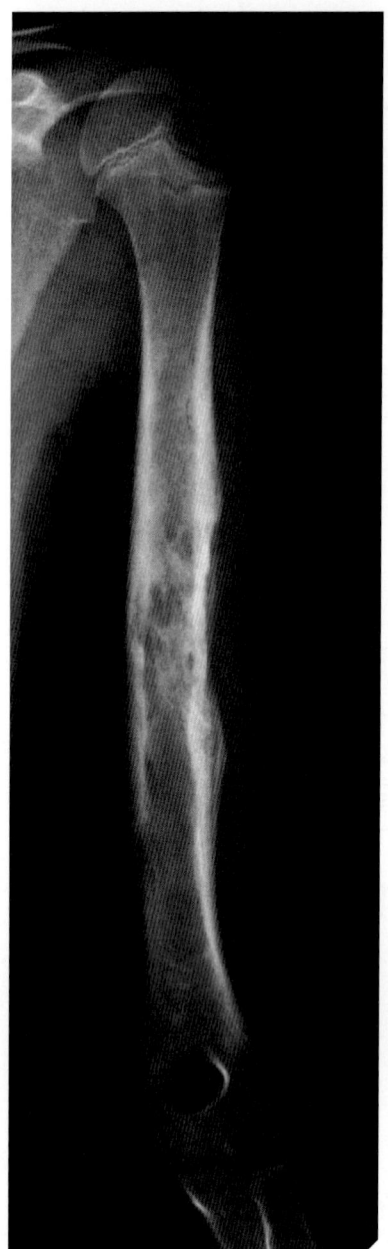
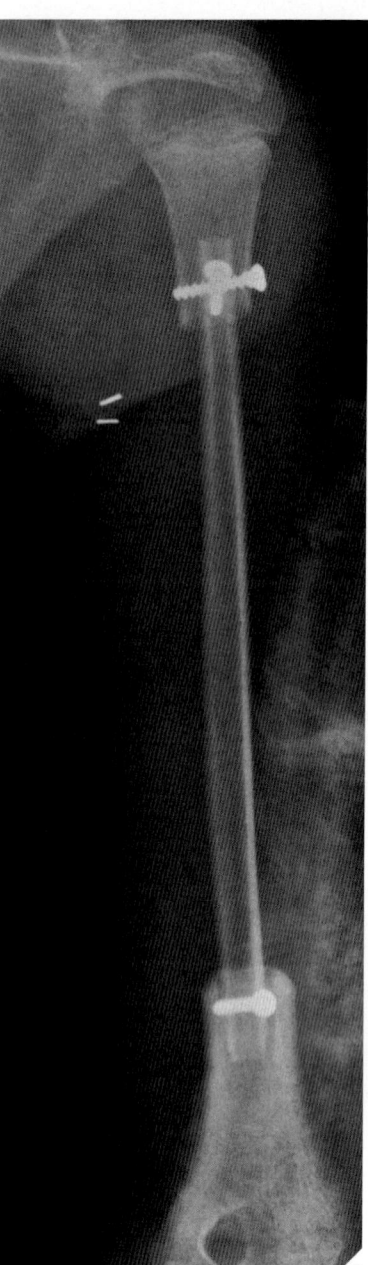

Abb. 15-53. **A** Nach Vorbehandlung mit Strahlen- und Chemotherapie wurde bei einem 9jährigen Mädchen mit Ewing-Sarkom des linken Humerusschafts eine radikale Resektion des mittleren Humerusdrittels vorgenommen. **B** Die Rekonstruktion wurde mit einem Fibula-Autotransplantat erreicht

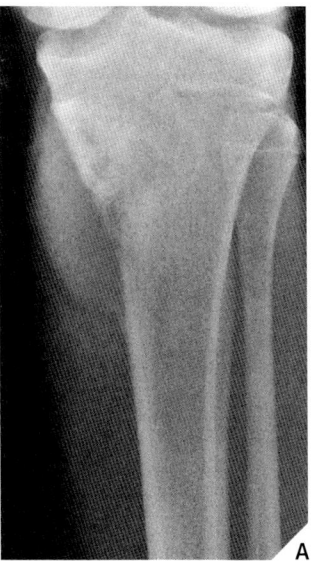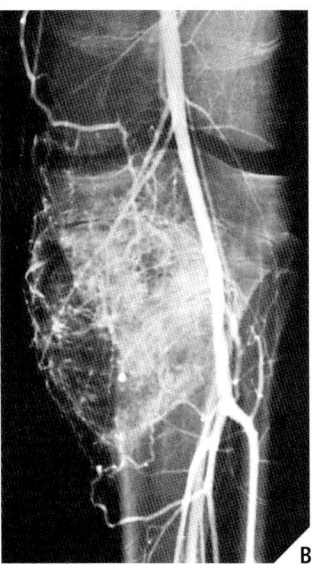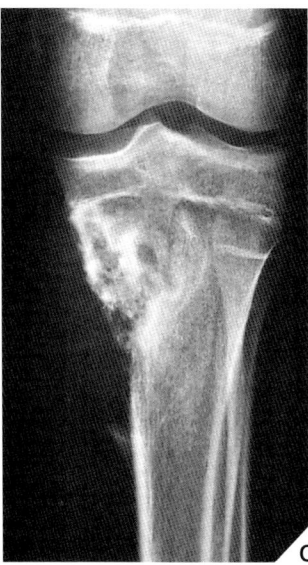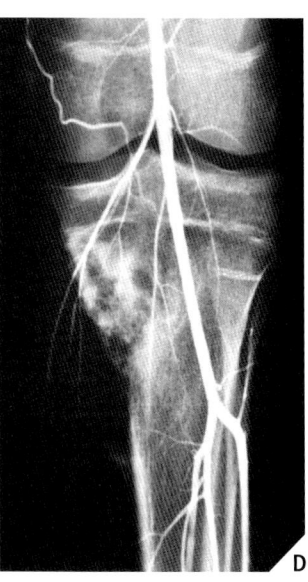

Abb. 15-54. **A** Die a.-p. Aufnahme der proximalen linken Tibia eines 15jährigen Jungen zeigt ein Osteosarkom in der Metaphyse zusammen mit einer großen Weichteilmasse. **B** Die prätherapeutische Angiographie ergibt eine hypervaskularisierte Weichteilraumforderung. Nach einer Polychemotherapie mit Methotrexat, Vincristin, Doxorubicin und Cisplatin zeigen die Zweitaufnahme (**C**) und die Wiederholungsangiographie (**D**) eine beachtliche Verkleinerung der Tumormasse. Anschließend wurde eine breite Resektion der proximalen Tibia ausgeführt und eine metallische Statthalterprothese ähnlich der in Abb. 15-52B Gezeigten implantiert

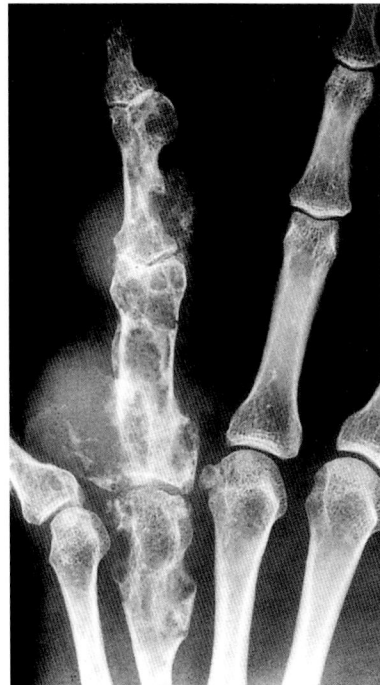

Abb. 15-55. Ein Enchondrom an der Ringfingerbasis dieses 23jährigen Mannes mit multipler Enchondromatose entartete zu einem Chondrosarkom

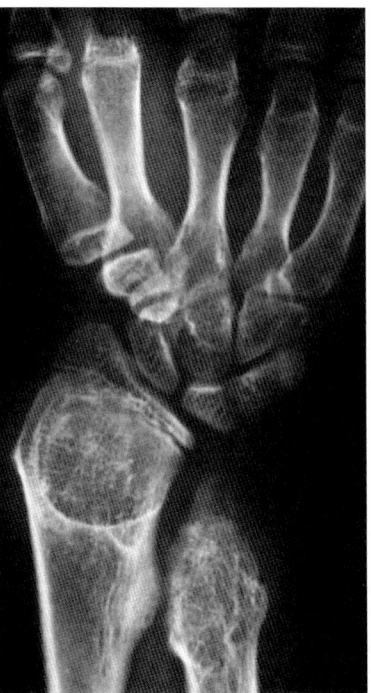

Abb. 15-56. Die d.-p. Aufnahme des Unterarms eines 14jährigen Knaben mit multiplen kartilaginären Exostosen (Osteochondromen) zeigt eine markante Wachstumsstörung des distalen Endes von Radius und Ulna

TEIL IV - Tumoren und tumorähnliche Veränderungen (Tumor-like Lesions)

Weichteiltumoren

Im Gegensatz zu den Tumoren und tumorähnlichen Veränderungen des Knochens haben die meisten Weichteiltumoren (Tab. 15-9) keine charakteristischen Röntgenzeichen, die bei der Diagnose helfen können. Doch deuten mitunter einige Befunde auf eine spezielle Veränderung hin; so können z. B. verkalkte Phlebolithen im Weichteilgewebe an ein Hämangiom oder eine Hämangiomatose denken lassen (Abb. 15-59); eine strahlentransparente Zone in einem Tumor spricht für ein Lipom (Abb. 15-60); gesprenkelte Aufhellungen innerhalb einer dichten Raumforderung mit begleitender Knochenbildung legen ein Liposarkom nahe (Abb. 15-61); popcornartige Verkalkungen lassen an ein Weichteilchondrom oder -chondrosarkom denken; ähnliche Verkalkungen in der Nachbarschaft eines Gelenks, v. a. in Verbindung mit Knochendestruktion, weisen auf ein synoviales Sarkom hin, und ein schlecht abgrenzbarer, „schmierig" erscheinender Knochen in einem Weichteiltumor kann für ein Weichteilosteosarkom sprechen (Abb. 15-62). Mehrere Forscher heben die Aussagestärke der MRT bei der Charakterisierung und Beurteilung von Weichteiltumoren hervor; ihre Überlegenheit gegenüber der CT beruht auf dem Verzicht auf ionisierende Strahlung, der Möglichkeit multidirektionaler und multiplanarer Bildgebung sowie der hervorragenden Kontrastauflösung und der genauen Bestimmung anatomischer Details von Weichteiltumoren. In T1-gewichteten Pulssequenzen bietet die Mehrzahl der Weichteiltumoren eine geringe bis mittelhohe, dagegen in

Tab. 15-9. Die häufigsten benignen und malignen Weichteiltumoren

Benigne	Maligne
• Ganglion	• Rhabdomyosarkom
• Lipom	• Leiomyosarkom
• Myom, Leiomyom	• Malignes fibröses Histiozytom
• Fibrom	• Fibrosarkom
• Myxom	• Malignes Schwannom
• Hämangiom, Hämangiomatose	• Liposarkom
• Chondrom	• Synovialsarkom
• Neurofibrom	• Extraskelettäres Osteosarkom
• Desmoid	• Extraskelettäres Chondrosarkom

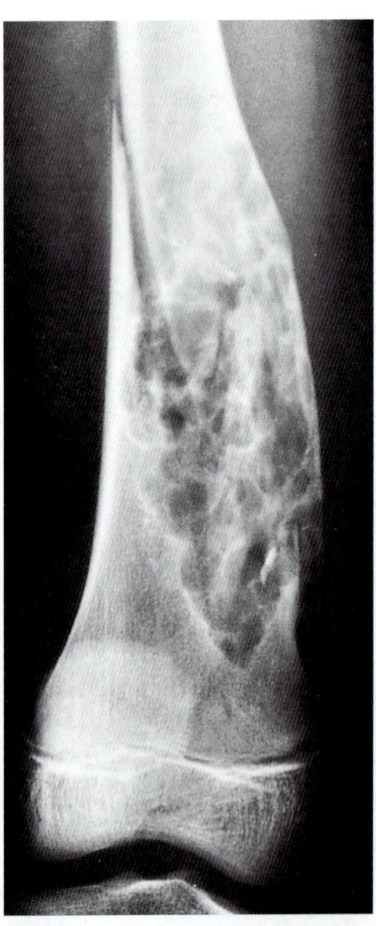

Abb. 15-57. Ein 9jähriger Junge mit einem nichtossifizierenden Riesenfibrom des rechten distalen Femurschafts erlitt eine pathologische Fraktur – eine häufige Komplikation dieses Krankheitsbilds

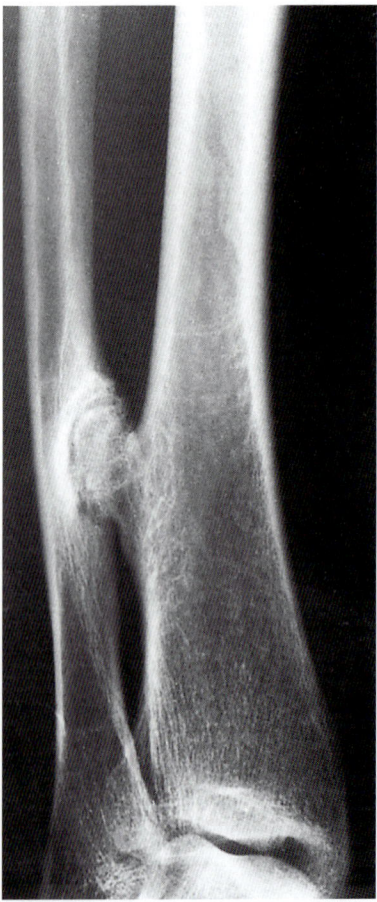

Abb. 15-58. Die Ausdehnung einer Knochenveränderung, die von der distalen Tibiarückseite bei einem 24jährigen mit Osteochondrom ausging, erodiert die benachbarte Fibula

Radiologische Beurteilung von Tumoren und tumorähnlichen Veränderungen (Tumor-like Lesions)

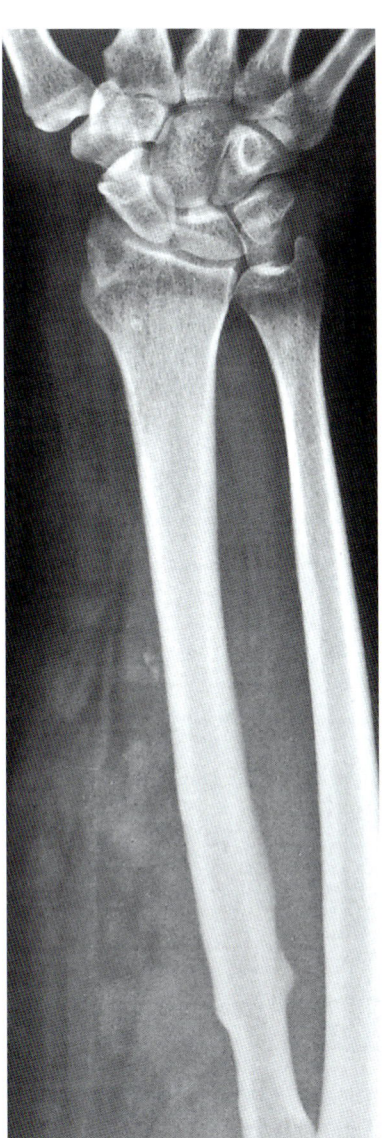

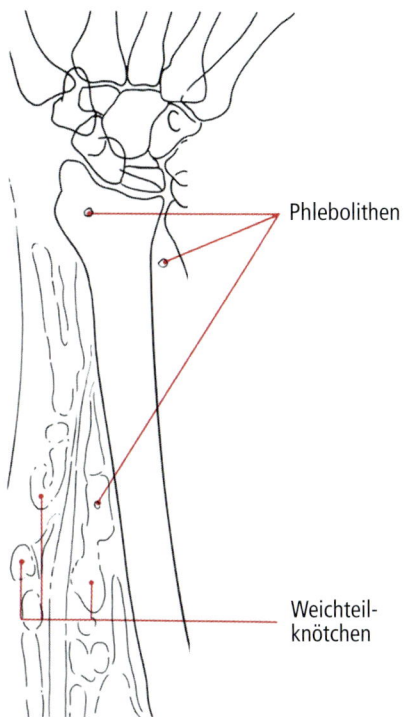

Abb. 15-59. Die Übersichtsaufnahme bei einer 39jährigen Frau mit knotiger Schwellung des Unterarms links zeigt multiple kleine verkalkte Phlebolithen, die an eine Hämangiomatose denken lassen

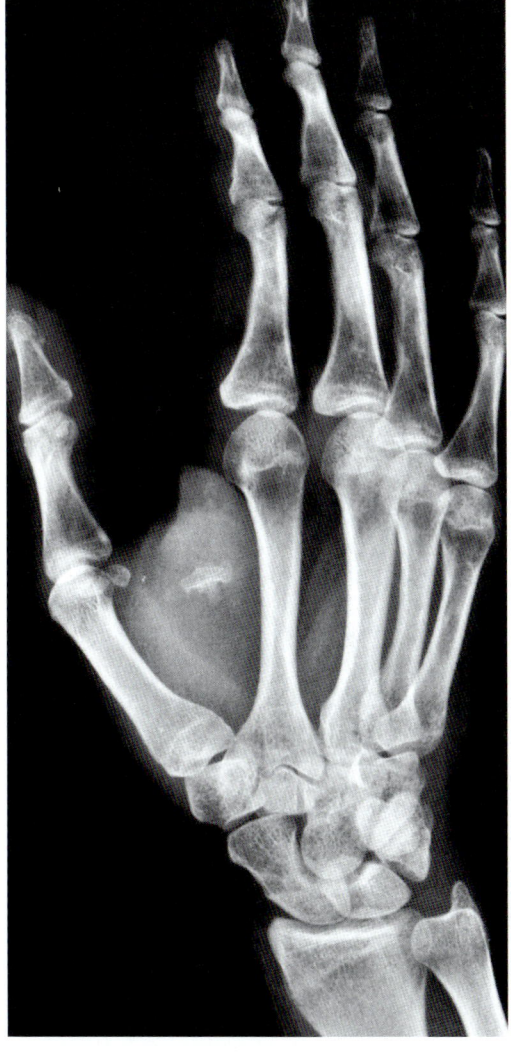

Abb. 15-60. Die Schrägaufnahme der Hand einer 27jährigen Frau mit einem Weichteiltumor am Handrücken zeigt eine strahlentransparente Läsion in den Weichteilen zwischen Daumen und Zeigefinger. Innerhalb dieser sieht man eine Knochenneubildung. Es handelt sich um ein Lipom

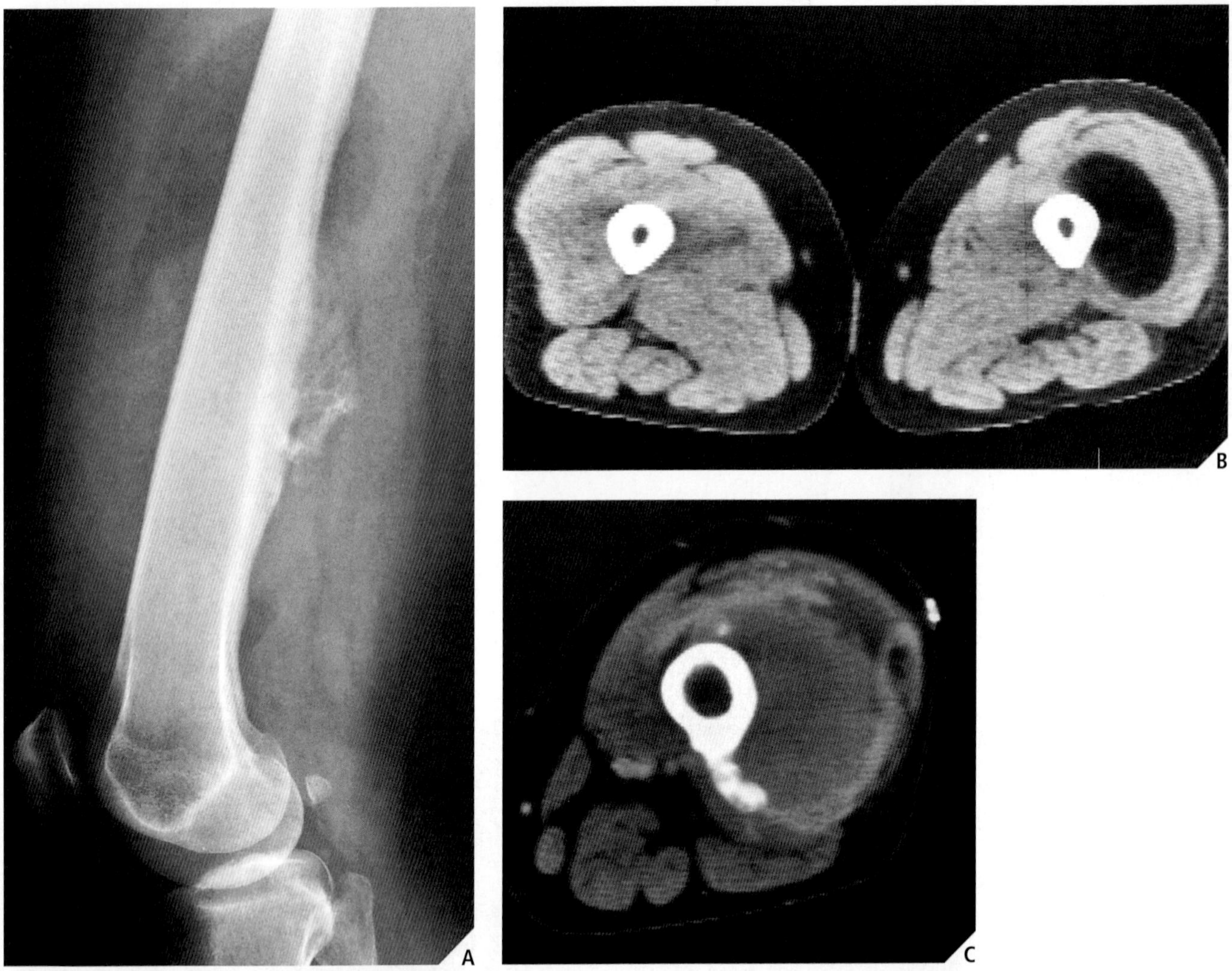

TEIL IV - Tumoren und tumorähnliche Veränderungen (Tumor-like Lesions)

Abb. 15-61. **A** Bei diesem 54jährigen Mann mit einer langsam wachsenden Geschwulst an der Oberschenkelrückseite zeigt die Seitaufnahme einen schlecht abgrenzbaren Weichteiltumor mit strahlentransparenten Regionen und Knochenneubildung an der hinteren Femurkortikalis. **B** Ein CT-Schnitt in Höhe der Aufhellung zeigt dort Fettgewebe. **C** Ein Schnitt durch die Knochenneubildung deckt eine dichtere Masse auf, die die umgebenden Muskelstrukturen infiltriert. Man dachte an ein Liposarkom als mögliche Ursache, was dann auch später bioptisch bestätigt wurde

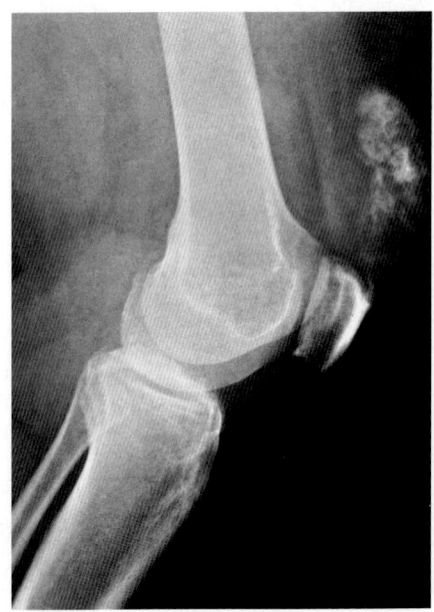

Abb. 15-62. Eine 51jährige Frau stellte sich wegen einer großen Weichteilraumforderung oberhalb der Patella vor. Die laterale Knieaufnahme zeigt eine schlecht abgrenzbare Weichteilmasse mit inhomogener Knochenneubildung im Zentrum dieser Veränderung. Die Biopsie ergab ein Weichteilosteosarkom. (Wiedergabe mit Genehmigung aus Greenspan A, et al., 1987)

T2-gewichteten Bildern eine hohe Signalstärke. Es gibt aber auch Raumforderungen, die wegen ihres hohen Blut- oder Fettgehalts schon in T1-Gewichtung signalreich sind, wie z. B. Lipome, Hämangiome und chronische Hämatome. Einer der Fettgewebstumoren ohne hohes Signal in T1-Gewichtung ist allerdings das myxoide Liposarkom. Derzeit gestatten nach den Erfahrungen von Sundaram anhand von MRT-Ergebnissen weder visuelle Charakteristika noch die Werte der Signalintensität eine Unterscheidung oder Vorhersage der Histologie des Weichteiltumors. Dennoch helfen bestimmte Kriterien sehr, die benigne oder maligne Natur eines Tumors vorherzusagen; scharfer Rand und Homogenität der Raumforderung sprechen eher für Gutartigkeit, für Bösartigkeit dagegen das auffällig starke Ödem um den Tumor und Nekrosen.

Es ist nicht die vorrangige Aufgabe des Radiologen, eine spezifische Diagnose zu stellen, sondern vielmehr die Ausdehnung der Veränderung nachzuweisen und zu entscheiden, ob es sich bei dieser Veränderung um einen primären Weichteiltumor mit Einbruch in den Knochen oder um den extrakortikalen Ausbruch eines primären Knochentumors handelt (vgl. Abb. 15-44). Oft erreicht man diese Unterscheidung erst mit der Arteriographie (Abb. 15-63), der CT (Abb. 15-64) und der MRT (Abb. 15-65). Erst danach spielt der Radiologe eine aktivere Rolle, wenn er durchleuchtungs- oder CT-gesteuert solche Veränderungen biopsiert. Hierbei hilft die vorherige Arteriographie, die geeignete Biopsieregion auszuwählen, weil die Gewebsprobe im allgemeinen aus dem gefäßreichsten Abschnitt der Veränderung entnommen werden sollte (Abb. 15-66).

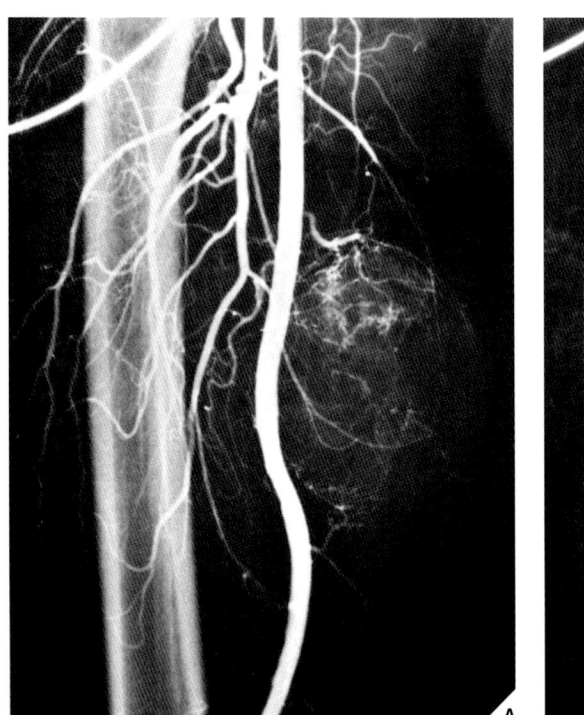 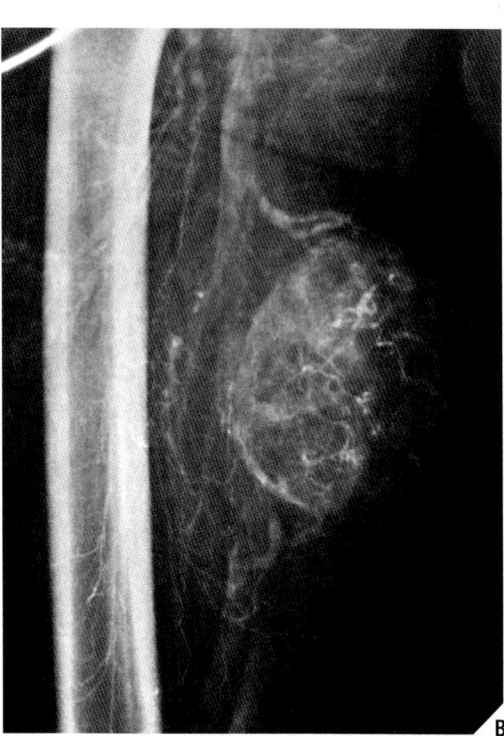

Abb. 15-63. Bei einem 56jährigen Mann mit einem Tumor an der rechten Oberschenkelinnenseite, der sich als malignes fibröses Histiozytom der Weichteile herausstellte, wurde eine Femoralisangiographie durchgeführt. **A** Die arterielle Phase zeigt eine Verlagerung der A. femoralis superficialis durch den Tumor, das Tumorausmaß und ein Areal mit Gefäßneubildungen sowie eine KM-Ansammlung innerhalb des Tumors. **B** Die venöse Phase zeigt eine KM-Ansammlung in abnormen Gefäßen und eine Tumoranfärbung („stain") wie auch die Topographie der Venen

TEIL IV - Tumoren und tumorähnliche Veränderungen (Tumor-like Lesions)

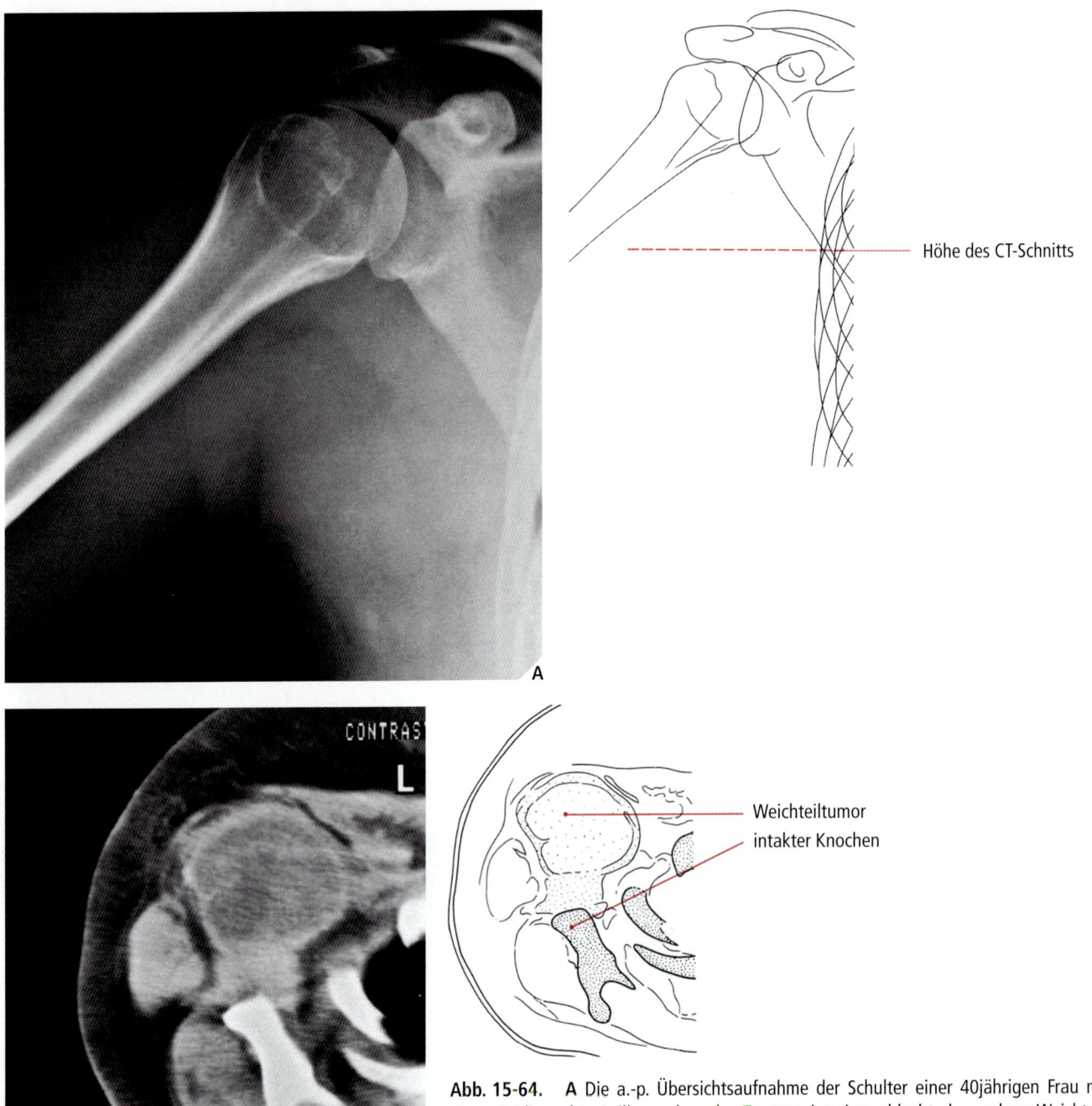

Abb. 15-64. **A** Die a.-p. Übersichtsaufnahme der Schulter einer 40jährigen Frau mit einem in die rechte Axilla wachsenden Tumor zeigt eine schlecht abgrenzbare Weichteilraumforderung neben dem Skapulaaußenrand. **B** Ein CT-Schnitt nach Kontrastmittelgabe zeigt das Ausmaß des Tumors und die fehlende knöcherne Beteiligung. Der Tumor war ein Fibrosarkom

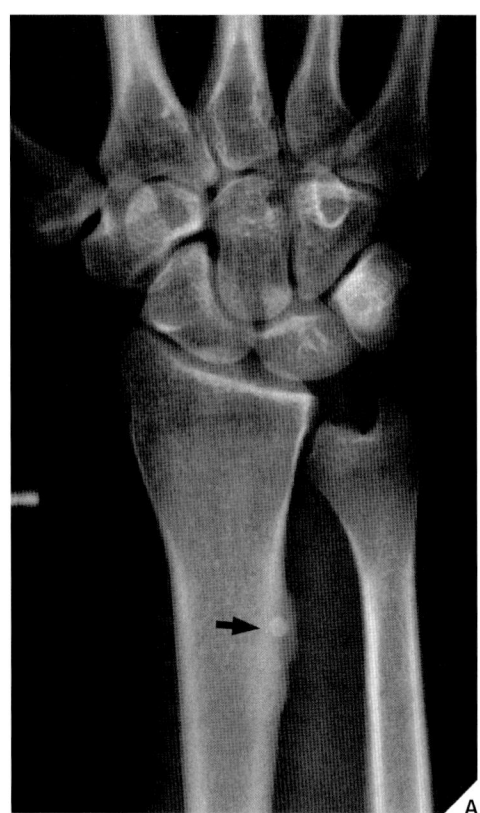
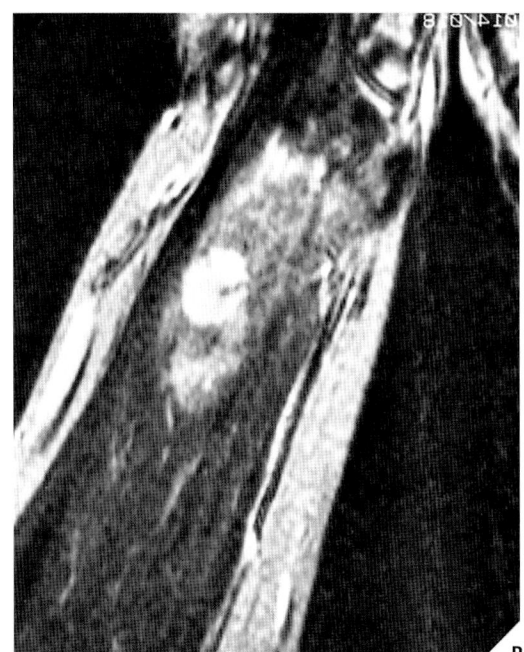

Abb. 15-65. Diese 34jährige Frau stellte sich wegen Schmerzen im distalen Anteil des linken Unterarms vor. **A** Die Röntgenübersichtsaufnahme zeigt eine Periostreaktion ulnarseitig am distalen Radius mit einem Phlebolithen (Pfeil). **B** Das T2w MRT-Bild (SE; TR 2000/TE 80 ms) in der Koronarebene zeigt eine große Raumforderung, dem M. pronator quadratus am distalen Unterarm aufsitzend, die ein unterschiedliches Signalverhalten von mittelstark bis hoch bietet. Diese Raumforderung erwies sich als ein intramuskuläres Hämangiom. (Wiedergabe mit Erlaubnis aus Greenspan A, et al., 1991)

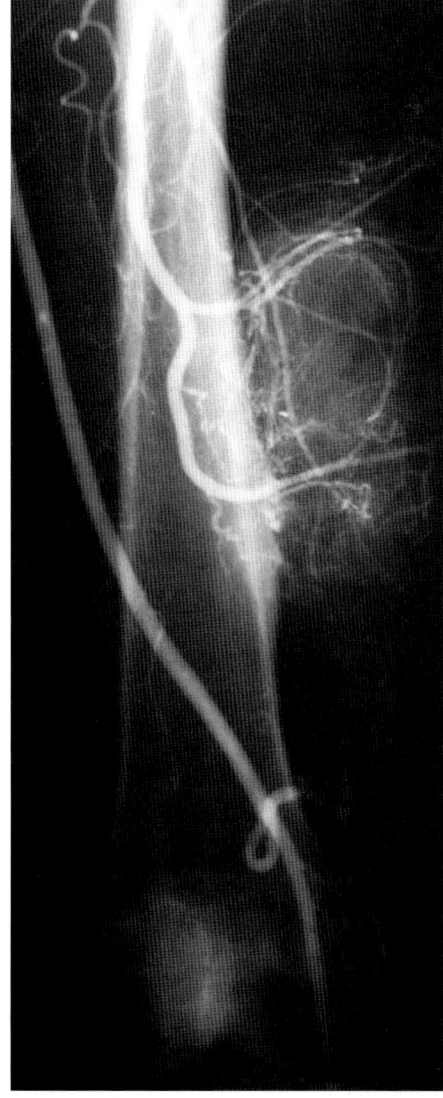

Abb. 15-66. Die Gefäßuntersuchung des Patienten der Abb. 15-61 zeigt, daß diese Läsion aus zwei Anteilen besteht: Der proximale Anteil ist strahlentransparenter und gefäßarm, während der distale dichter und gefäßreicher erscheint. Die Biopsie mit der Diagnose eines Liposarkoms wurde in dem gefäßreicheren Tumoranteil vorgenommen. Nach der radikalen Resektion und der Untersuchung des Präparats entpuppte sich die gefäßarme Region als nahezu frei von malignen Anteilen. Hätte man die Biopsie nur aus diesem Tumorbereich entnommen, dann hätte das Ergebnis wahrscheinlich nicht mit der endgültigen Diagnose übereingestimmt

TEIL IV - Tumoren und tumorähnliche Veränderungen (Tumor-like Lesions)

Merkpunkte für die Praxis

1. Die hilfreichsten klinischen Angaben zu einem Patienten mit Verdacht auf eine Knochen- oder Weichteilläsion sind:
   - Das Alter des Patienten;
   - die Dauer der Symptome;
   - die Wachstumsgeschwindigkeit des Tumors.
2. Man suche bei der Abklärung von Tumoren oder tumorähnlichen Veränderungen des Knochens nach mehreren radiologischen Schlüsselzeichen:
   - Ort der Veränderung (also betroffener Knochen und Sitz in diesem Knochen);
   - Art des Rands der Veränderung (schmale oder breite Übergangszone);
   - Matrixtyp (verkalkt, verknöchernd oder Hohlraum);
   - Art der Knochenzerstörung (geographisch, mottenfaßartig oder permeativ);
   - Periostreaktion (solid oder unterbrochen: Spiculamuster, samtartig, schalig, Codman-Dreieck);
   - vorhandener oder fehlender Einbruch in die Weichteile.
3. Eine lytische (strahlentransparente) Veränderung in der Epiphyse mit schmaler Übergangszsone ist sehr wahrscheinlich ein Chondroblastom.
4. Eine lytische Veränderung ohne Skleroserand und mit Ausdehnung in das Gelenkende eines Knochens nach Verschluß der Wachstumsfuge ist mit größter Wahrscheinlichkeit ein Riesenzelltumor. Die fehlende Ausbreitung in das Gelenkende schließt diesen Tumor praktisch aus.
5. Eine zentral gelegene Veränderung mit sklerotischem Rand und mit Abbruch an der Wachstumsfuge im proximalen Humerus oder proximalen Femur ist höchstwahrscheinlich eine einfache Knochenzyste.
6. Eine lytische Veränderung an der Außenseite des Fersenbeins ist auch am wahrscheinlichsten eine einfache Knochenzyste.
7. Eine exzentrisch gelegene Veränderung, die sich aus der Kortikalis vorwölbt und bei Patienten im 2. Lebensjahrzehnt zu sehen ist, wird mit höchster Wahrscheinlichkeit eine aneurysmatische Knochenzyste oder ein Chondromyxoidfibrom sein. Ist der Patient über 20 Jahre alt, werden diese Möglichkeiten immer unwahrscheinlicher.
8. Eine lytische Veränderung in einem kurzen Röhrenknochen ist wahrscheinlich ein Enchondrom.
9. Eine Veränderung mit sklerosiertem Rand an der Tibiavorderfläche bei einem Kind ist mit größter Wahrscheinlichkeit eine osteofibröse Dysplasie (Kempson-Campanacci-Läsion). Beim Erwachsenen stellen eine oder multiple ähnliche Veränderungen der Tibia am ehesten ein Adamantinom dar.
10. Eine Läsion an der Innenseite des distalen Femurs nahe der Linea aspera mit Kortikalisunregelmäßigkeiten wird am wahrscheinlichsten ein periostales Desmoid sein.
11. Eine intramedulläre Läsion an der Rückfläche des distalen Femurs mit einem muschelartigen sklerotischen Rand ist mit größter Wahrscheinlichkeit ein nicht ossifizierendes Fibrom.
12. Bei einer sklerosierten lobulierten Läsion an der dorsalen Oberfläche des distalen Femurs sollte man an ein parossales Osteosarkom denken.
13. Bei einer unscharf begrenzen Läsion mit Verkalkungen und Sitz an der Tibiavorderfläche sollte man an die Möglichkeit eines periostalen Osteosarkoms denken.
14. Eine Veränderung im Wirbelkörper ist am häufigsten eine Metastase, ein Plasmozytomherd, ein malignes Lymphom, ein Hämangiom oder ein Langerhanszellgranulom.
15. Eine Läsion des (dorsal gelegenen) Wirbelbogens ist am wahrscheinlichsten eine aneurysmatische Knochenzyste, ein Osteoblastom oder ein Osteoidosteom.
16. Eine Veränderung stellt sehr wahrscheinich eine benigne Läsion dar, wenn sie folgende Zeichen bietet:
    - Eine geographische Knochenzerstörung;
    - einen sklerotischen Randsaum;
    - eine solide und nicht unterbrochene oder gar keine Periostreaktion;
    - keinen Weichteiltumor.
17. Um einen malignen Tumor handelt es sich höchstwahrscheinlich bei folgenden Zeichen:
    - Schlecht abgrenzbare Berandung (breite Übergangszone);
    - mottenfraßartige oder permeative Form der Knochenzerstörung;
    - unterbrochene Periostreaktion;
    - Weichteiltumor.
18. Es wird sich bei folgenden Zeichen hochwahrscheinlich um einen Knorpeltumor (z. B. Enchondrom oder Chondrosarkom) handeln:
    - Lobulierung (Muschelschalenform endostal: „scalloping");
    - punkt-, ring- oder kommaförmige Matrixverkalkungen.
19. Eine exzentrische Veränderung mit einer pfeilerartigen Periostreaktion ist am wahrscheinlichsten eine aneurysmatische Knochenzyste, ein Chondromyxoidfibrom oder ein juxtakortikales Chondrom.
20. Eine Veränderung mit dem Bild einer mottenfraßartigen oder permeativen Knochendestruktion und einem begleitenden Weichteiltumor ohne Verknöcherungen oder Verkalkungen ist am ehesten ein Ewing-Sarkom. Ist der Patient jünger als 5 Jahre oder von schwarzer Hautfarbe, so ist ein Ewing-Sarkom unwahrscheinlich.
21. Sind ein Weichteiltumor und eine Knochenzerstörung gemeinsam vorhanden, so können bestimmte Merkmale einer solchen Veränderung helfen, einen primären Weichteiltumor mit Einbruch in den Knochen von einem primären Knochentumor mit Ausbruch in die Weichteile zu unterscheiden:

- Das Epizentrum der Veränderung: es liegt außerhalb des Knochens – wahrscheinlich Weichteiltumor; innerhalb des Knochens – wahrscheinlich Knochentumor;
- die Anschrägung der Kortikaliszerstörung: zum Knochen hin wahrscheinlich Weichteiltumor; zu den Weichteilen hin wahrscheinlich primärer Knochentumor;
- fehlende Periostreaktion: wahrscheinlich Primärtumor der Weichteile;
- großer Weichteiltumor mit einer nur kleinen Knochenläsion: wahrscheinlich primärer Weichteiltumor (mit Ausnahme des Ewing-Sarkoms).

22. Benigne Veränderungen wie fibröse Dysplasie, nicht ossifizierendes Fibrom, Langerhanszellgranulom, Hämangiom, kartilaginäre Exostose und Enchondrom neigen zu multiplem Befall. Dagegen sollten multiple maligne Veränderungen an die Möglichkeit von Metastasen, eines Plasmozytoms oder eines malignen Lymphoms denken lassen.

23. Bei der Abklärung von Weichteilveränderungen können einige radiologische Befunde zur Diagnose verhelfen. Dazu zählen:
    - Phlebolithen (Hämangiom);
    - hoch strahlentransparente Bezirke in einem Tumor (Lipom);
    - dichte Bezirke mit eingestreuten Aufhellungen und Verknöcherungen (Liposarkom);
    - unscharfe Verknöcherungen innerhalb einer dichten Raumforderung (Osteosarkom);
    - gelenknahe Raumforderung mit Verkalkungen (synoviales Sarkom);
    - popcornartige Verkalkungen innerhalb des Tumors (Chondrom oder Chondrosarkom).

24. Zu den auf einen benignen Weichteiltumor hinweisenden Merkmalen in der MRT zählen scharfe Berandung und Homogenität der Läsion; dagegen sprechen peritumorales Ödem und Nekrose für Bösartigkeit.

Literaturempfehlungen

Aisen AM, Martel W, Braunstein EM, McMillin KI. MRI and CT evaluation of primary bone and soft tissue tumors. AJR Am J Roentgenol 1986; 146: 749–756.

Adler RS, Bell DS, Bamber JC, Moskovic E, Thomas JM. Evaluation of soft-tissue masses using segmented color Doppler velocity images: preliminary observations. AJR Am J Roentgenol 1999; 172: 781–788.

Arata MA, Peterson HA, Dahlin DC. Pathological fractures through nonossifying fibromas: review of the Mayo Clinic experience. J Bone Joint Surg [Am] 1981; 63A: 890–988.

Ayala AG, Zornosa J. Primary bone tumors: percutaneous needle biopsy Radiology 1983; 149: 675–679.

Barnes G, Gwinn J. Distal irregularities of the femur simulating malignancy. AJR Am J Roentgenol 1974; 122: 180–185.

Berquist TH. Magnetic resonance imaging of primary skeletal neoplasms. Radiol Clin North Am 1993; 31: 411–424.

Berquist TH. Magnetic resonance imaging of musculoskeletal neoplasms. Clin Orthop 1989; 244: 101–118.

Bloem JL. Radiological staging of primary malignant musculoskeletal tumors. A correlative study of CT MRI, 99ndTc scintigraphy and angiography. The Hague: A. Jongbloed, 1988.

Bloem JL, Bluemm RG, Taminiau AHM, van Oosterom AT, Stolk J, Doornbos J. Magnetic resonance imaging of primary malignant bone tumors. Radiographics 1987; 7: 425–445.

Bloem JL, Reiser MF, Vanel D. Magnetic resonance contrast agents in evaluation of the musculoskeletal system. Magn Res Q 1990; 6: 136–163.

Bloem JL, Taminiau AHM, Eulderink F, Hermans J, Pauwels EK, Radiologic staging of primary bone sarcoma: MR imaging, scintigraphy, angiography, and CT correlated with pathologic examination. Radiology 1988; 169: 805–810.

Bloem JL, Van der Woude HJ, Giernaerdt M, Hogentorn PC, Taminiau AHM, Hermans J. Does magnetic resonance imaging make a difference for patients with musculoskeletal sarcoma? Br J Radiol 1997; 70: 327–337.

Bohndorf K, Reiser M, Lochner B. Magnetic resonance imaging of primary tumors and tumor-like lesions of bone. Skeletal Radiol 1986; 15: 511–517.

Boyko OB, Cory DA, Cohen MD, Provisor A, Mirkin D, DeRosa GP. MR imaging of osteogenic and Ewing's sarcoma. AJR Am J Roentgenol 1987; 148: 317–322.

Brown KT, Kattapuram SV, Rosenthal DI. Computed tomography analysis of bone tumors: patterns of cortical destruction and soft tissue extension. Skeletal Radiol 1986; 15: 448–451.

Chew FS, Hudson TM. Radionuclide bone scanning of osteosarcoma: falsely extended uptake patterns. AJR Am J Roentgenol 1982; 139: 49–54.

Coffre C, Vanel D, Contesso G, Kalifa C, Dubousset J, Genin J, Masselot J. Problems and pitfalls in the use of computed tomography for the local evaluation of long bone osteosarcoma. Report on 30 cases. Skeletal Radiol 1985; 13: 147–153.

Cohen EK, Kressel HY, Frank TS, et al. Hyaline cartilage-origin bone and soft tissue neoplasms: MR appearance and histologic correlation. Radiology 1988; 167: 477–481.

Cohen MD, Weetman RM, Provisor AJ, et al. Efficacy of magnetic resonance imaging in 139 children with tumors. Arch Surg 1986; 121: 522–529.

Conrad EU 3rd, Enneking WF. Common soft tissue tumors. Clin Symp 1990 42: 2–32.

Dahlin DC, Unni KK. Bone tumors: general aspects and data on 8542 cases, 4th ed. Springfield, IL: Charles C. Thomas, 1986.

Davies MA, Wellings RM. Imaging of bone tumors. Curr Opin Radiol 1992; 4: 32–38.

Dewhirst MW, Sostman HD, Leopold KA, et al. Soft-tissue sarcomas: MR imaging and MR spectroscopy for prognosis and therapy monitoring. Work in progress. Radiology 1990; 174: 847–853.

Dorfman HD, Czerniak B. Bone tumors. St. Louis: Mosby, 1998: 1–33.

Dwyer AJ, Frank JA, Sank VJ, Reinig JW, Hickey AM, Doppman JL. Short-TI inversion-recovery pulse sequence: analysis and

initial experience in cancer imaging. Radiology 1988; 169: 827–836.
Edeiken J, Hodes PJ, Caplan LH. New bone production and periosteal reaction. AJR Am J Roentgenol 1966; 97: 708–718.
Ehman RL, Berquist TH, McLeod RA. MR imaging of the musculoskeletal system: a 5-year appraisal. Radiology 1988; 166: 313–320.
Enneking WF. Staging of musculoskeletal neoplasms. Skeletal Radiol 1985; 13: 183–194.
Enneking WF, Spanier SS, Goodman MA. A system for the surgical staging of musculoskeletal sarcoma. Clin Orthop 1980; 153: 106–120.
Enzinger FM, Weiss SW. Soft tissue tumors, 3rd ed. St. Louis: Mosby, 1995; 3–56.
Erlemann R, Reiser MF, Peters PE, et al. Musculoskeletal neoplasms: static and dynamic Gd-DPTA-enhanced MR imaging. Radiology 1989; 171: 767–773.
Erlemann R, Sciuk J, Bosse A, et al. Response of osteosarcoma and Ewing sarcoma to preoperative chemotherapy: assessment with dynamic and static MR imaging and skeletal scintigraphy. Radiology 1990; 175: 791–796.
Erlemann R, Vassallo P, Bongartz G, et al. Musculoskeletal neoplasms: fast low-angle shot MR imaging with and without Gd-DTPA. Radiology 1990; 176: 489–495.
Ewing J. A review and classification of bone sarcomas. Arch Surg 1922; 4: 485–533.
Fechner RE, Mills SE. Tionors of the bones and joints. Washington, DC: Armed Forces Institute of Pathology, 1993: 1–16.
Frank JA, Ling A, Patronas NJ, et al. Detection of malignant bone tumors: MR imaging vs. scintigraphy. AJR Am J Roentgenol 1990; 155: 1043–1048.
Frouge C, Vanel D, Coffre C, Couanet D, Contesso G, Sarrazin D. The role of magnetic resonance imaging in the evaluation of Ewing sarcoma. Skeletal Radiol 1988; 17: 387–392.
Galasko CS. The pathological basis for skeletal scintigraphy. J Bone Joint Surg [Br] 1975; 57B: 353–359.
Gatenby RA, Mulhern CB, Moldofsky PJ. Computed tomography guided thin needle biopsy of small lytic bone lesions. Skeletal Radiol 1984; 11: 289–291.
Gillespy T III, Manfrini M, Ruggieri P, Spanier SS, Pettersson H, Springfield DS. Staging of intraosseous extent of osteosarcoma: correlation of preoperative CT and MR imaging with pathologic macroslides. Radiology 1988; 167: 765–767.
Gold RH, Bassett LW. Radionuclide evaluation of skeletal metastases: practical considerations. Skeletal Radiol 1986; 15: 1–9.
Golfieri R, Baddeley H, Pringle JS, et al. Primary bone tumors. MR morphologic appearance correlated with pathologic examinations. Acta Radiol 1991; 32: 290–298.
Golfieri R, Baddeley H, Pringle JS, Leung AWL, Greco A, Souhami R. MR imaging in primary bone tumors: therapeutic implications. Eur J Radiol 1991; 12: 201–207.
Golfieri R, Baddeley H, Pringle JS, Souhami R. The role of the STIR sequence in magnetic resonance imaging examination of bone tumors. Br J Radiol 1990; 63: 251–256.
Graif M, Pennock JM, Pringle J, et al. Magnetic resonance imaging: comparison of four pulse sequences in assessing primary bone tumors. Skeletal Radiol 1989; 18: 439–444.
Greenfield GB, Warren DL, Clark RA. MR imaging of periosteal and cortical changes of bone. Radiographics 1991; 11: 611–623.
Greenspan A. Bone island (enostosis): current concept – a review. Skeletal Radiol 1995; 24: 111–115.
Greenspan A. Pragmatic approach to bone tumors. Semin Orthop 1991; 6: 125–133.
Greenspan A, Klein MJ. Radiology and pathology of bone tumors. In: Lewis MM, ed. Musculoskeletal oncology. A multidisciplinary approach. Philadelphia: WB Saunders, 1992; 13–72.
Greenspan A, McGahan JP, Vogelsang P, Szabo RM. Imaging strategies in the elevation of soft-tissue hemangiomas of the extremities: correlation of the findings of plain radiography, angiography, CT, MRI nd ultrasonography in 12 histologically proven cases. Skeletal Radiol 1992; 21: 11–18.
Greenspan A, Stadalnik RC. Bone island: scintigraphic findings and their clinical application. Can Assoc Radiol J 1995; 46: 368–379.
Greenspan A, Stadalnik RC. Central versus eccentric lesions of long tubular bones. Semin Nucl Med 1996; 26: 201–206.
Greenspan A, Steiner G, Norman A, Lewis MM, Matlen J. Osteosarcoma of the soft tissues of the distal end of the thigh. Skeletal Radiol 1987; 16: 489–492.
Hanna SL, Fletcher BD, Parham DM, Bugg MR. Muscle edema in musculoskeletal tumors: MR imaging characteristics and clinical significance. J Magn Reson Imaging 1991; 1: 441–449.
Hanna SL, Langston JW, Gronemeyer SA, Fletcher BD. Subtraction technique for contrast-enhanced MR images of musculoskeletal minors. Magn Reson Imaging 1990; 8: 213–215.
Hayes CW, Conway WF. Sundaram M. Misleading aggressive MR imaging appearance of some benign musculoskeletal lesions. Radiographics 1992; 12: 1119–1134.
Helms C, Munk P. Pseudopermeative skeletal lesions. Br J Radiol 1990; 63: 461–467.
Helms CA. Skeletal "don't touch" lesions. In: Brant WE, Helms CA, eds. Fundamentals of diagnostic radiology. Baltimore: Williams & Wilkins, 1994: 963–975.
Hermann G, Abdelwahab IF, Miller TT, Klein MJ, Lewis MM. Tumor and tumor-like conditions of the soft tissue: magnetic resonance imaging features differentiating benign from malignant masses. Br J Radiol 1992; 65: 14–20.
Hudson TM. Radiologic-pathologic correlation of musculoskeletal lesions. Baltimore: Williams & Wilkins, 1987.
Huvos AG. Bone tumors. Diagnosis, treatment and prognosis. Philadelphia: WB Saunders, 1979.
Jaffe HL. Tumors and tumorous conditions of the bones and joints. Philadelphia: Lea & Febiger, 1968.
Johnson LC. A general theory of bone tumors. Bull NY Acad Med 1953; 29: 164–171.
Kloiber R: Scintigraphy of bone tumors. In: Current concepts of diagnosis and treatment of bone and soft tissue tumors. Berlin: Springer, 1984: 55–60.
Koutcher JA, Ballon D, Graham M, et al. 31P NMR spectra of extremity sarcomas: diversity of metabolic profiles and changes in response to chemotherapy. Magn Reson Med 1990; 16: 19–34.
Kransdorf M, Jelinek J, Moser RP Jr, et al. Soft-tissue masses. Diagnosis using MR imaging. AJR Am J Roentgenol 1989; 153: 541–547.
Kransdorf MJ, Murphey MD. Imaging of soft tissue tumors. Philadelphia: WB Saunders, 1997.
Kransdorf MJ. Magnetic resonance imaging of musculoskeletal tumors. Orthopedics 1994; 17: 1003–1016.
Kricun ME. Radiographic evaluation of solitary bone lesions. Orthop Clin North Am 1983; 14: 39–64.
Lang P, Honda G, Roberts T, et al. Musculoskeletal neoplasm: perineoplastic edema versus tumor on dynamic postcontrast MR images with spatial mapping of instantaneous enhancement rates. Radiology 1995; 197: 831–839.
Larsson SE, Lorentzon R. The incidence of malignant primary bone tumors in relation to age, sex and site. A study of osteogenic sarcoma, chondrosarcoma, and Ewing's sarcoma diagnosed in Sweden from 1958–1968. J Bone Joint Surg [Br] 1974; 56B: 534–540.
Lee JK, Yao L, Wirth CR. MR imaging of solitary osteochondromas: report of eight cases. AJR Am J Roentgenol 1987; 149–557.
Lewis MM. The use of an expandable and adjustable prosthesis in the treatment of childhood malignant bone tumors of the extremity. Cancer 1986; 57: 499–502.

Lewis MM, Sissons HA, Norman A, Greenspan A. Benign and malignant cartilage tumors. In: Griffin PP, ed. Instructional course lectures. Chicago: American Academy of Orthopaedic Surgeons, 1987: 87–114.

Lichtenstein L. Bone tumors, 5th ed. St. Louis: Mosby, 1977.

Lodwick GS. Solitary malignant tumors of bone: the application of predictor variables in diagnosis. Semin Roentgenol 1966; 1: 293–313.

Lodwick GS. A systematic approach to the roentgen diagnosis of bone tumors. In: M.D. Anderson Hospital and Tumor Institute Clinical Conference on Cancer: Tumors of Bone and Soft Tissue. Chicago: Year Book, 1965: 49–68.

Lodwick GS, Wilson AJ, Farrell C, Virtama P, Dittrich F. Determining growth rates of focal lesions of bone from radiographs. Radiology 1980; 134: 577–583.

Lodwick GS, Wilson AJ, Farrell C, Virtama P, Smeltzer FM, Dittrich F. Estimating rate of growth in bone lesions. Observer performance and error. Radiology 1980; 134: 585–590.

Ma LD, Frassica FJ, McCarthy EF, Bluenke DA, Zerhouni EA. Benign and malignant musculoskeletal masses: MR imaging differentiation with rim-to-center differential enhancement ratios. Radiology 1997; 202: 739–744.

Ma LD, Frassica FJ, Scott WW Jr, Fishman EK, Zerhouni EA. Differentiation of benign and malignant musculoskeletal tumors: potential pitfalls with MR imaging. Radiographics 1995; 15: 349–366.

Madewell JE, Ragsdale BD, Sweet DE. Radiologic and pathologic analysis of solitary bone lesions. Part I: Internal margins. Radiol Clin North Am 1981; 19: 715–748.

Magid D. Two-dimensional and three-dimensional computed tomographic imaging in musculoskeletal tumors. Radiol Clin North Am 1993; 31: 425–447.

Manaster BJ, Ensign MF. The role of imaging in musculoskeletal tumors. Semin US CT MR 1989; 10: 498–517.

Mankin HJ, Lange TA, Spanier SS. The hazards of biopsy in patients with malignant primary bone and soft-tissue tumors. J Bone Joint Surg 1982; 64: 1121–1127.

Martel W, Abell MR. Radiologic evaluation of soft tissue tumors: retrospective study. Cancer 1973; 32: 352–366.

McCook BM, Sandler MP, Powers TA, Weaver GR, Nance EP Jr. Correlative bone imaging. In: Nuclear medicine annual. New York: Raven Press, 1989: 143–177.

McNeil BJ. Value of bone scanning in neoplastic disease. Semin Nucl Med 1984; 14: 277–286.

Mink J. Percutaneous bone biopsy in the patient with known or suspected osseous metastases. Radiology 1986; 161: 191–194.

Mirowitz SA. Fast scanning and fat-suppression MR imaging of musculoskeletal disorders. AJR Am J Roentgenol 1993; 161: 1147–1157.

Mirowitz SA, Apicella P, Reinus WR, Hammerman AM. MR imaging of bone marrow lesions: relative conspicuousness on T1-weighted, fat-suppressed T2-weighted, and STIR images. AJR Am J Roentgenol 1994; 162: 215–221.

Mirra JM, Picci P, Gold RH. Bone tumors: clinical, radiologic and pathologic correlations. Philadelphia: Lea & Febiger, 1989.

Moore SG, Bisset GS, Siegel MJ, Donaldson JS. Pediatric musculoskeletal MR imaging. Radiology 1991; 179: 345–360.

Moser RP. Cartilaginous tumors of the skeleton. In: AFIP atlas of radiologic-pathologic correlations. Fasicle II. St. Louis: Mosby-Year Book, 1990.

Moser RP, Madewell JE. An approach to primary bone tumors. Radiol Clin North Am 1987; 25: 1049–1093.

Moulton JS, Blebea JS, Dunco DM, Braley SE, Bisset GS, Emery KH. MR imaging of soft tissue masses: diagnostic efficacy and value of distinguishing between benign and malignant lesions. AJR AM J Roentgenal 1995; 164: 1191–1199.

Mulder JD, Kroon HM, Schütte HE, Taconis WK. Radiologic atlas of bone tumors. Amsterdam: Elsevier, 1993: 9–46.

Munk PL, Helms CA, Holt RG. Immature bone infarcts: findings on plain radiographs and MR scans. AJR Am J Roentgenol 1989; 152: 547–549.

Murphy WA Jr. Imaging bone tumors in the 1990s. Cancer 1991; 67: 1169–1176.

Murray RO, Jacobson HG. The radiology of bone diseases, 2nd ed. New York: Churchill Livingstone, 1977.

Negendank WG, Crowley MG, Ryan JR, Keller NA, Evelhoch JL. Bone and soft-tissue lesions: diagnosis with combined H-1 MR imaging and P-31 MR spectroscopy. Radiology 1989; 173: 181–188.

Nelson MC, Stull. MA, Teitelbaum GP, et al. Magnetic resonance imaging of peripheral soft tissue hemangiomas. Skeletal Radiol 1990; 19: 477–482.

Nelson SW. Some fundamentals in the radiologic differential diagnosis of solitary bone lesions. Semin Roentgenol 1966; 1: 244–267.

Norman A. The radiologic approach to bone tumors. In: Bones and joints. Baltimore: Williams & Wilkins, 1976: 196–205.

Norman A. Tumor and tumor-like lesions of the bones of the foot. Semin Roentgenol 1970; 5: 407–418.

Norman A, Dorfman HD. Juxtacortical circumscribed myositis ossificans: evolution and radiographic features. Radiology 1970; 96: 301–306.

Norman A, Schiffman M. Simple bone cyst: factors of age dependency. Radiology 1977; 124: 779–782.

Nuovo MA, Norman A, ChumasJ, Ackerman LV. Myositis ossificans with atypical clinical, radiographic, or pathologic findings: a review of 23 cases. Skeletal Radiol 1992; 27: 87–101.

Olson P, Everson LI, Griffith HJ. Staging of musculoskeletal tumors. Radiol Clin North Am 1994; 32: 151–162.

Onitsuka H. Roentgenologic aspects of bone islands. Radiology 1977; 124: 607–612.

Panicek DM, Gatsonis C, Rosenthal DI, et al. CT and RM imaging in the local staging of primary malignant musculoskeletal neoplasms: report of the Radiology Diagnostic Oncology Group. Radiology 1997; 202: 237–246.

Petasnick JP, Turner DA, Charters JR, Gitelis S, Zacharias CE. Soft-tissue masses of the locomotor system: comparison of MR imaging with CT. Radiology 1986; 160: 125–133.

Pettersson H, Eliasson J, Egund N, et al. Gadolinium-DTPA enhancement of soft tissue tumors in magnetic resonance imaging – preliminary clinical experience in five patients. Skeletal Radiol 1988; 14: 319–323.

Pettersson H, Gillespie T III, Hamlin DJ, et al. Primary musculoskeletal tumors: examination with MR imaging compared with conventional modalities. Radiology 1987; 164: 237–241.

Pettersson H, Slone RM, Spanier S, Gillespie T III, Fitzsimmons JR, Scott KN. Musculoskeletal tumors: T1 and T2 relaxation times. Radiology 1988; 167: 783–785.

Pettersson H, Spanier S, Fitzsimmons JR, Slone R, Scott KN. MR imaging relaxation measurements in musculoskeletal tumors and surrounding tissue. Radiology 1985; 157(P): 109.

Pettersson H, Springfield DS, Enneking WF. Radiologic management of musculoskeletal tumors. New York: Springer, 1987: 9–13.

Pui MH, Chang SK, Comparison of inversion recovery fast spin-echo (FSE) with T2-weighted fat-saturated FSE and T1-weighted MR imaging in bone marrow lesion detection. Skeletal Radiol 1996; 25: 149–152.

Ragsdale BD, Madewell JE, Sweet DE. Radiologic and pathologic analysis of solitary bone lesions. Part II: Periosteal reactions. Radiol Clin North Am 1981; 19: 749–783.

Reinus WR, Wilson AJ. Quantitative analysis of solitary lesions of bone. Invest Radiol 1995; 30: 427–432.

Reiser M, Rupp N, Biehl T. MR in diagnosis of bone tumors. Eur J Radiol 1985; 5: 1–7.

Reuther G, Mutschler W. Detection of local recurrent disease in musculoskeletal tumors: magnetic resonance imaging versus computed tomography. Skeletal Radiol 1990; 19: 85.

Richardson ML, Kilcoyne RE, Gillespie T III, Genant HK. Magnetic resonance imaging of musculoskeletal neoplasms. Radiol Clin North Am 1987; 24: 259–267.

Rosenthal DI. Computed tomography of orthopedic neoplasms. Orthop Clin North Am 1985; 16: 461–470.

Rossleigh MA, Smith J, Yeh SD. Scintigraphic features of primary sacral tumors. J Nucl Med 1986; 27: 627–630.

Rotte KH, Schmidt-Peter P, Kriedemann E. CT evaluation of osseous tumors. Eur J Radiol 1986; 6: 5–8.

Schajowicz F. Tumors and tumorlike lesions of bone. Pathology, radiology, and treatment, 2nd ed. Berlin: Springer, 1994: 1–21.

Seeger LL, Widoff BE, Bassett LW, Rosen G, Eckardt JJ. Preoperative evaluation of osteosarcoma: value of gadopentetate dimeglumine-enhanced MR imaging. AJR Am J Roentgenol 1991; 157: 347–351.

Selby S. Metaphyseal cortical defects in the tubular bones of growing children. J Bone Joint Surg 1961; 43: 395–400.

Sepponen RE, Sipponen JT, Tanttu JI.. A method for chemical shift imaging: demonstration of bone marrow involvement with proton chemical shift imaging. J Comput Assist Tomogr 1984; 8: 585–587.

Shuman WP, Patten RM, Baron RL, Liddell RM, Conrad EU, Richardson ML. Comparison of STIR and spin-echo MR imaging at 1.5T in 45 suspected extremity tumors: lesion conspicuity and extent. Radiology 1991; 179: 247–252.

Sostman HD, Charles HC, Rockwell S, et al. Soft-tissue sarcomas: detection of metabolic heterogeneity with P-31 MR spectroscopy. Radiology 1990; 176: 837–843.

Spjut HJ, Dorfman HD, Fechner RE, Ackerman LV. Tumors of bone and cartilage. In: Atlas of tumor pathology, Fasicle 5. Washington, DC: Armed Forces Institute of Pathology, 1971.

Steinbach LS. MRI of musculoskeletal tumors. Contemp Diagn Radiol 1989; 12: 1–6.

Sundaram M, McDonald DJ. Magnetic resonance imaging in the evaluation of the solitary tumor of bone. Radiology 1990; 2: 697–702.

Sundaram M, McDonald DJ. The solitary tumor or tumor-like lesion of bone. Top Magn Reson Imaging 1989; 1: 17–29.

Sundaram M, McGuire MH. Computed tomography or magnetic resonance imaging for evaluating the solitary tumor or tumor-like lesion of bone. Skeletal Radiol 1988; 17: 393–401.

Sundaram M, McGuire MH, Herbold DR, Beshany SE, Fletcher JW. High signal intensity soft tissue masses on T1-weighted pulsing sequences. Skeletal Radiol 1987; 16: 30–36.

Sundaram M, McGuire MH, Herbold DR, Wolverson MK, Heiberg E. Magnetic resonance imaging in planning limb-salvage surgery for primary malignant tumors of bone. J Bone Joint Surg [Am] 1986; 68A: 809–819.

Sundaram M, McLeod R. MR imaging of tumor and tumor-like lesions of bone and soft tissue. AJR Am J Roentgenol 1990; 155: 817–824.

Sweet DE, Madewell JE, Ragsdale BD. Radiologic and pathologic analysis of solitary bone lesions. Part III: Matrix patterns. Radiol Clin North Am 1981; 19: 785–814.

Szumowski J, Eisen JK, Vinitski S, Haake PW, Plewes DB. Hybrid methods of chemical shift-imaging. Magn Reson Med 1989; 9: 379–388.

Szumowski J, Plewes D. Fat suppression in the time domain in fast MR imaging. J Magn Reson Med 1988; 8: 345–354.

Tehranzadeh J, Mnaymneh W, Ghavam C, Morillo G, Murphy BJ. Comparison of CT and MR imaging in musculoskeletal neoplasms. J Comput Assist Tomogr 1989; 13: 466–472.

Unni KK, ed. Bone tumors. New York: Churchill Livingstone, 1988.

Vanel D, Verstraete KL, Shapeero LG. Primary tumors of the musculoskeletal system. Radiol Clin North Am 1997; 35: 213–237.

Vaupel P, Kallinowski F, Okunieff P. Blood flow, oxygen and nutrient supply, and metabolic microenvironment of human tumors: a review. Cancer Res 1989; 49: 6449–6465.

Verstraete KL, De Deene Y, Roels H, Dierick A, Uyttendaele D, Kunnen M. Benign and malignant musculoskeletal lesions: dynamic contrast-enhanced MR imaging – parametric "first-pass" images depict tissue vascularization and perfusion. Radiology 1994; 192: 835–843.

Volberg FM Jr., Whalen JP, Krook L, Winchester P. Lamellated periosteal reactions: a radiologic and histologic investigation. AJR Am J Roentgenol 1977; 128: 85–87.

Watt I. Radiology in the diagnosis and management of bone tumours. Review article. J Bone Joint Surg [Br] 1985; 67B: 520–529.

Wetzel LH, Levine E. Soft tissue tumors of the foot: value of MR imaging for specific diagnosis. AJR Am J Roentgenol 1990; 155: 1025–1030.

Wetzel LH, Levine E, Murphey MD. A comparison of MR imaging and CT in the evaluation of musculoskeletal masses. Radiographics 1987; 7: 851–874.

Wilner D. Radiology of bone tumors and allied disorders, Philadelphia: Lea & Febiger, 1982.

Zimmer WD, Berquist TH, McLeod RA, et al. Bone tumors: magnetic resonance imaging versus computed tomography. Radiology 1985; 155: 709–718.

Zlatkin MB, Lenkinski RE, Shinkwin M, et al. Combined MR imaging and spectroscopy of bone and soft tissue tumors. J Comput Assist Tomogr 1990; 14: 1–10.

Kapitel 16

Benigne Tumoren und tumorähnliche Veränderungen (Tumor-like Lesions) I:
Knochenbildende Veränderungen

Benigne osteoblastische Veränderungen

Knochenbildende Tumoren sind charakterisiert durch die direkte Bildung von Osteoid oder reifen Knochen durch die Tumorzellen; nur ein einziger maligner Tumor, das Osteosarkom, ist dazu auch in der Lage. Die anderen knochenbildenden Tumoren sind benigne: Osteom, Osteoidosteom und Osteoblastom.

■ Osteom

Das Osteom ist eine langsam wachsende, knochenbildende Läsion, die man häufig an der Tabula externa der Kalotte sowie in Stirnhöhle und Siebbeinzellen sieht; manchmal kommt es auch in langen und kurzen Röhrenknochen vor, wo es dann als parossales Osteom bezeichnet wird. Die Läsion wächst an der Knochenoberfläche und bietet radiologisch das Bild einer dichten, elfenbeinartigen, dem Knochen aufsitzenden Masse mit scharf abgesetztem Rand (Abb. 16-1). Osteome wurden bei Patienten von 10 bis 79 Jahren beschrieben, der Altersgipfel liegt im 4. und 5. Lebensjahrzehnt; Frauen und Männer erkranken gleich häufig daran (Abb. 16-2). Histologisch besteht das Osteom primär aus Knochen, der eine reife Lamellenarchitektur aus konzentrischen Ringen wie in einem kompakten Knochen bietet, oder aber parallelen Platten wie in spongiösem Knochen. Das Osteom ist symptomlos und rezidiviert nach der operativen Entfernung auch nicht. Wichtig daran ist dessen Ähnlichkeit im radiologischen Erscheinungsbild mit dem aggressiveren parossalen Osteosarkom (vgl. Abb. 15-28) und dessen häufige Vergesellschaftung mit kutanen und subkutanen Tumoren und intestinalen Polypen (Gardner-Syndrom; Abb. 16-3). Die adenomatösen Polypen des Darms, insbesondere des Kolons, können zu einem Karzinom entarten. Das Syndrom wird autosomal-dominant vererbt; man sieht es häufig bei Mormonen im US-Bundesstaat Utah.

Differentialdiagnose: In die Differentialdiagnose des solitären parossalen Osteoms sollte man parossales Osteosarkom, breitbasiges Osteochondrom, juxtakortikale Myositis ossificans, periostales Osteoblastom, ossifiziertes parossales Lipom und einen Melorheostoseherd einbeziehen (Abb. 16-4 u. Tab. 16-1). Unter den genannten ist das parossale Osteosarkom die wichtigste auszuschließende Differentialdiagnose; der radiologische Ausschluß kann aber schwierig sein, weil beide Läsionen als elfenbeinartige, der Knochenoberfläche aufsitzende Raumforderungen imponieren. Erkennungszeichen des Osteoms ist allerdings, daß dieses im konventionellen Röntgenbild meist außergewöhnlich glatte Ränder und ein scharf umschriebenes und homogen intensiv sklerotisches Bild zeigt. Dagegen erscheint das parossale Osteosarkom meist weniger dicht und homogen als das Osteom und kann auch in seiner Peripherie eine Zone verminderter Dichte bieten.

Das breitbasige Osteochondrom kann man anhand seiner charakteristischen Merkmale im Röntgenbild identifizieren: Der Kortex der Läsion geht unterbrechungsfrei in den des Wirtsknochens über, ebenso geht der spongiöse Anteil kontinuierlich in die Markhöhle des Wirtsknochens der benachbarten Metaphyse oder Diaphyse über (vgl. Abb. 17-24B).

Ein gut ausgereifter Myositis-ossificans-Herd kann mitunter ein parossales Osteosarkom nachahmen. Radiologisches Leitzeichen der Myositis ossificans sind das sog.

TEIL IV - Tumoren und tumorähnliche Veränderungen (Tumor-like Lesions)

Tab. 16-1. Differentialdiagnose des parossalen Osteoms

Leiden	Radiologische Zeichen
Parossales Osteom	Elfenbeinartige, homogen dichte sklerotische Raumforderung mit scharfer Berandung, die der Kortikalis direkt aufsitzt. Kein Spalt zwischen Läsion und Kortikalis.
Parossales Osteosarkom	Elfenbeinartige, oft lobulierte sklerotische Raumforderung, homogen oder inhomogen dicht, mit peripher strahlentransparenten Arealen. Inkompletter Spalt zwischen Läsion und benachbarter Kortikalis mitunter vorhanden.
Breitbasiges Osteochondrom	Die Kortikalis des Wirtsknochens geht ohne Unterbrechung in die der Läsion über; gleichermaßen steht die Spongiosa von Wirtsknochen und Osteochondrom miteinander in Verbindung.
Juxtakortikale Myositis ossificans	Zonenphänomen: Strahlentransparentes Zentrum der Läsion und dichte Zone reifer Ossifikation in der Peripherie. Häufig trennt ein strahlentransparenter schmaler Spalt den verknöcherten Herd von der benachbarten Kortikalis.
Periostales Osteoblastom	Runde oder ovale, der Kortikalis aufsitzende, unterschiedlich dichte Raumforderung.
Ossifiziertes parossales (periostales) Lipom	Lobulierte Raumforderung, die unregelmäßige Verknöcherungen und strahlentransparentes Fett enthält. Manchmal auch Hyperostose der benachbarten Knochenrinde.
Melorheostose (monostotische)	Kortexverbreiterung ähnelt Wachs, das an einer Kerze herabläuft.

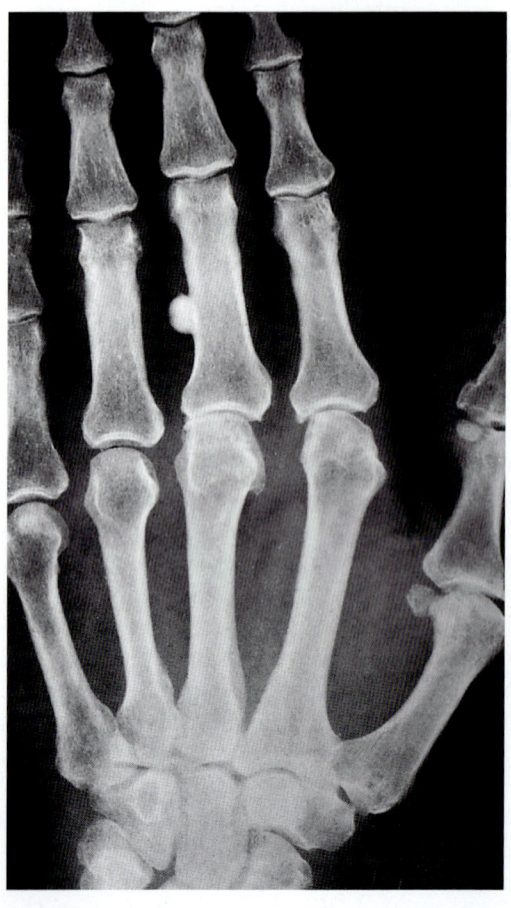

Abb. 16-1. Die dorsopalmare Aufnahme der Hand zeigt ein Osteom an der Grundphalanx des Mittelfingers. Man sieht eine typische, der Kortikalis anhaftende, elfenbeinartige Raumforderung

Benigne Tumoren und tumorähnliche Veränderungen I: Knochenbildende Veränderungen 16

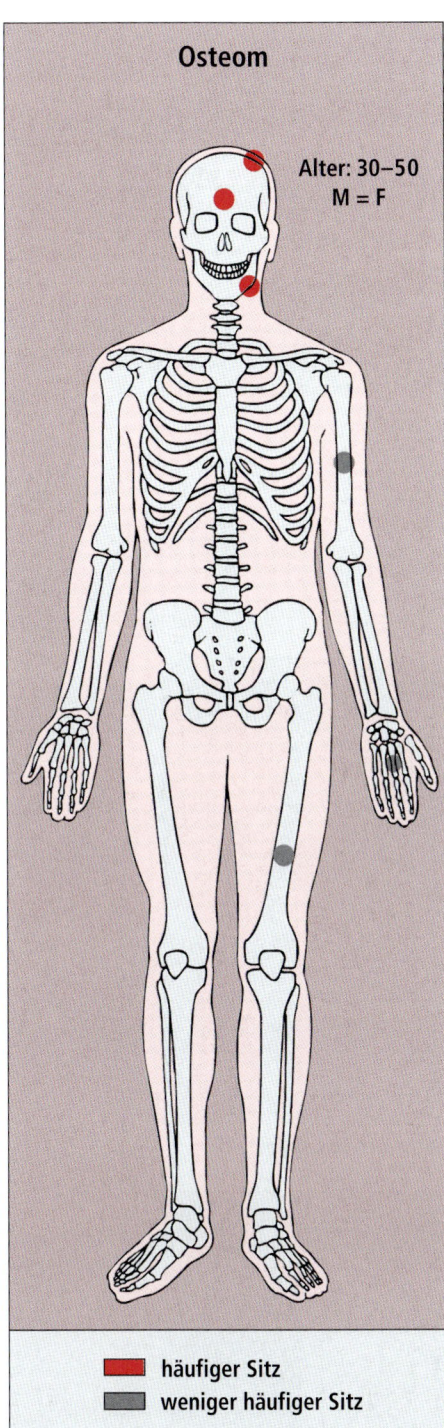

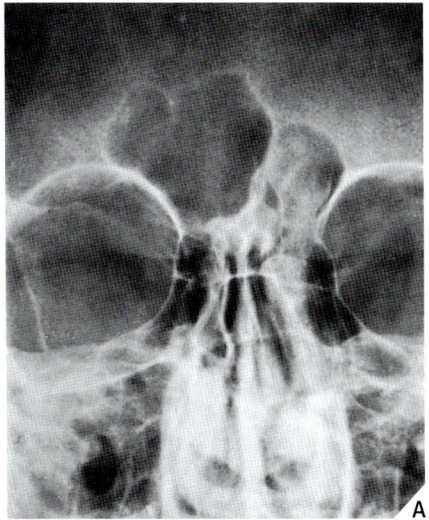

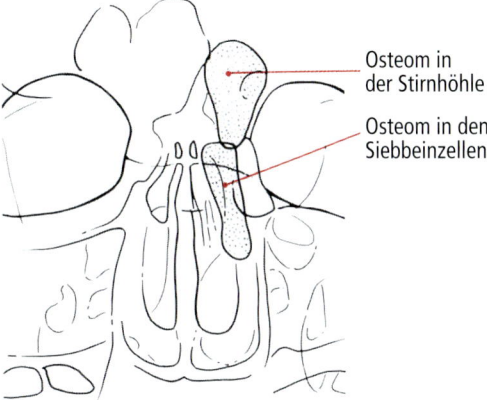

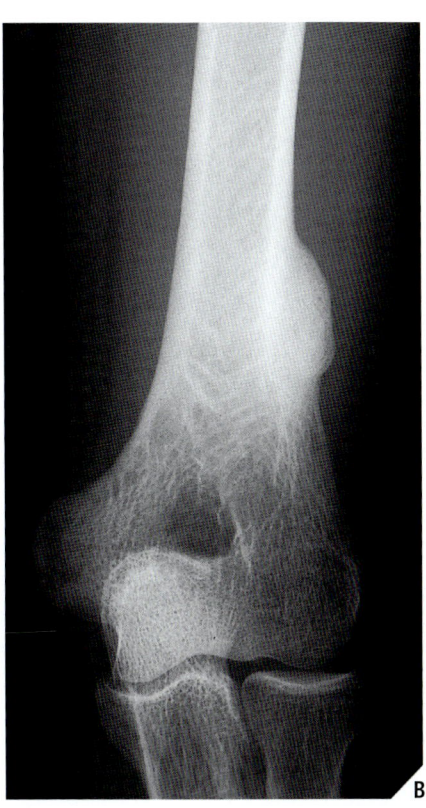

Abb. 16-2. Osteom: Prädilektionsstellen, Altersgipfel und Geschlechterverhältnis

Abb. 16-3. **A** Die sagittale Schädelaufnahme eines 36jährigen Mannes zeigt das typische Aussehen eines Osteoms in der Stirnhöhle und in den Siebbeinzellen links. Die dichten sklerotischen Raumforderungen werden durch die Luft scharf von den umgebenden Weichteilen abgegrenzt. **B** Derselbe Patient hatte auch ein parossales Osteom des distalen linken Humerus, multiple Kolonpolypen und subkutane Tumoren, also Zeichen eines Gardner-Syndroms

635

TEIL IV - Tumoren und tumorähnliche Veränderungen (Tumor-like Lesions)

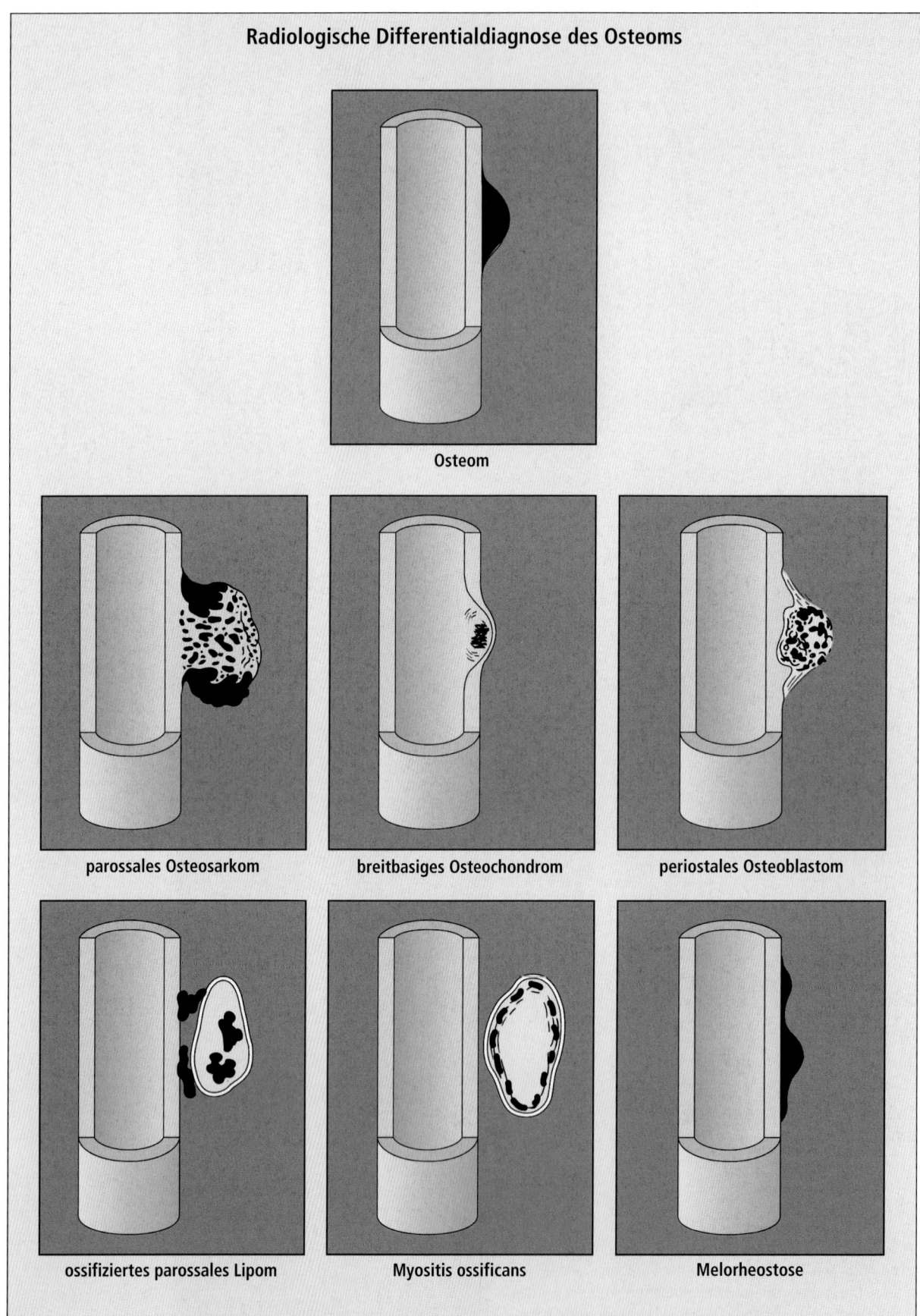

Abb. 16-4. Die Differentialdiagnose des parossalen Osteoms umfaßt ähnlich aussehende kortikale und juxtakortikale Läsionen

Zonenphänomen, für das ein strahlentransparenter Bezirk im Zentrum der Läsion charakteristisch ist, der dort die Bildung unreifen Knochens anzeigt, sowie eine dichte Zone reifer Verknöcherung in der Peripherie. Oft trennt ein schmaler strahlentransparenter Spalt die verknöcherte Raumforderung von der benachbarten Knochenrinde. Manchmal kann allerdings eine ausgereifte Läsion auch der Knochenrinde anhaften oder mit dem Kortex verschmelzen und damit ein parossales Osteosarkom nachahmen. In einem solchen Fall kann die CT das klassische Zonenphänomen der Läsion aufzeigen (vgl. Abb. 4-52 u. 4-53).

Periostales Osteoblastom und ossifiziertes paraossales Lipom werfen nur selten Probleme hinsichtlich der Verwechslung mit einem parossalen Osteom auf. Die Melorheostose, seltene Form einer gemischten sklerosierenden Dysplasie, sollte man im Röntgenbild an deren charakteristischem Aussehen mit segmentaler Kortexverbreiterung („fließende Hyperostose") erkennen, die oftmals dem nur einseitig an einer Kerze herablaufenden Wachs ähnelt. Der typische Herd einer monostotischen Melorheostose bietet zumeist sowohl eine parossale als auch eine endostale Beteiligung des Knochens, wobei die Läsion sich bis zum Gelenkende des Knochens ausdehnt – Zeichen, die man so beim parossalen Osteom nie sieht (vgl. Abb. 32-48).

■ Osteoidosteom

Wichtigstes klinisches Zeichen des Osteoidosteoms ist der Schmerz, der nachts zunimmt und innerhalb von 20 bis 25 Minuten dramatisch auf Acetylsalicylsäure anspricht. Diese typische Anamnese läßt sich bei 75% der Patienten in Erfahrung bringen und dient dann als wichtiger Schlüssel zur Diagnose. Das Osteoidosteom kommt bei jungen Menschen (am häufigsten im Alter von 10–35 Jahren) vor; Prädilektionsstellen sind die langen Röhrenknochen, vor allem Femur und Tibia (Abb. 16-5).

Das Osteoidosteom ist eine gutartige knochenbildende Veränderung und durch einen Nidus gekennzeichnet, der rein strahlentransparent sein oder einen sklerotischen Rand haben kann; meist hat er einen Durchmesser von weniger als 1 cm, und oft wird er von einer Zone reaktiver Knochenneubildung umgeben (Abb. 16-6). Sehr selten kann ein Osteoidosteom auch mehr als nur einen Nidus haben, in solchen Fällen spricht man von einem multizentrischen oder multifokalen Osteoidosteom (Abb. 16-7). Abhängig vom jeweiligen Ort im Knochen läßt sich die Läsion als kortikales, medulläres oder subperiostales Osteoidosteom klassifizieren. Ferner kann man das Osteoidosteom als extra- oder intrakapsulär (intraartikulär) untergliedern (Abb. 16-8).

Die Übersichtsaufnahmen können diese Läsion zeigen, doch braucht man meist die konventionelle Tomographie (Abb. 16-9) oder die CT (Abb. 16-10), um den Nidus nachzuweisen und seinen genauen Ort im Knochen zu bestimmen. Die CT bietet den weiteren Vorteil, daß sie die exakte Ausmessung des Nidus ermöglicht (Abb. 16-11). Wenn die Veränderung radiologisch unauffindbar war, hilft häufig die Skelettszintigraphie weiter, weil das Osteoidosteom

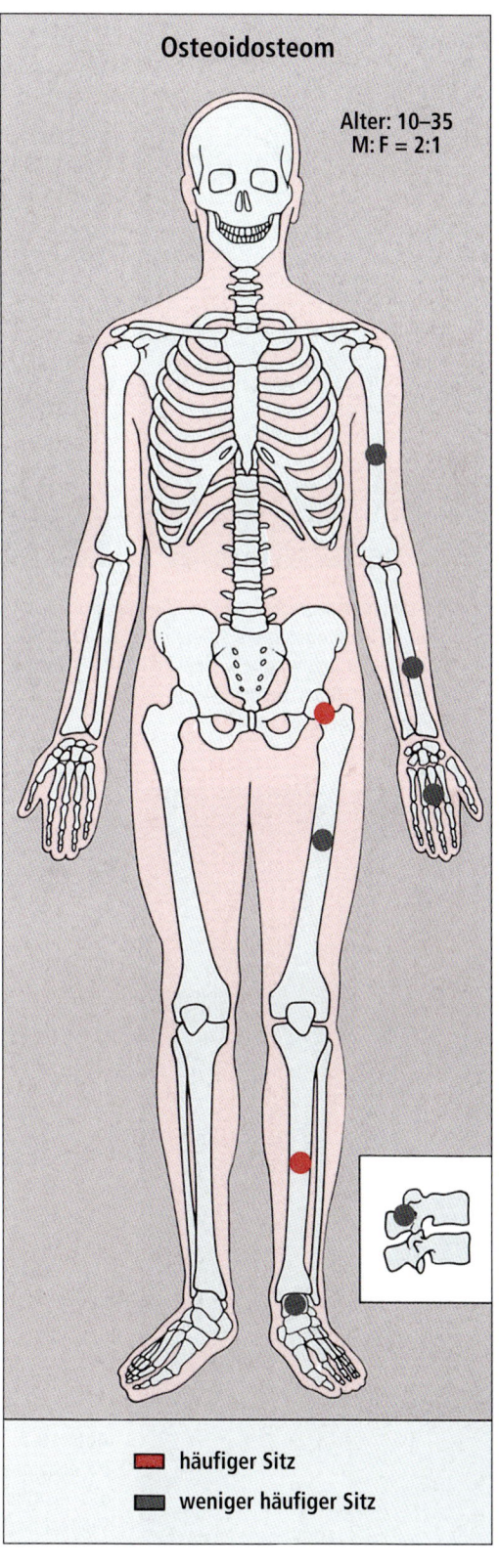

Abb. 16-5. Prädilektionsstellen, Altersgipfel und Geschlechtsverteilung beim Osteoidosteom

TEIL IV - Tumoren und tumorähnliche Veränderungen (Tumor-like Lesions)

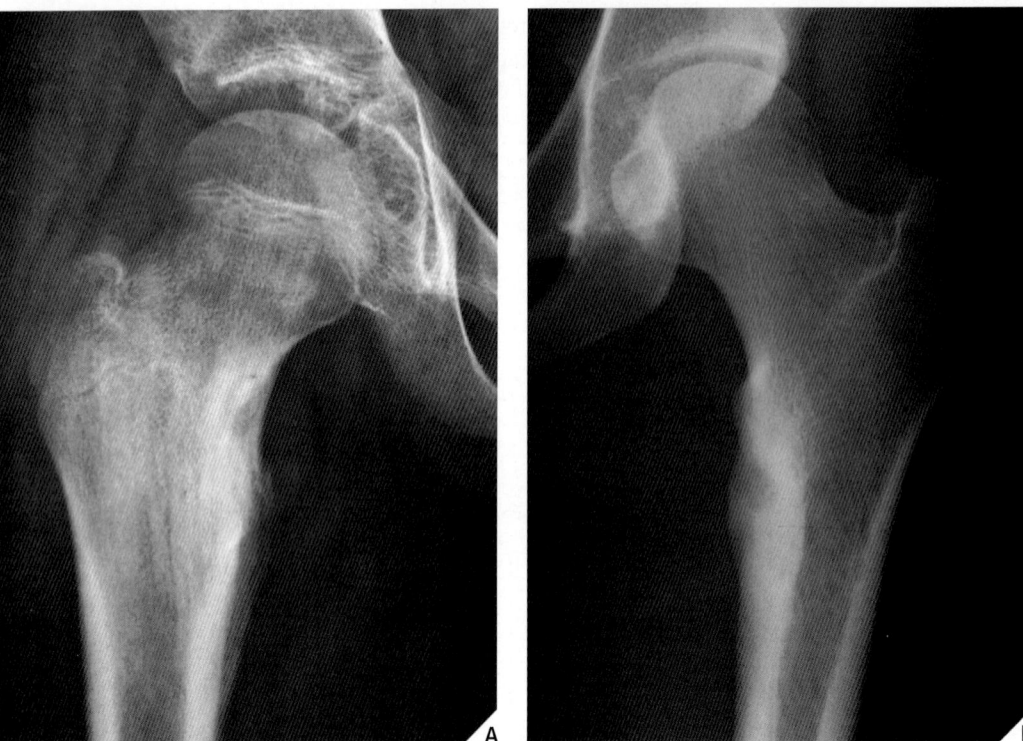

Abb. 16-6 **A** Die a.-p. Aufnahme der rechten Hüfte eines 12jährigen Jungen mit Leistenschmerzen, die nachts stärker waren und sich auf Aspirin prompt besserten, zeigt das typische Bild und den typischen Sitz eines Osteoidosteoms. Der strahlentransparente Nidus an der Innenseite des Schenkelhalses mißt etwa 1 cm im Durchmesser und wird von einer reaktiven Sklerosezone umgeben. Auffällig ist auch die gelenknahe Osteoporose, die diese Veränderung in aller Regel begleitet. **B** Bei dieser 18 Jahre alten Frau ist ein rein strahlentransparenter Nidus in der medialen Knochenrinde des Femurs von einer Zone reaktiver Sklerose umgeben

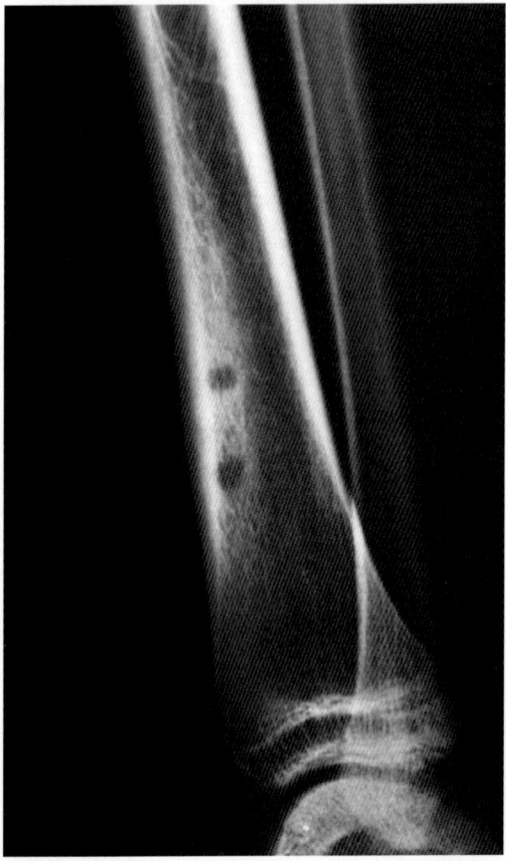

Abb. 16-7. Der 17jährige junge Mann hatte bereits 3 Monate lang Schmerzen links im distalen Unterschenkel, welche prompt auf Aspirin ansprachen. Die Seitaufnahme des distalen Unterschenkels zeigt 2 gut abgrenzbare Aufhellungen innerhalb eines Sklerosebezirks an der Vorderseite der unteren Tibia. Das Resektat ergab einen dreifachen Osteoidosteomnidus, wobei die beiden distalen Herde nahe beieinander lagen und so im Röntgenbild nur eine Aufhellung hervorriefen (Wiedergabe mit Erlaubnis aus Greenspan A, et al., 1974)

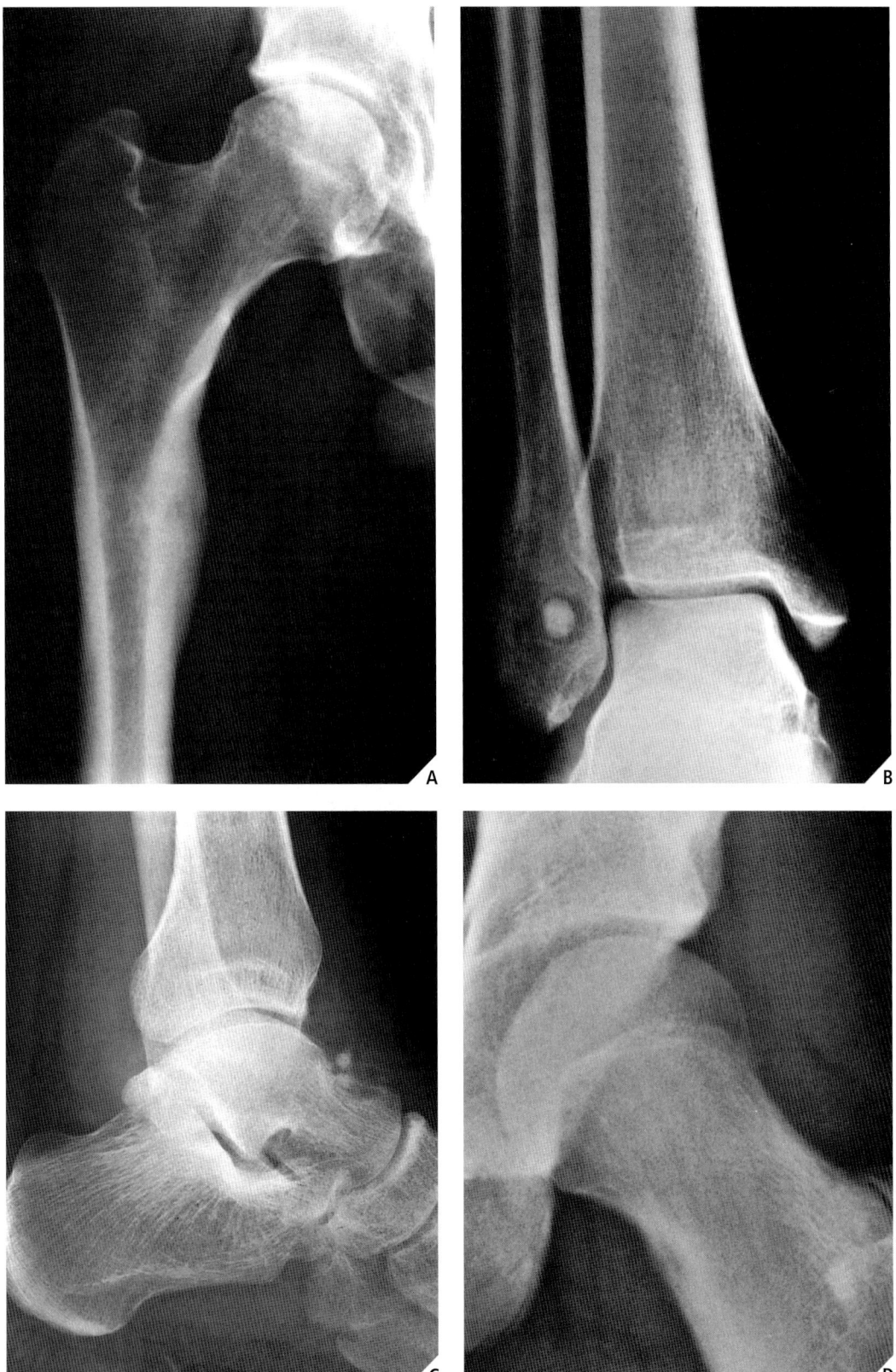

Abb. 16-8. Das röntgenologische Erscheinungsbild des Osteoidosteoms variiert je nach dem Sitz im Knochen. **A** Beim kortikalen Typ umgibt eine Sklerosezone den Nidus, wie man hier an der medialen Femurkortikalis sieht. **B** Die medulläre Variante, hier an der distalen Fibula, bietet einen dichten sklerotischen Nidus, der von einem strahlentransparenten Haloring aus Osteoid umgeben wird. Zu achten ist auf das nahezu vollständige Fehlen einer reaktiven Sklerose. **C** Beim subperiostalen Osteoidosteom, wie hier an der Oberfläche des Talus, ist die Periostreaktion nur sehr gering, und die reaktive Sklerose fehlt völlig. **D** Bei der intrakapsulären Variante zeigt der strahlentransparente Nidus keinerlei Sklerose, wie hier an der Innenseite des proximalen Schenkelhalsanteils zu sehen ist

TEIL IV - Tumoren und tumorähnliche Veränderungen (Tumor-like Lesions)

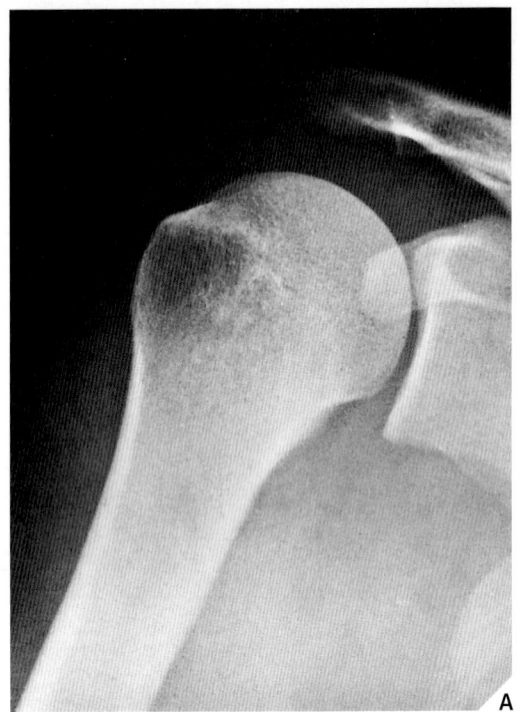
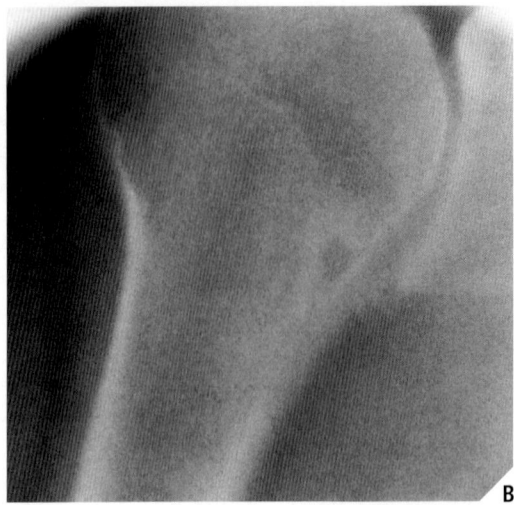

Abb. 16-9. Ein 15jähriger Junge stellte sich wegen nächtlicher Schulterschmerzen vor, die durch Aspirin prompt gelindert wurden. **A** In der a.-p. Übersichtsaufnahme der rechten Schulter ist die Läsion nicht sichtbar. **B** Die konventionelle Tomographie zeigt dagegen den Nidus des Osteoidosteoms und die umgebende reaktive Sklerose deutlich

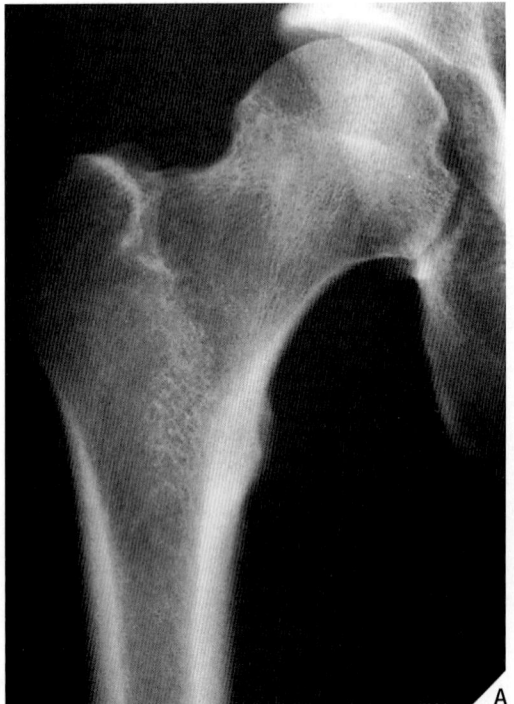
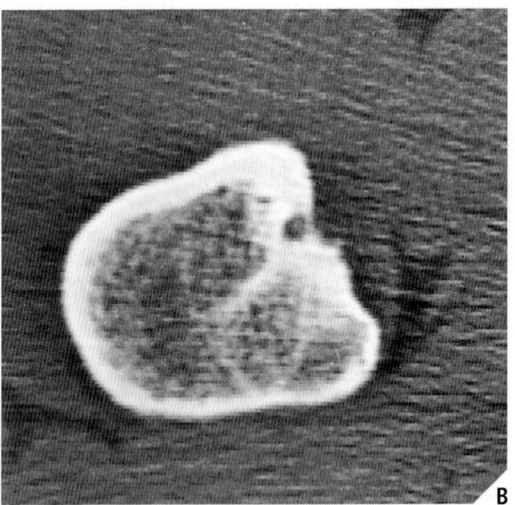

Abb. 16-10. **A** Die a.-p. Aufnahme der rechten Hüfte eines 24jährigen Mannes mit Schmerzen im rechten proximalen Oberschenkel zeigt eine Veränderung im Trochanter minor, doch läßt sich die Diagnose eines Osteoidosteoms daraus nicht eindeutig stellen. **B** Hingegen zeigt das CT-Bild den Nidus sehr schön

immer eine vermehrte Nuklidspeicherung aufweist (Abb. 16-12); hierfür wurde auch die triphasische Knochenszintigraphie vorgeschlagen. Von besonderem Wert kann diese Technik sein, wenn intramedulläre oder intraartikuläre Läsionen im konventionellen Röntgenbild nicht klar erkennbar sind. Eine vermehrte Akkretion des Radionuklids kann man sowohl in der arteriellen Frühphase als auch in Spätaufnahmen sehen (Abb. 16-13). Wurde der Nidus radiologisch nachgewiesen, dann läßt sich die Diagnose meist mit großer Sicherheit stellen; nur atypische Erscheinungsbilder bereiten diagnostische Schwierigkeiten (Abb. 16-14).

Die Eignung der Magnetresonanztomographie (MRT) zum Nachweis des Osteoidosteoms bleibt unklar; die bislang publizierten Berichte waren uneinheitlich. Goldman et al. veröffentlichten 4 Fälle eines intrakapsulären Osteoidosteoms des Schenkelhalses, bei denen die Läsion mittels Knochenszintigraphie CT und MRT untersucht wurde. Zwar waren in allen Fällen abnorme MRT-Befunde vorhanden, doch konnte der Nidus jeweils prospektiv nicht identifiziert werden. Auf der Grundlage der MRT-Befunde eines sekundären Knochenmarködems oder einer Synovialitis wurden mehrere unkorrekte Diagnosen gestellt, darunter Ewing-Sarkom, Osteonekrose, Streßfraktur und juvenile Arthritis. Erwähnenswert ist zu diesen Fällen, daß die korrekte Diagnose erst nach Durchsicht der Röntgenbilder und der Dünnschicht-CT-Bilder gestellt wurde. Ein anderer Bericht von Woods et al. beinhaltete drei Patienten mit der sehr ungewöhnlichen Kombination eines Osteoidosteoms mit einer reaktiven Weichteilraumforderung. In diesen Fällen hätten die MRT-Untersuchungen wohl eher zur Verwechslung des Osteoidosteoms mit einer Osteomyelitis oder gar einem malignen Tumor geführt. Ferner zeigte der Nidus bei allen Fällen verschiedene Signalcharakteristika. In einem Fall war das Signal in allen Pulssequenzen durchgehend gering, doch sah man nach Gadoliniumgabe ein leichtes Enhancement. Beim 2. Fall war das Signal mittelstark, nach Gadolinium kam es zu einem inhomogenen Enhancement des Nidus. Beim 3. Fall mit intrakortikalem Nachweis des Nidus im Röntgenbild konnte die MRT diesen nicht identifizieren.

Allerdings legen einige Berichte die Effizienz der MRT beim Nachweis des Nidus eines Osteoidosteoms nahe (Abb. 16-15 u. 16-16). Bell et al. wiesen einen intrakortikalen Nidus in der MRT nach, der in Szintigraphie, Angiographie und CT nicht zu sehen war (nach unseren Erfahrungen weist die MRT den Nidus effizient nach; Anm. des Übers.).

Histologisch ist der Nidus aus Osteoid oder gar aus mineralisiertem unreifem Knochen aufgebaut. Er ist klein, gut umschrieben und selbstbegrenzend. Seine mikrotrabekulären und unregelmäßigen Inseln von Osteoidmatrix und Knochen sind von einem stark vaskularisierten bindegewebigen Stroma umgeben, in dem oft eine Osteoblasten- und Osteoklastenaktivität auffällt. Die Sklerose um die Läsion herum setzt sich aus dichtem Knochen unterschiedlichen Reifegrades zusammen.

Differentialdiagnose: Es ist zu betonen, daß selbst dann, wenn es sich offensichtlich um das Bild eines Osteoidosteoms mit den klassischen Röntgenzeichen handelt, die Differentialdiagnose auch Ermüdungsfraktur, Knochenabszeß (Brodie-Abszeß) und Kompaktainsel beinhalten sollte (Abb. 16-17). Bei einer Ermüdungsfraktur ist jedoch die Aufhellung eher linear und verläuft senkrecht oder schräg zur Kortikalis, und nicht parallel zu ihr (Abb. 16-18). Ein Knochenabszeß kann ein ähnliches radiologisches Bild bieten, doch kann man hier meist

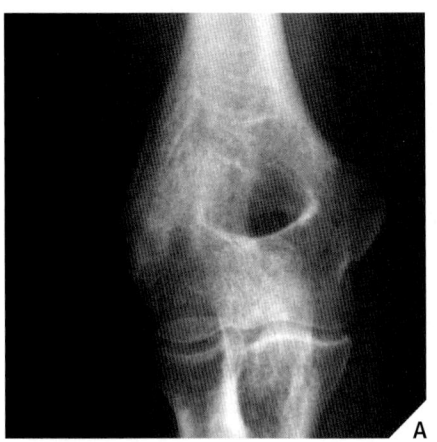
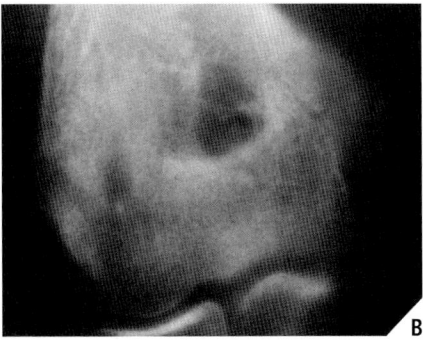
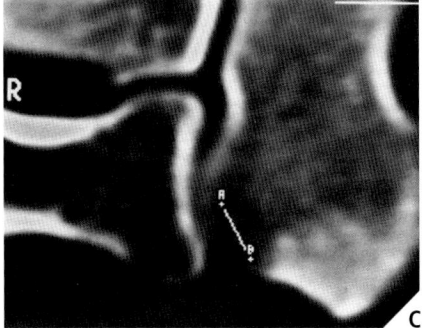

Abb. 16-11. **A** Die a.-p. Aufnahme des linken Ellbogens eines 31jährigen Mannes mit den typischen klinischen Symptomen eines Osteoidosteoms zeigt eine periartikuläre Osteoporose; im Capitulum humeri scheint eine Veränderung vorzuliegen. **B** Die konventionelle Tomographie zeigt eine von einem Sklerosesaum umgebene strahlentransparente Zone. **C** Das CT-Bild zeigt zweifelsfrei einen subchondralen Nidus mit einem Durchmesser von 6,5 mm

TEIL IV - Tumoren und tumorähnliche Veränderungen (Tumor-like Lesions)

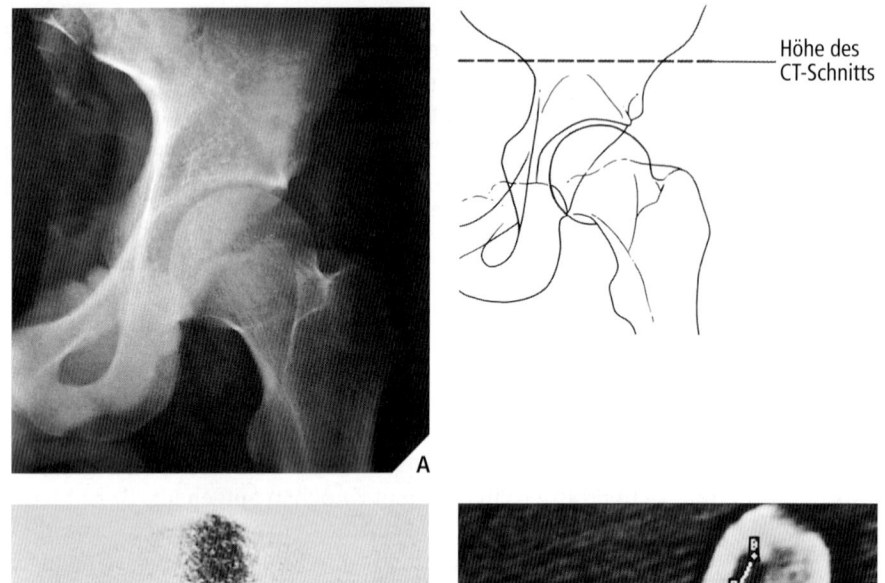

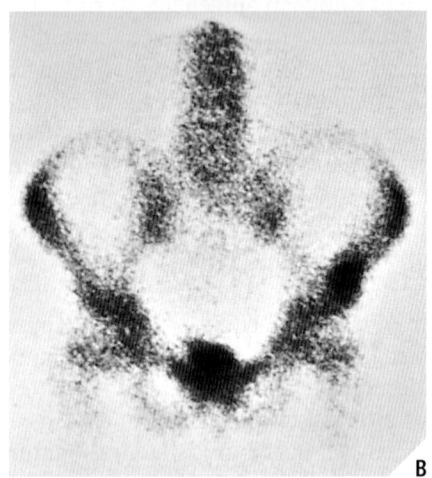

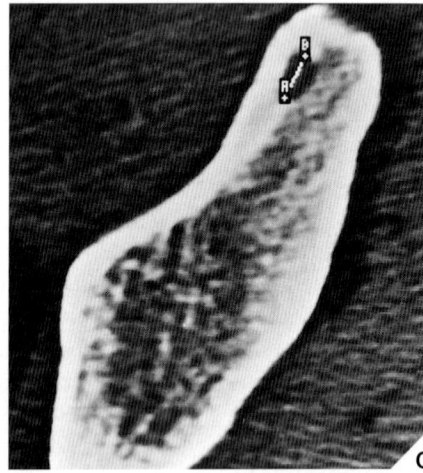

Abb. 16-12 **A** Die a.-p. Aufnahme der Hüfte eines 16jährigen jungen Mannes mit einer für ein Osteoidosteom typischen Anamnese ist nicht diagnostisch, auch wenn hier eine angedeutete Aufhellung im Pfannenteil des Darmbeins zu sehen ist. **B** Das Skelettszintigramm ergibt eine vermehrte Nuklidspeicherung im linken Darmbein oberhalb des Acetabulums. **C** Der nachfolgende CT-Schnitt zeigt nicht nur die Läsion selbst, sondern auch deren Durchmesser von 6,8 mm

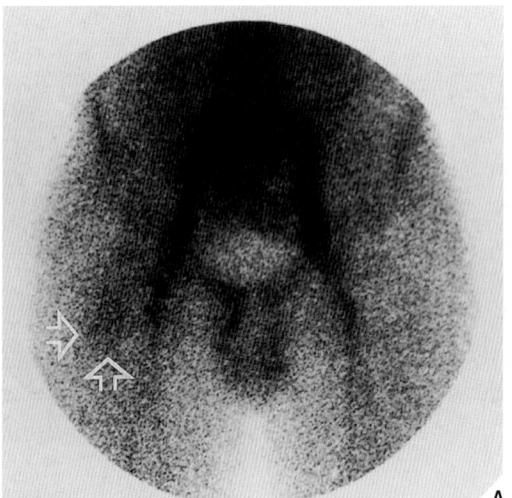

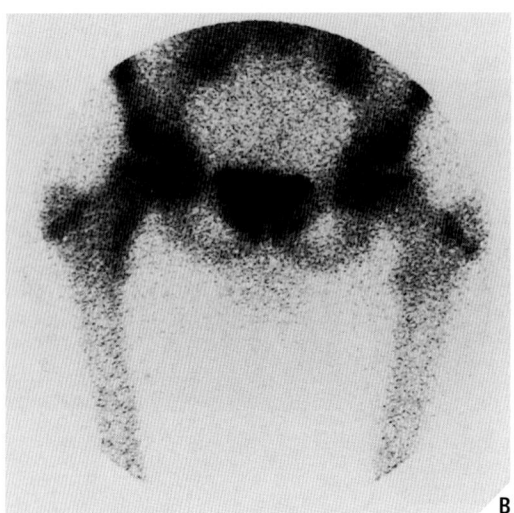

Abb. 16-13. **A** In der 1. Phase einer triphasischen Skelettszintigraphie sieht man eine Minute nach i.v. Injektion von mit 15 mCi Technetium-99m-markiertem Methylendiphosphonat (MDP) eine vermehrte Aktivität in den Iliakal- und Femoralgefäßen. Die diskrete Aktivität im Bereich des medialen Schenkelhalses *(offene Pfeile)* ist durch den Nidus des Osteoidosteoms bedingt. **B** In der 3. Phase – 2 Stunden nach Injektion – hat sich das knochensuchende Isotop in der Schenkelhalsläsion angesammelt (aus Greenspan A, 1993; Wiedergabe mit Erlaubnis)

Benigne Tumoren und tumorähnliche Veränderungen I: Knochenbildende Veränderungen 16

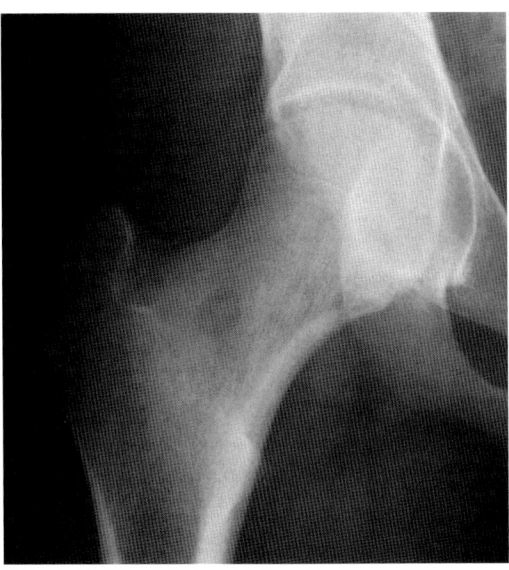

Abb. 16-14. Das a.-p. Röntgenbild der rechten Hüfte zeigt im Schenkelhals eine strahlentransparente Läsion mit einer nur zart umrissenen zentralen Verdichtung. Man sieht keinerlei Zeichen einer Umgebungssklerose. Die Resektionsbiopsie dieser Läsion ergab ein Osteoidosteom

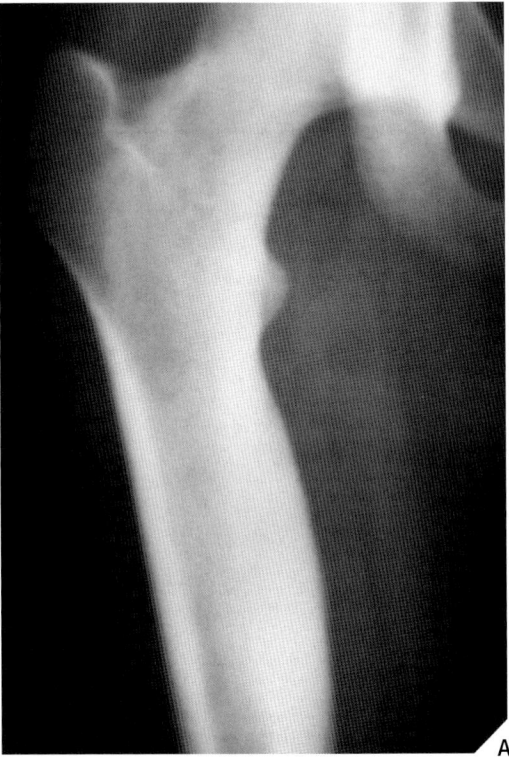
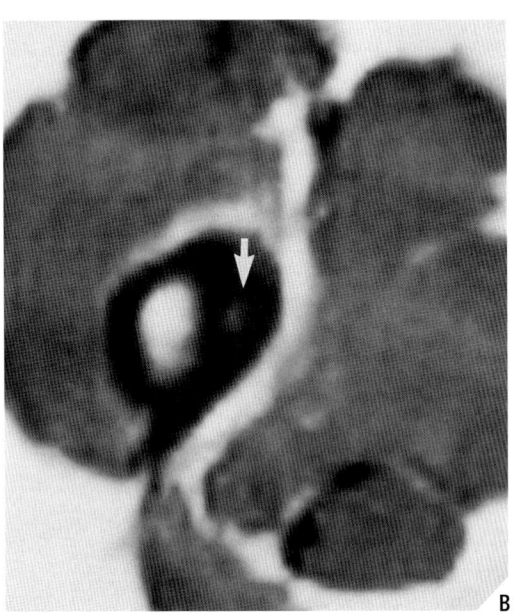

Abb. 16-15. **A** Das konventionelle Röntgenbild zeigt einen Sklerosebereich an der Innenseite des proximalen Femurschafts, ohne daß man einen Nidus darin erkennt. **B** Das axiale T1w MRT-Bild zeigt dann den hyperintensen Nidus *(Pfeil)* deutlich. (Mit freundlicher Erlaubnis von Lynne S. Steinbach, M.D., San Francisco, California; aus Greenspan A, 1993)

TEIL IV - Tumoren und tumorähnliche Veränderungen (Tumor-like Lesions)

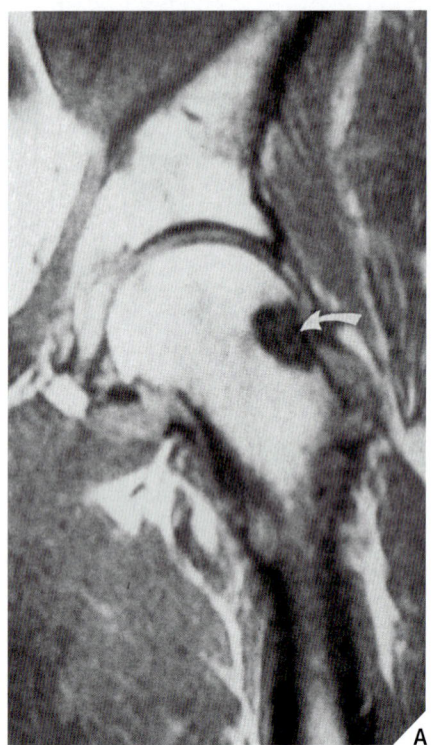
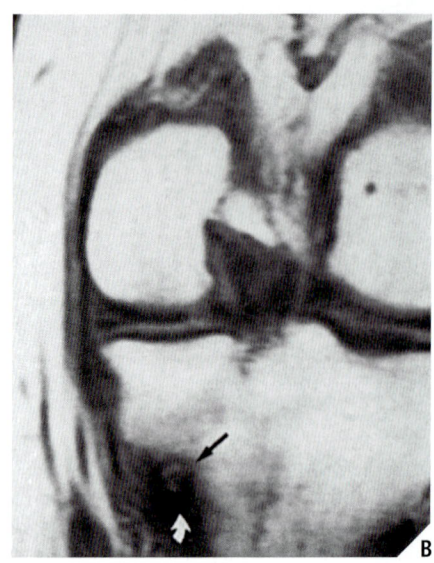

Abb. 16-16. **A** Das koronare T1w MRT-Bild (SE; TR 600 / TE 20 ms) zeigt ein Osteoidosteom *(gebogener Pfeil)* lateral im linken Schenkelhals gelegen. **B** Das koronare T1w MRT-Bild (SE; TR 600 / TE20 ms) zeigt ein Osteoidosteom in der medialen Knochenrinde der linken Tibia *(Pfeil)*. Der *gebogene Pfeil* zeigt auf die Sklerose um die Läsion herum

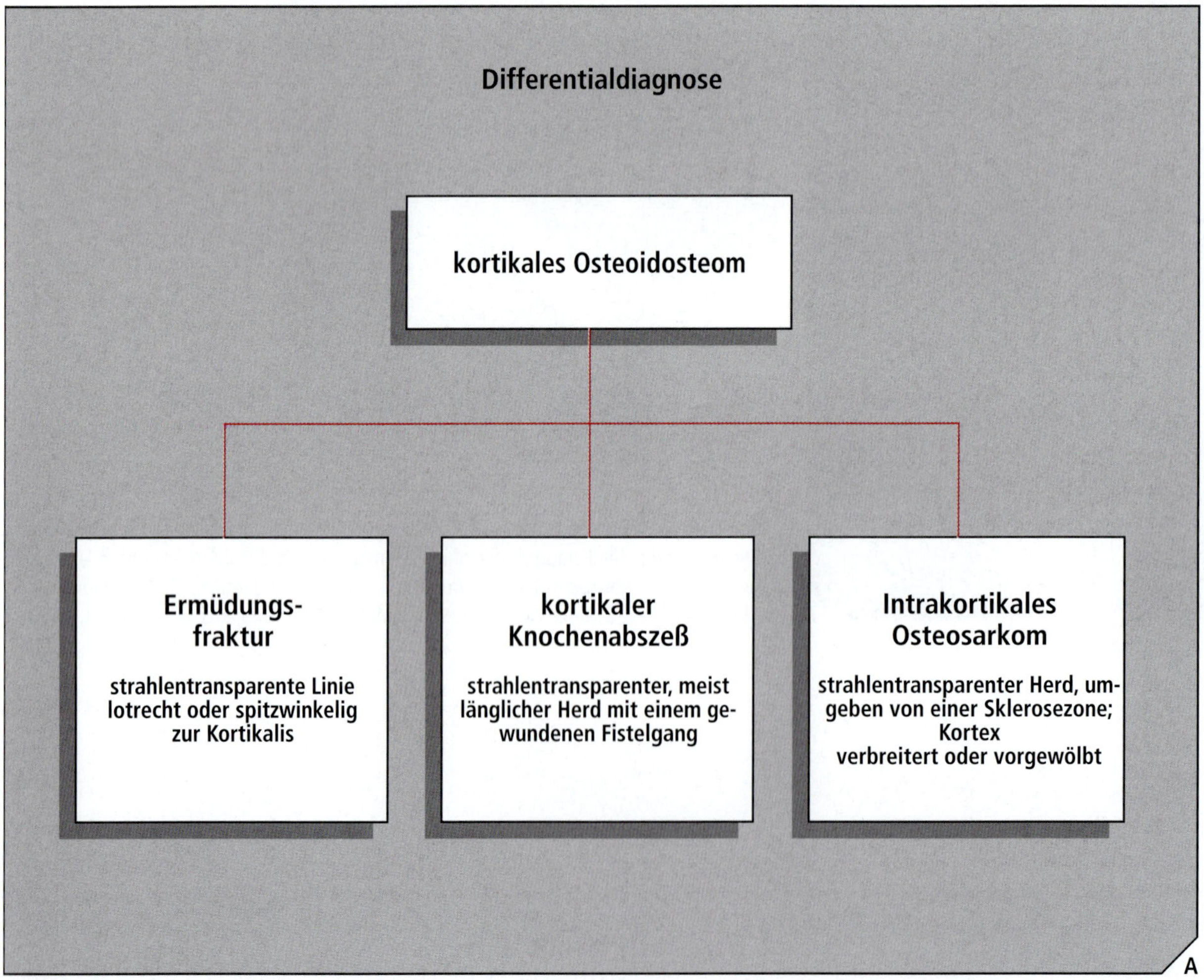

Differentialdiagnose

kortikales Osteoidosteom

- **Ermüdungsfraktur**
  strahlentransparente Linie lotrecht oder spitzwinkelig zur Kortikalis

- **kortikaler Knochenabszeß**
  strahlentransparenter, meist länglicher Herd mit einem gewundenen Fistelgang

- **Intrakortikales Osteosarkom**
  strahlentransparenter Herd, umgeben von einer Sklerosezone; Kortex verbreitert oder vorgewölbt

einen von der Abszeßhöhle ausgehenden geschlängelten Fistelgang nachweisen (Abb. 16-19). Das intrakortikale Osteosarkom ist ein seltenes, knochenbildendes Neoplasma, das einzig in der Rinde eines Knochens angeht und im allgemeinen weder die Markhöhle noch die Weichteile erfaßt. Im Röntgenbild erscheint es als strahlentransparenter Herd in der Knochenrinde (von Femur oder Tibia), umgeben von einer Sklerosezone; seine Größe reicht nach den Literaturangaben von 1,0 bis 4,2 cm. Am Ort der Läsion kann die Knochenrinde sich leicht vorwölben oder verbreitert sein. Eine Periostreaktion kann vorhanden sein oder auch fehlen.

Bei intramedullären Läsionen muß die Differentialdiagnose auch einen Knochenabszeß (Brodie-Abszeß) berücksichtigen, bei einer Läsion mit verkalktem Nidus eine Kompaktainsel (Enostose). Ferner muß man größere Läsionen vom Osteoblastom abgrenzen (vgl. Abb. 16-17B). Der Knochenabszeß kann ein radiologisch ähnliches Bild bieten, doch kann man zumeist einen linearen, geschlängelt verlaufenden Fistelgang entdecken, der von der Abszeßhöhle zur nächsten Wachstumsfuge zieht (Abb. 16-20).

Für eine Kompaktainsel sind im Röntgenbild die bürstenartigen Ränder dieser Läsion charakteristisch, die mit den umgebenden Knochenbälkchen unter einem Bildmuster, das man mit einer „dornigen Ausstrahung" („thorny radiation") oder mit Pseudopodien verglich, verschmelzen (Abb. 16-21). Ferner zeigen Kompaktainseln knochenszintigraphisch in der Regel keine Isotopenmehreinspeicherung. Die Unterscheidung eines Osteoidosteoms von einem Osteoblastom kann sehr schwierig, wenn nicht gar unmöglich, sein. Meist ist das Osteoblastom größer als das Osteoidosteom (meist >2 cm Durchmesser) und zeigt weniger reaktive Sklerose, dafür kann aber die Periostreaktion kräftiger sein.

Genauere Merkmale zur Differentialdiagnose des Osteoidosteoms vermittelt Ihnen Tabelle 16-2.

Komplikationen: Es gibt einige wenige Komplikationen, die sich beim Osteoidosteom entwickeln können. Zu beschleunigtem Knochenwachstum kann es kommen, wenn der Nidus nahe an der Wachstumsfuge liegt, besonders bei jungen Kindern (Abb. 16-22). Ein Wirbelbefall, besonders

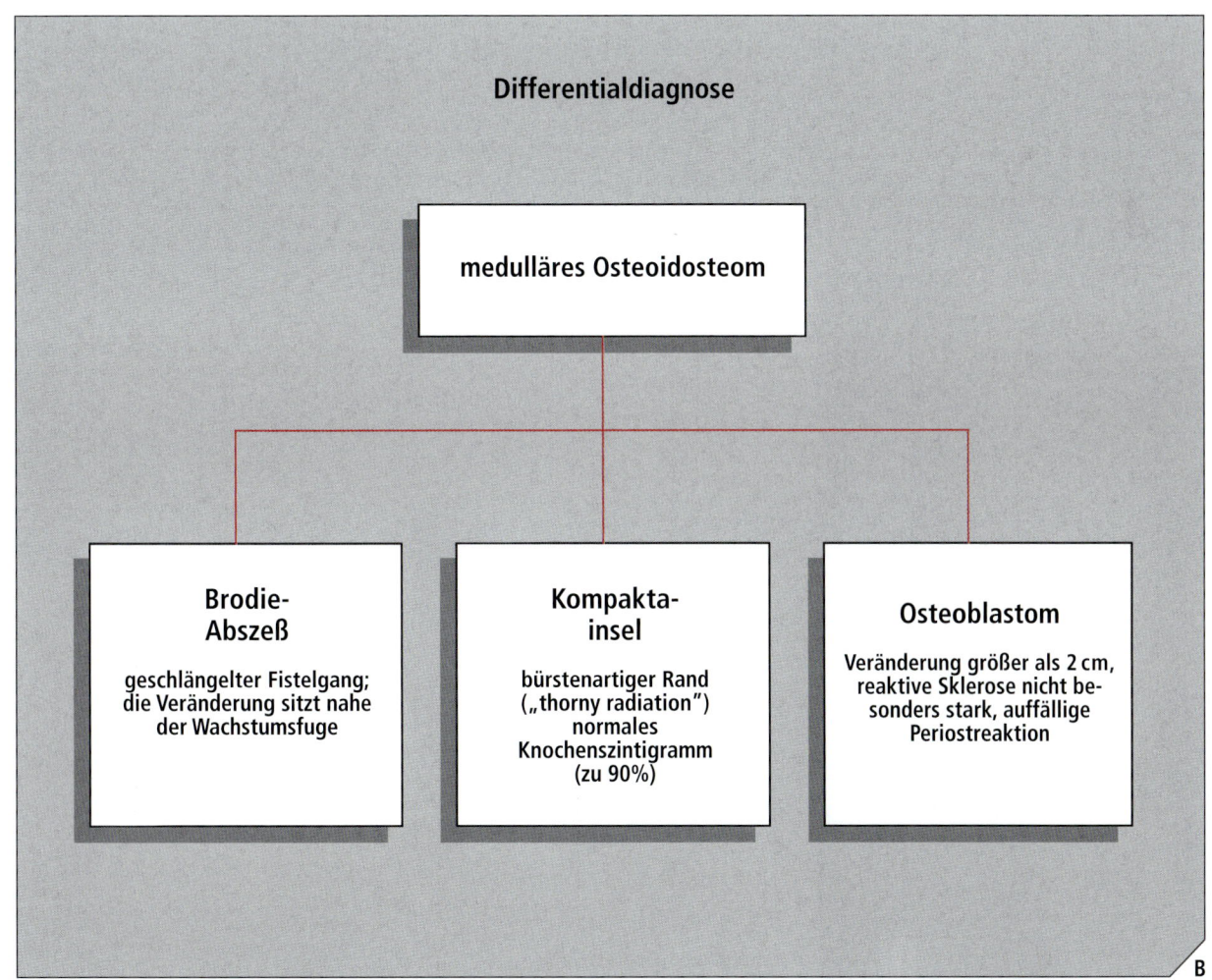

Abb. 16-17. **A** Differentialdiagnose des kortikalen Osteoidosteoms. **B** Differentialdiagnose des medullären Osteoidosteoms

TEIL IV - Tumoren und tumorähnliche Veränderungen (Tumor-like Lesions)

Tab. 16-2. Differentialdiagnose des Osteoidosteoms

Leiden	Radiologische Befunde
Kortikales Osteoidosteom	Strahlentransparenter runder oder elliptischer Nidus, umgeben von einer strahlendichten reaktiven Sklerose. Solide oder schalenartige (aber ununterbrochene) Periostreaktion. Die Szintigraphie zeigt ausnahmslos vermehrte Nuklideinspeicherung. Zeichen der „gedoppelten Dichte"
Medulläres Osteoidosteom	Strahlentransparenter (oder zentral verkalkter) Nidus ohne oder mit nur minimaler Sklerose um den Nidus. Meist nur minimale Periostreaktion. Szintigraphie siehe oben.
Subperiostales Osteoidosteom	Zentraler strahlentransparenter oder sklerosierter Nidus mit oder ohne reaktive Sklerose. Manchmal fransiger sichelförmiger Herd einer Periostreaktion. Szintigraphie: Vermehrte Nuklidspeicherung.
Intrakapsuläres (periartikuläres) Osteoidosteom	Periartikuläre Osteoporose. Vorzeitige Arthrose. Der Nidus kann sichtbar sein oder auch nicht. Szintigraphie – wie oben.
Osteoblastom	Strahlentransparente Läsion >2 cm, oft mit zentraler Verdichtung; umgeben von einer Sklerose, die weniger intensiv als die beim Osteoidosteom ist; überschießende Periostreaktion; Szintigraphie – wie oben
Streßfraktur (kortikale)	Eine lineare Aufhellung verläuft quer oder schräg zur Kortikalis. Szintigraphie: Vermehrte Nuklidspeicherung.
Knochenabszeß (Brodie-Abszeß)	Unregelmäßig berandete Aufhellung, meist mit Sklerosesaum, im Verein mit einem gewundenen Fistelgang. Bevorzugt sind Metaphysen und die Enden langer Röhrenknochen. Szintigraphie: Vermehrte Speicherung. MRT: T1w – gut begrenzte Läsion geringer bis mäßiger Signalintensität, umgeben von hypointensem Saum. T2w – homogen und sehr signalreich, umgeben von hypointensem Saum.
Kompaktainsel (Enostose)	Homogen dichter sklerotischer Herd in spongiösem Knochen mit klar erkennbaren radiären Streifen, die mit den Trabekeln des Wirtsknochens verschmelzen. Szintigraphie: Meist keine vermehrte Speicherung. MRT: T1w und T2w signalarm.
Intrakortikales Osteosarkom	Intrakortikaler strahlentransparenter Herd, umgeben von Sklerosezone. Manchmal zentrale flaue Verdichtungen. Kortikalis verbreitert oder vorgewölbt. Szintigraphie: Vermehrte Nuklidaufnahme.

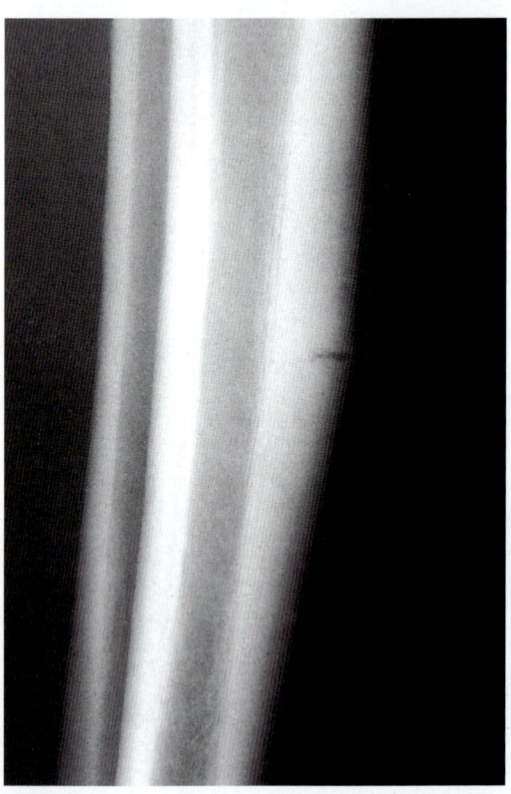

Abb. 16-18. Die seitliche Vergrößerungsaufnahme zeigt eine Ermüdungsfraktur der Tibia. Man beachte, wie diese Fraktur senkrecht zur Tibialängsachse durch die Kortikalis verläuft. Beim Osteoidosteom orientiert sich der Nidus parallel zur Knochenrinde

Benigne Tumoren und tumorähnliche Veränderungen I: Knochenbildende Veränderungen 16

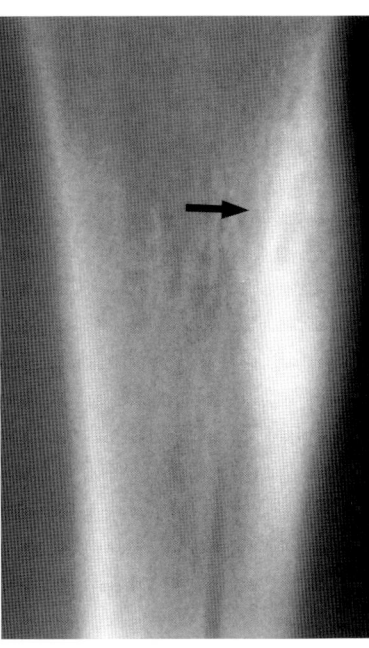

Abb. 16-19. Das laterale Tomogramm der Tibia zeigt einen strahlentransparenten geschlängelt verlaufenden Fistelkanal bei einem kortikalen Knochenabszeß *(Pfeil)*, der anfangs als Osteoidosteom verkannt wurde

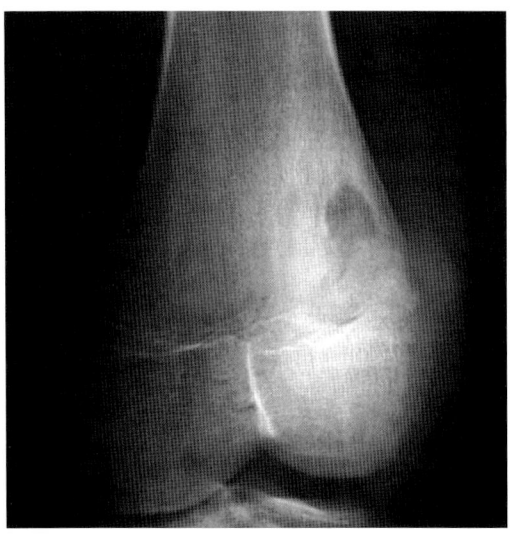

Abb. 16-20. Beim Knochenabzeß, hier an der distalen Femurmetaphyse, erstreckt sich ein gewunden verlaufender Fistelgang von der Abszeßhöhle zur Wachstumsfuge. Dieses Zeichen unterscheidet ihn vom Osteoidosteom

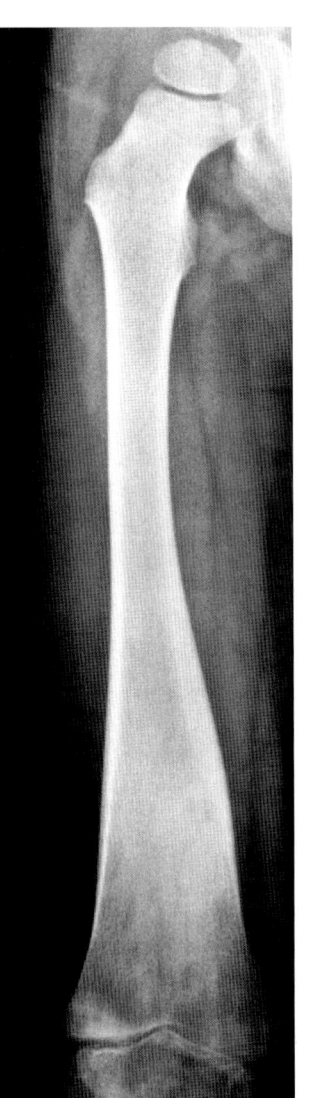

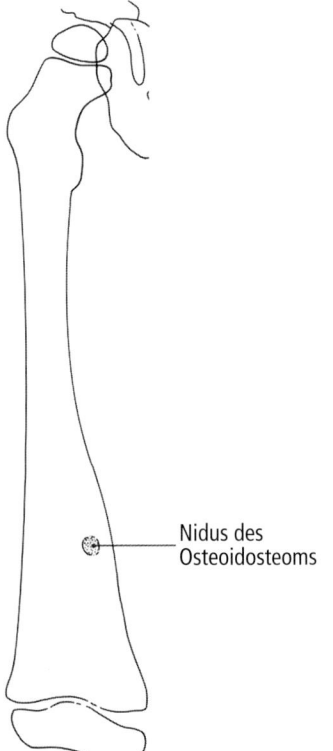

Nidus des Osteoidosteoms

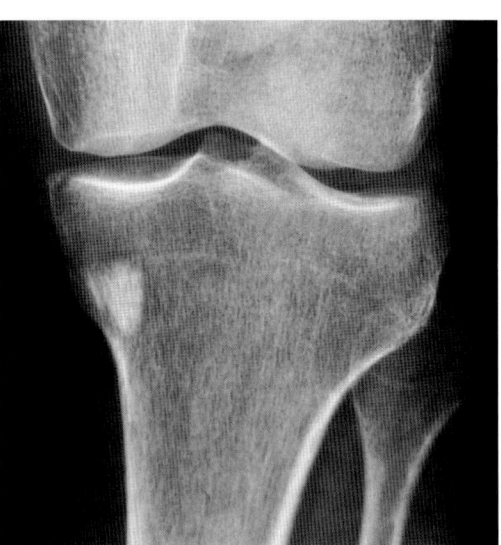

Abb. 16-21. Die Kompaktainsel an der Innenseite der proximalen Tibia zeigt den für diese Läsion charakteristischen bürstenartigen Rand

Abb. 16-22. Der 2jährige Knabe hatte ein Osteoidosteom im distalen Femurschaft. Die Nähe des Osteoidosteoms zur Wachstumsfuge verursachte ein beschleunigtes Knochenwachstum mit einer deutlichen Verbreiterung des distalen Femurendes

TEIL IV - Tumoren und tumorähnliche Veränderungen (Tumor-like Lesions)

am Neuralbogen, kann zu schmerzhafter Skoliose mit der Konkavseite zum Ort der Läsion hin führen (Abb. 16-23). Die intrakapsuläre Läsion kann zu einer vorzeitigen Arthrose führen (Abb. 16-24); Norman et al. beobachteten, daß letztere Komplikation als wichtiger Diagnosehinweis für ein Osteoidosteom dienen kann, wenn man beim Patienten zwar eine für diese Krankheit typische Anamnese erheben kann, der Nidus selbst jedoch radiologisch nicht zu erkennen ist (Abb. 16-25).

Behandlung: Die Behandlung des Osteoidosteoms besteht in der vollständigen En-bloc-resection des Nidus. Resektat und betroffener Knochen sollten sogleich geröntgt werden (Abb. 16-26), um eine unvollständige Resektion auszuschließen, die zum Rezidiv führen kann (Abb. 16-27).

Neben der En-bloc-Resektion wurde eine Vielzahl anderer Techniken angewandt, darunter die Kürettage der Läsion, die Exzision nach operativer Freilegung mit Trephinen, die perkutane Extraktion unter Durchleuch-

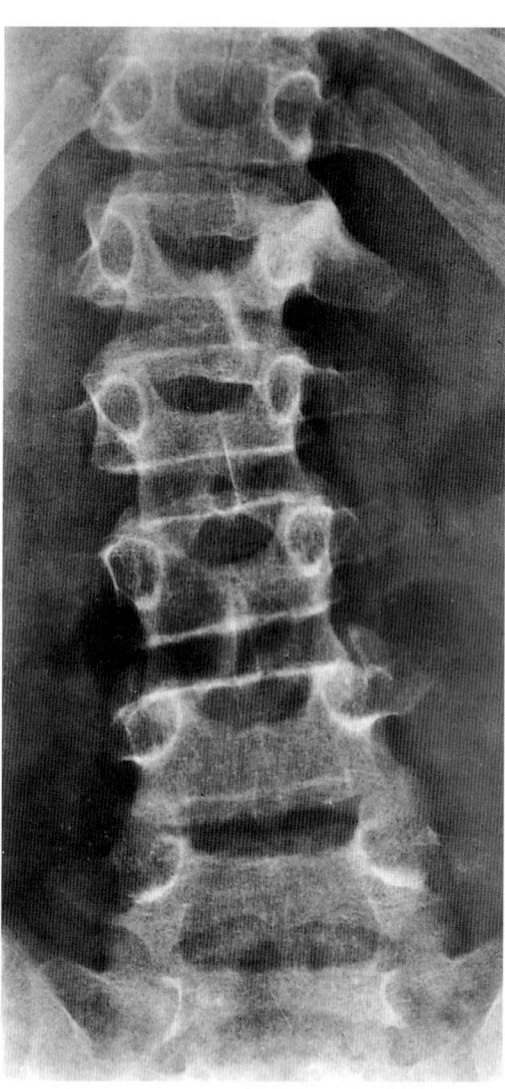

Abb. 16-23. Die a.-p. Aufnahme der LWS zeigt ein Osteoidosteom in der linken Bogenwurzel von LW1 bei einem 12jährigen Knaben. Zu beachten ist hier die flachbogige Skoliose, deren Konkavseite zur Läsion zeigt

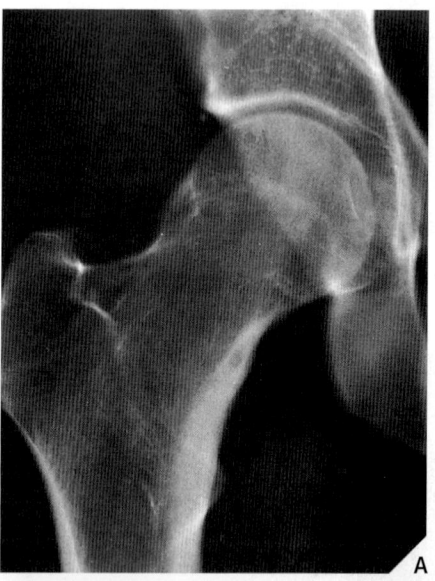

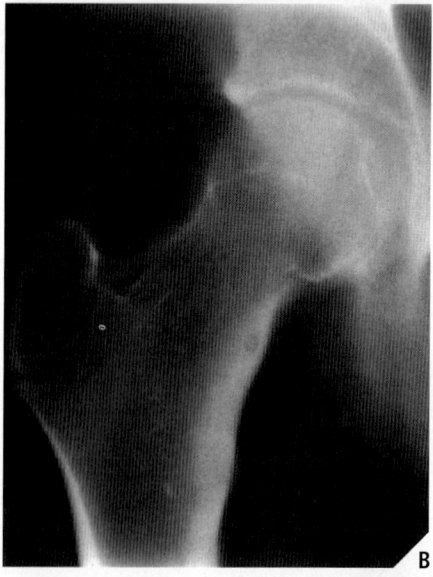

Abb. 16-24. **A** Die a.-p. Aufnahme der rechten Hüfte zeigt ein intrakapsuläres Osteoidosteom an der Innenseite des Schenkelhalses bei einem 28jährigem Mann. **B** Das Tomogramm ergibt arthrotische Frühveränderungen mit einem Randosteophyten und einer Knorpelverschmächtigung im gewichttragenden Segment des Hüftgelenks. Ein Knochenszintigramm hatte Mehreinspeicherungen nicht nur am Sitz des Osteoidosteoms ergeben, sondern auch am Ort der reaktiven Knochenneubildung bei der Koxarthrose

Benigne Tumoren und tumorähnliche Veränderungen I: Knochenbildende Veränderungen 16

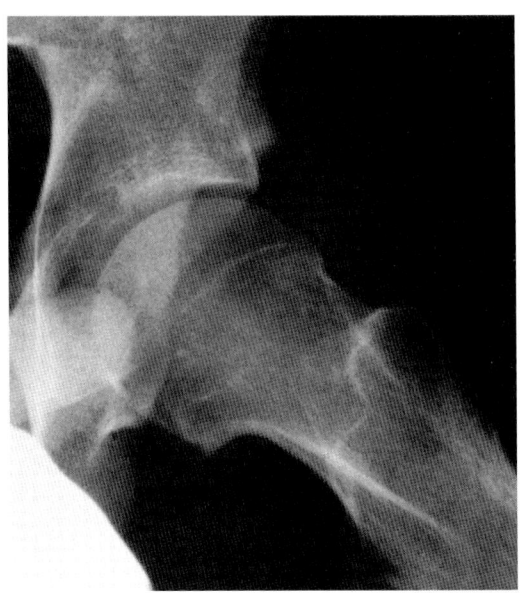

Abb. 16-25. Ein 14jähriger stellte sich mit seit 8 Monaten anhaltendem Schmerz in der linken Hüfte vor, der nachts stärker war und innerhalb 15–20 min auf Aspirin ansprach. Mehrere Voruntersuchungen einschließlich konventioneller Tomographie und CT hatten den Nidus nicht nachweisen können. Eine Lauenstein-Aufnahme liefert nun den Anhalt für eine periartikuläre Osteoporose und frühe degenerative Veränderungen; beides spricht durchaus für ein Osteoidosteom

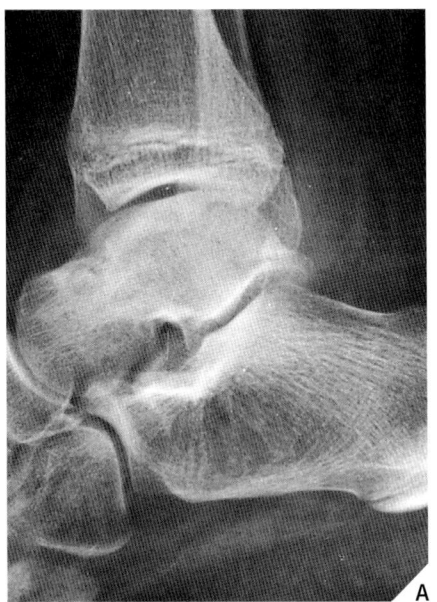

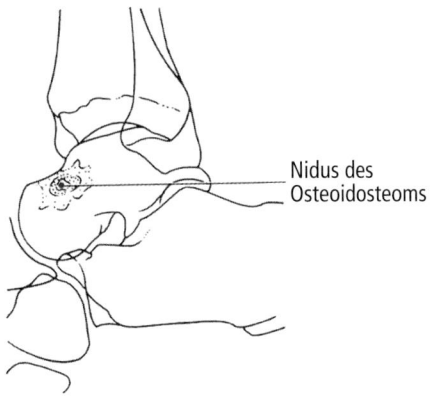

Nidus des Osteoidosteoms

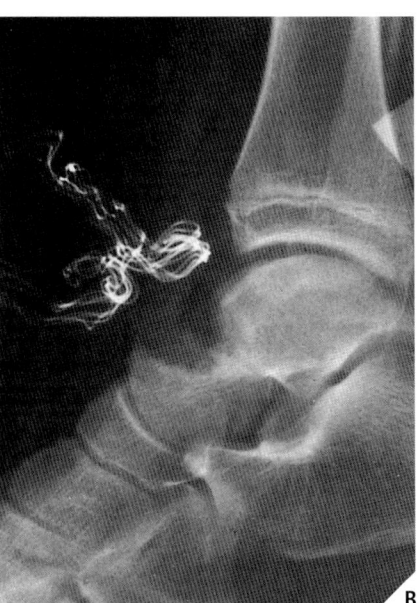

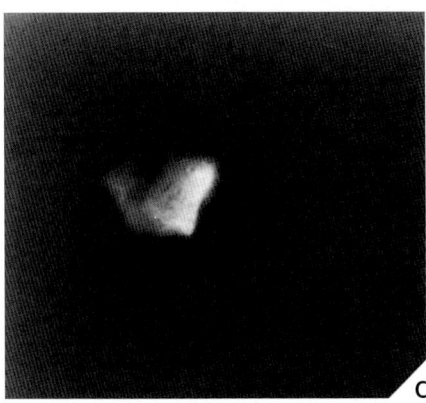

Abb. 16-26. A Bei diesem 13jährigen Jungen zeigt die präoperative Seitaufnahme des Sprunggelenks den Nidus eines Osteoidosteoms in der Talusrolle. Intraoperative Aufnahmen zeigen das Resektionsgebiet (**B**) und das Resektat (**C**), was bestätigt, daß die Läsion komplett entfernt wurde

TEIL IV - Tumoren und tumorähnliche Veränderungen (Tumor-like Lesions)

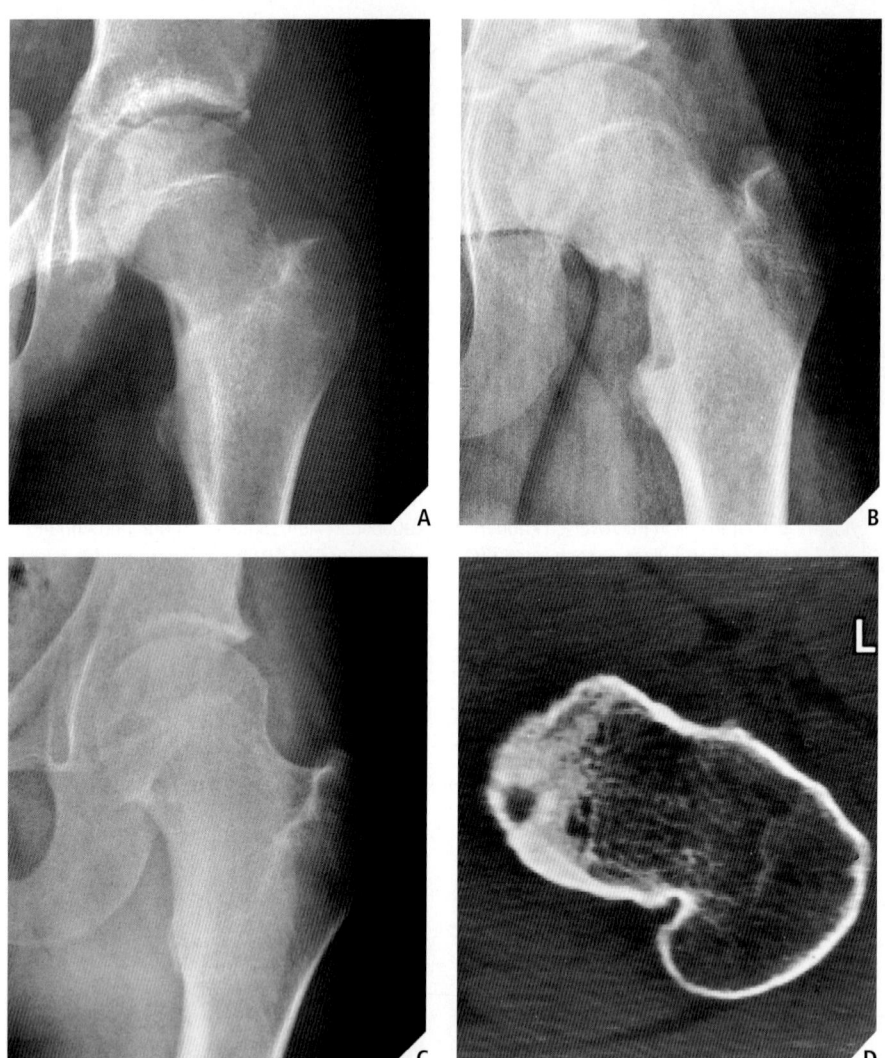

Abb. 16-27. A Dieser 17jährige gab Leistenschmerzen mit prompter Besserung auf Salizylate an. Das Übersichtsbild der linken Hüfte zeigt einen Osteoidosteomnidus in der medialen Schenkelhalskortikalis. **B** Die Läsion wurde nur unvollständig reseziert – man achte auf die verbliebenen Reste; 2 Jahre später kam es zum Rezidiv. **C** Die Kontrollübersicht der linken Hüfte zeigt eine Aufhellung an der medialen Schenkelhalskortikalis am Übergang vom Kopf zum Hals. **D** Ein CT-Bild weist den Nidus klar nach

tung oder CT-gesteuert und die perkutane Hochfrequenzabtragung. Die letztgenannte Technik wurde von Rosenthal et al. vorgeschlagen; bei ausgewählten Patienten ist sie eine vielversprechende Alternative, bei der man mittels einer kleinen Hochfrequenzelektrode, die unter CT-Steuerung über einen Biopsiekanal in die Läsion eingebracht wird, um eine thermische Gewebsnekrose mit einem Durchmesser von ca. 1 cm zu erzeugen.

■ Osteoblastom

Dieses stellt etwa 1% aller primären Knochentumoren und 3% aller benignen Knochentumoren; es ähnelt histologisch dem Osteoidosteom, ist aber vor allem durch seine größere Abmessung (Durchmesser > 1,5 cm, meist sogar > 2 cm) charakterisiert. Auch ähnelt die Altersverteilung der beim Osteoidosteom: 75% der Osteoblastome findet man bei Patienten unter 30 Jahren. Die langen Röhrenknochen sind häufig beteiligt, doch hat diese Läsion eine Vorliebe für die Wirbelsäule (Abb. 16-28). Das klinische Bild unterscheidet sich jedoch von dem des Osteoidosteoms: Einige Patienten sind symptomfrei; ein etwaiger Schmerz spricht nicht so rasch und nachhaltig auf Salizylate an. Auch unterscheidet sich die spontane Entwicklung: Während das Osteoidosteom zur Spontanremission neigt, sind beim Osteoblastom eher Progreß und sogar maligne Entartung zu erwarten, auch wenn die Möglichkeit einer Entartung umstritten bleibt.

Übersichtsaufnahmen und konventionelle Tomographie reichen meist aus, um die Veränderung nachzuweisen und die Diagnose zu stellen (Abb. 16-29). In den seltenen Fällen, wo der Tumor die Kortikalis überschreitet und in die Weichteile einbricht, kann die MRT seine Merkmale nachweisen (Abb. 16-30).

Das Osteoblastom zeigt 4 unterschiedliche radiologische Bildmuster:
1. Riesenosteoidosteom. Diese Läsion ist meist über 2 cm groß, ist weniger stark sklerosiert und hat eventuell eine deutlich stärkere Periostreaktion als das Osteoidosteom (Abb. 16-31).

Benigne Tumoren und tumorähnliche Veränderungen I: Knochenbildende Veränderungen 16

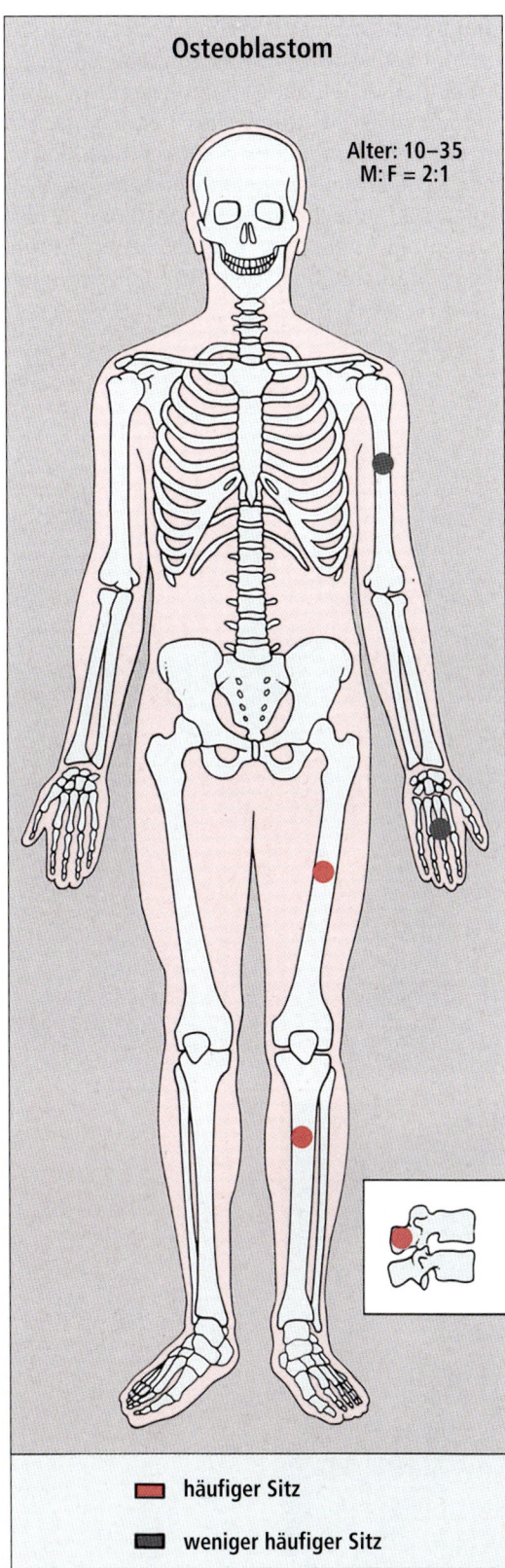

Abb. 16-28. Prädilektionsstellen, Altersgipfel und Geschlechtsverteilung beim Osteoblastom

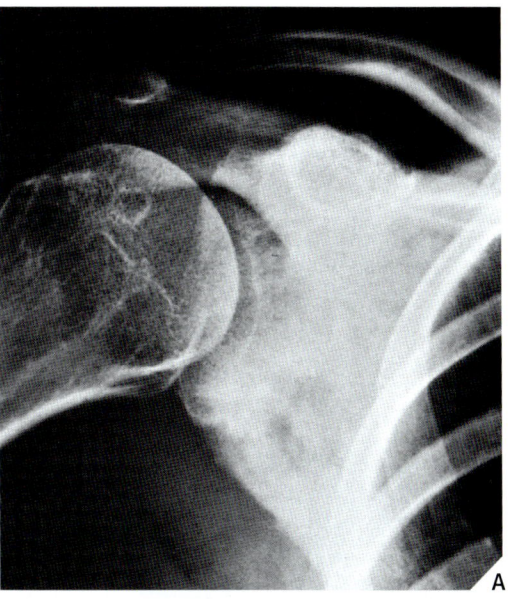

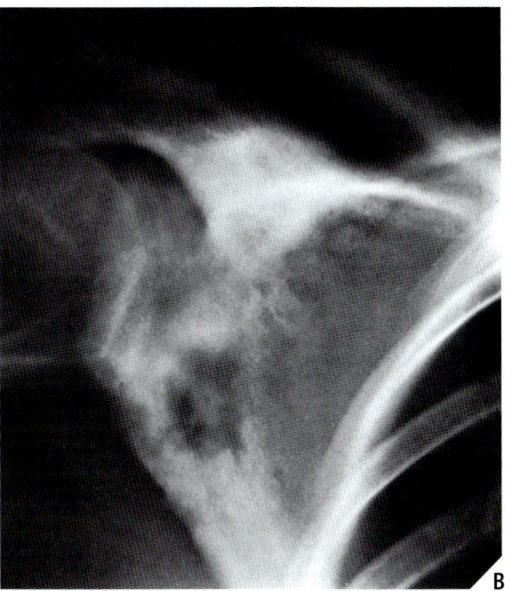

Abb. 16-29. **A** Die a.-p. Übersicht der rechten Schulter einer 28jährigen Frau zeigt innerhalb des Schulterblatts einen flauen, strahlentransparenten, von einem Sklerosebezirk umgebenen Herd, außerdem eine zottige Periostreaktion am axillären Knochenrand – Zeichen, die für einen malignen Tumor, z. B. ein Osteosarkom sprechen. **B** Das konventionelle Tomogramm ergibt ganz deutlich einen strahlentransparenten Nidus mit einem sklerotischen Zentrum, was einem Osteoidosteom ähnelt, doch weist die Größe dieser Läsion (3 x 3 cm) diese als ein Osteoblastom aus. Die Diagnose wurde durch eine Exzisionsbiopsie bestätigt

TEIL IV - Tumoren und tumorähnliche Veränderungen (Tumor-like Lesions)

2. Expandierende (Blow-out-)Läsion, ähnlich einer aneurysmatischen Knochenzyste, mit kleinen Aufhellungen im Zentrum. Dieses Bildmuster sieht man besonders oft an der Wirbelsäule (Abb. 16-32).
3. Aggressive Veränderung, die einen malignen Tumor vortäuscht (Abb. 16-33).
4. Periostale Läsion ohne umgebende Knochensklerose, aber mit einer dünnen Schale neu gebildeten periostalen Knochens (Abb. 16-34).

Differentialdiagnose: Die histologische Unterscheidung von Osteoidosteom und Osteoblastom kann sehr schwierig, bei einem beträchtlichen Teil der Patienten gar unmöglich sein. Beide bilden Osteoid, doch sind beim typischen Osteoblastom die Knochenbälkchen dicker und länger, scheinen ferner weniger dicht gepackt und auch weniger zusammenhängend als die beim Osteoidosteom. Einige Experten vertreten die Auffassung, daß das Osteoblastom bei der auffälligen Ähnlichkeit mit dem Osteoidosteom nur

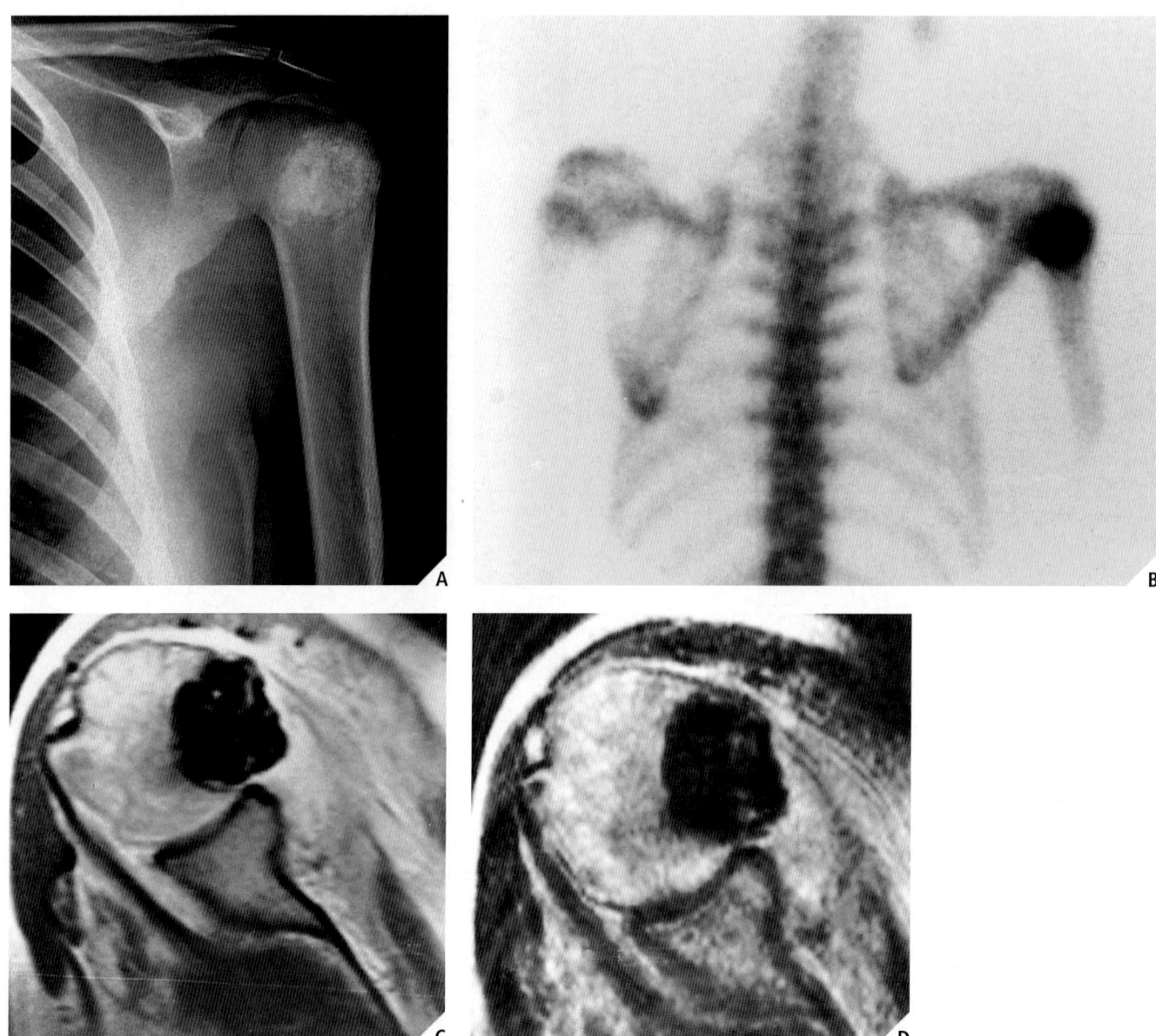

Abb. 16-30. Das 15jährige Mädchen stellte sich wegen Schulterschmerzen links vor. **A** Die Übersichtsaufnahme zeigt eine scharf begrenzte sklerosierte Läsion in der proximalen Humerusmetaphyse, die die Wachstumsfuge erreicht. **B** Das Knochenszintigramm nach Injektion von 15 mCi (555 MBq) Tc-99m-Methylendiphosphonat zeigt eine vermehrte und auf den Ort dieser Veränderung begrenzte Nuklidanreicherung. **C** Ein axiales T1w Spin-Echo-MRT-Bild (TR 700 / TE 20 ms) weist nach, daß diese Läsion dorsal gelegen ist, die Knochenrinde zerstört und sich infiltrierend in die Weichteile ausdehnt. **D** Ein axiales T2w Spin-Echo-MRT-Bild (TR 2200 / TE 60 ms) zeigt dann, daß die Läsion signalarm ist, was auf Knochengrundsubstanz hindeutet. Der signalreiche Saum am hinteren äußeren Tumorrand stellt ein Ödem um den Tumor herum dar. Die Biopsie sicherte die Diagnose eines Osteoblastoms

Benigne Tumoren und tumorähnliche Veränderungen I: Knochenbildende Veränderungen 16

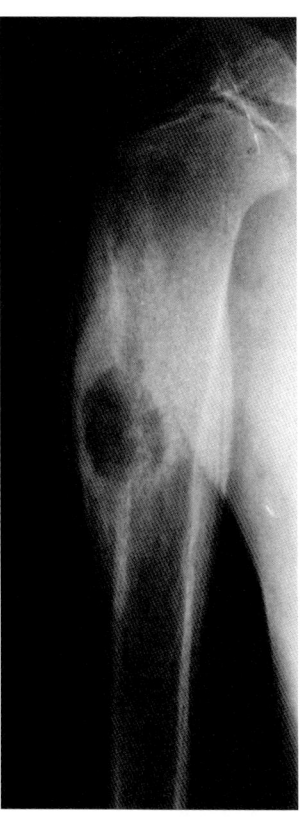

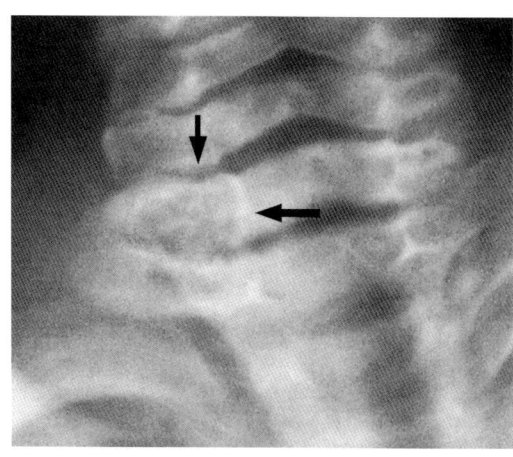

Abb. 16-31. Das Osteoblastom im proximalen Humerus dieses 8jährigen Knaben ähnelt den Veränderungen eines Osteoidosteoms, doch ist diese Läsion mit einem Maximaldurchmesser von 2,5 cm größer und die Periostreaktion an der inneren und äußeren Humeruskortikalis betonter. Andererseits ist das Ausmaß der das strahlentransparente Zentrum umgebenden Sklerose geringer, als man dies normalerweise beim Osteoidosteom sieht. Häufig wird dieser Typ des Osteoblastoms als Riesenosteoidosteom bezeichnet

Abb. 16-32. Dieses Tomogramm der Halswirbelsäule zeigt eine expansive „Blow-out-Läsion" eines Osteoblastoms wie auch mehrere kleine zentrale Verschattungen im Wirbelbogen von C6 *(Pfeile)*

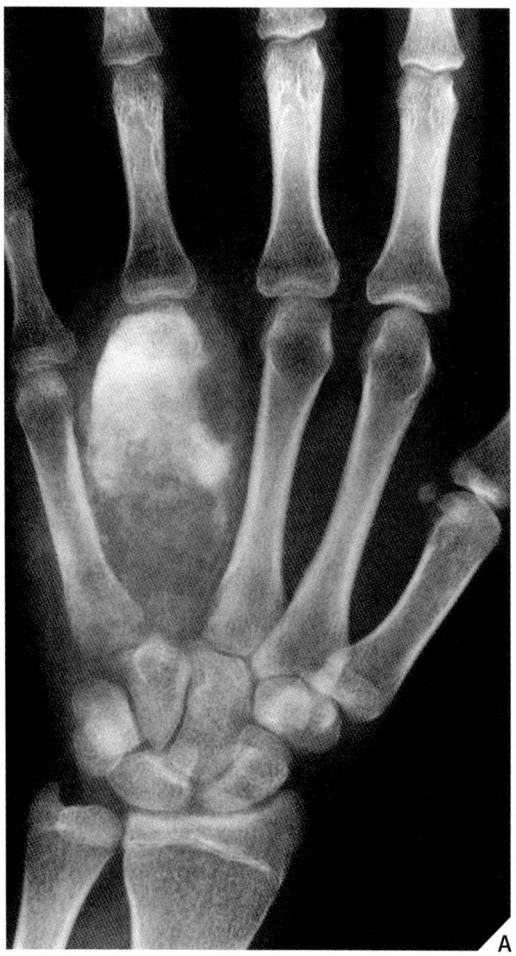

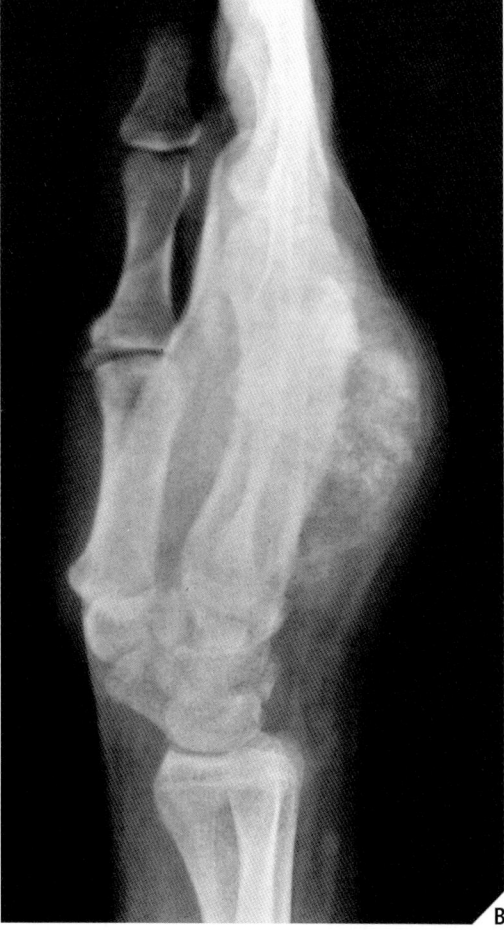

Abb. 16-33. A, B Die d.-p. und die Seitaufnahme der Hand zeigen ein aggressives Osteoblastom. Zu beachten ist die Destruktion des gesamten 4. Mittelhandknochens bei gleichzeitiger massiver Knochenneubildung, besonders in dessen distalem Anteil. Diese Läsion ähnelt zwar sehr dem Bild eines Osteosarkoms, doch erscheint sie immer noch von einer periostalen Knochenneubildung umfangen

TEIL IV - Tumoren und tumorähnliche Veränderungen (Tumor-like Lesions)

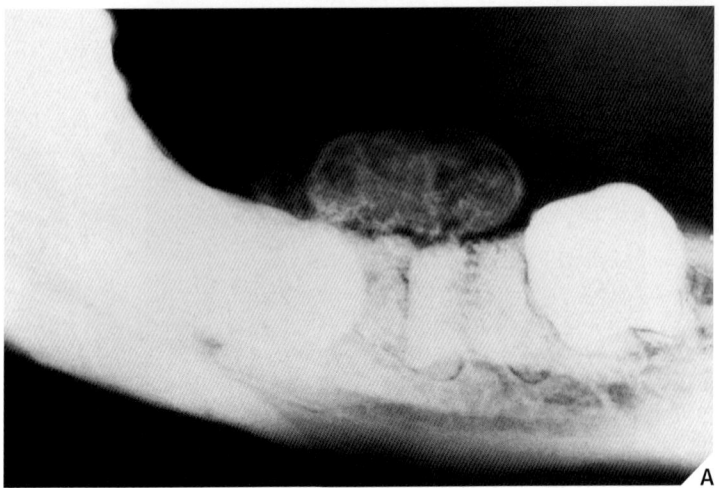
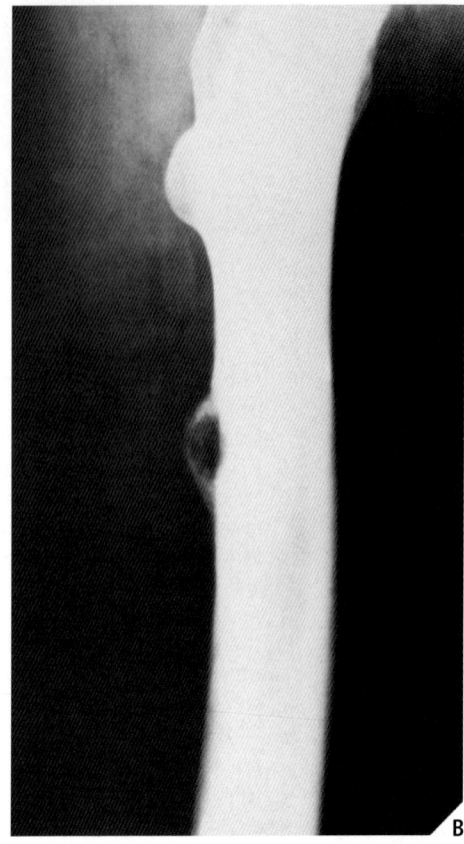

Abb. 16-34. Ein periostales Osteoblastom der Mandibula (**A**) sowie ein periostales Osteoblastom des Femurs (**B**) sind von einer schmalen Schale neu gebildeten periostalen Knochens überzogen (mit freundlicher Erlaubnis von Prof. Dr. Wolfgang Remagen, Köln)

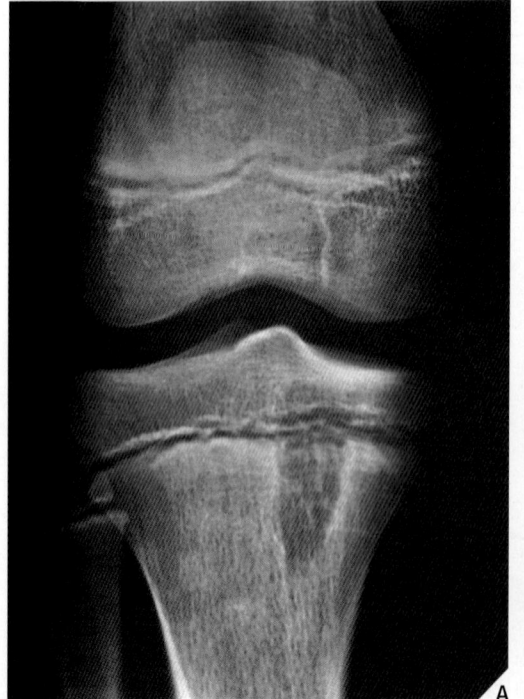
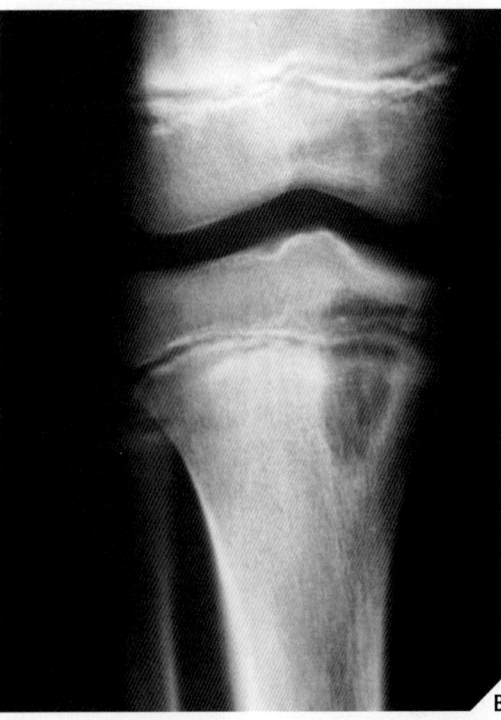

Abb. 16-35. **A** Bei diesem 10jährigen Jungen zeigt die a.-p. Aufnahme des Knies eine ovale Aufhellungsfigur, die die proximale Wachstumsfuge der Tibia erreicht und quert. **B** Gesichert wird die Ausdehnung dieser Veränderung in die Epiphyse hinein auf dem a.-p. Tomogramm. Hierbei handelt es sich um einen Knochenabszeß

eine Variante im klinischen Bild bei gleichem pathologischem Vorgang darstellt.

Die Differentialdiagnose des Osteoblastoms sollte Osteoidosteom, Knochenabszeß, aneurysmatische Knochenzyste, Enchondrom und Osteosarkom beinhalten (Tab. 16-3). Den Knochenabszeß kennzeichnet meist ein geschlängelt verlaufender Fistelgang (vgl. Abb. 16-20), oder aber man kann sehen, wie er die Wachstumsfuge quert (Abb. 16-35) – ein Zeichen, das man beim Osteoblastom so gut wie nie vorfindet. Die aneurysmatische Knochenzyste kann mitunter dem Osteoblastom ähneln, zeigt aber keine zentralen Aufhellungen. Im Gegensatz zum Osteoblastom zeigt das Enchondrom in aller Regel eine Grundsubstanz mit punkt-, ring- und bogenförmigen Verkalkungen darin. Ferner bewirkt das Enchondrom (vgl. Abb. 17-4), im Gegensatz zum Osteoblastom (Abb. 16-36), keine Periostreaktion, es sei denn, es ist zu einer pathologischen Fraktur gekommen.

Das aggressive Osteoblastom ist gegen das Osteosarkom abzugrenzen, wobei die Tomographie helfen kann. Auch kann die CT bei der Differentialdiagnose von Veränderungen in komplexen Regionen wie den Wirbeln weiterhelfen (Abb. 16-37). Ist der Tumor in den Durasack eingebrochen, kann die MRT erforderlich sein.

Behandlung: Die Behandlung des Osteoblastoms ähnelt der des Osteoidosteoms; man sollte eine En-bloc-Resektion durchführen. Größere Osteoblastome benötigen eventuell zusätzlich Knochentransplantate und Osteosynthesemaßnahmen.

Tab. 16-3. Differentialdiagnose des Osteoblastoms

Leiden	Radiologische Befunde
Kortikales und medulläres osteoidosteomartiges Osteoblastom (Riesenosteoidosteom)	Strahlentransparente kugelige oder ovale Läsion mit scharf begrenzten Rändern. Häufig Sklerose um die Läsion herum. Überschießende Periostreaktion. Nidus größer als 2 cm.
Expansives Osteoblastom, ähnlich aneurysmatischer Knochenzyste	„Blow-out"-Läsion ähnlich der aneurysmatischen Knochenzyste, aber mit zentralen Verdichtungen.
Aggressives Osteoblastom (malignen Tumor imitierend)	Unscharfe Ränder, Kortikaliszerstörung, aggressiv aussehende Periostreaktion, manchmal Weichteilinvasion.
Periostales Osteoblastom	Runde oder ovale, unterschiedlich dichte, der Kortikalis aufsitzende Raumforderung, die von einer Schale aus neu gebildeten Knochen bedeckt wird.
Osteoidosteom	Strahlentransparenter Nidus ≥1,5 cm, manchmal mit sklerosiertem Zentrum
Aneurysmatische Knochenzyste	Expansive Blow-out-Läsion. In langen Röhrenknochen pfeilerartige Periostreaktion. Eine dünne Schale reaktiven Knochens bedeckt die Läsion oft, kann aber bei sehr rasch wachsenden Läsionen auch fehlen. Weichteileinbruch möglich.
Enchondrom	Strahlentransparente Läsion mit oder ohne sklerosierten Rand, häufig mit zentralen Verkalkungen in Form von Punkten, Ringen und Bögen
Osteosarkom	Permeative oder mottenfraßartige Knochenzerstörung; breite Übergangszone; dichte Verschattungen durch Tumorknochen; aggressive Periostreaktion; Weichteiltumor.

TEIL IV - Tumoren und tumorähnliche Veränderungen (Tumor-like Lesions)

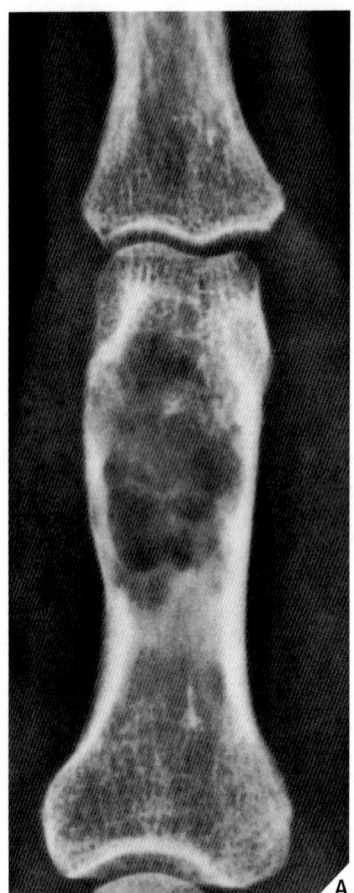
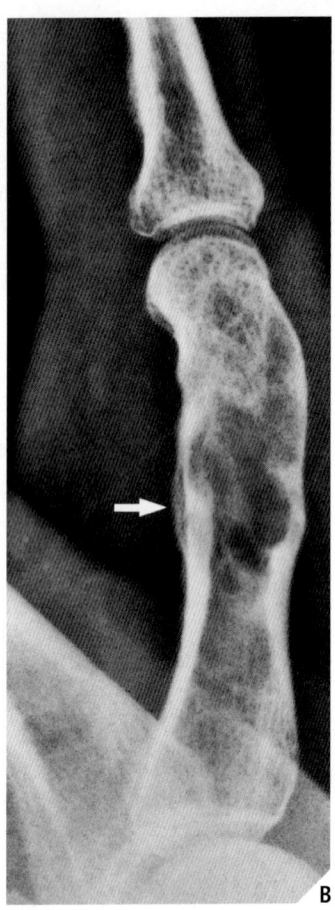

Abb. 16-36 A, B Dorsopalmare und seitliche Aufnahme des Kleinfingers zeigen ein enchondromartiges Osteoblastom. Man beachte die Periostreaktion (Pfeil) und das Fehlen einer für Enchondrome typischen Knorpelgrundsubstanz. Kleine Verdichtungen im Zentrum der Läsion stellen Knochenbildung dar, ein charakteristisches Merkmal eines Osteoblastoms

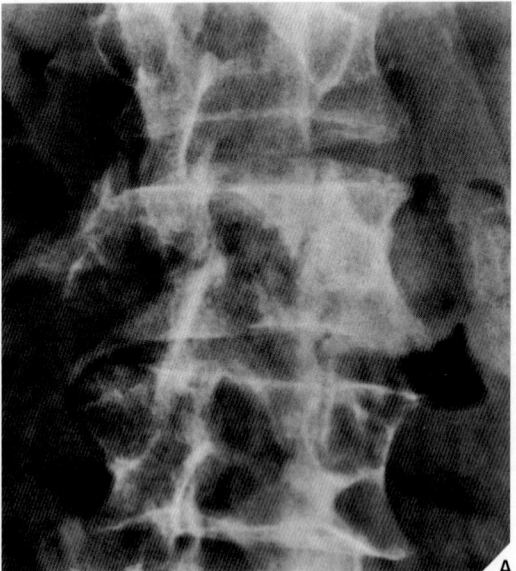
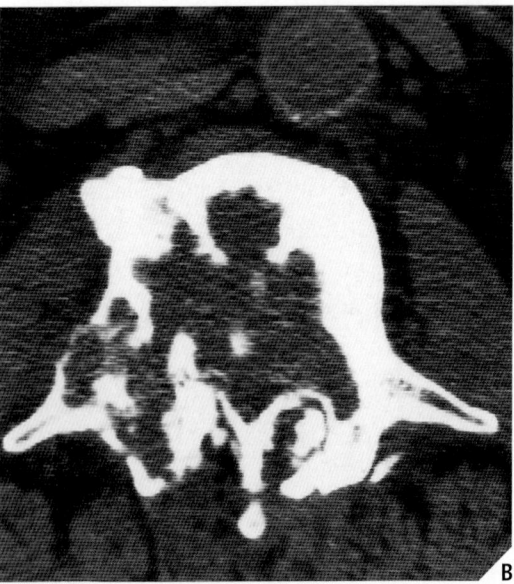

Abb. 16-37 A Das a.-p. Röntgenbild der Lendenwirbelsäule zeigt bei einem 65 Jahre alten Mann mit schleichend beginnenden Lumbalgien mit Ausstrahlung in die rechte untere Extremität eine destruierende Osteolyse in der rechten Hälfte des 3. Lendenwirbelkörpers. **B** Das CT-Bild zeigt herdförmige Knochenbildungen innerhalb der Läsion und den Einbruch in die Knochenrinde. Die anschließende Biopsie wies ein aggressives Osteoblastom nach. (Mit freundlicher Erlaubnis von Ibrahim F. Abdelwahab, M.D., New York, NY)

Merkpunkte für die Praxis

1. Das parossale Osteom, eine asymptomatische knochenbildende Läsion, kann Teil des Gardner-Syndroms mit Talgzysten, Hautfibromen, Desmoidtumoren und einer intestinalen Polypose sein.
2. Bei der Differentialdiagnose des parossalen Osteoms ist die wichtigste auszuschließende Entität das parossale Osteosarkom.
3. Das für ein Osteoidosteom typischste klinische Zeichen ist der Schmerz, der nachts am stärksten ist und prompt auf Salizylate (Aspirin) anspricht.
4. Bei der radiologischen Beurteilung des Osteoidosteoms
   - besteht der Nidus aus einem kleinen strahlentransparenten Bereich, manchmal mit einem sklerosierten Zentrum; die dichte, den Nidus umgebende Zone stellt eine reaktive Sklerose, nicht aber einen Tumor dar;
   - hängen die radiologischen Charakteristika vom Ort der Läsion ab: intrakortikal, intramedullär, subperiostal oder periartikulär (intrakapsulär);
   - sollte die Differentialdiagnose Osteoblastom, Streßfraktur, Knochenabszeß (Brodie-Abszeß), Kompaktainsel und intrakortikales Osteosarkom beinhalten.
5. Zu den Komplikationen des Osteoidosteoms zählen:
   - Rezidiv der Läsion (bei unvollständiger Resektion);
   - beschleunigtes Wachstum (wenn die Läsion nahe einer Wachstumsfuge liegt)
   - Skoliose;
   - vorzeitig einsetzende Arthrose (bei intrakapsulärem Nidus).
6. Ein gut vorbereiteter operativer Ansatz zur Behandlung eines Osteoidosteoms erfordert:
   - Die radiologische Lokalisation der Läsion (durch Szintigraphie, Röntgenbilder, konventionelle Tomographie, CT);
   - die Sicherstellung der vollständigen Resektion der Läsion in vivo (durch Untersuchung des Wirtsknochens) und in vitro (durch Untersuchung des Resektionspräparats).
7. Das mit dem Osteoidosteom histologisch nahezu identische Osteoblastom ist dennoch eine eigenständige klinische Entität. Charakteristika des radiologischen Bilds sind:
   - Merkmale ähnlich denen des Riesen-Osteoidosteoms;
   - ein „Blow-out"-Typ der expansiven Läsion mit kleinen Aufhellungen im Zentrum, der einer aneurysmatischen Knochenzyste ähnelt;
   - eine Läsion mit aggressiven Zeichen ähnlich einem malignen Tumor (Osteosarkom).

Literaturempfehlungen

Adil A, Hoeffel C, Fikry T. Osteoid osteoma after a fracture of the distal radius. AJR Am J Roentgenol 1996; 167: 145–146.

Alani WO, Bartal E. Osteoid osteoma of the femoral neck stimulating an inflammatory synovitis. Clin Orthop 1987; 223: 308–312.

Anderson RB, McAlister JA Jr, Wrenn RN. Case report 585. Intracortical osteosarcoma of tibia. Skeletal Radiol 1989; 18: 627–630.

Assoun J, Railhac JJ, Bonnevialle P, et al. Osteoid osteoma: percutaneous resection with CT guidance. Radiology 1993; 188: 541–547.

Assoun J, Richardi G, Railhac JJ, et al. Osteoid osteoma: MR imaging versus CT. Radiology 1994; 191: 217–223.

Atar D, Lehman WB, Grant AD. Tips of the trade: computerized tomography-guided excision of osteoid osteoma. Orthop Rev 1992; 21: 1457–1458.

Azouz EM, Kozlowski K, Marton D, Sprague P, Zerhouni A, Assalah F. Osteoid osteoma and osteoblastoma of the spine in children. Report of 22 cases with brief literature review. Pediatr Radiol 1986; 16: 25–31.

Baron D, Soulier C, Kermabon C, Leroy JP, Le Goff P. Ostéomes ostéoïdes post-traumatique: á propos de deux cas et revue de la litérature. Rev Rhum Mal Osteoartic 1992; 59: 271–275.

Bauer TW, Zehr RJ, Belhobek GH, Marks KE. Juxta-articular osteoid osteoma. Am J Surg Pathol 1991; 15: 381–387.

Baum PA, Nelson MC, Lack EE, Bogumill GP. Case report 560. Parosteal osteoma of tibia. Skeletal Radiol 1989; 18: 406–409.

Bell RS, O'Conner GD, Waddell JP. Importance of magnetic resonance imaging in osteoid osteoma: a case report. Can J Surg 1989; 32: 276–278.

Bertoni F, Unni KK, Beabout JW, Sim FH. Parosteal osteoma of bones other than of the skull and face. Cancer 1995; 75: 2466–2473.

Bertoni F, Unni KK, McLeod RA, Dahlin DC. Osteosarcoma resembling osteoblastoma. Cancer 1985; 55: 416–426.

Bettelli G, Tigani D, Picci P. Recurring osteoblastoma initially presenting as a typical osteoid osteoma. Report of two cases. Skeletal Radiol 1991; 20: 1–4.

Biebuyck JC, Katz LD, McCauley T. Soft tissue edema in osteoid osteoma. Skeletal Radiol 1993; 22: 37–41.

Bullough PG. Atlas orthopedic pathology with clinical and radiologic correlations, 2nd ed. New York: Gower Medical Publishing, 1992.

Byers PD. Solitary benign osteoblastic lesions of bone. Osteoid osteoma and benign osteoblastoma. Cancer 1968; 22: 43–57.

Campanacci M. Bone and soft tissue tumors. New York: Springer-Verlag, 1990: 355–373.

Campbell CJ, Papademetriou T, Bonfiglio M. Melorheostosis. A report of the clinical, roentgenographic, and pathological findings in fourteen cases. J Bone Joint Surg [Am] 1968; 50A: 1281–1304.

Carter TR. Osteoid osteoma of the hip: an alternate method of excision. Orthop Rev 1990; 19: 903–905.

TEIL IV - Tumoren und tumorähnliche Veränderungen (Tumor-like Lesions)

Cassar-Pullicino VN, McCall IW, Wan S. Intra-articular osteoid osteoma. Clin Radiol 1992; 45: 153–160.

Cervilla V, Haghighi P, Resnick D, Sartoris DJ. Case report 596. Parosteal osteoma of the acetabulum. Skeletal Radiol 1990; 19: 135–137.

Chamberlain BC, Mosher JF, Levinsohn EM, Greenberg JA. Subperiosteal osteoid osteoma of the hamate: a case report. J Hand Surg [Am] 1992; 17A: 462–465.

Chang CH, Piatt ED, Thomas KE, Watne AL. Bone abnormalities in Gardner's syndrome. AJR Am J Roentgenol 1968; 103: 645–652.

Cohen MD, Harrington TM, Ginsburg WW. Osteoid osteoma: 95 cases and a review of the literature. Semin Arthritis Rheum 1983; 12: 265–281.

Corbett JM, Wilde AH, McCormack LJ, Evarts CM. Intra-articular osteoid osteoma: a diagnostic problem. Clin Orthop 1974; 98: 225–230.

Crim JR, Mirra JM, Eckardt JJ, Seeger LL. Widespread inflammatory response to osteoblastoma: the flare phenomenon. Radiology 1990; 177: 835–836.

Dahlin DC. Osteoma. In: Bone tumors. General aspects on 8,542 cases, 4th ed. Springfield, IL: Charles C. Thomas, 1986: 84–87, 308–321.

Dahlin DC, Johnson EW Jr. Giant osteoid osteoma. J Bone Joint Surg [Am] 1954; 36A: 559–572.

Dahlin DC, Unni KK. Bone tumors: general aspects and data on 8,542 cases, 4th ed. Springfield, IL: Charles C. Thomas, 1987: 88–101.

Della Rocca C, Huvos AG. Osteoblastoma: varied histological presentations with a benign clinical course. 55 cases. Am J Surg Pathol 1996; 20: 841–850.

Denis F, Armstrong GW. Scoliogenic osteoblastoma of the posterior end of the rib: a case report. Spine 1984; 9: 74–76.

DeSouza Diaz L, Frost HM. Osteoid osteoma – osteoblastoma. Cancer 1974; 33: 1075–1081.

Dockerty MB, Ghormley RK, Jackson AE. Osteoid osteoma: clinicopathologic study of 20 cases. Ann Surg 1951; 133: 77–89.

Dolan K, Seibert J, Seibert R. Gardner's syndrome. AJR Am J Roentgenol 1973; 119: 359–364.

Dorfman HD, Weiss SW. Borderline osteoblastic tumors: problems in the differential diagnosis of aggressive osteoblastoma and low-grade osteosarcoma. Semin Diagn Pathol 1984; 1: 215–234.

Doyle T, King K. Percutaneous removal of osteoid osteomas using CT control. Clin Radiol 1989; 40: 514–517.

Edeiken J, DePalma AF, Hodes PJ. Osteoid osteoma (roentgenographic emphasis). Clin Orthop 1966; 49: 201–206.

Fabris D, Trainiti G, Di Comun M, Agostini S. Scoliosis due to rib osteoblastoma: report of two cases. J Pediatr Orthop 1983; 3: 370–375.

Fanning JW, Lucas GL. Osteoblastoma of the scaphoid: a case report. J Hand Surg [Am] 1993; 18A: 663–665.

Farmlett EJ, Magid D, Fishman EK. Osteoblastoma of the tibia: CT demonstration. J Comput Assist Tomogr 1986; 10: 1068–1070.

Fechner RE, Mills SE. Tumors of the bones and joints. Washington, DC: Armed Forces Institute of Pathology, 1993: 25–38.

Fleming RJ, Alpert M, Garcia A. Parosteal lipoma. AJR Am J Roentgenol 1962; 87: 1075–1084.

Freiberger RH, Loitman BS, Helpern M, Thompson TC. Osteoid osteoma: a report of 80 cases. AJR Am J Roentgenol 1959; 82: 194–205.

Gamba JL, Martinez S, Apple J, Harrelson JM, Nunley JA. Computed tomography of axial skeletal osteoid osteomas. AJR Am J Roentgenol 1984; 142: 769–772.

Gardner EJ, Plenk HP. Hereditary pattern for multiple osteomas in a family group. Am J Hum Genet 1952; 4: 31–36.

Gardner EJ, Richards RC. Multiple cutaneous and subcutaneous lesions occurring simultaneously with hereditary polyposis and osteomatosis. Am J Hum Genet 1953; 5: 139–147.

Gentry JF, Schechter JJ, Mirra JM. Case report 574. Periosteal osteoblastoma of rib. Skeletal Radiol 1989; 18: 551–555.

Geschickter CF, Copeland MM. Parosteal osteoma of bone: a new entity. Ann Surg 1951; 133: 790–807.

Gill S, Marco SF, Arenas J, et al. Doppler duplex color localization of osteoid osteoma. Skeletal Radiol 1999; 28: 107–110.

Gitelis S, Schajowicz F: Osteoid osteoma and osteoblastoma. Orthop Clin North Am 1989; 20: 313–325.

Glass RB, Poznanski AK, Fisher MR, Shkolnik A, Dias L. MR imaging of osteoid osteoma. J Comput Assist Tomogr 1986; 10: 1065–1067.

Goldberg VM, Jacobs B. Osteoid osteoma of the hip in children. Clin Orthop 1975; 106: 41–47.

Goldman AB, Schneider R, Pavlov H. Osteoid osteomas of the femoral neck: report of four cases evaluated with isotopic bone scanning, CT, and MR imaging. Radiology 1993; 186: 227–232.

Graham HK, Laverick MD, Cosgrove AP, Crone MD. Minimally invasive surgery for osteoid osteoma of the proximal femur. J Bone Joint Surg [Br] 1993; 75B: 115–118.

Greenspan A. Benign bone-forming lesions: osteoma, osteoid osteoma, and osteoblastoma. Skeletal Radiol 1993; 22: 485–500.

Greenspan A. Bone island (enostosis): current concept. Skeletal Radiol 1995; 24: 111–115.

Greenspan A. Sclerosing bone dysplasias – a target-site approach. Skeletal Radiol 1991; 20: 561–583.

Greenspan A, Elguezabel A, Bryk D. Multifocal osteoid osteoma. A case report and review of the literature. AJR Am J Roentgenol 1974; 121: 103–106.

Greenspan A, Stadalnik RC: Bone island: scintigraphic findings and their clinical application. Can Assoc Radiol J 1995; 46: 368–379.

Greenspan A, Steiner G, Knutzon R. Bone island (enostosis): clinical significance and radiologic and pathologic correlations. Skeletal Radiol 1991; 20: 85–90.

Griffith JF, Kumta SM, Chow LTC, Leung PC, Metreweli C. Intracortical osteosarcoma. Skeletal Radiol 1998; 27: 228–232.

Haibach H, Farrell C, Gaines RW. Osteoid osteoma of the spine: surgically correctable cause of painful scoliosis. Can Med Assoc J 1986; 135: 895–899.

Healey HJ. Ghelman B: Osteoid osteoma and osteoblastoma. Clin Orthop 1986; 204: 76–85.

Helms CA. Osteoid osteoma: the double density sign. Clin Orthop 1987; 222: 167–173.

Helms CA, Hattner RS, Vogler JB III: Osteoid osteorna: radionuclide diagnosis. Radiology 1984; 151: 779–784.

Herrlin K, Ekelund L, Lövdahl R, Persson B. Computed tomography in suspected osteoid osteomas of tubular bones. Skeletal Radiol 1982; 9: 92–97.

Houghton MJ, Heiner JP, DeSmet AA. Osteoma of the innominate bone with intraosseous and parosteal involvement. Skeletal Radiol 1995; 24: 445–457.

Huvos AG. Bone tumors. Diagnosis, treatment, and prognosis, 2nd ed. Philadelphia: WB Saunders, 1991.

Huvos AG. Osteoid osteoma. In: Bone tumors. Philadelphia: WB Saunders, 1979: 18–32.

Iceton J, Rang M. An osteoid osteoma in an open distal femoral epiphysis. Clin Orthop 1986; 206: 162–165.

Jackson RP, Reckling FW, Mants FA. Osteoid osteoma and osteoblastoma. Similar histologic lesions with different natural histories. Clin Orthop 1977; 128: 303–313.

Jacobs P. Parosteal lipoma with hyperostosis. Clin Radiol 1972; 23: 196–198.

Jacobson HG. Dense bone – too much bone: radiological considerations and differential diagnosis. Part I. Skeletal Radiol 1985; 13: 1–20.

Jacobson HG. Dense bone – too much bone: radiological considerations and differential diagnosis. Part II. Skeletal Radiol 1985; 13: 97–113.

Jaffe HL. Benign osteoblastoma. Bull Hosp Joint Dis 1956; 17: 141–151.

Jaffe HL. Osteoid osteoma: a benign osteoblastic tumor composed of osteoid and atypical bone. Arch Surg 1935; 31: 709–728.

Jaffe HL. Osteoid osteoma of bone. Radiology 1945; 45: 319–334.

Jaffe HL, Mayer L. An osteoblastic osteoid tissue-forming tumor of a metacarpal bone. Arch Surg 1932; 24: 550–564.

Kayser F, Resnick D, Haghighi P, et al. Evidence of the subperiosteal origin of osteoid osteomas in tubular bones: analysis by CT and MR imaging. AJR Am J Roentgenol 1998; 170: 609–614.

Keim HA, Reina EG. Osteoid osteoma as a cause of scoliosis. J Bone Joint Surg [Am] 1975; 57-A: 159–163.

Kenan S, Floman Y, Robin GC, Laufer A. Aggressive osteoblastoma. A case report and review of the literature. Clin Orthop 1985; 195: 294–298.

Kendrick JL, Evarts CM. Osteoid osteoma: a critical analysis of 40 tumors. Clin Orthop 1967; 54: 51–59.

Kirchner B, Hillmann A, Lottes G, et al. Intraoperative, probe guided curettage of osteoid osteoma. Eur J Nucl Med 1993; 20: 609–613.

Klein MH, Shankman S. Osteoid osteoma: radiologic and pathologic correlation. Skeletal Radiol 1992; 21: 23–31.

Kneisl JS, Simon MA. Medical management compared with operative treatment for osteoid osteoma. J Bone Joint Surg [Am] 1992; 74A: 179–185.

Kransdorf MJ, Stull MA, Gilkey FW, Moser RP Jr. Osteoid osteoma. Radiographics 1991; 11: 671–696.

Kribbs S, Munk PL, Vellet AD, Levin MF. Diagnosis of osteoid osteoma using STIR magnetic resonance imaging. Australas Radiol 1993; 37: 292–296.

Kricun ME. Imaging of bone tumors. Philadelphia: WB Saunders, 1993: 121–125,114–116.

Kroon HM, Schurmans J. Osteoblastoma: clinical and radiologic findings in 98 new cases. Radiology 1990; 175: 783–790.

Kyriakos M. Intracortical osteosarcoma. Cancer 1980; 46: 2525–2533.

Lawrie TR, Aterman K, Sinclair AM. Painless osteoid osteoma: a report of two cases. J Bone Joint Surg [Am] 1970; 52A: 1357–1363.

LeeDH, Malawer MM. Staging and treatment of primary and persistent (recurrent) osteoid osteoma: evaluation of intraoperative nuclear scanning, tetracycline fluorescence, and tomography. Clin Orthop 1992; 281: 229–238.

Lichtenstein L. Benign osteoblastoma. A category of osteoid- and bone-forming tumors other than classical osteoid osteoma, which may be mistaken for giant-cell tumor or osteogenic sarcoma. Cancer 1956; 9: 1044–1052.

Lichtenstein L. Bone tumors, 5th ed. St. Louis: Mosby, 1977: 11.

Lichtenstein L, Sawyer WR. Benign osteoblastoma: further observations and report of twenty additional cases. J Bone Joint Surg [Am] 1964; 46A: 755–765.

Lisbona R, Rosenthall L. Role of radionuclide imaging in osteoid osteoma. AJR Am J Roentgenol 1979; 132: 77–80.

Lucas DR, Unni KK, McLeod RA, O'Connor MI, Sim FH. Osteoblastoma: clinicopathologic study of 306 cases. Hum Pathol 1994; 25: 117–134.

Marcove RC, Alpert M. A pathologic study of benign osteoblastoma. Clin Orthop 1963; 30: 175–180.

Marsh BW, Bonfiglio M, Brady LP, Enneking WF. Benign osteoblastoma: range of manifestations. J Bone Joint Surg [Am] 1975; 57A: 1–9.

Mazoyer JF, Kohler R, Bossard D. Osteoid osteoma: CT-guided percutaneous treatment. Radiology 1991; 181: 269–271.

McDermott MB, Kyriakos M, McEnery K. Painless osteoid osteoma of the rib in an adult. Cancer 1996; 77: 1442–1449.

McGrath BE, Bush CH, Nelson TE, Scarborough MT. Evaluation of suspected osteoid osteoma. Clin Orthop 1996; 327: 247–252.

McLeod RA, Dahlin DC, Beabout JW. The spectrum of osteoblastoma. AJR Am J Roentgenol 1976; 126: 321–325.

Meltzer CC, Scott WW Jr, McCarthy EF. Case report 698. Osteoma of the clavicle. Skeletal Radiol 1991; 20: 555–557.

Mirra JM, Dodd L, Johnston W, Frost DB. Case report 700. Primary intracortical osteosarcoma of femur, sclerosing variant, grade 1 to 2 anaplasia. Skeletal Radiol 1991; 20: 613–616.

Mirra JM, Gold RH, Pignatti G, Remotti F. Case report 497. Compact osteoma of iliac bone. Skeletal Radiol 1988; 17: 437–442.

Mirra JM, Picci P, Gold RH. Bone tumors: clinical, pathologic, and radiologic correlations. Philadelphia: Lea & Febiger, 1989: 226–248.

Mitchell ML, Ackerman LV. Metastatic and pseudomalignant osteoblastoma: a report of two unusual cases. Skeletal Radiol 1986; 15: 213–218.

Murphey MD, Andrews CL, Flemming DJ, Temple HT, Smith WS, Smirniotopoulos JG. Primary tumors of the spine: radiologic-pathologic correlation. Radiographics 1996; 16: 1131–1158.

Murphey MD, Johnson DL, Bhatia PS, Neff JR, Rosenthal HG, Walker CW. Parosteal lipoma: MR imaging characteristics. AJR Am J Roentgenol 1994; 162: 105–110.

Norman A. Persistence or recurrence of pain: a sign of surgical failure in osteoid osteoma. Clin Orthop 1978; 130: 263–266.

Norman A, Abdelwahab IF, Buyon J, Matzkin E. Osteoid osteoma of the hip stimulating an early onset of osteoarthritis. Radiology 1986; 158: 417–420.

O'Connell JX, Rosenthal DI, Mankin HJ, Rosenberg AE. Solitary osteoma of a long bone. J Bone Joint Surg [Am] 1993; 75A: 1830–1834.

Pettine KA, Klassen RA. Osteoid osteoma and osteoblastoma of the spine. J Bone Joint Surg [Am] 1986; 68A: 354–361.

Peyser AB, Makley JT, Callewart CC, Brackett B, Carter JR, Abdul-Karim FW. Osteoma of the long bones and the spine: a study of eleven patients and a review of the literature. J Bone Joint Surg [Am] 1996; 78A: 1172–1180.

Picci P, Campanacci M, Mirra JM. Osteoid osteoma. Differential clinicopathologic diagnosis. In: Mirra JM, ed. Bone tumors. clinical, radiologic, and pathologic correlations. Philadelphia: Lea & Febiger, 1989: 411–414.

Picci P, Gherlinzoni F, Guerra A. Intracortical osteosarcoma: rare entity or early manifestation of classical osteosarcoma? Skeletal Radiol 1983; 9: 255–258.

Ramos A, Castello J, Sartoris DJ, Greenway GD, Resnick D, Haghighi P. Osseous lipoma: CT appearance. Radiology 1985; 157: 615–619.

Resnick D, Kyriakos M, Greenway G. Tumors and tumor-like lesions of bone: imaging and pathology of specific lesions. In: Resnick D, ed. Diagnosis of bone and joint disorders, 3rd ed. Philadelphia: WB Saunders, 1995: 3629–3647.

Roger B, Bellin MF, Wioland M, Grenier P. Osteoid osteoma: CT-guided percutaneous excision confirmed with immediate follow-up scintigraphy in 16 outpatients. Radiology 1996; 201: 239–242.

Rosenthal DI, Alexander A, Rosenberg AE, Springfield D. Ablation of osteoid osteomas with a percutaneously placed electrode: a new procedure. Radiology 1992; 183: 29–33.

Rosenthal DI, Hornicek FJ, Wolfe MW, Jennings LC, Gebhardt MC, Mankin HJ. Percutaneous radiofrequency coagulation of osteoid osteoma compared with operative treatment. J Bone Joint Surg [Am] 1998; 80A: 815–821.

TEIL IV - Tumoren und tumorähnliche Veränderungen (Tumor-like Lesions)

Rosenthal DI, Springfield DS, Gebhardt MC, Rosenberg AE, Mankin HJ. Osteoid osteoma: percutaneous radiofrequency ablation. Radiology 1995; 197: 451–454.

Sabanas AO, Bickel WH, Moe JH. Natural history of osteoid osteoma of the spine: review of the literature and report of three cases. Am J Surg 1956; 91: 880–889.

Sadry F, Hessler C, Garcia J. The potential aggressiveness of sinus osteomas. A report of two cases. Skeletal Radiol 1988; 17: 427–430.

Schai P, Friederich NB, Krüger A, Jundt G, Herbe E, Buess P. Discrete synchronous multifocal osteoid osteoma of the humerus. Skeletal Radiol 1996; 25: 667–670.

Schajowicz F. Tumors and tumor-like lesions of bone: pathology, radiology and treatment, 2nd ed. Berlin: Springer-Verlag, 1994: 30–32, 48–56, 406–411.

Schajhwicz F, Lemos C. Malignant osteoblastoma. J Bone Joint Surg [Br] 1976; 58B: 202–211.

Schajowicz F, Lemos C. Osteoid osteoma and osteoblastoma. Closely related entities of osteoblastic derivation. Acta Orthop Scand 1970; 41: 272–291.

Schlesinger AE, Hernandez RJ. Intracapsular osteoid osteoma of the proximal femur: findings on plain film and CT. AJR Am J Roentgenol 1990; 154: 1241–1244.

Schweitzer ME, Greenway G, Resnick D, Haghighi P, Snoots WE. Osteoma of soft parts. Skeletal Radiol 1992; 21: 177–180.

Shaikh MI, Saifuddin A, Pringle J, Natali C, Sherazi Z. Spinal osteoblastoma: CT and MR imaging with pathological correlation. Skeletal Radiol 1999; 28: 33–40.

Sherazi Z, Saifuddin A, Shaikh MI, Natali C, Pringle JAS. Unusual imaging findings in association with spinal osteoblastoma. Clin Radiol 1996; 51: 644–648.

Sim FH, Dahlin DC, Beabout JW. Osteoid-osteoma: diagnostic problems. J Bone Joint Surg [Am] 1975; 57A: 154–159.

Simm RJ. The natural history of osteoid osteoma. Aust NZ J Surg 1975; 45: 412–415.

Smith FW, Gilday DL. Scintigraphic appearances of osteoid osteoma. Radiology 1980; 137: 191–195.

Spencer MG, Mitchell DB. Growth of a frontal sinus osteoma. J Laryngol Otol 1987; 101: 726–728.

Spjut HJ, Dorfman HD, Fechner RE, Ackerman LV. Tumors of bone and cartilage. In: Firminger HI, ed. Atlas of tumor pathology, 2nd series, fascicle 5. Washington, DC: Armed Forces Institute of Pathology, 1971: 117–119.

Steinberg GG, Coumas JM, Breen T. Preoperative localization of osteoid osteoma: a new technique that uses CT. AJR Am J Roentgenol 1990; 155: 883–885.

Steinberg I. Huge osteoma of the eleventh left rib. JAMA 1959; 170: 1921–1923.

Steiner GC. Ultrastructure of osteoblastoma. Cancer 1977; 39: 2127–2136.

Steiner GC. Ultrastructure of osteoid osteoma. Hum Pathol 1976; 7: 309–325.

Stern PJ, Lim EVA, Krieg JK. Giant metacarpal osteoma. A case report. J Bone Joint Surg (Am(1985; 67A: 487–489.

Strach EH. Osteoid osteoma. BMJ 1953; 1: 1031.

Sundaram M, Falbo S, McDonald D, Janney C. Surface osteomas of the appendicular skeleton. AJR Am J Roentgenol 1996; 167: 1529–1533.

Swee RG, McLeod RA, Beabout JW. Osteoid osteoma. Detection, diagnosis, and localization. Radiology 1979; 130: 117–123.

Tamarito LV, Pardo J. Parosteal osteoma: a clinipathological approach. Pathol Ann 1977; 1: 373–387.

Thompson GH, Wong KM, Konsens RM, Vibhakars S. Magnetic resonance imaging of an osteoid osteoma of the proximal femur: a potentially confusing appearance. J Pediatr Orthop 1990; 10: 800–804.

Towbin R, Kaye R, Meza MP, Pollock AN, Yaw K, Moreland M. Osteoid osteoma: percutaneous excision using a CT-guided coaxial technique. AJR Am J Roentgenol 1995; 164: 945–949.

Unni KK, Dahlin's bone tumors: general aspects and data on 11,087 cases. 5th ed. Philadelphia: Lippincott-Raven Publishers, 1996.

Unni KK, Dahlin DC, Beabout JW, Ivins JC. Parosteal osteogenic sarcoma. Cancer 1976; 37: 2644–2675.

Voto SJ, Cook AJ, Weiner DS, Ewing JW, Arrington LE. Treatment of osteoid osteoma by computed tomography guided excision in the pediatric patient. J Pediatr Orthop 1990; 10: 510–513.

Ward WG, Eckardt JJ, Shayestehfar S, Mirra J, Grogan T, Oppenheim W. Osteoid osteoma diagnosis and management with low morbidity. Clin Orthop 1993; 291: 229–235.

Wilner D. Radiology of bone tumors and allied disorders. Philadelphia: WB Saunders, 1982: 629–638.

Winter PF, Johnson PM, Hilal SK, Feldman F. Scintigraphic detection of osteoid osteoma. Radiology 1977; 122: 177–178.

Woods ER, Martel W, Mandell SH, Crabbe JP. Reactive soft-tissue mass associated with osteoid osteoma: correlation of MR imaging features with pathologic findings. Radiology 1993; 186: 221–225.

Worland AL, Ryder CT, Johnson AD. Recurrent osteoid osteoma. J Bone Joint Surg [Am] 1975; 57A: 277–278.

Yamamura S, Sato K, Sugiura H, Asano M, Takahasi M, Iwata H. Magnetic resonance imaging of inflammatory reaction in osteoid osteoma. Arch Orthop Trauma Surg 1994; 114: 8–13.

Yeager BA, Schiebler ML, Wertheim SB, et al. Case report: MR imaging of osteoid osteoma of the talus. J Comput Assist Tomogr 1987; 11: 916–917.

Youssef BA, Haddad MC, Zahrani A, et al. Osteoid osteoma and osteoblastoma: MRI appearances and the significance of ring enhancement. Eur Radiol 1996; 6: 291–296.

Kapitel 17

Benigne Tumoren und tumorähnliche Veränderungen (Tumor-like Lesions) II:
Chondrogene Läsionen

Benigne chondroblastische Veränderungen

Die Diagnose einer chondrogenen Läsion des Knochens ist für den Radiologen zumeist eine leichte Aufgabe. Um deren Natur als Knorpeltumoren zu erhärten, reichen im allgemeinen der Nachweis einer strahlentransparenten Matrix, ausgehöhlter (muschelartiger) Ränder und ring-, komma- oder punktförmiger Verkalkungen. Allerdings ist es radiologisch manchmal extrem schwierig zu entscheiden, ob ein chondrogener Tumor benigne oder maligne ist.

■ Enchondrom (Chondrom)

Das Enchondrom stellt 10% aller benignen Knochentumoren, ist damit der zweithäufigste Knochentumor und der häufigste Tumor der kurzen Röhrenknochen der Hand. Charakterisiert ist diese gutartige Veränderung durch die Ausformung eines reifen hyalinen Knorpels; liegt sie zentral im Knochen, dann spricht man von einem *Enchondrom* (Abb. 17-1), liegt sie dagegen außerhalb des Kortikalis (periostal), so nennt man dies ein *Chondrom* (periostal oder juxtakortikal; vgl. Abb. 17-8 u. 17-9). Trotz des Vorkommens in allen Lebensphasen sieht man Enchondrome doch vorwiegend im 2.–4. Lebensjahrzehnt und ohne Geschlechtsbevorzugung. Am häufigsten sind die kurzen Röhrenknochen der Hand (Phalangen und Metakarpalia) Ort des Leidens, doch findet man (En)Chondrome auch an langen Röhrenknochen (Abb. 17-2). Enchondrome sind häufig asymptomatisch und fallen oft erst bei einer pathologischen Fraktur durch den Tumor auf (Abb. 17-3).

Das Enchondroma protuberans ist eine seltene Variante, die in der Markhöhle eines langen Röhrenknochens entsteht und an der Knochenrindenoberfläche eine auffällige osteophytenartige Masse bildet. Man muß dieses vom Osteochondrom oder dem zentralen Chondrosarkom abgrenzen, die ebenfalls die Kortikalis durchbrechen und juxtakortikale Raumforderungen bilden.

Meist reichen Übersichtsaufnahmen und die konventionelle Tomographie zum Nachweis aus. An den kurzen Röhrenknochen ist die Veränderung häufig völlig strahlentransparent (Abb. 17-4), während sie an den langen Röhrenknochen sichtbare Verkalkungen aufweisen kann. Sind diese Verkalkungen sehr ausgiebig, spricht man von „kalzifizierenden" Enchondromen (Abb. 17-5). Man kann diese Tumoren auch daran erkennen, daß sie den inneren Kortikalisrand aushöhlen, da der Knorpel im allgemeinen lobuliert wächst (vgl. Abb. 17-1 u. 17-5).

CT und MRT können den Tumor weiter eingrenzen und exakter im Knochen lokalisieren. In T1-gewichteten MRT-Bildern zeigen Enchondrome ein mittleres bis schwaches, dagegen in T2-gewichteten Aufnahmen ein starkes Signal. Verkalkungen innerhalb des Tumors bilden sich als signalarme Strukturen ab (Abb. 17-6 u. 17-7). Betont sei aber, daß meist weder CT noch MRT geeignet ist, die wahre Natur einer knorpeligen Veränderung festzulegen und auch nicht zwischen benigne und maligne unterscheiden können. Trotz verschiedener Kriterien erbrachte die MRT in der Gewebsdiagnose knorpeliger Läsionen bislang keine befriedigenden Ergebnisse.

Das *periostale Chondrom* ist eine langsam wachsende, gutartige knorpelige Veränderung, die von der Oberfläche des Knochens innerhalb oder unterhalb des Periosts ausgeht. Sie kommt ohne Geschlechtsbevorzugung bei Kin-

TEIL IV - Tumoren und tumorähnliche Veränderungen (Tumor-like Lesions)

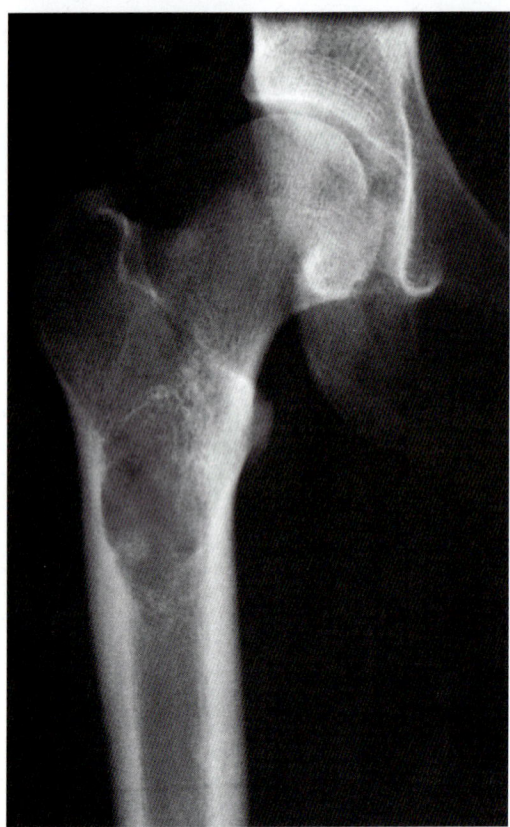

Abb. 17-1. Man sieht eine strahlentransparente Läsion in der Markhöhle des proximalen Femurs eines 22jährigen Mannes, die von innen her die laterale Kortikalis arrodiert. Achten Sie auf die bogigen Einbuchtungen der Kortikalis und die Matrixverkalkung. Bioptisch erwies sich die Veränderung als ein Enchondrom

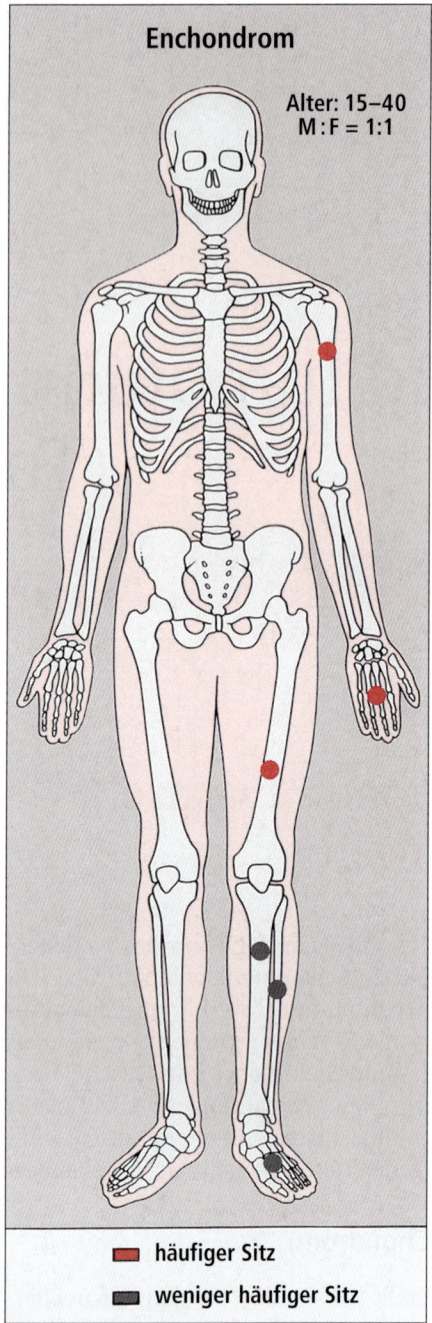

Abb. 17-2. Prädilektionsstellen, Altersgipfel und Gechlechtsverteilung des Enchondroms

Benigne Tumoren und Tumor-like Lesions II: Chondrogene Läsionen 17

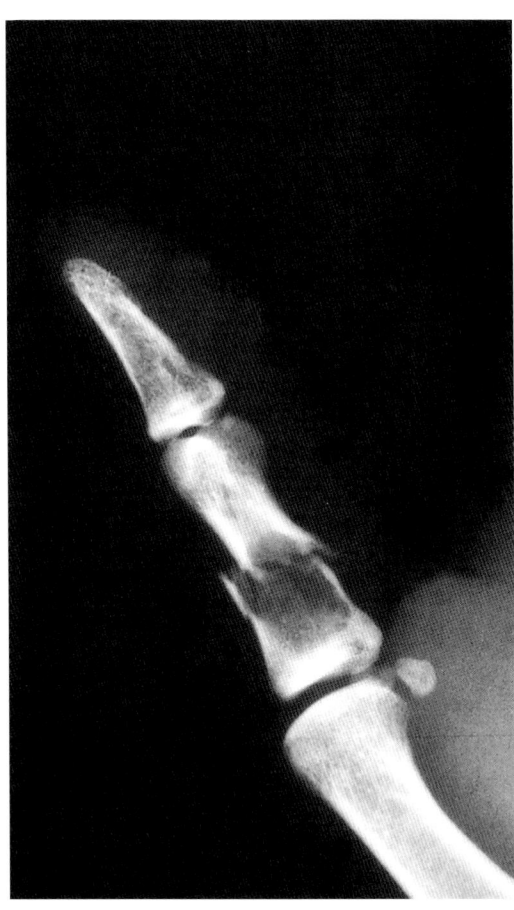

Abb. 17-3. Diese Übersichtsaufnahme eines 31 jährigen Mannes, der eine Verletzung des linken Daumens erlitt, deckt eine pathologische Fraktur durch ein ansonsten asymptomatisches Enchondrom auf

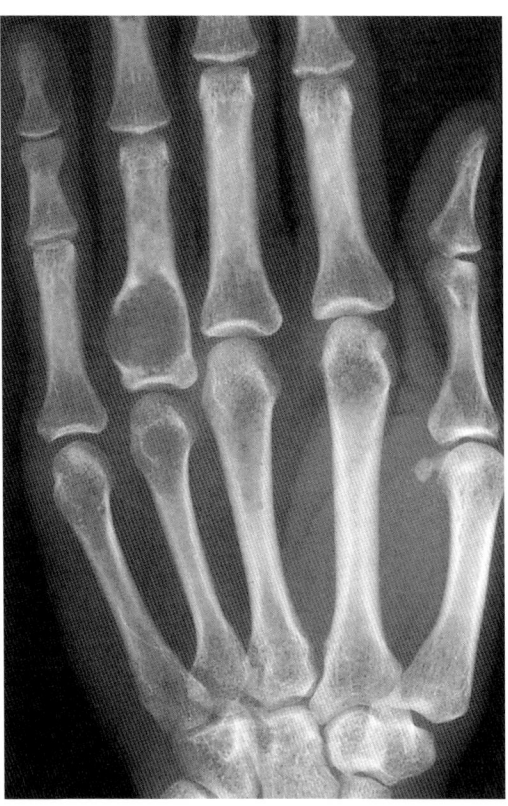

Abb. 17-4. Diese typische, rein lytische Veränderung an der Grundgliedbasis des Ringfingers einer 37jährigen Frau stellt ein Enchondrom dar. Zu beachten ist die ulnarseitige starke Ausdünnung der Kortikalis

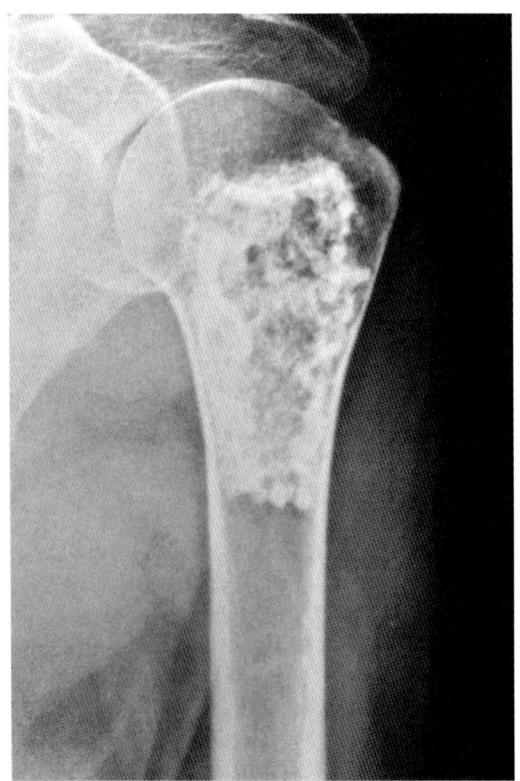

Abb. 17-5. In diesem stark verkalkten Enchondrom des proximalen Humerus einer 58jährigen Frau sieht man ein lobuliertes Bild dieser Veränderung und die bogenförmige Ausdünnung der Kortikalis von innen her

TEIL IV - Tumoren und tumorähnliche Veränderungen (Tumor-like Lesions)

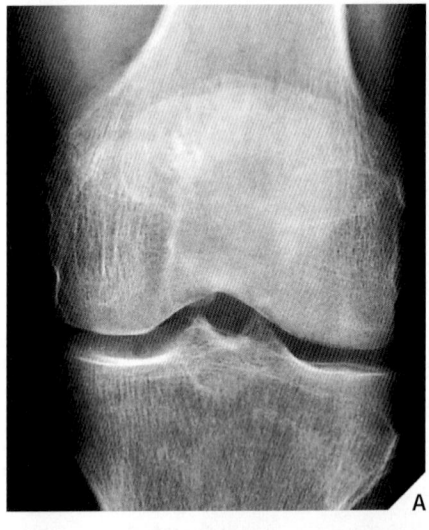
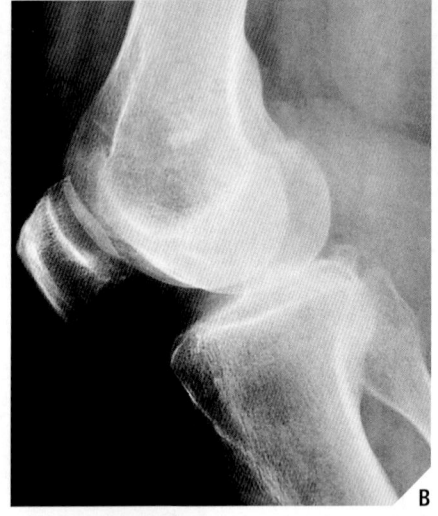
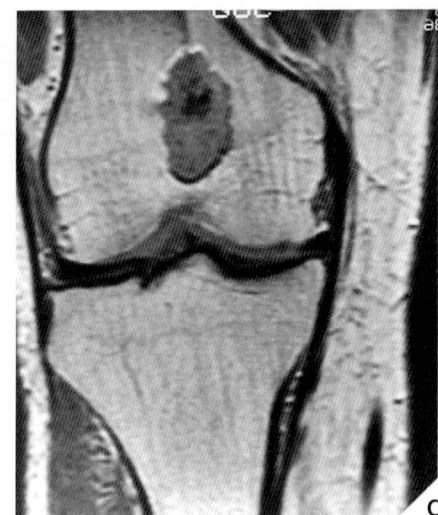
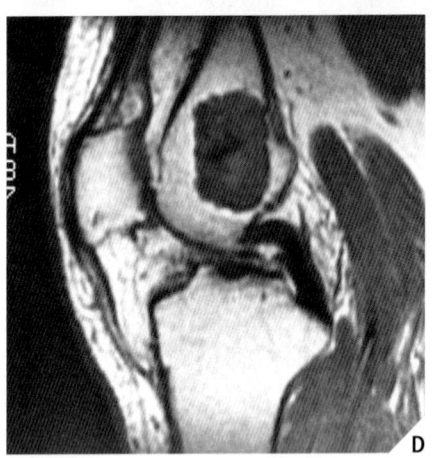
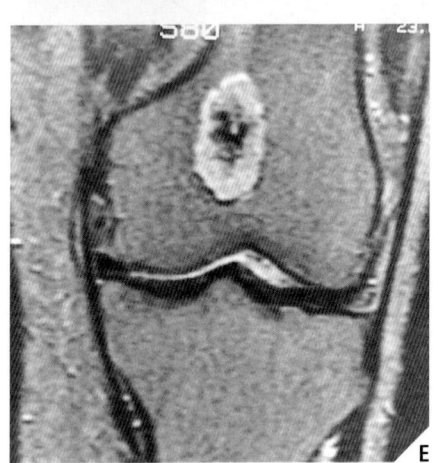

Abb. 17-6. Der 61jährige Mann wurde am linken Knie verletzt. **A, B** Die a.-p. und die Seitaufnahme zeigen nur einige Verkalkungen im distalen Femur, wobei sich das Ausmaß der Läsion nicht bestimmen läßt. **C, D** Das koronare und das sagittale T1w MRT-Bild zeigen eine gut umschriebene, lobulierte Veränderung von niedriger Signalintensität. Das dunklere Gebiet im Zentrum stellt Verkalkungen dar. **E** Das koronare T2w MRT-Bild zeigt die Läsion unterschiedlich signalreich: die helleren Gebiete sind kartilaginärer Tumor, die dunkleren die Verkalkungen. Die Biopsie ergab dann ein Enchondrom

dern ebenso wie bei Erwachsenen vor. Meist werden anamnestisch Schmerz und Druckempfindlichkeit, häufig begleitet von einer Schwellung an der Stelle des Tumors, angegeben, wobei es sich meist um den proximalen Humerus handelt. Mit der Größenzunahme des Tumors sieht man im Röntgenbild, wie dieser untertassenartig die Kortikalis erodiert und dabei das Bild eines soliden Pfeilers aus periostalem neuem Knochen hervorruft. Die Läsion hat einen scharfen sklerotischen inneren Rand, der sie vom Pfeiler der periostalen Knochenneubildung abgrenzt (Abb. 17-8). Oft sieht man innerhalb dieser Veränderung eingestreute Verkalkungen (Abb. 17-9).

Die CT kann die muschelartig ausgehöhlten Kortexränder und die Matrixverkalkungen besser nachweisen (Abb. 17-10), auch kann sie zeigen, daß eine Läsion vom Markraum getrennt ist - ein wichtiges Zeichen bei der Abgrenzung vom Osteochondrom. Die MRT-Befunde entsprechen den Röntgenbefunden und beschreiben die knorpelige Weichteilkomponente. Dringt ein periostales Chondrom in den Markraum ein, so kann die MRT helfen, die räumliche Ausdehnung zu beschreiben (Abb. 17-11). Fettsupprimierende oder kontrastmittelverstärkte Gradientenechosequenzen können den Kontrast zwischen Tumor und Knochenmark anheben. Mögliche Fallgrube ist das Knochenmarködem, das eine Tumorinvasion vortäuscht und umgekehrt. Im Unterschied zu Enchondrom und Osteochondrom kann das periostale Chondrom auch nach abgeschlossener Skelettreifung weiter wachsen. Einige Läsionen können eine Größe bis zu 6 cm erreichen und dann einem Osteochondrom ähneln (Abb. 17-12 u. 17-13), einige Läsionen eine aneurysmatische Knochenzyste vortäuschen. In sehr seltenen Fällen kann eine Läsion intrakortikal eingeschlossen sein und so andere intrakortikale Läsionen (wie z. B. intrakortikales Angiom, intrakortikale fibröse Dysplasie oder intrakortikalen Knochenabszeß) imitieren.

Histologisch besteht das Enchondrom aus lobuliertem hyalinem Knorpel unterschiedlichen Zellreichtums und ist an den Merkmalen seiner interzellulären Matrix erkennbar, die ein einförmig transparentes Aussehen bietet und relativ wenig Kollagen enthält. Das Gewebe beinhaltet nur recht wenige Zellen, die Zellen tragen kleine, sich dunkel anfärbende Zellkerne. Die Tumorzellen sitzen in „Lakunen" genannten Rundungen. Bei der histologischen Unter-

Benigne Tumoren und Tumor-like Lesions II: Chondrogene Läsionen

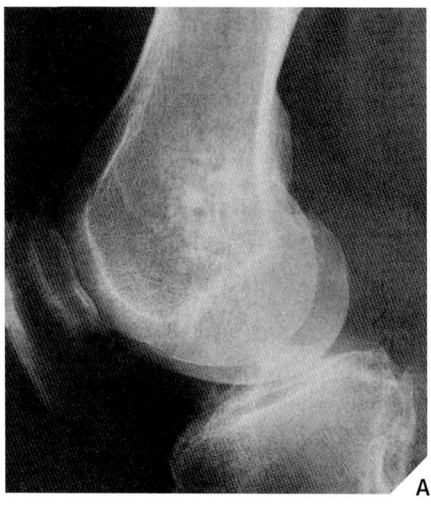
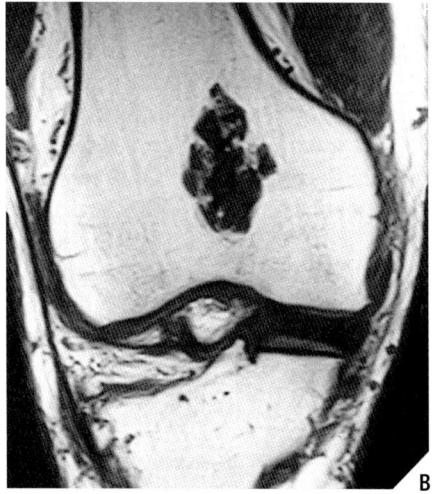
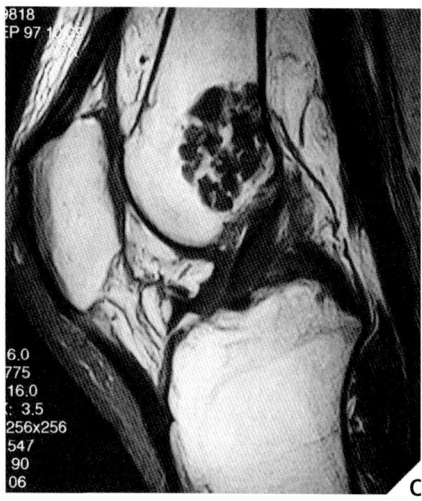
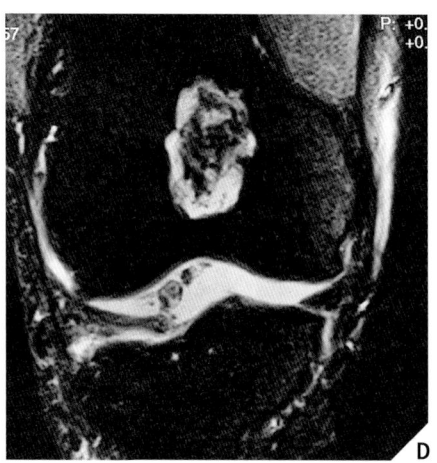
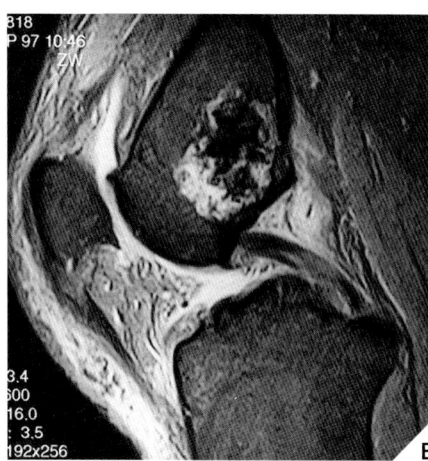

Abb. 17-7. **A** Die seitliche Knieaufnahme zeigt knorpeltypische Verkalkungen im distalen Femur. **B, C** Koronares und sagittales Spin-Echo-MRT-Bild zeigen die Läsion überwiegend signalarm. **D, E** Koronares T2w inversion recovery-Bild mit Fettsättigung und sagittales T2w fast Spin-Echo-Bild zeigen die gesamte Ausdehnung des Enchondroms. Die Verkalkungen darin sind signalarm

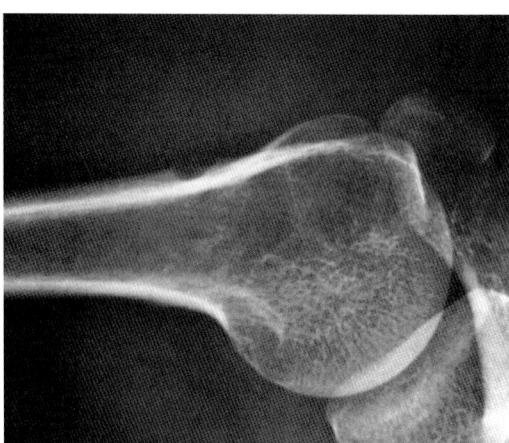

Abb. 17-8. Eine strahlentransparente Läsion mit Arrodierung der Kortikalisaußenseite des proximalen Humerus erwies sich bei diesem 24jährigen Mann bioptisch als ein periostales Chondrom

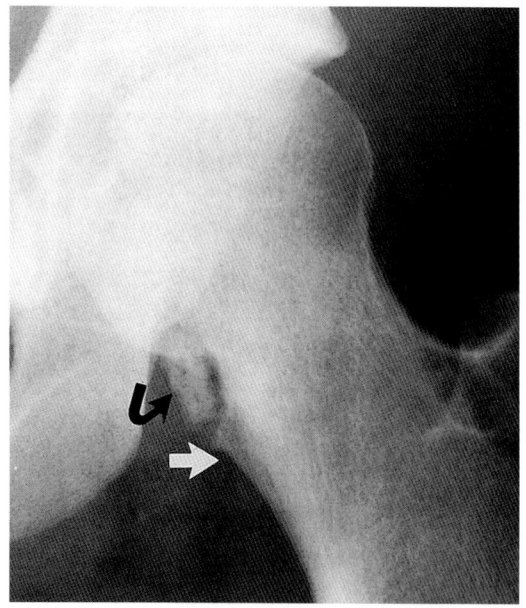

Abb. 17-9. Ein periostales Chondrom an der linken Schenkelhalsinnenseite arrodiert die Knochenrinde ähnlich der Form einer Untertasse. Man sieht am Unterrand der Läsion einen charakteristischen periostalen Abstützpfeiler *(Pfeil)* und achte auch auf die gruppierten Verkalkungen in den Weichteilen *(gebogener Pfeil)*

TEIL IV - Tumoren und tumorähnliche Veränderungen (Tumor-like Lesions)

suchung des periostalen Chondroms sind die Befunde mit denen des Enchondroms identisch, doch bieten diese Läsionen manchmal einen größeren Zellanteil mit gelegentlich auch atypischen Zellen.

Differentialdiagnose: Die hauptsächliche Differentialdiagnose des Enchondroms, besonders bei Befall langer Röhrenknochen, ist der Knochenmarkinfarkt (Abb. 17-14). Manchmal können beide Veränderungen schwierig voneinander zu unterscheiden sein, besonders dann, wenn das Enchondrom klein ist, weil beide ähnliche Verkalkungen aufweisen. Radiologische Merkmale, die bei der Differenzierung hilfreich sein können, sind die Lobulierung der Kortikalisränder beim Enchondrom, die ring-, punkt- und kommaförmigen Verkalkungen in der Matrix und das Fehlen einer sklerotischen Berandung, wie man sie meist bei Knochenmarkinfarkten sieht (Abb. 17-15).

Die für den Radiologen schwierigste Aufgabe ist es, ein großes solitäres Osteochondrom von einem langsam wachsenden, niedriggradigen Chondrosarkom zu unterscheiden. Einer der wichtigsten Befunde, die für ein Chondrosarkom im Frühstadium seiner Entwicklung

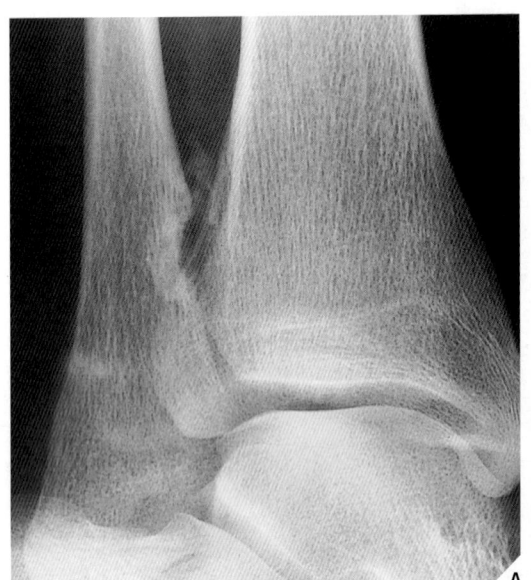
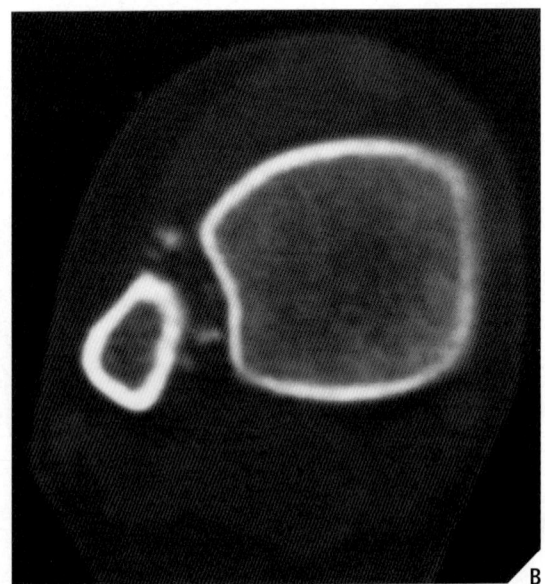
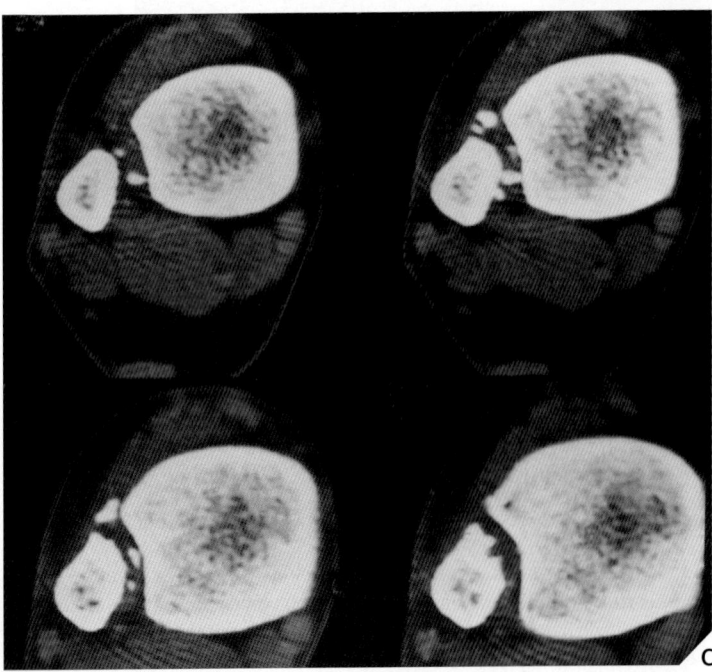

Abb. 17-10. **A** Die Schrägaufnahme des rechten Sprunggelenks zeigt eine Läsion mit Verkalkungen darin, die die mediale Knochenrinde der distalen Fibula arrodiert. **B, C** Besser zeigen dann CT-Bilder in Knochen- und Weichteilfenster die Ausdehnung der Läsion sowie deren Verkalkungen. Die Exzisionsbiopsie ergab ein periostales Chondrom

Benigne Tumoren und Tumor-like Lesions II: Chondrogene Läsionen 17

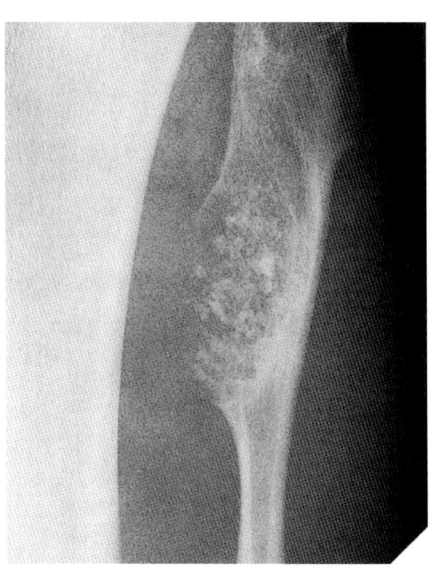 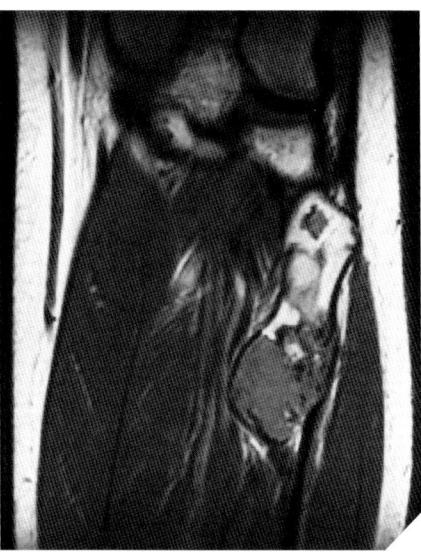 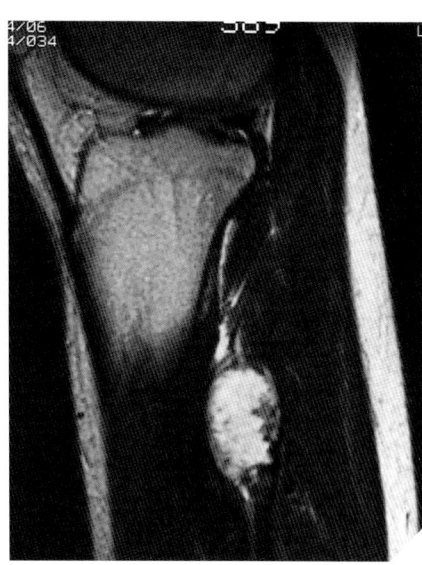

Abb. 17-11. **A** Ein großes periostales Chondrom arrodiert den Kortex der proximalen Fibula und greift auf den Markraum über. **B, C** Koronares protonendichtegewichtetes (SE; TR 2000 / TE 19 ms) und sagittales T2w MRT-Bild (SE; TR 2000 / TE 70 ms) zeigen die Ausdehnung der Läsion in das Knochenmark

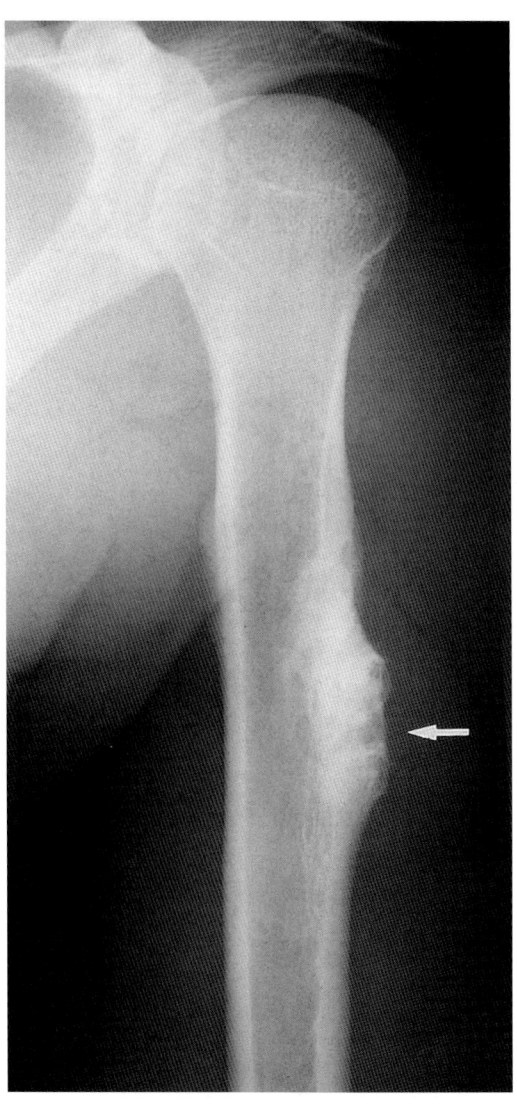

Abb. 17-12. Ein großes periostales Chondrom *(Pfeil)* imitiert ein Osteochondrom; man beachte allerdings die Periostreaktion und die Abgrenzung des Tumors von der Markhöhle durch die Knochenrinde, alles Merkmale die bei der Abgrenzung zu einem Osteochondrom helfen. (mit freundlicher Erlaubnis von Dr. K.K. Unni, Rochester, Minnesota)

TEIL IV - Tumoren und tumorähnliche Veränderungen (Tumor-like Lesions)

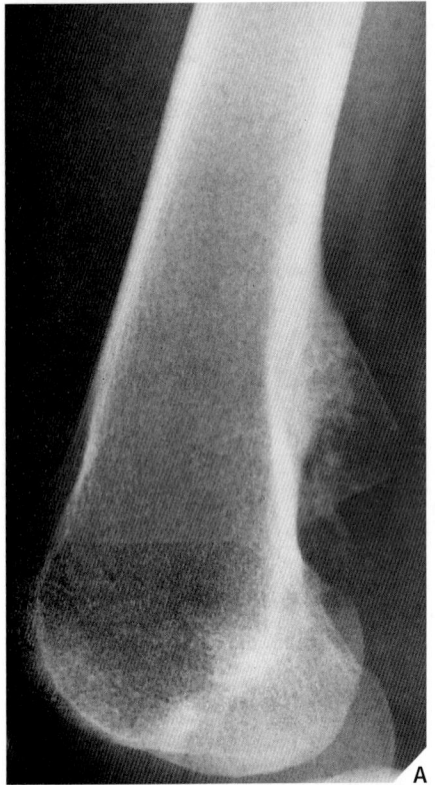
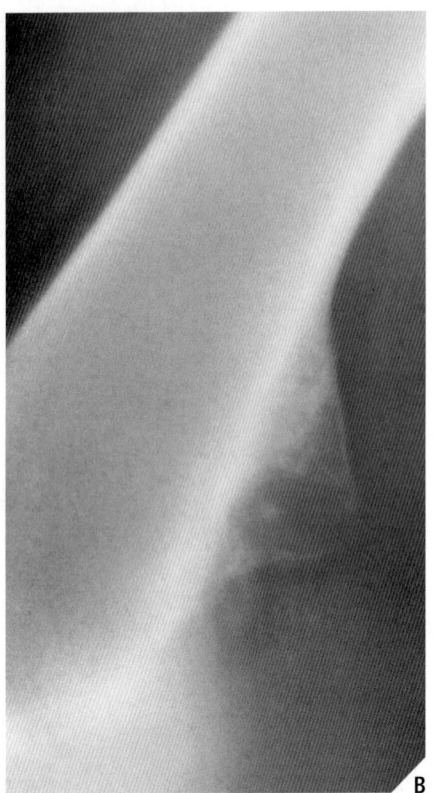
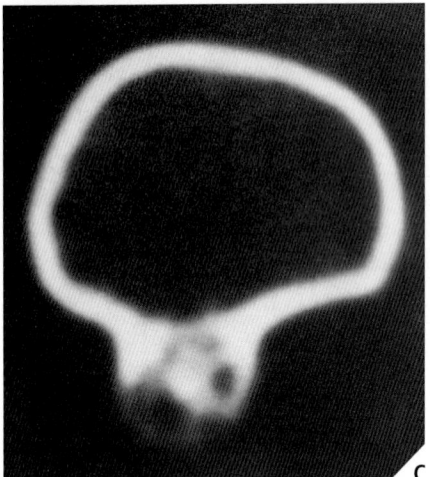

Abb. 17-13. **A** Die seitliche Aufnahme des distalen Femurs zeigt eine von der dorsalen Kortikalis ausgehende Läsion, die einem Osteochondrom ähnelt. **B** Die konventionelle Tomographie zeigt Verkalkungen an der Basis der Läsion sowie den kontinuierlichen Übergang der hinteren Femurkortikalis auf die der Läsion. **C** Das CT-Bild veranschaulicht den fehlenden Zusammenhang zwischen Femurmarkraum und Markraum der Läsion und schließt damit die Diagnose Osteochondrom aus. (**A** und **C** aus Greenspan A, et al., 1993; Wiedergabe mit Erlaubnis)

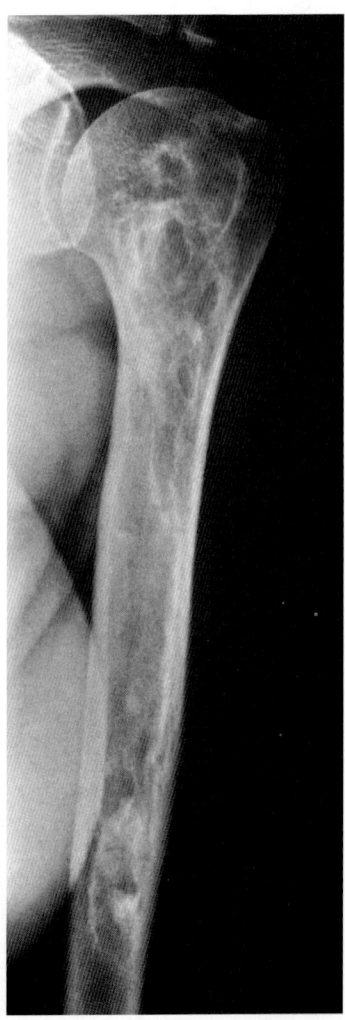

Abb. 17-14. Bei einem Knocheninfarkt, hier im proximalen Humerus eines 36jährigen Mannes mit Sichelzellenanämie, wird die Kortikalis nicht von innen her verdünnt, ferner wird die verkalkte Region von einem schmalen und dichten sklerotischen Rand umsäumt – dem Leitzeichen des Knocheninfarkts

sprechen, ist eine umschriebene Verbreiterung der Knochenrinde (Abb. 17-16). Auch sollte man die Größe der Läsion abwägen: Läsionen von über 4 cm Länge sind auf einen malignen Tumor verdächtig. Bei weiter fortgeschrittenen Tumoren sind dann die Kortikaliszerstörung und das Vorhandensein eines Weichteiltumors die Leitzeichen der Entartung zum Sarkom.

Komplikationen: Neben der pathologischen Fraktur (vgl. Abb. 17-3) ist die einzige weitere und dabei wichtigste Komplikation der maligne Übergang in ein Chondrosarkom. Bei solitären Enchondromen kommt dies fast ausschließlich in langen Röhrenknochen und in flachen Knochen, aber fast nie in einem kurzen Röhrenknochen vor. Die radiologischen Zeichen der malignen Entartung sind die Kortikalisverbreiterung, die Zerstörung der Knochenrinde und ein Weichteiltumor. Auch das Einsetzen von Schmerzen ohne eine Fraktur an der Befallstelle ist dafür ein wichtiges klinisches Zeichen.

Behandlung: Die Kürettage der Läsion und die Auffüllung mit Knochenspänen sind die am häufigsten durchgeführten Behandlungsformen.

■ Enchondromatose (Morbus Ollier)

Diese zeichnet sich durch multiple Enchondrome, meist in der Schaft- und Metaphysenregion, aus (Abb. 17-17). Bei einem ausgedehnten und dabei vorwiegend einseitigen Skelettbefall wendet man den Terminus Morbus Ollier an. Die klinischen Manifestationen der multiplen Enchondrome, wie z. B. knotige Fingerschwellungen oder grobe Längenunterschiede von Unterarmen und Beinen, sieht man häufig in Kindheit und Jugend. Das Leiden bevorzugt deutlich jeweils eine Körperhälfte; familiäre Häufungen oder erbliche Faktoren gibt es nicht. Einige Forscher postulieren, daß es sich hier nicht um eine neoplastische Veränderung, sondern um eine entwicklungsbedingte Skelettdysplasie handelt.

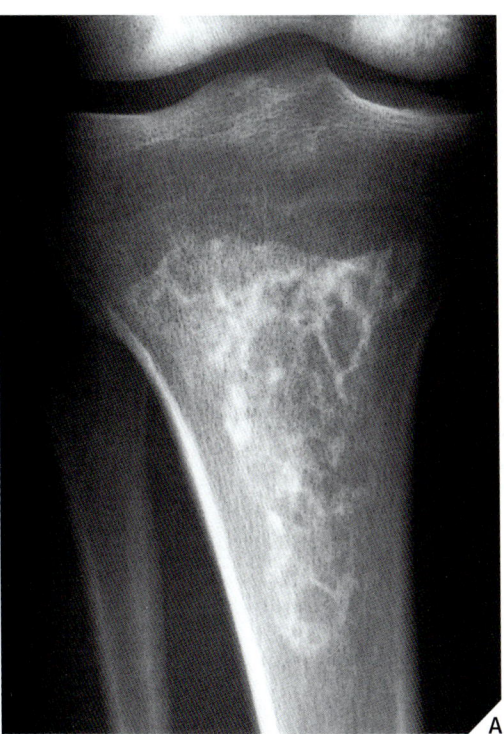
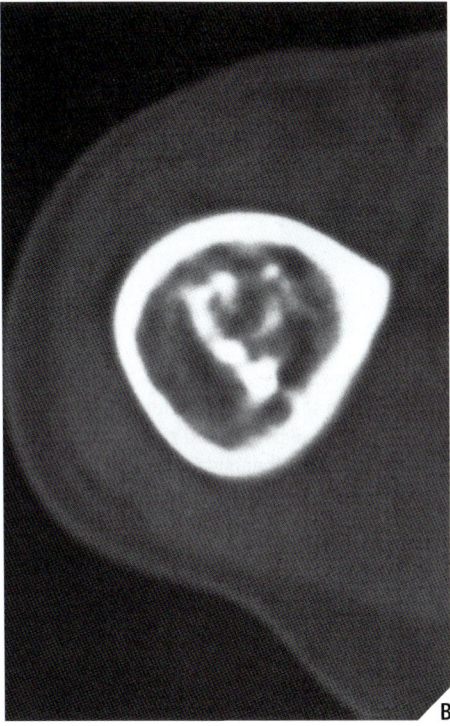

Abb. 17-15. A Das konventionelle Röntgenbild der proximalen Tibia zeigt die typischen groben Verkalkungen eines Knochenmarkinfarkts. Man beachte den scharf gezeichneten peripheren Rand, der den nekrotischen vom vitalen Knochen trennt, sowie das Fehlen der für Knorpeltumoren charakteristischen ring- und kommaförmigen Verkalkungen. **B** Bei einem anderen Patienten mit Knochenmarkinfarkt des distalen Femurs zeigt ein CT-Bild die zentralen groben Verkalkungen bei fehlender Aushöhlung des Kortex

TEIL IV - Tumoren und tumorähnliche Veränderungen (Tumor-like Lesions)

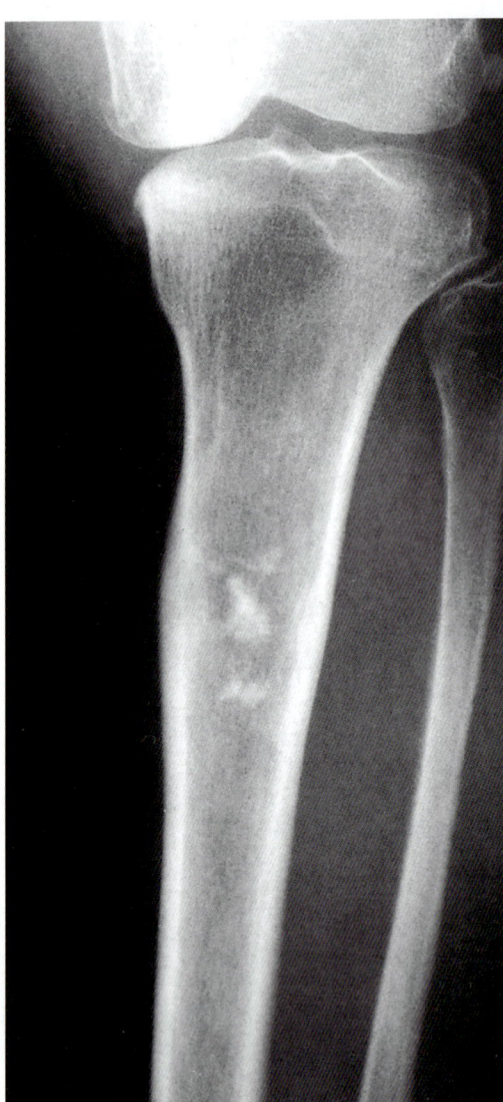

Abb. 17-16. Die 48jährige Patientin stellte sich mit Schmerzen im proximalen Unterschenkel vor. Das Röntgenbild zeigt eine strahlentransparente Läsion in der proximalen Tibia mit einer breiten Übergangszone und zentralen Verkalkungen. Man beachte die verbreiterte Knochenrinde – ein wichtiges Zeichen, das das Chondrosarkom von einem ähnlich aussehenden Enchondrom unterscheidet. Bei der Resektionsbiopsie erwies sich die Läsion als ein niedriggradiges Chondrosarkom

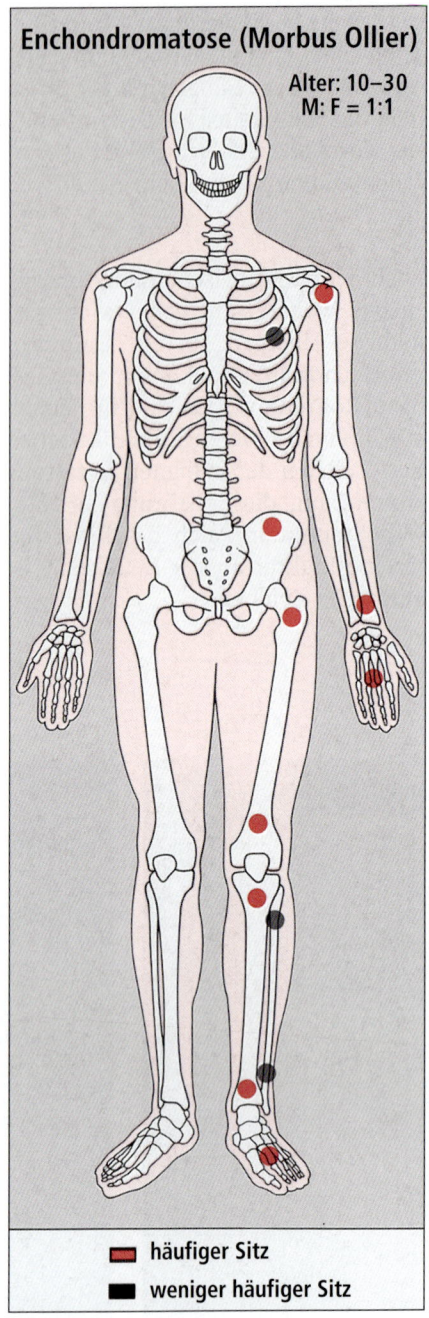

Abb. 17-17. Prädilektionsstellen, Altersgipfel und Geschlechtsverteilung bei der multiplen Enchondromatose (Morbus Ollier)

Die Pathogenese des Morbus Ollier ist unbekannt. Es gibt 2 Hypothesen zum Mechanismus der Enchondrombildung – die eine unterstellt die Ausbildung ektoper Chondroblastennester, die andere eine ausbleibende Reifungsfähigkeit von Chondrozyten und Wachstumsfuge.

Meistens stellen schon die Übersichtsaufnahmen die typischen Merkmale der Enchondromatose hinreichend dar. Ganz charakteristisch verursacht eine Störung der Wachstumsfuge durch die Läsion(en) eine Gliedmaßenverkürzung. Betont werden die Deformitäten noch durch strahlentransparente Knorpelmassen, oft an Hand und Fuß gelegen, die Verkalkungsherde enthalten (Abb. 17-18). Enchondrome an diesen Stellen können intrakortikal und periostal sein. Manchmal wölben sie sich aus dem Schaft eines kurzen oder langen Röhrenknochens hervor und ähneln so einem Osteochondrom (Abb. 17-19). Geradlinige, säulenartige, strahlentransparente Streifen aus Knorpel erstrecken sich von der Wachstumsfuge bis zum Schaft; an den Darmbeinen ist ein fächerartiges Muster häufig (Abb. 17-20).

Histologisch sind die Läsionen der Enchondromatose von den solitären Enchondromen im wesentlichen nicht zu unterscheiden, auch wenn jene bei Enchondromatose zu größerem Zellreichtum neigen.

Komplikationen: Häufigste und schwerste Komplikation des Morbus Ollier ist die maligne Umwandlung in ein Chondrosarkom. Im Gegensatz zum solitären Enchondrom können hier sogar Veränderungen in kurzen Röhrenknochen sich sarkomatös umwandeln (Abb. 17-21). Dies gilt ganz besonders für Patienten mit einem Maffucci-Syndrom – einem angeborenen, nicht erblichen Leiden, das sich in einer Enchondromatose und einer Weichteilhämangiomatose äußert (Abb. 17-22). Die Skelettläsionen haben dabei die gleiche Verteilung wie beim Morbus Ollier, unter ähnlicher starker Bevorzugung einer Körperhälfte (rechts/links). Radiologisch erkennt man das Maffucci-Syndrom an der Vielzahl verkalkter Phlebolithen.

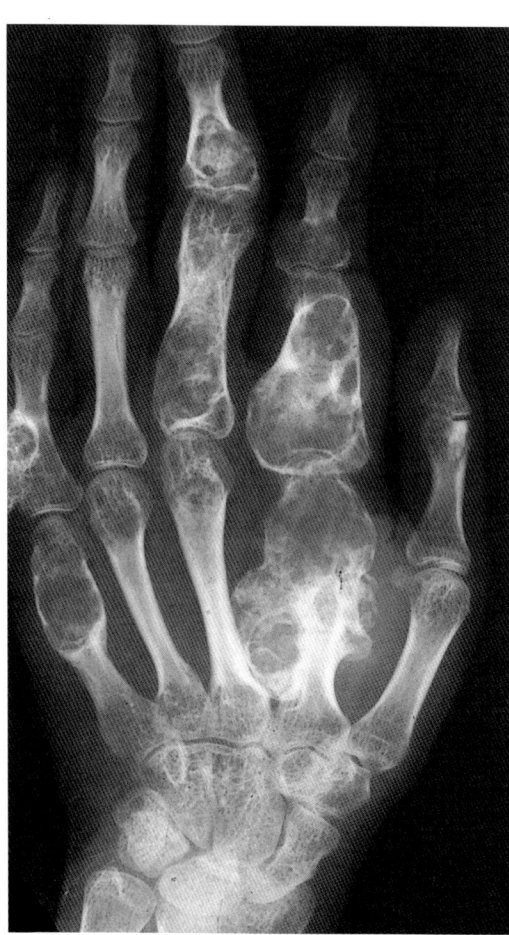

Abb. 17-18. Große lobulierte Knorpelmassen verformen die Handknochen bei einem 20 Jahre alten Mann mit Morbus Ollier

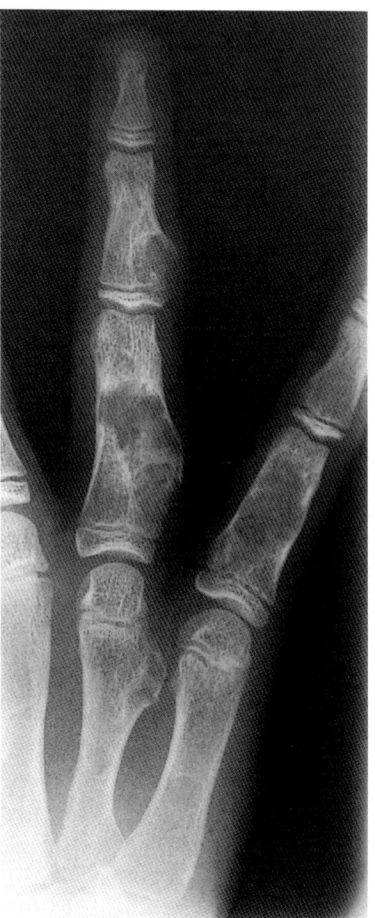

Abb. 17-19. Bei diesem 12 Jahre alten Knaben mit Enchondromatose wölbt sich eine intrakortikale Läsion in der Metaphyse des 4. Mittelhandknochens aus dem Knochen hervor und ähnelt dadurch einem Osteochondrom

TEIL IV - Tumoren und tumorähnliche Veränderungen (Tumor-like Lesions)

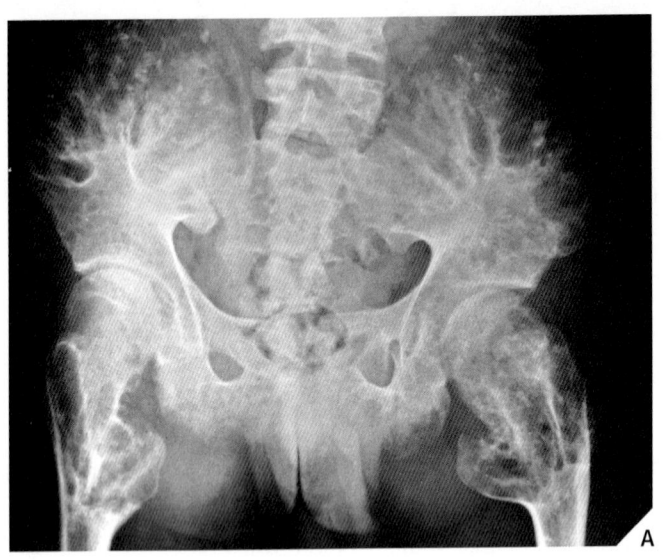

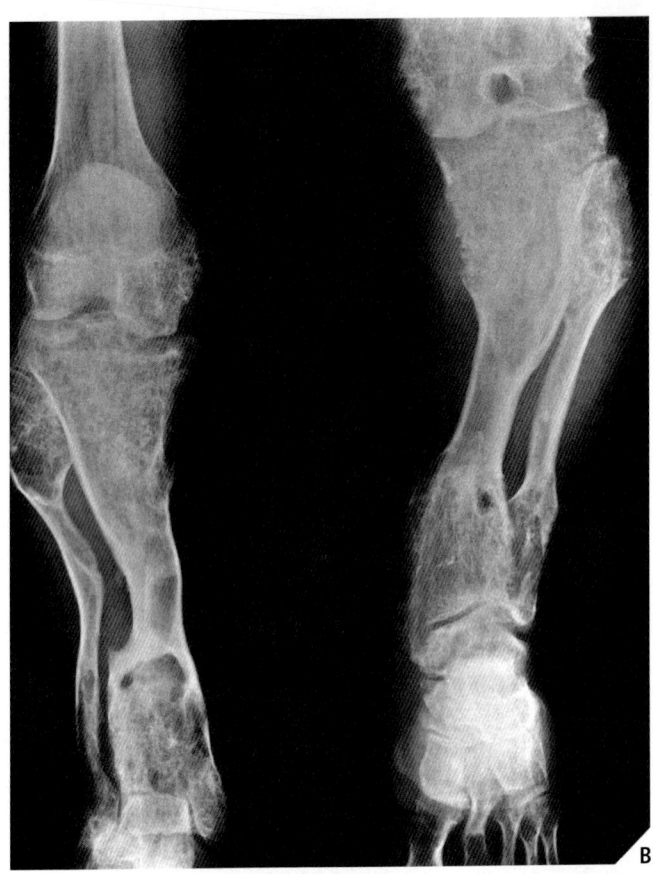

Abb. 17-20. Bei diesem ausgedehnten Befall vieler Knochen sieht man die klassischen Kennzeichen eines Morbus Ollier (17jähriger Mann). **A** Die Beckenübersicht zeigt sichel- und ringförmige Verkalkungen in Knorpelzungen, die sich über Darmbeine und proximale Oberschenkel erstrecken. **B** Eine Aufnahme beider Unterschenkel zeigt eine Verkürzung und Deformitäten von Tibia und Fibula. (Wiedergabe von **A** mit freundlicher Genehmigung aus Norman A, Greenspan A, 1982)

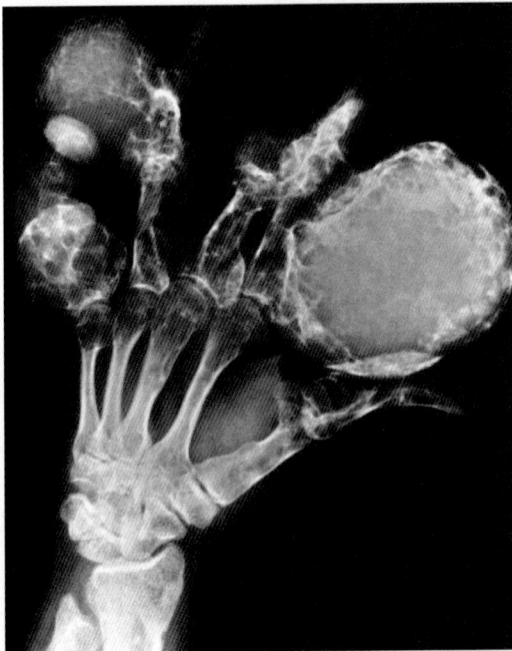

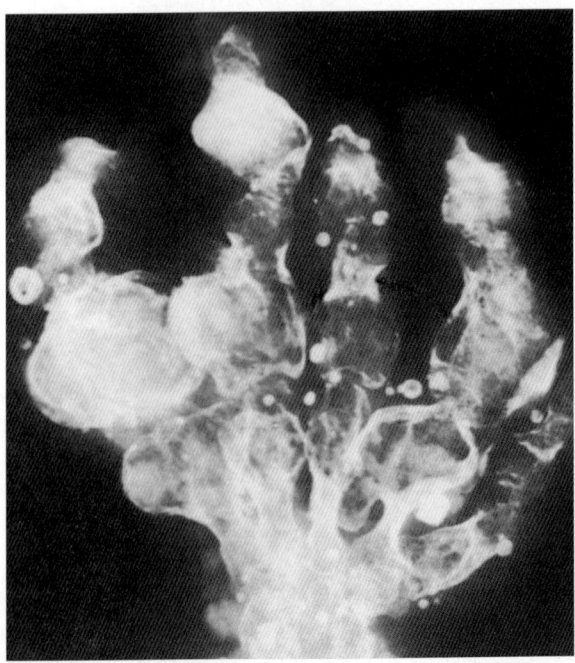

Abb. 17-21. Bei diesem Fall einer sarkomatösen Entartung eines Enchondroms der Hand eines Patienten mit Morbus Ollier sieht man an allen Fingern große lobulierte Knorpelmassen. Die Veränderung am Ringfingermittelglied weist eine Kortikaliszerstörung und einen Einbruch in die Weichteile auf

Abb. 17-22. Das Röntgenbild der Hand eines Patienten mit Maffucci-Syndrom bietet die typischen Veränderungen einer Enchondromatose im Verein mit verkalkten Phlebolithen in Weichteilhämangiomen. (Mit freundlicher Erlaubnis aus Bullough PG, 1992)

Osteochondrom

Auch unter dem Namen (osteo)kartilaginäre Exostose bekannt, zeigt diese Veränderung im typischen Fall einen knöchernen Auswuchs aus der äußeren Knochenoberfläche mit einer Knorpelkappe an seiner Spitze. Es ist die häufigste gutartige Knochenveränderung überhaupt und wird meist bei Menschen unter 30 Jahren festgestellt. Das Osteochondrom hat eine eigene Wachstumsfuge und stellt in der Regel mit der Skelettreife sein Wachstum ein. Häufigste Lokalisationen sind die Metaphysen der langen Röhrenknochen, besonders in der Gegend des Knies und des proximalen Humerus (Abb. 17-23).

Das radiologische Bild des Osteochondroms ist charakteristisch, je nachdem, ob diese Veränderung gestielt ist, wobei ein schlanker Stiel meist von der benachbarten Wachstumsfuge weg zeigt (Abb. 17-24A), oder ob sie der Knochenrinde breitbasig aufsitzt (Abb. 17-24B). Wichtig-

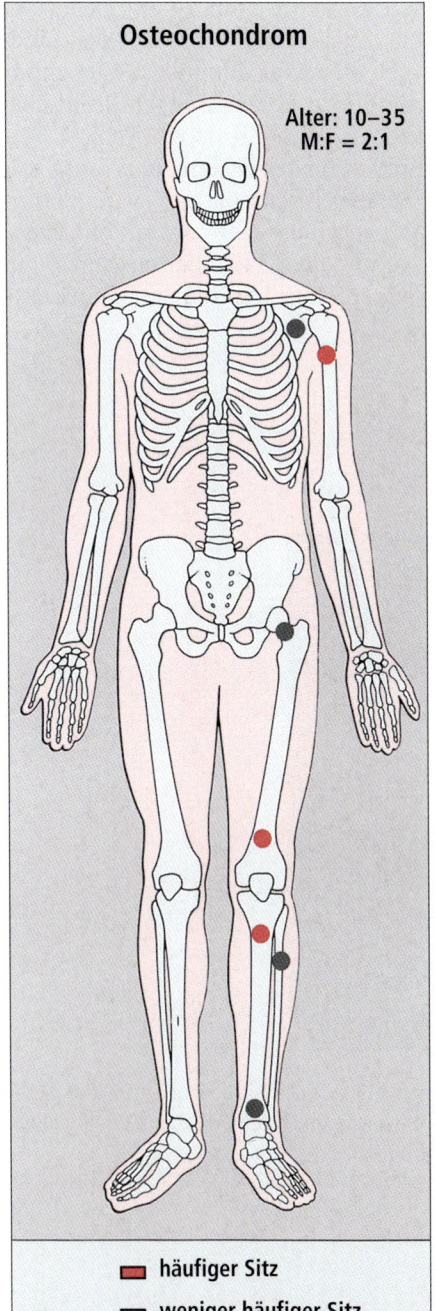

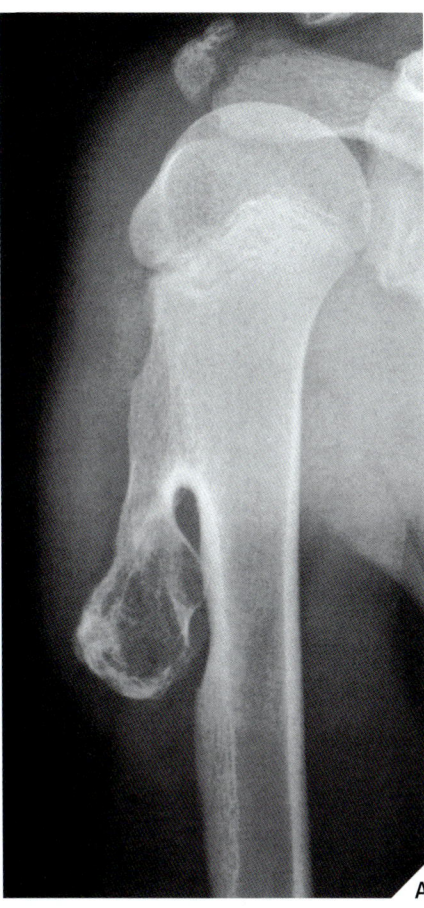

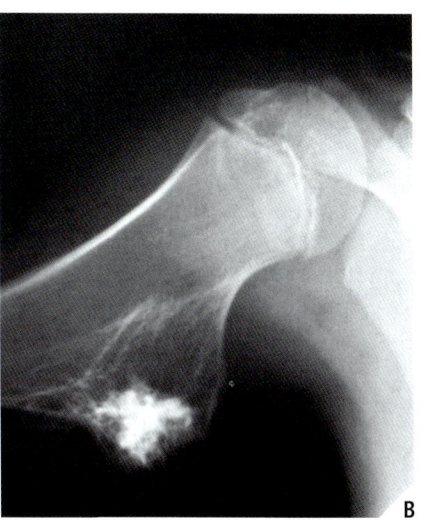

Abb. 17-24. **A** Die Aufnahme zeigt ein gestieltes Osteochondrom mit Ursprung nahe der proximalen Wachstumsfuge des rechten Humerus bei einem 13jährigen Knaben. **B** Bei der breitbasigen Variante, hier entstanden an der medialen Kortikalis des proximalen Humerusschafts bei einem 14 Jahre alten Jungen, verschmilzt die Kortikalis des Wirtsknochens ohne Unterbrechung mit der des Osteochondroms. In Übersichten ist die Knorpelkappe unsichtbar, doch sind dichte Verkalkungen im Stiel erkennbar

Abb. 17-23. Prädilektionsstellen, Altersgipfel und Geschlechtsverteilung beim Osteochondrom (kartilaginäre Exostosen)

TEIL IV - Tumoren und tumorähnliche Veränderungen (Tumor-like Lesions)

stes typisches Merkmal beider Formen ist die unterbrechungsfreie Verschmelzung der Kortikalis des Wirtsknochens mit der des Osteochondroms; ferner stehen der Markhöhlenanteil des Osteochondroms und die Markhöhle des Wirtsknochens miteinander in direkter Verbindung. Die CT kann dann zweifelsfrei die unterbrechungsfreie Knochenrinde und die Kontinuität des Spongiosaanteils der Läsion und des Wirtsknochens aufzeigen (Abb. 17-25). Dies sind wichtige Kennzeichen, die das Osteochondrom von gelegentlich ähnlich aussehenden Knochenmassen beim Osteom, periostalen Chondrom, juxtakortikalen Osteosarkom, Weichteilosteosarkom und bei der juxtakortikalen Myositis ossificans abgrenzen lassen (Abb. 17-26). Das andere charakteristische Merkmal des Osteochondroms sind Verkalkungen im chondroossären Anteil des Stiels dieser Veränderung (vgl. Abb. 17-24) und in der Knorpelkappe. Die Stärke der Knorpelkappe beträgt 1–3 mm und überschreitet nur selten einmal 10 mm. In der MRT ist die Knorpelkappe in T2-gewichteten- und Gradientenechosequenzen hyperintens. Das schmale signalarme Band um die Knorpelkappe herum stellt das darüber gelegene Perichondrium dar (Abb. 17-27).

Histologisch besteht die Kappe des Osteochondroms aus hyalinem Knorpel in einer Anordnung ähnlich der in der Wachstumsfuge. Eine Verkalkungszone im chondroossären Anteil des Stiels entspricht dabei der Zone der provisorischen Verkalkung der Wachstumsfuge. Neben dieser Zone dringen Gefäße ein; der verkalkte Knorpel wird durch neu gebildeten Knochen ersetzt, der einen Reifeprozeß durchmacht und mit dem Schwammknochen der Markhöhle des Wirtsknochens verschmilzt.

Komplikationen: Das Osteochondrom kann durch eine Anzahl von Folgeanomalien kompliziert werden, darunter Druck auf Nerven und Blutgefäße (Abb. 17-28), Druck auf benachbarte Knochen, gelegentlich mit der Folge einer Fraktur (Abb. 17-29), eine Fraktur durch das Osteochondrom selbst und entzündliche Veränderungen der Bursa, die die Knorpelkappe der Exostose bedeckt (Abb. 17-30).

Die seltenste Komplikation des Osteochondroms – mit weniger als 1% der Fälle bei den solitären Veränderungen – ist die Entartung zu einem Chondrosarkom. Dennoch ist es wichtig, gerade diese Veränderung bereits im Frühstadium zu erkennen. Die klinischen Hauptmerk-

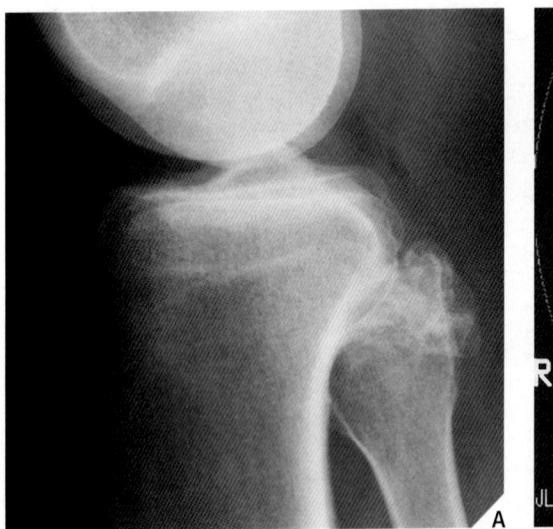
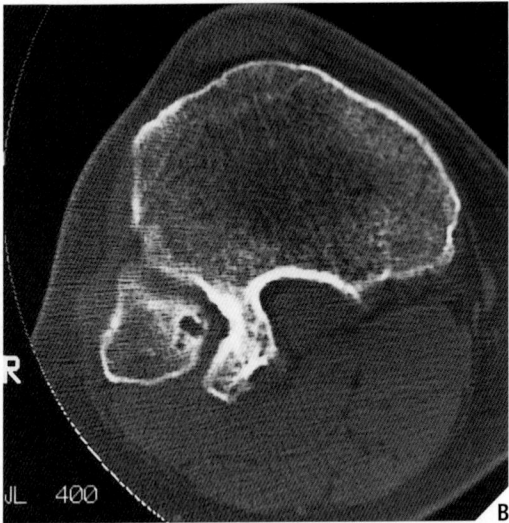

Abb. 17-25. A Die seitliche Knieaufnahme zeigt eine verkalkte Läsion an der Rückfläche der proximalen Tibia, wobei sich die genaue Natur dieser Veränderung nicht sicher bestimmen läßt. B Klar zeigt dann die CT die Kontinuität des Kortex auf, der ohne jede Unterbrechung vom Osteochondrom auf die Tibia übergeht; ebenso gehen der Markraum der Läsion und der der Tibia ineinander über

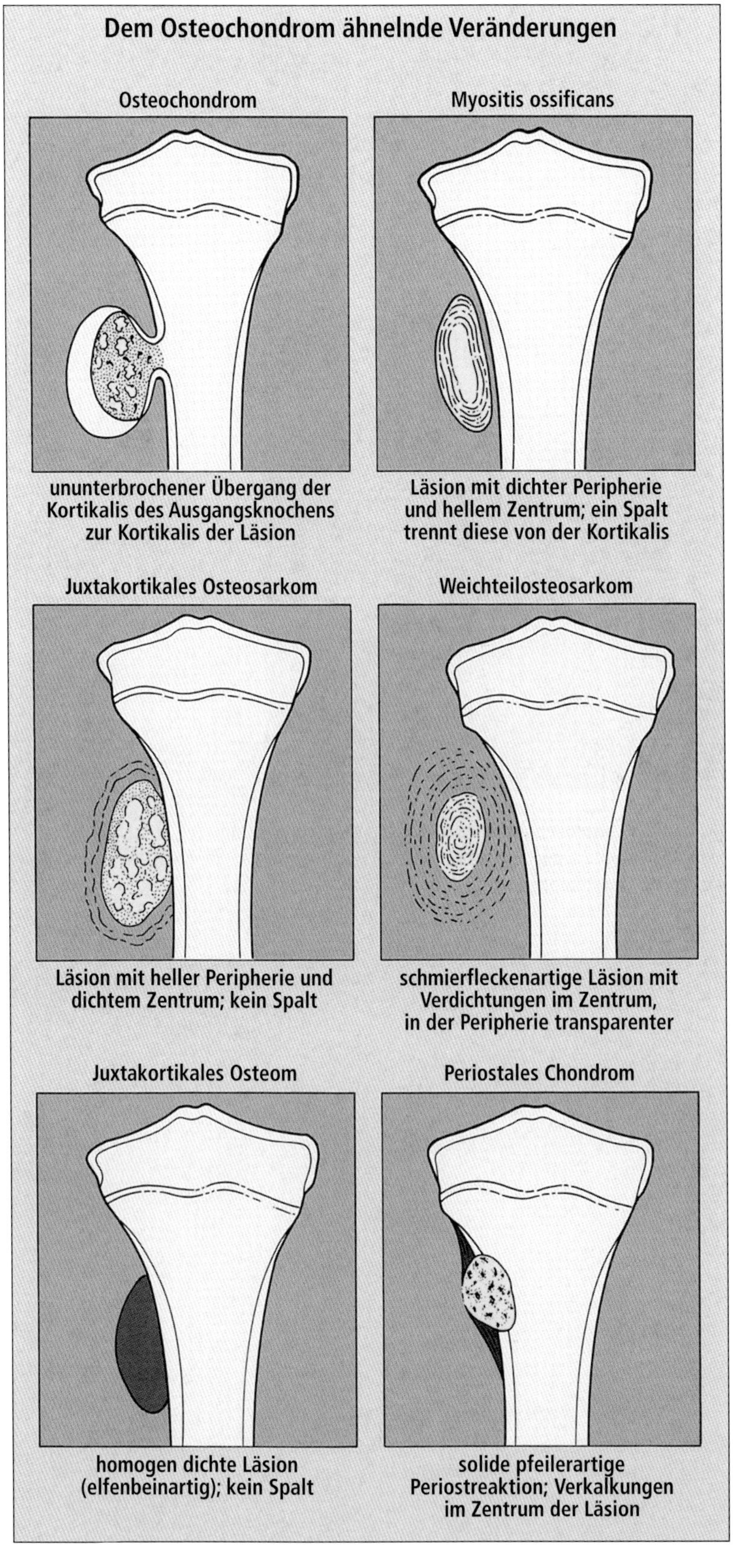

Benigne Tumoren und Tumor-like Lesions II: Chondrogene Läsionen 17

Dem Osteochondrom ähnelnde Veränderungen

Osteochondrom
ununterbrochener Übergang der Kortikalis des Ausgangsknochens zur Kortikalis der Läsion

Myositis ossificans
Läsion mit dichter Peripherie und hellem Zentrum; ein Spalt trennt diese von der Kortikalis

Juxtakortikales Osteosarkom
Läsion mit heller Peripherie und dichtem Zentrum; kein Spalt

Weichteilosteosarkom
schmierfleckenartige Läsion mit Verdichtungen im Zentrum, in der Peripherie transparenter

Juxtakortikales Osteom
homogen dichte Läsion (elfenbeinartig); kein Spalt

Periostales Chondrom
solide pfeilerartige Periostreaktion; Verkalkungen im Zentrum der Läsion

Abb. 17-26. Röntgenologische Merkmale von Veränderungen, die dem Bild des Osteochondroms ähneln

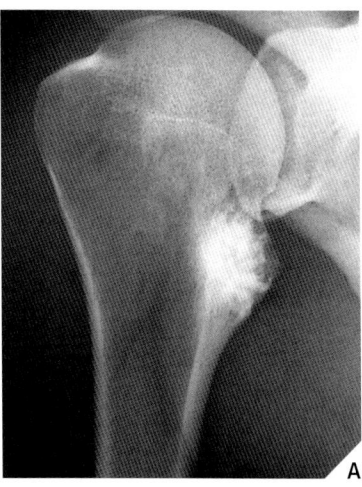
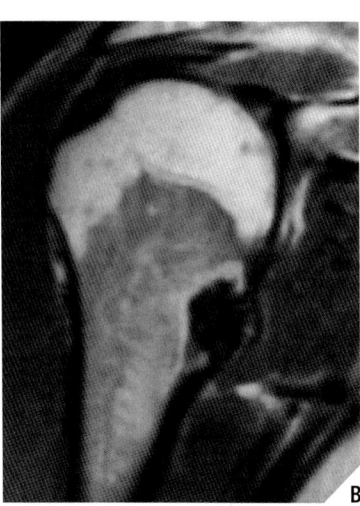
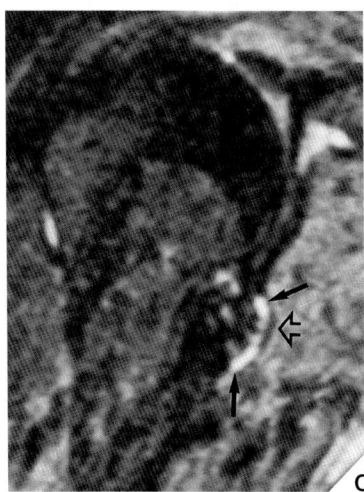

Abb. 17-27. A Das Röntgenbild des rechten proximalen Humerus zeigt ein breitbasiges Osteochondrom medial metadiaphysär gelegen. **B** Das koronare T1w MRT-Bild deckt dann auf, daß die Läsion wegen ihrer ausgiebigen Mineralisation hypointens ist. **C** Das T2w Bild zeigt die schmale Knorpelkappe als signalreiches Band (*Pfeile*), das von einer linearen hypointensen Haut überzogen ist, dem Perichondrium (*offener Pfeil*)

TEIL IV - Tumoren und tumorähnliche Veränderungen (Tumor-like Lesions)

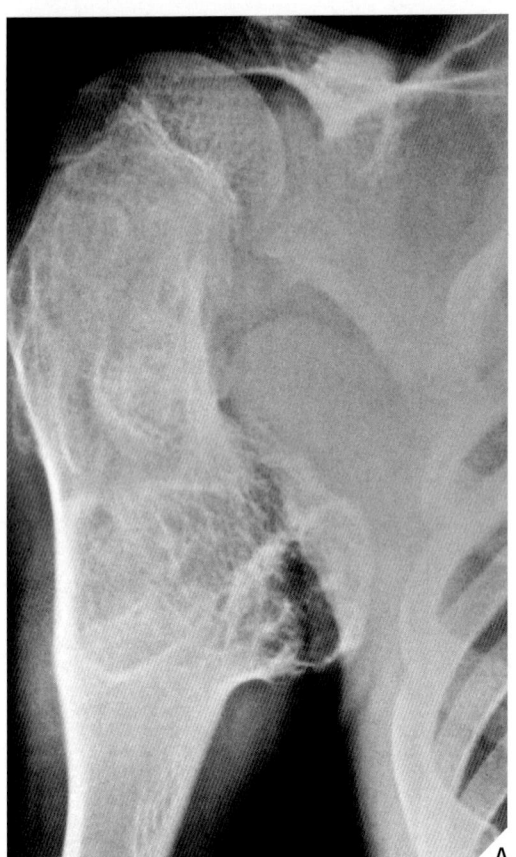
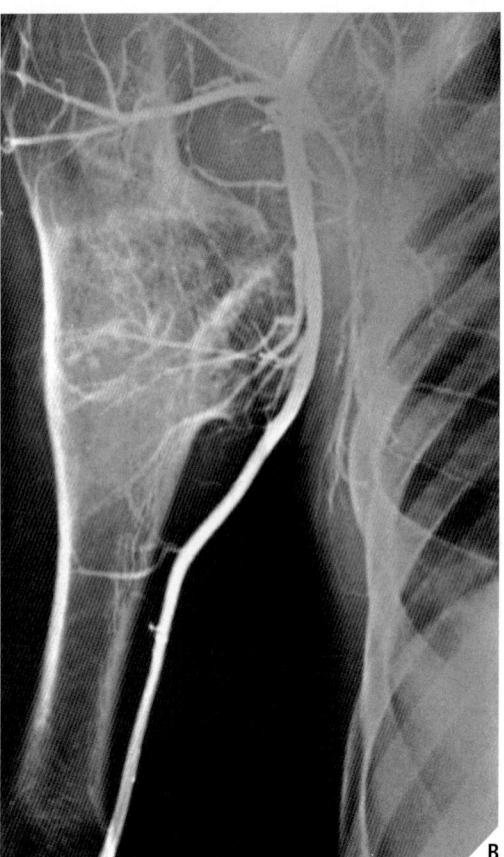

Abb. 17-28. Der 14jährige Junge mit einem bekannten Osteochondrom des proximalen Humerus rechts klagte über Schmerzen und Taubheitsgefühl an Hand und Fingern. **A** Die Schulterübersichtsaufnahme zeigt den breitbasigen Typ eines Osteochondroms, ausgehend von der medialen Kortikalis des proximalen Humerusschafts. **B** Die Arteriographie deckt die Kompression und Abdrängung der A. brachialis auf

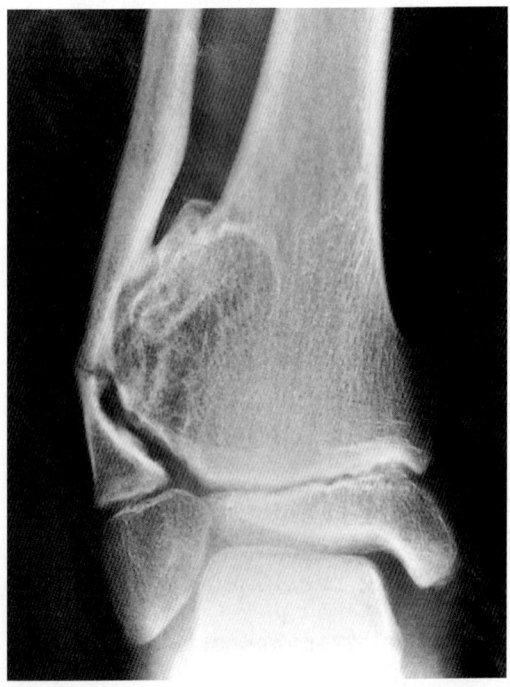

Abb. 17-29. Dieser 9jährige Knabe hat ein sessiles Osteochondrom der distalen Tibia, das zu Druckarrosionen und später zur Verbiegung und Verschmächtigung der Fibula mit deren anschließender Fraktur geführt hat (Wiedergabe mit freundlicher Genehmigung aus Norman A, Greenspan A, 1982)

male, die daran denken lassen sollten, sind Schmerz (ohne Fraktur, Bursitis oder Druck auf benachbarte Nerven) und ein Wachstumsschub oder das Weiterwachsen dieser Veränderungen über das Alter der Skelettreife hinaus. Auch wurden bestimmte radiologische Zeichen festgestellt, die bei der Abklärung der Entartung zum Sarkom helfen können (Tab. 17-1).

Die zuverlässigsten Abbildungsverfahren zur Beurteilung einer möglichen malignen Transformation eines Osteochondroms sind Übersichtsaufnahmen, konventionelle Tomographie, CT und MRT; dagegen können die Ergebnisse des Skelettszintigramms, das eine vermehrte Nuklideinspeicherung in das Osteochondrom ergeben kann, leider unzuverlässig sein. Die Übersichtsaufnahmen

Tab. 17-1. Klinische und radiologische Befunde, die verdächtig auf eine maligne Entartung sind

Klinische Befunde	Radiologische Befunde	Bildgebendes Verfahren
Schmerz (ohne Trauma, Bursitis oder Kompression nahe gelegener Nerven)	• Läsion wird größer	Konventionelles Röntgen (Vergleich mit Voraufnahmen)
Wachstumsschub (nach der Skelettreifung)	• Entwicklung einer ausladenden Knorpelkappe von meist 2–3 cm Stärke)	CT, MRT
	• In die Knorpelkappe eingestreute Verkalkungen	Konventionelle Tomographie
	• Entwicklung eines Weichteiltumors mit oder ohne Verkalkungen	Röntgen, CT, MRT
	• Vermehrte Radionuklidspeicherung nach Schluß der Wachstumsfugen (nicht immer zuverlässig)	Szintigraphie

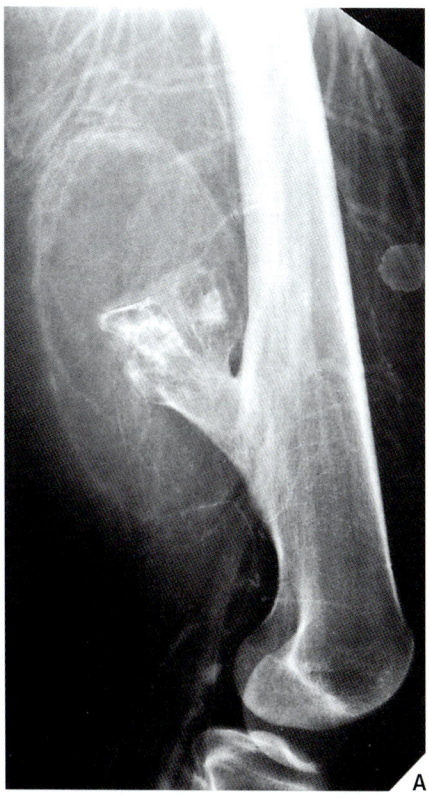
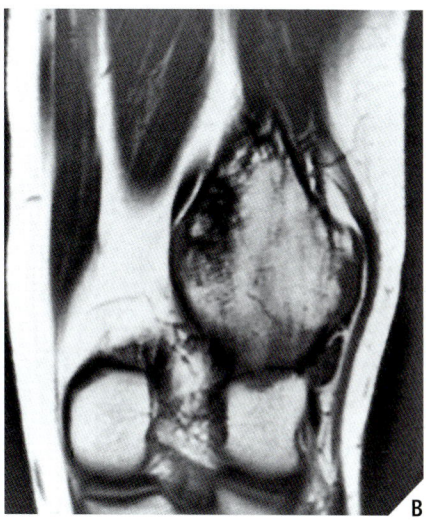
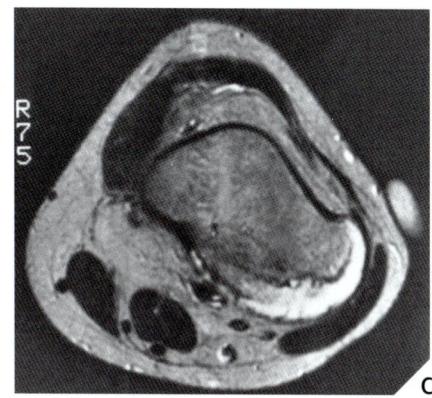
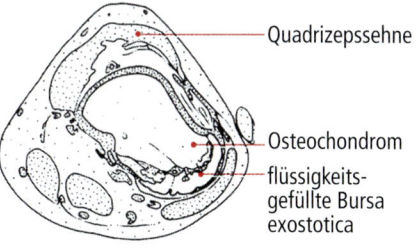

Abb. 17-30. A Der 25jährige Mann mit einem bekannten solitären Osteochondrom des distalen rechten Femurs klagte über allmählich zunehmende Schmerzen. Die kapilläre Phase der Arteriographie deckt eine riesige Bursa um die Exostose herum auf. Ursache der Beschwerden des Patienten war die Entzündung dieser Bursa mit einer großen Flüssigkeitsansammlung darin (Bursitis). **B** Ein 12jähriges Mädchen stellte sich mit Schmerz in der Kniekehle vor. Das koronare T1w MRT-Bild (SE; TR 650/TE 25 ms) zeigt ein großes Osteochondrom, das von der lateralen Rückfläche des distalen Femurs ausgeht. **C** Das koronare T2w Bild (SE; TR 2200/TE 70 ms) zeigt eine flüssigkeitsgefüllte Bursa exostotica

TEIL IV - Tumoren und tumorähnliche Veränderungen (Tumor-like Lesions)

weisen in der Regel nach, ob Verkalkungen in einem Osteochondrom nur innerhalb von dessen Stiel enthalten sind – dann ein klares Zeichen für Benignität (vgl. Abb. 17-24) –, doch kann in dieser Frage auch die konventionelle Tomographie gelegentlich weiterhelfen (Abb. 17-31). Ähnlich kann die CT die in der Knorpelkappe verstreuten Verkalkungen und die Verbreiterung der Knorpelkappe nachweisen, die Kardinalzeichen des Übergangs in ein Malignom, wie Norman und Sissons herausstellten (Abb. 17-32).

Die Unzuverlässigkeit der Szintigraphie beruht darauf, daß wegen der enchondralen Ossifikation selbst kleine benigne Exostosen vermehrt Radionuklid aufnehmen. Auch das Chondrosarkom aus einem Osteochondrom speichert vermehrt wegen der aktiven Verknöcherung, der Osteoblastenaktivität und der Hyperämie innerhalb der Knorpelkappe und des knöchernen Stiels des Tumors. So ist zwar die Radionuklidaufnahme beim exostotischen Chondrosarkom intensiver als bei der benignen Exostose, doch zeigen verschiedene Untersuchungen, daß dies nicht immer ein verläßliches Unterscheidungskriterium abgibt.

Behandlung: Solitäre Osteochondrome kann man in der Regel lediglich kontrollieren, wenn sie keine klinischen Probleme verursachen. Indiziert ist die chirurgische Abtragung, wenn die Läsion schmerzhaft wird, man einen Druck auf benachbarte Nerven und Blutgefäße vermutet, es zu einer pathologischen Fraktur kommt oder die Diagnose letztlich unsicher ist.

■ Multiple (osteo)kartilaginäre Exostosen

Dieses Leiden wird von einigen Experten in die Kategorie der Knochendysplasien eingeordnet; es handelt sich um eine erbliche autosomal dominante Störung. Das Geschlechterverhältnis beträgt 2:1 (M:F). Knie, Sprunggelenk und Schulter sind die am häufigsten von der Bildung multipler kartilaginärer Exostosen betroffenen Stellen (Abb. 17-33). Die radiologischen Zeichen ähneln denen des solitären Osteochondroms (vgl. Abb. 17-24), doch sind hier die Veränderungen häufiger vom breitbasigen Typ (Abb. 17-34, 17-35 u. 17-36). Die histopathologischen Merkmale der multiplen Osteochondrome sind dieselben wie bei einer Solitärläsion.

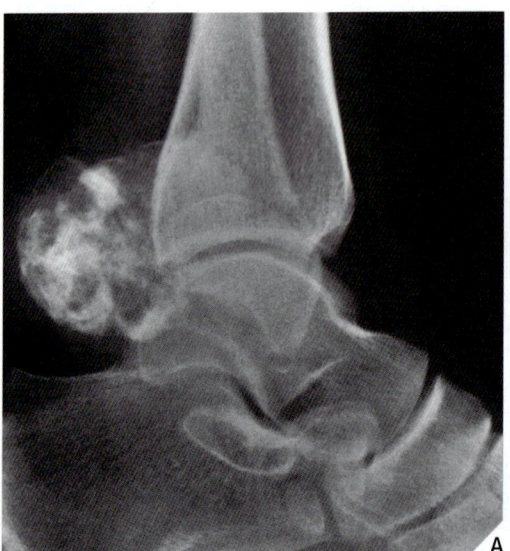
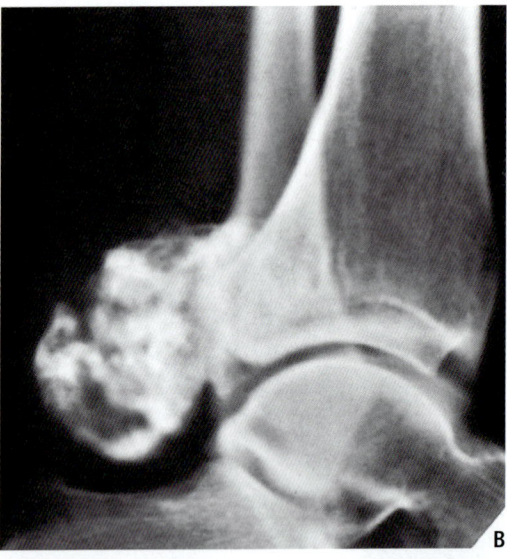

Abb. 17-31 **A** Die Seitaufnahme des linken Sprunggelenks einer 26jährigen Frau mit einem schmerzenden Osteochondrom zeigt eine breitbasige Veränderung an der Rückfläche der distalen Tibia. Bei der Befundung ergaben sich Unsicherheiten, ob nicht einige dieser Verkalkungen im Stiel selbst enthalten seien, so daß eine Tomographie veranlaßt wurde. **B** Diese zeigt die Nichtabgrenzbarkeit der Verkalkungen von der Hauptmasse und deutet auf eine benigne Veränderung hin. Das Osteochondrom wurde reseziert, die histologische Untersuchung sicherte keinerlei Malignisierung. Offensichtlich wurden die Beschwerden durch Druck gegen einen Nerv verursacht.

Benigne Tumoren und Tumor-like Lesions II: Chondrogene Läsionen 17

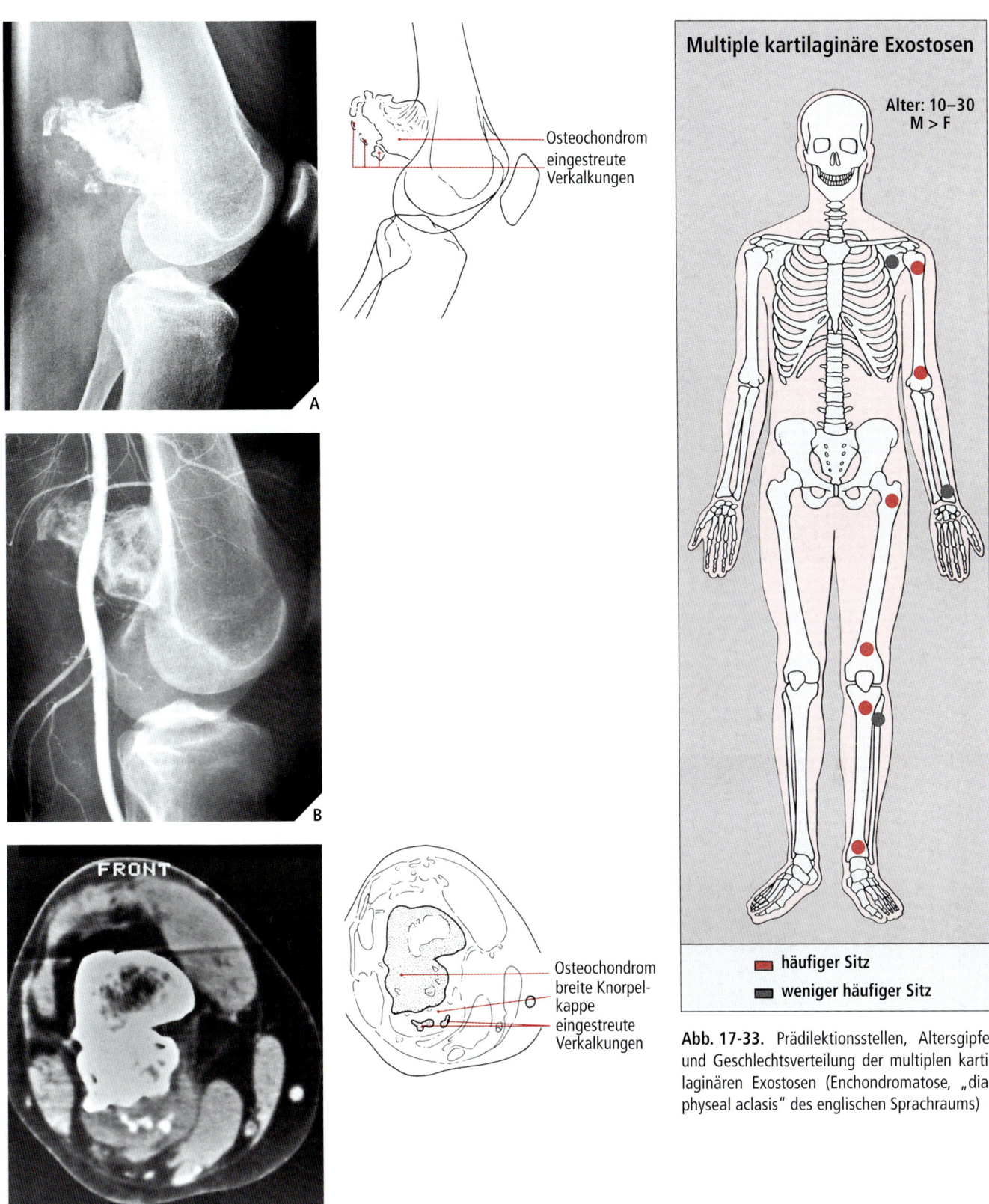

Abb. 17-33. Prädilektionsstellen, Altersgipfel und Geschlechtsverteilung der multiplen kartilaginären Exostosen (Enchondromatose, „diaphyseal aclasis" des englischen Sprachraums)

Abb. 17-32. Der 28jährige Mann bekam Schmerzen in der Kniekehle und bemerkte auch das Wachstum einer Geschwulst, von der er schon seit 15 Jahren wußte – eine wichtige klinische Information, die die weitere Abklärung zum Ausschluß einer malignen Transformation eines Osteochondroms erforderlich machte. **A** Die Knieseitaufnahme zeigt ein breitbasiges Osteochondrom aus der distalen Femurrückfläche. Nicht nur im Stiel, sondern auch in der Knorpelkappe sind Verkalkungen vorhanden. **B** Die Angiographie zeigt die Abdrängung kleinerer Gefäße, die über die nicht sichtbare Knorpelkappe ausgespannt sind. **C** Das CT-Bild sichert die Dickenzunahme der Knorpelkappe (2,5 cm) und die darin fein verteilten Verkalkungen. Diese Röntgenzeichen stehen in Übereinstimmung mit der Diagnose einer malignen Transformation zu einem Chondrosarkom, das dann auch histologisch gesichert wurde

TEIL IV - Tumoren und tumorähnliche Veränderungen (Tumor-like Lesions)

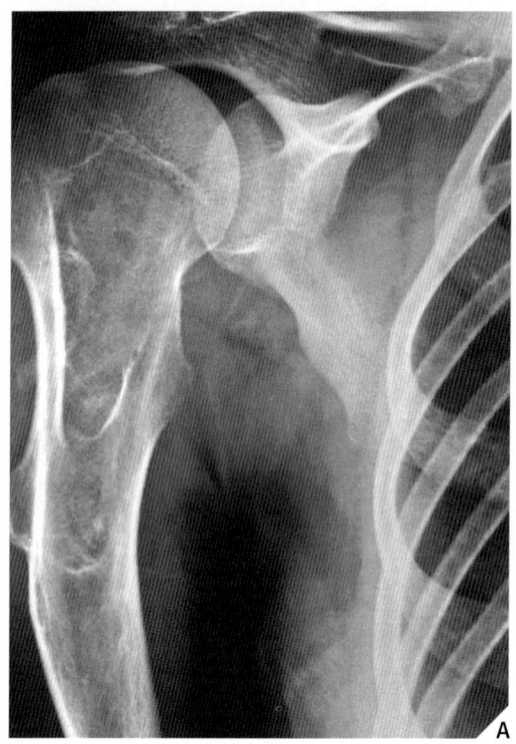

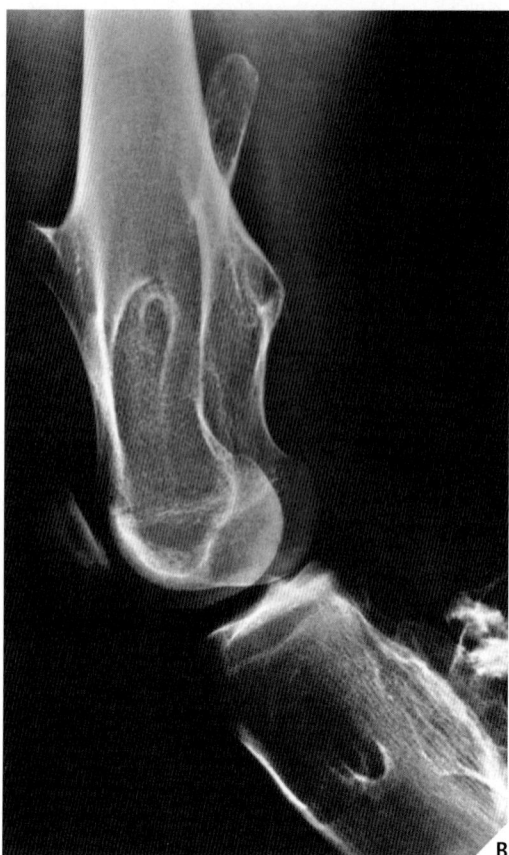

Abb. 17-34 **A** Die a.-p. Schulteraufnahme eines 22jährigen Mannes mit einer familiären Osteochondromatose zeigt viele breitbasige Veränderungen an proximalem Humerus, Skapula und Rippen. **B** Charakteristisch für dieses Leiden ist die Beteiligung des distalen Femurs und der proximalen Tibia

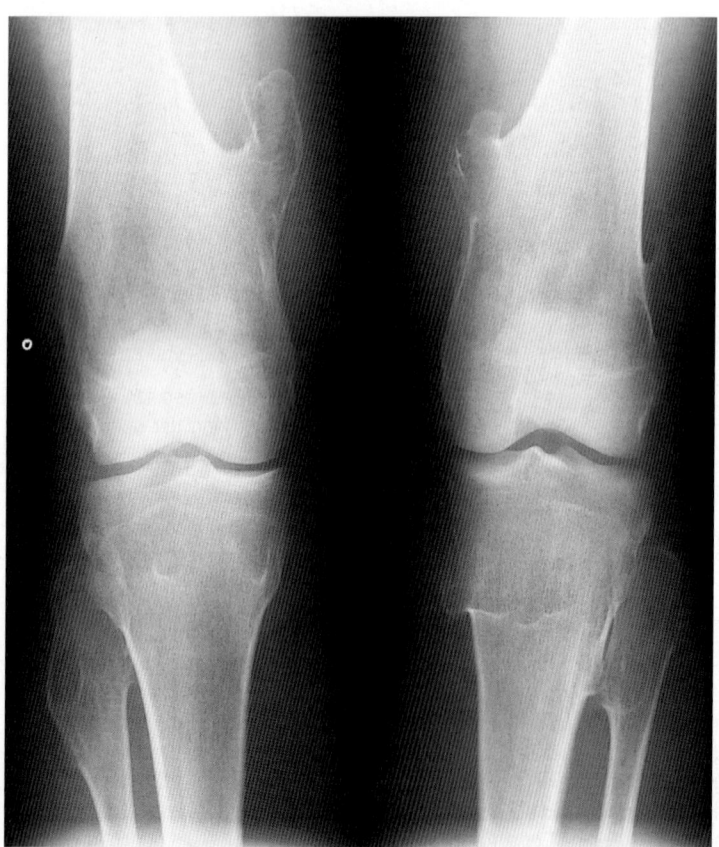

Abb. 17-35. Die a.-p. Aufnahme beider Knie eines 17Jährigen zeigt eine Vielzahl breitbasiger und gestielter Osteochondrome

Benigne Tumoren und Tumor-like Lesions II: Chondrogene Läsionen

Komplikationen: Bei multiplen kartilaginären Exostosen sind Wachstumsstörungen häufiger als beim solitären Osteochondrom; vor allem an Unterarm (Abb. 17-37) und Bein kann man diese beobachten. Der Übergang in ein malignes Chondrosarkom kommt ebenfalls häufiger vor (5–15% der Fälle), wobei Exostosen an Schultergürtel und Beckenregion hierfür ein höheres Risiko aufweisen. Die klinischen und radiologischen Zeichen dieser Komplikation sind die gleichen wie bei der Entartung eines solitären Osteochondroms (Abb. 17-38; vgl. auch Abb. 17-32 u. Tab. 17-1).

Behandlung: Die multiplen Osteochondrome werden individuell behandelt. Wie bei den solitären Veränderungen rezidivieren sie bei kleineren Kindern mit höherer Wahrscheinlichkeit, so daß man eine Resektion noch aufschieben sollte.

■ Chondroblastom

Das Chondroblastom, auch Codman-Tumor genannt, ist eine gutartige Veränderung, die vor der Skelettreife auftritt und im typischen Fall die Epiphysen von langen Röhrenknochen wie Humerus, Tibia und Femur befällt (Abb. 17-39). Es stellt weniger als 1% aller primären Knochentumoren dar. Gelegentlich ist auch die Patella betroffen, die als Analogon einer Epiphyse betrachtet wird. In 10% befällt das Chondroblastom die kleinen Knochen von Hand und Fuß, den Talus und das Fersenbein. Zwar sieht man diese Läsion zumeist im wachsenden Knochen, doch wurde auch über einige Fälle nach dem Schluß der Wachstumsfugen berichtet. In aller Regel sitzt es exzentrisch und hat einen sklerotischen Rand, oft zeigt es in seine Matrix eingestreute Verkalkungen (25% der Fälle; Abb. 17-40). Brower et al. stellten eine auffällig dicke solide Periostreaktion distal der Läsion bei 57% der Chondroblastome in langen Röhrenknochen fest (Abb. 17-41), welche wahrscheinlich eine entzündliche Reaktion auf den Tumor darstellt. In den meisten Fällen weisen schon Übersichtsaufnahmen und konventionelle Tomographie den Tumor nach (Abb. 17-42), während die CT helfen kann, die in den Übersichtsaufnahmen unsichtbar gebliebenen Verkalkungen nachzuweisen (Abb. 17-43). Die MRT zeigt ein größeres Volumen der Krankheitsbeteiligung als die Röntgenaufnahmen, darunter auch das Knochenmark- und Weichteilödem (Abb. 17-44).

Histologisch ist das Chondroblastom aus Knötchen einer ziemlich reifen Knorpelmatrix aufgebaut, die von einem sehr zellreichen Gewebe umgeben sind, das ein-

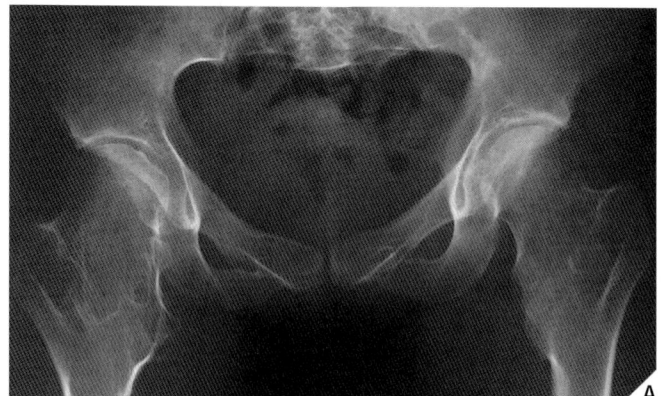

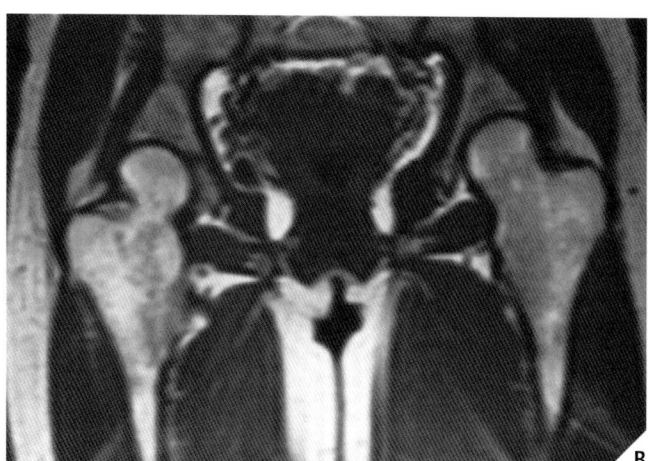

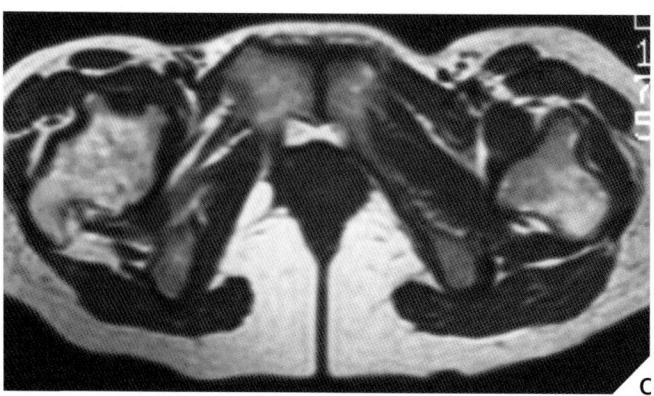

Abb. 17-36. **A** Das a.-p. Bild der Hüften zeigt multiple breitbasige Osteochondrome vorwiegend der proximalen Femora; einige dieser Läsionen sitzen auch in den Schambeinen. **B, C** Koronares und axiales T1w MRT-Bild (SE; TR 600/TE 20 ms) zeigen die Kontinuität des Markanteils dieser Läsionen mit dem Mark der Femora. Beachtenswert sind auch die dysplastischen Veränderungen im Sinne einer abnormen Verschlankung der Femora nach distal zum Schaft hin

TEIL IV - Tumoren und tumorähnliche Veränderungen (Tumor-like Lesions)

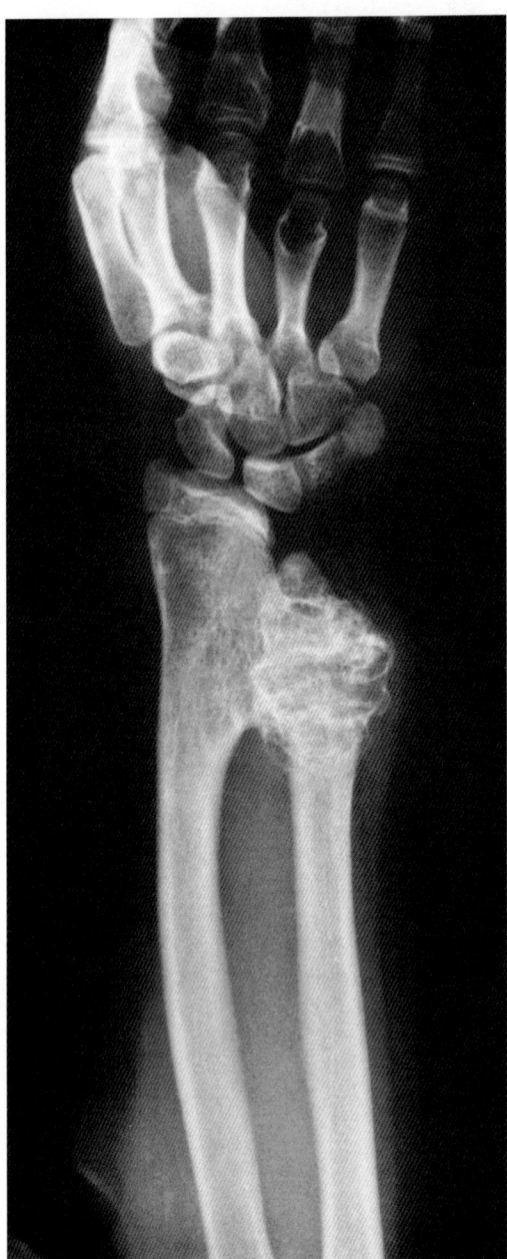

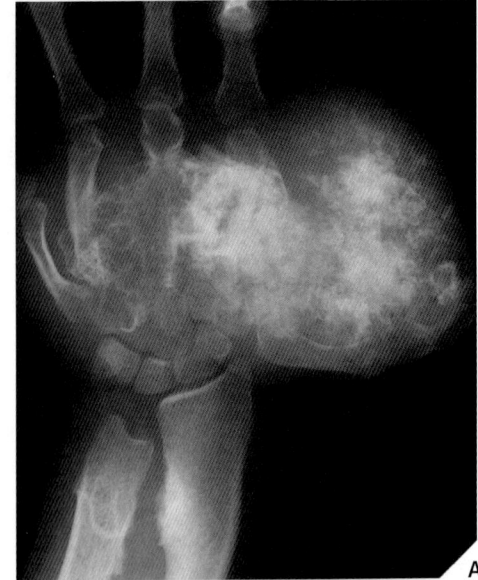

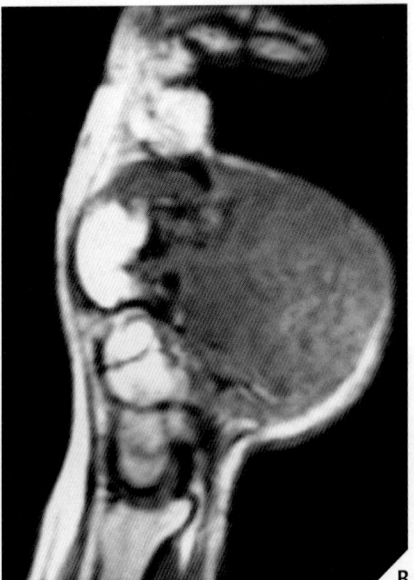

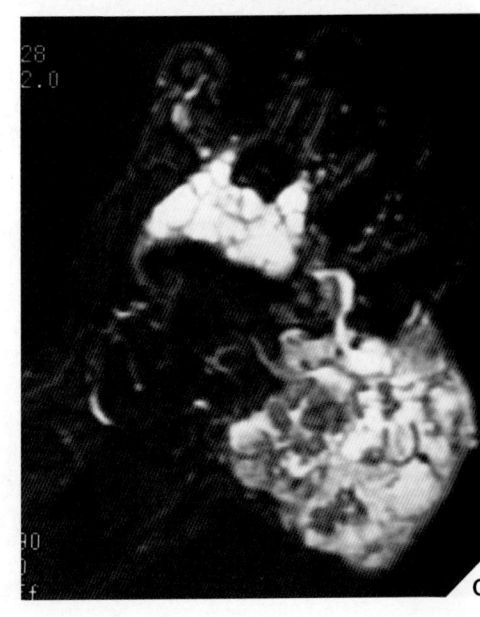

Abb. 17-37. Die dorsopalmare Aufnahme des Unterarms bei einem 8jährigen Jungen mit multiplen Osteochondromen zeigt eine Wachstumsstörung des distalen Radius und der distalen Ulna, die man bei diesem Leiden als häufige Komplikation sieht (sog. Leri-Syndrom; Anm. des Übersetzers)

Abb. 17-38. **A** Die Schrägaufnahme der rechten Hand eines 22 Jahre alten Manns zeigt multiple Osteochondrome. Eine Weichteilraumforderung zwischen Zeigefinger und Daumen mit kartilaginären Verkalkungen darin deutet auf die maligne Entartung zu einem Chondrosarkom. **B** Das sagittale T1w MRT-Bild (SE; TR 600 / TE 16 ms) weist die Ausdehnung des großen Weichteiltumors nach palmar nach. **C** Das koronare inversion recovery MRT-Bild (FMPIR/90; TR 4000 / TE 64 ms) zeigt maligne Knorpelläppchen, die Knochen und Weichteile der Hand infiltrieren

Benigne Tumoren und Tumor-like Lesions II: Chondrogene Läsionen 17

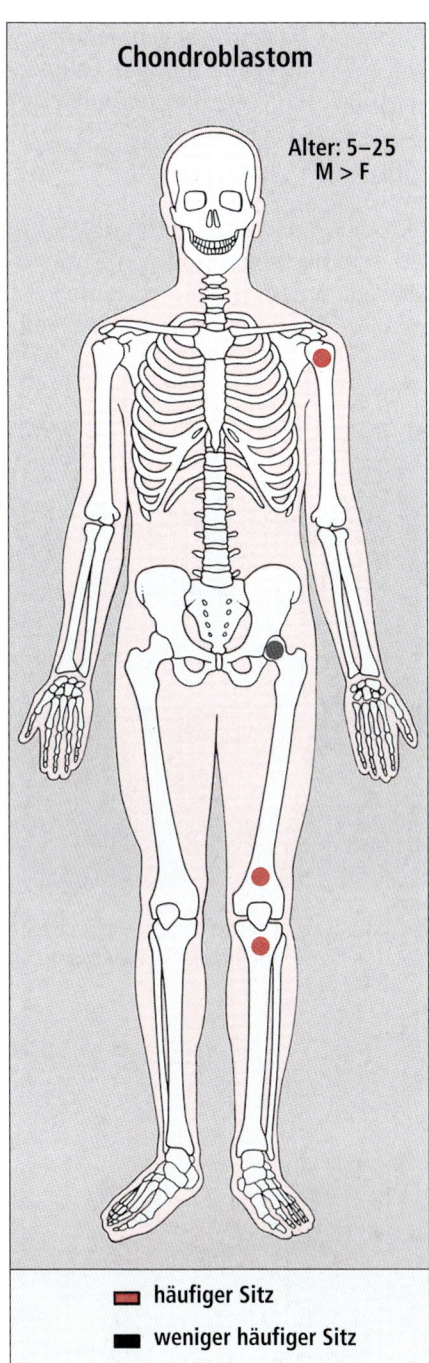

Abb. 17-39. Prädilektionsstellen, Altersgipfel und Geschlechtsverteilung beim Chondroblastom

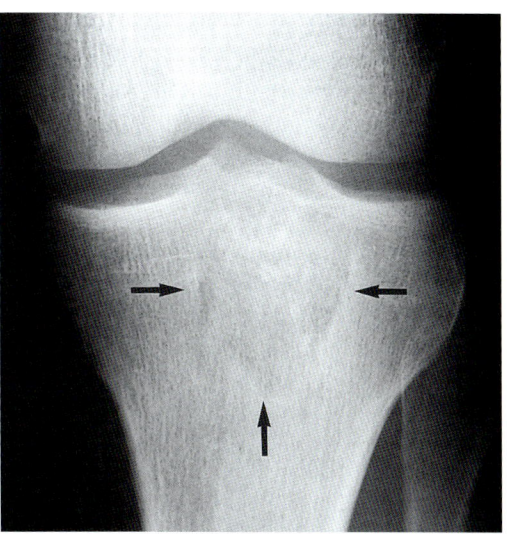

Abb. 17-40. Ein Chondroblastom mit Sitz in der proximalen Tibia *(Pfeile)* eines 17jährigen weist einen zart sklerosierten Rand und zentrale Verkalkungen auf

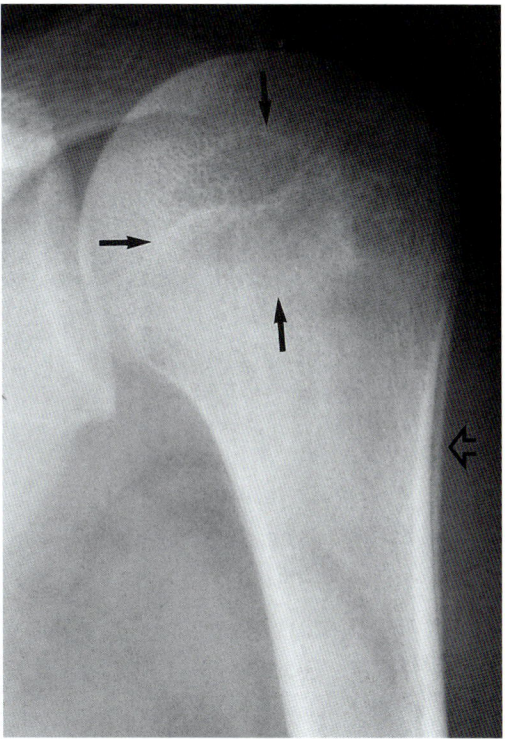

Abb. 17-41. Das Chondroblastom im proximalen Humerus *(Pfeile)* bewirkte eine Periostreaktion längs der lateralen Kortikalis *(offener Pfeil)*

TEIL IV - Tumoren und tumorähnliche Veränderungen (Tumor-like Lesions)

heitlich große Rundzellen mit ovalen Kernen und klarem Zytoplasma enthält; darin sind vielkernige osteoklastenartige Riesenzellen ein häufiger Befund. Die Matrix zeigt charakteristische feine Verkalkungen um die außen liegenden Chondroblasten, die eine räumliche Anordnung wie die sechseckigen Maschen eines Hühnerzauns aufweisen.

Behandlung und Komplikationen: Meist werden Chondroblastome mittels Kürettage und Knochentransplantation behandelt. Sie rezidivieren nur selten.

In ganz seltenen Fällen entstehen Lungenmetastasen, auch wenn histologisch weder im Primärtumor noch in den Lungenmetastasen ein Anhalt für Malignität zu finden ist.

■ Chondromyxoidfibrom

Das Chondromyxoidfibrom ist ein seltener Tumor knorpeligen Ursprungs, der durch die Produktion von Knorpel-, Binde- und Schleimgewebe unterschiedlichen Anteils gekennzeichnet ist; es stellt 0,5% aller primären Knochentu-

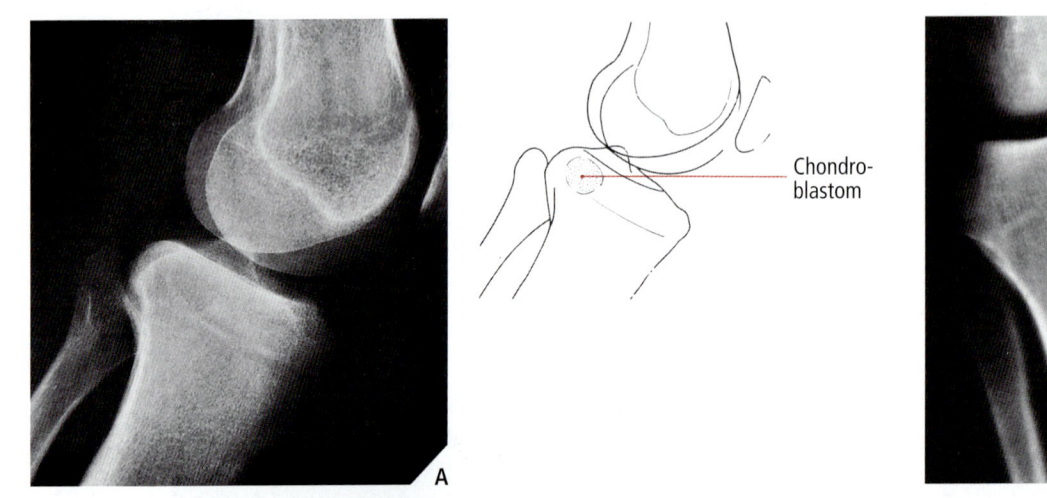
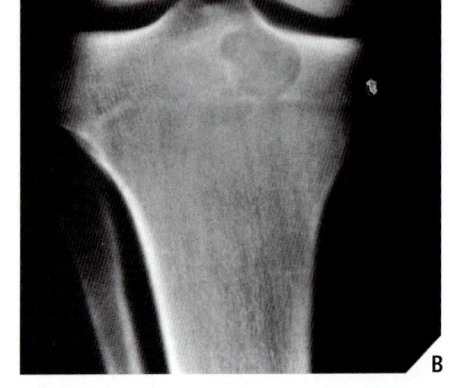

Abb. 17-42. **A, B** Seitaufnahme und a.-p. Tomogramm des Knies zeigen das typische Bild eines Chondroblastoms in der proximalen Tibiaepiphyse. Achten sollte man auf die strahlentransparente, exzentrische Läsion mit einem schmalen sklerotischen Rand. In deren Zentrum sind kleine eingestreute Verkalkungen, die im Tomogramm besser sichtbar werden

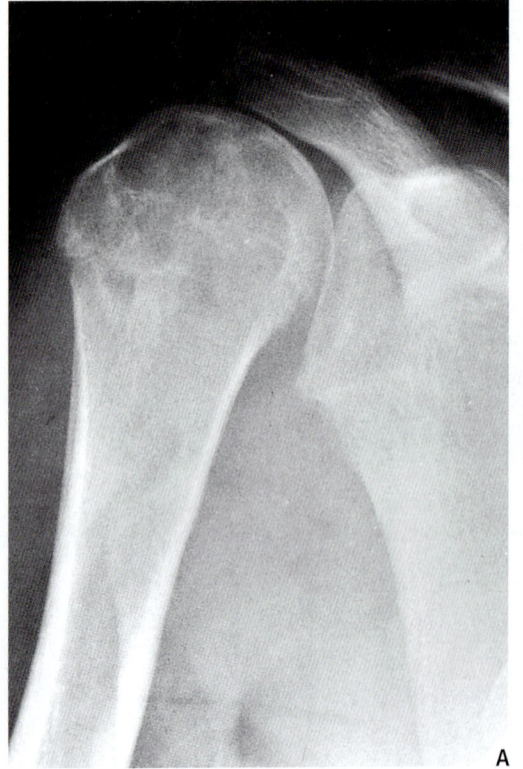
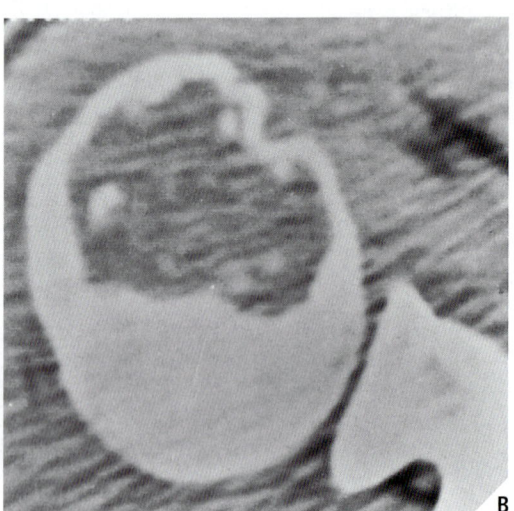

Abb. 17-43. **A** Die a.-p. Aufnahme der rechten Schulter eines 16Jährigen zeigt eine Veränderung in der proximalen Humerusepiphyse, doch sind Verkalkungen nicht gut sichtbar. Man beachte die gut organisierte periostale Reaktionsschicht in der lateralen Kortikalis. **B** Das CT-Bild zeigt nun die Verkalkungen deutlich. Der Herd wurde kürettiert; die histopathologische Untersuchung bestätigte die radiologische Diagnose Chondroblastom

Benigne Tumoren und Tumor-like Lesions II: Chondrogene Läsionen 17

moren und 2% aller benignen Knochentumoren. Überwiegend kommt es bei Jugendlichen und jungen Erwachsenen vor (m > w), am häufigsten also im 2. und 3. Lebensjahrzehnt. Es bevorzugt die Knochen der unteren Extremität, und hier wiederum die proximale Tibia (32%) und das distale Femur (17%; Abb. 17-45). Zu den klinischen Zei-

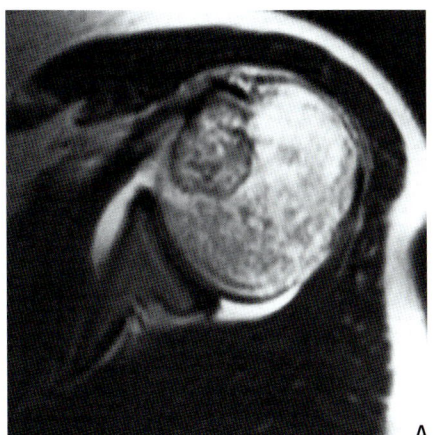
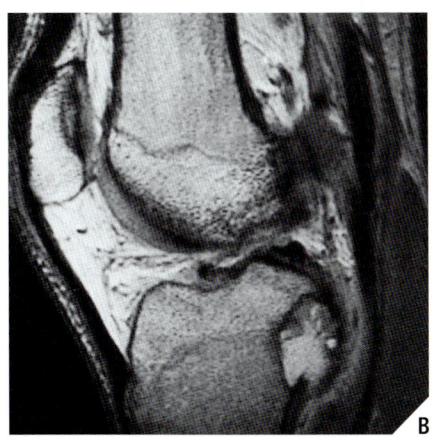
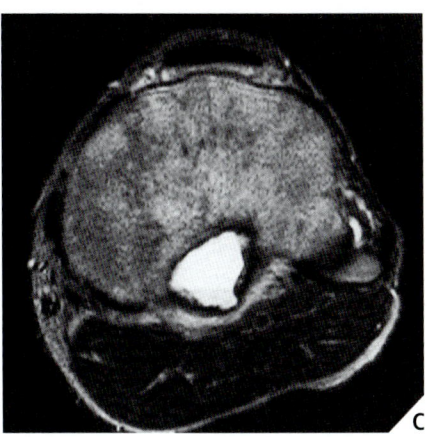

Abb. 17-44. **A** Bei einem 18 Jahre alten Mann mit einem Chondroblastom des linken Humeruskopfes zeigt das axiale T2w MRT-Bild der rechten Schulter (SE; TR 2000 / TE 80 ms) eine scharf berandete Läsion mit sklerosiertem Rand und zentralen Verkalkungen darin. Ferner sieht man einen kleinen Gelenkerguß und ein peritumorales Ödem. **B, C** Bei einem anderen Patienten zeigen das sagittale protonendichtegewichtete (SE; TR 2000 / TE 28 ms) und das axiale T2w MRT-Bild (SE; TR 2000 / TE 80 ms) des Knies das Einwachsen eines Chondroblastoms mit Sitz dorsal im Tibiakopf in die Weichteile

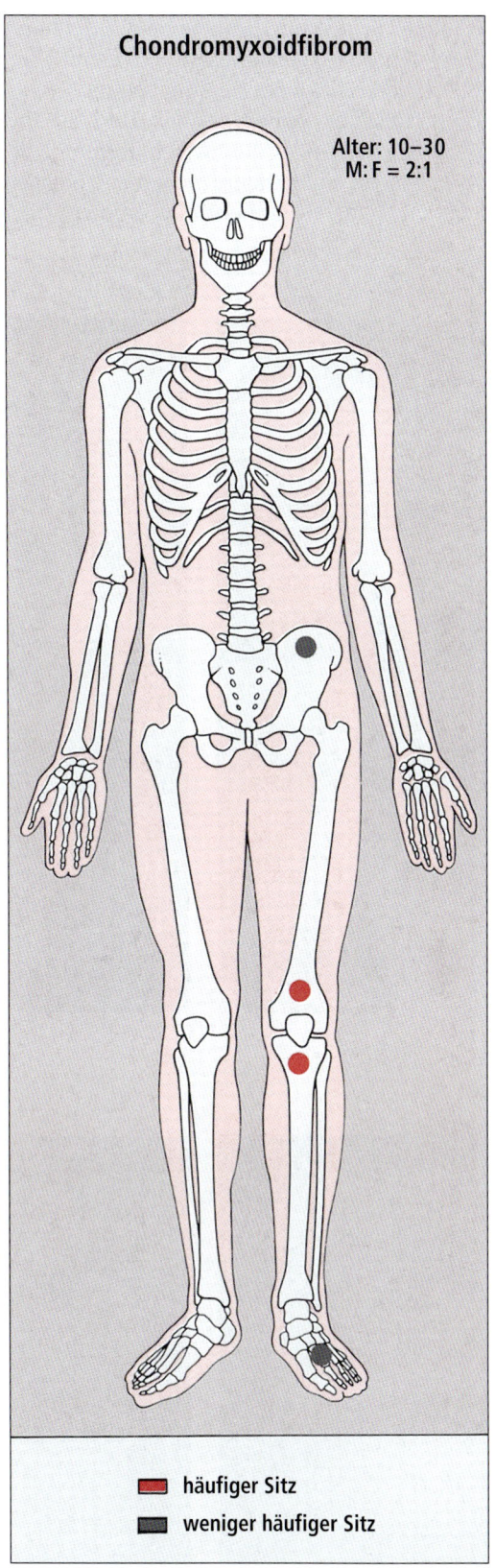

Abb. 17-45. Prädilektionsstellen, Altersgipfel und Geschlechtsverteilung beim Chondromyxoidfibrom

chen gehören lokale Schwellung und Schmerz, letzterer gelegentlich durch Druck auf benachbarte Nerven und Gefäße bei einer peripheren Lage des Tumors bedingt.

Sein charakteristisches radiologisches Bild ist das einer exzentrisch gelegenen, strahlentransparenten Veränderung im Knochen mit einem sklerotischen und bogigen Rand, wobei er häufig die Knochenrinde erodiert oder nach außen vorwölbt (Abb. 17-46 u. 17-47). Diese Läsion kann Durchmesser zwischen 1–10 cm erreichen, im Mittel 3–4 cm. Verkalkungen sind im Röntgenbild nicht erkennbar, doch wurde über mikroskopische herdförmige Verkalkungen bei 27% der Fälle berichtet. Oft beobachtet man einen Pfeiler periostalen neugebildeten Knochens. Die MRT zeigt die Charakteristika der meisten Knor-

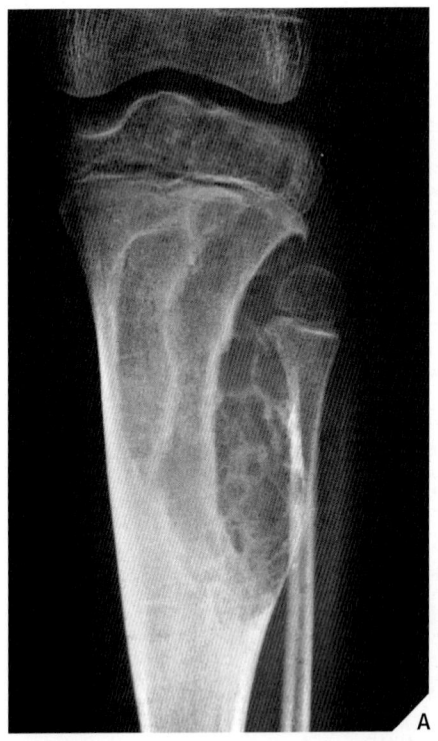
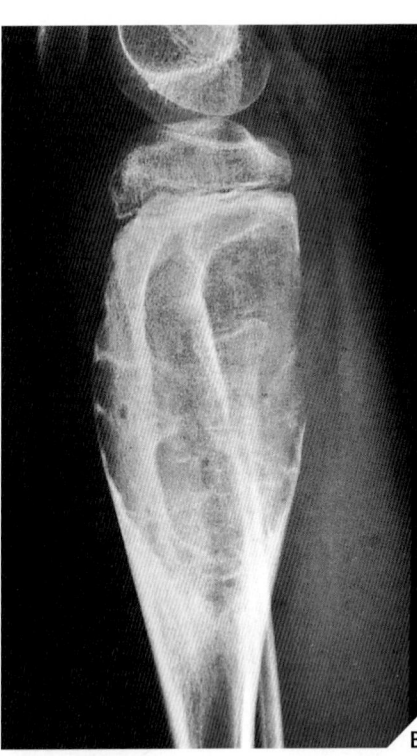

Abb. 17-46. A, B a.-p. und Seitaufnahme des linken Unterschenkels bei einem 8jährigen Mädchen mit Chondromyxoidfibrom zeigen eine strahlentransparente Läsion mit einer Ausdehnung von der Metaphyse bis in den Tibiaschaft hinein, mit einem geographischen Typ der Knochendestruktion und sklerotischen bogigen Rändern

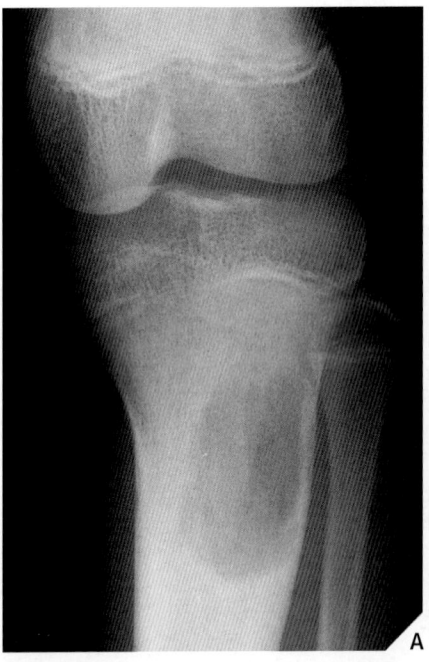
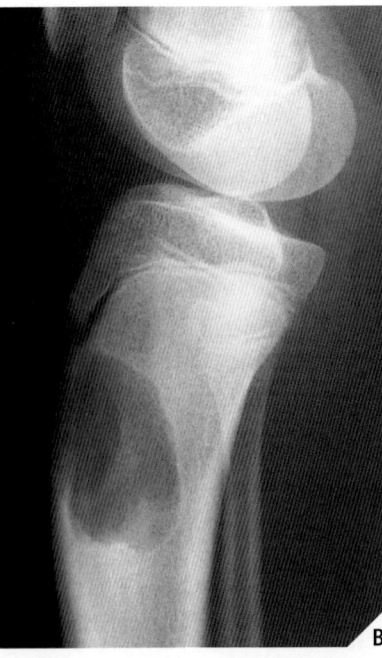

Abb. 17-47. A, B Die a.-p. und die seitliche Aufnahme des linken Knies eines 12 Jahre alten Mädchens zeigen im proximalen Tibiaschaft eine strahlentransparente, leicht lobulierte Läsion mit einem schmalen sklerosierten Rand. Man achte auf das Fehlen von sichtbaren Verkalkungen. Die Exzisionsbiopsie ergab ein Chondromyxoidfibrom

Benigne Tumoren und Tumor-like Lesions II: Chondrogene Läsionen

peltumoren auf: mittelstarkes bis geringes Signal in T1- sowie starkes Signal in T2-gewichteten Sequenzen (Abb. 17-48).

Pathologisch ist das wichtigste Merkmal dieser Läsion ihr lobulierter oder pseudolobulierter Aufbau in Zonen unterschiedlichen Zellreichtums, wobei das Zentrum zellarm ist. Locker in die Matrix eingestreut findet man spindel- und sternförmige Zellen mit lang gezogenen Ausläufern. Die Peripherie ist hingegen deutlich zellreicher und enthält eine Mischung einkerniger spindelförmiger und polyedrischer Stromazellen mit einer variablen Zahl vielkerniger Riesenzellen.

Differentialdiagnose: Häufig kann man eine charakteristische pfeilerartige periostale Knochenneubildung sehen (Abb. 17-49), wobei dann das Chondromyxoidfibrom nicht mehr von einer aneurysmatischen Knochenzyste zu unterscheiden ist. Bei ungewöhnlicher Lokalisation, wie z. B. in einem kurzen Röhrenknochen oder in flachen Knochen, kann es einen Riesenzelltumor oder ein desmoplastisches Fibrom nachahmen.

Behandlung: Die Behandlung besteht in der Regel in einer Kürettage und Spongiosaauffüllung. Rezidive sind dabei aber nicht selten; es wurde über eine Rate zwischen 20 und 80% berichtet (vgl. Abb. 15-51).

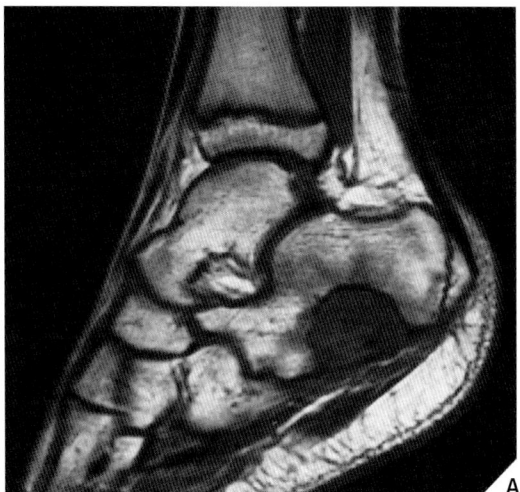 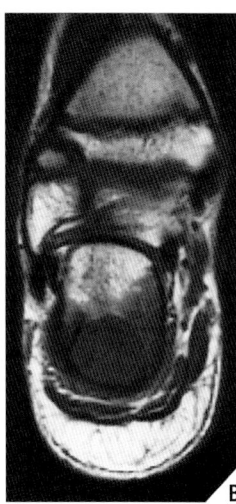 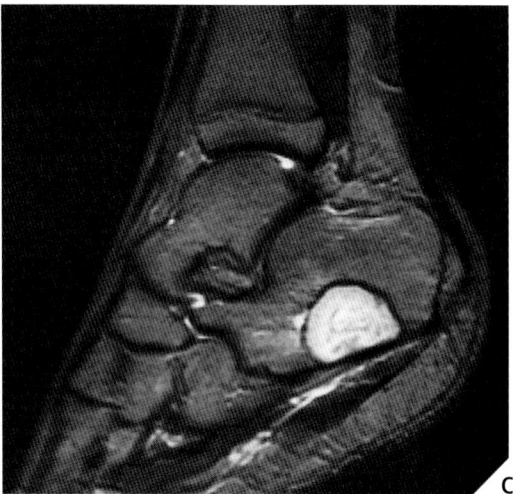

Abb. 17-48. **A** Das sagittale T1w MRT-Bild (SE; TR 2000 / TE 80 ms) eines 10 Jahre alten Mädchens zeigt plantarseitig eine scharf begrenzte Läsion des Fersenbeins mit nur geringer Signalintensität. **B** Ein axiales T1w Bild (SE; TR 600 / TE 17 ms) zeigt ein beachtliches peritumorales Ödem. **C** Das sagittale T2w MRT-Bild zeigt die Läsion dann signalreich; ein sklerotischer Rand bildet sich als hypointenser Saum ab. Die Exzisionsbiopsie wies ein Chondromyxoidfibrom nach

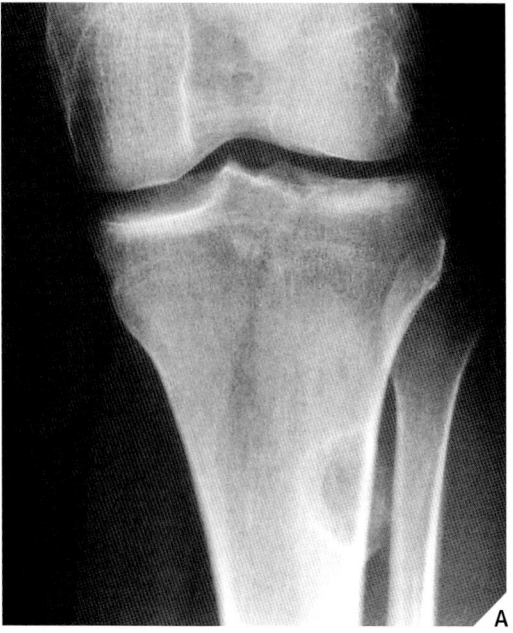 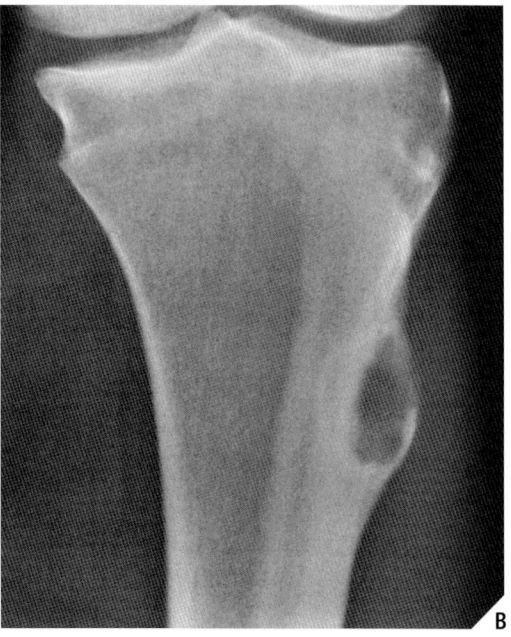

Abb. 17-49. **A** Bei dieser 18jährigen Frau zeigt die a.-p. Aufnahme des Knies an der Außenseite der proximalen Tibia ein Chondromyxoidfibrom. Dieses wölbt sich lateral aus der Kortikalis vor und wird von einem soliden Periostpfeiler abgestützt, der dem bei einer aneurysmatischen Knochenzyste ähnelt. **B** Besser sieht man diese Abstützungsreaktion im Tomographiebild

TEIL IV - Tumoren und tumorähnliche Veränderungen (Tumor-like Lesions)

Merkpunkte für die Praxis

1. Charakteristisch für das Enchondrom ist die Bildung reifen hyalinen Knorpels; man sieht dieses
   - am häufigsten in den kurzen Röhrenknochen der Hand, wo die Läsion meist strahlentransparent ist, und
   - in langen Röhrenknochen, wobei darin eingestreute Verkalkungen zu erkennen sind, die einem Knochenmarkinfarkt ähneln.
2. Zu den charakteristischen radiologischen Merkmalen des Enchondroms zählen:
   - Popcorn- oder ringförmige Verkalkungen;
   - ein lobuliertes Wachstumsmuster mit häufiger muschelartiger Aushöhlung der Knochenrinde endostal.
3. Wichtige klinische und radiologische Zeichen der Entartung eines Enchondroms sind:
   - Die Entwicklung von Schmerzen ohne eine Fraktur in einer bislang asymptomatischen Läsion;
   - die Verbreiterung oder Zerstörung der Knochenrinde;
   - die Entwicklung eines Weichteiltumors.
4. Morbus Ollier und Maffucci-Syndrom (eine Kombination des Morbus Ollier mit einer Hämangiomatose der Weichteile) tragen das Risiko der malignen Entartung zum Chondrosarkom in sich.
5. Bei der radiologischen Beurteilung des Osteochondroms, der häufigsten benignen Knochenläsion, achte man darauf, daß
   - es als gestielte oder breitbasige (sessile) Variante vorkommen kann;
   - seine 2 wichtigen radiologischen Kennzeichen das unterbrechungsfreie Verschmelzen der Kortikalis der Läsion mit der des Wirtsknochens und der kontinuierliche Übergang des spongiösen Anteils der Läsion in den des Markraums des Wirtsknochens sind.
6. Zu den wichtigsten Differentialdiagnosen beim Verdacht auf ein Osteochondrom zählen:
   - Juxtakortikales Osteom;
   - juxtakortikales Osteosarkom;
   - Weichteilosteosarkom;
   - juxtakortikale Myositis ossificans.
7. Ein Osteochondrom kann folgende Komplikationen entwickeln:
   - Druck auf benachbarte Nerven und Blutgefäße;
   - Druck auf benachbarten Knochen, der häufig zu einer Fraktur führt;
   - Bursitis exostotica;
   - Entartung zu einem Chondrosarkom.
8. Zu den radiologischen Zeichen der malignen Entartung eines Osteochondroms zählen folgende:
   - Vergrößerung der Läsion;
   - auffällig breiter werdende Knorpelkappe der Läsion;
   - in die Knorpelkappe eingestreute Verkalkungen;
   - Entstehung eines Weichteiltumors;
   - vermehrte Radionuklidspeicherung in der Läsion nach abgeschlossener Skelettreifung.
9. Multiple (osteo)kartilaginäre Exostosen, eine familiäre hereditäre Krankheit, bergen in sich das Risiko der Entartung eines Osteochondroms zum Chondrosarkom, vor allem in Schultergürtel und Beckenring.
10. Radiologisch charakteristisch für ein Chondroblastom sind:
    - Der exzentrische Sitz in der Epiphyse
    - der sklerosierte Rand;
    - die eingestreuten Verkalkungen;
    - die Periostreaktion (in >50% der Fälle).
11. Radiologisch charakteristisch für ein Chondromyxoidfibrom sind:
    - Der Sitz nahe an einer Wachstumsfuge;
    - der muschelartig ausgehöhlte Rand;
    - ein pfeilerartiger periostaler Knochen;
    - keine sichtbaren Verkalkungen.

    Es kann eine aneurysmatische Knochenzyste nachahmen.

Literaturempfehlungen

Abdelwahab IF, Hermann G, Lewis MM, Klein MJ. Case report 588. Intracortical chondroma of the left femur. Skeletal Radiol 1990; 19: 59–61.

Adams MJ, Spencer GM, Totterman S. Case report 776. Chondromyxoid fibroma of femur. Skeletal Radiol 1993; 22: 358–361.

Aoki JA, Sone S, Fujioka F, et al. MR of enchondroma and chondrosarcoma: rings and arcs of Gd-DTPA enhancement. J Comput Assist Tomogr 1991; 15: 1011–1016.

Azouz EM, Greenspan A, Marton D. CT evaluation of primary epiphyseal bone abscesses. Skeletal Radiol 1993; 22: 17–23.

Bansal M, Goldman AB, DiCarlo EF, McCormack R. Soft tissue chondromas: diagnosis and differential diagnosis. Skeletal Radiol 1993; 22: 309–315.

Beggs IG, Stoker DJ. Chondromyxoid fibroma of bone. Clin Radiol 1982; 33: 671–679.

Berquist TH. Magnetic resonance imaging of primary skeletal neoplasms. Radiol Clin North Am 1993; 31: 411–424.

Björnsson J, Unni KK, Dahlin DC, Beabout JW, Sim FH. Clear-cell chondrosarcoma of bone: observation in 47 cases. Am J Surg Pathol 1984; 8: 223–230.

Bloem JL, MulderJD. Chondroblastoma: a clinical and radiological study of 104 cases. Skeletal Radiol 1985; 14: 1–9.

Bogumill GP, Schultz MA, Johnson LC. Giant-cell tumor – a metaphyseal lesion. (Scientific exhibit). J Bone Joint Surg [Am] 1972; 54A: 1558.

Borges AM, Huvos AG, Smith J. Bursa formation and synovial chondrometaplasia associated with osteochondromas. Am J Clin Pathol 1981; 75: 648–653.

Boriani S, Bacchini P, Bertoni F, Campanacci M. Periosteal chondroma. A review of twenty cases. J Bone Joint Surg [Am] 1983; 65A: 205–212.

Braunstein E, Martel W, Weatherbee L. Periosteal bone apposition in chondroblastoma. Skeletal Radiol 1979; 4: 34–36.

Brien EW, Mirra JM, Luck JV Jr. Benign and malignant cartilage tumors of bone and joint: their anatomic and theoretical basis with an emphasis on radiology, pathology, and clinical biology II. Juxtacortical cartilage tumors. Skeletal Radiol 1999; 28: 1–20.

Brower AC, Moser RP, Gilkey FW, Kransdorf MJ. Chondroblastoma. In: Moser RP, ed. Cartilaginous tumors of the skeleton. AFIP atlas of radiologic-pathologic correlation, Fascicle II. Philadelphia: Hanley & Belfus, 1990: 74–113.

Brower AC, Moser RP, Kransdorf MJ. The frequency and diagnostic significance of periostitis in chondroblastoma. AJR Am J Roentgenol 1990; 154: 309–314.

Bullough PG. Atlas of orthopedic pathology, 2nd ed. New York: Gower, 1992: 14.9.

Chung EB, Enzinger FM. Chondromas of soft parts. Cancer 1978; 41; 1414–1424.

Codman EA. Epiphyseal chondromatous giant cell tumors of the upper end of the humerus. Surg Gynecol Obstet 1931; 52: 543–548.

Cohen EK, Kressel HY, Frank TS, et al. Hyaline cartilage-origin bone and soft-tissue neoplasms: MR appearance and histologic correlation. Radiology 1988; 167: 477–481.

Conway WF, Hayes CW. Miscellaneous lesions of bone. Radiol Clin North Am 1993; 31: 339–358.

Crim JR, Seeger LL, Yao L, Chandnani V, Eckardt JJ. Diagnosis of soft-tissue masses with MR imaging: can benign masses be differentiated from malignant ones? Radiology 1992; 185: 581–586.

Dahlin DC. Chondromyxoid fibroma of bone, with emphasis on its morphological relationship to benign chondroblastoma. Cancer 1956; 9: 195–203.

Dahlin DC, Ivins JC. Benign chondroblastoma: a study of 125 cases. Cancer 1972; 30: 401–413.

Dahlin DC, Salvador AH. Cartilaginous tumors of the soft tissues of the hands and feet. Mayo Clin Proc 1974; 49: 721–726.

Dahlin DC, Unni KK. Bone tumars: general aspects and data on 8,542 cases, 4th ed. Springfield, IL: Charles C. Thomas, 1986: 18, 33–51, 227–259.

Davids JR, Glancy GL, Eilert RE. Fracture through the stalk of pedunculated osteochondromas. A report of three cases. Clin Orthop 1991; 271: 258–264.

De Beuckeleer LHL, De Schepper AMA, Ramon F. Magnetic resonance imaging of cartilaginous tumors: is it useful or necessary? Skeletal Radiol 1996; 25: 137–141.

De Beuckeleer LHL, De Schepper AMA, Ramon F. Magnetic resonance imaging of cartilaginous tumors: retrospective study of 79 patients. Eur J Radiol 1995 ; 21 : 34–40.

deSantos LA, Spjut HJ. Periosteal chondroma: a radiographic spectrum. Skeletal Radiol 1981; 6: 15–20.

El-Khoury GY, Bassett GS. Symptomatic bursa formation with osteochondromas. AJR Am J Roentgenol 1979; 133: 895–898.

Enzinger FM, Weiss SW. Cartilaginous tumors and tumor-like lesions of soft tissue. In: Soft tissue tumors, 2nd ed. St. Louis: Mosby, 1988: 861.

Epstein DA, Levin EJ. Bone scintigraphy in hereditary multiple exostoses. AJR Am J Roentgenol 1978; 130: 331–333.

Fairbank TJ. Dysplasia epiphysealis hemimelica (tarso-epiphyseal aclasis). J Bone Joint Surg [Br] 1956; 38B: 237–257.

Fechner RE, Mills SE. Tumors of the bones and joints. Armed Forces Institute of Pathology Washington DC: 1993.

Feldman F. Cartilaginous lesions of bones and soft tissues. CRC Crit Rev Clin Radiol Nucl Med 1974; 4: 477–554.

Feldman F. Cartilaginous tumors and cartilage-forming tumor-like conditions of the bones and soft tissues. In: Ranniger K, ed. Bone tumors. Berlin: Springer-Verlag, 1977: 83–242.

Feldman F, Hecht HL, Johnston AD. Chondromyxoid fibroma of bone. Radiology 1970; 94: 249–260.

Fobben ES, Dalinka MK, Schiebler ML, et al. The MRI appearance at 1.5 Tesla of cartilaginous tumors involving the epiphysis. Skeletal Radial 1987; 16: 647–651.

Freiberg TA, Hembree JL, Laine W. Periosteal chondroma: a review of the literature and case report. J Foot Surg 1986; 25: 54–57.

Gardner DJ, Azouz EM. Solitary lucent epiphyseal lesions in children. Skeletal Radiol 1988; 17: 497–504.

Garrison RC, Unni KK, McLeod RA, Pritchard DJ, Dahlin DC. Chondrosarcoma arising in osteochondroma. Cancer 1982; 49: 1890–1897.

Geirnaerdt MJA, Bloem JL, Eulderink F, Hogendoorn PCW, Taminiau AH. Cartilaginous tumors: correlation of gadolinium-enhanced MR imaging and histopathologic findings. Radiology 1993; 186: 813–817.

Giudici MA, Moser RP Jr, Kransdorf MJ. Cartilaginous bone tumors. Radial Clin North Am 1993; 31: 237–259.

Gohel VK, Dalinka MK, Edeiken J. Ischemic necrosis of the femoral head simulating chondroblastoma. Radiology 1973; 107: 545–546.

Goodman SB, Bell RS, Fornasier VS, De Demeter D, Bateman JE. Ollier's disease with multiple sarcomatous transformation. Hum Pathol 1984; 15: 91–93.

Green P, Wittaker RP. Benign chondroblastoma. Case report with pulmonary metastasis. J Bone Joint Surg [Am] 1975; 57A: 418–420.

Greenfield GB, Arrington JA. Imaging of bone tumors. A multi-modality approach. Philadelphia: JB Lippincott, 1995.

Greenspan A. Tumors of cartilage origin. Orthop Clin North Am 1989; 20: 347–366.

Greenspan A, Klein MJ. Radiology and pathology of bone tumors. In: Lewis MM, ed. Musculoskeletal oncology. A multi-disciplinary approach. Philadelphia: WB Saunders, 1992: 13–72.

Greenspan A, Unni KK, Matthews J II. Periosteal chondroma masquerading as osteochondroma. Can Assoc Radiol J 1993; 44: 205–210.

Griffiths HJ, Thompson RC Jr, Galloway HR, Everson LI, Sub JS. Bursitis in association with solitary osteochondromas presenting as mass lesions. Skeletal Radiol 1991; 20: 513–516.

Hayes CW, Conway WF, Sundaram M. Misleading aggressive MR imaging: appearance of some benign musculoskeletal lesions. Radiographics 1992; 12: 1119–1134. AJR Am J Roentgenol 1979; 131: 287–292.

Hensinger RN, Cowell HR, Ramsey PL, Leopold RG. Familial dysplasia epiphysealis hemimelica associated with chondromas and osteochondromas. Report of a kindred with variable presentations. J Bone Joint Surg [Am] 1974; 56A: 1513–1516.

Hofman S, Heeg M, Klein JP, Krikke AP. Simultaneous occurrence of a supra- and infratentorial glioma in a patient with Ollier's disease: more evidence for non-mesodermal tumor predisposition in multiple enchondromatosis Skeletal Radiol 1998; 27: 688–691.

Holder SF, Grana WA. Periosteal chondroma. Orthopaedics 1987; 10: 1997–1998.

Hudson TM, Chew FS, Manaster BJ. Scintigraphy of benign exostoses and exostotic chondrosarcoma. AJR Am J Roentgenol 1983; 140: 581–586.

Hudson TM, Hawkins IF Jr. Radiological evaluation of chondroblastoma. Radiology 1981; 139: 1–10.

Hudson TM, Spriengfield DS, Spanier SS, Enneking WF, Hamlin DJ. Benign exostoses and exostotic chondrosarcomas: evaluation of cartilage thickness by CT. Radiology 1984; 152: 595–599.

Huvos AG. Chondroblastoma and clear cell chondrosarcoma: In: Huvos AG, ed. Bone tumors. Diagnosis, treatment and prognosis, 2nd ed. Philadelphia: WB Saunders, 1991: 295–318.

Huvos AG, Higinbotham NL, Marcove RC, O'Leary P. Aggressive chondroblastoma: review of the literature on aggressive behavior and metastases with a report of one new case. Clin Orthop 1977; 126: 266–272.

Jaffe HL. Juxtacortical chondroma. Bull Hosp Joint Dis 1956; 17: 20–29.

Jaffe HL. Tumors and tumorous conditions of the bones and joints. Philadelphia: Lea & Febiger, 1968.

Jaffe HL, Lichtenstein L. Benign chondroblastoma of bone: reinterpretation of so-called calcifying or chondromatous giant cell tumor. Am J Pathol 1942; 18: 969–991.

Jaffe HL, Lichtenstein L. Chondromyxoid fibroma of bone: a distinctive benign tumor likely to be mistaken especially for chondrosarcoma. Arch Pathol 1948; 45: 541–551.

Janzen L, Logan PM, O'Connell JX, Connel DG, Munk PL. Intramedullary chondroid tumors of bone: correlation of abnormal peritumoral marrow and soft-tissue MRI signal with tumor type. Skeletal Radiol 1997; 26: 100–106.

Karasick D, Schweitzer ME, Eschelman DJ. Symptomatic osteochondromas: imaging features. AJR Am J Roentgenol 1997; 68: 1507–1512.

Keating RB, Wright PW, Staple TW. Enchondroma protuberans of the rib. Skeletal Radiol 1985; 13: 55–58.

Keats TE. Normal roentgen variants that may simulate disease. Chicago: Year Book. Medical Publications, 1980: 139.

Kenan S, Abdelwahab I, Klein MJ, Lewis MM. Case report 837. Juxtacortical chondromyxoid fibroma of die proximal tibia. Skeletal Radiol 1994; 23: 237–239.

Kenney PJ, Gilula LA, Murphy WA. The use of computed tomography to distinguish osteochondroma and chondrosarcoma. Radiology 1981; 139: 129–137.

Kettelkamp DB, Campbell CJ, Bonfiglio M. Dysplasia epiphysealis hemimelica. A report of fifteen cases and a review of the literature. J Bone Joint Surg [Am] 1966; 48A: 746–766.

Kransdorf MJ, Jelinek JS, Moser RP Jr, et al. Soft-tissue masses: diagnosis using MR imaging. AJR Am J Roentgenol 1989; 153: 541–547.

Kricun ME. Imaging of bone tumors. Philadelphia: WB Saunders, 1993.

Kricun ME, Kricun R, Haskin ME. Chondroblastoma of the calcaneus: radiographic features with emphasis on location. AJR Am J Roentgenol 1977; 128: 613–616.

Kroon HM, Bloem JL, Holscher HC, van der Woude HJ, Reijnierse M, Taminiau AHM. MR imaging of edema accompanying benign and malignant bone tumors. Skeletal Radiol 1994; 23: 261–269.

Kurt AM, Unni KK, Sim FH, McLeod RA. Chondroblastoma of bone. Hum Pathol 1989; 20: 965–976.

Lang IM, Azouz EM. MRI appearances of dysplasia epiphysealis hemimelica of the knee. Skeletal Radiol 1997; 26: 226–229.

Lange RH, Lange TA, Rao BK. Correlative radiographic, scintigraphic, and histological evaluation of exostoses. J Bone Joint Surg [Am] 1984; 66A: 1454–1459.

Lee JK, Yao L, Wirth CR. MR imaging of solitary osteochondromas: report of eight cases. AJR Am J Roentgenol 1987; 149: 557–560.

Leffler SG, Chew FS. CT-guided percutaneous biopsy of sclerotic bone lesions: diagnostic yield and accuracy. AJR Am J Roentgenol 1999; 172: 1389–1392.

Lewis MM, Kenan S, Yabut SM, Norman A, Steiner G. Periosteal chondroma. A report of ten cases and review of the literature. Clin Orthop 1990; 256: 185–192.

Li C, Arger PH, Dalinka MK. Soft tissue osteochondroma. A report of three cases. Skeletal Radiol 1989; 18: 435–437.

Lichtenstein L, Hall JE. Periosteal chondroma: a distinctive benign cartilage tumor. J Bone Joint Surg [Am] 1952; 34A: 691–697.

Liu J, Hudkins PG, Swee RG, Unni KK. Bone sarcomas associated with Ollier's disease. Cancer 1987; 59: 1376–1385.

Maffucci A. Di un caso di encondroma el antioma multiplo. Contribuzone alla genesi embrionale dei tumori. Movimento Med Chir Napoli 1881; 3: 399–412.

Malghem J, Vande Berg B, Noël H, Maldague B. Benign osteochondromas and exostotic chondrosarcomas: evaluation of cartilage cap thickness by ultrasound. Skeletal Radiol 1992; 21: 33–37.

Marin C, Gallego C, Manjón P, Martinez-Tello FJ. Juxtacortical chondromyxoid fibroma: imaging findings in three cases and a review of the literature. Skeletal Radiol 1997; 26: 642–649.

McLeod RA, Beabout JW. The roentgenographic features of chondroblastoma. AJR Am J Roentgenol 1973; 118: 464–471.

Mellon CD, Carter JE, Owen DB. Ollier's disease and Maffuccis's syndrome: distinct entities or a continuum? J Neurol 1988; 235: 376–378.

Milgram JW, Dunn EJ. Para-articular chondromas and osteochondromas. A report of three cases. Clin Orthop 1980; 148: 147–151.

Mirra JM, Gold R, Downs J, Eckardt JJ. A new histologic approach to the differentiation of enchondroma and chondrosarcoma of the bones: a clinicopathologic analysis of 51 cases. Clin Orthop 1987; 2: 89–107.

Mirra JM, Picci P, Gold RH. Bone tumors: Clinical, radiologic and pathologic correlations. Philadelphia: Lea & Febiger, 1989.

Mirra JM, Ulich TR, Eckardt JJ, Bhuta S. "Aggressive" chondroblastoma. Light and ultramicroscopic findings after en bloc resection. Clin Orthop 1983; 178: 276–284.

Mitchell ML, Ackerman LV. Case report 405. Ollier disease (enchondromatosis). Skeletal Radiol 1987; 16: 61–66.

Mitchell ML, Sartoris DJ, Resnick D. Case report 713. Chondromyxoid fibroma of the third metatarsal. Skeletal Radiol 1992; 21: 252–255.

Monda L, Wick MR. S-100 protein immunostaining in the differential diagnosis of chondroblastoma. Hum Pathol 1985; 16: 287–293.

Moser RP, Brockmole DM, Vinh TN, Kransdorf MJ, Aoki J. Chondroblastoma of the patella. Skeletal Radiol 1988; 17: 413–419.

Moser RP, Gilkey FW, Madewell JE. Enchondroma. In: Moser RP, ed. Cartilaginous tumors of the skeleton. AFIP atlas of radiologic-pathologic correlation, Fascicle II. Philadelphia: Hanley & Belfus, 1990: 8–34.

Mulder JD, Schütte HE, Kroon HM, Taconis WK. Radiologic atlas of bone tumors. Amsterdam: Elsevier, 1993.

Mullins F, Berard CW, Eisenberg SH. Chondrosarcoma following synovial chondromatosis. A case study. Cancer 1965; 18: 1180–1188.

Murphey MD, Flemming DJ, Boyea SR, Bojescul JA, Sweet DE, Temple HT. From the archives of the AFIP. Enchondroma versus chondrosarcoma in the appendicular skeleton: differentiation features. Radiographics 1998; 18: 1213–1237.

Murphy NB, Price CHG. The radiological aspects of chondromyxoid fibroma of bone. Clin Radiol 1971; 22: 261–269.

Nguyen T, Burk D. Periosteal (juxtacortical) chondroma. AJR Am J Roentgenol 1995; 165: 203–205.

Nojima T, Unni KK, McLeod RA, Pritchard DJ. Periosteal chondroma and periosteal chondrosarcoma. Am J Surg Pathol 1985; 9: 666–677.

Norman A, Sissons HA. Radiographic hallmarks of peripheral chondrosarcoma. Radiology 1984; 151: 589–596.

Norman A, Steiner GC. Radiographic and morphological features of cyst formation in idiopathic bone infarction. Radiology 1983; 146: 335–338.

O'Connor PJ, Gibbon WW, Hardy G, Butt WP. Chondromyxoid fibroma of the foot. Skeletal Radiol 1996; 25: 143–148.

Ollier L. De la dyschondroplasie. Bull Soc Lyon Med 1899; 93: 23–24.

Peterson HA. Multiple hereditary osteochondromata. Clin Orthop 1989; 239: 222–230.

Plum GE, Pugh DG. Roentgenologic aspects of benign chondroblastoma of bone. AJR Am J Roentgenol 1958; 79: 584–591.

Pösl M, Werner M, Amling M, Ritzel H, Delling G. Malignant transformation of chondroblastoma. Histopathology 1996; 29: 477–480.

Quint LE, Gross BH, Glazer GM, Braunstein EM, White SJ. CT evaluation of chondroblastoma. J Comput Assist Tomogr 1984; 8: 907–910.

Ragsdale BD, Sweet DE, Vinh TN. Radiology as gross pathology in evaluating chondroid tumors. Hum Pathol 1989; 20: 930–951.

Rahimi A, Beabout JW, Ivins JC, Dahlin DC. Chondromyxoid fibroma: clinicopathologic study of 75 cases. Cancer 1972; 30: 726–736.

Raymond AK, Raymond PG, Edeiken J. Case report 531. Epiphyseal ostcoblastoma distal end of femur. Skeletal Radiol 1989; 18: 143–146.

Resnik CS, Levine AM, Aisner SC, Young JW, Dorfman HD. Case report 522. Concurrent adjacent osteochondroma and enchondroma. Skeletal Radiol 1989; 18: 66–69.

Resnick D, Cone RO III. The nature of humeral pseudocyst. Radiology 1984; 150: 27–28.

Ribalta T, Ro JY, Carrasco CH, Heffelman C, Ayala AG. Case report 638. Chondromyxoid fibroma of a sesamoid bone. Skeletal Radiol 1990; 19: 549–551.

Rudman DP, Damron TA, Vermont A, Mathur S. Intracortical chondroma. Skeletal Radiol 1998; 27: 581–583.

Schajowicz F. Chondromyxoid fibroma: report of three cases with predominant cortical involvement. Radiology 1987; 164: 783–786.

Schajowicz F. Cartilage-forming tumors. In: Schajowicz F, ed., Tumors and tumor-like conditions of bone. New York: Springer-Verlag, 1994: 141–256.

Schajowicz F, Ackerman LV, Sissons HA. Histological typing of bone tumours. International histological classification of tumors, no. 6. Geneva: World Health Organization, 1972.

Schajowicz F, Gallardo H. Chondromyxoid fibroma (fibromyxoid chondroma) of bone. J Bone Joint Surg [Br] 1971; 53B: 198–216.

Schajowicz F, Gallardo H. Epiphyseal chondroblastorna of bone: a clinicopathological study of sixty-nine cases. J Bone Joint Surg [Br] 1970; 5213: 205–226.

Schajowicz F, McGuire M. Diagnostic difficulties in skeletal pathology. Clin Orthop 1989; 240: 281–308.

Schajowicz F, Sissons HA, Sobin LH. The World Health Organization's histologic classification of bone tumors. A commentary on the second edition. Cancer 1995; 75: 1208–1214.

Shapiro F. Ollier's disease. An assessment of angular deformity, shortening, and pathological fracture in twenty-one patients. J Bone Joint Surg [Am] 1982; 64A: 95–103.

Spjut HJ, Dorfman HD, Fechner RE, Ackerman LV. Tumors of bone and cartilage. In: Atlas of tumor pathology, 2nd series, fascicle 5. Washington, DC: Armed Forces Institute of Pathology, 1971.

Springfield DS, Capanna R, Gherlinzoni F, Picci P, Campanacci M. Chondroblastoma: a review of seventy cases. J Bone Joint Surg [Am] 1985; 67A: 748–755.

Steiner GC. Benign cartilage tumors. In: Taveras JM, Ferrucci JT, eds. Radiology: Diagnosis – imaging – intervention, no. 5. Philadelphia: JB Lippincott, 1986.

Sun TC, Swee RG, Shives TC, Unni KK. Chondrosarcoma in Maffucci's syndrome. J Bone Joint Surg [Am] 1985; 67A: 1214–1219.

Sundaram M, McLeod RA. MR imaging of tumor and tumor-like lesions of bone and soft tissue. AJR Am J Roentgenol 1990; 155: 817–824.

Trias A, Quintana O. Synovial chondrometaplasia: review of world literature and study of 18 Canadian cases. Can J Surg 1976; 19: 151–158.

Tuckman G, Wirth CZ. Synovial osteochondromatosis of the shoulder: MR findings. J Comput Assist Tomogr 1989; 13: 360–361.

Unger EC, Kessler HB, Kowalyshyn MJ, Lackman RD, Morea GT. MR imaging of Maffucci syndrome. AJR Am J Roentgenol 1988; 150: 351–353.

Unni KK. Chondroma. In: Unni KK, ed. Dahlin's bone tumors. General aspect and data on 11,087 cases, 5th ed. Philadelphia: Lippincott-Raven Publishers, 1996: 25–45.

Uri DS, Dalinka MK, Kneeland JB. Muscle impingement: MR imaging of a painful complication of osteochondromas. Skeletal Radiol 1996; 25: 689–692.

Ushigome S, Takakuwa T, Shinagawa T, Kishida H, Yamazaki M. Chondromyxoid fibroma of bone. An electron microscopic observation. Acta Pathol Jpn 1982; 32: 113–122.

Varma DGK, Kumar R, Carrasco CH, Guo SQ, Richli WR. MR imaging of periosteal chondroma. J Comput Assist Tomogr 1991; 15: 1008–1010.

Weatherall PT, Maale GE, Mendelsohn DB, Sherry CS, Erdman WE, Pascoe HR. Chondroblastoma: classic and confusing appearance at MR imaging. Radiology 1994; 190: 467–474.

White PG, Saunders L, Orr W, Friedman L. Chondromyxoid fibroma. Skeletal Radiol 1996; 25: 79–81.

Wilson AJ, Kyriakos M, Ackerman LV. Chondromyxoid fibroma: radiographic appearance in 38 cases and in a review of the literature. Radiology 1991; 179: 513–518. [Erratum, Radiology 1991; 180: 586.]

Yamaguchi T, Dorfman HD. Radiologic and histologic patterns of calcification in chondromyxoid fibroma. Skeletal Radiol 1998; 27: 559–564.

Yamamura S, Sato K, Sugiura H, Iwata H. Inflammatory reaction in chondroblastoma. Skeletal Radiol 1996; 25: 371–376.

Zillmer DA, Dorfman HD. Chondromyxoid fibroma of bone: thirty-six cases with clinicopathologic correlation. Hum Pathol 1989; 20: 952–964.

Zlatkin MB, Lander PH, Begin LR, Hadjipavlou A. Soft-tissue chondromas. AJR Am J Roentgenol 1985; 144: 1263–1267.

Kapitel 18

Benigne Tumoren und tumorähnliche Veränderungen (Tumor-like Lesions) III:
Fibröse, fibroossäre und fibrohistiozytäre Veränderungen

Fibröser Kortikalisdefekt und nichtossifizierendes Fibrom

Diese beiden Veränderungen sind die häufigsten Fasergewebsläsionen des Knochens und ganz überwiegend bei Kindern und Jugendlichen, dabei häufiger Jungen als Mädchen, zu sehen. Sie bevorzugen die langen Röhrenknochen, besonders aber Femur und Tibia (Abb. 18-1). Einig Autoren bevorzugen den Begriff Fibroxanthom für beide Läsionen, Schajowicz dagegen den Terminus histiozytäres Xanthogranulom. Diese Veränderungen sind keine echten Neoplasien und werden von vielen Forschern als entwicklungsbedingte Defekte angesehen.

Der fibröse Kortikalisdefekt (metaphysärer fibröser Defekt) ist eine kleine asymptomatische Veränderung, die man in der 1. und 2. Lebensdekade bei 30% aller Normalpersonen findet. Die strahlentransparente Läsion ist elliptisch und auf die Kortikalis langer Röhrenknochen in der Nähe der Wachstumsfuge beschränkt; ein schmaler Sklerosesaum grenzt diese ab (Abb. 18-2 u. 18-3). Die meisten Defekte verschwinden spontan, einige wenige wachsen aber weiter; greifen sie auf die Markhöhle des Knochens über, dann spricht man von einem nicht ossifizierenden Fibrom (Abb. 18-4). Bei anhaltendem Wachstum nehmen diese Veränderungen, die im typischen Fall exzentrisch im Knochen sitzen, einen charakteristischen muschelartigen sklerotischen Rand an (Abb. 18-5).

Die Skelettszintigraphie zeigt nur eine minimale bis geringe Aktivitätszunahme. Während der Heilungsphase kann man in der Blut-Pool-Phase eine leichte Hyperämie sehen, ein positives Ergebnis in der Spätaufnahme spiegelt die Osteoblastenaktivität wider. Besser kann die Computertomographie (CT) die Kortexausdünnung und die Knochenmarkbeteiligung darstellen und eine frühe pathologische Fraktur genauer nachweisen. Die Hounsfield-Werte eines nicht ossifizierenden Fibroms sind höher als die des normalen Knochenmarks. Die meist aus anderen Gründen ausgeführte Magnetresonanztomographie (MRT) zeigt in T1- wie in T2-gewichteten Sequenzen ein mittelstarkes bis schwaches Signal. Nach der Injektion von Gadolinium-Diethylentriaminpentaessigsäure (DPTA) zeigen sowohl der fibröse Kortikalisdefekt als auch das nicht ossifizierende Fibrom immer einen hyperintensen Rand und eine Signalanhebung. Die Mineralisation der Läsion erscheint in der Heilphase in der MRT dann vorwiegend hypointens.

Unabhängig von ihrer Größe sind fibröser Kortikalisdefekt und nichtossifizierendes Fibrom histologisch identisch aus Spindelzellen und histiozytären Zellen aufgebaut, die ein klares, schaumiges Zytoplasma aufweisen. Zusätzlich sind osteoklastenartige vielkernige Riesenzellen und unterschiedliche Mengen von Entzündungszellen (Lymphozyten) und Plasmazellen im Hintergrund verteilt. Oft sind die Zellen in Lagen oder Schichten (storiform) angeordnet, was für fibrohistiozytäre Läsionen typisch ist. Einige dieser Herde enthalten extreme Mengen Fett in den

TEIL IV - Tumoren und tumorähnliche Veränderungen (Tumor-like Lesions)

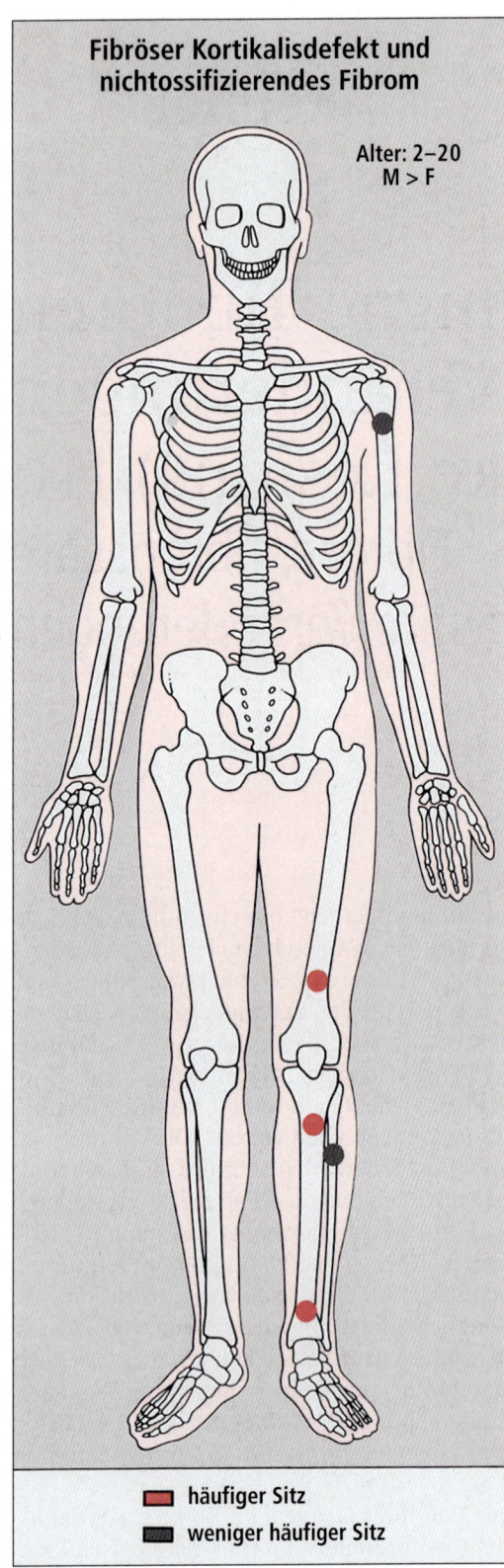

Abb. 18-1. Prädilektionsstellen, Altersgipfel und Geschlechtsverteilung beim fibrösen Kortikalisdefekt und beim nichtossifizierenden Fibrom

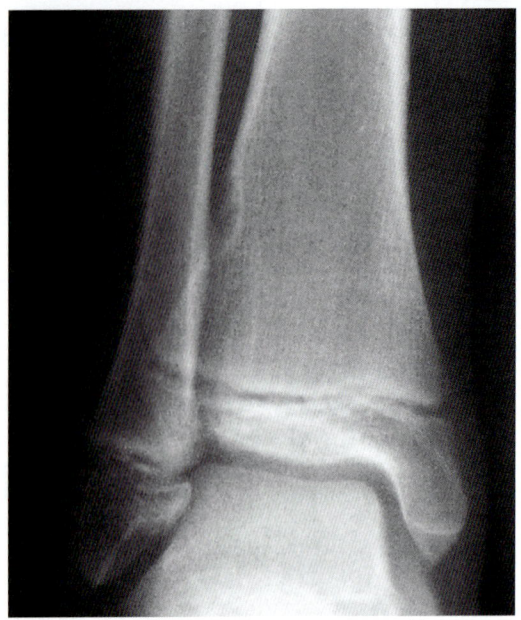

Abb. 18-2. Im typischen Fall stellt sich ein fibröser Kortikalisdefekt, wie hier bei einem 13jährigen Jungen an der lateralen Kortikalis der distalen Tibia, als Aufhellungsfigur mit Abgrenzung durch einen schmalen Sklerosesaum dar

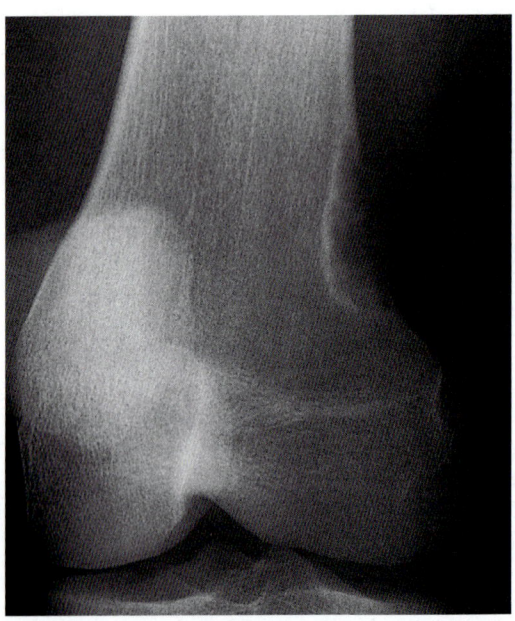

Abb. 18-3. Fibröser Kortikalisdefekt an der medialseitigen Knochenrinde des distalen Femurs (21 Jahre alte Frau)

Schaumzellen, weshalb man auf diese den Begriff *Xanthom* oder *Fibroxanthom* anwenden kann.

Komplikationen und Behandlung: Die meisten Läsionen unterliegen einer spontanen Rückbildung (Heilung) durch Sklerosierung oder Remodellierung (Abb. 18-6). In einigen Fällen können größere Veränderungen durch eine pathologische Fraktur kompliziert werden (Abb. 18-7). Deshalb sind Kürettage und Knochenspanauffüllung die Therapie der Wahl, wenn eine Läsion groß ist und sich über 50% oder mehr des Markraums erstreckt.

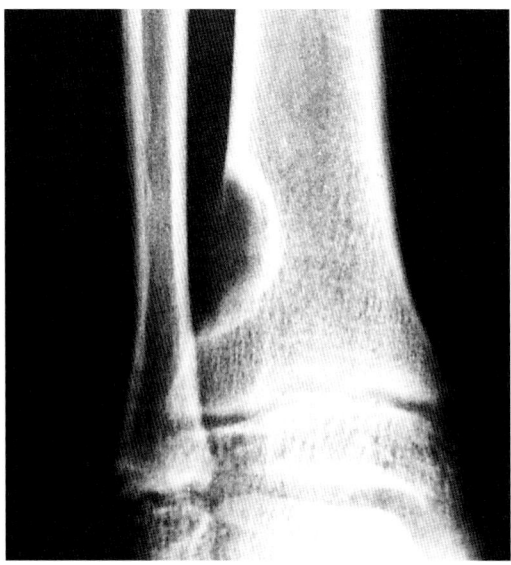

Abb 18-4. Wenn ein fibröser Kortikalisdefekt auf die Markhöhle übergreift, nennt man dies ein nichtossifizierendes Fibrom. Zu beachten ist die Ähnlichkeit dieser Läsion mit der der Abb. 18-2. Der einzige Unterschied besteht darin, daß das Fibrom größer ist und die Kortikalis überschreitet

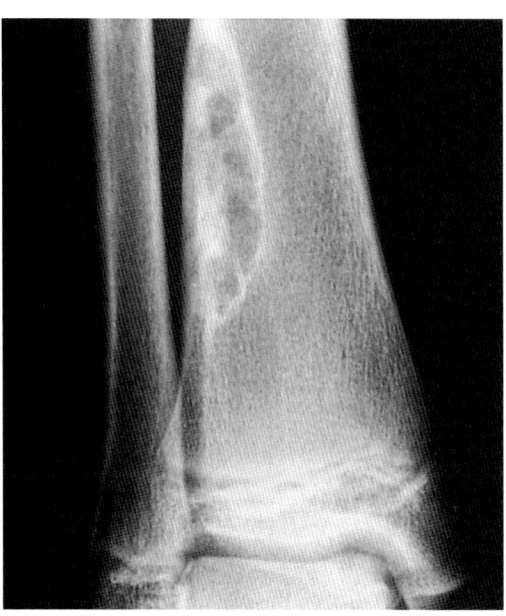

Abb. 18-5. Das nichtossifizierende Fibrom, hier in der Kortikalis der distalen Tibia eines symptomfreien 15jährigen, erscheint typischerweise im Knochen exzentrisch gelegen und hat einen muschelartigen sklerotischen Rand

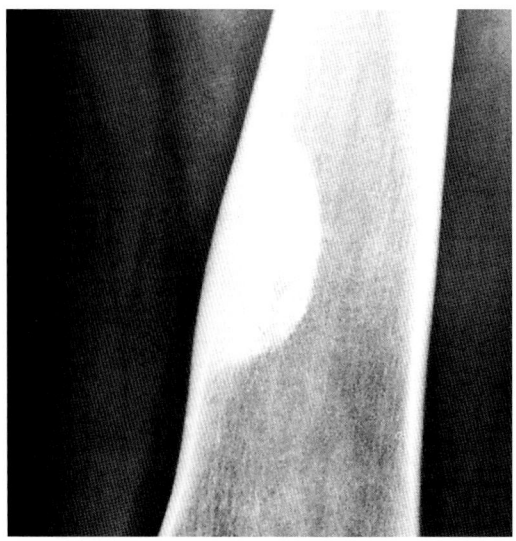

Abb. 18-6. Ein nichtossifizierendes Fibrom kann nach der Spontanheilung als Sklerosefleck verbleiben. In dieser Phase sollte man nichtossifizierende Fibrome nicht mit osteoblastischen Tumoren oder einer sklerosierenden Dysplasie verwechseln. Unter keinen Umständen sollten sie biopsiert werden

Benignes fibröses Histiozytom

Der Begriff benignes fibröses Histiozytom mag zwar umstritten sein, ist aber doch nützlich für die Unterteilung von Veränderungen mit histologischen Merkmalen ähnlich den nicht ossifizierenden Fibromen, aber mit atypischem klinischen und radiologischem Bild. Dieses ähnelt häufig dem nicht ossifizierenden Fibrom sehr; es handelt sich um eine strahlentransparente Läsion mit scharf begrenzten, häufig sklerotischen Rändern und ohne jede Mineralisation der Matrix (Abb. 18-8). Die Abgrenzung vom nicht ossifizierenden Fibrom erfolgt rein klinisch, da die histologischen Eigenschaften beider Veränderungen nahezu identisch sind. Die Patienten mit einem benignen fibrösen Histiozytom sind älter (meist > 25 Jahre) als solche mit einem nichtossifizierenden Fibrom, und im Gegensatz zu letzterem kann das benigne fibröse Histiozytom auch Symptome wie Schmerz oder Beschwerden im betroffenen Knochen hervorrufen. Auch scheinen diese Läsionen einen eher aggressiven Verlauf zu nehmen und können nach Behandlung – Kürettage und Span- oder Spongiosaauffüllung – rezidivieren.

Periostales Desmoid

Das periostale Desmoid ist eine tumorartige, fibröse Neubildung des Periosts. Es tritt im Alter von 12–20 Jahren auf und hat eine ganz auffallende Vorliebe für die Kortikalis an der medialen Rückfläche des Femurinnenkondylus. Viele Patienten geben ein Trauma in der Vorgeschichte an, doch ist dies nicht unbedingt ein prädisponierender Faktor. Die Veränderung ahmt, abgesehen von ihrer speziellen Lokalisation, einen fibrösen Kortikalisdefekt nach; gelegentlich kann sie auch das Bild eines aggressiven oder gar eines malignen Tumors imitieren. Im Röntgenbild sind die Leitzeichen des periostalen Desmoids das strahlentrans-

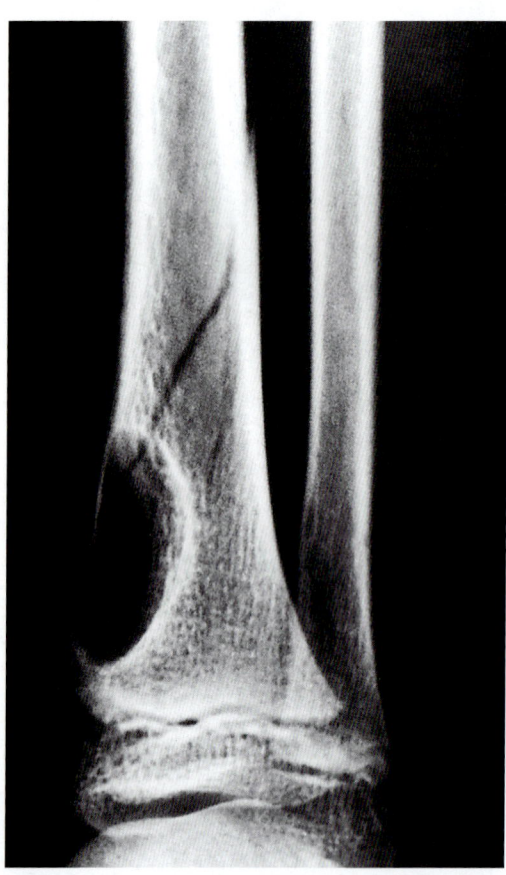

Abb. 18-7. Die pathologische Fraktur ist eine häufige Komplikation eines großen nichtossifizierenden Fibroms, wie man hier an der distalen Tibia eines 10jährigen Jungen sieht. Fibrome, die sich zur Hälfte oder mehr in die Markregion eines Knochens erstrecken, sollte man kürettieren und mit Knochenspänen auffüllen

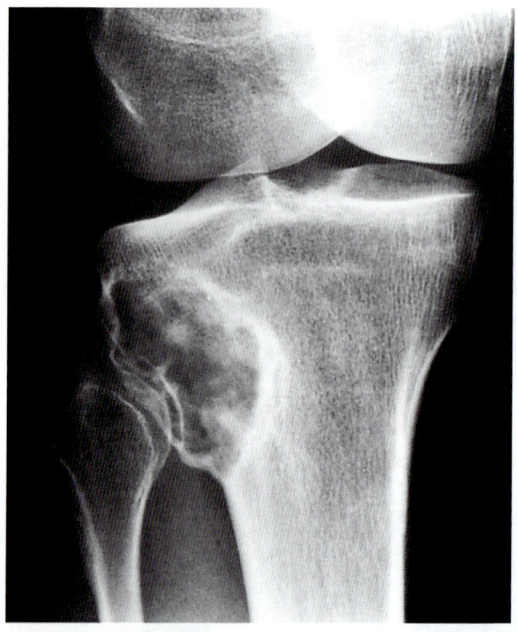

Abb. 18-8. Ein 37jähriger Mann klagte über gelegentlichen Schmerz im rechten Knie. Die Schrägaufnahme des Kniegelenks zeigt eine lappig begrenzte Aufhellung mit einem gut abgrenzbaren sklerotischen Rand und exzentrischem Sitz in der proximalen Tibia. Die Biopsie ergab ein benignes fibröses Histiozytom

parente „untertassenartige" Aussehen mit Sklerose an der Basis der Läsion, die die Knochenrinde arrodiert und so eine Kortikalisirregularität bedingt (Abb. 18-9). In der MRT erscheint die Läsion in T1- wie in T2-gewichteten Bildern hypointens und zeigt in beiden Sequenzen einen dunklen Randsaum am Ort der Befestigung des medialen Gastroknemiuskopfs oder in dessen Nähe. Das periostale Desmoid gehört zu den sog. „Rühr-mich-nicht-an"-Veränderungen (vgl. Tab. 15-8) und sollte nie biopsiert werden. Die meisten dieser Veränderungen verschwinden spontan, bis der Patient das 10. Lebensjahr erreicht.

Das histologische Bild der Läsionen zeigt fibroblastische Spindelzellen, die große Mengen von Kollagen produzieren. In das Fasergewebe können große Bezirke mit Hyalinisierung und Faserknorpel sowie kleine Knochenfragmente eingestreut sein.

Differentialdiagnose: Einige Experten auf diesem Gebiet meinen, daß man das periostale Desmoid von der distalen Kortikalisirregularität abgrenzen sollte. Letztere Anomalie ist ein häufiger Befund bei Jungen im Alter von 10–15 Jahren; sie zeigt sich als Kortikalisaufrauhung dicht unterhalb der Linea aspera des Femurs. Ihre Ätiologie ist unbekannt. Man glaubte zwar, daß sie eine Abrißverletzung durch den Zug der Aponeurose des M. adductor magnus darstellt, doch zeigten Brower et al., daß eine solche Läsion auch ohne jeden Muskel- oder Bandansatz in dieser Gegend vorkommen kann. Andere wiederum halten das periostale Desmoid und die Kortikalisirregularität des distalen Femurs für ein und dieselbe Krankheit. Dahlin stuft das periostale Desmoid gar als zellarme Variante des nicht ossifizierenden Fibroms ein, Schajowicz klassifiziert es als periostale Variante des desmoplastischen Fibroms. Andere Autoren fassen die Definition des periostalen Desmoids weiter und betrachten es im wesentlichen als eine zellarme Variante des fibrösen Kortikalisdefekts. Auf jeden Fall ist es eine nicht therapiebedürftige und sich selbst begrenzende Läsion.

Fibröse Dysplasie

Die fibröse Dysplasie ist eine fibroossäre Veränderung, die von einigen Sachkennern der Gruppe der entwicklungsbedingten Dysplasien zugerechnet wird. Sie kann einen einzigen Knochen befallen (monostotische Form) oder mehrere Knochen (polyostotische Form). Charakteristisch für die fibröse Dysplasie ist der Ersatz des normalen Lamellenknochens der Kortikalis durch ein abnormes Fasergewebe, das kleine, abnorm angeordnete Trabekel aus unreifem Geflechtknochen enthält und durch Metaplasie des fibrösen Stromas gebildet wird.

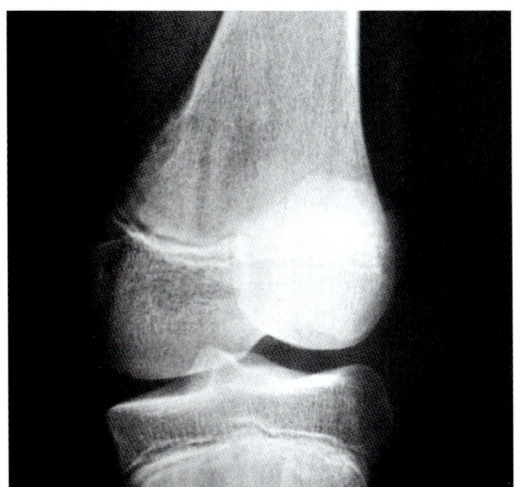

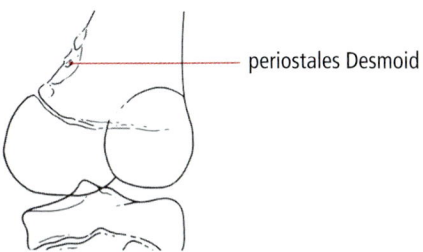

Abb. 18-9. Bei diesem 2jährigen Knaben zeigt die Schrägaufnahme des linken Knies das klassische Bild eines periostalen Desmoids. Eine untertassenartige Aufhellung arrodiert den Innenrand des distalen Femurschafts und die Metaphyse an der Linea aspera und ruft kortikale Unregelmäßigkeiten hervor. Diese Veränderung sollte man auf keinen Fall mit einem malignen Knochentumor verwechseln

TEIL IV - Tumoren und tumorähnliche Veränderungen (Tumor-like Lesions)

■ Monostotische fibröse Dysplasie

Die monostotische fibröse Dysplasie betrifft am häufigsten das Femur – besonders den Schenkelhals – wie auch Tibia und Rippen (Abb. 18-10). Die Veränderung entsteht zentral im Knochen und verschont bei Kindern in der Regel die Epiphyse; bei Erwachsenen sieht man sie nur sehr selten am Gelenkende eines Knochens (Abb. 18-11). Bei ihrer Größenzunahme dehnt sie sich auf den Markraum aus. Das radiologische Bild der monostotischen fibrösen Dysplasie variiert je nach dem Verhältnis von Knochen zu Bindegewebe in der Läsion. Veränderungen mit einem

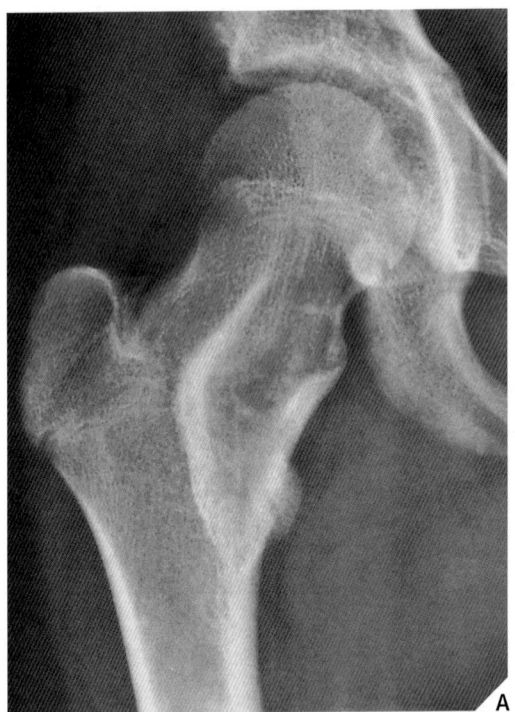
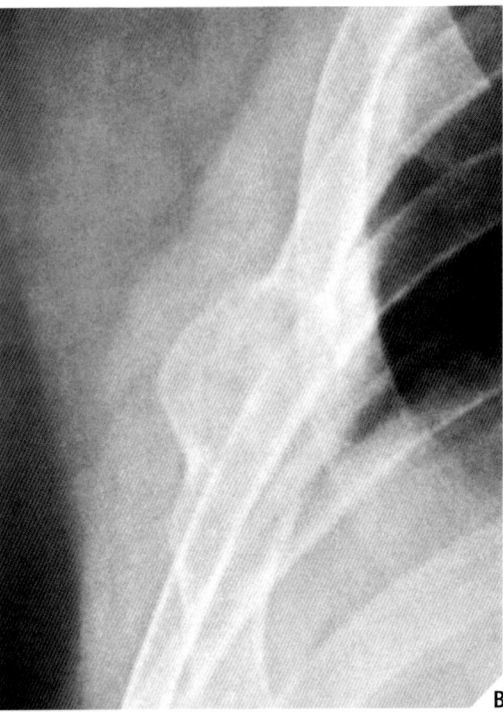

Abb. 18-10. **A** In diesem typischen Fall sitzt ein Herd einer fibrösen Dysplasie im Schenkelhals, wie hier bei einem 13jährigen Mädchen. Achten Sie auf die charakteristische sklerotische „Rinde", die diese Läsion einkapselt. **B** Die Rippen sind häufiger Ort der fibrösen Dysplasie. Die breitflächige Läsion stellt sich milchglasartig dar

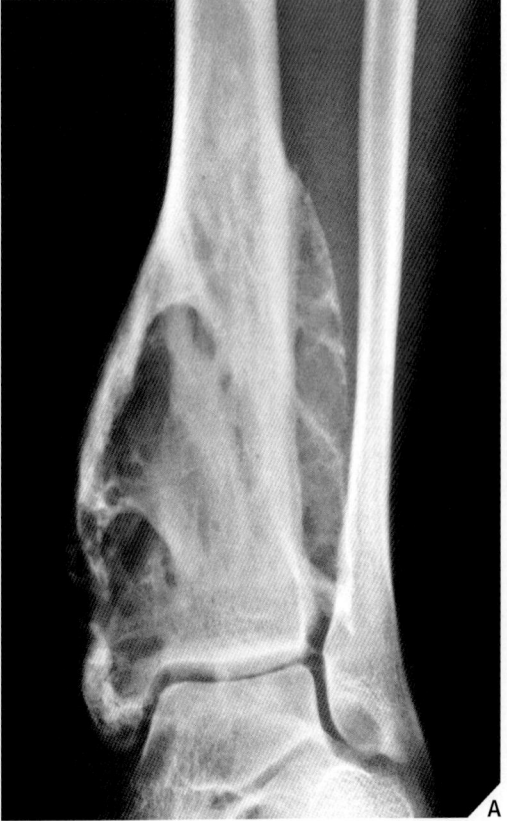
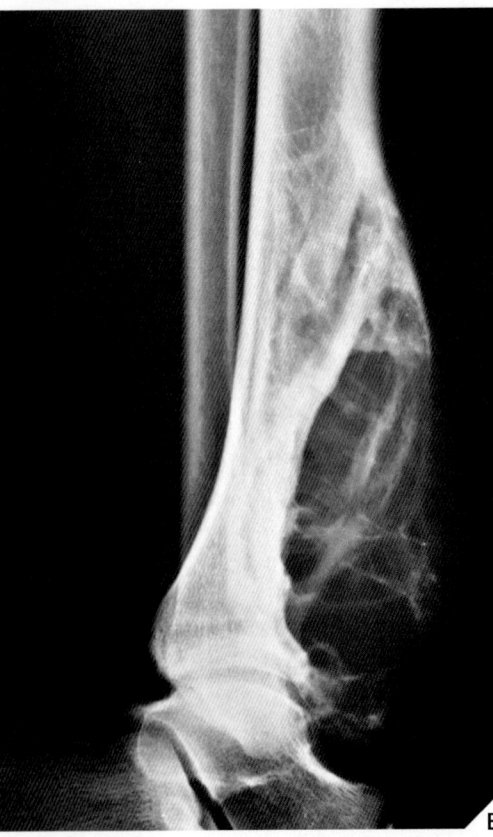

Abb. 18-11. **A, B** Schräg- und Seitaufnahme des linken Unterschenkels einer 32jährigen Frau zeigen eine große bälkchentragende Aufhellung in der distalen Tibia. Wegen ihrer aggressiven Merkmale erwog man die Diagnose eines desmoplastischen Fibroms, doch ergab die Biopsie eine fibröse Dysplasie – eine bei Erwachsenen an dieser Stelle seltene Läsion

höheren knöchernen Anteil sind dichter und sklerotisch, solche mit einem höheren Fasergewebsanteil strahlentransparenter, sie bieten einen typischen „Milchglasaspekt" (Abb. 18-12 u. 18-13; vgl. auch Abb. 18-10B).

Die Szintigraphie hilft die Aktivität (Abb. 18-14) und eine mögliche Multzentrizität der fibrösen Dysplasie zu bestimmen. Machida et al. berichteten, daß trotz hoher Inzidenz der vermehrten Radionuklidspeicherung bei 59 Patienten mit fibröser Dysplasie 10% der Läsionen mit Milchglasaspekt keine solche vermehrte Akkretion aufwiesen. Die fibröse Dysplasie zeigt in der MRT ein variables Erscheinungsbild; einige Läsionen zeigen in T1- und T2-Gewichtung niedrige Signalstärke, andere sind in T1-Gewichtung hypointens, hingegen in T2-Gewichtung heterointens oder hyperintens. Der sklerotische Saum (Rindenzeichen) stellt sich T1- und T2-gewichtet immer als hypointenses Band dar.

Häufigste Komplikation der monostotischen fibrösen Dysplasie ist die pathologische Fraktur des strukturgeschwächten Knochens.

Histologisch erscheint die fibröse Dysplasie als eine Zusammenballung mäßig dichten Faserbindegewebes unter Einschluß von Knochenbälkchen in Zufallsverteilung anstelle einer belastungsoriertierten Anordnung, wie man es bei normaler Spongiosa erwarten würde. Die Trabekel verlaufen gekrümmt und verzweigen sich mit spärlichen Zwischenverbindungen; Mikroskopaufnahmen mit geringer Vergrößerung wurden mit einer „Buchstabensuppe" oder chinesischen Schriftzeichen verglichen. Sie setzen sich aus unreifem Webknochen zusammen und zeigen keinerlei osteoblastische Aktivität („nackte Trabekel"). Manchmal enthalten die Läsionen auch Gebiete mit Knorpelbildung.

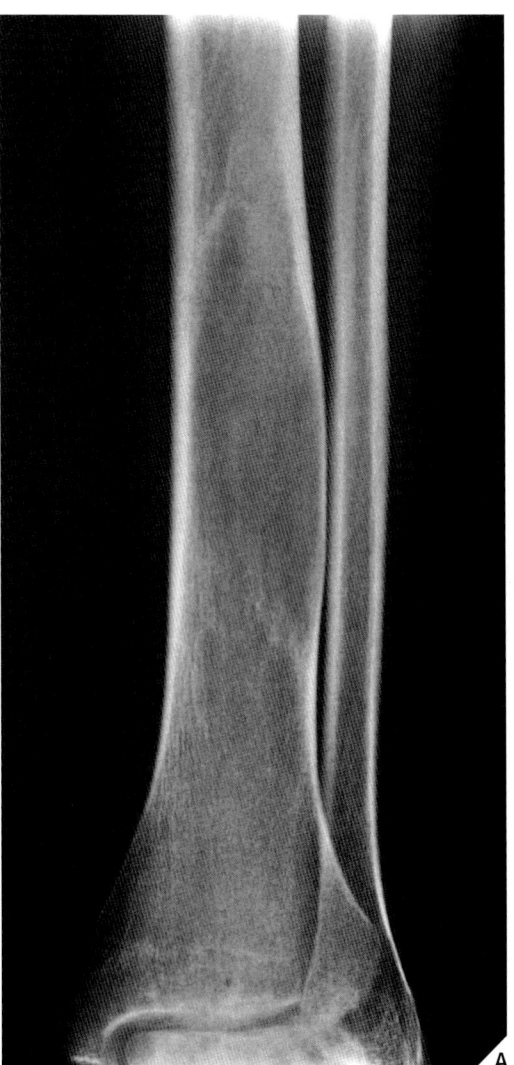
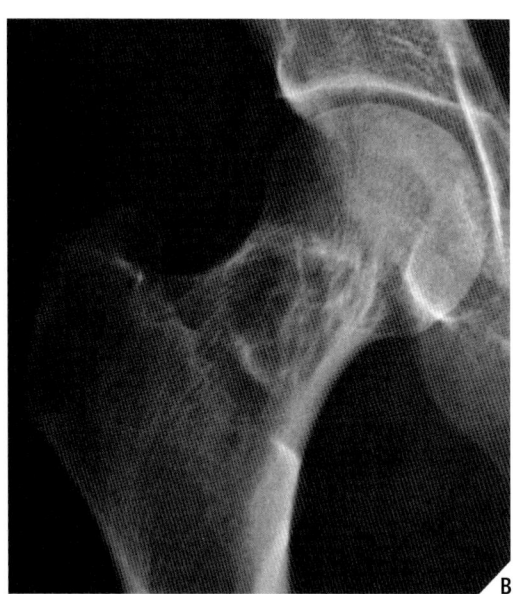

Abb. 18-12. **A** Die a.-p. Aufnahme des distalen Unterschenkels eines 17jährigen Mädchens zeigt einen monostotischen Herd der fibrösen Dysplasie im Tibiaschaft. Zu beachten sind hier die leichte Auswölbung und Ausdünnung der Kortikalis und der teilweise Verlust des Trabekelmusters der Spongiosa, welche dieser Läsion ein milchglas- oder rauchglasartiges Muster verleiht. **B** Ein Herd der fibrösen Dysplasie im Schenkelhals eines 25jährigen Mannes bietet ein mehr sklerotisches Bild als in der vorigen Aufnahme

TEIL IV - Tumoren und tumorähnliche Veränderungen (Tumor-like Lesions)

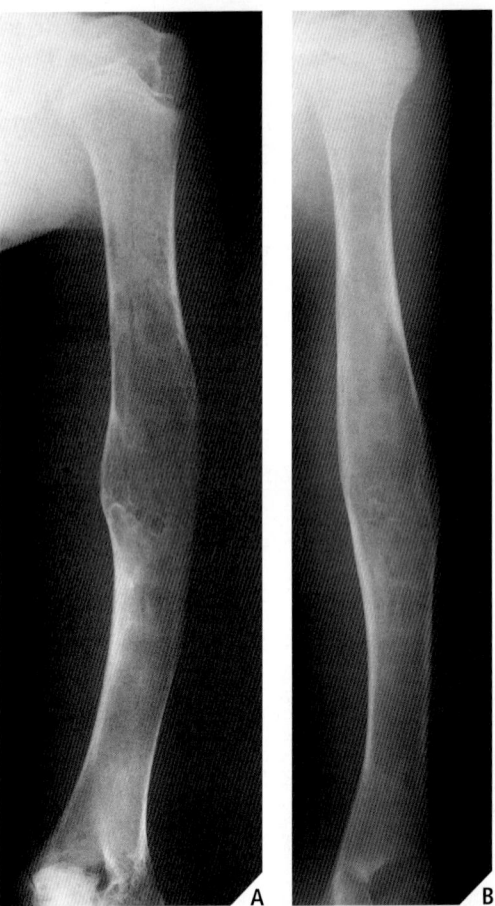

Abb. 18-13. Die a.-p. Aufnahmen des linken Humerus in Neutralstellung (**A**) sowie in Außenrotation (**B**) zeigen bei einem 13 Jahre alten Jungen einen strahlentransparenten Herd einer fibrösen Dysplasie im Humerusschaft

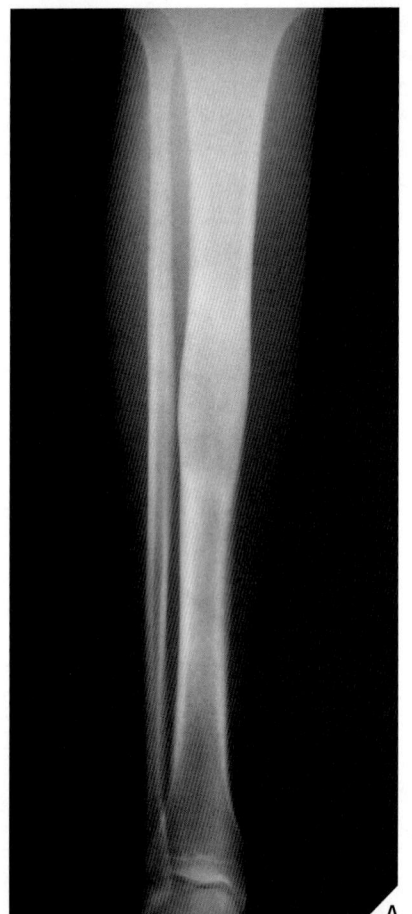

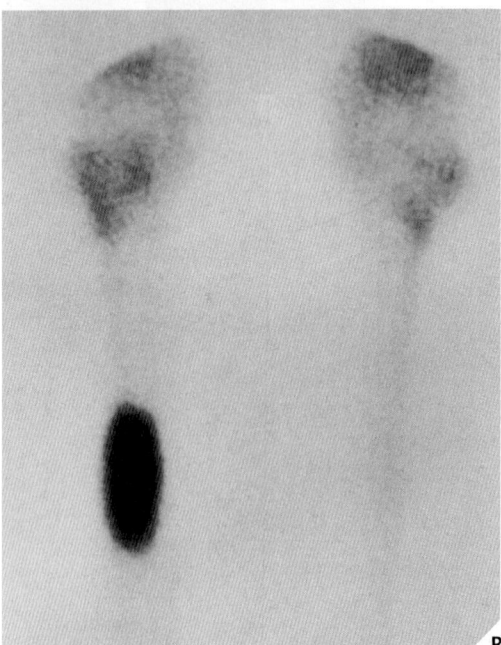

Abb. 18-14. Die 24 Jahre alte Frau stellt sich mit leichten Beschwerden im rechten Bein vor. **A** Die a.-p. Röntgenaufnahme zeigt eine strahlentransparente Läsion in Tibiaschaftmitte mit einem rauchglasartigen Aussehen und gleichzeitig ausgedünnter Knochenrinde bei leichter Auftreibung des Knochens, wie dies für die fibröse Dysplasie charakteristisch ist. **B** Das Knochenszintigramm zeigt eine beachtlich gesteigerte Isotopenanreicherung und weist somit auf eine aktive Läsion

Benigne Tumoren und Tumor-like Lesions III: Fibröse, fibroossäre und fibrohistiozytäre Veränderungen 18

Polyostotische fibröse Dysplasie

Diese ähnelt zwar radiologisch der monostotischen fibrösen Dysplasie, sie ist jedoch ein aggressiveres Leiden und zeigt ein unterschiedliches Verteilungsmuster im Skelett sowie eine auffällige Seitenbevorzugung (Abb. 18-15), die bei über 90% der Patienten festgestellt wurde. Häufig befallen ist das Becken, gefolgt von langen Röhrenknochen, Schädel und Rippen; das proximale Femurende ist ein häufiger Erkrankungsort (Abb. 18-16). Die Einzelveränderun-

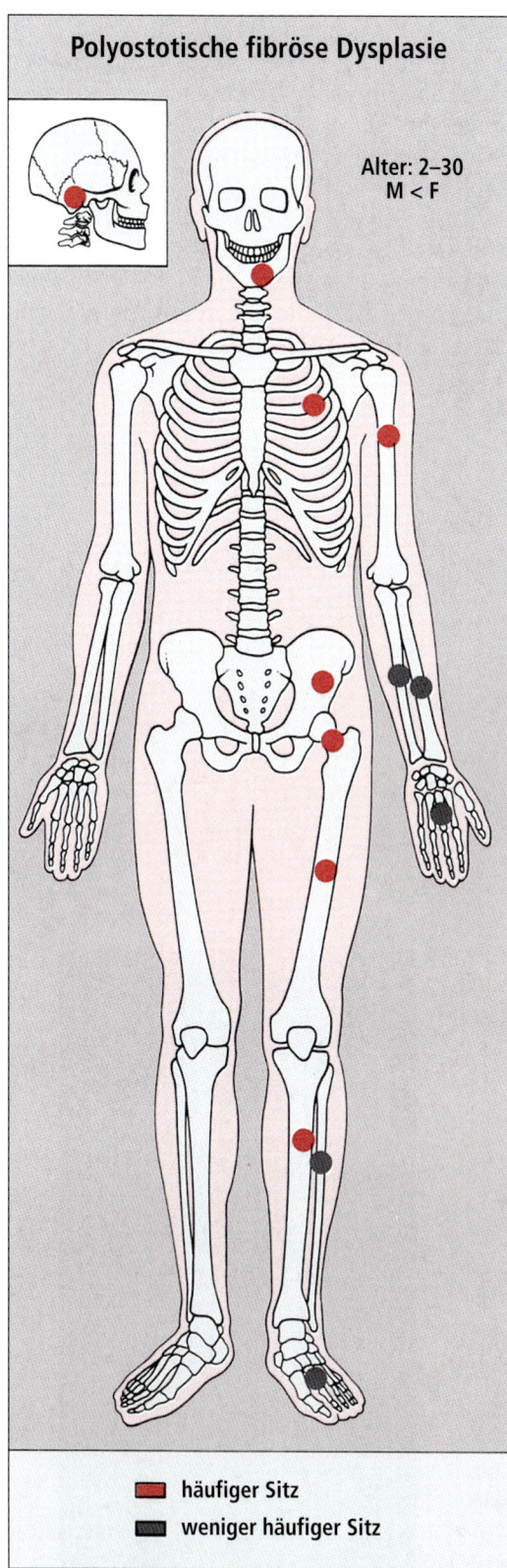

Abb. 18-15. Prädilektionsstellen, Altersgipfel und Geschlechtsverteilung bei der polyostotischen fibrösen Dysplasie, die man im Regelfall nur an einer Körperhälfte (rechts oder links) vorfindet

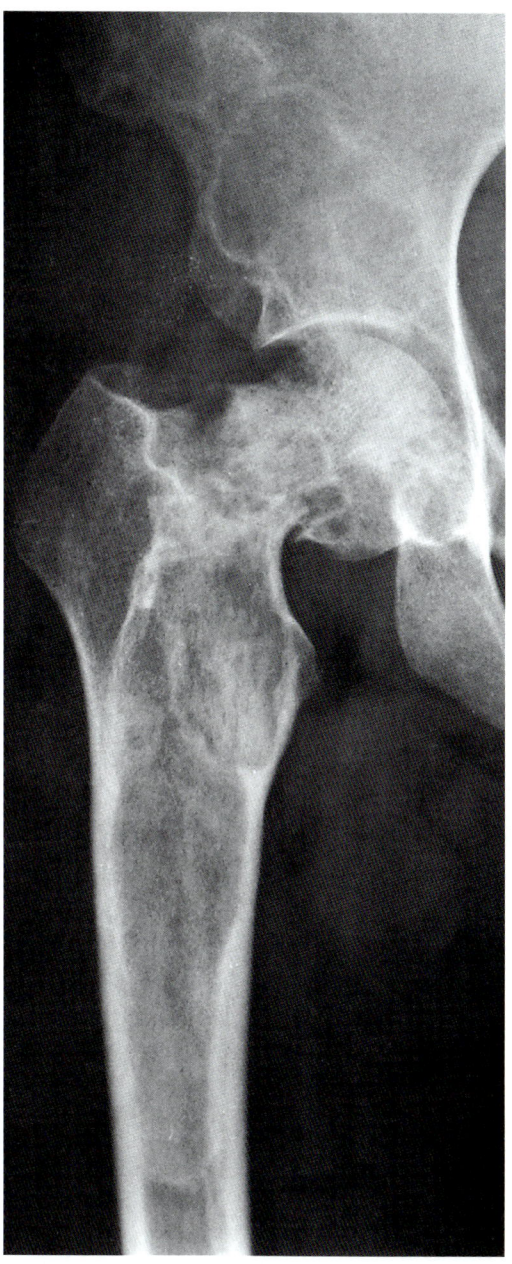

Abb. 18-16. Die a.-p. Aufnahme der Hüfte einer 18jährigen Frau mit einer polyostotischen fibrösen Dysplasie zeigt eine einseitige Beteiligung von Darmbein und Femur. Daneben sieht man eine pathologische Fraktur des Schenkelhalses mit einer Varusdeformität

TEIL IV - Tumoren und tumorähnliche Veränderungen (Tumor-like Lesions)

gen nehmen im allgemeinen bis zum Ende der Skelettreifung an Zahl und Größe zu, wonach sie dann ruhig bleiben. Nur in etwa 5% der Fälle vergrößern sie sich danach noch weiter.

Radiologisch können die für eine fibröse Dysplasie typischen Veränderungen nur in einem umschriebenen Knochenabschnitt oder auch einem größeren Anteil des von der polyostotischen Form befallenen Knochens auftreten, doch werden auch dann wie bei der monostotischen Form die Gelenkenden ausgespart. Die dabei meist intakte Kortikalis wird durch die expansive Komponente der Veränderung oft ausgedünnt, der innere Kortikalisrand kann muschelartig ausgehöhlt aussehen. Die Veränderungen haben einen gut abgegrenzten Rand. Gelegentlich führt der Ersatz von medullärem Knochen – wie bei der monostotischen Form – durch Fasergewebe zum Verlust des Trabekelmusters, was der Veränderung ein „milchglas-" oder „rauchartiges" Aussehen verleiht (vgl. Abb. 18-12A). Mehr knöchern aufgebaute Läsionen erscheinen dicht. Schnellste Methode zur Bestimmung der Verteilung im Skelett ist die Knochenszintigraphie, die dann oft unerwartete Befallstellen am Skelett aufdeckt (Abb. 18-17).

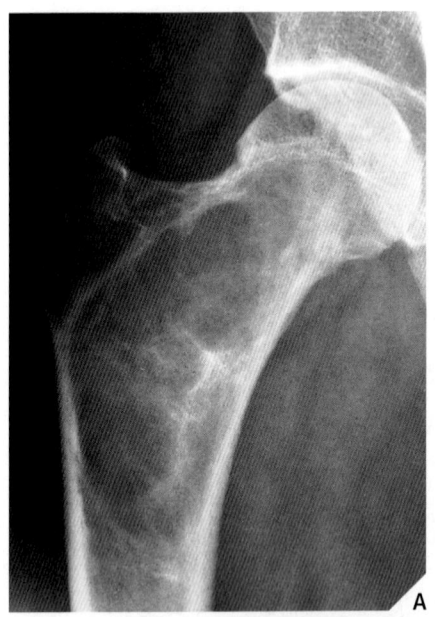

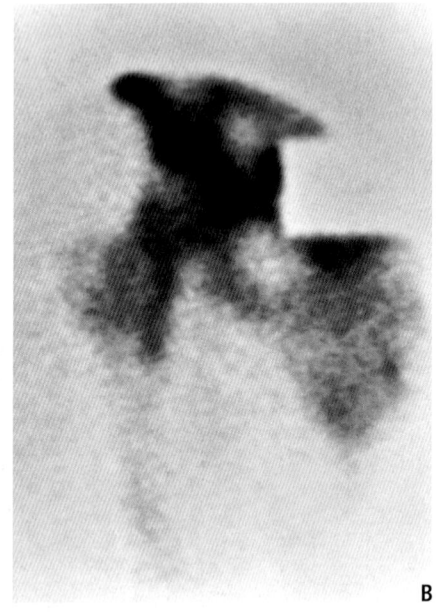

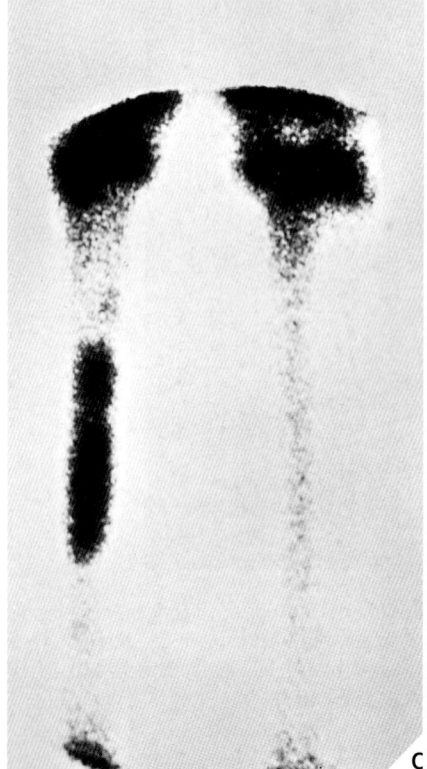

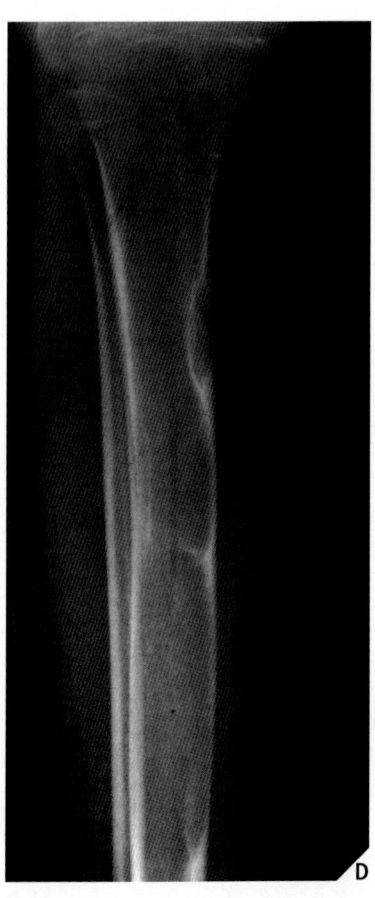

Abb. 18-17. Das 13jährige Mädchen verletzte sich die rechte Hüfte. **A** Die Hüftübersicht zum Ausschluß einer Fraktur zeigt einen bislang asymptomatischen Herd einer fibrösen Dysplasie im Schenkelhals; zur Feststellung weiterer Befallsorte wurde dann ein Skelettszintigramm durchgeführt. Zusätzlich zu dem Herd im Schenkelhals (**B**) fand sich an diversen anderen Stellen eine vermehrte Isotopenaufnahme, vorwiegend aber am rechten Unterschenkel (**C**). Die anschließende Übersichtsaufnahme des rechten Unterschenkels im a.-p. Strahlengang (**D**) sichert das Vorliegen multipler Herde einer polyostotischen fibrösen Dysplasie

Benigne Tumoren und Tumor-like Lesions III: Fibröse, fibroossäre und fibrohistiozytäre Veränderungen 18

Die CT kann das Ausmaß der Läsion im Knochen genau wiedergeben; die in Hounsfield-Einheiten (H.E.) gemessenen Schwächungswerte liegen zwischen 70 und 400 und spiegeln offensichtlich die Anwesenheit von Kalzium und mikroskopischen Verknöcherungen überall im abnormen Gewebe wider. In der MRT zeigt die fibröse Dysplasie in T1-Gewichtung ein homogenes mäßig schwaches Signal, dagegen ist das T2-Signal hell oder gemischt. Nach Gadoliniuminjektion zeigen die meisten Läsionen einen zentralen Kontrastanstieg und auch ein gewisses Rand-Enhancement. Zumeist hängt die Signalinensität in T2-gewichteten Bildern von der Menge und dem Grad von Knochentrabekeln, Kollagen und hämorrhagischen Veränderungen bei der fibrösen Dysplasie ab.

Das histologische Bild der polyostotischen fibrösen Dysplasie gleicht dem der monostotischen Form. Diagnostisch für diese Krankheit ist das Vorhandensein kleiner, unterschiedlich großer und verschieden geformter Trabekel aus Webknochen, die in ein Fasergewebe ohne Zeichen osteoblastischer Aktivität eingestreut sind.

Komplikationen: Häufigste Komplikation der polyostotischen fibrösen Dysplasie ist die pathologische Fraktur. Ereignet sich diese am Schenkelhals, dann führt sie meist zu einer sog. „Hirtenstabdeformität" (Abb. 18-18). Auch kann man bei diesem Leiden eine massive Knorpelhypertrophie sehen, die zur Anhäufung von Knorpelmassen im Markhöhlenanteil des erkrankten Knochens führt (fibrokartilaginäre Dysplasie; Abb. 18-19 u. 18-20). Mitunter

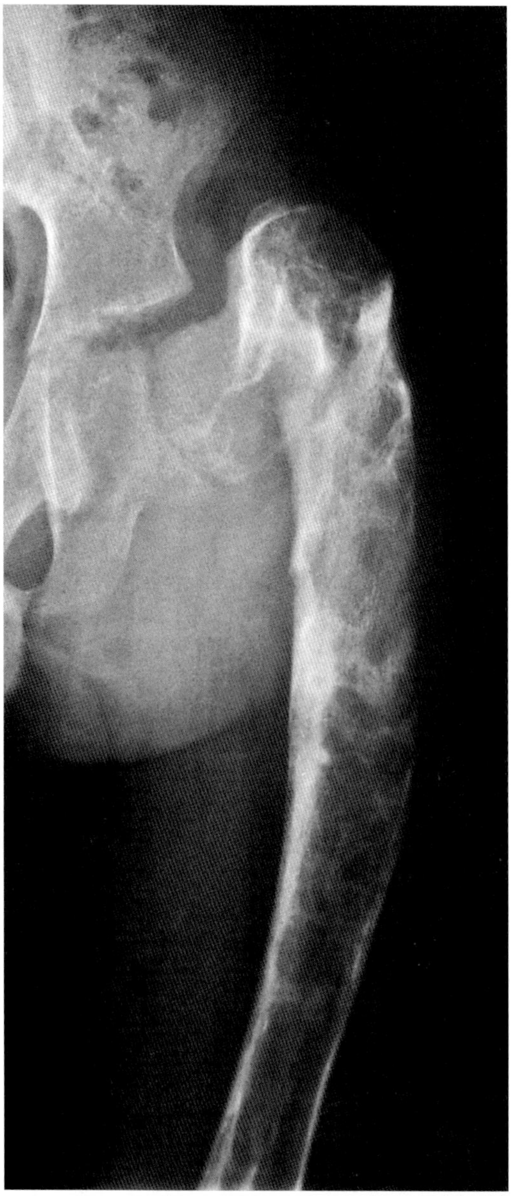

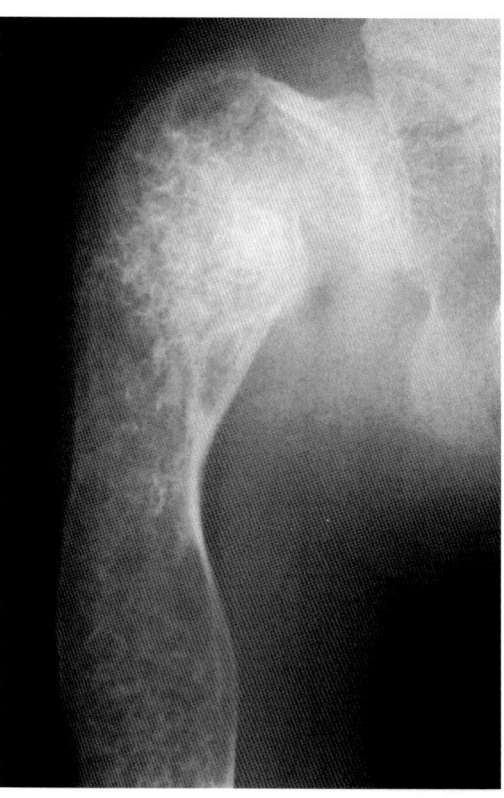

Abb. 18-19. Die a.-p. Röntgenaufnahme des proximalen Femurs zeigt bei einem 10 Jahre alten Jungen mit polyostotischer fibröser Dysplasie den typischen Aspekt massiver Knorpelbildung – es handelt sich also um eine fibro*kartilaginäre* Dysplasie

Abb. 18-18. Die Hirtenstabdeformität, hier am proximalen Femur eines 12jährigen Knaben mit einer polyostotischen fibrösen Dysplasie, ist oft das Ergebnis multipler pathologischer Frakturen

stellt man auch ein beschleunigtes Knochenwachstum oder die Übergröße eines Fingers oder Zehs fest (Abb. 18-21). Die Entartung zum Sarkom ist bei beiden Formen der fibrösen Dysplasie extrem selten, sie kann aber spontan (Abb. 18-22) oder, was häufiger ist, nach einer Strahlentherapie angehen (Abb. 18-23).

Begleitstörungen: Geht die polyostotische fibröse Dysplasie mit endokrinen Störungen (vorzeitiger Sexualentwicklung, Hyperparathyreoidismus und anderen Endokrinopathien) sowie abnormen Pigmentierungen einher, hier kennzeichnend Café-au-lait-Flecken der Haut, dann nennt man dieses Krankheitsbild Albright-McCune-Syndrom (Abb. 18-24). Davon betroffen sind praktisch nur Mädchen; sie werden dem Arzt mit einer echten Pubertas praecox infolge einer Beschleunigung des normalen Vorgangs der Gonadotropinausschüttung aus dem Hypophysenvorderlappen vorgestellt. Die beim Albright-McCune-Syndrom auftretenden Café-au-lait-Flecken haben ganz typische unregelmäßig zerklüftete Ränder (anschaulich „Coast-of-Maine"-Ränder genannt), im Gegensatz zu der weichrandigen Fleckenbegrenzung bei der Neurofibromatose (hier anschaulich „Coast-of-California"-Ränder genannt).

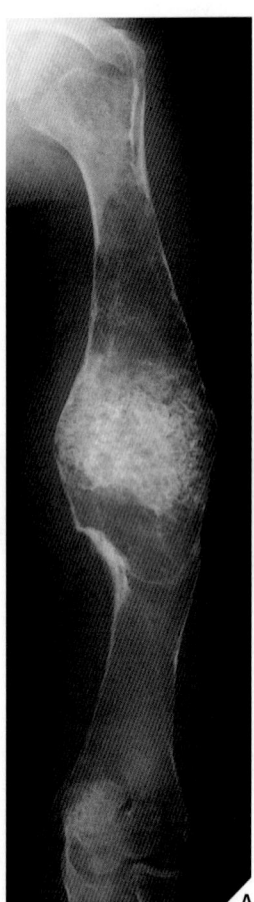
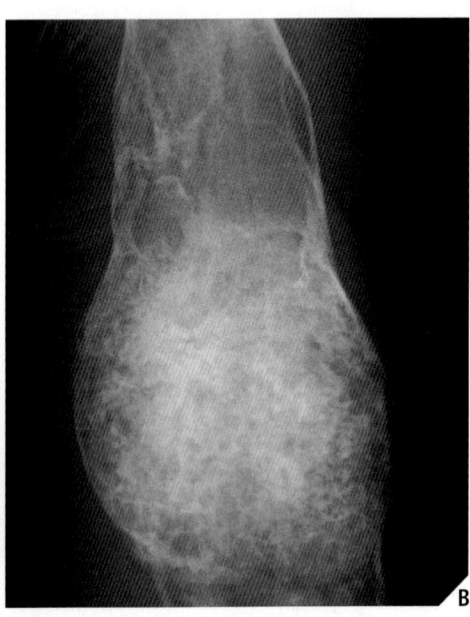

Abb. 18-20 **A** Die a.-p. Röntgenaufnahme des linken Humerus eines 19 Jahre alten Manns mit polyostotischer fibröser Dysplasie zeigt den ausgedehnten Befall nahezu des gesamten Knochens sowie Knorpelbildung im mittleren Schaftdrittel. **B** Die Vergrößerungsaufnahme zeigt die Feindetails der fibrokartilaginären Dysplasie

Benigne Tumoren und Tumor-like Lesions III: Fibröse, fibroossäre und fibrohistiozytäre Veränderungen 18

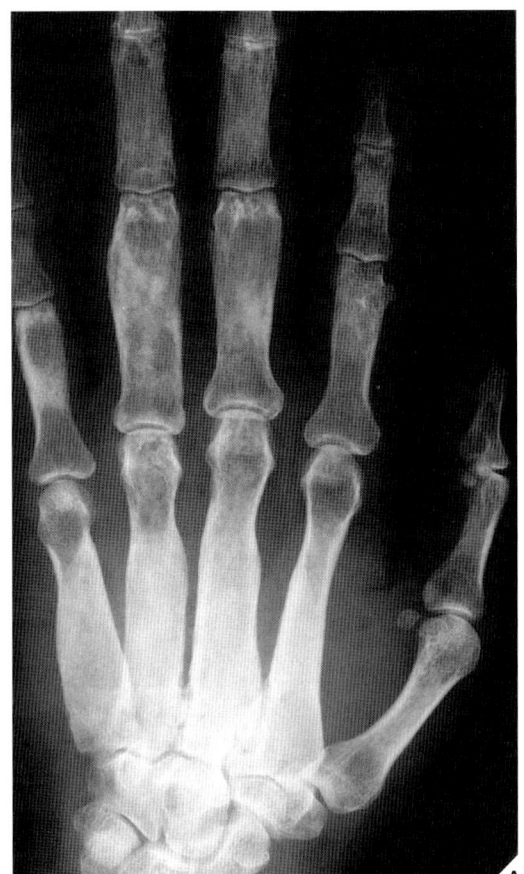

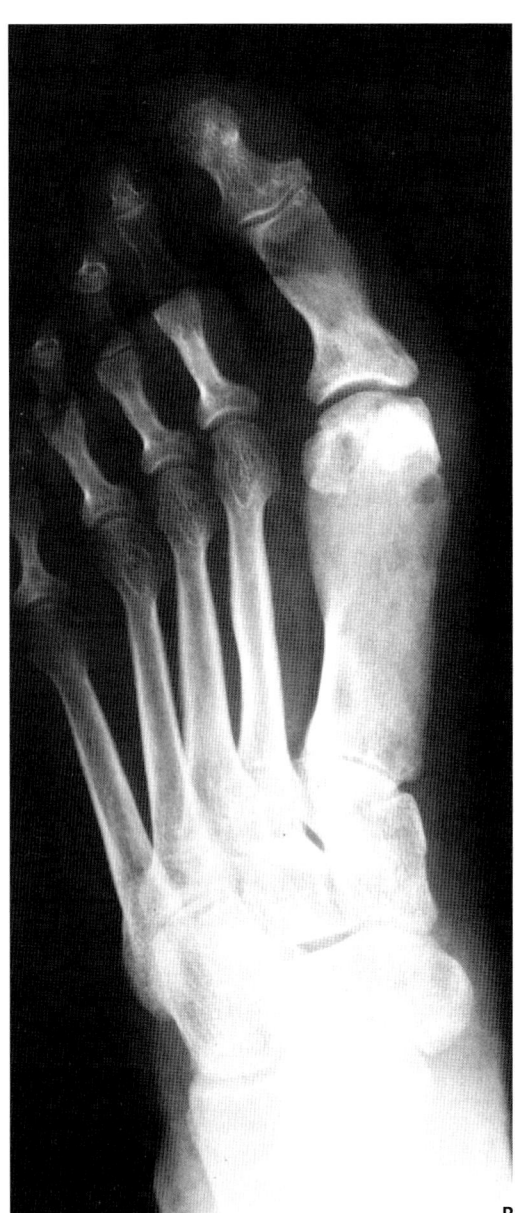

Abb. 18-21. A, B Die dorsopalmare Aufnahme der Hand und die dorsoplantare Aufnahme des Fußes eines 20jährigen Mannes mit einer Dysplasie zeigen eine häufige Komplikation dieses Leidens, nämlich das beschleunigte Wachstum der befallenen Knochen. Man achte auf die Vergrößerung des 3. und 4. Strahls einschließlich Mittelhandknochen und Phalangen an der Hand wie auch auf die Hypertrophie des 1. Mittelfußknochens rechts

TEIL IV - Tumoren und tumorähnliche Veränderungen (Tumor-like Lesions)

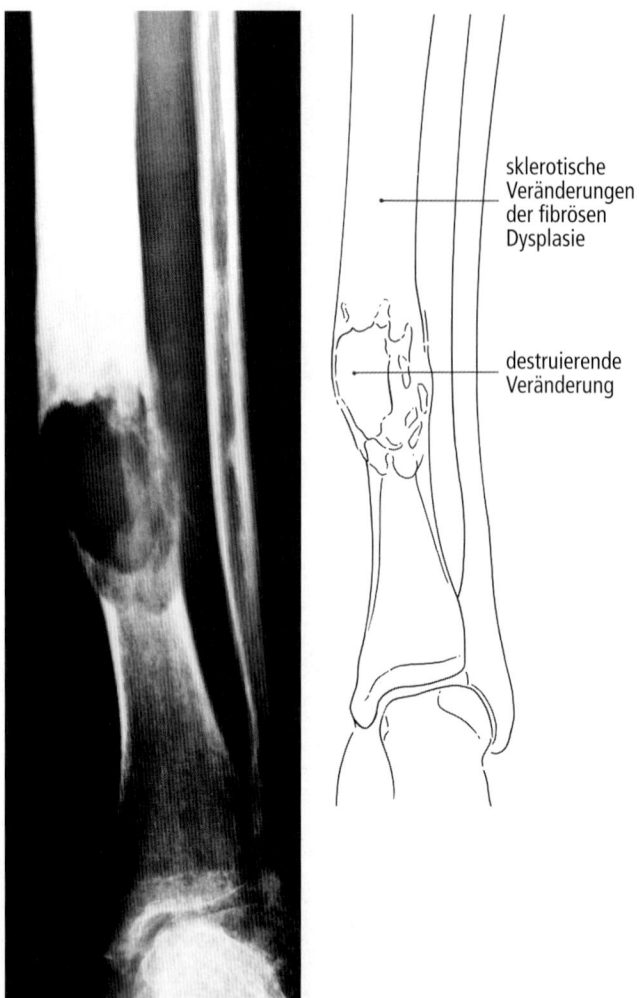

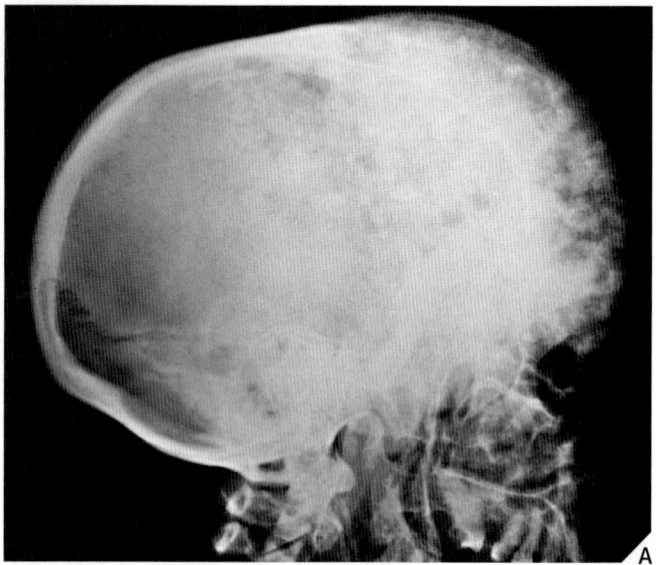

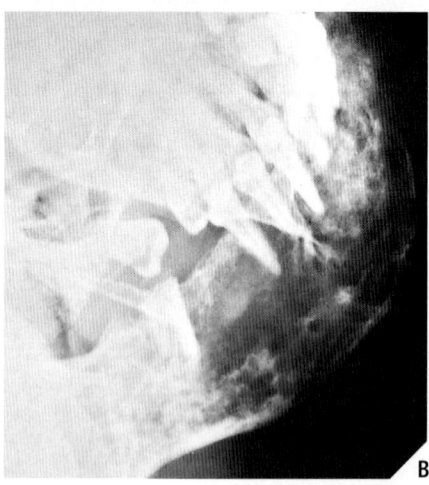

Abb. 18-22. Bei diesem 34jährigen Mann war bereits im Alter von 5 Jahren eine Fehlform des linken Unterschenkels aufgefallen. Die Röntgenuntersuchung zeigte die typische Beteiligung der Tibia bei einer fibrösen Dysplasie, die durch nachfolgende Biopsie gesichert wurde. Ohne Behandlung blieb der Patient 28 Jahre symptomfrei; dann bekam er akute Schmerzen im Unterschenkel. Die routinemäßige a.-p. Aufnahme des linken Unterschenkels ergab Zeichen einer fibrösen Dysplasie mit Beteiligung des proximalen Tibiaschafts. Man sieht eine große Osteolyse im distalen Tibiadrittel, die in einem dichten Knochensegment die ganze Breite einnimmt und dabei Markraum und Kortikalis befallen hat; es liegen eine Periostreaktion und ein Weichteiltumor vor. Die Biopsie erbrachte den Übergang in ein undifferenziertes Spindelzellkarzinom

Abb. 18-23. Elf Jahre vor dieser Untersuchung hatte sich diese 35jährige Frau mit einer polyostotischen fibrösen Dysplasie einer Strahlenbehandlung der Mandibula unterzogen. **A** Die seitliche Schädelaufnahme zeigt eine Beteiligung vorwiegend des Os frontale mit einer charakteristischen Expansion der Tabula externa. Die Schädelbasis, häufiger Befallsort der polyostotischen fibrösen Dysplasie, ist in typischer Weise verbreitert, Stirnhöhle und Siebbeinzellen sind verschattet, ferner sind Maxilla und Mandibula befallen. Dieses fortgeschrittene Stadium einer Beteiligung von Kalotte und Gesichtsschädel bei der polyostotischen fibrösen Dysplasie wird oft Leontiasis ossea genannt. **B** Die Mandibulaschrägaufnahme zeigt eine expandierende Läsion des linken Corpus mandibulae mit teilweiser Knochenzerstörung. Die Biopsie ergab ein Osteosarkom

18 Benigne Tumoren und Tumor-like Lesions III: Fibröse, fibroossäre und fibrohistiozytäre Veränderungen

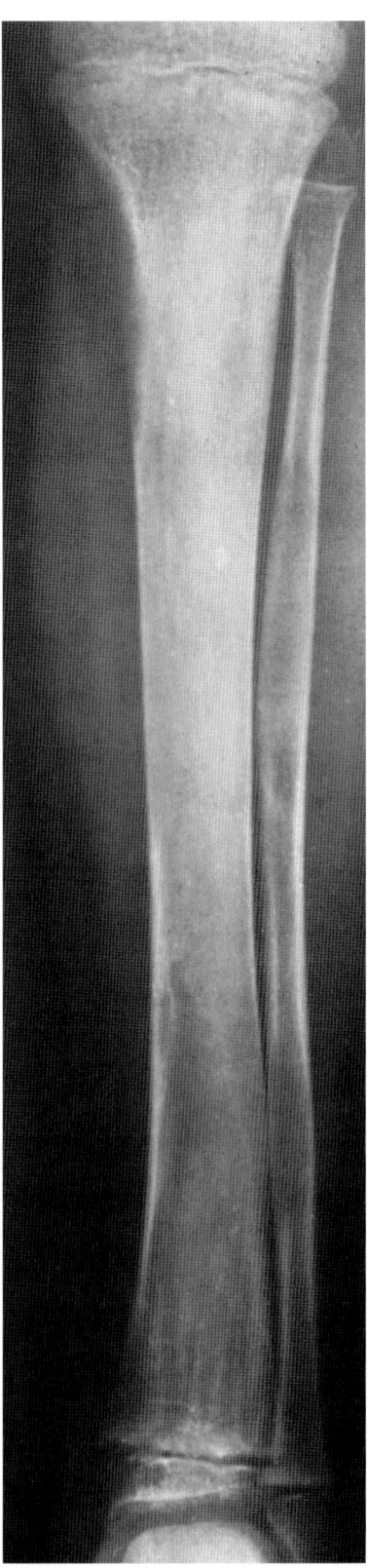

Abb. 18-24. Die polyostotische fibröse Dysplasie befällt typischerweise nur eine Hälfte des Skeletts, hier bei einem 5jährigen Mädchen mit Pubertas praecox, bei dem die linke obere und untere Extremität befallen waren (Albright-McCune-Syndrom). Die Übersichtsaufnahme des linken Unterschenkels zeigt eine Auftreibung der Tibia und der Fibula zusammen mit einer Kortikalisverschmächtigung. Achten Sie auch auf das milchglasartige Aussehen der Markhöhle beider Knochen

TEIL IV - Tumoren und tumorähnliche Veränderungen (Tumor-like Lesions)

Osteofibröse Dysplasie

Die osteofibröse Dysplasie, die Kempson-Campanacci-Läsion, früher „ossifizierendes Fibrom" genannt, ist eine seltene benigne osteofibröse Veränderung, die überwiegend bei Kindern vorkommt, aber bis ins Jugendalter unentdeckt bleiben kann. Sie bevorzugt deutlich die Tibia und sitzt mit wenigen Ausnahmen im proximalen oder mittleren Drittel und dort wiederum oft an der vorderen Rinde. Mehr als 80% der Patienten haben eine mehr oder minder schwere Tibiakrümmung nach vorne. Größere Läsionen können die Knochenrinde zerstören und in den Markraum einbrechen.

Die Kempson-Campanacci-Läsion bietet einen lobulierten sklerotischen Rand und eine auffällige Ähnlichkeit mit einem nicht ossifizierenden Fibrom sowie mit einer fibrösen Dysplasie (Abb. 18-25 u. 18-26). Besonders zeigen die osteofibröse und die fibröse Dysplasie, wie schon die Namensähnlichkeit suggeriert, eine auffällige Ähnlichkeit im histologischen Bild. Wie ein Herd der fibrösen Dysplasie, so ist auch die osteofibröse Dysplasie aus einem fibrösen Grundgewebe aufgebaut, das deformierte Trabekel enthält. Doch zeigen im Gegensatz zur fibrösen Dysplasie diese Knochenbälkchen nur im Zentrum Webknochen und sind in der äußeren Zone von Lamellenknochen mit auffällig randsaumartig angelagerten Osteoblasten umgeben („dressed trabeculae").

Man sollte diese Veränderung nicht mit dem ossifizierenden Fibrom verwechseln, das man praktisch ausschließlich in der Mandibula bei Frauen im 3. und 4. Lebensjahrzehnt antrifft, auch wenn bislang noch unklar ist, ob nicht einige der ossifizierenden Fibrome eine atypische Form der fibrösen Dysplasie darstellen. Sissons et al. berichteten über 2 Fälle mit fibroossären Veränderungen, die sich histologisch von der osteofibrösen Dysplasie und auch der fibrösen Dysplasie unterschieden. Sie schlugen dafür den Begriff *ossifizierendes Fibrom* vor und regten an, den Terminus *osteofibröse Dysplasie* weiterhin für die Veränderungen an Tibia und Fibula (Kempson-Campanacci-Läsion) zu verwenden. Um Unsicherheiten in der Terminologie zu vermeiden, sind die Differentialkriterien dieser verschiedenen Veränderungen in Tabelle 18-1 summarisch beschrieben.

Einige Autoren erörterten einen möglichen Zusammenhang zwischen osteofibröser Dysplasie und fibröser Dysplasie mit dem Adamantinom. Dieser bleibt zwar weiterhin umstritten, doch kann das Adamantinom, ein malignes Neoplasma, eine fibroossäre Komponente enthalten, die bei der histologischen Untersuchung sowohl der fibrösen als auch der osteofibrösen Dysplasie ähnelt. Darüber hinaus wurden in den letzten Jahren bei einigen Patienten im osteofibrösen Dysplasiegewebe stellenweise Herde eines epithelialen Gewebes gefunden, die einem Adamantinom entsprachen. Czerniak et al. nannten solche Läsionen „differenzierte (regrediente) Adamantinome".

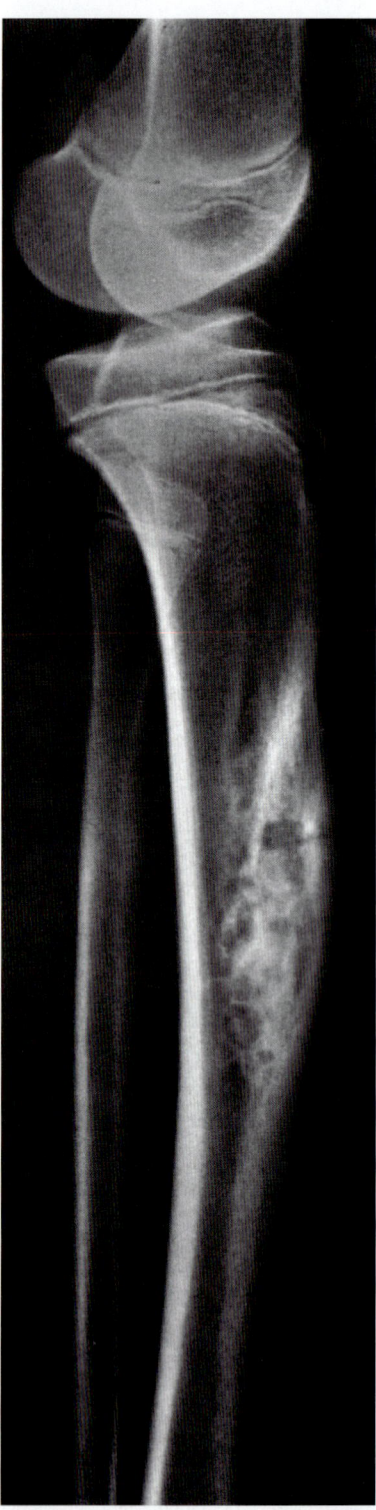

Abb. 18-25. Ursprünglich hielt man diese Veränderung an der rechten Tibiavorderfläche eines 14jährigen Mädchens für ein nichtossifizierendes Fibrom. Obwohl diese Läsion auch einer fibrösen Dysplasie ähnelt, ist doch die Lokalisation typisch für eine osteofibröse Dysplasie, die dann auch bioptisch gesichert wurde. Zu beachten ist hier die charakteristische Ausbiegung der Tibia nach nach vorn

Benigne Tumoren und Tumor-like Lesions III: Fibröse, fibroossäre und fibrohistiozytäre Veränderungen

Nach diesen Autoren zählen zu den Charakteristika eines differenzierten Adamantinoms der Beginn in den beiden ersten Lebensjahrzehnten, der ausschließlich intrakortikale Sitz, das einheitliche Vorherrschen der osteofibrösen Dysplasie in der Läsion und die eingestreuten Herde epithelialer Elemente, die mit den beim klassischen Adamantinom Beobachteten identisch sind. Dies läßt daran denken, daß eine einzige zugrunde liegende Entität ein Manifestationsspektrum mit der benignen osteofibrösen Dysplasie am einen und dem malignen Adamantinom am anderen Ende bieten kann.

Komplikationen und Behandlung: Die osteofibröse Dysplasie ist als aggressive Läsion bekannt, die nach lokaler Resektion häufig rezidiviert. Nach den Angaben einiger Forscher auf diesem Gebiet kann sie zudem mit einer anderen sehr aggressiven Veränderung, dem Adamantinom, vergesellschaftet sein (siehe vorherige Diskussion).

Tab. 18-1. Unterscheidungskriterien der diversen fibro-ossären Läsionen mit ähnlichem radiologischem Bild

Geschlecht	Alter	Ort	Radiologisches Bild	Histopathologie
Fibröse Dysplasie				
M/F	Jedes Alter (monostotisch); 1.–3. Dekade (polyostotisch)	Femurhals (häufig) Lange Röhrenknochen Becken Knochenenden meist ausgespart Polyostotisch: (oft) nur eine Skeletthälfte re/li	• Strahlentransparente, milchglas- oder rauchartige Läsion • Ausgedünnte Kortikalis mit endostaler Aushöhlung • „Hirtenstab"-Deformität • Beschleunigtes Wachstum	Geflechtknochen in lockerem bis dichtem fibrösem Bindegewebe; Knochenbälkchen ohne Osteoblastenaktivität („nackte Trabekel")
Nichtossifizierendes Fibrom				
M/F	1.–3. Dekade	Lange Röhrenknochen (oft Femurrückseite)	• Strahlentransparente exzentrische Läsion • Ausgehöhlter Sklerosesaum	Wirbelartiges Muster fibrösen Bindegewebes, in dem Gruppen von Riesenzellen, Hämosiderin und lipidgefüllte Histiozyten enthalten sind
Osteofibröse Dysplasie (Kempson-Campanacci-Läsion)				
M/F	1.–2. Dekade	Tibia (oft Vorderseite) Fibula Intrakortikal (häufig)	• Osteolytische, exzentrische Läsion • Ausgehöhlter sklerosierter Rand • Röhrenknochen nach vorn gebogen	Geflecht- und reifer (lamellärer) Knochentypus, umgeben von zellreichem fibrösen Bindegewebe; wirbel- oder mattenartig wachsend; Knochenbälkchen gesäumt von differenzierten Osteoblasten („dressed trabeculae")
Ossifizierendes Fibrom des Kiefers				
Überwiegend F	3.–4. Dekade	Mandibula (90%) Maxilla	• Expansive strahlentransparente Läsion • Sklerosierter scharfer Rand	Einheitlich zellreiches fibröses Spindelzellgewebe; Wachstum mit variierender Menge von Geflechtknochen und kleinen runden zementikelartigen Körpern
Ossifizierendes Fibrom (Sissons-Läsion)				
M/F	2. Dekade	Tibia Humerus	• Strahlentransparente Läsion • Sklerosierter Rand • Ähnelt der osteofibrösen Dysplasie	Fibröses Gewebe; enthält rundliche und spindelförmige Zellen mit spärlich interzellulärem Kollagen und kleinen teilverkalkten Kügelchen, ähnlich den Zementikeln beim ossifizierenden Fibrom des Kiefers

TEIL IV - Tumoren und tumorähnliche Veränderungen (Tumor-like Lesions)

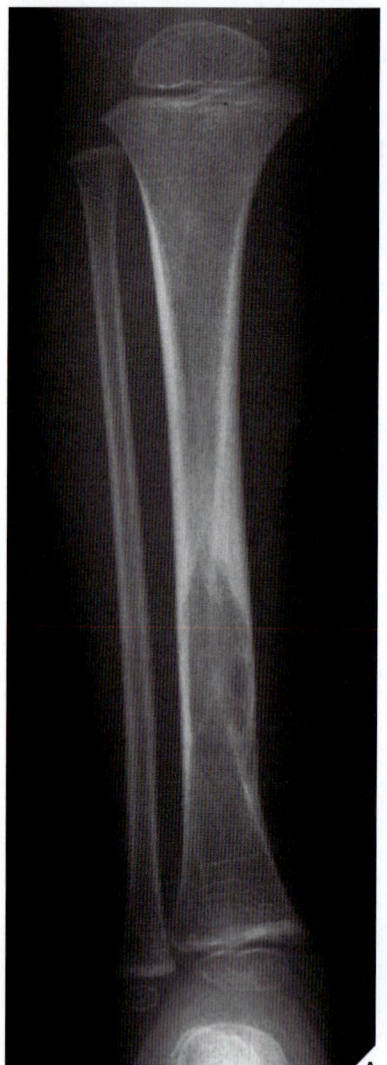
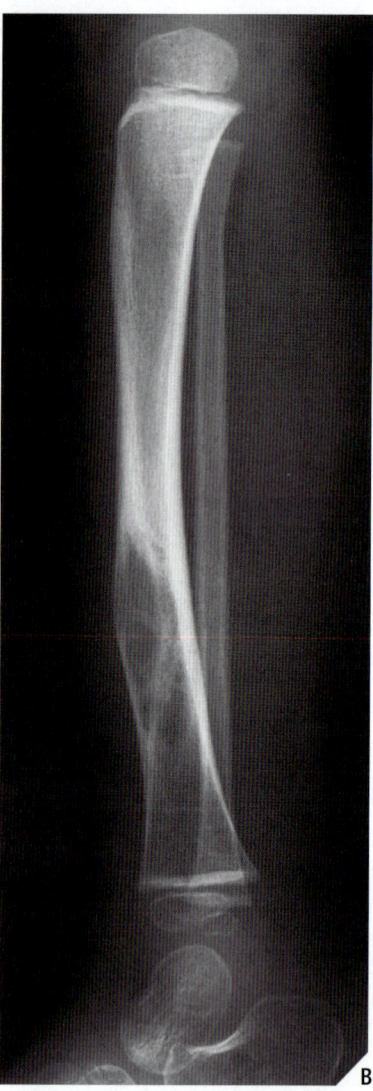

Abb. 18-26. A, B Das a.-p. Bild und die Seitaufnahme des rechten Unterschenkels eines 2 Jahre alten Knaben zeigen eine osteofibröse Dysplasie mit Befall der distalen Tibia

Desmoplastisches Fibrom

Das desmoplastische Fibrom (auch intraossärer Desmoidtumor genannt) ist ein seltener, lokal aggressiver Tumor, der bei Menschen unter 40 Jahren auftritt; 50% aller Fälle kommen in der 2. Lebensdekade vor. Schmerz und lokale Schwellung sind die häufigsten Symptome. Oft befallen werden die langen Röhrenknochen (Femur, Humerus und Radius), das Becken und die Mandibula (Abb. 18-27). An den langen Röhrenknochen tritt die Läsion im Schaft auf, erstreckt sich aber oft bis in die Metaphyse. Die Epiphyse bleibt zwar ausgespart, doch kann sich diese Veränderung nach dem Schluß der Wachstumsfuge auch bis in das Gelenkende eines Knochens ausdehnen.

Das desmoplastische Fibrom hat keine charakteristischen Röntgenzeichen. Es ist meist expansiv und strahlentransparent, hat scharf begrenzte Ränder (Abb. 18-28) und zeigt bei ausgedünnter wie auch verbreiterter Kortikalis keine wesentliche Periostreaktion (Abb. 18-29). Aggressivere Läsionen dieser Art sind durch Knochenzerstörung und Einbruch in die Weichteile gekennzeichnet, so daß dann maligne Knochentumoren vorgetäuscht werden können. Pathologische Frakturen durch den Tumor sind selten (9%). Meist sieht man einen geographischen Typus der Knochenzerstörung mit schmaler Übergangszone und nicht sklerosiertem Rand (76%). Auch zeigen 90% der Fälle innere Pseudotrabekel.

Neben den konventionellen Röntgenbildern sollte die radiologische Beurteilung des desmoplastischen Fibroms Skelettszintigraphie, CT und MRT beinhalten. Die Szintigraphie zeigt eine vermehrte Radionuklidspeicherung am Ort der Läsion. Die CT hilft bei der Beurteilung eines Kortexdurchbruchs und des Tumoreinbruchs in die Weichteile. Die ebenfalls beim Nachweis der intra- und extraossären Tumorausdehnung hilfreiche MRT kann den Tumor dann weiter charakterisieren (Abb. 18-30; vgl. auch Abb.

Benigne Tumoren und Tumor-like Lesions III: Fibröse, fibroossäre und fibrohistiozytäre Veränderungen 18

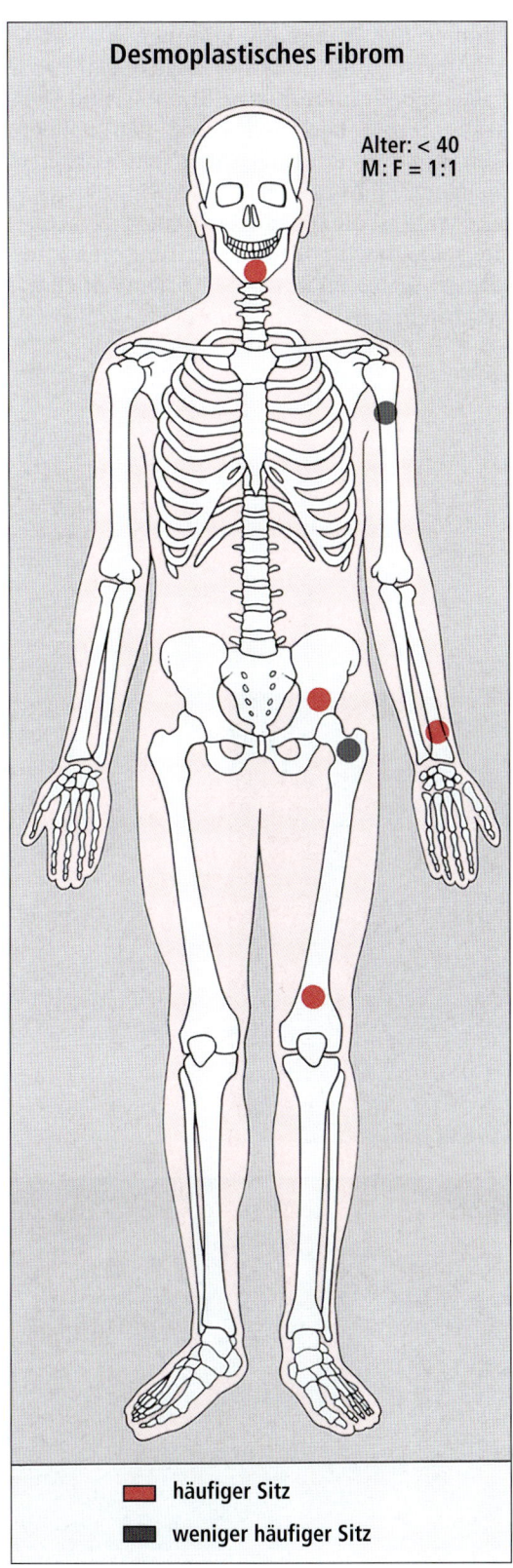

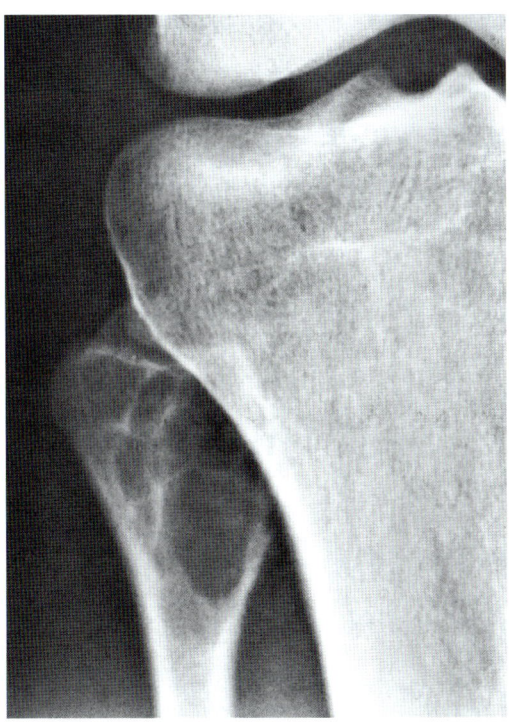

Abb. 18-28 Das proximale Ende der rechten Fibula wird hier von einer strahlentransparenten trabekulierten und scharf begrenzten Läsion eingenommen (17 Jahre altes Mädchen). Man beachte, daß eine jegliche Periostreaktion fehlt. Die Exzisionsbiopsie ergab ein desmoplastisches Fibrom

Abb. 18-27. Prädilektionsstellen, Altersgipfel und Geschlechtsverteilung des desmoplastischen Fibroms

TEIL IV - Tumoren und tumorähnliche Veränderungen (Tumor-like Lesions)

18-29). Die Läsion erscheint in MRT-Bildern klar definiert und zeigt in T1-Gewichtung eine mäßige Signalstärke sowie in T2-Gewichtung ein heterogenes Signalmuster mit einer auffällig gesteigerten Signalstärke bei Durchmischung mit Herden mäßiger und geringer Signalstärke. Die Hypointensität des Signals spiegelt die dichte Bindegewebsmatrix und den relativen Zellreichtum des Tumors wider.

Histologisch setzt sich das desmoplastische Fibrom aus spindelförmigen und manchmal sternförmigen Fibroblasten sowie einer dicht mit Kollagen durchsetzten Matrix zusammen. Dabei stellen die Zellen im Vergleich zur Matrix fast immer den kleineren Volumenanteil. Das Stroma enthält meist große, dünnwandige Gefäße, die denen beim Weichteildesmoidtumor ähnlich sind. Das desmoplastische Fibrom kann schwierig von anderen bindegewebigen Tumoren unterscheidbar sein, vor allem vom niedrigmalignen Fibrosarkom.

Therapie der Wahl ist die breite Exzision, dabei ist aber die Rezidivrate selbst nach vollständiger Tumorresektion hoch. Trotz dieser Aggressivität wurden bislang noch nie Metastasen beschrieben.

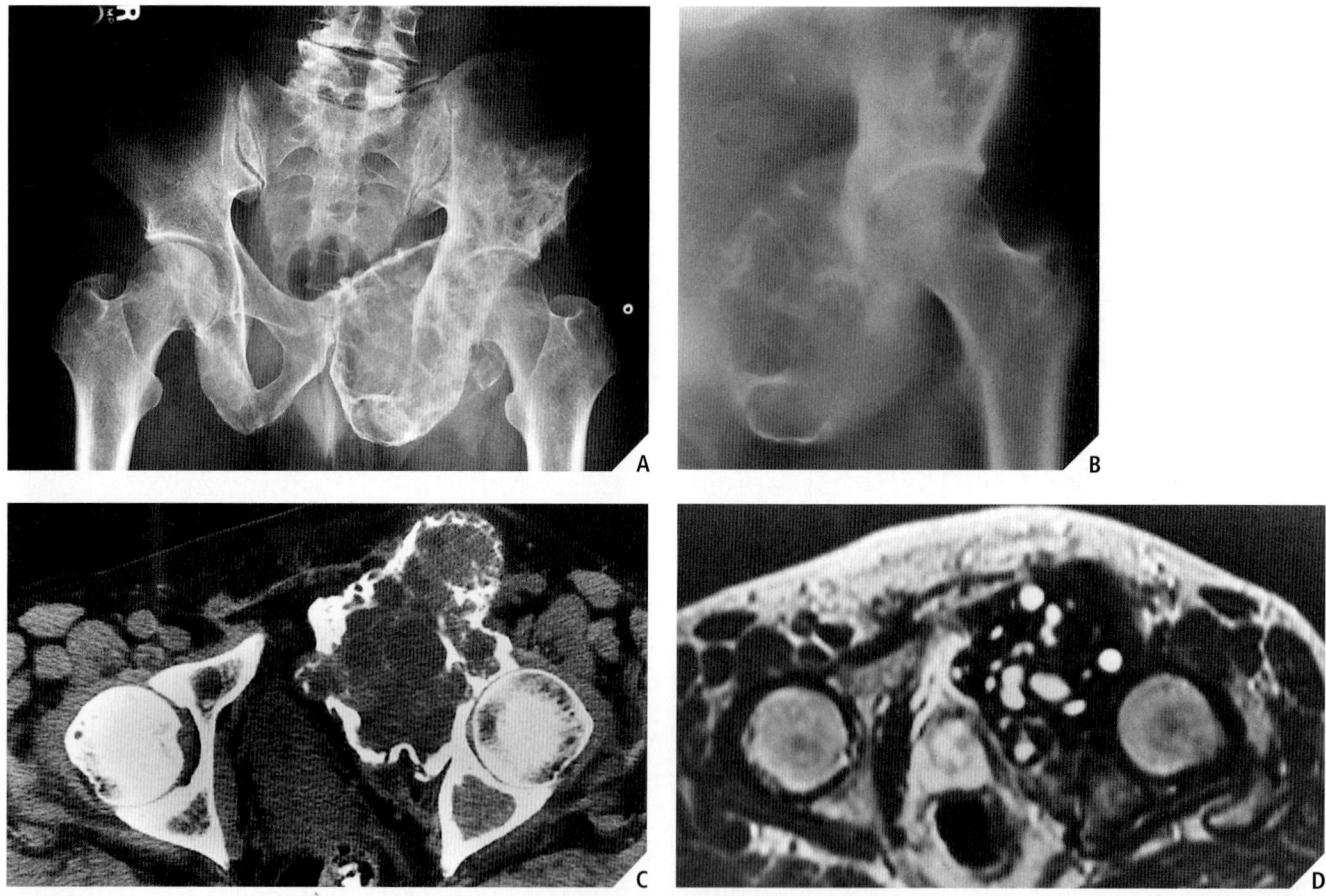

Abb. 18-29. Der 67jährige Mann stellte sich wegen einer großen Raumforderung des Beckens vor. **A** Die a.-p. Beckenübersicht zeigt eine expansive trabekulierte osteolytische Veränderung in Sitz- und Darmbein, die sich in den Darmbereich oberhalb der Hüftpfanne hinein ausdehnt. **B** Die konventionelle Tomographie zeigt den osteolytischen Charakter des Tumors und auch seine Expansivität. **C** Ein CT-Bild des Tumors in Höhe der Hüftgelenke zeigt das lobulierte Aussehen und einen breiten, sklerosierten Rand. Der Tumor erstreckt sich in das kleine Becken und verdrängt die Harnblase. **D** Ein axiales T2w Spin-Echo-MRT-Bild (TR 2000/TE 80 ms) zeigt die inhomogene Signalintensität des Tumors: Die knotige Tumorhauptmasse hat geringe bis mittlere Signalstärke mit zentralen signalreichen Anteilen. Die Exzisionsbiopsie wies ein desmoplastisches Fibrom nach. (Wiedergabe mit Erlaubnis aus Greenspan A, et al., 1992)

Benigne Tumoren und Tumor-like Lesions III: Fibröse, fibroossäre und fibrohistiozytäre Veränderungen 18

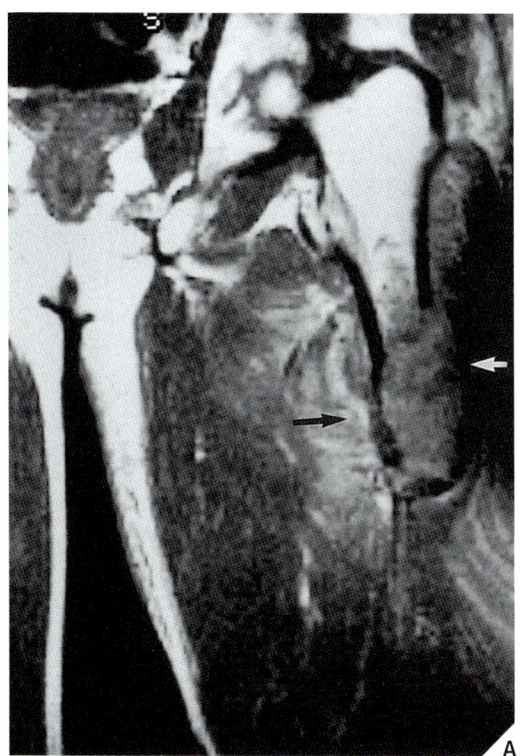
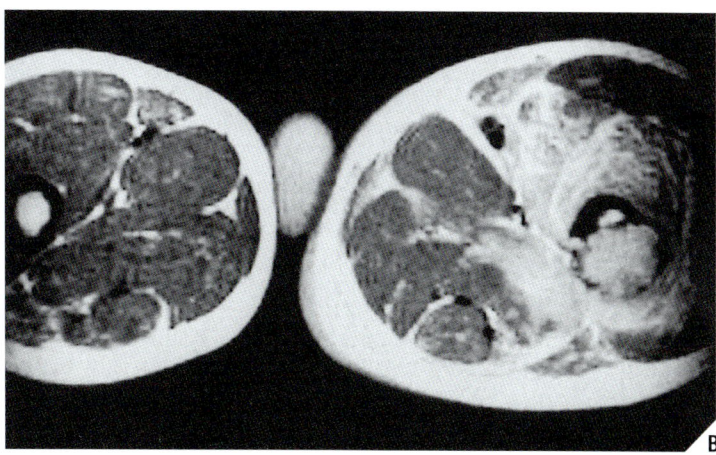

Abb. 18-30. **A** Das koronare T1w MRT-Bild zeigt ein desmoplastisches Fibrom des linken Femurschafts mit Durchbruch durch die Knochenrinde und Einwachsen in die Weichteile *(Pfeile)*. **B** Das axiale protonendichtegewichtete MRT-Bild demonstriert das durch den Tumor ersetzte Knochenmark, den Weichteilbefall und das den Tumor umgebende Ödem. (Wiedergabe mit freundlicher Genehmigung von Prof. Dr. Wolfgang Remagen, Köln)

Merkpunkte für die Praxis

1. Fibröser Kortikalisdefekt (metaphysärer fibröser Defekt) und nichtossifizierendes Fibrom sind eng verwandte Läsionen mit ähnlicher histopathologischer Struktur. Radiologisch unterscheiden sie sich nur durch ihre Größe.
2. Die meisten dieser Veränderungen verschwinden spontan. Mit dem weiteren Wachstum kommen sie exzentrisch zu liegen und zeigen einen charakteristischen ausgehöhlten (muschelartigen) sklerosierten Rand.
3. Das benigne fibröse Histiozytom hat radiologische Kennzeichen ähnlich denen des nicht ossifizierenden Fibroms, allerdings betrifft es ältere Patienten, kann Symptome verursachen und hat einen aggressiveren klinischen Verlauf (kann nach chirurgischer Resektion rezidivieren).
4. Das periostale Desmoid zeigt eine charakteristische Vorliebe für die dorsomediale Knochenrinde des medialen Femurkondylus; man sollte es nicht mit einem malignen Knochentumor verwechseln.
5. Die fibröse Dysplasie kann monostotisch oder polyostotisch auftreten, wobei die polyostotische Form sehr den Skelettbefall auf nur einer Körperseite bevorzugt. Ist die polyostotische Form mit einer Pubertas praecox und Café-au-lait-Flecken (mit unregelmäßigen zeklüfteten oder Coast-of-Maine-Rändern) vergesellschaftet, so wird sie Albright-McCune-Syndrom genannt; sie kommt vorzugsweise bei Mädchen vor.
6. Man kann bei der fibrösen Dysplasie eine massive Bildung von Knorpel beobachten, die sog. fibrokartilaginäre Dysplasie. Diese Variante kann radiologisch einem chondrogenen Neoplasma wie dem Chondrosarkom ähneln.
7. Das beste bildgebende Verfahren zur Beurteilung der Verteilung der fibrösen Dysplasie ist die Skelettszintigraphie.
8. Die osteofibröse Dysplasie, eine benigne fibroossäre Läsion bei Kindern und Jugendlichen, zeigt eine entschiedene Bevorzugung der Tibiavorderkante. Diese Läsion kann mit einem Adamantinom vergesellschaftet sein.
9. Das desmoplastische Fibrom, ein lokal aggressiver Tumor, zerstört oft den Knochen und bricht in die Weichteile ein, wodurch er ein malignes Neoplasma nachahmt.

TEIL IV - Tumoren und tumorähnliche Veränderungen (Tumor-like Lesions)

Literaturempfehlungen

Albright F, Butler AM, Hampton AO, Smith P. Syndrome characterized by osteitis fibrosa disseminata, areas of pigmentation and endocrine dysfunction with precocious puberty in females. N Engl J Med 1937; 216: 727–731.

Alguacil-Garcia A, Alonso A, Pettigrew NM. Osteofibrous dysplasia (ossifying fibroma) of the tibia and fibula and adamantinoma. Am J Clin Pathol 1984; 82: 470–474.

Arata MA, Peterson HA, Dahlin DC. Pathological fractures through non-ossifying fibromas. J Bone Joint Surg [Am] 1981; 63A: 980–988.

Arii Y, Moritani M, Hirakoh H. A case of benign fibrous histiocytoma of the femur. Orthop Surg (Seikeigeka) 1991; 42: 1248–1250.

Barnes GR Jr, Gwinn JL. Distal irregularities of the femur simulating malignancy. AJR Am J Roentgenol 1974; 122: 180–185.

Bertoni F, Calderoni P, Bacchini P, Campanacci M. Desmoplastic fibroma of bone: a report of six cases. J Bone Joint Surg [Br] 1984; 66B: 265–268.

Bertoni F, Calderoni P, Bacchini P, Sudanese A. Benign fibrous histiocytoma of bone. J Bone Joint Surg [Am] 1986; 68A: 1225–1230.

Bertoni F, Unni KK, McLeod RA, Sim FH. Xanthoma of bone. Am J Pathol 1988; 90: 377–384.

Blau RA, Zwick DL, Westphal RA. Multiple nonossifying fibromas. J Bone Joint Surg [Am] 1988; 70A: 299–304.

Brenner RJ, Hattner RS, Lilien DL. Scintigraphic features of nonosteogenic fibroma. Radiology 1979; 131: 727–730.

BridgeJA, Rosenthal H, Sanger WG, Neff JR. Desmoplastic fibroma arising in fibrous dysplasia. Chromosomal analysis and review of the literature. Clin Orthop 1989; 247: 272–278.

Brower AC, Culver JE Jr, Keats TE. Histological nature of the cortical irregularity of the medial posterior distal femoral metaphysis in children. Radiology 1971; 99: 389–392.

Bufkin WJ. The avulsive cortical irregularity. AJR Am J Roentgenol 1971; 112: 487–492.

Bullough PG, Vigorita VJ. Atlas of orthopaedic pathology with clinical and radiologic correlations, 2nd ed. New York, Gowen Medical Publishing, 1992.

Burrows PE, Greenberg ID, Reed MH. The distal femoral defect: technetium-99m pyrophosphate bone scan results. J Can Assoc Radiol 1982; 33: 91–93.

Caffey J. On fibrous defects in cortical walls of growing tubular bone: their radiologic appearance, structure prevalence, natural course and diagnostic significance. Adv Pediatr 1955; 7: 13–51.

Camilleri AE. Craniofacial fibrous dysplasia. J Laryngol Otol 1991; 105: 662–666.

Campanacci M. Osteofibrous dysplasia of the long bones. A new clinical entity. Ital J Orthop Traumatol 1976; 2: 221–237.

Campanacci M, Laus M. Osteofibrous dysplasia of the tibia and fibula. J Bone Joint Surg [Am] 1981; 63A: 367–375.

Campbell CJ, Hawk T. A variant of fibrous dysplasia (osteofibrous dysplasia). J Bone Joint Surg [Am] 1982; 64A: 231–236.

Castelotte A, Garcia-Peña P, Lucaya J, Lorenzo J. Osteofibrous dysplasia. A report of two cases. Skeletal Radiol 1988; 17: 483–486.

Clarke BE, Xipell JM, Thomas DP. Benign fibrous histiocytoma of bone. Am J Surg Pathol 1985; 9: 806–815.

Cohen DM, Dahlin DC, Pugh DG. Fibrous dysplasia associated with adamantinoma of the long bones. Cancer 1962; 15: 515–521.

Creagh MF, Nunan TO. Positive gallium-67 citrate uptake in a patient with polyostotic fibrous dysplasia. Clin Nucl Med 1988; 13: 241–242.

Crim JR, Gold RH, Mirra JM, Eckardt JJ, Bassett LW. Desmoplastic fibroma of bone: radiographic analysis. Radiology 1989; 172: 827–832.

Cunningham BJ, Ackerman LV. Metaphyseal fibrous defects. J Bone Joint Surg 1956; 38: 797–808.

Czerniak B, Rojas-Corona RR, Dorfman HD. Morphologic diversity of long bone adamantinoma. The concept of differentiated (regressing) adamantinoma and its relationship to osteofibrous dysplasia. Cancer 1989; 64: 2319–2334.

Daffner RH, Kirks DR, Gehweiler JA Jr, Heaston DK. Computed tomography of fibrous dysplasia. AJR Am J Roentgenol 1982; 139: 943–948.

Dahlin DC, Unni KK. Bone tumors: general aspects and data on 8,542 cases, 4th ed. Springfield, IL: Charles C Thomas, 1986: 141–148.

DeSmet A, Travers H, Neff JR. Chondrosarcoma occurring in a patient with polyostotic fibrous dysplasia. Skeletal Radiol 1981; 7: 197–201.

Destouet JM, Kyriakos M, Gilula LA. Fibrous histiocytoma (fibroxanthoma) of a cervical vertebra: a report with a review of the literature. Skeletal Radiol 1980; 5: 241–246.

Dominok GW, Eisengarten W. Benignes fibröses Histiozytom des Knochens. Zentralbl Pathol 1980; 124: 77–83.

Dorfman HD, Ishida T, Tsuneyoshi M. Exophytic variant of fibrous dysplasia (fibrous dysplasia protuberans). Hum Pathol 1994; 25: 1234–1237.

Dunham WK, Marcus NW, Enneking WF, Haun C. Developmental defects of the distal femoral metaphysis. J Bone Joint Surg [Am] 1980; 62A: 801–806.

Evans GA, Park WM. Familial multiple non-osteogenic fibromata. J Bone Joint Surg [Br] 1978; 60B: 416–419.

Friedland JA, Reinus WR, Fisher AJ, Wilson AJ. Quantitative analysis of the plain radiographic appearance of nonossifying fibroma. Invest Radiol 1995; 30: 474–479.

Fries JW. The roentgen features of fibrous dysplasia of the skull and facial bones: a critical analysis of thirty-nine pathologically proved cases. AJR Am J Roentgenol 1957; 77: 71–88.

Gebhardt MC, Campbell CJ, Schiller AL, Mankin HJ. Desmoplastic fibroma of bone. A report of eight cases and review of the literature. J Bone Joint Surg [Am] 1985; 67A: 732–747.

Gibson MJ, Middlemiss JH. Fibrous dysplasia of bone. Br J Radiol 1971; 44: 1–13.

Greenspan A, Unni KK. Case report 787. Desmoplastic fibroma. Skeletal Radiol 1993; 22: 296–299.

Greyson ND, Pang S. The variable bone scan appearances of non-osteogenic fibroma of bone. Clin Nucl Med 1981; 6: 242–245.

Gross ML, Soberman N, Dorfman HD, Seimon LP. Case report 556. Multiple nonossifying fibromas of long bones in a patient with neurofibromatosis. Skeletal Radiol 1989; 18: 389–391.

Hamada T, Ito H, Araki Y, Fujii K, Inoue M, Ishida O. Benign fibrous histiocytoma of the femur: review of three cases. Skeletal Radiol 1996; 25: 25–29.

Henry A. Monostotic fibrous dysplasia. J Bone Joint Surg [Br] 1969; 5IB: 300–306.

Hermann G, Klein M, Abdelwahab IF, Kenan S. Fibrocartilaginous dysplasia. Skeletal Radiol 1996; 25: 509–511.

Hoshi H, Futami S, Ohnishi T, Nagamachi S, Jinnouchi S, Murai N, Watanabe K. Gallium-67 uptake in fibrous dysplasia of the bone. Ann Nucl Med 1990; 4: 35–38.

Hudson TM, Stiles RG, Monson DK. Fibrous lesions of bone. Radial Clin North Am 1993; 31: 279–297.

Huvos A. Bone tumors: diagnosis, treatment and prognosis, 2nd ed. Philadelphia. WB Saunders, 1991: 677–693.

Huvos AG, Higinbotham NL, Miller TR. Bone sarcomas arising in fibrous dysplasia. J Bone Joint Surg [Am] 1972; 54A: 1047–1056.

Inamo Y, Hanawa Y, Kin H, Okuni M. Findings on magnetic resonance imaging of the spine and femur in a case of McCune-Albright syndrome. Pediatr Radiol 1993; 23: 15–18.

Inwards CY, Unni KK, Beabout JW, Sim FH. Desmoplastic fibroma of bone. Cancer 1991; 68: 1978–1983.

Ishida T, Dorfman HD. Massive chondroid differentiation in fibrous dysplasia of bone (fibrocartilaginous dysplasia). Am J Surg Pathol 1993; 17: 924–930.

Jaffe HL, Lichtenstein L. Non-osteogenic fibroma of bone. Am J Pathol 1942; 18: 205–221.

Jee WH, Choe BY, Kang HS, Suh KJ, Suh JS, Ryu KN, Lee YS, Ok IY, Kim JM, Choi KH, Shinn KS. Nonossifying fibroma: characteristics at MR imaging with pathologic correlation. Radiology 1998; 209: 197–202.

Jee WH, Choi KH, Choe BY, Park JM, Shinn KS. Fibrous dysplasia: MR imaging characteristics with radiopathologic correlations. AJR Am J Roentgenol 1996; 167: 1523–1527.

Johnson CB, Gilbert EE, Gottlieb LI. Malignant transformation of polyostotic fibrous dysplasia. South Med J 1979; 72: 353–356.

Keeney GL, Unni KK, Beabout JW, Pritchard DJ. Adamantinoma of long bones. Cancer 1989; 64: 730–737.

Kempson RL. Ossifying fibroma of the long bones. A light and electron microscopic study. Arch Pathol 1966; 82: 218–233.

Kimmelstiel P, Rapp I. Cortical defect due to periosteal desmoids. Bull Hosp Joint Dis 1951; 12: 286–297.

Kransdorf MJ, Moser RP, Gilkey FW. Fibrous dysplasia. Radiographics 1990 ; 10: 519–537.

Kransdorf MJ, Utz JA, Gilkey FW, Berrey BH. MR appearance of fibroxal thoma. J Comput Assist Tomogr 1988; 12: 612–615.

Kumar R, Madewell JE, Lindell MM, Swischuk LE. Fibrous lesions of bone Radiographics 1990; 10: 237–256.

Kumar R, Swischuk LE, Madewell JE. Benign cortical defect: site for an avulsion fracture. Skeletal Radiol 1986; 15: 553–555.

Leeds N, Seaman WB. Fibrous dysplasia of the skull and its differential diagnosis: a clinical and roentgenographic study of 46 cases. Radiology 1962; 78: 570–582.

Lichtenstein L, Jaffe HL. Fibrous dysplasia of bone. Arch Pathol 1942; 33: 777–816.

Lichtman EA, Klein MJ. Case report 302. Desmoplastic fibroma of the proximal end of the left femur. Skeletal Radiol 1985; 13: 160–163.

Machida K, Makita K , Nishikawa J, Ohtake T, Ilio M. Scintigraphic manifestation of fibrous dysplasia. Clin Nucl Med 1986; 11: 426–429.

Markel SF. Ossifying fibroma of long bone. Am J Clin Pathol 1978; 69: 91–97.

Marks KE, Bauer TW. Fibrous tumors of bone. Orthop Clin North Am 1989; 20: 377–393.

Matsuno T. Benign fibrous histiocytoma involving the ends of long bone. Skeletal Radiol 1990; 19: 561–566.

Mesiter P, Konrad E, Hohne N. Incidence and histological structure of the storiform pattern in benign and malignant fibrous histiocytomas. Virchows Arch [A] 1981; 393: 93–101.

Mirra JM. Fibrohistiocytic tumors of intramedullary origin. In: Mirra JM, Picci P, Gold RH, eds. Bone tumors: clinical, pathologic, and radiologic correlations. Philadelphia: Lea & Febiger, 1989: 691–799.

Mirra JM, Gold RH. Fibrous dysplasia. In: Mirra JM, Picci P, Gold RH, eds. Bone tumors. Philadelphia: Lea & Febiger, 1989: 191–226.

Mirra JM, Gold RH, Rand F. Disseminated nonossifying fibromas in association with café-au-lait spots (Jaffe-Campanacci Syndrome). Clin Orthol 1982; 168: 192–205.

Moser RP Jr, Sweet DE, Haseman DB, Madewell JE. Multiple skeletal fibroxanthomas: Radiologic-pathologic correlation of 72 cases. Skeletal Radiol 1987; 16: 353–359.

Mulder JD, Schütte HE, Kroon HM, Taconis WK. Radiologic atlas of bone tumors. Amsterdam: Elsevier, 1993: 607–625.

Park Y, Unni KK, McLeod RA, Pritchard DJ. Osteofibrous dysplasia: clinico-pathologic study of 80 cases. Hum Pathol 1993; 24: 1339–1347.

Pennes DR, Braunstein EM, Glazer GM. Computed tomography of cortical desmoid. Skeletal Radiol 1984; 12: 40–42.

Rabhan WN, Rosai J. Desmoplastic fibroma. Report of ten cases and review of the literature. J Bone J Surg [Am] 1968; 50A: 487–502.

Ragsdale BD. Polymorphic fibro-osseous lesions of bone: an almost site-specific diagnostic problem of the proximal femur. Hum Pathol 1993; 24: 505–512.

Resnick D, Greenway G. Distal femoral cortical defects, irregularities, and excavations: A critical review of the literature with the addition of histologic and paleopathologic data. Radiology 1982; 143: 345–354.

Ritschl P, Hajek PC, Pechmann U. Fibrous metaphyseal defects. Magnetic resonance imaging appearances. Skeletal Radiol 1989; 18: 253–259.

Ritschl P, Karnel F, Hajek PC. Fibrous metaphyseal defects – determination of their origin and natural history using a radiomorphological study. Skeletal Radiol 1988; 17: 8–15.

Ruggieri P, Sim FH, Bond JA, Unni KK. Malignancies in fibrous dysplasia. Cancer 1994; 73: 1411–1424.

Schajowicz F. Histological typing of bone tumors. World Health Organization International Histological Classification of Tumors. Berlin: Springer-Verlag 1993.

Schajowicz F. Tumors and tumorlike lesions of bone. Pathology, radiology, and treatment, 2nd ed. Berlin: Springer-Verlag, 1994.

Schajowicz F, Ackerman LV, Sissons HA. Histological typing of bone tumors. Geneva: World Health Organization, 1972.

Schajowicz F, Sissons HA, Sobin LH. The World Health Organization's histologic classification of bone tumors. A commentary on the second edition. Cancer 1995; 75: 1208–1214.

Schmaman A, Smith I, Ackerman LV. Benign fibro-osseous lesions of the mandible and maxilla. A review of 35 cases. Cancer 1970; 26: 303–312.

Schwartz AM, Ramos RM. Neurofibromatosis and multiple nonossifying fibroma. AJR Am J Roentgenol 1980; 135: 617–619.

Schwartz DT, Alpert M. The malignant transformation of fibrous dysplasia. Am J Med Sci 1964; 247: 1–20.

Selby S. Metaphyseal cortical defects in the tubular bones of growing children. J Bone Joint Surg [Am] 1961; 43A: 395–400.

Sissons HA, Kancherla PL, Lehman WB. Ossifying fibroma of bone. Report of two cases. Bull Hosp Joint Dis Orthop Inst 1983; 43: 1–14.

Spjut HJ, Dorfman HD, Fechner RE, Ackerman LV. Tumors of bone pathology. Atlas of tumor pathology, 2nd series, fascicle 5. Washington, DC: Armed Forces Institute of Pathology, 1971: 249–292.

Springfield DS, Rosenberg AE, Mankin HJ, Mindell ER. Relationship between osteofibrous dysplasia and adamantinoma. Clin Orthop 1994; 309: 234–244.

Statz EM, Pochebit SM, Cooper A, Philipps E, Leslie BM. Case report 525. Benign fibrous histiocytoma (BFH) of thumb. Skeletal Radiol 1989; 18: 299–302.

Steiner GC. Fibrous cortical defect and non-ossifying fibroma of bone: a study of the ultrastructure. Arch Pathol 1974; 97: 205–210.

Sugiura I. Desmoplastic fibroma. Case report and review of the literature. J Bone Joint Surg [Am] 1976; 58A: 126–130.

Sundaram M, McDonald DJ, Merenda G. Intramuscular myxoma: A rare but important association with fibrous dysplasia of bone. AJR Am J Roentgenol 1989; 153: 107–108.

Sweet DE, Vinh TN, Devaney K. Cortical osteofibrous dysplasia of long bone and its relationship to adamantinoma. Am J Surg Pathol 1992; 16: 282–290.

Taconis WK, Schütte HE, van der Heul RO. Desmoplastic fibroma of bone: a report of 18 cases. Skeletal Radiol 1994; 23: 283–288.

Ueda Y, Blasius S, Edel G, Wuisman P, Bocker W, Roessner A. Osteofibrous dysplasia of long bones – a reactive process to adamantinomatous tissue. J Cancer Clin Oncol 1992; 118: 152–156.

Unni KK. Fibrous and fibrohistiocytic lesions of bone. Semin Orthop 1991; 6: 177–186.

Unni KK, Dahlin DC, Beaubout JW, Ivins JC. Adamantinoma of long bones. Cancer 1974; 34: 1796–1805.

Utz JA, Kransdorf MJ, Jelinek JS, Moser RP, Berrey BH. MR appearance of fibrous dysplasia. J Comput Assist Tomogr 1989; 13: 845–851.

Velchik MG, Heyman S, Makler PT Jr, Goldstein HA, Alavi A. Bone scintigraphy: differentiating benign cortical irregularity of the distal femur from malignancy. J Nucl Med 1984; 25: 72–74.

Wang J, Shih C, Chen W. Osteofibrous dysplasia (ossifying fibromas of long bones). Clin Orthop, 1992; 278: 235–243.

Weiss SW, Dorfman HD. Adamantinoma of long bones. Hum Pathol 1977; 8: 141–153.

West R, Huvos AG, Lane JM. Desmoplastic fibroma of bone arising in fibrous dysplasia. Am J Clin Pathol 1983; 79: 630–633.

Wold LE. Fibrohistiocytic tumors of bone. In: Unni KK, ed. Bone tumors. New York: Churchill Livingstone, 1988: 183–197.

Yabut SM, Kenan S, Sissons HA, Lewis MM. Malignant transformation of fibrous dysplasia. Clin Orthop 1988; 228: 281–289.

Yamazaki T, Maruoka S, Takahashi S, Saito H, Takase K, Nakamura M, Sakamoto K. MR findings of avulsive cortical irregularity of the distal femur. Skeletal Radiol 1995; 24: 43–46.

You JS, Lawrence S, Pathria M, Resnick D, Haghighi P. Desmoplastic fibroma of the calcaneus. Skeletal Radiol 1995; 24: 451–454.

Young JWR, Aisner SC, Levine AM, Resnik CS, Dorfman HD. Computed tomography of desmoid tumors of bone: desmoplastic fibroma. Skeletal Radiol 1988; 17: 333–337.

Zeanah WR, Hudson TM, Springfield DS. Computed tomography of ossifying fibroma of the tibia. J Comput Assist Tomogr 1983; 7: 688–691.

Kapitel 19

Benigne Tumoren und tumorartige Veränderungen (Tumor-like Lesions) IV:
Diverse andere Läsionen

Einfache Knochenzyste

Die einfache, auch ungekammerte Knochenzyste genannt, ist eine tumorähnliche Veränderung unbekannter Ätiologie; man führt diese auf eine örtliche Wachstumsstörung des Knochens zurück. Bei Männern häufiger als bei Frauen sieht man sie meist in den beiden ersten Lebensdekaden. Die große Mehrzahl der einfachen Knochenzysten ist im proximalen Schaft von Humerus und Femur gelegen, besonders bei Patienten unter 17 Jahren (Abb. 19-1). Bei älteren Patienten steigt die Häufigkeit von Knochenzysten an atypischen Stellen wie Fersenbein (Abb. 19-2), Sprungbein und Darmbein ganz wesentlich an. Im Röntgenbild erscheint die einfache Knochenzyste als strahlentransparente, zentral gelegene und gut abgrenzbare Veränderung mit sklerosiertem Rand (Abb. 19-3). Eine Periostreaktion fehlt, ein Merkmal, das die einfache Knochenzyste von der aneurysmatischen Knochenzyste unterscheidet, die immer eine gewisse periostale Reaktion aufweist; bei einer pathologischen Fraktur ist dann allerdings auch eine Periostreaktion zu sehen. Übersichtsaufnahmen lassen die Diagnose meist schon stellen; die Tomographie wird nur ausnahmsweise bei unsicheren Frakturen verwendet. In der Magnetresonanztomographie (MRT) zeigt die einfache Knochenzyste die Signalcharakteristik von Wasser: niedriges Signal in T1-gewichteten und ein homogenes starkes (helles) Signal in T2-gewichteten Bildern (Abb. 19-4).

Histologisch ist die einfache Knochenzyste eine Ausschlußdiagnose. Bei der operativen Kürettage erhält man fast nie solides Gewebe, doch zeigen die Zystenwände Reste von Fasergewebe oder eine abgeflachte einreihige Epithelauskleidung. In der Flüssigkeit ist die alkalische Phosphatase vermehrt.

Komplikationen und Differentialdiagnose: Häufigste Komplikation ist die pathologische Fraktur, die bei etwa 66% der Fälle vorkommt (Abb. 19-5). Manchmal kann man ein kortikales Fragment im Inneren der Zyste feststellen, das Zeichen des „herabgefallenen Fragments", was dann beweist, daß diese Veränderung entweder hohl und leer oder flüssigkeitsgefüllt ist – wie die meisten einfachen Knochenzysten. Dieses Zeichen ermöglicht auch die Abgrenzung einer Kochenzyste, vor allem in einem schmalen Knochen wie der Fibula (Abb. 19-6), von anderen strahlentransparenten und radiologisch ähnlichen Veränderungen, die solides Faser- oder Knorpelgewebe enthalten, so z. B. fibröse Dysplasie, nicht ossifizierendes Fibrom und Enchondrom. Gelegentlich kann ein Knochenabszeß das Bild einer einfachen Knochenzyste nachahmen, besonders wenn er im proximalen Humerus oder im proximalen Femur, den Vorzugsstellen der einfachen Knochenzyste, lokalisiert ist. In diesen Fällen sind die Periostreaktion und die Ausdehnung über die Wachstumsfuge hinaus wichtige Abgrenzungskriterien, die für den Abszeß sprechen (Abb. 19-7).

Behandlung: Grundgedanke der Behandlung einer einfachen Knochenzyste ist die Überlegung, daß die Auslösung der Osteogenese zur vollständigen Heilung einer Knochenzyste führt. Einfachste Einleitung der Knochenheilung ist die Fraktur, doch reicht diese allein nicht aus, die Läsion vollständig ausheilen zu lassen, denn es verschwinden nur

TEIL IV - Tumoren und tumorähnliche Veränderungen (Tumor-like Lesions)

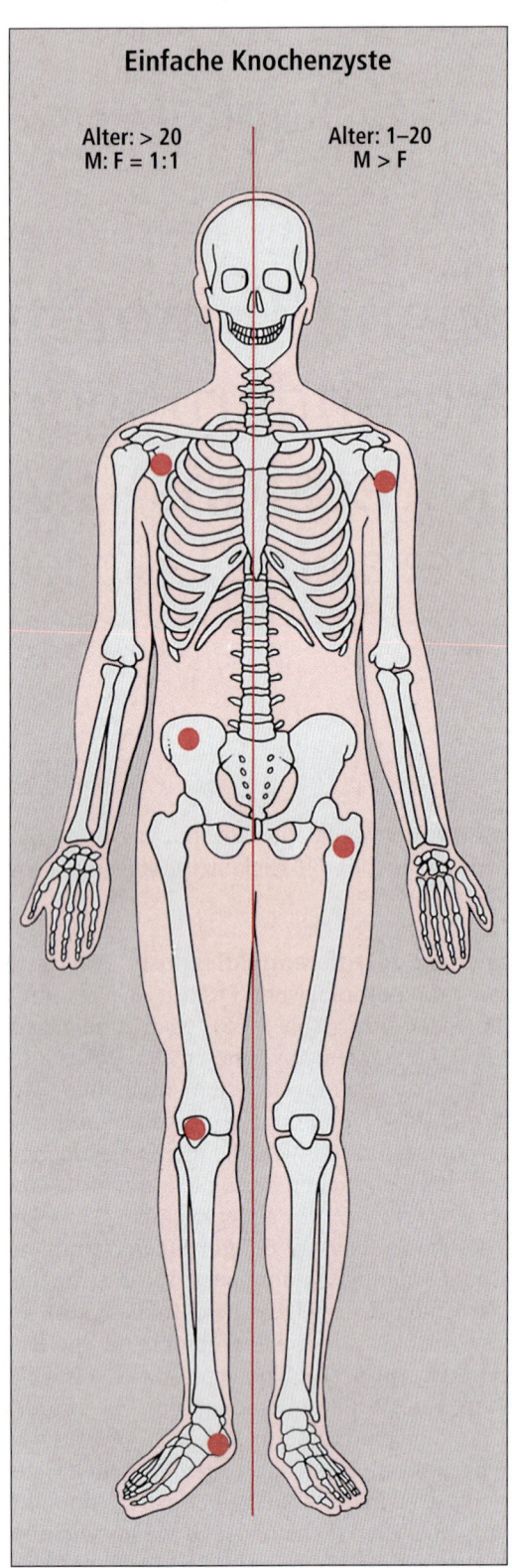

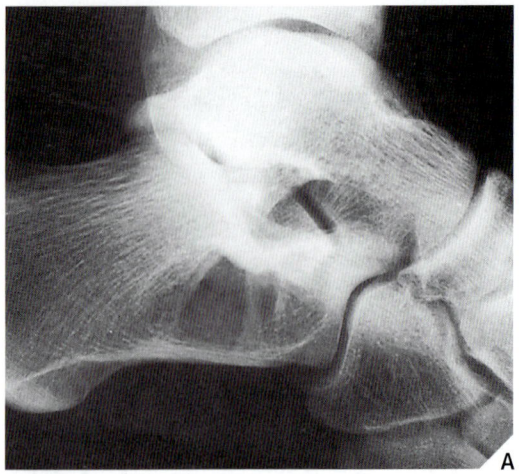

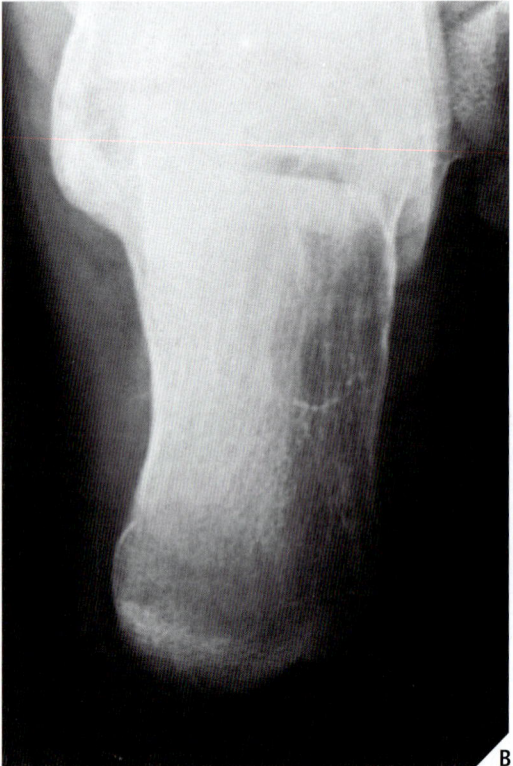

Abb. 19-1. Prädilektionstellen, Altersgipfel und Geschlechtsverteilung bei der einfachen Knochenzyste. Die linke Skeletthälfte zeigt ungewöhnliche Stellen des Befalls, die man bei älteren Menschen sehen kann

Abb. 19-2. Die seitliche Sprunggelenkaufnahme (**A**) und die Harris-Aufnahme der Ferse (**B**) zeigen bei diesem 32jährigen Mann eine einfache Knochenzyste im Kalkaneus. Typischerweise befinden sich an diesem Ort vorkommende Zysten im vorderen äußeren Anteil, wie hier gezeigt

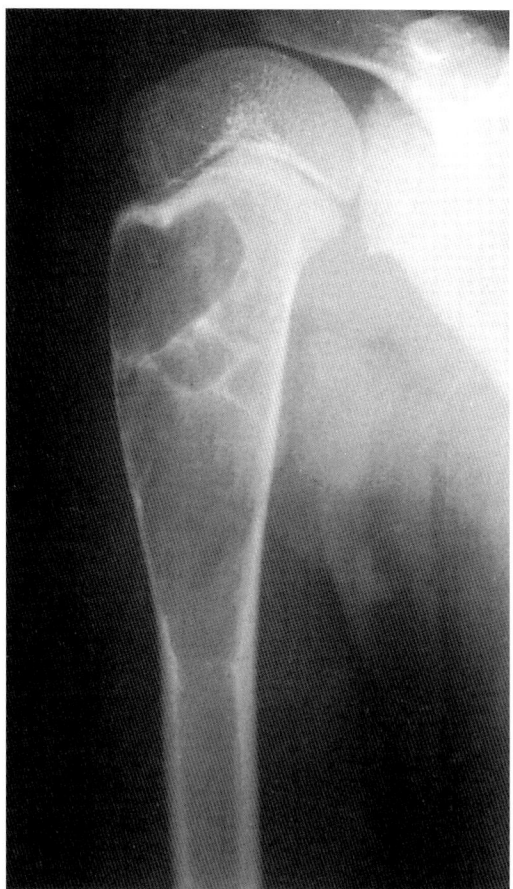

Abb. 19-3. Bei diesem 6jährigen Knaben zeigt die a.-p. Aufnahme der Schulter das typische Aussehen einer einfachen Knochenzyste. Auch ist deren Lage in der Metaphyse und im proximalen Schaft des Humerus ganz charakteristisch. Die zentral gelegene Aufhellung zeigt Pseudosepten. Zu beachten sind die leichte Kortikalisverschmächtigung und das Fehlen einer Periostreaktion

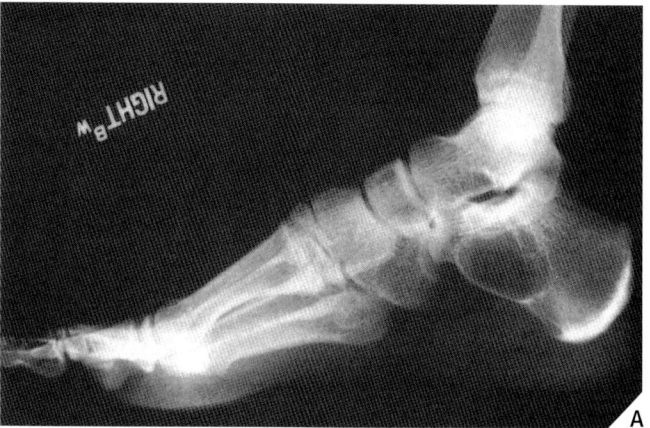

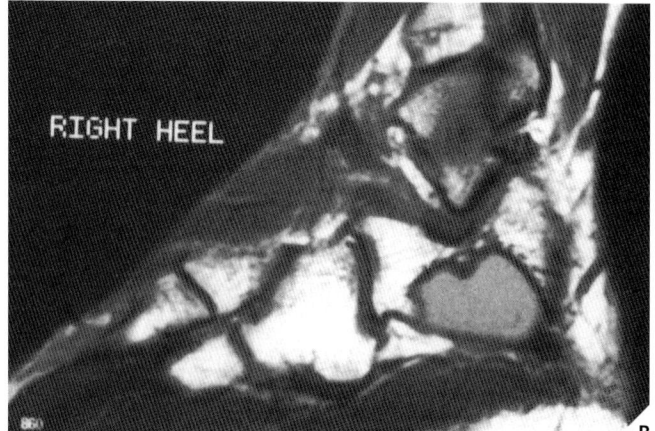

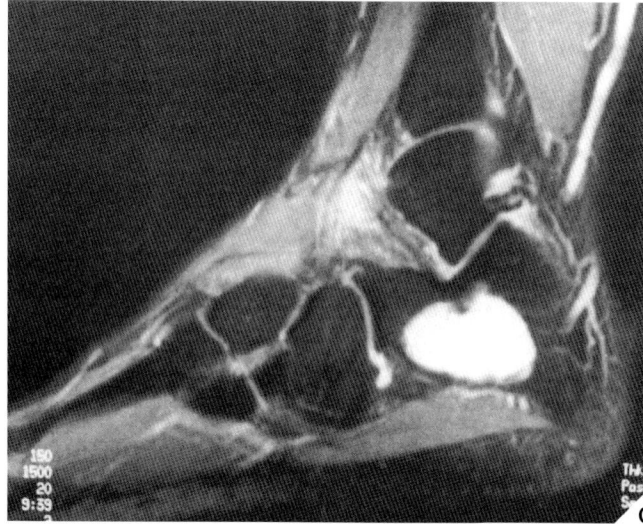

Abb. 19-4. **A** Die seitliche Fußaufnahme eines 18 Jahre alten Manns zeigt eine strahlentransparente Läsion im Fersenbein mit leicht sklerotischem Rand. **B** Das sagittale T1w MRT-Bild (SE; TR 850 / TE15 ms) zeigt die Läsion homogen mäßig stark signalgebend und von einem hypointensen Sklerosesaum berandet. **C** Das sagittale STIR-MRT-Bild zeigt nun die Läsion gleichförmig signalreich. (Mit freundlicher Erlaubnis aus Greenfield GB, Arrington JA, 1995)

TEIL IV - Tumoren und tumorähnliche Veränderungen (Tumor-like Lesions)

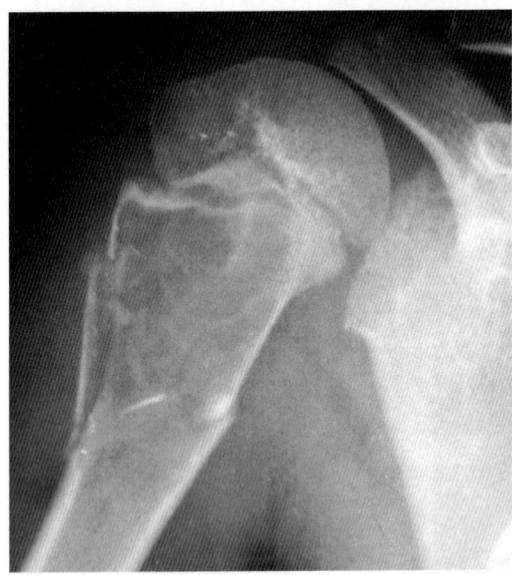

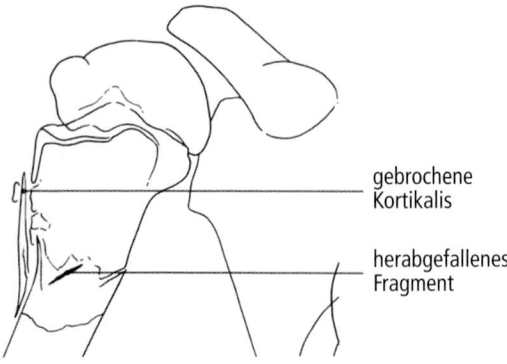

Abb. 19-5. Eine der häufigsten Komplikationen einer einfachen Knochenzyste ist die pathologische Fraktur, die man hier bei einem 6jährigen Knaben im proximalen Humerusschaft sieht. Charakteristisch für eine einfache Knochenzyste ist auch das „herabgefallene Fragment"

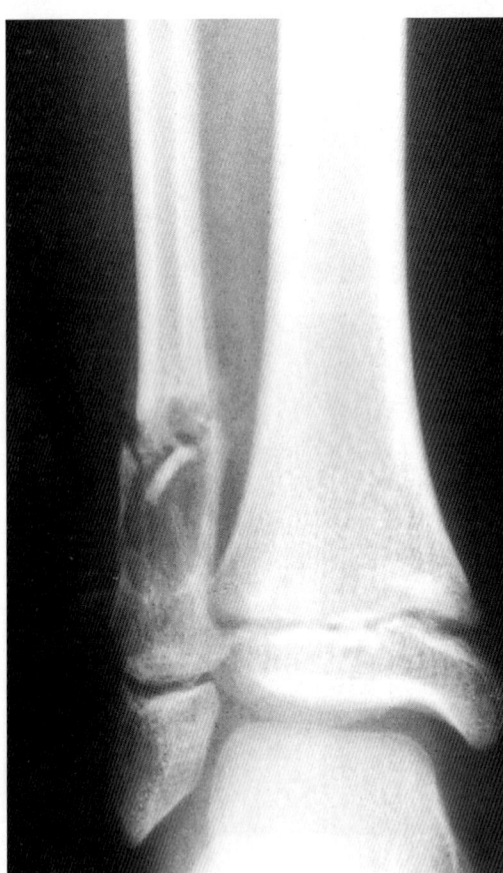

Abb. 19-6. Die a.-p. Aufnahme zeigt bei einem 5jährigen Knaben, der eine geringfügige distale Unterschenkelverletzung erlitt, eine strahlentransparente Veränderung im distalen rechten Fibulaschaft. Zu beachten ist die Fraktur durch diese Läsion, ferner die begleitende Periostreaktion. Ein strahlendichtes Kortikalisfragment im Zentrum dieser Läsion stellt ein „herabgefallenes Fragment" dar, ein Zeichen, das diese Veränderung als eine einfache Knochenzyste charakterisiert

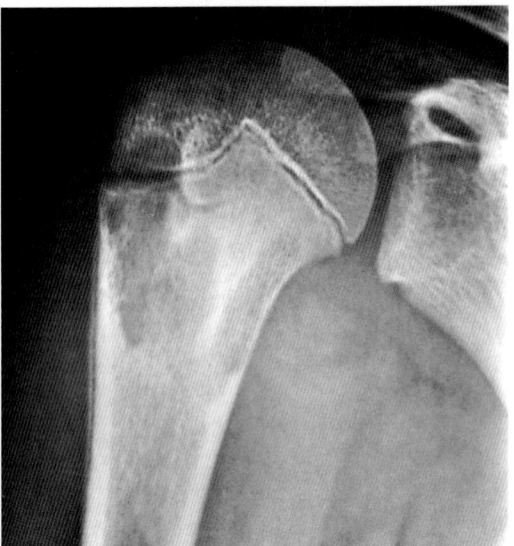

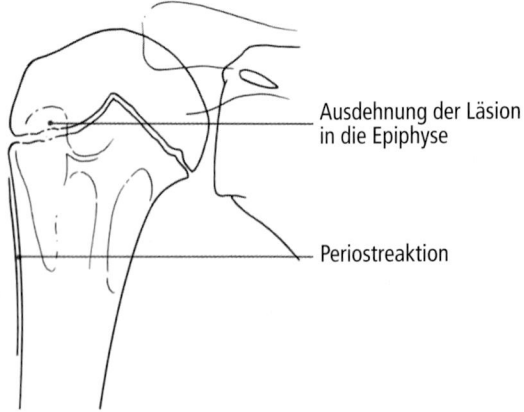

Abb. 19-7. Wie hier bei einem 12jährigen Knaben zu sehen ist, kann ein Knochenabszeß eine einfache Zyste imitieren. Die Periostreaktion bei fehlender pathologischer Fraktur und die Ausdehnung der Zyste bis in die Epiphyse hinein lassen aber an einen Knochenabszeß denken

sehr wenige einfache Knochenzysten nach einer Spontanfraktur vollständig. Häufigste Therapieform der Knochenzysten ist die Kürettage mit nachfolgender Auffüllung des Defekts durch kleine Spongiosastücke. Bei diesem Verfahren liegt jedoch bei Patienten unter 10 Jahren die Rezidivquote höher. Ferner kann dieses Vorgehen auch zur Schädigung der Wachstumsfuge führen, weil eben die meisten einfachen Knochenzysten nahe der Wachstumsfuge liegen. Scaglietti berichtete über die Behandlung der Knochenzysten mit Methylprednisolonacetat, das schlicht in die Zyste injiziert wurde. Bei jüngeren, so behandelten Patienten erfolgte die komplette knöcherne Heilung schneller als bei älteren, die manchmal mehrerer Injektionen bedurften.

Aneurysmatische Knochenzyste

Als erste benutzten Jaffe und Lichtenstein den Begriff der aneurysmatischen Knochenzyste (AKZ), um zwei Beispiele blutgefüllter Zysten zu beschreiben, in denen das Gewebe der Zystenwand auffällige Hohlräume, Bereiche einer Hämosiderinablagerung, Riesenzellen und mitunter auch Knochenbälkchen enthielt. In einer späteren Publikation wählte Jaffe die Bezeichnung aneurysmatische Knochenzyste als einen deskriptiven Terminus für diese Läsion, um damit das Aussehen einer blasig aufgetriebenen (blown-out) Läsion auszudrücken. Bislang ist zwar die Ursache dieser Läsion unbekannt, doch glaubt man, daß eine lokal veränderte Hämodynamik auf dem Boden einer Venenokklusion oder einer arteriovenösen Fistel eine wichtige Rolle dabei spielen. Einige Autoren sind auch der Meinung, daß diese Läsion traumatisch bedingt ist. Dahlin und McLeod sind der Auffassung, daß sie einigen anderen reaktiven neoplastischen Prozessen ähnelt und mit ihnen verwandt ist, wie dem reparativen Riesenzellgranulom, oder an Periost und Knochen beobachteten traumatischen Reaktionen. Die AKZ stellt ca. 6 % der primären Knochenläsionen. Die Läsion kann in einem Knochen de novo entstehen, in welchem Fall sich dann keine vorbestehende Veränderung im Gewebe nachweisen läßt, oder sie kann mit anderen benignen (z. B. Riesenzelltumor, Osteoblastom, Chondroblastom, Chondromyxoidfibrom, fibröse Dysplasie) und malignen Läsionen (z. B. Osteo-, Fibro- oder Chondrosarkom) vergesellschaftet sein. Das Konzept der AKZ als ein sekundäres und in einer vorbestehenden Läsion vorkommendes Phänomen wurde von verschiedenen Autoren erhärtet. Einige Forscher betrachten dagegen die AKZ als einen reparativen Vorgang, wahrscheinlich als Ergebnis eines Traumas oder eines tumorinduzierten abnormen Gefäßprozesses.

Die AKZ sieht man vorwiegend bei Kindern; 90 % der Patienten sind jünger als 20 Jahre. Vorzugsort ist die Metaphyse langer Röhrenknochen, auch wenn man die AKZ manchmal im Schaft langer Röhrenknochen sowie in flachen Knochen wie Scapula oder Becken und auch in Wirbeln sehen kann (Abb. 19-8). Sie können spontan „de novo" entstehen oder infolge zystischer Veränderungen in vorbestehenden Läsionen, wie z. B. Chondroblastom, Osteoblastom, Riesenzelltumor oder fibröser Dysplasie (Abb. 19-9). Das radiologische Leitzeichen der AKZ ist eine multizystische, exzentrische expandierende Läsion („blow-out") des Knochens mit einer pfeiler- oder schmalen muschelschalenartigen Periostreaktion (Abb. 19-10). Röntgenübersichten reichen zwar meist schon zur Abklärung dieser Veränderungen aus, doch können hier konventionelle Tomographie, CT und Skelettszintigraphie weiterhelfen; besonders wertvoll für den Nachweis einer unversehrten Kortikalis ist die CT (Abb. 19-11). Auch zeigt die CT Knochenkämme in der knöchernen Wand, die im Röntgenbild als Trabekulierung oder Septierung beschrieben wurden (Abb. 19-12). Man kann in der CT auch Spiegel zwischen zwei Flüssigkeiten nachweisen. Es wird vermutet, daß solche Spiegel die Sedimentation von roten Blutkörperchen und Serum in den zystischen Hohlräumen darstellen. Zum Nachweis dieses Phänomens muß der Patient mindestens 10 Minuten lang vor der Untersuchung bewegungslos liegen, und die Bilder müssen in einer Ebene senkrecht zu den Flüssigkeitsspiegeln angefertigt werden.

Die MRT-Befunde sind recht charakteristisch und erlauben zumeist die spezifische Diagnose einer AKZ. Zeichen sind eine scharf berandete Läsion mit oft lobulierter Kontur, zystische Hohlräume mit Spiegeln zwischen zwei Flüssigkeiten unterschiedlicher Intensität und zahlreiche innere Septen sowie ein intakter hypointenser Randsaum um die Läsion herum (Abb. 19-13 bis 19-17). Dieser Randsaum wurde als Indikator eines benignen Prozesses beschrieben. Der weite Bereich der Signalintensitäten in der Zyste sowohl in T1- als auch T2-Gewichtung beruht wahrscheinlich auf einer Sedimentation abgebauter Blutbestandteile und spiegelt unterschiedlich alte Einblutungen in die Zyste wider.

Histologisch besteht die Läsion aus vielen blutgefüllten sinusoiden Räumen, die mit eher soliden Bereichen abwechseln. Das solide Gewebe setzt sich aus fibrösen Elementen, die zahlreiche vielkernige Riesenzellen einschließen, zusammen und ist reichlich vaskularisiert. Die Sinusoide haben fibröse Wände und enthalten oft Osteoid oder gar reifen Knochen. In den fibrösen Septen kann man herdförmige oder diffuse Ansammlungen von Hämosiderin oder reaktiven Schaumzellen vorfinden.

Komplikationen: Häufigste Komplikation der AKZ ist die pathologische Fraktur.

Differentialdiagnose: In die Differentialdiagnose der AKZ sollte man in jedem Lebensalter immer die einfache Knochenzyste (EKZ) und das Chondromyxoidfibrom, nach der Skelettreife – wenn die Läsion sich bis zum Gelenkende des Knochens ausdehnt – auch den Riesenzelltumor

TEIL IV - Tumoren und tumorähnliche Veränderungen (Tumor-like Lesions)

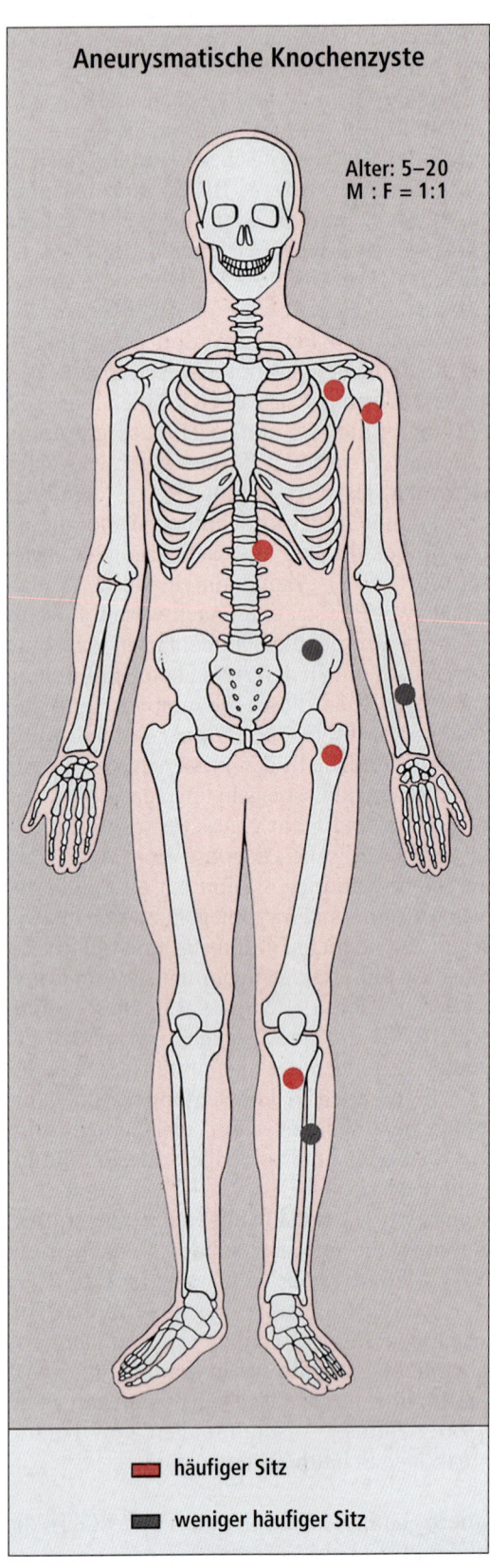

Abb. 19-8. Prädilektionsstellen, Altersgipfel und Geschlechtsverteilung bei der aneurysmatischen Knochenzyste

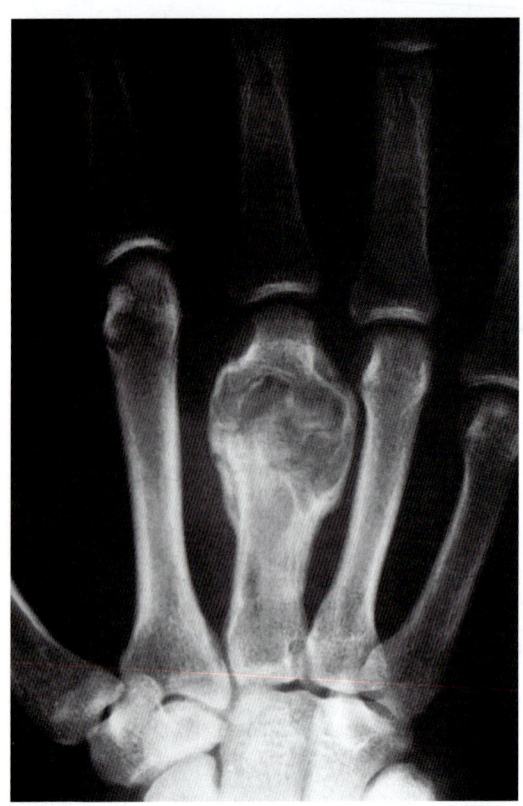

Abb. 19-9. Dieser 14jährige Junge hatte eine schmerzlose Schwellung am linken Handrücken. Die dorsopalmare Handaufnahme zeigt im distalen Anteil des 3. Mittelhandknochens eine expandierende Veränderung, welche eine Periostreaktion aufweist; dabei bleibt die Gelenkfläche ausgespart. Die Biopsie ergab eine aneurysmatische Knochenzyste, die einem monostotischen Herd einer fibrösen Dysplasie aufgepfropft war

Benigne Tumoren und Tumor-like Lesions IV: Diverse andere Läsionen 19

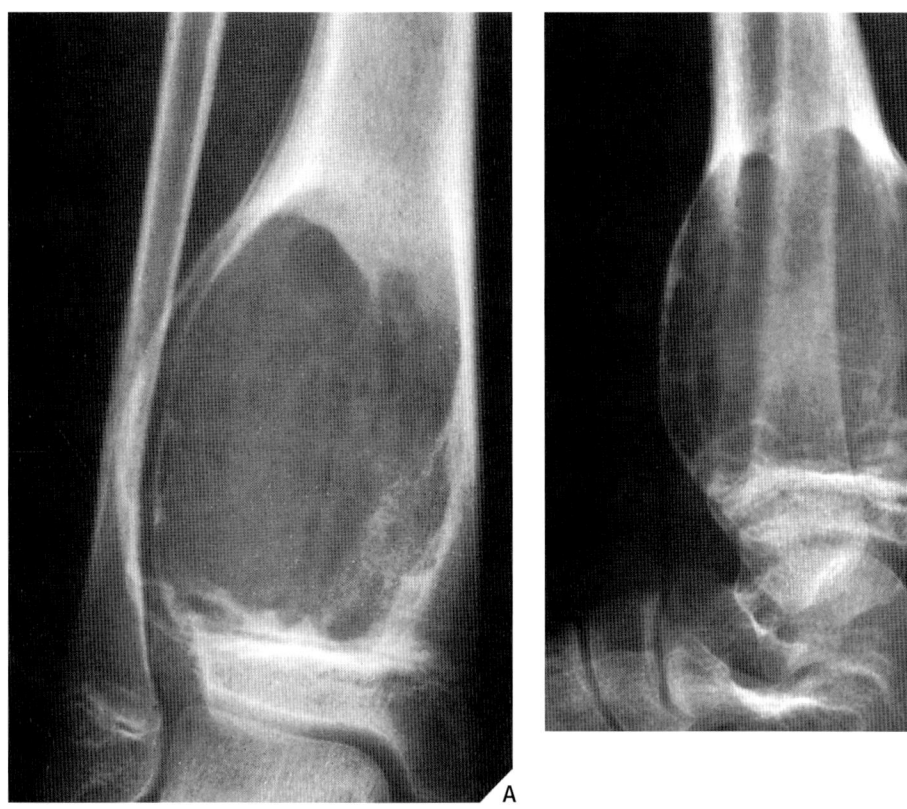

Abb. 19-10. **A, B** Die a.-p. und die Seitaufnahme des Unterschenkels eines 8jährigen Mädchens mit Schmerzen in diesem Bereich zeigen in der distalen Tibiametaphyse eine expansive strahlentransparente Veränderung, die sich bis in den Schaft erstreckt. Man beachte deren exzentrische Lage im Knochen sowie die periostale Abstützreaktion am Oberrand. Die Biopsie ergab eine aneurysmatische Knochenzyste

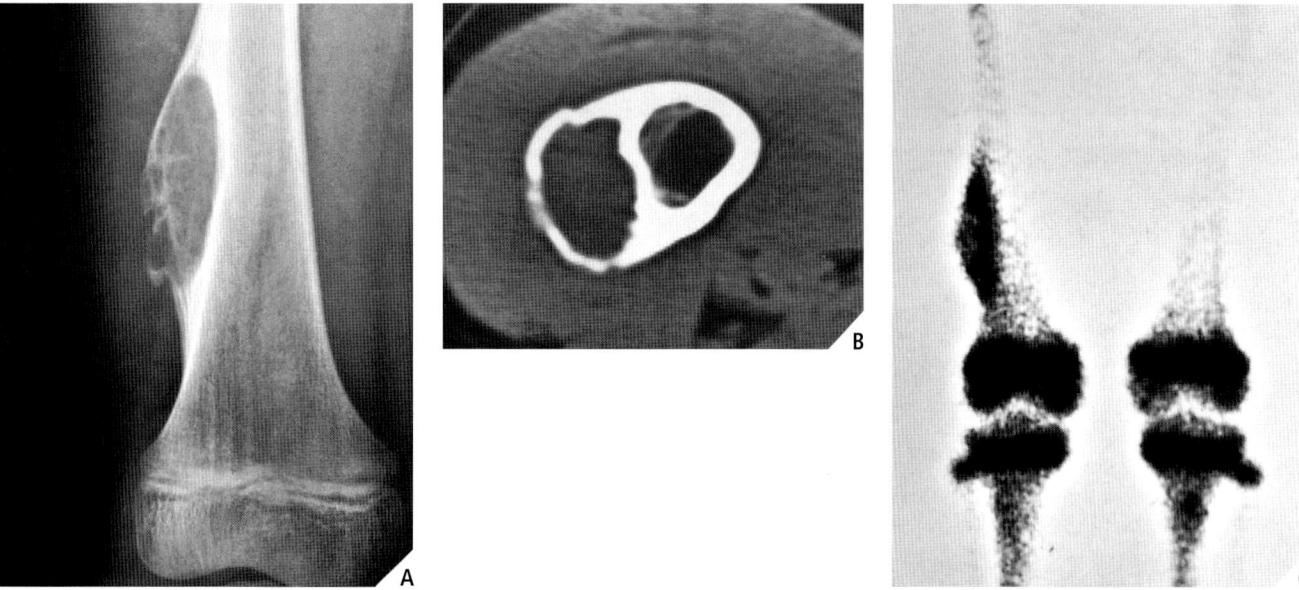

Abb. 19-11. **A** Die distale Oberschenkelaufnahme eines 8jährigen Knaben mit Schmerzen im distalen Oberschenkel seit 6 Monaten zeigt eine strahlentransparente expansive Veränderung, die exzentrisch im Femur liegt und von einer soliden Periostreaktion proximal und distal abgestützt wird – Röntgenzeichen, die zu einer aneurysmatischen Knochenzyste passen. **B** Der CT-Schnitt zeigt die intrakortikale Lage und die Ballonierung der Veränderung an der Femuraußenseite, wobei diese jedoch von einer dünnen Schale eines neugebildeten, nicht unterbrochenen periostalen Knochens umgeben wird. **C** Das Knochenszintigramm nach 10 mCi (375 MBq) Technetium-99m-diphosphonat i.v. zeigt eine vermehrte Nuklidaufnahme in dieser Veränderung

TEIL IV - Tumoren und tumorähnliche Veränderungen (Tumor-like Lesions)

einschließen. Wichtigste Unterscheidungskriterien zwischen AKZ und EKZ sind, daß die AKZ eine exzentrisch gelegene, expansiv wachsende Läsion ist, die immer mit einer unterschiedlich starken Periostreaktion (meist einer soliden Schicht oder einem soliden Pfeiler) kombiniert ist, während die EKZ zentral im Knochen sitzt, wenn überhaupt, dann nur wenig expansiv ist und nur dann eine Periostreaktion zeigt, nachdem eine pathologische Fraktur eingetreten ist. In schmalen Knochen, wie Ulna, Fibula, Metakarpalia oder Metatarsalia kann das Kriterium der exzentrischen Lage einer AKZ verloren gehen und umgekehrt eine EKZ auch einmal expansiv wirken. Da die AKZ solides Gewebe enthält, die EKZ dagegen ein flüssigkeitsgefüllter Hohlraum ist, ist das Zeichen des herabgefallenen Fragments (so vorhanden) ein gutes Unterscheidungsmerkmal, das dann für eine einfache Knochenzyste spricht. Das Chondromyxoidfibrom ist oft von einer AKZ nicht differenzierbar, da beide Läsionen exzentrisch sitzen, den Knochen auftreiben und meist die Metaphyse befallen; sie zeigen beide einen reaktiven Sklerosesaum und die oben erwähnte solide (meist pfeilerartige) Periostreaktion. CT und MRT helfen manchmal bei der Abgrenzung, wenn sie einen Spiegel zwischen zwei Flüssigkeiten nachweisen; dieses Phänomen weist auf die Diagnose der AKZ, weil das Chondromyxoidfibrom eine solide Läsion ist. Im reifen Skelett kann der Riesenzelltumor sehr einer AKZ ähneln, doch zeigt dieser in aller Regel keinerlei Periostreaktion und auch nur selten eine Zone reaktiver Sklerose. Das reparative Riesenzellgranulom (die sog. „solide" AKZ) kann von einer herkömmlichen AKZ nicht zu unterscheiden sein, doch befällt diese Läsion im Gegensatz zur „echten" AKZ die kurzen Röhrenknochen von Hand und Fuß. Die Knochenrinde ist ausgedünnt, aber zumeist intakt, das Übergreifen auf benachbarte Weichteile ausgesprochen selten und eine Periostreaktion zumeist nicht vorhanden. In schmaleren Knochen, wie Fibula, Meta-

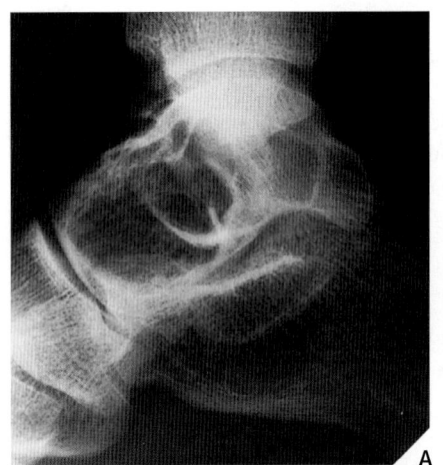
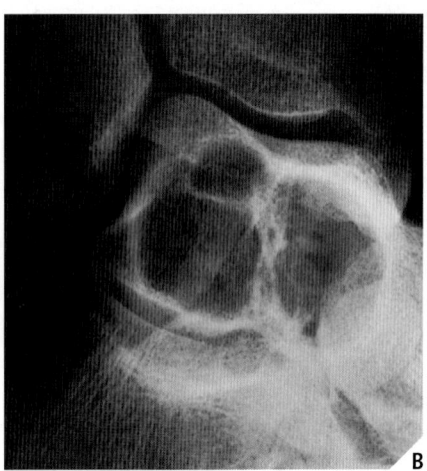
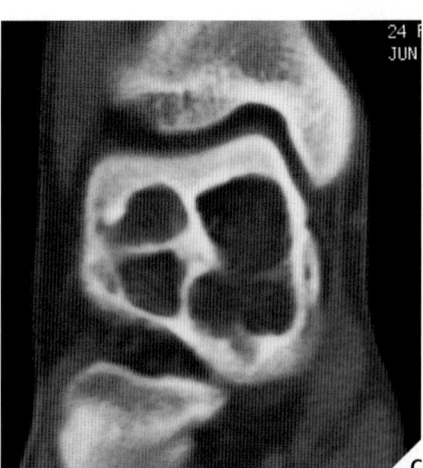
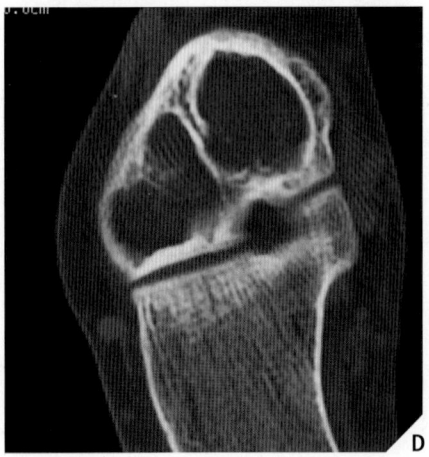

Abb. 19-12. A, B seitliche und a.-p. Schrägaufnahme des rechten Sprunggelenks einer 24 Jahre alten Frau zeigen eine strahlentransparente trabekulierte Veränderung im Sprungbein. **C, D** Ein weiter vorn und dann weiter hinten gesetztes koronares CT-Bild zeigen die inneren Knochensepten einer aneurysmatischen Knochenzyste

Benigne Tumoren und Tumor-like Lesions IV: Diverse andere Läsionen 19

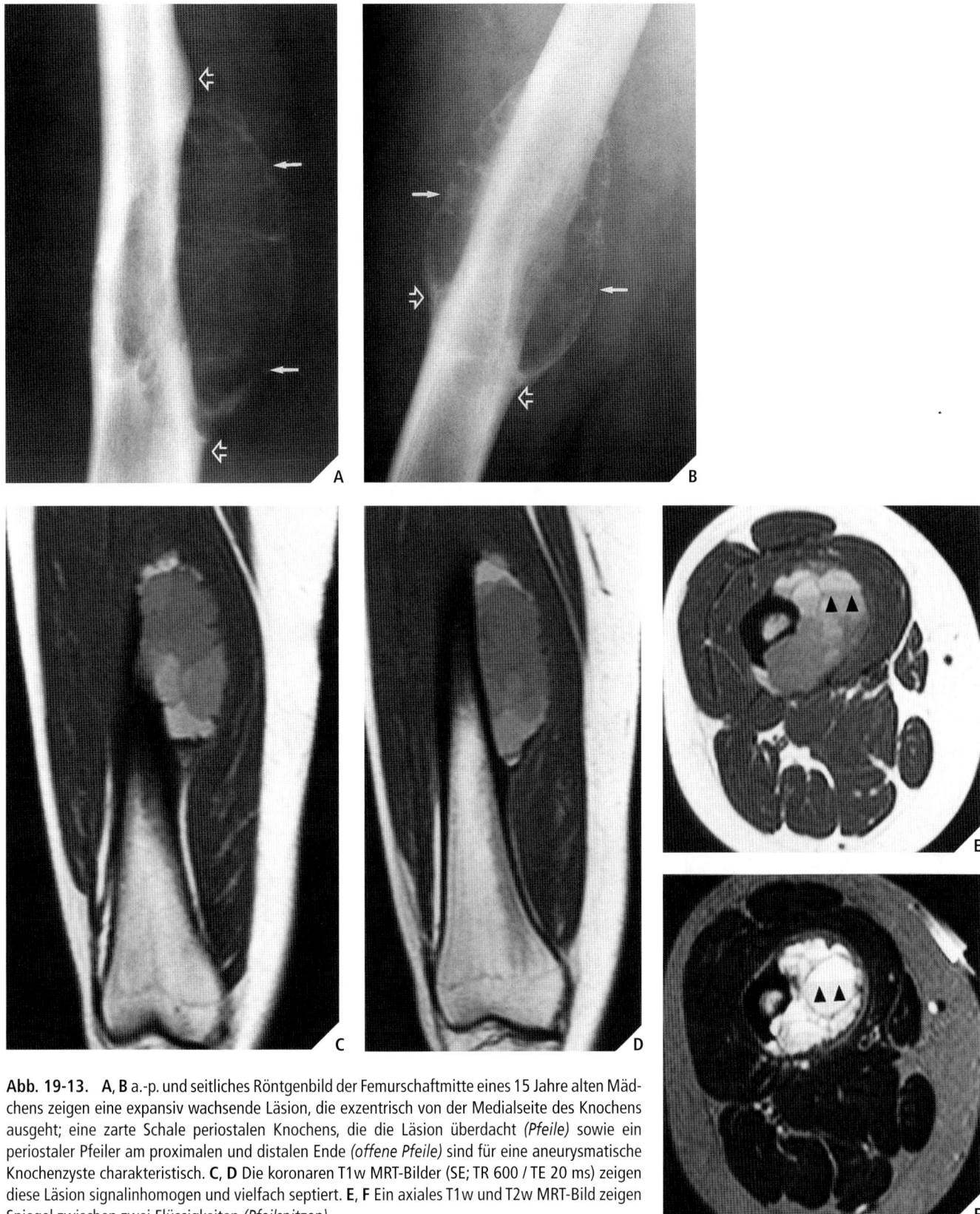

Abb. 19-13. **A, B** a.-p. und seitliches Röntgenbild der Femurschaftmitte eines 15 Jahre alten Mädchens zeigen eine expansiv wachsende Läsion, die exzentrisch von der Medialseite des Knochens ausgeht; eine zarte Schale periostalen Knochens, die die Läsion überdacht *(Pfeile)* sowie ein periostaler Pfeiler am proximalen und distalen Ende *(offene Pfeile)* sind für eine aneurysmatische Knochenzyste charakteristisch. **C, D** Die koronaren T1w MRT-Bilder (SE; TR 600 / TE 20 ms) zeigen diese Läsion signalinhomogen und vielfach septiert. **E, F** Ein axiales T1w und T2w MRT-Bild zeigen Spiegel zwischen zwei Flüssigkeiten *(Pfeilspitzen)*

TEIL IV - Tumoren und tumorähnliche Veränderungen (Tumor-like Lesions)

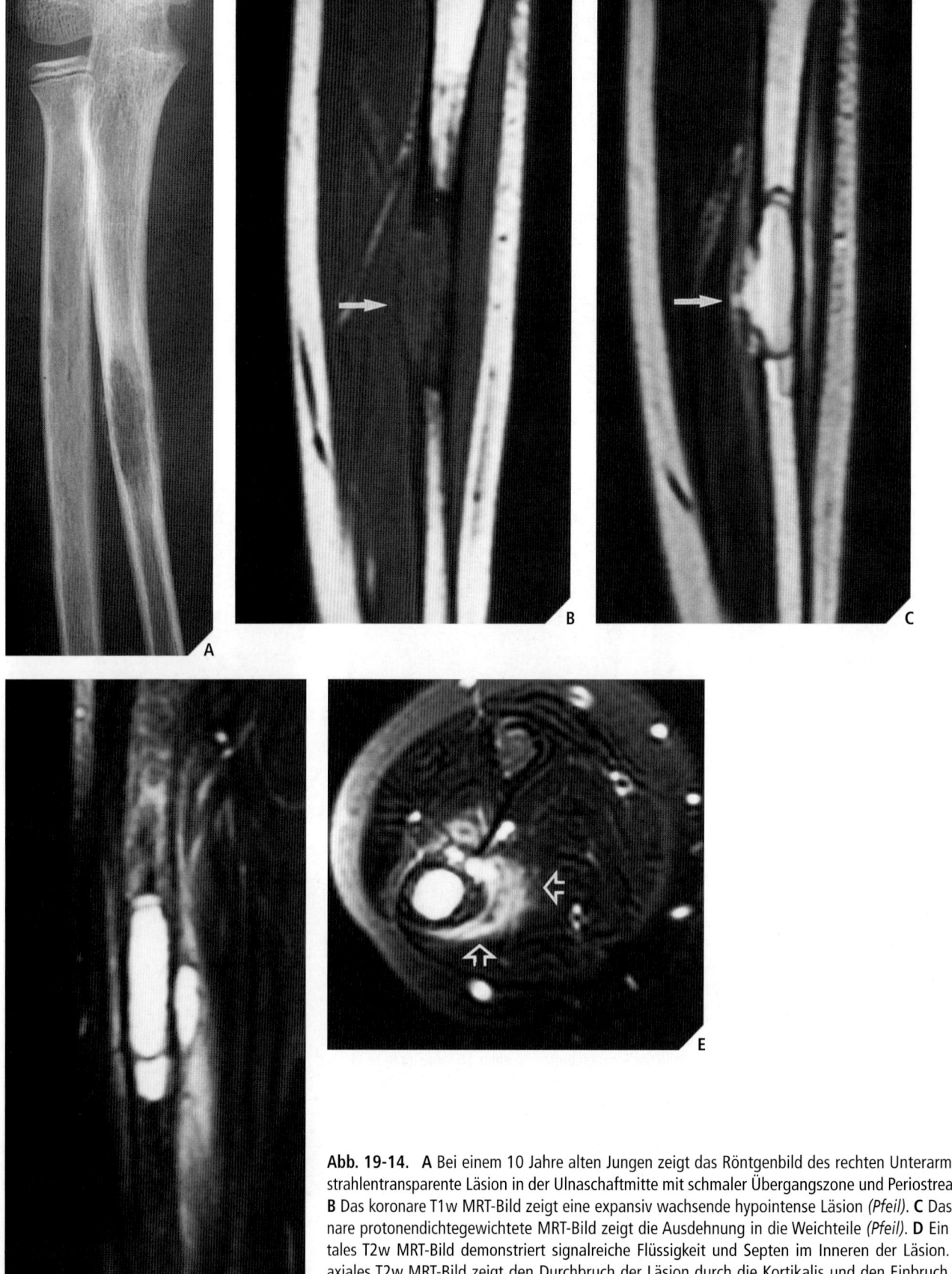

Abb. 19-14. A Bei einem 10 Jahre alten Jungen zeigt das Röntgenbild des rechten Unterarms eine strahlentransparente Läsion in der Ulnaschaftmitte mit schmaler Übergangszone und Periostreaktion. B Das koronare T1w MRT-Bild zeigt eine expansiv wachsende hypointense Läsion *(Pfeil)*. C Das koronare protonendichtegewichtete MRT-Bild zeigt die Ausdehnung in die Weichteile *(Pfeil)*. D Ein sagittales T2w MRT-Bild demonstriert signalreiche Flüssigkeit und Septen im Inneren der Läsion. E Ein axiales T2w MRT-Bild zeigt den Durchbruch der Läsion durch die Kortikalis und den Einbruch in die Weichteile sowie das peritumorale Ödem *(offene Pfeile)*. Die Exzisionsbiopsie ergab eine aneurysmatische Knochenzyste

karpalia oder Metatarsalia, kann die AKZ aufgrund ihres expansiven Wachstums die Knochenrinde zerstören und so einen aggressiven Tumor wie das teleangiektatische Osteosarkom vortäuschen. Umgekehrt sei daran erinnert, daß sich mitunter ein teleangiektatisches Osteosarkom auch als AKZ maskieren kann; in diesen Situationen ist dann die histopathologische Differenzierung entscheidend.

Behandlung: Diese besteht in der operativen Entfernung der gesamten Läsion. Manchmal sind auch Knochentransplantate zur Ausfüllung des Defekts vonnöten (Abb. 19-18); leider rezidivieren die AKZ dennoch häufig.

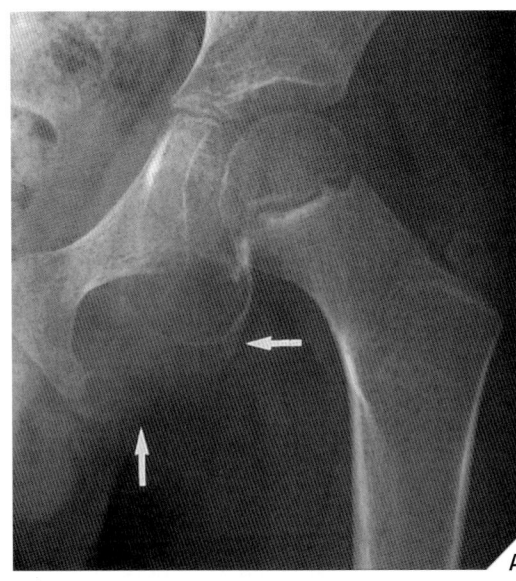
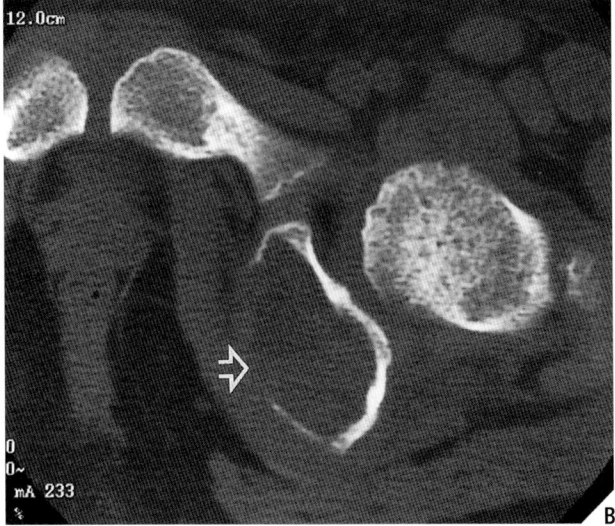
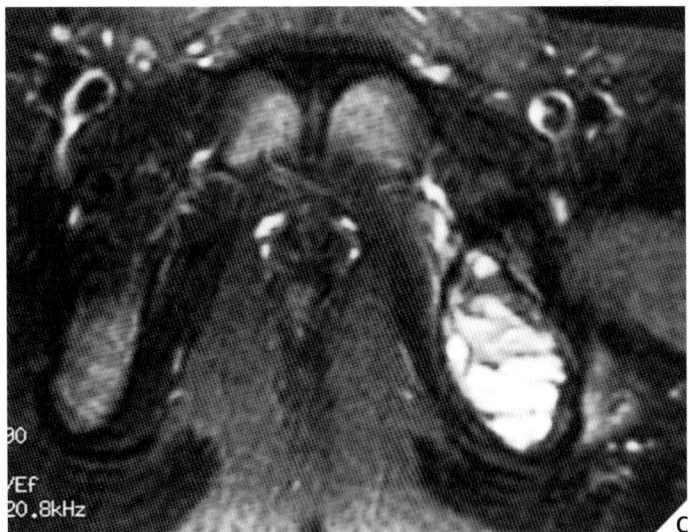

Abb. 19-15. **A** Die a.-p. Röntgenaufnahme der linken Hüfte eines 4 Jahre alten Mädchens zeigt eine expansiv wachsende strahlentransparente Läsion, die das Sitzbein zerstört *(Pfeile)*. **B** Das CT-Bild zeigt, daß die Läsion die Knochenrinde an der Innenseite durchbricht *(offener Pfeil)*. **C** Das axiale T2w MRT-Bild ergibt eine signalreiche Veränderung und zeigt zahlreiche für eine aneurysmatische Knochenzyste charakteristische Flüssigkeitsspiegel

TEIL IV - Tumoren und tumorähnliche Veränderungen (Tumor-like Lesions)

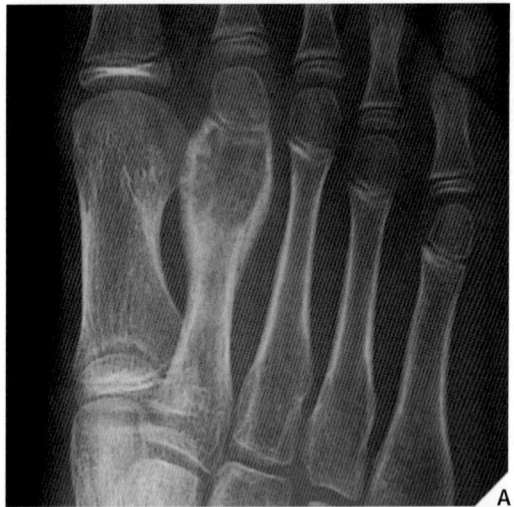
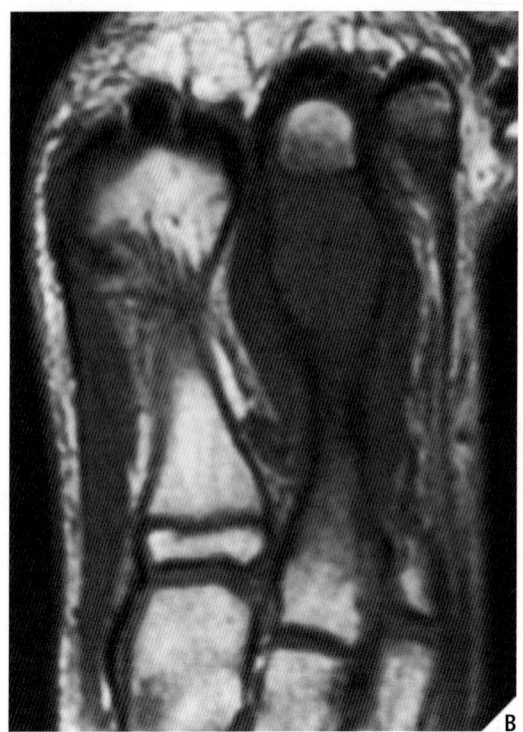
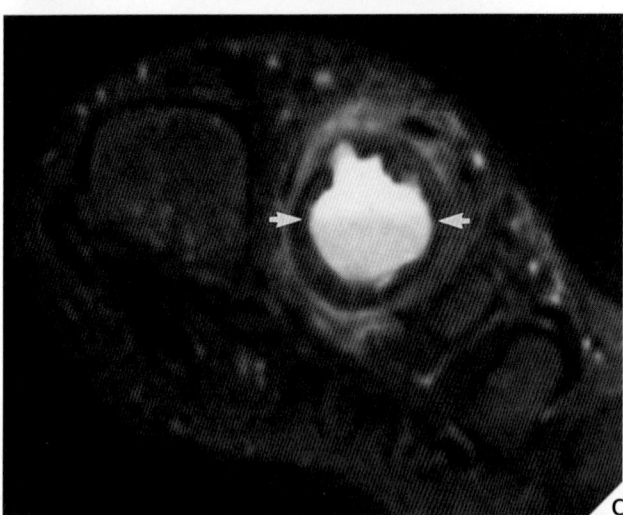

Abb. 19-16. 10 Jahre alter Knabe mit Fußschmerzen seit drei Wochen. **A** Das Röntgenbild zeigt eine expandierende Läsion des 2. Mittelfußknochens, die an der Wachstumsfuge endet, sowie eine gut organisierte Periostreaktion. **B** Das axiale T1w MRT-Bild (SE; TR 500 / TE 17 ms) zeigt die Läsion gering bis mäßig signalreich. **C** Das koronare T2w MRT-Bild (FSE; TR 4500 / TE 75 ms / Ef) zeigt die Läsion dann signalreich. Ein Spiegel zwischen 2 Flüssigkeiten *(Pfeile)* ist bei einer aneurysmatischen Knochenzyste ein typischer Befund; die Diagnose wurde anhand einer Biopsie bestätigt

Benigne Tumoren und Tumor-like Lesions IV: Diverse andere Läsionen

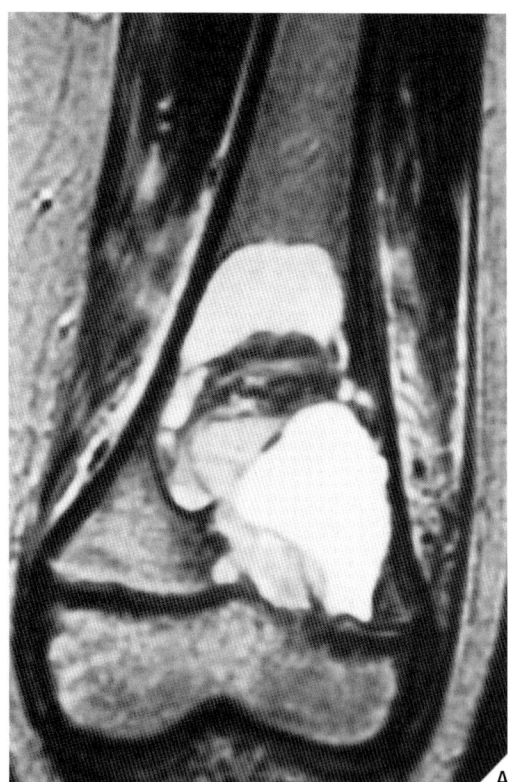
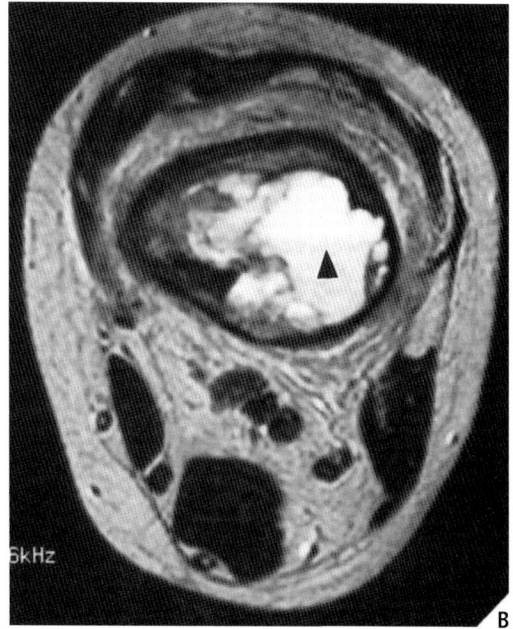
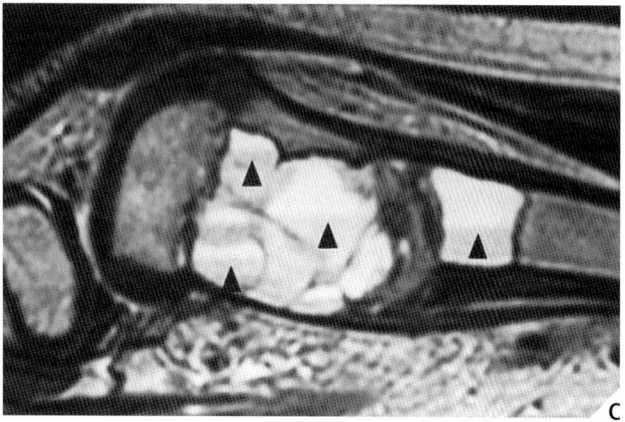

Abb. 19-17. **A** Das koronare T2w MRT-Bild (FSE; TR 2583 / TE 110 ms / Ef) des distalen Femurs zeigt bei einem 5 Jahre alten Mädchen mit einer aneurysmatischen Knochenzyste eine Läsion, die bis zur Wachstumsfuge reicht und inhomogen erscheint. **B, C** Axiales und sagittales T2w MRT-Bild zeigen etliche Spiegel zwischen zwei Flüssigkeiten *(Pfeilspitzen)*

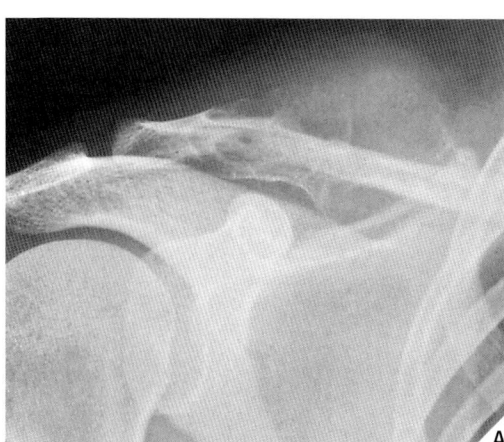
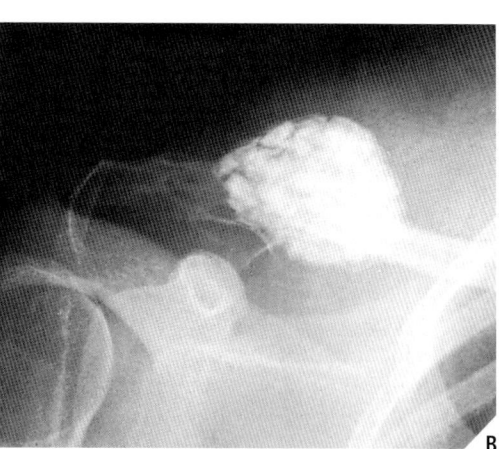

Abb. 19-18. **A** Die a.-p. Aufnahme der Schulter einer 19jährigen Frau zeigt eine Veränderung in der rechten Clavicula; bioptisch wurde eine aneurysmatische Knochenzyste gesichert. **B** Diese wurde mittels Kürettage und Spongiosachipfüllung behandelt

TEIL IV - Tumoren und tumorähnliche Veränderungen (Tumor-like Lesions)

Riesenzelltumor

Der Riesenzelltumor (RZT), auch unter dem Namen Osteoklastom bekannt, ist eine aggressive Veränderung, die durch ein stark vaskularisiertes Gewebe, das proliferierende einkernige Stromazellen und zahlreiche gleichförmig verteilte Riesenzellen vom Osteoklastentyp enthält, gekennzeichnet ist. Der Riesenzelltumor stellt ca. 5 bis 8,6% aller primären Knochentumoren und etwa 23% der benignen Knochentumoren; er ist das sechsthäufigste primäre Neoplasma des Knochens. 60% dieser Läsionen sitzen in langen Röhrenknochen, nahezu alle wiederum am Gelenkende der Knochen. Zu den Prädilektionsstellen zählen proximale Tibia, distales Femur, distaler Radius und proximaler Humerus (Abb. 19-19). Riesenzelltumoren sieht man fast ausschließlich nach abgeschlossener Skelettreife, wenn die Wachstumsfugen geschlossen sind. Die meisten Patienten sind zwischen 20 und 40 Jahre alt; Frauen überwiegen im Verhältnis 2:1.

Die radiologischen Merkmale des Riesenzelltumors sind recht charakteristisch; er ist eine rein osteolytische, strahlentransparente Läsion ohne sklerotischen Rand und meist auch ohne Periostreaktion (Abb. 19-20). Die Szintigraphie kann um die Peripherie der Läsion herum eine stärkere Nuklidanreicherung nachweisen als in der Veränderung selbst, was Hudson eine „doughnut configuration" nannte, und die vermutlich auf hyperämische Veränderungen im Knochen um die Läsion herum zurückzuführen ist. Auch kann ein Weichteiltumor vorliegen; meist braucht man für die hinreichende Beurteilung dann CT oder MRT (Abb. 19-21 bis 19-23). Etwa 5–10% der Riesenzelltumoren sind bösartig; da diese aber keine charakteristischen radiologischen Zeichen bieten, lassen sich die malignen Läsionen nicht mit radiologischen Mitteln abgrenzen (Abb. 19-24 u. 19-25).

Histologisch setzt sich ein Riesenzelltumor aus einer Doppelpopulation von einkernigen Stromazellen und vielkernigen Riesenzellen zusammen. Der Tumorhintergrund enthält unterschiedliche Mengen Kollagen. Morphologisch bieten die Riesenzellen eine gewisse Ähnlichkeit mit den Osteoklasten, auch haben sie eine vermehrte Aktivität der sauren Phosphatase.

Differentialdiagnose: Man kann einen RZT mit verschiedenen anderen Läsionen verwechseln, umgekehrt kann ein RZT andere Läsionen imitieren, die das Gelenkende eines Knochens einnehmen. Die primäre aneurysmatische Knochenzyste (AKZ) kommt nur selten im Gelenkende eines Knochens vor und befällt eine jüngere Altersgruppe. Allerdings kann nach Schluß der Wachstumsfuge bei der Skelettreife diese Läsion sich auch in den subartikulären Bereich eines langen Röhrenknochens ausdehnen und damit nicht mehr von einem RZT zu unterscheiden sein.

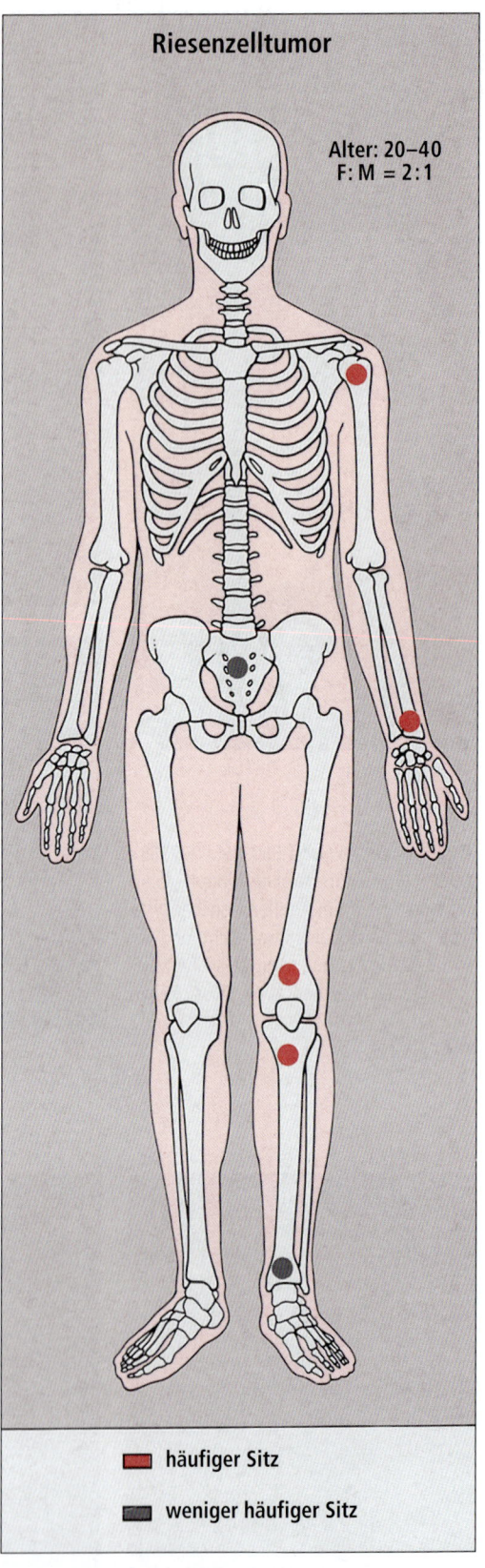

Abb. 19-19. Prädilektionsstellen, Altersgipfel und Geschlechtsverteilung beim Riesenzelltumor

19 Benigne Tumoren und Tumor-like Lesions IV: Diverse andere Läsionen

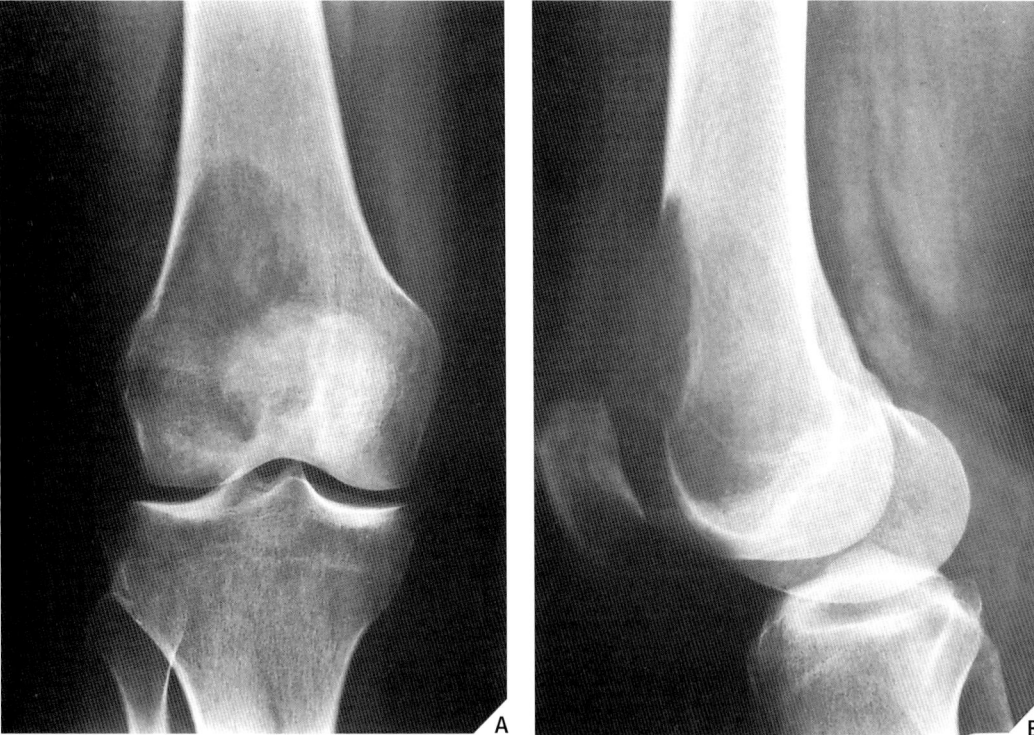

Abb. 19-20. **A, B** Die a.-p. und die Seitaufnahme des Kniegelenks eines 32jährigen Mannes zeigen eine rein osteolytische Veränderung im distalen Femurende in exzentrischer Lage bei fehlender reaktiver Sklerose und mit Ausdehnung dieser Läsion bis in das Gelenkende des Knochens – charakteristische Zeichen eines Riesenzelltumors

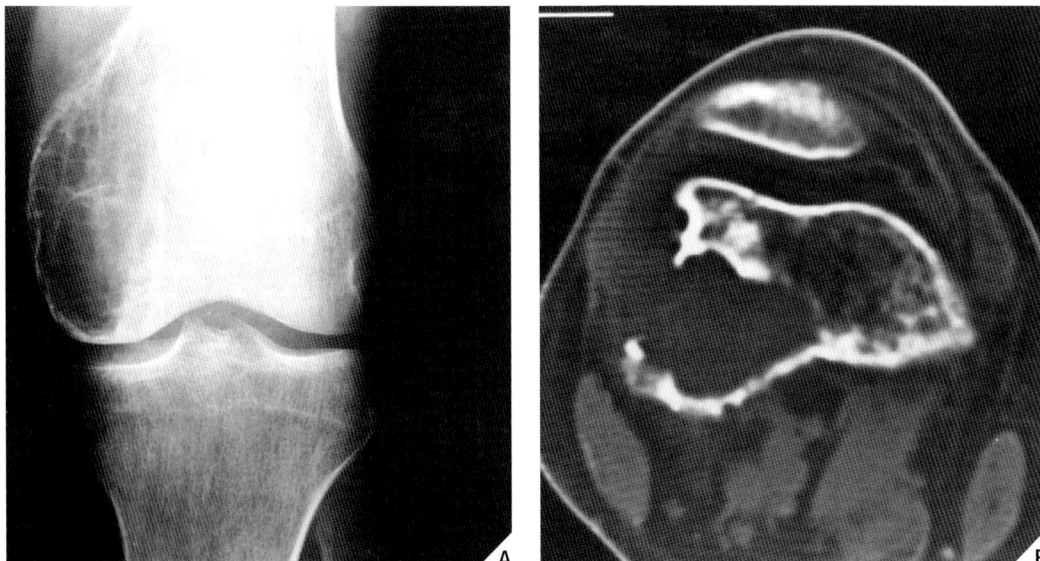

Abb. 19-21. **A** Bei dieser 33jährigen Frau zeigt die a.-p. Aufnahme des Knies einen Riesenzelltumor im medialen Femurkondylus. Eine Weichteilraumforderung ist nicht sicher zu erkennen. **B** Dagegen bietet das CT-Bild eine Kortikalisdestruktion sowie auch einen Weichteiltumor

TEIL IV - Tumoren und tumorähnliche Veränderungen (Tumor-like Lesions)

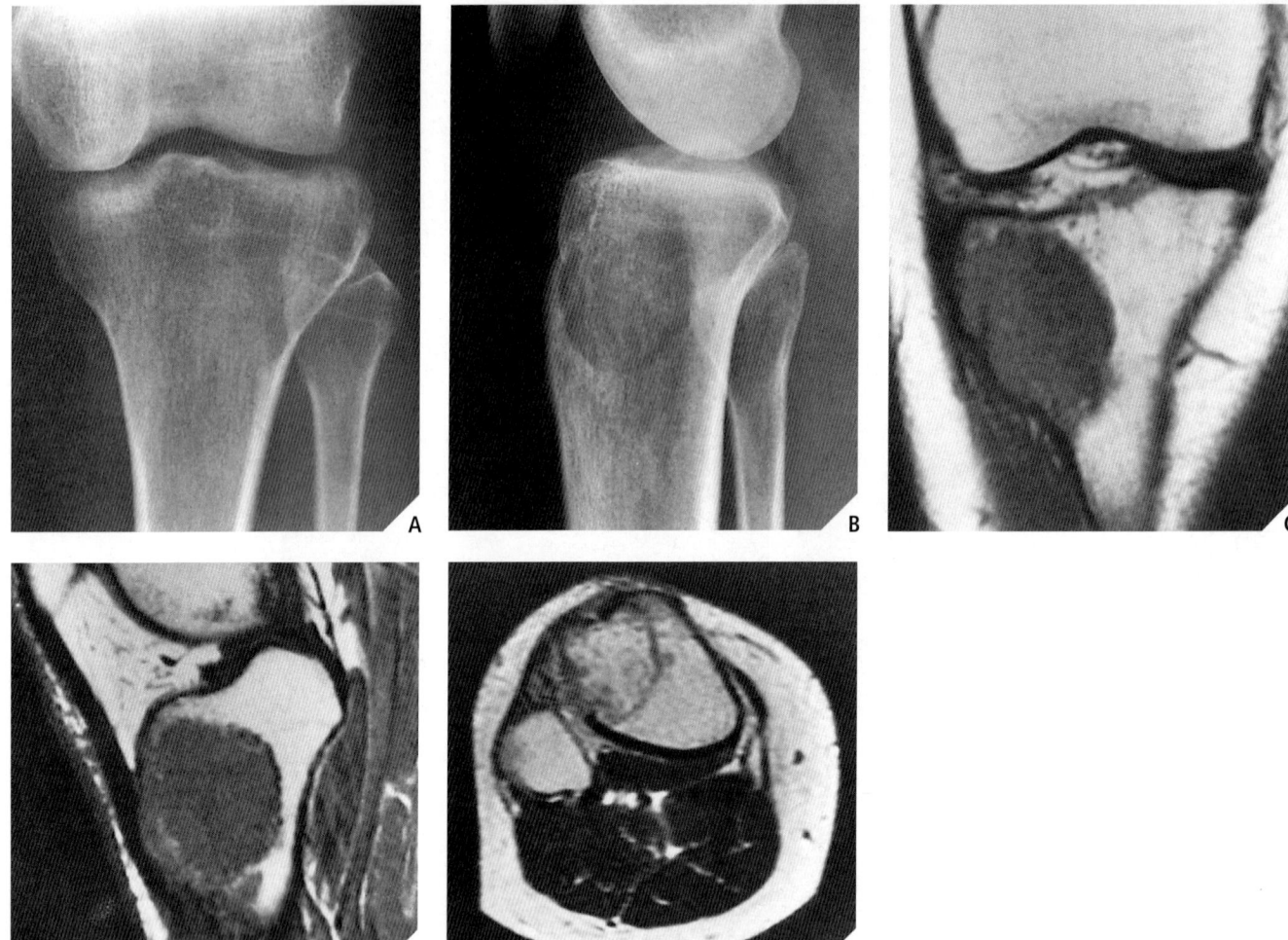

Abb. 19-22. Diese 45jährige Frau stellte sich wegen schon seit 6 Monaten anhaltender Schmerzen im rechten Knie vor. **A, B** Die a.-p. und die Seitaufnahme zeigen eine strahlentransparente Läsion in der proximalen Tibia mit Ausdehnung bis zum Gelenkende des Knochens. **C, D** Koronares und sagittales T1w Spin-Echo-MRT-Bild (TR 600 / TE 20 ms) grenzen diese Läsion mit mittelstarkem Signalmuster dann besser ein. **E** Ein axiales protonendichtegewichtetes MRT-Bild weist nach, daß die Veränderung in die Knochenrinde eindringt und auf die Weichteile übergreift. In diesem Bild bietet die Läsion ein inhomogenes Signal von mittlerer bis hoher Intensität

Zeigen entweder die CT- oder die MRT-Untersuchung einen Spiegel zwischen zwei Flüssigkeiten, dann spricht dieser Befund eher für eine AKZ. Allerdings sei vermerkt, daß eine AKZ manchmal auch im Verein mit anderen Läsionen, darunter dem Riesenzelltumor, vorkommen kann. Die sog. solide AKZ, oder das reparative Riesenzellgranulom am Gelenkende des Knochens, kann die gleichen radiologischen Charakteristika wie der konventionelle RZT besitzen. Wegen seines häufigen Sitzes am Ende eines langen Röhrenknochens kann ein benignes fibröses Histiozytom genau so wie ein RZT aussehen. Eine weitere, den RZT radiologisch nachahmende Läsion ist der braune Tumor beim Hyperparathyreoidismus, allerdings geht letzterer mit anderen Skelettmanifestationen des Hyperparathyreoidismus einher, wie z. B. Osteopenie, kortikaler oder subperiostaler Resorption, resorptiven Veränderungen an den Nagelkranzfortsätzen der Endphalangen oder dem Verlust der Lamina dura der Zähne.

Manchmal kann man ein ungewöhnlich großes intraossäres Ganglion mit dem RZT verwechseln, doch zeigt das Ganglion immer einen sklerosierten Rand. Einige maligne Läsionen, wie das Chondrosarkom, können sich bis in das Gelenkende eines Knochens ausbreiten und vor allem dann, wenn radiologisch keine Verkalkungen zu fassen sind, sehr einem RZT ähneln. Myelom und osteolytische Metastase im subchondralen Anteil des Knochens lassen sich zumeist ohne größere Schwierigkeiten abgrenzen (das höhere Alter des Patienten, in dem solche malignen Tumoren gewöhnlich vorkommen, ist dann ein nützlicher Hinweis), auch wenn manchmal die radiologischen Unterschiede zwischen den Läsionen nicht so offensichtlich sein mögen. Schließlich können auch selten einmal Fibrosarkom, malignes fibröses Histiozytom oder fibroblastisches Osteosarkom wegen ihres rein osteolytischen Aussehens im Röntgenbild gewisse Ähnlichkeiten mit dem RZT aufweisen.

Benigne Tumoren und Tumor-like Lesions IV: Diverse andere Läsionen 19

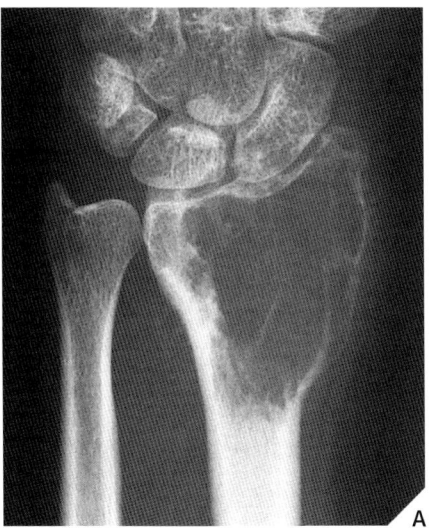 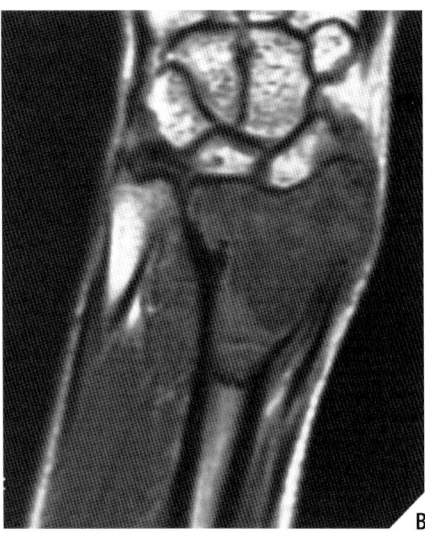 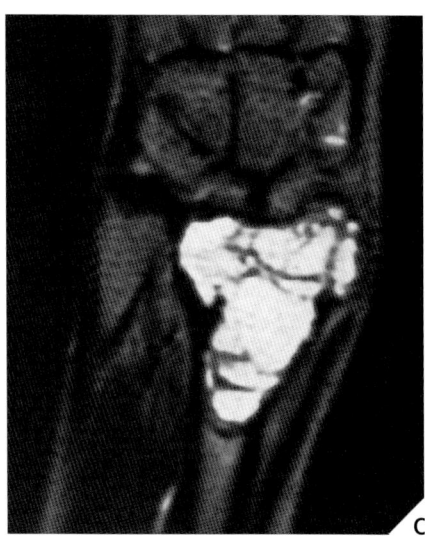

Abb. 19-23. **A** Die d.-p. Aufnahme des Handgelenks einer 36 Jahre alten Frau zeigt eine Osteolyse des distalen Radius. **B** Im koronaren T1w MRT-Bild (SE; TR 500 / TE 20 ms) erkennt man den Tumor als signalarm. **C** In der koronaren T2w Sequenz (SE; TR 2000 / TE 80 ms) wird die Läsion dann signalreich und zeigt signalarme Septen

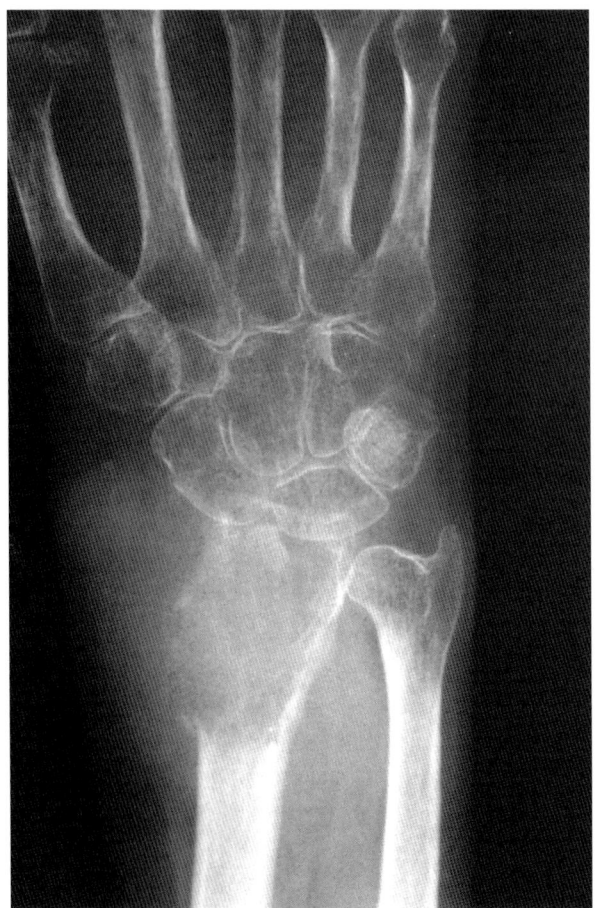

Abb. 19-24. Die d.-p. Handgelenkaufnahme einer 56jährigen Frau zeigt einen Riesenzelltumor des distalen Radius mit Kortikaliszerstörung und Ausdehnung in die Weichteile. Trotz des aggressiven radiologischen Bilds hat der Tumor bei der histologischen Untersuchung ein typisch benignes Aussehen ohne Malignitätskriterien. Nach breiter Resektion ergab die 5-Jahres-Kontrolle keinen Anhalt für ein Rezidiv oder Fernmetastasen

TEIL IV - Tumoren und tumorähnliche Veränderungen (Tumor-like Lesions)

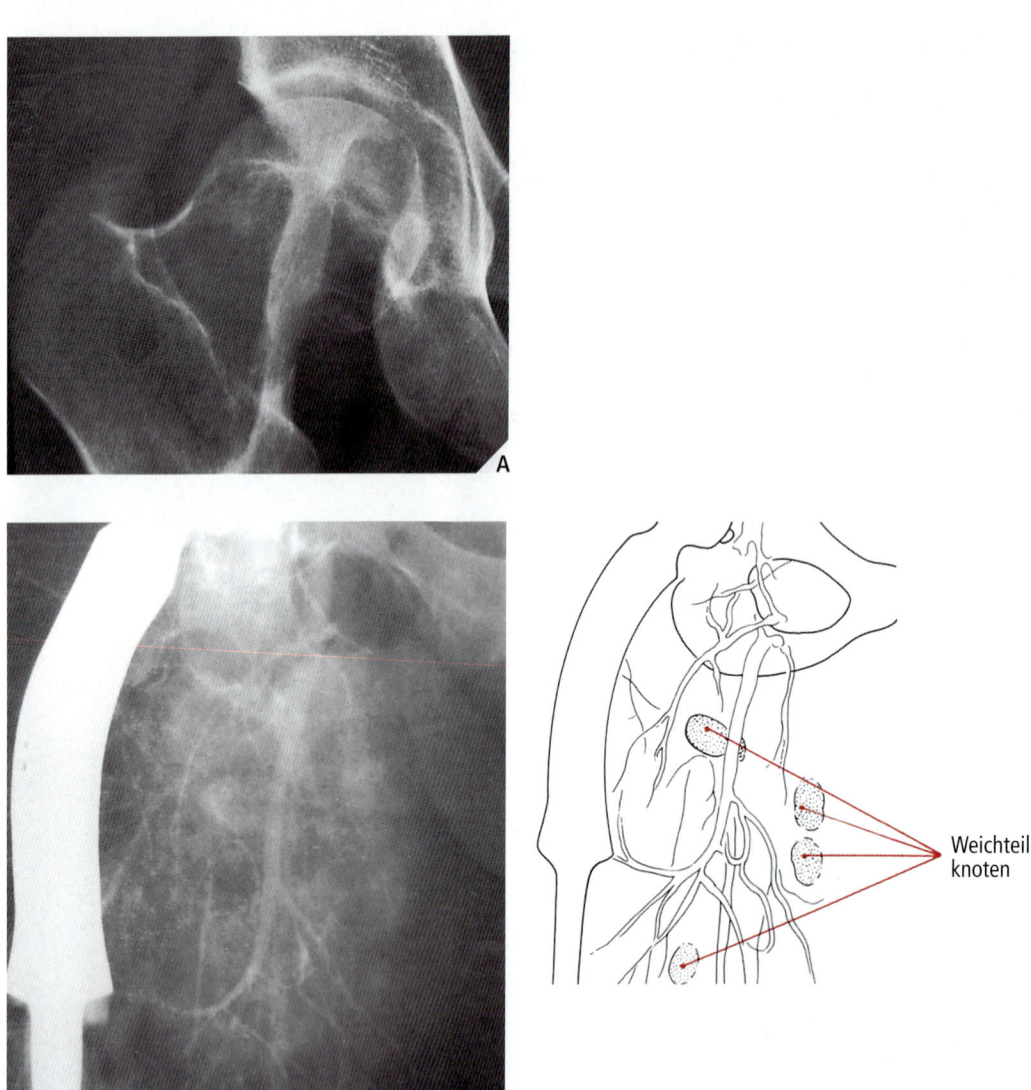

Abb. 19-25. Der 28jährige gab rechtsseitige Hüftschmerzen seit 4 Monaten an. **A** Die a.-p. Aufnahme der rechten Hüfte zeigt eine strahlentransparente destruierende Läsion an der Femurkopfinnenseite mit Übergreifen auf den Schenkelhals; die Biopsie ergab eine aneurysmatische Knochenzyste. Fünf Monate nach der Kürettage und der Höhlenausfüllung mit Spongiosachips kam es zum Rezidiv. Diesmal erbrachte die histologische Untersuchung einen benignen Riesenzelltumor mit einer aufgepfropften aneurysmatischen Knochenzyste. Dann wurde das proximale Femur reseziert und eine Endoprothese eingesetzt. Acht Monate später kam der Patient wegen zunehmender Schmerzen und einer Umfangsvermehrung des Oberschenkels erneut zur Krankenhausaufnahme. **B** Die Femoralisarteriographie zeigt viele Weichteilknötchen, die sich histologisch als Metastasen eines Riesenzelltumors erwiesen; auch entwickelten sich bei dem Patienten Lungenmetastasen

Komplikationen und Behandlung: Die Behandlung des gutartigen Riesenzelltumors liegt entweder in der chirurgischen Kürettage oder der Knochentransplantation (Abb. 19-26) oder in der breiten Resektion mit anschließender Einbringung eines Fremdknochentransplantats (Allograft; Abb. 19-27) oder einer Endoprothese (vgl. Abb. 19-25). Marcove empfiehlt die Kryochirurgie mit flüssigem Stickstoff, andere Fachexperten dagegen Hitze, wobei sie nach Exzision der Läsion das Tumorbett mit Methylmetacrylat ausgießen. Rezidive sind häufig und radiologisch an der Resorption des Knochentransplantats oder am Bild von Aufhellungen zu erkennen, die denen des Ausgangstumors ähneln (Abb. 19-28). Eine gute Heilung und die Rezidivfreiheit erkennt man an der Inkorporation des Knochentransplantats in den normalen Knochen (Abb. 19-29). Besonders nach Strahlenbehandlung können Rezidive eine maligne Entartung zu einem Fibrosarkom, malignen fibrösen Histiozytom oder Osteosarkom zeigen. Manchmal bilden sogar histologisch gutartige Läsionen Fernmetastasen.

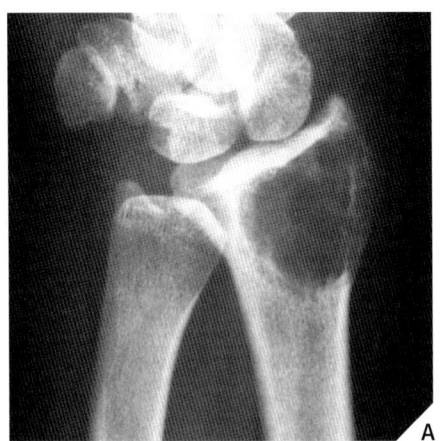
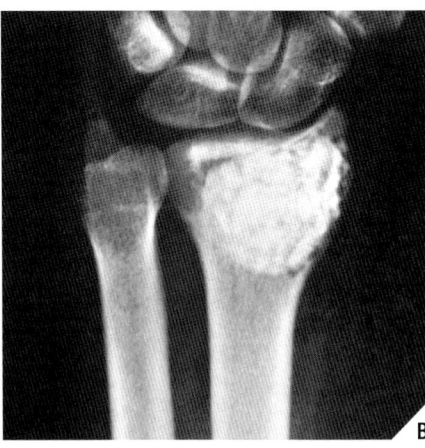

Abb. 19-26. **A** Die Übersichtsaufnahme des distalen Unterarms einer 32jährigen Frau zeigt einen Riesenzelltumor im distalen Radius. **B** In der postoperativen Kontrollaufnahme ist der Hohlraum des Tumors mit Knochenchips ausgefüllt

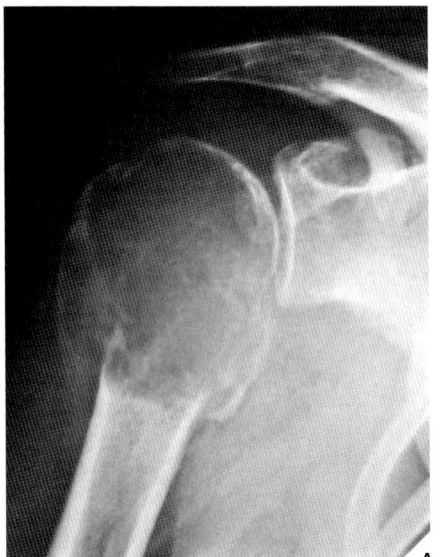
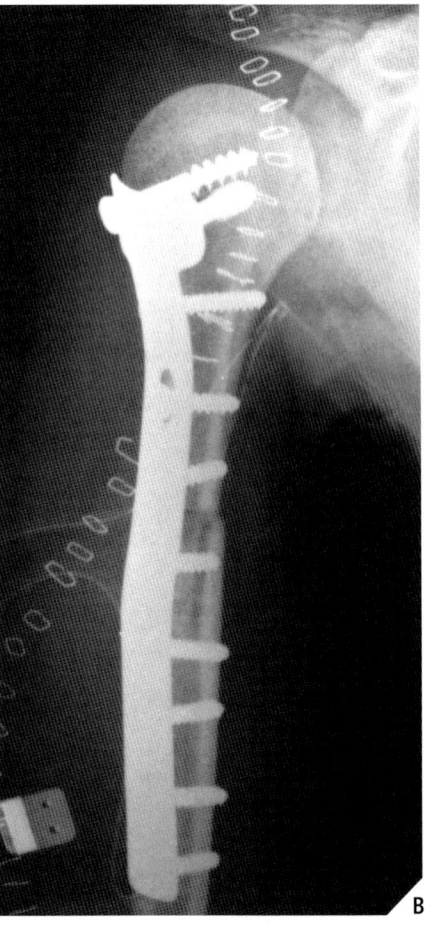

Abb. 19-27. **A** Die Übersichtsaufnahme der Schulter einer 27jährigen Frau zeigt einen Riesenzelltumor mit Befall nahezu des gesamten proximalen Humerus. **B** Nach einer breiten Resektion wurde der Humerus mittels eines Fremdknochens rekonstruiert

TEIL IV - Tumoren und tumorähnliche Veränderungen (Tumor-like Lesions)

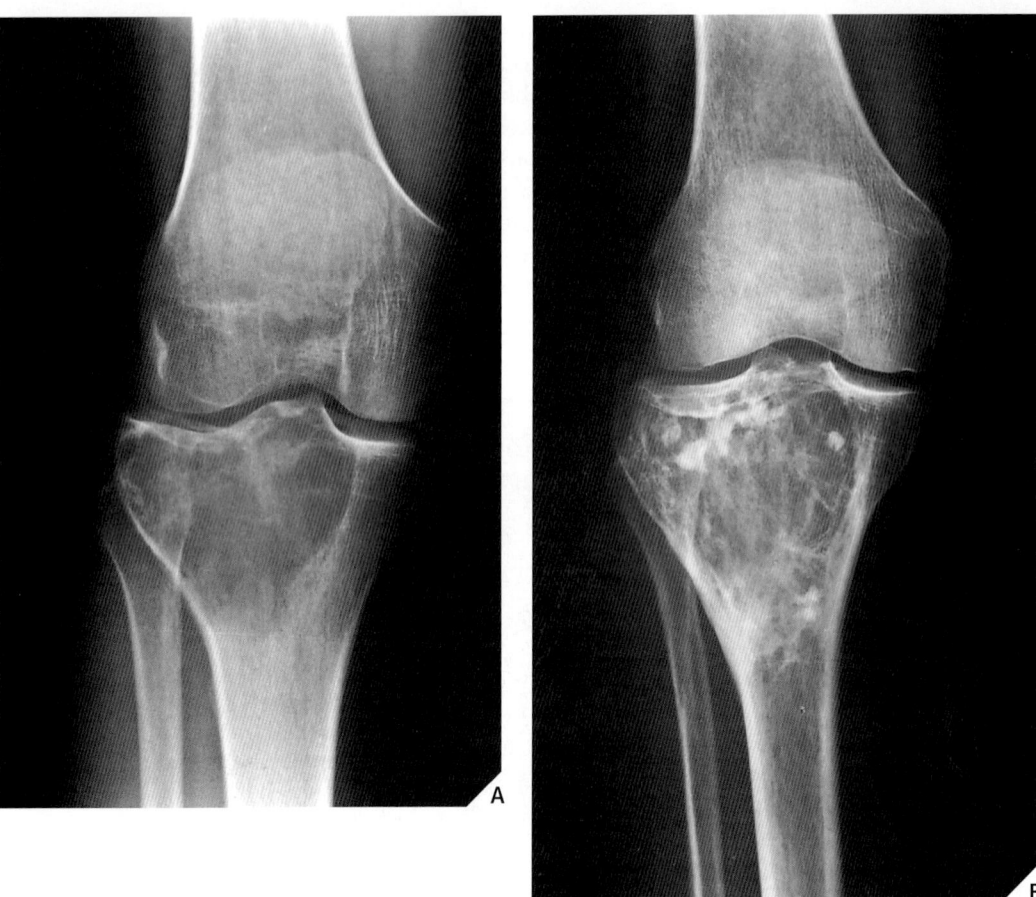

Abb. 19-28. **A** Bei der 30jährigen Frau wurde ein Riesenzelltumor des rechten proximalen Tibiaendes diagnostiziert, dieser dann kürettiert und mit Spongiosachips aufgefüllt. Etwa 20 Monate nach der Operation traten zunehmende Knieschmerzen auf. **B** Die Übersicht zeigt den Großteil der Knochenchips resorbiert; die Osteolysen deuten auf ein Tumorrezidiv hin

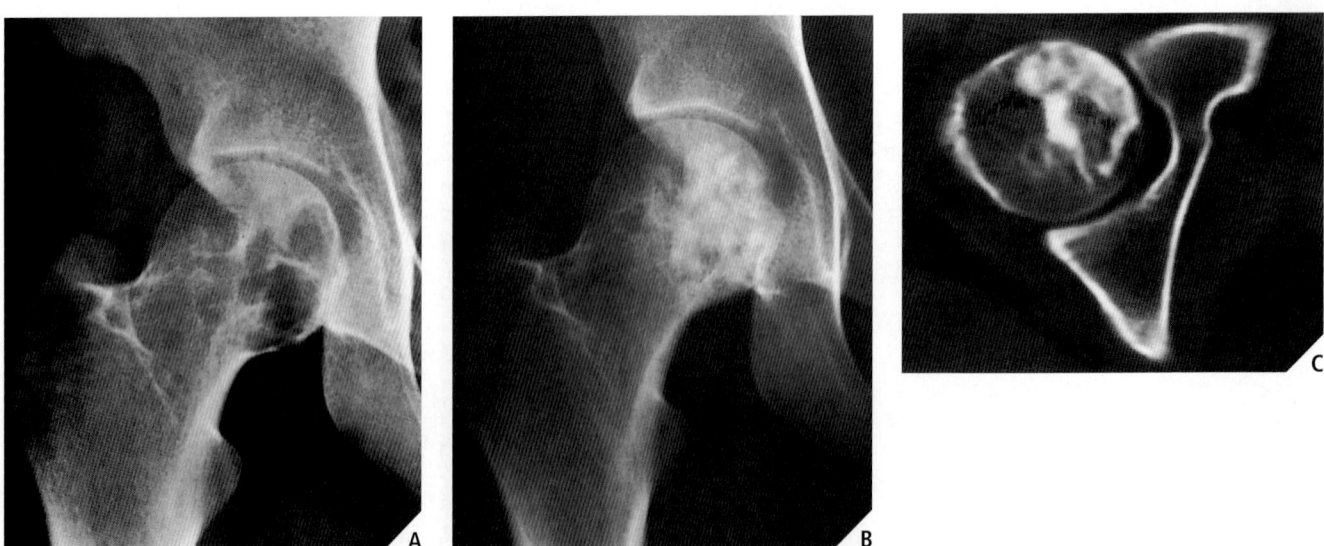

Abb. 19-29. **A** Riesenzelltumor im Femurkopf einer 27jährigen Frau. **B** Zwei Jahre nach Kürettage und Knochenspanauffüllung kein Hinweis auf ein Rezidiv. **C** Das CT-Bild zeigt einen guten Einbau des Gastknochens in den normalen Wirtsknochen (vgl. Abb. 19-28)

Fibrokartilaginäres Mesenchymom

Das fibrokartilaginäre Mesenchymom ist ein extrem seltener Tumor, der sich aus zwei Geweben zusammensetzt; das eine ist benigne und knorpelig und ähnelt einer aktiven Wachstumsfuge, das andere ähnelt einem niedriggradig malignen Fibrosarkom. Mirra et al. klassifizierten diese Läsion als einen Desmoidtumor mit enchondromartigen Knötchen. Die Anzahl der berichteten Fälle liegt wahrscheinlich unter 20, doch mag es auch bislang unveröffentlichte Fälle geben. Das fibrokartilaginäre Mesenchymom wurde bei Patienten im Alter zwischen 9 und 23 Jahren (Mittelwert 13 Jahre) berichtet; Männer waren häufiger betroffen. Meist sitzt die Läsion in der Epiphyse eines langen Röhrenknochens wie Fibula oder Humerus. Die Symptome deuten in aller Regel auf einen langsam wachsenden Tumor; es sind Unbehagen und Druckempfindlichkeit am Ort der Läsion und gelegentlich auch eine tastbare Raumforderung.

Im Röntgenbild ist das fibrokartilaginäre Mesenchymom strahlentransparent und hat muschelartig ausgehöhlte Ränder; es reicht bis zur Wachstumsfuge. Nach der Skelettreife kann die Läsion sich bis zum Gelenkende des Knochens erstrecken (Abb. 19-30). Gelegentlich ist die Knochenrinde aufgetrieben und ausgedünnt; sie kann auch infiltriert sein, wobei die Läsion dann bis in die Weichteile hinein reicht (Abb. 19-31). Dies läßt sich genau mittels CT und MRT nachweisen. Eine Periostreaktion fehlt zwar meist; ist sie aber vorhanden, dann in der Regel spärlich und von benignem Aussehen. Der Tumor kann sichtbare Verkalkungen enthalten, wie sie für eine Knorpelmatrix typisch sind.

Mikroskopisch setzt sich diese Läsion aus einem Gewebe zusammen, das aus sich überschneidenden Bündeln von Spindelzellen und Kollagenfasern aufgebaut ist. Das Gewebe ist relativ zellreich, die Kerne sind plump; man sieht Zeichen der Pleomorphie und Hyperchromasie sowie einige Mitosefiguren. Diesem Hintergrund sind gut definierte Inseln offensichtlich benignen Knorpels überlagert. Bei seiner Erstbeschreibung wurde dieser Tumor fibrokartilaginäres Mesenchymom von niedrigem Malignitätsgrad genannt. Da aber bislang noch nie Metastasen beobachtet wurden, ließ die Gruppe aus der Mayo-Klinik später diesen Zusatz dann entfallen und nannte ihn schlicht fibrokartilaginäres Mesenchymom.

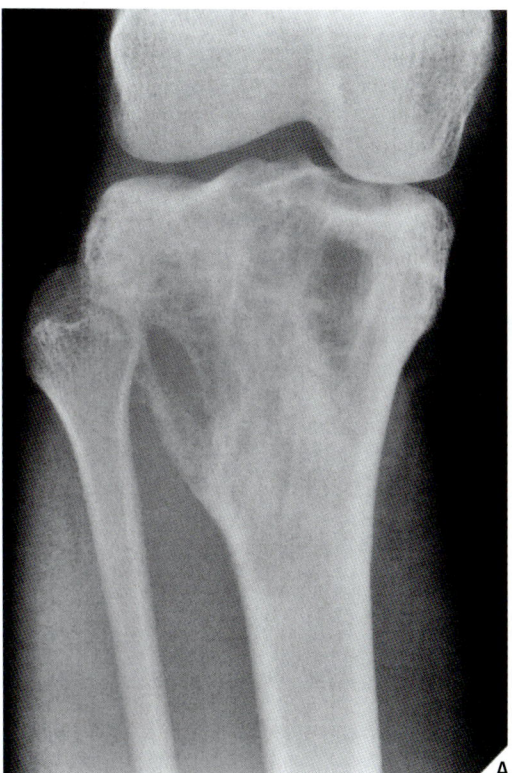
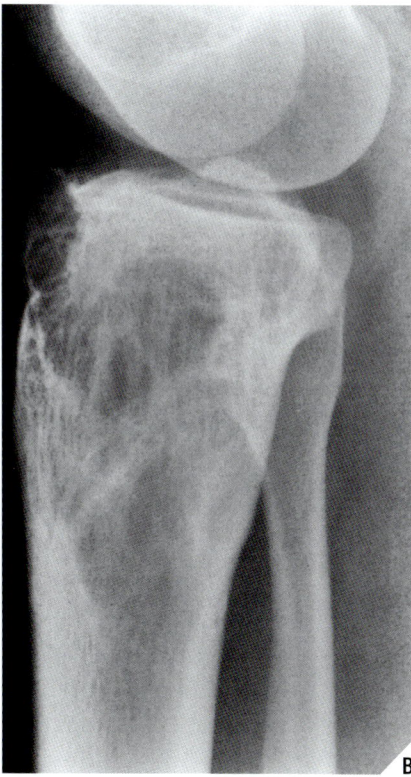

Abb. 19-30. A, B a.-p. und seitliche Aufnahme des rechten Knies zeigen bei einem 23 Jahre alten Mann eine strahlentransparente trabekulierte Veränderung in der proximalen Tibia, die den Kortex ventrolateral vorwölbt und bis an das Gelenkende des Knochens reicht. Die Exzisionsbiopsie ergab ein fibrokartilaginäres Mesenchymom

TEIL IV - Tumoren und tumorähnliche Veränderungen (Tumor-like Lesions)

Hämangiom

Das Hämangiom ist eine gutartige Veränderung des Knochens, die sich aus neugebildeten Blutgefäßen zusammensetzt. Es stellt etwa 2% aller benignen und 0,8% aller (benignen plus malignen) Läsionen des Skelettsystems. Einige Forscher betrachten diese Veränderungen als gutartige Tumoren, andere reihen sie in die Kategorie der angeborenen Gefäßfehlbildungen ein. Ihre Einteilung erfolgt nach dem Typ der Gefäße in die kapilläre, kavernöse, venöse oder gemischte Form.

Kapilläre Hämangiome sind aus kleinen Blutgefäßen zusammengesetzt, die lediglich aus einem flachen Endothel bestehen, das allein durch eine Basalmenbran umgeben ist. In den Knochen kommen sie zumeist in Wirbelkörpern vor. *Kavernöse Hämangiome* setzen sich aus dilatierten blutgefüllten Hohlräumen zusammen, die von einem flachen Endothel mit einer Basalmembran ausgekleidet sind. Kavernöse Hämangiome des Knochens sitzen meist in der Kalotte. *Venöse Hämangiome* sind aus dickwandigen Gefäßen aufgebaut, die eine Muskelschicht besitzen; häufig enthalten sie Phlebolithen. *Arteriovenöse Hämangiome* zeichen sich durch abnorme Verbindungen zwischen Arterien und

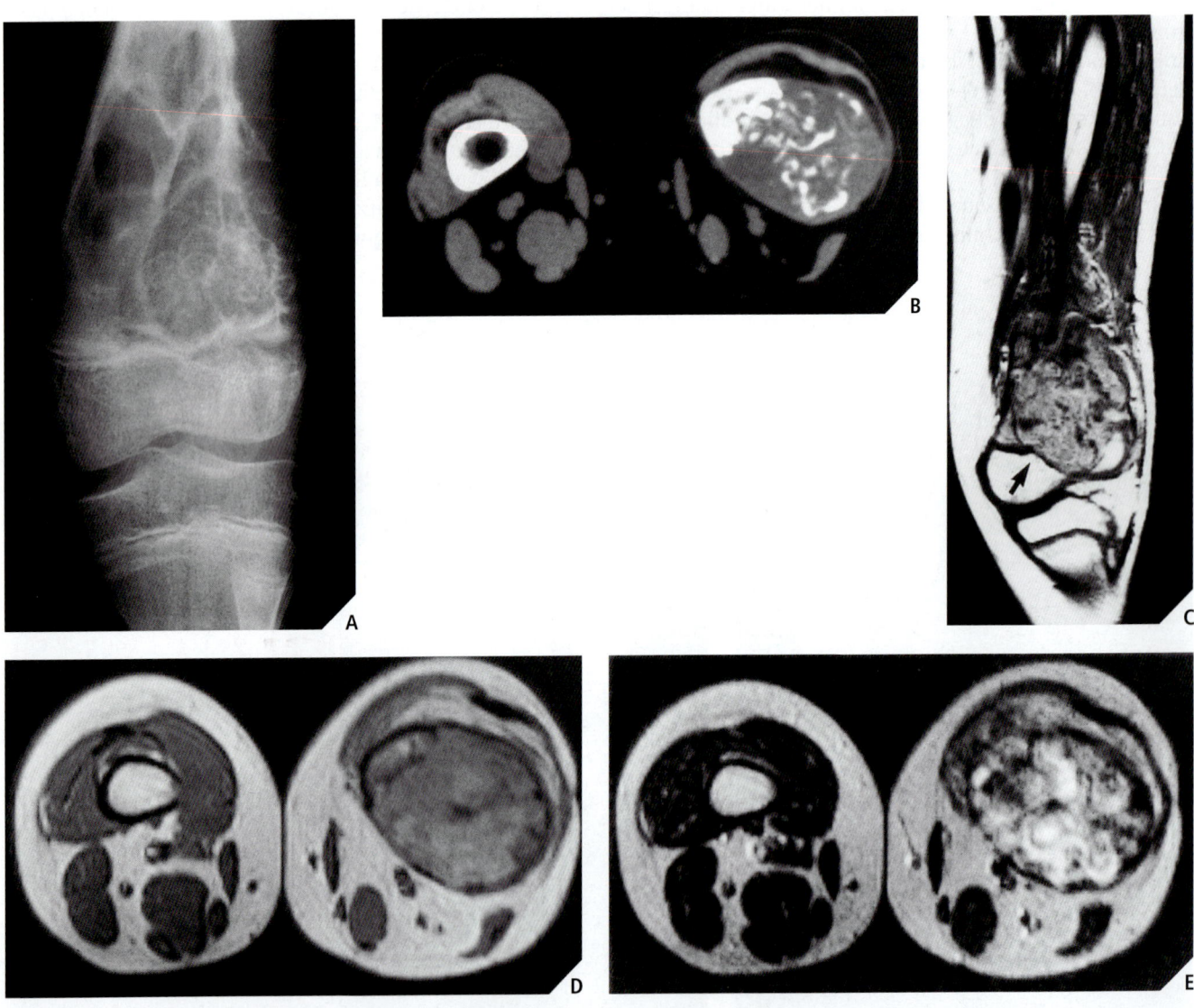

Abb. 19-31. **A** Bei einem 14 Jahre alten Jungen mit fibrokartilaginärem Mesenchymom zeigt die Schrägaufnahme des linken Knies im distalen Femur eine Osteolyse mit erhaltenen Trabekeln, die bis zur Wachstumsfuge reicht. Lateral ist die Knochenrinde zerstört. **B** Das CT-Bild in Tumorhöhe zeigt eine dorsolaterale Knochenrindenzerstörung und einen großen Weichteiltumor, der Verkalkungen enthält. **C** Das koronare T1w MRT-Bild zeigt ein inhomogenes Tumorsignal, das Einwachsen in die Wachstumsfuge und in die distale Femurepiphyse *(Pfeil)*. **D** Das axiale T1w MRT-Bild zeigt die Kortikaliszerstörung und einen großen Weichteiltumor mittelstarker Signalintensität. Die Verkalkungen in der Raumforderung snd hypointens. **E** Im axialen T2w MRT-Bild wird Tuer Tumor hyperintens; gut erkennt man darin die Pseudoseptierung des Tumors und seinen inhomogenen Charakter. (Wiedergabe mit freundlicher Erlaubnis von Prof. Dr. Wolfgang Remagen, Köln)

Venen aus; sie sind im Knochen extrem selten und fast ausschließlich in Weichteilen zu finden. In letzter Zeit fand die biologische Einteilung der Gefäßanomalien vermehrte Aufmerksamkeit. Auf der Grundlage eines Systems von Mulliken und Glowacki, die Hämangiome eher als Hamartome denn als Tumoren ansehen, berücksichtigt diese Einteilung den Zellumsatz und die Histologie wie auch der Verlauf ohne Behandlung und die körperlichen Befunde. Klar trennt dieses System die Hämangiome des Säuglingsalters mit deren frühem Proliferations- und späterem Involutionsstadium von den Gefäßmalformationen, die als arteriell, kapillär, lymphatisch oder kombiniert charakterisiert werden. Allerdings wurden auch epithelioide Hämangiome beobachtet, die offensichtlich echte Tumoren sind.

Die Häufigkeit der Hämangiome scheint mit zunehmendem Alter anzusteigen und erreicht im mittleren Alter den Gipfel. Frauen sind im Verhältnis 2:1 vermehrt betroffen. Häufigste Orte sind die Wirbelsäule, hier vor allem die Brustwirbelsäule, und der Schädel (Abb. 19-32). An der Wirbelsäule befällt die Läsion typischerweise einen Wirbelkörper, kann sich aber auch auf Bogenwurzel, Wirbelbogen und selten einmal sogar auf den Dornfortsatz ausdehnen. Manchmal sind auch mehrere Wirbel befallen. Die meisten Wirbelhämangiome sind symptomlose Zufallsbefunde. Zu Symptomen kommt es, wenn das Hämangiom im betroffenen Wirbel infolge seiner epiduralen Ausbreitung gegen Nervenwurzeln oder das Rückenmark drückt. Diese neurologische Komplikation geht öfter mit dem Befall in der mittleren Brustwirbelsäule einher (Abb. 19-33). Ein weiterer, wenn auch seltenerer Mechanismus, der für die Rückenmarkkompression verantwortlich gemacht wird, ist die Sinterungsfraktur des befallenen Wirbels mit Ausbildung eines Weichteiltumors oder eines Hämatoms.

Radiologisch kennzeichnet das Wirbelhämangiom der Nachweis einer groben Vertikalstreifung. In einem Wirbelkörper bezeichnet man dieses Muster als „Bienenwabenmuster" oder „Kordsamtmuster" (Abb. 19-34) und am Schädel als „Speichenradkonfiguration". In der Wirbelsäule ist dieses Bild geradezu pathognomonisch für ein Hämangiom. In der CT zeigt sich dieses Muster charakteristisch in Form vieler punktartiger Flecken („polka-dot"-Bild), die das Querschnittsbild der verstärkten Trabekel darstellen (Abb. 19-35). In der MRT zeigen T1- und T2-gewichtete Bilder meist hyperintense Bereiche, die den Gefäßkomponenten entsprechen (Abb. 19-36). Die Bereiche der verstärkten Trabekel sind in allen gewählten Pulssequenzen hypointens. Sowohl CT- als auch MRT-Bilder zeigen nach intravenöser Kontrastmittelgabe ein Enhancement im Hämangiom. In den langen und kurzen Röhrenknochen erkennt man Hämangiome an ihrem typischen Streifen- und Honigwabenmuster (Abb. 19-37).

In der Szintigraphie reicht das Aussehen der Knochenhämangiome von der Photopenie bis zu einer mäßig vermehrten Einspeicherung des Radioisotops. Eine Studie mit planaren Bildern und SPECT (single-photon emission

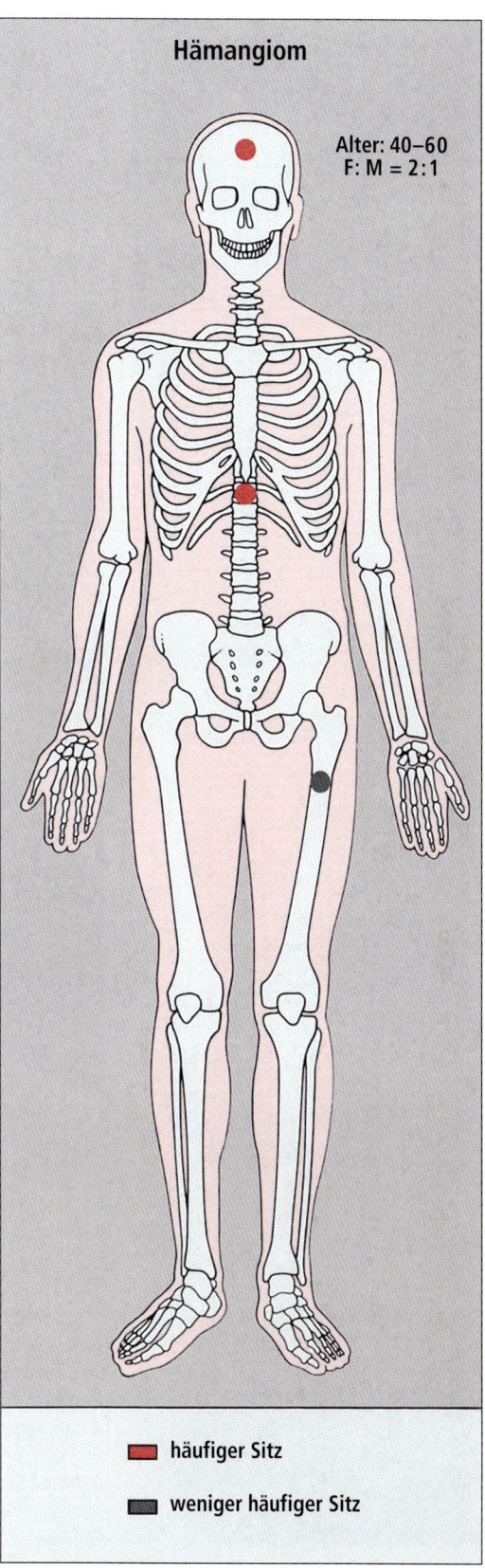

Abb. 19-32. Prädilektionsstellen, Altersgipfel und Geschlechtsverteilung beim Hämangiom

TEIL IV - Tumoren und tumorähnliche Veränderungen (Tumor-like Lesions)

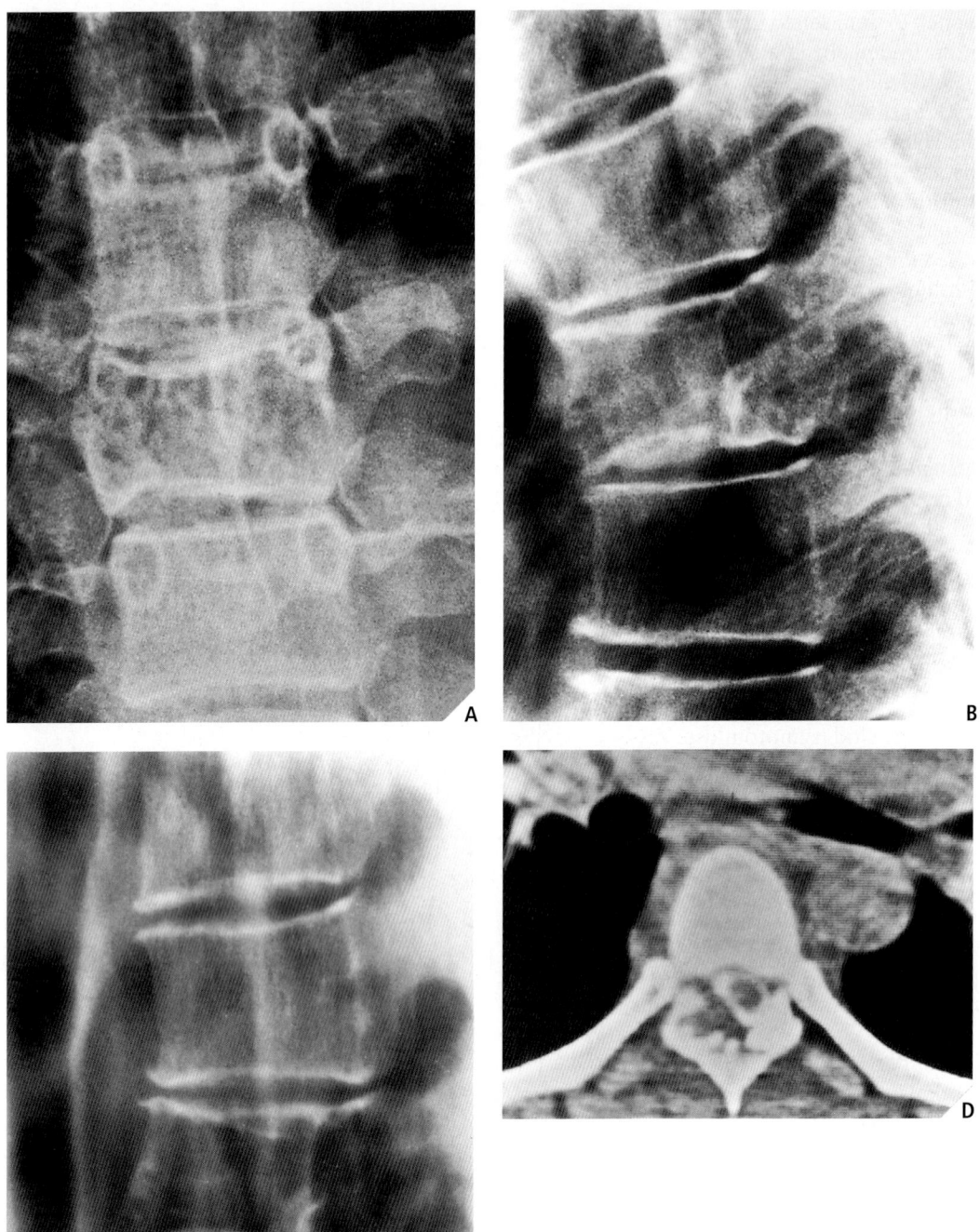

Abb. 19-33. Eine 39jährige Frau stellte sich mit Rückenschmerzen sowie herabgesetzter Empfindung und Kraft im rechten Arm vor. **A, B** Die a.-p. und die Seitaufnahme der BWS zeigen eine strahlentransparente Veränderung im Wirbelkörper Th6 mit Ausdehnung bis in die Bogenwurzeln. **C** Das seitliche Tomogramm zeigt eine Ballonierung der hinteren Wirbelkörperkortikalis und ein Übergreifen dieser Läsion auf die hinteren Wirbelelemente. **D** Im CT-Bild engt ein Weichteiltumor den Spinalkanal ein und verdrängt sichtbar das Rückenmark. Die Biopsie ergab ein Hämangiom. (Wiedergabe mit Genehmigung aus Greenspan A et al. 1983)

Benigne Tumoren und Tumor-like Lesions IV: Diverse andere Läsionen 19

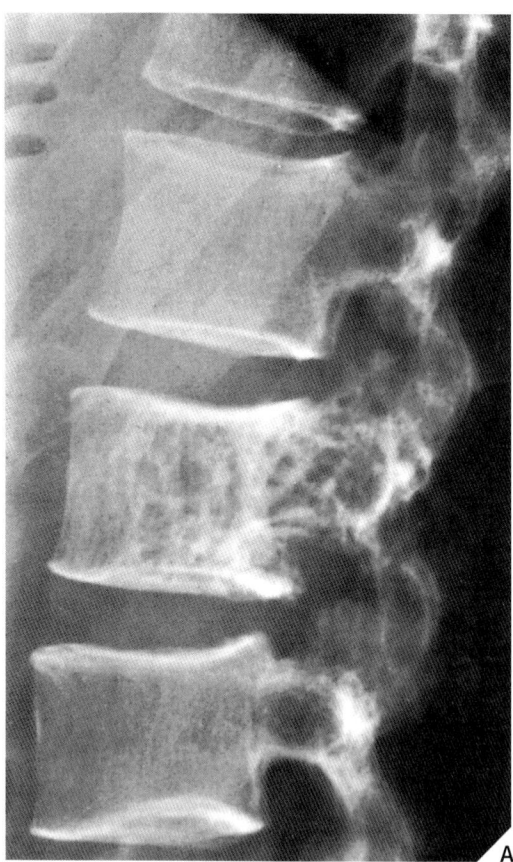
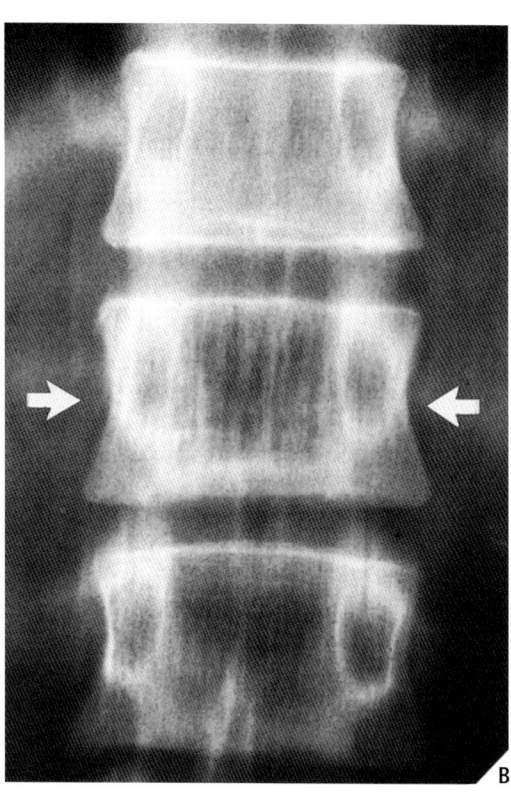

Abb. 19-34. **A** Die Seitaufnahme der Lendenwirbelsäule zeigt das „Honigwabenmuster" eines Hämangioms im Wirbel L2. **B** Das a.-p. Tomogramm zeigt die Vertikalstreifung eines Hämangioms in LWK1 *(Pfeile)*, die auch als „Kordsamtmuster" bezeichnet wird

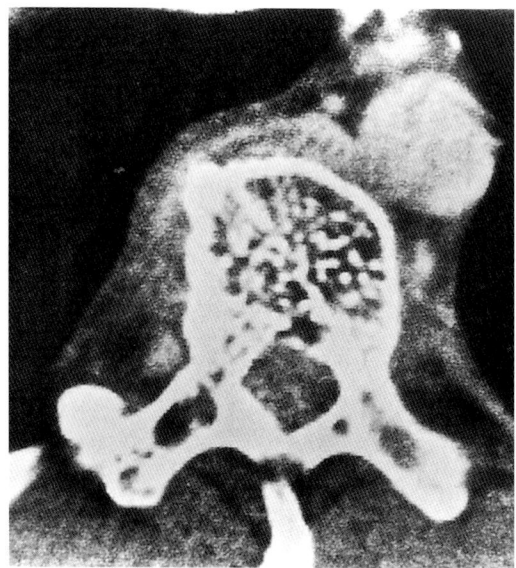

Abb. 19-35. Ein CT-Bild des 10. Brustwirbels zeigt grobe, punktartige Flecken, die für ein Hämangiom charakteristisch sind. Sie stellen verstärkte Vertikaltrabekel der Wirbelspongiosa dar

TEIL IV - Tumoren und tumorähnliche Veränderungen (Tumor-like Lesions)

computed tomography) bei Wirbelhämangiomen und deren Korrelation mit der MRT zeigte, daß Hämangiome in den meisten Fällen in planaren Bildern eine normale Akkretion aufwiesen; auch die SPECT-Bilder waren normal, vor allem wenn der Durchmesser der Läsionen weniger als 3 cm betrug. Ferner zeigte diese Studie eine Diskrepanz zwischen SPECT-Bildern und der MRT: Es bestand keine Korrelation zwischen den Veränderungen der Signalintensität in der MRT und dem Einspeicherungsmuster in der Skelettszintigraphie. Nur selten ist die Arteriographie eines Hämangioms indiziert.

Histologisch bestehen die meisten Hämangiome aus einfachen, mit Endothel ausgekleideten Kanälen, die morphologisch mit Kapillarendothel identisch sind. Einige oder gar alle Gefäßkanäle können dabei vergrößert sein und ein sinusoidartiges Aussehen haben, wobei man dann die Läsion als kavernösen Typ bezeichnet. Manchmal sind Hämangiome aus größeren dickwandigen Arterien oder Venen zusammengesetzt und ähneln dann einer arteriovenösen Malformation der Weichteile.

Der diffuse Knochenbefall durch Hämangiome ist als Angiomatose definiert. Das radiologische Bild der Angiomatose ist das von Osteolysen, oftmals in Form eines Honigwaben- oder Spitzenmusters (Bild des „Lochs im Loch"); bei einem exzessivem Knochenbefall verwendet man dann den Terminus zystische Angiomatose. Andere Bezeichnungen für diese Krankheit sind diffuse Skeletthämangiomatose, zystische Lymphangiektasie und hamartomatöse Hämolymphangiomatose. Schajowicz fordert, man solle die Hämangiomatose wegen der unterschiedlichen radiologischen und makroskopischen Aspekte von der diffusen Angiomatose unterscheiden. Es handelt sich um eine seltene Krankheit, für die diffuse zystische Läsionen des Knochens, häufig im Verein mit einem Viszeralbefall (ca. 60–70% der Fälle) charakteristisch sind. Patienten mit einer zystischen Angiomatose sind meist unter 30 Jahre alt; Männer erkranken daran doppelt so häufig wie Frauen. Die am häufigsten betroffenen Knochen sind die des Achsenskeletts sowie Femur, Humerus, Tibia, Radius und Fibula. Symptome seitens des Knochens sind meist Folge einer pathologischen Fraktur durch solche zystischen Läsionen, die meisten jedoch durch den Viszeralbefall verursacht. Im Röntgenbild sind die Läsionen osteolytisch (Abb. 19-38), gelegentlich auch honigwabenartig (Abb. 19-39); sie sind unterschiedlich groß, scharf abgegrenzt und von einem Sklerosesaum umgeben (Abb. 19-40). Zwar überwiegt der Markbefall, doch kommt auch die Invasion der Knochenrinde, Knochenauftreibung und Periostreaktion vor. Nur selten sieht man sklerosierende Veränderungen, bei denen diese Läsion dann osteoblastische Metastasen imitieren kann. In der MRT zeigen die Läsionen meist in T1-gewichteten Bilden ein mittelstarkes Signal und in T2-Bildern mit Fettsuppression eine Mischung aus hoher, mittelstarker und niedriger Signalintensität. Bei der histologischen Untersuchung sind für die zystische Angiomatose kavernöse angiomatöse Hohlräume charakteristisch, die nicht von denen eines benignen Hämangioms des Knochens zu unterscheiden sind.

Von der Angiomatose muß man das *Gorham-Stout-Syndrom* des Knochens unterscheiden, das auch unter den Namen massive Osteolyse, disappearing bone disease und Phantomknochenkrankheit bekannt ist. Charakteristisch

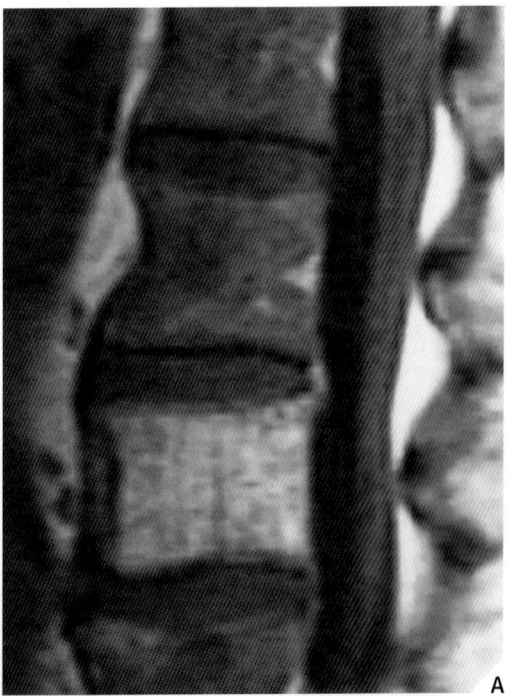
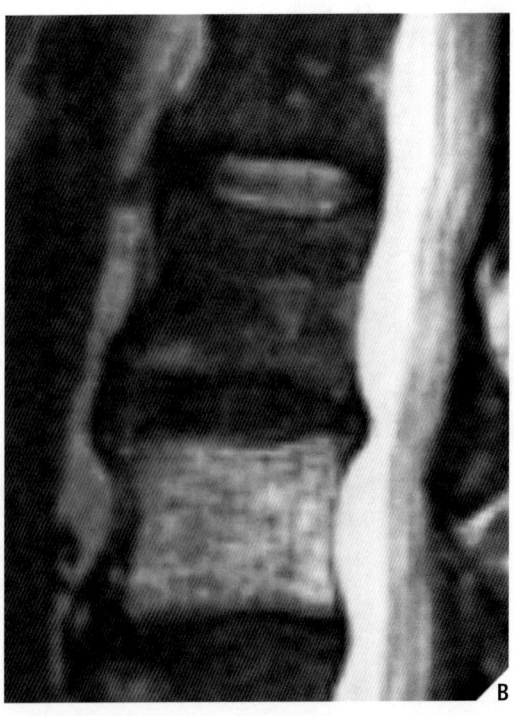

Abb. 19-36. A, B Sagittales T1w MRT-Bild (SE; TR 517 / TE 12 ms) und T2w MRT-Bild (SE; TR 2000 / TE 80 ms) zeigen ein hyperintenses Hämangiom im 4. Lendenwirbel

Benigne Tumoren und Tumor-like Lesions IV: Diverse andere Läsionen 19

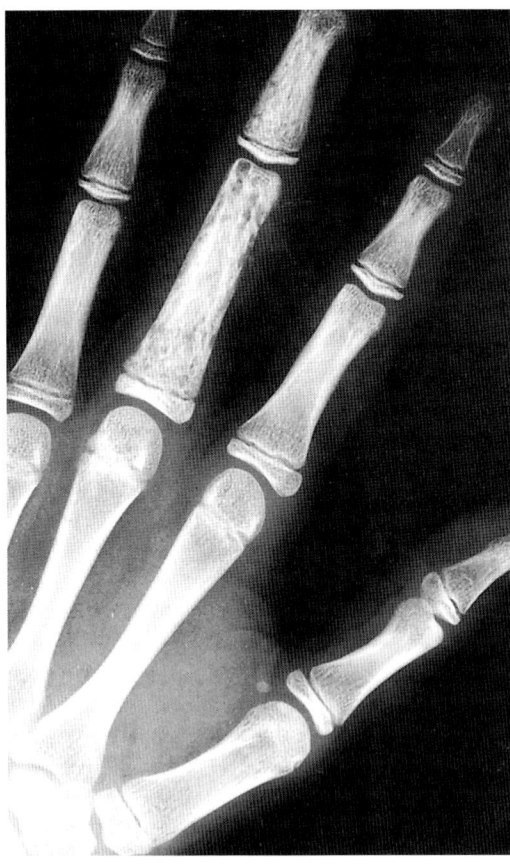

Abb. 19-37. Die dorsopalmare Handaufnahme eines 11jährigen Mädchens mit einem Hämangiom des Mittelfingers zeigt ein streifiges Muster und ein Honigwabenbild, das dafür charakteristisch ist. Das übermäßige Wachstum des Fingers ist – wie hier zu sehen – dabei eine häufige Komplikation

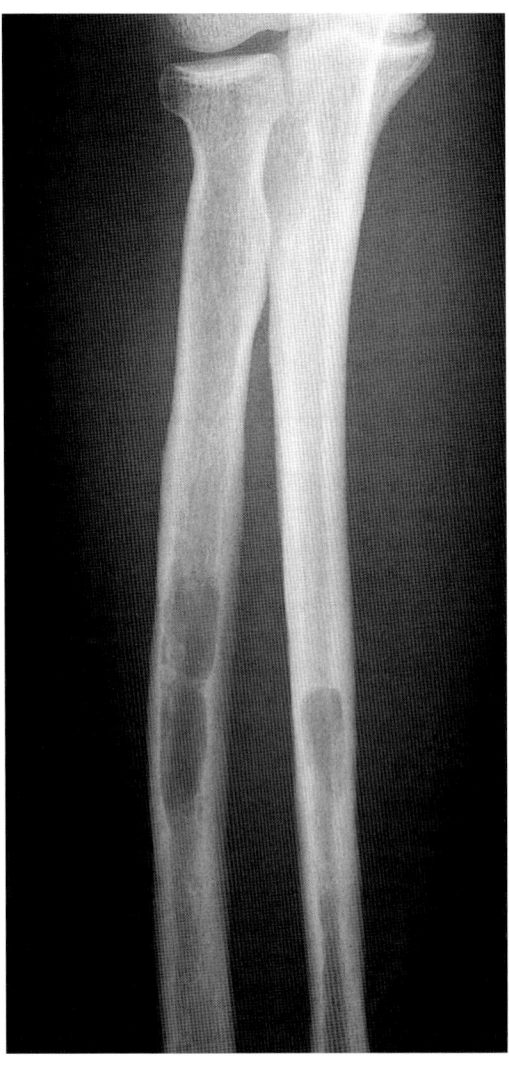

Abb. 19-38. Mehrere Osteolysen im Schaft von Elle und Speiche bei einem 25 Jahre alten Mann mit zystischer Angiomatose

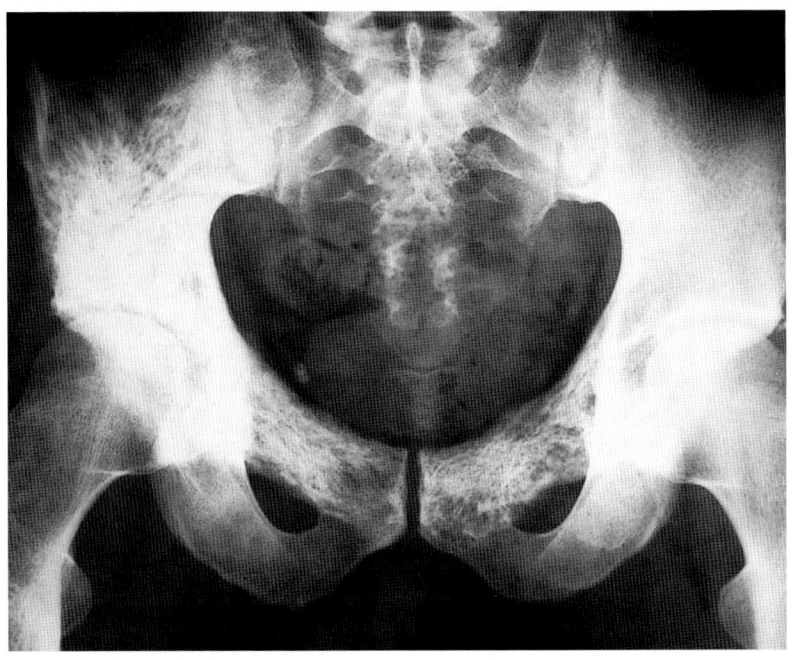

Abb. 19-39. Die Beckenübersichtsaufnahme eines 28 Jahre alten Manns mit zystischer Angiomatose zeigt ein Honigwabenmuster im rechten Darmbein sowie in beiden Schambeinen

TEIL IV - Tumoren und tumorähnliche Veränderungen (Tumor-like Lesions)

für diese Krankheit ist eine fortschreitende umschriebene Knochenresorption, wahrscheinlich durch diffuse kavernöse Hämangiome oder Lymphangiome des Knochens oder durch eine Kombination aus beiden. Das radiologische Bild des Gorham-Stout-Syndroms setzt sich zusammen aus strahlentransparenten Bezirken in spongiösem Knochen oder einer konzentrischen Zerstörung der Knochenrinde, die dann wie ein abgelutschter Zuckerbonbon aussieht. Nach langer Dauer können Markraum und Knochenrinde insgesamt zerstört sein. Bei der histologischen Untersuchung sieht man deutlich vermehrte intraossäre Kapillargefäße, die ein miteinander anastomosierendes Netzwerk mit Epithel ausgekleideter Kanäle bilden, die meist mit Erythrozyten oder Serum gefüllt sind. Zwar postulieren einige Autoren, daß es keinerlei Zeichen von Osteoklasten in den Bereichen der Knochenresorption gebe, doch legen die Publikationen von Spieth et al. nahe, daß die Osteoklastenaktivität in der Pathogenese des Gorham-Stout-Syndroms eine eine Rolle spielt.

Differentialdiagnose: Zur Differentialdiagnose des Hämangioms, insbesondere des Wirbelhämangioms, zählen Morbus Paget, Langerhanszellhistiozytose, multiples Myelom und Metastasen. Das charakteristische „Bilderrahmenaussehen" eines Wirbels beim Morbus Paget (vgl. Abb. 28-5) wie auch dessen Vergrößerung gegenüber der Norm erlauben jedoch die Abgrenzung gegenüber einem Hämangiom. Beim Plasmozytom ist die Läsion im Gegensatz zum Hämangiom rein osteolytisch – wie bei den meisten Metastasen – und weist keine Vertikalstreifung auf.

Behandlung: Asymptomatische Hämangiome erfordern keine Therapie. Symptomatische werden dagegen bestrahlt, in der Absicht, die venösen Abflüsse dieser Veränderung zu obliterieren. Auch kommen bei der Behandlung Embolisation, Laminektomie, Spondylodese oder eine Kombination dieser Verfahren zum Einsatz (vgl. Abb. 15-13).

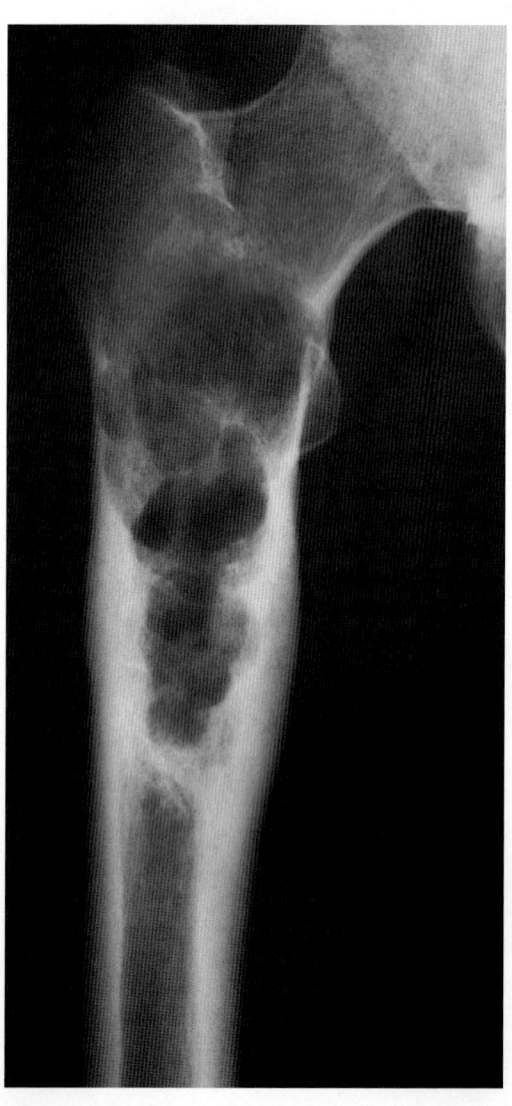

Abb. 19-40. Mehrere konfluierende Läsionen mit peripherer Sklerose und Kortexverbreiterung bei zystischer Angiomatose im rechten Femur eines 20 Jahre alten Mannes

Intraossäres Lipom

Man kann die Lipome gemäß ihrer Lokalisation im Knochen als intraossäre, kortikale oder parossale Läsion einteilen. Man betrachtet das intraossäre Lipom als einen extrem seltenen Tumor (mit einer Inzidenz von weniger als 1 : 1000 primäre Knochentumoren). In den letzten Jahren erschien eine zunehmende Zahl von Mitteilungen über intraossäre Lipome, insbesondere mit Sitz in der intertrochanteren und subtrochanteren Region des Femurs sowie im Fersenbein. Der Tumor bevorzugt keines der Geschlechter und hat eine breite Altersverteilung von 5 bis zu 75 Jahren. Meist ist er asymptomatisch und ein Zufallsbefund in anderweitig veranlaßten Röntgenuntersuchungen. Einige Forscher berichten eine größere Häufigkeit symptomatischer Patienten, doch kommen die Symptome auch bei einem Patienten mit Beschwerden dann nicht unbedingt von dieser Läsion. In der großen von Milgram veröffentlichten Serie von 61 intraossären Lipomen war die inter- und subtrochantere Region des Femurs der häufigste Sitz, gefolgt von Fersenbein, Darmbein, proximaler Tibia und Kreuzbein.

Das intraossäre Lipom hat ein ziemlich charakteristisches radiologisches Aussehen. Ausnahmslos ist es eine nicht aggressive strahlentransparente Läsion mit scharfer Berandung, vor allem in schmalen Knochen wie Fibula oder Rippen. Oftmals sind zentrale Verkalkungen oder Verknöcherungen darin vorhanden (Abb. 19-41). Die CT kann bei der Diagnose dieser Läsion hilfreich sein, zumal die Dichtewerte darin denen von Fett entsprechen (<0 H.E.). In der MRT zeigt das Lipom in T1- und T2-Gewichtung ein Signal ähnlich dem des subkutanen Fetts (Abb. 19-42). Nach intravenöser Gabe von Gadolinium kommt es zu keinem Kontrastanstieg. Die MRT ist beim Nachweis der genauen intraossären Ausdehnung dieser Läsion sehr leistungsfähig.

Histologisch sind die intraossären Lipome aus Läppchen reifen Fettgewebes zusammengesetzt, für das das Vorkommen reifer Lipozyten typisch ist, die etwas größer als neoplastische Fettzellen sind; diese Läppchen sind in einem Hintergrund aus Fibroblasten und gelegentlichen herdförmigen Fettnekrosen eingebettet. Mitunter kann eine Kapsel das Lipom in toto oder zumindest teilweise umfassen; überall in der Läsion findet man atrophische Knochenbälkchen.

Nichtneoplastische Veränderungen, die Tumoren vortäuschen

Einige nichtneoplastische Krankheitsbilder, die Tumoren imitieren können, sind das intraossäre Ganglion, der „braune Tumor" beim Hyperparathyreoidismus, die Langerhanszellhistiozytose, der zystisch umgewandelte Knocheninfarkt, die Myositis ossificans und der Morbus Erdheim-Chester.

■ Intraossäres Ganglion

Diese Veränderung unbekannter Ätiologie trifft man häufig bei Erwachsenen im Alter von 20–60 Jahren an. Sie bevorzugt die Gelenkenden langer Röhrenknochen, vor allem in nicht gewichtsbelasteten Abschnitten. Radiologisch bietet das intraossäre Ganglion das charakteristische Bild eines runden oder ovalen Aufhellungsgebiets, das exzentrisch

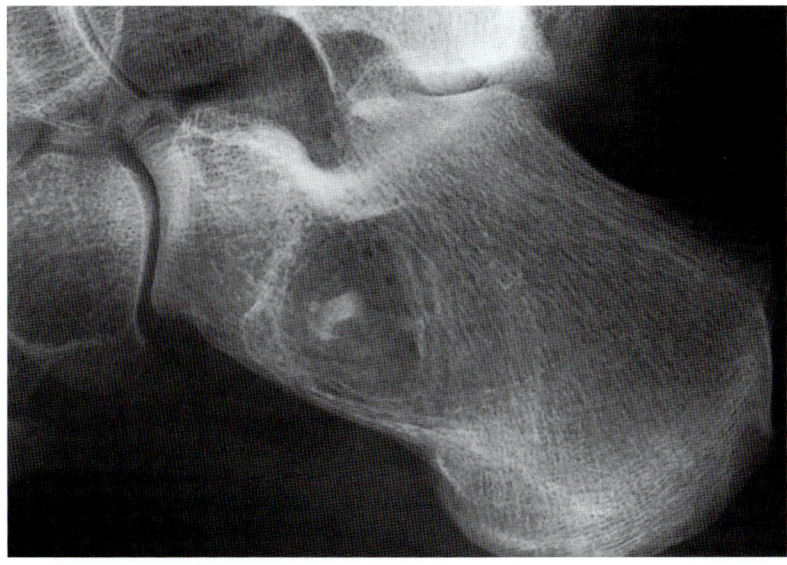

Abb. 19-41. Typisches Bild eines intraossären Lipoms des Fersenbeins: scharf berandete, strahlentransparente Läsion mit zentraler Verkalkung darin

TEIL IV - Tumoren und tumorähnliche Veränderungen (Tumor-like Lesions)

im Knochen liegt und von einem Sklerosesaum umgeben ist (Abb. 19-43). Sein Aussehen ähnelt stark dem einer arthrotischen Zyste, doch zeigt das Nachbargelenk keine degenerativen Veränderungen. In den meisten Fällen kommuniziert das Ganglion – im Gegensatz zur arthrotischen Zyste – nicht mit der Gelenkhöhle. Ein intraossäres Ganglion kann ein Chondroblastom, ein Osteoblastom, ein Enchondrom, die villonoduläre Synovialitis oder einen Knochenabszeß vortäuschen (Abb. 19-44).

„Brauner Tumor" beim Hyperparathyreoidismus

Hierbei liegt eine vermehrte Parathormonausschüttung durch eine Nebenschilddrüsenüberaktivität vor (vgl. Kap. 27). Nicht selten weisen Patienten mit diesem Leiden einzelne oder viele Osteolysen auf, die bei der Röntgenuntersuchung einem Tumor ähneln und am häufigsten in den langen und kurzen Röhrenknochen vorkommen (Abb. 19-45). Diese

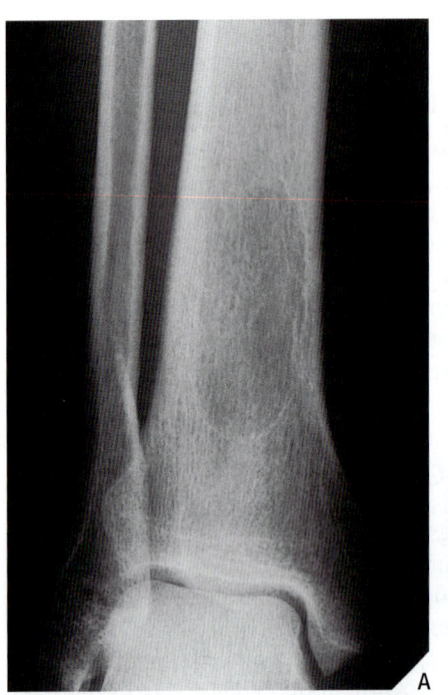
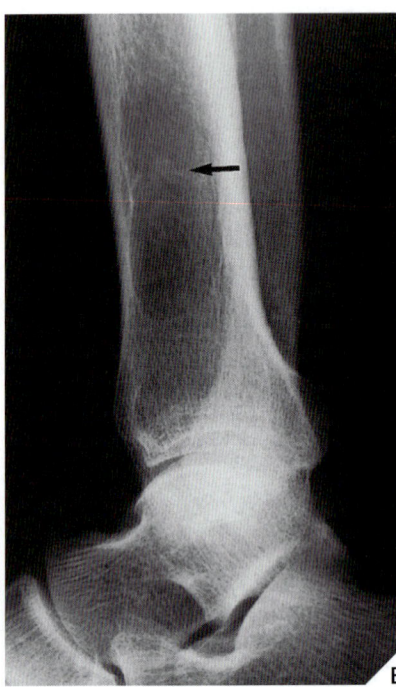
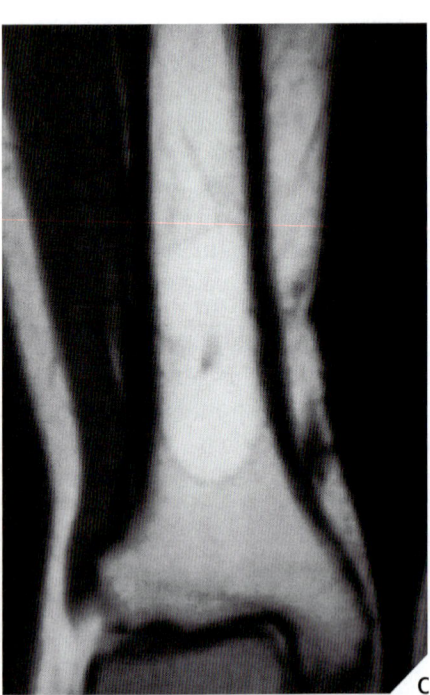
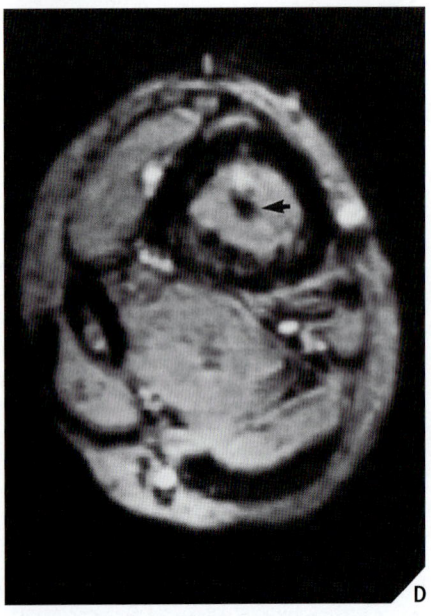

Abb. 19-42. A Das Röntgenbild des rechten Sprunggelenks eines 42 Jahre alten Manns zeigt eine strahlentransparente Läsion in der distalen Tibia mit einem schmalen sklerosierten scharfen Randsaum. **B** In der Seitaufnahme sieht man eine fragliche gering verkalkte Struktur im Zentrum dieser Läsion *(Pfeil)*. **C** Das koronare T1w MRT-Bild (SE; TR 685 / TE 20 ms) zeigt die Läsion signalreich, ähnlich subkutanem Fett, und so mit einem intraossären Lipom vereinbar. In der Läsion findet sich ein kleiner signalarmer Herd, der der in der konventionellen Aufnahme sichtbaren Kalkstruktur entspricht. **D** Das axiale T2w MRT-Bild (SE; TR 2000 / TE 70 ms) zeigt dann die Läsion weniger stark signalgebend (wiederum wie subkutanes Fett). Die zentrale Verkalkung bleibt signalarm *(Pfeilspitze)*

Veränderung wird „brauner Tumor" genannt, weil er neben Fasergewebe auch abgebaute Blutbestandteile enthält, die ihm in Proben zur histologischen Untersuchung die braune Farbe verleihen. Anhand der Röntgenaufnahmen läßt sich die richtige Diagnose stellen, wenn man auf die Begleitveränderungen achtet, also die Abnahme der Knochendichte (Osteopenie), die subperiostale Knochenresorption, die man am besten an der Radialseite des Zeige- und Mittelfingermittelglieds sieht, ferner das feinkörnige „Pfeffer-und-Salz"-Bild der Kalotte, die Resorption der lateralen Schlüsselbeinenden und die Weichteilverkalkungen. Wegen des gestörten Kalzium- und Phosphathaushalts ist die Serumkonzentration von Kalzium meist hoch (Hyperkalziämie) und die von Phosphat niedrig (Hypophosphatämie) – Laborbefunde, die meist die Diagnose sichern.

■ Langerhanszellhistiozytose (eosinophiles Granulom)

Diese nicht den Tumoren zuzurechnende Krankheit, das eosinophile Granulom, das neuerdings Langerhanszellhistiozytose (LZH) genannt wird, gehört zur Gruppe der unter dem Namen Retikuloendotheliosen oder Histiozytosis X bekannten Krankheiten (letztere Namensgebung

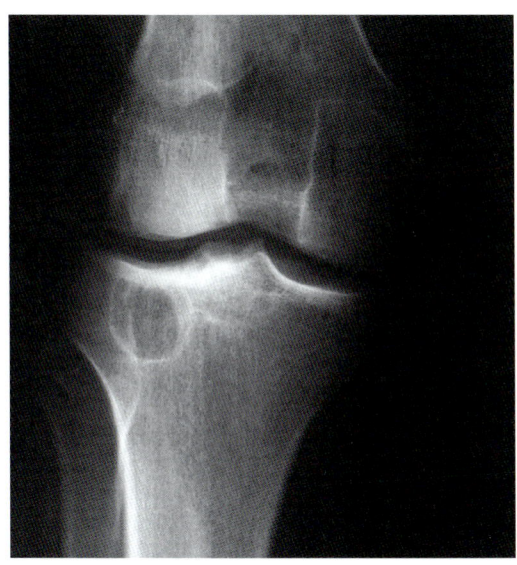

Abb. 19-43. Der 28jährige Mann erlitt eine rechtsseitige Knieverletzung mit Innenmeniskusriß. Die a.-p. Aufnahme des Knies ergibt eine strahlentransparente Läsion am proximalen Tibiagelenkende. Bei der Operation des Meniskus wurde diese biopsiert, wobei sich histologisch ein intraossäres Ganglion ergab

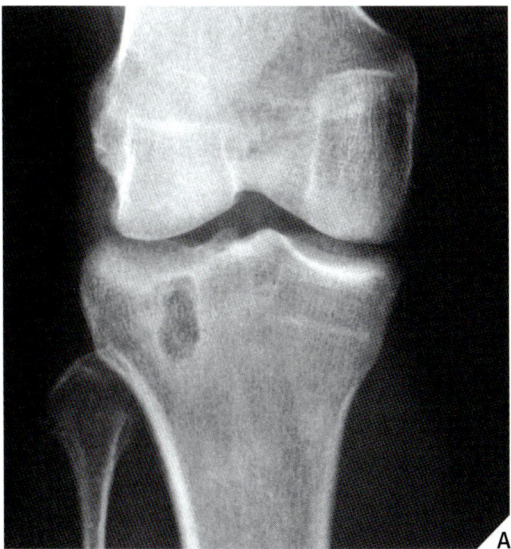 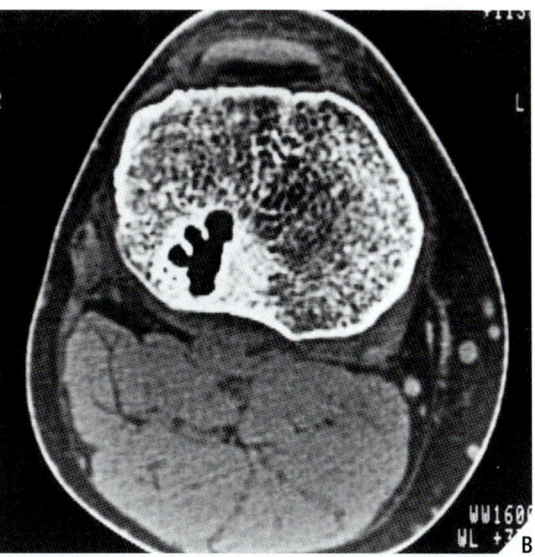

Abb. 19-44. Der 24jährige Mann leidet seit 8 Wochen an Knieschmerzen. **A, B** Die a.-p. Aufnahme des Knies und das CT-Bild zeigen eine ovale Aufhellungsfigur mit Verästelungen und einer umgebenden reaktiven Sklerosezone in exzentrischer Lage im Tibiakopf. Mögliche Differentialdiagnosen: Knochenabszeß, Osteoblastom, Chondroblastom und intraossäres Ganglion. Die Biopsie ergab ein intraossäres Ganglion

TEIL IV - Tumoren und tumorähnliche Veränderungen (Tumor-like Lesions)

schlug Lichtenstein vor); zu dieser Gruppe zählen auch 2 weitere Krankheiten, die Hand-Schüller-Christian-Krankheit (Xanthomatose) und die Abt-Letterer-Siwe-Krankheit (Nonlipid-Retikulose). Seit der Erkenntnis, daß die 3 Entitäten unterschiedliche Manifestationen ein und derselben pathologischen Störung sind, die durch eine granulomatöse Proliferation von Retikulumzellen gekennzeichnet ist, ist die Eingruppierung weithin anerkannt.

Zwar sind bislang Ursachen und Pathogenese unbekannt, doch betrachtet man heute die LZH eher als eine Störung der Immunregulation denn als neoplastischen Prozeß. Der Begriff Langerhanszellhistiozytose ist inzwischen weitgehend akzeptiert, weil nachgewiesen werden konnte, daß das primäre proliferative Element bei dieser Krankheit die Langerhanszelle, eine einkernige Zelle vom dendritischen Typ ist, die man in der Epidermis findet, die sich aber von Vorläuferzellen im Knochenmark herleitet. Diese Krankheit bietet ein breites Spektrum klinischer und radiologischer Normabweichungen; chakteristisch hierfür sind eine abnorme Histiozytenproliferation in verschiedenen Teilen des retikuloendothelialen Systems, wie Knochen, Lungen, Zentralnervensystem, Haut und Lymphknoten.

Die LZH kann sich als Einzelläsion oder mit multiplen Veränderungen äußern. Meist sieht man sie bei Kindern, am häufigsten zwischen 1–15 Jahren und mit dem Häufig-

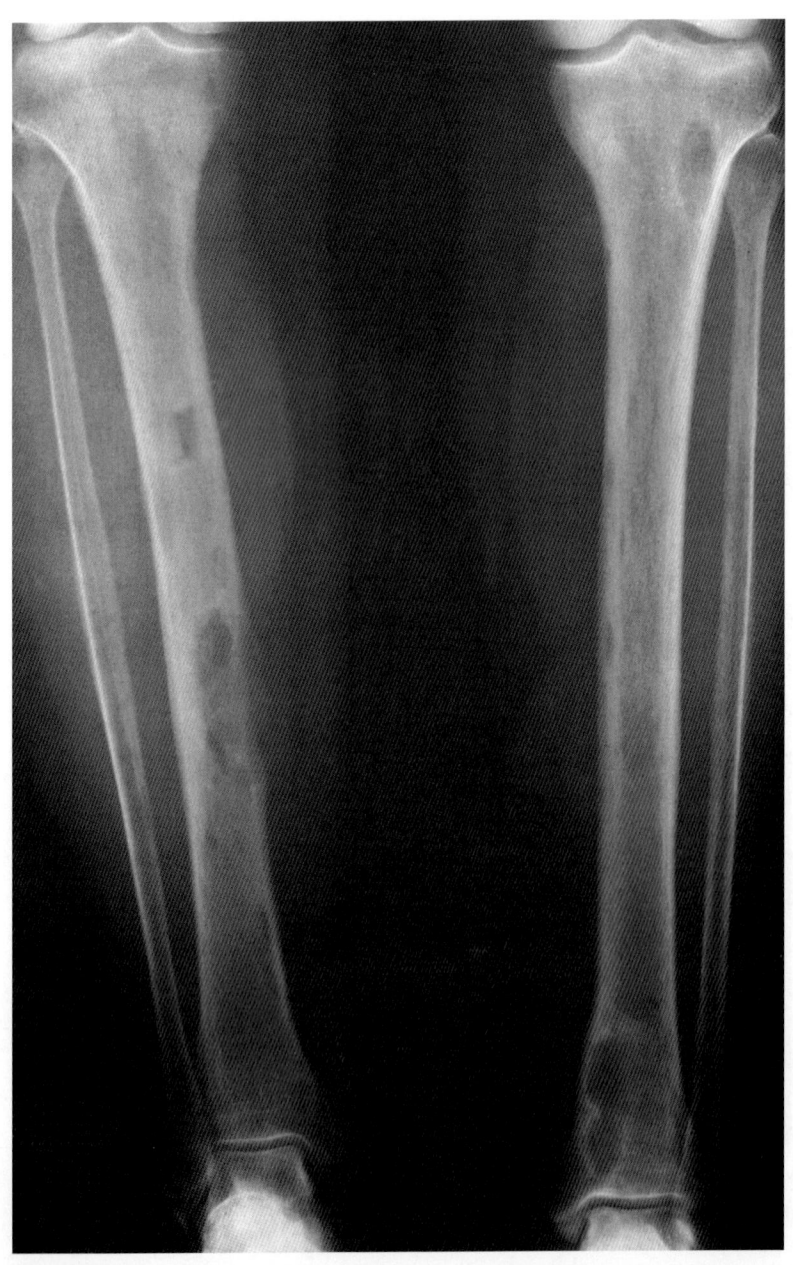

Abb. 19-45. Die Unterschenkelübersichtsaufnahme einer 28jährigen Frau mit Hyperparathyreoidismus zeigt multiple „braune Tumoren" in beiden Schienbeinen. Dieses Bild ist leicht mit einem Plasmozytom oder mit Knochenmetastasen zu verwechseln

keitsgipfel zwischen 5 und 10 Jahren. Hauptsächlich betroffene Stellen sind Schädel, Rippen, Becken, Wirbelsäule und lange Röhrenknochen (Abb. 19-46). Am Schädel haben diese Osteolysen ein typisches „ausgestanztes" Aussehen mit scharfer Berandung (Abb. 19-47). An Unter- und Oberkiefer bieten sie das Bild „flottierender Zähne" (Abb. 19-48); an der Wirbelsäule ist die Wirbelkörpersinterung, die sog. Vertebra plana (Calvé), der charakteristische Ausdruck dieses Leidens (Abb. 19-49). Lange wurde dieser Befund als eine aseptische Wirbelnekrose fehlgedeutet und mit dem Eponym „Morbus Calvé" versehen.

An den langen Röhrenknochen äußert sich die LZH als destruierende, strahlentransparente Veränderung, meist in Begleitung einer lamellären Periostreaktion. Es kann maligne Rundzelltumoren, wie malignes Lymphom oder Ewing-Sarkom (Abb. 19-50), imitieren. In späteren Stadien werden diese Läsionen mehr sklerotisch mit darin verteilten Aufhellungen (Abb. 19-51). Die Verteilung der Herde und den Nachweis stummer Skelettläsionen erbringt am besten das Knochenszintigramm, das auch bei der Abgrenzung der LZH vom Ewing-Sarkom, das sich nur selten multifokal zeigt, sehr hilfreich sein kann.

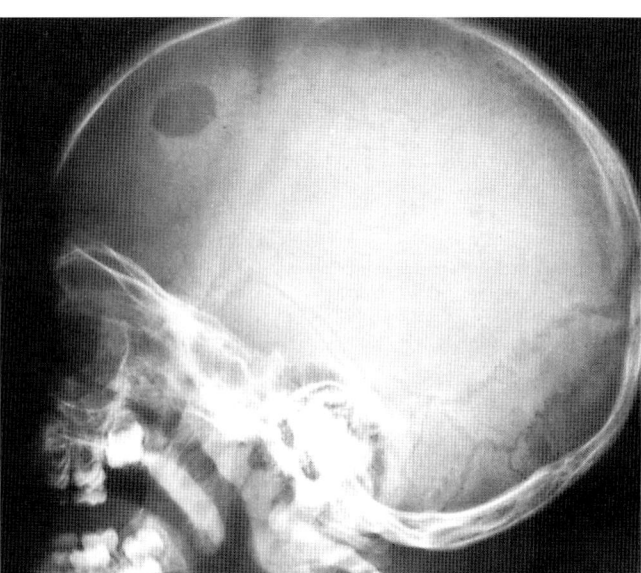

Abb. 19-47. Die Schädelaufnahme eines 2½jährigen Knaben mit einem disseminierten eosinophilen Granulomen zeigt im Stirnbein eine Osteolyse mit scharf begrenztem Rand, die ihr ein ausgestanztes Aussehen verleiht. Die ungleiche Beteiligung von Tabula interna und externa führt zu deren facettenartigem Aussehen

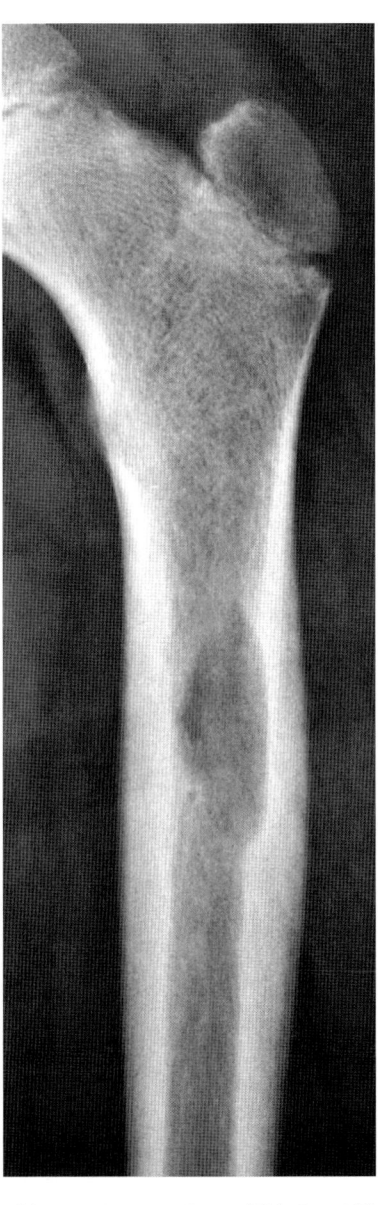

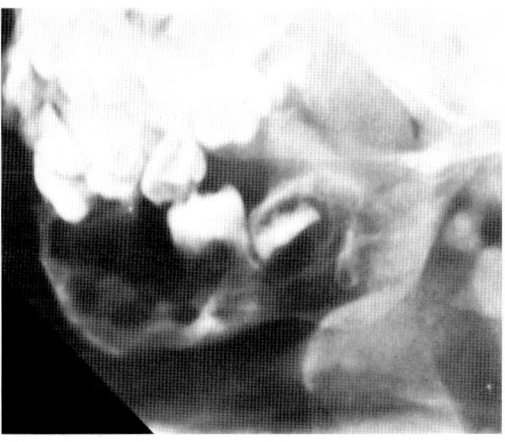

Abb. 19-46. Das Röntgenbild eines 3jährigen Knaben, der hinkte und umschriebene Druckschmerzhaftigkeit am proximalen Oberschenkel aufwies, zeigt eine Osteolyse im Markraum ohne sklerosierende Veränderungen. Die Kortikalis ist spindelförmig verbreitert, auch besteht eine solide Periostreaktion. Das Alter des Patienten, der Sitz dieser Läsion und das röntgenologische Bild sind typisch für ein Langerhanszellgranulom (eosinophiles Granulom)

Abb. 19-48. Dieses 3jährige Mädchen mit ausgedehnter Skelettbeteiligung bei Langerhanszellgranulom hatte ferner eine große destruierende Veränderung des Unterkiefers. Zu achten ist auf das typische Bild eines flottierenden Zahns, das von der Zerstörung des tragenden Alveolarfortsatzes herrührt

TEIL IV - Tumoren und tumorähnliche Veränderungen (Tumor-like Lesions)

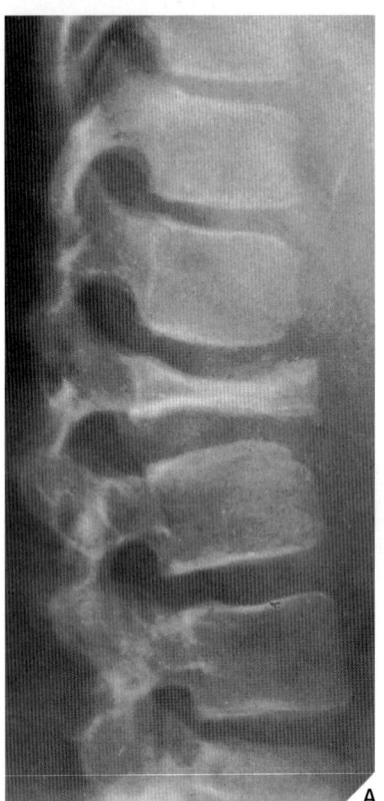 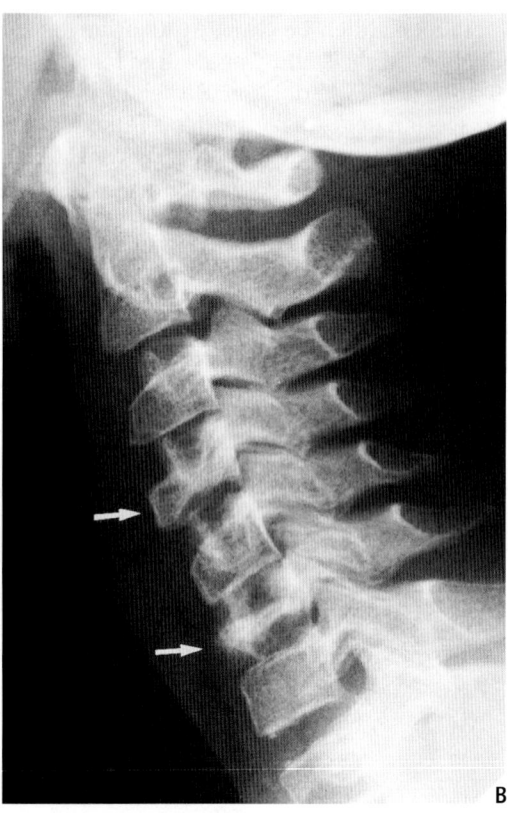

Abb. 19-49. A Die Vertebra plana Calvé beim Langerhanszellgranulom stellt eine Wirbelkörpersinterung infolge der Knochendestruktion durch das eosinophile Granulom dar. Man achte auf die dabei erhalten gebliebenen Bandscheiben. **B** In einem anderen Patienten sind Kompressionsfrakturen der HWK4 und HWK6 zu sehen *(Pfeile)*

Die Computertomographie kann dann von Nutzen sein, wenn Röntgenaufnahmen die Ausdehnung des Krankheitsprozesses nur ungenau aufzeigen, insbesondere beim Befall von Wirbelsäule und Becken. Diese Modalität weist Periostreaktion, abgeschrägte Ränder und reaktive Sklerose exakt nach. Es gibt vereinzelte Berichte zum Wert der MRT bei der Abklärung dieser Krankheit. Das MRT-Bild variiert und scheint dabei mit den Röntgenaufnahmen zu korrelieren. Die MRT-Manifestationen des LZH sind während der Frühstadien unspezifisch und können eine aggressive Läsion wie Osteomyelitis oder Ewing-Sarkom, gelegentlich auch benigne Tumoren wie Osteoidosteom oder Chondroblastom imitieren. Nach Injektion von Gadolinium-DTPA zeigen die Läsionen ein deutliches Enhancement in T1-gewichteten Aufnahmen (Abb. 19-52). Manchmal kann die MRT auch einen frühen Knochenmarkbefall bei fehlenden röntgenologischen oder szintigraphischen Auffälligkeiten aufzeigen. In einigen Studien waren die Läsionen in T1-gewichteten Bildern zu den Nachbarstrukturen isointens. Am Schädel wurden Läsionen berichtet, die in T2-gewichteten Sequenzen scharf begrenzte Areale eines Markersatzes von hoher Signalintensität aufwiesen. Neuere Literatur ergab, daß das häufigste Erscheinungsbild des LZH das einer fokalen Läsion ist, die von einem ausgiebigen und unscharfen Signal des Knochenmarks und von einer Weichteilreaktion niedriger Signalintensität in T1- sowie hoher Stärke in T2-gewichteten Bildern umgeben ist, von denen man annimmt, daß es sich um ein Knochenmark- und Weichteilödem oder um das sog. Flare-Phänomen handelt.

Die *infantile Myofibromatose* ist ein Leiden, das mit der LZH verwechselbar ist; es handelt sich um eine knotige myofibroblastische Läsion unbekannter Ätiologie, die entweder in solitärer (häufiger) oder multizentrischer Form vorkommt. Neben den Knochen können auch Epidermis, Subkutis, Muskeln und Viszera (Herz, Lungen, Gastrointestinaltrakt) befallen sein. An der infantilen Myofibromatose erkranken Kinder unter 2 Jahren. In Röntgenbildern erkennt man strahlentransparente Bezirke ohne reaktive Sklerose in langen Röhrenknochen, Gesichtsschädelknochen und Kalotte. In der MRT erscheinen die Läsionen in T1-Gewichtung hypointens und in T2-Gewichtung hyperintens.

Histologisch setzt sich die LZH aus einer unterschiedlichen Mischung zweier Zellarten zusammen: eosinophile Leukozyten mit doppelgelappten Kernen und groben eosinophilen Zytoplasmagranula sowie Histiozyten, die mit den Langerhans-Histiozyten in der Haut identisch sind.

Benigne Tumoren und Tumor-like Lesions IV: Diverse andere Läsionen

Morbus Erdheim-Chester (Lipogranulomatose)

Die im englischsprachigen Raum Morbus Chester-Erdheim genannte Krankheit ist ein disseminierter Prozeß ungeklärter Ätiologie, der das Muskel-Skelett-System sowie verschiedene Organe, darunter Herz, Lungen und Haut, befällt. Zu den klinischen Zeichen gehören Knochenschmerz, Bauchschmerz, Atemnot, neurologische Störungen, Exophthalmus, Fieber und allgemeine Abgeschlagenheit. Die Bildbefunde sind charakteristisch: Die Röntgenaufnahmen zeigen eine ausgedehnte Marksklerose und Knochenrindenverbreitung, vorwiegend in den langen Röhrenknochen unter Verschonung der Gelenkenden. Das Achsenskelett wird meist nicht befallen. Die MRT zeigt in T1-Gewichtung ein schwaches und in T2-Gewichtung ein starkes Signal. Die Krankheit kann ein malignes Lymphom und Metastasen vortäuschen. Histologisch sieht man Zeichen einer dichten Infiltration durch lipidbeladene, schaumzellenartige Makrophagen im Verein mit Cholesterinkristallen, eingestreuten Riesenzellen, chronischen Entzündungszellen und verschieden hohen Anteilen einer Fibrose. Manchmal können auch Langerhanszellen vorhanden sein, was bereits die Hypothese einer möglichen Verknüpfung dieser Krankheit mit der LZH aufkommen ließ.

Knochenmarkinfarkt

Radiologisch stellt sich der Knochenmarkinfarkt mit Verkalkungen in der Markhöhle und von einem gut abgrenzbaren, hyalinisierten, fibrotischen oder sklerotischen Randsaum umgeben dar (vgl. Abb. 17-14 u. 17-15); manchmal kann man dieses Bild mit einem Knorpeltumor, z. B. einem Enchondrom, verwechseln. Selten einmal kann sich im Infarktbezirk eines langen Röhrenknochens oder eines flachen Knochens eine Zyste entwickeln – der zystisch umgewandelte Knocheninfarkt –, die dann radiologisch als expansiv wachsende strahlentransparente Veränderung mit gleichzeitiger Ausdünnung der umgebenden Kortikalis imponiert. Meist ist die Zystenhöhle scharf begrenzt und von einer dünnen Schale reaktiven Knochens umgeben (Abb. 19-53). Manchmal ähnelt ein solcher zystisch umgewandelter Knocheninfarkt auch einem intraossären Lipom oder gar einem Chondrosarkom.

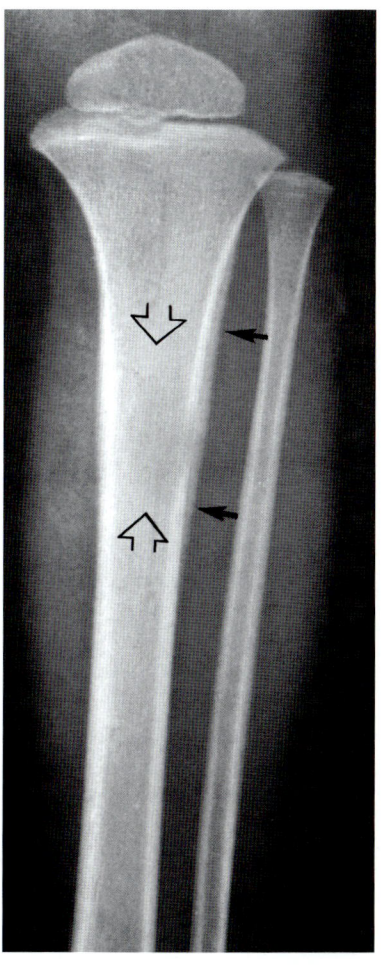

Abb. 19-50. Bei diesem 4jährigen Knaben zeigt die Unterschenkelaufnahme eine Läsion im linken Tibiaschaft vom permeativen Knochendestruktionstyp *(offene Pfeile)* sowie eine Zwiebelschalenreaktion des Periosts *(schwarze Pfeile),* wie sie nicht selten bei Osteomyelitis oder Ewing-Sarkom zu sehen sind. Die Beschwerdedauer des Patienten (seit 10 Tagen Fieber und Schmerz) sprach hier jedoch am ehesten für ein Langerhanszellgranulom

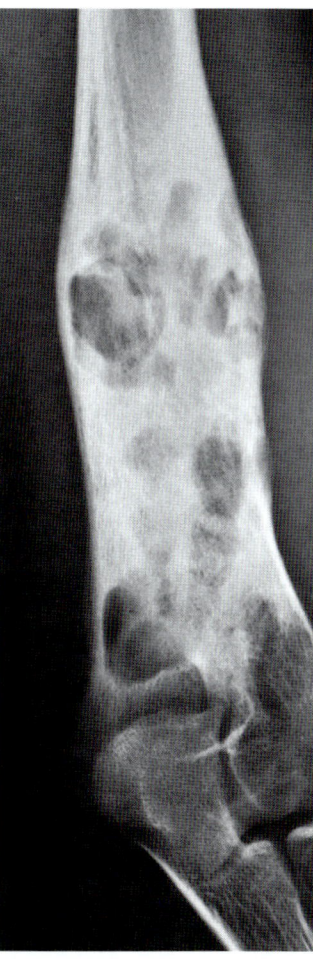

Abb. 19-51. Das Heilungsstadium eines Langerhanszellgranuloms, hier im distalen Humerus eines 16jährigen Mädchens, bietet vorwiegend sklerosierende Veränderungen mit eingestreuten strahlentransparenten Herden, einer Kortikalisverdickung und einer gut organisierten Periostreaktion. In diesem Stadium ahmt es eine chronische Osteomyelitis nach

TEIL IV - Tumoren und tumorähnliche Veränderungen (Tumor-like Lesions)

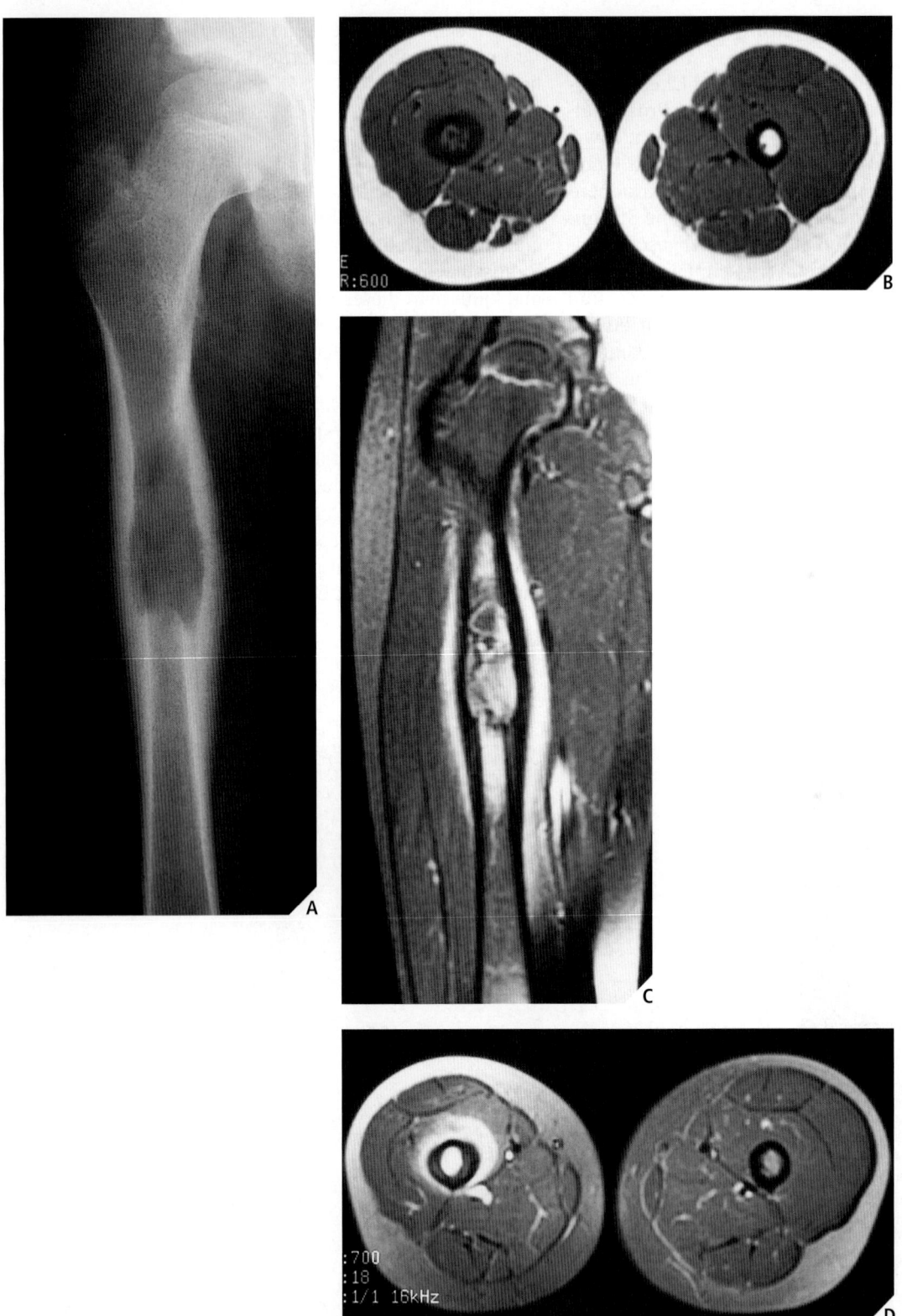

Abb. 19-52. **A** Bei einem 13 Jahre alten Jungen mit Histiozytose zeigt das a.-p. Bild des rechten Femurs eine strahlentransparente Läsion proximal im Femurschaft sowie eine lamellenartige Periostreaktion. **B** Das axiale T1w MRT-Bild (SE; TR 600 / TE 14 ms) zeigt die Läsion signalarm und die Knochenrinde deutlich verbreitert. **C** Das koronare fettsupprimierte T1w Bild (SE; TR 500 / TE 15 ms) nach Gadolinium i.v. zeigt einen deutichen Signalanstieg in der Läsion und in den der verbreiterten Knochenrinde benachbarten Weichteilen. **D** Das axiale T1w MRT-Bild (SE; TR 700 / TE 18 ms) nach Gadolinium i.v. zeigt den Signalanstieg sowohl des Granuloms als auch im Ödembereich um das Granulom

■ Myositis ossificans

Die Myositis ossificans ist eine traumatisch bedingte umschriebene Bildung heterotopen Knochens in den Weichteilen. Bislang wurden 2 Typen beschrieben: Die eine ist eine gut abgrenzbare Läsion, häufig in der Nachbarschaft eines langen Röhrenknochens oder eines flachen Knochens, die sog. juxtakortikale Myositis ossificans circumscripta, die andere eine segelartige und weniger scharf abgrenzbare Veränderung. Radiologisch ist die Myositis ossificans circumscripta durch das Zonenphänomen gekennzeichnet – d. h. in der Peripherie dichten, gut organisierten und im Zentrum weniger gut organisierten, unreifen Knochen – sowie ferner durch einen strahlentransparenten Spalt, der die Veränderung von der Rinde des benachbarten Knochens trennt (Abb. 19-54; vgl. auch Abb. 4-51 u. 4-52). Manchmal kann die Myositis ossificans einen malignen Knochentumor, wie z. B. ein parossales oder ein periostales Osteosarkom, vortäuschen (vgl. Abb. 20-20 u. 20-23). Die meisten diagnostischen Irrtümer entstehen, wenn eine Biopsie zu früh, also noch in der Entstehungsphase der Myositis ossificans, entnommen wird, weil dann das histologische Bild sogar Sarkomgewebe ähneln kann.

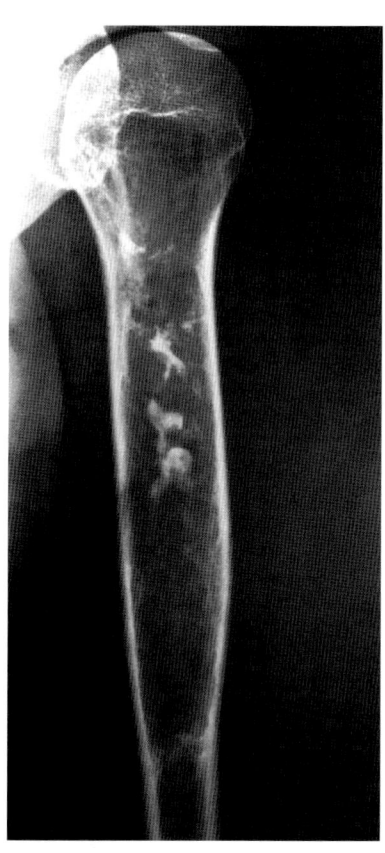

Abb. 19-53. Bei der 31jährigen Frau war diese expansive, strahlentransparente Veränderung im proximalen linken Humerusschaft ein Zufallsbefund. Sie bietet die klassischen Kennzeichen eines zystenartig umgewandelten Knocheninfarkts: Sitz im Knochenmarkanteil mit zentralen Verkalkungen und schmalem reaktivem Sklerosesaum. Obwohl die Kortikalis verschmälert und aufgetrieben ist, liegen keine Zeichen einer Periostreaktion oder eines Weichteiltumors vor. (Wiedergabe mit freundlicher Genehmigung von Dr. A. Norman, Valhalla, New York)

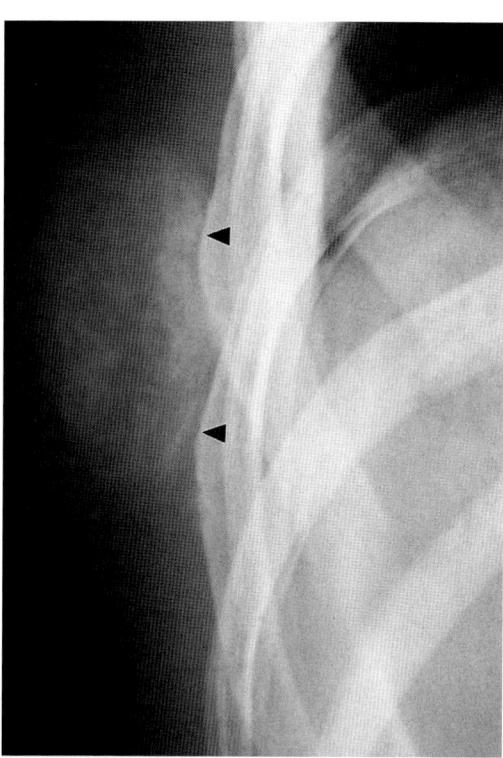

Abb. 19-54. Charakteristisches Aussehen einer posttraumatischen Myositis ossificans circumscripta in der Nachbarschaft von Rippen. Man beachte, daß die Peripherie der Läsion dichter als das Zentrum ist. Die Pfeilspitzen weisen auf den schmalen strahlentransparenten Spalt, der die Läsion von der Knochenrinde der Rippen trennt

TEIL IV - Tumoren und tumorähnliche Veränderungen (Tumor-like Lesions)

Merkpunkte für die Praxis

1. Die einfache Knochenzyste sitzt bevorzugt
   - im proximalen Schaft von Humerus und Femur bei Kindern und Jugendlichen;
   - im Becken und Fersenbein bei Erwachsenen.
2. Charakteristisch für eine einfache Knochenzyste sind:
   - Deren zentraler Sitz in einem langen Röhrenknochen;
   - die fehlende Periostreaktion (falls keine Fraktur vorliegt).

   Sie kann durch eine pathologische Fraktur kompliziert werden, wobei dann oftmals das Zeichen des herabgefallenen Fragments vorhanden ist und differentialdiagnostisch helfen kann.
3. Die nahezu ausschließlich bei Kindern und Heranwachsenden unter 20 Jahren vorkommende aneurysmatische Knochenzyste ist charakterisiert durch:
   - Ihren exzentrischen Sitz im Knochen;
   - eine pfeilerartige Periostreaktion;
   - die Umhüllung durch eine dünne Periostschale.
4. Eine aneurysmatische Knochenzyste kann de novo infolge zystischer Veränderungen in einem vorbestehenden benignen (Chondroblastom, Osteoblastom, Riesenzelltumor, fibröse Dysplasie) oder malignen Tumor (Osteosarkom) entstehen.
5. Die MRT zeigt bei einer aneurysmatischen Knochenzyste meist recht charakteristische Spiegel zwischen zwei Flüssigkeiten, die die Sedimentierung von Erythrozyten und Serum innerhalb der zystischen Hohlräume widerspiegeln.
6. Der im charakteristischen Fall am Gelenkende langer Röhrenknochen sichtbare Riesenzelltumor stellt sich zumeist als strahlentransparente Läsion ohne jegliche Sklerosereaktion in der Peripherie dar. Radiologisch ist es unmöglich zu bestimmen, ob ein Riesenzelltumor benigne oder maligne ist.
7. Das fibrokartilaginäre Mesenchymom ist eine benigne Läsion, die sich aus zwei unterschiedlichen Geweben zusammensetzt: ein kartilaginäres, das einer aktiven Wachstumsfuge ähnelt, und ein fibröses, das einem niedriggradig malignen Fibrosarkom ähnelt.
8. Hämangiome sieht man zumeist in Wirbelkörpern; sie verursachen in der Regel keine Symptome, können aber zu Beschwerden führen, wenn sie sich in den Spinalkanal ausdehnen.
9. Zum charakteristischen MRT-Aspekt eines Hämangioms zählt die hohe Signalintensität in T1- wie auch T2-gewichteten Bildern.
10. Als Angiomatose ist der diffuse Knochenbefall durch hämangiomatöse Läsionen definiert; ist ein Knochen ausgiebig befallen, verwendet man den Begriff zystische Angiomatose.
11. Für das Gorham-Stout-Syndrom des Knochens (weitere Bezeichnungen sind massive Osteolyse oder disappearing bone disease) ist eine progrediente, umschriebene Knochenresorption mit dem Bild eines „abgelutschten Zuckerbonbons" charakteristisch.
12. Das intraossäre Lipom zeigt sich häufig mit zentralen Verkalkungen oder Verknöcherungen. Häufige Befallsorte sind die subtrochantere Region des Femurs und das Fersenbein.
13. Häufig als Tumoren fehlgedeutete nicht neoplastische Veränderungen sind:
    - Intraossäres Ganglion;
    - brauner Tumor bei Hyperparathyreoidismus;
    - Langerhanszellhistiozytose (eosinophiles Granulom);
    - Erdheim-Chester-Krankheit;
    - zystisch umgewandelter Knochenmarkinfarkt;
    - posttraumatische Myositis ossificans.
14. Das intraossäre Ganglion ähnelt einer degenerativen Zyste und sitzt bevorzugt an nicht durch das Körpergewicht belasteten Stellen des Gelenkendes langer Röhrenknochen.
15. Die Langerhanszellhistiozytose sieht man vorwiegend bei Kindern; man kann sie mit dem Ewing-Sarkom verwechseln.
16. Der Morbus Erdheim-Chester manifestiert sich im Röntgenbild als ausgedehnte Marksklerose und verbreiterte Knochenrinde, wodurch er ein malignes Lymphom oder osteoblastische Metastasen nachahmt.
17. Charakteristisch für die Myositis ossificans sind das Zonenphänomen (gut organisierter Knochen in der Peripherie der Läsion und unreifer Kochen im Zentrum) sowie ein strahlentransparenter Spalt, der die Läsion von der Rinde des benachbarten Knochens trennt.

Literaturempfehlungen

Abdelwahab IF, Sclerosing hemangiomatosis: a case report and review of the literature. Br J Radiol 1991; 64: 894–897.

Abdelwahab IF, Lewis MM, Klein MJ, Barbera C. Case report 515. Simple (solitary) bone cysts of the calcaneus. Skeletal Radiol 1989; 17: 607–610.

Aho HJ, Aho AJ, Einola S. Aneurysmal bone cyst: a study of ultrastructure and malignant transformation. Virchows Arch (A) 1982; 395: 169–179.

Aho HJ, Aho AJ, Pellineimi LJ, Ekfors TO, Foidart JM. Endothelium in aneurysmal bone cyst. Histopathology 1985; 9: 381–387.

Allen PW, Enzinger FM. Hemangioma of skeletal muscle: an analysis of 89 cases. Cancer 1972; 29: 8–22.

Alles JU, Schulz A. Immunohistochemical markers (endothelial and histiocytic) and ultrastructure of primary aneurysmal bone cysts. Hum Pathol 1986; 17: 39–45.

Aoki J, Moriya K, Yamashita K, et al. Giant cell tumors of bone containing large amounts of hemosiderin: MR-pathologic correlation. J Comput Assist Tomogr 1991; 15: 1024–1027.

Aoki J, Moser RP Jr, Vinh TN. Giant cell tumor of the scapula. A review of 13 cases. Skeletal Radiol 1989; 18: 427–434.

Aoki J, Tanikawa H, Ishii K, et al. MR findings indicative of hemosiderin in giant-cell tumor of bone: frequency, cause, and diagnostic significance. AJR Am J Roentgenol 1996; 166: 145–148.

Apaydin A, Özkaynak C, Yilmaz S, et al. Aneurysmal bone cyst of metacarpal. Skeletal Radiol 1996; 25: 76–78.

Asch MJ, Cohen AH, Moore TC. Hepatic and splenic lymphangiomatosis with skeletal involvement. Report of a case and review of the literature. Surgery 1974; 76: 334–339.

Assoun J, Richardi G, Railhac JJ, et al. CT and MRI of massive osteolysis of Gorham. J Comput Assist Tomogr 1994; 18: 981–984.

Athanasou NA, Bliss E, Gatter KC, Heryet A, Woods CG, McGee JO. An immunohistological study of giant-cell tumor of bone: evidence for an osteoclast origin of the giant cells. J Pathol 1985; 147: 153–158.

Averill R, Smith R, Campbell CJ. Giant cell tumors of the bones of the hand. J Hand Surg 1980; 5: 39–50.

Bacchini P, Bertoni F, Ruggieri P, Campanacci M. Multicentric giant cell tumor of skeleton. Skeletal Radiol 1995; 24: 371–374.

Backo M, Cindro L, Golouh R. Familial occurrence of infantile myofibromatosis. Cancer 1992; 69: 1294–1299.

Baker DM. Benign unicameral bone cyst. Clin Orthop 1970; 71: 140–151.

Baker ND, Greenspan A, Neuwirth M. Symptomatic vertebral hemangiomas: a report of four cases. Skeletal Radiol 1986; 15: 458–463.

Barcelo M, Pathria MN, Abdul-Karim FW. Intraosseous lipoma. A clinicopathological study of four cases. Arch Pathol Lab Med 1992; 116: 947–950.

Beltran J, Simon DC, Levy M, Herman L, Weis L, Mueller CF. Aneurysmal bone cysts: MR imaging at 1.5 T. Radiology 1986; 158: 689–690.

Bergman AG, Rogero GW, Hellman B, Lones MA. Case report 841. Skeletal cystic angiomatosis. Skeletal Radiol 1994; 23: 303–305.

Bergstrand A, Hook O, Lidvall H. Vertebral haemangiomas compressing the spinal cord. Acta Neurol Scand 1963; 39: 59–66.

Berlin SJ. A review of 2,720 lesions of the foot. J Am Podiatr Assoc 1980; 70: 318–324.

Bertheussen KJ, Holck S, Schiodt T. Giant cell lesion of bone of the hand with particular emphasis on giant cell reparative granuloma. J Hand Surg [Am] 1983; 8: 46–49.

Bertoni F, Bacchini P, Capanna R, et al. Solid variant of aneurysmal bone cyst. Cancer 1993; 71: 729–734.

Bertoni F, Present D, Enneking WF. Giant cell tumor of bone with pulmonary metastases. J Bone Joint Surg [Am] 1985; 67A: 890–900.

Bertoni F, Present D, Sudanese A, Baldini N, Bacchini P, Campanacci M. Giant cell tumor of bone with pulmonary metastases: six case reports and a review of the literature. Clin Orthop 1988; 237: 275–285.

Bhaduri A, Deshpande RB. Fibrocartilaginous mesenchymoma versus fibrocartilaginous dysplasia: are these a single entity? Am J Surg Pathol 1995; 19: 1447–1448.

Biesecker JL, Marcove RC, Huvos AG, Miké V. Aneurysmal bone cysts. A clinicopathologic study of 66 cases. Cancer 1970; 26: 615–625.

Blacksin MF, Ende N, Benevenia J. Magnetic resonance imaging of intraosseous lipomas: a radiologic-pathologic correlation. Skeletal Radiol 1995; 24: 37–41.

Blumberg ML. CT of iliac unicameral bone cysts. AJR Am J Roentgenol 1981; 136: 1231–1232.

Bohne WHO, Goldman AB, Bullough P. Case report 96. Chester-Erdheim disease (lipogranulomatosis). Skeletal Radiol 1979; 4: 164–167.

Bonakdarpour A, Levy MW, Aegerter E. Primary and secondary aneurysmal bone cysts: a radiological study of 75 cases. Radiology 1978; 126: 75–83.

Boseker EH, Bickel WH, Dahlin DC. A clinicopathologic study of simple unicameral bone cysts. Surg Gynecol Obstet 1968; 127: 550–560.

Boyle WJ. Cystic angiomatosis of bone. J Bone Joint Surg [Br] 1972; 5411: 626–636.

Brady TJ, Gebhardt MC, Pykett IL, et al. NMR imaging of forearms in healthy volunteers and patients with giant-cell tumor of bone. Radiology 1982; 144: 549–552.

Bridge JA, Neff JR, Bhatia PS, Sanger WG, Murphey MD. Cytogenetic findings and biologic behavior of giant cell tumors of bone. Cancer 1990; 65: 2697–2703.

Broder HM. Possible precursor of unicameral bone cysts. J Bone Joint Surg [Am] 1968; 50A: 503–507.

Brower AC, Culver JE Jr, Keats TE. Diffuse cystic angiomatosis of bone: report of two cases. Am J Roentgenol Ther Nucl Med 1973; 118: 456–463.

Bruni L. The cockade image: a diagnostic sign of calcaneum intraosseous lipoma. Rays 1986; 11: 51–54.

Buetow PC, Kransdorf MJ, Moser RP Jr, Jelinek JS, Berrey BH. Radiologic appearance of intramuscular hemangioma with emphasis on MR imaging. AJR Am J Roentgenol 1990; 154: 563–567.

Buirski G, Watt I. The radiological features of solid aneurysmal bone cysts. Br J Radiol 1984; 57: 1057–1065.

Bulichova LV, Unni KK, Bertoni F, Beabout JW. Fibrocartilaginous mesenchymoma of bone. Am J Surg Pathol 1993; 17: 830–836.

Bullough PG. Atlas of orthopedic pathology with clinical and radiologic correlation, 2nd ed. New York: Grower, 1992: 15.12–15.14.

Burmester GR, Winchester RJ, Dimitriu-Bona A, Klein MJ, Steiner G, Sissons HA. Delineation of four cell types comprising the giant cell tumor of bone. J Clin Invest 1983; 71: 1633–1648.

Burnstein MI, De Smet AA, Hafez GR, Heiner JP. Case report 611. Subperiosteal aneurysmal bone cyst of tibia. Skeletal Radiol 1990; 4: 294–297.

Campanacci M. Bone and soft tissue tumors. New York: Springer-Verlag, 1986: 345–348.

TEIL IV - Tumoren und tumorähnliche Veränderungen (Tumor-like Lesions)

Campanacci M, Baldini N, Boriani S, Sudanese A. Giant cell tumor of bone. J Bone Joint Surg [Am] 1987; 69A: 106–114.

Campanacci M, Capanna R, Picci P. Unicameral and aneurysmal bone cysts. Clin Orthop 1986; 204: 25–36.

Campanacci M, Giunti A, Olmi R. Giant-cell tumors of bone: a study of 209 cases with long-term follow-up in 130. Ital J Orthop Traumatol 1975; 1: 249–277.

Capanna R, Van Horn J, Ruggieri P, Biagini R. Epiphyseal involvement in unicameral bone cysts. Skeletal Radiol 1986; 15: 428–432.

Carrasco CH, Murray JA. Giant cell tumors. Orthop Clin North Am 1989; 20: 395–405.

Caskey PM, Wolf MD, Fechner RE. Multicentric giant cell reparative granuloma of the small bones of the hand. A case report and review of the literature. Clin Orthop 1985; 193: 199–205.

Choma ND, Biscotti CV, Bauer TW, Betho AC, Licata AA. Gorham's syndrome: a case report and review of the literature. Am J Med 1987; 83: 1151–1156.

Chow LT, Lee K. Intraosseous lipoma. A clinicopathological study of nine cases. Am J Surg Pathol 1992; 16: 401–410.

Chung EG, Enzinger FM. Infantile myofibromatosis. Cancer 1981; 48: 1807–1818.

Clough JR, Price CH. Aneurysmal bone cyst: pathogenesis and long term results of treatment. Clin Orthop 1973; 97: 52–63.

Cohen J. Etiology of simple bone cyst. J Bone joint Surg [Am] 1970; 52A: 1493–1497.

Cohen J. Unicameral bone cysts: a current synthesis of reported cases. Orthop Clin North Am 1977; 8: 715–726.

Cohen JW, Weinreb JC, Redman HC. Arteriovenous malformations of the extremities: MR imaging. Radiology 1986; 158: 475–479.

Conway WF, Hayes CW. Miscellaneous lesions of bone. Radiol Clin North Am 1993; 31: 339–358.

Cooper PH. Is histiocytoid hemangioma a specific pathologic entity? Am J Surg Pathol 1988; 12: 815–817.

Dabezies EJ, D'Ambrosia RD, Chuinard RG, Ferguson AB Jr. Aneurysmal bone cyst after fracture. A report of three cases. J Bone Joint Surg [Am] 1982; 64A: 617–621.

Dabska M, Buraczewski J. Aneurysmal bone cyst. Pathology, clinical course and radiologic appearances. Cancer 1969; 23: 371–389.

Dahlin DC. Giant cell tumor of bone: highlights of 407 cases. AJR Am J Roentgenol 1985; 144: 955–960.

Dahlin DC. Giant cell bearing lesions of bone of the hands. Hand Clin 1987; 3: 291–297.

Dahlin DC, Bertoni F, Beabout JW, Campanacci M. Fibrocartilaginous mesenchymoma with low grade malignancy. Skeletal Radiol 1984; 12–263–269.

Dahlin DC, Cupps RE, Johnson EW Jr. Giant-cell tumor: a study of 195 cases. Cancer 1970; 25: 1061–1070.

Dahlin DC, McLeod RA. Aneurysmal bone cyst and other nonneoplastic conditions. Skeletal Radiol 1982; 8: 243–250.

Dahlin DC, Unni K& Bone tumors: general aspects and data on 8,542 cases, 4th ed. Springfield, IL: Charles C Thomas, 1986: 181–185.

DeLee JC. Intraosseous lipoma of the proximal part of the femur: case report. J Bone Joint Surg [Am] 1979; 61A: 601–603.

deSantos LA, Murray JA. Evaluation of giant cell tumor by computerized tomography. Skeletal Radiol 1978; 2: 205–212.

Dooms GC, Hricak H, Sollitto RA, Higgins CB. Lipomatous tumors and tumors with fatty component: MR imaging potential and comparison of MR and CT results. Radiology 1985; 157: 479–483.

Duncan CP, Morton KS, Arthur JS. Giant cell tumor of bone: its aggressiveness and potential for malignant change. Can J Surg 1983; 26: 475–476.

Eckhardt JJ, Grogan TJ. Giant cell tumor of bone. Clin Orthop 1986; 204: 45–58.

Egan AJM, Boardman LA, Tazelaar HD, et al. Erdheim-Chester disease. Clinical, radiologic, and histopathologic findings in five patients with lung disease. Am J Surg Pathol 1999; 23: 17–26.

Enzinger FM, Weiss SW. Benign tumors and tumorlike lesions of blood vessels. In: Enzinger FM, Weiss SW, eds. Soft tissue tumors, 3rd ed. St. Louis: CV Mosby, 1995.

Fechner RE, Mills SE. Tumors of the bones and joints. Washington, DC: Armed Forces Institute of Pathology, 1993: 173–186, 203–209, 253–258.

Francis R, Lewis E. CT demonstration of giant cell tumor complicating Paget disease. J Comput Assist Tomogr 1983; 7: 917–918.

Freeby JA, Reinus WR, Wilson AJ. Quantitative analysis of the plain radiographic appearance of aneurysmal bone cyst. Invest Radiol 1995; 30: 433–439.

Friedman DP. Symptomatic vertebral hemangiomas: MR findings. AJR Am J Roentgenol 1996; 167: 359–364.

Fush SE, Herndon JH. Aneurysmal bone cyst involving the hand: a review and report of two cases. J Hand Surg [Am] 1979; 4A: 152–159.

Gerard PS, Wilck E. Spinal hemangioma. An unusual photopenic presentation on bone scan. Spine 1992; 17: 607–610.

Glass TA, Mills SE, Fechner RE, Dyer R, Martin W, Armstrong P. Giant-cell reparative granuloma of the hands and feet. Radiology 1983; 149: 65–68.

Godfry LW, Gresham GA. The natural history of aneurysmal bone cyst. Proc R Soc Med 1959; 52: 900–905.

Goldberg RP, Genant HK Case report 67. Solitary bone cyst of the right ilium. Skeletal Radiol 1978; 3: 118–121.

Goldenberg RR, Campbell CJ, Bonfiglio M. Giant-cell tumor of bone. An analysis of two hundred and eighteen cases. J Bone joint Surg [Am] 1970; 52A: 619–664.

Gorham LW, Stout AP. Massive osteolysis (acute spontaneous absorption of bone, phantom bone, disappearing bone): its relation to haemangiomatosis. J Bone Joint Surg [Am] 1955; 37A: 985–1004.

Gorham LW, Wright AW, Shultz HH, Mexon FC Jr. Disappearing bones: a rare form of massive osteolysis. Am J Med 1954; 17: 674–682.

Graharn DY, Gonzales J, Kothari SM. Diffuse skeletal angiomatosis. Skeletal Radiol 1978; 3: 131–135.

Gramiak R, Ruiz G, Campeti FL. Cystic angiomatosis of bone. Radiology 1957; 69: 347–353.

Greenfield GB, Arrington JA. Imaging of bone tumors. Philadelphia: JB Lippincott, 1995: 217–218.

Greenspan A, Klein MJ, Bennett AJ, Lewis MM, Neuwirth M, Camins MB. Case report 242. Hemangioma of the T6 vertebra with a compression fracture, extradural block and spinal cord compression. Skeletal Radiol 1978; 10: 183–188.

Gutierrez RM, Spjut HJ. Skeletal angiomatosis: report of three cases and review of the literature. Clin Orthop 1972; 85: 82–97.

Haims AH, Desai P, Present D, Beltran J. Epiphyseal extension of a unicameral bone cyst. Skeletal Radiol 1997; 26: 51–54.

Han BK, Ryu JS, Moon DH, Shin MJ, Kim YT, Lee HK. Bone SPECT imaging of vertebral hemangioma. Correlations with MR imaging and symptoms. Clin Nucl Med 1995; 20: 916–921.

Hart JAL. Intraosseous lipoma. J Bone Joint Surg [Br] 1973; 55B: 624–632.

Hasegawa M, Kida S, Yamashima T, Yamashima J, Takakuwa S. Multicentric infantile myofibromatosis in the cranium: case report. Neurosurgery 1995; 36: 1200–1203.

Hawnaur JM, Whitehouse RW, Jenkins JPR, Isherwood I. Musculoskeletal haemangiomas: comparison of MRI with CT. Skeletal Radiol 1990; 19: 251–258.

Herman SD, Mesgarzadeh M, Bonakdarpour A, Dalinka MK. The role of magnetic resonance imaging in giant cell tumor of bone. Skeletal Radiol 1987; 16: 635–643.

Hermann G, Abdelwahab, IF, Klein MJ, Berson BD, Lewis MM. Case report 603. Giant cell reparative granuloma of the distal end of right femur. Skeletal Radiol 1990; 19: 367–369.

Hertzanu Y, Mendelsohn DB, Gottschalk F. Aneurysmal bone cyst of the calcaneus. Radiology 1984; 151: 51–52.

Heyman S, Treves S. Scintigraphy in pediatric bone tumors. In: Jaffe N, ed. Bone tumors in children. Littleton, MA: Wright, 1979: 79–96.

Hudson TM. Fluid levels in aneurysmal bone cysts: a CT feature. AJR Am J Roentgenol 1984; 141: 1001–1004.

Hudson TM. Scintigraphy of aneurysmal bone cysts. AJR Am J Roentgenol 1984; 142: 761–765.

Hudson TM. Radiologic-pathologic correlation of musculoskeletal lesions. Baltimore: Williams & Wilkins, 1987: 209–237, 249–252, 261–265.

Hudson TM, Hamlin DJ, Fitzimmons JR. Magnetic resonance imaging of fluid levels in an aneurysmal bone cyst and in anticoagulated human blood. Skeletal Radiol 1985; 13: 267–270.

Hudson TM, Schiebler M, Springfield DS, et al. Radiology of giant cell tumors of bone: computed tomography, arthrotomography, and scintigraphy. Skeletal Radiol 1984; 11: 85–95.

Hutter RVP, Worcester JN Jr, Francis KC, Foote FW Jr, Stewart FW. Benign and malignant giant cell tumors of bone. A clinicopathological analysis of the natural history of the disease. Cancer 1962; 15: 653–690.

Huvos AG. Bone tumors: diagnosis, treatment, and prognosis, 2nd ed. Philadelphia: WB Saunders, 1991: 713–743.

Ishida T, Dorfman HD. Massive chondroid differentiation in fibrous dysplasia of bone (fibrocartilaginous dysplasia). Am J Surg Pathol 1993; 17: 924–930.

Ishida T, Dorfman HD, Steiner GC, Norman A. Cystic angiomatosis of bone with sclerotic changes, mimicking osteoblastic metastases. Skeletal Radiol 1994; 23: 247–252.

Jacobs JE, Kimmelstiel P. Cystic angiomatosis of the skeletal system. J Bone Joint Surg [Am] 1953; 35A: 409–420.

Jaffe HL. Aneurysmal bone cyst. Bull Hosp Joint Dis 1950; 11: 3–13.

Jaffe HL. Tumors and tumorous conditions of the bones and joints. Philadelphia: Lea & Febiger, 1958.

Jaffe HL, Lichtenstein L. Solitary unicameral bone cyst with emphasis on the roentgen picture, the pathologic appearance, and the pathogenesis. Arch Surg 1942; 44: 1004–1025.

Jaffe HL, Lichtenstein L, Portis RB. Giant cell tumor of bone. Its pathologic appearance, grading, supposed variants and treatment. Arch Pathol 1940; 30: 993–1031.

Johnson PM, McClure JG. Observations on massive osteolysis: a review of the literature and report of a case. Radiology 1958; 71: 28–42.

Joseph UA, Jhingran SG. Technetium-99m labeled red blood cells in the evaluation of hemangioma. Clin Nucl Med 1987; 12: 845–847.

Junghanns H. Lipomas (fatty marrow areas) in the vertebral column. In: Handbuch der speziellen pathologischen Anatomie und Histologie, Bd. IX/4. Berlin: Springer-Verlag, 1939: 333–334.

Kaplan PA, Murphy M, Greenway G, Resnick D, Sartoris DJ, Harms S. Fluid-fluid levels in giant cell tumors of bone: report of two cases. Computed Tomogr 1987; 11: 151–155.

Karlin CA, Brower AC. Multiple primary hemangiomas of bone. AJR Am J Roentgenol 1977; 129: 162–164.

Keats TE. Atlas of normal roentgen variants that may simulate disease, 5th ed. St. Louis: Mosby Year Book, 1992: 637–648.

Keats TE, Harrison RB. The calcaneal nutrient foramen: a useful sign in the differentiation of true from simulated cysts. Skeletal Radiol 1979; 3: 239–240.

Kenan S, Lewis MM, Abdelwahab IF, Hermann G, Klein MJ. Case report 652. Primary intraosseous low grade myxoid sarcoma of the scapula (myxoid liposarcoma). Skeletal Radiol 1991; 20: 73–75.

Ketyer S, Braunstein S, Cholankeri1 J. CT diagnosis of intraosseous lipoma of the calcaneus. J Comput Assist Tomogr 1983; 7: 546–547.

Kinley S, Wiseman F, Wertheimer SJ. Giant cell tumor of the talus with secondary aneurysmal bone cyst. J Foot Ankle Surg 1993; 32: 38–46.

Köhler A, Zimmer EA. Borderlands of normal and early pathologic findings in skeletal radiology, 13th ed. Revised by Schmidt H, Freyschmidt J. Stuttgart: Thieme Verlag, 1993: 797–814.

Kransdorf M, Sweet DE. Aneurysmal bone cyst: concept, controversy, clinical presentation, and imaging. AJR Am J Roentgenol 1995; 164: 573–580.

Kransdorf MJ, Sweet DE, Buetow PC, Giudici MA, Moser RP Jr. Giant cell tumor in skeletally immature patients. Radiology 1992; 184: 233–237.

Kricun ME. Imaging of bone tumors. Philadelphia: WB Saunders, 1993: 236–237.

Kricun ME. Tumors of the foot. In: Kricun ME, ed. Imaging of bone tumors. Philadelphia: WB Saunders, 1993: 221–225.

Kricum ME, Kricun R, Haskin ME. Chondroblastoma of the calcaneus: radiographic features with emphasis on location. AJR Am J Roentgenol 1977; 128: 613–616.

Kyriakos M, Hardy D. Malignant transformation of aneurysmal bone cyst, with an analysis of the literature. Cancer 1991; 68: 1770–1780.

Ladanyi M, Traganos F, Huvos AG. Benign metastasizing giant cell tumors of bone: a DNA flow cytometric study. Cancer 1989; 64: 1521–1526.

Lagier R. Calcancus lipoma with bone infarct. Fortschr Roentgenstr 1985; 142: 472–474.

Lagier R. Case report 128. Intraosseous lipoma. Skeletal Radiol 1980; 5: 267–269.

Laredo JD, Assouline E, Gelbert F, Wybier M, Merland JJ, Tubiana JM. Vertebral hamangiomas: fat content as a sign of aggressiveness. Radiology 1990; 177: 467–472.

Laredo JD, Reizine D, Bard M, Merland JJ. Vertebral hemangiomas: radiologic evaluation. Radiology 1986; 161: 183–189.

Leeson MC, Kay D, Smith BS. Intraosseous lipoma. Clin Orthop 1983; 181: 186–190.

Levey DS, MacCormack LM, Sartoris DJ, Haghighi P, Resnick D, Thorne R. Cystic angiomatosis: case report and review of the literature. Skeletal Radiol 1996; 25: 287–293.

Levey DS, Sartoris DJ, Resnick D. Advanced diagnostic imaging techniques for pedal osseous neoplasms. Clin Podiatr Med Surg 1993; 10: 655–682.

Levin DC, Gordon DH, McSweeney J. Arteriography of peripheral hemangiomas. Radiology 1976; 121: 625–630.

Levin MF, Vellet AD, Munk PL, McLean CA. Intraosseous lipoma of the distal femur: MRI appearance. Skeletal Radiol 1996; 25: 82–84.

Levine E, DeSmet AA, Neff JR. Role of radiologic imaging in management planning of giant cell tumor of bone. Skeletal Radiol 1984; 12: 79–89.

Levine E, DeSmet AA, Neff JR, Martin NL. Scintigraphic evaluation of giant cell tumor of bone. AJR Am J Roentgenol 1984; 143: 343–348.

Levy WM, Miller AS, Bonakdarpour A, Aegerter E. Aneurysmal bone cyst secondary to other osseous lesions. Report of 57 cases. Am J Clin Pathol 1975; 63: 1–8.

Lichtenstein L. Aneurysmal bone cyst. A pathological entity commonly mistaken for giant cell tumor and occasionally for hemangioma and osteogenic sarcoma. Cancer 1950; 3: 279–289.

Lichtenstein L. Aneurysmal bone cyst. Observations on fifty cases. J Bone Joint Surg [Am] 1957; 39A: 873–882.

Ling L, Klein MJ, Sissons HA, Steiner GC, Winchester RJ. Expression of Ia and monocyte-macrophage lineage antigens in giant cell tumor of bone and related lesions. Arch Pathol Lab Med 1988; 112: 65–69.

TEIL IV - Tumoren und tumorähnliche Veränderungen (Tumor-like Lesions)

Lomasney LM, Martinez S, Demos TC, Harrelson JM. Multifocal vascular lesions of bone: imaging characteristics. Skeletal Radiol 1996; 25: 255–261.

Lorenzo JC, Dorfman HD. Giant-cell reparative granuloma of short tubular bones of the hands and feet. Am J Surg Pathol 1980; 4: 551–563.

Makhija MC. Bone scanning in aneurysmal bone cyst. Clin Nucl Med 1981; 6: 500–501.

Makhija M, Bofill ER. Hemangioma: a rare cause of photopenic lesion on skeletal imaging. Clin Nucl Med 1988; 13: 661–662.

Maloney WJ, Vaughan LM, Jones HH, Ross J, Nagel DA. Benign metastasizing giant-cell tumor of bone. Report of three cases and review of the literature. Clin Orthop 1989; 243: 208–215.

Manaster BJ, Doyle AJ. Giant cell tumor of bone. Radiol Clin North Am 1993; 31: 299–323.

Martinat P, Cotten A, Singer B, Petyt L, Chastanet P. Solitary cystic lymphangioma. Skeletal Radiol 1995; 24: 556–558.

Martinez V, Sissons HA. Aneurysmal bone cyst. A review of 123 cases including primary lesions and those secondary to other bone pathology. Cancer 1988; 61: 2291–2304.

Marymont JV, Shapiro WM. Vertebral hemangioma associated with spinal cord compression. South Med J 1988; 81: 1586–1587.

Matsuno T. Benign fibrous histiocytoma involving the ends of long bone. Skeletal Radiol 1990; 19: 561–566.

May DA, Good RB, Smith DK, Parsons TW. MR imaging of musculoskeletal tumors and tumor mimickers with intravenous gadolinium: experience with 242 patients. Skeletal Radiol 1997; 26: 2–15.

McCarthy EF, Dorfman HD. Vascular and cartilaginous hamartoma of the ribs in infancy with secondary aneurysmal bone cyst formation. Am J Surg Pathol 1980; 4: 247–253.

McDonald DJ, Sim FH, McLeod RA, Dahlin DC. Giant cell tumor of bone. J Bone Joint Surg [Am] 1986; 68A: 235–242.

McGlynn FJ, Mickelson MR, El-Khoury GY. The fallen fragment sign in unicameral bone cyst. Clin Orthop 1981; 156: 157–159.

McGrath J. Giant-cell tumour of bone: an analysis of fifty-two cases. J Bone Joint Surg [Br] 1972; 54B: 216–229.

McInerney DP, Middlemis JH. Giant-cell tumors of bone. Skeletal Radiol 1978; 2: 195–204.

Meis JM, Dorfman HD, Nathanson SD, Haggar AM, Wu KK. Primary malignant giant cell tumor of bone: dedifferentiated giant cell tumor. Mod Pathol 1989; 2: 541–546.

Meyer JS, Hoffer FA, Barnes PD, Mulliken JB. Biological classification of soft-tissue vascular anomalies: MR correlation. AJR Am J Roentgenol 1991; 157: 559–564.

Milgram JW. Intraosseous lipoma: radiologic and pathologic manifestations. Radiology 1988; 167: 155–160.

Milgram JW. Intraosseous lipomas. A clinicopathological study of 66 cases. Clin Orthop 1988; 231: 277–302

Mintz MC, Dalinka MK, Schmidt R. Aneurysmal bone cyst arising in fibrous dysplasia during pregnancy. Radiology 1987; 165: 549–550.

Mirra JM. Bone tumors: clinical, radiologic, and pathologic correlations. Philadelphia: Lea & Febiger, 1989: 1267–1311.

Mirra JM. Intramedullary cartilage- and chondroid-producing tumors. In: Mirra JM, Picci P, Gold RH, eds. Bone tumors: clinical, radiologic, and pathologic correlations, vol 1. Philadelphia: Lea & Febiger, 1989: 439–690.

Mirra JM. Vascular tumors. In: Mirra JM, ed. Bone tumors: clinical, radiologic, and pathologic considerations. Philadelphia: Lea & Febiger, 1989.

Mirra JM, Arnold WD. Skeletal hemangiomatosis in association with hereditary hemorrhagic telangiectasia. J Bone Joint Surg [Am] 1973; 55A: 850–854.

Mohan V, Gupta SK, Tuli SM, Sanyal B. Symptomatic vertebral hemangiomas. Clin Radiol 1980; 31: 575–579.

Moore TE, King AR, Travis RC, Allen BC. Post-traumatic cysts and cyst-like lesions of bone. Skeletal Radiol 1989; 18: 93–97.

Moreno AJ, Reeves TA, Turnbull GL. Hemangioma of bone. Clin Nucl Med 1988; 13: 668–669.

Morton KS. The pathogenesis of unicameral bone cyst. Can J Surg 1964; 7: 140–150.

Moser RP Jr, Kransdorf MJ, Gilkey FW, Manaster BJ. Giant cell tumor of the upper extremity. Radiographics 1990; 10: 83–102.

Mueller MC, Robbins JL. Intramedullary lipoma of bone. Report of a case. J Bone Joint Surg [Am] 1960; 42A: 517–520.

Mulder JD, Kroon HM, Schütte HE, Taconis WK. Radiologic atlas of bone tumors. Amsterdam, Elsevier, 1993: 241–254, 507–516, 557–590.

Mulliken JB, Glowacki J. Hemangiomas and vascular malformations in infants and children: a classification based on endothelial characteristics. Plast Reconstr Surg 1982; 69: 412–420.

Mulliken JB, Zetter BR, Folkman J. In vitro characteristics of endothelium from hemangiomas and vascular malformations. Surgery 1982; 92: 348–353.

Munk PL, Helms CA, Holt RG, Johnston J, Steinbach L, Neumann C. MR imaging of aneurysmal bone cysts. AJR Am J Roentgenol 1989; 153: 99–101.

Murphey MD, Fairbairn KJ, Parman LM, Baxter KG, Parsa MB, Smith WS. Musculoskeletal angiomatous lesions: radiologic-pathologic correlation. Radiographics 1995; 15: 893–917.

Murray RO, Jacobson HG. The radiology of skeletal disorders, 2nd ed. New York: Churchill Livingstone, 1977.

Nascimento AG, Huvos AG, Marcove RC. Primary malignant giant cell tumor of bone: a study of eight cases and review of the literature. Cancer 1979; 44: 1393–1402.

Neer CS II, Francis KC, Marcove RC, Tertz J, Carbonara PN. Treatment of unicameral bone cyst. A follow-up study of one hundred seventy-five cases. J Bone Joint Surg [Am] 1966; 48A: 731–745.

Netherlands Committee on Bone Tumors. Radiological atlas of bone tumors, vol 1. Baltimore: Williams & Wilkins, 1966.

Nojima T, Takeda N, Matsuno T, Inoue K, Nagashima K. Case report 869. Benign metastasizing giant cell tumor of bone. Skeletal Radiol 1994; 23: 583–585.

Norman A, Schiffman M. Simple bone cyst: factors of age dependency. Radiology 1977; 124: 779–782.

Norman A, Steiner GC. Radiographic and morphological features of cyst formation in idiopathic bone infarction. Radiology 1983; 146: 335–338.

Nusbacher N, Sclafani SJ, Birla SR. Case report 155. Polyostotic Paget disease complicated by benign giant cell tumor of left clavicle. Skeletal Radiol 1981; 6: 233–235.

Oda Y, Tsuneyoshi M, Shinohara N. Solid variant of aneurysmal bone cyst (extragnathic giant cell reparative granuloma) in the axial skeleton and long bones: a study of its morphologic spectrum and distinction from allied giant cell lesions. Cancer 1992; 70: 2642–2649.

O'Reilly M, Chew FS. The scintigraphic features of giant-cell tumors in relation to other imaging modalities. Clin Nucl Med 1996; 21: 43–48.

Paley D, Evans DC. Angiomatous involvement of an extremity: a spectrum of syndromes. Clin Orthop 1986; 206: 215–218.

Pearce WH, Rutherford RB, Whitehill TA, Davis K. Nuclear magnetic resonance imaging: its diagnostic value in patients with congenital vascular malformations of the limbs. J Vasc Surg 1988; 8: 64–70.

Peimer CA, Schiller AL, Mankin HJ, Smith RJ. Multicentric giant cell tumor of bone. J Bone Joint Surg [Am] 1980; 62A: 652–656.

Picci P, Baldini N, Sudanese A, Boriani S, Campanacci M. Giant cell reparative granuloma and other giant cell lesions of the bones of the hand and feet. Skeletal Radiol 1986; 15: 415–421.

Picci P, Manfrini M, Zucchi V, et al. Giant cell tumor bone in skeletally immature patients. J Bone Joint Surg [Am] 1983; 65A: 486–490.

Posteraro, RH. Radiographic evaluation of pedal osseous tumors. Clin Podiatr Med Surg 1993; 10: 633–653.

Potter HG, Schneider R, Ghelman B, Healey JH, Lane JM. Multiple giant cell tumors and Paget disease of bone: radiographic and clinical correlations. Radiology 1991; 180: 261–264.

Poussa M, Holmstrom T. Intraosseous lipoma of the calcaneus: report of a case and a short review of the literature. Acta Orthop Scand 1976; 47: 570–574.

Ramos A, Castello J, Sartoris DJ, Greenway GD, Resnick D, Haghighi P. Osseous lipoma: CT appearance. Radiology 1985; 157: 615–619.

Ratcliffe PJ, Grimmer RJ. Aneurysmal bone cyst arising after tibial fracture. A case report. J Bone Joint Surg [Am] 1993; 75A: 1225–1227.

Ratner V, Dorfman HD. Giant-cell reparative granuloma of the hand and foot bones. Clin Orthop 1990; 260: 251–258.

Reid AB, Reid IL, Johnson G, Hamonic M, Major P. Familial diffuse cystic angiomatosis of bone. Clin Orthop 1989; 238: 211–218.

Remagen W. Pathologische Anatomie der Femurkopfnekrose. Orthopäde 1990; 19: 174–181.

Remagen W, Lampérth BE, Jundt G, Schildt R. Das sogenannte osteolytische Dreieck des Calcaneus. Radiologische und pathoanatomische Befunde. Osteologie 1994; 3: 275–283.

Resnick D, Greenway G, Genant H, Brower A, Haghighi P, Emmett M. Erdheim-Chester disease Radiology 1982; 142: 289–295.

Resnick D, Kyriakos M, Greenway GD. Tumors and tumor-like lesions of bone: imaging and pathology of specific lesions. In: Resnick D, ed. Bone and joint imaging. Philadelphia: WB Saunders, 1989: 1154–1156.

Resnick D, Kyriakos M, Greenway GD. Tumors and tumor-like lesions of bone: imaging and pathology of specific lesions. In: Resnick D, ed. Diagnosis of bone and joint disorders, 3rd ed. Philadelphia: WB Saunders, 1995: 3628–3938.

Resnick D, Niwayama J. Diagnosis of bone and joint disorders. Philadelphia: WB Saunders, 1988: 3782–3786.

Resnik CS, Steffe JW, Wang SE. Case report 353. Giant cell tumor of distal end of the femur, containing a fluid level as demonstrated by computed tomography. Skeletal Radiol 1986; 15: 175–177.

Reynolds J. The fallen fragment sign in the diagnosis of unicameral bone cysts. Radiology 1969; 912: 949–953.

Ritchie G, Zeier FG. Hemangiomatosis of the skeleton and the spleen. J Bone Joint Surg [Am] 1956; 38A: 115–122.

Rock MG, Pritchard DJ, Unni KK. Metastases from histologically benign giant-cell tumor of bone. J Bone Joint Surg [Am] 1984; 66A: 269–274.

Rock MG, Sim FH, Unni KK, et al. Secondary malignant giant-cell tumor of bone. Clinicopathological assessment of nineteen patients. J Bone Joint Surg [Am] 1986; 68A: 1073–1079.

Rosai J. Carcinoma of pancreas simulating giant cell tumor of bone. Electronmicroscopic evidence of its acinar cell origin. Cancer 1968; 22: 333–344,

Ross JS, Masaryk TJ, Modic MT, Carter JR, Mapstone T, Dengel FH. Vertebral hemangioma: MR imaging. Radiology 1987; 165: 165–169.

Ruiter DJ, van Rijssel TG, van der Velde EA. Aneurysmal bone cysts. A clinicopathological study of 105 cases. Cancer 1977; 39: 2231–2239.

Sanerkin NG. Malignancy, aggressiveness and recurrence in giant cell tumor of bone. Cancer 1980; 46: 1641–1649.

Sanerkin NG, Mott MG, Roylance J. An unusual intraosseous lesion with fibromyxoid elements: solid variant of aneurysmal bone cyst. Cancer 1983; 51: 2278–2286.

Schajowicz F. Tumors and tumorlike lesions of bone and joints, 2nd ed. New York: Springer-Verlag, 1994: 505–514.

Schajowicz F. Tumors and tumorlike lesions of bone: pathology, radiology, and treatment, 2nd ed. Berlin: Springer-Verlag, 1994: 257–299.

Schajowicz F, Aiello CL, Francone MV, Giannini RE. Cystic angiomatosis (hamartous haemolymphangiomatosis) of bone. J Bone Joint Surg [Br] 1978; 60B: 100–106.

Schajowicz F, Slullitel J. Giant cell tumor associated with Paget's disease of bone. J Bone Joint Surg [Am] 1966; 48A: 1340–1349

Schoedel K, Shankman S, Desai P. Intracortical and subperiosteal aneurysmal bone cysts: a report of three cases. Skeletal Radiol 1996; 25: 455–459.

Scully SP, Temple HT, O'Keefe RJ, Gebhardt MC. Case report 830. Aneurysmal bone cyst. Skeletal Radiol 1994; 23: 157–160.

Shankman S, Greenspan A, Klein MJ, Lewis MM. Giant cell tumor of the ischium. A report of two cases and review of the literature. Skeletal Radiol 1988; 17: 46–51.

Sharma P, Elangovan S, Ratnakar C. Case report: calcification within aneurysmal bone cyst. BR J Radiol 1994; 67: 306–308.

Sherman RS, Soong KY. Aneurysmal bone cyst: its roentgen diagnosis. Radiology 1957; 68: 54–64.

Sherman RS, Wilner D. The roentgen diagnosis of hemangioma of bone. AJR Am J Roentgenol 1961; 86: 1146–1159.

Sim FH, Dahlin DC, Beabout JW. Multicentric giant cell tumors of bone. J Bone Joint Surg [Am] 1977; 59A: 1052–1060.

Simon MA, Kirchner PT. Scintigraphic evaluation of primary bone tumors. J Bone Joint Surg [Am] 1980; 62A: 758–764.

Sirry A. The pseudo-cystic triangle in the normal os calcis. Acta Radiol 1951; 36: 516–520.

Smith RW, Smith CF. Solitary unicameral bone cyst of the calcaneus. A review of 20 cases. J Bone Joint Surg [Am] 1974; 56A: 49–56.

Soper JR, De Silva M. Infantile myofibromatosis: a radiological review. Pediatr Radiol 1993; 23: 189–194.

Spieth ME, Greenspan A, Forrester DM, Ansari AN, Kinurra RL, Gleason-Jordan I. Gorham's disease of the radius: radiographic, scintigraphic, and MRI findings with pathologic correlation. Skeletal Radiol 1997; 26: 659–663.

Spjut HJ, Dorfman HD, Fechner RE, Ackerman LV. Tumors of bone and cartilage. Washington, DC: Armed Forces Institute of Pathology, 1971.

Steiner GC, Ghosh L, Dorfman HD. Ultrastructure of giant cell tumor of bone. Hum Pathol 1972; 3: 569–586.

Steiner GM, Farman J, Lawson JP. Lymphangiomatosis of bone. Radiology 1969; 93: 1093–1098.

Struhl S, Edelson C, Pritzker H, Seimon LP, Dorfman HD. Solitary (unicameral) bone cyst. The fallen fragment sign revisited. Skeletal Radiol 1989; 18: 261–265.

Suh JS, Hwang G, Hahn SB. Soft tissue hemangiomas: MR manifestations in 23 patients. Skeletal Radiol 1994; 23: 621–625.

Taybi H, Lachman RS. Radiology of syndromes, metabolic disorders, and skeletal dysplasias, 4th ed. St. Louis: CV Mosby, 1996: 580–581.

Tehranzadeh J, Murphy BJ, Mnaymneh W. Giant cell tumor of the proximal tibia: MR and CT appearance. J Comput Assist Tomogr 1989; 13: 282–286.

Thrall JH, Geslien GE, Corcoron RJ, Johnson MC. Abnormal radionuclide deposition patterns adjacent to focal skeletal lesions. Radiology 1975; 115: 659–663.

Tillman BP, Dahlin DC, Lipscomb PR, Stewart JR. Aneurysmal bone cyst: an analysis of ninety-five cases. Mayo Clin Proc 1968; 43: 478–495.

Torg JS, Steel HH. Sequential roentgenographic changes occurring in massive osteolysis. J Bone Joint Surg [Am] 1969; 51A: 1649–1655.

Tornberg DN, Dick HM, Johnston AD. Multicentric giant-cell tumors in the long bones. A case report. J Bone Joint Surg [Am] 1975; 57A: 420–422.

Tsai JC, Dalinka MK, Fallon MD, Zlatkin MB, Kresel HY. Fluid-fluid level: a nonspecific finding in tumors of bone and soft tissue. Radiology 1990; 175: 779–782.

Tubbs WS, Brown LR, Beabout JW, Rock MG, Unni KK. Benign giant-cell tumor of bone with pulmonary metastases: clinical findings and radiologic appearance of metastases in 13 cases. AJR Am J Roentgenol 1992; 158: 331–334,

Unni KK. Dahlin's bone tumors: general aspects and data on 11,087 cases, 5th ed. New York: Lippincott-Raven Publishers, 1996.

Van Linthoudt D, Lagier R. Calcaneal cysts: a radiological and anatomical-pathological study. Acta Orthop Scand 1978; 49: 310–316.

Van Nostrand D, Madewell JE, McNiesh LM, Kyle RW, Sweet D. Radionuclide bone scanning in giant cell tumor. J Nucl Med 1986; 27: 329–338.

Variend S, Bax MN, Van Gorp J. Are infantile myofibromatosis, congenital fibrosarcoma and congenital haemangiopericytorna histogenetically related? Histopathology 1995; 26: 57–62.

Vergel De Dios AM, Bond JR, Shives TC, McLeod RA, Unni KK. Aneurysmal bone cyst. A clinicopathologic study of 238 cases. Cancer 1992; 69: 2921–2931.

Vinee P, Tanyu O, Havenstein KH, Sigmund G, Stover B, Adler CP. CT and MRI of Gorham syndrome. J Comput Assist Tomogr 1994; 18: 985–989.

Waldron RT, Zeller JA. Diffuse skeletal hemangiomatosis with visceral involvement. J Can Assoc Radiol 1969; 20: 119–123.

Weisel A, Hecht HL. Development of a unicameral bone cyst. J Bone Joint Surg [Am] 1980; 62A: 664–666.

Williams AG Jr, Mettler FA Jr. Vertebral hemangioma. Radionuclide, radiographic, and CT correlation. Clin Nucl Med 1985; 10: 598.

Williams HT. Multicentric giant cell tumor of bone. Clin Nucl Med 1989; 14: 631–633.

Wilner D. Radiology of bone tumors and allied disorders. Philadelphia: WB Saunders, 1982: 387.

Winterberger AR. Radiographic diagnosis of lymphangiomatosis of bone. Radiology 1972; 102: 321–324.

Wold LE, Dobyns JH, Swee RG, Dahlin DC. Giant cell reaction (giant cell reparative granuloma) of the small bones of the hands and feet. Am J Surg Pathol 1986; 10: 491–496.

Wold LE, Swee RG. Giant cell tumor of the small bones of the hands and feet. Semin Diagn Pathol 1984; 1: 173–184.

Wold LE, Swee RG, Sim FH. Vascular lesions of bone. Pathol Annu 1985; 20/2: 101–137.

Wray CC, MacDonald AW, Richardson RA. Benign giant-cell tumor with metastases to bone and lung. J Bone Joint Surg [Br] 1990; 72B: 486–489.

Zhu X, Steiner GC. Malignant giant cell tumor of bone: malignant transformation of a benign giant cell tumor treated by surgery. Bull Hosp Joint Dis Orthop Inst 1990; 50: 169–176.

Zimmer WD, Berquist TH, McLeod RA, et al. Bone tumors: magnetic resonance imaging versus computed tomography. Radiology 1985; 155: 709–718.

Zimmer WD, Berquist TH, Sim FH, et al. Magnetic resonance imaging of aneurysmal bone cyst. Mayo Clin Proc 1984; 59: 633–636.

Zorn DT, Cordray DR, Randels PH. Intraosseous lipoma of bone involving the sacrum. J Bone Joint Surg [Am] 1971; 53A: 1201–1204.

Kapitel 20

Maligne Knochentumoren I: Osteosarkome und Chondrosarkome

Osteosarkome

Das Osteosarkom (osteogenes Sarkom), einer der häufigsten primären malignen Knochentumoren, stellt etwa 20% aller malignen Primärtumoren des Knochens. Es gibt mehrere Typen des Osteosarkoms (Abb. 20-1), die jeweils unterschiedliche klinische, radiologische und histologische Merkmale aufweisen. Gemeinsames Zeichen aller Typen ist dabei, daß das Osteoid und die Knochenmatrix von malignen Zellen des Bindegewebes gebildet werden.

Weitaus die Mehrzahl der Osteosarkome sind ungeklärter Ursache und deshalb als idiopathisch oder primär zu bezeichnen. Nur eine kleine Zahl der Tumoren läßt sich in Beziehung zu bekannten Faktoren setzen, die zu Malignomen prädisponieren, wie z. B. Morbus Paget, fibröse Dysplasie, ionisierende Strahlung oder Inkorporierung radioaktiver Substanzen; diese Läsionen werden als sekundäres Osteosarkom bezeichnet. Alle Typen des Osteosarkoms lassen sich weiter nach ihrem anatomischen Sitz unterteilen in Veränderungen des Extremitäten- und des Achsenskeletts; ferner kann man sie nach ihrer Lage im Knochen als zentral (medullär), intrakortikal und juxtakortikal einordnen. Eine Sondergruppe bilden von den Weichteilen ausgehende primäre Osteosarkome (sog. extraskelettale oder Weichteilosteosarkome).

Histopathologisch kann man die Osteosarkome nach ihrem Zellreichtum, der zytologischen Atypie (Kernpleomorphie) und ihrer mitotischen Aktivität einteilen. Im allgemeinen zeigt nach dem System von Broder der Zahlenwert (1–4) den Malignitätsgrad an (Grad 1 steht für einen noch am höchsten differenzierten Tumor, Grad 4 für einen höchst undifferenzierten; Tab. 20-1). So betrachtet man z. B. hoch differenzierte zentrale Osteosarkome und parossale Osteosarkome als Neoplasmen vom Grad 1, selten vom Grad 2; periostale Osteosarkome und die der Kieferknochen als Grad 2, selten Grad 3; konventionelle Osteosarkome als Grad 3 oder 4. Teleangiektatische Osteosarkome, aus einem Morbus Paget entstandene Osteosarkome, strahleninduzierte Osteosarkome und multifokale Osteosarkome sind meist Tumoren vom Grad 4. Dieses Grading ist klinisch, therapeutisch und prognostisch wichtig. Ganz allgemein sind zentrale (medulläre) Osteosarkome viel häufiger als juxtakortikale und neigen auch zu höheren Grading-Werten. Obwohl Lungenmetastasen die häufigste und bedeutsamste Komplikation bei hochgradigen Osteosarkomen darstellen, kommen sie bei 2 Untertypen selten vor: dem Kieferosteosarkom und dem multizentrischen Osteosarkom.

Tab. 20-1. Histopathologisches Grading des Osteosarkoms

Grad	Histologische Merkmale
1	Zellzahl: Leicht vermehrt Zytologische Atypie: Minimal bis gering Mitotische Aktivität: Niedrig Osteoidmatrix: Regulär
2	Zellzahl: Mäßig vermehrt Zytologische Atypie: Leicht bis mäßig Mitotische Aktivität: Niedrig bis mäßig Osteoidmatrix: Regulär
3	Zellzahl: Vermehrt Zytologische Atypie: Mäßig bis betont Mitotische Aktivität: Mäßig bis hoch Osteoidmatrix: Irregulär
4	Zellzahl: Deutlich gesteigert Zytologische Atypie: Deutlich pleomorphe Zellen Mitotische Aktivität: Hoch Osteoidmatrix: Unregelmäßig, überschießend

Nach Unni KK, Dahlin DC, 1984.

TEIL IV - Tumoren und tumorähnliche Veränderungen (Tumor-like Lesions)

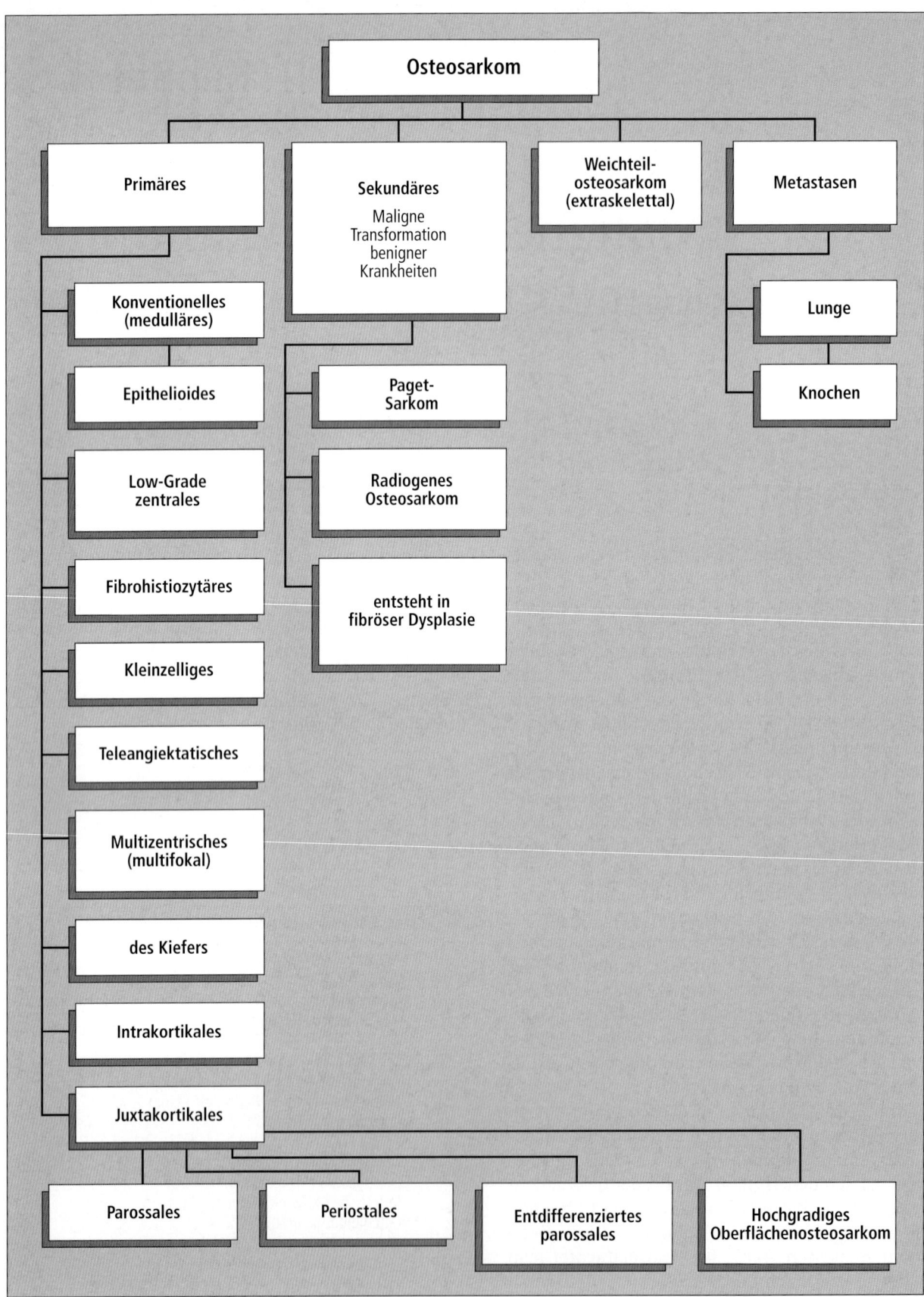

Abb. 20-1. Einteilung der verschiedenen Typen des Osteosarkoms

■ Primäre Osteosarkome

Konventionelles (medulläres) Osteosarkom

Das konventionelle Osteosarkom ist die häufigste Form des Osteosarkoms; seine höchste Inzidenz ist im 2. Lebensjahrzehnt. Es befällt Männer etwas häufiger als Frauen und zeigt eine Vorliebe für die Knieregion (distales Femur und proximale Tibia); zweithäufigster Sitz ist im proximalen Humerus (Abb. 20-2). Meist stellen sich die Patienten mit Knochenschmerzen, gelegentlich auch mit einem gleichzeitigen Weichteiltumor oder einer Weichteilschwellung vor. Manchmal sind die Erstsymptome auch durch eine pathologische Fraktur bedingt.

Die kennzeichnenden radiologischen Merkmale des herkömmlichen Osteosarkoms, wie man sie in Übersichtsaufnahmen sieht, sind Zerstörung von Knochenmark und Knochenrinde, eine aggressive Periostreaktion, Weichteiltumor und ein tumoröser Knochen entweder innerhalb der destruierenden Veränderung oder an deren Rand, aber auch im Weichteiltumoranteil (Abb. 20-3). Manchmal ist der Typ der Knochendestruktion nicht so gut erkennbar, doch geben hier fleckige Verdichtungen, die den Tumorknochen darstellen, und eine aggressive Periostreaktion in den Röntgenbildern Hinweise auf die Diagnose (Abb. 20-4).

Das Ausmaß der Strahlendichte im Tumor spiegelt die Kombination aus der Menge der Tumorknochenproduktion, der verkalkten Grundsubstanz und des Osteoids wider. Die Tumoren können sich als rein sklerotische oder rein osteolytische Läsionen, meist aber als eine Kombination beider präsentieren (Abb. 20-5). Meist sind die Ränder unscharf, mit einer breiten Übergangszone. Der Typ der Knochendestruktion ist entweder mottenfraßartig oder permeativ, nur selten geographisch.

Die häufigsten Typen der Periostreaktion bei diesem Tumor sind die Spiculae (amerikanisch anschaulich „sunburst" genannt) und das Codman-Dreieck; den lamellenartigen (Zwiebelschalen-)Typ sieht man hingegen seltener (Abb. 20-6). Früher war die CT zur Beurteilung dieses Tumors unersetzlich (Abb. 20-7). Besonders wichtig war sie, wenn eine gliedmaßenerhaltende Vorgehensweise erwogen wurde, da die Ausdehnung des Tumors in der Markhöhle für eine sinnvolle Operationsplanung die entscheidende Information ist (vgl. Abb. 15-8). In den letzten Jahren ist die MRT ein gleichwertiges Verfahren zur Beurteilung dieser Tumoren geworden, besonders für die Beurteilung der intraossären Tumorausdehnung und der Weichteilinfiltration. In T1-gewichteten Aufnahmen stellen sich die soliden, nicht mineralisierten Osteosarkomanteile meist als Gegenden niedrigen bis mittelstarken Signals dar; in T2-gewichteten Bildern bietet der Tumor dann eine hohe Signalintensität (Abb. 20-8). Osteosklerotische Tumoren weisen in allen Bildsequenzen eine niedrige Signalintensität auf (Abb. 20-9). Auch kann die MRT gut das peritumorale Ödem zeigen. Dieses zeigt in T1-Bildern ein mittelstarkes, in T2-Bildern ein hohes Signal und ist in den Weichteilen um den Tumor herum zu

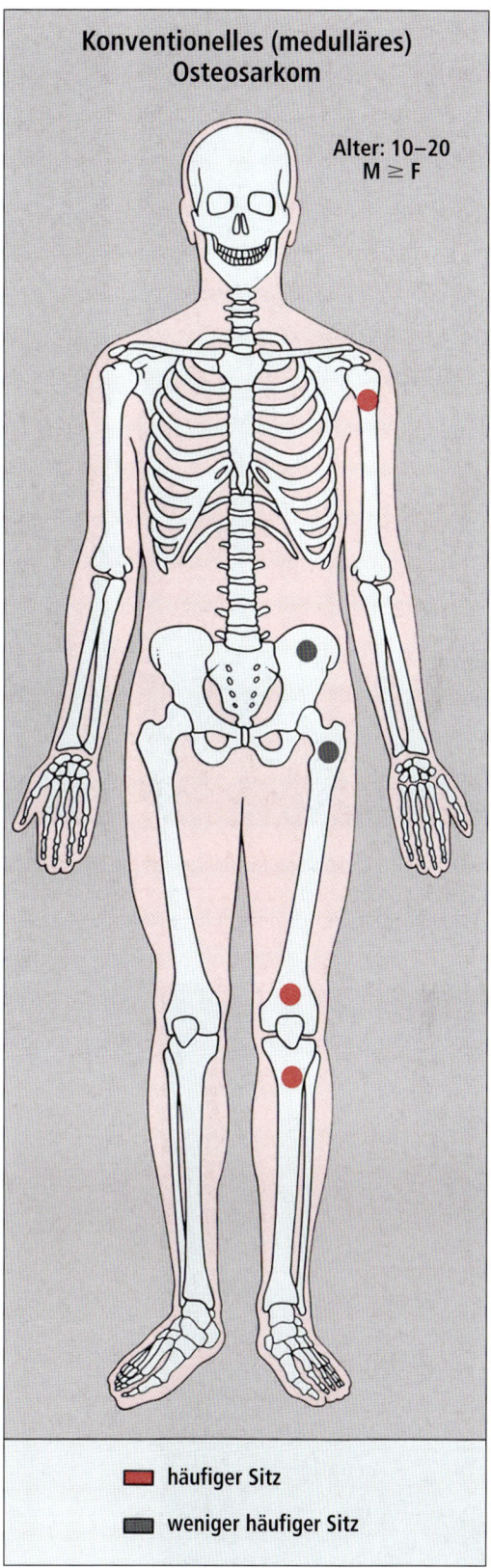

Abb. 20-2. Prädilektionsstellen, Altersgipfel und Geschlechtsverteilung beim konventionellen (medullären) Osteosarkom

TEIL IV - Tumoren und tumorähnliche Veränderungen (Tumor-like Lesions)

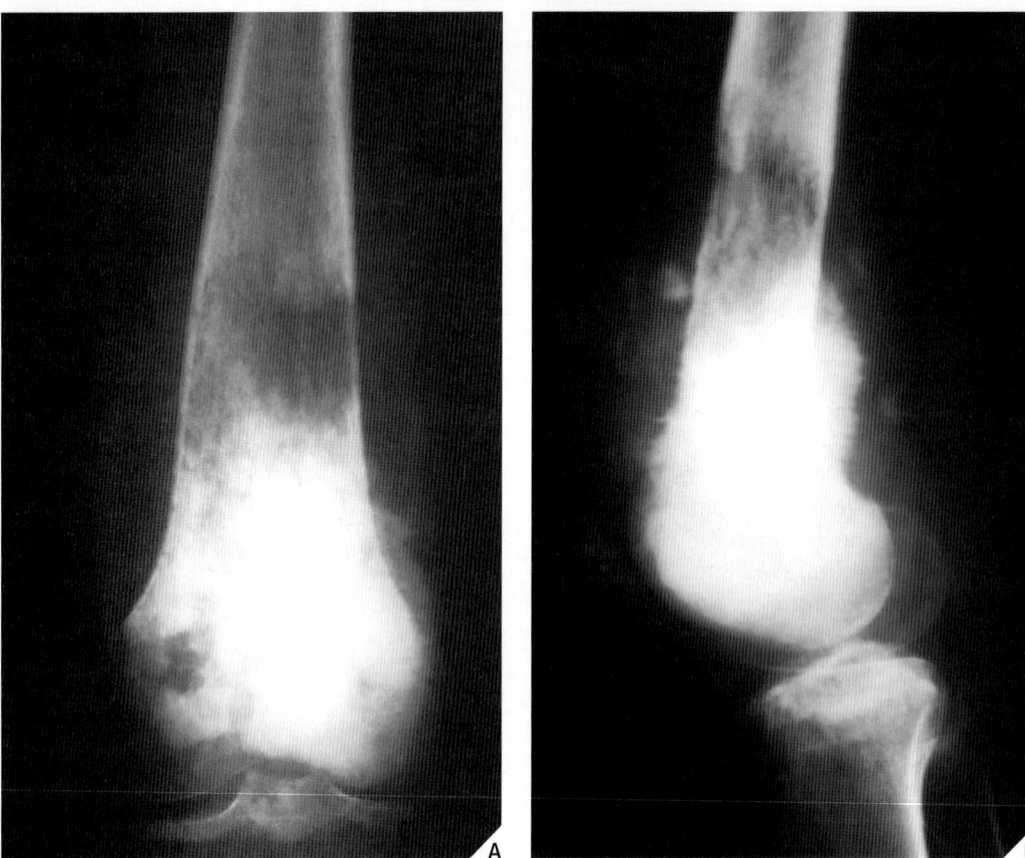

Abb. 20-3. **A, B** Die a.-p. und die Seitaufnahme zeigen die typischen Merkmale eines Osteosarkoms im Femur einer 19jährigen Frau. Man sieht eine medulläre und kortikale Knochendestruktion zusammen mit einer aggressiven periostalen Antwort vom Samttyp und vom Spiculatyp, ferner auch eine weichteildichte Raumforderung, die Tumorknochen enthält

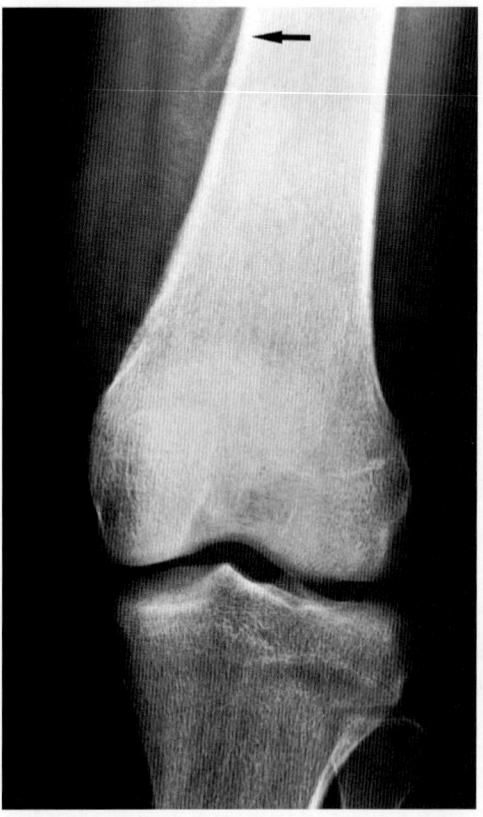

Abb. 20-4. Zwar ist bei diesem 16jährigen Mädchen keine gröbere Knochenzerstörung im distalen Femur erkennbar, doch sind hier fleckige Verdichtungen im Knochenmarkanteil und die Spiculabildung der Periostantwort Schlüssel zur Diagnose eines Osteosarkoms. Zu achten ist auch auf das Codman-Dreieck *(Pfeil)*

Maligne Knochentumoren I: Osteosarkome und Chondrosarkome 20

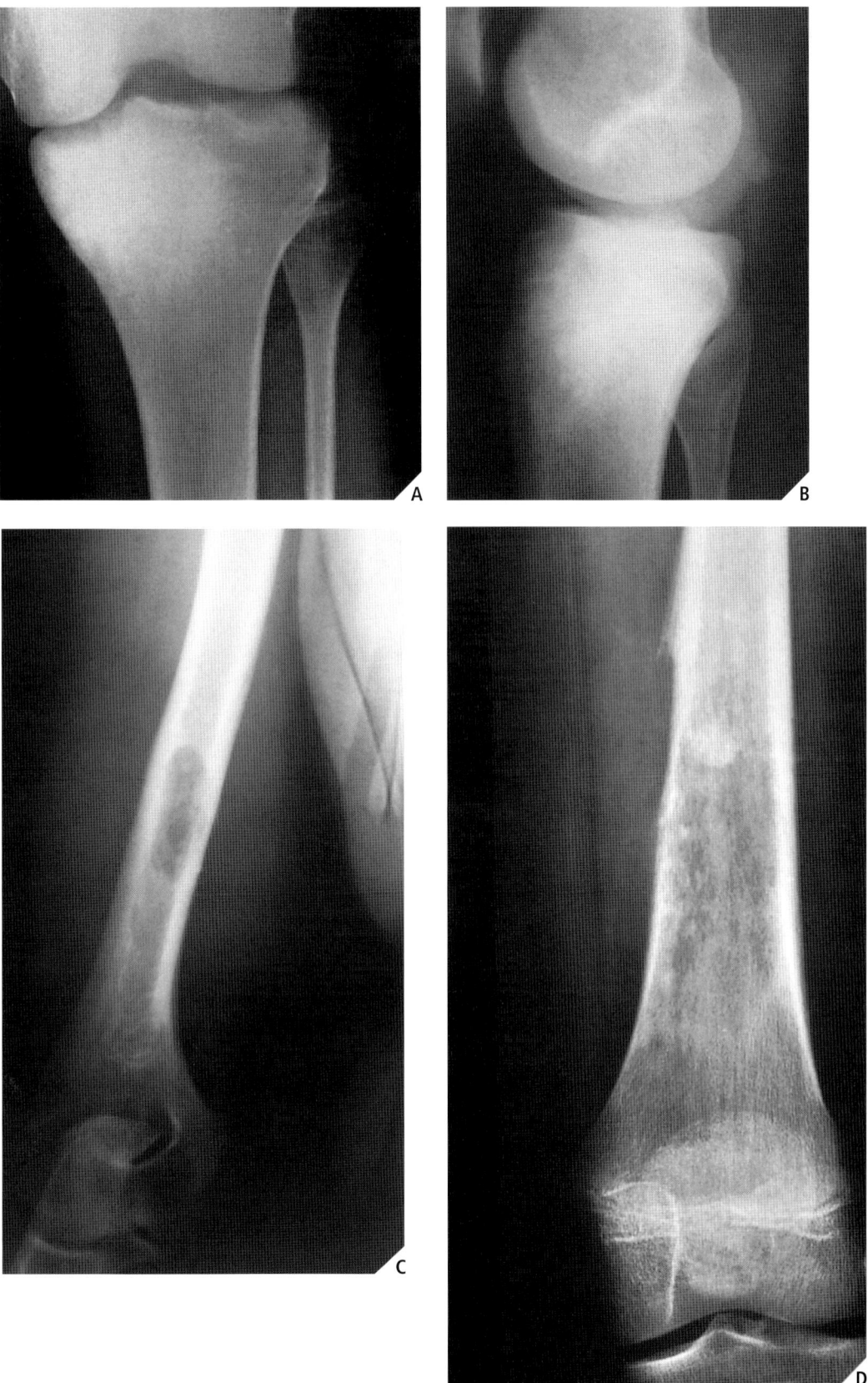

Abb. 20-5. Verschiedene Bildmuster des konventionellen Osteosarkoms. **A, B** Das a.-p. und das seitliche Röntgenbild zeigen in der proximalen Tibia die sklerosierende Variante des Osteosarkoms. **C** Die a.-p. Aufnahme zeigt im distalem Humerus die osteolytische Form des Osteosarkoms, hier ein fibroblastisches Osteosarkom. **D** Dieses Röntgenbild des distalen Femurs zeigt die gemischte Variante eines Osteosarkoms: Innerhalb einer destruierenden Läsion finden sich Bereiche von Knochenbildung

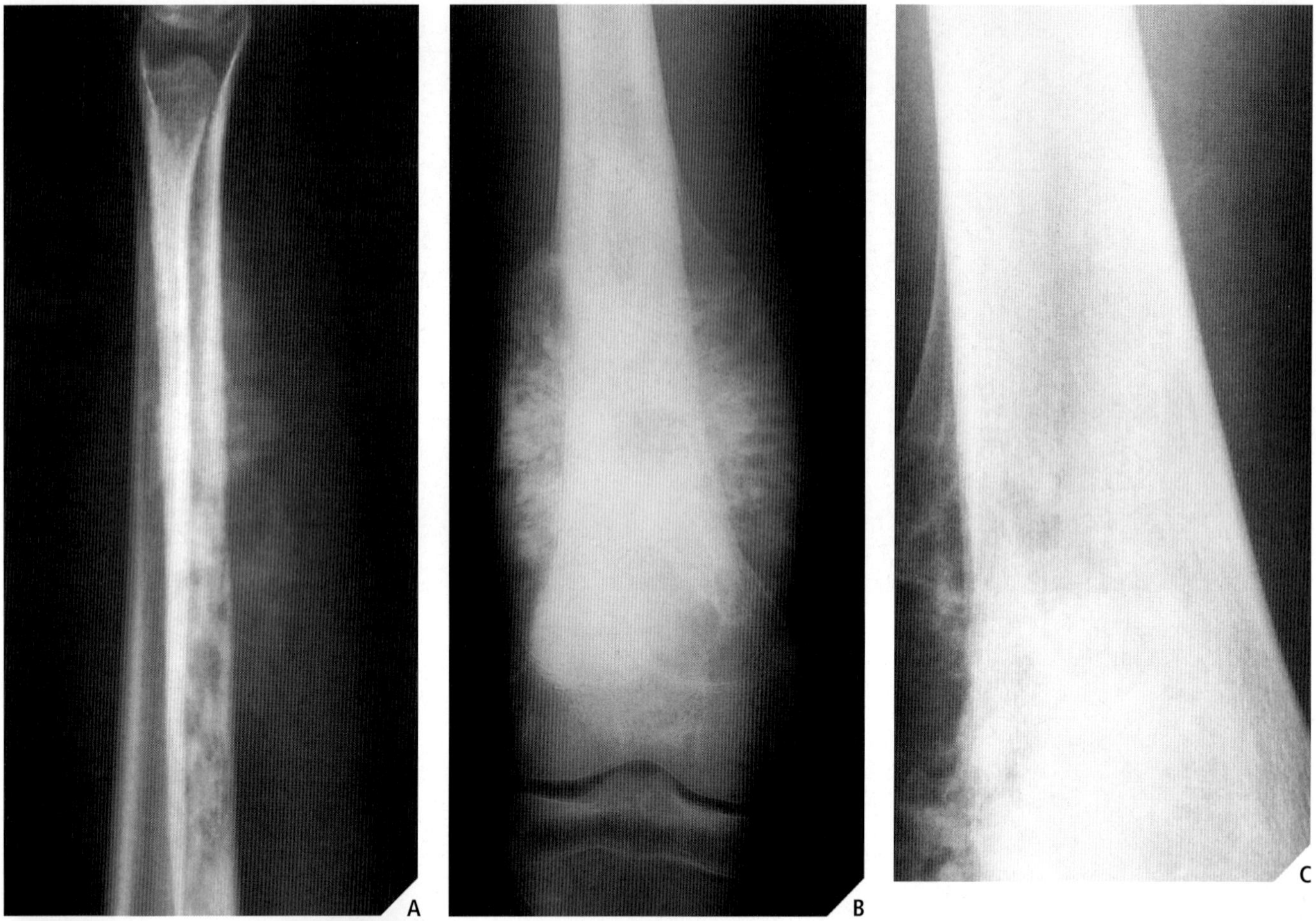

TEIL IV - Tumoren und tumorähnliche Veränderungen (Tumor-like Lesions)

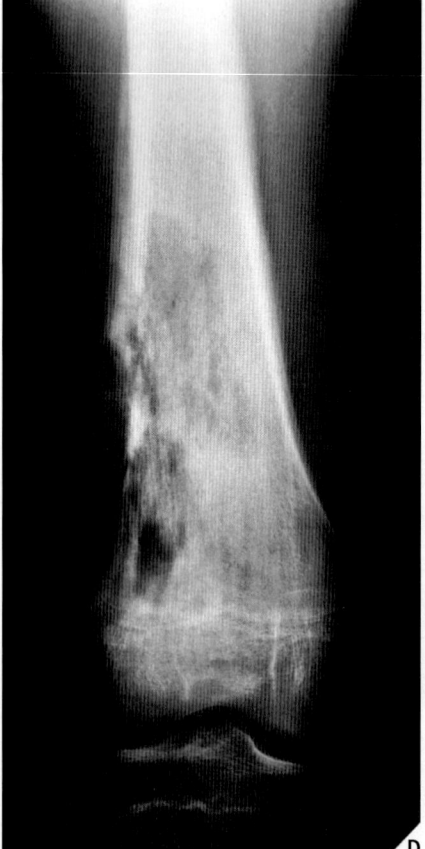

Abb. 20-6. Am häufigsten begleiten 3 Arten der Periostreaktion das Osteosarkom. **A, B** Der Spicula- (oder Sonnenaufgangs-[sunburst-])Typ einer Periostreaktion senkrecht zur Oberfläche, wie hier auf der seitlichen Unterarmaufnahme bei einer 18jährigen Frau mit Osteosarkom des Radius und in einer a.-p. Aufnahme des distalen Femurs bei einem 20jährigen Mann zu sehen. **C** Auch ein Codman-Dreieck kann vorhanden sein, wie hier bei einem 15jährigen Mädchen mit Osteosarkom des Femurs. **D** Die zwiebelschalenförmige oder lamelläre Periostreaktion ist bei einem 16jährigen Mädchen mit einem Osteosarkom des Femurs zu sehen

erkennen. CT (vgl. Abb. 15-9) und MRT sind auch bei der Therapiekontrolle ganz wesentlich.

Anhand der dominanten histologischen Merkmale kann man das konventionelle Osteosarkom in 3 weitere Untertypen einteilen: osteoblastisches, chondroblastisches und fibroblastisches Osteosarkom. Letzteres kann mitunter auch ein malignes fibröses Histiozytom imitieren. Manchmal können die Tumorzellen derart undifferenziert sein, daß es allein anhand der Histologie schwierig ist, zwischen sarkomatös und epithelial zu unterscheiden. Diese Variante des Osteosarkoms wird manchmal auch als epithelioides Osteosarkom bezeichnet. Dingfest wird diese Diagnose dann durch das Alter des Patienten, die Produktion einer offensichtlichen Tumormatrix und das radiologische Bild eines typischen Osteosarkoms.

Komplikationen und Behandlung: Häufigste Komplikationen des konventionellen Osteosarkoms sind die pathologische Fraktur und Lungenmetastasen. Wenn ein gliedmaßenerhaltendes Verfahren durchführbar ist, folgt nach initialer Polychemotherapie eine weite Knochenresektion mit Implantation einer Statthalterprothese (Abb. 20-10). Seltener wird amputiert und anschließend eine Chemotherapie durchgeführt. Derzeit liegt die 5-Jahres-Überlebensrate nach adäquater Therapie bei über 50%.

Niedriggradig malignes zentrales (medulläres) Osteosarkom

Diese seltene Form des Osteosarkoms (1% aller Osteosarkome) wurde erst in den letzten Jahren entdeckt. Die Patienten sind meist älter als die mit konventionellem Osteosarkom, wenn auch die Prädilektionsstellen ähnlich sind. Radiologisch ist das medulläre Osteosarkom vom konventionellen Osteosarkom nicht zu unterscheiden; es wächst jedoch langsamer und hat eine bessere Prognose.

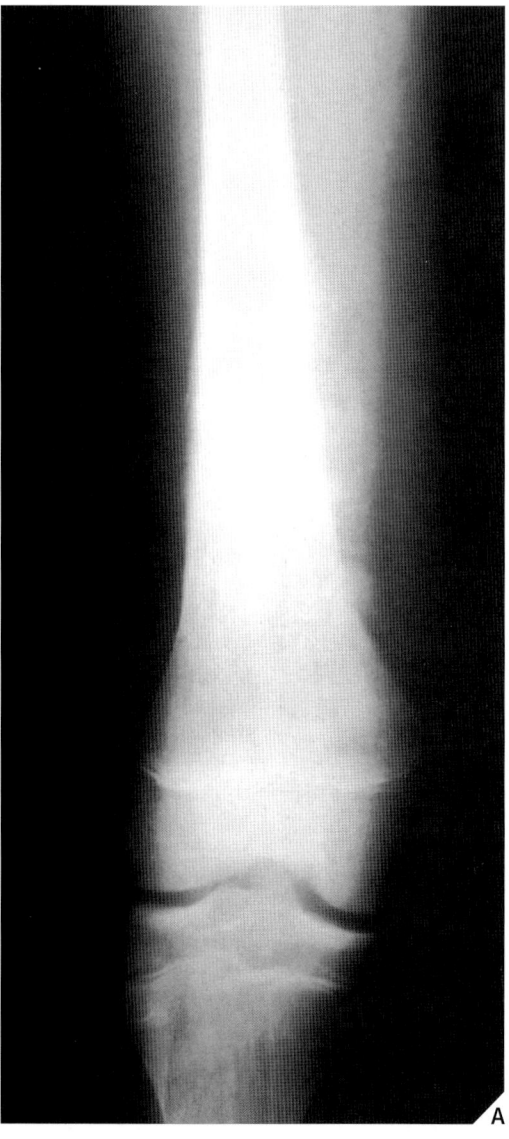
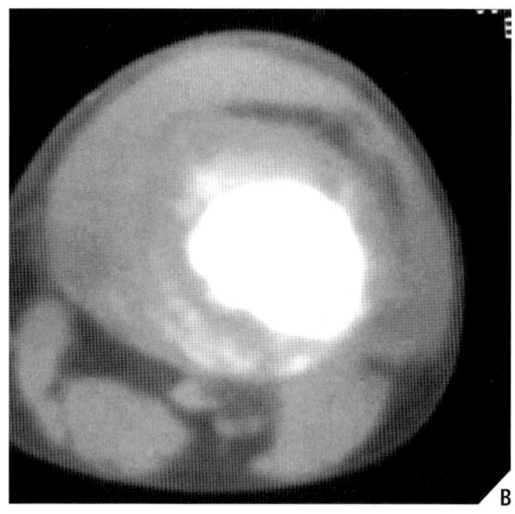

Abb. 20-7. **A** Die normale a.-p. Aufnahme offenbart eine destruierende Läsion mit schlecht abgrenzbaren Rändern und einer Ausdehnung über die Femurmetaphyse in die Diaphyse. Zu beachten sind die aggressive Periostreaktion und die tumoröse Knochenbildung. Diese Symptome reichen aus, um bei diesem 14jährigen Jungen die Diagnose eines Osteosarkoms zu stellen. **B** Ein CT-Bild zeigt die Ausdehnung in die Weichteile; besser sieht man ferner den Tumorknochen in der Markhöhle und auch den Weichteiltumor

TEIL IV - Tumoren und tumorähnliche Veränderungen (Tumor-like Lesions)

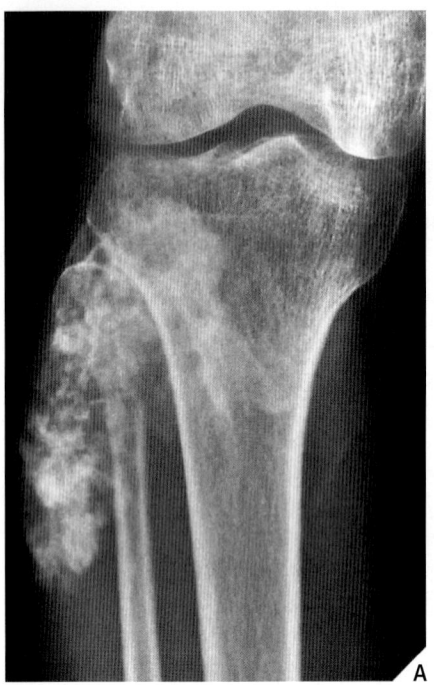
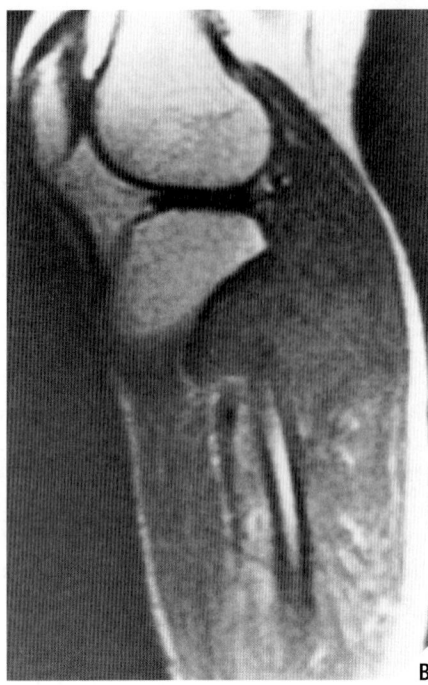
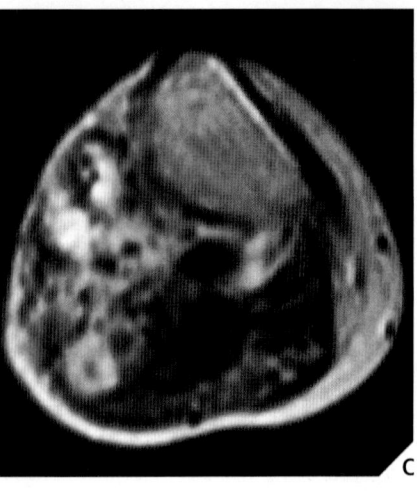

Abb. 20-8. **A** Bei diesem 20jährigen Mann mit einem Osteosarkom des proximalen rechten Fibulaanteils zeigt die Übersichtsaufnahme eine Beteiligung des Wadenbeinköpfchens und eine ausgiebige Weichteilinfiltration mit starker Bildung tumorösen Knochens. **B** Das sagittale T1w Spin-Echo-MRT-Bild zeigt, daß der Tumor eine überwiegend mittelhohe Signalstärke aufweist und mit den Muskelstrukturen verschmilzt. **C** Im axialen T2w Bild bietet der Tumor eine hohe Signalintensität sowohl seiner intramedullären Komponente wie auch seines Weichteilbereichs. Die herdförmigen Knochenformationen bilden sich als Areale geringer Signalstärke ab

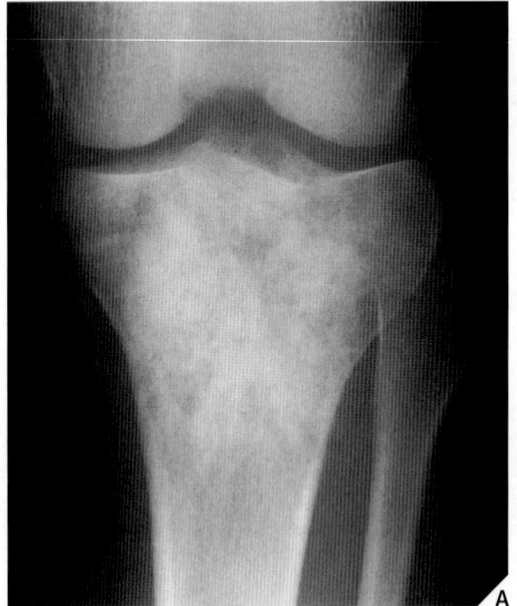
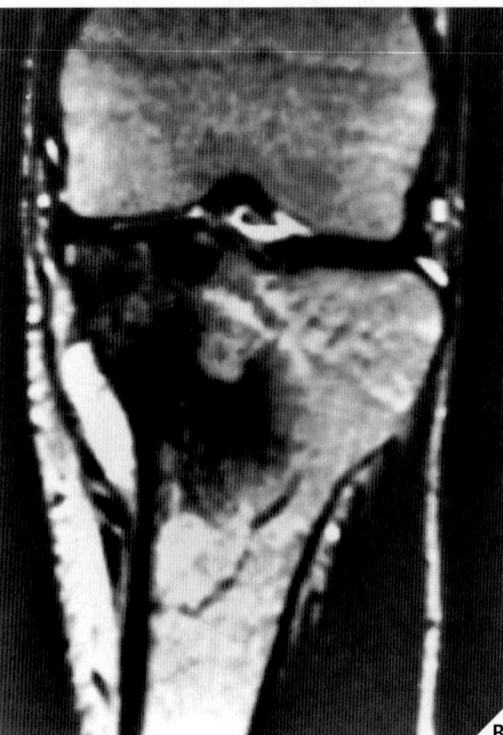

Abb. 20-9. **A** Die a.-p. Aufnahme zeigt bei einem 17jährigen Jugendlichen mit einem Osteosarkom der proximalen linken Tibia einen überwiegend sklerosierenden Tumor mit Ausdehnung in das Gelenkende des Knochens. **B** Die sklerotischen Anteile des Tumors zeigen im koronaren T2w Spin-Echo-MRT-Bild nur eine geringe Signalstärke, dagegen bieten ein unmineralisierter distaler Tumorbezirk wie auch seine Weichteilkomponente eine hohe Signalstärke

Manchmal ahmt es radiologisch ganz deutlich eine fibröse Dysplasie nach (Abb. 20-11).

Teleangiektatisches Osteosarkom

Diese von Campanacci auch hämorrhagisches Osteosarkom genannte Variante ist ein sehr aggressiver Typ des Osteosarkoms; sie ist bei Männern doppelt so häufig wie bei Frauen, überwiegend bei Patienten im 2. und 3. Lebenjahrzehnt zu sehen und macht nur etwa 3% aller malignen Knochentumoren aus. Kennzeichnend dafür sind die überaus starke Vaskularisierung und große zystische, blutgefüllte Hohlräume, die zu einem besonderen radiologischen Bild führen. Es ist eine osteolytische, destruierende Läsion mit nahezu völligem Fehlen sklerosierender Veränderungen; ein Weichteiltumor kann vorhanden sein (Abb. 20-12 bis 20-15). Grob betrachtet ähnelt der Tumor einer „Bluttasche" und ist durch blutgefüllte Hohlräume, Nekrosen

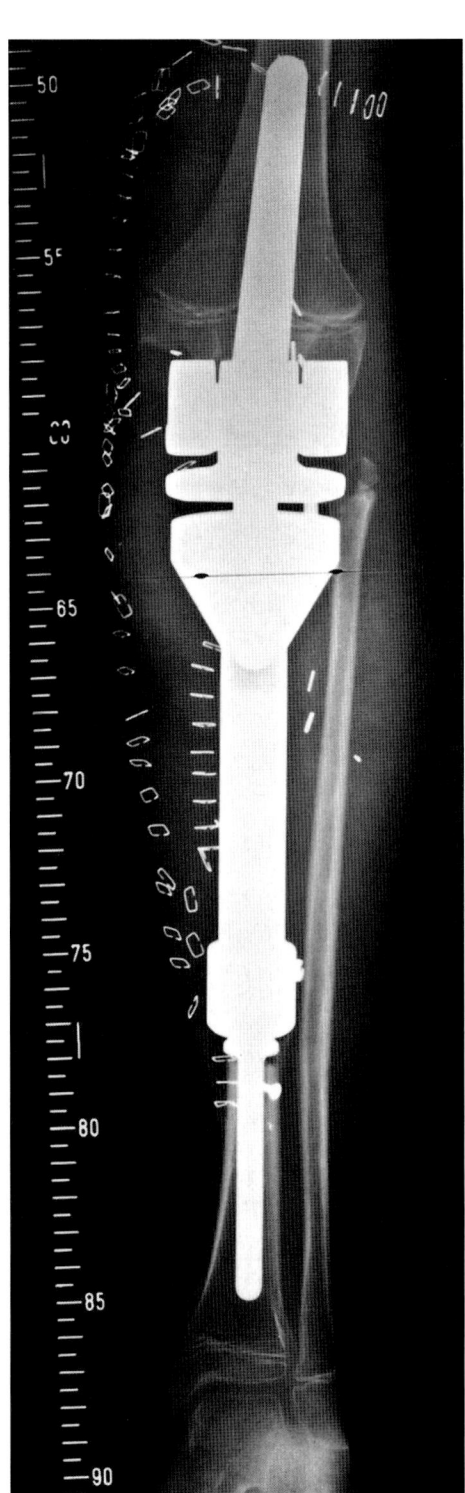

Abb. 20-10. Ein 8jähriger Knabe wurde wegen eines Osteosarkoms der linken Tibia Gliedmaßen erhaltend behandelt. Nach abgeschlossener Chemotherapieserie mit Methotrexat, Doxorubicin und Cisplatin wurde die Tibia breit reseziert und eine metallische LEAP-Prothese als Statthalter implantiert. Diese verlängerbare Prothese kann jeweils der Gliedmaßenlänge der gesunden Extremität angepaßt werden. (Wiedergabe mit freundlicher Genehmigung von Dr. M.M. Lewis, New York, New York)

TEIL IV - Tumoren und tumorähnliche Veränderungen (Tumor-like Lesions)

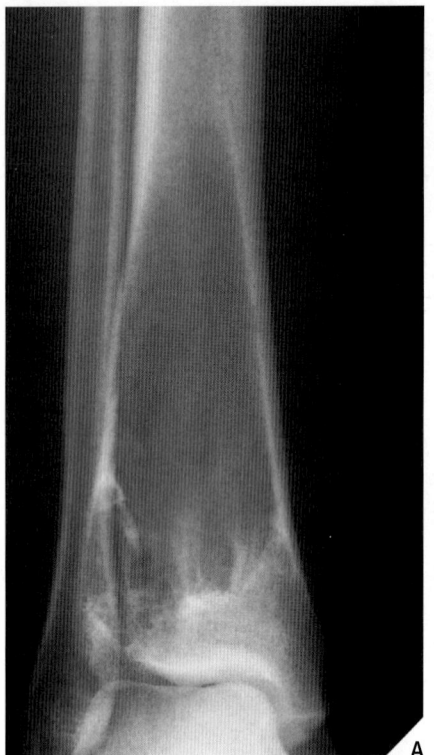
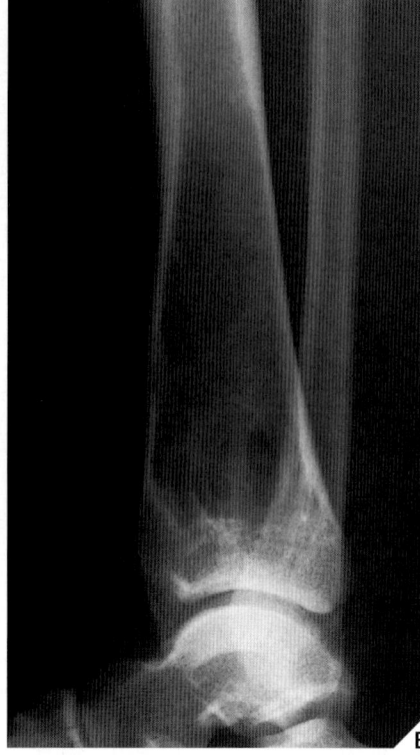
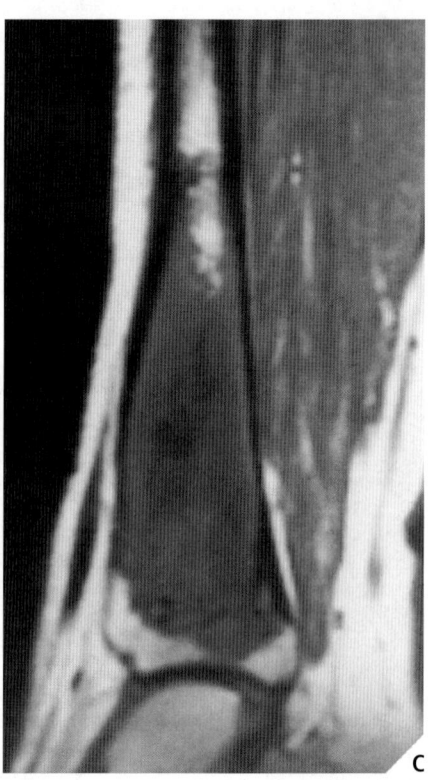
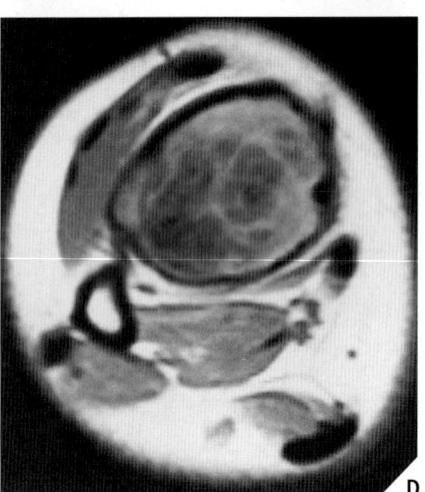

Abb. 20-11. **A, B** a.-p. und seitliche Aufnahme des distalen Unterschenkels einer jungen Frau von 18 Jahren wurden ursprünglich im Sinne einer fibrösen Dysplasie der distalen Tibia gedeutet; man achte auf die benigne erscheinende transparente Läsion, die den geographischen Typus einer Knochenzerstörung mit einer schmalen Übergangszone und ohne eine Periostreaktion aufweist. **C, D** Sagittales und axiales T1w MRT-Bild (SE; TE 600 / TE 20 ms) zeigen ein geringes bis mäßiges Signal der Läsion sowie das Fehlen eines Weichteiltumors. Die Biopsie ergab dann ein niedriggradiges zentrales Osteosarkom. (Mit freundlicher Erlaubnis von Dr. K.K. Unni, Rochester, Minnesota)

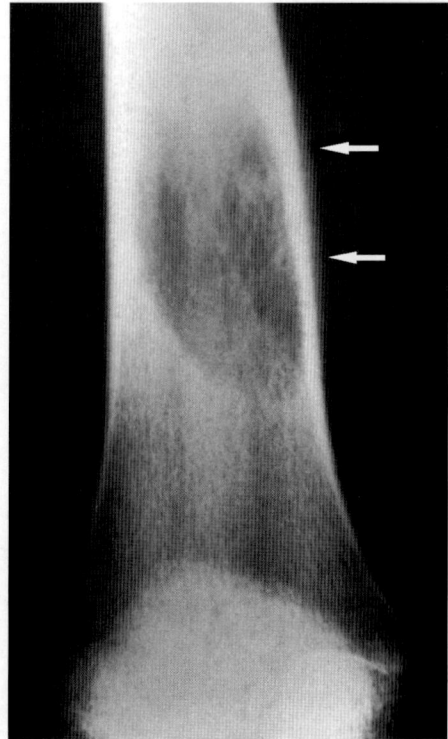

Abb. 20-12. Im Femurschaft eines 17jährigen Mädchens sieht man eine rein osteolytische Läsion. Zu beachten ist die samtartige Periostreaktion *(Pfeile)*. Die normalerweise beim Osteosarkom sichtbaren sklerosierenden Veränderungen fehlen hier, auch gibt es keinen Anhalt für einen eigentlichen Tumor des Knochens. Die Biopsie erbrachte ein teleangiektatisches Osteosarkom, eine der aggressivsten Spielarten dieses Tumors. (Wiedergabe mit freundlicher Genehmigung von Dr. M. J. Klein, New York, New York)

Maligne Knochentumoren I: Osteosarkome und Chondrosarkome 20

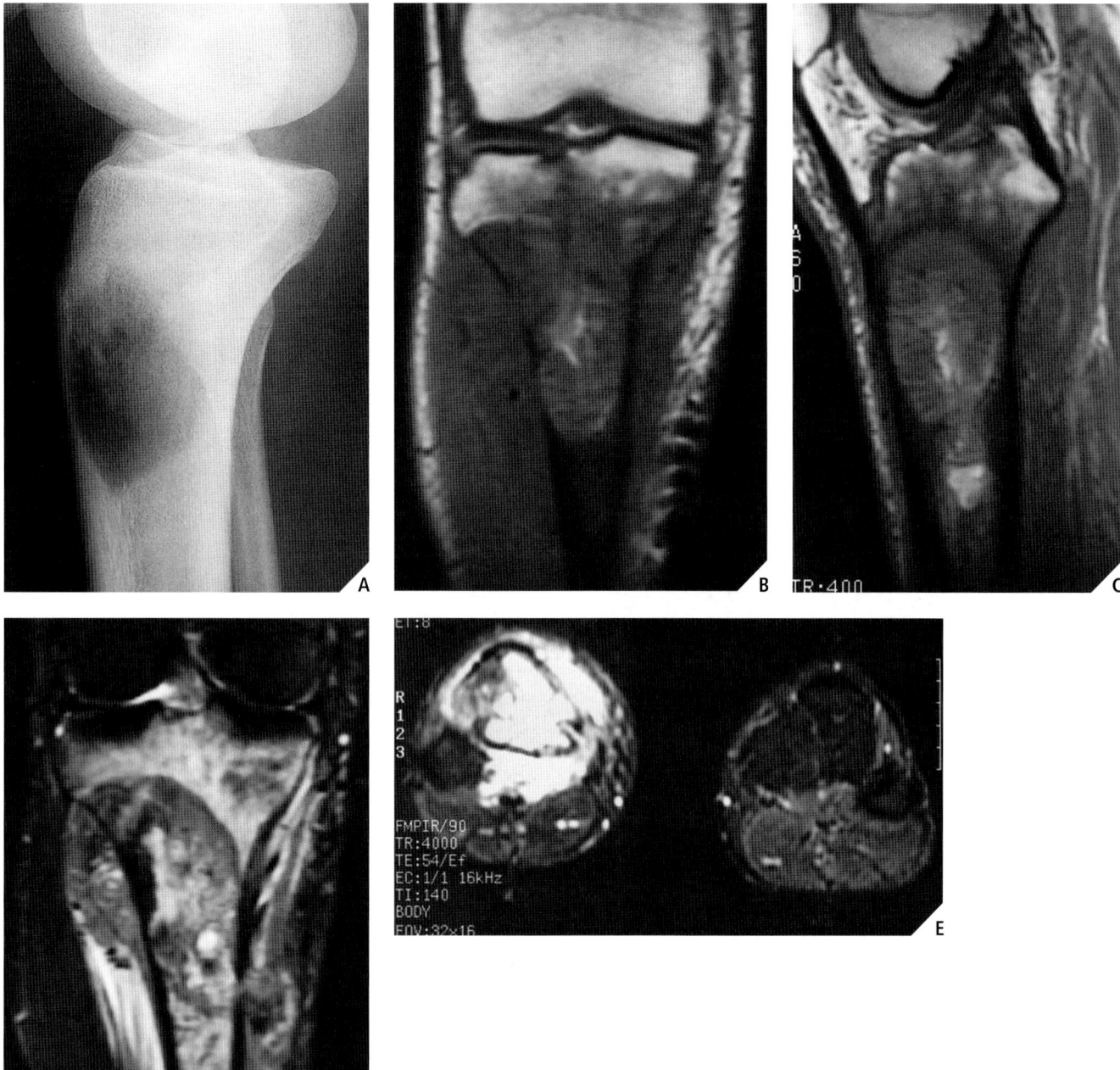

Abb. 20-13. A Die seitliche Aufnahme der proximalen Tibia zeigt bei einem 21 Jahre alten Mann ein teleangiektatisches Osteosarkom mit einer relativ schmalen Übergangszone ohne jegliche Periostreaktion. **B, C** Koronares und sagittales T1w MRT-Bild (SE; TR 400/TE 10 ms) zeigen den Tumor vorwiegend mäßig signalreich sowie einige zentrale hyperintense Areale darin, allerdings keinen faßbaren Weichteiltumor. **D, E** Koronares und axiales inversion recovery-MRT-Bild (FMPIR/90 ms; TR 5000 / TE 51/ Fe /T1 140 ms) zeigen die Tumorinfiltration der Weichteile und auch das den Tumor umgebende Ödem

TEIL IV - Tumoren und tumorähnliche Veränderungen (Tumor-like Lesions)

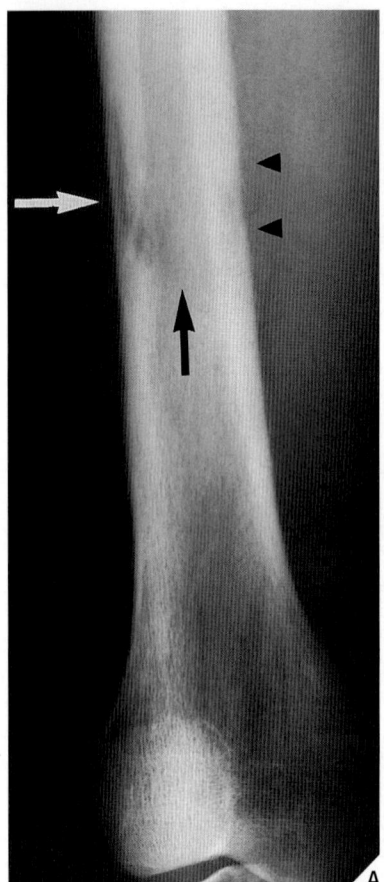
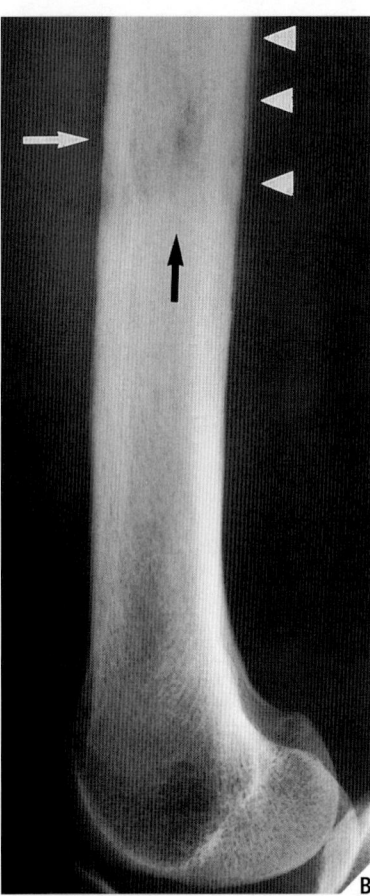

Abb. 20-14. **A, B** a.-p. und seitliche Aufnahme des rechten Femurs einer 41 Jahre alten Frau zeigen eine unscharf begrenzte Läsion vom permeativen Typ der Knochenzerstörung *(Pfeile)*. Man beachte den samtartigen Typ einer aggressiven Periostreaktion *(Pfeilspitzen)*. Die Biopsie ergab ein teleangiektatisches Osteosarkom

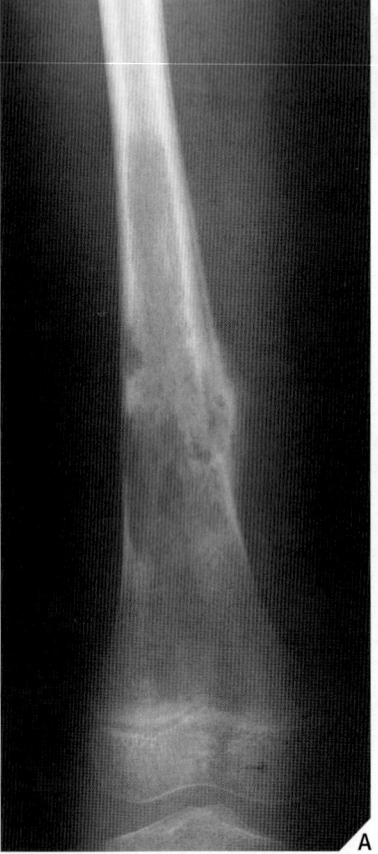
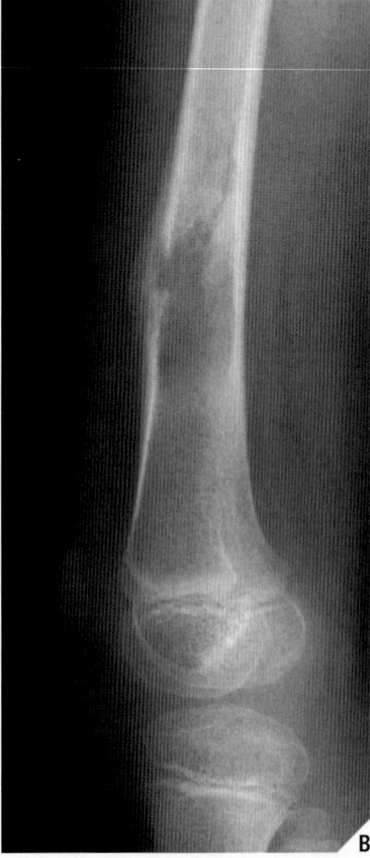

Abb. 20-15. **A** Man erkennt im distalen Femurschaft eines 6 Jahre alten Mädchens mit einem teleangiektatischen Osteosarkom einen vorwiegend osteolytischen Tumor im Verein mit einer Periostreaktion. **B** Die Seitaufnahme zeigt eine schräg verlaufende pathologische Fraktur. (Wiedergabe mit freundlicher Genehmigung von Dr. K. K. Unni, Rochester, Minnesota)

und Einblutungen gekennzeichnet. Histologisch setzt er sich aus gekammerten, blutgefüllten Hohlräumen zusammen, die nur teilweise von malignen Zellen ausgekleidet sind, welche nur spärlich Osteoid bilden; er ähnelt somit einer aneurysmatischen Knochenzyste.

Kleinzelliges Osteosarkom

Das von Sim et al. beschriebene kleinzellige Osteosarkom erscheint meist als strahlentransparente Läsion mit permeativem Rand und einem großen Weichteiltumor; radiologisch imitiert es damit ein rundzelliges Knochensarkom. Diese Läsionen zeigen histologisch meist in vielen Bildausschnitten kleine runde Zellen wie beim Ewing-Sarkom, doch helfen hier das Vorhandensein spindeliger Tumorzellen wie auch die fokale Osteoidbildung bei der histologischen korrekten Diagnose. Prädilektionsorte sind distales Femur, proximaler Humerus und proximale Tibia.

Fibrohistiozytäres Osteosarkom

Diese, einem malignen fibrösen Histiozytom (MFH) ähnliche Variante wurde erst in den letzten Jahren in der Literatur beschrieben. Manchmal kann man das fibrohistiozytäre Osteosarkom auch mit einem echten MFH des Knochens verwechseln, weil beide Tumoren dazu neigen, erst in einem höheren Lebensalter als das konventionelle Osteosarkom aufzutreten, meist erst nach dem 3. Jahrzehnt. Beide befallen bevorzugt die Gelenkenden langer Röhrenknochen, und im typischen Fall ist die Periostreaktion schwächer als beim konventionellen Osteosarkom. Zwar neigen im Röntgenbild beide Läsionen zu Strahlentransparenz und ähneln damit dem Riesenzelltumor und dem Fibrosarkom, doch enthält das MFH-artige Osteosarkom meist auch Bezirke der Knochenbildung, die an einen Wattebausch oder Kumuluswolken erinnern, während dies beim MFH nicht der Fall ist. Identifiziert man in radiologischen Untersuchungen solche Bezirke, dann sollte man im Resektionspräparat sorgsam nach Tumorknochen suchen. Histologisch charakteristisch für das MFH-ähnliche Osteosarkom sind pleomorphe Spindel- und Riesenzellen, von denen viele bizarre Kerne aufweisen und der Läsion das Aussehen eines riesenzellreichen Osteosarkoms verleiht. Nicht selten findet sich ein inflammatorischer Hintergrund; die für ein MFH charakteristische „storiforme" oder spiralige Anordnung, die manchmal ein Hauptmerkmal ist, kann hier weniger auffällig oder gar durch Bezirke großer pleomorpher Zellen in diffusen Schichten ersetzt sein. Wie bei allen anderen Subtypen des Osteosarkoms hängt die Abgrenzung zu anderen Sarkomen vom Nachweis einer Osteoid- oder Knochenbildung durch maligne Zellen in den für ein Sarkom sehr typischen Mustern ab.

Intrakortikales Osteosarkom

Dies ist eine der seltensten Formen des Osteosarkoms; bislang wurden erst 14 Fälle publiziert. Das Alter der Patienten reichte von 9 bis 43 Jahren (im Durchschnitt 24 Jahre); Männer überwogen. Symptome bei Erstvorstellung sind Schmerzen, oft nur bei Aktivität. Bei einigen Patienten ließ sich anamnestisch ein Trauma eruieren. Der Tumor befällt den Kortex, ohne auf den Markraum des Knochens oder die Weichteile überzugreifen. Das radiologische Bild entspricht einer strahlentransparenten Läsion mit umgebender kortikaler Sklerose. Die Größe der Läsion reicht von 1,0 bis 4,2 cm. Mitunter imitiert die Läsion ein Osteoidosteom oder ein intrakortikales Osteoblastom.

Osteosarkom des Kiefers

Das in Maxilla oder Mandibula entstehende Osteosarkom unterscheidet sich insofern von den Osteosarkomen an anderer Stelle im Skelett, als es bei älteren Patienten vorkommt (4.–6. Jahrzehnt; Durchschnittsalter 35 Jahre). Meist ist es ein gut differenzierter Tumor mit niedriger Mitoserate, der in einem hohen Prozentsatz aller Fälle eine vorwiegend knorpelige Komponente, ein geringeres Malignitätspotential sowie eine bessere Prognose als die anderen Osteosarkomformen besitzt.

Multizentrisches Osteosarkom

Die gleichzeitige Entstehung von Osteosarkomherden in mehreren Knochen ist ein seltenes Vorkommnis (Abb. 20-16). Ob diese Herde wirklich voneinander unabhängig sind oder Metastasen eines primären konventionellen Osteosarkoms darstellen, bleibt umstritten. Neuerdings erkannte man 2 Varianten dieses Typs: die synchrone und die metachrone. Diese multifokale Form des Osteosarkoms ist von Osteosarkommetastasen in anderen Knochen abzugrenzen.

Juxtakortikales Osteosarkom

Der Begriff *juxtakortikal* ist eine Sammelbezeichnung für eine Gruppe von Osteosarkomen, die an der Knochenoberfläche entstehen (Abb. 20-17).

Diese Veränderungen sind viel seltener und treten auch etwa 10 Jahre später auf als ihre intraossären Gegenspieler. Die große Mehrzahl der juxtakortikalen Osteosarkome sind niedriggradig maligne Tumoren, auch wenn es mäßig bis hoch aggressive Varianten gibt.

Parossales Osteosarkom

Parossale Tumoren sieht man vorwiegend bei Patienten im 3. und 4. Lebensjahrzehnt; sie bevorzugen charakteristisch die Rückfläche des distalen Femurs (Abb. 20-18).

TEIL IV - Tumoren und tumorähnliche Veränderungen (Tumor-like Lesions)

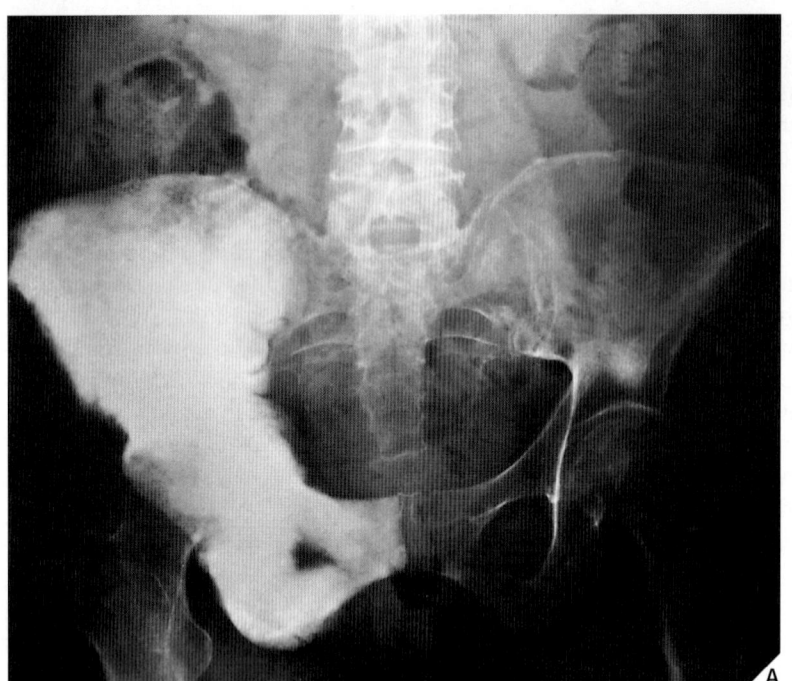
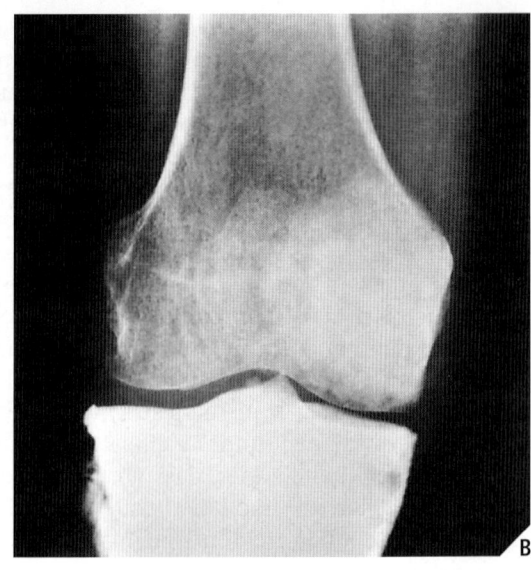
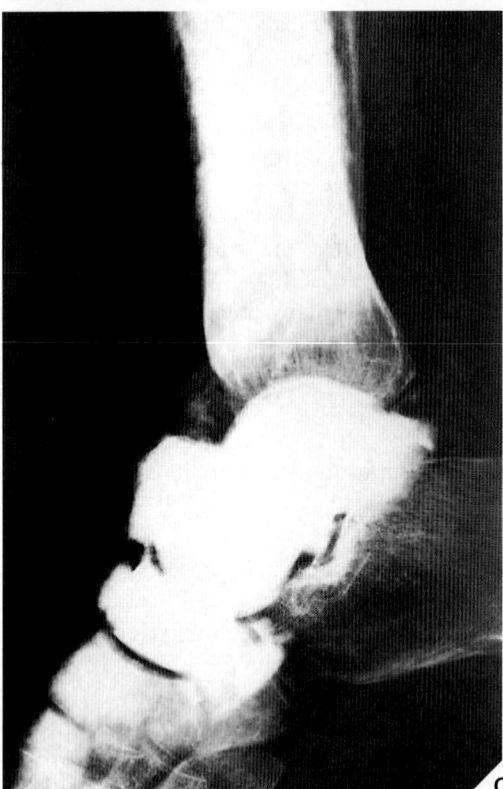

Abb. 20-16. Man sieht hier ein sehr seltenes multizentrisches Osteosarkom in der rechten Beckenhälfte (**A**), der rechten Tibia (**B**) und in mehreren Knochen des rechten Fußes (**C**)

Maligne Knochentumoren I: Osteosarkome und Chondrosarkome

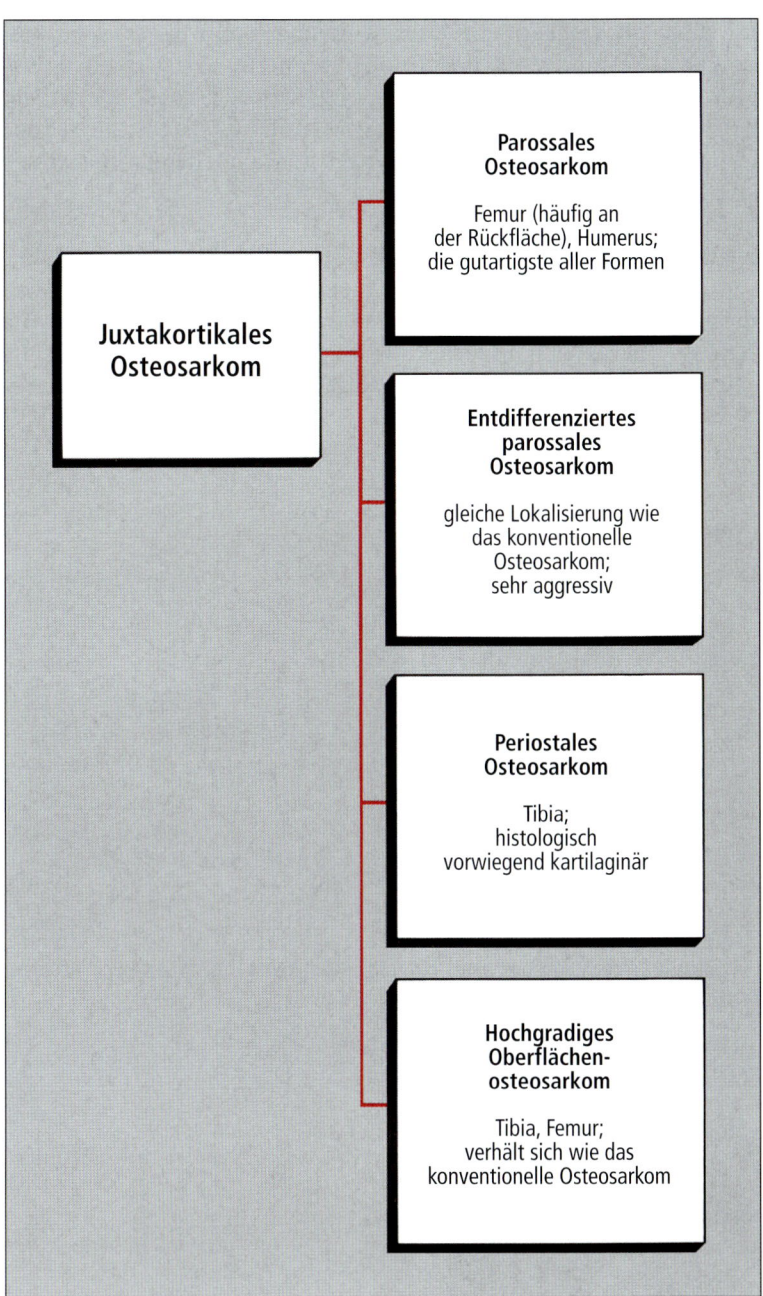

Abb. 20-17. Varianten des juxtakortikalen Osteosarkoms

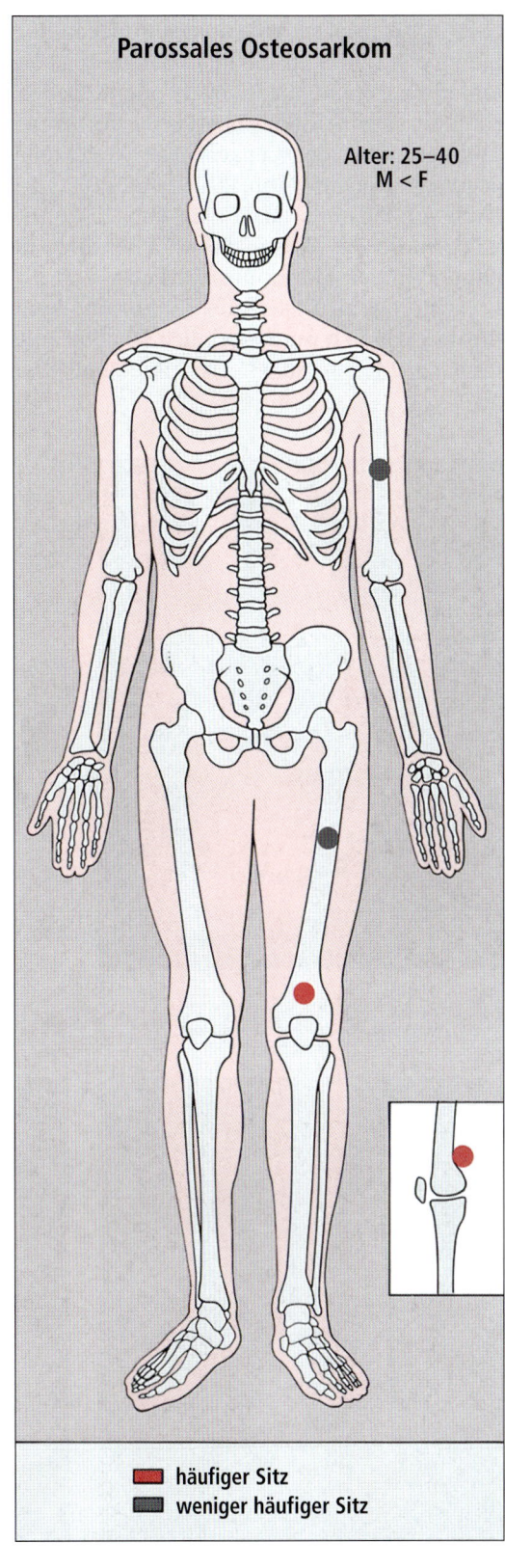

Abb. 20-18. Prädilektionsstellen, Altersgipfel und Geschlechtsverteilung des parossalen Osteosarkoms

TEIL IV - Tumoren und tumorähnliche Veränderungen (Tumor-like Lesions)

Diagnostisch sind die konventionellen Röntgenaufnahmen meist schon ausreichend. Dabei zeigt sich diese Veränderung als eine dichte ovale oder kugelige Raumforderung, die der Kortikalisoberfläche des Knochens aufsitzt und gegenüber den benachbarten Weichteilen scharf abgegrenzt erscheint (Abb. 20-19 u. 20-20). Oft sind dann CT (Abb. 20-20B) oder MRT (vgl. Abb. 15-16) nötig, um festzulegen, ob der Tumor die Knochenrinde durchbrochen hat und in den Markraum einwächst.

Histologisch besteht der Tumor aus bindegewebigem Stroma, das sich wahrscheinlich von den äußeren Periostfaserschichten herleitet. Die knöcherne Komponente ist oft trabekuliert, doch zumindest teilweise unreif, insbesondere in der Tumorperipherie. Dies ist ein wichtiger Punkt bei der Differenzierung gegenüber der manchmal ähnlich aussehenden Myositis ossificans, die jedoch zentripetal reift und die reifsten Knochenpartien außen zeigt.

Differentialdiagnose: Abgrenzen muß man das parossale Osteosarkom von parossalen Osteom (vgl. Abb. 16-4), von der Myositis ossificans, vom Weichteilosteosarkom, vom parossalen Liposarkom mit Verknöcherungen und vom Osteochondrom. Am häufigsten sorgt hierbei die Ab-

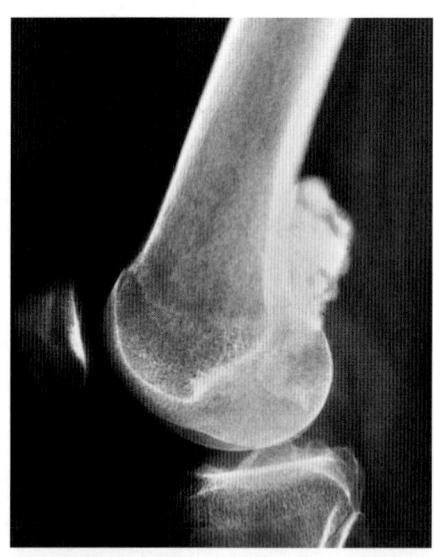

Abb. 20-19 Typisches Erscheinungsbild eines parossalen Osteosarkoms an der Rückfläche des distalen Femurs (23 Jahre alte Frau)

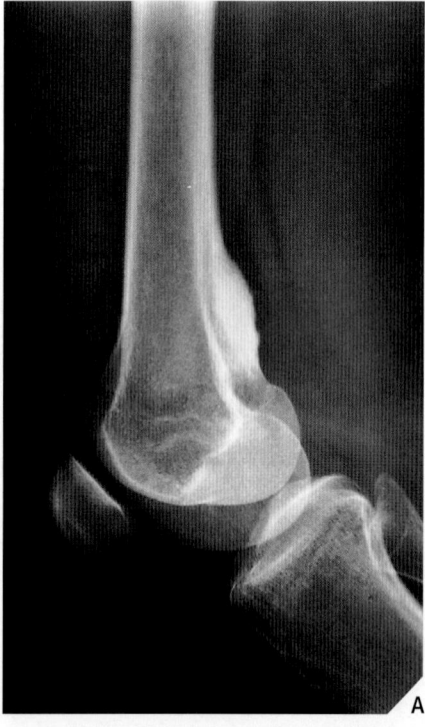
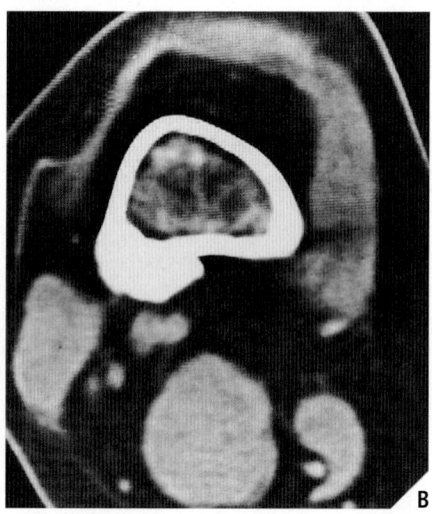

Abb. 20-20. **A** Bei dieser 37jährigen Frau zeigt die seitliche Knieaufnahme eine Knochenmasse direkt auf der rückseitigen Kortikalisfläche des distalen Femurs. Lokalisation und Erscheinungsbild sind für ein parossales Osteosarkom typisch. **B** Das CT-Bild nach KM-Gabe zeigt keinerlei Knochenmarkinvasion des Tumors

grenzung zu Myositis ossificans und Osteochondrom für Verwirrung. Die Myositis ossificans läßt sich durch das Zonenphänomen und einen Spalt unterscheiden, der die Knochenmasse von der Kortikalis trennt (Abb. 20-21; vgl. auch Abb. 4-51, 4-52 u. 17-26). Bei den Osteochondromen verschmilzt dagegen die Kortikalis der Veränderung ohne jede Unterbrechung mit der des Wirtsknochens (vgl. Abb. 17-24 u. 17-26) – ein Merkmal, das beim parossalen Osteosarkom fehlt. Da dieser Tumor recht langsam wächst und meist nur die Oberfläche des Knochens befällt, ist die Prognose für die Patienten mit einem parossalen Osteosarkom viel besser als bei den anderen Osteosarkomformen. Die einfache breite Resektion des Tumors stellt oft schon eine genügende Therapie dar.

Entdifferenziertes parossales Osteosarkom

Dieser seltene und ungewöhnliche Knochentumor wurde von einer Gruppe der Mayo-Klinik identifiziert. Bei den meisten Fällen wurde berichtet, daß er wie ein konventionelles parossales Osteosarkom beginnt, sich dann aber nach Resektion und vielfachen Lokalrezidiven histologisch in ein hochgradig malignes Sarkom verwandelt. Einige entstanden aber de novo als Primärtumor an der Oberfläche eines Knochens. Radiologisch und histologisch ahmt das entdifferenzierte parossale Osteosarkom die Merkmale eines herkömmlichen parossalen Osteosarkoms nach. Allerdings treten auch einige Merkmale eines hochgradigen Sarkoms hinzu, wie z. B. die radiologisch erkennbare Rindenzerstörung (Abb. 20-22) und histologisch nachweisbare pleomorphe Tumorzellen mit hyperchromen Kernen und hoher Mitoserate. Deshalb ist die Prognose auch viel schlechter als beim parossalen Sarkom.

Periostales Osteosarkom

Dieser am häufigsten im Jugendalter auftretende Tumor ist insgesamt sehr selten (er stellt 1–2% aller Osteosarkome). Er wächst an der Oberfläche eines Knochens, meist in der Schaftmitte eines langen Röhrenknochens wie der Tibia. Die Tatsache, daß das kennzeichnende Merkmal dieses Tumors, der im Röntgenbild einer Myositis ossificans ähnelt, das Überwiegen von Knorpelgewebe ist (Abb. 20-23), kann zur irrigen Diagnose eines periostalen Chondrosarkoms führen. Die radiologischen Charakteristika wurden von de Santos et al. beschrieben; dazu zählen eine inhomogene Tumorgrundsubstanz mit verkalkten Spiculae, die in strahlentransparente Bezirke eingestreut sind, die einer unverkalkten Grundsubstanz entsprechen; ferner manchmal eine Periostreaktion in Form eines Codman-Dreiecks (Abb. 20-24); eine Verbreiterung der periostalen Oberfläche der Kortikalis an der Basis der Läsion mit Aussparung der endostalen Oberfläche; Tumorausdehnung in die Weichteile und Verschonung der Markhöhle (Abb. 20-25). Mikroskopisch sind diese Tumoren von geringer bis mäßiger Malignität und hauptsächlich aus lobuliertem, mäßig zellreichem Knorpelgewebe zusammengesetzt. Das periostale Osteosarkom zeichnet sich durch eine bessere Prognose als beim konventionellen Typ, hingegen durch eine schlechtere als bei der parossalen Variante aus.

Hochgradig malignes Oberflächenosteosarkom

Dieses kann radiologische Zeichen ähnlich denen des parossalen und periostalen Osteosarkoms bieten (Abb. 20-26). Histologisch zeigt dieser Tumor Elemente, die mit denen des konventionellen Osteosarkoms übereinstimmen. Das Risiko von Metastasen ist sehr hoch.

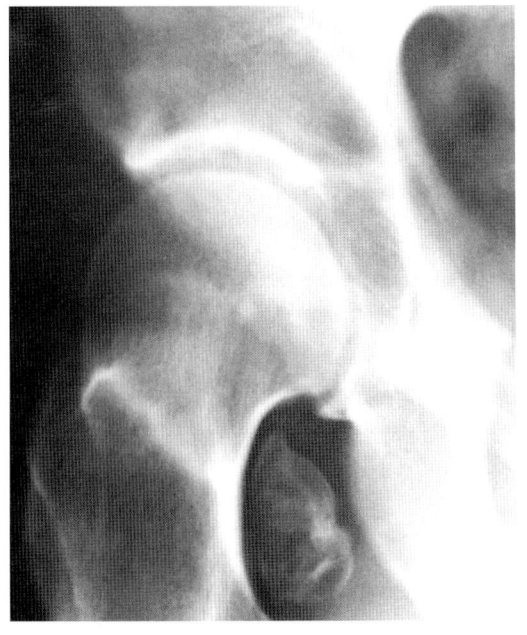

Abb. 20-21. Die nahe der medialen Schenkelhalskortikalis zu sehende Myositis ossificans stellt sich in typischer Weise an ihrer Peripherie als reifere und in ihrem Zentrum als eine weniger dichte Veränderung als das parossale Osteosarkom dar und ist von der Kortikalis durch eine strahlendurchlässige Zone vollständig getrennt

TEIL IV - Tumoren und tumorähnliche Veränderungen (Tumor-like Lesions)

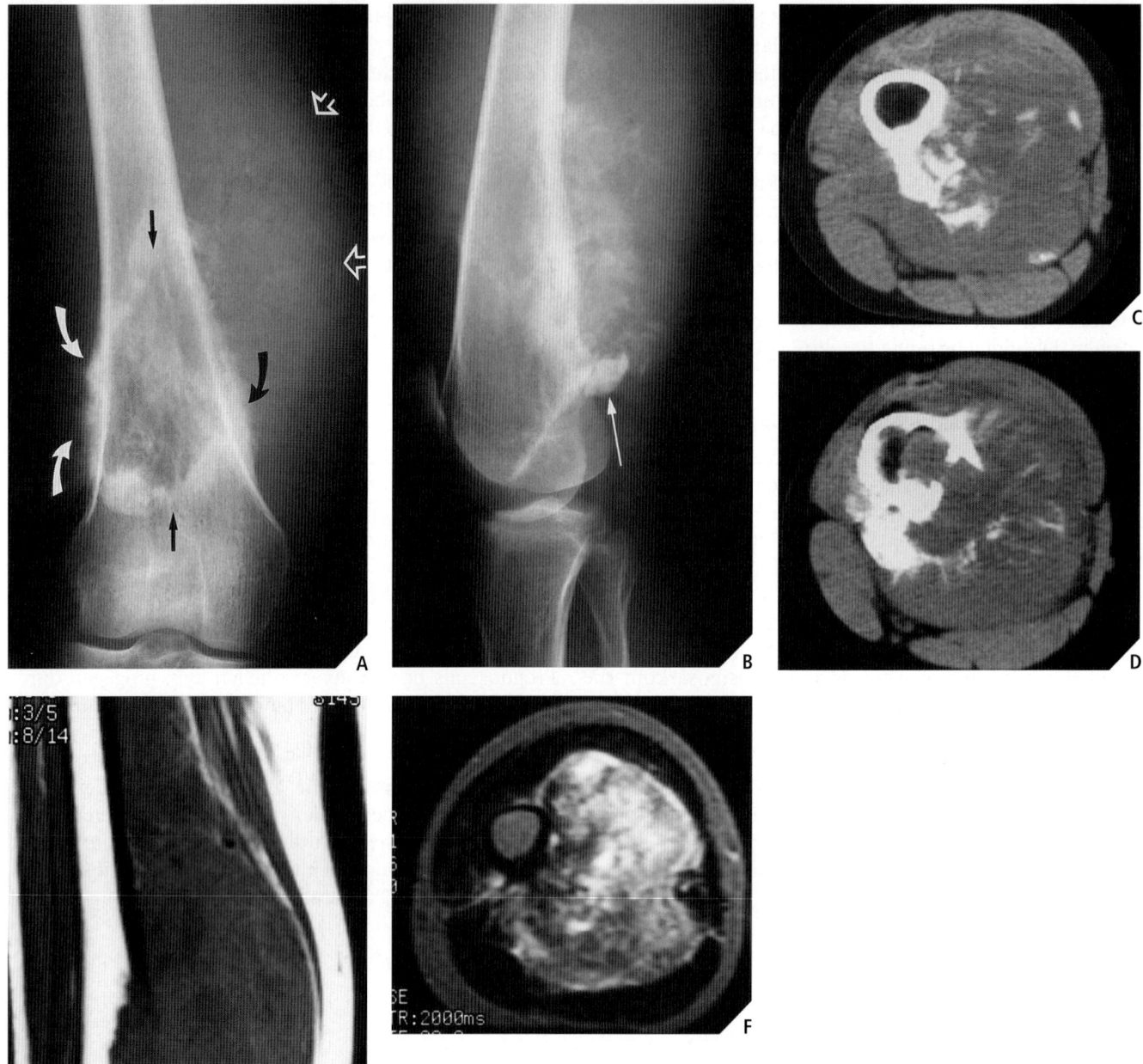

Abb. 20-22. Die 24 Jahre alte Frau stellt sich mit Schmerzen und einem seit 2 Monaten tastbaren Tumor oberhalb der Kniekehle vor. Drei Jahre vorher war bei ihr aus dem distalen Femur ein parossales Osteosarkom entfernt worden. **A** Das a.-p. Röntgenbild des distalen Femurs zeigt eine destruierende Läsion *(Pfeile)*, kombiniert mit dem aggressiven Typ einer Periostreaktion *(gebogene Pfeile)*, sowie einen großen Weichteiltumor *(offene Pfeile)* mit herdförmiger Knochenbildung darin. **B** Die Seitaufnahme zeigt ferner die Reste des früher resezierten parossalen Osteosarkoms *(Pfeil)*. **C** Der proximale CT-Scan zeigt einen Oberflächentumor, der Knochenbildung und einen großen Weichteiltumor mit Knochenherden aufweist; in dieser Höhe ist das Knochenmark nicht infiltriert. **D** Ein Bild weiter distal zeigt ferner eine Markrauminvasion – ein nicht zum konventionellen parossalen Osteosarkom passendes Merkmal. **E** Das koronare T1w MRT-Bild (SE; TR 600 / TE 25 ms) zeigt sowohl die Ausdehnung der Markrauminvasion als auch die des Weichteiltumors. **F** Das axiale T2w MRT-Bild (SE; TR 2000 / TE 90 ms) zeigt den großen Weichteiltumor inhomogen signalgebend. In Höhe dieses Schnitts ist das Knochenmark nicht vom Tumor infiltriert

Maligne Knochentumoren I: Osteosarkome und Chondrosarkome 20

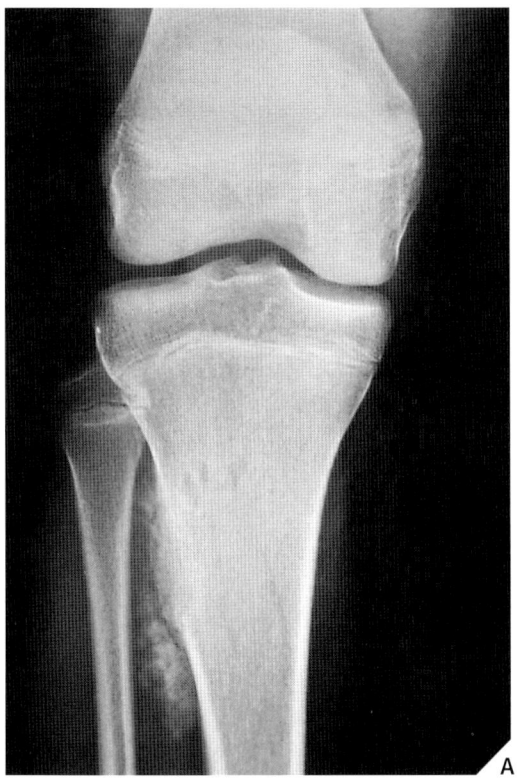
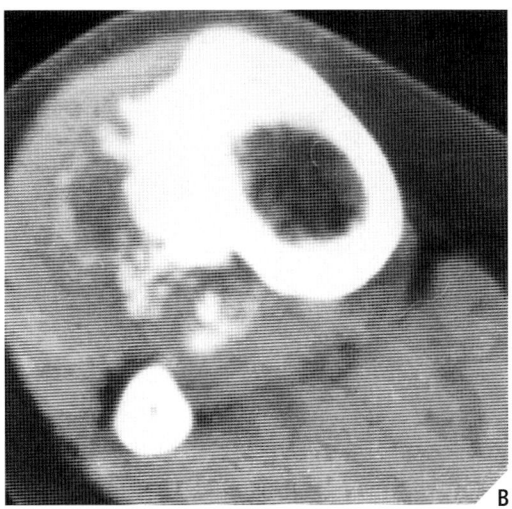

Abb. 20-23. **A** Die a.-p. Aufnahme des rechten Kniegelenks eines 12jährigen Mädchens mit „Beschwerden" im proximalen Unterschenkel seit 2 Monaten zeigt schlecht abgrenzbare Verkalkungen und Verknöcherungen in einer Raumforderung, die der lateralen Tibiakortikalis außen aufsitzt, jedoch keine sichere Knochendestruktion. **B** Das CT-Bild demonstriert die Ausdehnung dieses Weichteiltumors, eines parossalen Osteosarkoms, das der Kortikalis dicht aufsitzt. Dieses Kriterium schließt eine Myositis ossificans sicher aus

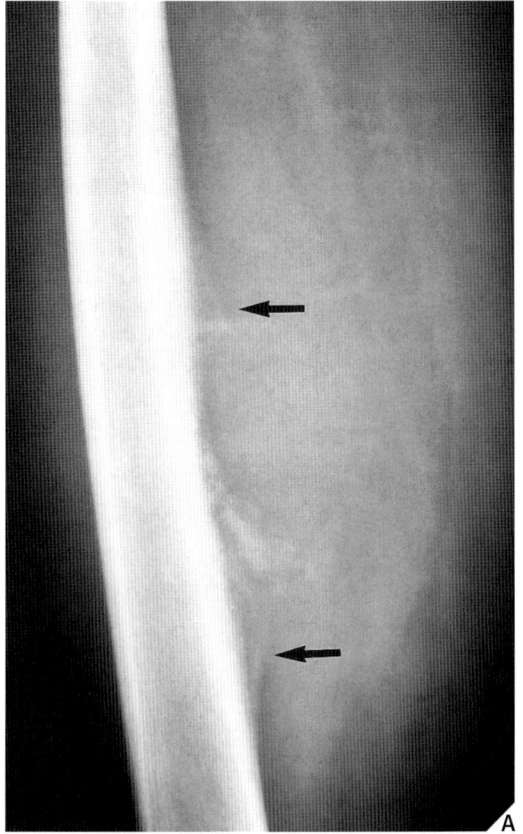
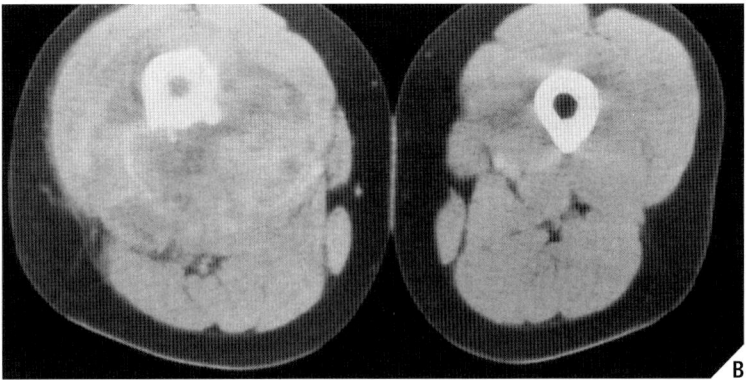

Abb. 20-24. **A** Das a.-p. Röntgenbild des rechten Femurs eines 16 Jahre alten Mädchens zeigt eine oberflächlich gelegene Läsion mit Befall der medialen Knochenrinde, sowie Codman-Dreiecke einer Periostreaktion *(Pfeile)* und einen großen Weichteiltumor. **B** Besser zeigt dann die CT die Weichteilkomponente; der Markraum wird vom Neoplasma nicht infiltriert, doch zeigt ein im Vergleich zur Gegenseite höherer Dichtewert ein Knochenmarködem an

TEIL IV - Tumoren und tumorähnliche Veränderungen (Tumor-like Lesions)

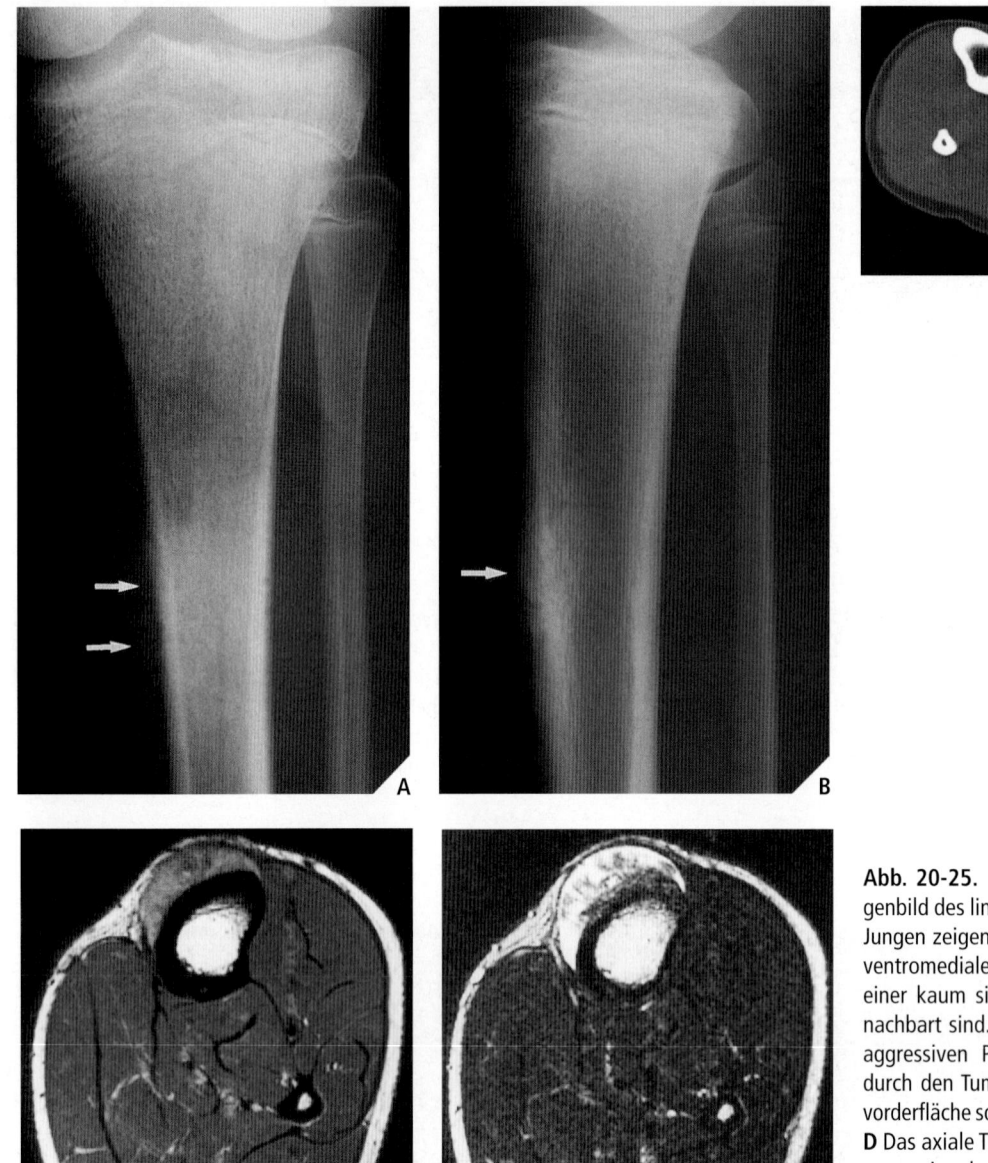

Abb. 20-25. **A, B** Das a.-p. und das seitliche Röntgenbild des linken Unterschenkels eines 12 Jahre alten Jungen zeigen dezente Knochenverdichtungen an der ventromedialen Oberfläche der proximalen Tibia, die einer kaum sichtbaren Knochenrindenzerstörung benachbart sind. Man erkennt ferner den Samttyp einer aggressiven Periostreaktion *(Pfeile)*. **C** Das CT-Bild durch den Tumor zeigt Knochenbildung an der Tibiavorderfläche sowie den Markraum nicht tumorinfiltriert. **D** Das axiale T1w Spin-Echo-MRT-Bild zeigt den Tumor etwas signalreicher als die Muskeln. **E** Im axialen T2w Bild (SE; TR 2000 / TE 80 ms) wird das Neoplasma dann mit Ausnahme der zentralen Anteile, in denen die Knochenbildung nur geringe Signalstärke bietet, hell. Die Biopsie ergab ein periostales Osteosarkom

Sekundäre Osteosarkome

Im Gegensatz zu den primären Osteosarkomen kommen die sekundären bei einer Patientengruppe höheren Lebensalters vor. Ein großer Teil dieser Tumoren ist für Komplikationen des Morbus Paget verantwortlich, und sie entwickeln sich denn auch in einem Paget-befallenen Knochen (Abb. 20-27). Zu den typischen radiologischen Veränderungen der malignen Entartung des Morbus Paget zählen eine destruierende Veränderung im erkrankten Knochen, das Vorhandensein eines Tumorknochens in der Läsion und eine begleitende Weichteilraumforderung. Ein Osteosarkom muß man bei diesen Patienten von Metastasen eines Primärtumors anderen Ausgangs, meist Prostata-, Mamma- und Nierenkarzinom, unterscheiden. Sekundäre Osteosarkome können sich auch spontan in einer fibrösen Dysplasie entwickeln oder nach der Strahlenbehandlung gutartiger wie bösartiger Prozesse in den Weichteilen, beispielsweise eines Mammakarzinoms oder malignem Lymphoms. (Weiter abgehandelt wird die maligne Entartung in Kapitel 21 im Abschnitt über den Morbus Paget und das strahleninduzierte Osteosarkom unter der Überschrift: „Gutartige Veränderungen mit Malignisierungspotential").

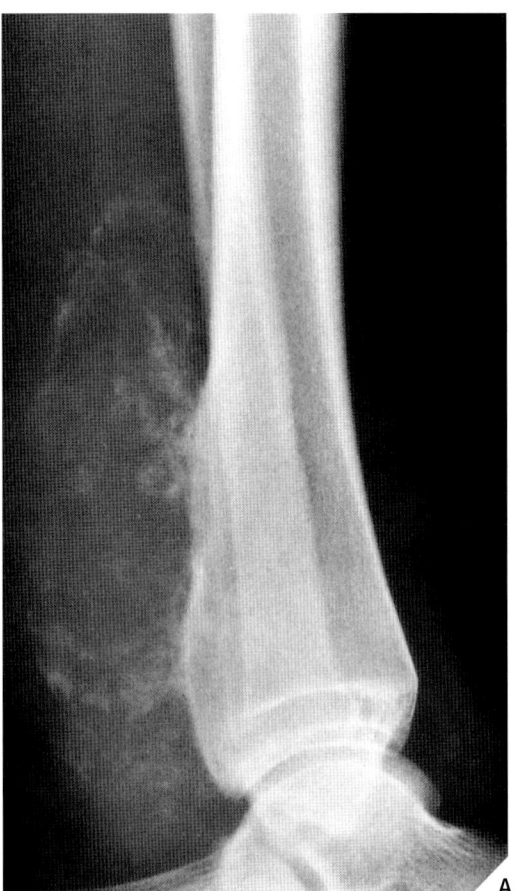

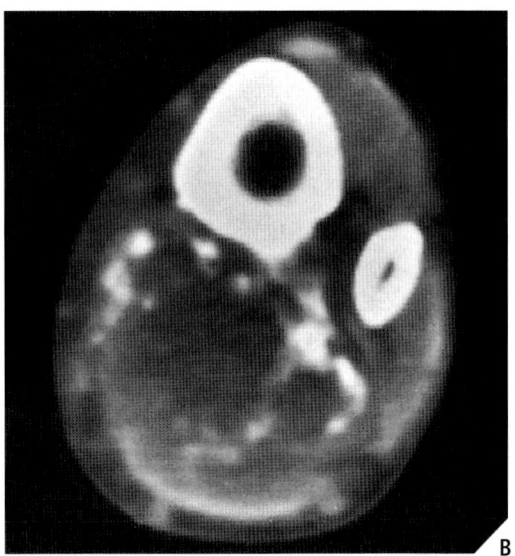

Abb. 20-26. **A** Die seitliche Unterschenkelaufnahme zeigt ein oberflächliches High-grade-Osteosarkom, das bei diesem 24jährigen Mann der Kortikalisrückfläche der distalen Tibia aufsitzt. Innerhalb eines großen Weichteiltumors sieht man schlecht abgrenzbare Herde von Tumorknochen. Zu beachten ist die Ähnlichkeit mit dem periostalen Osteosarkom (vgl. Abb. 20-23 und 20-24). **B** Das CT-Bild demonstriert die Ausdehnung; charakteristischerweise ist das Mark nicht befallen

TEIL IV - Tumoren und tumorähnliche Veränderungen (Tumor-like Lesions)

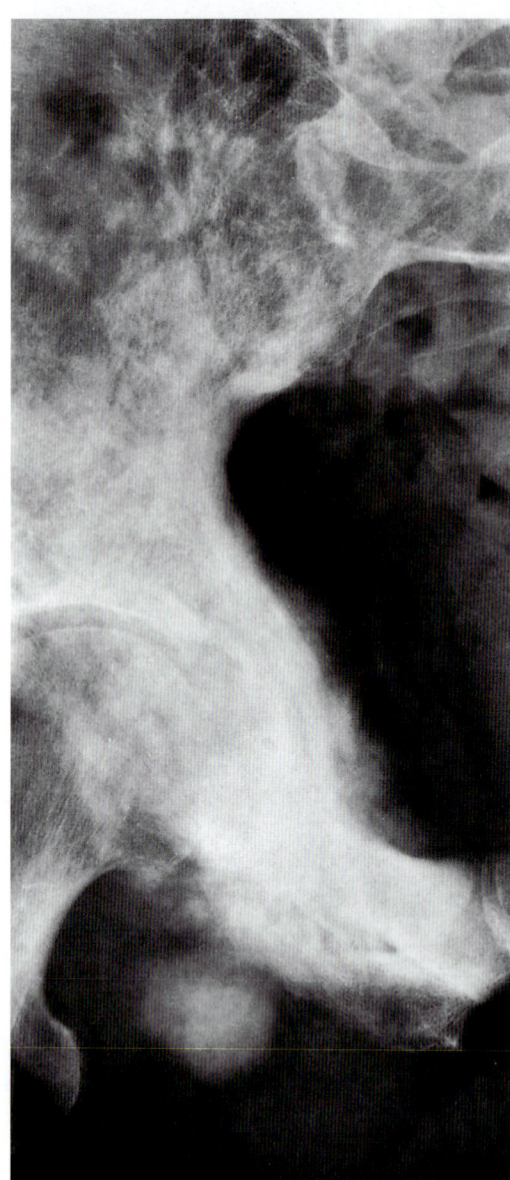
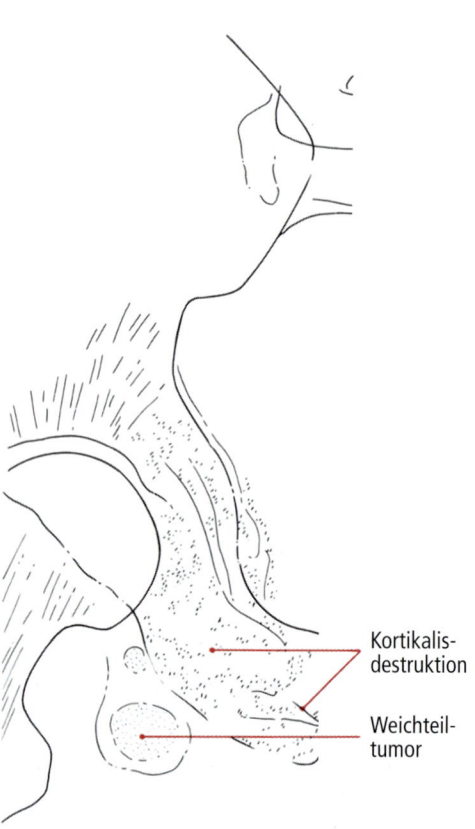

Abb. 20-27. Bei diesem 66jährigen Mann, der bei einer ausgedehnten Skelettbeteiligung eines Morbus Paget in der rechten Hüfte Schmerzen bekam, sieht man die typischen Zeichen der Osteitis deformans im rechten Darmbein und Sitzbein. Es liegt auch eine Kortikaliszerstörung bei gleichzeitigem Weichteiltumor, der tumorösen Knochen enthält, vor – typische Zeichen der malignen Transformation eines Morbus Paget in ein Osteosarkom

Chondrosarkom

Das Chondrosarkom ist ein maligner Knochentumor, der durch die Knorpelproduktion durch Tumorzellen gekennzeichnet ist. Wie beim Osteosarkom, so gibt es auch beim Chondrosarkom mehrere Formen (Abb. 20-28), von denen jede besondere klinische, radiologische und histopathologische Merkmale aufweist.

■ Primäre Chondrosarkome

Konventionelles (medulläres) Chondrosarkom

Dieses ist auch unter den Bezeichnungen zentrales oder medulläres Chondrosarkom geläufig und bei Männern doppelt so häufig wie bei Frauen; es tritt meist nach dem 3. Lebensjahrzehnt auf. Häufigste Orte sind Becken und lange Röhrenknochen, insbesondere Femur und Humerus (Abb. 20-29). Die meisten konventionellen Chondrosarkome sind langsam wachsende, oftmals nur zufällig entdeckte Tumoren. Gelegentlich sind auch einmal umschriebener Schmerz und Schmerzempfindlichkeit vorhanden.

Radiologisch imponiert das konventionelle Chondrosarkom als expansiv im Markraum wachsende Veränderung mit Kortikalisverbreiterung und einer charakteristischen Muschelform an der medullären Kortikalis; ferner sieht man, popcornartige, ring- oder kommaförmige Verkalkungen im Markhöhlenanteil des Knochens; auch kann manchmal ein Weichteiltumor vorhanden sein (Abb. 20-30). In den typischen Fällen stellt man die Diagnose bereits mittels der konventionellen Übersichten (Abb. 20-31), doch können CT und MRT helfen, das Ausmaß des intraossären und des Weichteilbefalls abzugrenzen (Abb. 20-32 u. 20-33).

Histologisch kennzeichnet das Chondrosarkom die Bildung von Knorpel durch Tumorzellen. Sein Bild ist zellreicher und pleomorpher als das des Enchondroms und enthält eine beträchtliche Zahl plumper Zellen mit großen oder gedoppelten Zellkernen. Mitotische Zellen sind selten. Die histologische Unterscheidung zwischen Low-grade-, intermediären und High-grade-Läsionen basiert auf dem Zellreichtum des Tumorgewebes und dem Ausmaß der Zell- und Zellkernpleomorphie sowie der Mitoserate. Einige Forscher (z. B. Unni) ignorieren allerdings letzteres Merkmal beim Grading dieser Tumoren (Tab. 20-2).

Differentialdiagnose: In Ausnahmefällen, besonders in seiner frühen Entwicklungsphase, kann dieser Tumor nicht von einem Enchondrom zu unterscheiden sein. Aus diesem Grunde sollte man alle zentral sitzenden Knorpeltumoren in langen Röhrenknochen, insbesondere bei Erwachsenen, bis zum Beweis des Gegenteils als bösartig betrachten. An den Gelenkenden des Knochens fehlen den Chondrosarkomen oft die charakteristischen Verkalkungen, so daß sie einen Riesenzelltumor nachahmen können.

Komplikationen und Behandlung: Pathologische Frakturen durch konventionelle Chondrosarkome sind selten (Abb. 20-34). Ferner sind die konventionellen Chondrosarkome langsam wachsende Tumoren, die nur in Ausnahmefällen Fernmetastasen setzen. Da sie nicht strahlensensibel sind, ist die operative Entfernung die wichtigste Therapiemethode.

Klarzelliges Chondrosarkom

Das klarzellige Chondrosarkom ist eine seltene (< 4% aller Chondrosarkome der Serie der Mayo-Klinik) und erst unlängst entdeckte Variante des Chondrosarkoms. Es befällt Männer doppelt so häufig wie Frauen und tritt meist im 3.–5. Lebensjahrzehnt auf. Die Läsion wächst vornehm-

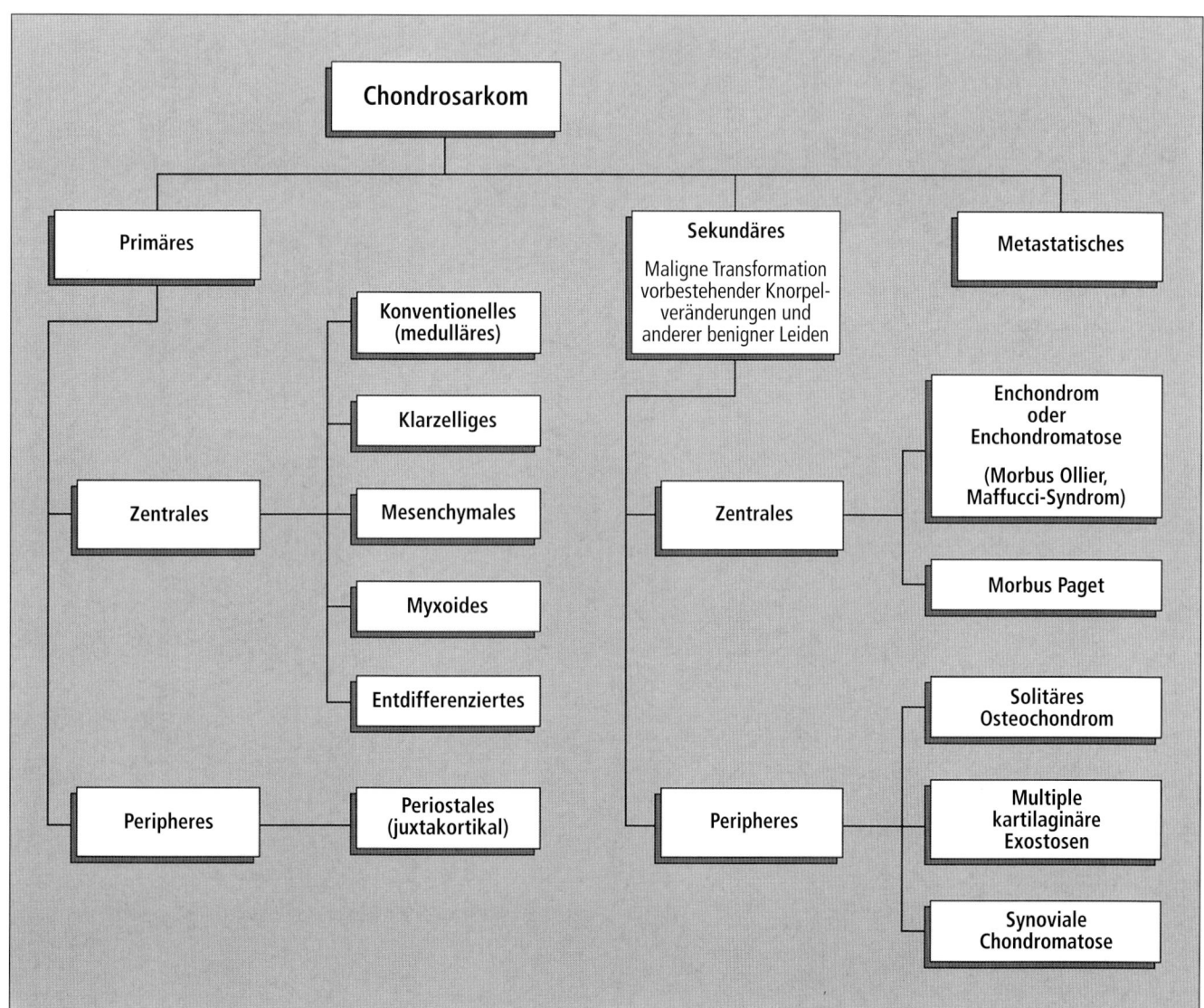

Abb. 20-28. Einteilung der verschiedenen Typen des Chondrosarkoms

TEIL IV - Tumoren und tumorähnliche Veränderungen (Tumor-like Lesions)

Tab. 20-2. Histologisches Grading des Chondrosarkoms

Grad	Histologische Merkmale
0,5 (borderline)	• Histologische Merkmale ähnlich dem Enchondrom, aber radiologische Zeichen aggressiver
1 (niedriggradig)	• Zellzahl: Leicht vermehrt • Zytologische Atypie: Leicht zunehmende Größe und Formvariation der Kerne; leicht gesteigerte Hyperchromasie der Kerne • Zweikernige Zellen: Nur wenige vorhanden • Myxoide Grundsubstanzveränderungen: Können vorhanden sein oder auch fehlen
2 (intermediär)	• Zellzahl: Mäßig vermehrt • Zytologische Atypie: Mäßig zunehmende Größe und Formvariation der Kerne; mäßig gesteigerte Hyperchromasie der Kerne • Zweikernige Zellen: Große Zahl zwei- oder dreikerniger Zellen • Myxoide Grundsubstanzveränderungen: Herdförmig vorhanden
3 (hochgradig)	• Zellzahl: Deutlich vermehrt • Zytologische Atypie: Stark zunehmende Größe und Formvariation der Kerne • Zweikernige Zellen: Große Zahl von doppel- oder vielkernigen Zellen • Myxoide Grundsubstanzveränderungen: Meist vorhanden • Ferner: Kleine Herde spindelförmiger Chondrozyten an der Läppchenperipherie

Modifiziert nach Dahlin und Unni, 1988

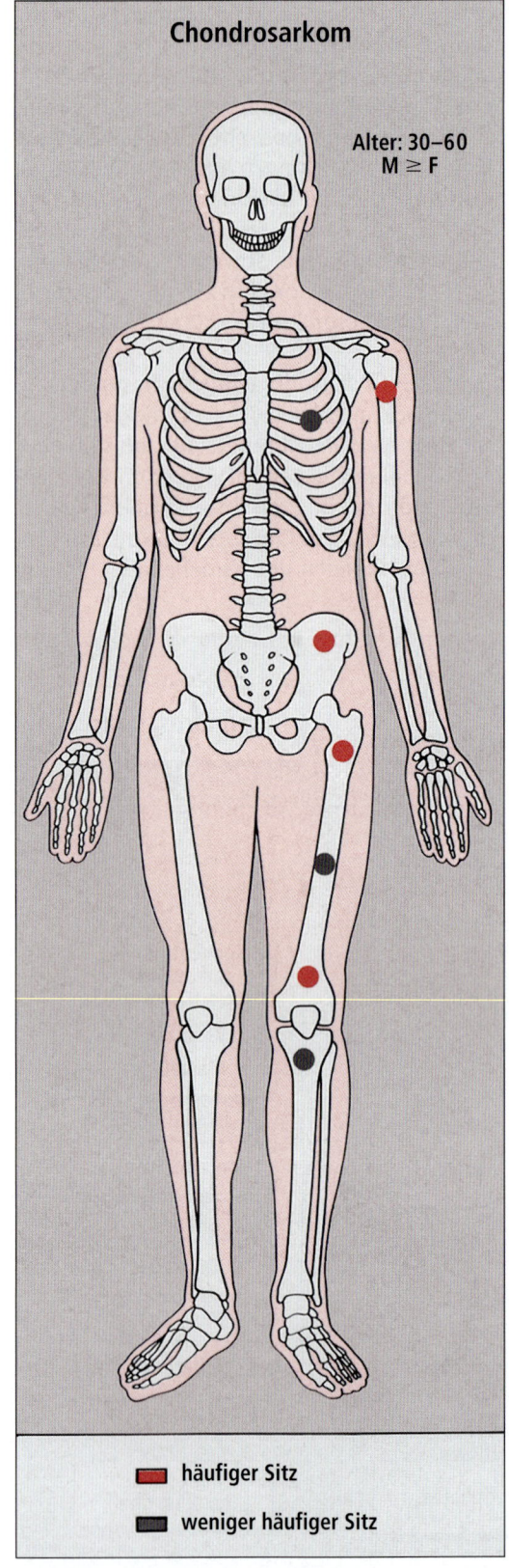

Abb. 20-29. Prädilektionsstellen, Altersgipfel und Geschlechtsverteilung beim Chondrosarkom

Maligne Knochentumoren I: Osteosarkome und Chondrosarkome 20

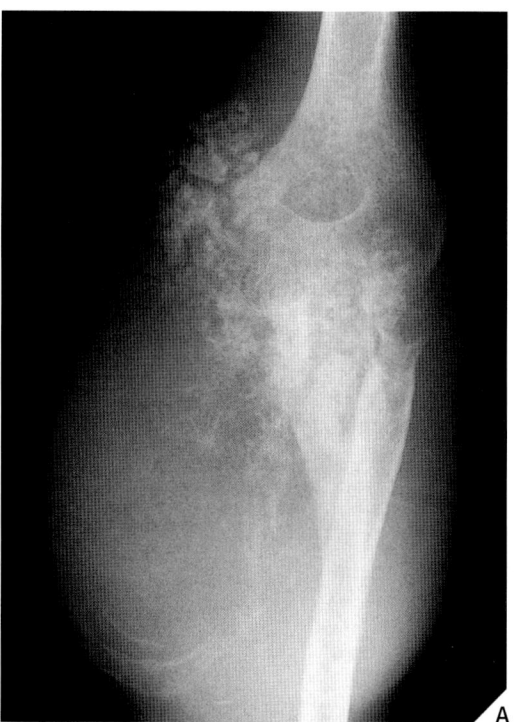
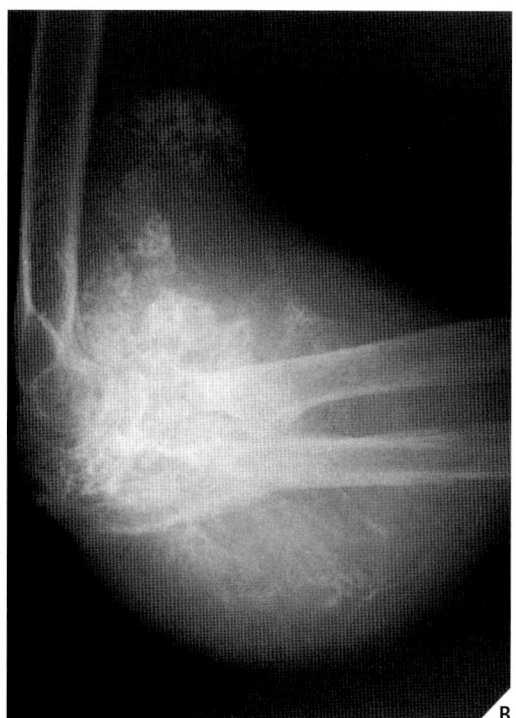

Abb. 20-30. A, B Die a.-p. und die seitliche Röntgenaufnahme des rechten Ellbogens zeigen bei einem 55 Jahre alten Mann mit einem Chondrosarkom einen von der proximalen Ulna ausgehenden Tumor mit einer beachtlichen Weichteilraumforderung, die Verkalkungen vom Knorpeltyp enthält

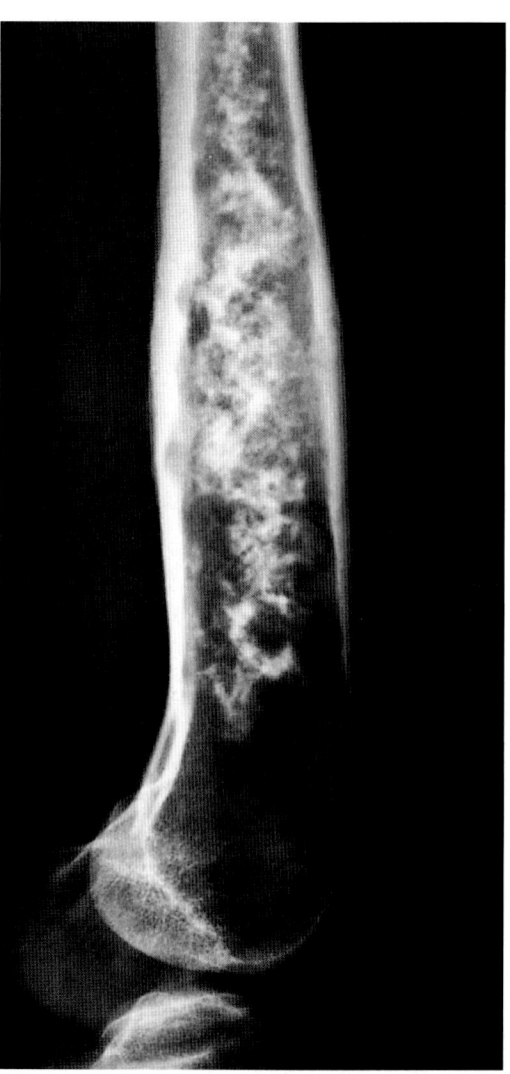

Abb. 20-31. Die Seitaufnahme zeigt bei diesem 46jährigen Mann die charakteristischen Zeichen eines zentralen Chondrosarkoms des rechten Femurs. Innerhalb einer Destruktion im Markanteil dieses Knochens befinden sich ring- und kommaförmige Verkalkungen. Die verbreiterte Kortikalis, Folge der periostalen Knochenneubildung als Antwort auf die Destruktion durch den knorpelbildenden Tumor, zeigt die typische endostale Arrosion mit Vorwölbung nach außen

lich osteolytisch mit sklerotischem Rand und enthält manchmal Verkalkungen. Viele dieser Läsionen ähneln Chondroblastomen und können auch das proximale Ende von Humerus und Femur befallen (Abb. 20-35).

Histologisch bietet die Klarzellvariante größere und rundlichere Tumorzellen als andere Chondrosarkome sowie ein klares oder vakuoliges Zytoplasma. Knorpelmatrix, reaktive Knochenbälkchen und zahlreiche osteoklastenartige Riesenzellen sind die bestimmenden Kriterien dieses Tumors.

Behandlung: Das Klarzellchondrosarkom wird als niedriggradig maligne angesehen. Es wurde bislang von der einfachen Beobachtung oder Kürettage bis zur breiten Resektion und gar Amputation auf vielfältige Art therapiert. Dieser Tumor ist zwar weniger aggressiv als das konventionelle Chondrosarkom, doch kann eine inadäquate Therapie zum Rezidiv führen. Deshalb erscheint derzeit die En-bloc-Resektion mit breitem Sicherheitsabstand die Behandlung der Wahl.

Mesenchymales Chondrosarkom

Das mesenchymale Chondrosarkom ist sehr selten (<1% aller malignen Knochentumoren) und tritt meist im 2. und 3. Lebensjahrzehnt auf. Radiologisch zeigt sich ein permeativer Typus der Knochendestruktion wie bei den Rundzelltumoren sowie Verkalkungen im knorpeligen Tumoranteil (Abb. 20-36). Vom konventionellen Chondrosarkom kann es nicht zu unterscheiden sein; es handelt sich um eine hochmaligne Veränderung mit großer Metastasierungsfähigkeit.

Histologisch zeigt die mesenchymale Variante einen hohen Malignitätsgrad mit typischen Arealen mehr oder minder differenzierten Knorpels im Verein mit einem stark vaskularisierten Stroma mesenchymalen Gewebes, das Spindel- und Rundzellen enthält.

Entdifferenziertes Chondrosarkom

Dieses ist das bösartigste aller Chondrosarkome und hat folglich eine sehr schlechte Prognose; die meisten Patienten erliegen dieser Krankheit binnen 2 Jahren nach Diagnosestellung. Im typischen Fall hat der Patient zunächst Schmerzen über einen längeren Zeitraum, später dann eine rapid einsetzende Schwellung und Druckschmerzhaftigkeit. Wahrscheinlich spiegelt der langdauernde Schmerz ein langsames Wachstum wider, während Schwellung und Empfindlichkeit der Ausbildung einer schnell wachsenden, malignen Komponente entsprechen. Leitzeichen ist das Bild eines aggressiven Sarkoms, das einem benigne aussehenden, niedriggradigen Chondrosarkom aufgepfropft

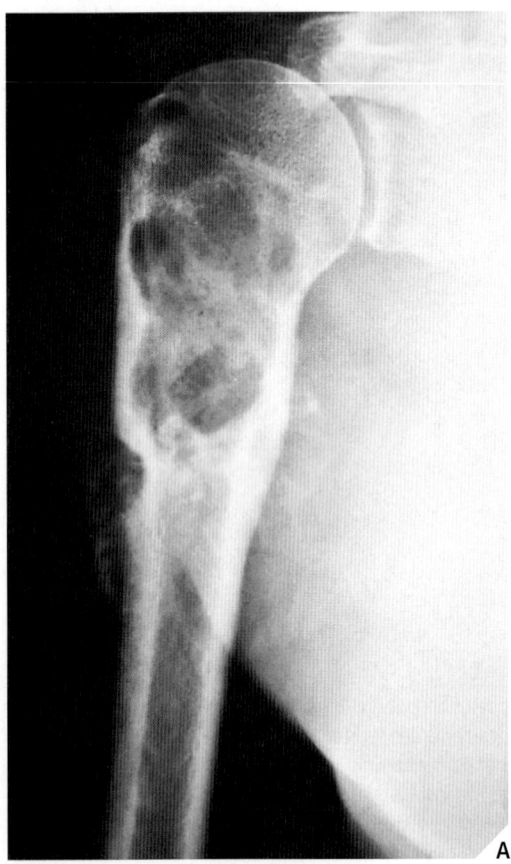
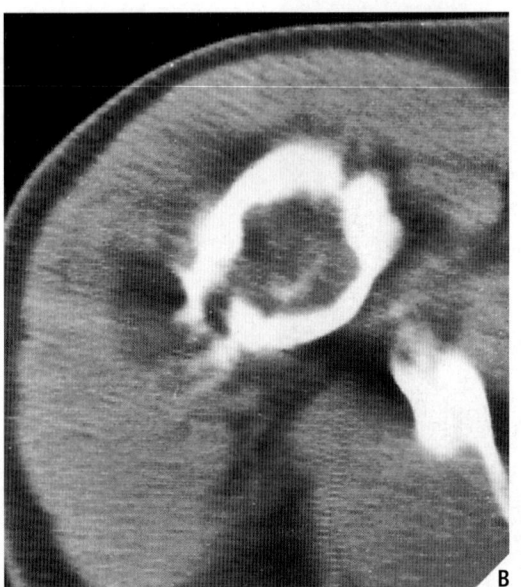

Abb. 20-32. **A** Auf dieser a.-p. Übersichtsaufnahme der rechten Schulter eines 62jährigen Mannes ist die Weichteiltumorausdehnung eines Chondrosarkoms im proximalen Humerus nicht gut erkennbar. **B** Ein CT-Bild in Höhe der Läsion gibt aber die Kortikaliszerstörung und die ausgedehnte Weichteilkomponente des Tumors gut wieder

Maligne Knochentumoren I: Osteosarkome und Chondrosarkome 20

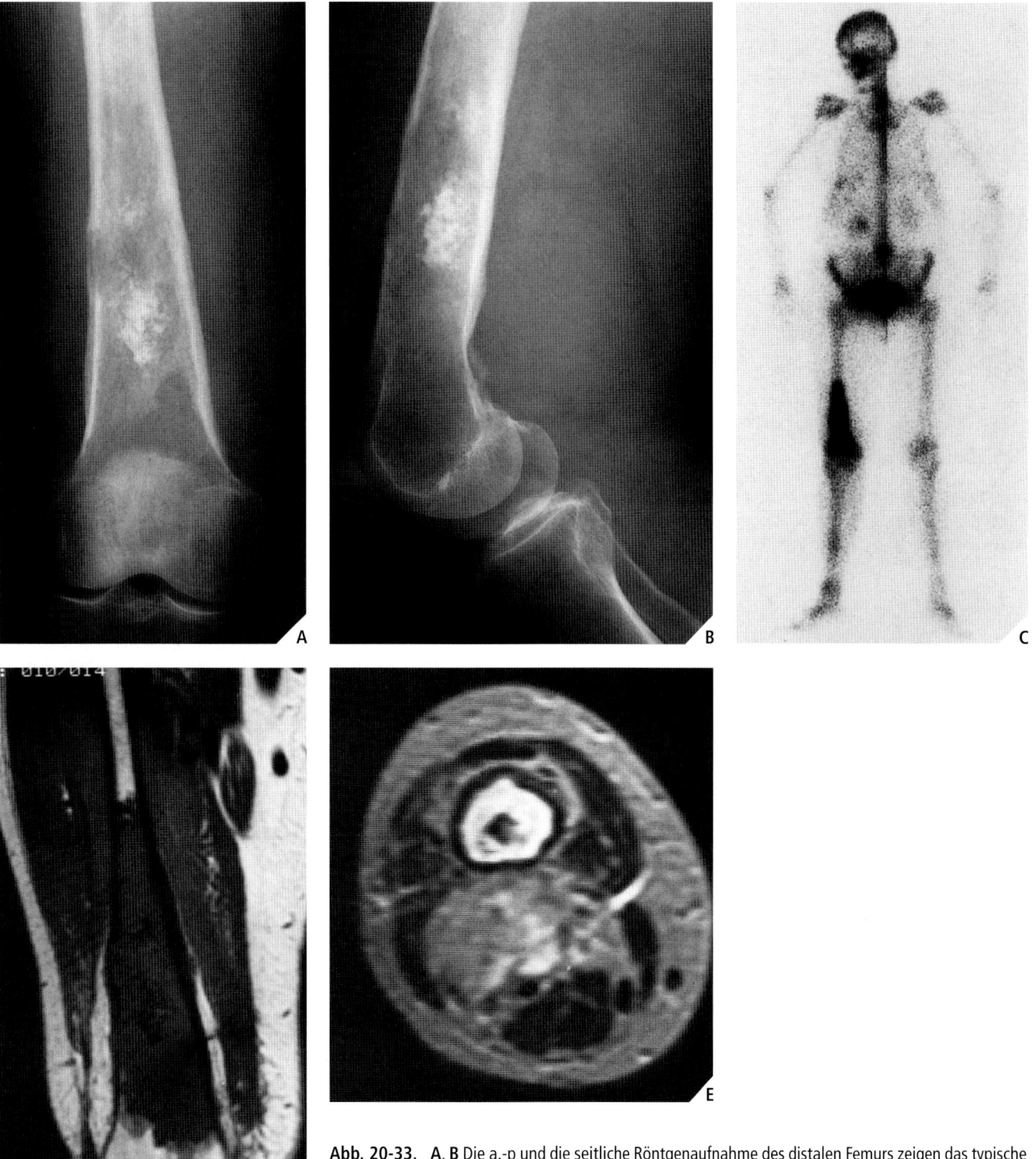

Abb. 20-33. A, B Die a.-p und die seitliche Röntgenaufnahme des distalen Femurs zeigen das typische Aussehen eines zentralen medullären Chondrosarkoms: Die Knochenrinde ist zerstört, dorsal wölbt sich ein Weichteiltumor vor. **C** Das Skelettszintigramm nach 15 mCi (555 mBq) Tc-99m- MDP zeigt eine vermehrte Radionuklidaufnahme am Ort des Tumors. **D** Das koronare T1w MRT-Bild (SE; TR 700/TE 20 ms) zeigt den Tumor hypointens und die Verkalkungen darin signallos. **E** Das axiale T2w MRT-Bild (SE; TR 2000/TE 80 ms) zeigt einen intramedullären Tumor von hoher Signalintensität, die Verkalkungen dagegen weiterhin signalarm. Der Weichteiltumor bietet ein sehr unterschiedliches Signalverhalten

TEIL IV - Tumoren und tumorähnliche Veränderungen (Tumor-like Lesions)

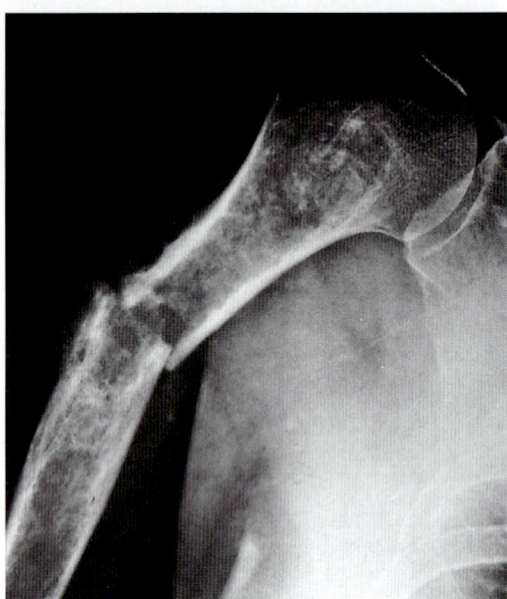

Abb. 20-34. Eine pathologische Fraktur durch ein Chondrosarkom, hier im rechten Humerus bei einem 60jährigen, ist eine seltene Komplikation dieses Tumors

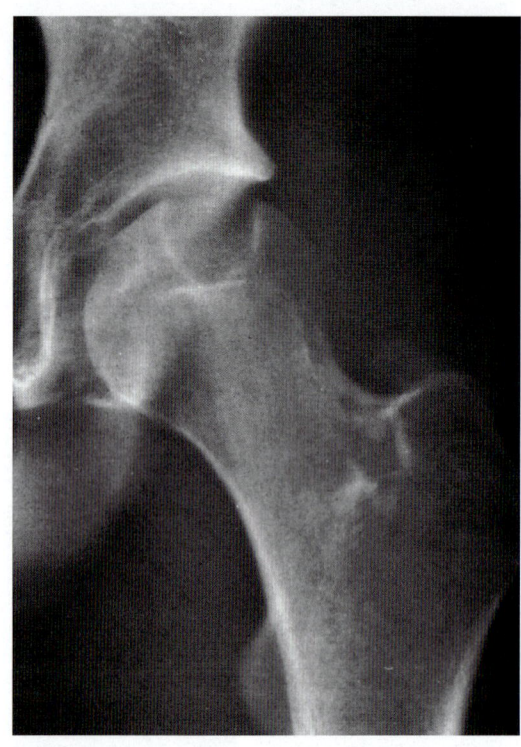

Abb. 20-35. Ein 22jähriger Mann stellte sich mit schon 3 Monate anhaltenden, linksseitigen Hüftbeschwerden vor. Die a.-p. Übersicht zeigt eine Osteolyse im oberen äußeren Anteil des Femurkopfs mit einer Ausdehnung bis in die Gelenkfläche. Diese Veränderung hat einen schmalen sklerosierten Randsaum und ähnelt sehr einem Chondroblastom, doch ergab die Biopsie ein klarzelliges Chondrosarkom

ist. Zwar kann es radiologisch dem konventionellen Chondrosarkom ähneln, doch unterscheidet es sich histologisch im Aufbau. Das entdifferenzierte Gewebe kann wie ein Fibrosarkom, ein malignes fibröses Histiozytom oder ein Osteosarkom aussehen. Im Röntgenbild bietet das entdifferenzierte Chondrosarkom herdförmige Verkalkungen mit einer aggressiven Kochendestruktion und oft gleichzeitig einem großen Weichteiltumor (Abb. 20-37).

Histologisch zeigt das entdifferenzierte Chondrosarkom oft eine niedriggradig maligne Knorpelkomponente, kombiniert mit einem sehr zellreichen sarkomatösen Gewebe.

In den letzten Jahren wurde der Begriff „entdifferenziert" in Frage gestellt. Elektronenmikroskopische und immunhistochemische Untersuchungen sprechen dafür, daß die sarkomatöse Entdifferenzierung tatsächlich eine synchrone Differenzierung getrennter Zellklone aus einem primitiven Spindelzellsarkom in verschiedene Sarkomtypen darstellt.

Periostales Chondrosarkom

Allgemein hat das periostale Chondrosarkom die gleichen radiologischen und pathologischen Merkmale wie das zentrale Chondrosarkom. Da diese Veränderung an der Knochenoberfläche wächst, muß man sie vom periostalen Osteosarkom unterscheiden, was dem Radiologen wie dem Pathologen oft gleichermaßen Probleme bereitet.

■ Sekundäre Chondrosarkome

Die häufigsten sekundären Chondrosarkome sind Tumoren, die sich aus vorbestehenden Enchondromen (vgl. Abb. 17-21) oder aus multiplen kartilaginären Exostosen entwickeln (vgl. Abb. 17-32 u. 17-38). Diese Tumoren entstehen in einem etwas jüngeren Alter als die primären Chondrosarkome an (20–40 Jahre) und weisen einen gutartigeren Verlauf auf. Da sie in der Regel nur niedriggradig maligne sind, ist die Prognose günstiger als beim herkömmlichen Chondrosarkom. Die Behandlung der Wahl ist die vollständige Resektion. (Eine weitere Besprechung der malignen Entartung finden Sie in Kapitel 21 unter der Überschrift „Benigne Veränderungen mit Malignisierungspotential", S. 815 ff.)

Maligne Knochentumoren I: Osteosarkome und Chondrosarkome 20

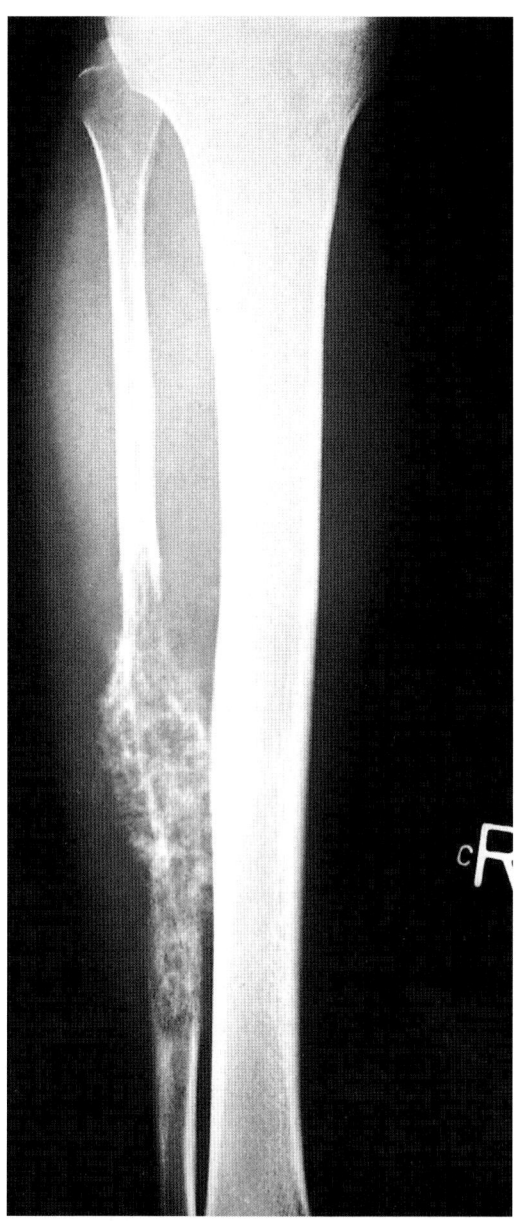

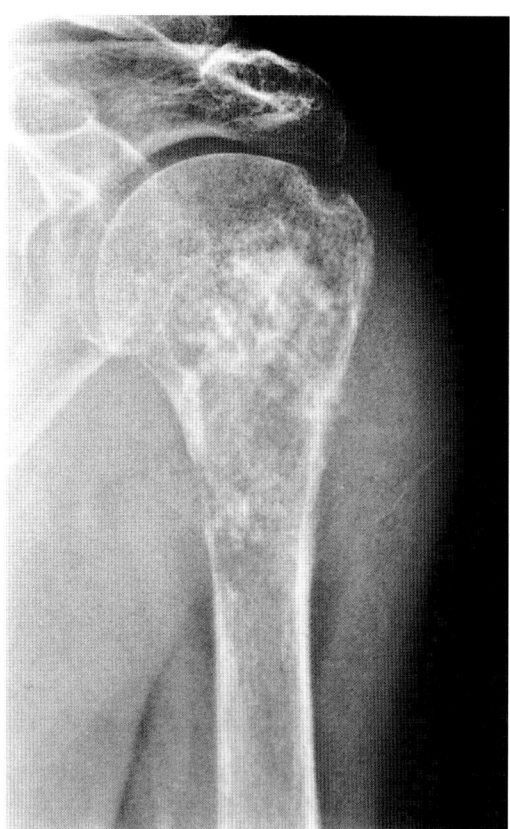

Abb. 20-37. Bei der 70jährigen Frau entwickelte sich eine destruierende Veränderung in der Markhöhle des linken proximalen Humerusschafts mit Verkalkungen, die für einen Knorpeltumor typisch sind, auch liegt hier ein Weichteiltumor vor. Die in der Übersichtsaufnahme erkennbare Veränderung weist zwar für ein medulläres Chondrosarkom typische Zeichen auf, doch ergab die Biopsie zusätzlich zum typischen Chondrosarkomgewebe auch Anteile eines Riesenzelltumors und eines malignen fibrösen Histiozytoms; dies führte schließlich zur Diagnose eines entdifferenzierten Chondrosarkoms, des aggressivsten all dieser Tumoren

Abb. 20-36. Diese 43jährige Frau klagte über seit 6 Monaten immer wieder auftretende Schmerzen in der rechten Wade. Die a.-p. Aufnahme des rechten Unterschenkels zeigt eine destruierende Veränderung im mittleren Fibuladrittel mit einer großen begleitenden Weichteilmasse. Der zentrale Anteil dieser Veränderung weist ring- und kommaförmige Verkalkungen auf, die für einen Tumor der Knorpelreihe typisch sind, die Peripherie dagegen einen permeativen Typ der Knochendestruktion, der eher für Rundzelltumoren charakteristisch ist. Die Biopsie erbrachte ein mesenchymales Chondrosarkom

TEIL IV - Tumoren und tumorähnliche Veränderungen (Tumor-like Lesions)

Merkpunkte für die Praxis

Osteosarkome

1. Das Osteosarkom besitzt die Fähigkeit, Osteoidgewebe oder Knochen zu produzieren. Seine charakteristischen radiologischen Kennzeichen sind
   - die Anwesenheit von Knochen innerhalb der Läsion – das Leitzeichen schlechthin;
   - die Zerstörung des Mark- wie auch des Rindenanteils des Knochens;
   - eine aggressive Periostreaktion – Spiculae (sunburst), zwiebelschalenförmig oder als Codman-Dreieck;
   - das Vorhandensein eines Weichteiltumors.
2. Bei der radiologischen Abklärung der verschiedenen Typen des Osteosarkoms – konventionelles (medulläres), parossales, teleangiektatisches oder multifokales –
   - reichen Übersichtsaufnahmen meist aus, die radiologischen Charakteristika eines jeden Typs festzustellen und die endgültige Diagnose zu stellen;
   - sind CT und MRT für die Festlegung der Tumorausdehnung im Knochen und zur Kontrolle der perioperativen Chemo- oder Strahlentherapie unersetzlich.
3. Das teleangiektatische Osteosarkom gehört zu den aggressivsten Osteosarkomen und zeigt sich im Röntgenbild als rein osteolytische Veränderung. Es kann der aneurysmatischen Knochenzyste ähneln.
4. Das parossale, die am wenigsten aggressive Form des Osteosarkoms,
   - bevorzugt die Rückfläche des distalen Femurs;
   - haftet meist der Kortikalis ohne Einbruch in die Markhöhle an.
5. Das periostale Osteosarkom ist wie das parossale Osteosarkom eine „Oberflächenläsion". Es ist jedoch aggressiver und enthält überschießende Mengen an Knorpelgewebe. Es kann dem parossalen Chondrosarkom und der Myositis ossificans ähneln.
6. Häufigste Form des sekundären Osteosarkoms ist ein sarkomatös entarteter Morbus Paget. Dieses Osteosarkom ist dann extrem aggressiv – meist leben die Patienten nach Diagnosestellung nur noch 6–8 Monate.

Chondrosarkome

1. Das Chondrosarkom ist ein maligner Tumor des Knochens mit der Fähigkeit zur Knorpelbildung. Seine charakteristischen radiologischen Zeichen sind:
   - Eine expansiv wachsende Veränderung im Markraum eines Knochens;
   - ring- und kommaförmige Verkalkungen in der Tumormatrix;
   - verbreiterte und muschelförmig endostal arrodierte Knochenrinde;
   - ein Weichteiltumor.
2. Das entdifferenzierte Chondrosarkom, der aggressivste Vertreter aller Knorpeltumoren, hat eine sehr schlechte Prognose. Neben Knorpelgewebe enthält es noch Elemente eines Fibrosarkoms, eines malignen fibrösen Histiozytoms oder eines Osteosarkoms.
3. Das sekundäre Chondrosarkom entwickelt sich meist aus einer vorbestehenden Veränderung wie einer Enchondromatose oder multiplen kartilaginären Exostosen.

Literaturempfehlungen

Abdulrahman RE, White CS, Templeton PA, Romany B, Moore EH, Aisner SC. Primary osteosarcoma of the ribs: CT findings. Skeletal Radiol 1995; 24: 127–129.

Abello R, Lomena F, Garcia A, et al. Unusual metastatic chondrosarcoma detected with bone scintigraphy. Eur J Nucl Med 1986; 12: 306–308.

Ackerman LV. Extra-osseous localized non-neoplastic bone and cartilage formation (so-called myositis ossificans). J Bone Joint Surg [Am] 1958; 40A: 279–298.

Ahuja SC, Villacin AB, Smith J, Bullough PG, Huvos AG, Marcove RC. Juxtacortical (parosteal) osteosarcoma: histological grading and prognosis. J Bone Joint Surg [Am] 1977; 59A: 632–647.

Aisen AM, Martel W, Braunstein EM, McMillin KI, Phillips WA, Kling TF. MRI and CT evaluation of primary bone and soft-tissue tumors. Am J Roentgenol 1986; 146: 749–756.

Allan CJ, Soule EH. Osteogenic sarcoma of the somatic soft tissues. Clinicopathologic study of 26 cases and review of literature. Cancer 1971; 27: 11121–11133.

Alpert LI, Abaci IF, Werthamer S. Radiation-induced extraskeletal osteosarcoma. Cancer 1973; 31: 1359–1363.

Amendola MA, Glazer GM, Adha FP, Francis IR, Weatherbee L, Martel W. Myositis ossificans circumscripta: computed tomographic diagnosis. Radiology 1983; 149: 775–779.

Amir D, Amir G, Mogle P, Pogrund H. Extraskeletal soft tissue chondrosarcoma. Case report and review of the literature. Clin Orthop 1985; 198: 219–223.

Amstutz HC. Multiple osteogenic sarcomata – metastatic or multicentric? Cancer 1969; 24: 923–931.

Anderson RB, McAlister JA Jr, Wrenn RN. Case report 585. Intracortical osteosarcoma. Skeletal Radiology 1989; 18: 627–630.

Angervall L, Enerback L, Knutson H. Chondrosarcoma of soft tissue origin. Cancer 1973; 32: 507–513.

Angervall L, Stener B, Stener I, Ahren C. Pseudomalignant osseous tumor of soft tissue. A clinical, radiological and pathological study of five cases. J Bone Joint Surg [Br] 1969; 5IB: 654–663.

Aoki J, Sone S, Fujioka F, et al. MR of enchondroma and chondrosarcoma: rings and arcs of Gd-DTPA enhancement. J Comput Assist Tomogr 1991; 15: 1011–1016.

Aprin H, Riseborough EJ, Hall JE. Chondrosarcoma in children and adolescents. Clin Orthop 1982; 166: 226–232.

Ayala AG, Ro JY, Raymond AK, et al. Small cell osteosarcoma. A clinicopathologic study of 27 cases. Cancer 1989; 64: 2162–2173.

Bagley L, Kneeland JB, Dalinka MK, Bullough P, Brooks J. Unusual behavior of clear cell chondrosarcoma. Skeletal Radiol 1993; 22: 279–282.

Ballance WA Jr, Mendelsohn G, Carter JR, Abdul-Karim FW, Jacobs G, Makley JT. Osteogenic sarcoma. Malignant fibrous histiocytoma subtype. Cancer 1988; 62: 763–771.

Bane BL, Evans HL, Ro JY, et al. Extra-skeletal osteosarcoma. A clinico-pathologic study of 26 cases. Cancer 1990; 65: 2762–2770.

Bathurst N, Sanerkin N, Watt I. Osteoclast-rich osteosarcoma. Br J Radiol 1986; 59: 667–673.

Berquist TH. Magnetic resonance imaging of primary skeletal neoplasms. Radiol Clin North Am 1993; 31: 411–424.

Bertoni F, Boriani S, Laus M, Campanacci M. Periosteal chondrosarcoma and periosteal osteosarcoma. Two distinct entities. J Bone Joint Surg [Br] 1982; 6411: 370–376.

Bertoni F, Picci P, Bacchini P, et al. Mesenchymal chondrosarcoma of bone and soft tissues. Cancer 1983; 52: 533–541.

Bertoni F, Present D, Bacchini P, et al. Dedifferentiated peripheral chondrosarcomas. A report of seven cases. Cancer 1989; 63: 2054–2059.

Bertoni F, Present D, Bacchini P, Pignatti G, Picci P, Campanacci M. The Instituto Rizzoli experience with small cell osteosarcoma. Cancer 1989; 64: 2591–2599.

Bertoni F, Present DA, Enneking WF. Staging of bone tumors. In: Unni KK, ed. Bone tumors. New York; Churchill Livingstone, 1988: 47–83.

Bertoni F, Unni KK, Beabout JW, Sim FH. Chondrosarcomas of the synovium. Cancer 1991; 67: 155–162.

Bertoni F, Unni KK, McLeod RA, Dahlin DC. Osteosarcoma resembling osteoblastoma. Cancer 1985; 55: 416–426.

Björnsson J, Unni KK, Dahlin DC, Beabout JW, Sim FH. Clear cell chondrosarcoma of bone: Observation in 47 cases. Am J Surg Pathol 1984; 8: 223–230.

Blasius S, Link TM, Hillmann A, Rödl R, Edel G, Winkelmann W. Intracortical low grade osteosarcoma. A unique case and review of the literature on intracortical osteosarcoma. Gen Diagn Pathol 1996; 141: 273–278.

Bloem JL, Bluemm RG, Taminiau AH, van Oesterom AT, Stolk J, Doornbos J. Magnetic resonance imaging of primary malignant bone tumors. Radiographics 1987; 7: 425–445.

Bloem JL, Kroon HM. Osseous lesions. Radiol Clin North Am 1993; 31: 261–278.

Bohndorf K, Reiser M, Lochner B, Feaux de Lacroix W, Steinbrich W. Magnetic resonance imaging of primary tumors and tumor-like lesions of bone. Skeletal Radiol 1986; 15: 511–517.

Boyko OB, Cory DA, Cohen MD, Provisor A, Mirkin D, DeRosa GP. MR imaging of osteogenic and Ewing's sarcoma. AJR Am J Roentgenol 1987; 148: 317–322.

Brien EW, Mirra JM, Herr R. Benign and malignant cartilage tumors of bone and joints: their anatomic and theoretical basis with an emphasis on radiology, pathology, and clinical biology. I. The intramedullary cartilage tumors. Skeletal Radiol 1997; 26: 325–353.

Brien EW, Mirra JM, Ippolito V, Vaughn L. Clear-cell chondrosarcoma with elevated alkaline phosphatase, mistaken for osteosarcoma on biopsy. Skeletal Radiol 1996; 25: 770–774.

Broders AC. The microscopic grading of cancer. In: Pack CT, Ariel IM, eds. Treatment of cancer and allied diseases, vol. 1, 2nd ed. New York: Paul B. Hoeber, 1958: 55–59.

Burgener FA, Perry P. Solitary renal cell carcinoma metastasis in Paget's disease simulating sarcomatous degeneration. AJR Am J Roentgenol 1977; 128: 835–855.

Campanacci M, Cervellati G. Osteosarcoma: a review of 345 cases. Ital J Orthop Traumatol 1975; 1: 5–22.

Campanacci M, Picci P, Gherlinzoni F, Guerra A, Bertoni F, Nef JR. Parosteal osteosarcoma. J Bone Joint Surg [Br] 1984; 66B: 313–321.

Campanacci M, Pizzoferrato A. Osteosarcoma emorragico. Chir Organi Mov 1971; 60: 409–421.

Capanna R, Bertoni F, Bettelli G, et al. Dedifferentiated chondrosarcoma. J Bone Joint Surg [Am] 1988; 70A: 60–69.

Cawte TG, Steiner GC, Beltran J, Dorfman HD. Chondrosarcoma of the short tubular bones of the hands and feet. Skeletal Radiol 1998; 27: 625–632.

Chan YF, Yeung SH, Chow TC, Ma L. Clear cell chondrosarcoma: case report and ultrastructural study. Pathology 1989; 21: 134–137.

Chung EB, Enzinger FM. Extraskeletal osteosarcoma. Cancer 1987; 60: 1132–1142.

Cohen EK, Kressel HY, Frank TS, et al. Hyaline cartilage-origin bone and soft-tissue neoplasms: MR appearance and histologic correlation. Radiology 1988; 167: 477–481.

Crim JR, Seeger LL. Diagnosis of low-grade chondrosarcoma. Radiology 1993; 189: 503–504.

Crim JR, Seeger LL, Yao L, Chandnani V, Eckardt JJ. Diagnosis of soft-tissue masses with MR imaging: can benign masses be differentiated from malignant ones? Radiology 1992; 185: 581–586.

Dahlin DC. Grading of bone tumors. In: Unni KK, ed. Bone tumors. New York: Churchill Livingstone, 1988: 35–45.

Dahlin DC. Malignant osteoblastic tumors. In: Taveras JM, Ferucci JT, eds. Radiology: diagnosis – imaging – intervention, vol. 5. Philadelphia: JM Lippincott, 1986: 1–10.

Dahlin DC, Beabout JW. Dedifferentiation of low-grade chondrosarcomas. Cancer 1971; 28: 461–466.

Dahlin DC, Coventry MB. Osteogenic sarcoma: a study of six hundred cases. J Bone Joint Surg [Am] 1967; 49A: 101–110.

Dahlin DC, Unni KK. Osteosarcoma of bone and its important recognizable varieties. Am J Surg Pathol 1977; 1: 61–72.

Dahlin DC, Unni KK. Bone tumors: general aspects and data on 8542 cases, 4th ed. Springfield: Charles C. Thomas, 1986: 227–259.

Dahlin DC, Unni KK, Matsuno T. Malignant (fibrous) histiocytoma of bone – fact or fancy? Cancer 1977; 39: 1508–1516.

Dardick I, Schatz JE, Colgan TJ. Osteogenic sarcoma with epithelial differentiation. Ultrastruct Pathol 1992; 16: 463–474.

De Beuckeleer LHL, De Schepper AMA, Ramon F. Magnetic resonance imaging of cartilaginous tumors: retrospective study of 79 patients. Eur J Radiol 1995; 21: 34–40.

de Santos LA, Edeiken B. Purely lytic osteosarcoma. Skeletal Radiol 1982; 9: 1–7.

de Santos LA, Edeiken BS. Subtle early osteosarcoma. Skeletal Radiol 1985; 13: 44–48.

de Santos LA, Murray JA, Finkelstein JB, Spjut HJ, Ayala AG. The radiographic spectrum of periosteal osteosarcoma. Radiology 1978; 127: 123–129.

DeSmet AA, Norris MA, Fisher DR. Magnetic resonance imaging of myositis ossificans: analysis of seven cases. Skeletal Radiol 1992; 21: 503–507.

Dickerson GR, Rossenberg AE. The ultrastructure of small cell osteosarcoma with a review of light microscopy and differential diagnosis. Hum Pathol 1991; 221: 267–275.

Doud TM, Moser RP Jr, Giudici MAI, Frauenhoffer EE, Maurer RJ. Case report 704. Extraskeletal osteosarcoma of the thigh. Skeletal Radiol 1991; 20: 628–632.

Edeiken J, Raymond AK, Ayala AG, Benjamin RS, Murray JA, Carrasco HC. Small-cell osteosarcoma. Skeletal Radiol 1987; 16: 621–628.

TEIL IV - Tumoren und tumorähnliche Veränderungen (Tumor-like Lesions)

Edeiken-Monroe B, Edeiken J, Jacobson HG. Osteosarcoma. Semin Roentgenol 1989; 24: 153–173.

Ehman RL, Berquist TH, McLeod RA. MR imaging of the musculoskeletal system: a 5-year appraisal. Radiology 1988; 166: 313–320.

Ellis JH, Siegel CL, Martel W, Weatherbee L, Dorfman H. Radiologic features of well-differentiated osteosarcoma. AJR Am J Roentgenol 1988; 151: 739–742.

Enzinger F, Weiss S. Soft tissue tumors. St. Louis: CV Mosby, 1983.

Enzinger FM, Shiraki M. Extraskeletal myxoid chondrosarcoma – an analysis of 34 cases. Hum Pathol 1972; 3: 421–435.

Enzinger FM, Weiss SW. Cartilaginous tumors and tumorlike lesions of soft tissue. In: Enzinger FM, Weiss SW, eds. Soft tissue tumors. St. Louis: Mosby- Year Book, 1988: 861–881.

Eustace S, Baker N, Lan H, Wadhwani A, Dorfman D. MR imaging of dedifferentiated chondrosarcoma. Clin Imaging 1997; 21: 170–174.

Evans HL, Ayala AG, Romsdahl MM. Prognostic factors in chondrosarcoma of bone. Cancer 1977; 40: 818–831.

Farr GH, Huvos AG, Marcove RC, Higinbotham NL, Foote FW Jr. Telangiectatic osteogenic sarcoma: a review of twenty-eight cases. Cancer 1974; 34: 1150–1158.

Fechner RE, Mills SE: Tumors of the bones and joints. Washington DC: Armed Forces Institute of Pathology, 1993.

Fechner RE, Mills SE. Osseous lesions. In: Rosai J, Sobin L, eds. Atlas of tumor pathology: tumors of the bones and joints. Washington DC: Armed Forces Institute of Pathology, 1993: 25–77.

Feldman F. Cartilaginous tumors and cartilage-forming tumor-like conditions of the bones and soft tissues. In: Ranniger K, ed. Bone tumors. Berlin: Springer-Verlag, 1977: 177–220.

Fine G, Stout AP. Osteogenic sarcoma of the extraskeletal soft tissues. Cancer 1956; 9: 1027–1043.

Fobben ES, Dalinka MK, Schiebler ML, et al. The MRI appearance at 1.5 Tesla of cartilaginous tumors involving the epiphysis. Skeletal Radiol 1987; 16: 647–651.

Frassica FJ, Unni KK, Beabout JW, Sim FH. Dedifferentiated chondrosarcoma. A report of the clinicopathological features and treatment of seventy-eight cases. J Bone Joint Surg [Am] 1986; 68A: 1197–1205.

Garrison RC, Unni KK, McLeod RA, Pritchard DJ, Dahlin DC. Chondrosarcoma arising in osteochondroma. Cancer 1981; 49: 1890–1897.

Geirnaerdt MJA, Bloem JL, Eulderink F, Hogendoorn PCW, Taminiau AHM. Cartilaginous tumors: correlation of gadolinium-enhanced MR imaging and histopathologic findings. Radiology 1993; 186: 813–817.

Geirnaerdt MJA, Bloem JL, van der Woude H-J, Taminiau AHM, Nooy MA, Hogendoorn PCW. Chondroblastic osteosarcoma: characterization by gadolinium-enhanced MR imaging correlated with histopathology. Skeletal Radiol 1998; 27: 145–153.

Gherlinzoni F, Antoci B, Canale V. Multicentric osteosarcomata (osteosarcomatosis). Skeletal Radiol 1983; 10: 281–285.

Gitelis S, Block JA, Inerot SE. Clonal analysis of human chondrosarcoma. The 35th Annual Meeting, Orthopedic Research Society. Orthop Trans 1989; 13: 443.

Glicksman AS, Toker C. Osteogenic sarcoma following radiotherapy for bursitis. Mt Sinai J Med 1976; 43: 163–167.

Goldman AB. Myositis ossificans circumscripta: a benign lesion with a malignant differential diagnosis. AJR Am J Roentgenol 1976; 126: 32–40.

Goldman RL, Lichtenstein L. Synovial chondrosarcoma. Cancer 1964; 17: 1233–1240.

Gomes H, Menanteau B, Gaillard D, Behar C. Telangiectatic osteosarcoma. Pediatr Radiol 1986; 16: 140–143.

Greenfield GB, Arrington JA. Imaging of bone tumors. A multimodality approach. Philadelphia: JB Lippincott, 1955: 48–91.

Greenspan A. Tumors of cartilage origin. Orthop Clin North Am 1989; 20: 347–366.

Greenspan A. Osteosarcoma. Contemp Diagn Radiol 1993; 16: 1–6.

Greenspan A, Klein MJ. Osteosarcoma: radiologic imaging, differential diagnosis, and pathological considerations. Semin Orthop 1991; 6: 156–166.

Greenspan A, Steiner G, Norman A, Lewis MM, Matlen JJ. Case report 436. Osteosarcoma of the soft tissues of the distal end of the thigh. Skeletal Radiol 1987; 16: 489–492.

Griffith JF, Kumta SM, Chow LTC, Leung PC, Metreweli C. Intracortical osteosarcoma. Skeletal Radiol 1998; 27: 228–232.

Hall RB, Robinson LH, Malawer MM, Dunham WK. Periosteal osteosarcoma. Cancer 1985; 55: 165–171.

Hamilton A, Davis RI, Hayes D, Mollan RA. Chondrosarcoma developing in synovial chondromatosis. J Bone Joint Surg [Br] 1987; 69B: 137–140.

Hasegawa T, Shimoda T, Yokoyama R, Beppu Y, Hirohashi S, Maeda S. Intracortical osteoblastic osteosarcoma with oncogenic rickets. Skeletal Radiol 1999; 28: 41–45.

Hatano H, Ogose A, Hotta T, Otsuka H, Takahashi HE. Periosteal chondrosarcoma invading the medullary cavity. Skeletal Radiol 1997; 26: 375–378.

Haygood TM, Teot L, Ward WG, Allen A, Monu JUV. Low-grade chondrosarcoma in a 12-year-old boy. Skeletal Radiol 1995; 24: 466–468.

Heinrich SD, Zembo MM, MacEwen GD. Pseudomalignant myositis ossificans. Orthopedics 1989; 12: 599–602.

Henderson ED, Dahlin DC. Chondrosarcoma of bone: a study of 280 cases. J Bone Joint Surg [Am] 1963; 45A: 1450–1458.

Hermann G, Abdelwahab IF, Kenan S, Lewis MM, Klein MJ. Case report 795. High-grade surface osteosarcoma of the radius. Skeletal Radiol 1993; 22: 383–385.

Heul RO van der, Ronnen JR von. Juxtacortical osteosarcoma. Diagnosis, differential diagnosis, treatment, and an analysis of eighty cases. J Bone Joint Surg [Am] 1967; 49A: 415–439.

Hopper KD, Moser RP Jr, Haseman DB, Sweet DE, Madewell JE, Kransdorf MJ. Osteosarcomatosis. Radiology 1990; 175: 233–239.

Hudson TM. Medullary (central) chondrosarcoma. In: Hudson TM, ed. Radiologic pathological correlation of musculoskeletal lesions. Baltimore, Williams & Wilkins, 1987: 153–175.

Hudson TM, Chew FS, Manaster BJ. Radionuclide scanning of medullary chondrosarcoma. AJR Am J Roentgenol 1982; 139: 1071–1076.

Hudson TM, Chew FS, Manaster BJ. Scintigraphy of benign exostoses and exostotic chondrosarcomas. AJR Am J Roentgenol 1983; 140: 581–586.

Hudson TM, Hamlin DJ, Enneking WF, Petterson H. Magnetic resonance imaging of bone and soft-tissue tumors: early experience in 31 patients compared with computed tomography. Skeletal Radiol 1985; 13: 134–146.

Hudson TM, Springfield DS, Benjamin M, Bertoni F, Present DA. Computed tomography of parosteal osteosarcoma. AJR Am J Roentgenol 1985; 144: 961–965.

Hudson TM, Springfield DS, Spanier SS, Enneking WF, Hamlin DJ. Benign exostoses and excostotic chondrosarcomas: evaluation of cartilage thickness by CT. Radiology 1984; 152: 595–599.

Huvos AG, Marcove RC. Chondrosarcoma in the young: a clinicopathologic analysis of 79 patients younger than 21 years of age. Am J Surg Pathol 1987; 11: 930–942.

Huvos AG, Rosen G, Bretsky SS, Butler A. Telangiectatic osteosarcoma: a clinicopathologic study of 124 patients. Cancer 1982; 49: 1679–1689.

Ishida T, Dorfman HD, Habermann ET. Dedifferentiated chondrosarcoma of humerus with giant cell tumor-like features. Skeletal Radiol 1995; 24: 76–80.

Jaffe HL. Intracortical osteogenic sarcoma. Bull Hosp Joint Dis 1960; 21: 180–197.

Jaffe HL. Tumors and tumorous conditions of the bones and joints. Philadelphia: Lea & Febiger, 1968.

Janzen L, Logan PM, O'Connell JX, Connell DG, Munk PL. Intramedullary chondroid tumors of bone: correlation of abnormal peritumoral marrow and soft-tissue MRI signal with tumor type. Skeletal Radiol 1997; 26: 100–106.

Jee WH, Choe BY, Ok IY, et al. Recurrent parosteal osteosarcoma of the talus in a 2-year-old child. Skeletal Radiol 1998; 27: 157–160.

Jelinek JS, Murphey MD, Kransdorf MJ, Shmookler BM, Malawer MM, Hur RC. Parosteal osteosarcoma: value of MR imaging and CT in the prediction of histologic grade. Radiology 1996; 201: 837–842.

Johnson K, Davies AM, Mangham DC, Grimer RJ. Parosteal osteosarcoma of a metatarsal with intramedullary invasion. Skeletal Radiol 1999; 28: 111–115.

Johnson S, Tetu B, Ayala AG, Chawla SP. Chondrosarcoma with additional mesenchymal component (dedifferentiated chondrosarcoma). A clinical study of 26 cases. Cancer 1986; 58: 278–286.

Kaufman JH, Cedermark BJ, Parthasarathy KL, Didolkar MS, Bakshi SP. The value of 67Ga scintigraphy in soft-tissue sarcoma and chondrosarcoma. Radiology 1977; 123: 131–134.

Kaufman RA, Towbin RB. Telangiectatic osteosarcoma simulating the appearance of an aneurysmal bone cyst. Pediatr Radiol 1981; 11: 102–104.

Kavanagh TG, Cannon SR, Pringle J, Stoker DJ, Kemp HB. Parosteal osteosarcoma: treatment by wide resection and prosthetic replacement. J Bone Joint Surg [Br] 1990; 72B: 959–965.

Kenan S, Abdelwahab IF, Klein MJ, Hermann G, Lewis MM. Lesions of juxtacortical origin surface lesions of bone. Skeletal Radiol 1993; 22: 337–357.

Kenan S, Abdelwahab IF, Klein MJ, Hermann G, Lewis MM. Case report 835. Parosteal osteosarcoma involving the left radius. Skeletal Radiol 1994; 22: 229–231.

Kersjes W, Grebe P, Runkel M, Störkel S, Schild H. Parosteal osteosarcoma of the talus. Skeletal Radiol 1995; 24: 217–219.

Kessler S, Mirra JM, Ishii T, Thompson JC, Brien EW. Primary malignant mesenchymoma of bone: case report, literature review, and distinction of this entity from mesenchymal and dedifferentiated chondrosarcoma. Skeletal Radiol 1995; 24: 291–295.

King JW, Spjut HJ, Fechner RE, Vanderpool DW. Synovial chondrosarcoma of the knee joint. J Bone Joint Surg [Am] 1967; 49A: 1389–1396.

Klein MJ. Chondrosarcoma. Semin Orthop 1991; 6: 167–176.

Klein MJ, Kenan S, Lewis MM. Osteosarcoma: clinical and pathological considerations. Orthop Clin North Am 1989; 20: 327–345.

Kramer K, Hicks D, Palis J, et al. Epithelioid osteosarcoma of bone. Immunocytochemical evidence suggesting divergent epithelial and mesenchymal differentiation in a primary osseous neoplasm. Cancer 1993; 71: 2977–2982.

Kransdorf MJ, Jelinek JS, Moser RP Jr, et al. Soft-tissue masses: diagnosis using MR imaging. AJR Am J Roentgenol 1989; 153: 541–547.

Kransdorf MJ, Meis JM. Extraskeletal osseous and cartilaginous tumors of the extremities. Radiographics 1993; 13: 853–884.

Kransdorf MJ, Meis JM, Jelinek JS. Myositis ossificans: MR appearance with radiologic-pathologic correlation. AJR Am J Roentgenol 1991; 157: 1243–1248.

Kumar N, David R, Madewell JE, Lindell MM Jr. Radiographic spectrum of osteogenic sarcoma. AJR Am J Roentgenol 1987; 148: 767–772.

Kumar R, David R, Cierney G III. Clear cell chondrosarcoma. Radiology 1985; 154: 45–48.

Kumar SM, Griffith JF, Chow LTC, Leung PC. Primary juxtacortical chondrosarcoma dedifferentiating after 20 years. Skeletal Radiol 1998; 27: 569–573.

Kyriakos M. Intracortical osteosarcoma. Cancer 1980; 46: 2525–2533.

Kyriakos M, Gilula LA, Besich MJ, Schoeneker PL. Intracortical small cell osteosarcoma. Clin Orthop 1992; 279: 269–280.

Le Charpentier Y, Forest M, Postel M, Tomeno B, Abelanet R. Clear-cell chondrosarcoma: a report of five cases including ultrastructural study. Cancer 1979; 44: 622–629.

Lee YY, Van Tassel P, Nauert C, Raymond AK, Edeiken J. Craniofacial osteosarcomas: plain film, CT and MR findings in 46 cases. AJR Am J Roentgenol 1988; 150: 1397–1402.

Levine E, De Smet AA, Huntrakoon M. Juxtacortical osteosarcoma: a radiologic and histologic spectrum. Skeletal Radiol 1985; 14: 38–46.

Lichtenstein L, Jaffe HL. Chondrosarcoma of the bone. Am J Pathol 1943; 19: 553–589.

Lin J, Yao L, Mirra JM, Balch WJ. Osteochondroma-like parosteal osteosarcoma: a report of six cases of a new entity. AJR Am J Roentgenol 1998; 170: 1571–1577.

Lin WY, Wang SJ, Yeh SH. Radionuclide imaging in extraskeletal myxoid chondrosarcoma. Clin Nucl Med 1995; 20: 524–527.

Lindell MM Jr, Shirkhoda A, Raymond AK, Murray JA, Harle TS. Parosteal osteosarcoma: radiologic-pathologic correlation with emphasis on CT. AJR Am J Roentgenol 1987; 148: 323–328.

Logan PM, Mitchell MJ, Munk PL. Imaging of variant osteosarcomas with an emphasis on CT and MR imaging. AJR Am J Roentgenol 1998; 171: 1531–1537.

Lopez BF, Rodriquez PJL, Gonzalez LJ, Sanchez HS, Sanchez DCM. Intracortical osteosarcoma. A case report. Clin Orthop 1991; 278: 218–222.

Lorigan JG, Lipshitz HI, Peuchot M. Radiation-induced sarcoma of bone: CT findings in 19 cases. AJR Am J Roentgenol 1989; 153: 791–794.

Mahajam H, Lorigan JG, Shirkhoda A. Synovial sarcoma: MR imaging. Magn Reson Imaging 1989; 7: 211–216.

Malcolm AJ. Osteosarcoma: classification, pathology, and differential diagnosis. Semin Orthop 1988; 3: 1–12.

Manivel JC, Dehner LP, Thompson R. Case report 460. Synovial chondrosarcoma of left knee. Skeletal Radiol 1988; 17: 66–71.

Mankin JH, Cantley KP, Lippiello L, Schiller AL, Campbell CJ. The biology of human chondrosarcoma. I. Description of the cases, grading, and biochemical analyses. J Bone Joint Surg [Am] 1980; 62A: 160–176.

Martinez-Tello FJ, Navas-Palacios JJ. The ultrastructure of conventional, parosteal, and periosteal osteosarcoma. Cancer 1982; 50: 949–961.

Matsuno T, Unni KK, McLeod RA, Dahlin DC. Telangiectatic osteogenic sarcoma. Cancer 1976; 38: 2538–2547.

McCarthy EF, Dorfrnan HD. Chondrosarcoma of bone with dedifferentiation: a study of eighteen cases. Hum Pathol 1982; 13: 36–40.

McFarland GB, McKinley LM, Reed RJ. Dedifferentiation of low-grade chondrosarcornas. Clin Orthop 1977; 122: 157–164.

McKenna RJ, Schwinn CP, Soong KY, Higinbotham NL. Osteogenic sarcoma arising in Paget's disease. Cancer 1964; 17: 42–66.

McLeod RA. Chondrosarcoma. In: Taveras JM, Ferrucci JT, eds. Radiology: diagnosis, imaging, intervention, vol. 5. Philadelphia: JB Lippincott, 1993: 1–12.

McLeod RA, Berquist TH. Bone tumor imaging: contribution of CT and MRL In: Unni KK, ed. Bone tumors. New York: Churchill Livingstone, 1988: 1–34.

McLeod RA, Dahlin DC, Beabout JW. The spectrum of osteoblastoma. AJR Am J Roentgenol 1976; 126: 321–325.

Meneses MF, Unni KK, Swee RG. Bizarre parosteal osteochondromatous proliferation of bone (Nora's lesion). Am J Surg Pathol 1993; 17: 691–697.

TEIL IV - Tumoren und tumorähnliche Veränderungen (Tumor-like Lesions)

Mercuri M, Picci P, Campanacci M, Rulli E. Dedifferentiated chondrosarcoma. Skeletal Radiol 1995; 24: 409–416.

Mindell ER, Shah NK, Webster JH. Postradiation sarcoma of bone and soft tissues. Orthop Clin North Am 1977; 8: 821–834.

Mirra JM. Clinical guidelines for differentiating enchondroma from chondrosarcoma. Complications Orthop 1987; 2: 89–107.

Mirra JM, Gold RH, Downs J, Eckardt JJ. A new histologic approach to the differentiation of enchondroma and chondrosarcoma of the bones. Clin Orthop 1985; 201: 214–237.

Mirra JM, Gold RH, Picci P. Osseous tumors of intramedullary origin. In Mirra JM, ed. Bone tumors. Philadelphia: Lea & Febiger, 1989: 143–438.

Mirra JM, Marcove RC. Fibrosarcomatous dedifferentiation of primary and secondary chondrosarcomas. J Bone Joint Surg [Am] 1974; 56A: 285–296.

Mirra JM, Picci P, Gold RH. Bone tumors: clinical, radiologic and pathologic correlations. Philadelphia: Lea & Febiger, 1989.

Mitchell A, Rudan JR, Fenton PV. Juxtacortical de-differentiated chondrosarcoma from a primary periosteal chondrosarcoma. Mod Pathol 1996; 9: 279–283

Moore TE, King AR, Kathol MH, El-Khoury GY, Palmer R, Downey PR. Sarcoma in Paget disease of bone: clinical, radiologic, and pathologic features in 22 cases. AJR Am J Roentgenol 1991; 156: 1199–1203.

Moser RP. Cartilaginous tumors of the skeleton. AFIP atlas of radiologic-pathologic correlation, vol. 2. Philadelphia: Hanley & Belfus, 1990: 190–197.

Mulder JD, Schütte HE, Kroon HM, Taconis WK. Radiologic atlas of bone tumors. Amsterdam: Elsevier, 1993: 51–76.

Mullins F, Berard CW, Eisenberg SH. Chondrosarcoma following synovial chondromatosis. A case study. Cancer 1965; 18: 1180–1188.

Murphey MD, Flemming DJ, Boyea SR, Bojescul JA, Sweet DE, Temple HT. Enchondroma versus chondrosarcoma in the appendicular skeleton: differentiating features. Radiographics 1998; 18: 1213–1237.

Nakashima Y, Unni KK, Shives TC, Swee RG, Dahlin DC. Mesenchymal chondrosarcoma of bone and soft tissue. A review of 111 cases. Cancer 1986; 57: 2444–2453.

Noioma T, Unni KK, McLeod RA, Pritchard DJ. Periosteal chondroma and periosteal chondrosarcoma. Am J Surg Pathol 1985; 9: 666–677.

Nora FE, Dahlin DC, Beabout JW. Bizarre parosteal osteochondromatous proliferations of the hands and feet. Am J Surg Pathol 1983; 7: 245–250.

Norman A, Dorfman H. Juxtacortical circumscribed myositis ossificans: evolution and radiographic features. Radiology 1970; 96: 301–306.

Norman A, Sissons HA. Radiographic hallmarks of peripheral chondrosarcoma. Radiology 1984; 151: 589–596.

Norton KI, Hermann G, Abdelwahab IF, Klein MJ, Granowetter LF, Rabinowitz JG. Epiphyseal involvement in osteosarcoma. Radiology 1991; 180: 813–816.

Nuovo MA, Norman A, Chumas J, Ackerman LV. Myositis ossificans with atypical clinical, radiographic, or pathologic findings: a review of 23 cases. Skeletal Radiol 1992; 21: 87–101.

Okada K, Frassica FJ, Sim FH, Beabout JW, Bond JR, Unni KK. Parosteal osteosarcoma. A clinicopathological study. J Bone joint Surg [Am] 1994; 76A: 366–378.

Okada K, Kubota H, Ebina T, Kobayashi T, Abe E, Sato K. High-grade surface osteosarcoma of the humerus. Skeletal Radiol 1995; 24: 531–534.

Onikul E, Fletcher BD, Parham DM, Chen G. Accuracy of MR imaging for estimating intraosseous extent of osteosarcoma. AJR Am J Roentgenol 1996; 167: 1211–1215.

Ontell F, Greenspan A. Chondrosarcoma complicating synovial chondromatosis: findings with magnetic resonance imaging. Can Assoc Radiol J 1994; 45: 318–323.

Park Y-K, Yang MH, Ryu KN, Chung DW. Dedifferentiated chondrosarcoma arising in an osteochondroma. Skeletal Radiol 1995; 24: 617–619.

Partovi S, Logan PM, Janzen DL, O'Connell JX, Connell DG. Low-grade parosteal osteosarcoma of the ulna with dedifferentiation into high-grade osteosarcoma. Skeletal Radiol 1996; 25: 497–500.

Pettersson H, Gillespy T III, Hamlin DJ, et al. Primary musculoskeletal tumors: examination with MR imaging compared with conventional modalities. Radiology 1987; 164: 237–241.

Pettersson H, Slone RM, Spanier S, Gillespy T III, Fitzsimmons JR, Scott KN. Musculoskeletal tumors: T1 and T2 relaxation times. Radiology 1988; 167: 783–785.

Picci P, Campanacci M, Bacci G, Capanna R, Ayala A. Medullary involvement in parosteal osteosarcoma: a case report. J Bone Joint Surg [Am] 1987; 69A: 131–136.

Picci P, Gherlinzoni F, Guerra A. Intracortical osteosarcoma: rare entity or early manifestation of classical osteosarcoma? Skeletal Radiol 1983; 9: 255–258.

Pignatti G, Bacci G, Picci P, et al. Telangiectatic osteosarcoma of the extremities. Results in 17 patients treated with neoadjuvant chemotherapy. Clin Orthop 1991; 270: 99–106.

Present DA, Bacchini P, Pignatti G, Picci P, Bertoni F, Campanacci M. Clear cell chondrosarcoma of bone. A report of eight cases. Skeletal Radiol 1991; 20: 187–191.

Price CHG, Goldie W. Paget's sarcoma of bone: a study of eighty cases from the Bristol and Leeds bone tumor registries. J Bone Joint Surg [Br] 1969; 51B: 205–224.

Pritchard DJ, Lunke RJ, Taylor WF, Dahlin DC, Medley BE. Chondrosarcoma: clinicopathologic and statistical analysis. Cancer 1980; 45: 149–157.

Ragsdale BD, Sweet DE, Vinh TN. Radiology as gross pathology in evaluating chondroid lesions. Hum Pathol 1989; 20: 930–951.

Rao U, Cheng A, Didolkar MS. Extraosseous osteogenic sarcoma: clinico-pathological study of eight cases and review of literature. Cancer 1978; 41: 1488–1496.

Raymond AK. Surface osteosarcoma. Clin Orthop 1991; 270: 140–148.

Reiter FB, Ackerman LV, Staple TW. Central chondrosarcoma of the appendicular skeleton. Radiology 1972; 105: 525–530.

Remagen W, Nidecker A, Dolanc B. Case report 368. Enchondroma of the tibia with extensive myxoid degeneration: recurrence with secondary highly differentiated chondrosarcoma. Skeletal Radiol 1986; 15: 330–333.

Resnick D, Kyriakos M, Greenway GD: Tumors and tumor-like lesions of bone: imaging and pathology of specific lesions. In: Resnick D, Niwayama G, eds. Diagnosis of bone and joint disorders, 3rd ed. Philadelphia: WB Saunders, 1988: 3628–3917.

Richardson ML, Kilcoyne RF, Gillespy T III, Helms CA, Genant HK. Magnetic resonance imaging of musculoskeletal neoplasms. Radiol Clin North Am 1986; 24: 259–267.

Ritts GD, Pritchard DJ, Unni KK, Beabout JW, Eckardt JJ. Periosteal osteosarcoma. Clin Orthop 1987; 219: 299–307.

Robinson LH, Pitt MJ, Jaffe KA, Siegal GP. Small cell osteosarcoma of the soft tissue. Skeletal Radiol 1995; 24: 462–465.

Roessner A, Hobik HP, Grundmann E. Malignant fibrous histiocytoma of bone and osteosarcoma: a comparative light and electron microscopic study. Pathol Res Pract 1979; 164: 385–401.

Rosenberg ZS, Leu S, Schmahmann S, Steiner GC, Beltran J, Present D. Osteosarcoma: subtle, rare, and misleading plain film features. AJR Am J Roentgenol 1995; 165: 1209–1214.

Rosenthal DJ, Schiller AL, Mankin HJ. Chondrosarcoma: correlation of radiological and histological grade. Radiology 1984; 150: 21–26.

Ruiter DJ, Cornelisse CJ, van Rijssel TG, van der Velde EA. Aneurysmal bone cyst and telangiectatic osteosarcoma. A histopathological and morphometric study. Virchows Arch [A] 1977; 373: 311–325.

Salvador AH, Beabout JW, Dahlin DC. Mesenchymal chondrosarcoma–observations on 30 new cases. Cancer 1971; 28: 605–615.

Sanerkin NG. Definitions of osteosarcoma, chondrosarcoma and fibrosarcoma of bone. Cancer 1980; 46: 178–185.

Sanerkin NG. The diagnosis and grading of chondrosarcoma of bone. Cancer 1980; 45: 582–594.

Sanerkin NG, Gallagher P. A review of the behaviour of chondrosarcoma of bone. J Bone Joint Surg [Br] 1979; 61B: 395–400.

Sauer DD, Chase DR. Case report 461. Dedifferentiated parosteal osteosarcoma. Skeletal Radiol 1988; 17: 72–76.

Saunders C, Szabo RM, Mora S. Chondrosarcoma of the hand arising in a young patient with multiple hereditary exostoses. J Hand Surg [Br] 1997; 22B: 237–242.

Schajowicz F. Juxtacortical chondrosarcoma. J Bone Joint Surg [Br] 1978; 59B: 473–480.

Schajowicz F. Tumors and tumorlike lesions of bone. Pathology, radiology, and treatment, 2nd ed. Berlin: Springer-Verlag, 1994: 103–106.

Schajowicz F, Araujo ES, Berenstein M. Sarcoma complicating Paget's disease of bone: a clinicopathological study of 62 cases. J Bone Joint Surg [Br] 1983; 65B: 299–307.

Schajowicz F, Cuevillos AR, Silberman FS. Primary malignant mesenchymoma of bone. Cancer 1966; 19: 1423–1428.

Schajowicz F, McGuire M. Diagnostic difficulties in skeletal pathology. Clin Orthop 1989; 240: 281–308.

Schajowicz F, McGuire MH, Araujo ES, Muscolo DL, Gitelis S. Osteosarcomas arising on the surfaces of long bones. J Bone Joint Surg [Am] 1988; 70A: 555–564.

Schajowicz F, Sissons HA, Sobin LH. The World Health Organization's histologic classification of bone tumors. A commentary on the second edition. Cancer 1995; 75: 1208–1214.

Scheele PM, von Kuster LC, Krivchenia G. Primary malignant mesenchymoma of bone. Arch Pathol Lab Med 1990; 114: 614–617.

Schiller AL. Diagnosis of borderline cartilage lesions of bone. Semin Diagn Pathol 1985; 1: 42–62.

Schreiman JS, Crass JR, Wick MR, Maile CW, Thompson RC Jr. Osteosarcoma: role of CT in limb-sparing treatment. Radiology 1986; 161: 485–488.

Sciot R, Samson I, Dal Cin P, et al. Giant cell rich parosteal osteosarcoma. Histopathology 1995; 27: 51–55.

Seeger LL, Eckardt JJ, Bassett LW. Cross-sectional imaging in the evaluation of osteogenic sarcoma: MRI and CT. Semin Roentgenol 1989; 24: 174–184.

Seeger LL, Yao L, Eckardt JJ. Surface lesions of bone. Radiology 1998; 206: 17–33.

Shapeero LG, Vanel D, Couanet D, Contesso G, Ackerman LV. Extraskeletal mesenchymal chondrosarcoma. Radiology 1993; 186: 819–826.

Sheth DS, Yasko AW, Raymond AK et al. Conventional and dedifferentiated parosteal osteosarcoma: diagnosis, treatment and outcome. Cancer 1996; 78: 2136–2145.

Shuhaibar H, Friedman L. Dedifferentiated parosteal osteosarcoma with high-grade osteoclast-rich osteogenic sarcoma at presentation. Skeletal Radiol 1998; 27: 574–577.

Sim FH, Kurt AM, McLeod RA, Unni KK. Case report 628. Low-grade central osteosarcoma. Skeletal Radiol 1990; 19: 457–460.

Sim FH, Unni KK, Beabout JW, Dahlin DC. Osteosarcoma with small cells simulating Ewing's tumor. J Bone Joint Surg [AM] 1979; 61A: 207–215.

Simon MA, Bos GD. Epiphyseal extension of metaphyseal osteosarcoma in skeletally immature individuals. J Bone Joint Surg [Am] 1980; 62A: 195–204.

Sirsat MV, Doctor VM. Benign chondroblastoma of bone. Report of a case of malignant transformation. J Bone Joint Surg [Br] 1970; 52B: 741–745.

Sissons HA, Greenspan A. Paget's disease. In: Taveras JM, Ferrucci JT, eds. Radiology: diagnosis, imaging, intervention, vol. 5. Philadelphia: JB Lippincott, 1986: 1–14.

Sissons HA, Matlen JA, Lewis MM. Dedifferentiated chondrosarcoma. Report of an unusual case. J Bone Joint Surg [Am] 1991; 73A: 294–300.

Smith J, Ahuja SC, Huvos AG, Bullough PG. Parosteal (juxtacortical) osteogenic sarcoma: a roentgenological study of 30 patients. J Can Assoc Radiol 1978; 29: 167–174.

Smith J, Botet JR, Yeh SDJ. Bone sarcomas in Paget's disease. A study of 85 patients. Radiology 1984; 152: 583–590.

Sordillo PP, Hajdu SI, Magill GB, Goldbey RB. Extraosseous osteogenic sarcoma. A review of 48 patients. Cancer 1983; 51: 727–734.

Spjut Hj, Dorfman HD, Fechner RE, Ackerman LV. Tumors of bone and cartilage. In: Firminger HI, ed. Atlas of tumor pathology, 2nd series, fascicle 5. Washington: Armed Forces Institute of Pathology, 1971.

Steiner GC, Mirra JM, Bullough PG. Mesenchymal chondrosarcoma. A study of the ultrastructure. Cancer 1973; 32: 926–939.

Stevens GM, Pugh DG, Dahlin DC. Roentgenographic recognition and differentiation of parosteal osteosarcoma. AJR Am J Roentgenol 1957; 78: 1–12.

Stout AP, Verner EW. Chondrosarcoma of the extraskeletal soft tissues. Cancer 1953; 6: 581–590.

Sun TC, Swee RG, Shives TC, Unni KK. Chondrosarcoma in Maffucci's syndrome. J Bone Joint Surg [AM] 1985; 67A: 1214–1219.

Sundaram M, McGuire MH, Herbold DR. Magnetic resonance imaging of osteosarcoma. Skeletal Radiol 1987; 16: 23–29.

Sundaram M, McCuire MH, Herbold DR, Wolverson MK, Heiberg E. Magnetic resonance imaging in planning limb-salvage surgery for primary malignant tumors of bone. J Bone Joint Surg [Am] 1986; 68A: 809–819.

Sundaram M, Percelay S, McDonald DJ, Janney C. Case report 799. Extraskeletal chondrosarcoma. Skeletal Radiol 1993; 22: 449–451.

Taconis WK. Osteosarcoma and its variants. J Med Imaging 1988; 2: 276–285.

Tetu B, Ordonez NG, Ayala AG, Mackay B. Chondrosarcoma with additional mesenchymal component (dedifferentiated chondrosarcoma). Cancer 1986; 58: 287–298.

Torres FX, Kyriakos M, Bone infarct-associated osteosarcoma. Cancer 1992; 70: 2418–2430.

Troup JB, Dahlin DC, Coventry MB. The significance of giant cells in osteogenic sarcoma: do they indicate a relationship between osteogenic sarcoma and giant cell tumor of bone. Mayo Clin Proc 1960; 35: 179–186.

Tsuneyoshi M, Dorfman HD. Epiphyseal osteosarcoma: distinguishing features from clear cell chondrosarcoma, chondroblastoma and epiphyseal enchondroma. Hum Pathol 1987; 18: 644–651.

Unni KK. Osteosarcoma of bone. In: Unni KK, ed. Bone tumors. New York: Churchill Livingstone, 1988: 107–133.

Unni KK. Dahlin's bone tumors: general aspects and data on 11,087 cases, 5th ed. Philadelphia: Lippincott-Raven, 1996: 185–196.

Unni KK, Dahlin DC. Grading of bone tumors. Semin Diagn Pathol 1984; 1: 165–172.

Unni KK, Dahlin DC. Osteosarcoma: pathology and classification. Semin Roentgenol 1989; 24: 143–152.

Unni KK, Dahlin DC. Premalignant tumors and conditions of bone. Am J Surg Pathol 1979; 3: 47–60.

Unni KK, Dahlin DC, Beabout JW. Periosteal osteogenic sarcoma. Cancer 1976; 37: 2476–2485.

TEIL IV - Tumoren und tumorähnliche Veränderungen (Tumor-like Lesions)

Unni KK, Dahlin DC, Beabout JW, Ivins JC. Parosteal osteogenic sarcoma. Cancer 1976; 37: 2644–2675.

Unni KK, Dahlin DC, Beabout JW, Sim FH. Chondrosarcoma: clear-cell variant: a report of 16 cases. J Bone Joint Surg [Am] 1976; 58A: 676–683.

Unni KK, Dahlin DC, McLeod RA. Intraosseous well-differentiated osteosarcoma. Cancer 1977; 40: 1337–1347.

van Trommel MF, Kroon HM, Bloem JL, Hogendoorn PCW, Taminiau AHM. MR imaging based strategies in limb salvage surgery for osteosarcoma of the distal femur. Skeletal Radiol 1997; 26: 636–641.

Varma DGK, Ayala AG, Carrasco CH, Guo S-Q, Kumar R, Edeiken J. Chondrosarcoma: MR imaging with pathologic correlation. Radiographics 1992; 12: 687–704.

Varma DGK, Ayala AG, Guo SQ, Moulopoulos LA, Kim EE, Charnsangavej C. MRI of extraskeletal osteosarcoma. J Comput Assist Tomogr 1993; 17: 414–417.

Verela-Duran J, Enzinger FM. Calcifying synovial sarcoma. Cancer 1982; 50: 345–352.

Vigorita VJ, Jones JK, Ghelman B, Marcove RC. Intracortical osteosarcoma. Am J Surg Pathol 1984; 8: 65–71.

Waxman M, Vuletin JC, Saxe BI, Monteleone FA. Extraskeletal osteosarcoma. Light and electron microscopic study. Mt Sinai J Med 1981; 48: 322–329.

Weiss AC, Dorfman HD. Clear cell chondrosarcoma: a report of 10 cases and review of the literature. Surg Pathol 1988; 1: 123–129.

West OC, Reinus WR, Wilson AJ. Quantitative analysis of the plain radiographic appearance of central chondrosarcoma of bone. Invest Radiol 1995; 30: 440–447.

Wold LE. Fibrohistiocytic tumors of bone. In: Unni KK, ed. Bone tumors. New York: Churchill Livingstone, 1988: 183–197.

Wold LE, Unni KK, Beabout JW, Pritchard DJ. High-grade surface osteosarcomas. Am J Surg Pathol 1984; 8: 181–186.

Wold LE, Unni KK, Beabout JW, Sim FH, Dahlin DC. Dedifferentiated parosteal osteosarcoma. J Bone Joint Surg [Am] 1984; 66A: 53–59.

Wong KT, Haygood T, Dalinka MK, Kneeland B. Chondroblastic, grade 3 periosteal osteosarcoma. Skeletal Radiol 1995; 24: 69–71.

Wu KK, Collon DJ, Guise ER. Extra-osseous chondrosarcoma. Report of five cases and review of the literature. J Bone Joint Surg [Am] 1980; 62A: 189–194.

Wurlitzer F, Ayala A, Romsdahl M. Extraosseous osteogenic sarcoma. Arch Surg 1972; 105: 691–695.

Yaghmai I. Angiographic features of chondromas and chondrosarcomas. Skeletal Radiol 1978; 3: 91–98.

Yamaguchi H, Nojima T, Yagi T, Masuda T, Sasaki T. High-grade surface osteosarcoma of the left ilium. A case report and review of the literature. Acta Pathol Jpn 1988; 38: 235–240.

Young CL, Sim FH, Unni KK, McLeod RA. Chondrosarcoma of bone in children. Cancer 1990; 66: 1641–1648.

Zimmer WD, Berquist TH, McLeod RA, et al. Bone tumors: magnetic resonance imaging versus computed tomography. Radiology 1985; 155: 709–718.

Zimmer WD, Berquist TH, McLeod RA, et al. Magnetic resonance imaging of osteosarcoma. Comparison with computed tomography. Clin Orthop 1986; Jul (208) 289–299.

Kapitel 21

Maligne Knochentumoren II: Diverse andere Tumoren

Fibrosarkom und malignes fibröses Histiozytom

Fibrosarkom und malignes fibröses Histiozytom (MFH) sind maligne fibrogene Tumoren mit einem radiologisch und histologisch sehr ähnlichen Bild. Beide entstehen typischerweise im 3.–6. Lebensjahrzehnt, beide bevorzugen Femur, Humerus und Tibia (Abb. 21-1).

Da es bei radiologischen Merkmalen, klinischem Verhalten und Überlebensraten beider Tumoren keine Unterschiede gibt, scheint es gerechtfertigt, sie als eine einzige Gruppe anzusehen. Fibrosarkom und MFH können entweder Primärtumoren sein oder im Gefolge vorbestehender gutartiger Veränderungen, wie Morbus Paget, fibröse Dysplasie, Knocheninfarkt oder chronische sezernierende Fistel bei einer Osteomyelitis auftreten; auch können diese Läsionen in früher bestrahlten Knochen entstehen. Man nennt solche Tumoren dann sekundäres Fibrosarkom oder sekundäres malignes fibröses Histiozytom. Selten einmal kann das Fibrosarkom im Periost als periostales Fibrosarkom angehen. Einige Autoren behaupten aber, daß die Läsionen bei diesem Sitz echte Weichteiltumoren darstellen, die an den Knochen reichen und in das Periost infiltrieren.

Histologisch sind für das Fibrosarkom und das maligne fibröse Histiozytom Tumorzellen kennzeichnend, die Kollagenfasern produzieren. Jedoch bietet das Fibrosarkom ein Fischgrätenmuster des Faserwachsums mit einer leichten Zellpleomorphie, während das maligne fibröse Histiozytom histiozytenartige Merkmale mit einer charakteristischen, sog. storiformen oder radspeichenartigen Anordnung des Fasergewebes auszeichnet. Keiner der beiden Tumoren ist in der Lage, Osteoid oder Knochen zu bilden, was diese vom Osteosarkom unterscheidet.

Radiologisch erkennt man das Fibrosarkom und das maligne fibröse Histiozytom an einem osteolytischen knöchernen Destruktionsherd und an einer breiten Übergangszone; die Veränderungen sitzen meist exzentrisch und nahe am oder im Gelenkende des Knochens. Sie bieten keine oder nur eine geringe reaktive Sklerose und in den meisten Fällen keine Periostreaktion (Abb. 21-2 u. 21-3); ein Weichteiltumor ist dagegen häufig vorhanden.

In der CT-Untersuchung zeigen Fibrosarkom und malignes fibröses Histiozytom vorwiegend eine Dichte ähnlich der normaler Muskulatur sowie unspezifische Dichtewerte, wie man sie in den meisten unmineralisierten Geweben vorfindet. Hypodense Bezirke stellen dann Nekrosezonen innerhalb der Tumors dar. Die Magnetresonanztomographie (MRT) hilft, das intra- und das extraossäre Tumorausmaß zu bestimmen, allerdings gibt es hierbei für beide Tumoren keine charakteristischen Befunde (Abb. 21-4). Einige Forscher fanden Signalcharakteristika vergleichbar denen anderer osteolytischer Tumoren. Die Signalintensität reicht in T1-gewichteten Bildern von mittelstark bis niedrig und ist in T2-gewichteten Bildern hoch, häufig inhomogen und je nach Ausmaß der Tumornekrose und -einblutung unterschiedlich.

Differentialdiagnose: Beide Tumoren können dem Riesenzelltumor (Abb. 21-5) oder dem teleangiektatischen Osteosarkom (vgl. Abb. 20-12) ähneln. Oft werden sie auch für Knochenmetastasen gehalten (vgl. Abb. 21-3). Einige Sachkenner glauben, daß ein nahezu pathognomonisches Zeichen des Fibrosarkoms kleine sequesterartige Fragmente aus kortikalem Knochen und Spongiosatrabekeln sind, die man in Röntgenübersichten oder in der CT gut sehen kann.

Immunhistochemische Untersuchungen helfen bei der Diagnose des malignen fibrösen Histiozytoms, indem sie bestimmte unspezifische Marker von histiozytären Enzymen wie Lysozym und Alpha-1-Antitrypsin im Tumor nachweisen.

TEIL IV - Tumoren und tumorähnliche Veränderungen (Tumor-like Lesions)

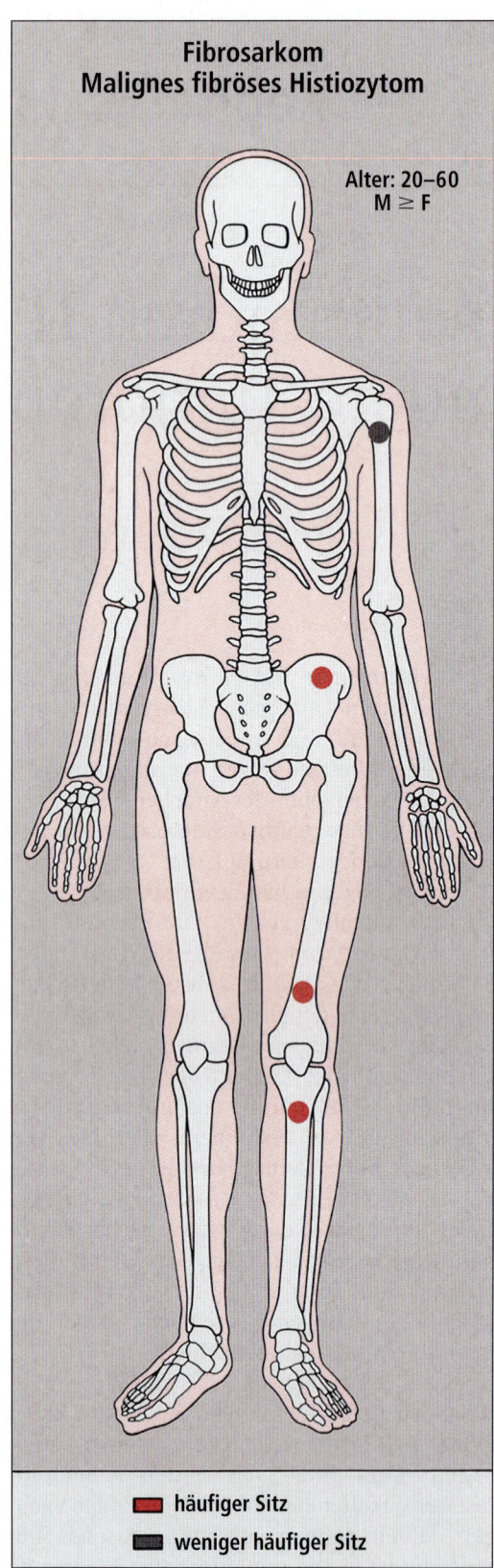

Abb. 21-1. Prädilektionsstellen, Altersgipfel und Geschlechtsverteilung beim Fibrosarkom und beim malignen fibrösen Histiozytom

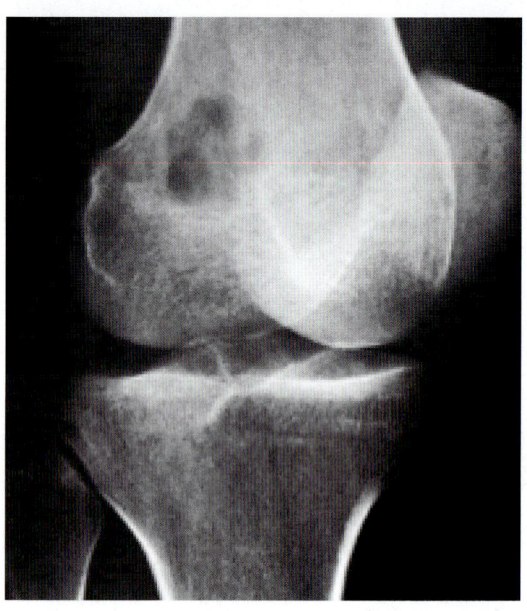

Abb. 21-2. Die Schrägaufnahme des rechten Knies zeigt bei der 28jährigen Frau eine rein destruktive osteolytische Veränderung in der Fossa intercondylaris des distalen Femurs. Man achte auf das Fehlen einer reaktiven Sklerose und einer Periostreaktion. Die Biopsie erbrachte ein Fibrosarkom

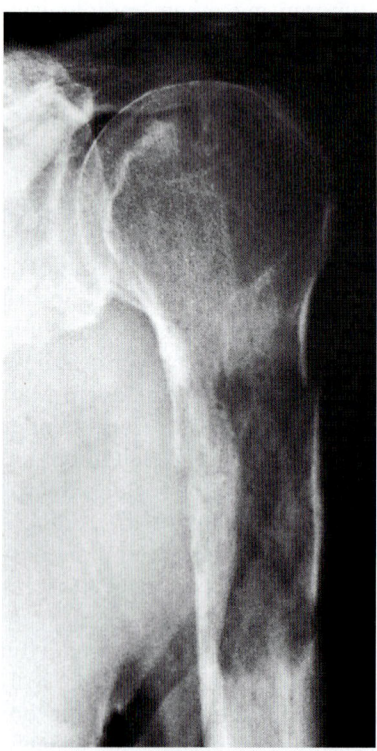

Abb. 21-3. Dieser 62jährige Mann erlitt eine pathologische Fraktur durch eine Osteolyse im linken proximalen Humerusschaft. Zunächst wurde eine Knochenmetastase vermutet, doch ergab die Biopsie ein primäres Fibrosarkom des Knochens

Maligne Knochentumoren II: Diverse andere Tumoren

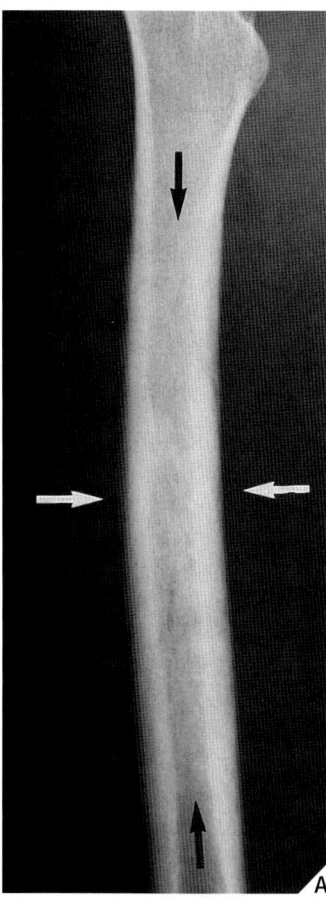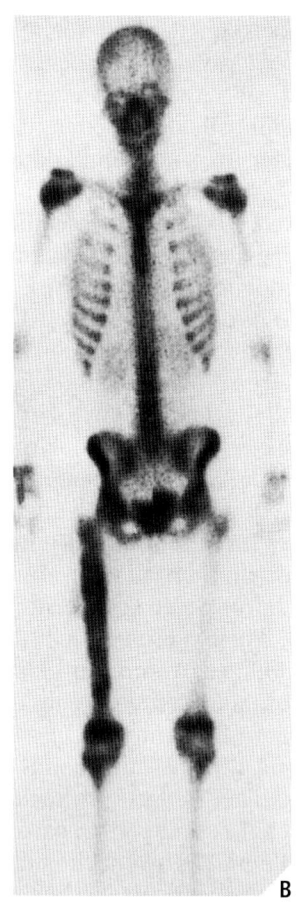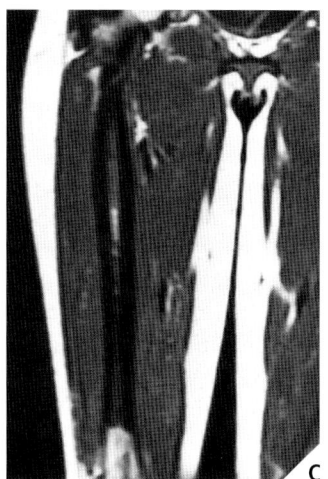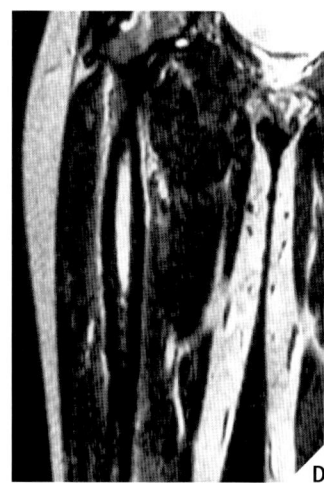

Abb. 21-4. A Die Schrägaufnahme des rechten Femurs einer 16Jährigen zeigt die spindelförmig aufgetriebene Knochenrinde und den permeativen Typus einer medullären Knochenzerstörung *(Pfeile)*. **B** Das Knochenszintigramm (Tc-99m-MDP) zeigt eine vermehrte Tracer-Aufnahme im rechten Femur. **C** Das koronare T1w MRT-Bild (SE; TR 500/TE 20 ms) zeigt die Tumorausdehnung mit einem Befall über ca. ³/₄ der Femurlänge. **D** Das koronare T2w Bild (SE; TR 2000/TE 80 ms) zeigt den Tumor signalreich und zeigt auch genau den Einbruch des Tumors an der Medialseite in die Weichteile auf

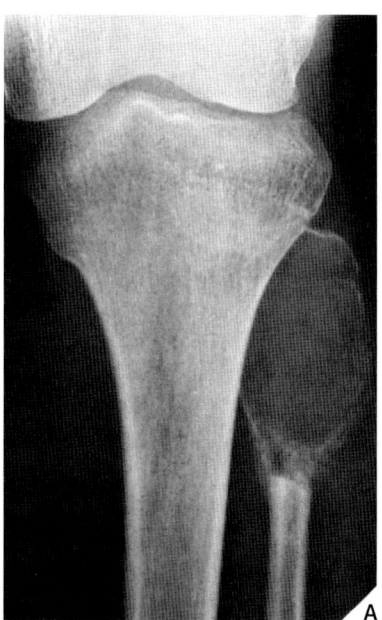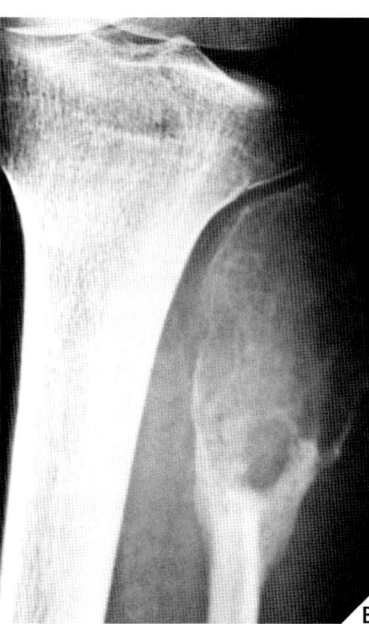

Abb. 21-5. A, B Die a.-p. Aufnahme des linken Knies und die Vergrößerungsschrägaufnahme zeigen eine expansive osteolytische Läsion im proximalen Fibulaende eines 13jährigen Mädchens. Die Kortikalis ist teilweise zerstört, ferner sieht man im Gefolge einer pathologischen Fraktur eine periostale Abstützreaktion durch neugebildeten Knochen. Die Biopsie ergab ein malignes fibröses Histiozytom. Zur Differentialdiagnose eines Malignoms an dieser Stelle zählen der Riesenzelltumor und die aneurysmatische Knochenzyste

Komplikationen und Behandlung: Da diese Tumoren auf Strahlen- oder Chemotherapie nur unzulänglich ansprechen, ist die chirurgische Entfernung die Therapie der Wahl. Pathologische Frakturen können vorkommen, hier kann dann als Palliativmaßnahme die innere Fixation mit einem Metallimplantat als Palliativmaßnahme gerechtfertigt sein. Es wurde darüber berichtet, daß der Tumor nach Lokalresektion rezidivieren und auch in die regionalen Lymphknoten streuen kann. Wie bereits festgestellt, können Fibrosarkom wie auch malignes fibröses Histiozytom gutartige Leiden wie die fibröse Dysplasie, den Morbus Paget, den Knocheninfarkt oder chronische Fistelgänge bei der Osteomyelitis komplizieren. Auch können sie in vorher bestrahlten Knochen angehen (s. 815 ff., „Benigne Veränderungen mit Malignisierungspotential"). Die 5-Jahres-Überlebensrate schwankt je nach Behandlung in den unterschiedlichen Studien zwischen 29 und 67%.

Ewing-Sarkom

Das Ewing-Sarkom, ein hochmaligner Tumor vorwiegend des Kindes- und Jugendalters mit entschiedener Knabenwendigkeit, steht stellvertretend für die sog. Rundzelltumoren. Bis heute ist dessen genaue Histogenese unbekannt, doch wird allgemein angenommen, daß das Ewing-Sarkom aus Zellen des Knochenmarks entsteht. Allerdings meinen einige Experten, daß es neurogen ist und aus malignen Rundzellen besteht, die dem sog. primitiven neuroektodermalen Tumor (PNET) sehr ähnlich sind. Ca. 90% dieser Tumoren treten vor dem 25. Lebensjahr auf, wobei dieses Leiden bei Menschen schwarzer Hautfarbe extrem selten vorkommt. Das Ewing-Sarkom bevorzugt den Schaft langer Röhrenknochen wie auch Rippen und flache Knochen, z. B. Skapula und Becken (Abb. 21-6). Klinisch kann es sich als umschriebener schmerzhafter Tumor oder mit Allgemeinsymptomen wie Fieber, Abgeschlagenheit, Gewichtsverlust und BSG-Beschleunigung präsentieren. Diese Allgemeinsymptome führen denn leicht zur Fehldiagnose Osteomyelitis.

Das radiologische Bild dieses Malignoms ist meist recht charakteristisch; die Veränderung ist schlecht abgegrenzt und zeigt ein permeatives oder mottenfraßartiges Bild der Knochenzerstörung mit einer begleitenden aggressiven Periostreaktion vom Typ des „Zwiebelschalen"- oder seltener des „Sonnenaufgangs"-Musters und mit einem großen Weichteiltumor (Abb. 21-7). Manchmal ist die Knochenläsion selbst kaum wahrnehmbar, weil der Weichteiltumor hier das einzig auffällige röntgenologische Leitzeichen ist (Abb. 21-8).

In der Skelettszintigraphie zeigt das Ewing-Sarkom eine intensive Speicherung von Technetium-99m-Methylendiphosphat (Tc-99m-MDP); Gallium-67-Citrat zeigt hingegen die Tumorausdehnung in die Weichteile besser. Die szintigraphischen Befunde sind zwar unspezifisch, doch liefert diese Technik verläßliche Information zum Vorliegen von Knochenmetastasen. Die CT zeigt das Muster der Kochenzerstörung, wobei die Dichtewerte (Hounsfield-Einheiten, H.E.) Information zur Ausbreitung im Knochenmarkraum geben; ferner kann die CT dazu beitragen, den extraossären Befall abzugrenzen (vgl. Abb. 21-7). Die wesentliche Methode, die Ausdehnung eines Ewing-Sarkoms im Knochen und außerhalb des Knochens aufzuzeigen, ist die MRT (Abb. 21-9). Insbesondere kann die MRT effizient den Tumoreinbruch in eine Wachstumsfuge nachweisen. T1-gewichtete Bilder zeigen ein mittelstarkes bis schwaches Signal, das dann in T2-Gewichtung hell wird. Zellarme und nekrotische Bezirke sind dabei signalärmer. Die Darstellung nach Gadolinium-Diethylentriaminpentaessigsäure (Gd-DTPA) zeigt in T1-gewichteten Sequenzen das Kontrast-Enhancement des Tumors; da diese Kontrastverstärkung nur in zellreichen Abschnitten auftritt, ermöglicht sie die Abgrenzung des Tumors gegen sein peritumorales Ödem.

Histologisch besteht das Ewing-Sarkom aus einer einförmigen Anordnung kleiner Zellen mit runden hyperchromen Kernen, wenig Zytoplasma und schlecht erkennbaren Zellrändern. Die Mitoserate ist hoch, die Nekrosen sind oftmals ausgedehnt. Meist enthält das Zytoplasma mäßige Mengen Glykogen, die man mittels Perjodsäure-Schiff-Färbung (PAS) nachweisen kann. Dieses PAS-positive Material wird nach Amylaseverdauung ausgewaschen, was beweist, daß es sich um Glykogen handelt. Diesen Glykogennachweis betrachtete man früher als absolut sicheres Zeichen eines Ewing-Sarkoms; er ist jedoch in Mißkredit geraten, weil man bei einigen Ewing-Sarkomen kein Glykogen findet. Ferner können auch maligne Lymphome und primitive neurale Tumoren manchmal Glykogen enthalten. Seit Einführung der Immunhistochemie grenzt man jedoch meist die Lymphome durch ein den Leukozyten gemeines Antigen gegen das Ewing-Sarkom ab, welches ein pathognomonischer Lymphommarker ist; primitive neurale Tumoren unterscheiden sich vom Ewing-Sarkom durch ihre Neuroproteinantikörper.

Differentialdiagnose: Das Ewing-Sarkom imitiert oft Neuroblastommetastasen oder die Osteomyelitis (Abb. 21-10). Manchmal bietet es auch ein Zeichen, das man früher für nahezu pathognomonisch hielt und als „saucerization" der Kortikalis bezeichnete (Abb. 21-11), eine flache untertassenartige Ausmuldung der Knochenrinde. Das Aussehen dieses Merkmals läßt sich auf die Zerstörung der periostalen Oberfläche durch den Tumor im Verein mit der Auswirkung des Drucks von außen her durch die Weichteilraumforderung herleiten. Dieses Zeichen wurde zwar bisher auch bei anderen Tumoren und sogar bei der Osteomyelitis beschrieben, doch spricht es in Begleitung einer permeativen Destruktion und eines Weichteiltumors eben doch sehr für ein Ewing-Sarkom. Die Unterscheidung des Ewing-Sarkoms von Neuroblastommetastasen kann im Röntgenbild mitunter schwierig sein, doch tritt letzteres in den ersten 3 Lebensjahren

Maligne Knochentumoren II: Diverse andere Tumoren 21

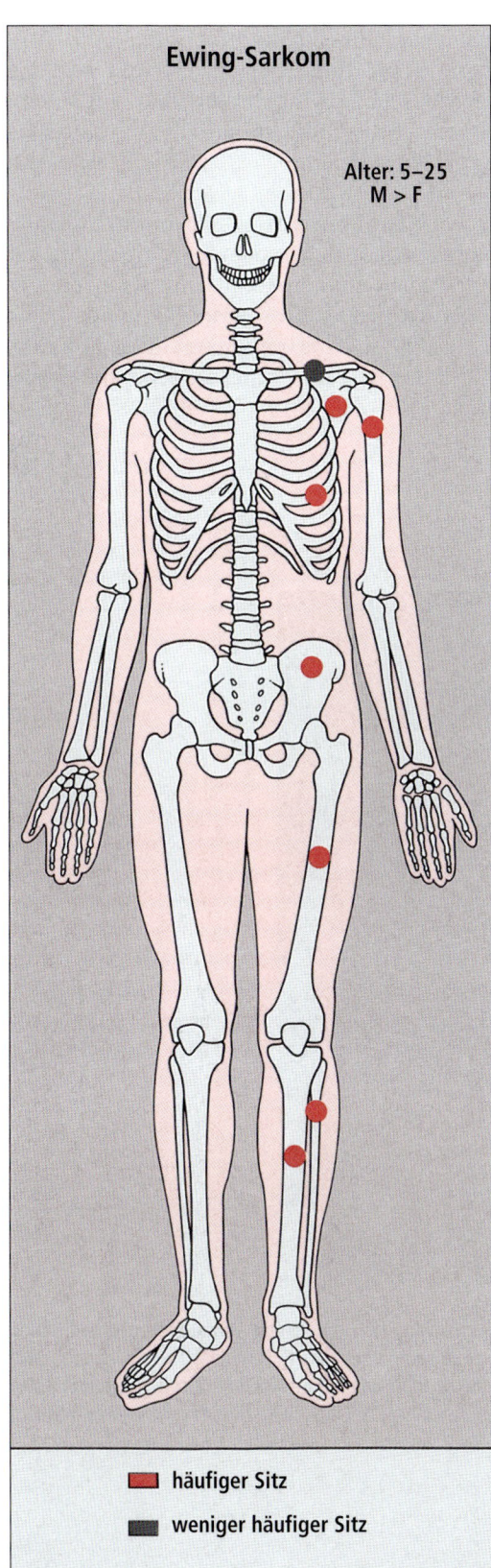

Abb. 21-6. Prädilektionsstellen, Altersgipfel und Geschlechtsverteilung beim Ewing-Sarkom

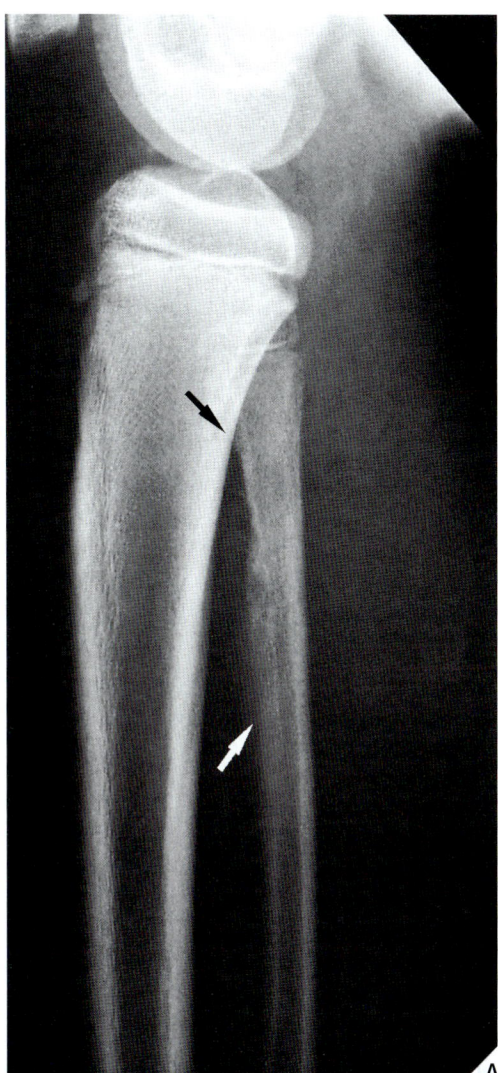

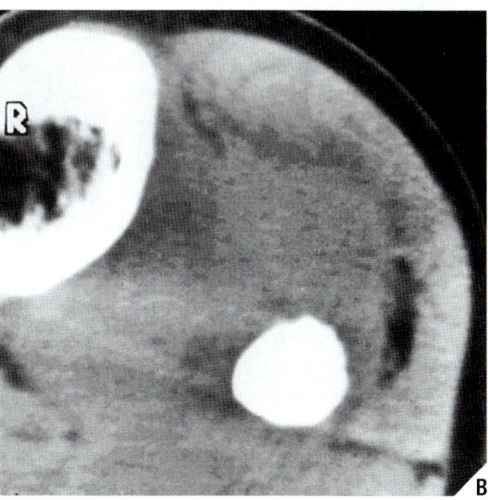

Abb. 21-7. **A** Die Seitaufnahme bei einem 12jährigen Knaben zeigt das typische Erscheinungsbild eines Ewing-Sarkoms der Fibula. Die schlecht abgrenzbare Läsion weist das Bild einer permeativen Knochendestruktion im Verein mit einer aggressiven Periostreaktion auf *(Pfeile)*. **B** Das CT-Bild in Tumorhöhe zeigt einen großen begleitenden Weichteiltumor, den man in den Übersichtsaufnahmen nicht gut sehen kann. Zu achten ist auf die vollständige Ausfüllung der Markhöhle durch den Tumor

TEIL IV - Tumoren und tumorähnliche Veränderungen (Tumor-like Lesions)

auf, während das Ewing-Sarkom in den ersten 5 Jahren ungewöhnlich ist.

Gelegentlich kann das Ewing-Sarkom einem Osteosarkom ähneln, insbesondere wenn es mit überschießender Neubildung periostalen Knochens einhergeht. Ferner können dystrophische Verkalkungen im Weichteiltumor die Bildung von Tumorknochen in einem Osteosarkom nachahmen (Abb. 21-12). Auch ist das maligne Lymphom in die Differentialdiagnose einzubeziehen, obschon dieses eher bei Patienten in einem höheren Lebensalter vorkommt. Wichtiges radiologisches Unterscheidungskriterium ist die beim Lymphom meist fehlende Weichteilkomponente, während beim Ewing-Sarkom eine solche fast obligat vorhanden und oft im Vergleich zum Ausmaß der Knochenzerstörung unverhältnismäßig groß ist (vgl. Abb. 21-8 u. 21-9). Aufgrund der Bildgebung allein läßt sich die Unterscheidung zwischen Ewing-Sarkom und PNET nicht treffen; diese muß vollständig durch die histologische Untersuchung geklärt werden.

Behandlung: Meist wird das Ewing-Sarkom präoperativ chemotherapiert, entweder allein oder in Kombination mit einer Strahlentherapie, um den Tumor einzugrenzen; anschließend erfolgt die Resektion weit im Gesunden (Abb. 21-13). Manchmal läßt sich die betroffene Gliedmaße auch mittels einer Endoprothese oder eines Knochentransplantats rekonstruieren.

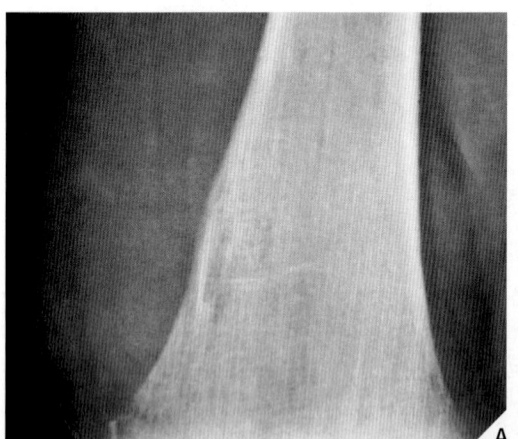
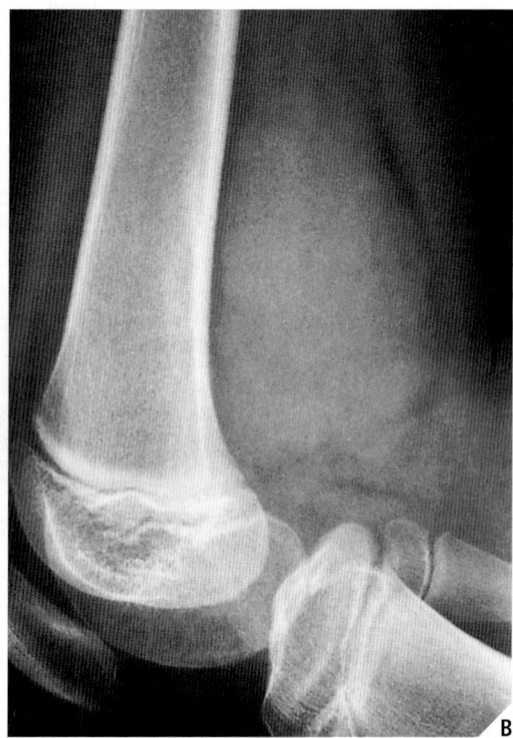
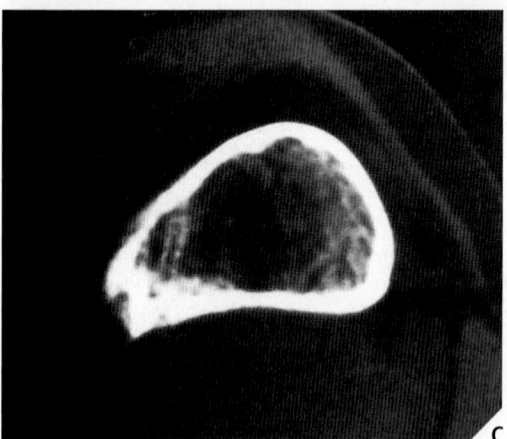

Abb. 21-8. **A** Bei einem 10jährigen Mädchen mit einem Ewing-Sarkom des distalen Femurschafts ist in der Vergrößerungsaufnahme die Knochendestruktion kaum wahrnehmbar. **B** Dagegen zeigt die seitliche Femuraufnahme einen großen Begleittumor. **C** Ein CT-Bild mit einem sog. „Knochenfenster" ergibt eine Zerstörung des Markraums mit Einbruch in die Kortikalis

21 Maligne Knochentumoren II: Diverse andere Tumoren

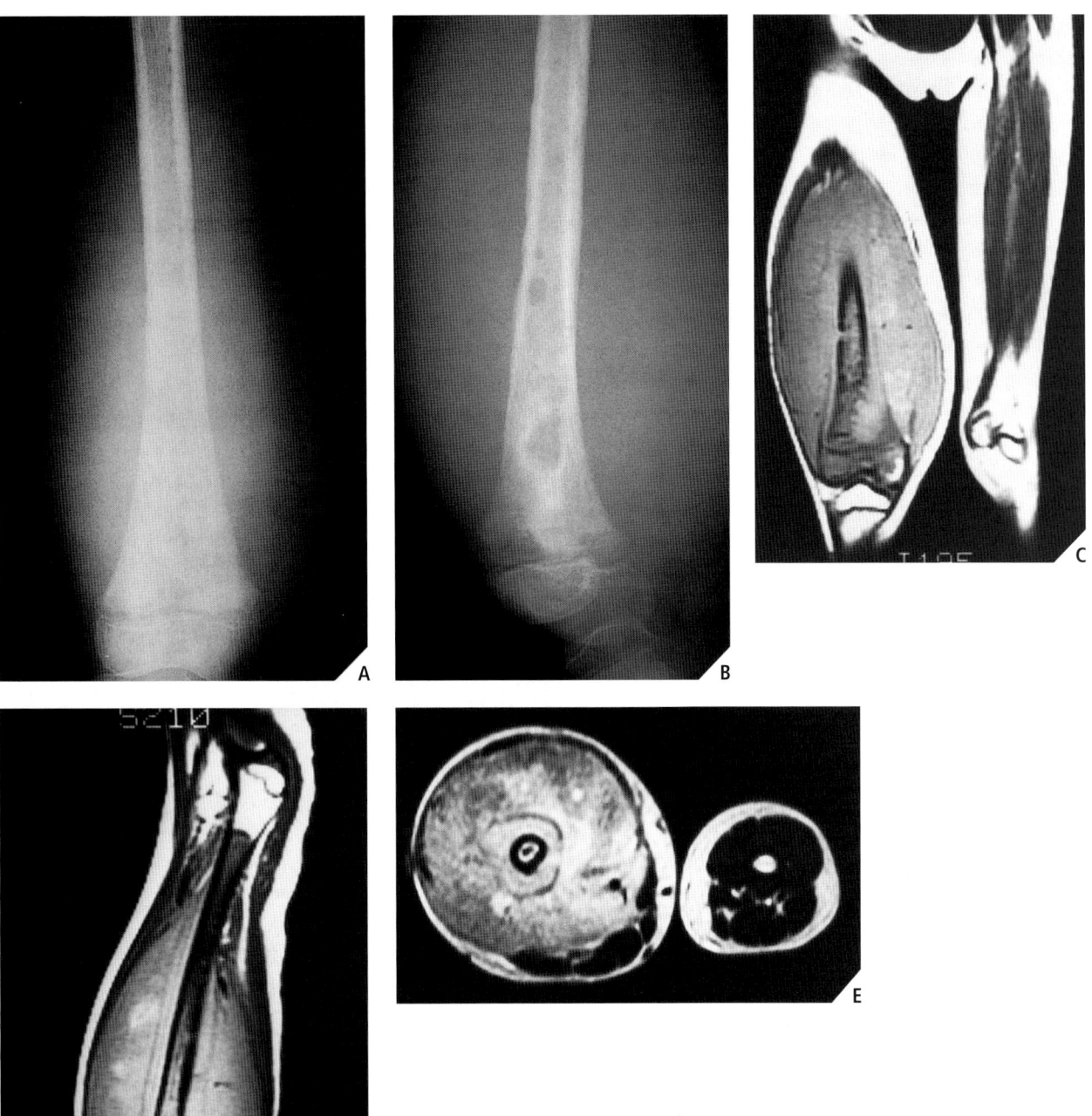

Abb. 21-9. **A, B** a.-p und seitliche Röntgenaufnahme des distalen Femurs eines 7 Jahre alten Mädchens zeigen einen permeativen Typ der Knochenzerstörung in Meta- und Diaphyse sowie eine große weichteildichte Raumforderung. **C, D** Koronares und sagittales T1w MRT-Bild (SE; TR 750 / TE 20 ms) zeigen die intra- wie auch extraossäre Ausdehnung des Neoplasmas. **E** Das axiale T2w MRT-Bild (SE; TR 2000 / TE 80 ms) zeigt ein inhomogenes, zumeist aber hyperintenses Signal der Weichteilraumforderung

TEIL IV - Tumoren und tumorähnliche Veränderungen (Tumor-like Lesions)

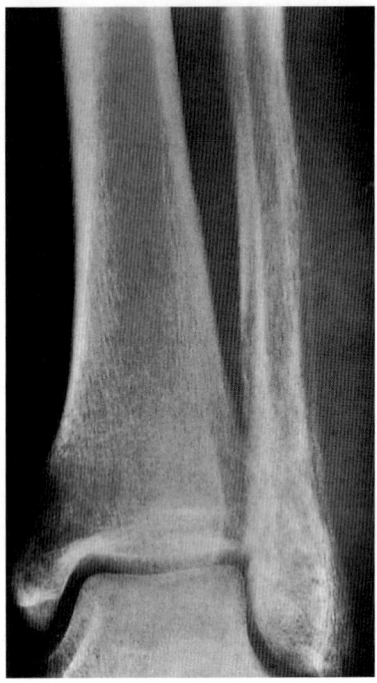

Abb. 21-10. Ein 24jähriger klagte über Schmerzen und Schwellung am linken Sprunggelenk seit nun schon 8 Wochen, ferner hatte er Fieber. Die a.-p. Sprunggelenksaufnahme zeigt eine osteolytische Destruktion der distalen Fibula vom permeativen Typ sowie eine lamelläre Periostreaktion; auch sieht man einen Weichteiltumor. Das Bild gleicht dem einer Infektion (Osteomyelitis), doch ergab die Biopsie ein Ewing-Sarkom

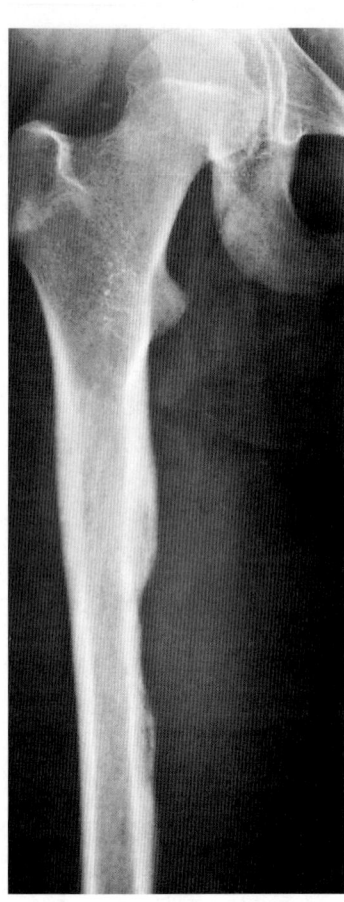

Abb. 21-11. Bei einem 12jährigen Mädchen zeigt die a.-p. Aufnahme des rechten Femurs eine homogene Verbreiterung mit breiter zentraler Delle („saucerization") der medialen Femurschaftkortikalis, die man beim Ewing-Sarkom oft sieht; auch liegt ein weichteildichter Tumor vor

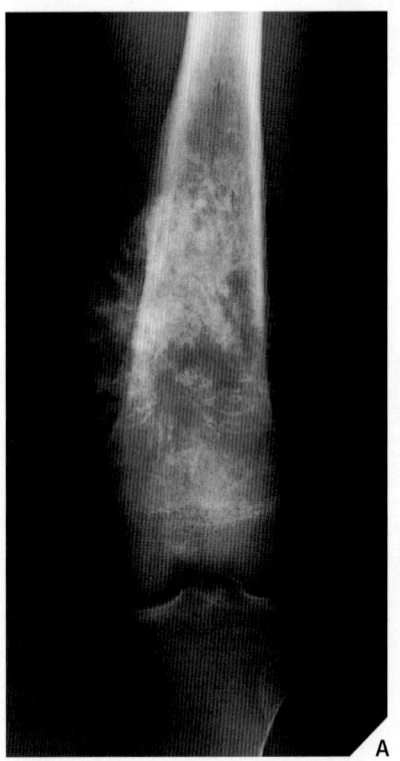
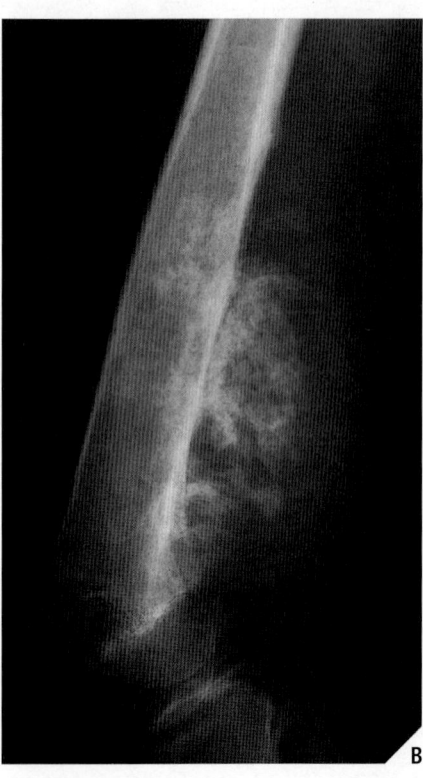

Abb. 21-12. A, B Die a.-p. und die seitliche Röntgenaufnahme des linken Femurs eines 17jährigen zeigen einen Tumor mit stark ausgeprägter Sklerose, der initial als Osteosarkom gedeutet wurde; die Biopsie ergab aber ein Ewing-Sarkom

Lymphom des Knochens

Der Terminus *malignes Lymphom* bezieht sich auf eine Gruppe von Neoplasien, die aus lymphatischen oder histiozytären Zellen verschiedener Untertypen und verschiedener Reifungsstadien aufgebaut sind. Früher „Retikulumzellsarkom", „Non-Hodgkin-Lymphom" oder „Lymphosarkom" genannt, wird das Lymphom des Knochens heute als großzelliges oder *histiozytäres Lymphom* bezeichnet. Das primäre Lymphom des Knochens ist ein seltener Tumor und kommt in der 2.–7. Lebensjahrzehnt mit einem Häufigkeitsgipfel zwischen 45 und 75 Jahren vor. Männer erkranken etwas häufiger daran. Der Tumor entwickelt sich in den langen Röhrenknochen, in Wirbeln, am Becken und in den Rippen (Abb. 21-14). Die Patienten stellen sich mit örtlichen Symptomen wie Schmerz oder Schwellung oder mit Allgemeinsymptomen wie Fieber und Gewichtsverlust vor.

Radiologisch führt das histiozytische Lymphom zu einem permeativen oder mottenfraßartigen Bild der Knochendestruktion, oder aber es ist rein osteolytisch mit oder ohne Periostreaktion (Abb. 21-15). Auch kann der erkrankte Knochen als „Elfenbeinknochen" imponieren, wie dies häufig bei den Wirbeln oder den flachen Knochen der Fall ist. Da das maligne Lymphom zumeist keine wesentliche periostale Bildung neuen Knochen auslöst, ist dies ein wichtiges Zeichen in der Differentialdiagnose zum Ewing-Sarkom.

Histologisch kann man die Lymphome in Non-Hodgkin- und Hodgkin-Lymphome unterteilen. Zwar ist der sekundäre Knochenbefall beim Morbus Hodgkin recht häufig, hingegen das primäre Hodgkin-Lymphom des Knochens extrem selten. Non-Hodgkin-Lymphome des Knochens betrachtet man nur dann als primär, wenn eine vollständige Abklärung keinerlei Anhalt für eine extraossäre Beteiligung bietet. Histologisch besteht der Tumor aus Ansammlungen maligner lymphoider Zellen, die das Knochenmark und die Trabekel ersetzen. Die Zellen enthalten unregelmäßige oder gar gespaltene Kerne. Wie schon beim Ewing-Sarkom erwähnt, ist der wichtigste unterscheidende Einzelschritt zu den anderen Rundzelltumoren die Anfärbung auf das leukozyteneigene Antigen, weil sich hier nur Lymphzellen anfärben.

Differentialdiagnose: Unterscheiden muß man das histiozytäre Lymphom von einer sekundären Beteiligung des Skeletts beim systemischen Lymphom. Es kann dem Ewing-Sarkom, hier besonders bei jüngeren Patienten (Abb. 21-16), oder dem Morbus Paget ähneln, wenn das Gelenkende eines Knochens befallen ist und ein gemischt sklerotisch-osteolytisches Muster vorliegt (Abb. 21-17).

Behandlung: Die Behandlung des primären Lymphoms des Knochens ist die Strahlentherapie, da dieser Tumor strahlensensibel ist. Einige Fälle erfordern auch eine Polychemotherapie.

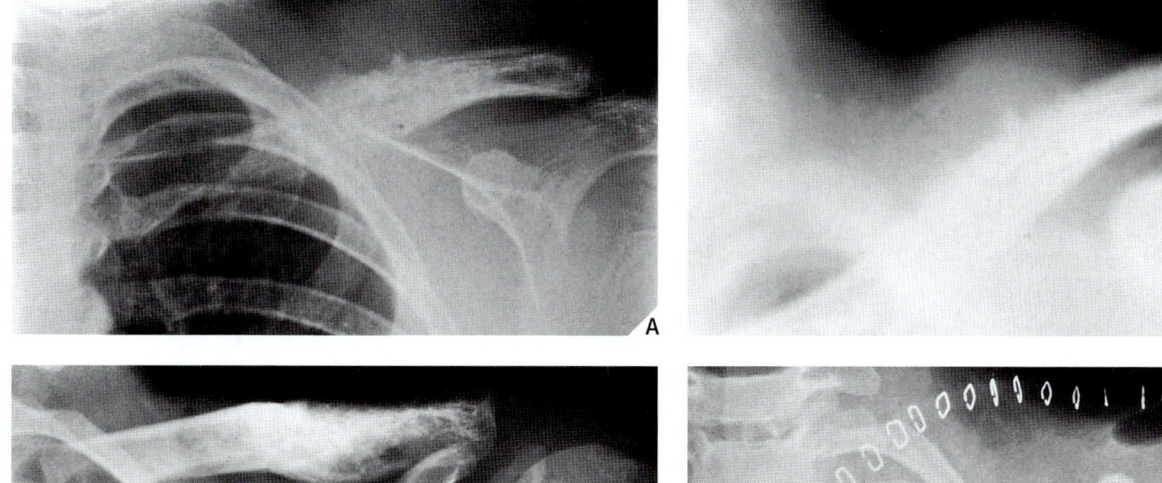

Abb. 21-13. **A** Die Schulterübersicht eines 11jährigen Jungen zeigt das typische Bild eines Ewing-Sarkoms mit Befall der linken lateralen Klavikulahälfte. Die schlecht abgrenzbare, destruierende Veränderung geht mit einer aggressiven Periostreaktion und einem großen Weichteiltumor einher. **B** Die Tomographie gibt die Periostreaktion und den Weichteiltumor besser wieder. **C** Nach 4monatiger Chemotherapie ist der Tumor sklerosiert, die Periostreaktion verschwunden und der Weichteiltumor wesentlich verkleinert. **D** Anschließend wurde das Schlüsselbein en bloc reseziert

TEIL IV - Tumoren und tumorähnliche Veränderungen (Tumor-like Lesions)

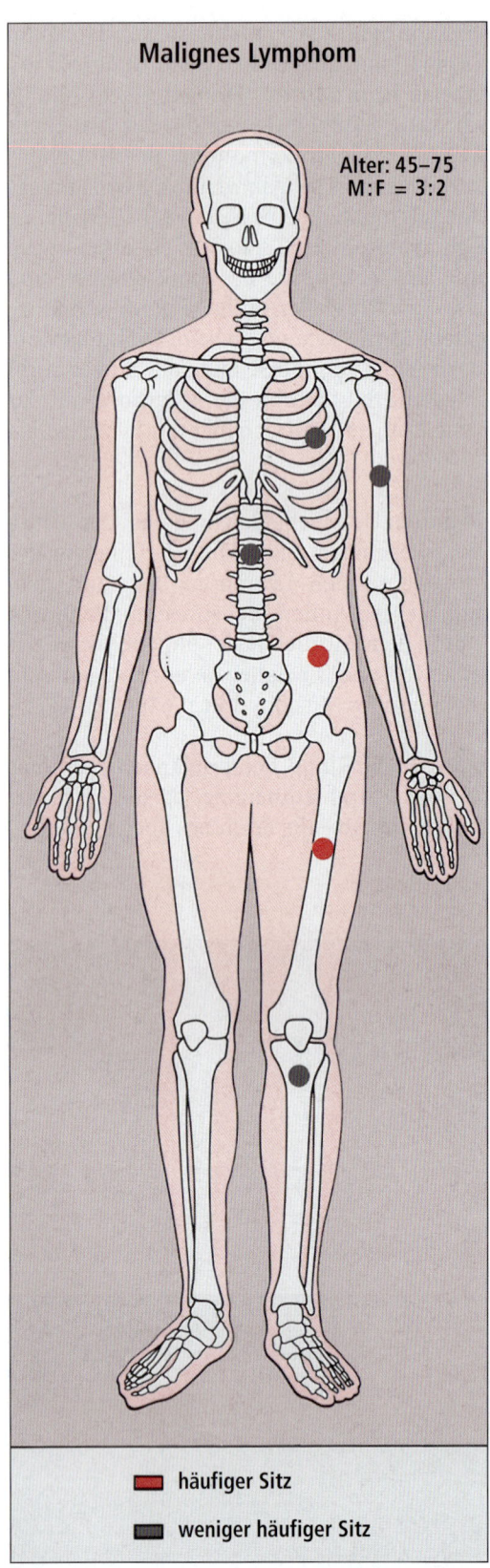

Abb. 21-14. Prädilektionsstellen, Altersgipfel und Geschlechtsverteilung beim primären malignen Lymphom des Knochens

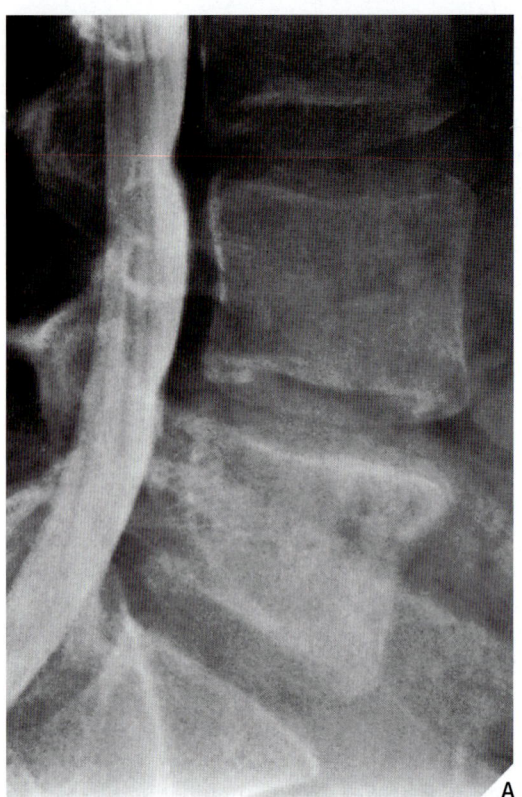

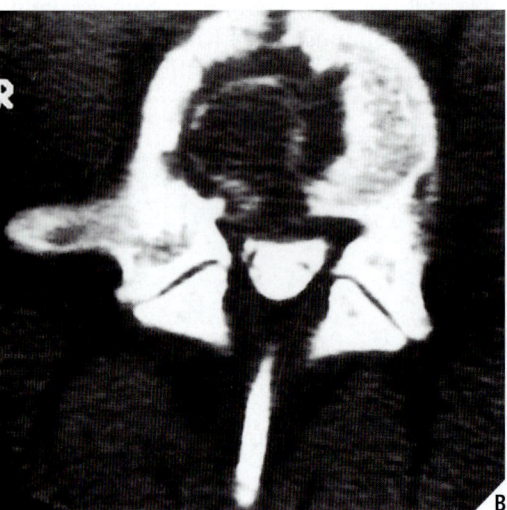

Abb. 21-15. Eine 18jährige Frau stellte sich mit seit mehreren Monaten bestehenden Kreuzschmerzen vor, die zunächst auf einen Bandscheibenvorfall zurückgeführt wurden. **A** Die Myelographie zeigt normale Bandscheiben, doch weist der Wirbelkörper L5 ein fleckiges Bild auf, und seine Hinterkante erscheint unscharf. **B** Das CT-Bild zeigt eine große Osteolyse vom Vorder- bis zum Hinterrand des Wirbelkörpers. Die Biopsie ergab ein histiozytäres Lymphom

Maligne Knochentumoren II: Diverse andere Tumoren 21

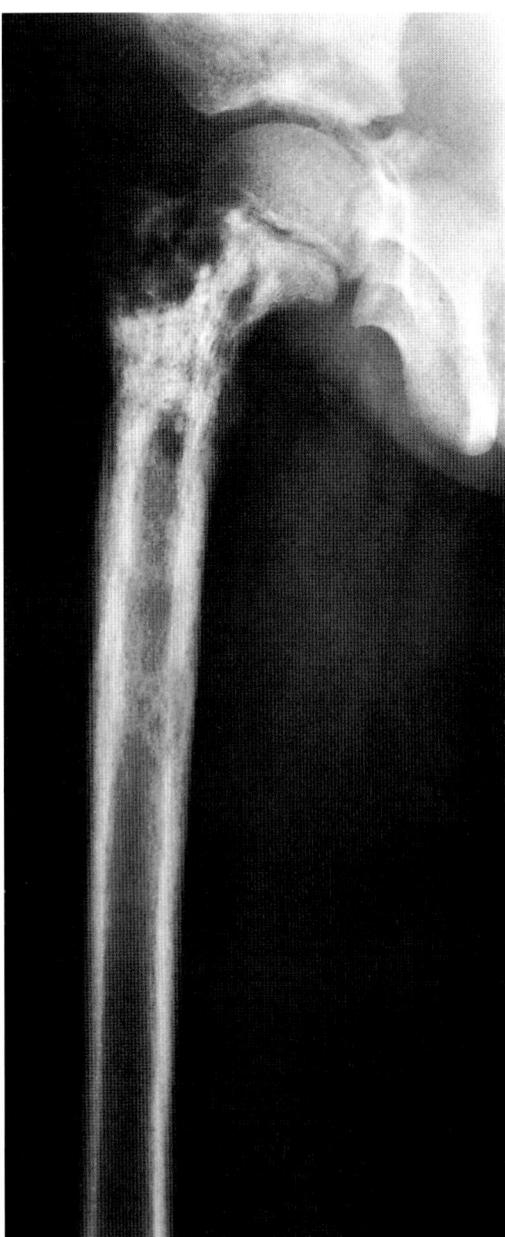

Abb. 21-16. Das 7jährige Mädchen klagte über Leistenschmerzen und Fieber. Die normale a.-p. Aufnahme des rechten Femurs enthüllt eine Osteolyse im Schaft mit Ausdehnung bis zur Wachstumsfuge; auch sieht man einen lamellären Typ der Periostreaktion. Da es sich um ein Kind handelt, lauten die Differentialdiagnosen Ewing-Sarkom, Osteomyelitis und Langerhanszellgranulom, die allesamt an den Röhrenknochen ein ähnliches radiologisches Bild bieten. Wichtigstes Unterscheidungskriterium ist die Beschwerdedauer. In diesem Fall erbrachte die Biopsie jedoch ein histiozytäres Lymphom

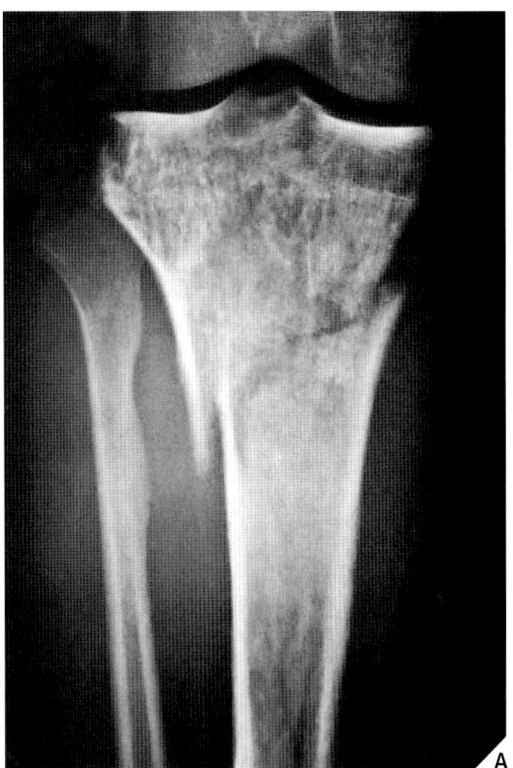

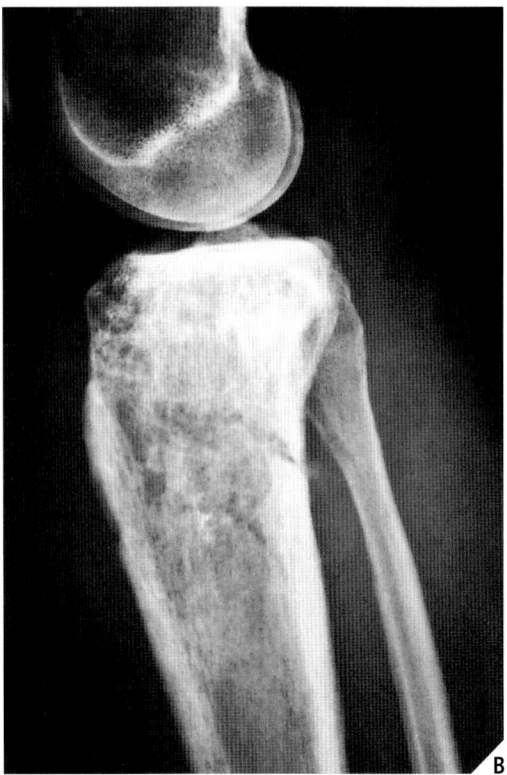

Abb. 21-17. A, B Die a.-p. und die Seitaufnahme des rechten Knies einer 47jährigen Frau mit Knieschmerzen, bei der eingangs ein Morbus Paget diagnostiziert wurde, zeigen eine destruierende Läsion der proximalen Tibia und eine Ausdehnung bis zum Gelenkende des Kochens. Der gemischte Charakter dieser Veränderung kann dem vergröberten Paget-Trabekelmuster durchaus ähneln, jedoch fehlt die Kortikalisverdickung. Es liegt eine pathologische Fraktur, aber eine nur sehr geringe Periostreaktion vor. Die Biopsie erbrachte ein histiozytäres Lymphom

TEIL IV - Tumoren und tumorähnliche Veränderungen (Tumor-like Lesions)

Myelom (Morbus Kahler)

Das Myelom oder „multiples Myelom" bzw. „Plasmazellmyelom", ein Tumor mit Ursprung im Kochenmark, ist der häufigste maligne Primärtumor des Knochens überhaupt; meist sieht man ihn im 5.–7. Lebensjahrzehnt und bei Männern wiederum häufiger als bei Frauen. Die am häufigsten befallene Skelettregion ist das Achsenskelett (Schädel, Wirbelsäule, Rippen und Becken), doch bleibt letztlich kein Knochen davon ausgenommen (Abb. 21-18). Selten kann sich das Myelom als Einzelherd zeigen, wobei man es dann als *solitäres Myelom* oder *Plasmozytom* bezeichnet; viel häufiger ist es weit ausgedehnt und heißt dann *multiples Myelom*. Bei 75% der Patienten tritt ein leichter und vorübergehender Schmerz auf, der durch Gewichtsbelastung und körperliche Aktivität verschlimmert wird und die Erstbeschwerde sein kann. Deshalb kann im Frühstadium und vor Stellung der korrekten Diagnose diese Krankheit auch Ischialgien oder einer Interkostalneuralgie ähneln. Selten einmal ist auch eine pathologische Fraktur durch einen Myelomherd das erste Zeichen dieser Krankheit. Der Urin enthält bei Myelompatienten das Bence-Jones-Protein; das Albumin-Globulin-Verhältnis im Serum ist umgekehrt und dabei das Gesamteiweiß vermehrt. Bei der Elektrophorese zeigt sich ein monoklonales Gammaglobulin mit IgG- oder IgA-Peaks.

Histologisch erhärtet man die Diagnose durch den Befund von Lagen atypischer plasmozellulärer Zellen, die die normalen Markräume ausfüllen. Die Plasmazelle erkennt man am exzentrisch gelegenen Kern innerhalb einer großen Menge Zytoplasmas, das sich entweder leicht blau oder rosa anfärbt. Die neoplastischen Zellen enthalten doppelte oder gar multiple, meist hyperchromatische und vergrößerte Zellkerne mit auffälligen Nukleolen.

Das multiple Myelom kann eine ganze Reihe radiologischer Bildmuster bieten (Abb. 21-19). Besonders an der Wirbelsäule kann es nur als diffuse Osteoporose ohne deutlich erkennbare eigentliche Läsionen imponieren; es können zahlreiche Wirbelkörperkompressionsfrakturen vorliegen. Häufiger zeigt es multiple osteolytische Veränderungen, die über das gesamte Skelett verteilt sind. Am Schädel beobachtet man charakteristische „ausgestanzte" Regionen der Knochendestruktion meist einheitlicher Größe (Abb. 21-20), während die Rippen zarte, spitzenartige Gebiete der Knochendestruktion und kleine Osteolysen, manchmal in Begleitung eines Weichteiltumors, aufweisen. Regionale Knochenmarkzerstörungen sieht man in den flachen und in den langen Röhrenknochen; greifen diese auf die Knochenrinde über, dann erscheint deren innerer Rand muschelartig ausgehöhlt (Abb. 21-21). Meist liegen weder eine Sklerose noch eine Periostreaktion vor. Weniger als 1% der Myelome sind vom sklerosierenden

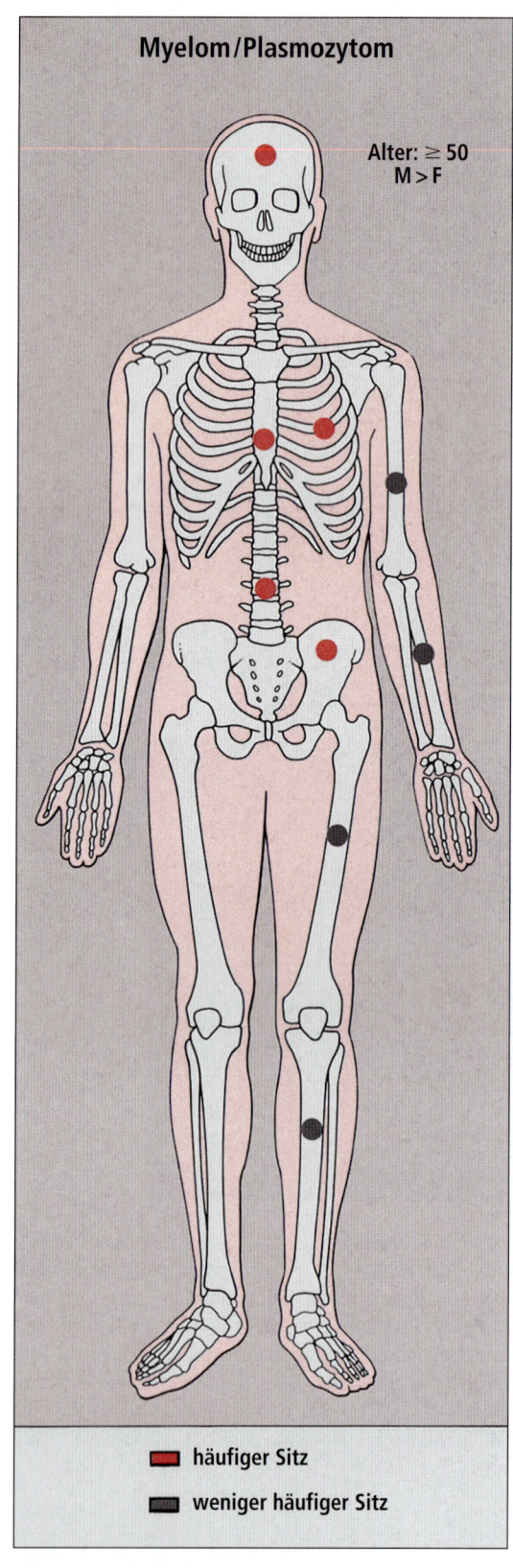

Abb. 21-18. Prädilektionsstellen, Altersgipfel und Geschlechtsverteilung beim Plasmoyztom (Morbus Kahler)

Typ, wobei man dann von der sklerosierenden Myelomatose spricht.

Während beim osteolytischen Myelom nur 3% der Patienten eine Polyneuropathie haben, wurde bei der osteosklerotischen Variante über Häufigkeiten über 30–50% berichtet. Im Vergleich zum klassischen Myelom tritt diese Variante bei jüngeren Menschen auf, zeigt weniger Plasmazellen im Knochenmark, geringere Mengen monoklonalen Eiweißes und eine bessere Prognose.

Eine interessante Spielart des sklerosierenden Myeloms ist das sog. POEMS-Syndrom, das 1968 erstmals beschrieben wurde und inzwischen weithin anerkannt wurde; es besteht aus Polyneuropathie (P); Organomegalie (O), speziell von Leber und Milz; endokrinen Störungen (E) wie Amenorrhö und Gynäkomastie; monoklonaler Gammopathie (M) und Hautveränderungen (skin: S) wie Hyperpigmentierung und Hirsutismus.

Differentialdiagnose: Ist, wie so häufig, die Wirbelsäule befallen, dann muß man das multiple Myelom gegen Karzinommetastasen abgrenzen. Hierbei kann dann das von Jacobson et al. angegebene „Bogenwurzelzeichen" hilfreich sein. Im Frühstadium des multiplen Myeloms wird die Bogenwurzel, die nicht so viel rotes Knochenmark enthält wie der Wirbelkörper, verschont, wogegen schon im Frühstadium der Wirbelmetastasen Bogenwurzel und Wirbelkörper befallen werden (Abb. 21-22). Doch werden im Spätstadium des multiplen Myeloms dann auch Bogenwurzel

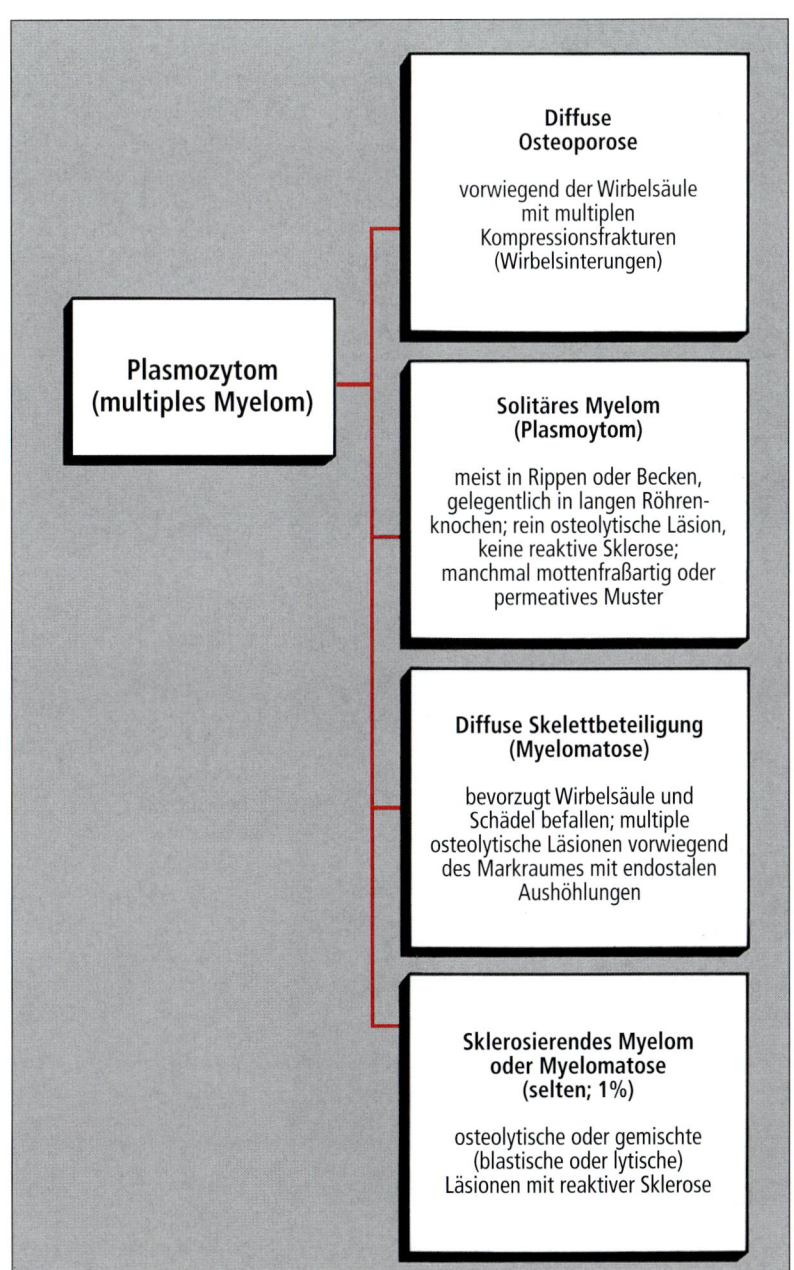

Abb. 21-19. Varianten im radiologischen Bild des Plasmozytoms

TEIL IV - Tumoren und tumorähnliche Veränderungen (Tumor-like Lesions)

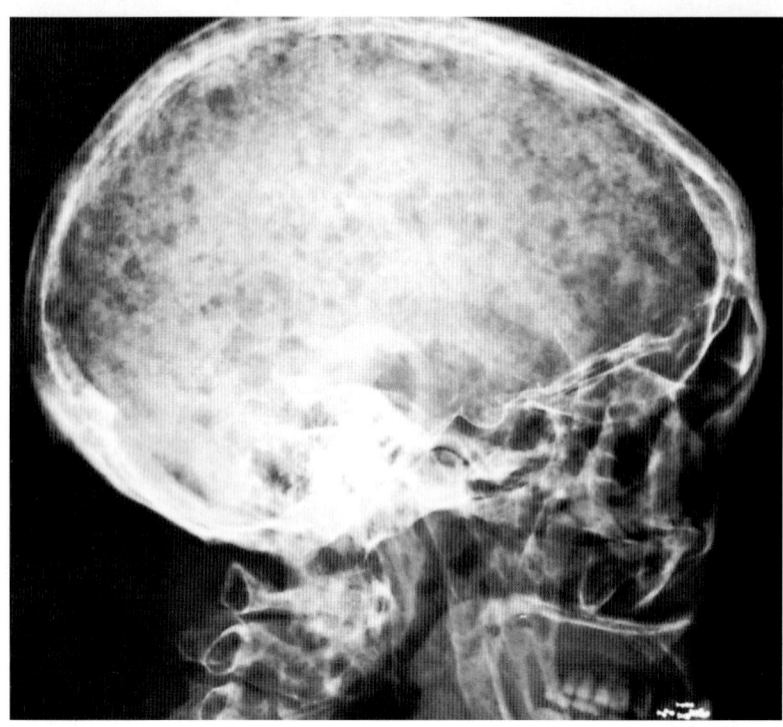

Abb. 21-20. Bei dieser 60jährigen Frau mit einem multiplen Myelom war die Beteiligung des Schädels am auffälligsten. Man beachte die vielen „ausgestanzt" erscheinenden Osteolysen, von denen die meisten einheitlich groß sind und bei denen eine sklerotische Randreaktion fehlt. Gelegentlich sieht man dieses Muster auch bei Knochenmetastasen

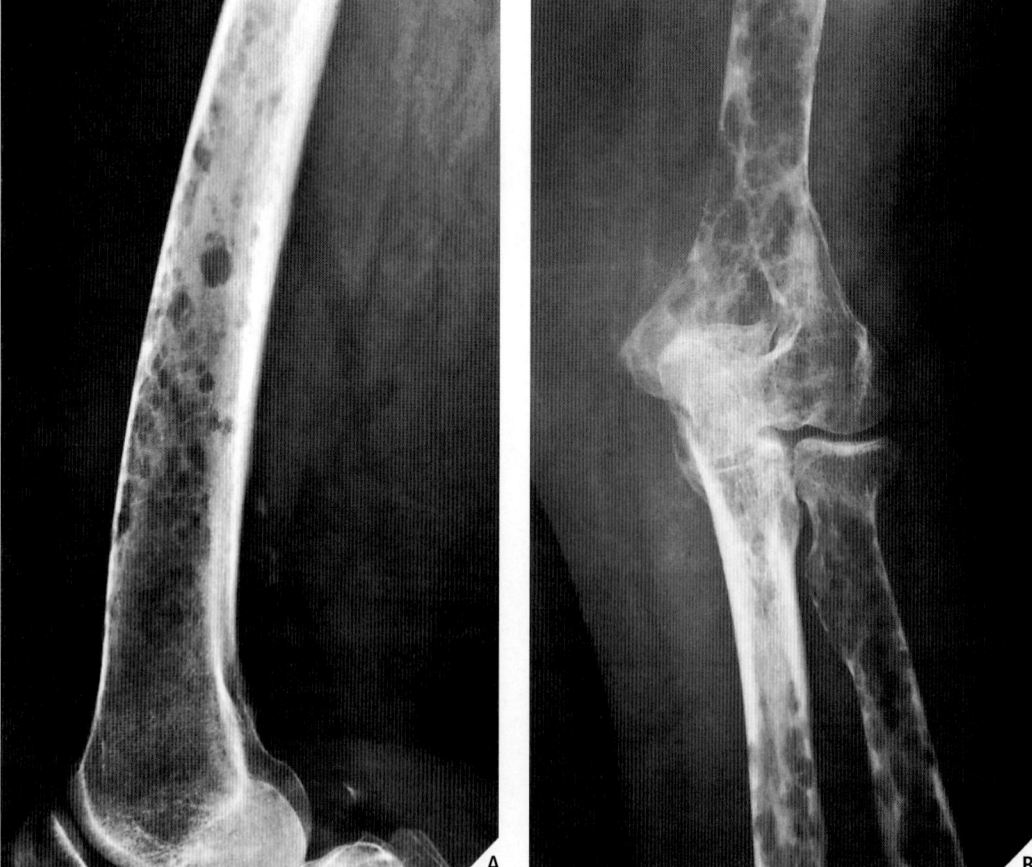

Abb. 21-21. Die Seitaufnahme des distalen Femurs (**A**) und die a.-p. Aufnahme des Ellbogens (**B**) zeigen bei einer 65jährigen Frau endostale Kortikalisaushöhlungen, die für das multiple Myelom typisch sind

21 Maligne Knochentumoren II: Diverse andere Tumoren

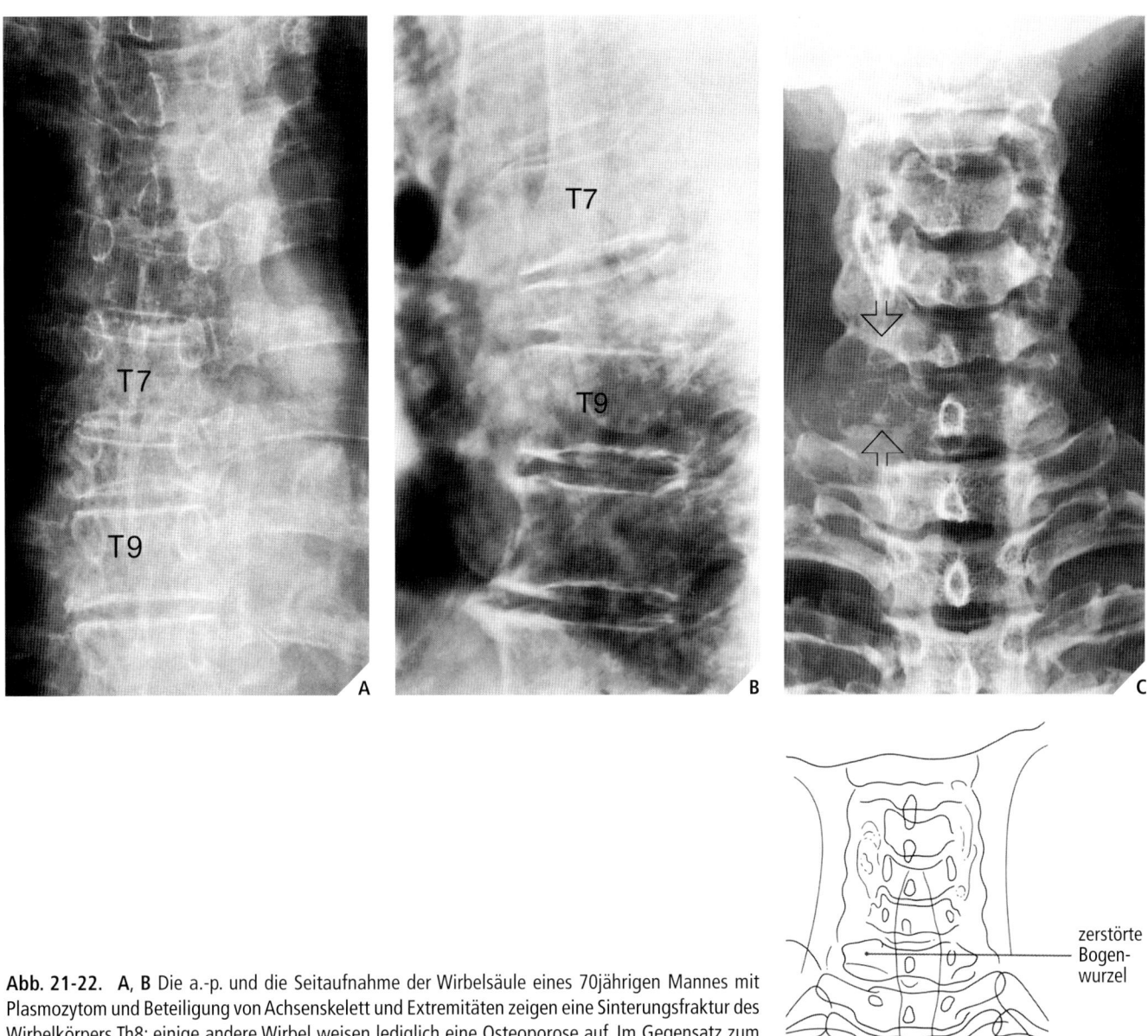

Abb. 21-22. A, B Die a.-p. und die Seitaufnahme der Wirbelsäule eines 70jährigen Mannes mit Plasmozytom und Beteiligung von Achsenskelett und Extremitäten zeigen eine Sinterungsfraktur des Wirbelkörpers Th8; einige andere Wirbel weisen lediglich eine Osteoporose auf. Im Gegensatz zum metastastischen Befall der Wirbelsäule, bei dem auch die Bogenwurzeln betroffen sind – wie in der a.-p. Aufnahme der HWS eines 65jährigen Mannes (**C**) mit Kolonkarzinom und multiplen osteolytischen Metastasen –, sind die Bogenwurzeln hier erhalten (sog. Jacobson-Zeichen; Anm. des Übersetzers). Zu achten ist in (**C**) auf die Beteiligung der Bogenwurzeln von C7 rechts

und Wirbelkörper zerstört. In diesem Stadium kann dann auch die Skelettszintigraphie zuverlässig zwischen beiden Leiden unterscheiden: Sie ist bei Karzinommetastasen unweigerlich positiv, während die meisten Myelome das Radionuklid nicht vermehrt einspeichern. Dieses Phänomen spiegelt wohl die rein lytische Natur der Myelomherde und die ausbleibende reaktive Knochenneubildung wider.

Ein solitäres Plasmozytom kann noch größere diagnostische Schwierigkeiten bereiten. Als rein osteolytische Veränderung kann es andere rein osteolytisch destruierende Prozesse wie einen Riesenzelltumor, einen „braunen Tumor" bei Hyperparathyreoidismus, ein Fibrosarkom, ein malignes fibröses Histiozytom oder eine Solitärmetastase von Karzinomen der Niere, der Schilddrüse, des Gastrointestinaltrakts oder der Lunge nachahmen.

Komplikationen: Eine häufige Komplikation des Myeloms im Knochen ist die pathologische Fraktur, besonders bei Herden in den langen Röhrenknochen, in Rippen, Brustbein und Wirbeln. Über eine Amyloidose wurde bei ca. 15% der Patienten berichtet.

Behandlung: Die Behandlung besteht aus Strahlen- und systemischer Polychemotherapie. Die 5-Jahres-Überlebensrate liegt bei etwa 10%.

Adamantinom

Das Adamantinom ist ein seltener maligner Tumor, der in gleicher Häufigkeit Frauen und Männer des 2.–5. Lebensjahrzehnts befällt; 90% der Fälle betreffen die Tibia. Röntgenologisch kennzeichnend für diese Krankheit sind gut abgrenzbare, längliche Osteolysen unterschiedlicher Größe, die durch Areale sklerotischen Knochens voneinander getrennt sind, was dieser Veränderung mitunter das Aussehen von „Seifenblasen" verleiht. Meist fehlt eine Periostreaktion (Abb. 21-23). Manchmal kann das Adamantinom den gesamten Knochen mit vielen Satellitenherden befallen (Abb. 21-24); „sägeblattartige" Regionen einer zerstörten Knochenrinde des Schienbeins sind bei diesem Tumor kennzeichnend.

Histologisch ist der Tumor biphasisch und besteht aus einer epithelialen Komponente, die mit unterschiedlichen Mengen einer Bindegewebskomponente eng verquickt ist. Zwar gab es Mutmaßungen, daß das Adamantinom eine Form der Gefäßneoplasie darstellt, doch deuten ultrastrukturelle und immunhistochemische Befunde auf einen epithelialen Ursprung.

Ein Zusammenhang zwischen Adamantinom und osteofibröser Dysplasie sowie fibröser Dysplasie wurde postuliert und auch schon eine Koexistenz mit beiden Veränderungen behauptet, doch ist dies derzeit noch umstritten. Einige Autoren sind der Ansicht, daß Adamantinome eine fibroossäre Komponente enthalten, die bei der histopathologischen Untersuchung der Kempson-Campanacci-Läsion oder der fibrösen Dysplasie ähneln kann. (Siehe Besprechung in Kapitel 18 im Abschnitt „Osteofibröse Dysplasie", S. 708 ff.)

Behandlung: Da das Adamantinom nicht strahlensensibel ist, besteht die Behandlung der Wahl in der En-bloc-Resektion mit Knochentransplantat. Rezidive wurden berichtet.

Chordom

Das Chordom ist ein maligner Knochentumor mit seinem Ursprung aus Entwicklungsresten der Chorda dorsalis. Folglich entstehen diese Tumoren nahezu ausschließlich an der Mittellinie des Achsenskeletts. Chordome stellen ca. 1–4% aller primären malignen Knochentumoren. Sie treten zwischen 4. und 7. Lebensjahrzehnt auf und bevorzugen gering das männliche Geschlecht. Die 3 häufigsten Orte des Chordoms sind Kreuzbein-Steißbein-Region, die Sphenookzipitalgegend und der 2. Halswirbel (Abb. 21-25).

Das radiologische Bild ist das einer hochgradig destruierenden Läsion mit irregulär sklerosierten und ausgehöhlten Rändern; manchmal sind in der Matrix auch begleitende Verkalkungen vorhanden, wahrscheinlich infolge einer ausgiebigen Tumornekrose (Abb. 21-26). Eine Knochensklerose wurde bei 64% der Fälle berichtet. Weichteiltumoren sieht man beim Chordom nur selten. Konventionelle Übersichten und Tomographie reichen meist aus, um den Tumor gut abzugrenzen (Abb. 21-27), doch können auch CT oder MRT nötig werden, um Weichteilinfiltration oder Einbruch in den Spinalkanal darzustellen.

Histologisch besteht der Tumor aus locker angehäuftem schleimigem Material, das bandartige oder lappige Areale großer polyedrischer Zellen mit vakuoligem Zytoplasma und blasigen Kernen – sog. physaliphore Zellen – voneinander trennt.

Komplikationen und Behandlung: Der Tumoreinbruch in den Spinalkanal kann neurologische Komplikationen verursachen. Metastasen sind selten und kommen meist erst spät vor. Die Behandlung des Chordoms besteht in der vollständigen Resektion mit anschließender Strahlentherapie. Manchmal setzt man auch die Kryochirurgie mit flüssigem Stickstoff ein, wenn eine vollständige Resektion nicht machbar ist.

Maligne Knochentumoren II: Diverse andere Tumoren 21

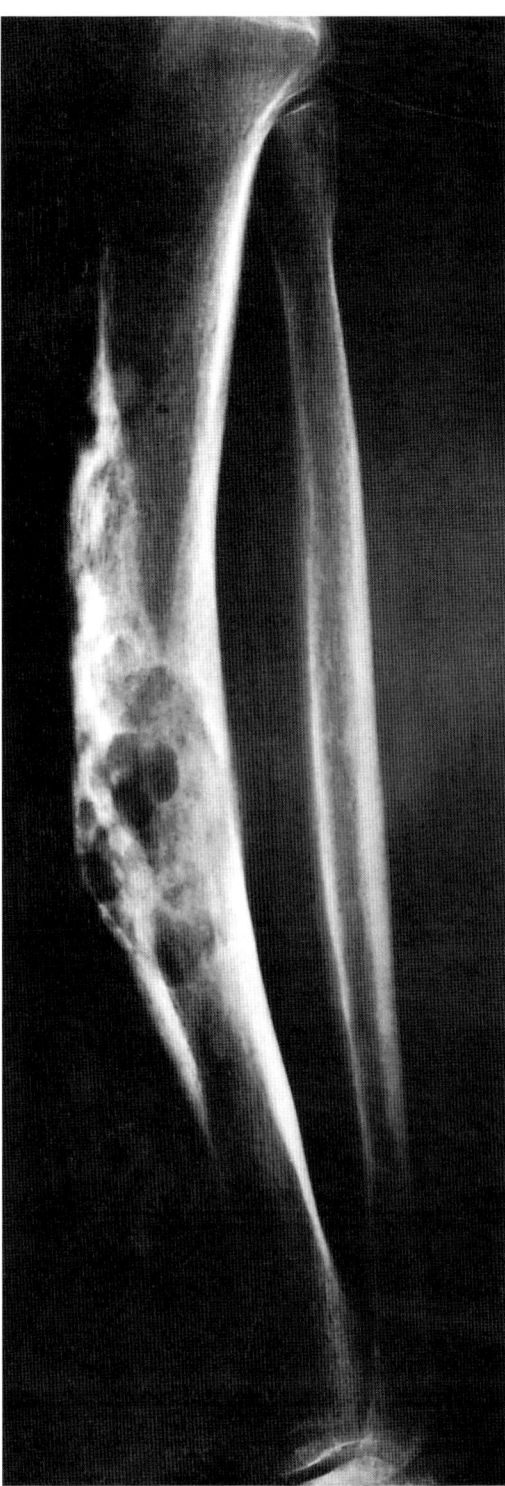

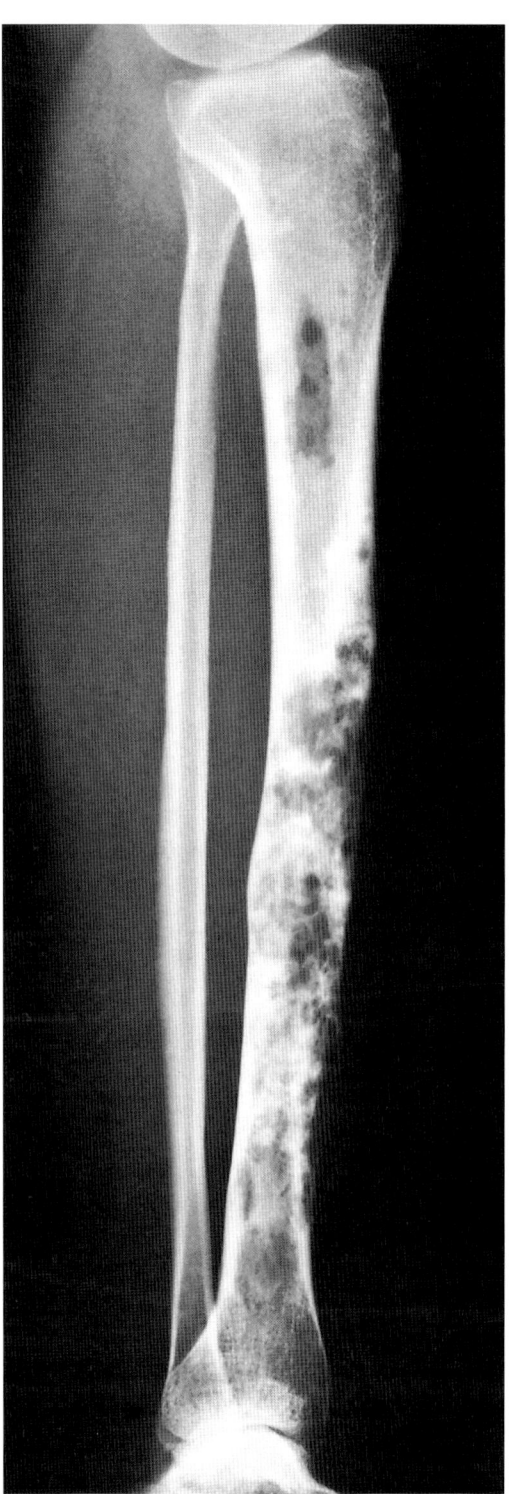

Abb. 21-23. Die Seitaufnahme der Tibia einer 64jährigen Frau zeigt in Schaftmitte eine Veränderung, die sich bioptisch als Adamantinom herausstellte. Die destruierende Läsion ist multizystisch und leicht expandierend; sie hat gemischte osteolytische und osteoblastische Bezirke und damit ein seifenblasenartiges Aussehen, das dem der osteofibrösen Dysplasie ähnelt (vgl. Abb. 18-25)

Abb. 21-24. Die Seitaufnahme der rechten Tibia einer 28jährigen Frau zeigt vielfache, konfluierende Osteolysen eines Adamantinoms mit Beteiligung fast des gesamten Knochens, wobei nur die Gelenkenden ausgespart bleiben. Die vordere Kortikalis bietet ein vorwiegend sägeblattartiges Destruktionsbild

TEIL IV - Tumoren und tumorähnliche Veränderungen (Tumor-like Lesions)

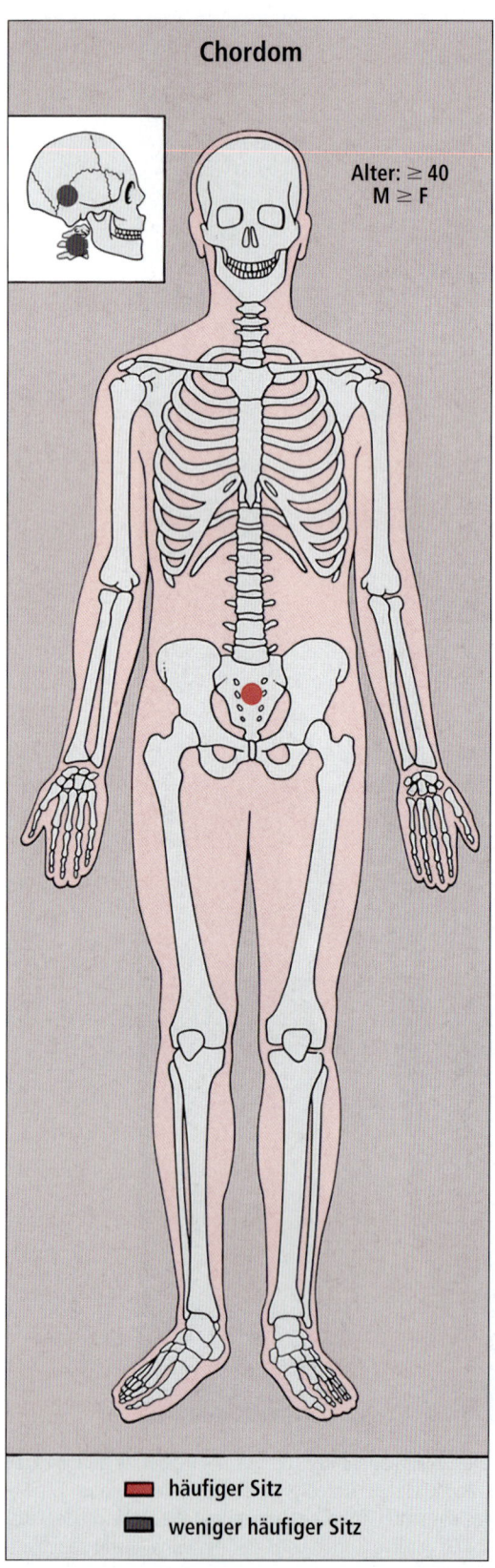

Abb. 21-25. Prädilektionsstellen, Altersgipfel und Geschlechtsverteilung beim Chordom

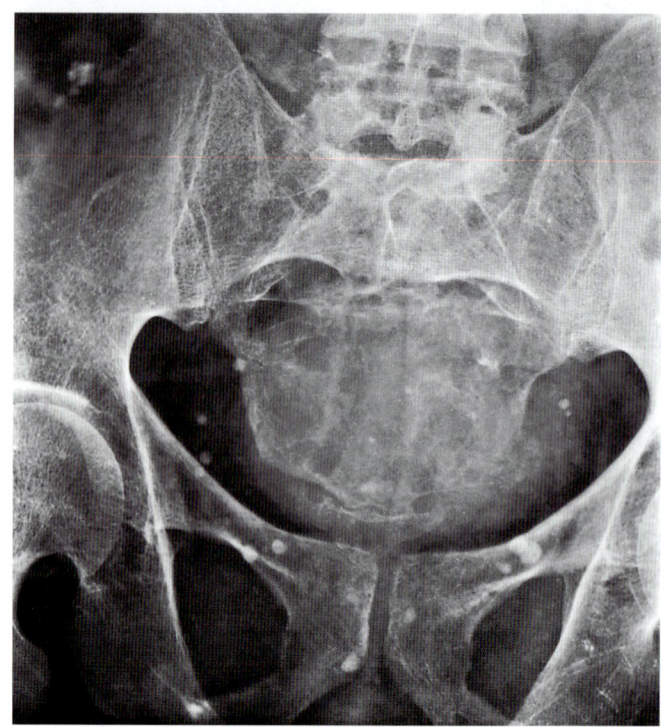

Abb. 21-26. Bei dieser 60jährigen Frau erwies sich die Kreuzbeinosteolyse als ein Chordom. Man beachte die muschelartig sich vorwölbenden Ränder und die amorphen Verkalkungen der Tumormatrix

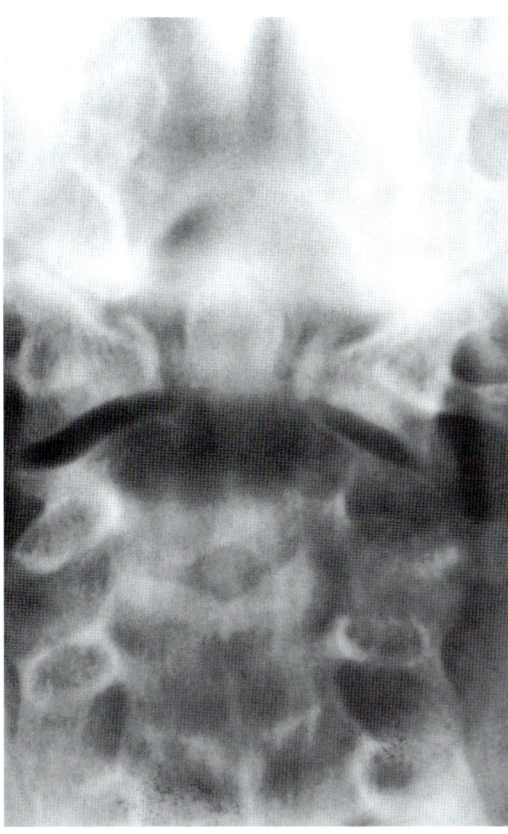
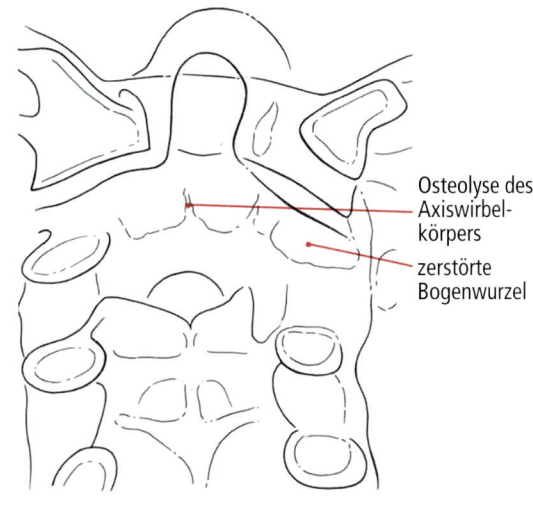

Abb. 21-27. Das a.-p. Tomogramm der oberen HWS bei offenem Mund zeigt bei einem 52jährigen Mann eine Osteolyse im Wirbelkörper C2, die sich bioptisch als Chordom herausstellte

Benigne Veränderungen mit Malignisierungspotential

Mehrere gutartige Zustände haben die Fähigkeit zur malignen Entartung (vgl. Tab. 15-2). In diese Kategorie fallen einige benigne Tumoren und tumorartige Veränderungen (tumorlike lesions), so Enchondrom, Osteochondrom und fibröse Dysplasie, die in den Kapiteln 17 und 18 bereits abgehandelt wurden. Mehrere der jetzt im folgenden erörterten Krankheitsbilder wurden auch schon in den vorangehenden Kapiteln erwähnt (s. Kap. 20, Abschnitte „Sekundäre Osteosarkome" [S. 781 ff.] und „Sekundäre Chondrosarkome" [S. 788 ff.]).

■ Knochenmarkinfarkt

Die Entwicklung eines Sarkoms bei einem Knochenmarkinfarkt ist ein sehr seltenes Geschehen. Das klinische Zeichen, das den Radiologen auf diese Möglichkeit aufmerksam machen sollte, ist ein Schmerz bei einem bislang symptomfreien Patienten. Der radiologische Befund einer Knochendestruktion im Bereich des Knochenmarkinfarkts sichert zusammen mit einer Periostreaktion und einem Weichteiltumor die Diagnose der malignen Entartung (Abb. 21-28).

■ Chronisch sezernierende Fistel bei Osteomyelitis

Eine maligne Entartung sollte man immer dann vermuten, wenn eine schon lange bestehende Fistel bei einer Osteomyelitis plötzlich schmerzt und purulentes, fauliges Material entleert. Bei den meisten Patienten geht die Krankengeschichte bis in die Kindheit zurück, und meist sind auch Fisteln von über 20 Jahren Dauer die Vorläufer bösartiger Tumoren. Am häufigsten bildet sich ein Plattenepithelkarzinom (Abb. 21-29), doch findet man auch Fibro- und Osteosarkome. Insgesamt ist jedoch die Häufigkeit der malignen Entartung mit 0,2-1,7% recht gering. Die radiologischen Veränderungen der malignen Entartung können mitunter nicht von denen der chronischen Osteomyelitis zu unterscheiden sein, doch kündet dann ein zunehmendes Ausmaß der Knochenzerstörung den Beginn eines Sarkoms oder Karzinoms an.

■ Plexiforme Neurofibromatose

Ein ganzes Spektrum neoplastischer Störungen geht mit der Neurofibromatose als deren ernsteste Komplikation einher. Das Sarkom der peripheren Nerven und der Weichteile ist bei der Neurofibromatose wohlbekannt, die Häufigkeit liegt zwischen 3 und 16%. Die meisten dieser Sarkome gehen vom Nervengewebe aus; dazu zählen Neu-

TEIL IV - Tumoren und tumorähnliche Veränderungen (Tumor-like Lesions)

rosarkom, Neurofibrosarkom und malignes Schwannom; nichtneurogene Sarkome wie Rhabdo- und Liposarkom sind seltener. Der genaue Ausgangsort von Sarkomen in Befallsorten der Neurofibromatose ist unsicher; nur manchmal geht die Raumforderung ganz deutlich von einem Nervenstamm aus, während bei anderen keinerlei Verbindung zu einem Nerv nachweisbar ist. Häufigste klinische Zeichen der malignen Entartung bei Neurofibromatosepatienten sind die Entwicklung von Schmerzen, das rapide Wachstum eines schon vorbestehenden Neurofibroms und neue Weichteiltumoren. Radiologisch ist die Diagnose der sarkomatösen Entartung schon nahezu sicher, wenn arteriographisch abnorme Tumorgefäße (Abb. 21-30) oder eine „Tumoranfärbung" (staining) nachweisbar sind.

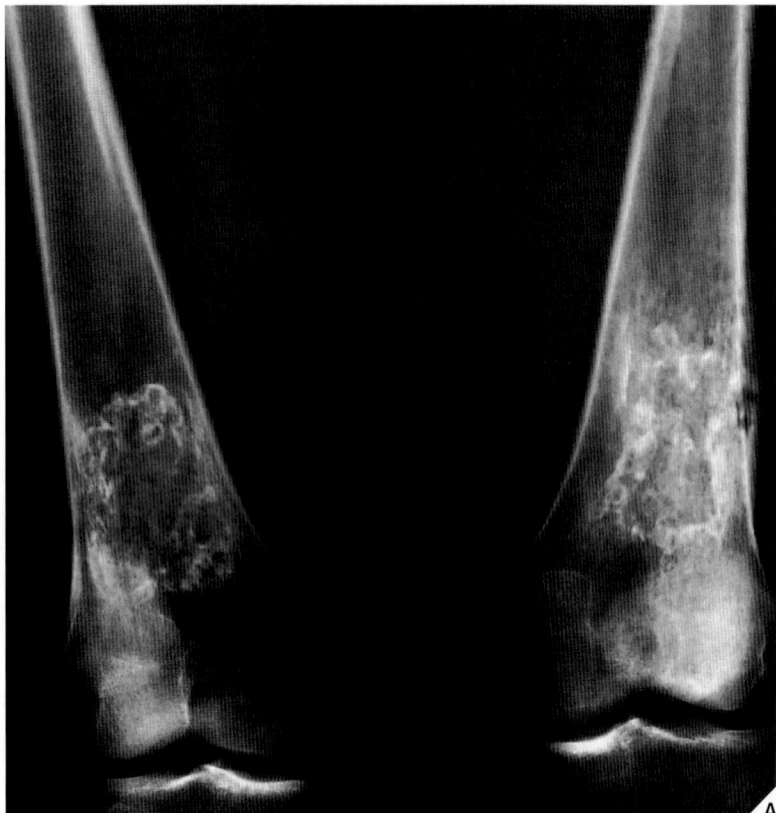
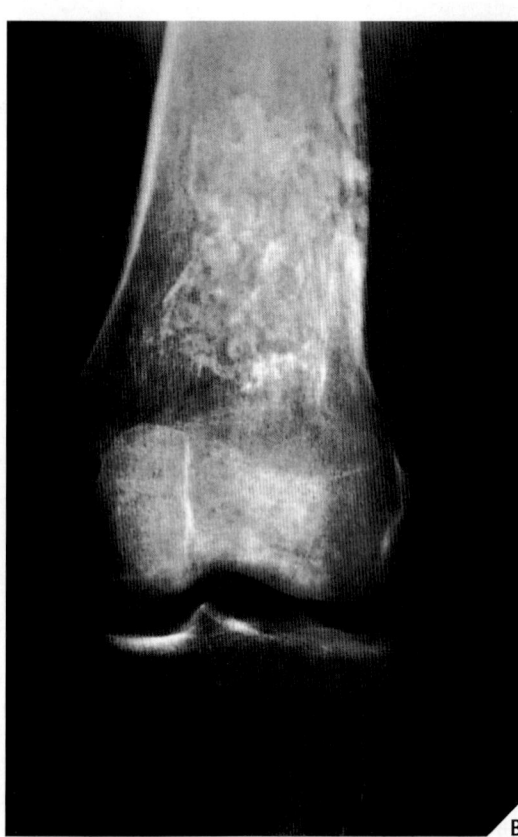

Abb. 21-28. Eine 39jährige Frau mit bekannten multiplen idiopathischen Knochenmarkinfarkten bekam oberhalb des linken Knies Schmerzen. **A** Die a.-p. Aufnahme beider Knie zeigt das typische Bild von Knochenmarkinfarkten beiderseits. Links erkennt man Zeichen einer geschichteten Periostreaktion längs der lateralen Kortikalis. **B** Eine Vergrößerungsaufnahme zeigt die Kortikaliszerstörung. Bei der Biopsie der verdächtigen Läsion ergab sich ein malignes fibröses Histiozytom als Komplikation der Knocheninfarkte

Maligne Knochentumoren II: Diverse andere Tumoren 21

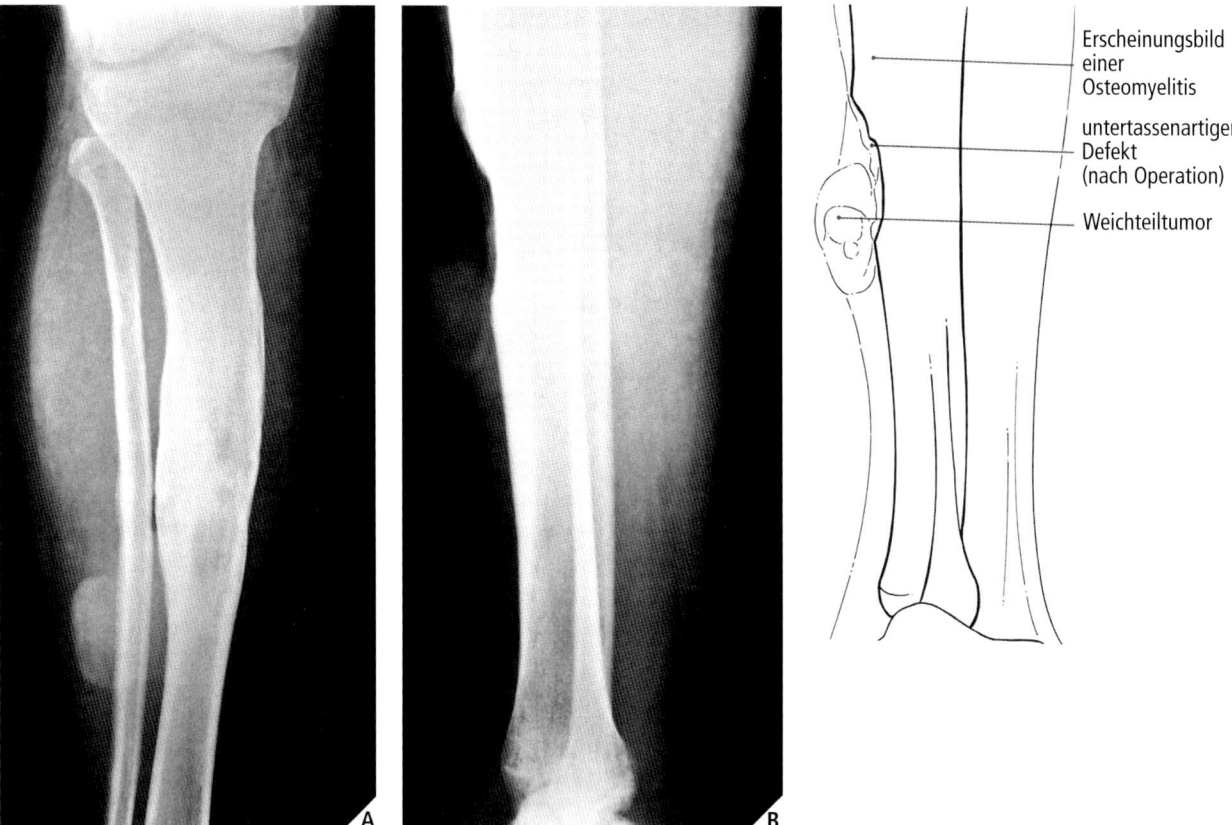

Abb. 21-29. Der 59jährige Mann wurde zur Behandlung eines Ulkus am rechten Unterschenkel, das schon 5 Jahre bestand, zugewiesen. Im Alter von 13 Jahren hatte er eine offene und später infizierte Tibiafraktur und bekam eine chronische Osteomyelitis. **A, B** a.-p. und Seitaufnahme zeigen einen großen flachmuldigen Defekt der vorderen Kortikalis in Tibiamitte mit kompaktem Knochen an dessen Basis. Auch liegt hier eine große, scharf umrissene Weichteilmasse vor. Oberhalb des postoperativen Defekts sieht man eine Marksklerose und eine Kortikalisverdickung, beide für eine chronische Osteomyelitis charakteristisch. Die offene Biopsie ergab ein Plattenepithelkarzinom aus einem chronischen osteomyelitischen Fistelgang (Wiedergabe mit Genehmigung aus Greenspan A, et al., 1981)

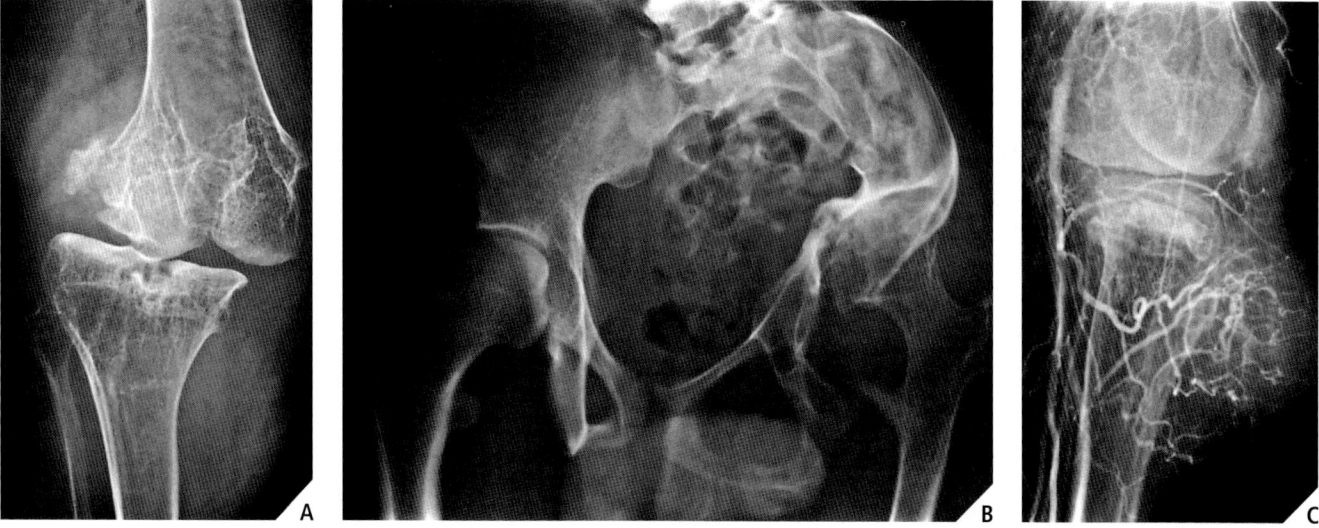

Abb. 21-30. Ein 18jähriger Mann mit seit Kindheit bekannter Neurofibromatose stellte sich mit einem seit 10 Monaten wachsenden, schmerzhaften prätibialen Tumor vor. **A** Die a.-p. Aufnahme des Knies zeigt eine Instabilität mit lateraler Subluxation. Mediale Kortikalis des Innenkondylus und laterale Kortikalis des Außenkondylus werden von einem Weichteiltumor arrodiert. **B** Die a.-p. Beckenübersicht zeigt eine Asymmetrie des Beckens mit einer linksseitigen Vergrößerung der Pfanne und des Foramen obturatorium sowie eine kraniolaterale Hüftluxation – alles für eine Neurofibromatose typische Veränderungen. **C** Die Femoralisangiographie zeigt den prätibialen Tumor stark vaskularisiert und mit zahlreichen kleinen, geschlängelten Tumorgefäßen. Die Biopsie ergab ein pleomorphes Liposarkom aus einer plexiformen Neurofibromatose. (Wiedergabe mit freundlicher Genehmigung aus Baker A, Greenspan A, 1981)

TEIL IV - Tumoren und tumorähnliche Veränderungen (Tumor-like Lesions)

■ Morbus Paget

Die Entwicklung eines Sarkoms in einem Paget-Knochen ist eine ernsthafte Komplikation des Morbus Paget. Es ist zwar mit weniger als 1% der Patienten mit Morbus Paget selten, doch entwickeln diese 20mal häufiger einen malignen Knochentumor als andere Personen gleichen Alters. Radiologisch erkennt man die Entartung zum Sarkom an der Ausbildung einer Osteolyse, oft mit den Zeichen der Kortikalisdurchbrechung und eines Weichteiltumors (Abb. 21-31); dabei ist eine Periostreaktion nur selten. Zu den häufig befallenen Knochen zählen Becken, Femur und Humerus. Der histologisch häufigste Typ ist das Osteosarkom, gefolgt von malignem fibrösen Histiozytom, Fibro- und Chondrosarkom. Die Prognose von Patienten mit einem Paget-Sarkom ist schlecht; nur wenige leben noch länger als 6–8 Monate.

■ Strahleninduziertes Sarkom

Radiogene Sarkome entstehen in Gebieten eines normalen Knochens, der in Bestrahlungsfeldern eingeschlossen war, oder nach der Strahlentherapie gutartiger Veränderungen, wie z. B. der fibrösen Dysplasie oder des Riesenzelltumors. Im allgemeinen kann sich ein Sarkom erst nach einer Mindestdosis von 30 Gy (3000 rad), appliziert in einem Zeitraum von 4 Wochen, entwickeln, doch wurden auch schon Fälle nach einer Dosis von nur 8 Gy berichtet. Die Latenzzeit der strahleninduzierten Sarkome variiert zwischen 4 und 40 Jahren bei einem Durchschnittswert von 11 Jahren. Insgesamt sind diese Sarkome mit weniger als 0,5% eher selten.

Kriterien eines radiogenen Sarkoms sind:
1. Die ursprüngliche Veränderung und das radiogene Sarkom dürfen nicht vom gleichen histologischen Typ sein.
2. Der Tumor muß innerhalb des Bestrahlungsfeldes gelegen sein.
3. Seit der Strahlentherapie müssen mindestens 3 Jahre vergangen sein.

Das radiogene Osteosarkom kann sich auch nach der oralen Aufnahme und der intraossären Anreicherung von Isotopen entwickeln, wie dies für Radium bei den Uhrzifferblattmalern beschrieben wurde. Unabhängig von der Strahlenquelle ist der häufigste dieser Tumoren das Osteosarkom, gefolgt von Fibrosarkom und malignem fibrösen Histiozytom (Abb. 21-32).

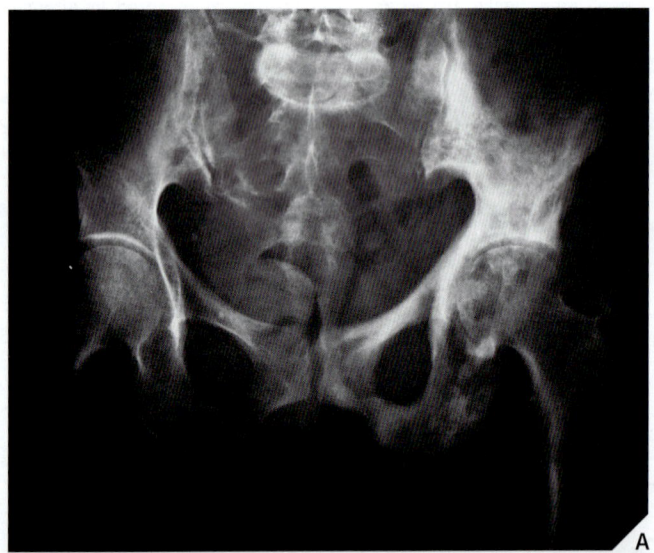

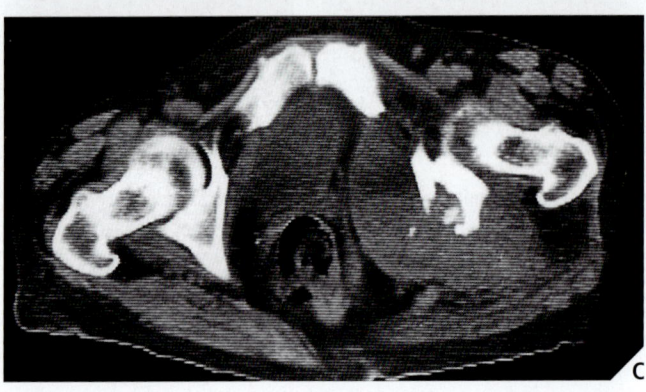

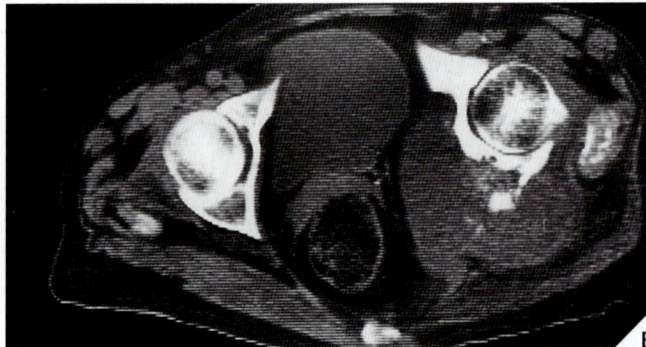

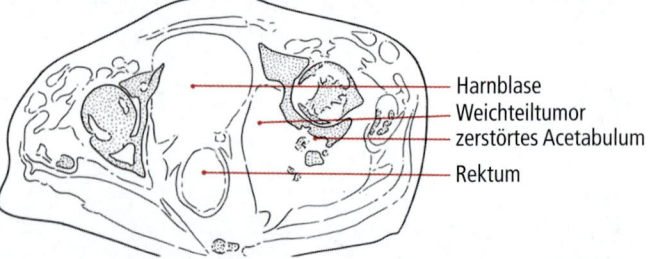

Abb. 21-31. Eine 66jährige Frau mit bekanntem Morbus Paget bekam linksseitige Hüftschmerzen mit Ausstrahlung in die linke Gesäßhälfte. A Die a.-p. Aufnahme des Beckens zeigt eine ausgedehnte Beteiligung der linken Hemipelvis am Morbus Paget, ferner findet sich im linken Sitzbein eine Osteolyse. CT-Schnitte, einer durch den Femurkopf und das Acetabulum (B), der zweite durch Sitzbein und Schamfuge (C), zeigen eine Kortikalisdestruktion und einen großen Weichteiltumor – beides Zeichen eines Übergangs des Morbus Paget in ein Sarkom. Zu achten ist auf die Verlagerung von Rektum und Harnblase. Die Biopsie ergab ein malignes fibröses Histiozytom in dem vom Morbus Paget befallenen Knochen

Skelettmetastasen

Skelettmetastasen sind die häufigsten malignen Knochentumoren überhaupt und sollten deshalb immer, insbesondere bei älteren Menschen, in die Differentialdiagnose maligner Veränderungen einbezogen werden. Die meisten Knochenmetastasen befallen das Achsenskelett – Schädel, Wirbelsäule und Becken – und die proximalen Anteile langer Röhrenknochen; nur sehr selten findet man Metastasen distal von Ellbogen und Knie (Abb. 21-33). Sie entstehen durch den gewöhnlichen Mechanismus der hämatogenen Streuung eines Malignoms, bei dem ein Primärtumor die regionalen Blutgefäße arrodiert und damit maligne Zellen in das Kapillarbett von Lunge und Leber aussät. Tumoremboli nisten sich auch über die Verbindung mit dem vertebralen Venengeflecht im Knochen ein.

Die Häufigkeit von Skelettmetastasen ist je nach Art des Primärtumors und der Krankheitsdauer unterschiedlich. Einige Tumoren zeigen eine viel stärkere Tendenz zur Knochenmetastasierung als andere. Wegen ihrer Häufigkeit sind Mamma-, Bronchial- und Prostatakarzinom für die Mehrzahl der Skelettmetastasen verantwortlich, auch wenn Primärtumoren der Niere, von Dünndarm und Dickdarm, Magen und Schilddrüse häufig in die Knochen metastasieren. Es wurde darüber berichtet, daß beim Manne nahezu 60% aller Knochenmetastasen auf das Prostatakarzinom, bei der Frau nahezu 70% auf das Mammakarzinom entfallen.

Die meisten Skelettmetastasen sind „stumm"; bei den symptomatischen ist der Schmerz das wichtigste klinische Zeichen, wobei nur gelegentlich einmal eine pathologische Fraktur durch eine Metastase auf das Leiden aufmerksam macht. Metastasen des Knochens kommen solitär oder multipel vor und lassen sich weiter in rein osteolytische, rein osteoblastische oder gemischte Formen unterteilen. Primärtumoren der rein osteolytischen Metastasen sind meist solche von Niere, Mamma, Schilddrüse und Gastrointestinaltrakt; rein osteolytische Metastasen können aber nach Strahlen-, Chemo- oder Hormontherapie auch sklerosieren. Hinter den rein osteoblastischen Metastasen steht meist das Prostatakarzinom, doch kommen natürliche auch andere Primärtumoren in Frage (Abb. 21-34).

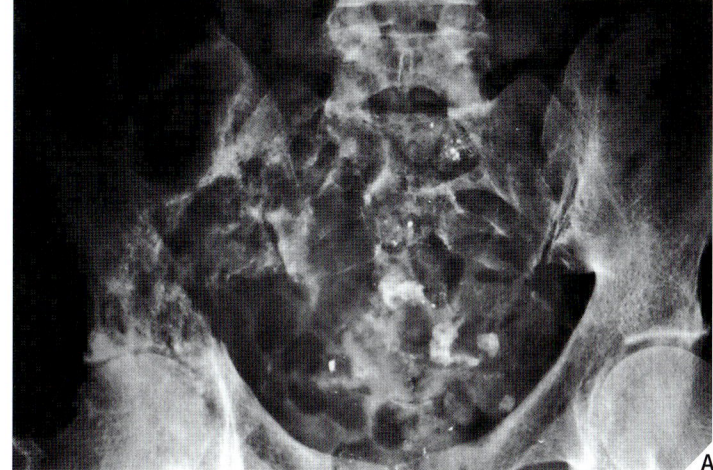

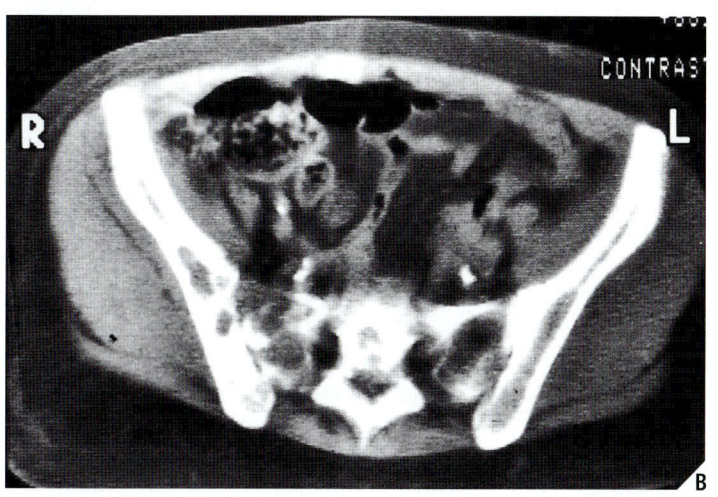

Abb. 21-32. Vor 15 Jahren war diese 63jährige Frau wegen eines Zervixkarzinoms mit einer Radiumeinlage behandelt worden. **A** Die a.-p. Aufnahme des Beckens zeigt eine große Osteolyse des rechten Darmbeins mit Ausdehnung bis dicht oberhalb des Pfannendachs und Zerstörung der rechten Pars lateralis des Kreuzbeins. **B** Ein CT-Bild weist zusätzlich zu den nativ dargestellten Veränderungen auch einen großen Weichteiltumor nach. Die Biopsie ergab ein malignes fibröses Histiozytom. Der Tumor entwickelte sich im Darmbein, das damals der Strahlenbelastung ausgesetzt war, dehnte sich in die Weichteile aus und brach erst sekundär ins Kreuzbein ein

TEIL IV - Tumoren und tumorähnliche Veränderungen (Tumor-like Lesions)

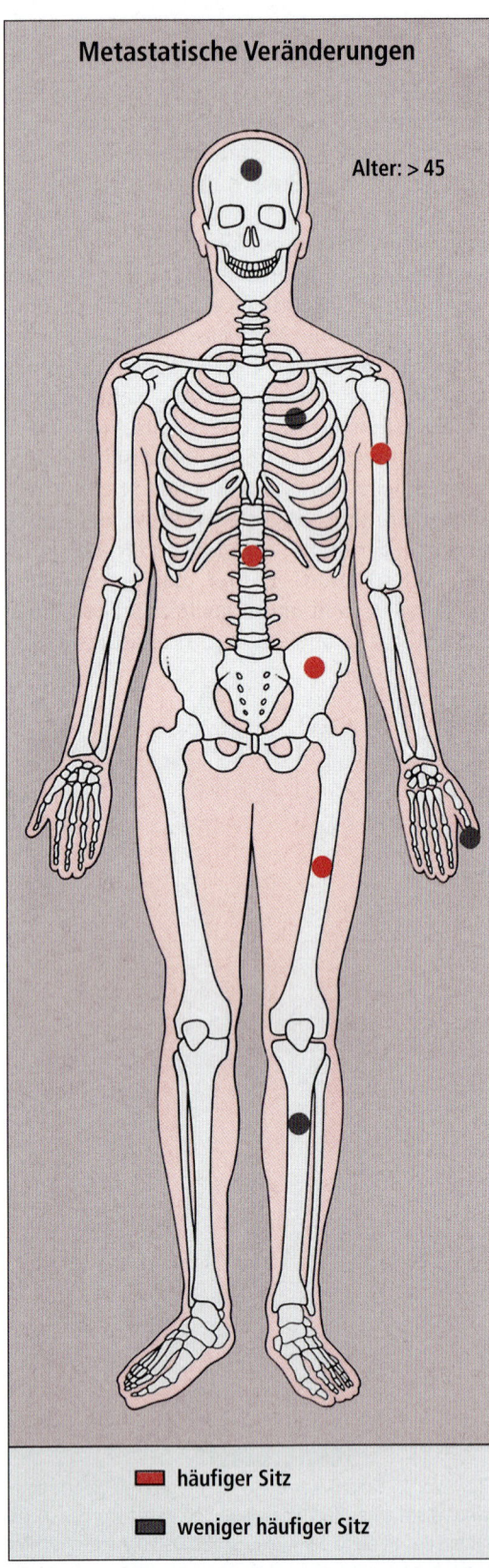

Abb. 21-33. Prädilektionsstellen und Altersverteilung von Knochenmetastasen. Distal von Ellbogen und Knie kommen diese nur selten vor, meist ist an diesen Stellen ein Mamma- oder ein Bronchialkarzinom der Primärtumor

Es ist nicht immer möglich, Skelettmetastasen in den Übersichtsaufnahmen zu entdecken, weil bei dieser Technik die Zerstörung des Knochens nicht unbedingt sichtbar ist. Die beste Methode der Suche nach frühen Skelettmetastasen ist die Skelettszintigraphie, egal ob es sich um osteolytische oder osteoblastische Metastasen handelt, obwohl neuerdings mehrere Untersucher den Nutzen der MRT bei der Metastasensuche, besonders an der Wirbelsäule, hervorheben. Die Genauigkeit der MRT beim Nachweis intramedullärer Metastasen oder auch des Befalls von Rückenmark und Weichteilen wurde hinlänglich demonstriert.

Im allgemeinen sind sich die Skelettmetastasen unabhängig vom Primärtumor allesamt sehr ähnlich; es gibt jedoch Situationen, wo Aussehen, Ort und Verteilung der Knochenmetastasen auf den Ursprungstumor hinweisen. So gehen z. B. 50% aller Skelettmetastasen distal von Ellbogen und Knie – also für Metastasen seltenen Stellen – auf ein Mamma- oder Bronchialkarzinom zurück (Abb. 21-35). Veränderungen mit expansivem („blown-out") Aussehen in den Übersichtsaufnahmen und starker Gefäßversorgung in der Arteriographie sind für Metastasen eines Nierenzellkarzinoms charakteristisch (Abb. 21-36). Multiple runde und dichte Herde oder diffuse knochendichte Veränderungen sieht man oft bei Prostatakarzinommetastasen (Abb. 21-37); bei Frauen stammen sklerotische Metastasen meist von einem Mammakarzinom.

Vor einiger Zeit wurden charakteristische Kortikalismetastasen beschrieben, die von Bronchialkarzinomen kommen; diese Metastasen führen zu einem Bild, das Resnick veranlaßt hat, diese Veränderungen der Kortikalis langer Röhrenknochen mit „angebissenen Plätzchen" zu vergleichen (Abb. 21-38). Da sich die Tumorzellen, die das Skelett bei der hämatogenen Streuung erreichen, im Knochenmark und im spongiösen Knochen einnisten, ist das anfängliche radiologische Bild der Knochenmetastasen das einer Zerstörung der Spongiosa; erst mit ihrem weiteren Wachstum befallen diese Veränderungen die Knochenrinde. Dabei dienen wahrscheinlich die Gefäßanastomosen der Kortikalis, die vom darüber gelegenen Periost ausgehen, als Leitschiene, längs der die Tumorzellen, aus der Lunge kommend, die Knochenrinde erreichen und diese dann zerstören. Manchmal können auch andere Primärtumoren (z. B. von Mamma und Niere) in die Knochenrinde metastasieren.

Solitärmetastasen in einem Knochen muß man von primären malignen und benignen Knochentumoren abgrenzen. Bei dieser Unterscheidung können einige wenige charakteristische Merkmale der Metastasen weiterhelfen: 1. Metastasen haben in der Regel keine oder eine nur kleine benachbarte Weichteilraumforderung und 2. verursachen sie keine Periostreaktion, es sei denn, sie haben die Kortikalis durchbrochen. Letzteres Zeichen ist aber leider nicht unbedingt zuverlässig, da bei einigen Untersuchungen mehr als 30% der Metastasen – vor allem die Prostatakarzinommetastasen – eine solche Periostreaktion aufweisen. Wirbelsäulenmetastasen zerstören meist die

Maligne Knochentumoren II: Diverse andere Tumoren 21

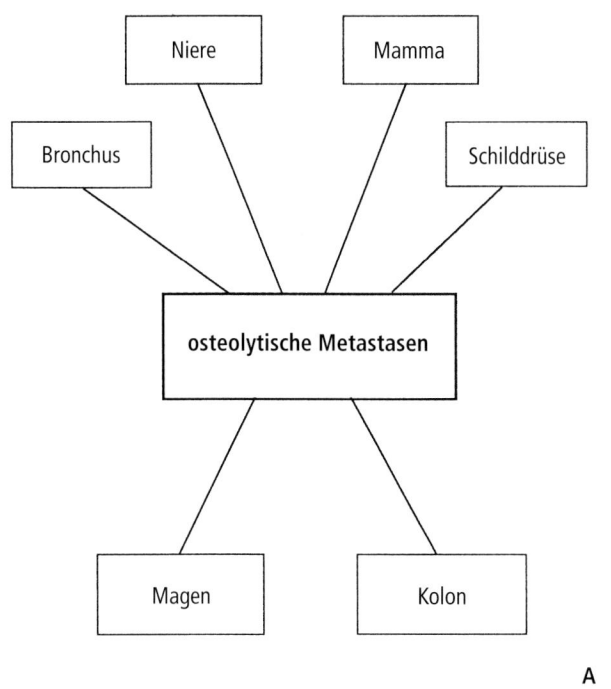
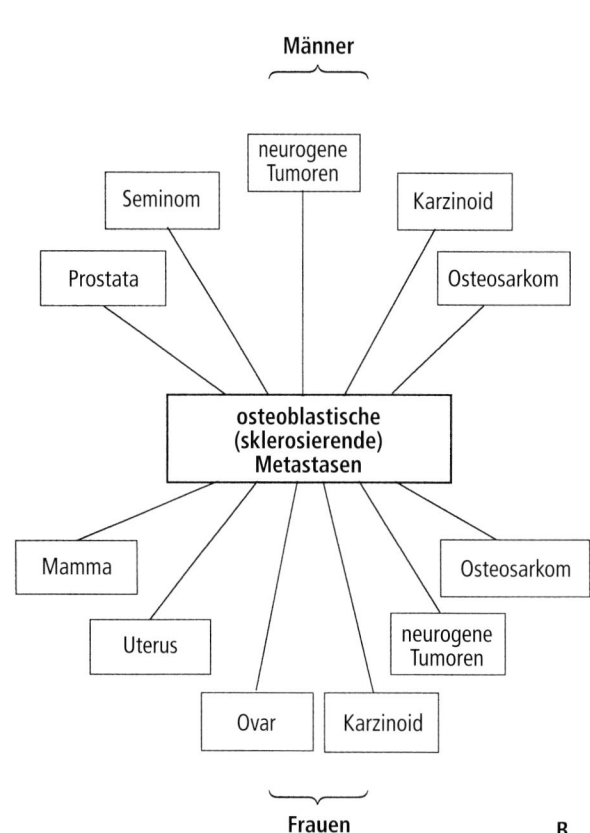

Abb. 21-34. **A**, **B** Herkunft osteolytischer und osteosklerotischer Metastasen (Wiedergabe mit Erlaubnis aus Greenspan A, Remagen W, 1998)

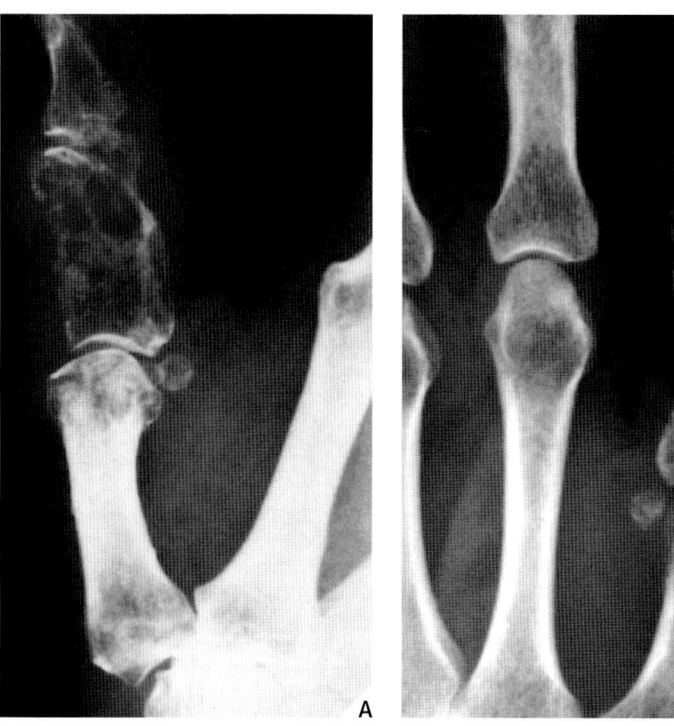

Abb. 21-35. **A** Bei einem 63jährigen Mann mit Bronchialkarzinom entwickelte sich eine solitäre Metastase im linken Daumengrundglied. **B** Eine 50jährige Frau mit Mammakarzinom hatte eine Solitärmetastase im rechten Daumengrundglied

TEIL IV - Tumoren und tumorähnliche Veränderungen (Tumor-like Lesions)

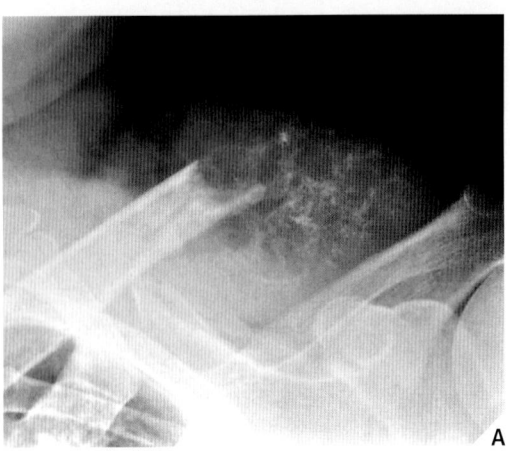
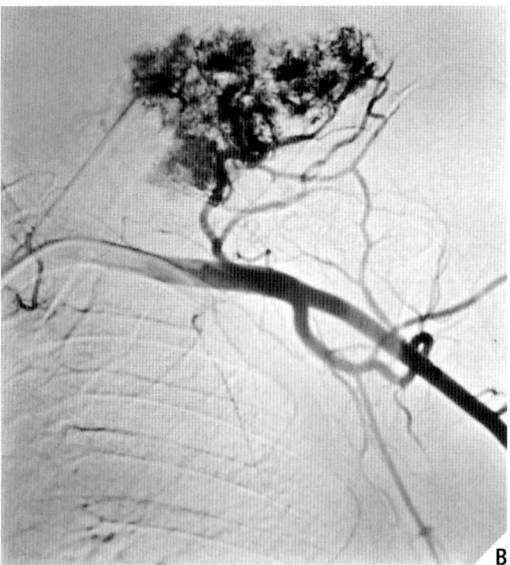

Abb. 21-36. Bei dem 52jährigen Mann mit einem Nierenzellkarzinom trat am lateralen Ende des linken Schlüsselbeins eine Einzelmetastase auf. **A** Die Übersichtsaufnahme zeigt eine „Blow-out"-Metastase mit Zerstörung des lateralen Klavikulaendes und einem begleitenden Weichteiltumor. **B** Das Subtraktionsbild einer selektiven linksseitigen Subklaviaarteriographie zeigt einen hypervaskularisierten Tumor, ein für Nierenzellkarzinommetastasen charakteristischer Befund

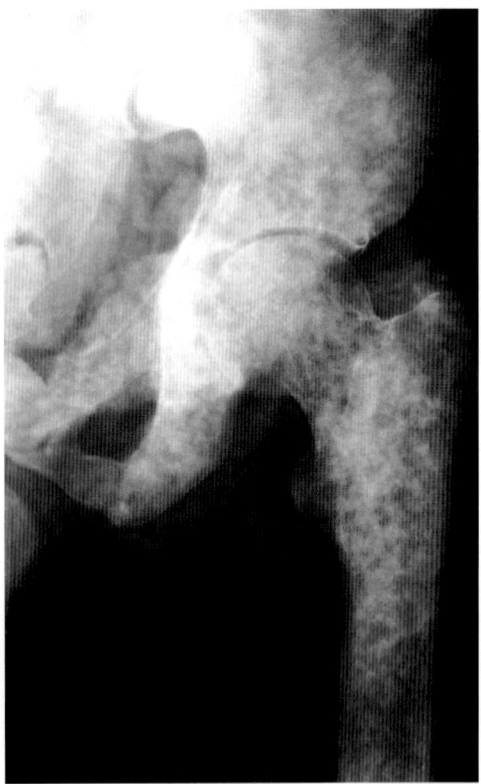
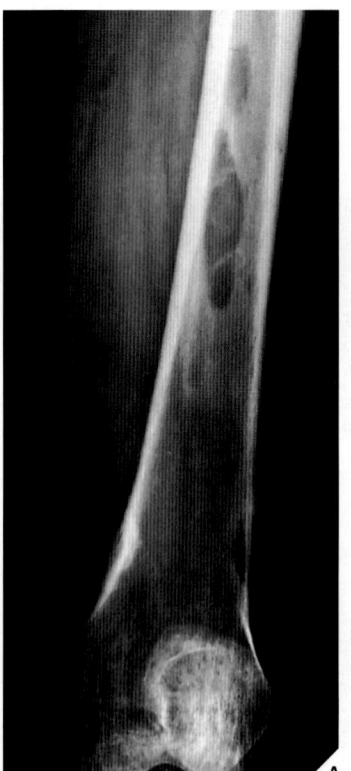
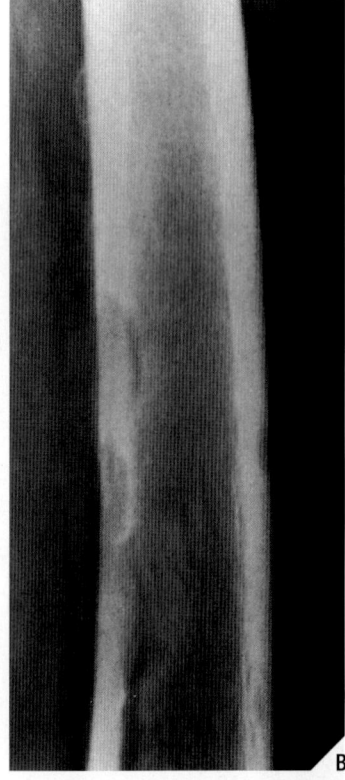

Abb. 21-37. Die a.-p. Übersicht der linken Beckenhälfte und des linken Femurs zeigt bei einem 55jährigen Mann mit einem Prostatakarzinom ausgedehnte osteoblastische Metastasen. Überall in Darmbein, Schambein, Sitzbein und proximalem Femur sind viele dichte Knochenherde eingestreut

Abb. 21-38. **A, B** Die a.-p. und die seitliche Vergrößerungsaufnahme des linken Femurs eines 82jährigen Mannes mit zunehmenden Schmerzen im Oberschenkel zeigen multiple, scharf begrenzte Osteolysen überwiegend der Kortikalis. Es liegen keine Zeichen einer Periostreaktion vor. In der Seitaufnahme sehen diese Osteolysen aus wie „angebissene Plätzchen". Aufgrund dieses Merkmals richtete sich das Interesse auf den Thorax, wobei die anschließende Tomographie dann auch ein Bronchialkarzinom ergab. (Wiedergabe mit freundlicher Genehmigung aus Greenspan A, et al., 1984)

Bogenwurzeln, ein nützliches Zeichen zur Unterscheidung vom multiplen Myelom oder der Neurofibromatose mit Wirbelbefall (Abb. 21-39).

Histologisch sind Metastasen wegen ihres im wesentlichen epithelialen Musters leichter als viele Primärtumoren zu diagnostizieren. Zwar nützen bei Patienten mit unbekanntem Primärtumor Biopsien aus mutmaßlichen Metastasen hinsichtlich der Diagnose, doch helfen sie selten, den genauen Ort des unbekannten Primärtumors festzulegen. Manchmal kann man anhand der Drüsenformationen die spezifische Diagnose einer Adenokarzinommetastase stellen, doch läßt sich nur selten ein spezifischer Tumortyp daran festmachen. Gelegentlich kann eine Metastase ein morphologisches Muster bieten, das stark für einen bestimmten Primärtumorsitz spricht, wie z. B. die klaren Zellen des Nierenzellkarzinoms oder die Pigmentproduktion des malignen Melanoms.

Komplikationen: Zwar sind Metastasen an sich schon eine Komplikation eines Primärtumors, doch sei hier betont, daß sie zu Sekundärkomplikationen wie einer pathologischen Fraktur (Abb. 21-40) oder an der Wirbelsäule zur Kompression von Durasack und Rückenmark mit entsprechenden neurologischen Symptomen führen können (Abb. 21-41).

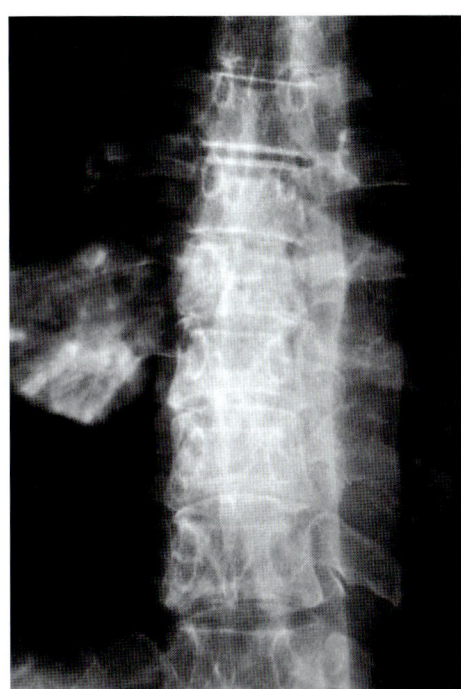

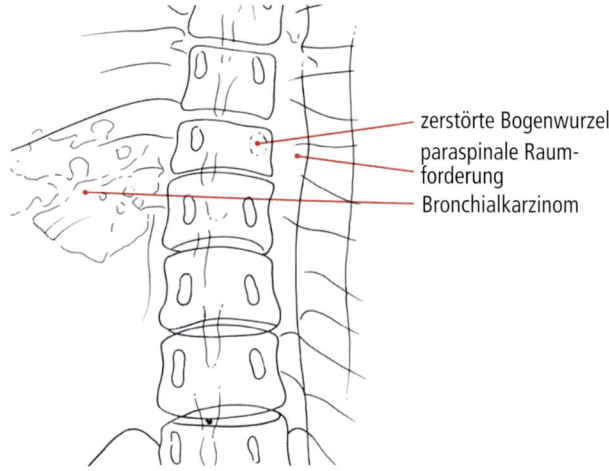

Abb. 21-39. Die a.-p. Übersicht des thorakolumbalen Übergangs einer 59jährigen Frau mit Bronchialkarzinom zeigt eine Wirbelkörpermetastase in Th7. Zu achten ist hier auf die zerstörte Bogenwurzel und den begleitenden paravertebralen Weichteiltumor, Kennzeichen, die bei der Abgrenzung dieser Veränderung gegenüber einem Plasmozytom oder einem Neurofibrom weiterhelfen. Gut sichtbar ist hier auch der Lungentumor

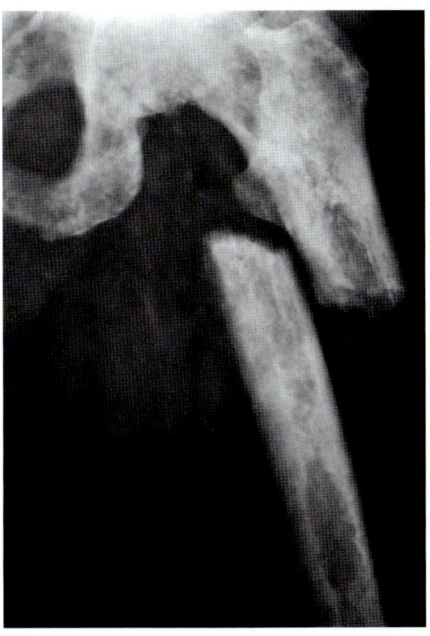

Abb. 21-40. Skelettmetastasen können durch eine pathologische Fraktur kompliziert werden. Hier sieht man eine solche im proximalen linken Femurschaft eines 74jährigen Mannes mit Knochenmetastasen eines Prostatakarzinoms

TEIL IV - Tumoren und tumorähnliche Veränderungen (Tumor-like Lesions)

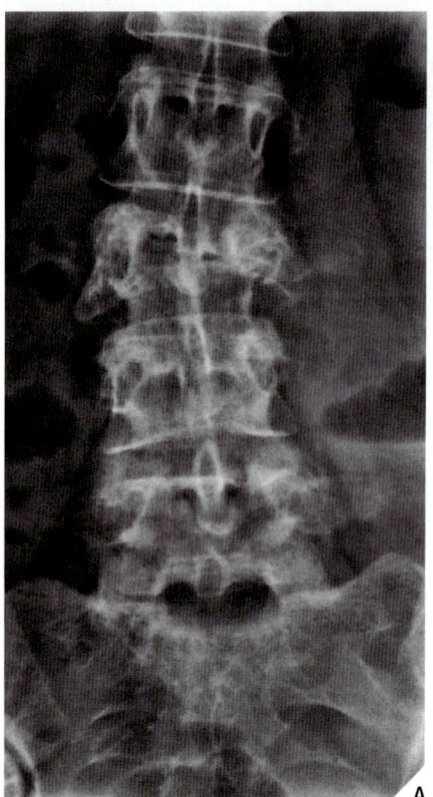
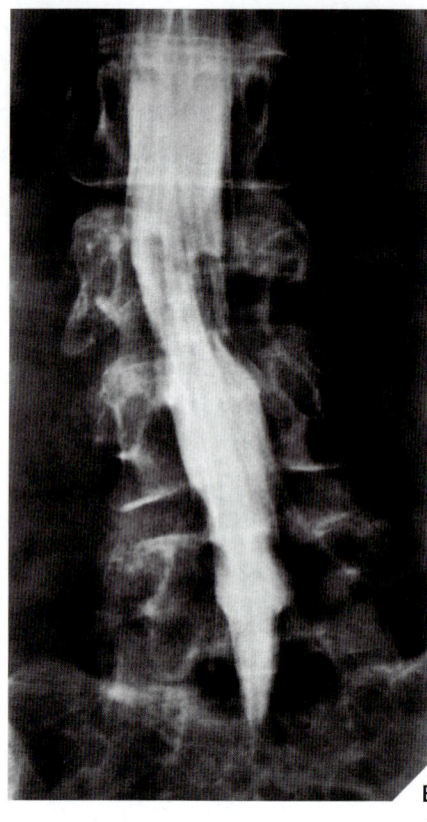
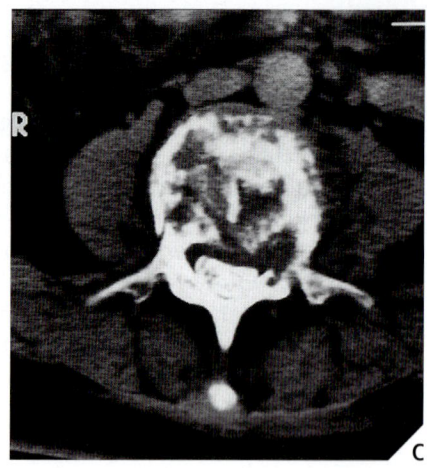

Abb. 21-41. **A** Die a.-p. Aufnahme der LWS zeigt bei einer 47jährigen Frau mit Mammakarzinom eine Destruktion des Wirbelkörpers L3 mit einer pathologischen Sinterungsfraktur; zu achten ist auch auf die Beteiligung der linken Bogenwurzel. **B** Das Myelogramm zeigt die Kompression des Durasacks. **C** Im CT-Bild sind die Kompressionsfraktur des Wirbelkörpers und die Beteiligung der linken Bogenwurzel sichtbar. Die Weichteilmasse des Tumors komprimiert den Durasack von vorn her

Merkpunkte für die Praxis

1. Fibrosarkom und malignes fibröses Histiozytom
   - stellen sich im charakteristischen Fall als reine Osteolysen, häufig in langen Röhrenknochen, dar;
   - können dem Riesenzelltumor, dem malignem Lymphom oder dem teleangiektatischen Osteosarkom ähneln;
   - können sich in benignen Läsionen, wie fibröser Dysplasie und Knocheninfarkt, entwickeln.
2. Das Ewing-Sarkom, ein Rundzelltumor, zeigt meist charakteristische radiologische Merkmale, darunter:
   - Einen permeativen Typ der Knochenzerstörung;
   - eine untertassenartige Kortexausmuldung („saucerization");
   - eine aggressive Periostreaktion und
   - einen Weichteiltumor.

   Häufigste Befallsorte des Ewing-Sarkoms sind lange Röhrenknochen und Becken sowie Rippen und Schulterblatt.
3. Bei der Differentialdiagnose des Ewing-Sarkoms bedenke man immer die Osteomyelitis und das Langerhanszellgranulom, ebenso Neuroblastommetastasen, besonders bei Patienten im ersten Lebensjahrzehnt. Wichtigstes Unterscheidungsmerkmal ist die Symptomendauer. Das im Röntgenbild bei Patienten mit einem Ewing-Sarkom und einer Beschwerdedauer von 4 bis 6 Monaten sichtbare Ausmaß der Knochenzerstörung ist ebenso groß wie das
   - bei Patienten mit Osteomyelitis und einer Beschwerdedauer von 4–6 Wochen oder
   - bei Patienten mit Langerhanszellgranulom und Symptomen seit 1–2 Wochen.
4. Das Myelom, der häufigste maligne Primärtumor des Knochens, befällt bevorzugt das Achsenskelett. Radiologisch lassen sich 4 verschiedene Formen unterscheiden:
   - Solitärläsion (Plasmozytom), meist in Beckenknochen oder Rippen;
   - diffuse Myelomatose;
   - diffuse Osteoporose, zumeist der Wirbelsäule;
   - sklerosierendes Myelom, die seltenste Manifestation dieses Tumors.
5. Das primäre multiple Myelom der Wirbelsäule läßt sich in seinem Frühstadium von den ähnlich aussehenden Knochenmetastasen radiologisch zumeist anhand der erhaltenen Bogenwurzeln (Bogenwurzelzeichen; „pedicle sign") unterscheiden.
6. Beim multiplen Myelom zeigt die Skelettszintigraphie in der Regel keine gesteigerte Akkretion des Radioisotops in den Herden.
7. Das Adamantinom, ein maligner Tumor mit starker Vorliebe für die Tibia, zeigt folgende radiologische Charakteristika:
   - Ein „Seifenblasenbild" der Läsion durch gleichzeitige osteolytische und osteosklerotische Bezirke;
   - ein „Sägeblattmuster" der Knochenrindenzerstörung.
8. Das aus Resten der Chorda dorsalis entstehende Chordom sitzt fast ausschließlich in der Mediansagittal-

ebene des Achsenskeletts; Vorzugsorte sind spheno-okzipitaler und sakrokokzygealer Bereich sowie der Axiskörper.
9. Benigne Veränderungen mit der Fähigkeit zur malignen Entartung sind u. a. der Knochenmarkinfarkt, eine chronische sezernierende Fistel bei Osteomyelitis, die plexiforme Neurofibromatose, Morbus Paget, normales Gewebe nach Strahlenbehandlung, Enchondrom, Osteochondrom, synoviale (Osteo-)Chondromatose und fibröse Dysplasie.
10. Das Prostatakarzinom ist für die Mehrzahl der osteosklerotischen Knochenmetastasen verantwortlich; die häufigsten Primärtumoren mit osteolytischen Knochenmetastasen sind Nieren-, Bronchial-, Mamma- und Schilddrüsenkarzinom sowie Karzinome des Gastrointestinaltrakts.
11. Das Bronchialkarzinom setzt häufig kortikale Metastasen (die sog. „cookie-bite" lesions) und ist meist Ursache von Metastasen distal des Ellbogens, einschließlich Metastasen in Fingergliedern.
12. Das Nierenzellkarzinom setzt oft stark durchblutete osteolytische „blown-out"-Metastasen.
13. Bestes bildgebendes Verfahren zum Nachweis der Metastasenverteilung im Skelett ist die Skelettszintigraphie.

Literaturempfehlungen

Abenoza P, Sibley RK. Chordoma: an immunohistochemical study. Hum Pathol 1987; 17: 744–747.

Abrams HL. Skeletal metastases in carcinoma. Radiology 1950; 55: 534–538.

Abrams HL, Spiro R, Goldstein N. Metastases in carcinoma. Analysis of 1000 autopsied cases. Cancer 1950; 3: 74–85.

Adler CP. Case report 587. Adamantinoma of the tibia mimicking osteofibrous dysplasia. Skeletal Radiol 1990; 19: 55–58.

Aggarwal S, Goulatia RK, Sood A, et al. POEMS syndrome: a rare variety of plasma cell dyscrasia. AJR Am J Roentgenol 1990; 155: 339–341.

Aisen AM, Martel W, Braunstein EM, McMillin KI, Phillips WA, Kling TF. MRI and CT evaluation of primary bone and soft-tissue tumors. AJR Am J Roentgenol 1986; 146: 749–756.

Alazraki N. Radionuclide techniques. In: Resnick D, ed. Bone and joint imaging. Philadelphia: WB Saunders, 1989: 185–198.

Algra PR, Bloem JL. Magnetic resonance imaging of metastatic disease and multiple myeloma. In: Bloem JL, Sartoris DJ, eds. MRI and CT of the musculoskeletal system. Baltimore: Williams & Wilkins, 1992: 218.

Algra PR, Bloem JL, Tissing H, Falke TH, Arndt JW, Verboom LJ. Detection of vertebral metastases: comparison between MR imaging and bone scintigraphy. Radiographics 1991; 11: 219–232.

Algra PR, Heimans JJ, Valk J, Nauta JJ, Lachniet M, Van Kooten B. Do metastases in vertebrae begin in the body or the pedicles? Imaging study in 45 patients. AJR Am J Roentgenol 1992; 158: 1275–1279.

Alquacil-Garcia A, Alonso A, Pettigrew NM. Osteofibrous dysplasia (ossifying fibroma) of the tibia and fibula and adamantinoma. Am J Clin Pathol 1984; 82: 470–474.

Ardran GM. Bone destruction not demonstrable by radiography. Br J Radiol 1951; 24: 107–109.

Asdourian PL, Weidenbaum M, Dewald RL, Hammerberg KW, Ramsey RG. The pattern of vertebral involvement in metastatic vertebral breast cancer. Clin Orthop 1991; 250: 164–170.

Avrahami E, Tadmor R, Dally O, Hadar H. Early MR demonstration of spinal metastases in patients with normal radiographs and CT and radionuclide bone scans. J Comput Assist Tomogr 1989; 13: 598–602.

Avrahami E, Tadmor R, Kaplinsky N. The role of T2-weighted gradient echo in MRI demonstration of spinal multiple myeloma. Spine 1993; 18: 1812–1815.

Azzarelli A, Quagliuolo V, Cerasoli S, et al. Chordoma: natural history and treatment results in 33 cases. J Surg Oncol 1988; 37: 185–19 1.

Bachman AS, Sproul EE. Correlation of radiographic and autopsy findings in suspected metastases in the spine. Bull NY Acad Med 1940; 44: 169–175.

Baker ND, Greenspan A. Case report 172: pleomorphic liposarcoma, grade IV, of the soft tissue, arising in generalized plexiform neurofibromatosis. Skeletal Radiol 1981; 7: 150–153.

Baker PL, Dockerty MD, Coventry MB. Adamantinoma (so-called) of the long bones. J Bone Joint Surg [Am] 1954; 36A: 704–720.

Bardwick PA, Zvaifler NJ, Gill GN, Newman D, Greenway GD, Resnick D. Plasma-cell dyscrasia with polyneuropathy, organomegaly, endocrinopathy, M-protein and skin changes: the POEMS syndrome. Report on two cases and review of the literature. Medicine 1980; 59: 311–322.

Bassett LW, Steckel RJ. Imaging techniques in the detection of metastatic disease. Semin Oncol 1977; 4: 39–52.

Bataille R, Chevalier J, Ross M, Sany J. Bone scintigraphy in plasma-cell myeloma. Radiology 1982; 145: 801–804.

Bataille R, Sany J. Solitary myeloma: clinical and prognostic features of a review of 114 cases. Cancer 1981; 48: 845–851.

Bator SM, Bauer TW, Marks KE, Norris DG. Periosteal Ewing's sarcoma. Cancer 1986; 58: 1781–1784.

Beackley MC, Lau BP, King ER. Bone involvement in Hodgkin's disease. AJR Am J Roentgenol 1972; 114: 559–563.

Beaugié JM, Mann CV, Butler ECB. Sacrococcygeal chordoma. Br J Surg 1969; 56: 586–588.

Belza MG, Urich H. Chordoma and malignant fibrous histiocytoma. Evidence of transformation. Cancer 1986; 589: 1082–1087.

Bergsagel DE. Plasma cell myeloma. An interpretive review. Cancer 1972; 30: 1588–1594.

Bernstein SC, Perez-Atayde AR, Weinstein HJ. Multiple myeloma in a child. Cancer 1985; 56: 2143–2147.

Berrettoni B, Carter JR. Mechanisms of cancer metastasis to bone. J Bone Joint Surg [Am] 1986; 68A: 308–312.

Bertoni F, Bacchini P, Ferruzzi A. Small round-cell malignancies of bone: Ewing's sarcoma, malignant lymphoma, and myeloma. Semin Orthop 1991; 6: 186–195.

Bertoni F, Capanna R, Calderoni P, Bacchini P, Campanacci M. Primary central (medullary) fibrosarcoma of bone. Semin Diagn Pathol 1984; 1: 185–198.

Bessler W, Antonucci F, Stamm B, Stuckmann G, Vollrath T. Case report 646. POEMS syndrome. Skeletal Radiol 1991; 20: 212–215.

Bloem JL, Taminiau AH, Eulderink F, Hermans J, Pauwels EK. Radiologic staging of primary bone sarcoma: MR imaging, scintigraphy, angiography, and CT correlated with pathologic examination. Radiology 1988; 169: 805–810.

TEIL IV - Tumoren und tumorähnliche Veränderungen (Tumor-like Lesions)

Bloom RA, Libson E, Husband JE, Stoker DJ. The periosteal sunburst reaction to bone metastases. A literature review and report of 20 additional cases. Skeletal Radiol 1987; 16: 629–634.

Boland PJ, Huvos AG. Malignant fibrous histiocytoma of bone. Clin Orthop 1986; 204: 130–134.

Boston HC Jr, Dahlin DC, Ivins JC, Cupps RE. Malignant lymphoma (socalled reticulum cell sarcoma) of bone. Cancer 1974; 34: 1131–1137.

Boyko OB, Cory DA, Cohen MD, Provisor A, Mirkin D, DeRosa GP. MR imaging of osteogenic and Ewing's sarcoma. AJR Am J Roentgenol 1987; 148: 317–322.

Bradwey TM, Murphy DA, Eyster RL, Cannon MW. Multipl myeloma in a 25-year-old woman. Clin Orthop 1993; 294: 290–293.

Bragg DG, Colby TV, Ward JH. New concepts in the non-Hodgkin lymphomas: radiologic implications. Radiology 1986; 159: 289–304.

Brandon C, Martel W, Weatherbee L, Capek P. Case report 572. Osteosclerotic myeloma (POEMS syndrome). Skeletal Radiol 1989; 18: 542–546.

Braunstein EM. Hodgkin's disease of bone: radiographic correlation with the histologic classification. Radiology 1980; 137: 643–646.

Braunstein EM, Kuhns LR. Computed tomographic demonstration of spinal metastases. Spine 1983; 8: 912–915.

Brown B, Laorr A, Greenspan A, Stadalnik R. Negative bone scintigraphy with diffuse osteoblastic breast carcinoma metastases. Clin Nucl Med 1994; 19: 194–196.

Brown TS, Paterson CR. Osteosclerosis in myeloma. J Bone Joint Surg [Br] 1973; 55B: 621–623.

Bullough PG. Atlas of orthopedic pathology with clinical and radiologic correlations, 2nd ed. New York: Gower, 1992: 17.1–17.29.

Bushnell DL, Kahn D, Huston B, Bevering CG. Utility of SPECT imaging for determination of vertebral metastases in patients with known primary tumors. Skeletal Radiol 1995; 24: 13–16.

Byers PD. A study of histological features distinguishing chordoma from chondrosarcoma. Br J Cancer 1981; 43: 229–232.

Caluser CI, Scott AM, Schnieder J, Macapinlac HA, Yeh SD, Larson SM. Value of lesion location and intensity of uptake in SPECT bone scintigraphy of the spine in patients with malignant tumors. Radiology 1992; l85(S): 315.

Campanacci M. Osteofibrous dysplasia of long bones. A new clinical entity. Ital J Orthop Traumatol 1976; 2: 221–237.

Campanacci M. Plasmacytoma. In: Bone and soft tissue tumors. New York: Springer-Verlag, 1990: 560.

Campanacci M, Laus M, Giunti A, Gitelis S, Bertoni F. Adamantinoma of the long bones. The experience at the Istituto Ortopedico Rizzoli. Am J Surg Pathol 1981; 5: 533–542.

Capanna R, Bertoni F, Bacchini P, Gacci G, Guerra A, Campanacci M. Malignant fibrous histiocytoma of bone: the experience at the Rizzoli Institute. Report of 90 cases. Cancer 1984; 54: 177–187.

Castellino RA. Hodgkin disease: practical concepts for the diagnostic radiologist. Radiology 1986; 159: 305–310.

Cavazzana AO, Miser JS, Jefferson J, Triche TJ. Experimental evidence for a neural origin of Ewing's sarcoma of bone. Am J Pathol 1987; 127: 507–518.

Chan KW, Rosen G, Miller DR, Tan CTC. Hodgkin's disease in adolescents presenting as a primary bone lesion. A report of four cases and review of the literature. Am J Pediatr Hematol Oncol 1982; 4: 11–17.

Chu TA. Chondroid chordoma of the sacrococcygeal region. Arch Pathol Lab Med 1987; 111: 861–864.

Citrin DL, Bessent RG, Greig WR. A comparison of the sensitivity and accuracy of the 99mTc-phosphate bone scan and skeletal radiograph in the diagnosis of bone metastases. Clin Radiol 1977; 28: 107–117.

Clayton F, Butler JJ, Ayala AG, Ro JY, Zornoza J. Non-Hodgkin's lymphoma in bone: pathologic and radiologic features with clinical correlates. Cancer 1987; 60: 2494–2500.

Coerkamp EG, Kroon HM. Cortical bone metastases. Radiology 1988; l69: 525–528.

Cohen MD, Klatte EC, Smith JA, et al. Magnetic resonance imaging of lymphomas in children. Pediatr Radiol 1985; 15: 179–183.

Coindre JM, Rivel J, Trojan M, De Mascarel J, De Mascarel A. Immunohistological study in chordomas. J Pathol 1986; 150: 61–63.

Coles WC, Schultz MD. Bone involvement in malignant lymphoma. Radiology 1948; 50: 458–462.

Coombs RJ, Coiner L. Sacral chordoma with unusual posterior radiographic presentation. Skeletal Radiol 1996; 25: 679–681.

Coombs RJ, Zeiss J, McKann K, Phillips E. Multifocal Ewing's tumor of the skeletal system. Skeletal Radiol 1986; 15: 254–257.

Crawford T. The staining reactions of chordoma. J Clin Pathol 1958; 11: 110–113.

Cumming J, Hacking N, Fairhurst J, Ackery D, Jenkins JD. Distribution of bony metastases in prostatic carcinoma. Br J Urol 1990; 66: 411–414.

Czerniak B, Rojas-Corona RR, Dorfman HD. Morphologic diversity of long bone adamantinoma. The concept of differentiated (regressing) adamantinoma and its relationship to osteofibrous dysplasia. Cancer 1989; 64: 2319–2334.

Dabska M. Parachordoma. A new clinicopathologic entity. Cancer 1977; 40: 1586–1592.

Daffner RA, Lupetin AR, Dash N, Deeb ZL, Sefczek RJ, Shapiro RL. MRI in the detection of malignancy infiltration of bone marrow. AJR Am J Roentgenol 1986; 146: 353–358.

Dahlin DC. Grading of bone tumors. In: Unni KK, ed. Bone tumors. New York: Churchill Livinstone, 1988: 35–45.

Dahlin DC, Ivins JC. Fibrosarcoma of bone: a study of 114 cases. Cancer 1969; 23: 35–41.

Dahlin DC, MacCarty CS. Chordoma. A study of fifty-nine cases. Cancer 1952; 5: 1170–1178.

Dahlin DC, Unni KK. Bone tumors. General aspects and data on 8,542 cases, 4th ed. Springfield, IL: Charles C. Thomas, 1986: 193–336,208–226,379–393.

Dahlin DC, Unni KK, Matsuno T. Malignant (fibrous) histiocytoma of bone – fact or fancy? Cancer 1977; 39: 1508–1516.

Dalinka MK, Turner ML, Thompson JJ, Lee RE. Lipid granulomatosis of the ribs: focal Erdheim-Chester disease. Radiology 1982; 142: 297–299.

Dardick I, Schatz JE, Colgan TJ. Osteogenic sarcoma with epithelial differentiation. Ultrastruct Pathol 1992; 16: 463–474.

Datz FL, Patch GG, Arias JM, Morton KA. Nuclear medicine. A teaching file. St. Louis: Mosby Year Book, 1992: 28–29.

deBruine FT, Kroon HM. Spinal chordoma: radiologic features of 14 cases. AJR Am J Roentgenol 1988; 150: 861–863.

Dehner LP. Primitive neuroectodermal tumor and Ewing's sarcoma. Am J Surg Pathol 1993; 17: 1–13.

Delbeke D, Powers TA, Sandler MP. Negative scintigraphy with positive magnetic resonance imaging in bone metastases. Skeletal Radiol 1990; 19: 113–116.

Dellagi K, Lipinski M, Paulin D, Portier MM, Lenoir GM, Brouet JC. Characterization of intermediate filaments expressed by Ewing tumor cell lines. Cancer 1987; 47: 1170–1173.

Deutsch A, Resnick D. Eccentric cortical metastases to the skeleton from bronchogenic carcinoma. Radiology 1980; 137: 49–52.

Deutsch A, Resnick D, Niwayama G. Case report 145. Bilateral, almost symmetrical skeletal metastases (both femora) from bronchogenic carcinoma. Skeletal Radiol 1981; 6: 144–148.

Dimopoulos MA, Moulopoulos A, Delasalle K, Alexanian R. Solitary plasmacytoma of bone and asymptomatic multiple myeloma. Hematol Oncol North Am 1992; 6: 359–369.

Dorfman HD, Norman A, Wo1ff H. Fibrosarcoma complicating bone infarction in a caisson worker: case report. J Bone Joint Surg [Am] 1966; 48A: 528–532.

Durie BGM, Salmon SE. A clinical staging system for multiple myeloma. Cancer 1975; 36: 842–854.

Dwyer AJ, Frank SL, Sank VJ, Reinig JW, Hickey AM, Doppman SL. Short TI inversion recovery pulse sequence: analysis and initial experience in cancer imaging. Radiology 1988; 168: 827–836.

Eggli KD, Quiogue T, Moser RP. Ewing's sarcoma. Radiol Clin North Am 1993; 31: 325–337.

Eisenstein W, Pitcock JA. Adamantinoma of the tibia: an eccrine carcinoma. Arch Pathol Lab Med 1984; 108: 246–250.

Enzinger FM, Weiss SW. Soft tissue tumors. St. Louis: Mosby, 1988: 951–958.

Estes DN, Magill HL, Thompson EL, Hayes FA. Primary Ewing sarcoma: follow-up with Ga-67 scintigraphy. Radiology 1990; 177: 449–453.

Eustace S, Tello R, DeCarvalho V, et al. A comparison of whole-body turboSTIR MR imaging and planar 99mTc-methylene diphosphonate scintigraphy in the examination of patients with suspected skeletal metastases. AJR Am J Roentgenol 1997; 169: 1655–1661.

Even-Sapir E, Martin RH, Barnes DC, Pringle CR, Iles SE, Mitchell MJ. Role of SPECT in differentiating malignant from benign lesions in the lower thoracic and lumbar vertebrae. Radiology 1993; 187: 193–198.

Evison G, Pizey N, Roylance J. Bone formation associated with osseous metastases from bladder carcinoma. Clin Radiol 1981; 32: 303–309.

Eyre-Brook AL, Price CHG. Fibrosarcoma of bone: review of 50 consecutive cases from the Bristol Bone Tumor Registry. J Bone Joint Surg [Br] 1969; 51B: 20–37.

Falconer MA, Bailey IC, Duchen LW. Surgical treatment of chordoma and chondroma of the skull base. J Neurosurg 1968; 29: 261–275.

Fechner RE, Mills SE. Atlas of tumor pathology. Tumors of the bones and joints, 3rd series, fascicle 8. Washington DC: Armed Forces Institute of Pathology, 1993: 239–244.

Feldman F, Lattes R. Primary malignant fibrous histiocytoma (fibrous xanthoma) of bone. Skeletal Radiol 1977; 1: 145–160.

Feldman F, Norman D. Intra- and extraosseous malignant histiocytoma (malignant fibrous xanthoma). Radiology 1972; 104: 497–508.

Fig LM, Gross MD: Metastatic prostate carcinoma mimicking Paget's disease on bone imaging. Clin Nucl Med 1989; 14: 777–778.

Firooznia H, Printo RS, Lin JP, Baruch HH, Zausner J. Chordoma: radiologic evaluation of 20 cases. AJR Am J Roentgenol 1976; 127: 797–805.

Fischer B. Über ein primäres Adamantinom der Tibia. Frankfurter Z Pathol 1913; 12: 422–441.

Fisher AMH, Kendall B, Van Leuven BD. Hodgkin's disease: a radiological survey. Clin Radiol 1962; 13: 115–127.

Fisher HP, Alles JU, Stambolis C. Skeletal chordoma. Clinico-pathological survey. Clin Radiol 1962; 13: 115–127.

Fishman EK, Kuhlman JE, Jones RJ. CT of lymphoma: spectrum of disease. Radiographics 1991; 11: 647–669.

Flickinger FW, Salahattin SM. Bone marrow MRI: techniques and accuracy for detecting breast cancer metastases. Magn Reson Imaging 1994; 12: 829–835.

Forbes G. Radiographic manifestations of bone metastases from renal carcinoma. AJR Am J Roentgenol 1977; 129: 61–66.

Foster D. Cortical skeletal metastasis in malignant melanoma. Australas Radiol 1982; 20: 545–560.

Frassica DA, Frassica FJ, Schray MF, Sim FH, Kyle RA. Solitary plasmacytoma of bone: Mayo Clinic experience. Int J Radiat Oncol Biol Phys 1989; 16: 43–48.

Friedman B, Hanoaka H. Round cell sarcoma of bone. J Bone Joint Surg [Am] 1971; 53A: 1118–1136.

Friedman I, Harrison DFN, Bird ES. The fine structure of chordoma with particular reference to the physaliphorous cell. J Clin Pathol 1962; 15: 116–125.

Frouge C, Vanel D, Coffre C, Couanet D, Contesso G, Sarrazin D. The role of magnetic resonance imaging in the evaluation of Ewing's sarcoma. A report of 27 cases. Skeletal Radiol 1988; 17: 387–392.

Fruehwald FX, Tschalakoff D, Schwaighofer B, et al. Magnetic resonance imaging of the lower vertebral column in patients with multiple myeloma. Invest Radiol 1988; 23: 193–199.

Galasko CSB. Mechanisms of lytic and blastic metastatic disease of bone. Clin Orlhop 1982; 69: 20–27.

Galasko CSB. The anatomy and pathways of skeletal metastases. In: Weiss L, Gilbert H, eds. Bone Metastasis. Boston: GK Hall, 1981: 49–63.

Galli SJ, Weintraub HP, Proppe KH. Malignant fibrous histiocytoma and pleomorphic sarcoma in association with medullary bone infarcts. Cancer 1978; 41: 607–619.

Garber CZ. Reactive bone formation in Ewing's sarcoma. Cancer 1951; 4: 839–845.

Ghandur-Mnaymneh L, Broder LE, Mnaymneh WA. Lobular carcinoma of the breast metastatic to bone with unusual clinical, radiologic, and pathologic features mimicking osteopoikilosis. Cancer 1984; 53: 1801–1803.

Gherlinzoni F, Antoci B, Canale V. Multicentric osteosarcomata (osteosarcomatosis). Skeletal Radiol 1983; 10: 281–285.

Godersky JC, Smoker WR, Knutzon R. Use of magnetic resonance imaging in the evaluation of metastatic spinal disease. Neurosurgery 1987; 21: 676–680.

Gold RH, Mirra JM. Case report 101. Primary Hodgkin disease of humerus. Skeletal Radiol 1979; 4: 233–235.

Gold RI, Seeger LL, Bassett LW, Steckel RJ. An integrated approach to the evaluation of metastatic bone disease. Radiol Clin North Am 1990; 28: 471–483.

Gosfield E, Alavi A, Kneeland B. Comparison of radionuclide bone scans and magnetic resonance imaging in detecting spinal metastases. J Nucl Med 1993; 34: 2191–2198.

Gould VE, Moll R, Berndt R, Roessner A, Franke WW, Lee I. Immunohistochemical analysis of Ewing's tumors. Lab Invest 1987; 56: 28 (abst).

Granger W, Whitaker R. Hodgkin's disease in bone, with special reference to periosteal reaction. Br J Radiol 1967; 40: 939–948.

Greco A, Jelliffe AM, Maher EJ, Leung AWL. MR imaging of lymphomas: impact on therapy. J Comput Assist Tomogr 1988; 12: 785–791.

Greco A, Steiner GC, Fazzini E. Ewing's sarcoma with epithelial differentiation. Fine structural and immunocytochemical study. Utrastruct Pathol 1988; 12: 317–325.

Greenfield GB, Arrington JA. Imaging of bone tumors. A multimodality approach. Philadelphia: JB Lippincott, 1995.

Greenspan A. Sclerosing bone dysplasias – a target-site approach. Skeletal Radiol 1991; 20: 561–584.

Greenspan A. Orthopedic radiology. A practical approach, 2nd ed. New York: Gower, 1992: 15.15.

Greenspan A, Gerscovich EO, Szabo RM, Matthews II JG. Condensing osteitis of the clavicle: a rare but frequently misdiagnosed condition. AJR Am J Roentgenol 1991; 156: 1011–1015.

Greenspan A, Klein MJ. Radiology and pathology of bone tumors. In: Lewis MM, ed. Musculoskeletal oncology. A multidisciplinary approach. Philadelphia: WB Saunders, 1992: 13–72.

Greenspan A, Klein MJ. Giant bone island. Skeletal Radiol 1996; 25: 67–69.

Greenspan A, Klein MJ, Lewis MM. Case report 272. Skeletal cortical metastases in the left femur arising from bronchogenic carcinoma. Skeletal Radiol 1984; 11: 297–301.

Greenspan A, Klein MJ, Lewis MM. Case report 284. Osteolytic cortical metastasis in the femur from bronchogenic carcinoma. Skeletal Radiol 1984; 12: 146–150.

Greenspan A, Norman A. Osteolytic cortical destruction: an unusual pattern of skeletal metastases. Skeletal Radiol 1988; 17: 402–406.

Greenspan A, Remagen W. Differential diagnosis of tumors and

TEIL IV - Tumoren und tumorähnliche Veränderungen (Tumor-like Lesions)

tumor-like lesions of bones and joints. Philadelphia: Lippincott-Raven, 1998: 369–371.

Greenspan A, Stadalnik RC. Bone island: scintigraphic findings and their clinical application. Can Assoc Radiol J 1995; 46: 368–379.

Greenspan A, Steiner G, Knutzon R. Bone island (enostosis): clinical significance and radiologic and histologic correlations. Skeletal Radiol 1991; 20: 85–90.

Hall FM, Gore SM. Osteosclerotic myeloma variant. Skeletal Radiol 1988; 17: 101–105.

Harbin WP. Metastatic disease and the nonspecific bone scan: value of spinal computed tomography. Radiology 1982; 145: 105–107.

Healey JH, Lane JM. Chordoma: a critical review of diagnosis and treatment. Orthop Clin North Am 1989; 20: 417–426.

Healey JH, Turnbull AD, Miedema B, Jane JM. Acrometastases. A study of twenty-nine patients with osseous involvement of the hands and feet. J Bone Joint Surg [Am] 1986; 68A: 743–746.

Hellman RS, Wilson MA. Discordance of sclerosing skeletal secondaries between sequential scintigraphy and radiographs. Clin Nucl Med 1982; 7: 97–99.

Helms CA, Cann CE, Brunelle FO, Gilula LA, Chafetz N, Genant HK. Detection of bone-marrow metastases using quantitative computed tomography. Radiology 1981; 140: 745–750.

Hendrix RW, Rogers LF, Davis TM Jr. Cortical bone metastases. Radiology 1991; 181: 409–413.

Hermann H, Abdelwahab IF, Berson BD, Greenberg ML, Palestro CJ. Case report 621. Multiple myeloma (IgD) in a 28 year old woman. Skeletal Radiol 1990; 19: 379–381.

Hewell GM, Alexanian R. Multiple myeloma in young persons. Ann Intern Med 1976; 84: 441–443.

Hicks DG, Gokan T, O'Keefe RJ, et al. Primary lymphoma of bone. Correlation of MRI features with cytokine production by tumor cells. Cancer 1995; 75: 973–980.

Higinbotham NL, Phillips RF, Farr HW, Hustu HO. Chordoma. Thirty-five-year study at Memorial Hospital. Cancer 1967; 20: 1841–1850.

Hillemanns M, McLeod RA, Unni KK. Malignant lymphoma. Skeletal Radiol 1996; 25: 73–75.

Hindman BW, Gill HK, Zuppan CW. Primitive neuroectodermal tumor in a child with tuberous sclerosis. Skeletal Radiol 1997; 26: 184–187.

Hoane BR, Shields AF, Porter BA, Schulman HM. Detection of lymphomatous bone marrow involvement with magnetic resonance imaging. Blood 1991; 78: 728–738.

Hove B, Gyldensted C. Spiculated vertebral metastases from prostatic carcinoma. Neuroradiology 1990; 32: 337–339.

Hruban PH, Traganos F, Reuter VE, Huvos AG. Chordomas with malignant spindle cell components. Am J Pathol 1990; 137: 435–447.

Hübner K. Pathologic anatomy of multiple myeloma (plasmacytoma). Verh Dtsch Ges Pathol 1983; 67: 423–439.

Hudson TM. Radiologic-pathologic correlation of musculoskeletal lesions. Baltimore: Williams & Wilkins, 1987: 287–303, 359–397, 421–440.

Hudson TM, Hamlin DJ, Enneking WF, Pettersson H. Magnetic resonance imaging of bone and soft tissue tumors: early experience in 31 patients compared with computed tomography. Skeletal Radiol 1985; 13: 134–146.

Huvos AG. Bone Tumors: Diagnosis, Treatment, and Prognosis, 2nd ed. Philadelphia: WB Saunders, 1991: 599–624, 695–711.

Huvos AG. Primary malignant fibrous histiocytoma of bone: clinico-pathologic study of 18 patients. NY State J Med 1976; 552–559.

Huvos AG, Heilweil M, Bretsky SS. The pathology of malignant fibrous histiocytoma of bone. A study of 130 patients. Am J Surg Pathol 1985; 9: 853–871.

Huvos AG, Higinbotham NL. Primary fibrosarcoma of bone: a clinico-pathologic study of 130 patients. Cancer 1975; 35: 837–847.

Huvos AG, Higinbotham NL, Miller TR. Bone sarcomas arising in fibrous dysplasia. J Bone Joint Surg [Am] 1972; 64A: 1047–1056.

Huvos AG, Marcove RC. Adamantinoma of long bones: a clinicopathological study of fourteen cases with vascular origin suggested. J Bone Joint Surg [Am] 1975; 57A: 148–154.

Huvos AG, Woodard HQ, Heilweil M. Postradiation malignant fibrous histiocytoma of bone. A clinico-pathologic study of 20 patients. Am J Surg Pathol 1986; 10: 9–18.

Igou D, Sundaram M, McDonald DJ, Janney C, Chalk DE. Appendicular metastatic prostate cancer simulating osteosarcoma, Paget's disease, and Paget's sarcoma. Skeletal Radiol 1995; 24: 447–449.

Isayama T, Iwasaki H, Kikuchi M, Yoh S, Takagishi N. Neuroectodermal tumor of bone. Evidence for neural differentiation in a cultured cell line. Cancer 1990; 65: 1771–1781.

Ishida T, Dorfman HD. Plasma cell myeloma in unusually young patients: a report of two cases and review of the literature. Skeletal Radiol 1995; 24: 47–51.

Ishida T, Dorfman HD, Steiner GC, Normatz A. Cystic angiomatosis of bone with sclerotic changes mimicking osteoblastic metastases. Skeletal Radiol 1994; 23: 247–252.

Ishida T, Iijima T, Kikuchi F, et al. A clinicopathological and immunohistochemical study of osteofibrous dysplasia, differentiated adamantinoma, and adamantinoma of long bones. Skeletal Radiol 1992; 21: 493–502.

Jacobson HG, Poppel MH, Shapiro JH, Grossberger S. The vertebral pedicle sign: a roentgen finding to differentiate metastatic carcinoma from multiple myeloma. AJR Am J Roentgenol 1958; 80: 817–821.

Jaffe H. Turnors metastatic to the skeleton. In: Tumors and tumorous conditions of the bones and joints. Philadelphia: Lea & Febiger, 1958: 594–595.

Jaffe HL. Metabolic, degenerative, and inflammatory diseases of bones and joints. Philadelphia: Lea & Febiger, 1972: 877.

Jaffe R, Santamaria M, Yunis EJ, et al. The neuroectodermal tumor of bone. Am J Surg 1984; 8: 885–898.

Johnston AD. Pathology of metastatic tumors in bone. Clin Orthop 1970; 73: 8–32.

Jones GR, Miller JH, White L, Lang WE, Shore NA. Improved detection of metastatic Ewing's sarcoma with the use of bone marrow scintigraphy. Med Pediatr Oncol 1987; 15: 78–81.

Jundt G, Remberger K, Roessner A, Schulz A, Bohndorf K. Adamantinoma of long bones. A histopathological and immunohistochemical study of 23 cases. Pathol Res Pract 1995; 191: 112–120.

Kahn LB, Webber B, Mills E, Anstey L, Heselson NG. Malignant fibrous histiocytoma (malignant fibrous xanthoma: xanthosarcoma) of bone. Cancer 1978; 42: 640–651.

Kaplan H. Hodgkin disease, 2nd ed. Cambridge, MA: Harvard University Press, 1980: 85–92.

Kattapuram SV, Khurana JS, Scott JA, el-Khoury GY. Negative scintigraphy with positive magnetic resonance imaging in bone metastases. Skeletal Radiol 1990; 19: 113–116.

Kay S, Schatzki PF. Ultrastructural observations of a chordoma arising in the clivus. Hum Pathol 1972; 3: 403–413.

Keeney GL, Unni KK, Beabout JW, Pritchard DJ. Adamantinoma of long bones. A clinicopathologic study of 85 cases. Cancer 1989; 64: 730–737.

Kelly JJ Jr, Kyle RA, Miles JM, Dyck PJ. Osteosclerotic myeloma and peripheral neuropathy. Neurology 1983; 33: 202–210.

Kempson RL, Kyriakos M. Fibroxanthosarcoma of the soft tissues. A type of malignant fibrous histiocytoma. Cancer 1972; 29: 961–976.

Kido DK, Gould R, Taati F, Duncan A, Schnur J. Comparative sensitivity of CT scans, radiographs, and radionuclide bone scans in detecting metastatic calvarial lesions. Radiology 1978; 128: 371–375.

Kim EE, Deland FH, Maruyama Y. Decreased uptake in bone scans ("cold lesions" in metastatic carcinoma. J Bone Joint Surg [Am] 1978; 60A: 844–846.

Kim JH, Chu FC, Woodard HQ, Melamed MR, Huvos A, Cantin J. Radiation-induced soft-tissue and bone sarcoma. Radiology 1978; 129: 501–508.

Kissane JM, Askin PB, Foulkes M, Stratton LB, Shirley SF. Ewing's sarcoma of bone. Clinicopathological aspects of 303 cases from the intergroup Ewing's sarcoma study. Hum Pathol 1983; 14: 773–779.

Klein MJ, Rudin BJ, Greenspan A, Posner M, Lewis MM. Hodgkin disease presenting as a lesion in the wrist. J Bone Joint Surg [Am] 1987; 69A: 1246–1249.

Knapp RH, Wick MR, Scheithauer BW, Unni KK. Adamantinoma of bone. An electron microscopic and immunohistochemical study. Virchows Arch (A) 1982; 398: 75–86.

Kori SH. Computed tomographic evaluation of bone and soft tissue metastases. In: Weiss L, Gilbert H, eds. Bone metastasis. Boston: GK Hall, 1981: 245–257.

Kramer K, Hicks D, Palis J, et al. Epithelioid osteosarcoma of bone. Immunocytochemical evidence suggesting divergent epithelial and mesenchymal differentiation in a primary osseous neoplasm. Cancer 1993; 71: 2977–2982.

Krol G, Sundaresan N, Deck M. Computed tomography of axial chordomas. J Computed Assist Tomogr 1983; 7: 286–289.

Kumar N, David R, Madewell JE, Lindell MM Jr. Radiographic spectrum of osteogenic sarcoma. AJR Am J Roentgenol 1987; 148: 767–772.

Kyle RA. Multiple myeloma: review of 869 cases. Mayo Clinic Proc 1975; 50: 29–40.

Kyle RA. Diagnostic criteria of multiple myeloma. Hematol Oncol Clin North Am 1992; 6: 347–358.

Kyle RA, Bayrd ED. Amyloidosis: review of 236 cases. Medicine 1975; 54: 271–299.

Lawson CW, Fisher C, Gatter KC. An immunohistochemical study of differentiation in malignant fibrous histiocytoma. Histopathology 1987; 11: 375–383.

Lazarus HM, Kellermeyer RW, Aikawa M, Herzig RH. Multiple myeloma in young men: clinical course and electron microscopic studies of bone marrow plasma cells. Cancer 1980; 46: 1397–1400.

Leeson MC, Makely JT, Carter JR, Krupco T. The use of radioisotope scans in the evaluation of primary lymphoma of bone. Orthop Rev 1989; 18: 410–416.

Legier JF, Tauber LN. Solitary metastases of occult prostatic carcinoma simulating osteogenic sarcoma. Cancer 1968; 22: 168–172.

Lehrer HZ, Maxfield WS, Nice CM. The periosteal sunburst pattern in metastatic bone tumors. AJR Am J Roentgenol 1970; 108: 154–161.

Levine E, Levine C. Ewing tumor of rib: radiologic findings and computed tomography contribution. Skeletal Radiol 1983; 9: 227–233.

Libson E, Bloom RA, Husband JE, Stocker DJ. Metastatic tumours of the bones of the hand and foot. A comparative review and report of 43 additional cases. Skeletal Radiol 1987; 16: 387–392.

Lin WY, Kao CH, Hsu CY, Liao SQ, Wang SH, Yeh SH. The role of Tc-99m-MDP and Ga-67 imaging in the clinical evaluation of malignant fibrous histiocytoma. Clin Nucl Med 1994; 19: 996–1000.

Linden A, Zankovich R, Theissen P, Diehl V, Schicha H. Malignant lymphoma: bone marrow imaging versus biopsy. Radiology 1989; 173: 335–339.

Lipshitz HI, Malthouse SR, Cunningham D, MacVicar AD, Husband JE. Multiple myeloma: appearance at MR imaging. Radiology 1992; 182: 833–837.

Llombart-Bosch A, Contesso G, Henry-Amar M, et al. Histopathological predictive factors in Ewing's sarcoma of bone and clinicopathologic correlations. A retrospective study of 261 cases. Virchows Arch (A) 1986; 409: 627–640 (erratum published in Virchows Arch (A) 1986; 410: 263).

Llombart-Bosch A, Lacombe MJ, Peydro-Olaya A, Perez-Bacete M, Contesso G. Malignant peripheral neuroectodermal tumors of bone other than Askin's neoplasm: characterization of 14 new cases with inummohistochemistry and electron microscopy. Virchows Arch (A) 1988; 412: 421–430.

Llombart-Bosch A, Ortuno-Pacheco G. Ultrastructural findings supporting the angioblastic nature of the so-called adamantinoma of the tibia. Histopathology 1978; 2: 189–200.

Llombart-Bosch A, Terrier LMJ, Peydro-Olaya A, Contesso G. Peripheral neuroectodermal sarcoma of soft tissue (peripheral neuroepithelioma): a pathologic study of ten cases with differential diagnosis regarding other small, round cell sarcomas. Hum Pathol 1989; 20: 273–280.

Ludwig H, Kumpan W, Sinzinger H. Radiography and bone scintigraphy in multiple myeloma: a comparative analysis. Br J Radiol 1982; 55: 173–181.

Lukes RJ, Buttler JJ. Pathology and nomenclature of Hodgkin disease. Cancer Res 1966; 26: 1063–2083.

Makek K, Leu HJ. Malignant fibrous histiocytoma arising in a recurrent chordoma. Case report and electron microscopic findings. Virchows Arch (A) 1982; 397: 241–250.

Mall JC, Beckerman C, Hoffer PB, Gottschalk H. A unified radiological approach to the detection of skeletal metastases. Radiology 1976: 118: 323–328.

Malloy PC, Fishman EK, Magid D. Lymphoma of bone, muscle, and skin: CT findings. AJR Am J Roentgenol 1992; 159: 805–809.

Markel SF. Ossifying fibroma of long bone. Its distinction from fibrous dysplasia and its association with adamantinoma of long bone. Am J Clin Pathol 1978; 69: 91–97.

Martin RF, Melnick PJ, Warner NE, Terry R, Bullock WK, Schwinn CP. Chordoid sarcoma. Am J Clin Pathol 1973; 59: 623–635.

McCarthy EF, Matsuno T, Dorfman HD. Malignant fibrous histiocytoma of bone: a study of 35 cases. Hum Pathol 1979; 10: 57–70.

McDougall IR, Kriss JP. Screening for bone metastases. Are only scans necessary? JAMA 1975; 231: 46–50.

Medeiros LJ, Jaffe ES. Pathology of non-Hodgkin's lymphomas and Hodgkin's disease. In: Wiernik PH, Canellos GP, Dutcher JP, Kyle RA, eds. Neoplastic diseases of the blood, 3rd ed. New York: Churchill Livingstone, 1996.

Mehta RC, Wilson MA, Perlman SB. False negative bone scan in extensive metastatic disease: CT and MR findings. J Comput Assist Tomogr 1989; 13: 717–719.

Meis JM, Butler JJ, Osborne BM, Ordonez NG. Solitary plasmacytomas of bone and extramedullary plasmacytomas. A clinicopathologic and immunohistochemical study. Cancer 1987; 59: 1475–1485.

Meis JM, Giraldo AA, Chordoma. An immuno-histochemical study of 20 cases. Arch Pathol Lab Med 1988; 112: 553–556.

Meis JM, Raymond AK, Evans HL, Charles RE, Giraldo AA. "Dedifferentiated" chordoma. A clinicopathologic and inummohistochemical study of three cases. Am J Surg Pathol 1987; 11: 516–525.

Melamed JW, Martinez S, Hoffman CJ. Imaging of primary multifocal osseous lymphoma. Skeletal Radiol 1997; 26: 35–41.

Meyer JE, Lepke RA, Lindfors KK, et al. Chordomas: their CT appearance in the cervical, thoracic and lumbar spine. Radiology 1984; 153: 693–696.

Meyer JE, Schulz MD. "Solitary" myeloma of bone: a review of 12 cases. Cancei 1974; 34: 438–440.

Miettinen M, Karaharju E, Järvinen H. Chordoma with a massive spindle-cell sarcomatous transformation. A light- and electron-microscopic and immunological study. Am J Surg Pathol 1987; 11: 563–570.

Mirra JM. Lymphoma and lymphoma-like disorders. In: Mirra JM,

Picci P, Gold RH, eds. Bone tumors: clinical, radiologic, and pathologic correlations. Philadelphia: Lea & Febiger, 1989.

Mirra JM, Bullough PG, Marcove RC, Jacobs B, Huvos AG. Malignant fibrous histiocytoma and osteosarcoma in association with bone infarcts. J Bone Joint Surg [Am] 1974; 56A: 932–940.

Mirra JM, Gold RH, Marafiote R. Malignant (fibrous) histiocytoma arising in association with a bone infarct in sickle-cell disease: coincidence or cause-and-effect? Cancer 1977; 39: 186–194.

Mirra JM, Picci P, Gold RH. Bone tumors: Clinical, radiologic, and pathologic correlations. Philadelphia, Lea & Febiger, 1989.

Moll RH, Lee I, Gould VE, Berndt R, Roessner A, Franke WW. Immunocytochemical analysis of Ewing's tumors. Patterns of expression of intermediate filaments and desmosomal proteins indicate cell type heterogeneity and pluripotential differentiation. Am J Pathol 1987; 127: 288–304.

Moon NF. Adamantinoma of the appendicular skeleton. A statistical review of reported cases and inclusion of 10 new cases. Clin Orthop 1965; 43: 189–213.

Moon NF, Mori H. Adamantinoma of the appendicular skeleton – updated. Clin Orthop 1986; 204: 215–237.

Moulopoulos LA, Varma DGK, Dimopoulos MA, et al. Multiple myeloma: spinal MR imaging in patients with untreated newly diagnosed disease. Radiology 1992; 185: 833–840.

Muindi J, Coombes RC, Golding S, Powles TJ, Khan O, Husband J. The role of computed tomography in the detection of bone metastases in breast cancer patients. Br J Radiol 1983; 56: 233–236.

Mulder JD, Kroon HM, Schütte HE, Taconis WK. Radiologic atlas of bone tumors. Amsterdam: Elsevier, 1993; 267–274, 607–625.

Mulligan ME, Kransdorf MJ. Sequestra in primary lymphoma of bone: prevalence and radiologic features. AJR Am J Roentgenol 1993; 160: 1245–1248.

Mulvey RB. Peripheral bone metastases. AJR Am J Roentgenol 1964; 91: 155–160.

Mundy GR, Spiro TP. The mechanisms of bone metastasis and bone destruction by tumor cells. In: Weiss L, Gilbert HA, eds. Bone metastasis. Boston: GK Hall, 1981: 64–82.

Murphey MD, Gross TM, Rosenthal HG. Musculoskeletal malignant fibrous histiocytoma: radiologic-pathologic correlation. Radiographics 1994; 14: 807–826.

Murray RO, Jacobson HG. The radiology of bone diseases, 2nd ed. New York: Churchill Livingstone, 1977: 585.

Myers JL, Arocho J, Bernreuter W, Dunham W, Mazur MT. Leiomyosarcoma of bone. A clinicopathologic, immunohistochemical, and ultrastructural study of five cases. Cancer 1991; 67: 1051–1056.

Nair M. Bone scanning in Ewing's sarcoma. J Nucl Med 1985; 26: 349–352.

Nakashima Y, Morishita S, Kotoura Y, et al. Malignant fibrous histiocytoma of bone. Cancer 1985; 55: 2804–2811.

Napoli LD, Hansen HH, Muggia FM, et al. The incidence of osseous involvement in lung cancer, with special reference to the development of osteoblastic changes. Radiology 1973; 108: 17–21.

Nascimento AG, Unni KK, Cooper KL, Dahlin DC. A clinicopathologic study of 20 cases of large cell (atypical) Ewing's sarcoma of bone. Am J Surg Pathol 1980; 4: 29–36.

Negendank W, Weissman D, Bey TM, et al. Evidence for clonal disease by magnetic resonance imaging in patients with hypoplastic marrow disorders. Blood 1991; 78: 2872–2879.

Nesbit ME Jr, Gehan EA, Burgert EO Jr, et al. Multimodal therapy for the management of primary, nonmetastatic Ewing's sarcoma of bone: a long-term follow-up of the First Intergroup study. J Clin Oncol 1990; 8: 1664–1674.

Newcomer LN, Silverstein MB, Cadman EC, Farber LR, Bertino JR, Prosnitz LR. Bone involvement in Hodgkin's disease. Cancer 1982; 49: 338–342.

Nilsson-Ehle H, Holmdahl C, Suurkula M, Westin J. Bone scintigraphy in the diagnosis of skeletal involvement and metastatic calcification in plasma cell-related dyscrasia. Acta Med Scand 1982; 211: 427–432.

Norman A, Greenspan A, Steiner G. Case report 173. Metastases from a bronchial carcinoid tumor. Skeletal Radiol 1981; 7: 155–157.

Norman A, Ulin R. A comparative study of periosteal new-bone response in metastatic bone tumors (solitary) and primary bone sarcomas. Radiology 1969; 92: 705–708.

Nystrom JS, Weiner JM, Wolf RM, Bateman JR, Viola MV. Identifying the primary site in metastatic cancer of unknown origin. JAMA 1979; 241: 381–383.

O'Mara RE. Bone scanning in osseous metastatic disease. JAMA 1974; 229: 1915–1917.

Olson DO, Shields AF, Scheurich JC, Porter BA, Moss AA. Magnetic resonance imaging of the bone marrow in patients with leukemia, aplastic anaemia and lymphoma. Invest Radiol 1986; 21: 540–546.

Onitsuka H. Roentgenologic aspects of bone islands. Radiology 1977; 123: 607–612.

Ontell FK, Greenspan A. Blastic osseous metastases in ovarian carcinoma. Can Assoc Radiol J 1995; 46: 231–234.

Orzel JA, Sawaf NW, Richardson ML. Lymphoma of the skeleton: scintigraphic evaluation. AJR Am J Roentgenol 1988; 150: 1095–1099.

Osmond TD III, Pendergrass HP, Potsaid MS. Accuracy of 99mTc-diphosphonate bone scans and roentgenograms in the detection of prostate, breast, and lung carcinoma metastases. AJR Am J Roentgenol 1975; 124: 972–975.

Ostrowski ML, Unni KK, Banks PM, et al. Malignant lymphoma of bone. Cancer 1986; 58: 2646–2655.

Pagani JJ, Libshitz HI. Imaging bone metastases. Radiol Clin North Am 1982; 20: 545–560.

Panebianco AC, Kaupp HA. Bilateral thumb metastasis from breast carcinoma. Arch Surg 1968; 96: 216–218.

Papac RJ. Bone marrow metastases: a review. Cancer 1994; 74: 2403–2413.

Pardo-Mindán FJ, Guillen FJ, Villas C, Vasquez JJ. A comparative ultrastructural study of chondrosarcoma, chordoid sarcoma, and chordoma. Cancer 1981; 47: 2611–2619.

Parthasarathy KL, Landsberg R, Bakshi SP, Donoghue G, Merrin C. Detection of bone metastases in urogenital malignancies utilizing 99mTc-labeled phosphate compounds. Urology 1978; 11: 99–102.

Peavy PW, Rogers JV Jr, Clements JL Jr, Burns JB. Unusual osteoblastic metastases from carcinoid tumors. Radiology 1973; 107: 327–330.

Perlman EJ, Dickman PS, Askin FB, Grier HE, Miser JS, Link MP. Ewing's sarcoma routine diagnostic utilization of MIC2 analysis: a Pediatric Oncology Group/Children's Cancer Group Intergroup Study. Hum Pathol 1994; 25: 304–307.

Pettersson H, Gillespy T, Hamlin DJ, et al. Primary musculoskeletal tumors: examination with MR imaging compared with conventional modalities. Radiology 1987; 164: 237–241.

Petterson H, Slone RM, Spanier S, Gillespy T III, Fitzsimmons JR, Scott KN. Musculoskeletal turnors: T1 and T2 relaxation times. Radiology 1988; l67: 783–785.

Pettit CK, Zukerberg LR, Gray MH, et al. Primary lymphoma of bone. A B-cell neoplasm with a high frequency of multilobated cells. Am J Surg Pathol 1990; 14: 329–334.

Powell JM. Metastatic carcinoid of bone. Report of two cases and review of the literature. Clin Orthop 1988; 230: 266–272.

Pritchard DJ, Sim FH, Ivins JC, Soule EH, Dahlin DC. Fibrosarcoma of bone and soft tissues of the trunk and extremities. Orthop Clin North Am 1977; 8: 869–881.

Rafii M, Firooznia H, Golimbu C, Beranbaum E. CT of skeletal metastasis. Semin Ultrasound CT MR 1986; 7: 371–379.

Rafii M, Firooznia H, Kramer E, Golimbu C, Sanger J. The role of

computed tomography in evaluation of skeletal metastases. J Comput Tomogr 1988; 12: 19–24.
Rahmouni A, Divine M, Mathieu D, et al. Detection of multiple myeloma involving the spine: efficacy of fat-suppression and contrast-enhanced MR imaging. AJR Am J Roentgenol 1993; 160: 1049–1052.
Reinus WR, Gilula LA. Ewing's sarcoma. In: Taveras JM, Ferruci JT, eds. Radiology: diagnosis, imaging, intervention, vol 5. Philadelphia: JB Lippincott, 1987.
Reinus WR, Kyriakos M, Gilula LA, Brower AC, Merkel K. Plasma cell tumors with calcified amyloid deposition mistaken for chondrosarcoma. Radiology 1993; 189: 505–509.
Resnick D, Greenway GD, Bardwick PA, Zvaifler NJ, Gill GN, Newman DR. Plasma cell dyscrasia with polyneuropathy, organomegaly, endocrinopathy, M-protein, and skin changes: the POEMS syndrome. Radiology 1981; 140: 17–22.
Resnick D, Haghighi P: Myeloproliferative disorders. In: Resnick D, ed. Bone and joint imaging, Philadelphia: WB Saunders, 1989: 703–714.
Resnick D, Haghighi P, Guerra J Jr. Bone sclerosis and proliferation in a man with multisystem disease. Invest Radiol 1984; 19: 1–6.
Resnick D, Niwayama G. Skeletal metastases. In: Resnick D, ed. Diagnosis of bone and joint disorders, 3rd ed. Philadelphia: WB Saunders, 1995: 3991–4065.
Ricci C, Cova M, Kang YS, et al. Normal age-related patterns of cellular and fatty bone marrow distribution in the axial skeleton: MR imaging study. Radiology 1990; 177: 83–88.
Rice RW, Cabot A, Johnston A. The application of electron microscopy to the diagnostic differentiation of Ewing's sarcoma and reticulum cell sarcoma of bone. Clin Orthop 1973; 97: 174–184.
Rich TA, Schiller A, Suit HD, Mankin HJ. Clinical and pathologic review of 48 cases of chordoma. Cancer 1985; 56: 182–187.
Risio M, Bagliani C, Leli R, Digirolamo P, Del Paro M, Coverliza S. Sacrococcygeal and vertebral chordomas. Report of three cases and review of the literature. J Neurosurg Sci 1985; 29: 211–227.
Rock MG, Beabout JW, Unni KE, Sim FH. Adamantinoma. Orthopedics 1983; 6: 472–477.
Ros PR, Viamonte M Jr, Rywlin AM. Malignant fibrous histiocytoma: mesenchymal tumor of ubiquitous origin. AJR Am J Roentgenol 1984; 142: 753–759.
Rosai J. Adamantinoma of the tibia: electron microscopic evidence of its epithelial origin. Am J Clin Pathol 1969; 51: 786–792.
Rosai J, Pinkus GS. Immunohistochemical demonstration of epithelial differentiation in adamantinoma of the tibia. Am J Surg Pathol 1982; 6: 427–434.
Rosenthal DI, Scott JA, Mankin HJ, Wismer GL, Brady TJ. Sacrococcygeal chordoma: magnetic resonance imaging and computed tomography. AJR Am J Roentgenol 1985; 145: 143–147.
Rousselin B, Vanel D, Terrier-Lacombe MJ, Istria BJM, Spielman M, Masselot J. Clinical and radiologic analysis of 13 cases of primary neuro-ectodermal tumors of the bone. Skeletal Radiol 1989; 18: 115–120.
Salter M, Sollaccio RJ, Bernreuter WK, Weppelman B. Primary lymphoma of bone: the use of MRI in pretreatment evaluation. AmJj Clin Oncol 1989; 12: 101–105.
Sartoris DJ, Pate D, Haghighi P, Greenway G, Resnick D. Plasma cell sclerosis of bone: a spectrum of disease. Can Assoc Radiol J 1986; 37: 25–34.
Schajowicz F. Ewing's sarcoma and reticulum cell sarcoma of bone: with special reference to the histochemical demonstration of glycogen as an aid to differential diagnosis. J Bone Joint Surg [Am] 1959; 41A: 349–356.
Schajowicz F. Tumors and tumorlike lesions of bone, pathology, radiology, and treatment, 2nd ed. Berlin: Springer-Verlag, 1994: 301–367, 468–481, 552–566.
Schajowicz F, Santini-Araujo E. Adamantinoma of the tibia masked by fibrous dysplasia. Report of three cases. Clin Orthop 1989; 238: 294–301.
Schajowicz F, Velan O, Santini Araujo E, et al. Metastases of carcinoma in pagetic bone. Clin Orthop 1988; 228: 290–296.
Schweitzer ME, Levine C, Mitchell DG, Gannon FH, Gomella LG. Bull's-eyes and halos: useful MR discriminators of osseous metastases. Radiology 1993; 188: 249–252.
Seiss SW, Enzinger FM. Malignant fibrous histiocytoma: an analysis of 200 cases. Cancer 1978; 41: 2250–2260.
Shih WJ, Riley C, Magoun S, Ryo UY. Paget's disease mimicking skeletal metastases in a patient with coexisting prostatic carcinoma. Eur J Nucl Med 1988; 15: 422–423.
Shimpo S. Solitary myeloma causing polyneuritis and endocrine disorders. Jpn J Clin Med 1968; 26: 2444–2456.
Shirley SK, Gilula LA, Segal GP, Foulkes MA, Kissane JM, Askin FB. Roentgenographic-pathologic correlation of diffuse sclerosis in Ewing's sarcoma of bone. Skeletal Radiol 1984; 12: 69–78.
Sim FH, Frassica FJ. Metastatic bone disease. In: Unni KK, ed. Bone tumors. New York: Churchill Livingstone, 1988: 226.
Simon MA, Bartucci EJ. The search for the primary tumor in patients with skeletal metastases of unknown origin. Cancer 1986; 58: 1088–1095.
Smith J. Radiation-induced sarcoma of bone: clinical and radiographic findings in 43 patients irradiated for soft tissue neoplasms. Clin Radiol 1982; 33: 205–221.
Smith J, Ludwig RL, Marcove RC. Sacrococcygeal chordoma. A clinicoradiological study of 60 patients. Skeletal Radiol 1987; 16: 37–44.
Smith J, Reuter V, Demas B. Case report 576. Anaplastic sacrococcygeal chordoma (dedifferentiated chordoma). Skeletal Radiol 1989; 18: 561–564.
Smoker WR, Godersky JC, Knutzon RK, Keyes WD, Norman D, Bergman W. The role of MR imaging in evaluating metastatic spinal disease. AJR Am J Roentgenol 1987; 149: 1241–1248.
Söderlund V. Radiological diagnosis of skeletal metastases. Eur Radiol 1996; 6: 587–595.
Solomon A, Rahamani R, Seligsohn U, Ben-Artzi F. Multiple myeloma: early vertebral involvement assessed by computerized tomography. Skeletal Radiol 1984; 11: 258–261.
Spanier SS, Enneking WF, Enriquez P. Primary malignant fibrous histiocytoma of bone. Cancer 1975; 36: 2084–2098.
Spjut HJ, Dorfman HD, Fechner RE, Ackerman LV. Atlas of tumor pathology. Tumors of bone and cartilage, 2nd series, fascicle 5. Washington DC: Armed Forces Institute of Pathology, 1971: 347–390.
Springfield DS, Rosenberg AE, Mankin HJ, Mindell ER. Relationship between osteofibrous dysplasia and adamantinoma. Clin Orthop 1994; 309: 234–244.
Stäbler A, Baur A, Bartl R, Munker R, Lamerz R, Reiser MF. Contrast enhancement and quantitative signal analysis in MR imaging of multiple myeloma: assessment of focal and diffuse growth patterns in marrow correlated with biopsies and survival rates. AJR Am J Roentgenol 1996; 167: 1029–1036.
Stein H, Kaiserling E, Lennert K. Evidence for B-cell origin of reticulum cell sarcoma. Virchows Arch (A) 1974; A364: 51–67.
Steiner GC. Neuroectodermal tumor versus Ewing's sarcoma. Immunohistochemical and electron microscopic observations. Curr Top Pathol 1989; 80: 1–29.
Steiner GC, Matano S, Present D. Ewing's sarcoma of humerus with epithelial differentiation. Skeletal Radiol 1995; 24: 379–382.
Steiner RM, Mitchell DG, Rao VM, Schweitzer ME. Magnetic resonance imaging of diffuse bone marrow disease. Radiol Clin North Am 1993; 31: 383–409.
Stiglbauer R, Augustin I, Kramer J, Schurawitzki H, Imhof H, Rodaszkiewicz T. MRI in the diagnosis of primary lymphoma

of bone: correlation with histopathology. J Comput Assist Tomogr 1992; 16: 248–253.

Strauchen JA, Dimitriu-Bona A. Malignant fibrous histiocytoma: expression of monocyte-macrophage differentiation antigens detected with monoclonal antibodies. Am J Pathol 1986; 124: 303–309.

Stout AP, Lattes R. Tumors of the soft tissues. In: Atlas of tumor pathology, 2nd fascicle, series 1. Washington DC: Armed Forces Institute of Pathology, 1967.

Sundaram M, McLeod RA. MR imaging of tumor and tumorlike lesions of bone and soft tissue. AJR Am J Roentgenol 1990; 155: 817–824.

Sweet DE, Vinh TN, Devaney K. Cortical osteofibrous dysplasia of long bone and its relationship to adamantinoma. A clinicopathologic study of 30 cases. Am J Surg Pathol 1992; 16: 282–290.

Sze G, Uichanco LS III, Brant-Zawadzki MN, et al. Chordomas: MR imaging. Radiology 1988; 166: 187–191.

Taconis WK, Mulder JD. Fibrosarcoma and malignant fibrous histiocytoma of long bones: radiographic features and grading. Skeletal Radiol 1984; 11: 237–245.

Taconis WK, Van Rijssel TG. Fibrosarcoma of long bones: a study of the significance of areas of malignant fibrous histiocytoma. J Bone Joint Surg [Br] 1985; 67B: 111–116.

Taylor JR. Persistence of the notochondral canal in vertebrae. J Anat 1982; 11: 211–217.

Tehranzadeh J, Fanney D, Ghandur-Mnaymneh L, Ganz W, Mnaymneh W. Case report 517. Ulcerating adamantinoma of the tibia. Skeletal Radiol 1989; 17: 614–619.

Tertti R, Alanen A, Remes K. The value of magnetic resonance imaging in screening myeloma lesions of the lumbar spine. Br J Haematol 1995; 91: 658–660.

Thiery JP, Mazabraud A, Mignot J, Durigon M. Electron microscopic study of a sacral chordoma. Characterization of various evolutive stages of the tumoral cells. Ann Anat Pathol 1977; 22: 193–204.

Traill Z, Richards MA, Moore NR. Magnetic resonance imaging of metastatic bone disease. Clin Orthop 1995; 312: 76–88.

Thrall JH, Ellis BI. Skeletal metastases. Radiol Clin North Am 1987; 25: 1155–1170.

Trias A, Fery A. Cortical circulation of long bones. J Bone Joint Surg [Am] 1979; 61A: 1052–1059.

Triche T, Cavazzana A. Round cell tumors of bone. In: Unni KK, ed. Bone tumors. New York: Churchill Livingstone, 1988: 199–223.

Triche TJ, Askin FB, Kissane JM. Neuroblastoma, Ewing's sarcoma and the differential diagnosis of small, round blue cell tumors. In: Finegold M, ed. Pathology of neoplasia in children and adolescents. Philadelphia: WB Saunders, 1986: 145–156.

Trillet V, Revel D, Combaret V. Bone marrow metastases in small cell lung cancer: detection with magnetic resonance imaging and monoclonal antibodies. Br J Cancer 1989; 60: 83–88.

Turner ML, Mulhern CB, Dalinka MK. Lesions of the sacrum. Differential diagnosis and radiological evaluation. JAMA 1981; 245: 275–277.

Ueda Y, Roessner A, Bosse A, Edel G, Bocker W, Wuisman P. Juvenile intracortical adamantinoma of the tibia with predominant osteofibrous dysplasia-like features. Pathol Res Pract 1991; 187: 1039–1043.

Uhrenholt L, Stimpel H. Histochemistry of sacrococcygeal chordoma. APMIS (A) 1985; 93: 203–204.

Unni KK. Osteosarcoma of bone. In: Unni KK, ed. Bone tumors. New York: Churchill Livingstone, 1988: 107–133.

Unni KK. Fibrous and fibrohistiocytic lesions of bone. Semin Orthop 1991; 6: 177–186.

Unni KK. Dahlin's bone tumors: General aspects and data on 11,087 cases, 5th ed. New York: Lippincott-Raven, 1996.

Unni KK, Dahlin DC, Beabout JW, Ivins JC. Adamantinoma of long bones. Cancer 1974; 34: 1796–1805.

Vanel D, Contesso G, Couanet D, Piekarski JD, Sarrazin D, Masselot J. Computed tomography in the evaluation of 41 cases of Ewing's sarcoma. Skeletal Radiol 1982; 9: 8–13.

Vanel D, Couanet D, Leclerc J, Patte C. Early detection of bone metastases of Ewing's sarcoma by magnetic resonance imaging. Diagn Imaging Clin Med 1986; 55: 381–383.

Vieco PT, Azouz EM, Hoeffel JC. Metastases to bone in medulloblastoma. A report of five cases. Skeletal Radiol 1989; 18: 445–449.

Vilar JL, Lezena AH, Pedrosa CS. Spiculated periosteal reaction in metastatic lesions in bone. Skeletal Radiol 1979; 3: 230–233.

Vincent JM, Ng YY, Norton AJ, Armstrong PA. Case report. Primary lymphoma of bone: MRI appearances with pathological correlation. Clin Radiol 1992; 45: 407–409.

Weiss SW. Ultrastructure of the so-called "chordoid sarcoma." Evidence supporting cartilaginous differentiation. Cancer 1976; 37: 300–306.

Weiss SW, Bratthauer GL, Morris PA. Post-radiation malignant fibrous histiocytoma expressing cytokeratin: implications for the immunodiagnosis of sarcomas. Am J Surg Pathol 1988; 12: 554–558.

Weiss SW, Dorfman HD. Adamantinoma of long bone. An analysis of nine new cases with emphasis on metastasizing lesions and fibrous dysplasia-like changes. Hum Pathol 1977; 8: 141–153.

Wilkins RM, Pritchard DJ, Burgert EO, Unni KK. Ewing's sarcoma of bone. Experience with 140 patients. Cancer 1986; 58: 2551–2555.

Wilner D. Cancer metastasis to bone. In: Radiology of bone tumors and allied disorders. Philadelphia: WB Saunders, 1982: 3641–3908.

Wilner D. Radiology of bone tumors and allied disorders. Philadelphia: Lea & Febiger, 1982.

Wippold FJ III, Koeller KK, Smirniotopoulos JG. Clinical and imaging features of cervical chordoma. AJR Am J Roentgenol 1999; 172: 1423–1426.

Wood GS, Beckstead JH, Turner RR, Hendrickson MR, Kempson RL, Warnke RA. Malignant fibrous histiocytoma tumor cells do not express the antigenic or enzyme histochemical features of cells of monocyte/macrophage lineage. Lab Invest 1985; 52: 78 (abst).

Wood GS, Beckstead JH, Turner RR, Hendrickson MR, Kempson RL, Warnke RA. Malignant fibrous histiocytoma tumor cells resemble fibroblasts. Am J Surg Pathol 1986; 10: 323–335.

Woolfenden JM, Pitt MJ, Durie BGM, Moon TE. Comparison of bone scintigraphy and radiography in multiple myeloma. Radiology 1980; 134: 723–728.

Yamaguchi T, Tamai K, Yamato M, Honma K, Ueda Y, Saotome K. Intertrabecular pattern of tumors metastatic to bone. Cancer 1996; 78: 1388–1394.

Yochum TR, Rowe LJ. Tumor and tumor-like processes. In: Yochum TR, Rowe LJ, eds. Essentials of skeletal radiology, vol 2, Baltimore: Williams & Wilkins, 1987: 699–919.

Yoneyama T, Winter WG, Milsow L. Tibial adamantinoma: its histogenesis from ultrastructural studies. Cancer 1977; 40: 1138–1142.

Yuen WWH, Saw D. Malignant fibrous histiocytoma of bone. J Bone Joint Surg [Am] 1985; 67A: 482–486.

Yuh WT, Flickinger FW, Barloon TJ, Montgomery M. MR imaging of unusual chordomas. J Comput Assist Tomogr 1988; 12: 30–35.

Zehr RJ, Recht MP, Bauer TW. Adamantinoma. Skeletal Radiol 1995; 24: 553–555.

Kapitel 22

Tumoren und tumorartige Läsionen (Tumor-like Lesions) der Gelenke

Benigne Läsionen

■ Synoviale (Osteo-)Chondromatose

Die synoviale Osteochondromatose (auch bekannt als Synovialchondromatose oder synoviale Chondrometaplasie bzw. Morbus Reichel) ist ein seltenes, benignes Leiden, das durch die metaplastische Proliferation zahlreicher Knorpelknötchen in der Synovialmembran der Gelenke, in Bursen oder Sehnenscheiden gekennzeichnet ist. Fast immer kommt sie monartikulär vor, nur selten sind mehrere Gelenke betroffen. Die Erkrankung ist bei Männern doppelt so häufig wie bei Frauen und wird meist im 3. bis 5. Lebensjahrzehnt nachgewiesen. Ein Vorzugsort ist das Kniegelenk, wobei Hüfte, Schulter und Ellbogen den Großteil der übrigen Fälle stellen (Abb. 22-1). Die Patienten klagen in der Regel über Schmerz und Schwellung. Häufige klinische Befunde sind Gelenkerguß, Druckschmerzhaftigkeit, Bewegungseinschränkung im Gelenk und eine Weichteilraumforderung.

Die röntgenologischen Befunde hängen vom Ausmaß der Verkalkung in den Knorpelkörperchen ab und reichen vom bloßen Gelenkerguß bis zur Sichtbarkeit vieler strahlendichter Gelenkkörper, die meist klein und von einheitlichen Abmessungen sind (Abb. 22-2). Den besten Beweis dafür, daß diese Synovialchondrome auch wirklich intraartikulär liegen, erbringen Arthrographie oder Computertomographie (CT; Abb. 22-3). Mit diesen Methoden kann man sogar unverkalkte Körper nachweisen. Auch die Magnetresonanztomographie (MRT) kann hilfreich sein: Man kann die Verkalkungen in T2-Aufnahmen signalfrei gegen die signalreiche Flüssigkeit und die entzündete hyperplastische Synovialmembran sehen (Abb. 22-4 u. 22-5). Neben dem Nachweis der freien Gelenkkörper im Gelenk zeigen diese Verfahren auch eine Knochenarrosion auf.

Mikroskopisch sieht man zahlreiche Knorpelknötchen, die sich unter der dünnen Schicht von Zellen bilden, die die Oberfläche der Synovialmembran begrenzen. Diese Knötchen sind sehr zellreich, die Zellen selbst können eine mäßige Pleomorphie aufweisen und manchmal plumpe und gedoppelte Kerne besitzen. Die Knorpelknötchen, die oft verkalken und einer enchondralen Ossifikation unterliegen, können sich ablösen und so zu freien Gelenkkörpern werden. Diese freien Körper bleiben weiterhin vital und können noch wachsen, da sie über die Synovialflüssigkeit Nährstoffe erhalten, doch verknöchern sie dann nicht mehr.

Differentialdiagnose: Man sollte dieses Krankheitsbild von der sekundären synovialen Osteochondromatose infolge einer Arthrose, besonders von Hüfte und Knie, und vom synovialen Chondrosarkom, sei es nun primär (de novo aus der Synovialmembran entstanden) oder sekundär (durch maligne Transformation), abgrenzen. Die Unterscheidung der *primären* von der *sekundären synovialen Osteochondromatose* wirft zumeist keine Probleme auf. Bei letzterer sieht man immer radiologische Zeichen einer Arthrose mit all ihren typischen Merkmalen, wie z. B. verschmälerter radiologischer Gelenkspalt, subchondrale Sklerose und manchmal periartikuläre Zysten oder zystenartige Läsionen (Abb. 22-6). Die freien Gelenkkörper sind weniger zahlreich, größer und immer unterschiedlich groß. Umgekehrt ist bei der primären Synovialchondromatose das Gelenk nicht von degenerativen Veränderungen betroffen. In manchen Fällen allerdings kann der Knochen infolge des Drucks durch die verkalkten Körper gegen die äußeren Kortikalisschichten Erosionen aufweisen. Die intraartikulären Körper sind zahlreich, klein und von einheitlicher Größe (vgl. Abb. 22-2).

Schon schwerer ist die Synovialchondromatose vom *synovialen Chondrosarkom* zu unterscheiden. Klinische und radiologische Zeichen erwiesen sich bei der Differenzierung bislang nicht als nützlich und sind ebenso ineffek-

TEIL IV - Tumoren und tumorähnliche Veränderungen (Tumor-like Lesions)

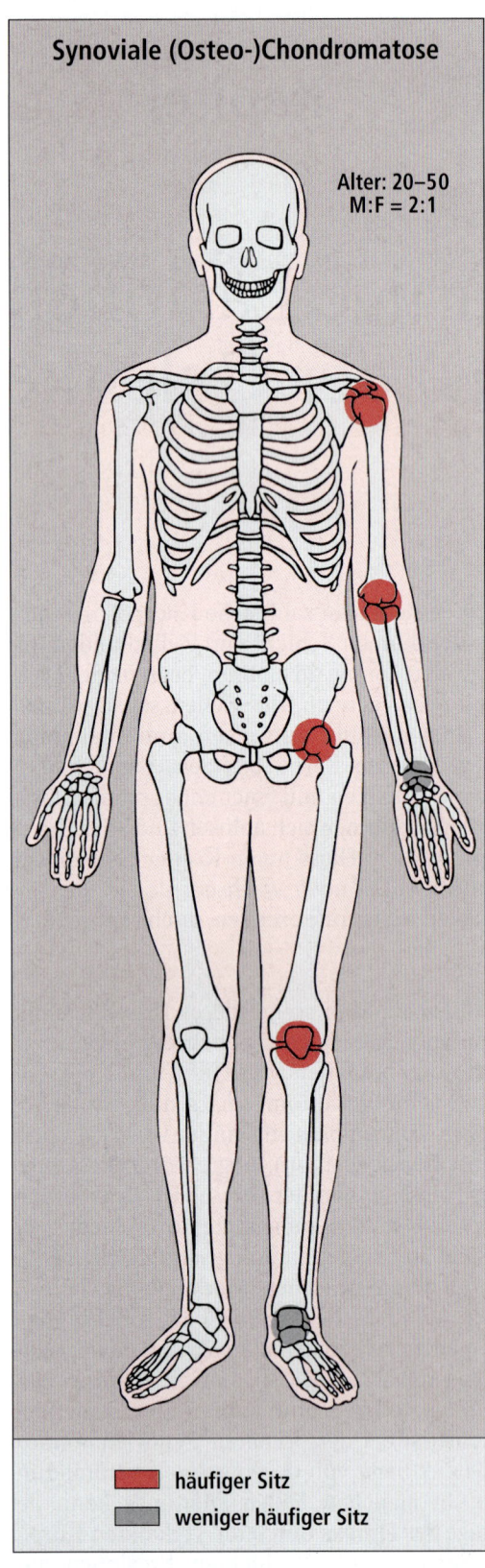

Abb. 22-1. Synoviale (Osteo-)Chondromatose: Prädilektionsstellen, Altersgipfel und Geschlechtsverteilung

tiv, wenn man eine sekundäre maligne Läsion, die bei einer Synovialchondromatose entsteht, abgrenzen will. Ferner haben beide Entitäten einen protrahierten klinischen Verlauf und rezidivieren häufig nach der Synovektomie wegen Synovialchondromatose oder der örtlichen Resektion eines synovialen Chondrosarkoms. Das Vorliegen einer echten Knochenzerströrung, im Gegensatz zu einer bloßen Erosion, gleichzeitig mit einem Weichteiltumor sollte aber immer an einen malignen Tumor denken lassen (vgl. Abb. 22-16). Eine Ausdehnung über die Gelenkkapsel hinaus sollte den Verdacht der Malignität noch weiter steigern, doch wurden auch einige Fälle von Synovialchondromatosen berichtet, die das Gelenk überschritten.

Andere Krankheiten, die eine Synovialchondromatose radiologisch nachahmen können, sind Synovialitis villonodularis pigmentosa, Synovialhämangiom und Lipoma arborescens. Bei der *Synovialits pigmentosa villonodularis* (die später in diesem Kapitel abgehandelt wird) fließen die Füllungsdefekte im Gelenk stärker zusammen und sind unschärfer. Die MRT kann wegen der paramagnetischen Wirkungen einer Hämosiderinablagerung in allen Sequenzen eine herdförmig verminderte Signalintensität der Synovialmembran aufzeigen (vgl. Abb. 22-10 u. 22-11). Das *synoviale Hämangiom* erscheint meist als eine solitäre Weichteilraumforderung. T1-gewichtete MRT-Bilder zeigen die Läsion entweder isointens oder leicht hyperintens (heller) zur umgebenden Muskulatur, jedoch signalärmer als subkutanes Fett. In T2-gewichteten MRT-Bildern ist die Raumforderung immer viel heller als Fett (vgl. Abb. 22-13). Phlebolithen und Septen aus Faser- und Fettgewebe mit einem schwachen Signal sieht man in solchen Tumoren häufig. Das *Lipoma arborescens* ist eine zottige lipomatöse Proliferation der Synovialmembran. Diese seltene Leiden befällt zumeist das Kniegelenk, wurde aber in Einzelfällen auch in anderen Gelenken beschrieben, darunter Hand- und Sprunggelenk. Unterschiedlich wurde zu diesem Leiden angemerkt, daß es entwicklungsbedingten, traumatischen, inflammatorischen oder neoplastischen Ursprungs sei, doch ist seine wahre Ätiologie immer noch unbekannt. Klinische Befunde sind eine langsam zunehmende, aber schmerzlose Synovialisverdickung wie auch ein Gelenkerguß mit sporadischen Verschlimmerungen. Röntgenuntersuchungen zeigen einen Gelenkerguß zusammen mit einer unterschiedlich schweren Arthrose. Die histologische Untersuchung weist den vollständigen Ersatz des subsynovialen Gewebes durch reife Fettzellen und die Ausbildung proliferativer zottiger (villöser) Veränderungen nach.

■ Synovialitis pigmentosa villonodularis

Die Synovialitis pigmentosa villonodularis (SPVN) ist eine örtlich destruierende fibrohistiozytäre Proliferation, für die viele zottige und knotige Synovialisauswüchse charakteristisch sind und die Gelenke, Schleimbeutel und Sehnenscheiden befällt. Die SPVN wurde erstmals im Jahr 1941

Tumoren und tumorartige Läsionen (Tumor-like Lesions) der Gelenke **22**

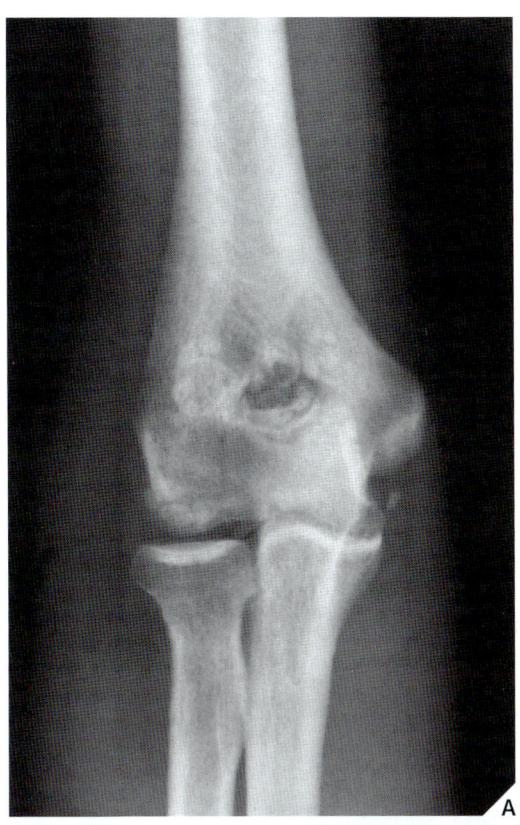
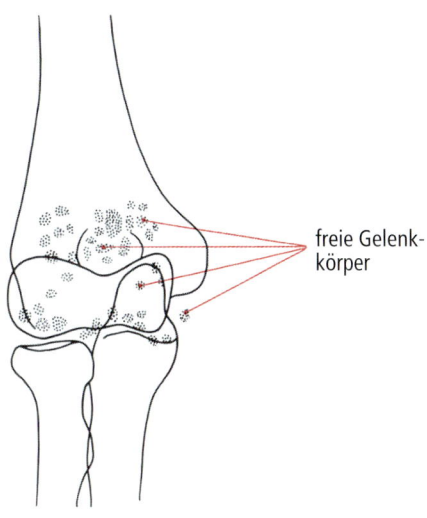
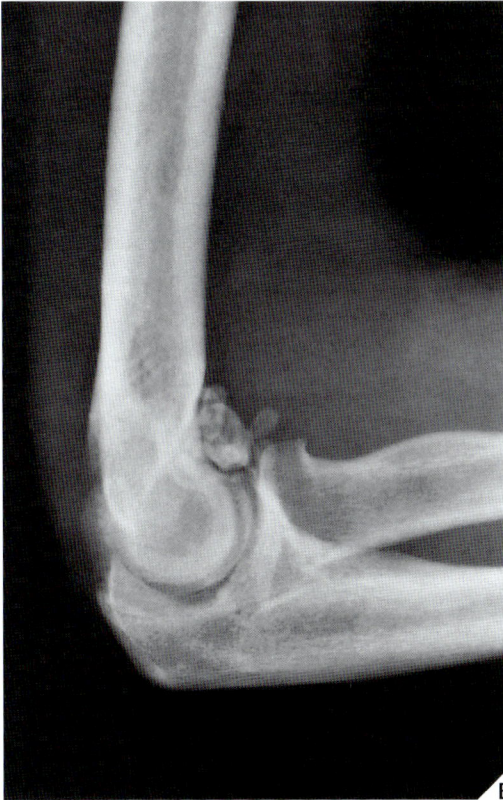
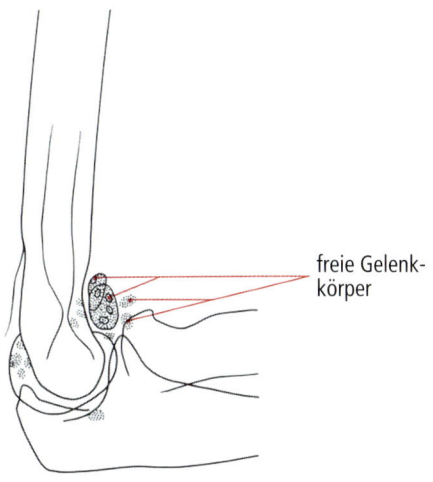

Abb. 22-2. Der 23jährige Mann klagte über Schmerz und gelegentliches Blockieren im Ellbogengelenk; anamnestisch kein Trauma. **A**, **B** Die a.-p. und die Seitaufnahme zeigen zahlreiche osteochondrale freie Gelenkkörper im Ellbogengelenk, die regelmäßig geformt und etwa gleich groß sind. Dieser Befund ist charakteristisch für eine synoviale Chondromatose (= Morbus Reichel; Anm. des Übersetzers)

TEIL IV - Tumoren und tumorähnliche Veränderungen (Tumor-like Lesions)

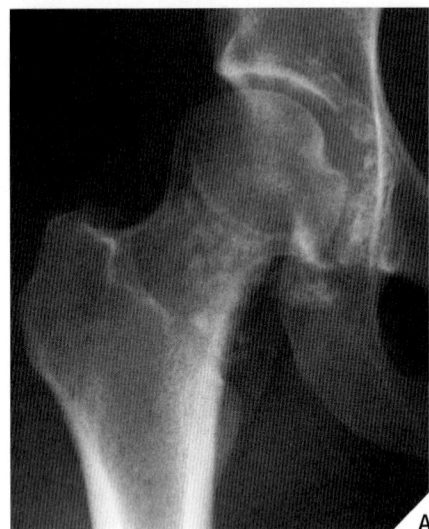
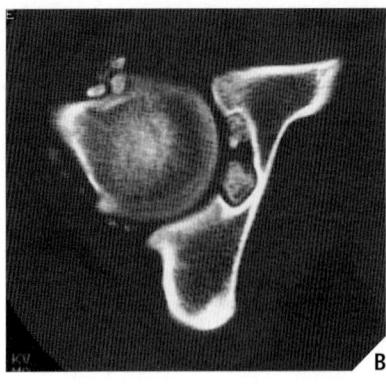
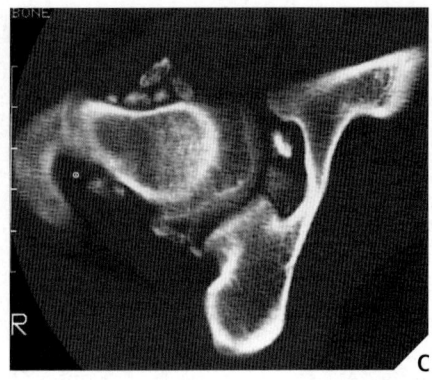

Abb. 22-3. A Das a.-p. Röntgenbild der rechten Hüfte einer 27 Jahre alten Frau zeigt eine Vielzahl von osteochondralen Gelenkkörpern rund um Femurkopf und Femurhals, wobei allerdings der Gelenkspalt erhalten ist – ein charakteristisches Zeichen der synovialen (Osteo-)Chondromatose. **B, C** Zwei CT-Bilder in Höhe des Femurkopfs und des Femurhalses zeigen nun zweifelsfrei die intraartikuläre Lage der zahlreichen osteokartilaginären freien Körper

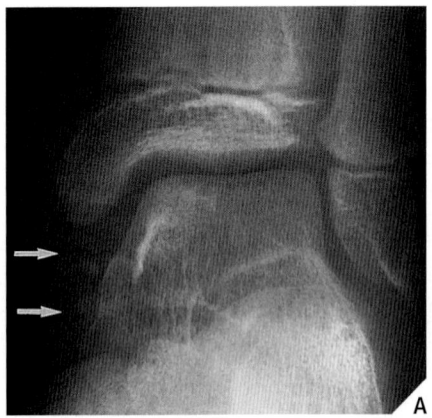
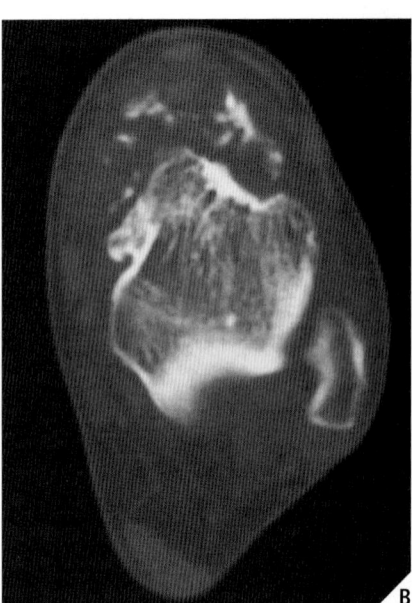
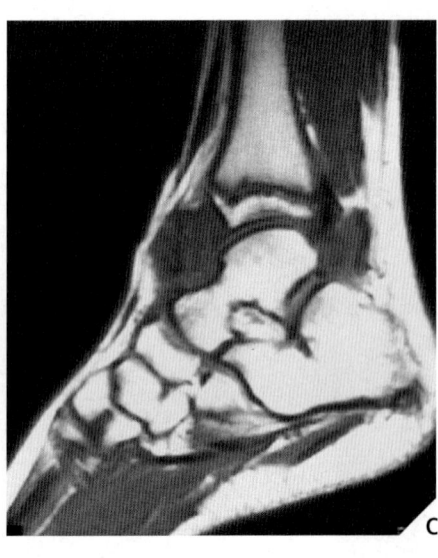
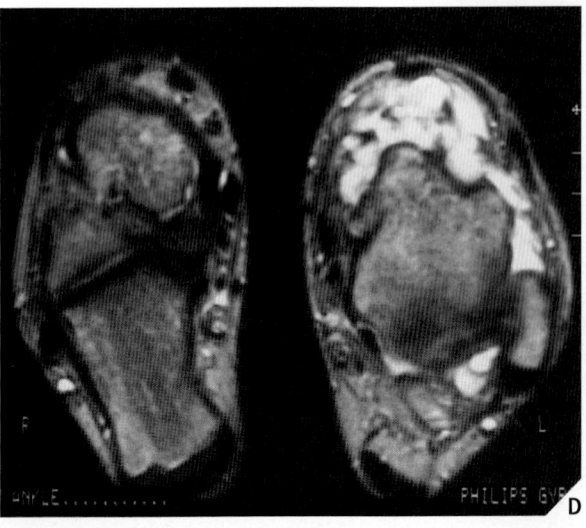

Abb. 22-4. A Die Schrägaufnahme des linken Sprunggelenks eines 14 Jahre alten Jungen zeigt viele zarte strahlendichte Herdchen, die sich auf das obere Sprunggelenk projizieren *(Pfeile)*. **B** Das CT-Bild zeigt den Sitz der verkalkten Körper im vorderen Gelenkbereich. **C** Das sagittale T1w MRT-Bild (SE; TR 640 / TE 20 ms) zeigt die Flüssigkeit im Sprunggelenk mit mittlerer Signalstärke und darin eingestreut hypointense osteochondrale Gelenkkörper. **D** Das koronare T2w MRT-Bild (SE; TR 2000/TE 80 ms) des Sprunggelenks definiert eindeutig die hypointensen osteochondralen Gelenkkörper innerhalb signalreicher Flüssigkeit. Diese Befunde passen zur Diagnose der synovialen (Osteo-)Chondromatose

Tumoren und tumorartige Läsionen (Tumor-like Lesions) der Gelenke 22

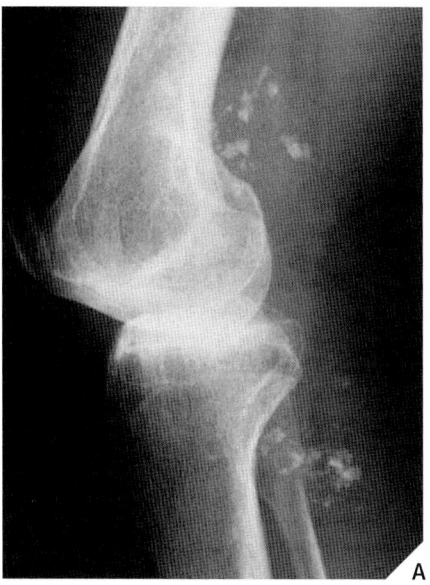
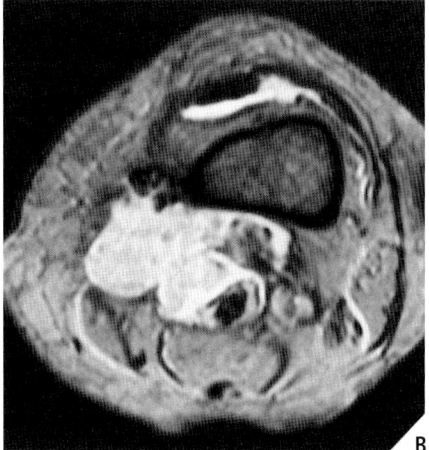
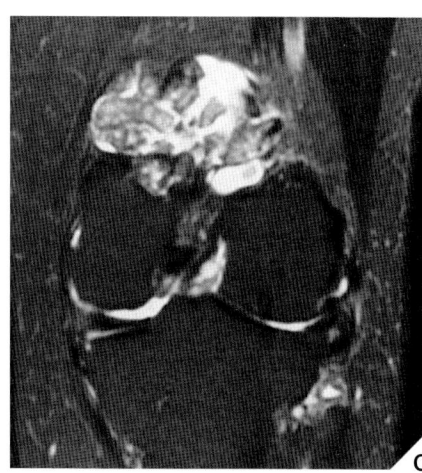
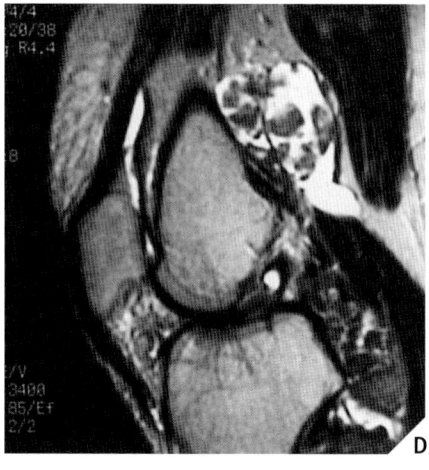

Abb. 22-5. **A** Die seitliche Aufnahme des linken Knies eines 50 Jahre alten Manns zeigt zahlreiche osteochondrale Körper im Kniegelenk und in dessen Umgebung. **B** Das axiale T2*w MRT-Bild (multiplanar gradient-recalled; TR 500/TE 20 ms; Flip-Winkel 30°) zeigt einen hyperintensen Gelenkerguß und zahlreiche Gelenkkörper mittlerer Signalstärke, die vor allem in einer großen Poplitealzyste liegen. **C, D** Koronares fast Spin-Echo-MRT-Bild (TR 2400/TE 85 ms Ef) und sagittales fast Spin-Echo-Bild (TR 400/TE 85 ms Ef) zeigen dann die Verteilung der zahlreichen osteochondralen Gelenkkörper besser

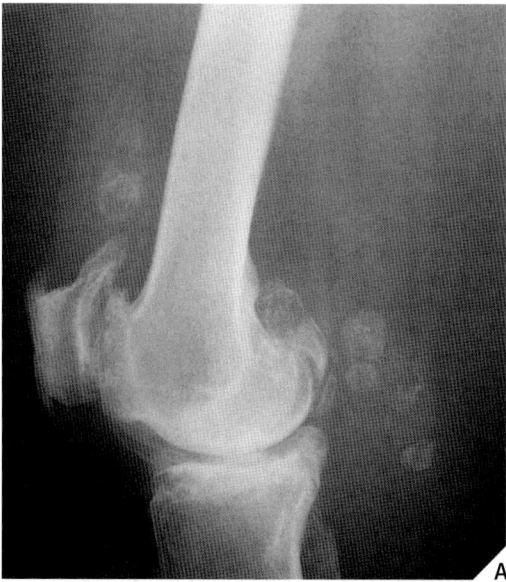
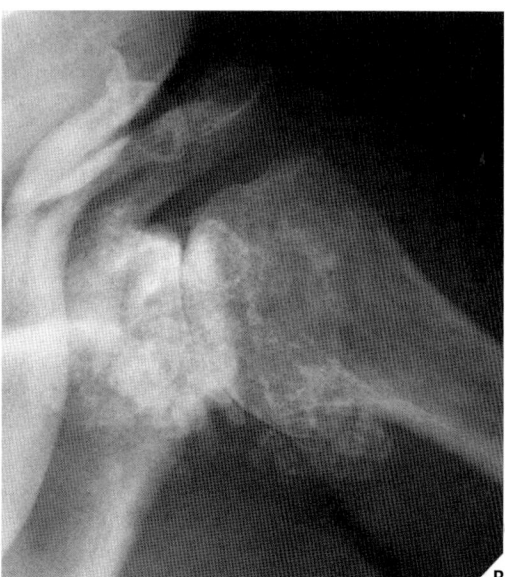

Abb. 22-6. **A** Die seitliche Knieaufnahme eines 58 Jahre alten Manns mit fortgeschrittener Retropatellararthrose zeigt multiple osteochondrale Gelenkkörper im Recessus suprapatellaris und in einer Poplitealzyste. **B** Das Röntgenbild der linken Schulter einer 68 Jahre alten Frau mit Omarthrose zeigt viele intraartikuläre osteochondrale Gelenkkörper

von Jaffe, Lichtenstein und Sutro beschrieben, die den Namen dazu verwendeten, die Läsion wegen ihres gelbbraunen, zottigen und knotigen Aussehens zu identifizieren. Diese gelbbraune Pigmentierung beruht auf einer exzessiven Ablagerung von Lipiden und Hämosiderin. Die Veränderungen können diffus oder umschrieben sein. Ist die gesamte Synovialis eines Gelenks erkrankt und ein größerer Zottenanteil vorhanden, dann bezeichnet man dies als *diffuse Synovialitis pigmentosa villonodularis*. Ist eine eher diskrete intraartikuläre Raumforderung vorhanden, so nennt man sie *lokalisierte Synovialitis pigmentosa villonodularis* (oder in der europäischen Literatur *pigmentierter Riesenzelltumor der Gelenke*). Betrifft der Prozeß Sehnenscheiden, so nennt man ihn *lokalisierten Riesenzelltumor der Sehnenscheiden*. Meist kommt die diffuse Form an Knie, Hüfte, Ellbogen oder Handgelenk vor und stellt ca. 23% der Fälle. Die umschriebene noduläre Form wird oft als eigenständige Entität betrachtet; sie besteht aus einer solitären polypoiden, der Synovialmembran aufsitzenden Raumforderung. Die noduläre Tenosynovialitis sieht man zumeist an den Fingern; sie ist nach dem Ganglion der zweithäufigste Weichteiltumor der Hand.

Sowohl die diffuse als auch die umschriebene Form der villonodulären Synovialitis treten zumeist als Einzelläsion, vorwiegend bei jungen Menschen und im mittleren Lebensalter und bei beiden Geschlechtern auf. Ein besonders charakteristischer Befund bei der SPVN ist die Fähigkeit der hyperplastischen Synovialis, in den darunter liegenden Knochen einzubrechen und Zysten sowie Erosionen hervorzurufen. Die Ätiologie ist unbekannt und durchaus umstritten, doch vermuten einige Autoren einen Autoimmunprozeß in der Pathogenese. Auch das Trauma wird als eine Ursache angeschuldigt, da sich tierexperimentell ähnliche Auswirkungen durch wiederholte Injektionen von Blut in das Kniegelenk erzielen ließen. Einige Autoren unterstellen eine Fettstoffwechselstörung als ätiologischen Faktor. Ferner wurde von Jaffe und Mitarbeitern postuliert, daß die SPVN eine entzündliche Antwort auf ein bislang unbekanntes Agens darstellen könnten, sowie von Rao, Stout und Lattes et al., daß es sich hier um echte Neoplasien handelt. Zwar vermutete man, daß letztere Theorie durch pathologisch-anatomische Untersuchungen gestützt werde, die darauf hinwiesen, daß die bei der SPVN vorhandenen Histiozyten als fakultative Fibroblasten agieren und sich Schaumzellen aus Histiozyten ableiten können, was die SPVN in die Nähe zu einem benignen Neoplasma fibrohistiozytären Ursprungs rückt, doch sind diese Befunde noch kein endgültiger Beweis dafür, daß die SPVN eine echte Neoplasie sei. Eher sprechen sie schon für eine Sonderform eines chronisch proliferativen Entzündungsprozesses, wie dies bereits Jaffe et al. postulierten.

Klinisch ist die SPVN ein langsam fortschreitender Prozeß, der sich in leichtem Schmerz und geringer Schwellung mit Bewegungseinschränkung äußert. Manchmal bemerkt man über dem erkrankten Gelenk eine erhöhte Hauttemperatur. Am häufigsten erkrankt das Kniegelenk; 66% der Patienten stellen sich mit einem blutigen Gelenkerguß vor. In der Tat deutet serös-sanguinolente Synovialflüssigkeit ohne jüngst erlittenes Trauma in der Anamnese stark auf die Diagnose einer SPVN hin. Die Synovialflüssigkeit enthält vermehrt Cholesterin, und die Flüssigkeit läuft nach Ergußpunktion sehr rasch wieder nach. Auch andere Gelenke können erkranken, darunter Hüfte, Sprunggelenk, Handgelenk, Ellbogen und Schulter. Frauen sind im Verhältnis 2:1 häufiger betroffen. Die Patienten sind zwischen 4 und 60 Jahre alt, der Altersgipfel liegt im 3. und 4. Lebensjahrzehnt (Abb. 22-7). Die Symptome können von 6 Monaten bis zu 25 Jahren währen.

Röntgenbilder weisen eine Weichteilverschattung im erkrankten Gelenk nach, die oft als Gelenkerguß fehlgedeutet wird. Allerdings die Dichte der Verschattung höher als die eines einfachen Ergusses, und sie stellt nicht nur hämorrhagische Flüssigkeit, sondern auch gelappte synoviale Raumforderungen dar (Abb. 22-8). Eine randständige, scharf begrenzte Erosion des subchondralen Knochens mit einem sklerosierten Rand kann vorhanden sein (berichtete Inzidenz 15–50%), meist auf beiden Seiten des erkrankten Gelenks. Auch wurde eine Gelenkspaltverschmälerung berichtet. Charakteristisch an der Hüfte sind zahlreiche zystenartige oder erosive Bezirke, die unbelastete Anteile der Hüftpfanne wie auch den Femurkopf und den Schenkelhals erfassen. Verkalkungen findet man nur ausnahmsweise vor.

Die Arthrographie weist zahlreiche lappige Raumforderungen mit Zottenausläufern nach, die als Füllungsdefekte im kontrastmittelgefüllten Recessus suprapatellaris erscheinen (Abb. 22-9). Die Computertomographie stellt sehr anschaulich das Krankheitsausmaß dar. Der vermehrte Eisengehalt in der Synovialflüssigkeit bedingt hohe Dichtewerte (Hounsfield-Einheiten), ein Zeichen, das differentialdiagnostisch hilfreich sein kann. Die MRT ist bei der Diagnosestellung außerordentlich nützlich, da die im Gelenk befindlichen Raumforderungen in T2-gewichteten Aufnahmen eine Kombination aus signalreichen Bezirken zeigen, die der Flüssigkeit und der verdickten Synovialis entsprechen, sowie eingestreute Bezirke von mittelstarkem bis schwachem Signal, die die Folge des zufällig in der Synovialis eingestreuten Hämosiderins darstellen (Abb. 22-10). Im allgemeinen bietet die MRT wegen der Hämosiderinablagerungen und des dicken Bindegewebes in T1- und in T2w-Bildern ein schwaches Signal (Abb. 22-11). Ferner kann man in der Raumforderung Signale beobachten, welche mit Fett vereinbar sind und auf Ansammlungen lipidbeladener Makrophagen beruhen. Weitere MRT-Befunde sind eine hyperplastische Synovialis und manchmal auch Knochenerosionen. Die Gabe von Gadolinium in Form von Gd-DTPA führt insgesamt zu einem beachtlichen Anstieg der Inhomogenität bei einer Gesamtzunahme der Signalstärke von Kapsel und Septen. Dieses Enhancement der Synovialis erlaubt die Abgrenzung von der immer vorhandenen Flüssigkeit, deren Signalstärke nicht zunimmt. Neben ihrer diagnostischen Aussagestärke kann die MRT auch die Ausbreitung der Krankheit gut definieren.

Tumoren und tumorartige Läsionen (Tumor-like Lesions) der Gelenke 22

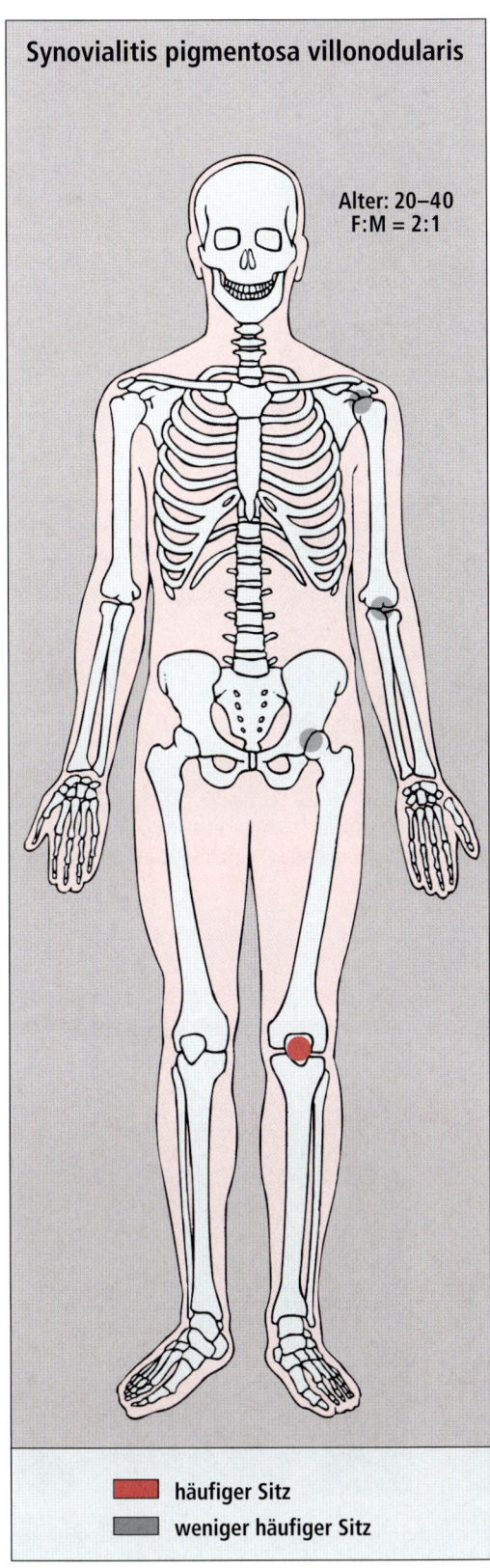

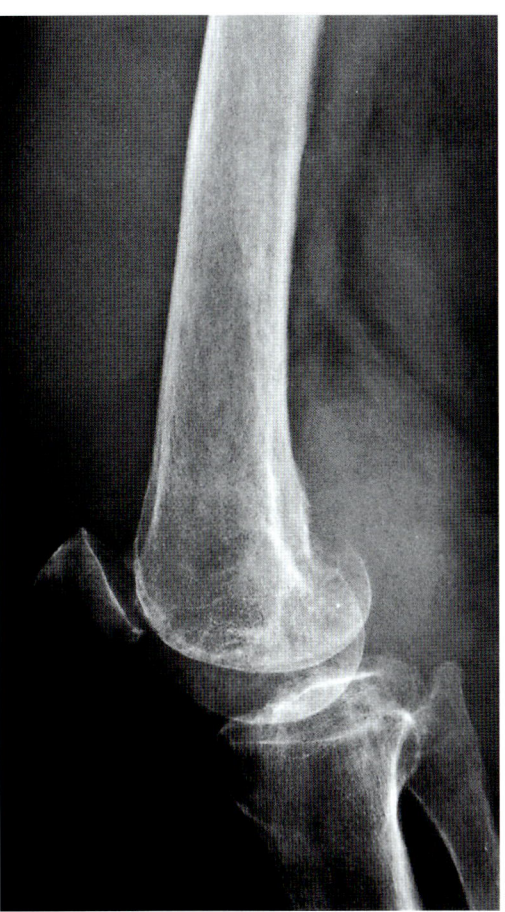

Abb. 22-8. Die seitliche Knieaufnahme eines 58jährigen Mannes zeigt einen großen Gelenkerguß im Recessus suprapatellaris und eine dichte klumpige Weichteilmasse, die die Hinterfläche des Femuraußenkondylus arrodiert – Merkmale, die für eine villonoduläre Synovialitis sprechen. Man beachte, daß die Dichte an der Knierückfläche höher ist, als die des Ergusses im Recessus suprapatellaris

Abb. 22-7. Synovialitis pigmentosa villonodularis: Prädilektionsstellen, Altersgipfel und Geschlechtsverteilung

TEIL IV - Tumoren und tumorähnliche Veränderungen (Tumor-like Lesions)

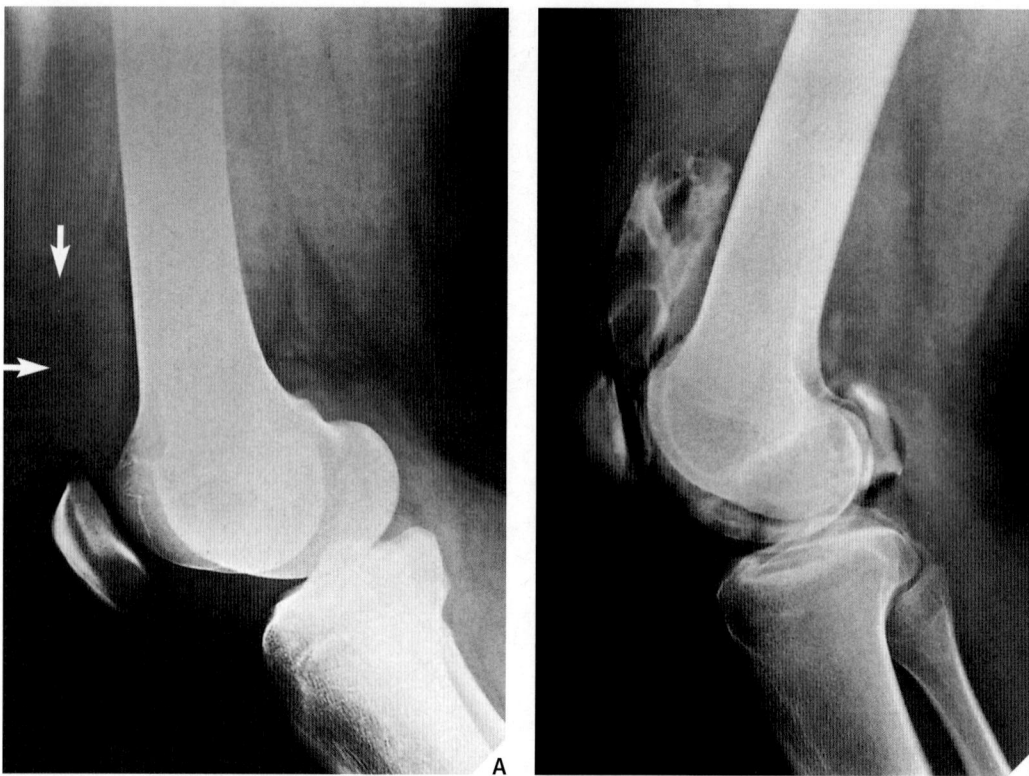

Abb. 22-9. **A** Die seitliche Übersicht zeigt ein Bild wie bei einem Erguß im Recessus suprapatellaris, jedoch ist die Dichte der „Flüssigkeit" zu hoch und auch eine Lobulierung erkennbar. **B** Die Kontrastarthrographie des Kniegelenks zeigt lobuläre Füllungsdefekte im Recessus suprapatellaris, die klumpigen Synovialtumoren entsprechen. Die Gelenkpunktion erbrachte zähe, blutige Flüssigkeit, was die vermehrte Dichte der in der Übersicht erkennbaren Weichteilmasse erklärt. Die Biopsie sicherte eine pigmentierte villonoduläre Synovialitis

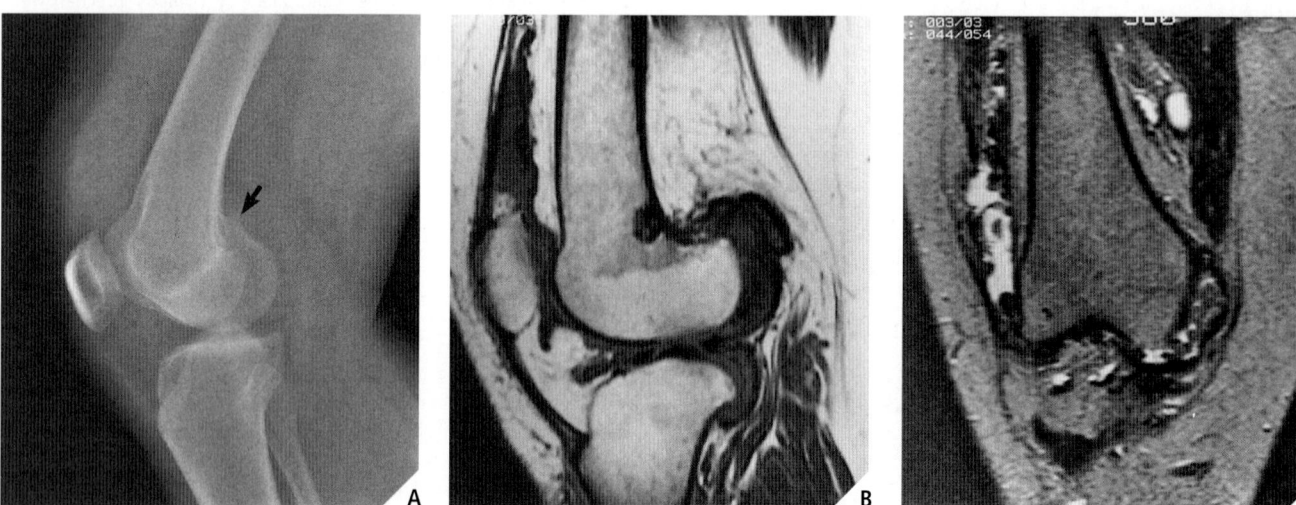

Abb. 22-10. Eine 22 Jahre alte Frau hatte bereits mehrere Episoden mit Knieschmerz und -schwellung. Zweimal wurde dabei blutige Flüssigkeit aus dem Knie abpunktiert. **A** Die Seitaufnahme des rechten Knies zeigt den Recessus suprapatellaris weit „entfaltet", was als „Kniegelenkerguß" gewertet wurde. Achten Sie auch auf die Dichtevermehrung in der Kniekehle und zarte Erosionen an der Hinterkante des distalen Femurs. **B** Das sagittale T1w MRT-Bild (SE; TR 800/TE 20 ms) zeigt eine lappig begrenzte Raumforderung im Recessus suprapatellaris, die sich in das Kniegelenk ausdehnt und das infrapatellare Fett infiltriert. Man achte auch auf die lobulierte Masse an der Gelenkhinterfläche, die sich in Richtung Tibia ausdehnt. Diese Tumoren bieten eine mittelhohe bis niedrige Signalstärke. Die Erosion an der Rückfläche des distalen Femurs (suprakondylär) erkennt man deutlich anhand eines Gebiets geringer Signalstärke. **C** Das koronare T2w MRT-Bild (SE; TR 1800/TE 80 ms) zeigt Gebiete hoher Signalstärke, welche Flüssigkeit und aufgestaute Gelenkflüssigkeit darstellen, sowie damit durchmischt Regionen mittlerer bis niedriger Signalhöhe, wie sie für Hämosiderinablagerungen charakteristisch sind

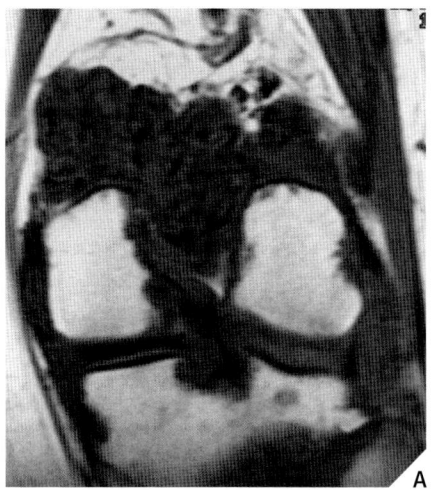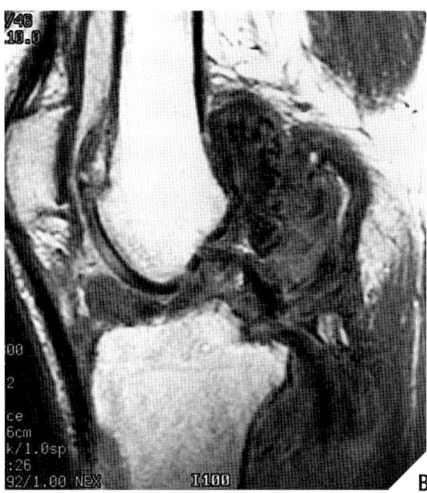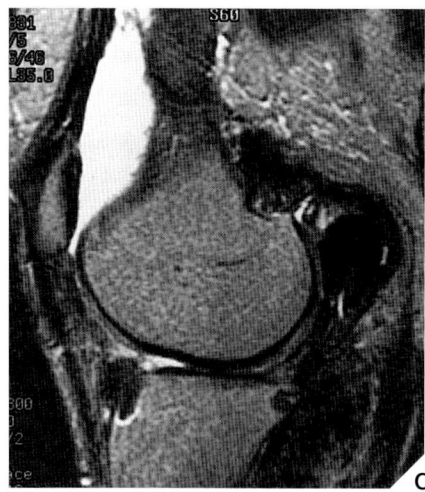

Abb. 22-11. **A, B** Koronares und sagittales T1w MRT-Bild (SE; TR 600/TE 12 ms) des Knies eines 40 Jahre alten Manns zeigen lobulierte hypointense Raumforderungen überwiegend in der Fossa poplitea. **C** Das sagittale T2w MRT-Bild (SE; TR 2000/TE 80 ms) zeigt signalreiche Flüssigkeit im Recessus suprapatellaris. Die gelappten Raumforderungen einer Synovialitis pigmentosa villonodularis bleiben dabei signalarm (dunkel)

Bei der histologischen Untersuchung zeigt die SPVN eine tumorartige Proliferation von Synovialgewebe. Man beobachtet ein dichtes Infiltrat aus einkernigen Histiozyten in Begleitung von Plasmazellen, Lymphozyten und einer unterschiedlichen Zahl von Riesenzellen. Schon lange bestehende Läsionen zeigen Fibrose und Hyalinisierung.

Behandlung: Meist besteht die Behandlung in der operativen oder arthroskopischen Synovektomie. Manchmal greift man auch zur intraartikulären Radiosynovektomie durch Bestrahlung, wenn das abnorme Synovialgewebe noch schmaler als 5 mm ist. Lokalrezidive sind häufig und wurden bei etwa 50% der Fälle berichtet.

■ Synoviales Hämangiom

Das synoviale Hämangiom ist eine seltene, benigne Läsion, die am häufigsten das Kniegelenk und hier zumeist dessen ventralen Anteil befällt; sie wurde auch an Ellbogen, Hand- und Sprunggelenk sowie in Sehnenscheiden gefunden. Die meisten Fälle betreffen Kinder und Jugendliche. Fast alle Patienten mit einem Synovialhämangiom haben Symptome, sie kommen oft mit Knieschwellung, leichtem Schmerz oder geringer Bewegungseinschränkung im Gelenk. Manchmal berichten die Patienten über wiederholte episodische Gelenkschwellungen und mehrjährige, unterschiedlich starke Schmerzen. Das synoviale Hämangiom ist oft mit einem benachbarten kutanen oder einem tiefen Weichteilhämangiom gepaart. Aus diesem Grund klassifizieren einige Autoren die Kniegelenkläsionen je nach deren Befallsmuster als intraartikulär, juxtaartikulär oder intermediär. Das Synovialhämangiom wird oft fehldiagnostiziert; nach einer Schätzung wird die korrekte Diagnose nur in 22% der Fälle bereits präoperativ gestellt.

Bis in die letzten Jahre hinein wurden die synovialen Hämangiome durch die Kombination von Röntgenaufnahmen, Arthrographie, Angiographie und kontrastmittelverstärkte CT abgeklärt. Zwar erscheinen bei mindestens der Hälfte der Fälle die Röntgenbilder als unauffällig, doch können sie auch Weichteilschwellung, eine Raumforderung im Gelenkbereich, einen Gelenkerguß oder Erosionen nachweisen (Abb. 22-12). Gelegentlich erkennt man auf Röntgenaufnahmen Phlebolithen, Periostverdickung, eine beschleunigte Epiphysenreifung und arthrotische Veränderungen. Die Arthrographie ergibt zumeist unspezifische Füllungsdefekte mit zottigem Umriß. Die Angiogramme erbringen dann schon spezifischere Informationen als die Übersichten; oft können sie nämlich eine vaskuläre Läsion nachweisen und die für ein Hämangiom pathognomonischen Merkmale aufzeigen. Die kontrastmittelverstärkte CT des Gelenks zeigt dann ganz typisch eine uneinheitlich aussehende Weichteilraumforderung, die Gewebedichten nahe denen von Skelettmuskulatur aufweist und hypodense Areale einschließt, von denen einige die Dichte von Fett erreichen. Effektiv ist die CT beim Nachweis von Phlebolithen und fleckig um diese herum gelegenen Dichteanhebungen, sie weist aber auch gut das Enhancement tubulärer Bezirke und von Kontrastmittelansammlungen (Pooling) innerhalb der Läsion nach. In einigen Fällen deckt die CT dilatierte zu- und abführende Gefäße des Tumors sowie vergrößerte benachbarte Unterhautvenen auf.

In letzter Zeit wurde die MRT bei der Abklärung von Hämangiomen zur Methode der Wahl, da sich hiermit die wahrscheinliche Diagnose stellen läßt. Ganz typisch zeigt der Weichteiltumor in T1-gewichteten Sequenzen dann ein mittelstarkes Signal, wobei er isointens oder leicht hyperintens zu Muskel, jedoch gegenüber Fett wesentlich dunkler erscheint. In T2w-Aufnahmen und in Sequenzen mit Fettsuppression ist die Raumforderung viel heller als das subkutane Fett (Abb. 22-13) und zeigt schmale, oft geschlängelte, hypointense Septen im Tumor. Im allgemeinen hängen die Charakteristika der Signalintensität eines Hämangioms wohl von einer Reihe von Faktoren ab, z. B. langsamer Fluß, Thrombose, Gefäßverschlüsse und vermehrt freies Wasser in stagnierendem Blut, das sich in größeren Gefäßen und aufgeweiteten Sinus ansammelt, sowie von unterschiedlichen Mengen an Fettgewebe in der Läsion. Nach intravenöser Gabe von Gadolinium sieht man einen Signalanstieg des Hämangioms. Bei Patienten mit einem kavernösen Hämangiom des Knies wurden auch Spiegel zwischen zwei Flüssigkeiten beobachtet (vgl. Abb. 22-13B), ein Befund, der kürzlich ebenso bei Weichteilhämangiomen dieses Typs mitgeteilt wurde.

Das synoviale Hämangiom ist eine vaskuläre Läsion, die von der subsynovialen Mesenchymschicht der Synovialmembran ausgeht und unterschiedliche Mengen von Fett-, Faser- und Muskelgewebe wie auch Thromben in den Gefäßen enthält. Liegt es vollständig intraartikulär, dann ist es zumeist gut abgegrenzt, erscheint von einer Kapsel umgeben, sitzt der Synovialmembran mit einem Stiel unterschiedlicher Größe auf oder haftet ihr durch abtrennbare Adhäsionen an einer oder auch an mehreren Oberflächenanteilen an. Makroskopisch ist der Tumor eine gelappte, weiche, braune, teigige Raumforderung mit darauf gelegener zottiger Synovialmembran, die durch Hämosiderin oft mahagonibraun angefärbt wird. Bei der mikroskopischen Untersuchung zeigt die Läsion sich verästelnde Gefäßkanäle verschiedener Größe und eine darüber gelegene verdickte Synovialmembran, die bei chronischen Fällen mit wiederholtem Hämarthros reichlich Eisenablagerungen bieten kann.

Differentialdiagnose: Zur Differentialdiagnose des Synovialhämangioms zählen *Synovialitis pigmentosa villonodularis* (SPVN) und Synovialchondromatose. Auch sollte man differentialdiagnostisch alle proliferativen chronisch entzündlichen Prozesse wie *rheumatoide Arthritis*, *Gelenktuberkulose* und *Hämophiliearthropathie* berücksichtigen, doch lassen sich diese Krankheiten bei Erkrankung des Knies zumeist klinisch unterscheiden. Da es extrem selten ist, wird das Lipoma arborescens nur selten in der Differentialdiagnose einbezogen; mit Hilfe der MRT wird dieses Krankheitsbild anhand der typischen laubartigen Auswüchse der Läsion und die Signalcharakteristika von Fett nachgewiesen (hyperintens in T1-, mittelstark signalgebend in T2-Gewichtung). Bei der SPVN decken die Röntgenbilder häufig Befunde ähnlich denen des Synovialhämangioms auf, also Gelenkerguß und Raumforderung im Recessus suprapatellaris oder in der Kniekehle; sie können auch Knochenarrosionen an beiden Gelenkanteilen nachweisen. Wie beim Synovialhämangiom, so kann die Arthrographie bei der SPVN den Synovialtumor als einen unspezifischen Füllungsdefekt aufzeigen. Ohne Kontrastmittel kann die CT die durch Fett herabgesetzte Tumordichte nicht identifizieren, nach Gabe von Kontrast-

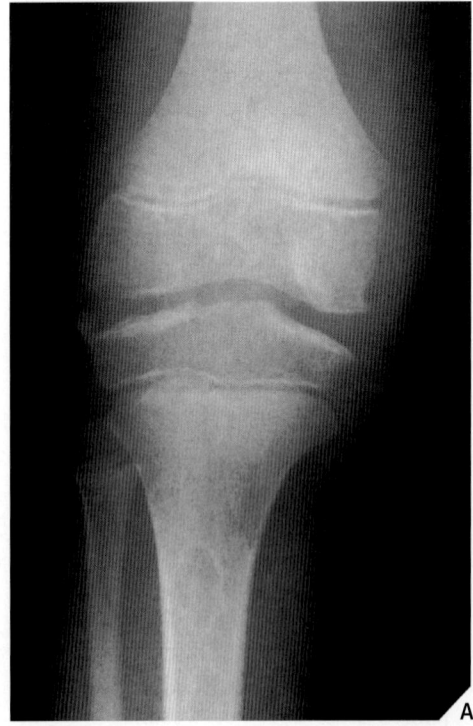
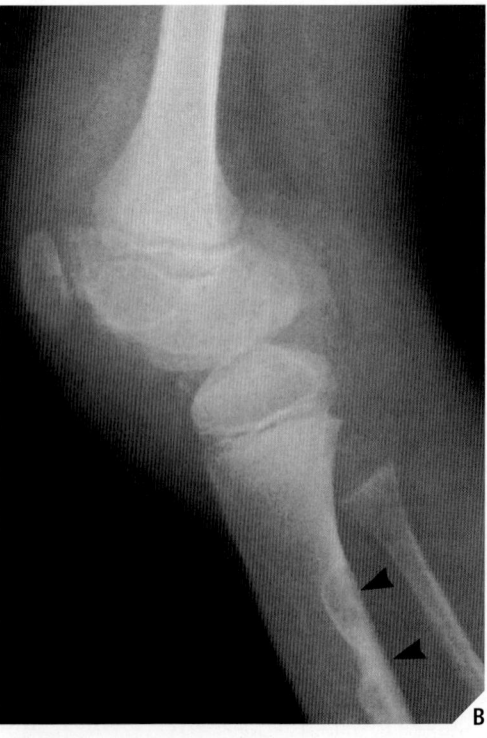

Abb. 22-12 A, B Die a.-p. und die seitliche Aufnahme des rechten Kniegelenks eines 7 Jahre alten Jungen mit einem synovialen Hämangiom zeigen Gelenkerosionen im femoropatellaren und im femorotibialen Gelenkanteil; ventral und dorsal erkennt man Weichteiltumoren. Zufallsbefund ist hier ein nichtossifizierendes Fibrom an der Tibiarückfläche *(Pfeilspitzen)*

mittel i. v. ist sie dann aber diagnostisch. Bei der SPVN zeigt die Synovialis eine knotige Verdickung und Raumforderungen uneinheitlicher Signalintensität. Der Großteil der Läsion hat sowohl in T1- als auch in T2-Gewichtung eine höhere Signalintensität als Muskel, während andere Anteile in allen Sequenzen hypointens bleiben und somit den Hämosideringehalt des Tumors widerspiegeln. Die Synovialchondromatose läßt sich oft schon im Röntgenbild diagnostizieren, wenn die Knötchen verkalkt sind. Nahezu pathognomonisch für dieses Leiden sind intraartikuläre osteochondrale Fragmente einheitlicher Größe. Die CT kann helfen, die ansonsten nicht erkennbaren zarten Verkalkungen nachzuweisen.

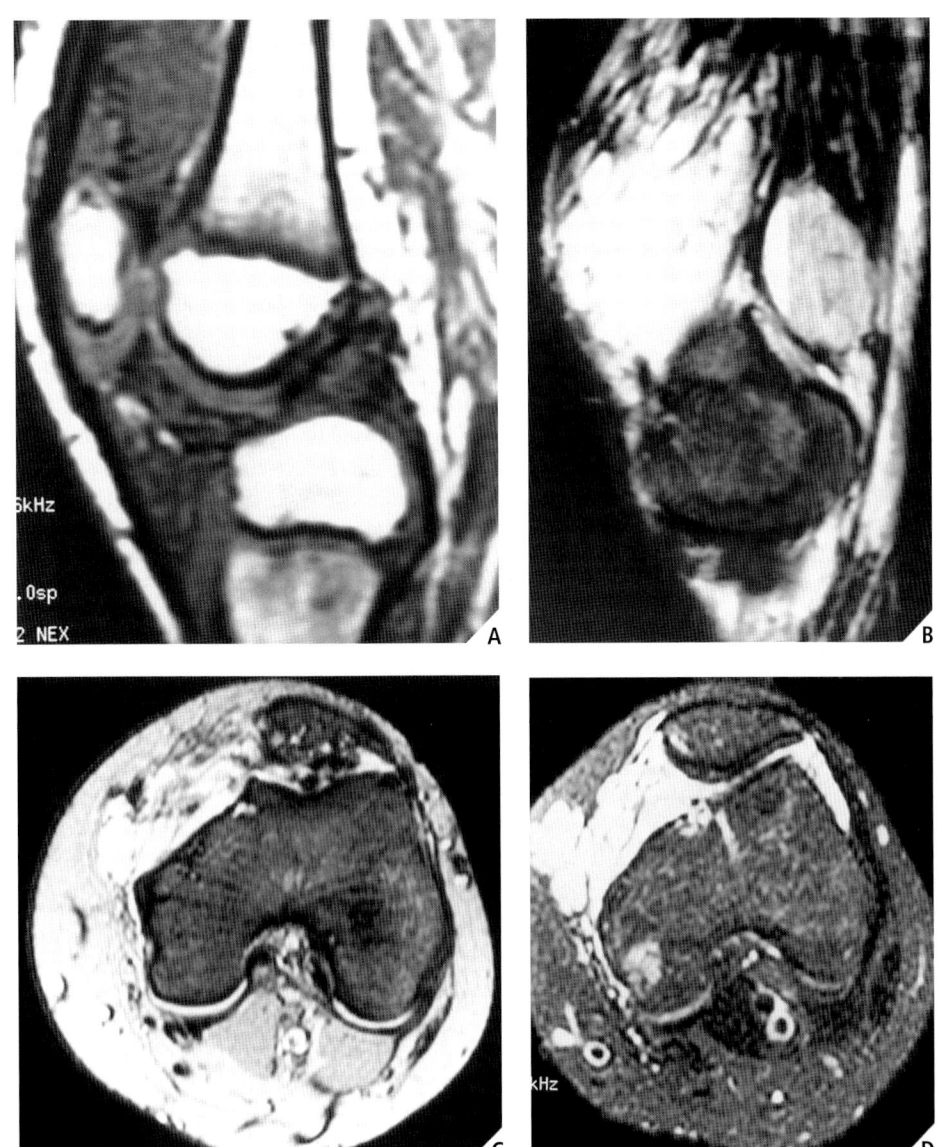

Abb. 22-13 **A** Ein sagittales T1w MRT-Bild (SE; TR 400/TE 11 ms) eines 9 Jahre alten Knaben zeigen zur Muskulatur isointense Raumforderungen mit Infiltration von Recessus suprapatellaris und Hoffa-Fettkörper. **B** Bei einer Fettsättigungstechnik wird die Raumforderung sehr hell. Der in der Poplitealregion sichtbare Spiegel zwischen zwei Flüssigkeiten ist für den kavernösen Typ eines Synovialhämangioms typisch. **C, D** Bei einem anderen Patienten, einem 16 Jahre alten Mädchen, zeigen ein axiales T2* MRT-Bild (multiplanar gradient-recalled; TR 500/TE 15 ms; Flip-Winkel 30°) und ein axiales fast Spin-Echo-MRT-Bild (TR 5000/TE 85 ms Ef) mit Fettsuppressionstechnik Größe und Ausdehnung eines synovialen Hämangioms

TEIL IV - Tumoren und tumorähnliche Veränderungen (Tumor-like Lesions)

Maligne Läsionen

■ Synoviales Sarkom

Das Synovialsarkom (Synoviom) ist ein seltenes mesenchymales Neoplasma und stellt ca. 8-10% der Weichteilsarkome. Trotz seines Namens (der wegen der histologischen Ähnlichkeit des Synovialsarkoms mit normalem Synovialgewebe gewählt wurde) geht es nicht zwingend von der Synovialis aus, es kann nämlich auch von anderen Strukturen, wie Gelenkkapsel, Bursen und Sehnenscheiden, seinen Beginn nehmen. Der Tumor tritt in der Regel im Alter unter 50 Jahren auf, zumeist zwischen 16 und 36 Jahren; dabei ist kein Geschlecht bevorzugt. Die Extremitäten stellen 83% aller Synovialsarkome, wobei die häufigsten Orte Knie und Fuß sind. Ausnahmsweise kann der Tumor auch einmal intraartikulär liegen. Das Synovialsarkom wächst meist langsam und schmerzlos, kann aber im Spätstadium Aggressivität aufweisen. Es wurden hämatogene Lungen- sowie Weichteilmetastasen berichtet. Schajowicz zitiert eine Lokalrezidivrate von über 50%. Klinische Zeichen sind zumeist Weichteilschwellung oder ein Weichteiltumor sowie zunehmender Schmerz. Bei der körperlichen Untersuchung wird eine diffuse oder umschriebene und bei der Palpation meist schmerzhafte Weichteilraumforderung festgestellt.

Röntgenologische Merkmale des Synovialsarkoms sind eine Weichteilraumforderung, zumeist in unmittelbarer Gelenknähe (Abb. 22-14) und mit gelegentlicher Knocheninvasion. Es kann auch eine Periostreaktion sichtbar sein. Weichteilverkalkungen, zumeist vom amorphen Typ, sind bei 25–30% der Fälle vorhanden.

Die CT weist zuverlässig das Ausmaß des Weichteiltumors, Verkalkungen und Knocheninvasion nach. Die MRT zeigt den Tumor als inhomogene, septierte Raumforderung von geringer bis mittlerer Signalintensität in T1-Aufnahmen und mit infiltrierenden Rändern, dagegen in T2-Gewichtung signalreich (Abb. 22-15).

Bislang hat man mehrere histologische Untertypen des Synovialsarkoms nachgewiesen, darunter der biphasische (fibrös und epitheloid), der monophasische und der gering differenzierte Typ. Die klassische biphasische Variante zeigt eine deutliche Spindelzell- und eine epitheloide Komponente, die drüsen- oder nestartig angeordnet sind. Das monophasische Synovialsarkom setzt sich aus miteinander durchflochtenen Faszikeln und „ballartigen" Strukturen von Spindelzellen zusammen. Auch kann man Verkalkungsherde beobachten, die zumeist in hyalinisierten Bezirken innerhalb der Spindelzellelemente des Tumors gelegen sind.

■ Synoviales Chondrosarkom

Das synoviale Chondrosarkom ist ein seltener, von der Synovialmembran ausgehender Tumor. Er kann als primäres Synovialneoplasma entstehen oder aber sich infolge maligner Entartung aus einer Synovialchondromatose entwickeln. Das Konzept der malignen Degeneration der Synovialchondromatose ist noch umstritten und diese Krankheit auch selten, denn es wurden nur 21 gut dokumentierte Fälle mitgeteilt.

Die meisten Synovialsarkome sind im Kniegelenk gelegen; nur selten werden auch andere Gelenke, wie Hüfte, Ellbogen oder Sprunggelenk, befallen. Dieser maligne Tumor zeigt eine geringe Bevorzugung des männlichen Geschlechts. Die Patienten sind zwischen 25 und 70 Jahre alt. Schmerz und Schwellung sind die Symptome bei der Mehr-

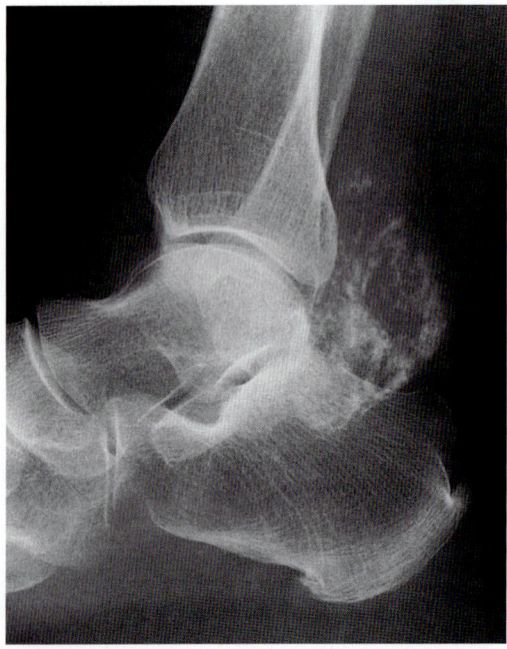

Abb. 22-14. Die seitliche Aufnahme der linken Sprunggelenkregion einer 71 Jahre alten Frau zeigt eine große verkalkte Raumforderung in den Weichteilen ventral der Achillessehne, die die benachbarten Knochen nicht erfaßt. Die Exzisionsbiopsie ergab ein Synovialsarkom

Tumoren und tumorartige Läsionen (Tumor-like Lesions) der Gelenke 22

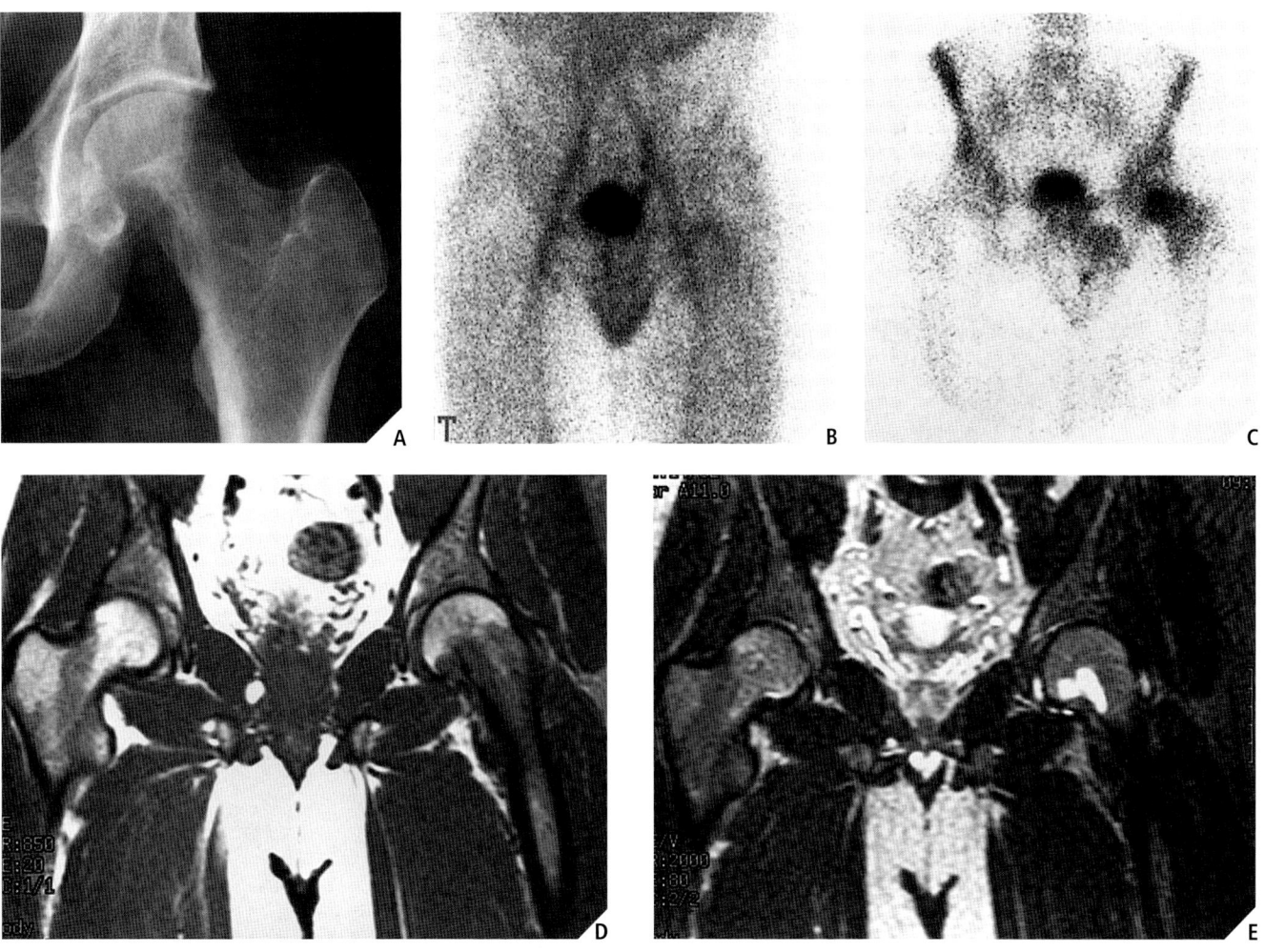

Abb. 22-15 **A** Das a.-p. Röntgenbild der linken Hüfte eines 37 jahre alten Manns zeigt eine Osteolyse im Schenkelhals, die lateral von einem sklerosierten Rand gesäumt wird. **B** Die szintigraphische (Blut-Pool-)Untersuchung zeigt eine vermehrte Vaskularisation des linken Hüftgelenks. **C** Die Spätaufnahme nach Technetium-99m-Methylendiphosphonat (MDP) zeigt die vermehrte Aufnahme des Radiopharmakons in Femurhals und Femurkopf und in der Umgebung des Hüftgelenks. **D** Das koronare T1w MRT-Bild (SE; TR 850/TE 20 ms) zeigt eine hypointense Läsion mit Befall der Innenseite des Schenkelhalses. **E** Das koronare T2w MRT-Bild (SE; TR 2000/TE 80 ms) zeigt die Signalvermehrung im Schenkelhals und an der Innen- wie auch Außenseite des Hüftgelenks. Die Exzisionsbiopsie ergab ein intraartikuläres synoviales Sarkom

zahl der Patienten, die schon länger als 12 Monate Beschwerden haben. Bei Patienten mit einer primären synovialen (Osteo-)Chondromatose sollte man klinisch eine maligne Entartung zum synovialem Chondrosarkom vermuten, wenn sich am Ort des erkrankten Gelenks ein Weichteiltumor ausbildet.

Radiologisch sind Knorpelverkalkungen innerhalb des Gelenks, die Zerstörung der benachbarten Knochen und ein Weichteiltumor hochverdächtig auf ein synoviales Chondrosarkom. Bei Patienten mit einer dokumentierten synovialen (Osteo-)Chondromatose sollte man immer bei einem Weichteiltumor und destruktiven Veränderungen im Gelenk an die Ausbildung eines synovialen Chondrosarkoms denken (Abb. 22-16). Es muß allerdings betont werden, daß die unkomplizierte Synovialchondromatose und das synoviale Chondrosarkom in Röntgenbild und MRT oft gleiche Zeichen bieten.

Die histopathologische Unterscheidung zwischen der Synovialchondromatose und einer sekundären malignen Entartung bei der Synovialchondromatose ist ein umstrittenes Problem. Manivel et al. schlugen vor, daß zumindest zu einem zentralen Chondrosarkom von Grad 2 oder 3 gleichwertige histologische Merkmale vorhanden sein müssen, bevor man ein aus einer Synovialchondromatose hervorgehendes Chondrosarkom diagnostizieren darf. Gelegentliche zellreichere Herde mit hyperchromatischen atypischen Zellen, die mit einem Chondrosarkom Grad 1 vereinbar sind, sollten noch nicht als ausreichendes Zeichen für eine maligne Veränderung bei der Synovialchondromatose gelten. Dagegen sollten Zeichen eines aggressiven Wachstums (Invasion) und die fehlende Anheftung der Läsion an die Synovialauskleidung zusammen mit Zellreichtum und Zellpleomorphie die Diagnose eines malignen Tumors stützen. Bertoni et al. versuchten, Kriterien

TEIL IV - Tumoren und tumorähnliche Veränderungen (Tumor-like Lesions)

für diese wesentliche Unterscheidung aufzustellen. Sie wiesen mehrere mikroskopische Merkmale nach, die für Malignität sprechen. Zu den Unterscheidungszeichen eines synovialen Chondrosarkoms gehören folgende: scheidenartig angeordnete Zellen, myxoide Grundsubstanzveränderungen, Zellreichtum mit Anhäufung und Spindelform der Kerne in der Peripherie, Nekrosen und Permeation von Knochenbälkchen. Unter Hinweis auf die Gefahr, eine Synovialchondromatose sowohl radiologisch als auch histopathologisch mit einem Chondrosarkom zu verwechseln, sonderten Bertoni et al. Lungenmetastasen als das einzige Unterscheidungskriterium heraus.

Differentialdiagnose: Hauptsächliche Differentialdiagnose ist die zwischen synovialem Chondrosarkom und synovialer (Osteo-)Chondromatose. Oft gleichen sich die radiologischen Befunde beider Leiden, auch wenn die Ausbildung destruierender Veränderungen um das befallene Gelenk herum eher für ein synoviales Chondrosarkom spricht. Allerdings sollte man diese periartikulären Zerstörungen von den periartikulären Erosionen unterscheiden, wie man sie manchmal bei der synovialen Chondromatose sieht. Die SVNP läßt sich zumeist ohne größere Schwierigkeiten ausschließen, da sie keine Verkalkungen und ferner durchaus charakteristische MRT-Befunde zeigt (s. S. 838).

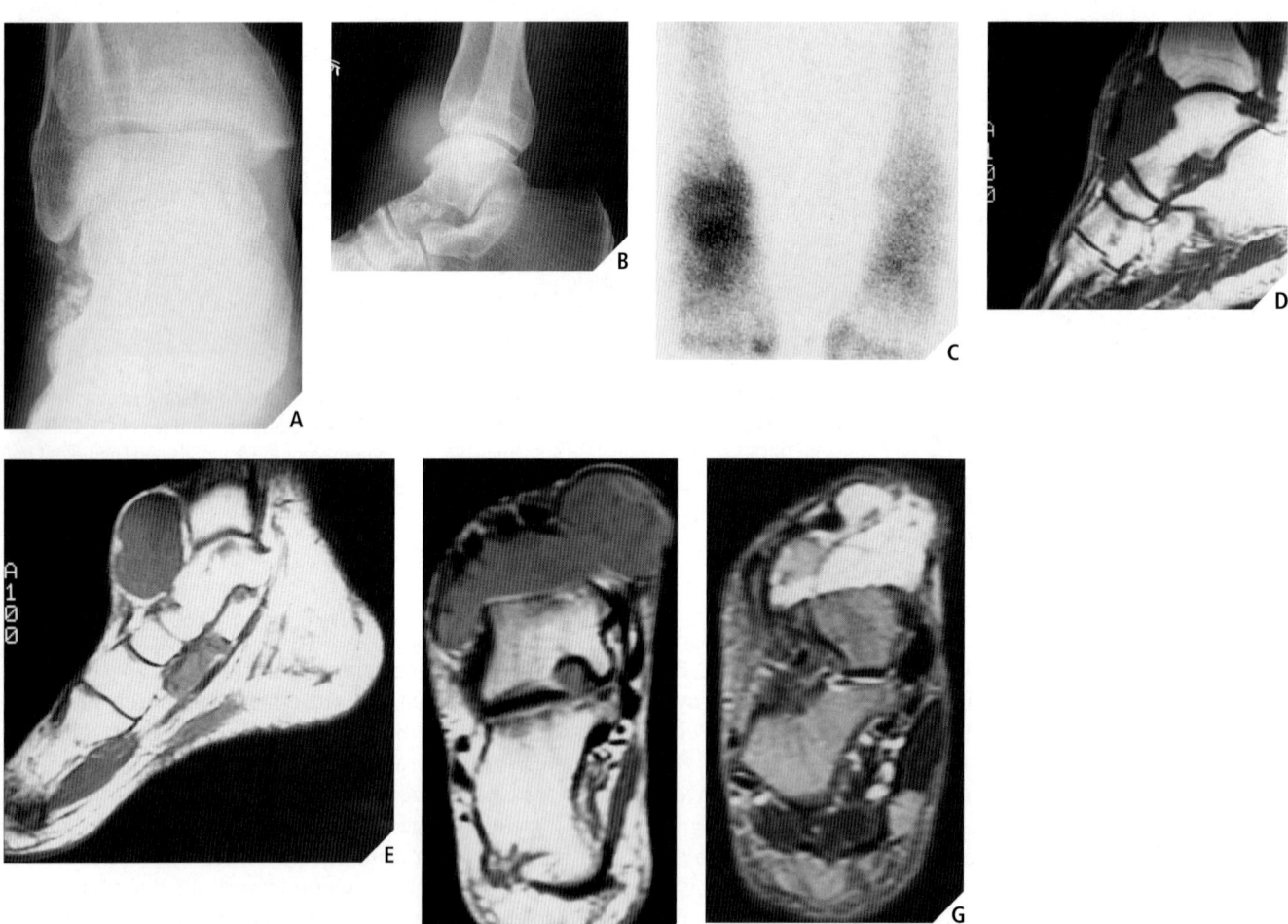

Abb. 22-16. **A, B** a.-p. und seitliche Röntgenaufnahme des rechten Sprunggelenks eines 64 Jahre alten Manns mit lang bestehender synovialer Chondromatose zeigen an der Streckseite des oberen Sprunggelenks einen großen Weichteiltumor, der den Talus arrodiert. Zahlreiche Verkalkungen einheitlicher Größe und Gestalt sind an der Außenseite sichtbar. **C** Nach Injektion von 15 mCi (555 MBq) Tc-99m-MDP wird der Tracer im rechten Sprunggelenk vermehrt aufgenommen. **D** Das sagittale T1w MRT-Bild (SE; 400/TE 20 ms) zeigt den Tumor nur mäßig signalreich und zu Muskel isointens. **E** Das parasagittale T1w MRT-Bild (SE; TR 400/TE 20 ms) zeigt den Tumor dann gut enkapsuliert. **F** Das koronare protonendichtegewichtete MRT-Bild (SE; TR 1800/TE 29 ms) zeigt den Tumor in das Sprunggelenk übergehend. **G** Das koronare T2w MRT-Bild (SE; TR 2000/TE 80 ms) zeigt die Raumforderung signalreich. Punktförmige hypointense Bezirke darin stellen Verkalkungen dar

■ Maligne Synovialitis pigmentosa villonodularis

Kalil und Unni berichteten über den Fall eines Malignoms in einer Synovialitis pigmentosa villonodularis (SPVN) und zitierten 8 weitere Fälle aus der Literatur. Enzinger und Weiss definierten die maligne SPVN als eine Läsion mit einer begleitenden oder vorher dokumentierten benignen SPVN an gleichem Ort. Bertoni et al. dokumentierten bei 3 Fällen die histologische Entwicklung von einer benignen zu einer malignen SPVN. Das Malignom in einer SPVN ist ein extrem seltenes Vorkommnis und dabei ein umstrittenes Konzept, weil vor allem andere in der Synovialis wachsende Tumoren, wie z. B. das klarzellige Sarkom oder das epithelioide Sarkom, für eine maligne SPVN gehalten werden können.

Merkpunkte für die Praxis

1. Charakteristische radiologische Befunde der synovialen (Osteo-)chondromatose sind Gelenkerguß, zahlreiche strahlendichte osteochondrale (meist kleine und jeweils gleich große) Gelenkkörper sowie Knochenerosionen.
2. Arthrographie, CT oder MRT sind effiziente bildgebende Verfahren zum Nachweis unverkalkter intraartikulärer Körper.
3. Die Synovialitis pigmentosa villonodularis (PSVN) geht ausnahmslos mit einem sero-sanguinolenten Gelenkerguß einher. Das Röntgenbild weist im betroffenen Gelenk eine weichteildichte Verdichtung aufgrund hämorrhagischer Flüssigkeit und lobulierter synovialer Raumforderungen nach.
4. Die MRT weist eine SPVN sehr genau nach, denn in T2-Gewichtung zeigen die intraartikulären Raumforderungen eine charakteristische Kombination aus hyperintensen Arealen, die Flüssigkeit und geschwollene Synovialis darstellen, und darin eingestreute Bezirke mittlerer bis geringer Intensität infolge des vorhandenen Hämosiderins.
5. Am besten diagnostiziert man das synoviale Hämangiom mit der MRT. Charakteristische Bildbefunde sind ein Weichteiltumor von mittelstarkem Signal in T1-gewichteten Bildern (isointens zu Muskel oder etwas signalreicher als Muskel, aber nicht so hell wie Fett) und ein starkes Signal in T2-Gewichtung zusammen mit geschlängelt verlaufenden hypointensen Septen.
6. Das synoviale Sarkom ist oft einem Gelenk eng benachbart; Verkalkungen und Knochenerosionen sind dabei häufige Befunde.
7. Das synoviale Chondrosarkom, ein sehr seltener und von der Synovialmembran ausgehender Tumor, kann eine Primärläsion sein oder sich aus einer synovialen Chondromatose entwickeln.

Literaturempfehlungen

Abrahams TG, Pavlov H, Bansal M, Bullough P. Concentric joint space narrowing of the hip associated with hemosiderotic synovitis (HS) including pigmented villonodular synovitis (PVNS). Skeletal Radiol 1988; 17: 37–45.

Ackerman LV. Extra-osseous localized non-neoplastic bone and cartilage formation (so-called myositis ossificans). Clinical and pathological confusion with malignant neoplasms. J Bone Joint Surg [Am] 1958; 40A: 279–298.

Aghasi MK, Robinson D, Reif RM, Halperin N. Pigmented villonodular synovitis of the talus in a child. Foot Ankle 1988; 9: 139–142.

Aglietti P, Di Muria GV, Salvati EA, Stringa G. Pigmented villonodular synovitis of the hip joint (review of the literature and report of personal case material). Ital J Orthop Traumatol 1983; 9: 487–496.

Armstrong SJ, Watt I. Lipoma arborescens of the knee. Br J Radiol 1989; 62: 178–180.

Atmore WG, Dahlin DC, Ghormley RK. Pigmented villonodular synovitis: a clinical and pathologic study. Minn Med 1956; 39: 196–202.

Azouz EM, Vicker DB, Brown KLB. Computed tomography of synovial sarcoma of the foot. J Can Assoc Radiol 1984; 35: 85–87.

Baker ND, Klein JD, Weidner N, Weissman BN, Brick GW. Pigmented villonodular synovitis containing coarse calcifications. AJR Am J Roentgenol 1989; 153: 1228–1230.

Balsara ZN, Staiken BF, Martinez AJ. MR image of localized giant cell tumor of the tendon sheath involving the knee. J Comput Assist Tomogr 1989; 13: 159–162.

Bertoni F, Unni KK, Beabout JW, Sim FH. Chondrosarcomas of the synovium. Cancer 1991; 67: 155–162.

Bertoni F, Unni KK, Beabout JW, Sim FH. Malignant giant cell tumor of the tendon sheaths and joints (malignant pigmented villonodular synovitis). Am J Surg Path 1997; 21: 153–163.

Besette PR, Cooley PA, Johnson RP, Czarnecki DJ. Gadolinium-enhanced MRI of pigmented villonodular synovitis of the knee. J Comput Assist Tomogr 1992; 16: 992–994.

Blacksin M, Adesokan A, Benevenia J. Case report 871. Synovial sarcoma, monophasic type. Skeletal Radiol 1994; 23: 589–591.

Blacksin MF, Ghelman B, Freiberger RH, Salvata E. Synovial chondromatosis of the hip: evaluation with air computed arthrotomography. Clin Imaging 1990; 14: 315–318.

Boyd AD Jr, Sledge CB. Evaluation of the hip with pigmented villonodular synovitis. A case report. Clin Orthop 1992; 275: 180–186.

TEIL IV - Tumoren und tumorähnliche Veränderungen (Tumor-like Lesions)

Bravo SM, Winalski CS, Weissman BN. Pigmented villonodular synovitis. Radiol Clin North Am 1996; 34: 311–326.

Breimer CW, Freiberger RH. Bone lesions associated with villonodular synovitis. AJR Am J Roentgenol 1958; 80: 618–629.

Brodsky AE. Synovial hemangioma of the knee joint. Bull Hosp Jt Dis Orthop Inst 1956; 17: 58–69.

Buetow PC, Kransdorf MJ, Moser RP Jr, Jelinek JS, Berrey BH. Radiologic appearance of intramuscular hemangioma with emphasis on MR imaging. AJR Am J Roentgenol 1990; 154: 563–567.

Bullough PG. Atlas of orthopaedic pathology with clinical and radiologic correlations, 2nd ed. New York: Gower, 1992: 17.25–17.28.

Burnstein MI, Fisher DR, Yandow DR, Hafez GR, DeSmet AA, Case report 502. Intra-articular synovial chondromatosis of shoulder with extra-articular extension. Skeletal Radiol 1988; 17: 458–461.

Butt WP, Hardy G, Ostlere SJ. Pigmented villonodular synovitis of the knee: computed tomographic appearances. Skeletal Radiol 1990; 19: 191–196.

Byers PD, Cotton RE, Deacon OW, et al. The diagnosis and treatment of pigmented villonodular synovitis. J Bone Joint Surg [Br] 1968; 50B: 290–305.

Cadman NL, Soule EH, Kelly PJ. Synovial sarcoma: an analysis of 134 tumors. Cancer 1965; 18: 613–627.

Campanacci M. Bone and soft-tissue tumors. New York: Springer-Verlag, 1990: 998–1012.

Chen DY, Lan JL, Chou SJ. Treatment of pigmented villonodular synovitis with yttrium-90: changes in immunologic features. Tc-99m uptake measurements, and MR imaging of one case. Clin Rheumatol 1992; 11: 280_285.

Conway WF, Hayes CW. Miscellaneous lesions of bone. Radiol Clin North Am 1993; 31: 339–358.

Cotten A, Flipo RM, Chastanet P, Desvigne-Noulet MC, Duquesnoy B, Delcambre B. Pigmented villonodular synovitis of the hip: review of radiographic features in 58 patients. Skeletal Radiol 1995; 24: 1–6.

Cotten A, Flipo RM, Herbaux B, Gougeon F, Lecomte-Houcke M, Chastanet P. Synovial haemangioma of the knee: a frequently misdiagnosed lesion. Skeletal Radiol 1995; 24: 257–261.

Crawford GP, Offerman RJ. Pigmented villonodular synovitis in the hand. Hand 1980; 12: 282–287.

Crosby EB, Inglis A, Bullough PG. Multiple joint involvement with pigmented villonodular synovitis. Radiology 1977; 122: 671–672.

Crotty JM, Monu JUV, Pope TL Jr. Synovial osteochondromatosis. Radiol Clin North Am 1996; 34: 327–342.

Dahlin DC, Unni KK. Chondrosarcoma. In: Bone tumors. General aspects and data on 8,542 cases, 4th ed. Springfield, IL: Charles C Thomas, 1986: 227–259.

De Beuckeleer L, De Schepper A, De Belder F, et al. Magnetic resonance imaging of localized giant cell tumour of the tendon sheath (MRI of localized GCTTS). Eur Radiol 1997; 7: 198–201.

Descamps F, Yasik E, Hardy D, Lafontaine M, Delince P. Pigmented villonodular synovitis of the hip. A case report and review of the literature. Clin Rheumatol 1991; 10: 184–190.

Devaney K, Vinh TN, Sweet DE. Synovial hemangioma: report of 20 cases with differential diagnostic considerations. Hum Pathol 1993; 24: 737–745.

Docken WP. Pigmented villonodular synovitis: a review with illustrative case reports. Semin Arthritis Rheum 1979; 9: 1–22.

Dorwart RH, Genant HK, Johnston WH, Morris JM. Pigmented villonodular synovitis of the shoulder: radiologic-pathologic assessment. AJR Am J Roentgenol 1984; 143: 886–888.

Dorwart RH, Genant HK, Johnston WH, Morris JM. Pigmented villonodular synovitis of synovial joints: clinical, pathologic, and radiologic features. AJR Am J Roentgenol 1984; 143: 877–885.

Dunn EJ, McGavran MH, Nelson P, Greer RB III. Synovial chondrosarcoma. Report of a case. J Bone Joint Surg [Am] 1974; 56: 811–813.

Ehara S, Son M, Tamakawa Y, Nishida J, Abe M, Hachiya J. Fluid-fluid levels in cavernous hemangioma of soft tissue. Skeletal Radiol 1994; 23: 107–109.

Enzinger FM, Weiss SW. Benign tumors and tumor-like lesions of synovial tissue. In: Soft tissue tumors. St. Louis: CV Mosby, 1988: 638–658.

Enzinger FM, Weiss SW. Soft tissue tumors, 3rd ed. St. Louis: CV Mosby, 1995: 749–751,757–786.

Eustace SE, Harrison M, Srinivasen U, Stack J. Magnetic resonance imaging in pigmented villonodular synovitis. Can Assoc Radiol J 1994; 45: 283–286.

Evans HL. Synovial sarcoma: a study of 23 biphasic and 17 probably monophasic examples. Pathol Annu 1980; 15: 309–313.

Farris KB, Reed RJ. Monophasic, glandular, synovial sarcomas and carcinomas of the soft tissues. Arch Pathol Lab Med 1982; 106: 129–132.

Fechner RE, Mills SE. Tumors of the bones and joints. Washington, DC: Armed Forces Institute of Pathology, 1993.

Feldman F. Cartilaginous tumors and cartilage-forming tumor-like conditions of the bones and soft tissues. In: Ranniger K, ed. Bone tumors. Berlin: Springer-Verlag, 1977: 83–242.

Flandry F, Hughston JC. Pigmented villonodular synovitis. J Bone Joint Surg [Am] 1987; 69A: 942–949.

Fletcher AG Jr, Horn RC Jr. Giant-cell tumor of tendon sheath origin: a consideration of bone involvement and report of 2 cases with extensive bone destruction. Ann Surg 1951; 133: 374–385.

Fraire AE, Fechner RE. Intra-articular localized nodular synovitis of the knee. Arch Pathol 1972; 93: 473–476.

Georgen TG, Resnick D, Niwayama G. Localized nodular synovitis of the knee: a report of two cases with abnormal arthrograms. AJR Am J Roentgenol 1976; 126: 647–650.

Ginaldi S. Computed tomography feature of synovial osteochondromatosis. Skeletal Radiol 1980; 5: 219–222.

Goldman AB. Myositis ossificans circumscripta: a benign lesion with a malignant differential diagnosis. AJR Am J Roentgenol 1976; 126: 32–40.

Goldman AB, DiCarlo EF. Pigmented villonodular synovitis. Diagnosis and differential diagnosis. Radiol Clin North Am 1988; 26: 1327–1347.

Goldman RL, Lichtenstein L. Synovial chondrosarcoma. Cancer 1964; 17: 1233–1240.

Granowitz SP, D'Antonio J, Mankin HL. The pathogenesis and long-term end results of pigmented villonodular synovitis. Clin Orthop 1976; 114: 335–351.

Granowitz SP, Mankin HJ. Localized pigmented villonodular synovitis of the knee. Report of five cases. J Bone Joint Surg [Am] 1967; 49A: 122–128.

Greenfield GB, Arrington JA, Kudryk BT. MRI of soft tissue tumors. Skeletal Radiol 1993; 22: 77–84.

Greenfield MM, Wallace KM. Pigmented villonodular synovitis. Radiology 1950; 54: 350–356.

Greenspan A, Azouz EM, Matthews J II, Décarie JC. Synovial hemangioma: imaging features in eight histologically proved cases, review of the literature, and differential diagnosis. Skeletal Radiol 1995; 24: 583–590.

Grieten M, Buckwalter KA, Cardinal E, Rougraff B. Case report 873. Lipoma arborescens (villous lipomatous proliferation of the synovial membrane). Skeletal Radiol 1994; 23: 652–655.

Hallel T, Lew S, Bansal M. Villous lipomatous proliferation of the synovial membrane (lipoma arborescens). J Bone Joint Surg [Am] 1988; 70A: 264–270.

Hamilton A, Davis RI, Hayes D, Mollan RA. Chondrosarcoma developing in synovial chondromatosis. A case report. J Bone Joint Surg [Br] 1987; 69B: 137–140.

Hawnaur JM, Whitehouse RW, Jenkins JP, Isherwood I. Musculoskeletal haemangiomas: comparison of MRI with CT. Skeletal Radiol 1990; 19: 251–258.

Hermann G, Abdelwahab IF, Klein MJ, Kenan S, Lewis M. Synovial chondromatosis. Skeletal Radiol 1995; 24: 298–300.

Hermann G, Klein MJ, Abdelwahab IF, Kenan S. Synovial chondrosarcoma arising in synovial chondromatosis of the right hip. Skeletal Radiol 1997; 26: 366–369.

Hiraga H, Nojima T, Isu K, Yamashiro K, Yamawaki S, Nagashima K. Histological and molecular evidence of synovial sarcoma of bone. A case report. J Bone Joint Surg [Am] 1999; 81A: 558–563.

Horowitz AL, Resnick D, Watson RC. The roentgen features of synovial sarcomas. Clin Radiol 1973; 24: 481–484.

Hughes TH, Sartoris DJ, Schweitzer ME, Resnick DL. Pigmented villonodular synovitis: MRI characteristics. Skeletal Radiol 1995; 24: 7–12.

Ishida T, Iijima T, Moriyama S, Nakamura C, Kitagawa T, Machinami R. Intraarticular calcifying synovial sarcoma mimicking synovial chondromatosis. Skeletal Radiol 1996; 25: 766–769.

Jacobs JE, Lee FW. Hemangioma of the knee joint. J Bone Joint Surg [Am] 1949; 31A: 831–836.

Jaffe HL, Lichtenstein L, Sutro CJ. Pigmented villonodular synovitis, bursitis and tenosynovitis. Arch Pathol Lab Med 1941; 31: 731–765.

Jelinek JS, Kransdorf MJ, Shmookler BM, Aboulafia AA, Malawer MM. Giant cell tumor of the tendon sheath: MR findings in nine cases. AJR Am J Roentgenol 1994; 162: 919–922.

Jelinek JS, Kransdorf MJ, Utz JA, et al. Imaging of pigmented villonodular synovitis with emphasis on MR imaging. AJR Am J Roentgenol 1989; l52: 337–342.

Jergesen HE, Mankin HJ, Schiller AL. Diffuse pigmented villonodular synovitis of the knee mimicking primary bone neoplasms. A report of two cases. J Bone Joint Surg [Am] 1978; 60A: 825–829.

Jones BC, Sundaram M, Kransdorf MJ. Synovial sarcoma: MR imaging findings in 34 patients. AJR Am J Roentgenol 1993; 161: 827–830.

Jones FE, Soule EM, Coventry MB. Fibrous xanthoma of synovium (giant-cell tumor of tendon sheath, pigmented nodular synovitis). A study of 118 cases. J Bone Joint Surg [Am] 1969; 51A: 76–86.

Kaiser TE, Ivins JC, Unni KK. Malignant transformation of extraarticular synovial chondromatosis: report of a case. Skeletal Radiol 1980; 5: 223–226.

Kalil RK, Unni KK. Malignancy in pigmented villonodular synovitis. Skeletal Radiol 1998; 27: 392–395.

Karasick D, Karasick S. Giant cell tumor of tendon sheath: spectrum of radiologic findings. Skeletal Radiol 1992; 21: 219–224.

Keenan MG. Computed tomography in pigmented villonodular synovitis of the hip. J Rheumatol 1987; 14: 1181–1183.

Kerr R. Diffuse pigmented villonodular synovitis. Orthopedics 1989; 12: 1008–1012.

Khan S, Neumann CH, Steinback LS, Harrington KD. MRI of giant cell tumor of tendon sheath of the hand: a report of three cases. Eur Radiol 1995; 5: 467–470.

Kindblom LG, Angervall L. Myxoid chondrosarcoma of the synovial tissue: a clinicopathologic, histochemical, and ultrastructural analysis. Cancer 1983; 52: 1886–1895.

Kindblom LG, Gunterberg B. Pigmented villonodular synovitis involving bone. Case report. J Bone Joint Surg [Am] 1978; 60A: 830–832.

King JW, Spjut HJ, Fechner RE, Vanderpool DW. Synovial chondrosarcoma of the knee joint. J Bone Joint Surg [Am] 1967; 49A: 1389–1396.

Klompmaker J, Veth RPH, Robinson PH, Molenaar WM, Nielsen HKL. Pigmented villonodular synovitis. Arch Orthop Trauma Surg 1990; l09: 205–210.

Kottal AR, Vogler JB, Matamoros A, Alexander AH, Cookson JL. Pigmented villonodular synovitis: a report of MR imaging in two cases. Radiology 1987; 163: 551–553.

Krall RA, Kostinovsky M, Patchefsky AS. Synovial sarcoma: a clinical, pathological, and ultrastructural study of 26 cases supporting the recognition of monophasic variant. Am J Surg Pathol 1981; 5: 137–151.

Kransdorf MJ, Jelinek JS, Moser RP, et al. Soft-tissue masses: diagnosis using MR imaging. AJR Am J Roentgenol 1989; 153: 541–547.

Laorr A, Helms CA. MRI of musculoskeletal masses: a practical text and atlas. New York: Igaku.Shoin, 199.

Larson IJ, Landry RN. Hemangioma of the synovial membrane. J Bone Joint Surg [Am] 1969; 51A: 1210–1215.

Lenchik L, Poznanski AK, Donaldson JS, Sarwark JF. Case report 681. Synovial hemangioma of the knee. Skeletal Radiol 1991; 20: 387–389.

Levin DC, Gordon DH, McSweeney J. Arteriography of peripheral hemangiomas. Radiology 1976; 121: 625–630.

Lin J, Jacobson JA, Jamadar DA, Ellis JH. Pigmented villonodular synovitis and related lesions: the spectrum of imaging findings. AJR Am J Roentgenol 1999; 172: 191–197.

Llauger J, Monill JM, Palmer J, Clotet M. Synovial hemangioma of the knee: MRI findings in two cases. Skeletal Radiol 1995; 24: 579–581.

Llauger J, Palmer J, Rosón, Cremades R, Bagué S. Pigmented villonodular synovitis and giant cell tumors of the tendon sheath: radiologic and pathologic features. AJR Am J (Roentgenol 1999; 172: 1087–1091.

Madewell JE, Sweet DE. Tumors and tumor-like lesions in or about joints. In: Resnick D, ed. Bone and joint imaging. Philadelphia: WB Saunders, 1989: 1182–1192.

Mahajan H, Lorigan JG, Shirkhoda A. Synovial sarcoma: MR imaging. Magn Reson Imaging 1989; 7: 211–216.

Majeste RM, Beckman EN. Synovial sarcoma with an overwhelming epithelial component. Cancer 1988; 61: 2527–2531.

Mandelbaum BR, Grant TT, Hartzman S, et al. The use of MRI to assist in the diagnosis of pigmented villonodular synovitis of the knee. Clin Orthop 1988; 231: 135–139.

Manivel JC, Dehner LP, Thompson R. Case report 460. Synovial chondrosarcoma of left knee. Skeletal Radiol 1988; 17: 66–71.

Maurice H, Crone M, Watt I. Synovial chondromatosis. J Bone Joint Surg [Br] 1988; 70B: 807–811.

McKinney CD, Mills SE, Fechner RE. Intraarticular synovial sarcoma. Am J Surg Pathol 1992; 16: 1017–1020.

McMaster PE. Pigmented villonodular synovitis with invasion of bone. Report of six cases. J Bone Joint Surg [Am] 1960; 42A: 1170–1183.

Meyer CA, Kransdorf MJ, Moser PP Jr, Jelinek JS. Case report 716. Soft-tissue metastasis in synovial sarcoma. Skeletal Radiol 1992; 21: 128–131.

Miettinen M, Virtanen I. Synovial sarcoma – a misnomer. Am J Pathol 1984; 117: 18–25.

Milchgrub S, Ghandur-Mnaymneh L, Dorfman HD, Albores-Saavedra J. Synovial sarcoma with extensive osteoid and bone formation. Am J Surg Pathol 1993; 17: 357–363.

Milgram JW. Synovial osteochondromatosis. A histopathological study of thirty cases. J Bone Joint Surg [Am] 1977; 59A: 792–801.

Milgram JW, Addison RG. Synovial osteochondromatosis of the knee. Chondromatous recurrence with possible chondrosarcomatous degeneration. J Bone Joint Surg [Am] 1976; 58A: 264–266.

Miller WE. Villonodular synovitis: pigmented and nonpigmented variations. South Med J 1982; 75: 1084–1086.

Moon NF. Synovial hemangioma of the knee joint. A review of previously reported cases and inclusion of two new cases. Clin Orthop 1973; 90: 183–190.

Morton MJ, Berquist TH, McLeod RA, Unni KK, Sim FH. MR imaging of synovial sarcoma. AJR Am J Roentgenol 1991; 156: 337–340.

TEIL IV - Tumoren und tumorähnliche Veränderungen (Tumor-like Lesions)

Mulder JD, Kroon HM, Schütte HE, Taconis WK. Radiologic atlas of bone tumors. Amsterdam: Elsevier, 1993.

Mullins F. Berard CW, Eisenberg SH. Chondrosarcoma following synovial chondromatosis. A case study. Cancer 1965; 18: 1180–1188.

Murphy FP, Dahlin DC, Sullivan CR. Articular synovial chondromatosis. J Bone Joint Surg [Am] 1962; 44A: 77–86.

Myers BW, Masi AT. Pigmented villonodular synovitis and tenosynovitis, a clinical epidemiologic study of 166 cases and literature review. Medicine 1980; 59: 224–238.

Nilsonne U, Moberger G. Pigmented villonodular synovitis of joints: histological and clinical problems in diagnosis. Acta Orthop Scand 1983; 24: 67–70.

Norman A, Steiner GC. Bone erosion in synovial chondromatosis. Radiology 1986; 161: 749–752.

Ontell F. Greenspan A. Chondrosarcoma complicating synovial chondromatosis: findings with magnetic resonance imaging. Can Assoc Radiol J 1994; 45: 318–323.

Osburn AW, Bassett LW, Seeger LL, Mirra JM, Eckhardt JJ. Case report 609. Synovial (osteo)chondromatosis. Skeletal Radiol 1990; 19: 237–241.

Patel MR, Zinberg EM. Pigmented villonodular synovitis of the wrist invading bone; report of a case. J Hand Surg 1984; 9: 854–858.

Peh WCG, Shek TWH, Davies AM, Wong JWK, Chien EP. Osteochondroma and secondary synovial osteochondromatosis. Skeletal Radiol 1999; 28: 169–174.

Perry BE, McQueen DA, Lin JJ. Synovial chondromatosis with malignant degeneration to chondrosarcoma. Report of a case. J Bone Joint Surg [Am] 1988; 70A: 1259–1261.

Poletti SC, Gates HS III, Martinez SM, Richardson WJ. The use of magnetic resonance imaging in the diagnosis of pigmented villonodular synovitis. Orthopedics 1990; 13: 185–190.

Rao AS, Vigorita VJ. Pigmented villonodular synovitis (giant-cell tumor of the tendon sheath and synovial membrane). A review of eighty-one cases. J Bone Joint Surg [Am] 1984; 66A: 76–94.

Resnick D, Oliphant M. Hemophilia-like arthropathy of the knee associated with cutaneous and synovial hemangiomas. Radiology 1975; 114: 323–326.

Rosenthal DI, Aronow S, Murray WT. Iron content of pigmented villonodular synovitis detected by computed tomography. Radiology 1979; l33: 409–411.

Ryu KN, Jaovisidha S, Schweitzer M, Motta AO, Resnick D. MR imaging of lipoma aborescens of the knee joint. AJR Am J Roentgenol 1996; l67: 1229–1232.

Sánchez Reyes JM, Alcaraz Mexia M, Quiñones Tapia D, Aramburu JA. Extensively calcified synovial sarcoma. Skeletal Radiol 1997; 26: 671–673.

Schajowicz F. Synovial chondromatosis. In: Tumors and tumorlike lesions of bones and joints. New York: Springer-Verlag, 1981: 541–545.

Schumacher HR, Lotke P, Athreya B, Rothfuss S. Pigmented villonodular synovitis: light and electron microscopic studies. Semin Arthritis Rheum 1982; 12: 32–43.

Schwartz GB, Coleman DA. Pigmented villonodular synovitis of the wrist and adjacent bone. Orthop Rev 1986; 15: 526–530.

Shapeero LG, Vanel D, Couanet D, Contesso G, Ackerman LV. Extraskeletal mesenchymal chondrosarcoma. Radiology 1993; 186: 819–826.

Sherry JB, Anderson W. The natural history of pigmented villonodular synovitis of tendon sheath. J Bone Joint Surg [Am] 1956; 37A: 1005–1011.

Soule EH. Synovial sarcoma. Am J Surg Pathol 1986; 10: 78–82.

Spritzer CE, Dalinka MK, Kressel HY. Magnetic resonance imaging of pigmented villonodular synovitis: a report of two cases. Skeletal Radiol 1987; 16: 316–319.

Steinbach LS, Neumann CH, Stoller DW, et al. MRI of the knee in diffuse pigmented villonodular synovitis. Clin Imaging 1989; 13: 305–316.

Stiehl JB, Hackbarth DA. Recurrent pigmented villonodular synovitis of the hip joint, case report and review of the literature. J Arthroplasty 1991; 6: S85–S90.

Stout AP, Lattes R. Tumors of the soft tissue. In: Atlas of tumor pathology, 2nd series, fascicle 1. Washington, DC: Armed Forces Institute of Pathology, 1967.

Strickland B, Mackenzie DH. Bone involvement in synovial sarcoma. J Faculty Radiol 1959; 10: 64–72.

Suh J, Griffith HJ, Galloway HR, Everson LI. MRI in the diagnosis of synovial disease. Orthopedics 1992; 15: 778–781.

Suh JS, Swang G, Hahn SB. Soft tissue hemangiomas: MR manifestations in 23 patients. Skeletal Radiol 1994; 23: 621–625.

Sundaram M, Chalk D, Merenda J, Verde JM, Salinas-Madrigal L. Case report 563. Pigmented villonodular synovitis (PVNS) of knee. Skeletal Radiol 1989; 18: 463–465.

Sundaram M, McGuire MH, Fletcher J, Wolverson MK, Heiberg E, Shields JB. Magnetic resonance imaging of lesions of synovial origin. Skeletal Radiol 1986; 15: 110–116.

Sundaram M, McLeod RA. MR imaging of tumor and tumorlike lesions of bone and soft tissue. AJR Am J Roentgenol 1990; 155: 817–824.

Taconis WK, van der Heul RO, Taminiau AMM. Synovial chondrosarcoma: report of a case and review of the literature. Skeletal Radiol 1997; 26: 682–685.

Trias A, Quintana O. Synovial chondrometaplasia: review of world literature and study of 18 Canadian cases. Can J Surg 1976; 19: 151–158.

Tuckman G, Wirth CZ. Synovial osteochondromatosis of the shoulder: MR findings. J Comput Assist Tomogr 1989; 13: 360–361.

Ushijima M, Hashimoto H, Tsuneyoshi M, Enjoji M. Giant cell tumor of the tendon sheath (nodular tenosynovitis). A study of 207 cases to compare the large joint group with the common digit group. Cancer 1986; 57: 875–884.

Varela-Duran J, Enzinger FM. Calcifying synovial sarcoma. Cancer 1982; 50: 345–352.

Wagner ML, Spjut HJ, Dutton RV, Glassman AL, Askew JB. Polyarticular pigmented villonodular synovitis. AJR Am J Roentgenol 1981; 136: 821–823.

Wagner ML, Spjut HJ, Dutton RV, Glassman AL, Askew JB. Polyarticular pigmented villonodular synovitis. AJR Am J Roentgenol 1981; 143: 877–885.

Weisz GM, Gal A, Kitchener PN. Magnetic resonance imaging in the diagnosis of aggressive villonodular synovitis. Clin Orthop 1988; 236: 303–306.

Weitzman G. Lipoma arborescens of the knee. J Bone Joint Surg [Aml 1965 ; 47A: 1030–1033.

Wiss DA. Recurrent villonodular synovitis of the knee: successful treatment with yttrium-90. Clin Orthop 1982; 169: 128–129.

Witkin GB, Miettinen M, Rosai J. A biphasic tumor of the mediastinum with features of synovial sarcoma. Am J Surg Pathol 1989; 13: 490–499.

Wolfe RD, Giuliano VJ. Double-contrast arthrography in the diagnosis of pigmented villonodular synovitis of the knee. AJR Am J Roentgenol 1970; 110: 793–799.

Wright PH, Sim FH, Soule EH, Taylor WF. Synovial sarcoma. J Bone Joint Surg [Am] 1982; 64A: 112–122.

Young JM, Hudacek AG. Experimental production of pigmented villonodular synovitis in dogs. Am J Pathol 1981; 19: 379–392.

Yudd AP, Velchik MG. Pigmented villonodular synovitis of the hip. Clin Nucl Med 1985; 10: 441–442.

Zwass A, Abdelwahab IF, Klein MJ. Case report 463. Pigmented villonodular synovitis (PVNS) of the knee. Skeletal Radiol 1988; 17: 81–84.

Zwass A, Greenspan A, Green SM. Giant cell tumor of the tendon sheath with a pathologic phalangeal fracture: a rare association. Bull Hosp Jt Dis Orthop Inst 1985; 45: 87–93.

TEIL 5

Infektionen

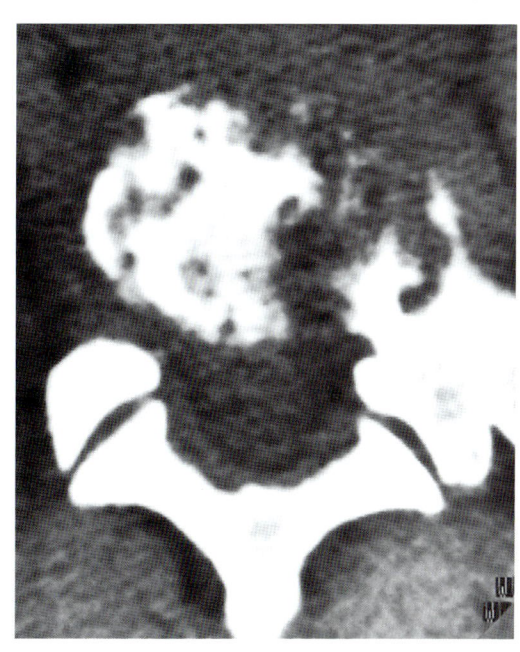

# Kapitel 23

Radiologische Beurteilung von Muskel- und Skelettinfektionen

Infektionen des Muskel- und Skelettsystems

Die Infektionen des Muskel-Skelett-Systems lassen sich in 3 Kategorien einteilen: In solche mit Befall des Knochens – Osteomyelitis; in Infektionen der Gelenke – infektiöse Arthritis, und in Infektionen mit Beteiligung der Weichteile – Zellgewebsentzündung (Zellulitis/Phlegmone). Wegen der komplexen Strukturen der Wirbelsäule und ihrer Weichteile werden die infektiösen Wirbelsäulenprozesse gesondert betrachtet.

■ Osteomyelitis

Drei Grundmechanismen ermöglichen Infektionserregern – seien es nun Bakterien, Viren, Mykoplasmen, Rickettsien oder Pilze –, den Knochen zu erreichen: a) die Streuung über den Blutweg *(hämatogen)* von einer entlegenen Infektionsstelle, wie z. B. Haut, Gaumenmandeln, Gallenblase oder Harntrakt; b) die Ausbreitung von einer *benachbarten Infektionsquelle (per continuitatem)*, wie z. B. von den Weichteilen, Zähnen oder Nasennebenhöhlen; und c) ferner die *direkte Inokulation*, so durch eine Punktion oder über eine Schußwunde bzw. durch operative Maßnahmen (Abb. 23-1).

Die hämatogene Streuung ist bei Kindern häufig, meist entwickelt sich dann der Infektionsherd in der Metaphyse. Die Lokalisation der Infektion in der Metaphyse bei Kindern hängt mit der anatomischen Situation von Knochen und Gefäßen zusammen, die beim Säugling, beim Kind und beim Erwachsenen unterschiedlich ist (Abb. 23-2). Beim Kind (im Alter von 1–16 Jahren) ist die Blutversorgung von Metaphyse und Epiphyse getrennt; jede hat einen eigenen Zustrom. Darüber hinaus biegen Arterien und Kapillaren der Metaphyse an der Wachstumsfuge scharf ab, ohne die offene Wachstumsfuge zu durchsetzen; in der Region, wo die Kapillaren in Venolen übergehen, ist der Blutfluß nur träge. Ferner trägt bei Kindern eine sekundäre Thrombose der Endarterien durch Bakterien in der Phase der vorübergehenden Bakteriämie zur größeren Häufigkeit der metaphysären Osteomyelitis bei. Bei Säuglingen (bis zu einem Jahr) kann dagegen die Osteomyelitis manchmal auch Infektionsherde in der Epiphyse setzen, da hier noch einige metaphysäre Gefäße die Wachstumsfuge durchsetzen und so die Epiphyse erreichen können (vgl. Abb. 23-2). Mit dem Schluß der Wachstumsfuge beim Erwachsenen (ab etwa 16 Jahren) besteht nun eine Kontinuität zwischen Schaft und Gelenkenden eines Knochens, weshalb sich ein osteomyelitischer Herd in jedem beliebigen Anteil des Knochens entwickeln kann.

Fortgeleitete Ausbreitung und direkte Inokulation sind beim Erwachsenen häufiger. Die Orte der Knocheninfektion über diese Wege hängen dann direkt vom Fokus der Weichteilinfektion oder dem Ort der Wunde nach Operation oder Trauma ab.

■ Infektiöse Arthritis

Ein Infektionserreger kann über die gleichen grundsätzlichen Wege wie bei der Osteomyelitis in ein Gelenk eindringen: Direkte Invasion der Synovialmembran, entweder infolge einer penetrierenden Wunde oder nach einem Gelenk ersetzenden Eingriff; Ausbreitung von einer Infektion der benachbarten Weichteile und schließlich indirekt auf dem Blutwege. Die infektiöse Arthritis kann auch als Folge eines Osteomyelitisherds in einem benachbarten Knochen angehen (Abb. 23-3).

■ Zellulitis/Phlegmone

Zu Weichteilinfektionen kommt es am häufigsten im Gefolge einer Hautverletzung mit dem direkten Eindringen eines infektiösen Agens. Einige Patienten, so Diabetiker, neigen besonders zur Zellulitis; hierzu trägt eine Kombination von Faktoren bei, zu denen der örtliche Abbau der Haut und eine lokale Ischämie zählen.

TEIL V - Infektionen

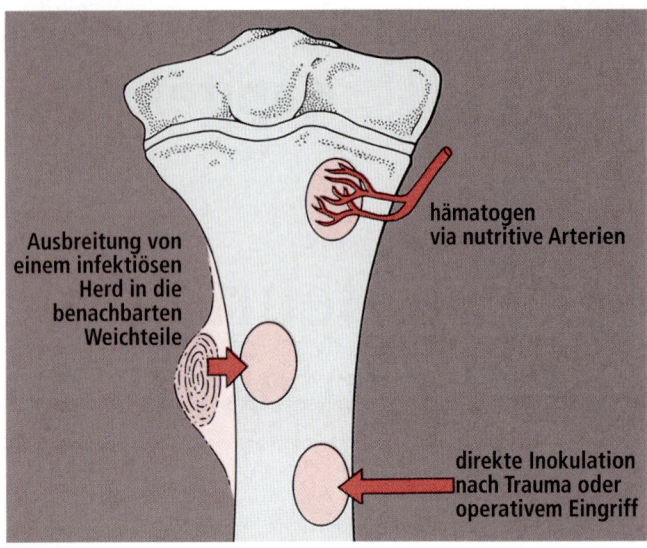

Abb. 23-1. Infektionserreger können über eine hämatogene Streuung, eine Infektionsquelle der benachbarten Weichteile per continuitatem oder über eine direkte Inokulation nach Trauma oder Operation Zutritt in den Knochen erhalten

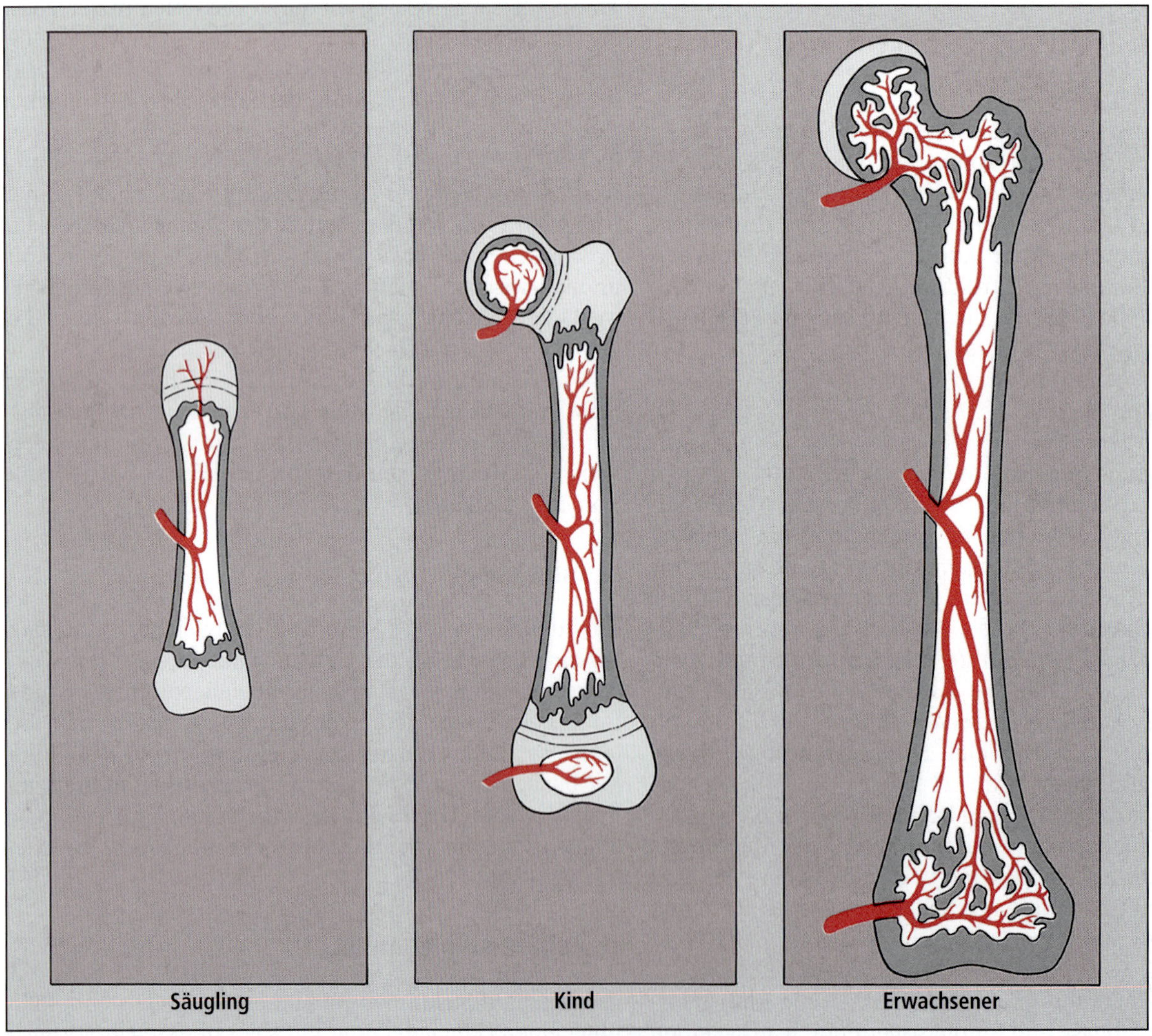

Abb. 23-2. Die Gefäßanatomie eines Röhrenknochens ist beim Säugling, beim Kind und beim Erwachsenen unterschiedlich. Diese Unterschiede sind denn auch für die verschiedenen Infektionsorte einer jeden Altersgruppe verantwortlich. Beim Säugling sind die ernährenden, die Wachstumsfuge querenden und fovealen Arterien im Übermaß vorhanden. Beim Kind wird die Wachstumsfuge (Physe) gefäßfrei, wenn die fovealen und transphysealen Schlagadern sich zurückziehen. Nach dem Verschluß der Wachstumsfugen treten dann wieder die fovealen und periartikulären Arterien in den Vordergrund

Infektionen der Wirbelsäule

Infektionen der Wirbelsäule können im Wirbelkörper, in der Bandscheibe, in den paravertebralen Weichteilen oder im Epiduralraum angehen; nur sehr selten befällt eine Infektion auch den Inhalt des Spinalkanals und das Rückenmark selbst. Die Infektionsmechanismen sind hierbei die gleichen wie bei der Osteomyelitis und der infektiösen Arthritis. Zu einer Bandscheibeninfektion kann es z. B. durch Punktion des Spinalkanals oder der Bandscheibe selbst bei einer ärztlichen Prozedur oder einem Trauma kommen; ferner kann sie aus einer benachbarten Infektionsquelle fortgeleitet sein, wie z. B. einem paravertebralen Abszeß. Am häufigsten ist jedoch die hämatogene Streuung nach operativen Eingriffen am Spinalkanal, wie z. B. bei Laminektomie oder Spondylodese oder bei einer generalisierten Bakteriämie bzw. Sepsis (Abb. 23-4). Unabhängig vom Primärort des infektiösen Prozesses ist Staphylococcus aureus bei über 90% aller Wirbelsäuleninfektionen der ursächliche Keim.

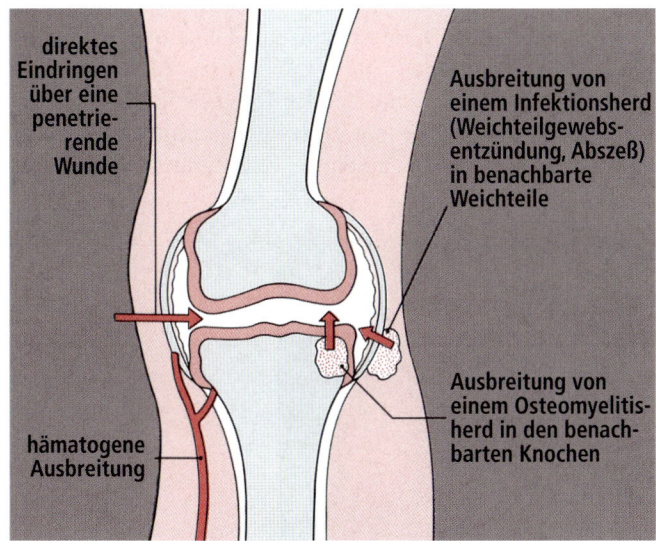

Abb. 23-3. Die Ausbreitungswege bei der infektiösen oder septischen Arthritis ähneln denen der Osteomyelitis, die hierfür wiederum selbst der Ausgangsort sein kann

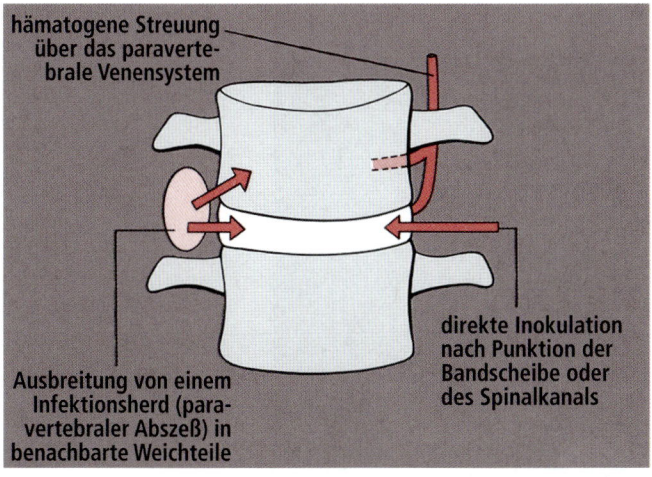

Abb. 23-4. Die möglichen Ausbreitungswege einer Wirbel- oder Bandscheibeninfektion sind die direkte Invasion, die hämatogene Aussaat und das Übergreifen von einem Infektionsherd aus den benachbarten Weichteilen

TEIL V - Infektionen

Radiologische Beurteilung von Infektionen

Bei der Abklärung von Infektionen des Muskel-Skelett-Systems werden die folgenden bildgebenden Verfahren eingesetzt:
1. Übersichtsaufnahmen (inkl. Vergrößerungsaufnahmen);
2. konventionelle Tomographie;
3. Computertomographie (CT);
4. Arthrographie;
5. Myelographie und Diskographie;
6. Fistulographie;
7. Arteriographie;
8. Szintigraphie (Skelettszintigraphie);
9. Sonographie;
10. Magnetresonanztomographie (MRT);
11. perkutane Punktion/Biopsie (durchleuchtungs- oder CT-gesteuert).

Meist genügen bereits die Übersichtsaufnahmen, um die wesentlichen Merkmale einer Knochen- oder Gelenkinfektion nachzuweisen (Abb. 23-5; vgl. auch Abb. 4-45 u. 4-46A). Vergrößerungsaufnahmen helfen, zarte Veränderungen abzugrenzen, die eine Kortikaliszerstörung oder eine Knochenneubildung widerspiegeln (Abb. 23-6), und sind auch gelegentlich zur Unterscheidung einer Osteoporose von dem frühen Stadium einer Infektion erforderlich, da beide radiologisch ähnlich aussehen können. Die konventionelle Tomographie mit zweidimensionaler Verwischung (elliptisch oder besser spiralig) weist besonders gut Sequester oder subtile Fistelgänge im Knochen nach (Abb. 23-7; vgl. auch Abb. 4-46B). Die CT spielt beim Nachweis des Ausmaßes einer Infektion in Knochen und Weichteilen eine entscheidende Rolle und kann mitunter sehr dabei helfen, eine spezifische Diagnose zu stellen (Abb. 23-8).

Die Arthrographie hat bei der Diagnostik von Gelenkinfektionen ein eher beschränktes Anwendungsgebiet (vgl. Abb. 24-16B); dagegen spielt die Szintigraphie eine wich-

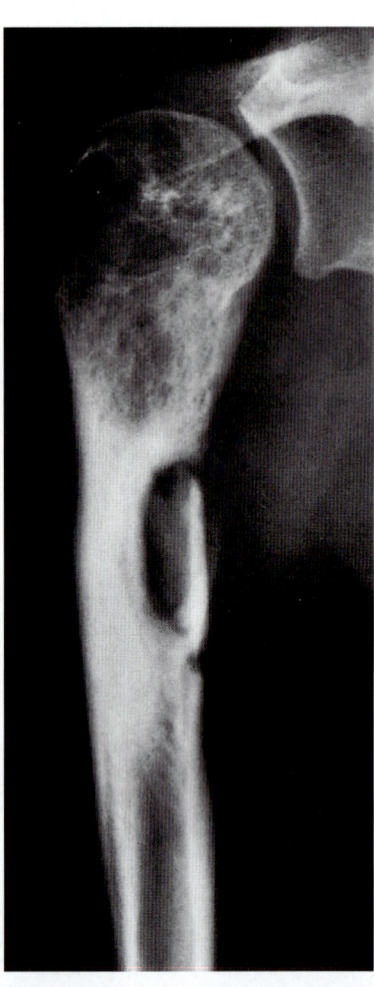

Abb. 23-5. Die a.-p. Aufnahme des rechten Humerus zeigt die klassischen Merkmale einer chronisch aktiven Osteomyelitis. Man sieht die Zerstörung des Markanteils, die reaktive Sklerose und die periostale Knochenneubildung. Zu achten ist auch auf den großen Sequester an der Humerusinnenseite, das Leitzeichen eines chronischen infektiösen Prozesses

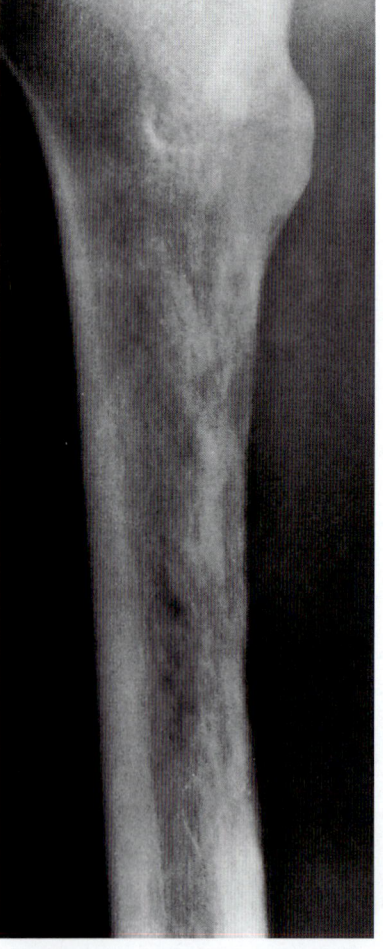

Abb. 23-6. Eine Vergrößerungsaufnahme des rechten Femurs zeigt subtile Veränderungen, die eine Kortikalisdestruktion und die Bildung neuen periostalen Knochens in einem Frühstadium der Osteomyelitis darstellen. Diese Befunde waren in den Routineaufnahmen nicht gut erkennbar

Radiologische Beurteilung von Muskel- und Skelettinfektionen 23

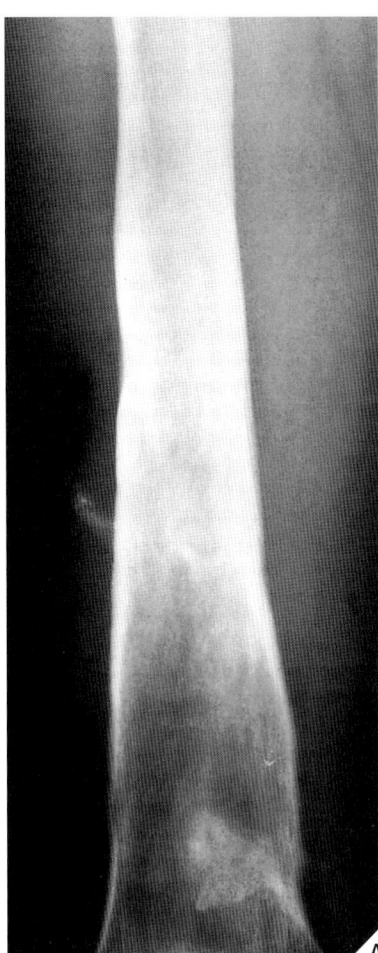
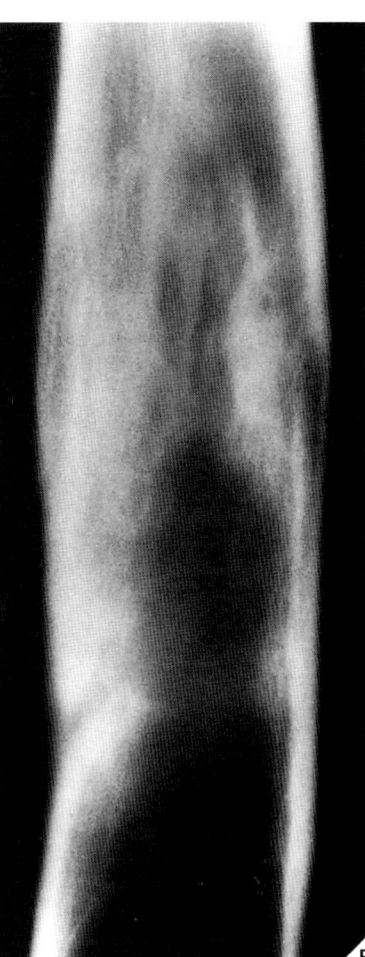

Abb. 23-7. **A** Die Übersicht des linken Femurs ergibt eine Kortikalisverbreiterung, eine reaktive Sklerose und herdförmige Zerstörungen in der Markhöhle. Zarte Verkalkungen in den Weichteilen lassen an eine Fistel denken. **B** Das konventionelle Tomogramm in Vergrößerungstechnik zeigt ganz deutlich einen Sequester, das charakteristische Merkmal einer aktiven Osteomyelitis, und auch sehr deutlich einen Fistelgang in der Kortikalis

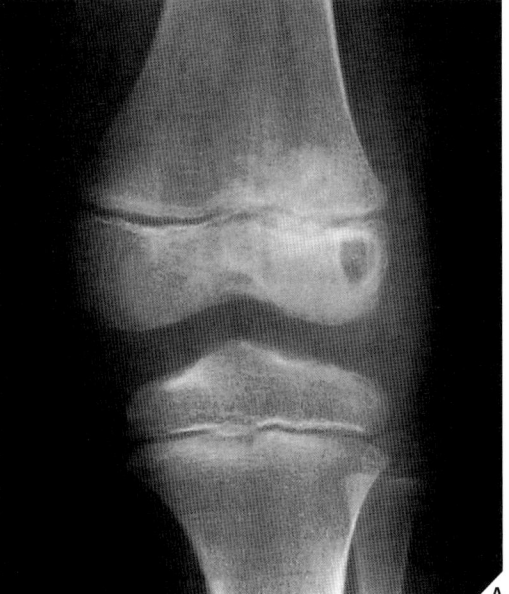
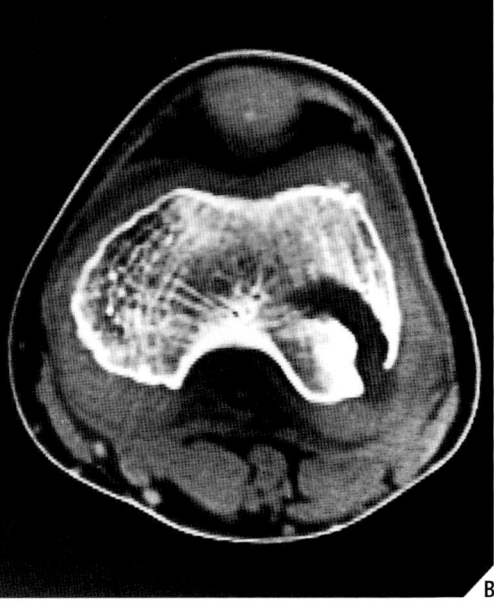

Abb. 23-8. Der 7jährige Knabe klagte seit 3 Wochen immer wieder über Schmerzen im linken Knie, die nachts stärker waren und auf Salizylate prompt ansprachen. **A** Die a.-p. Erstaufnahme zeigt eine strahlentransparente Läsion im lateralen Abschnitt der distalen Femurepiphyse mit einem gut abgrenzbaren, teilweise sklerosierten Randsaum. Als mögliche Differentialdiagnosen galten das Osteoidosteom und das Chondroblastom. **B** Die CT-Untersuchung ergibt jedoch eine Unterbrechung der Kortikalis im hinteren äußeren Abschnitt des Femuraußenkondylus, die auf den Übersichtsaufnahmen nicht zu sehen war. Der gewundene Verlauf dieser Aufhellungsfigur und deren Ausdehnung in den Knorpel hinein ließen die Diagnose eines epiphysären Knochenabszesses stellen, der dann auch bioptisch gesichert wurde

TEIL V - Infektionen

tigere Rolle. Bei Osteomyelitisverdacht verwendet man routinemäßig die Skelettszintigraphie mit Technetium-99m-markierten Phosphonaten, da sich der Marker in Infektionsgebieten anreichert. Besonders nützlich für den Nachweis einer von infiziertem periartikulärem Weichteilgewebe ausgehenden Gelenkinfektion ist die 3-Phasen- oder gar 4-Phasen-Technik, um infiziertes Gelenkgewebe von infiltrierten periartikulären Weichteilen zu unterscheiden, wenn die Übersichten nicht diagnostisch waren. Bei einer Phlegmone sieht man in den beiden ersten Phasen eine diffuse Mehrspeicherung, jedoch keine wesentlich gesteigerte Akkretion des Radionuklids im Knochen in der 3. und 4. (späten) Phase. Umgekehrt bedingt die Osteomyelitis eine herdförmig vermehrte Speicherung in allen 4 Phasen (Abb. 23-9). Zusätzlich kann die triphasische Skelettszintigraphie die Diagnose einer Osteomyelitis bereits innerhalb von 3 Tagen nach dem Beginn der Beschwerden erhärten, also viel früher als in der herkömmlichen Röntgendiagnostik faßbar. Auch kann die 3-Phasen-Skelettszintigraphie bei der Diagnose einer septischen Arthritis in situ oder mit Ausbreitung in den benachbarten Knochen hilfreich sein.

Hat der Knochen jedoch eine Läsion wie Operation, Trauma oder neuropathische Osteoarthropathie erlitten, welche den Knochenumsatz steigern, dann wird die Tc-Szintigraphie hinsichtlich der Infektion weniger spezifisch; hier sind Radionuklidstudien mit Gallium (einem Eisenanalogon) und Indium schon spezifischer. Noch immer besteht Uneinigkeit hinsichtlich des Mechanismus der Galliumeinspeicherung in Infektgeweben. Nach intravenöser Injektion werden über 99% an diverse Plasmaproteine wie Transferrin, Haptoglobin, Laktoferrin, Albumin und Ferritin gebunden, dabei wurden bereits mindestens 5 Mechanismen des Galliumtransfers aus dem Plasma in entzündliche Exsudate und Zellen vorgeschlagen. Dazu zählen die direkte Aufnahme durch Leukozyten, durch Bakterien, eine proteingebundene Aufnahme im Gewebe, die vermehrte Durchblutung und der verstärkte Knochenumsatz. Da sich Gallium an das eisenbindende Molekül Transferrin bindet, erklärt sich der Mechanismus seiner Aufnahme bei infektiösen Prozessen am besten durch die Hyperämie und die Permeabilitätssteigerung, welche die Zufuhr des an Eiweiß gebundenen Nuklids in den Entzündungsbereich erhöhen. Zellen, die Entzündungen be-

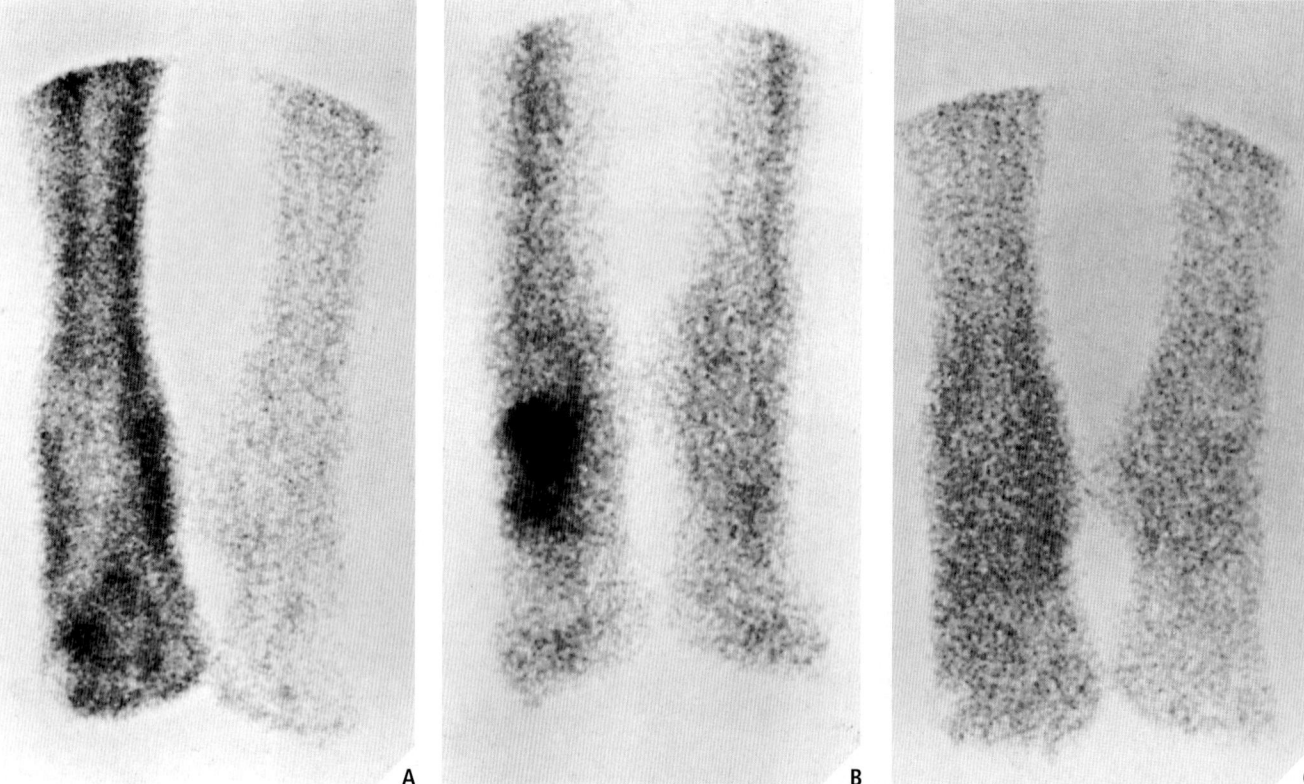

Abb. 23-9. Die 52jährige Frau mit Schmerzen am rechten Sprunggelenk hatte in der Sprunggelenkregion eine Zellgewebsentzündung. Obwohl die Röntgenübersichten keinen Hinweis auf eine septische Arthritis lieferten, konnte diese Möglichkeit klinisch nicht ausgeschlossen werden, da die Frühveränderungen einer Infektion auf Standardaufnahmen stumm sein können. Deshalb führte man eine 3-Phasen-Knochenszintigraphie durch. **A** In der 1. Phase zeigt sich 1 Minute nach intravenöser Injektion von 15 mCi (555 MBq) Tc-99m-MDP eine vermehrte Aktivität in den Hauptgefäßen des rechten Unterschenkels. **B** In der 2. Phase 3 Minuten p.i. zeigt die Blutpoolaufnahme eine gesteigerte Nuklidaufnahme im Bereich der infizierten Weichteile. **C** In der 3. Phase 2 Stunden nach Injektion schließt die nahezu vollständige Auswaschung des Radionuklids ohne Zeichen einer Mehreinspeicherung in den Knochen die Diagnose einer septischen Arthritis faktisch aus. (Wiedergabe mit freundlicher Genehmigung von Dr. R. Goldfarb, New York, New York)

gleiten, insbesondere polymorphkernige Leukozyten, die in intrazytoplasmatischen Granula Laktoferrin tragen, lagern eisenbindende Proteine extrazellulär am Entzündungsort ab und helfen bei der Infektbekämpfung, indem sie das von Bakterien benötigte Eisen „sequestrieren". Laktoferrin nimmt mit seiner hohen Bindungsaffinität für Eisen dem Transferrin das Gallium ab.

Gallium kann man auch zur Kontrolle der Reaktion des Patienten unter der Therapie verwenden. Besonders bei der Osteomyelitis erhöhen Galliummehreinspeicherungen die Spezifität eines abnormen Knochenszintigramms, während der Rückgang der Nuklidaufnahme dem guten Ansprechen auf die Behandlung eng folgt.

Der andere Entzündungsmarker ist Indium. Da mit Indium markierte Leukozyten normalerweise nicht in Regionen gesteigerten Knochenumsatzes inkorporiert werden, benutzt man die Szintigraphie mit Indium-111-Oxinmarkierten Leukozyten als sensitiven und spezifischen Test bei der allgemeinen Infektionsdiagnostik des Bewegungsapparats und ferner unter den besonderen Umständen, wo die Infektion eine vorherige Fraktur oder Operation kompliziert. Wie andere bildgebende nuklearmedizinische Verfahren auch, so zeigt die Untersuchung die Verteilung eines Tracers als diagnostische Information. Die den Leukozyten innewohnende Fähigkeit der Ansammlung an Entzündungsorten macht diese Verfahren bei der Infektionsdiagnostik so besonders effizient. Merkel berichtete über eine Sensitivität der Indiumszintigraphie beim Infektionsnachweis von 83% bei einer Spezifität von 94% und einer Genauigkeit von 88%.

Es sei allerdings an dieser Stelle betont, daß die Sensitivität beim Nachweis der chronischen Osteomyelitis verringert ist, weil sich die mit Indium-111 markierten Leukozyten auch im aktiven Knochenmark anreichern. Um die diagnostischen Möglichkeiten dieser Technik besser auszuschöpfen, wird die Kombination von Tc-99m-Schwefelkolloidszintigraphie des Knochenmarks mit In-111-markierten Leukozyten empfohlen. Eine besonders schwierige Situation stellt der Patient mit einer diabetischen Osteoarthropathie des Fußes dar, bei dem der Verdacht auf eine Superinfektion besteht; in diesem Fall sind Röntgenaufnahmen und selbst die MRT nicht sehr spezifisch. Zwar läßt sich die Weichteilinfektion durch die MRT nachweisen, doch können die Frühveränderungen einer Osteomyelitis übersehen werden. Oftmals kann kein einzelnes bildgebendes Verfahren allein die korrekte Diagnose erbringen, so daß man dann eine Kombination verschiedener Modalitäten wählen sollte. In den letzten Jahren wurde die traditionelle Abfolge von Ga-67-Citrat in Kombination mit einer Skelettszintigraphie mit Tc-99m-MDP als Hilfsmittel zur Diagnose einer Osteomyeltis im diabetischen Fuß durch die Verwendung In-111-markierter Leukozyten ersetzt. Der Rückzug von ersterer Technik erfolgte, weil Schwierigkeiten bei der Differenzierung einer Infektion *im* Knochen (Osteomyelitis) von der benachbarter Weichteile (Phlegmone) verblieben. Ein neuerer Ansatz, diese Situation besser zu meistern, ist der Einsatz einer Kombination von Tc-99m-Knochenszintigraphie mit einer In-111-Leukozytenszintigraphie, um festzustellen, ob sich die Leukozyten im Knochen oder in den Weichteilen ansammeln. Ein neuer Konkurrent zur In-111-Leukozytenszintigraphie ist die Szintigraphie mit Tc-99m-Hexamethylpropylenaminooxin (HMPAO)-markierten Leukozyten. Derzeit werden noch weitere Methoden untersucht, namentlich mit markierten (Isotope: Tc-99m, In-111 oder J-123) monoklonalen antigranulozytären Antikörpern, isotopenmarkierten polyklonalen IgG-Antikörper, isotopenmarkierten Monozyten, isotopenmarkierten chemotaktischen Polypeptidanaloga und isotopenmarkierten spezifischen Antikörpern gegen Bakterien.

Die Arteriographie hat ihren Stellenwert bei der Beurteilung der Gefäßversorgung besonders dann, wenn ein Rekonstruktionsverfahren geplant ist. Die Myelographie ist immer noch von Wert bei der Abklärung von Infektionen innerhalb des Spinalkanals wie auch bei der Wirbelsäulenosteomyelitis und der Bandscheibeninfektion (Diszitis; vgl. Abb. 24-29). Eine wichtige Untersuchung zur Darstellung von Fistelgängen in den Weichteilen und zur Bestimmung von deren Ausdehnung in den Knochen ist die Fistulographie (Abb. 23-10).

Mitunter kann man die Sonographie einsetzen, um eine Weichteil- oder Gelenkinfektion oder auch eine Osteomyelitis zu diagnostizieren. Dieses Verfahren hat den Vorteil der raschen und einfachen Verfügbarkeit zu relativ annehmbaren Kosten; ferner setzt die Sonographie den Patienten keiner ionisierenden Strahlung aus. Die Fähigkeit der Sonographie, in Echtzeit darzustellen, ist einzigartig, will man Strukturen unter dynamischen Bedingungen untersuchen. Bei einer diffus ausgedehnten Weichteilinfektion kann die Sonographie unterscheiden helfen zwischen einer Primärerkrankung und einer solchen, die sich im Zusammenhang mit einem Abszeß entwickelt, z. B. bei Pyomyositis oder Osteomyelitis. Ferner kommt der Sonographie eine wichtige Rolle bei der Steuerung einer perkutanen Biopsie und Aspiration infektiöser Veränderungen wie auch bei der therapeutischen Drainage von Abszessen zu.

In den letzten Jahren hat die MRT einen festen Platz bei der Abklärung von Osteomyelitis, Weichteilabszessen, eingenommen. Untermauert durch zahlreiche Studien bildet dieses Verfahren Osteomyelitis, Weichteilabszesse, Ergüsse in Gelenken und Sehnenscheiden sowie diverse Formen der Phlegmone gut ab. Die MRT ist beim Nachweis einer Osteomyelitis ebenso sensitiv wie Technetium-99m-Methylendiphosphonat (MDP) und sensitiver und spezifischer als andere szintigraphische Techniken beim Nachweis einer Weichteilentzündung, und zwar vor allem wegen ihrer überlegenen räumlichen Auflösung. Eine adäquate Untersuchung von Infektionen des Bewegungsapparats erfordert T1- und T2-gewichtete Aufnahmen in mindestens 2 Bildebenen; in anatomisch komplexen Regionen wie Becken, Wirbelsäule, Fuß und Hand können sogar 3 Ebenen erforderlich sein. Diagnostische MRT-Kriterien beim Nachweis einer Osteomyelitis sind die Signalminderung in der Knochenmarkhöhle bei kurzen Spin-Echo-TR/TE-Sequenzen (T1-gewichtet) bei Signalanhebung in der Knochenmarkhöhle in Sequenzen mit langer TR/TE-Zeit (T2-gewichtet; Abb. 23-11). Eine vermehrte Signalintensität der Weichteile in Sequenzen mit langer TR/TE-Zeit bei gleichzeitig unscharfer Randkontur erachtet man als Zeichen von Ödem und/oder unspezifischen entzündlichen Veränderungen. Dagegen gelten gut abgrenzbare Regionen verminderter Signalintensität in T1-gewichteten Bildern sowie eine Signalanhebung, umgeben von einer Zone verminderter Signalintensität, in T2-gewichteten Bildern als Zeichen eines Weichteilabszesses (Abb. 23-12).

Eine Signalminderung in Sequenzen mit kurzem TR/TE sowie eine Signalanhebung in Sequenzen mit langer TR/TE-Zeit im Bereich von Gelenkkapsel oder Sehnenscheiden gelten als mit einem Gelenkerguß oder mit Flüssigkeit in den Sehnenscheiden vereinbar.

Die perkutane Punktion und die durchleuchtungsgesteuerte Saug- oder Aspirationsbiopsie eines infektionsverdächtigen Herdes kann man in der Röntgenabteilung durchführen; diese Untersuchungen können sehr rasch eine Verdachtsdiagnose erhärten wie auch den ursächlichen Erreger bestimmen.

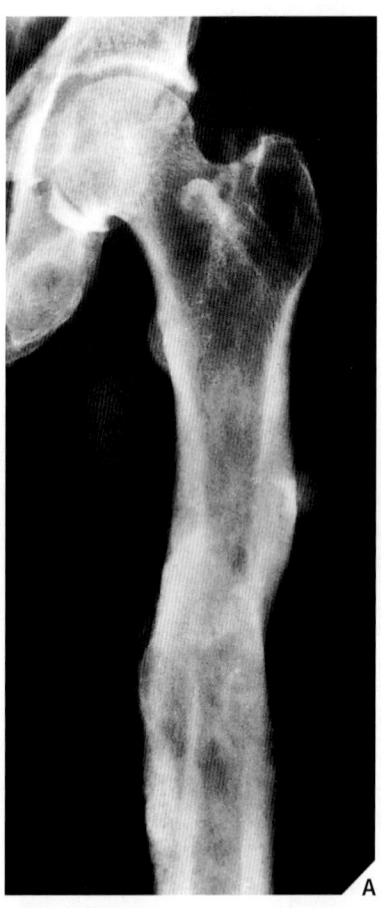
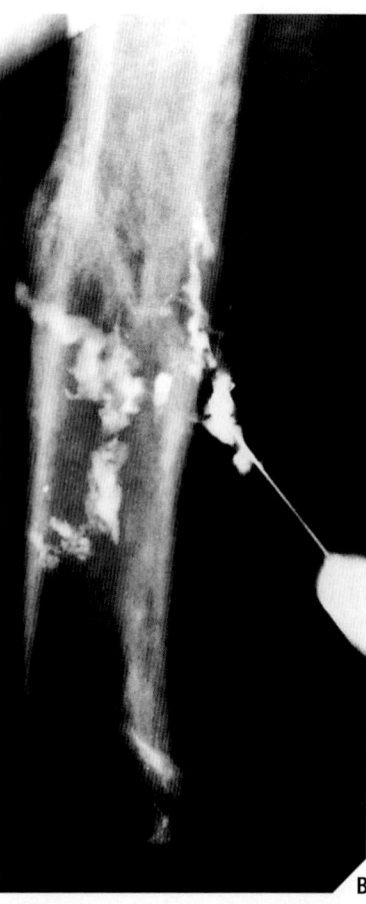

Abb. 23-10. Dieser 48jährige Mann hatte früher eine Femurfraktur erlitten, die offen reponiert und mit einem Marknagel osteosynthetisch versorgt wurde. Postoperativ bekam er eine chronische Osteomyelitis, woraufhin der Marknagel entfernt und eine antibiotische Therapie eingeleitet wurde. In der Folgezeit entwickelte sich eine eiternde Fistel. **A** Die Übersichtsaufnahme des linken Femurs zeigt die für eine chronische Osteomyelitis typischen Veränderungen: Es bestehen herdförmige Zerstörungen des Knochenmarkraumes, eine reaktive Sklerose und eine Periostreaktion. **B** Die Fistulographie zum Nachweis des Ausmaßes der drainierenden Fistel zeigt einen Fistelgang mit zahlreichen Verästelungen

Radiologische Beurteilung von Muskel- und Skelettinfektionen 23

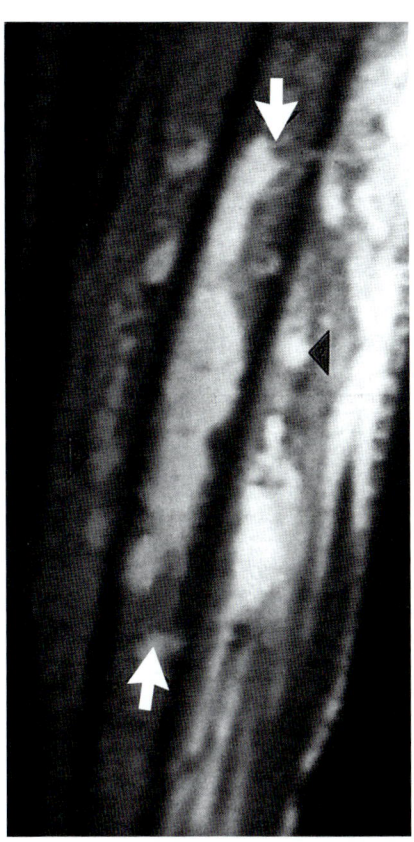

Abb. 23-11. Das sagittale T2w MRT-Bild (SE, TR 2000 / TE 80 ms) zeigt eine gut abgegrenzte signalarme Region im Markraum des mittleren Femurschaftbereichs, welche bei diesem Drogenabhängigen (i. v. Drogen) eine akute hämatogene Osteomyelitis anzeigt. Es finden sich inflammatorische Weichteilveränderungen mit zahlreichen kleien Abszessen in der Nachbarschaft des Femurs. (Aus Beltran J 1990; mit freundlicher Erlaubnis)

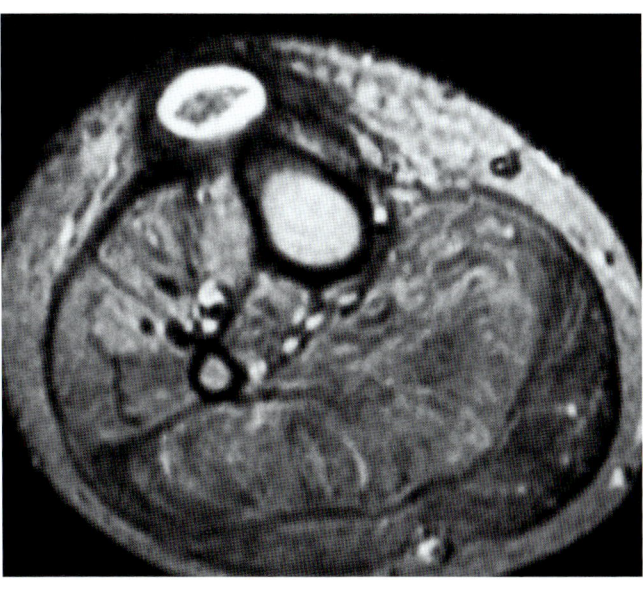

Abb. 23-12. Das axiale T2w MRT-Bild (SE, TR 2000 / TE 80 ms) zeigt eine signalreiche Flüssigkeitsansammlung in den prätibialen Weichteilen sowie ein herdförmiges signalarmes Gebiet in deren Mitte, das den Weichteilabszeß darstellt. Der Abszeß ist von einer starken Kapsel niedriger Signalintensität umgeben. Beachtenswert ist auch das signalstarke Ödem, das diffus das subkutane Fett und die Muskeln durchtränkt. (Aus Beltran J 1990; mit freundlicher Erlaubnis)

Behandlungs- und Komplikationsüberwachung bei Infektionen

Die bildgebende Diagnostik spielt bei der Therapiekontrolle infektiöser Erkrankungen des Knochens und der zugehörigen Weichteile eine nicht wegzudenkende Rolle (Abb. 23-13). Verlaufsröntgenaufnahmen und -skelettszintigramme sollte man in regelmäßigen Intervallen vornehmen, um den jeweiligen Krankheitszustand (akut, subakut, chronisch oder inaktiv; Abb. 23-14) und mögliche angehende Komplikationen (Abb. 23-15) zu erfassen. Dagegen kann die Unterscheidung einer aktiven von einer inaktiven Osteomyelitis mit röntgenologischen Mitteln extrem schwierig sein. Die ausgedehnten sklerosierenden Veränderungen einer inaktiven Infektion können kleine osteolytische Herde, die dann eine Reaktivierung darstellen, überdecken. Mitunter kann die Tomographie helfen, eine flaue Periostitis, schlecht abgrenzbare Osteolyseherde und Sequester nachzuweisen.

Hauptkomplikation der Osteomyelitis bei Säuglingen und Kindern ist die Wachstumsstörung, wenn der Infektionsherd nahe der Wachstumsfuge gelegen ist (Abb. 23-16). Eine weitere häufige Komplikation der Osteomyelitis ist die pathologische Fraktur (Abb. 23-17). Bei Erwachsenen stellt das Angehen eines bösartigen Tumors in einem chronisch sezernierenden Fistelgang die ernsteste, wenn auch eine seltene Komplikation dar (vgl. Abb. 21-29).

TEIL V - Infektionen

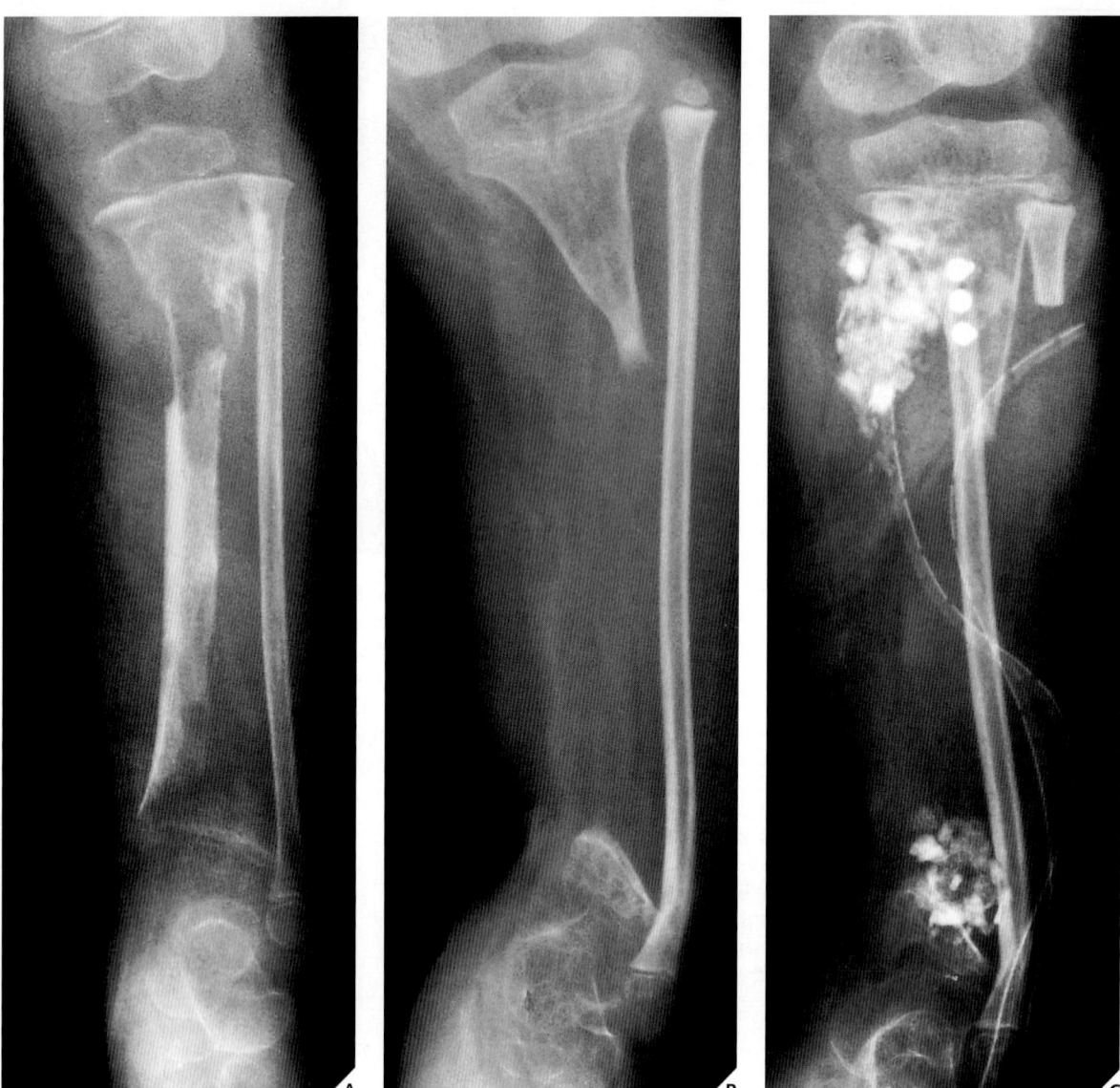

Abb. 23-13. Bei dem 3jährigen Mädchen entwickelte sich nach einer chronischen Tonsillitis eine Osteomyelitis der linken Tibia. **A** Die a.-p. Aufnahme zeigt eine ausgedehnte Tibiazerstörung mit einer Sequestrierung des Schafts. Die ausgiebige konservative Langzeitbehandlung mit Breitbandantibiotika brachte keine Besserung. **B** Ein Jahr später wurde das abgestorbene sequestrierte Tibiaschaftsegment als erster Schritt zur Rekonstruktion der Gliedmaße reseziert. **C** Zwei Monate danach wurden ein Fibulatransplantat am proximalen Stumpf des Tibiaschafts befestigt und proximal wie distal Knochenchips angelagert, um die Vereinigung und die Stabilität des Knochens zu sichern

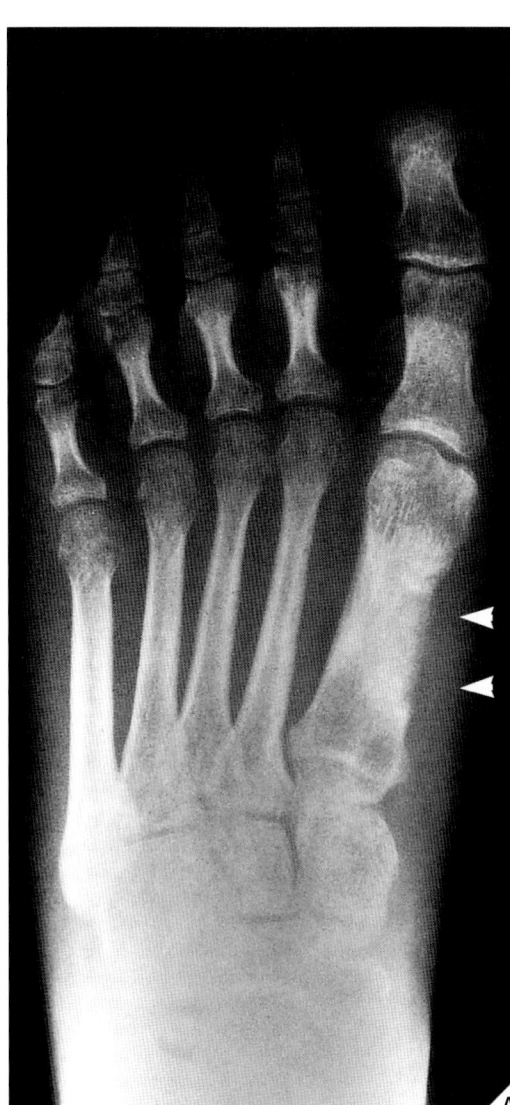 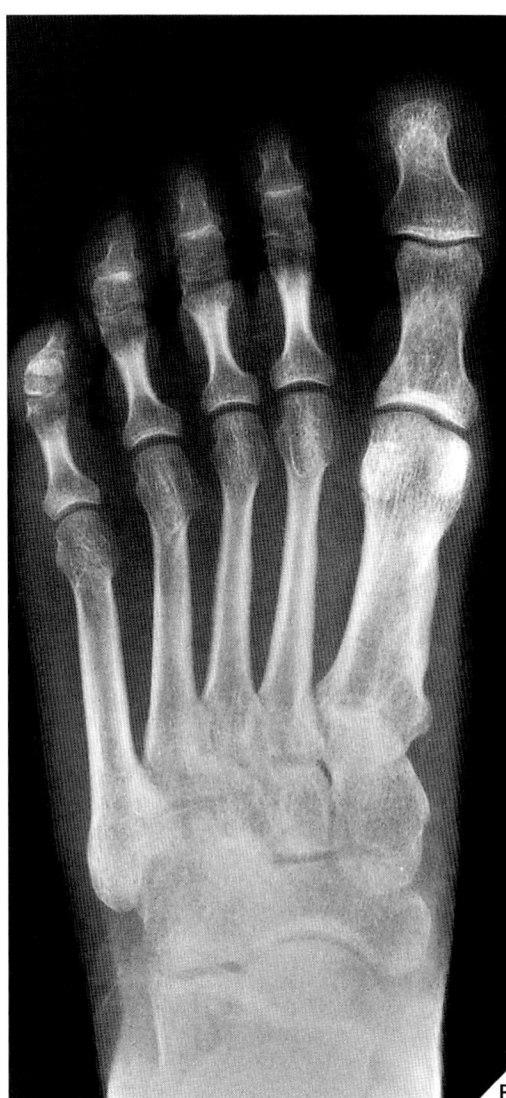

Abb. 23-14. Bei dem 17jährigen Mädchen trat eine akute eitrige Infektion des 1. Mittelfußknochens nach einer Punktionsverletzung des rechten Fußes auf. **A** Die dorsoplantare Aufnahme zeigt die für eine aktive Osteomyelitis typischen Veränderungen: Die Zerstörung von Markraum und Kortikalis, eine Periostreaktion und eine diffuse Weichteilschwellung. Zu beachten ist ferner auch die erhebliche periartikuläre Entkalkung. **B** Nach intensiver Antibiotikabehandlung zeigt die Übersichtsaufnahme des Fußes eine vollständige Ausheilung der Infektion, die nun in der inaktiven Phase ist. Es ist eine endostale Sklerose verblieben, doch sind keinerlei destruierende Veränderungen zu sehen und die Weichteilschichten normal geformt

TEIL V - Infektionen

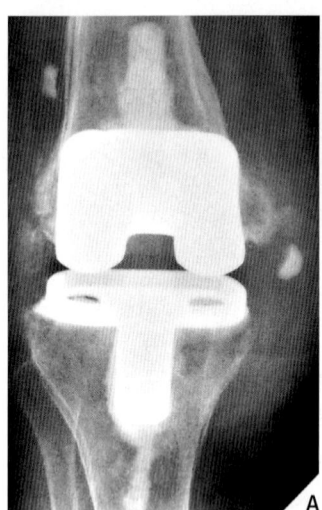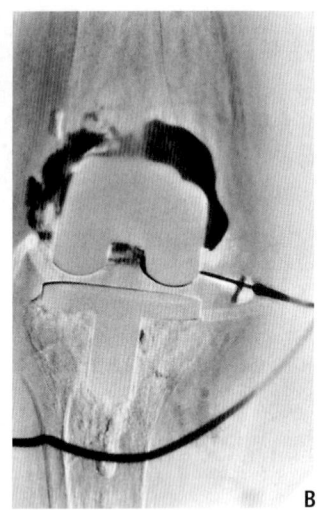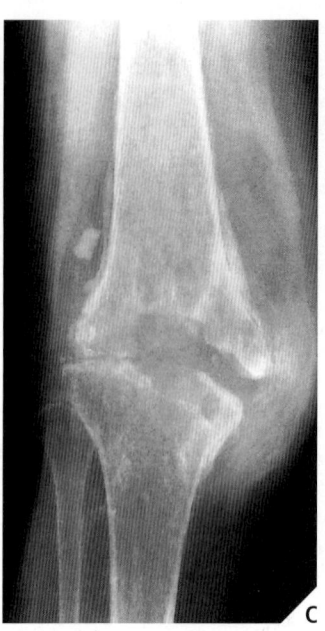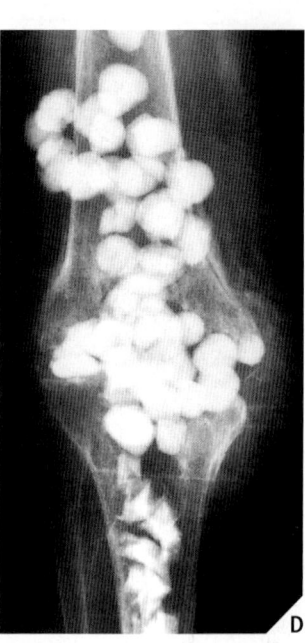

Abb. 23-15. Bei dieser 62jährigen Frau trat nach Implantation einer Knie-TEP eine Infektion des rechten Kniegelenks auf. **A** Die a.-p. Aufnahme zeigt den Gelenkersatz mit einer Kondylenprothese. Anhand der Weichteilschwellung, des Gelenkergusses und der Periostreaktion erkennt man eine aktive Infektion. In der proximalen Tibia sind kleine Knochendestruktionsherde zu sehen. **B** Eine Arthrographie mit Ergußpunktion (Subtraktionsaufnahme) zeigt die abnorme Ausdehnung des KM bis in den Bereich der Tibiaosteolysen; der unregelmäßige Rand des KM an der Gelenkaußenseite beruht auf der Synovialitis. Die bakteriologische Untersuchung des Punktats ergab Staphylococcus aureus. **C** Nach der erfolglosen Behandlung der Infektion mit Breitbandantibiotika wurde die Totalendoprothese entfernt. Man sieht das typische Bild einer aktiven Osteomyelitis. **D** Zu diesem Zeitpunkt bestand die Therapie aus antibiotikagetränkten Palacos-Kugelketten, die in das infizierte Gelenk und in den Markraum von Femur und Tibia eingelegt waren

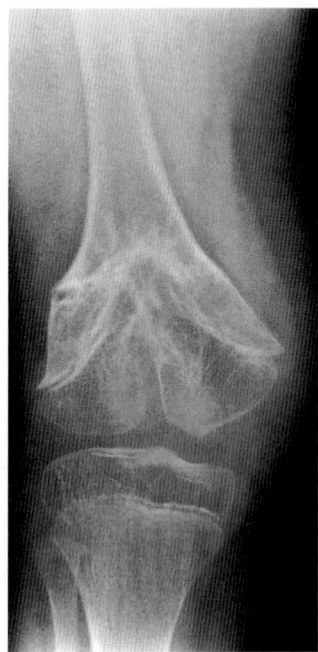

Abb. 23-16. Die a.-p. Aufnahme des rechten Knies zeigt bei diesem 8jährigen Mädchen eine Wachstumsstörung infolge einer metaphysären Osteomyelitis. Man achte auf die Hypoplasie des Femurs nach der Immobilisation der Gliedmaße und auf die Deformierung der distalen Epiphyse. Die keilförmige Wachstumsfuge zeigt bereits eine nahezu vollständige Fusion

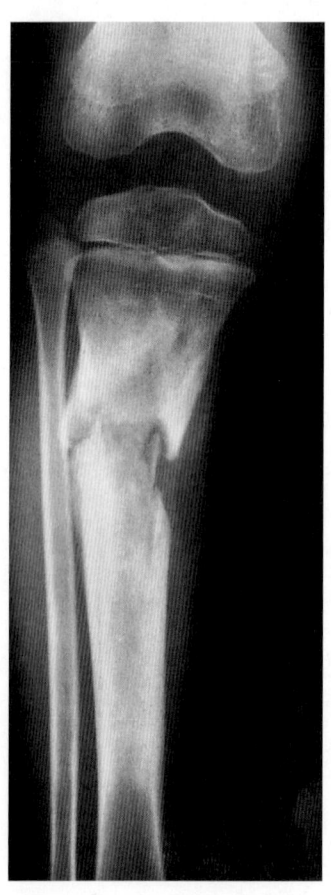

Abb. 23-17. Bei diesem 6jährigen Knaben mit einer chronisch aktiven Osteomyelitis zeigt die Unterschenkelübersichtsaufnahme eine pathologische Fraktur als Komplikation des infektiösen Prozesses

Merkpunkte für die Praxis

1. Drei Grundmechanismen ermöglichen es einem infektiösen Erreger, den Knochen oder das Gelenk zu erreichen:
   - Hämatogene Streuung;
   - Fortleitung von einer benachbarten Quelle;
   - direkte Inokulation.
2. Die Metaphyse ist bei Kindern der häufigste Ort eines Infektionsherdes, vor allem wegen der Beschaffenheit der Gefäßanatomie des Knochens in diesem Entwicklungsstadium, während bei Erwachsenen der Schaft langer Röhrenknochen häufiger Infektionsort ist.
3. Die Skelettszintigraphie mit Technetium-99m-markierten Phosphonaten ist ein wertvolles bildgebendes Verfahren, um zwischen einer Infektion des Gelenks und einer Phlegmone der periartikulären Weichteile zu unterscheiden.
4. Spezifischste Radiopharmazeutika zum Nachweis von Infektionen des Bewegungsapparats sind Gallium-67-Zitrat und Indium-111-Oxin.
5. Die Magnetresonanztomographie ist beim Nachweis von Knochen- und Weichteilinfektionen vor allem wegen ihrer besseren Ortsauflösung sensitiver als die szintigraphischen Techniken. Man sollte sowohl T1- als auch T2-gewichtete Sequenzen in mindestens 2 Abbildungsebenen anfertigen.
6. Die perkutane Aspirationsbiopsie eines infektionsverdächtigen Herdes ist der direkteste Weg, um die Diagnose zu sichern wie auch den ursächlichen Erreger zu bestimmen.

Literaturempfehlungen

Abiri MM, Kirpekar M, Ablow RC. Osteomyelitis: detection with US. Radiology 1988; 169: 795–797.

Alazraki NP. Radionuclide imaging in the evaluation of infectious and inflammatory disease. Radiol Clin North Am 1993; 31: 783–794.

Al-Sheikh W, Sfakianakis GN, Mnaymneh W, et al. Subacute and chronic bone infections: diagnosis using In-111, Ga-67 and Tc-99m MDP bone scintigraphy, and radiography. Radiology 1985; 155: 501–506.

Bassett LW, Gold RH, Webber MM. Radionuclide bone imaging. Radiol Clin North Am 1981; 19: 675–702.

Becker W, Goldenberg DM, Wolf F. The use of monoclonal antibodies and antibody fragments in the imaging of infectious lesions. Semin Nucl Med 1994; 24: 142–153.

Beltran J. MRI musculoskeletal system. Philadelphia: JB Lippincott, 1990.

Beltran J, McGhee RB, Shaffer PB, et al. Experimental infections of the musculoskeletal system: evaluation with MR imaging and Tc-99m MDP and Ga–67 scintigraphy. Radiology 1988; 161: 167–172.

Beltran J, Noto AM, McGhee RB, Freedy RM, McCalla MS. Infections of the musculoskeletal system: high field-strength MR imaging. Radiology 1987; 164: 449–454.

Butt WP. The radiology of infection. Clin Orthop 1973; 96: 20–30.

Capitanio MA, Kirkpatrick JA. Early roentgen observations in acute osteomyelitis. AJR Am J Roentgenol 1970; 108: 488–496.

Chandnani VP, Beltran J, Morris CS, et al. Acute experimental osteomyelitis and abscesses: detection with MR imaging versus CT. Radiology 1990; 174: 233–236.

Chhem R, Cardinal E, Cho KH. Skeletal and superficial soft tissues. In: McGahan JP, Goldberg BB, eds. Diagnostic ultrasound. A logical approach. Philadelphia: Lippincott-Raven Publishers, 1998: 1115–1134.

Dagirmanjian A, Schills J, McHenry M, Modic MT. MR imaging of vertebral osteomyelitis revisited. AJR Am J Roentgenol 1996; 167: 1539–1543.

Dangman BC, Hoffer FA, Rand FF, O'Rourke EJ. Osteomyelitis in children: gadolinium-enhanced MR imaging. Radiology 1992; 182: 743–747.

Datz FL. Indium-111-labeled leukocytes for the detection of infection: current status. Semin Nucl Med 1994; 24: 92–109.

Datz FL. The current status of radionuclide infection imaging. In: Freeman LM, ed. Nuclear medicine annual. New York: Raven Press, 1993: 47–76.

Datz FL, Morton KA. New radiopharmaceuticals for detecting infection. Invest Radiol 1993; 28: 356–365.

Erdman WA, Tamburro F, Jayson HT, Weatherall PT, Ferry KB, Peshock RM. Osteomyelitis: characteristics and pitfalls of diagnosis with MR imaging. Radiology 1991; 180: 533–539.

Fox IN, Zeiger L. Tc-99m-HMPAO leukocyte scintigraphy for the diagnosis of osteomyelitis in diabetic foot infections. J Foot Ankle Surg 1993; 32: 591–594.

Gold RH, Hawkins RA, Katz RD. Bacterial osteomyelitis: findings on plain radiography, CT, MR, and scintigraphy. AJR Am J Roentgenol 1991; l57: 365–370.

Guhlmann A, Brecht-Krauss D, Suger G, et al. Chronic osteomyelitis: detection with FDG PET and correlation with histopathologic findings. Radiology 1998; 206: 749–754.

Harcke HT, Grissom LE. Musculoskeletal ultrasound in pediatrics. Semin Musculoskel Radiol 1998; 2: 321–329.

Hoffer P. Gallium: mechanisms. J Nucl Med 1980; 21: 282–285.

Hopkins KL, Li KCP, Bergman G. Gadolinium-DTPA-enhanced magnetic resonance imaging of musculoskeletal infectious processes. Skeletal Radiol 1995; 24: 325–330.

Howie DW, Savage JP, Wilson TG, Paterson D. The technetium phosphate bone scan in the diagnosis of osteomyelitis in childhood. J Bone Joint Surg [Am] 1983; 65A: 431–437.

Israel O, Gips S, Jerushalmi J, Frenkel A, Front D. Osteomyelitis and soft-tissue infection: Differential diagnosis with 24 hour / 4 hour ratios of Tc99m MDP uptake. Radiology 1987; 163: 725–726.

Jacobson AF, Harley JD, Lipsky BA, Pecoraro RE. Diagnosis of osteomyelitis in the presence of soft-tissue infection and radiologic evidence of osseous abnormalities: value of leukocyte scintigraphy. AJR Am J Roentgenol 1991; 157: 807–812.

Kaim A, Maurer T, Ochsner P, Jundt G, Kirsch E, Mueller-Brandt J. Chronic complicated osteomyelitis of the appendicular skeleton: diagnosis with technetium-99m labelled monoclonal

TEIL V - Infektionen

antigranulocyte antibody immunoscintigraphy. Eur J Nucl Med 1997; 24: 732–738.

King AD, Peters AM, Stuttle AWJ, Lavender JP. Imaging of bone infection with labeled white cells: role of contemporaneous bone marrow imaging. Eur J Nucl Med 1990; 17: 148–151.

Krznaric E, DeRoo M, Verbruggen A, Stuyck J, Mortelmans L. Chronic osteomyelitis: diagnosis with technetium-99m-d, 1-hexamethylpropylene amine oxime labelled leucocytes. Eur J Nucl Med 1996; 23: 792–797.

Lantto T, Kaukonen JP, Kokkola A, Laitinen R, Vorne M. Tc-99m HMPAO labeled leukocytes superior to bone scan in the detection of osteomyelitis in children. Clin Nucl Med 1992; 17: 7–17.

Lee SK, Suh KJ, Kim YW, et al. Septic arthritis versus transient synovitis at MR imaging: preliminary assessment with signal intensity alterations in bone marrow. Radiology 1999; 211: 459–465.

Lewin JS, Rosenfield NS, Hoffer PB, Downing D. Acute osteomyelitis in children: combined Tc-99m and Ga-67 imaging. Radiology 1986; 158: 795–804.

Loyer EM, DuBrow RA, David CL, Coan JD, Eftekhari F. Imaging of superficial soft-tissue infections: sonographic findings in cases of cellulitis and abscess. AJR Am J Roentgenol 1996; 166: 149–152.

Mason MD, Zlatkin MB, Esterhai JL, Dalinka MK, Velchik MG, Kressel HY. Chronic complicated osteomyelitis of the lower extremity: evaluation with MR imaging. Radiology 1989; 173: 355–359.

Merkel KD, Brown ML, Dewanjee MK, Fitzgerald RH Jr. Comparison of indium-labeled-leukocyte imaging with sequential technetium-gallium scanning in the diagnosis of low-grade musculoskeletal sepsis. A prospective study. J Bone Joint Surg [Am] 1985; 57A: 465–476.

Miller TT, Randolph DA Jr, Staron RB, Feldman F, Cushin S. Fat-suppressed MR of musculoskeletal infection: fast T2-weighted techniques versus gadolinium-enhanced T1-weighted images. Skeletal Radiol 1997; 26: 654–658.

Modic MT, Feiglin DH, Piraino DW, et al. Vertebral osteomyelitis: assessment using MR. Radiology 1985; 157: 157–166.

Modic MT, Pflanze W, Feiglin DHI, Belhobek G. Magnetic resonance imaging of musculoskeletal infections. Radiol Clin North Am 1986; 24: 247–258.

Morrison WB, Schweitzer ME, Bock GW, Mitchell DG. Diagnosis of osteomyelitis: utility of fat-suppressed contrast-enhanced MR images. Radiology 1993; 189: 251–257.

Morrison WB, Schweitzer ME, Wapner KL, Hecht PJ, Gannon FH, Behm WR. Osteomyelitis in feet of diabetics: clinical accuracy, surgical utility, and cost-effectiveness of MR imaging. Radiology 1995; 196: 557–564.

Numaguchi Y, Rigamonti D, Rothman MI, Sato S. Spinal epidural abscess: evaluation with gadolinium-enhanced MR imaging. Radiographics 1993; 13: 545–559.

Paajanen H, Brasch RC, Schmiedl U, Ogan M. Magnetic resonance imaging of local soft tissue inflammation using gadolinium-DTPA. Acta Radiol 1987; 28: 79–83.

Paajanen H, Grodd W, Revel D, Engelstad B, Brasch RC. Gadolinium-DTPA enhanced MR imaging of intramuscular abscesses. Magn Reson Imaging 1987; 5: 109–115.

Palestro CJ, Roumanas P, Swyer AJ, Kim CK, Goldsmith SJ. Diagnosis of musculoskeletal infection using combined In-111 labeled leukocyte and Tc99m SC marrow imaging. Clin Nucl Med 1992; 17: 269–273.

Peters AM. The utility of [99mTc] HMPAO-1eukocytes for imaging infection. Semin Nucl Med 1994; 24: 110–127.

Schauerwecker DS. The role of nuclear medicine in osteomyelitis. In: Collier BD Jr, Fogelman I, Rosenthall L, eds. Skeletal nuclear medicine. St. Louis: CV Mosby, 1996: 183–202.

Schauwecker DS. Osteomyelitis: diagnosis with In-111-labeled leukocytes. Radiology 1989; 171: 141–146.

Schauwecker DS. The scintigraphic diagnosis of osteomyelitis. AJR Am J Roentgenol 1992; l58: 9–18.

Seabold JE, Flickinger FW, Kao SCS, et al. Indium-111 leukocyte/technetium99m-MDP bone and magnetic resonance imaging: difficulty of diagnosing osteomyelitis in patients with neuropathic osteoarthropathy. J Nucl Med 1990; 31: 549–556.

Smith AS, Weinstein MA, Mizushima A, et al. MR imaging characteristics of tuberculosis spondylitis vs vertebral osteomyelitis. AJR Am J Roentgenol 1989; 153: 399–405.

Sorsdahl OA, Goodhart GL, Williams HT, Hanna LJ, Rodriquez J. Quantitative bone gallium scintigraphy in osteomyelitis. Skeletal Radiol 1993; 22: 239–242.

Stöver B, Sigmund G, Langer M, Brandis M. MRI in diagnostic evaluation of osteomyelitis in children. Eur Radiol 1994; 4: 347–352.

Tang JSH, Gold RH, Bassett LW, Seeger LL. Musculoskeletal infection of the extremities: evaluation with MR imaging. Radiology 1988; 166: 205–209.

Tigges S, Stiles RG, Roberson JR. Appearance of septic hip prostheses on plain radiographs. AJR Am J Roentgenol 1994; 163: 377–380.

Tsan M. Mechanism of gallium-67 accumulation in inflammatory lesions. J Nucl Med 1985; 26: 88–92.

Tumeh SS, Aliabadi P, Weissman BN, McNeil BJ. Chronic osteomyelitis: bone and gallium scan patterns associated with active disease. Radiology 1986; 158: 685–688.

Unger E, Moldofsky P, Gatenby R, Hartz W, Broder G. Diagnosis of osteomyelitis by MR imaging. AJR Am J Roentgenol 1988; 150: 605–610.

Van Holsbeeck M, Introcaso JH. Musculoskeletal ultrasound. St. Louis: Mosby-Year Book, 1991: 207–229.

Wang A, Weinstein D, Greenfield L, et al. MRI and diabetic foot infections. Magn Reson Imaging 1990; 8: 805–809.

Wukich DK, Abreu SH, Callaghan JJ, et al. Diagnosis of infection by preoperative scintigraphy with indium-labeled white blood cells. J Bone Joint Surg [Am] 1987; 69: 1353–1360.

Yuh WT, Corson JD, Baraniewski HM, et al. Osteomyelitis of the foot in diabetic patients: evaluation with plain film, 99mTc-MDP bone scintigraphy, and MR imaging. AJR Am J Roentgenol 1989; 152: 795–800.

Zeiger LS, Fox IN. Use of indium-111 labeled white blood cells in the diagnosis of diabetic foot infections. J Foot Ankle Surg 1990; 29: 46–51.

Kapitel 24

Osteomyelitis, infektiöse Arthritis und Weichteilinfektionen

Osteomyelitis

Allgemein kann man die Osteomyelitis in den eitrigen und den nichteitrigen Typ einteilen, wobei sich ersterer auf dem Boden der klinischen Befunde und jeweils nach der Intensität des infektiösen Prozesses und seiner Begleitsymptome weiter in die subakute, akute oder chronische (aktive und inaktive) Form unterteilen läßt. Aus pathologisch-anatomischer Sicht kann man die Osteomyelitis in eine diffuse und eine umschriebene (fokale) Form einteilen, wobei letztere als Knochenabszeß bezeichnet wird.

■ Eitrige Knocheninfektionen

Akute und chronische Osteomyelitis

Die frühesten Röntgenzeichen der Knocheninfektion sind ein Weichteilödem und der Verlust der Weichteilschichtgrenzen. Man findet diese meist schon innerhalb von 24–48 Stunden nach Infektionsbeginn. Die frühesten Veränderungen im Knochen selbst sind Zeichen einer destruierenden osteolytischen Läsion, meist innerhalb von 7–10 Tagen nach Infektionsbeginn, und ein positives Knochenszintigramm (Abb. 24-1). Innerhalb von 2 bis 6 Wochen kommt es zu einer fortschreitenden Zerstörung von Knochenrinde und -markraum im Verein mit einer vermehrten endostalen Sklerose, die die Bildung neuen Knochens wiedergibt, und zu einer Periostreaktion (Abb. 24-2). Im Laufe von 6–8 Wochen werden dann Sequester sichtbar, die Gebiete abgestorbenen Knochens darstellen; diese sind von einer dichten „Totenlade" oder einer Scheide periostalen neuen Knochens umgeben (Abb. 24-3). Sequester und Totenlade entstehen infolge der Ansammlung von entzündlichem Exsudat (Eiter), das in die Kortikalis eindringt und das Periost abhebt und so dessen innerste Schicht zur Bildung neuen Knochens anregt. Auch dieser neu gebildeten Knochen wird infiziert, so dass die dadurch entstehende Barriere die Knochenrinde und den Markraum ihrer Durchblutung beraubt und diese folglich nekrotisch werden. In diesem *chronische aktive Osteomyelitis* genannten Stadium bildet sich oft ein eiternder Fistelkanal aus (Abb. 24-4; vgl. auch Abb. 23-7 u. 23-10B). Kleinere Sequester werden allmählich resorbiert oder über die Fistelstraße ausgestoßen.

Subakute Osteomyelitis (Brodie-Abszeß)

Diese erstmals von Brodie im Jahre 1832 beschriebene Veränderung stellt eine subakute und umschriebene Form der Osteomyelitis dar. Ihr Beginn ist oft schleichend, die Allgemeinzeichen sind meist nur gering ausgeprägt oder fehlen gänzlich. Der meist in der Metaphyse von Tibia oder Femur gelegene Abszeß ist länglich ausgezogen und hat einen gut abgrenzbaren Rand sowie eine umgebende reaktive Sklerose. In der Regel fehlen Sequester, doch kann man möglicherweise einen strahlentransparenten Fistelgang sehen, der sich vom Abszeß bis zur Wachstumsfuge erstreckt (Abb. 24-5). Oft kann ein Knochenabszeß auch die Wachstumsfuge überschreiten, doch nur selten geht ein Abszeß in der Epiphyse an oder bleibt in dieser umschrieben (Abb. 24-6; vgl. auch Abb. 23-8).

■ Nichteitrige Knocheninfektionen

Die häufigsten nichteitrigen Knocheninfektionen entstehen durch Tuberkulose, Syphilis und Pilzinfektionen.

Tuberkulöse Knocheninfektionen

Zu dieser kommt es meist sekundär infolge der hämatogenen Streuung aus einem Primärherd der Infektion, z. B. Lunge oder Urogenitaltrakt. Die Skelett-Tuberkulose stellt 3% aller Tuberkulosefälle und etwa 30% aller extrapulmonalen Tuberkuloseinfektionen. In 10–15% der Fälle

TEIL V - Infektionen

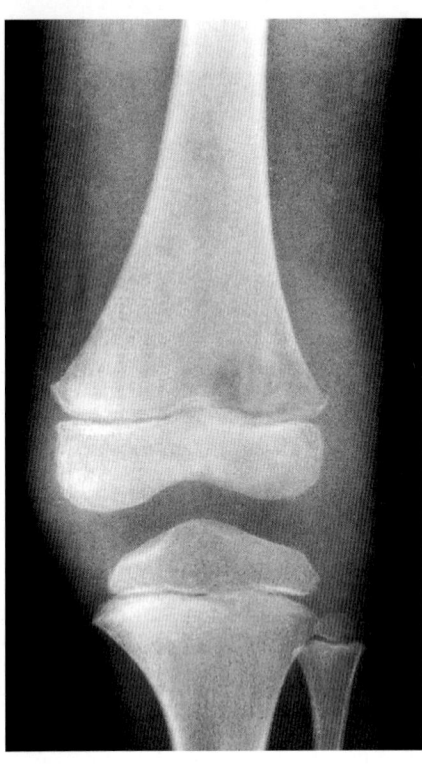

Abb. 24-1. Seit einer Woche hatte der 7jährige Knabe Fieber und Knieschmerzen. Die a.-p. Aufnahme zeigt die frühesten röntgenologischen Zeichen einer Knocheninfektion: eine schlecht abgrenzbare Osteolyseregion in der distalen Femurmetaphyse und eine Weichteilschwellung

findet man eine Knochenbeteiligung ohne Gelenkbefall. Bei Kindern zeigt die tuberkulöse Osteomyelitis eine Vorliebe für die Metaphysen der langen Röhrenknochen; bei Erwachsenen werden die Gelenke häufiger befallen.

Sowohl in langen als auch in kurzen Knochen kommt es zu einer fortschreitenden Zerstörung der Markhöhle mit einer auf den Röntgenübersichten erkennbaren Abszeßbildung. Ganz typisch liegt dabei eine Osteoporose vor, doch zumindest ist noch keine oder eine nur geringe reaktive Sklerose zu sehen (Abb. 24-7). Gelegentlich kann eine Zerstörung in der Schaftmitte eines kurzen Röhrenknochens an Hand oder Fuß *(tuberkulöse Daktylitis)* zu einer spindelförmigen Auftreibung des gesamten Schafts führen, ein Bild, das unter dem Namen Spina ventosa bekannt ist (Abb. 24-8). Multiple, disseminierte Osteolysen in kurzen Röhrenknochen nennt man *Tuberculosis cystica*; diese Form der Knochentuberkulose ist besonders bei Kindern zu sehen.

Pilzinfektionen

Pilzinfektionen des Knochens sind selten, am häufigsten kommen eine Kokzidioidomykose, Blastomykose, Aktinomykose und Nocardiose vor. Meist ist die Infektion von geringer Aktivität (low-grade), sie bildet einen Abszeß und eine Fistel aus. Die Veränderungen können der Knochentuberkulose ähnlich sehen, weil sich der Abszeß häufig in spongiösem Knochen findet und nur wenig oder keine reaktive Sklerose und Periostantwort aufweist (Abb. 24-9).

Der Sitz der Infektion an vorspringenden Punkten, wie z. B. an den Patellarändern, an Schlüsselbeinenden oder in Akromion, Rabenschnabelfortsatz, Olekranon oder Griffelfortsatz von Radius und Ulna, kann schon stark für eine Pilzinfektion sprechen. Ferner sprechen auch marginale Einzelläsionen an den Rippen und Veränderungen an den Wirbeln mit unspezifischem Aussehen, die Wirbelkörper, Wirbelbogen sowie Quer- und Dornfortsatz befallen, auch stark für einen mykotischen Infektionsprozeß.

Unter den Pilzinfektionen ist die Kokzidioidomykose besonders wichtig, weil sie zum einen in den letzten Jahren immer häufiger wurde, zum anderen weil sie der Knochentuberkulose sehr ähneln kann. Es handelt sich um ein systemisches Leiden durch den im Erdboden vorkommenden Erreger Coccidioides immitis. Die Infektion kommt endemisch im gesamten Südwesten der USA und in den angrenzenden Gebieten im Norden von Mexiko vor. Die Lunge ist Ort der Primärinfektion und die Krankheit oft asymptomatisch. Die Kokzidioidomykose generalisiert nur selten, allerdings steigt die Inzidenz bei Patienten mit besonderen Risikofaktoren; dazu zählen Filipinos, afrikanische Amerikaner, Mexikaner, Männer, schwangere Frauen, Kinder unter 5 Jahren, Erwachsene über 50 Jahren und immunsupprimierte Patienten. Patienten mit einer disseminierten Kokzidioidomykose kommen meist während des Verlaufs einer Lungeninfektion zum Arzt, allerdings haben einige Patienten mit einer disseminierten Erkankung mitunter keinerlei Beschwerden oder keine radiologischen Zeichen eines Lungenbefalls. Haut und Subkutis sind die

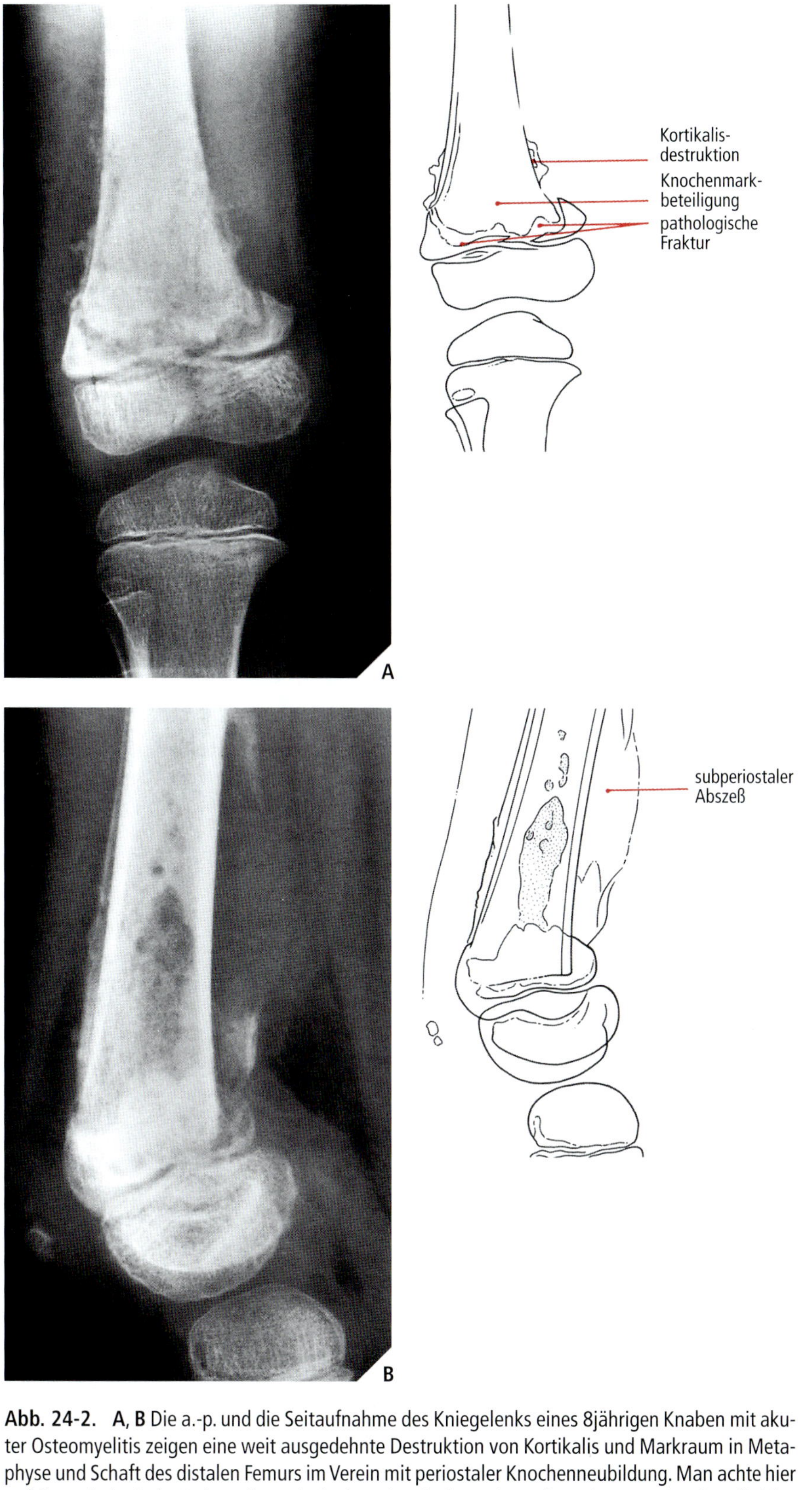

Osteomyelitis, infektiöse Arthritis und Weichteilinfektionen 24

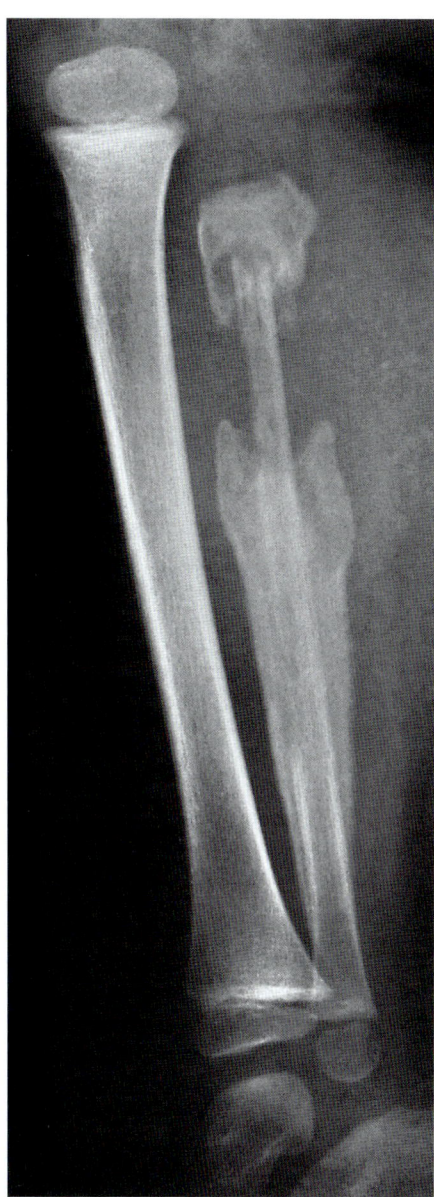

Abb. 24-2. A, B Die a.-p. und die Seitaufnahme des Kniegelenks eines 8jährigen Knaben mit akuter Osteomyelitis zeigen eine weit ausgedehnte Destruktion von Kortikalis und Markraum in Metaphyse und Schaft des distalen Femurs im Verein mit periostaler Knochenneubildung. Man achte hier auf die pathologische Fraktur; ferner ist in der Seitaufnahme ein großer subperiostaler Abszeß sichtbar

Abb. 24-3. Sequester innerhalb einer „Totenlade", wie hier im Unterschenkel eines 2jährigen Kindes, sind das Zeichen einer fortgeschrittenen Osteomyelitis und meist nach 6- bis 8wöchiger Dauer der aktiven Infektion zu sehen. (Wiedergabe mit freundlicher Genehmigung von Dr. R. H. Gold, Los Angeles, Kalifornien)

TEIL V - Infektionen

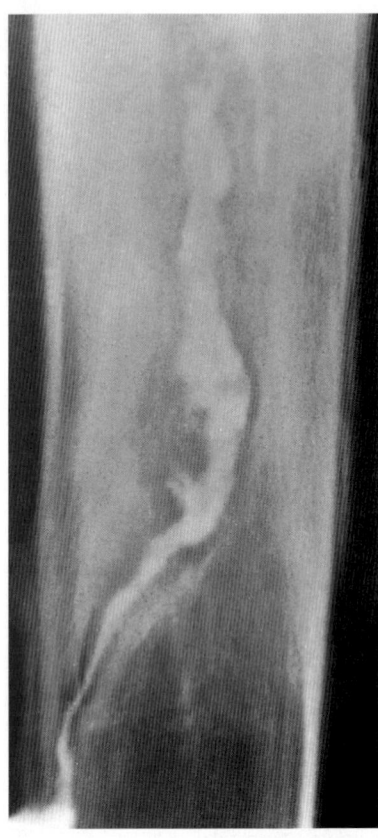

Abb. 24-4. Der 28jährige Patient mit Sichelzellenanämie bekam eine Osteomyelitis, eine häufige Komplikation bei diesem Leiden. Die Fistulographie in Vergrößerungstechnik zeigt eine für die chronische Osteomyelitis typische drainierende Fistel im Markraum des Knochens

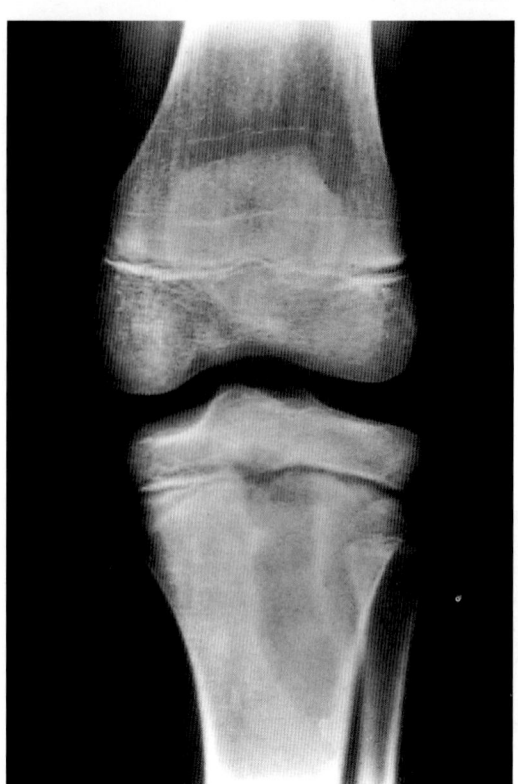

Abb. 24-5. Bei diesem 11jährigen Jungen mit einem subakuten Brodie-Abszeß im proximalen Tibiaschaft zeigt die a.-p. Aufnahme des linken Kniegelenks einen strahlentransparenten gewundenen Gang, der sich bis zur Wachstumsfuge erstreckt

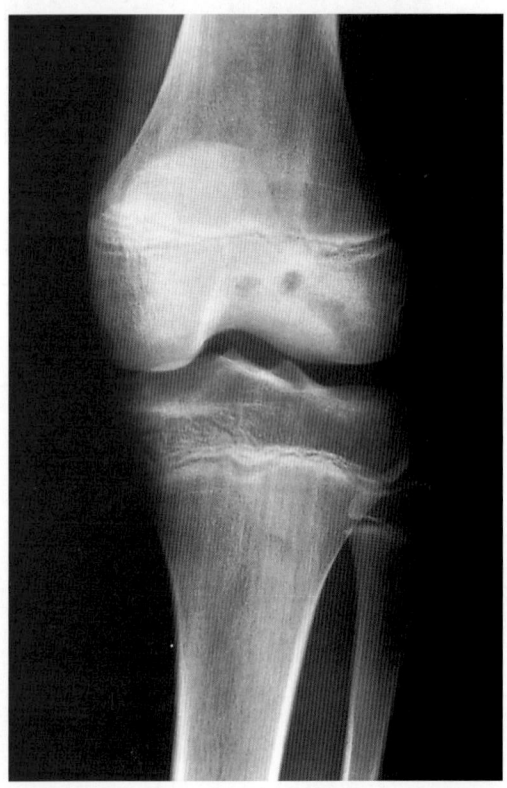

Abb. 24-6. Bei diesem 13jährigen Knaben zeigt die a.-p. Aufnahme des linken Knies eine gut durch eine reaktive Randsklerose abgrenzbare Osteolyse in der distalen Femurepiphyse. Dies ist eine für einen Knochenabszeß seltene Stelle

häufigsten Krankheitsorte einer disseminierten Kokzidioidomykoseinfektion, gefolgt vom Mediastinalbefall. Dritthäufigster Ort ist das Skelettsystem (10–50% der Patienten mit disseminierter Krankheit haben Skelettmanifestationen).

Das radiologische Bild der Veränderungen durch die Kokzidioidomykose ist sehr variabel, meist aber charakterisiert durch scharf begrenzte „ausgestanzte" Osteolysen, die typischerweise Röhrenknochen und flache Knochen erfassen. Die Läsionen sind im typischen Fall monotop, können mitunter aber auch polytop auftreten. Ein anderes häufig zu beobachtendes Muster ist der permeative Typ einer Knochenzerstörung, den manchmal eine Periostreaktion begleitet. Weichteilschwellung und Osteoporose sind beim permeativen Muster viel häufiger als bei den „ausgestanzten" Osteolysen. Dritthäufigstes Muster ist der Gelenkbefall (septische Arthritis), der meist monartikulär und praktisch immer mit Knochenbefall kombiniert auftritt. Zu den typischerweise in den Gelenken sichtbaren Veränderungen zählen die periartikuläre Osteoporose, ein permeatives/destruierendes Muster mit Befall beider Gelenkflächen, Weichteilschwellung und manchmal auch eine Periostitis. Den Gelenkbefall bei Kokzidioidomykose kann man nicht von dem durch die Tuberkulose unter-

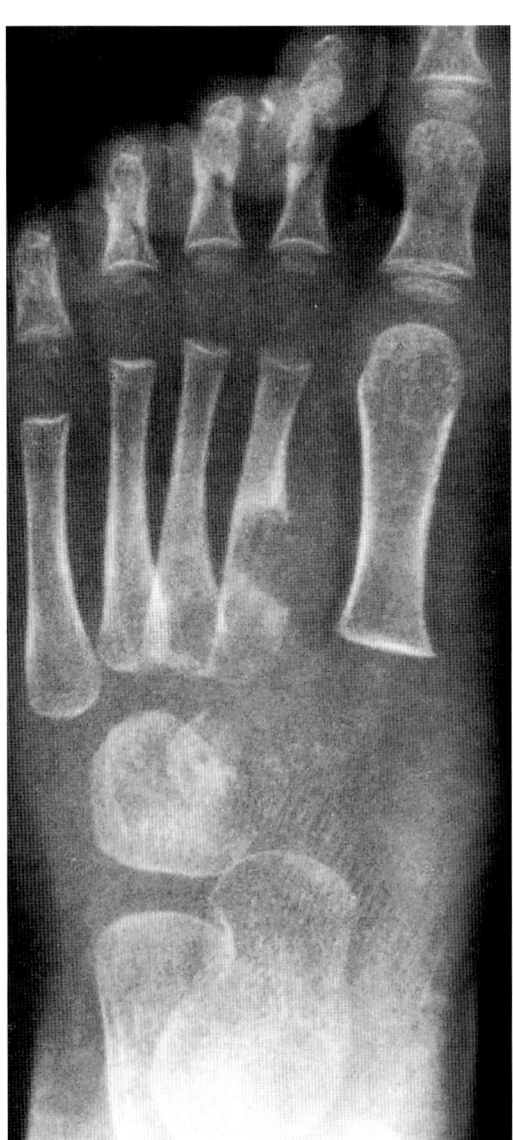

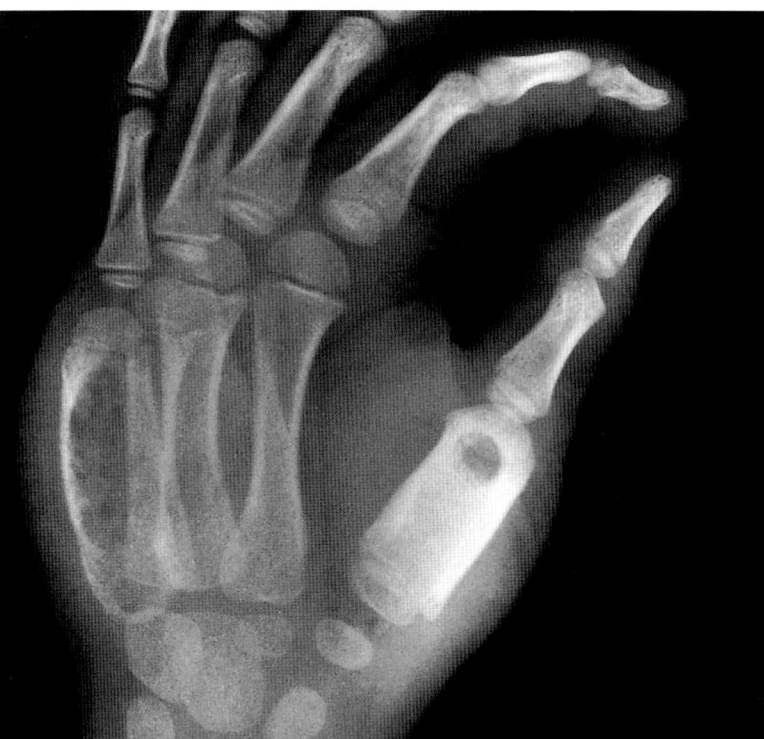

Abb. 24-8. Die Schrägaufnahme der Hand zeigt bei einem 7 Jahre alten Knaben mit Knochentuberkulose eine expandierende, spindelförmige Veränderung des 1. und des 5. Mittelhandknochens zusammen mit einer Weichteilschwellung; eine Periostreaktion ist nicht sichtbar. Eine solche Schaftverbreiterung bei Tuberkulose ist als Spina ventosa bekannt

Abb. 24-7. Das 20 Monate alte Mädchen hatte eine zunehmende Schwellung des rechten Fußes. Die d.-p. Aufnahme des Fußes zeigt eine gut abgegrenzte Osteolyse an der Innenseite des 2. Mittelfußknochens. Reaktive Sklerose oder periostale Knochenneubildung sind nicht zu sehen, dagegen aber eine Weichteilschwellung. Die Punktion ergab 1 ml einer eiterartigen Flüssigkeit, die bakteriologische Untersuchung säurefeste Stäbchen. Als Erreger stellte sich dann Mycobacterium tuberculosis heraus

TEIL V - Infektionen

scheiden. Die Erkrankung der Wirbelsäule zeigt sich meistens als Wirbelkörperosteomyelitis oder selten auch als Infektion des Bandscheibenraums (Spondylodiszitis). Bei der erstgenannten Variante beobachtet man in den Wirbelkörpern sowohl permeative als auch „ausgestanzte" Läsionen. Es wurde auch schon über Fälle mit nahezu komplett zerstörten Wirbeln berichtet. Oft befällt die Kokzidioidomykose die Wirbelanhangsgebilde und breitet sich in die paravertebralen Weichteile aus. Verschmälerte Diskusräume und Gibbusdeformität wurden zwar früher berichtet, sind aber bei der Kokzidioidomykose im Gegensatz zur Tuberkulose eher seltene Befunde.

Die Szintigraphie ist zur Beurteilung von Patienten mit Kokzidioidomykose von Wert. Als Tracer werden zur Lokalisation der Krankheit sowohl Gallium-67-Citrat als auch Technetium-99m-Methylendiphosphonat (MDP) eingesetzt, die dann beide bislang unvermutete Krankheitsorte nachweisen können; bislang wurden hiermit in der Literatur keine falsch-negativen Szintigraphien mitgeteilt. Computertomographie (CT) und Magnetresonanztomographie (MRT) helfen, den Knochenbefall und die Mitbeteiligung von Weichteilen zu bestimmen (Abb. 24-10). Die Läsionen sind hypodens, oft blasig und wachsen expansiv. In der MRT zeigen die Veränderungen in T1-gewichteten Bildern ein niedriges Signal mit einem entsprechend starken Signal in T2-gewichteten und in Gradientenechosequenzen.

Syphilitische Infektion

Die Syphilis ist eine chronische systemische Infektionskrankheit und wird von der Spirochäte Treponema pallidum verursacht. Die *angeborene Syphilis*, die von der Mutter auf den Fetus übertragen wurde, kann sich als chronische Osteochondritis, Periostitis oder Osteitis manifestieren. Deren Veränderungen, die am häufigsten die Tibia betreffen, sind im charakteristischen Fall weit ausgedehnt und erscheinen symmetrisch; die destruierenden Veränderungen sieht man meist in der Metaphyse im Übergangsbereich zur Wachstumsfuge, wo sie das Wimberger-Zeichen verursachen (Abb. 24-11). In den späteren Krankheitsstadien führt der Tibiabefall zu einer charakteristischen Verbiegung nach vorne, der sog. „Säbelscheiden"-Tibia.

Die *erworbene Syphilis* kann sich entweder als chronische Osteitis äußern und dann eine unregelmäßige Sklerose des Markraums aufweisen oder aber als syphilitische Abszesse, die sog. Gummen (Abb. 24-12). Letztere Spielart dieser Krankheit kann eine eitrige Osteomyelitis vortäuschen, doch ermöglicht hier das Fehlen von Sequestern, wie sie für eine bakterielle Osteomyelitis typisch sind, die Abgrenzung.

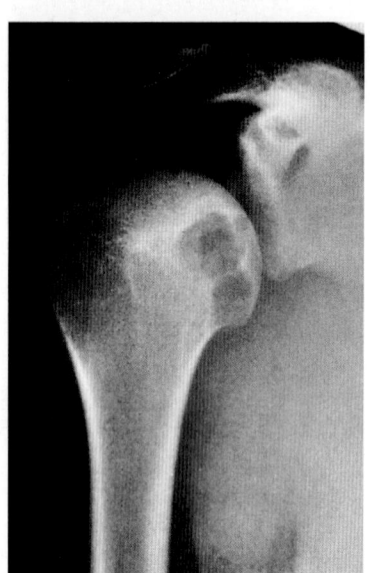

Abb. 24-9. Die a.-p. Aufnahme der rechten Schulter eines 18jährigen Mannes zeigt eine destruierende osteolytische Läsion an der Humeruskopfinnenseite mit nur sehr geringer Sklerose und fehlender Periostreaktion – typisches Bild einer Pilzinfektion. Die Punktionsbiopsie ergab als ursächlichen Erreger Kryptokokken

Osteomyelitis, infektiöse Arthritis und Weichteilinfektionen 24

■ Differentialdiagnose der Osteomyelitis

Meist ist das radiologische Bild einer Osteomyelitis so charakteristisch, daß sich in Zusammenschau mit Anamnese und klinischem Bild sowie den weiterführenden radiologischen Untersuchungen wie Tomographie, CT und Szintigraphie die Diagnose leicht stellen läßt. Dennoch kann die Osteomyelitis mitunter auch andere Leiden nachahmen; besonders in ihrer akuten Form kann sie einem Langerhanszellgranulom oder einem Ewing-Sarkom ähneln (Abb. 24-13), doch sind die Weichteilveränderungen bei jeder dieser Krankheiten in charakteristischer Weise unterschiedlich: Bei der Osteomyelitis ist die Weichteilschwellung diffus, und die einzelnen Schichten sind nicht mehr abgrenzbar, wohingegen das Langerhanszellgranulom in der Regel keine Schwellung und keinen Weichteiltumor aufweist; der Einbruch eines Ewing-Sarkoms in die Weichteile zeigt sich als gut abgrenzbarer Weichteiltumor unter Erhaltung der einzelnen Schichten. Auch spielt die Symptomendauer hier eine wichtige diagnostische Rolle: Ein Tumor wie das Ewing-Sarkom braucht 4–6 Monate, um einen Knochen genauso zu zerstören, wie dies die Osteomyelitis in 4–6 Wochen und das eosinophile Granulom in nur 7–10 Tagen vermögen. Trotz dieser Differenzierungsmerkmale können jedoch bei allen 3 Leiden die radiologischen Muster von Knochendestruktion, Periostreaktion und Krankheitsort sehr ähnlich sein (vgl. Abb. 22-10).

Ein Knochenabszeß, besonders in der Knochenrinde, kann einem Osteoidosteom sehr ähneln (vgl. Abb. 16-20). Dagegen spricht ein geschlängelt verlaufender Fistelgang in der Markhöhle dann doch viel mehr für einen Knochenabszeß als für ein Osteoidosteom (Abb. 24-14).

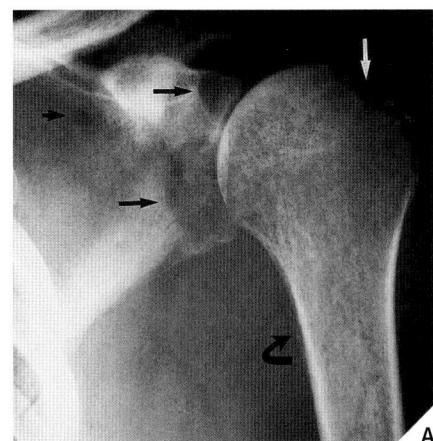
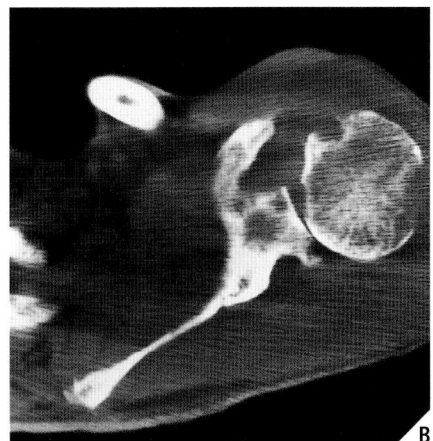
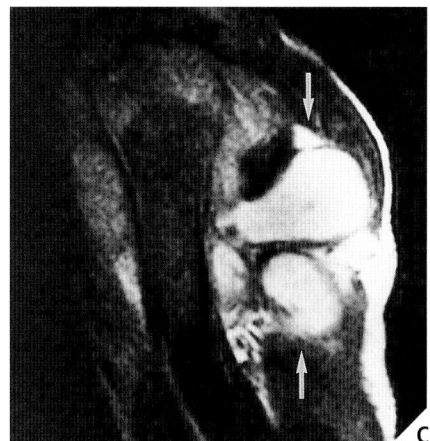
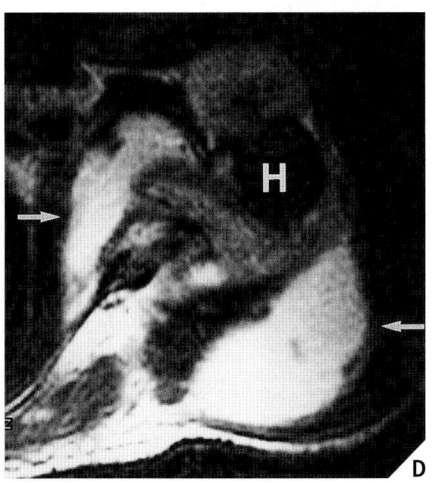

Abb. 24-10. Der 42 Jahre alte Man gab anamnestisch seit 4 Wochen Schmerzen und Bewegungseinschränkung der linken Schulter an; er war bereits wegen pulmonaler Kokzidioidomykose stationär behandelt worden. **A** Das a.-p. Röntgenbild zeigt mehrere Osteolysen im oberen äußeren Humeruskopfbereich und im Glenoid *(Pfeile)*. Eine kleine, wie ausgestanzt imponierende Läsion erkennt man in der Ala des Schulterblatts *(Pfeilspitze)*. Der gebogene Pfeil weist auf eine Periostreaktion längs des medialen Humerusschafts. **B** Das CT-Bild weist Erosionen an der Vorderseite und lateral an der Rückfläche des Humeruskopfs nach, ferner die zerstörten Gelenkflächen von Humeruskopf und Schulterpfanne sowie den verschmälerten glenohumeralen Gelenkspalt. **C, D** Sagittales und axiales Fast-Spin-Echo-Bild (TR 4000 / TE 102 ms) zeigen zahlreiche glatt berandete hyperintense Weichteilabszesse *(Pfeile)*. H: Humeruskopf

TEIL V - Infektionen

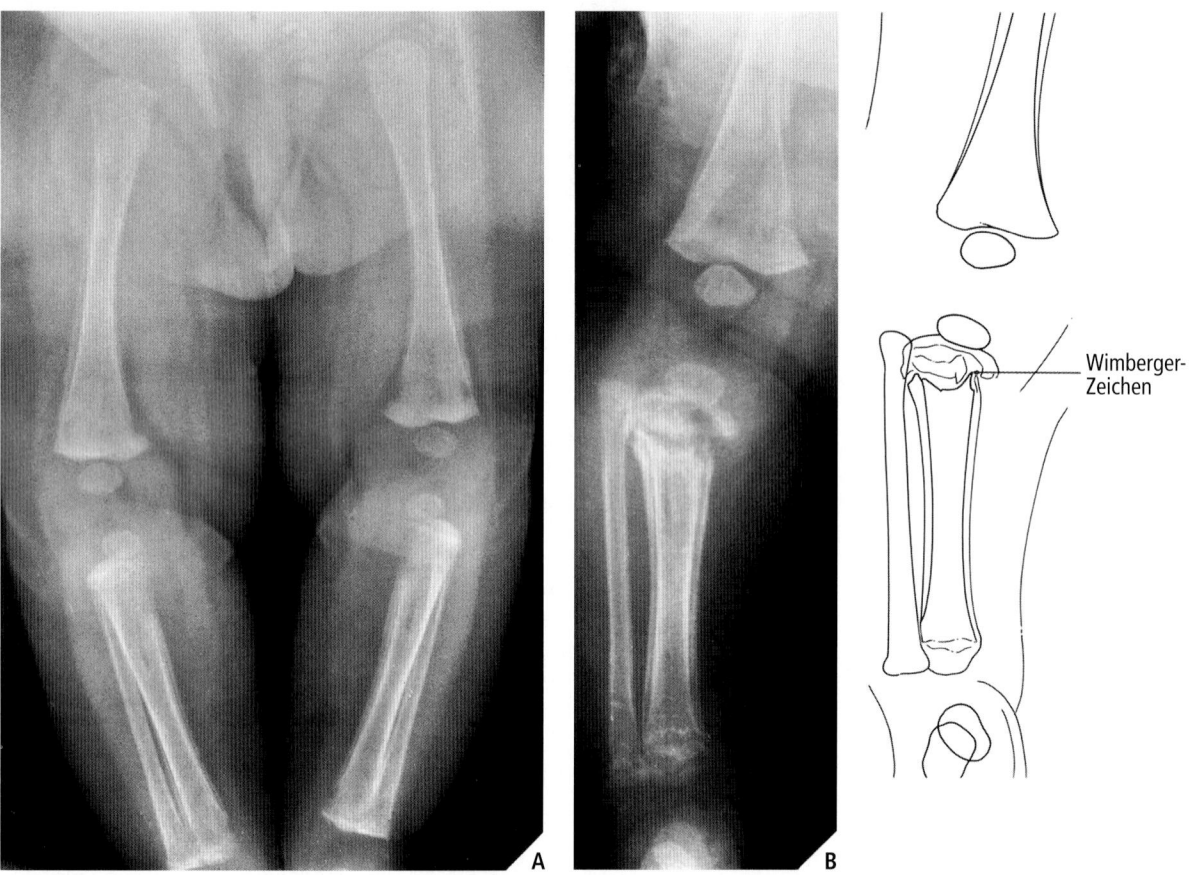

Abb. 24-11. **A** Bei diesem 7 Wochen alten Säugling mit einer Lues connata zeigt die a.-p. Aufnahme der unteren Extremität eine charakteristische Periostitis an Oberschenkeln und Schienbeinen. Zusätzlich sieht man beiderseits in der proximalen Tibia Destruktionen im Markraum. **B** Zwei Monate später ist der infektiöse Prozeß fortgeschritten, hat die Tibiametaphyse zerstört und zeigt nun eine ausgeprägte Periostitis. Die charakteristische Erosion an der Innenseite der proximalen Tibiametaphyse nennt man das Wimberger-Zeichen

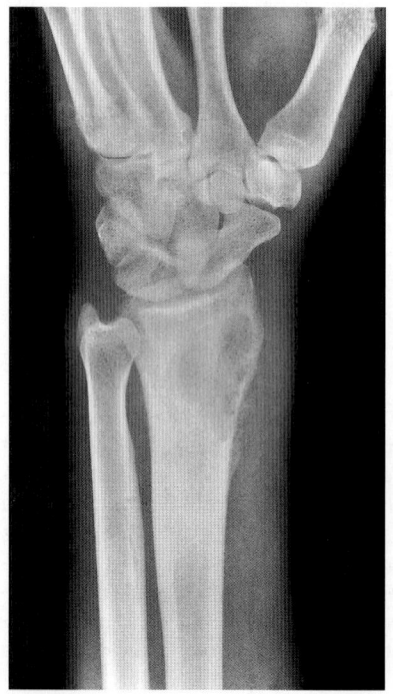

Abb. 24-12. Bei einem 51jährigen Mann mit einer erworbenen Syphilis zeigt die Schrägaufnahme des distalen Unterarms einen osteolytischen Abszeß (Gumma) an der Radialseite des distalen Radius

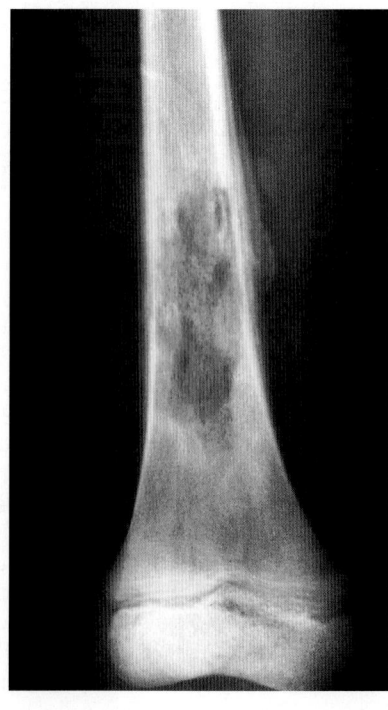

Abb. 24-13. Seit 3 Wochen hatte der 7jährige Schmerzen im rechten Unterschenkel. Das a.-p. Bild zeigt eine Veränderung im Markraum des distalen Femurschafts mit einer mottenfraßartigen Knochendestruktion und einer lamellären Periostreaktion sowie einer kleinen Weichteilschwellung. Diese radiologischen Zeichen lassen an ein Ewing-Sarkom denken. Dagegen deuten das Fehlen eines echten Weichteilneoplasmas und die kurze Beschwerdedauer auf die korrekte Diagnose einer Osteomyelitis, die bioptisch gesichert wurde

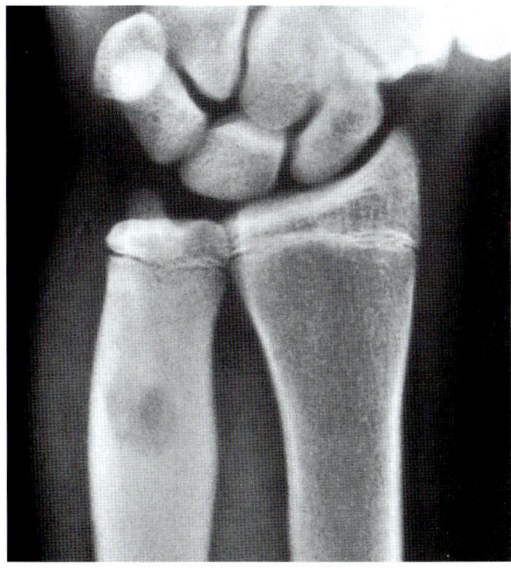
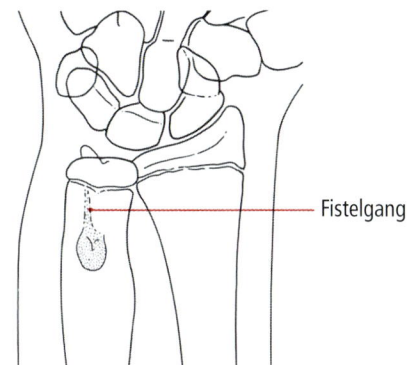

Abb. 24-14. Der 17jährige junge Mann hatte eine für ein Osteoidosteom typische Anamnese: nächtlichen Knochenschmerz und prompte Linderung durch Salizylate. Die d.-p. Aufnahme des distalen Unterarms zeigt eine Aufhellung im distalen Ulnaschaft. Das Vorliegen eines Fistelgangs von diesem Herd bis in die Wachstumsfuge hinein ist aber hier der Schlüssel zur Diagnose eines Knochenabszesses

Infektiöse Arthritis

Die meisten infektiösen Arthritiden weisen ein positives Skelettszintigramm und ein sehr ähnliches radiologisches Bild auf, wozu Gelenkerguß und eine Zerstörung von Gelenkknorpel und subchondralem Knochen mit nachfolgender Gelenkspaltverschmälerung gehören (vgl. Abb. 11-21 u. 11-23). Dennoch sind bestimmte klinische und radiologische Kennzeichen für die einzelnen Infektionsprozesse charakteristisch, wie dies für verschiedene Zielorte gezeigt wird (Tab. 24-1).

■ Eitrige (pyogene) Arthritis

Die jeweiligen klinischen Beschwerden und Symptome bei der eitrigen Arthritis hängen von Ort und Ausdehnung des Befalls und vom jeweiligen Erreger ab. Die große Mehrzahl der septischen Arthritiden wird zwar nach wie vor durch Staphylococcus aureus und durch Neisseria gonorrhoeae verursacht, doch findet man andere pathogene Erreger, darunter Pseudomonas aeruginosa, Enterobacter cloacae, Klebsiella pneumoniae, Candida albicans und Serratia marcescens, immer häufiger bei Drogenabhängigen mit Gelenkinfektionen, was auf die Kontamination von injizierten Drogen oder Kanülen zurückzuführen ist.

Ein jedes kleine oder große Gelenk kann von der septischen Arthritis befallen werden; gerade bei den Drogenabhängigen ist für eine hämatogene Streuung eine außergewöhnliche Lokalisation, wie z. B. Wirbelsäule (Wirbel und Bandscheiben), Sakroiliakalgelenke, Sternoklavikular- und Akromioklavikulargelenk sowie Schamfuge, ganz charakteristisch.

Standardaufnahmen reichen zur Darstellung einer septischen Arthritis meist schon aus. Dabei können bestimmte charakteristische Merkmale helfen, zu einer genaueren Diagnose zu gelangen. Im allgemeinen ist nur ein einziges Gelenk, meist ein Gewichttragendes, befallen, besonders aber Hüft- und Kniegelenk. Das Frühstadium der Gelenkinfektion kann sich nur als Gelenkerguß, Weichteilschwellung und periartikuläre Osteoporose äußern (Abb. 24-15).

In der späteren Phase der eitrigen Arthritis wird der Gelenkknorpel zerstört, wobei typischerweise beide Knochen subchondral beteiligt sind und sich der Gelenkspalt verschmälert (Abb. 24-16A). Die Arthrographie, die oft nach der Gelenkpunktion zur Gewinnung von Material für die Keimbestimmung durchgeführt wird, hilft, das Ausmaß der Gelenkzerstörung und das Vorliegen einer Synovialitis festzulegen (Abb. 24-16B). Der Skelettszintigraphie gelingt es oft, eine Gelenkinfektion von einer periartikulären Weichteilinfektion abzugrenzen (vgl. Abb. 23-9). Auch dient sie der Kontrolle des Behandlungsverlaufs, doch müssen hier einige Wochen vergehen, bevor sie wieder ein gänzlich normales Bild bietet.

Komplikationen: Bei Kindern kann die infektiöse Arthritis peripherer Gelenke zu einer Zerstörung der Wachstumsfuge mit nachfolgendem Wachstumsstillstand führen (vgl. Abb. 23-16). Auch kann sich die Infektion auf einen benachbarten Knochen ausdehnen und dort eine Osteomyelitis auslösen. Ferner kann es zur degenerativen Arthrose und zu einer intraartikulären knöchernen Versteifung (Ankylose) kommen.

TEIL V - Infektionen

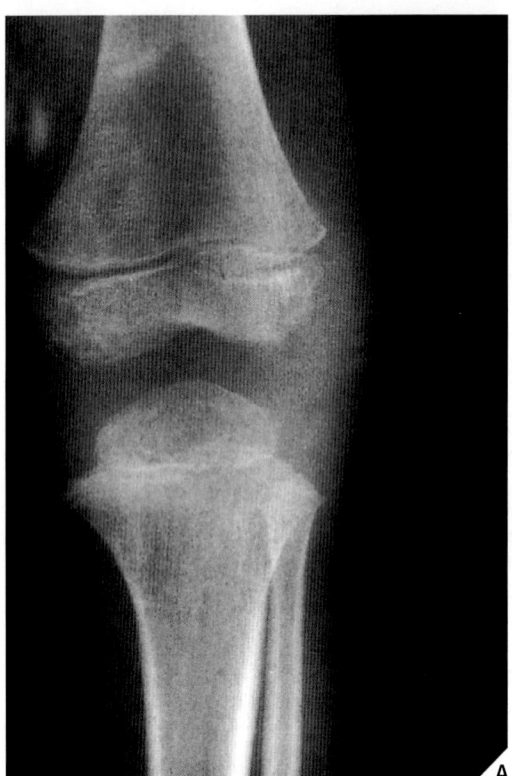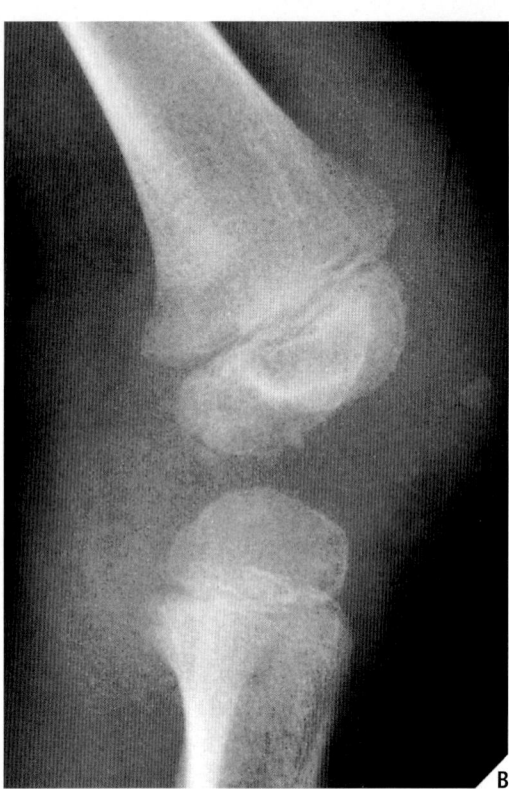

Abb. 24-15. **A, B** Die a.-p. und die Seitaufnahme des linken Knies zeigen bei diesem 4jährigen Kind eine ganz erhebliche periartikuläre Osteoporose und einen großen Gelenkerguß. Zu achten ist auf die kleinen Erosionen an der distalen Femurepiphyse bei erhaltenem Gelenkspalt. Die Punktion ergab die hämatogene Streuung einer Harnwegsinfektion durch Staphylokokken

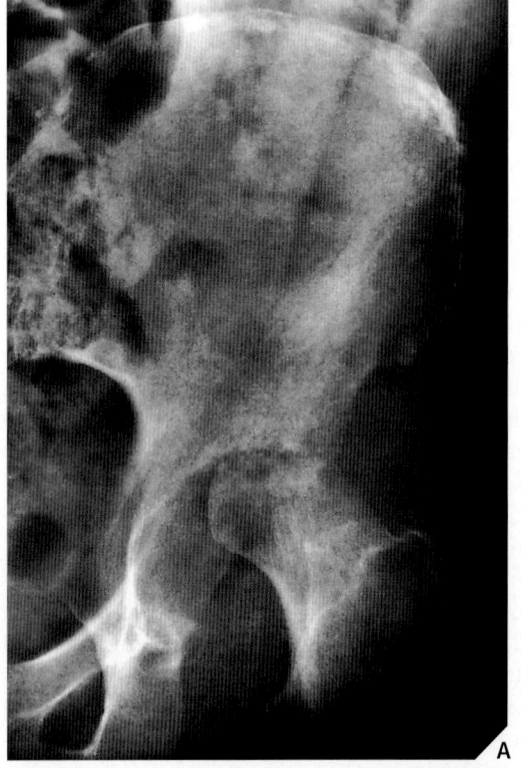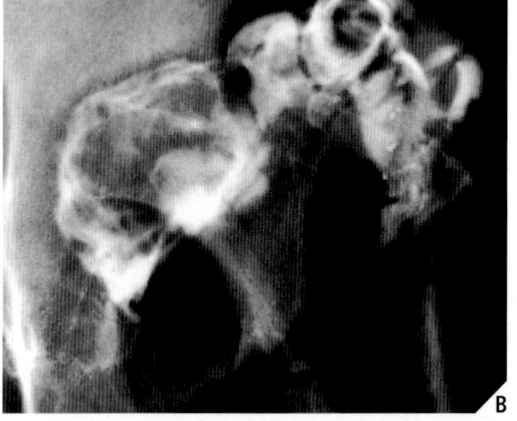

Abb. 24-16. Diese 64jährige Frau hatte 6 Monate vor dem Beginn von Schmerzen in der linken Hüfte einen Infekt der oberen Luftwege. **A** Die a.-p. Aufnahme der Hüfte zeigt eine vollständige Zerstörung des Gelenkknorpels an beiden Gelenkflächen und eine Erosion am Femurkopf, ferner einer erhebliche Osteoporose. **B** Die Kontrastarthrographie erfolgte vor allem zur Gewinnung von Gelenkflüssigkeit für die bakteriologische Untersuchung, die dann Staphylococcus aureus ergab. Das Kontrastmittel umspült das zerstörte Gelenk und zeigt Unregelmäßigkeiten der Synovialis, die zu einer chronischen Synovialitis passen

Tab. 24-1. Klinische und radiologische Leitzeichen der infektiösen Arthritis an verschiedenen Zielorten

Typ	Ort	Wichtigste Pathologika	Techniken/Einstellungen
Pyogene Infektionen*	Periphere Gelenke	• Periartikuläre Osteoporose • Gelenkerguß	Skelettszintigraphie
		• Destruktion des subchondralen Knochens (beide Gelenkpartner)	Standardaufnahmen der betroffenen Stelle Punktion (Aspiration) und Arthrographie
	Wirbelsäule	• Bandscheibenraum verschmälert • Unscharf konturierte Wirbelabschlußplatten	a.-p. und Seitaufnahme
		• Paravertebrale Raumforderung	CT, MRT
		• Partiell oder komplett blockierter Konstrastmittelfluß im Subarachnoidalraum	Myelographie
		• Bandscheibenzerstörung	Diskographie und Punktion (Aspiration)
Nichtpyogene Infektionen Tuberkulose	Große Gelenke	• Monartikulär (ähnlich der rheumatoiden Arthritis) • „Kissing"-Sequester (Knie) • Subchondrale Sklerosierung	Skelettszintigraphie, Standardaufnahmen Tomographie
	Wirbelsäule	• Gibbusbildung • Wirbelkörperosteolysen	a.-p. und seitliche Aufnahme
		• Bandscheibenzerstörung	Diskographie und Punktion (Aspiration)
		• Paravertebrale Raumforderung • Weichteilabszeß („kalter" Abszeß)	CT, MRT
		• KM-Blockade in Myelographie	Myelographie
Lyme-Krankheit	Knie	• Verschmälerter retropatellarer Gelenkspalt	Seitliche Aufnahme
		• Ödematöse Veränderungen des infrapatellaren Fettpolsters	CT, MRT

* Bei i.v. Drogenabhängigen trifft man ungewöhnliche Infektionsorte, darunter Wirbelsäule, Sakroiliakalgelenke, Sternoklavikular- und Akromioklavikulargelenk sowie Schamfuge. Die radiologischen Techniken zur Abklärung von Infektionen an diesen Orten sowie die wichtigsten radiologischen Anomalien sind dabei identisch mit denen der häufigen Befallsorte.

■ Nichteitrige Gelenkinfektionen

Tuberkulöse Arthritis

Die tuberkulöse Arthritis stellt 1% aller extrapulmonalen Tuberkulosefälle, doch nimmt diese Zahl in letzter Zeit wieder zu. Ursächliche Erreger sind die säurefesten Tuberkelbazillen Mycobacterium tuberculosis und Mycobacterium bovis. Man findet diese Infektionen bei allen Altersgruppen, aber doch häufiger bei Kindern und jungen Erwachsenen. Bei den meisten Patienten liegen prädisponierende Faktoren wie Trauma, Alkoholismus, Drogenabhängigkeit, intraartikuläre Steroidinjektionen oder chronische systemische Krankheiten vor. In der Regel entsteht die Gelenkinfektion durch das direkte Eindringen der Keime aus einem benachbarten osteomyelitischen Herd oder durch die hämatogene Streuung der Tuberkelbazillen. Am häufigsten sind die großen gewichtbelasteten Gelenke wie Hüft- und Kniegelenk betroffen, dabei ist eine monartikuläre Infektion die Regel.

Meist genügen Übersichtsaufnahmen, um die spezifischen Merkmale der tuberkulösen Arthritis nachzuweisen, doch ist deren frühes radiologisches Bild oft nicht von dem der monartikulären rheumatoiden Arthritis zu unterscheiden. Dennoch spricht der Befall nur eines Gelenks – Nachweis durch das Skelettszintigramm – mehr für einen infektiösen Prozeß (Abb. 24-17). Die Trias der radiologischen Anomalien (Phemister-Trias), nämlich periartikuläre Osteoporose, peripher gelegene knöcherne Arrosionen und allmähliche Gelenkspaltverschmälerung, sollte hier an die richtige Diagnose denken lassen. Die CT kann helfen, subtile Zeichen nachzuweisen (Abb. 24-18). Gelegentlich können keilförmige Nekroseareale, die sog. „Kuß-Sequester", zu beiden Seiten eines Gelenks, insbesondere am Kniegelenk, vorliegen. In einem späteren Stadium der Er-

TEIL V - Infektionen

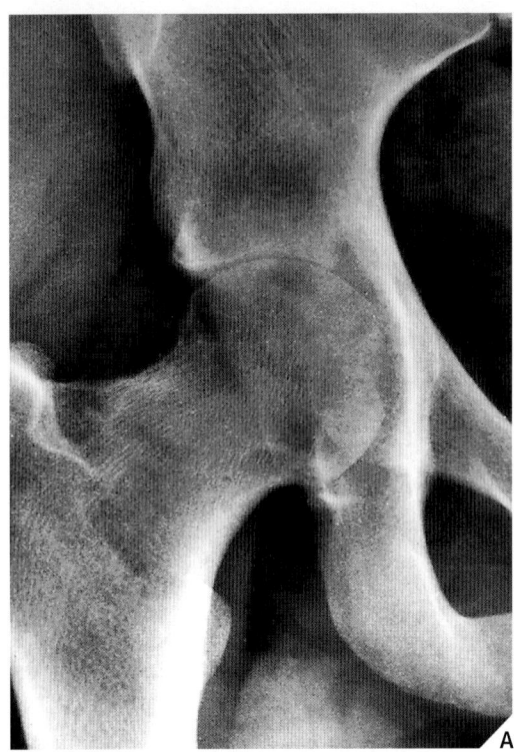
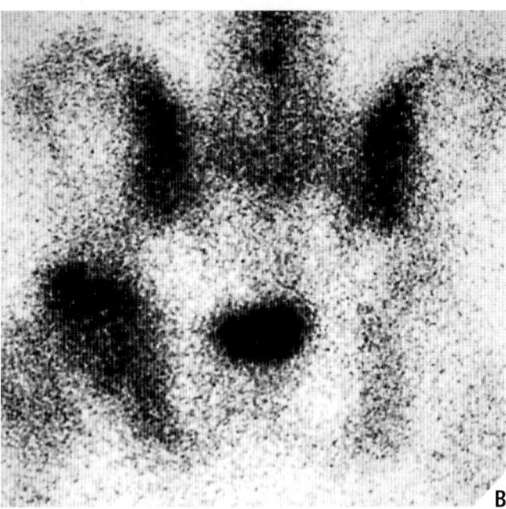

Abb. 24-17. Eine 29jährige Alkoholikerin stellte sich mit Hüftschmerz rechts vor. **A** Die a.-p. Aufnahme der Hüfte zeigt eine Gelenkspaltverschmälerung, vor allem der gewichttragenden Zone, und eine periartikuläre Osteoporose. **B** Das Knochenszintigramm mit Technetium-99m-MDP ergibt nur in der rechten Hüfte eine vermehrte Nuklideinspeicherung. Die Aktivitätsvermehrung in den beiden Sakroiliakalgelenken ist dagegen ein Normalbefund. Gesichert wurde die Diagnose einer Hüftgelenktuberkulose durch eine Gelenkpunktion

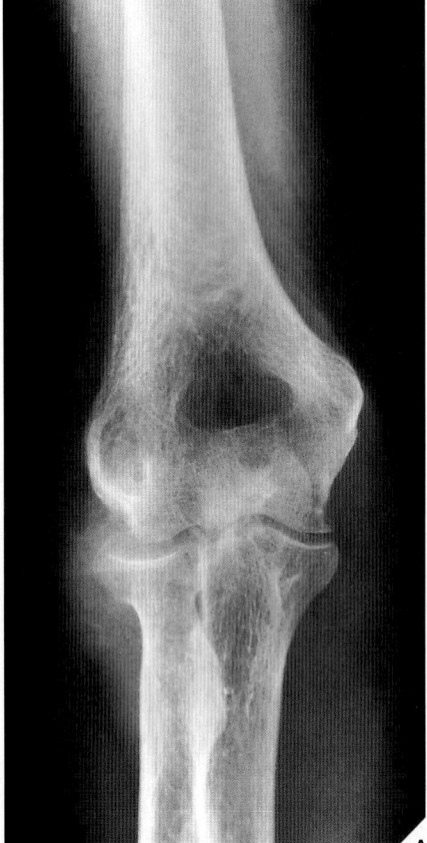
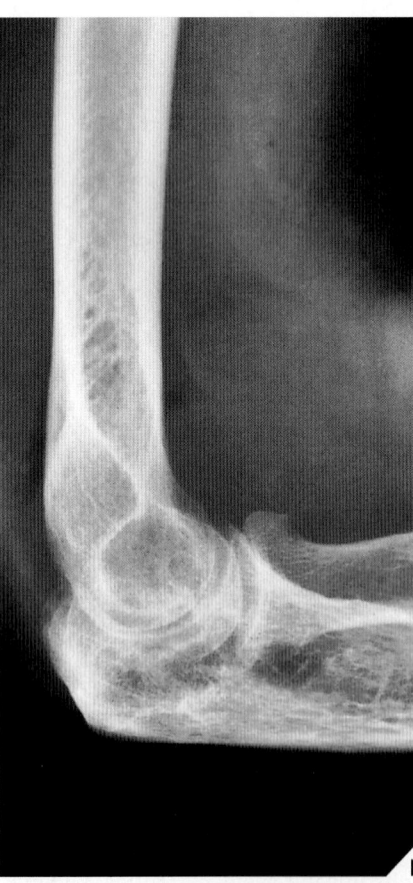
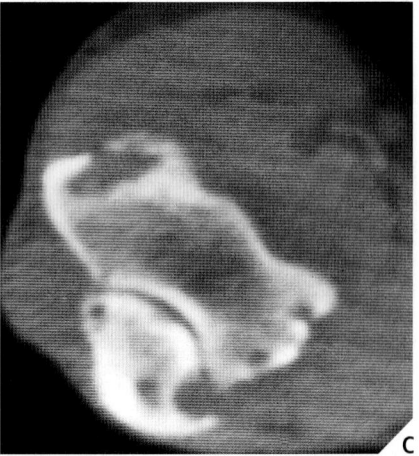

Abb. 24-18. Ein 70jähriger Mann aus Indien klagte seit 4 Monaten über linksseitige Ellbogenschmerzen. Nach den Aussagen seiner Tochter war er in Indien wegen einer chronischen Lungenkrankheit behandelt worden. **A, B** Die a.-p. und die Seitaufnahme des Ellbogens zeigen einen großen Gelenkerguß, kenntlich an einem positiven vorderen und hinteren Fettpolsterzeichen in der Seitaufnahme. Nicht gut sind in beiden Aufnahmen kleine periartikuläre Erosionen zu erkennen. **C** Ein CT-Bild zeigt die Gelenkspaltverschmälerung und die für eine tuberkulöse Infektion typischen peripheren Erosionen

krankung kann es zur vollständigen Gelenkzerstörung und häufig zu sklerotischen Veränderungen der benachbarten Knochen kommen (Abb. 24-19).

Andere infektiöse Arthritiden

Seltener als die pyogene oder die tuberkulöse Arthritis trifft man Gelenkinfektionen durch Pilze (Aktinomykose, Kryptokokkose, Kokzidioidomykose, Histoplasmose, Sporotrichose und Kandidose), durch Viren (Windpocken) und Spirochäten (Syphilis, Frambösie) an.

Von Interesse ist die *Lyme-Arthritis*, eine infektiöse Gelenkerkrankung durch die Spirochäte Borrelia burgdorferi, die von der Zecke Ixodes dammini oder verwandten Spezies übertragen wird. Die Erkrankung beginnt meist im Sommer mit einer charakteristischen Hautveränderung und grippeartigen Symptomen. Binnen Wochen bis Monaten entwickelt sich eine chronische Arthritis, die durch Erosionen von Knorpel und Knochen gekennzeichnet ist. Der Gelenkbefall weist Ähnlichkeiten mit der juvenilen rheumatoiden Arthritis und dem Morbus Reiter auf. In den Frühstadien dieser Krankheit kann ein Gelenkerguß vorliegen, ferner kann man charakteristische ödematöse Veränderungen des infrapatellaren Fettpolsters am Knie sehen (Abb. 24-20).

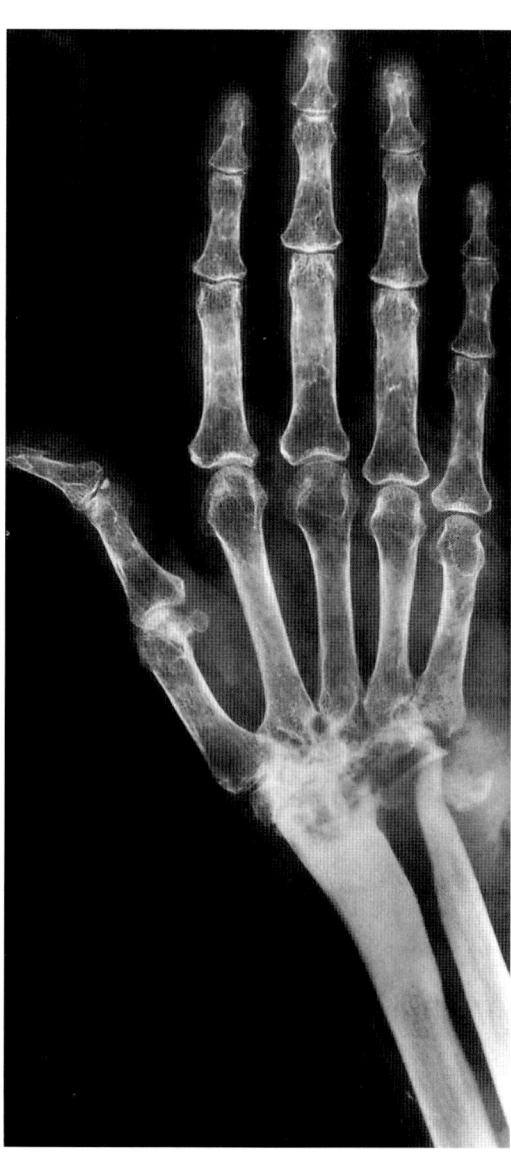

Abb. 24-19. Die d.-p. Unterarmaufnahme einer 52jährigen Frau mit Lungentuberkulose zeigt eine fortgeschrittene Handgelenktuberkulose links. Das Radiokarpalgelenk, die interkarpalen Gelenke und das distale Handgelenk sind vollständig zerstört, distaler Radius und distale Ulna weisen schnitzerartige und sklerotische Veränderungen auf. Beachtenswert sind die Weichteilschwellungen und die Osteoporose distal der befallenen Gelenke

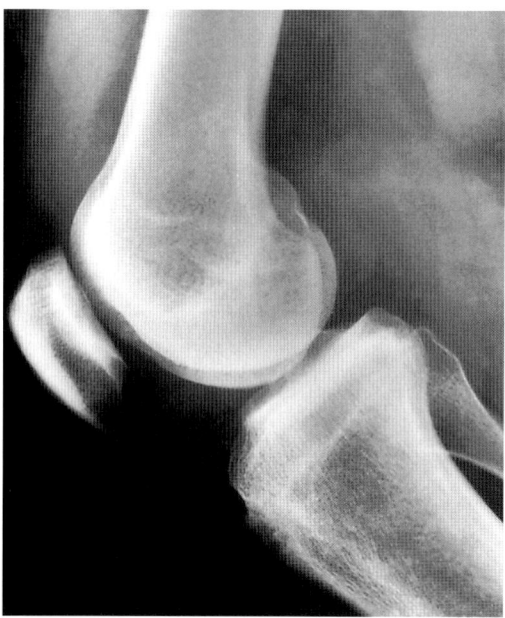

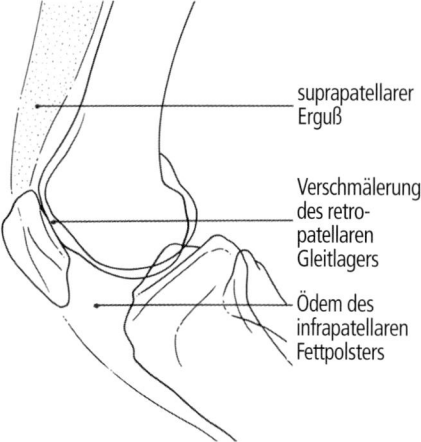

Abb. 24-20. Der 28jährige Mann litt seit 10 Monaten an einer Arthritis des rechten Kniegelenks. Die Seitaufnahme zeigt einen suprapatellaren Gelenkerguß und ödematöse Veränderungen im infrapatellaren Fettgewebe. Achten sollte man auf die geringe Verschmälerung des Knorpels im retropatellaren Gleitlager. Gelenkerosionen fehlen. Die bakteriologischen Untersuchungen ergaben die Diagnose einer Lyme-Arthritis (durch Borrelia burgdorferi; Anm. des Übersetzers)

TEIL V - Infektionen

Infektionen der Wirbelsäule

■ Eitrige Infektionen

Eiterbildende Erreger können auf mehreren Wegen die Wirbelsäule erreichen. Die hämatogene Streuung nimmt den Weg über Arterien und Venen (paravertebraler Plexus nach Batson), und die Organismen nisten sich dann im Wirbelkörper ein, meist in der vorderen subchondralen Region. Dieser Osteomyelitisherd kann nach Überwindung der Wirbelabschlußplatte in die Bandscheibe eindringen und so zu einer Bandscheibeninfektion („Diszitis") führen (Abb. 24-21). Eine Bandscheibenrauminfektion kann auch direkt durch Inokulation eines Keims bei der Spinalkanalpunktion, bei Wirbelsäulenoperationen oder selten einmal auch von einer benachbarten Infektionsstelle wie einem paravertebralen Abszeß ausgehen (vgl. Abb. 23-4). Bei Kindern kann eine Infektion der Bandscheibe auch hämatogen entstehen, weil die Bandscheibe hier noch eine eigene Blutversorgung besitzt.

Radiologisch ist eine Bandscheibeninfektion durch Verschmälerung des Bandscheibenraums, eine Zerstörung der benachbarten Wirbelabschlußplatten und eine paravertebrale Raumforderung charakterisiert. Es sind zwar die meisten Fälle bereits in der a.-p. und Seitaufnahme der Wirbelsäule erkenntlich (Abb. 24-22), doch können hier konventionelle Tomographie und CT zusätzliche Informationen liefern (Abb. 24-23). Die Knochenszintigraphie kann eine frühe Infektion aufdecken, noch bevor überhaupt im Röntgenbild Veränderungen erkennbar sind (Abb. 24-24). Gelegentlich führt man eine Diskographie durch, doch ist hier – wie auch bei der Arthrographie bei Gelenkinfektionen – die Materialgewinnung für die Keimbestimmung das Hauptanliegen. Eine Kontrastmitteluntersuchung kann jedoch das Ausmaß einer Bandscheibeninfektion aufzeigen (Abb. 24-25).

Verfahren der Wahl bei Diagnostik und Bewertung von Spondylitiden ist inzwischen die MRT, welche die charakteristischen Befunde von Höhenverlust und Zerstörung der Bandscheibe, aufgetriebene paravertebrale Weichteile und ödematöse Veränderungen der paravertebralen Muskulatur gut nachweist (Abb. 24-26).

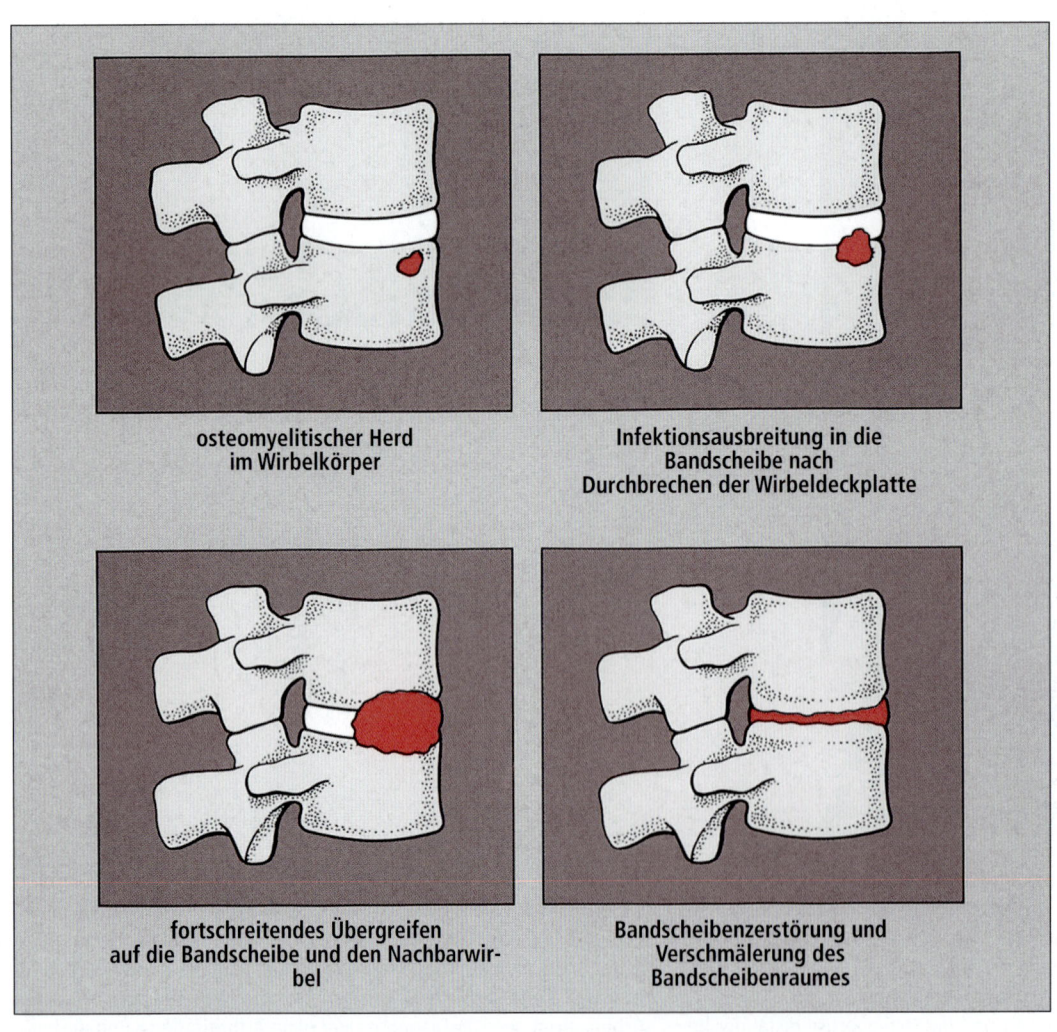

Abb. 24-21. Zeitliche Folge des Befalls von Wirbelkörper und Bandscheibe durch einen infektiösen Prozeß

Osteomyelitis, infektiöse Arthritis und Weichteilinfektionen 24

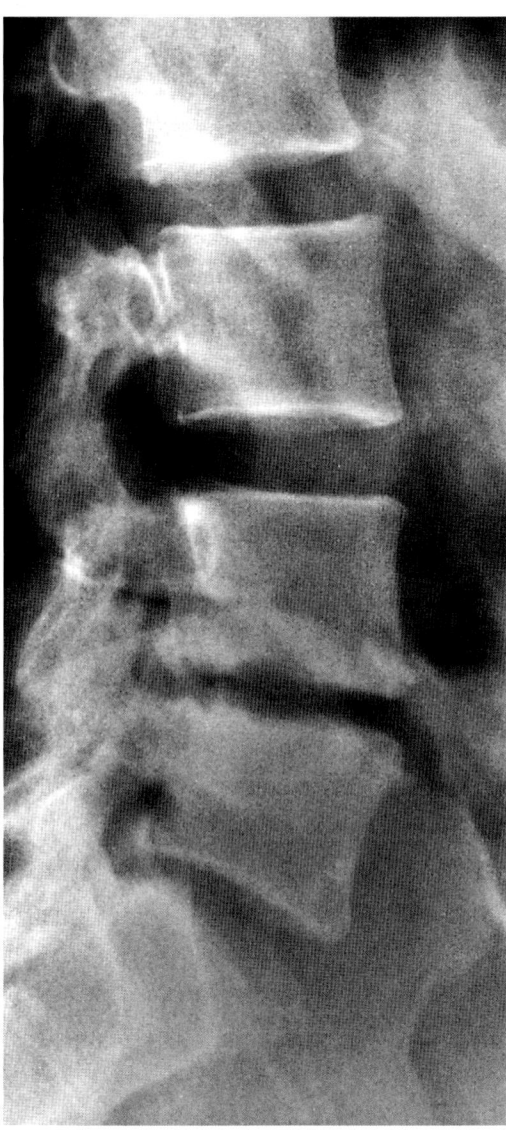

Abb. 24-22. Bei diesem 32jährigen Mann zeigt die seitliche LWS-Aufnahme die radiologischen Veränderungen einer Bandscheibeninfektion. Die Bandscheibe L4/L5 ist höhengemindert, die Abschlußplatten L4/L5 sind unscharf begrenzt. Man vergleiche die normalen Abschlußplatten im Segment L3/L4

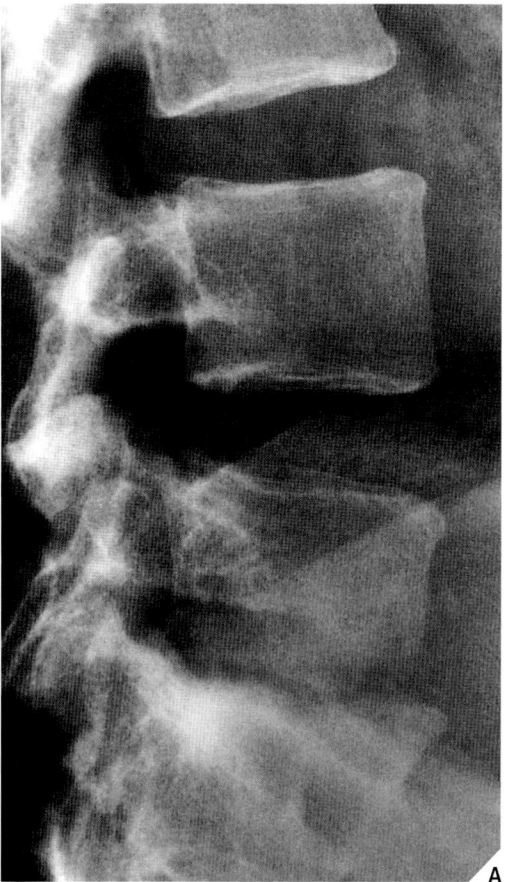

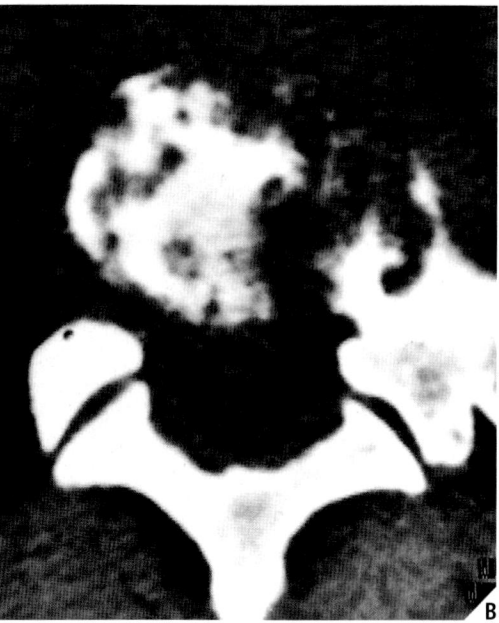

Abb. 24-23. Der 40jährige Mann klagte seit 8 Wochen über Kreuzschmerzen, die er auf das Hochheben eines schweren Gegenstands zurückführte. **A** Die seitliche LWS-Aufnahme zeigt die verschmälerte Bandscheibe L5/S1 und auch hier fransig begrenzte Abschlußplatten. **B** Ein CT-Schnitt ergibt deutliche destruierende Veränderungen der Bandscheibe und der Wirbelabschlußplatten, die für eine Infektion charakteristisch sind

TEIL V - Infektionen

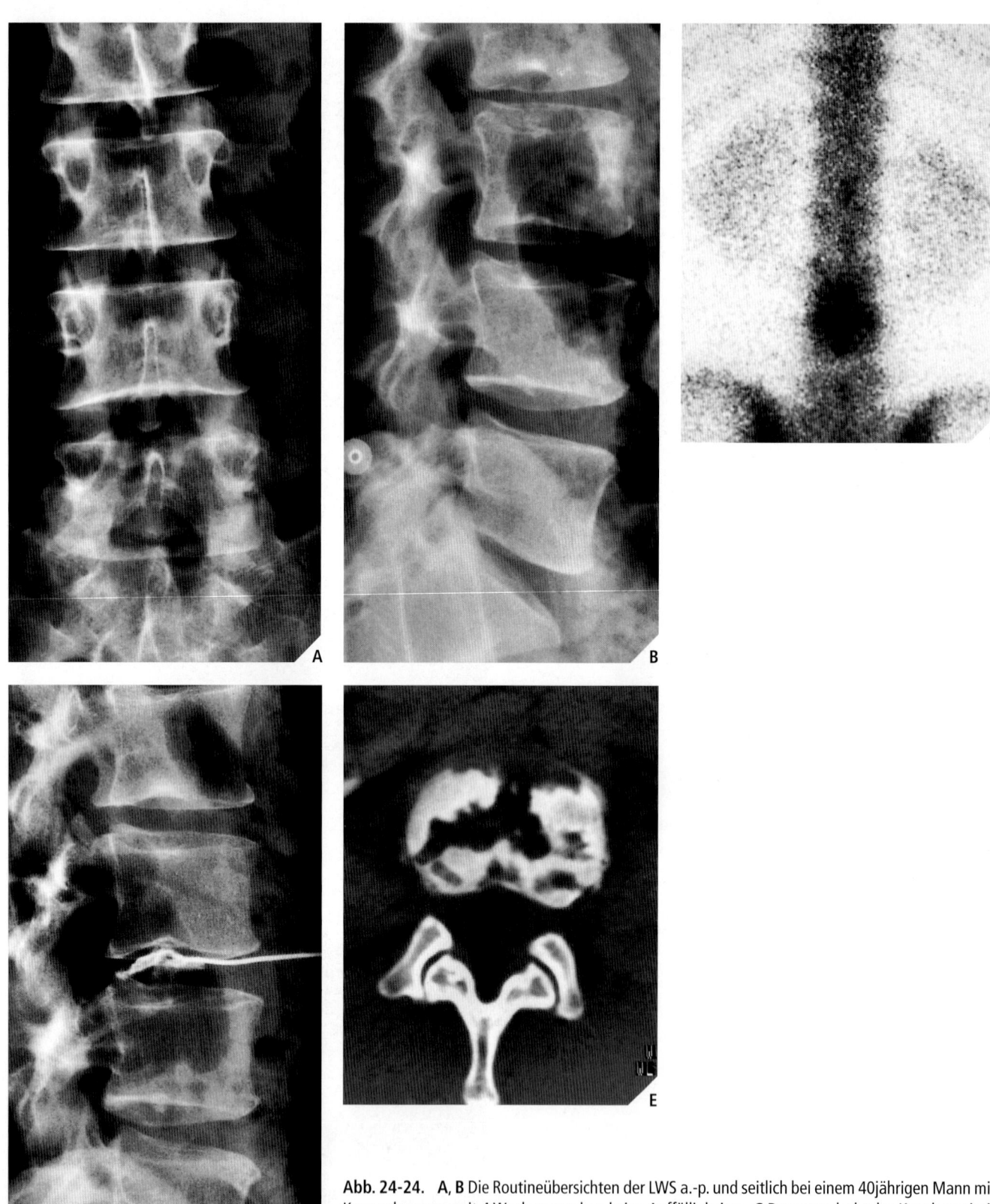

Abb. 24-24. **A, B** Die Routineübersichten der LWS a.-p. und seitlich bei einem 40jährigen Mann mit Kreuzschmerzen seit 4 Wochen ergaben keine Auffälligkeiten. **C** Dagegen deckt das Knochenszintigramm in Höhe L3/L4 eine Mehreinspeicherung des Radionuklids auf. **D** Bei der nachfolgenden Diskographie über seitlichen Zugangsweg ist eine partielle Destruktion erkennbar. **E** Erst das CT-Bild erhellt das gesamte Ausmaß der Zerstörung. Die bakteriologische Untersuchung des Punktats ergab Escherichia coli

Osteomyelitis, infektiöse Arthritis und Weichteilinfektionen 24

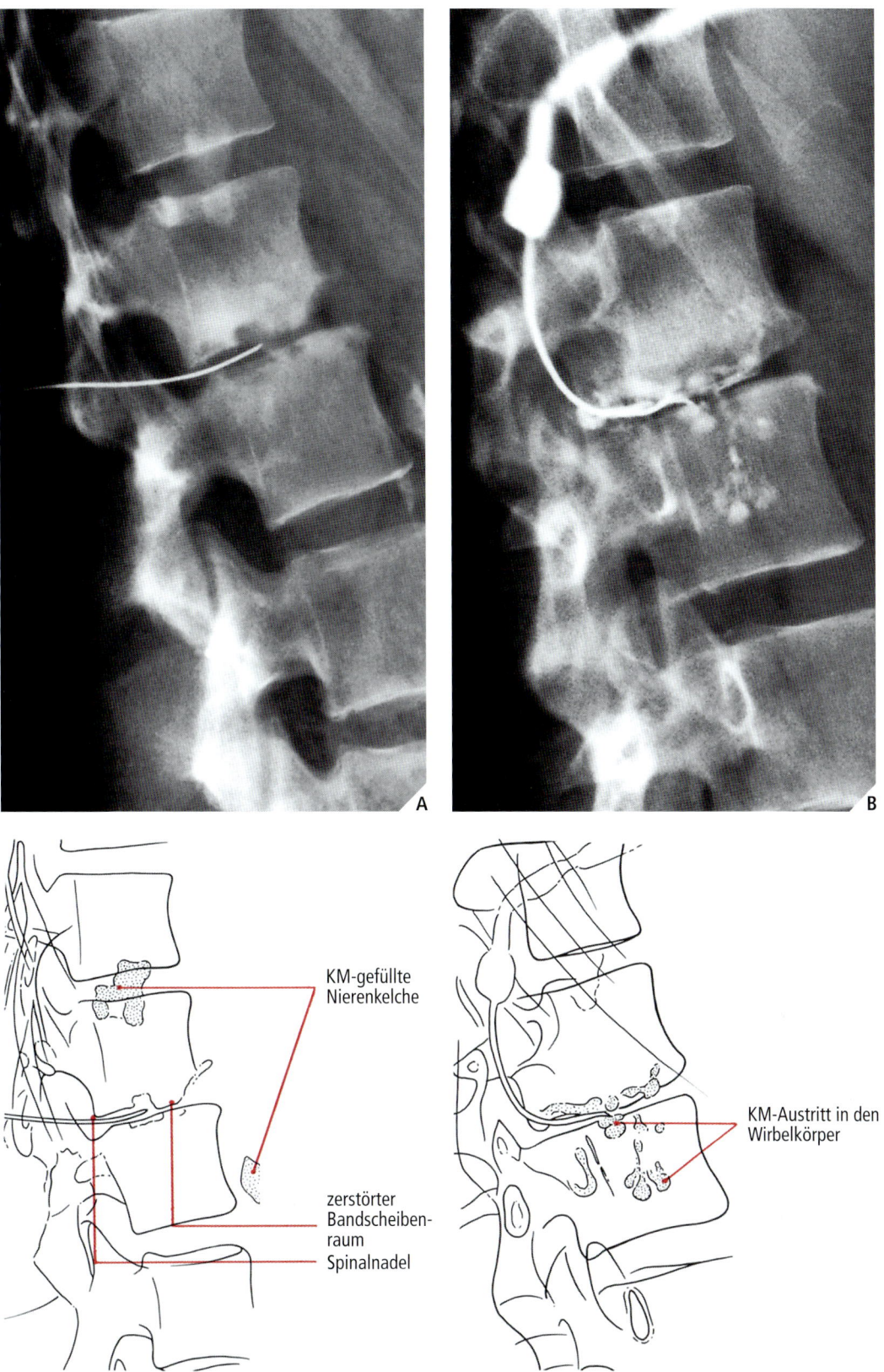

Abb. 24-25. Bei einem 22jährigen i.v.-Drogenabhängigen mit Kreuzschmerzen seit 2 Monaten entwickelte sich eine Bandscheibeninfektion. Die Diskographie erfolgte primär zur Gewinnung von Flüssigkeit für die bakteriologische Untersuchung, die dann Pseudomonas aeruginosa erbrachte. Der Patient erhielt intravenös Kontrastmittel zur Darstellung der Nieren als Vorsichtsmaßnahme vor der Wirbelsäulenbiopsie in dieser Höhe. **A** Auf der Seitaufnahme der LWS sieht man eine höhengeminderte Bandscheibe L1/L2 und die Zerstörung der zugehörigen Wirbelabschlußplatten. Die Spinalkanüle liegt zentral in der Bandscheibe. **B** Unter Injektion von Metrizamid zeigt die Seitaufnahme den Übertritt des Kontrastmittels in den Wirbelkörper L2 und damit das Vorhandensein einer Wirbelsäulenosteomyelitis

TEIL V - Infektionen

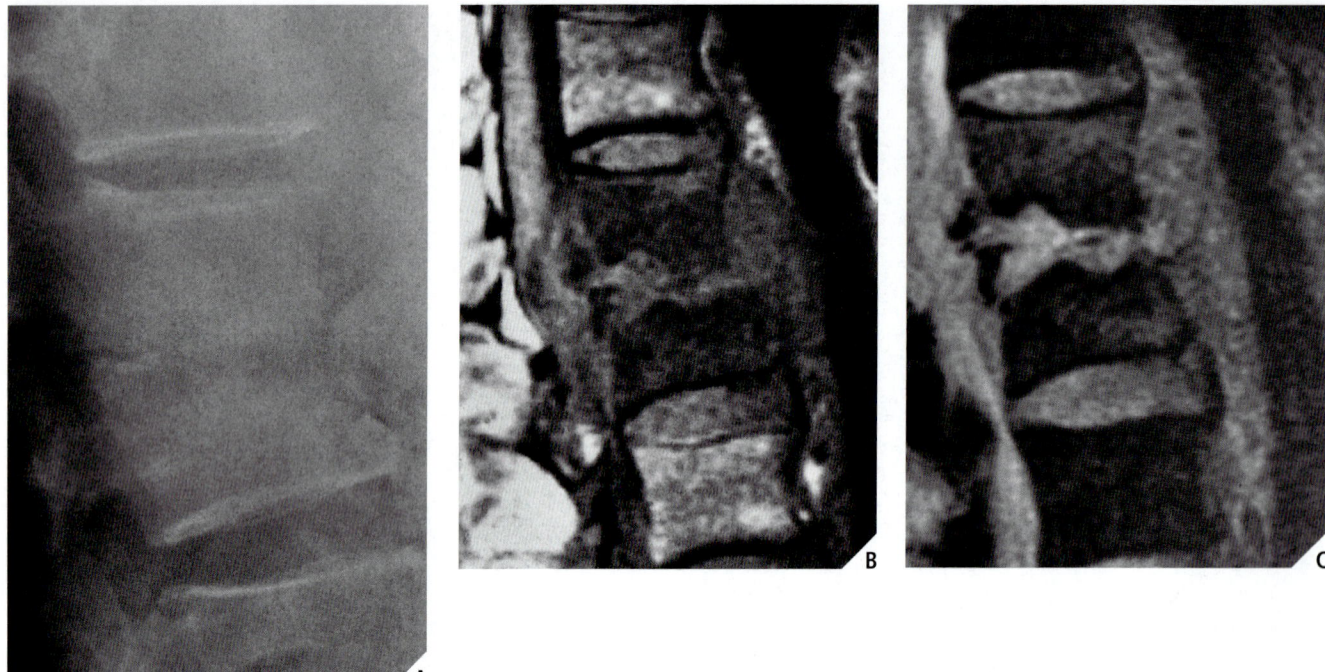

Abb. 24-26. Ein 48jähriger von i.v.-Drogen abhängiger Mann entwickelte eine Bandscheibeninfektion in Höhe L1/L2. **A** Die seitliche Übersicht zeigt die klassischen Zeichen einer Bandscheibeninfektion: Höhenminderung des Bandscheibenraumes und Zerstörung von Grund- und Deckplatte. **B** Das sagittale Spin-Echo-T1w MRT-Bild (TR 600/TE 20 ms) demonstriert neben der Bandscheibenzerstörung eine große ventral gelegene entzündliche Raumforderung mit Zerstörung des vorderen Längsbandes und Infiltration der paravertebralen Weichteile. Dorsal dringt diese in den Spinalkanal ein. **C** Das sagittale T2*w Gradientenecho-MRT-Bild (MPGR) zeigt dann deutlicher die Fragmentierung der Hinterkante der Nachbarwirbel sowie die Durasackkompression durch einen großen Abszeß im Spinalkanal

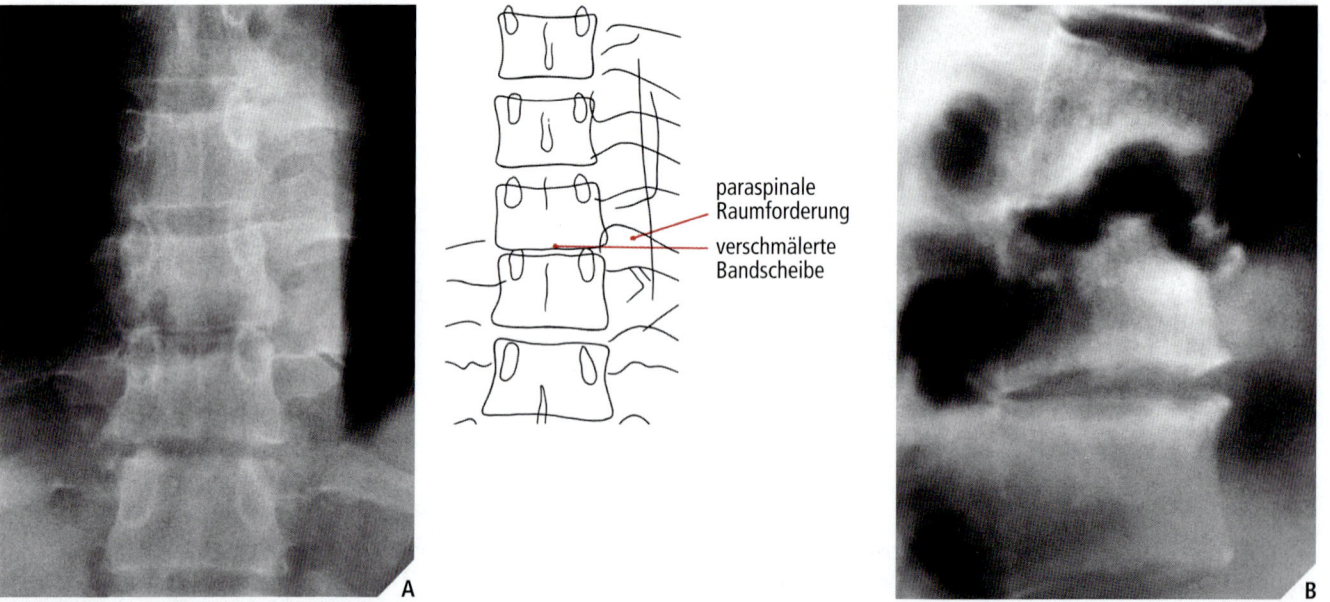

Abb. 24-27. **A** Die a.-p. Aufnahme der BWS bei einem 50jährigen Mann mit einer Spondylitis tuberculosa zeigt eine Bandscheibenverschmälerung von Th8/Th9 sowie eine linksseitige paraspinale Raumforderung. **B** Die seitliche Tomographie demonstriert die Bandscheibenzerstörung und die ausgedehnte Erosion der Unterfläche des Wirbelkörpers Th8

Osteomyelitis, infektiöse Arthritis und Weichteilinfektionen 24

■ Nichteitrige Infektionen

Wirbelsäulentuberkulose

Die Infektion der Wirbelsäule durch Tuberkelbazillen ist unter den Namen *Spondylitis tuberculosa* oder *Morbus Pott* bekannt. Beteiligt sein können der Wirbelkörper oder die Bandscheibe, wobei die untere Brustwirbelsäule und die obere Lendenwirbelsäule der bevorzugte Infektionsort sind. Diese Krankheit stellt 25–50% aller Fälle von Knochentuberkulose.

Die radiologischen Merkmale der tuberkulösen Infektion ähneln denen der eitrigen Infektion. Der Bandscheibenraum ist verschmälert, die der erkrankten Bandscheibe benachbarten Wirbelabschlußplatten bieten Zeichen der Destruktion. Eine paravertebrale Raumforderung kommt häufig vor (Abb. 24-27). Selten einmal kann der Infektionsprozeß auch einen Einzelwirbel oder Teile eines Wirbels (Bogenwurzel) ohne Einbruch in die Bandscheibe zerstören.

Komplikationen: Die Wirbelsäulentuberkulose kann den Zusammenbruch eines teilweise oder völlig zerstörten Wirbels bewirken, was zu Kyphose und Gibbus (= knickartige Kyphose) führt. Weiter ist auch die Krankheitsausbreitung auf benachbarte Bänder und Weichteile häufig; oft ist der Psoasmuskel Ort einer tuberkulösen Sekundärinfektion („kalter Abszeß"; Abb. 24-28). Die häufigste Komplikation der Spondylitis tuberculosa ist jedoch die Kompression von Durasack und Rückenmark mit sich daraus ergebender Paraplegie. Beim Verdacht hierauf sind Myelographie und MRT diagnostisch sehr von Nutzen (Abb. 24-29).

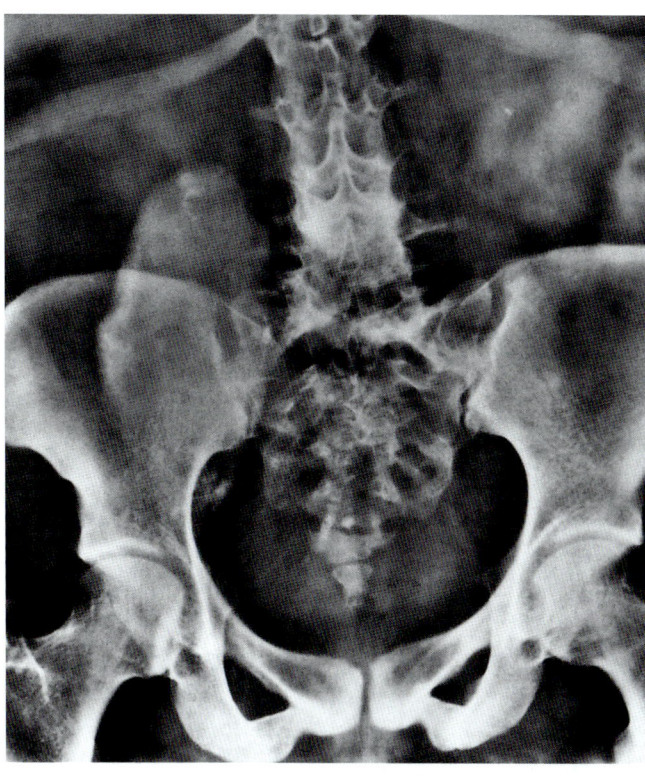

Abb. 24-28. Die a.-p. Beckenübersicht einer 35jährigen Frau mit einer Spondylitis tuberculosa zeigt einen ovalen schattengebenden weichteildichten Tumor mit sprenkelartigen Verkalkungen, der die Innenseite des Darmbeins und das rechte Sakroiliakalgelenk überlagert (M. psoas maior). Dies ist das typische Bild eines „kalten Abszesses"

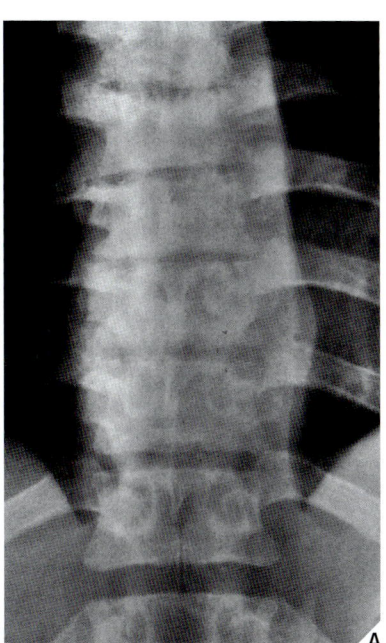
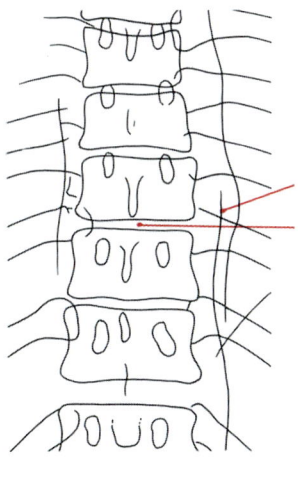
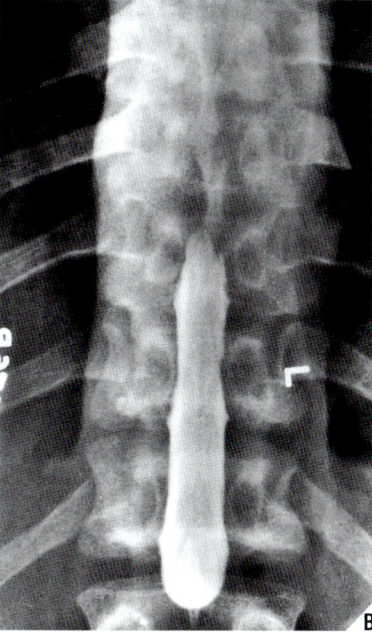

Vorwölbung der Paraspinallinie
Bandscheibenraumverschmälerung

Abb. 24-29. Bei dem 39jährigen Mann mit einer Lungentuberkulose in der Vorgeschichte entwickelten sich neurologische Zeichen einer Rückenmarkkompression. **A** Die a.-p. Aufnahme der BWS zeigt ein geringe Verschmälerung der Bandscheibe Th9/Th10 und eine große linksseitige paraspinale Raumforderung. **B** Das Myelogramm ergibt einen kompletten Abbruch der Kontrastmittelsäule im Subarachnoidalraum in Höhe der Bandscheibeninfektion

TEIL V - Infektionen

Weichteilinfektionen

Weichteilinfektionen (Zellgewebsentzündungen oder Zellulitis) entstehen meist durch die direkte Inokulation von Erregern durch die Haut bei einer Punktion; auch sieht man sie als Komplikation systemischer Leiden, wie z. B. beim Diabetes mellitus. Am häufigsten findet man Clostridium novyi und Clostridium perfringens. Diese gasbildenden Keime können zu einer Gasansammlung in den Weichteilen führen, die in Röntgenübersichtsaufnahmen leicht als strahlentransparente Streifen oder Bläschen im Subkutangewebe oder in der Muskulatur zu erkennen sind. In der Regel deutet dieser Befund auf eine Gangrän hin, die durch Anaerobier verursacht ist. Auch erkennt man in den Röntgenübersichten ein Weichteilödem und die Auslöschung der Fett- und Gewebsschichten (Abb. 24-30). Bei dieser Fragestellung ist die CT sehr hilfreich, zumal sie ferner auch die reine Phlegmone von einer damit assoziierten Knocheninfektion unterscheiden kann (Abb. 24-31).

In den letzten Jahren wurde die MRT zur Beurteilung von Weichteilinfektionen herangezogen, mit welcher sich besonders Weichteilabszesse wie auch die Beteiligung von Sehnenscheiden und Muskeln genau darstellen lassen. Weichteilabszesse erscheinen hierbei als runde oder längliche – aber immer gut abgrenzbare – Bereiche niedriger Signalintensität in T1-gewichteten Aufnahmen, die sich dann in T2-Aufnahmen signalreich abbilden (Abb. 24-32). Manchmal sieht man ein peripheres Band verminderter Signalintensität, welches dann die bindegewebige, den Abszeß umgebende Kapsel darstellt (vgl. Abb. 23-12). Infektflüssigkeit innerhalb von Sehnenscheiden ist in T2-gewichteten Bildern immer hyperintens, in T1-gewichteten Bildern signalarm, aber leider nicht von uninfizierter Flüssigkeit zu unterscheiden.

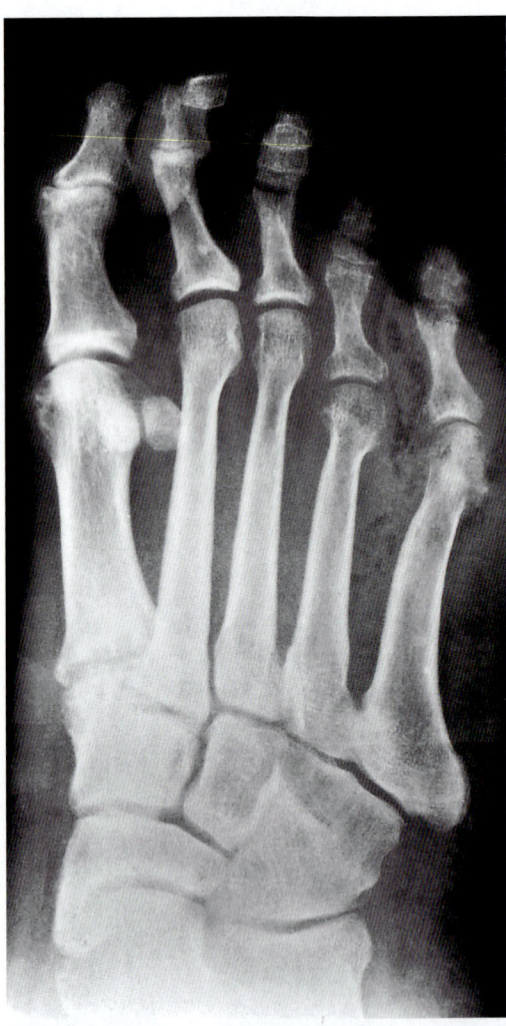

Abb. 24-30. Bei einem 59 Jahre alten Mann mit schon lange dauerndem Diabetes mellitus zeigt die d.-p.Schrägaufnahme des Fußes eine markante Schwellung mit Ödem der Weichteile, besonders in der Gegend der 4. und 5. Zehe. Strahlentransparente streifige Gaseinlagerungen sind für eine gangränöse Infektion ganz typisch

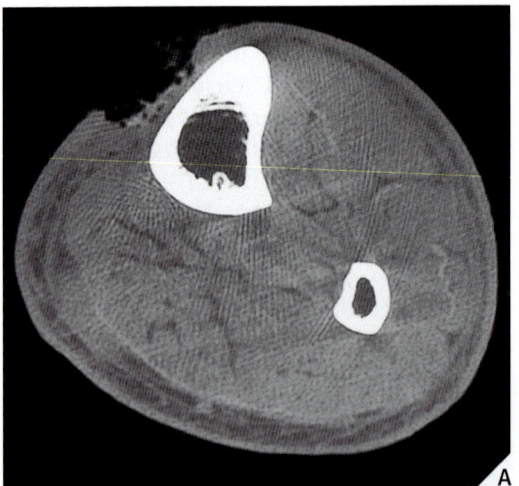
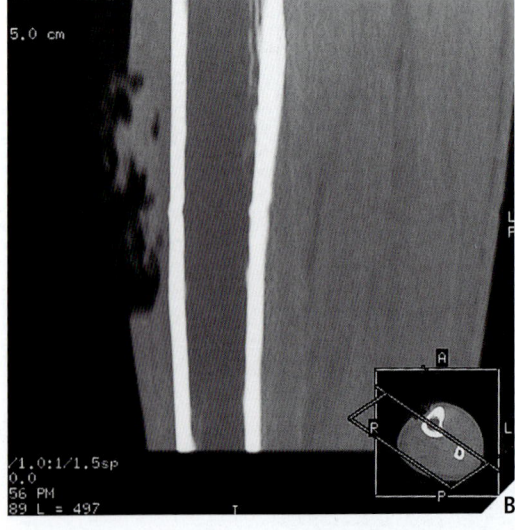

Abb. 24-31. Der 26 Jahre alte Patient entwickelt an der Vorderseite des linken Unterschenkels einen Weichteilabszeß. **A, B** Axiales CT-Bild und schräg sagittale Rekonstruktion zeigen den Abszeß und seine Lagebeziehung zur Tibia, deren Kortex nicht arrodiert wird

Osteomyelitis, infektiöse Arthritis und Weichteilinfektionen 24

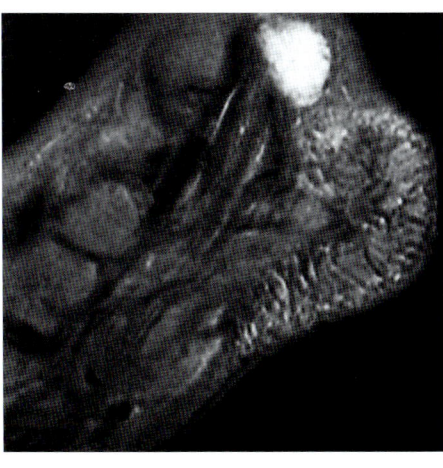

Abb. 20-32. Sagittales Kernspintomogramm (TR 2000/TE 80 ms) eines Weichteilabszesses. Die Flüssigkeitsansammlung neben dem Innenknöchel dieses diabetischen Patienten mit einem Infekt des Fußes zeigt eine hohe Signalstärke. (Aus Beltran J 1990; mit freundlicher Erlaubnis)

Merkpunkte für die Praxis

Osteomyelitis

1. Zu den radiologischen Leitzeichen der Osteomyelitis zählen:
   - Zerstörung von Knochenrinde und Knochenmark;
   - reaktive Sklerose und und Periostreaktion;
   - das Vorhandensein von Sequester und „Totenlade".
2. Die Metaphyse ist bei Kindern der charakteristische Ort einer Osteomyelitis.
3. Oft imitiert die akute Osteomyelitis in einem langen Röhrenknochen das Bild des Ewing-Sarkoms und des Langerhanszellgranuloms (Histiozytose). Dann ist meist die Anamnese, insbesondere die Symptomendauer bis zum Nachweis der Knochenveränderungen, der Schlüssel zur korrekten Diagnose.
4. Eine destruierende Veränderung in der Metaphyse, die sich in die Epiphyse ausbreitet, zeigt meistens einen Knochenabszeß an.
5. Der Brodie-Abszeß kann klinisch und radiologisch ein Osteoidosteom nachahmen. Bei der Differentialdiagnose spricht dann ein strahlentransparenter Fistelgang von der Läsion bis zur Wachstumsfuge eher für ein infektiöses Geschehen.
6. Bei der angeborenen Syphilis
   - sind Osteochondritis, Periostitis und Osteitis typische Merkmale;
   - ist eine Destruktion an der Medialseite eines langen Röhrenknochens (Wimberger-Zeichen) charakteristisch.

Infektiöse Arthritis

1. Zu den charakteristischen Zeichen einer septischen Arthritis zählen:
   - periartikuläre Osteoporose, Gelenkerguß und Weichteilschwellung (in der Frühphase);
   - Zerstörung von Knorpel und subchondraler Kortikalis beiderseits des Gelenks (Spätphase).
2. Bei der meist monartikulären Tuberkulose eines peripheren Gelenks (die dann stark der rheumatoiden Arthritis ähnelt), ist die Phemister-Trias der radiologischen Anomalien charakteristisch; dazu zählen:
   - Periartikuläre Osteoporose;
   - periphere Knochenerosionen und
   - allmählich schmaler werdender (radiologischer) Gelenkspalt.

Infektionen der Wirbelsäule

1. Die eitrige Infektion der Wirbelsäule erkennt man radiologisch an:
   - Höhenverlust der Bandscheibe;
   - Zerstörung der der Bandscheibe benachbarten Wirbelabschlußplatten;
   - einer paravertebralen Raumforderung.
2. Die radiologischen Leitzeichen der tuberkulösen Infektion eines Bandscheibenraums sind:
   - Höhengeminderte Bandscheibe;
   - unschärfer werdende Kontur der benachbarten Wirbelabschlußplatten.
3. Die Spondylitis tuberculosa kann:
   - Bandscheibe und Wirbel zerstören und zu Kyphose und Gibbus führen;
   - auf die Weichteile übergreifen und einen „kalten" Abszeß bilden.
4. Bei der radiologischen Beurteilung von Wirbelsäuleninfektionen
   - kann die Skelettszintigraphie die Diszitis noch vor dem Auftreten röntgenologischer Veränderungen nachweisen;
   - ist die Diskographie eine aussagestarke Untersuchung, die man vor allem zur Aspiration von Flüssigkeit für den Keimnachweis einsetzt;
   - ist die MRT das bildgebende Verfahren der Wahl, um eine Wirbelsäuleninfektion zu diagnostizieren und zu beurteilen.

TEIL V - Infektionen

Weichteilinfektionen

1. Eine Phlegmone durch gasbildende Bakterien in Weichteilen (Gangrän) erkennt man röntgenologisch an:
   - Weichteilödem und -schwellung;
   - strahlentransparenten Blasen oder Streifen, die dann Gasansammlungen darstellen.

2. Besonders Diabetiker neigen zur Entwicklung von Weichteilinfektionen, zumeist am Fuß.

3. Die Szintigraphie mit Indium-111-markierten Leukozyten hilft bei Nachweis und Lokalisation der Infektion, dagegen eignet sich die MRT ideal dazu, das Ausmaß der Infektion in den Weichteilen zu bestimmen.

Literaturempfehlungen

Abdelwahab IF, Present DA, Zwass A, Klein MJ, Mazzara J. Tumorlike tuberculosis granulomas of bone. AJR Am J Roentgenol 1987; 149: 1207–1208.

Alexander GH, Mansuy MM. Disseminated bone tuberculosis (so-called multiple cystic tuberculosis). Radiology 1950; 55: 839–842.

Al-Shahed MS, Sharif HS, Haddad MC, Aabed MY, Sammak BM, Mutairi MA. Imaging features of musculoskeletal brucellosis. Radiographics 1994; 14: 333–348.

Armbuster TG, Goergen TG, Resnick D, Catanzaro A. Utility of bone scanning in disseminated coccidioidomycosis: a case report. J Nucl Med 1977; 18: 450–454.

Bayer AS, Guze LB. Fungal arthritis. II. Coccidioidal synovitis: clinical, diagnostic, therapeutic, and prognostic considerations. Semin Arthritis Rheum 1979; 8: 200–211.

Behrman RE, Masci JR, Nicholas P. Cryptococcal skeletal infections: case report and review. Rev Infect Dis 1990; 12: 181–190.

Beltran J. MRI: musculoskeletal system Philadelphia: JB Lippincott, 1990.

Benninghoven CD, Miller ER. Coccidioidal infection in bone. Radiology 1942; 38: 663–666.

Birsner JW, Smart S. Osseous coccidioidomycosis: a chronic form of dissemination. AJR Am J Roentgenol 1956; 76: 1052–1060.

Brodie BC. An account of some cases of chronic abscess of the tibia. Trans Med Chir Soc 1832; 17: 238–239.

Bruno MS, Silverberg TN, Goldstein DH. Embolic osteomyelitis of the spine as a complication of infection of the urinary tract. Am J Med 1960; 29: 865–878.

Carter RA. Infectious granulomas of bones and joints, with special reference to coccidioidal granuloma. Radiology 1934; 23: 1–16.

Chelboun J, Sydney N. Skeletal cryptococcosis. J Bone Joint Surg [Am] 1977; 59A: 509–514.

Cremin BJ, Fisher RM. The lesions of congenital syphilis. Br J Radiol 1970; 43: 333–341.

Crim JR, Seeger LL. Imaging evaluation of osteomyelitis. Crit Rev Diagn Imaging 1994; 35: 201–256.

Dalinka MK, Greendyke WH. The spinal manifestations of coccidioidomycosis. J Can Assoc Radiol 1971; 22: 93–99.

David R, Barron BJ, Madewell JE. Osteomyelitis, acute and chronic. Radiol Clin North Am 1987; 25: 1171–1201.

Drutz DJ, Catanzaro A. Coccidioidomycosis. Part I. Am Rev Respir Dis 1978; 117: 559–585.

Drutz DJ, Catanzaro A. Coccidioidomycosis. Part II. Am Rev Respir Dis 1978; 117: 727–771.

Erdman WA, Tamburro F, Jayson HT, Weatherall PT, Ferry KB, Peshock RM. Osteomyelitis: characteristics and pitfalls of diagnosis with MR imaging. Radiology 1991; 180: 533–539.

Ehrlich I, Kricum ME. Radiographic findings in early acquired syphilis: case report and critical review. AJR Am J Roentgenol 1976; 127: 789–792.

Fialk MA, Marcove RC, Armstrong D. Cryptococcal bone disease: a manifestation of disseminated cryptococcosis. Clin Orthop 1981; 158: 219–223.

Fletcher BD, Scoles PV, Nelson AD. Osteomyelitis in children: detection by magnetic resonance. Radiology 1984; 150: 57–60.

Gilmour WM. Acute haematogenous osteomyelitis. J Bone Joint Surg [Br] 1962; 44B: 841–853.

Gold RH, Hawkins RA, Katz RD. Bacterial osteomyelitis: findings on plain radiography, CT, MR, and scintigraphy. AJR Am J Roentgenol 1991; 157: 365–370.

Goodhart GL, Zakem JF, Collins WC, Meyer JD. Brucellosis of the spine. Spine 1985; 12: 414–416.

Graves VB, Schreiber MN. Tuberculosis psoas muscle abscess. J Can Assoc Radiol 1973; 24: 268–271.

Guyot DR, Manoli A II, Kling GA. Pyogenic sacroiliitis in IV drug users. AJR Am J Roentgenol 1987; 149: 1209–1211.

Haygood TM, Williamson SL. Radiographic findings of extremity tuberculosis in childhood: back to the future? Radiographics 1994; 14: 561–570.

Hopkins KL, Li KC, Bergman G. Gadolinium-DPTA-enhanced magnetic resonance imaging of musculoskeletal infectious processes. Skeletal Radiol 1995; 24: 325–330.

Kido D, Bryan D, Halpern M. Hematogeneous osteomyelitis in drug addicts. AJR Am J Roentgenol 1973; 118: 356–363.

Lewis J, Rabinovich S. The wide spectrum of cryptococcal infections. Am J Med 1972; 53: 315–322.

McGahan JP, Graves DS, Palmer PES. Coccidioidal spondylitis: usual and unusual roentgenographic manifestations. Radiology 1980; 136: 5–9.

McGahan JP, Graves DS, Palmer PES, Stadalnik RC, Dublin AB. Classic and contemporary imaging of coccidioidomycosis. AJR Am J Roentgenol 1981; 136: 393–404.

Modic MT, Feiglin DH, Piriano DW, et al. Vertebral osteomyelitis: assessment using MR. Radiology 1985; 157: 157–166.

Noh HM, Kuszyk BS, Fishman EK. Cryptococcoma of the sacrum. Skeletal Radiol 1999; 28: 49–51.

Paterson DC. Acute suppurative arthritis in infancy and childhood. J Bone Joint Surg [Br] 1970; 52B: 474–482.

Phemister DB, Hatcher CM. Correlation of pathological and roentgenological findings in the diagnosis of tuberculosis arthritis. AJR Am J Roentgenol 1933; 29: 736–752.

Resnik CS, Ammann AM, Walsh JW. Chronic septic arthritis of the adult hip: computed tomographic features. Skeletal Radiol 1987; 16: 513–516.

Resnik CS, Resnick D. Pyogenic osteomyelitis and septic arthritis. In: Taveras JM, Ferrucci JT, eds. Radiology – diagnosis, imaging, intervention. Philadelphia: JB Lippincott, 1986.

Stadalnik RC, Goldstein E, Hoeprich PD, dos Santos PA, Lee KK. Diagnostic value of gallium and bone scans in evaluation of extrapulmonary coccidioidal lesions. Am Rev Respir Dis 1980; 121: 673–676.

Trueta J. The three types of acute, haematogenous osteomyelitis. J Bone Joint Surg [Br] 1959; 41B: 671–680.

Waldvogel FA, Vasey MD. Osteomyelitis: the past decade. N Engl J Med 1980; 303: 360–370.

Wolfgang GL. Tuberculosis joint infection. Clin Orthop 1978; 136: 225–263.

Young LW. Neonatal and infantile osteomyelitis and septic arthritis. In: Taveras JM, Ferrucci JT, eds. Radiology – diagnosis, imaging, intervention, vol. 5. Philadelphia: JB Lippincott, 1986: 1–15.

Zeppa MA, Laorr A, Greenspan A, McGahan JP, Steinbach LS. Skeletal coccidioidomycosis: imaging findings in 19 patients. Skeletal Radiol 1996; 25: 337–343.

TEIL 6

Metabolische und endokrine Krankheiten

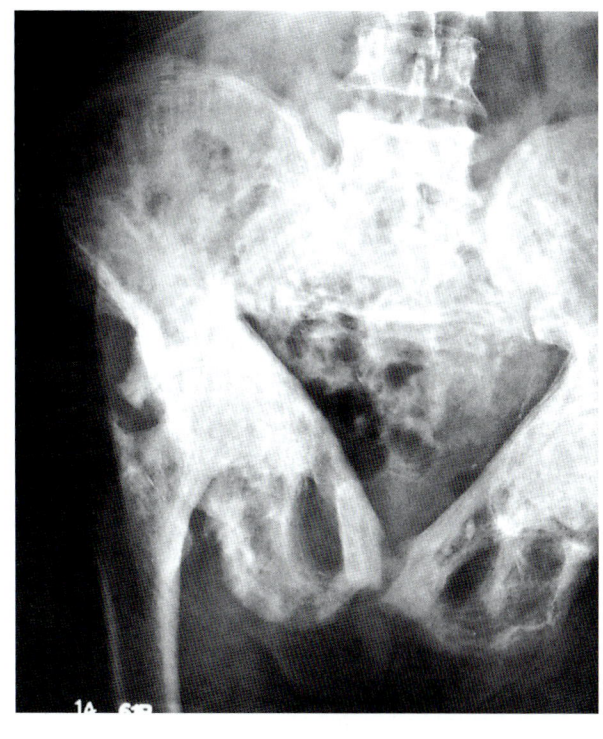

Kapitel 25

Radiologische Beurteilung von metabolischen und endokrinen Störungen

Zusammensetzung und Bildung des Knochens

Das Knochengewebe besteht aus 2 strukturellen Materialien: 1. einem extrazellulären Material, welches die *organische Matrix* oder das *Osteoid* (Kollagenfasern mit einer Mukopolysaccharidgrundsubstanz) und die *anorganische kristalline Komponente* (Kalziumphosphat und -hydroxylapatatit) enthält; 2. einem zellulären Material, zu dem die *Osteoblasten* (Zellen, die die Knochenbildung induzieren), die *Osteoklasten* (Zellen, die die Knochenresorption induzieren) sowie die *Osteozyten* (inaktive Zellen) gehören.

Der Knochen ist ein lebendes dynamisches Gewebe: Alter Knochen wird stetig abgebaut und durch neuen ersetzt. Normalerweise steht dieser kontinuierliche Vorgang der Knochenresorption und der Knochenbildung im Gleichgewicht (Abb. 25-1A), und dabei bleibt der Mineralgehalt der Knochen relativ konstant. In einigen abnormen Zuständen, bei denen der Knochenstoffwechsel gestört ist, kann diese Balance jedoch aufgehoben sein. Sind z. B. die Osteoblasten aktiver als gewöhnlich oder die Osteoklasten weniger aktiv, dann wird mehr Knochen gebildet, als dem Gleichgewicht entspricht (Abb. 25-1B). Sind dagegen die Osteoklasten normal oder überaktiv und die Osteoblasten zu wenig aktiv, dann wird ein Minus an Knochen gebildet (Abb. 25-1C). Eine generalisierte Minderung der Knochenmasse kann auch durch eine verminderte Mineralisation des Osteoids zustande kommen, wobei das Maß der Knochenresorption mit dem der Knochenbildung im Gleichgewicht steht (Abb. 25-1D).

Wachstum und Mineralisation des Knochen werden von etlichen Faktoren beeinflusst, von denen die Menge des von der Hypophyse gebildeten Wachstumshormons, des von der Schilddrüse in deren C-Zellen gebildeten Calcitonins, des von den Nebenschilddrüsen gebildeten Parathormons sowie Nahrungsaufnahme, intestinale Absorption, und Urinausscheidung von Vitamin D, Kalzium und Phosphat die wichtigsten sind.

Dabei bedenke man aber, daß sich die normale Knochendichte ändert; sie steigt vom Säuglingsalter bis zu 35–40 Jahren an, um dann mit einer Rate von 8% pro Lebensjahrzehnt bei Frauen und 3% bei Männern progredient abzusinken.

Radiologische Beurteilung metabolischer und endokriner Störungen

Die meisten metabolischen und endokrinen Störungen haben charakteristische radiologische Abweichungen der Knochendichte, die meist auf eine gesteigerte Knochenbildung, eine vermehrte Knochenresorption oder eine unzulängliche Mineralisation zurückzuführen sind. Von diesen Krankheitsbildern betroffene Knochen erscheinen normalerweise abnorm strahlentransparent (Osteopenie) oder abnorm dicht (Osteosklerose; Tab. 25-1).

■ Radiologische bildgebende Verfahren

Die am häufigsten eingesetzten radiologischen Verfahren zur Beurteilung metabolischer und endokriner Störungen sind:

TEIL VI - Metabolische und endokrine Krankheiten

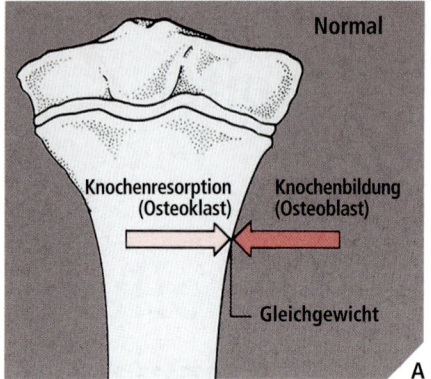
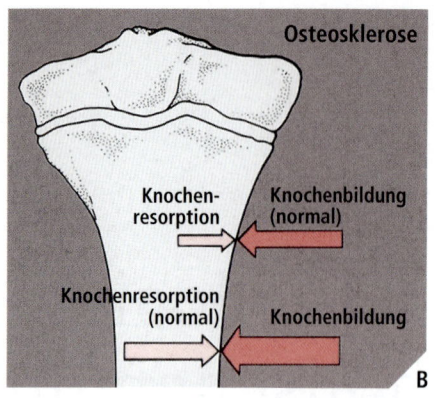
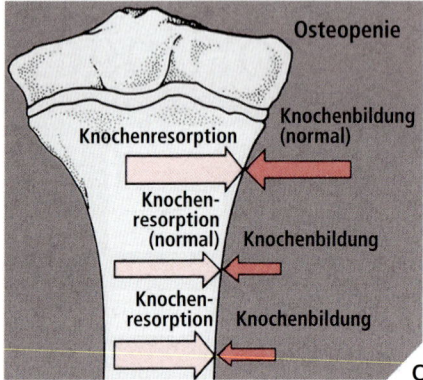
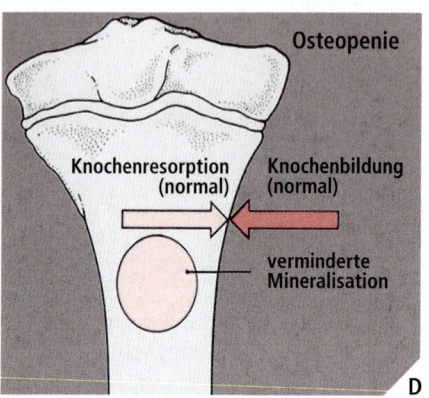

Abb. 25-1. **A** Beim normalen Knochen stehen Knochenneubildung und Knochenresorption in ausgeglichenem Verhältnis zueinander. **B** Der eine abnorme Zustand („zu viel Knochen") ist charakterisiert durch verminderte Resorption bei normaler Knochenbildung oder durch normale Resorption bei vermehrter Knochenbildung. **C** Der andere abnorme Zustand („zu wenig Knochen") ist durch gesteigerte Resorption bei normaler Knochenbildung oder normale Resorption bei verminderter Neubildung oder durch gesteigerte Resorption bei gleichzeitig verminderter Knochenneubildung gekennzeichnet. **D** Eine zu geringe Knochenmasse kann auch auf einer verminderten Mineralisation bei einem Gleichgewicht von Knochenneubildung und Knochenresorption beruhen

Tab. 25-1. Metabolische und endokrine Leiden und deren charakteristische Knochendichteveränderungen

Vermehrte Kochendichte	Verminderte Knochendichte
• Sekundärer Hyperparathyreoidismus	• Osteoporose
• Renale Osteodystrophie	• Osteomalazie
• Hyperphosphatasie	• Rachitis
• Idiopathische Hyperkalziämie	• Skorbut
• Morbus Paget	• Primärer Hyperparathyreoidismus
• Osteopetrose*	• Hypophasphatasie
• Pyknodysostose*	• Hypophosphatämie
• Melorheostose	• Akromegalie
• Hypothyreose	• Morbus Gaucher
• Mastozytose	• Homozystinurie
• Myelofibrose	• Osteogenesis imperfecta*
• Morbus Gaucher (Heilphase)	• Fibrogenesis imperfecta
• Fluoridvergiftung	• Cushing-Syndrom
• Vergiftung mit Blei, Wismut oder Phosphor	• Ochronose (Alkaptonurie)
• Osteonekrose	• Morbus Wilson (hepatolentikuläre Degeneration)
	• Hypogonadismus

* Besprechung dieser Krankheitsbilder in Teil VII: Angeborene und Entwicklungsanomalien

1. die Übersichtsaufnahmen;
2. die Vergrößerungsaufnahmen;
3. die konventionelle Tomographie;
4. die Computertomographie (CT);
5. die Skelettszintigraphie.

Übersichts- und Vergrößerungsaufnahmen

Nativaufnahmen sind die einfachste und auch am häufigsten benutzte Methode, um die Knochendichte zu beurteilen. Mit dieser Technik lassen sich bereits sehr kleine Zunahmen der Knochendichte entdecken; dagegen versagt diese Methode bei der Aufdeckung einer Abnahme der Mineralisation im Gesamtskelett, wenn diese nicht schon mindestens 30% erreicht hat. Es sei an dieser Stelle darauf hingewiesen, daß schon der normale Knochen aufgrund technischer Faktoren wie ungeeigneter Einstellung von Röhrenspannung und mAs-Produkt ein abnormes Aussehen bieten kann. So erzeugt z. B. eine Überbelichtung das Bild einer vermehrten Strahlentransparenz, wohingegen die Unterbelichtung eine künstlich vermehrte Knochendichte vortäuscht.

Aus diesen Gründen sollte man sich bei der Betrachtung einer Standardaufnahme nicht so sehr auf eine offenkundige Zu- oder Abnahme der Knochendichte konzentrieren, als vielmehr auf die Breite der Kortikalis eines Knochens. Die Kortikalisstärke korreliert direkt mit der Skelettmineralisation; sie kann objektiv gemessen und entweder mit einem Standardwert oder mit Kontrollaufnahmen des Patienten im weiteren Verlauf verglichen werden. Die Kortikalisbreite wird folgendermaßen gemessen: Man addiert in der Mitte des jeweilgen Knochens beide Kortikalisstärken, wobei diese Summe etwa der Hälfte des Knochendurchmessers an dieser Stelle entsprechen sollte; man kann diesen Wert auch als Index der Knochenmasse ausdrücken, den man erhält, wenn man die beiden Kortikalisstärken durch den Gesamtdurchmesser des Knochens dividiert (Abb. 25-2). Für diese Meßmethode wählt man häufig den 2. oder 3. Mittelhandknochen (sog. Barnett-Nordin-Index; Anm. des Übers.; Abb. 25-3).

Eine weitere Methode zur Bestimmung der Knochendichte anhand von Übersichtsaufnahmen ist die Photodensitometrietechnik. Diese beruht auf der Beobachtung, daß die photographische Dichte eines Knochens zu seiner Masse proportional ist. Mit Hilfe eines Photodensitometers kann man dann die optische Dichte des jeweiligen Knochens mit derjenigen bekannter Standardkeile vergleichen und so die genaue Dichte des Knochens ermitteln.

Den Aspekt einer relativ vermehrten Strahlentransparenz eines Knochens in einer Standardaufnahme sollte man nicht Osteoporose nennen, da ein solcher Befund weder für Osteoporose, noch für Osteomalazie oder Hyperparathyreoidismus spezifisch ist. Die meisten Fachleute auf diesem Gebiet stimmen darin überein, daß man die vermehrte Strahlentransparenz am besten Osteopenie (Verarmung an Knochen) bezeichnen sollte. Der Begriff Osteoporose bezieht sich bereits speziell auf eine Minderung des Knochengewebes (Mangel an Knochenmatrix) und der der Osteomalazie auf den verminderten Mineralgehalt in der Matrix (mangelhafte Mineralisation); beide Zustände sind durch eine vermehrte Strahlentransparenz des Knochens charakterisiert (Abb. 25-4). Resnick betont, daß ein jeder Zustand, bei dem die Knochenresorption die Knochenbildung überwiegt, zu einer Osteopenie führt, ungeachtet der Pathogenese dieses Zustands. In der Tat findet man die diffuse Osteopenie bei Osteoporose, Osteomalazie, Hyperparathyreoidismus und Tumorleiden (z. B. beim multiplen Myelom) sowie bei einer großen Anzahl anderer Krankheiten.

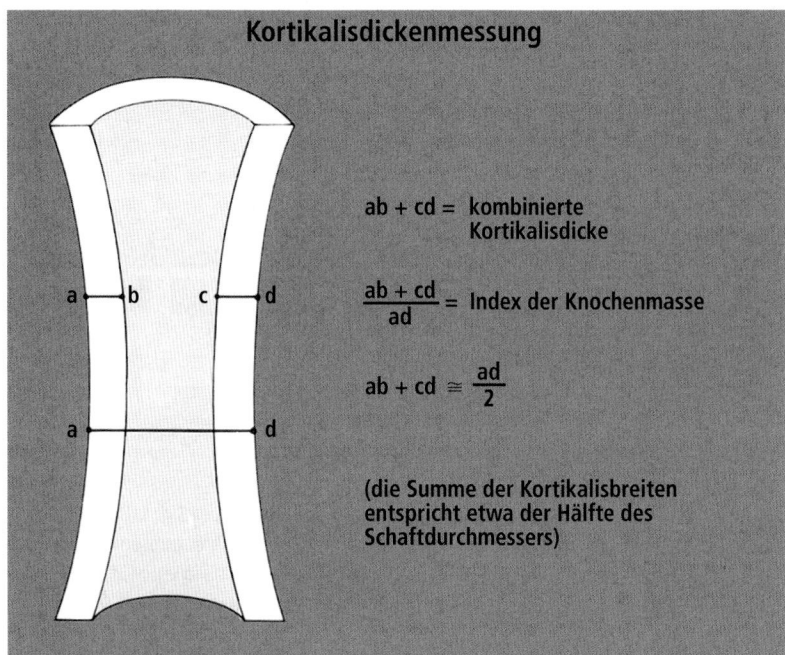

Abb. 25-2. Die Bestimmung der Kortikalisdicke beruht auf der Messung der Kortikalis innen und außen an den Mittelhandknochen (meist des 2. und 3.). Ausdrücken läßt sich diese entweder als einfache Summe beider Werte, oder diese Summe wird durch die gesamte Knochendicke dividiert, wobei der Quotient als Index der Knochenmasse angegeben wird. Normalerweise sollte die Summe der beiden Kortikalisdicken etwa die Hälfte des Gesamtdurchmessers der Mittelhandknochenschäfte betragen

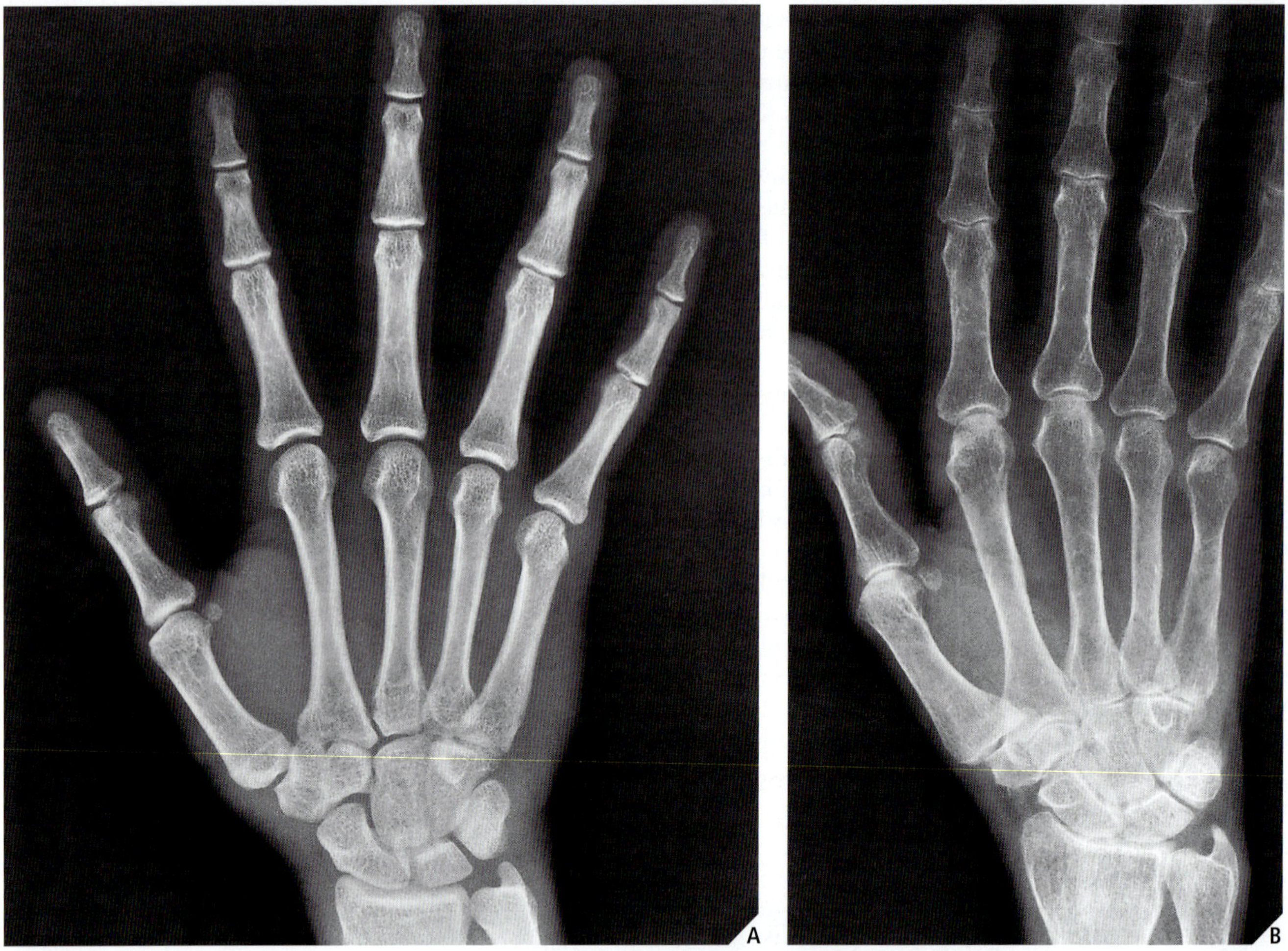

TEIL VI - Metabolische und endokrine Krankheiten

Abb. 25-3. Die dorsopalmaren Aufnahmen der Hand zeigen eine normale (**A**) und eine abnorme Dicke (**B**) der Kortikalis des 2. und des 3. Mittelhandknochens

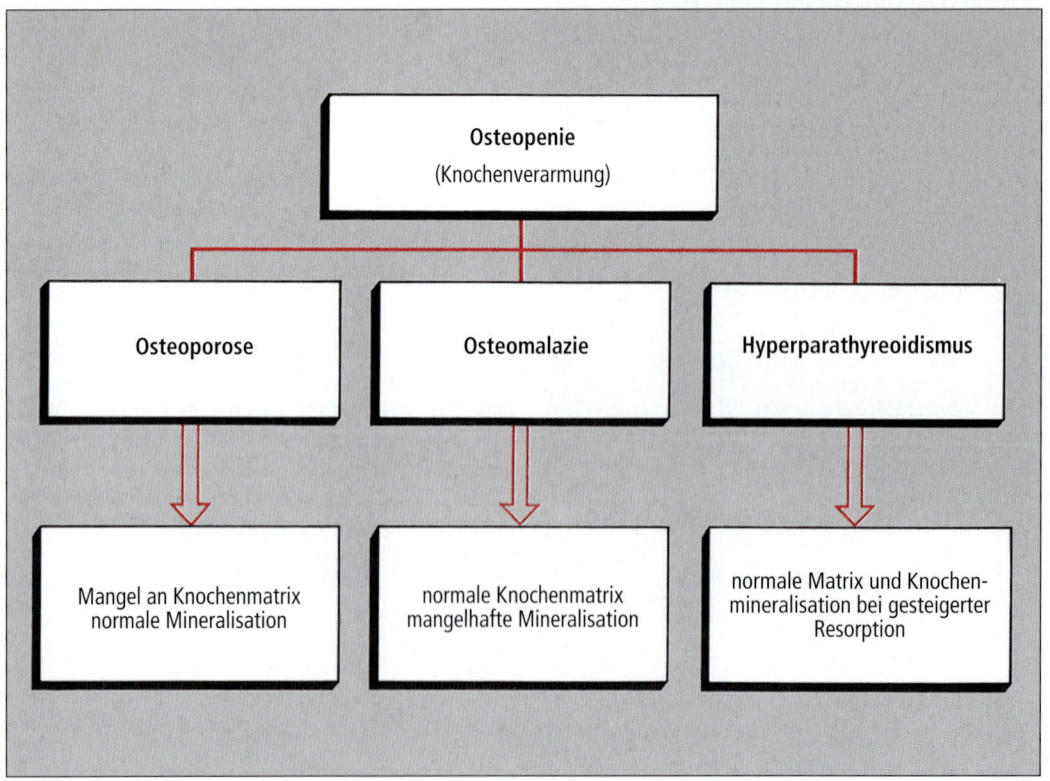

Abb. 25-4. Die vermehrte Strahlentransparenz des Knochens in einer Standardröntgenaufnahme sollte man lieber Osteopenie (oder Kalzipenie), und nicht Osteoporose nennen. Sie ist ein typisches Merkmal nicht nur der Osteoporose, sondern auch der Osteomalazie und des Hyperparathyreoidismus, bei denen es sich um klinisch unterschiedliche Krankheitsbilder handelt

Nun ist die Osteopenie zwar ein unspezifischer Befund, doch können Übersichtsaufnahmen auch helfen, andere wichtige radiologische Merkmale ausfindig zu machen, die zu einer spezifischen Diagnose führen können. Dazu zählen die Looser-Umbauzonen, welche Pseudofrakturen darstellen und für eine Osteomalazie charakteristisch sind (Abb. 25-5), des weiteren eine Verbreiterung der Wachstumsfuge mit breit ausladenden Metaphysen, die für die Rachitis typisch sind (Abb. 25-6), ferner eine subperiostale Knochenresorption, Identifikationsmerkmal des Hyperparathyreoidismus (Abb. 25-7), oder aber schließlich osteolytische Destruktionsgebiete und endostale Exkavationen, die für das multiple Myelom kennzeichnend sind (Abb. 25-8).

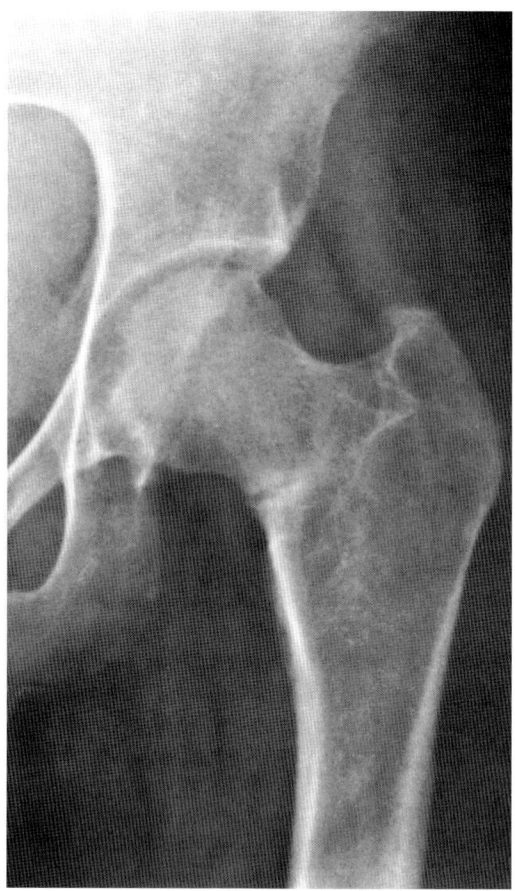
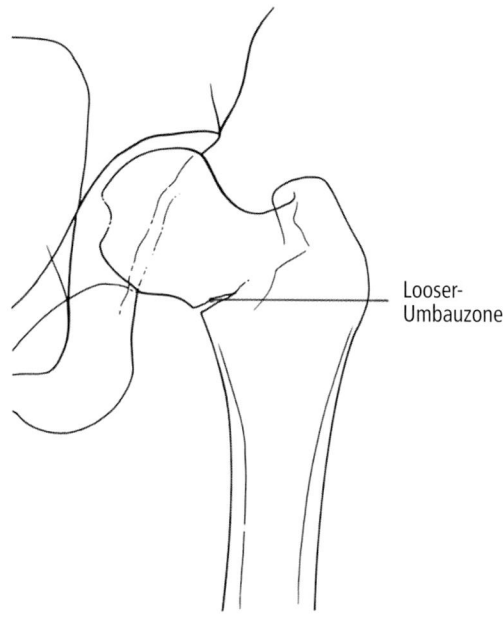

Abb. 25-5. Eine Pseudofraktur oder Looser-Umbauzone, hier im Schenkelhals zu sehen, stellt einen strahlentransparenten Defekt in kompaktem Knochen (Kortikalis) dar, der wiederum Ausdruck einer Ansammlung von nichtmineralisiertem Osteoid und bei der Osteomalazie ein charakteristischer Befund ist

TEIL VI - Metabolische und endokrine Krankheiten

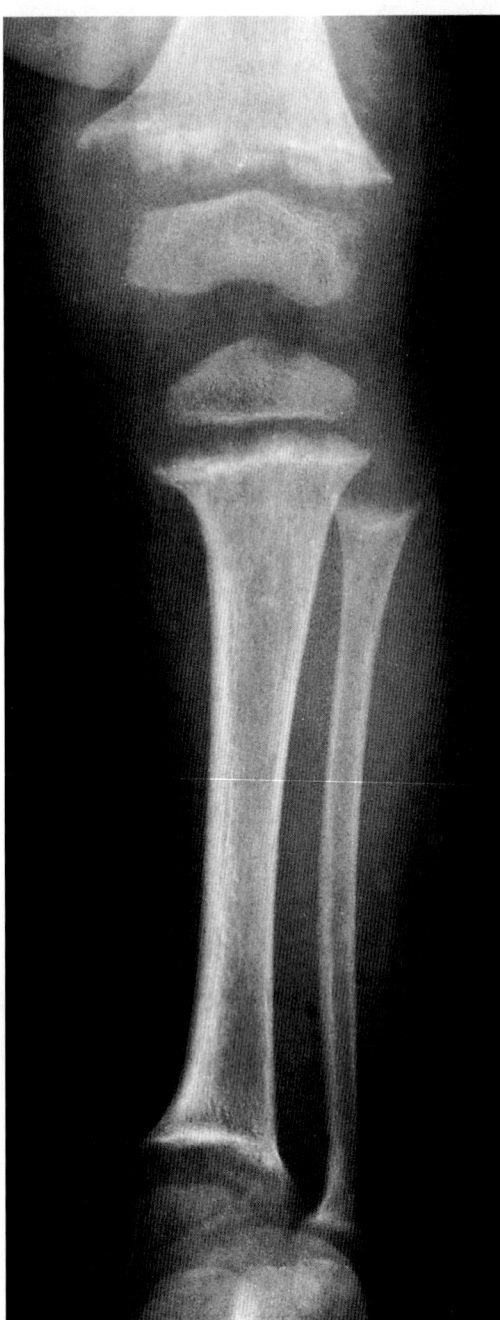

Abb. 25-6. Die Unterschenkelübersichtsaufnahme eines 2jährigen Kindes mit Rachitis zeigt die charakteristische Verbreiterung der Wachstumsfuge, insbesondere der Zone der provisorischen Verkalkung, und die „Becherform" der Metaphysen

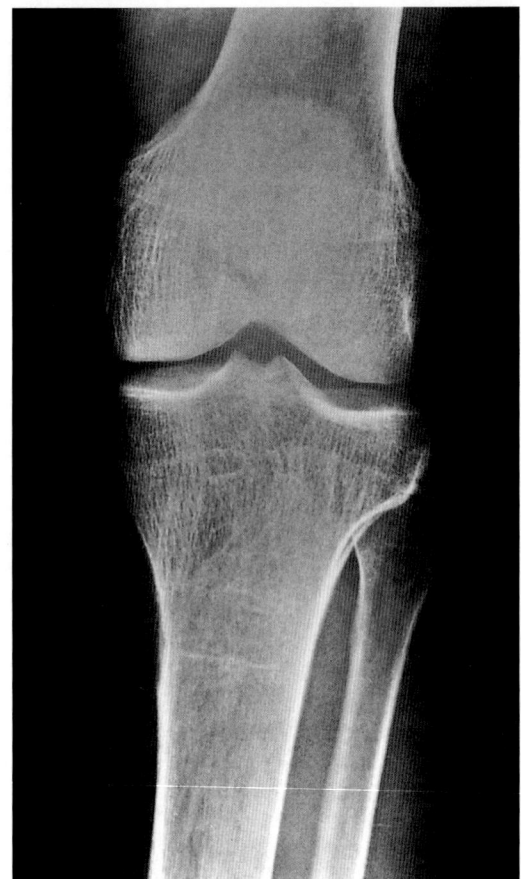

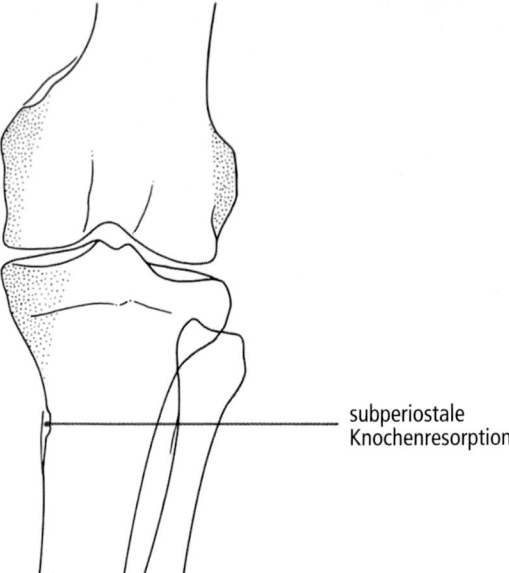

Abb. 25-7. Die a.-p. Aufnahme des linken Kniegelenks bei einer 42jährigen Frau mit primärem Hyperparathyreoidismus auf dem Boden einer Epithelkörperchenhyperplasie zeigt eine vermehrte Strahlentransparenz des Knochens und Gebiete einer subperiostalen Resorption an der Innenseite der proximalen Tibia – also dafür typische Befunde

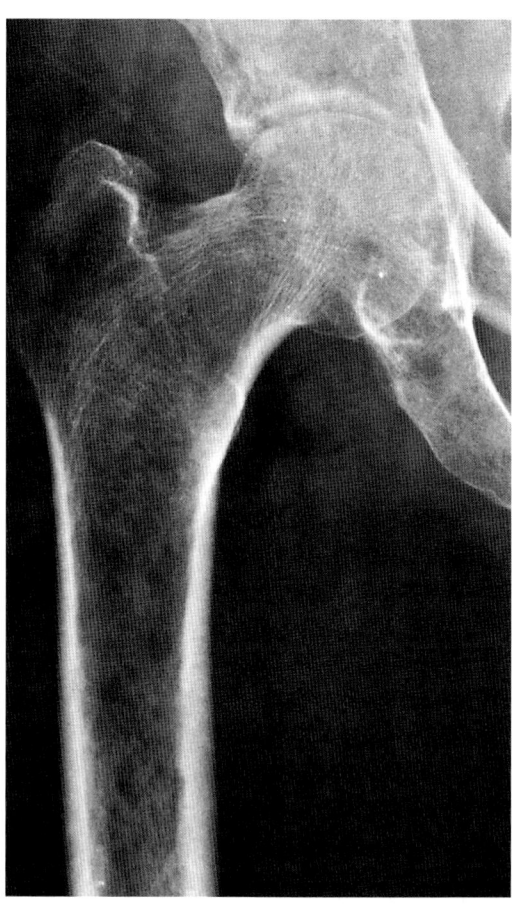

Abb. 25-8. Die Röntgenaufnahme der Hüfte einer 58jährigen Frau mit Plasmozytom zeigt eine vermehrte Strahlentransparenz der Knochen. Herdförmige Aufhellungen und endostale Kortikalisdestruktionen (scalloping) kann man auch im Femur sehen

Vergrößerungsaufnahmen sind bei Stoffwechselstörungen zum Detailnachweis der Knochenstrukturen von Nutzen. Eine subperiostale, für den Hyperparathyreoidismus charakteristische Knochenresorption, oder die intrakortikale Tunnelbildung (Abb. 25-9), die man bei einem jeden Prozeß sehen kann, der zu einer vermehrten Knochenresorption führt, lassen sich mit Vergrößerungsaufnahmen gut abgrenzen. Die intrakortikale Tunnelierung tritt bei solchen pathologischen Prozessen schon sehr früh auf und kann bereits bei noch fehlenden Anomalien im Röntgenbild zu finden sein.

Konventionelle und Computertomographie

Während die konventionelle Tomographie mitunter zum Nachweis von Veränderungen, die in Übersichten nicht gut sichtbar sind, gute Dienste leistet, spielt die CT bei der Abklärung metabolischer und endokriner Störungen inzwischen eine wichtige Rolle. Die Fähigkeit der CT, ein spezifisches Volumen zu bestimmen und die Dichte des Volumens exakt zu messen, macht es möglich, eine quantitative Analyse des Knochenmineralgehalts durchzuführen. Nach Genant wohnt der CT auch die einzigartige Fähigkeit inne, den spongiösen Knochen des Achsenskeletts zu messen, insbesondere in den Wirbeln, die für metabolische Stimuli besonders empfindlich sind.

Zur Messung des Mineralgehalts in der Wirbelsäule wurden mehrere Methoden entwickelt, darunter die Single-Photon-Absorptionsmessung (SPA), die Dual-Photon-Absorptiometrie (DPA), die Dual-X-Ray-Absorptiometrie (DXA) und die wohl am weitesten verbreitete der quantitativen Computertomographie (QCT). Die SPA verwendet man zur Zustandsbeurteilung peripherer Knochen (distaler Radius, distales Femur), sie mißt allerdings nur Kortikalis. Solche Messungen sind bezogen auf metabolische Stimuli wenig sensitiv und deshalb für die Aufzeichnung von Veränderungen des jeweiligen Patienten wenig nutzvoll. DPA und DXA sind Projektionsmethoden zur Messung des Mineralgehalts unterschiedlicher Skelettregionen, meist LWS und proximales Femur.

Bei der DPA verwendet man ein Isotop, das Photonen zweier verschiedener Energiestufen emittiert und die Differenzierung von gelbem und rotem Knochenmark gegen die Mineralkomponente gestattet. Die DPA basiert auf dem Kontrastunterschied zwischen der Schwächung des energieärmeren und des energiereicheren Strahls sowohl

TEIL VI - Metabolische und endokrine Krankheiten

in Knochen als auch in Weichteilen (Knochen bietet bei niedrigeren Energien einen stärkeren Kontrast als bei höheren Energien). Mit der QCT mißt man den Mineralgehalt der LWS, in der die Durchschnittsdichtewerte der „region of interest" mit denen eines Kalibrierphantoms abgeglichen werden, das gleichzeitig mit dem Patienten durchstrahlt wird. Die Messungen erfolgen mit einem CT-Gerät; man verwendet Standardmineralien für die gleichzeitige Kalibrierung, ein digitales Übersichtsbild (Topogramm; Scout view) zur Lokalisation und entweder Einfach- oder Dual-Energie-Technik. Bei der QCT-Untersuchung erhält man ein Querschnittsbild des Wirbelkör-

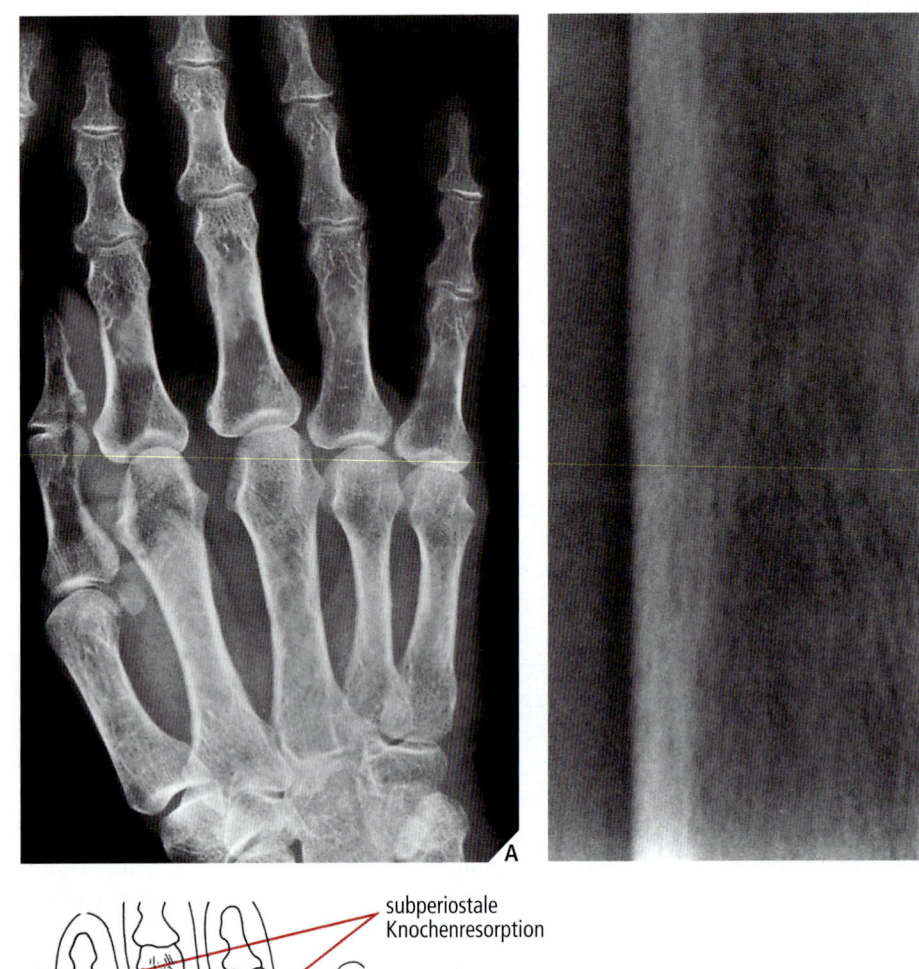

Abb. 25-9. A Die dorsopalmare Röntgenaufnahme der Hände eines 52jährigen Mannes mit Hyperparathyreoidismus zeigt die typischen Veränderungen dieser Krankheit: Vermehrte Strahlentransparenz des Knochens (Osteopenie), subperiostaler Verlust von Knochenbälkchen durch Resorption und Tunnelierungen in der Knochenrinde, die einen rasant gesteigerten Knochenumsatz widerspiegeln. **B** Beim selben Patienten zeigt die Vergrößerungsaufnahme des Femurs die knöchernen Feinstrukturen und arbeitet die Tunnelierungen der Knochenrinde besser heraus

pers, das eine Differenzierung von Kortex und Spongiosa ermöglicht. Die mit dem Mineraläquivalent-Phantom in Bezug gesetzte Schwächung wird als Dichte der Knochenbälkchen in mg/cm³ Kalziumhydroxylapatit ausgedrückt. Als Regeluntersuchung nimmt man Schnitte durch die Mitte von 3 oder 4 benachbarten Wirbelkörpern (meist Th12–L3 oder L1–L4). Für diese axialen Aufnahmen der Wirbelkörper in deren Mitte liegt der Patient auf dem Rücken und auf dem Standardphantom. Man berechnet dann die Dichte aller Wirbel (gesondert nach Kortex und spongiösem Knochen; Anm. des Übers.) und vergleicht die Werte des Patienten mit den durch das Phantom kalibrierten Knochendichtewerten (Abb. 25-10). An der Wirbelsäule hat die QCT gegenüber ihren Konkurrenten wegen

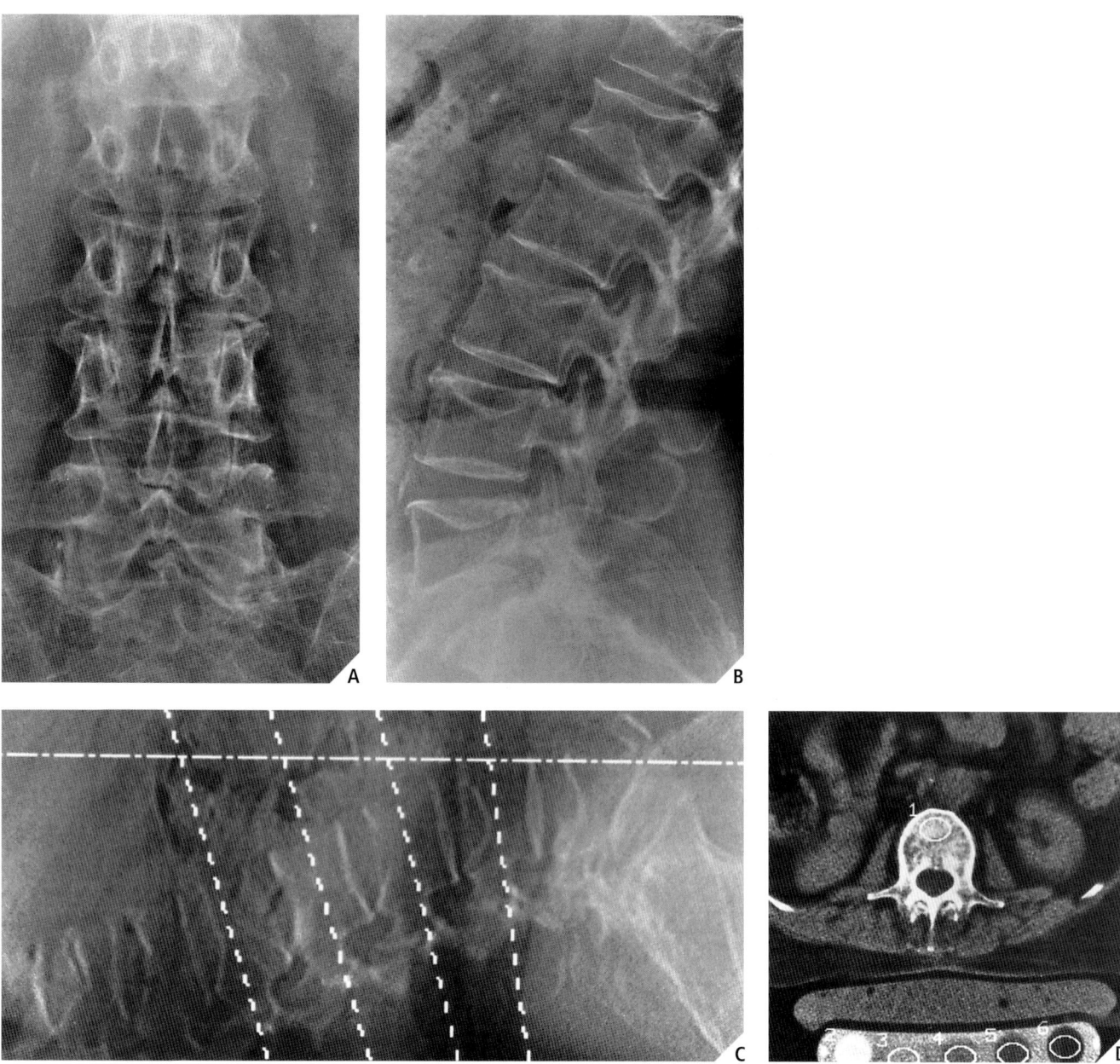

Abb. 25-10. Bei einer 62jährigen Frau wurde der Schweregrad der Osteoporose beurteilt. **A, B** a.-p. und Seitaufnahme der LWS zeigen eine diffuse Osteopenie mit zahlreichen Kompressionsfrakturen (Sinterungen). Folgendermaßen wurden die Messungen der quantitativen CT (QCT) durchgeführt: Der Patient liegt mit dem Rücken auf einem standardisierten Phantom zur Kalibrierung der Knochendichte. Die Werte beziehen sich auf dieses transparente Phantom, das gleichzeitig mit dem Patienten durchstrahlt wird und das Röhrchen mit Standardlösungen von Kaliumphosphat (repräsentiert die Mineralien), Ethanol (repräsentiert Fett) und Wasser (repräsentiert Weichteile) enthält. Für jedes axiale Schnittbild werden die regions of interest über den Zentralteil des Phantoms wie auch über den zentralen Anteil des Wirbelkörpers gelegt. Unter Einschluß des Phantoms fertigt man axiale Scans durch Th12, L1, L2, L3 und L4 an. **C, D** Mit Hilfe der CT-Dichtewerte (Hounsfield-Einheiten) werden die Knochendichtewerte (in mg/cm³ für Kalziumhydroxylapatit) im Abgleich gegen das Kalibrierphantom ermittelt. Diese Werte mittelt man und vergleicht sie mit den jeweiligen Normwerten für Alter und Geschlecht. Auch für den Mineralgehalt wird der Mittelwert in mg/cm³ angegeben. In diesem speziellen Fall liegen die Mittelwerte von 77,4 mg Kalziumhydroxylapatit unterhalb der Durchschnittswerte gleichaltriger Frauen (97,5 mg/cm³) wie auch unterhalb der Bruchschwellenhöhe (110 mg/cm³)

TEIL VI - Metabolische und endokrine Krankheiten

der hohen Sensitivität und der exakten dreidimensionalen Lokalisation, der Unterscheidung von Kompakta und Spongiosa sowie ihrer Fähigkeit, andere extraossäre Minerale auszuschließen, zahlreiche Vorteile.

All diese Methoden verwendet man in der klinischen Praxis zur Abklärung von Stoffwechselstörungen mit Skelettbeteiligung, um eine Osteoporose zu diagnostizieren und deren Schweregrad zu bestimmen, sowie zur Behandlungskontrolle. Dabei liegt ganz allgemein der Nutzen der CT bei der Knochenmessung darin, daß sie Bälkchen- oder Rindenknochen oder auch den Gesamtknochen an Achsen- und Anhangsskelett auszumessen vermag. Besonders nutzbringend sind diese Methoden, um die Mineraldichte in der Wirbelsäule bei Frauen nach der Menopause, bei Patienten mit bekannter Osteoporose und bei Patienten unter Kortikosteroidbehandlung zu messen.

Szintigraphie

Die Skelettszintigraphie ist zwar ein unspezifisches Verfahren, doch weist sie äußerst sensitiv die Aktivität des Knochenumsatzes nach. Aus diesem Grund wird sie denn oft als verläßliches Verfahren zur Beurteilung der verschiedenen Stoffwechselkrankheiten eingesetzt. Von besonderem Wert ist sie beim Screening von Patienten mit Morbus Paget, wenn nach der Verteilung dieser Krankheit im Körper gesucht wird (Abb. 25-11), auch kann man damit oft Ermüdungsfrakturen vom Streßtyp bei der Osteomalazie sehen. Bei der renalen Osteopathie kann das Skelettszintigramm die fehlende Anreicherung in der Niere zeigen und so die Nierenfunktionsstörung aufdecken. Beim Hyperparathyreoidismus kann sie stumme Orte „brauner Tumoren" nachweisen, beim Sudeck-Syndrom Anomalien des befallenen Knochens noch vor jeglichen Veränderungen in Standardröntgenaufnahmen. Ähnlich können szintigraphisch bei der regionalen transitorischen Osteoporose lange schon herdförmige Anomalien erkennbar sein, bevor die Veränderungen röntgenologisch faßbar werden.

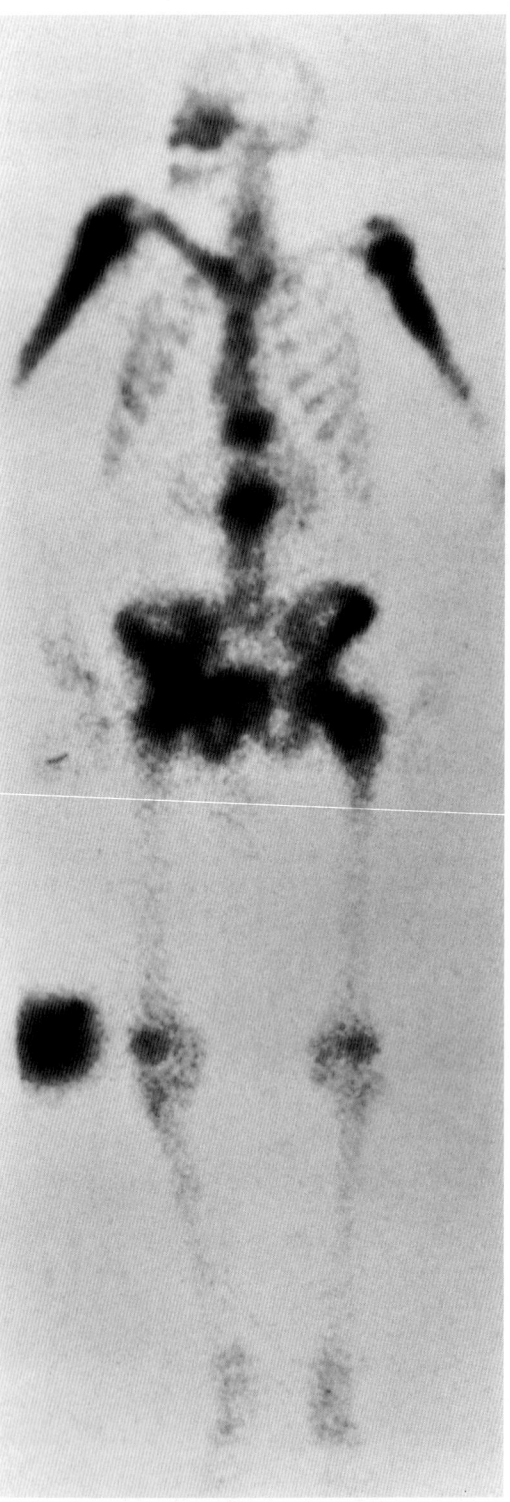

Abb. 25-11. Das Knochenszintigramm eines 72jährigen Mannes mit den klinisch und radiologisch sichtbaren Zeichen eines Morbus Paget an Becken und proximalen Oberschenkeln zeigt zusätzlich stumme Befallsorte in den Kniescheiben und den Oberarmen wie auch an mehreren Brust- und Lendenwirbeln

Kapitel 26

Osteoporose, Rachitis und Osteomalazie

Osteoporose

Die Osteoporose ist eine generalisierte Stoffwechselstörung und durch die ungenügende Bildung oder den gesteigerten Abbau von Knochenmatrix gekennzeichnet, was schließlich zu einer verminderten Knochenmasse führt. Dabei wird zwar die Menge des Knochengewebes vermindert, doch ist der verbleibende Knochen normal mineralisiert; mit anderen Worten, der Knochen ist quantitativ verringert, aber qualitativ normal.

Die Osteoporose hat eine Vielzahl möglicher Ursachen und äußert sich folglich in einer Anzahl unterschiedlicher Formen (Tab. 26-1). Grundsätzlich ist bei den Osteoporosespielarten zu unterscheiden, ob es sich um einen *generalisierten* bzw. *diffusen* Typ handelt, der das gesamte Skelett betrifft, oder um einen in einer einzigen Skelettregion *lokalisierten* (*regionalen*) (Abb. 26-1); eine weitere grundsätzliche Unterscheidung ist es, unter den möglichen Ursachen zu herauszufinden, ob es sich um eine *angeborene* oder um eine *erworbene* Form handelt.

■ Generalisierte Osteoporose

Bestimmte radiologische Merkmale sind praktisch allen Formen der Osteoporose eigen, ungeachtet deren spezifischer Ursache. Immer liegen eine gewisse Verschmälerung der Kortikalisbreite und eine gewisse Rarefikation der Spongiosatrabekel vor. Diese Veränderungen fallen in den nicht Gewicht tragenden und den unbelasteten Skelettabschnitten mehr auf. Die als erste von der Osteoporose befallenen Stellen und die in der Röntgenuntersuchung am besten nachweisbaren Regionen sind die periartikulären Abschnitte, wo die Kortikalis bereits naturgemäß schmaler ist. An den langen Röhrenknochen nimmt die Kortikalisbreite ab, und die Häufigkeit von Frakturen, insbesondere von proximalen Oberschenkelbrüchen (Abb. 26-2) und Frakturen des distalen Radius und der Rippen, nimmt zu.

Neben der quantitativen Computertomographie (QCT) und anderen Methoden der Osteoporosebeurteilung (s. Kap. 25) wurden auch einige einfache, auf Röntgenaufnahmen anwendbare Verfahren entwickelt.

Betont sei die Analyse des Knochenbälkchenmusters als effiziente Methode zur Beurteilung der Osteoporose, da das Muster des Trabekelverlusts gut mit der zunehmenden Schwere einer Osteoporose korreliert.

Am Femur kann man diese Veränderungen mittels des Singh-Index bestimmen, der auf der Bälkchenarchitektur des proximalen Oberschenkels beruht, nämlich dem Muster der kompressionsbelasteten Haupttrabekelgruppe, der Gruppe der sekundären Drucktrabekel und der Hauptgruppe der zugbelasteten Bälkchen (Abb. 26-3 u. Tab. 26-2). Das Trabekelmuster des proximalen Femurendes ist ein ausgezeichneter Indikator des Schweregrades einer Osteoporose. Singh konnte zeigen, daß der Trabekelverlust in vorhersagbarer Folge eintritt, was man für die Schweregradeinteilung der Osteopenie verwenden kann. Er erkannte, daß die mit Druck belasteten Haupttrabekel hierbei wichtiger als die Zugtrabekel und daß ferner die peripheren bedeutsamer als die zentralen sind.

Nach dem Bälkchenmuster wurden 6 radiologische Schweregrade definiert (Abb. 26-4).

Bei der frühen Osteoporose sind wegen der anfänglichen Resorption der zufällig orientierten Trabekel sowohl die Druck- wie auch die Zugtrabekel akzentuiert, so daß die Strahlentransparenz des Ward-Dreiecks auffälliger wird. Mit zunehmender Schwere der Osteoporose nimmt die Zahl der Zugtrabekel ab, die sich vom medialen zum lateralen Femurrand zurückziehen. Geht die Bälkchenresorption noch weiter, dann verschwindet der äußere Anteil der zugbelasteten Haupttrabekelgruppe gegenüber dem Trochanter major und öffnet das Ward-Dreieck nach lateral. Bei noch stärkerer Osteoporose kommt es zu einer Resorption aller Trabekel mit Ausnahme der druckbelasteten Hauptgruppe. Bei der fortgeschrittenen Osteoporose ist diese Gruppe als letzte betroffen, was sich in einer

TEIL VI - Metabolische und endokrine Krankheiten

Tab. 26-1. Ursachen der Osteoporose

Generalisiert (diffus)	Umschrieben (regional, lokal)

Genetisch (kongenital)
• Osteogenesis imperfecta
• Gonadendysgenesie
  – Turner-Syndrom (X0)
  – Klinefelter-Syndrom (XXY)
• Hypophosphatasie
• Homozystinurie
• Mukopolysaccharidose
• Morbus Gaucher
• Anämien
  – Sichelzellensyndrome
  – Thalassämie
  – Hämophilie
  – Christmas-Krankheit
 	
Endokrin
• Hyperthyreose
• Hyperparathyreoidismus
• Cushing-Syndrom
• Akromegalie
• Östrogenmangel
• Hypogonadismus
• Diabetes mellitus
• Schwangerschaft
 	
Mangelzustände
• Skorbut
• Fehlernährung
• Anorexia nervosa
• Eiweißmangel
• Alkoholismus
• Leberkrankheiten
 	
Neoplastisch
• Multiples Myelom
• Leukämie
• Malignes Lymphom
• Metastasen
 	
Iatrogen
• Heparininduziert
• Phenytoininduziert
• Steroidinduziert
 	
Verschiedene
• Involutionsosteoporose (senil/postmenopausal)
• Amyloidose
• Ochronose
• Paraplegie
• Schwerelosigkeit
• Idiopathisch
	• Immobilisation (Gips)
	• Mangelnde Aktivität
	• Schmerz
	• Infektion
	• Reflektorisch-sympathisches Dystrophie- oder Sudeck-Syndrom
	• Transiente regionale Osteoporose:
	  – Transiente Hüftosteoporose
	  – Regionale wandernde Osteoporose
	  – Idiopathische juvenile Osteoporose
	• Morbus Paget (lytische oder „heiße" Phase)

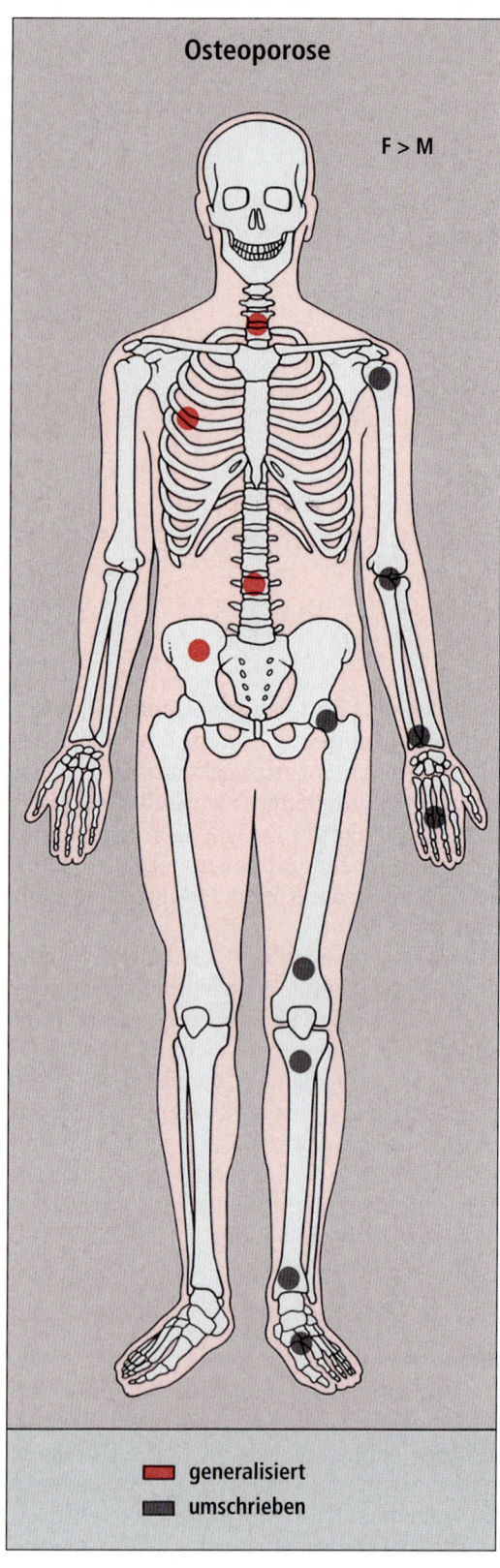

Abb. 26-1. Prädilektionsstellen der Osteoporose

Osteoporose, Rachitis und Osteomalazie 26

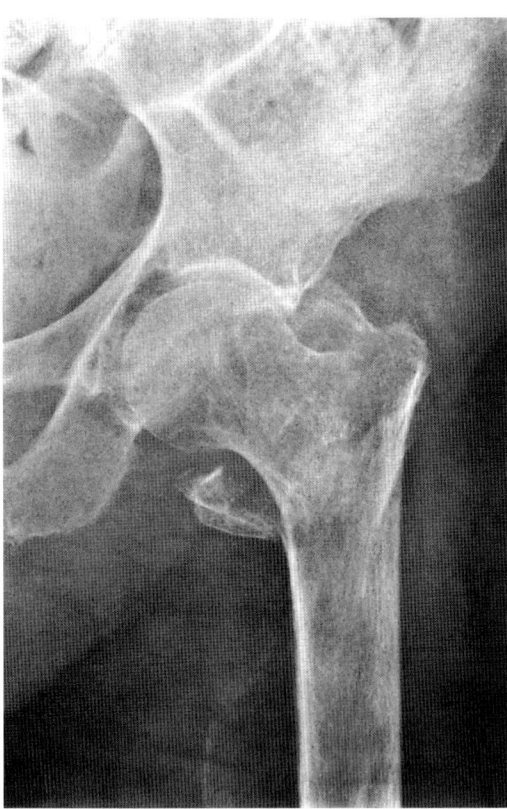

Tab. 26-2. Die fünf Trabekelhauptgruppen

1. **Kompressionsbelastete Hauptgruppe**
   - Ziehen von der medialen Schenkelhalskortikalis zum oberen Femurkopfanteil
   - Wichtigste gewichttragende Haupttrabekelgruppe
   - Sind im normalen Femur am kräftigsten und stehen am dichtesten
   - Erscheinen bei Osteoporose akzentuiert
   - Verschwinden als letzte

2. **Kompressionsbelastete Sekundärtrabekel**
   - Gehen nahe dem Trochanter minor von der Kortikalis aus
   - Verlaufen gekrümmt nach oben und ziehen nach lateral zu Trochanter maior und oberem Schenkelhalsbereich
   - Sind ganz charakteristisch schmal und weit voneinander getrennt verlaufend

3. **Zugbelastete Trabekel (Hauptgruppe)**
   - Gehen von der lateralen Kortikalis unterhalb des Trochanter maior aus
   - Erstrecken sich bogenförmig nach medial und enden im unteren Femurkopfbereich

4. **Zugbelastete Sekundärtrabekel**
   - Gehen von der Kortikalis unterhalb der zugbelasteten Hauptgruppe aus
   - Ziehen nach oben innen und enden nach Queren der Schenkelhalsmitte

5. **Trochanter-maior-Gruppe**
   - Ist aus zarten und schlecht abgrenzbaren Zugtrabekeln zusammengesetzt
   - Geht von unterhalb des Trochanter maior aus
   - Zieht nach oben, um nahe der Spitze des Trochanter maior zu enden

Abb. 26-2. Diese 85jährige Frau mit fortgeschrittener postmenopausaler Osteoporose erlitt eine pertrochantere Fraktur des linken Femurs, die man in der a.-p. Aufnahme sieht. Achten Sie hier auf die verschmächtigte Kortikalis und die gesteigerte Strahlentransparenz der Knochen

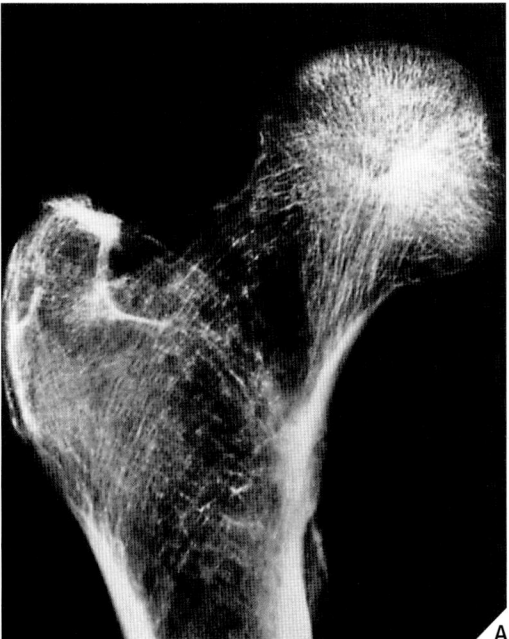
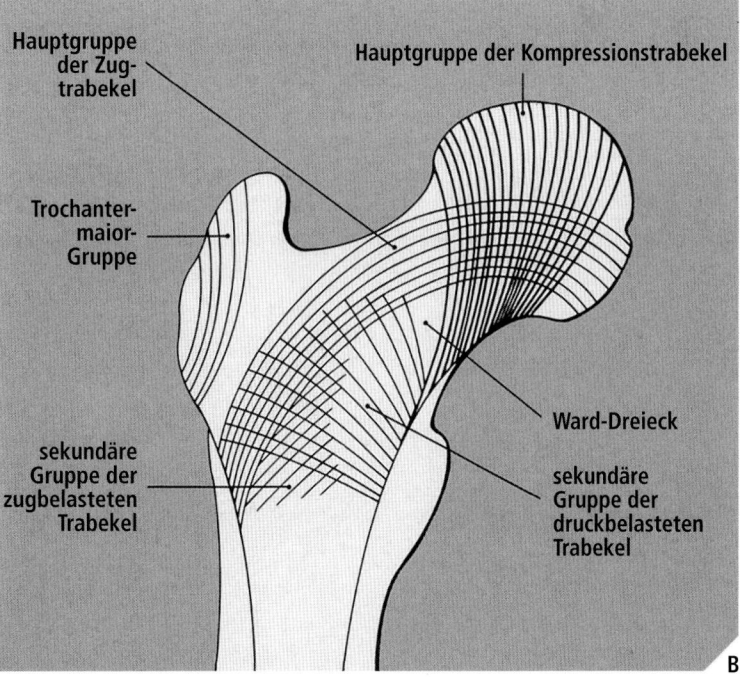

Abb. 26-3. **A** Das Knochenbälkchenmuster des proximalen Femurs ist ein sehr gut geeigneter Indikator der Schwere einer Osteoporose. Das Zusammenfließen von drei Bälkchengruppen (Hauptzugtrabekel, sekundäre Zugtrabekel, Kompressionstrabekel) am Schenkelhals eine dreieckförmige strahlentransparente Region, das Ward-Dreieck. **B** Die für den Trabekelindex nach Singh wichtigen Bälkchenbögen. Die Hauptzugtrabekel sind dabei wichtiger als die sekundären Trabekel, die Kompressionsbälkchen wiederum wichtiger als die zugbelasteten Trabekel. Zum Knochenverlust kommt es gemäß der zunehmenden Wichtigkeit. (Modifiziert nach Singh M, et al., 1970; mit freundlicher Erlaubnis)

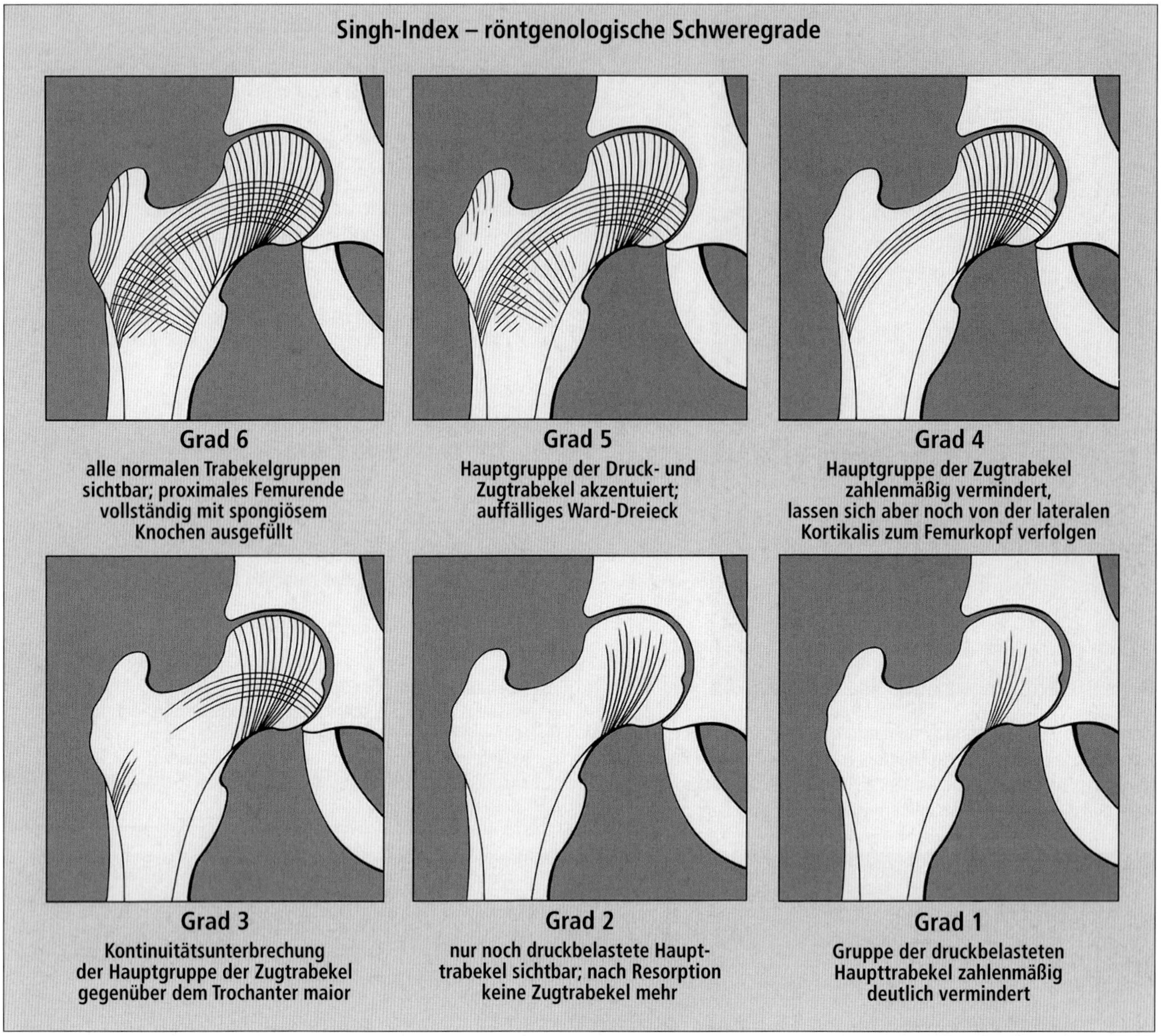

TEIL VI - Metabolische und endokrine Krankheiten

Singh-Index – röntgenologische Schweregrade

Grad 6
alle normalen Trabekelgruppen sichtbar; proximales Femurende vollständig mit spongiösem Knochen ausgefüllt

Grad 5
Hauptgruppe der Druck- und Zugtrabekel akzentuiert; auffälliges Ward-Dreieck

Grad 4
Hauptgruppe der Zugtrabekel zahlenmäßig vermindert, lassen sich aber noch von der lateralen Kortikalis zum Femurkopf verfolgen

Grad 3
Kontinuitätsunterbrechung der Hauptgruppe der Zugtrabekel gegenüber dem Trochanter maior

Grad 2
nur noch druckbelastete Haupttrabekel sichtbar; nach Resorption keine Zugtrabekel mehr

Grad 1
Gruppe der druckbelasteten Haupttrabekel zahlenmäßig deutlich vermindert

Abb. 26-4. Der Singh-Index – radiologisches Grading der Osteoporose. (Modifiziert nach Singh M, et al., 1970; mit freundlicher Erlaubnis)

Abnahme von Zähl und Länge der einzelnen Bälkchen äußert. Es kann sogar das obere Femur seiner gesamten Trabekelzeichnung beraubt sein.

Das andere Hauptgebiet, in dem osteoporotische Veränderungen zu untersuchen sind, ist das Achsenskelett, insbesondere die Wirbelsäule, hier vor allem bei der mit dem Altern verbundenen Osteoporose – der *Involutionsosteoporose* (*senile* oder auch *postmenopausale Osteoporose* genannt) –, für welche die Wirbelkörper besonders empfänglich sind. Anfangs besteht noch eine relative Dichtezunahme der Wirbelabschlußplatten infolge der Resorption des spongiösen Knochens, der zum Bild der „leeren Schachtel" führt (Abb. 26-5); später ist dann die Dichte insgesamt herabgesetzt, wobei der Verlust an Trabekeln zum „Milchglasaspekt" führt. Typisches Merkmal der Wirbelkörperbeteiligung bei der Osteoporose sind die bikonkaven Wirbelkörper, das Bild eines sog. „(Hai-)Fischwirbels" (Abb. 26-6). Zu diesem Aussehen kommt es durch die Ausdehnung der Bandscheiben, die an Ober- und Unterrand der geschwächten Wirbelkörper zu bogenartigen Ausmuldungen führen. In fortgeschrittenen Fällen sintert ein solcher Wirbel auch vollständig und nimmt dann eine Keilform an. An der Brustwirbelsäule bedingt dies eine vermehrte Kyphose.

Bei der generalisierten Osteoporose sind die 3 Varianten der *iatrogenen Osteoporose* von Interesse. Die *heparininduzierte Osteoporose* kann sich nach einer Langzeittherapie mit hohen täglichen Heparindosen (>10 000 IE/Tag) entwickeln. Zwar weiß man bis heute nicht genau, wie dieser Osteoporosetyp ausgelöst wird und sich entwickelt, doch wurden hier die Osteoklastenstimulation und die Osteoblastenhemmung bei supprimierter enchondraler

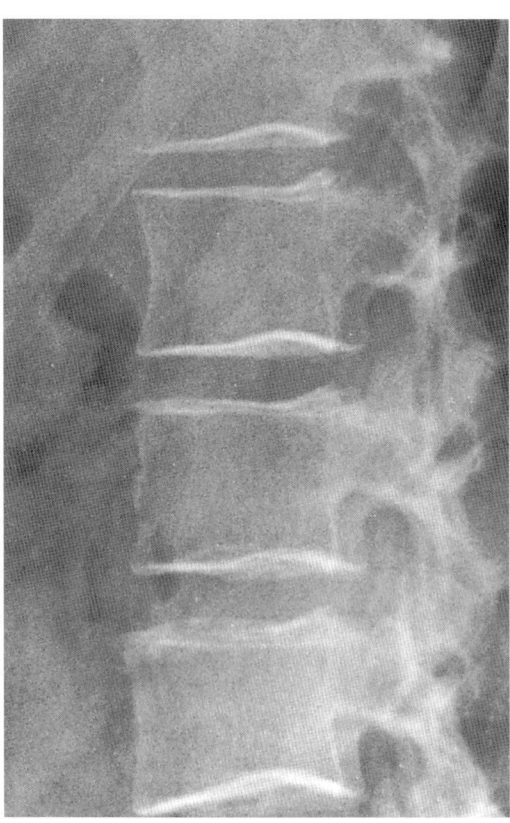

Abb. 26-5. Die seitliche LWS-Aufnahme einer 89jährigen Frau zeigt eine relative Dichtezunahme der Wirbelabschlußplatten und die Resorption der Spongiosatrabekel, was zum Bild einer „leeren Schachtel" geführt hat. Dies sieht man oft bei der Involutionsosteoporose

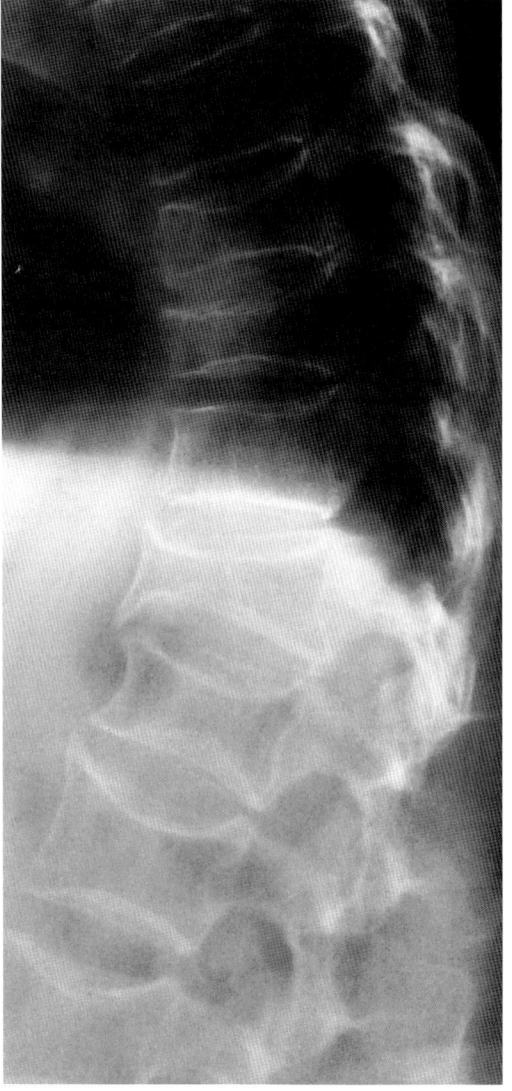

Abb. 26-6. Bikonkave oder Fischwirbel, hier in der seitlichen BWS-Aufnahme einer 80jährigen Frau mit Osteoporose, rühren von einer Schwächung der Wirbelabschlußplatten und dem Eindringen von Nucleus-pulposus-Material in die Wirbelkörper her

Ossifikation als mögliche Ursachen diskutiert. In Röntgenuntersuchungen findet man Spontanfrakturen der Wirbel, der Rippen und des Schenkelhalses. Die *phenytoininduzierte Osteoporose* bildet sich manchmal unter einer Langzeitbehandlung mit dem Antiepileptikum Phenytoin aus. Meist sind hierbei Wirbelsäule und Rippen beteiligt und Frakturen häufige Komplikationen.

Die *steroidinduzierte Osteoporose* tritt entweder im Verlauf des Cushing-Syndroms oder unter der Behandlung mit den verschiedenen Kortikosteroiden (iatrogen) auf und ist durch eine verminderte Knochenbildung sowie eine gesteigerte Knochenresorption charakterisiert. Zwar ist das Achsenskelett hiervon am stärksten betroffen, doch kann auch das Gliedmaßenskelett miterkranken. An der Wirbelsäule kommt es zu einer auffälligen Verbreiterung und Sklerosierung der Wirbelabschlußplatten ohne Begleitveränderungen der Wirbelkörpervorder- und -hinterkante.

Die Osteoporose als paraneoplastisches Geschehen wird im Kapitel 15 abgehandelt.

■ Umschriebene Osteoporose

Die *transitorische regionale Osteoporose* ist Sammelname für eine Gruppe von Krankheitsbildern, die ein Kennzeichen gemeinsam haben: eine sehr rasch angehende Osteoporose, die meist die Region um ein Gelenk befällt und eine klar umrissene Ätiologie hat, wie z. B. Trauma oder Immobilisation. Es ist eine selbst begrenzende und reversible Störung, von der bislang 3 Untertypen beschrieben wurden: Die *transitorische Osteoporose der Hüfte* sieht man vorwiegend bei schwangeren Frauen und bei jungen Männern sowie Männern im mittleren Lebensalter. Ihr Hauptkennzeichen ist eine lokale Osteoporose mit Beteiligung von Femurkopf und -hals sowie Acetabulum. Die *regionale wandernde Osteoporose*, die Knie, Sprunggelenk und Fuß befällt, sieht man hauptsächlich bei Männern im 4. und 5. Lebensjahrzehnt. Diese Form ist durch Schmerz und Anschwellung im Bereich der befallenen Gelenke gekennzeichnet. Sie beginnt sehr schnell und klingt nach 6–9 Monaten wieder ab; im Gefolge kann es zu Rezidiven oder auch zur Beteiligung anderer Gelenke kommen. Die *idiopathische juvenile Osteoporose* sieht man in der Regel während oder kurz vor Beginn der Pubertät; sie verschwindet spontan wieder. Das Skelett wird oft symmetrisch befallen, der Ort liegt meist um Gelenke herum. Häufig geht diese Form mit Schmerzen einher, auch können Wirbelkörperkompressionsfrakturen vorliegen.

Die *lokalisierte Osteoporose* durch die Immobilisation in einem Gipsverband oder die Gliedmaßenschonung wegen Schmerzen wurde in Kapitel 4 erörtert. Die Sudeck-Dystrophie (reflektorisch-sympathetisches Dystrophiesyndrom) kann man auch als Komplikation von Frakturen vorfinden (vgl. Abb. 4-48).

Rachitis und Osteomalazie

Während bei der Osteoporose die Herabsetzung der Knochenmasse die Grundveränderung darstellt, liegt bei der Rachitis, die bei Kindern auftritt, und bei der Osteomalazie, die Erwachsene befällt, die wesentliche Anomalie des Knochens in der ausbleibenden Mineralisation (Verkalkung) der Knochenmatrix. Stehen keine adäquaten Mangen Kalzium und Phosphat zur Verfügung, dann kann es nicht zur mengenmäßig genügenden Verkalkung des Osteoidgewebes kommen.

Früher war die häufigste Ursache von Rachitis und Osteomalazie die *ungenügende Aufnahme von Vitamin D,* das für die Kalzium- und Phosphathomöostase und für die Aufrechterhaltung der richtigen Knochenmineralisation verantwortlich ist. Heute zählen hingegen als die Hauptursachen die *inadäquate Resorption aus dem Gastrointestinaltrakt,* die bei Patienten mit Erkrankungen von Magen, Gallenwegen oder des Darms, oder die sich einer Gastrektomie oder anderen Eingriffen am Magen unterzogen haben, zu einem Verlust von Kalzium und Phosphat über den Darmtrakt führt; ferner *Tubulusstörungen der Niere (*Störungen des proximalen und/oder des distalen Tubulus, die häufg eine renal-tubuläre Azidose nach sich ziehen) und die *renale Osteodystrophie* infolge einer Niereninsuffizienz, die wiederum zu einem Kalziumverlust über die Niere führt. Es wurden mehrere Krankheitsbilder, die mit einer Osteomalazie verbunden sind, festgestellt, so z. B. die Neurofibromatose, die fibröse Dysplasie und der Morbus Wilson, doch ist der genaue Zusammenhang zwischen dem Grundleiden und der Osteomalazie noch ungeklärt (Tab. 26-3).

■ Rachitis

Kindliche Rachitis

Die kindliche Rachitis kommt vornehmlich bei Säuglingen im Alter von 6–18 Monaten vor und ist durch eine Demineralisierung des gesamten Skeletts gekennzeichnet. Dies führt zur Entwicklung von Biegungsdeformitäten der Gewicht tragenden Knochen, wenn diese Kinder anfangen zu stehen und zu gehen. Säuglinge mit einer frühen Rachitis sind unruhig und schlafen schlecht. Der Fontanellenverschluß ist verzögert. Frühestes Zeichen bei der körperlichen Untersuchung ist eine Kalottenerweichung (Kraniotabes). Die Auftreibung des Rippenknorpels am kostochondralen Übergang führt zum Bild des „rachitischen Rosenkranzes". Die Serumwerte von Kalzium und Phosphat liegen niedrig, während die alkalische Phosphatase erhöht ist.

Die radiologischen diagnostischen Schlüsselzeichen finden sich an Metaphyse und Epiphyse – also in den Regionen des aktivsten Wachstums –, besonders am distalen Ende von Radius, Ulna und Femur wie auch am proximalen Ende von Tibia und Fibula (Abb. 26-7). Die unzurei-

Tab. 26-3. Ätiologie von Rachitis und Osteomalazie

Ernährungsbedingter Mangel
- Vitamin D
  - Diätetisch
  - Mangel an Sonnenlicht
  - Synthesestörung
- Kalzium
- Phosphat

Resorptionsstörungen
- Magen(resektions)operationen
- Darmoperationen (Bypass)
- Magenkrankheiten (Magenausgangsstenose)
- Darmkrankheiten (Sprue)
- Gallenwegskrankheiten

Nierenkrankheiten
- Renal-tubuläre Störungen:
  - Störungen des proximalen Tubulus (Resorptionsstörung von organischem Phosphat, Glukose, Aminosäuren)
  - Störungen des distalen Tubulus
  - Kombinierte Störungen von proximalem und distalem Tubulus
- Renale Osteodystrophie

Andere
Assoziiert mit:
- Morbus Wilson
- Fibrogenesis imperfecta
- Fibröse Dysplasie
- Neurofibromatose
- Hypophosphatasie
- Neoplasma

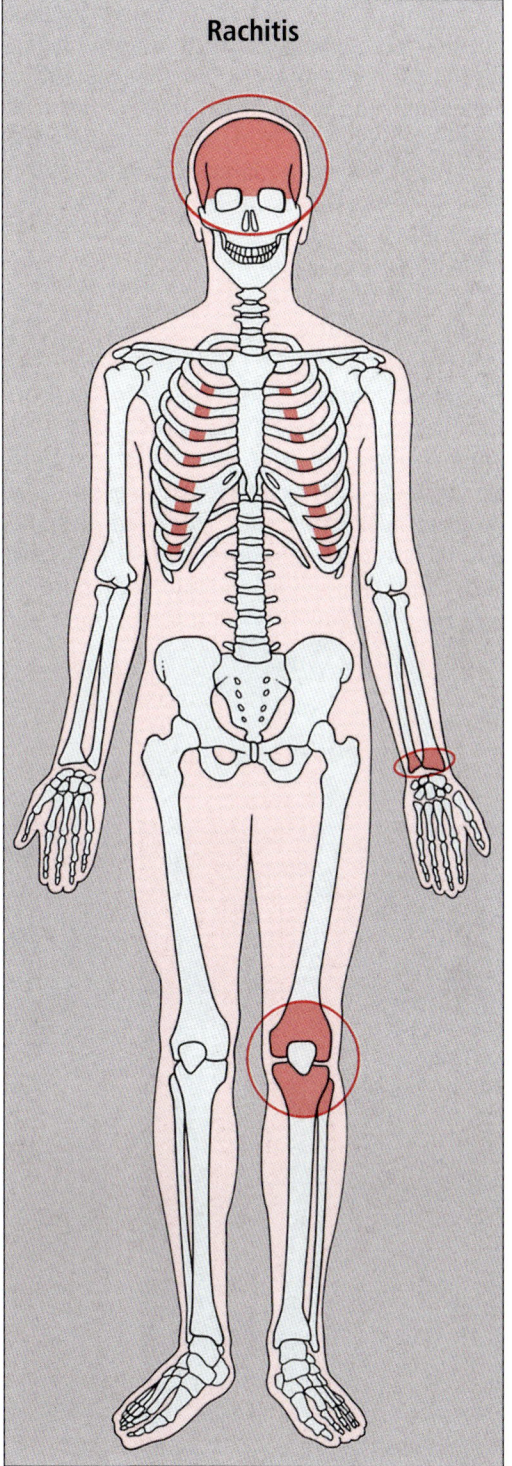

Abb. 26-7. Prädilektionsstellen der Rachitis

TEIL VI - Metabolische und endokrine Krankheiten

chende Mineralisation in der Zone der provisorischen Verkalkung drückt sich in einer verbreiterten Wachstumsfuge sowie in der becherförmigen und verbreiterten Metaphyse aus, die desorganisiert und wie eine „Trümmerzone" aussieht (Abb. 26-8; vgl. auch Abb. 25-6). Ähnliche Veränderungen sieht man an den sekundären Ossifikationszentren; die Knochen werden strahlentransparent und verlieren an der Oberfläche an Schärfe; häufig kommt es zu Biegungsdeformitäten (Abb. 26-9).

Vitamin D-resistente Rachitis

Diese findet man bei älteren Kindern (>30 Monate); bislang wurden 4 unterschiedliche Formen beschrieben: Die *klassische Vitamin D-resistente (oder hypophosphatämische) Rachitis,* auch unter dem Namen *familiäre Vitamin D-resistente Rachitis* bekannt, ist ein angeborenes Leiden, das geschlechtsgebunden dominant vererbt wird. Charakteristisch sind Hypophosphatämie und normale Serumkalziumwerte. Die Patienten sind klein, untersetzt und haben Femora vara (O-Beine). Zu den nachweisbaren radiologischen Befunden zählen ektope Verkalkungen und Verknöcherungen am Achsen- und Anhangsskelett und auch gelegentliche sklerotische Veränderungen. Die *Vitamin D-resistente Rachitis mit Glukosurie* ist durch einen abnormen Reabsorptionsmechanismus für Glukose und anorganisches Phosphat gekennzeichnet. Dem *Fanconi-Syndrom* liegt ein Defekt im proximalen Nierentubulus mit einer ausbleibenden Resorption von Phosphat, Glukose und mehreren Aminosäuren zugrunde. Das *erworbene hypophosphatämische Syndrom* äußert sich in der späten Adoleszenz oder im frühen Erwachsenenalter; es beruht wahrscheinlich auf toxischen Ursachen.

Die radiologischen Befunde aller 4 Typen der Vitamin D-resistenten Rachitis ähneln denen bei der kindlichen Rachitis, doch sind die Biegungsdeformitäten der Beine und die Verkürzung der langen Röhrenknochen deutlicher ausgeprägt, und mitunter erscheint der Knochen auch sklerotisch (Abb. 26-10).

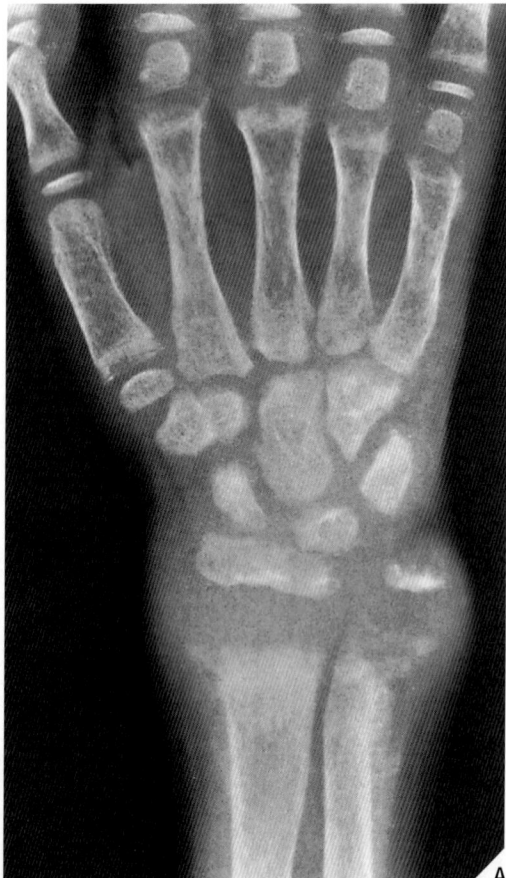
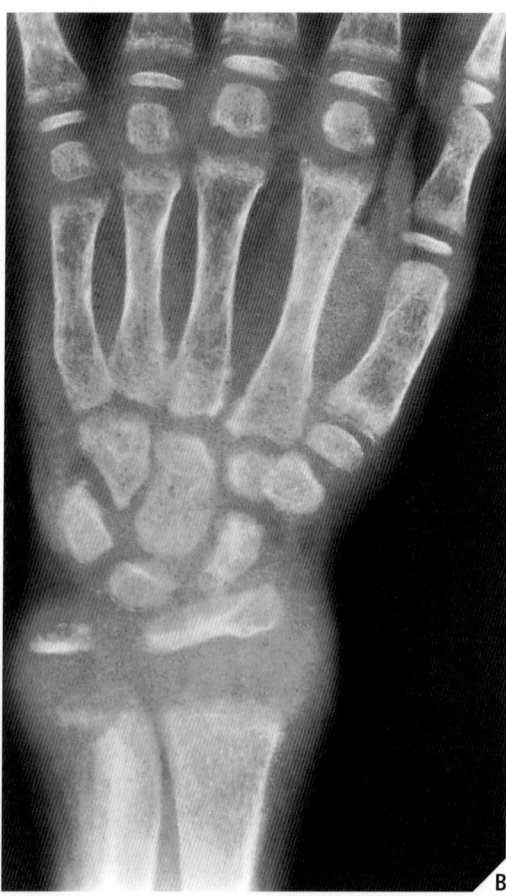

Abb. 26-8. A, B Die d.-p.Aufnahme beider Hände eines 8jährigen Knaben mit ernährungsbedingter, bislang unbehandelter Rachitis zeigt eine Kalzipenie der Knochen und eine Verbreiterung der Wachstumsfugen von distalem Radius und distaler Ulna mit einer Verbreiterung der Metaphysen – für dieses Krankheitsbild typische Zeichen

Osteoporose, Rachitis und Osteomalazie 26

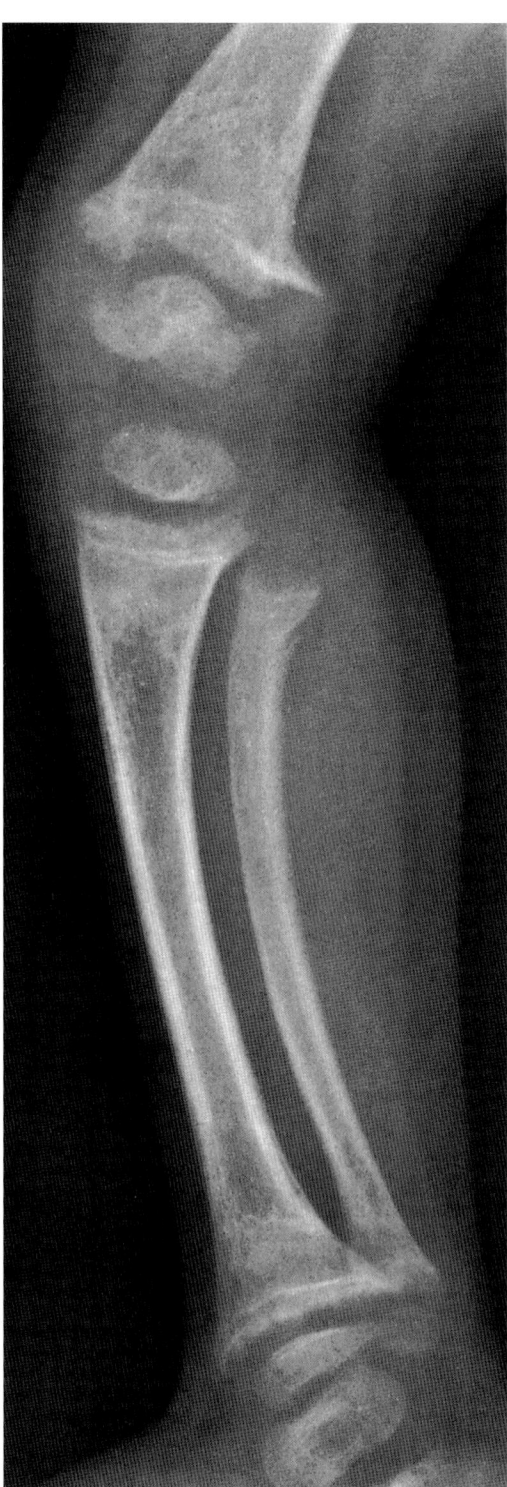

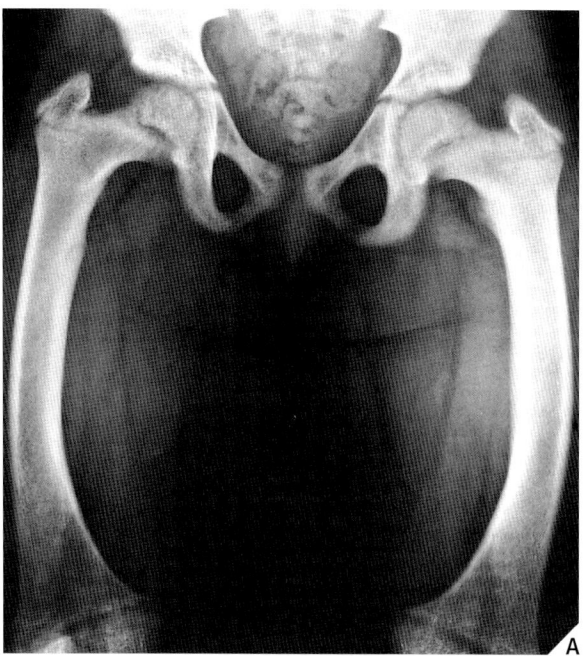

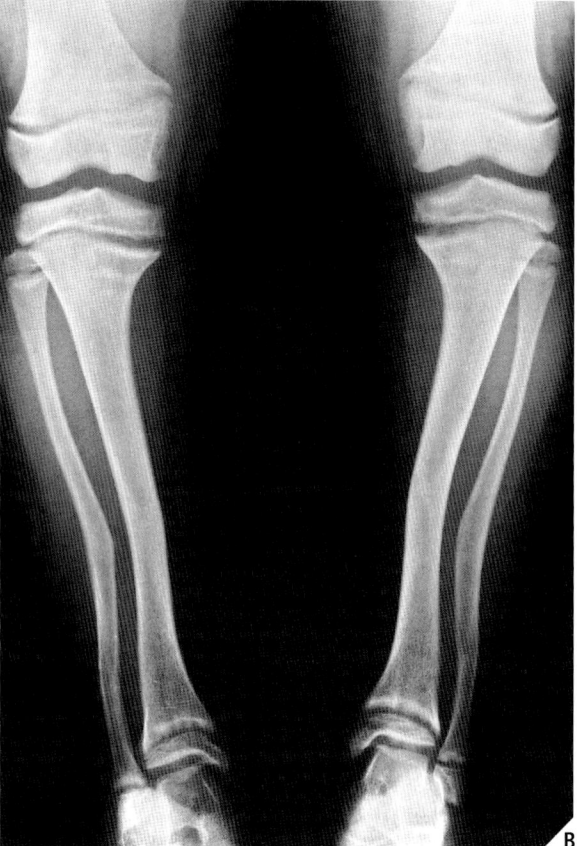

Abb. 26-9. Die seitliche Unterschenkelaufnahme eines 3jährigen Mädchens mit Vitamin D-Mangel-Rachitis zeigt vermehrt strahlentransparenten Knochen, verbreiterte Wachstumsfugen, eine Becherform und Verbreiterung der Metaphysen sowie unscharfe Konturen der sekundären Ossifikationszentren – röntgenologische Leitzeichen dieser Krankheit. Auch die Verbiegung von Tibia und Fibula ist zu beachten – ein häufiges Merkmal der Rachitis

Abb. 26-10. A Die a.-p. Aufnahme der Oberschenkel eines 9jährigen Mädchens mit Vitamin D-resistenter (hypophosphatämischer) Rachitis zeigt die seitliche Ausbiegung und Verkürzung beider Knochen. Auch sieht man sklerosierende Veränderungen, die hier gelegentlich vorkommen. **B** Bei derselben Patientin zeigen Knie und Unterschenkel eine Biegungsdeformität beider Schien- und Wadenbeine wie auch eine beidseitige Verbreiterung und Deformierung der Wachstumsfugen im Knie- und Sprunggelenkbereich

TEIL VI - Metabolische und endokrine Krankheiten

■ Osteomalazie

Die Osteomalazie resultiert aus dem gleichen Pathomechanismus wie die Rachitis, sie kommt aber erst nach Abschluß des Knochenwachstums vor; der Begriff bezieht sich auf Veränderungen von Kortikalis und Spongiosa im Achsen- und Anhangsskelett. Am häufigsten wird sie durch die mangelnde Resorption des fettlöslichen Vitamin D aus dem Gastrointestinaltrakt beim Malabsorptionssyndrom verursacht; als Gründe kommen aber auch Funktionsstörungen des proximalen Nierentubulus in Betracht – die sog. renale Osteomalazie. Häufigstes klinisches Bild dieses Leidens ist der Knochenschmerz mit Muskelschwäche.

Histologisches Charakteristikum der Osteomalazie ist überschießend gebildete und inadäquat mineralisierte Knochenmatrix (Osteoid) an der Trabekeloberfläche der Spongiosa und in den Havers-Systemen.

Im Röntgenbild zeigt sich die Osteomalazie in Form einer Osteopenie und multipler beiderseitiger und oft symmetrischer strahlentransparenter Linien in der Kortikalis langer Röhrenknochen und senkrecht zu deren Längsachse; sie werden „Pseudofrakturen" oder Looser-Umbauzonen genannt (Abb. 26-11; vgl. auch Abb. 25-5). Diese Defekte stellen kortikale Ermüdungsfrakturen dar; sie sind mit einem nur sehr gering mineralisierten Kallus, Osteoid und mit Bindegewebe angefüllt und kommen häufig an lateralem Skapularand, Schenkelhalsinnenseite, Ulnarückfläche, Rippen, Scham- und Sitzbein vor (Abb. 26-12). Dieses zuerst von Milkman beschriebene und als Milkman-Syndrom bekannte Bild ist eine leichte Form der Osteomalazie, bei der die Pseudofrakturen besonders zahlreich sind.

■ Renale Osteodystrophie

Als Reaktion des Skeletts auf lange bestehende chronische Nierenleiden geht die renale Osteodystrophie (auch „urämische" Osteopathie genannt) meist mit einer chronischen Niereninsuffizienz infolge Glomerulonephritis oder Pyelonephritis einher. Besonders häufig ist sie bei Dialysepatienten und bei Transplantatnierenempfängern.

Zwei Hauptmechanismen, die zwar unisono, aber in unterschiedlicher Stärke und Anteiligkeit bei diesem Leiden zusammenwirken, sind für die Knochenveränderungen verantwortlich: der sekundäre Hyperparathyreoidismus (HPT) und ein gestörter Vitamin D-Metabolismus. Der sekundäre HPT wird durch die Phosphatretention provoziert und führt zur Senkung des Kalziums, was wiederum die Parathormonfreisetzung aus den Nebenschilddrüsen stimuliert. Die Stoffwechselstörung des Vitamin D wird durch die Niereninsuffizienz hervorgerufen, da die Niere Produzent des Enzyms 25-Hydroxy-D-1a-Hydroxylase ist, welches das inaktive Vitamin D vom 25-Hydroxyvitamin D (25-OH-D) in das aktive 1,25-Dihydroxyvitamin D (1,25 $[OH]_2$-D) umwandelt. Erst diese stärkste physiologisch aktive Form des Vitamin D ist für das Kalzium-Phosphat-Gleichgewicht und die Aufrechterhaltung einer angemessenen Knochenmineralisation verantwortlich.

Die wichtigsten radiologischen Zeichen der renalen Osteodystrophie sind die mit Rachitis, Osteomalazie und sekundärem Hyperparathyreoidismus verbundenen bekannten Zeichen. Eine Osteomalazie auf dem Boden einer renalen Osteodystrophie trifft man nur selten in ihrer Reinform an, in der Regel treten auch typische Veränderungen eines sekundären HPT hinzu (Abb. 26-13). Ferner kann man eine vermehrte Strahlentransparenz und eine Verschmälerung der Knochenrinde vorfinden, wobei allerdings Looser-Zonen sehr selten sind. Bei den meisten dieser Patienten entwickeln sich auch einige sklerosierende Knochenveränderungen. Bei fortgeschrittener Urämie kann man auch einmal ein Epiphysengleiten beobachten.

Osteoporose, Rachitis und Osteomalazie 26

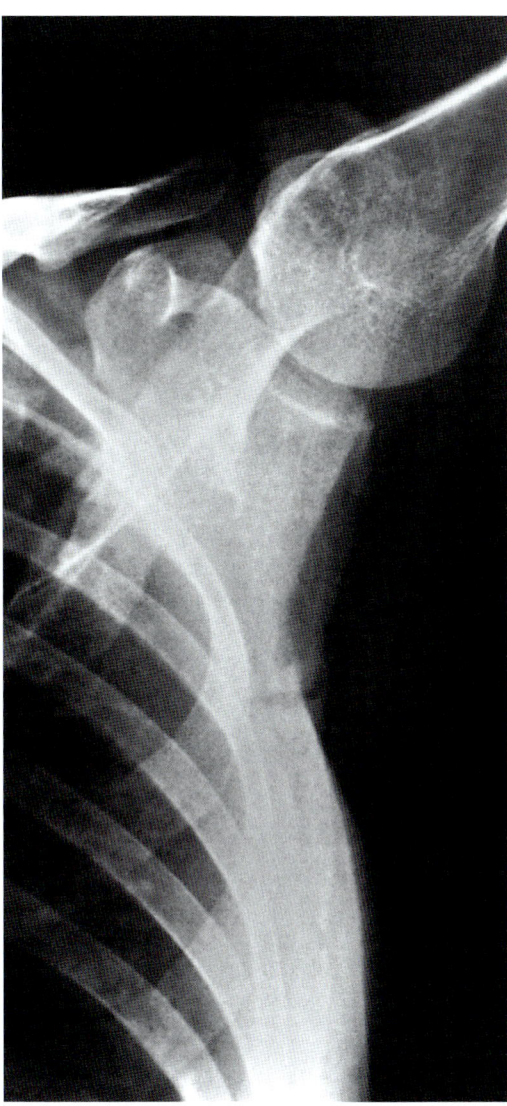

Abb. 26-11. Die a.-p. Schulteraufnahme einer 25jährigen Frau mit einer Osteomalazie auf dem Boden eines Malabsorptionssyndroms zeigt eine senkrecht zum Außenrand der Skapula verlaufende strahlentransparente Spalte. Solche als Pseudofrakturen (Looser-Zonen) bekannten Defekte sind für eine Osteomalazie nahezu pathognomonisch (siehe auch Abb. 25-5)

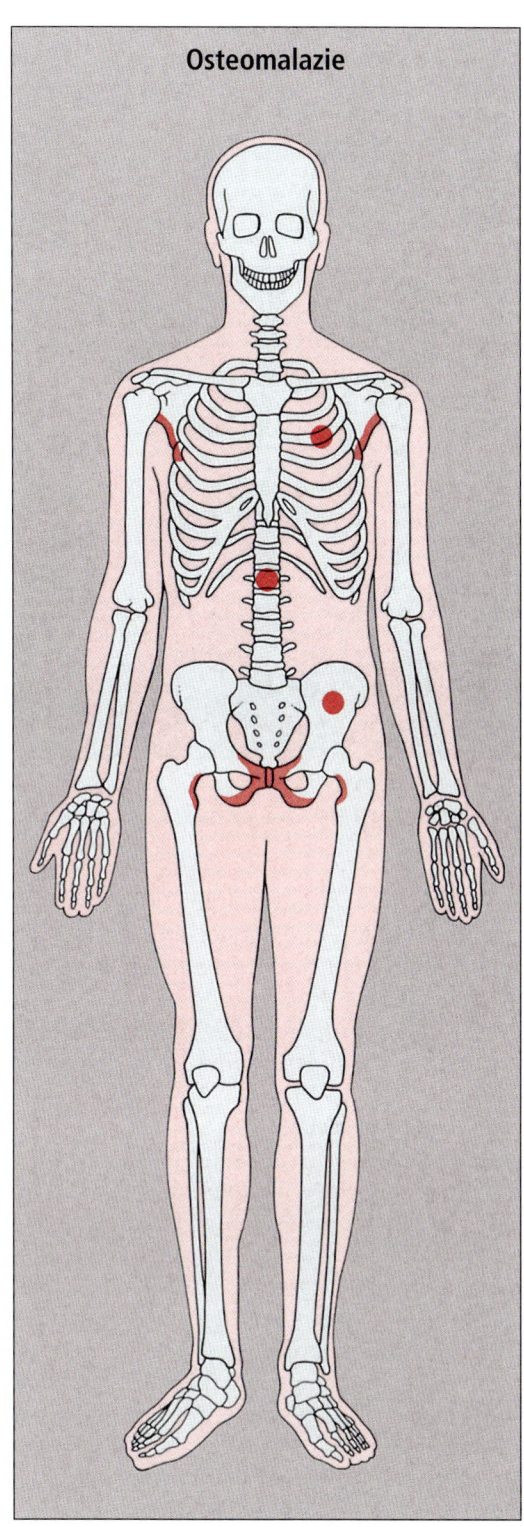

Abb. 26-12. Prädilektionsstellen der Osteomalazie

TEIL VI - Metabolische und endokrine Krankheiten

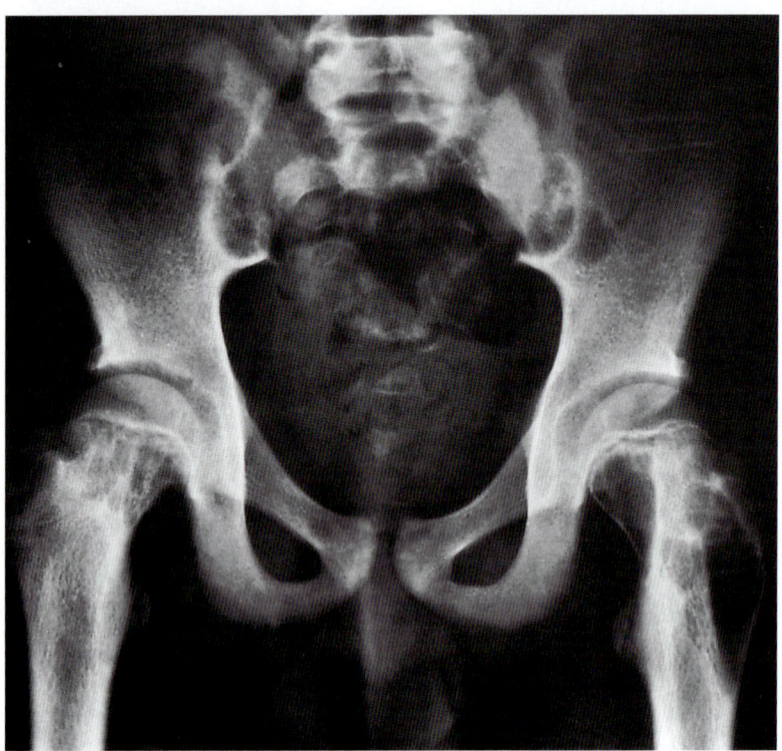

Abb. 26-13. Ein 13jähriger Junge mit hinterer Urethralklappe und infolge dessen einer sekundären Niereninsuffizienz bietet die für eine renale Osteopathie typischen Veränderungen mit einem Mischbild von Osteomalazie und sekundärem Hyperparathyreoidismus. Die a.-p. Aufnahme des Beckens zeigt sklerosierende Veränderungen der Knochen und eine charakteristische Verbreiterung der Sakroiliakalgelenke. Zahlreiche zystische Defekte in beiden proximalen Oberschenkelknochen sind Zeichen des sekundären Hyperparathyreoidismus

Merkpunkte für die Praxis

Osteoporose

1. Charakteristika der Osteoporose sind:
   - Ungenügende Bildung oder gesteigerte Resorption der Knochenmatrix mit dem Ergebnis einer verringerten Knochenmasse;
   - vermehrte Strahlentransparenz des Knochens und in Standardröntgenaufnahmen eine verschmälerte Knochenrinde.
2. Zielorte der Osteoporose sind:
   - Das Achsenskelett (Wirbelsäule und Becken);
   - die periartikulären Gebiete im Extremitätenskelett.
3. Die Analyse des Trabekelmusters im proximalen Femurende (Singh-Index) ist eine leistungsfähige Methode zur Beurteilung der Osteoporose, da die Muster des Trabekelverlusts gut mit der zunehmenden Schwere der Osteoporose korrelieren.
4. An der Wirbelsäule kann man charakteristische radiologische Veränderungen sehen, die die Schwere einer Osteoporose anzeigen:
   - Das Bild der „leeren Schachtel" (Frühstadium);
   - Fischwirbel;
   - multiple keilförmige Frakturen (fortgeschrittenes Stadium).
5. Effizienteste Methode zur Beurteilung der Osteoporose ist die quantitative CT (QCT) zur Messung des Mineralgehalts der LWS.

Rachitis und Osteomalazie

1. Rachitis (bei Kindern) und Osteomalazie (bei Erwachsenen) sind das Ergebnis einer mangelhaften oder ausbleibenden Mineralisation (Kalzifikation) der Knochenmatrix.
2. Bei der Röntgenuntersuchung weist die Rachitis folgende Charakteristika auf:
   - Generalisierte Osteopenie;
   - Biegungsdeformitäten der langen Röhrenknochen;
   - verbreiterte Wachstumsfugen (infolge mangelhafter Mineralisation in der Zone der provisorischen Verkalkung), ferner becherförmige und verbreiterte Metaphysen, insbesondere an proximalem Humerus, distalem Ende von Radius und Ulna sowie distalem Femur.
3. Die radiologischen Befunde der Vitamin D-resistenten Rachitis ähneln denen der kindlichen Rachitis, jedoch sind Biegungsdeformitäten und Verkürzung der langen Röhrenknochen betonter.
4. Radiologische Kennzeichen der Osteomalazie sind:
   - Generalisierte Osteopenie;
   - symmetrische Aufhellungslinien in der Knochenrinde (Looser-Umbauzonen oder Pseudofrakturen).

Die renale Osteodystrophie, die meist mit chronischer Niereninsuffizienz durch Glomerulonephritis oder Pyelonephritis gekoppelt ist, stellt die Skelettreaktion auf ein lange bestehendes Nierenleiden dar. Wichtigste Röntgenbefunde sind solche wie bei Rachitis, Osteomalazie und sekundärem Hyperparathyreoidismus, wobei aber Osteosklerose, Knochenresorption und Knochenverbiegung im Vordergrund stehen.

Literaturempfehlungen

Arnstein AR. Regional osteoporosis. Orthop Clin North Am 1972; 3: 585–600.

Beaulieu JG, Razzano D, Levine RB. Transient osteoporosis of the hip in pregnancy. Review of the literature and a case report. Clin Orthop 1976; 115: 165–168.

Cotton GE, Van Puffelen P. Hypophosphatemic osteomalacia secondary to neoplasia. J Bone Joint Surg 1986; 68: 129–133.

Cumming WA. Idiopathic juvenile osteoporosis. Can Assoc Radiol J 1970; 21: 21–26.

Dunn AW. Senile osteoporosis. Geriatrics 1967; 22: 175–180.

Gillespy T III, Gillespy MP. Osteoporosis. Radiol Clin North Am 1991; 29: 77–84.

Greenfield GB. Roentgen appearance of bone and soft tissue changes in chronic renal disease. AJR Am J Roentgenol 1972; 116: 749–757.

Griffith GC, Nichols G Jr, AsherJD, Flanagan B. Heparin osteoporosis. JAMA 1965; 193: 91–94.

Houang MTW, Brenton DP, Renton P, Shaw DG. Idiopathic juvenile osteoporosis. Skeletal Radiol 1978; 3: 17–23.

Hunder GG, Kelly PJ. Roentgenologic transient osteoporosis of the hip. A clinical syndrome? Ann Intern Med 1968; 68: 539–552.

Jaworski AFG. Pathophysiology, diagnosis, and treatment of osteomalacia. Orthop Clin North Am 1972; 3: 623–652.

Jones G. Radiological appearance of disuse osteoporosis. Clin Radiol 1969; 20: 345–353.

Kaplan FS. Osteoporosis: pathophysiology and prevention. Clin Symp 1987; 39: 1–32.

Lang P, Steiger P, Faulkner K, Glüer C, Genant H. Osteoporosis: current techniques and recent developments in quantitative bone densitometry. Radiol Clin North Am 1991; 29: 49–76.

Mankin HJ. Rickets, osteomalacia, and renal osteodystrophy-Part I. J Bone Joint Surg [Am] 1974; 56A: 101–128.

Mankin HJ. Rickets, osteomalacia, and renal osteodystrophy. Part II. J Bone Joint Surg [Am] 1974; 56A: 352–386.

Mayo-Smith W, Rosenthal DI. Radiographic appearance of osteopenia. Radiol Clin North Am 1991; 29: 37–47.

McCarthy JT, Kumar R. Behavior of the vitamin D endocrine system in the development of renal osteodystrophy. Semin Nephrol 1986; 6: 21–30.

Milkman LA. Pseudofractures (hunger osteopathy, late rickets, osteomalacia). AJR Am J Roentgenol 1930; 24: 29–37.

Parfitt AM. Renal osteodystrophy. Orthop Clin North Am 1972; 3: 681–698.

Parfitt AM, Chir B. Hypophosphatemic vitamin D refractory rickets and osteomalacia. Orthop Clin North Am 1971; 3: 653–680.

Pitt MJ. Rachitic and osteomalacic syndromes. Radiol Clin North Am 1981; 19: 581–598.

Pitt MJ. Rickets and osteomalacia. In Resnick D, ed. Bone and joint imaging. Philadelphia: WB Saunders, 1989: 589–602.

Pitt M. Rickets and osteolamalacia are still around. Radiol Clin North Am 1991; 29: 97–118.

Resnick DL. Fish vertebrae. Arthritis Rheum 1982; 25: 1073–1077.

Riggs BL, Melton JM. Involutional osteoporosis. N Engl J Med 1986; 314: 1676–1686.

Sackler JP, Liu L. Case reports: heparin-induced osteoporosis. Br J Radiol 1973; 46: 548–550.

Singh M, Nagrath AR, Maini PS. Changes in trabecular pattern of the upper end of the femur as an index of osteoporosis. J Bone Joint Surg [Am] 1970; 52A: 457–467.

Singh M, Riggs BL, Beaubout JW, Jowsey J. Femoral trabecular-pattern index for evaluation of spinal osteoporosis. Ann Intern Med 1972; 77: 63–67.

Walton J. Familial hypophosphatemic rickets: a declination of its subdivisions and pathogenesis. Clin Pediatr 1976; 15: 1007–1012.

Kapitel 27

Hyperparathyreoidismus

Pathophysiologie

Der Hyperparathyreoidismus (HPT), auch als generalisierte Osteitis fibrosa cystica oder als Morbus (von) Recklinghausen des Knochens bekannt, ist das Ergebnis einer Überfunktion der Nebenschilddrüsen, die Parathormon (PTH) produzieren. Die vermehrte Bildung dieses Hormons ist dabei entweder Folge einer Hyperplasie der Drüsen (in ca. 9% der Fälle) oder eines Adenoms (90%); nur selten (1%) entwickelt sich der HPT durch ein Nebenschilddrüsenkarzinom. Die exzessive Ausschüttung von Parathormon, das auf Nieren und Knochen wirkt, führt zu Störungen des Kalzium-Phosphat-Haushalts mit dem Ergebnis einer Hyperkalzämie, einer Hyperphosphaturie und einer Hypophosphatämie. Die Ausscheidung von Kalzium und Phosphat über die Niere wird gesteigert, der Serumspiegel von Kalzium erhöht und dabei der von Phosphat erniedrigt; auch steigt die Serumkonzentration der alkalischen Phosphatase an.

Den HPT kann man in die primäre, die sekundäre und die tertiäre Form unterteilen. Die klassische Form dieser Erkrankung, der *primäre Hyperparathyreoidismus,* ist durch die gesteigerte Parathormonsekretion bei Hyperplasie, Adenom(en) oder Karzinom der Nebenschilddrüsen gekennzeichnet. Er geht in der Regel mit einer Hyperkalzämie einher; dabei sind Frauen dreimal so häufig wie Männer betroffen. Am häufigsten sieht man dieses Leiden im 3.–5. Lebensjahrzehnt. Der *sekundäre Hyperparathyreoidismus* wird durch eine vermehrte Parathormonsekretion als Antwort auf eine länger dauernde Hypokalzämie hervorgerufen. In der Regel ist die Hauptursache der Nebenschilddrüsenüberfunktion eine gestörte Nierenfunktion. Die Hyperphosphatämie durch das Nierenversagen führt zur chronischen Hypokalzämie, die wiederum die vermehrte Nebenschilddrüsensekretion stimuliert. Meist ist der sekundäre HPT hypokalzämisch, er kann aber auch als Anpassungsreaktion auf den hypokalzämischen Zustand normokalzämisch vorkommen. Der *tertiäre Hyperparathyreoidismus* stellt den Übergang von einer hypokalzämischen zu einer normokalzämischen Form dar. Dabei „entziehen sich" die Nebenschilddrüsen dem Regelungseffekt des Serumkalziumspiegels. Patienten, bei denen dieser „Entzugseffekt" eintritt, stehen meist unter chronischer Hämodialyse; bei diesen unterstellt man einen autonomen Hyperparathyreoidismus.

Obwohl der Begriff primärer HPT traditionell mit der hyperkalzämischen Form dieses Leidens gleichgesetzt wird, weisen dennoch einige Patienten normale oder gar erniedrigte Serumkalziumwerte auf. Aus diesem Grund schlugen Reiss und Canterbury eine Alternativmethode zur Einteilung des HPT vor, die auf dem Serumkalziumspiegel basiert. Bei diesem System wird der HPT entweder als hyperkalzämisch, normokalzämisch oder hypokalzämisch eingereiht.

Zum Verständnis der klinischen, pathologischen und radiologischen Manifestationen des HPT ist die Kenntnis der verknüpften Rollen des Parathormon- sowie des Vitamin D-Metabolismus ganz wesentlich.

Physiologie des Kalziumstoffwechsels

Die Kalziumserumkonzentrationen werden innerhalb eines schmalen physiologischen Bereichs (2,20–2,65 mmol/l oder 8,8–10,6 mg/dl) von Darm und Nieren, den beiden Hauptorten eines klassischen negativen Feedback-Mechanismus im Sinne von Kalziumaufnahme und -ausscheidung geregelt. Auch trägt der Knochen zur Aufrechterhaltung der Kalziumhomöostase bei, denn er stellt ca. 99% des elementaren Kalziums im menschlichen Körper und ist somit als Reservoir anzusehen. Für diesen Mechanismus, in den eine Reihe von Hormonen eingeschaltet ist, ist die Wirkungsweise des Parathormons (PTH) wesentlich, ein Polypeptidhormon, dessen Sekretion von einem sinkenden Kalziumspiegel in der Extrazellulärflüssigkeit induziert wird. Beim primären HPT liegt eine inadäquate PTH-Übersekretion vor bei gleichzeitig erhöhtem Serumkalziumspiegel vor, beim sekundären dagegen eine betonte PTH-Produktion als Antwort auf eine chronische Hypokalzämie.

PTH steigert die Serumkalziumkonzentration auf mehreren Wegen; dabei überwiegt die Kalziumretention in den Nieren über eine Steigerung der Kalziumrückresorption und eine vermehrte Phosphatausscheidung im distalen Nierentubulus. Auch fördert PTH über eine Vermehrung und Aktivitätssteigerung der Osteoklasten die Freisetzung von Kalzium und Phosphat aus dem Knochen, was zur Knochenresorption führt, auch wenn man bislang den Mechanismus hiervon nicht völlig versteht. Schließlich konnte zwar bislang kein direkter Einfluß von PTH auf die intestinale Kalziumresorption nachgewiesen werden, doch spielt es bei der Stimulation des Vitamin D-Metabolismus eine Rolle und führt so zu einer vermehrten Kalzium- und Phosphatresorption über den Darm.

Beide Formen des Vitamin D im Körper – Ergocalciferol (Vitamin D_2), eine synthetische Verbindung und häufiger Nahrungszusatz, wie auch das Cholecalciferol (Vitamin D_3), das vorwiegend aus 7-Dehydrocholesterol unter der Einwirkung von ultraviolettem Licht in der Haut gebildet wird, werden in der Leber zu 25-Hydroxyvitamin D umgewandelt. Der kritische Schritt im Metabolismus des Vitamin D erfolgt in der Niere, wo das 25-Hydroxyvitamin D einer Hydroxylierung zu seiner aktivsten Form, dem 1,25-Dihydroxyvitamin D und zu einem inaktiven Metaboliten, dem 24,25-Dihydroxyvitamin D unterliegt. Katalysiert wird dieser Schritt vom Nierenenzym 1α-Hydroxylase, welches unter PTH-Stimulation bei niedrigen Kalzium- und Phosphatwerten in der Niere synthetisiert wird. Damit spielt die Niere eine zentrale Rolle im Vitamin D-Stoffwechsel. 1,25-Dihydroxyvitamin D ist der Hauptvermittler der Kalzium- und Phosphatresorption durch den Dünndarm. Auch besitzen die Nieren die Fähigkeit, zwischen der Produktion der aktiven und der inaktiven Form des Vitamin D umzuschalten und damit eine weitere Feinkontrolle des Kalziumstoffwechsels auszuüben.

Die Symptome des HPT hängen von der Hyperkalzämie, den Skelettveränderungen und dem Nierenleiden ab. Die Hyperkalzämie bedingt Schwäche, Muskeltonusminderung, Übelkeit, Anorexie, Obstipation, Polyurie und Durst. Die meist zu sehenden Skelettveränderungen sind Osteopenie und fokale Knochendestruktionen, häufig als „braune Tumoren" bezeichnet. Diese Pseudotumoren stellen fibröse Narbenareale dar, in denen sich Osteoklasten ansammeln, Blut abgebaut wird und sich Zysten bilden. Häufigste Befallsorte sind Mandibula, Clavicula, Rippen, Becken und Femur; auch ist immer eine subchondrale und subperiostale Knochenresorption vorhanden. Die Beteiligung der Nieren führt zu Nephrokalzinose, gestörter Nierenfunktion und Urämie.

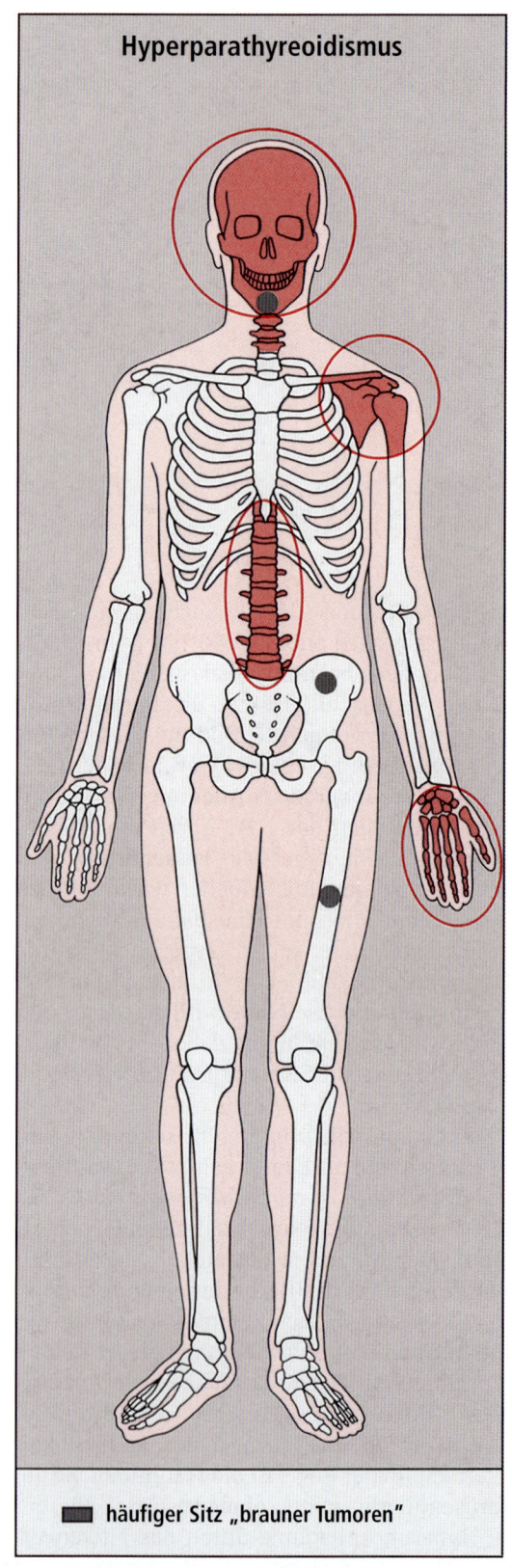

Abb. 27-1. Wichtigste Prädilektionsstellen des Hyperparathyreoidismus

Radiologische Untersuchung

Die wichtigsten Angriffsorte am Skelett sind beim HPT Schulter, Hand, Wirbel und der Schädel (Abb. 27-1). Standardaufnahmen reichen meist aus, dessen charakteristische Zeichen darzustellen: Generalisierte Osteopenie, subperiostale, subchondrale und kortikale Knochenresorption, „braune Tumoren" sowie Weichteil- und Knorpelverkalkungen. Besonders gut sieht man die subperiostale Resorption in den Übersichtsaufnahmen der Hände, wobei meist die Radialseite von Zeige- und Mittelfingermittelglied befallen sind (Abb. 27-2; vgl. auch Abb. 25-7). Charakteristisch für dieses Krankheitsbild ist ferner die Resorption des lateralen Schlüsselbeinendes (Abb. 27-3). Die intrakortikale Resorption äußert sich durch Längsstreifen, die sog. „Tunnelierung" oder „Spongiosierung", die man am besten an den Mittelhandknochen und besonders gut in Vergrößerungsaufnahmen sehen kann (vgl. Abb. 25-9). Ein weiteres charakteristisches Zeichen ist der Verlust der

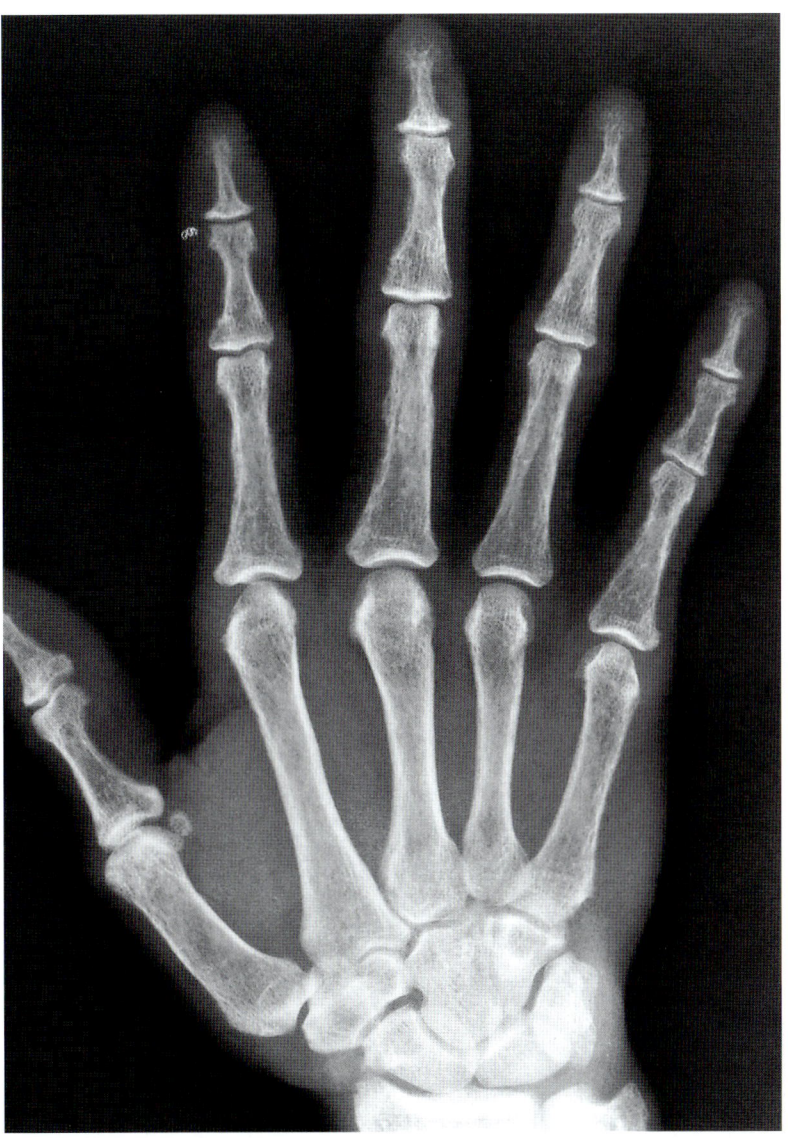

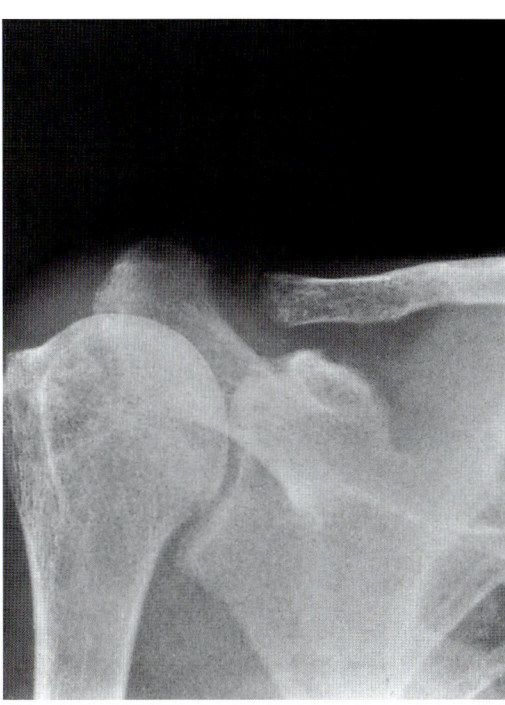

Abb. 27-3. Die a.-p. Aufnahme der Schulter einer 36jährigen Frau mit primärem Hyperparathyreoidismus zeigt eine Resorption des lateralen rechten Schlüsselbeinendes

Abb. 27-2. Die d.-p. Aufnahme der linken Hand eines 42jährigen Mannes mit einem primären Hyperparathyreoidismus auf dem Boden einer Epithelkörperchenhyperplasie zeigt die typischen subperiostalen Resorptionen mit Befall hauptsächlich der Radialseite der Mittelglieder von Zeige- und Ringfinger

TEIL VI - Metabolische und endokrine Krankheiten

Lamina dura um die Zahnwurzel herum, die man normalerweise als scharfe schmale weiße Linie um die periodontale Membran herum sieht, die den Zahn am Knochen fixiert (Abb. 27-4). Am Schädel liegt eine charakteristische Kalottensprenkelung vor, das sog. „Pfeffer-und-Salz-Bild" (Abb. 27-5). Umschriebene destruierende Veränderungen in den vom HPT betroffenen Knochen nehmen die Form von zystenartigen Läsionen unterschiedlicher Größe an, die gemeinhin als „braune Tumoren" bekannt sind. Kiefer, Becken und Oberschenkel sind die üblichen Stellen dieser Veränderungen, doch kann man sie in praktisch jedem Skelettabschnitt vorfinden (Abb. 27-6).

Beim sekundären HPT können zusätzlich zu den bislang erörterten radiologischen Zeichen weitere charakteristische Merkmale vorliegen. Es kommt zu einer generalisierten Dichtezunahme des Knochens, besonders bei

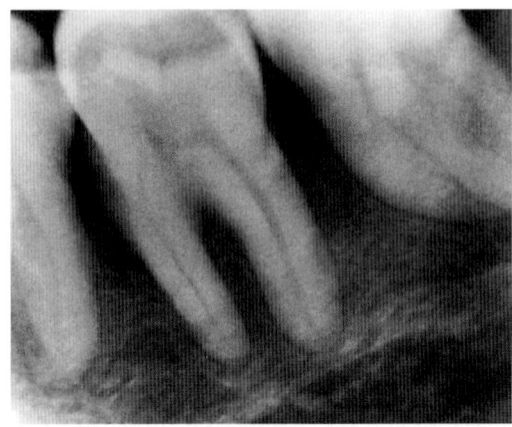

Abb. 27-4. Die Röntgenaufnahme des unteren 2. Molaren bei einem Patienten mit primärem Hyperparathyreoidismus zeigt einen Verlust der Lamina dura um die Zahnwurzel herum

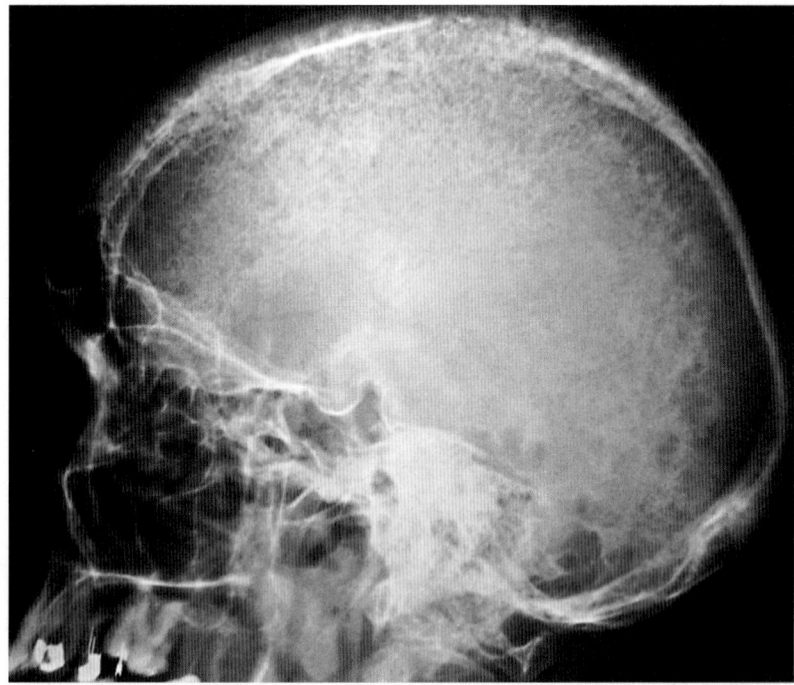

Abb. 27-5. Die seitliche Schädelaufnahme des Patienten der Abb. 27-2 zeigt eine insgesamt herabgesetzte Knochendichte und eine granuläre Zeichnung der Kalotte, den sog. „Pfeffer-und-Salz-Schädel"

jüngeren Patienten. An der Wirbelsäule äußert sich diese Veränderung in Form dichter sklerotischer Bänder neben den Wirbelabschlußplatten, welche der Wirbelsäule ein sandwichartiges Bild verleihen. Dieses Phänomen nennt man die „Rugger-jersey-Wirbelsäule", weil die Sklerosebänder waagrechte Streifen bilden, die denen auf den Trikots der Rugbyspieler ähneln (Abb. 27-7). Doch muß man bei der Beurteilung des HPT bedenken, daß solche osteosklerotischen Veränderungen ein Zeichen der Heilung darstellen können, die spontan oder nach Behandlung eintreten kann. Die Ablagerung von Kalzium in Faserknorpel, Gelenkknorpel und Weichteilen kommt häufig vor, und noch wesentlich häufiger sieht man Gefäßverkalkungen bei Patienten mit sekundärem HPT (Abb. 27-8).

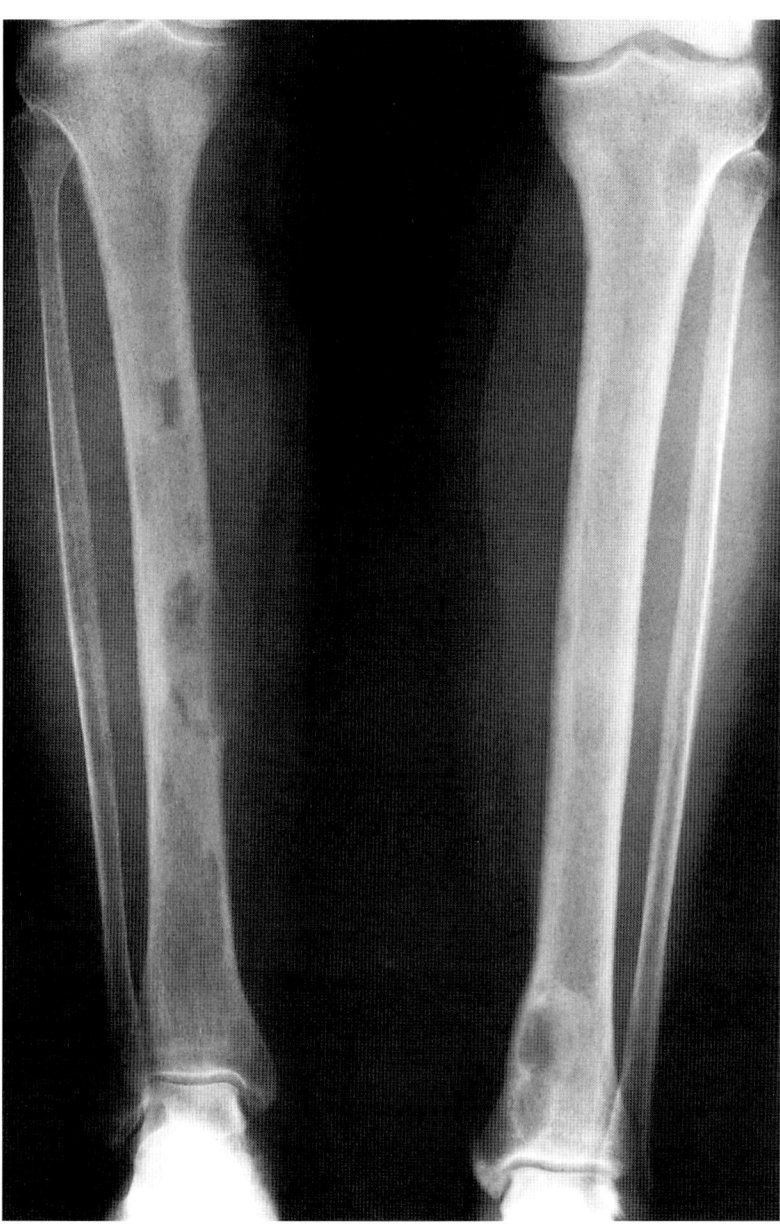

Abb. 27-6. Die a.-p. Aufnahme beider Unterschenkel der Patientin aus der Abb. 27-3 zeigt multiple Osteolysen in den Schienbeinen, sog. „braune Tumoren"

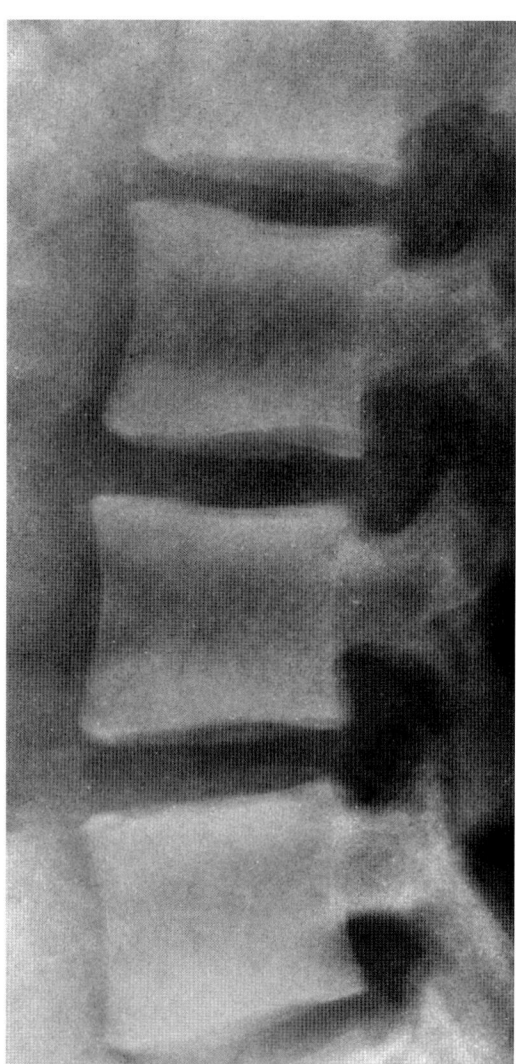

Abb. 27-7. Ein 17jähriger Mann mit chronischer Niereninsuffizienz entwickelte einen sekundären Hyperparathyreoidismus. Die Seitaufnahme der Lendenwirbelsäule zeigt sklerotische Bänder neben den Wirbelabschlußplatten – die sog. „Rugger-jersey-Wirbelsäule"

Komplikationen

Sowohl der primäre als auch der sekundäre HPT können durch pathologische Frakturen kompliziert werden, die meist an Rippen und Wirbelkörpern zu finden sind. Die Arthropathie beim HPT, eine weitere häufige Komplikation, wurde detailliert in Kapitel 14 besprochen. Mitunter beobachtet man ein Abgleiten der Femur- oder der Humeruskopfepiphyse. Die Beteiligung von Bändern und Sehnen führt zur Erschlaffung von Kapseln und Bändern und damit möglicherweise zur Gelenkinstabilität. Gelegentliche Beobachtungen eines spontanen Sehnenabrisses hat man als direkte Auswirkung von Parathormon auf das Bindegewebe gedeutet. Noch seltener kann eine intraartikuläre Kristallablagerung (Kalziumpyrophosphatdihydrat) in Knorpel, Kapsel und Synovialmembran vorkommen, die dann ein Pseudogichtsyndrom bedingen kann.

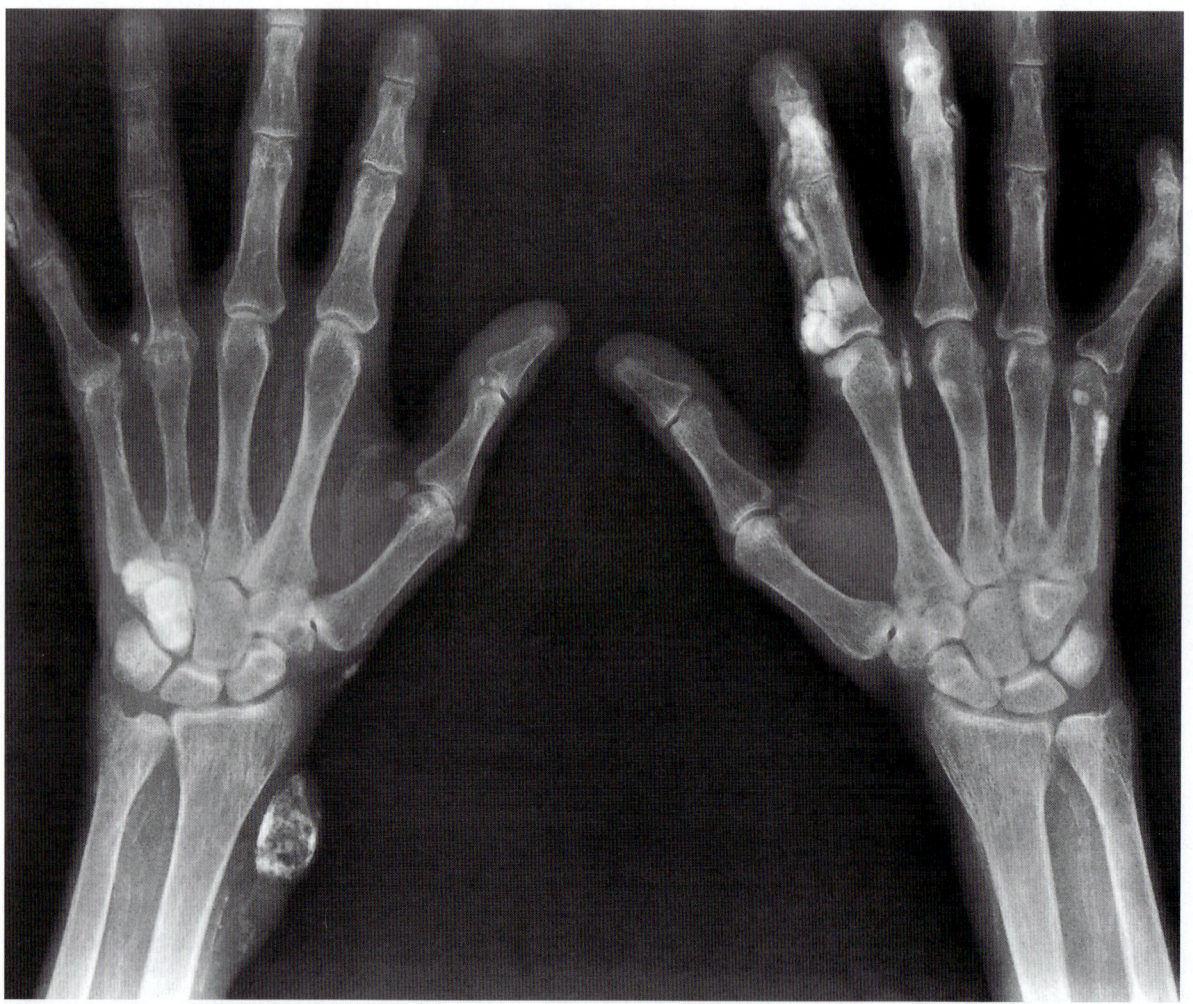

Abb. 27-8. Die d.-p. Aufnahme der distalen Unterarme und der Hände einer 48jährigen Frau mit einem sekundären Hyperparathyreoidismus zeigt Weichteil- und Gefäßverkalkungen, die für dieses Krankheitsbild charakteristisch sind. Beachten Sie auch die diffuse Osteopenie

Merkpunkte für die Praxis

1. Zu den typischen radiologischen Veränderungen des primären (hyperkalzämischen) Hyperparathyreoidismus zählen:
   * Generalisierte Osteopenie;
   * subperiostale, subchondrale und kortikale Resorption des Knochens;
   * Resorption des akromialen Schlüsselbeinendes;
   * das „Pfeffer-und-Salz-Bild" des Schädels und
   * zystenartige Läsionen („braune Tumoren") unterschiedicher Größe.
2. Am besten weist man die subperiostale Knochenresorption in einer dorsopalmaren Röntgenaufnahme der Hände nach, da diese Veränderungen ganz charakteristisch an der Radialseite der Mittelphalanx von Zeige- und Mittelfinger vorkommen.
3. Die intrakortikale Knochenresorption („Tunnelierung") erkennt man am besten in einer Vergrößerungsaufnahme der Hand oder langer Röhrenknochen.
4. Für einen sekundären (durch Nierenleiden verursachten) Hyperparathyreoidismus sind radiologisch charakteristisch:
   * Eine generalisiert erhöhte Knochendichte;
   * Sklerosebänder neben den Wirbelabschlußplatten, die sog. „Rugger-jersey-Wirbelsäule", und
   * Weichteilverkalkungen.
5. Zu den häufigsten Komplikationen des Hyperparathyreoidismus zählen pathologische Frakturen (Wirbelkörper, Rippen), metabolische Arthropathien und Epiphysiolysen (von Femur- und Humeruskopf).

Literaturempfehlungen

Beale MG, Salcedo JR, Ellis D, Rao DD. Renal osteodystrophy. Pediatr Clin North Am 1976; 23: 873–884.

Brecht-Krauss D, Kusmierek J, Hellwig D, Adam WE. Quantitative bone scintigraphy in patients with hyperparathyroidism. J Nucl Med 1987; 28: 458–461.

Broadus AE. Primary hyperparathyroidism. J Urol 1989; 141: 723–728.

Bywaters EGL, Dixon ASJ, ScottJT. Joint lesions of hyperparathyroidism. Ann Rheum Dis 1963; 22: 171–187.

De Graaf P, Schicht IM, Pauwels EKJ, te Velde J, de Graeff J. Bone scintigraphy in renal osteodystrophy. J Nucl Med 1978; 19: 1289–1296.

Genant HK, Heck LL, Lanzl LH, Rossmann K, Vander Horst J, Paloyan E. Primary hyperparathyoridism: a comprehensive study of clinical, biochemical and radiographic manifestations. Radiology 1973; 109: 513–524.

Greenfield GB. Roentgen appearance of bone and soft tissue changes in chronic renal disease. AJR Am J Roentgenol 1972; 116: 749–757.

Hayes CW, Conway WF. Hyperparathyroidism. Radiol Clin North Am 1991; 29: 85–96.

Hooge WA, Li D. CT of sacroiliac joints in secondary hyperparathyroidism. J Can Assoc Radiol 1981; 31: 42–44.

Jensen PS, Kliger AS. Early radiographic manifestations of secondary hyperparathyroidism associated with chronic renal disease. Radiology 1977; 125: 645–652.

Kricun ME, Resnick D. Patellofemoral abnormalities in renal osteodystrophy. Radiology 1982; 143: 667–669.

Massry S, Ritz E. The pathogenesis of secondary hyperparathyroidism of renal failure. Arch Intern Med 1978; 138: 853–856.

Murphey MD, Sartoris DJ, Quale JL, Pathria MN, Martin NL. Musculoskeletal manifestations of chronic renal insufficiency. Radiographics 1993; 13: 357–379.

Pugh DC. Subperiosteal resorption of bone: a roentgenologic manifestation of primary hyperparathyroidism and renal osteodystrophy. AJR Am J Roentgenol 1951; 66: 577–586.

Reiss E, Canterbury JM. Spectrum of hyperparathyroidism. Am J Med 1974; 56: 794–799.

Resnick D. Erosive arthritis of the hand and wrist in hyperparathyroidism. Radiology 1974; 110: 263–269.

Resnick D. The "rugger jersey" vertebral body. Arthritis Rheum 1981; 24: 1191–1192.

Resnick D, Deftos LJ, Parthemore JG. Renal osteodystrophy: magnification radiography of target sites of absorption. AJR Am J Roentgenol 1981; 136: 711–714.

Resnick D, Niwayama G. Parathryoid disorders and renal osteodystrophy. In: Diagnosis of bone and joint disorders, vol 4, 2nd ed. Philadelphia: WB Saunders, 1988: 2219–2285.

Resnick D, Niwayama G. Subchondral resorption of bone in renal osteodystrophy. Radiology 1976; 118: 315–321.

Richardson ML, Pozzi-Mucelli RS, Kanter AS, Kolb FO, Ettinger B, Genant HK. Bone mineral changes in primary hyperparthyroidism. Skeletal Radiol 1986; 15: 85–95.

Rossi RL, ReMine SG, Clerkin EP. Hyperparathyroidism. Surg Clin North Am 1985; 65: 187–209.

Shapiro R. Radiologic aspects of renal osteodystrophy. Radiol Clin North Am 1972; 10: 557–568.

Sly WM, Mittal AK. Bone scan in chronic dialysis patients with evidence of secondary hyperparathyroidism and renal osteodystrophy. Br J Radiol 1975; 48: 878–884.

Sundaram M, Joyce PF, Shields JB, Riaz MA, Sagar S. Terminal tufts of the hands: site for earliest changes of renal osteodystrophy in patients on maintenance hemodialysis. AJR Am J Roentgenol 1979; 133: 25–29.

Sundaram M, Phillipp SR, Wolverson MK, Riaz MA, Rae BJ. Ungual tufts in the follow-up of patients on maintenance hemodialysis. Skeletal Radiol 1980; 5: 247–249.

Teplick JG, Eftekhari F, Haskin ME. Erosion of the sternal ends of the clavicle: a new sign of primary and secondary hyperparathyroidism. Radiology 1974; 113: 323–326.

Weller M, Edeiken J, Hodes PJ. Renal osteodystrophy. AJR Am J Roentgenol 1968; 104: 354–363.

Kapitel 28

Morbus Paget

Pathophysiologie

Der Morbus Paget, eine relativ häufige Knochenkrankheit, ist eine chronisch progrediente Störung des Knochenstoffwechsels, die vorwiegend ältere Menschen befällt. Dabei überwiegen Männer gegenüber Frauen (3 : 2); das Durchschnittsalter bei Krankheitsbeginn liegt zwischen 45 und 55 Jahren, doch wurden auch schon Fälle bei jungen Erwachsenen bekannt. Die Häufigkeit des Morbus Paget variiert rund um den Globus sehr, wobei sie in Großbritannien, Australien und Neuseeland am höchsten liegt.

Die genaue Natur und die Ätiologe des Morbus Paget sind bis heute unbekannt. Sir James Paget nannte dies Krankheit *Osteitis deformans*, weil er glaubte, daß der Grundprozeß infektiöser Genese sei. Es wurden auch schon andere Ursachen diskutiert, wie z. B. neoplastische, vaskuläre, endokrine, immunologische, traumatische und erbliche Faktoren. Neuere ultrastrukturelle Untersuchungen und die Entdeckung von vielkernigen Riesenosteoblasten mit Mikrofilamenten in deren Zytoplasma wie auch intranukleäre Einschlußkörperchen lassen auch an eine virale Entstehung denken. Einige Untersucher fanden dafür immunzytologische Anhaltspunkte beim Nachweis von Partikeln analog zu denen aus der Gruppe des Masernvirusmaterials. Andere immunologische Studien zeigten Virusantigene in erkrankten Zellen, die mit solchen des Respiratory-syncytial-Virus identisch sind.

Was auch immer die eigentliche Ursache des Morbus Paget ist, der pathologische Grundvorgang muß in das Wechselspiel von Knochenresorption und appositioneller Knochenneubildung eingreifen. Es handelt sich im Gefolge der osteoklastischen Knochenresorption und der osteoblastischen Knochenbildung in einem charakteristischen Mosaikmuster, welches das histologische Leitzeichen dieser Krankheit ist, um eine gestörte und dabei extrem aktive Knochenneubildung. Biochemisch äußert sich der Anstieg der Osteoblastenaktivität im Ansteigen des Serumspiegels der alkalischen Phosphatase, die extrem hohe Werte erreichen kann. Ähnlich zeigt sich die gesteigerte Knochenresorption durch die Osteoklasten in hohen Urinspiegeln von Hydroxyprolin, einem Abbauprodukt des Kollagens.

Die Skelettanomalien bei der Paget-Krankheit sind oftmals asymptomatisch und können sich als Zufallsbefunde bei der Röntgenuntersuchung oder der Autopsie ergeben. Machen die Veränderungen dagegen Symptome, dann gehen die klinischen Manifestationen oft schon auf klinische Komplikationen dieses Leidens zurück, wie Deformierung langer Röhrenknochen, Überwärmung der befallenen Gliedmaße, Schmerzempfindlichkeit des Periosts und Knochenschmerz, Frakturen, Sekundärarthrose, Nervenkompression und Entartung zum Sarkom. Die Verteilung der Läsionen reicht vom Befall eines Knochens bis zur weit ausgedehnten Erkrankung; dabei sind aber die folgenden Knochen am stärksten betroffen: Becken, Femur, Schädel, Tibia, Wirbel, Schlüsselbein, Humerus und Rippen (Abb. 28-1). Die Fibula erkrankt nur in ganz außergewöhnlichen Fällen.

Radiologische Beurteilung

Die radiologischen Kennzeichen des Morbus Paget entsprechen den krankhaften Vorgängen im Knochen und hängen vom Stadium der Krankheit ab. In der Frühphase, der *osteolytischen* oder *heißen Phase*, ist die Knochenresorption als strahlentransparenter Keil oder als ein längliches Gebiet mit scharfen Rändern erkennbar, das bei seiner Ausbreitung längs des Kochenschafts Kortikalis und Spongiosa zerstört. Zur Beschreibung dieses Phänomens werden oft die Termini „fortschreitender Keil", „Kerzenflamme" und „Grasblatt" verwendet (Abb. 28-2). In flachen Knochen wie Schädelkalotte oder Darmbein erscheint ein Gebiet der aktiven Knochenzerstörung, bekannt als *Osteoporosis circumscripta (cranii Schüller)*, als rein osteolytische Veränderung (Abb. 28-3).

In der *Intermediär-* oder *Mixtaphase* begleitet die Kochendestruktion bereits eine Knochenneubildung, wobei

TEIL VI - Metabolische und endokrine Krankheiten

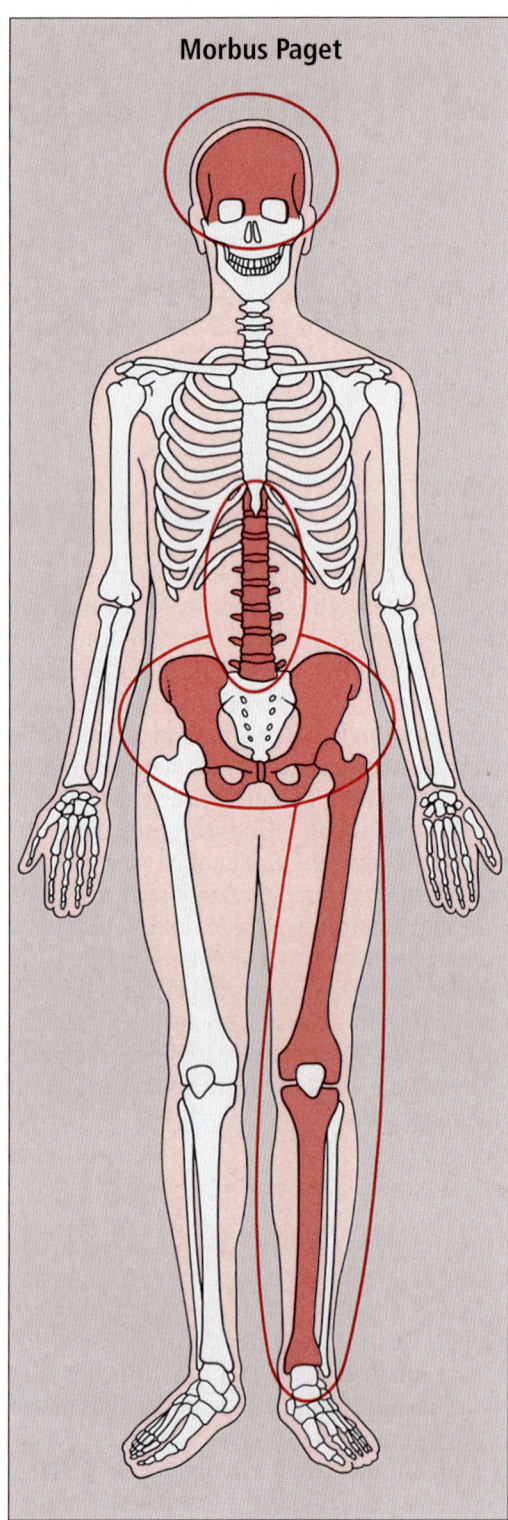

Abb. 28-1. Wichtigste Prädilektionsstellen des Morbus Paget

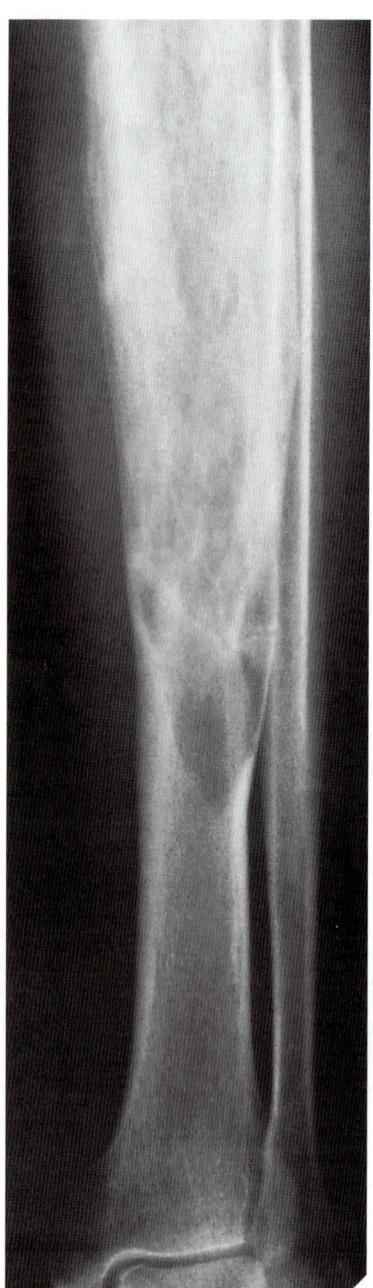
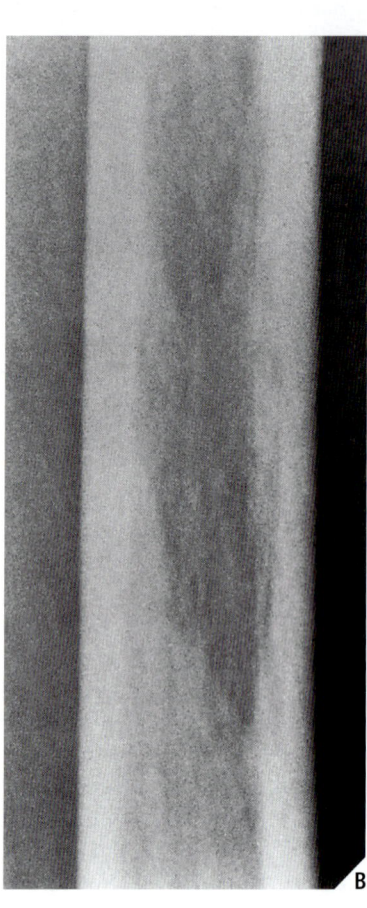

Abb. 28-2. A Die a.-p. Aufnahme des Unterschenkels bei einer 68jährigen Frau mit Morbus Paget zeigt eine keilförmige Osteolyse im mittleren Tibiadrittel. **B** Bei einem anderen Patienten zeigt die Vergrößerungsaufnahme der Femurmitte die rein osteolytische Phase eines Morbus Paget. In beiden Fällen ähnelt die Osteolyse einem Grasblatt oder einer Kerzenflamme. (Wiedergabe der Teilabb. A mit freundlicher Genehmigung aus Sissons HA, Greenspan A, 1986)

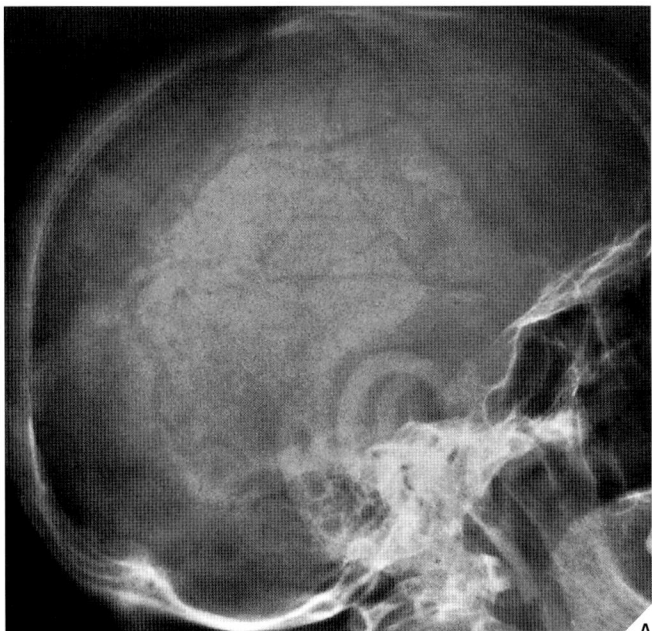
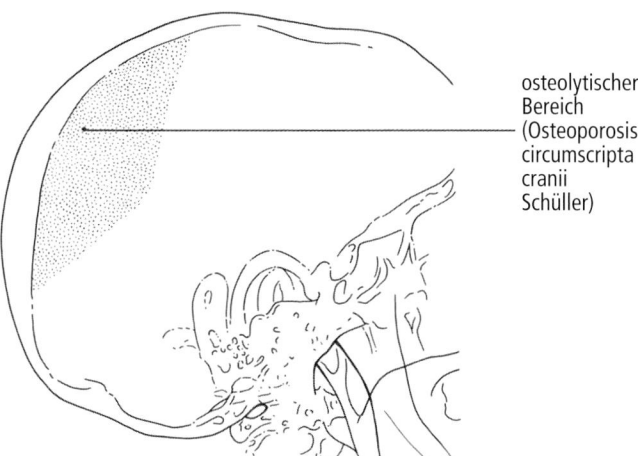
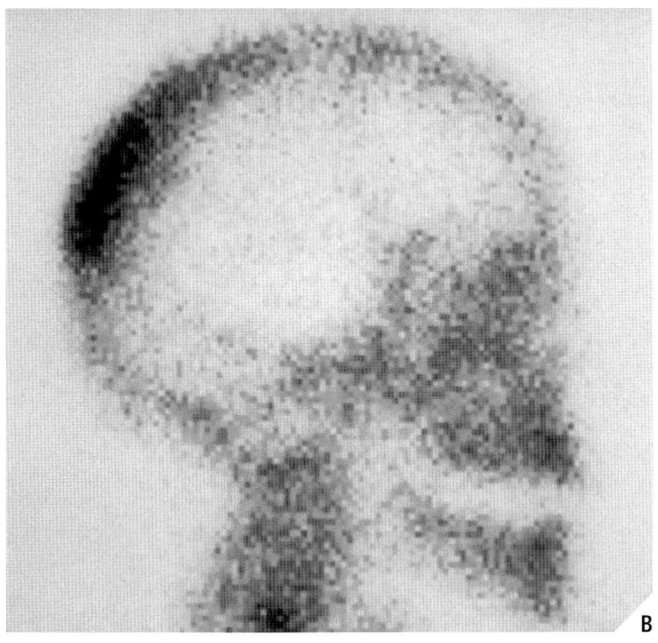

Abb. 28-3. A Die Schädelseitaufnahme eines 60jährigen Mannes mit Morbus Paget zeigt eine Osteolyse im Parietookzipitalbereich. Dieser scharf begrenzte Defekt, eine Osteoporosis circumscripta cranii Schüller, stellt die „heiße" Phase dieser Krankheit dar. **B** Das Knochenszintigramm zeigt analog dazu die charakteristisch vermehrte lokalisierte Radionuklidaufnahme, das „Yarmulke"-Zeichen. (Yarmulke: die Kopfbedeckung gläubiger jüdischer Männer; Anm. des Übers.)

TEIL VI - Metabolische und endokrine Krankheiten

letzterer Vorgang zum Überwiegen neigt. Röntgenologisch äußert sich die Knochenremodellierung als Kortikalisverbreiterung und in Form eines groben Knochenbälkchenmusters der Spongiosa (Abb. 28-4). An der Wirbelsäule wird die schmale Kompaktaschicht, die in der heißen Phase verschwindet, später durch einen breiten, grob trabekulierten Knochen ersetzt, der um den Wirbelkörper herum das Bild eines „Bilderrahmens" entstehen läßt (Abb. 28-5). Am Schädel sind fokale fleckige Verdichtungen mit dem Ausehen eines „Wattebällchens" charakteristisch („Cotton-ball"- oder „Baumwollschädel"; Abb. 28-6).

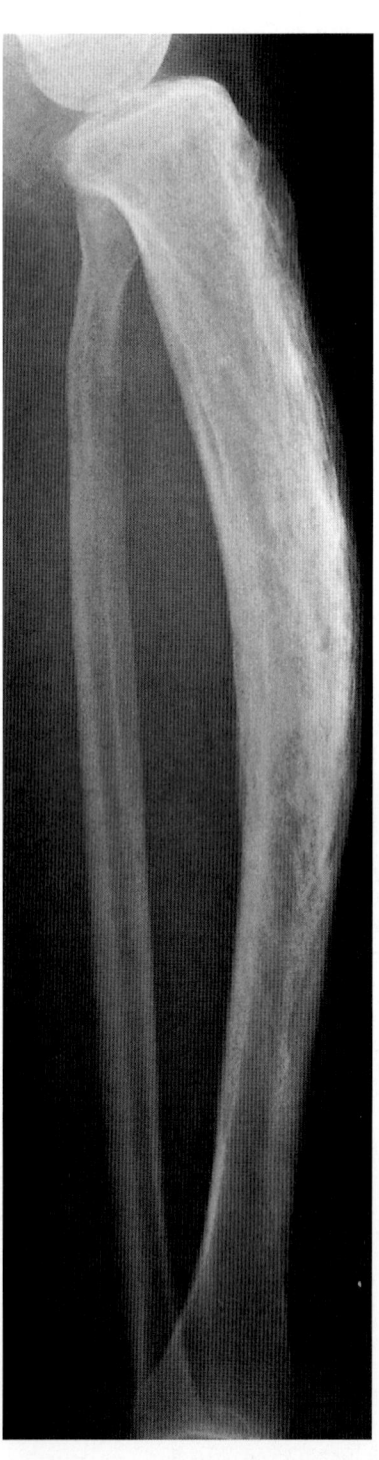

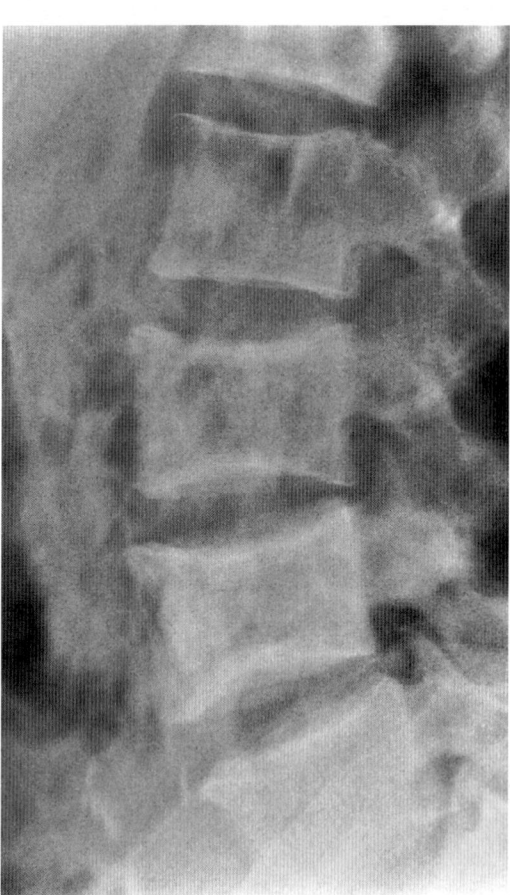

Abb. 28-5. Die Beteiligung der LWS in der Intermediärphase des Morbus Paget kann man am bilderrahmenartigen Aussehen der Wirbelkörper, bedingt durch peripher dichteren und zentral transparenteren Knochen, erkennen. Man achte auch auf den teilweisen Ersatz der Endplatten durch Knochen mit vergröberten Trabekeln. (Wiedergabe mit freundlicher Genehmigung aus Sissons HA, Greenspan A, 1986)

Abb. 28-4. In der Intermediärphase des Morbus Paget, hier mit Befall der Tibia bei einer 62jährigen Frau, sind die Kortikalisverbreiterung und eine Vergröberung des Trabekelmusters im Markanteil des Knochens die charakteristischen Merkmale. Achten Sie auf die Verbiegung der Tibia nach vorn

In der *kalten* Phase kommt es zu einer diffusen Dichtezunahme des Knochens im Verein mit einem breiter und größer gewordenen Knochen und einer markant verbreiterten Kortikalis bei unscharfer Abgrenzbarkeit von Kortikalis und Spongiosa (Abb. 28-7). Die Verbiegung langer Röhrenknochen kann auffälliges Merkmal werden (Abb. 28-8). Ähnliche Veränderungen beobachtet man am Schädel, wobei der Verlust des Diploeraums ein typisches Zeichen ist (Abb. 28-9).

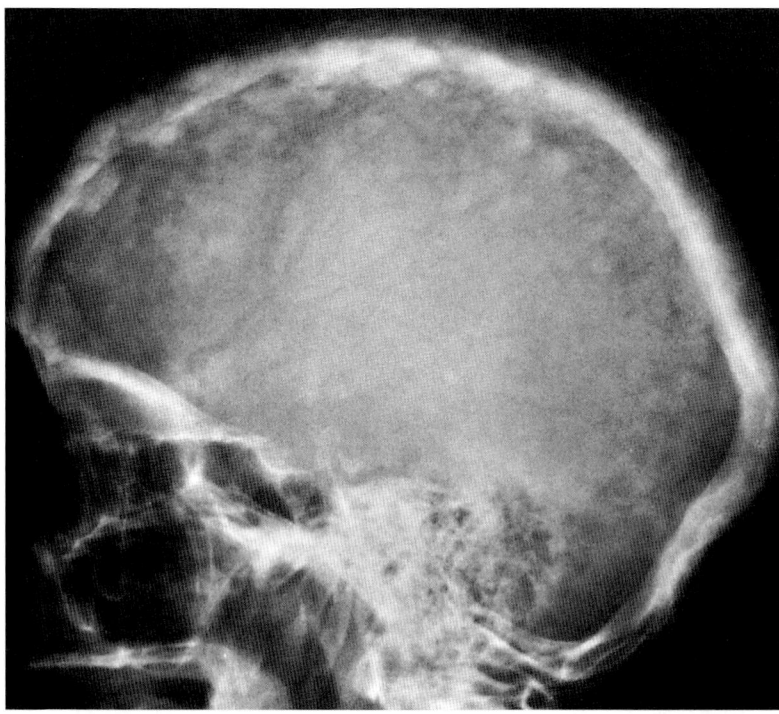

Abb. 28-6. Herdförmige, fleckige Verdichtungen der Kalotte mit dem Bild von Watte („Baumwollschädel") sind typisch für die Intermediärphase des Morbus Paget, wie hier im Röntgenbild einer 68jährigen Frau

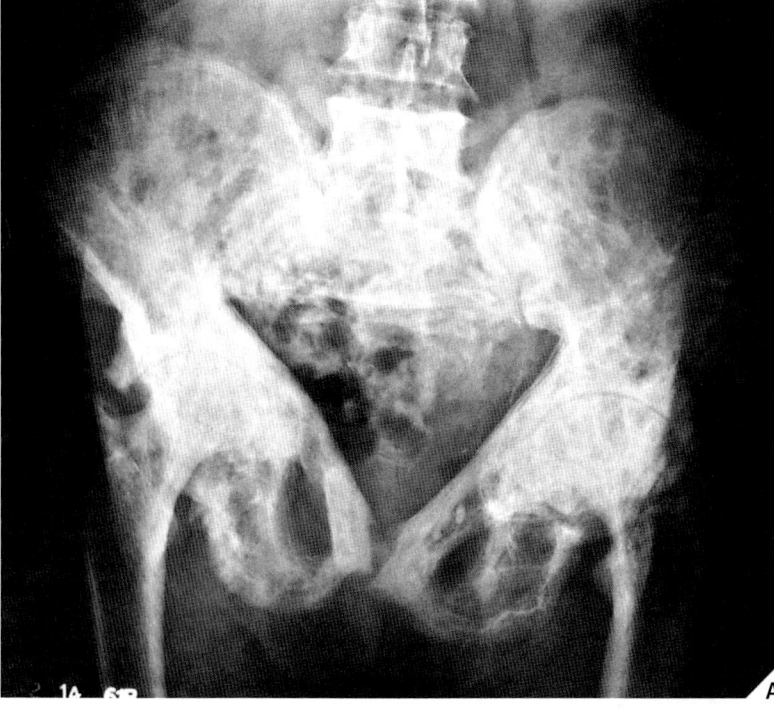
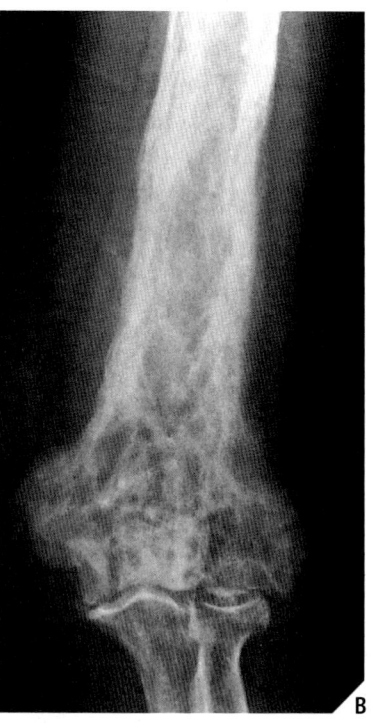

Abb. 28-7. In der „kalten Phase" des Morbus Paget ist die Kortikalis erheblich verbreitert und der Knochen deformiert. **A** Das kleine Becken kann, wie hier bei einer 80jährigen Frau, eine Dreiecksform annehmen. **B** Die Beteiligung von langen Röhrenknochen, in diesem Falle des Humerus einer 60jährigen Frau, bietet eine auffällige Kortikalisverbreiterung, eine Markraumeinengung und ein vergröbertes Trabekelmuster. (Wiedergabe mit freundlicher Genehmigung aus Sissons HA, Greenspan A, 1986)

TEIL VI - Metabolische und endokrine Krankheiten

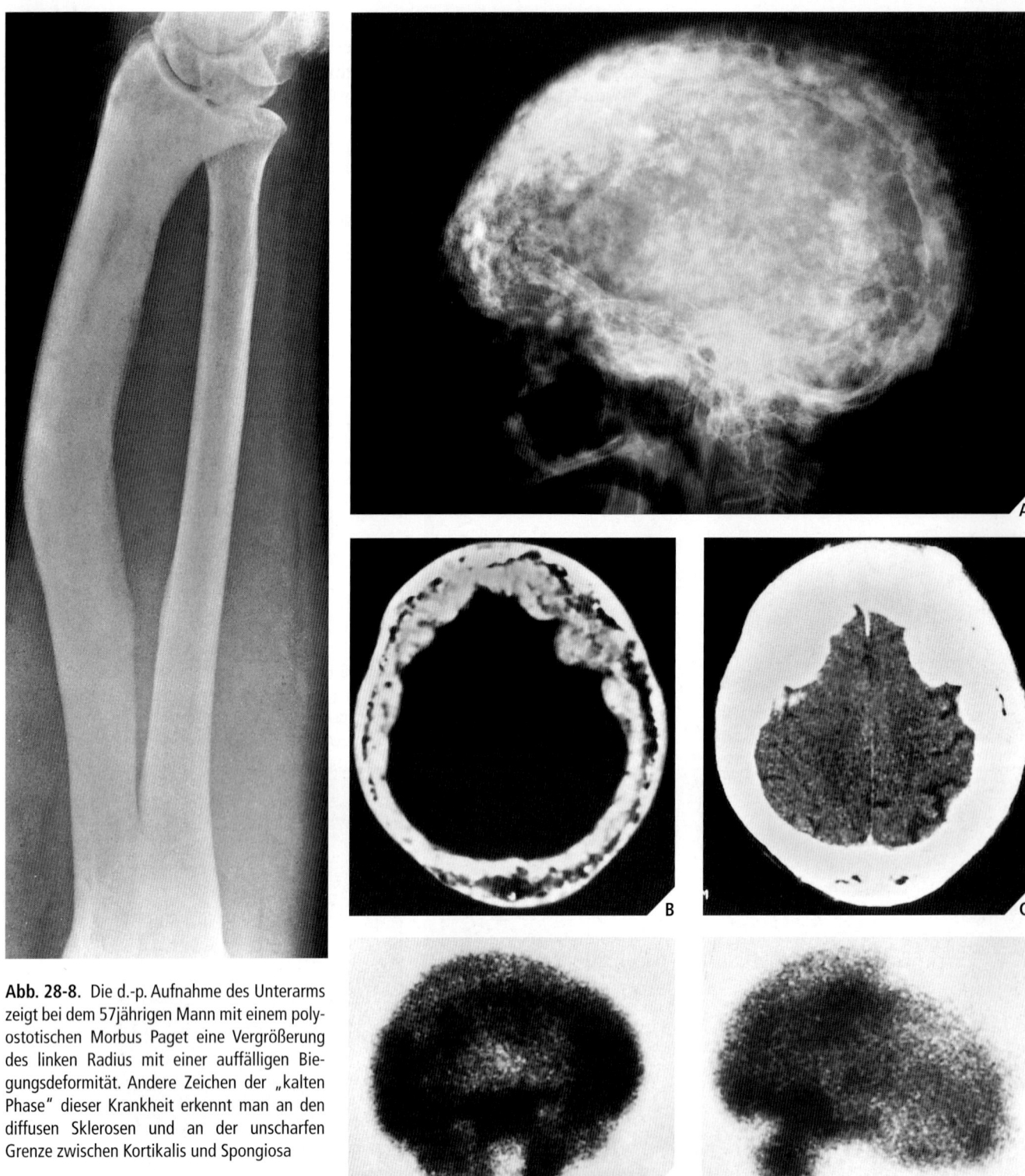

Abb. 28-8. Die d.-p. Aufnahme des Unterarms zeigt bei dem 57jährigen Mann mit einem polyostotischen Morbus Paget eine Vergrößerung des linken Radius mit einer auffälligen Biegungsdeformität. Andere Zeichen der „kalten Phase" dieser Krankheit erkennt man an den diffusen Sklerosen und an der unscharfen Grenze zwischen Kortikalis und Spongiosa

Abb. 28-9. A Die Schädelübersicht einer 80jährigen Frau mit Morbus Paget im 3. Stadium zeigt zahlreiche konfluierende Verdichtungen im Verein mit einer Verbreiterung und Sklerosierung der Kalotte und der Schädelbasis. **B, C** CT-Schnitte zeigen deutlich die vorwiegende Beteiligung der Tabula interna mit auffälliger Einengung des Diploeraums und der Verbreiterung der Kalotte. **D, E** Knochenszintigramme zeigen die erhebliche Nuklideinspeicherung

Es ist wichtig, sich daran zu erinnern, daß der Morbus Paget an den langen Röhrenknochen an einem Gelenkende beginnt und zum anderen Ende fortschreitet, so daß in einem Knochen simultan alle 3 Krankheitsphasen vorkommen können (Abb. 28-10).

Manchmal wird die Magnetresonanztomographie eingesetzt, um den Befall von Knochenrinde und -mark besser darzustellen und das Übergreifen des Krankheitsprozesses auf die Weichteile auszuschließen (oder nachzuweisen). Zumeist bietet ein Paget-Knochen eine inhomogene Signalintensität, wobei man meist in T1-gewichteten Sequenzen ein mäßiges bis niedriges Signal vorfindet. In T2-gewichteten Bildern kann das Signal hoch, mäßig stark oder gering sein, was dann vom Stadium der Krankheit und dem Ausmaß der Fibrose und Sklerose abhängt (Abb. 28-11 u. 28-12).

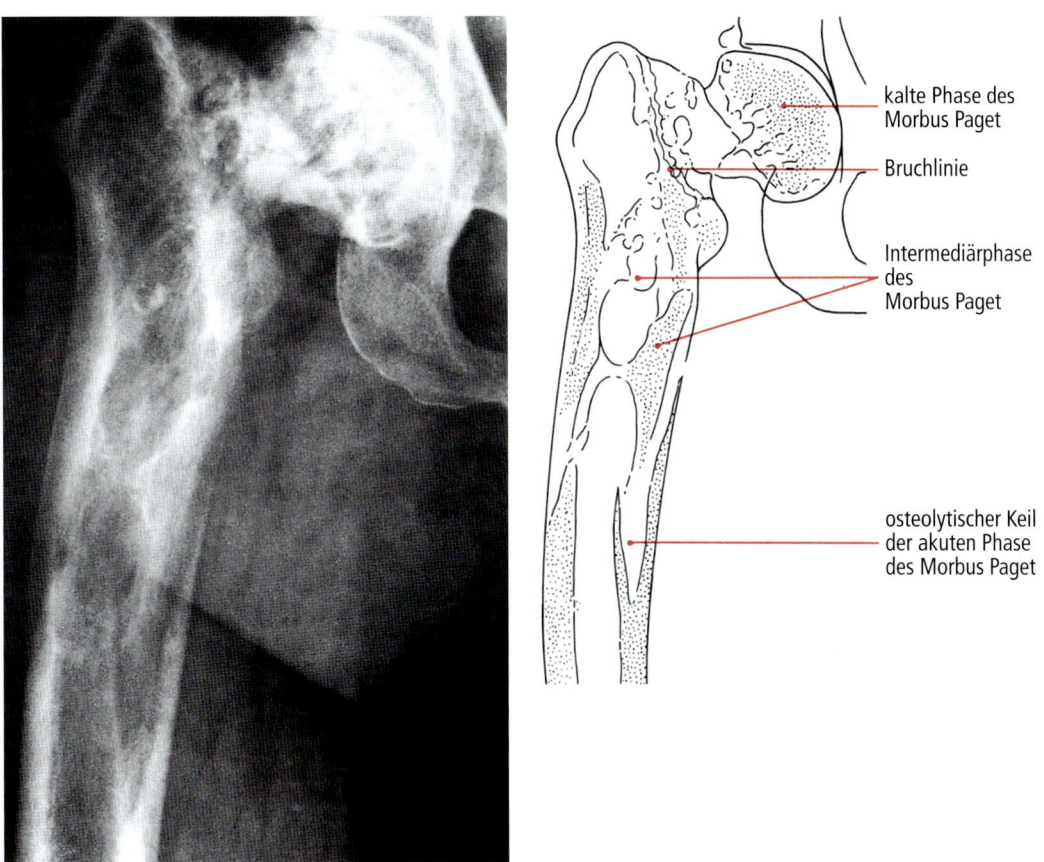

Abb. 28-10. Die a.-p. Aufnahme der proximalen Femurhälfte einer 77jährigen Frau mit Morbus Paget zeigt gleichzeitig alle 3 Phasen dieser Krankheit. Die „kalte Phase" sehen Sie im Femurkopf, die Intermediärphase im proximalen Schaft und die „heiße Phase" in Form eines resorptiven Osteolysekeils weiter distal an der medialen Kortikalis

TEIL VI - Metabolische und endokrine Krankheiten

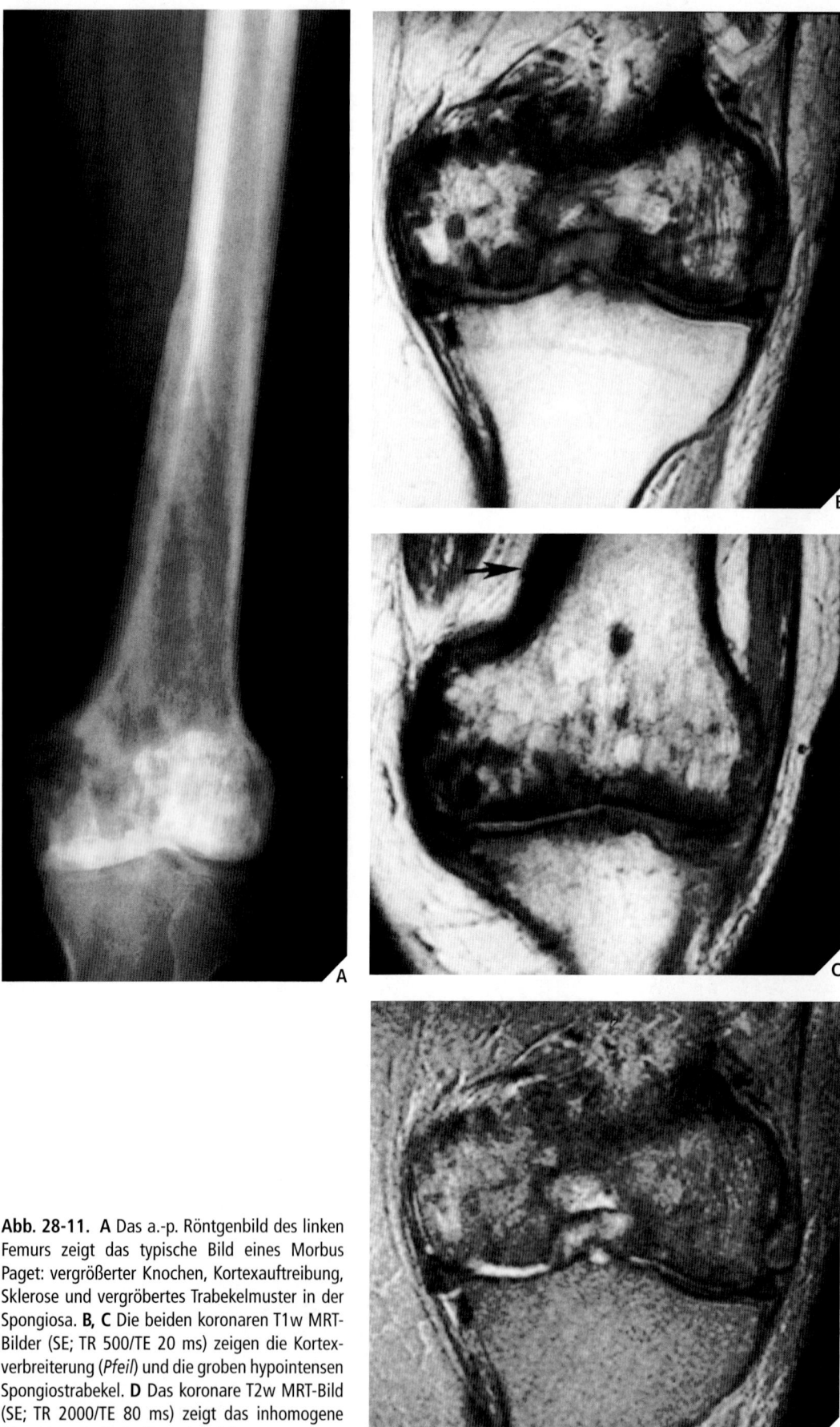

Abb. 28-11. **A** Das a.-p. Röntgenbild des linken Femurs zeigt das typische Bild eines Morbus Paget: vergrößerter Knochen, Kortexauftreibung, Sklerose und vergröbertes Trabekelmuster in der Spongiosa. **B, C** Die beiden koronaren T1w MRT-Bilder (SE; TR 500/TE 20 ms) zeigen die Kortexverbreiterung (*Pfeil*) und die groben hypointensen Spongiostrabekel. **D** Das koronare T2w MRT-Bild (SE; TR 2000/TE 80 ms) zeigt das inhomogene Signal innerhalb der Femurkondylen

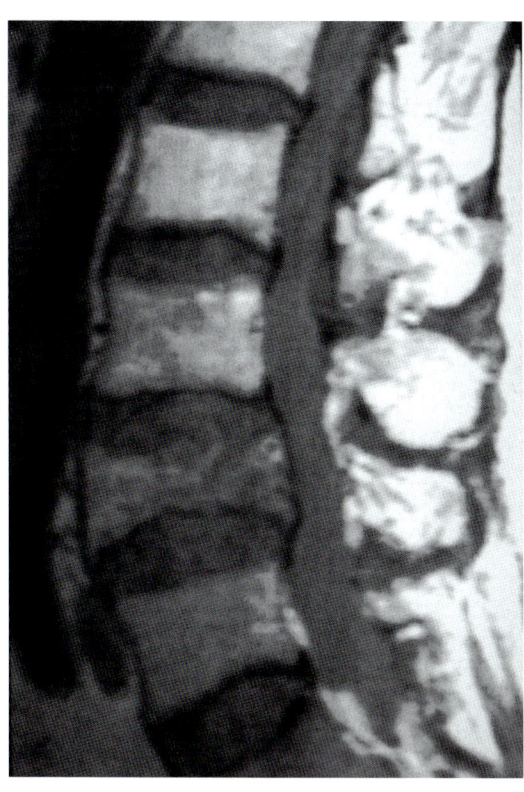

Abb. 28-12. Das sagittale T1w MRT-Bild (SE; TR 500/TE 20 ms) der Lendenwirbelsäule zeigt einen Wirbelbefall durch Morbus Paget

Differentialdiagnose

Mehrere Krankheitsbilder können den Morbus Paget nachahmen, während dieser wiederum selbst mit anderen krankhaften Veränderungen zu verwechseln ist; z. B. kann man den Befall eines einzelnen Knochens mit der fibrösen Dysplasie verwechseln, ferner kann die einförmige Dichtezunahme ein malignes Lymphom oder Knochenmetastasen vortäuschen. Das Rugger-jersey-Bild der Wirbelsäule beim sekundären Hyperparathyreoidismus kann dem eines Paget-Wirbels sehr ähneln (vgl. Abb. 27-7). Auch ist im Röntgenbild das Wirbelhämangiom dem Morbus Paget sehr ähnlich, allerdings ist hier der Wirbel nicht vergrößert, und die Abschlußplatten sind gut abgrenzbar (vgl. Abb. 19-32B). Das Krankheitsbild, das jedoch dem Morbus Paget am frappantesten ähnelt, ist die familiäre idiopathische Hyperphosphatasie, die auch „jugendlicher Morbus Paget" genannt wird (vgl. Abb. 29-1 u. 29-2). Im Gegensatz zur Paget-Krankheit bleiben hier jedoch meist die Gelenkenden ausgespart.

Komplikationen

■ Pathologische Frakturen

Unter den zahlreichen bei Patienten mit Morbus Paget zu beobachtenden Komplikationen sind die pathologischen Frakturen, die hier wiederum an langen Röhrenknochen besonders oft vorkommen, die häufigste Komplikation. Sie können einer kompletten oder inkompletten Ermüdungsfraktur ähneln und erscheinen röntgenologisch vielfach als kurze, quer verlaufende strahlentransparente Linien an der konvexen Kortikalisseite (Abb. 28-13). Echte vollständige Frakturen wurden als „Bananenbruchtyp" bezeichnet, weil der Bruchspalt den erkrankten Knochen horizontal durchsetzt (Abb. 28-14). Verglichen wurden sie auch mit dem Brechen von vermoderten Holz oder von Kreide. Mit größerer Wahrscheinlichkeit treten Frakturen in der osteolytischen oder heißen Phase auf und sind dabei häufig die Erstmanifestation des Morbus Paget.

TEIL VI - Metabolische und endokrine Krankheiten

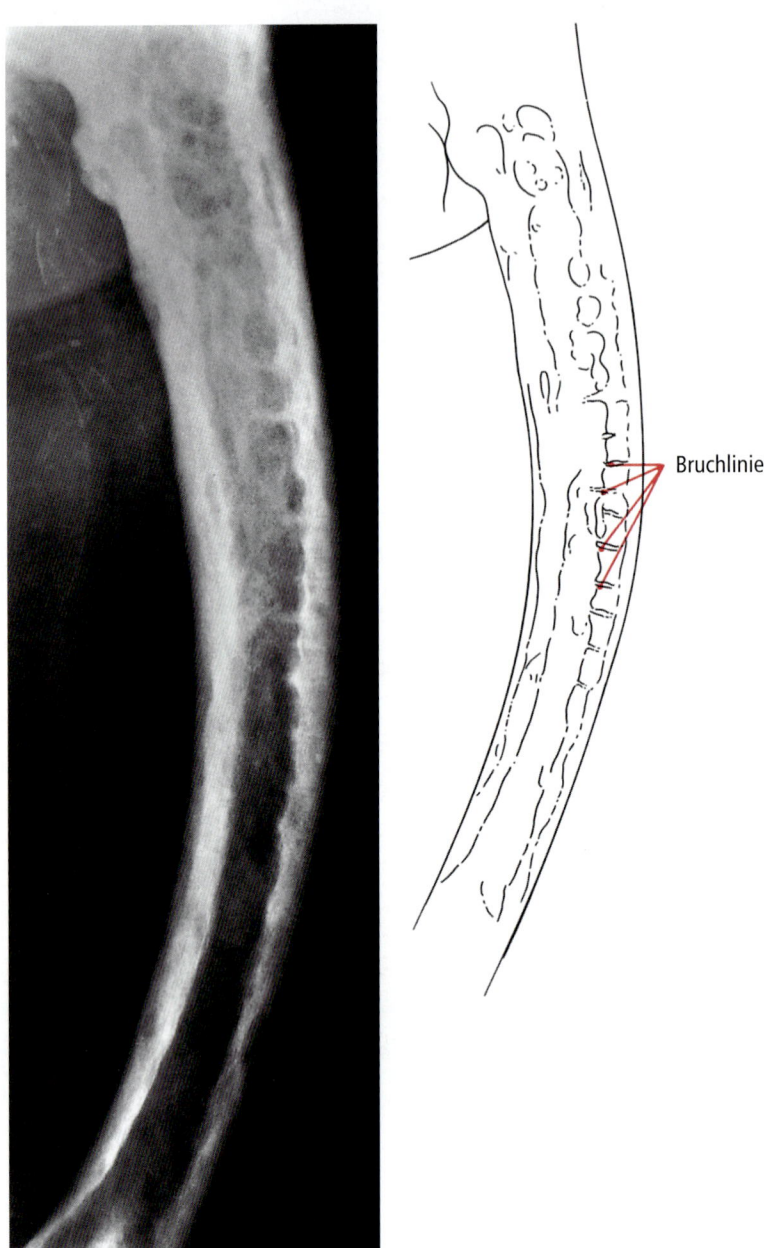

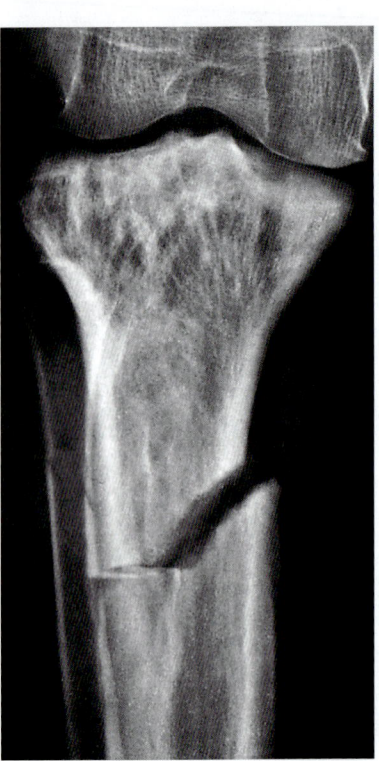

Abb. 28-13. Zahlreiche inkomplette Ermüdungsfrakturen, wie hier an der lateralen Femurkortikalis eines 80jährigen Mannes mit fortgeschrittenem Morbus Paget, sind die häufigste Komplikation dieses Krankheitsbildes

Abb. 28-14. Dieser 62jährige Mann mit einem monostotischen Morbus Paget der rechten Tibia erlitt eine pathologische Fraktur. Man beachte, wie die Bruchlinie das Gebiet einer aktiven osteolytischen Knochenzerstörung quert. (Wiedergabe mit freundlicher Genehmigung aus Sissons HA, Greenspan A, 1986)

■ Degenerative Gelenkveränderungen

Die Entwicklung einer Arthrose als Komplikation des Morbus Paget ist recht häufig; in der Regel tritt eine solche Sekundärarthrose an Knie- und Hüftgelenk ein, wo dann die charakteristischen Zeichen wie Gelenkspaltverschmälerung und Osteophyten vorliegen. Eine Protrusio acetabuli kann hier die Beteiligung der Hüftpfanne komplizieren (Abb. 28-15).

■ Neurologische Komplikationen

Die neurologischen Komplikationen beruhen bei der Paget-Krankheit auf dem Befall von Wirbelsäule und Schädel; z. B. bedingt ein Wirbelkörperkollaps eine extradurale Spinalkanalverlegung, die zu einer Paraplegie führen kann (Abb. 28-16). Auch kann die schwere Beteiligung des knöchernen Spinalkanals zu dessen Stenose führen, was die computertomographische (CT-)Untersuchung anschau-

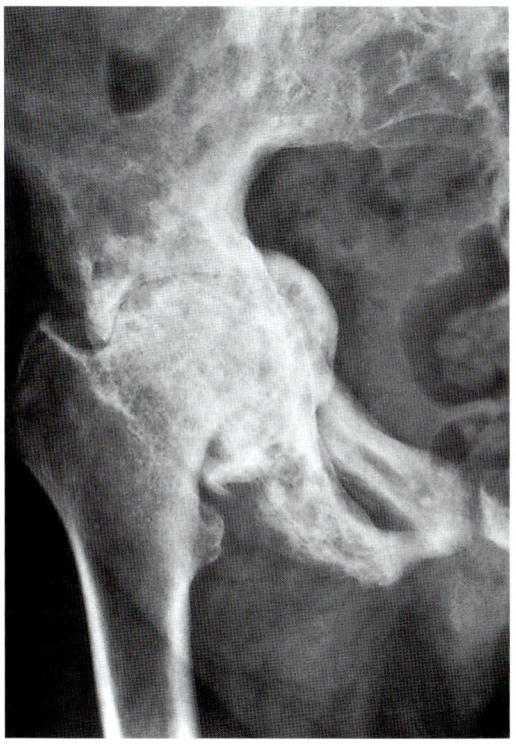

Abb. 28-15. Eine 75jährige Frau mit lange bekanntem polyostotischem Morbus Paget litt seit einem Jahr an zunehmendem Hüftschmerz. Die a.-p. Aufnahme zeigt eine Koxarthrose und eine Protrusio acetabuli. (Wiedergabe mit freundlicher Genehmigung aus Sissons HA, Greenspan A, 1986)

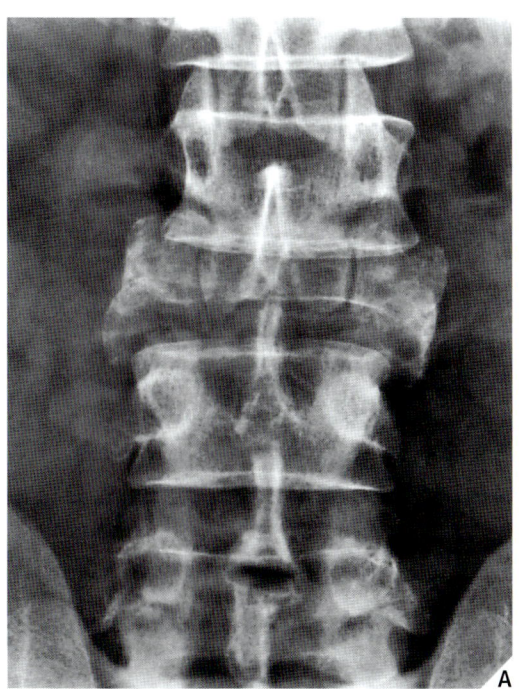
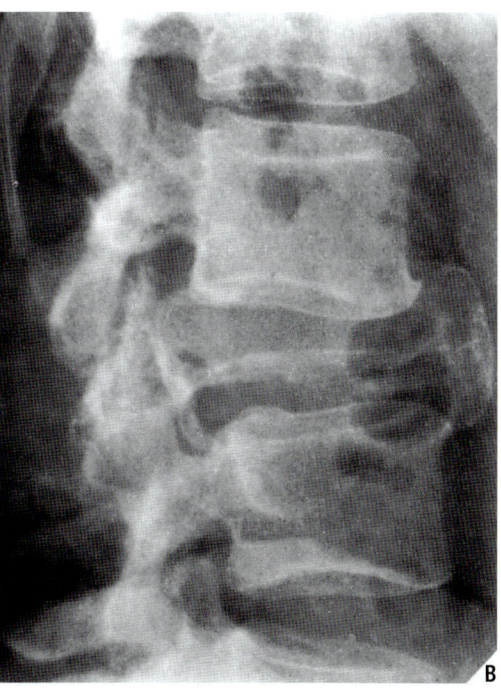

Abb. 28-16. Ein 60jähriger Mann mit einem Morbus Paget der Wirbelsäule stellte sich mit Kreuzschmerzen und neurologischen Symptomen vor. **A, B** Die a.-p. und die Seitaufnahme der LWS zeigen eine pathologische Fraktur von L3 mit Einengung des Spinalkanals, was die Ursache der Symptome war. (Wiedergabe mit freundlicher Genehmigung aus Sissons HA, Greenspan A, 1986)

TEIL VI - Metabolische und endokrine Krankheiten

lich nachweisen kann (Abb. 28-17). Die basiläre Impression durch die Erweichung der Schädelknochen kann zu einer Einengung des Foramen occipitale magnum und somit zu neurologischen Ausfällen führen.

■ Neoplastische Komplikationen

Einzelne oder multiple Riesenzelltumoren, die benigne, aber auch maligne sein können, können als Komplikation des Morbus Paget auftreten. Gewöhnlicher Sitz dieser Tumoren sind Kalotte und Darmbein.

Die Entstehung eines Knochensarkoms ist eine ganz wichtige, aber seltene Komplikation des Morbus Paget; die Inzidenz liegt unter 1%. Der weitaus häufigste histologische Typ hierbei ist das Osteosarkom (Abb. 28-18), gefolgt von Fibrosarkom, malignem fibrösem Histiozytom und Chondrosarkom, wobei das Risiko der malignen Entartung für Becken, Femur und Humerus am höchsten ist. Die wichtigsten radiologischen Zeichen dieser Komplikation sind die Entwicklung einer lytischen Veränderung am Krankheitsort, die Durchbrechung der Kortikalis und das Angehen eines Weichteiltumors (Abb. 28-19); eine Periost-

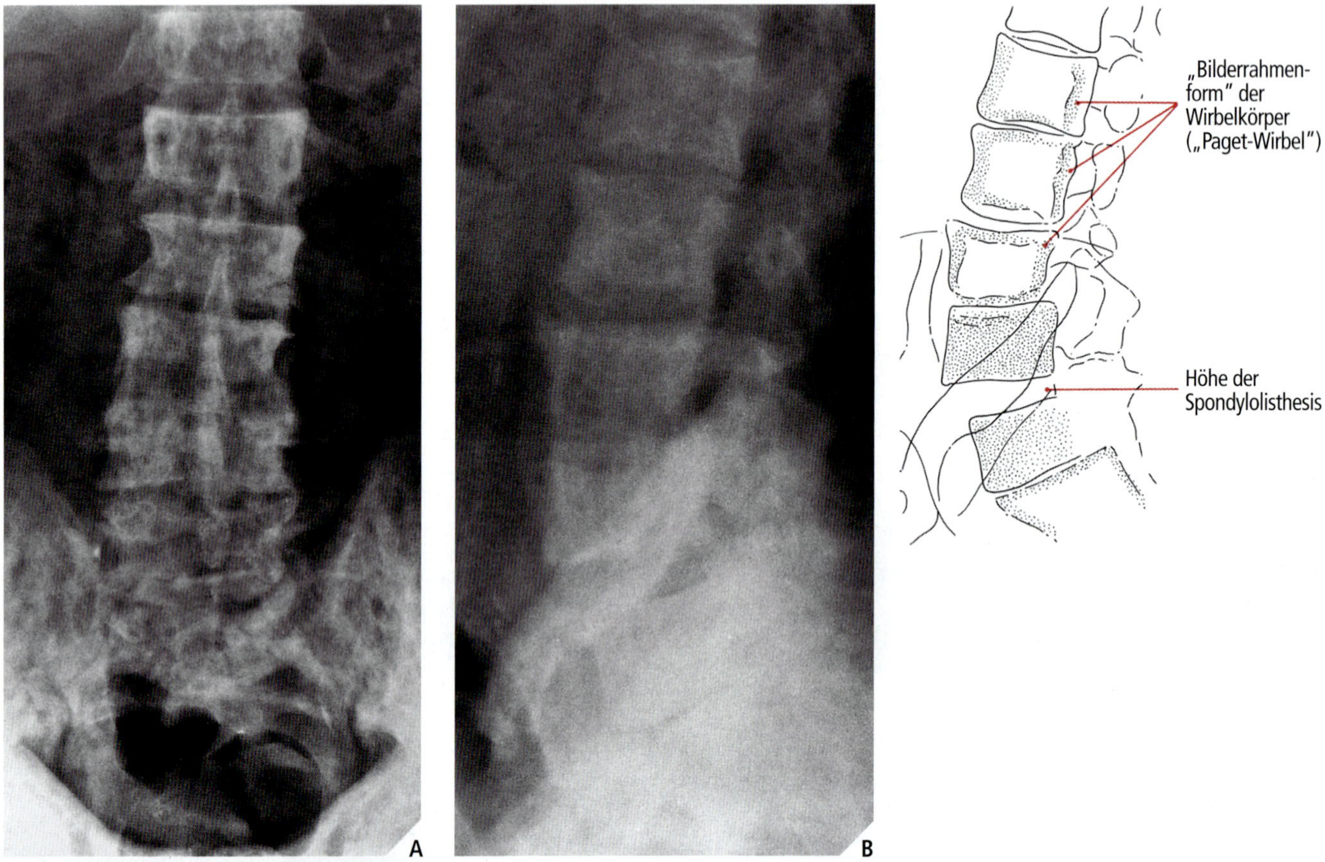

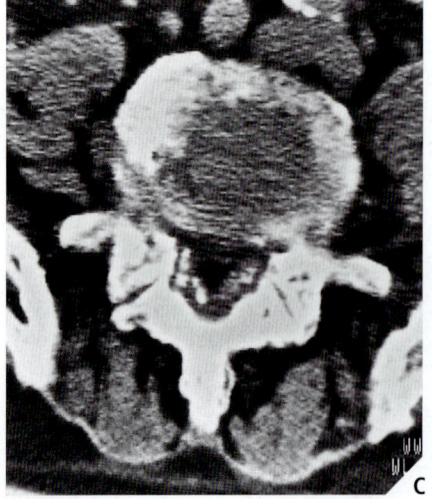

Abb. 28-17. Ein 84jähriger Mann mit einem ausgedehnten polyostotischen Morbus Paget seit Jahren entwickelte eine degenerative Spondylolisthesis und eine Spinalkanalstenose. A, B Die a.-p. und die Seitaufnahme der LWS zeigen einen Morbus Paget in der „kalten Phase". In Höhe L4/L5 erkennt man eine zweitgradige degenerative Spondylolisthesis. C Ein CT-Schnitt durch L5 zeigt eine Einengung des Wirbelkanals, die für eine Spinalstenose charakteristisch ist, die Hauptursache der meisten neurologischen Symptome beim Morbus Paget

Morbus Paget 28

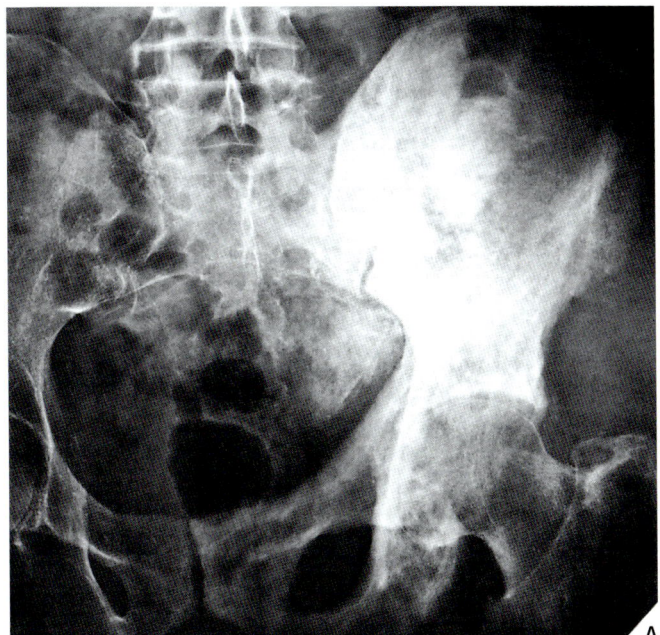
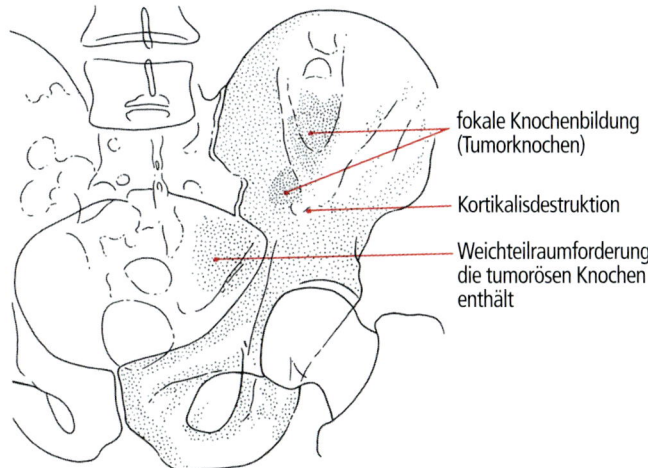
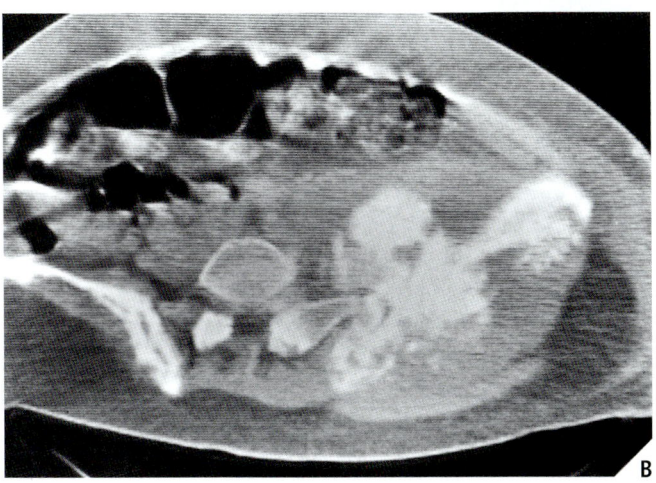

Abb. 28-18. Bei einer 70jährigen Frau mit Morbus Paget der linken Hemipelvis entwickelte sich eine seltene Komplikation, die sarkomatöse Entartung. **A** Die Beckenübersicht zeigt die ausgedehnte Beteiligung des linken Darm-, Scham- und Sitzbeins an dem Morbus Paget. Ferner erkennt man eine Kortikaliszerstörung und einen großen Weichteiltumor mit begleitender Knochenbildung – typische Befunde eines Osteosarkoms. **B** Besser zeigt das CT-Bild den Weichteiltumor

TEIL VI - Metabolische und endokrine Krankheiten

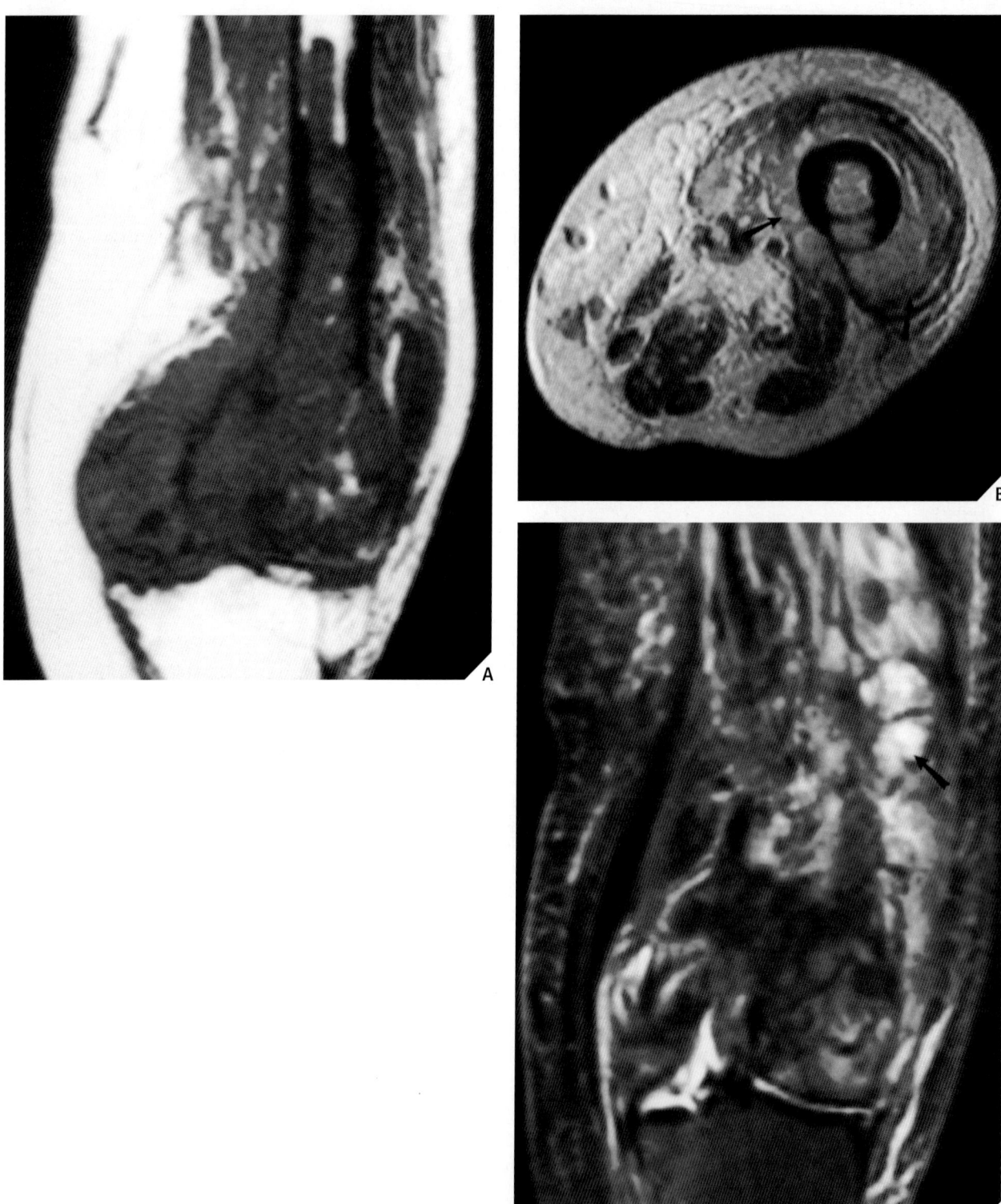

Abb. 28-19. **A** Das koronare T1w MRT-Bild (SE; TR 500/TE 20 ms) zeigt einen Morbus Paget mit Befall des distalen Femurs. Kortexzerstörung und Weichteilraumforderung sind darin gut erkennbar. **B, C** Axiales T1w Bild und koronare STIR-Sequenz sichern das Vorhandensein einer Weichteilraumforderung (*Pfeile*) und erhärten so die Diagnose einer malignen Transformation

reaktion ist hierbei selten. Oft liegt zusätzlich noch eine pathologische Fraktur vor. Das radiologische Bild des Paget-Sarkoms ist von dem der Knochenmetastasen des Nierenzellkarzinoms (Abb. 28-20) sowie des Mamma- und Prostatakarzinoms abzugrenzen. Metastasen können sich in unversehrten wie auch in Paget-befallen Knochen ansiedeln. Die Prognose von Patienten mit einem sarkomatös entarteten Morbus Paget ist schlecht; die durchschnittliche Überlebenszeit überschreitet in der Regel 6–8 Monate nicht. Gelegentlich kann ein Paget-Osteosarkom in andere Knochen und Weichteile metastasieren, doch sind Absiedelungen in Lunge, Leber und Nebennieren wesentlich wahrscheinlicher.

Orthopädische Betreuung

Wegen des wechselhaften klinischen Bildes des Morbus Paget müssen sich die Behandlungsentscheidungen auf die besonderen Manifestationen bei jedem einzelnen Patienten gründen. Aufgabe des Orthopäden bei der Betreuung von Paget-Kranken ist es, das Leiden zu beurteilen und die Ursache der Schmerzen des Patienten zu behandeln, Deformitäten festzustellen und zu therapieren und für die Behandlung bei pathologischen Frakturen oder dem Angehen von Tumoren in Paget-Knochen zu sorgen. Der Radiologe trägt zu diesem Ziel bei, indem er wichtige Informationen erbringt. Beispielsweise ist die CT zum Nachweis einer Spinalkanalstenose von Nutzen, die bei diesen Patienten häufig zu neurologischen Symptomen führt (vgl.

Abb. 28-17). Auch gibt die Skelettszintigraphie wertvolle Informationen; besonders hilft sie, die Ausbreitung dieser Krankheit im Skelett zu bestimmen (vgl. Abb. 25-11).

Die Behandlung besteht in der Hemmung der Osteoklastenaktivität durch Kalzitonin, ein Peptidhormon aus 32 Aminosäuren, das von den C-Zellen der Schilddrüse gebildet wird, und der oralen Gabe von Diphosphonaten, die an Orten eines hohen Knochenumsatzes gebunden werden und die Knochenresorption verringern. Hauptwirkung der Biphosphonate ist die Minderung der Osteoklastenaktivität. Die am häufigsten eingesetzten Medikamente in dieser Gruppe sind Etodronat, Pamidronat, Alendronat und Tiludronat. Plicamycin, früher Mithramycin genannt, hemmt die RNS-Synthese und wirkt auf die Osteoklasten zytotoxisch. Die Bestimmung der alkalischen Serumphosphatase und die Messung der Hydroxyprolinausscheidung im 24-Stunden-Urin sind die wichtigsten Hinweisparameter für das Ansprechen der Krankheit auf die konservative Behandlung.

Eine operative Intervention ist angezeigt für die Therapie pathologischer Frakturen, die fortgeschrittene invalidisierende Arthrose und extreme Deformierungen langer Röhrenknochen. Stress- oder Pseudofrakturen, meist in Tibia und proximalem Femur, behandelt man mit Gipsverband (oder Brace) und durch Schutz vor einer Gewichtsbelastung für die Dauer von mehreren Monaten. Komplette Frakturen versorgt man entweder durch Knochenmarknagel oder mit Kompressionsplatten und -schrauben. Bei den besonders an Hüfte und Knie schmerzhaften Arthrosekomplikationen führt man meist einen prothetischen Gelenkersatz durch.

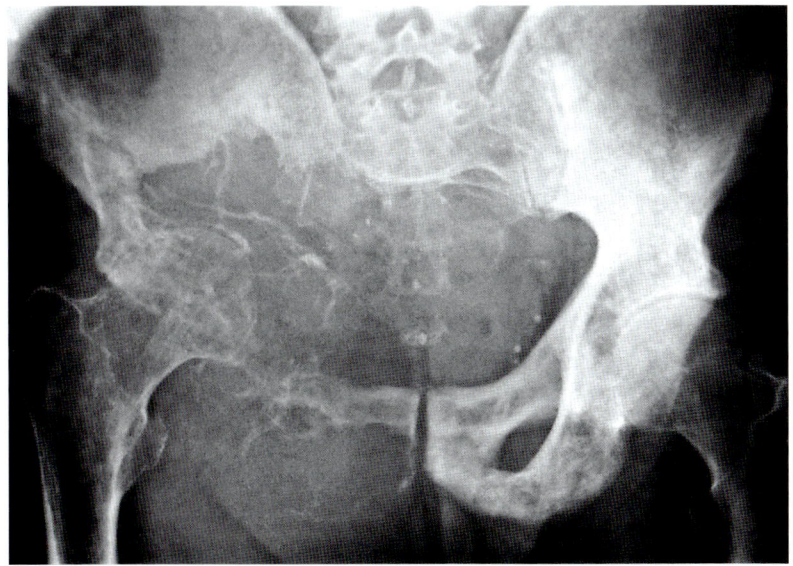

Abb. 28-20. Die a.-p. Beckenübersicht einer 55jährigen Frau mit seit 10 Jahren bekanntem Morbus Paget zeigt ausgedehnte Osteolysen im rechten Darmbein, Sitzbein und Schambein durch Nierenzellkarzinommetastasen. Man beachte die typische Beckenbeteiligung links bei Morbus Paget. Die metastatischen Veränderungen sollte man nicht als Paget-Sarkom fehldeuten

TEIL VI - Metabolische und endokrine Krankheiten

Merkpunkte für die Praxis

1. Histologisches Leitzeichen des Morbus Paget ist das Mosaikmuster einer ungeordneten und aktiven Knochenremodellierung infolge der Resorption durch Osteoklasten und der Neubildung von Knochen durch Osteoblasten.
2. Zu den charakteristischen röntgenologischen Merkmalen des Morbus Paget zählen:
   - Beteiligung mindestens eines Gelenkendes eines langen Röhrenknochens;
   - verbreiterter Kortex und Größenzunahme des befallenen Knochens;
   - vergröbertes Trabekelmuster der Spongiosa;
   - Biegungsdeformitäten der langen Röhrenknochen;
   - „Bilderrahmenaspekt" des Wirbelkörpers.
3. Die jeweiligen radiologischen Veränderungen beim Morbus Paget hängen vom Krankheitsstadium ab. In der akuten („heißen") Phase sieht man eine osteolytische strahlentransparente Veränderung
   - an der Kalotte oder in flachen Knochen, wo sie als „Osteoporosis circumscripta" bekannt ist;
   - in einem langen Röhrenknochen, wo sie als fortschreitende keilförmige Erkrankung unter dem Bild einer Kerzenflamme oder eines Grasblatts erscheint.
4. Die Skelettszintigraphie zeigt ausnahmslose eine vermehrte Radionuklidaufnahme in einem vom Morbus Paget befallenen Knochen und legt so die Verteilung dieser Krankheit im Skelett offen.
5. Die häufigsten Komplikationen des Morbus Paget sind pathologische Frakturen – entweder inkomplette Ermüdungsbrüche oder vollständige Brüche vom „Bananentyp".
6. Die ernsteste Komplikation des Morbus Paget ist die sarkomatöse Entartung. Röntgenologisch erkennbar ist sie an
   - einer osteolytischen Knochenzerstörung am Ort des Morbus Paget;
   - einer durchbrochenen Knochenrinde;
   - einer Weichteilraumforderung.

   Die maligne Entartung ist gegen Knochenmetastasen eines Primärtumors der Lunge, der Mamma, der Niere, des Gastrointestinaltrakts oder der Prostata abzugrenzen.
7. Zu unterscheiden ist der Morbus Paget von
   - dem „jugendlichen Morbus Paget" (familiäre idiopathische Hyperphosphatasie);
   - Morbus van Buchem (Hyperostosis corticalis generalisata);
   - Wirbelhämangiom;
   - der Rugger-jersey-Wirbelsäule beim sekundären Hyperparathyreoidismus;
   - malignem Lymphom;
   - ausgedehnten osteoblastischen Metastasen.

Literaturempfehlungen

Bank YW, Park YH, Chung SK Bone pathologic correlation of multimodality imaging in Paget's disease. J Nucl Med 1995; 36: 1421–1426.

Barry HG Paget's disease of bone. London: Livingstone, 1969.

Basle MF, Chappard D, Rebel A. Viral origin of Paget's disease of bone? Presse Med 1996; 25: 113–118.

Birch MA, Taylor W, Fraser WD, Ralston SH, Hart CA, Gallagher JA. Absence of paramyxovirus RNA in cultures of pagetic bone cells and in pagetic bone. J Bone Miner Res 1994; 9: 11–16.

Boutin RD, Spitz DJ, Newman JS, Lenchik L, Steinbach LS. Complications in Paget disease at MR imaging. Radiology 1998; 209: 641–651.

Brandolini F, Bacchini P, Moscato M, Bertoni F. Chondrosarcoma as a complicating factor in Paget's disease of bone. Skeletal Radiol 1997; 26: 497–500.

Chapman GK. The diagnosis of Paget's disease of bone. Aust NZ J Surg 1992; 62: 24–32.

Clarke CR, Harrison MJ. Neurological manifestations of Paget's disease. J Neurol Sci 1978; 38: 171–178.

Colarintha P, Fonseca AT, Salgado L, Vieira MR. Diagnosis of malignant change in Paget's disease by TI-201. Clin Nucl Med 1996; 21: 299–301.

Conrad GR, Johnson AW. Solitary adenocarcinoma metastasis mimicking sarcomatous degeneration in Paget's disease. Clin Nucl Med 1997; 22: 300–302.

Delmas PD, Meunier PJ. The management of Paget's disease of bone. N Engl J Med 1997; 336: 558–566.

Edeiken J, Dalinka M, Karasick D. Paget disease (osteitis deformans): metabolic and dystrophic bone disease. In: Edeiken's roentgen diagnosis of diseases of bone, vol 2, 4th ed. Baltimore: Williams & Wilkins, 1990: 1231–1259.

Fenton P, Resnick D. Metastases to bone affected by Paget's disease: a report of three cases. Int Orthop 1991; 15: 397–399.

Firooznia HF. Paget's disease. In: Firooznia HF, Golimbu C, Rafii M, Rauschning W, Weinreb J, eds. MRI and CT of the musculoskeletal system St. Louis: Mosby-Year Book; 1992: 176–181.

Berquist TH. MRI of the musculoskeletal system, 3rd ed, Philadelphia: Lippincott-Raven Publishers, 1996: 920–922.

Fogelman I. Bone scanning in Paget's disease. In: Freeman LM, ed. Nuclear medicine annual New York: Raven Press, 1991: 99–128.

Fogelman I, Carr D. A comparison of bone scanning and radiology in the assessment of patients with symptomatic Paget's disease. Eur J Nucl Med 1980; 5: 417–421.

Fogelman I, Ryan PJ. Bone scanning in Paget's disease. In: Collier BD Jr, Fogelman I, Rosenthall L, eds. Skeletal nuclear medicine St. Louis, MO: CV Mosby, 1996: 171–181.

Frame B, Marel GM. Paget's disease: a review of current knowledge. Radiology 1981; 141: 21–24.

Fraser WD. Paget's disease of bone. Curr Opin Rheumatol 1997; 9: 347–354.

Frassica FJ, Sim FH, Frassica DA, Wold LE. Survival and management considerations in postirradiation osteosarcoma and Paget's osteosarcoma. Clin Orthop 1991; 270: 120–127.

Greditzer HG III, McLeod RA, Unni KK, Beabout JW. Bone sarcomas in Paget disease. Radiology 1983; 146: 327–333.

Greenspan A. A review of Paget's disease: radiologic imaging, differential diagnosis, and treatment. Bull Hosp Jt Dis 1991; 51: 22–33.

Greenspan A. Paget's disease: current concept, radiologic imaging, and treatment. Recent Adv Orthop 1993; 1: 32–48.

Greenspan A, Norman A, Sterling AP. Precocious onset of Paget's disease – a report of three cases and review of the literature. Can Assoc Radiol J 1977; 28: 69–72.

Guyer PB, Chamberlain AT. Paget's disease of bone in South Africa. Clin Radiol 1988; 39: 51–52.

Guyer PB, Clough PW. Paget's disease of bone: some observations on the relation of the skeletal distribution to pathogenesis. Clin Radiol 1978; 29: 421–426.

Hadjipavlou A, Lander P, Srolovitz H, Enker IP. Malignant transformation in Paget disease of bone. Cancer 1992; 70: 2802–2808.

Haibach H, Farrell C, Dittrich FJ. Neoplasms arising in Paget's disease of bone: a study of 82 cases. Am J Clin Pathol 1985; 83: 594–600

Hosking D, Meunier PJ, Ringe JD, Reginster JY, Gennari C. Paget's disease of bone: diagnosis and management. BMJ 1996; 312: 491–495.

Hutter RVP, Foote FW Jr, Frazell EL, Francis KC. Giant cell tumors complicating Paget's disease of bone. Cancer 1963; 16: 1044–1056.

Huvos AG, Butler A, Bretsky SS. Osteogenic sarcoma associated with Paget's disease of bone: a clinicopathologic study of 65 patients. Cancer 1983; 52: 1489–1495.

Kaufmann GA, Sundaram M, McDonald DJ. Magnetic resonance imaging in symptomatic Paget's disease. Skeletal Radiol 1991; 20: 413–418.

Kelly JK, Denier JE, Wilner HI, Lazo A, Metes JJ. MR imaging of lytic changes in Paget disease of the calvarium. J Comput Assist Tomogr 1989; 13: 27–29.

Kim CK, Estrada WN, Lorberboym M, Pandit N, Religioso DG, Alaxi A. The "mouse face" appearance of the vertebrae in Paget's disease. Clin Nucl Med 1997; 22: 104–108.

Krane SM. Paget's disease of bone. Clin Orthop 1977; 127: 24–36.

Kumar A, Poon PY, Aggarwal S. Value of CT in diagnosing nonneoplastic osteolysis in paget disease. J Comput Assist Tomogr 1993; 17: 144–146.

Kunin JR, Strouse PJ. The "yarmulke" sign of Paget's disease. Clin Nucl Med 1991; 16: 788–789.

Lander PH, Hadjipavlou AG. A dynamic classification of Paget's disease. J Bone Joint Surg [Br] 1986; 68B: 431–438.

Lentle BC, Russell AS, Heslip PG, Percy JS. The scintigraphic findings in Paget's disease of bone. Clin Radiol 1976; 27: 129–135.

Maldague B, Malghem J. Dynamic radiological patterns of Paget's disease of bone. Clin Orthop 1987; 217: 126–151.

McKenna RJ, Schwinn CP, Soong KY, Higinbotham NI. Osteogenic sarcoma arising in Paget's disease. Cancer 1964; 17: 42–66.

McKillop JH, Fogelman I, Boyle IT, Greig WR. Bone scan appearance of a Paget's osteosarcoma: failure to concentrate EHDP. J Nucl Med 1977; 18: 1039–1040.

Meunier PJ, Vignot E. Therapeutic strategy in Paget's disease of bone. Bone 1995; 17: 489S–491S.

Milgram JW. Orthopedic management of Paget's disease of bone. Clin Orthop 1977; 127: 63–69.

Milgram. JW. Radiographical and pathological assessment of the activity of Paget's disease of bone. Clin Orthop 1977; 127: 43–54.

Miller C, Rao VM. Sarcomatous degeneration of Paget disease in the skull. Skeletal Radiol 1983; 10: 102–106.

Mills BG, Frausto A, Singer FR, Ohsaki Y, Demulder A, Roodman GD. Multinucleated cells formed in vitro from Paget's bone marrows express viral antigens. Bone 1994; 15: 443–448.

Mirra JM. Pathogenesis of Paget's disease based on viral etiology. Clin Orthop 1987; 217: 162–170.

Mirra JM, Brien EW, Tehranzadeh J. Paget's disease of bone: review with emphasis on radiologic features. Part I. Skeletal Radiol 1995; 24: 163–171; 173–184.

Mirra JM, Gold RM: Giant cell tumor containing viral-like intranuclear inclusions, in association with Paget's disease. Case report. Skeletal Radiol 1982; 8: 67–70.

Moore TE, Kathol MH, El-Koury GY, Walker CW, Gendall DW, Whitten CG. Unusual radiologic features of Paget's disease of bone. Skeletal Radiol 1994; 23: 257–260.

Nicholas JJ, Srodes CH, Herbert D, Hoy RJ, Peel RL, Goodman MA. Metastatic cancer in Paget's disease of bone: a case report. Orthopedics 1987; 10: 725–729.

Paget J. On a form of chronic inflammation of bones (osteitis deformans). Med Chir Trans 1877; 60: 37–64.

Potter HG, Schneider R, Ghelman B, Healey JH, Lane JM. Multiple giant cell tumors and Paget disease of bone: radiographic and clinical correlations. Radiology 1991; 180: 261–264.

Resnick D, Niwayama G. Paget's disease. In: Resnick D, ed. Diagnosis of bone and joint disorders, 3rd ed. Philadelphia: WB Saunders, 1995: 1923–1968.

Roberts MC, Kressel HY, Fallon MD, Zlatkin MB, Dalinka MK. Paget disease: MR imaging findings. Radiology 1989; 173: 341–345.

Rosenbaum HD, Hanson DJ. Geographic variation in the prevalence of Paget's disease of bone. Radiology 1969; 92: 959–963.

Ryan PJ, Fogelman I. Paget's disease – five years follow-up after pamidronate therapy. Br J Rheumatol 1994; 33: 98–99.

Schajowicz F, Santini Araujo E, Berenstein M. Sarcoma complicating Paget's disease of bone: a clinicopathological study of 62 cases. J Bone Joint Surg [Br] 1983; 65: 299–307.

Serafini AN. Paget's disease of the bone. Semin Nucl Med 1976; 6: 47–58.

Sissons HA. Epidemiology of Paget's disease. Clin Orthop 1966; 45: 73–79.

Sissons HA, Greenspan A. Paget's disease. In: Taveras JM, Ferrucci JT, eds. Radiology – imaging, diagnosis, intervention, vol. 5. Philadelphia: JB Lippincott, 1986: 1–14.

Smith J, Botet YF, Yeh SDJ. Bone sarcoma in Paget's disease: a study of 85 patients. Radiology 1984; 152: 583–590.

Som PM, Hermann G, Sacher M, Stollman AL, Moscatello AL, Biller HF. Paget disease of the calvaria and facial bones with an osteosarcoma of the maxilla: CT and MR findings. J Comput Assist Tomogr 1987; 11: 887–890.

Sy WM. Gamma images in benign and metabolic bone diseases, vol I. Boca Raton, FL: CRC Press, 1981: 58–60.

Tehranzadeh J, Fung Y, Donohue M, Anavim A, Pribram HW. Computed tomography of Paget disease of the skull versus fibrous dysplasia. Skeletal Radiol 1998; 27: 664–672.

Vellenga CJ, Bijvoet OLM, Pauwels EKJ. Bone scintigraphy and radiology in Paget's disease of bone: a review. Am J Physiol Imaging 1988; 3: 154–168.

Wallace E, Wong J, Reid IR. Pamidronate treatment of the neurologic sequelae of pagetic spinal stenosis. Arch Intern Med 1995; 155: 1813–1815.

Waxman AD, McKee D, Siemsen JK, Singer FR. Gallium scanning in Paget's disease of bone: effect of calcitonin. AJR Am J Roentgenol 1980; 134: 303–306.

Wellman HN, Schauwecker D, Robb JA, Khairi MR, Johnston CC. Skeletal scintimaging and radiography in the diagnosis and management of Paget's disease. Clin Orthop 1977; 127: 55–62.

Wick MR, Siegal GP, Unni KK, McLeod RA, Greditzer HG III. Sarcomas of bone complicating osteitis deformans (Paget's disease): fifty years' experience. Am J Surg Pathol 1981; 5: 47–59.

Zlatkin MB, Lander PH, Hadjipavlou AG, Levine JS. Paget disease of the spine: CT with clinical correlation. Radiology 1986; 160: 155–159.

Kapitel 29

Verschiedene metabolische und endokrine Störungen

Familiäre idiopathische Hyperphosphatasie

Es handelt sich hierbei um eine seltene autosomal-rezessive Krankheit, die jüngere Kinder betrifft, in der Regel innerhalb der ersten 18 Lebensmonate, und die eine auffällige Häufung bei Puertoricanern zeigt. Das Krankheitsbild geht mit progredienten Knochendeformierungen einher. Klinisch charakteristisch sind schmerzhafte Verbiegungen der Extremitäten, Muskelschwäche, ein abnormer Gang, pathologische Frakturen, Wirbelsäulendeformitäten, Seh- und Hörverlust, eine Erhöhung der alkalischen Serumphosphatase und ein Anstieg der Leucinaminopeptidase.

Radiologische Abklärung: Der vermehrte Umsatz von Knochen und Skelettkollagen, wie ihn die Skelettszintigraphie zeigt, ist bei der familiären idiopathischen Hyperphosphatasie ein charakteristischer Befund. Die radiologischen Kennzeichen der Krankheit sind typisch; zwar hat dieses Leiden keinerlei Beziehung zum Morbus Paget, es wird aber häufig als „juveniler Morbus Paget" bezeichnet und bietet auch ähnliche radiologische Merkmale. Die langen Röhrenknochen sind vergrößert und weisen eine Kortikalisverbreiterung sowie ein grobes Trabekelmuster auf (Abb. 29-1). Ebenso sind Biegungsdeformitäten und der Befall von Becken und Schädel häufig (Abb. 29-2), doch bleiben im Gegensatz zum Morbus Paget die Epiphysen von der Krankheit verschont.

Differentialdiagnose: Es gibt einige wenige Leiden, die der familiären idiopathischen Hyperphosphatasie ähneln und der allgemeinen Gruppe der endostalen Hyperostosen oder der Hyperostosis corticalis generalisata angehören. Insbesondere ist eine autosomal rezessive Form dieser Krankheiten, der Morbus van Buchem, trotz seiner Einordnung als chronische Hyperphosphatasia tarda in Wirklichkeit davon strikt zu trennen. Der Beginn liegt später als bei der angeborenen Hyperphosphatasie, wobei das Alter der Patienten von 25 bis zu 50 Jahren reicht. Radiologischer Leitbefund ist eine symmetrische Rindenverbreiterung langer und kurzer Röhrenknochen. Die Oberschenkel weisen keine Verbiegung auf, die Gelenkenden werden ausgespart. Am Schädel sind sowohl Kalotte als auch Schädelbasis deutlich verdickt. Der Serumspiegel der alkalischen Phosphatase ist erhöht, während Kalzium und Phosphat normal bleiben.

Akromegalie

Die vermehrte Sekretion von Wachstumshormon (Somatotropin) aus den eosinophilen Zellen des Hypophysenvorderlappens infolge einer Hyperplasie oder eines Tumors führt zu einem beschleunigten Wachstum des Knochens. Zu diesem Bild kommt es vor der Skelettreife (d. h. vor dem Schluß der Wachstumsfugen), Ergebnis ist ein Gigantismus; dagegen führt das Angehen nach der Skelettreife zur Akromegalie. Die Symptome setzen meist schleichend ein, wobei die Beteiligung bestimmter Zielorte am Skelett typisch ist (Abb. 29-3). Früheste Symptome sind die allmähliche Vergrößerung von Händen und Füßen sowie die Vergröberung der Gesichtszüge. Diese charakteristischen Gesichtsveränderungen kommen durch die Übergröße der Stirnhöhle, das Vorstehen des Unterkiefers (Prognathie), die Akzentuierung des Orbitarandes, die Vergrößerung von Nase und Lippen sowie die Verbreiterung und Vergröberung der Gesichtsweichteile zustande.

Radiologische Abklärung: Die Röntgenuntersuchung deckt eine Vielzahl charakteristischer Merkmale dieser Krankheit auf. Die seitliche Schädelaufnahme zeigt eine

TEIL VI - Metabolische und endokrine Krankheiten

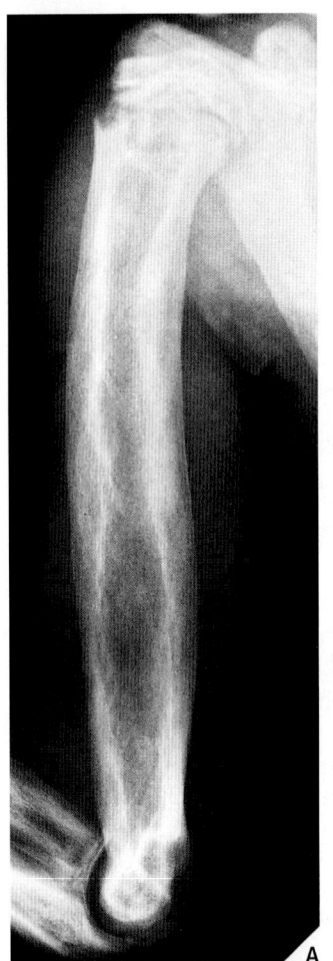
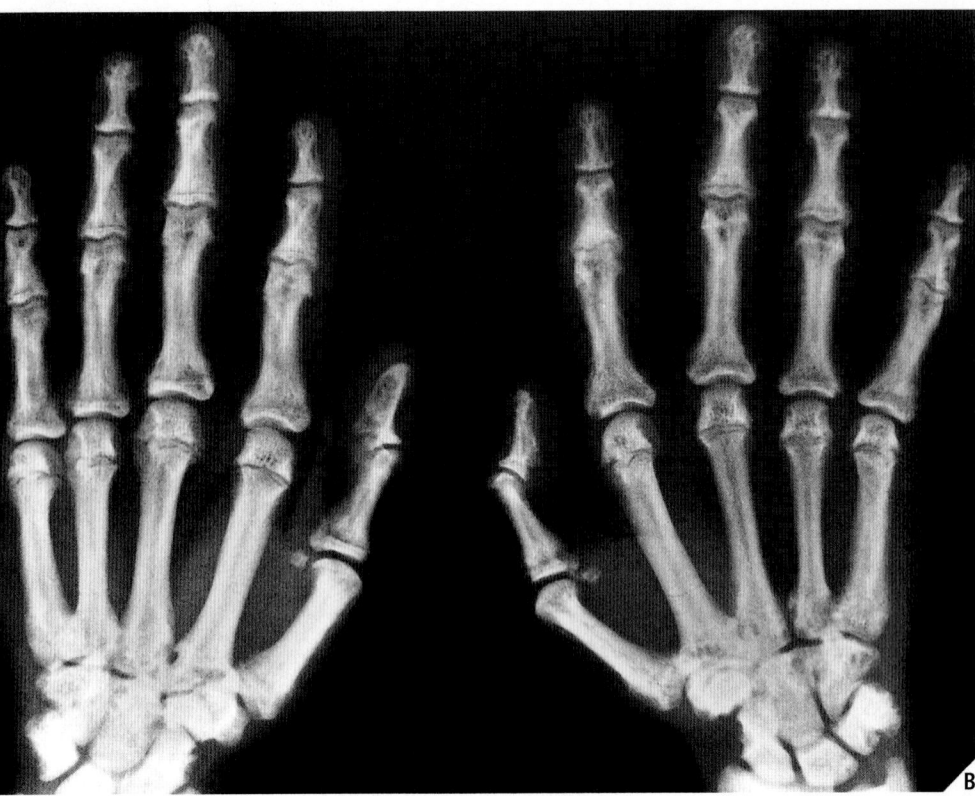
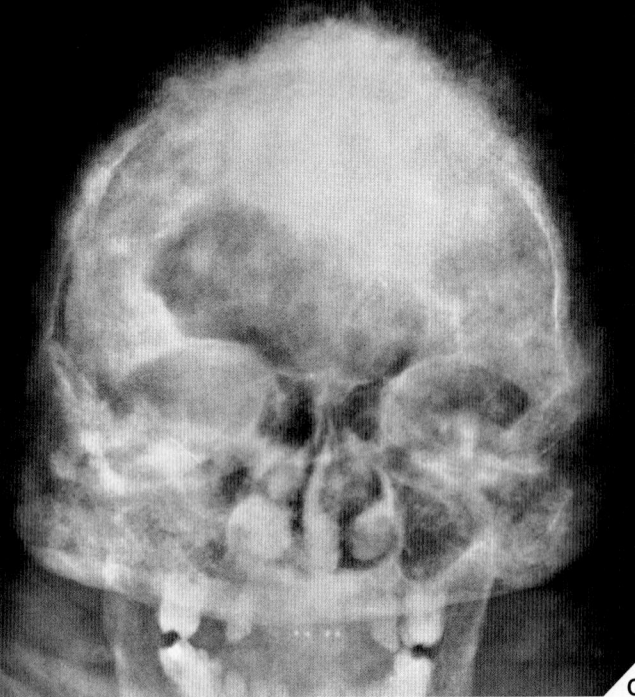
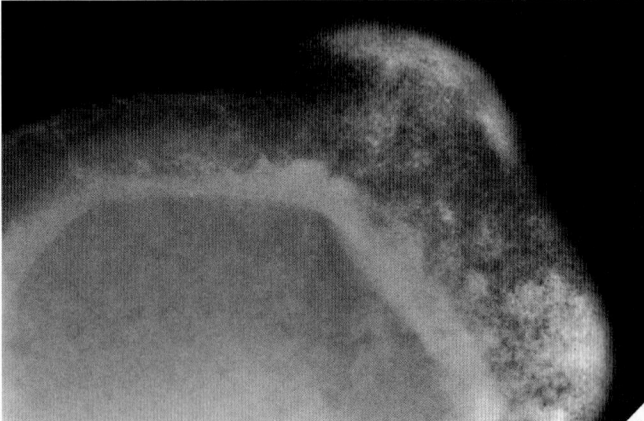

Abb. 29-1. **A** Die a.-p. Aufnahme von Schulter und Oberarm eines 12jährigen Puertorikaners mit einer familiären idiopathischen Hyperphosphatasie zeigt eine betonte Verbreiterung der Humeruskortikalis und eine Vergröberung der Trabekel ähnlich wie beim Morbus Paget. **B** Auf der Übersichtsaufnahme der Hände sieht man sklerosierende Veränderungen des Knochens sowie eine starke Markraumeinengung in Mittelhandknochen und Phalangen. **C** Bei einem 30jährigen Mann zeigt die a.-p. Aufnahme des Schädels eine Verbreiterung und Sklerosierung der Kalotte ähnlich wie beim Morbus Paget. **D** Die Vergrößerungsaufnahme zeigt eine markante Verdickung der Tabula interna sowie eine Verbreiterung des Diploeraums

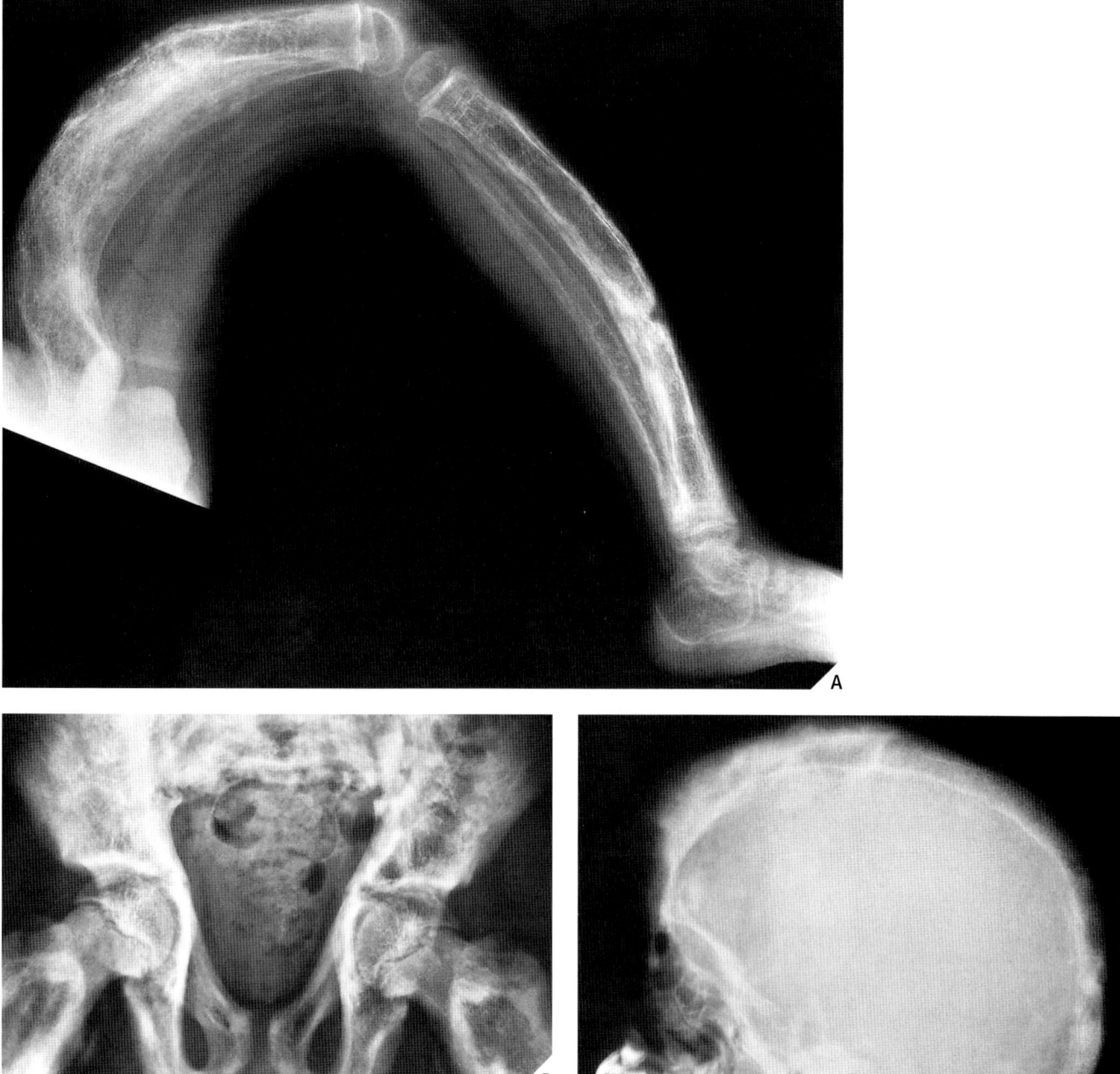

Abb. 29-2. A Das Röntgenbild eines 4 Jahre alten Knaben zeigt eine markante Verbiegung der langen Röhrenknochen, auffälliges Merkmal der familiären idiopathischen Hyperphosphatasie. **B** Die a.-p. Beckenübersicht ergibt ein grobes Trabekelmuster und eine hierfür typische Verbreiterung der Kortikalis. Zu beachten ist, daß die Epiphysen nicht beteiligt sind. **C** Die seitliche Schädelaufnahme zeigt eine Verdickung von Lamina interna und externa und eine watteähnliches Kalottenbild ähnlich dem Baumwollschädel des Morbus Paget. (Wiedergabe der Abb. 29-2B mit freundlicher Genehmigung aus Sissons HA, Greenspan A 1986)

TEIL VI - Metabolische und endokrine Krankheiten

Verdickung und Dichtezunahme der Schädelknochen, wobei auch der Diploeraum aufgehoben ist. Die Sella turcica, die die Hypophyse in sich birgt, muss aber nicht vergrößert sein. Die Nasennebenhöhlen sind vergrößert (Abb. 29-4), die Mastoidzellen sind vermehrt pneumatisiert. Auch erkennt man den vorstehenden Unterkiefer, eines der augenfälligsten klinischen Zeichen der Akromegalie, auf der seitlichen Gesichtsschädelaufnahme.

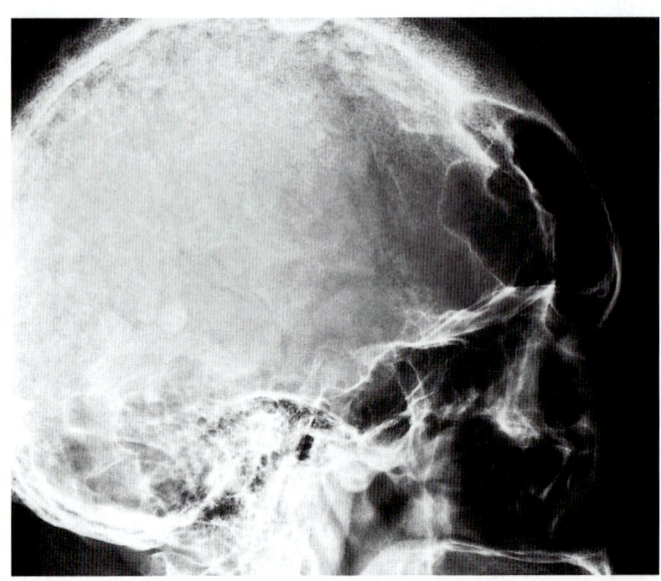

Abb. 29-4. Die seitliche Schädelaufnahme einer 75jährigen Frau mit Akromegalie zeigt eine ausgeprägte Erweiterung der Stirnhöhle, einen deutlich vorstehenden Supraorbitalwulst und eine Verdickung des Stirnbeins

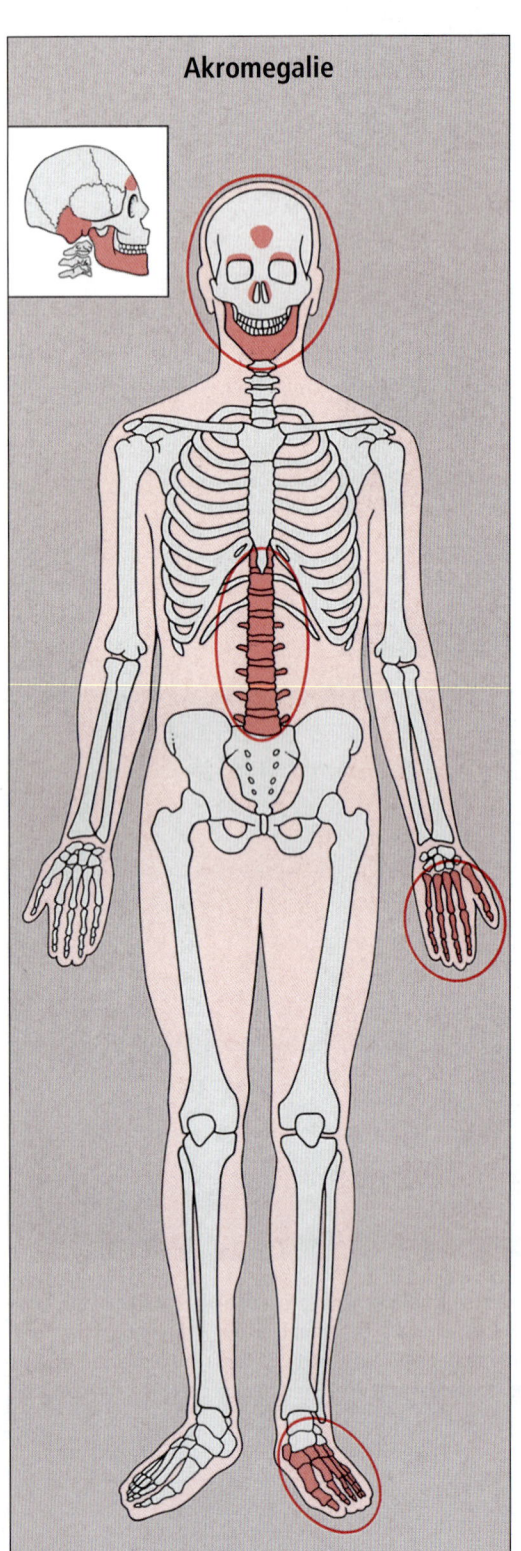

Abb. 29-3. Die aussagekräftigsten Zielorte der Akromegalie

Auch die Hände weisen radiologische Veränderungen auf: Die Metakarpalköpfchen sind vergrößert, ferner kann man irreguläre Knochenverdickungen längs der Ränder sehen, die Osteophyten ähneln. Die Vergrößerung der Sesambeine am Daumengrundgelenk kann bei der Beurteilung einer Akromegalie hilfreich sein. Werte des Sesambeinindex (das Produkt von Höhe und Breite eines Sesambeins in Millimetern) von > 30 bei Frauen und > 40 bei Männern weisen auf eine Akromegalie hin, doch ist meist die Trennlinie zwischen normalen und pathologischen Werten nicht scharf genug, um allein anhand dieses Einzelwertes bei einem grenzwertigen Fall die Diagnose zu stellen. Charakteristische Veränderungen sieht man auch an den Endphalangen, deren Basen verbreitert sind und deren Nagelkranzfortsätze sporn- oder ankerartige Auswüchse zeigen. Die Gelenkräume verbreitern sich infolge der Hypertrophie des Gelenkknorpels (Abb. 29-5), auch kann es zu einer Hypertrophie der Weichteile kommen, die die Entwicklung von rechteckig aussehenden Fingern bewirkt („Spatenhand").

Die Beurteilung des Fußes in der Seitaufnahme erlaubt eine wichtige Messung, nämlich die der Fersenweichteilpolsterdicke. Dieser Wert wird festgelegt durch die Entfernung der hinteren Unterfläche des Kalkaneus zum nähestgelegenen Punkt der Hautoberfläche. Bei einem Gesunden von 68 kg Körpergewicht sollte die Fersenpolsterdicke 22 mm nicht überschreiten. Für alle weiteren 11,4 kg Körpergewicht darf je 1 mm zum Basiswert addiert werden; folglich wären 24 mm der oberste Normwert für einen Menschen mit 91 kg Körpergewicht. Ist die Fersenpolsterdicke größer als der berechnete Normwert, dann wird eine Akromegalie sehr wahrscheinlich (Abb. 29-6), und die Bestimmung des Wachstumshormonspiegels (mittels RIA) ist angebracht.

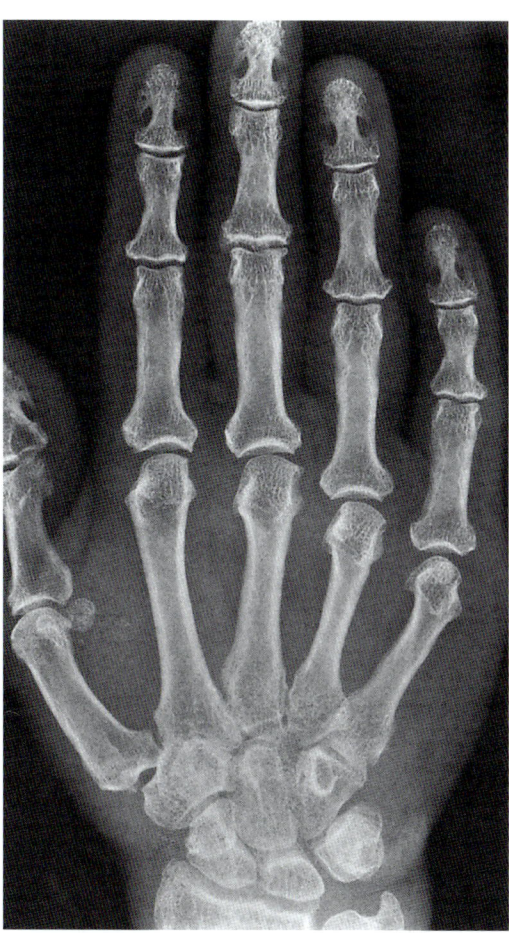

Abb. 29-5. Die dorsopalmare Handaufnahme einer 38jährigen Frau zeigt die charakteristische Größenzunahme der Processus unguiculares und dort ankerartige Knochenvorsprünge. Die Basen der Endglieder sind verbreitert, desgleichen der radiologische Gelenkspalt an den Handgelenken

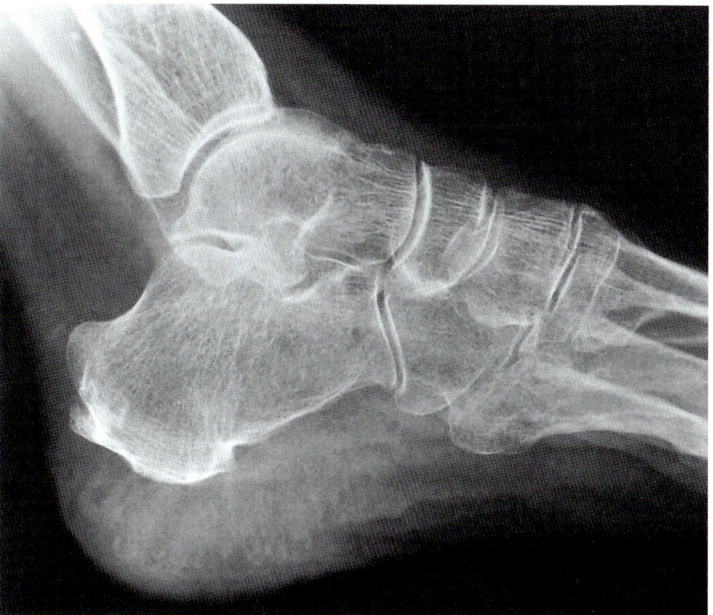

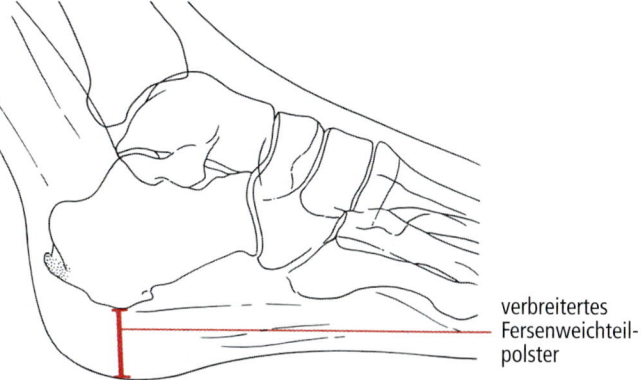

Abb. 29-6. Die seitliche Fußaufnahme eines 58jährigen Mannes zeigt ein 38 mm dickes Fersenweichteilpolster, ein für einen Patienten mit nur ca. 64 kg Körpergewicht weit überhöhter Wert. Die Messung bestimmt die kürzeste Entfernung zwischen dem Fersenbein und der Fersensohle

Auch die Wirbelsäule kann bei der Akromegalie identifizierende Merkmale erbringen. Eine seitliche Aufnahme kann die Zunahme des Wirbelkörpersagittaldurchmessers wie auch eine Aushöhlung oder vermehrte Konkavität der Wirbelkörperhinterkante zeigen (Abb. 29-7). Zwar ist der genaue Mechanismus dieses Phänomens unbekannt, doch dürfte hier als mögliche Ursache eine Knochenresorption angenommen werden. Es wurden auch andere Krankheitszustände mit hinterer Wirbelkantenexkavation beschrieben (Tab. 29-1). Zusätzlich ist bei der Akromegalie oft die Brustwirbelsäulenkyphose vermehrt und die Lumballordose akzentuiert. Durch das übermäßige Wachstum des Knorpelanteils der Bandscheibe können auch die Bandscheibenräume höher als normal werden.

Die bei der Akromegalie sichtbaren Gelenkanomalien sind das Ergebnis einer häufigen Komplikation, der degenerativen Arthrose, die wiederum Folge der Übergröße des Gelenkknorpels und der unzureichenden Ernährung des abnorm breiten Knorpels ist. Die Kombination aus Gelenkspaltverschmälerung, Osteophyten, subchondraler Sklerosierung und der Bildung zystenartiger Veränderungen ähnelt einem primär arthrotischen Prozeß.

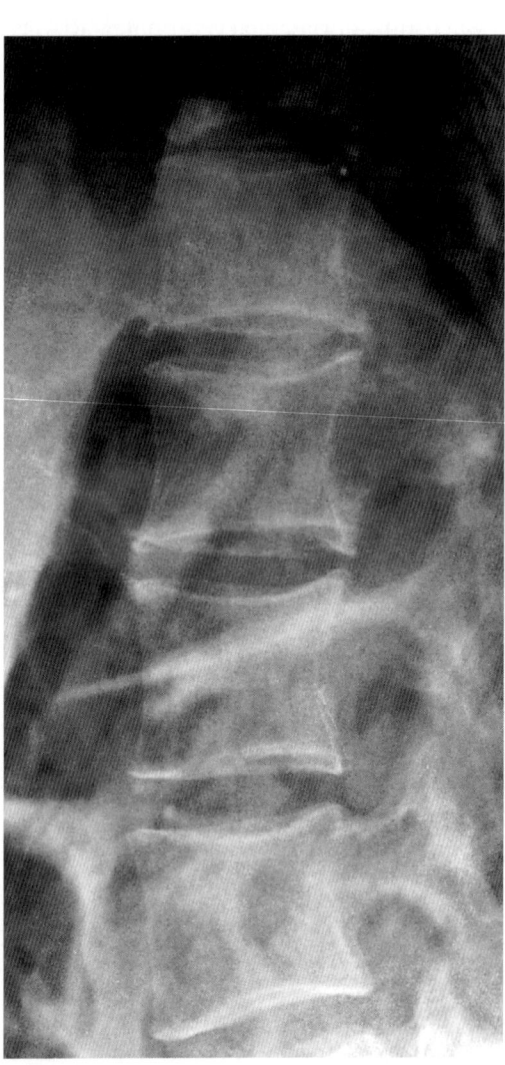

Abb. 29-7. Bei dieser 49jährigen Frau mit Akromegalie zeigt die Seitaufnahme des thorakolumbalen Übergangs die Aushöhlung der Wirbelkörperhinterkanten, was offensichtlich auf einer Knochenresorption beruht

Tab. 29-1. Ursachen ausgehöhlter Wirbelkörperhinterkanten

Gesteigerter intraspinaler Druck
- Intradurale Neoplasmen
- Intraspinale/-medulläre Zysten
- Syringomyelie und Hydromyelie
- Hydrocephalus communicans

Duraektasie
- Marfan-Syndrom
- Ehlers-Danlos-Syndrom
- Neurofibromatose

Knochenresorption
- Akromegalie

Angeborene Krankheiten
- Achondroplasie
- Morbus Morquio-Brailsford
- Morbus Hunter
- Osteogenesis imperfecta (tarda)

Physiologische Exkavation

(aus Mitchell GE, et al., 1967, mit freundlicher Erlaubnis)

Morbus Gaucher

Einteilung: Der Morbus Gaucher ist eine Stoffwechselstörung, die durch die abnorme Speicherung von Zerebrosiden (Glykolipiden: Glucosylceramid) in den retikuloendothelialen Zellen von Milz, Leber und Knochenmark gekennzeichnet ist. Diese veränderten Makrophagen, die sog. *„Gaucher-Zellen"*, sind das histologische Leitzeichen dieser Krankheit.

Der Morbus Gaucher ist eine familiäre angeborene Störung unbekannter Ätiologie, die autosomal rezessiv übertragen wird. Die Krankheit entsteht durch zahlreiche Mutationen am Genort, der die Enzyme Glucocerebrosidase (Glucosylceramidase, Cerebrosid-Beta-Glucosidase) kodiert, die dann zum Aktivitätsausfall der lysosomalen Hydrolase führen. Er wird in 3 unterschiedliche Typen eingeteilt:

- *Typ I: Der nichtneuropathische* oder *Erwachsenentyp* ist die häufigste Form und kommt hauptsächlich bei ashkenasischen (weißen europäischen und nordamerikanischen) Juden vor. Er beginnt im 1. oder 2. Lebensjahrzehnt, wobei der Patient meist ein normales Alter erreicht. Knochenanomalien und Hepatosplenomegalie charakterisieren diesen Typ.
- *Typ II: Die akute neuropathische Form* führt innerhalb des 1. Lebensjahres zum Tode. Anscheinend bevorzugt diese Form keine ethnische Gruppe.
- *Typ III: Die subakute juvenile neuropathische Form* beginnt gegen Ende des 1. Lebensjahres und nimmt dann einen ähnlich ungünstigen Verlauf wie der Typ II. Die Patienten leiden an geistiger Retardierung und Krampfanfällen und sterben meist gegen Ende des 2. Lebensjahrzehnts.

Die jeweiligen klinischen Merkmale hängen vom Typ des Morbus Gaucher ab. Die Erwachsenenform (Typ I) ist am häufigsten und zeigt sich im typischen Fall mit einem aufgetriebenen Leib infolge der Splenomegalie. Rezidivierende Knochenschmerzen sind Zeichen der Skelettbeteiligung; ein akuter schwerer Knochenschmerz im Verein mit Schwellung und Fieber deutet auf eine akute eitrige Osteomyelitis. Dieser klinische Symptomenkomplex ist das Resultat einer ischämischen Knochennekrose und wird als „aseptische Osteomyelitis" bezeichnet. An den Augen können Lidspaltenflecke (Pingueculae) vorliegen, die Haut kann eine braune Pigmentierung annehmen. Es kommt zu Nasenbluten auf dem Boden einer Thrombozytopenie. Die Diagnose wird durch den Nachweis der charakteristischen Gaucher-Zellen im Knochenmarkpunktat oder durch eine Leberbiopsie gestellt.

Radiologische Abklärung: Die Röntgenuntersuchung deckt charakteristische Befunde auf. Es besteht eine diffuse Osteoporose, die oft mit einer Markraumerweiterung vergesellschaftet ist. An den Enden der langen Röhrenknochen bezeichnet man diese Erscheinung als „Erlenmeyerkolbendeformität" (Abb. 29-8 u. Tab. 29-2). Auch sieht man eine umschriebene Knochendestruktion, die das Bild eines Honigwabenmusters annimmt (Abb. 29-9); grobe Osteolysen bleiben meist auf den Schaft langer Röh-

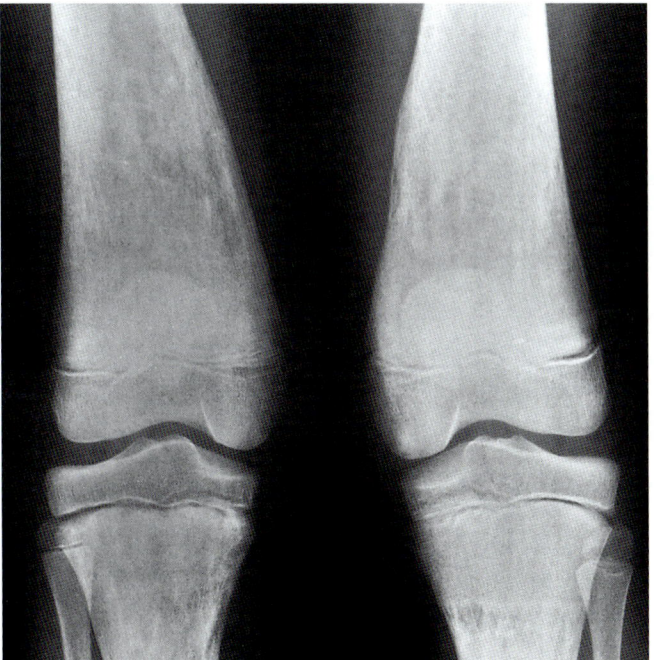

Abb. 29-8. Bei einem 12jährigen Knaben mit Morbus Gaucher vom adulten Typ zeigt die a.-p. Aufnahme eine Erlenmeyerkolbendeformität der distalen Oberschenkel infolge der Ausdehnung des Knochenmarkraums. Achten sollte man auf die Kortikalisverschmächtigung bei diffuser Osteoporose

Tab. 29-2. Ursachen der Erlenmeyerkolbendefomität

- Morbus Gaucher
- Morbus Niemann-Pick
- Fibröse Dysplasie
- Sichelzellenanämie
- Thalassämie
- Multiple kartilaginäre Exostosen
- Morbus Ollier (Enchondromatose)
- Morbus Albers-Schönberg (Osteopetrose)
- Morbus Camurati-Engelmann (progressive diaphysäre Dysplasie)
- Morbus Pyle (metaphysäre Dysplasie)
- Pyknodysostose
- Bleivergiftung

renknochen beschränkt. Daneben kommt es oft zu Sklerosierungen infolge von Heilungsabläufen oder Knocheninfarkten (Abb. 29-10). Knochenmarkinfarzierung und Periostreaktion können zum Bilde eines Knochens im Knochen führen, das dann der Osteomyelitis ähneln kann (Abb. 29-11). Hermann et al. führten eine Studie mit 29 Patienten mit dem Typ I des Morbus Gaucher durch, bei dem sie den Nutzen der MRT bei der Beurteilung des Knochensmarkbefalls analysierten. Die Studienergebnisse legen nahe, daß die MRT hierbei eine wertvolle nichtinvasive bildgebende Methode ist, um die Krankheitsaktivität zu bestimmen.

Komplikationen: Die häufigste Komplikation des Morbus Gaucher ist die Femurkopfnekrose und gelegentlich auch die Femurkondylennekrose (Abb. 29-12). Auch die Aufpropfung degenerativer Veränderungen ist ein häufiger Befund, der operative Eingriffe erforderlich macht. Ferner sind pathologische Frakturen häufig, die dann meist die langen Röhrenknochen wie auch die Wirbelsäule betreffen. Glücklicherweise ist die schwerwiegendste Komplikation nur selten, nämlich die maligne Entartung am Ort von Knocheninfarkten.

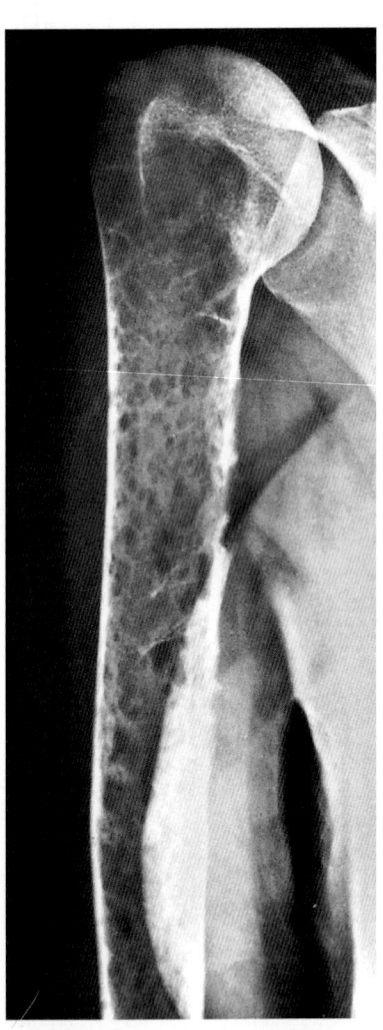

Abb. 29-9. Die destruierenden Veränderungen beim Morbus Gaucher können, wie hier am proximalen Humerus einer 52jährigen Frau mit der adulten Form, ein Honigwabenmuster annehmen

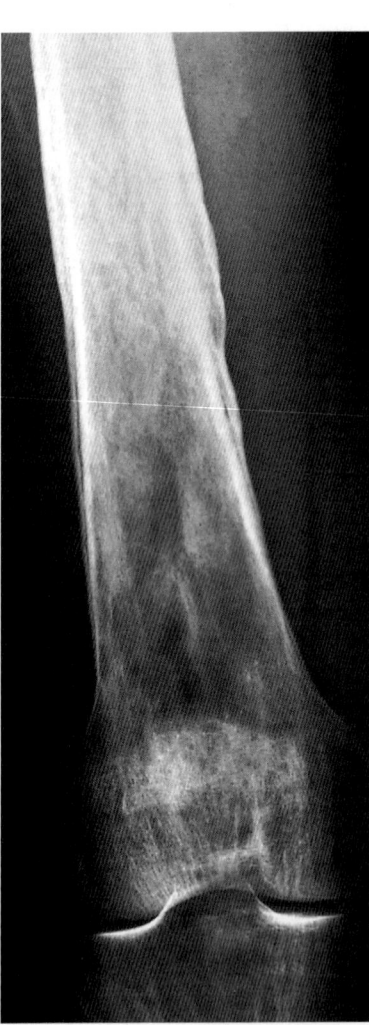

Abb. 29-10. Die a.-p. Aufnahme des rechten distalen Femurs bei einem 29 Jahre alten Mann mit Morbus Gaucher zeigt einen Knochenmarkinfarkt sowie infolge der reparativen Vorgänge eine endostale und periostale Reaktion

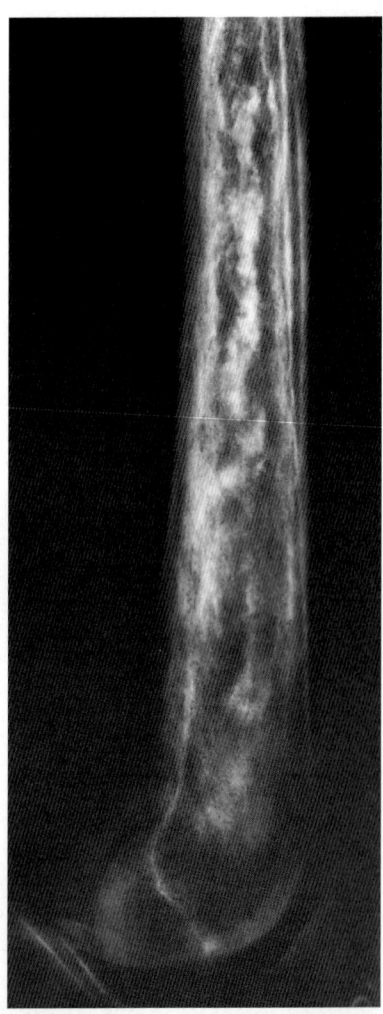

Abb. 29-11. Bei einer 28jährigen Frau mit Morbus Gaucher zeigt die seitliche Aufnahme des distalen Femurs einen ausgedehnten Knochenmarkinfarkt und eine periostale Knochenneubildung, die zum Bild eines „Knochens im Knochen" führt

Verschiedene metabolische und endokrine Störungen 29

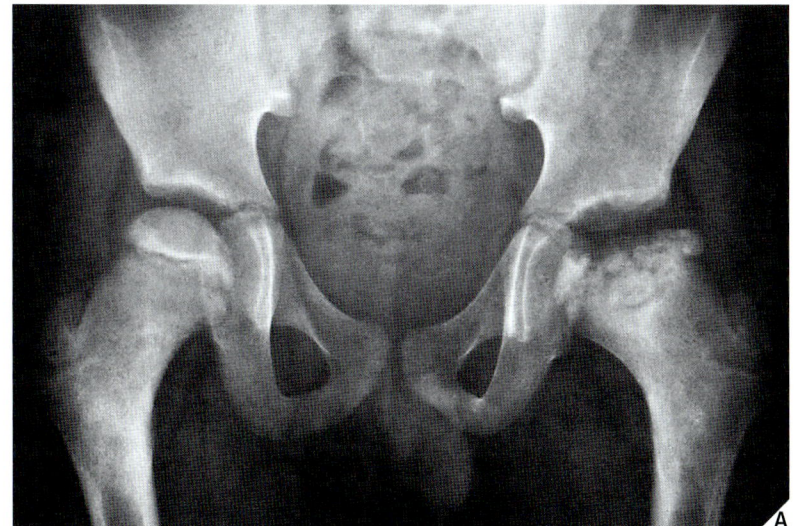
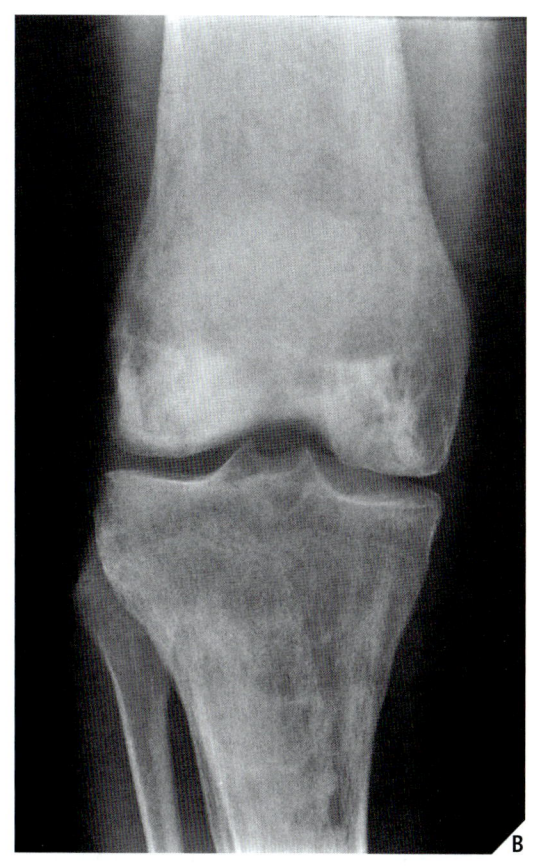

Abb. 29-12. A Die a.-p. Beckenübersicht bei einem 11 Jahre alten, osteuropäischen Juden (Aschkenasim) mit einem Morbus Gaucher ohne neurologische Ausfälle zeigt eine Osteonekrose des linken Femurkopfs, die bei dieser Krankheit eine häufige Komplikation darstellt. **B** Die a.-p. Aufnahme des rechten Knies bei einem 25jährigen Mann mit Morbus Gaucher zeigt osteonekrotische Veränderungen an Innen- und Außenkondylus des Femurs. Achten Sie auch auf die ausgiebigen Knocheninfarkte der proximalen Tibia

Tumorkalzinose

Pathophysiologie: Die Tumorkalzinose wurde erstmals im Jahre 1943 von Inclan und Mitarbeitern beschrieben; gekennzeichnet ist sie durch einzelne oder multiple periartikuläre, lappige, zystische Raumforderungen, die kalkartiges Material enthalten. Sie entstehen durch die Ablagerung von Kalziumsalzen um Gelenke herum – an Schultern (besonders nahe der Scapula), Hüften und Ellbogen – wie auch an den Streckseiten der Gliedmaßen. Diese Massen sind schmerzlos und kommen meist bereits in Kindheit und Jugend vor. Menschen mit schwarzer Hautfarbe sind häufiger betroffen als andere Rassen, folglich werden auch die meisten Tumorkalzinosen aus Afrika und Neuguinea berichtet. Da die Ätiologie unbekannt ist, handelt es sich um eine Ausschlußdiagnose: Andere Ursachen von Weichteilverkalkungen, wie der sekundäre Hyperparathyreoidismus, die D-Hypervitaminose, Gicht und Pseudogicht, Myositis ossificans, das paraartikuläre Chondrom und die Calcinosis circumscripta sind vor der Diagnose einer Tumorkalzinose zunächst auszuschließen.

Radiologische Abklärung: Die Röntgenuntersuchung zeigt meist scharf abgrenzbare, gelappte Kalkmassen von runder oder ovaler Form in der Nähe von Gelenken (Abb. 29-13). Deren Dichte variiert, wobei einige schütter und amorph und andere nahezu knochenartig aussehen. Nur sehr selten befindet sich ein solches Kalkdepot innerhalb der Gelenkkapsel.

Behandlung: Die operative Entfernung der Kalkmassen ist die wirksamste Behandlungsform, auch wenn Versuche, diese Krankheit mittels kalzium- und phosphatarmer Diäten sowie phosphathaltiger Antazida zu therapieren, einen gewissen Erfolg brachten.

TEIL VI - Metabolische und endokrine Krankheiten

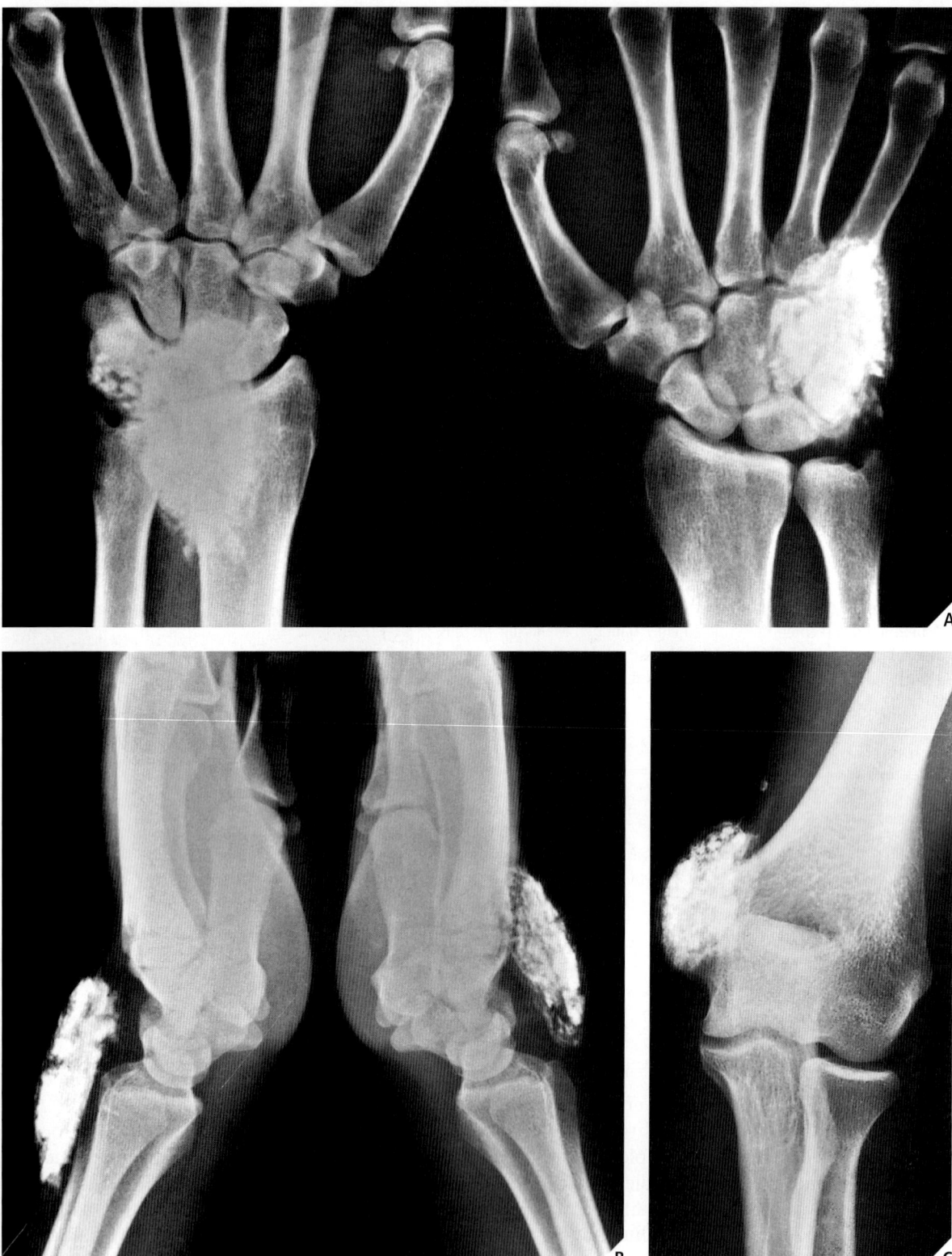

Abb. 29-13. Der 66jährige Afro-Amerikaner hat seit seiner Kindheit viele „Höcker" an Hand- und Ellbogengelenken. **A, B** Die dorsopalmare und die seitliche Aufnahme der Handgelenke zeigen verkalkte Massen am Handrücken dicht unter der Haut. **C** Die a.-p. Aufnahme des rechten Ellbogens zeigt eine ähnliche tumorartige Anhäufung von Kalzium an der Vorderaußenseite

Hypothyreose

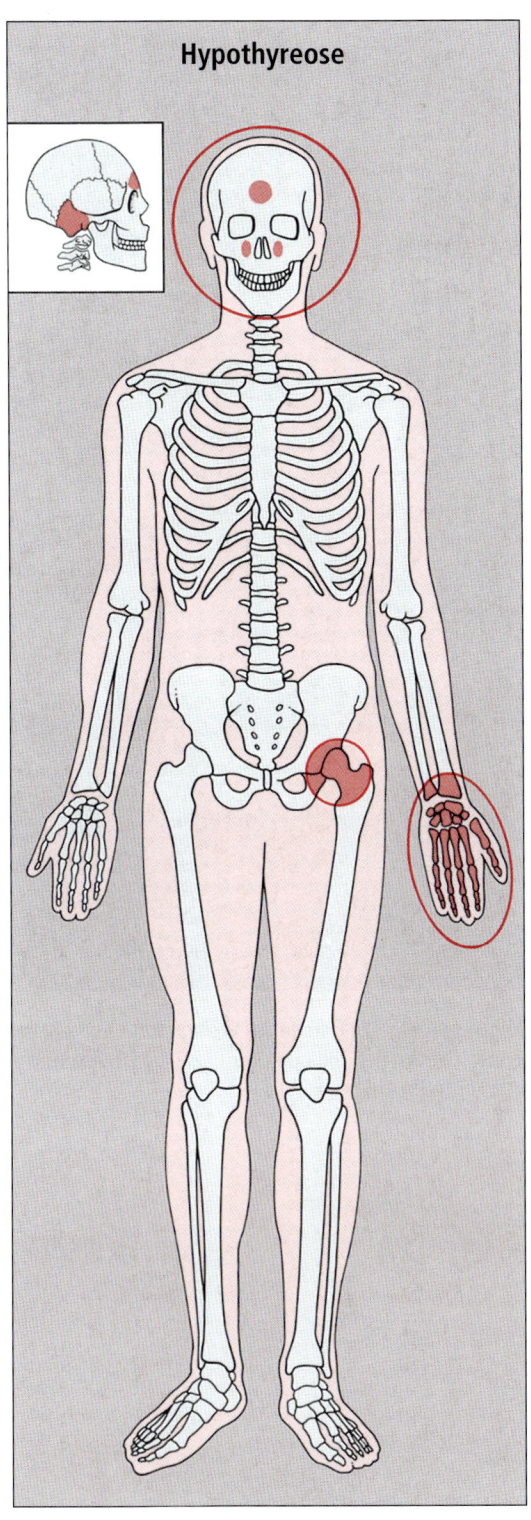

Abb. 29-14. Zielorte der Hypothyreose

Pathophysiologie: Die Hypothyreose findet man als Krankheitssyndrom bei Säuglingen und Kindern infolge eines Mangels der Schilddrüsenhormone Thyroxin und Trijodthyronin entweder in der Fetalperiode (Kretinismus) oder in der frühen Kindheit (juveniles Myxödem oder juvenile Hypothyreose). Dieser Mangel kann bei einer Schilddrüsenkrankheit primär sein oder bei einem Mangel des in der Hypophyse gebildeten thyreoideastimulierenden Hormons (TSH) sekundär. Hauptangriffsorte sind die Wachstumsfugen und die Epiphysen, was sich am besten an Händen und Hüften zeigt (Abb. 29-14). Zu den Schlüsselzeichen zählen Lethargie, Obstipation, eine vergrößerte Zunge, aufgetriebener Leib und trockene Haut. Diese Krankheitsäußerungen sind weniger ausgeprägt, wenn der Mangel erst in der frühen Kindheit eintritt, als wenn die Krankheit bereits angeboren ist.

Radiologische Abklärung: Kardinales Röntgenzeichen beider Formen der Hypothyreose ist die verzögerte Skelettreifung mit verzögertem Knochenwachstum, das zum Kleinwuchs führt. Insbesondere erscheinen die sekundären Ossifikationszentren deutlich verzögert, wie eine dorsopalmare Handaufnahme nachweisen kann (Abb. 29-15). Die Epiphysen verknöchern aus zahllosen Ossifikationskernen heraus und nehmen dabei ein fragmentiertes Aussehen und gelegentlich auch eine abnorme Dichte an (Abb. 29-16). Diesen Vorgang kann man mit einer Osteonekrose verwechseln, wie z. B. mit dem Morbus Legg-Calvé-Perthes (vgl. Abb. 31-26 u. 31-27), oder mit bestimmten Dysplasien, so der Dysplasia epiphysealis punctata, dem Morbus Conradi-Hühnermann. Die verminderte Pneumatisation der Nasennebenhöhlen und des Warzenfortsatzes sind ebenfalls typische radiologische Befunde bei der Hypothyreose.

Komplikationen: Eine der häufigsten Komplikationen der Hypothyreose ist die Entwicklung eines Femurkopfepiphysengleitens. Die radiologischen Befunde dieses Krankheitsbildes werden in Kapitel 31 beschrieben.

TEIL VI - Metabolische und endokrine Krankheiten

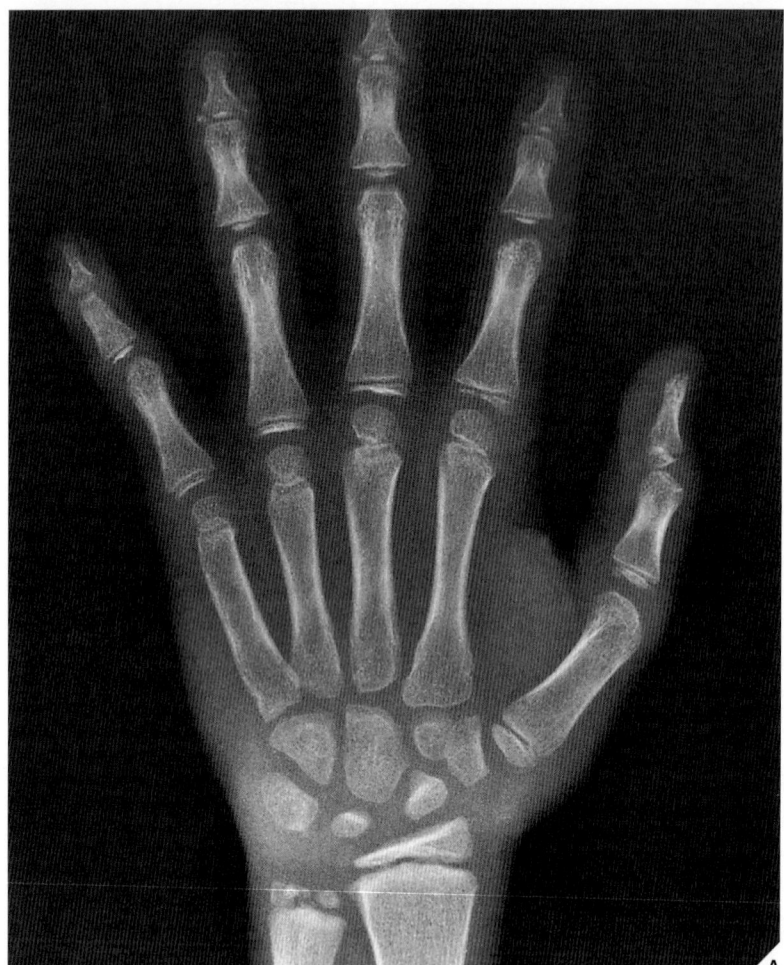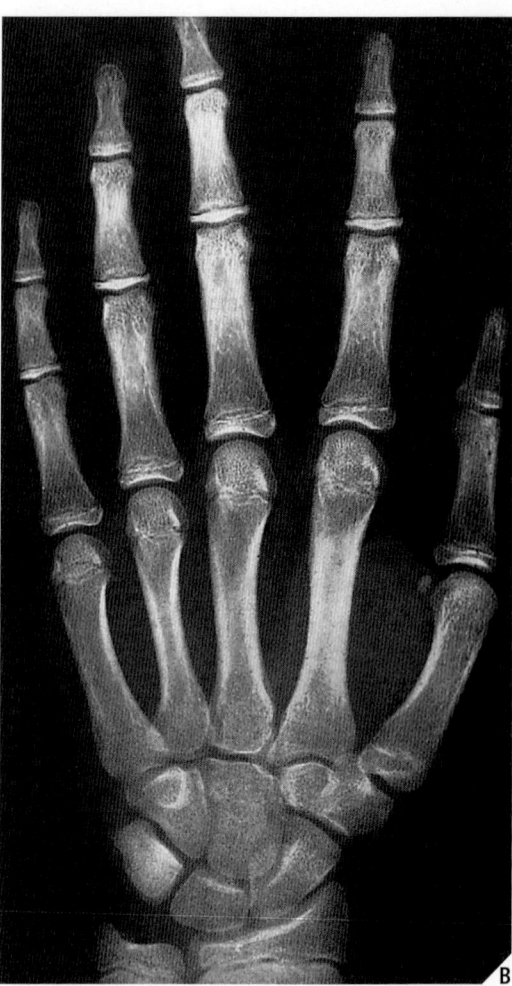

Abb. 29-15. A Die dorsopalmare Handaufnahme eines 13jährigen Jungen mit juveniler Hypothyreose zeigt die Unreife des Skeletts; das Knochenalter entspricht etwa 8 Jahren. Man achte hier auf die fragmentierten sekundären Ossifikationszentren der distalen Ulna und der Phalangen. Diese stellen nun abgetrennte Verknöcherungsherde dar. **B** Zum Vergleich ist die Hand eines gesunden Jungen gleichen Alters abgebildet

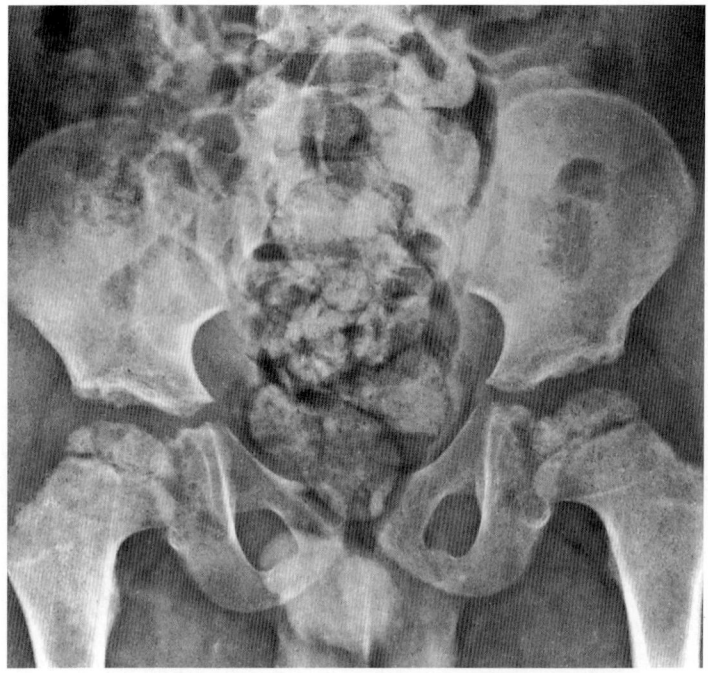

Abb. 29-16. Die a.-p. Beckenübersicht eines 5jährigen Mädchens mit angeborener Hypothyreose (Kretinismus) zeigt eine Pseudofragmentation beider Femurkopfepiphysen, was man leicht mit einem Morbus Legg-Calvé-Perthes verwechseln könnte

Verschiedene metabolische und endokrine Störungen 29

Skorbut

Pathophysiologie: Der Morbus Möller-Barlow oder Skorbut ist Folge eines Mangels an Ascorbinsäure (Vitamin C). Funktion des Vitamin C ist es, intrazelluläre Substanzen mesenchymaler Herkunft zu bewahren, so im Bindegewebe, im Osteoid des Knochens und im Zahndentin. Bei Säuglingen beruht der primäre Mangel in den meisten Fällen auf der fehlenden Anreicherung der Nahrung mit Vitamin C, wohingegen bei Erwachsenen wohl eigenwillige Ernährung oder inadäquate Ernährung bzw. Diät ursächliche Faktoren sind. Der Vitamin C-Mangel bewirkt eine Blutungsneigung, die zu subperiostalen Blutungen und abnormer Funktion von Osteo- und Chondroblasten führt, was über letztere eine gestörte Osteogenese bedingt.

Radiologische Abklärung: Die charakteristischen Knochenveränderungen des Skorbuts werden durch den Stillstand der enchondralen Ossifikation verursacht, was auf die Unfähigkeit der Osteoblasten, Osteoidgewebe zu bilden, zurückgeht. Die weitergehende Resorption durch die Osteoklasten ohne adäquate gleichzeitige Knochenneubildung führt dann zum Bild der Osteoporose mit einer generalisierten Osteopenie und einer Verschmächtigung der Kortikalis. Die Einlagerung von Kalziumphosphat in jedwedes noch gebildete Osteoid geht jedoch weiter, so daß sich in der Nachbarschaft der Wachstumsfugen eine Region vermehrter Knochendichte ausbildet. Solche Gebiete werden als „weiße Skorbutlinien" bezeichnet (Abb. 29-17). Auch sieht man einen Ring vermehrter Dichte um die sekundären Ossifikationszentren herum, das sog. „Wimberger-Ringzeichen". Metaphysenfrakturen sind dabei häufig und führen zum „Ecken- oder Kantenzeichen" oder „Pelikanschnabelbild" (vgl. Abb. 29-17). Eine vermehrte Brüchigkeit der Kapillaren führt zu Einblutungen unter das Periost und in die Weichteile sowie zur Ausbildung von Hämatomen, die eine Periostreaktion auslösen können (Abb. 29-18). Bei Erwachsenen kann die Blutung auch intraartikulär sein.

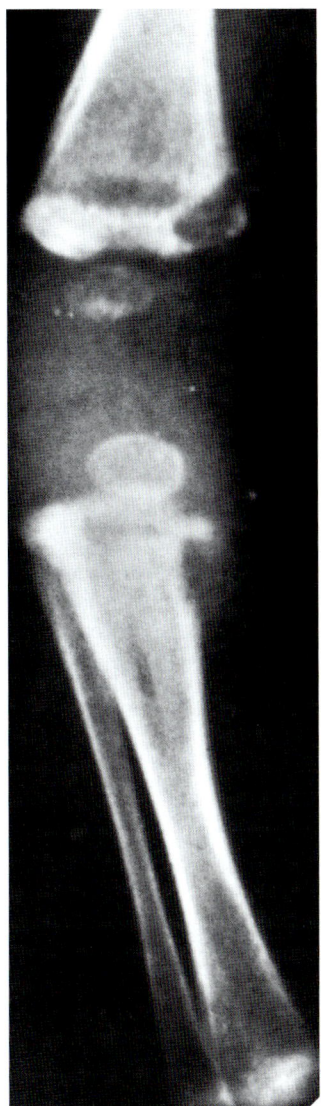
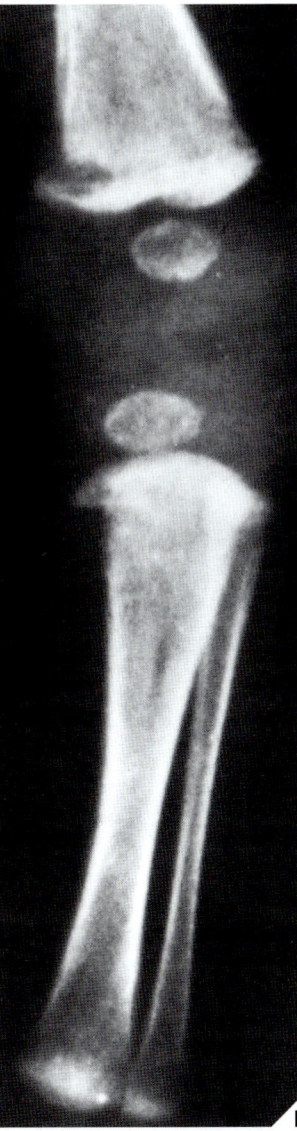
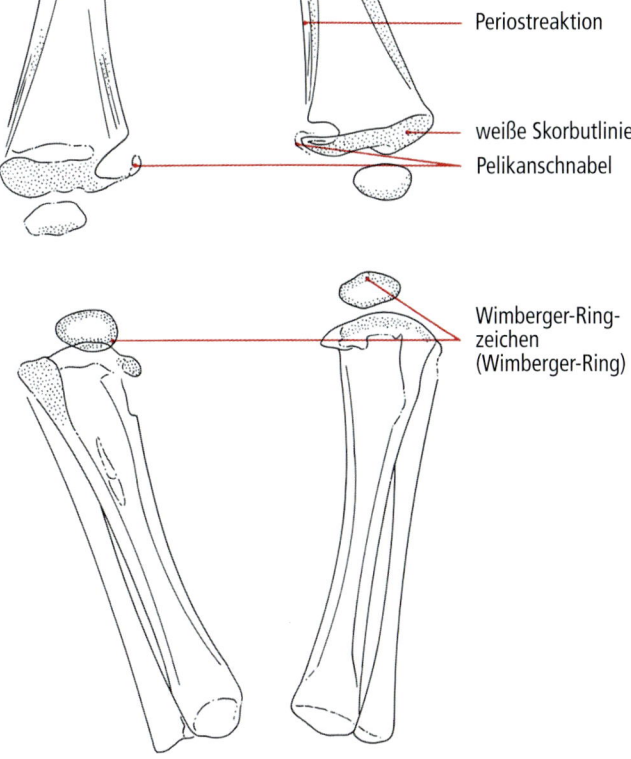

Abb. 29-17. A, B Die a.-p. Aufnahmen der Unterschenkel eines 8 Monate alten Säuglings zeigen die typischen Skelettveränderungen beim Skorbut. Neben der Wachstumsfuge findet sich ein dichtes Knochensegment (die „weiße Skorbutlinie"); achten sollte man ferner auf die gesteigerte Dichte an den sekundären Ossifikationszentren von distalem Femur und proximaler Tibia (Wimberger-Ringzeichen) und auf die schnabelartige Ausziehung der Metapyhsen beider Schienbeine („Pelikanschnabel"). Auch sieht man hier eine Periostreaktion nach einer subperiostalen Einblutung

955

TEIL VI - Metabolische und endokrine Krankheiten

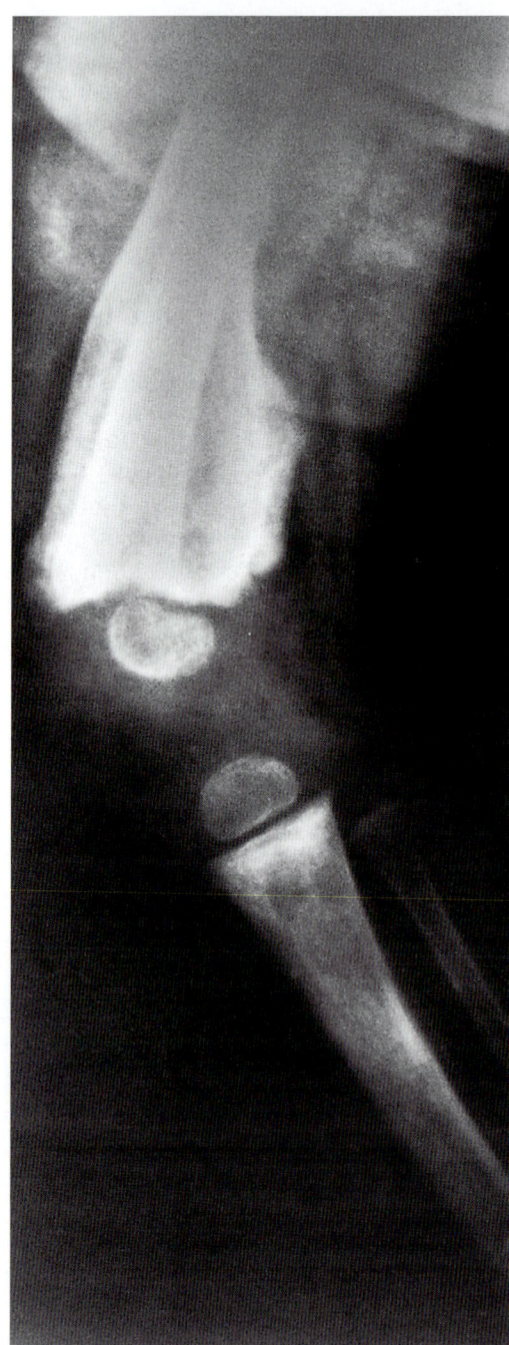 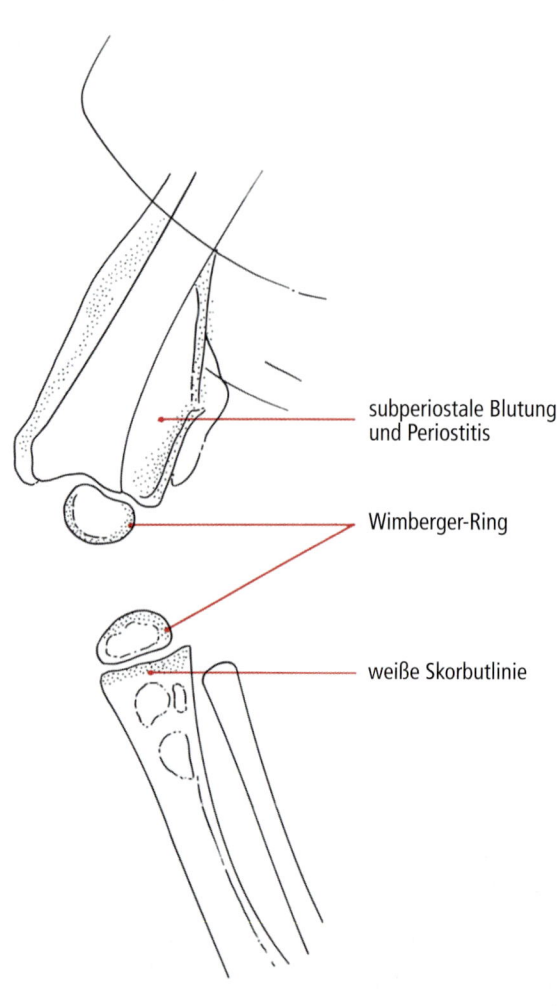

Abb. 29-18. Bei einem 10 Monate alten Säugling mit subperiostaler Einblutung durch Vitamin C-Mangel zeigt die Seitaufnahme eine markante Periostreaktion am distalen Femurschaft. Man sieht hier im nach hinten verschobenen Ossifikationszentrum der distalen Femurepiphyse einen peripheren Ring vermehrter Dichte mit zentraler Aufhellung darin, das sog. Wimberger-Ringzeichen. Beachtenswert ist auch die „weiße Skorbutlinie" in der Tibiametaphyse

Differentialdiagnose: Man muß den Skorbut vom Kindsmißhandlungssyndrom, der Lues connata und der Leukämie abgrenzen. Für das Kindsmißhandlungssyndrom („battered child syndrome") sind typische metaphysäre Eckenfrakturen und Frakturen in unterschiedlichen Heilungsstadien charakteristisch. Bei der angeborenen Syphilis sind die Epiphysenzentren normal. Bei der Leukämie sind metaphysäre Aufhellungsbänder häufig; Frakturen und Epiphysiolyse zählen allerdings nicht zum Krankheitsbild.

Merkpunkte für die Praxis

Familiäre idiopathische Hyperphosphatasie

1. Zwei Krankheiten mit ähnlichem radiologischem Bild sind die familiäre idiopathische Hyperphosphatasie („juveniler Morbus Paget") und die Hyperostosis corticalis generalisata (van Buchem-Syndrom). Die radiologischen Zeichen beider ähneln denen des Morbus Paget:
   - Verbreiterte Knochenrinde und vergröbertes Trabekelmuster der Spongiosa;
   - im Gegensatz zum klassischen Morbus Paget von den Veränderungen ausgesparte Gelenkenden.

Akromegalie

1. Für Diagnose und Beurteilung der Akromegalie haben folgende Röntgenaufnahmen besonderen Wert:
   - Seitliche Schädelaufnahme zur Beurteilung der Kalottendichte, der Größe der Nasennebenhöhlen und der Prognathie (ferner auf Größe der Sella turcica achten!);
   - dorsopalmare Aufnahme der Hände zur Bestimmung des Sesambeinindex und zur Aufdeckung von Veränderungen der Endphalangen (Nagelkranzfortsatz);
   - seitliche Aufnahme des Rückfußes zur Ausmessung der Fersenpolsterstärke;
   - seitliche Wirbelsäulenaufnahme zur Beurteilung der Bandscheibenräume und der Wirbelkörperhinterkanten.
2. Eine der häufigsten Komplikationen der Akromegalie sind degenerative Gelenkveränderungen infolge eines ernährungsgestörten hypertrophierten Gelenkknorpels.

Morbus Gaucher

1. Der Morbus Gaucher ist eine metabolische Störung, die durch eine abnorme Einlagerung von Zerebrosiden (Glykolipiden) in das retikuloendotheliale System gekennzeichnet ist.
2. Zu den charakteristischen radiologischen Zeichen des Morbus Gaucher zählen:
   - Erlenmeyerkolbendeformität der distalen Femora;
   - Femurkopfosteonekrose;
   - Knochenmarkinfarkte der langen Röhren, häufig im Verein mit einer Periostreaktion;
   - generalisierte Osteopenie.

Tumorartige Kalzinose

1. Die Tumorkalzinose, die vorwiegend bei Angehörigen der schwarzen Rasse vorkommt, äußert sich in multiplen zystischen kalziumhaltigen Massen um die großen Gelenke herum (Schulter, Hüfte, Ellbogen).
2. Die Diagnose wird per exclusionem gestellt: Andere Ursachen von Weichteilverkalkungen wie sekundärer Hyperparathyreoidismus, D-Hypervitaminose und juxtakortikale Myositis ossificans sind auszuschließen.

Hypothyreose

1. Das radiologische Leitzeichen der Hypothyreose (Kretinismus und juveniles Myxödem) ist die retardierte Skelettreifung, die sich am besten in einer dorsopalmaren Röngenaufnahme der Hand nachweisen läßt.
2. Zu den weiteren charakteristischen Röntgenzeichen der Hypothyreose zählen:
   - Das fragmentierte Aussehen der epiphysären Ossifikationszentren und
   - die gesteigerte Dichte von Epiphysen und Metaphysen.
3. Am Femurkopf können diese Merkmale eine Osteonekrose (Morbus Perthes-Legg-Calvé) oder aber die Dysplasia epiphysealis punctata (Morbus Conradi) imitieren.

Skorbut

1. Zu den charakteristischen radiologischen Zeichen des Skorbuts (Vitamin C-Mangel) zählen:
   - Generalisierte Osteopenie;
   - die „weißen Skobutlinien" in der Nachbarschaft der Wachstumsfugen;
   - das Wimberger-Ringzeichen als Ausdruck einer vermehrten Dichte am Rand der Ossifikationszentren;
   - das „Ecken-" bzw. „Kantenzeichen" oder der „Pelikanschnabel", welche Metaphysenfrakturen darstellen;
   - eine Periostreaktion durch subperiostale Einblutung.
2. Vom Skorbut abzugrenzende Leiden sind:
   - Battered-child-Syndrom (Kindsmißhandlung);
   - Syphilis connata;
   - Leukämie.

TEIL VI - Metabolische und endokrine Krankheiten

Literaturempfehlungen

Albright F. Changes simulating Legg Perthes disease (osteochondritis deformans juvenilis) due to juvenile myxoedema. J Bone Joint Surg 1938; 20: 764–769.

Amstutz HC. The hip in Gaucher's disease. Clin Orthop 1973; 90: 83–89.

Amstutz HC, Carey EJ. Skeletal manifestations and treatment of Gaucher's disease. Review of twenty cases. J Bone Joint Surg [Am] 1966; 48A: 670–679.

Beighton P, Goldblatt J, Sachs S. Bone involvement in Gaucher disease. In: Desnick RJ, Gatt S, Grabowski GA, eds. Gaucher disease: a century of delineation and research. New York: Alan R Liss, 1982: 107–129.

Beutler E. Gaucher disease. Review article. N Engl J Med 1991; 325: 1354–1360.

Bishop AF, Destovet JM, Murphy WA, Gilula LA. Tumoral calcinosis: case report and review. Skeletal Radiol 1982; 8: 269–274.

Bourke JA, Heslin DJ. Gaucher's disease: roentgenologic changes over 20 years interval. AJR Am J Roentgenol 1965; 94: 621–630.

Cremin BJ, Davey H, Goldblatt J. Skeletal complications of type I Gaucher disease: the magnetic resonance features. Clin Radiol 1990; 42: 244–247.

Desnick RJ. Gaucher disease (1882-1982): centennial perspectives on the most prevalent Jewish genetic disease. Mt Sinai J Med 1982; 49: 443–455.

Detenbeck LC, Tressler HA, O'Duffy JD, Randall RV. Peripheral joint manifestations of acromegaly. Clin Orthop 1973; 91: 119–127.

Duncan TR. Validity of sesamoid index in diagnosis of acromegaly. Radiology 1975; 115: 617–619.

Feldman RH, Lewis MM, Greenspan A, Steiner GC. Tumoral calcinosis in an infant. A case report. Bull Hosp Jt Dis Orthop Inst 1983; 43: 78–83.

Goldblatt J, Sachs S, Beighton P. The orthopedic aspects of Gaucher disease. Clin Orthop 1978; 137: 208–214.

Grenfield GB. Bone changes in chronic adult Gaucher's disease. AJR Am J Roentgenol 1970; 110: 800–807.

Hermann G, Goldblatt J, Levy RN, Goldsmith SJ, Grabowski GA. Gaucher's disease type I. Assessment of bone involvement by CT and scintigraphy. AJR Am J Roentgenol 1986; 147: 943–948.

Hermann G, Shapiro RS, Abdelwahab IF, Grabowski G. MR imaging in adults with Gaucher disease type I: evaluation of marrow involvement and disease activity. Skeletal Radiol 1993; 22: 247–251.

Hernandez RJ, Poznanski AK. Distinctive appearance of the distal phalanges in children with primary hypothyroidism. Radiology 1979; 132: 83–84.

Hernandez RJ, Poznanski AW, Hopwood NJ. Size and skeletal maturation of the hand in children with hypothyroidism and hypopituitarism. AJR Am J Roentgenol 1979; 133: 405–408.

Hirsch M, Mogle P, Barkli Y. Neonatal scurvy. Pediatr Radiol 1976; 4: 251–253.

Horev G, Kornreich L, Hadar H, Katz K. Hemorrhage associated with bone crisis in Gaucher disease identified by magnetic resonance imaging. Skeletal Radiol 1991; 20: 479–482.

Inclan A, Leon P, Camejo MG. Tumoral calcinosis. JAMA 1943; 121: 490–495.

Israel O, Jershalmi J, Front D. Scintigraphic findings in Gaucher disease. J Nucl Med 1986; 27: 1557–1563.

Kho KM, Wright AD, Doyle FH. Heel-pad thickness in acromegaly. Br J Radiol 1970; 43: 119–125.

Kinsella RA Jr, Back DK. Thyroid acropachy. Med Clin North Am 1968; 52: 393–398.

Kleinberg DL, Young IS, Kupperman HS. The sesamoid index. An aid in the diagnosis of acromegaly. Ann Intern Med 1966; 64: 1075–1078.

Lacks S, Jacobs RP. Acromegalic arthropathy: a reversible rheumatic disease. J Rheumatol 1986; 13: 634–636.

Lafferty FW, Reynolds ES, Pearson OH. Tumoral calcinosis: a metabolic disease of obscure etiology. Am J Med 1965; 38: 105–118.

Lang EK, Bessler WT. The roentgenologic features of acromegaly. AJR Am J Roentgenol 1961; 86: 321–328.

Lanir A, Hadar H, Cohen I, et al. Gaucher disease: assessment with MR imaging. Radiology 1986; 161: 239–244.

Layton MW, Fudman EJ, Barkan A, Braunstein EM, Fox IH. Acromegalic arthropathy: characteristics and response to therapy. Arthritis Rheum 1988; 31: 1022–1027.

Levin B. Gaucher's disease: clinical and roentgenologic manifestations. AJR Am J Roentgenol 1961; 85: 685–696.

Lin SR, Lee KR. Relative value of some radiographic measurements of the hand in the diagnosis of acromegaly. Invest Radiol 1971; 6: 426–431.

Manaster BJ, Anderson TM Jr. Tumoral calcinosis: serial images to monitor successful dietary therapy. Skeletal Radiol 1982; 8: 123–125.

McNulty JF, Pim P. Hyperphosphatasia. Report of a case with a 30-year follow-up. AJR Am J Roentgenol 1972; 115: 614–618.

Melmed S. Acromegaly. N Engl J Med 1990; 322: 966–977.

Mitchell GE, Lourie H, Berne AS. The various causes of scalloped vertebrae and notes on their pathogenesis. Radiology 1967; 89: 67–74.

Nerubay J, Pilderwasser D. Spontaneous bilateral distal femoral physiolysis due to scurvy. Acta Orthop Scand 1984; 55: 18–20.

Palmer PES. Tumor calcinosis. Br J Radiol 1966; 39: 518.

Randall RV. Acromegaly and gigantism. In DeGroot LJ, ed. Endocrinology, 2nd ed. Philadelphia: WB Saunders, 1989: 330–350.

Riggs BL, Randall RV, Wahner HW, Jowsey J, Kelly PJ, Singh M. The nature of the metabolic bone disorder in acromegaly. J Clin Endocrinol Metab 1972; 34: 911–918.

Rosenthal DI, Scott JA, Barranger J, et al. Evaluation of Gaucher disease using magnetic resonance imaging. J Bone Joint Surg [Am] 1986; 68A: 802–808.

Scanlon GT, Clemett AR. Thyroid acropachy. Radiology 1964; 83: 1039–1042.

Sissons HA, Greenspan A. Paget's disease. In: Taveras JM, Ferrucci JT, eds. Radiology – imaging, diagnosis, intervention. Philadelphia: JB Lippincott, 1986: 1–14.

Smit GG, Schmaman A. Tumoral calcinosis. J Bone Joint Surg [Br] 1967; 49B: 698–703.

Steinbach HL, Feldman R, Goldberg MG. Acromegaly. Radiology 1959; 72: 535–549.

Steinbach HL, Russell W. Measurement of the heel-pad as an aid to diagnosis of acromegaly. Radiology 1964; 82: 418–423.

Stuberg JL, Palacios E. Vertebral scalloping in acromegaly. AJR Am J Roentgenol 1971; 112: 397–400.

Torres-Reyes E, Staple TW. Roentgenographic appearance of thyroid acropachy. Clin Radiol 1970; 21: 95–100.

Van Buchem FSP, Hadders HN, Hansen JF, Woldring MG. Hyperostosis corticalis generalisata. Report of seven cases. Am J Med 1962; 33: 387–397.

Van Buchem FSP, Hadders HN, Ubbens R. An uncommon familial systemic disease of the skeleton: hyperostosis corticalis generalisata familiaris. Acta Radiol 1955; 44: 109–120.

Zubrow AB, Lane JM, Parks JS. Slipped capital femoral epiphysis occurring during treatment for hypothyroidism. J Bone Joint Surg [Am] 1978; 60A: 256–258.

TEIL 7

Angeborene und entwicklungsbedingte Anomalien

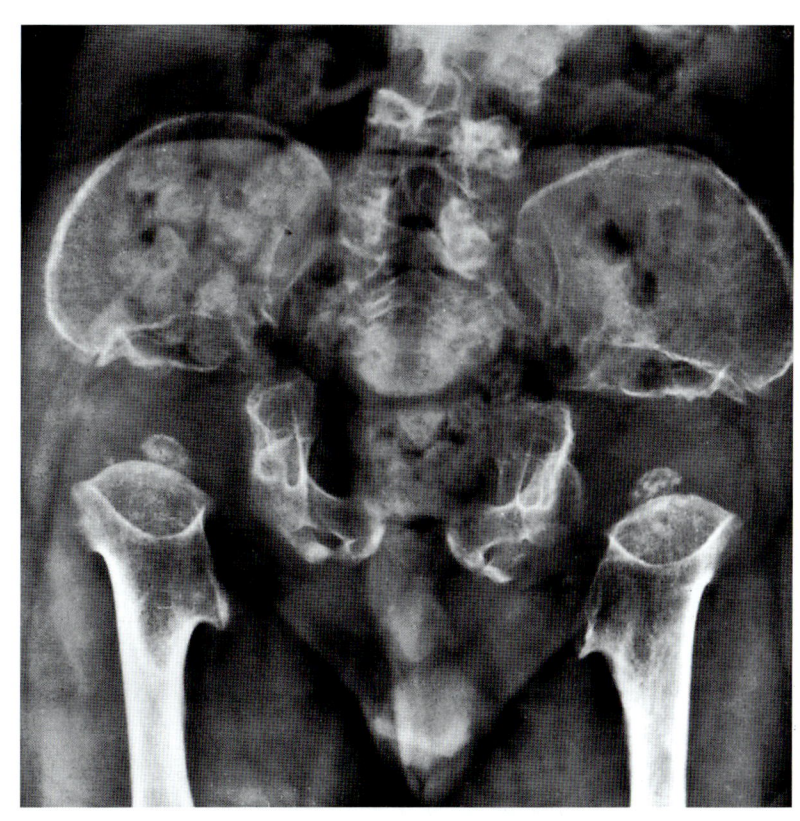

Kapitel 30

Radiologische Beurteilung von Skelettanomalien

Einteilung

Die in diesem Teil besprochenen Krankheitsbilder umfassen Störungen von Entwicklung, Wachstum, Reifung und Modellierung des Skeletts. Einige dieser Störungen entstehen bereits während der fetalen Entwicklung, wie z. B. das angeborene Fehlen einer ganzen Gliedmaße oder von Teilen derselben, überzählige Finger und Zehen an Hand und Fuß oder Fusionen von Fingern und Zehen, und sind bereits bei Geburt offenkundig. Einige davon können sich zwar bereits während der Fetalperiode entwickeln, manifestieren sich aber erst später in der Kindheit, wie z. B. das Hurler-Sydrom (Gargoylismus) oder die Osteogenesis imperfecta tarda. Andere Anomalien, so bestimmte sklerosierende Skelettdysplasien, entwickeln sich nach der Geburt auf dem Boden einer genetischen Disposition oder werden in späteren Lebensphasen manifest.

Die angeborenen Anomalien kann man verschieden einteilen, doch liegt eine vollständige und detaillierte Klassifikation dieser Störungen nicht mehr im Rahmen dieses Kapitels. Um die Variabilität all der Klassifikationen, die sich zudem laufend ändern und erweitern, zu vereinfachen, kann man die angeborenen Störungen aus dem pathologischen Blickwinkel in Störungen mit Beteiligung der Knochenbildung, des Knochenwachstums, der Knochenreifung und der Knochenmodellierung unterteilen (Tab. 30-1). Zu den Anomalien der Knochenbildung zählen das *vollständige Fehlen einer Knochenausbildung* und die *fehlerhafte Form* von Knochen, was sich in einer verminderten Zahl von Knochen manifestieren kann – Agenesie und Aplasie (Abb. 30-1A), oder überzählige Knochen – so die Polydaktylie (Abb. 30-1B,C). Normabweichungen der Knochenausformung kann man auch bei den Abweichungen vorfinden, die die *Differenzierung* der Knochen betreffen, wozu Pseudarthrosen (Abb. 30-2A) und Knochenverschmelzungen – also Syndaktylie und Synostose – zählen (Abb. 30-2B). Störungen des Knochenwachstums können zu *Abweichungen der Größe und Gestalt* von Knochen führen. Diese können sich als vermindertes Wachstum – Hypoplasie oder Atrophie (Abb. 30-3A,B) – manifestieren, als übermäßiges Wachstum (Hypertrophie oder Gigantismus; Abb. 30-3C) oder aber als Wachstumsdeformierung, wie die Tibia vara congenita (vgl. Abb. 31-39A). Anomalien hinsichtlich des Knochenwachstums können auf Störungen beruhen, die die *Gelenkbeweglichkeit* beeinträchtigen, wie z. B. Kontrakturen, Subluxa-

Tab. 30-1. Vereinfachte Einteilung der angeborenen Anomalien des Skelettsystems

Anomalien der Knochenbildung
- Komplettes Fehlen der Knochenbildung (Agenesie, Aplasie)
- Fehlerhafte Bildung
  – Verminderte Knochenzahl
  – Gesteigerte Knochenzahl
- Fehlerhafte Differenzierung
  – Pseudarthrose
  – Fusion (Synostose, Coalitio, Syndaktylie)

Anomalien des Knochenwachstums
- Fehlerhafte Größe
  – Minderwuchs (Hypoplasie, Atrophie)
  – Großwuchs und Hochwuchs (Hypertrophie, Gigantismus)
- Fehlerhafte Form (Wachstumsdeformität)
- Fehlerhafte Anordnung (Subluxation, Luxation)

Anomalien der Knochenreifung und -modellierung
- Ausbleibende enchondrale Knochenreifung und -modellierung
- Ausbleibende desmale Knochenreifung und -modellierung
- Kombinierte Störung von enchondraler und desmaler Knochenreifung und -modellierung

Konstitutionelle Knochenkrankheiten
- Anomalien von Knorpel- und/oder Knochenwachstum und -entwicklung (Osteochondrodysplasien)
- Fehlbildung einzelner Knochen, isoliert oder kombiniert (Dysostosen)
- Idiopathische Osteolysen
- Chromosomenaberrationen und primäre metabolische Störungen

TEIL VII - Angeborene und entwicklungsbedingte Anomalien

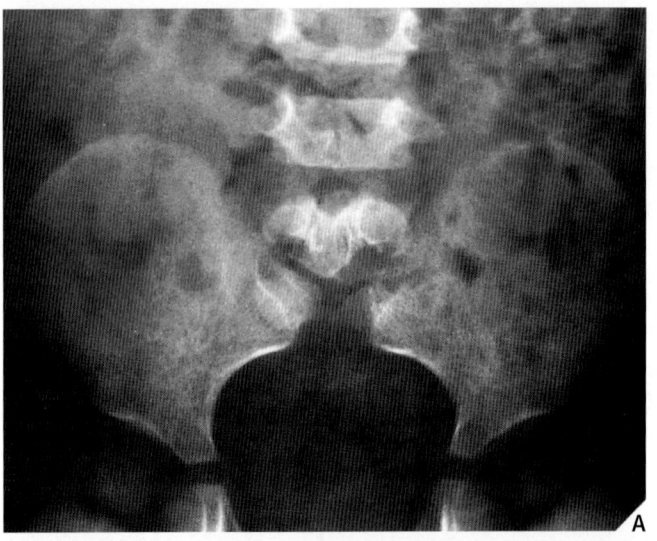

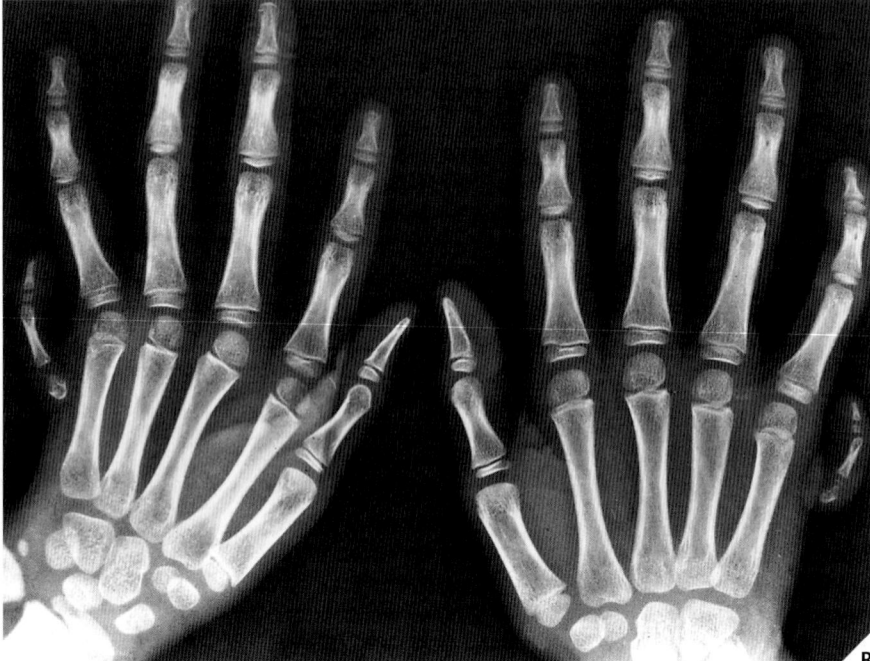

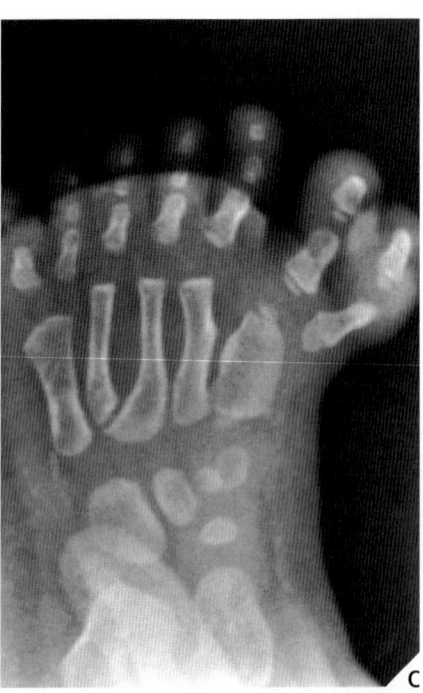

Abb. 30-1. Angeborene Anomalien durch Störungen der Knochenbildung können sich in folgender Weise äußern: In der vollständigen Bildungshemmung eines Knochens, wie in dieser Aufnahme eines einjährigen Mädchens mit einer Sakralagenesie (**A**), in der Bildung überzähliger Knochen, wie bei diesem 12jährigen Knaben mit einer Polydaktylie beider Hände (**B**) und bei diesem 3jährigen Mädchen mit einer Polydaktylie am rechten Fuß (**C**)

Radiologische Beurteilung von Skelettanomalien 30

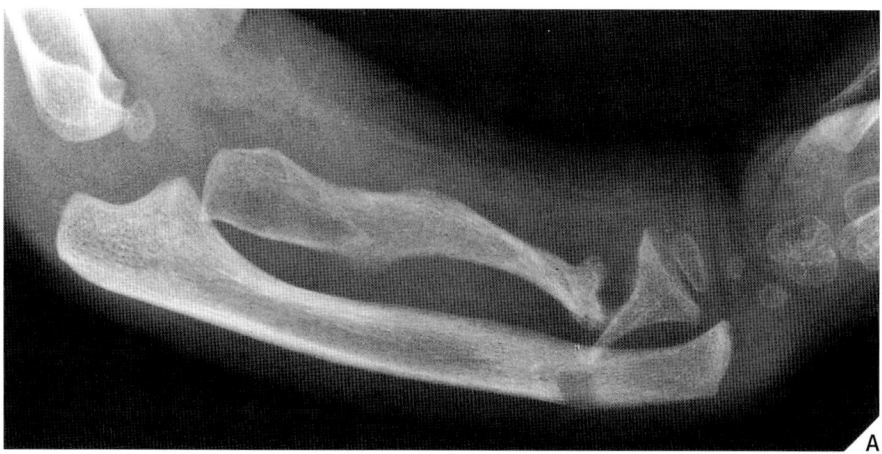
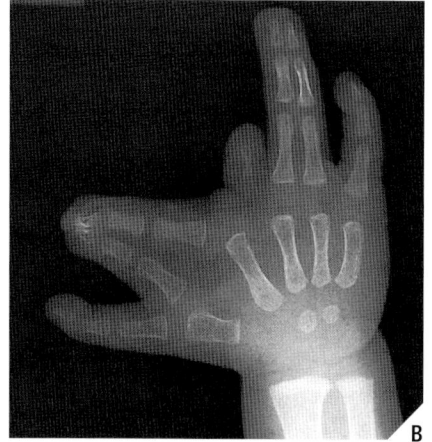
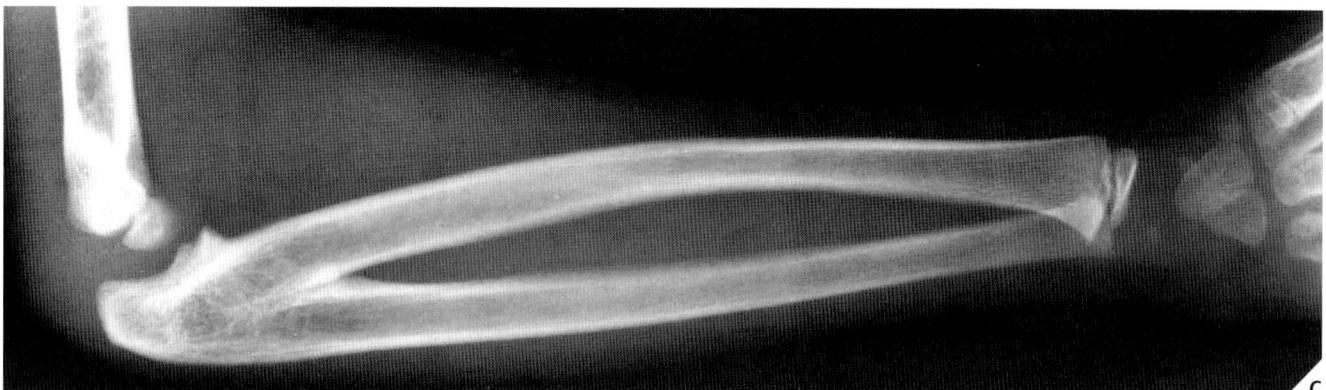
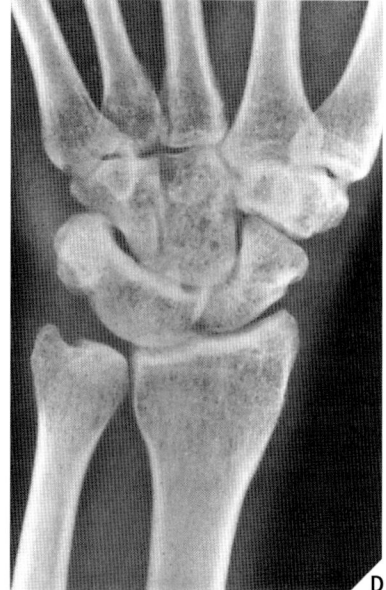

Abb. 30-2. Angeborene Anomalien auf dem Boden der Knochenteilung können sich in einer Pseudarthrose manifestieren, wie hier am linken Radius eines 4jährigen Knaben (**A**); in der kompletten Fusion der Finger (Syndaktylie), wie hier bei einem 1 Jahr alten Knaben (**B**), der darüber hinaus eine Polydaktylie aufweist; in einer teilweisen Fusion zweier Knochen (Synostose), wie hier von proximalem Radius und proximaler Ulna bei einem 6jährigen Mädchen (**C**), oder aber in der Coalitio, hier mit der vollständigen Fusion von Mondbein und Dreieckbein bei einem 33 Jahre alten Mann (**D**)

TEIL VII - Angeborene und entwicklungsbedingte Anomalien

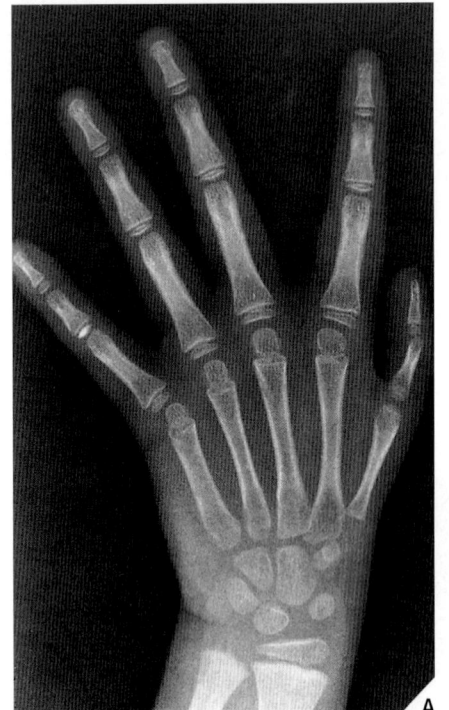
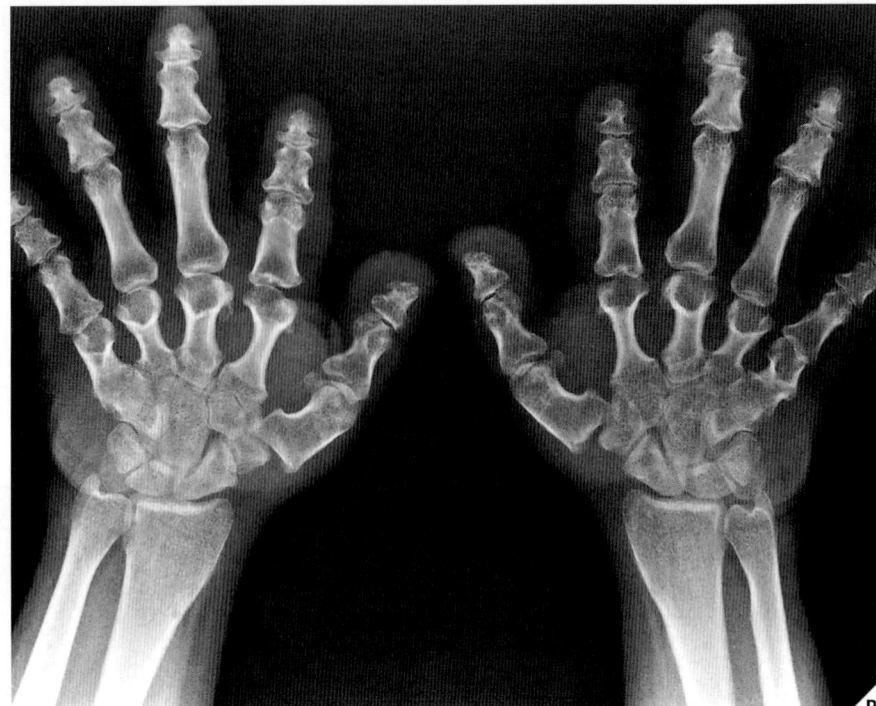
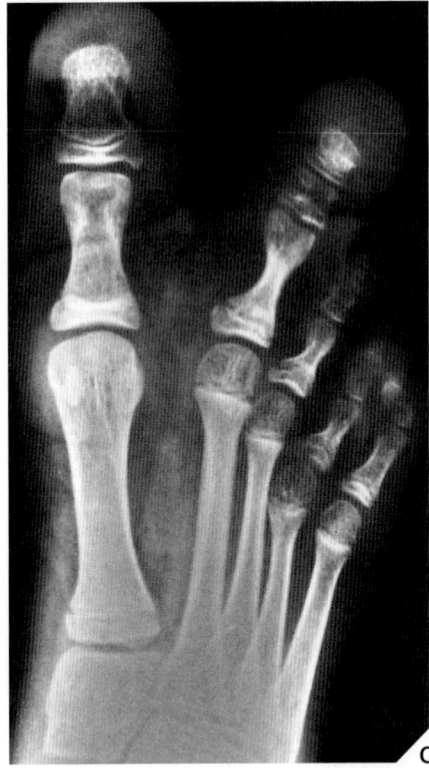

Abb. 30-3. Angeborene Anomalien hinsichtlich der Knochengröße können sich manifestieren als Hypoplasie, hier des rechten Daumens eines 4jährigen Mädchens (**A**), oder in Form der Brachydaktylie, in diesem Beispiel an beiden Händen einer 25jährigen Frau (**B**). Auch ein übermäßiges Wachstum kann man vorfinden, so wie in diesem Falle einer Makrodaktylie (Megalodaktylie) mit Beteiligung der ersten beiden Zehen eines 12 Jahre alten Mädchens (**C**)

tionen und Luxationen (Abb. 30-4). Unter der letzten Gruppe angeborener Anomalien mit Beeinträchtigung des Skelettsystems sind solche, die Aberrationen von *Wachstum, Reifung und Modellierung* des Knochens aufweisen, wie sich dies in den verschiedenen Dysplasien manifestiert (Abb. 30-5).

Ein weiteres einfaches Einteilungssystem ist ein anatomisches und beruht auf der jeweils betroffenen Körpergegend. Dieses System umfaßt Anomalien des Schultergürtels und der oberen Gliedmaße, des Beckens und der unteren Gliedmaße, Anomalien der Wirbelsäule und Anomalien mit Beteiligung des gesamten Skeletts.

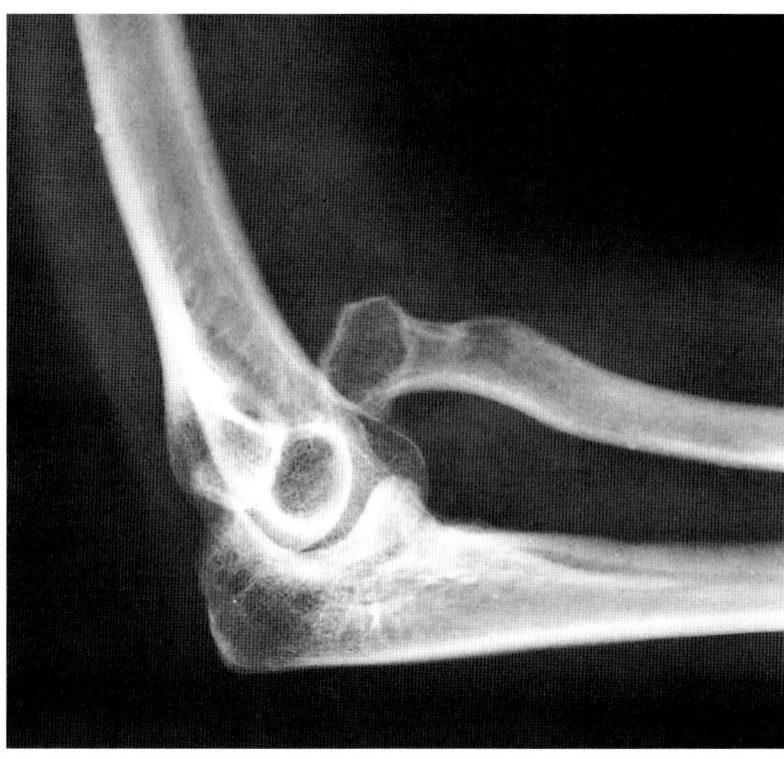

Abb. 30-4. Die angeborene Luxation des Radiusköpfchens, hier bei einer 25jährigen Frau, ist eine Anomalie auf dem Boden eines fehlgesteuerten Wachstums, die dann schließlich die Gelenkbeweglichkeit behindert. Man achte auf die Hypoplasie und die abnorme Form des Radiusköpfchens, ein wichtiges Merkmal, das eine Abgrenzung dieser Anomalie von der traumatischen Luxation ermöglicht

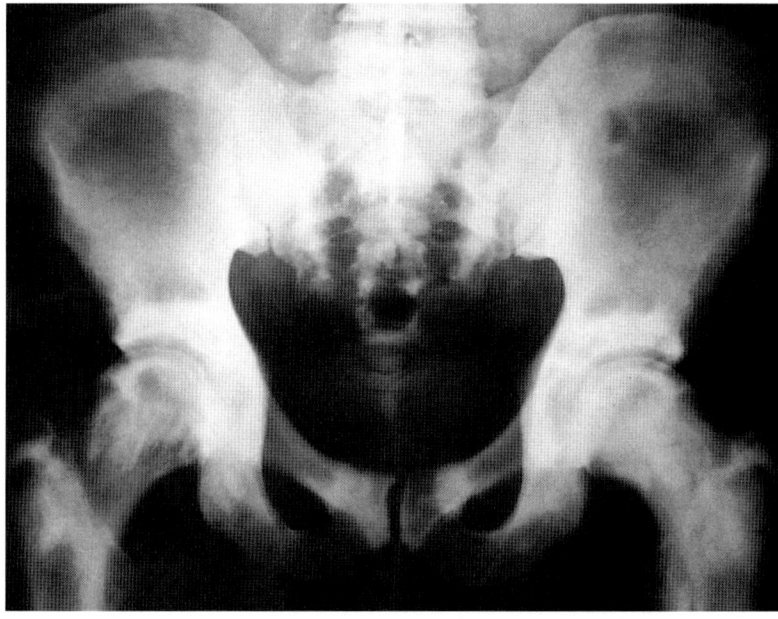

Abb. 30-5. Die Osteopetrosis Albers-Schönberg, hier an Wirbelsäule, Becken und Oberschenkeln eines 28jährigen Mannes zu sehen, ist eine angeborene Anomalie von Wachstum, Entwicklung und Reifung des Kochens. Die Persistenz einer unreifen Spongiosa, die den Markraum ausfüllt, führt zu einem dichten, marmorartigen Bild des Knochens (Marmorknochenkrankheit)

TEIL VII - Angeborene und entwicklungsbedingte Anomalien

Radiologische bildgebende Verfahren

Die radiologische Untersuchung ist für die genaue Diagnose vieler angeborener und entwicklungsbedingter Anomalien wichtig, die mitunter, so bei der Osteopoikilie oder der Osteopathia striata (Voorhoeve-Syndrom), völlig asymptomatisch sind und nur bei Röntgenuntersuchungen aus einem anderen Anlaß aufgedeckt werden. Diese spielen bei der Behandlungskontrolle eine wichtige Rolle; vielfach können die Ergebnisse der Therapie, sei sie nun konservativ oder operativ, nur auf der Basis einer geeigneten radiologischen Untersuchung beurteilt werden.

Zu den bildgebenden Verfahren, die bei der Diagnostik angeborener Fehlbildungen der Knochen und der Gelenke eingesetzt werden, zählen die folgenden:
1. Konventionelle Röntgendiagnostik einschließlich Standard- und Spezialaufnahmen;
2. konventionelle Tomographie;
3. Arthrographie;
4. Myelographie;
5. Computertomographie (CT);
6. nuklearmedizinische Verfahren (Skelettszintigraphie);
7. Sonographie und
8. Magnetresonanztomographie (MRT).

In den meisten Situationen läßt sich die Diagnose anhand der jeweils für die anatomische Region geeigneten Standardübersichten stellen. Wie bei den meisten anderen orthopädischen Leiden sollte man Übersichtsaufnahmen in zueinander senkrechtem Strahlengang anfertigen (Abb. 30-6; vgl. auch Abb. 4-1). Jedoch sind manchmal auch Zusatzaufnahmen für die vollständige Beurteilung einer Anomalie erforderlich, besonders bei Beteiligung komplexer Strukturen wie Sprunggelenk und Fuß (Abb. 30-7); auch sollte man, wann immer möglich, Aufnahmen des Fußes unter Belastung mit dem Körpergewicht vornehmen.

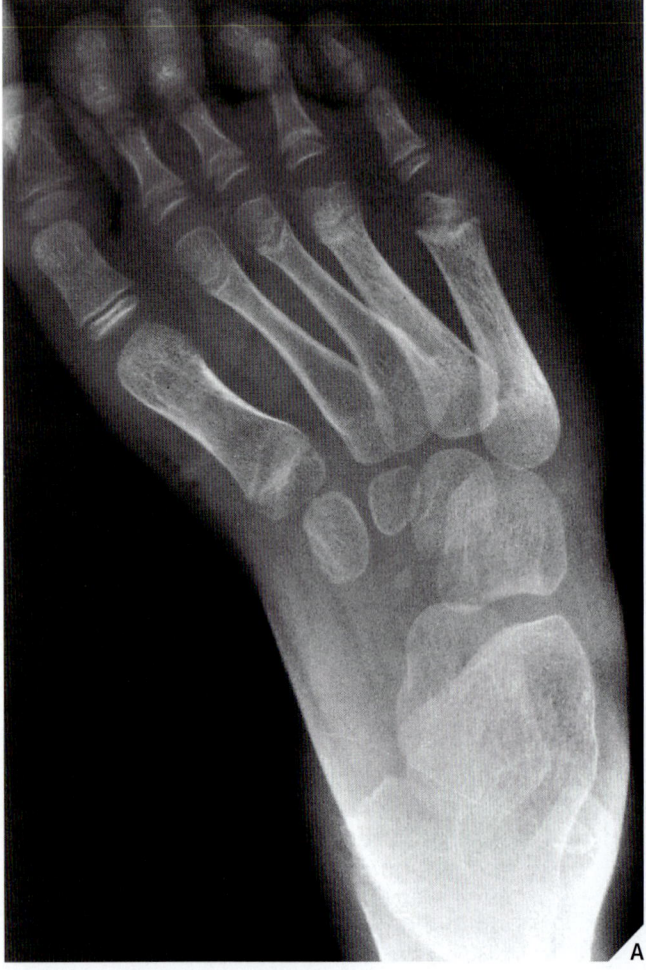

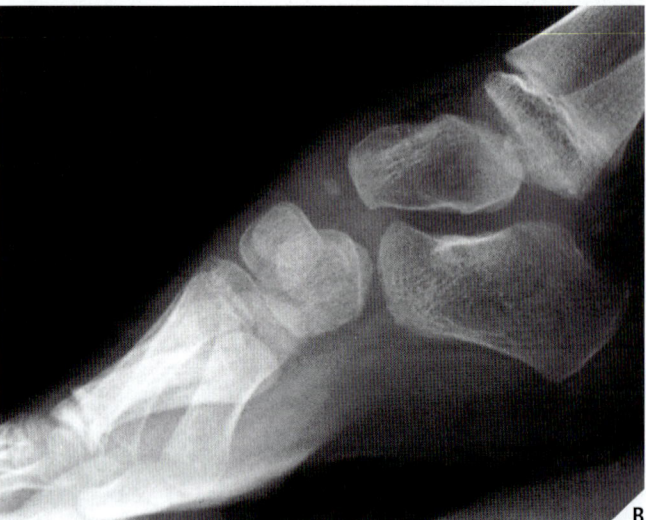

Abb. 30-6. A, B Die d.-p. und die seitliche Aufnahme des Fußes bei einem 7jährigen Knaben zeigen anschaulich alle Komponenten einer angeborenen Equinovarusdeformität des Fußes (Klumpfuß), nämlich die Equinusposition der Ferse, die Varusposition des Rückfußes und die Adduktions- sowie Varusdeformität des Vorfußes

Weiterführende bildgebende Verfahren spielen bei der Beurteilung vieler angeborener und entwicklungsbedingter Anomalien eine wichtige Rolle. So dient z. B. die Myelographie als wertvolle Technik zur Aufdeckung von Wirbelsäulenanomalien (Abb. 30-8). Bei angeborenen Luxationen, besonders der Hüfte, ist die Arthrographie von großem Nutzen (Abb. 30-9). Sie weist auch zuverlässig entwicklungsbedingte Anomalien des Gelenkknorpels und der Kniemenisken nach, wie z. B. beim Morbus Blount (Abb. 30-10). Die CT-Untersuchung ist bei der Abklärung der angeborenen Hüftluxation von besonderem Nutzen. Sie liefert nicht nur wichtige Daten über diese Anomalie für die Interpretation, inkl. der Detaildemonstration der Lagebeziehung von Acetabulum und Femurkopf, sondern weist auch genau das Ausmaß der Hüftkopfreposition nach Behandlung nach; ferner deckt sie oftmals sehr feine Anomalien auf, die die Übersichtsaufnahmen oder die Hüftarthrographie nicht nachzuweisen vermochten (Abb. 30-11). Als weitere Anwendung der CT betrachtet man die Messung des Antetorsionswinkels von Femurhals und -kopf gegenüber der Koronarebene (Abb. 30-12 u. 30-13) (dies vermag aber auch die MRT ohne Strahlenexposition; wichtig bei Kindern! Anm. des Übers.). Dreidimensionale CT-Bildrekonstruktionen können helfen, Wirbelsäulendeformitäten in einer vollständigen Ansicht darzustellen (Abb. 30-14).

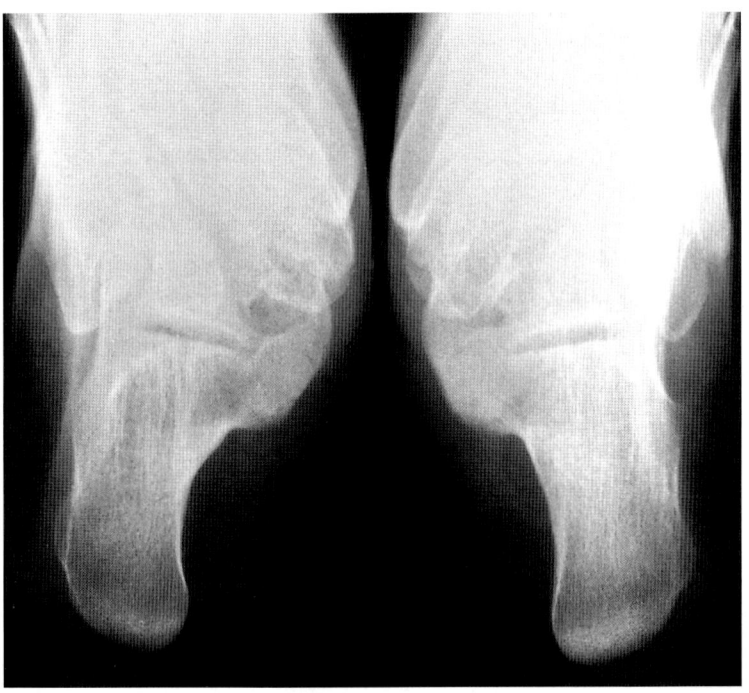

Abb. 30-7. Die hintere Tangentialaufnahme beider Fersenbeine nach Harris-Beath zeigt bei dieser 23jährigen Frau eine Knochenfusion in Höhe der mittleren Facette des unteren Sprunggelenks, ein für die Coalitio talocalcanearis diagnostischer Befund

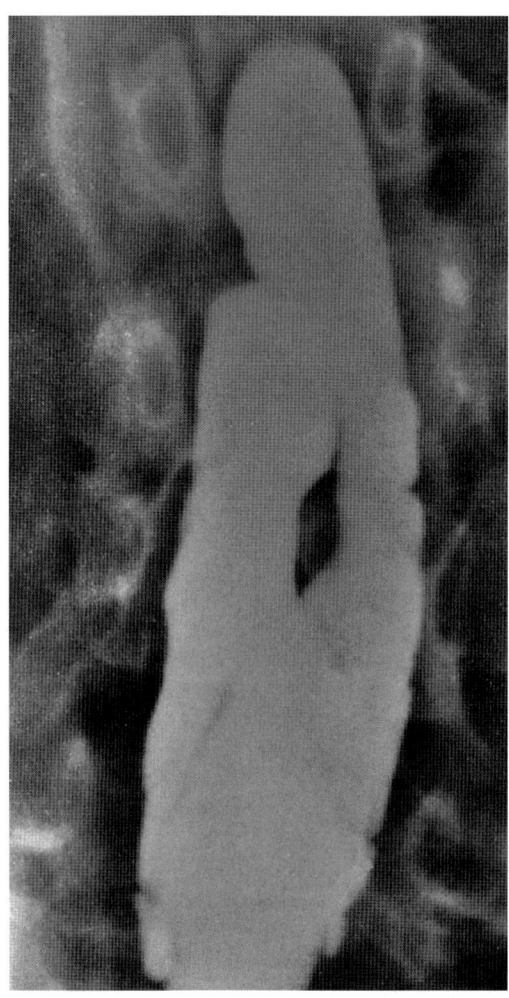

Abb. 30-8. Das Myelogramm eines 9 Jahre alten Mädchens zeigt in der Mitte des kontrastmittelgefüllten Durasacks eine Aussparung, die durch einen bindegewebigen Sporn verusacht wird, der am Wirbelkörper befestigt ist. Dieser Befund ist für eine Diastematomyelie, eine seltene Anomalie von Wirbel und Rückenmark, diagnostisch. Achten Sie dabei auch auf die vergrößerte Distanz zwischen den Bogenwurzeln

TEIL VII - Angeborene und entwicklungsbedingte Anomalien

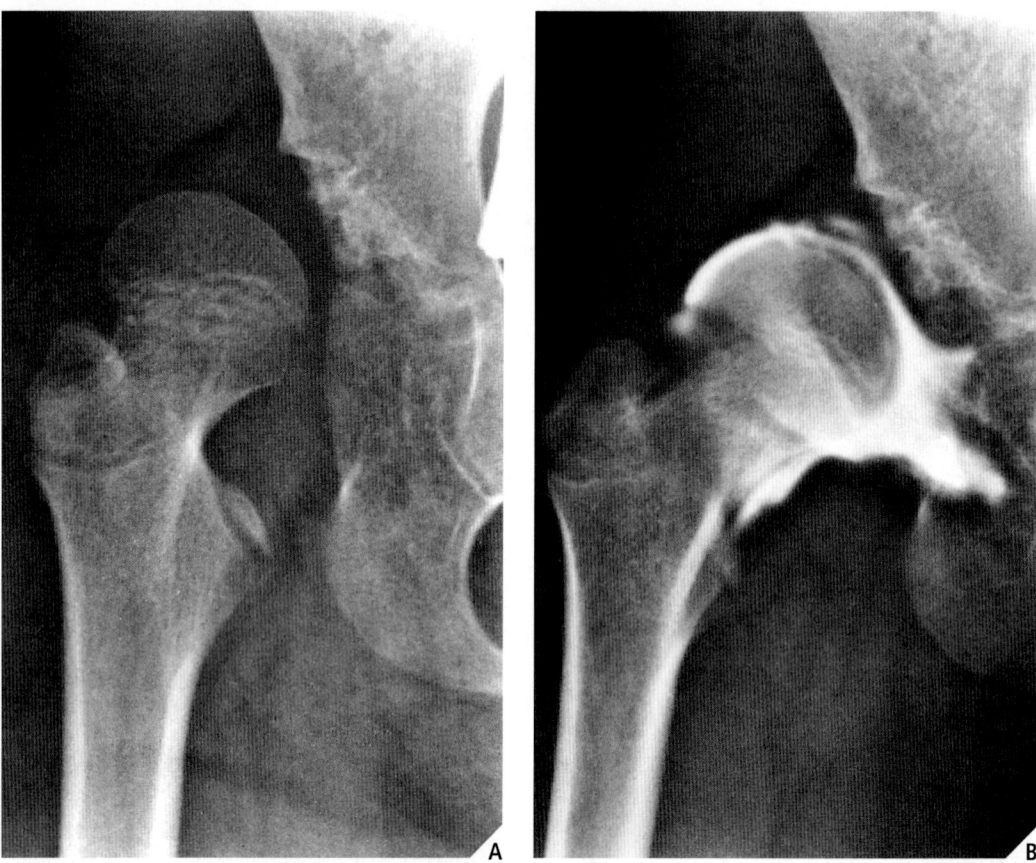

Abb. 30-9. A Dieses 7jährige Mädchen war wegen einer angeborenen Hüftluxation konservativ behandelt worden. Die normale a.-p. Übersicht zeigt eine fortbestehende komplette Hüftluxation. **B** Die Arthrographie wurde durchgeführt, um die knorpeligen Gelenkstrukturen zu untersuchen. Zusätzlich zu einem deformierten Knorpellimbus erscheint das Ligamentum capitis femoris verdickt, und es hat sich das Kontrastmittel in der gedehnten Kapsel angesammelt. Dieses verdickte Ligamentum teres hatte bereits mehrere frühere Versuche einer geschlossenen Reposition verhindert

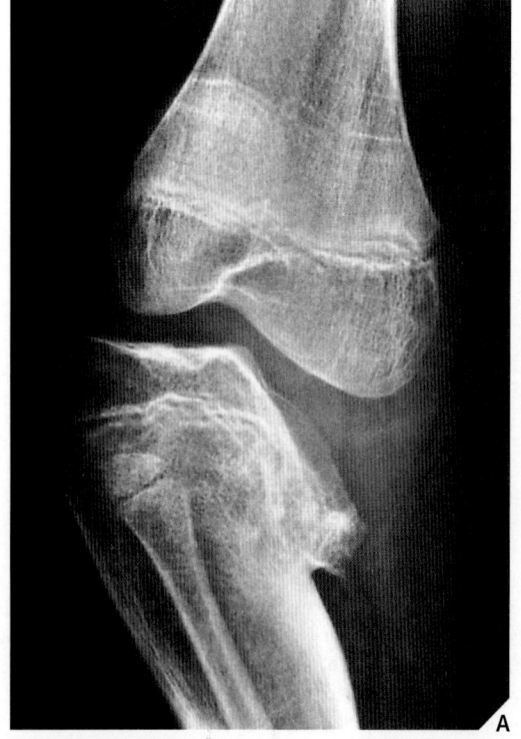
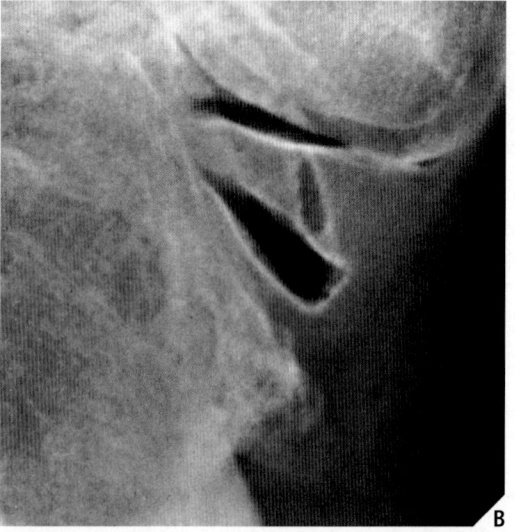

Abb. 30-10. A Bei einem 4jährigen Knaben zeigt die a.-p. Aufnahme des Knies eine Tibia vara congenita Blount. **B** Die Doppelkontrastarthrographie des Kniegelenks ergibt eine Hypertrophie des Innenmeniskus und einen breiten, unverknöcherten Knorpel an der Innenseite der proximalen Tibiaepiphyse

Radiologische Beurteilung von Skelettanomalien 30

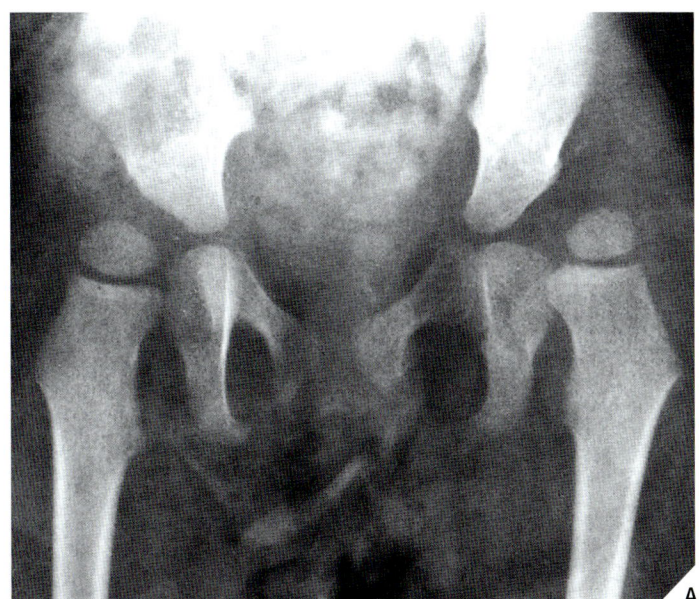
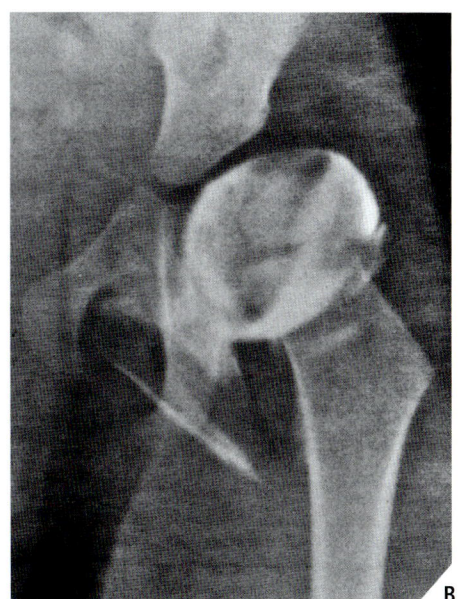
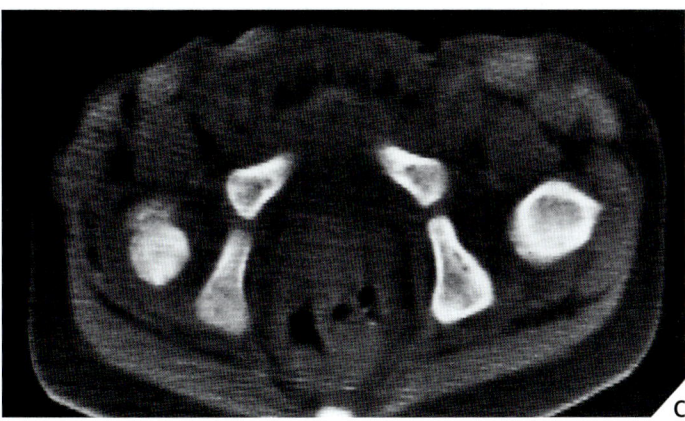

Abb. 30-11. A Die a.-p. Beckenübersicht zeigt bei diesem einjährigen Mädchen eine angeborene linksseitige Hüftluxation. **B** Nach der konservativen Behandlung mit einer Pavlik-Bandage wurde eine Kontrastarthrographie durchgeführt, um das Therapieergebnis zu überprüfen. Der Femurknorpel erscheint jetzt gut in der Pfanne zentriert. Man achte auf den weichen Verlauf der Shenton-Menard-Linie (vgl. Abb. 30-8A). **C** Das CT-Bild weist dagegen eine persistierende posterolaterale Subluxation nach

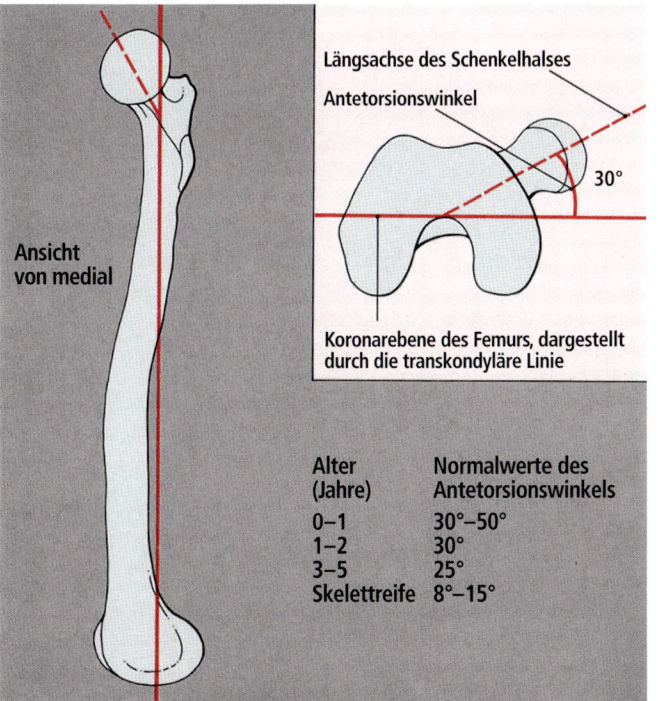

Abb. 30-12. Der Antetorsionswinkel des Femurhalses und -kopfs stellt das Ausmaß der Vorwärtsdrehung von Schenkelhals und -kopf gegenüber der Koronarebene dar. Er wird bestimmt aus dem Winkel zwischen der Schenkelhalslängsachse und der Koronarebene des Femurs, die anhand der transkondylären Linie festgelegt wird (vgl. Abb. 30-13)

969

TEIL VII - Angeborene und entwicklungsbedingte Anomalien

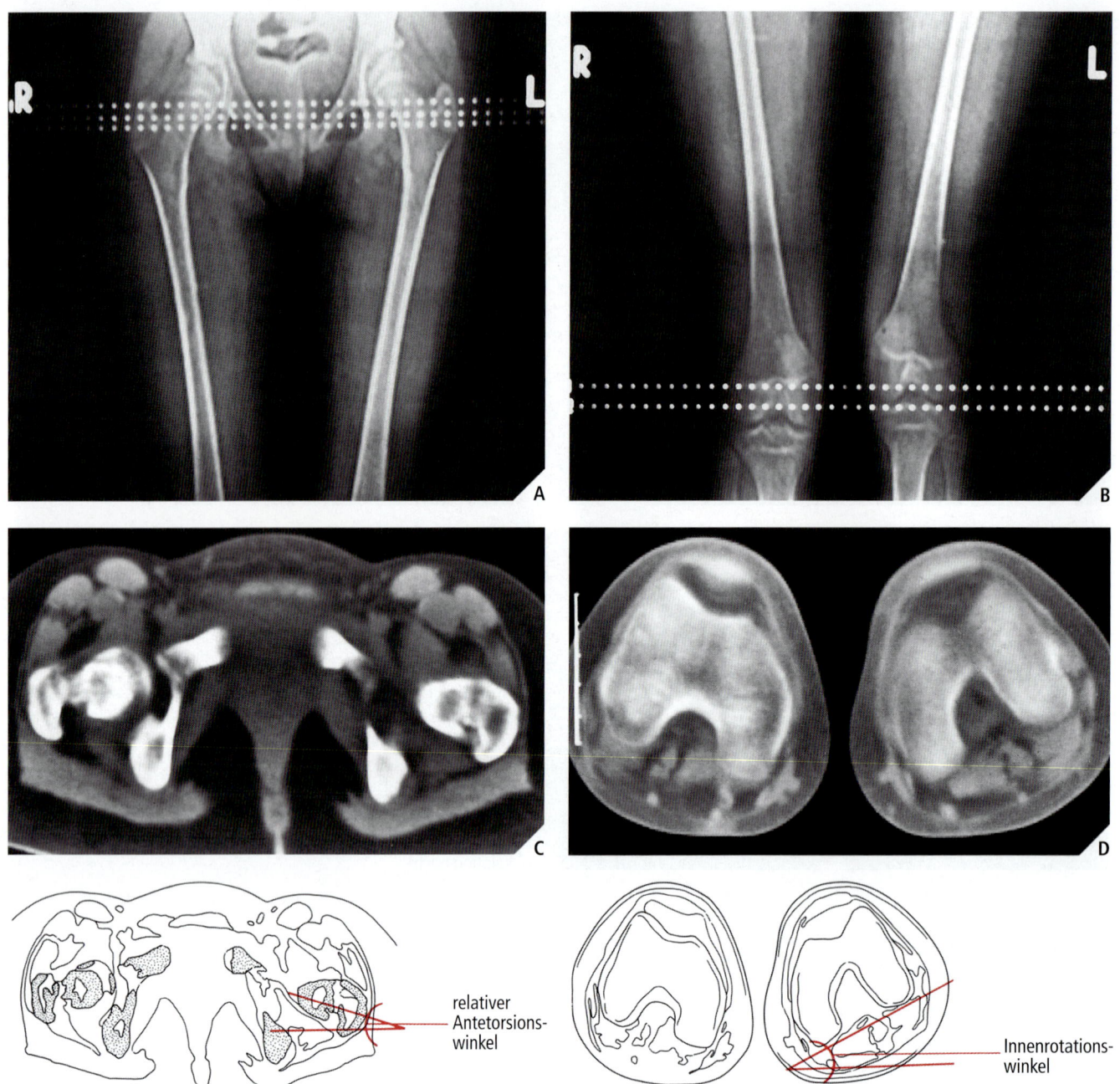

Abb. 30-13. Zur Bestimmung des Antetorsionswinkels des Schenkelhalses in der CT-Untersuchung liegt der Patient auf dem Rücken, hält die untere Extremität in Neutralstellung, die Füße fest zusammen und hat die Knie am Tisch festgebunden. **A, B** Vorzugsweise fertigt man ein Übersichtsbild (Scanogramm) unter Einschluß beider Hüften und Kniegelenke an, doch können auch 2 Übersichten erforderlich werden, wenn der Patient zu groß ist. In diesem Fall achte man darauf, daß sich der Patient zwischen den Aufnahmen nicht bewegt. **C** Im Schnitt durch die Schenkelhälse und den oberen Anteil der großen Rollhügel zieht man eine Gerade durch den Schenkelhals und benutzt Femurkopf und Trochanter maior dabei als Leitstrukturen. Der Winkel zwischen dieser Linie und der Horizontalen (Tischebene) bestimmt den *relativen* Anteversions- oder Retroversionswinkel des Schenkelhalses. **D** Im CT-Schnitt durch die Femurkondylen und die Fossa intercondylaris legt man eine Tangente an die Kondylenhinterränder, wobei der Winkel zwischen dieser und der Horizontalen das Ausmaß der Innen- oder Außenrotation der Beine festlegt. Aus diesen beiden Messungen berechnet man den *wahren* Anteversions- oder Retroversionswinkel. Ist das Knie – wie in diesem Fall – innenrotiert, ergibt die Summe beider Winkel das Maß der Anteversion; ist es dagegen außenrotiert, dann muß man zur Bestimmung des echten Antetorsionswinkels den Winkelwert am Knie vom Winkelwert an der Hüfte abziehen

Radiologische Beurteilung von Skelettanomalien 30

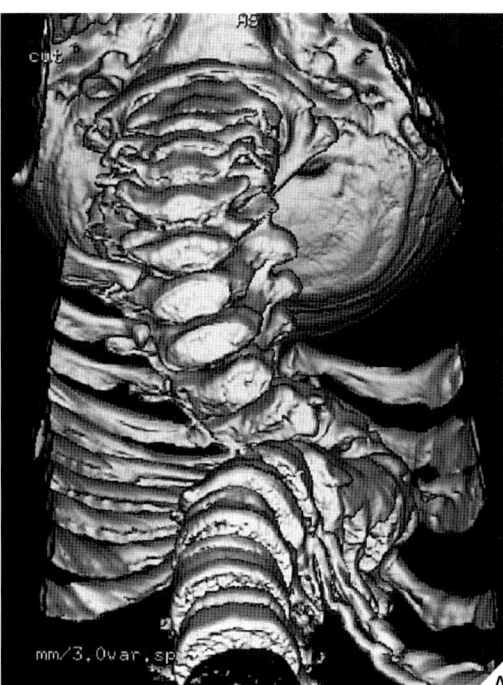 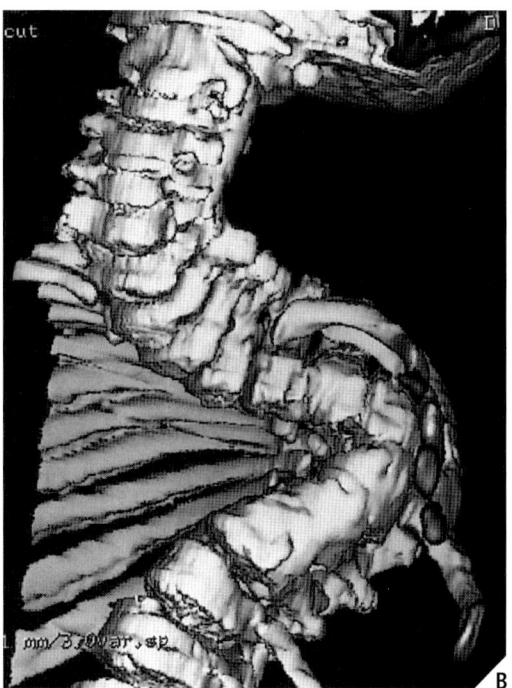

Abb. 30-14. A, B Die dreidimensionale CT-Rekonstruktionen in SSD-Technik (surface shaded display) der Wirbelsäule eines 4 Jahre alten Knaben mit angeborener Kyphoskoliose in der Ansicht von vorn und von lateral ergeben eine gute Übersicht über das Gesamtausmaß der Wirbelsäufendeformierung

Weitere Hilfsmethoden erfüllen wichtige Funktionen in der Beurteilung von Skelettanomalien. Die Skelettszintigraphie weist z. B. stumme Befallsorte des Skeletts bei verschiedenen entwicklungsbedingten Dysplasien besonders sicher nach (Abb. 30-15).

Die Sonographie ist erst in den letzten Jahren bei der Diagnose der angeborenen Skelettanomalien zum Einsatz gekommen (in Europa schneller als in den USA; Anm. des Übersetzers), hier vor allem bei der Hüftdysplasie und der Hüftluxation. Sie stellt gut die Lage des Femurkopfs in der Hüftpfanne dar, ebenso den Zustand des knorpeligen Pfannendachs und anderer Knorpelstrukturen, wie des Limbus, der sich in den Standardröntgenaufnahmen nicht nachweisen läßt (Abb. 30-16). Ferner ist die Sonographie auch eine nichtinvasive Methode zur Untersuchung der Säuglingshüfte, wo ansonsten möglicherweise die Arthrographie erforderlich würde. Ferner hat die Sonographie den Vorteil, daß sie keinerlei Strahlenbelastung mit sich bringt.

Die MRT ist für die Beurteilung angeborener und entwicklungsbedingter Wirbelsäulenanomalien ideal geeignet, weil sie alle Strukturen einschließlich der neuralen gleichzeitig darstellt. Da man mit der MRT vornehmlich die neuroanatomische Entwicklung abklärt, wählt man hierfür lediglich T1-gewichtete Spin-Echo-Bilder (Abb. 30-17). Allerdings sieht man Anomalien, die das Rückenmark und den Durasack betreffen, wegen des starken Kontrasts zum Liquor cerebrospinalis in T2-gewichteten Bildern am besten. Mit diesen Sequenzen kann man sehr eindrucksvoll z. B. spinale Dysraphien (Spina bifida) und die Diastematomyelie aufzeigen (Abb. 30-18).

TEIL VII - Angeborene und entwicklungsbedingte Anomalien

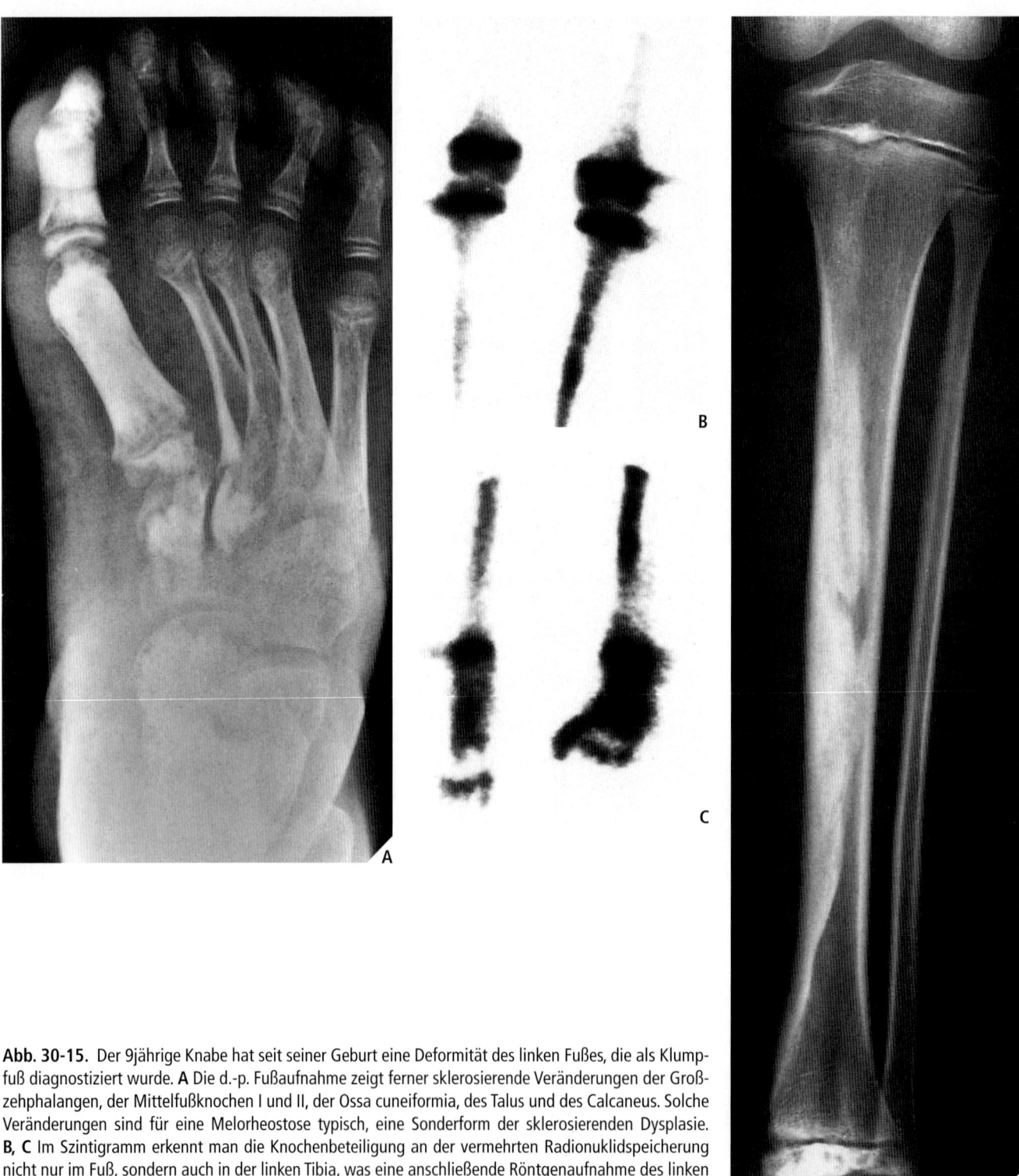

Abb. 30-15. Der 9jährige Knabe hat seit seiner Geburt eine Deformität des linken Fußes, die als Klumpfuß diagnostiziert wurde. **A** Die d.-p. Fußaufnahme zeigt ferner sklerosierende Veränderungen der Großzehphalangen, der Mittelfußknochen I und II, der Ossa cuneiformia, des Talus und des Calcaneus. Solche Veränderungen sind für eine Melorheostose typisch, eine Sonderform der sklerosierenden Dysplasie. **B, C** Im Szintigramm erkennt man die Knochenbeteiligung an der vermehrten Radionuklidspeicherung nicht nur im Fuß, sondern auch in der linken Tibia, was eine anschließende Röntgenaufnahme des linken Unterschenkels denn auch bestätigte (**D**)

Radiologische Beurteilung von Skelettanomalien 30

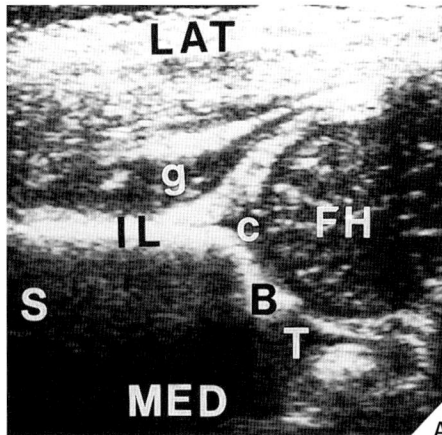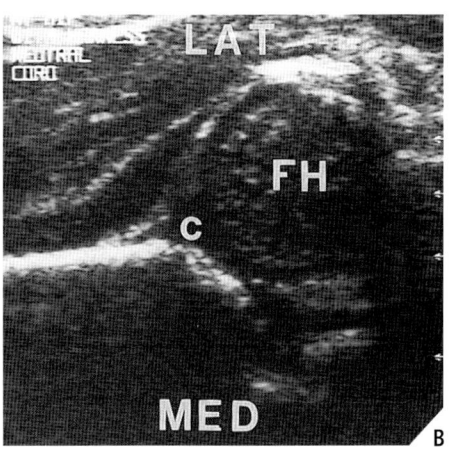

Abb. 30-16. A Das koronare Ultraschallbild eines Neugeborenen zeigt die normale Lagebeziehung von Femurkopf und Acetabulum (FH: Femurkopf; c: knorpeliges Acetabulum; B: knöchernes Acetabulum; T: Y-Fuge; g: M. glutaeus; IL: Os ilium; S: oben; LAT: lateral; MED: medial). B Das koronare Ultraschallbild der linken Hüfte eines neugeborenen Mädchens zeigt ein dysplastisches Acetabulum und den lateral subluxierten Femurkopf. (Wiedergabe mit freundlicher Erlaubnis von Dr. E. Gerscovich, Sacramento, California)

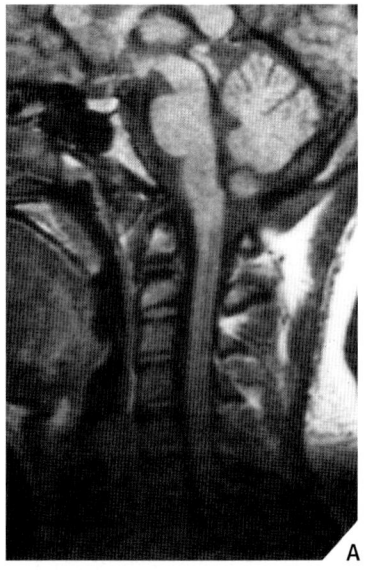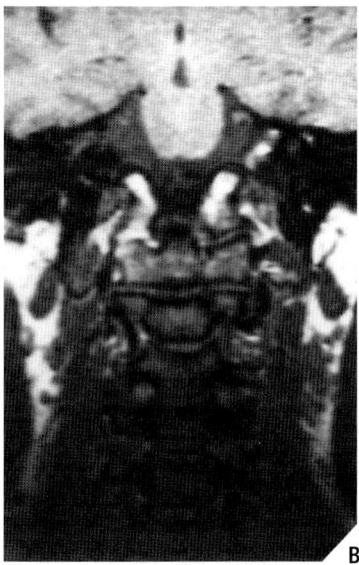

Abb. 30-17. A Das sagittale T1w MRT-Bild (SE; TR 800/TE 20 ms) zeigt einen hypoplastischen Dens, der aus einem normalen 2. Halswirbel kommt. Der vordere Atlasbogen kommt wegen seiner Fusion mit dem Okziput nicht zur Darstellung. B Ein koronares T1w MRT-Bild (SE; TR 800/TE 20 ms) sichert, daß der 2. Halswirbelkörper normal ist, sich jedoch nur ein rudimentärer Processus odontoideus gebildet hat. Der Atlas ist mit dem Hinterhaupt verschmolzen, so daß die Hinterhauptkondylen fehlen. (Aus Beltran J, 1990; mit freundlicher Erlaubnis)

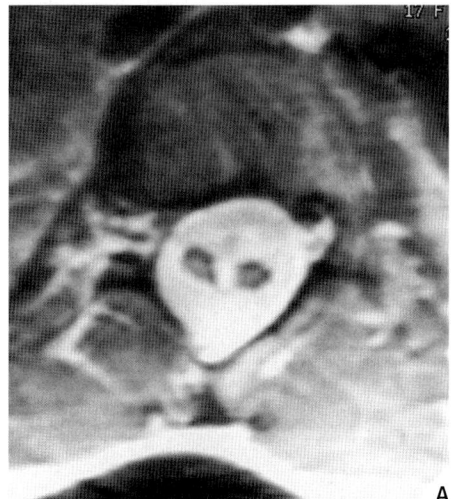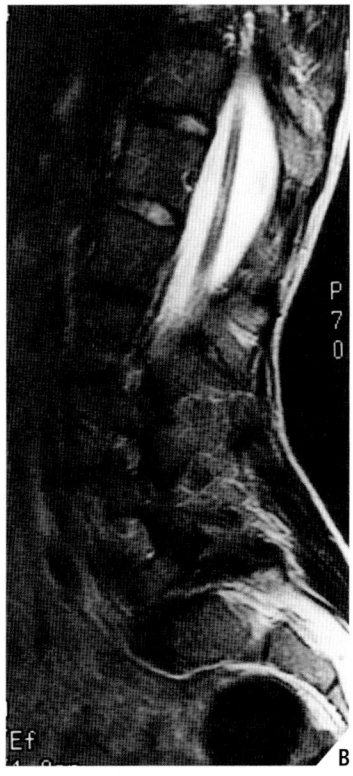

Abb. 30-18. A Das axiale protonendichtegewichtete MRT-Bild (FSE; TR 5000/TE 16 ms Ef) zeigt bei einem 17 Jahre alten Mädchen mit Spina bifida und Diastematomyelie in Höhe des 12. Brustwirbels das zweigeteilte Rückenmark. B Ein sagittales T2w MRT-Bild (FSE; TR 3000/TE 133 ms Ef) zeigt ein signalarmes bindegewebiges Septum innerhalb des stark aufgetriebenen Durasacks. Der Liquor cerebrospinalis ist signalreich.

TEIL VII - Angeborene und entwicklungsbedingte Anomalien

Merkpunkte für die Praxis

1. Angeborene Anomalien umfassen Störungen der Knochenbildung, des Knochenwachstums sowie der Knochenreifung und -modellierung.
2. Die meisten angeborenen und entwicklungsbedingten Anomalien lassen sich zwar auf Standardröntgenaufnahmen diagnostizieren, doch sollte man auch den Einsatz von weiterführenden Techniken bedenken:
   - Skelettszintigraphie, besonders bei Festlegung der Verteilung der befallenen Stellen bei verschiedenen Dysplasien;
   - CT-Untersuchung, besonders bei der Abklärung der angeborenen Hüftluxation und bei der Messung des Antetorsionswinkels des Schenkelhalses;
   - 3D-CT, vor allem bei der Beurteilung von Wirbelsäulendeformitäten;
   - Sonographie, insbesondere zur Beurteilung der angeborenen Hüftdysplasie;
   - MRT, speziell zur Beurteilung von Anomalien der Wirbelsäule, des Durasacks, des Rückenmarks und der Cauda equina.
3. Spezialaufnahmen können zur Beurteilung von Anomalien komplexer Strukturen, wie z. B. von Sprunggelenk und Fuß, erforderlich sein.
4. Behandlungsergebnisse und Behandlungsverlauf bei den verschiedenen angeborenen Anomalien, besonders bei der angeborenen Hüftluxation, lassen sich am besten mittels der Sonographie, der MRT, aber auch der Computertomographie kontrollieren.

Literaturempfehlungen

Bailey JA. Disproportionate short stature: diagnosis and management. Philadelphia: WB Saunders, 1973.

Barksy AJ. Macrodactyly. J Bone Joint Surg [Am] 1967; 49A: 1255–1266.

Beighton P, Cremin B, Faure C, et al. International nomenclature of constitutional diseases of bone. Ann Radiol 1984; 27: 275.

Beltran J. MRI: musculoskeletal system. Philadelphia: JB Lippincott, 1990.

Berkshire SB, Maxwell EN, Sams BF. Bilateral symmetrical pseudoarthrosis in a newborn. Radiology 1970; 97: 389–390.

Boal DKB, Schwenkter EP. The infant hip: assessment with real-time US. Radiology 1985; 157: 667–672.

Carlson DH. Coalition of the carpal bones. Skeletal Radiol 1981; 7: 125–127.

Cleveland RH, Gilsanz V, Wilkinson RM. Congenital pseudoarthrosis or the radius. AJR Am J Roentgenol 1978; 130: 955–957.

Graf R. New possibilities for the diagnosis of congenital hip joint dislocation by ultrasonography. J Pediatr Orthop 1983; 3: 354–359.

Graharn CB. Assessment of bone maturation: methods and pitfalls. Radiol Clin North Am 1972; 10: 185–202.

Hotston S, Carthy H. Lumbosacral agenesis: a report of three new cases and a review of the literature. Br J Radiol 1982; 55: 629–633.

International nomenclature of constitutional diseases of bone. AJR Am J Roentgenol 1978; 131: 352–354.

O'Rahilly R, Gardner E, Gray DJ. The skeletal development of the hand. Clin Orthop 1959; 13: 42–50.

Page LK, Post MJD. Spinal dysraphism. In Post MJD, ed. Computed tomography of the spine. Baltimore: Williams & Wilkins, 1984.

Reed MH, Genez B. Hands. In: Reed MH, ed. Pediatric skeletal radiology. Baltimore: Williams & Wilkins, 1992: 584–625.

Rubin P. Dynamic classification of bone dysplasias. Chicago: Year Book Medical Publishers, 1972.

Smith CF. Current concepts review – tibia vara (Blount's disease). J Bone Joint Surg [Br] 1982; 64B: 630–632.

Walker HS, Lufkin RB, Dietrich RB, Peacock WJ, Flannigan BD, Kangarloo H. Magnetic resonance of the pediatric spine. Radiographics 1987; 7: 1129–1152.

Zaleske DJ. Development of the upper limb. Hand Clin 1985; 1: 383–390.

Kapitel 31

Anomalien der oberen und der unteren Gliedmaße

Anomalien des Schultergürtels und der oberen Gliedmaße

■ Angeborener Schulterhochstand

Die Sprengel-Deformität, wie der Hochstand der Scapula auch genannt wird, kann ein- oder beidseitig vorkommen. Man erkennt sie an einer kleinen, hoch gelegenen und mit ihrem unteren Eck zur Wirbelsäule hin verdrehten Skapula – allesamt Merkmale, die in einer a.-p. Aufnahme der Schulter oder des Thorax leicht zu erkennen sind (Abb. 31-1). Der Befund eines angeborenen Skapulahochstands ist insofern wichtig, weil dieser oft mit anderen Anomalien wie Skoliose, Rippenanomalien und einer Fusion von Halswirbelsäule und oberer Brustwirbelsäule, dem sog. Klippel-Feil-Syndrom, vergesellschaftet ist (Abb. 31-2). Ferner ist manchmal eine knöcherne Brücke zwischen dem hoch stehenden Schulterblatt und einem der Wirbel, meist C6 oder C7, vorhanden, das sog. Os omovertebrale (Abb. 31-3).

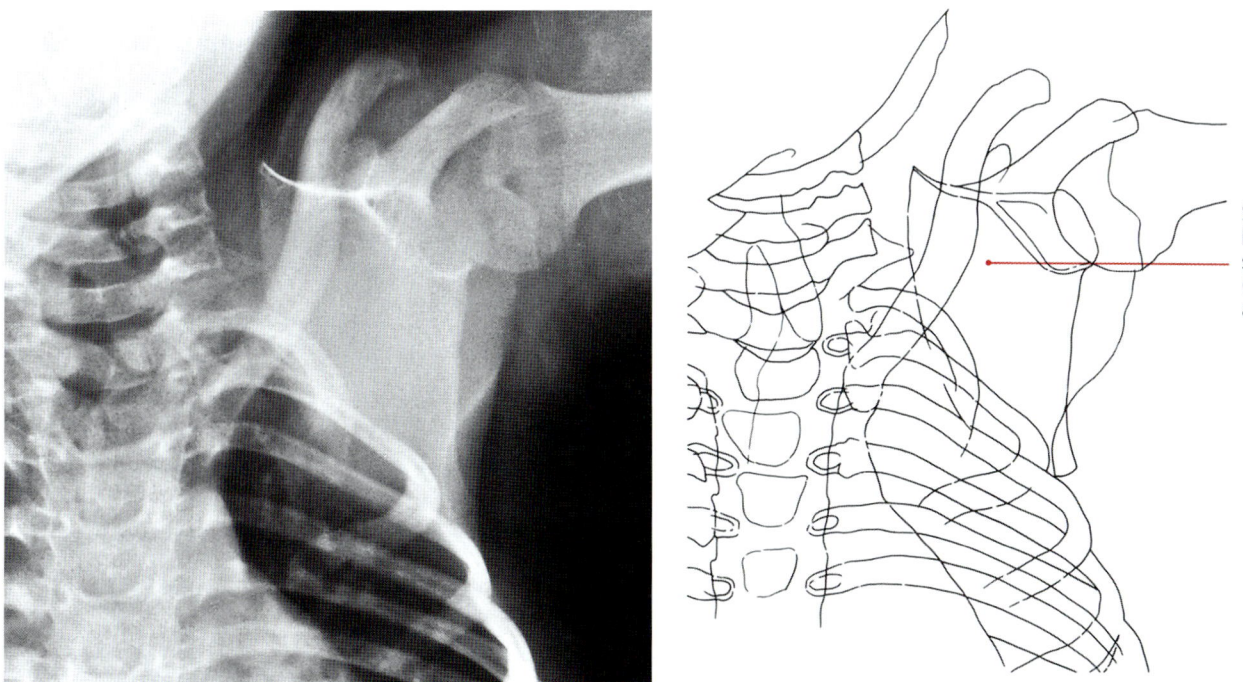

Abb. 31-1. Die a.-p. Aufnahme der linken Schulter eines einjährigen Knaben zeigt eine hohe Position der Skapula, die für die Sprengel-Deformität typisch ist

TEIL VII - Angeborene und entwicklungsbedingte Anomalien

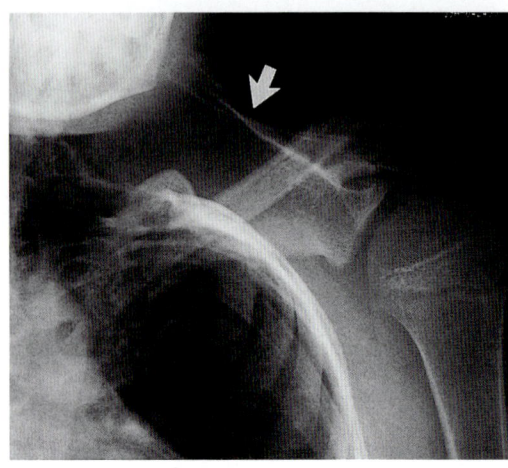

Abb. 31-2. Das a.-p. Röntgenbild der linken Schulter eines 13 Jahre alten Jungen mit Klippel-Feil-Syndrom zeigt eine hoch stehende Scapula (Scapula alata) (*Pfeil*)

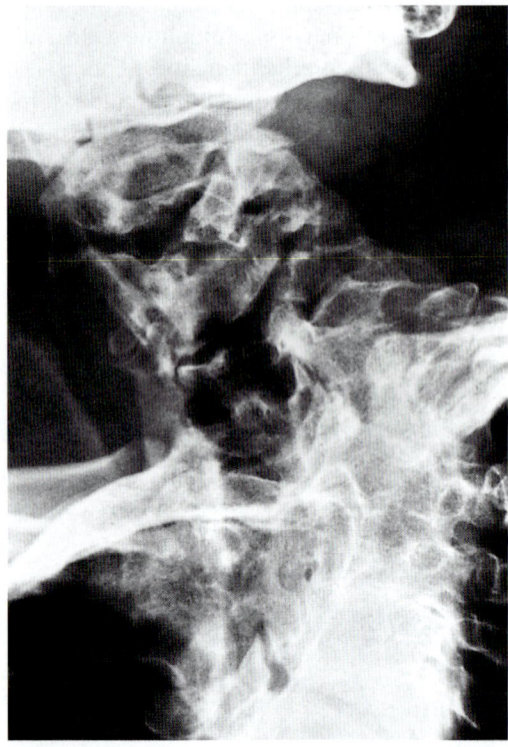
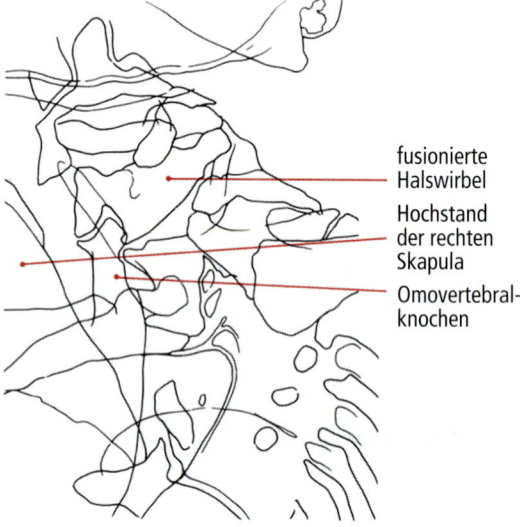

Abb. 31-3. Die p.-a. Aufnahme der HWS und der oberen BWS bei einer 37jährigen Frau mit einer Sprengel-Deformität im Verein mit einem Klippel-Feil-Syndrom (Fusion von Halswirbeln) zeigt ein Os omovertebrale, das die hochstehende rechte Skapula mit dem 5. Halswirbel verbindet

■ Madelung-Deformität

Diese erstmals 1879 von Madelung beschriebene Entwicklungsanomalie des distalen Radius und der distalen Ulna manifestiert sich in der Adoleszenz; die Patienten stellen sich dann mit Schmerzen im Handgelenk vor, geben aber zur Vorgeschichte weder ein Trauma noch eine Infektion an. Heute verwendet man den Begriff der *Madelung-Deformität* oft zur Beschreibung einer Reihe verschiedener Zustandsbilder am Handgelenk, die sich durch einen vorzeitigen Schluß der Wachstumsfuge des distalen Radius mit nachfolgender Fehlform von distaler Ulna und Handgelenk auszeichnen. Nach ätiologischen Gesichtspunkten lassen sich diese Anomalien in posttraumatische Fehlformen, Dysplasien (wie z. B. multiple kartilaginäre Exostosen) und idiopathische Veränderungen einteilen.

Die radiologischen Kriterien zur Diagnose der Madelung-Deformität schlugen Dannenberg et al. vor (Tab. 31-1). Die d.-p. und die Seitaufnahme genügen für den Nachweis einer jeden mit dieser Deformität verknüpften Anomalie (Abb. 31-4).

Die Behandlung besteht in der Arthrodese des Radiokarpalgelenks mittels der sog. „Keiltechnik".

Tab. 31-1. Röntgenologische Kriterien zur Diagnose der Madelung-Deformität

Veränderungen am Radius
- Doppelkurvatur (medial und dorsal)
- Verringerte Knochenlänge
- Dreieckform der distalen Epiphyse
- Vorzeitiger Schluß des medialen Anteils der distalen Wachstumsfuge zusammen mit einer Ulnar- und Volarkippung der Gelenkfläche
- Herdförmige Aufhellungsbezirke längs des ulnaren Knochenrands

Veränderungen an der Ulna
- Dorsale Subluxation
- Gesteigerte Dichte (Kondensierung und Formstörung des Ulnaköpfchens)
- Gesteigerte Knochenlänge

Veränderungen am Karpus
- Dreieckform mit dem Mondbein als Spitze
- Abstandsvergrößerung zwischen distalem Radius und distaler Ulna
- Verminderter Karpalwinkel

Modifiziert nach Dannenberg M, et al., 1939; mit freundlicher Erlaubnis

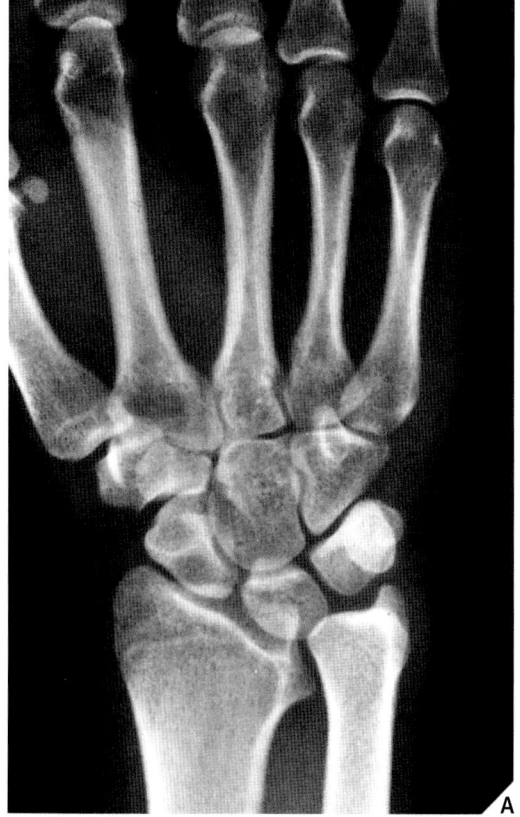 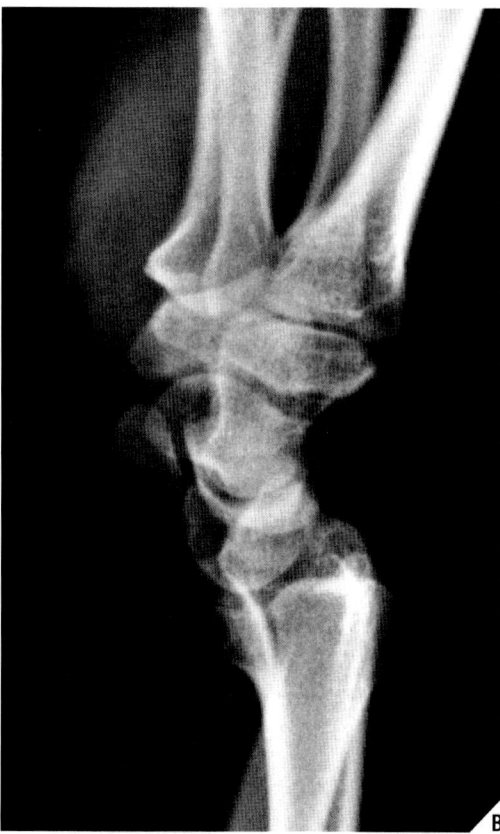

Abb. 31-4. A Die d.-p. Aufnahme des linken Handgelenks einer 21jährigen Frau mit Madelung-Deformität zeigt einen verkürzten Radius, dessen distales Ende eine Dreieckform angenommen hat. Dies geht mit einer dreieckigen Form des Karpus einher, bei der das Mondbein die zwischen Radius und Ulna eingekeilte Spitze darstellt. **B** Die Seitaufnahme zeigt eine Dorsalluxation der Ulna

TEIL VII - Angeborene und entwicklungsbedingte Anomalien

Anomalien des Beckengürtels und der Hüfte

Einen Überblick der aussagekräftigsten Röntgeneinstellungen und -techniken zur Beurteilung der häufigsten Anomalien des Beckengürtels und der Hüfte gibt Ihnen Tabelle 31-2.

■ Angeborene Hüftluxation/Hüftdysplasie

Das Hüftgelenk ist der Ort der häufigsten angeborenen Luxationen. Die Häufigkeit beträgt 1,5 pro 1000 Geburten und liegt bei Mädchen 8mal höher als bei Knaben. Bei der einseitigen Luxation ist die linke Hüfte doppelt so oft betroffen wie die rechte; mehr als 25% der Kinder haben eine beiderseitige Luxation. Man findet diese häufiger bei der weißen als bei der schwarzen Rasse, sehr oft in den Mittelmeerländern und in Skandinavien, während sie in China nahezu unbekannt ist, was teilweise durch die chinesische Sitte erklärbar ist, daß die Mütter ihre Kinder mit gebeugten und abduzierten Hüften auf dem Rücken tragen.

Die Kriterien zur Diagnose der angeborenen Hüftluxation (AHL) beinhalten sowohl körperliche als auch radiologische Befunde. Es wurden bestimmte klinische Zeichen herausgearbeitet, die sich bei der Untersuchung von Neugeborenen und Säuglingen als durchaus hilfreich für die Diagnosestellung erwiesen (Tab. 31-3).

Radiologische Abklärung: Jedes Stadium der AHL – Hüftdysplasie, Subluxation der Hüfte und Hüftluxation – hat ein charakteristisches Röntgenbild. Der Begriff der *„angeborenen Hüftdysplasie"* (AHD) wurde 1925 von Hilgenreiner eingeführt und bezeichnet eine verspätete oder mangelhafte Hüftgelenkentwicklung, die zur gestörten Gelenkbeziehung zwischen dem abnormen Acetabulum und dem fehlgeformten proximalen Femurende führt (Abb. 31-5). Man betrachtet dieses Zustandsbild als den Vorläufer der klinischen Entitäten der Subluxation und

Tab. 31-2. Effizienteste Röntgeneinstellungen und -techniken zur Beurteilung häufiger Anomalien von Beckengürtel und Hüfte

Einstellung/Technik	Hauptanomalien

Angeborene Hüftluxation
 a.-p. Aufnahme von Becken und Hüften
	• Bestimmung von:
	   – Hilgenreiner-Linie
	   – Acetabulumindex
	   – Perkins-Ombrédanne-Linie
	   – Shenton-Menard-Linie
	   – Zentrum-Ecken-Winkel nach Wiberg
	 • Ossifikationszentrum der Femurkopfepiphyse
	 • Lagebeziehung von Femurkopf und Acetabulum

a.-p. Aufnahme der Hüften in Abduktion und Innenrotation	• Andrén-von Rosen-Linie

Arthrographie	• Gelenkkongruenz
	 • Zustand von:
	   – Knorpeligem Limbus (Limbus gerissen)
	   – Lig. capitis femoris (Lig. teres)
	   – Zona orbicularis

CT (allein oder mit Arthrographie)	• Lagebeziehung von Femurkopf und Acetabulum • Kraniale laterale oder hintere Subluxation

Sonographie	• Lage des Femurkopfs im Acetabulum
	 • Zustand von:
	   – Pfannendach
	   – Knorpeligem Limbus

Entwicklungsbedingte Coxa vara a.-p. Aufnahme von Becken und Hüften	• Varuswinkel des Femurhalses und Femurschafts
Proximaler umschriebener Femurdefekt a.-p. Aufnahme von Hüfte und proximalem Femur	• Femurverkürzung • Kraniale, dorsale und laterale Verschiebung des proximalen Femursegments
Arthrographie	• Unverknöcherter Femurkopf

Tab. 31-3. Klinische Zeichen der angeborenen Hüftdysplasie

- Eingeschränke Abduzierbarkeit der gebeugten Hüfte (durch Verkürzung und Kontraktion der Hüftadduktoren)
- Vermehrte Tiefe oder Asymmetrie der Inguinal- oder der Natesfalte
- Verkürzung des Beins
- Allis- oder Galeazzi-Zeichen* – tiefere Position des Knies der erkrankten Seite, wenn Knie und Hüften gebeugt werden (weil der Femurkopf in dieser Stellung hinter der Pfanne liegt)
- Ortolani-Knacken (Einschnappknacken oder Repositionszeichen)
- Barlow-Test (Luxationsknacken oder Luxationszeichen)
- Teleskopzeichen der Oberschenkel* (durch mangelnden Halt des Femurkopfs im Acetabulum)
- Trendelenburg-Test* – Absinken der gesunden Beckenhälfte, wenn das Kind, zunächst auf beiden Beinen stehend, das gesunde Bein vom Boden abhebt und die kranke Seite mit dem Gewicht belastet (wegen der Schwäche der Hüftabduktoren)
- Watschelnder Gangtyp*

*Dieser Befund kann erst bei älteren Kindern erhoben werden

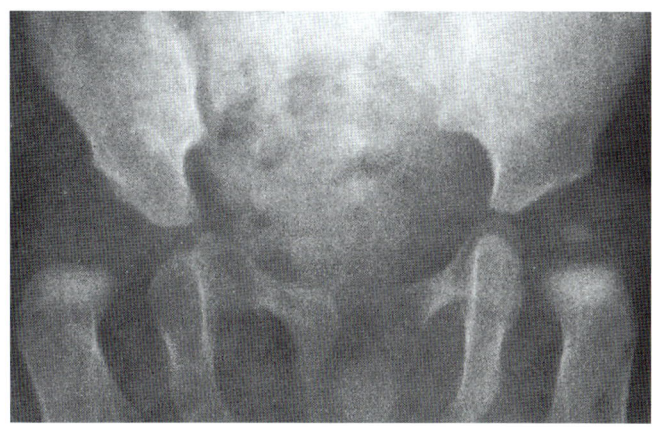

Abb. 31-5. Die a.-p. Beckenübersicht eines einjährigen Knaben mit angeborener Hüftdysplasie zeigt ein leicht abgeflachtes Acetabulum und ein verspätetes Auftreten des Knochenkerns der rechten Femurkopfepiphyse; der der linken ist normal im Pfannenknorpel zentriert

Fortsetzung Tab. 31-2.

Einstellung/Technik	Hauptanomalien
Morbus Legg-Calvé-Perthes a.-p. und Lauenstein-Aufnahme der Hüftgelenke	• Osteonekrose des Femurkopfs, ersichtlich am Sichelzeichen und an der subchondralen Knochensinterung • Gage-Zeichen • Subluxation des Femurkopfs • Horizontaler Verlauf der Wachstumsfuge • Verkalkungen lateral der Epiphyse • Zystische Veränderungen der Metaphyse
Arthrographie	• Inkongruenz der Hüftgelenke • Dicke des Gelenkknorpels
Skelettszintigraphie	• Verminderte Nuklidspeicherung (Frühstadium) • Vermehrte Nuklidspeicherung (Spätstadium)
CT und MRT	• Inkongruenz der Gelenkflächen • Osteonekrose
Epiphysiolysis capitis femoris a.-p. Aufnahme der Hüften	• Verlust des Capener-Dreieck-Zeichens • Periartikuläre Osteoporose • Verbreiterte und unscharfe Wachstumsfuge • Abgeflachte Femurkopfepiphyse • Fehlende Überschneidung der Tangente an die laterale Femur-Halskortikalis mit der Epiphyse (Klein-Tangente) • Herndon-Buckel • Chondrolyse (als Komplikation)
Lauenstein-Aufnahme der Hüften	• Fehlende Überschneidung der Tangente an die laterale Femurhalskortikalis mit der Epiphyse • Tatsächliches Abgleiten der Femurkopfepiphyse
Skelettszintigraphie	• Osteonekrose (als Komplikation)

TEIL VII - Angeborene und entwicklungsbedingte Anomalien

der Luxation des Hüftgelenks, wenn auch einige Experten den Terminus „Hüftdysplasie" für alle Stadien der AHL verwenden. Bei der *angeborenen Subluxation der Hüfte* besteht eine abnorme Beziehung zwischen dem Femurkopf und der Pfanne, doch sind beide miteinander in Kontakt (Abb. 31-6). Die *angeborene Hüftluxation* kennzeichnet dagegen der völlige Kontaktverlust des Femurkopfes mit dem Pfannenknorpel; dabei ist das Femur am häufigsten nach kranial luxiert, wenn auch laterale, dorsale und dorsolaterale Luxationen vorkommen (Abb. 31-7).

Messungen: Im Gegensatz zur Erwachsenenhüfte ist die Lagebeziehung zwischen Femurkopf und Acetabulum beim Neugeborenen nicht direkt erkennbar im Röntgenbild, da der Femurkopf noch nicht verknöchert und der Knorpel in den Standardaufnahmen nicht sichtbar ist. Das Verknöcherungszentrum tritt erstmals zwischen dem 3. und dem 6. Lebensmonat auf, und bereits dessen verzögertes Erscheinen sollte man als indirektes Zeichen einer angeborenen Hüftdysplasie werten. Deshalb muß man zur Sicherung dieser Beziehung den Schenkelhals heranziehen. Die a.-p. Aufnahme des Beckens dient als Grundlage für die Bestimmung mehrerer indirekter Indikatoren der Lagebeziehung zwischen Femurkopf und Hüftpfanne. Damit man allerdings genaue Meßergebnisse erzielt, ist es zwingend, daß man den Säugling exakt lagert: Die Beine sollten in Neutralstellung gestreckt und strikt gerade parallel ausgerichtet sein; der Zentralstrahl soll oberhalb der Schamfuge auf die Mittellinie zeigen, um die Symmetrie beider Beckenhälften zu gewährleisten. Zu den gebräuch-

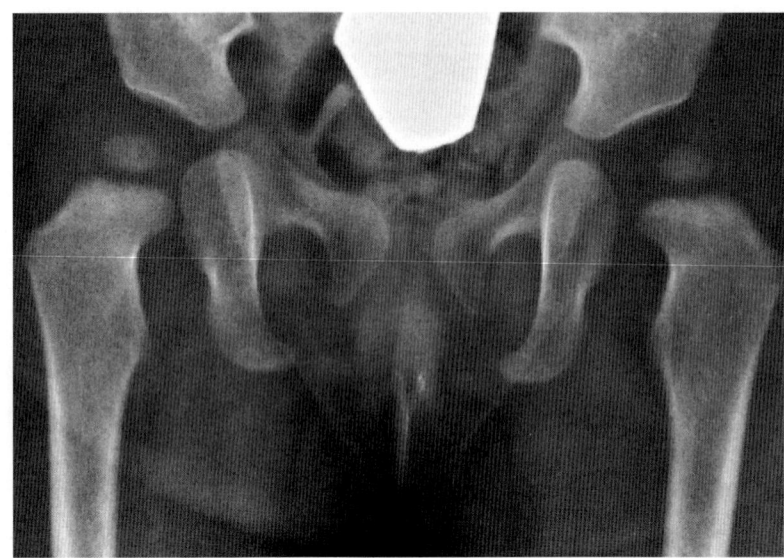

Abb. 31-6. Die a.-p. Beckenaufnahme eines einjährigen Mädchens zeigt eine angeborene kraniolaterale Subluxation der linken Hüfte. Die linke Femurkopfepiphyse ist geringfügig kleiner als die rechte

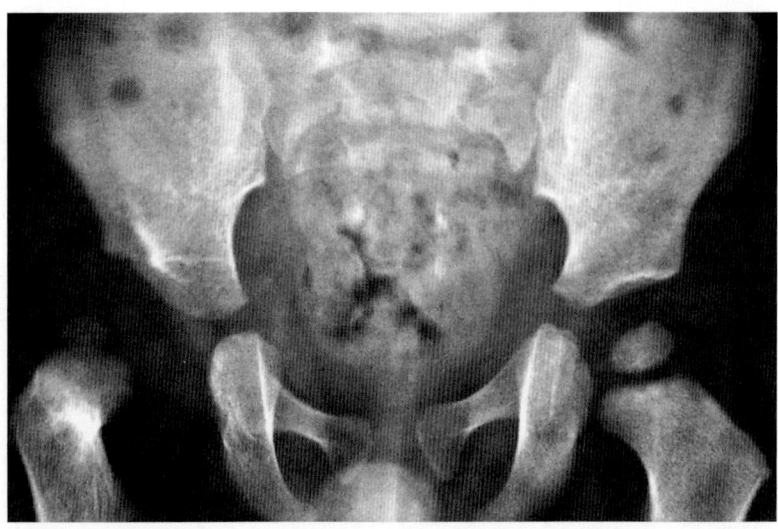

Abb. 31-7. Die a.-p. Beckenübersichtsaufnahme eines 2jährigen Knaben zeigt eine vollständige kraniolaterale Luxation der rechten Hüfte. Man achte auf die abnorme Position des Femurkopfossifikationskerns gegenüber der Pfanne und vergleiche dies mit der normalen Seite

lichen Messungen für die Beurteilung der Lagebeziehung von Femurkopf und Hüftpfanne zählen folgende (Abb. 31-8):

1. Die *Hilgenreiner-Linie* oder *Y-Linie*, die man durch den oberen Anteil der Y-Fuge zieht, ist an sich schon ein Indikator der Beziehung Femurkopf-Acetabulum und dient als Grundlage anderer Indikatoren, die noch ausgearbeitet werden.
2. Der *Acetabulumindex*, der Winkel zwischen der Tangente an das Pfannendach und der Y-Linie, kann allein genommen eine Hüftluxation nicht beweisen, da er manchmal auch bei Gesunden den oberen Grenzwert von 30° überschreitet, doch erachtet man im allgemeinen Winkel von > 30° als pathologisch und als Hinweis auf eine drohende Luxation. Einige Autoren schlagen gar vor, daß erst Winkel > 40° als signifikant gelten sollten.
3. Die *Perkins-Ombrédanne-Linie*, die als Lot vom äußersten Eck des verknöcherten Pfannenknorpels auf die Y-Linie gezogen wird, hilft bei der Bestimmung einer Hüftsubluxation und Hüftluxation. Das Fadenkreuz aus dieser Linie und der Y-Linie bildet 4 Quadranten, in deren inneren unteren normalerweise die verknöcherte Femurkopfepiphyse fällt.
4. Die *Shenton-Menard-Linie*, die einen weichen Bogen von der Schenkelhalsinnenseite zum Oberrand des Foramen obturatum formt, kann bei der Subluxation und der Luxation der Hüfte unterbrochen sein. Jedoch kann dieser Bogen sogar unter normalen Umständen ir-

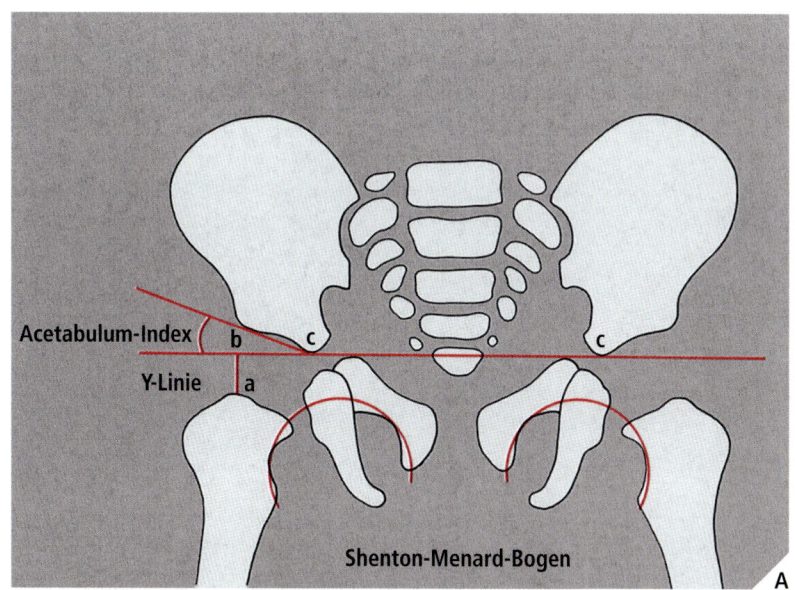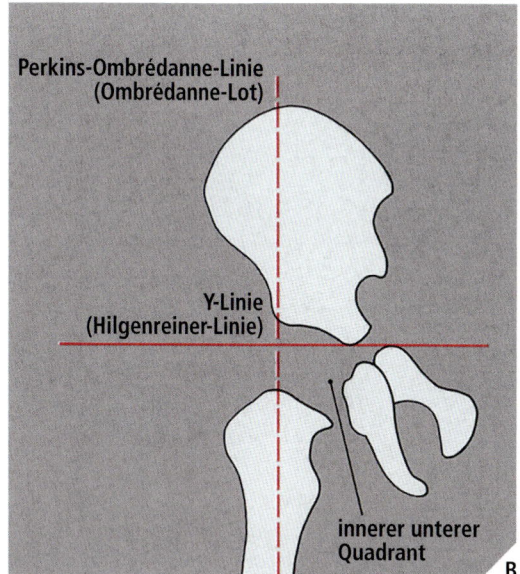

Abb. 31-8. A Die *Hilgenreiner-* oder *Y-Linie* wird beiderseits durch den Oberrand der Y-Fuge gezogen. Bei normalen Säuglingen sollte auf beiden Seiten die Lotlinie (ab) von der Y-Linie zum proximalsten Punkt des Schenkelhalses gleich lang sein, ebenso die Strecke (bc) längs der Y-Linie. Bei 6–7 Monate alten Säuglingen wurden für *ab* Mittelwerte von 19,3 mm ±1,5 mm, für *bc* von 18,2 mm ±1,4 mm bestimmt. Der *Acetabulumindex* ist der Winkel aus der Tangente an das Pfannendach an Punkt (c) zum Acetabulumboden in Höhe der Y-Linie. Der Normalwert dieses Winkels beträgt 25–29°. Die *Shenton-Menard-Linie* ist der Bogen durch den Schenkelhalsinnenrand und den Oberrand des Foramen obturatum; sie sollte weich verlaufen und nicht unterbrochen sein. **B** Die *Perkins-Ombrédanne-Linie* steht in Höhe des lateralsten Randes des verknöcherten Acetabulumknorpels senkrecht zur Y-Linie, also in Höhe der Spina iliaca anterior inferior. Bei normalen Neugeborenen und Säuglingen steht die Innenseite des Schenkelhalses oder die ossifizierte Femurkopfepiphyse innerhalb des inneren unteren Quadranten. Das Erscheinen einer jeden der beiden Strukturen im unteren oder oberen äußeren Quadranten weist auf eine Subluxation oder Luxation der Hüfte hin

TEIL VII - Angeborene und entwicklungsbedingte Anomalien

regulär erscheinen, wenn die Aufnahme bei Innenrotation oder Adduktion der Hüfte vorgenommen wird.

5. Die *Andrén-von Rosen-Linie,* die auf einer Röntgenaufnahme bei 45° Hüftabduktion und Innenrotation gezogen wird, beschreibt die Lagebeziehung der Femurschaftlängsachse zum Acetabulum (Abb. 31-9). Bei der Luxation oder der Subluxation der Hüfte durchsetzt diese Linie die Spina iliaca anterior superior oder liegt gar oberhalb von dieser.

Nach der vollständigen Ossifikation der Femurkopfepiphyse im Alter von etwa 4 Jahren läßt sich die Diagnose einer groben Fehlstellung in der Regel ohne größere Schwierigkeiten stellen. Doch können hier andere Parameter die Beurteilung einer leichten Hüftdysplasie unterstützen, so der *Zentrum-Ecken-Winkel nach Wiberg (CE-Winkel;* Abb. 31-10). Am nützlichsten ist diese Winkelbestimmung nach der vollständigen Verknöcherung des Femurkopfes, zumal dann die Lagebeziehung zwischen diesem und der Hüftpfanne endgültig eingerichtet ist.

Arthrographie und Computertomographie: Neben den konventionellen Röntgenaufnahmen ist bei der Beurteilung einer angeborenen Hüftdysplasie die Hüftarthrographie die wertvollste Technik. Bei dieser werden routinemäßig Aufnahmen der Hüfte in Neutralstellung (Abb. 31-11A) und in Lauenstein-Position (Abb. 31-11B) angefertigt, ferner Aufnahmen in Abduktion, Adduktion und Innenrotation. Bei der Subluxation liegt der Femurkopf lateral, aber unterhalb des Rands des knorpeligen Pfannenlabrums, und die Gelenkkapsel ist meist locker (Abb. 31-12). Bei der vollständigen Hüftluxation liegt der

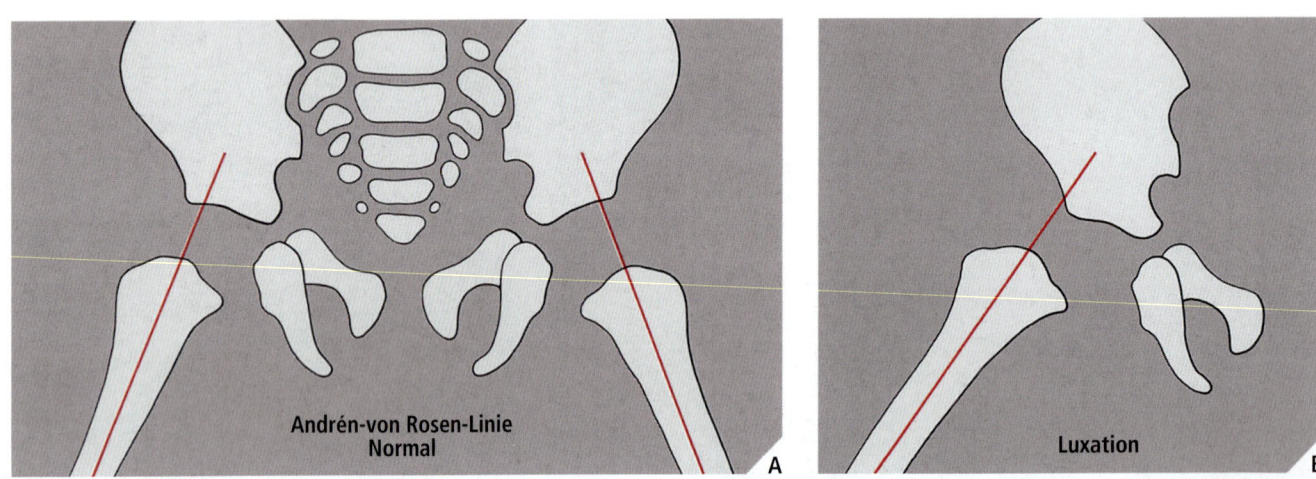

Abb. 31-9. **A** Die Andrén-von Rosen-Linie bestimmt man bei mindestens 45° Hüftabduktion und -innenrotation und zeichnet diese als Längsmittelachse der Femurschäfte ein. Bei normalen Hüften schneidet diese das Becken am Acetabulumrand. **B** Bei der Subluxation oder der Luxation der Hüfte schneidet sie die Spina iliaca anterior superior oder liegt gar oberhalb von ihr

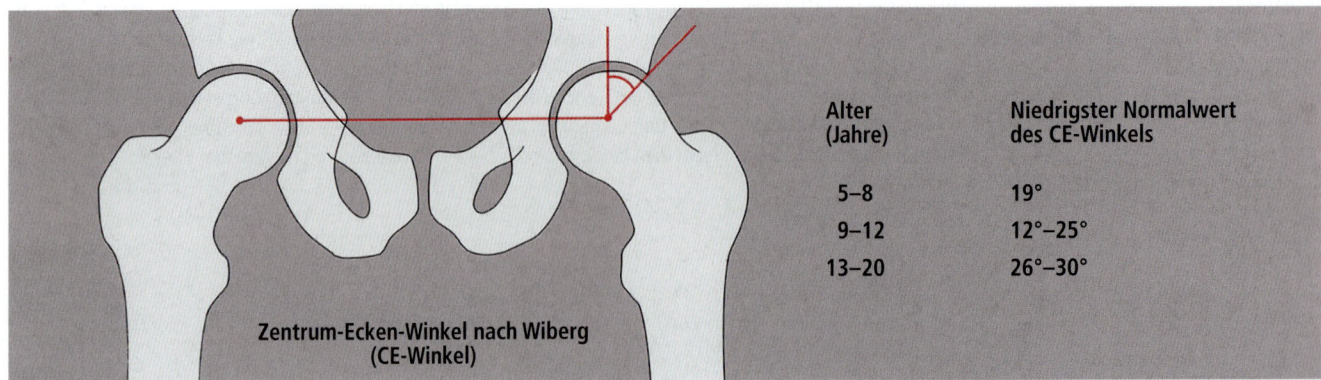

Abb. 31-10. Der Zentrum-Ecken-Winkel (CE-Winkel) nach Wiberg hilft bei der Beurteilung der Entwicklung des Acetabulums und dessen Beziehung zum Femurkopf. Als Grundlinie dient die Verbindung der beiden Femurkopfzentren. Den CE-Winkel bilden eine Lotrechte nach oben durch die Femurkopfmitte und eine 2. Linie als Tangente vom Femurkopfzentrum an die obere äußere Acetabulumlippe. Werte unterhalb der untersten Normgrenze der jeweiligen Altersklasse für den CE-Winkel bedeuten eine Hüftdysplasie

Anomalien der oberen und der unteren Gliedmaße 31

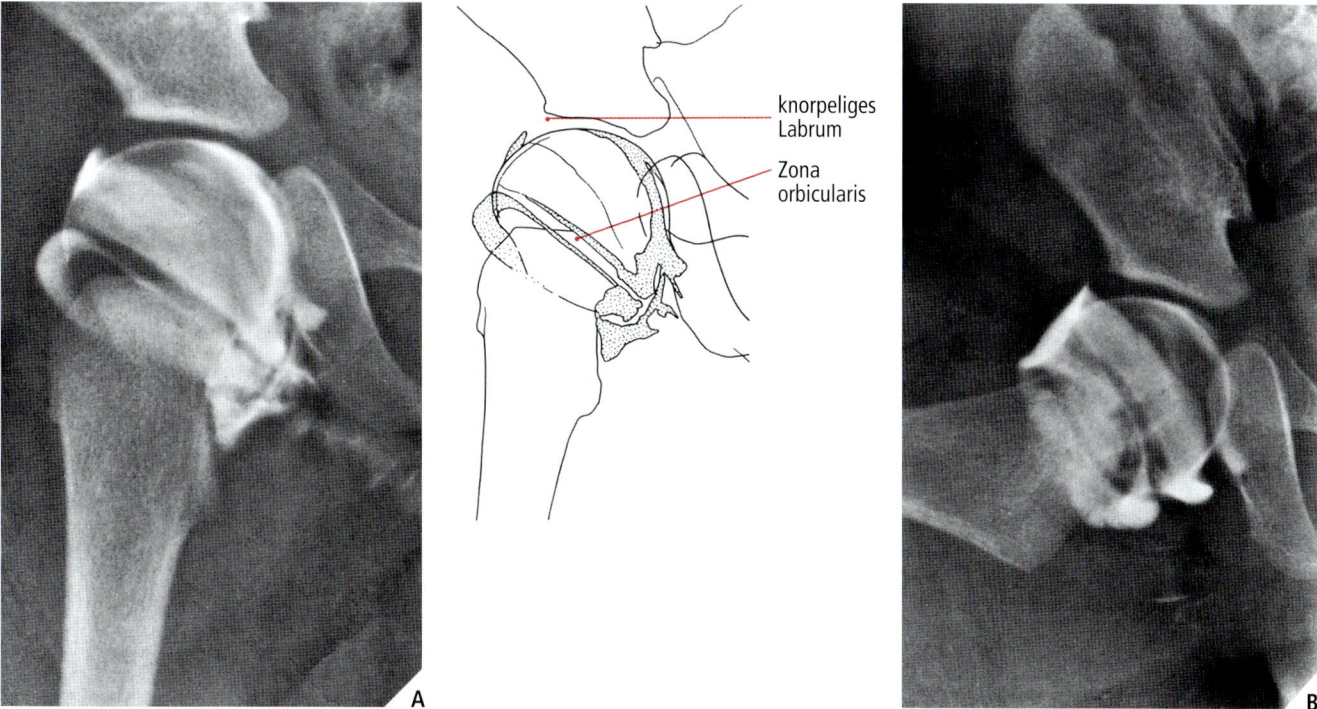

Abb. 31-11. A Dieses normale Arthrogramm der rechten Hüfte eines 5 Monate alten Knaben zeigt in Neutralstellung eine Kontrastmittelansammlung in je einem großen lateralen und medialen Recessus, wofür die Einschnürung durch die Zona orbicularis ursächlich ist. Zu beachten sind der glatte Verlauf und die Dicke des Gelenkknorpels, der den Femurkopf bedeckt. **B** In einer normalen Lauenstein-Aufnahme sieht man, wie das Kontrastmittel den Rand des knorpeligen Labrums markiert. Medial des Femurkopfes ist das Ligamentum capitis femoris zu erkennen, das vom unteren Acetabulumanteil ausgeht

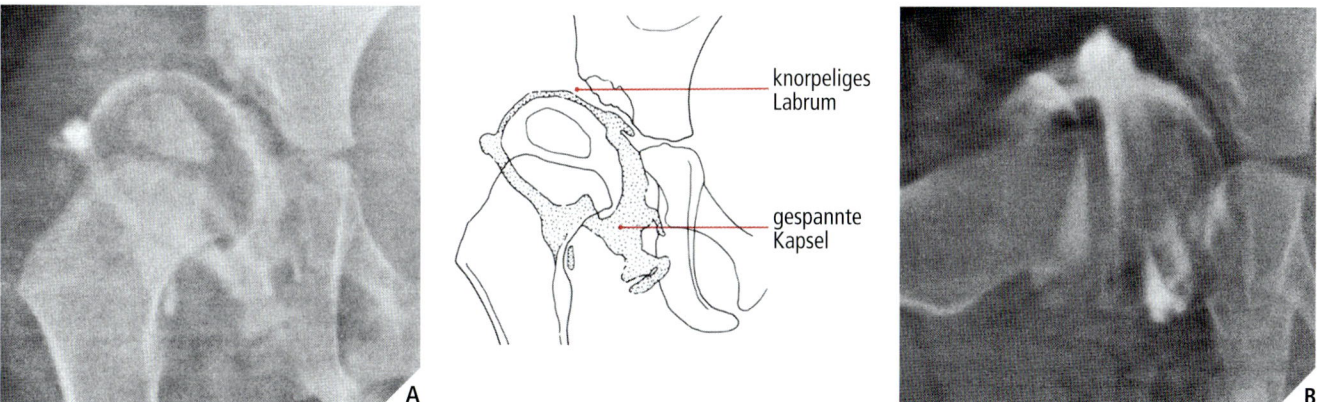

Abb. 31-12. A Die Arthrographie der rechten Hüfte in Neutralstellung zeigt bei einem einjährigen Mädchen mit angeborener Hüftsubluxation die typische Lateralversetzung der Hüfte, die aber noch unterhalb der Acetabulumlippe verblieben ist. Das Kontrastmittel hat sich in einer gedehnten Kapsel angesammelt, das Ligamentum capitis femoris ist elongiert. **B** In der Lauenstein-Projektion ist der Femurkopf tiefer in die Pfanne getreten, doch ist die Subluxation immer noch vorhanden

Femurkopf oberhalb und seitlich des Labrumrands (Abb. 31-13). Auch findet man Anomalien des knorpeligen Limbus, einer Struktur zwischen Femurkopf und Hüftpfanne, vor. In fortgeschrittenen Fällen kann dieser invertiert und hypertrophiert sein und dadurch die Reposition verhindern. Ferner ist der Kapselanteil medial des Femurkopfs meist isthmusartig eingeschnürt, was dann wie die Ziffer „8" aussieht.

Die Computertomographie (CT) wird zur Beurteilung einer angeborenen Hüftdysplasie häufig eingesetzt, sei es allein (Abb. 31-14) oder im Verein mit der Arthrographie. Bei Subluxation und Luxation ist die Kongruenz von Pfanne und Femurkopf, der normalerweise gegenüber der Y-Linie zentriert ist, gestört (Abb. 31-15). Bei der Bestimmung des Ausmaßes von Subluxation und Luxation hat sich die CT als die genaueste Methode erwiesen, ferner ist sie auch eine wesentliche Methode für die Verlaufskontrolle einer AHD-Behandlung.

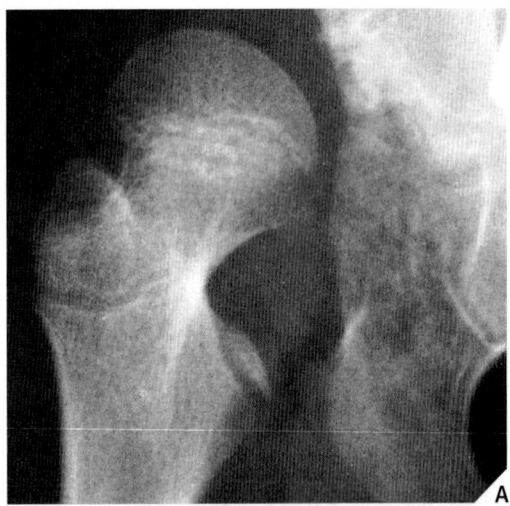 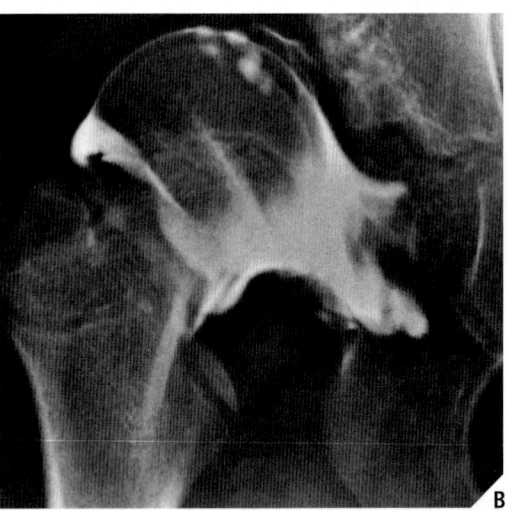

Abb. 31-13. A Die a.-p. Übersicht der rechten Hüfte zeigt bei einem 8jährigen Mädchen eine vollständige kraniolaterale Luxation des Femurkopfs. Beachten Sie das abgeflachte Acetabulum. **B** Die Hüftarthrographie zeigt einen deformierten knorpeligen Limbus und ein gestrecktes Lig. capitis femoris. Der Femurkopf liegt oberhalb und lateral vom Rand des knorpeligen Labrums. In einer schlaffen Gelenkkapsel hat sich Kontrastmittel angesammelt

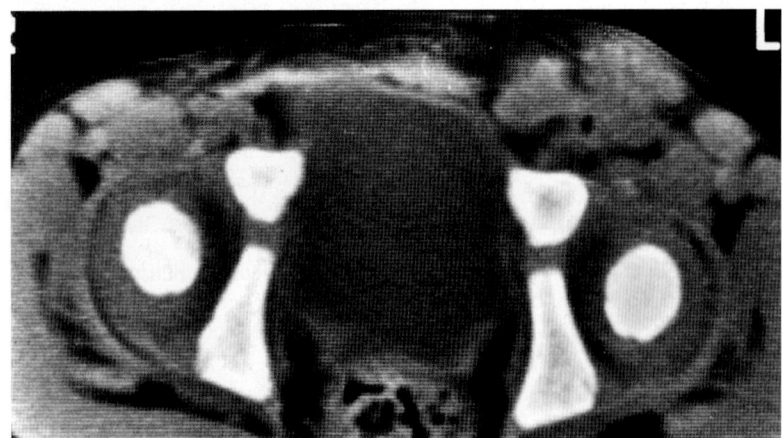

Abb. 31-14. Das normale CT-Bild der Hüften eines 19 Monate alten Knaben zeigt eine gute beiderseitige Kongruenz von Acetabulum und Femurkopf, der sich jeweils gegenüber der Y-Fuge zentriert hat

Anomalien der oberen und der unteren Gliedmaße 31

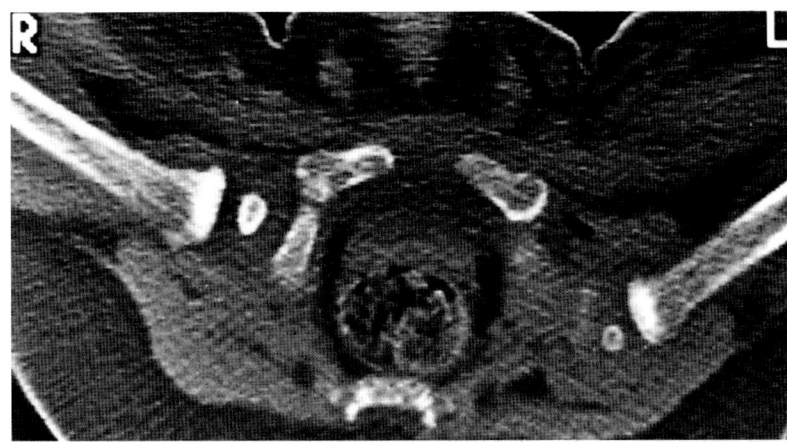

Abb. 31-15. Ein CT-Schnitt durch die proximalen Oberschenkel und die Hüften eines 6 Monate alten Knaben zeigt eine posterolaterale Luxation der linken Hüfte; die rechte Hüfte ist unauffällig

Sonographie: In den letzten Jahren (in Europa und in der BRD schon bedeutend früher; Anm. des Übersetzers) ist die Sonographie eine der effizientesten Techniken zur Diagnose und Beurteilung der angeborenen Hüftdysplasie geworden. Man führt sie beim ruhenden Patienten durch, aber auch während Bewegung und Provokation. Weithin wird eine Ansicht von lateral verwendet, wobei das Kind auf dem Rücken oder auf der Seite gelagert ist; dargestellt wird in der Koronarebene bei gestreckter und gebeugter Hüfte (vgl. Abb. 30-15). Bei Darstellung in der Transversalebene sind die Hüften um 90° gebeugt, untersucht wird ohne und mit Streß. Sonogramme stellen die Knochen- und Knorpelstrukturen gut dar, auch kann man die Femurüberdachung durch das Acetabulum gut beurteilen. Zusätzlich kann man die Pfannendachneigung (Alpha-Winkel) gegenüber der iliakalen Linie messen. Ein Winkel von über 60° ist normal; ein Winkel von 50–60° gilt in den ersten 3 Monaten als physiologisch, muß aber im Gefolge kontrolliert werden. Werte unter 50° sind in jedem Alter abnorm. Einen 2. Winkel (den Beta-Winkel) bildet man durch die iliakale Linie und eine Linie vom Labrum zum Übergangspunkt zwischen Iliakallinie und knöcherner Pfanne. Diese Messung gibt ein Maß für die Überdachung des Acetabulums, ist aber nicht so signifikant wie der Alpha-Winkel. Je kleiner der Beta-Winkel ausfällt, desto geringer ist die knorpelige Femurkopfüberdachung, weil das knöcherne Acetabulum den Femurkopf besser umfaßt.

Die Erstbeschreibung der dynamischen Studie durch Harcke im Jahr 1984 verankerte den Nutzen der Real-time-Sonographiedarstellung des Hüftgelenks. Zweck dieser Technik ist der Nachweis einer Instabilität. Dargestellt wird transversal bei gebeugter Hüfte während eines Barlow-Manövers, mit dem man versucht, einen anscheinend gut zentrierten Femurkopf zu verschieben, zu subluxieren oder gar zu luxieren.

Neuerdings wird versucht, mit Hilfe der dreidimensionalen (3D) Sonographie die entwicklungsbedingte Hüftdysplasie zu beurteilen. Diese Technik gestattet es, knöchernes und faserknorpeliges Acetabulum und seine Lagebeziehung zum Femurkopf global zu erfassen, ohne daß es detaillierter Messungen des Acetabulumwinkels bedarf. Die so erhaltene Information kann man für spätere Analysen und zusätzliche Rekonstruktionen mit unterschiedlichen Parametern speichern. Das computererzeugte sagittale Bild vermittelt eine einzigartige Darstellung der Hüfte, wie man sie mit der konventionellen Sonographie nicht erreichen kann (Abb. 31-16). Das so generierte, räumlich auflösende Bild erreicht gleichermaßen eine informative kraniokaudale Ansicht (Vogelperspektive) der Säuglingshüfte (Abb. 31-17). Verstärkt wird der 3D-Aspekt rotierender Bilder durch eine transparente Rekonstruktion – im Gegensatz zu den in 2D-Technik verfügbaren Konturrekonstruktionen.

TEIL VII - Angeborene und entwicklungsbedingte Anomalien

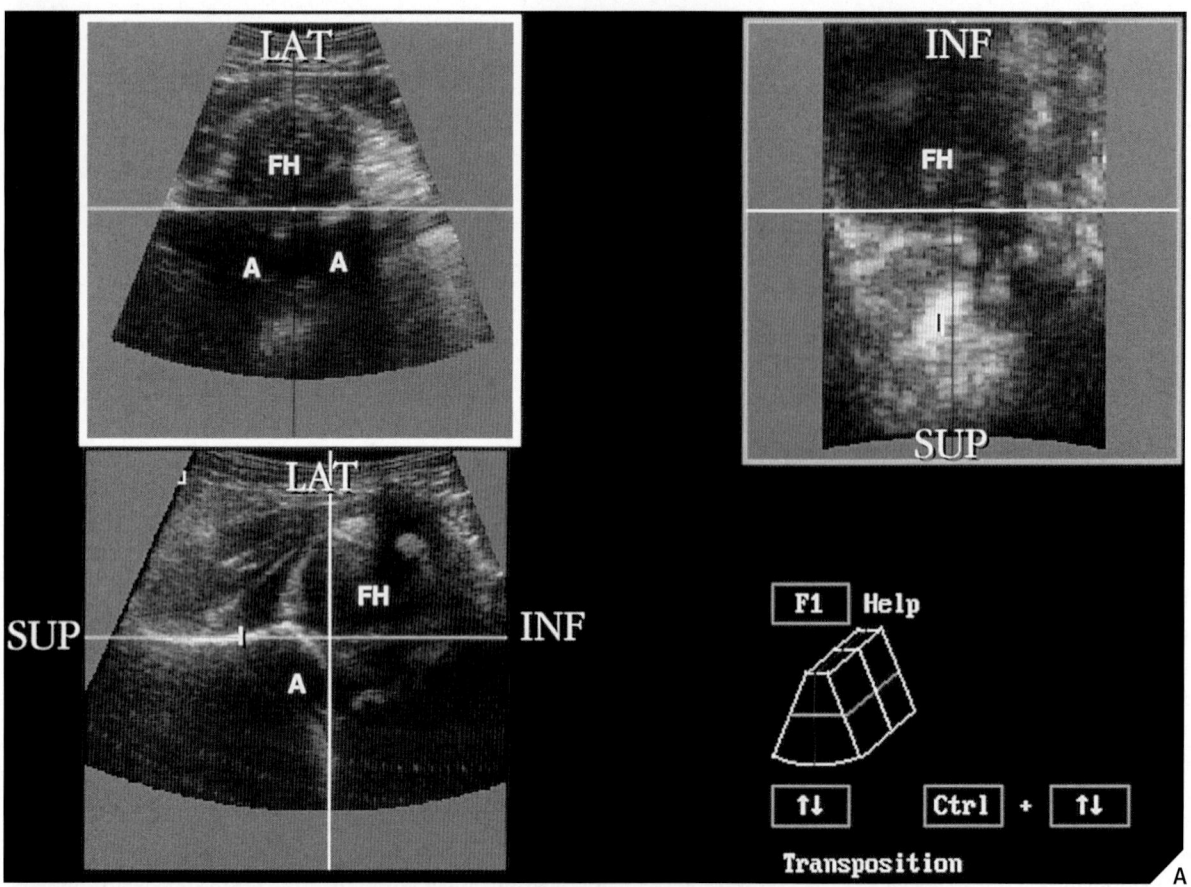

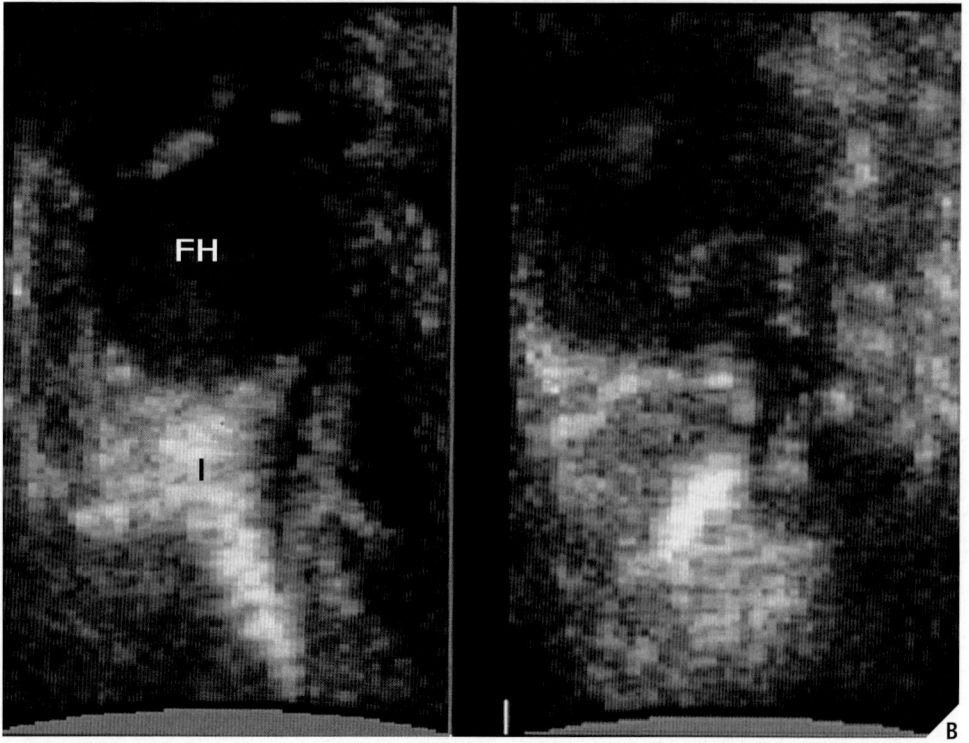

Abb. 31-16. A Im koronaren 3D-Sonographiebild der linken Hüfte eines 3 Tage alten Mädchens (*unten links*) erscheint das Acetabulum (*A*) abgeflacht, und man kann die Subluxation des Femurkopfs anhand der Überschneidung mit dem Darmbein (*I*) in Höhe des inneren Femurkopfanteils (*FH*) erkennen. Im rekonstruierten axialen Bild (*links oben*) steht der Femurkopf subluxiert, aber immer noch in Kontakt zum Acetabulum. Im sagittalen Bild (oben rechts) erkennt man nur das periphere Segment des Femurkopfs. **B** Das sagittale Bild einer normalen Hüfte (*links*) hier zum Vergleich; man beachte die Zentrierung des Femurkopfs (*FH*) auf die Linie des Darmbeins (*I*). Das sagittale Bild einer luxierten Hüfte (*rechts*) zeigt deutlich die gestörte Anordnung von Femurkopf und Darmbein. (Wiedergabe mit freundlicher Erlaubnis aus Gerscovich EO, et al., 1994)

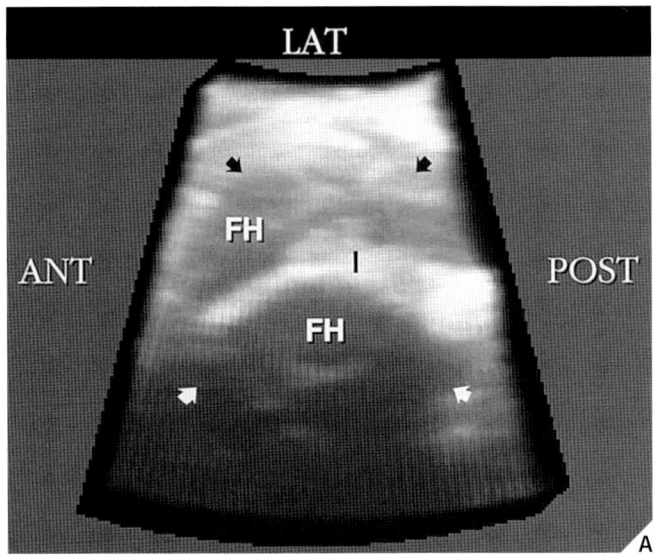
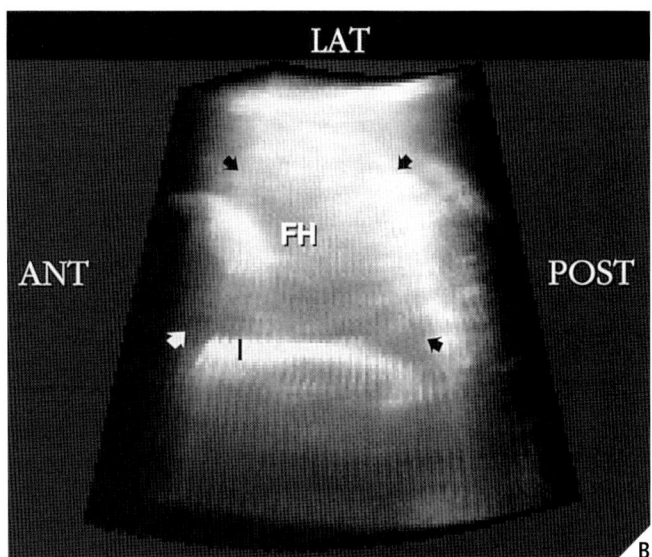

Abb. 31-17. **A** Die kraniokaudale Projektion (Vogelperspektive) einer normalen Hüfte zeigt das Darmbein (*I*) über dem zentralen Anteil des Femurkopfs (*FH*) (*Pfeile* zeichnen dessen Kontur nach). **B** Die kraniokaudale Projektion zeigt bei einer subluxierten linken Hüfte das Darmbein (*I*) in Projektion auf den medialen Femurkopfanteil (*FH*) (*Pfeile* zeichnen dessen Kontur nach). Der Femurkopf ist nach lateral versetzt. (Wiedergabe mit freundlicher Erlaubnis aus Gerscovich EO, et al., 1994)

Einteilung: Dunn schlug eine Einteilung der angeborenen Hüftdysplasie primär nach der Form des Pfannenrandes, der groben Kontur des Femurkopfs und nach der Eversion oder Inversion des Limbus vor:

- *Typ I:* Diesen Typ sieht man in der Regel bei Neugeborenen. Die Veränderungen längs des Pfannenrands sind nur gering. Der Femurkopf ist antevertiert, normal kugelförmig und nicht vollständig von Knorpel überdacht, was zu einer unterschiedlich starken Instabilität führen kann, besonders bei der Hüftstreckung und -adduktion. Auch kann das Labrum fehlgeformt sein.
- *Typ II:* Die Hüften sind subluxiert, die Knorpellippe zeigt eine Eversion. Der Femurkopf ist normal nach vorne gedreht, zeigt aber einen Verlust seiner Kugelform. Das Acetabulum ist flacher als beim Typ I, und die lateral ausbleibende Verknöcherung des Pfannendaches führt zu einem vergrößerten Pfannendachneigungswinkel.
- *Typ III:* Hier liegt eine wesentliche Fehlform des Acetabulums und des Femurkopfes vor, der nach dorsal und kranial luxiert ist, was durch die Eversion des Labrums zur Ausbildung einer falschen Pfanne führt. Der Limbus ist hypertrophiert, das Lig. capitis femoris elongiert und unter Spannung, wobei es das Lig. transversum acetabuli mit sich zieht. Diese Situation beeinträchtigt den Pfannenraum und macht die vollständige Reposition unmöglich.

Behandlung: Grundprinzip der konservativen Behandlung ist es, durch ein Flexions-Abduktions-Manöver die Luxation des Femurkopfes für eine genügend lange Zeitspanne zu verringern, damit ein normales Wachstum von Kopf und Pfanne möglich wird, das wiederum Kongruenz und Stabilität des Hüftgelenks sichert. Diesen Ansatz wählt man im allgemeinen in den sehr frühen Stadien der angeborenen Hüftluxation und bei Kleinkindern unter 2 Jahren; dazu gehören die Schienung, wie z. B. mit der Frejka-Schiene, oder die Pavlik-Bandage und verschiedene Traktionsverfahren (Abb. 31-18). Meist verwendet man bei Kindern im Alter von 2 Monaten bis zu 12 Jahren einen Hautzug nach Colonna oder Buck mit einem gleichzeitig an der gesunden Seite angebrachten, gut gepolsterten Kornährenverband. In bestimmten Zeitabständen werden Kontrollaufnahmen angefertigt, um den Verlauf der Traktion und das Tiefertreten des Femurkopfes zu kontrollieren. Zu diesem Zweck beschrieben Gage und Winter ein System, das die verschiedenen Traktionsstationen umfaßt (Abb. 31-19). Hierzu wurde berichtet, daß das Erreichen der Position +2 mittels der Zugtechnik vor der weiteren Behandlung durch offene oder geschlossene Reposition weitaus seltener zu einer aseptischen Femurkopfnekrose führt.

Mißlingt der konservative Ansatz, ist das Kind hierfür zu alt, oder sind die Anomalien zu stark ausgeprägt, dann ist die operative Behandlung indiziert. Zwingend ist dann die röntgenologische Hüftuntersuchung, bei der die CT die führende Rolle übernimmt, bevor operativ interveniert wird, da diese dem Chirurgen ausgezeichnete Bilder von der Anatomie der Hüfte, insbesondere von der Größe des Femurkopfs, seiner Beziehung zur Hüftpfanne und der Gestalt der Hüftpfanne, liefert. Informationen über diese Strukturen können dann bestimmte Operationsverfahren kontraindiziert erscheinen lassen.

TEIL VII - Angeborene und entwicklungsbedingte Anomalien

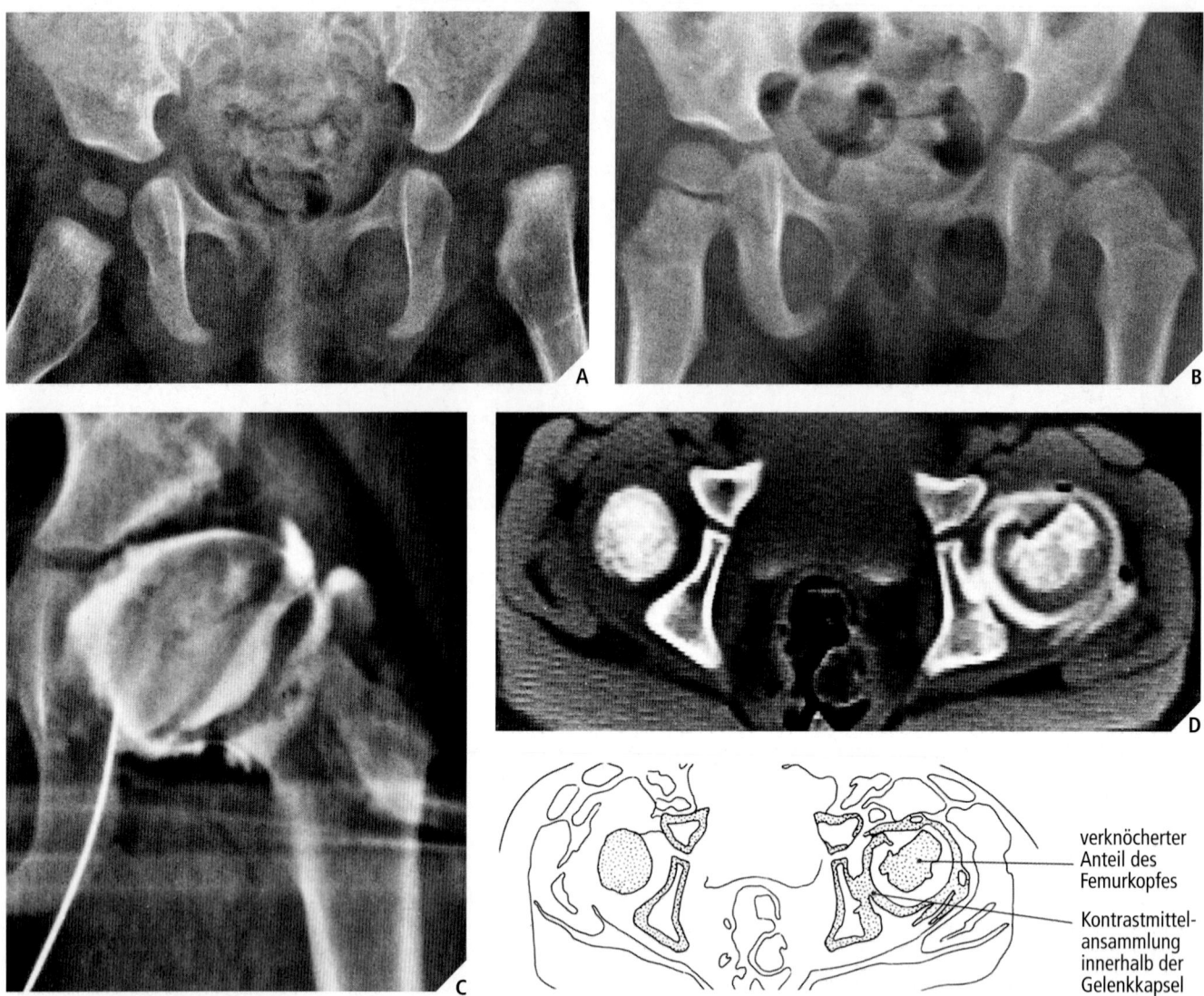

Abb. 31-18. **A** Die a.-p. Beckenübersicht eines einjährigen Knaben zeigt das typische Bild einer angeborenen Luxation der linken Hüfte. **B** Nach konservativer Behandlung mit einer Pavlik-Bandage besteht im Alter von 2 Jahren immer noch eine Subluxation; die Shenton-Menard-Linie ist unterbrochen. **C** Mit 3 Jahren ist nach weiterer konservativer Behandlung mittels Hautzug und Gipsschale die Subluxation fast völlig reponiert, wie die Kontrastarthrographie zeigt. **D** Dagegen deckt das CT-Bild eine geringe Restsubluxation des Femurkopfs nach lateral auf, was man an der KM-Ansammlung im medialen Gelenkspalt erkennt

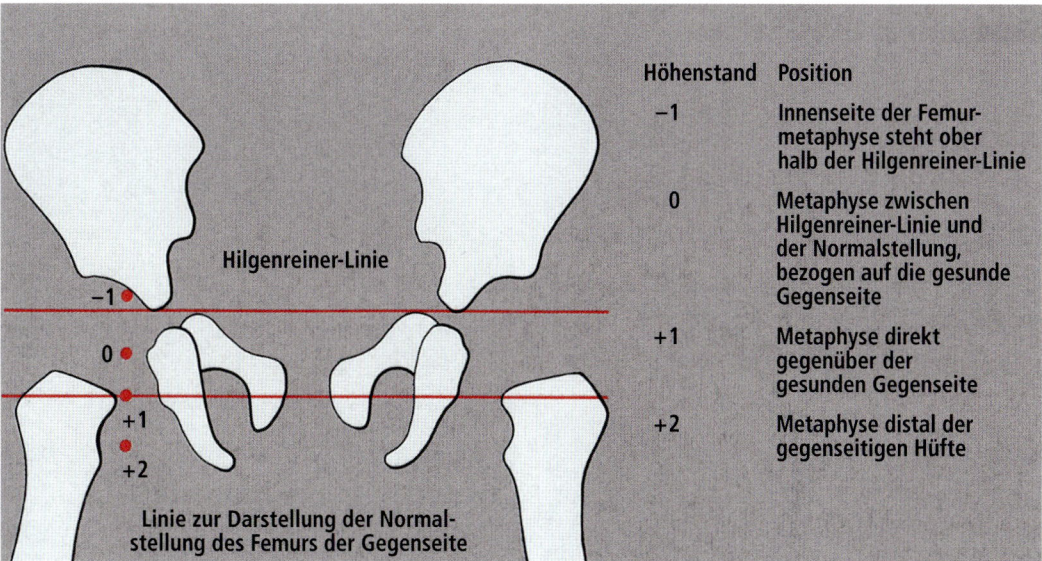

Abb. 31-19. Die Höhenstandeinteilung nach Gage und Winter zur Überwachung des Therapieverlaufs unter Traktion und des Femurkopfdeszensus beruht auf der Stellung der proximalen Femurmetaphyse gegenüber dem gleichseitigen Acetabulum und der gesunden Gegenseite

Mehrere Operationsmethoden sind derzeit zur Behandlung der angeborenen Hüftdysplasie gängig. Die *Kapsulorrhaphie* ist die Entfernung von Teilen der überdehnten Gelenkkapsel, kombiniert mit einer Femur- und/oder einer Acetabulumplastik. Die *varisierende derotierende Umstellungsosteotomie des Femurs* führt man durch, um eine exzessive Antetorsion des Schenkelhalses und eine Valgusfehlform zu korrigieren. Sie beinhaltet eine varische (intertrochantere) Kippung des Femurs mit oder ohne Rotation, um den Femurkopf in Richtung Pfanne zu zentrieren. Beliebtestes Verfahren ist die *Salter-Osteotomie* durch das Corpus ossis ilii, die man mit einer gleichzeitigen derotierenden varisierenden Schenkelhalsosteotomie kombinieren kann und die meist bei Kindern zwischen 1 und 6 Jahren durchgeführt wird. Das Prinzip dieser Technik besteht darin, die Pfanne wieder korrekt auszurichten, die bei Kindern mit AHL mehr nach vorne und außen zeigt, und die Hüfte lediglich in Abduktion, Beugung und Innenrotation zu stabilisieren. Diese Neuausrichtung erreicht man durch Versetzen der Pfanne nach ventrolateral und unten mittels eines dreieckigen Knochenspans, ohne dabei die Form oder das Fassungsvermögen der Pfanne zu verändern (Abb. 31-20). Die *Pemberton-Osteotomie* ist eine unvollständige Osteotomie, die den vorderen lateralen Anteil des Pfannendachs gegen den flexiblen Y-Knorpel kippt. Dieses Verfahren ist dann indiziert, wenn das Acetabulum in die Länge gezogen und dysplastisch ist; man sollte dies jedoch nur bei Kindern unter 7 Jahren ausführen, solange die Y-Fuge noch elastisch ist und noch genügend Wachstumskapazität zur Remodellierung der Gelenkflächen verbleibt. Die *Chiari-Beckenosteotomie* bleibt in der Regel älteren Kindern vorbehalten. Es handelt sich um eine Verschiebeosteotomie, die im wesentlichen eine Barriere oder einen Pfeiler schafft, der die weitere Subluxation des Femurkopfs begrenzen soll. Dieses Verfahren versetzt den Femurkopf nach medial und vergrößert durch eine überhängende obere Pfannenleiste die gewichttragende Oberfläche des Femurkopfes. Auch diese Technik ist mit einer derotierenden varisierenden Schenkelhalsumstellungsosteotomie kombinierbar.

Komplikationen: Sowohl konservative als auch operative Therapie der AHD können durch eine Femurkopfosteonekrose, erneute Luxation, frühen Schluß der Wachstumsfuge bei langdauernder Gipsbehandlung, durch Infektion und Verletzungen des Ischiasnerven kompliziert werden. Die häufigste Spätkomplikation sowohl bei der unbehandelten als auch bei der behandelten AHD ist die Koxarthrose.

TEIL VII - Angeborene und entwicklungsbedingte Anomalien

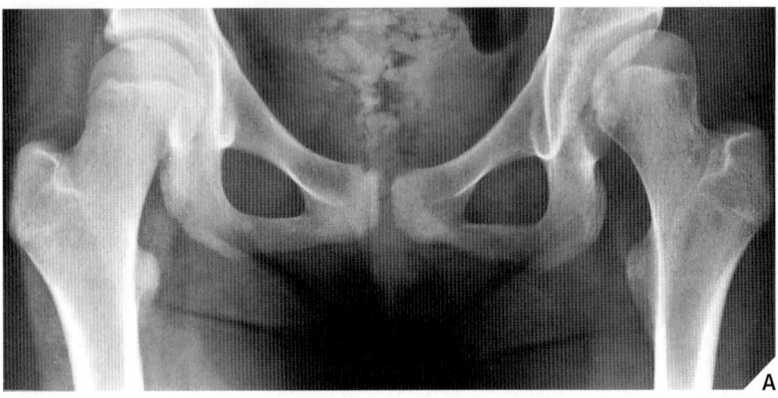
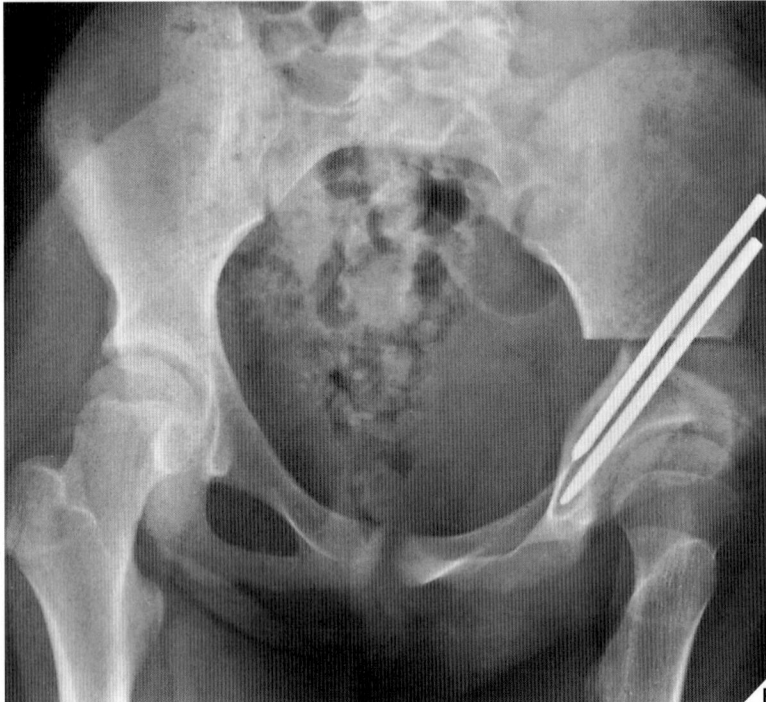
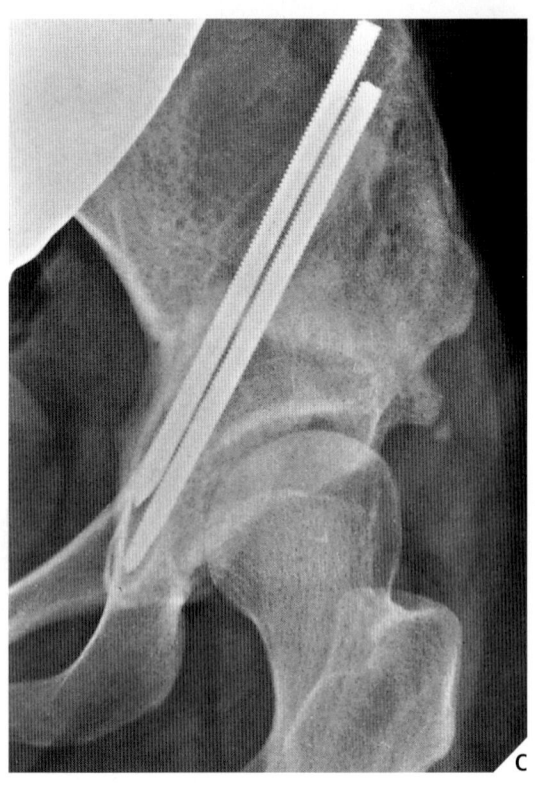

Abb. 31-20. A Die a.-p. Beckenaufnahme eines 7jährigen Mädchens mit angeborener Hüftluxation zeigt eine verbliebene kraniolaterale Subluxation der linken Hüfte nach konservativer Behandlung. Man achte auf die Orientierung des Acetabulums nach vorn und lateral im Vergleich zur normalen rechten Hüfte. **B** Die postoperative Kontrolle nach einer Osteotomie durch das Darmbein oberhalb des Acetabulums (Salter-Technik) zeigt das Acetabulum nach anterolateral und unten versetzt. Ein dreieckiger Knochenspan aus der Vorderaußenseite des Darmbeins wird durch 2 Steinmann-Nägel an der Osteotomiestelle gesichert. **C** Vier Jahre später ist nun der Femurkopf vollständig vom Acetabulum überdacht. Wegen der Valgusstellung des Schenkelhalses kann hier noch eine varisierende derotierende Umstellungsosteotomie erforderlich werden

■ Proximaler umschriebener Femurdefekt

Der proximale umschriebene Femurdefekt (p.u.F.) ist eine angeborene Anomalie mit den Kennzeichen einer Dysgenesie oder Hypoplasie des proximalen Femurs. Dieser Defekt variiert in seiner Schwere von der Femurverkürzung mit varischer Schenkelhalsform bis zur Ausbildung eines nur kurzen distalen Femurstummels.

Einteilung: Zur Einteilung dieser Anomalie wurden mehrere Klassifikationen vorgeschlagen; die von Levinson et al. beruht auf der Schwere der Anomalien von Femurkopf, Femursegment und Hüftpfanne und ist aus prognostischer Sicht die praktischste:

- *Typ A:* Der Femurkopf ist vorhanden und das Femursegment kurz. Es liegt eine Varusdeformität des Schenkelhalses vor, und die Hüftpfanne ist normal.
- *Typ B:* Der Femurkopf ist vorhanden, doch fehlt die knöcherne Verbindung zwischen diesem und dem kurzen Femursegment. Das Acetabulum weist dysplastische Veränderungen auf.
- *Typ C:* Der Femurkopf fehlt oder wird nur durch ein Knöchelchen dargestellt. Das Femursegment ist kurz und nach proximal zunehmend verschmälert; das Acetabulum ist hochgradig dysplastisch.
- *Typ D:* Femurkopf und Acetabulum fehlen. Das Femursegment ist nur rudimentär angelegt und das Foramen obturatum vergrößert.

Anomalien der oberen und der unteren Gliedmaße 31

Radiologische Beurteilung: Meist genügen Übersichtsaufnahmen für die Diagnose des p.u.F. Das Femur ist kurz und dessen proximales Segment nach kranial, dorsal und lateral des Beckenkamms verschoben; die Verknöcherung der Femurepiphyse ist stets verzögert (Abb. 31-21). Die Arthrographie ist bei der Beurteilung dieser Anomalie von Nutzen, besonders für deren Klassifikation, zumal sich im Säuglingsalter der noch nicht verknöcherte Femurkopf und das noch nicht verknöcherte Acetabulum durch das positive Kontrastmittel gut abgrenzen lassen (vgl. Abb. 31-21C). Ferner hilft diese Technik bei der Unterscheidung eines p.u.F. vom mitunter ähnlichen Bild bei der angeborenen Hüftluxation.

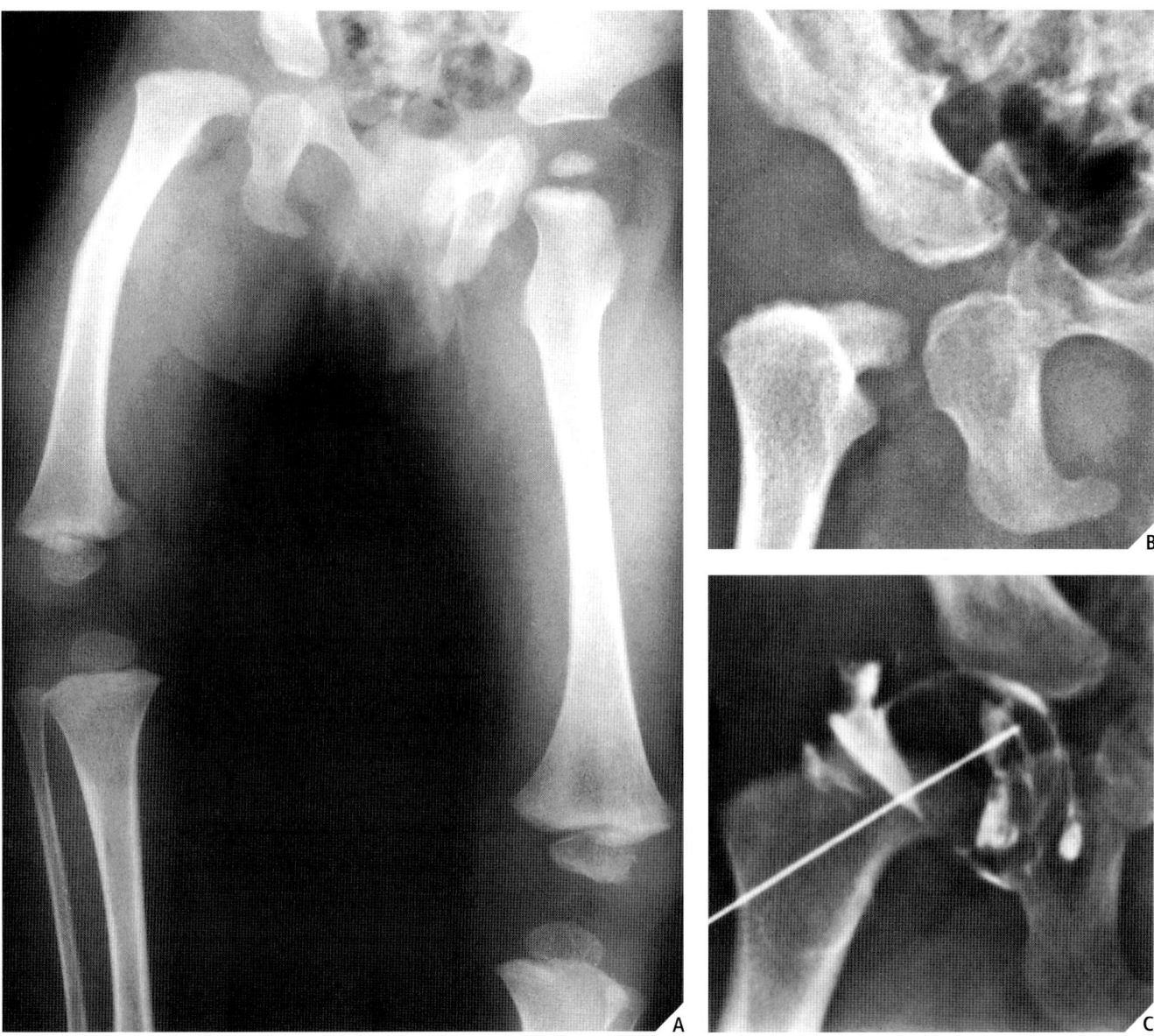

Abb. 31-21. A Die a.-p. Beckenaufnahme eines 18 Monate alten Knaben mit einer Beinverkürzung rechts zeigt eine Varusfehlform an der rechten Hüfte, das Fehlen eines Ossifikationszentrums der proximalen Femurepiphyse und eine Femurverkürzung – die klassischen Röntgenzeichen eines proximalen umschriebenen Femurdefekts. **B** Die Zielaufnahme der rechten Hüfte zeigt die Fehlstellung des proximalen Femuranteils nach oben, hinten und seitlich. **C** Die Arthrographie erfolgte zur Klassifikation dieser Anomalie. Sie zeigt den doch vorhandenen Femurkopf im Acetabulum und keinerlei Defekt am Schenkelhals, so daß es sich um einen Typ A dieser Defektfehlbildung handelt

TEIL VII - Angeborene und entwicklungsbedingte Anomalien

Behandlung: Zur Korrektur dieser Anomalie werden mehrere operative Verfahren einschließlich der Amputation angewandt. Eine gliedmaßenerhaltende Methode beinhaltet die Umwandlung des Kniegelenks in ein Hüftgelenk, indem dieses um 90° gebeugt wird und das Femur mit dem Becken verschmolzen wird. Eine weitere Technik, die von Borggreve 1930 entwickelte „Umkehrplastik", oder die Rotationsplastik nach van Nes („turn-about" oder „rotation plasty") als Verbesserung dieser Methode verwandelt den Fuß in ein Kniegelenk; anschließend wird die Gliedmaße mit einer Unterschenkelprothese versorgt.

■ Morbus-Legg-Calvé-Perthes

Morbus Legg-Calvé-Perthes, auch Coxa plana genannt, ist die Bezeichnung für die ischämische Osteonekrose der proximalen Femurepiphyse, die bei Knaben 5mal häufiger als bei Mädchen und am häufigsten im Alter zwischen 4 und 8 Jahren auftritt. Der Krankheitsbeginn in jüngeren Jahren hat dabei eine bessere Prognose. Bei etwa 10% der Patienten erkranken beide Hüften, wobei diese eher nacheinander als gleichzeitig befallen werden (Abb. 31-22). Die klinischen Zeichen sind Schmerz, Humpeln und Bewegungseinschränkung. Nicht selten wird dabei der Schmerz nicht etwa in der erkrankten Hüfte angegeben, sondern im Knie der gleichen Seite. Diese Krankheit begrenzt sich selbst und heilt auch eventuell spontan aus, doch führt sie wegen der zunehmenden Deformität von Femurkopf und -hals oft zu einer frühzeitigen Koxarthrose. Die Ätiologie ist immer noch Gegenstand der Diskussion: einige Autoren halten die Krankheit für eine Form der idiopathischen Osteonekrose, doch können bei der Durchblutungsstörung der Femurkopfepiphyse auch eine Verletzung oder wiederholte Mikrotraumen eine Rolle spielen. Trueta vermutet, daß die Blutversorgung des Femurkopfes im Alter von 4 bis 8 Jahren mangelhaft sei, was bei der Entwicklung dieses Leidens von Bedeutung sein könnte.

Radiologische Abklärung: Die Röntgenuntersuchung ist für die Diagnose des Morbus Legg-Calvé-Perthes und für die Erkennung von deren prognostischen Zeichen ganz wesentlich. Hierbei eignen sich die Übersichtsaufnahmen zur angemessenen Beurteilung der meisten dieser Krankheitszeichen (vgl. Abb. 31-22), während die Arthrographie bei der Bestimmung von Kongruenz und Stärke des Gelenkknorpels und des Subluxationsausmaßes (Abb. 31-23) hilft. Das früheste Zeichen eines Morbus Legg-Calvé-Perthes kann man im Skelettszintigramm nachweisen, in dem die Radionuklidaufnahme in den Hüften wegen der mangelhaften Blutversorgung verringert ist, doch sieht man dann bei fortschreitender Krankheit als Ausdruck reparativer Veränderungen eine vermehrte Einspeicherung.

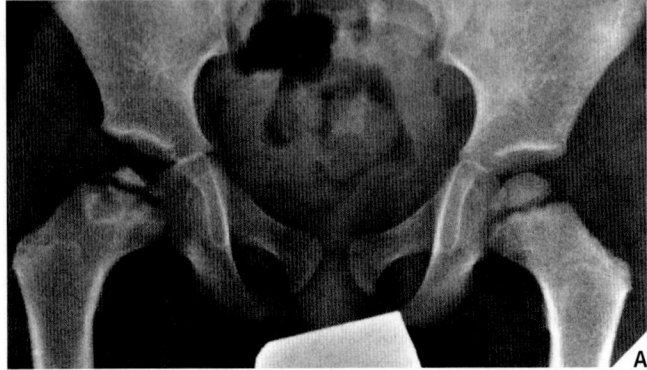 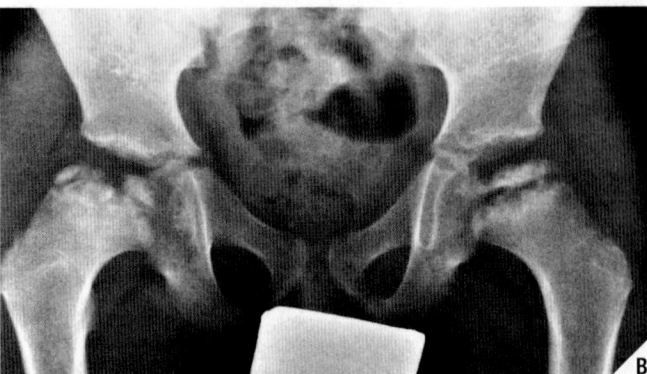

Abb. 31-22. Der 5jährige Knabe klagte seit mehreren Monaten über rechtsseitige Hüftschmerzen. **A** Die a.-p. Aufnahme des Beckens und der Hüften zeigt an der rechten Hüfte einen Morbus Legg-Calvé-Perthes, wo eine Osteonekrose und eine Sinterung der Femurkopfepiphyse wie auch ausgedehnte metaphysäre Veränderungen vorliegen. Man beachte die laterale Subluxation der Hüfte. Die linke Hüfte ist normal. **B** Nach 3 Jahren erkrankte auch die linke Hüfte; die osteonekrotischen Veränderungen an der rechten Hüfte sind inzwischen fortgeschritten

Anomalien der oberen und der unteren Gliedmaße 31

Früheste Röntgenzeichen sind die periartikuläre Osteoporose und die periartikuläre Weichteilschwellung mit Änderung oder Aufhebung des perikapsulären und des Iliopsoasfettstreifens. Auch können die Ossifikationszentren der Femurkopfepiphysen unterschiedlich groß sein. Später führt dann die Lateralverschiebung des betroffenen Ossifikationszentrums zur Verbreiterung des medialen Gelenkspalts; das Sichelzeichen, das manchmal nur in der Lauenstein-Aufnahme sichtbar ist (Abb. 31-24), oder strahlentransparente Spalten in der Epiphyse zeigen dann schon ein Weitergehen der Erkrankung an. In einem fortgeschritteneren Krankheitsstadium werden Abflachung und Sklerosierung der Hüftkopfepiphyse zusammen mit einer Dichtevermehrung des Schenkelhalses durch Knochennekrose, Mikrofrakturen und reparative Vorgänge, die sog. „schleichende Substitution", sichtbar. Gelegent-

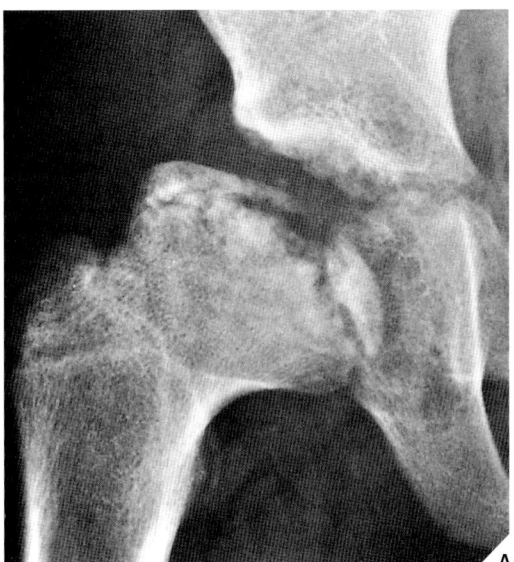
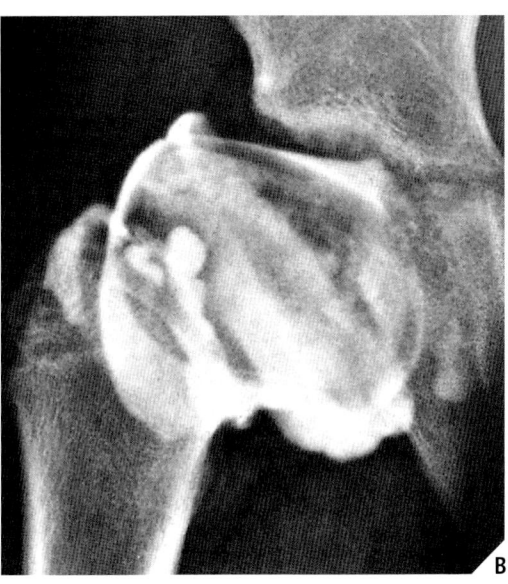

Abb. 31-23. A Der 6jährige Junge litt an zunehmenden rechtsseitigen Hüftschmerzen und humpelte schon seit 8 Monaten. **A** Die a.-p. Aufnahme zeigt eine kondensierte, abgeflachte und deformierte Femurkopfepiphyse mit einer subchondralen Infraktion und Fragmentation sowie eine Schenkelhalsverbreiterung und eine laterale Subluxation – also typische Zeichen eines Morbus Perthes. **B** Die Arthrographie zeigt eine Abflachung des Gelenkknorpels an der Femurkopfaußenseite und die relativ glatte Knorpelkontur an der anteromedialen Seite. Der Übertritt von Kontrastmittel nach medial zeigt eine laterale Subluxation an

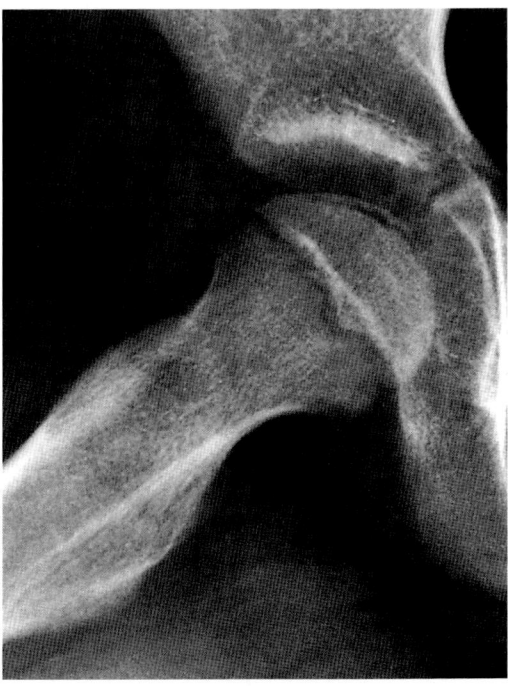
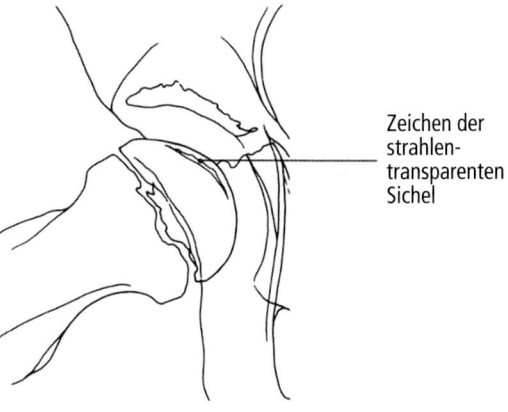

Zeichen der strahlentransparenten Sichel

Abb. 31-24. Die Lauenstein-Aufnahme der rechten Hüfte eines 7jährigen Mädchens mit Morbus Perthes zeigt das Sichelzeichen, eines der frühesten (konventionellen) röntgenologischen Zeichen einer Osteonekrose am Femurkopf

lich stellt man auch ein Vakuumphänomen fest, das durch Stickstoff verursacht wird, der in die Fissuren der Kopfepiphyse übertritt. Zystische Veränderungen kann man auch im Metaphysenabschnitt antreffen, später kommt es dann zur Schenkelhalsverbreiterung. Während des gesamten Krankheitsverlaufs bleibt der Glenkspalt auffällig gut erhalten, weil der Knorpel nicht betroffen ist. Erst im Endstadium wird auch dieser, wenn es zur sekundären Koxarthrose kommt, ebenso geschädigt wie bei der primären Koxarthrose.

Um das Ausmaß der Femurkopfdeformität zu bestimmen, verwendet man die Technik nach Moss. Hierfür legt man in der a.-p. Aufnahme der Hüfte eine Schablone mit konzentrischen Kreisen im Abstand von 2 mm auf den Hüftkopf. Schneidet der Femurkopf an seiner Oberfläche mehr als 2 dieser 2-mm-Kreise, so wird das Ergebnis als „schlecht" bewertet; eine Abweichung von nur einem Kreis gilt als „befriedigend" und keine Abweichung als „gut". Die laterale Subluxation kann man mittels des CE-Winkels nach Wiberg (vgl. Abb. 31-12) bestimmen, doch sei hier angemerkt, daß beide Messungen nicht gut mit der Ausbildung einer späteren Sekundärarthrose, der häufigsten Komplikation des Morbus Perthes, korrelieren.

In den letzten Jahren haben etliche Forscher die Anwendbarkeit der MRT beim Frühnachweis des Morbus Perthes sowie bei der Beurteilung der Knorpel- und Synovialisveränderungen hervorgehoben.

Einteilung: Für die Beurteilung des Morbus Perthes wurden mehrere Klassifikationssysteme und Prognoseindikatoren ausgearbeitet. Waldenström schlug ein 3-Stufen-System auf der Basis des progredienten Osteonekroseprozesses vor. Das 1. Stadium kennzeichnen Veränderung der Blutzufuhr zur Femurkopfepiphyse mit nachfolgender Änderung von Gestalt und Dichte der Femurkopfepiphyse. Im 2. Stadium kommt es zur Revaskularisation, und es wird nekrotischer Knochen durch neuen Knochen ersetzt (schleichende Substitution). Das 3. Stadium stellt die Heilungsphase der Krankheit dar, bei der die Wiederherstellung der Femurkopfepiphyse zur Gelenkkongruenz führen kann, oder aber wegen der Deformierung des Femurkopfes (Coxa magna), die zu degenerativen Veränderungen prädisponiert, zur Inkongruenz des Gelenks.

Die Catterall-Klassifikation, die einen größeren prognostischen Wert besitzt, teilt diese Anomalie auf der Grundlage der Röntgenbefunde in 4 Gruppen ein:

- *Gruppe 1:* Der vordere Epiphysenabschnitt ist beteiligt; es liegen keine Zeichen eines subartikulären Kollapses oder einer Fragmentation des Femurkopfes vor. Die Progenose ist gut, der Patient wird auch ohne Behandlung keinen Schaden davontragen, vor allem wenn er jünger als 8 Jahre ist.
- *Gruppe 2:* Der vordere Epiphysenabschnitt ist stärker befallen, doch sind mediales und laterales Segment gut erhalten. Man kann kleine zystische Veränderungen in der Metaphyse sehen (Abb. 31-25). Die Prognose ist schlechter als bei Gruppe 1, doch kann es, vor allem bei Kindern bis zu 5 Jahren, zur Heilung kommen.
- *Gruppe 3:* Die gesamte Epiphyse ist verdichtet und bietet ein sog. „Kopf-im-Kopf"-Phänomen. Die Veränderungen sind generalisierter, der Schenkelhals ist verbreitert. Die Prognose ist schlecht; mehr als 70% der Patienten bedürfen der operativen Behandlung.
- *Gruppe 4:* Der Femurkopf ist deutlich abgeflacht und zeigt eine „Pilzdeformität", was eventuell zur kompletten Sinterung führen kann; die metaphysären Veränderungen sind ausgedehnt (Abb. 31-26). Die Prognose ist viel schlechter als in den Gruppen 1–3.

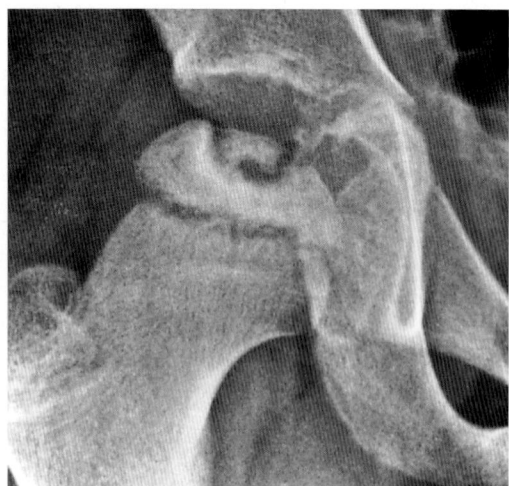

Abb. 31-25. Die a.-p. Aufnahme der rechten Hüfte eines 9jährigen Knaben zeigt einen fortgeschrittenen Morbus Perthes (Catterall-Gruppe II). Zu beachten ist der zentrale Defekt im Femurkopf unter erhaltenem lateralem und medialem Pfeiler

In der Folgezeit verbesserte Catterall diese Klassifikation noch mit der Einführung von 4 „Head-at-risk"-Zeichen, die eine schlechte Prognose bedeuten; diese Merkmale lassen sich in einer a.-p. Aufnahme des Hüftgelenks nachweisen:

1. Das Gage-Zeichen – ein strahlentransparentes, V-förmiges osteonekrotisches Segment im äußeren Femurkopfanteil (Abb. 31-27).
2. Eine Verkalkung lateral der Epiphyse, die ausgetriebenen Knorpel darstellt und Druck gegen den Femurkopf anzeigt, der vom lateralen Pfannenrand ausgeübt wird (vgl. Abb. 31-26).
3. Die laterale Femurkopfsubluxation (vgl. Abb. 31-26).
4. Die Neigung der Wachstumsfuge zur Horizontalen, die auf einen Verschluß der Wachstumsfuge hindeutet (vgl. Abb. 31-22B).
5. Murphy und Marsh fügten dieser Gruppe von Indikatoren noch ein 5. Zeichen hinzu – nämlich diffuse metaphysäre Veränderungen (vgl. Abb. 31-23A).

Patienten aller 4 Gruppen, die 2 oder mehr Risikozeichen des Femurkopfs aufweisen, haben eine signifikant schlechtere Prognose. Ferner ist die Heilungsaussicht schlecht, wenn die Krankheit zum Diagnosezeitpunkt bereits in einem Spätstadium steht und der Patient älter als 6 Jahre ist.

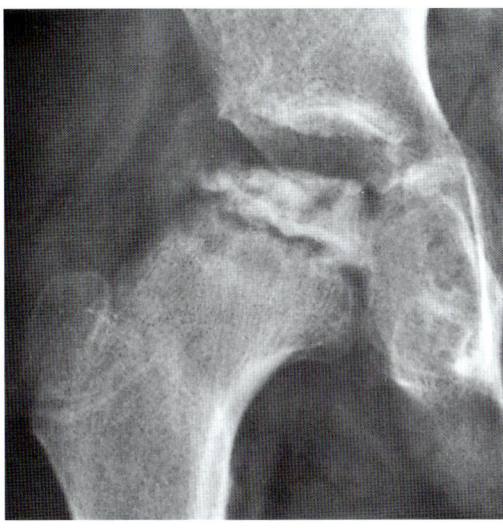
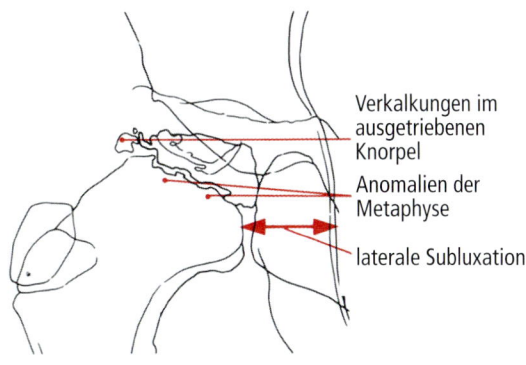

Abb. 31-26. Die a.-p. Aufnahme der rechten Hüfte eines 8jährigen Mädchens mit einem fortgeschrittenem Morbus Perthes (Catterall-Gruppe III) zeigt eine vermehrte Dichte und Fragmentierung des gesamten Femurkopfs. Zeichen des Risikos für den Femurkopf sieht man an den metaphysären Veränderungen und an der lateralen Subluxation. Die Verkalkungen lateral der Epiphyse stellen ausgetriebenen Knorpel dar und deuten auf Druck gegen den Femurkopf durch den lateralen Pfannenrand hin

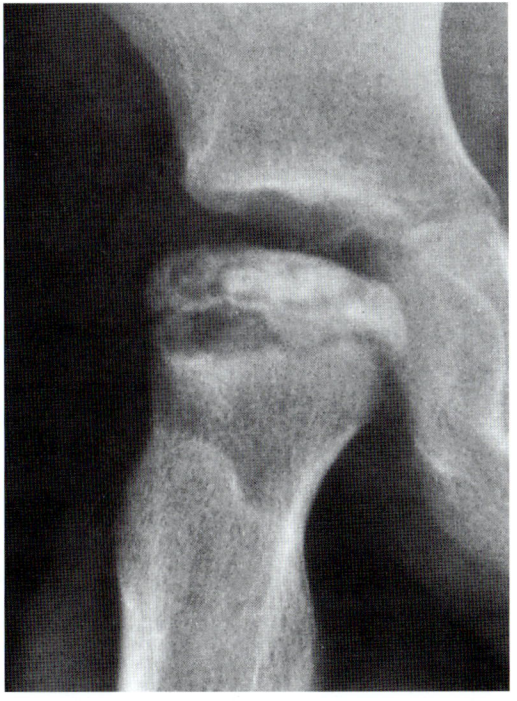

Abb. 31-27. Gage-Zeichen als Hinweis auf Femurkopfgefährdung bei einem 7jährigen Mädchen mit Morbus Perthes: V-förmiger strahlentransparenter Defekt im äußeren Anteil der Femurkopfwachstumsfuge

Differentialdiagnose: Zur Differentialdiagnose dieser Krankheit zählen andere Ursachen einer aseptischen Osteonekrose und der Fragmentation des Femurkopfes, die man beispielsweise bei der Hypothyreose, beim Morbus Gaucher und bei der Sichelzellenanämie sehen kann.

Behandlung: Die Behandlung des Morbus Perthes erfolgt individuell auf der Grundlage der klinischen und radiologischen Befunde, wozu Alter bei Krankheitsbeginn, Bewegungsausmaß im Hüftgelenk, das Ausmaß der Femurkopfbeteiligung und das Vorliegen oder Fehlen von Deformität oder Lateralsubluxation des Kopfes zählen. Zwar schlugen einige Autoren vor, die Gewichtsbelastung auszuschalten, um eine Deformierung des Femurkopfes zu verhindern, doch erfordert die Verhütung von Fehlformen auch Maßnahmen, die den Femurkopf in der Hüftpfanne halten (sog. containment), wodurch dessen Austreibung und Subluxation verhindert werden, sowie das Erreichen eines vollständigen Bewegungsausmaßes in der Hüfte. In dieser Hinsicht empfiehlt Salter die volle Gewichtsbelastung im Verein mit Containment-Methoden der Behandlung. Um die Synovialitis und deren Folgen, Schmerz und Einsteifung, minimal zu halten, wendet man eine Kombination aus Entlastung (keine Belastung mit dem Körpergewicht), Zug und der Behandlung mit nichtsteroidalen Antiphlogistika sowie vorsichtige Bewegungsübungen an, um die Formung des Femurkopfs durch die Hüftpfanne zu verstärken. Die operative Behandlung besteht in einer (derotierenden varisierenden) Schenkel- oder Beckenosteotomie (nach Salter), die das Ziel hat, den Femurkopf wieder mit dem Acetabulum zu überdachen.

■ Epiphysiolysis capitis femoris

Die Epiphysiolysis capitis femoris (E.c.f.) ist eine Störung des Jugendalters, bei der der Femurkopf allmählich nach hinten, medial und unten gegenüber dem Schenkelhals abrutscht. Jungen erkranken häufiger als Mädchen; sowohl Mädchen als auch Jungen mit diesem Leiden sind oft übergewichtig. Bei Knaben erkrankt die linke Hüfte doppelt so häufig wie die rechte, während bei Mädchen beide Hüften gleich häufig befallen sind. Die beiderseitige Erkrankung kommt bei 20–40% der Patienten vor.

Die spezifische Ursache der E.c.f. ist bis heute unbekannt, ihr meist schleichender Beginn ohne ein Trauma in der Vorgeschichte fällt aber meist mit dem Pubertätswachstumsschub zusammen. So legen denn auch die Untersuchungen von Harris nahe, daß ein Ungleichgewicht zwischen dem Wachstumshormon und den Geschlechtshormonen die Wachstumsfuge schwächt und diese gegenüber den Scherkräften der Gewichtsbelastung und von Verletzungen angreifbarer macht.

Ungeachtet ihrer Ätiologie stellt die E.c.f. eine Salter-Harris-Fraktur vom Typ I dar (vgl. Abb. 4-25), die durch die Wachstumsfuge des proximalen Femurs verläuft. Sie kommt durch eine Verschiebung der Epiphyse nach hinten, medial und unten zustande und führt zu einer Varusdeformität des Hüftgelenks sowie zur Außenrotation und Adduktion des Femurs. Hüftschmerz, der manchmal auch in das Knie übertragen wird, ist oft das Symptom, das zum Arzt führt; die körperliche Untersuchung kann dann eine Verkürzung der erkrankten Extremität sowie eine Einschränkung von Abduktion, Beugung und Innenrotation des Hüftgelenks aufdecken.

Radiologische Abklärung: Die bei der E.c.f. im Röntgenbild sichtbaren Veränderungen hängen vom Ausmaß der Verschiebung der Femurkopfepiphyse ab. Die a.-p. Aufnahme der Hüfte und ergänzend die Lauenstein-Aufnahme reichen meist aus, um die richtige Diagnose zu stellen. In der a.-p. Aufnahme werden mehrere diagnostische Hinweiszeichen der E.c.f. herausgearbeitet (Abb. 31-28). Dabei kann das Dreieckzeichen nach Capener bei der Früherkennung des Femurkopfgleitens von Wert sein. In einer Aufnahme der normalen jugendlichen Hüfte sieht man, wie ein Bereich an der Schenkelhalsinnenseite sich mit der Acetabulumhinterwand überlagert und dadurch einen dichten dreieckigen Schatten hervorruft; bei den meisten Fällen der E.c.f. geht dieses Dreieck verloren (Abb. 31-29). In einem späteren Stadium wird dann die periartikuläre Osteoporose sichtbar, ferner eine Verbreiterung und Unschärfe der Wachstumsfuge und eine Höhenabnahme der Epiphyse (vgl. Abb. 31-29). Darüber hinaus kann man ein weitergehendes Abgleiten daran feststellen, daß eine Tangente an die laterale Schenkelhalsfläche (die Klein-Tangente) die Epiphyse nicht mehr schneidet (Abb. 31-30). Die Lauenstein-Aufnahme zeigt das Abrutschen der Epiphyse schon deutlicher (vgl. Abb. 31-30B), ferner helfen die Vergleichsaufnahmen der Gegenseite. Die chronischen Stadien dieser Störung zeigen dann eine reaktive Knochenbildung längs der oberen Anteile der Schenkelhalsaußenfläche sowie eine Remodellierung; diese führt zu einer Vorbuckelung und Verbreiterung des Schenkelhalses, die ihm das Aussehen eines „Pistolenhandgriffs" verleihen, zum sog. Herndon-Höcker (Abb. 31-31). Gelegentlich kommt es auch infolge eines Traumas zur E.c.f., wobei man von einer transepiphysären Fraktur spricht (Abb. 31-32).

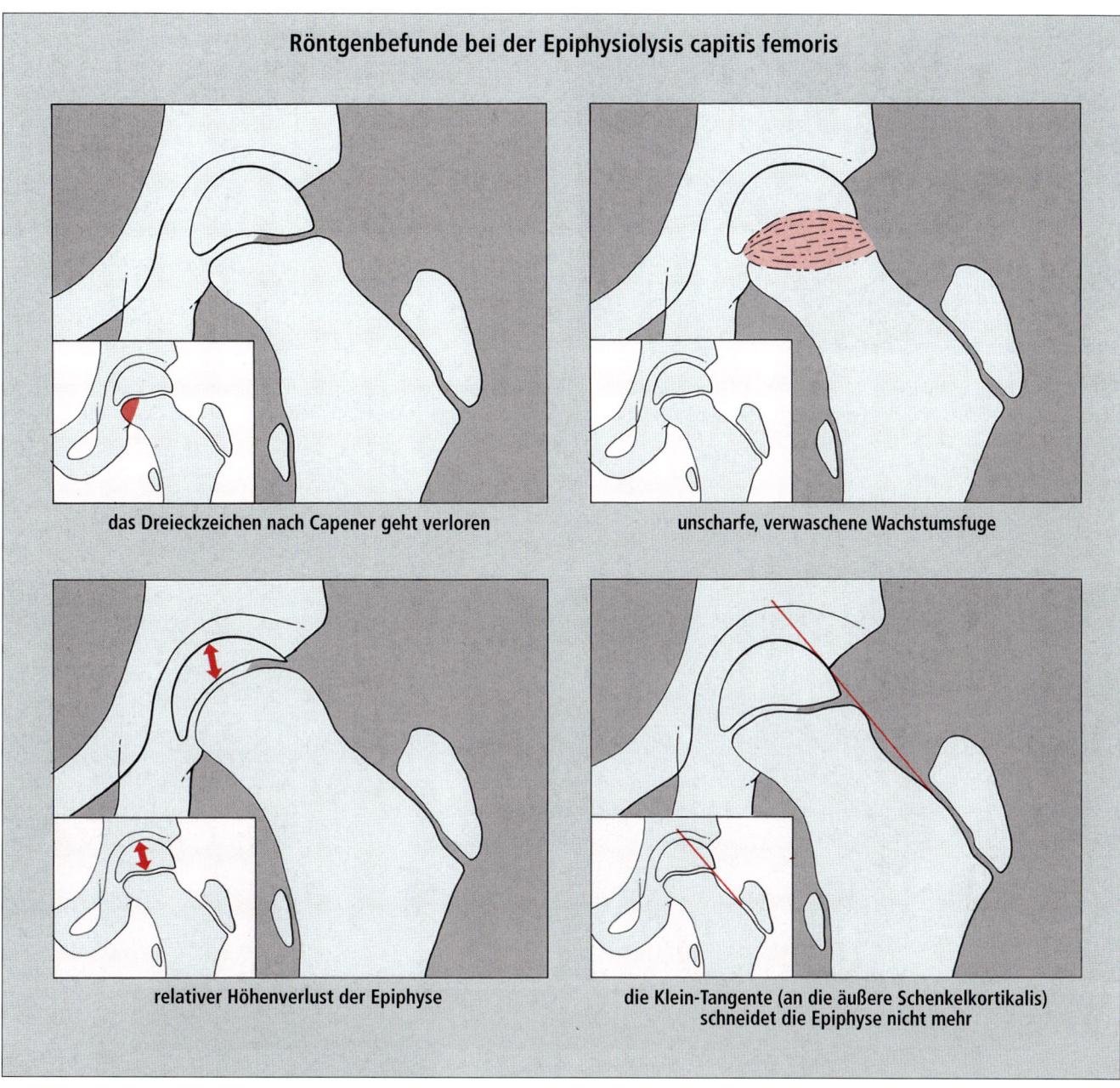

Abb. 31-28. Verschiedene Röntgenbefunde wurden bislang als diagnostische Schlüsselzeichen für die Epiphysiolysis capitis femoris festgestellt. Die kleinen Zeichnungen zeigen jeweils den Normalbefund

TEIL VII - Angeborene und entwicklungsbedingte Anomalien

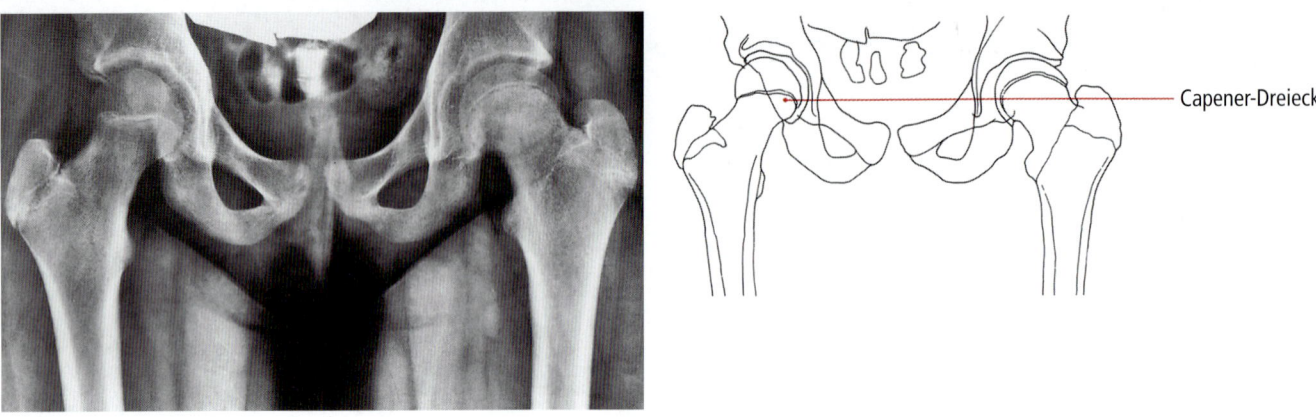

Abb. 31-29. Die a.-p. Aufnahme der Hüften eines 12jährigen Mädchens mit Epiphysengleiten links zeigt die fehlende dreieckige Verdichtung an der Überlagerungsstelle der medialen Femurmetaphyse mit der Acetabulumhinterwand (Capener-Zeichen). An der gesunden rechten Seite sieht man diese dagegen deutlich

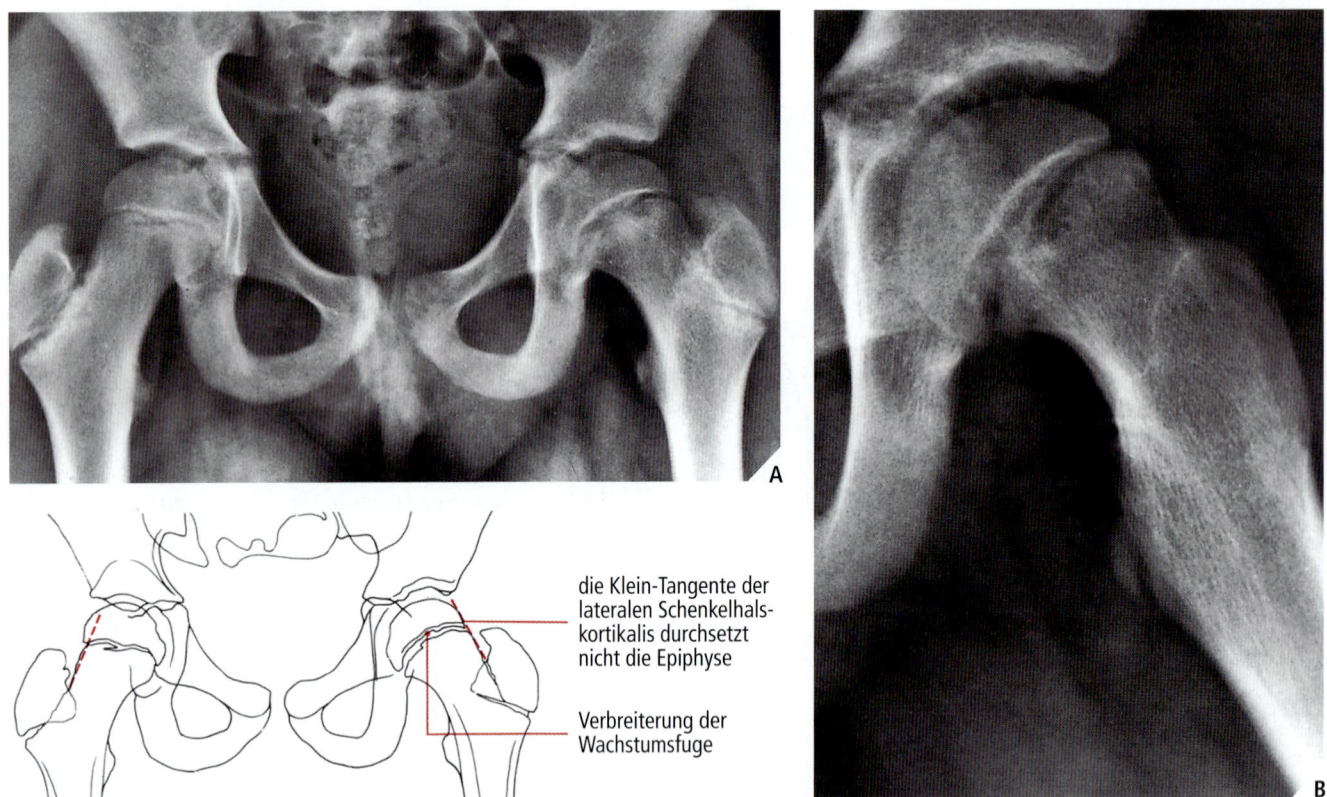

Abb. 31-30. Das 9jährige Mädchen klagte über linksseitige, seit 4 Monaten anhaltende Hüft- und Knieschmerzen. Bei der körperlichen Untersuchung fand sich eine leichte Einschränkung der Abduktion und der Innenrotation der Hüfte. **A** Die a.-p. Beckenübersicht zeigt eine geringe periartikuläre Osteoporose der linken Hüfte, eine verbreiterte Wachstumsfuge und eine leichte Höhenabnahme der Epiphyse. Man achte darauf, daß die laterale Tangente an die Schenkelhalskortikalis (sog. Klein-Tangente; Anm. des Übersetzers) die Epiphyse nicht durchsetzt. **B** Die Lauenstein-Aufnahme der linken Hüfte zeigt ein Abgleiten der Kopfepiphyse nach posteromedial

Anomalien der oberen und der unteren Gliedmaße 31

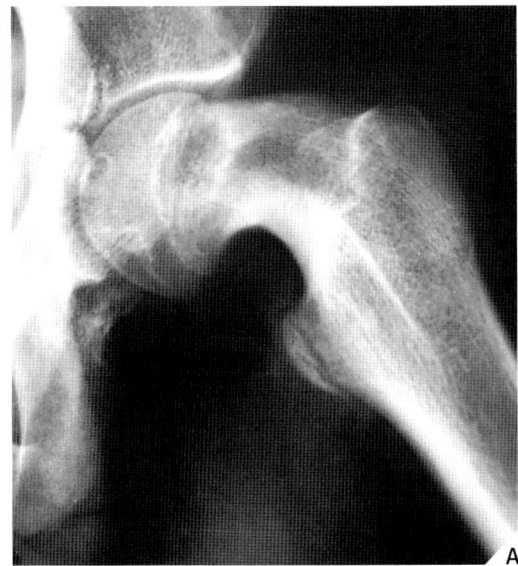
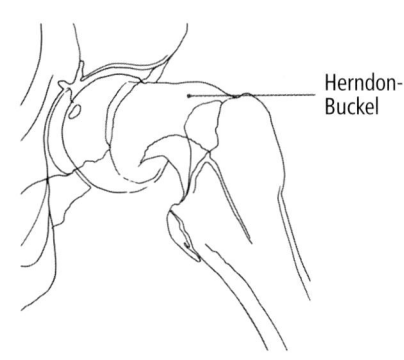

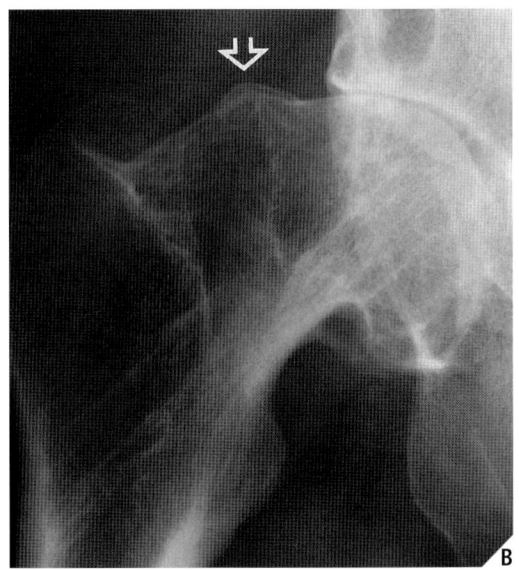

Abb. 31-31. **A** Ein 14jähriger Junge mit chronischem Hüftschmerz links seit 14 Monaten wurde wegen einer erheblichen Beinverkürzung und Hinkens vom Pädiater untersucht. Die Lauenstein-Aufnahme links zeigt die für ein chronisches Epiphysengleiten typischen Veränderungen mit einer Remodellierungsdeformität des Schenkelhalses, den sog. Herndon-Buckel. **B** In dieser a.-p. Aufnahme der rechten Hüfte eines 20 Jahre alten Mannes bei Zustand nach Nagelung einer abgeglittenen Femurkopfepiphyse sind ein Herndon-Buckel (*offener Pfeil*) und eine sekundäre Osteoarthritis gut erkennbar

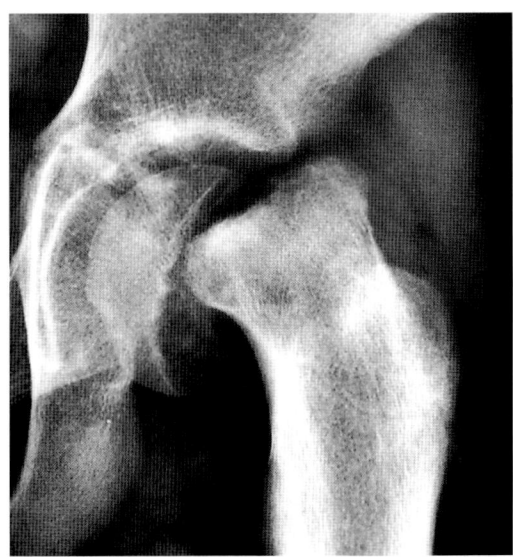

Abb. 31-32. Die a.-p. Hüftaufnahme links zeigt bei einem 13jährigen Jungen, der bei einem Unfall aus dem Auto geschleudert worden war, eine akute Epiphysiolyse. Diese Fraktur stellt eine Fraktur vom Typ Salter-Harris I durch die Wachstumsfuge dar

Behandlung und Komplikationen: Die E.c.f. wird operativ mittels geschlossener oder offener Reposition des Gleitens und einer inneren Fixation mit Nägeln, Drähten und Stahlstiften behandelt, um das weitere Abgleiten zu verhindern und den Schluß der Wachstumsfuge zu induzieren. Eine der Behandlungskomplikationen ist das unbeabsichtigte Eindringen eines Knowles-Stifts in den Gelenkknorpel des Femurkopfes bei dessen Plazierung. Lehman et al. führten einen kanülierten Stift ein, durch den Kontrastmittel intraoperativ injiziert werden kann, um die richtige Position des Stifts im Femurkopf zu bestimmen. Man kann auch weitere Komplikationen sehen, die aber nicht unbedingt mit der operativen Behandlung zusammenhängen. Bei 30–35% der Patienten, und bei Schwarzen häufiger als bei Weißen, kann man eine Chondrolyse beobachten. Dazu kommt es meist innerhalb eines Jahres nach dem Abgleiten, und sie kann an einer allmählichen Gelenkspaltverschmälerung erkennbar sein (Abb. 31-33). Über eine Osteonekrose infolge der prekären Blutversorgung des Femurkopfes und der Verletzbarkeit der epiphysären Blutgefäße wurde bei etwa 25% der Patienten mit einer E.c.f. berichtet (Abb. 31-34). Auch kann eine sekundäre Koxarthrose eintreten, die an der typischen Gelenkspaltverschmälerung, der subchondralen Sklerose und der Bildung von Randosteophyten zu erkennen ist (Abb. 31-35; vgl. auch Abb. 31-31B). Ferner kann man eine schwere Varusfehlform des Schenkelhalses, eine Coxa vara, vorfinden.

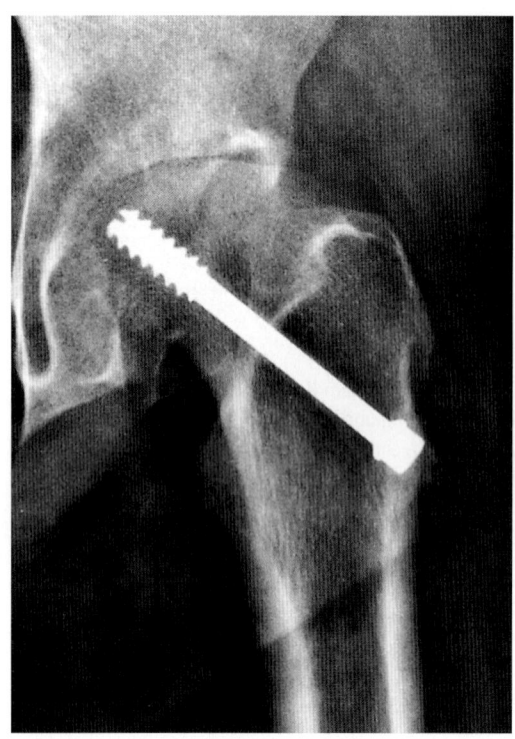

Abb. 31-33. Die a.-p. Aufnahme der linken Hüfte eines 13jährigen Mädchens, das vor einem Jahr wegen einer Epiphysiolyse behandelt worden war, zeigt infolge der Chondrolyse, einer Komplikation dieser Krankheit, einen verschmälerten Gelenkspalt

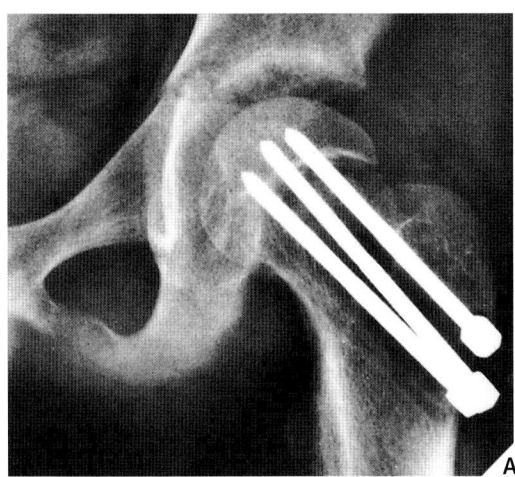
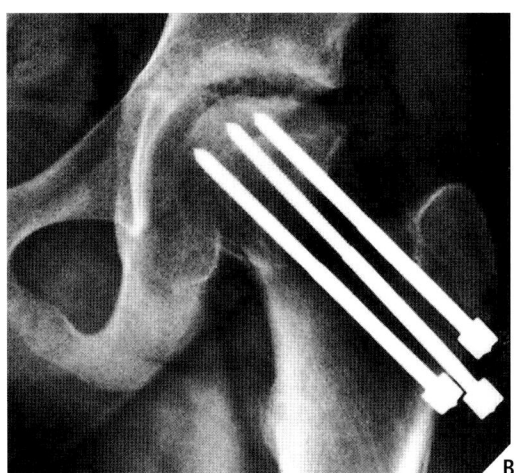
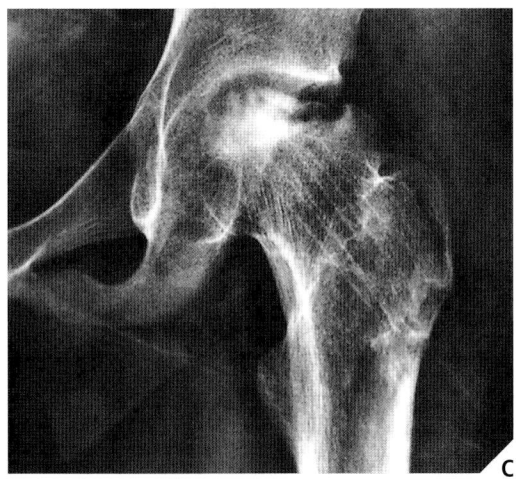

Abb. 31-34. A Ein 12jähriger Knabe wurde wegen einer Epiphysiolysis capitis femoris durch das Einbringen von 3 Knowles-Gewindestiften in den Femurkopf behandelt. **B** 6 Monate später zeigt eine Kontrolle eine diskrete Abflachung des gewichttragenden Segments der Femurkopfepiphyse, ein frühes, für eine Osteonekrose sprechendes Zeichen. Die Stifte wurden entfernt. **C** In der Aufnahme ein Jahr danach findet sich eine Dichtevermehrung im Femurkopf zusammen mit einer Fragmentation der Epiphyse und einer subchondralen Sinterung, Zeichen einer fortgeschrittenen Osteonekrose

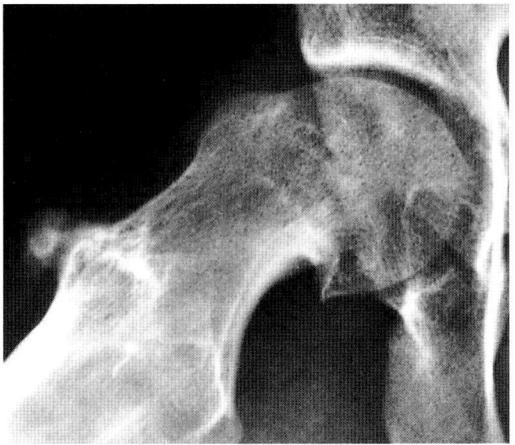
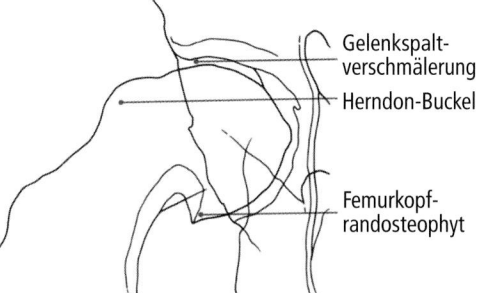

Abb. 31-35. Die Lauenstein-Aufnahme der rechten Hüfte eines 14jährigen Knaben, der im Alter von 9 Jahren eine akute Epiphysiolyse erlitt, zeigt eine Gelenkspaltverschmälerung und Osteophyten, die charakteristischen Zeichen einer sekundären Koxarthrose. Achten sollte man hier auch auf den Herndon-Buckel

TEIL VII - Angeborene und entwicklungsbedingte Anomalien

Tab. 31-4. Effizienteste Röntgeneinstellungen und -techniken zur Beurteilung häufiger Anomalien der unteren Gliedmaße und des Fußes

Einstellung/Technik	Hauptsächliche Anomalie
Tibia vara congenita (Blount) a.-p. Aufnahme des Knies	• Absenkung der medialen Tibiametaphyse mit Schnabelbildung • Varusdeformität der Tibia
Konventionelle Tomographie	• Vorzeitiger Verschluß der Tibiawachstumsfuge

Arthrographie	• Hypertrophie von:
	  – Unverknöchertem Epiphysenanteil
	  – Innenmeniskus

Genu valgum a.-p. Aufnahme des Knies	• Valgusfehlform
Infantile Tibiapseudarthrose a.-p. und Seitaufnahme der Tibia	• Verbiegung der Tibia • Pseudarthrose
Dysplasia epiphysealis hemimelica a.-p. und Seitaufnahme des Sprunggelenks (oder des jeweiligen Gelenks)	• Einseitige kolbige Deformität der distalen Tibaepiphyse (oder der jeweils betroffenen Epiphyse)
Pes equinovarus Dorsoplantare Aufnahme des Fußes	• Varusfehlstellung des Rückfußes • Adduktions- und Varusstellung des Vorfußes • Talokalkanealer d.-p. Winkel nach Kite (<20°) • Talus-Metatarsale I-Winkel (>15°) • Parallel verlaufende Metatarsalia
Seitliche Aufnahme des Fußes (unter Gewichtsbelastung oder mit forcierter Dorsalflexion)	• Equinovarusstellung der Ferse • Talokalkaneale Subluxation • Seitlicher Talokalkanealwinkel nach Kite (<35°)
Angeborener/entwicklungsbedingter Pes planovalgus Dorsoplantare Aufnahme des Fußes	• Medialverlagerung der Achsenlinie durch den Talus
Seitliche Aufnahme des Fußes	• Abgeflachtes Fußgewölbe
Angeborener Talus verticalis Seitaufnahme des Fußes	• Vertikal gestellter Talus • Talonavikuläre Luxation • Bootartiges Aussehen des Fußes
Mit forcierter Plantarflexion	• Mögliche Reponierbarkeit der Luxation
d.-p. Aufnahme des Fußes	• Plattfußdeformität • Medial verlagerter Talus • Abduzierter Vorfuß
Coalitio calcaneonavicularis Mediale (45°) Schrägaufnahme des Fußes und CT	• Fusion von Kahn- und Fersenbein
Coalitio talocalcanearis Mediale (45°) Schrägaufnahme des Fußes	• Fusion von Talus und Calcaneus
Seitaufnahme des Fußes	• Talusschnabel/Talusnase
Hintere Tangentialaufnahme des Fersenbeins und CT	• Fusion oder Fehlform der mittleren Facette des unteren Sprunggelenks
Arthrographie des unteren Sprunggelenks	• Knorplige oder bindegewebige Brücke
Coalitio talonavicularis Seitliche Aufnahme des Fußes, Computertomographie	• Fusion von Sprung- und Kahnbein

Anomalien der unteren Gliedmaße

Einen Überblick der aussagekräftigsten Röntgeneinstellungen und bildgebenden Verfahren zur Beurteilung häufiger Anomalien der unteren Gliedmaße und des Fußes gibt Ihnen Tabelle 31-4.

■ Tibia vara congenita

Der Morbus Blount, unter welchem Namen diese Entwicklungsanomalie auch bekannt ist, betrifft vorwiegend den medialen Anteil der proximalen Tibiawachstumsfuge wie auch die medialen Anteile der Metaphyse und der Epiphyse und führt dadurch zu einer Varusfehlform am Kniegelenk. Die Ursache ist unbekannt. Bateson wies überzeugend nach, daß der Morbus Blount und die physiologische Biegungsdeformität des Unterschenkels Teil des gleichen Krankheitsbildes sind, das durch die zu frühe Gewichtsbelastung und rassische Faktoren beeinflußt wird. Auf der Grundlage einer Untersuchung an südafrikanischen Kindern der schwarzen Rasse, bei denen der Morbus Blount ebenso wie in Jamaika gehäuft auftritt, stellten Bathfield und Beighton die Hypothese auf, daß ein Zusammenhang darin bestehen könne, daß die Mütter ihre Kinder auf dem Rücken tragen, wobei die Oberschenkel abduziert und gebeugt sind und die Knie, die die Taille der Mutter umfassen, damit gezwungen sind, eine Varusform anzunehmen.

Bislang wurden 2 Formen des Morbus Blount ausgemacht: die *infantile Tibia vara,* die meist beidseitig auftritt, Kinder unter 10 Jahren betrifft und meist im Alter zwischen 1 und 3,5 Jahren einsetzt; ferner die *Tibia vara des Adoleszentenalters*, die in der Regel einseitig ist und bei Kindern zwischen 8 und 15 Jahren vorkommt. Diese Krankheitsform ist seltener als die infantile und verläuft auch weniger schwer. Unabhängig von beiden Varianten ist der Morbus Blount von anderen Ursachen einer Tibia vara abzugrenzen, so von Unfallfolgen.

Radiologische Beurteilung und Differentialdiagnose: Im Röntgenbild sind für die Frühstadien des Morbus Blount eine Hypertrophie des unverknöcherten Knorpelanteils der Tibiaepiphyse und eine Hypertrophie des Innenmeniskus ganz typisch, die kompensatorische Veränderungen infolge des Wachstumsstillstands an der Innenseite der Wachstumsfuge darstellen. Wenn Metaphyse und Wachstumsfuge längengemindert sind, nimmt der Knorpel an Höhe ab. In den fortgeschrittenen Krankheitsstadien kommt es an der Innenseite zu einem vorzeitigen Schluß der Wachstumsfuge, den man sicher mit der konventionellen Tomographie nachweisen kann (Abb. 31-36). Der Nachweis dieser Fusion ist eine wichtige Information für die Operationsplanung, da dann zusätzlich zur Korrekturosteotomie auch die Resektion einer knöchernen Brücke und die Epiphysiodese (Fusion der Epiphyse) erforderlich würden. Auch stellt die Doppelkontrastarthrographie bei der radiologischen Abklärung des Morbus Blount eine wertvolle Technik dar, da sie den nichtossifizierenden Knorpel am medialen Tibiaplateau (Abb. 31-37) und Begleitanomalien des Innenmeniskus (Abb. 31-38) sichtbar macht.

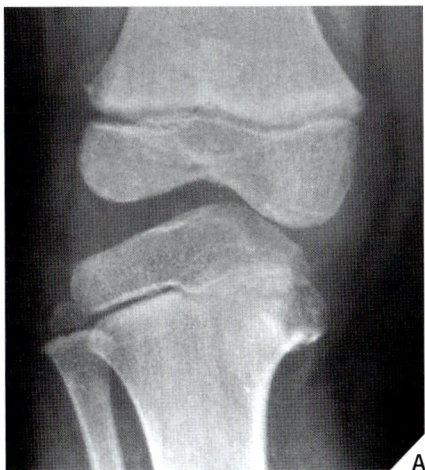
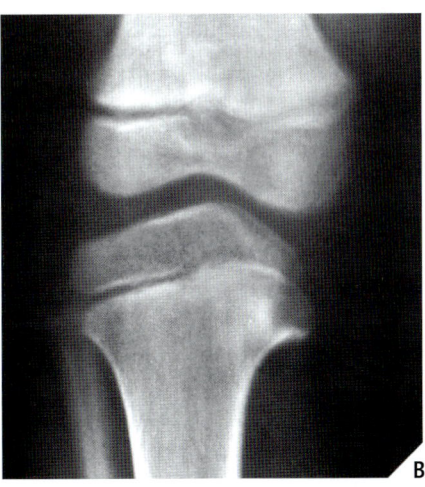
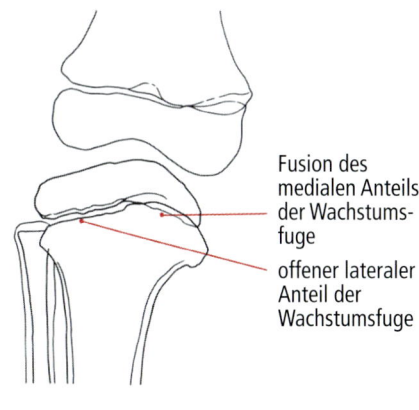

Abb. 31-36. **A** Die rechtsseitige a.-p. Aufnahme des Knies bei einem 8jährigen Mädchen mit Morbus Blount zeigt die typischen Veränderungen einer Tibia vara congenita. Zusätzlich besteht der Verdacht auf eine Fusion des medialen Anteils der Wachstumsfuge. **B** Die konventionelle Tomographie bestätigt eine knöcherne Brücke an der Innenseite der Wachstumsfuge. Dieses Merkmal läßt eine Epiphysiodese oder eine Resektion der knöchernen Brücke in Kombination mit einer valgisierenden Umstellungsosteotomie als Behandlungsmaßnahmen angeraten erscheinen

TEIL VII - Angeborene und entwicklungsbedingte Anomalien

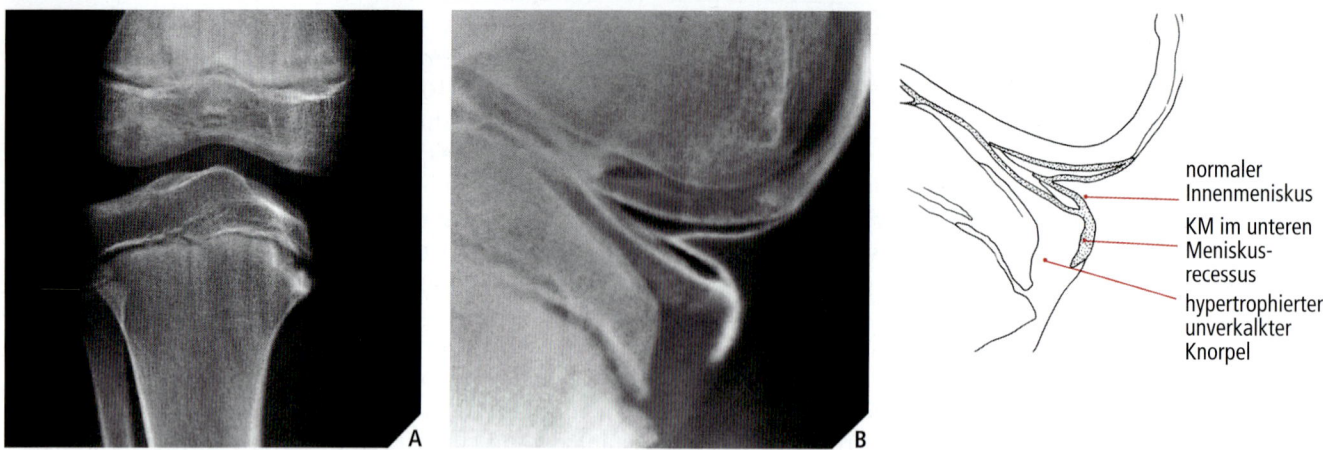

Abb. 31-37. A Die a.-p. Aufnahme des rechten Knies zeigt bei einem 10jährigen Jungen mit einer Tibia vara Blount das klassische Erscheinungsbild, nämlich die Absenkung der Metaphyse medialseitig zusammen mit einer Schnabelform und die Abkippung der medialen Tibiaepiphyse. **B** Eine Zielaufnahme bei der Arthrographie stellt dar, wie das Kontrastmittel den verbreiterten und unverknöcherten Knorpel des medialen Tibiaplateaus umsäumt. In diesem Fall zeigt der Innenmeniskus keine Anomalien

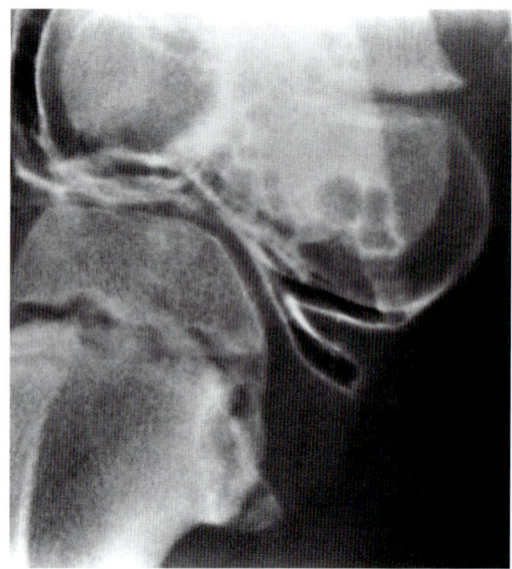

Abb. 31-38. Die Durchleuchtungszielaufnahme bei der Arthrographie eines 4jährigen Mädchens mit fortgeschrittenem Morbus Blount der rechten Tibia zeigt die Hypertrophie des Knorpels an der medialen Tibiaplateauhälfte und einen verbreiterten Innenmeniskus

In den meisten Fällen ist es auch möglich, den Morbus Blount, vor allem in dessen fortgeschrittenem Stadium, von der entwicklungsbedingten Biegungsdeformität der Unterschenkel zu differenzieren. Beim Morbus Blount erscheint der innere Anteil der Tibiametaphyse ganz charakteristisch abgesenkt und zeigt eine abrupte Abwinkelung und die Ausformung eines schnabelartigen Vorsprungs sowie eine Kortikalisverbreiterung an der Tibiainnenseite. Ähnliche Veränderungen sieht man auch an der Medialseite der Tibiaepiphyse. Wegen der abrupten Abwinkelung der Metaphyse und damit der Adduktion des Tibiaschafts nimmt die Tibia eine Varuskonfiguration an (Abb. 31-39). Dabei bleibt aber in den meisten Fällen die laterale Kortikalis relativ gerade. Bei der physiologischen Varusverbiegung des Unterschenkels sieht man dagegen eine leichte Verbiegung der medialen und der lateralen Kortikalis von Femur und Tibia; die Wachstumsfugen erscheinen hierbei normal, die Depression der medialen Tibiametaphyse und die Schnabelbildung fehlen (Abb. 31-40). Die physiologische Verbiegung begradigt sich auch unbehandelt von selbst, wenn die Kinder zunehmend herumlaufen; dieser Prozeß beginnt mit etwa 18 Monaten. Doch können beide Zustände mit einer Tibiatorsion nach innen einhergehen. Das entwicklungsbedingte O-Bein persistiert meist bis zum Alter von etwa 18–24 Monaten; bei den am schwersten betroffenen Kindern nimmt es allmählich wieder ab, obwohl sie gelegentlich mit der Skelettreifung sogar schlimmer werden kann. Gegenüber der Rachitis läßt sich der Morbus Blount anhand der Metaphysenossifikation und des Fehlens einer Wachstumsfugenverbreiterung abgrenzen (vgl. Abb. 26-9 u. 26-10).

Einteilung: Auf der Grundlage des Verlaufs der röntgenologischen Veränderungen des Morbus Blount teilte Langeskjöld die Tibia vara congenita als Richtschnur für Prognose und Therapie in 6 Stadien ein:
- *Stadium I:* Varusdeformität der Tibia mit begleitender Unregelmäßigkeit der Wachstumsfuge und einem kleinen Schnabel an der Innenseite der Metaphyse; meist bei Kindern von 2–3 Jahren zu sehen.
- *Stadium II:* Sichere Absenkung des medialen Metaphysenanteils, begleitet von einer Abschrägung des medialen Epiphysenanteils; meist bei Kindern von 2–4 Jahren zu sehen.

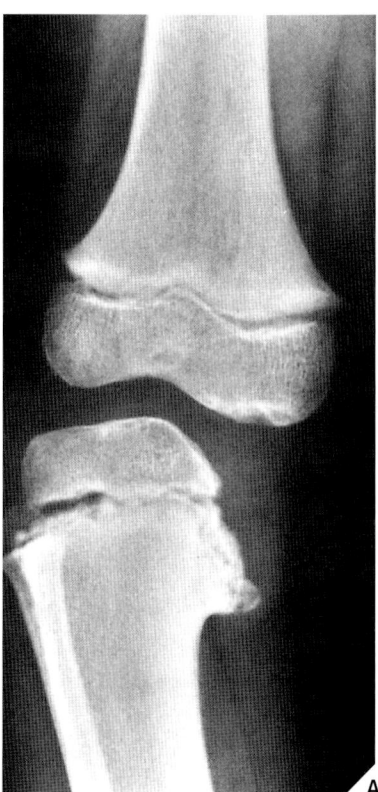
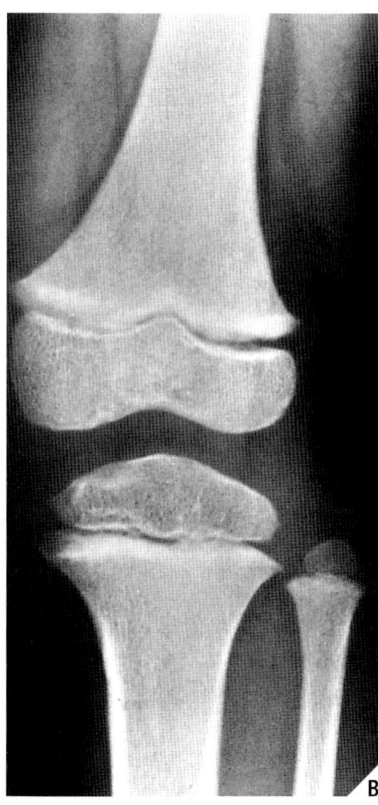

Abb. 31-39. **A** Die a.-p. Aufnahme des rechten Knies eines 4jährigen Mädchens mit einseitigem Morbus Blount zeigt eine Depression der Tibiametaphyse an der Innenseite mit Schnabelform und einer medialen Abkippung der Tibiaepiphyse. **B** Das linke Knie ist dagegen normal

TEIL VII - Angeborene und entwicklungsbedingte Anomalien

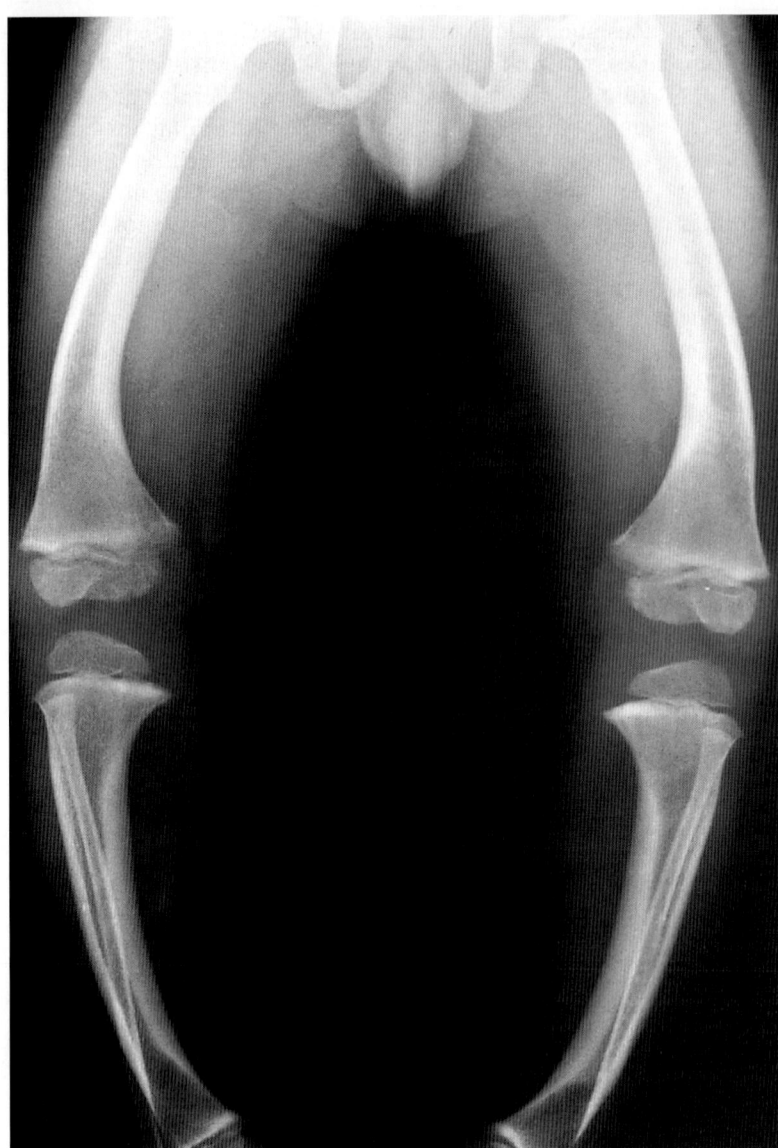

Abb. 31-40. Eine a.-p. Aufnahme der Beine im Stehen (Gewichtsbelastung) zeigt bei diesem 16 Monate alten Knaben eine entwicklungsbedingte bogige Deformität der Oberschenkel und eine Varusform der Knie; es sind aber keine Zeichen eines Morbus Blount vorhanden. Beide proximale Epiphysen und Wachstumsfugen der Tibia sind normal, auch wenn eine begleitende Verdrehung der medialen Kortikalis von Femur und Tibia beiderseits vorliegt, die man bei diesem Krankheitsbild häufig sehen kann

- *Stadium III:* Fortschreitende Varusdeformität und weit vorstehender Schnabel, gelegentlich auch Fragmentation des medialen Metaphysenanteils bei Kindern zwischen 4 und 6 Jahren.
- *Stadium IV:* Markante Verschmälerung der Wachstumsfuge und starke Abschrägung des medialen Epiphysenanteils, der einen unregelmäßigen Rand zeigt; meist bei Kindern von 5–10 Jahren.
- *Stadium V:* Betonte Deformität des medialen Anteils der Epiphyse, die nun durch ein deutlich sichtbares Band in 2 Teile getrennt ist, wobei der distale Anteil Dreieckform hat; bei Kindern zwischen 9 und 11 Jahren.
- *Stadium VI:* Knöcherne Brücke zwischen Epiphyse und Metaphyse und mögliche Fusion des dreieckförmigen Fragments des abgeteilten Epiphysenanteils mit der Metaphyse; bei Kindern zwischen 10 und 13 Jahren zu sehen.

Die Stadien V und VI stellen bereits Phasen einer irreparablen Strukturschädigung dar.

Smith führte eine einfache Klassifikation des Morbus Blount als Versuch ein, die Schwere der Deformität und die Notwendigkeit einer Behandlung zu verbinden. Sein Schema umfaßt 4 Schweregrade: Grad A: mögliche Tibia vara; Grad B: leichte Tibia vara; Grad C: fortgeschrittene Tibia vara und Grad D: Wachstumsfugenfusion.

Behandlung: Meist wird der Morbus Blount konservativ mit Stützapparaten behandelt. Schreitet die Deformität trotz dieser Therapie fort, so kann eine hohe valgisierende Umstellungsosteotomie der Tibia erforderlich werden, um eine normale Gliedmaßengeometrie zu erzielen; in der

Regel erfordert dann die Korrektur einer Rotationsdeformität auch eine Osteotomie der proximalen Fibula. Die Arthrographie kann nötig werden, um präoperativ den Zustand des Gelenkknorpels zu bestimmen, eine Information, die für die Korrekturwinkelbestimmung zur Behebung dieser Deformität hilfreich ist.

■ Dysplasia epiphysealis hemimelica

Der Morbus Trevor-Fairbank (oder die tarsoepiphysäre Aklasie) ist eine Entwicklungsstörung, die durch ein asymmetrisch überstarkes Wachstum des Knorpels einer oder mehrerer Epiphysen der unteren Extremität bei starker Bevorzugung der distalen Tibiaepiphyse und des Talus gekennzeichnet ist. Im charakteristischen Fall findet man diese Veränderung nur an einer Seite der betroffenen Extremität, daher der Name „hemimelica". Die Ätiologie ist unbekannt, auch ist weder eine familiäre noch eine erbliche Prädilektion gesichert. Männer erkranken daran 3mal so häufig wie Frauen. Histopathologisch ist diese Veränderung mit einem Osteochondrom identisch, weshalb sie auch als „epiphysäres" oder „intraartikuläres Osteochondrom" bezeichnet wird. Klinisch ist das betroffene Gelenk deformiert und bewegungseingeschränkt; Schmerz, besonders am Sprunggelenk, ist bei Erwachsenen das häufigste Symptom.

Radiologische Beurteilung und Behandlung: Die Diagnose des Morbus Trevor-Fairbank kann man mittels der Röntgenuntersuchung stellen. Das Leiden zeigt sich ganz typisch mit einem unregelmäßigen blasenartigen Überwachstum des Ossifikationszentrums oder der Epiphyse an einer Seite und ähnelt einem Osteochondrom (Abb. 31-41). Gelegentlich können auch die anderen Ossifikationszentren, besonders die am Knie, bei demselben Patienten miterkrankt sein.

Die Behandlung dieses Zustandsbildes erfolgt individuell, je nach Ausmaß der Deformität und des Schmerzes; meist ist die operative Entfernung der Veränderungen erforderlich. Rezidive sind häufig.

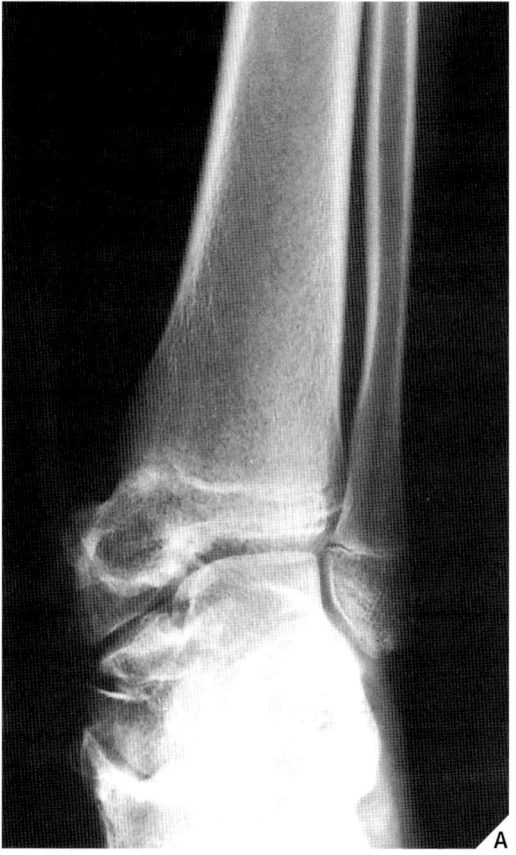
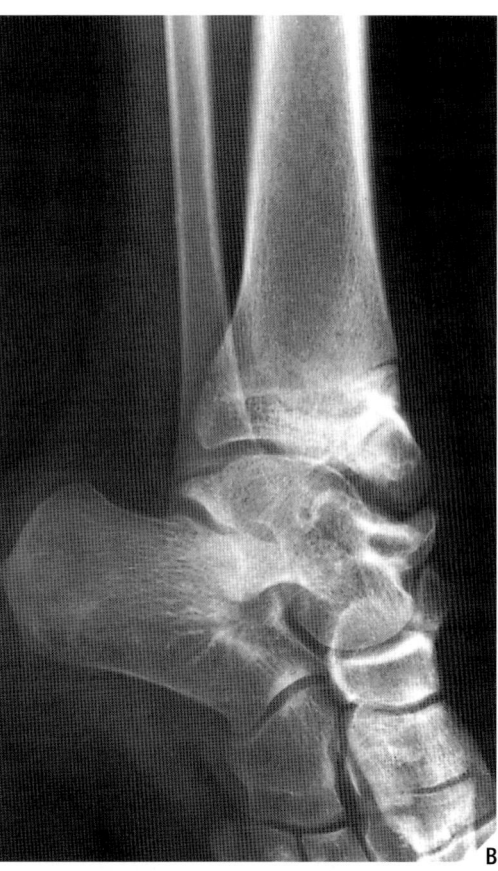

Abb. 31-41. Ein 12jähriges Mädchen stellte sich mit Schmerzen und Bewegungseinschränkung im Sprunggelenk vor. **A, B** Die a.-p. und die Seitaufnahme des Sprunggelenks zeigen eine Deformität und Vergrößerung des Innenknöchels, des Talus und des Kahnbeins – typische Zeichen einer Dysplasia epiphysealis hemimelica. Die Wachstumsstörung ist auf die Innenseite von Sprunggelenk und Fuß begrenzt. (Wiedergabe der Teilabbildung A mit freundlicher Genehmigung aus Norman A, Greenspan A, 1982)

TEIL VII - Angeborene und entwicklungsbedingte Anomalien

■ Angeborener Klumpfuß (Pes equinovarus)

Der Klumpfuß ist eine angeborene Deformität und beinhaltet 4 Komponenten: 1. eine Equinusstellung der Ferse, 2. eine Varusstellung des Rückfußes, 3. eine Adduktions- und Varusdeformität des Vorfußes und 4. eine talonavikulare Subluxation. Vor der Verknöcherung des Kahnbeins im Alter von 2–3 Jahren kann man im Röntgenbild nur die drei ersten Komponenten sichern.

Messungen und radiologische Abklärung: Für das Verständnis und die genaue Beschreibung der verschiedenen Fußanomalien bei diesem Leiden ist ein fundiertes Wissen um die Anatomie des Fußes wesentlich (vgl. Abb. 9-2). Zur Identifizierung der jeweils vorliegenden Deformität sind gewisse Linien und Winkel, die man in der d.-p. und der seitlichen Aufnahme des Fußes einzeichnet, recht hilfreich. Die nützlichsten darunter sind die Kite-Winkel und der Winkel zwischen Talus und Os metatarsale I (TMW; Abb. 31-42). Bei der Klumpfußdeformität beträgt der Kite-Winkel in der dorsoplantaren Aunahme weniger als 20°, der in der Seitaufnahme weniger als 35° und der TMW-Winkel mehr als 15° (Abb. 31-43). Neben diesen Messungen gibt es noch weitere Lagebeziehungen am normalen Säuglingsfuß, die beim Klumpfuß gestört sind. So zeigt z. B. die dorsoplantare Aufnahme des Fußes die parallele Ausrichtung der Metatarsalia, die beim Klumpfuß jedoch nach proximal konvergieren. Beim Gesunden schneiden bei der Bestimmung des Talokalkanealwinkels nach Kite in der d.-p. Aufnahme die beiden Linien des Winkels den 1. und 4. Mittelfußknochen; beim Klumpfuß kommen beide lateral der normalen Punkte zu liegen. Ferner scheint es wichtig herauszustellen, daß eine genaue Messung dieser verschiedenen Winkel eine sorgsam standardisierte Technik bei der Anfertigung der dorsoplantaren und der seitlichen Aufnahme des Fußes verlangt, da bereits geringe Lageveränderungen die Beziehung der Knochen zueinander verändern können. Wo immer dies möglich ist, sollte man beide Aufnahmen bei Gewichtsbelastung vornehmen. Bei Säuglingen, bei denen dies unmöglich ist, fertigt man die d.-p. Aufnahme im Sitzen und mit zusammengehaltenen Knien an; die Sagittalebene des Unterschenkels muß dabei rechtwinklig zur Filmkassette stehen, an der die Füße des Säuglings fixiert werden. Wenn eine Seitaufnahme unter Gewichtsbelastung nicht möglich ist, sollten die Knie gebeugt und der Fuß dorsalflektiert gehalten werden.

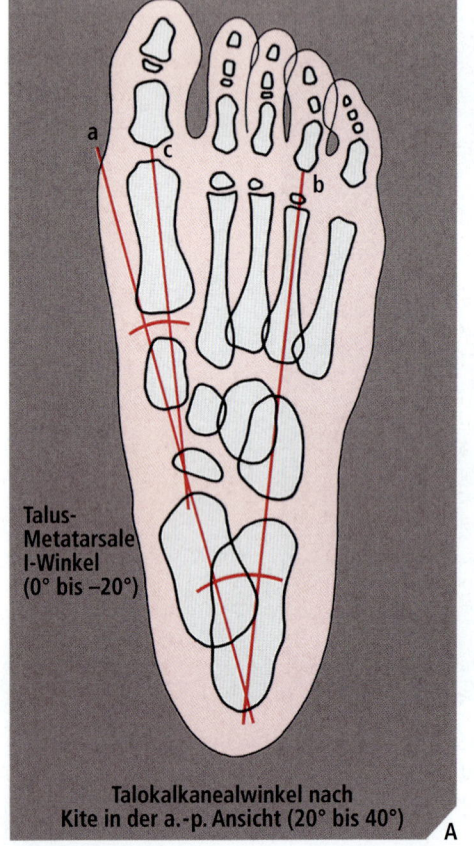

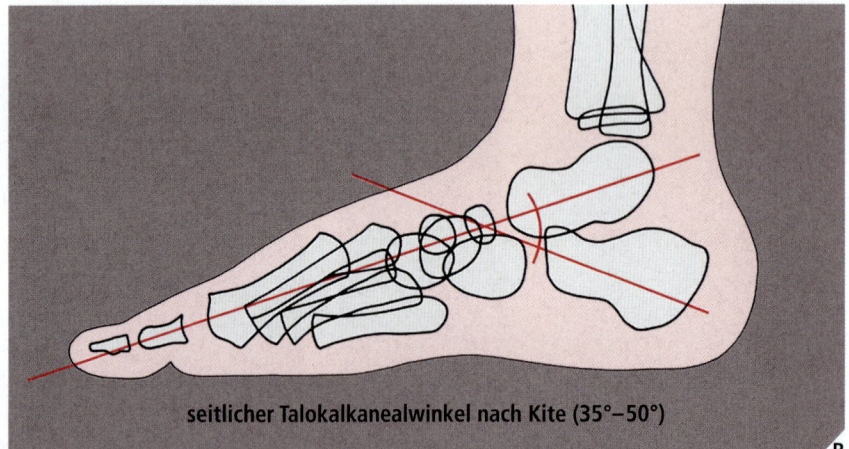

Abb. 31-42. **A** Der Talokalkanealwinkel nach Kite und der Winkel zwischen Talus und 1. Metatarsale (TMW) werden in der dorsoplantaren Aufnahme des Fußes im Stehen bestimmt. Den Kite-Winkel bilden 2 Linien: Die eine *(a)* verläuft durch die Längsachse des Talus und schneidet normalerweise den ersten Mittelfußknochen; die andere *(b)* verläuft durch die Längsachse des Kalkaneus und schneidet normalerweise den 4. Mittelfußknochen. Der Schnittwinkel dieser beiden Linien beträgt im Normalfall 20–40°; ein Winkel unter 20° bedeutet eine Varusstellung des Rückfußes. Den TM-Winkel bestimmt man im selben Röntgenbild durch eine Linie *(c)* durch die Längsachse des Os metatarsale I und die Schnittlinie *(a)*. Für diesen Winkel betragen die Normalwerte zwischen 0° und –20°; positive Werte bedeuten eine Vorfußadduktion. **B** Den seitlichen Talokalkanealwinkel nach Kite bestimmt man in der seitlichen Fuß- und Sprunggelenkaufnahme im Stehen durch den Winkel zwischen der Längsachse von Talus und Kalkaneus (Linien parallel zum Unterrand beider Knochen). Normalerweise liegt dieser Winkel zwischen 35° und 50°; ein Winkelwert unter 35° bedeutet eine Equinovarusdeformität der Ferse

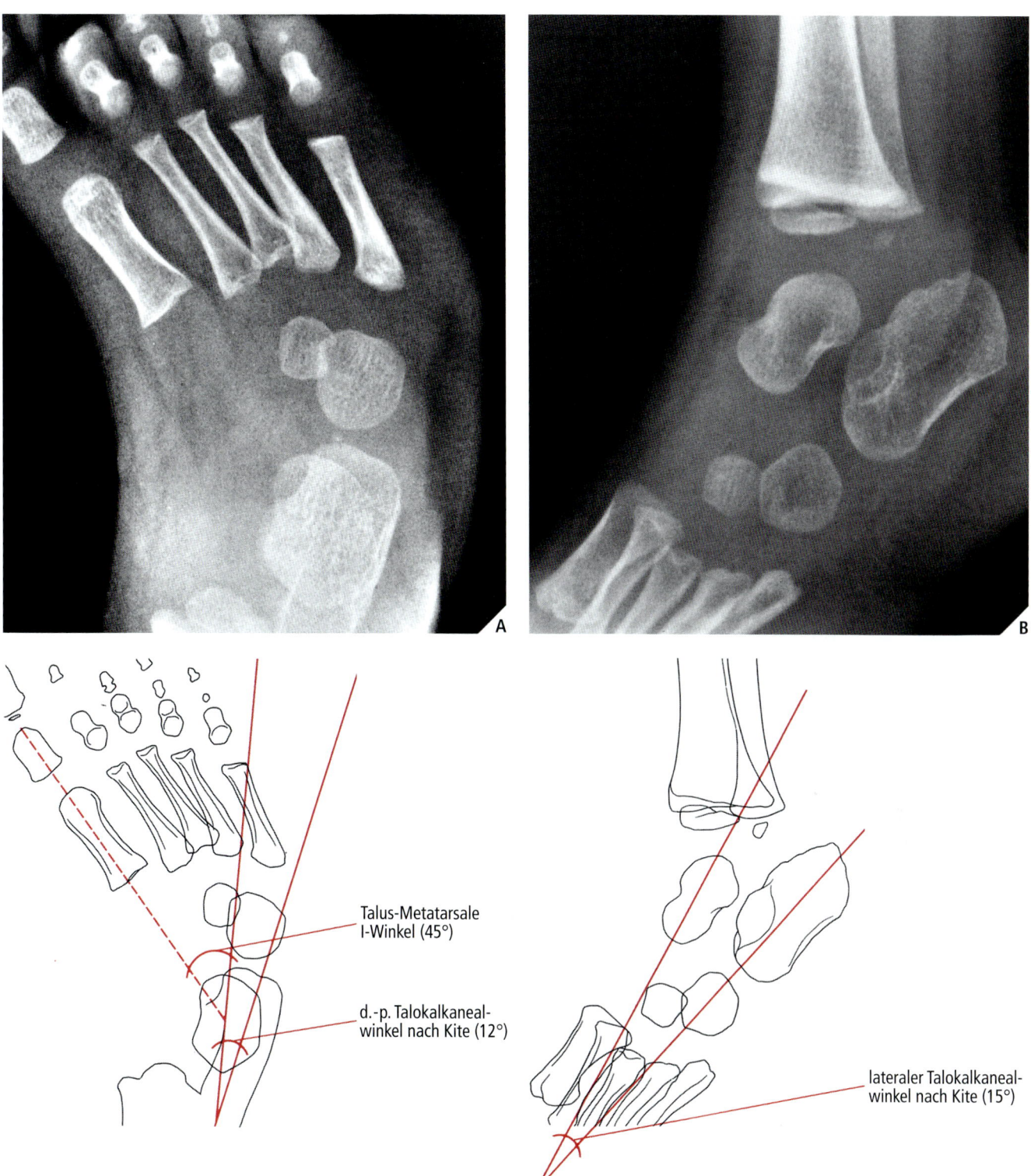

Abb. 31-43. **A** Die dorsoplantare Aufnahme des Fußes zeigt bei diesem 12 Jahre alten Jungen eine Varusposition des Rückfußes anhand der Bestimmung des Talokalkanealwinkels d.-p. nach Kite und eine Vorfußadduktion, bestimmt mittels des abnormen Wertes des TMW (vgl. Abb. 31-42A). **B** Auf der Seitaufnahme erkennt man anhand der Bestimmung des seitlichen Talokalkanealwinkels nach Kite eine Equinovarusdeformität der Ferse (vgl. Abb. 31-42B)

TEIL VII - Angeborene und entwicklungsbedingte Anomalien

Behandlung: Die meisten Klumpfußdeformitäten lassen sich mit einer konservativen Therapie korrigieren, zu der verschiedene Manipulationen und Gipstechniken zählen. Den nötigen Korrekturgrad kann man anhand der oben beschriebenen Linien und Winkel festlegen. Läßt sich mit der konservativen Behandlung keine vollständige Korrektur erreichen, dann führt man meist erst eine operative Korrektur durch, deren Ergebnis eine intraoperative Kontrollaufnahme sichert (Abb. 31-44). Auch bleibt die Röntgenuntersuchung nach einer Operation wichtig, um den weiteren Verlauf zu dokumentieren. Die häufigste Komplikation einer Klumpfußoperation ist auf die Überkorrektur zurückzuführen, die dann in einer „wiegenkufenartigen" Plattfußdeformität resultiert.

■ Angeborener Talus verticalis

Wie der Name schon andeutet, besteht der angeborene Talus verticalis aus einer primären Luxation des Talonavikular- und des Talokalkanealgelenks, wobei das Sprungbein eine nahezu senkrechte Stellung einnimmt und nach plantar und medial zeigt. Diese Anomalie kommt bei Knaben häufiger als bei Mädchen vor und wird in der Regel innerhalb weniger Wochen nach der Geburt diagnostiziert. Der Fuß steht im allgemeinen dorsalflektiert, an der Fußsohle zeigt sich in Höhe der zentralen Fußwurzel eine deutliche Vorwölbung. Dabei kann der gesamte Fuß ein „bootförmiges" oder „perserschuhartiges" Aussehen annehmen.

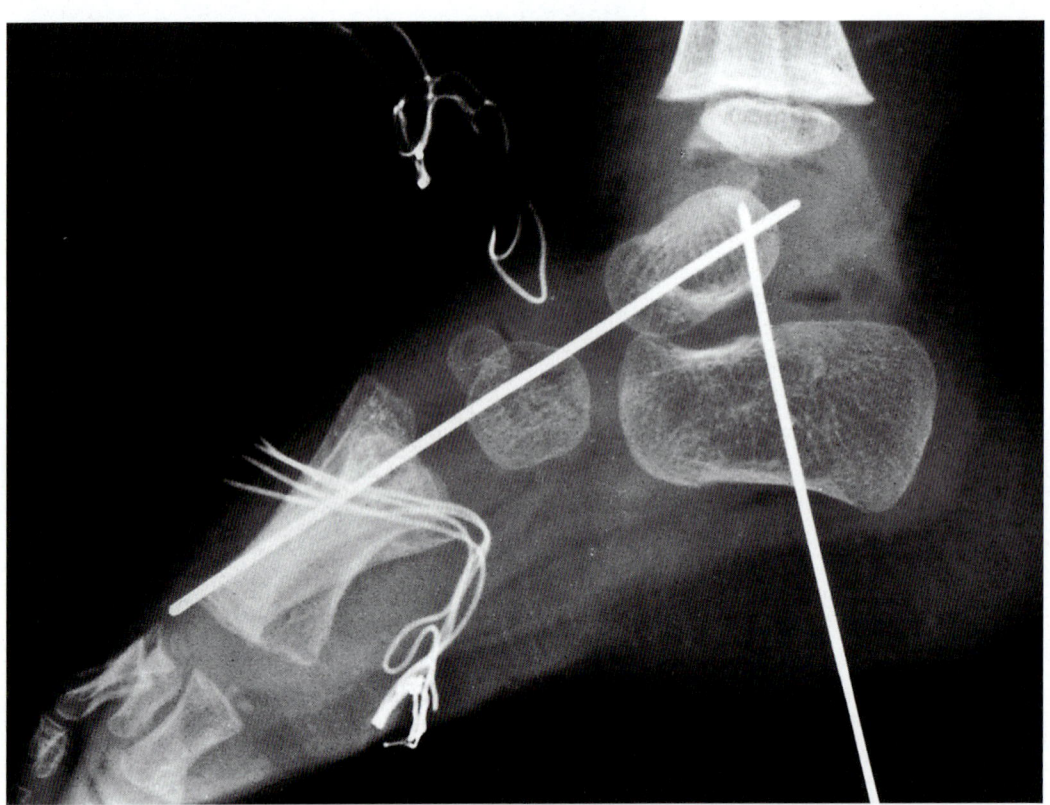

Abb. 31-44. Dieses intraoperative Röntgenbild wurde bei einem 2jährigen Mädchen angefertigt, um das Korrekturausmaß bei einem Klumpfuß zu dokumentieren. Nach der Weichteilversorgung (Verlängerung der Achillessehne und hintere Durchtrennung der dorsalen Syndesmose am Sprunggelenk) wurden 2 Kirschner-Drähte durch das Talonavikular- und das untere Sprunggelenk geführt, um den Rückfuß zu stabilisieren. Achten sollte man auf die Korrektur der Spitzfußdeformität, die an der horizontalen Stellung des Kalkaneus und am Normalwert des seitlichen Talokalkanealwinkels nach Kite zu erkennen ist (vgl. Abb. 31-43B)

Radiologische Abklärung: Die Röntgenuntersuchung, insbesondere die Seitaufnahme, ist hier diagnostisch. Das Sprungbein sieht man senkrecht stehend, und bei Kindern zwischen 2 und 3 Jahren macht das inzwischen verknöcherte Kahnbein auch die Luxation zwischen Talus und Os naviculare sichtbar (Abb. 31-45). Diese talonavikulare Luxation unterscheidet den Klumpfuß von der entwicklungsbedingten Plattfußdeformität. Vor der Kahnbeinverknöcherung kann man den angeborenen Talus verticalis in der Seitaufnahme an einer leichten Equinusstellung des Fersenbeins, der Verbreiterung des Kalkaneokuboidgelenks und an der Valgusstellung des Vorfußes erkennen, der in Höhe des Chopart-Gelenk dorsalflektiert ist; das Längsgewölbe des Fußes ist umgekehrt, so daß der Fuß das Aussehen von „Wiegenkufen" annimmt (Abb. 31-46A). Die dorsoplantare Aufnahme zeigt die typische Medialversetzung des distalen Talus sowie eine Vorfußabduktion (Abb. 31-46B). Wichtig ist es, die Seitaufnahme bei forcierter Plantarflexion des Fußes vorzunehmen, damit man sehen kann, ob sich die Luxation reponieren läßt oder nicht (Abb. 31-47), weil der Chirurg auf der Grundlage dieses Befunds sich für eine konservative oder eine operative Behandlung und auch für den jeweils zu wählenden Operationstyp entscheiden kann.

Behandlung: Die meisten Fälle eines angeborenen Talus verticalis erfordern die operative Korrektur der Deformität durch Weichteilentlastung, Behebung der Luxation und eine Spickdrahtosteosynthese des Sprungbeins an das Kahnbein (Abb. 31-48). Bei Kindern unter 6 Jahren wird das Kahnbein reseziert. Dabei ist die radiologische Bestätigung der Korrektur immer wichtig.

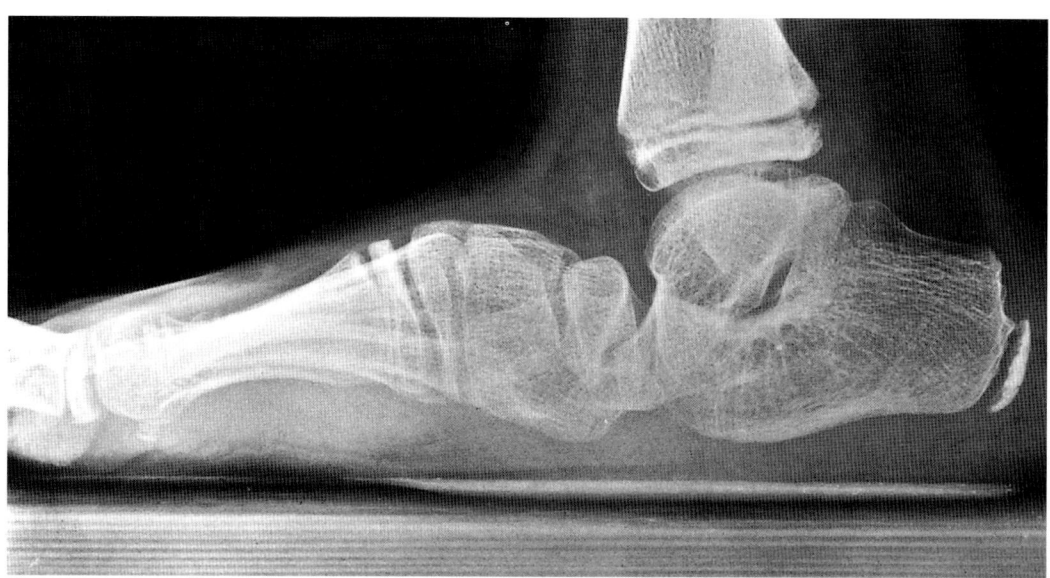

Abb. 31-45. Die seitliche Fußaufnahme bei einem 12jährigen Jungen mit bislang unbehandeltem angeborenem Talus verticalis zeigt eine Luxation im Talonavikular- und im Talokalkanealgelenk. Man achte auch auf die Uhrglasdeformität des Talus und die Keilform des Kahnbeins

TEIL VII - Angeborene und entwicklungsbedingte Anomalien

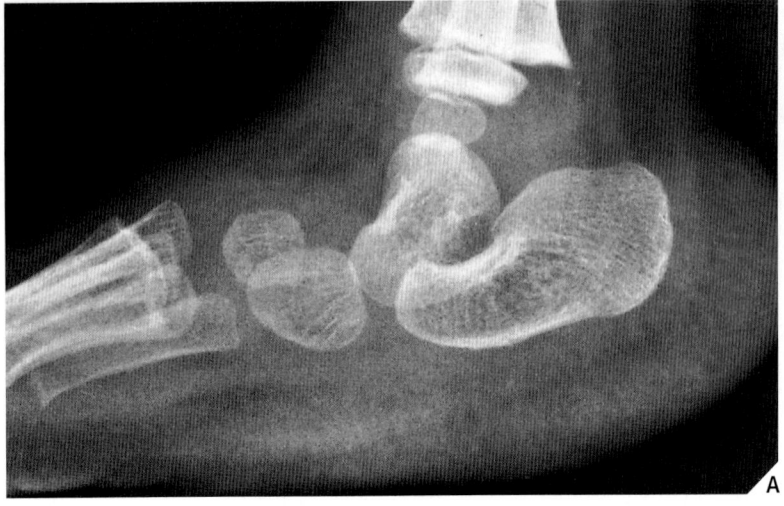
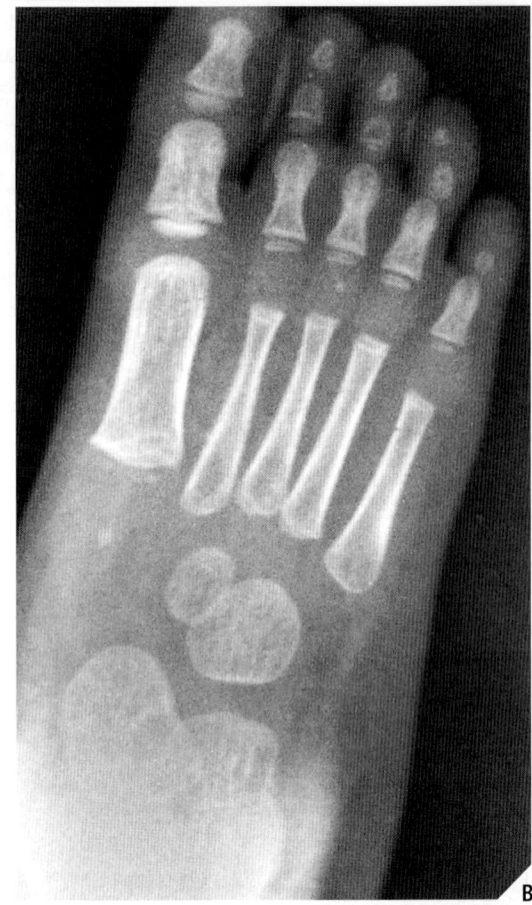

Abb. 31-46. A Die seitliche Fußaufnahme bei einem 2jährigen Knaben mit angeborenem Talus verticalis zeigt ein fast senkrecht stehendes Sprungbein und eine Equinusstellung des Fersenbeins. Man beachte das abgeflachte Längsgewölbe und die Stellung des Os cuneiforme III zum vorderen Talusanteil. **B** Die dorsoplantare Aufnahme zeigt den Talus nach medial gerichtet; das Kahnbein ist noch nicht verknöchert. An der Fußinnenseite sieht man eine Weichteilvorwölbung

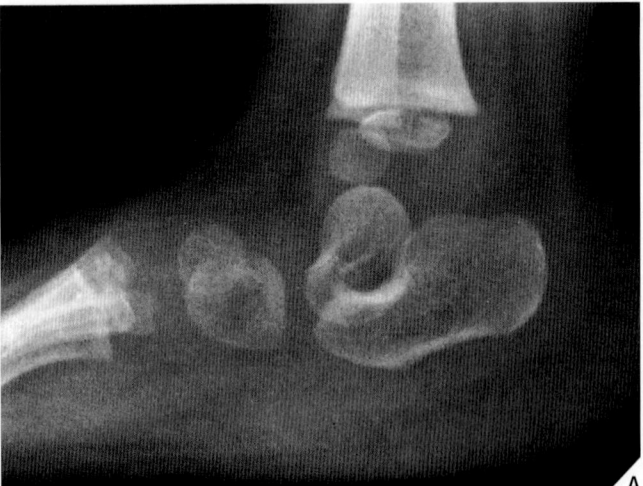
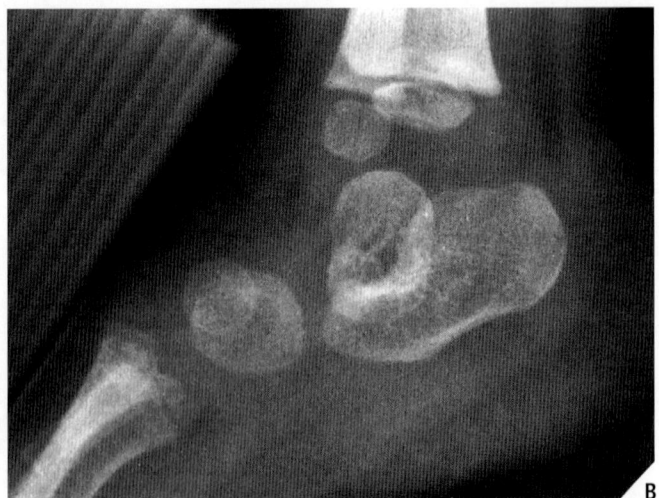

Abb. 31-47. A Bei einem 2jährigen Mädchen mit Talus verticalis zeigt die seitliche Fußaufnahme einen steil gestellten Talus und eine Luxation im Talonavikulargelenk, auch wenn hier das Kahnbein noch nicht verknöchert ist. **B** Eine kräftige Plantarflexion des Fußes vermag diese Luxation nicht zu reponieren

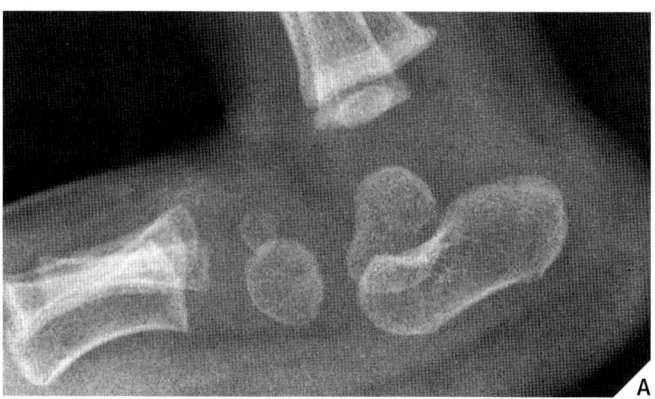
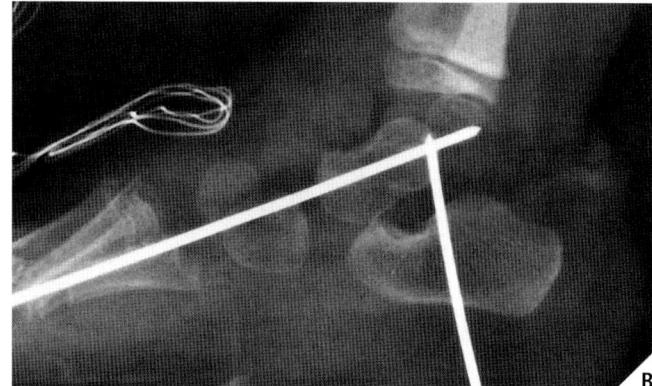

Abb. 31-48. A Bei diesem 2jährigen Mädchen mit angeborenem Talus verticalis zeigt die präoperative Röntgenaufnahme des Fußes die Taluslängsachse fast als Verlängerung der Tibialängsachse. **B** Die intraoperative Aufnahme ergibt nun eine befriedigende Reposition der Luxation im Talonavikulargelenk

■ Coalitio tarsi

Der Begriff Coalitio tarsi bezieht sich auf die Fusion von zwei oder mehreren Fußwurzelknochen, die dann eine Einzelstruktur bilden. Die Verschmelzung kann vollständig oder unvollständig, die Brücke dabei fibrös (Syndesmose), knorpelig (Synchondrose) oder knöchern (Synostose) sein. Es können verschiedene Knochen davon betroffen sein, am häufigsten sind jedoch Fersen- und Kahnbein miteinander verwachsen, seltener schon Sprungbein und Fersenbein und am seltensten Fersen- und Würfelbein; manchmal sind auch mehr als 2 Knochen miteinander verschmolzen. Obwohl schon bei der Geburt vorhanden, bilden sich die Zeichen einer Coalitio tarsi selten vor dem 2. oder 3. Lebensjahrzehnt aus. Typische Beschwerde ist dann der Schmerz, vor allem nach längerem Gehen oder Stehen. Die körperliche Untersuchung ergibt Spasmen der Peronäusmuskulatur und eine eingeschränkte Gelenkbeweglichkeit (den sog. „peronäal-kontrakten Fuß").

Zwar läßt meist schon das klinische Bild an die richtige Diagnose denken, doch wird diese erst durch die Röntgenuntersuchung gesichert. Das Primärzeichen der Coalitio tarsi ist die Fusion. Auch können Sekundärzeichen vorliegen, die dann Anpassungsveränderungen der betroffenen und der benachbarten Knochen und Gelenke darstellen.

Coalitio calcaneonavicularis

Die beste Einstellung zum Nachweis dieses Verschmelzungstyps ist entweder eine Seitaufnahme oder eine mediale 45°-Schrägaufnahme des Fußes (Abb. 31-49), doch kann hier auch manchmal die konventionelle Tomographie weiterhelfen. Zu den Sekundärzeichen zählt die Hypoplasie des Taluskopfes.

Coalitio talonavicularis

Diesen seltenen Typ einer Coalitio tarsi sieht man am besten in einer seitlichen Aufnahme des Fußes oder in der CT-Untersuchung (Abb. 31-50).

Coalitio talocalcanearis

Da die knöcherne Fusion des Sprungbeins mit dem Fersenbein am häufigsten in Höhe des Sustentaculum tali und der mittleren Facette des unteren Sprunggelenks auftritt, kann man sie gut mittels der Schrägaufnahme und der (halbaxialen) Harris-Beath-Aufnahme (hintere Tangentialaufnahme; Abb. 31-51) nachweisen; manchmal ist hier auch konventionelle Tomographie oder CT von Nutzen (Abb. 31-52 u. 31-53). Beim Verdacht auf eine knorpelige oder bindegewebige Fusion, die man in den Übersichten nicht direkt sehen kann, sollte man Sekundärveränderungen wie eine enge Annäherung der Gelenkflächen der mittleren Facette des unteren Sprunggelenks an das Fersenbein, eine Eburnisierung und Sklerosierung der Gelenkränder und eine Verbreiterung sowie Abrundung des Processus lateralis tali suchen. Häufiges Folgezeichen dieser Anomalie ist ein knöcherner Vorsprung am Talusrücken, der den sog. Talusschnabel bildet (vgl. Abb. 31-51A u. 31-52A) und der bei der knöchernen, knorpeligen und bindegewebigen Fusionsvariante zu sehen ist. Doch ist es wichtig, hierbei immer daran zu denken, daß man auch bei anderen Leiden eine ähnliche Hypertrophie des Talusrückens sehen kann; z. B. kann dies auf abnormen Kapsel- und Bänderzug bei gleichzeitigen degenerativen Veränderungen der Articulatio talonavicularis zurückzuführen sein (Abb. 31-54).

Der Nachweis der nichtknöchernen Formen der Coalitio tarsi kann die Arthrographie des unteren Sprunggelenks erfordern. Ähnlich kann dann, wenn das klinische Bild und die Standardübersichtsaufnahmen unergiebig sind, die Skelettszintigraphie bei der Lokalisation einer Coalitio tarsi durch den Nachweis einer vermehrten Nuklidspeicherung weiterhelfen, auch wenn dies ein nur unspezifischer Befund ist.

TEIL VII - Angeborene und entwicklungsbedingte Anomalien

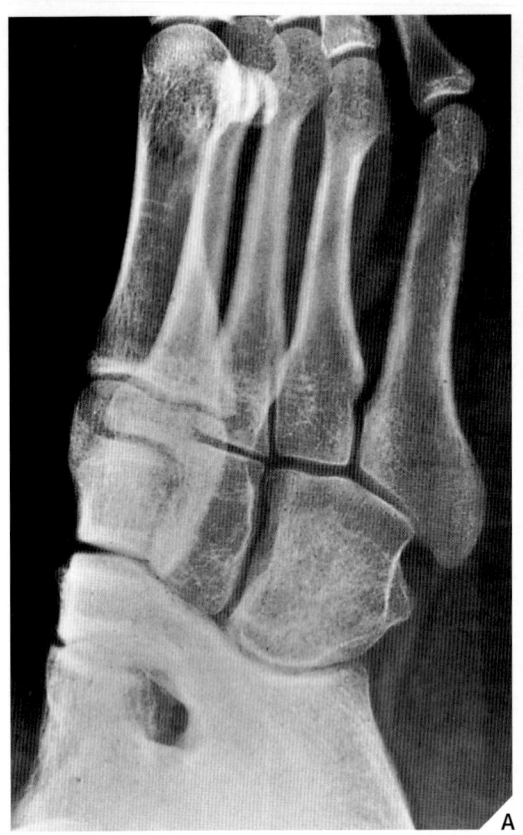
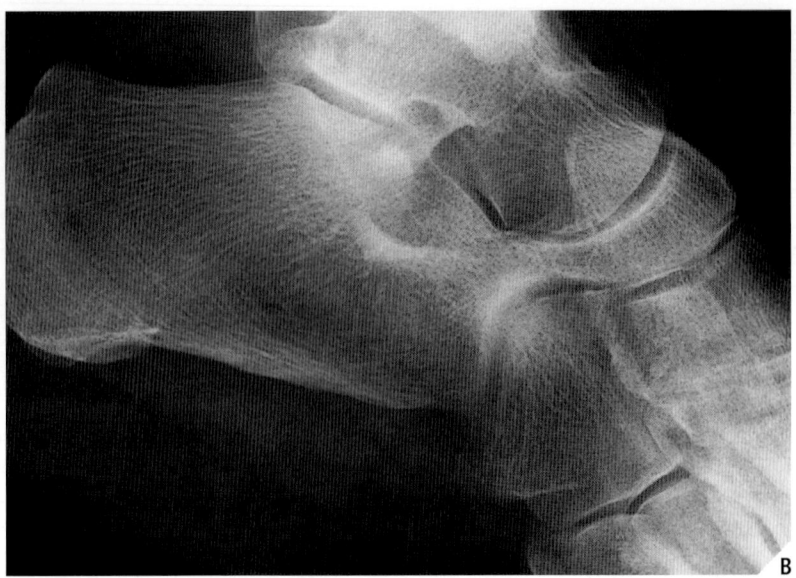

Abb. 31-49. **A** Die 45°-Schrägaufnahme des Fußes zeigt bei diesem 18jährigen Mann eine Coalitio calcaneonavicularis mit einer soliden knöchernen Brücke zwischen beiden Knochen. **B** Bei einem anderen Patienten zeigt die seitliche Aufnahme eine ähnliche Knochenfusion zwischen Fersenbein und Kahnbein

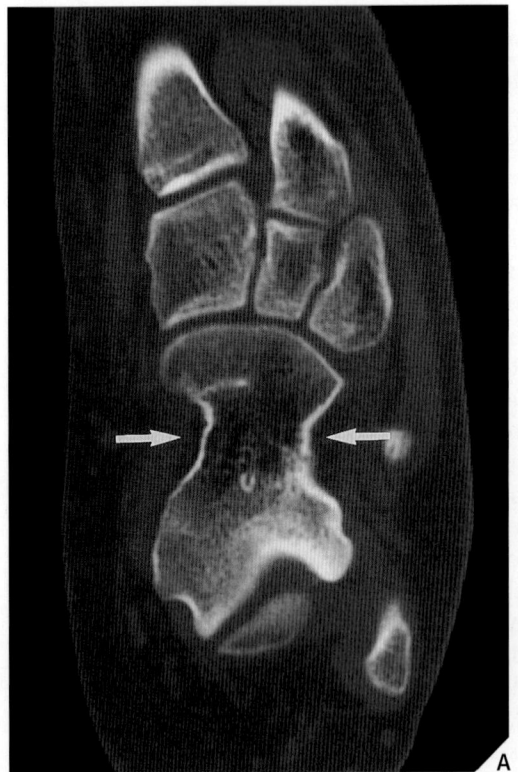
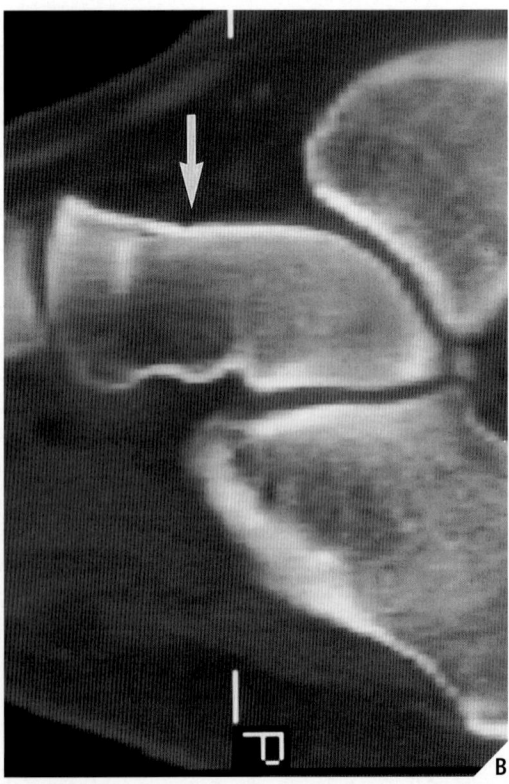

Abb. 31-50. **A, B** Axiales CT-Bild und sagittale Rekonstruktion zeigen bei einem 17jährigen eine Coalitio talonavicularis *(Pfeile)*

Anomalien der oberen und der unteren Gliedmaße 31

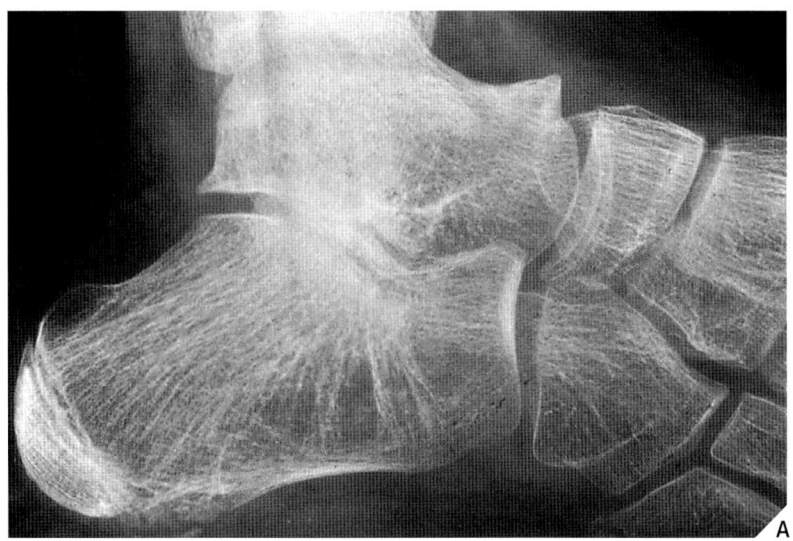

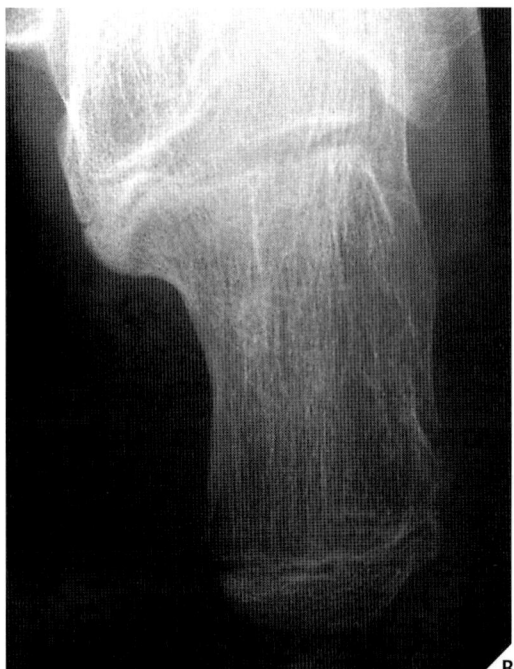

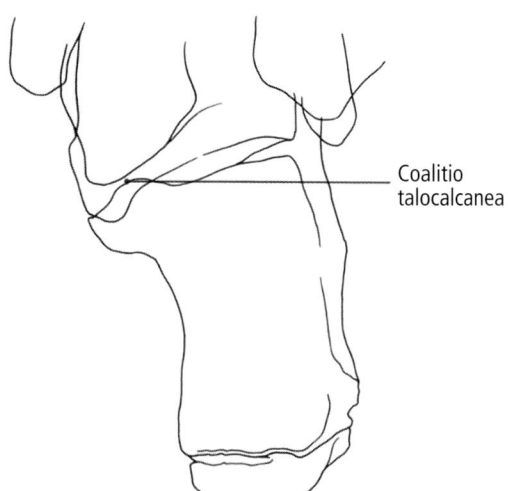

Abb. 31-51. A Bei einem 12jährigen Jungen fehlt in der Schrägaufnahme des Rückfußes die mittlere Facette des unteren Sprunggelenks. Man sieht hier eine deutliche Talusnase. **B** Die Harris-Beath-Aufnahme sichert die knöcherne Fusion von Talus und Kalkaneus

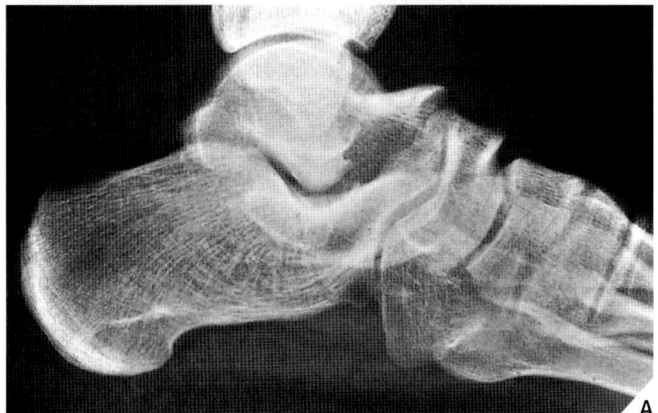

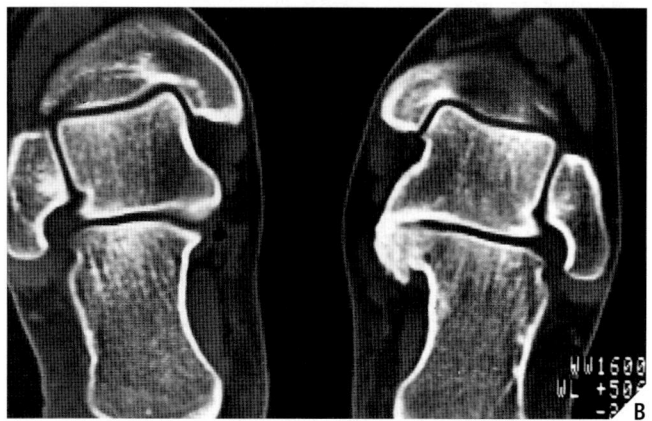

Abb. 31-52. Der 25jährige Mann klagte über Schmerzen im linken Fuß, die besonders nach längerem Gehen oder Stehen schlimmer wurden. **A** Die seitliche Fußaufnahme zeigt sklerosierende Veränderungen an der mittleren Facette des unteren Sprunggelenks, einen verschmälerten Gelenkspalt an der hinteren Facette und eine betonte Talusnase – Zeichen, die auf eine Fußwurzelverschmelzung hindeuten. **B** Ein CT-Bild in koronarer Schnittführung zeigt ganz deutlich den verschmälerten Gelenkspalt an der mittleren Facette und eine knöcherne Brücke; zum Vergleich wird auch der normale rechte Fuß gezeigt

TEIL VII - Angeborene und entwicklungsbedingte Anomalien

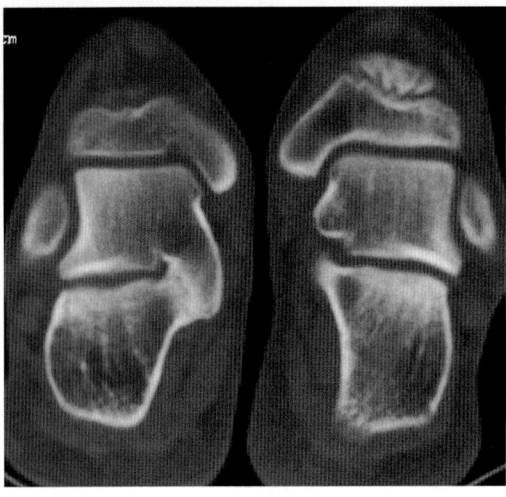

Abb. 31-53. Bei einem 12Jährigen mit Fußschmerzen zeigt dieses koronare CT-Bild eine knöcherne Coalitio talocalcanearis in Höhe der mittleren Facette des unteren Sprunggelenks; der linke Fuß ist normal

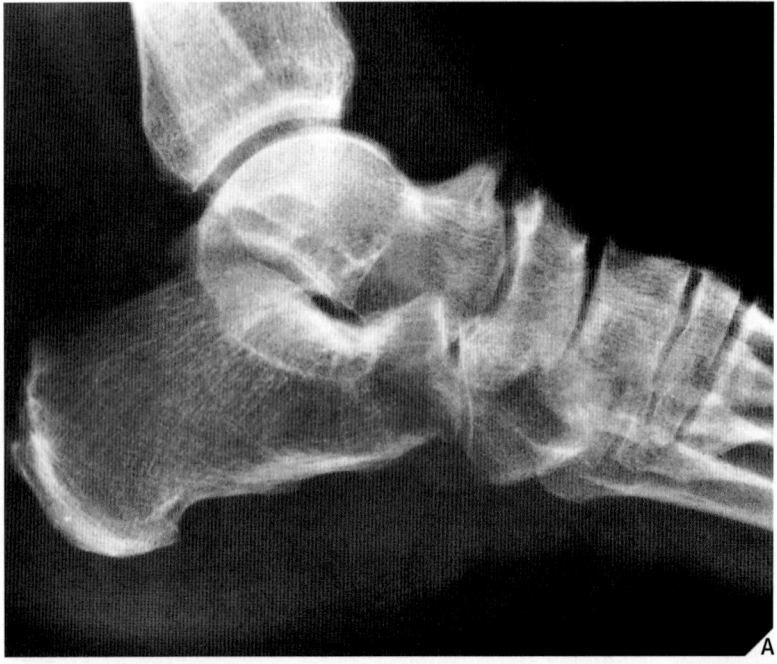
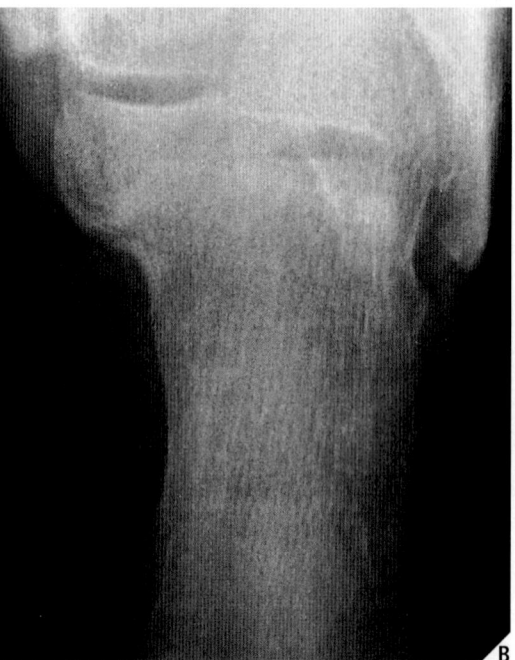

Abb. 31-54. **A** Die Fußseitaufnahme einer 61jährigen Frau zeigt eine Talusnase und degenerative Veränderungen im Sprungbein-Kahnbein-Gelenk. Mittlere und hintere Facette des unteren Sprunggelenks sind normal. **B** Die Harris-Beath-Aufnahme ergibt keinen Anhalt für eine Coalitio tarsi

Merkpunkte für die Praxis

Anomalien von Schultergürtel und oberer Gliedmaße

1. Den angeborenen Schulterblatthochstand (Sprengel-Deformität) begleiten oft weitere Anomalien, am häufigsten das Klippel-Feil-Syndrom (Fusion von Halswirbeln oder Wirbeln der oberen Brustwirbelsäule: Blockwirbel).
2. Eine Madelung-Deformität kann man zuverlässig in der dorsopalmaren und seitlichen Aufnahme von distalem Unterarm und Handgelenk beurteilen. Konstante Befunde hierbei sind:
   - Verkürzter Radius und verlängerte Elle;
   - nach medial und dorsal gebogener Radius;
   - dreieckig mit dem Mondbein als Spitze angeordnete Karpalia.

Anomalien von Beckengürtel und Hüfte

1. Die angeborene Hüftluxation/-dysplasie ist bei über 50% der erkrankten Kinder beidseitig; deshalb sollte man bei anscheinend einseitigen Fällen die unbeteiligte Hüfte sorgfältig untersuchen.
2. In einer a.-p. Aufnahme von Becken und Hüfte helfen mehrere Linien und Winkel, eine angeborene Hüftdysplasie zu bestimmen:
   - Hilgenreiner- oder Y-Linie;
   - Perkins-Ombrédanne-Linie;
   - Andrén-von Rosen-Linie;
   - Shenton-Menard-Linie;
   - Acetabulumindex;
   - Zentrum-Ecken-Winkel nach Wiberg (CE-Winkel).
3. Zusätzlich zu den Röntgenübersichten erfordert die radiologische Beurteilung der angeborenen Hüftluxation Arthrographie und CT.
4. Die Sonographie ist eine äußerst zuverlässige Methode für Diagnose und Beurteilung der angeborenen Hüftdysplasie. Sie zeigt Knochen- und Knorpelkomponente des Hüftgelenks gut auf; ferner kann man mit ihr die Knorpelüberdachung des Femurkopfs beurteilen.
5. Die dreidimensionale Sonographie der Säuglingshüfte bietet einzigartige Bilder in der Sagittalebene und ermöglicht, das Gelenk auch „aus der Vogelperspektive" zu beurteilen.
6. Vor der konservativen oder operativen Behandlung wird ein Haut- oder Skelettzug angebracht, um den luxierten Femurkopf auf Position +2 herunter zu bringen, damit eine Femurkopfosteonekrose verhindert wird. Diese Zugstationen nach Gage und Winter werden nach der Stellung der proximalen Femurmetaphyse (Schenkelhals) gegenüber dem gleichseitigen Acetabulum und der normalen Hüfte der Gegenseite bestimmt.
7. Der proximale umschriebene Femurdefekt kann eine angeborene Hüftluxation nachahmen. Hier hilft die Arthrographie bei der Abgrenzung dieser Anomalien durch den Nachweis:
   - Eines vorhandenen Femurkopfs im Acetabulum beim Typ A;
   - eines Defekts im Schenkelhals bei Typ B;
   - eines fehlenden Femurkopfs bei den Typen C und D.
8. Der Morbus Legg-Calvé-Perthes (Coxa plana) stellt eine ischämische Osteonekrose der proximalen Femurepiphyse dar. Zur radiologischen Beurteilung dieser Krankkheit gehören:
   - Ein Skelettszintigramm, vor allem in den Frühstadien;
   - Standard-Röntgenaufnahmen;
   - Arthrographie;
   - MRT.
9. Zu den am häufigsten beim Morbus Legg-Calvé-Perthes anzutreffenden Röntgenbefunden zählen:
   - Periartikuläre Osteoporose;
   - dichter werdende und abgeflachte Femurkopfepiphyse;
   - Sichelzeichen;
   - Spaltbildungen in der Epiphyse und Fragmentierung der Epiphyse;
   - zystische Veränderungen in der Metaphyse und verbreiterter Schenkelhals;
   - laterale Subluxation des Hüftgelenks.
10. Als Risikozeichen für den Femurkopf („head-at-risk") werden beim Morbus Perthes 5 Röntgenbefunde definiert, die eine schlechte Prognose anzeigen:
    - Ein strahlentransparenter, V-förmiger Defekt im lateralen Femurkopfanteil (Gage-Zeichen);
    - Verkalkungen lateral des Femurkopfs;
    - die laterale Subluxation des Femurkopfs;
    - die Neigung der Wachstumsfuge zur Horizontale;
    - diffuse zystische Veränderungen in der Metaphyse.
11. Das Abgleiten der Femurkopfepiphyse ist eine Salter-Harris-Fraktur vom Typ I durch die Wachstumsfuge, die man am besten in einer (seitlichen) Lauenstein-Aufnahme nachweisen kann. Zu den wichtigsten diagnostischen Schlüsselzeichen gehören:
    - Verlust des Dreieck-Zeichens nach Capener;
    - die Höhenabnahme der Epiphyse;
    - eine verbreiterte und unscharf gezeichnete Wachstumsfuge;
    - eine nicht mehr die Epiphyse durchsetzende Tangente an den lateralen Schenkelhals.

Anomalien der unteren Gliedmaße

1. Die angeborene Tibia vara (Morbus Blount) läßt sich von der entwicklungsbedingten Varusverbiegung der Unterschenkel durch ihr charakteristisches Bild mit der Depression der medialen Tibiametaphyse und gleichzeitig abrupter Abknickung und Ausbildung eines schnabelartigen Vorsprungs aus der Metaphyse unterscheiden.

2. Die Dysplasia epiphysaria hemimelica (Morbus Trevor-Fairbank) befällt am häufigsten das Sprunggelenk. Das radiologische Leitzeichen dieser Veränderung, die histologisch einem Osteochondrom ähnelt, ist ein unregelmäßiges blasenartiges überstarkes Wachstum an nur einer Seite von Ossifikationszentrum oder Epiphyse.
3. Eine Klumpfußdeformität erkennt man radiologisch an folgenden Zeichen:
   - Spitzfußposition der Ferse;
   - Varusstellung des Rückfußes;
   - Adduktions- und Varusposition des Vorfußes;
   - talonavikulare Subluxation.
4. Bei der Beurteilung einer Klumpfußdeformität sind gewisse in der dorsoplantaren und der seitlichen Röntgenaufnahme des Fußes zu ziehende Winkel und Linien hilfreich:
   - Dorsoplantarer und seitlicher Talokalkanealwinkel nach Kite;
   - der Winkel zwischen Talus und erstem Mittelfußknochen;
   - der Verlauf von Linien durch die Längsachse von Sprung- und Fersenbein
5. Die korrekte Lagerung des Fußes ist bei der Röntgenuntersuchung von Säuglingen und Kleinkindern ein ganz wesentlicher Faktor. Aufnahmen unter Gewichtsbelastung sollte man, wo immer dies möglich ist, auch vornehmen, wobei der Fuß gegen die Röntgenkassette gepreßt werden sollte.
6. Den angeborenen Talus verticalis kann man vom entwicklungsbedingten Plattfuß durch das Vorhandensein einer Luxation in der Articulatio talocalcanearis unterscheiden.
7. Bei der Coalitio tarsi, der häufigsten Ursache der sog. peronäal-spastischen Fußdeformität, kann die Fusion der betroffenen Knochen (meist des Talus mit dem Fersenbein oder des Fersenbeins mit dem Kahnbein) folgendermaßen sein:
   - Fibrös (Syndesmose);
   - knorpelig (Synchondrose) oder
   - knöchern (Synostose).
8. Zur radiologischen Abklärung der Coalitio tarsi gehören:
   - Standardaufnahmen im seitlichen Strahlengang (die das am häufigsten anzutreffende Sekundärzeichen, die Ausbildung eines Talusschnabels, zeigen), die Harris-Beath-Aufnahme und Schrägaufnahmen;
   - konventionelle und Computertomographie;
   - Arthrographie des unteren Sprunggelenks.

Literaturempfehlungen

Alasaarela E, Koivukangas J. Evaluation of image quality of ultrasound scanners in medical diagnostics. J Ultrasound Med 1990; 9: 23–34.

Artz TD, Lim WN, Wilson PD, Levine DB, Salvati EA. Neonatal diagnosis treatment and related factors of congenital dislocation of the hip. Clin Orthop 1975; 110: 112–136.

Barlow TG. Early diagnosis and treatment of congenital dislocation of the hip. J Bone Joint Surg [Br] 1962; 44B: 292–301.

Barnes JM. Premature epiphysial closure in Perthes' disease. J Bone Joint Surg [Br] 1980; 62B: 432–437.

Bateson EM. Non-rachitic bowleg and knock-knee deformities in young Jamaican children. Br J Radiol 1966; 39: 92.

Bateson EM. The relationship between Blount's disease and bow legs. Br J Radiol 1968; 41: 107-114.

Bathfield CA, Beighton PH. Blount disease. A review of etiological factors in 110 patients. Clin Orthop 1978; 135: 29–33.

Bellyei A, Mike G. Weight bearing in Perthes' disease. Orthopedics 1991; 14: 19–22.

Bennett JT, Mazurek RT, Cash JD. Chiari's osteotomy in the treatment of Perthes' disease. J Bone Joint Surg [Br] 1991; 73B: 225–228.

Bick U, Müller-Leisse C, Tröger J. Ultrasonography of the hip in preterm neonates. Pediatr Radiol 1990; 20: 331–333.

Bloomberg TJ, Nuttall J, Stocker DJ. Radiology in early slipped femoral capital epiphysis. Clin Radiol 1978; 29: 657–667.

Blount WP. Tibia vara. Osteochondrosis deformans tibiae. J Bone Joint Surg 1937; 19: 1–29.

Boeree NR, Clarke NMP. Ultrasound imaging and secondary screening for congenital dislocation of the hip. J Bone Joint Surg [Br] 1994; 76B: 525–533.

Bos CF, Bloem JL, Obermann WR, Rozing PM. Magnetic resonance imaging in congenital dislocation of the hip. J Bone Joint Surg [Br] 1988; 70B: 174–178.

Boyer DW, Mickelson MR, Ponseti IV. Slipped capital femoral epiphysis – long-term follow-up study of 125 patients. J Bone Joint Surg [Am] 1981; 63A: 85–95.

Buchanan JR, Greer RB III, Cotter JM. Management strategy for prevention of avascular necrosis during treatment of congenital dislocation of the hip. J Bone Joint Surg [Am] 1981; 63A: 140–146.

Caffey J, Ames R, Silverman WA. Contradiction of the congenital dysplasia-predislocation hypothesis of congenital dislocation of the hip through a study of the normal variation in acetabular angles at successive periods in infancy. Pediatrics 1956; 17: 632–641.

Calhoun JD, Pierret G. Infantile coxa vara. AJR Am J Roentgenol 1972; 115: 561–568.

Catterall A. Legg-Calvé-Perthes' disease. New York: Churchill Livingstone, 1982.

Catterall A. The natural history of Perthes' disease. J Bone Joint Surg [Br] 1971; 53B: 37–53.

Chiari K. Medial displacement osteotomy of the pelvis. Clin Orthop 1974; 98: 55–71.

Chung SMK. Hip disorders in infants and children. Philadelphia: Lea & Febiger, 1981.

Clancy M, Steel HH. The effect of an incomplete intertrochanteric osteotomy on Legg-Calvé-Perthes disease. J Bone Joint Surg [Am] 1985; 67A: 213–216.

Clarke NMP, Harcke HT, McHugh R, Lee MS, Borns PF, MacEwen GD. Real-time ultrasound in the diagnosis of congenital dislocation and dysplasia of the hip. J Bone Joint Surg [Br] 1985; 67B: 406–412.

Coleman SS. Congenital dysplasia and dislocation of the hip. St. Louis: CV Mosby, 1978: 1–39.

Coleman SS. Diagnosis of congenital dysplasia of the hip in the newborn infant. JAMA 1956; 162: 548–554.

Condon VR. Radiology of practical orthopaedic problems. Radiol Clin North Am 1972; 10: 203–223.

Conway JJ, Cowell HR. Tarsal coalition: clinical significance and roentgenographic demonstration. Radiology 1969; 92: 799–811.

Crutcher JP, Staheli LT. Combined osteotomy as a salvage procedure for severe Legg-Calvé-Perthes disease. J Pediatr Orthop 1992; 12: 151–156.

Dalinka MK, Coren G, Hensinger R, Irani RN. Arthrography in Blount's disease. Radiology 1974; 113: 161–164.

Dannenberg M, Anton JI, Spiegel MB. Madelung's deformity. Consideration of its roentgenological diagnostic criteria. AIR Am J Roentgenol 1939; 42: 671.

DeRosa GP, Feller N. Treatment of congenital dislocation of the hip: management before walking age. Clin Orthop 1987; 225: 77–85.

Deutsch AL, Resnick D, Campbell G. Computed tomography and bone scintigraphy in the evaluation of tarsal coalition. Radiology 1982; 144: 137–140.

DiPietro MA. Pediatric musculoskeletal and spinal sonography. In: Van Holsbeeck M, Introcaso JH, eds. Musculoskeletal ultrasound. St. Louis: Mosby-Year Book, 1991: 177–206.

Dunn PM. The anatomy and pathology of congenital dislocation of the hip. Clin Orthop 1976; 119: 23–27.

Dunn PM. Perinatal observations on the etiology of congenital dislocation of the hip. Clin Orthop 1976; 119: 11–22.

Evans IK, Deluca PA, Gage JR. A comparative study of ambulation-abduction bracing and varus derotation osteotomy in the treatment of severe Legg-Calvé-Perthes disease in children over 6 years of age. J Pediatr Orthop 1988; 8: 676–682.

Eyring EJ, Bjornson DR, Peterson CA. Early diagnostic and prognostic signs in Legg-Calvé-Perthes disease. AJR Am J Roentgenol 1965; 93: 382–387.

Fairbank TJ. Dysplasia epiphysealis hemimelica (tarso-epiphysial aclasis). J Bone Joint Surg [Br] 1956; 38B: 237–257.

Felman AH, Kirkpatrick JA Jr. Madelung's deformity: observations in 17 patients. Radiology 1969; 93: 1037–1042.

Freiberger RH, Hersh A, Harrison MO. Roentgen examination of the deformed foot. Semin Roentgenol 1970; 5: 341.

Fulford GE, Lunn PG, Macnicol MF. A prospective study of nonoperative and operative management for Perthes disease. J Pediatr Orthop 1993; 13: 281–285.

Gage JR, Winter RB. Avascular necrosis of the capital femoral epiphysis as a complication of closed reduction of congenital dislocation of the hip. A critical review of twenty years' experience at Gillette Children's Hospital. J Bone Joint Surg [Am] 1972; 54A: 373–388.

Gerscovich EO. A radiologist's guide to the imaging in the diagnosis and treatment of developmental dysplasia of the hip. I. General considerations, physical examination as applied to real-time sonography and radiology. Skeletal Radiol 1997; 26: 386–397.

Gerscovich EO. A radiologist's guide to the imaging in the diagnosis and treatment of developmental dysplasia of the hip. II. Ultrasonography: anatomy, technique, acetabular angle measurements, acetabular coverage of femoral head, acetabular cartilage thickness, three-dimensional technique, screening of newborns, study of older children. Skeletal Radiol 1997; 26: 447–456.

Gerscovich EO, Greenspan A, Cronan MS, Karol LA, McGahan JP. Three-dimensional sonographic evaluation of developmental dysplasia of the hip: preliminary findings. Radiology 1994; 190: 407–410.

Goldman AB. Hip arthrography in infants and children. In: Freiberger RH, Kaye JJ, eds. Arthrography. New York: Appleton-Century-Crofts, 1979: 217–235.

Goldman AB, Schneider R, Martel W. Acute chondrolysis complicating slipped capital femoral epiphysis. AJR Am J Roentgenol 1978; 130: 945–950.

Graf R. New possibilities for the diagnosis of congenital hip joint dislocations by ultrasonography. J Pediatr Orthop 1983; 3: 354–359.

Graf R. The diagnosis of congenital hip-joint dislocation by the ultrasonic compound treatment. Arch Orthop Trauma Surg 1980; 97: 117–133.

Greenhill BJ, Hugosson C, Jacobsson B, Ellis RD. Magnetic resonance imaging study of acetabular morphology in developmental dysplasia of the hip. J Pediatr Orthop 1993; 13: 314–317.

Grissom LE, Harcke HT, Kumar SJ, Bassett GS, MacEwen GD. Ultrasound evaluation of hip position in the Pavlik harness. J Ultrasound Med 1988; 7: 1–6.

Harcke HT. Screening newborns for developmental dysplasia of the hip: the role of sonography. AJR Am J Roentgenol 1994; 162: 395–397.

Harcke HT, Clarke NM, Lee MS, Boms PF, MacEwen GD. Examination of the infant hip with real-time ultrasonography. J Ultrasound Med 1984; 3: 131–137.

Harcke HT, Grissom LE. Performing dynamic sonography of the infant hip. AJR Am J Roentgenol 1990; 155: 837–844.

Harcke HT, Kumar SJ. The role of ultrasound in the diagnosis and management of congenital dislocation and dysplasia of the hip. J Bone Joint Surg [Am] 1991; 73A: 622–628.

Harris WR. The endocrine basis for slipping of the upper femoral epiphysis. An experimental study. J Bone Joint Surg [Br] 1950; 32B: 5–11.

Haveson SB. Congenital flatfoot due to talonavicular dislocation (vertical talus). Radiology 1959; 72: 19–25.

Hensinger RN. Congenital dislocation of the hip: treatment in infancy to walking age. Orthop Clin North Am 1987; 18: 597–616.

Herring JA. Current concepts review. The treatment of Legg-Calvé-Perthes disease. A critical review of the literature. J Bone Joint Surg [Am] 1994; 76A: 448–458.

Herring JA, Neustadt JB, Williams JJ, Early JS, Browne RH. The lateral pillar classification of Legg-Calvé-Perthes disease. J Pediatr Orthop 1992; 12: 143–150.

Hillmann JS, Mesgarzadeh M, Revesz G, Bonakdarpour A, Clancy M, Betz RR. Proximal femoral focal deficiency: radiologic analysis of 49 cases. Radiology 1987; 165: 769–773.

Holen KJ, Terjesen T, Tegnader A, Bredland T, Salther OD, Eik-Nes SH. Ultrasound screening for hip dysplasia in newborns. J Pediatr Orthop 1994; 14: 667–673.

Ingman AM, Paterson DC, Sutherland AD. A comparison between innominate osteotomy and hip spica in the treatment of Legg-Calvé-Perthes' disease. Clin Orthop 1982; 163: 141–147.

Jones D. An assessment of the value of examination of the hip in the newborn infant. J Bone Joint Surg [Br] 1977; 59B: 318–322.

Kamhi E, MacEwen GD. Treatment of Legg-Calvé-Perthes disease. J Bone Joint Surg [Am] 1975; 57A: 651–654.

Keller MS, Weiss AA. Sonographic guidance for infant hip reduction under anesthesia. Pediatr Radiol 1988; 18: 174–175.

Kelly FB Jr, Canale ST, Jones RR. Legg-Calvé-Perthes disease. Long-term evaluation of non-containment treatment. J Bone Joint Surg [Am] 1980; 62A: 400–407.

Kendig RJ, Evans GA. Biologic osteotomy in Perthes disease. J Pediatr Orthop 1986; 6: 278–284.

Kettelkamp DB, Campbell CJ, Bonfiglio M. Dysplasia epiphysealis hemimelica. A report of fifteen cases and a review of the literature. J Bone Joint Surg [Am] 1966; 48A: 746–766.

Kiepurska A. Late results of treatment in Perthes' disease by a functional method. Clin Orthop 1991; 272: 76–81.

Kite NH. The clubfoot. New York: Grune & Stratton, 1964.

Kleiger B, Mankin HJ. A roentgenographic study of the development of the calcaneus by means of the posterior tangential view. J Bone Joint Surg [Am] 1961; 43A: 961–969.

Kruse RW, Guille JT, Bowen JR. Shelf arthroplasty in patients who have Legg-Calvé-Perthes disease. A study of long-term results. J Bone Joint Surg [Am] 1991; 73A: 1338–1347.

Langeskjöld A. Tibia vara (osteochondrosis deformans tibiae): a survey of seventy-one cases. Acta Chir Scand 1952; 103: 1–22.

Langeskjöld A, Riska EB. Tibia vara (osteochondrosis deformans tibiae). J Bone Joint Surg [Am] 1964; 46A: 1405–1420.

Legg AT. An obscure affection of the hip-joint. Boston Med Surg J 1910; 162: 202–204.

Lehman WB. Decision-making in Legg-Calvé-Perthes disease. Orthop Rev 1984; 13: 78–90.

Lehman WB. The clubfoot. Philadelphia: JB Lippincott, 1980.

Lehman WB, Grant A, Rose D, Pugh J, Norman A. A method of evaluating possible pin penetration in slipped capital femoral epiphysis using a cannulated internal fixation device. Clin Orthop 1984; 186: 65–70.

Lehman WB, Grant AD, Nelson J, Robbins H, Milgram J. Hospital for Joint Diseases Traction System for preliminary treatment of congenital dislocation of the hip. J Pediatr Orthop 1983; 3: 104–107.

Lehman WB, Lubliner J, Rosen C, Grant A. Observations on the use of computerized axial tomography in the management of congenital dislocation of the hip. Bull Hosp Jt Dis Orthop Inst 1985; 45: 21–28.

Lehman WB, Menche D, Grant A, Norman A, Pugh J. The problem of evaluating in situ pinning of slipped capital femoral epiphysis: an experimental model and a review of 63 consecutive cases. J Pediatr Orthop 1984; 4: 297–303.

Leitch JM, Paterson DC, Foster BK. Growth disturbance in Legg-Calvé-Perthes disease and the consequences of surgical treatment. Clin Orthop 1991; 262: 178–184.

Levinson ED, Ozonof MB, Royen PM. Proximal femoral focal deficiency (PFFD). Radiology 1977; 125: 197–203.

Lloyd-Roberts GC, Catterall A, Salamon PB. A controlled study of the indications for and the results of femoral osteotomy in Perthes disease. J Bone Joint Surg [Am] 1976; 58B: 31–36.

Lowe HG. Necrosis of articular cartilage after slipping of capital femoral epiphysis. Report of six cases with recovery. J Bone Joint Surg [Br] 1970; 52B: 108–118.

Marks DS, Clegg J, Al-Chalabi AN. Routine ultrasound screening for neonatal hip instability. J Bone Joint Surg [Br] 1994; 76B: 534–538.

Martinez AG, Weinstein SL, Dietz FR. The weight-bearing abduction brace for the treatment of Legg-Perthes disease. J Bone Joint Surg [Am] 1992; 74A: 12–21.

McClure JG, Raney RB. Anomalies of the scapula. Clin Orthop 1975; 110: 22–31.

McEwan DW, Dunbar JS. Radiologic study of physiologic knock knees in childhood. J Can Assoc Radiol 1958; 9: 59.

Meehan PL, Angel D, Nelson JM. The Scottish Rite abduction orthosis for the treatment of Legg-Perthes disease. A radiographic analysis. J Bone joint Surg [Am] 1992; 74A: 2–12.

Morin C, Harcke HT, MacEwen GD. The infant hip: real-time US assessment of acetabular development. Radiology 1985; 157: 673–677.

Mose K. Methods of measuring in Legg-Calvé-Perthes disease with special regard to the prognosis. Clin Orthop 1980; 150: 103–109.

Murphy RP, Marsh HO. Incidence and natural history of "head at risk" factors in Perthes' disease. Clin Orthop 1978; 132: 102-107.

Murphy SB, Simon SR, Kijewski PK, Wilkinson RH, Griscom NT. Femoral anteversion. J Bone Joint Surg [Am] 1987; 69A: 1169–1176.

Norman A, Greenspan A. Bone dysplasia. In: Jahss MH, ed. Disorders of the foot, vol 1. Philadelphia: WB Saunders, 1982.

Novick GS. Sonography in pediatric hip disorders. Radiol Clin North Am 1988; 26: 29–53.

Ogden JA, Conlogue GJ, Phillips MS, Bronson ML. Sprengel's deformity. Radiology of the pathologic deformation. Skeletal Radiol 1979; 4: 204–211.

Ogden JA, Moss HL. Pathologic anatomy of congenital hip disease. In: Weill UH, ed. Progress in orthopaedic surgery, vol 2. Acetabular dysplasia in childhood. New York: Springer-Verlag, 1978.

Paterson DC, Leitch JM, Foster BK. Results of innominate osteotomy in the treatment of Legg-Calvé-Perthes disease. Clin Orthop 1991; 266: 96–103.

Pavlik A. Die funktionelle Behandlungsmethode mittels Riemenbügel als Prinzip der konservativen Therapie bei angeborenen Hüftgelenksverrenkungen der Säuglinge. Z Orthop 1958; 8: 341–352.

Perpich M, McBeath A, Kruse D. Long-term follow-up of Perthes disease treated with spica casts. J Pediatr Orthop 1983; 3: 160–165.

Phillips WE II, Burton EM. Ultrasonography of development displacement of the infant hip. Appl Radiol 1995; 24: 25–32.

Rab GT. Surgery for developmental dysplasia of the hip. In: Chapman MW, ed. Operative orthopaedics, 2nd ed. Philadelphia: JB Lippincott, 1993: 3101–3112.

Ramsey PL, Lasser S, MacEwen GD. Congenital dislocation of the hip. Use of the Pavlik harness in the child during the first six months of life. J Bone Joint Surg [Am] 1976; 58A: 1000–1004.

Resnick D. Talar ridges, osteophytes, and beaks: a radiologic commentary. Radiology 1984; 151: 329–332.

Robbins H. Naviculectomy for congenital vertical talus. Bull Hosp Jt Dis Orthop Inst 1976; 37: 77–97.

Robinson HJ Jr, Putter H, Sigmond MB, O'Connor S, Murray KR. Innominate osteotomy in Perthes disease. J Pediatr Orthop 1988; 8: 426–435.

Rosendahl K, Markestad T, Lie RT. Ultrasound in the early diagnosis of congenital dislocation of the hip: the significance of hip stability versus acetabular morphology. Pediatr Radiol 1992; 22: 430–433.

Rush BH, Bramson RT, Ogden JA. Legg-Calvé-Perthes disease: detection of cartilaginous and synovial change with MR imaging. Radiology 1988; 167: 473–476.

Salter RB. Current concepts review. The present status of surgical treatment for Legg-Perthes disease. J Bone Joint Surg [Am] 1984; 66A: 961–966.

Salter RB. Etiology, pathogenesis and possible prevention of congenital dislocation of the hip. Can Med Assoc J 1968; 98: 933–945.

Salter RB. Legg-Perthes disease. The scientific basis for methods of treatment and their indications. Clin Orthop 1980; 150: 8–11.

Salter RB. Role of innominate osteotomy in the treatment of congenital dislocation and subluxation of the hip in the older child. J Bone Joint Surg [Am] 1966; 48: 1413–1439.

Salter RB, Thompson GH. Legg-Calvé-Perthes disease. The prognostic significance of the subchondral fracture and a two-group classification of the femoral head involvement. J Bone Joint Surg [Am] 1984; 66A: 479–489.

Sartoris DJ, Resnick DL. Tarsal coalition. Arthritis Rheum 1985; 28: 331–338.

Scham SM. The triangular sign in the early diagnosis of slipped capital femoral epiphysis. Clin Orthop 1974; 103: 16–17.

Sellers DS, Sowa DT, Moore JR, Weiland AJ. Congenital pseudoarthrosis of the forearm. J Hand Surg [Am] 1988; 13A: 89–93.

Smith CF. Tibia vara (Blount's disease). J Bone Joint Surg [Am] 1982; 64A: 630–632.

Soboleski DA, Babyn P. Sonographic diagnosis of developmental dysplasia of the hip: importance of increased thickness of acetabular cartilage. AJR Am J Roentgenol 1993; 161: 839–842.

Sohn C, Grotepass J. 3-dimensional organ image using ultrasound. Ultraschall Med 1990; 11: 295–301.

Sohn C, Lenz GP, Thies M. 3-dimensional ultrasound image of the infant hip. Ultraschall Med 1990; 11: 302–305.

Sponseller PD, Desai SS, Millis MB. Comparison of femoral and innominate osteotomies for the treatment of Legg-Calvé-Perthes disease. J Bone Joint Surg [Am] 1988; 70A: 1131–1139.

Sprengel W. Die angeborene Verschiebung des Schulterblattes nach oben. Arch Klin Chir 1891; 42: 545.

Stulberg SD, Cooperman DR, Wallensten R. The natural history of Legg-Calvé-Perthes disease. J Bone Joint Surg [Am] 1981; 63A: 1095–1108.

Suzuki S, Kasahara Y, Futami T, Ushikubo S, Tsuchiya T. Ultrasonography in congenital dislocation of the hip. J Bone Joint Surg [Br] 1991; 73B: 879–883.

Tachdjian MO. Congenital dislocation of the hip. New York: Churchill Livingstone, 1982: 20–25.

Tachdjian MO. Reflections on complex problems of the hip in the adolescent. Bull Hosp Jt Dis Orthop Inst 1985; 45: 1–20.

Terjesen T, Rundén TO, Johnsen HM. Ultrasound in the diagnosis of congenital dysplasia and dislocation of the hip joints in children older than two years. Clin Orthop 1991; 262: 159–169.

Tillema DA, Golding JSR. Chondrolysis following slipped capital femoral epiphysis in Jamaica. J Bone Joint Surg [Am] 1971; 53A: 1528–1540.

Tönnis D. Normal values of the hip joint for the evaluation of x-rays in children and adults. Clin Orthop 1976; 119: 39–47.

Tredwell SJ. Davis L. A prospective study of congenital dislocation of the hip. J Pediatr Orthop 1989; 9: 386–390.

Trevor D. Tarso-epiphyseal aclasis: a congenital error of epiphyseal development. J Bone Joint Surg [Br] 1950; 32B: 204–213.

Trueta J. Normal vascular anatomy of the human femoral head during growth. J Bone Joint Surg [Br] 1957; 39B: 358.

Waldenström H. The first stages of coxa plana. J Bone Joint Surg 1938; 20: 559–566.

Walter RS, Donaldson JS, Davis CL, et al. Ultrasound screening of high-risk infants. A method to increase early detection of congenital dysplasia of the hip. Am J Dis Child 1992; 146: 230–234.

Walters R, Simons S. Joint destruction – a sequel of unrecognized pin penetrations in patients with slipped capital femoral epiphysis. In: The Hip Society: Proceedings of the 8th Open Scientific Meeting. St. Louis: CV Mosby, 1980: 145.

Weinstein SL. Natural history of congenital hip dislocation (CDH) and hip dysplasia. Clin Orthop 1987; 225: 62–76.

Wynne-Davies R. Acetabular dysplasia and familial joint laxity: two etiological factors in congenital dislocation of the hip. J Bone Joint Surg [Br] 1970; 52B: 704–716.

Yamamuro T, Ishida K. Recent advances in the prevention, early diagnosis, and treatment of congenital dislocation of the hip in Japan. Clin Orthop 1984; 184: 34–40.

# Kapitel 32

Skoliose und Anomalien mit generaliserter Beteiligung des Skeletts

Skoliose

Ungeachtet ihrer Ätiologie (Abb. 32-1) wird die Skoliose als eine seitliche Krümmung der Wirbelsäule in der Frontalebene definiert. Sie unterscheidet sich dadurch von der Kyphose, einer Krümmung nach hinten in der Sagittalebene, und der Lordose, einer Krümmung nach vorn in der Sagittalebene (Abb. 32-2). Verläuft die Krümmung gleichzeitig in der Frontal- und der Sagittalebene, dann wird diese Fehlform eine Kyphoskoliose genannt. Neben der Seitkrümmung kann die Skoliose noch eine Rotationskomponente besitzen, mit der die Wirbel sich zur konvexen Seite hin verdrehen.

■ Idiopathische Skoliose

Die idiopathische Skoliose, die nahezu 70% aller Skoliosen stellt, lässt sich in 3 Gruppen einteilen. Der infantile Typ, von dem es 2 Unterformen gibt, kommt bei Kindern unter 4 Jahren vor; man sieht diesen vorwiegend bei Knaben, wobei die Krümmung meist nach links konvex in der Brustwirbelsäule liegt. Bei der benignen, sich spontan zurückbildenden Variante überschreitet der Skoliosewinkel in der Regel 30° nicht und verschwindet, ohne eine Therapie zu erfordern. Die progrediente Variante hat eine schlechte Prognose und birgt das Risiko schwerer Deformitäten, wenn nicht schon früh in diesem Prozeß eine aggressive Behandlung beginnt. Die juvenile idiopathische Skoliose kommt bei Jungen und Mädchen im Alter von 4–9 Jahren gleich häufig vor. Der mit 85% weitaus häufigste Typ der idiopathischen Skoliose ist die Adoleszentenskoliose, die man überwiegend bei Mädchen von 10 Jahren bis zur Skelettreife sieht. Am häufigsten betroffen sind die Brustwirbelsäule oder der thorakolumbale Übergang; die Konvexität der Krümmung zeigt dabei nach rechts (Abb. 32-3). Die Ätiologie dieses Skoliosetyps ist zwar unbekannt, doch wurde hierbei ein genetischer Faktor postuliert und daß die idiopathische Skoliose eine familiäre Krankheit sei.

■ Angeborene Skoliose

Die angeborene Skoliose stellt 10% der Skoliosen. Man kann sie nach MacEwen allgemein in 3 Gruppen unterteilen (Abb. 32-4): Eine 1. Form durch die Störung der Wirbelbildung, die partiell oder vollständig sein kann (Abb. 32-5), eine 2. Form durch eine Störung der Wirbelsegmentierung, die asymmetrisch und einseitig oder symmetrisch und dann beidseitig sein kann, und schließlich eine 3. Form durch die Kombination der beiden ersteren. Die Auswirkungen der angeborenen Skoliose auf die Balance und die Stützfunktion führen zu einer fehlerhaften Biomechanik im gesamten Skelettsystem.

■ Verschiedene Skoliosen

Es können sich mehrere andere Skolioseformen mit spezifischer Ätiologie ausbilden, darunter u. a. neuromuskuläre, traumatische, infektiöse, metabolische und sekundäre infolge Tumoren. Sie abzuhandeln würde den Rahmen dieses Buches sprengen.

■ Radiologische Beurteilung

Die Röntgenuntersuchung der Skoliose umfaßt eine Wirbelsäulenganzaufnahme im Stehen a.-p. und seitlich, eine a.-p. Aufnahme in Rückenlage mit Zentrierung auf die skoliotische Krümmung (vgl. Abb. 32-3 u. 32-5), die für die verschiedenen Messungen der Wirbelsäulenkrümmung und der Wirbelrotation herangezogen wird (Näheres s. u.), und a.-p. Aufnahmen, bei denen sich der Patient nach beiden Seiten neigt (Bending-Aufnahmen), damit man die flexible und die strukturelle (fixierte) Komponente der Krümmung beurteilen kann. Man sollte darauf achten, in wenigstens einer Aufnahme den Beckenkamm mit abzu-

TEIL VII - Angeborene und entwicklungsbedingte Anomalien

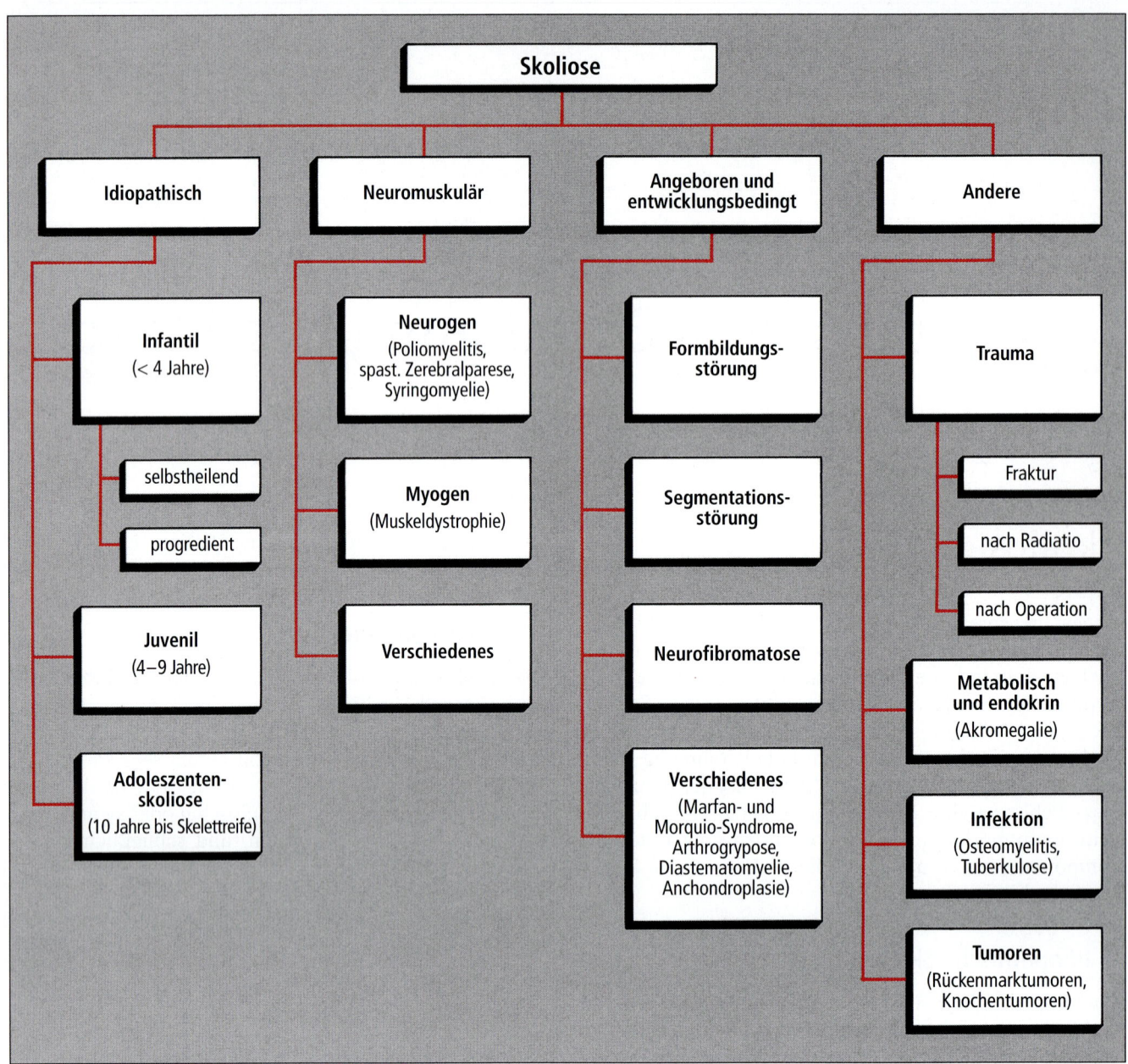

Abb. 32-1. Allgemeine Einteilung der Skoliosen nach deren Ätiologie

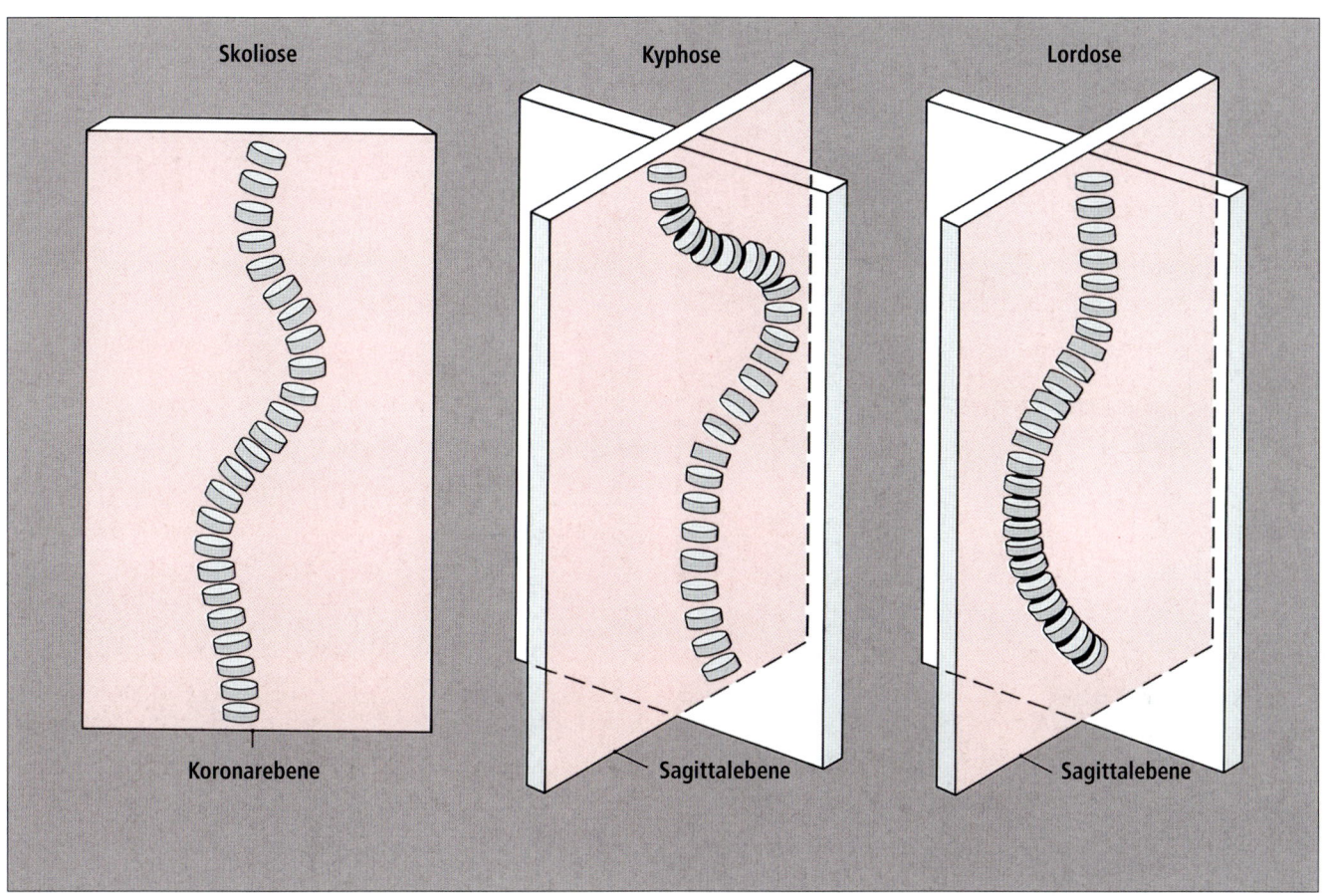

Abb. 32-2. Die Skoliose ist eine seitliche Krümmung der Wirbelsäule in der Koronarebene (Frontalebene). Die Kyphose ist eine Auskrümmung der Wirbelsäule nach hinten und die Lordose eine Krümmung nach ventral, beide jeweils in der Sagittalebene

TEIL VII - Angeborene und entwicklungsbedingte Anomalien

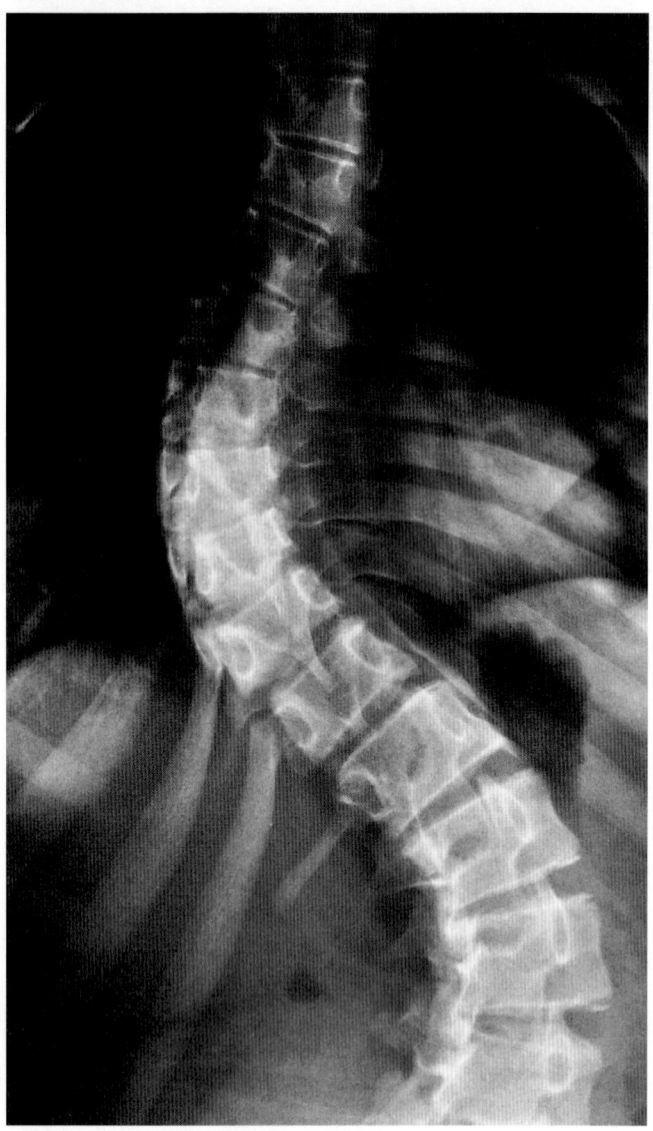

Abb. 32-3. Die a.-p. Aufnahme der Wirbelsäule eines 15jährigen Mädchens zeigt die typischen Merkmale einer idiopathischen Skoliose mit Beteiligung des thorakolumbalen Übergangs. Die Krümmung ist nach rechts konvex; eine kompensatorische Krümmung der Lendenwirbelsäule ist dagegen nach links konvex

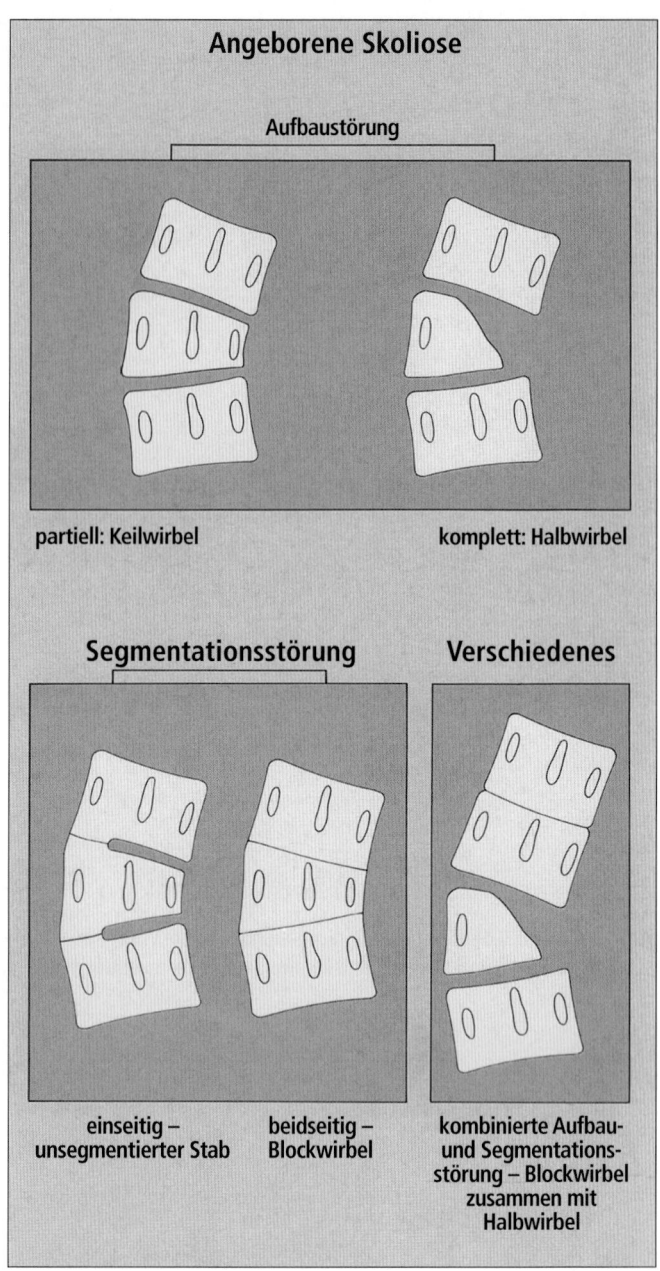

Abb. 32-4. Einteilung der angeborenen Skoliosen nach deren Ätiologie. (Modifiziert nach MacEwen GD, et al., 1968 und Winter RB, et al., 1968)

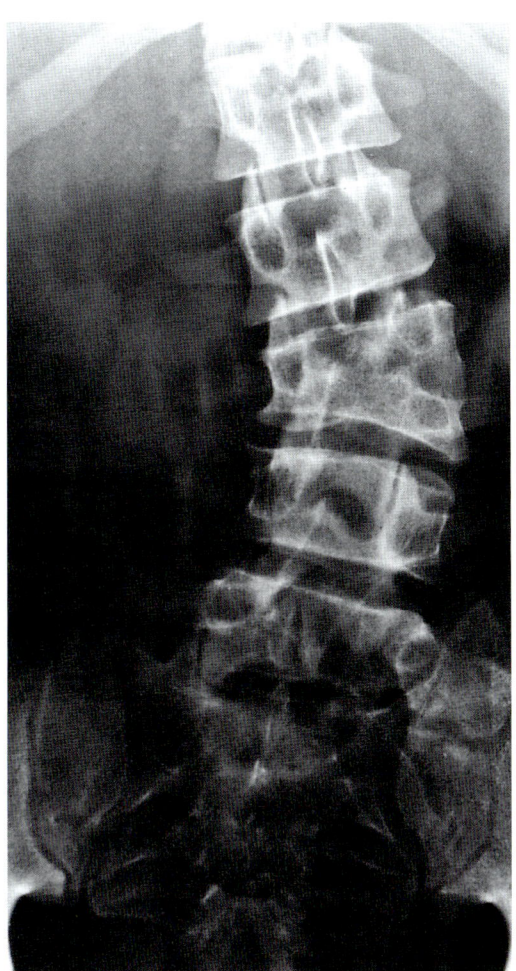
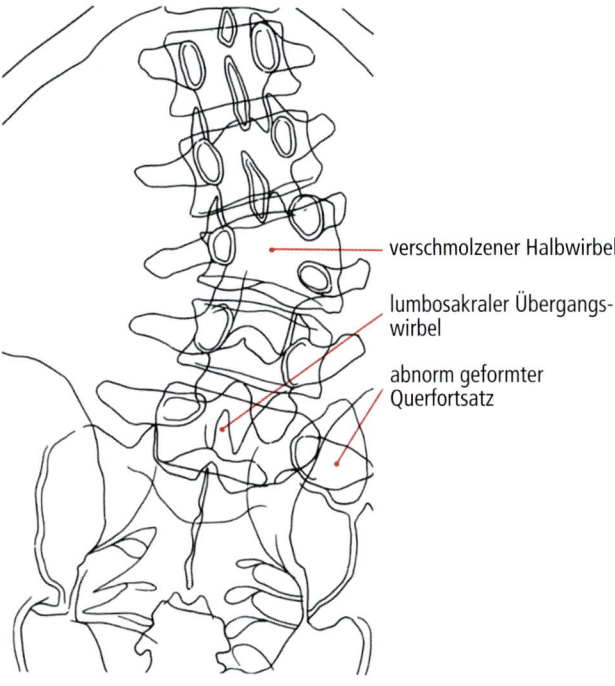

verschmolzener Halbwirbel
lumbosakraler Übergangswirbel
abnorm geformter Querfortsatz

Abb. 32-5. Die a.-p. Übersicht der LWS eines 22jährigen Mannes zeigt eine Skoliose auf dem Boden eines Halbwirbels, einer einseitigen vollständigen Hemmungsfehlbildung. Zu beachten ist die Fehlform des 3. Lendenwirbels infolge der fehlerhaften Fusion des Halbwirbels auf der linken Seite, wo 2 Bogenwurzeln sichtbar sind. Die daraus resultierende Skoliose ist nach links konvex. Auch sieht man hier eine Begleitanomalie in Form eines lumbosakralen Übergangswirbels

TEIL VII - Angeborene und entwicklungsbedingte Anomalien

bilden, damit man die Skelettreife beurteilen kann (vgl. Abb. 32-14 u. 32-15).

Weiterführende Techniken wie konventionelle Tomographie und CT können erforderlich werden, um angeborene Veränderungen wie Segmentationsstörungen zu untersuchen. Die intravenöse Urographie ist bei der angeborenen Skoliose wichtig, um (häufige) Begleitanomalien des Urogenitaltrakts zu beurteilen (Abb. 32-6).

Einen Überblick der Einstellungen und der radiologischen Techniken zur Beurteilung einer Skoliose gibt Tabelle 32-1.

Messungen: Zur Befundung der verschiedenen Skoliosearten müssen bestimmte Begriffe (Abb. 32-7) und Messungen erläutert werden. Die Schweregradausmessung einer skoliotischen Krümmung hat nicht nur für die Auswahl der Patienten zur operativen Behandlung, sondern auch für die Kontrolle der Korrekturergebnisse praktischen Wert. Heute weithin anerkannt zur Krümmungsmessung sind die Methoden nach Lippmann-Cobb (Abb. 32-8) und nach Risser-Ferguson (Abb. 32-9). Die mit diesen Techniken erhaltenen Meßwerte sind allerdings nicht miteinander vergleichbar. Die Werte nach der Methode Lipp-

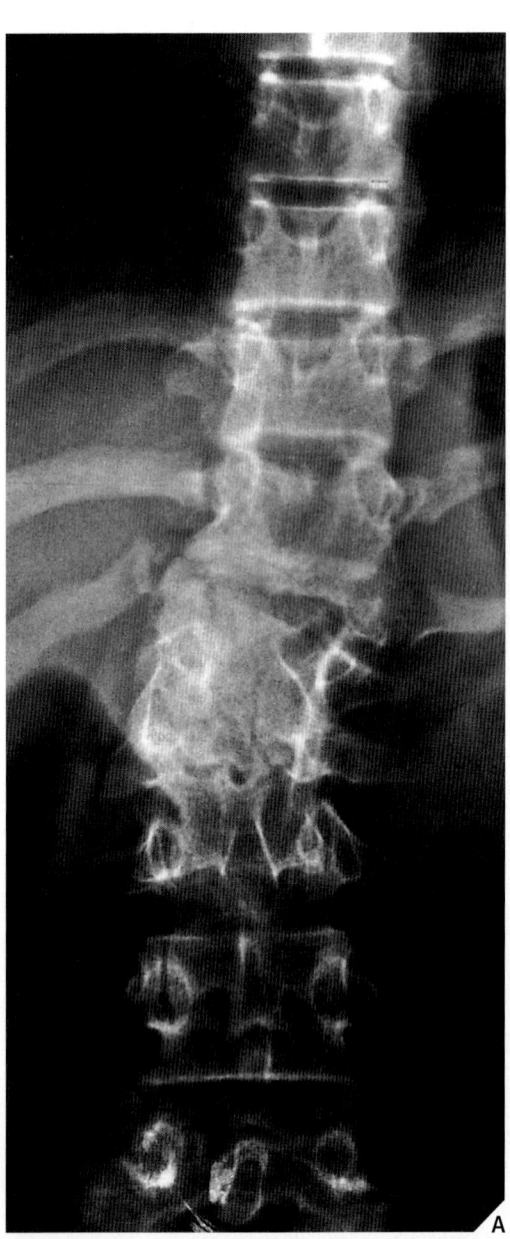
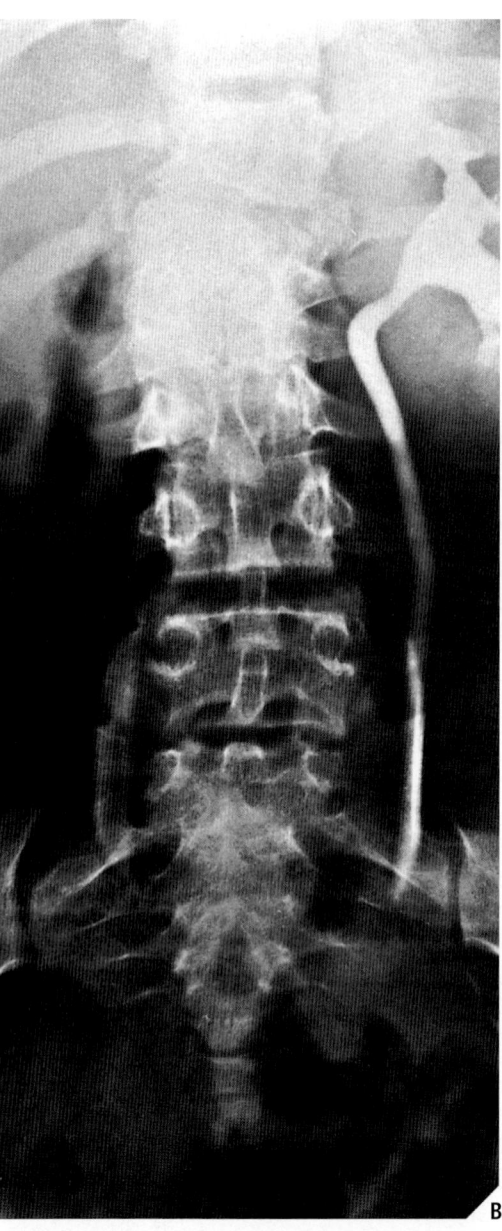

Abb. 32-6. **A** Eine a.-p. Übersicht des thorakolumbalen Übergangs in Rückenlage zeigt bei diesem 13jährigen Mädchen eine angeborene Skoliose durch einen Blockwirbel nach Fusion von L1 bis L3. **B** Das Infusionsurogramm zeigt nur links eine Niere, Beispiel einer Nierenagenesie. Oft geht eine angeborene Skoliose mit Anomalien des Harntrakts einher

Tab. 32-1. Standardröntgenaufnahmen und weitere radiologische Techniken zur Beurteilung einer Skoliose

Einstellung/Technik	Darstellung
Röntgenaufnahme a.-p.	• Seitabweichung • Skoliosewinkel (nach Risser-Ferguson- und Lippman-Cobb-Methode und Skolioseindex) • Wirbelrotation (Methode nach Cobb und Moe)
• des Wirbels	• Ossifikation der Wirbelringapophyse zur Bestimmung der Skelettreifung
• des Beckens	• Ossifikation der Risser-Apophyse (Darmbeinkamm) zur Bestimmung der Skelettreifung
• Seitneigung (Bending-Aufnahme)	• Biegsamkeit der Krümmung • Ausmaß der Skoliosereduktion
Röntgenaufnahme seitlich	• Begleitende Kyphose und Lordose
Konventionelle und Computertomographie	• Angeborene Wirbelfusion • Halbwirbel
Myelographie	• Tethered-cord-Syndrom
Magnetresonanztomographie	• Anomalien der Nervenwurzeln • Kompression und Verlagerung des Durasacks • Tethered-cord-Syndrom
Intravenöse Urographie	• Begleitanomalien des Urogenitaltrakts (bei angeborener Skoliose)

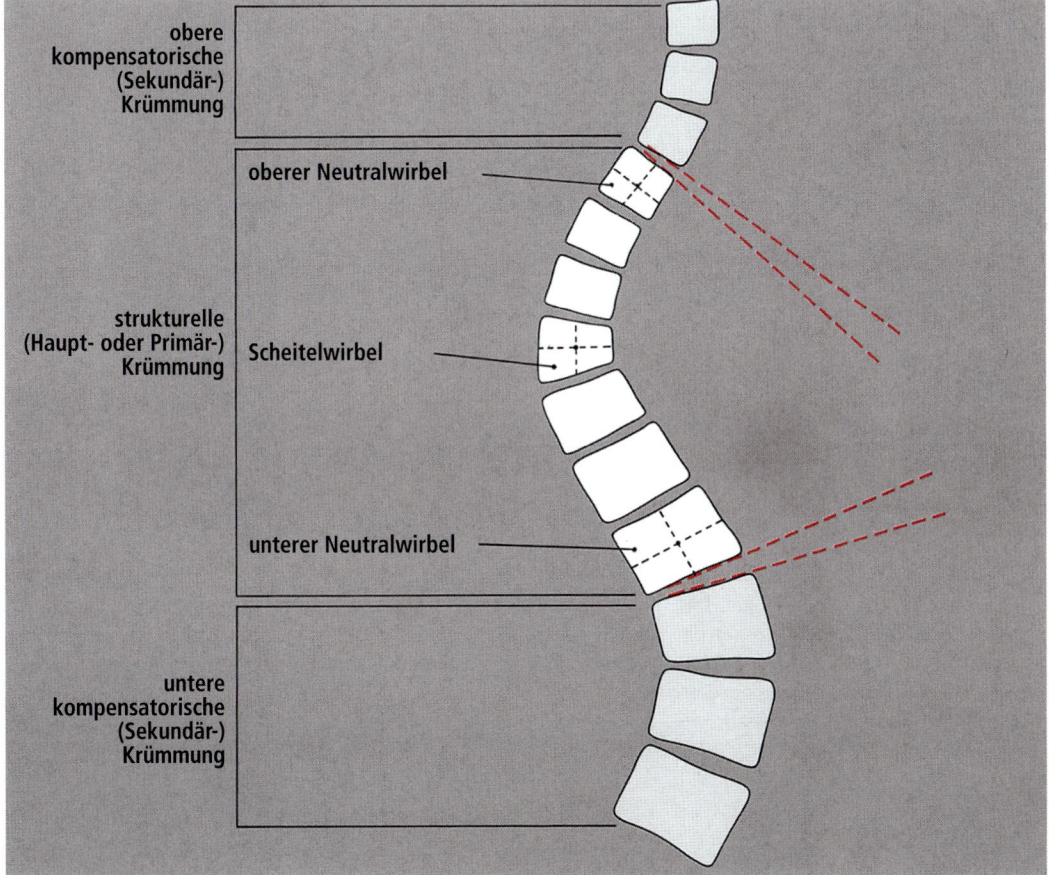

Abb. 32-7. Terminologie zur Beschreibung einer skoliotischen Krümmung. Als Endwirbel der Krümmung werden die mit der maximalen Neigung zur Konkavität der skoliotischen Krümmung bezeichnet. Der Scheitelwirbel, der die schwerste Rotation und Keilform aufweist, ist derjenige, dessen Zentrum am weitesten von der Zentrallinie entfernt ist. Das Zentrum des Scheitelwirbels wird durch den Schnittpunkt zweier Linien bestimmt, von denen die eine die Mitte der Abschlußplatten und die andere die Mitte der Außenränder des Scheitelwirbels miteinander verbindet; man sollte das Zentrum dagegen nicht mittels Diagonalen durch die Wirbelkörpereckpunkte festlegen

TEIL VII - Angeborene und entwicklungsbedingte Anomalien

man-Cobb, die den Krümmungswinkel nur zwischen den Endpunkten der skoliotischen Krümmung bestimmt und die somit nur von der Neigung der Neutralwirbel zueinander abhängig ist, sind meist höher als die nach der Risser-Ferguson-Methode angegebenen Werte. Dies gilt auch für die prozentualen Korrekturwerte in der Bestimmung nach beiden Methoden; den günstigeren prozentualen Korrekturwert erhält man mit der Methode Lippman-Cobb. Letztere Methode, die von der Scoliosis Research Society übernommen wurde, unterteilt die Skoliose in 7 Schweregruppen (Tab. 32-2).

Eine weitere Meßtechnik zum Skolioseausmaß wurde 1978 von Greenspan et al. eingeführt und verwendet den „Skolioseindex". Diese Meßmethode soll eine genauere und umfassendere Darstellung der skoliotischen Krümmung liefern und mißt die Abweichung eines jeden einzelnen Wirbels von der vertikalen Wirbelsäulenlinie, die durch Punkte im Zentrum des Wirbels direkt oberhalb und

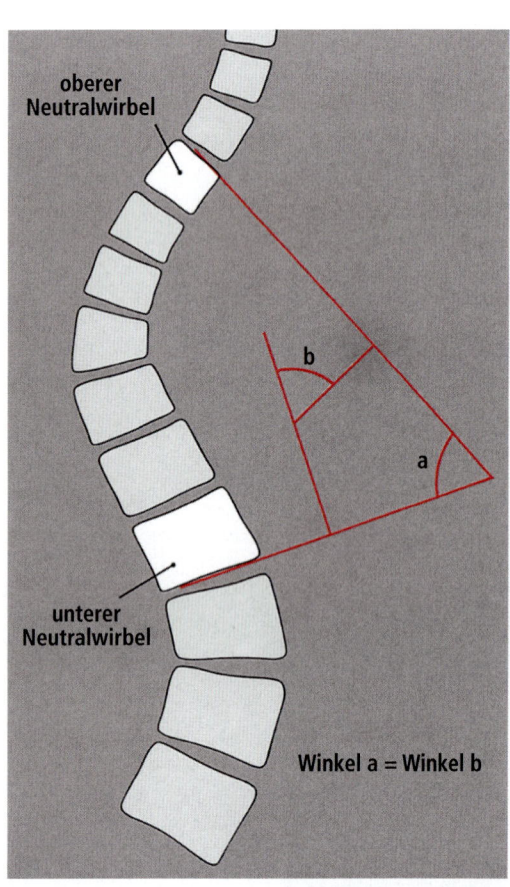

Abb. 32-8. Bei der Skoliosewinkelbestimmung nach Lippman-Cobb werden 2 Winkel durch 2 sich schneidende Linienpaare bestimmt. Das 1. Linienpaar sind die Tangenten an die Deckplatte des oberen und an die Grundplatte des unteren Neutralwirbels; sie bilden miteinander einen Winkel (a). Das 2. Linienpaar sind die jeweiligen Senkrechten an diese Tangenten, die den Winkel (b) bilden. Diese Winkel sind gleich, so daß jeder als Maß des Skoliosewinkels fungieren kann

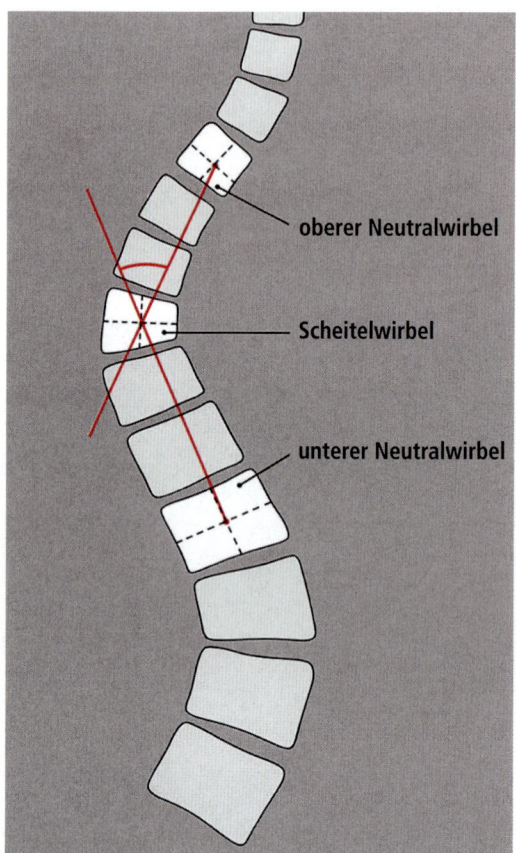

Abb. 32-9. Bei der Methode nach Risser-Ferguson bestimmt man den Ausmaß der Skoliose als den Winkel zwischen 2 Linien vom Zentrum des Scheitelwirbels zum Zentrum des oberen Übergangswirbels und vom Zentrum des Scheitelwirbels zum Zentrum des unteren Übergangswirbels

unterhalb der beiden Neutralwirbel vorgegeben wird (Abb. 32-10). Wertvollstes Kriterium dieser Methode ist, daß sie den Einfluß einer Überkorrektur der Neutralwirbel im Meßwinkel minimal hält, was bei der Technik nach Lippman-Cobb häufig kritisiert wurde. Darüber hinaus sind kurze Segmente oder nur sehr geringe Krümmungen, die mit herkömmlichen Methoden nur schwer meßbar sind, mit dieser Technik leicht ausmeßbar.

In den letzten Jahren wurden auch computerassistierte Meß- und Analyseverfahren eingeführt. Diese sind zwar genauer als die Methoden von Hand, sie erfordern aber eine hochspezialisierte Ausrüstung und sind auch zeitraubender als die oben beschriebenen praktischen Methoden.

Neben der Messung der skoliotischen Krümmung erfordert die Beurteilung einer Skoliose auch die Bestimmung anderer Faktoren. Das Ausmaß der Wirbelrotation des betroffenen Segments läßt sich mit 2 heute gängigen Verfahren bestimmen. Die Methode nach Cobb verwendet die Stellung des Dornfortsatzes als Referenzpunkt (Abb. 32-11). In einer normalen a.-p. Aufnahme der Wirbelsäule erscheint der Dornfortsatz, wenn keine Rotation vorliegt, in der Mitte des Wirbelkörpers. Mit zunehmender Drehung wandert der Dornfortsatz dann zur konvexen Seite hin aus. Die Methode nach Moe, die ebenfalls auf eine a.-p. Aufnahme zurückgreift, nutzt die Symmetrie der Bogenwurzeln als Referenz, wobei die Bogenwurzeln zur Konvexseite der Krümmung hin wandern und so den Rotationsgrad bestimmen (Abb. 32-12).

Letzter Faktor bei der Beurteilung einer Skoliose ist die Bestimmung der Skelettreifung. Dies ist sowohl für die Prognose wie auch für die Therapie wichtig, besonders beim idiopathischen Typ, da dieser sich nämlich, solange das Skelett noch nicht ausgereift ist, in der Krümmung erheblich verschlechtern kann. Das Skelettalter läßt sich durch den Vergleich einer Röntgenaufnahme der Hand des Patienten mit den Standardwerten der verschiedenen Altersgruppen in den gängigen Röntgenatlanten hierzu bestimmen. Es läßt sich ferner durch die Beobachtung bestimmen, wie weit die Wirbelringapophyse verknöchert ist (Abb. 32-13), oder häufiger noch, wie weit die Beckenkammapophyse (Risser-Apophyse) verknöchert ist (Abb. 32-14 u. 32-15).

Tab. 32-2. Einteilung der Skoliosekrümmung nach Lippman-Cobb

Gruppe	Krümmungswinkel
I	<20°
II	21°–30°
III	31°–50°
IV	51°–75°
V	76°–100°
VI	101°–125°
VII	>125°

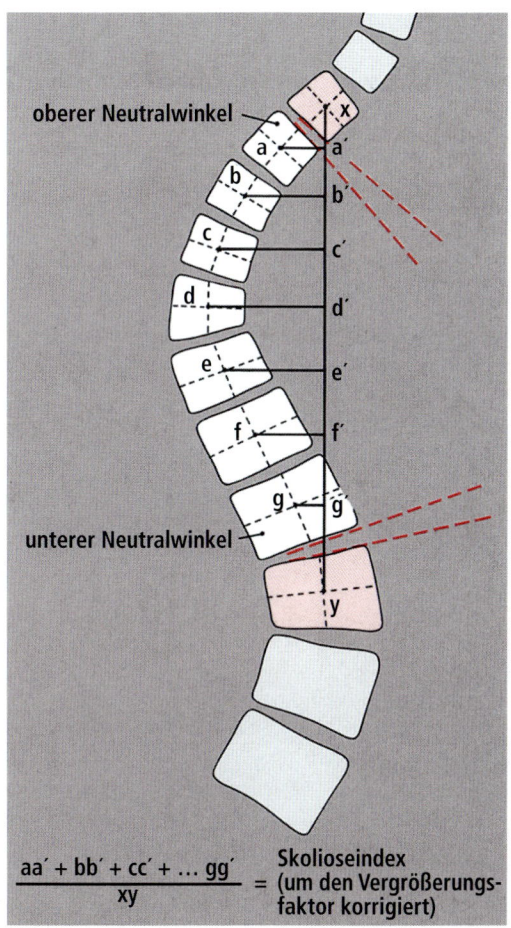

Abb. 32-10. Bei der Messung einer Skoliose mittels des Skolioseindex wird ein jeder Wirbel (a–g) als integraler Bestandteil der Krümmungskurve betrachtet. Zunächst wird eine senkrechte Wirbelsäulenlinie (xy) festgelegt, deren Endpunkte die Wirbelkörpermittelpunkte direkt oberhalb des oberen und unterhalb des unteren Übergangs- oder Neutralwirbels sind. Dann zieht man vom Zentrum eines jeden Wirbelkörpers das Lot zur Wirbelsäulenlinie (aa', bb', ..., gg'). Die Werte dieser Lote stellen die lineare Abweichung eines jeden Wirbels dar; ihre Summe, dividiert durch die Länge der Wirbelsäulenlinie (xy) und jeweils korrigiert um den Vergrößerungsfaktor, ergibt dann den Skolioseindex. Ein Wert von Null entspricht einer geraden Wirbelsäule; je höher der Skolioseindex, desto schwerer ist die skoliotische Krümmung

TEIL VII - Angeborene und entwicklungsbedingte Anomalien

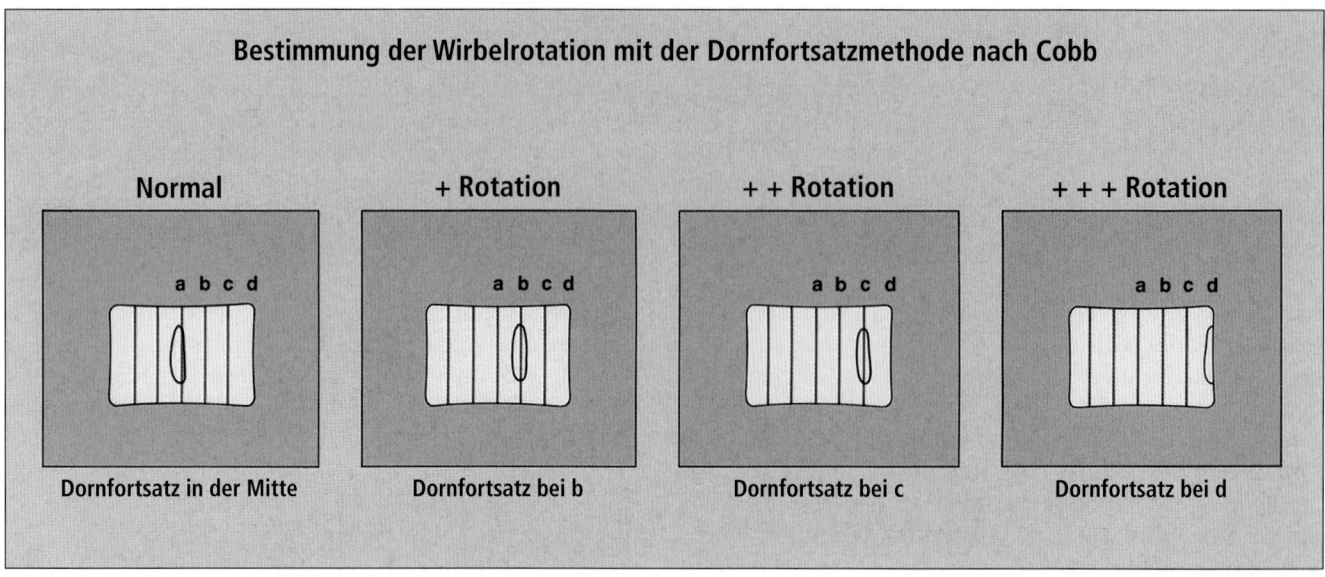

Abb. 32-11. Bei der Dornfortsatzmethode nach Cobb zur Bestimmung der Wirbelrotation wird der Wirbelkörper in 6 gleich breite Teile unterteilt. Normalerweise erscheint der Dornfortsatz in der Mitte. Seine Auswanderung zu bestimmten Punkten in Richtung der Konkavität der Krümmung bestimmt dann den Schweregrad der Rotation

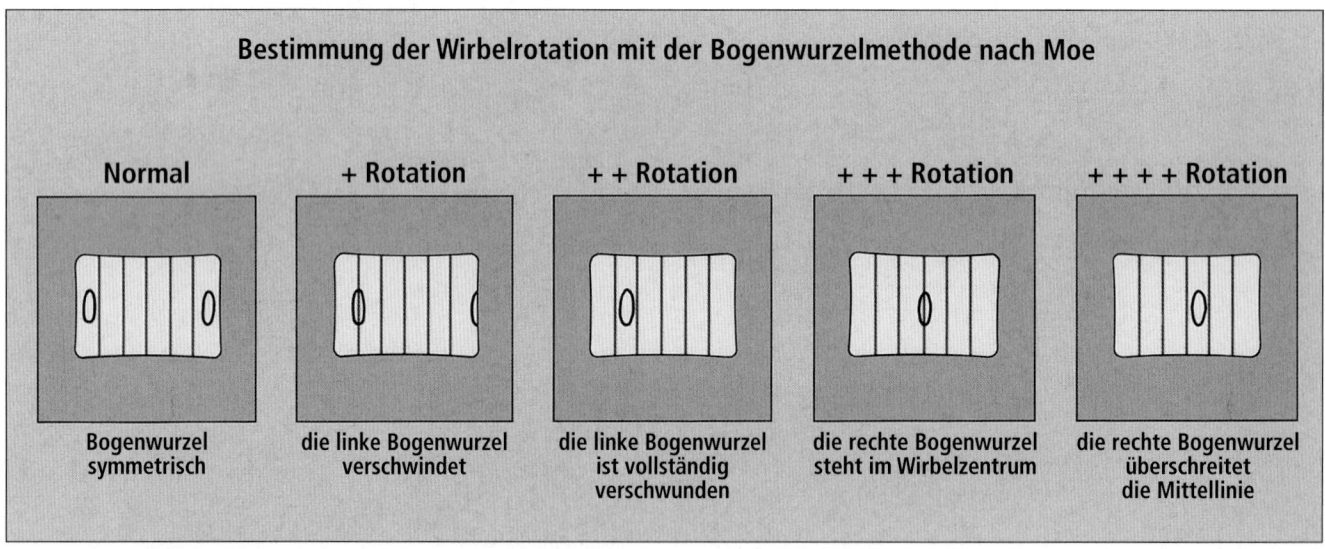

Abb. 32-12. Die Bogenwurzelmethode nach Moe zur Bestimmung der Rotation unterteilt den Wirbel in 6 gleich breite Teile. Normalerweise erscheinen die Bogenwurzeln in den jeweils äußeren Teilen. Die Auswanderung einer Bogenwurzel zu bestimmten Punkten in Richtung Konkavität der Krümmung legt das Rotationsausmaß fest

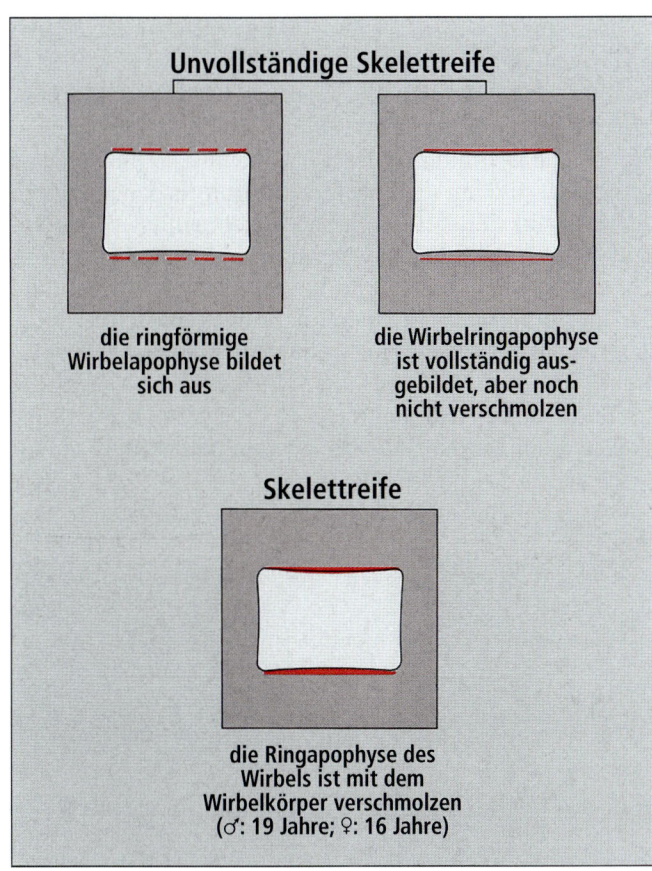

Abb. 32-13. Bestimmung der Skelettreife anhand des Verknöcherungszustands der Wirbelkörperringapophyse

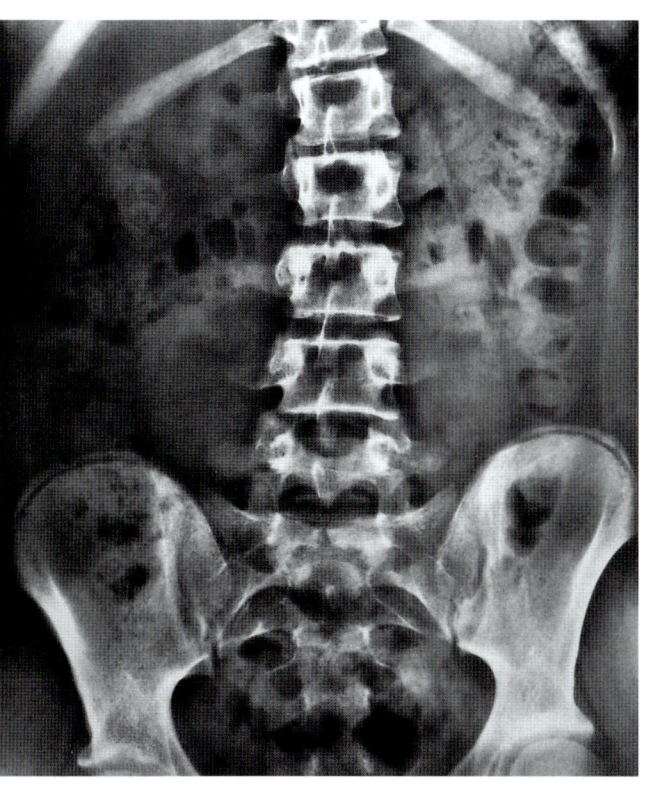

Abb. 32-14. Der Verknöcherungszustand der Beckenkammapophyse hilft bei der Bestimmung der Skelettreife. Die Ausbreitung dieser Apophyse ist bei dem 14jährigen Mädchen abgeschlossen, doch zeigt die ausgebliebene Fusion mit dem Beckenkamm die noch nicht abgeschlossene Skelettreifung an

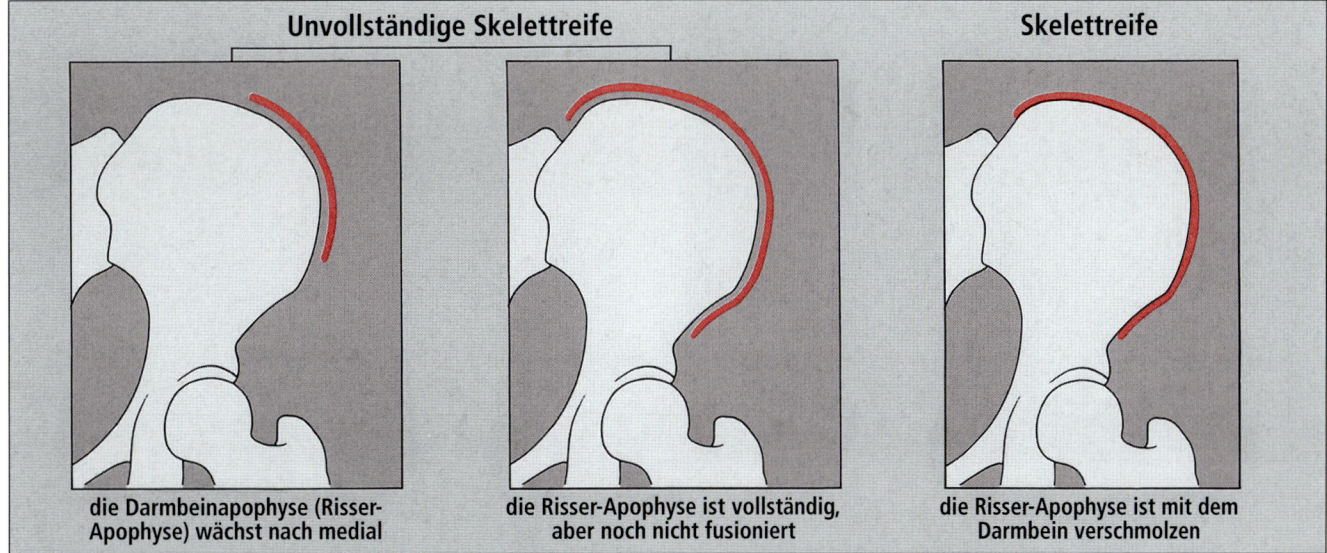

Abb. 32-15. Bestimmung der Skelettreife mittels des Verknöcherungszustands der Darmbeinkammapophyse (Risser-Apophyse; Anm. des Übersetzers)

TEIL VII - Angeborene und entwicklungsbedingte Anomalien

■ Behandlung

Zur Skoliosebehandlung sind mehrere operative Verfahren verfügbar. Wichtigstes Ziel der Operation ist es, die Wirbelsäule ins Lot zu bringen und sie zu versteifen, damit eine weitere Progredienz der Fehlform verhindert wird; zweitrangiges Anliegen ist dann erst die Korrektur der Skoliose, soweit deren Biegsamkeit es zuläßt. Die Bestimmung der Fusionshöhe hängt von mehreren Faktoren ab, einschließlich Ätiologie und Patientenalter wie auch Muster der skoliotischen Krümmung und Ausmaß der Wirbelrotation, die bei der Röntgenuntersuchung des Patienten bestimmt wurden.

Die Spondylodese wird heute meist mit einer inneren Fixation verbunden, um Stabilität zu erzielen. Eine der bekanntesten Methoden der inneren Fixation ist die Harrington-Luque-Technik (Wisconsin segmental instrumentation), die Distraktionsvierkantstäbe und Drahtcerclagen verwendet, die um die Basen der Dornfortsätze geschlungen und mit den beiden außen angebrachten paravertebralen Stäben verbunden werden (Abb. 32-16). Dieses Verfahren beinhaltet die Dekortikation der Wirbelbögen und der Dornfortsätze, die Fusion der Facettengelenke durch deren Knorpelausräumung und das Einsetzen eines autologen Knochenspans aus dem Beckenkamm längs der Konkavseite der Krümmung. Die Haken des Distraktionsstabs werden an den Wirbelbögen am oberen und am un-

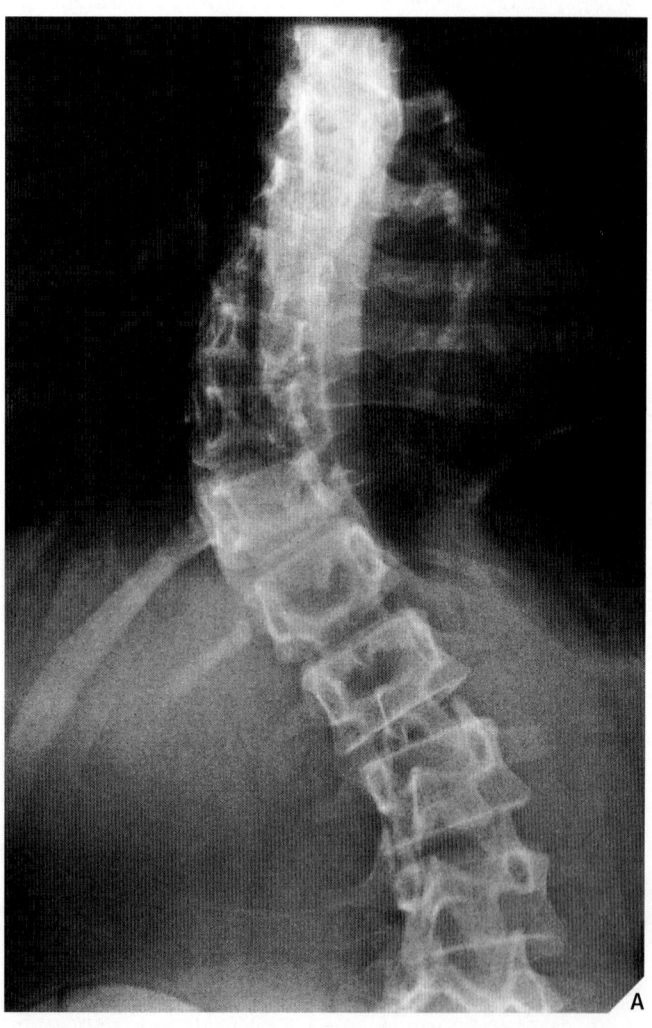 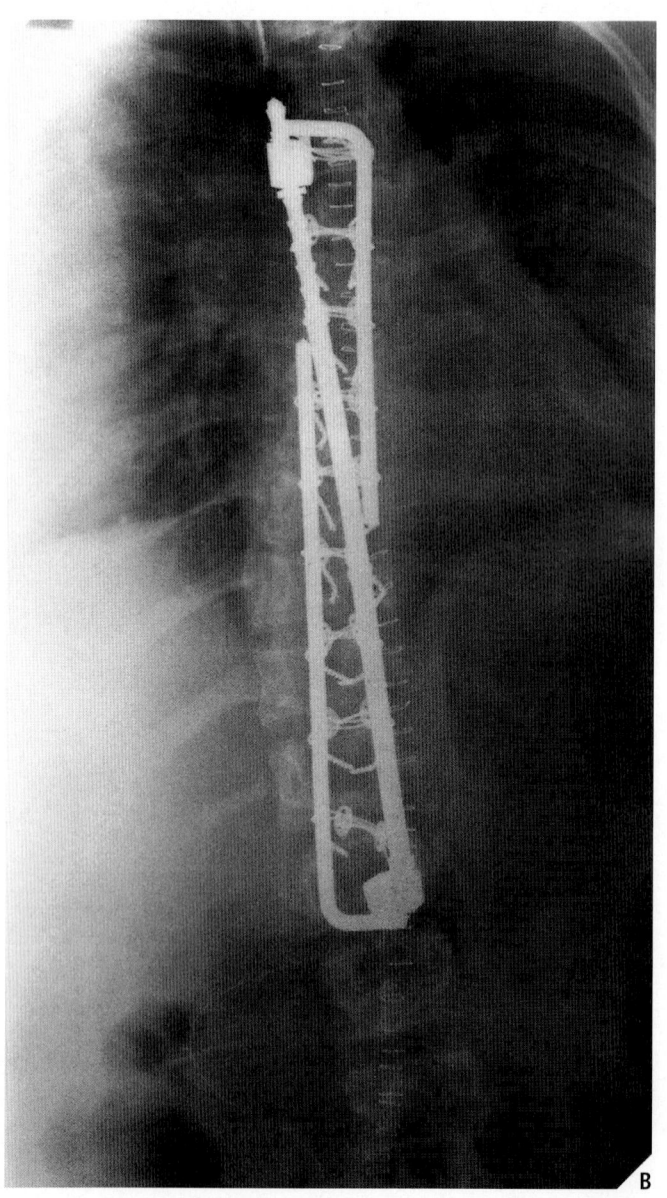

Abb. 32-16. A Die präoperative a.-p. Aufnahme der LWS eines 15jährigen Mädchens zeigt eine idiopathische rechtskonvexe Skoliose. **B** Die postoperative Kontrolle zeigt einen Harrington-Distraktionsstab und 2 Luque-Stäbe eingesetzt. Man beachte hier die vielen Drahtcerclagen, die an den vorgebogenen Luque-Stäben befestigt sind

teren Krümmungsende eingesetzt. Die vorgebogen paravertebralen Stäbe aus rostfreiem Stahl (Luque-Stäbe oder L-Stäbe) werden je nach Lage der Krümmung in den Dornfortsätzen oder am Becken verankert; ferner werden Drähte durch die Dornfortsatzbasis in jeder zu fusionierenden Höhe gezogen und dann mit den Luque-Stäben verbunden. Es gibt Variationen dieser Technik, bei denen das Luque-Stab-Instrumentarium allein verwendet wird, wobei dann Drähte unter die Wirbelbögen am Stab festgemacht werden, oder aber eine Kombination von Harrington-Distraktionsstäben mit an diesen befestigten Drähten. Seit einiger Zeit hat das Wirbelsäuleninstrumentarium nach Cotrel-Dubousset, welches gezackte Stäbe verwendet, Verbreitung gefunden. Man erreicht die Fixation hier mit einer Doppelhakenvorrichtung an Bogenwurzel und Querfortsatz in mehreren Höhen, zusätzlich werden die beiden gezackten Stäbe durch zwei quer eingesetzte Traktionshilfen stabilisiert. Die Dwyer-Technik, eine ventrale Spondylodese mit Ausräumung der Bandscheiben, kommt auch bei der operativen Skoliosebehandlung zum Einsatz, aber häufiger bei den Lähmungstypen dieser Deformität.

Die postoperative Röntgenuntersuchung nach einer inneren Fixation mittels der Harrington-Luque-Technik sollte sich darauf konzentrieren, ob a) die Harrington-Stäbe mit ihren Klammern an den Wirbelbögen am oberen und unteren Wirbel des fusionierten Abschnitts richtig verankert wurden, und b) ob ein Haken sich abgetrennt hat und jetzt in Fehlstellung liegt, c) ferner darauf, ob die Stäbe und die Drähte auch intakt sind. Daneben sollte man nach Zeichen einer Pseudarthrose der fusionierten Wirbel suchen, wenn der postoperative Korrekturverlust 10° überschreitet; normalerweise sieht man gegenüber dem Ergebnis sofort nach Operation einen Korrekturverlust von 6–10°. Die Abklärung einer Pseudarthrose kann zusätzlich zu den Übersichtsaufnahmen auch die konventionelle Tomographie erfordern, die ferner 6–9 Monate nach der Operation nötig werden kann, um die vermutete Nichtheilung des implantierten Knochenspans an der Konkavseite der Krümmung nachzuweisen. Die Einheilung des Spans in das Wirbelsäulensegment sollte solid erscheinen; die Tomographie kann einen strahlentransparenten Spalt aufzeigen, der dann für eine Pseudarthrose spricht. Hinsichtlich des Instrumentariums können auch andere Komplikationen auftreten, wie z. B. der Bruch eines Distraktionsstabs, eines Drahts oder einer Schraube sowie die übermäßige Verbiegung der Stäbe. Gewöhnlich erkennt man dies in den Übersichten leicht.

Anomalien mit generalisierter Beteiligung des Skeletts

Einen Überblick der aussagekräftigsten Röntgenaufnahmen und Untersuchungstechniken zur Beurteilung angeborener und entwicklungsbedingter Anomalien mit allgemeiner Beteiligung des Skeletts gibt die Tabelle 32-3.

■ Neurofibromatose

Ursprünglich wurde die Neurofibromatose als eine Störung des neurogenen Gewebes (Nervenwurzeltumoren) angesehen, heute hält man dagegen den Morbus Recklinghausen für eine erbliche Dysplasie, die nahezu jedes Organsystem des Körpers befallen kann. Sie wird autosomal dominant vererbt, mehr als 50% der berichteten Fälle zeigen eine Neurofibromatose in der Familiengeschichte. Sessile oder gestielte Hautveränderungen (Mollusca fibrosa) sind ein nahezu konstanter Befund; bei über 90% der Patienten kommen Café-au-lait-Flecken vor. Diese haben einen weichen geglätteten Rand, der mit der kalifornischen Küste verglichen wurde und der diese von den Café-au-lait-Flecken bei der fibrösen Dysplasie unterscheidet, die zerklüftete Ränder wie die Küste des US-Bundesstaats Maine besitzen. Die plexiforme Neurofibromatose ist eine diffuse Befallsform der Nerven, die mit einer Elephantiasis der Weichteile und einer umschriebenen oder allgemeinen Vergrößerung von Teilen einer Gliedmaße oder der ganzen Gliedmaße einhergeht. Patienten mit diesen Krankheitszeichen haben ein hohes Risiko, maligne Tumoren zu entwickeln (vgl. Abb. 21-30).

Skelettanomalien findet man bei der Neurofibromatose häufig; mindestens 50% der Patienten weisen Knochenveränderungen auf, meist grübchenartige Kortikaliserosionen von außen her durch den Druck benachbarter Neurofibrome. Häufig sieht man dieses Zeichen an den langen Röhrenknochen (Abb. 32-17) und an den Rippen. Die langen Röhrenknochen zeigen auch oft Biegungsdeformitäten und Pseudarthrosen, die man bei 10% der Fälle sieht und die am häufigsten im unteren Tibia- und Fibulabereich vorkommen (Abb. 32-18).

Diese Art einer Falschgelenkbildung ist von der angeborenen Pseudarthrose abzugrenzen. Ferner kommen an den langen Röhrenknochen Veränderungen vor, die man früher für intraossäre Neurofibrome hielt; heute werden diese strahlentransparenten Defekte dagegen als fibröse Kortikalisdefekte und als nichtossifizierende Fibrome in Begleitung von Neurinomen betrachet. Eine Art „geschnitztes" Aussehen der Knochen ist ebenfalls ein charakteristisches Merkmal der Neurofibromatose (Abb. 32-19).

Der zweithäufigste Ort von Skelettanomalien ist bei der Neurofibromatose die Wirbelsäule. Eine Skoliose oder Kyphoskoliose, die spitzwinkelig nur ein kurzes Segment erfaßt, kommt häufig an der unteren Halswirbelsäule und an der oberen Brustwirbelsäule vor. Auch können aufgeweitete

TEIL VII - Angeborene und entwicklungsbedingte Anomalien

Tab. 32-3. Effizienteste Röntgeneinstellungen und Techniken zur Beurteilung häufiger systemischer Anomalien des Skeletts

Einstellung/Technik	Wichtige Pathologika
Arthrogrypose a.-p., seitliche und Schrägaufnahme der betroffenen Gelenke	• Multiple Subluxationen und Luxationen • Fettartige Aufhellung der Weichteile • Schwimmhäute an Ellbogen und Kniekehle
Down-Syndrom a.-p. Aufnahme • Becken und Hüften	• Hüftdysplasie
• Rippen	• 11 Rippenpaare
d.-p. Aufnahme der Hände	• Klinodaktylie und Hypoplasie des Kleinfingers
Seitaufnahme der HWS	• Atlantoaxiale Subluxation
(Laterale) Tomographie der HWS (C1, C2)	• Hypoplasie des Dens axis
Neurofibromatose a.-p., Seit- und Schrägaufnahmen der langen Röhrenknochen	• Grübchenartige Erosionen • Pseudarthrose der distalen Tibia und Fibula
a.-p. Aufnahme von • Rippen	• Einsenkungen (Usuren) an den Rippen
• unterer HWS/oberer BWS	• Skoliose • Kyphoskoliose
HWS-Schrägaufnahme	• Vergrößerte Foramina intervertebralia
Seitliche BWS-/LWS-Aufnahme	• Ausgehöhlte Wirbelkörperhinterkanten
Myelographie	• Intraspinale Neurofibrome • Vergrößertes Subarachnoidalraumvolumen • Umschriebene Ektasie der Dura
CT und MRT	• Komplikationen (z. B. sarkomatöse Entartung)
Osteogenesis imperfecta a.-p., Seit- und Schrägaufnahmen der befallenen Knochen	• Osteoporose • Biegungsdeformitäten • Trompetenartige Metaphysen • Frakturen
Seitliche Schädelaufnahme	• Suturenknochen (Wormius-Knochen)
a.-p. und Seitaufnahme von BWS/LWS	• Kyphoskoliose
Achondroplasie a.-p. Aufnahme von • oberer und unterer Extremität	• Verkürzte Röhrenknochen, besonders Oberarme und Oberschenkel
• Becken	• Runde Darmbeine • Horizontaler Verlauf der Pfannendächer • Kleine Incisura ischiadica
• Wirbelsäule	• Verkleinerte Bogenwurzelabstände
Wirbelsäule seitlich	• Kurze Bogenwurzeln • Ausgehöhlte Wirbelkörperhinterkanten
d.-p. Aufnahme der Hände	• Kurze stummelartige Finger • Isoliert stehender Mittelfinger (Dreizackhand)
CT und MRT	• Spinalkanalstenose

Tabelle Fortsetzung →

Fortsetzung Tab. 32-3.

Einstellung/Technik	Wichtige Pathologika
Morbus Morquio-Brailsford a.-p. und Seitaufnahme der Wirbelsäule	• Ovale oder hakenartige Wirbel mit zentralem Schnabel
a.-p. Aufnahme von • Becken	• Überstarke Einschnürung der Darmbeinkörper • Verbreiterte Darmbeinschaufeln
• Hüften	• Dysplasie der proximalen Femora
Hurler-Syndrom a.-p. und Seitaufnahme von • Wirbelsäule	• Abrundung und unterer Schnabel an den Wirbelkörpern • Dorsal verschobener Wirbel am Scheitel der kyphotischen Krümmung
• Schädel	• Vergrößerte Stirnhöcker • Synostosen von Pfeil- und Lambdanaht • Kalottenverbreiterung • J-förmige Sella turcica
a.-p. Aufnahme des Beckens	• Verbreiterte Darmbeinschaufeln • Überstarke Verschmälerung des unteren Darmbeinkörperanteils • Flache, schräg gestellte Hüftpfannen
Osteopetrose a.-p. und Seitaufnahme • der langen Röhrenknochen	• Vermehrte Dichte (Osteosklerose) • Bild eines Knochens im Knochen
• der Wirbelsäule	• Rugger-Jersey-Bild der Wirbelkörper
a.-p. Aufnahme des Beckens	• Ringartiges Muster von normalem und abnormem Knochen im Darmbein
Pyknodysostose a.-p. und Seitaufnahme der langen Röhrenknochen	• Vermehrte Dichte (Osteosklerose)
d.-p. Aufnahme der Hände	• Resorption der Nagelkranzfortsätze (Akroosteolyse)
Seitliche Schädelaufnahme	• Suturenknochen (Wormius-Knoche) • Offen bleibende vordere und hintere Fontanelle • Stumpfer (fetaler) Kieferwinkel
Osteopoikilie a.-p. Aufnahme der betroffenen Knochen	• Dichte kleine Flecken an den Gelenkenden von Röhrenknochen
Osteopathia striata a.-p. Aufnahme der betroffenen Knochen	• Dichte Streifen, besonders metaphysär
Progressive diaphysäre Dysplasie a.-p. Aufnahme der langen Röhrenknochen (besonders der unteren Gliedmaßen)	• Symmetrische spindelförmige Kortikalisverbreiterung • Epiphysen davon ausgespart
Melorheostose a.-p. und Seitaufnahme der betroffenen Knochen	• Asymmetrische wellige Hyperostose (wie herablaufendes Kerzenwachs) • Verknöcherungen der periartikulären Weichteile

TEIL VII - Angeborene und entwicklungsbedingte Anomalien

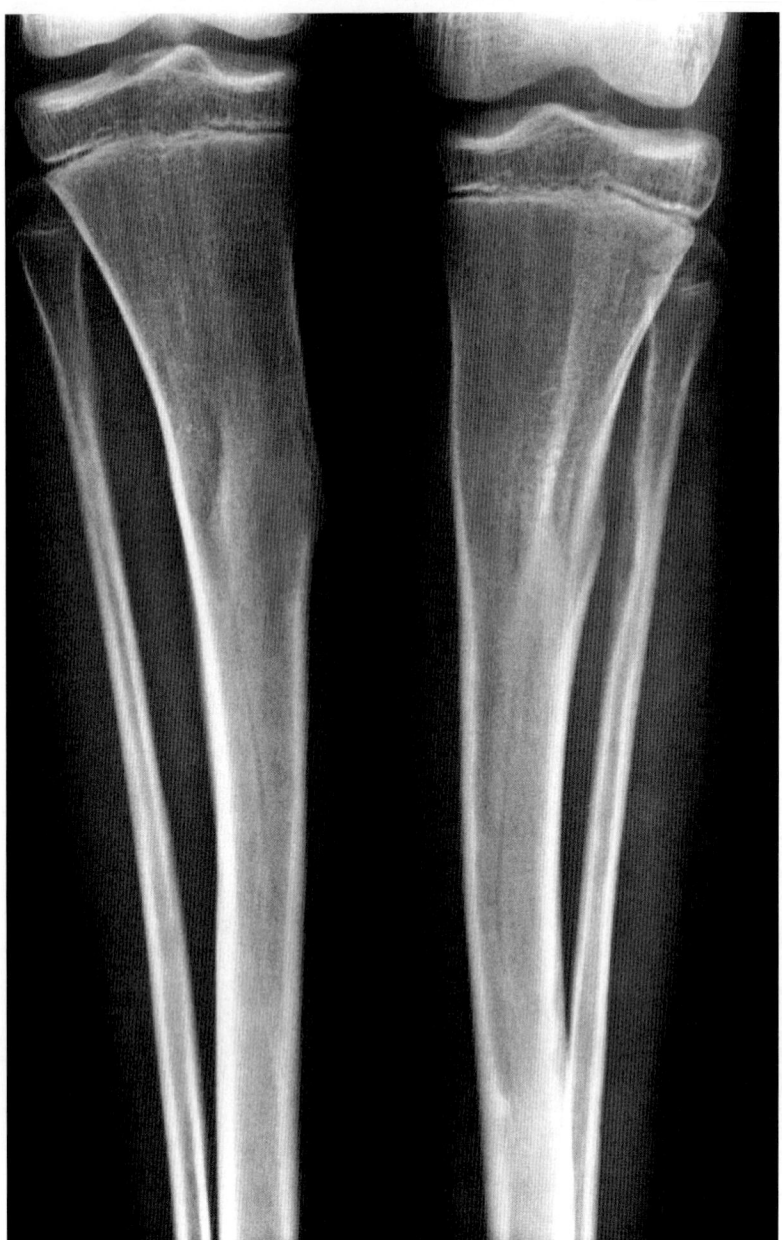

Abb. 32-17. Die a.-p. Aufnahme der Unterschenkel eines 11jährigen Mädchens mit Neurofibromatose zeigt grübchenförmige Erosionen in den oberen Tibiaanteilen, ein häufiger Befund bei diesem Leiden

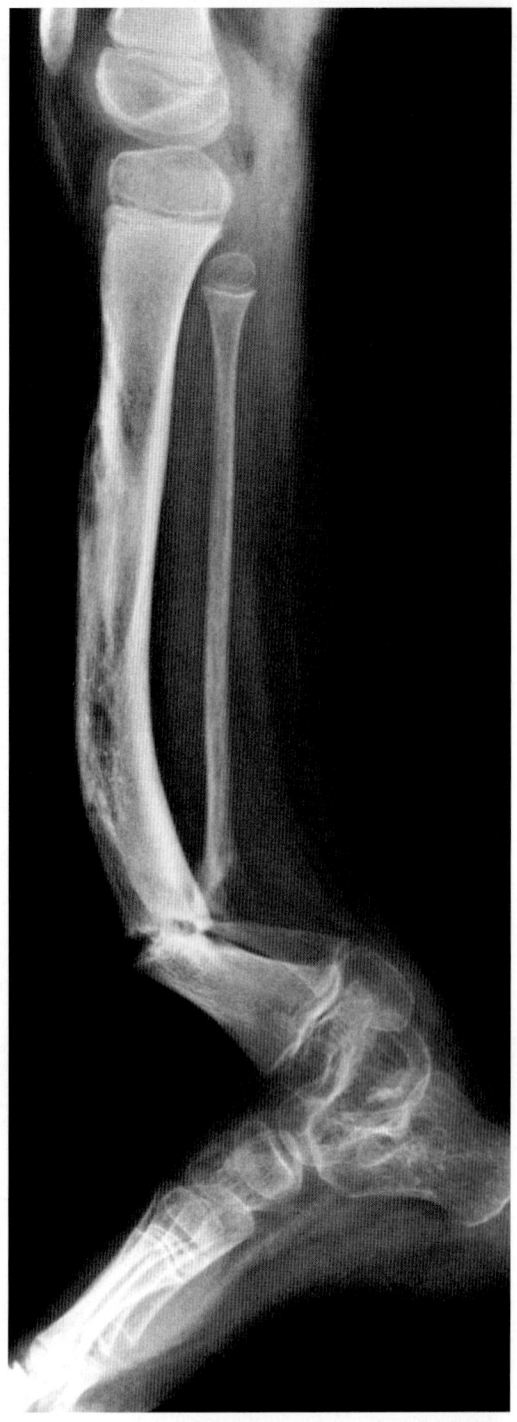

Abb. 32-18. Bei diesem 11jährigen Jungen mit generalisierter Neurofibromatose zeigt die seitliche Unterschenkelaufnahme eine Ventralausbiegung von distaler Tibia und distaler Fibula mit einer Pseudarthrose beider Knochen. Man achte auf die Druckerosionen im mittleren Tibiaschaftdrittel

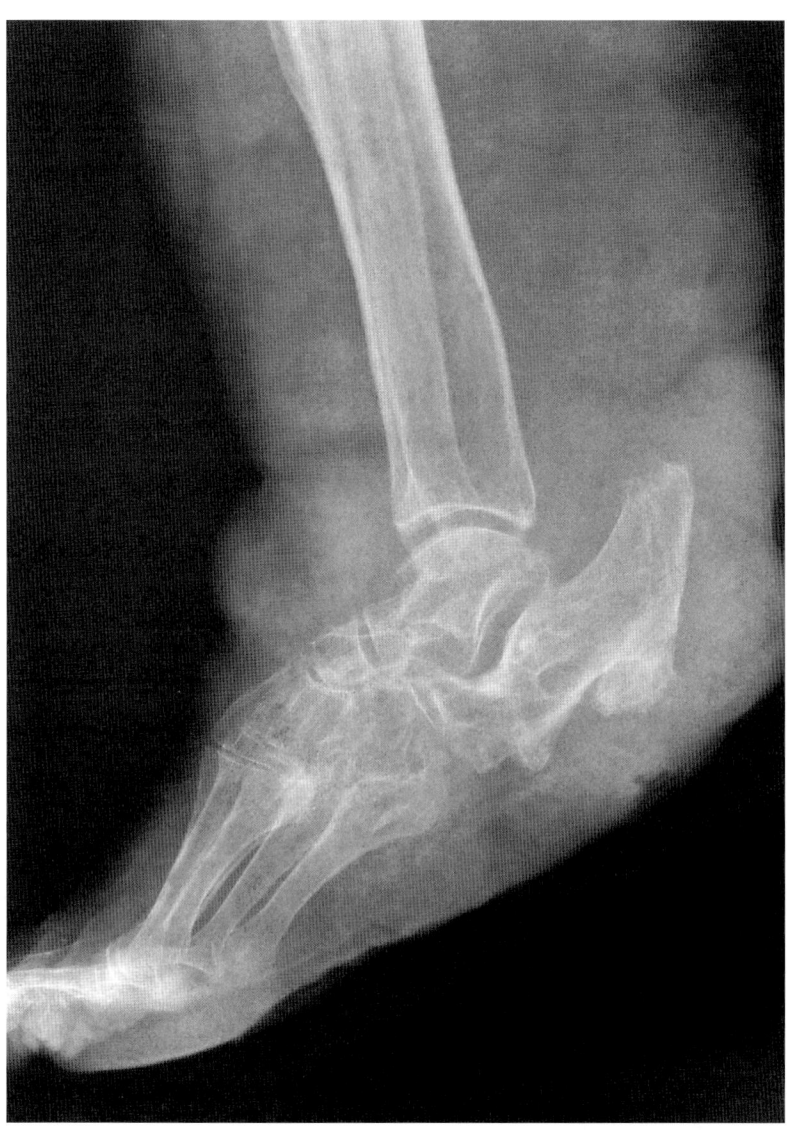

Abb. 32-19. Die Seitaufnahme von Unterschenkel und Fuß einer 37jährigen Frau mit einer plexiformen Neurofibromatose zeigt ein zugespitztes Fersenbein und eine ausgeprägte Hypertrophie der Weichteile (Elefantiasis)

Zwischenwirbellöcher an der Halswirbelsäule vorhanden sein, die durch hantelförmige Neurofibrome, welche von Nervenwurzeln ausgehen, zustande kommen (Abb. 32-20). An Brust- und Lendenwirbelsäule ist die Aushöhlung der Wirbelkörperhinterkanten ein weiteres typisches Merkmal (Abb. 32-21). Obwohl sich die meisten Anomalien leicht mit den normalen Übersichtsaufnahmen diagnostizieren lassen, können ergänzende Techniken nützlich sein. Besonderen Wert hat die Myelographie für den Nachweis der Volumenvermehrung des vergrößerten Subarachnoidalraums und die umschriebene Duraektasie, die sich in die genannten Aushöhlungsdefekte der Wirbelkörper hinein erstreckt; mit der Einführung der MRT wurde diese auch zur vorrangigen Suchmethode bei den oben genannten Anomalien.

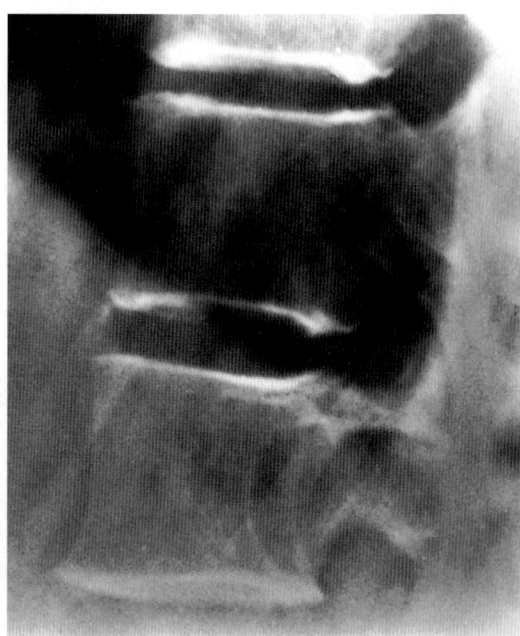

Abb. 32-21. Die seitliche Zielaufnahme der BWS einer 29jährigen Frau mit Neurofibromatose zeigt eine ausgehöhlte Hinterkante des Wirbelkörpers Th12, eine häufige Manifestation dieser Krankheit

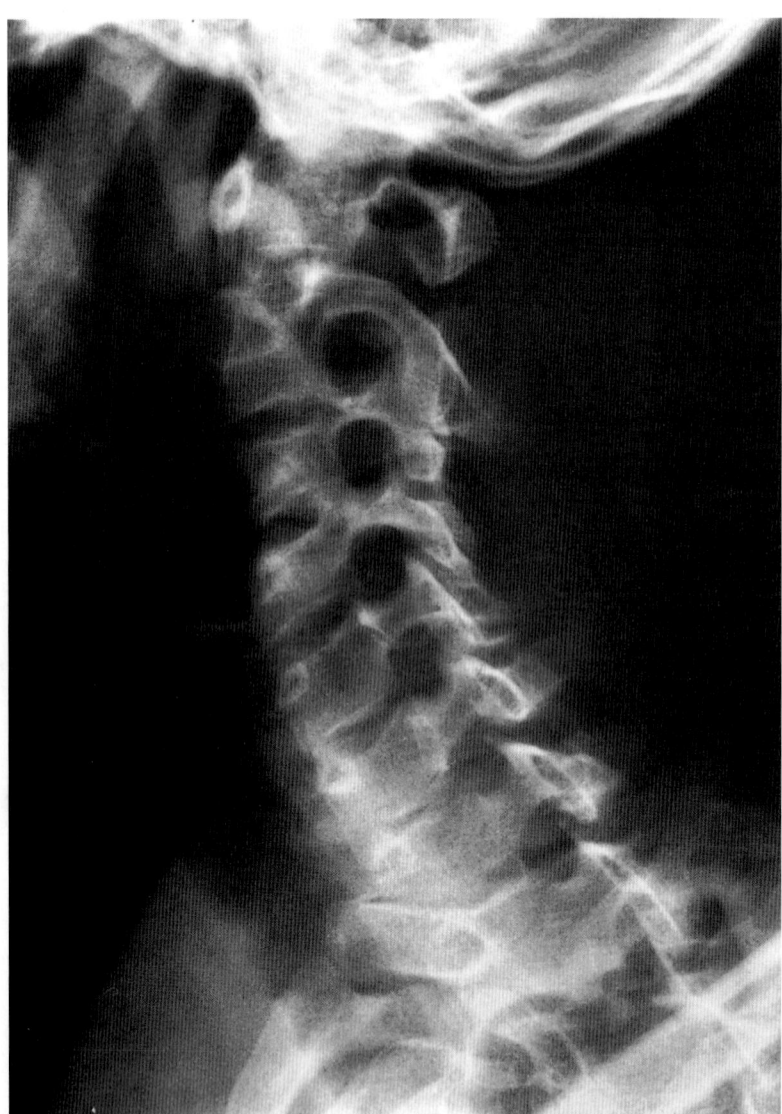

Abb. 32-20. Die HWS-Schrägaufnahme bei einem 26jährigen Mann mit angeborener Neurofibromatose zeigt eine Aufweitung der Foramina intervertebralia durch Sanduhrneurinome, die von den Nervenwurzeln ausgehen

■ Osteogenesis imperfecta

Die Osteogenesis imperfecta, auch Fragilitas ossium genannt, ist eine angeborene, nicht chromosomal gebundene Erbkrankheit, das sich am Skelett als primärer Defekt der Knochenmatrix äußert. Charakterisiert ist sie durch die Brüchigkeit der Knochen infolge einer abnormen Qualität und/oder Quantität des Kollagens vom Typ I. Abhängig vom Typ der Osteogenesis imperfecta kann der Erbgang autosomal dominant, autosomal dominant bei Neumutation oder autosomal rezessiv sein. Looser teilte 1906 diese Krankheit in 2 Formen ein, eine „angeborene" und eine „Tarda"-Form, und wies darauf hin, daß beide Ausdruck ein und derselben Krankheit seien. Die Osteogenesis imperfecta congenita (Typ Vrolik) wurde als die schwerere Form klassifiziert; diese ist bereits bei Geburt sichtbar. Kennzeichnend dafür sind Verbiegungen der oberen und unteren Extremitäten bei einem Neugeborenen, das entweder totgeboren ist oder aber innerhalb der Neugeborenenperiode stirbt. Bei der gutartigeren Osteogenesis imperfecta tarda (Typ Ekman-Lobstein), die mit einer normalen Lebenserwartung einhergeht, können bei der Geburt zwar schon Brüche vorliegen, doch scheinen diese erst im späteren Kleinkindesalter häufiger zu werden. Dieses Leiden geht auch mit anderen Manifestationen, wie z. B. Gliedmaßendeformitäten, blauen Skleren, Bänderschlaffheit und Zahnanomalien, einher.

Einteilung: Im allgemeinen charakterisieren 4 klinische Hauptmerkmale die Osteogenesis imperfecta: 1. Osteoporose mit abnormer Knochenbrüchigkeit, 2. blaue Skleren, 3. fehlerhafte Zahnung (Dentinogenesis imperfecta) und 4. präsenil einsetzende Hörstörung. Auch kann man weitere klinische Zeichen sehen, darunter Bänderschlaffheit und Gelenkhypermobilität, Minderwuchs, leichte Verletzbarkeit, hyperplastische Narben und eine gestörte Temperaturregulation. Die frühere Einteilung der Osteogenesis imperfecta in 2 Typen, die Kongenita- und die Tardaform, konnte die komplexe und heterogene Natur dieser Störung nicht angemessen widerspiegeln. Die neuere von Sillence et al. 1979 vorgeschlagene und später revidierte Klassifikation beruht auf den phänotypischen Merkmalen und dem Erbgang. Derzeit kennt man 4 Haupttypen der Osteogenesis imperfecta mit Untergruppen:

- *Typ I:* Häufigster Krankheitstyp ist eine relativ leichte Form mit autosomal dominantem Erbgang. Die Knochenbrüchigkeit ist gering bis mäßig, eine Osteoporose immer vorhanden. Die Skleren sind deutlich blau, Hörverlust oder Hörstörung sind ein häufiges Zeichen. Der Körperbau ist normal oder nahezu normal; es sind Nahtknochen (Suturenknochen oder Wormius-Knochen) vorhanden. Man unterscheidet 2 Untertypen nach entweder normalen Zähnen (Subtyp IA) oder Dentinogenesis imperfecta (Subtyp IB).
- *Typ II:* Dies ist die fetal oder perinatal tödlich endende Krankheitsform mit einem autosomal dominanten Erbgang bei Neumutation. Die schwere Ausprägung von generalisierter Osteoporose, Knochenbrüchigkeit und schwerer intrauteriner Wachstumsretardierung führt zum Tod in der Fetal- oder Perinatalperiode. Von den zunächst überlebenden Kindern sterben 80–90% innerhalb der ersten 4 Wochen. Alle Patienten dieser Gruppe haben für eine Osteogenesis imperfecta typische radiologische Veränderungen, zusätzlich blaue Skleren und ein wegen der weichen Gesichtsschädelknochen dreieckiges Gesicht sowie eine schnabelartige Nase. Der Hirnschädel ist verglichen mit dem Gesichtsschädel relativ groß, der Schädel ist mineralarm und zeigt Nahtknochen. Die Gliedmaßen sind kurz, breit und abgeknickt. Die 3 Untertypen A, B, C zeichnen sich durch unterschiedliches Aussehen der Rippen und der langen Röhrenknochen aus. Beim Subtyp A sind die langen Röhrenknochen breit und „zerknittert", die Rippen sind breit und sehen perlschnurartig aus. Beim Subtyp B sehen die langen Röhrenknochen genau so aus, doch sind die Rippen nur diskontinuierlich oder überhaupt nicht perlschnurartig. Charakteristisch für den Subtyp C sind grazile, gebrochene lange Röhrenknochen sowie schmale, perlschnurartige Rippen.
- *Typ III:* Diese Form ist eine schwere progrediente Form bei autosomal dominantem Erbgang und Neumutation. Knochenbrüchigkeit und Osteopenie sind erheblich, was mit zunehmendem Alter zu zahlreichen Frakturen und einer schweren progredienten Deformierung der langen Röhrenknochen und der Wirbelsäule führt. Dabei sind die Knochenanomalien meist weniger schwer als beim Typ II, aber schwerer als bei Typ I und IV. Die Skleren sind normal, bei Geburt zwar blaßblau oder grau, doch wechselt die Farbe im Säuglings- oder Kleinkindesalter, um dann in Jugend- oder Erwachsenenalter normal zu werden. Der Hirnschädel ist groß, die Kalotte schmal und nur gering ossifiziert; es sind Nahtknochen vorhanden.
- *Typ IV:* Auch dieser ist selten; er wird autosomal dominant vererbt. Ganz charakteristisch sind Osteoporose, Knochenbrüchigkeit und -deformierungen vorhanden, doch nur leicht ausgeprägt. Die Skleren sind meist normal. Hörstörungen sind selten, ja sogar seltener als beim Typ I.

Radiologische Abklärung: Die radiologischen Merkmale der Osteogenesis imperfecta lassen sich in den üblichen Übersichten leicht feststellen. Dabei sind stets eine schwere Osteoporose, Knochendeformitäten und eine verschmälerte Kortikalis zu beobachten. Ferner erscheinen die Knochen verschmächtigt und grazil und zeigen ein „trompetenförmiges" Aussehen der Metaphysen (Abb. 32-22). Andere typische Skelettanomalien sieht man am Schädel, wo Naht- oder Wormius-Knochen erkennbar sind (Abb. 32-23), und an der Wirbelsäule, wo sich durch die Kombination von Osteoporose, Bänderschlaffheit und posttraumatischen Deformitäten eine schwere Kyphoskoliose entwickeln kann (Abb. 32-24). Bei Kindern mit einer schweren Form dieser Krankheit können Metaphysen und

TEIL VII - Angeborene und entwicklungsbedingte Anomalien

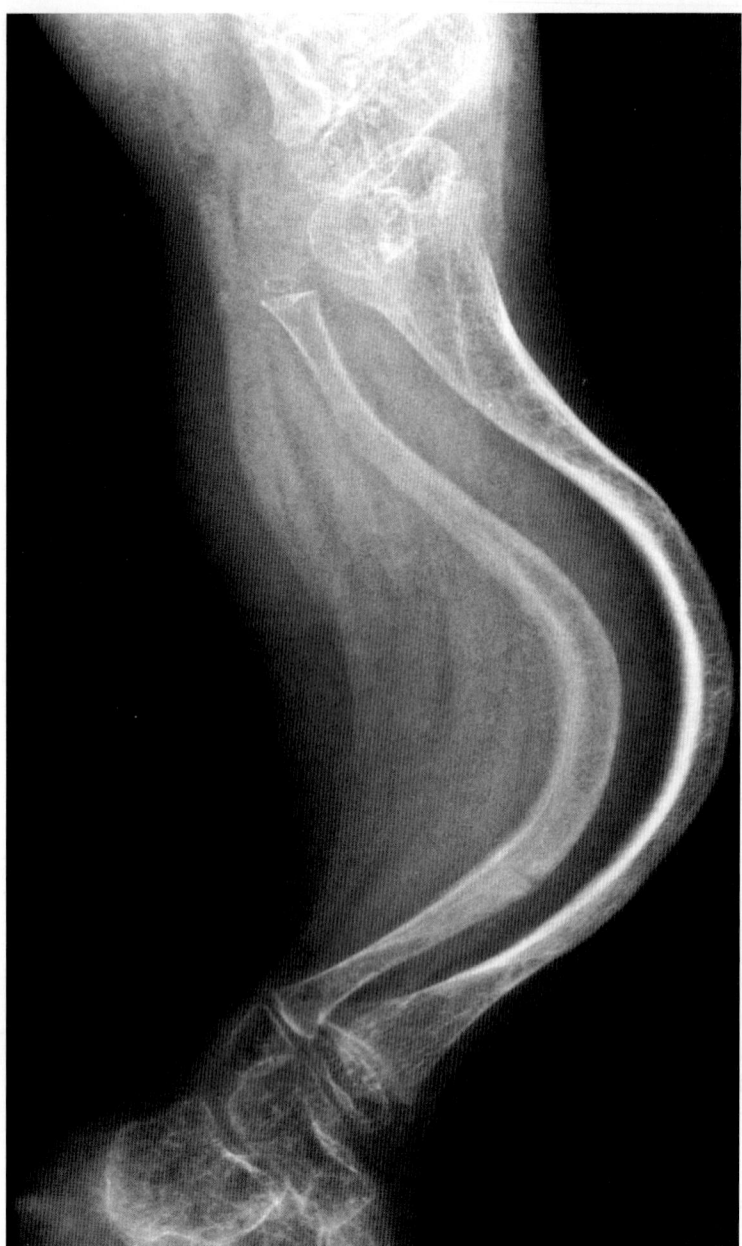

Abb. 32-22. Die seitliche Unterschenkelaufnahme eines 12jährigen Knaben mit Osteogenesis imperfecta vom Typ III (tarda) zeigt eine verschmächtigte Kortikalis sowie eine Ventralausbiegung von Tibia und Fibula. Zu beachten ist hier das trompetenförmige Aussehen der Tibiametaphyse

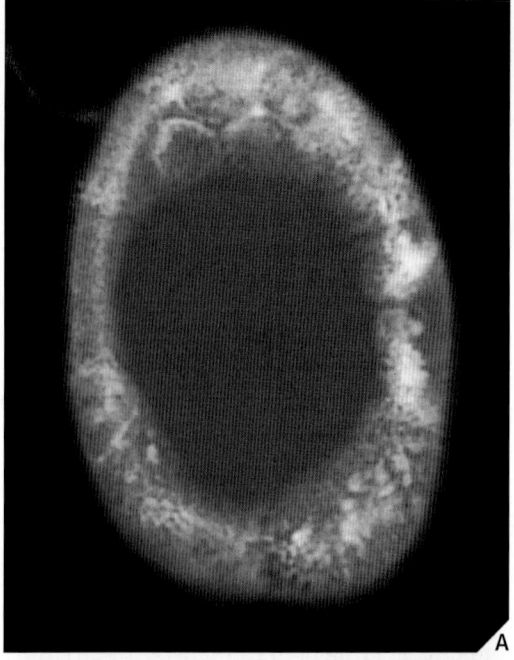

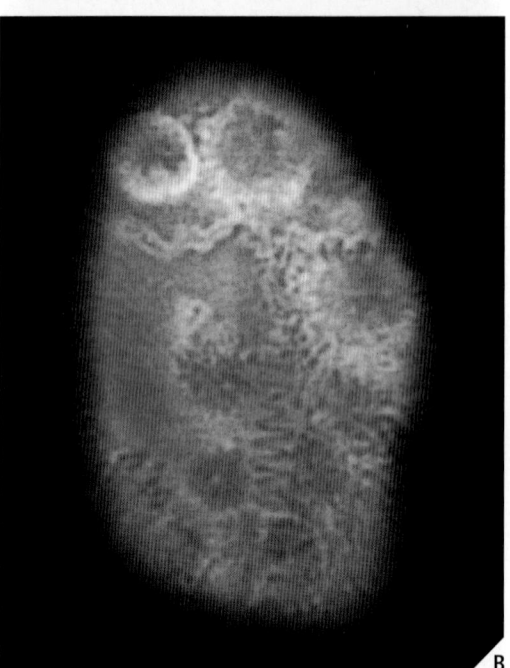

Abb. 32-23. CT-Schnittbild der Kalotte in Höhe von Stirn- und Scheitelbein (**A**) sowie in Höhe des Vortex (**B**) zeigen Suturen- oder Wormius-Knochen bei einem Kind mit Osteogenesis imperfecta

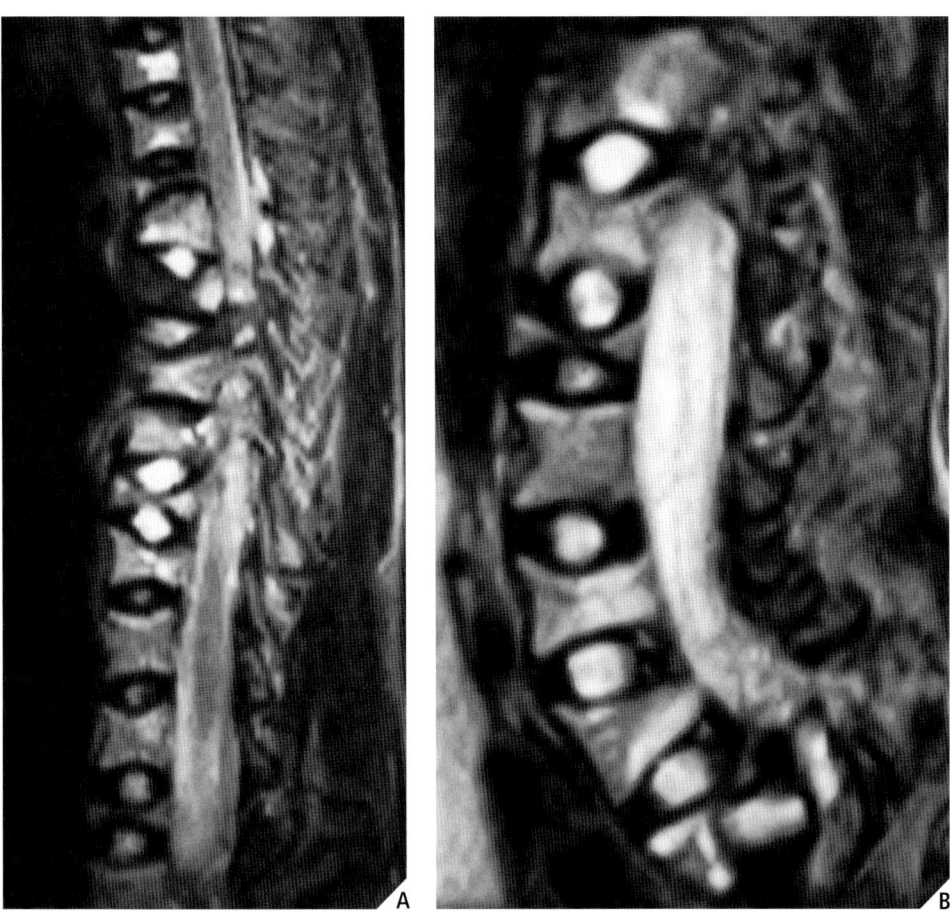

Abb. 32-24. **A** Das sagittale T2w MRT-Bild der Brustwirbelsäule eines 13 Jahre alten Jungen mit Osteogenesis imperfecta zeigt Kompressionsfrakturen mehrerer Wirbelkörper sowie eine Kyphose und Rückenmarkkompression. **B** Das sagittale T2w MRT-Bild der Lendenwirbelsäule zeigt etliche Wirbelbrüche und eine Duraektasie

TEIL VII - Angeborene und entwicklungsbedingte Anomalien

Epiphysen der langen Röhrenknochen zahlreiche ausgehöhlte strahlentransparente Bezirke mit sklerosierten Rändern aufweisen (Abb. 32-25). Dieses Bild wird als „Popcorn-Verkalkungen" bezeichnet und kann das Ergebnis einer traumatischen Fragmentierung der Wachstumsfuge sein. Das Becken ist gesetzmäßig immer verformt und die Protrusio acetabuli ein häufiger Befund (Abb. 32-26).

Differentialdiagnose: Manchmal kann man die Osteogenesis imperfecta mit einer Kindsmißhandlung verwechseln und umgekehrt. Patienten- und Familienanamnese, körperliche Untersuchung, Röntgendiagnostik und der klinische Verlauf der Anomalien tragen aber allesamt zur Unterscheidung gegen das Kindsmißhandlungssyndrom bei. Schlüssel hierzu sind: 1. Die blauen Skleren oder Zahnanomalien bei der Osteogenesis imperfecta (O.i.), 2. die Erhebung der klinischen und der Familienanamnese (bei der O.i. immer positiv), 3. körperliche Untersuchung und 4. die radiologische Untersuchung zum Nachweis von Nahtknochen und Osteoporose bei der O.i. und von metaphysären Kanten- und „Eimerhenkel"-Frakturen als hochspezifischen und praktisch pathognomonischen Zeichen einer Kindsmißhandlung. Es sind auch mehrere andere Merkmale für eine Kindsmißhandlung spezifisch, so multiple Rippenbrüche, besonders im hinteren Anteil oder nahe am kostovertebralen Übergang, ferner multiple Brüche und/oder multiple Brüche in unterschiedlichem Heilungsstadium und Brustbein- oder Skapulafrakturen, besonders am Akromion. Auch sind Quer-, Schräg- oder Spiralfrakturen eines langen Röhrenknochens bei normalem Mineralgehalt und leerer Vorgeschichte bei einem Kind, das noch nicht laufen kann, hochgradig auf Kindsmißhandlung verdächtig. Der diagnostische Schlüssel zu beiden Leiden ist die Korrelierung von klinischer Vorgeschichte, körperlicher Untersuchung, Familienanamnese und radiologischen Befunden.

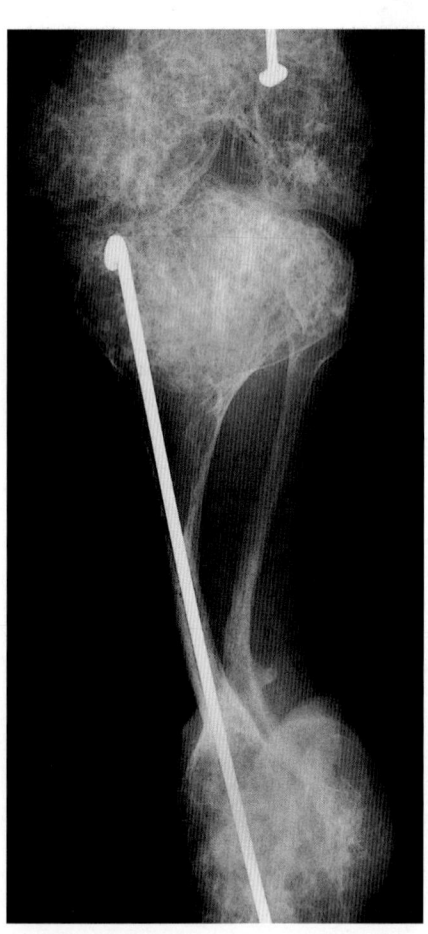

Abb. 32-25. Die a.-p. Röntgenaufnahme des linken Unterschenkels zeigt bei einem 12 Jahre alten Jungen mit einer Osteogenesis vom Typ III „Popcorn-Verkalkungen" an den Gelenkenden der langen Röhrenknochen. In die Tibia wurde wegen einer pathologischen Fraktur ein Rush-Pin eingebracht

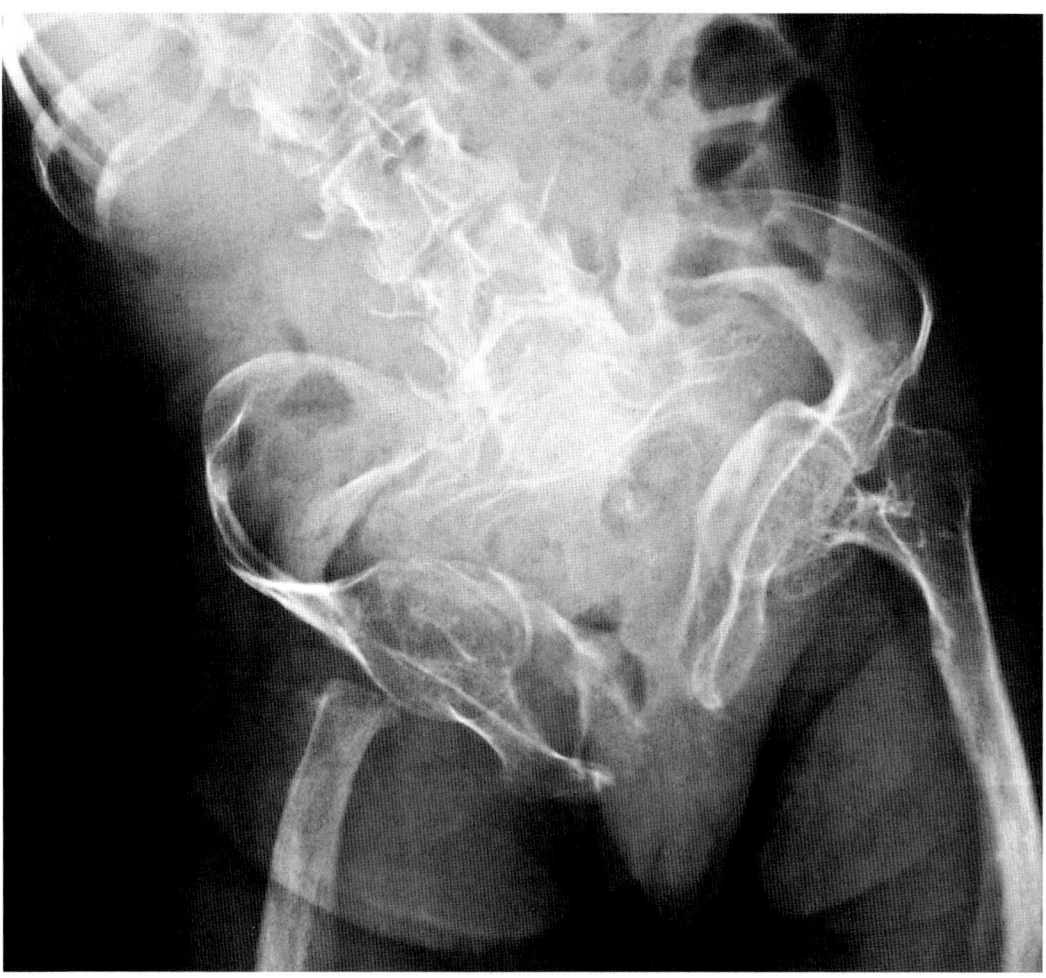

Abb. 32-26. Eine auffällige Formstörung des Beckens, wie hier bei einer 27jährigen Frau, ist bei der Osteogenesis imperfecta ein stetig anzutreffender Befund. Beiderseits liegt eine Protrusio acetabuli vor, ferner rechts eine pathologische Fraktur des Femurs

TEIL VII - Angeborene und entwicklungsbedingte Anomalien

Behandlung: Es gibt keine spezifische Behandlung der Osteogenesis imperfecta, außer der Korrektur der durch sie hervorgerufenen Deformitäten und der Bruchvorbeugung. Jedoch neigt dieses Leiden mit der Pubertät zur spontanen Besserung, wobei die Häufigkeit der Brüche nicht mehr zunimmt oder gar abnimmt. Die Gliedmaßendeformitäten werden mit verschiedenen Osteotomieverfahren korrigiert; beliebt ist die Methode nach Sofield („Schaschlikspieß"), bei der verformte Knochen durch viele Osteotomien in kurze Segmente zerschnitten und anschließend dadurch remodelliert werden, daß sie auf einen starren oder verlängerbaren Stab „aufgefädelt" werden (Abb. 32-27). Häufigste Komplikationen dieser Therapie sind der Stabbruch, die Refraktur des Knochens am Ende des Metallstabs und die Pseudarthrose.

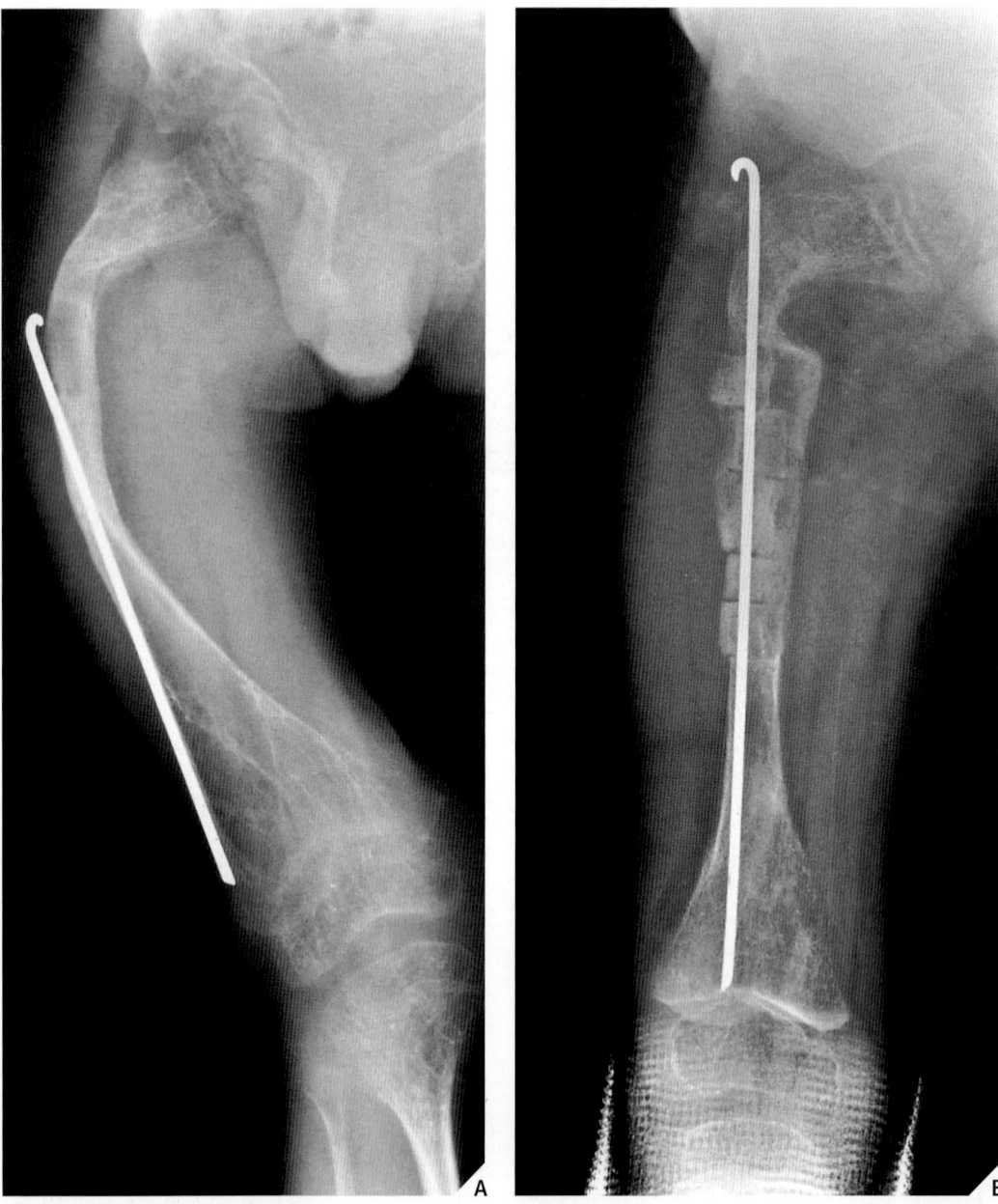

Abb. 32-27. Dieser 10jährige Junge mit schweren Deformitäten der Röhrenknochen durch Osteogenesis imperfecta erlitt eine pathologische Fraktur des rechten Femurs. **A** Man brachte einen Kirschner-Draht in die Markhöhle ein und erreichte damit die Heilung; der Knochen ist aber immer noch nach außen verbogen. **B** Die postoperative Kontrolle nach einer Sofield-Osteotomie zeigt jetzt die einzelnen Femursegmente auf einem starren Stab aufgereiht

Achondroplasie

Die Achondroplasie ist eine hereditäre autosomal dominante Anomalie, die bereits in utero beginnt und von einer Störung der enchondralen Ossifikation herrührt, die das Wachstum und die Entwicklung des Knorpels beeinträchtigt. Auffälligste Folge ist ein rhizomeler Minderwuchs mit kurzen Gliedmaßen. Hände und Füße sind kurz und stummelartig, der Rumpf ist dabei relativ lang, der Thorax im Sagittaldurchmesser schmal; die Beine sind oft verbogen, was zum charakteristischen Watschelgang führt. Der Kopf ist groß, die Stirn wölbt sich auffällig vor, die Nasenwurzel erscheint vertieft, und das Gesicht sieht ausgehöhlt aus („Clowngesicht").

Radiologisch bietet die Achondroplasie spezifische Veränderungen: Wie für den rhizomelen (dysproportionierten) Minderwuchs typisch, sind die Röhrenknochen der Gliedmaßen verkürzt, wobei die proximalen Anteile (Humerus und Femur) stärker betroffen sind als die distalen (Radius und Ulna, Tibia und Fibula); die Wachstumsfugen nehmen eine V-förmige Gestalt an (Abb. 32-28). An der Hand sind die Finger kurz und stummelartig, dabei ist der Mittelfinger von den anderen Fingern distanziert, was der Hand das Aussehen eines „Dreizacks" verleiht (Abb. 32-29). Weitere die Krankheit identifizierende Merkmale findet man an Wirbelsäule und Becken: Die Wirbelsäule zeigt die typischen, verkleinerten interpedikulären Abstände und kurze Bogenwurzeln, wodurch oftmals eine Spinalkanalstenose entsteht; eine Aushöhlung der Wirbelkörperrückfläche ist ebenfalls häufig zu sehen (Abb. 32-30). Am kurzen und breiten Becken sind die Darmbeine abgerundet und zeigen nicht die normale Ausbuchtung, die Pfannendächer sind horizontal gestellt, die Incisura ischiadica ist klein; allesamt Merkmale, die beiden Beckenhälften jeweils das Aussehen eines Tischtennisschlägers verleihen; die Form des kleinen Beckens wurde mit einem Champagnerglas verglichen (Abb. 32-31).

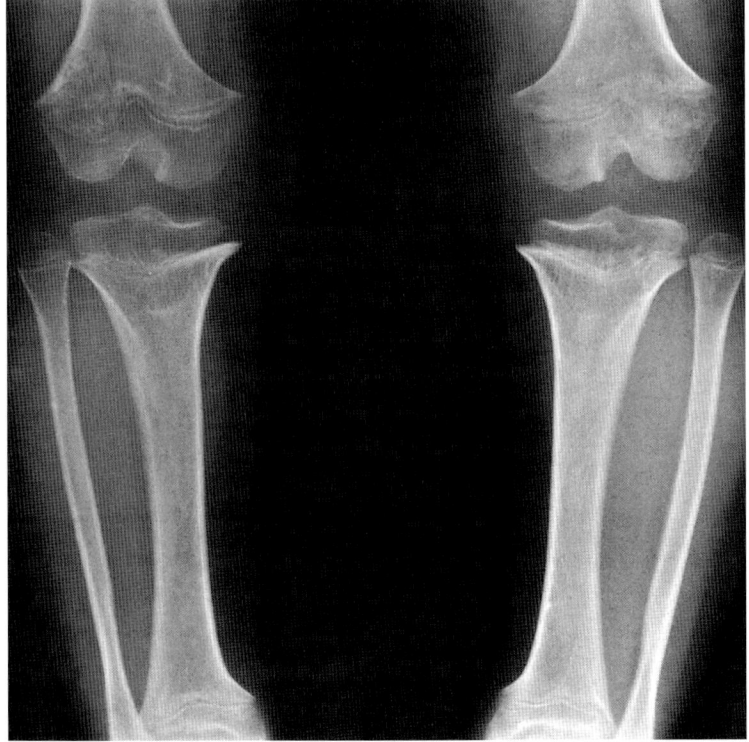

Abb. 32-28. Die a.-p. Aufnahme beider Unterschenkel eines 12jährigen Jungen mit Achondroplasie zeigt die für diese Krankheit charakteristische kurze, breite Tibia; dagegen sind die Wadenbeine relativ länger. An den Knien haben die Epiphysen eine V-förmige Gestalt und sind in die trompetenartigen Metaphysen versenkt. (Wiedergabe mit freundlicher Genehmigung aus Norman A, Greenspan A, 1982)

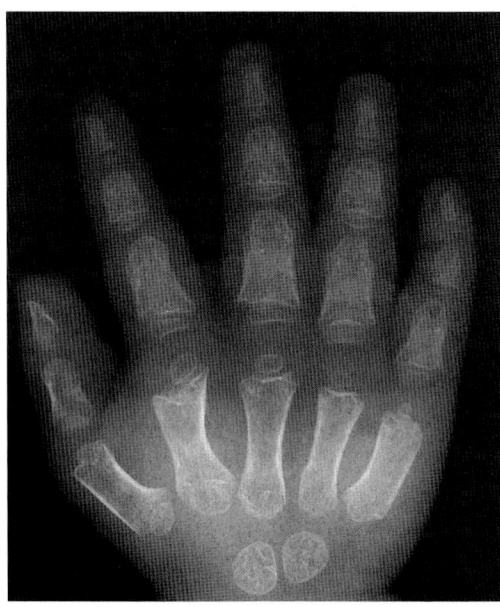

Abb. 32-29. Typisches Bild der Achondroplasie bei einem 3 Jahre alten Mädchen

TEIL VII - Angeborene und entwicklungsbedingte Anomalien

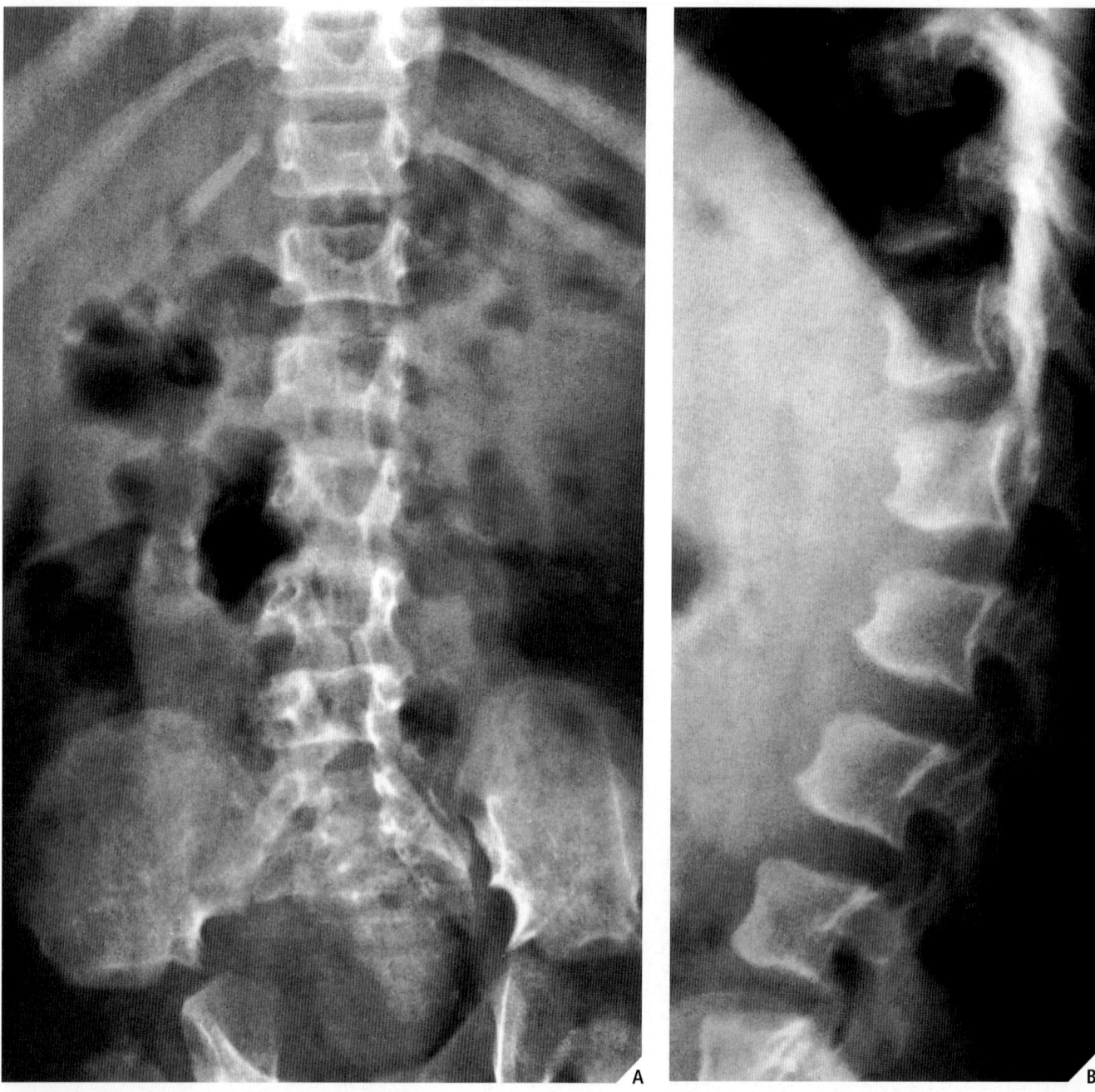

Abb. 32-30. A Die a.-p. Aufnahme des thorakolumbalen Übergangs zeigt bei diesem 2jährigen Knaben mit einer Achondroplasie die nach unten zunehmend verkürzte Distanz zwischen den Bogenwurzeln der Lendenwirbel. **B** Die Seitaufnahme läßt kurze Bogenwurzeln und Ausmuldungen der Wirbelkörperhinterkanten erkennen

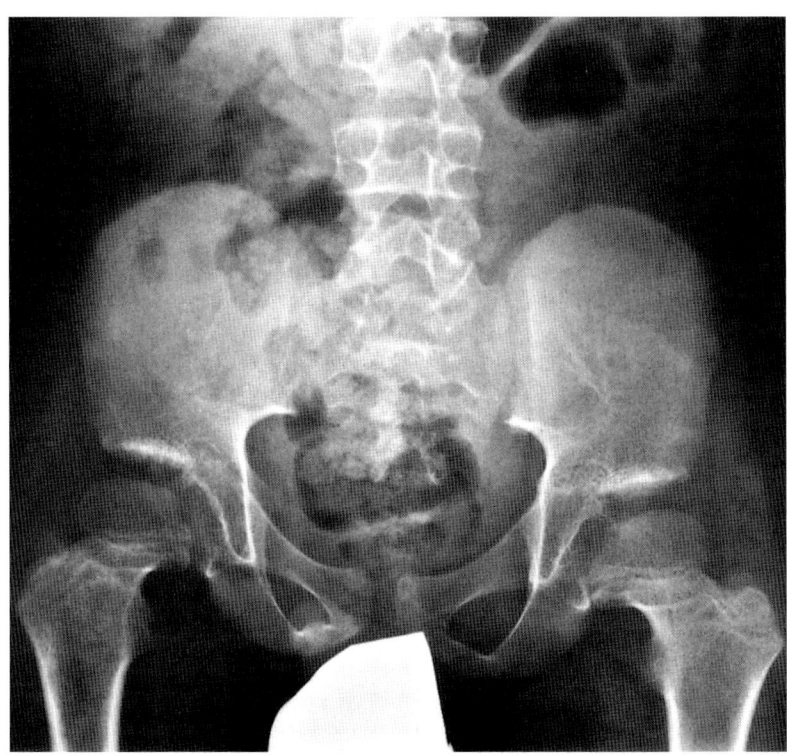

Abb. 32-31. Diese a.-p. Beckenübersicht eines 13jährigen Jungen mit Achondroplasie zeigt die klassischen Manifestationszeichen dieses Leidens. Die Darmbeine erscheinen abgerundet und ohne ihre normale schaufelartige Verbreiterung, die Pfannendächer verlaufen nahezu horizontal – ein Aspekt, der an einen Tischtennisschläger erinnert. Die innere Kontur des kleinen Beckens hat die Form eines Champagnerglases angenommen

Die ernsteste Komplikation der Achondroplasie ist auf die Spinalkanalstenose bei kurzen Bogenwurzeln zurückzuführen. Ferner entwickeln Patienten mit diesem Leiden oft Hernien des Nucleus pulposus. Zur Sicherung beider Komplikationen sind CT und MRT die Methoden der Wahl.

Wichtig ist noch anzumerken, daß es 2 weitere der Achondroplasie ähnliche Krankheiten gibt, doch unterscheiden sich diese davon in der Schwere der Symptome und im radiologischen Bild. Die Hypochondroplasie ist eine leichte Form der Chondrodystrophie, bei der die Skelettanomalien weniger ausgeprägt sind und bei der der Schädel nicht betroffen ist. Der thanatophore Zwergwuchs ist dagegen vermutlich eine schwere Form der Achondroplasie, die entweder schon vor der Geburt oder innerhalb von Stunden bis Tagen nach der Geburt tödlich endet.

■ Mukopolysaccharidosen

Die Mukopolysaccharidosen stellen eine Gruppe von Erbleiden, die eine exzessive Anhäufung von Mukopolysacchariden infolge von Ausfällen bestimmter Enzyme gemein haben. Es wurden mehrere Typen der Mukopolysaccharidosen abgegrenzt (Tab. 32-4), die alle unterschiedliche klinische und radiologische Kennzeichen aufweisen, doch wird die jeweils spezifische Diagnose anhand des Alters bei Beginn des Leidens, des Intelligenzgrades, der Korneatrübung und anderer klinischer Merkmale gestellt. Mit Ausnahme des Morbus Morquio-Brailsford zeichnen sich alle Mukopolysaccharidosen durch eine extrem gesteigerte Harnausscheidung von Dermatan- und Heparansulfat aus.

Die Mukopolysaccharidosen bieten gemeinsame radiologische Zeichen. Dazu zählen Osteoporose, oval oder hakenartig geformte Wirbelkörper und eine abnorme Form des Beckens mit einer überstarken Einschnürung der Darmbeinkörper und breit ausladenden Beckenschaufeln. Die Röhrenknochen sind verkürzt, und man sieht dysplastische Veränderungen an den proximalen Femurepiphysen (Abb. 32-32). Allerdings zeigen die einzelnen Mukopolysaccharidosen Variationen in diesen radiologischen Abweichungen; z. B. bietet das Hurler-Syndrom eine charakteristische Rundung der Wirbelkörperabschlußplatten in der Seitaufnahme; die Wirbelkörper sehen oval aus, häufig findet man einen Gibbus des thorakolumbalen Übergangs und hypoplastische hakenartige Ausziehungen an den Wirbelkörpern.

TEIL VII - Angeborene und entwicklungsbedingte Anomalien

Tab. 32-4. Einteilung der Mukopolysaccharidosen (MPS)

Typ /Ziffer	Eponym	Genetische und klinische Charakteristika
MPS I-H	Hurler-Syndrom (Gargoylismus)	• Autosomal-rezessiv • Korneatrübung, geistige Retardierung, Hepatosplenomegalie, Kardiomegalie • Urinausscheidung von Dermatan- und Heparansulfat • Alpha-L-Iduronidase-Mangel
MPS I-S	Scheie-Syndrom	• Autosomal-rezessiv • Korneatrübung, normale geistige Entwicklung, nahezu normales Skelett, Aortenklappenvitien
MPS I-H/S	Hurler-Scheie-Komplexsyndrom	• Urinausscheidung der gleichen Stoffwechselprodukte wie bei MPS I-H, gleicher Enzymdefekt
MPS II	Hunter-Syndrom (leichte und schwere Variante)	• X-chromosomal-rezessiv; nur Männer • Leichte geistige Retardierung, keine Korneatrübung • Urinausscheidung wie bei MPS I-H • Iduronatsulfatase.Mangel
MPS III	Sanfilippo-Syndrom (Typ A, B und C)	• Autosomal rezessiv • Progrediente geistige Retardierung, motorische Überaktivität, grobe Gesichtsdysmorphien • Urinausscheidung von Heparansulfat • Heparan-N-sulfatase-Mangel
MPS IV	Morbus Morquio-Brailsford (Typ A klassisch; Typ B leichtere Anomalien)	• Autosomal rezessiv • Zwergwuchs mit kurzem Rumpf; charakteristische Haltung mit X-Beinen, Lumballordose und schwerer Kielbrust; Korneatrübungen, Hörstörungen, Hepatosplenomegalie • Urinausscheidung von Keratansulfat • Mangel an Galactosamin-6-sulfat-sulfatase
MPS V	Neubenannt MPS I-S	
MPS VI	Maroteaux-Lamy-Syndrom	• Autosomal rezessiv • Normale Intelligenz, kurze Statur, Lumbalkyphose, Hepatosplenomegalie, Gelenkkontrakturen • Urinausscheidung von Dermatansulfat • Mangel an Arylsulfatase B
MPS VII	Sly-Syndrom	• Autosomal rezessiv • Wachstums- und geistige Retardierung, Hepatosplenomegalie, Lungeninfektionen • Urinausscheidung von Heparan- und Dermatansulfat • Mangel an Beta-Glucuronidase
MPS VIII	DiFerrante-Syndrom	• Wahrscheinlich genetische Anlage • Kleinwuchs • Urinausscheidung von Keratan- und Heparansulfat • Mangel an Glucosamin-6-sulfat-sulfatase

Skoliose und Anomalien mit generalisierter Beteiligung des Skeletts 32

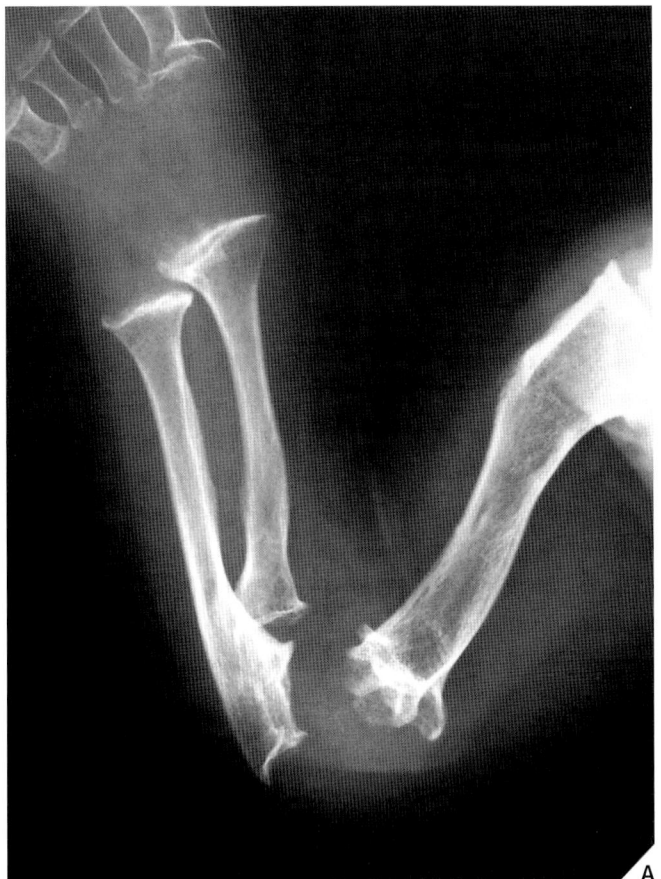

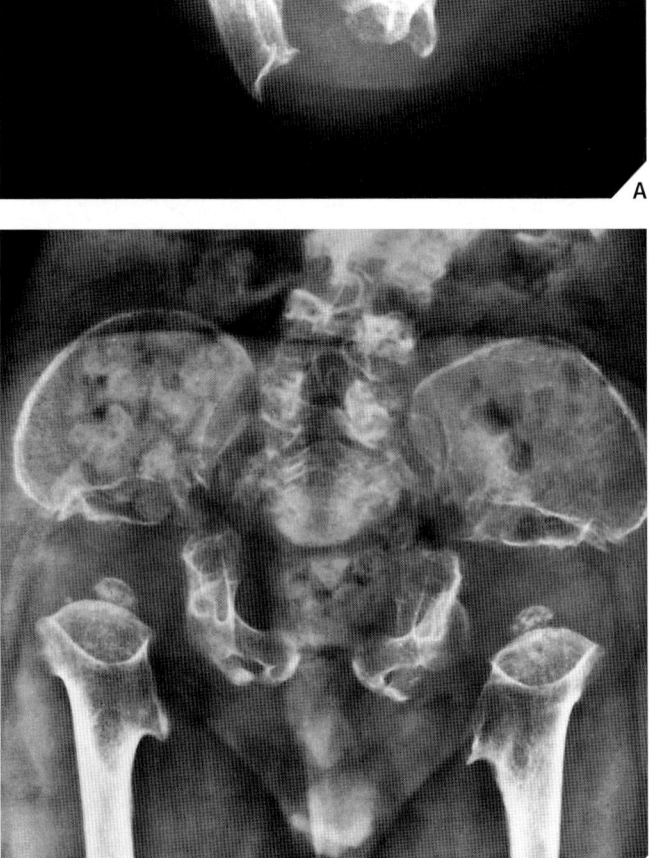

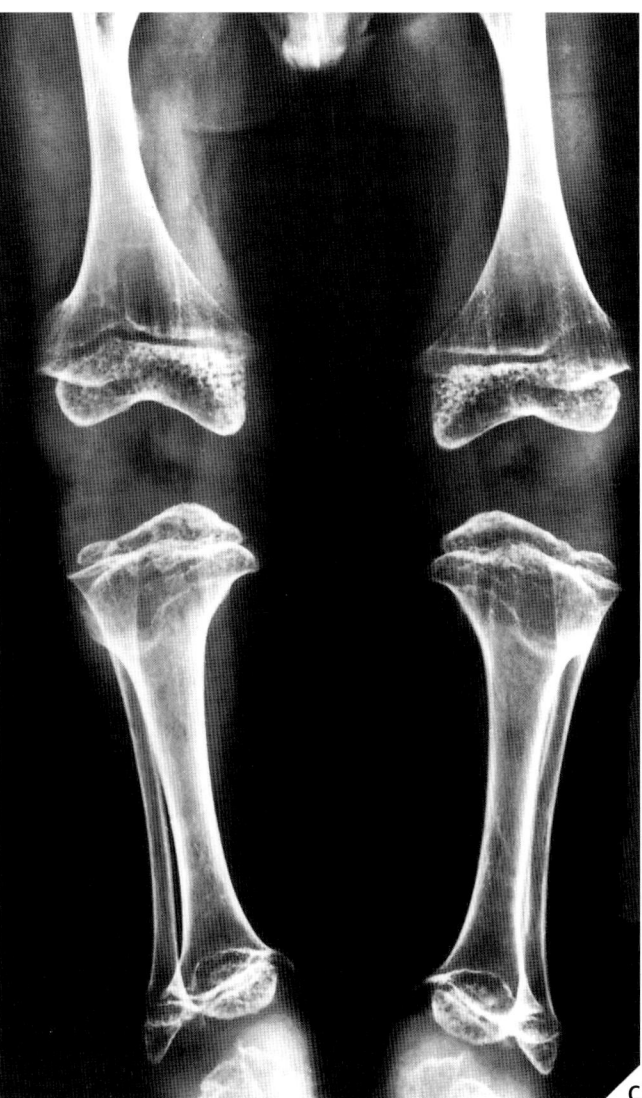

Abb. 32-32. In diesen Röntgenbildern eines 3jährigen Knaben finden sich die klassischen radiologischen Zeichen eines Morquio-(Brailsford-)Syndroms. **A** Die Übersichtsaufnahme des rechten Arms zeigt die Verkürzung und Deformierung von Humerus, Radius und Ulna sowie die unregelmäßigen Konturen der Metaphysen. **B** Die a.-p. Aufnahme von Becken und Hüften zeigt die Verbreiterung der Darmbeinschaufeln bei gleichzeitig verkürzten Darmbeinkörpern. Die Beckeneinengung in Höhe der Pfannen, deren Aufbau ebenfalls gestört ist, führt zum charakteristischen Bild des „Weinglasaspekts" des kleinen Beckens. Achten sollte man auf die Fragmentation der Knochenkerne in den Femurköpfen und auf die beidseitig verbreiterten Schenkelhälse mit einer Subluxation der Hüftgelenke und einer Valgusfehlform der Hüften. **C** Die Beine zeigen eine Fehlform der Femur- und der Tibiaepiphysen sowie eine Verkürzung dieser Knochen (s. Forts.)

TEIL VII - Angeborene und entwicklungsbedingte Anomalien

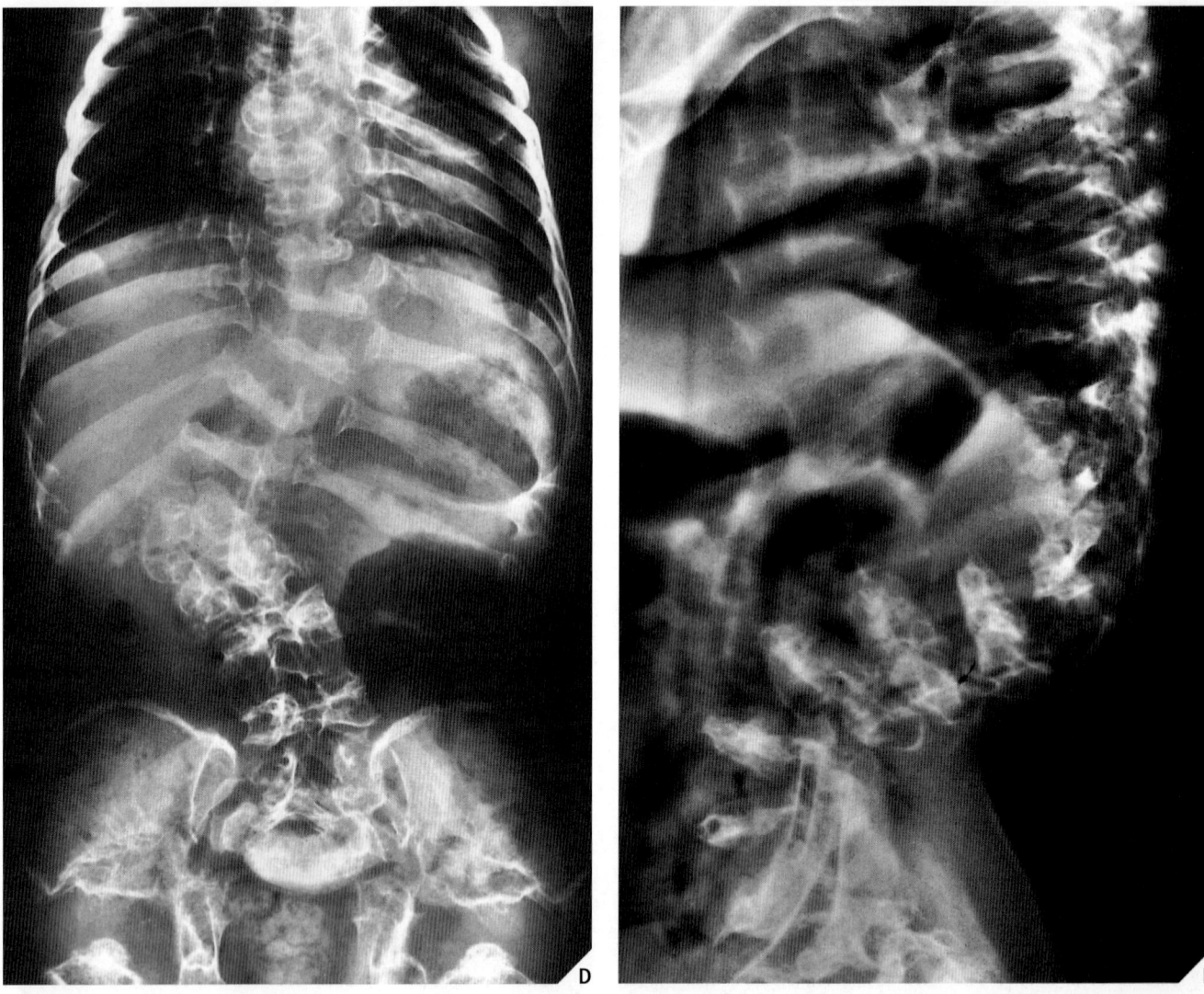

Abb. 32-32 (Forts.). **D** Die a.-p. Aufnahme der Wirbelsäule zeigt eine auffällige Kyphoskoliose. Die Wirbel sind stark deformiert und flach (Platyspondylie), die Rippen sind breit, aber an ihren Wirbelsäulenenden schmal, was ihnen das Aussehen eines „Kanupaddels" verleiht. Man achte auf die ausgeprägte Osteoporose. **E** Die seitliche Wirbelsäulenaufnahme demonstriert die Hyperlordose der LWS und die Hyperkyphose des thorakolumbalen Übergangs. Zu achten ist auf die Form der Wirbelkörper mit der charakteristischen unregelmäßigen Kontur der Abschlußplatten und auf die zentralen zungen- bzw. schnabelartigen Vorderkantenausziehungen der Wirbelkörper der LWS

Fibrodysplasia ossificans progressiva (Myositis ossificans progressiva)

Die Fibrodysplasia ossificans ist eine seltene systemische autosomal dominante Krankheit mit einer primär histopathologischen Anomalie des Bindegewebes. Die meisten Patienten erkranken schon früh (mit 0–5 Jahren); kein Geschlecht wird bevorzugt. Frühestes klinisches Zeichen ist das Auftreten schmerzhafter Knötchen und Raumforderungen im Subkutangewebe, insbesondere in der Kopf- und Halsregion, mit begleitender Einsteifung und Bewegungseinschränkung. In der Folgezeit kommt es zu einer überschießenden Verknöcherung von Muskeln, Bändern und Faszien, vorwiegend an Kopf und Hals, der dorsalen paravertebralen Muskulatur, des Schultergürtels und der Hüften. Ein Befall der Interkostalmuskeln beeinträchtigt die Atmung.

Klinisch schreitet dieses Leiden vom Schultergürtel zu Oberarmen, Wirbelsäule und Becken fort. Zum natürlichen Ablauf zählen Remissionen und Exazerbationen, dabei ist der Tod durch sekundäre respiratorische Insuffizienz infolge einer Thoraxwandversteifung nahezu unvermeidlich. Bislang gibt es keine wirksame Behandlung.

Radiologische Beurteilung: Bereits bei Geburt sind Anomalien an Daumen und Großzeh vorhanden und gehen den Weichteilverknöcherungen voran. Die charakteristischen radiologischen Zeichen sind Agenesie, Mikrodaktylie oder angeborener Hallux valgus, manchmal mit einer Ankylose von Metakarpo- oder Metatarsophalangealgelenken (Abb. 32-33A). Eine Verkürzung von Daumen und Großzehen kann mit einer Klinodaktylie des Kleinfingers wie auch mit einer Brachydaktylie gepaart sein. In den Weichteilen sieht man ausgiebige Verknöcherungen mit brückenbildenden knöchernen Massen an HWS und BWS, Thorax und Extremitäten (Abb. 32-33B). Die Beteiligung der Ansatzstellen von Sehnen und Bändern führt mitunter zu knöchernen Auswüchsen, die Exostosen nachahmen. Meist kommt es durch die Ossifikation umgebender Weichteile zu einer Ankylose, manchmal aber auch zu einer echten intraartikulären Gelenkfusion (Abb. 32-33C).

Histopathologie: Die pathologischen Abweichungen ähneln denen der Myositis ossificans circumscripta, doch fehlt hier das Phänomen der zentripetalen Ossifikation. Früheste histologische Veränderungen sind Ödem und entzündliches Exsudat, gefolgt von einer mesenchymalen Proliferation und der Ausbildung großer Mengen von Kollagen. Dieses Kollagen hat die Fähigkeit, Kalksalze aufzunehmen, so daß dann die Veränderungen in unregelmäßige Massen von lamellärem und Geflechtknochen umgewandelt werden können.

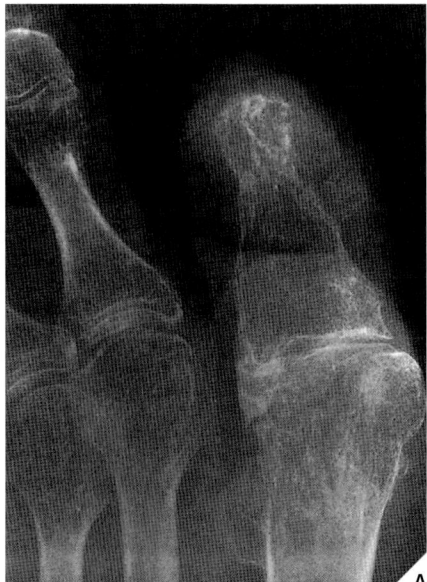 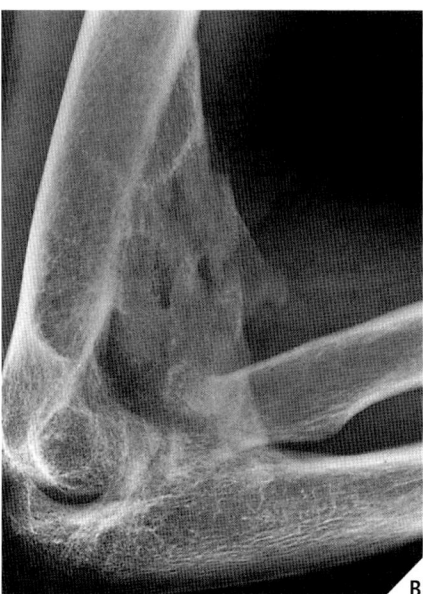 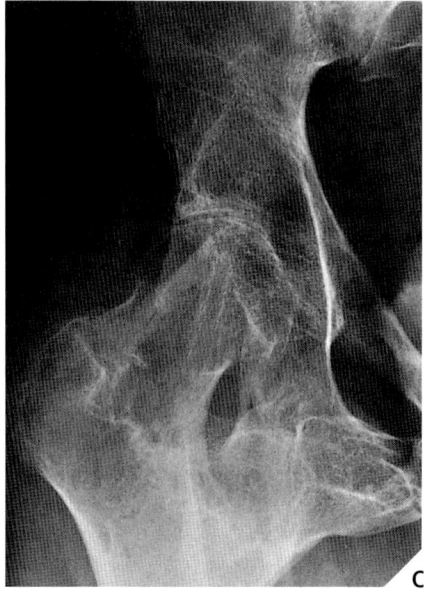

Abb. 32-33. 28jähriger Mann mit im Alter von 3 Jahren diagnostizierter Fibrodysplasia ossificans progressiva. **A** Eine Mikrodaktylie der Großzehe ist ein häufiges Merkmal dieses Leidens. **B** Die Seitaufnahme des Ellbogens zeigt ausgiebige Weichteilverknöcherungen mit knöcherner Brücke vom distalen Humerus zu Radius und Ulna. **C** Massive Ossifikationen im Hüftbereich begleiten die Ankylose dieses Gelenks

■ Sklerosierende Skelettdysplasien

Die sklerosierenden Skelettdysplasien sind eine Gruppe entwicklungsbedingter Anomalien, welche Störungen der Bildung und Modellierung des Knochens, meist infolge angeborener Stoffwechselstörungen widerspiegeln. Einen häufigen Defekt bei vielen dieser Leiden gibt die mangelhafte Resorption von Knorpel und/oder Knochen während des Prozesses der Skelettreifung und -modellierung wieder. In vielen Fällen betrifft dieser Defekt die Resorptionsfähigkeit der Osteoklasten bei gleichzeitig normaler Osteoblastenaktivität. Bei anderen Leiden liegt der Defekt in einer überschießenden Knochenbildung durch Osteoblasten begründet, dies bei normaler oder verringerter Osteoklastenaktivität. Diese „Grundirrtümer des Metabolismus" entstehen meist während des Vorgangs der enchondralen und der intramembranösen (desmalen) Ossifikation. Alle sklerosierenden Dysplasien teilen sich das gemeinsame Merkmal einer exzessiven Knochenanhäufung, das zum radiologischen Bild der vermehrten Knochendichte führt. Norman und Greenspan entwickelten auf der Grundlage des Störungsorts – sei er nun enchondral oder intramembranös – während der Entwicklung und Reifung des Skeletts eine Klassifikation dieser Störungen, die Greenspan später ausdehnte und modifizierte (Tab. 32-5). Der in dieser Klassifikation reflektierte Ansatz konzentriert sich auf die beteiligten Zielorte und den Pathomechanismus der jeweiligen Dysplasien.

Osteopetrose

Als autosomal rezessives Erbleiden beinhaltet die Osteopetrose (Morbus Albers-Schönberg oder Marmorknochenkrankheit) einen Ausfall in der Resorption und Remodellierung des durch enchondrale Ossifikation gebildeten Knochens. Dies führt zur überstarken Ansammlung einer primären Spongiosa (verkalkte Knorpelmatrix) im Markhöhlenanteil der flachen Knochen sowie der langen und der kurzen Röhrenknochen und auch der Wirbel. Bislang wurden 2 Spielarten beschrieben: Eine infantile „maligne" Form ist bereits bei Geburt oder in der frühen Kindheit zu erkennen; diese führt häufig, wenn sie nicht mit Knochenmarktransplantation behandelt wird, wegen der Markraumverlegung durch große Mengen von Knorpel und un-

Tab. 32-5. Einteilung der sklerosierenden Dysplasien des Knochens

I. Dysplasien der enchondralen Knochenbildung
Primäre Spongiosa betroffen (unreifer Knochen)
- Osteopetrosis Albers-Schönberg
  - Autosomal rezessiver Typ (letal)
  - Autosomal dominanter Typ
  - Intermediär rezessiver Typ
  - Autosomal rezessiver Typ mit tubulärer Azidose (Morbus Sly)
- Pyknodysostose (Maroteaux-Lamy-Syndrom)

Sekundäre Spongiosa betroffen (reifer Knochen)
- Enostose (Kompaktainsel)
- Osteopoikilie (spotted bone disease)
- Osteopathia striata (Morbus Voorhoeve)

II. Dysplasien der desmalen (intramembranösen) Knochenbildung
- Progressive diaphysäre Dysplasie (Camurati-Engelmann-Syndrom)
- Hereditäre multiple diaphysäre Sklerose (Morbus Ribbing)
- Enostale Hyperostose (Hyperostosis corticalis generalisata)
  - Autosomal rezessive Form
    - van Buchem-Syndrom
    - Sklerosteose (Truswell-Hansen-Syndrom)
  - Autosomal dominante Form
    - Worth-Syndrom
    - Nakamura-Syndrom

III. Gemischte sklerosierende Dysplasien (mit Beteiligung der enchondralen und der desmalen Ossifikation)
Vorwiegend enchondrale Ossifikation betroffen
- Dysosteosklerose
- Metaphysäre Dysplasie (Pyle-Syndrom)
- Kraniometaphysäre Dysplasie

Vorwiegend desmale Ossifikation betroffen
- Melorheostose
- Progressive diaphysäre Dysplasie mit Beteiligung der Schädelbasis (Neuhauser-Variante)
- Kraniodiaphysäre Dysplasie

Koexistenz zweier oder mehrerer sklerosierender Skelettdysplasien (Überlappungssyndrom)
- Melorheostose mit Osteopoikilie und Osteopathia striata
- Osteopathia striata mit Schädelsklerose (Horan-Beighton-Syndrom)
- Osteopathia striata mit Osteopoikilie und Schädelsklerose
- Osteopathia striata mit generalisierter kortikaler Hyperostose
- Osteopathia striata mit Osteopetrose
- Osteopoikilie mit progressiver diaphysärer Dysplasie

(Aus Greenspan A, 1991, mit Erlaubnis)

reifem Knochen durch eine schwere Anämie zum Tode. Die „benigne" Erwachsenenform ist durch eine ausgeprägte Sklerose des Skeletts gekennzeichnet und mit einer langen Lebenszeit vereinbar. Neuere Berichte beschreiben eine mögliche weitere Variation dieser entwicklungsbedingten Anomalie, die die Heterogenität des Erbgangs bei der Osteopetrose belegen: einen intermediär-rezessiven Typ und einen autosomal rezessiven Typ mit tubulärer Azidose.

Das radiologische Leitzeichen dieses Leidens, wie aller sklerosierenden Skelettdysplasien, ist die vermehrte Dichte des Knochens. Auch weist die Röntgenuntersuchung die fehlende Differenzierung zwischen Rinde und Markhöhle und mitunter auch das Bild eines „Knochens im Knochen" nach. Lange und kurze Röhrenknochen bieten eine kegelartige Deformität und infolge der ausgefallenen Remodellierung des Knochens verbreiterte Enden (Abb. 32-34 u. 32-35). Die gleiche Störung führt an der Wirbelsäule zu einem charakteristischen sandwichartigen Aussehen aller Wirbelkörper (Abb. 32-36). Die Osteopetrose kann in einem zyklischen Muster mit Intervallen normalen Knochenwachstums verlaufen. Dies führt zu sich abwechselnden Bändern von normalem und abnormem Knochen in einer Art Ringmuster, was man besonders gut an den Metaphysen der langen Röhrenknochen und an flachen Knochen wie Becken und Schulterblatt studieren kann (Abb. 32-37).

Frakturen sind infolge des spröden Knochens eine häufige Komplikation der Osteopetrose.

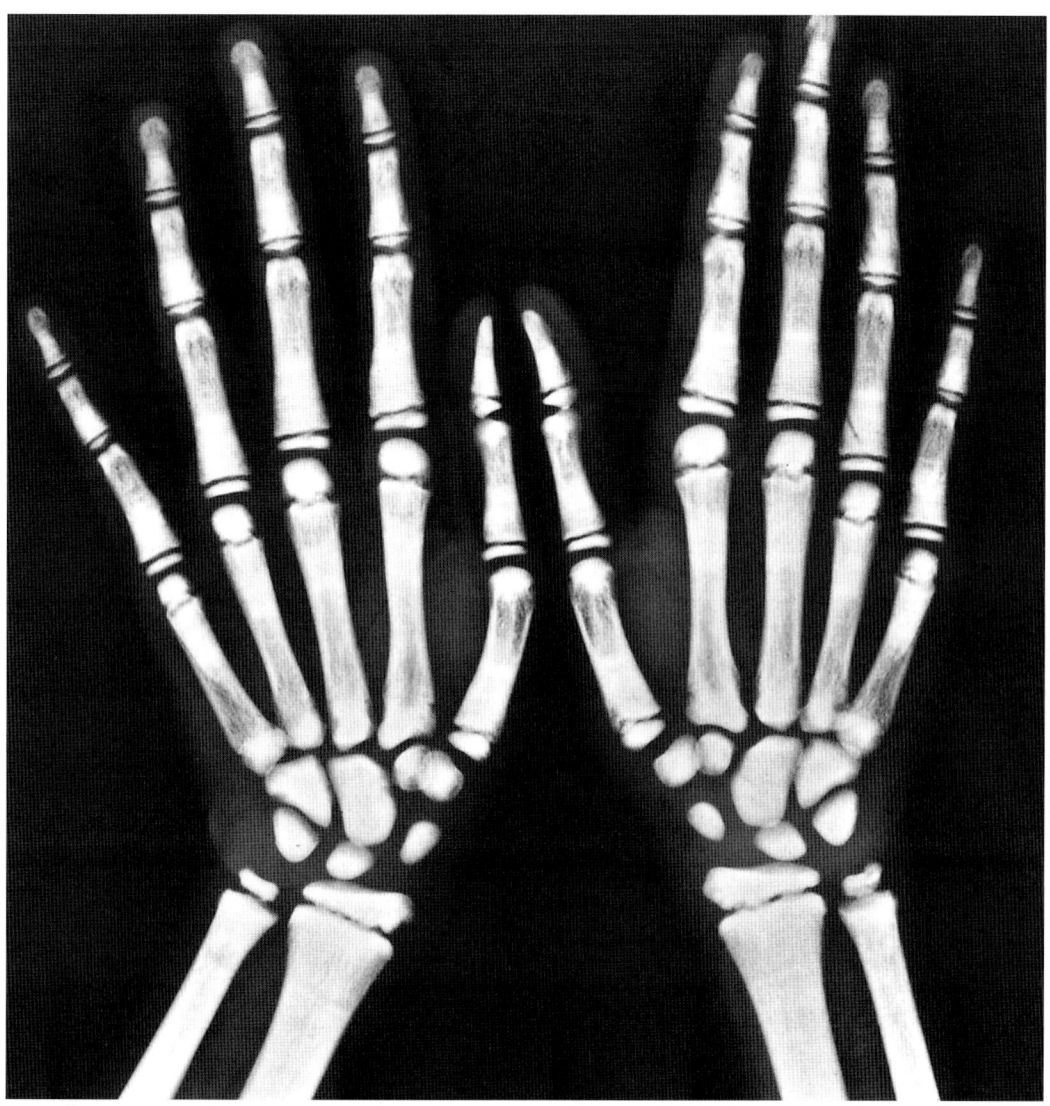

Abb. 32-34. Die dorsopalmare Aufnahme beider Hände eines 7jährigen Jungen mit Osteopetrose zeigt an den dichten sklerotischen Knochen die für dieses Krankheitsbild charakteristische fehlende Abgrenzbarkeit von Knochenrinde und Knochenmarkhöhle. Die Mittelhandknochen erscheinen wegen der fehlenden Knochenmodellierung kegelartig

TEIL VII - Angeborene und entwicklungsbedingte Anomalien

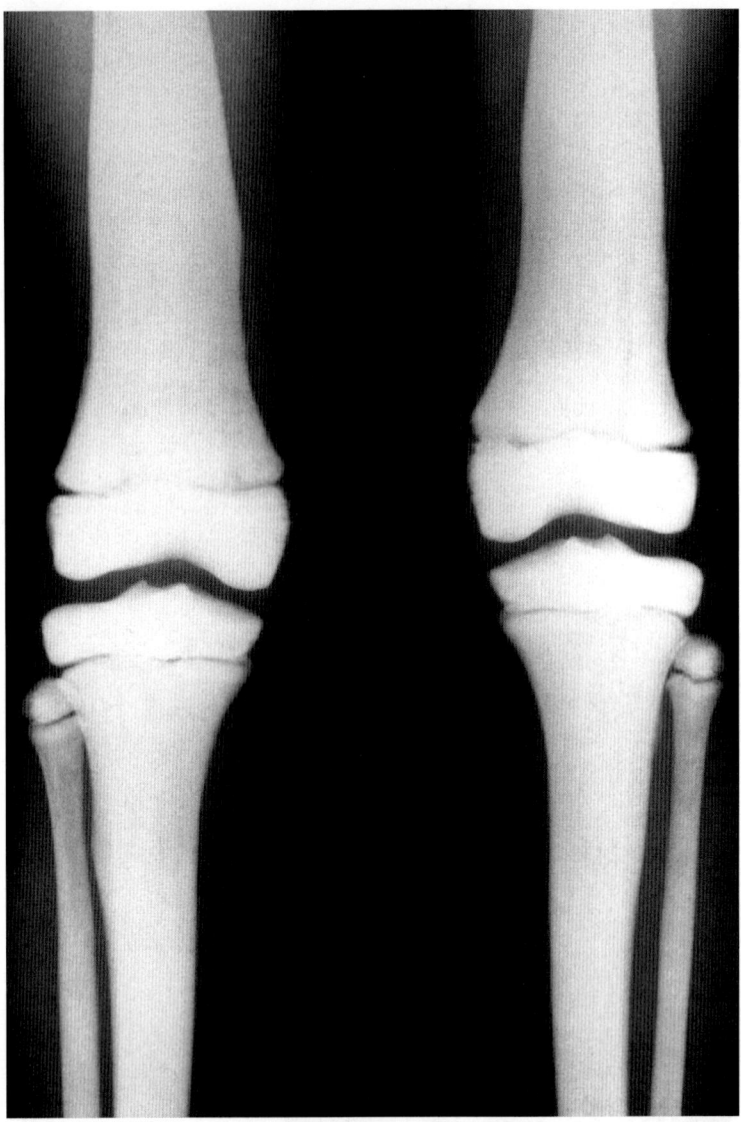

Abb. 32-35. Die lange a.-p. Aufnahme der Knieregion zeigt bei diesem 10jährigen Mädchen mit Osteopetrose eine einförmige Dichtevermehrung der Epiphysen, Metaphysen und Schäfte, wobei hier eine Abgrenzung zwischen Knochenrinde und Knochenmark nicht mehr möglich ist. Das Trabekelmuster wird durch die Ansammlung von unreifem Knochen völlig überlagert. Am distalen Femur- und am proximalen Tibiaende sieht man eine kolbige Deformierung als Resultat der ausgebliebenen Remodellierung des Knochens

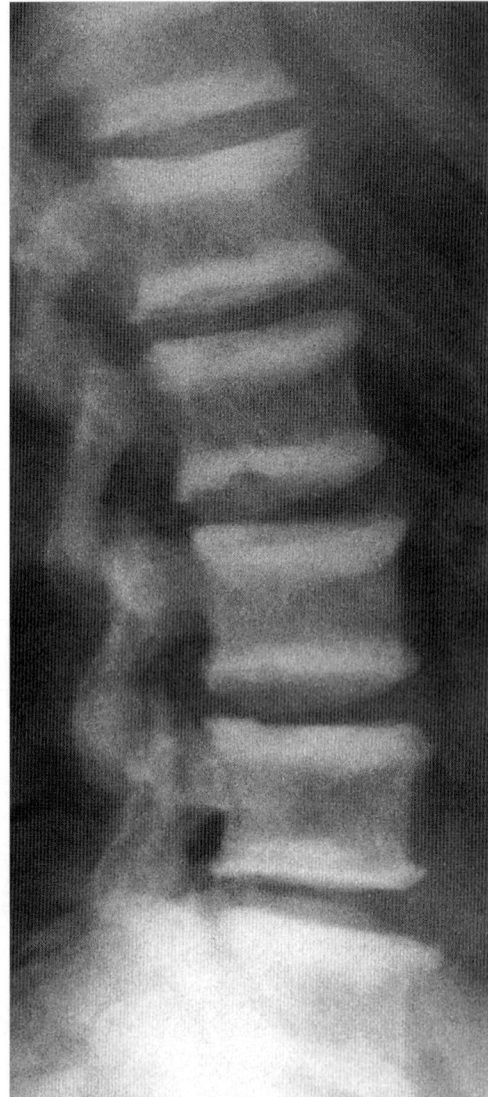

Abb. 32-36. Bei dem 14jährigen Jungen mit Osteopetrose zeigt die Seitaufnahme des thorakolumbalen Übergangs das charakteristische Bild einer „Ruggerjersey-Wirbelsäule". Insgesamt ist dabei die Dichte des Knochens vermehrt

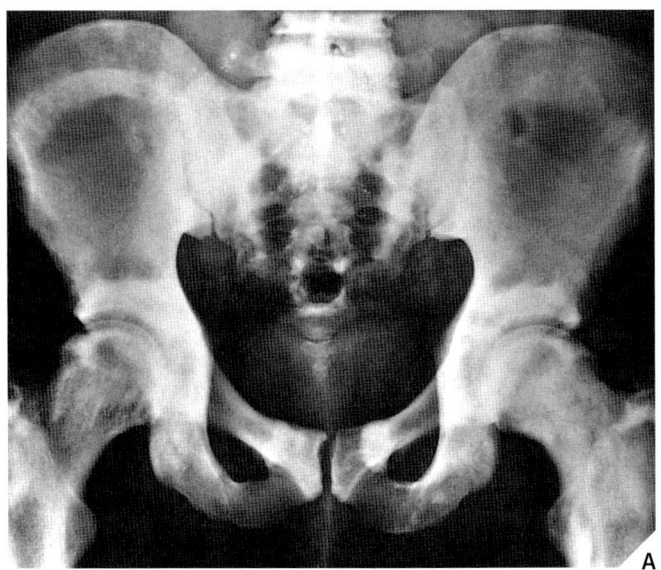 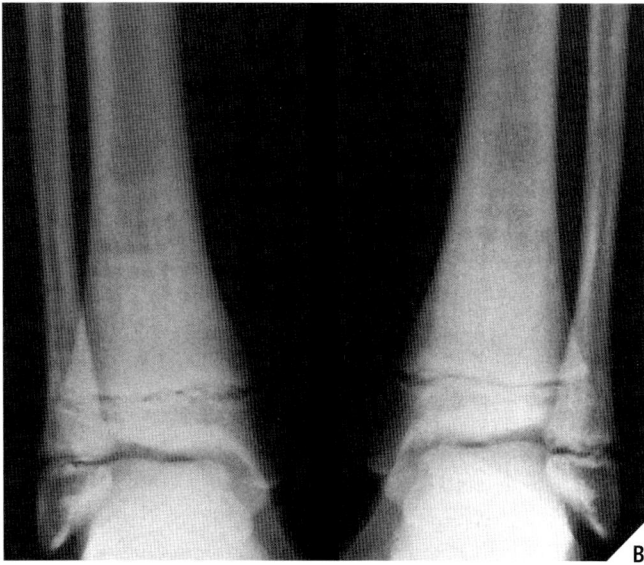

Abb. 32-37. Die Röntgenuntersuchung eines 12jährigen Mädchens mit Osteopetrose zeigt das zyklische Muster dieser Störung. **A** Am Becken sieht man an den Darmbeinen in wechselnder Folge Bänder eines normalen (strahlentransparenten) und eines abnormen (sklerotischen) Knochens in ringartiger Anordnung. **B** An beiden Unterschenkeln finden sich solche alternierenden Bänder von sklerosiertem und transparentem Knochen in den distalen Schaftanteilen und den Metaphysen von Fibula und Tibia

Pyknodysostose

Die Pyknodysostose (Morbus Maroteaux-Lamy) ist eine autosomal rezessiv vererbte Krankheit, deren Manifestationen am Knochen von einer Resorptionsstörung der primären Spongiosa herrühren. Patienten mit diesem Leiden, wie z. B. der Maler Toulouse-Lautrec, haben eine unproportioniert kurze Gestalt, die sich bereits in der frühen Kindheit zeigt. Im Gegensatz zu den Osteopetrosepatienten haben sie aber in der Regel keine Symptome; nur gelegentlich führt eine pathologische Fraktur zur Zufallsentdeckung des Leidens.

Im Röntgenbild bietet die Pyknodysostose die allen sklerosierenden Skelettdysplasien gemeinsame Dichtevermehrung des Knochens. Darüber hinaus persistieren am Schädel die vordere und die hintere Fontanelle, man sieht Nahtknochen und einen stumpfen, vergrößerten Unterkieferwinkel (Abb. 32-38). Unterscheidungsmerkmale zur Osteopetrose sind die Hypoplasie der Finger- und Zehenendglieder und Nagelkranzfortsatzresorptionen (Abb. 32-39), doch kann man letzteres Zeichen, die Akroosteolyse, bei einer Vielzahl von Krankheiten sehen (vgl. Tab. 13-3).

Enostose (Kompaktainsel), Osteopoikilie und Osteopathia striata

Wenn die enchondrale Ossifikation normal verläuft, jedoch reife Knochenbälkchen verschmelzen und dann nicht mehr resorbiert und remodelliert werden, dann nennt man die sich daraus ergebende Entwicklungsanomalie Enostose (oder Knochen- bzw. Kompaktainsel), Osteopoikilie oder Osteopathia striata. Der genaue Erbgang einer jeden Störung ist unbekannt, wahrscheinlich autosomal dominant. Die häufigste und zugleich leichteste Form dieser drei ist die Enostose (Abb. 32-40 u. 32-41), die symptomlos ist; es erscheint aber wichtig, diesen Zustand von einem Osteoidosteom (vgl. Abb. 15-19 u. 16-8B) und einer osteoblastischen Knochenmetastase abzugrenzen. Die Osteopoikilie (Osteopathia condensans disseminata oder „spotted bone disease") ist ebenfalls symptomfrei und zeigt charakteristische multiple Knocheninseln, die symmetrisch verteilt und nahe den Gelenkenden eines Knochens gruppiert sind (Abb. 32-42). Zwar reichen meist schon Übersichtsaufnahmen für die Diagnosestellung aus, doch können zweifelhafte Fälle die Skelettszintigraphie erforderlich machen, die dann diagnostisch beweisend ist. Bei der Osteopoikilie ist das Szintigramm relativ normal, hingegen haben Knochenmetastasen immer eine vermehrte Radionuklideinspeicherung.

TEIL VII - Angeborene und entwicklungsbedingte Anomalien

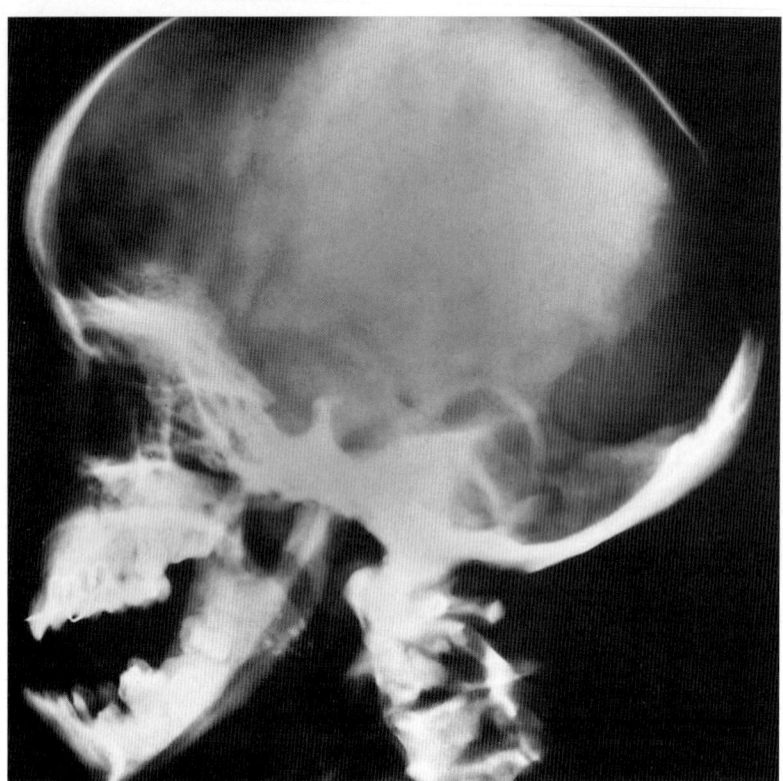

Abb. 32-38. Die Seitaufnahme von Hirn- und Gesichtsschädel eines 8jährigen Kindes mit Pyknodysostose zeigt eine persistierende vordere und hintere Fontanelle sowie einen stumpfen (fetalen) Mandibulawinkel, bei dieser Störung häufige Manifestationen. (Wiedergabe mit freundlicher Erlaubnis von Dr. W.E. Berdon, New York, New York)

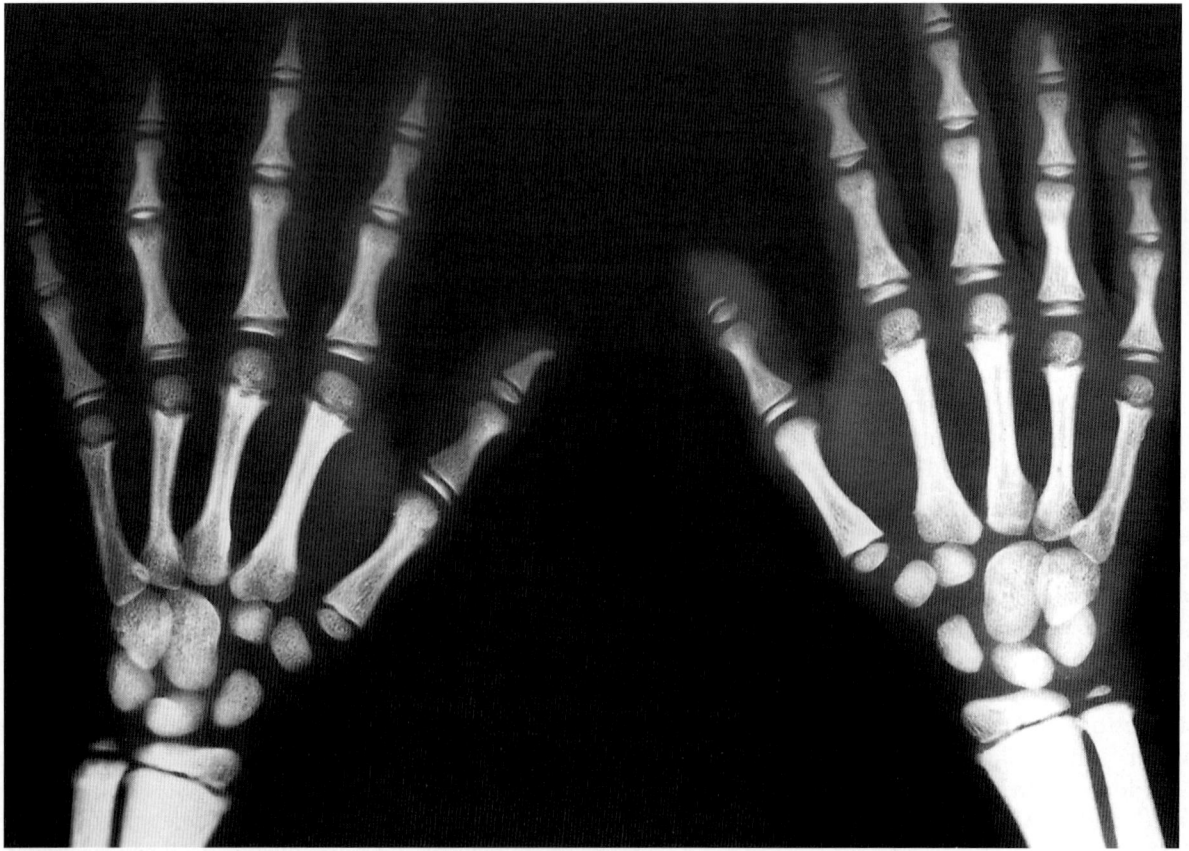

Abb. 32-39. Die d.-p. Aufnahme beider Hände eines 8jährigen Knaben mit Pyknodysostose zeigt die Resorption der Nagelkranzfortsätze (Akroosteolyse), ein Zeichen, das die Pyknodysostose von der Osteopetrose abgrenzen hilft. (Wiedergabe mit freundlicher Genehmigung von Dr. J. Dorst, Baltimore, Maryland)

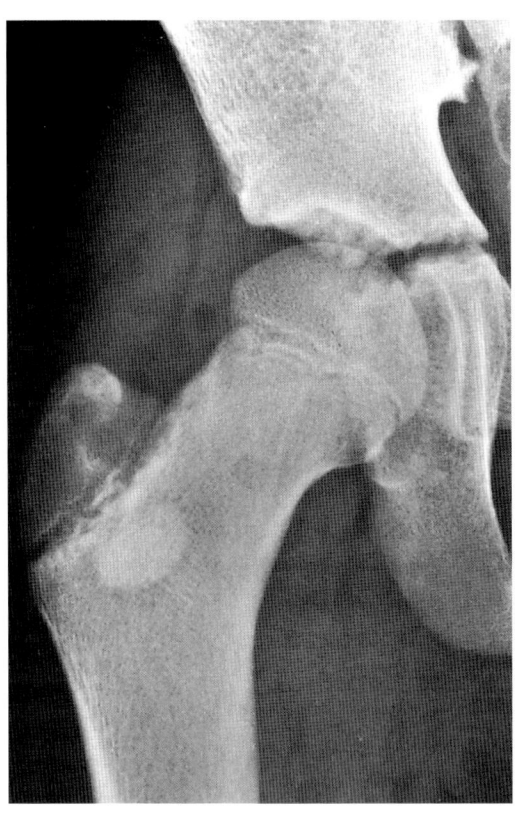

Abb. 32-40. Dieser 10jährige Junge wurde wegen einer Hüftverletzung untersucht. Sein Röntgenbild der rechten Hüfte im a.-p. Strahlengang zeigt als Zufallsbefund eine sehr große Kompaktainsel im Schenkelhals (Osteom), die völlig asymptomatisch war

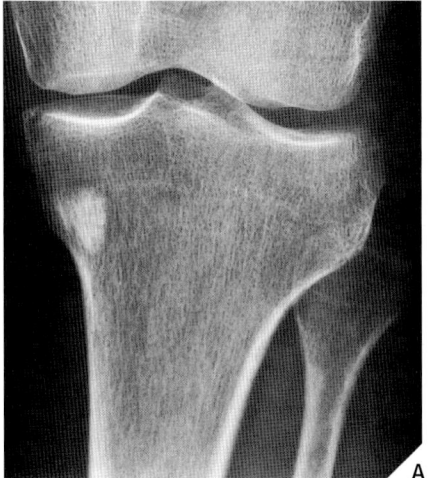
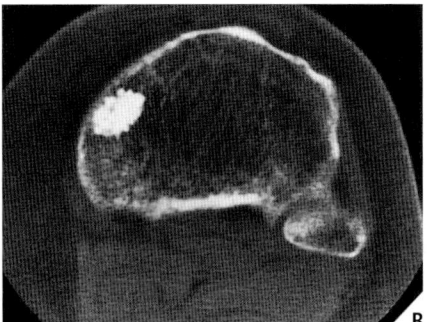
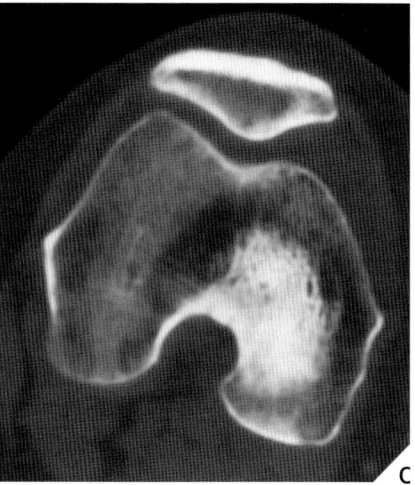

Abb. 32-41. A, B Ein a.-p. Röntgenbild des Knies und ein CT-Bild in Höhe der proximalen Tibia zeigen eine Kompaktainsel mit ihrem charakteristischen bürstenartigen Rand. **C** Bei einem anderen Patienten zeigt das CT-Bild in Höhe des Kniegelenks eine Riesen-Kompaktainsel im medialen Femurkondylus

TEIL VII - Angeborene und entwicklungsbedingte Anomalien

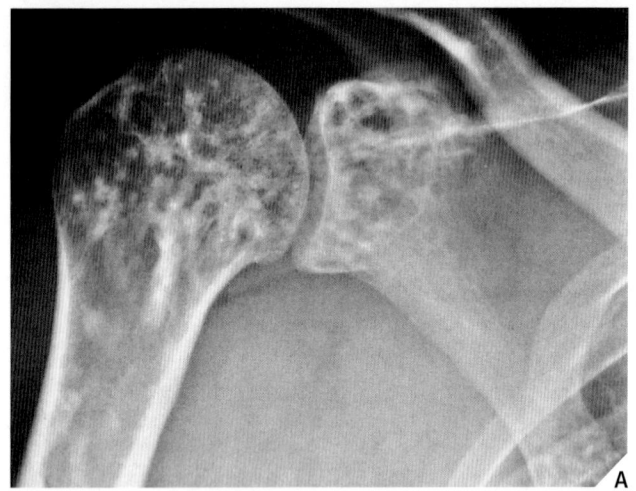

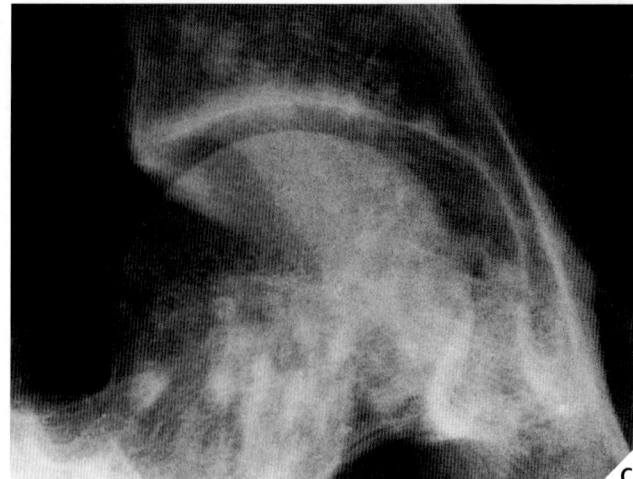

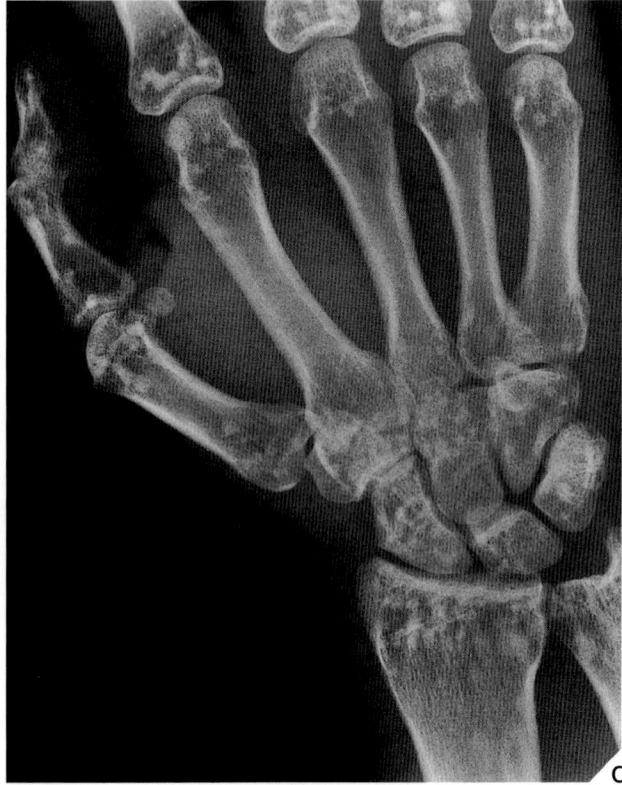

Abb. 32-42. **A** Die a.-p. Röntgenaufnahme der Schulter eines 34jährigen Mannes, der nach einem Autounfall über Schmerzen in der rechten Schulter klagte, zeigt weder Frakturen noch Luxationen. Dagegen sieht man hier viele sklerotische Herde als Ausdruck einer Osteopoikilie in die gelenknahen Knochenenden von Skapula und Humerus eingestreut. Die anschließende Skelettübersicht ergab eine ausgedehnte Beteiligung des Skeletts, insbesondere der Hände und Handgelenke (**B**) sowie der Hüftgelenke (**C**)

Histologisch zeigen sowohl die Enostose wie auch die Veränderungen der Osteopoikilie charakteristische Herde eines kompakten Knochens, der in die Spongiosa eingestreut ist und dabei auffällige Zementlinien und gelegentlich auch Havers-Systeme bietet. Klinisch ist die Osteopoikilie von schwereren Erkrankungen wie der Mastozytose und der tuberösen Sklerose, aber auch von osteoblastischen Skelettmetastasen, abzugrenzen.

Die Osteopathia striata, das in dieser Gruppe seltenste Leiden, ist eine asymptomatische Veränderung, die durch feine linienartige Streifen, meist in den langen Röhrenknochen und an Stellen sehr raschen Wachstums, wie z. B. Knie (Abb. 32-43) und Schulter, gekennzeichnet ist. Mehrere Autoren postulieren eine Beziehung zwischen dieser Krankheit und der Osteopoikilie, andere halten sie nur für eine Variante der letzteren.

Progressive diaphysäre Dysplasie

Das Ausbleiben der Knochenresorption und der Remodellierung an Stellen der intramembranösen (desmalen) Ossifikation (Rinde der Röhrenknochen, Schädelkalotte, Mandibula und mittleres Schlüsselbeindrittel) ist die Anomalie, die man typischerweise bei der progressiven diaphysären Dysplasie (Morbus Camurati-Engelmann) vorfindet. Wie Enostose, Osteopoikilie und Osteopathia striata, so ist auch sie eine autosomal dominante Störung mit einer beträchtlichen Variabilität in ihrer Expression. Klinische Charakteristika hierfür sind Wachstumsverzögerung, Muskelschwund, Schmerz und Schwäche der Extremitäten sowie ein watschelnder Gang.

Wegen ihrer auffälligen Neigung zu symmetrischen Befall der Extremitäten und charakteristischer Aussparung der Epiphysen und der Metaphysen, also den Stellen der enchondralen Ossifikation, erkennt man die progressive diaphysäre Dysplasie röntgenologisch an der symmetrischen spindelförmigen Kortikalisverbreiterung der langen Röhrenknochen, besonders an der unteren Extremität (Abb. 32-44).

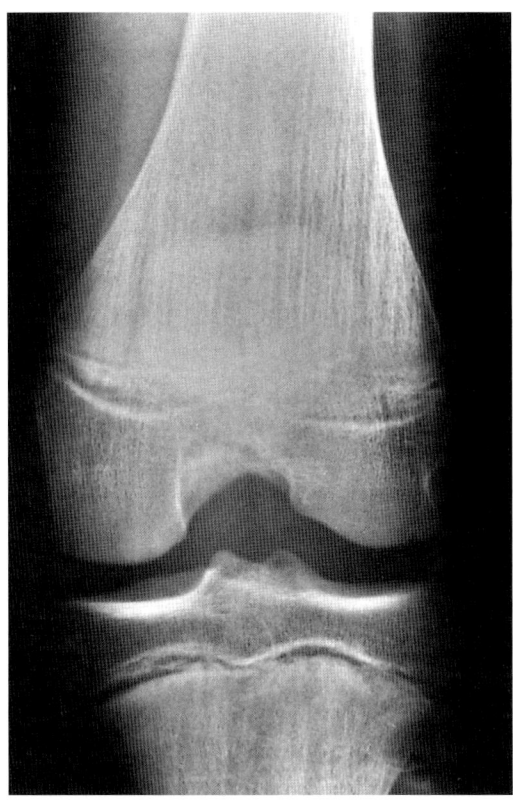

Abb. 32-43. Bei diesem 14jährigen Mädchen mit einer Verletzung in der Vorgeschichte zeigt die a.-p. Aufnahme des rechten Knies als Zufallsbefund zarte lineare Streifen in Schaft und Metaphyse von Femur und proximaler Tibia, die für eine Osteopathia striata charakteristisch sind; die Epiphysen bleiben im Gegensatz dazu ausgespart

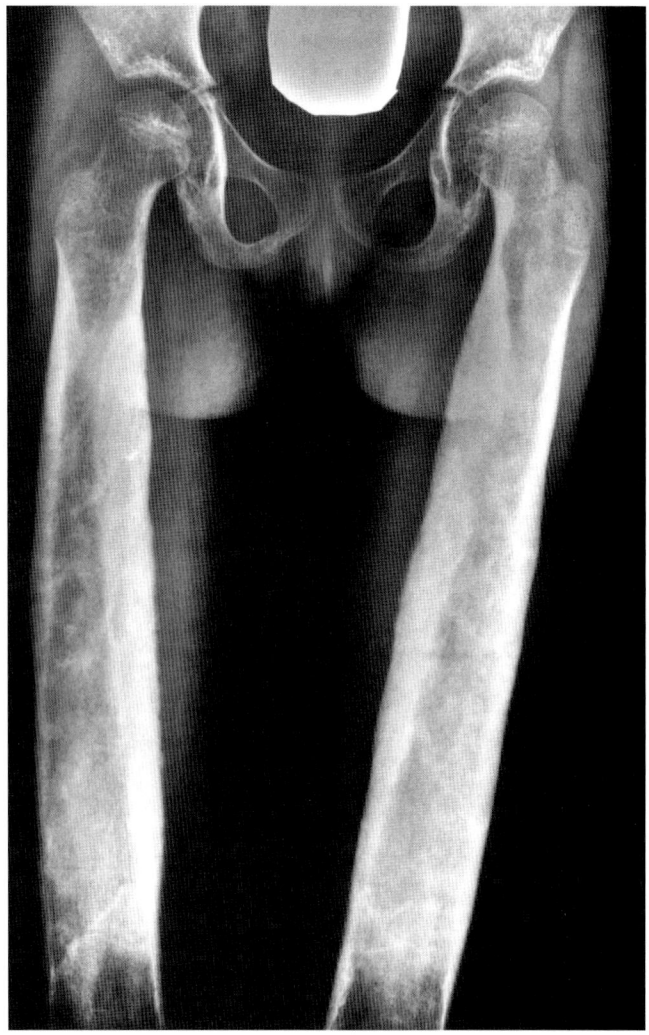

Abb. 32-44. Die a.-p. Aufnahme der Hüfte und proximalen Oberschenkel zeigt bei einem 8jährigen Knaben mit Camurati-Engelmann-Syndrom eine spindelförmige Kortikalisverbreiterung. Man achte darauf, daß nur die Orte der desmalen Knochenbildung betroffen sind, nicht aber die Stellen der enchondralen Knochenbildung. (Wiedergabe mit freundlicher Genehmigung von Dr. W.E. Berdon, New York, New York)

TEIL VII - Angeborene und entwicklungsbedingte Anomalien

Eine der progressiven diaphysären Dysplasie ähnliche familiäre Störung beschrieben Ribbing und später Paul; diese ist im allgemeinen asymptomatisch und zeigt eine begrenzte asymmetrische Beteiligung, vor allem nur der langen Röhrenknochen. Sie ist unter der Bezeichnung hereditäre multiple diaphysäre Sklerose bekannt und stellt vermutlich die gleiche Störung wie der Morbus Camurati-Engelmann dar (Abb. 32-45).

Melorheostose

Als seltenes Krankheitsbild ungeklärter Ursache zeigt die Melorheostose (Morbus Leri) keine Zeichen eines Erbgangs. Sie gehört zu einer Gruppe von Krankheiten, die man als gemischte sklerosierende Dysplasien bezeichnet und die die Charakteristika einer gestörten enchondralen wie auch intramembranösen (desmalen) Ossifikation

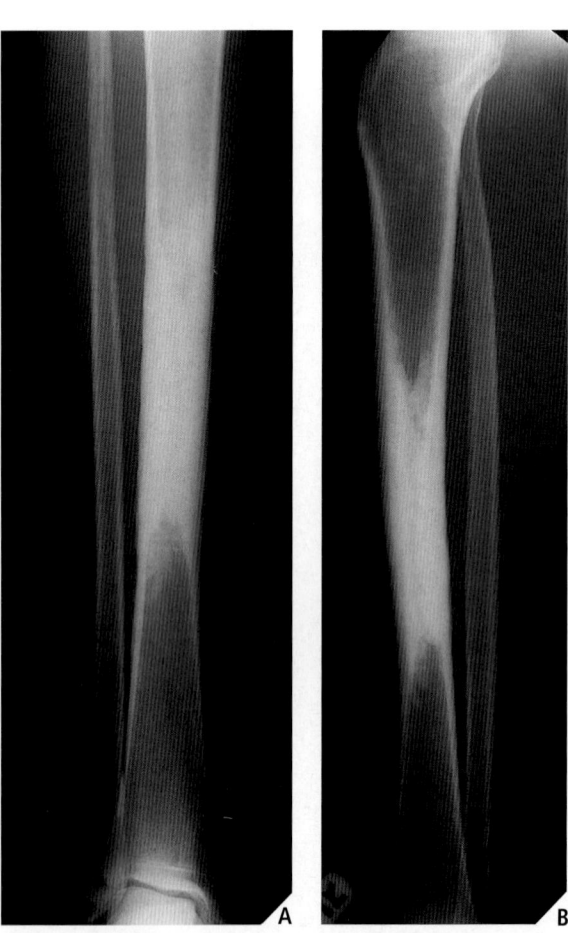

Abb. 32-45. A, B Das a.-p. Bild und die seitliche Röntgenaufnahme des rechten Unterschenkels zeigen bei einem beschwerdefreien 32 Jahre alten Mann die Merkmale einer hereditären multiplen diaphysären Sklerose (Morbus Ribbing). Man beachte die zirkulär und leicht unregelmäßig verbreiterte Knochenrinde der Tibia

bieten. Schmerzen, die durch körperliche Aktivität verschlimmert werden, führen den Patienten zum Arzt. Häufig sind eingeschränkte Gelenkbeweglichkeit und Einsteifungen infolge von Kontrakturen, Weichteilfibrosierung und Knochenneubildung in den periartikulären Weichteilen. Die Melorheostose kann monostotisch (forme fruste) oder polyostotisch, dann mit Befall einer ganzen Gliedmaße, vorkommen.

Normale Übersichten reichen zur Diagnosestellung aus. Man erkennt diese Veränderung an einer wellenförmigen Hyperostose, die geschmolzenem Wachs ähnelt, das an einer Kerze herabfließt. Diesem Merkmal verdankt dies Krankheit auch ihren griechischen Namen (melos: die Gliedmaße; rhein: fließen); ferner ist in der Regel immer nur eine Seite eines Knochens betroffen (Abb. 32-46). Begleitende Gelenkanomalien sind in den Übersichten ebenfalls gut erkennbar. Nicht selten ist auch der Befall von Weichteilen, wobei die ossifizierten Raumforderungen oft um Hüft- und Kniegelenk gelegen sind (Abb. 32-47). Die MRT zeigt in allen Pulssequenzen innerhalb der erkrankten Bereiche ein nur geringes Signal (Abb. 32-48 u. 32-49). Die Skelettszintigraphie kann weitere Befallsorte mit abnormer Nuklideinspeicherung feststellen (vgl. Abb. 30-15). Die mikroskopische Untersuchung von Melorheostose-

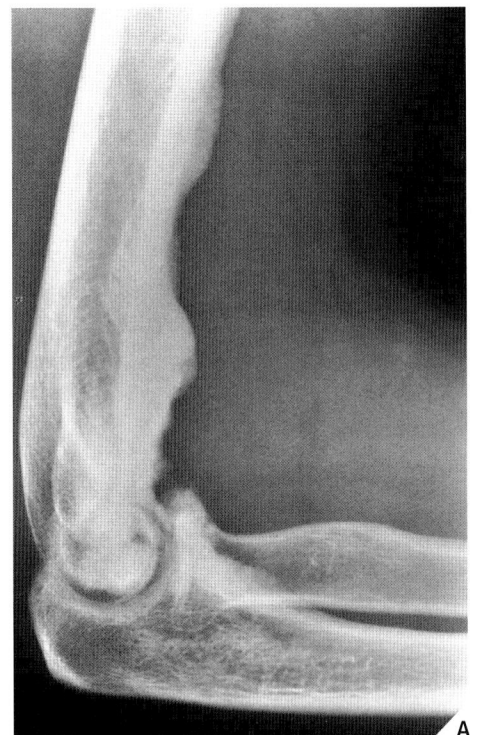
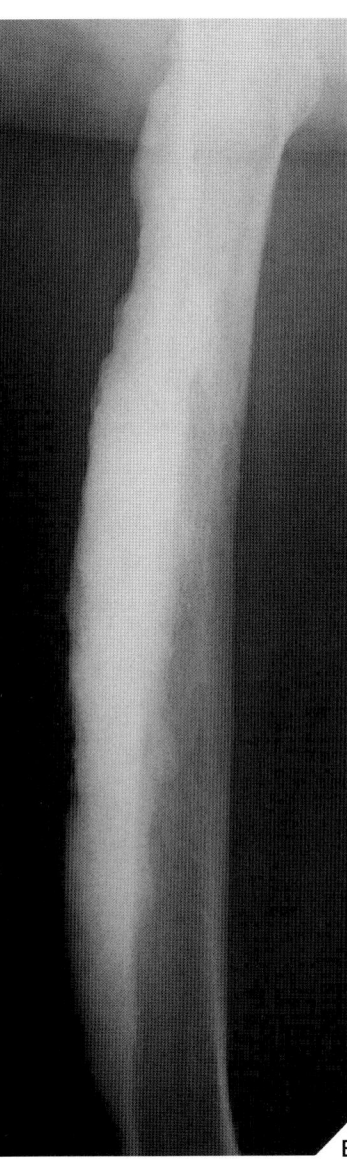
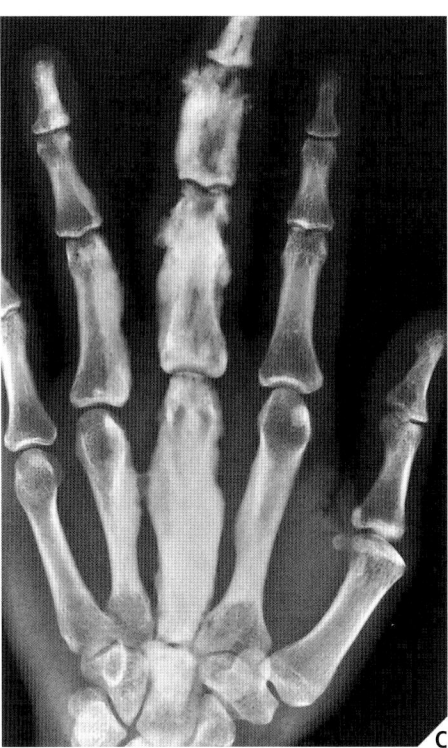

Abb. 32-46. Ein 28jähriger Mann stellte sich wegen Schmerzen im rechten Ellbogen und mit einer Vergrößerung seines rechten Mittelfingers vor. **A** Die seitliche Ellbogenaufnahme zeigt eine fließende Hyperostose an der vorderen Kortikalis des distalen Humerus, wie sie für eine Melorheostose typisch ist. Zu beachten sind die knöcherne Überbrückung des Gelenks durch diese Veränderung und auch die Beteiligung des Processus coronoideus ulnae. **B** Die Röntgenaufnahme des rechten Femurs zeigt nur die äußere Vorderseite hiervon betroffen. **C** Die d.-p. Aufnahme der rechten Hand zeigt eine betonte Hypertrophie des 3. Strahls. Beteiligt sind die Knochenrinden, also die Stellen der desmalen Ossifikation, und ebenso die Gelenkenden, die Orte der enchondralen Verknöcherung. Dies ist für gemischt sklerosierende Dysplasien typisch

TEIL VII - Angeborene und entwicklungsbedingte Anomalien

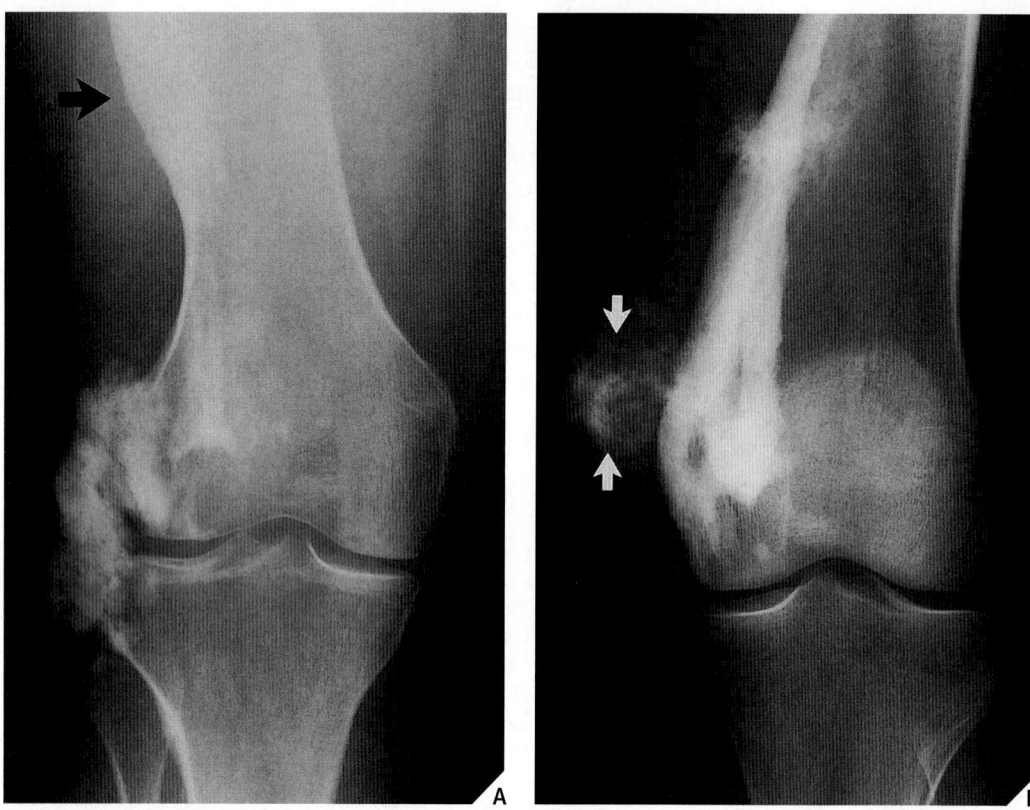

Abb. 32-47. **A** Die a.-p. Aufnahme des rechten Knies einer 46 Jahre alten Frau mit Melorheostose zeigt eine Weichteilverknöcherung an der Knieaußenseite in Gelenkhöhe; auch ist die Knochenrinde des Femurs betroffen (*Pfeil*). **B** Das Röntgenbild des Knies einer 25 Jahre alten Frau zeigt die Beteiligung des medialen Femurkondylus und das Übergreifen auf die Weichteile (*Pfeile*)

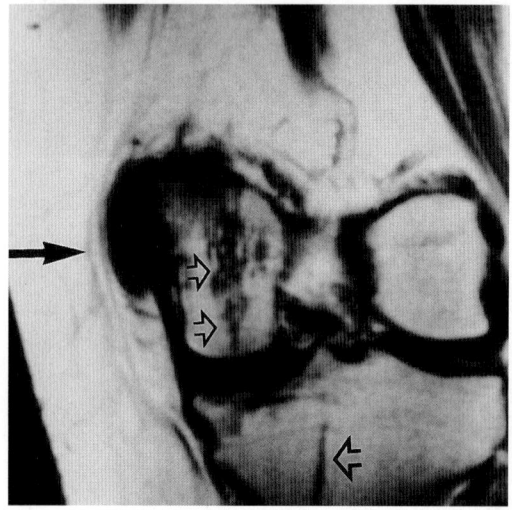

Abb. 32-48. Ein koronares T1w MRT-Bild des Knies (SE; TR 800/TE 30 ms) zeigt bei einem 20 Jahre alten Mann eine hypointense knöcherne Raumforderung, die dem Femurkondylus aufsitzt (*Pfeil*), sowie ähnliche Herde der Melorheostose im Knochenmark (*offene Pfeile*)

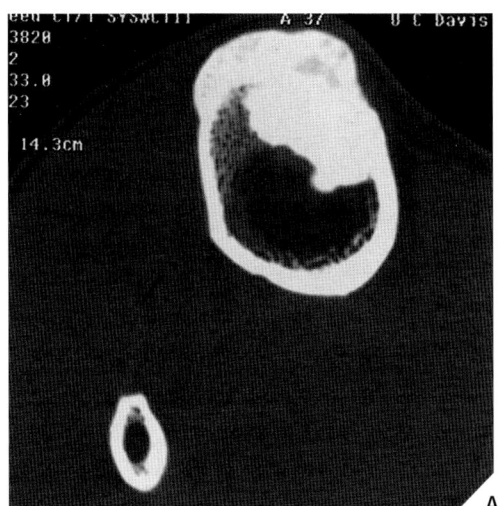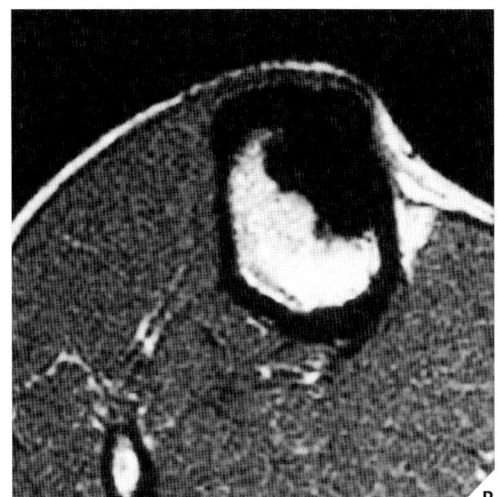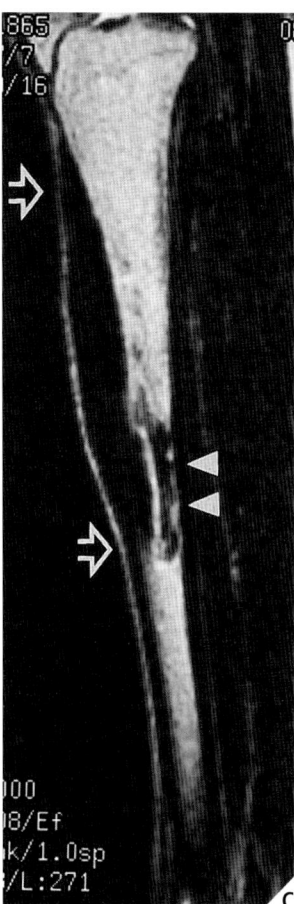

Abb. 32-49. A Ein CT-Bild in Höhe des mittleren Tibiadrittels einer 30 Jahre alten Frau mit Melorheostose zeigt den Befall des ventralen Kortex und des ventromedialen Anteils des Markraums. **B** Das axiale T1w MRT-Bild (SE; TR 800/TE 16 ms) zeigt diese Läsion genauso signalarm wie die Knochenrinde. Das gesunde Knochenmark ist ähnlich dem subkutanen Fett signalreich. **C** Das sagittale T2w MRT-Bild (fast SE; TR 3000/TE 108 ms Ef) zeigt die Läsion auch hierbei signalarm (*offene Pfeile*). Die *Pfeilspitzen* zeigen auf den Markraumbefall.

präparaten deckt eine unspezifische hyperostotische periostale Knochenbildung mit verbreiterten Trabekeln und fibrotischen Veränderungen im Markraum auf. Der Knochen erscheint primitiv und besteht besonders an der Periostoberfläche weitgehend aus primären Havers-Systemen, die durch Ablagerung von sklerotischen, verbreiterten und etwas unregelmäßigen Lamellen nahezu vollständig obliteriert sind. In periartikulären Läsionen wurden Knorpelinseln mit Zeichen der enchondralen und intramembranösen Knochenbildung innerhalb des zellulären Fasergewebes sowie osteoblastische Aktivität längs der Ränder der Osteonen beschrieben.

Behandlung: Die Krankheit ist chronisch und führt gelegentlich zur Invalidität. Die operative Behandlung besteht in Weichteileingriffen, wie z. B. Sehnenverlängerung, Resektion von Binde- und Knochengewebe, Fasziotomie und Kapsulotomie. Zu den weiteren Verfahren zählen Korrekturosteotomien, die Resektion von hyperostotischem Knochen und bei schwer betroffenen und aufgrund einer Ischämie schmerzhaften Gliedmaßen gar die Amputation. Rezidive sind häufig.

Weitere gemischte sklerosierende Dysplasien

Die häufigste unter den übrigen gemischten sklerosierenden Dysplasien ist das gleichzeitige Vorkommen von Melorheostose, Osteopathia striata und Osteopoikilie. Die radiologischen Zeichen dieses „Überlappungssyndroms" stellen eine Kombination einer jeden dieser 3 Dysplasien dar (Abb. 32-50), eine Tatsache, die auf einen gemeinsamen Pathogenesemechanismus hindeutet.

Eine Abhandlung der weiteren in Tabelle 32-5 aufgeführten Dysplasien würde den Rahmen dieses Textes sprengen.

TEIL VII - Angeborene und entwicklungsbedingte Anomalien

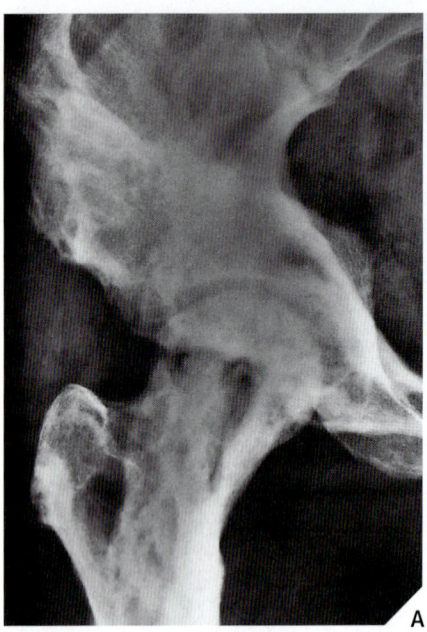 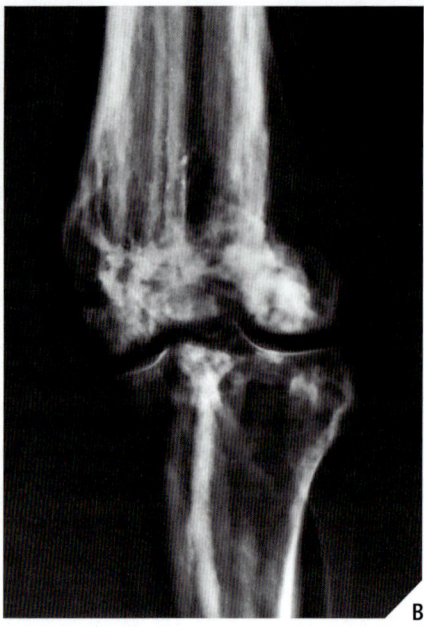 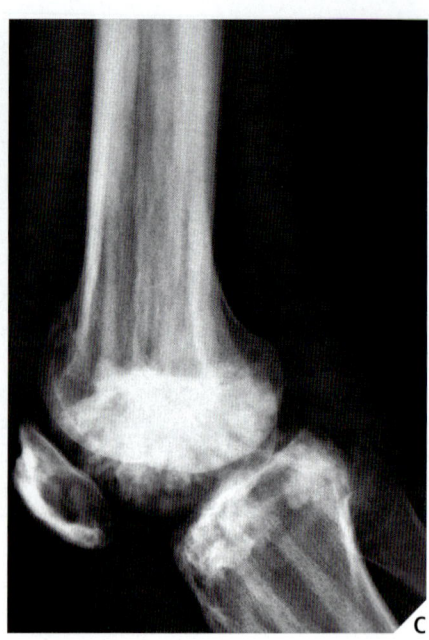

Abb. 32-50. Diese Röntgenaufnahmen eines 18jährigen Mannes zeigen das gleichzeitige Zusammentreffen einer Melorheostose mit einer Osteopoikilie sowie einer Osteopathia striata. **A** Die a.-p. Aufnahme der rechten Hemipelvis mit Hüfte zeigt eine wellige Hyperostose von Darmbein und proximalem Femur, die für die Melorheostose typisch ist. **B, C** Die a.-p. und die Seitaufnahme des Knies zeigen lineare Streifen an distalem Femur und proximaler Tibia, Charakteristika der Osteopathia striata, sowie auch herdförmige Verdichtungen, die das Nachweiskriterium einer Osteopoikilie sind. (Wiedergabe mit freundlicher Genehmigung aus Norman A, Greenspan A, 1986)

Merkpunkte für die Praxis

Skoliose

1. Eine angeborene Skoliose kann entstehen durch:
   - Gestörte Wirbelbildung, die einseitig und partiell (Keilwirbel) oder einseitig und vollständig (Hemivertebra) sein kann;
   - ausbleibende Segmentation, die einseitig (unsegmentierter Stab) oder beidseitig (Blockwirbel) sein kann;
   - gestörte Bildung und Segmentierung.
2. Die idiopathische Skoliose, der häufigste Typ der Skoliose (70%), läßt sich in eine Säuglingsform (m > w), in eine juvenile (m = w) und in eine Adoleszentenform (m < w) einteilen. Beim letzteren Typ liegt die strukturelle (Haupt-)Krümmung in der Brustwirbelsäule oder im thorakolumbalen Übergang und ist nach rechts konvex.
3. Bei der Beurteilung einer Skoliose zeigt die Krümmungsform meist die Variante an:
   - Eine S-förmige Krümmung ist bei der idiopathischen Skoliose der Normalfall;
   - eine C-förmige Krümmung deutet auf eine neuromuskuläre Variante;
   - eine Skoliose mit einem spitzwinkligen Wirbelsäulensegment ist am häufigsten angeboren (z. B. Neurofibromatose, Hemivertebra).
4. Zur Beschreibung der skoliotischen Krümmung gehören:
   - Die strukturelle (Haupt- oder Primär-)Krümmung, die durch den oberen und unteren Neutralwirbel abgegrenzt wird;
   - die kompensatorische (Sekundär-)Krümmung proximal oder distal eines Neutralwirbels;
   - der Scheitelwirbel mit der stärksten Rotation und Keilform, dessen Zentrum am weitesten von der zentralen Wirbelsäulenlinie entfernt liegt.
5. Es stehen mehrere Methoden zur Ausmessung einer skoliotischen Krümmung zur Verfügung:
   - Die Methode nach Lippman-Cobb, bei der der Winkel nur durch die Neigung der Wirbelabschlußplatten der beiden Krümmungsendwirbel zueinander bestimmt wird;
   - die Methode nach Risser-Ferguson, die 3 Punkte zur Kurvenbestimmung verwendet – die Zentren des oberen und unteren Krümmungsendwinkels und das des Scheitelwirbels;
   - der Skolioseindex, der die Abweichung eines jeden Einzelwirbels der skoliotischen Krümmung von der zentralen Wirbelsäulenlinie mißt.
6. Um bei der Bestimmung des Korrekturausmaßes einer skoliotischen Krümmung Genauigkeit zu gewährlei-

sten, sollten vor und nach Therapie die gleichen Meßpunkte verwendet werden, auch wenn sich inzwischen die Übergangswirbel ortsmäßig verändert haben.
7. Die Rotation eines Wirbelkörpers läßt sich in der a.-p. Aufnahme beurteilen:
   - Mittels der Methode nach Cobb, die die Stellung der Dornfortsätze als Referenzpunkte verwendet;
   - mittels der Methode nach Moe, die die Bogenwurzeln als Referenzpunkte verwendet.
8. Die Feststellung der Skelettreife, ein wichtiger Faktor zu Prognose und Therapie einer angeborenen Skoliose, läßt sich treffen durch:
   - Vergleich einer Röntgenaufnahme von Handwurzel und Hand des Patienten mit den Angaben in Standardwerken;
   - den Verknöcherungszustand der Wirbelringapophyse oder Apophyse des Beckenkamms (Risser-Apophyse).

Anomalien mit genereller Skelettbeteiligung

1. Zu den bei der Neurofibromatose häufig anzutreffenden Skelettanomalien zählen:
   - Äußere Erosionen der Knochenrinde;
   - Pseudarthrosen, besonders an Tibia und Fibula;
   - ein kurzes kyphoskoliotisches Segment spitzwinkeliger Abknickung an der unteren Hals- und der oberen Brustwirbelsäule;
   - vergrößerte Zwischenwirbellöcher und ausgehöhlte Rückflächen der Wirbelkörper.
2. Die maligne Entartung zum Sarkom ist die ernsteste Komplikation der plexiformen Variante der Neurofibromatose.
3. Zu den radiologischen Leitzeichen der Osteogenesis imperfecta, einer Krankheit mit charakteristischer extremer Brüchigkeit der Knochen, zählen:
   - Eine schwere Osteoporose;
   - ausgedünnte Knochenrinde;
   - Nahtknochen (Wormius-Knochen);
   - Knochendeformierungen wie „trompetenförmige" Metaphysen;
   - „Popcorn-Verkalkungen" an den Gelenkenden der langen Röhrenknochen;
   - Kyphoskoliose;
   - zahlreiche Frakturen.
4. Röntgenologisch kennzeichnend für die Achondroplasie sind:
   - Rhizomeler Minderwuchs;
   - tischtennisschlägerartige Form der beiden Beckenhälften und ein Aussehen des kleinen Beckens wie ein Champagnerglas;
   - an der Lendenwirbelsäule verringerter Abstand der Bogenwurzeln eines Wirbels zueinander (Spinalkanalstenose);
   - Ausgehöhlte Wirbelkörperhinterkanten;
   - „Dreizack"-Aussehen der Hände.
5. Die verschiedenen Krankheiten aus dem Formenkreis der Mukopolysaccharidosen haben folgende radiologische Zeichen gemein:
   - Osteoporose;
   - ovale oder hakenförmige Wibelkörper;
   - eine abnorme Beckenform;
   - zu kurze Röhrenknochen.
6. Die Fibrodysplasia ossificans progressiva (Myositis ossificans progressiva) ist gekennzeichnet durch überschießende Verknöcherung von Muskelstrukturen und Subkutangewebe und führt zu Ankylosen und Thoraxwandeinsteifung. Angeborene Anomalien von Daumen und Großzeh (Agenesie, Mikrodaktylie) sollten den Radiologen auf die Möglichkeit dieses schwer verkrüppelnden Leidens aufmerksam machen.
7. Die sklerosierenden Dysplasien haben als gemeinsames Zeichen eine erhöhte Knochendichte.
8. Die radiologischen Leitzeichen von Osteopetrose und Pyknodysostose, Krankheiten auf dem Boden einer gestörten enchondralen Ossifikation, sind:
   - Eine einförmig erhöhte Dichte des Knochens;
   - fehlende Remodellierung;
   - aufgehobene Grenze zwischen Markhöhle und Knochenrinde.

   Pathologische Frakturen sind hierbei häufig.
9. Zu den für die Pyknodysostose spezifischen Zeichen zählen:
   - Akroosteolysen;
   - ein stumpfer Unterkieferwinkel;
   - offen bleibende Fontanellen;
   - Suturen- oder Wormius-Knochen (Ossa suturarum).
10. Kompaktainsel, Osteopoikilie und Osteopathia striata, weitere Krankheiten auf dem Boden einer gestörten enchondralen Ossifikation, sind röntgenologisch charakterisiert durch:
    - Herde von sklerosiertem reifem Knochen in der Markhöhle (Kompaktainsel und Osteopoikilie);
    - feine linienförmige Streifen (Osteopathia striata) an Stellen sehr raschen Knochenwachstums.
11. Die progressive diaphysäre Dysplasie und die hereditäre diaphysäre Sklerose, Krankheiten durch eine gestörte desmale Ossifikation, erkennt man radiologisch an der verbreiterten Rinde langer Röhrenknochen; die Gelenkenden bleiben jedoch zumeist davon ausgespart.
12. Die Melorheostose, eine gemischte sklerosierende Knochendysplasie durch ein Versagen der enchondralen wie auch der desmalen Ossifikation, erkennt man im Röntgenbild an einer fließenden Hyperostose („herabfließendes Kerzenwachs") auch mit Befall der umgebenden Weichteile und des Gelenks.

TEIL VII - Angeborene und entwicklungsbedingte Anomalien

Literaturempfehlungen

Aaro S, Dahlborn M. The longitudinal axis rotation of the apical vertebra, the vertebral, spinal, and rib cage deformity in idiopathic scoliosis studied by computer tomography. Spine 1981; 6: 567–572.

Ablin DS, Greenspan A, Reinhart M, Grix A. Differentiation of child abuse from osteogenesis imperfecta. AJR Am J Roentgenol 1990; 154: 1035–1046.

Abrahamson MN. Disseminated asymptomatic osteosclerosis with features resembling melorheostosis, osteopoikilosis and osteopathia striata. J Bone Joint Surg [Am] 1968; 50A: 991–996.

Andersen PE Jr, Bollerslev J. Heterogeneity of autosomal dominant osteopetrosis. Radiology 1987; 164: 223–225.

Bailey JA II. Orthopedic aspects of achondroplasia. J Bone Joint Surg [Am] 1970; 52A: 1285–1301.

Barnes PD, Brody JD, Jaramillo D, Akbar JU, Emans JB. Atypical idiopathic scoliosis: MR imaging evaluation. Radiology 1993; 186: 731–738.

Bauze RJ, Smith R, Francis JO. A new look at osteogenesis imperfecta. J Bone Joint Surg [Br] 1975; 57B: 2–12.

Beals RK, Endosteal hyperostosis. J Bone Joint Surg [Am] 1976; 58A: 1172–1173.

Beighton P. Inherited disorders of the skeleton. Edinburgh: Churchill Livingstone, 1978.

Beighton P, Cremin BJ. Sclerosing bone dysplasias. New York: Springer-Verlag, 1984.

Beighton P, Cremin BJ, Hamersma H. The radiology of sclerosteosis. Br J Radiol 1976; 49: 934–939.

Bhullar TPS, Portinaro NMA, Benson MKD. The measurement of angular deformity: an extended role for the "Cobbometer". J Bone Joint Surg [Br] 1995; 77B: 506–507.

Bridwell KH. Spinal instrumentation in the management of adolescent scoliosis. Clin Orthop 1997; 335: 64–72.

Callahan BC, Georgopoulos G, Eilert RE. Hemivertebral excision for congenital scoliosis. J Pediatr Orthop 1997; 17: 96–99.

Campbell CJ, Papademetriou T, Bonfiglio M. Melorheostosis. A report of the clinical roentgenographic and pathological findings in fourteen cases. J Bone Joint Surg [Am] 1968; 50A: 1281–1304.

Camurati M. Di un raro caso di osteite simmetrica ereditaria degli arti inferiori. Chir Organi Mov 1922; 6: 662–665.

Carlson DH. Osteopathia striata revisited. J Can Assoc Radiol 1977; 28: 190–192.

Cobb JR. Outline for the study of scoliosis. AAOS Instructional Course Lectures 1948; 5: 261–275.

Coccia PF, Krivit W, Cervenka J, et al. Successful bone-marrow transplantation for infantile malignant osteopetrosis. N Engl J Med 1980; 302: 701–708.

Connor J, Evans DA. Fibrodysplasia ossificans progressiva. J Bone Joint Surg [Br] 1982; 64B: 76–83.

Connor J, Evans DA. Genetic aspects of fibrodysplasia ossificans progressiva. J Med Genet 1982; 19: 35–39.

Cremin BJ, Beighton P. Osteopetrosis and other sclerosing bone dysplasias. In: Cremin BJ, Beighton P, eds. Bone dysplasias of infancy: a radiological atlas, New York: Springer, 1978: 101.

Cremin B, Connor J, Beighton P. The radiological spectrum of fibrodysplasia ossificans progressiva. Clin Radiol 1982; 33: 499–508.

D'Addabbo A, Macarini L, Rubini G, Rubini D, Salzillo F, Lauriero F. Correlation between bone imaging and the clinical picture in two unsuspected cases of progressive diaphyseal dysplasia (Engelmann's disease). Clin Nucl Med 1993; 18: 324–328.

D'Agostino AN, Soule EH, Miller RH. Sarcomas of the peripheral nerves and somatic soft tissues associated with multiple neurofibromatosis (von Recklinghausen's disease). Cancer 1963; 16: 1015–1027.

Davis DC, Syklawer R, Cole RL. Melorheostosis on three-phase bone scintigraphy. Case report. Clin Nucl Med 1992; 17: 561–564.

Deacon P, Flood BM, Dickson RA. Idiopathic scoliosis in three dimensions: a radiographic and morphometric analysis. J Bone Joint Surg [Br] 1984; 6611: 509–512.

Demas PN, Soteranos GC. Facial-skeletal manifestations of Engelmann's disease. Oral Surg Oral Med Oral Pathol 1989; 68: 686–690.

De Vits A, Keymeulen B, Bossugt A, Somers G, Verbruggen LA. Progressive diaphyseal dysplasia (Camurati-Engelmann's disease). Improvement of clinical signs and of bone scintigraphy during pregnancy. Clin Nucl Med 1994; 19: 104–107.

Diard F. Imaging of scoliosis. Rev Prat 1993; 43: 1420–1431.

Dickson JM. An eleven-year clinical investigation of Harrington instrumentation: a preliminary report on 578 cases. Clin Orthop 1973; 93: 113–130.

Dickson RA. Early-onset idiopathic scoliosis. In: Weinstein SL, ed. The pediatric spine: principles and practice. New York: Raven Press, 1994: 421–430.

Dorst JP. Mucopolysaccharidosis IV. Semin Roentgenol 1973; 8: 218–219.

Drummond DS. Neuromuscular scoliosis: recent concepts. J Pediatr Orthop 1996; 16: 281–283.

Eastman JR, Bixler D. Generalized cortical hyperostosis (van Buchem disease): nosologic considerations. Radiology 1977; 125: 297–304.

Eggli KD. The mucopolysaccharidoses. In: Taveras JM, Ferrucci JT, eds. Radiology – diagnosis, imaging, intervention, vol 5. Philadelphia: JB Lippincott, 1986: 1–13.

Elmore SM. Pycnodysostosis. A review. J Bone Joint Surg [Am] 1967; 49A: 153–158.

Engelmann G. Ein Fall von Osteopathia hyperostotica (sclerotisans) multiplex infantilis. Fortschr Geb Rontgenstr 1929; 39: 1101–1106.

Evans SC, Edgar MA, Hall-Craggs MD, et al. MRI of "idiopathic" juvenile scoliosis: a prospective study. J Bone Joint Surg [Br] 1996; 78B: 314–317.

Fairbank HAT. An atlas of general affections of the skeleton. Baltimore: Williams & Wilkins, 1951.

Fairbank HAT. Melorheostosis. J Bone Joint Surg [Br] 1948; 30B: 533–543.

Fairbank HAT. Osteopathia striata. J Bone Joint Surg [Br] 1948; 30B: 117.

Fairbank HAT. Osteopoikilosis. J Bone Joint Surg [Br] 1948; 30B: 544–546.

Falvo KA, Root L, Bullough PG. Osteogenesis imperfecta: clinical evaluation and management. J Bone Joint Surg [Am] 1974; 56A: 783–793.

Figueiredo UM, James JIP. Juvenile idiopathic scoliosis. J Bone Joint Surg [Br] 1981; 63: 61–66.

Furia JP, Schwartz HS. Hereditary multiple diaphyseal sclerosis: a tumor simulator. Orthopedics 1990; 13: 1267–1274.

Gehweiler JA, Bland WR, Carden TS Jr, Daffner RH. Osteopathia striata-Voorhoeve's disease: Review of the roentgen manifestations. AJR Am J Roentgenol 1973; 118: 450–455.

Gelman MI. Autosomal dominant osteosclerosis. Radiology 1977; 125: 289–296.

George K, Rippstein JA. A comparative study of the two popular methods of measuring scoliotic deformity of the spine. J Bone Joint Surg [Am] 1961; 43A: 809.

Gertner JM, Root L. Osteogenesis imperfecta. Orthop Clin North Am 1990; 21: 151–162.

Goldstein LA, Waugh TR. Classification and terminology of scoliosis. Clin Orthop 1973; 93: 10–22.

Green AE, Ellswood WH, Collins JR. Melorheostosis and osteopoikilosis with a review of the literature. AJR Am J Roentgenol 1962; 87: 1096–1111.

Greenspan A. Bone island (enostosis): current concept – a review. Skeletal Radiol 1995; 24: 111–115.

Greenspan A. Sclerosing bone dysplasias – a target-site approach. Skeletal Radiol 1991; 20: 561–583.

Greenspan A, Klein MJ. Giant bone island. Skeletal Radiol 1996; 25: 67–69.

Greenspan A, Pugh JW, Norman A, Norman RS. Scoliotic index: a comparative evaluation of methods for the measurement of scoliosis. Bull Hosp Jt Dis Orthop Inst 1978; 39: 117–125.

Greenspan A, Stadalnik RC. Bone island: scintigraphic findings and their clinical application. Can Assoc Radiol J 1995; 46: 368–379.

Greenspan A, Steiner G, Knutzon R. Bone island (enostosis): clinical significance and radiologic and pathologic correlations. Skeletal Radiol 1991; 20: 85–90.

Greenspan A, Steiner G, Sotelo D, Norman A, Sotelo A, Sotelo-Ortiz F. Mixed sclerosing bone dysplasia coexisting with dysplasia epiphysealis hemimelica (Trevor-Fairbank disease). Skeletal Radiol 1986; 15: 452–454.

Griffiths DL. Engelmann's disease. J Bone Joint Surg [Br] 1956; 38B: 312–326.

Gundry CR, Heithoff KB. Imaging evaluation of patients with spinal deformity. Orthop Clin North Am 1994; 15: 247–264.

Hoppenfeld S. Scoliosis: a manual of concept and treatment. Philadelphia: JB Lippincott, 1967.

Hopper WC Jr, Lovell WW. Progressive infantile idiopathic scoliosis. Clin Orthop 1977; 126: 26–32.

Hopwood JJ, Morris CP. The mucopolysaccharidoses: diagnosis, molecular genetics and treatment. Mol Biol Med 1990; 7: 381–404.

Hundley JD, Wilson FC. Progressive diaphyseal dysplasia. Review of the literature and report of seven cases in one family. J Bone Joint Surg [Am] 1973; 55A: 461–474.

Hurt RL. Osteopathia striata – Voorhoeve's disease: report of a case presenting features of osteopathia striata and osteopetrosis. J Bone Joint Surg [Br] 1953; 35B: 89–96.

Jacobson HG. Dense bone – too much bone: radiological considerations and differential diagnosis. Part I. Skeletal Radiol 1985; 13: 1–20.

Kaftori JK, Kleinhaus U, Naveh Y. Progressive diaphyseal dysplasia (Camurati-Engelmann): radiographic follow-up and CT findings. Radiology 1987; 164: 777–782.

Kaufmann HJ. Classification of the skeletal dysplasias and the radiologic approach to their differentiation. Clin Orthop 1976; 114: 12–17.

Kim HW, Weinstein SL. Spine update. The management of scoliosis in neurofibromatosis. Spine 1997; 22: 2770–2776.

Klatte EC, Franken EA, Smith JA. The radiographic spectrum in neurofibromatosis. Semin Roentgenol 1976; 11: 17–33.

Kleinman PK. Differentiation of child abuse and osteogenesis imperfecta: medical and legal implications. AJR Am J Roentgenol 1990; 154: 1047–1048.

Kleinman RG, Csongradi JJ, Rinsky LA, Bleck EE. The radiographic assessment of spinal flexibility in scoliosis: a study of the efficacy of the prone push film. Clin Orthop 1983; 162: 47–53.

Korovessis PG, Stamatakis MV. Prediction of scoliotic Cobb angle with the use of the scoliometer. Spine 1996; 21: 1661–1666.

Kozlowski K, Nicol R, Hopwood JJ. A clinically mild case of mucopolysaccharidosis type I – Scheie syndrome (case report). Eur Radiol 1995; 5: 561–563.

Kumar B, Murphy WA, Whyte MP. Progressive diaphyseal dysplasia (Engelmann disease): scintigraphic-radiographic-clinical correlations. Radiology 1981; 140: 87–92.

Lagier R, Mbakop A, Bigler A. Osteopoikilosis: a radiological and pathological study. Skeletal Radiol 1984; 11: 161–168.

Langer LO Jr, Baumann PA, Gorlin RJ. Achondroplasia. AJR Am J Roentgenol 1967; 100: 12–26.

Léri A, Joanny J. Une affection non décrite des os. Hyperostose en coulée sur toute la longueur d'un membre ou mélorhéostose. Bull Mem Soc Med Hop Paris 1922; 46: 1141.

Lonstein JE, Carlson JM. The prediction of curve progression in untreated idiopathic scoliosis during growth. J Bone Joint Surg [Am] 1984; 66A: 1061–1071.

MacEwen GD, Conway JJ, Miller WT. Congenital scoliosis with a unilateral bar. Radiology 1968; 90: 711–715.

Maiocco B, Deeney VF, Coulon R, Parks PF Jr. Adolescent idiopathic scoliosis and the presence of spinal cord abnormalities. Spine 1997; 22: 2537–2541.

Marchesi DG, Transfeldt EE, Bradford DS, Heithoff KB. Changes in intervertebral rotation after Harrington and Luque instrumentation for idiopathic scoliosis. Spine 1992; 17: 775–780.

Maroteaux P, Lamy M. La pycnodysostose. Presse Med 1962; 70: 999–1002.

Maroteaux P, Lamy M. The malady of Toulouse-Lautrec. JAMA 1965; 191: 715–717.

McKusick V. Hereditary disorders of connective tissue, 4th ed. St. Louis: CV Mosby, 1972.

McMaster MJ. Infantile idiopathic scoliosis: can it be prevented? J Bone Joint Surg [Br] 1983; 65B: 612–617.

Millner PA, Dickson RA. Idiopathic scoliosis: biomechanics and biology. Eur Spine J 1996; 5: 362–373.

Mishra GK, Mishra M, Vernekar J, Tehrai M, Patel BR. Progressive diaphyseal dysplasia: Englemann's disease. Indian Pediatr 1987; 24: 1052–1054.

Moser FG, Mangiardi JR, Kantrowitz AB. Device for accurate localization of vertebrae before spinal surgery. AJR Am J Roentgenol 1996; 166: 626–627.

Murray DW, Bulstrode CJ. The development of adolescent idiopathic scoliosis. Eur Spine J 1996; 5: 251–257.

Murray RO, McCredie J. Melorheostosis and the sclerotomes: a radiological correlation. Skeletal Radiol 1979; 4: 57–71.

Nash CL Jr, Moe JH. A study of vertebral rotation. J Bone Joint Surg [Am] 1969; 51A: 223–229.

Neufeld E, Muenzer J. The mucopolysaccharidoses. In: Scriver CR, Beaudet MC, Sly WS, Valle D, eds. The metabolic basis of inherited disease, 6th ed. New York: McGraw-Hill, 1989: 1565–1587.

Neuhauser EBD, Schwachman H, Wittenberg M, Cohen J. Progressive diaphyseal dysplasia. Radiology 1948; 51: 11–22.

Norman A. Myositis ossificans and fibrodysplasia ossificans progressiva. In: Taveras JM, Ferrucci JT, eds. Radiology – diagnosis, imaging, intervention, vol 5. Philadelphia: JB Lippincott, 1986.

Norman A, Greenspan A. Bone dysplasias. In: Jahss MH, ed. Disorders of the foot and ankle: medical and surgical management, vol 1, 2nd ed. Philadelphia: WB Saunders, 1991: 754–770.

Norman A, Greenspan A. Sclerosing dysplasias of bone. In: Taveras JM, Ferrucci JT, eds. Radiology – diagnosis, imaging, intervention, vol 5. Philadelphia: JP Lippincott, 1986: 1–18.

Oestreich AE, Young LW, Poussaint TY. Scoliosis circa 2000: radiologic imaging perspective. I. Diagnosis and pretreatment evaluation. Skeletal Radiol 1998; 27: 591–605.

Oestreich AE, Young LW, Poussaint TY. Scoliosis circa 2000: radiologic imaging perspective. II. Treatment and follow-up. Skeletal Radiol 1998; 27: 651–656.

Omeroğlu H, Ozekin O, Biçimoglu A. Measurement of vertebral rotation in idiopathic scoliosis using the Perdriolle torsion meter: a clinical study on intraobserver and inter-observer error. Eur Spine J 1996; 5: 167–171.

Onitsuka H. Roentgenologic aspects of bone islands. Radiology 1977; 123: 607–612.

Ozonoff M. Pediatric orthopaedic radiology. Philadelphia: WB Saunders, 1979.

Palmer PES, Thomas JEP. Case reports. Osteopetrosis with unusual changes in the skull and digits. Br J Radiol 1958; 31: 705–708.

Paul LW. Hereditary, multiple diaphyseal sclerosis (Ribbing disease). Radiology 1953; 60: 412–416.

Pollack S, Naveh Y, Katz R. Immunological investigations in two families with progressive diaphyseal dysplasia. J Rheumatol 1989; 16: 1259–1262.

Raffaelli P, Ronzini MF. Camurati-Engelmann's disease: a case report. Ital J Orthop Traumatol 1988; 14: 267–271.

Resnick D, Nemcek AA Jr, Haghighi P. Spinal enostoses (bone islands). Radiology 1983; 147: 373–376.

Ribbing S. Hereditary, multiple, diaphyseal sclerosis. Acta Radiol 1949; 31: 522–536.

Riccardi VM. Von Recklinghausen's neurofibromatosis. N Engl J Med 1981; 305: 1617–1627.

Robinson EF, Wade WD. Statistical assessment of two methods of measuring scoliosis before treatment. Can Med Assoc J 1983; 129: 839–841.

Rubin P. Dynamic classification of bone dysplasias. Chicago: Year Book Medical Publishers, 1964: 325–349.

Sanders JO, Herring JA, Browne RH. Posterior arthrodesis and instrumentation in the immature (Risser-grade-0) spine in idiopathic scoliosis. J Bone Joint Surg [Am] 1995; 77A: 39–45.

Scheie HG, Hambrick GW Jr, Barness LA. A newly recognised forme fruste of Hurler's disease (gargoylism): the Sanford R Gifford lecture. Am J Ophthalmol 1962; 53: 753–769.

Schwartz A, Ramos R. Neurofibromatosis and multiple nonossifying fibromas. AIR Am J Roentgenol 1980; 135: 617–619.

Scott H, Bunge S, Gal A, Clarke L, Morris CP, Hopwood JJ. The molecular genetics of mucopolysaccharidosis type I: diagnostic, clinical and biological implications. Hum Mutat 1995; 6: 288–302.

Seeger LL, Hewel KC, Yao L, et al. Ribbing disease (multiple diaphyseal sclerosis): imaging and differential diagnosis. AJR Am J Roentgenol 1996; 167: 689–694.

Shier CK, Krasicky GA, Ellis IB, Kottamasu SR. Ribbing's disease: radiographic-scintigraphic correlation and comparative analysis with Engelmann's disease. J Nucl Med 1987; 28: 244–248.

Sillence DO. Osteogenesis imperfecta: an expanding panorama of variants. Clin Orthop 1981; 159: 11–25.

Sillence DO, Senn A, Danks DM: Genetic heterogeneity in osteogenesis imperfecta. J Med Genet 1979; 16: 101–116.

Silverman BJ, Greenbarg PE. Internal fixation of the spine for idiopathic scoliosis using square-ended distraction rods and lamina wiring (Harrington-Luque technique). Bull Hosp Jt Dis Orthop Inst 1984; 44: 41–55.

Silverman FN. Achondroplasia. Semin Roentgenol 1973; 8: 142–143.

Singleton EB, Thomas JR, Worthington WW, Hild JR. Progressive diaphyseal dysplasia (Engelmann's disease). Radiology 1956; 67: 233–240.

Slone RM, MacMillan M, Montgomery WJ, Heare M. Spinal fixation. 2. Fixation techniques and hardware for the thoracic and lumbar spine. Radiographics 1993; 13: 521–544.

Slucky AV, Engelking B, Shufflebarger HL. A simple method for improving vertebral visualization on a scoliosis series lateral radiograph. Spine 1995; 20: 2570–2571.

Smith J. Giant bone islands. Radiology 1973; 107: 35–36.

Sparkes RS, Graham CB. Camurati-Engelmann disease: genetics and clinical manifestations with a review of the literature. J Med Genet 1972; 9: 73–85.

Spranger JW. Mucopolysaccharidosen. In: Schwiegk H, ed. Handbuch der inneren Medizin, 5th ed. New York: Springer-Verlag, 1974: 212–215.

Spranger JW, Langer LO Jr, Wiederman HR. Bone dysplasias. An atlas of constitutional disorders of skeletal development. Philadelphia: WB Saunders, 1974.

Stegman KF, Peterson JC. Progressive hereditary diaphyseal dysplasia. Pediatrics 1957; 20: 966–974.

Stevenson RE, Howell RR, McKusick VA, et al. The iduronidase-deficient mucopolysaccharidoses: clinical and roentgenographic features. Pediatrics 1976; 57: 111–122.

Stokes IA. Three-dimensional terminology of spinal deformity. Spine 1994; 19: 236–248.

Taitz LS. Child abuse and osteogenesis imperfecta. BMJ 1987; 295: 1082–1083.

Thompson SB, Eales W. Clinical considerations and comparative measures of assessing curvature of the spine. J Med Eng Technol 1994; 18: 143–147.

Thomsen MN, Schneider U, Weber M, Johannisson R, Niethard FU. Scoliosis and congenital anomalies associated with Klippel-Feil syndrome types I-III. Spine 1997; 22: 396–401.

Transfeldt EE. Complications of treatment. In: Lonstein JE, Bradford DS, Winter RB, Ogilvie JW, eds. Moe's textbook of scoliosis and other spinal deformities, 3rd ed. Philadelphia: WB Saunders, 1995: 451–481.

Urbaniak JR, Schaefer WW, Stalling FH III. Iliac apophyses: prognostic value in idiopathic scoliosis. Clin Orthop 1976; 116: 80–85.

van Buchem FSP. Hyperostosis corticalis generalisata. Acta Med Scand 1971; 189: 257–267.

van Buchem FSP, Hadders HN, Hansen JF, Woldring MG. Hyperostosis corticalis generalisata: report of seven cases. Am J Med 1962; 33: 387–397.

van Buchem FSP, Hadders HN, Ubbens R. An uncommon familial systemic disease of the skeleton: hyperostosis corticalis generalisata familiaris. Acta Radiol [Diagn] 1955; 44: 109–120.

Vaughan JJ, Winter RB, Lonstein JE. Comparison of the use of supine bending and traction radiographs in the selection of the fusion area in adolescent idiopathic scoliosis. Spine 1996; 21: 2469–2473.

Walker GF. Mixed sclerosing bone dystrophies. Two case reports. J Bone Joint Surg [Br] 1964; 46B: 546–552.

Ward M, Betz RR, Clements DH, Cole BA. Prevalence of segmental wire breakage using Contrel-Dubousset instrumentation in the management of idiopathic scoliosis. Spine 1997; 22: 406–407.

Warkany J. Dwarfs and other little people: an overview. Semin Roentgenol 1973; 8: 135–138.

Weiss IR. Measurement of vertebral rotation: Perdriolle versus Raimondi. Eur Spine J 1995; 4: 34–38.

Whyte MP, Murphy WA, Siegel BA. 99mTc-pyrophosphate bone imaging in osteopoikilosis, osteopathia striata and melorheostosis. Radiology 1978; 127: 439–443.

Whyte MP, Murphy WA, Fallon MD, Hahn TJ. Mixed sclerosing bone dystrophy: report of a case and review of the literature. Skeletal Radiol 1981; 6: 95–102.

Winter RB. Congenital spine deformity. In: Bradford DS, Lonstein JE, Moe JH, Ogilvie JW, Winter RB, eds. Moe's textbook of scoliosis and other spinal deformities, 2nd ed. Philadelphia: WB Saunders, 1987: 233–270.

Winter RB, Haven JJ, Moe JH, Lagaard SM. Diastematomyelia and congenital spinal deformities. J Bone Joint Surg [Am] 1974; 56A: 27–39.

Winter RB, Moe JH, Eilers VE. Congenital scoliosis. A study of 234 patients treated and untreated. J Bone Joint Surg [Am] 1968; 50A: 1.

Worth HM, Wollin DG. Hyperostosis corticalis generalisata congenita. J Can Assoc Radiol 1966; 17: 67–74.

Wynne-Davies R, Fairbank TJ. Atlas of general affections of the skeleton, Fairbank's atlas of general affections of the skeleton, 2nd ed. New York: Churchill Livingstone, 1976.

Yaghmai I. Spine changes in neurofibromatosis. Radiographics 1986; 6: 261–285.

Young LW, Oestreich AE, Goldstein LA. Roentgenology in scoliosis: contribution to evaluation and management. AJR Am J Roentgenol 1970; 108: 778–795.

Abbildungsnachweise

Neben den bereits im Text benannten wurden die folgenden Abbildungen mit Genehmigung abgedruckt:

Abb. 6-31, 8-31, 8-42, 28-12 und 28-19 aus Berquist TH (ed.) MRI of the musculoskeletal system, 3rd ed. Philadelphia: Lippincott-Raven Publishers, 1997.

Abb. 9-14B, modifiziert nach Berquist TH, ed. Radiology of the foot and ankle. New York: Raven Press, 1989.

Abb. 8-30, 8-41, 8-66, 8-67 und 12-27 aus Bloem JL, Sartoris DJ, eds. MRI and CT of the musculoskeletal system. A text atlas. Baltimore: Williams & Wilkins, 1992.

Abb. 10-20B aus Chapman, MW, Madison M, eds. Operative orthopaedics, vol 4, 2nd ed. Philadelphia: JB Lippincott, 1993.

Abb. 9-65, 9-66B; 9-77 aus Deutsch AL, Mink JH, Kerr R, eds. MRI of the foot and ankle. New York: Raven Press, 1992.

Abb. 5-92 und 8-59 aus Deutsch AL, Mink JH, eds. MRI of the musculoskeletal system: A teaching file, 2nd ed. Philadelphia: Lippincott-Raven Publishers, 1997.

Abb. 19-4 aus Greenfield GB, Arrington JB, eds. Imaging of bone tumors: A multimodality approach. Philadelphia: JB Lippincott, 1995.

Abb. 15-22, 15-34, 15-41C, 16-12, 16-16, 16-19, 17-13B, 17-22, 20-6B, 21-4D, 21-34, 22-1, 22-7, 22-12, 22-13 und 22-16 aus Greenspan A, Remagen W. Differential diagnosis of tumors and tumor-like lesions. Philadelphia: Lippincott-Raven Publishers, 1998.

Abb. 6-65 aus Higgins CB, Hricak H, Helms CA, eds. Magnetic resonance imaging of the body, 3rd ed. Philadelphia: Lippincott-Raven Publishers, 1997.

Abb. 5-24 und 5-41 aus Steinbach LS, Tirman PFJ, Peterfy CG, Feller JF, eds. Shoulder magnetic resonance imaging. Philadelphia: Lippincott-Raven Publishers, 1998.

Abb. 5-20B, 5-45B–C, 5-50, 5-51, 8-32, 8-51, 8-68, 8-72, 8-73, 9-54, 9-59, 12-10, 12-11, 12-28, 12-29 und 12-36 aus Stoller DW. MRI in orthopaedics and sports medicine. Philadelphia: JB Lippincott, 1993.

Sachregister

Die Fundstellen werden mit **Seitenzahlen** angegeben. Bei den mit **A** gekennzeichneten Seitenzahlen sind die Suchbegriffe in Abbildungen enthalten, bei den mit **T** gekennzeichneten Seitenzahlen in Tabellen; beide sind **fett gedruckt**. Die Unterbegriffe in diesem Register werden unter einem einzigen von u.U. mehreren **Synonymen** aufgeführt, die auch neben dem Hauptbegriff in Klammern erscheinen. Mit Hilfe von Querverweisen soll die Übersicht im Sachregister gewahrt bleiben. Eponymische Krankheitsbilder, die unter dem Eigennamen nicht aufgeführt sind, suche man unter „Morbus".

A

Abduktion, Fuß 323, **A325**
Abrißfrakturen, Becken 245, **A246**, **A247**
Abschertyp, BWS/LWS-Luxationsfraktur 432, **A433**, **A434**
Abszeß, kalter, Kyphose, Spondylitis tuberculosa 885, **A885**
–, Nachweis, Gallium-67-Skelettszintigraphie 34
Abt-Letterer-Siwe-Krankheit (Nonlipid-Retikulose) 748
Acetabulum, Hilfslinien 246, 247, **A247**
–, Pseudarthrose **A498**
Acetabulumfrakturen 246–248, **A247–A251**
–, Einteilung n. Letournel 247, 248, **A249**
Acetabulumindex 981, **A981**
Acetylsalicylsäure, Osteoidosteom 637
Achillessehne, Insertionstypen 363, **A363**
–, normale, MRT **A335**
Achillessehnenriß 363, **A363–A365**
–, MRT **A99**
Achondroplasie 1047, **A1047–A1049**, 1049
–, radiologische Untersuchungen **T1036**
Achsenskelett, Knochentumoren u. tumorähnliche Knochenveränderungen **T603**
–, Osteoporose 907, A907
Acrylzementaustritt, Endoprothese **A484**, 485
Adamantinom 812, **A813**
–, differenziertes (regredientes) 708
Adduktion, Fuß 323, **A325**
Adipositas, Gonarthrose 491
Adoleszentenkyphose, s. Morbus Scheuermann
Adoleszentenskoliose 1023

Agenesie, Skelettanomalien, angeborene/ entwicklungsbedingte 961, **A962**
AIDS (acquired immune deficiency syndrome, HIV-Infektion), Arthritis 576
Aklasie, tarsoepiphysäre, s. Dysplasia epiphysealis hemimelica
Akromegalie **T563**, 572, 573, **A573**, 943, 946–948, **A946–A948**, **T948**
–, Arthrose, Hand 503, **A504**
–, Zielorte 943, 946, **A946**, 947, **A947**
Akromioklavikulargelenk, Gelenkspaltweite 141, **A142**
–, radiologische Aufnahmen 109, **A112**
–, Sprengung 140, 141, **A141**, **T141**
–, –, Einteilung 141, **T141**
–, – u. Luxation 141, **A142**
–, –, posttraumatische Osteolyse d. lateralen Klavikulaendes 141, **A143**
Akromion, Typen n. Bigliani, MRT 118, **A119**, **A121**
–, –, Outlet-Aufnahme 109, **A113**
Akromionfraktur, Outlet-Aufnahme n. Morrison 109, **A113**
Akroosteolyse, HPT-Arthropathie 572, **A572**
–, Psoriasisarthropathie 544, **A544**
–, Pyknodysostose **A1058**
–, SLE 555
–, Ursachen 544, **T544**
Aktinomykose, Arthritis, infektiöse 879
AKZ, s. Knochenzyste, aneurysmatische
Alaaufnahme, s. Judet-Aufnahme, hintere
Albright-McCune-Syndrom, Dysplasie, fibröse, polyostotische 704, **A707**
Alkaptonurie, s. Ochronose
Allergie, Kontrastmittel 599
Allstate-Aufnahme, s. Norgaard-Aufnahme

ALPSA-Läsion, Labrumschädigung 139
Altersverteilung, Knochentumoren u. tumorähnliche Knochenveränderungen **A600**
Amorbogen, L3–L5 418, 419, **A419**
Amyloidose, Arthropathie **T563**, 573, **A574**
–, Morbus Bechterew 540
–, Myelom 812
anatomisch-radiologische Betrachtungen, Beckenring- und proximale Femurfrakturen 235–243
–, BWS/LWS 416–426
–, Halswirbelsäule 383–398
–, Knie 265–280
–, Sprunggelenk u. Fuß 321–343
Anderson-D'Alonzo-Klassifikation, Densfrakturen 402, 403, **A405–A407**
Anderson-Montesano-Klassifikation, Hinterhauptkondylenfrakturen 400, **A400**, **A401**
–, okzipitozervikale Luxationen 401, **A402**
Andrén-von Rosen-Linie 982, **A982**
angeborene Skelettanomalien, s.u. Skelettanomalien
Angiographie (hier: Arteriographie), A. femoralis **A58**, **A91**
–, Becken, Chondrosarkom **A591**
–, Biopsie, Weichteiltumoren 625, **A627**
–, Bursitis exostotica, Osteochondrom **A677**
–, Chondrosarkom, DD Osteochondrom **A679**
–, Clavicula, Skelettmetastase **A822**
–, Grundlagen 29
–, Hämangiom 742
–, –, BWS **A593**
–, –, synoviales 841

1073

Sachregister

–, Histiozytom, fibröses 625, **A625**
–, Infektionen 859
–, Knieverletzungen 277
–, Liposarkom, Neurofibromatose **A817**
–, Osteochondrom, Femur **A592**, 674, **A676**
–, Riesenzelltumor **A734**
–, Therapiekontrolle 617, **A621**
–, Trauma 53, **A58**
–, Tumoren u. tumorähnliche Veränderungen 591, **A591**, 592, **592A**
–, Weichteiltumoren 625, **A625**, **A627**
Angiomatose, Definition 742
–, röntgenologische Merkmale 742, **A743**, **A744**
Anhalterdaumen (hitchhiker's thumb), rheumatoide Arthritis 530
Anhangsskelett, Knochentumoren u. tumorähnliche Knochenveränderungen **T603**
Ankylose, Arthritis, eitrige 875
–, rheumatoide Arthritis 531
–, –, juvenile 537, **A538**, **A539**
Antetorsionswinkel, Schenkelhals 967, **A969**, **A970**
Antikörper, antinukleäre, MCTD 561
–, –, Sklerodermie 559
–, –, SLE 555
Anulus fibrosus, Riß **A58**
Aplasie, Skelettanomalien, angeborene/entwicklungsbedingte 961
Apophysengelenke, s. Facettengelenke
Arm, Morbus Morquio-Brailsford **A1051**
Armaturenbrettverletzung (dashboard injury), Hüfte **A251**, 259
Arteria-spinalis-anterior-Syndrom 410
Arteriographie, s. Angiographie
Arthralgien, AIDS 576
Arthritiden, s.a. Arthritis
–, Angriffstellen im Gelenk 471, **A471**
–, Arthrosen, Arthropathien, radiologische Abklärung 455–490
–, inflammatorische, Leitzeichen, klinische u. radiologische **T524**, **T525**
–, –, Morphologie **A523**
–, –, Prädilektionsstellen **A523**
–, Kollagenosen 555–562
–, –, Leitzeichen, klinische u. radiologische **T556**
–, metabolische u. endokrine 562–573
Arthritiden/Arthrosen/Arthropathien, Einteilung **A456**
–, Befallmuster 479, 480, **A483**
–, Ergebniskontrolle 480, 484
–, operative Behandlung, Komplikationen 485–488
–, radiologische bildgebende Verfahren 455–466
–, radiologische Merkmale 467–480
–, Standardaufnahmen 455, 458
–, weiterführende Abbildungstechniken 455–467
Arthritis, AIDS 576
–, Dermatomyositis **T556**, 559, 561

–, eitrige (pyogene) 875, **A876**
–, entzündliche, Hüfte, typische Veränderungen 471, **A475**
–, Gelenkspalt, röntgenologischer 467, 468, **A469**, **A470**, **A471**
–, Gelenkzerstörung 470, **A471**
–, infektiöse 576, 875–879
–, –, Erregerausbreitung 853, **A855**
–, –, klinische u. radiologische Merkmale 875, **A876**, **T877**
–, –, Pilzinfektionen 879
–, –, Röntgenmorphologie, große Gelenke 471, **A473**
–, interphalangeale 523
–, juvenile 537
–, – chronische 537
– mutilans, s. Pencil-in-Cup-Deformität
–, Osteoporose, periartikuläre 470, **A471**
–, Polymyositis **T556**, 559, 561
– psoriatica, Befallmuster 480, **A483**
–, – DD Spondylosis deformans 512
–, – Erkrankungshäufigkeit 467
–, – Ferse, typische Veränderungen 475, **A476**, **A477**
–, – Hand **A465**
–, – Leitzeichen, klinische u. radiologische **T525**
–, – Morphologie **A523**
–, – Prädilektionsstellen **A523**
–, – Wirbelsäule, typische Veränderungen **A478**
–, radiologische Parameter 471
–, Röntgenmorphologie 471, **A473**, 475, 479
–, –, große Gelenke 471, **A473**
–, –, kleine Gelenke d. Hand 471, **A474**
–, Sklerodermie **T556**, 559, **A560**
–, SLE 555, **T556**, **A556**–**A559**
–, –, Röntgenmorphologie, kleine Gelenke d. Hand 471, **A474**
–, tuberkulöse 877, **A878**, 879, **A879**
–, Weichteilschwellung 470, **A471**
Arthro-CT, s. CT-Arthro(tomo)graphie
Arthrographie (Kontrastarthrographie), Arthritiden/Arthrosen/Arthropathien 455, 458
–, Arthritis, eitrige 875
–, –, infektiöse **A876**
–, Coalitio talocalcanearis 1013
–, digitale 22
–, Einschränkungen 19
–, Ellbogen, Vorgehen 148, 149, **A150**
–, Femurdefekt, proximaler umschriebener 991, **A991**
–, Gonarthrose 495
–, Grundlagen 28, **A28**, 29
–, Hämangiom, synoviales 841
–, Handgelenk 217, **A219**
–, Hüftluxation/-dysplasie, angeborene 982, **A983**, **A984**
–, Infektionen 856
–, Knie 270, **A271**, 272, **A272**, **A274**
–, –, Innenbandriß **A308**, 309

–, –, Arthrose **A464**
–, – TEP-Infektion **A864**
–, Meniskusverletzungen 303, **A304**, **A307**
–, Morbus Legg-Calvé-Perthes **A993**
–, Osteochondrosis dissecans **A297**, 298, **A298**
–, Prothesenlockerung, Hüftgelenk 486, 487, **A487**
–, Radiokarpalgelenk179, **A183**
–, Rotatorenmanschettenruptur 19
–, Schulter 109, **A114**
–, –, Rotatorenmanschettenruptur 136, **A137**
–, –, Rotatorenmanschettenschädigung 136, **A137**
–, Skelettanomalien, angeborene/entwicklungsbedingte 967, **A968**
–, Sprunggelenk 329, **A331**
–, –, Außenbandruptur 360, **A360**, **A361**, 362
–, –, Fraktur 345
–, –, Innenbandruptur 359, **A359**
–, –, Lig. tibiofibulare ant., Riß 362, **A362**
–, Synovialitis villonodularis pigmentosa 838, **A840**
–, Tibia vara congenita (Morbus Blount) 1003, **A1004**, 1007
–, Torhüterdaumen 226, **A228**
–, Trauma 53, 55, **A57**
Arthrogrypose, radiologische Untersuchungen **T1036**
Arthropathie(n), Definition 455
–, enteropathische 548
–, –, Leitzeichen, klinische u. radiologische **T525**
–, Epidemiologie 466, 467
–, Formen 466–488
–, Hyperparathyreoidismus 922
–, Laborwerte 467
–, neuropathische (s.a. Charcot-Gelenk) 518, **A518**, **A519**
–, radiologische Merkmale 467–480
Arthrose (Osteoarthritis) 491–505
–, Befallmuster 479, **A483**
–, erosive 523, 524
–, –, Erkrankungshäufigkeit 467
–, –, Leitzeichen, klinische u. radiologische **T524**
–, Ferse 475, **A476**, **A477**
–, großer Gelenke 491–502
–, inflammatorische 523
–, kleiner Gelenke 503–505
–, Kniegelenk, s. Gonarthrose
–, Morbus Paget 935, **A935**
–, neuropathische, s. Charcot-Gelenk
–, (Osteo-)Chondromatose, synoviale, sekundäre 833, **A837**
–, Osteoidosteom 648, **A648**
–, posttraumatische 92, **A93**
–, –, Skaphoidfraktur 204, **A207**
–, –, Sprunggelenk- u. Fußverletzungen 377
–, Prädilektionsstellen 491, **A494**

1074

Sachregister

–, primäre 491, T492, T492
–, Röntgenmorphologie, große Gelenke 471, **A473**
–, –, kleine Gelenke d. Hand 471, **A474**
–, Wirbelsäule, typische Veränderungen **A478**
Arthroskopie, Knie 270, 305
Arthrotomographie 29
–, Ellbogen 149, A151
–, Osteochondrosis dissecans, Capitulum humeri 165, **A168**
–, Osteochondrosis dissecans tali 374, **A374**
–, Sprunggelenk 329, **A331**
Ascorbinsäure, s. Vitamin C
Aspirationsbiopsie, CT-gesteuert **A27**, 28
Aspirin, s. Acetylsalicylsäure
Atlantoaxialgelenk, Subluxation, rheumatoide Arthritis 479, A480, 531, 533, **A534**
Atlas 383, **A386**, **A388**, **A389**
Atlas- u. Axisfrakturen 402–409
Atlas-Dens-Abstand 383, 384, **A386**, **A388**
Atrophie, Skelettanomalien, angeborene/entwicklungsbedingte 961
Augenzeichen, Os hamatum 208, **A210**
Ausbreitung per continuitatem 853, **A854**
Ausmuldung, untertassenartige (saucerization), Desmoid, periostales 697, **A697**
–, Ewing-Sarkom 800, A804
Außenband, s.u. Knie, Längsband
Außenbandruptur, Sprunggelenk 360, **A360**, **A361**, 362
Außenmeniskus, Verletzungen 305
Ausstrahlung, dornige, Kompaktainsel 645, **A647**
Autoantikörper, Arthritiden/Arthrosen/ Arthropathien 467
–, SLE 555
aviator's astragalus, s. Pilotensprungbein
Axis 383, **A389**

B

Bado-Klassifikation, Monteggia-Luxationsfrakturen 170, **A171**
Bajonettfehlstellung, Radiusfrakturen, distale 184, **A187**
Baker-Zyste (Poplitealzyste) **A837**, **A501**
–, rheumatoide Arthritis **A466**, 533, **A534**
–, Sonographie 31
Ballfänger-Aufnahme, s. Norgaard-Aufnahme
Bambusstabwirbelsäule, Morbus Bechterew 479, **A482**, 541, **A542**
Bandscheibe, ballonierte 443, **A443**
Bandscheibenerkrankung (Diskopathie), degenerative 506, 511, **A511**, 512, **A512**, **A513**
Bandscheibeninfektion, s. Diszitis
Bandscheibenprolaps (-hernie, -vorfall) 440–448

–, dorsaler medialer/mediolateraler 443, 445, 446, 448, **A444–A448**
–, intravertebraler 441–443, A443
–, LWS **A57**, **A58**
–, Spektrum **A440**, 441
–, vorderer 441, **A441**, **A442**
Bandscheibenräume, Ochronosearthropathie **A571**
Bandscheibenverkalkung, Ochronosearthropathie **A571**
Bankart-Läsion, Labrumschädigung 139
–, Schulterluxation 132, **A132**, **A133**
bare areas, s. Randerosionen, rheumatoide Arthritis
Barnett-Nordin-Index, Knochenmasse 893, **A894**
Barotrauma (Caisson-Krankheit), Osteonekrose 84
Barton-Fraktur, distaler Radius 185, **A189**
basiläre Impression, s. Denshochstand
Baumwollschädel, Morbus Paget 928, **A929**
Becherform, Metaphysen, Rachitis **A896**
Becken-/Acetabulumverletzungen 243–251
Becken, Achondroplasie 1047, **A1049**
–, Angiomatose **A743**
–, Chondrosarkom, Subtraktionsangiographie **A591**
–, Enchondromatose (Morbus Ollier) **A672**
–, Fibrom, desmoplastisches **A712**
–, Histiozytom, malignes fibröses, n. Bestrahlung **A818**
–, –, n. Morbus Paget **A818**
–, Hyperphosphatasie, familiäre idiopathische **A945**
–, Morbus Paget, kalte Phase **A929**
–, Osteogenesis imperfecta **A1045**
–, Osteopetrose **A1057**
–, Osteosarkom **A588**
–, –, Morbus Paget **A937**
–, –, multizentrisches **A774**
–, Plasmozytom (multiples Myelom) **A607**
–, renale Osteodystrophie **A914**
–, Skelettmetastasen **A614**
Becken/Hüfte, Morbus Morquio-Brailsford **A1051**
–, Skelettmetastasen **A822**
–, Übersichtsaufnahme 235, **A236**
Becken/Hüfte/Kreuzbein, Osteopetrosis Albers-Schönberg (Marmorknochenkrankheit) **A965**
Beckenfinger, DD Beckenabrißfraktur 245, **A247**
Beckenfrakturen 245, 246, **A246**, **A247**
–, Einteilung 243, 244, **A244**, **A245**
–, Harnsystem 239
–, Kräftemuster 243, 244
–, stabile/instabile 243, **A244**, **A245**
Beckengürtel- u. Hüftanomalien 978–1001
–, röntgenologische Untersuchungen **T978**, **T979**
Beckenkammapophyse (Risser-Apophyse), Skelettalterbestimmung 1031, **A1033**

Beckenluxation (Beckenzerreißung) 246, **A247**
Beckenring- und proximale Femurfrakturen 235–264
–, anatomisch-radiologische Betrachtungen 235–243
–, Spektrum radiologische bildgebende Verfahren 239, **A242**
–, weiterführende bildgebende Verfahren 239, **T243**
Beckensäulen 235, **A238**,
–, Anatomie **A248**
Beckenzerreißung, s. Beckenluxation
Behandlungsergebnisse, Kontrolle, Knochentumoren u. tumorähnliche Knochenveränderungen 617, **A618**
Behandlungsverlauf, Kontrolle 13
Beinachsen-CT 21
Beine, Hyperphosphatasie, familiäre idiopathische **A945**
–, Morbus Morquio-Brailsford **A1051**
–, Rachitis, Vitamin D-resistente **A911**
–, Skorbut **A955**, **A956**
–, Syphilis connata, Periostitis **A874**
Belastungsaufnahme, s. gehaltene Aufnahme
Bence-Jones-Protein, Myelom 808
Bennett-Fraktur 224, Mittelhandknochen 224, **A225**
Berstungsfraktur, BWS/LWS 428, **A429**, **A420**
–, HWS, C3–C7 410, **A410**
Bienenwabenmuster, s. Honigwabenmuster
Bigliani-Klassifikation, Akromiontypen 118, **A119**, **A121**
Bildarchivierung 22
Bilderrahmenwirbel, Morbus Paget 928, **A928**
bildgebende Verfahren, Knochentumoren u. tumorähnliche Knochenveränderungen 599, 601, **A602**
–, Skelettradiologie 19–41
–, Trauma 53–60
–, Übersicht 20–41
–, Wahl 19, 20
Biopsie s.a. Aspirationsbiopsie, s. a. Stanzbiopsie
–, angiographiegesteuerte, Weichteiltumoren 625, **A627**
–, CT-gesteuerte 16
–, Knochentumoren u. tumorähnliche Knochenveränderungen 617, **A617**
–, perkutane **A15**, 16
–, –, Knochen/Weichteile 597, **A598**
Bizepssehnenrinne, Verletzung, Aufnahmen 109, **A112**
Blockwirbel, Skoliose **A1028**
Blow-out-Läsion, Knochenzyste, aneurysmatische 721
–, Osteoblastom 652, **A653**
Blow-out-Metastase, Nierenzellkarzinom 820, **A822**

1075

Sachregister

Blut-Fett-Spiegel, s. Fett-Flüssigkeits-Spiegel
Blutgefäßverletzungen, Frakturen **A91**, 92
Blutpoolphase, Skelettszintigraphie 34
Böhler-Winkel, Fuß 335, **A337**
Bogenwurzeldestruktion, WS-Metastasen 819, 823, **A823**
Bogenwurzelmethode n. Moe, Wirbelrotationsbestimmung 1031, **A1032**
Bogenwurzelzeichen, s. Jacobson-Bogenwurzelzeichen
Borrelia burgdorferi, Arthritis, infektiöse 879
Bouchard-Knötchen, Arthrose 503, **A504**
Boutonnière-Deformität, s. Knopflochdeformität
Boxerfraktur, Mittelhandknochen 224, **A226**
Boyd-Griffin-Klassifikation, Schenkelhalsfrakturen, extrakapsuläre 256, 257, **A259**
Brachydaktylie **A964**
brauner Tumor, s. Hyperparathyreoidismus, brauner Tumor
breakdancer's thumb, s. Torhüterdaumen
Broden-Aufnahme, Fuß 335, **A339**
Brodie-Abszeß (Osteomyelitis, subakute) 867, **A870**
–, DD Osteoidosteom, medulläres 641, 645, **A645**, **T646**
Bronchialkarzinom, Skelettmetastasen 820, **A821–A823**
Brown-Séquard-Rückenmarkschädigung, Facettenblockade, einseitige, HWS 414
Brust- u. Lendenwirbelsäule (BWS/LWS), anatomisch-radiologische Betrachtungen 416–426
–, Berstungsfraktur 428, **A429**, **A420**
–, Frakturen 426–434
–, –, Einteilung 426, **T426**, **A427**
–, Kompressionsfrakturen 427, **A428**
–, Luxationsfraktur 432, **A433–A435**
–, röntgenologische Standardaufnahmen 416, **A417**, 418
–, Trauma 416–448
–, –, röntgenologische Standard- u. Spezialaufnahmen **T426**
Brustwirbelsäule (BWS), Hämangiom, Angiographie/Embolisation **A593**
–, Hämangiom, Spinalkanalstenose **A740**
Buchstabensuppe, Dysplasie, fibröse monostotische 699
Buckeldeformität (Humpback-Deformität), Os scaphoideum 202
Bursitis exostotica, Osteochondrom **A677**
Bursographie, Grundlagen 29
–, Trauma 53
Bypass-Operation, gastrointestinale, enteropathische Arthropathie 548

C

Café-au-lait-Flecken, Albright-McCune-Syndrom 704
–, Neurofibromatose 1035
Caisson-Krankheit, s. Barotrauma
Calcaneus (Fersenbein), Chondromyxoidfibrom **A687**
–, Coalitio talocalcanearis **A967**
–, Knochenzyste, einfache **A718**, **A719**
–, Lipom, intraossäres **A745**
–, Streßfraktur **A96**
Calcaneusfrakturen (Liebhaberfrakturen) 366, **A366**, 367, **A367–A370**, 371
–, Begleitverletzung d. BWS/LWS-Übergangs 367, **A369**
–, Einteilungen 367, **A370**
–, Streßfrakturen 371, **A371**
Calcinosis circumscripta, Tumorkalzinose 951
Calcitonin, Knochenbildung 891
Calcitonintherapie, Morbus Paget 939
Calcium, s. Kalzium
Camurati-Engelmann-Syndrom, s. Dysplasie, progressive diaphysäre
Candida albicans, Arthritis, eitrige 875
Capener-Dreieckzeichen, Epiphysiolysis capitis femoris 996, **A997**, **A998**
Capitatum-Lunatum-Winkel 221, **A223**
Capitulum humeri, Osteochondrosis dissecans 165, **A167**, **A168**, 169
–, Verlagerung b. Ellbogenfraktur 146, **A149**
Capsulitis adhaesiva (frozen shoulder, schmerzhafte Schultersteife) 140, **A140**
–, Arthrographie 28
Cartilago-triangularis-Komplex, s. Fibrocartilago-triangularis-Komplex
Catterall-Klassifikation, Morbus Legg-Calvé-Perthes 994, **A994**, 995, **A995**
CCD-Winkel, s. Collum-Centrum-Diaphysen-Winkel
CE-Winkel, s. Zentrum-Ecken-Winkel n. Wiberg
CHA-Kristallablagerungskrankheit **T563**, 568, **A569**
Chamberlain-Linie, Denshochstand **A388**
Chance-Fraktur (Sicherheitsgurtfraktur) 428, 429, **A430–A432**
Charcot-Gelenk (neuropathisches Gelenk) 492, **A497**, 518, **A518**, **A519**
–, Röntgenmorphologie, große Gelenke 471, **A473**
–, typische Veränderungen 471
Chauffeurfraktur, s. Hutchinson-Fraktur
chemotaktische Peptide, Skelettszintigraphie 35
CHESS (chemische selektive Suppression), MRT 36
Chiari-Beckenosteotomie, Hüftluxation/-dysplasie, angeborene 989
Cholecalciferol (Vitamin D3) 918

chondroblastische Veränderungen, benigne 661–687
Chondroblastom 681, **A683**, 684, **A684**, **A685**
–, DD Chondrosarkom 783, 786, **A788**
–, – Ganglion, intraossäres 746, **A747**
–, – Langerhanszellhistiozytose 750
–, Knie A587
–, Knochenzyste, aneurysmatische 721
–, Prädilektionsstellen/Altersgipfel **A683**
Chondrokalzinose, CPPD-Arthropathie 556, **T567**, **A567**
–, HPT-Arthropathie 572
Chondrolyse, Hüftgelenk, Epiphysiolysis capitis femoris 1000, **A1000**
Chondrom, Definition 661
–, paraartikuläre, Tumorkalzinose 951
–, periostales 661, 662, **A665**
–, –, DD Enchondrom 664
–, –, – Osteochondrom 664, **A666–A668**, **A675**
–, –, MRT **A667**
Chondromatose, s. (Osteo-)Chondromatose
Chondrometaplasie, synoviale, s. (Osteo-)Chondromatose, synoviale
Chondromyxoidfibrom 684–687, **A685–A689**
–, Knochendestruktion, geographische **A609**, 686, **A686**
–, Knochenzyste, aneurysmatische 721, 724
–, Prädilektionsstellen/Altersgipfel 684, 685, **A685**
–, Verlaufskontrolle **A618**
Chondrosarkom, s. a. Chondrosarkome
–, Becken, Subtraktionsangiographie **A591**
–, DD Knochenmarkinfarkt 751
–, – Osteochondrom 666, **A670**
–, –, –, Angiographie/CT 678, **A679**
–, entdifferenziertes 786, 788, **A789**
–, Femur **A608**
–, –, Weichteilinvasion **A594**
–, intraossäre Ausbreitung, CT **A27**
–, klarzelliges 783, 786, **A788**
–, Knochenzyste, aneurysmatische 721
–, konventionelles (medulläres, zentrales) 782, 783, **A784–A788**
–, malignes, Osteochondromatose 681, **A682**
–, mesenchymales 786, **A789**
–, Morbus Paget 936
–, periostales 788
–, Scapula **A588**
–, synoviales 844–846
Chondrosarkome (s.a. Chondrosarkom) 782–789
–, Einteilung **A783**
–, histologisches Grading 783, **T784**
–, primäre 782–788
–, –, Prädilektionsstellen/Altersgipfel 782, **A784**
–, –, radiologische Merkmale 782, **A785**
–, sekundäre 788

Sachregister

Chopart-Gelenk 321, 323, **A323**, **A337**
Chordom 812, **A814**, **A815**
Chordom, Prädilektionsstellen/Altersgipfel 812, **A814**
–, radiologische Merkmale 812, **A814**
Claudicatio spinalis, degenerative Spondylolisthesis 515
Clavicula, Ewing-Sarkom **A613**, **A805**
–, Hyperparathyreoidismus **A919**, 919
–, Knochenzyste, aneurysmatische, Chipfüllung **A729**
–, Skelettmetastase **A822**
Claviculaende, distale, rheumatoide Arthritis **A529**
–, –, Osteolyse, posttraumatische 141, **A143**
Claviculafrakturen, Einteilung 125, **A126**, **A127**
Clostridium novyi, Weichteilinfektionen 886
Clostridium perfringens, Weichteilinfektionen 886
Clowngesicht, Achondroplasie 1047
Coalitio calcaneonavicularis 1013, **A1014**
–, röntgenologische Untersuchungen **T1002**
Coalitio talocalcanearis 1013, **A1015**
Coalitio talonavicularis 1013, **A1014**
–, röntgenologische Untersuchungen **T1002**
Coalitio tarsi 1013, **A1014–A1016**
Coalitio, Handwurzelknochen **A963**
Coast-of-California-Ränder 704
Coast-of-Maine-Ränder 704
Cobb-Methode, s. Dornfortsatzmethode
Codman-Dreieck 609, **A612**
–, Osteosarkom, konventionelles 763, **A764**, **A766**
–, –, periostales 777, **A779**
Codman-Tumor, s. Chondroblastom
Colitis ulcerosa, Arthropathie 548, **A549**
Colles-Fraktur (Pouteau-Fraktur) 184, **A185–A187**, **T187**, **A188**
–, umgekehrte, s. Smith-Fraktur
Collum-Centrum-Diaphysen-Winkel (CCD-Winkel) **A237**
Computerradiographie (CR) s. digitale Radiographie
Computertomographie (CT) 3, 19, 76
–, Arthritis, tuberkulöse 877, **A878**
–, Arthritiden/Arthrosen/Arthropathien 455, 458, **A462**
–, Bandscheibenprolaps 442, **A442**, 443, **A445–A447**, 448
–, Beckenfrakturen 248, **A250**, **A251**
–, Beckenring- und proximale Femurfrakturen 239, **A241**
–, BWS/LWS 416, 418
–, – Luxationsfraktur **A434**, **A435**
–, Calcaneusfraktur 366, **A366**, **A367**, **A369**
–, Chance-Fraktur **A430**, **A431**, **A432**
–, Chondroblastom **A684**
–, Chondrom 664, **A666**
–, –, periostales, DD Osteochondrom **A668**
–, Chondrosarkom **A786**
–, –, DD Osteochondrom **A679**
–, Claviculafraktur 125, **A128**
–, Coalitio talocalcanearis 1013, **A1015**, **A1016**
–, Coalitio talonavicularis 1013, **A1014**
–, Densfraktur 403, **A407**
–, Diszitis 880, **A881**
–, dreidimensionale 3, 25, **A26**, **A27**, 332, **A333**
–, –, Calcaneusfraktur 366, **A367**
–, –, Koxarthrose **A498**
–, –, Skelettanomalien, angeborene/entwicklungsbedingte 967, **A971**
–, Dysplasie, fibröse polyostotische 703
–, Enchondrom 661, 664
–, Enostose **A1059**
–, Ewing-Sarkom 800, **A801**, **A802**
–, Fibrom, desmoplastisches 710, **A712**
–, –, nichtossifizierendes 693
–, Fibrosarkom 797
–, Fußverletzungen 342
–, Ganglion, intraossäres **A747**
–, Grundlagen 24, **A24**, 25, **A25**, **A26**, **A27**, 28
–, Hämangiom, synoviales 841, 843
–, –, Wirbelsäule **A740**, **A741**
–, Hüfte 239, **A241**
–, –, normale, Kleinkind 984, **A984**
–, Hüftluxation 259, **A261**
–, –, Säugling 984, **A985**, **A988**
–, HWS, Normalbefund 394, **A394**
–, –, Berstungsfraktur 410, **A410**
–, Infektionen 856, **A857**
–, Jefferson-Fraktur 402, **A404**
–, Knieverletzungen 277
–, Knochenzyste, aneurysmatische 721, **A723**, 724, **A727**
–, Kokzidioidomykose, Osteomyelitis 872, **A873**
–, Langerhanszellhistiozytose 750
–, Lipom, intraossäres 745
–, Liposarkom **A624**
–, LWS 419, **A420**
–, –, Metastasen, Kolonkarzinom **A598**
–, Lymphom, hystiozytäres **A806**
–, Melorheostose **A1064**
–, Mesenchymom, fibrokartilaginäres 737, **A738**
–, metabolische u. endokrine Störungen 897, 898
–, Morbus Kienböck **A214**
–, Morbus Paget **A930**, **A936**
–, Nachteile 28
–, Osteoblastom, LWS **A656**
–, Osteochondrom 674, **A674**
–, (Osteo-)Chondromatose, synoviale 833, **A836**
–, Osteochondrosis dissescans, Knie 298, **A298**
–, Osteoidosteom 637, **A640**, **A641**
–, –, Rezidiv **A650**
–, Osteosarkom, konventionelles 763, 767, **A767**
–, –, parossales 776, **A776**
–, –, –, entdifferenziertes **A778**
–, Osteosarkom, periostales **A779**, **A780**
–, quantitative, s. QCT
–, Riesenzelltumor 730, **A731**, **A736**
–, Sakroiliakalgelenke 239, **A241**
–, –, Arthrose **A510**
–, Skaphoidfraktur 202
–, Skelettanomalien, angeborene/entwicklungsbedingte 967, **A969**, **A970**
–, Skelettmetastasen **A824**
–, Skoliose 1028, **T1029**
–, Spondylolisthesis **A438**, **A439**
–, –, degenerative **A516**, **A517**
–, Sprunggelenk 329, 330, 332
–, –, Innenbandruptur 359
–, – Fraktur 345
–, Streßfrakturen 97, **A97**
–, Synovialitis villonodularis pigmentosa 838
–, Tibiaplateaufraktur 284, **A286**, 287, **A287**
–, Tränen(tropfen)fraktur, HWS 410, **A411**, **A412**
–, Trauma 53, A56
–, Tumoren u. tumorähnliche Veränderungen 587, **A587**, **A588**, 589, **A589**, **A590**, 591
–, Weichteilinfektionen 886, **A886**
–, Weichteiltumoren 625, **A626**
–, Wirbelsäule, Arthrose 507, A508, **A509**
Corpus liberum, s. Gelenkkörper, freier
Coxa plana, s. Morbus Legg-Calvé-Perthes
CPPD-Arthropathie (Kalziumpyrophosphat-Ablagerungskrankheit, Kristallgicht) **A472**, **T563**, 566–568, **A567–A568**
–, DD Hämochromatosearthropathie 569
–, Hyperparathyreoidismus 922
–, radiologische Zeichen 567, **A567**, 568, **A568**
CR (Computerradiographie), s. digitale Radiographie
CREST-Syndrom, Sklerodermie 559
Cronkhite-Canada-Syndrom, Arthrose, erosive 524
Cross-table-Aufnahme, Knie 265
CT, s. Computertomographie
CT-Arthro(tomo)graphie (Arthro-CT) 19, 20, 28, 29
–, Ellbogen 149, **A151**, 151
–, Schulter 109, **A114**
CT-Diskographie 30
Cubitus varus, Humerusfraktur, distale 152

D

3D-CT s. Computertomographie (CT), dreidimensionale
3D-Sonographie, s. Sonographie, dreidimensionale
Daktylitis, tuberkulöse 868

Sachregister

dashboard injury, s. Armaturenbrettverletzung
Daumen, Enchondrom, pathologische Fraktur **A663**
–, hypoplastistischer, angeborene/entwicklungsbedingt 961, **A964**
–, Skelettmetastasen **A821**
–, SLE 555, **A556**
Daumensattelgelenk, Arthrose (Rhizarthrose) 503, **A504**
de Quervain-Luxationsfraktur, Handwurzel s. Luxation, transskaphoidale perilunäre
Deckplatteneinbruch, Wirbelkörper **A8**
Defekt, metaphysärer fibröser, s. Kortikalisdefekt, fibröser
Deltaband, Sprunggelenk, s. Innenband …
Dens axis 383, **A384**, **A388**, **A389**
–, Erosionen, rheumatoide Arthritis 475, 479, **A478**
–, Wanderung s. Denshochstand
Densaufnahme m. geöffnetem Mund 402, 403, **A404**, **A407**
Densfrakturen 402, 403, **A405–A407**
Denshochstand 384, **A388**
–, rheumatoide Arthritis 531, **A534**
Denshypoplasie, MET **A973**
Dens-Spezialaufnahme b. geöffnetem Mund 385, **A390**
Depressionsfraktur, Tibiaplateau 284, **A284**, **A285**, **A288**
Dermatomyositis, Arthritis **T556**, 559, 561
Desmoid, periostales (kortikales) **A616**, **T616**, 696, 697, **A697**
Desmoidtumor, intraossärer, s. Fibrom, desmoplastisches
D-Hypervitaminose, Tumorkalzinose 951
Diabetes mellitus, Charcot-Gelenk 518, **A519**
–, Weichteilinfektionen **A886**
Diagnose, genaue 7
Diagnostik, bekannte Diagnose **A12**, **A13**
–, radiologische, nichtinvasive, Grenzen 14
–, Reihenfolge d. Verfahren 9
–, Spezialtechniken 6
–, Verdachtsdiagnose **A6**, **A7**
–, Vorgehen, unbekannte Diagnose **A14**, **A15**
–, – Verdachtsdiagnose **A10**, **A11**
–, – des Radiologen 3, 4, **A4**, **A5**
Diaphyse (Knochenschaft) **A48**, **A586** 584
Diarthrose (echtes Gelenk), anatomischer Aufbau 467, **A469**
–, Sprunggelenk 321
Diastematomyelie **A967**, **A973**
DiFerrante-Syndrom, Merkmale **T1050**
digitale Radiographie (DR; Computerradiographie, CR) 3
–, Grundlagen 21, **A21**, 22
–, Trauma 53
digitale Subtraktionsangiographie (DSA) 3, 22, **A22**, **A23**, 29, 55
–, Handwurzel 195

Dignität, Knochentumoren u. tumorähnliche Knochenveränderungen, röntgenologische Merkmale 611, **A613**, 615, **A615**, **T615**
Dignitätsbeurteilung, Tumoren u. tumorähnliche Veränderungen 595
Dimegluminsalz, s. Gd-DTPA
Diphosphonate, Morbus Paget 939
–, organische, Skelettszintigraphie 34, 458
disappearing bone disease, s. Gorham-Stout-Syndrom
DISH (diffuse idiopathische Skeletthyperostose), s. Morbus Forestier
DISI (dorsal intercalated segment instability), Karpusinstabilität 221, **A223**
Diskographie, Bandscheibenprolaps 441, **A441**, **A443**, 445, **A447**
–, Diszitis 880, **A882**, **A883**
–, Grundlagen 30
–, LWS 419, **A423**
–, Trauma 53, **A58**
Diskopathie, s. Bandscheibenerkrankung
Diskusprolaps (-hernie, -vorfall), s. Bandscheibenprolaps
Dissoziation, skapholunäre 215–217, **A217–A219**
Diszitis (Bandscheibeninfektion), Aspirationsbiopsie **A27**
–, eitrige 880, **A880**, **A881–A884**
–, Erregerausbreitung 855, **A855**
Doppler-Sonographie 31
Dornfortsatzmethode n. Cobb, Wirbelrotationbestimmung 1031, **A1032**
Dornfortsatzzeichen 435, **A436**, 515
double-line sign, s. Zeichen der gedoppelten Linie
doughnut configuration, Riesenzelltumor, Skelettszintigraphie 730
Down-Syndrom, radiologische Untersuchungen **T1036**
DPA (dual-photon absorbtiometry) 897
DR, s. digitale Radiographie
dreidimensionale CT, s. u. Computertomographie, dreidimensionale
Drei-Ebenen-Fraktur (triplanare Fraktur n. Marmor-Lynn) 351, **A353**, 354, **A354**
Dreieckbein, s. a. Os triquetrum
dreifach spiralige Tomographie s. Tomographie, trispiralige
Drei-Säulen-Einteilung, BWS/LWS-Frakturen 426, **T426**, **A427**, 429
Dreizackhand, Achondroplasie 1047, **A1047**
dressed trabeculae, Dysplasie, osteofibröse 708
Drogenabhängige, Arthritis, eitrige 875
–, Diszitis **A883**, **A884**
–, Wirbelsäulenosteomyelitis **A883**
Druckarrosion, Knochentumoren u. tumorähnliche Knochenveränderungen 617, **A622**
DSA s. digitale Subtraktionsangiographie

dual x-ray absortiometry, s. DXA
Dual-energy-Subtraktion 22
dual-photon absorbtiometry, s. DPA
Dünnschichttomographie, spiralige, Skaphoidfrakturen 202, **A205**
Duplex-Sonographie, farbkodierte 31
Dupuytren-Fraktur, Sprunggelenk 345, 355, **A355**
Durasackkompression, s. Spinalkanalstenose
Durchleuchtung, Aufzeichnung 21
–, Handwurzelkinetik 217, **A218**
–, Trauma 53
Duverney-Fraktur, Becken **A244**, 245
DXA (dual x-ray absortiometry) 897
Dysplasia epiphysealis hemimelica (Morbus Trevor-Fairbank) 1007, **A1007**
–, röntgenologische Untersuchungen **T1002**
Dysplasia epiphysealis punctata (Morbus Conradi-Hühnermann), DD Hypothyreose 953
Dysplasie(n), angeborene/entwicklungsbedingte 965, **A965**
–, gemischt sklerosierende 1062, 1065
–, –, Überlappungssyndrom 1065, **A1066**
–, fibröse 697–704
–, –, Differentialdiagnose **T709**
–, –, – Dysplasie, osteofibröse 708, **A708**, **T709**
–, –, – Knochenzyste, einfache 717
–, –, Fibrosarkom/Histiozytom, malignes fibröses 800
–, –, Knochenzyste, aneurysmatische 721, **A722**
–, –, monostotische 698, **A698**, 699, **A699**, **A700**
–, –, Osteomalazie 908
–, –, Osteosarkom, sekundäres 761
–, –, pathologische Fraktur 617
–, –, polyostotische 701–704, **A701–A707**
–, –, –, Prädilektionsstellen/Altersgipfel 701, **A701**
–, osteofibröse (Kempson-Campanacci-Läsion, ossifizierendes Fibrom) 708, **A708**, 709, **A709**, **A710**
–, –, Differentialdiagnose **T709**
–, polyostotische fibröse, Multiplizität d. Veränderungen 611, **A615**
–, progressive diaphysäre (Morbus Camurati-Engelmann) 1061, **A1061**
–, –, radiologische Untersuchungen **T1037**

E

Eburnisierung, Spondylarthrose 506, **A506**, **A509**
Ecken- u. Kantenfrakturen, s. Metaphysenkonturen, unregelmäßige
Eggers-Zyste, Koxarthrose 492, **A496**
Eimerhenkelfraktur 245, **A245**
Elefantiasis, Neurofibromatose 1035, **A1039**

Elfenbeinknochen, Lymphom, hystiozytäres 805
Ellbogen, Anatomie 143, **A144**, **A145**
–, –, MRT 152, **A153**
–, Arthritis, tuberkulöse **A878**
–, Arthrographie, Vorgehen 148, 149, **A150**
–, Chondrosarkom **A785**
–, CPPD-Arthropathie **A567**
–, CT-Arthrographie 149, **A151**, 151
–, CT-Rekonstruktion, dreidimensionale **A26**
–, Fettpolsterzeichen **A70**
–, Gichtarthropathie **A565**
–, Hämophiliearthropathie **A575**
–, Melorheostose **A1063**
–, Mikrodaktylie, Fibrodysplasia ossificans progressiva **A1053**
–, Monteggia-Luxationsfraktur 170, **A171**, **A172**
–, Myelom **A810**
–, Olekranondarstellung 146, **A148**
–, Ossifikationszentren 146, **A147**
–, (Osteo-)Chondromatose, synoviale **A835**
–, Osteoidosteom, CT-Ausmessung **A641**
–, Psoriasisarthropathie 544, **A546**
–, radiologische bildgebende Verfahren, Spektrum **A155**
–, – Standardaufnahmen 143, 146, **A146**
–, – Standard- u. Spezialaufnahmen **T154**
–, rheumatoide Arthritis **A458**
–, –, Rheumaknötchen **A537**
–, Tumorkalzinose **A952**
–, Unterarmtragewinkel 146, **A147**
–, Verletzungen 143–172
–, weiterführende Bildgebung **T154**
Ellbogenfraktur, Capitulum humeri, Verlagerung 146, **A149**
–, Fettpolsterzeichen 146
–, Kinder 146, **A147**, **A148**, **A149**
Ellbogenluxationen 170–172
Ellbogen, Luxationsfraktur, Myositis ossificans **A82**
Embolisation, Tumoren u. tumorähnliche Veränderungen 592, **A593**
Enchondrom (Chondrom) **A608**, 661, **A662**, **A663**, 664, **A664**, **A665**, 666, **A666–A669**, 669, **A670**
–, maligne Transformation 669
–, DD Ganglion, intraossäres 746
–, – Knochenmarkinfarkt 664, 751
–, – Knochenzyste, einfache 717
–, – Osteoblastom 655, **T655**, **A656**
–, Definition 661
–, Finger, Strahlentransparenz 661, **A663**
–, Fraktur, pathologische 661, **A663**
–, kalzifizierendes 661, **A663**
–, pathologische Fraktur 617
–, Prädilektionsstellen, Altersgipfel 661, **A662**
Enchondroma protuberans 661
Enchondromatose (Morbus Ollier) 669, **A670**, 671, **A671**, **A672**

–, Becken 671, **A672**
–, DD Osteochondrom 671, **A671**
–, Deformierungen 671, **A671**
–, Maffucci-Syndrom 671, **A672**
–, maligne Umwandlung 671, **A672**
–, Prädilektionsstellen/Altersgipfel 669, **A670**
–, Unterschenkel 671, **A672**
–, maligne Entartung 617, **A621**
–, Multiplizität d. Veränderungen 611
Endoprothese, Riesenzelltumor **A734**
–, Stellungskontrolle 617, **A619**
Enhancement, flußbezogenes (FRE), MRA 41
Enostom, s. Kompaktainsel
Entartung, maligne, Dysplasie, fibröse polyostotische 704, **A706**
–, Knochentumoren u. tumorähnliche Knochenveränderungen 617, **A621**
–, Osteochondrom 674, 677, **T677**, **A679**
–, Osteochondromatose 681, **A682**
Enteritis regionalis, s. Morbus Crohn
Enthesiopathien, Patella 497, **A502**
–, Wirbelsäule 506
entzündliche Aktivität, Indium-111-Oxinmarkierte Leukozyten 34
eosinophiles Granulom, s. Langerhanszellhistiozytose
Epiphyse 584, **A586**
–, Frakturen, Salter-Harris-Klassifikation 62, **A65**
Epiphysengleiten, s. Epiphysiolysis capitis femoris
Epiphysiolysis capitis femoris (Epiphysengleiten) 6, 996, 1000, **A997–A1001**
–, Behandlung 1000
–, Hypothyreose, DD Morbus Legg-Calvé-Perthes 953, **A954**
–, Osteodystrophie, renale 912
–, radiologische Abklärung 996, **A997–A999**
Erbsenbein, s. a. Os pisiforme
Ergocalciferol (Vitamin D2) 918
Erhängungsfraktur (hangman's fracture) 408, **A408**, **A409**
Erlenmeyerkolbendeformität, Morbus Gaucher 949, **A949**, **T949**
–, Ursachen **T949**
Ermüdungsfrakturen s. Streßfrakturen
Erosionen, s. a. Gelenkerosionen
–, periartikuläre, Gicht 562, **A564**
Erregerausbreitung, s. u. Infektionen
Essex-Lopresti-Klassifikation, Calcaneusfrakturen 367
Ethylendiphosphonat (HEDP) 34, 458
Eversionsbelastung, Sprunggelenkfraktur **A345**
Ewing-Sarkom 800, **A801**, 802, **A802–A805**
–, Beschwerdedauer 599
–, DD Langerhanszellhistiozytose 749, 750, **A751**
–, – Lymphom, hystiozytäres 805, **A807**
–, – Osteomyelitis 873

–, Fibula **A587**
–, Knochenimplantat **A620**
–, Knochenzerstörung, permeative **A609**
–, Multiplizität d. Veränderungen 611
–, Periostreaktion 609
–, Prädilektionsstellen/Altersgipfel 800, **A801**
–, radiologische Merkmale 800, **A801**, **A802**
–, Rassenzugehörigkeit 599
–, rundzelliges, DD Osteosarkom, kleinzelliges 773
–, Therapie 802, **A805**
–, Weichteilinvasion 611, **A613**
Exostose, (osteo-)kartilaginäre, s. Osteochondrom
Exostosen, multiple (osteo-)kartilaginäre, s. Osteochondromatose
Extremitätentrauma, DSA 22, **A22**, **A23**

F

Facettengelenke (Apophysengelenke), HWS, rheumatoide Arthritis 533, **A533**
–, Arthrose, s. Wirbelsäule, Spondylarthrose
–, Ankylose, Morbus Bechterew 541, **A541**, **A542**
–, –, rheumatoide Arthritis, juvenile 537, **A539**
–, Arthrose, Spinalkanalstenose **A462**
–, Blockade, beidseitige, HWS 416, **A416**
–, –, einseitige, HWS 414
–, Blockade/Luxation, HWS 414–416
–, Fusion, rheumatoide Arthritis, Halswirbelsäule 479, **A481**
–, reitende, beidseitige 414, **A415**, **A416**
Fanconi-Syndrom 910
FBI-Zeichen (fat-blood interface), s. FettFlüssigkeits-Spiegel, intrakapsulärer
Femoralisangiographie **A58**, **A91**
Femur, Chondrosarkom **A785**
–, –, Weichteilinvasion **A594**
–, distales, Chondrom, periostales, DD Osteochondrom **A668**
–, –, Chondrosarkom **A787**
–, –, –, DD Osteochondrom 678, **A679**
–, –, Desmoid, periostales **A697**
–, –, Enostose **A1059**
–, –, Erlenmeyerkolbendeformität **A949**
–, –, Ewing-Sarkom, Knochenzerstörung **A609**, **A802**, **A803**
–, –, Histiozytom, malignes fibröses, n. Knocheninfarkt **A816**
–, –, Knocheninfarkt, Morbus Gaucher **A950**, **A951**
–, –, Knochenzyste, aneurysmatische **A723**, **A729**
–, –, Kortikalisdefekt, fibröser **A616**, **A694**
–, –, Mesenchymom, fibrokartilaginäres **A738**
–, –, Morbus Paget, Entartung **A938**
–, –, –, MRT **A932**

Sachregister

–, –, Myelom **A810**
–, –, Osteomyelitis, akutes Stadium **A869**
–, –, –, Frühstadium **A868**
–, –, Osteonekrose, spontane, Knie 293, **A300**, 301, **A301**
–, –, Osteosarkom **A608**
–, –, –, konventionelles **A764**, **A765**, **A766**, **A767**
–, –, –, parossales **A776**
–, –, –, –, entdifferenziertes **A778**
–, –, –, Prothese n. Chemotherapie **A619**
–, –, Riesenzelltumor **A731**
–, Enchondrom **A662**
–, Fibrom, nichtossifizierendes **A607**
–, Fistelgang, Osteomyelitis **A860**
–, Histiozytom, malignes fibröses, Tumorgrenzen **A595**
–, Knochenabzeß, DD Osteoidosteom **A647**
–, Knochenmarkinfarkt **A669**
–, Melorheostose **A1063**
–, Morbus Paget, Frühphase **A926**
–, Osteochondrom, Arteriographie **A592**
–, –, Bursitis exostotica **A677**
–, Osteoidosteom, kortikaler Typ **A639**
–, Osteomyelitis, Frühstadium **A856**
–, Osteosarkom **A594**
–, –, Therapiekontrolle **A590**
–, proximales, Angiomatose **A744**
–, –, Dysplasie, fibröse polyostotische **A703**
–, –, –, progressive diaphysäre **A1061**
–, –, Gefäßversorgung 253, **A254**
–, –, Osteoidosteomnidus **A638**
–, –, Plasmozytom, Knochenzerstörung **A609**
–, –, Trabekelgruppen **A255**
–, Tunnelierung, Knochenrinde **A898**
–, Umstellungsosteotomie, Hüftluxation/-dysplasie, angeborene 989
Femurdefekt, proximaler umschriebener 990–992, **A991**
–, –, radiologische Beurteilung 991, **A991**
Femurepiphyse, distale, Knochenabzeß **A857**
–, ischämische Osteonekrose, s. Morbus Legg-Calvé-Perthes
Femurfraktur(en), distale, Einteilung 281, **A281**
–, –, Kind, Wachstumsstörungen **A92**
–, –, Osteomyelitis, Pseudarthrose **A78**
–, –, pathologische **A622**
–, –, Trummerfrakturen 281, **A282**
–, –, intertrochantere 256, **A258**
–, –, Kallusbildung, periostale **A74**
–, –, komplette/inkomplette **A61**
–, –, Ort/Ausdehnung **A61**
–, –, pathologische, Osteogenesis imperfecta **A1045**, **A1046**
–, –, pertrochantere, Osteoporose **A905**
–, –, proximale 252–254, 256, 257
–, –, Einteilung 252, **A253**
–, –, extrakapsuläre 256, 257, **A258–A260**

–, –, intrakapsuläre 253, 254, **A255–A257**
–, –, Komplikationen 252, 253
–, –, Pseudarthrose 253
–, –, Röntgendiagnostik 252, **A252**
–, subtrochantere 257, **A260**
Femurkondylennekrose, Morbus Gaucher 950, **A951**
Femurkondylusfraktur, gedoppelte Kortikalislinie **A72**
Femurkopf, Epiphysengleiten, Hypothyreose 953
–, –, Koxarthrose, sekundäre 492
–, Fragmentation, DD Morbus Legg-Calvé-Perthes 996
–, Luxation, s. Hüftluxation
–, Migration, Koxarthrose 492, **A496**
–, Nekrose, Koxarthrose, sekundäre 492
–, –, Morbus Gaucher 950, **A951**
–, Osteonekrose 6, 253, **A254**
–, –, Einteilung 85, **T87**
–, –, Hüftluxation 259, 260
–, –, Hüftluxation/-dysplasie, angeborene 989
–, –, MRT, Zeichen d. gedoppelten Linie **A88**
–, –, Schenkelhalsfraktur 85, **A86**, **A87**
–, –, Stadieneinteilung, histologische/MRT 87, **T88**, **A89**, **A90**
–, Riesenzelltumor, Rezidiv **A736**
–, Wanderung, rheumatoide Arthritis **A529**
Femurkortikalis, Liposarkom **A624**
Femurmetaphyse, distale, Desmoid, periostales (kortikales) **A616**
Femurrollennekrose s. Osteonekrose, spontane, Knie
Femurschaft, distaler, Osteomyelitis **A874**
–, Ermüdungsfrakturen, Morbus Paget **A934**
–, Ewing-Sarkom **A804**
–, Fibrom, desmoplastisches **A713**
–, Knochenzyste, aneurysmatische **A725**
–, Langerhanszellhistiozytose **A752**
–, Lymphom, hystiozytäres **A807**
–, Myositis ossificans **A83**
–, Osteoblastom, periostales **A654**
–, Osteoidosteom, beschleunigtes Knochenwachstum **A647**
–, Osteomyelitis, hämatogene **A860**
–, –, Sequester **A857**
–, Osteosarkom, teleangiektatisches **A770**, **A772**
–, proximaler, Osteoidosteom, MRT **A643**
–, Skelettmetastasen **A822**, **A823**
Femurschaftfraktur, Arterienverletzung **A91**
–, Myositis ossificans **A82**
–, radiologische Diagnostik **A61**
Ferguson-Aufnahme, Beckenübersicht 235, **A237**
Ferse, Arthritiden, Röntgenmorphologie 471, 475, **A476**, **A477**
–, Reiter-Syndrom 543, **A543**
Fersenbein ... s. Calcaneus ...

Fersenweichteilpolsterdicke, Akromegalie 947, **A947**
Fett-Flüssigkeits-Spiegel (Blut-Fett-Spiegel, FBI-Zeichen, Holmgren-Zeichen, Lipohämarthros), Humerusfrakturen, proximale 123
–, intrakapsulärer (intraartikulärer), Frakturzeichen 68, **A71**
–, Knie 265, 302, **A302**
–, Tibiaplateaufraktur 284, **A285**
Fettpolsterzeichen, Arthritis, tuberkulöse **A878**
–, Ellbogenfraktur 146
–, Gelenkerguß 68, **A70**
–, Humerusfrakturen, distale 152, **A160**
–, Olekranonfraktur **A165**
–, Radiusköpfchenfraktur **A162**
Fettstreifen, Auslöschung/Verlagerung 67, **A67**
Fettsuppression, MRT 37
Fibrocartilago triangularis, digitale Subtraktionsarthrographie 22, **A22**
–, Läsionen, Nachweis 20
–, Riß **A219**
–, Komplex 179, **A184**
–, Anomalien, CT 28
–, Handwurzelarthrographie 195
–, Riß 190, **A193**
Fibrodysplasia ossificans progressiva 1053, **A1053**
Fibrom, desmoplastisches 710, **A711**, 712, **A712**, **A713**
–, –, DD Chondromyxoidfibrom 687
–, –, – Dysplasie, fibröse monostotische **A698**
–, –, Prädilektionsstellen/Altersgipfel 710, **A711**
–, –, Weichteilinvasion 611
–, nichtossifizierendes 693, 695, **A695**, **A696**, **A842**
–, –, Differentialdiagnose **T709**
–, –, – Dysplasie, osteofibröse 708, **T709**
–, –, – Knochenzyste, einfache 717
–, –, Femur **A607**
–, –, Heilung 695, **A695**
–, –, Rühr-mich-nicht-an-Läsion **A616**, **T616**
–, ossifizierendes, s. Dysplasie, osteofibröse
–, –, Kiefer **T709**
Fibromatose, Multiplizität d. Veränderungen 611
fibroossäre Veränderungen, Unterscheidungskriterien **T709**
Fibrosarkom 797–800
–, DD Myelom, solitäres 812
–, – Riesenzelltumor 732
–, Knochenzyste, aneurysmatische 721
–, Komplikationen/Behandlung 800
–, Morbus Paget 936
–, periostales 797
–, Prädilektionsstellen/Altersgipfel 797, **A798**
–, radiologische Merkmale 797, **A798**

Sachregister

–, Schulter, CT **A626**
–, sekundäres 797
Fibroxanthom 693, 695
Fibula, Chondrom, periostales **A667**
–, Chondrosarkom, mesenchymales **A789**
–, distale, Ewing-Sarkom **A804**
–, –, Knochenzyste, einfache, pathologische Fraktur **A719**
–, –, Wagstaffe-LeFort-Fraktur 351, **A352**
–, Ewing-Sarkom **A587**, **A801**
–, Fibrom, desmoplastisches **A711**
–, Osteoidosteom, medullärer Typ **A639**
–, proximale, Histiozytom, malignes fibröses **A799**
–, –, Osteosarkom, konventionelles **A768**
Fibula-Autotransplantat **A620**
Fibulafraktur(en), distale **A354**, 355–358, **A357**, **A358**
–, –, Sprunggelenkverletzungen 326, 328
–, proximale, Pseudarthrose A77
Fielding-Klassifikation, Schenkelhalsfrakturen, extrakapsuläre 257, **A260**
Finger, Akromegalie 572, **A573**
–, Enchondrom, Strahlentransparenz **A663**
–, Enchondromatose, maligne Entartung **A621**
–, Hämangiom **A743**
–, HPT-Arthropathie 572, **A572**
–, Osteoblastom, enchondromartiges **A656**
–, Osteom, parossales **A634**
–, Polydaktylie, angeborene/entwicklungsbedingte **A962**, **A963**
–, Psoriasisarthropathie 544, **A544–A548**
–, Retikulohistiozytose, multizentrische **A574**
–, rheumatoide Arthritis 528, 530, 531, **A530–A532**
–, Sklerodermie **A560**
–, SLE 555, **A556–A559**
–, Syndaktylie, angeborene/entwicklungsbedingte **A963**
Fingergelenke, Silikongummiprothesen 524, **A527**
Fischmaulwirbel **A8**
Fischwirbel, s. Wirbel, bikonkave
Fistelgang, Osteomyelitis **A857**, **A860**
–, –, chronisch sezernierende, Malignisierungspotential 815, **A817**
–, –, –, Fibrosarkom/Histiozytom, malignes fibröses 800
Fistelkanal, Brodie-Abszeß 867, **A870**
Fistulographie, Osteomyelitis, eitrige 859, **A860**, 867, **A870**
FLASH (fast low-angle shot), MRT 37
Flexions-Distraktions-Typ, BWS/LWS-Luxationsfraktur 432, **A433**, **A435**
Flexions-Rotations-Typ, BWS/LWS-Luxationsfraktur 432, **A433**, **A434**
Flüssigkeitsspiegel, Riesenzelltumor 732
–, Knochenzyste, aneurysmatische 721, **A725**, **A727**, **A729**
Football-Spieler-Schultern, Amyloidose 573

Foramina intervertebralia, HWS 390, **A391**
Fossa poplitea, Sonographie 31
Fragilitas ossium, s. Osteogenesis imperfecta
Fragment, herabgefallenes, Knochenzyste, einfache 717, **A720**
Fragmentstellung, Frakturen 62, **A63**
Fraktur(en), Bananenbruchtyp, Morbus Paget 933, **A934**
–, Begleitanomalien 62, **A64**
–, Behandlungsergebnisse, Kontrolle 70
–, Besonderheiten 62, **A64**
–, Blutgefäßverletzungen **A91**, 92
–, chondrale s. Fraktur, osteochondrale
–, Definitionen 60, **A60**
–, Fehlheilung, Achsenabknickung **A76**
–, Fragmentstellung 62, **A63**
–, geschlossene 62
–, Heilungsstadium, Periostreaktion 609
–, Kallusbildung 72, **A74**
–, Nichtheilung, s. Pseudarthrose
–, offene 62
–, osteochondrale, Knie 293, 294, **A294**, **A295**
–, Osteopetrose 1055
–, pathologische, Chondrosarkom 783, **A788**
–, –, Dysplasie, fibröse polyostotische **A701**, 703, **A703**
–, –, Enchondrom **A663**
–, –, Fibrom, nichtossifizierendes 695, **A696**
–, –, Histiozytom, malignes fibröses **A799**
–, –, Hyperparathyreoidismus 922
–, –, Knochentumoren u. tumorähnliche Knochenveränderungen 617, **A622**
–, –, Knochenzyste, aneurysmatische 721
–, –, –, einfache 717, **A720**
–, –, Lymphom, hystiozytäres **A807**
–, –, Morbus Kienböck **A214**
–, –, Morbus Paget 933, **A934**
–, –, –, Entartung 939
–, –, Myelom **A811**, 812
–, –, Osteogenesis imperfecta **A1044**, **A1045**
–, –, Osteomyelitis **A864**
–, –, –, akutes Stadium **A869**
–, –, Osteoporose, generalisierte 903, **A905**
–, –, Osteosarkom 767, **A772**
–, –, –, konventionelles 763
–, –, Skelettmetastasen 819, 823, **A823**, **A824**
–, radiologische Beurteilung 60–70
–, –, Kriterien **A61**, 62, **A62–A65**
–, Richtung d. Bruchlinie 62, **A64**
–, Standardprojektionen 6
–, Typen, besondere 62, **A65**
–, unvollständige **A60**, 62, **A62**
–, vollständige **A60**, 62, **A62**
–, Wachstumsfuge, Salter-Harris-Klassifikation 62, **A65**
–, Wachstumsstörung 92, **A92**
Frakturheilung, Einflüsse **T74**
–, klinische/radiologische 72, **A75**

–, Komplikationen 72, 76–83, **A76**, 84, 85, 87, 89, 92
–, verzögerte 77
Frakturkomplikationen, Pseudarthrose 77, **A77**, **T77**
Frakturzeichen, indirekte **A66**, 67, **A67**, 68, 70
FRE, s. Enhancement, flußbezogenes
Frejka-Schiene, Hüftluxation/-dysplasie, angeborene 987
Frik-Aufnahme s. Tunnelaufnahme n. Frik
Froschstellung, s. Lauenstein-Aufnahme
frozen shoulder, s. Capsulitis adhaesiva
Frykman-Klassifikation, Radiusfrakturen, distale 184, **A186**, **A188**
FS (fast-scan), MRT 36, **A39**
Fuchs-Densaufnahme 390, **A390**, 403
Fuß 335–343
–, s. a. Sprunggelenk u. Fuß
–, Akromegalie 947, **A947**
–, Anatomie 312
–, Arthrose 504, **A505**
–, bootförmiger 1010
–, Dysplasie, fibröse polyostotische **A705**
–, Gichtarthropathie **A564**
–, Knochenzyste, aneurysmatische **A727**
–, Osteomyelitis, Therapieverlauf **A863**
–, –, tuberkulöse **A871**
–, Osteosarkom, multizentrisches **A774**
–, peronäal kontrakter, Coalitio tarsi 1013
–, perserschuhartiger 1010
–, Reiter-Syndrom 543, **A543**
–, rheumatoide Arthritis 531
–, SLE 555,
–, Standardaufnahmen 335, **A336–A339**, 340
–, Streßfraktur, MRT **A98**
–, Sudeck-Syndrom **A81**
–, Talus verticalis **A1011–A1013**
–, Weichteilinfektionen, Diabetes mellitus **A886**
–, weiterführende Bildgebung 340, 342
–, wiegenkufenartiger 1011
Fußfraktur(en) 366–376
–, Weichteilschwellung **A66**, 67
Fußluxation(en), peritalare 376, 377, **A377**
Fußverletzungen 366–377

G

Gabelaufnahme, Sprunggelenk 326, **A327**
Gadoliniumpentatdimeglumin s. Gd-DPTA
Gage-Winter-System, Traktionsstationen, Hüftluxation/-dysplasie, angeborene 987, **A989**
Gage-Zeichen, Morbus Legg-Calvé-Perthes 995, **A995**
Galeazzi-Luxationsfraktur 189, 190, **A192**
Gallium, Skelettszintigraphie, Infektionen 858
Gallium-67-Citrat 32, 34

Sachregister

gamekeeper's thumb, s. Torhüterdaumen
Ganglion, intraossäres 745, 746, **A747**
–, DD Riesenzelltumor 732
–, Strahlentransparenz 604
Gangrän, Weichteilinfektionen 886, **A886**
Gantry 24, 330, 332
Garden-Klassifikation, Schenkelhalsfrakturen, intrakapsuläre 253, 254, **A255–A257**
Gardner-Syndrom, Osteom 633, **A635**
Gasbildung, Weichteilinfektionen 886
gastrointestinale Pseudoobstruktion, Sklerodermie **A560**
Gaucher-Zellen 949
Gd-DPTA (Gadoliniumpentatdimeglumin), MRT 38, 595
Gefäßanatomie, Femur, proximales 253, **A254**
–, Röhrenknochen, verschiedene Lebensalter 853, **A854**
Gefäßverkalkungen, Hyperparathyreoidismus 921, **A922**
gehaltene Aufnahme (Belastungsaufnahme, Streßaufnahme) 7, 53, **A55**
–, Grundlagen 20
–, Knie, inneres Längsband **A279**
–, –, Kreuzbänder **A279**
–, –, Längsbandriß **A308**
–, Sprunggelenk 328, 329, **A329**, **A330**
Geisterzeichen, Schaufelarbeiterfraktur 413, **A414**
Gelenk, echtes, s. Diarthrose
Gelenk, neuropathisches, s. Charcot-Gelenk
Gelenkankylose, s. Ankylose
Gelenkdeformitäten, rheumatoide Arthritis 530, **A530–A533**
Gelenke, große, rheumatoide Arthritis 528
–, kleine, rheumatoide Arthritis 528, 530, 531, **A530–A534**
–, synoviale, Arthrose s. Wirbelsäule, Spondylarthrose
–, Tumoren u. tumorähnliche Veränderungen, benigne 833–843
–, –, maligne 844–847
Gelenkerguß, Arthritis 469
–, –, infektiöse, eitrige 875, **A876**
–, –, – tuberkulöse **A878**
–, Frakturzeichen 68, **A70**
–, rheumatoide Arthritis 528
Gelenkerosionen, rheumatoide Arthritis 528, **A529**
Gelenkinfektion, s. Arthritis, infektiöse
Gelenkkinetik, Trauma 53
Gelenkkörper, freie osteochondrale 294, **A294–A300**
–, –, Gonarthrose 495, **A500**, **A501**
–, –, (Osteo-)Chondromatose, synoviale 833, 834, **A835–A837**
–, –, Osteochondrosis dissecans **A168**
Gelenkkrankheiten, degenerative 491–522
–, –, Leitzeichen, klinische u. radiologische **T492**, **T493**

Gelenkspalt, röntgenologische, Arthritis 467, 468, **A469**, **A470**, **A471**
–, Verschmälerung, Gonarthrose 495, **A501**
–, –, Koxarthrose 491, **A495**
–, –, rheumatoide Arthritis 528, **A528**, **A529**
Gelenktuberkulose, DD Hämangiom, synoviales 842
Gelenkzerstörung, Arthritis 470, **A471**
Genu valgum, röntgenologische Untersuchungen **T1002**
Geröllzyste, Hüfte **A36**
Gesamtschau-Aufnahme, s. Norgaard-Aufnahme
Gibbus, Spondylitis tuberculosa 885
Gicht 562, **T563**, 565, **A564–A566**
–, DD rheumatoide Nodulose 536
–, radiologische Zeichen 562
–, Tumorkalzinose 951
Gichtarthritis 562
–, Erkrankungshäufigkeit 467
–, Laborwerte 467
–, Röntgenmorphologie, große Gelenke 471, **A473**
–, –, kleine Gelenke d. Hand 471, **A474**
Gichtarthropathie, überhängender Rand 471, **A476**
Gichttophi 562, 565, **A565**
–, Hände **A472**
Gigantismus, s. Hypertrophie
GLAD-Läsion, Labrumschädigung 140
Gliedmaßen, Längenbestimmung 20, 21
–, untere, Anomalien **T1002**, 1002–1016
Gonarthrose **A457**, 495, 497, **A499–A502**
–, Adipositas 491
–, Arthrographie **A464**
–, Komplikationen 495
–, radiologische Merkmale 495, **A499**
Gorham-Stout-Syndrom (massive Osteolyse; disappearing bone disease; Phantomknochenkrankheit) 742, 744
Gradientenecho, MRT 37
gradient-recalled echo (GRE), MRT 37
Granulom, eosinophiles, s. Langerhanszellhistiozytose
Grasblattosteolyse, Morbus Paget 925, **A926**
Grashey-Aufnahme, Schulter 105, **A109**
GRASS (gradient-recalled acquisitiion in the steady state), MRT 37, 421
gray cortex sign, s. Zeichen d. grauen Kortex
GRE s. gradient-recalled echo
groin-lateral-Aufnahme (seitliche axiale Aufnahme), Hüfte 236, **A240**
Großzehe, Grundgelenk, Arthrose **A505**
–, –, Gicht 562, **A564**, **A565**
–, –, Osteomyelitis **A613**
–, Mikrodaktylie, Fibrodysplasia ossificans progressiva **A1053**
–, Sesambein-Aufnahme 335, **A339**
Grundsubstanz, s. Matrix
Grünholzfraktur, s. Frakturen, unvollständige

Gummen (syphilitische Abszesse) 872, **A874**

H

Hämangiom 738, 739, **A739–A744**, 742, 744
–, BWS, Angiographie **A593**
–, Differentialdiagnose 744
–, Komplikationen 739, **A740**
–, Prädilektionsstellen/Altersverteilung 739, **A739**
–, synoviales 841–843, **A842**, **A843**
–, –, DD (Osteo-)Chondromatose, synoviale 834
–, –, röntgenologische Merkmale 841 **A842**
–, Typen 738
Hämangiomatose, Multiplizität d. Veränderungen 611
–, Phlebolithen, verkalkte 622, **A623**
Hämarthros, Hämophiliearthropathie 575
Hämatom, Behandlungskomplikation 485
Hämochromatose **T563**, 568, 569, **A570**, **A571**
–, Arthrose, Hand 503, 504, **A505**
Hämophilie **T563**, 574, 575, **A575**, 576
–, Arthropathie, DD Hämangiom, synoviales 842
–, Kniegelenkeinblutung, MRT **A468**, **A469**
Haifischwirbel, s. Wirbel, bikonkave
Hakenbein, s. Os hamatum
Halbwirbel (Hemivertebra) **A8**
Hallux rigidus **A505**
Hallux valgus, rheumatoide Arthritis 531
Halswirbelsäule (HWS) 383–416
–, C3–C7 383, **A385**, **A389**
–, Anatomie 383, **A384**, **A385**
–, anatomisch-radiologische Betrachtungen 383–398
–, Arthrose **A507**, **A508**
–, Bänder 398, **A399**
–, Blow-out-Läsion, Osteoblastom **A653**
–, Chordom **A815**
–, Facettengelenkfusion, rheumatoide Arthritis 479, **A481**
–, –, –, juvenile 537, **A539**
–, Fraktur, C3–C7 410–413
–, –, Instabilität/Stabilität 398, **T399**
–, Kompressionsfraktur, Langerhanszellhistiozytose **A750**
–, Konturlinien **A387**
–, Morbus Bechterew, 540, **A540**, **A542**
–, rheumatoide Arthritis **T531**, **A533**, **A534**
–, Standardaufnahmen 383, 384, 385, **A386–A393**
–, Verletzungen 398–416
–, –, röntgenologische Standard- u. Spezialaufnahmen **T397**
–, Verletzungsmechanismen 398, **T399**
–, weiterführende bildgebende Verfahren 394, **A394**, 395, **A395**, **A396**, **T397**, **T398**
Hamartome, Hämangiome 739

Sachregister

Hammerzehen, rheumatoide Arthritis 531
Hamulus ossis hamati, Fraktur 193
–, Karpaltunnelaufnahme **A195**
Hand, Achondroplasie 1047, **A1047**
–, Akromegalie 572, 573, **A573**, 947, **A947**
–, Arthrose, erosive 523, 524
–, –, primäre 503, **A503**, **A504**
–, –, sekundäre 503, 504, **A504**, **A505**
–, digitale Radiographie **A21**
–, Dysplasie, fibröse polyostotische **A705**
–, Enchondromatose (Morbus Ollier), DD Osteochondrom **A671**
–, –, Deformierungen **A671**
–, –, maligne Umwandlung **A672**
–, Gichtarthropathie **A564**, **A556**, **A566**
–, Hämochromatosearthropathie 569, **A571**
–, Hyperparathyreoidismus **A919**, 919
–, –, Osteopenie **A898**
–, Hyperphosphatasie, familiäre idiopathische **A944**
–, Hypothyreose **A954**
–, Knochenzyste, aneurysmatische **A722**
–, Lipom, Strahlentransparenz 622, **A623**
–, Melorheostose **A1063**
–, Osteoblastom, destruktive Veränderungen **A653**
–, Osteochondromatose, maligne Entartung **A682**
–, Osteopetrose **A1055**
–, Osteopoikilie **A1060**
–, Polydaktylie **A962**
–, Pyknodysostose 1057, **A1058**
–, Rachitis **A909**
–, SLE 555, **A557**, **A558**
–, Spina ventosa **A871**
–, Verletzungen 224–228
–, Wachstumsstörung, rheumatoide Arthritis, juvenile 538, **A539**
Hand/Unterarm, Hyperparathyreoidismus 921, **A922**
–, Osteoarthropathie, hypertrophisch pulmonale **A611**
Handgelenk, s. a. Handwurzel
–, Arthritis, tuberkulöse **A879**
–, Arthrographie 191, **A193**
–, Kinetik 193
–, Kompaktainsel **A597**
–, Madelung-Deformität **A977**
–, proximales, Riesenzelltumor **A733**
–, Tumorkalzinose **A952**
Hand-Schüller-Christian-Syndrom (Xanthomatose) 748
Handweichteile, Verletzungen 224, 226, **A227**, **A228**
Handwurzel (Korpus), Bänder 196, **A198**, **A199**
–, CPPD-Arthropathie **A567**
–, CT-Arthrogramm 29, **A29**
–, digitale Subtraktionsarthrographie 22, **A22**
–, Gelenke, rheumatoide Arthritis 531, **A533**
–, Gelenkkompartimente 195, **A196**
–, Kinetik 217, **A218**

–, Knochen, Coalitio, angeborene/entwicklungsbedingte **A963**
–, –, Frakturen 202–210
–, –, Luxationen 213, 215–219, **A216**, **A217**
–, –, Osteonekrose 20
–, –, Osteonekrose, aseptische, 3D-CT-Rekonstruktion **A26**
–, rheumatoide Arthritis **A466**
–, Strukturen **A200**
Handwurzel/Hand, anatomisch-radiologische Betrachtungen 191–202
–, Standardröntgenaufnahmen 179, **A180**, **A181**
–, Verletzungen 191–228
–, –, radiologische bildgebende Verfahren, Spektrum **A203**
–, –, röntgenologische Standard- und Spezialaufnahmen **T201**
–, –, Spezialaufnahmen 191, 192, **A193**–**A195**
–, –, weiterführende Techniken 193, **T202**
hangman's fracture, s. Erhängungsfraktur
Harnsystem, Beckenfrakturen 239
Harris-Beath-Aufnahme, Calcaneus, Knochenzyste, einfache **A718**
–, Coalitio talocalcanearis **A967**, 1013, **A1015**, **A1016**
–, Fuß 335, **A338**
Haupthistokompatibilitätskomplex, Arthritiden/Arthrosen/Arthropathien 467
Havers-Kanäle 45, 48
Hawkins-Klassifikation, Talusfrakturen 371, **A372**
H. E., s. Hounsfield-Einheiten
Head-at-risk-Zeichen, Morbus Legg-Calvé-Perthes 995
Heberden-Knötchen, Arthrose 503, **A504**
–, –, erosive 524
HEDP s. Ethylendiphosphonat
Heidelberger-Schiene **A269**
Hemivertebra s. Halbwirbel
Herndon-Hocker, Epiphysiolysis capitis femoris 996, **A999**
Herzschrittmacher, MRT-Kontraindikation 599
Hiatus popliteus 272, **A272**
Hilgenreiner-Linie (Y-Linie) 981, **A981**
Hill-Sachs-Läsion, Schulterluxation 132, **A132**
Hinterhauptkondylenfrakturen 399, 400, **A400**, **A401**
Hirtenstabdeformität, Dysplasie, fibröse polyostotische 703, **A703**
Histiozytom, benignes fibröses 696, **A696**, 797–800
–, DD Myelom, solitäres 812
–, – Osteosarkom, fibroblastisches 767
–, – Osteosarkom, fibrohistiozytäres 773
–, – Riesenzelltumor 732
–, Femur, Tumorgrenzen **A595**
–, n. Knocheninfarkt **A816**
–, Komplikationen/Behandlung 800

–, n. Morbus Paget 818, **A818**, 936
–, Oberschenkel **A590**
–, Prädilektionsstellen/Altersgipfel 797, **A798**
–, radiologische Merkmale 797
–, sekundäres 797
Histiozytose X, s. Retikuloendotheliosen
Histokompatibilitätsantigene, CHA-Kristallablagerungskrankheit 568
–, Hämochromatose 569
–, Morbus Bechterew 540
Histoplasmose, Arthritis, infektiöse 879
hitchhiker's thumb, s. Anhalterdaumen
HIV-Infektion, s. AIDS
HNDP, s. Methanhydroxydiphosphonat
Hochfrequenzabtragung, perkutane, Osteoidosteom 650
Hockeyschlägerform, Humerus, distaler 146, 152, **A148**
Hohl-Klassifikation, Tibiaplateaufrakturen 282, **A283**, **A284**
Holdsworth-Bänderkomplex, BWS/LWS 426
–, HWS 398, **A399**
Holmgren-Zeichen, s. Fett-Flüssigkeits-Spiegel, intrakapsulärer
Honigwabenmuster (Bienenwabenmuster), Knochendestruktion, Morbus Gaucher 949, **A950**
–, Wirbelhämangiom 739, **A741**, 742, **A743**
Horne-Tanzer-Klassifikation, Olekranonfrakturen 165, **A166**
Hounsfield-Einheiten (H.E.) 24, **A27**
HPT, s. Hyperparathyreoidismus
Hüftarthrose, s. Koxarthrose
Hüfte, Arthritis, entzündliche, typische Veränderungen 471, **A475**
–, –, infektiöse **A876**
–, –, tuberkulöse 877, **A878**
–, Charcot-Gelenk **A518**
–, Chondrolyse, Epiphysiolysis capitis femoris 1000, **A1000**
–, Chondromatose, s. Hüfte, (Osteo-)Chondromatose
–, Dysplasie, angeborene A973, **A979**, 980
–, –, polyostotische fibröse **A615**
–, –, progressive diaphysäre **A1061**
–, Endoprothese, Ergebniskontrolle 484, **A484**
–, –, Acrylzementaustritt 484, **A484**
–, –, Lockerung 486, **A486**, 487, **A487**
–, –, Luxation 487, **A488**
–, Epiphysiolysis capitis femoris **A997**–**A999**
–, Femurdefekt, proximaler umschriebener 990–992, **A991**
–, Geröllzyste **A36**
–, Hypothyreose, DD Morbus Legg-Calvé-Perthes **A954**
–, Knochenzyste, aneurysmatische **A727**
–, Luxationsfraktur, CT-Rekonstruktion **A25**
–, Mikrodaktylie, Fibrodysplasia ossificans progressiva **A1053**

Sachregister

–, Morbus Gaucher, Femurkopfosteonekrose **A951**
–, Morbus Legg-Calvé-Perthes **A992**, **A993**
–, Morbus Paget, maligne Entartung **A782**
–, Myelom **A897**
–, Myositis ossificans **A83**
–, normale, Kleinkind, CT **A984**
–, (Osteo-)Chondromatose **A681**
–, –, synoviale **A836**
–, Osteoidosteom, Arthrose **A648**
–, –, CT **A640**, **A642**, **A643**
–, –, Lauenstein-Aufnahme **A649**
–, –, Rezidiv **A650**
–, –, Skelettszintigraphie/CT **A642**
–, Osteopoikilie, **A1060**
–, Osteosarkom, Tumorausdehnung **A589**
–, Reiter-Syndrom **A543**
–, rheumatoide Arthritis 528, **A529**
–, Riesenzelltumor, Entartung **A734**
–, Sarkom, synoviales **A845**
–, Subluxation, angeborene **A980**
–, Überlappungssyndrom, Dysplasien, gemischt sklerosierende A1066
Hüftgelenkersatz, s. Hüfte, Endoprothese
Hüftkopffraktur, transepiphysäre, Epiphysiolysis capitis femoris 996, **A999**
Hüftkopfosteonekrose, Epiphysiolysis capitis femoris 1000, **A1001**
Hüftleiden, entzündliche, Koxarthrose, sekundäre 492
Hüftluxation(en), traumatisch bedingte 259, 260; **A261**
–, –, Koxarthrose, sekundäre 492
–, –, vordere **A74**
–, –, Weichteilverletzungen, MRT **A100**
Hüftluxation/-dysplasie, angeborene 978–990, **A968**, **A969**, **A980**
–, Behandlung, konservative 987, **A988**, **A989**
–, –, operative 987, 989, **A990**
–, CT **A985**
–, Einteilung 987
–, klinische Zeichen 978, **T979**
–, Komplikationen 989
–, Messungen 980–982, **A981**, **A982**
–, radiologische Abklärung 978, **A979**, 980, **A980**
Humerus, Chondrom, periostales **A665**, **A667**
–, Chondrosarkom, pathologische Fraktur **A788**
–, distaler, Anatomie 152, **A155**
–, –, Hockeyschlägerform 146, **A148**, 152
–, Dysplasie, fibröse monostotische **A700**
–, –, fibröse polyostotische **A704**
–, Ewing-Sarkom, Knochenimplantat **A620**
–, Hyperphosphatasie, familiäre idiopathische **A944**
–, Knochenmarkinfarkt, zystisch umwandelter **A753**
–, Knochenzyste, einfache **A598**, **A600**

–, Langerhanszellhistiozytose **A751**
–, Morbus Gaucher **A950**
–, Morbus Paget, kalte Phase **A929**
–, Osteoblastom **A652**
–, Osteochondrom **A673**
–, –, breitbasiges **A675**
–, –, Gefäßkompression **A676**
–, Osteom, Gardner-Syndrom **A635**
–, Osteomyelitis, chronische **A856**
–, proximaler, Chondroblastom **A683**, **A684**, **A685**
–, –, Enchondrom, kalzifizierendes **A663**
–, –, Knochenmarkinfarkt **A668**
–, –, Knochenzyste, einfache, pathologische Fraktur **A719**
–, –, Myositis ossificans **A84**
–, –, Osteosarkom, konventionelles **A765**
–, –, Riesenzelltumor, Allograftbehandlung **A735**
–, –, Verletzung, Aufnahmen 109, **A111**
–, Riesenosteoidosteom A653
Humerusfraktur(en), distale 152, **A155–A160**
–, –, Cubitus varus 152
–, –, Einteilung n. Müller 152, **A156**
–, –, Fettpolsterzeichen 152, **A160**
–, –, intraartikuläre 152, **A158**, **A159**
–, –, Kinder 152, **A160**
–, –, Tomographie 152, **A159**
–, –, Volkmann-Kontraktur, ischämische **A81**, 152
–, Fett-Flüssigkeits-Spiegel **A71**
–, proximale 123, **A123**, 125
–, –, Neer-Klassifikation 123, **A124**, 125, **A125**
–, –, Y-Aufnahme 123, **A124**, 125, **A125**
–, suprakondyläre 146, **A148**, **A157**
Humeruskopf, Hochstand, rheumatoide Arthritis 528, **A529**
–, Osteomyelitis, Kokzidioidomykose **A873**
–, –, Pilzinfektion **A872**
–, Osteonekrose 89, **A91**
Humpback-Deformität, s. Buckeldeformität
Humphrey-Band, Knie **A278**
Hunter-Syndrom, Merkmale **T1050**
Hurler-Scheie-Komplexsyndrom, Merkmale **T1050**
Hurler-Syndrom (Gargoylismus) 961
–, Merkmale **T1050**
–, radiologische Untersuchungen **T1037**
–, Wirbelkörper **A8**, 1049
Hutchinson-Fraktur, distaler Radius 185, **A190**
Hyperextensions- Tränen(tropfen)fraktur, C2–C3, 413, **A413**
Hyperostos(en), endostale, DD Hyperphosphatasie, familiäre idiopathische 943
–, fließende, Melorheostose 637
Hyperostosis corticalis generalisata, DD Hyperphosphatasie, familiäre idiopathische 943
Hyperparathyreoidismus (HPT, Osteitis fibrosa cystica, Morbus Recklinghausen d. Knochens) **T563**, 572, **A572**, 917–923
–, brauner Tumor 746, 747, **A748**
–, –, DD Myelom, solitäres 812
–, –, – Riesenzelltumor 732
–, –, Prädilektionsstellen 918, **A918**
–, – radiologische Untersuchung 919, 920, **A921**
–, Formen 917
–, Knochendichte **A894**, 895, **A896**
–, Osteopenie **A898**
–, radiologische Untersuchungen **A918–A922**, 919–922
–, Rugger-jersey-Wirbelsäule, DD Morbus Paget 933
–, sekundäre, Skelettszintigraphie **A31**
–, –, Tumorkalzinose 951
Hyperphosphatasie, familiäre idiopathische 943, **A944**, **A945**
–, –, DD Morbus Paget 933, 943, **A944**
–, –, radiologische Merkmale 943, **A944**, **A945**
Hypertrophie (Gigantismus), Skelettanomalien, angeborene/entwicklungsbedingte 961
Hyperurikämie, Gicht 562
Hypochondroplasie, DD Achondroplasie 1049
hypophosphatämisches Syndrom, erworbene 910
Hypoplasie, Skelettanomalien, angeborene/entwicklungsbedingte 961, **A964**
Hypothyreose 953, **A953**, **A954**

I

Iliosakralgelenke, Psoriasisarthropathie 548, **A549**
Immobilisationsosteoporose 80, **A80**
Immunglobuline, Skelettszintigraphie 35
Immunhistology, Fibrosarkom/Histiozytom, malignes fibröses 797, 800
Impaktion, atlantoaxiale, s. Denshochstand
Impingement-Syndrom 135, 136
–, MRT **A135**, 136
–, Neer-Einteilung 135, **A135**, 136
Impression, basiläre, s. Denshochstand
Indium-111, Skelettszintigraphie 32, 34
Indium-markierte Leukozyten, Skelettszintigraphie, Infektionen 859
Infektionen, Behandlungskomplikation 486
–, bildgebende Verfahren 856
–, Erregerausbreitung, Grundmechanismen 853, **A854**
–, Gallium-67-Skelettszintigraphie 34
–, Hüftluxation/-dysplasie, angeborene 989
–, Muskel- u. Skelettsystem, radiologische Beurteilung 853–866
–, radiologische Beurteilung 856, **A856–A858**, 858–860, **A860**, **A861**

Sachregister

–, Skelettszintigraphie 32
–, Überwachung, Behandlung/Komplikationen 861, **A862–A864**
–, Verlaufskontrolle, Skelettszintigraphie 859
infektiöse Arthritis, s. Arthritis, infektiöse
Infusionsurographie, Skoliose 1028, **A1028**, **T1029**
Inklination, palmare (Palmarneigung) 179, **A183**
Innenband, s.u. Knie, Längsband
Innenbandruptur, Sprunggelenk 355, **A355**, 358, 359
Innenmeniskus, Spaltriß **A57**
–, Verletzungen 303, **304A**, 305, **305A**, **306A**
Inokulation, direkte 853, **A854**
Instabilität, HWS-Fraktur 398, **T399**
–, karpale 221
–, okzipitozervikale 401
Intermetatarsalwinkel, I., Fuß 335, **A336**
Inversionsbelastung, Sprunggelenkfraktur **A344**
Involutionsosteoporose 907
IR (inversion recovery), MRT 36
Iridozyklitis, rheumatoide Arthritis, juvenile, oligoartikuläre 536
ischämische Volkmann-Kontraktur, s. Volkmann-Kontraktur, ischämische
Ischiasnerv, s. Nervus ischiadicus
IT (Inversionszeit), MRT 37

J

Jaccoud-Arthritis 576
Jacobson-Bogenwurzelzeichen 809, **A811**
Jefferson-Fraktur, Atlas u. Dens 402, **A403**, **A404**
jigsaw puzzle sign, Patellafraktur 292
Jones-Fraktur, Sprunggelenk 375, **A375**, **A376**
Judet-Aufnahmen (Alaaufnahme, vordere/hintere Schrägaufnahme), Hüfte 235, **A238**, 246

K

Kager-Dreieck, Ferse, rheumatoide Arthritis **A477**
Kahnbein, s. Skaphoid / Os scaphoideum
Kalkaneus ..., s. Calcaneus ...
Kallus, endostale 72, **A74**
–, periostale **A69**
Kalzinose, tumorartige, DD CPPD-Arthropathie 568
Kalzipenie, s. Osteopenie
Kalzium, Knochenbildung 891
Kalziumhydroxylapatit(CHA)-Kristallablagerungskrankheit, s. CHA-Kristallablagerungskrankheit

Kalziumhydroxylapatit, Knochendichtemessung 899, **A899**
Kalziumpyrophosphat-Ablagerungskrankheit s. CPPD-Arthropathie
Kalziumpyrophosphatkristalle 566
Kalziumstoffwechsel, Physiologie 917
Kalziumwerte, Serum, Hyperparathyreoidismus 917
Kandidose, Arthritis, infektiöse 879
Kantenverstärkung, digitale Radiographie **A21**
Karpalbögen 213, **A216**, **A217**, **A220–A222**
Karpalia, s. Handwurzel, Knochen
Karpaltunnel, MRT 195, **A197**
Karpaltunnelaufnahme 192, **A195**
–, Os hamatum, Fraktur 208, **A210**
Karpaltunnelsyndrom, MRT 20, 196, **A197**
Karpus, s. Handwurzel
Karpusringtheorie 221, **A222**
Karzinom, n. Fistelgang, Osteomyelitis **A817**
Keil, fortschreitender, Morbus Paget 925, **A926**
Keilfraktur (Kompressionsfraktur), C3–C7 413, **A415**
Keilwirbel, vorderer **A8**
Kempson-Campanacci-Läsion, s. Dysplasie, osteofibröse
Keratoderma blenorrhagicum, Reiter-Syndrom 541
Kernspintomographie s. Magnetresonanztomographie
Kerzenflammenosteolyse, Morbus Paget 925, **A926**
Kiefer, Hyperparathyreoidismus **A920**, 920
Kindsmißhandlungssyndrom **A73**
–, DD Osteogenesis imperfecta 1044
–, – Skorbut 956
Kite-Winkel (Talokalkanealwinkel) 1008, **A1008**, **A1009**
Klavikula ..., s. Clavicula ...
Klein-Tangente, Epiphysiolysis capitis femoris 996, **A997**, **A998**
klinische Angaben, Stellenwert in der Skelettdiagnostik 3, **A4**, **A5**
Klippel-Feil-Syndrom, Skapulahochstand 975, **A976**
Klumpfuß, s. Pes equinovarus
Knie 265–320
–, anatomisch-radiologische Betrachtungen 265–280
–, Arthritis, infektiöse **A876**
–, Arthrographie 28, **A57**, 270, **A271**, 272, **A272**, **A274**
–, Arthrose, s. Gonarthrose
–, Arthroskopie 270, 305
–, Außenbandriß 309, **A310**
–, Baker-Zyste, s. Baker-Zyste
–, Charcot-Gelenk **A518**
–, Chondroblastom **A587**
–, CPPD-Arthropathie **A568**

–, Einblutung, Hämophilie, MRT **A468**, **A469**
–, Enchondrom, MRT **A664**, **A665**
–, Endoprothese, Ergebniskontrolle 484, 485, **A485**
–, –, Infektion, Therapieverlauf **A864**
–, Erguß 302, **A302**
–, Fett-Flüssigkeits-Spiegel, MRT A71
–, gehaltene Aufnahme 277, **A279**
–, Gelenkspalt, Innenbandriß **A308**
–, Hämangiom, synoviales **A842**, **A843**
–, Hämochromatosearthropathie 569, **A570**
–, Hämophiliearthropathie **A575**, 576
–, Innenband, s. Knie, Längsband, mediales
–, Instabilität 277, **A279**
–, –, gehaltene Aufnahmen 20
–, –, Innenbandriß 308
–, Knochenkontusion, MRT **A39**
–, Knorpelverletzungen 293–301
–, Kreuzbandrisse, s. Kreuzbandrisse
–, Längsband (Kollateralband), mediales (Innenband) 276, **A279**
–, –, Riß 308, 309, **A308–A310**
–, Lyme-Arthritis **A879**
–, Melorheostose **A1064**
–, MRT, Anatomie **A37**
–, –, Retinakulumriß 59, **A59**
–, neuropathisches Gelenk 471, **A476**
–, (Osteo-)Chondromatose, synoviale **A837**
–, Osteonekrose, spontane s. u. Osteonekrose
–, Osteopathia striata **A1061**
–, Quadrizepssehnenriß **A313**, 314
–, rheumatoide Arthritis **A528**, **A529**
–, röntgenologische Standardaufnahmen 265, **A266–A270**, 270
–, Sehnen- u. Bänderverletzungen 308–314
–, Stieda-Pellegrini-Schatten **A98**
–, Synovialitis villonodularis pigmentosa **A840**, **A841**
–, Überlappungssyndrom, Dysplasien, gemischt sklerosierende **A1066**
–, unregelmäßige Metaphysenkonturen **A73**
–, Verletzungen 281–314
–, –, röntgenologische Standard- u. Spezialaufnahmen **T276**
–, –, Spektrum d. radiologischen bildgebenden Verfahren **A280**
–, Wachstumsstörung, rheumatoide Arthritis, juvenile 538, **A539**
–, Weichteilosteosarkom 622, **A624**
–, Weichteilverletzungen 302–314
Kniefrakturen 281–292
Knieregion, Osteochondromatose **A680**
–, Osteopetrose **A1056**
Knochen ..., s. a. Skelett ...
–, Bildung u. Wachstum 45–49
–, gewobener (unreifer) **A48**
–, kortikaler 45
–, Mineraldichte, CT 28
–, reifer **A48**
–, spongiöser 45
–, Wachstum/Mineralisation 891

Sachregister

Knochenabszeß (fokale Osteomyelitis) 867, **A870**
–, DD Ganglion, intraossäres 746, **A747**
–, – Knochenzyste, einfache 717, **A720**
–, – Osteoblastom **A654**, 655
–, kortikaler, DD Osteoidosteom, kortikales 641, **A644**, **T646**, **A647**
–, Periostreaktion 609, **A610**
Knochenbälkchen 45
–, Osteoporose 903, **A905**
knochenbildende Veränderungen, s. Tumoren u. tumorähnliche Veränderungen, osteoblastische
Knochenbildung, s. Ossifikation
Knochendichte, metabolische u. endokrine Störungen **T892**
–, normale 891
Knochengewebe, Bildung/Resorption 891, **A892**
–, Zusammensetzung 891
Knochengicht s. Gichttophus
Knochenheilung, primäre/sekundäre 72
Knochen-im-Knochen-Bild, Morbus Gaucher 950, **A950**
–, Osteopetrose 1055
Knochenimplantat, Kontrolle 617, **A620**
Knocheninfarkt, Fibrosarkom/Histiozytom, malignes fibröses 800
–, Morbus Gaucher 950, **A950**, **A951**
Knocheninfektion, s. Osteomyelitis
Knochenläsionen, s. Tumoren u. tumorähnliche Veränderungen des Knochens
Knochenlymphom, s. Lymphom, histiozytäres
Knochenmarkinfarkt 751, **A753**
–, DD Enchondrom 664, **A668**, **A669**
–, Malignisierungspotential 815, **A816**
Knochenmasse, Index 893, **A893**
Knochenmetastasen, s. Skelettmetastasen
Knochenneubildung, Chondrosarkom **A785**
–, Impingement-Syndrom 135
Knochenresorption, subchondrale, HPT-Arthropathie 572, **A572**
Knochensarkom, Morbus Paget 936
–, rundzelliges, DD Osteosarkom, kleinzelliges 773
Knochensequester, s. Sequester
Knochenszintigraphie, s. Skelettszintigraphie
Knochentuberkulose, s. Osteomyelitis, tuberkulöse
Knochentumoren, Abklärung, analytischer Ansatz **A599**
–, CT 25, **A27**
Knochenwachstum, aktives **A47**
–, beschleunigtes, Osteoidosteom 645, **A647**
Knochenzerstörung, Typen, Knochentumoren u. tumorähnliche Knochenveränderungen 605, **A608**, **A609**
Knochenzyste, aneurysmatische 721, 724, 727, **A722–A729**
–, –, Altersprädilektion 599

–, –, Behandlung 727, **A729**
–, –, DD Osteoblastom 655, **T655**
–, –, – Osteosarkom, teleangiektatisches 773
–, –, Myelographie **A593**
–, –, solide (Riesenzellgranulom, reparatives) 724, 732
–, –, Weichteilinvasion 611
–, einfache 717, **A718–A720**, 721
–, –, DD Knochenzyste, aneurysmatische 721, 724
–, –, Humerus **A598**, **A600**
–, –, pathologische Fraktur 617
–, –, pathologische Fraktur 717, **A720**
–, –, Prädilektionsstellen/Altersgipfel 717, **A718**
–, –, Strahlentransparenz 604
Knopflochdeformitäten, Finger, rheumatoide Arthritis 530, **A531**
Knorpel, röntgenologische Merkmale 604
Knorpelbildung, Chondrosarkom 783
Knorpelhypertrophie, Dysplasie, fibröse polyostotische 703, **A703**, **A704**
Knorpelkappe, Osteochondrom 673, 674, **A675**, 678
–, –, maligne Entartung 678, **A679**
Knorpeltumor(en) 604, **A608**, 661
Knötchenkrankheit, s. Nodulose, rheumatoide
Kokzidioidomykose, Osteomyelitis 868, 871, **A873**
–, Arthritis, infektiöse 879
Kollagenosen, Arthritiden 555–562
–, Arthropathie 455
Kollateralbänder, Knie, s. Knie, Längsband
Kolonkarzinom, Wirbelsäulenmetastasen **A598**, **A811**
Kompaktainsel (Enostose) **A91**, 1057, **A1059**, 1060
–, DD Osteoidosteom, medulläres 641, 645, **A645**, **T646**, **A647**
–, Handgelenk **A597**
–, Rühr-mich-nicht-an-Läsion **A616**, **T616**
Kompressionsfraktur(en), BWS/LWS 427, **A428**
–, Wirbelkörper **A8**
Kompressionskräfte 94
Kongruenzwinkel, Patella 270, **A270**
Kontrastarthrographie, s. Arthrographie
Kontrastmittelallergie 19, 599
konventionelle Tomographie s. Tomographie
Kopfbein, s. Os capitatum
Korbhenkelriß, Labrum glenoidale 139
–, Meniskus **A303**, **A304**
Kordsamtmuster, Wirbelhämangiom 739, **A741**
Kortikalisdefekt, fibröser (metaphysärer fibröser Defekt) 693, **A694**, 695
Kortikalisdestruktion, endostale (scalloping), Myelom **A897**
–, Wirbelkörper **A8**

Kortikalisdicke, Messung 893, **A893**
Kortikaliserosionen, rheumatoide Arthritis **A537**
Kortikalisirregularität, distale, DD periostales Desmoid 697
Kortikalislinie, gedoppelte, Frakturzeichen 70, **A72**
Kortikalisvorbuckelung, Frakturzeichen 70, **A73**
Koxarthrose (Hüftarthrose) 491, 492, 495, 497, **A494–A502**
–, Ergebniskontrolle 480
–, Hämochromatosearthropathie 569, **A570**
–, Hüftluxation/-dysplasie, angeborene 989
–, Morbus Legg-Calvé-Perthes 992
–, Morbus Paget 935, **A935**
–, – **A935**
–, Osteoidosteom **A648**
–, posttraumatische, Hüftluxation 260
–, radiologische Kennzeichen 491, 492, **A495**
–, sekundäre 492, **T492**, **T493**, 495, **A497**, **A498**
–, –, Epiphysiolysis capitis femoris 1000, A1001
–, typische Veränderungen 471, A475
Kretinismus 953, A954
Kreuzbänder, Knie 272, **A273–A275**, **A278**
Kreuzbandhöckerausriß **A308**
–, Tibiaplateaufraktur **A288**
Kreuzbandrisse 311, **A311**, 312, **A312**, **A313**
Kreuzbeinfraktur **A244**, 246
Kreuzbeinosteolysen, Chordom **A814**
Kristallgicht, s. CPPD-Arthropathie
Kryptokokkose, Arthritis, infektiöse 879
Kürettage, (En-)Chondrom 669
Kuß-Sequester, Arthritis, tuberkulöse 877, **A878**
Kyphose, Definition 1023, **A1025**
–, Spondylitis tuberculosa 885
Kyphoskoliose, angeborene, 3D-CT **A971**
–, Osteogenesis imperfecta 1041, **A1043**

L

Labrum glenoidale, Bankart-Läsion 132, **A133**
–, MRT 118, **A118**
–, Verletzungen 139, 140
lamellärer Typ, Periostreaktion, Osteosarkom, konventionelles 763, **A766**
Längenbestimmung, Gliedmaßen 20, 21
Langerhanszellgranulom, s. Langerhanszellhistiozytose
Langerhanszellhistiozytose (eosinophiles Granulom, Langerhanszellgranulom) 747–750
–, Beschwerdedauer 599
–, DD Angiomatose 744
–, – Lymphom, histiozytäres **A807**

–, – Osteomyelitis 873
–, Multiplizität d. Veränderungen 611
–, Periostreaktion 604
–, Wirbelkörper **A8**
Langeskjöld-Einteilung, Tibia vara congenita (Morbus Blount) 1005, 1006
Längsband, Knie, s. u. Knie
Lauenstein-(Froschstellung-)Aufnahme, Femurkopfosteonekrose **A86**
–, Hüfte 235, 236, **A239**
–, Myositis ossificans A83
Lauge-Hansen-Klassifikation, Sprunggelenk- u. Fußverletzungen 356, **T356**
Lawrence-Aufnahme, Schulter 109, **A111**
LEAP-Prothese, Femur **A619**
–, Tibia, Osteosarkom **A769**
Leitzeichen, radiologische u. klinische, Arthritiden, Kollagenosen **T556**
–, –, –, metabolische u. endokrine Erkrankungen **T563**
Lendenwirbelsäule (LWS), Chance-Fraktur 428, 429, **A430–A432**
–, Diszitis **A881**, **A882**
–, Hämangiom, Honigwabenmuster/Kordsamtmuster **A741**
–, Kompressionsfrakturen, QCT **A899**
–, Morbus Bechterew **A540**
–, Myelographie **A57**
–, Osteoidosteom 645, 648, **A648**
–, Reiter-Syndrom 543, **A543**
–, röntgenologische Standardaufnahmen 418, **A418**, 419, **A419**, **A420**
–, Spondylarthrose **A509**
–, weiterführende Bildgebung 419–426
Leontiasis ossea, Dysplasie, fibröse polyostotische **A706**
Lepra, Charcot-Gelenk 518
Leri-Syndrom **A682**
Letournel-Klassifikation, Acetabulumfrakturen 247, 248, **A249**
Leukämie, DD Skorbut 956
Leukozyten, Indium-111-markierte 34, 462, 486
LE-Zelltest, SLE 467
Liebhaberfraktur, s. Calcaneusfrakturen
Lig. collaterale mediale, s. Knie, Längsband
Lig. patellae (Patellarsehne), Morbus Osgood-Schlatter 292, **A293**
–, Morbus Sinding-Larsen-Johansson 292
–, Riß **A313**, 314
Lig. talo-/calcaneofibulare, normales, MRT **A335**
Lig. talofibulare ant./post., normales, MRT **A334**
Lig. tibiofibulare ant., Riß 362, **A362**
Limbus vertebrae **A8**
–, Bandscheibenprolaps **A440–A442**, 441, 442
Lipodystrophie, intestinale (Morbus Whipple), Arthropathie 548
Lipogranulomatose, s. Morbus Erdheim-Chester

Lipohämarthros, s. Fett-Flüssigkeits-Spiegel, intrakapsulärer
Lipom, intraossäres 745, **A745**, **A746**
–, –, DD Knochenmarkinfarkt 751
–, ossifiziertes parossales, DD Osteom 637, **T634**
–, Strahlentransparenz 622, **A623**
Lipoma arborescens, DD Hämangiom, synoviales 842
–, DD (Osteo-)Chondromatose, synoviale 834
Liposarkom 622, **A624**
–, Biopsie, angiographiegesteuerte **A627**
–, n. Neurofibromatose 816
–, parossales, DD Osteosarkom, parossales 776
–, pleomorphes, n. Neurofibromatose **A817**
Lippmann-Cobb-Methode, Krümmungsmessungen, Skoliose 1028, 1030, **A1030**
Lisfranc-Gelenk 321, 323, **A323**, **A337**
–, Luxation 376
Lisfranc-Luxation(sfraktur) (tarsometatarsale Luxation) 377, **A377**, **A378**
Loch-im-Loch-Bild, Angiomatose 742
Lokalisation, Veränderungen 13
Looser-Umbauzonen (Pseudofrakturen), Osteomalazie 895, **A895**, 912, **A913**
lumbosakraler Übergang (L5–S1) 418, **A418**
Lunatumluxation, s. u. Os lunatum
Lunatummalazie, s. Morbus Kienböck
Lungenmetastasen, Osteosarkom 761, 767
Lupus erythematodes, systemischer (SLE), Arthritis 555, **T556**, **A556–A559**
–, Arthropathie 455
–, LE-Zelltest 467
Luxatio centralis, Hüfte **A261**
Luxation(en), Definition 60, **A61**
–, mittkarpale 215
–, perilunäre 215
–, perilunäre 219, **A220**
–, radiologische Beurteilung 70, **A74**
–, transskaphoidale perilunäre 219, 221, **A221**, **A222**
Luxationsfrakturzone, Karpus **A216**
Luxationszone, Karpus **A216**
Lyme-Arthritis 879, **A879**
Lymphangiektasie, zystische, s. Angiomatose
Lymphom, histiozytäres (Knochenlymphom, Lymphosarkom, malignes Lymphom, Non-Hodgkin-Lymphom, Retikulumzellsarkom) 805, **A806**, **A807**
–, –, Prädilektionsstellen/Altersgipfel 805, **A806**
–, –, radiologische Merkmale 805, A806
–, –, DD Ewing-Sarkom 802
–, –, – Langerhanszellhistiozytose 749
–, –, – Morbus Erdheim-Chester 751
–, –, Multiplizität d. Veränderungen 611
–, malignes, s. Lymphom, hystiozytäres
Lymphosarkom, s. Lymphom, hystiozytäres

M

MacEwan-Zeichen, Radiusfraktur 67, **A67**
Madelung-Deformität 977, **A977**, **T977**
Mäuseohren, Psoriasisarthropathie 544, **A548**
Maffucci-Syndrom 671, **A672**
Magnetresonanzangiographie (MR-Angiographie, MRA) 38, 41
Magnetresonanzarthrographie (MR-Arthrographie) 38, **A40**
Magnetresonanzspektroskopie (MR-Spektroskopie), Tumoren u. tumorähnliche Veränderungen 595
Magnetresonanztomographie (MRT, Kernspintomographie) 3
–, Achillessehnenriß 99, **A99**, **A100**
–, Arthritiden/Arthrosen/Arthropathien 466, **A466**, **A467**, **A468**, **A469**
–, Außenbandrisse, Knie 309, **A310**
–, Baker-Zyste **A501**
–, Bandscheibenerkrankung, degenerative 511, **A511**, 512, **A512**, **A513**
–, Bandscheibenprolaps 441, 445, 446, 448, **A448**
–, Bankart-Läsion 132, **A133**
–, Beckenring- und proximale Femurfrakturen 239
–, BWS/LWS 416, 418
–, –, Luxationsfraktur **A434**
–, Chance-Fraktur **A432**
–, Chondroblastom **A685**
–, Chondrom, periostales 664, **A667**
–, Chondromyxoidfibrom, Calcaneus **A687**
–, Chondrosarkom **A787**
–, Dysplasie, fibröse, polyostotische 703
–, –, monostotische 699
–, Einschränkungen 19
–, Ellbogen 152, **A153**
–, Enchondrom 661, **A664**, **A665**
–, Ewing-Sarkom 800, **A803**
–, Fibrocartilago-triangularis-Komplex 190
–, Fibrom, desmoplastisches 710, 712, **A712**, **A713**
–, –, nichtossifizierendes 693
–, Fibrosarkom/Histiozytom, malignes fibröses 797, **A799**
–, Gewebesignale, charakteristische **T395**
–, Gonarthrose 495, **A500**, **A501**
–, Grundlagen 35–38, 41
–, Hämangiom 739, **A742**
–, –, synoviales 841, 842, **A843**
–, Hämophilie, Kniegelenkeinblutung **A468**, **A469**
–, Handwurzel 195, **A196**, **A197**
–, Hüftluxation 259
–, HWS, Normalbefund 394, **A395**
–, –, rheumatoide Arthritis **A534**
–, Impingement-Syndrom **A135**, 136
–, Infektionen 859, 860, **A861**
–, Innenbandrisse, Knie 309, **A309**
–, Knie 270, 272, **A275**, 276, **A278**, **A279**

1087

Sachregister

–, Knochenzyste, aneurysmatische 721, 724, **A725–A729**
–, –, einfache 717, **A719**
–, Kokzidioidomykose, Osteomyelitis 872, **A873**
–, Kontrastanhebung 595
–, Kreuzbandrisse 312, **A312**, **A313**
–, Langerhanszellhistiozytose 750, **A752**
–, Lipom, intraossäres 745
–, LWS 421, **A424**
–, Melorheostose 1063, **A1064**, **A1065**
–, Meniskusverletzungen 303, 305, **A305**, **A306**
–, Mesenchymom, fibrokartilaginäres 737, **A738**
–, Morbus Gaucher 950
–, Morbus Kienböck 211, **A213**
–, Morbus Legg-Calvé-Perthes 994
–, Morbus Paget 931, **A932**, **A933**
–, –, Entartung 931, **A938**
–, Neurofibromatose 1040
–, Osteoblastom 650, 655, **A652**
–, Osteochondrom 674, **A675**
–, Osteochondromatose **A681**, **A682**
–, –, synoviale 833, 834, **A836**, **A837**
–, Osteochondrosis dissecans 169, A169, **A170**
–, –, Knie 298, **A299**, **A300**
–, –, – tali 374, **A374**
–, Osteogenesis imperfecta **A1043**
–, Osteoidosteom 641, **A643**, **A644**
–, Osteonekrose 85, 87, **A88**, **T88**, 89
–, Osteosarkom, konventionelles 763, 767, **A768**
–, –, parossales 776
–, –, –, entdifferenziertes **A778**
–, –, periostales **A780**
–, –, teleangiektatisches **A771**
–, Quadrizeps-/Patellarsehnenrisse 314, **A314**
–, rheumatoide Arthritis 466, **A466**, **A467**
–, Riesenzelltumor 730, **A732**, **A733**
–, Rotatorenmanschettenruptur 19, 137, **A138**, 139
–, Sarkom, synoviales 844, **A845**
–, Schulter 115, **A115**, **A116**
–, Signalintensität **A37**, 38, **T38**
–, skapholunäre Dissoziation 217, **A219**
–, Skelettanomalien, angeborene/entwicklungsbedingte 967, 971, **A973**
–, Skelettmetastasen 820
–, Spinalkanalstenose, Arthrosen 466
–, –, Wirbelsäule, degenerative Erkrankungen 516, **A517**, **A518**
–, Spondylitis 880, **A884**
–, – tuberculosa 885
–, Sprunggelenk 333, **A334**, **A335**
–, –, Außenbandruptur 362, **A362**
–, –, Innenbandruptur 359, **A359**
–, –, Sehnenrisse 363, **A364**, **A365**
–, Streßfrakturen 97, **A98**, 99
–, –, Calcaneus 371

–, Synovialishypertrophie 466
–, Synovialitis villonodularis pigmentosa 838, **A840**, **A841**
–, Talusfrakturen 371, **A373**
–, Tibiaplateaufraktur 287, A288, **A289**
–, Torhüterdaumen 226
–, Tränen(tropfen)fraktur, HWS 410, **A412**
–, Trauma 55, 59, **A59**
–, Tumoren u. tumorähnliche Veränderungen des Knochens 592, **A594**, **A595**, 596
–, Weichteilinfektionen 886, **A887**
–, Weichteiltumoren 622, 625, A627
–, Wirbelsäule, Arthritiden/Arthrosen/Arthropathien 466, **A466**, **A467**
main en lorgnette, s. Operngläsdeformität
Maisonneuve-Fraktur, Fibula 328
–, Sprunggelenk 345, 355, **A355**, 356, **A356**, 358
Makrodaktylie (Megalodaktylie) **A964**
Malabsorptionssyndrom, Osteomalazie **A913**
Malgaigne-Fraktur, Becken 245, **A245**, **A247**
Malgaigne-Läsion (trough sign), Schulterluxation, hintere 134, **A134**
Malignisierungspotential, gutartige Veränderungen 815–818
Malleolus tertius (Tuberculum posterius tibiae) **A346**, **A347**
Mammakarzinom, Skelettmetastasen 819, 820, **A821**
–, Skelettszintigraphie 596, **A596**
Mandibula, Fibrom, ossifizierendes, Kiefer **T709**
–, Langerhanszellhistiozytose **A749**
–, Osteoblastom, periostales **A654**
–, Osteosarkom, s.a. Osteosarkom, Kiefer
Marknagelung, Femurkopfsteonekrose **A87**
–, Femurschaftfraktur **A82**
–, Tibiaschaftfraktur **A76**
Marmorknochenkrankheit, s. Osteopetrose
Marmor-Lynn-Fraktur, triplanare s. Drei-Ebenen-Fraktur
Maroteaux-Lamy-Syndrom, Merkmale **T1050**
Mason-Einteilung, Radiusköpfchenfrakturen 161, **A161**
Mastozytose, DD Osteopoikilie 1060
Matrix (Grundsubstanz), Knochentumoren u. tumorähnliche Knochenveränderungen 604, **T605**, **A607**, **A608**
–, knorpel-/knochenbildende 604, **A607**
Matrixvesikel 45
Maxilla, Osteosarkom, s.a. Osteosarkom, Kiefer
McGregor-Linie, Denshochstand **A388**
McRae-Linie, Denshochstand **A388**
MCTD (mixed connective tissue disease, Mischkollagenosen) **T556**, 561, **A561**
MDP, s. Methylendiphosphonat
Medulla oblongata-Kompression, rheumatoide Arthritis **A534**

Megalodaktylie, s. Makrodaktylie
Meglumindiatrizoat, Kniegelenkarthrographie **A271**
Melorheostose 1062, 1063, 1065, **A1063–A1065**
–, DD Osteom 637, **T634**
–, radiologische Untersuchungen **T1037**
–, Skelettszintigraphie **A972**
–, Überlappungssyndrom 1065, **A1066**
Meniskus, Innen- u. Außen- 270, **A271**, **A272**, **A275**, 276
Meniskusanomalien, Innenmeniskus, Typen 305, **A306**
Meniskusriß, Osteonekrose, spontane 301, **A301**
–, Tibiaplateaufraktur 308, **A289**
–, Typen 303, **A303**
Meniskusverletzungen 303, **A303**, **A304**, 305, 308
Merchant-Aufnahme, Patella **A269**, 270,
–, Patellasubluxation **A291**, 292
Mesenchymom, fibrokartilaginäres 737, **A737**, **A738**
metabolische u. endokrine Störungen 943–958
–, Knochendichteveränderungen **T892**
–, radiologische Beurteilung 891–902
Metaphyse 45, **A46**, **A48**, **A586** 584, 585
–, becherförmige, Rachitis A896
–, Frakturen, Salter-Harris-Klassifikation 62, **A65**
–, trompetenartige, Osteogenesis imperfecta **A1042**
Metaphysenkanten, unregelmäßige, Frakturzeichen 70, **A73**
Metastasen, DD Angiomatose 744
–, – brauner Tumor, HPT **A748**
–, – Morbus Erdheim-Chester 751
–, – Osteosarkom, sekundäres 781, **A782**
–, LWS, Kolonkarzinom **A598**
–, solitäre, DD Myelom, solitäres 812
Metastasierung, Knochentumoren u. tumorähnliche Knochenveränderungen 617
Metatarsalknochen, Knochenabszeß **A610**
Methanhydroxydiphosphonat (HNDP) 34
Methylendiphosphonat (MDP) 34, 458
Methylprednisolonacetat, Knochenzyste, einfache 721
Mexikanerhut **A484**, 485, **A484**
Meyerding-Klassifikation, Spondylolisthesis 438, **A439**
Milchglasaspekt, Dysplasie, fibröse **A698**, 699, **A699**, **A700**, **A702**, **A707**
–, Involutionsosteoporose 907
Milkman-Syndrom, Osteomalazie 912
Mineraldichte, Knochen s.u. Knochen
Mineralgehalt, Wirbelsäulenknochen, s. u. Wirbelsäule
Mischkollagenosen s. MCTD
Mittelhandknochen, Frakturen **A54**, 224, **A224**, **A225**, 226, **A226**
Moe-Methode, s. Bogenwurzelmethode

Sachregister

Mollusca fibrosa, Neurofibromatose 1035
Mondbein s. Os lunatum
Mondbeintod, s. Morbus Kienböck
Mononatriummuratkristalle, Gicht 562
Monteggia-Luxationsfraktur, Ellbogen 170, **A171**, **A172**
Morbus Ahlbäck, s. Osteonekrose, spontane, Knie
Morbus Albers-Schönberg, s. Osteopetrose
Morbus Bechterew (ankylosierende Spondylitis, Morbus Marie-Strümpell-Bechterew) 540, **A540**, 541, **A541**, **A542**
–, DD Morbus Forestier 512
–, – Spondylosis deformans 512
–, Ferse, typische Veränderungen 475, **A476**
–, HLA-Antigene 467
–, Leitzeichen, klinische u. radiologische **T525**
–, Morphologie **A523**
–, Prädilektionsstellen **A523**
–, Wirbelkörper **A8**
–, Wirbelsäule, typische Veränderungen **A478**
Morbus Blount, s. Tibia vara congenita Blount
Morbus Calvé 749
Morbus Camurati-Engelmann, s. Dysplasie, progressive diaphysäre
Morbus Chester-Erdheim, s. Morbus Erdheim-Chester
Morbus Conradi-Hühnermann, s. Dysplasia epiphyseales punctata
Morbus Crohn (Enteritis regionalis), Arthropathie 548
Morbus Erdheim-Chester (Lipogranulomatose) 751
Morbus Forestier (diffuse idiopathische Skeletthyperostose, DISH) 506
–, DD Spondylosis deformans 512, **A514**
Morbus Freiberg-Köhler, Osteonekrose 85
Morbus Gaucher 949, **A949**, **T949**, 950, **A950**, **A951**
–, Einteilung 949
–, Komplikationen 950, **A951**
–, Osteonekrose 84
–, radiologische Abklärung 949, **A949**, **T949**, 950, **A950**, **A951**
Morbus Kahler, s. Myelom
Morbus Kienböck (Lunatummalazie, Mondbeintod) 211–213, **A212–A215**
Morbus König-von Axhausen s. Osteochondrosis dissecans, Knie
Morbus Legg-Calvé-Perthes (Morbus Perthes) 992–996, **A992–A995**
–, Koxarthrose, sekundäre 492
–, Osteonekrose 85
–, radiologische Abklärung 992–994, **A993**
Morbus Leri, s. Melorheostose
Morbus Marie-Strümpell-Bechterew, s. Morbus Bechterew
Morbus Maroteaux-Lamy, s. Pyknodysostose

Morbus Möller-Barlow, s. Skorbut
Morbus Morquio-Brailsford (Morquio-Brailsford-Syndrom, Platyspondylie) 1049, **A1051**
–, Merkmale **T1050**
–, radiologische Untersuchungen **T1037**
–, Wirbelkörper **A8**
Morbus Ollier, s. Enchondromatose
Morbus Osgood-Schlatter 292, 293, **A292**, **A293**
Morbus Paget 925–941
–, DD Hämangiom 744
–, –, Lymphom, hystiozytäres 805, **A807**
–, Fibrosarkom/Histiozytom, malignes fibröses 800
–, Frühphase (heiße Phase) 925, **A926**, **A927**, **A931**
–, Hüftarthrose, sekundäre **A462**
–, Intermediärphase (Mixtaphase) 925, 928, **A928**, **A929**, **A931**
–, jugendlicher/juveniler, s. Hyperphosphatasie, familiäre idiopathische
–, kalte Phase 929, **A929–A931**, **A936**
–, Koxarthrose, sekundäre 492
–, maligne Entartung 781, **A782**
–, Malignisierungspotential 818, **A818**
–, medikamentöse Therapie 939
–, neoplastische Komplikationen 936, **A937–A939**, 939
–, orthopädische Betreuung 939
–, Osteitis deformans **A782**
–, Osteosarkom, sekundäres 761
–, Pathophysiologie 925
–, Prädilektionsstellen 925, **A926**
–, radiologische Beurteilung 925, **A926–A933**, 928, 929, 931
–, Screening, Skelettszintigraphie 900, **A900**
Morbus Panner, s. Osteochondrosis dissecans
Morbus Perthes, s. Morbus Legg-Calvé-Perthes
Morbus Pott, s. Spondylitis tuberculosa
Morbus Recklinghausen d. Knochens, s. Hyperparathyreoidismus
Morbus Reichel, s. (Osteo-)Chondromatose, synoviale
Morbus Reiter, s. Reiter-Syndrom
Morbus Ribbing (heriditäre multiple diaphysäre Sklerose) 1062, **A1062**
Morbus Scheuermann (Adoleszentenkyphose) **A8**, 443, **A444**
Morbus Sinding-Larsen-Johansson 292, **A292**, 293
Morbus Still 536
Morbus Trevor-Fairbank, s. Dysplasia epiphysealis hemimelica
Morbus van Buchem, DD Hyperphosphatasie, familiäre idiopathische 943
Morbus Whipple, s. Lipodystrophie, intestinale
Morbus Wilson, Osteomalazie 908

Morquio-Brailsford-Syndrom, s. Morbus Morquio-Brailsford
Moss-Technik, Morbus Legg-Calvé-Perthes 994
Möwenschwingendeformität, Arthrose, erosive 524, **A526**, **A527**
MPGR (multiplanar gradient-recalled) 37, 421
MRA, s. Magnetresonanzangiographie
MRT, s. Magnetresonanztomographie
Müller-Klassifikation, Humerusfrakturen 152, **A156**
–, Pilon-tibial-Fraktur 348, **A349**
Mukopolysaccharidosen 1049, **T1050**, **A1051**, **A1052**
multiplanare Rekonstruktion, CT 24, **A24**, **A25**
multiples Myelom, s. Myelom
Multiplizität, Knochentumoren u. tumorähnliche Knochenveränderungen 611
Musculus peronaeus longus, Sehne, normale, MRT **A335**
Muskelbiopsie, Dermato-Polymyositis 561
Myelo-CT 30
–, Arthritiden/Arthrosen/Arthropathien, Spinalkanalstenose 458, **A463**
–, Bandscheibenprolaps 444, **A446**
–, HWS-Arthrose **A508**
–, LWS 419, **A423**
–, Psoriasisarthropathie **A548**
–, Spinalkanalstenose, Wirbelsäule, degenerative Erkrankungen **A517**
Myelographie, Arthritiden/Arthrosen/Arthropathien 458, **A463**
–, Bandscheibenprolaps 443, **A444–A447**
–, Grundlagen 30
–, HWS, Normalbefund 395, **A396**
–, Infektionen 859
–, Knochenzyste, aneurysmatische **A593**
–, LWS 419, **A421**
–, Lymphom, hystiozytäres **A806**
–, Skelettanomalien, angeborene/entwicklungsbedingte 967, **A967**
–, Skelettmetastasen **A824**
–, Spinalkanalstenose, Wirbelsäule, degenerative Erkrankungen 516, **A517**
–, Spondylitis tuberculosa 885, **A885**
–, Spondylolisthesis **A438**
–, Trauma 53, **A57**
–, Tumoren u. tumorähnliche Veränderungen 592, **A593**
myelographischer Effekt, MRT 394, 395, **A395**
Myelom (Morbus Kahler, Plasmazellmyelom, Plasmozytom) 808, 809, **A809–A812**, 812
–, Becken **A607**
–, DD Angiomatose 744
–, – brauner Tumor, HPT **A748**
–, Knochendestruktion 895, **A897**
–, –, mottenfraßartige **A609**

1089

Sachregister

–, Metastasen, DD Riesenzelltumor 732
–, Multiplizität 611, **A614**
–, Prädilektionsstellen/Altersgipfel 808, **A808**
–, radiologische Merkmale 808, **A809**
Myelomatose, sklerosierende 809
Myelopathie, zervikale, rheumatoide Arthritis 533
Myofibromatose, infantile, DD Langerhanszellhistiozytose 750
Myositis ossificans 99, **A98**, 753, **A753**
– circumscripta, DD Fibrodysplasia ossificans progressiva 1053
– progressiva, s. Fibrodysplasia ossificans progressiva
–, DD Osteom 633, **T634**
–, – Osteosarkom, parossales 776, 777, **A777**, **A779**
–, Diagnostik **A15**
–, juxtakortikale, DD Osteochondrom 674, **A675**
–, posttraumatische 81, 82, **A82**, **A83**, **A84**
–, Tumorkalzinose 951
Myositis, AIDS 576

N

Nahtknochen, Osteogenesis imperfecta 1041, **A1042**
Nanokolloide, Skelettszintigraphie 35
Napoleonhut, umgekehrter, Spondylolisthesis 438, **A439**
Navikulare …, s. Skaphoid … / Os scaphoideum
Navikulare-Quartett 202
Neer-Klassifikation, Humerusfrakturen, proximale 123, **A124**, 125, **A125**
–, Impingement-Syndrom 135, **A135**
–, Klavikulafrakturen 125, **A126**, **A127**
Neisseria gonorrhoeae, Arthritis, eitrige 875
Neoplasma, Definition 583
Nephrokalzinose, Hyperparathyreoidismus 918
Nervus ischiadicus, Verletzung, Hüftluxation/-dysplasie, angeborene 989
Neuroblastommetastasen, DD Ewing-Sarkom 800
Neurofibromatose 1035, **T1036**, **A1038**, **A1039**, 1040, **A1040**
–, Osteomalazie 908
–, plexiforme 1035, **A1039**
–, –, Malignisierungspotential 815, 816, **A817**
–, Skelettanomalien 1035, **A1038**
–, Wirbelkörper **A8**
Neurofibrosarkom, n. Neurofibromatose 816
neuropathisches Gelenk, s. Charcot-Gelenk
Neurosarkom, n. Neurofibromatose 816
Nichtheilung, areaktive (atrophe) 78, **A78**
–, infizierte **A78**, 79

–, reaktive 78, **A78**
Nierenfunktion, gestörte, Hyperparathyreoidismus 918
Nierentubulusstörungen, Rachitis 908
Nierenzellkarzinom, Skelettmetastasen 819, 820, **A822**
–, – DD Paget-Sarkom 939, **A939**
Nodulose, rheumatoide (Knötchenkrankheit) 534, 535, **A535**
Non-Hodgkin-Lymphom, s. Lymphom, hystiozytäres
Nonlipid-Retikulose, s. Abt-Letterer-Siwe-Krankheit
Norgaard-Aufnahme (Allstate-Aufnahme, Ballfängeraufnahme, Gesamtschauaufnahme), Handgelenk u. Hand 455, **A459**, **A460**

O

O'Donoghue-Unglückstrias, Kreuzbandrisse 311, **A311**
O-Bein, s. Varusdeformität, Knie
–, s. a. Unterschenkel, Biegungsdeformität
–, Vitamin D-resistente Rachitis 910
Oberflächenosteosarkom, hochgradig malignes 777, **A781**
Oberschenkel, Histiozytom, malignes fibröses **A590**
–, proximaler, Langerhanszellhistiozytose **A749**
–, Weichteilhistiozytom, fibröses, Angiographie **A625**
Obturatoraufnahme, s. Judet-Aufnahme, vordere
Obturatorringfraktur **A56**
Ochronose **T563**, 570, **A571**
Ödem, peritumorales, Osteosarkom 763
okzipitozervikale Luxationen 401, 402
Olekranonfrakturen 165, **A165**, **A166**
Omarthrose 497, **A502**
–, Schulterluxation 134
Operationen, Gliedmaßen erhaltende 29
Operngläsdeformität (main en lorgnette), Psoriasisarthropathie 544
Orthoröntgenographie 21
Os capitatum (Kopfbein), Frakturen 208, **A211**
Os cuneiforme laterale, Streßfraktur, MRT **A98**
Os hamatum (Hakenbein), Augenzeichen 208, **A210**
–, Frakturen 204, 208
–, –, Corpus 204, 208, **A209**
–, –, Haken 204, 208, **A210**
Os lunatum (Mondbein), Frakturen 208
–, Luxation 215, 219, **A220**
–, MRT **A199**, **A200**
Os naviculare, s. Os scaphoideum
Os omovertebrale, Skapulahochstand 975, **A976**

Os pisiforme (Erbsenbein), Frakturen 208, **A211**
–, Spezialaufnahme 192, **A194**, **A195**, **A200**
Os sacrum, Agenesie **A962**
Os scaphoideum (Kahnbein, Os naviculare), Osteonekrose, s. Morbus Kienböck
–, Spezialaufnahme 192, **A193**, **A200**
Os trapezium, Karpaltunnelaufnahme **A195**, **A200**
Os triquetrum (Dreieckbein), Frakturen 204, **A209**
–, Spezialaufnahme 192, A194, **A200**
Ossifikation (Knochenbildung, Verknöcherung), Embryo 45, **A46**
–, enchondrale 45, **A46**
–, heterotope, Behandlungskomplikation 486
–, intramembranöse 45, **A48**, 49
–, Osteoblastom **A656**
–, paravertebrale, Psoriasisarthropathie 548, **A549**
Ossifikationszentren, sekundäre, Wirbelapophysen, DD Limbus vertebrae 442, **A442**
Osteitis deformans, s.u. Morbus Paget
Osteitis fibrosa cystica, s. Hyperparathyreoidismus
Osteoarthritis, s. Arthrose
Osteoarthropathie, hypertrophisch pulmonale (Pierre-Marie-Bamberger-Syndrom), Periostreaktion 609, **A611**
Osteoblasten/Osteoklasten 891
Osteoblastom 650–656
–, destruktive Veränderungen 652, **A653**
–, DD 652, **A654**, **T655**
–, – Ganglion, intraossäres 746, **A747**
–, – Osteoidosteom 650
–, –, –, medulläres 645, **A645**, **T646**
–, – Osteom 637, **T634**
–, enchondromartiges 655, **A656**
–, Knochenzyste, aneurysmatische 721
–, periostales 652, **A654**
–, Periostreaktion 609, **A610**
–, Prädilektionsstellen/Altersgipfel 650, **A651**
–, radiologische Bildmuster 650, 652, **A653**, **A654**
–, Weichteilinvasion 611
Osteochondrom ([osteo-]kartilaginäre Exostose) 673, **A673**, 674, **A674–A676**, 677, **A677**, **T677**, 678, **A678**, **A679**
–, Behandlungsergebnisse, Kontrolle 617
–, Bursitis exostotica 674, **A677**
–, DD 674, **A675**
–, –, Osteom 633, **T634**
–, –, Osteosarkom, parossales 776, 777
–, Druckarrosion benachbarter Strukturen 617, **A622**, 674, **A676**
–, Femur, Arteriographie **A592**
–, Folgeanomalien 674, **A676**, **A677**
–, Gefäßkompression 674, **A676**
–, maligne Entartung 674, 677, **T677**, **A679**
–, Nervenkompression 678, **A678**

Sachregister

–, Prädilektionsstellen/Altersgipfel 673, **A673**
–, radiologisches Bild 673, **A673**
–, Wachstumsstörungen 617, **A621**
(Osteo-)Chondromatose (multiple [osteo-]kartilaginäre Exostosen, diaphyseal aclasis) 678, **A680**, 681, **A681**, **A682**
–, Prädilektionsstellen/Altersgipfel 678, **A679**
–, synoviale (Synovialchondromatose, Morbus Reichel) 833, 834, **A834–A837**
–, –, DD Chondrosarkom, synoviales 846
–, –, – Hämangiom, synoviales 842
–, –, – Osteochondrosis dissecans 165
–, –, Prädilektionsstellen/Altersgipfel 833, **A834**
–, –, röntgenologische Merkmale 833
–, –, sekundäre 833, **A837**
Osteochondrosis dissecans, Arthrotomographie 165, **A168**
–, Capitulum humeri (Morbus Panner) 165, **A167**, **A168**, 169
–, Knie (Morbus König-von Axhausen) 293, 294, **A296**, **A297**, 298, **A298**
–, –, DD osteochondrale Fraktur 294, **A295**, 298
–, –, – Osteonekrose, spontane
–, –, Operationsindikation 294, 298, **A298**
–, –, Prädilektionsstellen 294, **A296**
–, –, Schädigungsausmaß 294, **A296**
–, MRT 169, **A169**, **A170**
– tali 374, **A374**
Osteodystrophie, renale (renale Osteopathie) 912, **A914**
–, –, radiologische Merkmale 912, **A914**
Osteogenesis imperfecta (Fragilitas ossium) 1041, 1044, 1046, **A1042–A1046**
–, Behandlung 1046, **A1046**
– congenita (Typ Vrolik) 1041
–, DD Kindsmißhandlung 1044
–, Einteilung 1041
–, radiologische Abklärung **T1036**, 1041, 1044, **A1042–A1045**
– tarda (Typ Ekman-Lobstein) 961, 1041
Osteoidbildung, Osteosarkom, fibrohistiozytäres 773
Osteoidosteom 637–650
–, Arthrose 648, **A648**
–, Behandlung 648, **A649**, 650, **A650**
–, Differentialdiagnose 641, **A644**, **A645**, **T646**
–, –, Knochenabszeß 873
–, –, Langerhanszellhistiozytose 750
–, –, Osteoblastom 650, 655, **T655**
–, Komplikationen 645, 648
–, Lokalisationstypen 637, **A639**
–, multizentrisches 637, **A638**
–, Nidus 637, **A638**
–, Periostreaktion 609, **A610**
–, Prädilektionsstellen/Altersgipfel 637, **A637**

–, Resektionskontrolle 617, **A618**
–, Rezidiv 648, **A650**
–, Skelettszintigraphie **A33**
Osteoklastom, s. Riesenzelltumor
Osteolyse, massive, s. Gorham-Stout-Syndrom
Osteolysen, ausgestanzt aussehende, Kokzidioidomykose 871
–, –, Myelom 808, **A810**
–, herdförmige, Amyloidosearthropathie 573, **A574**
Osteom 633, **A634**, **A635**, 637
–, DD Osteochondrom 674, **A675**
–, parossales 633, **A634**
–, –, DD 633, **T634**, **A636**, 637
–, –, –, Osteosarkom, parossales 776
–, Prädilektionsstellen/Altersgipfel **A635**
Osteomalazie 893, **A894**, 895, **A895**, 908, **T909**, 912
–, Prädilektionsstellen **A913**
–, radiologische Merkmale 912, **A913**
Osteomyelitis (Knocheninfektion) 853, 867–875
–, aktive/inaktive, Pseudarthrose **A78**, **A79**
–, aseptische, Morbus Gaucher 949
–, Beschwerdedauer 599
–, chronische aktive 867, **A870**
–, –, Sequester **A856**
–, DD 873
–, –, Ewing-Sarkom 800, **A804**, **A874**
–, –, Langerhanszellhistiozytose 750, **A751**
–, –, Lymphom, histiozytäres **A807**
–, eitrige 867, **A868**, **A869**, 870
–, –, Frühstadium, Knochenszintigramm 867, **A868**
–, –, Periostreaktion 867
–, Fistel, chronisch sezernierende, Malignisierungspotential 815, **A817**
–, Fistelgang **A860**
–, fokale, s. Knochenabszeß
–, Komplikationen 861, **A862–A864**
–, nichteitrige 867 ff.
–, Periostreaktion 604
–, Pilzinfektionen 868, 871, 872, **A872**, **A873**
–, subakute, s. Brodie-Abszeß
–, syphilitische 872, **A874**
–, tuberkulöse (Knochentuberkulose) 867, 868, **A871**
–, Weichteilinvasion 611, **A613**
Osteonekrose (ischämische/avaskuläre) 6, 82, 84, 85, 87, 89
–, aseptische, DD Morbus Legg-Calvé-Perthes 996
–, Einteilung 85
–, n. Femurfrakturen, proximale 252
–, Femurkopf, s. u. Femurkopf
–, Handwurzelknochen 20
–, MRT 85, 87, **A88**, **T88**, 89
–, Skaphoidfraktur 89, **A91**, 204, **A207**
–, –, Behandlung 204, **A208**
–, SLE 555, **A559**

–, spontane, Knie (Morbus Ahlbäck) 293, **A300**, 301, **A301**
–, Stadieneinteilung, histologische/MRT 87, **T88**, **A89**, **A90**
–, Ursachen 84, 85
–, Voraussetzungen **T85**
Osteopathia striata (Voorhoeve-Syndrom) 966, 1060, **A1061**
–, radiologische Untersuchungen **T1037**
–, Überlappungssyndrom 1065, **A1066**
Osteopathie, urämische, s. Osteodystrophie, renale
Osteopenie 893, **A894**
–, brauner Tumor, HPT 747
Osteopetrose (Osteopetrosis Albers-Schönberg, Marmorknochenkrankheit) **A965**, 1054, 1055, **A1055–A1057**
–, radiologische Untersuchungen **T1037**
Osteophyten (Sporne), Impingement-Syndrom 135
–, Gonarthrose **A501**
–, Reiter-Syndrom 479, **A482**
–, Spondylarthrose 506, **A506**
–, Spondylosis deformans 512
Osteopoikilie (Osteopathia condensans disseminata; spotted bone disease) 966, 1057, **A1060**, 1060
–, radiologische Untersuchungen **T1037**
–, Überlappungssyndrom 1065, **A1066**
Osteoporose 893, **A894**, 903–908
–, Definition 80
–, Frakturkomplikation 80
–, generalisierte 903, **A905–A907**, 907, 908
–, –, radiologische Merkmale 903
–, iatrogene 907, 908
–, juxtaartikuläre, rheumatoide Arthritis, Finger **A461**
–, Knochendichtemessung, Methoden 900
–, periartikuläre, Arthritis 470, **A471**
–, –, Hämophiliearthropathie 575, **A575**
–, –, rheumatoide Arthritis 528, **A528**, **A529**
–, posttraumatische schmerzhafte, s. Sudeck-Atrophie/Dystrophie
–, Prädilektionsstellen **A904**
–, radiologisches Grading, s. Singh-Index
–, rheumatoide Arthritis **A530**, 533
–, SLE **A558**
–, umschriebene 908
–, Ursachen **T904**
–, Wirbelkörper **A8**
Osteoporosis circumscripta (cranii Schüller), Morbus Paget 925, **A927**
Osteosarkom (osteogenes Sarkom) 761–781
–, Angiographie, Therapiekontrolle **A621**
–, Becken **A588**
–, DD Ewing-Sarkom 802, **A804**
–, –, Myositis ossificans 753
–, –, Osteoblastom 655, **T655**, **A656**
–, –, Osteom 633, **T634**
–, Einteilung 761, **A762**
–, Femur, distales **A594**, **A608**
–, Femurschaft, Therapiekontrolle **A590**

1091

Sachregister

–, fibroblastisches, DD Riesenzelltumor 732
–, fibrohistiozytäres 773
–, hämorrhagisches, s. Osteosarkom, teleangiektatisches
–, histologisches Grading 761, **T761**
–, Hüfte, Tumorausdehnung **A589**
–, intrakortikales 773
–, –, DD Osteoidosteom, kortikales 645, **A644**, **T646**
–, juxtakortikales 773, **A775**
–, –, DD Myositis ossificans 82
–, –, – Osteochondrom 674, **A675**
–, Kiefer 773
–, kleinzelliges 773
–, Knochenneubildung 633
–, Knochenzyste, aneurysmatische 721
–, konventionelles (medulläres) 763, 767, **A764–A769**
–, –, Periostreaktion 763, **A764**
–, –, Prädilektionsstellen, Altersgipfel 763, **A763**
–, –, Therapie 767, **A769**
–, –, Untertypen 767
–, Matrix (Grundsubstanz) 604, **A608**
–, medulläres, s. Osteosarkom, konventionelles
–, Morbus Paget 936, **A937**
–, multizentrisches 611, 773, **A774**
–, n. Neurofibromatose 815
–, niedriggradig malignes zentrales (medulläres) 767, 769, **A770**
–, parossales 773, **A775**, 776, 777
–, –, entdifferenziertes 777, **A778**
–, –, Prädilektionsstellen/Altersgipfel 773, **A775**
–, –, radiologische Merkmale 776, **A776**
–, –, Sitz 603, **A606**
–, periostales 777, **A779**, **A780**
–, –, Diagnostik **A15**
–, Periostreaktion 609
–, primäres 763–777
–, Prothese n. Chemotherapie **A619**
–, sekundäres 781, **A782**
–, strahleninduziertes 818, **A819**
–, synoviales (Synoviom), röntgenologische Merkmale 844, **A844**
–, teleangiektatisches (hämorrhagisches) 769, **A770–A772**, 773
–, –, DD Fibrosarkom/Histiozytom, malignes fibröses 797, **A799**

P

Pachydermoperiostose, Periostreaktion 609
PACS-Bildarchivierungssystem 22
Palmarneigung, Radiusgelenkfläche, s. Inklination, palmare
Panoramaaufnahme, Schulter 141
Paraplegie, Morbus Paget 935
–, Spondylitis tuberculosa 885
Parathormon (PTH), Ausschüttung 746

–, Kalziumhomöostase 917, 918
–, Knochenbildung 891
Patella bipartita/multipartita, DD Fraktur 291, **A291**
patella tooth sign, s. Zahnzeichen
Patella, Frakturen **A290**, 291, 292
–, Gelenkknorpelverschmälerung, MRT **A59**
–, Hochstand (Patella alta) 265
–, Länge 265, **A268**
–, Standardaufnahmen 265, **A267**,
–, Subluxation 270, **A291**, 292
–, Tiefstand (Patella baia/profunda) 265
–, vierkantige, Hämophiliearthropathie 576
–-défilée-Aufnahme 270
Patellarsehne, s. Lig. patellae
Patientenlagerung 4
Pauwels-Klassifikation, Schenkelhalsfrakturen, intrakapsuläre 253, **A255**
Pavlik-Bandage, Hüftluxation/-dysplasie, angeborene 987
Pemberton-Osteotomie, Hüftluxation/-dysplasie, angeborene 989
Pencil-in-Cup-Deformität, Psoriasisarthropathie 544, **A545**
Perfusionsszintigraphie 3
Periarthropathia humeroscapularis calcificans, CHA-Kristallablagerungskrankheit **A569**
Periostitis, flaue 475
–, –, Psoriasisarthropathie 544, **A548**
Periostreaktion, Chondroblastom **A683**, **A684**
–, Ewing-Sarkom 800, **A801**, **A804**, **A805**
–, fehlende, Fibrom, desmoplastisches 710, **A711**
–, –, Knochenzyste, einfache 717, **A718**, **A719**
–, Frakturzeichen 68, **A69**
–, Knochenzyste, aneurysmatische 717, 721, **A723**, 724, **A726**
–, Lymphom, hystiozytäres 805, **A807**
–, Osteoblastom 655, **A656**
–, Osteoidosteom 645
–, Osteomyelitis, eitrige 867
–, Osteosarkom **A770**, **A780**
–, rheumatoide Arthritis, juvenile 537, **A538**
–, röntgenologische Merkmale 605, **T606**, 609, **A610**
–, Typen, Osteosarkom, konventionelles 763, **A764**
–, zwiebelschalenartige (lamelläre), Langerhanszellhistiozytose **A751**, **A752**
Perkins-Ombrédanne-Linie 981, **A981**
Pes equinovarus (Klumpfuß), angeborener **A966**, 1008, **A1008–A1010**, 1010
–, Behandlung 1010, **A1010**
–, röntgenologische Untersuchungen **T1002**
Pes planovalgus, angeborener/entwicklungsbedingter, röntgenologische Untersuchungen **T1002**
PET s. Positronenemissionstomographie

Pfannendachfraktur, Acetabulum **A250**, **A251**
Pfeffer-u.-Salz-Schädel, Hyperparathyreoidismus 747, **A920**, 920
Pfeileraufnahme, HWS 390, **A393**
–, –, Subluxation **A415**
Phantomknochenkrankheit, s. Gorham-Stout-Syndrom
Phemister-Trias, Arthritis, tuberkulöse 877
Phlebolithen, Hämangiom **A627**
–, –, synoviales 841
–, verkalkte 622, **A623**
–, –, Maffucci-Syndrom 671, **A672**
Phlebothrombose, DD rheumatoide Arthritis 533, **A534**
Phlegmone, Erregerausbreitung 853
–, Skelettszintigraphie 858
Phosphat, Knochenbildung 891
Photodensitometrietechnik, Knochendichtebestimmung 893
Physe, s. Wachstumsfuge
Pierre-Marie-Bamberger-Syndrom, s. Osteoarthropathie, hypertrophisch pulmonale
Pilon tibial (Plafond) **A327**
–, Fraktur 345, 348, **A348**, **A349**
Pilotensprungbein (aviator's astragalus) 376
PISI (palmar [volar] intercalated segment instability), Karpusinstabilität 221, **A223**
Plafond, s. Pilon tibial
Plasmazellmyelom, s. Myelom
Plasmozytom, s. Myelom
Platyspondylie, Morbus Morquio-Brailsford **A1052**
Plätzchen, angebissene, Kortikalismetastasen 820, **A822**
PNET, s. Tumor, primitiver neuroektodermaler
Podagra, Gicht 562
POEMS-Syndrom, Myelom 809
Polka-dot-Bild, Wirbelhämangiom, CT 739, **A741**
Polydaktylie 961, **A962**, **A963**
Polymyositis, Arthritis **T556**, 559, 561
Popcorn-Verkalkungen, Osteogenesis imperfecta 1044, **A1044**
Poplitealzyste, s. Baker-Zyste
Positronenemissionstomographie (PET) 3
Postel-Koxarthropathie 492, **A497**
Pott-Fraktur, Sprunggelenk 345, **A354**, 355
Pouteau-Fraktur, s. Colles-Fraktur
Prädilektionsstellen, Knochentumoren u. tumorähnliche Knochenveränderungen, spezielle **T603**, **A605**
Processus coronoideus ulnae, Frakturen 163, **A164**
Processus odontoideus, s. Dens
Pronation, Fuß 323, **A325**
Pronator-quadratus-Fettstreifen, Radiusfraktur 67, **A67**
Prostatakarzinom, Skelettmetastasen **A614**, 819, **A822**

Sachregister

Prothese, Stabilitätsprüfung 22
Prothesenlockerung 486, 487, **A487**
Prothesenluxation 487
Protrusio acetabuli, Koxarthrose 492, **A497**, **A498**
–, Morbus Paget 935, **A935**
–, Osteogenesis imperfecta 1044, **A1045**
–, rheumatoide Arthritis 528, **A529**
Pseudarthrose 77, **A77**
–, Acetabulum **A498**
–, angeborene/entwicklungsbedingte 961, **A963**
–, –, DD Neurofibromatose 1035
–, Femurfrakturen, proximale 253
–, hyper-/atrophische **A78**
–, Sprunggelenk- u. Fußverletzungen 377
–, Neurofibromatose **A1038**
–, Risiko, Schenkelhalsfrakturen, intrakapsuläre **A255**
–, Skaphoidfraktur 204, **A208**
–, Skaphoidosteonekrose 89, **A91**
–, Skelettszintigraphie 55
–, Tibiafraktur, distale **A75**
–, Typen 77, **T77**
–, Ursachen 77, **A77**
Pseudofraktur, s. Looser-Umbauzone
Pseudogicht 562, 566
–, Laborwerte 467
–, Tumorkalzinose 951
Pseudogichtsyndrom 566
–, Hyperparathyreoidismus 922
Pseudomonas aeruginosa, Arthritis, eitrige 875
Pseudospondylolisthesis 435, **A436**, **A437**
Pseudotrabekel, Fibrom, desmoplastisches 710
Pseudotumoren, hämophile 576
Psoriasisarthropathie 544, **A544**–**A547**, 548, **A548**
–, AIDS 576
–, HLA-Antigene 467
–, radiologische Zeichen 544
–, Röntgenmorphologie, kleine Gelenke d. Hand 471, **A474**
PSR (partial saturation recovery), MRT 36
Pubertas praecox, Albright-McCune-Syndrom 704
Pyknodysostose (Morbus Maroteaux-Lamy) 1057, **A1058**
–, DD Osteopetrose **A1058**
–, radiologische Untersuchungen **T1037**
Pyrophosphatarthropathie 566

Q

QCT (quantitative Computertomographie) 897–899, **A899**
Quadrizepssehne, Zahnzeichen 495, 497, **A502**
Quadrizepssehnenriß, s. u. Knie

R

Rachitis 908, **T909**, **A909**–**A911**, 910
–, DD Tibia vara congenita 1005
–, kindliche 908, 910
–, Prädilektionsstellen **A909**
–, Vitamin D-Mangel 908, **A911**
–, Vitamin D-resistente 909, 910, **A911**
–, Wachstumsfuge, Verbreiterung 895, **A896**
Radiokarpalgelenk, Arthrographie 179, **A183**
Radiologe, Rolle in der Orthopädie 3–17
Radiologie, konventionelle, Stellenwert in der Skelettdiagnostik 3
radiologische …, s. a. röntgenologische …
radiologische bildgebende Verfahren, Arthritiden/Arthrosen/Arthropathien 455–466
–, Beckengürtel- u. Hüftanomalien **T978**, **T979**
–, Hyperparathyreoidismus **A918**–**A922**, 919–922
–, metabolische u. endokrine Störungen 891 ff.
–, Skelettanomalien, angeborene/entwicklungsbedingte 966, 967, 971, **A966**–**A972**
–, Skelettbeteiligung, systemische Anomalien **T1036**, **T1037**
–, Tumoren u. tumorähnliche Veränderungen 586–598
radiologische Differenzierung, Weichteilinvasion/primärer Weichteiltumor 611, **A614**
radiologische Merkmale/Beurteilung, Achondroplasie 1047, **A1047**–**A1049**
–, Angiomatose 742, **A743**, **A744**
–, Arthritiden, Kollagenosen **T556**
–, Chondrosarkom, synoviales 845, **A846**
–, Chordom 812, **A814**
–, CPPD-Arthropathie 567, **A567**, 568, **A568**
–, Dignität, Knochentumoren u. tumorähnliche Knochenveränderungen, 611, **A613**, 615, **A615**, **T615**
–, Dysplasia epiphysealis hemimelica 1007, **A1007**
–, Femurdefekt, proximaler umschriebener 991, **A991**
–, Fibrodysplasia ossificans progressiva 1053, **A1053**
–, Gichtarthropathie 562
–, Hyperphosphatasie, familiäre idiopathische 943, **A944**, **A945**
–, Hypothyreose 953, **A954**
–, Knorpel 604
–, Lymphom, hystiozytäres 805, **A806**
–, Madelung-Deformität **T977**
–, Mesenchymom, fibrokartilaginäres 737, **A737**
–, metabolische u. endokrine Störungen 891–902
–, Morbus Paget 925, **A926**–**A933**, 928, 929, 931
–, Myelom 808, **A809**
–, Osteochondrom 673, **A673**
–, (Osteo-)Chondromatose, synoviale 833
–, –, infektiöse 875, **T877**
–, –, metabolische u. endokrine **T563**
–, –, Vitamin D-resistente 910, **A911**
–, Osteodystrophie, renale 912, **A914**
–, Osteogenesis imperfecta 1041, 1044, **A1042**–**A1045**
–, Osteomalazie 912, **A913**
–, Osteopetrose 1055, **A1055**–**A1057**
–, Osteoporose, generalisierte 903
–, Osteosarkom, konventionelles 763, **A764**, **A765**
–, Periostreaktion 605, **T606**, 609, **A610**
–, Pes equinovarus (Klumpfuß), angeborener 1008, **A1008**–**A1010**
–, Psoriasisarthropathie 544
–, Rachitis, Vitamin D-Mangel 908, **A911**
–, Reiter-Syndrom 543, **A543**
–, rheumatoide Arthritis 526
–, Riesenzelltumor 730, **A731**
–, Sarkom, synoviales 844, **A844**
–, Skelettanomalien, angeborene/entwicklungsbedingte 961–974
–, Sklerose, reaktive 604
–, Skorbut 955, **A955**, **A956**
–, Spondylitis tuberculosa **A884**, 885
–, Talus verticalis, angeborener 1011, **A1011**–**A1013**
–, Tibia vara congenita (Morbus Blount) **T1002**, 1003, 1005, **A1003**–**A1006**
–, Tumoren u. tumorähnliche Veränderungen 583–632
–, Tumorkalzinose 951, **A952**
–, Weichteilinfektionen 886, **A886**
Radionuklidangiographie 3
–, Skelettszintigraphie 34
Radionuklidknochenzintigraphie, s. Skelettszintigraphie
Radioulnargelenk, distales, Weichteilverletzungen 190
Radius, distaler, Barton-Fraktur 185, **A189**
–, –, Fraktur(en), Arthrose, posttraumatische **A93**
–, –, –, Kortikalisvorbuckelung **A73**
–, –, –, Pronator-quadratus-Fettstreifen 67, **A67**
–, –, –, Frykman-Klassifikation 184, **A186**
–, –, Hutchinson-Fraktur 185, **A190**
–, –, Riesenzelltumor, Knochenchipfüllung **A735**
–, –, syphilitisches Gumma 872, **A874**
–, Osteosarkom **A766**
–, Pseudarthrose, angeborene/entwicklungsbedingte **A963**
Radiusköpfchen-Capitulum humeri-Aufnahme 7, 147, **A149**, 161, **A162**, **A163**, 164
–, Arthropathien 455, **A458**
–, Osteochondrosis dissecans **A167**
Radiusköpfchenfraktur 161, 162

1093

Sachregister

–, Einteilung n. Mason 161, **A161**
–, Fettpolsterzeichen **A70**
–, intraartikuläre **A54**
Radiusköpfchenluxation, angeborene **A965**
Radiusköpfchenresektion 162, **A163**
Radiuswinkel 179, **A182**
Ranawat-Methode, Denshochstand **A388**
Rand, Übergangszone, Plasmozytom **A607**
–, überhängender, metabolische Arthropathie 471, **A476**, 562, **A564**
Ränder, röntgenologische Merkmale, Knochentumoren u. tumorähnliche Knochenveränderungen 603, 604, **A606**, **A607**
Randerosionen (bare areas), rheumatoide Arthritis **A472**, 530, **A530**
Rassenzugehörigkeit, Knochentumoren u. tumorähnliche Knochenveränderungen 599
Rauchglasaspekt, s. Milchglasaspekt
Raynaud-Phänomen, MCTD 561, **A561**
–, Sklerodermie 559
Real-time-Sonographie 31
Rechteckwirbel, Morbus Bechterew **A540**
reflektorisch-sympathisches Dystrophiesyndrom (RSDS), s. Sudeck-Atrophie/Dystrophie
Reihenfolge, bildgebende Untersuchungen, Tumoren u. tumorähnliche Veränderungen 599, 601, **A602**
Reiter-Syndrom (Morbus Reiter) 541, 543, **A543**
–, AIDS 576
–, Befallmuster 480, **A483**
–, DD Spondylosis deformans 512
–, Erkrankungshäufigkeit 467
–, Ferse, typische Veränderungen 475, **A476**, **A477**
–, HLA-Antigene 467
–, Leitzeichen, klinische u. radiologische **T525**
–, Morphologie **A523**
–, Prädilektionsstellen **A523**
–, radiologische Zeichen 543, **A543**
–, Wirbelsäule 479, **A482**
–, –, typische Veränderungen **A478**
Relaxationszeiten, MRT 36, 37
Remodellierung, Knochen 45, 94
Retikuloendotheliosen (Histiozytose X) 747, 748
–, multizentrische **T563**, 573, 574, **A574**
Retikulumzellsarkom, s. Lymphom, histiozytäres
Retrospondylophyten 507, **A507**, **A508**
Rhabdosarkom, n. Neurofibromatose 816
Rheumafaktor(en) (RF) 526
–, Morbus Bechterew 540
–, rheumatoide Arthritis 467
Rheumaknötchen, rheumatoide Arthritis 536, **A537**
rheumatoide Arthritis 526–539
–, Arthrose, erosive 524
–, DD Gichtarthropathie 565
–, – Hämangiom, synoviales 842
–, – Hämochromatosearthropathie 569
–, Dens axis, Erosionen 475, 479, **A478**
–, Ellbogen, Radiusköpfchen-Capitulum humeri-Aufnahme **A458**
–, Erkrankungshäufigkeit 467
–, Erwachsenenform 526, 528, 530, 531, 533, **A529–A534**
–, Facettengelenkfusion, Halswirbelsäule 479, **A481**
–, Ferse, typische Veränderungen 475, **A476**, **A477**
–, Finger **A461**
–, große Gelenke 528
–, Hände, Frühveränderungen 471, **A472**
–, Handgelenk u. Hand, Norgaard-Aufnahme **A460**
–, juvenile 536–539
–, –, Befallmuster 479, 480, **A483**
–, –, Leitzeichen, klinische u. radiologische **T525**
–, –, oligoartikuläre 536, 537
–, –, polyartikuläre 536
–, –, radiologische Kennzeichen 537, 538
–, kleine Gelenke 528, 530, 531
–, Komplikationen 533
–, Koxarthrose, sekundäre **A497**
–, Leitzeichen, klinische u. radiologische **T524**
–, Morphologie **A523**
–, Prädilektionsstellen **A523**
–, radiologische Kennzeichen 526
–, Röntgenmorphologie, große Gelenke 471, **A473**
–, –, kleine Gelenke d. Hand 471, **A474**
–, seronegative 526
–, Subluxation, Atlantoaxialgelenk 479, **A480**
–, Wirbelsäule, typische Veränderungen **A478**
Rhizarthrose, s. Daumensattelgelenk, Arthrose
Riesenfibrom, nichtossifizierende, pathologische Fraktur 617, **A622**
Riesenosteoidosteom 650, **A653**
Riesenzellgranulom, reparative, s. Knochenzyste, aneurysmatische, solide
Riesenzelltumor (Osteoklastom) 730, 732, 735, **A730–A736**
–, Altersprädilektion 599
–, Behandlung 735, **A735**, **A736**
–, DD Chondromyxoidfibrom 687
–, – Fibrosarkom/Histiozytom, malignes fibröses 797, **A799**
–, Entartung 730, **A734**
–, Knochenzyste, aneurysmatische 721, 730, **A734**
–, Morbus Paget 936
–, pigmentierte, Gelenke/Sehnenscheiden, s. Synovialitis villonodularis pigmentosa, lokalisierte
–, Prädilektionsstellen/Altersgipfel 730, **A730**
–, Rezidiv **A736**
–, Weichteilinvasion 611
Ringfraktur, s. Torusfraktur
Rippen, Dysplasie, fibröse, monostotische **A698**
–, Myositis ossificans **A753**
Risser-Apophyse, s. Beckenkammapophyse
Risser-Ferguson-Methode, Krümmungsmessungen, Skoliose 1028, 1030, **A1030**
Röhrenknochen, Gefäßanatomie, verschiedene Lebensalter 853, **A854**
Röntgendiagnostik, Trauma 53, **A54**
röntgenologische ..., s. a. radiologische ...
röntgenologische Standard- u. Spezialaufnahmen, Beckenring- und proximale Femurfrakturen 235, 236, **A236–240**, **T240**, **T241**
–, BWS/LWS-Verletzungen **T426**
–, HWS-Verletzungen **T397**
–, Knieverletzungen **T276**
röntgenologische Standardaufnahmen, BWS/LWS 416, **A417**, 418
–, Sprunggelenk- u. Fußverletzungen **T341**
–, Übersichtsaufnahmen 19
–, –, Grundlagen 20
Rolando-Fraktur, Mittelhandknochen 224, **A225**
Rosenkranz, rachitischer 908
Rotatorenmanschette, Anatomie 105, **A108**
–, Einriß, Arthrographie **A137**
–, intakte 136, **A137**
–, MRT **A116**, 117
–, Ruptur 136, **A136**, 137, **A137**, **A138**, 139, **A139**
–, –, Arthrographie 19, 28, **A28**
–, –, MRT 19, 59, **A59**
–, –, rheumatoide Arthritis 528, **A529**, 533
–, –, Sonographie 19
–, Schädigung, chronische, Nativbildzeichen 136, **A136**
Rowe-Klassifikation, Calcaneusfrakturen 367, **A370**
RSDS (reflektorisch-sympathisches Dystrophiesyndrom), s. Sudeck-Atrophie/Dystrophie
Rugger-jersey-Wirbelsäule, Hyperparathyreoidismus **A921**, 921
–, Osteopetrose **A1056**
Rühr-mich-nicht-an-Läsionen 14, **A14**, **A15**
–, Knochentumoren u. tumorähnliche Knochenveränderungen 616, **A616**, **T616**
–, Desmoid, periostales 697
Russe-Klassifikation, Skaphoidfrakturen 202, **A204**

S

Säbelscheidentibia, Syphilis 872
sägeblattartiges Aussehen, Knochen-
  destruktion, Adamantinom 812, **A813**
Sakralagenesie **A962**
Sakro …/Sakrum, s. a. Kreuzbein …
Sakroiliakalgelenk(e), Arthrose 507, **A510**
–, HPT-Arthropathie 572, **A572**
–, Morbus Bechterew 541, **A542**
–, Reiter-Syndrom 541, 543, **A543**
–, renale Osteodystrophie A914
–, rheumatoide Arthritis, juvenile, oligo-
  artikuläre 536
–, röntgenologische Darstellung 235, **A237**
–, Sprengung **A56**
Sakroiliitis, enteropathische Arthropathie
  548, **A549**
Salter-Harris-Fraktur, Epiphysiolysis capitis
  femoris 996
Salter-Harris-Klassifikation, Frakturen 62,
  A65
–, Wachstumsstörungen 92, **A92**
Salter-Harris-Typ, Tillaux-Fraktur, jugendliche 348, **A350**, 354, **A353**, **A354**
Salter-Osteotomie, Hüftluxation/-dysplasie,
  angeborene 989, **A990**
Samttyp, Periostreaktion **A764**, **A770**
Sanfilippo-Syndrom, Merkmale **T1050**
Sarkom, osteogenes, s. Osteosarkom
–, peripherer Nerven, n. Neurofibromatose
  815
–, strahleninduziertes 818, **A819**
–, synoviales, röntgenologische Merkmale
  844, **A844**
saucerization, s. Ausmuldung, untertassen-
  artige
Säuglingshüfte, Sonographie 31, 971, **A973**
scalloping, s. Kortikalisdestruktion, endo-
  stale
Scanographie, Femora **A970**
–, Grundlagen 20, 21
Scapula alata, s. Scapula, Hochstand
Scapula, Chondrosarkom **A588**
–, Fraktur(en) 129–130
–, –, Aufnahmen 109, **A113**
–, –, CT **129A**, 130
–, –, Klassifikation, anatomische **129A**, 130
–, –, Y-Aufnahme **129A**, 130
–, Hochstand (Sprengel-Deformität), ange-
  borene 975, **A975**, **A976**
–, Looser-Umbauzonen **A913**
–, Osteoblastom **A651**
Schädel, Akromegalie 946, **A946**
–, Dysplasie, fibröse polyostotische, Ent-
  artung 704, **A706**
–, Hämangiom 739
–, Hyperparathyreoidismus **A920**, 920
–, Hyperphosphatasie, familiäre idio-
  pathische **A944**, **A945**
–, Kalotte, Osteogenesis imperfecta **A1042**
–, Langerhanszellhistiozytose **A749**

–, Morbus Paget 926, **A927**, 928, **A929**, **A930**
–, Myelom, Osteolysen 808, **A810**
–, Pyknodysostose 1057, **A1058**
Schaft, s. Diaphyse
Schamfuge, klaffende **A247**, **A248**
Schaufelarbeiterfraktur, C6–C7 413, **A414**
Scheibenmeniskus 305, **307A**
Scheie-Syndrom, Merkmale **T1050**
Schenkelhals, Antetorsionswinkel 967,
  A969, **A970**
–, Chondrom, periostales, Verkalkungen
  A665
–, Chondrosarkom, klarzelliges **A788**
–, Dysplasie, fibröse, polyostotische **A701**,
  A702, **A703**
–, –, fibröse, monostotische **A698**, **A699**
–, Fraktur, s.a. Femurfrakturen, proximale
–, –, Femurkopfosteonekrose 85, **A86**
–, –, pathologische, Dysplasie, fibröse
  polyostotische **A701**
–, –, Skelettszintigraphie **A56**
–, –, Tomographie **A55**
–, Myositis ossificans **A777**
–, Osteoidosteom, intrakapsulärer Typ
  A639
–, –, MRT **A644**
–, –, Nidus **A638**
–, Osteom **A1061**
–, Trabekelhauptgruppen **A905**, **T905**
Schlüsselbein … s. Clavicula …
Schmerzunempfindlichkeit, angeborene,
  Charcot-Gelenk 518, **A518**, **A519**
Schmorl-Knötchen, Bandscheibenprolaps
  A440, 443, **A443**, **A444**
–, Wirbelkörper A8
Schulter, Arthrographie 109, **A114**
–, Arthrose, s. Omarthrose
–, axiale Aufnahme 109, **A110**
–, Capsulitis adhaesiva, Arthrographie 28
–, CHA-Kristallablagerungskrankheit **A569**
–, Charcot-Gelenk **A518**
–, CT-Arthrotomographie 109, **A114**
–, Fibrosarkom, CT **A626**
–, Gelenkkapsel 105
–, Grashey-Aufnahme 105, **A109**
–, Labrum, MRT **A40**, 118, **A118**
–, Lawrence-Aufnahme 109, **A111**
–, MRT 115, 117, **A115**, **A116**
–, normales sonographisches Bild **A30**
–, Osteoidosteom **A640**
–, Osteopoikilie **A1060**
–, Panoramaaufnahme 141
–, rheumatoide Arthritis 528, **A529**
–, Subluxation **A61**
–, Tangentialaufnahme 109, **A112**
–, transthorakale Aufnahme s. Y-Aufnahme
–, West Point-Aufnahme 109, **A110**
Schulterblatt …, s. Scapula …
Schultergelenkkapsel, vorderer Ansatz,
  Typen, MRT 117, **A116**, **A117**, 118
Schultergürtel 105–142

–, Anatomie 105–108
–, anatomisch-radiologische Betrachtungen
  105–122
–, knöcherne Anteile 105, **A106**
–, Muskeln, Bänder u. Sehnen 105, **A106**
–, Spezialaufnahmen 105, 109, **A109–A113**
–, Übersichtsaufnahmen 105, **A108**
–, Untersuchungen, weiterführende 109,
–, Verletzungen, bildgebende Techniken,
  Spektrum **A122**
–, –, röntgenologische Standard- u. Spezial-
  aufnahmen **T120**
–, –, weiterführende Bildgebung **T121**
–, Y-Aufnahme 109, **A113**
Schulterhochstand, s. Scapula, Hochstand
Schulterluxationen 131–134
–, Arthrose, posttraumatische **A93**
–, hintere 133, **A133**, 134, **A134**
–, vordere **A61**, 131, **A131**, 132, **A132**
Schulterpolsterzeichen, Amyloidosearthro-
  pathie 573
Schultersteife, schmerzhafte s. Capsulitis
  adhaesiva
Schwanenhalsdeformität, rheumatoide
  Arthritis 530, **A530**
Schwangerschaft, Wahl d. bildgebenden
  Verfahrens 19, 599
Schwannom, malignes, n. Neurofibro-
  matose 816
Schwimmeraufnahme, HWS 390, **A392**
Scotchterrierfigur, Lendenwirbel 419,
  A420
–, Spondylolyse 435
scout view, s. Topogramm
SE, s. Spin-Echo
Segond-Fraktur, Tibiakopf 290, **A290**
–, umgekehrte 290
Sehnenriß, Lig. collaterale mediale **A98**
Sehnenscheiden, Riesenzelltumor, pigmen-
  tierte, s. Synovialitis villonodularis
  pigmentosa, lokalisierte
seifenblasenartiges Aussehen, Knochen-
  destruktion, Adamantinom 812, **A813**
Sekundärarthrose, Knie 497
Sequester, Osteomyelitis **A856**, **A857**
–, –, eitrige 867, **A869**
Serratia marcescens, Arthritis, eitrige 875
Sesambeine, Sprunggelenk u. Fuß 335,
  A339, 340, **A340**
Sesambeinindex, Akromegalie **A504**
Sharp-Syndrom, s. MCTD (mixed connec-
  tive tissue disease)
Shenton-Menard-Linie 981, **A981**, **A988**,
  A969
Shigellendysenterie, Reiter-Syndrom 542
shin splints 96
Sichelzeichen, Femurkopfosteonekrose 6,
  85, **A86**
–, Morbus Legg-Calvé-Perthes 993, **A993**
Sichelzellanämie, Knochenmarkinfarkt
  A668
–, Osteomyelitis, eitrige **A870**

Sachregister

–, Osteonekrose 84
–, Wirbelkörper **A8**
Sicherheitsgurtfraktur, s. Chance-Fraktur
Sicherheitsgurtverletzungen, LWS, Spektrum **A431**
Siegelringzeichen, skapholunäre Dissoziation 216, **A218**
Silikongummiprothesen, Fingergelenke 524, **A527**
Sillence-Klassifikation, Osteogenesis imperfecta 1041
Singh-Index, Osteoporose 903, **A905**, **A906**
single photon emission computed tomography, s. SPECT
single photon emission tomography, s. SPET
single-photon absorbtiometry, s. SPA
Sissons-Läsion **T709**
SITS, Rotatorenmanschette, Merkhilfe 105, **A108**
Skaphoidfettstreifen, Skaphoidfraktur 67, 68, **A68**
Skaphoidfraktur(en) 202, 204, **A204–A208**
–, Einteilungen 202, **A204**, **A205**
–, perilunäre Luxation **A221**
Skaphoidosteonekrose 89, **A91**
skapholunäre Dissoziation, s. u. Dissoziation
Skapula …, s. Scapula …
Skelett …, s. a. Knochen …
Skelettalterbestimmung, Methoden 1031, **A1033**
Skelettanomalien, angeborene/entwicklungsbedingte, Einteilung 961, **T961**, **A962–A965**, 965
–, –, radiologische Beurteilung 961–974
–, –, radiologische bildgebende Verfahren 966, 967, 971, **A966–A972**
Skelettbeteiligung, systemische Anomalien 1035–1066, **T1036**, **T1037**
Skelettdysplasien, sklerosierende 961, 1054–1066
–, –, Einteilung **T1054**
Skeletthämangiomatose, diffuse, s. Angiomatose
Skelettyperostose, diffuse idiopathische (DISH), s. Morbus Forestier
Skelettmetastasen 819–824
–, DD Fibrosarkom/ Histiozytom, malignes fibröses 797, **A798**
–, – Myelom **A810**, **A811**
–, Merkmale 820, 823
–, Multiplizität d. Veränderungen 611, **A614**
–, osteoblastische, DD Osteopoikilie 1060
–, Prädilektionsstellen/Altersverteilung 819, **A820**
–, Ursprungstumor 819, 820, **A821**
Skelettradiologie, bildgebende Verfahren 19–41
–, Einführung 1–49
Skelettszintigraphie (Knochenszintigraphie, Radionuklidszintigraphie) 19
–, Amyloidosearthropathie **A574**

–, Arthritiden/Arthrosen/Arthropathien 458, 462, **A465**
–, Arthritis 34
–, –, eitrige 875
–, –, infektiöse 576
–, –, tuberkulöse 877, **A878**
–, Chondrosarkome **A787**
–, Coalitio talocalcanearis 1013
–, Diszitis 880, **A882**
–, Dysplasie, fibröse polyostotische 702, **A702**
–, –, –, monostotische 699, **A700**
–, Ewing-Sarkom 800
–, Femurfrakturen, proximale 252
–, Fibrom, desmoplastisches 710
–, –, nichtossifizierendes 693
–, Fibrosarkom 797, **A799**
–, Fraktur, Os triquetrum **A209**
–, Fuß 340
–, Grundlagen 31, **A31**, 32, 34, 35
–, Hämangiom 739
–, Indikationen 32
–, Infektionen 856, 858, **A858**
–, knochensuchende Substanzen 34, 35
–, Knochenzyste, aneurysmatische 721, **A723**
–, Kokzidioidomykose, Osteomyelitis 872
–, Langerhanszellhistiozytose 749
–, Melorheostose 1063
–, Morbus Kienböck 212
–, Morbus Legg-Calvé-Perthes 992
–, Morbus Paget 900, **A900**, **A927**, **A930**
–, Myelom 812
–, Osteoblastom **A652**
–, Osteoidosteom 637, 641, **A642**, **A643**
–, Osteomyelitis 867, **A868**
–, Osteonekrose, spontane, Knie 301
–, Riesenzelltumor, doughnut configuration 730
–, Sarkom, synoviales **A845**
–, Skelettanomalien, angeborene/entwicklungsbedingte 971, **A972**
–, Skelettmetastasen 820
–, Spezifität 32
–, Stoffwechselkrankheiten 900
–, Streßfrakturen 96, **A97**
–, –, Calcaneus 371
–, Sudeck-Atrophie/Dystrophie 81
–, Trauma 53, **A56**
–, Tumoren u. tumorähnliche Veränderungen 596, **A596**, **A597**
–, Vorteile 32
Skifahrerdaumen, s. Torhüterdaumen
Sklerodermie (progrediente systemische Sklerose), Arthritis **T556**, 559, **A560**
–, Arthropathie 455
Sklerose, akrale, SLE 555, **A558**
–, hereditäre multiple diaphysäre, s. Morbus Ribbing
–, progrediente systemische, s. Sklerodermie
–, reaktive, röntgenologische Merkmale 604
–, tuberöse, DD Osteopoikilie 1060

Skleroserand, fehlender, Knochentumoren u. tumorähnliche Knochenveränderungen 604, **T604**
–, Knochentumoren u. tumorähnliche Knochenveränderungen 603, 604, **T604**, **A607**
Skoliose(n) 1023–1035
–, angeborene 1023, **A1026**, **A1027**
–, Behandlung 1034, **A1034**, 1035
–, Definition 1023, **A1025**
–, Einteilung n. Ätiologie **T1024**
–, idiopathische 1023, **A1026**
–, Krümmungsmessungen, Lippmann-Cobb-Methode 1028, 1030, **A1030**, **T1031**
–, –, Risser-Ferguson-Methode 1028, 1030, **A1030**
–, Messungen 1028, 1030, 1031, **A1029–A1033**, **T1031**
–, Neurofibromatose 1035
–, Osteoidosteom 645, 648, **A648**
–, radiologische Beurteilung 1023, 1028, **A1028–A1033**, **T1029**, 1030, 1031, **T1031**, 1034, 1035
–, Terminologie 1028, **A1029**
–, verschiedene 1023
Skolioseindex 1030, 1031, **A1031**
Skorbut (Morbus Möller-Barlow) 955, **A955**, 956, **A956**
–, radiologische Abklärung 955, **A955**, **A956**
Skorbutlinien, weiße 955, **A955**, **A956**
SLAP-Läsion, Labrumschädigung 139
SLE, s. Lupus erythematodes
Sly-Syndrom, Merkmale **T1050**
Smith-Einteilung, Tibia vara congenita (Morbus Blount) 1006
Smith-Fraktur, distaler Radius (umgekehrte Colles-Fraktur) 188, 189, **A190**
–, Typen 189, **A191**
Sofield-Osteotomie, Osteogenesis imperfecta 1046, **A1046**
Somatotropin, Akromegalie 943
–, Knochenbildung 891
Sonnenaufgangsaufnahme, Patella 265, **A269**
Sonographie 19
–, Arthritiden/Arthrosen/Arthropathien 466
–, dreidimensionale, Säuglingshüfte 985, **A986**, **A987**
–, Grundlagen 30, 31
–, Infektionen 859
–, Rotatorenmanschettenruptur 19
–, Säuglingshüfte 985
–, Skelettanomalien, angeborene/entwicklungsbedingte 971, **A973**
–, Sprunggelenk, Sehnenrisse 363
–, Vorteile 30
SPA (single-photon absorbtiometry) 897
Spatenhand, Akromegalie 947
SPECT (single photon emission computerized tomography) 3
–, Hämangiom 739, 742

Sachregister

–, Grundlagen 35, **A36**
Speichenradkonfiguration, Schädelhämangiom 739
Spektrum radiologischer bildgebender Verfahren, Beckenring- und proximale Femurfrakturen 239, **A242**
–, Handwurzel- u. Handverletzungen **A203**
–, Knieverletzungen **A280**
–, Sprunggelenk- u. Fußverletzungen **A343**
–, Unterarm, distaler **A203**
–, Wirbelsäulenverletzungen **A425**
SPET (single photon emission tomography), Grundlagen 35
Spezialtechniken, röntgenologische 6
Spicula(sunburst)-Typ, Periostreaktion 609, **A612**, 763, **A764**, **A766**
Spin, MRT 35
Spina bifida **A973**
–, Charcot-Gelenk 518, **A518**, **A519**
Spina ventosa 868, **A871**
Spinalkanalstenose, Achondroplasie 1049
–, Arthritiden/Arthrosen/Arthropathien 458
–, Arthrose, Facettengelenke **A462**, 464
–, –, MRT 466
–, Bandscheibenprolaps **A464**
–, Morbus Paget 935, **A935**, **A936**
–, Osteogenesis imperfecta **A1043**
–, Skelettmetastasen 823, **A824**
–, Spondylolisthesis, degenerative **A516**, **A517**
–, Spondylophyt **A463**
–, Wirbelsäule, degenerative Erkrankungen 516, **A516**, **A517**, **A518**
Spin-Echo (SE), MRT 36
Spiral-CT 3
–, Technik 24
Spiraltomographie s. Tomographie, trispiralige
Spirochäten, Arthritis, infektiöse 879
Spondylarthropathie, Psoriasisarthropathie 544
–, seronegative 540–549
Spondylarthrose, s. Wirbelsäule, Spondylarthrose
Spondylitis tuberculosa (Morbus Pott) **A884**
–, ankylosierende s. Morbus Bechterew
Spondylodese, HWS, rheumatoide Arthritis 533
–, Skoliosebehandlung 1034, **A1034**
Spondylolisthesis 435, **A436**, **A437**, **A438**, **A439**
–, Bandscheibenprolaps **A447**
–, degenerative 511, 515, **A514–A517**, Spondylolyse 435, **A436**, 438
–, u. Spondylolisthesis 435–439
Spondylophyten 441
Spondylosis deformans 506, 512
–, Bandscheibenprolaps **A440**, 441, A441
Spongiosierung, Hyperparathyreoidismus 919
Sporotrichose, Arthritis, infektiöse 879

Spreizfraktur (Straddle-Fraktur) 245, **A245**
Sprengel-Deformität, s. Scapulahochstand
Sprunggelenk, Arthrose 497
–, Bänder 321, **A322**
–, –, MRT 333, **A334**, **A335**
–, –, Verletzungen 326
–, Belastungsaufnahmen 328, 329, **A329**, **A330**
–, Bildgebung 326–335
–, Charcot-Gelenk **A519**
–, Chondrom, periostales **A666**
–, Coalitio tarsi 1013, **A1014–A1016**
–, Dysplasia epiphysealis hemimelica **A1007**
–, Frakturen 344–365
–, –, Einteilung, anatomische 344, 345, **A346–A348**
–, gehaltene Aufnahme **A55**
–, Immobilisationsosteoporose **A80**
–, Jones-Fraktur 375, **A375**, **A376**
–, Knochenzyste, aneurysmatische **A724**
–, Längsband, innere s. Innenband
–, Osteochondrom, Nervenkompression 678, **A678**
–, (Osteo-)Chondromatose, synoviale **A836**
–, Osteochondrosis dissecans tali 374, **A374**
–, Osteoidosteom, Resektatröntgen **A649**
–, rheumatoide Arthritis 531
–, Sehnenrisse 363, **A363–A365**
–, SLE **A559**
–, Standardaufnahmen 326, **A326**, **A327**, 328, **A328**
–, Verletzungen 344–365
–, –, Fibulafrakturen 326
–, –, gehaltene Aufnahmen 20
–, –, Mechanismus 344, **A344**, **A345**
–, Weichteilinfektionen, Diabetes mellitus **A887**
–, weiterführende Bildgebung 329, 330, **A331**, 332, **A332**, 333, **A334**, **A335**
–, Zellgewebsentzündung, Skelettszintigraphie **A858**
Sprunggelenk/Fuß 321–382
–, Anatomie 321, **A322–A324**
–, anatomisch-radiologische Betrachtungen 321–343
–, Bewegungsmuster 323, **A325**
–, Bildebenen, anatomische 322, **A333**
–, Terminologie 321, 323, **A325**
–, Verletzungsmechanismus 321
–, Weichteilverletzungen 356–365
–, Verletzungen, Einteilung 356, **T356**, 357, **A357**, 358
–, –, Komplikationen 377
–, –, röntgenologische Standardaufnahmen **T341**
–, –, Spektrum radiologischer bildgebender Verfahren **A343**
–, –, weiterführende Bildgebung **T342**
Sprunggelenkregion, Sarkom, synoviales **A844**
SPVN, s. Synovialitis villonodularis pigmentosa

SSD(surface shaded display)-3D-CT, Tibiaplateaufraktur **A286**, **A287**
Stachelbecken, Morbus Bechterew 541
Standard- und Spezialaufnahmen, röntgenologische, Handwurzel- u. Handverletzungen **T201**
Standardaufnahmen, Arthritiden/Arthrosen/Arthropathien 455
Stanzbiopsie, CT-gesteuert 28
Staphylokokkus aureus, Arthritis, eitrige 875
statische Knochenphase, Skelettszintigraphie 34
statisches Bild, Skelettszintigraphie 34
Steroidbehandlung, Osteonekrose 84
Stieda-Pellegrini-Schatten, Knie **A98**, 309, **A309**
Stirnhöhle, Osteom, Gardner-Syndrom **A635**
Stoßstangenfrakturen s. Tibiaplateaufrakturen
Straddle-Fraktur, s. Spreizfraktur
Strahlenexposition, Osteonekrose 84
Strahlentransparenz, Knochen 893, **A894**
Strahlung, ionisierende, Einschränkungen 19
–, –, Osteosarkom, sekundäres 761
Streß, Definition 94
Streßaufnahmen s. gehaltene Aufnahmen
Streßfraktur(en) (Ermüdungsfraktur) 94–99
–, Bruchlinie **A95**, 96
–, CT 97, A97
–, DD Osteoidosteom, kortikales 641, **A644**, **A646**, **T646**
–, Fuß 340
–, Morbus Paget **A934**
–, MRT 97, **A98**, 99
–, Pathomechanismus 94, **A94**
–, Rolle d. bildgebenden Diagnostik 95
–, Röntgenzeichen, frühe 96, **A96**
–, Skelettszintigraphie 96, **A97**
–, Tibia, proximale, Kallusbildung **A69**
–, Zeichen d. grauen Kortex **A95**, 96
Streuung, hämatogene 853, **A854**
Subluxation, Definition 60, **A61**
Substitution, schleichende (kriechende), Osteonekrose 85
–, –, Morbus Legg-Calvé-Perthes 993
Sudeck-Atrophie/Dystrophie (reflektorisch-sympathisches Dystrophiesyndrom, RSDS; Sudeck-Syndrom) 80, 81, **A81**
Sudeck-Syndrom, s. Sudeck-Atrophie/Dystrophie
Sulkuswinkel, Patella 270, **A270**
sunburst, s. Spiculatyp
Supination, Fuß 323, **A325**
Symphysensprengung, s. Schamfuge, klaffende
Syndaktylie 961, **A963**
Syndesmophyten, enteropathische Arthropathie 548

1097

Sachregister

–, Morbus Bechterew 479, **A540**, 541, **A541**, **A542**
–, Psoriasisarthropathie 548, **A549**
–, Reiter-Syndrom 543, **A543**
Syndesmose (Wackelgelenk), Sakroiliakalgelenk 507, **A510**
–, Fibulafrakturen, distale 355, **A355**, 357, **A357**, 358, **A358**
–, Sprunggelenk 321
–, Ruptur **A354**, 355
Synostose 961, **A963**
Synovektomie, Synovialitis villonodularis pigmentosa 841
Synovialchondromatose, s. (Osteo-)Chondromatose, synoviale
Synovialflüssigkeitsuntersuchung, Gicht 562
Synovialishypertrophie, Handwurzel, MRT 466
Synovialiszysten/-pseudozysten, rheumatoide Arthritis 528, **A529**
Synovialitis villonodularis pigmentosa (SPVN) 834, 838, 841
–, DD (Osteo-)Chondromatose, synoviale 834
–, – Hämangiom, synoviales 842
–, lokalisierte (Riesenzelltumor, pigmentierter) 838
–, maligne 847
–, Prädilektionsstellen/Altersgipfel 838, **A839**
–, röntgenologische Merkmale 838, **A839**
Synovialitis, chronische, Arthritis, infektiöse **A876**
–, Kniegelenk **A457**
–, villonoduläre, DD Ganglion, intraossäres 746
Synoviom, s. Osteosarkom, synoviales
Syphilis, angeborene (Syphilis connata) 872, **A874**
–, –, DD Skorbut 956
–, Arthritis, infektiöse 879
–, Charcot-Gelenk 518, **A518**, **A519**
–, erworbene 872, **A874**
–, Osteomyelitis 872
Syringomyelie, Charcot-Gelenk 518, **A519**
systemischer Lupus erythematodes, s. Lupus erythematodes, systemischer (SLE)
Szintigraphie, s. Skelettszintigraphie

T

Talus, Osteoidosteom, subperiostaler Typ **A639**
Talus verticalis, angeborener 1010, 1011, **A1011–A1013**
–, –, röntgenologische Untersuchungen **T1002**
Talusfrakturen 371, **A372**, **A373**
Talusluxation, totale 377
Talusschnabel 1013, **A1015**, **A1016**
Talusvorschub **A330**

tarsometatarsale Luxation, s. Lisfranc-Luxation(sfraktur)
Tc-99m-MDP, s. Technetium-99m-Methylendiphosphonat
Tc-99m-Phosphat 32
Tc99m-Schwefelkolloidszintigraphie 32
teardrop fracture, s. Tränen(tropfen)fraktur
Technetium-99m 458
Technetium-99m-Methylendiphosphonat (Tc-99m-MDP) 32, 34
Teilvolumeneffekt, CT 28
Teleskophand, rheumatoide Arthritis 530, **A532**
Tenographie, Grundlagen 29
–, Sprunggelenk 329, 330, **A332**
–, –, Sehnenrisse 363, **A364**, **A365**
–, Trauma 53
Terry-Thomas-Zeichen, rheumatoide Arthritis 531
–, skapholunäre Dissoziation 216, **A217**, **A218**
Therapiekontrolle, MRT, Tumoren u. tumorähnliche Veränderungen 595
thorny radiation, s. Ausstrahlung, dornige
Thrombophlebitis, DD rheumatoide Arthritis 533, **A534**
Thrombose, Behandlungskomplikation 485
Tibia, Adamantinom **A813**
–, Chondroblastom **A683**, **A864**, **A865**
–, Chondromyxoidfibrom **A686**, **A687**
–, Chondrosarkom **A670**
–, distale, Dysplasie, fibröse, monostotische **A698**, **A699**
–, –, Fibrom, nichtossifizierendes **A695**, **A696**
–, –, Kortikalisdefekt, fibröser **A694**
–, –, Lipom, intraossäres **A746**
–, –, Osteoidosteom, multizentrisches **A638**
–, –, Osteosarkom, niedriggradig malignes zentrales **A770**
–, –, –, periostales **A779**
–, Dysplasie, fibröse polyostotische, Entartung 704, **A706**
–, –, osteofibröse **A708**, **A710**
–, Ermüdungsfraktur, DD Osteoidosteom **A646**
–, Histiozytom, benignes fibröses **A696**
–, Knochenabszeß, kortikaler, DD Osteoidosteom **A647**
–, Kompaktainsel, DD Osteoidosteom **A647**
–, Melorheostose, MRT **A1065**
–, Morbus Paget, Frühphase **A926**
–, –, Intermediärphase **A928**
–, Osteochondrom, Druckerosion d. Fibula 617, **A622**
–, Osteoidosteom, MRT **A644**
–, –, Resektionskontrolle 617, **A618**
–, Osteosarkom, Angiographie **A621**
–, proximale, Chondromyxoidfibrom, Knochenzerstörung **A609**
–, –, Chondromyxoidfibrom, Kürettage, Rezidiv **A618**

–, –, Ganglion, intraossäres **A747**
–, –, Hyperparathyreoidismus **A896**
–, –, Knochenabszeß, Wachstumsfuge **A654**
–, –, Knochenmarkinfarkt **A669**
–, –, Kompaktainsel (Enostose) **A1059**
–, –, Lymphom, hystiozytäres **A807**
–, –, Mesenchymom, fibrokartilaginäres **A737**
–, –, Osteochondrom **A674**
–, –, Osteosarkom **A765**, **A768**, **A769**
–, –, –, multizentrisches **A774**
–, –, –, periostales **A780**
–, –, –, teleangiektatisches **A771**
–, –, Riesenzelltumor **A732**
–, –, –, Rezidiv **A736**
–, –, Streßfraktur, Kallusbildung **A69**
–, Tumor, brauner, Hyperparathyreoidismus **A921**
Tibia vara congenita (Morbus Blount) 961, **T1002**, 1003, 1005–1007, **A1003–A1006**
–, Arthrographie **A968**
–, Formen 1003
–, Meniskusanomalie 1003, **A1004**
–, radiologische Beurteilung **T1002**, 1003, 1005, **A1003–A1006**
–, Stadieneinteilung 1005, 1006
Tibiaerosionen, Neurofibromatose **A1038**
Tibiafraktur(en), distale 345, 348, **A348**, **A349**, A350, 351, 354
–, –, Kallusbildung **A69**
–, –, Kinder, Wachstumsstörungen **A92**
–, –, Pseudarthrose **A75**
–, –, Salter-Harris-Typ 4, DD 3-Ebenen-Fraktur 354, **A354**
–, proximale, s. a. Tibiaplateaufrakturen
–, –, Morbus Paget **A934**
–, –, MRT **A40**
–, vollständige **A60**
Tibiametaphyse, distale, Knochenzyste, aneurysmatische **A723**
–, Tibia vara congenita 1005, **A1005**
Tibiaplateaufraktur(en) 282–289
–, Begleitverletzungen 287, **A833**
–, Einteilung 282, **A283**, 284, **A284**
–, Immobilisationsosteoporose **A80**
–, Meniskusrisse 308
–, Tomographie 270
Tibiapseudarthrose, infantile, röntgenologische Untersuchungen **T1002**
Tibiaschaft, Dysplasie, fibröse monostotische **A700**
–, Karzinom n. Fistelgang, Osteomyelitis **A817**
–, Langerhanszellhistiozytose **A751**
–, Osteomyelitis, Therapieverlauf **A862**
–, proximale, Brodie-Abszeß **A870**
Tibiaschaftfraktur, Fehlheilung m. Achsenabknickung **A76**
–, klinische/radiologische Heilung **A75**
–, Marknagelung **A76**
–, Pseudarthrose **A78**

Sachregister

Tillaux-Fraktur, jugendliche 348, **A350**, 354
–, Sprunggelenk 345, 348, **A350**, 351, **A351**, **A352**
time of flight (TOF), MRA 41
TOF, s. time of flight
Tomographie (konventionelle Tomographie) 19
–, Arthritiden/Arthrosen/Arthropathien 455, **A462**
–, Bandscheibenprolaps 442, **A442**
–, BWS/LWS 416
–, –, Kompressionsfrakturen 427
–, Calcaneusfraktur 366, **A366**, 367, **A367–A369**
–, Chance-Fraktur **A430**
–, Chondroblastom **A684**
–, Chondromyxoidfibrom, Tibia **A687**
–, Chordom 812, **A815**
–, Densfraktur 403, **A406**, **A407**
–, Diszitis 880
–, Ewing-Sarkom 800, **A805**
–, Femurkopfosteonekrose 85, **A86**
–, Femurschaft, Skelettmetastasen **A822**
–, Fibrom, desmoplastisches **A712**
–, Fraktur, Os triquetrum **A209**
–, Fußverletzungen 342
–, Grundlagen 23, 24
–, Hämangiom, Wirbelsäule **A740**, **A741**
–, Hüftgelenkendoprothese **A488**
–, HWS-Verletzungen 394
–, Infektionen 856, **A857**
–, Klavikulafrakturen 125, **A127**
–, Koxarthrose 492
–, LWS 419
–, mehrdimensionale, Beckenring- und proximale Femurfrakturen 239
–, metabolische u. endokrine Störungen 897, 898
–, Morbus Kienböck 211, **A214**
–, Osteoblastom 650, **A651**
–, Osteochondrosis dissecans, Knie 298
–, Osteoidosteom 637, **A640**, **A641**
–, Skoliose 1028, **T1029**
–, spiralige, Os hamatum, Fraktur 208, **A210**
–, –, Trauma 53
–, Spondylitis tuberculosa **A884**
–, Sprunggelenkfraktur 345
–, Tibia vara congenita (Morbus Blount) 1003, **A1003**
–, Tibiaplateaufraktur 270, 284, **A285**
–, Tibiaschaftfraktur, Fehlheilung **A75**
–, Tillaux-Fraktur **A350**
–, trispiralige 19, 20, 23
–, –, Skaphoidosteonekrose 204, **A207**, **A208**
–, Tumoren u. tumorähnliche Veränderungen 586
Tophus, s. Gichttophus
Topogramm (scout view), CT 21, 332
Torhüterdaumen (breakdancer's thumb, gamekeeper's thumb, Torhüterdaumen, Wildhüterdaumen) 224, 226

Torusfraktur (Ringfraktur) 70, **A73**
Tossy-Läsionen, AC-Gelenksprengung **T141**, **A142**
Totenlade, Osteomyelitis eitrige 867, **A869**
TR (Wiederholungszeit), MRT 36, 37
Trabekel, nackte, Dysplasie, fibröse monostotische 699
Trabekelgruppen, Femur, proximales **A255**
Tränen(tropfen)fraktur (teardrop fracture), C3–C7 410, **A411**, **A412**, 413
–, Wirbelkörper **A24**
Trauma 57–101
–, Aufgaben d. Radiologen 60
–, CT 24
–, MRT 38, **A39**, **A40**
–, radiologische Diagnostik 60, **A61**, 62, 67, 68, 70
–, Skelettszintigraphie 32
Traynalis-Klassifikation, okzipitozervikale Luxationen 401, **A402**
Triskaphoidarthrose, Handwurzel 503
trispiralige Tomographie s. Tomographie, trispiralige
trough sign (b. Malgaigne-Läsion), Schulterluxation, hintere 134, **A134**
Trümmerzone-Aspekt, Rachitis 909, **A909**
Tuberculosis cystica, 868
tuberkulöse Osteomyelitis, s. Osteomyelitis, tuberkulöse
Tumor, brauner, s. Hyperparathyreoidismus, brauner Tumor
–, Definition 583
–, Hauptkennzeichen 13
–, primitiver neuroektodermaler (PNET), Ewing-Sarkom 800
tumoral calcium pyrophosphate deposition disease 568
Tumoremboli 819
Tumoren u. tumorähnliche Veränderungen des Knochens 599–619
–, benigne, Malignisierungspotential **T585**
–, –, aggressive Merkmale 615, **T615**
–, bildgebende radiologische Verfahren 586–598
–, Diagnostik 599–615
–, diverse 717–760
–, Einteilung 583, **A583**, 584, **T584**, **T585**, 585, **A586**
–, fibröse, fibroossäre u. fibrohistiozytäre 693–716
–, Gelenke 833–850
–, Herkunftsgewebe **T584**
–, Lokalisation 603, **T603**
–, – im Knochen 584, 585, **A586**
–, osteoblastische, benigne 633–656
–, radiologische Beurteilung 583–632
–, –, Merkmale 603, **A604**
–, strahlentransparente 604, **T605**
–, Weichteilinfiltration, CT 25
Tumorkalzinose 951, **A952**
–, radiologische Abklärung 951, **A952**
–, Rassenzugehörigkeit 599

Tumorknochen, Entartungszeichen 781
tumor-like lesions, s. Tumoren u. tumorähnliche Veränderungen
Tunnelaufnahme n. Frik, Knie 265, **A268**, **A295**
Tunnelierung, Knochenrinde, Hyperparathyreoidismus **A898**, 919

U

Übergangswirbel, lumbosakrale, Skoliose, angeborene **A1027**
Überlappungssyndrom, Dysplasien, gemischt sklerosierende 1065, **A1066**
Übersichts- u. Vergrößerungsaufnahmen, metabolische u. endokrine Störungen 892, 893, 895, 897, **A893–A898**
Übersichtsaufnahmen s. Röntgenübersichtsaufnahmen
–, Skelettanomalien, angeborene/entwicklungsbedingte 966
–, Tumoren u. tumorähnliche Veränderungen 586, **A587**
Uhrglasdeformität, Talus verticalis **A1011**
Ulnafraktur, unvollständige **A60**
Ulna-minus-Variante, Morbus Kienböck 211, **A213**
Ulnardeviation, Finger, rheumatoide Arthritis 530, **A532**
–, Jaccoud-Arthritis 576
Ulnarneigung, Radiusgelenkfläche, s. Radiuswinkel
Ulnavarianten 179, **A182**
Ulnavorschub, Radiusfrakturen, distale 184
Unglücksstrias n. O'Donoghue, s. O'Donoghue-Unglücksstrias
Unterarm, distaler, radiologische bildgebende Verfahren, Spektrum **A203**
–, –, Verletzungen 179–191
–, –, –, anatomische-radiologische Betrachtungen 179–184
–, –, –, Standardröntgenaufnahmen/weiterführende Bildgebung **T184**
–, –, Wachstumsstörungen, Osteochondromatose **A682**
–, Hämangiom, Phlebolith **A627**
–, Knochenzyste, aneurysmatische **A726**
–, Osteochondrome (multiple kartilaginäre Exotosen), Wachstumsstörungen **A621**
–, Phlebolithen, verkalkte 622, **A623**
–, Synostose, angeborene/entwicklungsbedingte **A963**
Unterarmfraktur(en), distale 184–190
–, –, Kallusbildung, endostale **A74**
Unterarmknochen, Angiomatose **A743**
Unterarmtragewinkel 146, **A147**
Unterschenkel, Achondroplasie 1047, **A1047**
–, Biegungsdeformität, DD Tibia vara congenita 1005, **A1006**
–, distaler, Osteochondrom, Druckerosion **A676**

1099

Sachregister

–, Dysplasie, fibröse, polyostotische **A707**
–, Enchondromatose **A672**
–, Osteogenesis imperfecta tarda **A1042**, **A1044**
–, Osteomyelitis, fortgeschrittene **A869**
–, Osteopetrose **A1057**
–, Myelom **A614**
–, Pseudarthrosen, Neurofibromatose **A1038**
–, Rachitis **A896**
–, Vitamin D-Mangel, Rachitis **A911**
–, Weichteilinfektionen **A886**
Unterschenkelfraktur, Arterienabriß **A23**
–, Pseudarthrose **A78**
untertassenartiger Defekt, s. Ausmuldung
Urämie, Hyperparathyreoidismus 918
Urogenitaltrakt, Anomalien, Skoliose 1028, **A1028**

V

Vakuumphänomen, Bandscheibenerkrankung, degenerative 511, **A511**, **A516**, **A517**
–, Bandscheibenprolaps **A441**
–, Spondylarthrose 507, **A509**
Valgusdeformität, Knie (X-Bein) 495, **A499**
–, Schenkelhals 235, **A237**
Varusdeformität, Knie (O-Bein) 495, **A499**
–, Schenkelhals 235, **A237**
Vaskulitis 561, 562
–, AIDS 576
–, Osteonekrose 84
–, rheumatoide Arthritis 536
–, SLE 555
Verfahren, bildgebende s. bildgebende Verfahren
Vergleichsaufnahmen, Tumoren u. tumorähnliche Veränderungen 597, **A598**
Vergrößerungsaufnahme, Arthritiden/Arthrosen/Arthropathien 455
–, Femur, Hyperparathyreoidismus **A898**
–, Grundlagen 20
–, Infektionen 856, **A856**
–, Osteomyelitis, chronische **A856**
Verkalkungen, Chondroblastom **A683**, **A684**
–, Chondrom, periostales 664, **A665**
–, Chondromyxoidfibrom **A686**
–, Enchondromatose (Morbus Ollier) 671
–, Knochenmarkinfarkt **A669**
–, Osteochondrom 678, **A678**
–, popcornartige/punkt-, ring-, kommaförmige 604, **A608**, 782, **A785**, **A789**
–, –, Weichteiltumoren 622
Verknöcherung, s. Ossifikation
Verlaufskontrollen, röntgenologische, Infektionen 861
Vertebra plana (Calvé), Langerhanszellhistiozytose 749, **A750**
Vertebra prominens 383
Videoaufzeichnung 21

Vieleckbein s. Os trapezium
Vierphasenszintigraphie 34
VISI (volar intercalated segment instability), Karpusinstabilität, s. PISI
Vitamin C-Mangel, s. Skorbut
Vitamin D, Knochenbildung 891
–, Stoffwechsel 918
Vitamin D-Mangel-Rachitis 908, **A911**
Volkmann-Kontraktur, ischämische 81, **A81**
–, Humerusfraktur, distale 152
Voorhoeve-Syndrom, s. Osteopathia striata
Vorderkantenabsprengung, Wirbelkörper **A8**
Vorgehen, bekannte Diagnose **A12**, **A13**
Vorzugsorte, s. Prädilektionsstellen
vulnerable zone, Handwurzelknochenluxation 213, **A216**

W

Wachstum, beschleunigte, Dysplasie, fibröse polyostotische 704, **A705**
Wachstumsfuge (Physe) 45, **A46**, **A47**, 584, **A586**
–, 3-Ebenen-Fraktur **A353**, 354, **A354**
–, Frakturen, Salter-Harris-Klassifikation 62, **A65**
–, Knochenabszeß **A654**, 655
–, Tillaux-Fraktur, jugendliche 348, **A350**
–, Verbreiterung, Rachitis 895, **A896**
Wachstumsfugenschluß, vorzeitige, Hüftluxation/-dysplasie, angeborene 989
Wachstumshormon, s. Somatotropin
Wachstumsrate, Knochentumoren u. tumorähnliche Knochenveränderungen, Beurteilung 599, 603, **A606**
Wachstumsstörung(en), Arthritis, eitrige 875
–, Frakturen 92, **A92**
–, Knochentumoren u. tumorähnliche Knochenveränderungen 617
–, Osteochondromatose 681, **A682**
–, Osteomyelitis, metaphysäre **A864**
–, rheumatoide Arthritis, juvenile 538, **A539**
Wackelgelenk, s. Syndesmose
Wagstaffe-LeFort-Fraktur, Sprunggelenk 351, **A352**
Waldenström-Stadien, Morbus Legg-Calvé-Perthes 994
Ward-Dreieck, Schenkelhals **A255**
–, Strahlentransparenz, Osteoporose 903, **A905**
Weber-Klassifikation, Sprunggelenk-/Fußverletzungen 357, **A357**, 358
Webknochen, s. Knochen, gewobener
Weichteilabszeß, MRT 860, **A861**
Weichteile, Hand, s. Handweichteile
Weichteilhämangiomatose, Maffucci-Syndrom 671, **A672**
Weichteilhistiozytom, fibröses, Angiographie **A625**

Weichteilinfektionen 886, **A886**, **A887**
–, Erregerausbreitung 853
Weichteilinvasion, Chondrosarkom 782, **A785**, **A786**, **A787**
–, DD primärer Weichteiltumor, röntgenologische Differenzierung 611, **A614**
–, Knochentumoren u. tumorähnliche Knochenveränderungen 611, **A613**, **A614**
–, Tumoren u. tumorähnliche Veränderungen, MRT 592, **A594**
Weichteilosteosarkom 622, **A624**, 761
–, DD Osteochondrom 674, **A675**
–, – Osteosarkom, parossales 776
Weichteilschwellung, Arthritis 470, **A471**
–, Frakturen **A66**, 67
–, rheumatoide Arthritis 528, **A530**
Weichteiltumoren, Ewing-Sarkom 800, **A802**, **A804**
–, n. Neurofibromatose, Angiographie **A817**
–, Oberschenkel, CT **A590**
– u. tumorähnliche Veränderungen 622, **T622**, 625, **A623–A627**
Weichteilveränderungen, DD Osteomyelitis 873
Weichteilverletzungen, Acetabulumfraktur **A250**, **A251**
–, Frakturen u. Luxationen **A98**, 99, **A99**, **A100**
Weinglasaspekt, Becken, Morbus Morquio-Brailsford **A1051**
weiterführende bildgebende Verfahren, Arthritiden/Arthrosen/Arthropathien 455–467
–, Beckenring- und proximale Femurfrakturen 239, **T243**
–, Handwurzel u. Handverletzungen **T202**
–, Knieverletzungen **T277**
–, Sprunggelenk- u. Fußverletzungen **T342**
–, Wirbelsäule, Verletzungen **T398**
West Point-Aufnahme, Schulter 109, **A110**
whiskering, Morbus Bechterew 541
Wildhüterdaumen, s. Torhüterdaumen
Wimberger-Ringzeichen, Skorbut 955, **A955**, **A956**
Wimberger-Zeichen, Syphilis **A874**
Winkel, skapholunärer 221, **A223**
Winterstein-Fraktur, Mittelhandknochen 224, **A224**
Wirbel, s. Wirbelkörper
Wirbelfrakturen, Begleitverletzung b. Calcaneusfraktur 367, **A369**
Wirbelgelenke, kleine, s. Facettengelenke
Wirbelhämangiom 739, **A741**, **A742**
–, DD Morbus Paget 933
Wirbelkörper, bikonkave ([Hai]Fischwirbel) 907, **A907**
–, Bild d. leeren Schachtel, Involutionsosteoporose 907, **A907**
–, Dichte u. Binnenstruktur **A9**
–, Gestalt- u. Konturveränderungen **A8**

–, Hinterkantenausmuldungen, Achondroplasie 1047, **A1048**
–, –, Akromegalie 948, **A948**, **T948**
–, –, Neurofibromatose 1040, **A1040**
–, kastenförmiger **A8**
–, Lymphom, histiozytäres **A806**
–, Morbus Bechterew **A540**, 541
–, Morbus Paget 928, **A928**
–, Osteoblastom 655, **A656**
–, Rechteckform, enteropathische Arthropathie 548
–, Röntgenmorphologie 4
–, Skelettmetastase **A823**, **A824**
–, Teardropfraktur **A24**
–, Tumoren u. tumorähnliche Knochenveränderungen, Prädilektionsstellen **A605**
Wirbelkörperfraktur, CT-Rekonstruktion 24, **A24**
Wirbelrotationbestimmung, Skoliose 1031, **A1032**
Wirbelsäule, Achondroplasie 1047, **A1048**
–, Akromegalie 948, **A948**
–, Anomalien, angeborene/entwicklungsbedingte 967, 971, **A971**, **A973**
–, Arthritiden, Röntgenmorphologie 475, **A478**
–, degenerative Erkrankungen 506–517
–, –, Komplikationen 515–517
–, –, Prädilektionsstellen 506
–, –, Spinalkanalstenose 516, **A516**, **A517**, **A518**
–, Hyperparathyreoidismus **A921**, 921
–, Infektionen 880–885
–, –, eitrige 880, **A880–A884**
–, –, Erregerausbreitung 855, **A855**
–, Langerhanszellhistiozytose **A750**
–, Metastasen, DD Myelom **A810**
–, Mineralgehalt, Meßmethoden 897

–, Morbus Morquio-Brailsford **A1052**
–, Morbus Paget **A933**, **A935**, **A936**
–, Myelom **A811**
–, Neurofibromatose 1035, 1040, **A1040**
–, Ochronosearthropathie **A571**
–, Osteogenesis imperfecta, MRT **A1043**
–, Osteopetrose **A1056**
–, Osteoporose **A907**
–, Psoriasisarthropathie 548, **A549**
–, rheumatoide Arthritis 479, **A481**, 531, 533, **A533**, **A534**
–, Skoliose 1023–1035
–, Spondylarthrose 506–510, **A506**
–, Subluxation 414
–, Tuberkulose **A884**, 885
–, Verletzungen 383–452
–, –, Spektrum radiologischer bildgebender Verfahren **A425**
–, –, weiterführende Bildgebung **T398**
Wirbelsäulenfrakturen, Grundtypen/Säulen **T426**
Wormius-Knochen, s. Nahtknochen
Wrisberg-Band, Knie 276, **A278**
Wulstfraktur 70
Wurstfinger, Psoriasisarthropathie 544, **A547**

X

Xanthogranulom, histiozytäres 693
Xanthom 695
Xanthomatose, DD rheumatoide Nodulose 536
Xanthomatose, s. Hand-Schüller-Christian-Syndrom
X-Bein, s. Valgusdeformität, Knie

Y

Yarmulke-Zeichen, Morbus Paget **A927**
Y-Aufnahme, Humerusfrakturen, proximal 123, **A123**
–, Schultergürtel 109, **A113**
Yersinia enterocolica, Reiter-Syndrom 542
Y-Linie, s. Hilgenreiner-Linie

Z

Zähne, flottierende, Langerhanszellhistiozytose 749, **A749**
Zahnalveolen, Hyperparathyreoidismus **A920**, 920
Zahnzeichen (patella tooth sign), Patella 497, **A502**
Zehen, Makrodaktylie **A964**
Zehengrundgelenke 312
–, Reiter-Syndrom 543
Zeichen d. gedoppelten Linie, Femurkopfosteonekrose, MRT **A88**
– d. grauen Kortex, Streßfraktur **A95**, 96
Zellgewebsentzündung, s. Weichteilinfektion
Zellulitis, s. Weichteilinfektion
Zentrum-Ecken-Winkel (CE-Winkel) n. Wiberg 982, **A982**
Zipperlein, s. Podagra
Zonenphänomen, Myositis ossificans 82, **A83**, **A84**, 637, 753, 777
Zonographie 53, **A55**
Zugkräfte 94
Zwergwuchs, thanatophore, DD Achondroplasie 1049
Zysten, s. a. Knochenzysten
–, subchondrale, Gonarthrose 495